응급구조구급
The New Glossary for Rescue and First Aid
신용어사전

응급구조구급
The New Glossary for Rescue and First Aid
신용어사전

응급구조구급

The New Glossary for Rescue and First Aid

신용어사전

책임편찬_박희진(이학박사)

감   수_구조분야 최성룡(전 소방방재청장)
     구급분야 황정연(의학박사)

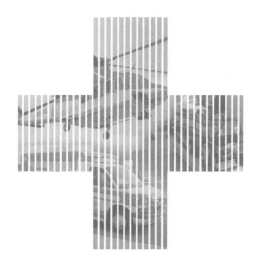

응급구조구급신용어사전
The New Glossary for Rescue and First Aid

초판 인쇄 2020년 8월 10일
초판 발행 2020년 8월 14일

저　자　박희진
감　수　최성룡　황정연
펴낸이　진수진
펴낸곳　메디컬스타

주소　　경기도 고양시 일산서구 대산로 53
출판등록　2007년 2월 6일 제313-2007-00033호
전화　　031-911-3416
팩스　　031-911-3417
전자우편　meko7@paran.com
홈페이지　www.medicalstar.co.kr

정가　　68,000원

이 용어사전은 2003년도 한국학술진흥재단의 지원에 의하여 연구되었음.
This work was supported by Korea Research Foundation Grant.

머리말

1994년에 응급의료에 관한 법률이 제정 공포되어 응급의료체계가 확립된 후, 1995년 전국 11개 전문대학에 응급구조과가 개설된 것을 시작으로 2012년 현재 20개 전문대학과 18개 대학교에서 1급 응급구조사가 양성되고 있으며 7개 기관에서 2급 응급구조사가 양성되고 있다. 현재 2만여 명의 응급구조사가 배출되었음에도 구조구급에 대한 학술적 인프라의 구축과 전문용어 통일은 아직 미흡한 상태입니다.

특정분야가 전문화되기 위해서는 통일된 전문용어를 비롯하여 수많은 전공교재들이 편찬되어져야 하지만 구조구급분야의 학술적 기반은 아직 미진한 상태로 전문교재의 편찬과 번역에 기본이 되는 '전문용어의 통일'과 '전문용어사전'이 절대적으로 부족하여 1·2급 응급구조사를 배출하는데 다소 어려움이 있어 왔습니다. 이에 통일된 전문용어와 전문용어사전의 필요성이 대두되어 2001년도에 '구조구급용어사전 편찬위원회'를 구성하여 구조구급교육의 기본이 되며 우리나라 응급의료체계의 표준용어가 될 수 있는 '구조구급용어사전'을 집필하기에 이르렀으며, 이후 10여년이 된 현재 새로운 용어추가와 해부학적 용어의 신용어 사용으로 인해 개정판을 발간하게 되었습니다.

집필진은 구조와 구급 두 분야로 구성하고 감수도 따로 하여 작업을 하였으며 마지막에는 두 분야를 통합하여 '한말연구학회'의 감수로 우리말 교정을 하였습니다.

구조분야는 수상구조, 산악구조, 항공구조, 화학구조, 소방방재, 테러위협 등에 관한 전문가, 구급분야는 응급구조과가 개설된 학교의 구급관련 전공교수님들로 구성하였고 집필하는 동안의 모든 경비는 집필진 대표인 제가 부담하고 시작하였는데 다행스럽게도 2003년도에 한국학술진흥재단에서 사전편찬 지원사업이 있었습니다. 이 사업에 그동안의 실적과 향후 계획 등을 첨부하여 신청해 보았는데 2년간의 실적을 인정받아 적으나마 지원금을 받게 되었고 사전편찬하는데도 많은 도움이 되었습니다. 그 후 7년이 지난 올해 새로운 용어의 추가와 내용들을 보강할 필요를 느껴 개정판을 출간하기에 이르렀습니다.

본 용어사전의 사용자는 인명구조를 기본으로 구조·구급에 관여하는 소방방재, 응급구조, 응급의학관련 종사자가 될 것이기에 구조와 구급관련 주제어에 대한 정의와 설명을 하였으나 구조분야의 경우 산악, 수상, 재해, 화재, 건축, 전기, 화학 등 사용역의 범위가 매우 넓어 사용역을 제한하는데 많은 어려움이 있었습니다. 구조와 구급을 별개의 영역으로 생각할 수도 있지만 인명구조는 구급의 상식 없이 이루어지기 어렵다는 현실로 볼 때 한 학문의 영역으로 묶는 것도 무리가 아닐 것입니다. 이런 관점에서 본다면 우리나라의 응급의료서비스 관련 종사자들에게는 많은 도움이 되리라고 생각합니다.

초판 발간에 이어 개정판이 나올 수 있도록 지원을 해주신 한국학술진흥재단과 성심성의껏 협조해 주신 여러 집필진들, 열과 성의를 다해 세심하게 감수를 해 주신 구조분야의 최성룡 소방방재청장님, 구급분야의 황정연 교수님, 한말연구학회의 허재영, 박동근 교수님에게도 감사의 말씀을 드립니다.

끝으로 개정판을 위해 추가용어 작업에 많은 수고를 해준 내 딸 유정과 지금은 간호학과에서 강의를 하고 있는 1급 응급구조사 채민정 교수에게도 감사의 말씀을 드립니다.

2020년 8월 11일
책임편찬자 박 희 진

일러두기

1. 표제어는 Mosby의 응급의료용어사전 2판에 실린 용어를 위주로 구조분야와 구급분야에서 사용하는 용어들을 사용역으로 하였으며, 구조분야는 산악, 안전, 교통, 수난, 재해, 화재, 방사능, 화학, 통신, 테러 등 구조와 관련이 있는 소분야까지 사용역을 설정하였고 구급분야는 응급구조과에서 교과서나 참고서로 사용하고 있는 각종 교재에 수록된 용어들을 수록 범위로 하였다.

2. 표제어는 사전형식의 가나다순으로 표기되었으며 한글, 한자, 영어 순으로 표기하였고, 숫자는 발음되는 가나다순으로 표기하였다.
   예) **급성방사선병 急性放射線病** acute radiation sickness

3. 표제어가 하나 이상의 의미를 가지고 있으면 어의별로 번호를 주어 구분하였고 어의의 사소한 차이는 (:)을 사용하여 분리하였다.
   예) **기구 器具** appliance ① 보통, 소방차에 …… ② 가스나 전기를 ……
   예) **급성방사선병 急性放射線病** acute radiation sickness 인체가 방사선을 전신에…… 1) 50R : 임파구 수의 일시적 감소 2) 150R : 약 반수의 ……

4. 완전히 다른 어의와 어원을 가졌으나 철자가 같은 용어들은 용어위에 위첨자를 붙여 분리된 표제어로 표시하였다.
   예) **기구^1 器具** appliance ① 보통, 소방차에 …… ② 가스나 전기를 ……
   예) **기구^2 機構** mechanism 기계 부품들의 ……

5. 표제어의 약어는 표제어 뒤에 (:)를 사용하여 덧붙였다.
   예) **근육주사 筋肉注射** intramuscular injection : IM 근육내로 약물을 ……

6. 구급용어는 보건복지부 · 중앙응급의료센터, 대한의사협회, 응급의학회, 응급구조과 교수협의회에서 정한 용어를 표준어로 사용하였다.

7. 순수한 한글이거나 외래어 등으로 한자를 쓸 수 없을 때는 (~)표를 사용하여 한자 용어 부분에 표기하였다.

예) 구진상두드러기 丘疹狀~ papular urticaria

8. 용어 설명문 중의 다른 용어의 한자, 영어표기는 ( )를 이용하여 병기하였다.
   예) 중추신경계 中樞神經系 central nervous system : CNS 뇌(腦 brain)와 척수(脊髓 spinal cord)로
   되어있는 ……

9. 기호가 한글용어와 한 낱말을 이룰 때는 이를 한글 철자로 풀어 가나다 순으로 배열하였으며, 복합어라
   할지라도 띄어 쓰지 않고 붙여서 표기하였다.
   예) 감마글로브린 γ-globulin 혈청단백질의 일종으로 ……

10. 대한의사협회에서 제정한 우리말 표제어나 같은 뜻의 용어는 ' = '로, 반대 뜻의 용어는 ' ↔ '로 표시하였다.
    예) 거골 距骨 talus 두 번째로 큰 …… 이루어진다. = 발목.
    예) 과립백혈구 顆粒白血球 granulocyte 세포질내에 …… 나뉜다. ↔ 무과립백혈구(無顆粒白血球
    agranulocyte).

11. 더 상세한 용어해설 참조는 ' → '로 표시한다.
    예) 캐노피 canopy 보통 전투기에서 …… 작동한다. → 해치(hatch).

12. '~의' 등의 관형격조사가 붙는 것은 제외하거나 조사가 없는 용어로 표기하였다.
    예) 설사환자의 식이요법 → 설사환자, 식이요법 두 용어로 분리

가거 街渠 gutter (소방) 인도 (人道)와 차도 (車道) 사이의 하수도랑이나 지붕의 처마를 따라 설치된 빗물 등의 수로. = 홈통.

가골 假骨 malleolus 둥근 뼈 구조물, 발목 위 양쪽의 튀어나온 부분 같은 것. = 복사뼈.

가공계통용인입선 架空系統用引入線 service-entrance conductors 인입장치의 단자와 가공 인입선에 스플라이스나 탭으로 연결한 경우 건물 외부지점 사이의 인입선.

가공선 架空線 overhead line 전주나 건물 등에 걸쳐져 공중으로 연결된 전력선 또는 통신선으로, 소방활동을 저해하는 요인 중의 하나이다.

가공의치 架工義齒 abutment 의치를 지지하고 보호하기 위한 것. = 지대치 (支台齒).

가공인입 架空引入 aerial lead in (소방) 케이블이나 가공선에서 수용가의 구내까지 가공 (架空)으로 인입하는 것.

가공인입선 架空引入線 service drop (소방) 거리의 전봇대로부터 건물이나 구조물 등의 인입구 전선으로 연결된 가공전선.

가공케이블 架空~ aerial cable 케이블을 전주와 같은 가공구조물에 설치한 것. 메신저 와이어에 매달려 있는 것도 있다.

가네미사건 ~事件 Kanemi accident 일본 가네미 지방의 가네미 회사에서 식용유제조시 열매체로 사용된 PCB(poly chlorinated biphenyl)가 가열되면서 파이프가 부식되어 식용유 속으로 혼입되면서 이 식용유로 만든 튀김요리를 먹은 사람들에게 중독 증상을 일으킨 사건으로 식욕부진, 구토, 안질, 성장지연, 내분비 장애, 말초신경 장애 등의 증상을 일으켰다.

가네하라현상 ~現狀 Kanehara condition 목재, 고무, 합성수지 (plastic) 등 유기물 절연체에 전기회로 중 컨센트, 개폐기 등이 접속되어 있을 때 이들의 사용 과정에서 자주 발생하는 고온의 스파크가 이들의 표면을 탄화시키기 시작하는데, 이런 상태가 장기간 반복적으로 계속되면 표면이 흑연화 된다. 당초에는 유기물 절연체이었지만 흑연화 되면 양도체가 되어 전류가 잘 흐르게 되고 백열화 되면 이는 고온이므로 심부가 다시 흑연화 된다. 이와 같은 현상이 반복되면 목재 등의 표면은 점차 깊게 타나가 움푹 파이게 되고 심하면 종국적으로 착화하기에 이르는 현상. → 유기물, 스파크, 탄화, 흑연화, 절연체, 양도체, 백열화, 착화.

가늑골 假肋骨 false rib 늑연골이 흉골과 직접관절하지 않는 골. 제 8~10번 늑골은 위 쪽의 제 7늑연골에 의하여 흉골과 관절을 형성하고 있으며 좌우의 늑골궁을 형성한다.

가두 假痘 varioloid ① 두창을 닮은. ② 예방접종을 받았거나 전에 이 질환을 앓은 사람의 경한 두창 형태.

가드 guard 기계, 설비의 위험 부분에의 접근, 접촉에 의한 재해를 방지하기 위해 사용하는 덮개, 울타리 등으로 ILO 산업안전모델 코드에 그 방호범위와 재질의 문제가 언급되어 있다.

가드너–다이아몬드증후군 ~症候群 Gardner-Diamond syndrome 명백한 이유 없이 넓은 피부에 반상출혈이 생기는 질환이지만 정서적 혼란이나 비정상적인 단백질 대사 이상으로 발생하기도 한다.

가래 sputum 기관과 폐에서 외부로 배출되는 점액성 물질.

가레바 Gareba (구조) 산비탈, 계곡 등이 산사태로 허물어져서 크고 작은 돌멩이들이 흩어져 있는 곳. 이곳에는 불안정한 돌이 많이 산재해 있으므로 인명구조를 하는 코스로 쓰는 것은 가급적 피하는 것이 좋다.

가려움발진 ~發疹 prurigo 가려움증과 수분이 스며나오는 구진이 나타나는 피부 염증. = 양진 (痒疹).

가로대¹ ~臺 transom (소방) 선미 (船尾)의 수평판,

건축에서의 중간틀.

가로대² ~臺 rung (구조) 사다리에서 양 세로대 사이에 걸쳐 있는 발판.

가로막 = 횡격막.

가로무늬근 ~筋 striated muscle 얇은 필라멘트와 굵은 필라멘트들의 규칙적인 배열 때문에 구성 세포들에 가로무늬가 나타나 보이는 골격근과 심근. = 횡문근.

가로잘록창자 = 횡행결장.

가루약 ~藥 powder 한 가지 이상의 약물을 미세하게 간 것으로 내복용 또는 외용으로 사용되는 가루로 된 약제.

가막성대장염 假膜性大腸炎 pseudomembranous colitis 클로스트리듐 디피셀(*Clostridium difficile*)에 의해 결장에 생긴 염증. 이 박테리아는 생명에 위험을 초래하는 설사를 일으킨다.

가막성후두염 假膜性喉頭炎 croup *parainfluenza* 등의 여러 바이러스 감염에 의해 발생하는 증후군으로 18개월~3세 사이의 남아 어린이에게서 자주 발생한다. 원인은 아직 알려지지 않았으나 성문아래와 후두를 넘어 아래쪽까지 염증이 나타나는데 주로 저녁에 시작하며 잠든 후 많이 발생한다. 아픈 아이는 갑자기 깨면서 매우 놀라며 개 짖는 소리의 거칠고 협착음이 있는 기침을 한다. → 크룹. = 상기도막힘증.

가멘트 garment 쇼크방지용 바지처럼 치료용으로 만들어진 옷의 일종.

가면인격 假面人格 persona 사람이 사회의 요구에 부응하기 위해서, 혹은 어떤 정신적 갈등 때문에 외부를 향해서 표출하는 인격적 역할로서 그 사람의 본 모습을 숨기게 되는 것.

가모우백 Gamow bag 고도에서 발생되는 뇌부종과 폐부종을 현장에서 치료하기 위해 사용되는 라이트급 이동식 고압 산소탱크. 이 장비는 하강을 자극하기 위해 압축하여 감싸서 평방 인치당 2파운드의 압력을 가한다. 낮은 고도로 돌아왔을 때 일부 환자는 부축여 주는 사람 없이도 걸을 수 있을 만큼 회복된다.

가반식윈치 可搬式~ variable winch 무거운 장애물이나 구조요청자를 와이어로프를 이용하여 잡아당기는데 사용되는 장비. 최대 3톤까지 당길 수 있는 것이 특징.

가변관창 可變管槍 controlling nozzle 관창 사용자가 원하는 대로 관창을 개폐할 수 있고, 방수 각도도 조절할 수 있는 개폐 관창. = 조절관창.

가변노즐 可變~ variable pattern spray nozzle 봉상주수에서 무상주수로 주수 형태를 변경할 수 있는 노즐.

가변반송파변조 可變搬送波變調 controlled carrier modulation 반송파의 진폭이 신호에 의해 제어되고, 변조 심도가 신호의 크기에 거의 관계없는 변조법. = 부동 반송파 변조.

가변분무노즐 可變噴霧~ adjustable spray nozzle 봉상(棒狀)주수 및 무상(霧狀)주수의 두 가지 형태로 이용될 수 있는 겸용 노즐.

가변유량관창 可變流量管槍 variable flow nozzle 유량을 조절할 수 있는 분무노즐.

가변일방통행도로 可變一方通行道路 variable one way only (소방) 도로의 통행을 일정한 시간대 또는 일시적으로 한 방향으로의 통행흐름으로 바꾸어 소통의 원활함과 효율성을 위해 운영되는 도로.

가변저항 可變抵抗 rheostat 저항값이 용이하게 조정될 수 있는 저항.

가변차로 可變車路 variable lane road 시간대에 따라 차량의 통행방향을 바꾸어 사용되는 차로.

가변형들것 可變型~ flexible stretcher 천이나 고무 또는 다른 유연한 재료와 나무 널판지에 주머니와 세 개의 손잡이가 달려 있는 들것으로 유연성이 크기 때문에 좁고 제한된 공간에서 유용하게 사용될 수 있다.

가사 假死 apparent death 외견상으로는 숨도 안 쉬고 심장도 멈춰 죽은 것 같이 보이나, 실제로는 살아 있어 회생 가능성이 있는 상태. 일반적으로 가사의 경우, 오랫동안 호흡·순환이 정지되면 무산소혈증을 일으킨다. 뇌나 척추의 신경세포는 특히 산소결핍에 민감하므로, 인공호흡이나 심장의 직접 마사지, 횡격막 아래의 마사지 등으로도 생명현상이 나타나지 않고 그대로 죽는 경우가 많다.

가상경보기 假想警報器 phantom box 어떤 지점에

대한 화재경보기 설치표시는 존재하지만, 실제로는 설치되지 않은 화재경보기.

가생 假生 moribund 살아있기는 하나 심박동 및 호흡 중 어느 하나 또는 모두가 불가역적으로 저하되어 이미 죽음의 과정에 들어선 상태로 소생술에 반응을 하지 않는다. = 빈사(瀕死).

가설건축물 假設建築物 temporary building 공사의 필요에 따라서 임시로 세워지는 건축물로 비상재해시의 응급가설 건축물을 말하는 것으로 보통 재해시에 공공 응급가설건축물, 재료 하치장, 가설 흥행장, 박람회 건축물, 가설 점포 등이 좋은 예이다.

가설주택 假設住宅 temporary dwelling 대형 재난시 이재민의 수용을 위한 임시 수용 시설 등으로 일시적으로 사용하는 것을 목적으로 하여 세운 주택.

가성낭종 假性囊腫 pseudocyst 가스나 액체로 가득찬 선(腺)이 없는 강(공간). = 가성포.

가성동맥류 假性動脈瘤 pseudoaneurysm 혈관이 확대되어 동맥류와 비슷하게 된 상태.

가성반음양자 假性半陰陽子 pseudohemaphrodite 한 쪽 성만의 생식소를 가졌지만 반대 쪽 성의 신체 특징을 일부 가진 개체.

가성발작 假性發作 pseudoseizures 히스테리성 전환 반응과 사병에 의해 기인하는 발작들이 간질성 발작과 유사할 때 이를 표현하기 위해 사용하는 용어. 가성발작을 일으키는 많은 환자들 역시 진성발작이나 간질의 가족력을 가지며 정서적 스트레스 시기에 일어나는 경향이 있지만 결국 진성발작을 가진 경우가 될 수도 있다.

가성비대성근육이영양증 假性肥大性筋肉異營養症 dunchenne's muscular dystrophy 근육이영양증의 하나로, 하지와 골반 근육이 점차적으로 힘이 없어지며 주로 남성에게서 발생한다.

가성소다 苛性~ sodium hydroxide [NaOH] 수산화(水酸化)나트륨의 관용명. 순수한 것은 무색투명한 고체이고 분자량 40.00, 비중 2.130, 융점 318℃, 비점 1,390℃, 공기 중에서 조해성이 강하다. 물에 용해할 때는 다량의 열을 발생하며 수용액은 강알칼리성을 나타내고 고체 및 수용액은 공기 중에 탄산가스를 흡수하여 탄산소다로 된다. 용도로는 비누 제조용, 제지공업, 인견, 셀로판 합성유지 등의 제조, 중간물 염료, 향료, 의약, 농약 등의 제조, 유지의 정제, 종이 및 펄프의 제조, 석유, 탈유의 정련, 농림, 대마의 정련, 표백, 염색, 고무의 재생, 가스 정제시의 각종 약품의 흡수 제거제, 물의 연화제, 알칼리 축전지의 전해액, 일반 제조 및 세정용, 중화, 시약, 화학 약품 및 의약품 등에 사용된다. 피부 접촉 시에는 흐르는 물로 충분히 씻고 눈에 들어갔을 때는 15분 이상 다량의 물로 씻어낸다. 삼켰을 때는 토하게 하지 말고 물을 먹여 희석시킨다. → 연화제, 전해액, 염화나트륨, 조해성. = 수산화나트륨, caustic soda, soda lye, sodium hydrate, lye.

가성어지러움 假性~ dizziness 비전정계 이상으로 오는 현기증, 현훈, 어지러움증으로 아찔감(light-headed), 떠있는 기분(floating), 수영하는 듯한 기분(swimming)등의 증상이 있고, 계속적으로 스트레스를 받거나 과호흡상태가 되면 더욱 악화된다. ↔ 진성어지러움.

가성운동 假性運動 false movement 관절이 아닌 부위에서 골격의 움직임이 관찰되면 골절이 있다는 것을 의미한다. 즉, 정상적으로 굴절, 신전, 회전 등의 운동이 나타나는 관절 이외의 골격부위에서 관찰되는 운동은 골절을 의미하며 이러한 비정상적인 운동을 가성운동이라 함.

가성종양 假性腫瘍 pseudotumor 가짜종양.

가성칼리 苛性~ potassium hydroxide [KOH] 수산화칼륨의 관용명. 가장 강한 알칼리로 화학적 성질은 수산화나트륨과 매우 비슷하지만, 부식성은 수산화나트륨보다 강하다. 분자량 56.11, 비중 2.044, 융점 360.4~410℃, 백색 조해성의 봉상(棒狀) 또는 괴상(塊狀). 탄산가스와 물을 강하게 흡수하므로 밀전(密栓)하여 저장하여야 한다. 피부접촉시 다량의 물로 씻어내고 부식면을 물이나 붕산수로 냉각시킨 후 경미하면 항생제, 연고 등을 바른다. 삼켰을 때는 토한 다음 물로 2~3배 희석한 식초 또는 우유, 매실즙이나 귤즙 등을 먹인다. = 수산화칼륨.

가성황달 假性黃疸 pseudojaundice 카로틴이 많은 음식의 과섭취로 인해 피부가 노랗게 변한 상태.

가소성 可塑性 plasticity 외력에 의해서 변형된 물체가 외력이 없어져도 형태가 복구되지 않는 성질. 특히 열(熱)에 의해서 변형되는 성질을 열가소성이라 한다.

가소성물질 可塑性物質 plastic materials 열, 압력에 의해 소성변형시켜 성형할 수 있는 가소성이 있는 고분자물질로서, 그 가소성을 이용하여 공업상에 쓰이는 물질. 합성수지나 셀룰로이드 등을 말한다. → 가소성, 고분자물질.

가소제 可塑劑 plasticizer 고분자물질에 첨가해서 가공온도를 저하해 성형가공시 가소성을 높이고 또 탄성률이나 유리전이온도(transition temperature)를 저하시켜 유연하게 만드는 재료. → 가소성, 고분자물질, 유리전이온도, 탄성률.

가속기 加速機 accelerator 건식 스프링클러설비에서 공기의 방출 속도를 가속시키고, 물−공기의 압력차를 제거하여 스프링클러헤드를 개방할 때 공기를 신속하게 방출시키는 장치.

가속도 加速度 acceleration 물체의 속도나 속력이 증가하는 것으로 임상적으로 심장박동과 호흡수 등이 빨라지는 것을 의미한다. = 촉진작용.

가속도에 의한 의식상실 加速度〜意識喪失 G−induced loss of consciousness : GLOC 급격한 뇌혈류량 감소로 인하여 현실감각이 마비된 의식상태. 1차 세계대전 당시 영국에서는 "fainting in the air"라는 용어를 사용하였으며, 평균 5.4 + Gz에서 의식을 상실할 수 있다.

가속력 加速力 acceleratory forces 항공기 탑승자가 착륙, 이륙과 방향 이동시 받는 신체적인 압력.

가속방실접합부리듬 加速房室接合部〜 accelerated junctional rhythm 방실결절이나 주변 조직에서 생겨나는 이탈율동으로 예상보다 빠르거나 더 가속화된다. 박동수는 분당 60~100회이다.

가속심실율동 加速心室律動 accelerated ventricular rhythm 심전도상 심실 박동은 분당 40회에서 100회 정도이며 맥박은 존재하거나 소실될 수 있는 심장의 율동. = accelerated idioventricular rhythm.

가속저항 加速抵抗 acceleration resistance 자동차에 속도변화(가속)를 일으키는 데 필요한 최소한의 힘으로 차체의 직진관성과 엔진 및 동력전달장치의 회전관성에 의하여 발생되는 관성저항의 합이라 할 수 있다. → 관성저항.

가속접합부율동 加速接合部律動 accelerated junctional rhythm 심전도상 폭이 좁은 QRS가 분당 60회에서 100회로 나타나는 것으로 P파는 없거나 비정상적인 위치에서 나타난다. 맥박은 보통 존재한다.

가속페달 加速〜 accelerator 자동차용 기관에서 회전속도를 올리기 위해 기화기의 혼합기가 다량으로 실린더 내로 보내지도록 기화기의 스로틀 밸브를 조작하는 조정페달. → 기화기, 스로틀밸브, 실린더.

가솔린 gasoline 흔히 휘발유로 불리며 무색 투명한 액상으로 휘발유 특유의 냄새가 난다. 물에 녹지 않고 유지 등을 잘 녹이며 유기용제와 잘 혼합한다. 비전도성으로 정전기의 발생・축적으로 대전을 일으키기 쉽다. 다양한 연료로서 사용되며 작은 점화원 또는 정전기 스파크에 의해서 인화가 용이하다. 증기는 공기보다 무겁기 때문에 낮은 곳에 흘러 체류하기 쉬우며, 먼 곳에서도 인화하기 쉽다. 용도로는 차량 및 항공기 연료, 공업용 용제, 세척제, 희석제, 추출제, 도료 등에 사용된다. → 안티노킹제, 알칸, 알켄, 유기용제, 이산화탄소, 할론, 탄화수소. = 휘발유(揮發油).

가솔린기관 〜機關 gasoline engine 가솔린의 증기와 공기의 혼합기체를 실린더 내에서 연소시켜 그 폭발로 인한 팽창력에 의해 피스톤을 움직이고 크랭크 축을 회전시키는 내연기관으로 각종 자동차나 오토바이에 사용되고 있다. → 가솔린, 실린더, 연소, 피스톤, 크랭크축.

가솔린분사장치 〜噴射裝置 gasoline injector 내연기관에서 최적의 시기에 최적인 가솔린양을 흡기밸브 직전에 분사하여 혼합기체를 만드는 장치로 최근에는 각종 센서로 얻은 정보를 컴퓨터로 분석하고 컴퓨터의 지령에 의하여 동작을 시키는 것이 많다. 컴퓨터의 지령에 의한 소요 혼합비의 연료공급이 용이하고 급속히 행해지기 때문에 뛰어난 운전 성능, 연료소비성능을 얻을 수 있다. → 내연기관, 흡기밸브.

가솔린화재시험 ~火災試驗 gasoline fire test 가솔린을 사용하여 유류화재에 대한 소화성능을 평가하는 시험.

가스 gas 물질의 상태 중 한가지인 기체를 이르는 용어. 일정한 모양이 없을 뿐만 아니라 체적의 팽창에 대하여 아무런 저항도 없고 스스로 한없이 퍼지려고 하는 성질을 갖는 것을 말한다. → 강성률, 압축률, 휘발율. = 기체.

가스경보기 ~警報器 gas alarm 가스폭발, 화재, 가스중독을 방지하기 위해서 가스가 누출되어 일정 농도 이상이 되면 자동적으로 경보를 울리도록 하는 장치. 경보기별로 검출가스가 정해져 있으며 가스별 비중(比重)에 따라 경보기를 설치하는 위치를 달리해야[공기 > 가스 ⇒ 위, 공기 < 가스 ⇒ 아래] 한다.

가스계량기 ~計量器 gas meter 가스 배관을 통과하는 가스의 부피를 측정하는 기기(器機).

가스괴저 ~壞疽 gas gangrene 수술이나 손상 후 연부 조직에 가스 거품을 동반한 괴사. 여러 *clostridium*종과 특히 *C. perfringens* 같은 것이 원인이 된다. 증상은 통증, 부종, 상처부위의 딱딱함, 미열, 빈맥, 저혈압 등이 나타난다. 치료하지 않으면 치명적이다. = 가스봉소직염.

가스교환 ~交換 gas exchange 생물학적인 에너지는 이용하지 않고 생체 내에서 농도 분압차에 의한 물리적인 확산(diffusion)운동으로 일어나는 산소와 이산화탄소의 교환운동. 폐포로 들어간 산소는 모세혈관으로 확산되고 조직으로 운반된다. 안정시 폐포내의 산소분압은 100mmHg 정도이며 정맥혈의 산소분압은 30~40mmHg 정도이다. 세포에서 생성된 이산화탄소는 산소와는 반대 경로를 통하여 세포에서 폐포로 배출된다.

가스기구 ~器具 gas appliance 가스를 연소시켜서 열을 이용하는 기구. 가스기구를 사용할 때에는 연소가스에 의한 중독뿐 아니라 산소결핍에 의한 질식에도 유의해야 한다.

가스기구용자동밸브 ~器具用自動~ automatic valve for gas appliances 버너에 가스를 공급하기 위한 조작기와 한 개의 밸브로 구성된 자동 또는 반자동의 가스공급장치. 조작기는 가스압력, 전기적 수단, 기계적 수단 등에 의해 작동된다.

가스냉각형원자로 ~冷却形原子爐 gas cooled reactor 냉각재로서 기체를 이용하는 원자로이며 흑연 감속 천연 우라늄 연료형 노(爐)인 칼더 홀(Calder Hall)형이 있고 그 개량형에는 탄산가스가, 그리고 고온 가스 냉각형 노에는 헬륨이 사용되고 있다

가스누설검지기 ~漏泄檢知器 gas leak detector 밀폐용기의 누설개소를 발견하기 위한 장치로 일반적으로 할로겐 화합물의 증기를 이용하는 것이 사용되는데 냉동기와 같이 할로겐 화합물을 사용하고 있는 것은 직접 누설을 검출할 수 있다.

가스누설경보기 ~漏泄警報器 gas leak alarm 가연성 가스를 사용하거나 저장하는 공간에 설치하여 누설되는 가스를 감지·경보하는 장치로, 감시대상 가스의 공기비중에 따라 설치 위치를 달리해야 한다.

가스누출차단장치 ~漏出遮斷裝置 gas leak cut-off 가스누설경보기와 연동(連動)하여 가스공급관의 밸브를 자동으로 잠그는 장치.

가스등 ~燈 gas lamp 연료가스의 연소로 발산되는 빛을 이용하는 등불.

가스렌지 gas range 가스를 연소시켜서 나오는 열로 조리를 할 수 있게 만들어 놓은 주방용 연소기구.

가스버너 gas burner 가스를 효율적으로 연소시켜 빛과 열을 얻는 장치이나, 주로 열을 이용하는 장치를 지칭한다.

가스봉소직염 ~蜂巢織炎 gas gangrene = 가스괴저.

가스분석 ~分析 gas analysis 기체물질을 대상으로 행해지는 분석의 총칭. 정상적(正常的)으로 기체의 종류를 판정하려면 색이나 냄새 등 이외에 가연성, 조연성의 유무를 조사하고, 또 어떤 물질에 흡수되기 쉬운가에 따라 대체적으로 추정을 내리고, 명확하게 하기 위하여, 때에 따라 특별한 방법을 취한다. → 가연성, 조연성.

가스상물질 ~狀物質 gas pollutant 공기중에 함유된 가스상태의 물질로 일산화탄소, 불완소된 탄화수소, 아황산가스, 무수황산, 일산화질소 등이 있다.

가스색전증 ~塞栓症 gas embolism 가스가 혈관을 막음으로써 일어나는 색전증. 높은 기압상태에서는 가스가 혈액 속에 많이 용해되어 있다. 그러한 상태에 있던 사람이 갑자기 평압상태(平壓狀態)로 되돌아오면 혈액 속에 녹아 있던 가스가 기포를 만들어서 혈행(血行)을 막기 때문에 일어나는 증세로, 잠수부 등에게 있을 수 있는 직업병 중의 하나이다.

가스용접 ~鎔接 gas welding 산소와 아세틸렌, 또는 산소와 수소 등을 용접 토치 선단에서 연소시켜 그 연소열을 이용하여 용접봉을 녹여서 접합하는 용접법, 주로 박강판, 동관, 황동판, 알루미늄, 두랄루미늄판 등의 용접에 널리 사용된다. → 산소, 아세틸렌, 수소.

가스절단기 ~切斷機 gas cutter 산소와 가스연료(LPG, 아세틸렌)를 토치로 연소시켜 철재를 가열한 다음 가열된 부분에 고농도 산소를 공급하여 철재를 연소·절단하는 장비로, 소형화 한 가스절단기는 등에 지고 높은 곳에서 철재를 절단하거나 인명을 구조할 때 이동하면서 사용할 수 있다.

가스정압기 ~定壓機 gas governor 가스사용 기구의 안정성, 내구성 등의 점에서 기구의 올바른 능력을 항상 유지시키기 위한 장치. 이는 대기압과 조정 가스압의 차압의 검출에 의한 것이다. 다이어프램에는 그 면적 및 정압기 출구압력(조정압)과 대기압의 차에 의하여 만들어진 압력과 상부의 스프링의 힘에 의하여 정해진 설정값이 걸려있게 된다. 출구측의 압력이 이 설정압력보다 높아지면 다이어프램은 상승하고 낮아지면 하강하게 된다. 이차압의 검출에 의한 움직임을 가스 출구측에 만들어진 정압기 밸브 몸체에 전달하여 설정압보다 높을 때에는 출구를 좁게 하고 낮을 때에는 넓게 하게끔 작동한다. → 다이어프램.

가스주입구 ~注入口 standpipe system and mobile supply 전역방출식이나 국소방출식 노즐, 호스 또는 두 가지 모두에 공급하는 고정배관설비와 연결시켜서 이산화탄소를 공급하는 설비.

가스중독 ~中毒 poisoning of the gas 일산화탄소, 황화수소, 아황산가스, 암모니아, 플루오르, 염소 등과 같은 유독가스에 인체가 노출되어 병증(마비, 두통, 호흡장애, 구토, 조직손상 등)이 일어나는 것. 많은 양의 유독가스에 단시간 노출될 때뿐 아니라 극소량의 유독가스에 장시간 노출되어도 병증이 유발된다. 중독을 방지하기 위해서는 해당 가스를 정화할 수 있는 정화통이 장착된 방독면을 쓰거나 공기호흡기를 착용하여 오염되지 않은 공기를 호흡하여야 한다.

가스크로마토그래피 gas chromatography 크로마토그래피의 일종. 적당한 충전물이 균일하게 담긴 관(분리관) 내에서 기체 시료 또는 기화한 액체 또는 고체 시료를 캐리어 가스에 의해 전개시켜 분해하지 않고 가스상으로 통과시켜서 각 성분으로 분리시키는 방법. → 정량분석, 캐리어 가스.

가스트린 gastrin 위의 유문부에 있는 G세포에서 유리되는 폴리펩티드 호르몬. 위 내용물, 미주신경의 흥분발사율, 혈류를 통해 전달되는 인자들의 영향 등을 받으며 위액분비를 자극하고 담즙과 췌장 분비 효소를 자극한다.

가스파이프라인 gas pipeline 천연가스나 도시가스를 멀리 이송하기 위한 도관(導管). 도관의 파손이나 가스누설로 화재나 폭발사고를 일으킬 수 있다.

가스폭발 ~爆發 gas explosion 가연성가스와 조연성가스의 혼합가스가 폭발하는 현상. 가스폭발은 가스의 조성(組成), 압력, 온도 등에 영향을 받는다. → 폭발, 가스, 조연성가스, 가연성가스, 연소범위.

가스화재 ~火災 gas fire 가연성 가스를 저장, 사용하는 시설에서 가스가 연소하는 화재로, 저장용기의 파열에 의한 fireball 형성이나 가스의 누출과 유동(流動)에 특히 유의해야 한다. 가스를 차단하지 않고 화염을 진화하면 미연소 누출 가스가 폭발 또는 연소될 수 있으므로 가스를 차단하여 화염이 사라지게 하여야 하며 화염이 있을 경우는 그 주변을 냉각하여 저장용기가 파열되는 것을 방지하여야 한다. = 이(E)급화재.

가슴 thorax 등쪽 정중부의 12개의 흉추와 12개의 늑연골과 배쪽의 흉골이 있고 이들 뼈나 연골 등이 인대 등으로 연결되어 있고 그 안에 호흡기계와 순환기계들의 기관을 포함하며 부분적으로 복부의 장기를 덮고 있는 뼈와 연골로 된 구조로 여성의 가슴은 남성의 가슴보다 공간도 작고 흉골도 짧지만 운동성은 더 많다. = 흉부.

가슴림프관 = 흉관.

가슴샘 = 흉선.

가슴쓰림 heartburn 흉골 바로 아래 식도에서의 작열통. 이 증상은 보통 위 내용물이 식도 안으로 역류되어 발생하지만 위산과다, 위궤양으로 올 수 있다. = 가슴앓이(pyrosis).

가슴안 = 흉강.

가슴통증 ~痛症 chest pain 가슴이 몹시 아픈 증세. 즉 횡격막의 상부인 흉벽의 통증.

가습기 加濕器 humidifier 실내의 공기에 습도를 가하여 습도를 조절하는 장치.

가시거리 可視距離 visible distance 짙은 연무나 안개 속에서 육안으로 사물을 식별할 수 있는 거리.

가시거리내통신 可視距離內通信 line of sight communication 전파 가시거리 내에서 하는 통신. 송(수)신점으로부터 지표면까지 그은 접선이 대지와 접하는 지점까지, 또는 장애물이 있는 지점까지가 기하학적 가시거리이지만 전파는 그 굴절 작용 때문에 더욱 먼 거리까지 전파 가시거리가 된다.

가시거리외통신방식 可視距離外通信方式 over horizon transmission system 마이크로파나 초단파 등에서는 송수신 지점 간에 가시적(광학적 의미로)이 아니어도 전파의 산란이나 회절 현상을 이용하여 통신하는 방식. 대류권 산란 방식, 산악 회절 방식, 회절망 방식 등이 있다.

가시광선 可視光線 visible ray 육안으로 볼 수 있는 보통의 광선으로, 파장 영역은 720~380nm이다.

가시구역 可視區域 visible area 기후 조건이 좋은 날, 일정 전망 지점에서 바라보았을 때 육안으로 식별 가능한 전지역.

가시구역지도 可視區域地圖 visible area map 일정 전망 지점으로부터 육안으로 관측 가능한 가시구역을 나타내는 지도.

가시도측정기 可視度測程器 hazemeter 연무와 같이 시계가 불량한 상태에서 가시도를 측정하는 기구.

가시독말풀 Datura alba 종자가 검고 참깨와 비슷하여 잘못 알고 섭취하면 중독을 일으킨다. 독성분은 hyoscyamine, scopalamine, atropine 등이며 뇌흥분, 심계항진, 호흡정지 등의 중독증상이 나타난다.

가시선 可視線 line of sight 전파는 빛과 마찬가지로 전파 파동이므로 자유 공간에서는 직진하는 성질이 있는데, 대기에 의한 전파 통로의 굴절을 고려한 경우의 송신점과 지구의 접점을 연결한 선.

가시식전파항로표지 可視式電波航路標識 visual radio range 위치선 정보를 계기 지시로 이용자에게 주는 전파 시설. 계기 착륙 시스템(ILS) 로컬라이저, 초단파 전방향성 무선 표지(VOR) 등이 있다.

가시아래근 = 극하근.

가시위근 = 극상근.

가시적혈구 ~赤血球 acanthocyte 여러 가지 크기와 형태를 지닌 원형질의 돌출에 의해 세포에 가시가 돋힌 것 같이 보이는 비정상적인 적혈구세포. = 유극적혈구.

가시적혈구증가증 ~赤血球增加症 acanthocytosis 혈액 내에 유극적혈구가 나타나는 상태. = 유극적혈구증대증.

가압가스 加壓~ expellant gas 분말소화기내 소화약제를 방출시키기 위해서 고압으로 충전하는 불연성가스로, 이산화탄소나 질소가스가 가압가스로 이용된다. → 분말소화기.

가압송수장치 加壓送水裝置 pressurizing apparatus for water supply 소화전 노즐, 스프링클러 헤드 등에서 일정한 압력으로 물이 나올 수 있도록 물을 펌핑(pumping)하는 장치. 가압송수장치는 소방펌프·전기모터(엔진)·압력탱크 등으로 구성된다.

가압수형원자로 加壓水型原子爐 pressurized water reactor : PWR 연료로 농축우라늄을 사용하고, 감속재 및 냉각재로 가압수를 사용하는 동력로. = 우라늄.

가압식소화기 加壓式消火器 cartridge type extinguisher 소화약제의 방출원이 되는 압축가스를 소화약제가 담긴 본체 용기와는 별도의 전용용기(압력봄베)에 봉입하여 장치하고 압력봄베의 봉판을 파괴하는 등의 조작으로 방출되는 가스의 압력으로 소화약제를 방사하는 소화기. → 봄베, 소화약제.

가압식피난통로 加壓式避難通路 escape route pressured 연기가 유입되지 않도록 하기 위해서 신선한 공기를 불어넣어 압력을 높여주는 피난통로.

가압탱크 加壓~ pressure tank 바다 속에 가라앉히는 기기, 장치 등 큰 압력을 받는 물건의 내압성을 사전에 확인하기 위해 만든 탱크. 일반적으로 해양의 여러 현상을 계측하기 위한 계측 기기나, 해양자원의 채취에 쓰이는 장치 등을 바다 속에 내릴 때에는 수압을 받는다. 깊이 10 m마다 1 atm의 수압을 받으므로, 가령 100 m의 바다 속에 기기를 내리면 기기는 1 atm의 대기압을 가한 11 atm의 수압을 받게 된다. 이와 같은 내압을 필요로 하는 기기의 내압성을 사전에 알기 위한 장치가 가압탱크이다. 목적에 따라서 탱크지름의 크기나 가압압력의 한계가 각각 다르다.

가압혼합방식 加壓混合方式 positive pressure-injection method 포소화약제 라인의 송입 압력을 물이 흘러가는 라인의 압력보다 높게 하여 포수용액으로 혼합되도록 하는 방식.

가양성 假陽性 false positive 질병이나 다른 상태가 존재한다고 잘못 알려 주는 검사 결과.

가역반응 可逆反應 reversible reaction 화학 반응에 있어서 원계(原系)로부터 생성계로 향해 정반응이 진행함과 동시에 생성계에서도 원계로 향해 역반응을 일으키는 것과 같은 반응. 반응계가 반응평형에 가까운 계에서는 정역 양반응의 속도는 근접해 반응이 가역적이 되기 때문에 특히 가역반응이 되고 있다. → 반응평형.

가역변화 可逆變化 reversible change 어느 물질계의 상태가 변했을 때 경로에 관계없이 원래의 상태로 돌아오는 적당한 방법이 존재하며 외계에 어떠한 변화도 남기지 않는 경우 최초의 상태변화를 가역변화라고 한다. 하나의 닫힌 계(系) 속의 변화가 항상 역학적, 열적으로 평형을 유지하면서 무한히 완만하게 이루어지는 경우를 말한다. 이와 같은 평형 상태가 유지되지 않는 변화를 불가역변화라고 한다. 현실적으로 이루어지는 변화는 모두 불가역 변화이다. ↔

불가역변화. → 평형.

가역사이클 可逆~ reversible cycle 내연기관 등에서 사이클을 이루는 각 부분의 상태 변화가 모두 가역 변화인 사이클. 변화도중에 불가역 부분이 있는 사이클을 불가역 사이클이라고 한다.

가역식조향기어 可逆式調向~ reversible steering gear 노면으로부터의 충격이 핸들에 전달되며 조향 차륜으로 핸들을 회전시킬 수 있는 형식으로 주로 소형차에 많이 적용된다. 핸들의 복원성은 좋으나 주행중 핸들을 놓치기 쉽다.

가연물 可燃物 inflammable 불에 타는 성질을 가지고 있는 또는 그러한 성질을 가지고 있는 물질. 천연가스, 프로판, 부탄, 수소, 아세틸렌 등과 같은 기체상 가연물과 가솔린, 중유, 경유, 알코올, 특수인화물 등과 같은 액체상 가연물, 석탄, 코크스, 합성수지, 고무, 나무, 종이, 섬유 등과 같이 고체상가연물 등으로 나눌 수 있다. → 천연가스, 프로판, 부탄, 수소, 아세틸렌, 가솔린, 중유, 경유, 알코올, 특수인화물, 석탄, 코크스, 합성수지, 고무.

가연물량 可燃物量 fuel supply 연소에 소모될 수 있는 가연성 물질의 양.

가연물밀집도 可燃物密集度 fuel continuity 가연성 물질을 저장이나 취급함에 있어 이들 가연물이 밀집되어 있는 정도.

가연물습도지시기 可燃物濕度指示機 fuel-moisture indicator stick 목재의 습도변화를 측정하기 위해 일정한 중량이 되도록 건조시킨 나무 막대기. 대기에 노출된 상태에서 삼림 가연물의 함수량 변화를 정기적으로 측정하는 데 사용한다.

가연물하중 可燃物荷重 fuel load 일정한 화재 지역 내에서 예상되는 가연물의 최대 중량. 단위면적당 가연물의 중량으로 표시한다.

가연물함수량 可燃物含水量 fuel-moisture content 가연물 속에 함유되어 있는 수분의 양. 중량 %로 표시하며, 100℃(212°F)에서 완전 건조시키기 직전과 건조 직후에 측정한 양으로 결정한다.

가연물함수량 시험장치 可燃物含水量 試驗裝置 fuel-moisture content analog 특정 종류의 죽은 가연물

(dead fuels)에 함유된 수분이 동일한 환경에서 화재에 노출되었다고 가정했을 때 예상되는 수분의 반응을 모의시험 해보는 장치.

가연물형태 可燃物形態 fuel type 연소 형태에 따른 가연물의 여러 가지 형태.

가연성 可燃性 combustibility 연소되는 성질. 물질이 가연성을 가지기 위해서는 반응열이 충분해야 하고 열전도율이 낮아 열이 확산되지 않아야 한다. → 가연물.

가연성가스 可燃性~ flammable gas 폭발한계의 하한이 10%이하인 것과 폭발한계의 상한과 하한의 차이가 20% 이상인 가스. 상온, 상압에서 기체 상태로 공기, 산소 기타의 산화성 기체와 어느 일정농도 범위 즉 폭발한계내에 혼합되어 있을 때 점화에너지가 주어지면 화염이 급속히 혼합가스속을 전파하며 폭발을 일으킨다. 고압가스 안전관리법에 의하여 아크릴로니트릴, 아크릴알데히드, 아세트알데히드, 아세틸렌, 암모니아, 수소, 황화수소, 시안화수소, 일산화탄소, 이황화탄소, 메탄, 염화메탄, 브롬화메탄, 에탄, 염화비닐, 에틸렌, 프로판, 프로필렌, 부탄, 부타디엔, 부틸렌, 메틸에테르, 메틸아민, 벤젠 그밖에 공기중에서 연소하는 가스이다. → 폭발한계.

가연성가스누출측정기 可燃性~漏出測程器 flammable gas detection equipment LPG, 도시가스, LNG 등 가연성가스 누출로 인한 재해현장에서 자동 흡입식으로 10ppm 정도의 미세한 가스를 검지하는 고감도 장비. 가연성가스 누출부위를 찾는데 사용하는 자동흡입펌프 및 경보기능을 가진 제품임.

가연성가스표시기 可燃性~標示器 combustible gas indicator 공기를 검사하여 공기 중에 폭발성 혼합기가 있거나 공기와 가스 혼합기가 폭발한계 범위 내에 존재할 경우 작동되도록 고안된 기구.

가연성고체 可燃性固體 flammable solid 고체에 불을 붙였을 경우 그 중심축을 따라서 2.54 mm/s 이상의 속도로 불꽃이 지속되면서 연소할 수 있는 고체.

가연성고체미립자 可燃性固體微粒子 combustible particulate solid 분진, 섬유, 미세한 물질, 칩, 큰 덩어리(chunk), 플레이크 등과 같이 크기, 형태, 화학적인 조성에 관계없이 가연성의 입자나 파편으로 구성되어 있는 고체 미립자.

가연성금속 可燃性金屬 combustible metal 마그네슘, 티타늄, 나트륨, 칼륨, 칼슘, 리튬, 하프늄, 지르코늄, 아연, 토륨, 우라늄, 플루토늄 등과 같이 미세한 입자나 용융된 상태에서 쉽게 발화하는 금속류.

가연성농도감소법 可燃性濃度減少法 combustible concentration reduction 밀폐된 공간에서 가연성 물질의 농도를 연소한계 미만으로 유지시키는 기술.

가연성물질 可燃性物質 combustible material 물질의 자연발화온도나 그 성질. 고체, 액체, 기체의 여부에 관계없이 연소될 수 있는 모든 물질.

가연성분진 可燃性粉塵 combustible dust 화재나 폭발위험이 있는 직경 $420\,\mu m$ 또는 그보다 작고 미세하게 분리된 가연성 고체의 미분. 가연성 가스와 같이 작은 에너지에서 폭발을 일으킬 위험성이 있다. 가연성 분진의 폭발조건으로는 분진이 미립자이고 지연성가스속에서 부유하고 있으며, 부유장소에 점화원이 존재할 경우 폭발의 위험성이 높아진다. 폭발방지대책으로는 취급설비의 밀폐화 또는 분진의 습윤화, 분진의 누설방지와 집진장치의 설치, 청소에 의한 퇴적방지, 착화원의 제거 등이다.

가연성섬유 可燃性纖維 combustible fiber 열원이 있을 때 쉽게 발화할 수 있는 섬유.

가연성알루미늄분진 可燃性~粉塵 combustible aluminum dust 공기 중에서 분산되었을 때 화재 및 폭발위험이 있는 직경 $420\,\mu m$ 이하의 미세한 알루미늄.

가연성증기 可燃性蒸氣 flammable vapor 액체 또는 고체의 표면에서 증발에 의하여 생성되거나 고체 또는 액체가 열분해에 의하여 발생하는 가연성의 기체.

가연성증기감지기 可燃性蒸氣感知器 combustible vapor detector 공기 중의 가연성 증기 농도를 검사하는 기구.

가연성폐기물 可燃性廢棄物 combustible refuse 연소가 가능한 폐기물.

가연성화학물질 可燃性化學物質 combustible chemical 자연발화온도와 상관없이 연소할 수 있는 모든 화학물질.

가열장치 加熱裝置 heating equipment 유도 또는 유전에 의해 생성된 열을 가열 목적으로 사용하는 장치.

가와사키병 ~病 Kawasaki disease 급성열중 피부 점막 림프절 증후군이라고도 하며 주로 소아에서 발생한다. 피부나 점막의 발진과 함께 림프절 종양이 일어나며, 혈관염, 특히 관상동맥이나 장골동맥에 염증이 나타난다. 동맥벽은 부종성으로 비후되며, 내막과 중막의 유섬유소 병변이 있고 림프구가 전층에 침윤되어 있다. 동맥류나 혈전을 형성하여 관상동맥의 폐색을 일으켜 사망하는 수가 있다.

가와사키증후군 ~症候群 Kawasaki syndrome → 점액피부림프절증후군.

가요성커플링 可撓性~ flexible pipe coupling 배관에 손상을 주지 않고 축 방향 변위, 회전, 1도 이상의 변위를 허용하는 커플링 또는 관부속품.

가용케이블 可用~ usage cable 일정 지역 내에 현재 포설되어 있는 케이블. 가용 가능한 케이블의 용량이 부족할 때에는 그 지역의 수요에 대처할 수 있는 케이블을 새로 포설해야 한다.

가용합금 可鎔合金 fusible alloy 용점이 낮은 금속보다 더 낮은 온도에서 용융되는 합금으로 스프링클러헤드에 사용된다.

가용합금스프링클러헤드 可鎔合金~ frangible-pellet sprinkler head 미리 설정된 온도에서 용융되어 밸브 개방장치가 개방될 수 있도록, 납과 주석 합금인 가용 합금구 또는 가압상태의 다른 공용금속제 금속판이 장착되어 있는 자동스프링클러헤드.

가운 gowns 혈액, 체액, 분비물이나 배설물이 튈 우려가 있는 치료 행위를 할 때 피부를 보호하고 더럽혀지는 것을 막기 위해 입는 방어복. 멸균 처리한 청결한 것을 사용하여야 하며, 신체활동과 노출되는 액체의 양에 따라 적절한 것을 선택하여야 한다. 더러워진 가운은 가급적 즉시 벗고 병원체를 다른 환자나 환경에 전파하는 것을 막기 위해 손도 씻어야 한다.

가이거-뮬러계수관 ~計數管 Geiger-Müller counter 이온화 입자를 검출하고 셈하기 위하여 적절한 회로에 가이거-뮬러관을 사용하는 방사능 계수기.

관을 통과하는 이온화된 방사선은 고에너지로서 관 내부에 포함된 가스는 발생된 진동이 전도되도록 하기 위해 이온화된다.

가입자무선시스템 加入者無線~ subscriber radio system 무선 분배 통신 방식을 적용하여 섬 또는 벽지와 전화국 간에 소규모 통신망을 구성하는 무선 통신. 지형 조건 및 격리된 거리 등으로 선로 포설이 어렵거나 경비 과다 소요 지역 또는 긴급·임시 통신이 소요되는 지역에 구성한다. 우리나라에서는 전국 광역 자동화 사업에 따라 해안 도서 지역과 육지 간을 연결하는 무선 중계 방식으로 많이 활용되고 있다.

가입자회선 加入者回線 local loop 가입자 기기(단말기)와 전화국의 교환기를 접속하는 회선. 가입자 회선의 물리적 매체로는 일반적으로 연동선(twisted pair copper wire)이 사용되지만, 앞으로 전화뿐만 아니라 종합 정보 통신망(ISDN), 종합 유선 방송(CATV)까지 포함하는 각종 종합 통신 서비스를 제공하기 위한 파이버 투 더 홈(FTTH) 구축을 위한 광섬유의 사용이 증가할 전망이다. 한편 가입자 회선을 유선 선로 대신 무선 시스템을 사용하여 구성한 것을 무선 가입자 회선(WLL)이라고 한다.

가자미근 ~筋 musculi soleus 비골 상부 2/3 경골의 가자미근선에서 일어나기 시작하여 종골건에 정지하며 하퇴의 굴곡과 발의 장측굴곡에 관여하여 사람이 걷거나 뛸 때 몸을 앞으로 밀어내는데 강력한 발바닥 굽힘에 관여하는 하퇴의 후면부 근육(muscles of posterior compartment of leg).

가장자리감시인 ~監視人 edge tender 절벽의 낭떠러지에서의 안전 감시와 아울러 로프를 관리하는 책임자.

가장자리롤러 edge roller 로프가 설치된 절벽의 가장자리에 위치한 다량 롤러 장비. 이 장비의 기본 목적은 로프의 마모를 방지하는 것이지만, 로프를 위에서 잡아당길 힘이 필요할 때에도 용이하게 쓰인다.

가전제품 家電製品 electric home appliances 전기를 이용한 가정용 기기. 가전제품은 사용상 또는 자체결함으로 인해서 화재의 원인이 되기도 한다. → 전기.

가정간호 家庭看護 home care 각 진료과 의사들이 처방한 내용을 가정간호사가 가정을 방문, 개인에 맞는 간호를 제고하여 국민 의료비를 절감하고 의료 이용의 편의를 도모하며 의료자원을 효율적으로 활용을 위한 것으로 환자들이 가정에서도 입원시와 동일한 양질의 치료를 받을 수 있는 입원 대체 서비스이다. 만성질환자, 당뇨, 고혈압, 말기암, 뇌질환, 척수손상 등, 수술후 조기 퇴원환자, 산모 및 신생아 간호, 특수 간호 대상자, 인공항문, 카테터 교환, 기타 특수기구 부착, 욕창, 각종 주사가 필요한 환자, 노인환자, 기타 주치의가 필요로 하는 환자를 대상으로 하며 간호내용으로는 환자 평가, 기본간호, 치료적 간호, 검사, 투약 및 주사, 교육, 훈련, 상담 및 의뢰이다.

가정용호스함 家庭用~函 residential hose cabinet 1~2가구 주택 및 다세대 주택에서 소방호스, 소화기 등이 수납되어 있는 함.

가정의 家庭醫 family doctor 가족건강상의 문제를 파악하고 가족원의 기왕력이나 체질, 가정 내의 인간관계를 포함한 주위의 환경을 잘 파악하고 있기 때문에 치료에 적절히 응용할 수 있는 전문의사로, 종합적인 판단이나 처치, 전문가에 대한 소개를 적절하게 할 수 있다.

가정자동화 家庭自動化 home automation : HA 좁은 의미로는 가정 내에서의 전기, 가스, 수도, 난방, 잠금 장치 등의 제어와 관리를 컴퓨터와 전자 기술을 활용하여 자동화하고 생력화(省力化)하는 것. 더 나아가서 전화 회선, 개인용 컴퓨터(PC), 쌍방향 케이블 텔레비전 등 새로운 매체를 활용, 가정과 외부를 접속하여 홈 쇼핑, 각종 예약, 홈 뱅킹, 원격 진료, 오락과 교양 및 재택 근무 등을 할 수 있는 가정의 정보화를 실현하는 것을 말한다. 가정 전자 시스템(HES)이라고도 한다.

가족계획사업 家族計劃事業 family planning 가족의 건강과 가정복지의 증진을 위하여 수태조절에 관한 전문적인 의료봉사 계통 또는 교육을 하는 사업.

가족력 家族歷 family history 양친, 조부모, 형제자매, 남편, 아내, 아이들, 그 밖의 혈연자에 대해서 질환의 유무, 원인 등을 기재한 것. 특히 유전적 체질적 부하가 있는 질환에 대해서 문진하고 진단의 자료로 도움이 되게 한다.

가족성 家族性 familial 어떤 가족에 질병이 존재하거나 그렇지 않은 경우에 질병의 유행과 관련됨. 그러나 일반적으로 유전적이지만 항상 그렇지는 않다. → acquired, congenital, heredity.

가죽끈 webbing 야구 글러브의 손가락 사이를 엮듯이 함께 묶을 때, 닻이나 구조용 로프로 고착시킬 때 사용되는 나일론이나 폴리에스테르 끈.

가죽병위장 ~病胃腸 leather bottle stomach 위장의 벽이 두꺼워져 장기가 굳어지고 줄어드는 현상. 원인으로 암, 매독, 위장을 침범하는 크론씨병 등이 있다.

가중 加重 summation 신경생리학에서는 차등시냅스전위가 더해지는 효과이며 근육생리학에서는 서로 다른 근섬유들의 수축이 더해지는 효과.

가중치 加重値 significance ① 어떤 다른 값에 곱해져서 유용한 실제값을 만드는 값. ② 숫자 표시에서 각 자리의 숫자에 곱해지는 값. 예를 들어, 123이라는 10진수는 $1 \times 100 + 2 \times 10 + 3 \times 1$을 나타낸다. 이때 100, 10, 1이 각 자리의 가중치가 된다.

가중평균월간화재건수 加重平均月間火災件數 weighted monthly occurrence 소방대 또는 소방서 관할구역 내의 계절별 화재위험도를 결정할 때 사용하는 수치. 월평균 최고 발생 건수에 2를 곱하여 얻은 수치에 계절별 월평균 수치를 더한 값을 3으로 나누어 환산한 값이다.

가지 ramus 신경 혹은 동맥의 가지와 같은 큰 부분에서 뻗어 나오는 작은 구조.

가지배관 ~配管 branch line 스프링클러 설비에서 헤드가 달린 말단의 배관. → 스프링클러.

가지입상관 ~立上管 sprig-up 하나의 스프링클러 헤드에 급수하는 입상관.

가진통 假鎭痛 false labor 불규칙한 자궁수축과 이완현상으로, 분만 전 3주 정도에 나타나는 임시 진통. 임산부가 심한 불편을 호소할 수도 있으나 걸으면 소실되며 누구나 겪는 것은 아니다. 자궁수축이 심화되면 수면곤란, 긴장, 피로 등의 증상이 나타나기도 한다. 자연히 소실되는 경우도 있고 진진통으로 이행하는 경우도 있다. 초산부는 특히 가진통과 진진통을 잘 구별할 수 없으므로 임신말기에 가 진통에 대하여 교육할 필요가 있다.

가짜연기 ~煙氣 false smoke 연기로 착각하여 보이는 미세먼지나 스모그(smog).

가청감시톤 可聽監視~ supervisory audio tone : SAT 음성 채널의 통화로 구성 상태를 감지하기 위한 가청 주파수. 5,930Hz, 6,000Hz, 6,030Hz의 3가지 종류가 있다. 가청 감시 톤(SAT)은 기지국에서 단말기로 송출되는 순방향 음성 채널(FVC)에 삽입되는 단말기로 송출되며, 단말기는 수신된 톤을 포착하고 역방향 음성 채널(RVC)에 동일한 톤을 삽입, 변조하여 기지국으로 송출한다. 감시 가청음이라고도 한다. 6kHz 부근의 3개 톤 중 하나로 기지국에서 순방향 아날로그 음성 채널상으로 송신하고 이동국은 역방향 아날로그 음성 채널상으로 응답, 송신한다.

가청주파수 可聽周波數 audio frequency : AF 사람의 귀로 들을 수 있는 음파의 주파수. 사람에 따라 또는 음의 크기에 따라 다르지만 보통 20Hz~20kHz인 것으로 간주되고 있다.

가피 痂皮 crust 신체의 삼출물이 건조되면서 딱딱하게 경화된 표피층. 습진, 농가진, 지루, 황선과 같은 피부질환에서 흔하며, 화상과 병변의 치유과정에서 생기는 가피를 일컫는다. 딱지라고도 한다.

가피안 痂皮~ slough-in 홈이 파진 벽 부분의 붕괴로 돌출되어 남아 있는 조직의 내부.

가피화 痂皮化 sloughing 생명력이 있는 조직으로부터 탈락된 괴사조직으로 피부에 붙어 있다.

가학애자 加虐愛者 sadist 가학애로 고통받는 사람.

가학증 加虐症 sadism 이성을 학대함으로써 성적 쾌감을 느끼는 것으로 공상적 가학증, 오손적(汚損的) 가학증, 편타성 가학증 등이 있다. ↔ 피학증(被虐症).

가혹행위 苛酷行爲 harsh treatment 타인에게 심한 수치, 오욕 또는 고통을 주는 행위. 따라서 폭행, 협박은 물론 정신적 또는 육체적 고통을 주는 행위도

포함한다.

가황 加黃 vulcanization 고무에 탄성을 증가시키기 위해 가황제를 섞어서 고분자 사이에 다리구조(架橋))를 생기게 하는 단위공정. 가황제는 보통 황이며 고무의 탄소사슬에 2중 결합이 없을 때는 과산화물이나 합성수지 등을 사용한다.

각¹ 角 angle 표면 간의 기하학적인 관계.

각² 脚 bundle brach 전기 전도계의 일부. 좌각과 우각 두 가지가 있으며, 히스속에서 시작하여, 푸르키니에시스템에서 끝난다.

각골절 角骨折 angulated fracture 각에서 뼈가 부러진 골절.

각기병 脚氣病 beriberi 티아민의 결핍으로 생기는 사지의 신경계 질환으로 종종 백미만을 제한적으로 섭취하는 동남아시아인들에게 풍토병으로 나타난다. 드물게는 미국에서도 갑상선 기능저하증, 감염, 임신, 수유, 알코올 중독과 관련되어 나타난다. 피로, 설사, 식욕과 체중 감소, 마비와 다리 근육의 소모를 일으키는 신경기능장애, 부종과 심부전 등의 증상이 나타난다.

각도표시기 角度標示器 angle indicator 사다리차 등 작업대의 경사각이나 지반의 수평면에 대한 각도를 측정하는 장치.

각막 角膜 cornea 눈을 덮는 결합조직의 앞부분을 형성하는 투명한 구조.

각막결막염 角膜結膜炎 keratoconjunctivitis 각막과 결막의 염증.

각막박리 角膜剝離 keratolysis 표피가 비정상적으로 느슨해지고 벗겨지는 것으로 주로 손바닥이나 발바닥을 침범한다.

각막백탁 角膜白濁 nebula 대개 시력이 완전히 차단되지는 않는 각막의 반점이나 반흔.

각막염 角膜炎 keratitis 눈의 각막의 염증.

각막절제술 角膜切除術 keratectomy 눈의 각막의 일부를 수술적으로 제거하는 것.

각막증 角膜症 keratopathy 염증 없이 각막에 발생하는 모든 질환.

각막화 角膜化 keratosis 외부 피부층이 과도하게

자라고 두꺼워지는 피부 상태.

각면판안테나 角面板~ corner antenna 레이더에서 송신 쪽으로 전파를 반송하기 위하여 설계된, 서로 직교하는 3장의 도판면으로 구성되는 반사기. 레이더 관측에 대한 목표를 더욱 명확하게 하기 위하여 이용된다.

각운동 角運動 angular movement 다수의 관절에 의해 허용되는 골격근의 4가지 기본 운동의 하나. 예를 들면, 팔을 내전시킬 때 전완과 상완 사이의 각이 점점 작아지고, 팔을 신전시킬 때 각이 점점 커지는 것이다.

각질 角質 keratin ① 섬유성의 황을 포함한 단백질로서 사람의 피부, 머리카락, 손톱 및 치아의 법랑질에서 발견된다. ② 간혹 알약이 위장을 지나 장에서 용해되게 하기 위하여 코팅제로 이용된다.

각질세포 角質細胞 keratinocyte 케라틴과 기타 단백질을 생성하는 표피의 세포.

각질용해제 角質溶解劑 keratolytics 피부 외피 부분을 벗겨내는 약제로 효능이 강한 제제는 사마귀나 티눈을 제거하며 약한 제제는 습진, 건선, 지루성 피부염 환자의 인설 가피를 제거한다. 효능이 매우 약한 제제는 염증피부를 자극하여 치유 과정을 촉진하는 제제로 작용한다.

각질층 角質層 horney layer 생명을 잃은 편평상피세포들이 각질화되어 있는 두꺼운 층으로 세포는 핵이 없으며 각질(keratin)로 차 있고, 끊임없이 표면에서 박리, 탈락한다.

각질화 角質化 keratinization 환경에 노출되어 피부세포가 수분을 잃고 유극층으로 대체되는 과정.

각차단 角遮斷 bundle branch block : BBB 심실에서 나타나는 심전도시스템의 장애. 히스속과 푸르키니에섬유 사이의 전도맥박은 느리거나 폐쇄되어, 넓은 QRS군 혹은 심박동수의 감소를 보인다. 오른쪽 혹은 왼쪽 각에 영향을 미친다.

각피 角皮 cuticle 손톱 바닥의 각화된 상피의 얇은 끝머리.

간 肝 liver 약 1,200~1,600g의 인체에서 가장 큰 선(腺 gland)으로 대략 6각형 모양의 간소엽(lobule)의 집합체. 간 소엽의 중간에는 중심정맥이 종주하고 그 주변에 간세포 삭(hepatic cell cord)이 방사상으로 배열한다. 대부분 복막에 의해 싸여 있으며 복강의 오른쪽 상부로 횡격막 하면에 위치하고 복막에 의해 칸막이처럼 쳐져 있다. 간세포삭과 동양모세혈관(sinusoid)이 주체로서 풍부한 혈액을 갖는 연한 암적갈색을 나타낸다. 상면으로부터는 간겸상간막(falciform ligament)에 의해 좌우 엽으로 구별되고 하면에서는 다시 양엽 사이에 끼어있는 방형엽(quadrate lobe)과 미상엽(caudate lobe)으로 구분되며 육각형 간소엽(hepatic lobules)의 중심부에는 중심정맥(central vein)이 관통한다.

간격 이상감소 間隔 異狀減少 hypotelorism 두 장기나 부분 사이의 거리가 비정상적으로 감소된 발달상의 결함. 예로는 안구 간격 이상감소를 들 수 있다.

간결절 肝結節 hepatic node 복강동맥의 가지에 의해 공급되는 복부와 골반 장기에 관련된 림프선의 세집단 중 하나에 있는 결절. 간 군과 유문 하군으로 나뉜다. 간동맥의 분지에 있는 간 군은 총담관을 따라 소망(lesser omentum)의 두 층 사이를 지나 간문에 이른다. 유문 하군에는 위십이지장 동맥분지에 밀접하게 관련된 약 5개의 결절이 포함된다. 두 군은 위, 십이지장, 간, 담낭, 췌장에서 물질을 받는다.

간경정맥역류 肝頸靜脈逆流 hepato-jugular reflux 복부에 30~40초 동안 압력을 주었을 때 경정맥압이 증가하여 경정맥이 울혈되면 우심부전을 의미한다. 울혈성 간 종대와 다른 질환으로 생기는 간종대를 감별할 때 사용된다.

간경화 肝硬化 liver cirrhosis 간의 만성적인 질환으로 미만성 염증(diffuse inflammation)과 섬유화(fibrosis)가 초래되어 결국 간의 근본 구조가 변화하여 기능을 상실한 상태.

간관 肝管 interlobular duct 선의 소엽들을 연결하는 관.

간극결합 間隙結合 nexus 집단의 구성성분 사이의 결합. 단일 단위 평활근에서 발견되는 세포간 관계의 형태.

간극접합 間隙接合 gap junction 두 인접 세포의

세포막간 융합부위로 이곳을 통해 하나의 세포로부터 인접한 다른 세포로 이온이나 소분자의 확산이 일어난다. 심근에서는 이 부위에서 전기적 시냅스가 일어난다.

간기 間期 interphase 연속적인 세포분열 사이의 중간기로 염색체는 확장된 상태에 있고 DNA합성이 활발히 일어나는 시기.

간뇌 間腦 diencephalon 대뇌반구와 중뇌사이에서 제3뇌실을 둘러싸고 있는 부분으로 대뇌반구에 의하여 덮여 있기 때문에 하방에서만 그 일부가 관찰될 뿐이다. 이곳은 5대 감각의 중간중추와 이들 감각에 대한 무의식적 반사운동의 중추, 자율신경계의 통합중추 및 체온과 혈당 등의 조절중추가 있는 매우 중요한 부분이며 시상, 시상후부, 시상상부 및 시상하부로 구성되어있다.

간누공 肝漏空 hepatic fistula 간에서 다른 기관이나 신체 구조로 통하는 비정상적인 통로. = 간루(肝漏).

간단한구조 簡單~救助 light rescue 단순한 자동차 사고나 고정된 건물에서 최소한의 장비를 이용하여 환자를 구출하는 것.

간대성 間代性 clonic 근육의 수축과 이완이 교대로 나타나는 상태.

간대성근경련 間代性筋痙攣 myoclonus 근육이나 근육군의 경련으로 신체의 일부 영역에 제한하거나 또는 여러 부위서 동시에 또는 비동시적으로 나타난다. = 근간대.

간대성근육활성 間代性筋肉活性 clonic muscular activity 간질성 발작시 발생하는 경련.

간독성 肝毒性 hepatotoxicity 간에 파괴적인 효과를 가진 약제, 주로 약물이나 알코올의 성향.

간독성의 肝毒性~ hepatotoxic 간세포를 파괴하는.

간동그려매기 sheepshank knot(구조) 물체와 물체 사이를 잇는 로프가 느슨해 기는 것을 일시적으로 줄이는 것.

간동맥 肝動脈 hepatic artery 복강 대동맥의 가지인 간동맥이 간에 들어와 가지로 갈라진 후 간 소엽 주위에 형성된 혈관망.

간디스토마증 肝~症 clonorchiosis 간흡충이 담관

에 기생함으로써 일어나는 간질환으로, 민물고기로부터 감염된다. 증세는 식후 위의 압박감·팽만감이 있고 심한 설사와 사지의 부종, 야맹증 등을 일으킨다. 병상이 심해짐에 따라 간이 비대해지고 복수가 생기며, 간경변을 일으키고 때로는 황달이 겹쳐 환자는 차츰 쇠약해지다가 사망한다. = 간흡충증.

간반점 肝斑點 liver spot 나이든 환자에서 볼 수 있는 갈색 혹은 검은색 반점.

간변 肝變 hepatization 외부모양이 간장과 비슷한 상태로 되는 것. 폐조직이 초기 폐렴인 구균성 폐렴에서와 같이 간과 비슷한 단단한 덩어리로 변형되어 폐포내 적혈구세포의 경변과 삼출액으로 적색 간변을 일으킨다. 구균성 폐렴의 후기에는 백혈구가 폐포를 채우고 경변은 회색 간변이 되거나 지방 침착물에 의해 침윤되었을 때는 황색 간변으로 된다.

간부전 肝不全 hepatic failure 간기능이 장애를 받아 생체에 중요한 물질대사가 진행되지 않는 상태. 일반적으로 간성 혼수나 간성 뇌증을 일으킨 상태. 황달, 전신권태감, 소화기증상, 정신증상, 신경증상, 복수, 출혈경향, 간성뇌증, 발열, 핍뇨 및 무뇨 등의 증상이 나타난다. → 간성뇌증(hepatic encephalopathy), 간성혼수(hepatic coma).

간비대 肝肥大 hepatomegaly 주로 질병의 징후인 간의 비정상적인 비대. 신체검진 중 타진과 촉진으로 종종 발견된다. 간이 쉽게 늑골 아래서 만져질 수 있고 만질 때 통증이 있을 수 있다. 알코올리즘이나 담도 폐쇄 악성종양에서처럼 간염이나 그 밖의 감염, 지방성 침윤이 원인일 수 있다. = 간종대.

간섭 干涉 interference ① 어떤 통신 채널 또는 전송 회로의 정보 전달을 방해하거나 혼신을 야기하는 잡음 또는 외부 신호. 정보 전달에 영향을 미치는 이러한 잡음이나 외부 신호는 컴퓨터 등 전기 장치에서 발생하는 전자파(電磁波) 신호에 기인하는 것, 유도가열 장치 등 고주파 이용 설비로부터의 에너지 전달에 기인하는 것, 무선 통신에서 수신을 목적으로 하지 않는 불요 전파의 혼입에 기인하는 것 등이 있다. = 방해(妨害). ② 가간섭성 광(coherent ray)이나 부분적 가간섭성 광 두개 이상의 빔이 겹쳤을 때 생

기는 규칙적인 강약의 패턴(무늬 모양).

간섭필터 干涉~ interference filter 빛의 파장 정도의 두께인 투명 박막에서 생기는 빛의 간섭을 이용하여 소요의 파장 영역의 빛을 투과 또는 반사하는 필터. 단색광에 가까운 투과광을 얻게 된다.

간성뇌증 肝性腦症 hepatic encephalopathy 간세포 기능이상과 간문맥-정맥 단락에 의해 장에서 유래된 유해물질이 간에서 해독되지 못하여 중심신경계의 장애가 초래된 상태. 암모니아가 가장 쉽게 확인되는 독소이지만 암모니아만 관련된 것은 아니다. 유발인자는 장내 단백량을 증가시키는 장출혈, 염기증, 이뇨제에 의한 칼륨결핍, 마약성 약물, 진정제, 최면제, 암모니아나 amino기를 포함한 약물, 복수천자에 의한 저혈량증, 간내 또는 전신감염 등이 있다. 중증도 0도는 정상, 1도는 경미한 의식 장애, 기억력 감소, 손 떨림, 2도는 심한 의식저하, 지남력 저하, 심한 손 떨림, 3도는 혼수상태를 보인다.

간성혼수 肝性昏睡 hepatic coma 급·만성 질환의 광범위한 간 손상으로 인한 신경정신 의학적인 증상. 뇌의 내원성이나 외원성의 노폐물이 혈액의 말초 순환으로 되돌아가기 전에 간에서 중화가 되지 않거나 뇌 기능에 필요한 물질이 간에서 합성되지 않는다. 주로 단백 대사의 부산물인 암모니아가 간에 의해 요소로 전환되지 않아 뇌의 독성 물질이 된다. 기면, 혼미, 혼수를 포함한 다양한 의식 상태, 손의 떨림, 인격변화, 기억상실, 반사항진, 과호흡이 나타난다. 호흡성 알카리증, 조병경련 사망이 일어날 수 있다. 치료와 병인에 따라 결과가 다르다. = 문맥체순환성 뇌병증.

간세포 肝細胞 hepatocyte 간의 모든 기능을 이행하는 실질 간세포.

간십이지장인대 肝十二指腸靭帶 hepatoduodenal ligament 간동맥, 총담관, 문맥, 림프관, 간신경총이 들어 있는 간과 십이지장 사이에 위치하는 인대. 위 구조들은 두 층의 인대사이에 섬유낭으로 싸여 있다.

간암 肝癌 hepatocarcinoma 간에 발생한 종양 중 악성인 상피성 종양. 원발성과 전이성이 있다. 악성

세포들에 의한 간 침범시 간이 종대되고 촉진시 딱딱하며 불규칙적인 경계가 만져진다. 결절들이 존재하거나 촉지될 수 있으며 압통은 있을 수도 있고 없을 수도 있다. 관련된 증상으로는 복수, 황달, 식욕부진, 피로감, 갈색뇨, 연한 대변 등이 있다.

간염 肝炎 hepatitis 황달, 간비대, 식욕부진, 복부와 위의 불편감, 비정상적인 간기능, 점토색의 변, 녹차 색깔의 요를 나타내는 간의 염증. 세균이나 바이러스성 감염, 기생충 감염, 알코올, 약물, 독소 또는 부적합한 혈액의 수혈로 발생할 수 있다. 약하고 짧게 올 수도 있고, 심하고 폭발적이거나 생명이 위급할 수도 있다. 보통 간은 재생할 수 있다. 그러나 심한 간염은 간경화와 만성간기능장애를 일으킬 수 있다.

간염바이러스 肝炎~ hepatitis virus 간염증을 일으키는 바이러스군. A, B, C, D, E형이 있는데, A형은 나이가 많고 환경위생이 불량한 하류층에서 잘 나타나는 경향이 있다. 잠복기는 약 30일이고 급성기에는 혈중에 HAV에 대한 Ig M형의 특수 항체가 검출되며 증상이 발생될 때부터 혈청내에 출현한다. 보균자나 만성형이 없으나 감염초기(잠복기)에 바이러스가 대변으로 배설된다. B형은 황달이 없는 불현성 감염이 많고 만성화가 가능할 뿐 아니라 수평 및 수직 감염이 가능하다. 타액, 모유, 정액, 복수, 늑막액 등의 체액 종류에 따라 차이가 있고 감염의 경과에 따라 달라질 수 있지만 혈액검사상 B형 간염 표면항원이 양성인 사람의 모든 체액은 B형 간염의 감염원이 될 수 있다. C형은 수혈 후 감염이 가장 많고 문신, 성교, 습관성 약물복용자, 혈액투석, 신장이식 등이 원인이 된다. 잠복기는 약 50일이고 수혈 후 C형 급성 간염에서 만성 간염으로, 만성 간염에서 간경변으로 결국 간세포암으로 진행되는 것이 밝혀졌다.

간의 肝~ hepatic 간에 관한.

간이무선국 簡易無線局 simple radio station (통신) 일정 지역 안에서 간단한 업무 연락을 위하여 사용할 목적으로 전파형식 주파수 및 공중선전력 등의 기준이 규정에 적합하게 설치된 무선국.

간이무선업무 簡易無線業務 simple radio service (통신) ① TCP/IP의 망 관리 프로토콜(RFC 1157).

라우터(router)나 허브(hub) 등 망 기기(network agent)의 망 관리 정보를 망 관리 시스템에 보내는 데 사용되는 표준 통신 규약으로 채용되었다. TCP/IP의 게이트웨이 관리 프로토콜(SGMP : simple gateway management protocol)을 바탕으로 개발되었으며, 개방형 시스템 간 상호 접속(OSI)의 망 공통 관리 정보 프로토콜(CMIP)에 대응한다. 요구와 응답의 두 가지 기능을 사용하여 망 관리 정보를 수집, 관리한다. 1988년에 RFC 1157로 간이 망 관리 프로토콜(SNMP) 표준이 발표되었으며, 1991년에 개정판인 SNMP2가 개발되어 SNMP2에 대응하는 제품도 판매되고 있다. ② SNMP와 밀접한 관계가 있는 망 관리 정보 베이스(MIB)의 총칭.

간이완강기 簡易緩降機 simple descending life line 창문, 옥상 등에 설치하여 탈출하는데 이용할 수 있는 휴대용 완강기. → 완강기.

간이침대 簡易寢臺 cot 작고 좁은 이송용 침대.

간입성박동 間入性搏動 interpolated beat 리듬이 차단되지 않은 채, 같은 성질의 두 박동 사이에서 나타나는 심실조기수축.

간접가열보일러 間接加熱~ indirect heating boiler 1차 보일러에서 발생한 증기를 2차 보일러로 보내고 이 증기를 열원으로 발생시킨 증기를 사용 장소로 보내 사용하는 것으로, 이 1차 보일러와 2차 보일러를 일체로 한 구조의 보일러. 화학 공장과 관류 보일러 등에 사용되며, 1차 보일러에서 잘 처리된 순도 높은 물을 사용하면 2차측 물의 순도에 관계없이 1차 보일러의 스케일 부착 등에 따른 장해를 방지할 수가 있다.

간접방수 間接放水 indirect application 연소되고 있는 부분에 직접 방수하지 않고 그 상부에 방수하는 방법. 간접방수를 하면 물이 쉽게 기화될 수 있기 때문에 질식 및 냉각효과가 크게 나타난다. → 기화, 방수.

간접법 間接法 indirect method 산불 진화작업의 한 방법으로 연소저지선을 구축할 때, 자연적인 방화대를 따라 구축하거나 또는 화재로부터 상당한 거리를 두고 구축하는 방법. 이 방법을 사용할 경우,

연소저지선과 화재 사이의 가연물들이 역화로 인해 전부 소모되어 가연물이 부족해진 화재는 스스로 소멸하게 된다.

간접분사식 間接噴射式 indirect injection : IDI 엔진을 소형, 고속화하면 연소에 허용되는 시간이 짧아지고 강한 공기 유동의 도움을 필요로 한다. 간접분사방식은 공기의 유동을 강하게 하기 위해서, 실린더 헤드에 부실이라 불리는 연소실을, 주실과는 별도로 설치하는 방식이다. ↔ 직접분사식. → 실린더헤드.

간접소화 間接消火 indirect extinguish 방화선(防火線)을 구축하거나 가연물을 미리 태워서 불이 스스로 꺼지도록 하는 산림화재 진화방법. ↔ 직접소화. → 방화선.

간접에너지 間接~ indirect energy 가솔린, 등유, 전기, 가스 등 직접적으로 소비하는 에너에 대하여 석유화학 제품이나, 운수, 통신, 서비스 등을 통하여 간접적으로 소비하는 에너지. → 가솔린, 등유, 석유화학제품.

간접연소식기화기 間接燃燒式氣化器 indirect-fired vaporizer 증기, 뜨거운 물, 대지, 주위 공기, 기타 열매체의 가열부가 기화기로부터 떨어진 장소에 위치하는 기화기. 간접연소식 기화기는 LP가스를 함유하고 있는 기화실 또는 튜브, 코일, 다른 열교환면에 간접적으로 열을 가한다.

간접의료지휘 間接醫療指揮 off-line medical direction 지도 의사가 내린 표준처방(standing orders)과 지침으로 구성되어서 응급구조사가 지도 의사나 다른 의사에게 연락하지 않고도 특정 절차를 수행하거나 특정 약물을 투여하도록 하는 것. 의사가 모든 출동에 응할 수 없기 때문에 지도 의사는 어떠한 상황에서 자신에게나 다른 의사에게 말하지 않고도 특수한 처치를 할 수 있다.

간접적의료지도 間接的醫療指導 indirect medical control 병원 외적으로 전문인명구조를 위해 의료진과 지휘병원의 통신이 이루어지지 못할 경우, 정형화되고 성문화된 응급처치가 필요한데 그 교범 혹은 스탠딩 오더의 적용을 뜻함.

간접전파 間接傳播 indirect transmission 병원체가 사람의 손, 파리, 음식 등 매개물을 거쳐서 전파되는 것.

간접접촉 間接接觸 indirect contact 사람끼리의 직접 접촉없이 오염원을 통해 다른 물건 등이 묻었다가 다른 사람에게 접촉하게 되어 질병이 전파되는 것.

간접주파수변조 間接周波數變調 indirect frequency modulation(통신) 직접적인 주소나 다른 간접 주소를 포함하고 있는 기억 장소를 가리키는 주소를 사용하는 것. 즉 지정된 주소에 들어 있는 값을 꺼내어 그것을 다른 기억 장치 주소로 보고 그 위치에 있는 실제 피연산자에 접근하는 방식이다. 이러한 간접 지정은 여러 번 수행될 수도 있다.

간접피해 間接被害 indirect injury 재난, 사고로 인해서 발생되는 장기적이고 광범위한 피해. 예) 수질오염, 공기오염, 사회적 공황, 교통체증, 생산차질, 기업·국가신용도 추락, 사고외상증후군, 정서불안 등. → 재산피해, 인명피해, 직접피해.

간접흡연 間接吸煙 passive smoking 타인이 피우는 담배연기를 비흡연자가 마시는 것.

간종대 肝腫大 hepatomegaly 비정상적인 간의 비대로 인한 질병의 징후. 먼저 타진으로 진찰하고 이어서 촉진에 의해 간의 크기·성상·경도를 비롯하여 압통유무 등이 진찰된다. 늑골 아래에서 쉽게 만져지며 통증이 있을 수 있다. 알코올리즘이나 담도폐쇄, 악성종양, 간염 등의 감염, 지방성 침윤 등으로 나타난다.

간질 癇疾 epilepsy 뇌기능의 발작성 일과성의 장애로서 의식의 순간적 장애 혹은 상실, 이상한 운동현상, 정신적 내지 감각성 장애, 자율신경계의 혼란이 나타난다. 뇌의 전기적 활동의 발작성 장애가 증상발현의 원인이 된다.

간질성폐렴 間質性肺炎 interstitial pneumonia 폐포벽에 삼출이 나타나고 두터워지며 마이코플라스마, 바이러스의 감염에 의해 발생하는 폐의 염증.

간질성형질세포성폐렴 間質性形質細胞性肺炎 pneumocystosis 기생충(*pneumocystis carinii*)에 의한 호흡기 감염. 감염되면 면역성을 잃어 위험성이 높다. 열, 기침, 빈호흡, 청색증을 동반하며 치료받지 않은 환자의 사망률은 100%에 가깝다.

간질세포 間質細胞 interstitial cell 정소 내 곡정세관 사이의 간질 중에 한 개 또는 수 개가 모여서 존재하는 산호성의 대 다각형 세포.

간질증 肝蛭症 fascioliasis 페시올라헤파시아(*fasciola hepatica*)라는 간 흡충에 의한 감염으로 복통, 고열, 황달, 설사 등의 증상이 나타남. 익히지 않는 양갓냉이와 같은 수생식물에서 발견되는 포낭으로 쌓인 흡충을 먹으면 걸리게 된다. 미국에서는 서부와 동부를 포함해서 전 세계적으로 유병률이 높다.

간질지속상태 癎疾持續狀態 status epilepticus 지속적으로 발생하는 연속적인 경련상태. 경련 중간에 의식 회복 없이 전신성 운동발작이 2회 이상 연달아 발생하는 상태로, 내과적인 응급상태이다. 발작의 간격이 짧고 의식의 회복없이 다음의 발작이 일어나는 상태이며 대발작의 경우가 많다. 이러한 상태는 수십분에서 때로는 수일까지 지속되어 생명을 위협한다. 갑작스런 항경련제의 중단, 체내 포도당 부적합, 두부손상, 뇌종양, 고열이나 중독이 유발요인이다. 치료로는 항경련제, 영양수액제, 전해질제를 정맥을 통해 주사한다. 대개 기도를 유지하기 위해 비인두나 기관내 튜브를 사용한다. = 경련중첩증(痙攣重疊症), 중첩발작(重疊發作).

간질환 肝疾患 liver disease 모든 종류의 간의 장해. 가장 중요한 질환은 간경화, 쓸개즙 정체(cholestasis), 간염 등이 있다. 간질환은 황달, 식욕부진, 간의 비대, 복수, 의식수준 변화 등이 나타나는 특징이 있다.

간찰진 間擦疹 intertrigo 유방 밑이나 등과 같이 서로 마찰하는 피부에 발생하는 표피성 발진. 홍반, 염증, 가려움 등이 있고 때로는 균열 삼출이 일어난다. 습기, 온도, 마찰, 땀과 칸디다균의 감염으로 발생한다.

간통 姦通 fornication 배우자가 있는 남녀가 배우자 이외의 남녀와 성관계를 갖는 행위.

간편손상척도 簡便損傷尺度 Abbreviated Injury Scale : AIS 외상의 심한 정도에 따라 분류된 외상

성 상해의 척도. 이 척도는 신체를 여섯 부분으로 나누며, 각 부상에 대해 점수를 매긴다. 점수는 1부터 6까지 있으며 점수가 높을수록 부상의 정도는 심하다. 무디거나 관통상 모두에 쓰이지만 이 척도는 무딘 상처에 더 민감하다.

간헐성 間歇性 intermittent 류머티스성 관절염과 같이 활동과 비활동 기간이 교대로 나타나며 휴식기간 후 증상, 징후가 현저한 상태.

간헐성경련 間歇性痙攣 intermittet cramp 파상풍(破傷風)이나 테타니(tetany)에서 볼 수 있는 것과 같은 근육의 간헐적·비정상적 경련.

간헐적양압호흡법 間歇的陽壓呼吸法 intermittent positive-pressure breathing : IPPB 미리 설정된 압력에 도달할 때까지 압축공기를 양압하에서 기도 내로 전달시키는 호흡장비에 의해 조절되는 호흡의 형태. IPPV라고도 한다.

간헐필수환기 間歇必須換氣 intermittent mandatory ventilation : IMV 보조비율이 자발적인 호흡과 결합하는 체계.

간호 看護 nursing 간호사로서의 활동 즉, 환자의 건강을 촉진시키고 증진시키는 서비스를 제공하는 것.

간호기록지 看護記錄紙 nurses' record 환자가 입원수속을 마치고 병실에 도착했을 때부터 퇴원 또는 사망할 때까지 간호사가 환자를 관찰한 사항과 간호한 내용, 그 간호에 대한 환자의 반응과 상태변화 등을 날짜 순서대로 기록하고 서명하는 서식.

간호단념 看護斷念 abandonment of care 치료자가 환자의 승낙 없이 지속해오던 치료를 중단하거나 혹은 더 나은 치료를 포기하는 것. = 간호유기.

간호사 看護師 nurse 환자 및 산모를 돌보고 음식물 섭취·투약배설 등에 관계되는 업무에 필요한 사항이나 의사의 지시에 따른 일을 수행하는 사람.

간호조무사 看護助務士 nurse aid 간호업무·의료업무를 보조하고, 등록 간호사의 감독 하에 환자를 돌볼 수 있는 사람.

간흡충증 肝吸蟲症 clonorchiasis 병원체는 크로노르키스 시넨시스(Clonorchis sinensis)이며 병원소는 감염된 사람, 돼지, 개, 고양이 등이다. 낙동강, 영산강, 금강, 한강 유역에서 많이 감염되며 분변, 제1 중간 숙주인 쇠우렁, 미라시듐(miracidium), 스포로시스트(sporocyst), 세르카리아(cercaria)를 거쳐 제2 중간 숙주인 잉어, 참붕어의 피하조직에서 피낭유충으로 있는데 민물고기를 생식 할 경우 경구로 감염된다. 간장비대, 복수, 소화장애, 황달 등의 감염증이 나타난다.

갈고리 bailing hook 화재 진압을 위해 천정 등을 파괴하거나 야적된 물건들을 끄집어 당기거나 할 때 사용하는 금속으로 된 기구.

갈고리돌기 = 구상돌기.

갈고리부착안전띠 ~附着安全~ hook belt 건물의 벽을 타고 높이 올라가 작업할 때 사용하도록 갈고리가 달려 있는 벨트. 혹으로 몸을 고정시켜 양손을 자유롭게 사용할 수 있다.

갈고리사다리 hook ladder 창문턱이나 선반(ledge) 너머로 사다리를 구부려 작업할 수 있도록 꼭대기에 1~2개의 갈고리가 달려 있는 사다리.

갈라민 gallamine 비탈분극성 근이완제의 하나로 첫회투여량은 1mg/kg의 정맥주사이다.

갈락토키나제결핍 ~缺乏 galactokinase deficiency 갈락토키나제 효소가 부족하여 생기는 탄수화물대사의 유전적 장애. 음식물의 형태로 섭취된 갈락토스는 대사작용으로 변화되지 못하며 핏속에 축적되고 갑작스럽게 백내장이 생기기 쉽다. 이런 환자는 우유나 유제품과 같은 갈락토스를 함유한 식품을 식단에서 제외해야 한다.

갈렌스붕대 ~繃帶 Galen's bandage 끝 부분이 세 조각으로 나누어진 가느다란 천으로 구성된 머리를 감쌀 때 사용하는 붕대.

갈색거미 褐色~ brown spider 갈색은둔거미 혹은 바이올린거미라고도 알려져 있으며 남아메리카, 북아메리카에서 발견되는 독거미. 물린 상처는 백색과 적색의 수포를 형성하며 '소 눈(bull's eye)' 형태의 병소는 다른 거미에 물린 상처와 구분하는데 도움이 된다. 상처는 궤양이 생기며 감염될 수도 있고 통증, 오심, 발열, 발한이 발생한다.

갈색세포종 褐色細胞腫 pheochromocytoma → 크롬친화세포종.

갈색증 褐色症 ochronosis 알캅톤뇨와 페놀 중독에 의해 생기며 결합조직과 연골에 흑갈색 색소가 침착되는 증상으로 푸른 색 반점이 공막, 손가락, 귀, 코, 생식기와 겨드랑이에서 발견된다. 소변도 검을 수 있다. = 조직흑변증, 조직갈변증.

갈색지방 褐色脂肪 brown fat 신생아에게 존재하며 성인에게는 거의 볼 수 없는 지방질의 한 종류로 광범위한 교감신경의 지배를 받는 특수형태의 지방(脂肪)으로서 다른 조직에 비해 많은 열을 생산하면서도 ATP의 생성량은 더 적다. 특히 영아(infant)에서 상당히 많은 열 공급원이며 성인은 주로 견갑골 주위와 목덜미, 대동맥을 따라 분포하고 추위와 음식섭취에 의해 자극을 받는다. 주요 기능은 추위에 노출되었을 때 발열률과 혈류를 증가시켜 추위에 적응하게 하는 것이다.

갈퀴 barron tool 임야화재를 진화할 때 경량가연물을 절단하거나 긁어모을 때 사용하는 도구. 작은 가연물들을 절단할 수 있는 톱니가 달려 있으며, 이 톱니에 일정한 각도로 판을 붙여, 절단한 가연물을 긁어모을 수 있도록 되어 있다.

갈탄 褐炭 brown coal 가연성 고체이며, 검은색을 띤 화석 탄화물의 침강성 퇴적물. 갈탄, 경성탄의 구분에 필요한 확실한 근거가 연구되어 확인되기 전까지는 각국에서 여러 다른 특성을 근거로 하여 갈탄으로 분류되던 석탄은 열량에 관계없이(30℃, 96% 상대습도의 공기와 평형을 이룬 석탄의 총열량이 24 MJ/Kg를 넘는 경우도 포함된) 갈탄으로 분류됨. → 화석, 석탄, 열량.

감가상각 減價償却 depreciation 건물, 기계설비 등이 해를 거듭할수록 그 가치가 감소되어 가는 것을 그 몫만큼 제품원가에 덧붙여 회수해 가는 기장 계산상의 절차.

감각 感覺 sensation ① 뇌에 (감각 수용기의)자극과 신경 자극 전달의 결과로 생기는 신체 상태의 감각, 인상, 인식. 심부 감각은 피부, 근육, 또는 관절의 깊은 층에 긴장도, 압력, 동통의 인식이다. 자극에서 직접적으로 일어나는 느낌이며, 관련 감각은 자극이 있는 부분보다 다른 부위에서 일어나는 느낌이다. ② 정신적 또는 정서적 상태의 감각. 외부 자극에 대한 반응일 수도 있고 아닐 수도 있다. ③ 자극을 받아들이는 능력. 신체 내외(內外)의 상태가 구별되고 평가되며 주요 감각은 시각, 청각, 후각, 미각, 촉각, 그리고 압각이 있으며 다른 감각들로는 배고픔, 목마름, 통증, 온도, 공간, 그리고 시간이 있다. = sense.

감각결손 感覺缺損 sensory deficit 신체의 먼 쪽에서의 감각 즉, 자극을 주었을 때 느끼는지를 검사하여 감각이 없거나 변화하면 골절편이나 탈구된 뼈 등에 의해 신경이 손상되었거나 척추가 손상됨.

감각뉴런 感覺~ sensory neuron 신체 각 부위로부터 전달되는 자극을 뇌와 척수로 전달하는 뉴런.

감각망막 感覺網膜 sensory retina → 감각층(sensory layer).

감각신경 感覺神經 sensory nerve 촉감, 미감, 열감, 통증, 냉감 등의 감각자극을 신체의 말초부위에서 척수후근을 거쳐 뇌 또는 척수로 보내는 구심성 섬유로 구성된 신경. → 운동신경(motor nerve).

감각이상 感覺異常 paresthesia 감각이 항진된 상태로 질병이나 신체 자세 때문에 나타나는 간지럽거나 따끔따끔한 증상.

감각-인지과잉 感覺-認知過剩 sensory-perceptual overload 환자가 지각할 수 있는 범위를 넘어 많은 종류와 소란스럽고 강한 세기가 있는 상태.

감각장애 感覺障碍 disturbance of sense 내부나 외부 환경으로부터 여러 가지 자극을 인식하는 감각이 그 경로의 병변을 따라 장애를 받는 것. 체성감각(표재지각, 심부지각), 내장감각, 특수감각(시각, 후각, 청각, 미각)으로 나누며, 어느 부위라도 감각장애가 올 수 있다. 말단의 감각수용기, 말초신경 및 중추신경 내에서의 구심로, 대뇌 감각중추의 기능장애를 가져오는 질환에서 나타난다.

감각층 感覺層 sensory layer 원뿔과 간상체를 포함하는 망막의 일부. = 감각망막(sensory retina).

감광식비상조명등 減光式非常照明燈 dimming

emergency luminaire 평상시에는 조도를 낮게 유지하다 비상시에는 대피자들이 용이하게 대피할 수 있도록 조도를 높게 유지하는 비상등. = 감광식유도등.

감금증후군 ~症候群 locked-in syndrome 환자가 눈을 깜박이고, 숨을 쉬고 수직 안구운동은 할 수 있으나 자발적인 움직임을 할 수 없는 상태. = 고정증후군.

감뇨증 減尿症 oliguria 수분 섭취량에 비해 요배설량이 감소된 것으로 신장질환이 진행됨에 따라 배설되어야 할 용질들의 혈장농도가 증가하여 여과량이 증가되며 이로 인해 각 네프론에 주어지는 일량이 동시에 증가하게 된다. 이와 같은 상황이 계속되면 기능을 하는 네프론의 수가 점점 감소되어 빈뇨증을 초래한다. = 핍뇨증(乏尿症).

감도 感度 sensitivity 무선 수신기에서 신호 대 잡음비(S/N) 또는 출력 전력 등이 규정값이 되기 위한 최소 신호 입력.

감도범위 感度範圍 range of sensitivity 화재감지기의 작동점 설정 범위.

감도설정 感度設定 sensitivity setting 화재감지기의 작동점을 설정하는 것.

감도조정 感度調整 sensitivity adjustment 설치 장소의 상황에 따라 감지기의 작동점을 조정하는 것.

감돈성 嵌頓性 incarcerate 서혜부 탈장에서 장의 고리처럼 잡혀 감금되는 것. → 헤르니아(hernia).

감량밸브 減量~ reduced flow valve 밸브의 완전 개방 상태에서 최대 유량을 감소시키기 위해 이동식 또는 고정식 탱크, 압축가스 실린더에 유량제한 오리피스를 설치한 밸브. 최대 유속은 다른 배관이나 피팅을 부착하지 않고 대기 중으로 방출하는 밸브의 유량으로 결정한다.

감마 gamma 텔레비전, 카메라, 수상기, 팩스 송수신기 등의 광전 변환계 또는 전광(電光) 변환계에서 입출력 특성을 양(兩) 대수축으로 표시하였을 때 직선 부분의 경사. 텔레비전에서는 피사체 휘도에 대한 카메라 출력 전압과 수상부 입력 전압에 대한 음극선관 휘도와의 대수비를, 팩스에서는 노광량(露光

量)에 대한 농도비를 감마로 표시한다.

감마선 ~線 gamma-ray 질량이나 무게가 없는 순수한 에너지의 극초단 전자파. α나 β입자보다 에너지와 투과력이 강하다. 파장은 X-선과 유사하여 두꺼운 차단물을 통과할 수 있는 고차원 에너지를 갖는다. 피부가 노출되면 광범위한 세포의 손상을 야기하며 내부조직에 α 또는 β입자를 방출하게 하여 간접손상을 일으킨다. 납으로 된 차단물로 보호를 해야 한다.

감마실루민 gamma silumin 실루민(AC3A)은 다른 알루미늄 합금에 비하여 내력, 고온 강도, 피로 한도, 절삭성이 떨어지는데, 이 결점을 개선하기 위하여 Mg 0.5%를 첨가한 것. 즉 AC4A에 해당한다. 브레이크 드럼, 기어복스 등에 사용되고 있다.

감마아미노낙산 ~酪酸 gamma-aminobutyric acid : GABA 뇌, 심장, 폐, 신장 및 몇몇 식물에서 볼 수 있는 신경전달물질로 작용하는 아미노산.

감마운동뉴런 ~運動~ gamma motor neuron 근방추체내의 방추내근섬유를 자극하는 체성 운동신경의 한 종류.

감마원심성섬유 ~遠心性纖維 gamma-efferent fiber 신경흥분을 중추신경계에서부터 근섬유로 전달하는 운동신경 섬유. 감마 원심성 섬유는 심부건반사, 경련성 마비, 경직에 연관되어 있다. → gamma globulin, immune gamma globulin.

감미료 甘味料 nonnutritive sweetners 당질 이외의 감미를 가진 화학적 합성품을 총칭하는 것으로 식품의 단맛을 내고 영양가는 없다.

감별진단 鑑別診斷 differential diagnosis 유사한 증상을 가진 두 개 이상의 질환에 대해 그 증상과 징후를 체계적으로 비교하여 구별해 내는 것.

감성 減成 degradation 분자의 일부분을 잘라 떼어서 분자의 크기를 작게 하는 반응. 대개 유기화합물을 변화시켜, 탄소원자수가 적은 분자로 구성되는 유기화합물로 만드는 것을 말한다. 당류 등의 탄소수를 변화시키는 수법에 대해서 쓰이는 말. 인위적인 분쇄작용에 의하지 않고 입자가 자연적으로 부서져 미세화되는 것. 화학물질과의 접촉으로 인해 방호복의 물질이나 장비의 분자 분해에 관련된 화학적 작용이나 위험물 사고시 작업 동안 흘러나오거나 방출된 물질의 위험을 경감하기 위해서 약품 등을 사용하여 위험도가 적은 물질로 변화시키는 작업. → 유기화합물. = 분화(粉化).

감소 減少 decrement 줄어서 적어짐, 덜어서 적게 함.

감속 減速 deceleration 속도의 감속 또는 물체에 대한 속력이나 반작용. ↔ 가속(acceleration).

감속브레이크 減速~ deceleration brake 제3 브레이크라고도 하며 주 브레이크의 보조로 사용되는 것. 주 브레이크(서비스브레이크)에서 발생할 수 있는 페이드 현상이나 베이퍼록 현상을 방지하여 브레이크의 수명을 연장하는 효과를 가져온다. 보통 엔진브레이크(engine brake), 배기브레이크(exhaust brake), 리타더(retarder)의 세 가지를 들 수 있다. → 주브레이크, 서비스브레이크, 페이드현상, 베이퍼록 현상, 엔진브레이크, 배기브레이크, 리타더.

감속재 減速材 moderator 원자로 속에서 중성자의 속도를 떨어뜨릴 목적으로 사용하는 물질. 흑연, 중수(重水), 경수(輕水), 베릴륨 등이 가장 일반적으로 사용된다. → 중성자, 중수, 경수.

감속턱 減速~ projection for overspeed prevention 주로 도시내 주거단지 등에서 보행자의 안전을 확보하기 위해 차량 속도를 강제적으로 낮추기 위해 설치되는 횡방향으로 높인 턱.

감쇠 減衰 attenuation (통신) 이득의 반대 개념으로, 떨어진 두 지점 사이에 신호를 전송할 때 신호의 전압, 전류, 전력이 감소하는 것. 그 결과는 송신 측과 수신 측 신호의 진폭 차이로 나타나며 보통 데시벨(dB)이나 네퍼(neper)로 나타낸다.

감수경보전극 減水警報電極 electrode for low level electrolyte alarm 물올림장치나 물탱크에서 수위가 내려가는 경우 또는 축전지에서 전해액이 감소하는 경우에 감수경보를 발하도록 설치된 전극. = 감액경보용전극.

감수분열 減數分裂 meiosis 어버이 2배체 세포가 방추체 딸세포로 되는 세포분열 형태. 각 낭세포핵(娘細胞核)이 종족 특유의 체세포염색체 수의 반을 갖는다. 분열과정은 전기, 중기, 후기, 종기의 4과정으로 나뉘는데 전기(prophase) 때는 염색질사(chromatin thread)가 형성되고 2개의 중심소체를 이루어 반대극으로 이동하며 중심소체 사이에는 방추사(spindle fiber)가 형성된다. 중기(metaphase)때는 염색체가 적도판에 배열되고 염색체의 관찰이 가장 용이한 시기이다. 후기(anaphase)때는 염색체가 분리되어 양극의 중심소체로 이동하며 종기(telophase)때는 2개의 낭세포가 형성된다.

감수성 感受性 sensitivity ① 자극에 대해 느끼거나 반응하는 능력. ② 알레르기처럼 특정 상황이나 물질에 반응하는 경향이 증가하는 것. → allergy, hypersensitivity.

감시[1] 監視 monitoring (구급) 심장의 박동이나 호흡의 생리적 신호를 지속적으로 관찰하는 것.

감시[2] 監視 supervision (구조) 고장 또는 위험상황에 처할 때 책임자에게 통보하기 위하여 특수장비 시스템 또는 감시인에 의해 지속적으로 관찰하는 것.

감시국 監視局 monitoring station ① 많은 무선국의 운용을 감시하는 곳. 주파수 편차, 점유 주파수 대역폭, 스퓨리어스 발사, 혼신, 불법 무선국 등을 조사하는 곳 등이 있다. 정식 용어로는 radio monitoring station이며 국제적인 일을 하는 감시국에는 앞에 international을 붙인다. ② 항행 위성 시스템에서 위성이 궤도 위치 데이터나 그 송신 주파수 등을 감시하는 지상국.

감시대 監視臺 lifeguard stand 수영장이나 놀이 시설에서 사고를 예방하기 위해 감시하는 곳. 영구적으로 고정되어 있기도 하고 이동이 가능하도록 만들어진 것도 있다. 높이도 다양하며, 감시대를 만든 재질도 나무에서부터 금속까지 다양하다. 필요에 따라 파라솔을 설치할 수 있고, 발판 또는 계단이 미끄럽지 않게 하도록 하는 것이 중요하다.

감시두통 監視頭痛 sentinel headache 지주막하 출혈이나 경막하 출혈의 초기에 동반되는 경미한 두통이나 목이 약간 뻣뻣해지는 증상.

감시레이더 監視~ surveillance radar 감시 범위

내의 물체 표적의 위치 및 동정을 감시하는 레이더.

감시신호 監視信號 supervisory signal 소화설비나 장비 등의 유지 및 작동이 이상 상태로 감지될 때 이를 알려주기 위한 경보음이나 표시등의 신호.

감시실 監視室 supervising station 감시신호를 받는 시설 및 이 신호를 수신하기 위해 직원이 상시 근무하는 장소.

감시업무 監視業務 supervisory service 순찰업무, 스프링클러설비의 작동준비상태, 기타 인명 및 재산을 보호하기 위한 설비들이 항상 적절한 작동성능을 유지할 수 있도록 확인 및 감독하는 업무.

감시원 監視員 towerman 산불 감시탑이나 망루 등지에서 화재의 징후를 감시하기 위해 근무하는 자.

감시장치 監視裝置 monitor ① 상황이나 변화하는 상태를 지켜보는 것. ② 심전도, 보안용 TV모니터, 활력징후 모니터처럼 변화를 지켜보기 위해 사용되는 장비. = 모니터.

감시장치부착자동식소화설비 監視裝置附着自動式消火設備 supervised automatic fire extinguishing system 시스템 작동성능 감시장치가 부착된 자동식 소화설비.

감시초소 監視哨所 lookout house 드넓은 삼림지역을 관찰할 수 있도록 대형 감시창문이 설치되어 있고 간단한 주거시설까지 갖추고 있는 높은 전망탑.

감시탑 監視塔 lookout tower 화재감시원이 주변의 장애물보다 높은 위치에서 화재를 감시할 수 있도록 설비된 탑.

감싸기 packing 환자의 체온을 보존하기위해 담요 등으로 덮거나, 이송하기 위해 담요나 끈으로 안전하게 고정하는 것.

감아매기 prussik knot 굵은 로프에 가는 로프를 감아매어 당기는 방법으로, 감은 로프를 늦추면 자유로이 이동시킬 수 있으므로 로프등반, 고정 등에 많이 활용된다. 감는 로프는 주 로프의 절반 정도 굵기일 때 가장 효과적이다.

감압 減壓 decompression 압력이 감소하는 것. 또는, 압력을 줄이는 것. 다이빙 진행에 있어서 일단 신체 조직에 용해된 질소가 배출되도록 압력을 낮추는 과정을 말함. 다이빙을 마친 후 발생한 질소 기포를 배출시키기 위해 챔버에 들어가거나 다시 다이빙을 하는 것은 재압(recompression)이라 한다.

감압기 減壓器 pressure reducer 고압 유체의 압력을 낮추어 필요한 압력으로 맞추어 주거나 압력이 과도하게 증가하는 것을 방지해주는 장치. = 압력조절기.

감압밸브 減壓~ pressure reducing valve 유체의 압력을 필요에 따라 감소시키거나 감압된 압력을 일정하게 유지하는데 조절하는 밸브.

감압병 減壓病 decompression sickness : DCS 잠수병이라고도 하며, 높은 압력의 작업환경에서 발생될 수 있는 질환으로서 임상증상은 다양하여 그 정도에 따라 분류해 보면, 피부, 림프계, 근골격계, 호흡기계 등의 경한 증상은 type I로, 신경 증상이 주된 중증은 type II로 구분하기도 한다.

감압실 減壓室 decompression chamber 압력에 노출된 항공기(항공기 검사 주체물의 효과)의 조건을 측정하기 위해 사용되는 압력 컨테이너.

감압잠수 減壓潛水 decompression dive 감압을 고려하지 않고 잠수하는 것에 대조되는 개념으로 아주 신중하게 천천히 부상하거나 감압하면서 잠수하는 것을 의미한다.

감압장치 減壓裝置 pressure reducer 과도한 압력이 발생하는 것을 방지하기 위해 부착하는 장치.

감압정지 減壓停止 decompression stop 무감압한 계를 넘어선 다이빙 활동에서 체내에 축적된 질소를 배출하기 위해 일정 수심에서 머무르는 것. 잠수사는 예정된 수심과 시간에서 감압잠수로부터 부상하는 중에 멈추고 기다려야 하며 이때의 수심과 시간은 계획된 감압스케줄에 따라 이루어진다.

감압정지점 減壓停止點 decompression stop point 신체 조직에 흡수된 기체를 배출하기 위해 한정된 시간 동안 잠수사가 체류해야 하는 특정한 수심.

감압측정기 減壓測定機 decompression meter 고도, 깊이, 온도, 시간을 감압 테이블에서 통합하여 전자식 계산을 통해 감압을 도출해 내는 장치.

감압표 減壓表 decompression chart 각 잠수 수심

과 해저 체류시간에 대한 정지점과 정지시간을 기록한 표.

감액경보장치 減液警報裝置 low electrolyte level alarm device 펌프설비의 물올림장치와 같은 액체 탱크의 유량이 일정치 이하로 떨어질 경우 경보를 발하는 장치.

감열소자 感熱素子 thermoresponsive element 온도 변화를 감지할 수 있는 구성 요소.

감염 感染 infection 미생물이 신체 조직에 침입하여 증식된 상태. 그 결과 숙주가 병리학적인 변화를 받아 병상(病狀)이 생긴 경우를 발병이라고 한다. 감염이 성립되더라도 반드시 발병하는 것은 아니며 이처럼 임상증상이 나타나지 않는 경우를 불현성감염(不顯性感染)이라고 한다.

감염관리 感染管理 infection control 병원 또는 지역사회로부터 획득된 감염이 입원한 환자, 가족, 의료인을 포함한 직원에게 퍼지는 것을 방지하기 위한 정책이나 조치들.

감염방지용쉴드 感染防止用~ face shield 자발적인 호흡이 없는 환자에게 구강 대 구강 인공호흡을 실시할 경우 구조자와 환자간의 감염 방지를 위하여 사용하는 장비로 투명한 실리콘 혹은 플라스틱 재질로 되어 있다. 쉴드는 인공호흡을 실시하는 구강부위에 감염방지 처리를 하여 환자의 호기된 공기, 구토물, 혈액, 체액 등이 역류되지 않도록 일방향 필터(one-way filter) 특수 처리가 되어 있다. → 인공호흡용쉴드.

감염방지용키트 感染防止用~ infection control kit 장갑, 마스크, 마우스 쉴드 등으로 구성되어 오염원으로부터 개인 감염을 방지하기 위한 장비세트.

감염성심내막염 感染性心內膜炎 infectious endocarditis 미생물 특히 세균 및 진균, 스피로키타(spirochaeta), 리케치아(rickettsia) 등의 다른 종류의 미생물의 감염에 의하여 일어나는 심내막염. 이것은 경과에 따라서 급성과 아급성으로 분류한다. 급성형은 포도상구균, 폐렴구균, 임균, 연쇄상구균 및 기타 세균에 의하며, 보통 정상 심장판막을 침범하여 급속한 파괴와 높은 사망률을 나타낸다. 아급성형은 녹색연쇄상구균, 진균류 및 기타 미생물의 감염에 의하며, 보통 이전에 손상된 심장판막을 침범하여 천천히 파괴하고 일반적으로 치료에 잘 반응한다.

감염원 感染源 infectious agent 바이러스나 세균, 기생충과 같이 감염성 질환을 일으키는 근원이나 중개물.

감염유산 感染流産 infected abortion 생식기의 감염과 수반된 유산.

감염주기 感染週期 period of communicability 감염인자가 감염물질로부터 숙주에 이동되는 동안의 기간.

감염차단장비 感染遮斷裝備 body substance isolation : BSI 혈행성 전파, 체액성 전파, 공기전파 등을 통해 체액에 있는 병원성 미생물로부터 감염을 막기 위해 환자와 접촉 시 착용하는 마스크, 장갑, 보호용 안경, 가운 등의 장비.

감염통제 感染統制 infection control 감염성 물질의 획득과 전파를 최소화하기 위해 무균적으로 시술을 진행하며 감염차단장비를 사용하여 체액 등의 분비물로부터 격리시키는 것.

감입골절 嵌入骨折 impacted fracture 골절된 뼈의 인접조각 끝이 함께 쐐기같이 끼워진 골절상태. 흔히 나타나는 부위가 대퇴골경부의 외측골절이나 요골의 원위부 골절인 콜레스골절 등이다. 그대로 고정을 해도 외견상, 기능상 문제가 없는 경우에는 그 상태로 고정을 하는데 그런 경우 융합도 비교적 빠르다. = 매복골절.

감작 感作 sensitization 특정 항체가 어떤 항원과의 반응으로 발생되는 후천적 알레르기 반응.

감전 感電 electric shock 인체에 전류가 흐르는 것. 화상, 심장마비, 신경장애 등이 일어날 수 있는데, 전류량이 100mA 정도면 치명적일 수 있다. 인체를 통과한 전류의 양과 시간이 많을수록, 전류가 흐른 부위가 급소일수록, 연령이 낮을수록, 남자보다는 여자가 더 큰 피해를 입게 된다.

감전사 感電死 electrocution 전기에너지가 사인으로 작용한 죽음. 호흡정지, 심정지, 호흡과 심장의 동시정지, 감전성 shock 등이 사망의 기전이 된다.

감전위험 感電危險 shock hazard 최소 공기절연거리 미만으로 노출된 전선 또는 회로에 감응되어 발생하는 전기에너지의 방출과 관련된 위험.

감점 減點 deficiency points 방화기준과 일치하지 않음을 나타내는 수치. 보험업무를 목적으로 작성한 각 지역별 방화기준 등급표를 기준으로 한다.

감정¹ 感情 emotion 기분이나 느낌을 밖으로 표현하거나 나타내는 것. 의지나 인지와 반대로 의식의 정서적인 측면. 질환처럼 신체적 변화는 정서적 변화나 느낌이 의식적이든 아니든 변화를 초래한다. = 정서.

감정² 鑑定 expertise 화재에 관한 고도의 전문지식과 경험을 가진 제3자가 과학적 실험을 통해 화재 원인을 판단하는 것.

감정순환성인격 感情循環性人格 cyclothymic personality 기쁨과 슬픔이 쉽게 엇갈리는 성격으로, 자극에 대하여 정도를 넘어 동요하는 것을 특징으로 하는 성격.

감정이입 感情移入 empathy 다른 사람이 하는 행위의 의미와 뜻을 이해하고 그 사람 마음의 상태와 감정을 어느 정도 나누며, 인식하는 능력. 이는 효과적인 심리 치료에 가장 핵심적인 요소이다. = 공감.

감정표시 感情表示 expression of emotion 일정한 감정을 나타내는 행위. 법률효과는 행위자가 원했든 원하지 않았든 법률 자체에 의하여 생기는 것이므로 의사표시가 아니다.

감지구역 感知區域 fire detecting area 자동화재탐지설비의 화재감지기나 스프링클러 설비의 헤드 등이 하나의 회로로 구성되어 화재를 감지 또는 작동하는 범위.

감지기 感知機 detector 화재에 의해 발생하는 열 또는 화재에 의하여 발생하는 연소생성물을 이용하여 자동적으로 화재의 발생을 감지하고 이것을 수신기에 송신하는 것. 종별에 따라 작동원리와 그 특성도 다르다. → 수신기.

감지기오동작 感知機誤動作 malfunction of detector 감지를 잘못하여 감지기가 작동되는 것. 화재를 감지하지 못하는 실보와 화재와 유사한 상황에서 작동되는 비화재보로 구분할 수 있다. 비화재보는 소방시설의 신뢰도를 떨어뜨려 사용자들이 자동화재탐지설비의 정상적인 작동을 단절하여 화재 시에 작동되지 못하는 경우를 초래할 수 있다. → 비화재보, 소방시설.

감지안테나 感知~ sense antenna 전파 방향 탐지기에 부착된 수직 안테나 소자. 이 수신 출력을 8자형 지향 특성을 지닌 루프 안테나의 출력과 합성하여 심장형 특성을 지니게 한 다음 전파의 도래(到來) 방향을 결정한다.

감추려는 masking 행동장애를 감추기 위하여 개인적 성향을 무의식적으로 보여주는 것.

감퇴 減退 wane 에너지를 잃음. 흩어짐. 천천히 늦어짐.

갑 岬 cape 호수, 바다로 확장하는 해안선의 부분. = 곶(headland).

갑상샘 = 갑상선.

갑상샘항진증 甲狀~亢進症 thyrotoxicosis 갑상샘의 기능항진에 의한 병적 상태. 신경질, 체중감소, 거식증, 더위를 탐, 맥압 증가, 손가락의 심한 떨림, 따뜻하고 부드러운 피부, 땀 분비, 기초대사율의 증가 등을 보인다. 가장 흔한 원인은 그레이브스 질환(= 안구돌출적 갑상선종 Graves' disease)인데 이 질환은 갑상선이 커지고 안구가 돌출된다. 안구가 돌출되는 것은 근육의 부종 때문이며 일부 안와의 골결벽 내 결합조직이 관여하기도 한다. 특히 노령환자의 경우 거의 모든 증후가 심혈관계에서 나타나는데 심방세동이 증가하며 피하 혈관이 이완되어 결국 말초저항이 감소됨으로써 환자의 고박출심부전증(high-output failure)의 위험을 증가시킨다. = 갑상선기능항진증(甲狀腺機能亢進症).

갑상선 甲狀腺 thyroid gland 가장 큰 내분비선의 하나로 협부로 연결된 두 엽의 갑상선 조직으로 이루어지며 후두 바로 아래 기관의 양쪽에 존재한다. 갑상선은 단층의 입방 상피세포로 이루어진 작은 원형의 수많은 갑상선여포(thyroid follicle)로 구성되어 있으며 각 갑상선여포의 중심부는 갑상선호르몬과 결합될 단백질로 채워져 있으며 갑상선여포의 세포에서 분비된 갑상선 호르몬을 저장하고 있다. = 갑상샘.

갑상선기능검사 甲狀腺機能檢查 thyroid function tests 갑상선 기능 부전을 평가하기 위한 검사.

갑상선기능저하증 甲狀腺機能低下症 hypothyroidism 갑상선의 활동 저하가 특징인 상태. 이것은 선의 부분적 또는 전체 절제 항갑상선제의 과잉복용, 시상하부의 갑상선자극호르몬 방출호르몬에 대한 영향 감소, 뇌하수체의 갑상선자극호르몬 분비 감소 또는 갑상선 자체의 위축에 의해 초래될 수 있다. 체중증가, 정신적, 신체적 기면, 피부의 건조, 변비, 관절염, 신체의 대사과정 저하가 일어날 수 있다. 치료하지 않은 갑상선기능저하증은 점액수종, 의식소실과 사망을 초래한다. 치료는 부족한 호르몬을 투여하는 것이다. 약의 용량은 정상 갑상선호르몬 수치가 유지되도록 조정한다. ↔ 갑상선기능항진증.

갑상선기능항진증 甲狀腺機能亢進症 hyperthyroidism 갑상선의 과잉활동으로 특정지어지는 상태. 대개 선이 비대해져 있고 갑상선 호르몬이 정상보다 많이 분비되어 신체의 대사과정이 촉진된다. 안절부절, 안구돌출증, 떨림, 지속적인 공복감, 체중감소, 피로, 열에 대한 내성부족, 심계항진, 설사가 나타날 수 있다. ↔ 갑상선기능저하증. → 그레이브스병(Graves' disease).

갑상선스캔 甲狀腺~ thyroid scan 방사성 요오드 (iodine)를 주사한 후 갑상선에 방사성 요오드가 흡수되어 집합된 상태를 스캔 기구를 통해 촬영하는 것. 갑상선에 방사능 요오드가 균일하게 흡수되어 영상으로 나타나면 정상적 갑상선 활동이라고 판단한다.

갑상선암 甲狀腺癌 thyroid cancer 갑상선에 신생물이 발생하는 악성조직. 잠복기는 피폭된 후 약 10년이며 20년에 걸쳐 현저하게 증가한다. 발생률은 성별과 연령에 의존하며 여성의 발생률이 남성보다 3배가량 많고 피폭시의 10세 이하에서는 20세 이상의 피폭집단보다 약 4배 이상 많이 발병한다. 이러한 사실은 호르몬이 종양 발생에 영향을 미치기 때문인 것으로 생각된다. 마샬(marshal)군도에서 원자폭탄 실험에 의한 원자폭탄 피폭자의 추적조사에 의하면 피폭후 22년 이내에 $145 \times 10^{-6} rad^{-1}$의 발생률을 나타냈으며 일본의 원폭 피폭생존자의 추적조사에 의하면 남성에서는 $10 \sim 20 \times 10^{-6} rad^{-1}$이고 여성에서는 $20 \sim 40 \times 10^{-6} rad^{-1}$이었다.

갑상선위기 甲狀腺危機 thyroid storm 갑상선 호르몬의 분비가 증가하여 갑상선 기능항진증이 조절되지 않는 상황에서 발생하는 위기. 감염, 스트레스 또는 항 갑상선 약물의 처치가 부적절한 환자를 대상으로 갑상선 절제술을 시행했을 때 주로 나타난다. 고열, 빈맥, 호흡장애, 불안정, 쇄약 등을 특징으로 한다. 환자는 섬망과 혼수상태에 빠지며 심부전으로 사망하기도 한다. = 감상선중독발증, 갑상선중독증.

갑상선자극물질 甲狀腺刺戟物質 long-acting thyroid stimulator 갑상선을 장기간 자극할 수 있는 자연물질. 갑상선의 빠른 성장과 지나친 활동은 갑상선기능 항진증을 야기할 수 있다. 이것은 그레이브스병에 이환된 환자의 50%에서 발견된다.

갑상선자극호르몬 甲狀腺刺戟 ~ thyroid stimulating hormone : TSH 황체형성 호르몬, 난포자극 호르몬 그리고 융모막성 성선호르몬과 같이 공유하는 α단위와 β단위로 구성된 당 단백 호르몬. 전 뇌하수체 세포의 약 5%를 차지하는 thyrotroph세포에서 생산되며 갑상선호르몬의 저장과 분비를 조절하고 갑상선의 크기를 결정한다. 수치는 정상인에서 평균 0.5~5.0 mU/L이고 밤에는 조금 증가한다. 갑상선 자극 호르몬이 과다하게 분비되면 갑상선은 비대해지고 갑상선 호르몬의 분비도 과다하게 되고, 갑상선 자극 호르몬 분비가 지나치게 감소하면 갑상선은 그 크기가 감소하고 갑상선 호르몬의 분비도 감소하게 된다.

갑상선종 甲狀腺腫 goiter 갑상선이 비대해진 것으로 목 부분의 돌출된 종창으로 판단함. 갑상선 비대는 갑상선 기능 항진증, 갑상선 기능 저하증 또는 정상적인 갑상선 기능에서도 나타날 수 있다. 낭종이나 섬유종일수도 있으며 결절성이며 다발성인 경우도 있다. 치료로는 전부 또는 부분절제술을 하여 수술적 제거가 있고 갑상선호르몬 치료도 있으며 수술 후 호르몬 치료를 하는 것이 적절하다.

갑상설골근 甲狀舌骨筋 musculi thyrohyoideus 흉골갑상근이 상방으로 연결된 근육. 갑상연골에서 일어나기 시작하여 설골체에 정지한다. = 방패목뿔근.

갑상연골 甲狀軟骨 thyroid cartilage 후두연골 중 가장 크며 방패모양으로 양측의 판이 정중선에서 만나 피하에 후두융기(Adam's apple)를 이루는 연골. 남성은 테스토스테론(testosterone)의 영향으로 갑상연골이 더 크고 후두융기가 더욱 뚜렷하다. = 방패연골.

갑옷 甲~ body armor 투사물에 의한 외상의 위험성을 줄이는 강철 세라믹과 합성직물로 만들어진 보호용 조끼. 강철 세라믹 갑옷은 총상에 유용하며, 합성직물로 된 갑옷은 저속 탄환에 유용하다.

갑종방화문 甲種防火門 뼈대를 철재로 하고 그 양면에 두께 0.5 mm 이상의 철판을 붙인 문. 철재로 철판두께 1.5 mm 이상인 문.

갓난아이 newborn 신생아나 어린 아이에 특히 아직 걷거나 말할 수 없는 아이.

강¹ 腔 cavity 체내에 있는 속이 빈 넓은 공간.

강² 江 river 넓고 길게 흐르는 내. 강에서의 잠수는 물의 흐름이 있다는 점이 중요하다. 특히 스쿠버 잠수의 경우 움직이는 물에 떠서 잠수하는 경우에는 1 노트 정도의 흐름이상이면 심하게 장애를 받는다. 한편, 최근에 비가 많이 왔다거나 부유물이 많은 경우에는 실제적으로 시야가 거의 제로수준이므로 적절한 양의 광선장치가 필요하다.

강간 强姦 rape 형법상 폭행 또는 협박으로 13세 이상의 부녀를 간음하거나 비록 동의를 얻었으나 13세 미만의 부녀 또는 심신장애·항거 불능 상태의 부녀를 간음하는 경우.

강관 鋼管 steel pipe 강(鋼)으로 만들어진 관으로 이음매가 없음. 전기 저항 용접 또는 아크 용접에 의해 만들어진다. 주요 용도로는 증기, 물, 유류, 가스, 공기 등의 배관이나 기계 부품, 구조물용에 널리 사용된다.

강도 强度 strength 재료에 부하를 가했을 경우 재료가 변형될 때까지의 변형저항을 표현하는 총칭. 인장강도, 비틀강도 등이 있다. 이와 같은 강도는 인장강도와 일정한 관계가 있으므로 보통 인장강도를 재료의 강도의 표준으로 한다.

강박사고 强迫思考 obsession 병적으로 정신을 지배하는 관념에 사로잡혀 항상 마음을 빼앗기고 어떤 것을 비이성적으로 처리하게 만드는 생각이나 관념. 강박관념은 어떤 것을 계속 생각하거나 말하는 것으로, 그 생각이 쉽게 지워지지 않으며, 조절할 수 없는 충동으로 이어진다. = 고정관념. → 충동(compulsion).

강박적성격 强迫的性格 obsessional personality 계속적, 비정상적인 성격으로 무엇인가를 조절할 수 없고 원하지 않는 사고로 인해 강박적인 행동을 유발하는 성격의 유형.

강박적-충동적성격 强迫的-衝動的性格 obsessive-compulsive personality 계속적으로 손을 씻거나 옷을 빠는 것처럼 어떤 행동이나 관습을 하는 것에 대한 조절할 수 없는 욕구가 있는 성격유형. 이 성격은 행동이나 관습이 비정상적이고 더 명백해지면 신경증 반응이 될 수 있다.

강박적-충동적신경증 强迫的-衝動的神經症 obsessive-compulsive neurosis 그 사람의 판단과는 다른 사고, 두려움, 충동에 저항하거나 멈출 수 없는 신경증 상태.

강삭 鋼索 steel wire rope = 와이어로프.

강삭밧줄 鋼索~ wire rope sling 양 끝에 고리가 달린 철사 로프의 들어 올리는 장비.

강심배당체 强心配當體 cardiac glycoside 강심작용이 있는 배당체. 디기탈리스 식물에서 심질환의 치료에 사용되는 배당체가 추출된다.

강심제 强心劑 cardiotonics 심장 수축력 증가, 심부정맥, 심부전 치료 등에 사용하는 제제.

강와 腔窩 excavation ① 함요. ② 공동의 형성. ③ 지면을 파서 생긴 구(口).

강우량계 降雨量計 rain gage 일정한 기간에 일정한 곳에 내린 강우량을 측정하는 장치.

강우산란파 降雨散亂波 precipitation-scatter propagation 대기 수분 현상, 주로 비에 의해서 생기는 산란으로 인한 대류권 전파(電波)의 전파(傳播).

강자성체 强磁性體 ferromagnetic material 코발트

나 니켈 합금처럼 자기장에 의해 자화되거나 자기장으로 강하게 이끌리는 물질.

강전 强電 stark stromtechnik 발전, 송전, 배전 등과 같이 비교적 강한 전류를 다루는 전기 부문.

강제보험 强制保險 compulsory insurance 법률상 가입이 강제되는 보험. 공적 보험은 모두 여기에 속한다. 그밖에 사보험이면서도 일정한 사회정책적 성격을 띤 것은 가입이 강제되는 수가 있다. 자동차손해배상책임보험, 가스사고배상책임보험, 신체손해배상특약부 화재보험 등이 그 예이다. ↔ 임의보험.

강제순환 强制循環 forced circulation 유체의 순환을 원활하게 하기 위해 펌프 등의 기기로 강제적으로 순환시키는 것.

강제진입 强制進入 forcible entry 화재시 그 진압활동에 임하는 소방대가 건축물이나 기타 구조물 내부로 들어가서 인명구조, 화점공격 방수, 제연, 제열 등 진압활동을 다각적으로 전개하려 하나 출입문, 창문, 개구부 등이 완전히 막혀있을 때 특수장비로 진입구를 긴급 구축한 다음 그 내부로 신속히 들어가는 일련의 비상적 행동.

강제진입공구 强制進入工具 break-in-tool 강제로 진입할 때 사용하는 도끼, 절단기, 끌(정), 쇠막대 등의 도구.

강제진입용도구 强制進入用道具 forcible entry tool 진화작업이나 구조작업을 할 때 장애물로 현장 진입이 어려울 때 소방대가 건물 또는 장애물 등에서 출입구를 확보하여야 할 경우 사용하는 도구.

강제환기 强制換氣 forcible or mechanical ventilation 화재시 그 진압에 임하는 소방대가 원활하고 신속한 활동을 위해 특수 파괴장비를 사용해서 유리창과 벽 등을 허물어뜨려 환기시키거나 전기동력에 의해 작동하는 통풍장치를 긴급 설치하여 실내에 충만한 고온의 열염과 농연을 외부로 배출시키는 일련의 비상적 활동.

강직 强直 contracture 병적 상태에서 활동전압이 유발되지 않고서도 골격근이 강축을 일으키는 상태. 강축은 가역적인 강한 수축현상인데 반해 강직은 비가역적인 강축현상이다. → 사후강직.

강직무지 强直拇指 hallux rigidus 엄지발가락에 통증을 초래하는 기형. 중족지절 관절의 운동이 제한된다.

강직성척추염 强直性脊椎炎 ankylosing spondylitis 척추와 인근 구조의 염증이 일어나는 만성 질환. 종종 척추뼈들의 융합(관절경직)으로 진행된다.

강철끌 鋼鐵~ cold chisel 금속을 절단하는 정.

강축 强縮 tetanus 근육에 계속적인 자극을 주어 긴장 상태에 있음. 완전강축과 불완전강축이 있다.

강피증 强皮症 pachyderma 두꺼운 피부. = 경피증.

강하 降下 lowering 원하는 장소에 환자나 구조자를 내려놓는 과정. 이 기술은 구조자가 중력을 원하는 대로 사용할 수 있고 끌어올리는 경우보다 힘이 덜 든다.

강하분진 降下粉塵 fallen dust 대기중에 방출된 고체 입자상 물질 중 $10\,\mu m$이상의 크기로 다시 지표면으로 떨어지는 분진. → 분진.

강화[1] 强化 buildup(구조) ① 화재나 열기의 증대 또는 가속. ② 진화작업에 투입된 인력의 증강.

강화[2] 强化 reinforcement(구급) 두려움이나 보상에 대한 기대감에 의해 더 강해지는 반응을 나타내는 정신과정.

강화된 자율성 强化~自律性 enhanced automaticity 심장세포의 나트륨 이온의 비정상적인 누출로 인하여 가속된 심장의 탈분극이 일어나는 상태. 보통 빈맥성 부정맥이 초래된다.

강화액 强化液 loaded stream 물의 소화력을 높이기 위하여 화재에 억제효과가 있는 염류를 첨가한 것. 염류로는 알칼리금속염의 탄산칼륨, 인산암모늄 등이 사용된다. 일반적으로 강화액이라고 불리는 것은 알칼리 금속염을 주성분으로 한 것으로 황색 또는 무색의 점성이 있는 수용액이다. 강화액의 소화효과는 물이 갖는 소화효과와 첨가제가 갖는 부촉매효과를 합한 것이다. 용도는 거의 소화기용이며 주로 목재 등의 고체가연물의 화재시 사용되며 유류화재에는 그다지 효과적이지 못하다. → 점성, 고체가연물, 유류화재.

강화액소화기 强化液消火器 loaded stream extin-

guisher 탄산칼리 등의 수용액으로 강화액이 충전되어 있는 소화기. 보통의 물소화기가 결빙되는 온도에서도 결빙되지 않고 −30℃에서도 동결되지 않아 한냉지에서도 보온의 필요가 없다. 분무상으로 방출할 경우에는 전기기기에도 사용할 수 있지만, 사용 후 염에 의해 전기기기 등에 장애가 발생할 수 있다.

강화유리 强化~ tempered glass 용도에 맞도록 성형한 판유리를 가열(500~600℃), 급랭하여 표면을 압축하고 내부를 인장시킨 유리. 일부가 약간만 파괴되어도 전체가 잘게 부서지며 내열성이 우수하고 굽힘 강도는 3~5배, 내충격성은 3~8배 강하기 때문에 일종의 '안전유리'라고 할 수 있다.

개간화재 開墾火災 land occupancy fire 농업용, 산업시설용, 건축용, 철도용, 주거용 등의 목적으로 토지를 개간하는 과정에서 발생한 화재.

개괄적고의 槪括的故意 dolus generalis 결과가 발생하는 것 자체는 확정적이지만 그 객체가 불확정한 고의. 고의는 구성요건의 실현에 대한 행위자의 의지적 요소에 따라 확정적 고의와 불확정적 고의로 구분할 수 있는데, 개괄적 고의는 그 중에서 불확정적 고의에 속한다.

개구 開口 aperture 어떤 사물이나 해부학적 구조물에 있는 열린 구멍.

개구부 開口部 opening 채광창, 출입문, 환기구, 승강구 등과 같이 건축물에서 벽을 치지 않은 부분. 소방활동에서 개구부는 소방대원의 진입, 인명대피, 배연, 연소확대 등에 이용되는 곳이다.

개구장애 開口障碍 trismus 저작근의 경련으로 개구가 불능한 운동장애. 파상풍에서 초기 증상으로 나타난다. 비전문용어로 개구불능(lockjaw)이라고도 한다. = 입벌림장애.

개미산 ~酸 formic acid [HCOOH] 분자량 46.03, 비중 1.2178, 융화점 8.3℃, 비점 100.8℃, 인화점 68.9℃, 발화점 601.1℃, 무색 투명의 가연성 액체로서 자극성 냄새를 지니고 있으며 신맛이 있음. 물, 에틸알코올, 에테르와 잘 혼합한다. 용도는 피혁다듬질, 유기약품, 합성원료 염색 조제, 에폭시가소용, 의

약품(비타민제, 설파밍제), 의산염류(의산니켈 등), 의산에스테르 제조, 고무의 응고제, 도금, 살균제, 향료, 용제 등에 사용된다. 과포로시에는 피부, 눈, 점막을 삼켰을 경우에는 설사, 구토, 입안의 작열감, 빈혈 등이 나타나는 등 유해성이 높아 사망할 수 있다. 만성 중독시에는 단백뇨, 혈뇨 증상을 보이기도 한다. 피부 접촉시에는 비눗물로 씻고 눈에 들어갔을 때는 다량의 물로 씻어낸다. 삼켰을 때는 토하게 하지 말고 물을 먹어 희석시킨다. → 알코올형 포, 희석소화. = 의산(蟻酸), 포름산.

개방골절 開放骨折 open fracture 부러진 뼈의 끝부분이나 말단부분이 피부를 뚫고 나온 상태의 골절로, 폐쇄성골절보다 감염과 출혈 위험이 크다.

개방기흉 開放氣胸 open pneumothorax 소기포(bleb)가 폐쇄되지 않고 공기가 드나드는 경우. 소기포가 찢어짐으로써 흉막강내에 공기가 유입되어 저류하는 것을 기흉이라고 하는데 통상 찢어진 소기포는 자연스럽게 유착하고 폐쇄되는 경우가 많다.

개방성 開放性 patent 열린. 폐쇄가 없는 성질.

개방성계제 開放性係蹄 open noose 올가미를 만들지 않은 상태로 대개 끈의 양쪽을 한군데의 현수점(懸垂點 point of suspension)에 맨 상태.

개방성복부손상 開放性腹部損傷 open abdominal injuries 복벽이 손상되어 복강과 외부가 통하는 손상. ↔ 폐쇄성복부손상.

개방성흉부손상 開放性胸部損傷 open chest injuries 칼이나 탄환과 같은 물체에 의해 흉벽이 관통되어 생기는 흉부손상. ↔ 폐쇄성흉부손상.

개방식 開放式 open cup 물질의 인화점을 시험하는 장치의 하나로 수송중인 인화성 액체의 등급을 매길 때에도 사용한다.

개방식스쿠바장비 開放式~裝備 open-circuit SCUBA apparatus 한번 사용한 공기를 모두 배출시키는 방식으로 장비가 간단하고 가격이 저렴하고 사용이나 관리가 편하여 폭넓게 사용되는 방식.

개방식시험 開放式試驗 open cup test 인화성 또는 가연성 액체의 인화점 시험법.

개방오름계단 開放~階段 open-riser stairs 옥외

피난 계단 등에서 볼 수 있는 디딤단과 디딤단 사이의 공간에 칸막이가 없고 비어 있는 계단.

개방유지 開放維持 To Keep Open : TKO 정맥주사를 열린 상태로 유지하는 것.

개방작동 開放作動 popping 가스압이나 증기압을 받아 안전밸브나 안전릴리프밸브가 열리는 동작. 밸브의 디스크는 디스크의 시트(seat)에서 약간 들어올려졌을 때, 디스크를 들어올리는 스템의 힘이 증가되도록 설계되어 있으며, 이 힘이 커지면서 디스크의 상승작용을 가속시켜 개방압력을 생성한다.

개방창 開放創 open wound 피부가 절단되고 파괴되어 아래에 있는 조직이 노출되어진 손상으로 열상처럼 외부로부터 절단되거나 안으로부터 골절된 뼈끝이 피부를 뚫고 밖으로 찢어지기도 한다. 종류는 크게 4가지 찰과상, 열상, 결출상, 천자상으로 구분한다.

개방평면형 開放平面形 open plan 학교나 사무실 등의 용도에서 칸막이가 거의 없는 구조.

개방형노즐 開放形~ open nozzle 노즐 전체 또는 노즐 그룹별로 작동되며, 오리피스가 개방되어 있고 별도의 감지장치에 의해서 작동되는 노즐.

개방형전동기 開放形電動機 open motor 전동기 권선 주위에 외부의 공기를 통과시킬 수 있는 환기구가 설치된 전동기.

개방형헤드스프링클러설비 開放形~設備 open head sprinkler system 헤드에 감열부위가 장착되어 있지 않은 스프링클러설비. 물이 도달하면 즉시 살수될 수 있도록 개방되어 있고 퓨저블 링크 대신 수동 또는 자동 온도조절장치에 의해 작동하는 밸브를 통해 물의 흐름을 제어한다.

개방회로 開放回路 open circuit 신호가 전송될 경우를 제외하고는 전류가 흐르지 않는 화재경보회로.

개방-회로기구 開放-回路器具 open-circuit apparatus 착용자의 호기를 대기 중으로 빠지게 하는 호흡 기구.

개별위험지수 個別危險指數 individual hazard index 개인이 위험에 노출된 실제 시간으로 정의되는 노출시간을 나타내며, 특정 위험에 대한 사망재해율.

개별적매몰공간 個別的埋沒空間 each burying void 큰물체가 무너져 내리는 바닥을 받쳐서 지탱되는 공간.

개별평균위험 個別平均危險 average individual risk 사업장에서 위험에 노출된 인구에 대한 개별위험이나 위험에 실제 노출되는 인구와 관계없이 분석을 위해 사전에 설정해 놓은 인구수에 대한 개별위험 또는 작업하는 동안에 노출되는 위험에 대한 개별의 평균 위험.

개복술 開腹術 laparotomy 복부에 수술적 절개를 가하는 것. 충수돌기 절제술, 담낭 절개술, 인공항문 형성술 등이 있다.

개선명령 改善命令 summarily abate 인명이나 재산에 대한 화재위험을 판단하고 즉각적인 시정을 요구하는 것.

개선진드기 疥癬~ itch mite 기생충의 일종으로 피부에 굴을 파는 진드기. 예를 들어 옴을 일으키는 진드기(Sarcoptes scabier)가 있다. = 소양진드기, 옴진드기.

개성 個性 personality 주변 환경과 문화적, 윤리적, 기타 기준에 맞게 처신하기 위해 개인이 취하는 행동 양식.

개스킷 gasket 서로 다른 부품(재료)이 접합되는 부분에 끼워서 유체가 새지 않도록 하는 패킹(packing). 고무·가죽·구리 등으로 만든다.

개업자 開業者 practitioner(구급) 의학 분야에서 실시하는 교육과 기술을 가진 사람.

개인권리 個人權利 in personal rights 한 사람이 다른 사람에게 요구할 수 있는 권리. 법적 권리.

개인긴급응답시스템 個人緊急應答~ Personal Emergency Response System : PERS 개인에게 긴급한 사태가 발생했을 때 도움을 요청할 수 있게 하는 신호장치. 우리나라의 무선페이징시스템과 같은 제도로 미국에서 시행하는 시스템이다. 개인응답시스템의 선택의 폭이 넓고 다양하기는 하지만 대체로 3부분으로 구성되어 있다. 첫째 부분은 가정 내에 설치되는 전기장치인 하드웨어로 휴대할 수 있으며 센서와 조절박스가 부착되어 있다. 둘째 부분은 긴급응답센터인데 이곳은 시스템을 공급하는 회사나 제조자가 된다. 셋째 부분은 가장 유용한 긴급발신장치이다. 개인응답시스템을 주로 사용하는 사람들의 나이는 70세에서 80세의 독거여성노인으로 대부분 심장병과 근골격계질환 환자들이다.

개인디지털셀룰러통신시스템 個人~通信~ personal digital cellular telecommunication(통신) 일본 정부의 주도로 일본 전파 산업 협회(ARIB)에서 개발하여 표준화된 디지털 셀룰러 시스템. 일본에서는 기간 통신 사업자인 NTT가 1979년에 NTT 시스템이라는 아날로그 셀룰러 시스템을 실용화하여 독점적으로 자동차/휴대 전화 서비스를 개시하였다. 그로부터 약 10년 후에 통신 자유화 정책에 따라 복수의 사업자가 NTT, JTACS, NTACS 등 복수의 상이한 아날로그 셀룰러 시스템으로 지역별로 서비스를 제공하게 되었다. 그러나 이동 전화 가입자가 시스템이 다른 타 사업자의 서비스 지역으로 이동하면 접속이 안 되기 때문에, 이 문제를 해결하기 위한 상이한 이동망 간 로밍(roaming) 기능을 제공하는 공통 무선 인터페이스(CAI)가 필요하게 되었다. 무선 인터페이스 통일의 필요성과 디지털 기술의 적용으로 고품질의 다양한 정보 통신을 경제적으로 제공해야 할 필요성 때문에 일본 정부(우정성)는 1989년에 디지털 셀룰러 시스템 개발에 착수하여 1991년에 일본 디지털 셀룰러(JDC)라는 표준 규격을 제정하였는데, 그 후에 JDC를 개인 디지털 셀룰러 통신 시스템(PDC)으로 개명하였다. PDC는 미국의 IS-54와 유사한 시분할 다중 접속(TDMA) 방식의 시스템인데, 800MHz대의 주파수를 사용하는 것과 1.5GHz대를 사용하는 것 등 두 종류의 시스템을 1993년과 1994년에 각각 실용화하였다.

개인무선 個人無線 personal radio 900MHz대 주파수의 전파를 사용하며 법령으로 정한 기술 기준 적합 증명을 받은 무선 설비만을 사용하는 간이 무선국의 통칭.

개인별책임지역할당법 個人別責任地域割當法 individual assignment method(화재) 임야화재 발생 지역을 구분, 연소저지선을 따라 각각의 진화요원들에게 일정 지역을 할당한 뒤 그 지역에서의 모든 진화작업, 즉 중점진화구역의 설정에서부터 완전 진화까지 모든 책임을 지도록 하는 방법.

개인보호장비 個人保護裝備 personal protective equipment : PPE 위험한 구조 및 구급업무를 수행할 때, 위험한 물질에 노출되거나 감염으로부터 응급의료종사자를 보호하기 위한 보안경, 마스크, 장갑, 가운, 헬멧과 같은 장비.

개인식별번호 個人識別番號 personal identification number : PIN 현금 자동 지급기와 같은 장치에 대한 접근 관리를 위해 개인에게 부여된 개인 식별 번호.

개인안전표시등 個人安全表示燈 personal safety lamp 야간의 화재현장이나 재난현장 또는 야간에 수색을 할 때 강력한 발광과 점멸기능으로 착용자의 위치를 인식시켜 주어 주행차량으로부터 착용자를 보호하고 대원 상호간의 식별 및 조난자가 구조자를 식별할 수 있게 하는 장비.

개인용가스탐지기 個人用~探知機 personal gas detector 생화학 테러 및 산업재해 등 각종 재난 현장에서 산소결핍, 유독성가스, 폭발가스 등의 누출여부를 측정하여 원활한 소방 활동 및 소방대원의 안전을 확보하는 장비.

개인용밧줄 個人用~ handline 작은 도구들을 끌어올리거나 사다리를 고정시킬 때 사용하는 개인휴대용 작은 로프.

개인용소방공구 個人用消防工具 fire pack 개인이 소장하고 관리하는 소방도구, 장비 및 보급품 세트.

개인혼영 個人混泳 individual medley 접영, 배영, 평형, 자유형의 순서로 한 사람이 200m, 400m를 역영하는 경기종목.

개인휴대통신 個人携帶通信 personal communication service : PCS(통신) 언제 어디서나 누구와도 음성뿐 아니라 문자 등의 데이터와 영상정보를 주고받을 수 있는 이동전화.

개인휴대통신망 個人携帶通信網 personal communication network : PCN(통신) 미국 애플 컴퓨터 회사가 제창한 무선 통신과 정보 처리 기능을 결합한 차세대 개인 휴대 기기의 개념. 개인 정보 처리기 또는 개인 휴대 통신 단말기라고도 한다. 개인 휴대 정보 단말기(PDA)는 첫째 개인의 일정 계획 등을 관리하는 비서와 같은 기능, 둘째 전자 펜이나 필기 인식 기술을 이용하여 개인 정보를 관리하는 기능, 셋째 사전이나 매뉴얼 등을 내장하여 언제나 검색할 수 있는 참고 자료 소스로서의 기능, 넷째 전자 우편, 팩스, 무선 호출 및 휴대 전화 메시지를 주고받을 수 있는 통신 기능을 갖고 있다. 최초의 PDA 제품은 애플 컴퓨터 회사가 개발한 뉴턴(Newton)인데, 한 손으로 휴대할 수 있는 크기에 정보 처리 기능과 무선 통신 기능을 통합한 휴대 단말기이다. 뉴턴 이외에도 personal communicator 등 유사한 PDA 제품이 등장하여 이들 기기를 이용한 무선 통신 서비스를 제공하고 있다. 국내에서는 경쟁적으로 초소형(149×64×27mm) 초경량(250g)의 PDA 제품 개발을 완료하여 1996년 하반기부터 발매하고 있다.

개체발생 個體發生 ontogeny 세포분열과 성장을 포함하여 단세포에서 출생까지의 한 생명체의 변천. → 계통발생학(phylogeny).

개폐기 開閉器 switch 전기회로를 개폐(開閉)하거나 접속상태를 변경하는 기구로, 접점(接點)과 그것을 동작시키는 부분으로 구성되어 있다. 스위치는 수동의 간단한 것부터 전자력(電磁力)으로 작동되는 대형까지 매우 다양한데, 접점에서는 많은 열과 불꽃이 발생된다. = 스위치.

개폐노즐 開閉~ shut-off nozzle 주수 작업시 방수량을 조절할 수 있는 노즐.

개폐식스프링클러헤드 開閉式~ on-off sprinkler head 스프링클러헤드 부근의 열기의 세기에 따라 열림과 닫힘을 반복하는 스프링클러헤드.

개폐장치 開閉裝置 switching device 한 개 이상의 전기회로를 개폐하기 위한 장치.

개폐표시형밸브 開閉標示型~ post indicator valve : PIV 스프링클러설비 및 기타 살수설비의 옥외 배관에서 개·폐위치를 표시해 주는 밸브. 보통 지상에 막대형 개폐 표시기가 있다.

개폐표시형포스트 開閉標示型~ indicator post 지하배관내 밸브의 개폐상태를 지상에서 파악할 수 있도록 표시해 주는 포스트.

객관적 客觀的 objective 제3자의 입장에서 사물을 보고 생각하는 것. 관찰된 자료와 관련하여 주관적이 아닌 상태, 응급의료분야에서의 객관적으로 관찰된 자료는 주로 징후(sign)로 나타내며, 주관적 관찰 자료인 증상(symptom)과는 구분된다.

객관적위험 客觀的危險 objective hazard 위험에 대한 관념상의 구분방법으로 개수의 법칙에 근거한 위험의 개념을 말한다. 즉 객관적 위험은 실제사건 대 예정사건의 비율로 사건의 편차를 측정하는 것이다. 이 비율은 관찰대상 사건건수가 증대함에 따라 감소된다. 그러므로 객관적위험은 사건수가 대량으로 관련될수록 줄어든다고 할 수 있다. 객관적위험은 표준편차, 공분산 등과 같은 통계적 방법에 의해 측정할 수 있으므로 보험자나 기업의 위험관리자에게 매우 유용한 개념으로 받아들여지고 있다.

객담 喀痰 sputum 후두 이하의 하부기도에서 과잉 배출되는 기도액. 건강한 상태에서도 기도 점막세포의 생리작용으로 소량씩 분비된다. = 가래.

객담검사 喀痰檢査 sputum specimen 폐나 기관지에서 배출된 점액성 객담을 현미경으로 관찰하는 검사.

객담용해제 喀痰溶解劑 mucolytic 기침을 통해 객담을 용이하게 배출하기 위해 사용하는 제제.

객석유도등 客席誘導燈 foot light 관객의 눈에 직접 조명이 닿지 않도록 금속상자 속에 조명용 전구를 설치하여 화재시 탈출을 위한 피난구의 방향을 알아볼 수 있도록 관람석의 통로 바닥에 설치하는 전등.

객혈 喀血 hemoptysis 호흡기도로부터 혈액이 나오는 것. 종종 혈액이 섞인 가래가 약한 상기도 감염이나 기관지염에서 나타난다. 많은 출혈은 아스페르길루스 감염, 폐농양, 결핵이나 기관지 암종을 지시하고 있는데, 이때 종양에서는 종양에 의한 폐혈관의 침식(erosine)으로 출혈이 야기된다. 객혈이 어떤 내시경검사 후에 정상적으로 나타날 수 있음을 환자가 알게 해야 한다. 방사선검사, 내시경검사, 기관지경 검사는 객혈을 진단하는데 사용한다.

갤런 gallon 액체의 용적 단위로 영국의 갤런은 4.546 ℓ (2.5되), 미국의 갤런은 3.785 ℓ에 해당하는 용적.

갱 gang (테러) 본래 갱이라는 말은 노예, 죄수, 막벌이꾼 등의 집단을 뜻하였으나, 반사회적, 폭력적, 무법적 집단을 가리키는 말로 변함. 한국에서는 무법적이고 흉악한 직업적 범죄자를 뜻하는 말로도 쓰이는데, 여기에 해당하는 영어는 갱스터(gangster)이다.

갱내화재 坑內火災 underground fire 탄광, 광산 등의 지하 갱내에서 발생하는 화재. 갱내에는 석탄, 황화광물, 갱목, 기계유(機械油), 천연가스 등 가연성 물질이 많은 데다, 일정한 통기가 행해지고 있기 때문에 화재위험이 상존하고 있다. 석탄의 산화에 의한 자연발화는 갱내화재의 주요 원인이다. 갱내 일산화탄소 농도의 변화를 지속적으로 체크하는 것은 화재를 조기에 발견하는 효과적인 방법의 하나이며 초기 진화에 실패하였을 경우에는 화재구역으로의 공기유입을 차단하는 방법이 유효하다.

거 距 calcar 신체 골격의 많은 뼈에서 정상적으로 일어나는 돌기 또는 돌기와 비슷한 구조로 불쑥 나온 구조.

거골 距骨 talus 두 번째로 가장 큰 족근골. 경골을 지탱하고 종골에 의존적이며 종골과 주상골에 관절면을 갖는다. 몸체, 목, 머리로 이루어진다. = 목말뼈, 발목, 과(踝).

거꾸로하다 invert 윗부분에 있는 것을 아래로 바꾸거나 아래쪽에 있는 것을 바깥쪽으로 바꾸는 것. = 반대로 하다.

거는사다리 hook ladder 사다리 끝에 갈고리(hook)가 달려 있어서 위쪽 지지물(창문턱 등)에 걸고 올라갈 수 있는 사다리. 반복적으로 사용하여 고층까지 진입할 수 있음.

거담 祛痰 expectoriation 기침을 통해 기관이나 폐로부터 점액, 객담, 분비물을 배출시키는 것.

거담제 祛痰劑 expectorant 폐에서 다른 분비물이나 점액이 배출되도록 하는 물질. = mocolytic.

거대결장 巨大結腸 megacolon 비정상적으로 크거나 확장된 결장. 선천적이거나 후천적이고 급성과 만성이 있다. → 선천성거대결장(先天性巨大結腸).

거대구 巨大球 macrocyte 비정상적으로 크고 성숙한 적혈구.

거대분자 巨大分子 macromolecule 큰 분자로 보통은 단백질, RNA 및 DNA를 가리킨다.

거대세포바이러스 巨大細胞~ cytomegalovirus 질병의 효과가 매우 넓고 다양한 특수 헤르페스 타입의 바이러스 집단중 하나. 면역결핍 바이러스에 감염된 사람, 신생아, 특히 기관이식을 받은 후 면역억제약물투여나 치료를 받는 사람들에게 심각한 질병을 일으킨다. 이 바이러스는 보통 망막 또는 위장 감염을 가져온다.

거대세포봉입체증바이러스 巨大細胞封入體症~ 폐포, 기관지, 선관 등의 상피세포 봉입체를 형성하는 바이러스.

거대핵세포 巨大核細胞 megacaryocyte 매우 큰 골수 세포로 혈소판을 만들기 위해 필요한 세포. 이들은 정상적으로 순환하지는 않는다.

거두증 巨頭症 macrocephaly 머리와 뇌의 크기가 신체에 비하여 너무 큰 선천성 기형.

거리고도표시 距離高度表示 range height indication : RHI 고장점까지의 리액턴스 또는 임피던스를 측정하는 요소를 갖춘 계기판. 동작 시간과 고장점까지의 거리에 따라 동작한다.

거리의약 距離~藥 street drugs 의사의 처방에 의한 것이 아니라 마약상습자나 밀매자 들에 의해서 판매되는 약물.

거리조절 距離調節 distance regulation 개인공간의 조절과 관련된 행위. 대부분의 인간은 타인과 자신과의 사이에 격리감을 느끼지 않으면서도 타인으로부터 안전한 공간을 가지고 있다. 이러한 사회적 거리의 양은 개인에 따라 다르며 문화에 따라 다양하다.

거리측정기 距離測定器 range finder 임야화재 진화작업에서, 거리를 측정하기 위해 사용하는 측거의(測距儀).

거리측정장치 距離測定裝置 distance measuring equipment : DME 전파가 항공기의 레이더와 응답신호를 발생하는 지상의 레이컨(racon) 사이를 왕복하는 데 걸리는 시간을 측정하여 지상의 특정점까지의 거리를 측정하는 장치. 960~1,215MHz에서 1MHz 간격의 전파를 사용하여 전방향에 거리 정보를 제공하는 것으로 국제 민간 항공 기구(ICAO)의 국제 표준으로 채용되어 있다. 초단파 전방향성 무선 표지(VOR)와 함께 VOR/DME로 설치되어 항공로의 설정이나 공항에 이착륙을 위한 진입로 또는 출발로의 설정에 널리 이용되고 있다. 통달 거리(서비스 에어리어)는 약 370km이다.

거미 spider 곤충의 일종으로 거미강(綱 arachnida)에는 7개의 목(目 order)이 있으며 그 가운데 하나임. 아주 소수의 거미만이 공격적이고 피부를 뚫을 수 있는데 통증은 유발되나 해롭지는 않다. 그러나 갈색거미나 피들거미는 독을 가지고 있다. 갈색은둔자거미는 미국 중부와 남서부 그리고 남아메리카에 서식하고 있으며 독성은 다소 약하다. 검은과부거미와 비슷한 종류의 거미들은 전 세계 대부분의 지역에서 발견되는데 그 중에서도 북아메리카와 오스트레일리아에서 서식하는 것들이 독성이 강하다. 수컷보다 암컷이 물었을 때 독성이 더 강하고 이러한 종류의 거미에게 물렸을 때는 즉시 의사의 치료를 받아야 한다. 물린 부위는 국소적으로 괴사와 궤양이 형성되고 국소증상이 나타난다. 독성이 강한 것은 신경 시냅스 접합부위에서 과도한 신경 전달물질을 분비시켜 독성 작용을 일으키게 한다. 독작용은 거미의 종류에 따라 다르나 등과 복부, 모든 큰 근육군에 진행성 근육경직이 일어나기도 하고 하지를 물렸을 때는 심한 복통을 일으키기도 한다. 흰 테두리에 둘러싸인 작은 물집이 보이기도 하며 국소동통과 함께 발적, 부종이 생기며 오한, 발열, 오심, 구토, 출혈질환, 간질발작, 마비, 고혈압, 의식저하 등이 나타나고 수일에서 수주 후에는 국소 조직괴사가 발생한다. 응급처치는 환자를 안심시키고 국소청결, 드레싱, 냉압박, 손상부위 거상 및 필요시 진통제, 항히스타민제, 항생제, 테타누스 예방 투여를 하고 필요

시 괴사조직을 외과적으로 절제한다. 중증의 근육경직이 나타나면 다이아제팜 용액을 2.5~10mg 정맥주사 하거나 10% 칼슘 글루코네이트(calcium gluconate) 10㎖ 정맥주사를 실시하고 10% 메소카바몰(methocarbamol)을 정맥주사하여 근육경련을 경감시킨다. 혈압을 지속적으로 감시하며 고혈압 위기가 발생하는지 관찰한다.

거부반응 拒否反應 rejection 조직이식이나 장기이식과 같은 이종(foreign)으로 보이는 신체조직에 대한 면역체계 반응.

거부증 拒否症 negativism 합리적인 요구에도 협력하기를 거부하거나 저항하는 행동 태도. 긴장성 정신분열증에서 나타나는 경직된 자세처럼 수동적이거나 서라고 할 때 앉는 것처럼 반대로 행동하는 능동적일 수도 있다. = 거절증.

거상 擧床 elevation 지혈법의 일종으로, 직접압박 후 또는 동시에 상처부위를 심장높이보다 상승시켜 상처부위로 오는 혈액의 양을 줄여주는 지혈법의 하나.

거상근 擧上筋 levator 몸의 구조물을 올릴 수 있는 근육. Levator ani는 골반의 한 쌍의 근육으로써 골반 바닥에 해먹처럼 펼쳐져 있어 골반 장기를 지지한다. Levator palperae superioris는 상부 눈꺼풀에 있으며 눈꺼풀을 들어준다. Levator scapulae는 등과 목 양쪽의 근육으로써 어깨의 견갑골을 들어준다.

거인양변화 巨人樣變化 gigantism 부패 가스가 조직 사이로 침윤되어 기종상을 나타내며 특히 조직간격이 성근 부위에 가스가 고도로 축적되어 거대음낭, 안면종대, 복부팽만, 설첨돌출 등을 일으키는 것.

거인증 巨人症 gigantism 키와 몸무게가 과잉으로 성장한 상태. 원인으로는 성장호르몬의 과잉분비와 유전적인 질환이 있다. 말단 비대증은 손, 발, 얼굴의 과잉 성장이 특징이다. 정상 신체 비율과 성적 발달이 있는 거인증은 주로 초기 아동기에서 성장호르몬의 과잉분비로 나타난다. 청소년기 지연과 말단의 폐쇄가 있는 성기능 저하증은 거인증을 유발한다. 뇌의 거인증을 가진 어린이는 정신적 성장 지연과 큰머리, 사지, 어설픈 걸음이 특징이다. 첫 몇 년 동

안 빨리 성장한 후 정상 속도로 돌아간다. 성기능 저하증이 있는 어린이에게는 성선호르몬을 투여하고 말단비대증성 거인증 치료에는 보통 방사선 치료를 하나 뇌하수체 절제술을 시행할 수도 있다.

거절 拒絕 rejection 다른 사람에 대해 호의 혹은 인정을 거절하는 행위.

거주자용호스 居住者用~ occupant use hose 훈련된 소방관 또는 소방대원이 도착하기 전에 건물의 거주자가 초기화재를 진압하기 위해 사용하는 호스.

거즈 gauze 잘 짜인 섬세한 직물로 대부분 면이나 린넨이고 소독, 드레싱, 붕대로 사용됨.

거즈압박붕대 ~壓迫繃帶 gauze compress bandage 90~135cm길이의 긴 끈 중간에 한 두 개의 두꺼운 패드가 박음질되어 있고 패드의 양끝에는 2~4개의 끈이 있어 고정할 수 있게 된 붕대. 드레싱과 붕대가 둘 다 미리 부착되어 한번에 상처를 감싸거나 고정하는데 적절하다.

거퇴관절 距腿關節 articulatio talocruralis 경골의 하관절면 및 과관절면, 거골의 내과면, 외과면, 상면 사이의 관절.

거품 foam 액체나 물속에 공기가 들어가 둥글게 부푼 방울 또는 부식에 의해 발생되는 공기 방울.

거환 巨丸 bolus 구강으로 투여하는 크고 둥근 약제로 보통 부드럽고 포장되어 있지 않다.

건 腱 tendon 근육을 뼈에 붙여주는 희고 반짝거리는 밀집된 섬유성 결체 조직. 골격근은 통상 그 말단부에서 건으로 이행하고 있어 그 건이 뼈에 부착한다. 접착부위를 제외하고 건들은 섬세한 섬유 탄력 결체 연결조직에 교원섬유의 평행 속들로 둘러 싸여 있다. 큰 건들은 얇은 내부의 중격과 소수의 혈관, 특수화된 신경을 포함한다. 건들은 극도로 강하고, 유연하며 탄력적이고, 다양한 길이와 두께로 존재한다. = 힘줄.

건강 健康 health 신체적, 정신적, 사회적, 안정상태이며 질병이나 다른 이상 상태가 없는 상태로 정적 상태가 아니며 끊임없는 변화와 스트레스에 대한 적응으로 항상성을 유지한다.

건강관리단체 健康管理團體 health maintenance organization:HMO 특정 지역이나 사회에 그 지역에 알맞게 건강을 관리해 주는 조직. 건강관리 비용은 참가자와의 선 협상을 통해 지불된다.

건강관리자 健康管理者 health care technician 건강의 유지·증진을 꾀하는 일을 도와주는 인력.

건강보균자 健康保菌者 health carrier 감염에 의한 임상증상이 전혀 없고 건강자와 다름이 없지만 병원체를 보유하는 보균자로 건강보균자와 잠복환자의 차이점은 건강보균자는 임상적 이환이 되지 않으나 잠복 환자는 이환이 된다.

건강염려증 健康念慮症 hypochondriasis 신체의 건강에 대해 만성적이며 비정상적인 걱정으로 과도한 불안, 우울, 사실에 대한 비현실적인 해석 또는 질병이 없다는 타당한 의학적 증거가 있음에도 불구하고 심각한 질환이나 질병의 표시가 되는 신체적 증상을 상상한다. 이는 일부 해결되지 않은 정신적 갈등에 의하며 여러 번 또는 동시에 신장, 폐, 눈과 같은 특수기관이나 여러 신체 계통으로 표출되며 임상에서는 신경증, 성격이상(무력형 등), 우울증, 분열증(체감이상형), 뇌동맥경화증, 뇌위측질환, 갱년기 신경증 등에서 나타난다. 심각한 경우에는 신체상에 대한 왜곡이 너무 커 실제로 증상이나 질병이 발생하기도 한다. = 침울증(沈鬱症).

건강위험 健康危險 health risk 이환율과 사망률이 평균 이상인 질병전조이며 인구학적 변수, 개인적 행동양식, 가족력, 개인력, 생리적 변화 등이 포함된다.

건락괴사 乾酪壞死 caseous necrosis 응고괴사와 액화괴사를 합한 모양의 괴사. 육안적으로 괴사부위가 치즈모양을 보여 치즈양 괴사라고도 한다. 세포 형태가 전혀 없으며 연하고 부숴지기 쉬우며 결핵균 감염시 결핵 결절의 중앙에서 가장 잘 볼 수 있는 특징적인 소견이다.

건락화 乾酪化 caseation 세포의 윤곽이 없어지고 조직이 부서지기 쉬운 치즈 모양으로 된 조직괴사형태. 많은 수의 결핵균이 존재하면 활성화된 림프구에서 세포 독성 물질을 생산해 결핵결절의 건락화 괴사를 일으킨다. 결절은 중심부가 치즈처럼 되는 건락화(乾酪化), 즉 응고괴사하는 경우가 많다. 건락화한 부분은 두 가지 증세를 나타내는데, 하나는 건조하고 딱딱해져 마침내 석회화(石灰化)하며, 또 하나는 연화(軟化)하여 공동을 만든다.

건류 乾溜 dry distillation 공기를 공급하지 않고 석탄이나 목재, 피치와 같은 고체의 유기물을 가열, 분해하는 조작. 건류 생성물로는 보통가스, 코크스(coke), 타르(tar) 및 수용액이 생긴다. ↔ 증류.

건류가스 乾溜~ dry distillation gas 보통 석탄을 건류하여 얻어지는 가스. 도시가스는 1,100~1,200℃의 고온 건류에 의하여 얻어진다. 이때 발생하는 휘발분을 냉각하여 수분, 타르, 암모니아 등을 분리하고 다시 황화수소 등의 유독 성분을 제거, 정제하여 각각의 목적에 사용된다. 석탄 1톤당의 발생량은 대략 300~350m³이며, 정제 가스의 조성은 대략 H_2 50%, C_nH_{2n+2} 30%, CO 5~10%, CO_2, O_2, N_2 등은 5~10% 정도이다.

건막 腱膜 aponeurosis 근육을 뼈에 붙여주는 건이나 근육을 묶어 주는 막으로 작용하는 섬유성 결합 조직의 질긴 막.

건막류 腱膜瘤 bunion 엄지발가락 기저 부위 관절의 비정상적인 비대. 점액낭의 염증에 의해 발생하며 만성적 염증 및 잘 맞지 않는 신발로 인한 압박 등이 원인이 될 수 있다.

건망성실어증 健忘性失語症 amnestic aphasia 말하는 것이나 청각정보에 대한 이해는 어려움이 없지만 문자나 그림에 대한 이해가 장애를 받는 것으로 시각정보가 대뇌반구의 Wernicke영역으로 전달되지 못하기 때문에 나타남.

건망성실행증 健忘性失行症 amnestic apraxia 운동을 행할 능력은 있으나, 명령을 잊어버려서 명령받은 운동을 실행할 능력을 상실한 것.

건망장애 健忘障碍 amnesia disorder 인지기능 중에서 기억장애로 뇌 부위에 국소적 증상이나 또는 기능장애에 의해 단기간 나타나는 기질적 장애. 역행성 건망증(retrograde amnesia)은 발병 전에 경험했던 과거의 사실에 대한 기억이 상실되어 회상하지 못하는 것이며 전신성 건망증(anterograde amnesia)은 현재 경험하는 새로운 기억을 하나하나 상실해 가는 것을 말한다. 건망장애의 원인 요소로는 만성 알코올 중독성, 티아민(thiamine) 결핍증이 있으며 기타 알코올의 신경학적 합병증 또는 영양장애, 말초신경 병변증(peripheral neuropathy), 두부외상, 저산소증 및 소뇌성 보행 장애(ataxia) 등이 있다.

건망증 健忘症 amnesia 뇌손상이나 심한 감정적 스트레스에 의해 일어나는 기억상실.

건물 建物 building 땅위에 지어진 건축물. → 건축물, 건조물.

건물안전점검 建物安全點檢 building inspection 소방대원, 화재조사자, 건물 안전점검자 등이 실시하는 화재 예방이나 건물의 안전성 점검.

건물안전점검자 建物安全點檢者 building inspector 건물의 안전성이나 화재위험요인을 조사하는 사람.

건물화재 建物火災 building fire 건물에서 발생하는 화재. 건물화재는 연소반응에 의하여 열, 가스, 연기를 발생하며 이로 인해 인명피해 및 건물, 일상생활용품 등 재산상의 손실을 가져오는 것이 특징.

건반사 腱反射 jerk 돌연의 반사 또는 불수의(不隨意) 운동.

건선 乾癬 psoriasis 만성, 유전성, 반복성, 구진인설성의 피부염. 선홍색의 작은 구진이 초발진으로 점점 커지거나 융합하여 동전 모양이나 판상 형태로 한다. 은백색의 인설이 있으며 경계가 명확하고 가려움증은 없으며 호발부위는 무릎, 팔꿈치, 머리, 엉덩이 등이다. 안트랄린(anthralin)이나 스테로이드 크림, tar, calcipotriol연고 등을 도포하는데 retinoid나 cyclosporine의 경우는 1일 3~5mg/kg을 내복으로 투여한다.

건설 建設 construction 건물 또는 기타 구조물을 조립하는 방법.

건설중안전대책 建設中安全對策 construction safeguards 작업환경을 안전한 상태가 되도록 조치한 후 공사를 개시한다는 원칙. 예를 들면, 건물공사를 개시하기 전에 옥외소화전을 사용 가능상태로 조치한다거나, 또는 기계설치공사나 가연물을 건물 내로 반입하기 전에 스프링클러설비를 사용 가능상태로 조치하는 것 등.

건성가스 乾性~ dry gas ① 탈수공정에 의하여 수분이 제거된 천연가스. ② 상온, 상압하에서 상업적으로 회수가능한 액성 탄화수소물이 전혀 없거나 소량을 포함한 천연가스. 이 경우 특성사양은 $75m^3$의 천연가스에 1리터 이하의 응축액(condensate)을 포함한 천연가스임.

건성괴저 乾性壞疽 dry gangrene 세동맥경화증으로 나타나는 당뇨병의 합병증으로, 괴저가 나타나는 부위는 차고 건조하며 주름이 진 뒤 새까맣게 변한다.

건성기관지확장증 乾性氣管枝擴張症 dry bronchiectasis 감염은 우발적이며 객혈을 동반할 수 있으나, 정지기에 있어서는 객담이 없이 마른 기침만 하는 기관지확장증.

건성수포음 乾性水泡音 rhonchi 진한 분비물, 근육 경련, 신생물, 외부의 압박에 의해 차단된 기도에서 청진 시 들리는 비정상음으로 호기동안 지속적으로 그르렁거리는 소리가 좀 더 연장될 수 있다. 특히 기침할 때 더욱 분명한데 복명과는 다르다.

건성유 乾性油 drying oil 건조성이 풍부한 지방유로 박막으로 공기 중에 방치하면 산소를 흡수해서 수지상의 투명한 고체로 변화하는 성질을 갖는 기름. 아마인유(linseed oil), 등유와 같이 불포화도가 높은 지방산을 내포하며 요드가가 높다. 가칠(加漆)로서 쓰이며 또 이것에 각종 안료를 가하여 페인트, 인쇄용 잉크, 도료 등을 만들고 또는 보일유로 가공하여 같은 목적에 사용한다. → 불포화도, 지방산.

건습구 乾濕球 psychrometer 공기 중의 습도를 측정하는 장치.

건식도장실 乾式塗裝室 dry spray booth 배기기류에 함유된 과잉 도장물을 제거하기 위한 수세식 설비가 설치되지 않은 도장부스.

건식밸브 乾式~ dry pipe valve 보통의 공기압력으로도 높은 수압을 제어할 수 있도록 고안된 여러 가지 밸브 가운데 하나. 건식 스프링클러설비의 배관계통에 설치되며, 물이 차 있는 부분과 공기가 들어 있는 부분으로 구분된다.

건식소독드레싱 乾式消毒~ dry sterile dressing 드레싱의 한 종류로, 상처 부위에 멸균된 마른 거즈 등을 대어 주는 것으로, 화상 부위가 큰 경우 습한 드레싱으로 인한 저 체온증을 막기 위해 시행하거나 절단 부위를 현장에서 시원한 상태로 이송할 때도 자주 시행되는 방법.

건식스탠드파이프설비 乾式~設備 dry standpipe system 방출구를 개방하면 자동적으로 물이 공급되고 호스함에 위치한 원격제어장치의 수동조작으로 물을 공급할 수 있으며 가압송수장치가 없는 연결송수관설비.

건식스프링클러설비 乾式~設備 dry sprinkler system 가압송수장치로부터 입상관로에 건식밸브를 설치하고 밸브의 1차측에는 가압송수장치로부터 공급된 가압수를 채우며 밸브 2차측에는 공기압축장치로부터 유입되는 압축공기나 질소가스를 충전시켜 놓고, 화재로 인한 열로 인하여 스프링클러헤드가 개방되면 압축공기나 질소가스가 배출되면서 밸브 1차측에 있던 가압수가 방수되게 된다. 배관내의 압축공기나 질소가스를 신속히 배출시켜주기 위한 가속장치로 액셀레이터 또는 익져스터가 부속되는 것이 주된 특징이다.

건식연결송수관 乾式連結送水管 dry standpipe 건물 내에 영구적으로 설치된 소방대 전용 배관. 흡입구는 지층과 같은 높이에 설치하고, 또 각 층과 지붕에는 방수구가 설치되어 있지만 급수원에 연결되어 있지는 않다.

건식옥외소화전 乾式屋外消火栓 dry barrel hydrant 소화전의 가장 일반적인 형태로, 제어밸브는 저부(footpiece)와 배럴(barrel) 사이의 동결선 아래에 위치하고 배수구는 작동 후의 적당한 배수를 위해 제어밸브가 있는 위쪽의 배럴 밑바닥에 위치해 있는 소화전.

건식입상관 乾式立上管 dry riser 평소에 물이 들어 있지 않은 스프링클러설비의 입상관.

건식자동스프링클러설비 乾式自動~設備 automatic dry sprinkler system 불연성 가스나 가압된 상태

의 공기로 배관을 채우고 있는 스프링클러설비. 화재시 스프링클러헤드의 퓨즈가 녹으면, 개방된 헤드로 가압 공기가 빠져나가고 그 뒤를 이어 물이 송출되어 방수가 된다.

건식잠수복 乾式潛水服 dry suit 물이 스며들지 않는 재질과 구조로 아주 견고하게 제작된 잠수복으로서 무릎과 팔꿈치 목 부위에는 특수한 고무로 처리되어 누수를 방지하며 건식잠수복의 장점은 다이버의 체온을 잘 유지시켜 준다.

건전지 乾電池 dry cell 휴대하기 간편하게 만든 전지. 주로 1차전지이지만 근래는 2차전지도 많이 있다. → 전지.

건전지식감지기 乾電池式感知器 battery operated type fire detector 건전지를 전원으로 사용하는 감지기. 전선이 필요없기 때문에 설치가 간편하다. = 단독형화재감지기(單獨形火災感知器).

건조 乾燥 dry 습기·물기가 없는 상태.

건조가피 乾燥痂皮 eschar 화상, 감염, 피부질환 시 나타나는 건조가피.

건조물 建造物 construction 건물 또는 건축물과 같은 의미라고 할 수 있으나 토지에의 정착성이나 구조의 강건함을 필수 요건으로 하지는 않는다. → 건물, 건축물.

건조성각결막염 乾燥性角結膜炎 keratoconjunctivitis sicca 눈물의 분비가 부족하여 생기는 각막의 건조증. 눈에 모래가 들어 있는 것 같고 자극 받은 것 같다.

건조실 乾燥室 drip room 구조용 덮개나 소방용 호스 등을 건조시키기 위한 고온의 방.

건조약 乾燥藥 desiccant 건조를 촉진하는 약물이나 치료제. exsiccant 라고도 한다. = 건조 촉진.

건조유방촬영술 乾燥乳房撮影術 xeromammography 유방을 필름대신 감광판을 사용하여 X-선으로 촬영하는 것.

건조한 장소 乾燥~場所 dry location 축축하거나 젖지 않은 지역. 건조한 것으로 분류된 장소는 일시적으로 공사 중인 건물과 같이 습기가 있거나 물기가 있을 수 있다.

건조X-선조영술 乾燥~線造影術 xeroradiography 영상을 화학적인 방법으로 얻는 것이 아니라 전기적으로 얻는 X-선 촬영법. 정상적인 X-선 촬영 기법보다 적은 양의 방사선 에너지가 발생하며, 방사선에 노출되는 시간이 짧은 장점이 있다. 유방 종양 진단에 특별히 유용된다. = 건조방사선조영술.

건초[1] 腱鞘 epitendineum(구급) 길다란 건을 싸고 보호하는 주머니 모양의 막. 관절낭처럼 외층은 섬유초이며 내층은 뼈와 마찰하는 건의 운동을 원활하게 하는 활액(synovia)을 분비하는 활액초이다.

건초[2] 乾草 hay(소방) 풀을 베어 수분 함량 15% 이하로 말린 저장사료. 부패열이 축적되면 자연발화할 수 있으며 불이 붙으면 속으로 침투하여 진화가 어렵다.

건초열 乾草熱 hay fever 꽃가루에 의해 일어나는 급성 계절성 알레르기비염의 일종. 소양증, 눈물, 비점종창에 의한 콧물, 재채기, 천식 등의 증상이 나타난다. = 고초열(枯草熱).

건초용갈퀴 乾草用~ hay hook 건초나 짚더미, 쓰레기 등에 화재가 발생하였을 때 이들을 풀어헤치는 데 사용하는 소방도구.

건축물 建築物 structure 지붕, 기둥, 벽이 있고 토지에 정착하는 공작물과 그 부속 시설물로, 지하나 고가(高架)에 설치되는 것을 포함함. → 건물, 건조물.

걸쇠 hitch 견인부목 등에서 견인을 위해 잡아당길 때 또는 연결을 위해 고리를 걸 때 달아매는 장치.

걸어매기 hang of knot 수난구조나 산악구조 등 각종 구조나 훈련활동 후 로프를 회수하기 위한 매듭. 초보자나 경험이 없는 사람이 사용해서는 안 된다.

검댕 soot 흔히 검댕이라고 표현하는 것으로서 불완전연소로 형성된 타르가 함유된 집합체. 대기환경보전법(총칙 제2조)에 의하면 검댕이라 함은 연소시에 발생하는 유리탄소가 응결하여 입자의 지름이 1미크론 이상이 되는 입자상 물질을 말한다. → 그을음.

검사[1] 檢査 examination 실상을 조사하여 실제의 옳고 그름과 낫고 못함을 판정하는 것.

검사[2] 檢査 test 능력, 지식, 태도 기타의 심적 특성의 유무나 정도를 밝히기 위하여 일정한 조건하에서 문제나 작업을 주고, 일정한 표준에 맞추어 판정하는 조직적 절차.

검사결과기록지 檢査結果記錄紙 flow sheet 체온, 실측정치 수, 투약, 환자의 증상 등 여러 가지 사항을 전체적으로 한눈에 볼 수 있게, 시간 순서 또는 날짜 순서대로 기록한 서식.

검사실 檢査室 laboratory 약물, 화학약품 등의 조제를 위해 실험 또는 검사 연구를 행하는 시설을 갖춘 장소.

검사실검사 檢査室檢査 laboratory procedures 실험실에서 수행되며 주로 소변, 혈액, 조직 및 체액을 이용한 검사.

검상돌기 劍狀突起 xiphoid process 흉골의 하부. 위는 흉골벽의 하단, 측면으로는 일곱 번째 늑골이 인접하는 흉골의 세 부분 중 가장 작은 부분. 복벽직근을 포함하여 복벽의 일부 근은 검상돌기에 부착된다. = 칼돌기.

검시 檢屍 postmortem investigation 죽음에 대한 법률적인 판단을 위해 시체 및 그 주변 현장을 포함하여 종합적으로 조사하는 것. 검사 대상은 변사에 한한다. 검시는 검사의 권한인 동시에 의무이므로 검시를 직접 할 수 있으며 사법경찰관에게 검시할 것을 명할 수 있다. 사법경찰관은 독자적으로 검시를 할 권한은 없으나 검사의 권한을 대행할 수는 있다.

검시관 檢屍官 coroner 사망 원인 및 사건을 밝혀내는 공무원. 특히 비자연적 원인에 의한 사망을 밝히는 공무원.

검안[1] 檢眼 optometry 초점을 맞추어 볼 수 있는 능력을 검사하는 것. 검안은 교정용 렌즈를 만들고 눈 운동을 제안한다. = 시력검사법.

검안[2] 檢案 postmortem inspection 개체의 사망을 확인하기 위해 시행되는 시체검사로서 시체를 손괴함이 없이 시행하는 것을 원칙으로 함.

검안경 檢眼鏡 ophthalmoscope 눈의 내부구조를 볼 수 있는 렌즈와 거울로 이루어진 시스템으로 기구에는 광원이 있어 안구 내부에 초점을 맞추는 동안 여러 구경을 통해 조명을 제공함.

검안경검사 檢眼鏡檢査 ophthalmoscopy 검안경을 사용하여 눈 내부를 직접 눈으로 관찰하는 검사로 안 질환이나 눈의 이상 상태를 나타내는 다른 기관의 질환을 발견할 때 유용한 검사.

검역 檢疫 quarantine 검열과 소독을 목적으로 유행성질환의 발생지로부터 여행객, 선박, 트럭, 비행기 등을 억류시키는 행위. = 건강격리.

검영법 檢影法 retinoscopy 눈의 굴절 이상을 직접 눈으로 관찰하며 평가하는 검사로 검사자는 광선을 환자의 눈에 비추어 굴절된 광선의 움직임을 관찰함으로써 굴절 이상을 판단함. 광선이 망막에서 상이 맺히는 거리에 따라 근시인지 원시인지를 결정할 수 있다. = 망막검영법.

검은과부거미 ～寡婦～ black widow spider 세계 도처에서 발견되는 독이 많은 거미의 일종. 이 거미에 물려서 상처를 입으면 발한, 복통, 오심, 두통, 어지러움 등을 일으키며 소아, 노인과 심장질환이 있는 환자는 더 심한 증상이 나타난다. = 흑색과부거미.

검정 檢定 official approval 품질, 자격 등이 법령의 기준과 합치되는지를 행정청이 검사하여 인정하는 것. 검정은 출원(出願)을 전제로 하고 합격한 대상에 대해서는 증인(證印)을 붙이거나 자격증을 교부한다. 예) 소방기구검정.

검정시험 檢定試驗 acceptance test 일반적으로 한국 소방검정공사에서 실시하는 소방용 기계기구 검정시험처럼 제품 사양대로 제기능(諸機能)이나 성능을 가지고 있는지를 조사하기 위한 판정시험.

검정품 檢定品 listed 검정기관에 의해서 검정되거나 공인된 제품.

검진 檢診 health check 병의 유무를 검사하는 진찰.

검출지 檢出紙 detector paper 공기 중의 유독가스를 검지하기 위하여 검지도료(檢知塗料)를 칠한 종이. 액체 수포성 가스의 방울이 닿으면 곧 변색하여 유독가스의 존재 여부를 알 수 있게 된다. 이와 비슷한 것으로 액체 수포성 가스의 검지제로 사용되는 검지용 페인트(detector paint)와 액체 수포성 가스나 농축 수포성 가스의 검지제로 사용되는 검지용 크레용(detector crayon)이 있다.

검토위원회 檢討委員會 board of review 특정 소방대의 진화작업 또는 특정 화재에 대해 구체적으로 취해진 진화작업을 검토하여 보다 효율적인 진화방법을 연구 및 권장하기 위해 구성된 위원회.

겁틸펌프 Guptil pump 휴대용 펌프의 일종으로 상품명.

겉보기높이 virtual height 지구 표면에서 수직으로 발사한 전파가 전리층에 이르러 반사된 다음 지상으로 되돌아올 때까지의 시간으로 계산된 전리층의 높이. 전파가 전리층에 진입하면 전자 밀도가 증가함에 따라 군속도가 점차 느려지며, 마침내 영이 되어 반사된다. 따라서 겉보기높이는 전파의 군속도를 자유 공간에서의 속도로 구하게 되므로 실제의 높이보다는 높게 된다.

겉질 = 피질.

게랭골절 ∼骨折 Guerin's fracture 상악골 골절. LeFort I fracture라고도 함.

게르마늄 germanium [Ge] 원자번호 32, 원자량 72.60, 비중 5.36, 융점 958℃, 회백색의 매우 부서지기 쉬운 성질의 금속. 지표 가까이의 규산염 중에서는 규소의 일부를 치환해서 존재하는 외에, 생아연광 등의 황화광 혹은 석탄 중에도 존재한다. 황화물로부터 금속을 만들 때 부산물로 얻어지기도 한다. 반도체로서 트랜지스터, 결정 정류기 등의 중요한 재료로 사용된다. → 규산염, 규소, 반도체, 석탄.

게릴라 guerrilla 정규군에 속하지 않은 채, 일정한 제복을 착용하지 않고 적에 대한 전투행위를 하는 사람 또는 그 단체.

게실 憩室 diverticulum 다양한 크기의 국한성 주머니로 주로 회맹판의 근위부에서 내면 점막이 탈장을 일으키면서 발생함. 많은 경우에 밝거나 진한 붉은색 직장 출혈이 가벼운 복통과 함께 나타나고 국소적 압통이 발생한다.

게실염 憩室炎 diverticulitis 게실의 염증으로 얇아진 게실벽을 통해 분변성 물질이 침투되어 결장 주변의 조직에 염증과 농양이 형성된 것으로, 결장염이 반복되면 결장 구경이 좁아지며 폐색됨. 특히 농양을 형성하여 천공되는 수가 있고 염증이 있는 동안 S자 결장 전체에 경련성 통증과 함께 백혈구가 증가하고 고열이 나타난다. 치료로는 안정과 수액요법과 항생제 투여가 있다. = 곁주머니염.

게실증 憩室症 diverticulosis 감염이 없이 결장의 근육층을 통해 주머니와 같은 돌출이 있으며 특히 S자상 결장에 주로 발생한다. 게실증은 주로 50세 이후에서 일차적으로 발생하며 대부분 환자는 직장으로부터 간헐적인 출혈과 막연한 복부긴장감 이외에 증상이 나타나지 않는다. = 곁주머니증.

게이 gay 동성 연애자.

게이-뤼삭의법칙 ∼法則 Gay-Lussac's Law 일정량의 부피를 가진 기체에 열을 가하면 이 기체의 압력은 이 기체의 절대온도에 비례한다는 법칙.

게이지 gauge 표준 치수나 표준 규격. 또는, 그 검사에 쓰이는 계기의 총칭.

게이지압 ∼壓 gauge pressure 대기압($1.03kgf/cm^2$)을 기준점(0)으로 하여 측정한 압력. 대개의 압력치는 이 게이지압이다. → 압력. = 계기압력.

게이트밸브 gate valve 나사봉에 의하여 배관의 횡단면과 평행하게 개폐하는 것으로 슬루스밸브라고도 함. 완전히 개방하면 유동저항이 매우 적으며 구조상 밸브실내에 유체가 남지 않는다.

게이트심장혈액풀스캔 ∼心臟血液∼ gated blood pool scan : GBP scan 심장안의 혈액 풀을 연속 촬영하여 심장의 크기나 운동상태를 평가하고 박출률 등의 기능적 지표를 측정하는 방법.

겔 gel 콜로이드용액(졸)이 응고되어 형성되는 젤리와 같거나 고형의 물질. 즉 액체 매질의 점성도가 커서 마치 고체와 같은 성질을 갖는 콜로이드이다. 한천, 두부, 실리카겔 등이 그 예이다.

격리 隔離 isolation 감염병이 퍼지는 것을 막기 위하여 혹은 환자를 보호하기 위하여 환자를 다른 사람들로부터 분리하는 것.

격리증 隔離症 hypertelorism 장기간의 이간증. 두 장기 또는 그 부분 사이의 거리가 비정상적으로 넓어져 있는 발달상의 결손. ↔ 간격이상감소(hypotelorism).

격리하다 隔離∼ sequester 외부로부터 떨어지게 하다. 또는 분리하다.

격막 隔膜 septate 중격에 의해 나뉘어진 구조.

격벽 隔壁 bulkhead 항공기나 선박의 벽.

격세유전 隔歲遺傳 atavism 먼 조상의 유전 형질을 갖는 경향.

격자형스프링클러설비 格子形~設備 gridded sprinkler system 평행한 교차배관 사이에 많은 가지배관들을 연결한 스프링클러설비. 작동 중인 스프링클러헤드가 그 가지배관의 양쪽에서 물을 공급받는 동안, 다른 가지배관들은 교차배관 사이의 송수를 보조한다.

격증간염 激症肝炎 fulminant hepatitis 바이러스성 간염의 한 종류로 급성 황색위축증이라고도 함. 간세포의 대부분이 괴사상태로 되며 환자는 보통 사망한다. 황달이 나타나기 전부터 이미 증상은 현저히 진행하여 황달의 출현도 빠르고, 급성 발열을 수반하며 점막이나 피하출혈을 볼 수 있다. 간의 압통을 수반하는 수도 있다. 위축에 의하여 간은 자주 작아진다. 최후에는 의식장애를 초래하여 졸음이 오고 혼미상태로 되며 간성혼수(肝性昏睡)로 진행하여 사망하게 된다.

견갑거근 肩胛擧筋 musculi levator scapulae 제1~4경추 횡돌기에서 일어나기 시작하여 견갑골 상각에 정지하는 굵은 끈모양의 근육으로 목의 후외측부에서 승모근에 덮여 있음. 어깨를 움츠리는 작용을 한다. = 어깨올림근.

견갑골 肩胛骨 scapula 어깨 뒤쪽에 있는 삼각형의 편평골. 밑변이 위로 향한 삼각형을 이루며 외측 각에는 견 관절의 얕은 관절 오목이 형성되어 있어 등쪽의 1/3높이에서 가로로 달리는 융기부를 견갑 극, 그 외측 끝을 견봉이라 함. 위 모서리의 외측부에는 오훼돌기(coracoid process)가 외측 각에는 관절와(glenoid fossa)가 있으며 상완 골 두를 받아서 견관절을 만든다. = 어깨뼈.

견갑골상완골반사 肩胛骨上腕骨反射 scapulohumeral reflex 견갑골의 내측 모서리를 두드렸을 때 나타나는 정상적인 반응. 팔의 갑작스런 움직임을 일으키며 팔이 움직이지 않는다면 척수 손상이 있음을 의미한다.

견갑골상완골의 肩胛骨上腕骨~ scapulohumeral 견갑골과 상완 주위의 근육과 영역에 관한.

견갑난산 肩胛難産 shoulder dystocia 머리는 만출되었으나 전 견갑이 치골궁을 통과하지 못한 상태.

견갑대 肩胛帶 shoulder girdle 견갑골과 쇄골에 의해 형성되는 몸통 맨 윗부분의 부분적인 궁.

견갑상완근이영양증 肩胛上腕筋異營養症 scapulohumeral muscular dystrophy 근육이영양증의 하나. 처음에 어깨근육을 침범하고 나중에 골반근육에 침범한다.

견갑선 肩胛線 scapular line 배부에서 견갑골 하각을 지나는 체표의 수직 방향선으로 좌우 두 선이 있다. = 어깨뼈선.

견갑설골근 肩胛舌骨筋 musculi omohyoideus 설골하근의 하나로 하복(inferior belly)은 견갑골상연에서 일어나기 시작하여 가느다란 중간건이 된 다음 상복(superior belly)이 되어 설골에 정지함. = 어깨목뿔근.

견갑위 肩胛位 shoulder presentation 태아가 누워 있는 상태. 그것의 길이가 어머니와 수직을 이룰 때 어깨를 노출시킨다. = 횡태위(transverse presentation).

견갑하근 肩胛下筋 musculi subscapularis 견갑하와에서 일어나기 시작하여 견관절을 지나 상완골의 소결절에 정지하며 대원근의 협동근으로 상완의 내전과 내측회전에 작용하는 견갑부의 근육(muscle of shoulder). = 어깨밑근.

견고 堅固 firmness 군세고 확실하며 단단한 상태.

견관절 肩關節 shoulder joint 견갑골과 상완골 사이의 볼과 소켓관절. 관절은 8개의 활액낭과 5개의 인대, 관절강을 깊게 하고 관절되는 뼈의 가장자리를 보호하는 관절순을 포함한다. 견관절은 인체에서 가장 활동성이 큰 관절이다. = 어깨관절.

견관절탈구 肩關節脫臼 shoulder dislocation 상완골의 두부와 견갑골의 관절와 사이의 관절인 신체의 관절 중에서 가장 자주 탈구되는 곳. 대부분의 경우 상완골의 두부는 전방으로 탈구되며 견갑골의 전방에 위치한다. 견관절 탈구는 상당한 통증을 유발하므로 환자는 상지를 움직일 수가 없고 환자는 탈구된 어깨를 보호하기 위해서 반대편 손으로 손상된 측의 상지를 받치게 된다. 환자를 전면에서 자세히 관찰하면 정상적인 어깨의 둥근 선이 소실된 것을 관찰할 수 있고 흔히 상완골 두부가 액와부의 신경을 압박하게 되므로 상지에서 감각마비 등의 신경기능장애가 나타남.

견봉 肩峰 acromion 견갑골의 바깥 쪽으로 돌출된 어깨의 가장 높은 지점이며 쇄골과 연결된다. = 봉우리.

견봉돌기 肩峰突起 acromion process 어깨에서 가장 높은 돌출부를 만드는 견갑골 극(棘)의 바깥쪽 돌출부. 척추 가운데에 있는 작은 달걀형 면에 쇄골을 연결시키며, 삼각근과 능형근에 부착점을 제공한다.

견봉쇄골관절 肩峰鎖骨關節 acromio-clavicular joint 견갑골의 견봉과 쇄골의 원위단과 사이의 평면관절. 관절강에는 관절원판이 있는데 불완전한 경우가 많고 관절원판이 없는 것도 많다. 이 관절의 운동은 흉쇄관절과 함께 움직이고 견관절의 운동에 수반해서 견관절의 전방 또는 후방으로의 약간의 운동을 만들어 내고 있다. 이 관절의 보강인대는 견쇄인대, 오훼쇄골인대 등이다. = 봉우리빗장관절.

견쇄관절 肩鎖關節 acromio-clavicular joint 쇄골과 견갑골의 관절. = 견봉쇄골관절.

견인[1] 牽引 attraction (구조) 탐색과 구조에서 수동적인 방법으로 탐색의 대상이 나타나거나 걸어나올 것이라고 예상될 경우에 쓰임. 이러한 절차의 주요 초점은 대상이 나타나도록 하거나 자동차가 특정한 장소로 이동할 수 있도록 하는 것이다. 풍선, 불, 불꽃, 빛, 비행기 연기로 공중에 글씨를 쓰는 것과 같은 시각적 기술들을 사용할 수 있다. 사이렌, 음성과 같은 청각적 방법도 사용할 수 있다. = 유인.

견인[2] 牽引 traction (구급) 장축 방향으로 양단을 잡아끌듯이 잡아당기는 것. 골절의 정복조작과 같은 급속 견인과 골절에 대한 견인요법과 같은 지속 견인법이 있다.

견인고리 牽引~ traction ring 비탈길 등에서 골목길 소방차를 견인하여 탈출시키거나 구동을 보조할

수 있도록 연결할 수 있는 고리.

견인력 牽引力 tractive ability 물체를 끌어당기는 힘.

견치 犬齒 canine tooth 찢는데 사용하는 뾰족한 치아로 상악과 하악에 2개씩 모두 4개가 있음. 견치는 절치보다 크고 강하며 전치와 후치의 특징을 모두 갖는다. 상부 견치는 eyeteeth라고도 한다. → 치아. = 송곳니.

결과 結果 outcome 질병이나 치료의 마지막 과정에서의 상황이나 환자의 상태. = 성과.

결구형사다리 結構形~ trussed ladder 사다리 빔의 세로대가 트러스 형태로 만들어진 사다리.

결로 結露 dewing 수증기를 함유하고 있는 공기가 노점(이슬점) 이하로 냉각되었을 때, 공기 속의 수증기가 액화하여 이슬로 맺혀지는 현상.

결막 結膜 conjunctiva 안검의 안쪽을 덮고 안구의 노출된 외면을 덮는 얇은 막.

결막염 結膜炎 conjunctivitis 결막출혈이 보이고 눈꼽이 낀 결막의 염증.

결막하주사 結膜下注射 subconjunctival injection 눈안으로 저농도나 고농도의 약물을 투여하기 위한 방법. 결막하에서 테논캡슐하(subtenon's injection)에 주입하는 것이 많고 주입된 약물은 일정기간 고농도로 각막과 결막사이에 존재해 안구내로 이동이 높아진다.

결석 結石 calculus 무기염의 축적으로 신체 조직에 형성된 비정상적인 돌. 신체 어디에서나 생성될 수 있지만 흔히 신장과 방광, 관절에 생긴다.

결석제거술 結石除去術 lithotomy 결석을 제거하는 수술. 특히 요관에서 제거하는 것을 포함한다.

결속 結束 bonding 영아와 부모 사이에서 일어나는 애착으로 영아의 신체적정서적 발달에 영향을 미친다. 보통 엄마가 신생아를 만지고 안는 것과 관련되어 있으며 아빠는 눈맞춤을 하려 한다.

결손맥 缺損脈 pause in pulse 요골동맥에서 맥박을 촉지했을 경우 맥박이 일부 탈락되어 촉지되지 않는 경우. 심전도상 심장의 수축이 탈락한 것이 아니고 기외수축이 발생해 보통의 수축보다 조기에 수축이 일어나 심장은 수축하고 있는데도 박출하는 혈

액량이 적어 맥박이 촉지되지 않는 것이다.

결장 結腸 colon 대장의 가장 긴 부분. 결장은 상행결장, 횡행결장, 하행결장, S상결장 등의 4부분으로 나뉜다. = 잘록창자.

결장개구술 結腸開口術 colotomy 회장개구술(ileostomy)처럼 소화기로부터 배출물을 모으기 위하여 주머니를 달아 복벽에 만든 외과적 개구술.

결장내시경술 結腸內視鏡術 colonoscopy 대장경을 통해 대장을 눈으로 직접 관찰하는 내시경 검사. 생검이나 외과적 절제도 시행한다. = 잘룩창자보개검사.

결장루형성술 結腸漏形成術 colostomy 회장루 형성술처럼 복벽에 소화기계 노폐물을 배출하는 인공항문을 만드는 외과적 개구부 수술.

결절 結節 tubercle 결절홍반이나 지방종처럼 촉지되며 융기된 단단한 주변과 경계가 뚜렷한 병변으로 구진보다 더 깊은 진피층에 존재함.

결절내전도로 結節內傳導路 internodal pathways 동방결절에서 방실결절까지 자극을 전하는 심방에서 볼 수 있는 전기 전도계의 3가지 전도로.

결절성동맥주위염 結節性動脈周圍炎 periarteritis nodosa 동맥을 따라 수많은 작은 결절이 생기는 결체조직질환. 혈관을 막아서 허혈, 출혈, 동통을 초래한다. 증상은 빈맥, 발열, 체중감소, 복통 등이다.

결절성리듬 結節性~ nodal rhythm 방실 접합부 리듬. = AV junctional rhythm, junctional rhythm.

결절성홍반 結節性紅斑 erythema nodosum 혈관감염 원인이 되는 알레르기. 양쪽다리에 붉고 단단한 결절, 근육과 관절에 발열과 통증의 특징을 동반하며, 연쇄상구균 감염, 결핵, 사르코이드증, 약물 알레르기, 궤양성 대장염, 임신과 동반될 수 있다.

결정 結晶 crystal 원자나 분자들이 일정하게 배열되어 삼각 다이아몬드형을 이룬 단단한 무기질.

결정질 結晶質 crystalloids 반투과성 막을 통과하여 확산되는 용액 속의 물질. 결정질액은 물과 전해질만을 함유하고 있다. 이 물질들은 세포막을 쉽게 통과하여 확산된다. 병원전 정맥 수액요법에서 일차적으로 사용되는 용액이다.

결찰 結紮 ligation 봉합이나 철사를 이용하여 혈관을 묶어 출혈을 막거나 예방하는 것. 혹은 관을 묶어 물질이 이동하는 것을 막는 것. 나팔관을 묶는 것을 예로 들 수 있다.

결찰사 結紮絲 ligature 결찰을 하는 봉합사나 철사.

결출상 抉出傷 avulsion 신체조직의 일부가 본래의 부위에서 완전히 찢겨져 없어졌거나 일부가 피부에 달려있는 상태로 벗겨진 상처. = 박탈창, 찢김.

결핍병 缺乏病 deficiency disease 식이에서 하나 또는 그 이상의 필수 영양소가 결핍되거나, 대사장애 또는 소화나 흡수저하, 과다한 배설작용, 생물학적 요구량의 증가로 나타나는 질환.

결함수분석 缺陷數分析 fault tree analysis : FTA 1962년 미국 벨 전화연구소의 H. A. Watson에 의해 처음으로 고안된 발생 가능한 사고를 예상하고 사고가 발생하게 되는 원인을 역으로 추적하는 분석 방법으로 신뢰성 분석의 주된 기법이다.

결합링 結合~ swivel 호스를 수 커플링에 연결할 때 사용하는 회전이 자유로운 암 커플링 고리. = 회전고리.

결합부 結合部 symphysis 연골과 섬유조직으로 형성된 오직 제한된 운동만 허용하는 관절.

결합성 結合性 affinity 두 물질 사이의 결합하려는 힘. = 친화성, 친화력.

결합조직 結合組織 connective tissue 신체 기관과 조직의 형태를 유지하며 결합시키고 지지하는 조직으로 세포가 비교적 적고 세포간질이 풍부하다. 결합조직은 주로 세포, 세포외섬유, 기질로 구성되어 있다.

결핵 結核 tuberculosis : TB *Mycobacterium*속(屬)의 균에 의한 사람이나 동물의 감염증으로 만성전염병. 대부분이 폐결핵이나, 그 밖에 전신의 모든 장기(臟器)도 침범될 수 있다. 결핵증은 초감염(初感染)으로 시작되는데 초감염이란 처음으로 개체(個體)에 결핵균이 침입하고 그것이 증식함으로써 개체도 결핵균에 반응하여 특유의 염증을 일으키는 것을 말한다. 뒤이어 일어나는 소속(所屬) 림프절의 병변을 포함하여 초기변화군(初期變化群)이라 한다. 초감염 이전에는 투베르쿨린 반응이 음성이던 것이 초감염 후에는 양성이 되기 때문에 이것으로 감염의 유무를 알 수 있다. 결핵균은 폐 이외에 장이나 피부를 통해서도 침입할 수 있으나 대부분 폐를 통하여 감염된다. 초감염소(初感染巢)는 폐 안의 어느 부분에도 나타나지만 늑막 가까이에 발생하는 일이 많다. 거의가 늑막 밑 1cm 범위 내에서 발견되는데, 오른쪽 폐에 약간 많은 편이다. 초기변화군은 초감염을 경과하면 반드시 나타나는데, 그 대다수는 병으로 진단되지 않고 치유되며, 극히 일부만이 병소의 반응이 현저해져 초감염결핵증 또는 제1차 결핵증으로 진단된다. 폐결핵은 대개의 경우 초감염결핵증에서 잇달아 진행한 것이 아니라 그 대부분이 폐첨부(肺尖部)에 다른 병소가 생겨서 진전한 것이다. 초감염결핵증 이외의 모든 결핵을 제2차 결핵증이라고 하는데, 이것은 대부분 초기변화군에서 어떤 경로를 통하여 결핵균이 폐첨에 퍼져서 발생한 것이다. 그 경로는 대개 기관지 또는 혈관이다. 전자를 관내성 전이(管內性轉移)라 하고, 후자를 혈행성 전이(血行性轉移)라 한다. 폐첨에 생긴 폐결핵의 시초도 그것이 작으면 그대로 치유되는 경우도 있으나, 만일 손가락 끝 정도의 크기일 때는 대개 공동(空洞)이 생기고 그것이 새로운 원천이 되어 관내성 전이를 일으킨다. 또 결핵균이 섞인 담(가래)을 삼켜서 장결핵(腸結核)을 일으키기도 한다. 결핵균이 핏속에 들어가면 뼈, 신장, 수막(髓膜) 등에도 혈행성 전이를 가져온다. 한 번 신장에 제2차 결핵증이 발생하면 관내성으로 수뇨관(輸尿管), 방광에 결핵증이 진전하게 된다.

결핵결절 結核結節 tubercle 결핵의 병변 중 증식성 변화에 나타나는 좁쌀만한 크기의 육아종. 이 결절의 크기는 병의 진행도에 따라, 결절의 색깔은 동물종에 따라 조금씩 다르다. 작은 결절이 모여서 결핵 결절 괴를 이룬다. 또 결절은 건락화하는데, 건락화한 부분은 두 가지 증세를 나타낸다. 하나는 건조하고 딱딱딱해져 마침내 석회화(石灰化)하여 모래알처럼 보이며, 또 하나는 연화(軟化)하여 공동을 만든다. 폐결핵의 경우 석회가 침착해서 석회화하면 치유된 것이

고, 반대로 내용물이 객출(喀出)되어 공동화(空洞化)하면 진행되는 것이다. 건락은 치즈를 번역한 말인데, 건락하는 병소(病巢)를 육안으로 보았을 때 치즈와 비슷한 데서 이렇게 불리고 있다. 주로 결절의 위치는 폐장, 늑막, 간장, 비장, 복막에 나타난다.

결핵성심내막염 結核性心內膜炎 tuberculous endocarditis 결핵균에 의한 심내막과 심장판막의 비정상적인 감염 상태.

결핵종 結核腫 tuberculoma 중추신경계의 결핵성 조직. 팽창성 뇌척수 종괴의 증상이 특징적이다.

겸상적혈구 鎌狀赤血球 sickle cell 비정상적인 초승달 모양의 적혈구. 전형적으로 낫모양을 보이며 빈혈이 특징이다.

겸상적혈구빈혈 鎌狀赤血球貧血 sickle cell anemia 특정한 유전자 부위 즉, β사슬의 6번째 잔기에 있는 글루타민산(glutamic acid)이 발린(valine)으로 치환되는 상염색체 열성유전질환으로 비정상 헤모글로빈에 의해 다양한 중증도의 임상소견을 나타내는 만성 용혈성 빈혈. 탈산소 아래에서 S형 혈색소를 가지고 있는 적혈구는 낫 모양으로 나타나고 metabisulfite와 같은 산소-소모시약을 첨가한 후 현미경하에서 관찰할 수 있다.

겸용 兼用 dual purpose 소방장비에 두 가지 이상의 기능이 있는 것.

겸용관창 兼用管槍 combination nozzle 분무와 직사기능을 함께 가지고 있는 관창. → 관창, 분무관창, 직사관창.

겸용라인 兼用~ dual line 두 개의 호스라인. 간혹, 종류가 다른 소화약제를 동시에 내보내어 복합적인 효과를 발하도록 하는 경우도 있지만, 그 보다는 소방펌프차 또는 노즐에 적절한 용량을 제공하는 일에 더욱 널리 사용된다.

겸용소방펌프차 兼用消防~車 triple combination 호스와 물탱크, 펌프를 겸용으로 탑재하고 있는 소방펌프차.

겸용제연설비 兼用制煙設備 nondedicated smoke control systems 건물의 공기조화(heating ventilation and air conditioning : HVAC) 설비와 같이 구

성부품을 다른 설비와 공유하는 설비. 연기를 제어할 경우 설비는 제연설비의 동작형태로 전환된다.

겸자 鉗子 forceps 두 개의 측면을 가지고 있는 외과용 기구. 핀셋을 붙잡거나, 다루거나, 누르거나, 끌거나, 조직을 연결하거나, 장치 또는 공급하는데 사용한다.

겸자분만 鉗子分娩 forceps delivery 겸자(鉗子)로 태아의 머리를 잡아 견인하여, 태아와 모체에 손상을 주지 않고 산도(産道)를 통과하여 태아를 꺼내는 것.

겹브레이드 braided 로프가 고정된 곳에서의 하강작업을 효과적으로 하기 위한 로프. 내형의 브레이드가 50% 이하의 무게 지탱력을 가지고 있다. = 이중브레이드.

경 莖 peduncle 조직이나 종양을 연결하는 줄기처럼 생긴 구조물. = 각, 자루.

경가연물 輕可燃物 light fuel 마른 나뭇잎이나 마른 풀처럼 신속하게 연소하는 가연물.

경계관창 警戒管槍 watch nozzle 연소확대나 재발화를 방지하기 위해서 배치되는 관창(관창수). → 연소확대, 재발화.

경계구역 警戒區域 watch zone 화재발생지점은 수신기에 지구표시등을 점등시키거나 LCD창에 문자로 표시해주는데 이 지구표시등 또는 문자 하나가 담당하는 구역. 자동화재탐지설비는 화재발생뿐만 아니라 화재가 건물의 어느 지점에서 발생했는지도 알려주는 설비이다. 경계구역의 설정은 수신기의 지구표시등이나 문자를 보고 신속하게 화재를 확인할 수 있도록 규정되어 있다.

경계선화재경보기 境界線火災警報器 line box 경계선 또는 경계선 근처에 위치한 화재경보기. 경계선 화재경보기가 작동할 경우 경계에 인접한 두 소방서가 대응한다. = 경계지역경보기.

경계성인격장애 境界性人格障碍 borderline personality 감정, 자아상(自我像) 및 대인관계가 전반적으로 현저하게 불안정한 인격장애. 충동적이고 자기 파괴적인 행동을 보이고 조종되지 않는 분노, 버림받는 것에 대한 공포, 만성적인 권태감과 공허감 그리고 반복되는 자해행동 및 자살위험 등이 따른다.

경계성 인격은 가끔 다른 인격장애, 예컨대 분열형, 히스테리성, 자기애적 또는 반사회적 인격장애에서도 볼 수 있다.

경계소방대 警戒消防隊 watch detail 진화작업을 완료한 이후에도 재발화되는 것을 감시하기 위해 화재현장에 머무르는 소방대.

경계시간 警戒時間 patrol time 화재의 진화작업을 마무리한 시간부터 완전 진화되었음을 공표할 때까지의 시간.

경계신호 警戒信號 delinquency signal 경비원이나 관리인의 경계 및 감시활동을 지시하는 신호.

경계호스 警戒~ watch line 경계소방대와 함께 진화작업 완료 후에도 재발화되는 것을 우려하여 화재현장에 남겨 두는 호스라인.

경고반응 警告反應 alarm reaction 신체가 자극을 받을 때 보이는 적응의 첫 단계. 스트레스에 대처하기 위해 신체나 정신의 다양한 방어기전의 발현을 특징으로 한다.

경골 脛骨 tibia 하퇴 내측에 있는 굵고 커다란 긴뼈로 근위단은 폭이 넓고 대퇴골에 대응하는 내·외측과로 양측으로 펴져 있고 그 상면은 각각 평활한 관절면으로 되어 있다. 슬관절(knee joint)은 대퇴골, 슬개골, 경골로 구성되고 비골은 참가하지 않으며 원위단에는 거골에 대한 관절면을 가지며 내측에는 내과가 돌출해 있다. = 정강뼈.

경골거친면 = 경골조면.

경골신경총 脛骨神經叢 tibial nerve 모든 경골 신경을 일컬음. 경골 신경은 슬와 중앙선을 따라 하퇴로 내려가 후경골 동맥과 같이 가자미근의 하방을 지나며 경골 내과의 후방을 거쳐 발바닥에 이르면 내측 및 외측 족척신경(medial & lateral plantar nerve)과 척측 지신경(plantar digital nerve)으로 나누어진다. 경골신경의 피지는 총 비골 신경의 피지와 하퇴의 중앙에서 서로 교통하여 비복신경을 형성하여 하퇴의 후면과 발의 외 측면에 분포하고 운동신경인 근지는 하지의 모든 굴근과 발바닥의 족척근들을 지배한다. = 정강신경총.

경골조면 脛骨粗面 tibial tuberosity 사두근이 붙는

부분으로 경골이 튀어나온 부분. = 경골거친면.

경과기록지 經過記錄紙 progress note 질병의 경과에 대하여 의사와 그밖의 치료자들이 직접 기록하고 서명하는 서식. 이는 입원기록에서 시작하여 입원기간 중에 연속적으로 기록하여 퇴원 또는 사망시에 최종 경과 기록으로 끝나게 된다. 그 내용은 입원기록, 경과기록, 전과기록, 최종경과기록지로 구성된다.

경관영양법 頸管營養法 cervical alimentation 비강이나 구강으로 삽입된 위관을 통해 유동식이나 영양제를 위(胃)로 주입하는 영양보충법. 좌위나 반좌위 자세로 투여하는 것이 좋다. = 비위관영양.

경관유산 頸管流産 cervical abortion 외자궁구(外子宮口)가 이완되지 않아서 수정란(受精卵)이 자궁경부에 머물고 있는 상태에서의 유산.

경관확장자궁소파술 頸管擴張子宮搔爬術 dilatation and curettage : D & C 자궁경관을 넓히고 자궁내막을 긁어내는 수술. 보통 자궁질환을 진단하고 과도하거나 지연된 질출혈을 교정하기 위하여 행한다. = 자궁목확장긁어냄술.

경광등 警光燈 flashing light 긴급자동차의 앞, 뒤, 측면의 상단에 설치하는 밝게 반짝이는 전등. 긴급자동차에 대한 일반차량의 피양(避讓)을 유도하고 안전한 출동을 돕는다. → 긴급자동차.

경구 經口 oral 입에 관한 것을 말하며, 입을 통해서 섭취한, 또는 입안에 적용한 것을 의미. 입 또는 구강은 뺨에 의해 둘러싸여 있고 경구개, 연구개, 혀로 이루어져 있다. 피부가 접힌 부분은 입술이며 구강의 개구부를 이루고 있다. 구강의 천장은 경구개와 연구개로 이루어져 있다.

경구개 硬口蓋 hard palate 입천장의 딱딱한 뼈로 된 부분. 뒤로는 연구개, 앞과 옆으로는 치은과 치아에 연결되어 있다. = 단단입천장.

경구당부하검사 經口糖負荷檢査 glucose tolerance test : GTT 경구나 주사로 일정량의 설탕을 투여한 후 일정한 시간 간격으로 혈액을 채취하여 혈당을 측정하는 것. GTT는 당뇨병과 탄수화물 대사에 영향을 미치는 질환을 보조적으로 진단하는데 사용한다.

경구용혈당강하제 經口用血糖降下劑 oral hypoglycemic 경구로 투여하는 혈액 중의 포도당치를 저하시키는 약물.

경구투여 經口投與 oral medication 약물 투여방법 중 가장 편하고 안전하며 경제적인 방법. 위장관에서의 흡수는 흡수면적, 흡수부위의 혈류량, 약물의 물리적 상태, 흡수부위의 농도에 영향을 받는다. 약물이 거의 소화기관에서 흡수되며 소화관 점막을 통해 문맥으로 들어가며 소화효소, 간의 효소, 장내 세균 등에 의해 약물이 변화될 수 있다.

경구피임제 經口避妊劑 oral contraceptives 배란억제를 위한 자연 생성 호르몬과 유사한 성분의 제제. 투약 설명서대로 복용시 100% 피임이 가능하다.

경구혈당 經口血糖 oral glucose 당뇨병력을 갖고 있는 환자가 삼킬 수 있고 깨어 있을 때 치료를 목적으로 경구를 통해 주는 포도당의 형태.

경금속 輕金屬 light metals 비중이 비교적 작은 금속을 이르는 관습적인 용어. 비중 4.0 이하의 것, 5.0 이하의 것을 가리킬 때도 있다. 알칼리금속, 알칼리토금속(베릴륨, 마그네슘을 포함), 알루미늄 등이 이것에 속한다. ↔ 중금속(heavy metals).

경급화재위험 輕級火災危險 light hazard 화재가 발생한다 하더라도 소규모의 화재만 예상되는 상황.

경도 硬度 hardness 수질의 경도는 함유된 칼슘, 마그네슘, 탄산칼슘 등의 광물질 양(量)의 정도. 물 100cc 속에 산화칼슘(CaO) 1mg이 함유된 물을 경도 1도라고 한다. 광물의 경도는 모스 경도(Mohs hardness)로 나타낸다. 물체의 기계적 성질 중 무르고 단단한 정도를 나타내는 수치. 금속재료에서는 사용 시험기에 따라서 브리넬 경도, 비커스 경도, 록웰 경도, 쇼어 경도 등으로 호칭된다. → 칼슘, 마그네슘, 탄산칼슘, 산화칼슘.

경도풍속 傾度風速 gradient wind velocity 특정 지역의 지상 303.4~606.8m 고도에서 측정한 풍속.

경돌설근 莖突舌筋 musculi styloglossus 설하신경의 지배를 받고 혀를 올리고 뒤로 끄는데 도와주는 혀의 근육.

경동맥 頸動脈 carotid artery 목의 양측에 위치한 커다란 동맥. 심장에서 목을 거쳐 얼굴이나 머리로 피를 보내는 대동맥의 분맥을 지칭함. 심정지시 뇌순환을 확인하기 위해서나 상완 맥박이나 요골 맥박을 측정할 수 없는 경우 경동맥을 이용하여 응급환자의 순환상태를 파악할 수 있다. 응급환자에게서 경동맥이 촉지되면 혈압이 60mmHg 정도 유지되는 것으로 볼 수 있다. 경동맥은 목의 양측에서 촉지할 수 있으며, 촉지할 때는 경동맥에 과도한 압력을 주거나, 동시에 양쪽 경동맥을 평가하지 않도록 주의하여야 한다. = 목동맥.

경동맥관 頸動脈管 carotid canal 외두개저 거의 중앙부에 위치하는 둥근 관. = 목동맥관.

경동맥맥박 頸動脈脈搏 carotid artery pulse 경부 양쪽에서 촉지되는 경동맥의 박동.

경동맥팽대 頸動脈膨大 carotid sinus 총경동맥이 외경동맥과 내경동맥으로 나누어지는 바로 위의 작은 팽창부위.

경동맥팽대마사지 頸動脈膨大~ carotid sinus massage 턱 아래에 있는 경동맥의 분기점을 단단히 문지르는 것. 이 때 혈압이 상승하여 방실전도와 심박동수가 감소한다. 환자의 머리를 왼쪽으로 돌리도록 한 후 우측 경동맥동을 먼저 5~10초간 마사지한다. 마사지는 반복할 수 있으며, 우측 경동맥동 마사지에서 심실상성 빈맥이 없어지지 않으면, 좌측 경동맥동을 같은 방법으로 마사지할 수 있다. 그러나 양측 경동맥동을 동시에 마사지하면 무수축, 완전방실차단, 심실부정맥이 발생할 수 있으므로, 양측을 동시에 마사지해서는 안 된다. 노인에서는 무수축이나 경동맥으로부터 뇌로 전색이 발생될 가능성이 있으므로 경동맥동 마사지를 시행하면 안 된다.

경량구급차 輕量救急車 ambulance volantes 나폴레옹 전쟁시(1805년) 부상자를 이송하기 위해 고안된 사륜마차. 이것은 미국에서 Seminole 전쟁시 미국군이 응급차에 시행하여 1835년 채용되었다.

경련 痙攣 convulsion 근육이 자기 의사와 관계없이 급격한 수축을 일으키는 현상. 성질상 강직성인 것과 간헐성인 것으로 구별한다. 전자는 심한 지속성 근육수축으로 근육이 경직하고, 후자는 근육의 수축과 이완이 반복되어 근육이 연속적으로 경련을 일으키는 것이다. 중추신경계의 질환 또는 각종 중독에 의해서 나타난다.

경련마비 痙攣痲痺 spastic paralysis 근육의 강직 상태가 현저한 마비. 신경근접합에서 분비된 아세틸콜린이 약물 등에 의해 분해되지 않거나 척수손상 때문에 일어난다.

경련성발작 痙攣性發作 convulsive seizure 일반적인 간질성 경련.

경련중적상태 痙攣重積狀態 state epilepticus 완전한 의식회복이 없이 계속되는 간질발작.

경로 經路 pathway 신체의 각 부위와 척수나 뇌 사이에서 신경신호의 전달 경로를 형성하는 일련의 신경세포들.

경로차 經路差 path difference (통신) 가시거리 내에서 전파가 전파(傳播)되는 경우, 송신점으로부터 직접 수신점에 도달하는 직접파와 대지나 그 밖의 것에 반사되어 수신점에 도달하는 반사파의 전파 통로의 차.

경막 硬膜 dura mater 뇌 및 척수를 싸고 있는 세 개의 막 중에 가장 강인한 섬유성 최외막(最外膜). 뇌경막은 외층의 두껍고 튼튼한 피막으로 2층의 구조를 하고 있다. 최 외층은 혈관이 많이 분포되어 있고 두개강의 내면을 덮는 골막으로 이행하며 내층은 중추신경계의 피막인데 이들 내·외층 사이에는 일정한 간격을 두고 경막 정맥동을 형성하고 있다. 또한 경막은 좌·우 대뇌 반구 사이의 격벽으로 들어가 낫 모양의 대뇌겸(falx cerebri)을 이루어 대뇌반구를 좌·우로 구분하고 대뇌 후두엽과 소뇌사이에는 소뇌천막을 이루어 경계를 하고 있다. 척수 경막도 두겹으로 구분되어 있으며 척주 관의 내면을 덮는 골막으로 이행하고 내층은 지방조직과 정맥 총이 풍부하며 이들 막 사이를 경막상강(epidural cavity)이라고 하고 마취과 영역에서 중요시되고 있다. 척수 경막 내강은 제2천추까지 간극을 형성하고 그 하단은 가늘어져서 척수의 종사를 싸며 미골까지 연결되어있다.

경막내의 硬膜內~ intrathecal 척수강 안과 같은 경막내의 구조에 속하는.

경막내주사 硬膜內注射 intrathecal injection 척수 마취나 중추신경계의 염증시 투여하며 응급구조사는 거의 행하지 않는 주사.

경막외마취 硬膜外痲醉 epidural anesthesia 경막 외강에 국소마취제를 주입함으로써 이루어지는 국소마취. 마취부위를 중심으로 0.5~2%의 마취제를 10~20 ㎖ 정도 주입한다.

경막외조영법 硬膜外造影法 epidurography 경막 외강에 수용성 조영제를 주입하여 촬영하고 신경근의 압박이나 편위를 관찰하며 헤르니아의 형태, 크기, 위치 등을 검사하는 방법.

경막외출혈 硬膜外出血 epidural hemorrhage 주로 외적자극에 의한 경막 외측 출혈. 동맥혈관-중뇌막 동맥(middle meningeal artery)이 자주문제가 되므로 상태가 급속히 진행하며 환자는 빠르게 무의식 상태로 빠져든다. 출혈이 비교적 혈압이 높은 상태에서 일어나므로 두개 내압이 빠르게 상승하며 대뇌가 압박을 받게 된다. 환자가 뇌진탕과 경막 외 혈종을 동시에 일으킬 수 있기 때문에 뇌진탕으로 일시적인 의식소실을 보였다가 그 후 의식을 회복하여 명료해졌다가 다시 의식 수준의 저하가 나타난다. 의식이 회복된 중간기를 명료기(lucid interval)라 하는데 경막 외 혈종 때 특징적인 증상이다.

경막외혈종 硬膜外血腫 epidural hematoma 직접적인 외상에 의해 두개골과 경막 사이에 혈액이 고이는 것.

경막초 硬膜鞘 dural sheath 뇌신경과 척수신경근을 감싼 경막의 연장.

경막하출혈 硬膜下出血 subdural hemorrhage 경막 아래 거미막하 공간 내에 생긴 출혈. 혈종은 서서히 증상을 나타내는데 그 이유는 작은 정맥 혈관이 파열되면서 출혈이 일어나기 때문이다. 경막하 출혈은 연막상부에 혈액이 존재하기 때문에 뇌 내 출혈의 경우와 같은 뇌 조직 자극은 유발하지 않고 환자는 대개 수 시간 혹은 심지어 수일이 지날 때까지 분명한 증상 및 징후가 나타나지 않는다.

경막하혈종 硬膜下血腫 subdural hematoma 뇌의 겉을 싸는 경막 하부에 혈액이 고여 있는 상태.

경방계획 警防計劃 fire fighting plan 소방대상물의 위치, 구조, 용도, 위험물, 주변여건 등을 고려하여 출동, 진화, 인명구조 방법 등을 미리 계획한 것. 현장 지휘자나 대원들에 대한 사전 명령 또는 약속이라고도 할 수 있다.

경방석 警防席 cap 소방차량에서 경방(진압)요원 또는 구조, 구급대원이 탑승하는 부분.

경방요원 警防要員 fire fighter 화재진압, 소방검사, 행정업무 등을 맡아보는 소방공무원으로, 구조·구급대원이나 소방차량 운전요원과 구별된다. → 진압요원, 기관원.

경방조사 警防調査 investigation for fire-fighting 경방계획을 세우기 위한 조사활동. 흔히 소방검사와 병행된다. → 경방계획.

경변 硬變 cirrhosis 병리학적으로는 정상의 현미경적 소엽구조의 상실을 특징으로 하는 간질환으로 섬유증과 결절성 재생을 수반함.

경보 警報 alarm 화재 또는 긴급사태의 발생을 알리는 음향 또는 시각 신호. = 경고음.

경보기구 警報器具 notification appliance 음향과 시각을 동시에 출력하는 경종, 사이렌, 스피커, 스트로브(strobe), 프린터 등과 같은 경보설비의 구성요소.

경보기구회로 警報器具回路 notification appliance circuit 경보기구에 직접 연결되어 있는 회로나 경로.

경보단계 警報段階 alert phase 항공기와 탑승자의 안전에 우려가 되는 상황.

경보발신기 警報發信機 alarm box 소방서에서 화재경보를 송신하는 장치. 일반인이 쉽게 발견하여 사용할 수 있는 위치에 설치한다.

경보설비 警報設備 alarm system 열, 연기 등의 연소생성물질 또는 스프링클러 설비의 배관의 수류 이동에 의해서 화재를 감지, 소방서로 경보를 보내거나 자체 방재센터에 신호를 보내는 자동화재 속보설비 또는 자동화재 탐지설비 등으로 signaling system이라고도 함. → 연소생성물, 스프링클러, 자동 화재 속보설비, 자동화재탐지설비.

경보수신시설 警報受信施設 alarm receiving facility 경보신호 또는 감시신호를 수신 받는 장소. 사설 감시실 또는 원거리 감시실, 중앙감시실 또는 소방 서를 포함할 수 있다.

경보시퀀스 警報~ positive alarm sequence 설비 를 복구하지 않아도 점검시 경보신호를 수동으로 지 연시키는 자동 시퀀스.

경보신호 警報信號 alarm signal 조난 호출 또는 조 난 통보 등에 앞서 송신되는 신호로 경보 자동 수신기 를 작동시키는 것. 청취 측의 주의를 환기시키기 위해 사용한다. 경보 신호의 구성은 무선 전신을 이용한 경 보 신호는 1분 간에 송신하는 12선으로 구성되고 각 선의 길이는 4초 간, 그 간격은 1초 간으로 한다. 또 한 무선 전화를 이용한 경보 신호는 교대로 송신하는 2음(1음은 2,200Hz, 다른 1음은 1,300Hz)으로 구 성되고 각 음의 길이는 250ms로 한다. 이 경우 자동 기에 의할 때는 최단 30초 간, 최장 1분간 계속 송신 해야 한다.

경보업무 警報業務 alerting services 수색 및 구 조를 필요로 하는 항공기에 관한 사항을 관련기관 에 통보하고, 필요에 따라 그 기관을 지원하기 위한 업무.

경보용디지털무선설비 警報用~無線設備 digital alarm radio system : DARS 방호구내에 위치한 경보 용 디지털무선송신기(digital alarm radio transmitter : DART)로부터 무선채널을 통해 경보용 디 지털무선수신기로 신호를 전송신하는 설비.

경보용디지털무선수신기 警報用~無線受信機 digital alarm radio receiver : DARR 두 개의 부구성 요소 (subcomponent)로 구성된 설비. 하나의 구성 요소 는 무선신호를 수신해서 해독하는 것이며 다른 하나 는 해독된 데이터를 표시한다. 두 개의 부구성 요소 는 중앙감시실에 함께 위치하거나 데이터 전송채널 에 의해 분리될 수 있음.

경보용디지털송신기 警報用~送信機 digital alarm communicator transmitter : DACT 방호구역에서

발신 장치 또는 다수의 장치와 연결되어 있는 설비 의 구성 요소. 이 송신기는 접속된 통신선을 점유하 고, 경보용디지털수신기(digital alarm communicator receiver : DACR)에 접속시키기 위해 미리 선 택된 숫자를 다이얼로 돌려서 발신 장치의 상태변화 를 표시하는 신호를 송신한다.

경보용디지털수신기 警報用~受信機 digital alarm communicator receiver : DACR 공공 교환망에 전 송된 경보용 디지털송신기(digital alarm communicator transmitter : DACT)로부터 신호를 수신하 고 표시하는 시스템의 구성 요소.

경보용디지털통신설비 警報用~通信設備 digital alarm communicator system : DACS 공공 교환망 을 통해 방호구내에 위치한 경보용 디지털송신기(digital alarm communicator transmitter : DACT) 로부터 경보용 디지털수신기(digital alarm communicator receiver : DACR)까지 신호를 전송하는 시 스템.

경보음 警報音 alert tone 음성메시지의 전송에 의 해 입주자를 경계시키기 위한 주의신호.

경보전송회로 警報傳送回路 alarm circuit 중앙경보 통제실로부터 각 소방대 및 관계기관으로 화재경보 를 송신하는 경보회로. 에어혼, 벨, 스피커, 또는 현 장 사이렌과 같은 음향 경보를 수반하기도 한다.

경보확인기능 警報確認機能 alarm verification feature 연기감지기로부터의 경보신호를 판단하기 위해 복구 후, 주어진 시간 내에 경보상황을 다시 확인하 여 불필요한 경보를 감소시키기 위한 자동화재경보 설비의 기능.

경보후조치 警報後措置 alarm service ① 발신기를 수동으로 조작한 이후, 소화설비의 작동을 지시하는 경보를 발신한 이후, 또는 다른 소화설비로부터 경 보가 송신된 이후 취해야 할 조치. ② 경보 수신후 취해야 할 조치.

경부 頸部 cervix collum 두부(頭部)와 동부(胴部) 를 연결하는 부분 또는 기관(器官)의 협착부. 두부와 구간(軀幹)을 연결하는 부분으로 경부의 하전부는 목(cervix)이라고 부르고, 배부는 목덜미(nucha)

라고 부른다. 신체적구조 또는 신체기관의 목모양의 부분을 가리키는 일반 명칭으로 사용한다. = 목.

경부개대 頸部開大 cervical dilatation 경부 외구가 분만 시작 전에 1cm미만의 아주 작은 크기에서부터 분만이 진행되어 아기가 통과할 정도로 넓게 열리는 것. 완전 개대란 10cm정도의 개대로서 내진시 경관 부분이 촉지되지 않게 된다. 이는 자궁상부 근육의 견축으로 상부가 짧고 두꺼워지면서 자궁하부를 잡아당겨서 경부를 개대시키는 것과 수축하는 자궁의 압박이 태아의 아두로 하여금 경부에 힘을 가하도록 하는 두 힘의 결합으로 이루어진다고 본다. 완전 개대는 기전은 확실하지 않으나 양수가 자궁내막으로 압력을 주는 것으로 생각되며 자궁 하절부와 경부에서 저항이 적어지면 완전 개대된 것으로 본다.

경부고정장비 頸部固定裝備 cervical immobilization device 경추와 척추손상이 의심되는 환자의 머리 움직임을 감소시키기 위해 척추고정대위의 머리 양옆에 놓이는 장비. 모래주머니로 대치하기도 한다.

경부만곡 頸部彎曲 cervical curvature 성장하여 머리를 세울 때 척추가 앞쪽으로 구부러지는 것. = 목부위만곡.

경부소실 頸部消失 cervical effacement 2~3cm길이에 두께 1cm이던 경부가 점차 짧아지면서 얇아져서 마치 종이장처럼 들어 올려가는 과정. 경부 외구는 그 크기의 변화 없이 이루어질 수 있으나 경부내구는 2~3cm가량 위로 올라간다. 거상은 또한 이슬이 빠져 나오면서 자극되기도 하며 Braxton Hicks 수축에 의해서도 자극된다. 초산부는 주로 경관이 거상된 후에 개대되지만 경산부는 대부분의 경우 거상과 개대가 동시에 이루어진다.

경부제대 頸部臍帶 nuchal cord 분만 중에 있는 아이나 자궁 내 태아의 목에 제대가 감긴 상태. 대개 머리위로 미끄러져 벗어진다. 느슨한 단일 고리를 통해 어깨가 나올 수 있는데 이는 가장 흔한 분만 합병증이고 출생 25%이상에서 발생한다. = 목의 제대.

경비관절 脛腓關節 tibiofibular joint 경골(tibia)과 비골(fibula)부분으로 약간의 운동성이 있음.

경비순찰감시 警備巡察監視 guard's tour super-

vision 수동 또는 자동으로 기동되는 경비원의 순찰 시간 및 경로를 나타내는 장치.

경비원 警備員 watchman 건물이나 공장 등에서 화재 등의 재해 감시 업무를 위해 고용된 자.

경사각 傾斜角 tilt angle ① 지상에서 멀리 떨어진 텔레비전 전계를 강하게 하기 위해 송신 안테나로부터의 발사 전파를 수평보다 아래로 기울게 하는 각도. ② 레이더에서 수직면 내의 발사 방향과 기준축 사이의 각도.

경사계 傾斜計 inclinometer 고가사다리 또는 공중 작업대의 등판 각도를 표시해 주는 장치.

경사도등급 傾斜度等級 slope class 임야화재 방화대가 출동한 현장의 평균적인 경사도를 지칭하는 부호.

경사로 傾斜路 ramp 높이가 다른 두 바닥(층)을 연결하는 통로. 대피로나 장애인 이동로로 이용된다.

경사붕괴 傾斜崩壞 lean-to collapse 바닥이 붕괴하면서 바닥의 한쪽 면이 붕괴되지 않고 남아 붕괴된 다른 한쪽 면을 지탱하고 있는 것.

경사지붕 화재발신기함 傾斜~ 火災發信機函 cottage box 경사진 지붕 모양의 덮개가 있는 화재발신기함.

경사천장 傾斜~ sloping ceiling 41.7mm/m(1½ in./ft)를 초과하는 경사가 있는 천장. 1) 박공경사형(sloping-peaked type) : 최고점으로부터 2방향의 경사가 있고, 굴곡이 있거나 둥근 천장은 박공형으로 간주될 수 있으며, 이의 경사도는 최고점으로부터 최저점까지 현의 기울기로 나타낸다. 2) 외쪽경사형(sloping-shed type) : 한쪽 측면에 최고점이 있으며, 반대쪽 측면으로 기울어져 있는 형태가 있다.

경사측정대 傾斜測程臺 batter boards 참호를 재는 수평 판자.

경사V형안테나 傾斜~形~ inclined-V antenna 두 개의 도선을 수평면에 경사지게 역 V형으로 이어 놓고, V의 정점에서 급전하여 두 개의 나머지 단은 부하를 통하여 접지시킨 지향성의 진행수 안테나.

경산부 經産婦 multipara 분만할 때 신생아의 생사에 관계없이 또한 신생아의 단수나 복수에 관계없이 생존 가능한 신생아의 분만을 1회 이상 경험한 부인. 경산부는 출산아의 수에 따라 para Ⅱ, Ⅲ, Ⅳ 등으로 기록한다. → 미산부, 초산부.

경상 輕傷 first aid injury 단순한 응급처치만으로도 충분히 회복될 수 있는 정도의 상처.

경상돌기 莖狀突起 styloid process 경상유돌기 구멍 바로 앞에 있는 길고 가느다란 돌기. 인대와 근이 부착된다. = 붓돌기.

경색 梗塞 infarct 혈전이나 색전에 의해 순환장애가 발생하고 이로 인한 허혈 때문에 생기는 응고괴사부분. 경색은 뇌출혈 때문에 빨갛게 팽윤한 상처와 같으며 이 부분의 혈액 침윤일 것이다. 어떤 경색은 창백하고 하얗게 되는데, 이는 이 부분으로의 순환부족으로 인해 일어난다.

경색성심장병 梗塞性心臟病 infarctoid cardiopathy 심근경색증과 비슷한 증상을 나타내는 심장병.

경색전증후군 梗塞前症候群 preinfarction syndrome 협심증의 갑작스런 발발이나 횟수의 심각성이 증가되어 존재하는 협심증이 악화되는 것. 심근경색증에 이를 수 있다는 것을 나타낼 수 있다.

경색증 梗塞症 infarction 동맥혈의 공급이나 정맥혈의 순환이 갑자기 장애를 받아 장기나 조직의 일부에 허혈성 괴사를 일으킨 것을 의미한다. 원인은 대부분이 혈전증이나 색전증이며 동맥혈이 차단된 경우가 더 많다. 경색을 잘 일으키는 장기는 비장, 신장, 폐, 심장 및 뇌 등이다.

경색확장 梗塞擴張 infarct extension 심근경색이 원래 시작부위에서 확장되는 것. 이러한 현상은 일반적으로 경색부위 주변의 허혈 영역에서 세포의 죽음의 결과로 나타난다.

경성부목 硬性副木 rigid splint 골절 등의 근골격계 손상을 고정하기 위한 골판지, 나무 등의 단단한 재질로 된 부목.

경성탄 硬性炭 hard coal lignite 수분과 회분을 제외한 계산기준으로 총열량이 24 MJ/Kg(5,700 Kcal/Kg 또는 10,260 Btu/1b) 이상인 가연성, 고체, 검은색, 화석 탄화물의 침강성 퇴적물. 단, 석탄의 총

열량이란 30℃, 96% 상대습도의 공기와 평형을 이루고 있을 때 회분제외기준으로 계산된 것임.

경수 硬水 light water 물에는 다소의 차이가 있으나 칼슘, 마그네슘이 중탄산염이나 염화물 형태로 함유되어 있음. 그 함유량이 많은 물을 경수, 적은 물을 연수라고 함. 일반적으로 경도 10 이상을 경수, 10 이하를 연수라고 하며 끓여서 연화되는 것을 일시 경수, 연화하지 않는 것을 영구 경수라고 함.

경수로 輕水爐 light water reactor 원자로는 연료, 감속재, 냉각재, 반사재, 제어재 등으로 이루어져 있는데 이 중에서 감속재, 냉각재, 반사재로서 보통의 물을 사용하는 원자로.

경식도인공심박조율 經食道人工心博調律 transesophageal pacing 비침습적으로 심방을 인공심박조율하기 위해 식도를 통하여 전극도자를 삽입하는 것.

경식도초음파 經食道超音波 transesophageal echocardiogram : TEE 대동맥 박리, 인공판막 및 승모판막 이상, 심내막염, 혈전, 관상동맥질환, 심방중격 결손 등을 진단하기 위해 사용하는 검사방법. 식도는 심장 바로 위를 지나가므로 작은 초음파 기구를 삼키면 식도 아래로 움직이면서 심장의 모습을 명확히 볼 수 있다.

경신경총 頸神經經叢 cervical plexus 모든 경신경. 경신경의 후지는 후두부에서 후 경부의 근육과 피부에 분포하는데 후두부에 제2경신경인 대 후두 경신경(greater occipital nerve)이 분포하고 제1경신경인 후두부 신경은 경부의 심부근 층에 분포하고 있다. 한편 경신경의 전지인 상부섬유(C1-C4)는 경신경총을 형성한다. 횡격막을 지배하는 횡격 신경은 2/3는 횡격 섬유이고 1/3은 감각섬유인데 감각섬유는 대부분 흉막과 심 외막에 분포하고 그 일부는 횡격막 하면과 복막에 분포한다. = 목신경얼기.

경악호흡 驚愕呼吸 surprising respiration 물에 빠진 직후 수 분 동안 본능적으로 호흡을 참는 흡기성 호흡. 미주신경의 자극이나 후두경축이 일어나 사망할 수 있다. = 경악흡입(surprise inhalation).

경유 輕油 disel oil 원유를 증류하여 얻어지는 기름

의 일종. 증기비중 4~5, 비점 200~350℃, 비중 0.85, 인화점 50~70℃, 발화점 257℃, 연소범위 1.1~6.0%, 담황색 또는 담갈색의 기름. 상온에서 인화의 위험은 적으나 증기는 공기와 혼합하여 연소 범위를 형성하면 인화, 폭발의 위험이 있다. 용도는 디젤연료, 보일러연료, 대형스토브용, 기계세척용, 가스흡수용, 각종 교통기관의 연료 등으로 사용된다. → 연소범위, 포, 분말, 할론, 질식소화, 폐수종, 폐출혈, 등유, 중유.

경음기 警音器 siren 교통안전상 경고를 전달하는 장치. 사람의 신경에 민감하게 작동하고 경쾌한 느낌을 주는 음색을 가지게 할 필요가 있다. 맴돌이형, 관형, 평형 등의 종류가 있고 이들 형상은 다르나 음을 발생시키는 작동원리는 동일하다. 즉, 전자석의 스위치를 열어 전자석의 흡인작용을 단속하면 얇은 철판으로 되어 있는 진동판은 자기의 복원력에 의해 진동하여 음을 발생시킨다. 경음기는 자동차 안전기준 규칙에 따라 반드시 설치되어야 하며 음색과 음의 크기를 규정하고 있다. 음색은 동일하고 연속적인 소리를 낼 수 있어야 하며 음의 크기는 90dB 이상 115dB 이하가 되도록 하되 그 크기가 일정해야 한다.

경임부 經姙婦 multigravida 두 번 이상의 임신 경험이 있는 여성.

경정맥 頸靜脈 jugular vein 경동맥이 공급하는 목과 머리의 혈액을 회수하는 정맥. 외경정맥은 두피의 천정맥과 안면의 심정맥에서 오는 혈액을 받고 내경정맥은 뇌와 두부와 경부의 심부구조에서 오는 혈액을 받아 외경정맥과 함께 쇄골 하 정맥에 유입된다. = 목정맥.

경정맥공 頸靜脈孔 jugular foramen 내경정맥과 설인신경, 미주신경, 부신경이 지나가는 부분. = 목정맥구멍

경정맥압 頸靜脈壓 jugular vein pressure 경정맥의 혈압. 정맥 혈류량과 압력을 반영하는 것으로, 측정은 누워 있는 환자의 머리를 45°정도 상승시키고 경정맥을 관찰하는 것이다. 보통 호기말에서 쇄골위 몇 mm정도만 경정맥이 충만하면 정상이다. 경정맥압이 상승하면 경정맥이 턱에 이르는 각까지 확장될

수 있다.

경정맥인공심박조율 經靜脈人工心搏調律 transvenous cardiac pacing 일시적 인공심박조율 방법 중 가장 안정된 인공심박조율을 제공할 수 있는 방법. 정맥을 통하여 전극을 우심방 또는 우심실에 삽입하는 방법이다. 주로 선택되는 정맥로로는 상완의 표재정맥, 내경정맥, 쇄골정맥, 대퇴정맥 등이다.

경정맥절흔 頸靜脈節痕 jugular notch 흉골병의 상부연. 상흉골 notch로도 알려져 있다.

경정맥팽대 頸靜脈膨大 jugular vein distention : JVD 간종대, 부종, 긴장성기흉, 심낭압전 등에서 정맥압상승을 나타내는 소견. 정상인은 누운 자세에서 팽대될 수도 있지만 좌위에서는 확장되지 않는다. 좌위에서 확장되어 있다는 것은 중등도 이상으로 정맥압이 상승되고 있음을 나타낸다.

경조증 輕躁症 hypomania 낙천적인 것이 중등도 정도의 조증.

경종 警鐘 alarm bell 화재발생 사실을 소리로서 알려주는 장치로, 전동(電動) 해머로 철재(鐵材) 종을 타격하는 구조로 되어 있다.

경증화상 輕症火傷 minor burn 통원 치료를 하는 수준의 가벼운 화상. 1도 화상이나 2도 화상이 15% 미만(소아는 10%)인 경우, 3도 화상이 2% 미만인 경우. 경증화상은 합병증이 없으면 보통 통원치료가 가능한 수준이다.

경직 硬直 rigor 불가역적인 지속적 수축으로 엑틴과 마이오신이 결합한 복합체를 경직복합체(rigor complex)라고 함. 여기에 ATP가 결합하면 복합체는 해리되고 이완하며 ATP가 고갈되면 경직이 지속된다.

경직성근육수축 硬直性筋肉收縮 tonic muscular contractions 간질발작 동안에 비정상적인 체위를 나타내는 근육경련.

경질고무 硬質~ hard rubber 생고무에 25~40%의 유황과 필요에 따라 다른 배합물을 첨가하고 가열하여 만든 고무. 흑색을 띠며 딱딱하고 탄성이 없다. 전기의 절연물, 즉 개폐기의 핸들, 절연관, 전기기구의 커버, 축전지의 전조등에 사용된다. → 유황.

경질분만 頸膣分娩 vaginal delivery 자궁 및 질의 정상 산도(産道)로 부터의 태아 만출. = 질식분만.

경질아스팔트 硬質~ hard asphalt 침입도가 40 이하인 아스팔트. → 아스팔트, 침입도.

경질알루마이트 硬質~ hard anodized aluminum 일반 알루마이트에 비하여 30~100% 단단한 알루마이트. 피막의 두께가 0.05mm이며, 내마모성과 내식성이 특히 뛰어나고 내전압과 마찰 계수도 작다.

경질원유 硬質原油 light crude oil 휘발유분이 상대적으로 많고 비중이 작은 원유. 원유는 비중이 작을수록 가솔린과 나프타 등 이용가치가 높은 성분을 많이 얻을 수 있기 때문에 고품질로 여겨진다.

경질유리 硬質琉璃 hard glass 연화온도가 높고, 열팽창계수가 작은 유리. 화학적 내구성이나 전기적 성질이 보통유리보다 양호하다. 이화작용 유리, 전기용 유리, 내열 유리 등이 여기에 속한다. 조성상 알칼리 함유량이 비교적 적은 붕규산(棚硅酸) 유리가 대표적이다. → 알칼리, 붕규산.

경질중유 硬質重油 bunker-A : B-A 경유유분 70%, B-C 유분 30%를 혼합시킨 연료유.

경질흡입관 硬質吸入管 hard suction hose 펌프와 급수원을 연결하여 급수원으로부터 물을 끌어오는 데 사용하는 강철심이 들어 있는 가요성 고무호스.

경찰강제 警察强制 police compulsion 경찰의 목적을 위하여 개인의 신체 또는 재산에 실력을 행사하여 경찰상 필요한 상태를 실현하는 작용. 실력에 의한 사실작용이라는 점에서 경찰하명(警察下命)이나 경찰허가(警察許可)와 같은 법률행위적 작용과 구별된다. 경찰강제는 법치주의에 따라 엄격히 법규의 근거가 있어야 하고 질서유지를 위해서만 발동하여야 한다.

경찰통제선 警察統制線 police cordon 재난현장에서의 무질서, 재난수습방해, 약탈, 안전사고 등을 방지하기 위해서 경찰기관이 재난구역 주변에 설치하는 선. 재난수습활동 관계자외 일반인의 출입이 금지된다.

경첩관절 ~關節 hinge joint 슬관절, 주관절, 지절간관절처럼 두 관절면이 원주면과 원통면 접촉을 하

는 관절. 마치 여닫이문의 접번(돌쩌귀)처럼 한 방향으로만 운동을 할 수 있다. = 접번관절.

경추 頸椎 cervical vertebrae 추골의 가장 상단부에 있는 7개의 뼈. 추체는 타원형으로 제 1경추는 추체와 극돌기가 없고 고리 모양의 형태를 하고 두개골을 받치고 있기 때문에 환추(atlas)라고 하는데 양측의 외측과 앞쪽의 전궁(anterior arch) 및 뒤쪽의 후궁(posterior arch)으로 구성되어 있다. 제2경추는 축추(axis)라고 하는데 추체 상면에 치아 모양의 치돌기(odontoid process or dens)가 있어 환추의 추공 속으로 들어가 두개골의 회전 시 축으로 이용되며 제7경추는 극돌기가 경추 중에서 가장 길어 융추(prominens)라고 하며 목에서 쉽게 만져지기 때문에 추골을 산정하는 기준 뼈가 된다. = 목뼈.

경추고정대 頸椎固定帶 cervical collar 경추에 골절 등 손상이 의심되는 환자의 경추를 보호하기 위한 장비. 환자의 경추 길이에 따라 6가지 크기의 고정장치로 되어 있고(영아에서부터 성인까지), 크기에 따라 품명 또는 색상으로 구별되어 있다. 이에 환자의 경추 길이를 측정하여 알맞는 크기의 경추 고정대를 선정하여 안전하게 환자에게 적용시키면 된다. 제품은 견고한 재질로 착용시 목 부위의 움직임이 없고 불편함이 최소여야 하고, 부목 전면부가 개방되어 있어 환자의 목 상태 관찰과 경동맥 확인이 가능하다. 착용 후에도 목 뒷면의 출혈 등을 관찰할 수 있도록 개방되어 있다. 적용 부위는 벨크로 형식으로 간편하게 부착, 제거가 가능하다. 고정된 채로 X-선, MRI 및 CT 촬영이 가능하다. 환자의 목 길이 측정 방법은 환자가 바른 자세로 있을 때 하악 끝선을 수평으로 첫 번째 기준점을 잡은 다음 어깨선 승모근(어깨근육)을 수평으로 두 번째 기준점을 잡고 두 기준점의 길이를 손가락 수를 이용하여 측정한다. 마찬가지로 경추보호대의 우측면을 보면 까만 점과 하얀점으로 길이 측정 기준치가 표시되어 있는데 이 부분을 자신이 측정한 손가락 수로 길이를 확인하여 맞는 사이즈를 선택하여 환자에게 적용시킨다.

경추부목 頸椎副木 vertebrae cervical splint 상부 7개의 척추, 목의 골격을 형성하는 부분을 전위된

부분, 또는 가동 부분을 고정시키기 위한 단단하거나 유연하게 만든 장비.

경추손상 頸椎損傷 cervical spine injury 추락, 머리위로의 중량물 낙하, 얕은 물에서의 다이빙 등 여러 외상 시 발생할 수 있는 손상. 경추고정을 실시하지 않고 환자를 다루어 2차적으로 경추손상을 유발할 수도 있다.

경추전방전위 頸椎前方轉位 anterior displacement of cervical spine 경추가 원래의 위치보다 앞쪽으로 이동한 자세. 경추고정을 잘못 시행할 때 유발될 수 있다.

경축 痙縮 contracture 수축된 자세에서 관절에 강직이 생긴 것. 보통 영구적인 상태이다. 경축은 근섬유가 짧아지거나 쇠약해지고 피부의 정상적인 탄력성 상실이 원인이다.

경태반감염 經胎盤感染 diaplacental infection 태반을 통하여 생긴 감염.

경태반의 經胎盤~ transplacental 태반을 통한, 태반을 가로질러. 특히 모체와 성장하는 태아 사이에서 영양소, 노폐물, 다른 물질의 교환이 이루어지는.

경피경관관상동맥성형술 經皮經管冠狀動脈成形術 percutaneous transluminal coronary angioplasty : PTCA 동맥경화의 관상동맥 질환과 협심증의 치료기술. 심장의 동맥에서 일부 플라크들을 동맥벽 쪽으로 편평하게 만듦으로써 혈액의 흐름을 증진한다. 방법은 혈관을 통해 동맥경화 플라크에 카테터를 설치하고 카테터 끝에 달린 작은 풍선(balloon)을 여러번 부풀렸다 오므린 다음 카테터를 제거한다. 이 방법이 성공하면 플라크는 압축한 상태로 남고 협심증의 통증을 포함한 심장질환의 증세가 호전된다. 우회수술에 비해서 침습이 훨씬 적은 잇점이 있으며 최근에 많이 행해지고 있다. 1990년대 이후로 경피적경관혈관성형술을 위한 설비 및 기구가 개선되고 시술자의 숙련도가 높아짐에 따라, 급성심근경색환자에서 관상동맥풍선성형술에 의한 재관류요법이 혈전용해제 투여에 의한 재관류 요법보다 우수한 방법으로 평가되고 있다. 이러한 방법에 의한 재관류는 혈전용해제 투여보다 사망률, 심근경색의 재

발률, 뇌출혈의 발생률을 감소시키는 것으로 증명되었다. = 경피적관상동맥풍선성형술(經皮的冠狀動脈風船成形術), 경피경혈관확장술.

경피경기관환기 經皮經氣管換氣 percutaneous transtracheal ventilation = 제트환기법(jet insufflation).

경피적 經皮的 percutaneous 생검(biopsy)이나 정맥관 삽입(intravenous cannulation) 같이 피부를 통해서 시행되는 의료 시술.

경피적간담관조영술 經皮的肝膽管造影術 percutaneous transhepatic cholangiography 간과 총담관이 연결되는 담도 구조를 확인하는 검사로 피부를 관통하여 간과 담관에 카테터를 삽입한 후 이를 통해 방사능 조영제를 주사하여 촬영하는 기술.

경피조율 經皮調律 transcutaneous pacing : TCP 약물에 잘 반응하지 않는 서맥이나 혈역학적 임상증상이 있는 서맥, 심각한 방실차단이 존재하는 서맥, 무수축 환자에게 심장을 수축시킬 수 있는 외부에서 비침습적으로 전기적 자극을 전달할 수 있도록 하는 시술. 최근 몇 몇 제세동기에 경피적 인공심박조율 패드가 있어 직접 응급상황에 심박조율을 즉시 실시할 수 있다.

경피투여 經皮投與 transdermal administration 느리고 일정한 흡수를 위한 약물투여 요법으로 소염제, 정균제 및 연화제처럼 국소적 효과를 일으킬 수도 있으며 약품을 국소에 적용하는 것은 불필요한 전신흡수를 막을 수 있다. 경피투여의 제제는 로션, 연고, 크림, 기포제, 드레싱제, 접착제 및 좌제이다.

경향 傾向 trending 호흡의 감소나 맥박의 증가와 같은 시간에 따른 환자 상태의 변화. 상태의 호전이나 악화를 보여준다. 반복적인 이송 중 평가를 기록함으로써 알 수 있다.

경화[1] 硬化 hardening 금속 재료에 적당한 가공 또는 열처리를 하여 재질을 단단하게 하는 조작. 전자는 가공경화, 후자는 담금질 경화 및 시효경화(時效硬化)라 한다.

경화[2] 硬化 induration 조직의 경화. 특히 피부로 부종, 염증 또는 신생물의 침윤에 의해 야기된다.

경화제 硬化濟 harder 모르타르, 콘크리트 등의 경화를 촉진시키기 위한 첨가물.

경화증 硬化症 sclerosis 염증, 무기염류의 침전, 결합조직 섬유의 침윤 등으로 조직이 단단하게 경화되는 상태.

경흉부심박조율기 經胸部心搏調律器 transthoracic pacemaker 복벽에 위치한 심박 발생 장치와 심외막을 통하여 직접 부착된 전극으로 구성된 반영구적 심박조율기.

경흉인공심박조율 經胸人工心搏調律 transthoracic pacing 좌측 흉골연 또는 검상돌기 하부에서 직접 심장을 천자하여 심장 내에 전극도자를 삽입하는 방법. 경피 인공심박조율술이 도입되기 이전에 사용되었던 방법으로 전극도자 삽입과정에서 심낭압전, 기흉, 간의 손상과 같은 합병증을 유발하는 경우가 많아 일상적인 응급 인공심박조율에는 사용하지 않는 방법이다.

경흉저항 經胸抵抗 transthoracic impedance 제동기로부터 나온 전류가 심장으로 전달되는 과정중에 발생하는 저항. 경흉저항에 영향을 주는 요소는 전달되는 에너지의 양, 전극의 크기, 전극과 피부사이의 접촉면, 호흡의 주기, 전극간 거리, 전극에 가해지는 압력, 제세동이 반복될 경우 제세동 사이의 시간 간격 등이 있다.

곁불 fingers 화재 중심부에서 연소되는 길고 가느다란 불줄기.

계관 鷄冠 crista galli 사골사판(篩骨篩板)에서 상방으로 돌출된 두터운 삼각형 돌기로 대뇌겸(大腦鎌 falx cerebri)이 부착된다. = 볏돌기. → 사골.

계급장 階級章 badge of rank 소방공무원의 계급(소방사 ~ 소방총감)을 나타내는 표.

계기보호용구조물백엽상 計器保護用構造物百葉箱 instrument shelter 온도 측정 계기들이 직사광선이나 폭우 등에 노출되지 않도록 보호하는 구조물. 자연적 환기장치 또는 강제 환기장치를 갖추고 있다.

계기비행방식 計器飛行方式 instrument flight rules : IFR 항공기에 탑재된 계기를 사용해서 관제소의 지시에 따라 비행하는 방식. 관제권이 있는 비행장에서의 이륙, 상승 또는 착륙을 위한 하강 비행은 정해진 비행 경로를 상시 관제 기관의 지시에 따라 비행해야 하고, 그 밖의 관제 구역 내의 비행에서도 정해진 비행 경로를 상시 관제 기관의 지시에 따라 비행하는 방식이다. → 유시계 비행 방식.

계기용배관 計器用配管 instrument piping 계기와 주배관, 계기와 계기, 계기와 측정장비 등을 연결할 때 사용하는 배관, 밸브, 관부속 등을 포괄적으로 지칭하는 용어.

계기착륙시스템 計器着陸~ instrument landing system : ILS 국제 민간 항공 기구(ICAO)가 항공기의 착륙 원조 시설의 하나로 정한 국제 표준 방식. 계기 비행 방식으로 착륙 진입하는 항공기에 대해서 지상에서 지향성 전파를 발사하여 활주로로 진입하는 코스를 지시하는 시스템이다. 이 시스템은 활주로에 대한 방위 정보를 제공하여 진입 방향을 알려주는 계기 착륙 시스템(ILS) 로컬라이저, 활주로단에 대한 적절한 진입 각도를 알려 주는 ILS 글라이드 패스(GP) 및 활주로 착륙단까지의 거리를 알려주는 마커(marker)로 구성된다.

계단 階段 stairs 상하층을 연결하는 층단으로 된 복도의 연장.

계단가압 階段加壓 stair pressurization 화재층의 계단실에 압력을 가하여 연기나 열기 등의 연소생성물이 침입하지 못하도록 하는 시스템.

계단기둥 階段~ landing newel 한 줄의 계단이 끝나는 계단참에 설치하는 기둥. 난간동자를 지지해준다.

계단샤프트 階段~ stair shaft 계단실을 포함한 수직개구부.

계단이송용 들것 階段移送用~ stairs stretcher 내구성이 강한 비닐로 코팅된 나일론 들것. 지지력 강화를 위해 내부에는 단단한 참나무가 뼈대로 되어 있고 버클이 달린 세 개의 환자 고정끈이 부착되어 있으며 여섯 개의 손잡이가 있고 말아서 보관할 수 있어 보관 및 휴대가 용이하다.

계단이송장치 階段移送裝置 stair chair 환자를 계단과 지상에서 쉽게 이송하기 위한 장비. 계단을 용이하게 오르내리도록 세 개의 바퀴가 조합을 이루어 함께 또는 각각 회전한다. 좁은 공간에서는 양쪽 세 개의 바퀴 중 각각 한 개의 바퀴만을 사용한다.

계단참 階段站 landing 계단 꼭대기의 평평한 플랫폼.

계량혼합 計量混合 metered proportioning 포소화약제용 펌프를 사용하여 포소화약제를 물 흐름에 주입하고 오리피스나 벤츄리 중 하나 또는 둘 모두가 물과 포소화약제의 비율을 조절하거나 측정하고 압력이나 유속을 제어하는 것. 포소화약제의 주입은 수동 또는 자동으로 조정할 수 있다.

계량흡입기 計量吸入器 metered dose inhaler : MDI 흡입약의 용량을 측정하기 위해 고안된 기구. 대개 분무기 캐니스터 통과 분무, 분배 밸브에 대해 뿌려지는 시간마다 특별 용량을 방출해 내는 세밀한 가루로 구성되어 있다. 약의 과다 복용 위험을 줄이기 위해 고안된 것이다. = 일정용량흡입기(一定用量吸入器).

계류유산 稽留流産 missed abortion 자궁 내에서 사망한 태아가 몇 주 이상 잔류된 상태. 임신초기에는 정상임신 징후 및 증상을 보이는데 태아사망 후에 질 출혈이 나타날 수 있으며 자궁은 더 커지지 않고 유방변화는 대부분 퇴행되고 약간의 체중감소가 있을 수 있는데 그 후 자궁은 오히려 작아질 수가 있다. 대부분 환자는 이 시기에 느끼지 못하며 대부분 계류유산은 자연 배출된다.

계류장 稽留場 apron 승객, 우편물, 또는 화물을 싣고 내리거나, 급유, 주기 또는 정비하는 항공기를 수용하기 위하여 육상비행장에 설정된 구역.

계면활성제 界面活性劑 surfactant 용액으로 있을 때 기체-액체, 액체-액체, 또는 고체-액체 계면에 흡착해 계면의 성질을 현저히 변화시키는 물질. 즉, 용액 표면에 있어서 높은 표면 활성을 나타내며 또 용액 내부에서 임계 미셀 농도 이상으로 미셀콜로이드를 형성하는 물질. 그 친수성과 더불어 친유성(親油性), 소수성(疏水性) 즉, 양친매성(兩親媒性)의 밸런스(amphiphilic balance)에 의해 두 상계면(相界面)에 잘 흡착되며 계면의 자유 에너지(혹은 표면

장력)를 뚜렷하게 저하시키는 작용을 나타낸다. → 임계미셀농도, 콜로이드, 극성기, 친수기, 소수기, 알킬벤젠술폰산나트륨. = 표면활성제(表面活性劑).

계면활성제포소화약제 界面活性劑泡消火藥劑 surfactant foam concentrate 표면장력을 줄이는 작용이 현저한 성질 또는 유화, 세척, 침투, 분리, 기포 등 작용하는 표면활성제의 총칭으로 유류화재에 소화 효과가 빠름. 이 소화제는 발포기구에 따라 8~1,000배나 팽창되며 물과의 혼합비는 3~6%이고, 고발포로서 배열, 배연, 화열의 제어 등에도 사용되고 있다. 주요한 소화원리는 주로 포 중에 포함되어 있는 수분에 의한 냉각효과와 가연성가스와 산소와의 차단효과에 의한 질식소화 효과라고 할 수 있다. 이 포소화약제를 고팽창포로서 사용할 때의 가장 적합한 팽창률은 지하, 창고 등 소위 밀실화재나 화학공장의 플랜트 화재에는 500배 이상(고팽창포)이며 누출유 등의 기름화재에는 200~300배(중팽창포)가 적합한 것으로 되어 있다. → 표면장력, 유류화재, 소화원리, 냉각소화, 질식소화, 고팽창포, 중팽창포.

계산불능증 計算不能症 acalculia 수학적인 계산 능력의 상실.

계선주 繫船柱 dolphin 수중에 여러 개의 말뚝이나 기둥을 세워 배를 연결하는 간단한 계류시설. 해안선에서 떨어진 해면에 몇 개의 독립된 기둥을 만들어 선박계류에 사용하는 단순한 형태로 케이슨식, 벽식, 말뚝식, 라멘식, 힌지식, 스프링식 구조가 있다. 잡화물의 하역에는 사용되지 않고 석유, 시멘트, 분말형태의 화물하역작업을 위해 육상까지 연속이동설비를 설치하여 사용하는 경우가 많다.

계영 繼泳 free style relay 4명의 선수가 이어서 자유형으로 400m, 800m를 역영하는 경기 종목.

계절수온약층 季節水溫躍層 seasonal thermocline 수온약층의 계절적인 변화. 여름이 되면 표층의 수온이 급속히 높아지기 때문에 수온약층도 점차로 얕아지고 수온 연직기울기도 더욱 크게 되지만, 표층이 냉각되는 겨울에는 100~150m 깊이까지 수온이 거의 같게 되어 수온약층이 깊은 곳에 형성되거나 없어진다.

계통발생학 系統發生學 phylogeny 한 생명체 종이 단순한 형태에서 복잡한 형태로 발전하는 것. → 개체발생(ontogeny).

계통해부학 系統解剖學 systemic anatomy 인체의 정상적인 구조를 계통적으로 연구하는 학문. 계통해부학은 골격계, 근육계, 내장기계, 순환기계, 신경계, 감각기 등으로 구분할 수 있다.

계획 計劃 plan 앞으로 할 일의 절차, 방법, 규모 따위를 미리 헤아려 작정함.

계획부문 計劃部門 planning section 사건 발생과 사고 원인에 대한 정보를 모으고 평가하고 전달하며 사용하는 사건 명령시스템의 한 부분.

고가사다리차 高架~車 aerial ladder 회전, 신장(伸張)되는 고가(高架) 사다리가 장착되어 있는 소방차. 고층에 고립된 사람을 구조하고 소방대원이 진입하거나 방수할 때 이용한다.

고가수조 高架水槽 gravity tank 중력에 의한 위치에너지를 이용하여 소화 설비 또는 일정 지역에의 물 공급에 필요한 압력을 제공하는 가압송수장치. = 중력탱크.

고감도수신방식 高感度受信方式 high sensitive reception method 임계차를 저하시켜 수신하는 방식의 하나. 주파수 변조(FM) 방식으로는 수신 입력이 임계치 이상이면 신호가 잡음을 억압하여 높은 신호대 잡음비(S/N)가 확보되지만, 그 이하가 되면 잡음이 증대하여 수신 불능이 된다. 이 때문에 복조된 출력 신호의 일부를 국부로 궤환하여 S/N을 열화시키지 않고 임계치를 저하시키는 방법이 취해진다. 이것을 FM 부(負)궤환이라 하며 대표적인 고감도 수신 방식이다. 이 방식은 인공위성을 이용한 것 같은 원거리 회선, OH(over the horizon) 회선 등과 같은 마이크로파 회선을 설치하는 것에 유효한 수신 방식이다.

고강도폭발 高强度爆發 high order explosion 높은 압력 또는 강력한 힘을 동반한 폭발. 최적의 비율로 혼합된 가연성 증기와 공기의 혼합기가 발화되면 가장 신속하고 완전한 연소가 발생하게 되는데, 이러한 현상을 고강도폭발이라 한다. 고강도폭발의 연소속도는 대단히 빠르며, 이때 발생하는 힘은 대단히 파괴적이다.

고공중계국 高空中繼局 high altitude platform station : HAPS 지상 20~50km 높이의 고정 지점에 있는 물체(플랫폼 등)에 설치된 무선국.

고공치통 高空齒痛 aerodontalgia 항공기에 타고 있을 때나 높은 산에 올라갔을 때 기압이 떨어진 경우에 이(teeth)에 나타나는 심한 치통. 잘못된 충전제, 인레이 또는 치아 캡에서의 공기가 증가된 압력과 통증에 예민하게 반응을 보이게 된다. = 항공성 치통(航空性齒痛).

고관절 股關節 hip joint 엉덩이 뼈와 대퇴골(femur) 부분. 견고하고 운동범위가 넓으며, 굴곡, 신전, 내외전, 내외측 회전, 원회전 등의 운동성이 있다. = 엉덩관절.

고관절손상 股關節損傷 hip joint injury 물리적 충격에 의한 고관절 손상으로 대부분 탈구는 후방탈구이며 이런 경우 좌골신경 손상으로 족부수하가 나타날 수 있고 고관절 골절도 흔히 나타나는 손상이며 특히 골다공증이 있는 노령자나 폐경기 여성에서 많이 발생한다.

고관절탈구 股關節脫臼 dislocation of hip joint 물리적 충격에 의한 고관절의 탈구. 고관절 탈구에는 두 가지 형태가 있는데 전방탈구(anterior dislocation)는 대퇴골두를 전방으로 이탈시키고 환자의 발과 무릎은 바깥쪽으로 돌아가며 후방탈구는(posterior dislocation) 대퇴골두를 엉덩이 쪽으로 이탈시키고 환자는 대부분 무릎을 구부리고 다리와 발을 안쪽으로 돌린다. 대부분 고관절 탈구는 후방탈구가 많으며 신경계손상이 동반되는 경우가 많다. 관절의 후방에 위치한 좌골신경은 하지에 분포한 가장 중요한 신경이며 대퇴골 두부가 비구(acetabulum) 밖으로 탈구되면 좌골신경을 압박하거나 신장시켜서 신경기능의 장애를 유발한다. 좌골신경의 마비는 후방탈구에서 자주 일어나며 이러한 마비현상으로 근육이 약화되는 현상을 족부 수하(foot drop)라고 한다.

고관절후방탈구 股關節後方脫臼 hip joint posterior

dislocation 고관절 부위에서 대퇴골두가 강한 힘에 의해 후방으로 이탈된 상태. 환자는 무릎를 구부리고 내전한 상태로 있으며 좌골신경이 압박되어 족부 수하를 유발할 수 있다. 현장에서의 응급처치로는 발견된 상태 그대로 고정하여 이송한다.

고글 goggle 내풍·보안용(耐風·保眼用) 안경으로 적설기 인명구조장비의 하나. 선글라스를 산악용으로 발전시킨 안경.

고급교통정보시스템 高級交通情報~ Advanced Travel Information System, Advanced Traffic Information System : ATIS 1980년부터 미국, 유럽, 일본 등 선진국에서 본격적으로 추진하고 있는 지능형 교통 시스템(ITS)의 일환인 도로 교통 관련 정보 시스템. 주요 도로의 교통량과 소통 상황, 건설 공사 및 보수 공사, 사고 등 돌발 상황, 식당·주유소·주차장 등 주변 상황 등을 실시간으로 중앙 교통정보 센터에서 수집, 분석하여 자동차에 장착하는 전자 지도(내비게이터), 교통 방송, PC 통신, 노변 방송, 가변(可變) 정보판 등 다양한 매체를 통해서 제공함으로써 출발 전이나 운행 중에 운전자가 출발지에서 목적지까지의 최적 경로를 선택하고 운행 계획을 조정할 수 있게 하는 시스템이다.

고나트륨혈증 高~血症 hypernatremia 다뇨, 설사, 과다발한, 부적절한 수분 섭취로 인해 수분과 전해질이 과다하게 소실되어 혈액내 나트륨의 농도가 148mEq/L 이상으로 정상보다 높은 상태. 홍분, 요량감소, 건조한 피부, 때때로 경련, 체온상승 등의 증상을 보일 수 있으나 150mEq/L 이상이 되면 의식장애, 경련 등 뇌신경계 증상이 나타나기 쉽다. 구강이나 정맥을 통해 수분과 전해질 불균형을 회복하도록 한다.

고도계 高度計 altimeter 고도를 측정하는 계기. 기압고도계와 전파고도계가 있다.

고도동상 高度凍傷 high altitude frostbite 고도에서 발생하는 동상. 대기 산소분압이 낮고 바람이 거센 상태에 노출된 항공조종사나 등산가에게 생길 수 있다. 노출된 안면부 보다 손에 더 잘 생기고 표피탈피(epidermal slough)나 괴저 및 자가절단(auto-

amputation)에 이르는 광범위한 조직 결손이 특징적으로 발생한다.

고도병 高度病 altitude sickness 산소분압이 낮은 고도에서 발생하는 증후군. 현기증, 두통, 홍분 등의 증상을 유발한다. = 고산병.

고도손실 高度損失 elevation loss 높은 곳으로 액체를 끌어올릴 때, 무게로 인해 발생하는 배관 내의 압력 손실.

고든반사 ~反射 Gordon's reflex 하퇴부의 비장근을 압박하면 엄지 발가락은 배굴 현상이 나타나고 다른 발가락은 부채처럼 펴지는 반사. 이는 추체로의 질병을 뜻한다.

고등어류식중독 ~魚類食中毒 scombroid poisoning 잘못 보관한 꽁치류(꽁치)와 고등어류(가다랭이, 고등어, 다랑어) 같은 생선을 먹어 나타나는 중독. 급격한 복통, 기관지경련, 설사, 저혈압, 메스꺼움, 두근거림, 가려움증, 신체 상부 홍반, 두드러기, 그리고 구토 증상이 있으며 증상은 주로 24시간 정도 지속되며 치료는 대증적으로 이루어진다.

고령사회 高齡社會 aged society UN이 정한 고령인구 비중이 14% 이상인 사회.

고령화사회 高齡化社會 aging society UN이 정한 고령인구 비중이 7% 이상인 사회.

고름 pus 죽은 세포로부터 나오는 액체. 주로 백혈구 세포들로 구성된다. 주요 원인은 박테리아감염이다.

고름집 abscess 조직붕괴로 인해 형성된 농이 강내에 국소적으로 고여 있는 상태. 농이 배출되거나 상처가 개방된 후 상처가 낫는다. = 농양.

고리 hook ① 화재경보를 발할 때 당기는 화재경보기 속의 레버. ② 천장을 뜯어내는 여러 가지 도구 가운데 하나. ③ 지붕사다리 상부의 빔에 장착되어 있는 회전고리로서 박공지붕 꼭대기나 창문턱 너머로 사다리를 구부려 사용할 수 있도록 해준다.

고리형아데노신인산 ~形~燐酸 cyclic adenosine phosphate 카테콜아민, 폴리펩티드, 당단백질 호르몬 등을 포함한 많은 호르몬 작용의 제2차 전령. 표적세포에 대한 이들 호르몬의 효과를 중재한다.

고리형안테나 ~形~ ring antenna FM 방송용 송신 안테나의 한 가지. 외형은 둥근 형광구와 같은데, 2분의 1 파장의 고리로 된 소자를 몇 단 겹쳐 사용하여 소요 전력 이득을 얻도록 되어 있다. 실제로는 소형화하기 위해 고리 중앙에 용량판을 부착해서 불평형 급전을 한다. 이 안테나는 부착 방법에 따라 수평면 내에서 지향성을 얻을 수 있다.

고립방지대책 孤立防止對策 rural emergency restoration step 천재지변이나 그 밖의 비상사태가 발생하여 통신이 두절되었을 때 피해 지역의 중요 통신을 조금이라도 빨리 확보하기 위한 대책.

고막 鼓膜 tympanic membrane 중이에서 외이를 분리하는 막. 음파를 중이 이소골의 진동으로 변환시킨다.

고막반사 鼓膜反射 tympanic reflex 고막 위의 빛나는 광선 반사. 정상 귀에서는 빛나는 쐐기모양 반사가 보인다. 높은 점은 추골 끝이고 바닥은 고막의 앞이다. 중이나 고막의 질환에서 모양이 왜곡된다.

고막염 鼓膜炎 myringitis 고막의 감염이나 염증.

고막절제술 鼓膜切除術 myringectomy 고막의 외과적인 제거술.

고막체온계 鼓膜體溫計 tympanic membrane thermometer 조직으로부터 방출되는 적외선을 탐지하여 고막의 온도를 재는 기구. 2초 내에 결과를 알 수 있으며 신체 중심부의 온도를 직접 반영한다.

고무 gum 식물의 분비물에서 얻어지는 무정형의 물질. 흔히 말하는 고무 즉 탄성 고무와는 전혀 다르다. 여러 가지의 핵소스, 헨토스, 메틸펜토스 및 우론산 등이 각각 불명(不明)한 비율로 결합한 고분자 다당류로 약간의 질소를 함유하는 것도 많다. 물에 녹이면 콜로이드 용액을 만들고 알코올에는 불용이며 풀, 잉크, 수채 그림 물감 등에 사용된다. 고무와 수지와의 혼합물을 고무 레진(gum resin)이라 한다. → 핵소스, 헨토스, 메틸펜토스, 우론산, 다당류.

고무내장호스 ~內裝~ rubberized fire hose 외피에 고무 또는 합성수지를 라이닝한 소방호스.

고무장갑작업 ~掌匣作業 rubber glove work 노출, 통전 중인 전선 또는 회로에서 통전 중인 부품으로부터 근로자를 절연시키기 위하여 고무절연장갑을 이용하는 작업.

고무종 ~腫 gumma 매독 스피로헤타에 의하여 일어나는 제3기 매독 특유의 결절로 첫 감염 후 약 2년이 경과한 후 얼굴, 코, 입술, 혀, 고환, 내장 등지에 쌀알만 한 크기에서 달걀만 한 크기의 결절이 형성되어 이것이 마치 고무와 같은 탄력성을 가지고 있어서 붙여진 이름. 결절이 생기고 이것이 서로 모여 단단하고 더욱 커지다가 터지면 궤양이 되고 상처를 남기면서 낫고 또 다른 곳에 나타나는 식으로 생긴다. 대부분 피부나 점막 아래에 나타나지만 뼈, 신경계통, 기타 다른 기관이나 조직에서도 볼 수 있다.

고무타이어 rubber tires 승객용 자동차, 항공기, 트럭, 트레일러, 농기계, 건설장비 타이어에 사용하는 고무로 제조된 타이어.

고미다락 cockloft 낮고, 보통 비어 있는 다락방, 또는 최상층 천장과 건물 지붕 사이 은폐된 공간.

고밀도가스 高密度~ dense gas 대기온도에서 주위공기보다 큰 밀도를 가진 가스.

고밀도지단백질 高密度脂白質 high density lipoprotein 원심분리했을 때 시험관의 하부로 빠르게 이동하는 지질과 단백질의 복합체.

고박출심부전 高搏出心不全 high output heart failure 높은 심박출량을 유지하고 있는 심부전. 갑상선 기능항진증에 수반되는 일이 많다.

고반사 高反射 hyperreflexia 반사행동의 두드러진 증가.

고반좌위 高半坐位 high Fowler's position 침대의 머리가 90°를 유지하고 환자를 앉아 있게 하는 자세.

고발포용발포기 高發泡用發泡器 foam generator 포 소화설비의 고발포에 사용하는 발포기. → 흡출식발포기(aspirator-type foam generator).

고배압발포기 高背壓發泡機 high back pressure foam maker 포를 방출할 때 배압으로 인한 장애를 제거해주고 포가 적절하게 방출될 수 있도록 해주는 장치. 하부주입방식에서는 액체 위험물의 압력 등이 포방출구에 배압으로 작용하게 된다. 높이가 18m인 탱크의 경우, 일반적으로, 발포기에 10kg/ cm² 이상의 수용액 공급 압력이 필요하다.

고분자 高分子 high polymer 고무, 합성수지, 셀룰로오스와 같이 분자량이 10,000개 이상이 되는 것. 대체로 간단한 구조의 원자 집단(단량체)이 열이나 압력 또는 촉매 등의 작용으로 다수 결합하여 생긴 중합체(重合體)이다. 고분자의 대부분은 절연 재료로 중요한 역할을 한다.

고분자물질 高分子物質 polymeric materials 일반적으로 합성수지, 합성섬유, 고무 등과 같은 유기물 중에서 공유결합(covalent bond)을 주결합으로 하고, 분자량이 10,000 이상에 이르는 화합물을 총칭하여 일컫는 말. → 공유결합. = polymer.

고사목 枯死木 snag 잔가지와 잎들이 모두 떨어져 버린 채 죽어 서 있는 나무 또는 나무의 일부. 그 높이가 6.1m(20ft) 미만일 경우 그루터기(stub)라 한다.

고산병 高山病 hypobaropathy 어느 정도 이상의 고도가 되면 기압, 산소, 기온 등의 저하, 일조시간의 연장, 자외선의 증강 등에 의해 발생되는 여러 가지 생리적 반응. 특히 고소에서 생기는 것을 고소 장해라고 한다. 정확히 말해서 병이라고는 할 수 없으나, 산소 결핍 상태에서는 경우에 따라서 폐수종(肺水腫) 등을 일으키고 사망까지 이어지는 일도 있으므로 충분한 주의가 필요하다. 고산병에 대한 증세는 개인적으로 차이가 있으나, 일반적으로 4,000m, 6,000m, 8,000m가 위험선이라고 한다. 가벼운 산소 부족 상태에서는 두통, 숨이 가빠오는 것, 식욕부진, 부종(浮腫) 등의 증상이 나타나며 정신적으로는 쾌감을 느끼는 듯 엉뚱한 짓을 하게 된다. 심하게 되면 불면(不眠), 호흡곤란, 시력장애, 환각 등이 일어난다. 이와 같이 고산병의 징후가 분명하면 곧 저소(低所)로 내려가는 것이 가장 간단하고 또한 효과적인 대책이라고 할 수 있다. 생리적으로는 휴식을 취한다 하더라고 오히려 증상이 더 나빠지는 경우가 있기 때문에 고산병에 대처하는 최선의 방법은 바로 고소 순응(高所順應)인 것이다.

고산폐부종 高山肺浮腫 high altitude pulmonary edema 대개 3,000 m 이상의 고도에서 발생하는 고산병의 심각한 합병증. 초기증상은 고도에 오른 뒤 6~36시간 내에 나타나는데 건조, 계속적인 기침, 숨가쁨, 두통, 운동력 저하, 피로, 휴식시에 호흡곤란, 흉골하 압박 등의 증상이 나타나고 시간이 지나면 천명음, 기립성 저혈압, 객혈 등이 나타난다. 이학적 검사상으로는 수포음(rale), 빈맥, 미열, 빈호흡, 청색증, 긴 호흡 그리고 수포음과 통음(rhonchi) 등을 들 수 있다. 예방책으로 심각한 폐부종의 가능성이 있는 사람은 출발전 최적의 신체상태가 되도록 점진적으로 등반하며 고지에 도착한 후 일정시간 휴식을 취하도록 한다.

고성능절단기 高性能切斷機 highly efficient rotary saw 차량 사고 및 기타 사고 현장에서 공기실린더 및 에어콤푸레샤를 이용하여 빠른 시간 내에 금속 또는 유리를 파손됨 없이 절단하여 사람을 안전하게 구조할 수 있는 장비.

고성능폭약 高性能爆藥 high explosive 화약류 중에서 충격 또는 열에 의해 폭발하는 질소 화합물. 폭약은 폭굉 효과를 이용하는데, 민감하여 기폭약으로 사용되는 것을 1차 폭약, 그밖의 것을 2차 폭약이라고 부른다. 다이너마이트, 카릿 등 공업용 파괴에 사용되는 것을 폭파약(blasting explosive), 헥소겐, 트리니트로톨루엔(TNT) 등 군용 파괴에 사용되는 것을 작약(炸藥, bursting explosive)이라 한다. → 폭굉.

고성능화학소방펌프자동차 高性能化學消防~自動車 high performance foam pumper 소방펌프가 차대에 고정되어 소방용으로 사용되는 차량. 도로의 운행에 적법한 절차를 거친 자동차에 수요자의 요구에 의해 분말, 이산화탄소, 할로겐화합물소화장치, 포소화약제 소화장치 등이 각각 복합적으로 설치되어 물이나 분말소화약제 등을 분사할 수 있는 부수품과 장치를 구비하고 있는 자동차.

고소공포증 高所恐怖症 acrophobia 높은 장소에 대한 병적 두려움.

고소성뇌부종 高所性腦浮腫 high-altitude cerebral

edema 높은 지대로 갑자기 이동했을 때 대기압 감소로 발생하는 뇌의 부종. 두통, 오심, 구토, 착란, 혼미, 이명 등 증상이 나타나고 환자의 약 50%에서 유두부종이 나타난다. = 고산뇌부종.

고소적응 高所適應 altimeter accommodation 고도의 증가에 수반하는 기압이나 산소분압의 저하에 대해서 인간의 생리 기능이나 육체가 적응하여 인간 본래의 건전한 기능을 회복하는 것. 고소 순응과 같이 쓰이는 말에 고도 순화가 있는데 이것은 순응이 오래 계속되면서 고정화되어 자손에게까지 영향을 주는, 말하자면 유전적 적응을 한 경우를 말한다. 티베트나 페루 등지에는 표고 4,500m전후에서 정주 생활을 영위하는 고산족이 있으며 그들은 완전히 그 고도에 순화되어 있다고 한다. 그러나 인간이 순화할 수 있는 고도는 생리학적으로는 5,200m가 한계라고 하며 그 이상에서는 순응밖에 할 수 없다고 한다. 그것도 7,000m까지 적응할 수 없으며, 그 이상을 넘으면 인체가 쇠약해지는데 이것을 불순응, 고소 쇠퇴라고 부르고 있다.

고소화재위험 高所火災危險 high challenge fire hazard 높게 적재된 가연성 저장물에서 발생하는 화재 위험.

고속 高速 high velocity 초속 200피트 이상의 속력.

고속도로 高速道路 expressway 도로기능상 주간선도로이나 완전 출입제한과 보다 높게 설정된 설계기준을 통하여 다량의 고속차량들을 처리하고자 설치된 도로.

고수산뇨증 高蓚酸尿症 hyperoxaluria 간에서 수산의 생산이 증가하거나 흡수장애로 수산의 흡수가 증가하여 뇨에 축적되는 것.

고시폴 gossypol 목화씨에 함유되어 있는 유독물질. 체내에서 출혈성 신염과 신장염 등의 중독증상을 나타낸다.

고실 鼓室 tympanic cavity 두드리면 소리가 나는 구조. 귀밑뼈의 틈바귀에 있고 바깥부는 고막으로 싸인 청각기 중의 조금 둥근 구멍.

고아약물 孤兒藥物 orphan drug 다양한 질병 치료에 유용한 약물로 제조회사에서 개발을 회피하여 시장에 도달하지 못한 약물. 제한된 시장을 갖고 있거나 심각한 부작용을 유발할 경우 등과 같은 이유에서 제조회사들은 신약개발 단계에서 투입된 막대한 돈을 회수할 수 없기 때문에 많은 약물이 고아가 된다.

고압 高壓 high pressure 35.1~70.3kg/cm² (500~1,000psi)의 노즐압력.

고압가스 高壓~ high pressure gas 압축 또는 액화되어 고압 하에 있는 가스. 고압 하에서의 상태에 의하여 압축가스, 용해가스, 액화가스 3가지로 나눈다. 압축가스는 수소, 산소, 질소 등과 같이 가스의 임계 온도가 상온보다 낮고 압축되어도 액화하지 않고 가스 상태로 있는 것을 말하며, 용해가스는 고압 용기 속에 충전된 용제에 용해 상태로 존재하는 것을 말한다. 액화가스는 프로판, 염소, 이산화탄소 등과 같이 가스의 임계 온도가 상온보다 높기 때문에 고압 용기 속에서 액화하고 그 온도에 상당한 증기압을 나타내고 있는 것이다. 고압 가스는 고압이기 때문에 용기의 파열, 가스의 분출 등의 사고를 일으키며 가스의 종류에 따라 가스폭발, 인화, 중독, 질식, 동상 등의 재해의 원인이 되기도 한다. → 압축가스, 용해가스, 액화가스, 임계온도.

고압가스안전관리법 高壓~安全管理法 safety supervision law of high pressure gas 고압가스 안전에 필요한 사항을 규율함으로써 고압가스로 인한 위해(危害)를 방지하고 공공안전을 확보하고자 제정(1983. 12. 31. 법률 제3703호)된 법률. 이 법은 고압가스와 관련한 허가를 하거나 신고를 받은 관청(시·군, 시·도)은 허가 또는 신고 사항을 소방서장에게 통보하도록 하여 화재에 대비하도록 하고 있다.

고압급수관 高壓給水管 high-pressure main 펌프를 통하지 않고도 고압의 대량 주수가 가능한 급수관.

고압급수설비 高壓給水設備 high-pressure water system 펌프 또는 중력을 이용하여 상당히 높은 압력(21.1kg/cm²[300psi] 이상)으로 물을 공급하는 소방전용 급수설비.

고압밸브플러그 高壓~ high pressure blow out plug 압축공기통에 공기를 채울 때나 고온의 조건에서 압축공기통의 압력이 과다하게 높아지면 자동으로 공기가 배출되게 하는 안전장치.

고압보일러 高壓~ high-pressure boiler 1.05kg /cm^2(15psi) 이상의 스팀이나 온도 121℃(250℉)를 초과하거나 압력 11.25kg/cm^2(160psi)를 초과하는 온수를 공급하는 보일러.

고압분무 高壓噴霧 high-pressure fog 소량의 물을 고압으로 분사할 때 형성되는 분무. 보통, 권총 손잡이형 노즐이 달려 있는 12.7mm(½in.), 19.1 mm(¾in.), 또는 25.4mm(1in.) 호스를 통해 분무된다.

고압산소 高壓酸素 hyperbaric oxygen 대기압보다 더 높은 산소분압.

고압산소요법 高壓酸素療法 hyperbaric oxygenation 정상 대기압보다 높은 분압의 산소를 투여하여 치료하는 방법. 정상보다 3배이상의 대기압에서 100% 산소를 공급하는 방이 있어야 한다. 정상적으로 혈액 100㎖당 0.3㎖의 용존산소가 있는데 이를 높이는 것이다. 일산화탄소중독, 공기혈전, 매연흡입, 급성 시아나이드 중독, 감압병, 혈액손실, 빈혈 등에 사용하여 혈색소결핍을 보상하고 산소운반을 증가시킬 수 있다.

고압상수도 高壓上水道 high-pressure waterworks 도시의 고지대에 가정용 수돗물을 공급하는 상수도 설비. 또한 중요지역의 소화전으로 비교적 고압의 물을 공급하는 수도설비를 지칭하기도 하는데, 높은 압력이 필요한 것은 고도 상승으로 인한 압력수두의 손실 때문이다.

고압성 高壓性 hyperbaric 대기압 이상의 압력을 지칭하는 말.

고압소방차 高壓消防車 high-pressure pumper 표준 펌프압력보다 높은 압력으로 펌핑할 수 있는 소방차.

고압소방펌프자동차 高壓消防~自動車 high pressure fire engine 소방펌프가 차대에 고정되어 고압을 발생시켜 화재진압을 할 수 있도록 한 차량. 도로의 운행에 적법한 절차를 거친 자동차에 호스릴을 장착하여 근거리 대량 방수 및 원거리 고압방수가 가능하도록 설비한다.

고압신경증후군 高壓神經症候群 high pressure nervous syndrome 포화잠수 때 주요증상으로 진전(tremor)이 나타나며 경련, 졸림, 현기증, 구토 등이 수반되는 현상. 불활성 기체의 지용성과 가스용적의 변화로 인한 것 같으며 15기압 전후부터 나타나서 압력이 높아질수록 심해진다. 응급처치는 가압 속도를 빠르지 않게 조절하고 N$_2$를 적절히 혼합한 기체호흡을 실시한다.

고압실 高壓室 hyperbaric chamber 고압산소를 포함하는 밀폐된 방. 감염, 종양, 심혈관계 질환, 일산화탄소 중독의 치료를 위해 사용한다.

고압실린더 高壓~ high pressure cylinder 21℃ (70℉)에서 35.1kg/cm^2(500psi)를 초과하는 압력에서 질소, 압축공기, 이산화탄소, 기타 가스를 수용하고 있는 실린더 또는 카트리지.

고압에어착암기 高壓~鑿岩機 high-powered air rock drill 차량사고나 기타사고 현장에서 콘크리트 및 차량 등을 절단하거나 파괴할 수 있는 장비. 공압용기를 이용하여 신속하게 작업할 수 있다. 또한 여러 가지 비트를 사용하여 다양한 용도로 사용할 수 있는 장비이며, 다양한 공압식 장비들과 연결하여 사용할 수 있다.

고압전선 高壓電線 high tension cable ① (美) 450V 이상의 전기가 흐르는 전선, 또는 0.5A를 초과하는 300V 이상의 전기가 흐르는 전선. ② 우리나라에서는 600V 초과 7,000V 이하의 전압(교류)이 흐르는 전선.

고압증기멸균기 高壓蒸氣滅菌器 autoclave sterilizer 환자에게 직접 사용하는 치료용 기구를 고압증기로 소독하는 장비. 소독된 장비는 멸균상태이며 주로 수술장에서 사용하는 기구류, 린넨류, 분만장기구 등을 15파운드의 압력으로 121℃에서 15분간 소독한다.

고압치료실 高壓治療室 hyperbaric treatment chamber 감압증환자를 수용하여 고압공기를 보내어 재압요법을 행하는 치료실. 고압치료실의 기본형은 옆으로 된 원통형의 기밀내압실(氣密耐壓室)로 되어 있으며, 크기는 환자 1명만을 수용하는 소형 단실로서 이송 가능한 것부터 지름 2.5m, 길이 7.5m로 내부를 주실과 부실로 나누고, 필요에 따라 의사, 간호사가 환자와 함께 들어가 환자의 치료와 간호에 임할 수 있도록 한 복실식(複室式) 대형의 것에 이르기까지 그 종류가 다양하다.

고양이간흡충증 ~肝吸蟲症 opisthorchiasis 간디스토마인 간흡충증(opisthorchis)종에 감염된 상태. 주로 아시아, 태평양 섬들과 유럽의 일부에서 발견된다. 담관 암으로 인해 나타날 수 있다. 이 감염은 날 것을 적절히 조리해 먹음으로써 예방된다.

고양이울음증후군 ~症候群 cat crying syndrome 5번 염색체의 단완이 소실되는 염색체 돌연변이. 1/50,000~1/100,000정도로 나타난다. 고양이 소리처럼 울고 두부크기가 작으며 양안 격리증, 성장장애가 나타나고 정신지체가 심하며 나이가 들수록 심해진다.

고에너지연료 高~燃料 high energy fuel 종래의 석유계 탄화수소 연료에 비해서, 발열량 및 연소 온도가 높고 추진력이 큰 연료. 수소, 베릴리움, 붕소, 리튬 등은 단위 질량당 연소열이 크며, 알루미늄, 마그네슘, 규소 등은 고온화염을 내기 때문에 액체수소나 상기 원소의 수소화물 및 단체의 비분말을 탄화수소 연료에 현탁시키거나 고체연료에 섞어서 속에 넣은 것 등이 고에너지 연료이다.

고열 高熱 hyperthermia 높은 열. 체온이 비정상적으로 높은 것.

고열변형 高熱變形 temperature failure 고온에 노출된 건물구조재의 형태가 변형되는 것.

고열증 高熱症 hyperpyrexia 급성전염성 질환시에 때때로 발생하는 과도하게 체온이 상승하는 증세. 특히 소아기에 많이 발생한다. 갑작스런 체온 상승, 빈맥, 빈호흡, 발한, 강직, 반점 형태의 청색증 등이 특징적으로 나타나는 악성 이상 고열증은 가끔 전신마취 중인 환자에게서도 나타난다. 고열은 미온수 목욕이나 마사지, 아스피린이나 아세트아미노펜과 같은 해열제의 처방으로 완화될 수 있다.

고온계 高溫計 pyrometer 물체로부터 분출되는 열방사선의 강도를 측정하는 장치.

고온도형스프링클러헤드 高溫度形~ high temperature sprinkler head 가용금속형 스프링클러헤드의 경우에는 보통 100℃(212°F), 141.1℃(286°F), 또는 182.2℃(360°F)에서 작동하고, 그리고 비가용금속형 헤드의 경우에는 이보다 낮은 온도에서 작동하도록 설치된 자동스프링클러헤드.

고온수소취성 高溫水素脆性 high temperature hydrogen attack 탄소강(carbon steel)이 200℃, 7kg/cm^2 이상의 환경에 놓이게 되면 탄소강 속의 Fe_2C가 용존수소와 반응하여 메탄을 생성하게 되는데, 이것이 재질에 치명적인 파괴를 가져오는 성질. 즉, Fe_2C의 손실이 탄소강을 약화시키고 생성된 메탄이 틈을 만들어 결국 크랙이 발생하게 된다.

고온층연소속도 高溫層燃燒速度 heat wave setting ratio 고온층의 유면이 가라앉는 속도. 석유류 연소는 증발된 증기가 타는 것으로서, 연소시 비휘발성분은 유면에 남아 고온의 유면층을 형성한다. 석유류 경질분의 증발연소가 진행되면 비휘발성 고온 중유의 층은 점차 두꺼워져 탱크 바닥으로 천천히 가라앉는다. 이 속도는 어느 시점에서 보일오버(boilover)가 발생할 것인가를 예측하는데 매우 중요한 역할을 한다.

고요산뇨증 高尿酸尿症 hyperuricaciduria 과다한 퓨린(purine) 섭취나 요산의 체내 생산이 증가되어 뇨에 요산이 축적된 상태.

고용량펌프 高容量~ high capacity pump 화재 및 수재시 발생할 수 있는 재난을 효과적으로 대처할 수 있는 펌프. 군함 등 선박에서의 화재시 신속하게 진압하고 선박 안으로 들어오는 해수를 빠르게 배출하기 위한 고용량 펌프(해수 펌프).

고원 高原 plateau 주위 땅위로 가파르게 올라가 있는 넓고 편평한 땅의 형태.

고위겸자분만 高位鉗子分娩 highly forceps delivery 태아의 머리가 골반 입구에 감입(嵌入)된 시점에서 겸자로 태아머리를 견인하여 꺼내는 것.

고위험성영아 高危險性嬰兒 high-risk infant 출생시 체중, 크기, 재태 기간에 관계없이 이환율, 사망률이 보통보다 높은 신생아. 특히 출생 후 28일 이내인 신생아. 위험인자는 정규적인 출산과정을 방해하거나 자궁 밖에서의 성장 발달을 저해하는 산전, 산후 조건이나 환경 등이다.

고유감각 固有感覺 proprioception 신체부분의 위치와 근육과 관절의 움직임을 감지하는 능력.

고유결합조직 固有結合組織 connective tissue proper 결합조직의 일종으로 소성결합조직, 밀집섬유결합조직 등이 있음.

고유박동수 固有搏動數 inherent rate 주어진 임의의 심장박동기의 위치에 기여하는 흥분파 형성 빈도수. 동방결절은 60~100회/min, 방실결절은 40~60회/min, 푸르키니에 체계는 15~40회/min이다. 성인은 운동하는 동안이나 노동, 흥분한 감정이나 동통에서 정상적으로 100회/min 이상이다. 비록 심방결절의 정상수치가 50~100회/min으로 인식되어 왔지만 대부분의 의사들은 90회/min보다 빠를 때 가능한 문제에 경계되어 있고 수치가 50회/min이하로 떨어지지 않는 한 고려하지 않는다. 더 어린 연령인 소아과에서는 빠른 심박률은 정상이다.

고유수용기 固有受容器 proprioceptor 신체의 위치와 운동에 관한 정보를 제공하는 감각 수용기. 근육, 건, 관절, 내이의 반규관 등에 존재하는 수용기들이 있다.

고유의 固有~ inherent 타고난. 선천적인. 자연적인.

고유파장 固有波長 intrinsic wavelength 어느 진동계가 고유 진동을 하고 있을 때의 파장. 안테나의 고유 파장이란 그 안테나가 고유 진동하고 있을 때 안테나상에 실리는 정재파의 파장을 가리키며, 일단 접지형 안테나에서는 그 안테나 길이의 4배, 비접지 안테나인 경우에는 그 길이의 2배와 같다. 또 임의의 매질 내의 전자파의 고유 파장을 가리킬 때도 있다.

고의 故意 intention 행위자에게 책임을 부담시키기 위한 범죄 사실의 인식.

고인화성물질 高引火性物質 extremely flammable '태그 개방식 시험기'로 측정했을 때, 그 인화점이 -6.7℃(20°F) 미만인 물질.

고임목 ~木 wheel block 제동장치가 해제되어 차량이 움직이는 것을 방지하기 위해서 바퀴 밑에 끼우는 물건.

고장¹ 鼓腸 flatulence 위장에 공기나 기체가 다량 존재하는 상태. 이 상태는 팽만을 일으킨다. = 방기(放氣), 위창자내공기참.

고장² 高張 hypertonic 다른 용액보다 용질의 농도가 높은 삼투압을 가지는 것. 세포내액과 세포외액보다 높은 식염을 함유하는 고장성 식염수 용액이다. 세포는 고장성 용액에서 수축한다.

고장률 故障率 failure rate 시스템이나 기기, 부품 등이 특정 단위 기간 동안 고장을 일으키는 비율. 단위 기간 '총고장수/총동작 시간(또는 총 사건수)'으로 표시한다.

고장모드 故障~ failure mode 하드웨어가 고장날 가능성이 있는 징조나 조건 또는 형태. 고장모드는 기능의 상실, 조급한 동작, 허용오차를 벗어난 상태, 점검 중 발견한 누출과 같은 물리적인 특성으로 인식될 수 있다.

고장모드 영향분석 故障~ 影響分析 failure mode and effects analysis : FMEA 설비별 고장 유형에 따라 원인, 결과, 대책을 분석 및 수집하는 위험 확인 기법.

고장빈도 故障頻度 failure frequency 발생한 고장(사건)의 수를 고장이 발생한 기간 동안 경과된 총 시간이나 빈도 산출에 필요한 총 사건 수(가능한 경우)로 나눈 값.

고장성 高張性 hypertonicity 혈장보다 용질농도가 더 높고 삼투압이 더 큰 상태.

고장성포도당함유결정질액 高張性葡萄糖含有結晶質液 5% dextrose in 0.45% sodium chloride(D₅ 1/2 NS) 반식염수와 같은 sodium과 chloride를 함유한 영양분. 포도당은 80cal/ℓ로 용도가 많은 수액이다. 자유수와 전해질을 공급하고 포도당의 형태로 영양분을 제공한다. 열사병, 당뇨성 케톤산증, 신장이나 심혈관계 기능손상 환자에게 투여한다. 빠른 수액 보충이 필요한 경우에는 사용해서는 안된다.

고장시간 故障時間 down time 가공기 및 주변 장치가 고장 등으로 인해 정지하고 있는 시간.

고장액 高張液 hypertonic solution 정상 혈장에 비해 반투막에 대한 삼투압 정도를 증가시키는 용액. 50%포도당이나 화상시 사용하는 hypertonic lactated saline solution 등이 있다.

고장의 공통원인 故障~共通原因 common cause failure 같은 원인으로 인하여 두 가지 이상의 시스템, 부품, 장치의 고장.

고장전류 故障電流 fault current 전선과 대지 또는 전선과 전선 사이의 연결이 비정상적일 경우, 전선으로부터 대지로 또는 전선으로부터 다른 전선으로 흐르게 되는 전류. 아크나 절연파괴와 같은 경우에 발생한다.

고장정도 故障程度 failure severity 보통 성능결함으로 표현되는 장치의 성능 저하에 대한 정도. 상, 중, 하로 구분한다.

고장증 鼓腸症 bloat 장에 가스가 발생하거나, 공기를 들이마심으로써 생긴 복부의 가스 팽만.

고장확률 故障確率 failure probability 하나의 장치가 사용 상태에서 또는 일정한 시간 동안 고장이 발생할 수 있는 확률(0에서 1까지의 값).

고적재저장 高積載貯藏 high piled storage 지상 높이 4.55m(15ft) 이상, 또는 화물운반대나 선반 위에서는 높이 3.64m(12ft) 이상의 높이로 밀집 적재된 저장.

고정[1] 固定 fixation 구강집착처럼 정신적 성장의 어떤 단계에서 정지한 것.

고정[2] 固定 immobilization 손상이 의심되었을 때 척주를 보호하기 위하여, 앙와위 자세로 신체가 움직이지 못하게 고정하는 순서. 이와 같은 순서를 충실히 수행하기 위해서는 구조용 칼라, 척추보호대, 분리형 척추보호대, 측면고정도구, 끈 그리고 테이프가 준비되어 있는지 확인한다.

고정국 固定局 fixed station 고정된 지점 간의 무선통신 업무를 행하는 무선국. 마이크로웨이브 중계국,

항공 안전 업무를 행하는 항공 고정국 등이 고정국에 속하며 이동국에 비해서 송신 전력이 크고 설비도 대규모인 것이 많다.

고정로프 固定~ fixed rope 암장이나 능선, 설릉 등과 같이 통과가 곤란한 경우에 구조자의 몸을 지키기 위하여 몸을 고정한 로프.

고정막대 固定~ crotch pole 사다리를 세우거나 지지할 때 사용하는 한쪽 끝에 U자 모양의 고정물이 달려 있는 막대.

고정매듭 固定~ bowline knot 로프 중간에 고리를 만들어 묶는 매듭. 로프의 굵기에 관계없이 묶고 풀기가 쉬우므로 물건이나 사람을 묶어 구조할 때 많이 사용한다.

고정못 固定~ nail(구급) 뼈나 뼈조각을 고정하기 위해 뼈와 관절 수술에 사용되는 많은 금속판.

고정묶기 固定~ hitch(구조) 로프로 물체를 묶는 방법 중의 하나.

고정반사 固定反射 permanent echo 지상의 1차 레이더의 설치 위치에 대하여 그 위치가 고정된 목표물로부터 오는 반사 신호.

고정시스템 固定~ anchor system 자일로 고정시키거나, 등산, 라펠링 시 안정적으로 쓰이는 고정물체로 두 개나 세 개 이상의 고정물체가 연결된 것.

고정식교류발전기 固定式交流發電機 fixed generator(alternator) 차량에 영구적으로 장착되어 있는 용량 7kW 이상의 발전기. 보통 기계적으로 구동된다.

고정식모니터 固定~ fixed monitor(cannon) 다량의 포를 운반할 수 있는 고정식 지지대에 설치된 장치. 배관 또는 호스를 통해 모니터에 수용액을 공급할 수 있다.

고정식소화설비 固定式消火設備 fixed fire extinguishing system 건축물 등에 고정된 소화설비. 스프링클러설비, 옥내소화전설비 등.

고정식포방출구 固定式泡放出口 fixed foam discharge outlet 탱크, 방유제, 기타 구획된 구조물에 영구적으로 부착되어 있는 포 방출 장치.

고정식해양구조물 固定式海洋構造物 fixed type

platform 석유시추용구조물의 한 형태로 해저에 연결된 Leg(Jacket)에 의해 Deck가 지지되는 고정식, 중력식, 연착저식 등의 형상이 있다.

고정용무전기 固定用無電機 fixed radio 고정하여 사용하는 무전기. 동시에 말할 수 없으며, 상대방의 의사전달이 끝난 다음 송신할 수 있다. 고정용무전기는 이동하면서 사용하는 이동용무전기와는 달리 어느 한 개의 사이트에 고정해 놓고 사용하는 무선 송수신장치를 말한다.

고정운송차량 固定運送車輛 rigid transport vehicle(구급) 척추를 고정시키기 위해 특별히 제작된 환자 운송 장비. 유형으로는 akja, cascade, forest/jungle penetrator, jake's litter, neil-robertson litter, stokes's litter, thompson litter가 있다. 험악한 지형에서 환자의 보호를 최대한 가능하게 하지만, 일반적으로 부피가 크고 무겁다.

고정자세불능증 固定姿勢不能症 asterixis 근육의 지속적 수축이 간헐적으로 일어난 결과, 일정한 자세를 간헐적으로 취하지 못하는 운동장애. 간성혼수의 특징이나, 기타 여러 상태에서도 나타난다. = 날개치기진전(flapping tremor).

고정장치 固定裝置 fastener 전선을 구조물에 고정시키는 장치.

고정점 固定点 anchor point 고정물체가 있는 곳.

고정주파수송신기 固定周波數送信機 fixed-frequency transmitter 단일 고정 반송 주파수로 동작하는 무선 송신기. 방송국의 송신 주파수(KBS 89.1MHz, MBC 91.9MHz 등)와 같이 계속 고정된 주파수로 운용하는 송신기이다.

고정지붕탱크 固定~ cone roof tank 탱크의 지붕이 일반 주택의 지붕처럼 고정적으로 만들어진 위험물 저장 탱크로, 중·소형 위험물탱크가 이 방식으로 만들어진다. → 부상지붕탱크.

고정판 固定板 immobilize board 일정한 곳에 있어 움직이지 아니하고 한 곳에 꼭 박혀 있으려는 목적으로 쓰이는 판.

고정포방출방식 固定泡放出方式 fixed form discharge type 주로 위험물 저장 탱크에 사용되는 방출법. 탱크 윗부분 측벽에서 거품을 유입하는 액표면포방출법과 탱크하부에서 거품을 주입하는 표면하주입방식의 두 가지가 있다.

고정하중 固定荷重 dead load 구조물 자체의 중량과 구조물에 고정되어 있는 설비의 중량을 합한 중량. → 하중.

고조 高潮 high water 조석으로 인하여 해면이 가장 높아진 상태. 자세히 말하면, 창조(flood tide)에서 해면이 가장 높아진 상태이다. 고조는 주기적인 조석력에 의해 생기지만, 기상 및 해양 상태도 영향을 미친다. 우리나라는 고조에서 다음 고조까지의 시간 간격이 평균 12시간 25분으로서 매일 50분씩 늦어진다. 만조라고도 한다.

고조기 高潮期 plateau phase 심장근육 세포의 탈분극기의 지속. 이로 인하여 심장전도계의 불응기가 길어진다.

고조파 高調波 harmonics 전기적으로, 고조파란 그 파형 주기가 바람직한 주파수나 기본 주파수의 정수배인 주파수대에 있는 전압 또는 전류를 말한다. 고조파는 가변속도 구동장치, 정류기, 유도가열기, 개인용 컴퓨터, 포화변압기(형광등 안정기), 복사기, 정지형 스위치, 형광 및 고광도 아크방전등, 기타 비선형 장치나 아크장치를 사용함으로써 발생한다.

고주파변성기 高周波變成器 high frequency transformer 코일이 갖는 유도 작용을 이용하여 하나의 회로에서 다른 회로로 고주파 에너지를 유도하기 위한 변성기. 보통은 공심 코일에서 탭을 내거나 두 개의 공심 코일을 결합하여 만든다. 최근에는 고주파 손실이 적은 페라이트 자심 등을 사용한 것이 널리 쓰인다.

고주파브리지 高周波~ high frequency bridge 높은 주파수대에서 사용할 수 있는 브리지 회로. 네 개의 저항 또는 리액턴스 소자로 폐회로를 만들고 그 대각선 방향의 해당 접속점에 전원 또는 입력 신호를 가해 다른 한 조의 계기를 접속한 회로이다. 저항, 콘덴서, 인덕턴스의 측정에 사용된다. 고주파에서 사용하는 경우에는 결선의 리드 인덕턴스와 분포 용량 등이 작은 값이 되도록 하는 배치 구조가 필요하다.

고주파송신기 高周波送信機 high frequency transmission 전화 회선에 의한 음성 주파수보다 높은 주파수의 반송 전류를 사용한 반송 전신. 단일 주파수의 교류인 반송 전류를 전신 부호로 변조, 송신하고 수신 측에서 복조하여 원래의 전신 부호를 뽑아내는 전신 방식을 말한다. 전송로를 절약하기 위해 한 개의 전송로에 8~24개 채널의 다수 회선을 싣는 다중 통신 방식을 채용하는 경우가 많다. 반송 전류로는 300~3,400Hz의 음성 주파수 대역을 이용하는 음성 주파 전신과 이 범위 밖의 주파수를 이용하는 것도 있다.

고주파저항기 高周波抵抗器 high frequency resister 주파수 증가에 대하여 저항 성분 이외의 유도성 및 용량성 리액턴스를 감소시키도록 설계된 저항기. 마이크로파용 저항기는 보통 유전율이 작은 절연관 표면 위에 저항막을 얇게 만든다. 그 형태는 전파가 오는 방향에 대하여 끝 부분을 기울게 한 것과 직각의 면을 갖는 막대기형 또는 판형으로 만들어 위치에 따라 저항률이 변하게 한 것이 있다. 이 종류의 저항기는 다른 저항기에는 필수적인 단자 전극 또는 리드선을 전혀 쓰지 않는다. 도파관에 삽입하여 마이크로파 전력을 흡수하고, 감쇠량을 제어하는 데 이용된다.

고주파증폭기 高周波增幅器 radio frequency amplifier ① 무선 수신기의 앞단에 위치하며 수신된 전파를 그 주파수에서 증폭하는 증폭기. 일반적으로 A급 증폭 회로가 사용된다. 고주파 증폭기는 단지 미약한 전파의 수신을 가능하게 할 뿐만 아니라 선택도를 높이고 신호 대 잡음비(S/N)를 개선하며, 발진한 경우의 이상 전파가 안테나에서 외부로 방사되는 것을 방지한다. ② 무선 송신기의 맨 마지막단의 전력 증폭기. C급 증폭 회로를 사용한다. 송신 안테나에 충분한 전력을 공급하는 역할을 하며 수신기 증폭 회로에 비해 대규모이다.

고주파코일 高周波~ high frequency coil 라디오, 텔레비전에 쓰이는 반송의 주파수 범위를 기준으로 삼아 사용하는 코일. 일반적으로는 고주파용으로 설계된 코일을 저주파에서 사용하는 경우도 있고, 그 반대의 경우도 있으나 고주파용에 알맞은 설계에 따라 만들어진 코일을 의미한다. 주파수 선택 소자로서 사용되는 일이 많으며, 고주파 코일에 대해서는 다음과 같은 사항이 요구된다. 1) 인덕턴스가 필요로 하는 값일 것. 2) 직류 저항값 및 분포 용량이 작을 것(고유 주파수는 큼). 3) 정격 전류, 전압이 정해져 있을 것. 4) 인덕턴스 및 Q가 안정될 것.

고주파VHF 高周波VHF VHF high band 가청주파수 이상인 30~300MHz 이상의 주파수. 고주파 VHF의 공공안전 주파수는 150~174MHz이다. 이 범위의 주파수는 일직선의 형태로 진행되어 지구의 곡선을 넘지 못하며 수평선 너머까지의 전달도 불가능하다. 범위는 좁지만 고주파 VHF 신호는 'skip' 현상이나 간섭현상도 저주파 VHF보다 덜하며 거대도시에서의 통신은 저주파보다는 적당하다. 정도에 있어서 저주파 VHF 보다는 적지만 큰 건물과 같은 고정건축물에 의한 간섭에 민감하고 내부 콘크리트 안으로의 전달에 방해를 받는다. 저주파에서와 같이 단일 모드를 사용하기 때문에 무선관례를 지키는 일이 필수적이며 본부의 안테나는 통신지역을 높이기 위해 가장 높은 곳에 위치하며 출동, 이동, 그리고 병원과의 효과적인 통신을 제공한다. 대부분의 시골이나, 도시외곽의 응급의료 통신체계에서는 주로 VHF를 이용하는데 평지에서는 약 24km정도의 범위를 가진다. ↔ 저주파 VHF.

고지 故紙 waste paper 사용한 종이 및 판지, 종이 및 판지의 재단 부스러기 등 2차 섬유의 총칭.

고지단백혈증 高脂蛋白血症 hyperlipoproteinemia 유전적 및 후천성 지단백 대사장애를 총칭. 혈액내 단백 결합지질과 다른 지방이 정상보다 높다. 죽상동맥경화증과 췌장염의 원인이 된다.

고지된 동의 告知~ 同意 informed consent 제공할 치료에 대한 내용을 환자가 알고, 이해하며, 동의한다는 환자의 표현. 환자가 합리적인 결정을 하도록 필요한 모든 사실을 설명한 후에 환자로부터 얻는 동의이다. 주요 내용으로는 병이나 부상의 특징, 추천된 치료법과 관련한 위험, 대체 치료법과 수반된 위험, 치료를 거절하는 것의 위험 등이며 환자가 어떠한 절차의 성격과 범위를 동의하기 이전에 충분히 이해하여야 한다. 또한, 환자는 그러한 판단을 내릴 만큼 충분한 정신적 또는 신체적 능력을 갖고 있어야 한다.

고지질혈증치료제 高脂質血症治療劑 antihyperlipidemics 혈액 내 콜레스테롤 감소와 동맥 경화증 발생을 예방하는 제제.

고지혈증 高脂血症 hyperlipidemia 혈장에서 당지질, 지단백질, 인지질을 포함한 지질의 과다. = 과지질혈증, 지질과잉혈증.

고질소혈증 高窒素血症 azotemia 혈액에서 요소를 제거하는 신장의 기능부전에 의해 일어나는 혈액 내 질소 화합물의 과도한 축적.

고차모드 高次~ higher mode 차단 주파수가 가장 낮은 주 모드 이외의 모드. 동축 선로, 도파관에서는 일반적으로 주 모드만 사용되나 밀리파, 서브밀리파용의 원형 도파관에서는 고차 모드의 하나인 TE01 모드가 손실이 작기 때문에 쓰이고 있다. 광섬유에서는 각 모드 간의 군속도 및 손실 차가 작으므로 수백에서 수천의 고차 모드까지 전파시키는 다(多) 모드 광섬유가 널리 쓰인다.

고창 鼓脹 tympanites 위장에 공기와 가스가 과도하게 존재하는 것. 경미한 통증에서 중등도의 통증을 유발할 수 있다.

고체 固體 solid 물질의 상태 가운데 하나로 구성분자들의 운동성이 거의 없고 형태 또한 거의 변하지 않는 상태.

고체연료 固體燃料 solid fuel 석탄, 코크스 등 고체 형태의 연료. 그중 석탄은 가스화 또는 액화해서 유체로서 사용하려는 연구개발이 활발하다. 코크스는 오늘날 제철용 등으로 중요한데, 강점결성의 원소탄 부족으로 석탄배합에 의한 성형 코크스의 제조가 중요하게 되었다.

고체온 高體溫 hyperthermia 사람의 체온이 정상 범위보다 상승된 상태. 체온의 상승이 주요한 특성이다. 그 외 특성은 홍조를 띤 피부, 피부의 따뜻함, 호흡수 상승, 빈맥, 경련 또는 발작이 일어나는 점을

들 수 있다. 더운 환경에의 노출, 활기찬 활동, 투약이나 마취, 부적절한 의복, 대사율의 상승, 질병, 외상, 탈수, 발한 작용의 부적절 또는 감소 등이 관련된다.

고초균 枯草菌 bacillus subtilis 호기성 균의 일종. 독성이 없으며 포자를 형성하는 세균. 마른 풀, 토양, 하수, 공기속 등 자연계에 널리 분포해 있다. 세포는 짧은 막대기 모양으로 주변에 다수의 편모가 있고, 회백색의 큰 집락을 만든다. 효소를 생산해 우유를 응고 시키고, 전분을 당화하며 유지를 분해하므로 공업분야에 많이 사용되고 있다. 특히 산생물(産生物)을 체외로 분비하는 특성은 유전자 재편성의 숙주(宿主)로 이용된다. 그러나 다른 한편에서는 쌀밥, 식육 등 많은 식품의 부패 원인이 되기도 한다. 생육의 최적 상태는 pH7~8.5, 온도 37~40℃이다.

고출력증폭기 高出力增幅器 high power amplifier : HPA 무선 송신기 최종단의 전력 증폭기. 위성 통신용 송신기 출력단에는 3kW급의 진행파관(TWT) 또는 클라이스트론 등의 진공관이 사용되고 있다. 또한 이러한 대형 진공관 소자를 소형으로 고체화하기 위하여 반도체 소자의 고출력화나 대전력 합성회로 등의 개발이 진척되어 수십 W 정도의 것은 이미 고체화되었다.

고층건물 高層建物 high rise building 건물 상층부까지 공중소방장비가 도달할 수 없는 높이의 건물. 때문에 고층건물 상층부에서의 화재는 건물 내부에서 진화할 수밖에 없다. 미국 NFPA Code는 높이가 40m를 초과하는 구조물을, 우리 나라의 소방법은 지하층을 제외한 층수가 11층 이상인 건물을 고층건물로 정의하고 있다.

고칼륨혈증 高~血症 hyperpotassemia 급성 또는 만성신부전이나 세뇨관질환, 순환혈액량의 감소, 저알도스테론증, 인슐린결핍 등으로 인해 혈중에 칼륨량이 증가하는 것. 가장 중요한 독성효과는 심부정맥이며 중등도나 중증인 경우에는 이완성 사지마비와 호흡마비를 초래한다. 중등도나 중증인 경우에 고장성 포도당액을 주사하면 인슐린의 방출을 증가시키고 칼륨을 세포내로 이동시켜 독성을 감소시키

며 폴리스타이린설폰산나트륨(sodium polystyrene sulfonate)같은 양이온 교환수지의 경구복용으로 치료를 기대할 수 있다.

고칼슘뇨증 高~尿症 hypercalciuria 남녀 구별 없이 요중에 칼슘이 과잉으로 배설되는 상태. 칼슘뇨는 소변의 칼슘염에 대한 상대 과포화도를 증가시키고 구연산이나 글라이코스아미노글라이칸(glycosaminoglycan : GAG)과 같은 음이온 요석 억제제와 결합체를 이루어 요석의 위험도를 증가시킨다.

고칼슘혈증 高~血症 hypercalcemia 부갑상선 기능항진증이나 암을 비롯한 많은 악성 종양에 의해 칼슘이 혈액중에 과잉으로 존재하는 상태. 심한 경우에는 다뇨, 갈증, 식욕부진, 오심, 구토 등의 증상이 나타나고 변비, 무력감, 빈혈, 체중감소나 고혈압 등이 나타난다. 응급처치로 furosemide와 함께 식염수를 투여하여 등장성을 확립하고 나트륨뇨증(natriuresis)을 유도하거나 정상적인 심장과 신기능을 가진 탈수환자에게는 0.45% saline이나 0.9% saline을 250~500㎖/h 투여한다.

고콜레스테롤혈증 高~血症 hypercholesterolemia 혈중의 콜레스테롤 수치가 정상보다 높은 상태. 콜레스테롤의 대사장애나 과잉섭취로 일어나며 콜레스테롤이 장기간 상승되어 있으면 동맥벽에 침착하여 죽상경화를 일으키고 심근경색이나 뇌혈전증의 원인이 되기도 한다.

고탄산혈증 高炭酸血症 hypercarbia 혈중 이산화탄소압이 정상보다 높은 상태.

고탄소강 高炭素鋼 high carbon steel 0.45% 이상의 탄소가 함유된 강철.

고팽창포 高膨脹泡 high expansion foam 액체 포소화약제 가운데 하나. 팽창비가 100 : 1에서 1,000 : 1까지 다양하고, 발포속도도 빠르다. 화재지역에 쏟아 붓기도 하고 인화성 액체 화재를 질식소화 하는데 사용하기도 한다.

고페닐알라닌혈증 高~血症 hyperphenylalaninemia 혈액중에 페닐알라닌의 농도가 비정상적으로 높은 상태. 이러한 현상은 페닐알라닌을 분해하는 대사과정중에서 생기는 여러 가지 결함 중 하나의 결과일 수 있다.

고폭발물 高爆發物 high explosive 충격이나 가열 등으로 인해 폭발을 일으키는 화합물. 보통, 질소를 함유하고 있다. 고폭발물은 충격에 대한 민감도에 따라 매우 다양한데, 이중 가장 민감한 것은 뇌산수은과 니트로글리세린이다. 반면에 TNT와 질산암모늄은 비교적 폭발하기가 어려우므로 뇌관 등의 발파장치를 필요로 한다. 충격파의 속도는 1,000m/sec (3,000ft/sec) 이상이다.

고함법 高喊法 shouting method 구조대원이 육성 등을 이용하여 요구조자의 위치를 찾아내는 방법. 구조대원의 업무의 집중력을 떨어뜨리고 체력을 쉽게 소진시키는 단점이 있다.

고해 叩解 beating 펄프섬유에 초지성을 부여하기 위해서 물 속에 일정농도로 해리된 섬유를 기계적으로 절단하거나 피브릴화 하는 공정.

고혈당성고삼투성비케톤성증후군 高血糖性高渗透性非~性症候群 hyperglycemic hyperosmolar nonketotic syndrome : HHNKS 혈당과 삼투압이 현저히 상승되고, 혈당 > 600mg/㎗, 삼투압 > 15 mOsm/ℓ, 동맥혈 pH > 7.3, 혈중중탄산염 > 15mEq/ℓ인 당뇨의 급성합병증. 고령의 제2형 당뇨병환자에게 많으며 동반된 합병증 때문에 사망률이 높다. 세균감염, 인슐린 경구 혈당강하제 투여 중단, 뇌졸중, 심근경색, 심한 탈수 등이 유발인자이며 심한 지방분해에 의한 케톤혈증은 나타나지 않는다. 노인들은 갈증을 느끼지 못하여 오랫동안 충분한 수액 섭취를 하지 못하므로 당뇨병성케톤산증(DKA)보다 더 심하게 탈수되어 BUN/Cr치가 높고 의식장애가 더 심하다. 후기에는 저체온, 혼돈과 무기력한 의식저하의 임상증상이 나타나며 부분적인 신경학적 증상으로 감각손실, 편측마비, 언어장애, 경련 등이 나타난다. 위장관 장애는 DKA보다 약하고 다뇨, 탈수, 피로, 권태감, 오심, 구토가 일어난다.

고혈압(증) 高血壓(症) hypertension 혈압이 지속적으로 상승하여 140/90mmHg 이상이 되는 무증상성 증상. 고혈압 환자에게 저염, 저지방 식이가 처방되며 비만 조절을 위해 칼로리를 제한하고 운동을 하고 스트레스를 피하며 적절한 휴식을 하도록 한다.

고혈압성뇌병증 高血壓性腦病症 hypertensive encephalopathy 두통, 경련, 혼수, 사구체신염과 관련되는 것들을 포함하는 증상의 질환.

고혈압성동맥경화증 高血壓性動脈硬化症 hypertensive arteriosclerosis 고혈압증에 의하여 악화되는 동맥경화증.

고혈압성동맥질환 高血壓性動脈疾患 hypertensive arteriopathy 주로 세동맥과 소동맥에 광범위하게 발생하는 장애. 동맥성 고혈압증을 수반하고, 동맥비대와 혈관중막의 비후를 특색으로 한다.

고혈압성응급 高血壓性應急 hypertensive emergency 두드러지게 혈압이 높고 그 시점에서의 고혈압 자체가 생명을 위협하는 긴급상태로 고혈압성뇌증, 해리성(解離性) 대동맥류, 고혈압성 진행성neng출혈, 고혈압성 좌심부전 등이 포함된다. 치료는 급속하게 혈압을 낮출 필요가 있고 대개의 경우 경구투여가 불가능하므로 근육주사, 정맥주사 등에 의해 강하제를 투여한다. 트리메타펜, 니페디핀, 니트로프루시드, 하이드라라딘, 프로세마이드 등이 사용된다. = 고혈압성긴급증(高血壓性緊急症).

고혈압위기 高血壓危機 hypertensive crisis 갑자기 혈압이 200/120mmHg 이상으로 상승하여 발생한 위기. 흔히 고혈압을 치료하지 않거나 복용 중이던 항고혈압제를 중단했을 때 발생한다. 특징적인 징후는 두통, 복시(複視), 현훈(眩暈), 이명, 비출혈, 근육의 수축, 빈맥, 또는 다른 심부정맥·경정맥의 확장, 맥압이 좁아짐, 오심, 구토 등이다. 환자가 불안정, 혼돈, 혼미해질 수 있으며 경련, 혼수, 심근경색증, 신부전, 심정지, 발작을 초래할 수 있다. 치료는 항고혈압제가 정맥이나 근육으로 투여되고 이뇨제가 처방되며, 필요시 항경련제, 진정제, 항구토제가 사용된다. 환자는 보통 머리 쪽을 올린 자세로 심장 모니터를 하며 조용한 환경이 유지되어야 한다. 음식은 저칼로리식으로 처방되고 나트륨과 수분이 제한될 수 있다. 상태가 호전되면 서서히 걷기 시작하는데, 기립성 저혈압의 증상인 창백, 발한, 실신 등의 증상을 잘 관찰해야 한다.

고형알코올 固形~ lump alcohol 알코올이 고체화된 형태. 30℃ 미만에서 가연성의 증기를 발생하기 쉽고 매우 인화되기 쉽다. 가열 또는 화염에 의해 화재위험성이 매우 높다. 등산용 휴대연료로 사용된다.

고형장기 固形臟器 solid organs 간, 췌장, 신장, 비장 등과 같은 신체의 고체조직.

고형화 固形化 caking ① 물의 흡수 또는 분말 자체의 침전으로 인해 소화약제 분말 입자가 딱딱한 덩어리로 뭉치는 현상. ② 탄소 함유량이 많은 역청탄의 성질. 300~500℃로 가열될 경우 부드럽게 녹아 내리다가 서서히 식으면서 단단한 코크스 덩어리로 변하는 성질이 있다.

고환 睾丸 testis 음낭 내에 위치하는 두 개의 난형의 선(腺). 특수 간질세포(interstitial or Leydig cell)가 테스토스테론(testosterone)을 분비한다.

고환부고환염 睾丸副睾丸炎 epididymoorchitis 고환에서 음경까지 정자를 운반하는 튜브인 부고환과 고환의 염증.

고환염 睾丸炎 orchitis 하나 또는 양쪽 고환에 발생하는 염증. 진통, 종창 및 중량감을 특징으로 하며 종종 유행성 이하선염, 매독 또는 결핵으로 인해 유발하기도 한다. = 정소염.

고환염전 睾丸捻轉 testicular torsion 정관이나 고환자체가 꼬이는 것. 일측성이나 양측성을 나타난다.

고환절제술 睾丸切除術 orchidectomy 하나 또는 양쪽의 고환을 제거하는 외과적 절차. = orchiectomy, 정소절제술.

고효능이뇨제 高效能利尿劑 high ceiling diuretics 심장, 간장, 신장 등에서 기인되는 부종치료에 효과적인 이뇨제. 주요 작용장소는 Henle loop의 비후 상행각으로 전해질 재흡수를 억제하므로 이런 약물을 루프이뇨제(loop diuretics)라고도 한다.

고휘발성액체 高揮發性液體 highly volatile liquid 비점이 20℃(68°F) 미만으로 쉽게 기화되는 액체.

곡 谷 vallecula 홈을 가리키는 해부학의 일반용어. 때로는 후두개곡(vallecula epiglottica)에만 적용시킨다. 후두개와 혀 기저부 사이의 함몰된 부분을 말한다. = 함요.

곡괭이장대 pike pole 구조를 위해 천장이나 벽체의 회반죽 등을 뜯어낼 때 사용하는 금속 꼬챙이와 갈퀴가 달린 나무 또는 유리섬유 장대.

곡물류 穀物類 grain 밀, 귀리, 옥수수, 보리, 기타 농작물의 씨앗 또는 열매. 대량으로 저장할 경우 화재 및 분진폭발의 위험이 있다.

곡선형블레이드 曲線形~ Macintosh blade 후두경에 연결하는 곡선형 날의 상품명. 주로 성인 환자에 사용한다.

곤봉지 棍棒指 clubbing 손가락 원위부의 비정상적인 비대. 보통 청색증을 동반한 심장질환이나 진행된 만성 폐질환과 관련되지만 때때로 담도경화, 대장염, 만성 이질, 갑상선중독증과 함께 발생될 수도 있음. 혈액 내에 감소된 산소량이 어떻게 하여 곤봉화를 일으키는지 그 기전은 밝혀지지 않았다. 곤봉화는 모든 말단부위에 발생하지만 대부분 손가락에서 쉽게 관찰된다. 진행된 곤봉화는 쉽게 식별되지만 조기 곤봉화는 진단하기 어렵다. 손가락 기저부의 횡경이 손가락 말단 관절의 횡경보다 클 때 곤봉화가 있다고 간주한다. 손상된 손가락은 불룩하게 부풀고 상당히 혈관성이다. 피부는 쉽게 벗겨질 수 있다.

곤충교상 昆蟲咬傷 insect bite 기생충, 벼룩, 진드기, 거미류 등의 독이 있는 절족동물에 물리는 것. 많은 절족 동물은 침 안에 약한 자극을 유발하는 물질이나 바이러스가 들어 있는데 이 독이 주입되어 중독이나 심한 국소 반응을 일으킨다. 곤충에 물렸을 때 자극의 정도는 절족 동물의 입모양에 따라 영향을 받는다. 예를 들면 진드기는 뒤쪽의 둥근 치아로 물어 이를 제거하기 어렵게 하며 거미는 주입한 독이 통증을 일으킬 때까지는 알아차릴 수 없는 콕콕 찌르는 상처를 낸다. 물린 상처 치료는 벌레 종류 반응 결과의 위험성에 따라 다르다. 증상의 응급치료는 상처를 깨끗하게 씻어내고 필요에 따라 냉요법, 고항히스타민제제를 사용한다.

골 骨 bone 골격을 구성하는 결합조직. 무기질로 되어 있어 골기질이 연골의 기질보다 훨씬 굳다. 기질 전체에 혈관이 아주 잘 분포하고 있고 소강은 골소관(canali culi)이라는 아주 작은 관에 의해 서로 연결되어 있다. = 뼈.

골간 骨幹 diaphysis 장골의 중앙을 이루는 부분. 뼈는 그 형상에 따라 장골, 단골, 편평골, 함기골 등으로 나누는데 이 중 사지에 있는 뼈는 장골이고 장골의 중앙을 차지하는 부분을 골간이라고 하며 뼈의 양단을 골단이라고 하는데 골간의 표면은 치밀골로 구성되어있고 내부에는 골수가 있다. = 뼈몸통.

골격 骨格 skeleton 신체의 지지 틀로서 몸의 형태나 크기를 결정하는 중요한 요소. 사람의 골격을 구성하는 뼈는 206개로 신체의 미세한 구조를 보호하고 근육의 부착, 신체의 움직임을 허용하고, 혈액의 주요 저장소 역할과 적혈구의 생성을 담당한다. = 뼈대.

골격계 骨格系 skeletal system 근육과 기관을 위한 뼈대가 되는 모든 뼈와 신체 연골의 집합체.

골격근 骨格筋 skeletal muscle 뼈에서 시작되어 뼈에 부착된 근육. 두껍고 가는 근원섬유가 겹쳐져서 근섬유에 규칙적인 가로무늬가 보이는 횡문근이며 체성신경의 지배로 수의근이다. = 뼈대근육.

골격근펌프 骨格筋~ skeletal muscle pump 정맥의 혈류 흐름에 영향을 미치는 골격근수축의 효과를 설명하는데 사용되는 용어. 근육이 수축하면 정맥이 압착되어 혈액이 심장으로 이동하는데 도움이 된다.

골경화증 骨硬化症 osteosclerosis 골밀도의 비정상적인 증가. 여러 질병상태에서 생기는데 특히 뼈조직의 혈액순환장애, 감염이나 종양과 관련된다.

골고정 骨固定 skeletal fixation 깨진 뼈의 조각을 철사, 나사, 판이나 손톱으로 함께 붙잡는 한 방법.

골관절염 骨關節炎 osteoarthritis 주로 노인에게 발생하는 비염증성 변성 관절질환으로, 하나 이상의 관절에서 조직 이상이 나타나는 관절염의 흔한 형태. 증상은 운동이나 관절의 사용 후 동통, 뻣뻣함, 압통, 염발음 등이다. 원인은 알려지지 않았지만 화학적, 기계적, 유전적, 대사적, 내분비적 요소로 알려져 있다. → 류마토이드성 관절염(rheumatoid arthritis.). = 퇴행성 관절질환(degenerative joint disease.).

골괴사 骨壞死 osteonecrosis 악성 신생물, 감염, 손상이나 허혈로 인한 골조직의 파괴와 괴사. = 골괴저.

골기건기관 ∼腱器官 Golgi tendon organ 근육의 건 속에 있는 긴장 수용체. 건 위의 근육에 의해 발휘되는 인력으로 활성화된다.

골기-마조니소체 ∼小體 Golgi-Mazzoni corpuscle 손가락의 피하지방 조직에 있는 말단 신경 섬유원을 싸고 있는 다수의 얇은 캡슐. 이것은 특수한 감각종말 기관이다.

골기질 骨基質 bone matrix 무정형(無定形)의 기질 및 무기염류에 들어있는 골교원양섬유로 이루어진 연골의 세포간 물질. 교원 섬유와 무기질(mineral)이 침착되어 있다.

골기체 ∼體 Golgi apparatus 핵 가까이에 위치하고 내형질세망(= 소포체 endoplasmic reticulum, ER)에서 생산되어 운반되어 온 물질을 농축하여 배설하는 기능을 하며 당단백, 점액 및 당류를 합성하는 세포내 미세기관.

골내의 骨內∼ intraosseous 뼈 내부의.

골내주사 骨內注射 intraosseous injection 골수에 직접 약물을 주입하는 것.

골내투여 骨內投與 intraosseous infusion 정맥보다 골수에 직접 혈액, 약물, 수액을 주입하는 것으로 이 방법은 정맥주사를 할 수 없는 5세 이하의 소아환자에게 수액과 약물을 주입할 때에 사용된다. 저혈량 쇼크가 있고 기타 다른 정맥주사를 확보할 수 없을 때 다량의 수액을 공급하여야 할 때 특히 중요하다. 골내투여의 적응증은 5세 이하의 소아, 쇼크나 심정지, 무반응환자, 말초정맥주사의 실패 등이 포함된다. 16∼18 게이지 표준바늘(피하용 또는 척추용)이 골내주사에 사용되며, 골수용 주사바늘이 좋다. 주사부위는 슬관절하방의 전면이며, 바늘을 돌리면서 경골조면하방 1∼3cm에 삽입한다. 삽입은 피부에 수직으로 하되 방향이 약간 하방으로 가도록 한다. 골수강 내에 바늘이 들어간 것은 바늘이 골피질을 관통하면서 저항의 감소를 느낌으로써 확인할 수 있다. 바늘을 받쳐주지 않고도 똑바로 세워지거

나, 주사기 내로 골수가 들어오거나 또는 피하조직으로 들어가지 않고 수액이 자유롭게 흐를 때에 골수에 바늘이 위치한 것이 확인된다. = 골내주입.

골다공증 骨多孔症 osteoporosis 골밀도의 비정상적 손실이 특징인 장애. 폐경 이후의 여성, 비활동성 또는 부동환자나 장기간 스테로이드 치료를 받은 환자에서 흔히 나타난다. 통증 특히 요통, 병리적 골절, 신장의 감소와 다양한 변형을 유발한다. 골다공증는 알려진 원인 없이 나타나거나 갑상선 중독증이나 부갑상선 기능항진증에 의한 무기질 감소와 같은 질환에 의해 2차적으로 나타날 수 있다. 폐경기 이후 골다공증의 예방과 관리에 에스트로겐 치료가 흔히 쓰이지만, 호르몬 사용만으로는 자궁내막암의 위험이 따른다. = 뼈엉성증.

골단 骨端 epiphysis 장골의 원위부와 근위부의 비대된 양단. 가장자리는 골간의 치밀질이 이어지는 피질이 있고 그 안쪽은 엷은 골질이 망상으로 교차되어 있으며 그 안은 적색골수인 경우가 많다. 유약한 골에서는 골단 연골사이가 벌어져 있으며 성장함에 따라서 엷어지고 이것을 골단선이라고 하며 골화가 완성된 후에도 해면질속에서 선상으로 남아 있다. = 뼈끝.

골단골절 骨端骨折 epiphyseal fracture 골격의 성장을 유도하는 양측 골단에 발생하는 골절. 성장기 소아에게 나타나며 적절히 치료하지 않으면 성상판의 손상으로 인하여 골격계의 성장이 정지될 수 있다.

골단선 骨端線 epiphyseal line 골단과 뼈의 결합부. 뼈끝선 → epiphyseal plate.

골단연골 骨端軟骨 epiphyseal cartilage 장골에서 발생분화과정 중 골단과 골간 사이에 있는 연골. 골의 성장, 특히 골의 길이가 길어지는 요인이 되고 있는데 골화가 완료되었을 때는 골단선으로 남아있다.

골단판 骨端板 epiphyseal plate 골단과 골간 사이에 뼈가 성장하는 부위. 성장이 멈추면 성장판이 없어진다.

골돌기 骨突起 apophysis 뼈에서 돌출되거나 자라나온 것.

골마찰음 骨摩擦音 crepitus 골절부위에서 골절된 양측의 골절 단이 맞부딪힐 때 나는 소리. = 비빔소리.

골막 骨膜 periosteum 관절 연골면을 제외한 골의 모든 표면을 싸고 있으며 뼈의 보호, 성장 및 재생에 관하여 질긴 결합조직성 2중 막. 외막은 혈관과 신경의 분포가 풍부하고 근육이 부착하는 장소가 되며 내막은 교원섬유다발로 뼈속으로 뻗어 들어가 골막이 뼈에서 분리되지 않도록 부착시켜주고 있는데 이 섬유를 관통섬유(perforating fiber)라 함. = 뼈막.

골막염 骨膜炎 periostitis 감염이나 손상에 의한 탄력성 골막의 염증. 증상은 동통, 압통, 발열, 오한, 종창 등이다.

골막하주사 骨膜下注射 subperiosteal injection 골막하에 강한 압력을 가해 국소마취액을 주입하고 골면의 소공을 통해서 골수내로 주사하는 방법.

골모세포 骨母細胞 osteoblast 뼈의 기질인 유기물과 교원 섬유의 전 단계로 물질을 분비하여 뼈의 형성에 관여하는 세포. = 뼈모세포.

골반 骨盤 pelvis 체간(몸통)의 하부. 골격구조는 좌우 두 개의 관골(무명골)과 천골, 미골로 이루어져 있고 가골반(false pelvis, greater pelvis)과 진골반(true pelvis, lesser pelvis)의 두 부분으로 나누어진다. 가골반은 장치골선 윗쪽의 큰 부분이고, 진골반은 장치골선 아랫쪽의 작은 부분이며 가골반에 비해서 더 많은 뼈로 둘러 싸여 있다.

골반강 骨盤腔 pelvic cavity 골반내에 있으며 방광, 직장, 내부생식기 등이 들어 있는 공간. = 골반안.

골반강경검사 骨盤腔鏡檢査 culdoscopy 여성 장기를 내시경으로 직접 관찰하는 검사. 골반강경 삽입을 위해서 질 후벽을 절개한다. 자궁외 임신, 원인불명의 골반 내 통증, 골반 내 종양이 있을 때 주로 시행한다.

골반결합조직염 骨盤結合組織炎 pelvic cellulitis 자궁경부 주위 조직의 세균 감염증.

골반골절 骨盤骨折 pelvic bone fracture 물리적 자극에 의한 골반의 골절. 폐쇄성 골절은 일반적으로 외부로부터 상당한 물리적 충격에 의하여 유발되나 골다공증이 있는 노령자나 폐경기 여성은 넘어지는 경미한 충격으로도 골절이 생길 수 있는데 이러한 골절을 병적 골절이라고 한다. 골반 주위에는 많은 혈관들이 분포하므로 골반골 골절에서는 혈관손상이 동반될 가능성이 높고 상당한 출혈이 발생할 수 있다. 골반골 골절에 의한 출혈은 외부출혈보다 골반강이나 후복막으로 혈액이 유입되는 내부출혈이 많으며 2ℓ 이상의 심한 출혈로 혈압하강 등이 자주 발생한다.

골반대 骨盤帶 pelvic girdle 무명골, 천골, 미골로 이루어진 뼈의 연결고리.

골반대퇴골근육이영양증 骨盤大腿骨筋肉異營養症 pelvifemoral muscular dystrophy 근육이영양증의 하나로, 골반에서 시작되는 골반대퇴골의 근육위축증.

골반대퇴부 骨盤大腿部 pelvifemoral 골반뼈와 대퇴골두 주변의 근육과 공간 부분.

골반안 = 골반강.

골반염증질환 骨盤炎症疾患 pelvic inflammatory disease : PID 여성의 골반기관에 세균감염이 생긴 염증상태. 열과 악취가 나는 질 분비물, 하복부의 통증, 비정상적인 자궁출혈, 성교시의 통증이 특징적이며 양손 골반검진시 자궁, 손상된 난소, 난관에 압통이나 통증을 호소한다.

골반의 骨盤~ pelvic 골반에 해당하는.

골반저 骨盤底 pelvic floor 골반의 하부를 형성하는 근육과 조직.

골반직경 骨盤直徑 pelvic diameter 요골천골 각에서 치골 결합선까지의 선. 골반의 출구쪽에서 이루어지는 골반직경은 미추 끝에서 부터 치골결합 하연까지의 선이다.

골반축 骨盤軸 pelvic axis 골반의 전후 방향을 연결하는 지름의 중심을 지나는 다양한 가상적인 곡선.

골반출구 骨盤出口 pelvic outlet 여성생식기, 요관, 위장관의 입구와 함께 골반강의 하부 경계를 형성하는 근육층.

골병증 骨病症 osteopathy 투약, 수술, 방사선의 모든 일상적인 치료를 사용하는 의학 실무. 기관과 근골격계간 관계의 평가를 더 강조한다. 뼈의 위치를 변화시키므로 구조적 문제를 교정할 수도 있다. = 골병.

골성미로 骨性迷路 osseous labyrinth 전정, 반고리관과 달팽이관으로 이루어지며 중이에서 청신경으로 소리의 진동을 전달하는 귀 안쪽의 골성 부분. 세 개의 강 모두는 외림프(perilymph)가 담겨 있다. = 뼈미로.

골세포 骨細胞 osteocyte 골 기질에 내포되어 있는 완전히 성숙한 골모세포. 뼈의 물질 내 얇은 관 체계를 형성하는 다른 골모세포와 연결된다. = 뼈세포.

골소강 骨小腔 bone lacuna 골세포들이 들어 있는 골간질(骨間質)속의 작은 강(腔). 골소강으로부터 모든 방향으로 골세관(bone canaliculi)이 나와 가지를 내어 이웃 강들의 세관(細管)들과 연결된다. 이런 작은 관들이 서로 연결되어 강체계(腔體系)를 형성한다. = 뼈소강.

골수 骨髓 bone marrow 골내강에 차 있는 연한 유기질. 태생기 때는 혈구세포가 간이나 비장에서 생성되지만 성인의 혈구 및 혈소판은 골수에서 만들어진다. 소아의 혈구세포는 모든 골조직의 골수강에서 활발하게 생성되나 20세가 되면 상완골과 대퇴골을 제외한 장골의 골수강은 불활성화가 된다. 활성이 왕성한 골수를 적색골수(red marrow), 지방이 침윤되어 불활성화된 골수를 황색골수(yellow marrow)라 한다. 적골수는 신생아와 영아의 많은 뼈와 성인의 흉골, 늑골, 척추와 같은 더 작은 뼈에서 발견되며 황골수는 성인의 팔 다리와 같은 장골에서 발견된다.

골수강 骨髓腔 medullary cavity 장골내부의 넓은 공동. = 골수공간.

골수구 骨髓球 myelocyte 골수에서 정상적으로 발견되는 미성숙한 백혈구. 이 세포는 일부 백혈병의 경우에만 순환 혈액 중에 나타난다. = 골수세포.

골수상 骨髓像 myelogram 골수의 염색 표본에서 볼 수 있는 다른 종류의 세포 감별계수의 그래프 표시.

골수양의 骨髓樣~ myeloid 골수와 관련한.

골수염 骨髓炎 osteomyelitis 뼈와 골수에 발생하는 염증. 염증이 골수나 뼈에 국한되는 경우도 있으며, 골피질, 망상조직 및 골막으로 파급되는 경우도 있다. 증상은 뼈의 통증, 압통, 국소적 근 경련과 발열이 있고 대개 손상이나 수술, 박테리아(종종 연쇄상구균), 감염에 의해서 또는 혈행을 타고 야기된다.

골수조영술 骨髓造影術 myelography 척수종양, 낭종(cyst), 추간판 탈출, 기타 병변을 확인하기 위해 조영제를 주사 후 척수의 영상을 X-선으로 촬영하는 것.

골수조혈 骨髓造血 myelopoiesis 골수의 형성과 발육. = 골수발생.

골수종 骨髓腫 myeloma 골수의 종양.

골수천자 骨髓穿刺 bone marrow aspiration 골수세포의 양적 및 질적 이상을 확인하기 위해 후장골능이나 흉골, 전장골능 등에서 골수를 채취하는 것. 대체로 5~20㎖의 23G 주사바늘로 국소마취 후 시행한다.

골스캔 骨~ bone scan 전신의 뼈를 카메라 스캔으로 X-선 촬영하는 방사선 검사법으로 연조직 질환, 골절, 뼈 감염과 관련하여 뼈에 침범되었는지를 확인하는 검사.

골아세포 骨芽細胞 osteoblast 골격발달 초기 동안 배아에서 시작하는 세포. 골조직을 형성하는 기능을 한다. 골아세포는 함께 뼈를 형성시키는 물질을 가져오고 성장하여 골세포가 된다. = 조골세포, 골모세포.

골연골증 骨軟骨症 osteochondrosis 어린이에서 나타나는 뼈의 골화 중심부에 영향을 주는 질환. 뼈 조직의 파괴와 괴사로 시작되고 이어 뼈 조직의 재생 또는 재석회화가 나타난다. 종골, 대퇴골의 골두골단, 장골, 척추 등에 침습한다. → 오스구드-슐라터병(Osgood-schlatter disease).

골연화증 骨軟化症 osteomalacia 골기질에서 칼슘의 감소, 즉 골형성의 제 1단계인 유골조직 형성은 가능한데 제 2단계로서 칼슘염 침착에 장애가 있는 상태. 유골의 과잉축적으로 무기질 침착장애에 의한 골연화를 특징으로 한다. 골단선 발육 연골층이 존재한 소아의 경우 구루병으로 불린다. 비타민 D 결핍에 따른 칼슘대사 이상이 주요원인으로 생각되고 증상은 골이 연약해지고 병적골절에 따른 사지, 체간의 변화가 생겨 요통, 서혜부의 통증, 근력저하, 식욕부진과 체중감소가 동반되며 이 상태는 부적절한 인과 칼슘이 원인이다.

골염 骨炎 osteitis 하버스관 및 그 분지와 골수강에 침범하는 감염이나 손상에 의해 발생하는 뼈의 염증. 증상은 손상부위 피부에 부종, 압통, 둔하고 쑤시는 통증과 발적이 있다.

골용해 骨溶解 osteolysis 감염이나 허혈로 인해 초래되는 뼈의 파괴. 종종 손과 발의 뼈에 침범하며 레이노병(Raynaud's disease), 전신 홍반성 낭창과 같은 혈관병변이 포함된 질환에서 볼 수 있다. = 골붕괴, 골변성 질환.

골육종 骨肉瘤 osteosarcoma 골 조직에 생기는 악성종양. 10~25세의 어린 나이에 많고 종양세포의 이형이 심하고 예후가 불량하다.

골절 骨折 fracture 골격의 연속성이 비정상적으로 소실된 상태. 골절의 정도와 양상에 따라서 단순 골절로부터 분쇄골절에 이르기까지 다양하다. 뼈의 연결이 끊어지면서 골격조직 뿐만 아니라 혈관, 신경과 뼈를 둘러싼 조직들에도 영향을 미칠 수 있으며 골절의 종류로는 개방성과 폐쇄성으로 분류되며 분쇄골절, 부전골절, 감입골절, 약목골절, 병적골절 등으로 나누어진다.

골절부목 骨折副木 fracture immobilizer 골절이 의심되는 환자의 사지를 고정하고 추가 손상을 방지하는 경성부목.

골절-탈구 骨折-脫臼 fracture-dislocation 관절부의 탈구를 수반하는 관절부근의 골절.

골절편 骨折片 bone piece 골절된 뼈의 조각.

골조구조 骨組構造 constructure construction 수평의 보와 수직의 기둥이 강접합된 장방형 격자로 이루어진 구조형식. 사무소 건물이나 학교 건물 등에 많이 사용되고 있다.

골종양 骨腫瘍 bone tumor 뼈에 형성된 종양. 육안적으로 골과 같은 양상의 종양으로 양성이고 단단한 결절상을 나타낸다. 골의 표면에 돌출하는 것은 외골종, 골수 내에 발육하는 것을 내골종이라고 한다. 조직학적으로는 골아세포로부터 유래되는 종양이며 치밀한 구조로 단단한 경성골종과 해면상 구조의 해면상 골종으로 나뉘어진다. 호발부위는 장골의 골단 연골 부위이고 늑골, 쇄골, 골반 등에서도 볼 수 있다. 골종양으로 총칭되는 것은, 원발성 골종양(골종, 골육종, 골연골종, 연골육종, 골수종 등), 속발성 골종양(암의 전이 등), 종양유사질환(동맥류 양골낭포, 섬유성 골이형성 등)이 포함된다. 원발성 골종양은 10~20대에 발생하고 거세포종은 20~30대에 많다. 40대 이상에서는 골수종이거나 암의 골 전이의 가능성이 높다. = 골종(osteoma).

골철판 骨鐵板 corrugated iron 강도를 높이기 위해 규칙적인 수평 융기선이 파도 모양을 갖도록 한 아연도금강 또는 철판. 지붕 덮개 및 가건물용으로 사용한다.

골통 骨痛 ostealgia 골수염같이 뼈 안의 비정상적인 상태와 관련된 통증.

골파괴 骨破壞 osteoclasia 커다란 골세포인 파골세포(osteoclast)에 의해 발생하는 골조직의 파괴. 성장기 또는 골절 회복기에 나타난다. = 쇄골술, 파골.

골형성 骨形成 osteogenesis 골 조직의 기원과 발달. = 골 생성, 골 발생.

골형성부전증 骨形成不全症 osteogenesis imperfecta 부서지기 쉬운 무른 뼈와 결합조직의 성장부전으로 인해 생기는 유전적 질환. 가장 심각한 유형은 출생시 나타나는 질환(osteogenesis imperfecta congenita)이다. = brittle bone.

골화 骨化 ossification 뼈의 발달.

골흡수 骨吸收 osteolysis 골 칼슘의 제거나 상실.

곱추 gibbus 척추의 비정상적인 곡선.

공 孔 foramen 자연적인 구멍이나 통로로 특히 뼈에 신경이나 혈관들이 지나가는 구멍.

공감 共感 sympathy 두 사람 사이에서 한 사람이 체험하고 있는 감정이나 의향을 동일하게 상대방이 체험하는 현상. 다른 사람의 마음상태나 감정, 문제가 된다고 생각되는 것에 관심을 갖거나 염려하는 공감은 대인관계를 원만하게 하며 심리적으로 안정된 분위기를 조성할 수 있어 특히 정신과적인 문제를 해결할 때 환자와의 신뢰를 형성하는데 도움이 된다.

공격 攻擊 attack 화재진압에서 우수한 소방력으로 화세를 직접 제압하는 것.

공격성 攻擊性 aggression 적이나 증오와 관계가 있는 모든 종류의 파괴적 행동, 특히 육체적인 타격이나 악의를 품은 발언 등으로 상대방에게 손상을 입히려는 행위와, 그런 행동을 하려는 욕구 경향. 남을 자기에게 복종하게 하려는 강한 지배욕과 자기주장성, 적극성 등을 포함하는 경우도 있다.

공격시간 攻擊時間 attack time 실제 소화활동이 개시된 시간.

공격자 攻擊者 attacker 상대편을 수세에 몰아넣고 강하게 밀어붙이는 사람.

공격지역 攻擊地域 kill zone (특별 작전 상) 전술적 목표를 수행하기 위해 무기의 발포가 허가된 지역.

공공방재센터 公共防災~ public fire service communication center 화재경보설비의 중앙 통신장비를 설치한 건물이나 건물의 일부. 보통 교환기, 수신기, 송신기, 전원공급장치 등이 위치하는 장소.

공공보건의료기관 公共保健醫療機關 public health and medical center 국가, 지방 자치단체 기타 공공단체가 설립 운영하는 보건의료기관.

공공복리 公共福利 public welfare 사회구성원 전체에 공통된 이익. 소방안전을 추구하는 것도 공공복리를 증진시키는 것이다. → 소방안전.

공공수역 公共水域 water area for public 하천, 호소, 항만, 연안해역 기타 공용으로 사용되는 수역과 이에 접속하여 공용으로 사용되는 수로. 지하수로, 농업용수로, 하수관거 및 운하 등이 포함된다.

공공안전관리자 公共安全管理者 public safety officer 경찰서에 소속된 지방자치단체의 공무원. 소방에 관한 기본적인 지식을 갖추고 있어, 순찰 중에 화재가 발생할 경우에는 소방대원으로서의 임무를 수행할 수 있다.

공공위험 公共危險 public danger 불특정 또는 다수인의 생명, 신체, 재산에 대하여 위해(危害)가 가해질 수 있는 상태.

공공전화교환망 公共電話交換網 public switched telephone network 일반통신사업자(일반 대중에게 개별 다이얼 코드를 통해 통신채널을 형성할 수 있는 능력을 공급하는 통신 사업자)에 의해 운영되는 통신시설 및 중앙장치.

공공질서 公共秩序 public order 사회 전체가 정상적인 상태를 유지하기 위해서 지키는 규칙. 재난, 사고를 예방하고 이에 신속하게 대응하는 소방행정은 공공질서 유지에 기여하고 있는 것이다. → 소방행정.

공군구조통합센터 空軍救助統合~ Air Force Rescue Coordination Center : AFRCC 근접한 48개 주에서 모든 시민과 군사 탐색으로 구조 활동의 조정을 담당하는 센터. St. Louis, Missouri 근처 Scott Air Force Base에 위치하고 있는 이 센터는 Air Force 요원에 의해 수행된다.

공극비 空隙比 porosity 입자의 전체 부피에 대한 간극 부피의 비.

공급소 供給所 supply sector 재해지휘체계 안에서 물품을 확보하고 대량재해시 인원과 물품을 추가로 지원하는 소(sector)의 명칭. 공급관리자가 감독자가 된다.

공급전압 供給電壓 supply voltage 기기에 공급되는 전원의 전압.

공기 空氣 air 지표 부근의 대기층. 기체가 활발하게 운동하고 기상현상이 나타난다. 대기층의 기체 조성비는 일정한데, 수증기는 제외하고 약 78%가 질소이고 약 21%가 산소이며 나머지 1% 정도는 아르곤, 이산화탄소, 오존 등과 같은 기체이다. 공기 중 산소가 15% 이하가 되면 연소가 중지된다.

공기가스 空氣~ air gas 공기 중에 가연성 증기가 혼합된 기체.

공기드릴 空氣~ pneumatic drill 압축공기를 사용해서 드릴을 회전하여 구멍을 뚫는 기계. 보통 휴대식이며 배전설비가 없는 곳이나 탄갱 내와 같은 인화의 위험이 있는 곳에서의 구조활동에 많이 사용한다.

공기막 空氣幕 air curtain ① 기름누출을 통제하기 위해 수중에 공기를 방출하여 형성된 기포의 막. ② 가공 처리된 공기(예 : 청정실, 무균실 등)가 출입문 밖으로 빠져나가지 못하도록 하기 위해 출입문 주위에 설치한 공기의 막.

공기배출판 空氣排出瓣 exhalation valve 호흡기 안의 공기는 빠져나가게 하고 호흡기 밖의 공기는 들어오지 못하게 하는 일종의 체크 장치. = 호기(呼氣)밸브.

공기부목 空氣副木 air splint 환자의 골절부위를 보호하여 2차 부상을 예방하는 장비. 밸브를 통하여 공기를 불어 넣고 공기를 넣은 후에는 밸브를 돌려 잠글 수 있는 구조로 되어있다.

공기부양선 空氣浮揚船 air cushion vehicle 선체 밑 수면에 대량의 공기를 불어넣으면서 표면 효과를 이용하여 선체를 부양시키고, 수중 또는 공중 프로펠러나 제트 분사 등으로 추진하여 가는 배. 침수면적이 없어 고속화가 가능하고 수륙양용으로 만들 수 있으며 건조비가 싸지만 승선감이 좋지 않고 바람에 약하며 진동과 소음이 심한 단점이 있다.

공기부족 空氣不足 air hunger 체내의 대사량이 증가하여 산소요구량이 증가하거나 산소공급량이 부족하여 호흡수가 증가하거나 호흡곤란을 일으키는 상태.

공기비흡입식방출장치 空氣非吸入式放出裝置 non air aspirating discharge devices AFFF 또는 FFFP 수용액을 방출할 때와 유사한 형태로 방출하는 장치.

공기비흡입식스프레이노즐 空氣非吸入式~ non air aspirated spray nozzle 수성막포와 같은 포소화약제가 공급될 때 방출장치의 고유한 패턴으로 포를 방출하는 개방형 방향성 스프레이노즐.

공기ㅣ뼈 = 함기골.

공기색전증 空氣塞栓症 air embolism 심혈관계 내에 비정상적인 공기가 존재하여 혈류를 차단하는 상태.

공기샘플링형감지기 空氣~形感知機 air sampling type detector 감지장치로부터 방호구역까지 배관

망이나 튜브망으로 구성되어 있는 감지기. 감지기 함 내의 흡입팬이 공기샘플링포트, 배관, 튜브를 통해 방호구역으로부터 감지장치까지 공기를 흡입하여 감지장치에서 공기 중의 연소생성물을 분석한다.

공기식지주 空氣式支柱 pneumatic shoring 압축공기에 의해 작동하는 지주 또는 잭(jack). speed-shore라고도 불린다.

공기식화재경보기 空氣式火災警報機 aero fire alarm system 천장 및 벽을 따라 설치된 작은 배관 속의 공기가 열기로 인해 팽창되면 이 배관에 연결된 감지장치의 다이아프램이 작동하여 경보를 발하는 감지장치.

공기실 空氣室 air chamber 공기로 가득 채워진 펌프 체임버(펌프동체). 용적식 펌프에서 피스톤이나 기어의 운동으로 인해 발생된 진동을 흡수, 완화시키는 기능을 한다.

공기실린더 空氣~ air cylinder 도구공정 혹은 호흡을 위한 압축된 공기를 공급할 수 있는 용기.

공기압입식발포장치 空氣壓入式發泡裝置 compressed air system 압축공기를 사용하여 포수용액을 발포시키는 장치.

공기압축기 空氣壓縮機 air compressor 동력을 다른 곳에서 받아서 공기를 압축하는 기계로 회전압축기, 터보압축기 등이 있다.

공기연하 空氣嚥下 aerophagia 흔히 위장장애와 트림 혹은 방귀를 수반하는 공기 삼키기.

공기잠수 空氣潛水 air diving 압축공기를 흡입하는 매개로 이용하여 잠수하는 것이며 가장 이용하기가 용이하다.

공기저항 空氣抵抗 air resistance 자동차가 주행할 때 자동차의 전면에 작용하며 진행 방향과 반대되는 공기력과 자동차의 후면에서 생성되는 와류에 의하여 발생되는 저항.

공기전염 空氣傳染 airborne infection 공기, 물방울, 먼지 등에 떠 있는 미생물의 흡입으로 일어난 감염.

공기전염질환 空氣傳染疾患 airborne disease 기침 또는 재채기에 의해 발생되는 비말에 의해 전파되는 질환. 수두, 결핵, 이하선염, 풍진, 뇌막염 등이

있다.

공기전파 空氣傳播 airborne transmission 기침이나 재채기를 통해 공기로 전파되는 질병의 이동.

공기정 空氣釘 air chisel 대형 금속을 자르기 위해 쓰이는 것으로 특히 기차와 트럭 등의 운송수단 구출에 쓰이는 자르는 공기 정. = air gun.

공기정화 空氣淨化 air cleaning 공기 속의 진애(塵埃), 유해 가스, 세균 등을 제거해서 공기를 맑게 하는 것. 여과, 세정 등의 방법이 있다.

공기정화기 空氣淨化器 air purifier 압축 호흡공기를 정화하는 시스템.

공기조절장치 空氣調節裝置 air-conditioning system 부력조절기의 공기를 주입하고 배출하는 장치. 인플레이터/디플레이터라고 부르기도 한다.

공기조화기 空氣調和器 air conditioner 실내의 공기를 쾌적하게 유지하기 위해서 온도·습도조절, 환기, 먼지제거 등을 하는 장치. = 냉방장치.

공기지지구조물 空氣支持構造物 air supported structure 천막과 유사하며, 곧게 서 있도록 하기 위하여 외피와 내피 사이의 공간을 대기압 이상으로 가압한 구조물.

공기차단소화 空氣遮斷消火 fire brake extinguishing 산림화재에서, 물과 모래를 섞은 물 슬러리(water slurry)를 화점에 뿌려 소화하는 것. 물 슬러리는 고체 성상에 의한 공기차단효과와 물에 의한 냉각효과를 동시에 나타낸다.

공기총 空氣銃 air gun 특히 기차나 트럭같은 무거운 재질의 금속을 자르는 도구로서 인명 구조에 사용되는 기압식 끌.

공기충전소방자동차 空氣充塡消防自動車 air recharging fire truck 화재진압, 인명구조, 구급 등 재난재해현장에서 공기호흡기실린더 충전을 주 용도로 사용할 수 있도록 이동식 트레일러에 제작되어진 소방자동차.

공기충전장치 空氣充塡裝置 cascade 공기 또는 산소통을 연속적으로 배치하여 각 통에서 나온 공기 또는 산소가 다음 통으로 주입되도록 하는 장치.

공기쿠션 空氣~ air cushion 압축공기를 이용해서 충격이나 동적하중을 완화시킬 목적으로 만든 장치. 압좌되었을 때 물체를 들어 올리는데 사용된다.

공기쿠션부형제 空氣~賦形劑 air cushion vehicle : ACV 운반구와 땅 혹은 물의 표면 사이에 프로펠러에 의해 만들어진 공기 쿠션. 움직이는 운반구. = hovercraft, skim.

공기탱크 空氣~ air receiver 압축공기를 방출하거나 또는 필요할 때까지 저장할 수 있는 용기.

공기톱 空氣~ air saw 압축공기를 동력원으로 하여 절단톱 날을 작동시켜 철재, 스텐레스강, 경금속, 기타 비철금속 등을 안전하게 절단할 수 있는 장비. 별도의 동력원이 필요치 않아 수중이나 위험물질이 누출된 장소에서도 안전하게 사용할 수 있으며 구조도 간단하여 손쉽게 작업이 가능하다.

공기통 空氣筒 air-tank 물속에서 안전하게 장시간 호흡하기 위해서 고압의 압축공기를 안전하게 저장하기 위한 용기.

공기포 空氣泡 air foam 포소화약제와 물을 기계적으로 교반시키면서 공기를 흡입하여 발생시킨 포로 일명 기계포라고도 함. 이 소화약제는 화학포 소화약제보다 농축되어 있기 때문에 약제 탱크의 용량이 작아질 수 있는 큰 장점이 있다. 이 약제는 크게 단백계와 계면활성제계로 나누어지며 단백계에는 단백포소화약제, 불화단백포소화약제, 계면활성제계에는 합성계면활성제포소화약제, 수성막포소화약제, 내알코올포소화약제가 있다. → 기계포, 화학포, 단백포소화약제, 불화단백포소화약제, 계면활성제포소화약제, 수성막포소화약제, 내알코올포소화약제.

공기포노즐 空氣泡~ air foam nozzle 공기포를 발생시키는 공기-흡입식 노즐.

공기포소화약재 空氣泡消火藥劑 air foam concentrate 포수용액을 만들기 위해 그 농도와 성질에 따라 물 대비 3~6%의 비율로 사용하는 액체.

공기포수용액 空氣泡水溶液 air foam solution 공기포 소화약제와 담수 또는 해수를 적정 비율로 혼합한 수용액.

공기포펌프 空氣泡~ air foam pump 용적식 펌프를 사용하여 물과 포소화약제를 혼합, 포수용액을 만드는 장치. 포수용액은 노즐에서 공기와 혼합된다.

공기필터 空氣~ air filter 공기를 사용하기 전에 공기 속의 오염물질을 제거하는 공기정화장치. 1급 필터의 경우, 공기정화시 화염에 노출되더라도 잘 타지 않으며 방출하는 연기의 양 또한 매우 적다. 2급 필터의 경우, 공기정화시 화염에 노출되면 어느 정도 연소하거나 소량의 연기를 방출한다.

공기항쇼크의복 空氣抗~衣服 pneumatic anti-shock garment 팽창되는 장치. 복부와 하부사지주위에 공기를 주입하여 압박하여 심장으로 혈액을 모으고 순환 혈액량 감소를 조절하기 위해 그리고 부목을 위해 사용된다. 복부와 하부 사지의 말초혈관 저항을 증가시키는 기능을 하지만 효과는 단지 이론상으로만 가능하다. 실제로 혈액량은 신체의 상부에서 조절 된다는 것이 논란으로 남아있다. → MAST.

공기호흡기 空氣呼吸器 breathing apparatus 소방대상물의 화재로 인한 소화 활동시 내장재, 유독성 가연물질 등에 의해서 발생되는 유해성 가스 중에서 일정한 시간 동안 사용이 가능하도록 제조된 공기압축식의 공기호흡장비. 공기호흡기는 유독성가스 중에서도 순수한 공기만을 공급하여 소화 활동을 하는 사람이 유독성 가스에 질식하거나 실명, 중독 등의 방지를 위해 고압의 공기압축용기, 공기공급밸브, 배기밸브, 감압밸브, 급기호스, 압력계, 면체, 경보장치 등으로 구성되어 있으며, 양압형 공기호흡기와 음압형 공기호흡기로 구분된다.

공기호흡기용확성기 空氣呼吸器用擴聲器 louds-peaker for respirator 수신된 전파를 복조하여 원래의 음성신호를 크게 확대하여 들려주는 장치. 공기를 흡입하여 호흡하는 장치에 부착하여 사용한다. = speaker for respirator.

공기호흡장치부착방화복 空氣呼吸裝置附着防火服 supplied-air suit 대부분의 입자 및 가스성 물질이 침투할 수 없는 방화복. 이 방화복에는 공기공급장치가 부착되어 있다. 피부가 노출될 경우 또는 주변의 공기를 흡입할 경우 위험할 수 있는 장소에서 착용한다.

공기흡입기 空氣吸入器 air lift 압축공기를 이용하여 흡입기 내부의 물과 바닥의 진흙, 모래 내지 자갈 등을 빨아올리는 장비.

공기흡입식방출장치 空氣吸入式放出裝置 air aspirating discharge devices 공기를 포수용액에 흡입·혼합하여 포를 특정 형태로 방출하도록 특수 설계된 장치.

공기흡입형광전식감지기 空氣吸入形光電式感知器 air suck photoelectronic detector 일반적인 이온화식 또는 광전식 감지기의 결함을 해결하게 위해 개발한 감지기. 일반적인 이온화식 또는 광전식 감지기는 공기의 유속이 빠른 곳이나 연기의 미립자가 극히 작은 경우에는 감지하지 못하거나 동작하더라도 감지가 지연되는 문제를 가지고 있다. 이러한 문제를 해결하기 위해서 개발된 것이 공기흡입형광전식감지기인데 이는 화재의 극초기단계에서 생성되는 $0.005~0.02 \mu m$ 정도 크기의 미립자를 검출하는 장치이다. 공기흡입형광전식감지기는 연기미립자가 습기와 수적(water droplet)을 형성하여 부피가 커지는 원리를 이용하여 화재의 극초기단계에서 보다 빠르게 화재를 감지할 수 있도록 한 감지기이다. → 이온화식감지기, 광전식 감지기.

공냉 空冷 air cooling 내연기관의 냉각방식 중 하나로, 실린더와 헤드부분에 냉각핀을 설치하여 대기 중으로 방열(放熱)하는 것.

공대지간통신 空對地間通信 air-ground communication 비행 중인 항공기와 지상과의 상호 통신. 항공기를 안전하게 항행시키기 위해서 사용되는 항공 교통 관제 통신(ATC)과 항공 운항 관리 통신(AOC) 및 항공 공중 통신(aeronautical passenger communication : APC) 등이 있다.

공동공진기 空胴共振器 cavity resonator 도체벽으로 둘러싸인 공동의 공진 현상을 이용한 마이크로파용의 공진기. 이 공진기의 Q는 수천에서 수만에 달하지만, 이것을 도파관이나 동축 케이블을 통하여 결합하면 외견상 Q는 수천 정도로 내려간다. 공동 형상에는 원통형, 직육면체, 도넛(doughnut)형 등 여러 종류가 있다. 파장계, 필터, 마이크로파 여러 재료의 측정을 비롯하여 클라이스트론 공동이나 하전 입자의 가속기 등에 널리 이용되고 있다.

공동성호흡음 空洞性呼吸音 cavernous breath sound 음고는 낮고 호기가 흡기보다 긴 호흡음. 벽이 얇은 공동이 흉벽 가까이 있거나 기흉과 기관지−흉강루가 있으면서 기도가 분비물로 막혀있을 때 들을 수 있다.

공동수송 共同輸送 cotransport 제2차 능동수송이라 불리기도 하며 단일 운반체가 농도구배에 대해 특정분자(예: 포도당)를 수송함과 동시에 Na$^+$을 농도구배에 따라 수송하는 운반체매개 수송. 이온의 현저한 농도구배를 유지하기 위해 ATP의 가수분해가 필요하다.

공동응시의이상 共同凝視~異常 dysconjugate gaze 뇌간기능부전 등으로 동시에 같은 방향으로 눈을 돌릴 수 없는 것.

공동장기 空洞臟器 hollow organs 위, 장, 자궁, 방광과 같이 물질이 구조물을 통과할 수 있는 관으로 된 장기.

공동주택 共同住宅 apartment 한 건물에 여러 독립 세대가 살 수 있도록 지어진 주택. '주택건설촉진법'에서는 5층 이상의 공동주택을 '아파트' 4층 이하를 '연립주택'으로 구분하고 있다. 공동주택은 편리한 반면 고층이고 한 건물에 많은 사람들이 기거하고 있어서 화재에 취약하다.

공동화현상 空洞化現狀 cavitation 액체 내부에서 처음에 부분 진공을 만들었다가 공간을 형성하는 것. 60%가 수분인 인체에서 총탄과 같은 고속발사체가 신체내부에 진입할 때와 같은 속력으로 압력파장을 창출하여 총탄보다 큰 공동을 만들게 되는 현상으로 이 공동은 일시적이라도 그 총탄이 지나가는 길에 있는 장기들에 손상을 준다.

공막 鞏膜 sclera 안구의 후방을 덮고 있는 질기고 불투명한 막. 안구의 모양을 유지할 수 있게 하며 안구를 움직이는 근육을 부착시킨다.

공막황달 鞏膜黃疸 scleral icterus 황달에 의하여 공막이 노랗게 착색되는 상태.

공보관 公報官 information officer 사건 현장의 정보를 원하는 미디어 및 다른 기관과의 의사소통을 담당하는 사건 지휘 시스템의 지휘 담당 직원.

공복수축 空腹收縮 hunger contraction 위 내용물이 배출된 후 약 3시간이 될 무렵부터 위벽근의 수축이 일어나는 것. 이때 공복감을 느끼며 12~24시간 공복이 계속되면 공복 고통을 느끼기도 한다.

공설수도에의한소화용수공급 公設水道~消火用水供給 public water supply 공설수도를 시설 구내소화설비에 직접 연결하여 소화용 급수원으로 사용하는 것.

공설수동발신기 公設手動發信機 street manual call point 발신기에서 발신된 화재신호를 수신하여 소방서 등에 화재발생을 알리는 수신기. 미국 거리에서 자주 발견할 수 있으며, M형 수신기라고도 한다.

공설주수배관 公設注水配管 street main 보통, 땅속에 매설하는 급수관. 미국에서는 공설수도의 주배관을 구내 소화설비에 직접 연결할 수 있으므로 이를 급수원으로 사용하는 경우가 많다.

공수병 恐水病 rabies 광견병 바이러스가 매개하는 감염증. 주로 온혈동물에 있어서 신경증세를 동반하는 치명적인 전염병이다. = 광견병.

공식[1] 公式 formula 단순화한 진술, 일반적으로 숫자 또는 다른 부호를 사용하여 화학적 성분의 구성을 표현하며 원하는 값이나 결과를 얻기 위하여 또는 물질을 준비하는 방식.

공식[2] 空蝕 pitting 금속의 표면에 구멍이 생기게 하는 대단히 미세한 부식. 가장 파괴적이고 깊숙한 부식의 형태 중 하나이며, 일반적으로 구멍(pit)은 입구가 깊이보다 작거나 같은 경우를 말한다. 흔히 부식성 물질로 덮여 있기 때문에 구멍을 발견하기가 매우 어렵다.

공식명 公式名 official name 표준 규격의 약물 목록을 나열한 공식 간행물인 USP(United States Pharmacopeia 미국약전) 또는 NF(National Formulary 국가처방집) 등을 따르는 이름. 공식명은 일반명과 동일하다.

공업약품 工業藥品 industrial chemicals 의약품이나 공산품의 재료가 되는 약품이나 화학제품. 폭발성, 가연성, 유독성 등이 있는 경우가 많아 화재 예방, 진압상 주의가 필요하다.

공업화학 工業化學 industrial chemistry 화학변화를 포함하는 조작과정에 의해 원료에서 공업제품을 제조하는 방법에 관한 화학. 좁은 의미의 응용화학을 말한다. → 응용화학.

공용건조물방화 公用建造物放火 arson of construction for public use 소유권이 관공서에 있든 사인(私人)에 있든 관계없이 공공의 목적에 제공된 건조물에 대한 방화. → 현주건조물방화, 일반건조물방화, 방화.

공용차선 共用車線 shared lane 통상 교통류의 진행방향과 관련해서 공용의 의미가 부여된 차선. 좌회전, 직진 공용차선이나 좌회전, 직진, 우회전 공용차선 또는 직진, 우회전 공용차선이 그 예가 될 수 있다.

공유 共有 share 어떤 장치를 사용하는 시간이 사용자마다 서로 다르므로 한 개의 장치(파일)를 여러 사용자(프로세스)가 골고루 이용하는 컴퓨터 작동방법.

공유벽 共有壁 party wall 두 개의 건물이 공유하는 벽.

공유통행권 共有通行權 shared right-of-way 전용통행권(exclusive right-of-way)과 대비되는 개념으로서 교통수단들 간에 통행료, 도로 또는 궤도를 공유하는 형태를 말한다. 대표적인 예로는 노면전차는 도로상에 건설된 궤도를 통해서 주행하면서 버스나 승용차등과 도로를 공유해야 하므로 공유통행권을 갖는다.

공융혼합물 共融混合物 eutectic mixture 둘 이상의 금속 용해물 또는 합금의 혼합물로서, 성분을 결합하는 비율에 따라 최저 융점을 얻을 수도 있다.

공익법인 公益法人 nonprofit foundation 제사, 종교, 자선, 학술, 기예 그 밖의 공익(사회 일반인의 이익)을 목적으로 하되 영리를 목적으로 하지 않는 법인. 사단법인과 재단법인의 2종이 있다.

공인안전전문가 公認安全專門家 certified safety professional 미국공인안전전문가위원회(Board of Certified Safety Professionals)에서 부여하는 안전전문가 자격.

공장¹ 工場 factory 기계설비, 저장시설 등을 갖춘 생산시설. 공장은 큰 규모, 대량의 위험물, 많은 발화요인 등으로 인해서 소방상 위험성이 높은 곳이다.

공장² 空腸 jejunum 소장의 두 번째 부분. 약 2.5m로 십이지장공장연접(duodenojejunal junction)에서 시작하여 제2요추 왼쪽 근처와 복강의 좌하방의 회장과 연결이 시작되는 부위까지이다. 융모돌기가 풍부하게 분포되어 있고 속에는 모세혈관이나 림프관이 들어 있어서 소화된 양분을 흡수한다.

공장자체소방대 工場自體消防隊 industrial fire brigade 산업체 등에서 자체적으로 진화활동을 수행하는 시설 소방대.

공장형구조 工場形構造 mill-type construction 내력벽과 외벽이 2시간 내화성능의 불연성 벽체로 이루어진 구조. 기둥, 보, 큰 보 등은 통상 중목재이고, 나무바닥과 지붕은 은폐된 공간이 없도록 축조된다. 1900년대 초, 미국에서 섬유 관련 공장의 방화능력을 향상시키기 위해 사용하기 시작했다.

공전 空轉 idle 아무런 가치가 없는 회전. 아이들 기어, 아이들 풀리 등에 사용.

공정분석 工程分析 process analysis 재료가 가공되어 제품으로 될 때까지의 과정을 가공, 운반, 정체, 검사 4개의 상태로 나누어서 그것들이 제작 과정에서 어떻게 연속하고 있는지를 조사하는 작업. 공정분석을 행하는 데는 공종도시기호를 이용하여 공정분석표에 정리한다.

공정안전관리 工程安全管理 process safety management 제조공정에 잠재된 위험 요인을 통제하여 사고를 예방하고 유사시 피해를 최소화하고자 하는 관리 체계.

공제 共濟 mutual aid 지역적 또는 직업적으로 이해 관계를 같이하는 사람들이 조합이라는 단체를 조직하여 각자가 응분의 각출금을 지급하여 공동의 자금을 형성한 후, 조합원 중에서 우연한 재해나 불행한 사태에 조우한 자에게 소정의 공제금을 지급하는 상호구제제도. 공제는 보험과 달리 가입자의 범위가 일반적으로 측정되어 있으며 그 경영규모가 충분하게 크지 못할 경우에는 위험의 평균화를 이루는 것이 불충분하다. 즉 공제료의 산출 방법에 있어서 합리성을 결하기 쉽다.

공조설비 空調設備 air handling 건물 내 공기를 정화·환기시키고 냉·난방하는 설비.

공주거리 空走距離 response distance (구조) 운전자가 위급한 상황을 발견한 후 가속페달에서 발을 떼고 브레이크 페달로 발을 옮겨 밟아 실제 제동이 개시되기까지 자동차가 감속이나 가속이 되지 않은 속도로 주행하는 거리.

공주진드기속 公主~屬 ornithodoros 진드기의 일종으로, 재귀열의 나선세포 매개충의 종.

공중가연물 空中可燃物 aerial fuel 지면보다 높은 곳에 위치한 나무나 구조물 등의 가연물.

공중노즐 空中~ elevating nozzle 굴절식 공중작업대에 장치된 노즐.

공중망 公衆網 public network 통신 사업자나 통신 주관청이 제공하는 교환 접속형 전기 통신망. 교환을 통하여 전국 또는 전 지역 불특정 다수의 사용자에게 서비스를 제공하는 통신망. 특정 사용자를 대상으로 하는 사설망(private network)과 대칭된다. 좁은 의미로는 공중 교환 전화망(PSTN)을 가리킨다. 넓은 의미로는 가입 전신망(telex network), 패킷 데이터 교환망(PSDN)과 회선 교환 데이터 통신망(CSDN) 등의 공중 데이터망도 공중망에 포함된다. 종합 정보 통신망(ISDN)도 공중망에 포함되는 것으로 본다.

공공보건 公衆保健 public health 사회의 건강을 다루는 의학 분야. 역학, 물공급. 쓰레기처리, 공기 오염과 식품 안전 같은 분야를 망라한다.

공중보건의사 公衆保健醫師 public health doctor 병역 의무 대신 3년 동안 농어촌 등 보건의료 취약지구에서 공중보건 업무에 종사하는 의사.

공중사다리작업대 空中~作業臺 aerial ladder platform 사다리차에서 기계적 힘 또는 유압을 이용하여 세우는 공중작업대. 사다리를 연속적인 피난에 이용하는 것을 포함.

공중작업대 空中作業臺 aerial platform apparatus 구조 및 진화작업에 사용하며, 기계적 힘 또는 유압을 이용하여 세우는 작업대. 굴절식 붐(boom)이나 접기식 붐, 또는 두 가지 방식이 조합된 구조로 되어 있다.

공중작업차량 空中作業車輛 elevating platform apparatus 고층 건물의 화재시 진화 작업 및 인명구조를 위해 사용하는 공중작업대가 탑재된 소방차량.

공중장치 空中裝置 aerial device 인원의 배치 또는 소화활동, 피난, 소화용수의 방수에 사용하는 공중사다리, 공중작업대, 공중사다리작업대, 급수탑 등.

공중전파 空中電波 airwave 공기 중에서 전파가 이동하는 것.

공중전화박스 公衆電話~ callbox 응급 구조를 요청할 때 쓰이는 공중전화박스. 요금이 필요하지 않고 바로 연결되는 전화. 공공건물, 고속도로에 설치되어 있다. 응급의료서비스, 화재, 경찰, 견인 시 사용할 수 있다.

공중점프 空中~ hover jumping 착륙이 불가능하거나 타이밍이 적절하지 않을 때 공중에 정지한 헬리콥터의 활주부에서 뛰어내리는 것. 헬리콥터가 지상에 근접할 수 있는 기술이 필요하다. Hover step-ping이라고도 한다.

공중정찰 空中偵察 aerial reconnaissance 항공기를 이용하여 임야화재지역 관련 정보를 수집하는 것.

공중-지상화재감지시스템 空中-地上火災感知~ air-ground detection 주요 지역의 화재를 감지하기 위하여 지상에 설치한 고정감지기와 공중정찰을 통한 입체적인 화재감지방식을 조합한 시스템.

공중지휘 空中指揮 aerial command 항공기를 이용하여 산불, 건물화재 등을 공중에서 조망하면서 지휘하는 것. → 현장지휘.

공중진화 空中鎭火 aerial attack 항공기를 이용하여 화재지역에 물, 소화약제, 장비, 소방대원을 투입하거나 고가사다리차를 이용하여 고층건물의 화재를 진압하는 것.

공중충돌경고장치 空中衝突警告裝置 airborne collision avoidance system : ACAS 응답기를 장착한

항공기와의 잠재적 충돌에 관한 조언을 제공하는 장비. 지상장비와 독립적으로 운영되며 2차 감시레이다 응답기 신호를 기초로 하여 작동하는 항공기 장비.

공중투입대원 空中投入隊員 smoke jumper 화재현장 상공에서 공중 투입되는 소방대원.

공중투하 空中投下 airdrop ① 항공기를 이용하여 임야화재지역에 연소억제제 또는 소화약제를 투하하는 것. ② 낙하산을 이용한 인력 및 물자의 투하.

공중합체 共重合體 copolymers 공중합이나 혼성중합에 의해 생성된 중합체. 두 가지 이상인 단량체가 중합하여 각 성분을 함유한 중합체를 생성하는 반응을 공중합(共重合) 또는 혼성중합(混性重合, copolymerization)이라 하고, 이러한 반응으로 생성된 중합체를 공중합체라고 한다.

공지통신 空地通信 air-ground communication 항공기와 지상의 무선국 또는 지역국간의 양방향 통신.

공진 共振 resonance 전파, 소리의 수신체(受信體)가 발신체(發信體)와 같은 파동, 진동수를 가지는 것.

공진공동 共振空胴 resonant cavity 특정한 주파수로 전기적으로 공진하는 공동. 내부가 공동인 금속도체벽은 음의 공진 상자가 기체 진동의 공진기로 작용하는 것과 같이 초고주파의 전기 진동에 대하여 고유의 주파수를 갖는 공진기로 작용한다. 이 공동은 주위가 도체벽으로 둘러싸여 있으므로 방사 손실이 없으며, Q도 높아 마이크로파용의 공진기를 비롯하여 널리 이용된다.

공진탐측기 共振探測器 resonance probe 전리층이나 우주의 전자나 이온의 밀도, 온도, 에너지 등을 측정하는 데 사용되는 계기 장치. 전자나 이온의 진동에 대한 공진 작용을 이용하므로 이 명칭이 붙게 되었다. 측정 결과는 탐측기 내의 송신기로 시시각각 지상에 보내온다.

공칭전압 公稱電壓 nominal voltage 회로나 계통에 지정된 공칭 전압값(120/240, 480/277, 600 등).

공통덕트 共通~ common duct 두개 이상의 분기덕트에서 배출되는 공기를 수용하고 있는 덕트.

공포¹ 恐怖 fear 실제적인 통증이나 다른 부정적인

현상을 예감하는 결과로 올 수 있는 불안감.

공포² 空胞 vacuole ① 세포 속으로 물방울이 들어간 것처럼 세포 안의 맑은 액체로 채워진 공간. ② 막으로 싸인 몸 안의 작은 공간으로 보통 지방이나 다른 물질로 채워져 있다.

공포완화 恐怖緩和 alleviating fear 환자가 수술 전에 걱정이나 근심을 할 때 공포의 감정을 충분히 표현할 수 있도록 격려하며 경청하고 충분한 설명을 통해 오해나 잘못된 정보를 수정해 주는 것.

공포장애 恐怖障碍 phobic disorder 신경증으로 불리우며 공포신경증은 환자자신이 실제 위험이 없다는 것을 명백히 알고 있는데도 불구하고 그 대상이나 상황에 대해 두려움과 공포를 느끼는 신경증. 공포의 특징은 막연한 불안이 아니고 특정한 대상, 장소, 집단, 생각에 대한 심한 두려움을 갖는다는 것이다. 대부분의 사람들이 때때로 경한 공포를 경험하는데 가장 보편적인 것은 어두움에 대한 두려움이며, 또한 동물, 번개, 낯선 사람에 대한 두려움도 정상이라고 할 수 있다. 그 외에 높은 곳에서 아래를 내려다 볼 때 두려움을 느끼는 것은 보통이다. 이런 여러 가지 상태를 역동정신 의학에서 공포신경증이라는 하나의 질환으로 분류하기 전에는 각 증상에 따라 그리스어로 된 진단명이 사용되기도 한다. 공포의 종류로는 고소공포(acrophobia), 광장공포(agoraphobia), 동통공포(algophobia), 뇌성공포(astrophobia), 폐쇄공포(claustrophobia), 이방인공포(xenophobia), 동물공포(zoophobia), 고양이공포(aeluriphobia), 색채공포(chromophobia), 어둠공포(nyctophobia), 배설공포(coprophobia), 혈액공포(hematophobia), 물에 대한 공포(hydrophobia), 말에 대한 공포(lalophobia), 먼지나 오염에 대한 공포(mysophobia), 시체공포(necrophobia), 세균공포(bacillophobia), 질병공포(pathophobia), 광선공포(photophobia), 죽음에 대한 공포(thanatophobia), 고공공포(ailurophobia) 등이 있다. 이와 같이 공포(phobia)라는 용어 앞에 그 대상물을 적으면 모두 공포의 종류가 될 수 있다. 더러움이나 세균을 두려워하는 사람들은 장갑을 끼며,

오염되었다고 여겨지는 물체를 만질 때는 휴지로 만지며 팔꿈치로 문을 연다. 높은 곳을 두려워하는 사람은 높은 곳 즉 지붕 꼭대기나 탑, 언덕, 육교, 고층 빌딩과 같은 곳을 올라갈 수 없으며 군집된 장소에 대한 두려움은 사람들이 많이 모여 있는 방, 엘리베이터, 고속도로, 자동차에서 나타난다. 동물에 대한 두려움은 8세 이전에 흔하며 동물원을 피하고 집에서 애완동물을 기르지 못하게 된다.

공포증 恐怖症 phobia 과도하고 비이성적인 공포가 나타나는 불안장애.

공항램프 空港~ airport ramp 격납고 앞 계류장(aprons) 및 포장된 주기장(hardstand)을 포함하여 표면 형태와 관계없이 항공기를 보관, 수리, 유지관리하는 모든 옥외지역.

공항소방차 空港消防車 crash fire rescue(CFR) apparatus 항공기화재 진화용으로 공항 소방서에서 사용하는 특수 소방차.

공항터미널건물 空港~建物 airport terminal building 항공권 판매, 비행 정보, 수화물 취급 및 항공운송과 관련된 다른 기능을 포함하여 주로 승객의 탑승 등에 사용되는 건물.

공해 公害 pollution 공공생활을 방해하는 해로운 물질이나 요인. 공해는 어떠한 일 또는 사람의 행위에 의하여 초래되는 해로서 가해행위자와 피해자의 사이가 공기, 물, 토양 등의 매개물을 통하여 간접적으로 이루어지고, 그 피해는 지역적으로 발생하며 물질이나 재화를 넘어서서 인간의 건강, 생명에까지 심각한 영향을 미치게 된다. 대부분의 경우, 가해행위나 침해는 장기간에 걸쳐 누적되었던 것이 어떠한 계기에 의하여 표면화되고, 공해를 일으키는 발생원이나 피해자 쌍방이 모두 다수일 경우가 많다. 그리고 이러한 특징을 지닌 공해는 발생 원인에서 보아 크게 세 가지로 나눌 수 있는데, 산업으로 인한 공해가 그 첫째이고 다음에 인구 및 공업의 과집적이나 사회자본의 부족으로 인하여 발생하는 도시 공해, 마지막으로 소음, 방사능 오염 등의 공적 기관에 의하여 발생하는 공해이다. 그러나 날로 사회가 복잡해지는 현대에 이르러서는 이들 세 가지 공해가 복합적으로 발생하는 추세이다.

공혈자 供血者 blood donor 혈액은행이나 다른 사람에게 혈액을 제공하는 사람. 만능공혈자(universal donor)는 Rh(-)이고 O형의 혈액형을 가진 사람으로 응급수혈을 해도 일치하지 않을 위험이 아주 적다.

공호성호흡음 空壺性呼吸音 amphoric breath sound 빈병 입구에 입을 대고 불 때 나는 울림 소리. 음고가 높고 금속성이다. 흉벽 가까이에 벽이 두꺼운 공동이 있거나 기흉이 있을 때 들린다.

공황 恐慌 panic 극심한 불안상태로 이때의 공포는 말할 수 없을 정도로 크며 오랜 동안의 긴장을 바탕으로 하여 갑작스럽게 절정에 이르러 성격이 분열됨. 어떤 지시가 있어도 뭔가를 할 수가 없고, 이러한 상태는 드물게 일어나는 병리적 상태로서 오래 견딜 수 없다. 이 때 사람은 자신의 행동을 조절하지 못하며 무력감을 느끼고 순간적으로 정신증적 상태가 된다. 조절하지 않으면 사망을 초래할 수 있고, 또한 행동은 이상하고 기괴하며 난폭하여 자기나 타인에게 신체적으로 해를 입힐 수 있으므로 즉각적인 조정이 필요한 상태.

공황장애 恐慌障碍 panic disorder 반복되는 공황발작(panic attack)과 정신과민을 나타내는 상태. 광장공포를 동반하는 경우와 동반하지 않고 나타나는 경우가 있다. 특별히 기질적 원인 또는 실제 적응으로 생활을 위협하는 자극없이 공황발작이 예기치 않게 발생하는 것을 말한다. 한 주일에 여러 번의 발작이 나타나고 환자는 발작이 일어날 것에 대한 불안·걱정이 있다. 광장공포는 넓은 장소에 대한 공포라고 알려지고 있지만 실제로는 광장에 대한 심한 공황발작이 나타날 때는 다음과 같은 증상이 동반된다. 심계항진, 호흡곤란, 현기증, 진전증상, 감각이상, 흉부동통, 죽을 것 같은 공포, 혼돈되고 자제력을 잃을 것 같은 공포, 오한과 발한, 졸도 등이다. 이상의 증상 중 적어도 4가지 증상이 수반될 때 공황발작으로 진단되어진다. 공황발작은 가족적 발병경험이 있고 유사시 분리불안 경험이 있는 사람에게서 자주 나타난다. 한번 발작이 일어나면 3주 이내에 최소한 3회 이상의 공황발작이 연속적으로 나타난다.

과 顆 malleolus 족관절 측면 돌기. 외과(外顆)는 비골 하단부에 있으며 족관절 외측에 위치하고 내과(內顆)는 경골 하단부에 있으며 족관절 내측에 위치한다.

과각화증 過角化症 hyperkeratosis 피부의 각질화한 상피층의 과다한 성장. = 과각질증식증(過角質增殖症).

과굴곡 過屈曲 hyperflexia 사지에 힘을 주어 강력히 굽힘으로 정상운동범위보다 더 굴곡되는 운동.

과다구토 過多嘔吐 hyperemesis 극심한 구토. = 입덧, 오조.

과다기능 過多機能 hyperfunction 어떤 기관이나 계의 기능이 증가한 것.

과다월경 過多月經 menorrhagia 정규적인 주기의 월경에 일어나는 과도의 자궁출혈. 월경기간이 보통보다 길다.

과당 果糖 fructose 자당보다 더 달고 꿀이나 과일에서 발견되며 많은 탄수화물과 결합하는 당(糖). = fruit sugar, levulose.

과대망상 誇大妄想 megalomania 환자가 큰 권력과 명성, 부를 가지고 있다고 믿는 정신질환의 하나.

과도공명음 過度共鳴音 hyper-resonance 신체검사를 하는 동안 몸의 강 또는 기관을 타진할 때 나는 반사음. 과도공명음은 마치 북을 두드리는 소리와 같은데 주로 긴장성 기흉같이 체내에 공기가 과도하게 있을 때 들을 수 있다.

과도구갈 過度口渴 anadipsia 극도의 갈증. 종종 조울, 정서장애의 조증 시기에 나타날 수 있다.

과도신전 過度伸轉 hyperextension 정상운동범위를 넘는 관절의 최대 신전위치.

과도장제거 過塗裝除去 detearing 침지되거나 도장된 물체를 정전계에 통과시켜, 이러한 물체에 과도 장된 도장물질을 신속하게 제거하는 공정.

과도확장 過度擴張 hyperdistention 압력의 급격한 상승으로 호흡기 등이 갑자기 확장되는 상태. 폐의 과도확장은 많은 응급상황을 유발하는 가장 흔한 원인이다. 폐 내에 생기는 압력은 폐를 손상하게 하고

공기 색전증을 일으켜 공기가 순환기 내로 유입하게 되는데 수면 부상시 공기의 팽창은 폐포막을 파열시키며 결국 출혈을 일으키고 산소와 이산화탄소의 이송을 감소시킨다. 공기는 폐에서 가까운 다른 조직으로 들어가 기흉과 긴장성 기흉, 피하기종, 기종격(= 종격동기흉 縱隔洞氣胸) 등을 일으킨다.

과량투여 過量投與 overdose : OD 약물을 처방량 이상으로 투여하는 것.

과료 科料 penalty 형법에서 정하고 있는 형벌의 일종. 2천원 이상 5만원 미만으로 정하고 있다.

과류방지밸브 過流防止~ excess flow valve 탱크 등에서 가연성 액체나 가스가 대량으로 유출되는 것을 방지하기 위해 설치하는 밸브. 유출량이 일정치를 초과하게 될 경우 밸브는 자동적으로 폐쇄된다.

과립구증가증 顆粒球增加症 granulocytosis 혈액 내에 다량의 과립구가 비정상적으로 증가하는 현상.

과립백혈구 顆粒白血球 granulocyte 세포질내에 과립이 있는 백혈구. 염색성에 의해 호중성백혈구, 호산성백혈구, 호염기성백혈구 등으로 나뉜다. ↔ 무과립백혈구(無顆粒白血球 agranulocyte).

과립백혈구감소증 顆粒白血球減少症 granulocytopenia 혈액에서 백혈구과립구의 수가 비정상적으로 감소하는 현상.

과립상 顆粒狀 granular 육안으로 볼 때 모래처럼 느껴지거나 과일의 입자처럼 보이는 상태.

과립층 顆粒層 granular layer 3~5층의 납작해진 세포가 구성하고 있는 층. 세포질 안에는 각질 유리질상(keratohyalin)의 불규칙한 과립을 가지고 있으며 핵은 위축되어 퇴행성 변화를 일으키고 있다.

과마그네슘혈증 過~血症 hypermagnesemia 혈장 내에 마그네슘이 정상보다 높은 증상. 제산제와 같은 마그네슘을 포함한 약물의 과다 사용하는 환자와 신부전 환자에게 볼 수 있다. 독성 효과를 낼 정도는 심부정맥과 심부전 반사와 호흡억제를 일으킨다.

과망간산나트륨 過~酸~ sodium permanganate [NaMnO$_4$·3H$_2$O] 융점 170℃, 비중 2.46의 물에 녹기 쉬운 적자색의 결정. 가열하면 융점 부근에서 분해하여 산소를 방출한다. 조해성이 강하며, 무수물

(無水物)로 얻기가 힘들다. 적린, 유황, 금속분, 유기물과 혼합하면 가열·충격에 의해 폭발한다. 혼촉 발화 가능성 물질로는 나트륨, 디에틸에테르, 이황화탄소, 아닐린, 아세톤, 톨루엔, 에탄올, 진한 초산, 에틸렌글리콜, 황산, 삼산화크롬 등이 있다. 직사광선을 차단하고 저장용기는 밀봉한다. 저장·취급·운반시 가열하거나 충격·마찰을 피한다. 강산, 유기물, 알코올, 에테르, 글리세린, 에틸렌글리콜, 가연성 가스, 강알칼리, 유황, 인, 목탄분, 탄닌산, 기타 환원성 물질과 철저히 격리한다. 폭발위험에 대비하여 안전거리를 충분히 확보하고 공기호흡기 등의 안전 장구를 착용하며, 초기 소화에는 마른 모래로 피복 소화하거나 물, 포, 분말도 유효하지만 기타의 경우는 다량의 물로 냉각 소화한다. 대량 화재시 비산에 의한 연소확대방지에 노력해야 한다. 먹으면 불쾌감, 신경 장애 등이 일어난다. 용도는 살균제, 소독제, 유기합성, 사카린 제조, 몰핀 또는 인중독시의 해독제, 표백제 등에 사용된다.

과망간산칼륨 過~酸~ potassium permanganate [KMnO₄] 분자량 158.04, 융점 240℃, 비중 2.7, 용해도 5.3g/100g 물(15℃), 6.3g/100g물(20℃), 흑자색 또는 적자색의 결정. 망간산칼륨수용액을 염소 또는 전해에 의해 산화하거나, 이산화탄소를 통해서 불균일화시켜서 얻는다. 물, 에탄올, 빙초산, 아세톤에 녹는다. 물에 녹았을 때는 진한 보라색을 띠며 강한 산화력과 살균력(3% : 피부살균, 0.25% : 점막살균)을 나타낸다. 가열하면 240℃에서 분해하며 산소를 방출한다. 적린, 유황, 주석, 안티몬, 유기물, 비소, 목탄분, 탄닌산, 기타의 가연물과 섞였을 때 약간의 가온 및 충격에 의해서 발화 폭발한다. 진한 황산과 반응하면 격렬히 튀는 듯이 폭발을 일으킨다. 고농도의 과산화수소와 접촉할 때는 폭발하며 염산과 반응하면 유독성의 염소가스를 발생한다. 황화린과 접촉시 자연발화의 위험이 있다. 저장시에는 직사 광선을 차단하고 저장용기는 밀봉한다. 저장·취급·운반시에는 가열하거나 충격, 마찰을 피한다. 강산, 유기물, 알코올, 에테르, 글리세린, 에틸렌그리콜, 가연성 가스, 강알칼리, 유황, 인, 목탄분, 탄닌산

기타 환원성 물질과 철저히 격리시켜야 한다. 화재시에는 폭발에 대비하여 안전거리를 충분히 확보하고 공기 호흡기 등의 보호장비를 착용하며 초기소화에는 마른 모래로 피복 소화하거나 물, 포, 분말도 유효하지만 기타의 경우는 다량의 물로 냉각 소화한다. 대량 화재시 비산에 의한 연소확대 방지에 노력해야 한다. 눈, 피부, 점막에 닿으면 염증을 일으키고 심하면 화상을 유발한다. 먹으면 불쾌감, 혐오감, 전산 장애, 안면경련, 감각 이상, 현기증을 일으킨다. 분진 흡입시는 중추 신경계에 이상을 일으킨다. 화재진압시에는 공기 호흡기를 착용하여야 한다. 용도로는 산화제, 살균제, 소독제, 분석시약, 섬유, 수지, 유지, 마, 목면의 표백, 사카린 제조, 의약, 피혁, 특수사진, 전착(展着)제, 가스마스크의 흡수제, 정량분석시약, 비타민제조, 금속처리제, 염화아연 등의 제조에 사용된다. = permanganate of potash.

과면역의 過免疫~ hyperimmune 항체가 정상 면역계에 의한 것보다 많이 형성되는.

과민반응 過敏反應 hypersensitive reaction 생체의 일반적인 면역반응과 동일한 기전을 가지면서 부적절한 면역반응을 나타내는 것. Ⅰ형, Ⅱ형, Ⅲ형, Ⅳ형, Ⅴ형 과민반응이 있다. 제Ⅰ형 과민반응(type Ⅰ hypersensitivity reaction)은 항원자극에 의해 생산된 IgE항체가 비만세포, 호염기구 등과 Fc부분에서 결합되어 있다가 거기에 다시 동일 항원이 침입하게 되면 탈과립을 일으키고 히스타민, 세로토닌, 호산구 유주인자 등을 방출한다. 히스타민, 세로토닌, 호산구 유주인자 등은 혈관의 투과성을 높이고 세기관지 등의 평활근 수축을 일으키며 선세포로 하여금 분비를 촉진하여 강한 염증반응을 일으킨다. 제Ⅰ형 과민반응에 의한 자가면역성 질환은 기관지천식(bronchial asthma), 알레르기성 비염(allergic rhinitis), 소화기 알레르기(digestive organ allergy), 전신성 아나필락시스(systemic anaphylaxis) 등이 있다. 제Ⅱ형 과민반응(type Ⅱ hypersensitivity reaction)은 자가면역성 용혈성빈혈, 무과립증, 혈소판 감소증, 중증근무력증 등이 이에 속하며 적혈구, 백혈구, 혈소판 등의 세포 표면에 존재하는

항원에 항체와 보체가 작용해서 3가지 기전에 의해 세포상해를 일으킨다. 제Ⅱ형 과민반응에 의한 대표적인 질환은 Rh혈액형 부적합 임신(신생아 중증 황달), 약제 알레르기(drug allergy), 제Ⅱ형 과민반응에 의한 자가면역성 질환 등이 있다. 제Ⅲ형 과민반응(type Ⅲ hypersensitivity reaction)은 항원항체 반응물, 즉 면역복합체에 의해 일어나는 과민반응으로 제Ⅱ형은 항원이 세포에 붙어 있으나 제Ⅲ형은 세포와 무관한 것이 차이점이다. 제Ⅲ형 과민반응에 의한 대표적인 질환은 전신성 홍반성 낭창(systemic lupus erythematosus), 급성 미만성 사구체신염(acute diffuse glomerulonephritis), 혈청병(serum sickness), 만성 류마티스성 관절염(chronic rheumatoid arthritis), 결절성 동맥주의 염(periarteritis nodosa) 등이 있다. 제Ⅳ형 과민반응(type Ⅳ hypersensitivity reaction)은 국소에 침착된 항원에 대해 감작된 T림프구에 의해 일어나는 과민반응으로 항체나 보체의 매개가 없으며 T세포에 의해 염증반응이 나타나는 지연형 과민반응과 T세포가 다른 세포를 살해하는 T세포 매개세포 독성반응으로 나눌 수 있다. 제Ⅳ형 과민반응에 의한 대표적인 질환은 접촉성 피부염(contact dermatitis), 육아종성 염증, 이식거부반응 등이 있다. 제Ⅴ형 과민반응(type Ⅴ hypersensitivity reaction)은 자극형 과민반응으로 항원물질이 밖에서 자극을 부여하며 세포막 표면의 자극인자 수용체에 대한 자가항체가 그의 수용체와 반응해서 그 세포의 기능을 항진 또는 억제하는 현상을 일으킨다. 제Ⅴ형 과민반응에 의한 대표적인 질환은 갑상선 중독증, 중증 근무력증, 인슐린 저항성 당뇨병 등이 있다.

과민성대장증후군 過敏性大腸症候群 irritable bowel syndrome 정서적 스트레스로 인해 소장과 대장의 운동이 비정상적으로 증가되는 증세. 젊은 성인에서 자주 발생하며 증상은 설사와 하복부 통증 등이 있다. = mucous colitis, spastic colon.

과민성폐렴 過敏性肺炎 hypersensitivity pneumonitis 과민성이 있는 사람에게서 면역반응으로 초래되는 간질성 폐렴의 염증형태. 이 반응은 곰팡이 포자를 포함하는 유기입자를 흡입했을 때 생길 수 있다. 원인이 되는 물질과 접촉을 피함으로써 예방할 수 있다. = 과민성폐장염.

과민증 過敏症 hypersensitivity 반응성이 외인자에 대하여 과잉반응을 나타내는 방향으로 변화한 상태. 과민성 반응은 면역 반응에 의하여 생기는 병적 과정으로, 즉시형반응과 지연형반응으로 분류된다. 또한 다음의 네가지 형태로 분류되기도 한다. Ⅰ형은 즉시형 과민성 반응(anaphylaxis). Ⅱ형은 조직항원에 대한 항체에 의하여 생기는 손상(신독성 신염). Ⅲ형은 항원항체복합물, 특히 약간의 항원의 과잉에 의하여 형성되는 용해성 복합물에 의하여 생기는 것(Arthus반응이나 혈청병). Ⅳ형은 지연형 과민성 반응(접촉성 피부염)이다.

과변조 過變調 over modulation 반송파 송출형 진폭 변조에서 변조도가 100%를 초과된 상태. 일반적으로 정격을 초과한 변조 신호 입력이 가해진 상태이다. 과변조를 일으키면 포락선에 현저한 일그러짐이 생겨서 측파대가 넓어지게 되므로 결국 다른 통신에 방해를 주게 된다. 주파수 변조나 위상 변조에서는 이러한 현상이 일어나지 않는다.

과부하 過負荷 overload 정상 한계를 넘는 스트레스를 주는 것. 일정 시간 동안 정격부하를 초과하여 장비를 운전하거나 또는 정격용량 이상으로 전선을 사용할 경우 장비의 파손 및 과열의 위험이 있다. 단락이나 지락 등은 과부하로 보지 않는다.

과부하계수 過負荷係數 overload factor 잡음 또는 방해파 측정기 등의 성능을 표시하는 요소의 하나 사용되는 계수. 방해파의 측정은 정해진 규격에 합치된 측정기에 의해 행해지지 않으면 무의미한 값이 되기 때문에 국가별로 정해진 규격을 기준으로 하여 사용하고 있다. 방해파의 강도는 준첨두치 검파에 따라 얻어진 값을, 같은 값을 나타내는 정현파의 실효치로 표시하며, 측정기 지시계의 지시 범위 내의 신뢰도를 높이기 위해서도 최대 지시를 주는 입력보다도 더 큰 입력까지 선형성을 유지할 필요가 있다. 이 특성을 과부하 계수라 하며, 펄스 입력 첨두 전압 대 검파기 출력 전압의 곡선에서, 검파기 출력 전압이 1dB(전압비) 떨어질 때의 펄스 첨두 전압과 지시계를 최대 눈금까지 기울게 하는 펄스 첨두 전압과의 비라고 정의되어 있다. 시험에 사용하는 펄스의 반복 수가 특별히 정해져 있지는 않지만, 일반적으로 1,000Hz가 사용되고 있다.

과부하등급 過負荷等級 overload class 긴급시 또는 다른 과부하 상태에서 이동국이 시스템 접속을 제어하는 수단. 각 이동국은 16개의 등급 중 하나 또는 그 이상을 할당받는다. 부호 분할 다중 접속(CDMA) 시스템 접속은 기지국이 전송한 접속 지속 허용 값에 따라 등급별로 제어된다.

과부하시험 過負荷試驗 overload test 신규 배치되는 소방펌프차를 대상으로 실시하는 시험. 펌프차의 동력은 규정동력 외에 10%의 여유동력을 제공할 수 있어야 하고, 또 짧은 시간 동안 순펌프압력 11.6kg/cm^2(165psi)에서 정격토출용량을 발휘할 수 있는 것이어야 한다.

과부하제어 過負荷制御 overload control : OLC 이동국이 접속하는 역방향 아날로그 제어 채널을 제한하는 수단. 각 이동국은 16개의 등급 중 하나 또는 그 이상을 할당받는다. 접속은 기지국이 OCGA 메시지 내의 하나 또는 그 이상의 과부하 제어(OLC) 비트를 설정함으로써 선택적으로 제한된다.

과분극 過分極 hyperpolarization 안정막전위에 있어서 세포내부의 음성도가 증가하는 것.

과붕산나트륨 過硼酸~ sodium perborate [NaBO$_4$·4H$_2$O] 분자량 153.86, 융점 60℃, 백색의 입상 또는 분말. 공기 중 습기에 의해 서서히 분해되어 산소를 발생한다. 수용액을 40℃이상 가열하면 서서히 분해하여 과산화수소를 발생하며, 80~90℃에서는 모든 산소를 방출한다. 화재시에는 다량의 물로 냉각 소화한다. 붕산에 수산화나트륨을 가하여 가열·용해시키고 여기에 과산화수소를 반응시켜 생성된 결정을 건조하여 얻는다. 용도는 산화표백제, 소독, 세척, 염색조제, 화장품, 치약, 직물, 유지 등의 표백제, 방부제, 탈취제, 살균제, 분석시약 등에 사용된다.

과빌리루빈혈증 過~血症 hyperbilirubinemia 혈중 담즙색소인 빌리루빈이 정상보다 높고 황달, 식욕부진, 허약 등을 동반하는 증상. 과빌리루빈혈증은 흔히 간질환이나 담도폐색과 연관되어 있으나 용혈성 빈혈과 같은 적혈구의 과다 파괴로도 일어난다. 치료는 원인에 따라 다르며 빌리루빈이 높으면 광선치료와 수액요법을 한다. = hyperbilirubinaemia.

과산증 過酸症 hyperacidity 위에 위산이 과다한 상태. → 과염산증(hyperchlorhydria). = 위산과다증.

과산화나트륨 過酸化~ sodium peroxide [Na$_2$O$_2$] 분자량 78.0, 비중 2.8, 융점 460℃, 비점 657℃. 금속나트륨을 건조공기 중에서 300℃로 가열하면 얻어지는 연한 황색 분말. 흡수성이 강하고 조해성이 있다. 공기 중에 수분을 흡수하여 과산화나트륨 수화물[Na$_2$O$_2$·8H$_2$O]의 결정이 되며, 이것은 물에 잘 녹으며 강력한 산화제로서 금, 니켈을 제외한 다른 금속을 침식하여 산화물을 만든다. 가연물(면, 종이, 톱밥, 금속분, 가연성의 유기물, 기타 산화되기 쉬운 물질)과 혼합·혼입하면 연소위험성이 현저히 증가하여 가열하거나 자극, 마찰, 충격에 의해 발화 또는 폭발한다. 상온에서 물과 접촉시 격렬히 반응하여 부식성이 강한 수산화나트륨을 만든다. 혼촉 발화가 가능한 물질로는 이황화탄소, 에틸렌글리콜, 디에틸에테르, 카바이드, 벤젠, 고농도의 초산, 글리세린, 황화수소 등이 있다. 인, 마그네슘분, 알루미늄분, 목탄분 등과 혼합되어 있을 때는 공기 중 습기를 흡수하여 발열·발화한다. 특히 금속분과 혼합시 수분에 의해 자연발화를 일으키며, 유황과 혼합될 때 진동, 충격, 마찰로 자연발화할 수 있다. 저장용기에 물이 일시에 들어가면 분출·비산한다. 산과 반응하여 과산화수소를 발생한다. 저장·취급시 직사광선 차단, 화기와 접촉을 피하고, 충격, 마찰 등 분해요인을 제거한다. 물(습기, 빗물, 눈, 얼음, 수증기, 우박)과 접촉을 피하며 저장용기는 밀전(密栓)·밀봉하여 수분의 침투를 막는다. 저장시설 내에는 물을 사용하는 소화설비를 설치해서는 안 된다. 자신은 불연성이지만 가연물, 강산화제, 유기물, 유황분, 알루미늄분 및 마그네슘분 등의 금속분과의 혼합·혼입을 방지하고 연소시에는 연소확대방지에 노력해야 한다. 물에 녹아 강알칼리가 되고 피부나 피복에 닿으면 부식하므로 주의해야 한다. 화재시에는 물론 통상 취급시에도 보안경과 방호복을 착용해야 한다. 용기는 차고 건조한 곳에 저장해야 한다. 타고 있는 가연물과 격리·회수하여 연소확대 방지에 노력해야 한다. 다량의 마른 모래, 소금분말, 건조석회 등으로 피복하여 질식소화하고 주수는 엄금한다. 소량연소 하고 있는 경우는 다량의 물로 소화할 수도 있으나, 그때의 상황을 고려하여 행하도록 한다. 이산화탄소 는 효과가 없다. 눈이나 피부에 닿지 않도록 방호복 을 착용하고 분진을 호흡하지 않도록 주의해야 한 다. 폐기할 때 습기가 있는 포장지나 용기에 넣어 버 리지 않도록 해야 한다. 피부와 점막에 강하게 침투 하고 피부에 심한 염증을 일으킨다. 소화잔수에 노 출되는 것도 유독하다. 분진을 흡입하면 심한 기침 을 한다. 눈에 들어가면 각막을 다치거나 시력 저하, 시력 장애를 일으키며, 실명의 위험이 있으므로 주 의하여야 한다. 물과 접촉시 순간적으로 발생하는 유독성 연기(NaOH 증기)에 노출되지 않도록 한다. 순수한 금속 나트륨을 고온으로 건조한 공기 중에서 연소시켜 얻는다. 용도는 산화제, 목재·펄프·직물· 섬유·모피 등의 표백제, 방취제, 살균제, 소독제, 유 지, 왁스, 정수, 제약, 탈색, 염색, 분석시약, 기타 무 기과산화물 및 유기과산화물의 제조원료, 실험실용 산소 발생제, 일산화탄소 및 이산화탄소 제거제(공 기정화), 열량측정, 시약, 흡수제 등에 사용된다.

과산화루비듐 過酸化~ rubidium peroxide [Rb₂O₂]
백색 분말 형태로 물보다 무거운 비듐. 산화력이 강 하여 가연물과 혼합되어 있는 것은 가열, 충격, 마찰 또는 소량의 물과 접촉하여 쉽게 발화에 이른다. 물 과 급격히 반응하여 발열하고 산소를 방출한다. 저 장·취급시 직사광선 차단, 화기와 접촉을 피하고 충 격, 마찰 등 분해 요인을 제거한다. 물(습기, 빗물, 눈, 얼음, 수증기, 우박)과 접촉을 피하며, 저장 용기 는 밀전(密栓)·밀봉하여 수분의 침투를 막는다. 또 한 저장시설 내에는 스프링클러 설비, 옥내소화전 설비, 포 소화설비, 물분무소화 설비 등을 설치해서 는 안되며, 이러한 소화설비에서 나오는 물과의 접 촉도 피해야 한다. 자신은 불연성이지만 가연물, 강

산화제, 유기물, 유황분, 알루미늄분 및 마그네슘분 등의 금속분과의 혼합, 혼입을 방지하고 연소시에는 연소확대 방지에 노력해야 한다. 물에 녹아 강알칼 리가 되므로 피부나 피복에 닿으면 부식하므로 주의 해야 한다. 화재시에는 물론 통상 취급시에도 방호 복 및 보호안경을 착용해야 한다. 용기는 차고 건조 한 곳에 안전하게 저장한다. 화재시 타고 있는 가연 물과 격리·회수하여 연소확대방지에 노력해야 한다. 다량의 마른 모래, 소금 분말, 건조석회 등으로 피복 하여 질식소화하고, 주수는 엄금한다. 소량 연소하고 있는 경우는 다량의 물로 소화할 수도 있으나 그 때 의 상황을 고려하여 행하도록 한다. 이산화탄소는 효과가 없다. 눈이나 피부에 닿지 않도록 방화복을 착용하고 분진을 호흡하지 않도록 한다. 눈, 피부, 호흡기관을 자극하며 유독하다. 용도는 산화제에 사 용된다.

과산화마그네슘 過酸化~ magnesium peroxide [MgO₂] 황산마그네슘 농수용액에 과산화수소의 존 재로 과산화나트륨을 작용시키면 침전하는 무색의 분말. 무취, 백색의 분말로 물에 녹지 않는다. 가열 하면 산소가 방출한다. 환원제, 가연성 유기물과 혼 합되어 있을 때 가열, 또는 충격, 마찰에 의해 폭발 의 위험이 있다. 습기 또는 물과 접촉시 산소를 방출 한다. 산과 접촉하여 과산화수소를 발생한다. 저장· 취급시 직사광선 차단, 화기와 접촉을 피하고, 충격, 마찰 등 분해요인을 제거한다. 물(습기, 빗물, 눈, 얼 음, 수증기, 우박)과 접촉을 피하며, 저장용기는 밀 전·밀봉하여 수분의 침투를 막는다. 또한 저장시설 내에는 물을 사용하는 소화설비를 하여서는 안 된 다. 자신은 불연성이지만 가연물, 강산화제, 유기물, 유황분, 알루미늄분 및 마그네슘분 등의 금속분과 혼합, 혼입을 방지하고 연소시에는 연소 확대방지에 노력하여야 한다. 물에 녹아 강알칼리가 되므로 피 부나 피복에 닿으면 부식하므로 주의해야 한다. 화 재시는 물론 통상 취급시에도 방호복 및 보호안경을 착용해야 한다. 용기는 차고 건조한 곳에 안전하게 저장한다. 초기 소화에는 분말소화기가 유효하며, 소 량인 경우에는 다량의 물을 주수하여 소화한다. 피

부에 접촉하면 염증을 일으키고 눈에 들어갔을 때 시력을 저하시킨다. 분진을 흡입하면 심한 기침을 일으켜 자극증상이 나타난다. 용도는 산화제, 표백제, 소독제, 의약, 살균제 등에 사용된다.

과산화물 過酸化物 peroxide O_2^{2-}를 갖는 산화물. 금속의 수산화물 또는 염에 과산화수소를 작용시키는 등의 방법으로 얻어진다. 결합의 길이 O-O는 약 1.3Å. 산에 녹이면 용액 중에 과산화수소가 생긴다. $M_2^I O_2$형(과산화수소의 수소 전부가 금속과 치환시킨 형)의 것으로서 과산화리튬(Li_2O_2, 백색), 과산화나트륨(Na_2O_2, 담황색), 과산화칼륨(K_2O_2, 오렌지색) 과산화루비듐(Rb_2O_2, 암갈색), 과산화세슘(Cs_2O_2, 황색) 등이 있고, 또 $M^{II}O_2$형(M^{II} = Mg, Ca, Ba, Zn, Cd, Hg)의 것은 대개는 백색. 이 외에 $M^I_2O_3$, $M^I O_2$, $M^I O_3$형의 것도 있다. 또한 천이금속으로서 O_2^{2-}를 함유하는 과산화물로서는 과산화디알킬 ROOR, 과산화산 RCOOOM 등 많은 것이 알려져 있다. 각종 중금속의 페르옥소산이며 유리 상태로 석출(析出)한 것을 세칭 과산화물이라고 할 때도 있다.

과산화바륨 過酸化~ barium peroxide [BaO_2] 산화바륨을 공중이나 산소중에서 가열할 때 생기는 백색가루. 분자량 169.36, 비중 4.96, 융점 450℃, 용해도 0.168g/100g물, 고온 800~840℃에서 분해하여 산소를 방출한다. 냉수에는 약간 녹으며 아세톤에는 녹지 않는다. 수화물(BaO_2, $8H_2O$)은 무색 결정이며 100℃에서 오산화인(P_2O_5) 존재 하에서 무수염이 된다. 백색 또는 회색의 분말이다. 물과 접촉하면 산소를 발생한다. 산화되기 쉬운 물질, 습기가 있는 종이나 섬유와 혼합하면 폭발의 위험이 있다. 산과 반응하여 과산화수소를 만든다. 저장시에는 직사광선을 차단하고, 화기와의 접촉을 피하고 충격, 마찰 등 분해요인을 제거하여야 한다. 물(습기, 빗물, 눈, 얼음, 수증기, 우박)과의 접촉을 피하며 저장용기는 밀전(密栓)·밀봉하여 수분의 침투를 막아야 한다. 저장시설 내에는 스프링클러 설비, 옥내소화전 설비, 포 소화설비, 물분무소화설비 등을 설치하여서는 안 되며, 이러한 소화설비에서 나오는 물과의 접촉도 피해야 한다. 자신은 불연성이지만 가연물, 강

산화제, 유기물, 유황분, 알루미늄분 및 마그네슘분 등의 금속분과의 혼합, 혼입을 방지하고 연소시에는 연소확대방지에 노력해야 한다. 물에 녹아 강알칼리가 되므로 피부나 피복에 닿으면 부식하므로 주의하여야 한다. 화재시에는 물론 통상 취급시에도 방호의 및 보호안경을 착용해야 한다. 용기는 차고 건조한 곳에 안전하게 저장하여야 한다. 초기 화재시에는 마른 모래, 소다회, 분말소화기가 유효하며 기타의 경우는 물, 포 등의 사용을 금한다. 주수는 인접가연물의 연소방지에만 국한하여야 한다. 피부에 접촉하면 염증을 일으키고 눈에 들어가면 시력저하와 실명의 우려가 있다. 분말의 흡입은 매우 유독하다. 산화바륨을 CO_2가 포함되지 않은 공기 또는 산소 중에서 500℃로 가열하여 산화시켜 얻는다. 수산화바륨 수용액에 과산화수소를 가하여 얻는다. 용도는 산화제, 표백제, 화약(시가지용 폭제)의 원료, 실험실용 과산화수소 제조, 시약, 알루미늄 열용접 등에 사용된다.

과산화세슘 過酸化~ cesium peroxide [Cs_2O_2] 진공용기중에서 금속세슘에 계산량의 탄소를 흡수시키고 가열용융, 냉각하여 얻을 수 있는 백색 고체. 공기 중 수분을 흡수하여 수화물($Cs_2O_2 \cdot H_2O$)이 된다. 가열하면 분해하여 산소를 방출한다. 산화력이 강한 유황, 에테르, 초산 등 가연성 물질과 혼합·접촉하면 가열, 충격, 마찰에 의해 발화·폭발할 위험이 있다. 물과 반응하여 발열하고 산소를 방출한다. 저장시에는 직사광선차단, 화기와의 접촉을 피하고 충격, 마찰 등 분해 요인을 제거한다. 물(습기, 빗물, 눈, 얼음, 수증기, 우박)과 접촉을 피하며 저장용기는 밀전(密栓)·밀봉하여 수분의 침투를 막는다. 또한 저장시설 내에는 스프링클러 설비, 옥내소화전 설비, 포 소화설비, 물분무소화설비 등을 설치하여서는 안 되며, 이러한 소화설비에서 나오는 물과의 접촉도 피해야 한다. 자신은 불연성이지만 가연물, 강산화제, 유기물, 유황분, 알루미늄분 및 마그네슘분 등의 금속분과의 혼합, 혼입을 방지하고 연소시에는 연소확대방지에 노력해야 한다. 물에 녹아 강알칼리가 되므로 피부나 피복에 닿아 부식하므로 주의하여

야 한다. 화재시에는 물론 통상 취급시에도 방호의 및 보호안경을 착용해야 한다. 용기는 차고 건조한 곳에 안전하게 저장하여야 한다. 타고 있는 가연물과 격리 회수하여 연소확대 방지에 노력해야 한다. 다량의 마른 모래, 소금분말, 건조석회 등으로 피복하여 질식소화하고 주수는 엄금한다. 소량연소하고 있는 경우는 다량의 물로 소화할 수도 있으나 이산화탄소는 효과가 없다. 눈이나 피부에 닿지 않도록 방호복을 착용하고 분진을 흡입하지 않도록 주의해야 한다. 폐기할 때 습기가 있는 포장지나 용기에 넣어 버리지 않도록 해야 한다. 피부와 점막을 강하게 침투하고 피부에 심한 염증을 일으키고, 분진을 흡입하였을 때는 심한 기침을 한다. 용도는 산화제로 사용된다.

과산화수소 過酸化水素 hydrogen peroxide [H₂O₂]
분자량 34.02, 융점 −0.89℃, 비점 152℃이며 물 분자에 산소분자를 가해서 만들어진 산화제. 산화제로서 작용하지만 환원제로도 작용한다. 강한 표백작용과 살균작용이 있다. 자신은 불연성 물질이지만 산소를 함유하고 있어 유기물 등의 가연물에 접촉하면 연소를 촉진시키고 혼합물질에 따라서는 발화한다. 농도가 높아질수록 불안정하여 방치하거나 누출되면 산소를 분해하며, 온도가 높아질수록 분해 속도가 증가하며, 비점 이하에서도 폭발한다. 농도 66% 이상은 충격·마찰에 의해서도 단독으로 분해, 폭발위험이 있다. 따라서 로켓의 추진제로 사용되는데 이 분해반응은 발열반응이고 다량의 산소를 발생한다. 고농도의 것은 알칼리, 은, 납, 백금, 구리, 목탄분, 금속분말, 탄소분말, 중금속산화물(이산화망간, 산화코발트, 산화수은), 미세한 분말 또는 미립자에 의해 격렬히 분해하여 폭발한다. 암모니아 (NH₃), 아세톤, 글리세린, 테레핀유, 등유, 의산, 산화제이수은, 알코올, 중금속분과 상온에서 접촉시 폭발하며, 곡물가루, 면, 양모, 수지 등 가연물과 접촉시 발화한다. 유기산, 알코올류, 케톤류, 알데히드류 등과 접촉하여 과산화물을 생성하는데 이때 가열하거나 충격을 주면 폭발한다. 농도가 낮더라도 용기 중에 산소가 분해되면 내압이 높아져 파열 사고를

일으킬 위험이 있으며 과망간산염류와 접촉시 폭발적으로 분해한다. 고농도 과산화수소의 경우 [아세탈+초산+과산화수소], [디메틸히드라진+과산화수소], [벤젠+과산화수소] 그룹 등은 혼촉·발화한다. 염화제일주석과 격렬하게 반응하고 발열한다. 히드라진과 접촉하면 분해 폭발한다. 저장·취급시 햇빛을 차단하고, 화기를 엄금하며, 충격을 받지 않도록 해야 한다. 또한, 환기가 잘 되는 냉암소에 저장하고 온도의 상승을 방지하여야 한다. 농도가 클수록 위험성이 높아지므로 분해방지 안정제(인산나트륨, 인산, 요산, 요소, 글리세린 등)을 넣어 산소분해를 억제시켜야 한다. 먼지·촉매 등의 분해 촉진 이물질의 혼입을 방지하며, 유기과산화물, 강산화제, 알칼리, 알코올류, 금수성물질, 금속분, 가연물과 접촉을 방지시켜야 한다. 유리 용기는 알칼리성으로 과산화수소를 분해촉진하므로 유리용기에 장기 보존하지 않아야 한다. 화재시는 용기를 즉시 다른 곳으로 운반하고 운반이 불가능한 경우는 용기 및 그 주위에 다량의 물을 뿌려 냉각한다. 용기 내에서 분해하고 있는 경우 폭발이 우려되므로 안전거리를 충분히 유지하고 다량의 물로 주수한다. 농도와 관계없이 소량 누출시는 다량의 물로 희석하고 다량 누출시는 토사 등으로 막아 차단시키고 다량의 물로 희석한다. 화재시는 모든 피부의 노출을 피하고 방호복, 방호안경을 착용하고 바람이 부는 곳에서 작업하지 않도록 한다. 농도 25% 이상의 과산화수소에 접촉하면 피부나 점막에 염증을 일으킨다. 흡입하면 호흡기 계통을 자극하고 식도, 위점막에 염증을 일으키고 출혈한다. 진한 과산화수소용액이 피부에 접촉하면, 표백되며 심한 화상을 입으며 눈에 들어가면 심한 통증과 각막에 침해를 받으며 심한 경우 실명한다. 금속과산화물을 묽은 산으로 분해하여 수용액으로 얻는다. 과산화바륨 분말에 물을 혼합하고 이산화탄소를 통하여 얻는다. 차고 묽은 황산에 과산화나트륨을 가하고 생성물을 감압하에서 증류·응축하여 얻는다. 공업적으로는 황산수소암모늄을 전해하여 생긴 과황산암모늄용액을 감압증류하여 얻는다. 용도는 양모, 펄프, 종이, 면, 실, 식품, 섬유, 명주, 유지 등

의 표백제(농도 30%), 산화제, 발포제, 탈색제, 방부제(농도 3%), 소독제(농도 3%), 비닐화합물 등의 중합촉진제, 중합촉매, 폭약, 유기과산화물의 제조, 농약, 의학, 제트기·로켓의 산소공급제(농도 85%), 화장품 정성분석, 공해 처리제, 가소제, 연마제, 염색, 유성페인트 청결제 등에 사용된다. 피부접촉시에는 다량의 비눗물로 씻고 눈에 들어갔을 때는 다량의 깨끗한 물로 씻는다. 삼켰을 때는 다량의 물을 먹이고 토하게 한다.

과산화아세틸 過酸化~ acetyl peroxide [(CH₃CO)₂O₂] 신맛이 강한 무색의 액체. 순수한 과산화아세틸은 충격에 매우 민감하기 때문에 디메틸프탈레이트 속에 25% 용액으로 저장 및 운반한다.

과산화요소 過酸化尿素 urea hydrogen peroxide [CO(NH₂)₂·H₂O₂] 가열에 의해 산소를 발생하고 발화·폭발의 위험이 있으며 연소시 자극성 또는 유독성의 질소산화물을 발생하는 백색의 결정성 분말. 공기 중 요소, 산소, 물로 분해한다. 75℃에서 분해하며, 물에 녹는다. 가연물 또는 중금속과의 접촉에 의해 발열 발화한다. 알코올, 에테르 중에서 요소와 과산화수소로 분해한다. 저장·취급시 화기엄금, 가열을 방지한다. 직사광선에 장기간 방치해서는 안된다. 폭발성, 발화성, 인화성의 가연물 및 중금속과의 혼합을 방지한다. 분말이 비산하지 않도록 주의한다. 초기 화재는 물, 분말, 이산화탄소, 포가 유효하며, 대량으로 연소하고 있는 경우는 다량의 물분무로 희석시키거나 다량의 포로 일시에 소화한다. 대형 화재인 경우는 무인 방수포를 이용하여 소화한다. 눈에 들어가면 점막을 격렬하게 자극하여 각막염을 일으키고, 피부에 접촉하면 통증이 있다. 흡입한 경우는 호흡기계통에 염증이 생긴다. 용도는 표백제, 모발 탈색제, 소독제, 의약품 원료 등으로 사용된다.

과산화칼륨 過酸化~ potassium peroxide [K₂O₂] 분자량 110.2, 융점 490℃, 비중 2.9, 가열에 의해 분해하여 산소를 방출하는 무색 또는 오렌지색의 분말. 흡습성이 있으며, 에탄올에 녹는다. 자신은 불연성이지만 물과 급격히 반응하여 발열하고 산소를 방출한다. 강산화제이다. 산화력이 강하여 가연물과 혼합되어 있을 때 충격·마찰이 가해지거나 소량의 물과 접촉에 쉽게 발화 또는 폭발한다. 강산과 작용하여 심하게 반응하여 과산화수소를 만든다. CO를 흡수하고 이산화탄소와 반응시는 O₂를 방출한다. 저장·취급시 물기를 엄금하고, 가열을 금지하며, 화기를 엄금해야 한다. 용기는 차고 건조하며, 환기가 잘 되는 곳에 저장한다. 강환원제, 금속분, 유기화합물, 기타 가연성 위험물과 접촉을 방지한다. 초기 화재는 이산화탄소, 분말소화기가 유효하며, 그 밖의 경우는 금수성 물질이기 때문에 물, 포의 사용을 금한다. 주수는 인접 가연물로 연소 방지에 국한하여 사용한다. 눈, 피부, 호흡기관에 유독하다. 금속칼륨을 액체 암모니아와 용해하여 −50℃에서 서서히 산소를 통하여 만든다. 적당량의 산소를 함유한 산화질소 중에 금속칼륨을 넣어 가열하여 만든다. 용도는 산화제, 표백제, 살균제, 소독제, 염색, 제약, 공기 정화제, 분석시약, 촉매 등으로 사용된다.

과산화칼슘 過酸化~ calcium peroxide [CaO₂] 분자량 72.08, 비중 1.70, 융점 257℃(분해온도), 물에 녹기 힘들고 에탄올, 에테르에 녹지 않는 백색 또는 담황색의 분말. 수화물[CaO₂·8H₂O]은 무색의 결정이다. 가열하면 100℃에서 결정수를 잃고 분해온도에서 폭발적으로 산소를 방출한다. 더운물에 녹아 과산화수소를 만든다. 저장·취급시에는 직사광선을 차단하고 화기와의 접촉을 피하며 충격, 마찰 등 분해요인을 제거한다. 물(습기, 빗물, 눈, 얼음, 수증기, 우박)과 접촉을 피하며 저장용기는 밀전(密栓)·밀봉하여 수분의 침투를 막는다. 또한 저장시설 내에는 물을 사용하는 소화설비를 설치해서는 안 된다. 자신은 불연성이지만 가연물, 강산화제, 유기물, 유황분, 알루미늄분 및 마그네슘분 등의 금속분과의 혼합·혼입을 방지하고 연소시에는 연소확대방지에 노력해야 한다. 물에 녹아 강알칼리가 되어 피부나 피복에 닿으면 부식하므로 주의해야 한다. 화재시에는 물론 취급시에도 방호의 및 보호안경을 착용해야 한다. 용기는 차고 건조한 곳에 저장해야 한다. 타고 있는 가연물과 격리 회수하여 연소확대 방지에 노력해야 한다. 다량의 마른 모래, 소금분말, 건조석회 등으로 피복하여 질식소화하고 주수는 엄금한다. 소량연소하고 있는 경우는 다량의 물로 소화할 수도 있으나 이산화탄소는 효과가 없다. 눈이나 피부에 닿지 않도록 방호복을 착용하고 분진을 호흡하지 않도록 주의해야 한다. 폐기할 때 습기가 있는 포장지나 용기에 넣어 버리지 않도록 해야 한다. 피부에 접촉하면 염증을 일으키고 눈에 접촉시 시력 저하되고 분진을 흡입하면 심한 기침을 일으켜 호흡기를 자극한다. 용도는 표백제, 산화제, 소독제, 유리, 시멘트, 석유정제, 살충제 등에 사용된다. → 에탄올, 에테르, 과산화수소.

과삼투압성혼수 過滲透壓性昏睡 hyperosmolar coma 당뇨병에서 혈당이 600mg/dℓ 이상으로 상승시 체세포의 탈수와 삼투성 과다이뇨 증상이 나타나고 혼수상태로 되어 목숨을 위협하는 응급 상황.

과상관절 顆狀關節 condyloid joint 요골수근관절처럼 두 관절면이 타원상을 이루고 그 운동은 타원의 장·단축에 해당하는 2축성 관절.

과소월경 過少月經 hypomenorrhea 규칙적인 주기로 생리가 있고 출혈기간도 같거나 짧으면서 정상량보다 생리량이 적은 생리 현상. ↔ 과다월경(hyper menorrhea).

과숙 過熟 postmature 과하게 발달 혹은 지나치게 성숙된.

과숙분만 過熟分娩 postmature delivery 태아의 발육이 과도한 상태에서 이루어지는 분만. 보통 분만이 지연된다.

과숙영아 過熟嬰兒 postmature infant 임신의 42주를 지나 태어난 아기.

과식 過食 surfeit 정상보다 많은 양의 음식을 섭취하는 것.

과신전 過伸展 hyperextension 관절의 각도가 과도하게 벌어진 것. = 지나친펴짐.

과실 過失 negligence 행위자가 부주의로 인하여 범죄사실의 발생을 인식하지 못한 경우. 고의와 같이 책임조건의 하나이다. 결과 발생에 대한 승인 없이 순간적인 실수로 화재를 일으킨 경우, 취침 중 잘

못하여 영아를 압사시킨 경우 등이 과실이다. 과실은 인식 없이 행한 것이므로 중하게 처벌할 수 없으나 주의하면 그러한 결과의 발생을 예견할 수 있는 것이라면 사회생활을 영위하는 일반인으로서 상호간에 인명 및 공공의 안전에 대하여 과오 없이 주의하여야 할 의무가 있다.

과암모니아혈증 過~血症 hyperammonemia 혈액 중 암모니아가 비정상적으로 많은 상태. 혈액의 비정상적인 과다 암모니아는 단백질 대사물로 소장에서 생산되어 혈중으로 흡수되고 간에서 해독된다. 암모니아 증가나 그것을 해독하는 능력이 감소하면 혈중 암모니아가 증가한다. 필수아미노산을 포함하는 저단백식이로 조절한다. 치료가 안되면 고정자세 불능증, 구토, 무력감, 혼수, 사망에 이른다.

과역동성증후군 過力動性症候群 hyperdynamic syndrome 오한, 갑작스런 체온상승, 피부홍조, 빠른 맥박, 혈압이 교대로 상승과 하강하는 것을 포함한 패혈성 쇼크의 시작을 알리는 증후군. 의학적 응급상태로 환자를 보온하고, 정맥환류를 위해 다리를 높이며, 정맥으로 수액과 항생제를 투여하고 혈압이 조절하는 처치를 한다. 구강 섭취는 금한다. 환자의 머리는 구토를 하면 질식하므로 옆으로 돌린다.

과열 過熱 overheating 발열, 냉각, 방열(放熱), 회전운동 등이 적절히 통제되지 않아서 기기의 온도가 과도하게 증가되는 현상.

과열방지장치 過熱防止裝置 thermal protector 모터의 과부하 또는 작동불량으로 인해서 과열되는 것을 방지하는 모터나 컴프레서의 부품. → 과부하.

과염산증 過鹽酸症 hyperchlorhydria 위액분비선의 벽세포로부터 위산의 과다 분비. 염산증(chlorhydria)이라고도 한다. → 위산과다(hyperacidity).

과염소산 過鹽素酸 perchloric acid [$HClO_4$] 분자량 105, 증기비중 3.46, 융점 −112℃, 비점 39℃, 비중 1.76인 무색·무취의 유동하기 쉬운 액체. 과염소산 이온은 다른 대부분의 산 라디칼보다 형성이 작다. 흡수성이 대단히 강하고 공기 중에서는 휘발성이 있어서 강하게 연기를 낸다. 대단히 불안정한 강산으로 무수과염소산은 상압에서 가열하면 폭발적으로

분해하고 때로는 폭발한다. 이때 유독성 가스인 염산(HCl)을 발생한다. 순수한 것이나 농도가 높으면 모든 유기물과 폭발적으로 반응하고 디에틸에테르, 황산, 무수초산, 빙초산, 목탄분, 메탄올, 에탄올 등의 알코올류와 혼합하면 심한 반응을 일으켜 발화 또는 폭발한다. 수용액상태에서 진한 황산(H_2SO_4)이나 오산화인(P_2O_5)과 접촉하면 무수물(無水物)이 형성되는데 때에 따라서 폭발의 위험이 있다. 아세톤, 에틸렌과 접촉시 심하게 분해하며, 셀룰로오스와 혼합한 것을 가열하면 심하게 반응하면서 폭발한다. 밀폐용기를 가열하면 심하게 파열한다. 시안화아연, 시안화칼륨, 시안화은, 시안화제일구리, 시안화제이수은, 시안화나트륨 등의 시안화합물과 반응하여 유독성·가연성의 시안화수소가스를 발생한다. 염화바륨과의 혼촉에 의해 발열·발화하며, 암모니아(HN_3)와 접촉시 격렬하게 반응하여 폭발·비산의 위험이 있다. 과산화나트륨(Na_2O_2)과 접촉시 유독성 가스를 발생하며 염소산칼륨($KClO_7$)을 내면서 분해한다. 유리나 도자기 등의 밀폐용기에 넣어 저장하고 저온에서 통풍이 잘되는 곳에 저장한다. 가열금지, 화기엄금, 직사광선 차단, 유기물·가연성 물질의 접촉을 피한다. 누설시 톱밥이나 종이, 나무부스러기 등으로 물과 접촉을 피하고 충격·마찰을 주지 않도록 주의한다. 강산화제, 환원제, 알코올류, 시안화합물, 염화바륨 및 알칼리와의 접촉을 방지한다. 화재시 다량의 물로 분무 주수하거나 분말소화약제를 사용한다. 용기의 외벽을 물분무로 냉각시킨다. 인근에 유기물이 있으면 폭발 위험이 있으므로 잘 격리하고 소화작업시 과다한 노출을 절대 방지하고 고무장갑, 고무장화, 방화복, 보호안경, 공기호흡기 등의 안전장구를 착용하여야 한다. 눈에 들어가면 눈을 자극하고 각막에 열상을 입히며, 실명할 위험이 있다. 부식성이 강하여 피부점막에 대해 염증 또는 심한 화상을 입힌다. 고농도의 것은 강한 자극을 주며 기침, 구토를 일으키고 화재시 발생한 증기도 자극성이 있어 코, 눈, 목의 점막을 침해한다. 과염소산암모늄 용액과 질산과 염산을 작용시켜 만든다. 과염소산염류에 황산을 가하고 감압 증류하여 얻는다. 용도는

탈수제, 산화제, 전해 연마제, 유기화합물 합성촉매, 금속합금의 용해, 과염소산염류 제조, 분석화학 시약 등에 사용된다.

과염소산나트륨 過鹽素酸~ sodium perchlorate [$NaClO_4$] 분자량 122.44, 융점 482℃, 비중 2.5, 용해도 170g/100g물(0℃)인 무색, 무취의 결정 또는 백색 분말. 강력한 산화제이다. 유기물 등의 가연물과 혼합시 착화하면 격렬히 연소하며, 충격, 타격, 마찰에 의해 폭발을 일으킨다. 히드라진, 비소, 안티몬, 가연성의 분말(금속분, 목탄분)과 혼합할 때 충격·가열하면 폭발의 위험이 있다. 종이, 나뭇조각 등과 상온에서 습기 또는 직사광선을 받으면 발화위험이 있다. 각종 유기물, 강환원제, 금속분, 진한 황산과 접촉하면 심하게 반응하고, 경우에 따라서 분해 또는 폭발한다. 알코올과 혼합하여 폭발성 물질을 만든다. 이황화탄소(CS_2), 클로로벤젠(C_6H_5Cl), 벤젠(C_6H_6), 테레핀유, 에테르 등 인화점이 낮은 석유류와 혼촉시 발화위험이 있다. 저장·취급시 화기를 엄금하고, 직사광선을 차단한다. 또한 가열이나 충격, 타격, 마찰 등의 분해요인을 사전에 제거하여야 한다. 강산류, 알코올류, 금속분, 유황, 알루미늄, 마그네슘 및 가연성 유기물과 혼합·혼입되지 않도록 한다. 용기는 차고 건조하며, 환기가 잘되는 안전한 곳에 저장한다. 초기 소화는 물, 포, 분말소화기가 유효하고, 기타의 경우는 다량의 물로 냉각 소화한다. 소화 작업시 폭발위험이 있으므로 충분한 안전거리를 확보하며, 화재시 발생한 유독성 가스에 대비하여 공기 호흡기를 착용하도록 한다. 눈, 피부, 호흡기관을 자극한다. 용도는 산화제, 폭약, 꽃불류 제조, 나염, 과염소산 및 염소산 염류의 제조에 사용된다.

과염소산바륨 過鹽素酸~ barium perchlorate [$Ba(ClO_4)_2$] 물, 에탄올, 아세톤에 녹으며 에틸 에테르에 거의 녹지 않는 백색의 결정 또는 분말. 자신은 불연성이지만 강력한 산화제이다. 저장 취급시에는 화기를 엄금하고, 직사광선을 차단하며, 가열, 충격, 타격, 마찰 등의 분해요인을 사전에 제거하여야 한다. 강산류, 알코올류, 금속분 유황, 알루미늄, 마그

네슘 및 가연성 유기물과 혼합·혼입되지 않도록 하여야 한다. 용기는 차고 건조하며 환기가 잘되는 안전한 곳에 저장하여야 한다. 초기 소화에는 물, 포, 분말소화기가 유효하고 기타의 경우는 다량의 물로 냉각 소화한다. 소화 작업시 폭발위험이 있으므로 충분히 안전거리를 확보하며, 화재시 발생한 유독성 가스에 대비하여 공기 호흡기를 착용하여야 한다. 체내 흡수 및 분말 흡입은 유독하다. 용도는 분석시약, 화약류의 산소공급제로 사용된다.

과염소산암모늄 過鹽素酸~ ammonium perchlorate [NH₄ClO₄] 분자량 117.5, 비중 1.87, 분해온도 130℃인 무색 또는 백색의 결정. 물, 알코올, 아세톤에 녹으며 에테르에 녹지 않는다. 강한 산화제로서 130℃에서 분해하기 시작하여 산소를 방출하고 300℃에서 급격히 분해, 폭발할 위험성이 있다. 산화력이 강해 위험성이 있고, 강알칼리에 의해 암모니아(NH₃)를 발생한다. 충격이나 화재에 의해 단독으로 폭발할 위험이 있으며 금속분이나 가연성 물질과 혼합하면 충격에 민감하고 강한 충격에 의해 발화·폭발의 위험이 높아진다. 저장 및 취급시에는 화기를 엄금하고, 직사광선을 차단하며, 가열, 충격, 타격, 마찰 등 분해요인을 사전에 제거하여야 한다. 강산류, 알코올류, 금속분, 유황, 알루미늄, 마그네슘 및 가연성 유기물과 혼합·혼입되지 않도록 하여야 하다. 용기는 차고 건조하며, 환기가 잘되는 안전한 곳에 저장하여야 한다. 초기 소화에는 물, 포, 분말 소화약제가 유효하고 기타의 경우는 다량의 물로 냉각소화한다. 소화 작업시 폭발위험이 있으므로 충분히 안전거리를 확보하며 화재시 발생한 유독성 가스에 대비하여 공기호흡기를 착용하여야 한다. 분진에 접촉하면 피부, 눈, 목이 자극을 받는다. 과염소산나트륨과 황산암모늄을 복분해하여 만든다. 용도는 산화제, 폭약원료, 로켓추진약, 화약류의 산소공급제, 꽃불류 제조, 성냥제조, 과염소산(HClO₄) 제조 등에 사용된다.

과염소산칼륨 過鹽素酸~ potassium perchlorate [KClO₄] 분자량 138.55, 융점 610℃, 비중 2.52, 융해도 1.8g/100g 물(20℃), 18.5g/100g 물(100

℃)인 무색, 무취의 결정 또는 백색의 분말. 물에 그다지 녹지 않고 에탄올, 에테르에도 녹지 않는다. 자신은 불연성 물질이지만 강력한 산화제이다. 진한 황산에 접촉하면 폭발성 가스를 생성하고 튀는 듯이 폭발할 위험이 있다. 금속분, 비소, 안티몬, 목탄, 인, 유황, 탄소, 강환원제, 에테르, 유기물 등의 가연물과 혼합될 때는 착화에 의해 급격히 연소를 일으키며 충격, 마찰, 타격에 의해 폭발한다. 화재시 화염에 의해 칼륨산화물과 유독성의 염화수소를 발생한다. 알코올과 혼합한 것은 폭발의 위험이 있고 여러 유기화합물과 접하면 분해한다. 저장 및 취급시 화기를 엄금하고, 직사광선을 차단하며, 가열·충격·타격·마찰 등의 분해요인을 사전에 제거한다. 강산류, 알코올류, 금속분, 유황, 알루미늄, 마그네슘 및 가연성 유기물과 혼합·혼입되지 않도록 한다. 용기는 차고 건조하며 환기가 잘되는 안전한 곳에 저장한다. 초기 소화는 물, 포, 분말 소화기가 유효하고, 기타의 경우는 다량의 물로 냉각 소화한다. 소화 작업시 폭발위험이 있으므로 충분히 안전거리를 확보하며, 화재시 발생한 유독성 가스에 대비하여 공기 호흡기를 착용한다. 피부에 접촉되면 염증을 일으키고, 눈에 들어가면 눈을 자극한다. 분진을 흡입하는 경우 호흡기를 자극한다. 과염소산나트륨 용액에 염화칼륨 용액을 넣어 복분해하여 얻는다. 용도는 산화제, 폭약 화약(카릿), 섬광제, 꽃불류제조 원료, 대포, 로켓 추진약, 화약류의 산소공급제, 신호탄의 원료, 사진약, 분석시약, 의약 등에 사용된다. 피부접촉시 다량의 물로 씻어내고 눈에 들어갔을 때는 15분 이상 씻어낸다. 삼켰을 때는 물로 입안을 세척하고 의사의 처치를 받는다.

과염소성산증 過鹽素性酸症 hyperchloremic acidosis 혈장 속의 염소 증가를 수반하는 대사성 산증.
과염소혈증 過鹽素血症 hyperchloremia 산중으로 초래 되는 혈중 염소치의 과다. = hyperchloraemia.
과영양 過營養 hyperalimentation 식욕을 초과하는 영양분의 과다섭취.
과오 過誤 malpractice 환자를 태만하게 치료하여 환자에게 피해나 손상을 입힌 경우. 합리적으로 수용되는 판단과 치료의 기준을 벗어날 때 야기된다.

과요오드산 過~酸 periodic acid [H_5IO_6] 보통 $HIO_4 \cdot 2H_2O$와 같이 수화물을 형성하는 백색의 결정 또는 분말. 오르토(ortho) 과요오드산(H_5IO_6)과 과요오드산(HIO_4) 두 종류가 있고 조해성이 있다. 물, 알코올에 녹으며 에테르에 약간 녹는다. 산화력이 있고 부식작용이 있으며 가열하면 산소를 발생한다. 용도는 유기합성, 산화제, 분석시약으로 사용된다. = 과옥소산(過沃素酸).

과요오드산칼륨 過~酸~ potassium periodate [KIO_4] 분자량 230.0, 융점 582℃, 비중 3.62인 무색의 결정 또는 백색의 분말. 산화력이 있고 자극성이 있다. 온수에 잘 녹으나, 에탄올에는 잘 녹지 않는다. 용도는 유기합성, 산화제, 분석시약으로 사용된다. 피부접촉시 다량의 물이나 비눗물로 씻고 눈에 들어갔을 때는 깨끗한 물로 15분 이상 씻어낸다. = 과옥소산칼륨.

과이액검사 ~檢査 guaiac test 소화기계 및 비뇨기계의 잠혈을 추적하기 위해 대변 및 소변에 과이액을 사용하는 검사.

과잉공급수배출관 過剩供給水排出管 tank overflow 탱크를 충수할 때 탱크 내에 축적된 공기와 여분의 물을 배출시키는 탱크 상단부에 있는 개구부.

과잉보상 過剩補償 overcompensation 실제적인 또는 가정된 신체적, 심리적 결손을 극복하기 위한 지나친 시도. 환자는 이런 문제를 인식할 수도 있고 인식하지 못하기도 한다. → 보상(compensation).

과잉분무도료 過剩噴霧塗料 overspray 피도장물에 도장되지 않는 물질.

과장적 성격장애 誇張的 性格障碍 histrionic personal disorder 극히 자기중심적이고 극적이며, 반동적이고 매우 과장된 특성이 있는 장애. 심하면 정신적, 신체적 장애, 우울증, 알코올리즘, 약물복용으로 이어질 수 있다. 이러한 장애는 남자보다는 여자에게 더 많으며 증상의 정도에 따라 다양한 정신과적 치료를 받는다.

과전류 過電流 overcurrent 장비의 정격 전류치를 초과하여 전선이나 전선 절연물의 온도를 위험수위까지 상승케 하는 전류. 과부하나 단락, 지락 등에 의해 발생한다. 정격전류 이상의 전류는 기기와 전선으로 제어하여야 한다.

과전류차단기 過電流遮斷機 overcurrent circuit breaker 허용전류를 초과하는 전류가 흐를 때 회로를 차단하는 기기.

과정 過程 process ① 화재에서의 과정이란 발화원으로부터 발화시까지 이어진 연소현상으로서 관계된 현상, 상태 또는 행위. ② 주어진 상황이나 상태에서 또 다른 것이 따라오는 연결된 사건의 시리즈. ③ 뼈나 다른 신체 부위에서 자연스러운 성장성 돌기.

과지방혈증 過脂肪血症 hyperlipemia 혈액 중의 지방이 과잉인 증세. 지방대사장애에서 볼 수 있는 원발성으로 일어나는 것과 당뇨병의 조절이 불충분할 때 볼 수 있는 속발성의 것이 있다.

과징금 過徵金 negligence fine 행정법상 의무위반에 대한 제재로서 행정권이 부과하는 금전적 부담 중 세법에 근거한 것을 제외한 것. 부과금이라고도 한다. 그것은 처벌은 아니며, 의무위반, 불이행으로 인한 부당 이익의 환수 또는 업무정지처분에 갈음하는 금전급부이다.

과체중 過體重 overweight 키, 체격, 나이에 비해 정상보다 많은 체중. → 비만(obesity).

과초산 過醋酸 peracetic acid [$C_2H_4O_3$] 분자량 76.1, 증기비중 2.62, 융점 0℃, 비점 105℃, 비중 1.23, 인화점 41℃, 발화점 200℃인 강한 초산냄새가 나는 무색의 액체. 시판되는 상품은 보통 32~40 wt%이다. 물, 알코올, 에테르에 녹는다. 매우 불안정한 유기과산화물로서 가연성·폭발성 물질이므로 가열하면 폭발적으로 분해한다. 56% 이상의 고농도의 것은 충격 또는 마찰에 매우 민감하다. 밀폐용기를 가열하면 심하게 파열하고, 연소시 자극성·유독성 가스를 발생한다. 증기는 점화원에 의해 폭발의 위험이 있으며, 물과 혼합한 것도 부식성이 강하다. 강산류, 알칼리, 산화성 물질, 중금속과 심하게 반응하고 경우에 따라 혼촉 발화한다. 저장·취급시 가열을 금지하고, 화기를 엄금하며, 직사광선을 차단해야 한다. 또한 용기는 차고 건조하며 환기가 잘되는 안전한 곳에 저장한다. 강산류, 알칼리, 산화성 물질, 중금속, 가연성 물질과의 접촉을 방지하고 취급 중 충격·마찰·타격·전도 등을 방지한다. 초기 소화는 포, 분말이 유효하고, 대형 화재인 경우는 다량의 물로 냉각소화한다. 물분무로 용기의 외벽을 냉각시킨다. 폭발의 위험이 있으므로 화재 진압시 충분히 안전거리를 유지하며, 가급적 짧은 시간에 진압해야 한다. 연소가스, 분해가스를 피하고 바람을 등지며 화점에 접근한다. 공기호흡기 등의 안전장구를 착용해야 하며, 맹독성·부식성 물질로서 체내에 침투되면 치명적이다. 눈과 피부에 심하게 화상을 입힌다. 용도는 섬유표백제, 합성수지중합촉매, 살균제, 각종 유기화합물 제조원료, 산화제 등에 사용된다. = ethaneperoxoic acid, peroxyacetic acid, acetyl hydroperoxide.

과충전높이 過充塡~ overfill level 위험물 탱크의 최대충전높이. 이 높이를 초과해서 위험물이 주입되면 과충전되어 탱크 밖으로 흘러 넘치거나 플로우팅 루프 탱크의 지붕과 탱크 구조물이나 부속장치 사이에 접촉하거나 손상이 발생된다.

과칼륨혈증 過~血症 hyper potassemia 혈액중에 칼륨농도가 정상보다 많은 상태로 혈중칼륨이 5.5 mEq/L 이상인 증세. 일반적인 증상은 장선통, 느린 맥박, 설사, 불안정, 흥분, 쇠약증, 심전도상 T-파가 뾰족하게 나타난다.

과칼슘뇨 過~尿 hypercalciuria 소변을 통해 비정상적으로 칼슘이 많이 배출되는 현상. 유육종, 부갑상선분비과다, 증가한 골흡수와 동반된 관절염에서 초래된다. 움직이지 않는 환자는 과칼슘뇨를 보인다. 어떤 사람은 칼슘을 정상보다 많이 흡수하기에 요중 배설량이 높다. 비뇨기계에 고농도의 칼슘 축적은 신결석을 형성한다. 치료는 원인을 제거하고 칼슘 제한식이를 한다. = hypercalcinuria.

과탄산가스증 過炭酸~症 hypercapnia 신체에 CO_2가 계속 머물러 있는 상태. 처음에는 호흡이 촉진되고 더 심해지면 중추신경계의 억제로 인한 정신착란, 감각력 감소가 나타나고 마지막에는 호흡억제를 동반한 혼수상태에 빠지게 된다. = 과이산화탄소

혈증. ↔ 저탄산가스증(hypocapnia).

과포화 過飽和 supersaturation 어떤 양이 포화상태 이상으로 증가를 한 상태. 용액이 그 온도에 있어서의 용해도에 해당하는 양 이상의 용질을 함유했을 때나 증기가 그 온도에 있어서의 포화증기압 이상의 압력을 가졌을 때 등이 있다. → 포화상태, 포화증기압.

과프로락틴혈증 過~血症 hyperprolactinemia 혈중 프로락틴의 양이 많은 것. 시상하부-뇌하수체부의 기능 이상으로 생긴다. 일반적으로 여성에게는 여성형 유방, 유즙 분비과다, 속발성 무월경과 관련되고 남성에게는 성욕 감소 또는 발기부전의 요인이 될 수 있다. 특정한 항정신병 약제의 투여와 관련된 내분비계의 부작용일 수도 있다. = hyperprolactinaemia.

과학 科學 science ① 어떤 현상에서 문제를 발견하여, 이를 기술하고 분석하여 이론이나 법칙을 얻는 활동. ② 자연현상을 객관적으로 탐구하는 활동이나 그에 관련된 지식. 순수과학은 오로지 새로운 지식을 얻기 위한 정보 수집에 목표를 두며, 응용과학은 과학적 이론과 법칙의 실제적인 적용에 관심을 기울인다.

과학적방법 科學的方法 scientific method 관찰을 통해 지식을 얻고 가설을 세우고 경험을 하여 가능한 결론에 이르는 것.

과혈당증 過血糖症 hyperglycemia 혈중 포도당이 정상보다 높은 상태. 대부분 당뇨와 연관되어 있고 신생아에게서도 일어날 수 있다. 당류 코르티코이드 호르몬의 투여 그리고 포도당 함유 정맥수액 공급의 과다 후에 일어난다. = hyperglycaemia, hyperglycosemia. ↔ 저혈당증(hypoglycemia).

과혈량증 過血量症 hypervolemia 순환혈액량이나 구성 성분에서 혈관내액의 양이 증가된 것.

과호흡 過呼吸 hyperpnea 지나치게 깊고 빠르거나 힘이 많이 드는 호흡. 정상적으로는 운동시에 발생하고 비정상적으로는 아스피린 과다복용, 통증, 발열, 히스테리나 심장질환과 호흡기계 질병과 같이 산소공급이 부적절한 상태에서 발생한다. = 호흡항진.

과환기 過換氣 hyperventilation 정상적인 폐의 가

스교환이 대사에 필요한 것보다 과도한 폐의 환기율. 빈호흡, 증가된 1회 호흡량 또는 이 두 가지의 복합으로 나타나고 과도한 산소의 흡입과 이산화탄소의 배출을 의미한다. 이는 이산화탄소 감소증과 호흡성 알칼리증을 초래하여 현기증, 실신, 발가락·손가락의 무감각, 정신운동장애가 일어날 수 있다. 원인은 천식 또는 조기 폐기종, 운동 발열, 갑상선기능항진증 또는 감염 등으로 대사가 증가되거나 정신적인 요인에 의해 발생된다.

과황산나트륨 過黃酸~ sodium persulfate [Na₂ SO₈] 분자량 238.2, 융점 200℃인 백색 분말. 물에 녹기 쉽다. 용액 중에서 유리기를 생성하고 강한 산화작용을 나타낸다. 가열, 충격, 마찰에 의해 폭발의 위험이 있다. 장기간 보관을 금하고 습기와의 접촉을 피한다. 초기 소화에는 포, 분말도 유효하지만 기타의 경우는 다량의 물로 냉각 소화한다. 폭발위험이 있으므로 안전거리를 확보하고 연소생성물이 유독하므로 공기호흡기를 착용한다. 피부에 접촉하면 염증을 일으킨다. 황산수소칼륨의 포화용액을 전해하여 만들거나 과황산암모늄과 황산칼륨을 복분해하여 만든다. 용도는 합성수지 중합촉매, 산화제, 표백제, 분석시약 등으로 사용된다.

과황산암모늄 過黃酸~ ammonium persulfate [(NH₄)₂S₂O₆] 분자량 192.2, 융점 120℃, 비중 1.98인 무색의 결정 또는 백색의 분말. 물에 녹기 쉽고 온도의 상승에 따라 용해도가 증가한다. 일종의 과산화물 형태로서 용액 중에서는 강력한 산화작용을 나타낸다. 습도의 상승에 따라 분해가 촉진되어 120℃에서는 급속히 분해한다. 산화하기 쉬운 유기화합물과 접촉하면 분해되어 산소를 방출하여 강한 산화작용을 나타낸다. 철분과 혼합하거나 물, 알루미늄분과 혼합하면 폭발의 위험이 있다. 저장 및 취급시에는 화기를 엄금하고, 습기, 물을 피하고 냉암소에 보관하여야 한다. 화재시에는 다량의 물로 냉각 소화한다. 소화작업시 유독성 연소생성물인 이산화황(SO₂)이 발생하므로 공기 호흡기를 착용하여야 한다. 피부나 눈에 접촉하면 자극을 받는다. 산성의 황산암모늄 용액을 전해하여 생성된 결정을 분리 건조하여 얻는다. 용도는 산화표백제, 금속표면처리(표백)제, 전분의 분해, 식품첨가제, 분석시약, 염화비닐 및 아크릴수지의 중합촉매 등에 사용된다.

과황산칼륨 過黃酸~ potassium persulfate [K₂S₂ O₈] 황산수소 칼륨의 포화액을 양극액으로 하고 과산화이중황산암모늄에 준해서 전해 산화하거나, 과산화이중황산암모늄과 황산수소칼륨의 복분해에 의해 얻어지는 무색 또는 백색의 결정. 물에 녹는다. 장기간 저장시 서서히 분해되어 산성염을 생성한다. 수분에 의해 분해가 촉진되며 약 100℃에서는 완전 분해하여 산화력을 나타낸다. 분해시 발생한 산소와 가연성 물질이 공존하면 위험성이 높아진다. 과산화수소보다 산화력이 더 강하다. 장기간 보관을 금하고 습기와 접촉을 피하여야 한다. 초기 소화에는 포, 분말도 유효하지만 기타의 경우는 다량의 물로 냉각 소화한다. 폭발위험이 있으므로 안전거리를 확보하고 연소생성물이 유독하므로 공기 호흡기를 착용하여야 한다. 피부에 접촉하면 염증을 일으킨다. 황산수소칼륨의 포화용액을 전해하여 만들거나 과황산암모늄과 황산칼륨을 복분해하여 만든다. 용도는 합성수지 중합촉매, 산화제, 표백제, 분석시약으로 사용된다. = 과산화이중황산칼륨(potassium peroxodisulfate).

관¹ 管 canal 기관내를 지나는 비교적 좁은 관모양의 통로.

관² 管 duct 좁은 튜브 모양의 구조로 특히 어떤 물질을 분비, 배설하는 통로. = 도관.

관³ 管 pipe 액체, 가스 혹은 쪼개진 고체를 위한 통로.

관⁴ 管 tube 속이 비고 원통형 모양의 장비 부분이거나 신체의 구조.

관강 管腔 lumen 빈 공간이나 통로.

관계자 關係者 persons concerned 화재를 발견, 신고, 초기 조치한 사람이나 소방대상물의 소유, 점유, 관리자를 지칭함. → 대상물.

관계자등 關係者等 persons concerned etceteras 발화건물의 소유자, 점유자, 관리자, 화재의 최초목격자, 신고자, 초기소화자, 피난자, 조사참고인 등.

관골 髖骨 hip bone 외측면에서 깊은 관골구가 있어 대퇴골과 함께 고관절을 형성하는 것. 위 바깥쪽으로 펼쳐진 장골익의 상연을 장골능(iliac crest)이라 하고, 장골능 앞쪽 끝을 상 전장골극이라 하며 의자에 앉았을때 바닥에 닿는 돌출부를 좌골결절이라 하고, 관골 구 앞쪽에 있는 구멍을 폐쇄공(obturator foramen)이라 한다. 좌우 관골은 그 후방에 천골과 미골에 이어져서 골반을 이룬다. 관골은 사춘기까지 장골(ilium), 좌골(ischium), 치골(pubis)의 세 뼈가 연골 결합을 하고 있지만 성인이 되면 골화하여 하나가 된다. = 볼기뼈.

관골구 髖骨臼 acetabulum 대퇴골두과 고관절을 만들기 위해서 그 속으로 끼어 들어가는 골반소켓. 장골(ilium), 좌골(ischium), 치골(pubis) 접합부에 있는 큰 컵 모양의 강이다. = 관골절구, 비구, 절구.

관골구탈구 髖骨臼脫臼 acetabulum dislocation 관골의 외측부에 커다랗게 패인 곳으로 대퇴골두가 고관절을 형성하는 부위. 관절낭이 두껍고 견고하며 인대로 싸여 있고 탈구가 잘 일어나지 않으나 강한 힘에 의해 주로 후방탈구가 발생할 수 있다.

관골궁 顴骨弓 zygomatic arch 관골의 측두돌기와 측두골의 관골돌기에 의해서 형성된 궁으로, 측두근육의 건이 아래를 지남. = 광대활.

관내파장 管內波長 guide wavelength 도파관의 관축에 따른 관내파의 파장.

관념공포증 觀念恐怖症 ideophobia 비합리적인 공포나 생각 근거의 불신이 특징인 불안장애. → 공포(phobia).

관람집회시설 觀覽集會施設 viewing & assembly occupancy 다중이 운집하여 공연·전시물 등을 관람하거나 종교·정치행사 등을 하는 시설로 소방·대피시설이 강화되는 시설.

관로 管路 conduit line 케이블을 수용하는 지하 통로 또는 물·가스 등과 같은 유체(流體)가 단면(斷面)을 채우고 흐르는 관.

관류 灌流 perfusion 장기와 조직내 혈류의 순환. 혈액의 관류로 인하여 신체를 구성하는 세포의 생명력과 기능이 유지된다. 적절한 관류가 되지 않으면 뇌와

척수, 신장, 심장 등이 가장 쉽게 손상을 받는다.

관류저하 灌流低下 hypoperfusion 모세혈관 혈류 흐름의 부적절함이 원인이 되어 신체조직과 세포에 부적절한 관류가 형성되는 것. → 심장성 쇼크(cardiogenic shock), 보상성 쇼크(compensated shock), 보상부전성 쇼크(decompensated shock), 불가역성 쇼크(irreversible shock), 저혈량성 쇼크(hypovolemic shock), 신경성 쇼크(neurogenic shock).

관목가연물 灌木可燃物 living fuel 임야화재에 의해 완전히 연소될 수 있는 식물들.

관목대화재 灌木帶火災 ground cover fire 숲이나 덤불, 초지 등 작은 식물들이 자생하는 지역에서 발생한 화재.

관문 管門 gate 막채널을 통한 이온의 통과를 조절하는 세포막내의 구조. 신경전달물질에 의해 화학적, 전기적으로 조절된다.

관부속 管附屬 fitting 배관이나 호스 등을 연결하는 여러 가지 도구. 확관기(increaser), 축관기(decreaser), 어댑터, 커플링 등.

관상동맥 冠狀動脈 coronary artery 왼쪽과 오른쪽 관상동맥들을 포함한 대동맥에서 뻗어 나온 한 쌍의 동맥. 심장으로 영양을 공급하기 때문에 심각한 기능장애나 질병, 또는 치명적인 영향을 줄 수도 있다.

관상동맥경화증 冠狀動脈硬化症 coronary arteriosclerosis 심장의 영양혈관인 관상동맥의 경화로 생기는 허혈성(虛血性) 심장질환. 관상동맥의 내강에 지방, 콜레스테롤, 석회 등이 침착되면 협착 또는 폐색을 일으켜 심근(心筋)의 산소수요에 불균형을 초래하고 나아가 대사이상(代謝異常)을 나타내어 혈전증(血栓症)의 원인이 된다. 임상적으로는 협심증, 심근경색, 심부전, 부정맥(不整脈), 때로는 돌연사(突然死)를 야기하기도 한다. 이러한 병태(病態)는 장기간에 걸쳐 서서히 진행되므로, 겉보기에 건강한 사람이 돌연 발병하는 것 같이 보인다. 주증세는 협심발작(狹心發作)인데, 이것은 쥐어짜는 듯한 가슴의 발작성 통증으로서, 왼쪽 어깨에서 왼팔로 확산된다. 지속시간은 대개 수분에 그치고 15분 이상 계속되지는 않는다. 관상동맥경화를 촉진하는 요인은

유전, 고칼로리 및 고포화지방 식사, 흡연, 비만, 고혈압, 당뇨병, 본태성 과지혈증(過脂血症) 등이다. 진단에는 심전도(心電圖), 벡터심전도, 혈중지질(血中脂質)의 측정, 흉부X-선사진 등이 이용된다. 대체로 노화에 따른 40세 이상의 남자에 많은데 정신적 스트레스의 반복, 때로 매독이 관련되기도 한다. 특효있는 치료법은 없다.

관상동맥우회술 冠狀動脈迂廻術 coronary artery bypass surgery 관상동맥 협착 또는 폐색에서 발생한 허혈심근에 대한 혈류를 증가시키기 위해 대복재동맥이나 내흉동맥을 협착 또는 폐색된 말초의 관상동맥에 문합하는 수술.

관상동맥질환 冠狀動脈疾患 coronary artery disease : CAD 관상동맥의 비정상적인 질환. 심장동맥과 다양한 병리적 영향력, 특히 심근으로 흐르는 산소와 영양소의 흐름에 영향을 끼칠 수 있다. 관상동맥성 동맥경화증, 관상동맥염 또는 관상동맥의 섬유근성 비대증과 같은 관상동맥질환 중 하나가 협심증의 특징적 증상을 발생시킬 수 있다. 관상동맥질환의 가장 고전적인 형태인 협심증의 심한 증상은 심근허혈에서 비롯되며 협심증은 보통 왼쪽 팔, 목, 턱 또는 어깨 쪽에 반사되는 흉골 아래쪽 방사통으로 설명된다. 협심증을 일으키는 원인은 육체적 피로, 심리적 흥분 또는 차가운 곳에 노출 등이다. 관상동맥질환의 진단은 환자의 과거력과 운동, 스트레스 테스트, 심전도, 관상혈관조영술 그리고 심근혈류의 이미지화 등의 테스트 등에 기초한 질환이다.

관상동맥폐색증 冠狀動脈閉塞症 coronary occlusion 심장에 제공되는 동맥의 협착증. 완전 협착시 심근경색을 일으키며 불완전 협착시 협심증을 일으킬 수도 있다. 기본적인 병리적 특징은 지질과 대식세포의 덩어리로 천천히 발달되는 동맥경화성 물질이다. 지속적 물질 축적은 종종 물질로 인한 혈전을 일으킨다. 만약 혈소판 집합체나 피브린 응고물이 터지면 발작이 일어나며 색전이 증가하고 결과적으로 급성 심근경색을 초래한다. 치료법은 신속한 정맥 내의 혈전 붕괴와 헤파린의 관리 그리고 경피적 정맥을 통한 관상동맥 성형술(PTCA)이다.

관상동맥혈전증 冠狀動脈血栓症 coronary thrombosis 관상동맥에 형성된 혈전에 바탕을 둔 질환. 죽상경화증 등에 의한 내피의 손상 등으로 유발되는 혈관벽에 대한 혈소판교착으로 관동맥내강에 혈전이 형성된다. 혈전으로 인해서 관폐색으로 까지 이르는 경우에는 심근경색이 되는데 폐색을 서서히 일으키면 측부로가 개통되고 반드시 심근경색에 이르지는 않는다. 또 혈관내응고 항진증이 혈전형성의 요인이 되는 수도 있다. 관상동맥을 막는 혈전증의 발전은 종종 심근경색과 죽음을 가져온다.

관상봉합 冠狀縫合 coronal suture 전두골과 두정골이 인접된 부분.

관상순환부전 冠狀循環不全 coronary insufficiency 관상동맥을 통하는 혈액순환의 부족 또는 장애.

관상혈관확장제 冠狀血管擴張劑 coronary vasodilator 관상혈관의 순환장애와 동통을 동반한 협심증 치료에 이용되는 약물.

관성 慣性 inertia ① 휴식상태의 물체가 외력이 가해지지 않는다면 그대로 휴식 상태를 유지하려는 경향과 움직이는 물체는 외력이 작용하지 않는다면 움직이고 있는 방향으로 운동을 계속하려는 경향. ② 결장타성이나 자궁타성 같은 일반적 불활성이나 느림이 특징인 비정상적 상태.

관습 慣習 custom 사회생활상 계속 반복하여 행해지며 어느 정도까지 일반인 또는 일정한 직업 또는 계급에 속하는 사람을 구속하기에 이른 일종의 사회 규범.

관암종 管癌腫 duct carcinoma 특히 유방이나 췌장 같은 관의 상피조직에서 생긴 신생물.

관용 寬容 tolerance 비정상적으로 대량의 약물에 대해 독영향을 받지 않고 견디며 또한 일정량의 약물의 지속적인 사용에 대해서 효과의 감소를 나타내는 능력. → 면역관용(免疫寬容 immunologic tolerance).

관음증 觀淫症 voyeurism 경계하지 않고 있는 사람들의 나체나 옷을 벗는 행동 또는 성행위를 훔쳐보는 것에 대한 욕구와 공상이 반복되거나 그에 따라 행동하는 것. 그 대상자와의 성행위를 요구하지 않으며 훔쳐보는 것만이 성적 흥분을 만족시키는 유일한 방법이며 절정감은 보통 자위행위를 통해 얻으며 이들은 종종 어린 시절에 공격적인 방법으로 어머니의 나체나 부모의 성행위에 노출되어진 경험이 있다.

관자근 = 측두근.

관자뼈 = 측두골.

관장 灌腸 enema 항문에서 직장으로 액체를 주입하는 것. 배변을 목적으로 하는 경우, 투약을 목적으로 하는 경우, X-선에 의한 결장조영을 목적으로 하는 경우가 있다.

관절 關節 joint 뼈를 연결하는 부위. 각각은 구조와 능력에 따라 섬유성, 연골성, 활막성 관절로 분류된다. 연골성 관절은 약간의 운동이 가능하며, 연골이 뼈를 연결한다. 전형적인 약간의 운동성이 부여된 연골 관절이 척추를 연결하고 치골을 연결한다. 섬유성 관절은 두개골의 뼈들 사이를 유사 섬유성 조직이 연결하고 있는 경우처럼 운동성이 없다. 활막성 관절은 골접촉면이 연골로 덮여 있고 활액막으로 덮여있는 인대로 연결되어 있는 자유로이 움직이는 관절이다. 활액막성 관절로는 ball과 socket, 과상, gliding, 경첩, 활차, 말안장, uniaxial 관절이 있다. 신체 내 대다수의 관절은 자유로이 움직일 수 있다. = articulation.

관절강 關節腔 articular cavity 두 뼈의 관절면을 이루는 연골사이의 일정한 간격.

관절강직증 關節强直症 acampsia 상해나 질환, 외과적 수술 등에 의해 관절이 부분적으로 강직되거나 불굴이 나타나는 것. = 관절경직증(ankylosis).

관절경검사 關節鏡檢査 arthroscopy 특별히 고안된 내시경을 작게 절개된 부위로 삽입하여 관절내부를 검사하는 것. 연골이나 활액막을 제거하거나 손상된 반월판을 진단할 수 있다. = 관절보개검사

관절고정술 關節固定術 arthrodesia 외과적으로 관절을 고정시켜 통증을 감소시키거나 지지대를 제공하는 것.

관절낭 關節囊 articular capsule 자유로이 움직이는 관절을 둘러 싸고 있는 주머니 모양의 피막. 섬유조직의 외층과 내측의 활액막으로 구성된다.

관절범위운동 關節範圍運動 range of motion exercise 근육과 관절을 포함한 신체의 움직임. 외전, 신전, 굴곡, 내전, 회전과 같은 자연적인 방향으로의 움직임을 말하며 능동적 운동과 수동적 운동이 있으며, 마비의 경우 능동적인 운동은 할 수 없으나 수동적인 운동에는 자유롭게 움직일 수 있는 경우가 많다.

관절병증 關節病症 arthropathy 관절을 침범하는 질환이나 비정상적인 조건.

관절보개검사 = 관절경검사.

관절성형술 關節成形術 arthroplasty 통증이 있는 퇴행성 관절을 위한 수술. 골관절염과 류마티스 관절염의 운동력을 복원하거나 선천적 기형을 교정하기 위함.

관절연골 關節軟骨 articular cartilage 관절 내에서 뼈가 서로 만나는 면에 씌워진 초자 연골의 얇은 층.

관절연골증 關節軟骨症 joint chondroma 관절의 활액막에서 발생한 연골성 덩어리.

관절염 關節炎 arthritis 관절의 염증상태. 관절은 내면에 연골과 활막, 연골 하에는 뼈가 지나고 활막 외에도 관절포, 뼈, 근육, 건, 인대가 접하고 언제나 운동에 의한 기계적 자극을 받고 있으므로 용이하게 염증을 일으킨다. 염증의 원인은 감염 외에 외상, 알레르기, 대사이상도 있으며 퇴행변성에 이어서 염증을 일으키는 것도 있다. 관절염의 공통 증상은 관절의 종창, 동통, 국소열감, 관절기능장애 등이고 병리학적으로 활막에 대한 세포침윤, 부종, 결합조직의 증식 등이 있다.

관절와 關節窩 glenoid fossa 관절을 형성하는 움푹 들어간 부분. = 관절오목.

관절원판 關節圓板 articular disk 관절 내 뼈 끝에 있는 판 모양의 움직이는 연골. 주위 근육이나 연골에 밀착되어 있을 수도 있다. = 관절원반.

관절유주농양 關節遊走膿瘍 arthrifluent abscess 병적 관절이 원발점이 된 유주농양.

관절융합 關節融合 ankylosis 류마티스성 관절염에서와 같이 연골과 뼈의 파괴로 인한 관절 융합.

관절조영술 關節造影術 arthrography 방사성 물질

또는 공기를 관절강 내에 주사한 후 X-선 촬영을 통해 영상을 얻는 검사법으로 관절의 형태를 나타내기 위해 무릎이나 어깨관절에 시행한다.

관절천자 關節穿刺 arthrocentesis 관절에 관절액의 저류나 혈종이 있을 때 진단이나 치료 목적으로 혈관이나 신경의 작은 신전면에 시행하는 천자와 흡인.

관절통 關節痛 arthralgia 관절에서 나타나는 통증의 총칭.

관절피막 關節皮膜 articular capsule 관절을 둘러싸고 있는 조직으로 된 주머니 모양의 피막.

관주기 灌注器 irrigator 물을 왈칵 흐르게 하거나 세척하기 적합한 유연한 튜브를 가지고 있는 기구.

관찰 觀察 observation ① 주의 깊고 면밀히 보는 것. ② 보이는 것과 알게 된 것에 대한 보고.

관찰조사 觀察調査 monitoring survey 건강보호를 위해 측정되는 이온 방사물이나 방사성 오염물 양의 정기적 또는 연속 점검(= monitoring).

관창 管槍 nozzle 유속(流速)의 증가, 유수(流水) 면적의 확대 또는 수축, 무상(霧狀) 또는 봉상(棒狀)으로 주수(注水), 유로(流路)의 개폐(開閉)를 위해서 소방호스나 방수구 끝에 부착하는 기구. 주로 황동(黃銅)으로 만든다.

관창보조 管槍輔助 anchor 관창수 뒤에서 호스를 지지해주는 대원.

관창수 管槍手 nozzle man 방수(放水) 방향과 방법을 결정하고 관창을 개폐하는 임무를 수행하는 대원. → 경방요원.

관측선 觀測船 oceanographic vessel 해양관측에 이용되는 선박. 최근에는 해양학, 기상학의 내용이 복잡해져서 해상기상 전문의 관측선, 해상에서 이온층 관측전문의 관측선 등이 등장하고 있다. 또한 선형도 재래식 일반선형 이외에 플립형, 잠수조사선형 등 다양화되고 있다. 해양관측선에는 여러 가지의 해양관측용 측기가 장비되는데, 이들을 크게 나누면 해양물리 부문용의 것(채수기, 온도계, 수온기록계, GEK, 유속계 등), 해양화학 부문용의 것(채수기, 해수방사능 측정 장치 등), 해양생물 부문용의 것(플랑크톤 그물 등), 해양기상 부문용의 것(각종 해상기상 관측 장치), 해양지질 부문용의 것(採泥器, 코어샘플러 등) 등이 있다. 또 채취, 관측한 시료(試料), 자료를 분석·해석하기 위해 각 부문별의 실험실과 시료의 저장고, 암실 등도 갖추고 있다. 최근에는 관측한 자료를 고속처리(프로세싱)하기 위한 컴퓨터를 장비하는 관측선이 많아지고 있다. 그러나 해양관측선의 가장 중요한 장비는 이들 해양측기의 대부분을 바다 속에 집어넣기 위한 전동권양기이다. 현대의 해양관측에서는 1만 m에 이르는 깊은 바다를 관측하기 때문에, 이에 알맞은 길이를 가진 와이어(특히 테이퍼드 와이어)가 전동권양기에 사용되는 것이 보통이다. 또 목적에 따라서 한 선박에 여러 대의 권양기가 장비되기도 한다.

관통 貫通 penetration ① 뚫고 들어가기. ② 해로운 물질이 구멍, 꿰맨 곳, 지퍼, 결함 등을 통해서 침투해 들어감. 화학물질 보호 의복장구도 여러 군데(예, 안면부, 호기밸브, 배기밸브, 조임장치)를 통해서 침투될 수 있다. 아주 춥거나 더운 온도에서는 침투의 가능성이 더 높다. → 침투(浸透).

관통골절 貫通骨折 perforating fracture 탄환 같은 물체에 의한 개방성 골절.

관통창 貫通創 penetrating trauma 총알이나 칼등의 예리한 물체가 신체의 안쪽으로 삽입되는 손상. 주로 예리하거나 속력이 빠른 물체에 의하여 유발되며 물체와 피부의 접촉 면적이 작다는 특징이 있다. 관통하는 물체는 피부를 스쳐갈 수도 있고 또는 신체 내부로 들어갔다가 다시 외부로 나올 수도 있으며 물체가 완전히 신체의 일부분을 통과한 경우는 여러 부위가 동시에 손상될 수 있다. → 천자창.

관할구역외지원 管轄區域外支援 outside aid 자동지원 또는 상호지원과 비교하여, 인접 지역이나 인근 행정구역에 위치한 소방서와 계약을 맺고 방화활동을 지원하는 것.

관할권 管轄權 jurisdiction 특정 지리적 지역을 담당하는 구역.

관할기관 管轄機關 jurisdictional agency 특정 지리적 지역의 책임 권한이 있는 기관.

관할소방관서 管轄消防官署 competent fire authorities 화재예방, 화재진압, 소방관련 인·허가, 인명구조, 응급환자이송 등에 대해서 법·행정적인 권한과 책임이 있는 소방관서. → 소방관서.

관형슬링 管型~ code sling 구조작업에 일반적으로 이용되는 끈. 부드럽고 묶기가 쉽다. 가장자리가 바느질처리로 된 것과 나선형으로 엮어 짜여진 방식이 있는데 인명구조작업을 할 때는 후자가 더 유용하게 쓰인다.

괄약근 括約筋 sphincter muscle 근육을 수축시킴으로써 개구부위를 막을 수 있는 근육. = 조임근.

광(학)고온계 光(學)高溫計 optical pyrometer 열방사선에서 나오는 특정 파장의 세기를 이용하여 온도를 측정하는 장치.

광각형 스프링클러헤드 廣角型~ extended-coverage sprinkler head 표준형 스프링클러헤드보다 살수범위가 넓은 스프링클러헤드로 사무실 등의 경급위험용도에 설치한다.

광각화재 廣角火災 wraparound fire 건물의 중심부위를 에워싸고 연소하는 화재.

광감작 물질 光感作 物質 photosensitizer 빛과 결합하면 알레르기 반응을 일으킬 수 있는 물질. 항생제(설파제, sulfanilamide), 소독제(hexachlorophene), 몇몇 피임약, 정신안정제(페노치아진, phenothiazine), 당근과 겨자 같은 식물에서 발견되는 물질(소랄렌, psoralen) 등이 있다.

광견병 狂犬病 hydrophobia 모든 포유동물에서 발병할 수 있는 중추신경계의 급성 바이러스성 질환. 개방창상이나 동물에게 물려 몸으로 유입된 감염된 타액에 의해 전염된다. 개, 박쥐, 스컹크, 여우, 너구리, 코요테, 고양이 등에게 널리 감염되어 있다. 바이러스는 개가 광견병으로 죽기 5~7일 전에 침샘으로 들어가며 이 시기가 전염성이 있는 기간이며 잠복기는 10일에서 수년에 이르기까지 다양하지만 보통 3~7주이다. 바이러스는 신경을 타고 대뇌에 이르러 대뇌에서 증식하며 원심성 신경을 따라 이동하여 침샘으로 들어간다. 원인균인 공수병 바이러스는 총알 모양으로 외피를 가지며 single stranded RNA virus로 직경은 75~80nm이고 랍도 바이러스군에 속한다. 외피 당단백은 실매듭 구조처럼 배열되어 있는데 이것은 바이러스입자(virion)의 표면을 감싼다. 바이러스의 당단백은 아세틸콜린 수용체에 결합하는데 이는 공수병 바이러스의 신경독성에 기여하고 중화항체와 혈색소 응집억제 항체를 유발하고 T세포 면역을 자극한다. 물린 곳에 통증이 있으며 감각이상이 뒤따른다. 피부는 외부온도, 특히 공기의 흐름에 매우 민감하고 물을 마실 때 극도의 통증을 동반한 후두 경련을 일으키므로 공수병이라고도 한다. 임상증상의 발현은 크게 4단계로 구분하는데 대체로 안절부절, 근육경련, 극도의 흥분, 기괴한 행위, 경련, 운동마비가 일어나고 많은 량의 두껍고 끈적한 타액이 나타난다. 전구기(prodromal period)는 1~4일간 지속되며 임상적으로는 비특이성 증상이 발현한다. 이 기간에 나타나는 증상으로는 정서장애, 불안증, 고열, 두통, 피로감, 오심, 구토, 기침 등이 있다. 또한 환자의 80%에서는 교상부위의 소양증(pruritus), 감각이상, 섬유속성연축(fasciculation)등이 초기증상으로 발현하기도 한다. 흥분기(excitement phase)에는 근육운동 항진, 흥분과 불안, 급속히 악화되는 의식장애, 환각, 사고력장해, 근육강직, 경련, 부분 마비 등이 발현하고 광선, 소리, 촉지 등에 과민반응을 보인다. 또한 고열과 동공산대, 타액증가, 발한 등의 자율신경계 이상이 나타나고 운동마비나 성대 마비가 온다. 뇌간 기능부전기(brainstem dysfunction phase)는 흥분기(excitement phase)가 시작된 후에 비교적 빠른 기일 이내에 두개신경의 장애가 나타나고 안신경염에 의한 시각장애, 인후두부 강직에 의한 연하장애와 공수증이 나타난다. 과다한 침분비와 연하곤란은 전형적인 모습인 '거품을 문 입'을 만들어내고 점점 의식이 소실되고 결국 호흡중추의 마비로 사망하게 된다. 증상 발현 후 약 4~20일 만에 사망하게 된다. 처치는 비누와 물로 씻거나 괴사조직을 제거하고 광견병의 면역혈청 글로브린이나 항혈청을 50% 정도는 창상주위에 주입하고 나머지는 근육주사를 한다. 창상은 봉합하지 않으며 면역글로브린이 없는 경우말 광견병 항혈청(20units/kg)을 말 항체에 대한 과민반응 검사를 한 후 사용할 수 있다. 또는 비활성화 인체 2배체 세포 광견병 백신(inactivated human diploid cell ravies vaccine : HDCV)을 1㎖씩 5회 근육주사하는데 주사는 노출 후 0, 3, 7, 14, 28일째에 둔부보다는 삼각근 부위에 하는 것이 좋다. 그리고 기도유지, 산소공급, 경련 조절 등에 대한 기술적이고 집중적인 치료를 실시한다.

광공포증 光恐怖症 photophobia ① 빛에 대한 비정상적인 눈의 반응. 결막과 각막을 침범하는 여러 질병에서 볼 수 있다(예, 홍역). ② 빛에 대해 공포를 느끼는 불안장애.

광과민성 光過敏性 photosensitivity 햇빛에 대한 피부의 과도한 반응. 종종 어떤 약물에 의해서 야기된다. 햇빛이나 자외선에 잠깐만 노출되어도 부종, 두드러기, 화상 등이 생긴다. → 광감작물질(photosensitizer), 광독성(phototoxic).

광기 狂氣 insanity 정상의 정신상태가 아닌 것을 가리키는 말. 인간이 이성을 잃은, 즉 정신변조(精神變造)상태의 정황 아래 놓여 있는 것을 말한다. 근대에는 광기가 인간의 정신병리(精神病理)로서 격리(隔離) 또는 치료의 대상으로 생각되고 있지만, 고대 그리스 이래로 광기는 창조성과의 관계에 중요시되어 왔다. 플라톤은 "신에 의해서 주어진 것 중에서 광기는 좋은 것 중에서도 가장 좋은 것"이라고 말하였다. 현대는 문화에 공헌하는 광기의 양상이 천재라는 말과 관련되어 불리어 왔고, 그 반대 양상인 광기와는 구별되었다. 천재와 정신병과의 관계는 근대에 C.롬브로소를 비롯하여 J.랑게 등에 의하여 학문적·체계적으로 고찰되었고, 또 광기와 상상력의 관계는 W.딜타이, T.리보를 거쳐서 K.야스퍼스, J.사르트르 등에 의하여 고찰되었다.

광노화 光老化 photoaging 등산, 낚시, 골프, 스키 등을 하면서 장기간에 걸쳐 햇볕에 노출된 결과 임상적 혹은 조직학적인 피부 변화를 일으킨 경우를 말함. 피부가 건조해지고 점점 거칠어지며 주름이 생기는 것을 비롯하여 각질층과 피부 두께가 두터워지며 더 진행되면 위축이 된다. 또한 피부의 탄력이 소실되고 심하면 늘어지며 노인성 흑자, 주근깨와 불규칙한 색소소실 등의 색소변화, 혈관의 변화로 모세혈관확장이 나타나며 쉽게 멍이 든다. 피부암 전구증이나 피부암이 나타날 수 있으며 Favre-Racouchot 증후군 같이 특이한 경우 면포(comedone)나 피지선 증식이 올 수 있다. 이를 예방하기 위해서는 장기적인 과다 노출을 피하고 0.1% 레틴산(retinoic acid)연고를 16주간 도포하면 어느 정도의 회복이 가능하다.

광대버섯독 廣大~毒 amanitatoxin 알광대버섯, 독우산광대버섯 등에 함유된 독. 버섯류에 함유된 유독성분 중 가장 맹독성이며 내열성이다. 간과 신장의 조직을 파괴하고 핵산의 생합성을 저해한다. 10~20시간의 잠복기를 거쳐 복통, 강직, cholera상 증상을 보이며 수일 내에 사망한다.

광대역안테나 廣帶域~ broadband antenna 넓은 주파수 범위에 걸쳐서 큰 안테나 이득이 얻어지는 안테나.

광대활 = 관골궁.

광독성 光毒性 phototoxicity 알레르기성 반응과는 관계없이 자외선에 의해 태움이 항진된 것. 광독성 화학물질의 예를 들면 항생제로 쓰이는 테트라싸이클린(tetracycline), 항균제로 쓰이는 설포나마이드(sulfonamide), 항정신병약으로 쓰이는 크로프로마진(chlorpromazine)등이 있다.

광물면 鑛物綿 mineral wool 록 실리카(rock silica) 또는 양모(wool)와 비슷한 슬래그(slag)에서 뽑아 만든 불연성 물질.

광물제거 鑛物除去 demineralization 조직의 미네랄(광물)이나 염의 양을 감소시키는 것.

광방사선 光放射線 solar radiation 태양으로부터 나오는 방사선.

광배근 廣背筋 musculi latissimus dorsi 제7~12 흉추와 요추의 극돌기, 천골, 흉요근막 및 장골능에서 일어나기 시작하여 상외측방에 모여 상완골의 상방부에 정지하는 삼각형의 넓은 근육. 상완의 내전과 내측회전에 관여한다. 특히 수영과 등산, 노젓기를 할 때 팔을 뒤로 당기는데 관여한다. = 넓은등근.

광범성 廣範性 diffuse 산재성의 막이나 액체에서처럼 넓게 퍼져 있는 상태.

광범위베타질환 廣範圍~疾患 broad beta disease 지단백이 혈관 내에 축적되는 유전적 장애(고지단백증의 유형). 팔꿈치와 무릎의 황색증, 혈관 질환, 혈청 콜레스테롤치의 상승 등이 주요 특징이다. 조기 관상동맥질환으로 발전할 위험이 있다. → *hyperlipoproteinemia.*

광부진폐증 鑛夫塵肺症 minor's pneumoconioses 광부에서 볼 수 있는 석탄진 흡입으로 야기되는 만성섬유화성 폐질환. 보통 증상에 따라 단순형과 복잡형으로 나눈다. 단순형은 대식세포들이 응집하여 작은 결절양 반점만을 보이며 복잡형은 점점 탄분이 축적되어 섬유성 반흔이 동반되고 폐기능 이상 등의 임상징후가 뚜렷이 나타난다. 단순형 광부 진폐증의 임상소견은 일반적으로 임상증상이 없다. 만일 만성 기침과 호흡곤란이 있으면 광부진폐증보다는 만성 기관지염 등의 동반질환에 의한 것이며 복잡형 광부진폐증은 흑색 가래를 동반한 만성기침, 호흡곤란, 흉통 등의 증상이 나타나고 병변이 진행됨에 따라 호흡곤란이 심해지고 폐고혈압 등이 나타난다.

광산가스 鑛山~ damp 석탄광산에서 흔히 발견되는 가스를 지칭하는 일반적 용어.

광선양진 光線痒疹 actinic prurigo 광선 노출부위와 비노출 부위에 지속적인 소양성의 구진이나 결절 등이 나타나는 질환. 다형 일광발진과 유사한 특징을 보인다. 주로 10세 이전의 소아기 때 나타나며 대개 1년 내내 병변이 지속되며 특히 여름철에 악화된다. 병변의 형태는 소양성의 구진이나 결절을 보이고 습진화, 태선화, 가피 등이 가끔 동반된다. 특이한 치료법은 없지만 진정, 수면을 유도하기 위해 전신투여제로 thalidomide와 항말라리아제, 베타카로틴 등을 사용하는데 이들은 부작용이 심해 임신 37~54일 사이에 복용하면 태아에 해표상(海豹狀) 기형아증을 유발할 가능성이 있으므로 임신 중에는 금기이다.

광선요법 光線療法 phototherapy 빛을 이용한 치료법. 자외선을 여드름, 욕창, 기타 피부질환의 치료에 이용할 수 있다.

광선피부증 光線皮膚症 photodermatoses 빛에 대한 과민성으로 인해 생기는 피부질환.

광섬유케이블 光纖維~ fiber optic cable 투명한 유리나 플라스틱 섬유로 만든 자료 전송 케이블. 복사 전력이나 빛을 전달하기 위한 것으로, 전류를 전달하기 위한 것은 아니다. 케이블의 규격은 코어/피복의 직경을 미크론(μ)으로 나타낸다. 일반적인 규격은 9/125, 62.5/125, 200/230의 세 가지이다.

광수용체 光受容體 photoreceptor 빛에 대해 전기적으로 반응하는 감각세포들(막대세포와 원뿔세포). 안구의 망막에 위치해 있다.

광순응시력 光順應視力 photopic vision 색을 감지하는 원추세포를 주로 사용하는 낮 동안의 정상적인 시력. → 주변시(peripheral vision), 푸르키니에 이동(purkinje shift), 암순응 시력(scotopic vision).

광신주의 狂信主義 fanaticism 신앙인이 자기의 신념을 지나치게 믿어 이성과 관용을 잃은 태도나 주장. 어떤 종교적, 도덕적 소신에 대하여 억제할 수 없을 만큼 과도한 열심을 내는 상태를 말한다. 광신 상태에 빠지면 자신이 믿는 것 외에는 무슨 일이나 의욕과 능력까지 잃고 인간적인 사건과도 관계하지 않으며, 믿는 바를 달성하기 위해 생명까지도 희생하려 한다. 그러므로 대개 반(反)사회적이고 도덕적으로도 파괴적인 결과를 초래한다. 때로는 개혁적인 동기로 열심히 어떤 운동을 지지하는 사람들이 광신주의자라는 비난을 받기도 하지만, 오늘날에 와서는 주로 자기가 가진 편협하고 일방적인 신념 이외의 다른 사상과 가치를 완전히 무시하는 극단적인 사람들에 대해서만 사용한다. 심리학자 J.루딘의 연구에 따르면 광신주의의 개념은 라틴어 'fanum'에서 나왔는데, 이것은 단순히 '거룩한 것', '성전(temple)' 또는 '거룩한 장소'를 뜻한다고 한다. 그러나 이 말의 완전한 형태인 'fanaticus'는 라틴 문헌 속에서 '어떤 신성(神性)에 의해서 미친 듯이 날뛰는 (맹렬한) 열광(황홀)에 돌입한 것'을 의미한다. 초기 그리스도교에서는 이교(異敎)의 사제들과 의식 집전자들을 광신주의자라 불렀으며, 종교개혁 때 광신주의자는 종교적으로는 열광하는 자들과 분파주의자들을 뜻하였다. 반면에 가톨릭측에서 볼 때는 프로테스탄트 그 자체가 광신이었다. 18세기를 전후해서는 어떤 종교 운동을 공격할 때 가장 좋은 방법이 바로 그 운동을 광신적이라 평가하는 것이었다. 그러나 프랑스혁명을 거치면서 광신이라는 용어는 규정에서 벗어나 본질과는 전혀 다른 태도의 강렬함과 행위 양식에 대한 문제로 이해된다. 종교는 평화와 화해의 도구로서 인류 공동체에 봉사해야 한다. 그러나 대체적으로 각 종교는 다른 종교 전통의 역사와 내용을 부정하고 자신들만이 절대 불변의 진리를 소유한다고 생각하기 때문에 국가 내부에서나 국가간의 싸움에서 갈등 요인이 확대된다. 이런 맥락에서 종교 심리학자 W.프렌치는 종교적 광신주의 문제를 해결하기 위해 다원주의 신학의 필요성과 함께 발달심리학에 근거한 통찰을 제안했으며, 신학과 심리학의 상호 접근을 강조하였다. 오늘날 광신주의 및 광신자의 개념은 사회과학 분야, 특히 반(半)공식적 구조라 할 수 있는 사회 운동을 연구하는 집합행동의 사회학에서 중요한 자리를 차지한다.

광알레르기반응 光~反應 photoallergic reaction 약이나 화학물질 등의 화학적 요인과 광의 물리학적 요인이 복합으로 작용하여 나타나는 피부반응. 어떤 약물 복용이나 도포 후 자외선에 노출되면 구진이나 홍반, 부종 등 습진형태가 노출부에 나타난다. 광 알레르기성 반응을 일으키는 약물은 chloropromazine, sulfanilamide, chlorothiazide 이뇨제 등이 있다. 광 알레르기의 경우에는 특별한 약물을 수 개월 간 사용해 왔을지라도 약물을 의심해야 하며 발진이 수포성이나 삼출성일 때는 급성피부염과 같이 냉 습포를 실시하고 연고는 도포하지 않는다. 전신적인 처치는 아스피린 투여로 프로스타그란딘의 홍반발생 관여에 효과를 볼 수 있고 심한 광과민성 반응에는 급성 접촉피부염에서 사용되는 양의 전신적 스테로이드가 필요하다.

광알레르기접촉피부염 光~接觸皮膚炎 photoallergic contact dermatitis 피부에 어떤 물질(광감작 물질, photosensitizer)을 바르고 햇빛에 노출되고 나서 24~48시간 후에 생기는 피부반응. 해당 물질이 빛에 의해서 활성화된 알레르기성 물질로 바뀐다.

광역소방대 廣域消防隊 inter regional crew 대규모 임야화재 진압 전문 소방대.

광역오염 廣域汚染 wide area pollution 불특정 다수의 발생원으로부터, 불특정 다수의 지역주민에게 피해를 미치는 오염현상. 고정오염원이나 이동오염원으로부터 배출되는 황산화물(SOx), 질소산화물(NOx), 일산화탄소, 먼지 등에 의해 동절기에는 스모그, 하절기에는 광화학스모그 등이 발생하여 넓은 지역으로 오염현상이 미치게 되는 것이다. ↔ 국지오염.

광역통신서비스 廣域通信~ wide area telephone service : WATS 모든 통신에 대해서 전화비용을 할인해 주는 통신회사의 서비스. 이 서비스에는 in-wats, 800-번호 서비스(미국 전지역으로부터 전화받는 측까지 통화될 수 있는 무료 서비스), out-wats(통화한 총 시간에 비례하는 정액 요금제로 가입자가 개별 통화등기 없이 특정 전화 터미널로부터 상기 지역 내에서 무제한 통화할 수 있는 서비스)일 수도 있다.

광원 光源 light source 빛을 내는 물체 또는 장치.

광장공포증 廣場恐怖症 agoraphobia 사람이 많거나 개방되어 있는 장소를 두려워하는 불안장애. 예를 들어 들판, 터널, 다리 혹은 가게와 같이 위험시 도움을 요청하기 곤란하거나 도망가기 어려운 장소에 있는 것을 두려워한다.

광전식감지기 光電式感知器 photoelectric detector 복사에너지에 노출될 경우 그 자체의 전기적 전도성을 변화시키거나 또는 전위차를 발생시키는 광전지가 내장된 화재감지기. 연기를 통과하여 전달되는 빛의 감소량을 탐지하는 방식으로 연기 또한 감지할 수 있다.

광전식분리형감지기 光電式分離形感知器 projected beam type detector 광전식 스포트형 감지기의 발광부와 수광부를 분리해 설치하여 넓은 지역에서 연기의 누적에 의한 수광량의 변화에 의해 동작하는 감지기. 화재가 발생하여 연기가 확산하며 적외선의 진로를 방해하면 수광부의 수광량이 감소하므로 이를 검출하여 화재신호를 발하는 것이다. 발광부와 수광부의 거리는 제품에 따라 다르지만 일반적으로 5~100m 정도가 되기 때문에 큰 공간을 갖는 체육관이나 홀 등에 효과적으로 이용할 수 있다. 또한 감지농도를 스포트형보다 높게 설정해도 화재감지성능이 떨어지지 않으며 국소적 또는 일시적인 연기의 체류에는 동작하지 않는 등의 장점을 가지고 있다. 그리고 물체 등에 의해 전체가 차단되면 오동작으로 판단하여 작동하지 않는다. → 스포트형.

광전식분리형연기감지기 光電式分離形煙氣感知器 projected beam type smoke detector 주변 공기에 포함된 연기가 일정 농도 이상일 때 작동하는 감지기. 연기 누적에 의한 광전식 소자의 수광량의 변화에 의해 작동한다.

광전식스포트형감지기 光電式~形感知器 photoelectric spot type detector 발광소자와 수광수자를 내부에 둔 감지기. 감지기 주위의 공기가 일정한 농도의 연기를 포함하게 되는 경우에 동작하도록 한 감지기. 빛의 차단을 이용하는 감광식과 빛의 산란을 이용하는 산란광식이 있다.

광전자 光電子 photoelectron 광전 효과에 의하여 금속 표면으로부터 방출되는 전자. 기체 또는 고체에 파장이 짧은 광을 조사하면, 기체 원자분자는 광전리 과정에 의해 이온화되어 고체 표면에서는 외부 광전 효과로 자유 전자가 방출된다. 반면, 고체 내부에서는 내부 광전 효과에 의해서 생긴 자유 전자로써, 도전율 변화 또는 기전력의 발생에 기여하는 전자이며 넓은 의미의 광전자이다.

광전지 光電池 photoelectric cell 광전효과 또는 광학작용을 이용하여 광에너지를 전기적 에너지로 바꾸는 것. 광전관, 셀렌 광전지 등이 있다.

광전효과 光電效果 photoelectric effect 물질에 전자파(광자)를 입사(入射)했을 때 그 물질로부터 전자가 튀어나오는 것.

광택태선 光澤苔癬 lichen nitidus 수많은 작고 납작하고 윤이 나는 구진이 발생하는 피부 질환.

광통신 光通信 light communication 빛의 공간 전파(傳播)에 의한 통신. 통신에 이용하는 광선은 파

장이 380~780nm의 가시광선 범위 내외이며 주로 가시광의 전자(電磁) 에너지를 공간에 전파하여 지리적으로 떨어진 지점 간의 정보 전달 수단으로 이용한다. 광통신은 통신의 발달과 전기 통신의 개발에 기여하였다. 1960년대 이후 전송 매체로서 광섬유를 사용하게 되고 광원으로 적외선 파장대인 800~1,500nm를 사용하며 광섬유 통신으로 구분하고 있다. 광통신 장비로는 광원, 변조기, 전송 미디어, 검파기, 변환기, 집적 광회로, 광파의 발진 및 처리 관련 장비 등으로 구성된다.

광투시경 光透視鏡 light seeing through 붕괴된 구조물의 공간에 있는 생존자의 상황을 헤드부의 광섬유를 통해 제어부의 접안렌즈로 확인할 수 있는 장비.

광풍손상 狂風損傷 blast injury 폭발에 의해 발생된 압력파가 신체표면을 강타할 때 방출된 힘으로 기인된 외상. 이런 손상은 기압파, 수압파(수중), 고형물파(고형물체를 통한 압력파의 전달)의 노출 후에 명백한 외부손상이 없이 발생한다.

광학 光學 optics 모양, 형태, 움직임, 거리와 색을 감지하기 위한 눈과 뇌의 연결과 시각을 다루는 연구 분야.

광합성 光合成 photosynthesis 엽록소가 있는 식물이 이산화탄소와 물로 부터 탄수화물을 합성하는 과정. 햇빛을 에너지로 이용하고 산소를 방출한다.

광화학스모그 光化學~ photochemistry smog 질소산화물과 탄화수소 등 대기오염물질이 햇빛을 받아 생기는 2차 공해. 자동차가 많은 로스앤젤레스, 뉴욕, 도쿄 등에서 큰 사회문제가 되고 있는 선진국형 대기오염 현상이다. 햇빛이 강한 한낮에 주로 발생, 눈을 따갑게 하고 목과 가슴에 통증을 가져오며 시야를 흐리게 한다.

광화학적오염 光化學的汚染 photochemical pollution 대기오염물질이 광선이나 방사선의 존재하에서 화학적으로 활성화되어 2차오염물질을 생성하는 것. 대기오탁의 발생원으로부터 직접 발생되는 1차 오염물질로 황산화물, 탄화수소 등이 있고 1차 오염물질들이 태양에너지와 대기층의 여러 인자들에 의해

새롭게 형성된 2차 오염물질로 PAN, 오존, 질소산
화물 등이 있다. 형성되는 기전은 다음과 같다.

자외선
↓
NO₂ → NO + O　　　　O₃ + CₓHᵧ → RCHO
O+O₂ → O₃　　　　　　RCHO + NO + NO₂ → PAN
O₃+NO → NO₂ + O₂　　PAN + O₃ + RCHO → Oxidant

괴사 壞死 necrosis 질병이나 상해에 대한 반응으
로 세포내에서 일어나는 조직의 죽음. 응고괴사에서
는 혈전이 혈류의 흐름을 막아 조직 허혈을 초래하
고 괴저성 괴사에서는 허혈과 박테리아작용이 결합
하여 부패시킨다.

괴사성 壞死性 necrotizing 조직괴사를 유발하는.

**괴사성소장결장염 壞死性小腸結腸炎 necrotizing
enterocolitis** 미숙아나 저체중아에서 주로 발생하는
급성 염증성 장 질환. 장벽의 박테리아 침투로 조직
괴사가 나타난다. 위와 장벽이 파괴되어 복막염이
되고 원인은 알려지지 않고 있다.

괴사성장염 壞死性腸炎 necrotizing enteritis → 식
중독(food poisoning).

괴저 壞疽 gangrene 산소의 부족으로 환부가 탈락
또는 괴사소(壞死巢)가 부패하는 것. 즉 신체 조직
이 죽은 상태이다. 신체의 일부 주로 손이나 발에 혈
액 공급 부족이 원인이 되며 사멸조직의 건조와 습
윤 여부에 따라 건성과 습성으로 나뉜다. 혈액공급
이 점진적으로 감소된 경우를 건성괴저라 하며, 당
뇨, 동맥경화증, 심한 동상의 결과이다. 침범된 부위
는 통증이 있고 냉감이 있으며, 진행되면 피부가 검
게 되며 결과적으로 죽은 조직이 마르고 탈락된다.
감염을 일으키지 않으며 살아있는 조직과 죽은 조직
사이의 접합부위에서 시작해 완전히 치유된다. 그러
므로 건성괴저는 생명을 위협하지 않는다. 습성괴저
는 혈액공급이 갑자기 감소되어 발생하며 심각한 상
태이다. 압좌상(crushing injury), 화상 또는 혈괴
에 의한 동맥의 차단으로 발생하며 조직의 사멸은
불규칙적이며 어떤 세포들은 다른 것들에 비해 더
오래 생존한다. 손상은 받았으나 아직 살아있는 세
포들은 액체를 유출시키고 영향받은 조직에 수분을
제공하여 세균이 발육하기 적합한 환경이 된다. 처

음엔 피부에 부종이 생기고 수포가 발생하며 진행되
면 악취가 난다. 감염은 신체의 다른 부위로 이동하
며 치명적일 수 있다. 혈류를 개선시키며 영향받은
부위에 산소 공급을 증가시킨다. 폐쇄된 동맥은 제
거하거나 우회로술을 실시한다.

괴저성괴사 壞疽性壞死 gangrenous necrosis 허
혈로 인한 괴사가 먼저 발생하고 2차적으로 세균감
염이 올 때 나타나는 괴사. 응고괴사가 주를 이루면
건성괴저(dry gangrene), 액화괴사가 주를 이루면
습성괴저(wet gangrene)가 된다.

괴혈병 壞血病 scurvy 식이요법에서 비타민 C가 부
족하여 발생하는 질환. 특징적인 증상은 허약, 빈혈,
부종, 스폰지 모양의 잇몸에 염증과 치아가 흔들거
리며, 점액피부의 출혈이 있다. 괴혈병성 자세는 괴
혈병에 걸린 어린이의 특징적인 자세, 대퇴와 다리
가 반쯤 만곡되어 있고, 고관절이 외측으로 회전되
어 있으며 움직일 때 동반되는 통증 때문에 손과 발
의 움직임이 없이 누워 있다.

교 橋 pons 연수와 중뇌의 뇌각 사이에 있는 벽측
측면의 돌출한 부위. 뇌교는 백질과 2~3개의 핵으
로 이루어져 있고 복측과 배측부위로 나뉜다. 복측
부위는 세로로 놓이고 신경섬유와 소핵으로 나뉜 섬
유로 구성되어 있다. 배측은 피개를 구성하고 연수
의 망상체와 연결된다.

교감신경 交感神經 sympathetic nerve 절전섬유가
흉수와 요수에서 시작되는 자율신경. 제1 흉수 절에
서 제2 요수 절까지의 척수회백질 측추에 교감신경
절 전신경원의 세포체가 있다. 긴장상태에서 반응하
여 신체가 위협적인 상태에 반응할 수 있게 한다. 그
러므로 교감신경계는 혈관이 수축되게 하고 땀을 흘
리게 하고 심박동을 빠르게 하고 또한 괄약근을 수
축시키는 반응을 지배하게 한다.

**교감신경계 交感神經系 sympathetic nervous sys-
tem** 제1흉수절로부터 제3요수절 사이에 있는 회백
질 안에 존재하는 신경계. 신경전달물질(neurotran-
smitter)은 절전신경말단에서 아세틸콜린(acetyl-
choline)을 분비하고 절후신경말단에서는 nore-
pinephrine을 분비한다. 효과기의 반응은 아드레날

린성(adrenergic) 흥분이며 동공의 산대, 수정체를 얇게하여 굴절률감소, 누선 분비촉진, 타액선 분비억제, 한선 분비촉진, 입모근수축, 소화선 분비억제, 연동운동 억제, 심박동증가와 관상동맥확대, 기관지확장, 방광 괄약근의 수축, 말초 혈관의 수축 등에 관여한다. ↔ 부교감신경계.

교감신경작용약 交感神經作用藥 sympathomimetics 아드레날린성과 마찬가지로 교감신경계를 흥분시키는 약물이나 물질. 교감신경계에 의해 기관과 구조가 자극되는 효과를 가져온다. 절후신경(節後神經) 신경말단에서 신경 전달 물질 노르에피네프린의 유리를 증가시키거나 아드레날린 수용체에 직접 작용한다. 다양한 교감신경 흥분제는 기종(氣腫 emphysema), 기관지 확장증, 기관지염, 천식의 치료에서 기관지 확장제, 눈의 점막과 코의 충혈제거에 사용된다. 심장자극과 혈압상승제로 급성 저혈압과 쇼크의 치료에 사용되며, 척추마취로 수술을 하는 동안 정상혈압을 유지하기 위해 사용되기도 한다. 교감신경흥분제의 부작용은 신경과민, 당뇨, 배뇨장애 등이다. = 교감신경작용제(交感神經作用劑), 교감신경자극제(交感神經刺戟劑).

교감신경차단제 交感神經遮斷劑 sympatholytics drug 교감신경계를 억제하는 약물이나 물질. 교감신경시냅스후막의 수용체에 직접 결합해서 차단 작용을 나타내는 약물(α차단약, β[β1, β2] 차단약)과 교감신경종말에 작용해서 차단작용을 나타내는 아드레날린 작동성 뉴론차단약으로 나눌 수가 있다. 후자는 모두 전달물질인 노르아드레날린과 연관을 지닌 것으로 고갈을 일으키는 것(레세르핀, 구아네시딘, 베타니딘 등), 항유리작용을 나타내는 것(프레틸륨), 합성저해와 위전달물질로서 작용하는 것(α메틸도파) 등이 있다. = 교감신경억제제(交感神經抑制濟), 항아드레날린 작동약.

교갑 膠匣 capsule 젤라틴을 기초로 하여 만든 것으로 분말, 용액, 기름 형태의 자극성이 있는 약물을 빈 주머니에 넣은 조제약물.

교근 咬筋 masseter 하악신경의 지배를 받고 하악골을 상전방으로 당기는 근육. = 깨물근.

교대맥 交代脈 pulsus alternans 주기의 변동이 없는 상태에서 강한 박동과 약한 박동이 규칙적으로 교대하는 맥박.

교대성인격 交代性人格 alternating personality 원래의 인격이 완전히 달라져 일정기간 독립된 다른 인격으로 전환되는 것.

교대성편마비 交代性偏麻痺 alternate hemiplegia 일측의 편마비가 있고 반대측의 다른 부위에 편마비가 있는 것.

교련성실어증 交聯性失語症 commissural aphasia 운동과 감각의 언어중추간 연락로를 장애하는 병변에 의한 실어증.

교류 交流 alternating current : AC 일정한 간격으로 신속하게 전류의 극성이 바뀌는 전류. 북미 지역에서는 60Hz/sec, 유럽 지역에서는 50Hz/sec이다.

교류발전기 交流發電機 alternator 교류를 생산하는 발전기. 저속에서도 축전지를 충전할 수 있다.

교반식반응기 攪拌式反應機 stirred reactor 소량 생산에서 중규모 생산량에 걸쳐 온도, 압력면에서 넓은 범위로 조작되어 회분 및 연속 방식에 불문하고 사용 가능한 반응기. 형태는 원통형 용기가 일반적이며, 수직형의 것이 주로 사용되고 수평형은 슬러리를 처리한다던가 증기나 가스 흡수를 위해 액면을 크게 할 경우에 사용된다.

교사 絞死 strangulation by a ligature 목에 끈이 감기고 거기에 자기 체중 이외의 힘, 즉 타인이나 자기의 팔 힘 또는 기타의 외력이 가해져 사망에 이르는 것. 기도, 경부혈관, 경부신경의 장애로 사망에 이르는데 가장 중요한 원인은 기도폐쇄이다. 압박위치나 그 상부에는 일혈점이나 심한 울혈이 나타나고 삭흔의 위치는 일반적으로 의사(縊死 hanging)보다 낮아 갑상연골의 높이 또는 그 하방에 형성되며 그 상방에는 흔하지 않다. 교사는 거의 타살이므로 교살(絞殺)이라고도 한다.

교사범 敎唆犯 instigator 책임능력이 있는 자에게 일정한 범죄를 실행하도록 결의시키고 이 결의에 의하여 범죄를 실행하게 한 자. 책임능력이 없는 소년 및 광인에게 정신적인 영향을 주어 범죄행위를 실행시킨 자는 교사범이 아니라 간접정범으로 성립한다.

교상 咬傷 morsus 동물에게 물린 상처. 독사에 의한 교상시 0등급~Ⅳ등급으로 임상적 분류를 할 수 있다. 독사 교상은 특징적으로 1~2개의 독아 자국을 남기는데 일반 뱀의 경우는 말발굽 모양의 한두 줄의 치아자국을 남긴다. 30분 이내에 부종이 나타나지 않으면 사독이 주입되지 않았다고 볼 수 있다. 0등급(무 중독)은 한두개의 독아자국이 있고 경한 통증, 12시간 내에 교상주위 부종과 발적이 2.5cm 이내로 발생하고 전신증상이 없으며, Ⅰ등급(경증 중독)은 독아자국이 있고 심한 통증이 있으며 12시간 내에 교상주위 부종과 발적이 2.5~12cm 정도로 발생하며 전신증상은 없다. Ⅱ등급(중등도 중독)은 독아자국이 있고 심한 통증이 있으며 12시간 내에 교상주위 부종과 발적이 15~30cm 정도로 발생하며 전신증상으로 오심, 구토, 현기증, 쇼크 또는 신경중독 증상이 나타나고, Ⅲ등급(중증 중독)은 독아자국이 있고 심한 통증이 있으며 12시간 내에 교상주위 부종과 발적이 30cm 이상으로 발생하며 Ⅱ등급의 전신증상이 흔히 있고 전신적 점상출혈과 반산출혈이 나타난다. Ⅳ등급(최중증 중독)은 전신증상이 반드시 있고 신부전증, 객혈, 혼수, 사망 등을 포함한다. 국소부종은 교상받은 반대쪽까지 퍼진다. 일반적인 증상 및 징후는 물린 수분 내에 자상에 의한 작열감이 있고 수시간에 걸쳐 근위부 쪽으로 부종, 홍반, 자반, 반상출혈, 출혈성 수포가 발생한다. 중증의 경우는 30분 내에 쇼크로 사망하거나 대부분의 사망은 6~30시간에 발생한다. 객혈은 교상 후 15~30분 후에 일어나며 큰 기침 후에 보이는 혈담은 매우 중요한 징후중의 하나이며 이는 뱀 독소가 전신 또는 폐순환기에 이미 파급되었다는 것을 의미한다. 사지는 처음 수 시간 내에 정상의 두 배까지 부어 오를 수도 있다. 손상된 부위에 체액과 혈액이 축적되어 저혈량성 쇼크나 국소적 구획증후군(compartment syndrome)이 발생될 수도 있다. 전신작용으로 오심, 구토, 전신무력감, 근연축, 발한, 말초감각 이상, 혈소판 감소증, 혈액 응고장애가 나타날 수 있으며 구강이나 입술에서 금속이나 고무 맛을 느끼게 된

다. 신경독소가 주입되면 안검하수, 연하곤란, 복시, 호흡정지가 일어날 수 있으며 물뱀에 의한 자상은 통증은 거의 없고 종창도 없다. 사독에 의한 전신적인 증상은 15분~8시간의 잠복기를 거친 후 나타난다. 독사에 의한 교상이 발생 할 경우 가장 먼저 독사에 의한 자상이라는 확신을 갖는 것이 좋으며 독아에 의한 천자소견이 없거나 20분 내에 국소통증, 종창, 무감각, 무력감 등이 나타나지 않으면 사독에 의한것이 아니라고 생각하면 된다. 응급처치는 환자를 진정시키고 시계 줄이나 옷을 느슨하게 해주고 부목으로 사지를 고정시키는데 동맥혈류를 차단할 정도로 강하게 묶어서는 안 된다. 수평 위치에서 환자와 물린 부위를 움직이지 않게 하고 알코올성 음료나 자극성 물질을 주지말고 압박대 사용은 하지 않는다. 얼음을 대지말고 물린 부위는 절개하지 않는다. 독소는 30~40분 이내에는 물린 부위를 중심으로 반경 10~15mm 이내에 머물러 있으므로 흡인은 15분 이내에 시행하는 것이 좋다. 부종을 잘 관찰하고 반상출혈의 출현과 정도, 순환상태를 감시하며 고농도산소 투여, 정맥로 확보 후 링거액을 투여하고 상처부위에 어떠한 전기자극도 주어서는 안 된다. 다가(polyvalent)의 항사독소를 정맥이나 동맥을 통하여 주입하는데 근육이나 상처부위에 국소주입을 해서는 안된다. 0등급인 경우에는 필요 없고 Ⅰ등급일 때는 10㎖ 1앰플, Ⅱ등급인 경우에는 3~4앰플, Ⅲ, Ⅳ등급인 경우에는 5앰플 이상을 주입한다.

교신 交信 signaling 손, 목소리, 무선 등을 이용한 통신.

교외간선도로 郊外幹線道路 suburban arterial 도시 외곽지역에 위치하여 외곽과 도심, 또는 도시 내부의 주요지역을 연결하는 도로. 통과교통 처리를 우선으로 하는 도로를 말한다. 신호등이 설치되어 있으며 평균 통행거리는 1km 이상, 동일 기능을 갖는 도로간의 간격은 500~1,000m이고 차선수는 편도 2차선 이상인 도로이다.

교원질 膠原質 collagen 세망섬유 묶음으로 이루어진 단백질. 건, 인대, 근막의 하얗게 반짝거리는 비

탄력섬유가 된다.

교육과정 敎育課程 curriculum 학생이 이수하고 실천해야 할 교수요목(course of study)을 지칭하는 용어. 경마장에서 말이 달려가는 길을 지칭하던 것이 학교교육에 도입되어 사용되었다.

교정[1] 校正 calibration ① 기존의 눈금에 대해 계측기를 보정하는 것. 새로운 기준을 사용하여 측정기의 눈금을 정할 때는 눈금 결정이라 한다. ② 전압이나 전류, 주파수 등의 경우 표준기기, 표준시료 등을 이용하여 계측기의 측정값과 그 참값과의 관계를 구하는 것.

교정[2] 矯正 rectification 틀어지거나 굽은 것 또는 결점 등을 바로 잡음.

교정시설 矯正施設 penal occupancies 교도소, 소년원 등 사람을 구속하여 수감하는 시설.

교정QT간격 矯正~間隔 QTc interval 심박동수로 교정 계산된 QT간격.

교질 膠質 colloids 큰 분자나 분자가 모인(크기는 1~100nm) 물질의 분리로 침전되지 않고 다른 매체물에 분산이나 분포되어 있는 상태. 현탁 콜로이드에서 그 입자는 불용성이고 매개물은 고체, 액체, 기체이다. 유탁 콜로이드에서 그 입자는 일반적으로 물이고 매개체는 친수성의 여러가지 복합물로서, 물 입자 사이에 고르게 분산되는 조직 물질이다.

교질삼투압 膠質滲透壓 oncotic pressure 용액 중에 콜로이드가 존재하기 때문에 생기는 삼투압. 혈장과 간질액의 상호관계에 있어서 이 삼투압은 모세혈관압의 균형을 잡는 힘이 된다. → 혈액교질삼투압(blood colloid osmotic pressure). = 콜로이드삼투압.

교차감염 交叉感染 cross infection 다른 병원미생물(病原微生物)의 감염을 받은 사람들 사이에 일어나는 감염의 전파.

교차던지기 交叉~ crossover throw 구조용 덮개를 던져 펼치는 방법의 하나. 덮개를 펼치기 전에 덮개의 한쪽 끝과 그 반대편 끝을 포개어 두 명이 오른손으로 던질 수 있도록 하며 덮개의 하단부를 던져지는 면의 보조 축으로 사용한다.

교차등 交叉燈 intersection light 긴급차량의 앞쪽 낮은 측면에 위치한 비상경보등. 긴급차량이 교차로에 진입함을 조기에 경고하며, 차량의 측면에서 최대수직조명으로 조사한다.

교차로 交叉路 intersection 서로가 합쳐지거나 횡단하는 두 개 또는 그 이상의 도로가 만나는 공간 및 그 내부의 교통시설. 평면교차로와 입체교차로로 나눌 수 있으며 일반적으로 교차로라 하면 평면교차로를 지칭한다.

교차반사 交叉反射 crossed reflex 동감광반사(con-sensual light reflex)처럼 몸의 한쪽에 자극을 주면 몸의 반대쪽에서 반응을 보이는 신경반사.

교차방위법 交叉方位法 cross bearing 여러 표적의 방위선의 교차점으로 배의 위치를 구하는 방법.

교차배관 交叉配管 cross main 스프링클러헤드가 부착되는 가지배관(branch line)에 급수하는 배관.

교차시험법 交叉試驗法 cross matching of blood 검체의 주 혈액형 즉 A, B, AB, O형을 일치시킨 후 공여자와 수혜자의 혈액의 적합성을 결정하기 위해 사용되는 과정. 공여자 혈액의 혈청을 수혜자 혈액의 적혈구와 혼합하고, 공여자의 적혈구와 수혜자의 혈청을 혼합한다. 만약 응집이 일어나면 항원 물질이 존재하는 것이며, 그 혈액은 적합하지 않다. 만약 응집이 없다면 공여자의 혈액은 수혜자에게 안전하게 수혈된다. 혈액교차 적합시험법이라고도 한다. → 혈액형(blood group), 혈액형 판정(blood typing).

교통감응신호제어체계 交通感應信號制御體系 traffic actuated signal control system 신호제어체계의 일종. 감지기에서 차량 또는 보행자의 통행요구를 감지하고 교차로 상황에 맞게 신호표시의 전환 및 녹색신호시간의 연장과 단축을 제어하는 신호체계.

교통계획 交通計劃 transportation planning 현재의 인구 경제 토지이용과 관련하여 교통체계를 연구하고 이를 바탕으로 장래의 인구 경제 토지이용을 예측하여 교통사업대안을 설정 평가 집행계획 및 재정조달 등에 관한 제안을 포함하는 작업.

교통방해죄 交通妨害罪 crime of traffic obstruction 육로, 수로 또는 교량을 손괴 또는 불통하게 하

거나 기타 방법으로 교통을 방해한 죄.

교통방호책 交通防護策 traffic barrier 주행 중 진행방향을 잘못 잡은 차량이 길밖 대향차선 또는 보도 등으로 이탈하는 것을 방지하는 동시에 승차자의 상해 및 차량의 파손을 최소한도로 줄이고 차량을 정상 진행방향으로 복원시키는 기능을 갖는 도로안전 시설물의 일종.

교통부위험단계 交通部危險段階 DOT hazard class 미국교통부 규제에 의한 위험물 지정.

교통섬 交通~ traffic island 교차로에서 좌회전 차량 우회전 차량 직진 차량을 그 통행 동선에 따라 규칙에 맞게 도류화(道流化) 함으로써 교통 흐름의 혼란을 피하고 용량을 증대시키며 교통안전을 도모하기 위해 설치한 섬. 보통 연석과 보도블럭으로 만들어지나 연석 설치가 타당하지 않을 경우 노면표지에 의해 섬을 설치하는 경우도 있다.

교통수단 交通手段 means of transportation 사람의 이동이나 물건을 운반하기 위한 모든 기구의 총칭. 육상교통수단인 자동차, 자전거, 철도, 궤도, 리프트와 해상교통수단인 선박, 잠수함, 항공우주 교통수단인 비행기, 우주선의 총칭으로서 보통 '탈것'을 말하지만 벨트 콘베이어나 관로 파이프라인 등도 포함시키기도 한다. 또한 여객에 대해서는 보행자 그 자체도 하나의 교통수단이라고 생각하기도 한다.

교통신호 交通信號 traffic signal 상충하는 방향의 교통류들에게 적절한 시간간격으로 제공되어 차량 및 보행자에게 정지 및 통행우선권을 나타내는 신호.

교통신호체계 交通信號體系 traffic signal system 교통통제 설비와 운용방식의 체계. 서로 교차하는 교통류에 대해 번갈아 교호 통행권을 주며 교통수요에 대응한 시간, 비율을 조절하여 질서 있는 교통소통을 목적으로 한다.

교통재해 交通災害 traffic disaster 도로 위의 자동차 또는 보행자와의 충돌 또는 전복, 궤도위의 기차, 전철 등의 충돌, 탈선, 항공기의 추락사고, 위험물의 수송사고 등의 총칭.

교통적응식신호 交通適應式信號 traffic-adjusted signal 교통감응신호보다 포괄적인 의미로 각종 감응신호를 간선도로나 도로망 신호로 확대하여 감지기를 통하여 제공된 각종 교통정보. 도로망 전체에 가장 적합한 신호주기와 오프셋의 조합을 구현한다.

교통차단시설 交通遮斷施設 traffic barricade 공사 도로시설물의 정비 유지 작업 또는 특수 목적을 위해 임시로 차량의 통제를 제한하는데 사용하는 교통 통제설비의 일종.

교통체계 交通體系 transportation system 교통망 (traffic-network)이 여러 교통수단에 대한 개별적 사항 즉 정태적 상황을 뜻하는데 반하여 교통체계는 이들의 기능적 연계성(flow) 즉 동태적 상황을 뜻하는 용어. 한 예로서 도시교통과 지역교통은 같은 교통수단을 이용한다 하더라도 그 서비스 기능에 따라 연계체계가 다르게 구성된다. 이때의 교통체계는 교통수단(mode)의 속도와 수용량(capacity)에 기준하여 구성하는 것이 특성이다.

교합 咬合 occlusion 상악과 하악 치아의 물림이나 저작하는 면의 접촉.

교합손상 咬合損傷 occlusal trauma 사고, 측두하 악관절의 기능이상과 이 갈이 등으로 인한 치아 아래의 잇몸 손상.

교합의 咬合~ occlusive 막거나 닫는 것.

교합저지기 咬合沮止器 bite block 상악과 하악의 치아의 맞물림으로 기도를 유지하고 삽관한 튜브가 막히는 것을 방지하기 위해 삽입하는 기구.

교화체 膠化體 gel 아교질 구조망으로 구성된 액체. 아교질 구조망은 겔 전체에 연속적인 매트릭스(matrix)를 형성한다. 항복응력보다 작은 전단응력을 가하면 겔은 탄력적으로 변형되며, 겔의 흐름특성은 우선적으로 겔 매트릭스에 의해 결정된다.

구^1 溝 groove 신체에 여러 구조의 얇은 선상으로 이루어진 홈. 홈은 뼈를 따라서 신경의 경로가 된다.

구^2 鉤 hamular 갈고리 모양의 돌출부.

구각하체근 口角下掣筋 musculi depressor anguli oris 하악골에서 일어나기 시작하여 구각에 정지하며 구각을 밑으로 당겨 슬플 때의 표정을 짓게 하는 근육. = 입꼬리내림근.

구갈(증) 口渴(症) dipsia 액체 섭취를 필요로 하는 신체의 생리적 상태.

구강 口腔 mouth 특이한 소화관의 전방 및 입의 개구부위로서 전방이 입술로 경계되고 혀와 치아를 함유한다. = 입.

구강기도유지기 口腔氣道維持器 oral airway 구강을 통하여 의식저하나 무의식 환자의 기도를 유지하는 장비.

구강인두 = 구인두.

구강저봉소직염 口腔低蜂巢組織炎 Ludwig's angina 구강과 목의 급성 연쇄상구균 감염. 혀가 붓고 기도를 막을 수 있다. = 루드비히협심증.

구개 口蓋 palatum 비강과 구강을 가로막는 격벽. 전부의 단단한 골성부분과 후부의 연한 육성(肉性)부분으로 되어 있다. = 입천장.

구개골 口蓋骨 palatine bone 경구개의 뒷부분과 비강의 일부분을 형성하는 한 쌍의 뼈. = 입천장뼈.

구개수 口蓋垂 uvula 연구개의 뒤쪽 가장자리 중앙에 매달린 덩어리 모양의 돌기. = 목젖.

구개수염 口蓋垂炎 uvulitis 알레르기나 감염 등의 흔한 원인에 의한 목젖의 염증.

구개열 口蓋裂 palatoschisis 구개가 파열된 기형. 태아 4~12주 사이에 발생하며 구개돌기의 유합 부전이 나타난다.

구개편도 口蓋扁桃 palatine tonsil 구강인두의 바깥쪽 벽에 위치한 둥근 림프조직 덩어리. = 목구멍편도.

구급상자 救急箱子 first aids box 의사의 치료를 받기 전의 응급처치 또는 가벼운 증세를 치료하는 데 필요한 약품이나 기재를 넣어 두는 상자. = 구급함(救急函 emergency box).

구급수송기 救急輸送機 air emergency ambulance 긴급수송용 고정익 또는 헬리콥터형 항공기.

구급차 救急車 ambulance 외상이나 갑작스런 질병이 있는 경우 환자를 이송하기 위한 응급차. 미국 수송부서는 1유형(응급차 동체를 포함한 트럭샤시), 2유형(밴), 3유형(응급차 동체를 포함한 밴 샤시)과 같이 세 가지 종류로 분류하고 있다.

구급차출동에서 현장도착 救急車出動~現場到着 vehicle-dispatch-to-scence interval 응급차의 출발시각에서부터 현장에 도착한 시각까지.

구급차출동에서 환자접근 救急車出動~患者接近 vehicle-at-scence-to-patient-access interval 구급차에서 환자가 있는 곳까지 접근하여 환자 옆에 도착한 시간.

구난선 救難船 salvage boat = 해난구조선.

구난용 방위측정설비 救難用 方位測定設備 shore based direction finder 조난 선박 등으로부터 발사되는 조난 주파수의 전파 방위를 측정하여 조난 선박 등의 위치에 관한 정보를 얻기 위한 방위 측정 설비.

구난용 체인톱 救難用~ chain saw 각종 재난사고 발생시 목재로 되어 있는 구조물의 절단 및 산악지역에서 장애물의 신속한 절단에 사용하는 장비. 저진동, 저공해장치 부착, 공기분사, 정화장치 및 시동을 쉽게 하는 감압밸브가 부착된 제품으로 재난구조시 구조물의 절단작업용으로 사용하고 특수재질의 체인을 사용하여 강화유리, 패널, 못이 박힌 목재등 1mm 두께의 철판절단용이며 깊이 조절이 가능하고 동계수난사고시 얼음 절단에 용이하다.

구내건조증 口內乾燥症 xerostomia 정상적인 타액 분비저하로 입안이 마르는 증상, 약물에 대한 공통적인 부작용으로 나타날 수 있다.

구내무선국 構內無線局 local area radio station 동일 부지 내에서나 건물 내에서만 사용하는 소전력 무선 설비를 이용한 무선 통신 시스템. 간소한 면허 절차로 개국할 수 있고, 데이터 전송, 구내 페이징(호출), 이동체 식별 및 무선 LAN용 등에 이용 가능하다. 안테나 전력은 10mW 이하(이동체 식별용은 300mW 이하), 전송 가능한 신호는 디지털 신호 등으로 정해져 있다.

구내배선 構內配線 premises wiring 가공인입선의 말단부하 또는 지중인입선의 말단부하에서 출구까지 영구적 또는 일시적으로 설치된 모든 관련 금구, 피팅, 배선장치와 함께 신호회로, 동력, 전등, 제어회로를 포함한 옥내외배선. 구내배선은 전기기구, 조명기구, 전동기 제어기, 전동제어장치, 이와 유사한 기기의 내부배선을 포함하지 않는다.

구내염 口內炎 stomatitis 국소적 또는 전신적 요인에 의한 구강점막의 염증. 방추균과 스피로헤타의 혼합감염에 의해 발병한다. 괴사성 궤양성 구내염, 경결, 누공을 만들고 치괴가 증명되는 방선균증, 성인에서는 균교대 현상으로써 소모성 질환이나 스테로이드제, 항암제, 면역억제제 투여 후에 보이는 아구창, 소수포, 헤르페스성염 등이 있다. = 입안염.

구동장치 驅動裝置 running gear 차량의 동력전달 계통 및 바퀴.

구두명예훼손 口頭名譽毀損 slander 잘못 또는 악의에 의해 개인의 품성, 명성, 평판 등을 손상시키는 행위.

구루병 佝僂病 rachitis 비타민 D의 부족, 장관으로부터의 칼슘흡수부전, 비타민 D 저항성 등에 기인하는 골격의 발육장애.

구루병의 佝僂病~ rachitic 구루병과 관련된.

구륜근 口輪筋 musculi orbicularis oris 입술의 피부에서 일어나기 시작하여 입주위 피부에 정지하며 입술을 오므리고 입을 다무는데 관여하는 근육. = 입둘레근.

구리 copper [Cu] 가단성과 연성이 있는 적갈색 금속원소. 열과 전기의 양호한 전도체이며, 미세한 가루형태에서는 독성과 인화성이 있다. 높은 전기전도도 및 열전도도를 갖고 있으며 주조하기가 쉽고 다른 금속과 합금력이 좋으며 부식이 적고 광택이 좋아 오랜 옛날부터 무기, 장신구, 동전, 용기, 동상 등을 만드는데 사용되어 왔다. 다른 금속에 비해 독성이 적고 동식물의 성장에 필수적인 미량금속중의 하나이다. 정상 성인의 하루 섭취량은 4~5mg이며 체내에서 혈색소 합성에 관여하며 철흡수, 성장촉진, 색소침착, 조직방어 등의 작용을 한다. 독성은 그리 크지 않으나 황산구리 등을 다량 섭취한 급성 중독인 경우에는 구토, 복통, 설사 등이 나타나지만 대부분 24시간 이내에 회복된다. 자살 목적으로 수g의 구리화합물을 섭취한 경우에는 소화관 천공, 용혈, 간괴사, 위장장애, 요독증, 경련, 혼수 등이 나타나고 치아의 청록색 착색, 혈변, 비점막 충혈, 피부궤양, 간경변 등의 증상이 나타난다.

구명대식부력조절기 救命帶式浮力調節器 buoyancy compensators(horsecollar) 부력조절기를 목에 걸어 앞으로 오도록 하여 허리에 벨트를 고정시키는 조절기. 부력이 잠수자의 앞쪽에 집중되어 균형 잡기에 곤란하고 양손의 활동에 지장을 주는 단점이 있다.

구명동의 救命胴衣 life jacket = 구명조끼.

구명뗏목 救命~ life raft 공기 등으로 부풀게 할 수 있는 작은 보트. 난파된 배의 구조작업을 위해 사용된다. 여러 유형이 있는데, coastal(근해용, 4~50인용), life float(단단한 플라스틱 형, 5~6인용), off-shore(공기주입식, 최대 50인까지), rescue platform(덮개, 최대 50인까지), SOLAS(최소 30일 간 생존가능), USCG(악조건 시) 등이 있다.

구명로프발사총 救命~發射銃 life gun 경량의 로프가 부착된 특수 발사체를 발사하는 총. 건물 또는 사람이 접근할 수 없는 장소 등에서 인명을 구조할 때 사용한다.

구명망 救命網 life net 빌딩의 화재시 낮은 층에서 뛰어내릴 수 있도록 고안된 원형 구조 장비. 외곽은 금속 틀이, 내부에는 섬유질로 이루어져 있으며, 고가 사다리 및 다른 구조 장비의 발달로 요즘에는 사용이 희박하다.

구명보트 救命~ lifeboat ① (역사적으로) 난파선이나 전복된 배의 구조자를 구출하기 위한 지상에 기반을 둔 배. 파도가 심한 바다에서 사용되도록 제작되었다. ② 배의 비상사태 시 승무원과 탑승자를 태우기 위한 작고 단단한 배.

구명부표 救命浮標 life buoy 둥근고리 모양의 1인용 부표로 조난시 물위에 떠 있으면서 구조를 기다리는 것. 다이버는 필수적으로 휴대하여 타인에게 폐를 끼치지 않도록 해야 한다. 라이프 재킷(구명동의)은 잠수 중 필요할 때는 압축가스를 사용해서 부풀게 한다. 부낭, 고무보트처럼 처음부터 부풀게 하여 띄워 놓고 로프를 달아서 잠수하는 방법도 있다.

구명이동국 救命移動局 survival craft station 국제 항해에 종사하고 있는 선박(여객선 및 500톤 이상의 화물선)이 해상에서의 인명 안전을 위한 국제 협약 및 선박 안전법의 규정에 따라 비치하도록 강제되고 있는 무선 전신 장치. 비상시에는 구명정 또는 구명 뗏목에 휴대하여 사용한다.

구명정 救命艇 rescue boat 신속하게 진수시키고, 뒤집어 졌을 때 빨리 복원되며, 위험할 때 즉각적으로 구명선을 예인할 수 있게 제작된 쉽게 조종할 수 있는 동력선. 노를 저어 구조 대상자에게 접근할 수도 있다. 구명정에는 여분의 노, 레스큐 캔 또는 레스큐 튜브, 장대, 닻, 구명복, 응급처치 물품 등을 갖추도록 권장한다.

구명정용 휴대무선전신 救命艇用 携帶無線電信 portable radio apparatus for survival craft 국제 항해에 종사하고 있는 선박(여객선 및 500톤 이상의 화물선)이 해상에서의 인명 안전을 위한 국제 협약 및 선박 안전법의 규정에 따라 비치하도록 강제되고 있는 무선 전신 장치. 비상시에는 구명정 또는 구명 뗏목에 휴대하여 사용한다.

구명조끼 救命~ life jacket 배나 비행기를 타다가 조난을 당했을 때, 몸이 물 위에 떠 있게 하기 위해 윗몸에 걸쳐 입는 조끼 모양의 물건. 케이폭(kapok)을 부력재료로 하여 면포(綿布)로 싸서 조끼 모양으로 만든 옷으로서 착용하고 있으면 그 부력에 의하여 머리를 물 위로 내놓고 물에 떠 있을 수 있다. = 구명동의(救命胴衣).

구명줄 救命~ throw bag 나일론백낭에 로프를 사려서 담은 가방. 로프의 길이에 따라 20~40m 들어 있어 구명시에 로프의 끝 쪽을 잡고 bag을 멀리 던져 배에서 이탈된 사람들을 뭍 쪽으로 구조하거나 배위로 끌어올린다.

구명환 救命環 ring buoy 고형콜크를 방수포로 싼 바퀴 모양의 기구. 튜브를 던지거나 또는 조난자가 쉽게 잡을 수 있도록 측면에 끈이 달려 있어 구조를 필요로 하는 사람이 물 위에 뜨게 하는 가장 손쉽게 사용할 수 있는 수상구조 장비. = 구명부환(救命浮環).

구배 勾配 slope ① 지형의 수평 기울기. ② 수평을 기준으로 100m당 상승 또는 하강한 표고차. %로 표기한다. = 경사(도).

구별 區別 differentiation ① 발생학에서 분화되지 못한 세포 또는 조직이 체계적으로 변화하여 구체적, 특징적인 물리적 형태, 생리적 기능과 화학적 특성을 획득하도록 발달되어 가는 과정. ② 최초의 기능, 형태와는 다른 기능과 형태를 획득하는 것. ③ 다른 질병으로부터 하나의 질병을 구별해 내는 것으로 감별진단과 같다.

구분방송선택스위치 區分放送選擇~ floor selector switch 비상방송설비에서 구분방송 층을 선택하는 스위치.

구상돌기 鉤狀突起 coronoid process 아래턱뼈의 아래턱가지 위 끝에 있는 두 돌기 중 하나로 앞쪽의 것을 말한다. = 갈고리돌기.

구상-밸브작용 球狀~作用 ball-valve action 밸브 역할을 하는 부력을 가진 공 모양의 물체에 의해 발생하는 개구부의 간헐적인 열림과 닫힘 활동.

구스넥 gooseneck ① 인화성 액체 용기의 배기관 끝에 설치된, 끝부분이 휘어진 배관. 빗물이 스며드는 것을 방지하기 위한 것이다. ② 건물의 최상층 피난 발코니에서 화재 피난 사다리를 펼쳤을 때 건물 너머로까지 펼쳐지는 피난 사다리의 부분.(同 / gooseneck ladder) ③ 초기의 휴대용 펌프를 지칭하는 용어. 펌프 최상부에 장착된 방출관의 모양이 거위의 목처럼 생긴 것에서 유래. ④ 휴대용 플레이파이프의 초기 형태. ⑤ (英) 댐 충수용 분기관 대신에 사용하는 U자형 관부속.

구심성 求心性 afferent 조직이나 시스템의 중심으로 향하는 진행. 흔히 혈관, 림프관, 그리고 신경에 적용된다. ↔ 원심성(遠心性 efferent).

구아고무 guar gum 시아노퍼스 테트라고노로바(Cyanopis tetragonoloba) 나무의 씨앗에서 추출한 수용성 점액. 금속과 접촉하는 물의 마찰력을 감소시켜 주는 것으로, 소방호스 노즐의 내부를 코팅하는 데 사용한다.

구아나벤즈아세테이트 guanabenz acetate 항고혈압제로 주작용은 중추신경의 아드레날린성 신경세포의 신경전달물질 분비를 억제하여 교감신경 유출을 감소시키는 것. 반감기는 4~6시간으로 대부분 간에서 대사 되므로 간경변증이 있는 환자는 용량조절이 필요하다. 나트륨과 물의 체내 축적이 일어날 수 있으므로 이뇨제와 병용 투여하기도 한다. 가장 흔한 부작용은 진정과 구강건조로 환자의 약 25~50%에서 나타난다. 이런 부작용은 점점 사라지게 되는데 약 10%에서는 지속되어 오심, 현훈 등이 생겨 도중에 치료를 포기할 수도 있다. 약물 투여를 갑자기 중단하면 고혈압 위기를 일으켜 생명을 위협할 수도 있으므로 어떤 이유에서든 갑작스런 중단은 금한다. → 구안파신(Guanfacine).

구아네티딘 guanethidine 말초성 교감신경 억제 약물. 교감신경말단에서 흡수되어 노르에피네프린 저장소포(norepinephrine storage vesicle)에 결합하여 norepinephrine을 고갈시킴으로써 교감신경을 차단한다. 심장의 교감신경차단으로 심박출량이 감소하고 말초혈관이 확장되어 혈압이 감소하게 된다. 항 고혈압제에 의한 중추신경 독작용이 심할 때 대체 약물로 많이 사용된다. 장기간 투여하면 말초 아드레날린성 뉴런으로부터 신경전달물질의 유리가 저해된다. 경구투여시 흡수와 생체 이용율은 3%에서 약 50%까지 변화가 심하다. 장기간 투여하면 교감신경절제와 매우 유사한 주효세포의 초과민성을 일으키므로 주의한다. 가장 중요한 부작용으로 체위성 저혈압이며 저혈압 발생시 뇌허혈과 심근 허혈증상이 동반될 수 있다.

구아닌 guanine 클레오티드에서 발견되는 주요한 퓨린 염기. DNA와 RNA 구성의 기초. 대부분의 세포에는 미세한 양이 발견된다.

구안파신 guanfacine Guanabenz와 화학구조가 매우 유사하고 따라서 약리학적 성질도 같은 약물. → 구아나벤즈아세테이트(Guanabenz acetate).

구어장애 構語障碍 dysarthria 중추신경계나 말초신경계의 손상으로 제대로 되지 않아 나타나는 불완전한 언어. = 말더듬이.

구역[1] 區域 section 사건지휘체계 내의 조직 단계. 작전상 기본 요소인 재정, 논리, 의학적 기능을 담당한다. 사건 지휘자와 부서 단계의 중간에 위치한다.

구역[2] 嘔逆 nausea 늑골 끝에서 흉부에 걸친 막연한 불쾌감. 타액분비의 항진, 발한, 현기증, 두통을 수반하는 경우가 많고 위질환, 급만성 간염, 담도질환, 췌장질환의 주요 증상이기도 하며 심질환이나 신질환의 증상이기도 하다. = 욕지기, 오심.

구역배수구 區域排水口 sectional drain 설비의 일부 구역만 배수하는 제어밸브에 설치된 배수구. 즉, 고층건물에 있는 유수검지장치용 제어밸브 위에 설치된 배수구.

구역스프링클러설비 區域~ zones system 건물 전체를 하나의 통합된 단위로 묶어서 제어하는 스프링클러설비와 비교하여, 건물 내 각 구역을 독립된 밸브를 이용하여 제어하는 스프링클러설비.

구역제어밸브 區域制御~ divisional valve 소화용 배관의 파열 등에 대비하기 위해 루프배관(loop main)이 지나가는 구역마다 블록화 하여 배관의 신뢰성을 향상시켜 주는 밸브. 스프링클러설비의 루프식 배관, 소화전 옥외 주배관(지하배관의 경우, 포스트식 개폐표시형 밸브 사용) 등에 설치한다.

구역질반사 嘔逆~反射 gag reflex 연구개나 뒤쪽 인두를 건드리면 나타나는 정상적인 신경반사. 반응은 연구개의 대칭적 상승, 혀의 수축 그리고 인두근육의 수축이다. 이 반사는 미주신경과 설인신경의 정상 여부를 테스트하기 위해 사용된다.

구역책임자 區域責任者 sector boss 임야화재 1구역 내에서의 진화작업을 책임지고 있는 소방간부.

구연산펜타닐 枸櫞酸~ fentanyl citrate 단시간 작용성 약물. 아산화질소(N₂O)를 이용하여 가벼운 전신마취를 할 때 합성 마약성 진통제인 펜타닐(fentanyl)이나 정신병 치료제인 드로페리돌(droperidol)을 병용주사하면 의식을 잃지 않고 소수술을 할 수 있다. 25~100mg씩 근육주사나 정맥주사를 한다.

구와관절 球窩關節 ball-and-socket joint 고관절과 견갑관절 같이 둥근 모양을 한 관절골의 머리 부분이 컵처럼 생긴 강속으로 들어가 형성된 활액성 관절. 이러한 구조는 사지가 여러 방향으로 움직일 수 있도록 한다. = 절구공이관절, 구상관절.

9의법칙 九~法則 rule of nines 체표면적을 9%씩 분할하여 화상정도를 평가하는 것으로 전체 부위가 신체 표면의 99%를 차지하고, 나머지 1%는 외부생식기 부위. 성인은 머리와 목, 각각의 팔 그리고 흉부, 복부, 등 상부와 하부 그리고 둔부, 다리 각각의 전면과 후면의 신체 부분은 각각 신체 총 표면의 9%씩 차지하고, 영아와 어린 소아의 경우, 머리가 신체 나머지 부위와의 비율상 성인보다 더 크므로 다르다. 영아와 소아의 머리와 목은 18%로, 각 사지는 9%, 흉부와 복부는 18%, 전체 등은 18%, 각각의 다리가 14%이고 외부 생식기는 1%로 계산한다 (이렇게 하면 합계가 101%가 되지만 대략 측정할 때 사용된다. 일부 응급의료 체계에서는 100%가 되도록 각 사지를 13.5%로 계산하기도 한다). → 손바닥법칙.

구인두 口咽頭 oropharynx 인두의 중간 부분. 호흡기계와 소화기계 모두에 작용하고 구강 뒤에 위치하며 연구개에서 설골 위치에까지 이르며 후두인두로 이어진다. = 구강인두.

구인두기도기 口咽頭氣道器 oropharyngeal airway 혀의 근육이완으로 기도폐쇄가 일어나기 쉬운 전신마취 환자나 무의식 환자 또는 인두흡인을 해야 할 경우에 이용되는 기구. 기도개방을 유지하기 위해 환자의 구강에서 인두로 삽입한다. 구개(palate)의 휘어진 형태에 따라 S자 모양으로 만들어 졌으며, 편안하게 적용되도록 반원형의 플라스틱이나 고무로 만들어진 형태를 사용한다. 성인, 어린이, 유아용이 있다. 반드시 앙와위를 취하며 목을 과신전 시키거나 어깨 밑에 베개를 대어 혀가 뒤로 넘어가 후두를 막지 않도록 해야 한다. = 입인두기도기.

911 911번호를 통해 응급지원을 요청하는 전화를 하거나 조언을 얻기 위해 지역의 공공 안전기관들에서의 훈련된 응급의료통신관리자를 활용하는 미국의 응급전화체계. 컴퓨터로 처리하면, 전화를 건 사람과 말하지 않고도 그의 주소, 전화번호를 확인할 수 있게 되고 이런 체계를 향상된 911이라고 한다.

911체계 九一一體系 911 system 응급상황을 알리는 전화접근체계. 각 나라마다 다른 전화접근 번호를 가지게 되며, 지역주민들이 쉽게 기억하고 이용할 수 있도록 짧은 자리수의 번호를 이용하여 사용하고 있는데, 미국의 경우 911번호를 사용하고 있으며, 911과의 전화연결이 이루어지면 응급통신관리자(dispatcher)는 정보를 받아서 필요한 응급의료, 소방서, 혹은 경찰서에 연락한다. 최근에는 송신자 전화번호와 위치를 자동적으로 확인하는 추가 기능까지 개발되어 이용되고 있다.

911테러사건 九一一~事件 911 terror = 미국 대폭발 테러 사건.

구조 救助 rescue 자동승강기, 산악지형, 수상에서와 같이 환경적인 원인에 의한 희생자의 피동적 제한을 가진 사람들을 찾아내고 위험상황에서 벗어나게 하는 일 또는 주변상황의 제한이나 다가올 위험으로부터 자유롭게 하는 것.

구조견 救助犬 rescue dog 사고시 구조대원과 함께 구조활동에 참여하는 개. 스위스의 대표적인 개로 세인트버나드(Saint Bernard)가 구조견의 효시이다.

구조견탐색 救助犬探索 dog search 매몰된 요구조자를 감지해 내도록 특수훈련을 받은 탐색구조견의 예민한 후각 등을 이용하여 이루어지는 탐색법. 최단시간에 넓은 지역의 요구조자 위치를 파악하는 가장 좋은 방법이며, 너무 좁거나 사람이 진입하기에 불안정한 지역에서도 접근가능하다.

구조공작차 救助工作車 rescue apparatus 절단기, 전개기, 크레인, 발전기, 조명탑 등과 같이 구조에 필요한 여러 장비가 탑재·장착되어 있는 차량으로, 구조대원도 탑승하여 출동할 수 있다.

구조구급과 救助救急課 rescue division 구조구급 행정의 기본계획 수립 및 조정, 구조구급대 편성운영에 관한 업무 및 유·무선 소방통신시설 유지·관리, 화재 및 긴급재난 등의 상황처리, 헬기 이용 화재진압, 구조·구급방역 활동과 특수재난 대비 및 긴급구조훈련에 관한 사항 등을 관할하는 소방서의 부서.

구조기관 救助機關 rescue station 신속한 수색구조를 수행하기 위하여 필요장비와 훈련받은 요원으로 구성되어 있는 기관.

구조기구 救助機構 rescue unit : RU 신속한 구조작전 수행을 위하여 적절한 장비와 잘 훈련된 요원으로 조직된 단위부대.

구조낭 救助囊 rescue bag 수해, 화재시 다수의 조난자를 구조하기 위하여 제작된 장비로 항공기의 화물용 고리에 걸어서 사용하는 장비.

구조대¹ 救助袋 escape chute 화재가 발생한 건물의 고층에서 지상으로 탈출할 때 이용하는 긴 자루형 기구. 45° 각도로 미끄러져 내려오는 사강식(斜降式)과 수직으로 내려오는 수강식(垂降式)이 있다.

구조대² 救助隊 rescue company 화재, 붕괴사고, 수난사고, 산악사고, 교통사고 등 각종 재난현장에서 인명구조활동을 할 수 있는 전문적인 기술, 장비, 지식, 체력·경험 등을 갖춘 대원들로 구성된 조직으로 구조차량과 2~4명의 대원으로 구성된 전술 단위. 구조 능력에 따라 경급(light), 일반(medium), 중급(heavy)으로 분류된다. 경급과 일반은 차량 사고에 유용하며 중급은 건물의 붕괴에 적합하다.

구조링 救助~ rescue ring 구조에 사용하는 링. 구조자가 조난자 위치에 링을 던져 놓고 조난자가 링을 잡은 상태로 줄을 당겨 구조하는데 사용하도록 되어 있어 수상구조에는 필수적인 장비로 초소형 중량으로 휴대 보관이 간편한 장점이 있다.

구조물 構造物 structure 특정 용도로 사용하기 위해 수많은 재료들을 조립하여 건립한 건축물.

구조물화재 構造物火災 structure fire 구조물의 내부, 상부, 하부 등 어떤 형태로든 구조물과 접촉한 채 연소를 지속하는 화재.

구조사용가방 救助士用~ EMT bag 응급처치에 필요한 응급처치 장비 등을 보관, 운반하는 부드러운 재질의 가방.

구조사용가위 救助士用~ scissors 상처부위개방 및 드레싱에 쓰이는 가위. 장갑을 끼고 사용할 수 있도록 손잡이가 크게 되어 있고 가위 날끝은 뭉툭하여 환자에게 상처를 주지 않도록 되어 있으며 가위날에 톱니모양의 안전장치가 있어 손상을 방지해 준다.

구조삼각건 救助三角巾 rescue sling 로프나 망을 매듭지어 부상당한 사람을 안전한 장소로 내릴 수 있도록 해주는 슬링.

구조소방자동차 救助消防自動車 rescue apparatus 크레인, 조명탑, 원치 등이 설치되어 있으며 각종 재해 재난현장에서 신속하고 정확한 구조 활동에 적합하도록 설계 제작된 소방자동차.

구조수송 救助輸送 rescue carry 부상당했거나 의식불명인 사람을 안전하게 수송하는 방법.

구조시트선반 救助~懸盤 cover rack 구조용 덮개를 보관하는 선반.

구조시트용장대 救助~用~ cover pole 높이 쌓여 있는 물건더미 위로 구조용 덮개를 씌울 때 사용하는 한쪽 끝에 U자 모양의 고리가 달린 막대.

구조요원 救助要員 lifeguard ① 수영장, 호수 및 바다를 순찰하는 교육받은 수난구조 및 재난 담당자. 교육(훈련)의 정도는 다양하나 모두 수난 현장에서의 안전을 관리한다. ② 생명이 위험한 자를 구조하는 임무를 띤 항공기와 관제탑 사이에 이루어지는 콜 사인.

구조용그물 救助用~ rescue net 딱딱한 마루틀 같이 생긴 모양으로 측면에 굽혀지는 플라스틱 재질의 이음새 주위에 로프성 망그물이 달려 있는 헬기에서 올리는 구조용 도구. 겨우 약하게 다친 2~3명의 환자를 올려 구조할 능력이 있지만 이것은 일반적으로 구조용 바구니 대신 사용한다.

구조용기계톱 救助用機械~ partner rescue saw 환기 및 구조작업용 원형 기계톱.

구조용덮개 救助用~ salvage cover 타르 칠을 한 두꺼운 면이나 플라스틱 등으로 만든 방수천. 화재 시나 화재를 진화한 뒤에 물건 등을 덮어 물이나 연기, 약한 열기로 인해 물건 등이 손상되는 것을 방지해 준다. 가장자리를 따라 고리가 만들어져 있어 벽 등에 못질할 수 있게 되어 있다.

구조용망치 救助用~ rescue hammer 구조 작업에 사용되는 망치. 안전벨트를 절단하거나 창문을 파괴할 수 있도록 바늘, 호루라기, 손전등이 부착되어 있다.

구조용바구니 救助用~ rescue basket 구조에 사용하는 바구니. 구조용 의자와 같은 용도로 사용되나 육·해상에서 거동이 불편하거나 심리적으로 불안한 상태에 있는 등 혼자서 자신을 통제하지 못하는 조난자에게 사용되며 끌어올리는 동안 조난자의 추락을 방지하며, 안전하고 편안하게 운반할 수 있다.

구조용벨트 救助用~ horse collar 구조 작업에 필요한 벨트. 구조용 의자와 같은 용도로 사용되며, 의식이 있는 조난자에게만 사용할 수 있다. 조난자의 가슴에 걸어서 1명 끌어올릴 수 있으며, 조난자가 떨어지지 않도록 안전벨트(고리)가 부착되어 있고, 무게는 약 2kg 정도임.

구조용시트 救助用~ carryall 건물의 잔해 등을 운반할 때 사용하는 양끝에 손잡이용 로프가 달려 있는 구조용 덮개.

구조용의자 救助用~ rescue seat 구조 인양기에 연결하여 항공기가 착륙할 수 없는 장소에서 조난자를 끌어올리는 장비. 최대 3명까지 동시에 구조할 수 있으며, 해상에서 사용시는 물에 뜰 수 있도록 부표를 부착시킬 수 있게 되어 있다. 장애물이 있는 곳에서 사용시는 다리를 접어서 내릴 수 있도록 되어 있으며 조난자를 안전하게 끌어올리기 위한 안전벨트가 부착되어 있다. 무게는 부이를 포함하여 약 12kg 정도임.

구조용투낭 救助用投囊 rescue throw bag 일종의 로프 주머니로서 주머니 안에 있는 줄의 끝부분을 붙잡고 구조요청자가 있는 방향으로 주머니를 던져 구조요청자는 이 로프를 잡으면서 물 밖으로 안전하게 빠져 나오는 인명구조용 도구.

구조용하강킷 救助用下降~ rescue descent kit 빌딩과 빌딩 사이 또는 건물의 내부에 수직통로 하수구등 높은 곳으로부터 깊은 곳에서의 신속, 안전한 하강을 위해 주로 사용하며 언제든지 구조대원이 원하는 위치에 정지하여 인공구조용으로 사용하는 데 적합한 장비.

구조인양기 救助引揚機 rescue hoist 구조용 항공기(주로 헬기)에 장착되어 착륙이 불가능한 장소에서 조난자를 구조용 항공기내로 끌어올리는데 사용되는 장비.

구조작업 救助作業 salvage operations 화재 등의 긴급사태시 또는 그 후에 화재, 연기, 물, 기타 위험

노출 등으로 인해 발생할 수 있는 손실을 줄이기 위해 취하는 조치.

구조작업용깔판 救助作業用~ floor runners 구조 작업에 필요한 깔판. 보통, 가로 91cm(3ft), 세로 5.46m(18ft) 정도의 중질 플라스틱이나 캔버스. 바닥 위에 설치하며, 구조작업중 잔해나 물 등에 의한 손상을 방지하기 위해 양탄자를 깔아놓는다.

구조조정국 救助調整局 rescue co-ordination centre 수색 및 구조업무체계를 효율적으로 발전시키고, 수색 및 구조구역 내에서의 수색 및 구조작업을 조정할 책임이 있는 기관.

구조조직 救助組織 rescue organization 조난자를 구출하기 위한 조직 또는 조직체. 우리나라에도 설악산, 지리산, 북한산, 도봉산, 한라산 등지에 대한산악연맹, 한국산악회, 적십자구조대, 경찰산악구조대, 기타 소속의 조직체가 활동하고 있다. 외국의 경우 각 산악 국가마다 구조 조직이 결성되어 있는데, 유럽 알프스에는 SOS몽타뉴라는 일종의 보험 조직 제도가 있으며 널리 알려져 있다.

구조차 救助車 rescue bus 소방에서의 화재 및 인명구조를 위한 긴급 출동시 구조대원들이 탑승하여 현장으로 출동하는 차량. 구조장비 및 수난 장비 첨단장비 등을 적재할 수 있고 이를 운용할 수 있는 대원이 필요하다.

구조캔 救助~ rescue can 견인용 밧줄이 달린 부력이 있는 실린더. 수상구조용으로 사용하며 수상구조시 요구조자에게 던져주어 안전하게 구조하고 경량으로 동양인이나 여성대원에게도 무리가 없으며 15m 길이의 물에 뜨는 로프가 내장되어 있다.

구조튜브 救助~ rescue tube 부양력 있는 원통 모양의 장비. 홀스칼라(horsecollar) 모양으로 변형된다. 수중 사고 시 던져서 환자를 지지하거나 끌어당길 때 사용된다. 조난자가 직접 손으로 잡을 수도 있고 어깨밑에 감은 형태로 구조자가 견인하는 형태로 사용할 수 있도록 되어 있어 수상구조에 필수적인 장비이며 조난자가 튜브를 착용한 상태로 인공호흡 등을 실시할 수 있도록 되어있다.

구조협조본부 救助協助本部 rescue coordination

center 대구역내에서의 수색구조 작전수행의 협조 및 효과적인 수색구조 조직의 운영책임을 갖고 있는 기구.

구조활동 救助活動 rescue operation 위험한 상황에서 환자를 이동시키는 일. 항공, 육상, 해상 등 각종 긴급한 상황에 대한 별도의 구조 팀을 양성하여야 하며, 반드시 자신의 안전을 확보한 후에 치료를 위한 구조활동이 이루어져야 한다.

구조후저체온 救助後低體溫 afterdrop 저체온 환자를 추운 곳에서 옮겼을 때 계속 저하하는 중심 온도. 말초혈액이 신체중심으로 순환되기 때문에 일어난다. = 잔류저체온.

구진 丘疹 papule 사마귀나 편평태선처럼 국한성이고 표재성인 피부의 딱딱한 융기. 경계가 뚜렷하고 직경은 보통 1cm 미만이다.

구출 救出 extrication 어려운 상황이나 위치에서 조난자를 구조하는 행위.

구출고정대 救出固定帶 extrication device 자동차 사고나 좁은 공간에서 환자를 고정시켜 구조할 때 머리, 목, 척추를 고정할 수 있도록 고안된 척추고정 장비. 짧은 척추고정장비와 구출조끼가 있다.

구출분율 驅出分率 ejection fraction 총심실충만량에 따른 각 심실 수축 동안 방출한 혈액의 비율. 이는 좌심실기능의 지표이며 정상 심실의 기능은 65%이다(일박동량/확장기말용적).

구출용들것 救出用~ extrication device 의자형태로 전환이 가능한 들것. 계단용 들것으로 사용가능하며 차량의 좁은 공간에서도 접어서 편리하게 적재 가능하다.

구출조끼 救出~ extrication vest 조난자를 구출할 때 사용하는 조끼. 미리 조립해 놓은 짧은 척추고정판과 함께 사용하며 뒷부분은 딱딱한 재질로 머리에서 미추까지 고정할 수 있게 하고 크기나 비율에 상관없이 충분히 환자를 고정할 수 있도록 하고, 고정된 형태가 아니라서 좁은 공간에서도 착용이 가능하다.

구충감염 驅蟲感染 hookwarm infection 사람의 주요 2대 장내 기생충으로 Ancylostoma duodenale

와 Necator americanus 가운데 하나에 의해 감염된 상태. 두 가지 모두 복통과 철결핍성 빈혈증을 일으킨다. 기생충은 피부를 뚫고 유충으로 체내에 들어가 폐와 순환계를 돌고 상기도를 따라 올라가 삼켜져 장내에서 십이지장충의 입이 점막에 붙어 결국 숙주의 혈액으로 살아간다.

구충약 驅蟲藥 antiparasitic 기생충을 죽이거나 성장생식을 억제하는 약물.

구충증 鉤蟲症 hookworm disease 십이지장충, 아메리카구충 등의 선충류에 감염된 질환. 유충 침입 부위에 소양증, 작열감이 있으며 침입 초기에는 기침, 오심, 구토가 있고 성충이 되면 빈혈, 소화장애가 나타난다.

구취증 口臭症 halitosis 불량한 구강위생, 치아나 구강의 감염, 알코올이나 마늘 같은 음식 섭취, 담배 또는 간질환에서 암모니아 냄새나 당뇨병에서 아세톤 냄새와 같은 전신성 질환 등으로 발생되는 악취.

구타 毆打 battery 동의없이 타인에 대한 불법적인 접촉. → assault.

구타페르카 gutta-percha 말레이시아 상록수에서 추출한 거친 플라스틱 물질. 고무와 유사하지만 고무보다 수지 함유량이 더 많고, 절연체로 사용한다.

구토 嘔吐 vomiting 위에서 역방향의 운동이 일어나 음식물이 입 쪽으로 역류하는 현상. 인두점막, 위점막 및 십이지장 점막에 대한 강한 자극(배멀미, 차멀미), 기타 중독 등으로 구토중추가 직접 자극을 받을 때 일어난다.

구토물 嘔吐物 vomitus 입으로부터 위 내용물을 토해낸 물질.

구토제 嘔吐劑 emetics 구토를 유발하는 약제. 독성 물질 배출을 촉진시키는 제제.

구토증후군 嘔吐症候群 vomiting syndrome 통증, 장 폐쇄, 위장염, 담석, 신 결석, 심근경색증, 두개내압 상승 등의 원인으로 구토가 유발되는 증후군.

구풍관장 驅風灌腸 carminative enema 장이 가스로 팽만되었을 경우 가스를 제거시키기 위한 관장법.

구형스프링클러헤드 舊形~ old-style sprinkler

head 총수량의 40~60%를 초기에 아래 방향으로 살수하며, 상향형 또는 하향형 디플렉터를 설치하도록 설계된 스프링클러헤드.

구호 救護 relief 재난이나 어려움에 처하여 있는 사람을 도와 보호하는 것 또는 병자나 부상자를 간호하거나 치료하는 것.

구호우선순위 救護優先順位 triage 치료의 우선 순위를 결정하기 위해 환자 및 부상자를 분류하는 것.

구획된연단 區劃~演壇 enclosed platform 강당이나 집회실 등에서 부분적으로 구획되어 있는 곳. 그 천장은 앞무대로부터 1.5m(5ft)를 넘지 않는다. 공연, 집회 등의 용도로 사용된다.

구획벽 區劃壁 enclosure wall 계단실, 엘리베이터 샤프트, 덕트 공간, 기타 한 층을 통과하는 수직 개구부를 에워싸고 있는 건물내 내력벽 또는 비내력벽.

구획실 區劃室 compartment 벽과 천장으로 완전히 둘러싸인 공간.

구획저장 區劃貯藏 cut-off storage 동일한 건물이나 옥내에 칸막이 또는 벽으로 구획하여 혼합해서 저장할 수 없는 물질을 저장하는 것.

구획증후군 區劃症候群 compartment syndrome 골절이나 쇼크 방지용 바지(MAST)를 두시간 이상 착용시 근막 내 동맥의 압박과 혈액공급 감소에 의해 발생하는 병리적 상태. 임상증상은 종창, 움직임의 제한 심한 통증이 동반된다. 손이나 발의 영구적인 경축기형을 초래할 수 있다.

국가수색구조계획 國家搜索救助計劃 National Search and Rescue Plan : NSRP ① 국제적인 책임 및 국내의 필요성에 의하여 수색구조 지원을 협조하기 위하여 각 기구사이의 협의 하에 준비된 국가계획. ② 부상, 실종, 고립의 상황에 필요한 미연방원조담당기관을 인정해주는 문서. 미국의 해군, 해병, 해안경비대 등 모든 연방수색 및 구조담당 기관을 정의한다.

국가지리정보시스템 國家地理情報~ National Geographic Information System : NGIS 건설 교통부를 중심으로 각 부·처가 협조하여 추진하는 지리 정보

체계 구축 사업. 지리적으로 활용 가능한 모든 형태의 정보를 효과적으로 수집, 전산화하여 저장 관리하고 갱신, 조정, 분석, 출력할 수 있도록 하여 그 효용을 극대화하기 위한 정보 시스템이다. → 지리 정보 시스템.

국가합동사고관리시스템 國家合同事故管理~ National Interagency Incident Management System : NIIMS 미국에서 5개의 주요 하부조직으로 이루어진 모든 위험사고관리를 담당하는 합동시스템. 하부조직으로는 사고지휘조직, 훈련(교육), 자격 및 인증, 기술보완, 출판 관리로 이루어진다.

국립고속도로안전청 國立高速道路安全廳 National Highway Safety Administration : NHSA 1966년 제정된 고속도로안전법률에 의거하여 안전요원들에 대한 훈련과정을 발전시키고 그 기준안을 제시하는 책임을 가지고 있는 미국의 고속도로 안전기관. 기술지원프로그램(Technical Assistance Program)에서 응급의료체계의 표준을 정하고, 평가프로그램을 만들었다. 법률과 정책, 자원관리, 인적자원과 훈련, 이송, 의료시설, 통신, 대국민 정보 및 교육, 의료지도, 외상체계, 평가에 대한 기준을 제시해 준다. 미국도로교통안전협회(NHTSA)는 연방정부의 보건국과의 협조를 통해 응급의료체계를 발전시키기 위한 주도권을 가지고 지난 30여년 동안 노력을 하고 있는 기관이다. 이 기관은 응급의료전달체계의 지지가 필요한 지역사회요구가 무엇인지를 파악하는 역할도 함께 하고 있다.

국립해양대기권국기상관측소 國立海洋大氣圈局氣象觀測所 National Oceanic and Atmospheric Administration(NOAA) weather station (사고 현장에서 사용할 수 있는) 국립해양대기권국에서 제공하는 이동식 기상 자료 및 일기예보 시설.

국민의료 國民醫療 national medical treatment 일반 국민에게 제공되고 있거나 국민이 스스로 이용하고 있는 모든 형태의 보건 의료.

국부발진기 局部發振器 local oscillator 상위(上位)에 있는 장치 또는 다른 장치와 물리적인 접속 관계를 갖고 있는 장치에서, 논리적으로는 접속 관계를

끊고 자기 장치만으로 동작하는 상태.

국소감염 局所感染 local infection 병원미생물의 증식과 병변이 체내에 침입하여 국소적으로 이루어지는 감염. 예를들어 바이러스 감염증에 있어서 호흡기 점막에 국한되는 인플루엔자 또는 진균감염에서의 피부진균증 등이 있다.

국소독성 局所毒性 local toxicity 부식성이나 자극성 물질을 섭취했을 때 최초로 접촉한 부위에 나타나는 독성. 피부, 위장관, 호흡기관 등에서 잘 나타난다.

국소마취 局所痲醉 local anesthesia 신체 일부분에 한정하여 시행하는 침윤마취. lidocaine, bupivacaine hydrochloride 등이 많이 사용된다. = 표면마취(表面痲醉 topical anesthesia).

국소마취제 局所痲醉劑 topical anesthetics 피부표면이나 점막의 통증을 완화시키는 제제. 상처, 치질, 햇빛으로 인한 화상시 피부 표면과 점막 신경을 무감각하게 하여 통증과 가려움증을 완화시킨다. 스프레이, 크림, 가글액, 좌약, 주사제 등이 있다.

국소반응 局所反應 local reaction 국소에서 일어나는 일종의 숙주 방어 반응. 염증이나 종양이 국소에 발생함에 따라 국소의 간질에 존재하는 혈관, 결합조직이 반응하고 부종이나 세포의 침윤을 수반하는 삼출성 염증과 육아조직이나 결합조직의 증식을 수반하는 증식성 반응이 생긴다.

국소방출방식 局所放出方式 local application system 불연성가스 소화설비인 이산화탄소 소화설비, 할로겐소화설비, 분말소화설비 등의 소화약제의 방출방식. 화재가 발생될 수 있는 부위. 즉, 연소기 또는 화기취급장소 등에 국부적으로 소화약제를 방출시켜서 화재를 소화할 수 있는 방출방식이다. ↔ 전역방출방식.

국소복부압통 局所腹部壓痛 localized abdominal tenderness 복부 특정부위의 압통.

국소스테로이드제 局所~劑 topical corticosteroids 피부 질환 증상을 완화시키고 소양증, 혈관이완, 염증 등에 사용하는 제제.

국소압통 局所壓痛 point tenderness 상처나 질병이 있는 부위에 국한되어 나타나는 통증.

국소의 局所~ local ① 부분적으로 지정된 구역. ② 국소부위에 시행된 치료나 약물. 예를 들어 국소 마취 등이 있다.

국소작용 局所作用 local effect 약물이 국소나 경구투여로 간에 흡수되어 순환계를 통하여 생체의 일부에 국한되어 작용하는 것.

국소적해부 局所的解剖 topographic anatomy 신체의 외형적인 특징을 나타내는 해부학.

국소표면도포법 局所表面塗布法 topical application 점막, 피부, 눈 등의 국소적인 부위에 도포하는 방법. 비점막에 항이뇨호르몬을 도포하거나 상처 등에 직접 도포하는 방법, 점안약 투여 등이 많이 이용된다.

국제단위 國際單位 International units : IU 신체적 총량의 국제적 단위. 이 단위의 예로는 리터의 양, 미터의 길이, 분당 정확한 시간의 양이 있다. Comite International des Poids et Mesures는 단위를 규정지어 정기적으로 만난다.

국제단위체계 國際單位體系 international system of units 항생물질, 비타민, 효소, 호르몬 등 물질의 측정(측량) 기준(표준). 물체의 국제단위는 특정 생물학적 결과를 산출하는 양이며, 같은 물질의 다른 단위와 같은 힘과 행위를 지닌다.

국제소방장협회 國際消防長協會 International Association of Fire Chiefs : IAFC 1918년 7월 3일 미국 워싱턴에 설립된 소방의 중요문제점을 연구·조사하며 소방에 관한 정보와 의견 및 기술을 교환하는 단체. 각국 소방책임자와 소방서장 및 의용소방대장이 정회원이며 소방간부나 공공시설의 안전책임자는 준회원으로 된다.

국제수색구조자문단 國際搜索救助諮問團 International Search and Rescue Advisory Group : INSARAG 1991년에 UN과 국제 수색구조활동에 참여하고 있는 나라들에 의해 창설된 수색구조자문단. 자연이나 인위적인 재난에 따른 생명의 구호와 인도주의 실천을 통해 국제관계를 효과적으로 증진시키는 것이 목적이며 재난대응능력의 향상과 국제 수색구조팀간의 협조도모 뿐 아니라 구조작전과 구조활동을 통해 배운 지식의 공유 등이 활동영역에 포함되어 있다. 자문단의 강령은 다음과 같다. 1) 재난에 따른 인도주의적인 조치의 제공과 인명구조를 목적으로 한 효과적인 국제관계를 증진한다. 2) 긴급사태에 대한 대비 및 대응체계를 효과적으로 구축하여 보다 많은 인명을 구함과 동시에 고통을 줄이고 환경에 미치는 영향을 최소화한다. 3) 재난 현장에서 활동하는 국제 수색구조팀간 협조 체계의 능률성을 촉진한다. 4) 개발도상국가에 우선권을 줌으로써 재난 빈발국가 수색구조 대비체계의 개선을 촉진한다. 5) 국제 재난 현장에서 활동하는 국제 수색구조팀간에 지속적인 협력체제를 기하기 위해 국제적으로 통용되는 절차와 시스템을 발전시킨다. 6) 현장활동의 조정측면에서 기본적으로 UN OCHA(유엔인도주의업무조정국)의 체제내에서 지침과 지원을 제공한다. 7) 타 국제 조직에서 이룩한 수색구조절차의 발전을 고려하여 관여된 조직들 간에 수색 및 구조와 관련한 문제에 있어서는 긴급구호시 협조체제를 강화한다. 8) 국제적인 재난 발생시 적시에 그리고 효과적으로 신속한 상황 판단을 할 수 있도록 정보평가, 구호요청, 현장활동정보의 전달 모델을 제시한다.

국제신호서 國際信號書 international code of signal 선박과 항공기 등(주로 선박)이 항행 및 인명의 안전에 관하여 다른 선박, 항공기 등과 신호로 연락을 취할 경우(특히 언어가 통하지 않는 경우)의 방법과 수단(깃발 신호, 발광 신호, 무선 통신 등)을 정한 것. 9개 국어로 작성되어 있다. 1974년 해상에서의 인명 안전을 위한 국제 협약(SOLAS 협약)에 의해 무선 전신 또는 무선 전화의 설치가 요구되는 모든 선박은 국제 신호서를 비치하도록 규정되었다.

국제연합부흥행정처 國際聯合復興行政處 United Nations Relief and Rehabilitation Administraion : UNRRA 질병예방을 위한 국제협력기구. 1946년에 WHO발족의 기초가 되었다.

국제적십자회 國際赤十字會 international red cross society 스위스 제네바에 기반을 둔 국제자선단체. 전쟁과 재난에 의한 희생자들에게 인도적 지원을 제공한다. 전쟁 중 중립적으로 병원 및 의료진을 지원한다.

국제침묵시간 國際沈默時間 international radio silence 해안국과 선박국이 주파수를 발사하지 못하도록, 전파규칙(RR)에 규정된 시간. 전파규칙에는 해안국과 선박국이 국제 표준시인 협정 세계시(UTC)인 매시 15분 및 45분부터 3분 간 485~515kHz(500kHz±15kHz)에는 주파수를 발사하지 못하도록 규정하고 있다. 다만, 조난당한 선박이 긴급한 구조 요청을 할 때는 이 주파수를 사용할 수 있으며, 그 외 다른 무선국은 침묵을 지키면서 청취해야 하고 특히 청취 의무가 부여된 해안국과 선박국은 24시간 500kHz를 청취해야 한다.

국제호출주파수 國際呼出周波數 international calling frequency 무선 전화 또는 모스 무선 전신에 의한 통신을 하는 경우 최초에 상대 무선국을 호출할 필요가 있지만, 해상 이동 업무에서 세계적으로 공통된 호출용 주파수로서, 국제 전기 통신 협약 부속 전파규칙(RR)에 의해 정해져 있는 주파수. 1) 500kHz:415~526.5kHz의 주파수대로 운용하는 무선 전신의 해안국 또는 선박국 및 해상 이동 업무국과 통신하는 항공기국이 호출용으로 사용하는 것. 국제 조난 주파수로도 정해져 있는데, 조난용으로 사용될 때는 해안국 및 선박국은 보조 호출 주파수로 512kHz를 사용할 수 있다. 2) 2,182kHz : 1,606.5~4,000kHz의 주파수대로 운용하는 무선 전화의 해안국 또는 선박국 및 이들 국들을 호출하는 항공기국이 호출용으로 사용하는 것. 국제 조난 주파수로도 사용된다. 3) 156.8MHz:156~174MHz의 주파수대로 운용하는 무선 전화는 해안국 및 선박국이 사용하는 국제 호출 주파수임과 동시에 국제 조난 주파수 및 국제 안전 주파수이다.

국지도로 局地道路 local road 지구내 도로(地區內道路)를 말하는데, 도로를 기능적으로 분류할 때 이동성은 제한하고 접근성을 높이는 도로. 자동차, 보행자, 자전거의 안전을 위하여 주행속도를 낮추어 설계한다.

국한성건망증 局限性健忘症 circumscribed amne-

sia 정확히 시간적으로 국한되어 있든가, 어떤 사항에 관하여 국한된 건망증.

군용항쇼크바지 軍用抗~ military anti-shock trousers : MAST 출혈이 심할 때 신체 하부에서 상부로 혈액의 흐름을 유도하는데 사용하는 공기로 부풀리는 바지. = 항쇼크바지.

군주의 면제주의 君主~免除主義 sovereign immunity 과거 영국의 일반적 법으로 개인은 그들이 국왕이나 왕족 중 누군가의 과실로 인해 손상이나 상해를 입었다 할지라도 배상을 청구할 수 없다는 법.

굴곡 屈曲 flexion 두 뼈 사이의 각도가 줄어 들도록 관절을 굽히는 운동으로 팔꿈치를 굽힐 때 상박골과 척골 사이의 각도가 줄어드는 것과 같은 것. = 굽힘.

굴근 屈筋 flexor 관절을 구부리게 하는 근육의 총칭.

굴뚝화재용봉 ~火災用棒 chimney rods 굴뚝화재를 진화할 때 휴대용 펌프의 노즐을 굴뚝 안으로 확장시켜 주는 봉.

굴뚝효과 ~效果 chimney effect 빌딩 내부의 온도가 외기보다 더 따뜻하고 밀도가 낮을 때 빌딩내의 공기는 부력을 받아 계단, 벽, 승강기 등 건물의 수직 통로를 통해서 상향으로 이동하는 효과. 외기가 빌딩내의 공기보다 따뜻할 때는 건물내에서 하향으로 공기가 이동하며 이러한 하향 공기흐름을 역굴뚝효과라 한다. 굴뚝효과나 역굴뚝효과는 밀도나 온도차이에 의한 압력차에 기인한다. 일반적으로 굴뚝효과는 항상 빌딩과 외부사이에 존재하는 것으로 생각된다. 따라서 건물내에 누출 통로가 존재하게 된다면 화재가 발생한 층으로부터 다른 층으로 연기 이동이 가능하게 된다. → 부력. = stack effect.

굴삭기 掘削機 excavator 대량 가연물 제거, 연소 저지선 구축 등에 효과적으로 활용될 수 있는 건설 장비. 굴신(屈伸)이 자유로운 붐(boom)과 삽(shovel)을 구비하고 있다.

굴절 屈折 refraction 하나의 매질(媒質)로부터 다른 매질로 진입하는 파동이 그 경계면에서 나가는 방향을 바꾸는 현상. 잠수의 경우 눈과 물 사이에 공기층이 형성되므로 공기−물에서의 빛의 굴절이라는

효과를 낳는다. 잠수사가 수경을 통하여 물속을 바라볼 때 실제로 영상은 피사체와 수경간 거리의 3/4 부위에 나타난다. 즉, 빛은 피사체로부터 실제거리보다 3/4 지점에서 발생한 것처럼 보인다.

굴절골절 屈折骨折 bending fracture 발이나 엄지 발가락과 같은 신체 말단 부분의 구부러짐에 의해 간접적으로 일어나는 골절. = 굴곡골절, 굽힘골절.

굴절사다리차 屈折~車 foldaway ladder 회전, 굴신(屈伸)되는 사다리가 장착된 소방차로, 중·저층에 고립된 사람을 구조하거나 소방대원이 진입·방수할 때 이용한다.

굴절식붐 屈折式~ articulating boom 확장과 수축 모드가 너클 이음쇠의 각을 조절함으로써 이루어질 수 있는 둘 이상의 접는 붐으로 구성된 공중장치.

굴지증 屈指症 camptomelia 하나 이상의 사지가 굽어 있는 선천적 기형.

굴착용송곳 掘鑿用~ auger 소방대에서 구조용 도구로 사용하는 구멍뚫기용 기구.

굽도리판 ~板 foam dam 플로팅 루프 탱크의 상부 포방출구에서 방출된 포를 가둬두기 위해 설치한 격벽.

굽은노즐 bent nozzle 구획실 또는 밀폐된 공간의 주수작업에 알맞도록 휘어진 특수 노즐.

굽힘도파관 ~導波管 bent waveguide 도파관 내를 전파하는 전송파의 방향을 변화시키기 위하여 도파관의 일부를 둥글게 구부린 도파관. 굽힘 도파관에는 전계 E에 평행하게 구부러진 E 굽힘과 자계 H에 평행으로 구부러진 H 굽힘의 두종류가 있다. 직선 도파관과 비교하면 전송 특성이 조금 다르다. 일반적으로 고차 모드를 발생하고 반사파를 만든다. 특히 밀리파용 원형 도파관에서 TM11파와 TE01파 사이에 나타나는 결합으로 인하여 손실을 일으킬 우려가 있다.

굿패스처증후군 ~症候群 Goodpasture's syndrome 신장의 염증과 관련되어 있는 만성 질환. 객혈을 동반한 기침, 호흡곤란, 빈혈, 점진적인 신 기능부전 등이 특징으로 나타난다.

궁둥뼈 = 좌골.

권리 權利 right 법이 인정하는 의사의 힘. 즉 물건의 매도인은 매수인에 대하여 대금을 청구할 권리가 있는데, 대금청구권이 있다는 것은, 대금을 청구하고자 하는 매도인의 의사가 법에 의해서 보호되고 있다는 의미가 있기 때문에 위와 같이 정의할 수도 있다. 이때 매수인이 임의로 대금지급을 하지 않을 때는 매도인은 법원에 소구하여 판결을 얻어 매수인의 재산으로부터 강제적으로 대금을 받아낼 수가 있다. 권리는 법률에 의하여 보호되는 이익이라고도 설명되고 있다.

권리남용 權利濫用 abuse one's right 외관상으로는 권리의 행사와 같이 보여도 실질적으로는 공공의 복리에 반하여 권리행위라고 할 수 없는 경우.

권리능력 權利能力 capacity of enjoyment of rights 권리나 의무를 가질 수가 있는 자격 내지 지위. 구체적으로는 육체를 가진 자연인과 회사·학교·재단법인과 같은 법인의 두 가지로 나누어진다. 이것을 인격 또는 법인격이라고 한다. 자연인은 모체로부터 전부 노출했을 때부터 권리능력을 가지는 것이 통설이나 아직 태어나지 않은 태아도 아버지가 살해되었다고 할 때의 손해배상이라든가 재산상속, 유증 등의 경우에는 이미 태어난 것으로 하여 권리능력을 가지는 것으로 하고 있다. 태아에게 유산을 준다고 하는 유언도 유효한 것이다.

권양기 捲揚機 wildness 윈치 조절나사나 장치로 감아 올리는 기계. = 릴, 크랭크, 윈치(winch).

권장방수량 勸奬放水量 recommended fire flow 일정 구역이나 지역에 필요할 것으로 산정된 방수량. 예전에는 인구를 기준으로 산정하였으나, 요즈음에는 관련 지역의 상대적인 화재위험도를 기준으로 산정한다.

권태감 倦怠感 malaise 불편함의 광범위한 불쾌한 감정으로서 질병으로 인해 생기거나 지속되는 것. → 병감.

권투선수치매 拳鬪選手癡못 dementia pugilistica 권투선수에게 발생될 수 있는 두부에의 반복적 타격에서 유래되는 뇌진탕증(腦震盪症).

권한위임 權限委任 delegation of authority 다른 사람의 정해진 권리로 부터 특수한 기능을 위한 권력의 확장. 권력을 위임받으면 항상 결과를 위한 책임이 따른다. 업무 범위를 지시하는 전문응급구조사를 위한 의사도 결과를 위한 책임을 수반한다.

궤양 潰瘍 ulcer 조직 표면이 국소적으로 결손되어 정상적인 연속성이 없어진 상태. 염증으로 인해 괴사된 조직이 탈락되어 발생한다. 위궤양, 십이지장궤양 등이 전형적인 예이며 구강점막, 식도, 대장, 피부 등에서는 염증성 괴사로 인한 궤양이 잘 형성되고 노인에서는 혈액순환장애로 인한 광범위한 피부궤양이 형성되기도 한다. 급성기에는 궤양 주위조직에 호중구가 많이 침윤되고 작은 혈관의 확장이 나타나지만 만성궤양에서는 궤양의 주변부나 밑바닥에 섬유모세포 증식이 나타나고 림프구, 대식구 및 형질세포가 많이 출현한다.

궤양결장염 潰瘍結腸炎 ulcerative colitis 대장 점막 표면을 침범하는 특발성 염증성 병변. 전반적인 미란과 출혈을 야기하고 대변에 혈액과 점액을 포함하거나 물 같은 대변을 본다. 증상은 일회성으로 나타나거나 간헐적 및 재발 또는 지속적으로 나타난다. = 궤양잘룩창자염.

궤양화 潰瘍化 ulceration ① 점막이나 피부 위의 압박병변 형성. ② 마찰이나 압력에 의한 표면 탈락.

궤적 軌跡 locus 염색체 내에서 특별한 유전자 위치 같은 특이한 장소. 혹은 감염이 야기된 신체의 부위처럼 감염의 위치.

귀 ear 청각기관. 귀는 외이, 중이, 내이로 구성되어 있다. 외이는 머리의 한편과 두개골 밖의 외이관 부분에서 볼 수 있는 피부로 덮인 연골성 외이를 포함한다. 외이로부터 공기가 찬 중이간 경계를 나타내는 고막은 직접 음파를 전한다. 고막(tympanic membrane)은 중이의 뼈의 의미를 내이로 진동으로 음을 전달한다. 내이는 고막과 내이 사이의 공간이다. 이는 유스타키오관에 의해 인후 뒤쪽으로 공기를 운반하고 세 개의 작은 뼈인 추골, 침골, 등골을 포함하고, 이것은 고막에 도착한 음파로 유발된 진동을 내이의 난원창으로 전달한다. 내이는 액체로 차있고 두 개의 기관을 포함한다. 하나는 전정기관으로 평형감각을 제공하고 코르티기관은 중이에서 온 진동을 받아 신경활동전압(흥분파)을 전달하고 이것이 뇌에 의해 특별한 음으로 다시 해석된다. = 이(耳).

귀두염 龜頭炎 balanitis 음경 귀두의 염증. 보통 포경과 관련이 있다.

귀두포피염 龜頭包皮炎 balanoposthitis 음경귀두와 포피 전체에 퍼진 염증. 증상은 쓰리고 박테리아나 진균감염의 합병증에 의한 분비물 등이 나타난다. 성병으로 인해 일어날 수 있다.

귀망치 halligan tool 한쪽 끝에는 갈고리 발톱이 있고 다른 쪽 끝에는 두 갈래로 갈라진 스파이크가 있는 강제 진입용 도구. = 할리건도구.

귀머거리 deafness 부분적 또는 완전한 청각 상실 상태. = 농의, 난청, 청각소실(증).

귀소본능 歸巢本能 homing instinct 인간은 비상재해시에 본능적으로 신체를 보호하기 위하여 원래 온 길로 되돌아가고자 하거나 일상 사용하는 경로에 의해 탈출을 도모하는 경향. 항상 사용하는 복도와 계단, 엘리베이터 부근에 모이는 경향이 있기 때문에 그것으로부터 피난 계단 또는 출구까지 안전하게 행하도록 계획하여 둘 필요가 있다.

규사 硅砂 silica sand 주로 석영의 알맹이가 되는 모래. 화학조성은 주로 실리카(SiO_2)이다. 유리의 중요한 원료이다.

규산 硅酸 silicic acid 오로토(ortho)규산(H_4SiO_4). 그 외에 메타규산(H_2SiO_3), 메타2규산($H_2Si_2O_5$), 메타3규산($H_4Si_3O_8$), 메타4규산($H_6Si_4O_{11}$) 등을 포함할 때도 있다. 할로겐화규소를 가수분해하든가 오로토규산알칼리를 염산으로 처리하여 생성물을 에테르, 벤젠 등으로 씻어 건조하면 무색분말의 H_4SiO_4가 얻어지지만 정확하게 이 조성의 것을 얻는 것은 힘들며 H_2SiO_3, $H_2Si_2O_5$ 등도 혼합된다. 일반적으로 냉수에는 약간 녹고, 알칼리에 비교적 잘 녹는다. 염산, 황산, 질산에 녹지 않고 가열하든가 무수에틸알코올, 농황산 등의 탈수제와 접촉하면 탈수된다.

규석 硅石 silica 공업상 규산을 화학성분으로 하는 석영, 수정 등 광물 및 암석의 총칭. 도자기, 유리 등의 원료로서 중요하다. → 규산, 석영, 수정.

규소 硅素 silicon [Si] 원자번호 14, 원자량 28.086, 융점 1,414℃, 비등점 2,335℃인 비금속 원소. 천연으로 유리상태에서는 산출하지 않지만 산화물, 규산염으로 암석 중에 많이 산출된다. 금속과는 규화물을 만들며, 금속나트륨 및 할로겐화알킬 RX와의 작용에 의하여 수소화규소 등 각종 유기규소화합물이 얻어진다. Si-O결합으로 이어진 쇄상(鎖狀)분자에 알킬기 등이 붙은 실록산 및 그 중합체의 규소 수지, 실리콘유 등도 있다. 고순도의 규소는 반도체소자로서 사용된다. 그 외 금속 제조의 환원제, 탈산제로서 중요하다. 과폭로시에는 피부, 눈, 귀, 점막을 자극하지만 삼키더라도 그리 큰 부작용을 보이지는 않는다. 피부 접촉시에는 비눗물로 충분히 씻고 눈에 들어갔을 때는 다량의 물로 씻어낸다. 흡입 시에는 신선한 공기가 있는 곳으로 옮겨 인공호흡을 실시하고 삼켰을 때는 물로 입안을 씻고 의사의 처치를 받는다. = 실리콘.

규소강 硅素鋼 silicon steel 탄소를 될 수 있는 한 적게 한(<0.02%) Fe-Si 합금. 값이 싼 특수강으로 규소의 함유량에 따라서 용도가 서로 다르나 스프링 재료, 내산주물, 공구강, 전기 기기의 철심 등에 사용된다.

규소수지 硅砂樹脂 silicon resin 규소와 산소 결합을 골격으로 하는 고분자. 내열성·내습성이 좋고, 고온·고습 하에서도 전기 절연성이 그다지 저하하지 않으므로 전기 절연, 접착제, 도장 등에 사용된다.

규조토 硅藻土 diatomaceous earth 주로 규조의 유해(遺骸)로 된 연질(軟質)의 암석 또는 토양. 해수에서 생성된 것과 담수성의 것이 있으며, 양질의 것은 이산화규소 SiO_2를 90% 이상 함유하고 있다. 세계적인 산지는 미국의 캘리포니아, 오리건 등이며, 그 다음이 독일, 프랑스이다. 니트로글리세린 등과 같은 폭발제의 흡수제 및 촉매운반체, 탈지제(脫脂劑), 흡착제, 여과제, 소성단열재, 시멘트 혼화제, 연마재 등으로 쓰인다.

규칙행위 規則行爲 rule based action 기억된 또는 문서화된 규칙에 따른 사람의 행위. 예를 들면, 펌프를 수리하기 위해서 보수매뉴얼을 사용하는 것 또는 계기를 보정하기 위해서 문서화된 체크리스트를 사용하는 것이 이에 해당된다.

규폐증 硅肺症 silicosis 만성 직업병의 일종. 실리카 분진을 장기간 흡입함으로써 발생한다. 규폐증에서는 $0.3 \sim 5 \mu m$의 호흡기에 영향을 줄 수 있는 크기의 유리규소가 광범위하게 장기간 흡입되어 폐 전체에 작고 둥근 음영을 형성하고 폐문 림프절의 말초부위의 석회화는 규폐증을 강력히 의심하게 한다. 합병증을 동반한 규폐증에서는 폐상부에 큰 집적 음영이 보이고 호흡곤란과 폐쇄성 및 제한성 폐기능 이상을 초래한다. 규폐증의 형태학적 소견은 폐포 단백증의 소견과 거의 같고 넓은 부위에 걸쳐 폐에 무정형의 지방단백 덩어리로 충만된 연회색의 경화를 볼 수 있으며 폐포 격막에 단핵구 염증세포 침윤과 국소적인 섬유증식을 동반한다. 급성 규폐증에서 섬유소성 늑막염이 자주 동반되고 만성 결절성 규폐증은 아주 작은 교원질 결절이 폐상부에 생기는 것이 특징인데 가는 모래를 촉지하는 느낌이다. 폐실질 침범은 초기에는 폐상엽과 폐문 주위에 위치하나 병이 진행함에 따라 폐 전체로 확대되어 $1 \sim 5mm$의 검고 단단한 결절이 폐실질과 늑막에 널리 퍼지게 된다.

균열[1] 龜裂 crack 재료의 내부로부터 진행되는 미세한 갈라짐. 미세한 크랙이 전파되면서 점차 그 규모가 확대되고, 크랙이 발생하지 않은 면적만으로 구조물의 하중을 견디지 못하게 되면 파괴현상이 일어난다.

균열[2] 龜裂 fissure 입 끝의 균열이나 운동선수의 발처럼 표피에서 진피까지 직선으로 생긴 틈. 건조하거나 습한 부위에서 발생한다. = 틈새, 열.

균질의 均質~ homogeneous ① 비슷한 요소나 부분으로 구성된 것. ② 질(質)을 완전히 같게 하는 것. ③ 동종이식의. → 외생의(heterogenous). = 동질의(同質~).

균혈증 菌血症 bacteremia 혈류 속에 세균이 순환하고 있으나 임상증상이 나타나지 않은 상태. 보통은 일과성이고 세망내피계 등 신체의 방어기전에 의해 세균은 제거된다. 즉 균혈증은 세균이 세망내피계의 제거능력을 넘는 속도로 증식할 때 발생한다.

일반적으로 병원체가 신체 한 부분의 1차 병소에서 2차적으로 혈액 속으로 이동하는 증세이다. 즉 이전에 이미 감염된 병소에서 파급되어 생기거나, 특별히 감염의 위험이 높은 외과수술과정에서 요도나 소화기관과 같은 신체의 다른 부위에 있던 세균이 혈류 속으로 방출되어 몸 속에서 멀리 떨어져 있는 다른 부위에 감염을 일으켜 생기기도 한다. 혈액 내 균종의 전파 경로는 혈관 외에서 림프관을 통해 혈액으로 유입되는 경우가 가장 흔하고 감염성 심내막염, 동정맥루의 감염, 진균성 동맥류, 화농성 정맥염 등에 의해 혈액으로 직접 전파되는 균혈증이 있다. 혈류 속에서 세균이 증식하고 임상증상을 동반하는 경우를 패혈증이라고 한다.

균형 均衡 balance 각 부분이 서로 잘 맞도록 조정된 것.

균형잡힌 고무판막식 均衡~ 瓣膜式 balanced diaphragm type 피스톤 대신에 움직일 수 있는 고무막을 사용하는 공기통의 작동원리.

그라운드모니터 ground monitor 여러 개의 쌍구형 송수구가 장착된 장비. 소방호스와 노즐의 안정장치로 기능하여 보조 인력 없이도 대량 주수가 가능하도록 해주는 장비이다.

그라운드잭 ground jack 고가사다리차에 부착되어 사다리를 작동할 때 요동을 방지하고 안정된 상태를 유지토록 해주는 무거운 기계장치.

그라운드케틀 ground kettle 타르, 아스팔트 또는 이와 유사한 물질의 가열에 사용하는 바퀴가 있거나 없는 컨테이너.

그라운드파이어 ground fire 땅의 표면 또는 땅속에 깔려있는 모든 가연성 유기물질을 포함한 지면연료가 타는 화재. 그 지면연료가 될 수 있는 주요 물질은 썩은 식물, 나무뿌리, 낙엽, 죽은 나뭇가지, 스러진 통나무, 그루터기, 큰나무 가지, 덤불 등이다. = 지표화재.

그라운드플레이트 ground plate 두께 12.7mm($\frac{1}{2}$ in.) 이상의 금속판. 하중을 분산시키기 위해 아웃리거 잭 밑에 설치한다. 무르거나 불안정한 지면에 설치하여, 공중 소방장비나 유압 기중기 소방차를 사용할 때 안정성을 제공한다.

그라프난포 ~卵胞 Graafian follicle 배란 때 파열되어 난자를 분비하는 난포. 난포자극 호르몬에 의해 생리주기동안 한 개의 그라프난포가 성숙한다. 그라프난포의 세포는 3~4개의 세포층으로 이루어져 있으며 많은 난포액이 주위에 있다. 난포 안에서 난자의 크기가 3배로 자라면 난포가 파열되면서 난자가 분비되어 난관체에 의해 난관 안으로 쓸려 들어간다. 난자가 빠져 나간 난포의 강은 허탈되어 황체로 변화된다.

그람양성균 ~陽性菌 Gram-positive bacterium 그람염색법에 있어서 알코올에 의해 탈색되지 않는 균.

그람음성간균 ~陰性桿菌 Gram-negative bacillius 미생물의 그람염색법 중 대비 염색으로 분홍색을 사용하는 것으로 호기성 또는 혐기성 그람양성균이 있으며 포자를 형성하고 바시루스과의 막대모양 미생물. 그람염색법에 있어서 알코올에 의해 색소가 상실되거나 탈색이 된다.

그래스라인 grass line 야자껍질 섬유로 만든 로프. 부력이 있어 물에 가라앉지 않는다.

그래프기록지 ~記錄紙 graphic record 환자가 입원한 후에 일정한 간격으로 환자의 체온, 맥박, 호흡을 측정하여 그래프로 나타냄으로써 의사가 이들 수치의 변화 양상을 한 눈에 파악할 수 있게 하기 위한 기록지. 식사, 대변, 섭취량과 배설량, 혈압 등을 함께 기록하기도 한다.

그램 gram 미터법 질량의 최소단위. 1그램은 1/1,000kg이다. g, gm로 표시하기도 한다.

그램-분자량 ~分子量 gram-molecular weight 분자량에 그램을 붙인 양. 그램에 있어서 질량은 물질의 6.023×1,023 분자량과 숫자적으로 같다.

그랩스타트 grab start 수영에 있어 허리를 숙여 스타트대의 모서리를 잡았다가 뛰어오르면서 하는 스타트법.

그렁거림 grunting 심한 흉통이 있을 때 호식에 동반되는 비정상적인 짧고 깊은 소리. 이러한 소리는 폐 및 주위 구조의 움직임이 정지되면서 성문에 공기의 흐름이 짧게 멈춤으로써 유발된다. 주로 폐렴, 폐부종, 늑골골절에 의해 나타나며, 신생아가 무기폐일 경우 폐에 공기를 가득 채우기 위한 호흡에 드는 노력 때문에 나타난다.

그레이 gray 흡수된 방사선량의 단위. 1Gy는 물질의 kg당 1J의 에너지량과 같다. 1Gy는 100rad와 같다. 그레이는 과학적인 측정단위로서 라드로 대치된다.

그레이드 grade 도로설계에 사용되는 각도 단위. 길이에 대한 높이의 변화 비율을 표시한다. 45도 경사는 100% 그레이드와 같다.

그레이브스병 ~病 Graves' disease 갑상선 호르몬 과잉생산으로 발생되는 질병. 갑상선 비대와 안구돌출증을 동반한 갑상선기능 항진증의 한 형태로 남성에서보다 여성에서 더 흔하고, 20~40대에서 가장 흔히 발생하고 감염이나 신체적 정신적 스트레스 이후에 잘 발병된다. 증상은 신경과민, 체중감소, 심계항진, 열에 대한 내성 감소, 위장 통증 등이 나타난다. 흉선의 비대, 심장과 뼈의 장애가 합병될 수도 있다. 치료가 되지 않으면 감염과 스트레스로 갑상선 급성 발작과 같이 생명이 위험해질 수 있다. = toxic goiter.

그레이터너징후 Grey Turner' sign 후 복막 출혈을 동반한 옆구리의 타박상. 이 증상은 최초 손상 후 12~24시간이 지난 후 나타난다.

그레인 grain 질량의 최저단위. 상형, 트로이형, 약제용 액량법에 쓰이며 4.7989mg과 같다. 트로이형과 약제용 액량 온스는 480g이고 상형 온스는 437.5g이다.

그로송카테터 Groshong catheter 외부 끝부분에 주입할 수 있는 입구가 있고 안쪽의 끝부분은 폐쇄되어있는 얇은 실리콘 카테터. 중심정맥 카테터는 경정맥과 쇄골정맥에 삽입하는데 그것은 혈관으로 영양, 약물, 혈액을 장기간 공급해야 하는 환자에게 사용한다. 환자에게 카테터를 유지하기 위해 매주 마다 생리식염수로 세척한다. 몇몇 응급의료 체계 내에서 그 카테터는 다른 정맥로 확보가 불가능한 중환자에게 약물주입을 위해서 믿을만한 정맥로 확보로서 사용된다.

그롬메트 grommet 구조용 덮개의 작은 구멍에 끼우는 금속 쇠고리.

그루터기 stub 높이 6.1m(20ft) 미만의 고사목.

그룹 group 동일한 내용의 업무를 수행하는 소방대 대원들.

그룹화재 ~火災 group fire 단일 블록이나 구역에서 하나 이상의 건물이 화재에 관련된 대규모 화재. 발화된 블록 또는 구역 이상으로 화재가 확산되지 않는다는 측면에서 대화재와 구분된다.

그리그리 GriGri 스톱과 같은 용도로 사용되는 고정기. 크기가 작고 가볍게 만들어져 있다. 일반적으로 하강용보다는 암벽 등에서 선등자를 확보해야하는 경우 많이 사용한다. 8자 하강기나 스톱, 그리그리 등 각종 하강기를 사용하여 선등자를 확보하는 경우 확보자는 본인의 몸을 견고히 고정하여 추락 등 사고에 대비하고 로프의 끝 부분은 기구에서 빠지지 않도록 매듭 처리하여 안전을 확보하도록 한다.

그리드바 grid bar 혼타면기에서 협잡물을 제거하기 위해 사용하는 바.

그리스 grease 상온에서 반고체 또는 고체상의 점조한 물질. 일반적으로는 액체윤활유와 증조제로 되는 반고체 또는 고체상의 윤활제. 광유와 지방산 글리세리드 또는 지방산을 혼합가열해 수산화나트륨이나 초석회 등을 가해서 생기는 비누를 기름 중에 잘 분산시킨 후 냉각해 만든다. 온도가 상승하면 액상으로 된다. 기름을 공급하기가 불편한 곳, 고온인 곳, 고압면(高壓面), 저속인 곳, 구름 베어링 등에 윤활제로 사용된다.

그물식탐색 ~式探索 gridiron 일정 지역을 평행선 또는 격자 모양으로 구분한 후 체계적인 수색을 통해 작은 불이나 화재의 증거를 탐색하는 것.

그을음 soot 유기물의 불완전연소 또는 열분해로 생성되는 물질. 흑색이며 일정한 형태는 없다. 그을음은 산소공급이 부족하고 온도가 낮을 때 많이 발생하는데, 탄소(C)가 주성분이기 때문에 축적되면 연소될 수 있다. 파라핀계탄화수소, 방향족탄화수소계통은 그을음이 많이 생성되는 물질이다. → 검댕.

그을음선 ~線 scorchline 화재로 인해 말라 비틀어졌거나 변색된 군엽(群葉)의 평균 높이.

극 棘 spine 가시모양의 돌기로 돌출부에 극점을 이루는 부분.

극공 棘孔 foramen spinosum 중뇌막 동맥이 두개강으로 들어가는 곳. = 뇌막동맥구멍.

극관위상이상 極冠位相異常 polar cap phase anomaly : PCPA 극관 흡수가 일어나는 원인과 동일한 원인으로 생긴 저고도의 전리층으로 인하여 초장파(VLF) 전파의 실효 반사 높이가 낮아져 위상의 앞섬이 일어나는 현상.

극관흡수현상 極冠吸收現象 polar cap absorption phenomenon : PCAP 태양 폭발로 인해 다량으로 방출된 높은 에너지의 태양 우주선이 극광대로부터 고위도의 부분(극관 지대라 부른다)에 침입하기 때문에 대기를 비정상적으로 전리시켜 전파의 이상 흡수를 일으키는 현상. 전리층 교란의 일종이며, 이 현상으로 통신이 두절되는 것을 일반적으로 폴라 캡 블랙 아웃이라고 한다. 태양 폭발이 있은 다음 수십 분에서 수 시간 후에 발생하며, 계속 시간은 3일 내지 4일이다.

극상근 棘上筋 musculi supraspinatus 견갑골 후면과 액와연에서 일어나기 시작하여 상완골의 대결절에 정지하며 삼각근의 작용을 보조하는 견갑부의 근육(muscle of shoulder). 상완의 외전운동에 관여한다. = 가시위근.

극성 極性 polarity 기쁨과 고통, 사람과 미움, 강함과 약함처럼 특성과 감정에 반대되는 실재나 표시. 정신적 안정을 위해 중요하다.

극성분자 極性分子 polar molecule 공유전자들이 고르게 분포하지 않아서 분자의 한쪽은 전기적으로 음전하를 띠고 다른 쪽은 양전하를 띤 분자. 물과 같은 극성 용매에 녹는다.

극세포증 棘細胞症 acanthosis 습진이나 건선과 같이 표피의 유극세포층이 두꺼워지는 것. = 표피비후증(表皮肥厚症).

극장경계임무 劇場警戒任務 theater detail 극장 공연에 배치된 소방대원 또는 화재예방업무 종사원.

극저온 極低溫 very low temperature 액체 헬륨을 이용하여 실현된 약 4°K의 온도.

극저온가스 極低溫~ cryogenic gas −90.5℃ 이하의 온도로 유지되는 가스.

극저온액체 極低溫液體 cryogenic fluid 1atm에서 −73℃를 초과하는 온도에서 증기상태로만 존재하고, 압력에 관계없이 −73℃ 이하의 온도에서 액체상태로 취급·저장·사용되는 물질.

극체 極體 polar body 난모세포의 감수분열에 의해 생성된 크기가 작은 딸세포. 난자의 생성 과정에서 퇴화한다.

극초단파 極超短波 Ultra High Frequency band : UHF band 300MHz 초과 3,000MHz까지의 무선통신 파장. 공공안전 서비스 주파수는 450~470MHz의 범위다. 고주파 VHF와 같이 UHF 무선파는 직선으로 전달되며 먼 거리의 이동은 안 되나 통과능력이 크다. UHF 주파수는 울퉁불퉁한 지형과 먼 거리로의 통신에는 적당하지 못하나 탁월한 통과력 때문에 콘크리트 빌딩 내에서의 통신 및 거대한 장애물이 있는 거대도시에서의 통신에 적합하다. 상대적으로 짧은 통신거리 때문에 반복적인 시스템의 이용이 필요하며 고주파VHF와 저주파VHF 등 세 종류의 주파수 중에서 UHF는 'skip' 현상과 기후에 의한 간섭의 방해를 가장 적게 받는다. UHF는 쌍방 모드의 통신을 제공할 수 있어 전화통화와 같이 동시에 송·수신이 가능하며 표준적인 쌍방 실행에다 동시에 심전도의 전송도 가능한 다양한 통신 시스템이다. 미국의 경우 미연방통신국은 의료통신시스템으로 UHF주파수 10쌍의 회로를 이용하고 있는데, 8번째까지의 회선은 구급차와 병원간의 통신에 이용하고 나머지 채널 9와 10은 입원, 출동에 이용하는 회선이다.

극치감 極致感 orgasm 가장 극치에 이른 성적 쾌감. 생식기 근육에서의 강한 불수의적 수축의 연속. = 오르가즘, 성감극기.

극파 棘波 spike ① 오실로그래프(oscillograph)같은 활동 전위과 곡선에 있어서의 예리한 상방 편향. ② 심박조율기로부터 정상적으로 전기자극이 발생하면 심전도상 독특한 모양의 파형이 관찰되며 이를 스파이크라고 하며 심근의 탈분극은 심박조율기에 의한 파형에 이어서 심근의 활동전위가 관찰됨으로서 확인된다. = 스파이크.

극하근 棘下筋 musculi infraspinatus 견갑골 후면과 액와연에서 일어나기 시작하여 상완골의 대결절에 정지하며 소원근과 협동하여 상완의 내전과 외측회전에 작용하는 견갑부의 근육(muscle of shoulder). = 가시아래근.

극한강도 極限強度 ultimate strength 재료가 인장, 압축, 전단에서 견딜 수 있으며, 극한 부하, 초기 또는 무제한 크기를 기초로 산출되는 각각의 최대인장, 최대압력 또는 최대전단력.

근건단위 筋腱單位 musculotendinous unit 근육을 지나서 골격까지 연결된 근막의 일부. 관절과 교차되며 관절의 움직임에 관여한다.

근경련 筋痙攣 convulsion 근육의 수축이 불수의적으로 갑자기 나타나 뇌의 신경세포가 과도하게 흥분하는 상태. 간대성경련과 지속성경련으로 구분되며 발작장애에서처럼 우연히 일어나기도 하며 뇌진탕 후처럼 일시적이고 급성으로 일어날 수도 있다. → 경련(seizure).

근골격 筋骨格 musculoskeletal 근육, 골격과 관련.

근골격계통 筋骨格系統 musculoskeletal system 모든 근육, 뼈, 관절과 이와 관련이 있는 건, 결합조직으로 신체의 일부와 기관의 움직임에 관한 기능을 한다.

근군 筋群 myotome 단일 척수분절이 지배하는 근육 군. = 근육분절.

근긴장성근이영양증 筋緊張性筋異營養症 myotonic muscular dystrophy 근육이영양증의 하나. 처음에 손과 발의 쇠약이 나타나고 나중에 어깨와 둔부 쇠약, 눈커풀이 처지는 안검하수, 얼굴근육의 허약, 말더듬 증상이 나타난다.

근긴장성근증 筋緊張性筋症 myotonic myopathy 증가한 골격근의 수축과 수축 후 감소한 근 이완이 특징인 질환.

근긴장이상반응 筋緊張異狀反應 dystonic reaction 페노티아진 약물(phenothiazine medication) 투여

환자에서 보이는 역작용. 얼굴의 뒤틀림, 얼굴이나 목의 근육경련과 말하는 능력의 변화를 초래하기도 한다. 생명에 치명적이지 않을지라도 이 상태는 매우 통증을 줄 수 있다. 추체외로반응(extra-pyramidal reaction)이라고도 한다. → extra-pyramidal reaction.

근긴장저하아증후군 筋緊張低下兒症候群 floppy infant syndrome 연소성 척수근육 위축의 일반적인 용어.

근긴장증 筋緊張症 myotonia 근육이 수축 후 이완하지 않는 상태. = 근 경직증.

근로기준법 勤勞基準法 labor standard Act 헌법 제32조 제3항의 '근로조건의 기준은 … 법률로 정한다' 라는 규정에 의하여 제정된 근로자의 근로조건에 관한 통일적 보호 법률. 총칙, 근로계약, 임금, 근로시간과 휴식, 여성과 소년, 안전과 보건, 기능습득, 재해보상, 취업규칙, 기숙사, 근로감독관, 벌칙 등 12장과 부칙으로 이루어져 있다.

근로시간 勤勞時間 hours of labour 근로자가 사용자와의 근로계약에 의하여 실제로 노동할 의무를 지고 있는 시간. 휴게시간은 포함되지 않는다.

근로자 勤勞者 labourer 타인에게 노무를 제공하고 대가로 임금을 받는 자. 현행법에서는 정신노동자와 육체노동자를 구분하지 않고 총칭하여 근로자라 정의하고 있다. 근로기준법에서는 근로자의 개념을 '직업의 종류를 불문하고 사업 또는 사업장에 임금을 목적으로 근로를 제공하는 자'라고 규정하고 있다.

근린생활시설 近隣生活施設 neighborhood living facilities 주거지역 주변에서 생활상 여러 편의를 제공하는 시설. 예로서 음식점, 슈퍼마켓, 목욕탕, 미용원 등이 있다.

근막 筋膜 fascia 피하에 있는 작은 근을 제외한 모든 근들을 싸고 있는 질긴 섬유막. 피하근막(subcutaneous fascia), 심근막(deep fascia), 근간 중격(intermuscular septum) 등 3종이 있다. 피하근막은 피부와 근 사이에서 많은 근을 한꺼번에 전체를 싸고 있으며 심근막은 근을 받치고 있는 막, 근간 중격은 서로 작용이 뚜렷이 다른 근들을 경계 짓고 있

는 근막이다.

근무교대 勤務交代 standing in 출동대기, 상황근무, 구조작업 등이 중단 없이 계속될 수 있도록, 그 일의 종사자간에 현장에서 업무를 인수 인계하는 것.

근무력증 筋無力症 amyosthenia 근력의 감퇴, 특히 팔과 다리의 힘이 약해졌다고 느끼는 증세. 보통 운동뉴런 질환이나 히스테리증에서 종종 나타난다.

근무중의 勤務中~ in-service ① 화재 등의 비상사태 임무를 완수하고 또 다른 임무 수행에 필요한 준비를 완료한 상태. ② 화재 현장에 도착하여 지시를 기다리는 상태.

근반응 近反應 near response 가까운 물체를 볼 때 눈에서 일어나는 조절, 시축(visual axis)수렴, 동공수축 등의 세 가지 반응.

근방추 筋紡錘 muscle spindle 방추내근섬유로 구성된 골격근 내의 감각기관. 근육 신장에 민감하며 근육내에서 길이 감지기로 작용한다.

근방추외섬유 筋紡錘外纖維 extrafusal fiber 골격근 내 근섬유이며 근방추에서는 발견되지 않는다.

근사 近射 near shot 권총의 경우는 약 30~45cm, 장총의 경우는 약 1~2m 이내의 거리에서 발사된 것.

근섬유마디 = 근절.

근섬유막 筋纖維膜 sarcolemma 평활근, 횡문근, 심근의 섬유를 둘러싸고 있는 세포막. 인접한 Z선 사이의 근원섬유에 위치한다. = 근초.

근세포 筋細胞 myocytus 세포막인 근초로 싸여 있고 핵(nucleus)은 여러 개가 있으며, 일반적으로 납작한 타원형의 것들이 세포막 바로 밑에 불규칙하게 배열되어 있는 근조직의 세포.

근시 近視 myopia 시축에 평행해서 눈으로 들어오는 광선이 망막의 전방에 초점을 맺는 굴절 이상. 안구의 앞 뒤 직경이 지나치게 길 때나 안구매질(眼球媒質)의 굴절률이 증가될 때 나타난다. 유전적 소인이 많으나 너무 가까이 보는 일을 과도하게 하면 근시의 발달이 가속화된다.

근신경성 筋神經性 myoneural 근섬유와 그에 연관된 신경으로 특히, 근육의 신경종말과 관련됨.

근신경차단제 筋神經遮斷劑 neuromuscular bloc-

kers 운동신경에서 골격근으로 흥분의 전달이나 수용(reception)을 국소적으로 방해하는 화학적 물질. metocurin, pancuronium, tubocurarine과 같은 비탈분극 물질은 후접합부막(근종판)에 있는 아세틸콜린의 수용체와 결합하는 것에 대하여 경쟁적으로 차단한다. succinylcholine chloride와 같은 탈분극 물질은 운동 종판(motor endplate)의 아세틸콜린 수용체를 두고 경쟁한다. 신경근 차단제는 마취나 기관내 삽관시 근이완을 유도하기 위해, 또한 전기충격요법 및 파상풍, 뇌염, 소아마비 치료의 보조역할에 쓰인다. 신경근 차단제는 기관지 경련, 고열, 저혈압, 호흡마비의 원인이 될 수 있으며 특히 중증 근무력증 환자나 신장, 간, 폐장애 환자 및 노인, 쇠약한 환자에게는 주의해서 써야 한다.

근염좌 筋捻挫 strain 과도한 힘이 주어져 정상 운동 범위 이상으로 근육을 과도하게 신전시켜 통증을 유발하는 손상.

근외막 筋外膜 perimysium 근섬유들의 다발 하나하나를 둘러싸는 결합조직.

근원섬유 筋原纖維 myofibril 산(酸)으로 처리함으로써 근육 섬유내에서 볼 수 있는 섬세한 사상체(絲狀體). 근섬유의 장축에 평행해서 주행하고 다수의 근사상체로 구성된다. 미오신(myosin, thick filament)과 액틴(actin, thin filament)으로 구성되어 있다. 근원섬유를 가로지르는 myosin filament로 구성되어 있는 어두운 띠를 암대(A band), actin filament로 구성되어 있는 밝은 띠를 명대(I band), I band의 중앙에 위치하고 약간 어두운 부분을 Z선(Z line, Z band), A band의 중앙부위에 위치하고 thick filament만이 있는 부분을 H역(H zone)이라고 한다.

근위 近位 proximal 체지에서 체간에 대한 부착부에 가까운 쪽. ↔ 원위(遠位).

근위세뇨관 近位細尿管 proximal urinary tubules 신소체에서 헨레씨고리에 이르는 세뇨관. 신소체 주위에서 우측으로 구부러진 근위우곡부와 수질속으로 직행하는 근위직부로 이루어진다.

근위축성측삭경화증 筋萎縮性側索硬化症 amyo- trophic lateral sclerosis : ALS 피질척수로(cortispinal tract)와 전각세포(anterior horn cell)의 운동신경이 변성 위축되어 전신의 근위축과 근력약화, 섬유속성 연축 등을 특징으로 하는 진행성 운동 신경원 질환. 1830년 Bell에 의해 처음으로 기술된 후 1874년 Charcot에 의해 ALS로 명명되었으며 1830년대 이 질환을 앓았던 운동선수의 이름을 따서 루게릭(Lou Gehrig)씨 병으로도 불리운다. 때로는 치매나 파킨슨 증후군과 연관되어 나타나기도 하며 신경계질환 중 원형적인 예로서 가장 파괴적인 신경 퇴행성(neurodegenerative) 질환이다. = 근육위축 가쪽경화증.

근육 筋肉 muscle 수축으로 인해 체내의 움직임을 가능하게 하는 섬유로 이루어진 조직. 근섬유에는 풍부한 혈관이 분포되어 있고 전도성이 있으며 흥분하기 쉽고 신축성이 있다. 횡문근과 평활근, 심근으로 나누어지며 횡문근은 수의근이라고도 하며 골격근 모두가 포함되고 평행된 줄무늬의 섬유 속으로 구성되며 의식적인 조절이 가능하다. 평활근은 위와 장과 같은 내장근을 구성하며 불수의근이고 자극에 천천히 반응하여 신경이 손상되더라도 수축능력을 전부 잃어버리지 않는다. 심근은 불수의근이며 횡문근이고 평활근은 내장벽에 분포하며 불수의근이므로 가끔 심장의 근육으로 따로 분류한다.

근육계통 筋肉系統 muscular system 평활근, 횡문근, 심근을 포함한 신체의 모든 근육. 서로 밀접한 관계가 있는 구조적 집단이다.

근육염 筋肉炎 myositis 근육조직, 보통 수의근에 발생하는 염증. 감염, 외상, 기생충의 침습이 원인이다.

근육이영양증 筋肉異營養症 muscular dystrophy 신경조직의 손상 없이 골격근이 무력해지고 쇠약해지는 특성을 지닌 질병 군. 원인은 밝혀지지 않고 있지만 선천적 신진대사의 잘못에서 기인한다고 생각된다. 종류에는 가성비대성근이영양증, 안면견갑상완근이영양증, 베커근이영양증, 원위근이영양증, 지대형근이영양증, 근긴장성근이영양증, 반대퇴골근이영양증, 견갑상완근이영양증 등이 있다. 진단 검사는 혈청 크레아틴 포스포키나제 수치 증가와 근육생검,

근전도검사, 유전적혈통검사를 통해 이루어진다. = myodystrophy.

근육조직 筋肉組織 muscular tissue 인체의 조직 중에서 수축성이 강한 조직. 형태와 기능에 따라 수의근(voluntary muscle)과 불수의근(involuntary muscle)이 있는데 수의근은 뼈에 붙어 관절, 표정 및 저작 등의 운동에 관여하고 불수의근은 내장벽에 분포하는 평활근(smooth muscle)과 심장에 국한되어 존재하는 심장근(cardiac muscle)이 있다.

근육주사 筋肉注射 intramuscular injection : IM 근육 내로 약물을 투여하는 방법. 정맥주사가 불가능한 경우나 피하주사로는 자극이 강하고 통증을 주며 흡수가 느린 경우 빠른 효과를 얻고자 할 때 사용한다. 그러나 신경과 혈관손상의 위험성과 농양형성, 괴사, 지속적인 통증, 골막염, 아나필락시스, 감염증의 합병증이 있을 수 있으며, 주사부위로는 둔부의 배면(중둔근이 가장 많이 이용됨), 둔부의 복면, 외측광근, 대퇴직근, 그리고 삼각근이다.

근육통 筋肉痛 myalgia 근육의 통증. 인플루엔자, 홍역과 류마티스열과 같은 감염성 질환과 관련되어 있으며 결합조직과 근육조직의 염증, 저혈당과 근종양처럼 많은 장애를 일으킨다.

근육피부신경 = 근피신경.

근육훈련 筋肉訓練 muscle reeducation 상해나 질병 후에 근육의 긴장도나 근력을 회복하기 위한 운동요법의 일종. 능동적으로 움직이지 못하는 환자는 수동적으로 움직이게 하여 고유감각계를 자극시켜 근 수축을 촉진시킨다.

근이완 筋弛緩 muscle pull 근육이 늘어나거나 파열된 상태.

근이완제 筋弛緩劑 muscle relaxants 전신마취의 보조제. 일부는 직접 근육활성에 작용하지만 주로 중추신경계 억제제로 작용한다. 근이완제를 사용할 경우 깊은 마취상태가 아니어도 근육이 이완되므로 강력한 전신마취제의 사용량을 줄일 수 있다. orphenadrine, methocarbamol, baclofen, chlorphenesin, cyclobenzaprine 등이 있다.

근적외선 近赤外線 fore infrared rays 광통신에 사용되는 0.77~5mm 파장대의 적외선. 적외선 파장 영역은 0.77~1mm이고 이중 1mm~5mm를 원적외선이라 한다.

근전도 筋電圖 electromyogram : EMG 골격근의 활동에 대한 전기적 기록을 관찰하는 것. 표면전극을 사용한다.

근전도검사 筋電圖檢査 electromyography 근육의 움직임에 따른 전위활동을 그림으로 기록하는 것. 근신경계 질환과 근육 조직을 침범하는 질환의 진단에 유용하다.

근전도기록술 筋電圖記錄術 electroneuromyography 근육의 기능과 신경을 기록하고 검사하기 위한 방법. 이 기록은 electromyogram으로 나타나며 근육의 활동전압을 전기적으로 기록하는 과정이다.

근절 筋節 sarcomere Z선과 Z선 사이의 근원섬유. 근 세포의 구조상, 기능상 단위이다. =근섬유마디.

근절개도 筋切開刀 myotome 근육을 절단 또는 절개하는 도구. = 근도, 근절단기.

근접방열복 近接放熱服 proximately clothing 전도, 대류 및 복사열로부터 보호되도록 디자인된 열을 반사하는 방열복.

근접사 近接射 near contact shot 피부와 밀착되지는 않고 0.5~1cm 이내에서 발사된 경우. 탄환에 의한 전형적인 창구가 나타난다.

근접주파수 近接周波數 near-by frequency 어떤 주파수의 진동에 대하여 그 주파수 가까이에 다른 진동, 또는 그 주파수가 있는 것. 수정 진동자에 소요 주파수 근처의 주파수가 여러 개 발생하는 것이 그 예이다.

근접진화 近接鎮火 proximately fire fighting 항공기 화재, 다량의 인화성 액체 및 가스화재와 같이, 매우 높은 수준의 대류, 전도, 복사열을 만들어 내는 사고가 발생할 때 행하는 특수화된 진화 작업.

근접효과 近接效果 intrinsicoid deflection 심내막의 푸르키니에시스템부터 심외막까지 전기자극을 전달하는데 소요되는 시간. QRS군 시작부터 R파가 내려가기 시작할 때까지 측정하며, 대개 Q파가 없는 리드에서 측정한다.

근종 筋腫 myoma 근육의 종양.

근증 筋症 myopathy 근육 허약감, 무력감과 근육 세포 내 변화를 유발하는 골격근 질환. 근이영양증의 종류들이 예가 된다. 근증은 신경기능부전으로 인한 근육장애와는 구별된다. = 근병, 근장애.

근초 筋鞘 sarcolemma 횡문근섬유를 둘러싸고 있는 미세한 원형질 막. = 근섬유막.

근치요법 根治療法 radical therapy ① 증상의 완화가 아닌 치료(cure)의 의미를 가진 처치. ② 보존적인 것이 아닌 최종의 결정적인 치료, 즉 단순 혹은 부분적인 유방절제술보다 오히려 근치적인 유방절제술을 의미한다.

근친상간 近親相姦 incest 가족구성원이나 친족 사이의 성관계. 법적으로 혼인이 금지된 관계에서 발생하는 성관계.

근통성무력증 筋痛性無力症 myalgic asthenia 전신의 피로감과 근육통이 일반적인 증상. 심리적 스트레스에 기인하는 경우가 많다.

근파열 筋破裂 myorrhexis 근육의 파열. = 근열.

근피신경 筋皮神經 musculocutaneous nerve 상완 이두근, 상완근, 오훼완근 등 상완 굴곡을 지배하며 일부는 외측 전완신경(lateral antebrachial cutaneous nerve)이 되어 전완의 외측부 피부에 분포하는 신경. 따라서 근피신경의 장애 시 주관절의 굴곡이 불가능하다. = 근육피부신경.

근형질 筋形質 sarcoplasm 횡문근의 원형유간 물질. 근(筋) 안에 근원섬유(myofibril), 골기체(Golgi's apparatus), 미토콘드리아(mitochondria), 당원과립 등이 있다.

근형질세망 筋形質細網 sarcoplasmic reticulum 칼슘이온을 방출하고 저장함으로써 근육의 수축과 이완에 있어서 중요한 역할을 하는 골격근 섬유 내의 소관과 낭의 망. 다른 세포의 형질내 세망과 비슷하지만 동일하지는 않다.

글라스고우혼수척도 ~昏睡尺度 Glasgow Coma Scale : GCS 명료, 혼돈, 기면, 혼미, 반혼수, 혼수 등의 의식수준을 보다 객관적인 방법으로 판단하기 위해 개안반응(eye openning), 언어반응(verbal response), 운동반응(motor response)을 점수화하여 평가하는 방법. 개안반응은 '자발적으로 눈을 뜨면' 4점, '부르면 눈을 뜨면' 3점, '통증 자극을 주면 눈을 뜨면' 2점, '전혀 눈을 뜨지 않으면' 1점으로 하고 언어반응은 '사람, 장소, 시간에 대한 인식능력이 있으면' 5점, '대화내용의 감지 및 반응 등에 장애를 보이면' 4점, '말은 하는데 부적절한 단어를 사용하면' 3점, '이해할 수 없는 소리를 내면' 2점, '전혀 소리를 내지 못하면' 1점을 부여한다. 운동반응은 '명령에 따르는 경우는' 6점, '동통에 국한적인 반응을 보이면' 5점, '자극에 대해 움츠리면' 4점, '이상 굴절 반응이 있으면' 3점, '이상 신전반응이 있으면' 2점, '움직임이 전혀 없으면' 1점을 부여하여 총 혼수계수는 3~15점이 된다. 총 혼수계수가 8점 이하이면 심한 의식저하를 의미하고 9~12점은 중등도 의식저하, 13~15점은 가벼운 의식저하로 평가한다.

글라이드 glide 유선형의 자세로, 팔과 다리를 움직이지 않고 물 속으로 미끄러지는 것. 퀵 턴 후나 다이빙 직후, 평영의 리커버리 때 중요한 동작이다.

글라이딩방식 ~方式 gliding 문 중간 부위의 가이드를 따라 문이 열리는 것.

글래스-벌브스프링클러헤드 frangible-bulb sprinkler head 일정한 양의 액체와 기포가 채워진 특수 유리로 만든 작은 구체가 달려 있는 자동스프링클러헤드. 열기에 의해 액체가 팽창하면서 기포를 흡수하게 되고, 이후 기포가 사라지자마자 급속하게 상승한 압력으로 인해 구체가 파괴되고 밸브 캡이 개방된다. 액체의 양과 기포의 크기를 조절함으로써 작동온도를 조절할 수 있다. = bulb type sprinkler.

글랜드 gland 순환 또는 왕복 샤프트의 결합부분에서 발생할 수 있는 유체의 누수를 방지하기 위해 삽입하는 연성 패킹.

글로벌페이징 global paging 무선 호출과 음성 사서함을 위주로 하여 미국의 Mtel사가 중심이 되어 추진한 사업. 통신 위성과 해저 케이블을 이용한 시스템.

글로브박스 glove box 위험물을 수용하고 있는 밀봉된 사각형 박스. 작업자는 박스 외부에 부착된 글로브와 박스의 개구부를 통해서 위험물을 취급할 수 있음.

글로브밸브 globe valve 스크류와 수동핸들로 작동하는 활판이 원형 개구부에 설치되어 있는 밸브.

글로블린 globulin 증류수에는 녹지 않고 강한 산과 같은 중성 용액에 용해되는 단순 단백질로 피브리노겐, 락토 글로블린, 혈청 글로블린 등이 있다.

글루카곤 glucagon ① 간에서 글리코겐을 포도당으로 변환시키는 췌장의 랑게르한스섬에서 생산되는 호르몬. 저혈당이나 성장호르몬의 촉진에 의해 분비된다. ② 폴리펩티드는 정맥로 확보를 할 수 없는 저혈당 치료제로서 사용된다. 글루카곤은 글리코겐을 포도당으로 전환시키므로 간에서 혈당을 증가시키고 부작용으로는 오심, 구토가 나타날 수 있으며 근육주사제로서만 사용이 가능하다.

글루코코티코이드 glucocorticoid 당신생을 증가시키는 코티코이드 물질의 총칭. 간 글리코겐과 혈당 농도를 증가시킨다.

글루콘산칼슘 calcium gluconate 무취무미의 백색 결정성 과립 또는 분말. 심장에 대한 고칼륨혈증의 유해작용을 치료하는데 매우 유용하다. 심전도를 모니터하면서 10% 용액을 직접 정맥내 투여한다. 만성 납중독에 의한 위장관 장애로 장 경련이 있을 때 정맥투여를 함으로써 증상을 완화시킬 수 있다. 보통 투여량은 5~30㎖이지만 느리게 투여한다면 10%용액 50㎖까지 안전하게 투여할 수 있다. 고칼슘혈증과 관련된 모든 질환과 심실세동 환자는 금기이고 어린이, 신장 질환, 호흡기 질환 환자는 주의한다.

글루타민 glutamine 체내의 많은 단백질에서 발견되는 아미노산. 체내에서 암모니아를 제거하는데 돕는다.

글루타티온 glutathione 주요 세포성 항산화제로 작용하는 트리펩티드 분자.

글루탐산 ~酸 glutamic acid 단백질을 구성하는 많은 성분 중 불필수아미노산의 하나.

글루탐산염 ~酸塩 glutamate 중추신경계(CNS)의 중요 흥분성 신경전달물질. 생화학에서 글루타민산

과 동일하게 쓰이나 글루타민산염은 음으로 하전된 이온형이다.

글리세롤 glycerol 3가의 당알코올로 지방의 알코올 성분.

글리세린 glycerine [$C_3H_5(OH)_3$] 단맛이 나는 무색의 액체. 분자량 92.1, 비중 1.26, 융점 19.18℃, 비점 171℃, 증기비중 3.1, 인화점 199℃, 발화점 370℃. 흡습성이 있으며, 물, 알코올, 에테르와 임의로 혼합한다. 가열하면 비점 부근에서 분해하여 인화 위험이 있다. 과망간산칼륨($KMnO_4$), 과산화나트륨(Na_2O_2), 무수크롬산(CrO_3), 고농도 표백분 등의 강산화제와 혼촉시 발화한다. 드럼 내에서 화재가 발생한 경우는 열에 의해 폭발의 위험이 있다. 저장·가열을 금지하고, 화기를 엄금해야 하며, 용기는 차고 건조하며 환기가 잘되는 곳에 저장한다. 강산화성물질, 강산류, 유황, 적린, 금속분류와 접촉을 방지한다. 초기 화재는 이산화탄소, 포, 분말이 유효하며, 소규모 화재는 다량의 물로 냉각소화하여야 한다. 기타의 경우는 알코올형 포로 소화한다. 염화아릴을 150℃, 고압에서 5~10% 수산화나트륨과 반응하여 알릴알코올을 만든 후 클로로히드린화한 후 가수분해하여 만든다. 프로필렌과 염소를 반응시켜 염화아릴을 만들고 다시 에피클로로히드린을 만들고 이것을 가수분해하여 만든다. 산화프로필렌을 촉매로 알릴알코올로 만들고 이것을 과초산으로 에폭시화하여 글리시돌로 만든 후 알칼리로 가수분해한다. 용도는 니트로글리세린 제조, 각종 화장품, 담배에 가미, 식료품, 용제, 인쇄 잉크, 향료, 폭발물, 부동액, 제약, 제과, 잉크, 섬유유활제, 접합제, 인화지, 광택제, 폴리우레탄 등에 사용된다. 단시간 과폭로시에는 눈과 코를 자극하고 장기 폭로 시에는 중추신경계를 침입하여 억제효과가 나타난다. 피부 접촉시에는 비눗물 등 청정제로 씻고 눈에 들어갔을 때는 다량의 흐르는 물로 씻어낸다. 삼켰을 때는 염분으로 중화시킨 후 위세척을 실시한다.

글리신 glycine 많은 동식물단백질에 널리 퍼져 있는 불필수아미노산의 한 종류.

글리코겐 분해 ~分解 glycogenolysis 글리코겐의

포도당-1-인산으로의 가수분해. 포도당-1-인산은 포도당-6-인산으로 전환되고, 이것은 해당을 경유하여 산화되거나 유리포도당으로 전환된다. ↔ 글리코겐합성.

글리코겐 합성 ~合成 glycogenesis 글루코오스로부터 글리코겐의 형성. ↔ 글리코겐분해.

글리코겐 glycogen 동물의 세포에 저장되어 있는 중요한 탄수화물. 포도당이 결합되어 만들어지며 주로 간에 저장되어 있고, 근육에는 덜 분포되어 있다. 글리코겐은 에너지로 사용하기 위해 인체가 필요로 하면 포도당으로 분해되어 혈액으로 들어간다. → glucose.

글리코슈릭산 ~酸 glycosuric acid 갑상선 대사의 중개산물인 복합물로서 알캅톤뇨증이 있는 환자의 소변에서 발견된다.

글리코시드 glycoside 가수분해에서 당원과 비당원이 산출되는 여러 탄수화물. 디기탈리스 식물(foxglove)에서 심질환의 치료제로 사용되는 글리코시드가 산출된다.

글리코콜산 ~酸 glycocholic acid 지방의 흡수와 소화에 도움을 주는 담즙의 한 물질. 글리신과 콜산에 의해 합성된다.

글리콜 glycol 보통 달고 끈기가 있는 무색 액체. 두 개의 수산기가 각각 상이한 두 개의 탄소원자에 결합한 지방족 혹은 치환식 화합물의 총칭. 공업적으로는 특히 에틸렌글리콜의 약칭으로서 이용되는 경우도 있다. 일반식은 R(OH)$_2$로 나타냄. 수산기는 각각 알코올로서 성질을 보인다. 합성섬유인 테트론의 원료나 부동액으로 사용된다. → 에틸렌글리콜.

글리피지드 glipizide 강력한 저혈당 작용을 일으키는 제2세대 sulfonylurea제제. 췌장세포에서 인슐린의 분비를 증가시킨다. 특히 췌장기능이 남아있는 인슐린-비의존성 당뇨병 환자에게 효과가 있다. 식전 30분에 투여하고 초기 1일 1정을 아침 또는 점심식사 전에 투여한다. 노인이나 간질환 환자는 1/2정으로 시작하고 최적의 당 조절 상태가 될 때까지 1일 1/2~1정씩 증감하여 1회 3정 이내로 조절한다. 유지량은 1일 1/2~6정이며 1일 최대 8정까지 투여

할 수 있다. 두통, 오심, 설사, 속쓰림, 혈소판 감소증, 홍반 등의 부작용이 있으므로 임부, 노인, 심 질환, 간 질환, 갑상선 기능저하의 우려가 있는 환자는 주의하고 설포닐우레아(sulfonylureas) 과민성 환자나 소아 당뇨병환자는 금기이다.

긁기용갈고리 ~用~ pull down hook 화재현장에 흩어져 있는 위험한 잔해들을 끌어내리거나 제거할 때 사용하는 체인에 부착된 철제 갈고리의 일종.

금고 禁錮 imprisonment 강제노동을 과하지 않고 수형자를 교도소에 구금하는 것으로 징역과 마찬가지로 자유형의 일종.

금기증 禁忌症 contraindication 약물이나 효과적인 환자간호에 있어 금기되는 요인.

금단 禁斷 withdrawal ① 약물에 중독 된 개인에게 약물투여의 중단. ② 장기간 사용했던 중독 된 약물의 급작스런 중단시에 생기는 증후군으로 증상은 의식수준의 변화, 불안, 흉통, 호전성, 발열, 안절부절, 통증과 진전이다.

금단증상 禁斷症狀 withdrawal symptoms 지속적이고 규칙적으로 습관이 되었거나 탐닉했던 약물을 중지했을 때 나타나는 증상으로 불쾌하고 불안, 초조, 고민, 발한, 심계항진 등의 증상이 나타나는 신체적, 정신적 상태로 때로는 생명을 위협하는 신체적 변화이다. 마취제, 진정제, 흥분제, 바르비투르산염, 알코올, 부신피질제 등의 사용후 발생할 수 있으며 신체적, 심리적으로 의존적이 되거나 중독된다.

금속 金屬 metal 화합물이 용해될 때 양이온을 생성하는 원소. 또 금속원소의 산화물이 물과 반응했을 때에는 산을 생성하기보다는 수산화물을 생성한다. 금속 원소의 약 75%는 금속으로서, 대부분 금속광택이 나는 결정형 고체이고 전도성이 있으며 화학반응성 또한 매우 크다.

금속구조물 金屬構造物 metal-framed structure 전기적으로 연속성 있는 금속자재로 피뢰도선의 전기 통로와 동등한 도전경로를 확보한 구조물.

금속라스 金屬~ metal lath 회반죽이 떨어지지 않고 벽에 붙어 있도록 지지해 주는 철망.

금속외장 金屬外裝 metal-clad structure 구조물

외벽이나 지붕 등이 금속으로 덧씌워진 구조물.

금속외장방화문 金屬外裝防火門 metal-clad fire door 문 목재의 핵심부위가 금속으로 덧씌워져 있거나 또는 문틀, 레일, 단열처리 패널 등이 24게이지 이하의 강철판으로 덧씌워진 문.

금속표면감광 金屬表面感光 decalescence (임계온도로 열을 받았을 때) 금속에서 온도의 저하로 나타나는 갑작스런 열 흡수량의 증가.

금속화재 金屬火災 metal fire 소방법 시행령 별표 3의 철분, 마그네슘, 금속분류 등의 가연성 고체, 칼륨, 나트륨, 알킬 알루미늄, 알킬 리튬, 알칼리금속(칼륨 및 나트륨 제외)류, 알칼리 토금속류, 유기금속 화합물류, 금속수소화합물류, 금속 인 화합물류, 칼슘 또는 알루미늄의 탄화물류 등의 금속(자연발화성 물질 및 금수성물질)이 가연물인 화재. 대부분의 금속은 연소시 많은 열을 발생하며 나트륨, 칼륨, 알루미늄 등은 발화점이 낮아 화재를 발생시킬 위험성이 다른 금속에 비해 높으므로 주의하여야 한다. = D급화재.

금속화재소화기 金屬火災消火器 dry powder extinguisher 금속화재용 분말약제를 소화약제로 사용하는 소화기.

금속화재용분말약제 金屬火災用粉末藥劑 dry powder 가연성 금속 화재시 사용하는 분말 또는 과립형 소화약제.

금속화재용소화약제 金屬火災用消火藥劑 dry compound extinguishing agent 마그네슘, 알루미늄, 나트륨, 칼륨 등의 금속화재 소화용 소화약제.

금수성물질 禁水性物質 water reactive chemicals 수분이나 물과 접촉시 발화하거나 가연성가스의 발생위험성이 있는 물질. 소방법상 제1류 위험물 중 무기과산화물류(과산화나트륨, 과산화칼륨, 과산화마그네슘, 과산화칼슘, 과산화바륨, 과산화리튬, 과산화루비듐, 과산화세슘, 과산화스트론튬, 과산화베릴륨 등), 제2류 위험물 중 마그네슘, 철분, 금속분, 황화린, 제3류 위험물 중 칼륨, 나트륨, 알킬알루미늄, 알킬리튬, 알칼리금속 및 알칼리토금속류, 유기금속화합물류, 칼슘 또는 알루미늄의 탄화물류, 제6류 위험물 중 과염소산, 과산화수소, 황산, 질산이 해당된다. 금수성물질은 격렬하게 연소하기 때문에 연소시 연소확대방지에 우선 주력하여야 한다. 물이나 폼(foam)과 같은 일반적인 소화제는 금수성물질과 격렬하게 반응하기 때문에 절대로 사용할 수 없다. 그러므로 금속화재에 사용하기 위해 개발된 건조분말, 건조염화나트륨, 건조소다회, 팽창질석 그리고 완전히 건조된 모래 등으로 질식소화하는 것이 효과적이다.

금주단체 禁酒團體 Alcoholics Anonymous : AA 1935년에 창립한 국제적인 비영리 기구. 회원들은 금주한 사람들이다. AA의 목적은 다른 사람들의 알코올중독 극복을 돕는다. = 단주회.

금치료법 金治療法 gold therapy 금 합성제를 투여하는 치료방법. 류마티스성 관절염 환자 등에게 사용한다.

금치산자 禁治産者 incompetent 심신상실(心神喪失)의 상태에 있는 사람으로서 법원으로부터 금치산의 선고를 받은 사람(민법 12조). 심신상실의 상태에 있다는 것은 정신에 장애가 있어서 때로는 정상으로 돌아가는 일이 있다 하더라도 대체로 정상의 판단능력을 잃은 상태에 있음을 말한다. 청구권자는 본인(정신상태의 회복의 경우), 배우자, 4촌 이내의 친족, 후견인, 검사이다. 금치산자에게는 후견인이 있게 되며, 후견인은 금치산자의 요양, 간호는 물론 그 재산상의 행위를 대리한다. 금치산자의 행위능력의 제한은 무능력자 중에서도 가장 강하다. 즉, 단독으로는 물론, 본심으로 돌아갔을 때에 후견인의 동의를 얻었다 하더라도 법률행위를 할 수 없으며, 그와 같은 행위는 언제나 취소할 수 있다(13조). 금치산자에게는 선거권이 없는 등, 민법 이외의 법률에 의한 제한도 있다. 금치산자가 능력을 회복하게 되면 일정한 자의 청구에 의하여 법원은 그 선고를 취소한다(민법 11·14조, 가사소송법 2조 1항, 가사소송규칙 33~38조).

급기구 給氣口 air inlet 실내 또는 구조물 내로 공기를 공급하는 개구부.

급기저항 給氣抵抗 intake depression 공조기의 급기측에서 발생하는 저항.

급류 急流 swift stream 강물이나 바닷물 등의 물살이 급하게 흐르는 상태. 또는, 그 물살.

급사 急死 sudden death 죽음 전에 알려진 증상이 없었거나 증상 발현 후 1~2시간 내에 발생한 예기치 못한 죽음. = 돌연사.

급성 急性 acute (병 따위가) 갑작스럽게 일어나거나 급히 악화되는 성질. ↔ 만성.

급성간염 急性肝炎 acute hepatitis 급성으로 발현하는 간염. 간세포가 풍선모양으로 종대해서 괴사하며 집단으로 괴사에 빠진 소상 괴사가 간소엽 전체에 나타난다. 전신권태감, 식욕부진, 오심, 구토, 황달 등의 증상이 나타나며 검사소견으로는 transaminase(SGOT, SGPT)의 상승이 보인다. 원인 virus 진단은 HAV항체, HBV항원, HCV항체를 중심으로 혈청학적 검사를 시행한다.

급성건강위협 急性健康威脅 acute health hazard 중독이나 노출에서와 같이 갑작스런 발병을 일으키는 상황.

급성고산병 急性高山病 acute mountain sickness : AMS 고지대에서 급하게 발생하는 이상 증세. 해발 2,000m 이상의 고지대에서 나타나기 시작하여 3,000m에서는 가벼운 증상을 일으키나 고도가 높아지고 등반속도가 빨라질수록 급성적인 증상이 수시간 내에 나타나 2~3일 째에 절정에 달한다. 원인은 저산소증으로 인한 호흡성 알칼리증이 보상되지 못하기 때문이며 정도는 고도, 등산속도와 관계가 있다. 초기에는 매우 심하게 지속되는 두통, 혼미, 졸림, 오한, 오심과 구토, 안면 창백, 호흡곤란, 청색증 등이 나타나며 불면증, 불안, 식욕부진, 호흡촉진, 심계항진 등의 증상이 나타난다. 심각한 합병증으로 폐부종(pulmonary edema)과 뇌부종(cerebral edema)이 발생하고 시간이 경과하면 안면 홍조, 초조, 집중력 저하, 현기증, 이명, 시력장애, 청각장애, 무력증, 대뇌 부종으로 인한 심한 두통, 빈맥, 체인-스토크스(Cheyne-Stokes)호흡, 체중감소 등이 나타난다. 응급처치로 2,400~3,000m의 중간 고도에서 휴식을 취하게 하며 호흡성 알칼리증을 예방하기 위해 아세타졸아마이드[acetazolamide(Diamox)]를 투여한다. 자발적이며 규칙적인 과호흡과 분당 2~3ℓ의 산소공급은 이러한 증상들을 완화시킬 수 있고 대부분 증상들은 24~48시간 이내에 회복되지만 만일 증상들이 현저하게 지속되거나 심하면 환자를 저지대로 옮긴다. 의식저하나 운동실조, 폐부종 등이 나타나면 즉시 하강하는 것이 확실한 치료법이다. 증상이 지속되면 아세타졸아마이드를 8시간마다 250μg씩 투여하거나 덱사메타존(dexamethazone)을 처음에는 8mg, 다음에는 6시간마다 4mg씩 투여한다. 예방책으로 출발전에 250mg의 아세타졸아마이드를 복용시키고 이후 8~12시간 간격으로 투여하기 시작하여 48~72시간 지속적으로 복용시키거나 2~4mg의 덱사메타존을 6시간 간격으로 3일간 복용시킨 후 5일 이상에 걸쳐 감량하는 방법도 좋다.

급성골반통 急性骨盤痛 acute pelvic pain 감염, 허혈 또는 물리적, 화학적 자극으로 인해 골반에 통증이 나타나는 부인과적 응급질환.

급성관절염 急性關節炎 acute arthritis 염증이나 감염, 외상에 의하여 동통, 발열, 발적, 종창이 심한 관절염.

급성괴사성궤양성치은염 急性壞死性潰瘍性齒齦炎 acute necrotizing ulcerative gingivitis 발적과 종창을 특징으로 하는 치은감염질환. 치은연을 따라 치간유두로부터 괴사가 확대되고 통증, 출혈, 악취 등을 수반한다.

급성근첨성치조농양 急性根尖性齒槽膿瘍 acute apical periodontal abscess 치근첨단 또는 그 근처에 생기는 단기간의 국소감염. 동통, 종창 및 고름의 집결을 일으킨다.

급성기관지염 急性氣管枝炎 acute bronchitis 단기간에 다소 중증경과를 취하는 기관지의 염증. 원인은 감기에 걸리거나 자극성 물질의 흡인 또는 급성 감염 등이며, 발열, 호흡곤란, 기침 및 기침에 동반하는 흉부동통 등을 특징으로 한다.

급성녹내장 急性綠內障 acute glaucoma 안방수 흐름의 차단으로 인해 안구압이 비정상적으로 높은 상태. 심한 안구통, 복시, 눈의 충혈, 동공의 확장, 오심, 구토가 나타나며 빨리 치료하지 않으면 2~5

년 내에 실명할 수 있다. 치료는 동공을 수축하는 안약과 만니톨, 글리세롤과 같은 제제를 사용하고 아세타졸아미드는 액체의 형성을 감소시킨다. 또한 안방수의 통로를 만들어 주기 위한 외과적 각막절제술도 가능하다.

급성농양 急性膿瘍 acute abscess 비교적 단시간 내에 형성된 농양. 발열 및 동통성 국소염증 등을 일으킨다.

급성담낭염 急性膽囊炎 acute cholecystitis 담낭의 급성염증과 팽만. 담낭에 돌이 형성되거나 *E- coli* 등의 세균감염으로 발생하며 염증의 정도는 경도의 부종으로 부터 괴저와 천공을 수반하는 감염증까지 있다.

급성독성물질 急性毒性物質 acute toxicity matter 인체 흡입시 급성 독성 작용을 하는 물질. 허용농도는 일반적으로 LD_{50}에 안전율로서 0.1을 곱한 값으로 추정된다. 어류에 대한 수질에 영향을 주는 물질의 한계 농도는 수은 0.004ppm, 동 0.01ppm, 카드뮴 0.03ppm, 아연 0.1ppm, 납 0.1ppm, 알루미늄 0.1ppm, 니켈 0.1ppm, 크롬 1.0ppm, 망간 1.0ppm, 주석 1.0ppm, 철 1.0ppm, 시안화물 0.01ppm, 유리염소 0.02ppm, 브롬 1.0ppm, 플루오르화물 1.5ppm, 황화물 pH 6.5에서 전유황 형태로 0.3ppm, 암모니아 pH 8.0에서 전암모니아 형태의 질소로서 1.0ppm이다.

급성방광염 急性膀胱炎 acute cystitis 방광에 국한된 감염증. 80% 이상이 gram음성의 호기성 장내세균인 대장균에 의해 발생한다. 소변검사에서 농뇨, 세균뇨, 혈뇨가 나타나고 혈액검사에서 경미한 백혈구 증가가 나타날 수 있다. ↔ 만성방광염(chronic cystitis).

급성방사선병 急性放射線病 acute radiation sickness 인체가 방사선을 전신에 받아 급성 증상을 일으킨 상태. 일반적으로 받은 선량에 따라 다음과 같은 증상이 나타난다. 1) 50R(뢴트겐) : 임파구 수의 일시적 감소 2) 150R : 약 반수의 사람이 두통, 구토, 설사 등의 증상을 일으킨다. 3) 200~600R : LD_{50}은 약 400R, 따라서 200R 이상에서 100% 사람이 증상을 일으키고, 250R에서 5% 사람이 사망, 400R에서 50%의 사람이 사망, 600R에서 100% 사망한다. 증상은 최초로 구역질, 무력감이 있고 2~3주간 후에 발열, 탈모, 출혈증상이 일어나고 혈액 중에 백혈구가 감소하여 약 반 수의 사람이 사망한다. 급성기를 지나면 해열해서 회복에 들어간다. 4) 1,000~수천R : 몇 시간 후 전신 무력감, 고온과 함께 구토, 설사, 출혈이 있고, 수일부터 2주간 내에 쇠약해서 사망한다. 5) 10,000R 이상 : 전신 경련 등 중추신경증상을 일으켜 1일 이내에 사망한다. 치료법으로는 안정과 영양이 제1이고, 수혈을 하고 항생물질을 투여한다.

급성복증 急性腹症 acute abdomen 응급수술중재가 필요한 급성복증. 설사, 오심 혹은 구토가 일어날 수 있다. 통증은 충수염, 변비, 담낭염 그리고 골반 염증성 질환에 의해서도 나타날 수 있다.

급성비림프구성 백혈병 急性非~球性 白血病 acute nonlymphocytic leukemia melphalan, cyclophosphamide 및 chloram-bucil 등의 알킬화 화합물로 치료한 후에 흔히 나타나는 백혈병. 범혈구감소증(汎血球減少症), 말초골수(末梢骨髓)에 유핵적혈구(有核赤血球)의 출현, 간비종대(肝脾腫大) 등이 특징적으로 나타난다. 항백혈병치료에 불응성(不應性)으로 생존기간이 짧다. 대부분의 환자에게서 골수세포(骨髓細胞)의 염색체장애가 발견된다.

급성빈혈 急性貧血 acute anemia 급성 출혈성 빈혈과 같이 비교적 지속시간이 짧은 빈혈을 비특이적으로 지칭하는 말.

급성사구체신염 急性絲絿體腎炎 acute glomerulonephritis 형태학적으로는 급성 미만성 증식성 사구체신염을 일으키고 임상적으로는 혈뇨, 고질소혈증(azotemia), 핍뇨(oliguria), 고혈압 등을 주소로 하며 단백뇨 및 부종이 동반되는 염증. 대개 세균감염으로 초래되며 연쇄상구균 감염, 포도상 구균상, 폐렴 구균성 폐렴, 매독 등이 선행질환으로 작용하나 이중 급성 연쇄상구균 감염 후 사구체신염으로 되는 것이 가장 대표적이다. 임상적으로 상기도 연쇄상구균 감염 후 1~2주에 병감, 안면부종, 발열,

구역, 핍뇨, 혈뇨 등이 나타나고 단백뇨나 고혈압도 동반될 수 있다.

급성섬망 急性譫妄 acute delirium 돌연히 발병하여 단시간 동안 계속되는 중증성(重症性) 섬망.

급성스트레스반응 急性~反應 acute stress reaction 구조자에게 강한 감정적인 충격을 주는 이변적인 사건 직후에 나타나는 현상.

급성신부전 急性腎不全 acute renal failure 갑작스런 신기능 저하로 혈중 크레아티닌과 요소질소의 추적을 초래하는 상태. 신전성 고질소혈증, 신후성 고질소혈증, 급성 신실질성 신부전 등 3개의 범주로 나눌 수 있다. 증상은 일반적으로 고질소혈증의 증상과 원발 질환에 의한 증상을 포함하는데 고질소혈증 환자들은 식욕감퇴, 오심, 권태감 등을 호소하는데 원인별로 각각 증상이 다르게 나타나기도 한다.

급성심근경색증 急性心筋梗塞症 acute myocardial infarction : AMI 심근으로 혈류가 차단되거나 감소하여 심근의 괴사가 발생하는 질환. 급성심근경색은 급사를 유발하는 가장 중요한 질환으로서 조기 치료가 환자의 생존을 좌우하는 경우가 많다. 심근경색증은 관상동맥의 동맥 경화반이 파열에 의하여 발생하고 전형적인 흉통의 발생, 심전도 소견, 혈중 심장효소의 증가로 진단할 수 있다. 그 외 심초음파, 동위원소를 사용한 영상진단, 관상동맥 촬영 등으로 진단할 수 있다. 임상 증상으로는 대부분 환자들이 흉통을 호소하며 심근경색에 의한 흉통은 "가슴을 쥐어짜듯 아프다, 누르는 것 같다, 조이는 것 같다, 답답하다" 등으로 표현된다. 흉통을 느끼는 부위는 주로 흉골 부위이며, 좌측 또는 양측 어깨나 팔, 목 등에서도 통증을 느낀다.

급성심부전 急性心不全 acute heart failure 급성 폐수종, 심원성 쇼크, 심정지 등과 같이 심장의 펌프 기능 장애가 급격하게 나타난 상태.

급성심장사 急性心臟死 sudden cardiac death 증상이 나타난지 1시간 이내에 예기치 않은 사망이 일어나는 경우. 이 질환의 원인은 관상동맥의 심한 동맥경화증에 의한 허혈성 심질환 때문인 것으로 생각된다.

급성알코올중독 急性~中毒 acute alcoholism 에틸알코올을 과도하게 섭취하여 신경계 중추의 억제를 초래함으로써 신경학적·심리적 증후와 부적응 행동이 나타나는 상태. 초기에는 흥분과 주정 상태가 되나 계속 음주를 하게 되면 마취 및 혼수상태가 오며 사망하기도 한다.

급성염증 急性炎症 acute inflammation 염증반응이 갑자기 시작되어 수 일 내지 수 주 간 지속되는 상태. 화학적 매개체(chemical mediators in acute inflammation)는 혈관 아민류, 혈장 단백분해 효소, 아라키돈산 대사물, 리소솜 성분, 산소에서 유래한 유리기, 혈소판 활성인자, 사이토카인 등이며 염증의 과정은 정상 세동맥이 손상되면서 세동맥의 일시적인 수축이 일어나고 혈관 확장이 됨으로써 혈관의 투과성이 증가한다. 이어 백혈구의 연변추향이 일어나고 내피세포에 유착되어 주화작용에 의해 백혈구의 유주작용이 일어난다.

급성요축적 急性尿蓄積 acute urinary retention 요도의 급성폐쇄, 방광근의 수축능력 저하 및 괄약근의 기능 저하 등으로 갑자기 배뇨 장애가 발생하는 것. 전립선 비대증이 있는 노령층에서 많이 발생한다.

급성위염 急性胃炎 acute gastritis 염증을 일으키는 자극이 급격히 위점막에 작용했을 때 일어나는 염증. 점막의 충혈, 미란이 있고 점액분비가 증가하여 점막면을 싸고 심할 때는 위막, 미란, 궤양도 함께 일어난다. 아스피린 남용, 알코올 과음, 과도한 흡연, 식중독, 스트레스 등이 원인이다.

급성의 急性~ acute 일반적으로 12시간 이내에 갑작스럽게 발생하는 어떤 것 혹은 질환.

급성재난 急性災難 sudden-onset disaster 화산이나 태풍과 같이 사전 경고 없이 발생하는 예측이 곤란한 재난.

급성증상 急性症狀 acute symptoms 갑자기 발생한 신체적 증상.

급성처치 急性處置 acute care 갑작스럽게 발생하는 심각한 질환이나 외상으로 이에 대한 적절한 응급처치를 행하는 것.

급성출혈성췌장염 急性出血性膵臟炎 acute hemo-rrhagic pancreatitis 췌조직 내로 효소가 누출되어 췌조직을 자가분해시킴으로써 일어나는 췌장염. 췌실질이나 주위조직내로 출혈을 일으킨다. 측복벽(Grey Turner's sign)이나, 배꼽주위(Cullen's sign)가 혈액으로 착색되는 수도 있다.

급성충수염 急性蟲垂炎 acute appendicitis 주로 청장년기에 발생하는 충수부의 염증. 충수관강내의 폐쇄에 내강압의 증가가 급성충수염 발생의 선행요인이 된다. 폐쇄의 원인으로는 50~80%가 분석(糞石 fecalith)에 의하며 드물게는 음식물에 의한 결석, 종양 또는 기생충(요충)에 의한다. 전형적인 급성충수염은 초기에는 배꼽주위, 후기에는 우측하복부에 국한되는 동통, 오심과 구토, 복부압통, 특히 충수부위의 압통, 미열, 말초혈액 백혈구수의 증가(15,000~20,000/mm³) 등의 소견을 보인다. 그러나 대개의 경우 이러한 전형적인 증상은 흔하지 않고 두통, 오심 및 구토가 가장 흔하며 압통과 미열은 없을 수도 있고 압통은 우측 옆구리나 골반 중심에서 나타나는 수도 있다. 급성 충수염은 외과적 처치를 요하는 가장 흔한 급성 복통이다. 조기에 수술을 하지 않을 경우 천공이 일어나 복막염이나 충수주위 농양이 생긴다.

급성췌장염 急性膵臟炎 acute pancreatitis 췌장에 급성 염증성 반응이 발생하는 증상. 포상세포(acinar cells)로부터 주위조직으로 활성화된 췌장효소의 일탈 때문이며 원인적 요소들은 담석증과 총담관 폐쇄, 알코올의 과잉섭취, 바이러스 감염증, 고지질혈증, 고칼슘혈증 등이 있다. ↔ 만성췌장염.

급성카타르성방광염 急性~性膀胱炎 acute catarrhal cystitis 방광의 작열감, 요도통, 유통배뇨를 일으키며 외상이나 이물질에 의한 자극, 임질 등이 원인이 되어 나타나는 방광염.

급성타액선염 急性唾液腺炎 acute salivary adenitis 나폴리(Naples)와 그 근처에서 발생하는 유행성 질환에 대하여 Pirera가 붙인 명칭. 이하선(耳下腺)과 타액선(唾液腺)의 염증, 비장비대(脾臟肥大), 액와선통(腋窩腺痛)을 특징으로 한다.

급성통풍성관절염 急性痛風性關節炎 acute gouty arthritis 통풍에 수반하는 급성 관절염.

급성폐부종 急性肺浮腫 acute pulmonary edema 갑자기 증가된 심장의 압력이나 과도한 혈류량 또는 모세혈관의 투과도 증가 등으로 인해 폐포간질에 수분이 축적되어 환기에 장애를 주는 것.

급성호흡곤란증후군 急性呼吸困難症候群 acute respiratory distress syndrome : ARDS 전신이나 폐의 원인에 의해 발생하는 급성 호흡부전 상태. 호흡장애, 양측 폐침윤, 저산소혈증, 18mmHg 이하의 정상범위의 폐 모세혈관 쐐기압, 폐 탄력성 이상의 특징들을 나타낸다. 흔한 위험인자들은 패혈증, 위액의 흡인, 감염, shock, 폐타박상, 흉곽외상, 독성물질의 흡인, 익수, 수혈 등이다. 증후군은 발병 후 12~48시간 내에 갑작스런 호흡곤란을 나타내고 신장, 간, 장, 중추신경계, 심혈관계를 포함한 다발성 장기부전증을 나타낸다. 원인질환에 따라 치료해야 하는데 기도내 삽관과 기계호흡이 일반적이며 호기말양압호흡법(PEEP)은 산소 섭취는 향상시켜주지만 병인 치료는 비효과적이다.

급성황색간위축증 急性黃色肝萎縮症 acute yellow atrophy 간장에 다량의 괴사(壞死)를 일으키는 전격성간염(電擊性肝炎)에 걸린 환자의 위축된 황색 간을 말하는 병리학적 표현. 드물게는 바이러스성 간염의 치명적인 합병증으로서, 또는 사염화탄소(四塩化炭素), 불화탄화수소(弗化炭化水素), 독버섯의 일종인 팔로이드 버섯(Amanita phalloides) 등의 중독과 같은 중독성 간염에서도 나타난다.

급성회백수염 急性灰白髓炎 acute poliomyelitis 급성바이러스 질환의 일종. 병원체는 Polio virus이며 병원소 및 전염원은 환자 및 불현성 감염자이다. 대변, 호흡기계 분비물, 오염음식물로 전파되고 잠복기는 1~3주 전후이다.

급성후두개염 急性喉頭蓋炎 acute epiglottitis 세균 감염에 의한 후두개의 염증. 소아의 경우에는 후두개가 부어서 기도폐쇄를 유발할 수 있다.

급성후두기관성 기관지염 急性喉頭氣管性 氣管枝炎 acute laryngotracheal bronchitis 비(非)디프

테리아성 후두염의 한 종류. 디프테리아와 임상적으로 유사하나 가성막형성은 없다. 보통 겨울철에 생후 1년 가량 되는 남자아이에게 주로 발생한다. → 크룹(Croup).

급속개방장치 急速開放裝置 quick-opening device: QOD 스프링클러설비의 건식밸브 클래퍼를 신속하게 개방하고 밸브 2차측의 가압 공기를 배출시켜, 가압수가 헤드를 통해 빠르게 방사될 수 있도록 해주는 보조기구.

급속단로장치 急速斷路裝置 quick-disconnect device: QDD 여러 가지 장비들을 연결하고 분리시킬 때 사용하는 수동장치. 자동 또는 수동 차단장치.

급속분만 急速分娩 precipitous delivery 진통시작에서 분만까지 3시간 이내로 아기가 출생한 자연분만.

급속수혈법 急速輸血法 rapid transfusion method 출혈량에 비해 수혈이 부족할 경우 압력을 가해 $200ml/분$ 정도를 상한으로 급속 수혈하는 방법.

급속연소확산현상 急速燃燒擴散現象 flare up 화재의 확산속도가 급격히 가속되거나 또는 불길이 갑자기 거세어지는 현상.

급속인화가연물 急速引火可燃物 flash fuel 풀잎, 나뭇잎, 솔잎, 이끼 등과 같이 건조한 상태에서 쉽게 발화할 수 있는 가연물.

급수 給水 water supply 상수도 단수지역 또는 재난지역 주민들에게 소방차로 용수를 공급하거나 화재현장에서 물탱크차, 소화전 등을 이용하여 소화용수를 공급하는 것.

급수담당관 給水擔當官 water supply officer 특정 진화작업에 필요한 급수 관련 업무를 책임지고 있는 소방간부. 펌프차가 사용하기에 가장 적합한 소화전으로의 펌프차 배치, 물탱크차의 운용 및 펌프차 중계송수 등을 포함한 보조급수 설비의 지휘 등을 담당한다.

급수라인 給水~ supply line ① Y자형 호스라인에 물을 공급해 주는 호스라인. ② 펌프 흡입부로 물을 공급해 주는 호스라인.

급수본관 給水本管 water main 그보다 작은 배관

으로 물을 공급해 주는 대구경 배관 또는 도수관.

급수용호스 給水用~ fill hose 소화전 또는 기타의 급수원으로부터 물을 끌어다 소방차의 탱크를 채우는 데 사용하는 짧은 호스.

급수원 給水原 water supply point 진화작업에 필요한 충분한 양의 물을 수용하고 있는 수원.

급수차 給水車 nurse tanker 대용량 급수차. 화재현장에 출동한 하나 이상의 소방펌프차나 물탱크 소방차에 물을 공급해 주고 이동식 수조로도 사용하는 차량.

급수차량지휘자 給水車輛指揮者 tanker boss 화재시 3~5대의 급수차를 지휘하는 소방간부.

급수차출동 給水車出動 tanker call 화재시 현장 주변에 이용할 수 있는 물이 충분하지 않을 때 물을 공급해 주기 위해 급수차를 출동시키는 것.

급수탑 給水塔 tankfill line 급수원으로부터 펌프차의 탱크로 물을 송수하는 배관.

급수탑차 給水搭車 water tower 한 개 이상의 대량 주수 노즐과 확장 가능한 탑을 탑재한 소방차.

급수펌프 給水~ feed pump 물탱크에 물을 채우는 펌프.

급수-펌프차 給水-~車 tanker-pumper 최소 용량 $31.5\ l/sec(500gpm)$ 이상의 펌프를 장착한 급수차.

급수헤드 給水~ delivery head 동시에 여러 개의 호스로 물을 공급하는 관부속.

급식 給食 gavage 관을 통해 영양을 공급하는 과정. → nasogastric feeding.

급전선 給電線 feeder 무선 주파수 에너지를 전송하기 위하여 무선 송 수신기와 안테나 사이를 잇는 도선. 단선, 평형 2선, 동축선 등이 있다. 장파인 경우는 단선(單線)으로도 좋으나 단파에서는 급전선상에 정재파가 실리므로 방사 손실을 일으키게 된다. 이러한 손실을 방지하기 위해 급전선을 공진 회로로 하는 것을 공진 급전선이라고 한다.

급전점임피던스 給電點~ feed point impedance 급전점에서 안테나의 교류회로에서 전압과 전류의 비(比).

기계배연 機械排煙 mechanical ventilation 기계력에 의해 강제적으로 배연하는 것. 급기계통이 확보되어 있으면 일정한 양의 연기를 확실하게 제거할 수 있다. 그러나 화재의 성장에 따라서 연기량이 증가하기 때문에 화재실의 연기를 유효하게 제거할 수 있는 것은, 일반적으로 초기뿐이고 방연구획의 문이 개방되어 있을 때는 화재실을 부압으로 유지하기 어려워져 연기는 점차 다른 구획으로 번져나간다. 이때 화재실에 인접한 방연구획에서 배연설비를 작동시키면 그 구획의 급기계 계통이 확보되어 있지 않은 경우 화재실의 연기를 끌어들이게 되어 위험한 상태가 된다.

기계분만 機械分娩 instrumental labor 태아의 출생을 산과 수술기구의 사용으로 촉진시키는 분만.

기계식사이렌 機械式~ mechanical siren 전자 사이렌과 비교하여, 전동기로 작동하는 사이렌.

기계식환기장치 機械式換氣裝置 mechanical ventilation device 동력에 의해 작동하는 통풍팬을 설치하여 환기시키는 장치. = 강제환기장치.

기계열에너지 機械熱~ mechanical heat energy 마찰과 압축이라는 두 가지 방법에 의하여 발생되는 기계열에 의한 에너지. 마찰열은 서로에 대한 두 표면의 운동에 의하여 생성되는데 이 운동은 열에 귀착하거나 스파크를 발생시킨다. 압축열은 기체가 압축될 때 발생된다. 디젤엔진은 이와 같은 원리를 사용함으로써 불꽃 접속이 없이도 연료증기를 점화한다.

기계적수용기 機械的受容器 mechanoreceptor 기계적 수단에 의해 자극된 감각수용기. 신장수용기, 내이의 모발세포 및 압수용기 등이 있다.

기계적압력 機械的壓力 mechanical stress 하나의 물체가 다른 것과 접촉하거나 충돌하였을 때 발생하는 에너지의 전달 결과. 용기가 뚫리거나 파내지거나 부서지거나 찢어질 수 있다. 용기가 약화될 수 있으나 내용물이 쏟아져 나오지 않을 수도 있다.

기계적위험 機械的危險 mechanical danger 기계, 기구 기타의 설비에 의한 위험. 기계적 위험의 범위는 대단히 넓다. 일반적으로 기계류에는 각각 특유의 작업부분, 이른바 작업점(일점)이 있고, 작업점에 있어서 소정의 일이 행하여지도록 원동기에 있어서 발생한 힘을 동력전달장치로 공급하고 있다. 그 일부에서는 원동기에 의해 생긴 힘을 작업점에 필요한 운동조건(예를 들면 회전운동, 왕복운동 등)으로 변화시키는 부수적인 운동부분도 포함되고 있다. 기계적 위험에는 이들 기계의 작업점 및 동력전도 부분의 기계적 운동 한계 내에 근로자의 신체의 일부가 들어가는 '접촉적 위험'(끼임, 말려듦, 부족, 스쳐짐 등)이 가장 일반적이며 그 외에도 기계가 행하는 일에 의한 원재료, 가공물 등의 비산, 낙하 등의 '물리적 위험', 그라인더의 연삭숫돌의 파괴, 보일러의 파열 등의 '구조적위험' 등이 있다.

기계적유리 機械的有利 mechanical advantage 힘의 부족을 상쇄할 수 있는 기구가 기술에 의한 부조의 정도. 이것은 유도된 힘의 정도와 적용된 힘의 정도 비율로써 나타날 수 있다.

기계적환기 機械的換氣 mechanical ventilation 환자의 환기기능이 나빠져 환자의 호흡만으로 폐의 혈액과 가스교환이 적절히 유지되지 못할 때 기계장치를 이용하여 인위적으로 호흡을 시켜 폐포내 환기를 유지하고 환자의 대사 요구량을 만족시키는 것.

기계포 機械泡 mechanical foam 저팽창 단백포 또는 몇 가지 합성물질로 만들어진 소화용 기계포나 공기포. 특수 노즐을 통해 방사되는 소화약제이며, 수용액의 농도는 3%와 6%가 있다.

기공 氣孔 stoma 동물이나 식물의 숨구멍 또는 환자가 호흡하도록 하는 목에 있는 영구적 외과 개구부.

기관¹ 器官 organ 몇 종류의 조직이 모여서 일정한 형태를 갖추고, 일정한 기능을 하며 형태적으로 독립성이 있는 구조. 조직은 다시 몇 종류의 세포가 다수 모여 이루어져 있다. 체내에서 어떤 기관의 작용은 다른 기관과 밀접한 관련을 갖고 이루어지고 있는 경우가 많은데, 이것들을 묶어서 기관이라고 한다. 간, 비장, 심장처럼 특정 기능을 수행할 수 있도록 도와주는 조직과 세포로 이루어진 신체체계의 구조적인 부분으로 폐처럼 쌍을 이루는 기관의 각각은 별개로 독립적으로 기능할 수 있다. 간, 췌장, 비장 및 뇌는 그 조직의 30%가 손상되어도 거의 정상적인 기능을 할 수 있다. = 장기.

기관² 氣管 trachea 윤상연골 하면에서 기관 분기부(제5흉추)까지, 길이 10cm, 직경 2~2.5cm 정도의 연골성 및 막성관. 기관벽은 점막, 점막하, 외막의 세 층으로 되어 있고 기관점막은 거짓중층섬모원주상피와 탄력섬유를 많이 포함한 얇은 치밀결합조직으로 구성된다. 15~20개의 기관연골로 구성되고 내면은 위중층 섬모상피로 덮여 있다. 혈액은 하갑상선동맥으로부터 공급받으며 갑상선정맥총안의 종말정맥으로 혈액이 유입된다.

기관견인감 氣管牽引感 tracheal tugging 대동맥류에 의해서 기관이 당겨지는 감각. 심장수축시마다 기관이 당겨지는 느낌이 든다. 갑상연골 위에 손가락을 놓으면 잘 알 수 있다.

기관내관 氣管內管 endotracheal tube 기관에 삽입되게 디자인 된 관. 산소나 투약, 흡인 카테터를 기관내관을 통해 기관으로 직접 삽입할 수 있다. = 기관내삽관튜브.

기관내삽관 氣管內揷管 endotracheal intubation : ET 충분한 공기의 통과를 확보하고, 기관내 이물질 침입을 방지하기 위하여 기관에 관을 삽입하는 것. 입이나 코를 통해 삽입되며, 상기도 폐쇄를 일으킨 환자의 기도 개방을 위해 이용된다. 기관 내 삽관의 장점으로는 기관을 분리시켜 기도 확보를 확실히 해주며, 기관 내로 직접 공기가 들어가므로 위(胃) 팽만(膨滿)을 막을 수 있다. 호흡 통로와의 직접 통로를 제공해 줌으로서 흡인을 쉽게 할 수 있으며, 기관내 삽관 튜브를 통해 약물투여도 가능하다. 단점으로는 삽입 기술에 대한 충분한 교육과 경험이 필요하며, 특수화된 기구가 필요하고 확실한 기도 확보를 위해 시간이 걸린다.

기관내적 氣管內的 endotracheal 기관을 통하거나 안에 있는.

기관내투여 氣管內投與 endotracheal administration 정맥로를 확보할 수 없으나 환자가 리도카인, 날록손, 아트로핀 또는 에피네프린을 필요로 할 때,

이 약물을 기관내 튜브로 투여하는 방법으로, 흡수 속도는 정맥투여 만큼 빠르다. 기관내 튜브로 약물을 투여할 때는 그 용량은 정맥주사량의 2~2.5배로 증가시켜야 한다.

기관내흡인 氣管內吸引 endotracheal suctioning 기관내 삽관 튜브속으로 흡인을 통하여 기관지로부터 이물질을 제거함.

기관변위 氣管變位 tracheal deviation 기관의 위치가 흉곽 내 압력에 의해 중심에서 어느 한 쪽으로 치우친 상태. 이는 긴장성 기흉이나 심낭압전 등을 의미한다.

기관분기부 氣管分岐部 bifurcatio tracheae 기관이 좌우의 주기관지(主氣管枝)로 갈라지는 부분.

기관삽관튜브 氣管揷管~ endotracheal tube 기관내 삽관을 할 때 사용하는 관.

기관세지 氣管細支 bronchial tree 기관과 기관지의 해부학적 복합체. 오른쪽 기관지는 왼쪽 기관지보다 넓고 짧으며, 세 개의 2차 기관지로 뻗어 나가고, 각각의 2차 기관지는 오른쪽 폐의 세 개의 엽에 각각 존재한다. 왼쪽 기관지는 오른쪽 기관지보다 지름이 좁으며, 길이는 두 배 정도 길다. 왼쪽 기관지는 두 개의 2차 기관지가 되어 왼쪽 폐의 상하엽에 존재한다.

기관양 器官樣 organoid 물리적이나 기능적으로 기관과 비슷한 구조. 특히 종양덩어리와 비슷하다. = 장기양.

기관원 機關員 fire apparatus operator 소방차량을 운전하고 소방펌프, 발전기 등 적재 장비를 조작하는 소방공무원. = 운전요원.

기관의 器官~ organic 기관과 관련된. = 장기의.

기관절개술작은구멍 氣管切開術~ tracheostomy stoma 환자가 숨을 쉴 수 있도록 목에 시술한 영구적인 외과적 개구.

기관절개용경추보호대 氣管切開用頸椎保護袋 tracheostomy cervical collar 유아에서 성인까지 6종 크기로 구성되어 있고 독성, 알레르기 반응이 없는 재질의 보호대. 방수 및 비눗물로 세척할 수 있으며 착용상태로 X-ray, CT, MRI 투과가 된다.

기관지 氣管支 bronchus 폐로 통하는 큰 공기 통로. 초자연골판이 불규칙하게 배열되어 있는 섬유성 외측막과 망상의 평활근속과 섬모를 가진 원주상 상피세포로 이루어진 점막층으로 구성되어 있다. 1, 2, 3차 기관지로 나뉘는데 1차 기관지(primary bronchi)는 제5 흉추 높이에서 이분되는 폐의 바깥부분으로 우 1차 기관지는 좌측보다 짧고 굵으며 수직에 가깝다. 그러므로 이물질의 기도폐쇄가 잘 되는 곳이다. 2차 기관지(secondary bronchi)는 1차 기관지가 폐속으로 들어와 분지된 것으로 우 1차 기관지는 셋으로, 좌 1차기관지는 둘로 2차 기관지를 분지한다. 3차 기관지(tertiary bronchi)는 폐속에서 2차 기관지가 다시 분지한 것으로 좌, 우 모두 10개의 3차 기관지가 되며 폐구역 수만큼 분지되어 이를 구역기관지(segmental bronchi)라고도 한다. 좌기관지(Lt. bronchi)는 5cm 정도로 가늘고 길며 정중선에서 48°정도 떨어져 있고 우기관지(Rt. bronchi)는 2.5cm 정도로 굵고 짧으며 정중선에서 20°정도로 가깝다.

기관지경검사 氣管支鏡檢査 bronchoscopy 기관지 내시경을 사용하여 세기관지를 검사하는 것. 관 안으로 빛을 발사하는 섬유물을 함유하고 있다. 이 검사는 흡인, 조직이나 체액 표본 채취, 이물질 제거, 질환의 진단에 사용된다. = 기관지보개술

기관지경련 氣管支痙攣 bronchospasm 알레르기, 흡인, 감염, 혹은 다른 염증들로 인한 기관지 평활근의 경련적 수축. 부분적인 기도폐색이 일어나면 경련이 일어난다.

기관지반응항진 氣管支反應亢進 bronchial hyperreactivity 히스타민 또는 콜린성 약물에 대한 기관지 과잉 반응으로 나타나는 반사적 기관지 경련을 특징으로 하는 비정상적인 호흡상태.

기관지수축 氣管支收縮 bronchoconstriction 기관에서 폐로 연결되는 기관지의 수축으로 기도강이 좁아진 상태.

기관지암종 氣管支癌腫 bronchogenic carcinoma 기관지에서 발생하는 악성 암종으로 위암, 간암 그리고 여자의 경부암 다음으로 4번째 많은 암종. 50대와 60대 남자에서 자주 발생한다. 원인은 흡연, 산업적 유해인자(방사선, 석면, 비소 등), 대기오염, 유전적인자, 반흔 형성 등이다.

기관지염 氣管支炎 bronchitis 가래기침을 동반하는 기관지 점막의 염증. 급성 기관지염(acute bronchitis)은 기침, 발열, 요통을 일으키며 기관지의 급성 감염으로 일어난다. 백일해, 디프테리아, 장티푸스의 감염과 같은 유아기 감염으로 종종 일어나기도 한다. 만성 기관지염(chronic bronchitis)은 최근 2년 안에 3개월 이상 지속되는 가래기침을 동반한 과도한 기관지 점액 분비물을 특징으로 한다. 호흡곤란은 청색증과 함께 기관지 경련으로 인하여 나타난다. 폐성심(cor pulmonale)과 심부전 등도 초기에 나타날 수 있다. 만성 기관지염을 유발하는 요인으로는 흡연, 매연, 만성 감염, 기관지의 비정상적인 발달 등이 있다.

기관지잡음 氣管支雜音 bronchial murmur 후두 호흡성 잡음과 유사한 큰 기관지 위에서 들리는 소리.

기관지조영술 氣管支造影術 bronchography 기관으로 카테터를 삽입하여 방사능 물질을 점적한 후 기관의 영상을 촬영하는 것. 기관지의 이상을 확인하기 위해 주로 시행한다.

기관지천식 氣管支喘息 bronchial asthma 기관지의 발작적 수축을 일으킬 수 있는 여러 종류의 자극에 대하여 기관과 기관지의 민감한 반응을 특징으로 하는 질환. 면역과 연관이 있는 질병이며 갑작스런 호흡곤란이나 천명이 나타난다.

기관지폐렴 氣管支肺炎 bronchopneumonia 일반적으로 종말세기관지(終末細氣管枝)로부터 시작한 폐의 염증에 부여된 명칭. 종말세기관지는 점액농성 삼출물로 차 있고, 인접 소엽에 반상경결(斑狀硬結)을 형성한다. 이 질환은 원칙적으로는 이차성으로 발생하며, 상부기도의 감염, 특수한 전염성 발열질환, 소모성질환 등에 속발한다. 영아나 각 연령층의 쇠약한 환자에게는 원발성 질환으로도 발생한다.

기관지폐포성음 氣管支肺胞性音 bronchovesicular sounds 기관지관음과 폐포음 사이에 일어나는 정상적인 호흡음.

기관지협착증 氣管支狹窄症 bronchostenosis 기관 지관강(氣管枝管腔)의 협착 또는 반흔성(瘢痕性) 협소.

기관지확장제 氣管支擴張劑 bronchodilator 폐의 환기를 향상시키기 위해 세 기관지 평활근의 수축을 완화시키는 물질. 특히 천식, 기관지 확장증, 기관지염, 폐기종 등에서 공기소통을 원활하게 하기 위해 처방한다. 알부테롤, 에페드린, 이소프로테레놀, 테르부탈린, 테오필린등과 같은 교감신경 촉진제나 이 약들의 유도체나 복합체 등이다. 기관지 확장제는 심장기능손상을 일으킬 수 있으므로 주의를 요한다.

기관지확장증 氣管支擴長症 bronchiectasis 기관지 벽의 병변으로 탄력성이 상실되고 비가역적 확장이 초래된 세기관지의 비정상적인 상태. 확장된 기관지는 기관지 점막으로부터 나온 분비물이나 삼출액이 정체하기 때문에 세균 번식의 배지로 되어 감염증의 온상이 된다. 객담, 기침 등의 기관지 자극증상과 함께 분비물 때문에 기관지의 폐쇄증상이 보이며 임상적으로 폐암이나 결핵과 비슷하다. 중·소 기관지에 잘 발생하고 하엽에 많지만 결핵병소 주위의 것은 상엽에도 발생한다.

기관창냄술 氣管~術 tracheostomy 경부에서 기관을 금속이나 플라스틱 튜브로 외과적 절개를 하여 개구부로 만드는 것.

기관편의 氣管便椅 Trachea deviation : TD 기관이 한쪽으로 기울어져 틀어진 상태.

기구[1] 器具 appliance ① 보통, 소방차에 탑재되는 여러 가지 도구와 장치. ② 가스나 전기를 사용하여 조명, 난방, 전력공급, 냉방 등에 이용하는 비산업용 장치. 예를 들면, 세탁기, 믹서기, 헤어 드라이어 등.

기구[2] 機構 mechanism 기계 부품들의 상대적인 여러 운동 방법 또는 운동 장치.

기기 器機 instrument 측정기기 등과 같이 비교적 복잡한 도구. 기계나 기구와 구별된다. → 기구, 기계.

기기용접지선 器機用接地線 equipment grounding conductor 기기, 배선관, 기타 함의 비통전 금속부분과 설비의 접지측 전선 또는 인입장치, 별도 유도전원의 접지전극용 전선에 접속하기 위한 전선.

기능 機能 function 목적을 위한 일련의 과정, 적절하고 정상적인 일 또는 과정.

기능부전성분만 機能不全性分娩 dysfunctional labor 경관의 소실과 개대, 태아의 하강 등 정상적인 진행을 방해하는 비정상적인 자궁수축. 자궁수축의 질에 따라 저 긴장성 기능부전과 고 긴장성 기능부전이 있으며 발생된 시기에 따라서는 원발성 기능부전과 속발성 기능부전이 있다.

기능부전성자궁출혈 機能不全性子宮出血 dysfunctional uterine bleeding 호르몬 불균형으로 인한 자궁의 출혈장애. 종양, 염증, 임신과는 무관하게 비정상적인 자궁출혈로 무통성의 불규칙적 출혈이 다량 보이거나 월경주기사이 또는 무월경기 동안의 출혈이 특징이다.

기능부전의 機能不全~ dysfunctional 신체 장기나 체계가 기능을 정상적으로 수행할 수 없는.

기능부전증 機能不全症 insufficiency 정해진 기능을 완수하기에 불완전하거나 부적당한 상태.

기능성자궁출혈 機能性子宮出血 menometrorrhagia 과다한 월경출혈 또는 월경에 의해 야기되지 않은 지나친 자궁출혈. 이것은 자궁경부암의 증상일 수도 있는 부정자궁출혈과 월경과다가 결합된 의미. = 월경성자궁출혈(月經性子宮出血).

기능적잔기용량 機能的殘氣容量 functional residual capacity : FRC 호식 예비용적과 잔기용적의 합. 정상 호식 후 폐내에 남아 있는 공기량으로 약 2,400cc 정도이다.

기능행위 技能行爲 skill based action 머리 속에 기억된 행동에 의해 지배되는 다소 잠재 의식적인 행위. 예를 들면 숙련된 운전자에 의한 비상조치의 시행 또는 기계공에 의한 수동공구의 사용이 이에 해당된다.

기댄형붕괴 ~形崩壞 lean to over collapse 벽판, 바닥판 또는 지붕의 한쪽이 완전히 떨어져 내리고 반대쪽은 여전히 지탱되고 있는 상태의 붕괴. 지지벽이 무너지거나 한 쪽 바닥판의 분리가 그 원인이며 요구조자가 생존가능한 곳은 붕괴 결과로 생긴 삼각형 모양의 빈공간이다.

기도 氣道 airway 폐로 출입하는 공기의 통로. 기관지와 폐포낭 사이에서 기도는 23번 나뉘어지고 기도의 처음 16분지까지는 기체를 내외로 운반하는 통로를 형성하며 기관지, 소기관지, 종말기관지를 이룬다. 나머지 7분지는 기체교환이 이루어지는 호흡소기관지, 폐포관, 폐포를 형성한다. = 숨질.

기도삽관세트 氣道揷管~ intubation kit 기도확보를 위한 장비로 구성된 세트.

기도삽관위치탐지기 氣道揷管位置探知機 esophageal intubation detector 기도와 식도의 해부학적인 차이점을 근거로 적절한 튜브 삽관 위치를 확인하기 위한 장비.

기도삽관튜브 氣道揷管~ endotracheal tube 환자의 기도를 확보하기 위해 삽입하는 튜브.

기도삽관튜브고정장치 氣道揷管~固定裝置 endotracheal tube holder 기도삽관튜브 삽입 후 튜브를 고정하기 위한 장비. 튜브고정장치, 바이트 블록(교합 저지기), 고정 끈이 별도의 조립 없이 사용이 가능하며, 나사 방식의 튜브고정장치에 쉽고 단단하게 다양한 굵기의 튜브를 고정한다. 바이트 블록이 있기 때문에 별도의 기도유지기 없이 튜브를 환자의 치아로 부터 보호할 수 있는 구조로 되어 있다. 고정 끈은 넓은 벨크로 방식으로 젖은 상태에서도 고정될 수 있으며, 재질이 탄력성이 없는 단단한 끈으로 고정되어 탄력으로 인한 튜브의 이탈이 쉽게 일어나지 않는다. 착용한 상태로 구강 내 흡인이 가능한 구조로 구성되어 있다.

기도유지 氣道維持 airway management 산소 공급을 위해 기도를 열어주는 기술. 의식이 없는 환자의 경우 기도의 폐색이 생기기 쉬우며 그 원인으로서는 설근의 침하, 후두경련 및 기관내의 이물을 들 수 있는데 특히 설근침하에 의한 기도폐색은 가장 주의를 하지 않으면 안되는 것이다. 도수적 기도 확보법으로는 비외상 환자는 머리를 가능한 한 뒤로 젖히게 하고 아래턱을 앞쪽으로 들어올리며(두부후굴하악거상법) 외상환자는 두부후굴은 시키지 않으면서 하악만 올리는 변형된 하악견인법으로 한다. 기도를 확보하기 위해서는 이밖에 기도기의 삽입, 기관내 삽관,

후두마스크 등도 이루어진다.

기도유지실습용 마네킹 氣道維持實習用~ airway management trainer 자발호흡이 없는 환자의 기도확보와 유지방법을 훈련하기 위한 마네킹. 상반신이 노출되어 폐 부분이 개방된 마네킹 본체가 고정판에 고정되어 있어 실습이 용이하며, 피부감촉이 부드럽고 해부학적인 구조가 실제 사람과 동일하여 실습이 효과적임. 폐내 공기 주입으로 인한 팽창 여부와 청진으로 기도유지 및 확보의 적절성을 평가할 수 있다. 수동식 인공호흡기(Bag-Valve-Mask)를 이용한 인공호흡이 가능하며, 두부후굴 하악거상법(Head tilt Chin lift), 턱 들어올리기(Jaw Thrust)실습이 가능하다. 구강과 비강용 기도유지기 삽입이 가능하고, 구강과 비강을 통해 기도 삽관이 가능하다. 기도삽관튜브, 후두마스크(LMA), 콤비튜브(Comb-Tube)의 삽입이 가능하다. 그 외 후두경의 무리한 사용 시 치아 파열음이 나며(실제 인체에 시행하여 일어나는 효과와 유사한 상황을 재현시킴), 후두경련(Laryngospasm)이 구현 가능하며(기도 부분과 연결된 주사기를 통해 공기를 불어넣거나 빼주게 되면 실제 상황과 유사한 상황 재현가능), 위 팽만(기도삽관을 잘못 시행한 경우) 및 구토 상황의 구현이 가능하여 흡인 실습이 가능하도록 구성되어 있다.

기도폐색 氣道閉塞 airway obstruction 기도가 막히는 상태. 기도벽의 콤플라이언스, 계면활성물질, 기도내강협착 등의 기도벽 전체의 역학적 특성과 기도벽 내외에 가해지는 압력차의 균형이 무너지는데서 생긴다.

기동 起動 actuation 자동 또는 수동으로 설비를 작동시킴.

기동소방대 起動消防隊 flying squad 화재경보에 가장 신속하게 대응하여 출동하는 소방대. 정규 소방대의 진화작업을 지원하기도 한다.

기동스위치 起動~ starting switch 소화전에 설치되어 펌프를 가동시키는 스위치.

기동용 수압개폐장치 起動用 水壓開閉裝置 수압의 변화(강하)를 감지하여 펌프를 기동(정지)시키는 장치. 체크밸브 및 게이트밸브의 후단에서 분기 설

치하여 펌프 2차측의 전 배관내의 압력을 감지하고, 압력이 감소하면 압력스위치가 작동하여 보조펌프(충압펌프)를 작동시키거나 주펌프를 작동시켜 일정압력이 유지되도록 하는 장치이다. 따라서 아무리 성능이 우수한 소화펌프라 할지라도 수압개폐장치의 압력조정이 제대로 되어있지 못하면 법정 방수압력과 방수유량을 충분히 얻지 못하게 된다.

기동용기 起動容器 actuating cylinder 불연성 고압가스가 들어 있는 작은 용기. 기동용기에서 방출되는 가스의 압력에 의해서 소화약제 저장용기가 개방된다.

기동장치 起動裝置 initiating device 각종 소방시설이나 방화시설 등의 감지기, 수동발신기, 감시스위치 등과 같이 당해 설비가 수동 또는 자동으로 작동하도록 하는 장치.

기둥 column 지붕, 바닥, 보 등의 수직하중을 지탱하는 건축물의 주요 구조부.

기력상실 氣力喪失 overcome 화재로 인해 기력을 상실한 상태를 뜻하는 것으로, 연기가 주원인이다.

기록 記錄 documentation 응급구조사가 처치 및 이송시에 임시기록지나 운행보고서와 같은 문서에 출동한 시간, 장소, 그리고 현장의 상황, 환자의 상태 등에 대하여 양식에 맞게 서술하는 것.

기류 氣流 air current 수평 또는 수직방향으로 공기가 흐르는 것. 기류는 송풍기, 기압차, 온도차 등으로 형성된다. 화재건물 내·외의 기류는 연기나 연소면을 이동시키는 주요 변수이다.

기름 oil 물에 녹지 않는 인화성 액체류. 기름은 크게 동·식물성과 광물성으로 나눌 수 있으며 종이 등에 묻어 산소와의 접촉면이 넓어지고 축열(蓄熱)조건이 형성되면 자연발화할 수 있다. 대개 물보다 가볍고 발열량이 크기 때문에 특별한 소방전술을 필요로 한다.

기름담금질탱크 ~質~ oil quenching tanks 37.8 ℃(100 °F)까지 가열시킨 기름탱크. 고온 금속의 담금질용으로 사용한다. 담금질 작업중 발생한 화재는 진화하기가 대단히 어렵다.

기름제거 ~除去 degrease 열처리 또는 화학적, 전기적 처리를 통해서 그리스나 기름, 기타 지방성 물질을 제거하는 것. = 탈지.

기립성 起立性 orthostatic 직립자세에 의해 유발 또는 관련됨.

기립저혈압 起立低血壓 orthostatic hypotension 서 있거나 일정한 위치에 부동직립해 있을 때 현기증, 실신, 몽롱함과 더불어 혈압이 저하되는 상태.

기립활력징후 起立活力徵候 orthostatic vital signs 절대적인 또는 상대적인 저 혈량증이 있는지를 결정하기 위해 앙와위, 좌위, 가능하면 서있는 자세에서 혈압과 맥박을 검사하는 것. 수축기 혈압이 15 mmHg 하락하거나 맥박이 분당 15회 이상 상승하는 것은 최소한 혈액량의 15% 손실이 있음을 말해주는 징후이다. 앉았을 때 증상이 나타나면 서있는 자세를 취하지 않는다. → 기울기검사(tilt test). = orthostatics.

기면 嗜眠 drowsiness 의식 수준이 낮은 상태. 졸음이 오며 각성상태를 유지하지 못하는 것이 특징이다. 수면부족, 투약, 약물남용 또는 대뇌 장애로 인하여 야기될 수 있다.

기밀 氣密 gas tight 기체가 새지 않도록 하는 것. 기밀이 유지되면 대부분 액체도 새지 않는다. → 밀봉.

기밀시험 氣密試驗 air test 기밀이 요구되는 공간이나 격벽을 설치가 끝나면 양 쪽 경계의 한 쪽에 압축공기를 사용하여 압력차를 만들어 기밀여부를 시험하는 절차. 수정작업을 예상하여 재작업에 영향을 받을 염려가 있는 도장이나 대형부가구조물 등의 후공정이 시작되기 전에 수행한다. 선택적으로 air test를 적용하지 않아도 될 경우 탱크는 overflow시 또는 가동상태에서 함유물에서 발생하는 최대 수두 중 높은 값을 사용한 hydrostatic test를 사용하기도 한다.

기본단위 基本單位 fundamental unit 비교의 기준이 되는 단위 중에서도 특별히 기본이 되는 단위. 예로서 길이의 m(미터), 질량의 kg(킬로그램), 시간의 s(초), 전류의 A(암페어), 온도의 K(켈빈), 광도의 cd(칸델라) 등. → 단위.

기본모드 基本~ dominant mode 동축 선로, 도파관 광섬유 등의 전송로에서 전송할 수 있는 가장 낮은 차단 주파수를 가지고 있는 전송 모드.

기본방위 基本方位 cardinal point 나침반의 주요 부분 중 하나. 북, 동, 남, 서.

기본배영 基本背泳 elementary backstroke 원칙적으로 휴식 혹은 구명 수영을 위한 수영법. 따라서 힘들이지 않고 편안하게 호흡을 계속할 수 있으며 체력의 소모를 줄이고 빠르지 않게 수영하고자 할 때 사용할 수 있다. 또한 이 영법은 힘을 풀고 손발을 동시에 같은 방향으로 움직여 수영하므로 쉽게 배울 수 있다. 이 영법의 다리차기를 적절히 이용하면 인명구조법 기술에 유용하게 사용할 수 있다.

기본사건 基本事件 basic event 결함수분석(fault tree analysis)에서 더 이상 확대되지 않는 최소단위의 사건(예, 장치 고장, 인간실수, 외부사건 등).

기본소생술 基本蘇生術 basic life support : BLS 심장이나 호흡이 정지된 사람에 대한 응급처치. 순환기 또는 호흡기의 기능을 회복시키기 위한 심폐소생 및 응급심장처치.

기본소생술요원 基本蘇生術要員 basic life support unit 현장에서 기본 소생술 수준의 응급처치를 시행할 수 있도록 교육과 훈련되어 있는 요원으로, 기본심폐소생술과 자동제세동기를 사용할 수 있다.

기본연소속도 基本燃燒速度 fundamental burning velocity 미연소가스의 특정 조성, 온도 및 압력조건에서 층류 화염의 연소 속도.

기본적요구 基本的要求 basic needs 인간의 생존이나 종족을 보존하고자 하는 생리적 요구로 일차적 요구로도 불리며 공기, 식욕, 갈증, 수면, 통증완화, 배설, 성욕 등이 있다.

기본적위험 基本的危險 basic danger 컬프(Kulp)에 의해 분류되는 방법으로 위험을 야기시키는 원인이 특정한 개인의 과실이라고 할 수 없는 경우로서 집단의 위험을 뜻함. 즉, 사회적 변동이나 정치적 변동 또는 자연계의 이상한 변동에 의해 생기는 위험을 뜻한다. 그 원인과 결과는 비개인적이기 때문에 적어도 개인의 능력으로는 제어할 수 없다. 이 위험은 순수위험과 투기위험의 성격을 포함하고 있다. 반대적 개념은 특수적 위험이다. ↔ 특수적 위험.

기상과민증 氣象過敏症 meteorotropism 기상변화 시 돌연사, 관절염, 협심증 같은 다양한 생물학적 발생에 영향을 주는 과민반응.

기상관측선 氣象觀測船 weather ship 해양관측선으로, 일반 해양관측 외에 해상에서 기상관측을 하는 배. 해상의 기상에 관한 예보 및 경보를 정확하게 하기 위해서는 육상에서의 관측만으로는 불충분하므로 해상에서도 관측할 필요가 있다. 이 경우 해상의 정해진 지점에서 관측을 하는 동시에 필요할 때에는 바다 위를 이동하면서 관측을 하기도 한다. 기상관측선에서는 기압, 기온, 습도, 바람 등의 해상기상을 관측하는 외에, 라디오존데에 의하여 고층 기상관측도 한다. 바다표면의 수온·풍랑·너울 등의 해상도 관측한다. 이러한 관측결과는 모두 특정된 국제시(國際時)에 무선으로 통보된다. 한반도와 같이 기상상황이 복잡한 구역에서는 해상에 있어서의 기상관측이 중요한 자료를 제공한다. 넓은 해양을 항행하는 선박·항공기에 있어서도 해상의 기상상황이나 일기예보는 중요한 것이므로 관측선의 중요성은 크다.

기상사무소 氣象事務所 meteorological office 국제항공항행용 기상업무를 제공하도록 지정된 사무소.

기상상태 氣象狀態 state of weather 미국화재위험 등급체계(National Fire Danger Rating System) 코드. 구름의 양, 강우의 종류 및 화재감시탑에서 측정한 시계제한, 일조량의 변화로 인한 가연물내 함수율의 변동 여부 등 '10일간의 화재위험기후 기록서식'(10-day Fire Danger Weather Record Foam)에 필요한 기재사항을 측정하는 코드.

기상원조국 氣象援助局 meteorological aids station 기상 원조 업무를 수행하는 무선국. 즉, 고층 대기의 기압, 기온, 습도를 측정하는 라디오 존데(sonde), 풍향, 풍속을 측정하는 레이윈(rawin), 이들 양자를 측정하는 레이윈존데(rawinsonde), 산악 지대의 우량을 측정하는 우량 로봇 등이 있다. 이 장치들은 기상 요소의 변화에 따라 자동적으로 전파가 발사되도록 되어 있으며, 측후소나 기상대에서는 수신기로 이 전파를 수신하여 기상 관측을 하고 있다.

기상원조업무 氣象援助業務 meteorological aids service 무선국에서 수행하는 업무 종별의 일종으로, 특별한 무선 신호를 발사하여 수상(水象), 즉 수리학(水理學)을 포함한 기상의 관측이나 조사를 하기 위한 무선 통신 업무.

기상재해 氣象災害 meteorological disasters 특이한 기상현상(강풍, 호우, 대설(大雪), 뇌우(雷雨), 안개, 이상건조, 이상저온, 이상고온 등)으로 유발된 재난(풍해, 눈사태, 낙뢰(落雷), 화재, 해일(海溢), 홍수, 산사태, 설해(雪害), 교통사고, 한발(旱魃), 농작물냉해, 스모그 등)을 가리키는 말. 기상청에서는 재난을 일으킬 수 있는 기상현상이 예견될 때 주의보·경보를 발표하여 재난에 대비하도록 하고 있다.

기상정보 氣象情報 meteorological information 현존하거나 예상되는 기상상태에 관련한 기상관측보고, 분석, 예보 및 기타 서술.

기상통보 氣象通報 meteorological messages 특히 항해 및 항공에서 인명의 안전과 보호를 위하여 선박 등으로부터 오는 기상 예보를 담당하는 기상기관에 알려 주는 통보인 동시에 선박, 항공기의 보호 및 공중(公衆)을 목적으로 해당 기관에서 내는 통보. 이들의 통보에는 일정 시각에서의 관측, 위험한 현상의 경보, 예보 및 경보 등이 포함된다.

기상폭발 氣相爆發 vapor explosion 가스폭발(혼합가스 폭발), 분무폭발, 분진폭발, 가스의 분해폭발 등과 같은 기체 상태에서 일어나는 폭발. 수소, 일산화탄소, 메탄, 프로판, 아세틸렌 등의 가연성 가스와 지연성 가스(대부분의 경우 공기 또는 산소)와의 혼합기체에 의해 발생하는 가스폭발과 공기 중에 분출된 가연성 액체의 미세한 액적이 안개상으로 되어 공기 중에 부유하고 있을 때에 발생하는 분무폭발, 금속분말, 미분탄, 소맥분, 플라스틱 분말같은 가연성의 고체가 미분말로 되어 공기중에 부유하고 있다가 발생하는 분진폭발도 기상폭발의 일종이다. 기상폭발은 화학적으로는 가연성 가스의 연소의 한 형태로서 연소반응, 열역학 및 기체역학과의 상관관계에 의하여 지배되는 현상으로서 당연히 지연성 가스와 연소를 개시키는 착화에너지가 필요하며 화염의 발생을 동반한다. → 분진폭발, 분해폭발, 수소, 일산화탄소, 메탄, 프로판, 아세틸렌, 지연성가스, 금속분말, 분진폭발, 착화에너지.

기상해석과예보시스템 氣象解析~豫報~ Numerical Analysis and Production System : NAPS 기상 자료 자동 편집 중계 장치(CADESS)에 의해 수집된 세계의 기상 관측 자료를 기준으로 수치 예보나 강우의 단시간 예보, 파도 예보 등의 계산을 행하는 슈퍼컴퓨터.

기생동물 寄生動物 zooparasite 동물 개체에 기생하는 기생충.

기생충 寄生蟲 parasite 생존을 위해서 영양공급을 숙주에게 의지하는 생명체. 조건부 기생충(facultative parasite)은 숙주에게 의지하기도 하지만 독자적으로 생존할 수도 있으며, 의무적 기생충(obligate parasite)은 생존을 위해서 반드시 숙주에게 의지해야 한다.

기생충치료제 寄生蟲治療劑 parasiticides 기생충을 박멸시키는 제제로 주로 경구용이다.

기생충혈증 寄生蟲血症 parasitemia 혈액 내에 기생충이 존재하는 현상.

기성의 奇性~ azygos 입과 같이 해부학적 구조상 어떤 짝도 이루지 않고 단독으로 발생하는 것.

기술사 技術士 professional engineer 각 기술분야의 전문지식과 실무경험을 바탕으로 고도의 응용능력을 발휘할 수 있는 사람. 관련 법령에 따라 자격검정을 통해 배출되며 과학기술에 관한 계획, 연구, 설계, 분석, 조사, 시험, 시공, 감리, 평가, 진단, 사업관리 그리고 기술적 판단, 중재, 자문, 지도 등을 그 직무로 한다.

기술역학 記述疫學 descriptive epidemiology 인구집단을 대상으로 질병의 발생, 분포, 발생경향 등에 대하여 그 집단의 특성에 따라 기록하여 조사, 연구하는 1단계적 역학. 기술역학에서 인구집단의 특성은 인적특성(who : 연령, 성별, 인종, 결혼이나 경제적 상태, 직업이나 가족 상태), 지역적인 특성(where :

국가나 지역사회의 특성), 시간적인 특성(when : 질병유행의 주기적, 계절적 변화), 질병발생의 원인적 특성(what) 등이 기록되어야 한다.

기술적탐색 技術的探索 technical search 첨단인명 탐색 장비를 갖춘 숙련된 탐색구조대원이 음향, 영상, 진동, 전파 등을 이용하여 요구조자를 탐색하는 방법. 지역을 비교적 신속, 정확하게 탐색할 수 있으며 탐색견과 전자장비를 함께 사용하는 것이 좋은 방법이다.

기습 奇襲 ambush 몰래 움직여 갑자기 들이치는 행위.

기시감 旣視感 deja vu 이전에 경험했던 장소나 상황에 마주친 것 같은 감각이나 환상. 이 현상은 모든 사람에게 정상적으로 나타날 수 있지만, 어떤 정서적이거나 현재 경험과 불수의적인 감정의 연결로 인하여 자주 또는 계속 나타날 수 있다.

기시부 起始部 origin 체간 가까운 쪽이나 고정된 부위. 일어나기 시작하는 부위. 건이나 건막에 의해 근육에 부착되는 부위를 기시와 정지라고 하는데 기시는 근의 수축시 고정된 부위이고 정지는 움직이는 부위를 말한다. = 기시.

기아사 飢餓死 death from starvation 기아로 인해 사망하는 것.

기아성산증 飢餓性酸症 starvation acidosis 칼로리 결핍에 수반되는 키톤체의 축적에 의하여 일어나는 대사성 산증의 하나.

기아성쇠약 飢餓性衰弱 inanition ① 아사 소화의 결손 또는 물과 음식의 부족의 결과로 지친 상태. ② 사회적, 윤리적, 지적인 삶의 모든 면에서 생활력이나 활기상실이 특징인 기면상태.

기아증 嗜兒症 paedophillia 이성의 어린이를 성만족의 대상으로 하는 것. 정신박약자는 상대가 없기 때문에 어린이를 대상으로 하게 된다. = 소아기호증(pedophilia).

기압 氣壓 atmospheric pressure 지구의 대기와 맞닿은 면에 작용하는 압력. 기온과 높이 등에 따라 달라진다. → 압력.

기압계 氣壓計 barometer ① 대기압 측정용 계기.

② 지표(指標), 지침(指針).

기압고도 氣壓高度 pressure-altitude 표준대기압에 연관되는 고도로 나타내는 기압.

기압변화성현기증 氣壓變化性眩氣症 alternobaric vertigo 증가된 압력에 의해 내이(內耳)에 발생하는 단기간의 현기증, 오심, 이명. 증상은 귀의 압력이 균형을 이루기 전이나 후에 일어나며 압력의 변화가 일어날 때 보인다. 현기증은 몇 초에서부터 15분까지 계속되며 구토나 지남력 상실을 일으킨다.

기압성부비동염 氣壓性副鼻洞炎 barosinusitis 압력 변화에 노출될 때 일어나는 전두동의 통증이나 손상으로 전두동의 내부 압력과 주위압력을 조절하지 못할 때 일어나는 현상. 스쿠버 다이빙시 자주 일어난다.

기압성치통 氣壓性齒痛 barodontalgio 스쿠버 다이빙시 하강과 상승시 비정상적인 치아에 공기가 유입되면서 일어나는 치통.

기압식끌 氣壓式~ air chisel 차량사고 현장에서 구조대원들이 인명구조에 사용하는 차량절개 도구. 압축된 공기를 주입 보유하는 용기에 결합하여 쇠를 절단하여 희생자를 구조하는 장비이다.

기압외상 氣壓外傷 barotrauma 압력변화로 인한 직접적인 물리적 신체 손상. 순환기와 조직손상을 동반한 감압증상, 동통성 관절 장애(bends), 질식, 마비(paralegin), 비감염성 골 괴사(aseptic bone ne-crosis) 등의 신체 이상이 일어난다.

기어 toothed wheel 한 쌍의 원통과 원뿔에 이를 만들어 서로 맞물려 운동을 전달하는 기계요소. 한 쌍의 기어에서 잇수가 많은 쪽을 큰 기어, 잇수가 적은 쪽을 작은 기어라고 말하고 각각을 기어, 피니언이라고 부르기도 한다.

기어그리스 gear grease 반고체 상태의 윤활유. 광유에 20~30%의 석회 비누를 첨가하여 제조한다. 주로 고하중, 저속기어의 윤활용으로 사용한다.

기어랙 gear rack 조난자 구조를 할 때 너트, 프렌드, 피톤, 카라비너 등 등반용구를 휴대할 수 있게 슬링으로 만든 어깨걸이.

기억 記憶 memory 무의식적인 연상의 방법으로 과

거의 감각, 생각, 의식적으로 배웠던 정보를 기억하는 것. 선행기억(anterograde memory)이란 최근에 일어난 일이 아니고 먼 과거의 일을 기억하는 것이고 장기기억(long-term memory)이란 어떤 특이한 노력 없이도 감각, 사건, 생각이나 다른 정보를 오랫동안 기억하는 것이며 단기기억(short-term memory)이란 최근의 사건을 기억하는 것을 말한다.

기억상실 記憶喪失 amnesia 기억의 결여 또는 소실. 특히 과거의 체험을 생각해 내지 못하는 것.

기억착오 記憶錯誤 paramnesia 일어나지 않은 일을 일어났다고 믿는 기억장애.

기업보험 企業保險 enterprise insurance 기업경영에서 발생하는 각종의 인적, 물적 위험을 담보하기 위하여 이용하는 보험. 해상보험, 운송보험, 기업의 건물이나 시설등의 화재보험등이 여기에 속한다. 기업보험에 있어서는 기업이 보험자와의 대등한 경제적 교섭력을 가진 기업이므로 법이 계약관계에 굳이 후견적 개입을 할 필요가 없다고 보는 견해가 지배적이다.

기업휴지 企業休止 business interruption : BI 고장이나 손상으로 인하여 장치를 운전정지시킬 때부터 정상적인 운전상태로 복구될 때까지 기업운영에 미치는 간접적인 영향.

기온역전 氣溫逆轉 inversion layer 대기 중의 기온은 일반적으로 상공으로 올라갈수록 낮아지게 되는데 기상 조건에 따라 대기의 상층에 하층보다 더운 공기가 존재하는 현상. 이러한 현상이 일어나는 공기층을 역전층이라 하며 이때 공기의 유동이 잘 안되기 때문에 오염물질의 확산이 원활하지 못하여 대기오염이 심하게 된다.

기온체감률 氣溫體減率 temperature lapse rate 대류권에서 천 피트씩 상승할 때마다 기온이 떨어지는 느낌을 계산한 비율. 대류권 내에 한해서 기온은 매 1,000feet 상승할 때마다 2℃씩 저하한다. 이 현상은 대체로 대류권의 상한선까지 적용되므로 대류권 내에서의 특정고도의 기온은 다음과 같은 공식으로 계산할 수 있다.

$$T = \frac{고도}{1,000} \times (-2 ℃) + G.L.T.$$

※ G.L.T. : 특정고공수직 하방의 지면(해면) 기온, 고도 feet.

기왕증 旣往症 anamnesis 환자가 과거에 경험한 질병. 기왕력(旣往歷)이라고도 한다. 지금까지 걸렸던 질병이나 외상(外傷) 등 진찰을 받는 현재에 이르기까지의 병력(病歷)이다. 현재의 질병을 진단하고 치료하는 데 중요한 참고자료이므로, 의사가 진찰할 때 환자와 보호자에게 묻는 것이 관례이다. 가족의 기왕증, 즉 가족력(家族歷)도 유전성 또는 전염성 질환 발견, 진단에 필요하므로 자신의 기왕증과 함께 기록한 병력서를 미리 준비하면 편리하다. 의사에게 기왕증을 정확하게 알리는 일은 진단과 치료에 큰 도움이 된다.

기외수축 期外收縮 extrasystole 심장의 일부에 이상자극(異常刺戟)이 형성되어 동방결절에서 기인하는 정규 박동 이외에 다른 박동이 일어나는 것. 심장은 통상 1분간에 60~80회의 빈도로 규칙적으로 수축해서 온몸에 혈액을 보내고 있는데, 때로는 예정된 다음 주기보다 빨리 수축하는 일이 있다. 이것을 기외수축 또는 조기수축(早期收縮)이라고 한다.

기울기 lean to 경사면의 경사정도를 보이는 것.

기울기검사 ～檢査 tilt test 발목 염좌 등의 손상을 진단하는 이학적 검사. 쇼크의 초기에는 맥박이 분당 10회 이상 증가하거나 혈압이 10mmHg 이상 떨어지는 양성 반응이 나와 진단이 가능하나 이 검사는 척추손상이 있는 경우에는 시행할 수 없다.

기원 起源 origin 시작 지점 또는 근원.

기이맥박 奇異脈搏 paradoxic pulse 흡기시 수축기 혈압과 파동의 진폭이 눈에 띄게 작아지는 맥. 정상수치는 10mmHg 이내이다. 현저한 감소는 심낭압전, 중증 폐질환, 진행된 심부전을 의심할 수 있다.

기이성격앙 奇異性激昻 paradoxic agitation 정신안정제를 투여한 후에 때때로 나타나는 예기치 않은 흥분상태.

기이성운동 奇異性運動 paradoxical motion 숨을 들어 마시는 흡기시에 골절분절 부위가 함몰되고 숨을 내쉬는 호기시에 흉벽보다 부풀어 오르는 것. 흡기시 정상적인 흉곽 벽은 외방으로 움직여 흉곽 내 압력이 떨어지므로 불안정한 분절. 즉 연가양 분절이 내방으로 끌어당기게 된다. 호기시 흉곽이 이완되고 내방으로 움직이면 흉곽 내 압력이 증가되어 연가양 분절은 외방으로 움직이게 된다.

기장 機長 pilot-in-command 비행시간 중 항공기의 운항 및 안전에 대한 책임이 있는 조종사.

기저골 基底骨 basal bone 하악과 상완 골조직으로 치아의 운동을 제한하는 고정된 골성구조.

기저골골절 基底骨骨折 basilar bone fracture 뇌신경과 혈관들이 통과하는 구멍과 부비동, 비강 등 비어 있는 공간이 골절되는 것. 뇌척수액이 귀나 코로 흘러 나오고 배틀 징후와 너구리 눈 징후가 나타나는 것이 특징이다.

기저막 基底膜 basal membrane 눈의 망막 색소가 침착된 층 아래에 있는 조직의 막. = 바닥막.

기저부[1] 基底部 base section(소방) 확장사다리의 가장 첫 번째 또는 바닥 부분. 사다리를 세웠을 때 상부를 지지하는 역할을 한다.

기저부[2] 基底部 fundus(구급) 장기의 바닥부분, 자궁저 또는 안저와 같이 장기의 입구에서 가장 먼 부분.

기저세포 基底細胞 basal cell 중층 상피의 가장 심층에 있는 하나의 세포. 상피는 신체의 내부와 외부 표면의 내층으로 기관, 혈관, 피부(표피)를 포함한다.

기저세포상피암종 基底細胞上皮癌腫 basal cell carcinoma 구진으로 시작하여 출혈, 부스럼, 미란 등이 있는 안면에서 서서히 자라는 악성종양.

기저세포양암종 基底細胞樣癌腫 basaloid carcinoma 항문관의 희귀한 악성종양. 피부의 기저세포암과 비슷한 부위에까지 발생하며 음부 피부에까지 퍼지기도 한다.

기저속도 基底速度 base speed 가변속도 전동기에서, 정격전압 및 정격부하에 대한 최저 정격속도.

기저층 基底層 germinal layer 외피세포를 계속 만들어내는 표피세포의 밑 층. = 바닥층.

기저편형상피암 基底扁形上皮癌 basosquamous

cell carcinoma 기저세포와 편평세포로 구성된 악성외피종양.

기저핵 基底核 basal ganglia 대뇌 수질 속에 있는 회백질 덩어리. 대뇌피질과 척수를 잇는 운동 또는 지각로의 중계소 역할을 하고 있는데 미상핵, 렌즈핵, 전장 및 편도체의 4쌍이 있으며 렌즈핵은 다시 외측의 피각과 내측의 담창구로 구분한다. 이들 중 미상핵, 피각 및 담창구는 줄무늬를 이루고 있어 이들을 합하여 흔히 선조체라고 한다. 인체에서는 이러한 기저핵들의 전도로는 근육의 긴장을 조절하여 운동을 원활하게 하는 작용과 대뇌의 과다한 골격근 운동을 억제, 조절하므로 이곳에 병변이 생기면 근육의 긴장도 및 신체 운동에 이상을 초래하게 되는데 중뇌의 흑질과 이어지는 담창구의 변성시는 근육의 경직과 진전마비가 수반되는 파킨슨병(Parkin-son's disease)이 유발되고 피각과 미상핵 등에 변성이 오면 근 긴장도의 저하와 함께 무도병(chorea), 무정위운동(athetosis) 등이 발현된다. = 바닥핵.

기적 氣笛 air horn 빠른 공기 흐름으로 소리를 내는 기구. 대형소방차의 경적으로 사용된다.

기전 機轉 mechanism 어떤 일이 발생하여 결과에 이르는 과정. 외상에서는 손상기전으로, 손상을 예측할 수 있다. = 기제.

기전력 起電力 electromotive force 두 물체 간의 전위차를 발생시키는 작용 또는 전기회로를 연결했을 때 회로에 전류를 흐르게 하는 원동력.

기점 基點 anchor point ① 연소저지선을 구축하기 시작한 지점. 도로, 구덩이, V자형의 긴 골과 같은 자연 방호물을 말한다. ② 노즐을 조종하는 사람을 보조하기 위해 소방호스를 붙들고 있던 소방대원이 호스를 바닥에 고정시키는 지점.

기정맥 奇靜脈 azygous vein 흉곽의 7개 정맥 중 하나. = 홀정맥.

기종 氣腫 emphysema 신체의 장기나 조직에 공기가 비정상적으로 축적된 상태. 특히 폐에서의 이러한 증상에 대해 사용된다. → 폐기종(肺氣腫).

기종격 氣縱隔 pneumomediastinum 종격동에 가스나 공기가 차 있는 상태. 이로 인해 호흡과 순환이 방해되고 기심막(氣心膜), 기흉(氣胸), 기복(氣腹) 등이 발생할 수도 있다. = 종격동기흉.

기종성방광염 氣腫性膀胱炎 cystitis emphysematosa 방광점막과 근조직에 기체로 찬 소포 및 낭포가 나타나는 방광염.

기준 基準 standard 건축구조나 방화설비 등에 관한 요구사항, 규정 등을 명시하고 있는 문서. = 표준. 기준관찰시간 基準觀察時間 base observation time 임야화재의 위험도를 측정하기 위한 관찰에 소요된 시간.

기준구역 基準區域 datum area 특정지역 내에서 수색목표물이 위치할 가능성이 있는 지역.

기준방수량 基準放水量 standard fire stream 노즐 방수량 15.8 ℓ/sec(250gpm)으로, 약 3.5kg/cm² (50psi)의 압력에서 28.6mm(1⅛in.) 노즐을 통해 방출된 수량.

기준선¹ 基準線 base line(통신) 로란(LORAN)의 두 송신국, 즉 주국과 종국을 연결하는 선. 그 길이를 기준선 길이라고 한다. 쌍곡선 항법에서는 기준선 길이가 길수록 측정 정밀도가 높아지지만 동기를 잡기 위해 한도를 정하고 있으며 300~600km 정도가 사용된다.

기준선² 基準線 datum line(구조) 수색목표물이 위치할 가능성이 있는 두 개 이상의 기준점을 선정하여 연결한 선.

기준안테나 基準~ standard antenna 표준 안테나.

기준연료모델 基準燃料~ base fuel model 특정지역의 대표적인 연료 형태를 나타낸 것. 그 지역의 임야화재 위험도를 계산할 때 사용한다.

기준위치 基準位置 datum 장시간 이동에 따른 수정된 수색 목표물의 최대 발견 가능 위치.

기준위치 표시부표 基準位置 表示浮漂 datum marker buoy : DMB 해상 참조점의 제공 또는 실제 해류를 결정하기 위하여 사용되어지는 해상에 투하시키는 표시부표.

기준주파수 基準周波數 reference frequency 할당 주파수에 대해 고정되어 있고 특정한 대역에 있는 주파수. 이 주파수의 특성 주파수에 대한 편이는 특성 주파수가 발사되어 점유된 주파수대의 중앙에 대해 존재하는 편이와 동일한 절대값 및 동일한 부호를 갖고 있다. 주파수 편차의 기준이 된다.

기중개폐기 氣中開閉器 air break switch 공기 중에서 정격전류를 개폐할 수 있는 개폐기.

기중기 起重機 lift 환자를 들어올리기 위한 여러 기법. blanket lift, 3~4 또는 6인용 구조 lift, chair lift 등이 있다. 장비의 사용 시에는 환자의 부상 상태, 구조 인원, 이동 거리 등을 고려해야 한다.

기지국 基地局 base station : BS 육상 이동국과의 통신 또는 이동 중계국의 중계에 의한 통신을 하기 위하여 육상에 개설하고 이동하지 않는 무선국. 응급의료 통신에 있어서 가장 중요한 송·수신자의 역할을 하는데 일반적으로 원격조정이 가능한 고출력 시스템으로 출력은 보통 45~275와트 정도이다. 미국의 경우 기지국에서 송출할 수 있는 출력의 최대치는 연방통신위원회에서 규정하고 있는 각 기지국의 허가증에 기재되어 있다. 기지국 출력의 최대치는 지리적으로 담당하고 있는 관할구역의 면적을 참고하며, 일부 기지국에서는 다중채널을 사용하기도 하지만 대부분의 경우 하나의 채널만을 사용하고 있다.

기지병원 基地病院 base hospital ① 온라인 의학지시를 받을 수 있고 전문응급구조사가 배치되는 응급과. ② 전문응급구조사가 배치된 병원.

기질 基質 matrix ① 조직사이에서 발견되는 물질. ② 특정 장기나 특정조직이 발달되는 기본 물질. ③ 그래프나 알고리즘을 사용하여 문제를 푸는 것.

기질성정신장애 器質性精神障碍 organic mental disorders 뇌 조직의 손상과 감소된 기능으로 인해 생기는 정신적 또는 행동적 문제. 뇌경색, 납중독이나 신경성 매독이 원인일 수 있다. = 유기성 뇌증후군(organic brain syndrome), 기질적뇌증후군(organic mental syndrome).

기질적건망증 器質的健忘症 organic amnesia 기질적 결손, 상해, 질병 등에 이어서 일어나는 이차성(二次性) 건망증.

기질화 器質化 organization 이물의 주위에 육아조직이 형성되어 대치하는 현상.

기체[1] 機體 airframe 카울링, 동체, 착륙장치, 기관실과 같이 비행에 관련된 항공기의 구조와 각 부분.

기체[2] 氣體 gas 가스라고도 하며 물질의 집합상태의 일종. 일정한 모양이 없을 뿐만 아니라 체적의 팽창에 대하여 아무런 저항도 없고 스스로 한없이 퍼지려고 하는 성질을 갖는 것을 말한다. 기체를 구성하는 각 분자 또는 원자는 거의 자유로이 운동한다. 물질은 대체로 고온, 저압으로 될수록 이 상태가 되려고 한다.

기체상수 氣體常數 gas constant 이상기체(理想氣體) 1 mol의 상태방정식은 압력을 P, 부피를 V, 절대온도를 T라 할 때 PV = RT로 표시되는데, 이때의 R을 말함. 보일-샤를의 법칙에 의하면, 기체의 압력 P, 체적 V, 절대온도 T 사이에는 PV = RT란 단계가 있지만, 아보가드로의 법칙에 의하면, 기체 1mol의 체적 V는 등온 등압에 있어서 그 종류에 관계없이 일정치이므로, 이상기체 1mol을 택했을 경우 비례상수 R은 기체의 종류에 관계없이 상수이며, 이를 간단히 기체상수라 한다. 그 값은 R = 8.20562 $\times 10^7 erg \cdot K^{-1} mol = 1,986 cal \cdot deg^{-1} mol^{-1}$. 기체상수를 분자량으로 나눈 값을 비기체상수(比氣體常數)라 하는 수도 있다. 또 기체상수를 아보가드로수(數)로 나눈 것은 기체분자 1개당의 기체상수로서, 볼츠만상수가 된다. → 아보가드로수, 볼츠만상수.

기체역학 氣體力學 gas dynamics 유체역학 중 특히 기체의 운동상태나 기체 속의 물체에 작용하는 힘 등을 논하는 학문. 즉 기체와 액체와의 차는 밀도변화에 있으므로 압축성 유체의 역학이 기체역학이다. 또 밀도변화에 영향이 나타나는 것은 기체의 유속이 클 때이므로 기체역학은 주로 고속기류를 대상으로 하고, 고속비행기, 발동기, 제트기관, 로켓기관 등의 연구의 기초를 이룬다. 기체역학에서는 기체를 연속체로서 다루고, 고공에서 비행, 진공용기내의 저압기류 등과 같이 기체의 분자운동이 문제가 되는 경우는 희박(稀薄)기체공기역학에서 다룬다. → 유체역학.

기체연료 氣體燃料 gas fuel 기체형태의 연료. 천연가스, 프로판 가스, 석탄 및 석유의 가스화 연료가 있다. 기체연료의 발열량에 따라 고열가스, 중열가스 및 저열가스로 나뉘어진다. 고열가스는 최근 액화천연가스로서 대량 수입되어, 발전용 및 도시가스로서 중요하게 되었으며 석탄, 석유의 가스화에 의한 합성 천연가스(SNG)가 연구 개발 중이다. 중열가스인 수성가스는 메탄올로 이는 합성석유의 원료로서 중요한데 수성가스의 변성, 증열에 의한 합성 천연가스의 원료로도 된다. 저열가스는 공업용 및 발전용으로 중요하다. 장래의 크린가스로서 수소연료가 큰 연구과제로 남아 있다. 기체연료는 고체 및 액체연료에 의해 탈류, 탈화되기 때문에 연소성, 취급 등의 점에 있어서 우수하다.

기초대사 基礎代謝 basal metabolism 호흡, 순환, 체온, 연동운동, 근육의 긴장도 등 기초적인 신체 기능을 유지하기 위해 필요한 에너지의 양. 환자가 잠에서 깨어난 뒤 완전 휴식상태에서 14~18시간 동안 아무 것도 먹지 않고 편안하고 따뜻한 환경에서 측정한다.

기초대사율 基礎代謝率 basal metabolic rate 건강한 사람이 안정상태에서 생존에 필요한 최저 대사량. 운동을 한 후 적어도 1~2시간 이상 휴식을 취한 후, 정신적 긴장상태에 있지 않은 경우, 실내온도가 20℃ 내외 상태, 식사 후 12시간 이상 경과한 후, 정상적 체온을 유지하고 있을 때 측정한다. 정상적인 기초대사량을 증가시키는 요인은 주로 고열과 갑상선항진 등이다. 즉 고열은 체온이 1℃ 오르는데 대하여 약 10%의 기초대사량을 증가시킨다. 그리고 갑상선 기능항진(갑상선종, goiter)은 기초대사량을 증가시키기 때문에 임상에서는 갑상선의 이상유무를 진단하는데 기초대사량을 측정하여 도움을 받고 있다.

기초태아심박수 基礎胎兒心搏數 baseline fetal heart rate 자궁 수축 사이에 나타나는 태아 심박동률의 양상. 비정상적으로 빠르거나 느려지는 것(분당 120 이하 혹은 160 이상)은 태아에게 산소공급이 제대로 안되고 있는 것을 의미한다.

기침 cough 폐에서의 소음을 동반한 돌발적인 공기와 분비물이 배출되는 호흡기질환. 흔히 심호흡이 선행된 후 성문이 닫히고 가슴, 복부, 골반 등의 근수축이 일어난다. 대체로 습성기침은 감염에 의하며 객담이 발생하고 건성기침은 심장, 알레르기, 후천성 면역결핍증 등 여러 가지 원인을 들 수 있으며 음질에 의해 감별이 가능하다. 건성기침의 음질은 종양 등에 의해 호흡기가 눌렸다면 쇳소리 같으며 크룹에 의하면 쉰소리 같다. 백일해의 경우는 기침 발작 끝에 숨을 들이 쉬면서 그르렁거리는 기침을 한다.

기침실신 ~失神 cough syncope 기침을 하거나 참을 때 흉강내압이 증가하여 정맥환류를 막아 발생하는 실신.

기침요법 ~療法 cough therapy 환자에게 흉벽을 두드리는 타진법이나 진동법을 사용하여, 심호흡을 유도하면서 기침을 유도해 객담을 충분히 배출시키는 방법. 흡입요법이나 흉식호흡 등이 도움이 된다.

기타재해출동 其他災害出動 special attendance 화재사고 이외의 사고 출동.

기태임신 奇胎姙娠 molar pregnancy 수정된 난자의 초기 단계에서 태아 대신 조직으로부터 낭포 덩어리가 자라는 임신으로 포상기태(hydatid mole)라고도 함. 이 질환의 원인은 알려지지 않았다.

기파 氣波 surf 풍파나 너울(swell)로 형성된 해파가 얕은 바닷물에서 파도의 정상부 끝이 뾰족하게 되면서 부서지는 물결. 해파가 일정거리에 걸쳐 점차적으로 깨지면서 해안 쪽으로 물이 솟아오르는 파편성쇄파(spilling breaker), 태평양의 전형적인 기파로서, 해파가 뾰족하게 말리다가 마지막에는 깨지면서 물이 밀려드는 돌진형쇄파(plunging breaker), 해파가 날카롭고 세차게 해변에 돌진하는 벽상쇄파(surging breaker)로 나누어진다. = 쇄파(碎波).

기포 氣泡 bubble 액체나 고체의 내부 또는 표면에서 액체나 고체가 기체를 둘러싸고 있는 것. → 거품.

기포펌프 氣泡~ air lift pump 장치의 바닥 부분으로 공기를 주입하여 액체를 송출하는 장치. 액체는 기포가 팽창함에 따라 밀려 방출된다.

기포형부취제 氣泡形附臭制 bubble type-odor additive 바이패스 가스에 기포가 형성되도록 하는 액체 부취제. 바이패스에 설치된 밸브로 조절한다.

기폭 起爆 detonation 화약이나 폭약에 열이나 마찰이나 충격을 가해서 폭발시키는 일.

기폭약 起爆藥 primary explosive 약간의 충격, 마찰 또는 점화 등에 의해 쉽게 폭음을 일으키는 민감한 폭약. 폭약·화약에 폭발반응을 일으키게 하기 위해 사용되기 때문에 1차폭약이라고도 한다. = 기폭제.

기폭제 起爆劑 initiating explosive 특정물질 또는 연료와 산화제로 이루어져 화약, 탄환, 폭탄, 어뢰의 도화관인 신관, 뇌관 등에 들어가는 혼합물. 이는 사소한 자극으로 쉽게 폭발하는 성질을 가지고 있으며, 화염, 열, 충격, 마찰이나 진동에 민감하고 폭발을 일으킨 후에는 스스로 신속하게 연소해 가는 성질이 있으며, 폭발을 목적으로 하지만 그 자체를 폭발물로 분류하지는 않는다.

기피 忌避 avoidance 신체적 혹은 심리적으로 불쾌한 자극으로부터 피하려고 하는 의식적 혹은 무의식적 방어 기전. = 회피.

기형 畸形 malformation 신체의 이상 구조물. = 변형.

기형공포증 畸形恐怖症 dysmorphophobia ① 신체상에 대한 망상. ② 기형에 대한 병적인 공포.

기화 氣化 vaporization 액체 또는 고체가 기체 상태로 변하는 것. 기화할 때에는 일반적으로 주변의 열을 빼앗고 부피가 팽창(물의 경우 1,800배)된다. → 증발열.

기화기 氣化器 carburetor 불꽃 점화기관에 있어서 가솔린이나 석유 등의 액체연료를 기화하고 공기와의 혼합기를 만드는 장치. 기화기의 목적은 공기와 연료의 유량비율을 일정하게 하여 공기의 유량에 비례하는 연료를 공급하는 것과 연료를 무화 및 증발시켜 공기와의 혼합을 촉진시키는 것이다. 연료량이 엔진의 흡입공기량과 비례하여 공급되도록 공기통로를 교축 벤츄리형으로 설계하고, 이것에 의해 생기는 부압을 이용하여 연료를 흡출시켜 미소액적 상태로 하고 무화시켜 연료의 기화를 촉진시킨다. 공기량과 연료량의 비율이 일정하게 유지되려면 연료의 기준압력이 일정하게 되어야 한다. 이를 위해 연료의 높이를 뜨개(float)로 검출하여 연료탱크에서 연료를 일정량 들여와 연료를 축적하는 뜨개실이 설계되어 있다. → 뜨개.

기화열 氣化熱 heat of vaporization 일정한 온도에서 액체와 그 물질의 증기가 평형하게 유지될 경우에 액체가 기체로 변하기 위해 필요한 열량. 잠열의 일종이며 그 크기는 기체가 액체로 변할 때 방출되는 응축열과 같다. 보통 기화열은 일정온도에서의 단위 질량당 또는 1mol당 열량으로 표시된다. 엄밀하게는 액체 자신의 증기만이 액체면 위에 존재하는 경우의 값을 취해야 되지만 실제는 이를테면 일정한 대기압 하에서 측정해도 큰 차이는 없다. 기화열은 기화하는 온도에 따라 다르다. = 증발열, latent heat of vaporization.

기회감염 機會感染 opportunistic infection 바이러스나 해롭지 않은 병원균에 의해 발생하는 감염. 이런 환자는 당뇨처럼 현재 가지고 있는 질병에 의해 질병을 물리칠 능력이 감소되어 감염될 수 있다.

기후생리학 氣候生理學 bioclimatology 기후풍토나 생활습관 등이 주로 인체생리에 미치는 영향을 검토하는 학문.

기흉 氣胸 pneumothorax 폐와 흉강 사이에 공기가 존재하는 상태. 이 경우 폐는 흉벽과 분리되어 허탈된 상태를 초래한다. 폐 용적이 감소하고 또한 폐 환기량도 감소하여 호흡기능장애가 유발되며 결국 저산소증이 나타난다. 기흉은 흉벽의 개방성 창상을 통하여 공기가 흉막강 내로 유입되면서 발생할 수 있고 또한 골절된 늑골이 폐 조직을 파열시켜 호흡 시 흡입된 공기가 흉강으로 유출되어 발생할 수 있다. 흉강내의 공기압력으로 인하여 폐 조직이 정상적으로 팽창되지 않으므로 정상적인 산소교환이나 이산화탄소 배출이 저해된다. = 공기가슴증.

긴급구조 緊急救助 emergency rescue 재난이 발생할 우려가 현저하거나 재난이 발생한 때에 국민의 생명, 신체 및 재산의 보호를 위하여 제6호의 규정에 의한 긴급구조기관과 제7호의 규정에 의한 긴급구조지원기관이 행하는 인명구조 및 응급처치 그밖의 필요한 모든 긴급한 조치.

긴급구조기관 緊急救助機關 emergency rescue organization 긴급구조에 필요한 인력과 시설장비를 갖춘 기관 또는 단체로서 대통령령이 정하는 기관 및 단체.

긴급배치 緊急配置 transfer 화재현장 등으로 출동하여 비어 있는 다른 소방서를 커버하기 위해 소방대를 이동시키는 것.

긴급수술 緊急手術 urgent operation 24~48시간 이내에 행해야 하는 수술. → 응급수술.

긴급신호 緊急信號 urgency signal 긴급 통신이라는 사실을 알리는 무선 전신 통신의 약부호 또는 무선 전화 통신의 약어. 협대역 직접 인쇄 전신(NBDP)의 경우는 'PAN PAN', 무선 전신의 경우는 'XXX'의 3회 반복, 무선 전화의 경우는 'PAN PAN(불어 발음으로 판매)' 또는 '긴급'을 3회 반복 송신한다. 긴급 신호는 선박, 항공기 또는 인명의 안전에 관한 중대하고 긴급한 통신을 알리는 것이므로 국제 조난 주파수로 송신해야 한다.

긴급자동전화장치 緊急自動電話裝置 device for generating the radiotelephone alarm signal 무선 전화로 긴급 신호를 송신하기 위한 자동 장치. 무선 전화에 의한 긴급 신호인 'PAN PAN(불어 발음으로 판매)' 또는 '긴급'을 3회 자동 반복 송신하도록 되어 있다. 사용 전파는 조난 통신 시의 사용 전파와 같다.

긴급자동차 緊急自動車 emergency vehicle 도로교통법상의 끼어들기, 앞지르기, 속도, 통행 제한, 정지신호 준수의무 등에 있어 특례가 인정되고 일반차량보다 진행상 우선권이 인정되는 차량. 이러한 특례와 우선권은 긴급자동차가 본래의 긴급한 용도로 사용되고 있을 경우에만 인정된다. 소방차, 구급차, 경찰차, 기타 대통령으로 정하는 자동차가 긴급자동차에 해당된다.

긴급정지 緊急停止 scram 원자로를 긴급하게 정지시키는 것. 일반적으로, 안전봉을 삽입하여 정지시킨다.

긴급중환자 치료차량 緊急重患者 治療車輛 mobile intensive care vehicle 사고 현장에서 그리고 이송

도중에 환자나 부상자에게 필요한 응급치료를 제공할 수 있도록 공간 및 장비, 통신시설 등을 구비하고 있는 차량.

긴급직통전화 緊急直通電話 hot line 두 지점간의 응급통신을 위하여 지정된 전화로, 항상 개방되어 있거나 각 지점의 독립적인 통제와 조절 하에 있어 수화기를 들어올림으로써 즉각적으로 이용될 수 있으나 제 3자의 통신은 불가능하다.

긴급차단밸브 緊急遮斷~ emergency shut-off valve 유출되는 위험물질을 자동 또는 수동으로 차단하는 밸브. 압력·열·유속(流速)의 이상을 감지하여 작동된다.

긴급처리 緊急處理 urgent processing 같은 종류의 공통 제어 장치가 두 대 이상 장애를 일으켜 시스템의 운전이 불가능한 상태가 되었을 때, 다시 운전 가능성을 추구하여 운전을 속행하는 처리. 긴급 처리를 할 때에는 중복 구성으로도 장애를 극복하기 힘들기 때문에 운전을 정지해도 좋으나 장애 장치를 잘못 식별하거나 장애 정도에 따라 일부 가입자의 교환 처리가 가능한 경우 등의 가능성을 찾아 운전을 속행하게 된다.

긴급통신 緊急通信 urgency message 선박, 항공기 또는 인명이 긴박한 위험에 처할 우려가 있거나 그밖의 긴급한 사태가 발생할 경우, 긴급 신호를 미리 송신하여 호출한 다음 행하는 무선 통신. 해안국, 해안 지구국, 선박국, 선박 지구국, 항공국, 항공기국, 항공 지구국 등은 긴급 통신을 조난 통신 다음의 우선 순위로 취급해야 한다. 긴급 통신은 국제 조난 주파수를 이용하여 송신해야 하나 해상 이동 업무에서 장문의 통신 또는 의료 통보를 전송하는 경우에는 호출 끝에 표시하는 주파수를 바꾸어 송신해야 한다.

긴급피난 緊急避難 necessity 자기 또는 타인의 법익에 대한 현실의 위난을 피하기 위한 행위.

긴자루망치 battering ram 구조시 문이나 벽 등을 파괴할 때 사용하는 무게 22~27kg의 금속 머리뭉치와 손잡이가 달려 있는 커다란 쇠망치.

긴장 緊張 tonus 운동신경으로부터 부분적으로 자극을 계속하여 받고 있는 근육의 부분적인 수축 상태.

긴장간대발작 緊張間代發作 tonic-clonic seizure 전신적인 불수의적 근육수축과 호흡정지에 이어서 근육의 긴장성 및 간대성 연축이 뒤따라오는 간질성 발작으로 뇌의 대부분에서 시작하는 일반적인 간질 경련. 잡음이 있는 호흡과 이를 악물고 혀를 깨무며 대소변의 조절능력을 상실한다. 경련 후에는 수면을 취하거나 혼란을 일으킨다.

긴장기흉 緊張氣胸 tension pneumothorax 외상이나 폐 조직의 자연적인 파열로 인해 흉강내에 공기가 축적된 기흉. 환자의 일부에서는 흉강 내에 축적되는 공기가 계속 증가하면서 주위의 장기 즉 폐, 횡격막, 종격동, 심장을 압박하는 긴장성 기흉이 발생할 수 있다. 공기가 흉강에 계속 축적되면 폐는 완전히 허탈되고 횡격막이 하부로 밀리면서 때로는 종격동이나 심장이 반대편으로 전이되는 경우도 있다. 공기압에 의하여 심장이 눌리면 대정맥을 통하여 심장으로 유입되는 혈액이 감소한다. 흉강 내압이 정맥압보다 높게 되면 심장으로 유입이 방해되어 심박출이 감소하고 결국은 사망에 이르게 된다. 긴장성 기흉의 증상으로는 호흡음 감소, 과 공명음, 심음 감소, 기관편위, 경정맥 팽대, 청색증 등이 있다.

긴장뇨실금 緊張尿失禁 stress incontinence 기침이나 재채기 등으로 복압이 상승되었을 때 약간의 요(尿)가 나오는 현상. 분만 뒤의 여성에게 많으며 방광저부를 지지하는 근층이 이완되어 복압 상승시에 요도괄약근이 반사적으로 수축하는 작용이 약하기 때문에 나타난다.

긴장도 緊張度 turgor 세포의 외향 압력과 주변의 액체에 기인하는 피부의 탄력성. 체액손실은 피부긴장도를 감소시켜, 늘어진 피부처럼 보인다. 심한 체액증대는 피부긴장도를 증가시켜 매끄럽고 팽팽하며 번쩍거리고 피부를 집어 올리기 어렵게 한다.

긴장성유형 緊張性類型 strain pattern 좌 또는 우 심실 비대와 연계되어 편평하고 비대칭적 T파와 ST분절의 변화를 포함함.

긴척추 고정대 ~脊椎 固定帶 long backboard 척

추손상이 의심되는 환자를 추가 손상 없이 운반하는 데 사용하는 전신용 들것. 견고하고 가벼운 특수 플라스틱 재질로 되어 있으며, 들것 양쪽에 환자 고정용 끈을 넣을 수 있는 홈이 파여져 있어 성인 및 소아 환자 고정에 용이하다. 또한 환자 고정용 끈의 신속한 결속을 위해 연결핀이 장착되어 있다. 환자를 들것에 옮긴 후 고정끈을 이용하여 환자의 전신을 고정하고, 손잡이를 이용하여 환자를 들어 올려 이송하고자 하는 장소에 환자를 이송한다. 들것에 고정된 채로 X-선, MRI 및 CT 촬영이 가능하다.

길레인바레 증후군 ～症候群 Guillain-Barre syndrome (Georges Guillain, 프랑스의 신경학자, 1876~1951 : Jean A.) 바이러스 감염이나 면역 접종 후 1~3주 경에 발생되는 말초의 특발성 다발성 신경염. 말초에 대칭적인 통증과 허약이 있으며 마비가 진전되는 것으로 신경염은 위쪽으로 올라가 얼굴, 팔, 흉부근육 등으로 퍼질 수 있다. 질병의 과정이 다양하여 어떤 사람은 최소한의 징후를 나타내는 반면 어떤 사람은 인공호흡기를 이용해야 할 만큼 심각한 징후를 나타내기도 한다. 지지요법 외에는 별다른 치료가 없다.

길베르증후군 ～症候群 Gilbert's syndrome 과빌리루빈혈증과 간 질환이 동반된 유전성 증후군.

길이 length 두 점 사이의 거리를 재는 단위. 1960년 이전까지만 하여도 질량원기처럼 국제도량형국의 항온·항습실에 보존해둔 막대형의 백금-이리듐 합금의 길이를 기준길이(단위길이) 즉 1m로 정하여 사용하였으나, 그 이후에는 기준길이의 정의가 크립톤(Kr) 원자로부터 방출되는 전자파를 이용하는, 완전히 다른 방식으로 다소 복잡하게 바뀌었다. 하지만, 일단 위의 막대형 합금의 길이를 단위길이로 이해하고 있어도 그다지 무리는 없을 것이다.

길항작용 拮抗作用 antagonism 다른 것과 상반된 작용을 하거나 같은 수용체 위치에 대해 대립하는 것.

길항제 拮抗劑 antagonist 약효 없이 단지 수용체와 결합하여 효능제와 수용체의 결합을 방해하고 결국 효능제의 작용을 방해하는 약물. 예를 들면 epine-phrine과 β차단제로 작용하는 propranolol이 있

다. epinephrine은 심장, 폐, 말초혈관 등의 표적조직으로 이동하여 α와 β adrenaline성 수용체와 결합한다. 그러나 epinephrine 양만큼의 같은 방법으로 β수용체에 결합할 수 있는 여러 가지 비활성화 약물들이 있는데 이러한 약물들을 β차단제라 한다. 이러한 약물들의 원형은 propranolol이며 이미 β차단제가 수용체에 결합되어 있다면 epinephrine은 β수용체와 결합할 수 없게 된다.

길항효과 拮抗效果 antagonistic effect 다른 조절물질의 효과를 방해하는 신경이나 호르몬 같은 조절물질의 작용. 즉 심장에 대한 교감신경과 부교감신경의 작용.

김서림방지액 ～防止液 defogging solution 마스크 내부에 김이 서리는 것을 방지하기 위해 사용되는 용액.

깁스-도난평형 ～平衡 Gibbs-Donnan equilibrium 세포 내부는 Na^+가 많아지고 외부는 Cl^-가 많아지는 현상. 세포의 외부는 +이온을 띠고 내부는 −이온을 띠는데 막내외에 NaCl만 있으면 내외가 평형을 이룬다. 이 때, Na^+Pr^-을 막내에 주입하면 Na^+Pr^-은 곧 Na^+, Pr^-로 해리된다. 그러므로 막내부는 기존 Na^+과 해리된 Na^+이 합해져서 고농도의 Na^+상태가 되어 확산원리에 의해 바깥으로 나오게 된다. 그러나 Pr^-은 막을 통과하지 못하므로 내부는 −이온이 증가하게 된다. 그러므로 Na^+이온이 붙들리게 되고 보상책으로 Cl^-이 바깥으로 나오게 된다. 이에 따라 내부는 Na^+가 많아지게 되고 외부는 Cl^-가 많아지게 된다.

깃 blade 펌프, 수차, 증기터빈, 압축기, 송풍기 등에 사용되는 날개의 총칭. = 날개, 날.

까뀌 adz(e) 손잡이에서 직각으로 칼날이 서 있는 절단용 도구.

깔개용시트 ～用～ sheeting 나무판자와 틀로 트렌치 벽을 지지할 때 버팀목과 함께 고정하는 깔판.

깔대기 funnel 튜브의 끝부분이 콘 모양을 하고 있는 기구. 작은 구멍에 액체와 분말을 붓는다.

깜부기불 ember 불꽃이 사라지고 거의 꺼져 가는 불.

깨물근 = 교근.

꺾은계단 ~階段 return-type stair 전통적인 계단의 형태. 한 층에서 다음 층으로 이동할 때 그 거리의 반에 해당하는 계단을 오른 다음 방향을 바꾸어 다시 남아 있는 거리만큼의 계단을 올라가도록 되어 있는 계단.

꺾임지붕 gambrel roof 지붕의 아래 절반 부분은 급경사면으로 모임지붕이고, 위 절반 부분은 보다 완만한 경사의 박공지붕으로 되어 있는 이중경사 지붕.

꼬임 kink ① 물의 흐름을 차단하기 위해 호스를 여러 번 비트는 것. ② 호스의 우발적인 비틀림.

꼬임도파관 ~導波管 twist wave-guide 관 내의 전계 방향을 주축의 방향에 대해 회전시키기 위하여 단면 형상을 균일하게 한 도파관. 주축에 대하여 반시계 방향으로 꼰 것과 시계 방향으로 꼰 것이 있다. 전계의 방향을 90° 회전시키는 꼬임 도파관에 대하여 그 도파관의 길이를 관 내 파장의 2배로 택하면 정재파비를 1.1 이하로 할 수 있다.

꼬임방지기 ~防止器 swivel 거벽등반시 짐을 끌어올리거나 인명구조시 로프의 꼬임을 방지 하는 장치. 두개의 연결고리가 각각 독립적으로 움직이기 때문에 로프가 꼬이는 것을 방지시켜서 작업활동을 원활히 도와준다.

꽃무릇 Lycoris radiata 수선화과 식물. 지하경에 약 8% 정도의 전분이 있어 전분원료로 쓰이는데 이 전분이 정제가 잘 안되면 중독을 일으킬 수가 있다. 독성분은 최토작용이 강한 맹독성 알카로이드인 lycorine이며 중독시 구토를 일으키고 중증일 때는 경련, 호흡마비를 거쳐 사망할 수도 있다.

꽃불 fireworks 소음 또는 섬광을 일으키는 가연성 및 폭발성 장치. 불꽃놀이에 사용.

꾀병 ~病 malingering 어떤 질환을 일부러 앓는다든지 다친척하여 원하는 목적을 이루는 것.

꿈 dream ① 수면 중 마음속을 지나가는 상상, 사고, 감정 또는 이미지들의 연속. ② 깨어있는 동안 경험하는 다양한 종류의 상상. ③ 의식에서 억압되어 있던 사고, 정서, 기억 또는 충동의 표현.

끈넥타이 bolo tie 끝 부분에 무게가 있어 던졌을 때 먼 거리까지 닿을 수 있는 줄.

끓는점 ~點 boiling point 액체의 증기압이 대기압과 같아지는 때의 액체의 온도. = 비점.

나돌롤 nadolol 비선택적 β-adrenergic수용체 차단인자로 propranolol과 유사한 작용을 함. 고혈압, 협심증, 심장빈맥성 부정맥, 편두통의 예방 등에 이용되는데 광범위하게 대사되지 않으므로 대체로 뇨중에 변하지 않고 그대로 배설된다. 1일 1정으로 시작하여 최적반응이 나타날 때까지 1주일 간격으로 증량한다. 협심증, 심장빈맥성 부정맥의 경우는 1일 최대 4정, 편두통의 경우는 1일 1정으로 시작하여 통상 유지량은 1일 2~4정을 투여한다. 기관지 경련, 서맥, 저혈압, 흉통, 설사, 구강건조 등의 부작용이 우려되므로 당뇨병 환자, 임부, 신장 질환자, 수유부는 주의하고 심부전환자, 기관지 경련성 질환자는 금기이다.

나무밧줄걸이 tree belay 나무나 큰 덤불 주위에 여러 번 밧줄을 감아서 사용하는 단순한 밧줄걸이. 장비, 견고한 수송장비, 썰매를 경사면에서 위, 아래로 이동시 충분한 마찰력을 제공하는 밧줄걸이.

나병 癩病 leprosy 피부와 점막, 말초신경계 등에 여러가지 육아종양병변을 형성하는 나균에 의해 일어나는 만성 전염성 질환. 환자 부모와 동거할 경우 20~50% 정도가 발병한다. 병원체는 나균(Mycobacterium leprae)이며 병원소는 환자이다. 감염병소의 배설물, 분비물이나 기물을 통한 간접전파와 접촉에 의한 직접전파가 있다. 침입은 약한 피부, 상처, 상기도 점막 등으로 이루어지며 잠복기는 일정치 않아 대개 2~10년이다.

나비매듭 butterfly knot 구조대원의 안전확보를 위해 카라비너를 이용하여 확보할 때나 구조를 필요로 하는 자와 연결할 때 중간에 나비모양의 고리 매듭을 만든 것.

나비붕대 ~繃帶 butterfly closures 가운데가 잘록하게 들어간 모양의 나비모양으로 생긴 밴드. 단순한 고정대신 열상이나 절개의 가장자리를 봉합하지 않고 정확한 위치에 완전하게 고정해야 할 경우에 이용된다.

나비사리기 butterfly-shaped coiling 둥글게 사리기를 한 후 중간부분을 한번 묶어 주는 가장 많이 사용하는 로프 정리법. 장기간 적재를 해도 꼬임이 없고 휴대가 편하다.

나비형밸브 ~形~ flap valve 펌프가 하나의 단계에서 다음 단계로 전환할 때 물의 흐름을 제어하는 체크밸브와 유사한 기능을 하는 다단 원심펌프에 장착하는 밸브.

나사 thread 나사를 체결할 수 있도록 나사산과 골이 있는 커플링.

나사개스킷 thread gasket 수나사와 암나사 연결부 사이의 방수형 밀봉(watertight seal)을 위해 암나사 연결부 내에서 사용되는 개스킷.

나사꼴동조기 ~同調器 screw tuner 공동(空胴) 내의 전계에 평행하게 나사를 삽입하여 나사의 길이를 변화시켜 미세 조정을 하는 동조기. 공동 내에 용량부하를 병렬로 넣은 것과 같은 효과를 나타낸다.

나사커플링 screw thread coupling or adapter 나사를 사용하여 연결하는 커플링.

나선[1] 螺線 helix 많은 조직분자의 전형적인 모양의 나선형의 형태.

나선[2] 裸線 bare wire 피복하지 않은 전선으로, 전철(電鐵)의 가선(架線)이나 송전선(送電線) 등을 나선으로 사용한 절연체(絶緣體).

나선기관 螺旋器官 organ of corti 청력의 기능적 단위를 구성하는 와우내의 구조. 코르티기관은 음파를 신경자극으로 변환시켜주는 기저막 위의 모발세포와 지지세포로 구성된다.

나선형도파관 螺旋形導波管 helical wave-guide 가는 절연 동선을 나선형으로 촘촘하게 감은 다음, 그 바깥쪽을 손실 있는 유전체로 고정시키고, 필요에 따라 그것을 금속관으로 덮은 밀리파용의 원형도파관. TE01모드는 축 방향의 벽면 전류가 없기 때문에 낮은 손실로 전달되나, 그 이외의 모드는 축 방향의 전류 성분이 있으므로 감쇠가 커져 모든 필터로 쓰인다. 소용돌이 도파관이라고도 한다.

나선형보강재 螺旋形補强材 spiral reinforcement 개별 층 사이에 겹쳐 짜인 것이 전혀 없이 나선형으로 직조된 쌍으로 구성된 호스 보강재. 각 쌍의 직조 층은 반대 방향에서 나선형으로 직조되며, 고무층은 각 쌍의 나선형층으로 분리된다.

나음 囉音 rale crackles 작은 기도 안에 있는 액체와 관련된 미세하고 물기가 있는 바스락거리는 거품 소리. 흡식 때 흉부 청진으로 들을 수 있다.

나이아신 niacin 여러 식물이나 동물조직에 존재하는 수용성 비타민 B군. 모든 주 영양소의 사용과 분해에 작용하며 나이아신과 나이아신아마이드는 펠라그라의 예방 및 치료에 쓰이며 또한 나이아신은 혈관확장제 효과가 있고 혈중 콜레스테롤도 낮추는 효과가 있다. = nicotinic acid.

나이젤식 ～式 Neisel's formula 기둥, 바닥, 구획실, 벽 등의 내화성능 시험을 통해 개발한 여러 가지 실험식 가운데 하나. 비중이 작은 재료와 관련된 식.

나이트라진검사법 ～檢査法 Nitrazine test 양막 파열 여부를 알아보기 위해 검사지에 질내 분비물을 묻혀 표준색상 도표와 비교 판독하는 것. 파열시는 청록색으로 변한다.

나이프블레이드 knife blade 3~5mm 가는 크랙에 쓰이는 블레이드. 작은 너트가 설치될 수 없는 가는 크랙에 쓰이며 카라비너 홀은 나이프 피톤과 직각으로 구부러져 있어 피톤의 눈이라 불린다. 설치의 기본은 피톤의 눈이 아래로 가게 하는 것이다. 탄성이 강하여 크랙의 모양을 따라 설치되는 특징이 있다.

나침반 羅針盤 compasses 방향을 잡기 어려운 수중에서 자기 위치를 확인하거나 일정한 방향으로 진로를 취할 때 등 다이버에게 수중에서 미리 정한 목적방향으로 정확히 갈 수 있게 하는 장비.

나트륨 sodium [Na] 은백색의 광택이 있는 경금속. 물보다 가볍고 융점이 낮다. 고온에서 수소, 할로겐과 반응하여 불안정한 수소, 할로겐화물을 만든다. 액체 암모니아에 녹아 청색으로 변하고 수소를 발생한다. 대부분의 다른 금속과 직접 반응하며, 가열하면 여러 화합물을 만든다. 원자로의 냉각제, 열매, 감속제, 유기합성등에 사용한다.

나트륨배설증가 ～排泄增加 natriuresis 소변을 볼 때 정상보다 많은 나트륨을 배설하는 것. 이뇨제나 화학적 또는 물리적 과정의 장애나 대사성, 내분비계 질환에 의해 발생될 수 있다.

나트륨이온 sodium ion 중요한 산-염기 균형, 신장 기능, 근육 수축, 그리고 신경 전도, 나트륨이 전기적으로 충전된 원자.

나트륨-칼륨펌프 sodium-potassium pump (Na^+-K^+ pump) 세포 내외의 이온 분포를 유지하기 위해 농도경사가 역행하여 세포막은 언제나 Na^+을 퍼내고 K^+을 넣어주는 현상. Na^+ pump는 모든 인체 세포에서 작용하며 세포내에 Na^+이 축적되는 것을 방지하고 세포내로 물이 유입되는 것과 세포의 종창을 방지한다. 세포내의 K^+ 농도는 세포외와 비교하여 훨씬 높은 반면 세포외 Na^+ 농도는 세포내 보다 훨씬 높다.

나팔형반사안테나 喇叭型反射～ horn reflector antenna 도파관에 접속된 각뿔(pyramid) 혼의 벌린 입면에 비스듬히 회전 포물면형의 반사기를 붙여 전파의 진행 방향을 거의 직각으로 변하게 하는 안테나. 이 안테나는 넓은 주파수 대역을 가지고 있고, 이득이 크지만 각뿔 혼 내의 구면파는 반사기 때문에 평면파가 되어 진행된다.

나프실린 nafcillin penicillinase에 대한 저항성이 크며 penicillinase를 생산하는 *Staph. aureus* 균주들의 감염중에 효력이 있는 항균물질. 위액의 산성하에서 상당량이 불활성화 된다.

나프타 naphtha 인화점 −49.4℃(−57°F), 발화온도 287.8℃(550°F), 폭발범위 1~6Vol.%인 특정 석유제품 및 천연가스 액상제품을 지칭하는 용어. 짙은 적색 또는 진호박색의 액체로, 크실렌과 크실렌 계열의 다른 화학물질들이 혼합된 혼합물이다.

나프탈렌 naphthalene [$C_{10}H_8$] 분자량 128.2, 증기비중 4.4, 증기압 0.05 mmHg(20℃), 융점 81℃, 비점 217℃, 비중 1.2, 인화점 80℃, 발화점 526℃,

연소범위 0.9~5.9%, 무색 또는 백색의 판상 결정. 특이한 냄새가 나며 휘발성이 강하여 상온에서 승화하기 쉽다. 화재시 소화방법은 대량 방수, 포, 이산화탄소, 건조분말이 유효하며 용융된 나프탈렌에 소량 주수하면 격렬히 비산할 수 있다. 단기간 과폭로시에는 복통, 메스꺼움, 구토, 현기증, 두통, 무력감, 혈뇨 증상을 보이며 삼켰을 경우에는 경련, 경기를 일으키고 흡입 시에는 빈혈, 고열, 황달, 혈뇨, 신장장애와 적혈구 파괴 등이 나타난다. 만성 노출 시에는 알레르기성 발진, 백내장 등을 일으킨다. 피부 접촉 시에는 비눗물로 씻고 눈에 들어갔을 때는 다량의 물로 씻어낸다. 삼켰을 때는 의식이 있으면 다량의 물을 먹여 토하게 한다.

나프탈렌중독 ~中毒 naphthalene poisoning 좀약이나 살충제로 쓰이는 나프탈렌을 먹었을 때 생기는 독성상태. 오심, 구토, 두통과 복통, 경련, 발작 등이 나타난다.

낙뢰 落雷 ground discharge 구름과 지면 사이의 방전현상(放電現象). 요란한 소리(천둥)를 동반하면서 지상의 물체를 때린다. 방전 에너지는 수억V·2만A·3만K 정도에 이르는데, 이 에너지에 의해서 사람이 사상(死傷)되고 구조물이 파괴되며 화재가 발생하기도 한다. → 전압, 암페어, 절대온도.

낙뢰빈도등급 落雷頻度等級 lightning activity level 일정 지역에서 발생하는 낙뢰의 상대적 빈도수와 특성을 나타내는 수치. 1에서 5까지의 등급으로 분류한다.

낙뢰사 落雷死 death from lightning 낙뢰에 인체가 노출되거나 접촉되어 즉사하게 되는 것.

낙뢰서지 落雷~ lightning surge 낙뢰로 인해 전기회로에 발생한 일시적인 전기 장애.

낙뢰화재 落雷火災 lightning fire 직접 또는 간접적으로 낙뢰에 의해 발생한 화재.

낙상 落傷 fall down 떨어지거나 넘어져 다친 것.

낙석 落石 fallen stone 암장, 너덜 등에서 돌이 떨어지는 현상. 구조자는 큰 소리로 '낙석'이라고 외치며 후등자나 아래에 있는 사람에게 주의를 환기시킨다. 낙석에는 바위와 바위 사이에 얼어있던 얼음이 녹아서 발생하는 낙석과 바위가 풍화 작용에 의해서 응결력을 잃고 낙하하는 자연 낙석, 인간이 일으키는 인위 낙석(人爲落石)이 있다. 사고에 연결되는 것은 이 인위 낙석이 압도적으로 많다.

낙선 落線 fall line 공이 아래로 굴러 내려가는 선으로, 중력이 끌어당기는 방향.

낙엽화재 落葉火災 duff fire 불씨가 숲바닥에 축적된 나뭇잎 등의 속으로 침투하여, 연소는 느리게 진행되지만 광범위한 훈소화재를 지속하는 화재.

낙태 落胎 abortion 수태산물-배(胚) 또는 생존할 수 없는 태아를 자궁에서 성숙전에 만출(娩出)하는 것. 유산의 모든 형에서 일반적으로 나타나는 4개의 전형적인 증상은 자궁수축, 자궁출혈, 경관(頸管)의 연화 및 확장, 수태산물의 전부 또는 일부의 발로(發露) 또는 배출이다.

낙태아 落胎兒 abortus 유산시 체중이 600g 이하인 태아로 생존이 불가능한 것.

낙태제 落胎劑 abortifacient 유산을 일으키는 약물.

낙태죄 落胎罪 illegal abortion 자연의 분만기에 앞서서 태아를 모체로부터 배출하는 범죄로 모체 내에서 약물 등에 의하여 태아를 살해하는 경우도 포함함. 낙태죄에 있어서는 태아를 모체 밖으로 배출하는 한, 임신 1개월의 태아도 낙태죄로 된다. 방법은 약물을 사용하든 수술에 의하든 불문한다. 낙태죄는 고의범이다. 반드시 태아를 살해한다는 의사는 필요하지 않다. 그러므로 과실낙태죄는 없다.

낙하시험 落下試驗 drop test 충격파괴시험의 일종. 차체나 항공기 기체의 전부, 또는 차륜과 완충장치만을 일정한 높이에서 낙하시켜 지면으로부터 받는 강도나 완충기능을 확인하는 시험이다. 주강품(鑄鋼品)을 약 3m 높이에서 경질의 지면에 낙하시켜 그 취성을 검사하는 방법을 사용한다. 조작이 간단하고 시험 조각의 수명을 비교적 확실하게 알아낼 수 있다.

낙하연소 落下燃燒 falldown 이미 진행 중인 화재로부터 떨어져 내린 불씨나 연소물 등으로 인해 발화되어 연소하는 것.

낙하지점 落下地點 jump spot 임야화재 진화시 소방대원들이 헬기 등에서 뛰어내리는 목표 지점.

난간 欄干 railing 계단이나 다리의 측면에 설치하여 사람의 추락을 방지하고 미감을 높여주는 시설. 소방활동시 난간을 주 지지물로 삼는 것은 위험하다.

난간동자 baluster 층계의 난간 등을 지지하는 기둥 모양의 지지대.

난관 卵管 oviduct 배란된 난자를 자궁 쪽으로 보내는 한 쌍의 관. 약 11cm이다. 난관의 외측 단은 난소에 접근해서 복강에 개구하는 난관 복강구이고 내측단은 자궁 체의 상외 측각에 이르며 자궁 내강에 개구하는 난관 자궁구이다. 난관에는 협부(isthmus), 팽대부(ampulla), 누두부(infundibulum)가 있다. 점막, 근층, 장막으로 되어 있다. 난관 내강은 세로로 많은 주름이 있어 복잡하며 특히 팽대부의 주름은 복잡한 모양으로 잘 발달됨으로써 내강을 거의 메우고 있다.

난관결찰 卵管結紮 tubal ligation 여러 가지 불임방법의 하나로 양측 난관을 결찰해 수정을 방지함.

난관수종 卵管水種 hydrosalpinx 난관이 낭종처럼 커지고 장액을 채운 비정상적인 상태. 과거에 양쪽 튜브말단을 막은 감염의 결과로 생긴다.

난관염 卵管炎 salpingitis 난관의 염증. 급성과 만성으로 나누며 파급경로는 임신기에는 림프계통을 통해 하부생식기로부터 난관에 직접 파급된다. 임신 이외의 기간에는 대부분 점막을 따라서 파급되는 것이 상례이다. 염증은 부종과 삼출물이 생기며 곧 농성으로 변하며 바로 치료하지 않으면 난관의 유착, 협착, 폐쇄, 팽대 등으로 난관이 변형되어 생식력을 상실한다.

난관유산 卵管流産 tubal abortion 자궁 외에 착상된 배아가 자궁의 난관으로부터 복강 안으로 배출되는 현상. 내출혈과 골반통을 동반한다.

난관임신 卵管姙娠 tubal pregnancy 수정란이 난관에 착상하는 임신. 관은 태아의 성장을 오래 담고 있지 못하므로 터져서 복강 출혈을 일으킨다. 이 출혈로 모체가 죽을 수 있다.

난관절제 卵管切除 salpingectomy 난관의 한쪽 또는 양쪽을 외과적으로 제거하는 일. 낭종이나 종양을 제거하고 농양을 절제하기 위해 시행하며 양쪽 난관의 제거는 불임수술 또는 난관임신일 때 실시된다. = 난관절제술.

난관팽대부유산 卵管膨大部流産 ampullar abortion 난관팽대부에서 일어나는 난관유산의 일종.

난글로블린 卵～ ovoglobulin 알의 흰자에서 취해진 단백질.

난로 煖爐 stove 주로 실내에서 사용되는 난방기구의 하나. 연통이 없는 난로는 환기에 유의해야 한다. 난로 내에서 연료를 직접 연소시키기 때문에 전도시키면 화재로 이어질 수 있다. 난방효과는 복사열에 의한 것인데 이 복사열로 인해서 난로 가까이 있는 가연물이 발화될 수 있다.

난류 亂流 turbulence 공기나 물의 소용돌이. 압력, 속도, 온도변화에 따른 거친 흐름.

난류화염 亂流火焰 turbulent flame 난류를 타고 확산되는 화염.

난류화염속도 亂流火焰速度 turbulent flame velocity 난류화염의 확산 속도.

난모세포 卵母細胞 ooblast 성숙한 난자가 발달된 여성의 생식세포. 감수분열로 1차 난모세포와 2차 난모세포가 된다. = oocyte.

난방설비 暖房設備 heating apparatus 실내나 공장 내부 등을 난방하는 장치. 국부난방과 전체적 난방(전기, 증기, 온수 등)이 있다.

난산 難産 dystocia 산도의 폐쇄나 수축 또는 태아의 상태, 크기, 모양, 자세의 이상으로 발생하는 비정상적이거나 어려운 분만.

난소 卵巢 ovary 한 쌍의 여성 생식기관. 하복부 자궁 옆 광인대 주름 내부에 있다. 정상적으로 각 난소는 약간 단단하면서도 부드럽고 모양과 크기가 아몬드와 비슷하다. 배란기에 난소표면의 여포(follicle)에서 난자(ovum)를 배출한다. → 배란(ovulation).

난소난관절제술 卵巢卵管切除術 oophorosalping-ectomy 외과적으로 하나 또는 양쪽 난소와 난관을 제거하는 것.

난소낭포 卵巢囊胞 ovarian cyst 난소의 내측이나 외측에서 자라는 낭.

난소동맥 卵巢動脈 ovarian artery 난소에 혈액을 공급하는 복대동맥의 가지.

난소성무월경 卵巢性無月經 ovarial amenorrhea 난소호르몬의 결핍에 의한 무월경.

난소염 卵巢炎 oophoritis 대개 난관감염(salping-itis)이 같이 발생하는 하나 또는 양쪽 난소의 염증.

난소임신 卵巢姙娠 oocyesis 태아가 정상적으로 자궁에서 성장되는 대신 난소 안에서 성장하는 임신.

난소절제술 卵巢切除術 oophorectomy 외과적으로 하나 또는 양쪽 난소를 제거하는 것.

난소정맥 卵巢靜脈 ovarian vein 난소와 난관 주위 광인대의 혈관총에서 시작하는 한 쌍의 정맥.

난시 亂視 astigmatism 각막의 안구각이 모든 경선에서 똑같지 않기 때문에 광선이 망막에 명확하게 초점을 맞추지 못하는 비정상적인 상태. 모든 경선(經線)에서 굴곡이 동일하게 되도록 원통형 렌즈를 이용하여 교정할 수 있다.

난연재 難燃材 fire retardant 화재의 확산이 지연·저지되도록 처리된 재료. → 방염.

난연재료 難燃材料 incombustible materials 불에 잘 타지 않는 성질을 가진 건축재료. 건설교통부장관이 고시하는 기준에 따라 국립건설시험소장이 품질시험을 실시하여 그 성능이 확인되고 건설교통부장관이 지정하는 자가 행하는 품질검사에 합격된 것.

난연제 難燃劑 가연물의 열전달의 억제, 열분해속도의 억제, 열분해생성물의 억제, 기상반응의 억제 등의 난연성을 위하여 처리하는 약제. 고체 가연물의 난연에는 인, 비소, 안티몬, 비스무스 등 주기율표의 V족 물질이, 기체 가연물의 난연에는 할로겐이 많이 이용되고 있다. 가연물의 난연화는 인적, 물적 화재위험이 큰 시설에서 화재확대를 될 수 있는 한 지연시켜 피난이나 소화활동을 용이하게 하기 위하여 자주 사용되는 방법이다. 예를 들면, 커텐, 융단, 포장가구, 천막, 공사용 시트 등에는 방화처리를 행하며 또는 실내에 접하는 벽, 천정 등의 내장재나 전선피복에 난연화, 준불연화 등에 의하여 화세 확대를 제어할 수 있다. 보다 근본적으로 시설의 안전성을 높이고 인근 건물에서 혹은 인근 건물로 화재가 옮겨가는 것을 방지하기 위해서는 불연화 방법을 써야 한다. → 가연물, 열분해, 열분해생성물, 할로겐.

난연케이블 難燃~ plenum cable 건물 내에 배관없이 포설하는 난연성(難燃性) 광케이블. 실내용으로 배관 내에 배선하지 않아도 충분한 화재 지연성이 있다. 공기가 통하는 천장 위나 마룻바닥 아래 또는 건물 벽 사이에 설치한다.

난원공 卵圓孔 foramen ovale 태아 심장의 심방중격에 정상적으로 존재하는 구멍. 이 구멍을 통해 혈액이 우심방에서 좌심방으로 직접 들어간다. = 타원구멍.

난자 卵子 ovum 자성(femal)의 생식세포. 수정 후 같은 종속의 새로운 일원을 만든다. 직경이 약 0.1 mm인 둥근 세포로서 난소에서 만들어지며 비세포 성분(난황막, 투명대, 방사대)으로 둘러싸인다. 약간의 난황을 포함하는 원형질로 이루어지며 얇은 세포벽(난황막)으로 둘러싸여 있다. 큰 핵내에는 인(仁)이 있다. 넓은 의미로는 배자 자체가 작고 중요한 부분을 차지하고 있지 않은 임신 초기에도 사용된다.

난자발생 卵子發生 oogenesis 여성생식세포(game-te)인 난(卵)의 형성과정. 난원세포의 유사분열은 출생전에 이미 끝나고 출생시에는 감수분열의 전기에 들어간다. 성숙난포는 분열 증식하여 제1 난모세포로 되고 제1 감수분열을 통하여 제2 난모세포와 한 개의 극체를 형성한다. 이어서 제2 감수 분열을 하여 한 개의 극체와 한 개의 난자를 형성한다.

난자유산 卵子流産 ovular abortion 임신 1개월 이내의 유산.

난쟁이 dwarf 비정상적으로 작고 왜소한 사람. 특히 몸의 일부가 비례에 맞지 않는 사람.

난절하다 亂切~ scarify 피부에 다수의 표재성 절상과 찰상을 만든다. 천연두 예방 접종은 한 방울의 백신 아래로 피부를 난절함으로써 이루어진다.

난청지역 難聽地域 shadow area 무선통신이 곤란하거나 또는 거의 불가능한 통신 사각지대.

난포자극호르몬 卵胞刺戟~ follicle stimulating hormone : FSH 뇌하수체 전엽에서 분비되는 성선자극 호르몬의 하나. 여성의 난소를 성장, 발육시키고 여포의 발육과 성숙 및 배란과정에 간접적으로 관여한다. 난포자극 호르몬은 남성의 세정관을 발육시키고 setoli세포를 자극시켜 정자의 발육과 성숙을 촉진시키는데 이때 황체화 호르몬(LH)의 도움이 필요하다.

난할 卵割 cleavage 수정된 알이 2세포기, 4세포기, 8세포기, 16세포기 등을 거쳐 상실배(morular), 포배기, 낭배기과정을 거친 후 외배엽과 내배엽 그리고 중배엽을 형성해 가는 과정.

난황 卵黃 vitellus 알(난자)의 노른자.

난황낭 卵黃囊 yolk sac 태아의 내부 세포 덩어리에서 발달하고 낭으로 확장되는 구조. 태아에게 영양을 공급한 후 임신 7주 동안에 사라진다. = 난황주머니.

난황소 卵黃巢 vitellin 난황에서 발견되는 레시틴(lecithin)을 함유한 단백질. = ovavitellin.

난황순환 卵黃循環 vitelline circulation 난황동맥과 정맥을 통하여 발생 중인 태아와 난황 사이에 혈액과 영양소의 흐름.

날개벽 endwall 건물로부터 돌출되도록 설치한 폭이 좁은 벽체. 대부분의 날개벽은 창이나 출입구 등의 옆에 설치되어, 건물에서 돌출된 짧은 담과 같은 역할을 한다. = 종단벽.

날개치기진전 ~震顫 flapping tremor 근육의 지속적 수축이 간헐적으로 일어난 결과로 일정한 자세를 간헐적으로 취하지 못하게 되는 상태. 운동장애. 간성혼수(肝性昏睡)나 기타 여러 상태 때 손관절에서 손끝을 새가 날개짓하듯 하는 동작을 특징적으로 나타낸다. = 고정자세불능증(asterixis).

날로르핀 nalorphine morphine 급성중독에 사용하는 길항제. 마약성 진통제에 의한 호흡억제 치료, 마약 제제의 탐닉성 진단에 이용된다. 마약 과잉시 성인에게 5~10mg을 10분 간격으로 3회까지 반복 투여한다. 장기간 사용시 육체적 의존성, 금단증상을 볼 수 있으므로 주의한다.

날록손 naloxone 마약 중독상태로 의심되는 사람이 혼수상태로 발견되었을 때 투여할 수 있는 약물. 마취수용체와 길항적으로 작용하여 morphine 중독에

대한 해독제로 쓰인다. 아편류에 의한 호흡억제를 포함한 마약억제의 전체적 또는 부분적 역전, 급성 마약용량 초과의 진단과 회복에 이용된다. 화학적으로는 마약류와 유사하나 오직 길항적 특징만을 지닌다. 뇌의 아편 수용체에 경쟁적으로 결합하여 마약분자를 수용체로부터 치환시키므로 마약 과용과 관련된 호흡억제를 회복시킬 수가 있다. 마약 과용시 1~2mg을 정주하고 5분 후에 2회량을 투여할 수 있다. 만일 2~3회 투여해도 회복되지 않으면 다른 질병이거나 비아편성 약물임을 나타낸다. 정맥용 주입액은 2mg의 약물을 500㎖의 D_5W에 가하여 조제하는데 이것은 4mg/㎖의 농도에 해당한다. 100㎖/h의 속도로 주입하여 0.4mg/h양을 전달하고 정주가 어려울 때는 근주나 피하주사 한다. 기관내 투여시는 정맥주사량의 2~2.5배를 투여한다. 과민성 환자에게는 투여해서는 안 되며 morphine의존성인 사람에게 투여하면 금단증상을 일으킨다.

날메펜 nalmefene 호흡억제 및 중추억제 등 마약효과의 회복을 위하여 사용하는 마약길항제. 중추 및 호흡억제 등 아편의 효과를 완전히 차단한다. 사용에 따른 효능제(아편유사 효과) 효과는 나타나지 않는다. 장기적 아편과용은 반복된 투여를 필요로 한다. 임신 환자와 아편제에 의존성이 있는 환자에게는 주의하여 투여해야 한다. 부작용으로는 불쾌감, 두통, 고혈압, 저혈압, 빈맥, 혈관이완, 복부경축, 오심, 구토, 관절통, 근육통, 오한, 고열, 수술 후 통증 등 다양한 증상이 있다.

날부핀 nalbuphine 모르핀과 동등한 효력을 갖는 합성 진통제. 중추신경계의 아편수용체에 결합하여 중추적 진통작용을 나타낸다. 작용발현은 모르핀보다 상당히 빨라서 투여 후 2~3분만에 나타난다. 아편수용체에 대한 작용 외에도 날록손과 비슷한 마약길항 효과를 갖고 있다. 이 특징은 약물의 남용 가능성을 최소화하고 심한 호흡억제의 가능성을 감소시켜 준다. 원인을 알 수 없는 두부손상 환자나 복부통증 환자에게는 투여해서는 안 된다. 사용시 일차적인 주의사항은 호흡기능이 손상된 환자에 대해서다. 소량의 날부핀은 현저한 호흡억제를 유발할 수 있다.

날록손을 즉시 사용할 수 있어야 한다. 마약에 의존성이 있는 환자에게는 금단현상이 일어날 수 있다. 부작용으로는 두통, 정신상태의 변화, 저혈압, 서맥, 시야몽롱, 발적, 호흡억제, 오심과 구토가 있다. 마약, 진정제, 수면제 및 알코올의 중추신경 억제 작용을 상승시킬 수 있으며 마약 길항적 특징 때문에 특정형의 마취제(니트로녹스)의 작용을 방해할 수 있다.

날실 warp thread 직물로 짜여진 호스에서 세로 방향으로 들어간 실.

남성 男性 male 정자를 생성하고 여성을 수태시킬 수 있는 성.

남성요도 男性尿道 male urethra 소변과 정액을 체외로 운반하는 관. 방광의 내요도구에서 시작하여 전립선과 요생식격막을 관통하여 치골결합의 후하부에서 전방으로 굴절하여 요도해면체의 가운데를 지나서 귀두의 선단에 있는 외요도구에서 밖으로 향해 있다.

남성의 男性~ virile 성인 남성의, 성인 남성과 관계된. 여성을 임신 가능하게 만들 수 있는 성.

남성형다모증 男性形多毛症 hirsutism 유전이나 호르몬 기능 이상, 포르피린증, 약물투여 등의 결과로 신체의 털이 남성형 분포양상으로 과도하게 많은 증세. 과도한 털은 전기 분해나 화학적 발모, 면도, 경석 마찰 등으로 제거한다. 가는 안면 털은 표백으로 최소화 할 수 있다.

남성화 男性化 virilism 부신질환, 호르몬과 난소종양 신장에 의한 여성에서 남성의 2차 성징의 발현.

남용 濫用 abuse 알맞지 않거나 해로운 치료 혹은 사용.

남자성욕항진 男子性慾亢進 satyriasis 남성의 과도하고 병적이며 통제 불가능한 성 욕구상태.

납 lead [Pb] 부드럽고 회색빛을 띠며 용융점이 낮아 가공이 쉽고 잘 부식되지 않는 금속. 일상생활에 널리 이용되는데 여러 경로를 통해 인체에 흡수되며 직·간접적인 중독증상을 일으킨다. 납축전지의 극판 재료, 안료, 합성수지공업, 전자제조업, 요업, 납합금 제조 등의 다양한 산업활동에 의해 생활환경 중으로 방출된다. 도시 주거자의 경우 식품이나 공기를 통해 흡입되고 자동차 녹킹방지제로 사용하는 4에칠납이 연소 후 배출가스로 대기 중에 오염되어 체내로 흡입된다.

납땜 brazing 융점이 낮은 합금을 녹여서 접합시키는 방법. 접합부의 본 바탕은 녹지 않는다. 납땜과 은납을 이용하는 경납땜이 있다.

납사 naphtha 넓은 의미로는 휘발성 석유류를 총칭하며, 좁은 의미로는 원유에서 직접 생산되는 유분을 일컬음. 이때 유분은 원유의 상압증류에 의해 얻어지는 비점이 200℃ 이하로 도시가스, 석유화학, 합성비료의 원료로 사용되는 가솔린을 말한다. 납사는 원유에 따라 다르나 20% 전후로 얻어지며 비점이 130℃ 이하, 비중이 0.68 이하인 것으로 비교적 경질인 유분을 경질납사, 중질 유분을 중질납사라 한다. 경질납사는 주로 용제 및 석유화학의 원료로 사용되며(NCC의 원료), 중질납사는 개질시설(Reformer)을 통해 휘발유 제조나 B.T.X. 생산에 사용된다. 가스용 납사로서의 필요한 성상은 가스화가 용이하게 되고 탄화물성 경향이 적은 것이 중요하다. → 상압증류, 원유, 비점, 비중.

납작머리도끼 flat head axe 대장간용 큰 망치 또는 이와 비슷한 도구로 사용될 수 있는 납작머리 도끼.

납중독 ~中毒 plumbism 납에 의한 중독현상으로 주요 환경오염원임. 납은 유기납과 무기납의 두 가지 형태로 나누어지고 어린 소아는 성인 보다 납의 영향에 좀 더 민감하다. 이환율과 사망의 주요 원인인 뇌 병증은 경련과 혼수 같이 극적으로 시작되거나 수주나 수개월에 걸쳐 아주 느리게 기억력 저하나 기민성 저하 등이 발생한 후 점차 조증, 섬망, 뇌부종 등으로 진행하는 경우도 있다. 위장관계와 혈액학적 증상은 만성 중독보다는 급성중독에서 보다 흔하고 경련성 복부 통증은 동반되는 용혈과 관련이 있을 수 있으며 만성적으로 노출된 환자는 금속성 미각을 호소하거나 청회색의 납성 치은선이 보이기도 한다. 척수나 혈중 납 농도가 $10\,\mu g/d\ell$ 이상인 유아나 소아의 경우 인지발달이 지연될 수 있다. 노출량, 노출시간, 인체내 축적량 등에 따라 다르나 거의 만성적으로 나타나고 초기에는 피로감, 두통, 수면장애, 신경과민, 식욕부진, 근육 및 관절통 등을 느낀다. 중독의 진단은 혈액검사인데 혈중 납농도가 10μg/dl에서는 혈색소내의 분해효소인 아연프로토포르피린(zinc proto-porphyrin, ZPP)의 축적이 나타나 적혈구의 산소운반 기능이 저하되며, 20μg/dl에서는 헤모글로빈 생성과정에 필요한 효소물질인 아미노레블린산(ALA) 탈수소효소의 활성이 저해됨으로써 헤모글로빈 합성이 방해를 받는다. 50μg/dl에서는 말초신경계에 이상이 오고, 80μg/dl에서는 빈혈, 130μg/dl에서는 신장기능의 손상, 150μg/dl에서는 뇌질환이 나타난다. 빈혈은 납중독으로 볼 수 있는 첫 번째 증상이다. 납중독의 임상적 유형은 위장형, 신경근육형, 뇌증형의 3종류로 구분할 수 있다. 위장형은 혈중 납농도가 80μg/dl 이상인 경증의 경우로 피로, 구토, 식욕부진, 빈혈, 근육통 등을 느낀다. 신경근육형은 혈중 납농도가 100μg/dl 이상의 더욱 심한 중독증상으로 근육과 관절의 장애가 일어난다. 뇌증형은 가장 심한 중독증상으로 두통, 불면증, 악몽, 신경과민, 경련, 혼수상태가 되며 위장형이나 신경근육형이 더욱 진전되어 나타난다. 함연 도료를 섭취한 경우에는 토하게 하며 경련이 있으면 다이아제팜(diazepam)을 정주한다. diazepam은 성인의 경우 1회 2~10mg으로 1일 2~4회, 노인의 경우 초기에 1회 2~2.5mg씩 1일 1~2회, 소아는 초기에 1회 1~2.5mg씩 1일 3~4회 투여하고 주사인 경우에는 2~10mg을 근주 또는 정주하고 필요시 3~4시간에 반복 투여한다. CaNa$_2$EDTA {EDTA (ethylenediamine tetra acetic acid)산 칼슘 2-나트륨} 을 성인의 경우 1회에 1g(5ml)을 250~500ml의 5% 포도당, 혹은 생리식염수에 용해하여 1시간 이상에 걸쳐 1일 2회 점적 정주한다. 이것을 5일간 지속하며 2일 이상의 간격을 두고 혈중 납농도가 50μg/dl 이상이 나오면 다시 반복한다. 소아의 경우는 체중 15kg에 대해 1회에 0.5g 이하를 1일 2회 점적 정주한다. 신기능 저하가 나타나면 혈액 투석을 병행하여 납과 착체를 제거한다. 혈중 납농도가 70μg/dl 미만인 경우는 CaNa$_2$EDTA 만으로도 효과가 있으나 그 이상인 경우에는 재분배에 의한 뇌내 농도의 상승과 증상의 악화를 방지하기 위해 다이머카프롤(dimercaprol)을 병용한다. dimercaprol은 3 mg/kg씩 1일 4~6회 2일간 근육주사한 후 3일 째는 3mg씩 2~4회, 다음에는 1일 1~2mg씩 10일간 투여한다.

납작뼈 = 편평골.

낭 囊 sac 복강으로 발달하는 태아의 복강낭과 같은 주머니 또는 가방 모양의 기관. = 주머니, 포.

낭(미)충증 囊(尾)蟲症 cysticercosis 돼지의 촌충인 *Taenia solium* 또는 소의 촌충인 *T. saginata*의 유충에 의한 침입과 감염. → tapeworm infection. = 포충증.

낭-밸브마스크 囊~ bag-valve mask : BVM 산소저장통, 자가보충 백, 일방향성 밸브, 마스크로 구성된 수동 호흡장치. 호흡이 정지되었거나 보조 호흡이 필요한 환자에게 손으로 압축하여 산소를 제공한다. 산소는 저장통 혹은 연결된 튜브를 통해 전달되며 안면마스크나 기관내관과 함께 사용할 수 있다.

낭성섬유증 囊性織維症 cystic fibrosis 외분비선의 유전된 열성 상염색체의 장애. 이러한 외분비선은 비정상적인 진한점액의 분비, 땀을 통해 배출되는 전해질의 증가, 기관과 타액의 분비효소 증가, 그리고 자율신경계의 활동을 지나치게 증가시키는 원인이 된다. 낭성 섬유증은 주로 백인 중에 유아기나 초기 아동기때 잘 발생한다. 초기증상은 점착성 대변에 의한 소장의 폐색과 태변성 장폐색증이다. 다른 증상으로는 만성적인 기침, 상습적이고 악취가 나는 대변 그리고 지속적인 상부 호흡기의 감염이다. 치료방법이 알려져 있지 않다.

낭종 囊腫 cyst 정상 또는 비정상적 피복상피로 내면이 덮인, 특히 닫힌 강 또는 주머니. 액체나 반고형 물질을 포함한다. = 포낭, 낭자, 피낭.

낭포 囊胞 cystis 표피 낭종처럼 진피나 피하지방층에 잘 둘러 싸여진 병변. 액체나 반고체 물질을 포함하고 있다. = 포낭(胞囊), 낭자(囊子).

낭포선종 囊胞腺腫 cystadenoma 난소에서 많이 나타나는 종양. 내강에 장액성 또는 점액성 내용물을 가지고 있다.

낭포성방광염 囊胞性膀胱炎 cystic cystitis 방광벽

의 점막에 다수의 낭포가 형성되는 방광염.

낱개 ~個 piece 낱개의 소방호스나 한대의 소방차량.

내경 內徑 inside diameter 배관(配管)이나 호스 (hose)의 안지름.

내경정맥 內頸靜脈 internal jugular vein 뇌와 두부 그리고 목 부위의 심부구조에서 오는 혈액을 받는 한 쌍의 심정맥. 두개골 저부에서 시작하여 총경동 맥을 따라 하행하며 목아래 부위에서 쇄골하정맥과 합쳐져 완두정맥을 이룬다. = 속목정맥.

내고정 內固定 internal fixation 피부에 외부 기구를 사용하지 않고 골절된 뼈의 조각들을 함께 묶는 방 법. 골절의 개방정복 후 적절하게 절개하여 핀, Kirschner 철사, 나사, 나사에 부착하는 종판, 골수 못을 사용해 골편을 고정한다. 어떤 경우에는 고정 물들을 수술로 제거하지만 대부분 신체에 영구적으 로 남아 있다.

내공성 耐空性 airworthiness 항공기 및 그 전자 장 비품의 강도, 구조, 성능의 관점에서 본 항공에 대한 적합성과 안전성.

내과전문의 內科專門醫 internist 수술이 아닌 내과 적 방법으로 질환을 진단하고 치료하는 전문의사.

내과학 內科學 internal medicine 내부장기의 생리 적, 병리적 특성을 요구하며 장기질병치료나 진단과 관련된 의학의 한 분과.

내구성 耐久性 endurance 화학물질, 기계적 힘 등 에 의해서 변형·변질되지 않고 견디는 성질.

내구성시험 耐久性試驗 endurance running test 시간의 경과에 따른 기기 등의 노화를 확인하기 위 한 시험.

내근대원 內勤隊員 house man ① 소방서 내근 대 원. ② 소방대가 출동한 후 소방서에 잔류하면서 화 재경보접수 등의 업무를 수행하는 대원. 전 소방대 원들이 교대로 맡는다.

내닫이창 ~窓 oriel window 건물의 주벽체로부터 밖으로 돌출되어 있고 브래킷이나 코르벨(corbel) 등으로 지지되고 있는 창. = 퇴창.

내독소 內毒素 endotoxin 내인성 발열물질의 방출 을 촉진하고 발열을 일으키는 세균의 독소.

내력벽 耐力壁 load bearing wall 구조체의 하중을 지지할 수 있는 벽.

내림프 內~ endolymph 내이의 막성 미로내 액체. 이 내림프는 고막으로 음파를 운반하며 평형을 유지 한다.

내막 內膜 tunica intima 혈관이나 다른 관구조물의 내층. = 속막.

내면화 內面化 internalization 타인의 태도, 신념, 가치, 규범 등을 불수의적 또는 수의적으로 자기 것 으로 취하는 과정.

내발진 內發疹 enanthema 점막 표면 발진.

내배엽 內胚葉 endoderm 초기배(初期胚)를 형성 하는 세 층의 배엽중 최내층(最內層)으로 성장기의 내표면을 덮는 상피가 되어 소화와 흡수에 관여한다.

내번 內飜 inversion ① 내번, 역위, 전도, 자궁내번 과 같이 안에 있어야 할 기관이 밖으로 나와 있는 비 정상적인 상태. = 자리바꿈, 안쪽번짐. ② 염색체의 두 구획 또는 그 이상이 부서지거나 분리된 염색체 의 결합. 부서지거나 분리된 염색체는 잘못된 순서 로 재결합한다. 이런 유전자들은 중심절의 양측에서 유사분열을 하고 있는 염색체의 부분을 서로 다르게 만든다. shingles라고도 한다.

내번슬 內飜膝 bowleg 한 쪽 혹은 두 쪽 다리가 무 릎에서 바깥쪽을 향해 있는 기형.

내번운동 內飜運動 inversion exercise 발목을 움 직여 발바닥이 몸 쪽을 향하게 하는 운동.

내번의 內飜~ varus 사지가 내측으로 향한.

내벽 內壁 interior wall 건물을 각 용도별로 편리하 게 이용할 수 있도록 내부 공간을 구획하고 건물을 지탱해주기도 하는 벽. 소방상으로는, 건물의 한 부 분에서 발생한 화재가 다른 부분으로 번지지 않도록 제어하는 역할도 한다.

내복 內服 oral administration 여러 형태(가루약, 물약, 환약 등)의 약물을 구강으로 투여하는 것. 약 효가 나타나는 것은 전신적 효과를 기대하는 경우 정맥내주사나 피하주사보다 늦고 30분 이상을 요하 나 약물에 따라 작용시간이나 약효가 다르다.

내복사근 內腹斜筋 obliquus internus abdominis

복부 한 쌍의 근육. 배뇨, 배변, 구토, 분만과 강한 호흡을 돕는다. 양옆에서 함께 작용하여 척주의 굴곡을 일으킨다. = 배속경사근.

내부경계선 內部警戒線 inner perimeter 목적의 보안이 요구되는 전술작전의 제한 구역. 강제법이나 군사상 작전에 의해 무기를 발포할 수 있는 지역. 적군, 인질, 포로, 무기나 폭발물, 약탈물 등이 있음.

내부나사식밸브 內部~式~ inside screw yoke gate valve 개폐표시형 포스트와 조합하여 포스트식 개폐표시형 제어밸브로 사용하는 밸브.

내부노출부 內部露出部 internal or interior exposures 건축물 내부에서 연소확대(화재확산)의 통로나 수단이 될 수 있는 수평 또는 수직의 관통부. 즉 출입구, 개방된 통로 및 계단, 엘리베이터 샤프트, 세탁물·쓰레기·우편물 덕트, 배관·배선 피트, 구획 없는 천장 및 에스컬레이터실 등과 같이 화재로부터 노출된 위험부분을 내부노출부라고 한다. → 덕트, 피트, 샤프트.

내부부상식탱크 內部浮上式~ internal floating roof tank 고정지붕 내에 부상지붕을 가진 위험물 저장탱크. → 고정지붕탱크, 부상지붕탱크.

내부연소 內部燃燒 internal combustion 질산에스테르류, 셀룰로이드류, 니트로화합물류, 히드라진 유도체류 등은 가연성물질이면서 그 자체에 산소(O_2)를 함유하고 있어 외부에서 열을 가하면 분해되어 가연성기체와 산소를 발생하게 되므로 공기중의 산소없이도 그 자체의 산소만으로도 연소하는 현상. → 질산에스테르류, 셀룰로이드류, 니트로화합물류, 히드라진유도체류. = 자기연소, 자활연소.

내부연소위험 內部燃燒危險 internal exposure 건물 내에서 화재 확산의 통로 또는 수단으로 이용될 수 있는 부분. 출입구, 엘리베이터 샤프트, 개방 계단 등.

내부자극수용기 內部刺戟受容器 interoceptor 내부 장기세포에 분포하여 자극을 수용하는 기관. 감각신경의 말단, 소화, 분비, 혈압과 같은 내부 장기의 기능과 관련되어 몸안에서 시작된 자극에 반응한다. = 내수용기.

내부잠열 內部潛熱 internal latent heat 물질이 온도, 압력의 변화를 보이지 않고 평형을 유지하면서 한 상(相)에서 다른 상으로 전이할 때 흡수 또는 발생하는 내부 에너지의 변화량.

내부저항 內部抵抗 internal resistance 발전기나 전지, 전류계나 전압계 등 기기(機器)의 내부회로가 지니고 있는 저항.

내부폭발 內部爆發 confined explosion 밀폐된 공간(베슬, 건물)에서 연료와 산화제의 혼합에 의한 폭발.

내부프로토콜 內部~ standing protocol 현장 처치자가 의사에게 직접 말하지 않고 환자를 치료할 수 있도록 허락하는 것. 특정 진단보다는 특정한 증상과 징후에 대한 치료를 촉진하기 위하여 고안되었다.

내분비 內分泌 endocrine 도관이 없는 선(腺)으로 직접 혈액계에 분비하는 것.

내분비계 內分泌系 endocrine system 특정 표적기관의 기능에 영향을 미치도록 혈액내로 호르몬을 직접 방출하고 생산하는 도관없는 기관들과 이와 비슷한 다른 구조물들의 총칭. 내분비계통의 선들에는 갑상선, 부갑상선, 뇌하수체 전엽과 후엽, 췌장, 부신수질과 성선이 있다. 송과체(pineal gland)는 일간, 월간, 연간의 리듬하에 이루어지는 정확한 내분비 기능이 확립되지는 않았지만 내분비선의 하나로 간주된다. 예전에는 내분비선의 하나로 간주되던 흉선은 림프계와 면역계의 한부분으로 새롭게 나뉘었다. 부분적으로 내분비 기능을 하는 다양한 기관들이 있다. 내분비선에서 이루어지는 분비는 대사, 성장, 다른 기관에서의 분비 등과 같이 신체의 여러 과정에 영향을 끼친다.

내분비선 內分泌腺 endocrine glands 도관이 없고 생성된 물질이 혈액내로 직접 흡수 또는 배출되어 전신 혈류에 의해 신체 각부로 전달되는 선.

내분비성알레르기 內分泌性~ endocrine allergy 내인성(內因性) 호르몬에 대한 알레르기.

내분비학 內分泌學 endocrinology 내분비 계통의 해부학적, 생리학적, 병리적 특질과 내분비 계통 문제의 치료를 다루는 학문.

내분비학전문의　内分泌學專門醫 endocrinologist 내분비선과 호르몬 분비를 진단하고 치료하는 전문 의사.

내비텍스수신기　～受信機 navigation telex F1B 전파 518kHz 전용의 협대역 직접 인쇄 전신 자동 수신 장치. 국제적 내비텍스 수신기(NAVTEX) 서비스로 해안국이 행하는 단방향 오류 정정 방식의 협대역 인쇄 전신에 의해 영어로 해상 안전 정보의 송신을 자동적으로 수신하여 인쇄하는 외에, 조난 통신을 수신하면 경보를 발한다. 의무 선박국에 비치하는 것이 의무화되어 있으며, 518kHz로 해상 안전 정보를 송신하는 해안국의 통신권 내에 있을 때는 항상 그 전파를 청취하게 규정되어 있다. 해상 안전 정보란 선박을 향해서 방송하는 항행 경보, 기상 정보, 기상 예보, 기타의 긴급한 안전 관련의 통보를 말한다.

내사위　内斜位 esophoria 눈이 물체에 초점을 맞추지 못할 때 한쪽 눈의 시축이 다른 쪽 눈의 시축에 가까워지는 것. → strabismus.

내산방호복　耐酸防護服 acid suit 고체 및 기체 오염물질이 투과하지 못하는 재료로 만들어진 의복. 자급식 호흡기구를 착용할 수 있도록 되어 있으며, 독성물질 누출 등의 비상사태시 사용한다.

내성　耐性 tolerance ① 자성, 내정 사람의 흥미, 사고, 에너지를 자기와 관계된 것이나 자기에게로 돌리는 경향. ② 전적으로 자신의 정신적인 경험과 관계된 사람. ↔ 외성(extroversion).

내세포괴　内細胞塊 inner cell mass 태아가 발육이 안된 것. 주변에 국한된 세포 집단. ↔ 과세포(trophoblast).

내시경　内視鏡 endoscope 초소형 잠망경과 같은 광학 기기. 의료용은 개구(開口)를 통하여 내부에 삽입하여 관찰하는 도구. 광섬유를 사용하여 내시경의 상을 눈이나 TV 카메라까지 전달한다.

내시경검사법　内視鏡檢査法 endoscopy 내시경으로 신체의 강과 기관의 내부를 검사하는 방법. 이것은 방사선 결과가 정형적이지 않았을 때 위궤양을 진단하고 상부 위장관 출혈 부위를 확인하며 간 질환자의 식도하부와 위 정맥류의 존재와 정도, 하부 결장의 기형을 알아내는데 사용한다. 내시경법은 세포학적 및 조직학적 검사를 위한 표본을 얻고 위와 십이지장궤양 등의 질병의 경과를 예측하기 위해 사용한다.

내식성물질　耐蝕性物質 corrosion-resistant material 황동, 구리, 모넬(니켈 구리 합금), 스테인리스 강 및 기타 이와 동등한 부식에 견딜 수 있는 물질. 금속재료의 내식성은 재료 고유의 성질 외에도 분위기 조건, 표면 조건, 사용 조건 등에 좌우되기 쉽다.

내식형스프링클러헤드　耐蝕形～ corrosion-resistance sprinkler head 스테인레스 스틸과 같은 내식재로 제조한 것 또는 왁스와 같은 방식제를 코팅한 것 등 부식을 방지할 수 있는 조치를 취한 스프링클러헤드.

내안구염　内眼球炎 endophthalmitis 내안구 염증으로 눈이 빨개지거나 붓고 통증이 생기며 농을 형성하는 증상. 시야가 흐려지기도 하고 구토, 열, 두통 등의 원인이 된다. 염증의 원인은 세균성 감염이나 진균성 감염, 손상, 알레르기, 혈관성 질환 등이다.

내알코올성포　耐～性泡 alcohol resistant foam 수용성 위험물의 화재를 진화할 때 사용하는 포말. 일반적인 포소화약제는 비수용성 위험물에 사용되는데 반하여 이것은 포소화약제에 금속비누 등을 첨가하여 포의 파괴를 방지하고 포의 안정성을 좋게 한 것이다.

내알코올용포소화약제　耐～用泡消化藥劑 alcohol resistant foam concentrate 단백질의 가수분해생성물과 합성세제 등을 주성분으로 하는 포소화약제.

내압방폭구조　耐壓防爆構造 internal pressure explosion proof 전폐구조로 용기내부에서 폭발성가스 또는 증기가 폭발하였을 때 용기가 그 압력을 견디며, 또한 접합면, 개구부 등을 통해서 외부의 폭발성 가스에 인화될 우려가 없도록 한 구조. → 폭발성 가스, 폭발, 개구부, 인화.

내연기관　内燃機關 internal combustion engine 연료를 기관의 내부에서 연소시키면서 열에너지를 기계적 에너지로 바꾸는 기계. 대부분 실린더 내에서 피스톤이 왕복운동하는 것이지만 가스터빈·제트기관·로켓 등도 내연기관에 포함된다.

내열성 耐熱性 heat resistance 고열에 노출되었을 때도 안정도를 잃지 않고 견디는 성질.

내오프렌 neoprene 나일론의 발명자인 H.W.캐러더스에 의해 합성되어, 1931년 미국의 뒤퐁사(社)에서 듀프렌(Duprene)으로 발매되었다가 네오프렌으로 개명된 합성 고무의 상품명. 내유성을 가진 합성고무로 내후성(耐候性), 내오존성이 좋고, 내굴곡성(耐屈曲性)도 양호하며, 다이어프램에는 매우 적합한 재료이다. 아세틸렌 2분자를 중합시켜 얻은 비닐아세틸렌에 염산을 첨가시켜 클로로프렌을 얻고, 이것을 5℃ 또는 40℃에서 에멀션화(乳化)시켜 제조한다. 특수용도합성고무로서 전선 케이블 피복, 고무 벨트, 고무라이닝, 접착제 등에 널리 이용된다. → 다이어프램.

내용년수 耐用年數 service life 어떤 시설물이나 각각의 부분이 사용될 수 있을 때까지의 연수(年數)로 수명이란 용어와 혼동될 경우도 있으나 그 시설물이 존재할 때까지의 기간을 수명이라 하는 반면 어떤 시설물이 그 목적으로서의 기능을 상실할 때까지를 내용 년수로 하기도 함. 즉 수명이 실현된 값인 것에 대해 내용 년수는 예정되거나 계획된 값이라고 할 수 있다.

내용증명 內容證明 certification of contents 우편물의 특수한 취급제도의 하나. 정보통신부에 있어서 당해 우편물의 내용인 문서의 내용을 등본에 의하여 증명하는 제도. 내용증명은 문서를 냈다는 증거가 되며 문서의 확정일자를 부여하는 효력이 있다.

내이공 內耳孔 internal acoustic opening 암양부(petrous pare)의 후면 중앙부에 있으며 내이신경, 안면신경, 뇌로 가는 혈관이 통과하는 부분. = 속귓구멍.

내이신경 內耳神經 vestibulocochlear nerve 소뇌교각의 높이에서 안면신경의 후방에서 교와 연수사이의 뇌에서 일어나기 시작하는 신경. 2조의 신경섬유군으로 형성되며 내이신경의 전정신경(vestibular nerve)은 난형낭, 구형낭, 반규관에서의 신경에서 형성되고 내이신경의 와우신경(cochlear nerve)은 와우에서의 신경으로 형성되어 상근, 하근의 대응이 되는 근(根)으로 뇌와 연락되어 있다. = 전정달팽이신경.

내이신경독성의 內耳神經毒性~ ototoxic 제 8 뇌신경이나 청력 및 균형 기관에 해로운 영향을 주는. 흔한 내이신경독성 약물은 항생제, 아스피린과 퀴니딘이다. = 이독성의.

내이압착증 內耳壓搾症 inner ear squeeze 중이 압착증을 예방하기 위해 지나치게 발살바(valsalva) 조작(코를 막고 코 쪽으로 공기를 내뿜어 비강내 공기를 유스타키오관을 통하여 중이로 보내 중이 압력을 평형시켜주는 조작)을 하여 난원창이나 정원창이 파괴되어 이때 생긴 외림프의 누공 때문에 발생하는 증상. 이명, 어지러움, 난청, 지남력 상실 등이 나타난다.

내인 內因 intrinsic factor 개인이 어떤 질병에 걸리기 쉬운 신체의 성상.

내인사 內因死 natural death 외인사와 대립되는 개념으로 질병과 같은 내적 원인에 의한 죽음. = 病死.

내인성 內因性 endogenous 신체 내에서부터 기원이 있는 생성물이나 과정.

내인성급사 內因性急死 sudden natural death 급사와 내인성의 개념을 합한 것으로 사망하리라고 생각하지 못했던 사람이 질병에 의해 단 시간 내에 사망하는 것. = 돈사(頓死).

내인성의 內因性~ intrinsic ① 선천적 부분이나 고유의 특성을 나타내는 것. ② 내재성의, 기관이나 조직 내에 위치하는 것으로부터 기원하는 것.

내인성천식 內因性喘息 endogenous asthma 호흡기계 감염이 있는 천식. 주로 바이러스가 유발인자이다. 육안적으로 폐는 과팽창과 부분적인 무기폐를 보이며 기관지와 세기관지를 막고 있는 점액덩어리가 보인다. 현미경 관찰시 점액덩어리 내에 호산구 및 기관지천식 발작시 객출되는 나선소체(curschmann's spirals)가 나타난다.

내인의 內因~ endogenous 기관이나 계통의 구조적 또는 기능적 장애로 인한 질병의 내적 원인으로 발생하거나 신체 내에서 유래하는.

내인자 内因子 intrinsic factor 위액분비선에서 분비되는 물질. 조혈성 비타민(B_{12})의 장 흡수에 필수적인 요소와 적혈구의 정상적인 성장에 필요하다.

내장 内臟 viscera 위, 장처럼 신체 내 공간에 들어있는 내부 장기.

내장간막동맥 内腸間膜動脈 interior mesenteric artery 복부대동맥의 내장 분지. 일어나기 시작하는 부위는 총장골동맥이 분지되는 직상부이고 공급하는 부위는 결장과 대부분의 직장이 된다.

내장돌출 内臟突出 evisceration 내장이나 내부기관이 외부로 노출되어 튀어나온 상태.

내장복막 内臟腹膜 visceral peritoneum 복부장기를 덮고 유착되어 있는 조직.

내장성동통 内臟性疼痛 visceral pain 장기나 평활맥관계에서 발생하는 둔통.

내장신경계 内臟神經系 visceral nervous system 중추신경계와 내장 사이에 자극과 반응 신호를 보내는 신경, 섬유, 신경절, 신경총의 전체 복합체로 구성된 말초신경계의 한 부분.

내장의 内臟~ visceral 내장이나 체강 안의 내부 장기와 관련된.

내장재 内裝材 interior finish 벽, 고정 또는 이동식 격벽, 천장, 기타 구조물의 내부 표면을 장식하는 마감재. 석고판, 목재, 페인트, 벽지, 바닥 및 천장 타일 등이 있다.

내장적출 内臟摘出 evisceration 복벽의 광범위한 열상시 내부장기가 창상을 통해 외부로 돌출된 경우나 복강 내에서 장기나 장기의 내용물을 제거하는 것.

내장통 内臟痛 visceralgia 심부통각과 유사해 몸속 깊숙이 느껴지는 둔통. 지속적이고 통증이 발생하는 장소와 한계가 명확하지 않으며 화학물질, 국소빈혈, 팽창, 수축, 내장근의 경련 등이 피부감각과 다르게 느껴진다.

내장평활근 内臟平滑筋 visceral smooth muscle 막전위가 불안정하며 신경지배에 관계없이 지속적이고 불규칙 수축을 하는 근육. 근소포체가 발달되어 있지 않으며 수축을 유발하는 세포내 칼슘은 세포외액으로부터 유입되어 증가한다.

내장흉막 内臟胸膜 visceral pleura 좌우 두 개의 폐를 덮고 있는 부드럽고 반짝이는 조직. 장액에 젖어있어서 흉강내의 폐의 운동을 원활하게 한다.

내전 内轉 adduction 사지가 신체의 중심을 향하도록 하는 운동. 어깨나 고관절에서는 상완골내지 대퇴골의 긴축이 신체중앙(정중선)에서 가까워지는 것이고 지지관절(指趾關節)에서는 손 및 전족부의 긴축에서 각 지지가 가까워지는 것을 말한다. = 내향. ↔ 외전(外轉 abduction).

내전근 内轉筋 adductor 몸의 중앙선이나 축을 향하여 일부를 끌어 들이는 근육. 대퇴단내전근(adductor brevis), 대퇴장내전근(adductor longus), 대퇴대내전근(adductor magnus) 등이 있다. = 내향근

내전근관 内轉筋管 adductor canal 대퇴근육의 혈관과 신경의 통로. = 모음근굴

내전복 耐電服 insulated suit 전기사고 또는 재난현장에서 고압전선을 들어 올리거나 또는 전선 등 해체 및 절단작업시 구조대원이 감전을 방지할 수 있으며 공중 고압선과 사고현장의 인입 전선의 해체작업시 효과적으로 구조대원의 감전을 보호할 수 있는 보호복. 재질은 특수고무로 되어 있고, 투피스 형식의 상·하의와 고무장갑, 내전장화로 구성되어 있다.

내진구조 耐震構造 aseismatic structure 지진의 파괴작용에 의해서 진해를 받지 않도록 설계된 구조.

내진벽 耐震壁 shear wall 지진력 등 벽면에 가해지는 하중을 견딜 수 있도록 18cm 이상의 두께로 설계된 내력벽.

내진설계 耐震設計 earthquake resistant design 내진구조를 만들기 위한 여러 고안. 예) 가새, 철골(鐵骨) 유구조(柔構造). → 내진구조.

내출혈 内出血 internal bleeding 흉강, 복강, 골반강 등과 같은 신체내부에서 출혈되는 것. 육안으로 관찰하기 어려우며 출혈도 상당히 심하고 지속적으로 진행된다. 출혈성 쇼크에 빠지기 쉬우며 짧은 시간 내에 사망할 수도 있다. 외상 후 외견상 출혈이 없으면서 쇼크 징후(혈압저하, 빈맥, 차가운 피부, 모세혈관 재충혈)가 나타나면 내부 출혈을 의심해야 한다. 또한 외상이 없더라도 토혈, 토변, 혈변, 혈뇨, 질출혈 등이 관찰

되면 내부출혈을 의심해야 하며 그 예로는 위궤양으로부터 출혈, 식도정맥류파열에 의한 상부 위장관 출혈, 간 손상이나 비장손상에 의한 혈복증, 분만 후 자궁무력증에 의한 질출혈, 폐 손상이나 흉부손상에 의한 혈흉, 골반골 골절에 의한 후복막 혈종 등이 있다.

내측 內側 medial 신체의 중앙선에 가까운 쪽으로 안쪽과 동의어.

내측과 內側顆 medial malleolus 외측과와 함께 발목관절의 돌출부를 이루는 경골 말단의 돌출부. = 내측관절융기.

내측광근 內側廣筋 musculi vastus medialis 대퇴의 전자간선 및 조선에서 일어나기 시작하여 슬개인대를 통해 슬개 저부 및 경골조면에 정지하며 하퇴의 신전에 관여하는 근육. = 내측넓은근.

내측익돌근 內側翼突筋 internal pterygoid 하악신경의 지배를 받고 하악골을 전상방으로 당기는 근육. = 내측날개근.

내측직근 內側直筋 medial rectus 동안신경이 지배하고 안구의 내측 회전을 담당하는 근육. = 내측곧은근.

내치핵 內痔核 internal hemorrhoid 항문과 직장경계 위에서 기원한 정맥류. 촉지하기 어려울 정도로 부드러운 부종을 유발하고 항문을 통해 돌출하지 않으면 볼 수 없다. 배변 유무와 관계없이 출혈할 수 있으며 혈전이 생기거나 탈출하거나 감염되지 않으면 불편감은 거의 없다.

내파 內破 implosion 어떤 용기 또는 구조물의 벽체가 그것의 내부를 향해 급격히 붕괴하는 현상. 용기의 외벽이 진공상태를 더 이상 지탱할 수 없을 때 발생하는 현상이다.

내폐쇄근 內閉鎖筋 musculi obturator internus 골반 측벽 내면의 폐쇄공 주위에서 일어나기 시작하여 긴 종건은 소좌골공을 지나서 골반강 밖으로 나오고 상·하쌍자근 사이에서 대전자로 향하는 근육. 대퇴의 외전과 외회전 작용을 한다. = 속폐쇄근.

내폭화학소방펌프자동차 耐爆化學消防~自動車 explosion proof foam pumper 폭발 염려가 있는 대규모 유류, 화학, 가스화재 등에서 신속하게 화재를 진압할 수 있고 폭발위험으로부터 장비와 탑승자의 생명을 보호하기 위해 소방자동차에 내폭기준에 의해 특수 제작된 자동차.

내폭화학차 耐爆化學車 explosion-proof chemical tender 어느 정도의 충격파나 강렬한 복사열에 견딜 수 있도록 제작된 화학차. → 화학차.

내피 內皮 endothelium 심장, 혈관, 림프관 및 신체의 여러 강을 둘러싼 단층 편평상피세포층. 혈관에 많이 분포되어 있고 치유가 빠르며 중배엽에서 발생한다.

내항문괄약근 內肛門括約筋 internal anal sphinter muscle 내측의 항문을 조여 주는 근육. 배변시 작용한다. = 속항문조임근.

내항성 耐航性 introspection ① 내면에 주의를 집중함으로써 자신의 사고나 감정을 관찰하는 행동. ② 내면을 바라보거나 고려하는 경향. = 자기분석.

내향/외향식붕괴 內向/外向式崩壞 inward/outward collapse 벽돌이 수평적으로 떨어지는 외부의 적조식 벽돌붕괴의 한 가지. 위쪽 부분이 내향으로 붕괴되면 구조물은 뒤로 넘어지고 아래부분이 붕괴되면 도로쪽으로 외향되어 붕괴되는 형식이다. 주로 나무골조건축물에서 이러한 형식이 많이 나타난다.

내향성 內向性 introvert ① 관심을 자기에게로 돌리고 수줍어 하고 위축되어 있으며, 감정적으로 제한되어 있고 자기 생각에만 빠져 있는 사람. ② 사람의 흥미나 사고가 자신에게 쏠려있는 것. ↔ 외향성 (extrovert).

내형질세망 內形質細網 endoplasmic reticulum : ER 세포의 세포질 안에 있는 막-봉입성 세관들의 광범위한 세포의 순환체계. 이는 단백질과 지방의 합성과 세포내 대사물의 이송에 기여한다.

내호흡 內呼吸 internal respiration 생체와 외계 사이에서 이루어지는 가스교환 중, 체액과 조직세포 사이에서 이루어지는 가스교환. 세포(細胞)호흡 또는 조직(組織)호흡이라고도 한다. 외부 매질과 체액 사이에서 이루어지는 외호흡에 대응된다.

내화 耐火 fireproof 화재에 의해서 본래의 물성을 잃거나 변형되지 않는 것. 내화성 재료는 모두 불연성(不燃性)이지만, 불연성 재료라고 해서 모두 내화성을 가진다고 할 수 없다.

내화간막이 耐火~ fire partition 불연재로 만든 내화간막이. 방화벽(fire wall)보다 내화성능이 떨어진다.

내화건물 耐火建物 fire resistive building 철근콘크리트조와 같이 화재시 열에 견딜 수 있는 구조의 건물. 내화구조 건물화재는 목조건물 화재와는 달리 천정, 벽, 바닥이 내화구조이므로 연소하여 쓰러지지 않고 최후까지 남아있기 때문에 연소에 영향을 주는 공기유통 조건이 거의 일정하여 아궁이 속에서 장작을 때는 것과 같은 상태가 된다. 내화구조 건물화재에서도 성장기, 최성기, 감쇠기로 화재가 진행되나 화재 계속시간은 목조건물이 30분 정도인데 비하여 2~3시간 정도이고 때에 따라서는 수 시간 이상 지속되기도 하며 최고온도도 목조보다 낮아 800~900℃ 정도인 경우가 많고 발열도 내화구조 쪽이 많아 저온 장기형의 특징을 갖는다.

내화구조 耐火構造 fire resistive construction 연소확대 위험이 적고 웬만한 화재에도 주요구조부의 내력(耐力)과 구조가 손상을 입지 않는 구조물. 철근콘크리트, 벽돌, 석재 등이 내화구조의 재료로 쓰인다. → 주요구조부.

내화도료 耐火塗料 refractory paint 도막의 연소성을 방지하기 위하여 만든 불연성의 도료. 일반 도료의 도막은 가연성이긴 하지만, 불연성 바탕에 도장한 도막은 잘 타지 않는다. 그러나 이런 경우라도 특히 고온에서는 인화하여 그 연소성이 크므로, 불연성 바탕을 주체로 하는 구조물이라도 그 도막 때문에 화재를 당하는 수가 있다. 이와 같은 도막의 연소성을 방지하는 데 내화도료를 사용한다. 일반적으로 내화 도료는 염화비닐과 초산비닐의 공중합체, 아민계 수지, 실리콘 수지 등이 사용되며, 이들은 난연성인 동시에 가열에 따라, 염소 혼합물의 경우에는 염소가스, 아민 화합물인 경우에는 암모니아 가스를 발생하여 연소를 방지하는 작용을 한다.

내화벽돌 耐火~ fire brick 1,580℃ 이상의 내화성능이 있는 벽돌.

내화성 耐火性 fire resistive 어떤 물질 또는 구조가 기대되는 내화성능을 발휘하는 능력. 내화재나 내화구조는 모두 불연성이지만, 불연성 자재라고 해서 반드시 내화성을 갖춘 것이라고 볼 수는 없다. 내화성이란 불연성보다 높은 등급의 내화성능을 갖춘 것이다. 보통, 건물 및 화재예방기준에 의거하여 시간당 내화성능으로 표시한다.

내화성능 耐火性能 fire endurance rating 건물 또는 건축자재가 화재에 노출되었을 때, 그 구조적인 특성을 보존할 수 있는 시간 또는 구조적인 특성이 파괴되지 않은 채 화재를 견딜 수 있는 시간을 표시한 것. 관할 당국 또는 독립된 인증기관에서 결정한다.

내화성능결정 耐火性能決定 fire grading 건물의 여러 구조부에 대해 일정 등급의 내화성능 시험을 실시하여 당해 부위의 내화성능을 결정하는 과정.

내화성능시험 耐火性能試驗 fire performance test 자재나 조립품 등에 일정한 조건의 열기 또는 화염을 가했을 때의 내화성능을 시험하는 것.

내화성차단밸브 耐火性遮斷~ fire safety shut-off valve 가연성 액체에 사용하는 밸브. 화염에 노출되더라도 15분 이상 견딜 수 있는 구조로 되어 있다.

내화시간 耐火時間 fire endurance 조립품, 자재, 생산재, 구조재 등이 화재시 그 본래의 성질 및 기능을 유지할 수 있는 시간의 길이.

내화시험 耐火試驗 fire penetration test 가연성물질이 열기와 화염에 노출되었을 때 손상되지 않고 견딜 수 있는 능력에 대한 시험.

내화재 耐火材 refractory materials 내화 성능을 가진 비금속재료. 화재시에 조직은 변하지 않고, 소정의 강도가 유지되며, 타지 않는 무기질 내열재료로서, 일반적으로 내화벽돌, 내화점토, 내화 모르타르 등이 있다. 넓은 의미로 고온에 잘 견디어 낸다는 뜻으로 벽돌, 블록, 콘크리트, 모래 등을 포함한 재료들이고, 협의로는 불을 사용하는데 필요한 재료로서 요업에서는 내화물이라고도 한다. 강도와 급열·급냉에 대한 저항성 및 내식성도 요구된다. 용도로는 도자기용 석회, 시멘트소성, 유리제조, 보일러의 가마, 전기로 등에 사용한다.

내화전선 耐火電線 fire proof wire 내화성능이 있는 피복으로 감싼 전선.

내화처리 耐火處理 fireproofing 화재에 대한 저항력을 증강시키기 위한 작업.

내화처리재 耐火處理材 fireproofing material 공정 중에 사용되는 여러 가지 장치, 배관 및 이들의 지지대가 화재나 열에 노출되었을 때, 일정 시간 이상 동안 보호하도록 화재에 대한 저항력(내화성능)을 증가시키기 위해 사용되는 재료.

내화피복 耐火被覆 protective covering 물질의 내화성능을 향상시키기 위해 내화성 재료로 물질을 덧씌운 것.

내후 耐候 weatherproof 비, 바람, 모래, 기온 등에 영향을 받지 않음.

내후성 耐候性 weather resistance 옥외에서 일광, 풍우, 무상(舞霜), 한난, 건습 등의 자연의 작용에 저항하여 쉽게 변화하지 않는 성질. 내후성 측정기를 통하여 물체의 내후성을 측정할 수 있다.

내후성구조 耐候性構造 weather tight structure 빗물, 모래 등을 통과시키지 않는 구조.

내후성덧문 耐候性~ storm door 유리나 플라스틱 등으로 제조한 덧문. 건물 외부에 설치하여 악천후로부터 건물 내부의 문을 보호하기 위한 것이다.

냄새 odor 후각 기관에 의해 감지되는 향이나 악취. 후각은 공기 중의 분자가 코 안에 있는 후각신경에 냄새를 운반할 때 활성화된다.

냉각 冷却 cooling 소화나 연소저지(延燒沮止)를 위해서 연소하고 있는 부분이나 복사열을 받고 있는 부분에 물을 뿌려 온도를 내려주는 일. → 증발열.

냉각소화 冷却消火 cooling extinguishment 연소시 발생전 열을 흡수하여 인화점이나 발화점 이하로 떨어뜨리는 소화방식. 연소시 발생된 열은 미연소 가연물질을 가열시켜 연소를 지속시킨다. 따라서 연소시 발생된 열을 흡수할 수 있는 매체를 화염속에 투입하면 연소 온도가 가연물의 인화점 또는 발화점 이하로 떨어져 연소반응이 정지된다. 냉각의 매체로는 기체, 액체, 고체 어느 것을 사용해도 무방하나 주로 액체의 증발잠열을 이용하는 방법이 사용되며

간혹 열용량이 큰 고체를 사용하기도 한다. 액체의 증발잠열을 이용하는 것으로는 증발잠열과 비열이 크고 수송하기 쉽고 가격이 싼 물건이 가장 많이 사용되고 있다. 액체 이산화탄소나 액체 할로겐화합물도 기화될 때 증발잠열을 필요로 하나 물에 비하면 아주 작기 때문에 큰 소화효과는 기대할 수 없다. 열용량이 큰 고체물질을 이용하는 방법에는 탄광에서 미분탄의 연소에 의한 분진폭발을 방지하기 위하여 돌가루를 혼합하거나 튀김기름이 인화되었을 때 싱싱한 야채를 넣거나 하는 등의 방법이 있다. 이외에도 화염을 금속망이나 소결 금속의 미세한 구멍으로 통과시켜 소화하는 화염방지기도 냉각소화를 이용한 안전장치이다. → 연소, 가연물, 인화점, 발화점, 증발잠열, 열용량.

냉각탑 冷却塔 cooling tower 물분무의 흐름에 공기를 접촉시켜 공정용수를 냉각시키는 데 사용하는 구조물.

냉각탑방호용 스프링클러헤드 冷却塔防護用~ cooling tower sprinkler head 냉각탑의 작동을 중지할 경우를 대비하여 갖추는 방호용 스프링클러설비. 충전제로서 플라스틱 등을 많이 사용하는 냉각탑의 경우, 그 작동을 중지할 때는 화재위험이 높다.

냉농양 冷膿瘍 cold abscess 부종, 발열, 발적 등의 증상이 보이지 않는 비교적 서서히 형성되는 농양. = 한성농양(寒性膿瘍).

냉동기 冷凍機 refrigerating machine 증발하기 쉬운 유체(냉매)로 액체에서 기체, 기체에서 액체의 상태변화를 연속적으로 행하게 하여 그것이 기화할 때에 주위로부터 흡열하는 것을 이용하여 용기내를 냉각하는 기계 장치.

냉동법 冷凍法 cryonics 간단한 국소마취제로 많은 치료에 냉동이 적용되는 기술. 간단한 국소마취, 표피층의 병변 제거, 세포, 조직, 기관 또는 신체 전부를 보존하는 등의 다양한 치료 목적으로 사용됨. = 저온학.

냉매 冷媒 refrigerant 냉동 사이클의 작동유체(作動流體)로서 저온의 물체에서 열을 빼앗아 고온의 물체에 열을 운반해주는 매체의 총칭. 냉동기의 능

력, 압축기의 형식, 용도 등에 따라 각 특성에 알맞은 냉매를 택함으로써 냉동효과를 높일 수 있다. 대표적인 냉매로서는 암모니아, 프레온(디클로로이플루오로메탄), 메틸 클로라이드 등이 있으며, 초저온을 얻기 위해서는 액체 헬륨, 액체 수소를 사용한다. → 프레온.

냉방병 冷房病 humidifier lung 직장인에게 흔히 발생하는 냉장과 냉방장치에 노출되어 나타나는 균에 의한 폐질환. 오한, 기침, 고열, 콧물, 구토증상이 나타난다. air conditioner lung이라고도 한다.

냉방장치 冷房裝置 air conditioner 실내온도를 쾌적하게 유지하는 장치. 환기·공기정화 등의 기능을 겸할 수 있다. = 공기조화기.

냉수구명복 冷水救命服 cold water survival suit 일상적인 의복 위에 착용하는 스펀지 고무 드라이수트. 착용자에게 부력과 온기를 제공하며, 차가운 물 속에서 구조작업 등의 작업을 할 때 착용한다.

냉수마찰 冷水摩擦 cold massage 냉수에 적신 타올 등으로 피부를 마찰하는 일. 처음에는 피부 혈관이 수축하다가 이완된다. 내부 장기의 출혈을 감소시키는 작용이 있고, 신체를 단련하는 방법으로 이용되고 있으며 순환기계에 문제가 있거나 심신이 쇠약한 사람들에게는 제한하고 있다.

냉수욕 冷水浴 cold bath 물의 온도가 10℃ 내외의 냉수를 사용하는 목욕. 수욕시간은 수십초에서 수분 이내로 단시간의 한냉자극을 줌으로써 혈행을 좋게 하고 정신을 유쾌하게 한다. 허약체질, 신경쇠약, 과거 질병력 등이 있는 사람들에게는 신체단련의 목적으로 시행하며 냉수욕 후에는 마른 수건으로 잘 닦고 보온 마사지를 시행하며 순환기계 질환, 류마티스, 한냉에 특이체질 등의 경우에는 사용을 금한다.

냉수욕사 冷水浴死 cold-water drowning 찬물에 갑자기 들어갔을 때 정맥압 및 동맥압이 급격히 상승하여 심부전을 일으켜 사망하는 것.

냉습 冷濕 cold and damp 냉기와 습기.

냉연 冷然 cold smoke 눈에 보이는 화염이 존재하지 않는 불에서 피어나는 연기.

냉염 冷炎 cool flame 빛이 약하고 온도가 낮은 불

꽃으로, 탄화수소화합물과 공기의 혼합기에서 발생한다.

냉팽창파이프 冷膨脹~ cold expanded pipe 차가운 상태에서 팽창시켜 원주를 최소 0.5%까지 증가시킨 파이프. 이음매가 없고 용접하여 만든다.

너구리눈징후 ~徵候 raccoon's eyes sign 접형골동의 골절 때문에 눈의 안와부위에 나타난 반상출혈로 외상시 두개의 기저부골절을 의미하는 징후. → 너구리눈, 양측성전안와반상출혈.

너울 swell 풍파가 바람이 멈추거나 바람이 불고 있는 해역을 떠나서 직접적으로 바람의 영향을 받지 않는 파로 풍랑이 발생역(發生域)인 저기압이나 태풍의 중심 부근을 떠나서 잔잔한 해면이나 해안에 온 경우, 또는 바람이 갑자기 그친 후의 남은 파도 등으로서 직접적인 바람의 영향을 받지 않는 파도. 너울은 파의 마루(crest)와 골(trough)이 둥그스름하고 사인곡선 모양으로 진행한다.

너트 nut 알루미늄 재질로 된 밑이 좁은 마름모꼴 육면체의 와이어로프. 카라비나 루프와 연결돼 있으며 인공등반과 산악구조에 필수적인 장비이다. 밑이 넓고 위가 좁아 바위 틈새에 쐐기처럼 끼워 지지하는 확보물이라 잘 설치하면 캠보다 더욱 안정감이 있다. 알루미늄이 아닌 철이나 황동 재질의 제품도 있고, 아주 작은 것에서 불규칙한 육면체의 마름모꼴 형태에 이르기까지 다양하다. 뿐만 아니라 각 제조회사 제품마다 특성을 가지고 있어 너트의 종류는 매우 다양하다. 너트는 캠보다 설치가 쉽지 않다. 바위틈새의 형태가 무척 다양하기 때문이다. 바위틈새는 대부분 안쪽은 좁고 바깥쪽이 넓은 형태를 이루고 있어, 일반적인 마름모꼴의 너트로는 한 쪽 귀퉁이만 바위면에 걸려 불안정한 상태를 이룬다. 이때 두께가 불규칙한 육면체의 너트를 사용하면 좀 더 안정감 있게 설치할 수 있다. 철이나 황동으로 된 아주 작은 너트들은 와이어가 가늘어 불안해 보이지만, 아주 유용하게 쓰일 때가 많다. 피톤을 자주 박았던 자리는 크랙이 넓어져 맞는 피톤이 없을 때 피톤 자리 밑에 이런 작은 너트가 제격이다. 또한 나이프 피톤을 설치해야 하는 바위틈새에도 이런 너트를 사용하면 피톤보다 더 안정감을 얻

을 수 있다. 너트의 최고 기능은 설치와 회수가 빠르다는 점이므로 피톤을 박기에 앞서 너트를 사용할 수 있는가를 생각해 볼 필요가 있다. 그리고 너트를 소모성 장비로 취급해서는 안 된다. 설치된 너트가 불안하다고 망치로 두들겨서 박아 넣으면 다시 사용할 수 없고 회수도 불가능하게 된다.

너트키 nut key 회수하기 어려운 너트 또는 캠 장치를 쉽게 회수할 수 있게 하는 기구로 촉렌치(chock wrench), 너트크리너(nut cleaner), 프로더(prodder)라고 한다.

넓은둥근 = 광배근.

넙다리빗근 = 봉공근.

네거티브 스피리트 트레이닝 negative split training 속도와 페이스 배분을 몸에 익히도록 하기 위해 일정한 거리를 수영할 때 전반보다 후반을 빨리 하도록 하는 훈련방법.

네른스트공식 ~公式 Nernst equation 막 내외의 이온 농도를 알 때 주어진 이온들에 대한 평형막전위를 계산하기 위해 사용되는 공식.

네모꼴도파관 ~導波管 rectangular waveguide 단면이 직사각형인 도파관.

네쌍둥이 ~雙~ quadruplet 한번 임신으로 출산한 4명의 아이 중 하나를 일컫는 용어.

네언덕체 = 사구체.

네오스티그민 neostigmine d-Tubocurarine, gallamine의 해독제로 이용되며 acetylcholine의 파괴를 억제하는 제제. 중증 근무력증과 curare해독제, 임신에 대한 선별검사, 녹내장, 마비성 장폐색증, 배뇨곤란, 요저류, 소화액의 분비기능 감퇴를 수반하는 소화기 장애 등에 choline효능효과가 있다. 성인 1회 0.25~0.5mg, 1일 1~3회 근주 도는 피하주사하고 극량은 1회 1mg, 1일 5mg을 투여한다. 발진, 담마진, 부정맥, 빈뇨, 실금, 후두경련, 호흡마비 등의 부작용이 우려되므로 기관지 천식환자, 관상동맥 폐색, 저혈압, 간질, 파킨슨병 환자는 주의하고 소화관 및 요로의 기계적 폐쇄환자는 금기이다.

네오프렌 neoprene 클로로프렌(chloroprene)을 중합시켜 만든 합성고무의 일종. 방염성이 있으며,

기름, 가솔린 등을 포함한 여러 가지 화학물질에 대해 내성이 있다. 한때 소방대원용 방호피복재로 널리 사용되었다.

네온 neon [Ne] 주기율표 제0족에 속하는 무색 무취의 비활성기체. 원자번호 10, 원자량 20.179, 융점 -248.7℃, 비중 0.90g/ℓ, 비등점 -245.9℃, 희(稀)가스 원소의 일종으로 천연상태에서는 이것을 함유하는 광석은 발견되지 않았으나 대기 중에는 미량(0.00182 용량 %)이 함유되어 있다. 액체공기의 분류를 반복하여 저온부분을 추출하면 헬륨과 네온이 풍부한 혼합기체가 되고, 이것에서 섞여 있는 산소와 질소를 화학적으로 빼내고, 액체수소로 네온을 고화(固化)시켜서 분리한다. 방전에 의해 적색부에 심한 휘선(輝線) 스펙트럼을 나타내고, 다른 기체에 비해 그다지 저압이 아니라도 가이슬러관(Geissler tube)으로 방전하면 주홍색으로 비치므로, 네온관에 이용된다.

네이팜탄 ~彈 napalm 알루미늄, 비누, 팜유(油), 휘발유 등을 섞어 젤리 모양으로 만든 네이팜을 연료로 하는 유지소이탄(油脂燒夷彈). 소이력이 매우 커서 3,000℃의 고열을 내면서 반지름 30m 이내를 불바다로 만들고, 사람을 타 죽게 하거나 질식하여 죽게 한다. 제2차 세계대전 때부터 비행기에서 투하하는 방법으로 쓰였다. 도시에 대한 공격에는 비교적 작은 것이 사용되었으나, 인도차이나전쟁, 베트남 전쟁 등에서 야전·밀림지대에 대해서 400kg 내외의 큰 것이 사용되었다.

네일-로버슨 들것 Neil-Robertson litter 반강체의 기둥이 없는 들것으로 캔버스나 플라스틱에 나무로 재강화시켜 사람을 덮거나 고정시키는 장비. 이 운송 장비는 산악 구조나 선박의 사고시 사용되며 헬기의 구조작업이 동반될 수도 있다.

네첼로프 증후군 ~症候群 Nezelof's syndrome 항체가 없거나 아주 적은 면역반응 결핍증. 원인은 알려지지 않았다. 형제나 자매에 영향을 끼치며 유전질환일 수 있다. 점점 더 심해지며 마침내는 치명적인 감염을 야기한다. 증상은 4세까지의 소아에게서 나타나며 반복적인 폐렴, 중이염, 코와 목의 감염과

비장 비대를 포함한다.

네틸마이신 netilmicin 가장 최근에 시판된 아미노글리코사이드(aminoglycoside). 약리학적 성질이나 용량은 gentamicin이나 tobramycin과 유사하다. 호기성 그램음성 간균에 대해서 항균작용을 나타내며 장내세균 감염의 치료에 유용한 항생제이다. 요로 감염증에는 1회 1.5~2.0mg/kg을 1일 2회 근주 또는 정주한다. 우울, 무감각, 시력장애, 식욕부진, 광과민 등의 부작용이 우려되므로 신생아나 12세 이하, 임부, 수유부는 주의하고 심한 신장질환 환자는 금기이다.

네페디핀 nifedipine 심장, 혈관, 평활근 세포의 세포막에 존재하는 칼슘통로를 통한 세포 외 칼슘이온의 통과를 차단하는 약물. 말초혈관 저항을 감소시켜 수축기 및 이완기혈압을 낮춘다. 협심증 치료에 사용하는 칼슘통로 차단제로 부작용은 두통, 현기증, 오심과 안면 홍조 등이 있다. 베타 차단제를 정맥 투여하거나 저혈압이 있는 환자에게는 금기이다. = 칼슘채널 차단제, procardia, 니페디핀.

넬슨증후군 ~症候群 Nelson's syndrome 쿠싱질환으로 부신절제술 후 나타나는 호르몬 장애로, 뇌하수체에 의해 호르몬 분비를 증가시킨다.

노 爐 furnace 보일러 등에서 연료를 태우는 부분 또는 원료를 가열하는 장치. 목적에 따라 가열로(加熱爐), 용해로(融解爐), 반응로(反應爐), 열처리로(熱處理爐), 멸균로(滅菌爐), 소각로(燒却爐) 등이 있다.

노견 路肩 shoulder 도로의 주요 구조부를 보호하고 차도의 효용을 높이기 위하여 차도 또는 보도에 접속시켜 설치한 도로의 부분.

노년기 老年期 senility period 생리학적으로 노화에 따른 심신의 쇠약과 동시에 병이나 기능의 저하에 따른 장애를 경험하면서 서서히 죽음을 맞이하는 시기.

노동부령이정하는재해 勞動部令~定~災害 disaster enacted by minister of labor 사망자가 1인 이상 발생하거나 3월 이상의 요양을 요하는 부상자가 동시에 2인 이상 발생한 재해 또는 부상자 또는 직업성질병환자가 동시에 10인 이상 발생한 재해.

노동재해 勞動災害 labor accident 사업장에서 건설물, 설비, 원재료, 가스, 증기, 분진 등에 의해 혹은 노동자의 작업행동이나 업무에 의해 발생하고 노동자의 사상을 수반하는 사고.

노력성호기유량 努力性呼氣流量 forced expiratory volume 깊게 숨을 들어 마신 후에 1초 동안 강제로 숨을 내 쉴 수 있는 공기의 양. → vital capacity.

노력호흡 努力呼吸 forced breathing 호흡근의 운동만으로는 환기량이 부족할 경우에 생기며 흉식 및 복식호흡에 더해 어깨와 경부의 보조호흡근이 작용하는 호흡.

노령질환자 老齡疾患者 geriatric patients 노인성 질환을 앓고 있는 나이 많은 환자.

노르아드레날린 noradrenaline 천연산 카테콜라민의 하나. 절후 아드레날린성 신경에 의해서 유리되는 호르몬으로서, 아드레날린성 뉴론의 주요신경전달물질로 강력한 혈관 수축제이다. = 노르에피네프린.

노르에피네프린 norepinephrine 천연의 catecholamine. α와 β아드레날린성 수용체에 모두 작용하나 α수용체에 대한 작용이 훨씬 강하여 강한 말초혈관 수축제로 작용한다. 이 혈관 수축은 심인성쇼크와 저혈압 증후에서 혈압을 상승시키는 작용을 한다. 또한 신장과 장간막의 혈관을 수축시키므로 dopa-mine이 듣지 않는 증후에도 사용된다. 0.5~30µg/min이며 충분한 혈압을 유지하기 위해 더 많은 용량을 투여할 수 있다. 희석액은 500㎖ 포도당에 8 mg을 넣어서 제조한다. 경구투여로는 효과가 없으므로 주사하지만 피하주사는 거의 흡수되지 않는다. 효과가 강력하므로 위험한 고혈압을 예방하기 위하여 5~10분마다 혈압을 측정해야하며 저혈액성 저혈압 환자에게는 투여해서는 안 된다. 혈관외로 유출되면 국소조직이 괴사되므로 가능한 대정맥으로 투여한다. 불안, 진전, 두통, 현기증, 구토 등의 부작용이 있으며 말초혈관수축에 대한 반작용으로 서맥을 일으킬 수 있다.

노멀턴 normal turn 벽에 손을 대고, 손으로 벽을 민 반동을 이용하여 벽을 킥하는 가장 심플한 턴 방법.

노멕스 nomex 소방대원용 방열복 제조에 사용하는 내열성 섬유.

노면요철 路面凹凸 rumble strips 차량의 저속주행을 위한 시각적 효과와 보행자 및 자전거이용자의 안전 향상 등을 도모하기 위하여 설치한 도로수직 구성의 변화.

노면표시 路面標示 pavement marking 교통의 원활한 소통을 유도하고 운전자나 그밖의 이용자에게 필요한 안내, 경계, 규제 또는 지시 등의 내용을 전달하기 위해 도로상에 페인트 등을 이용하여 기입한 각종정보.

노부방광염 老婦膀胱炎 cystitis senilis feminarum 비정상적인 빈뇨를 특징으로 하고 노년층에서 잘 발생하는 만성방광염.

노브레싱 no breathing 수영을 할 때 호흡을 하지 않고 젖산 에너지 시스템에 의존하여 역영하는 방법.

노비초크 Novichok 테러현장에서 살포될 수 있는 독성이 매우 강한 가스작용제. 노비초크5와 노비초크7이 있다. 노비초크5는 VX의 5~8배, 노비초크7은 소만(soman)의 10배 이상 빠른 치명상을 줄 수 있다.

노쇠사 老衰死 anility death 전신적 기능이 쇠약해져 사망하는 진정한 자연사(自然死).

노스카핀 noscapine 아편의 일종. alkaloid에 속하나 morphine과는 화학구조가 크게 다르며 진통작용은 없다. 의존성이 없으므로 마약에서는 제외되며 codein과 같은 강한 진해작용이 있다. codein보다는 부작용이 약하다.

노안 老眼 presbyopia 렌즈의 탄력을 잃음으로써 생기는 원시. 정상적인 노화과정임.

노인동맥경화증 老人動脈硬化症 senile arteriosclerosis 노령에 수반되는 동맥경화증. 그러나 특별히 연령에만 관계된다고 할 수는 없다.

노인병학 老人病學 geriatry 노쇠 및 노령 특유의 질병 치료와 진단을 다루는 의학의 한 분야.

노인섬망 老人譫妄 senile delirium 노령기에 일어나는 증후군. 보통 발병이 급성이며 부위감각상실, 불안정, 불면증, 환각, 목적 없는 배회(徘徊) 등을 특징으로 한다. 때로는 노인성 정신병을 동반하기도 한다.

노인심장병 老人心臟病 presbycardia 노화로 인한 심장근육의 기능 약화로 오는 심장질환.

노인의 老人~ senile 노년의 특성 또는 노화 과정에 관련된. 특히 신체와 마음의 퇴화를 말한다.

노인전용구급차 老人專用救急車 silver ambulance 65세 이상 노인의 만성질환자나 응급환자를 대상으로 이송 및 진료를 돕기 위해 소방방재청에서 2005년에 처음으로 도입한 구급차.

노인치매 老人癡呆 senile dementia 점진적인 기질적 정신장애로 만성적인 인격붕괴, 혼란, 지남력상실, 혼미, 지적능력과 기능의 황폐화, 기억력장애, 판단력장애 및 충동을 가져오는 질병. 비가역적이고 점진적이며 치료될 수 없다.

노인퇴화 老人退化 senile involution 나이가 들면서 조직과 기관의 진행성 위축과 쇠약이 나타나는 양상.

노인학 老人學 gerontology 노인에게 개인적, 사회적으로 영향을 미치는 의학적, 정신적, 사회적 그리고 다른 측면의 노화에 관한 연구. = 노년학.

노인학대 老人虐待 elderly abuse 노인의 적정 건강관리, 안전과 보호권에 대한 폭력뿐 아니라 신체적, 심리적 또는 물질 남용에 대해 보고되는 범죄. 노인의 정신적 신체적 건강을 유지하기 위하여 필수적인 서비스로부터 박탈되어 있거나 이유없는 감금, 방임.

노인학전문의 老人學專門醫 geriatrician 노인 질환을 진단하고 치료하는 전문의사.

노작성열사병 勞作性熱射病 exertional heat stroke 주로 젊은 사람에게서 나타나며 특히 노동자, 농부, 훈련중인 신병, 축구나 장거리 육상 선수, 보일러공, 주물공장에서 일하는 사람에게서 주로 나타나는 열사병. → 열사병.

노작실신 勞作失神 effort syncope 심박출량이 조직의 요구에 부응하지 못할 때 일어나는 실신. 대동맥이나 폐동맥 협착증환자에서 흔하다.

노즈컵 nose cup 착용자의 호흡으로 인하여 렌즈에 김이 서리는 것을 방지하는 face piece 내부의 장치.

노즈포켓 nose pockets 핑거 포켓(finger pockets)이라고도 하는데 마스크의 공기가 새어나가지 않도록 코를 잡을 수 있도록 하는 장치.

노즐반동 ~反動 nozzle reaction 물이 노즐을 떠날 때 발생하는 노즐의 반동력. $R = 1.5d^2NP$로 표시되며 R은 노즐반동력(lb), d는 노즐구경(in.), NP는 노즐압력(psi)을 나타낸다.

노즐압력 ~壓力 nozzle pressure 노즐로부터 물이 방출될 때의 속도압력, lb/in^2.

노즐혼합버너 ~混合~ nozzle mixing burner 가스와 공기를 각각 분리하여 보관하고 있다가 연소실이나 연소터널로 방출하는 버너.

노출 露出 expose 밖으로 드러나거나 드러냄. 신속한 조사를 위해 신체를 노출시킴.

노출된 露出~ exposed 사람이 안전거리보다 가깝게 접근하거나 우발적으로 접촉할 수 있는 것. 방호, 절연, 분리되지 않은 부분에도 적용한다.

노출시간 露出時間 exposure period 장치의 운전시간과 같은 연속 변수, 장치의 일부에 부과되는 수요량(어떤 시험에서는 주기라고 함)과 같은 불연속 변수로 표현된 시간.

노출위험 露出危險 exposures hazard 관련된 물질의 흡입, 섭취, 흡수 등을 통한 위험.

노출증 露出症 exhibitionism 성적 흥분에 도달할 목적으로 낯선 사람에게 성기를 노출하고자 하는 반복적이고 강한 욕구를 갖거나 실제로 노출하는 행위. 상대방에 대해서는 대부분 그 이상의 성행위를 요구하지 않는다. 이들은 노출행위를 예견하면서 성적 흥분을 느끼며 자위 행위를 통해 절정감을 느낀다. 또한 성기를 보는 사람들이 놀라거나 두려워하거나 혐오하는 반응을 보고자한다. 발병은 사춘기 이전에 시작되어 절정기는 청년 전기부터 중년 사이에 일어난다. 주로 어머니는 지배적이고 공격적이며 자신의 여성적 역할을 원망하는 경향을 보이며 아버지는 흔히 약화되고 무능한 사람이다. 다른 사람에게 자신의 성기를 노출시키는 증상은 남성다움(masculinity)을 증명하며 거세 공포증을 완화시켜준다.

노킹 knocking 화염전파도중에 화염면에서 떨어진 미연혼합기의 잔류가스가 자발화를 하여 고주파의 압력진동과 소음을 발생하는 현상. 자발화 온도가 낮고 자발화까지의 지연시간인 착화지연이 짧은 연료를 사용하면 노킹이 생기기 쉽다. 이와 같은 연료를 옥탄가(Octan number)가 낮다고 한다. 옥탄가는 연료의 내노크성을 평가하는 지표이고 가장 노킹을 일으키기 쉬운 기준 연료를 정헵탄, 그 옥탄가를 0으로 하고 가장 노킹을 일으키기 어려운 기준연료를 이소옥탄, 그 옥탄가를 100으로 한다. → 옥탄가.

노터 knotter 펄프 안에 존재하는 옹이, 미해섬 목편 및 결속섬유 등을 분리해내는 기계.

노트 knot 선박, 조류(潮流), 비행기나 바람 등의 속력을 나타내는 실용단위. 기호는 kt 또는 kn로 사용. 1시간에 1해리(1,852m)의 속도를 1노트라 함. 16세기경부터 항해용 단위로 쓰였다. 그 명칭은 당시 배 고물(선미)에서 삼각형의 널조각을 끈에 매달아 흘려보내면서 그 끈에 약 8.53m마다 매듭(Knot)을 짓고, 28초 동안에 풀려나간 끈의 매듭을 세어 배의 속력을 재었던 데에서 유래한다.

노화 老化 aging 사멸하였거나 기능이 저하된 세포를 대신하기 위한 새로운 세포를 생성하는 체세포의 기능 결함으로 늙어가는 과정. 정상 세포는 감염, 영양결핍 혹은 유전적인 영향에 의해 저하된다.

노화의 老化~ senescent 나이를 먹는 것 또는 늙어 가는 것.

녹내장 綠內障 glaucoma 안구의 안압(眼壓)이 병적으로 상승하기 때문에 시신경이 장애되어 시력이 약해지는 병. 40세 이상의 성인 가운데 0.5~2%의 빈도로 일어난다. 안압의 정상값은 15~20mmHg인데, 그것이 병적으로 진행되면 동공 안쪽이 녹색으로 보인다. 안내액(眼內液)은 림프의 일종으로 수양액(水樣液 : 眼房水)이라 하는데 안내조직(眼內組織)에 영양을 주며 신진대사를 일으키고 안내압을 일정하게 유지한다. 생산된 방수(房水)는 우각(隅角)에서 배출되는데, 그 배출에 장애를 받으면 녹내장이 생긴다. 녹내장에는 원인불명의 원발성(原發性)녹내장과 홍채염(虹彩炎)이나 안내출혈(眼內出

血) 등 눈병의 결과에서 오는 속발성(續發性)녹내장이 있다. 원발성 녹내장으로는 중년 이후의 신경질적인 여성에게 많은 염성녹내장(炎性綠內障)과 청소년에서도 볼 수 있는 단성녹내장(單性綠內障)이 있는데, 우각을 검사해보면 전자는 협우각(狹隅角), 후자는 광우각(廣隅角)인 경우가 많다. 일반적으로 염성녹내장에서는 주로 야간에 많이 일어나는 가벼운 시력장애와 등화(燈火) 주위에 홍륜이 보이며 안통(眼痛), 두통, 구토 등이 발생하고, 가끔 안압이 일시적으로 상승하는 발작을 거듭하여 만성으로 이행하는 경우도 있다. 그러한 발작을 거듭하다가 갑자기 크게 발작을 일으켜서 실명하는 수도 있다. 단성녹내장은 자각증상이 없이 진행되는 경우가 많고, 가벼운 두통이나 홍륜(虹輪)이 나타나는데, 오랜 세월에 걸쳐서 차츰 시력이 감퇴된다. 처음에는 한쪽 눈에서 시작되어 나중에 두 눈을 모두 실명한다. 원발성 녹내장에는 이밖에도 어린이에게서 볼 수 있는 우안(牛眼:눈이 툭 불거져 나오는 병)이 있다. 이것은 선천적 이상 때문에 안압이 지속적으로 진행되는 상태인데, 안구와 각막도 확대된다. 녹내장의 완전한 치료방법은 없으나 조기발견에 의하여 약이나 수술로 진행을 저지하거나 병세에 따라 안압을 조절한다. 근래에는 레이저 광선으로 우각의 배출로를 수복하는 치료법이 개발되어 있다. 또한 심신의 과로를 피하고 어두운 곳에서 일하거나 책을 보지 않도록 하고, 한꺼번에 많은 양의 물이나 커피 등을 마시지 않도록 한다.

녹는점 ~點 melting point 고체가 액체로 변하는 온도지점. 혼합물에서, 녹는점의 범위가 주어지기도 한다. = 용융점. ↔ 어는점.

녹다운 knock down ① 화재의 확산을 방지하기 위해 화염과 열기를 감소시키는 것. ② 진화작업의 초기단계로, 화염과 열기를 현저하게 감소시켜 불길을 잡은 상태.

녹색시간 綠色時間 green time 녹색신호 표시가 나타나는 동안의 시간. 이 시간 동안은 차량과 보행자에게 법적으로 다른 방향에 있는 차량과 보행자에 우선해서 통과하도록 되어 있다.

녹조 綠藻 green tide 영양 염류의 과다로 호수에 녹조류가 대량으로 번식하여 물빛이 녹색으로 변하는 것. 일단 물에 유입된 영양 염류는 제거하지 않으면 수중 생태계의 물질 순환 구조 속에 계속 남아 있게 되므로, 녹조 현상이 자꾸 되풀이해서 나타나게 된다.

농가진 膿痂疹 impetigo streptococcal, staphylococcal, 또는 복합된 피부감염이 국소적 홍반을 시작하며 소양증 소포, 미란, 그리고 갈색으로 착색한 부스럼으로 진행되는 병. 병변은 보통 얼굴에서 형성되어 국소로 퍼진다. 이 질환은 병변에서의 배출물과의 접촉으로 감염성이 높고 급성사구체신염은 부가적인 합병증이다.

농뇨 膿尿 pyuria 농이 섞인 소변. 주로 요로감염 징후로 나타난다. → 세균뇨(bacteriuria).

농도 濃度 concentration 물질계 특히 용체(용액, 혼합기체, 고용체 등)에서 성분의 조성을 나타내는 양. 각 성분의 조성비를 표시할 경우에는 그 중량비(중량 퍼센트), 체적비(체적 퍼센트), 몰수의 비[몰분율(分率)] 등이 사용된다.

농루 膿漏 pyorrhea ① 고름이 방출되는 현상. ② 잇몸의 화농성 염증.

농부폐 農夫肺 farmer's lung 건초로부터 나오는 유기물질을 흡입하여 생기는 폐 질환. 곰팡이 포자에 대한 항체가 발달한 사람이 잘 걸리는 과민성 폐 간질염이며 증상은 기침, 오심, 오한, 고열 등이 나타난다.

농아자 聾啞者 deaf-mute 듣지 못하거나 말할 수 없는 사람.

농약 農藥 agricultural chemicals 농림생산물의 증산을 위하여 직·간접으로 사용되는 각종 물질의 총괄. 1) 미국 환경처(EPA ; Environmental Protection Agency) : 농약이란 해충을 방지, 파괴, 구축, 경감시키는 모든 물질로 정의. 2) 농약관리법 : 농작물과 농림산물을 해하는 병균, 해충 기타 동식물의 방지에 사용하는 살균제, 살충제, 제초제와 농작물과 농림산물에 직접 영향을 끼치는 약제, 기타 농림수산부장관이 지정하는 약제.

농약의 잔류성 農藥~殘留性 residue of agricultural chemicals 농약의 성분이 잔류하는. 농약은 그 잔류성에 따라 비잔류성, 중간잔류성, 잔류성 농약으로 구분한다. 비잔류성 농약은 잔류기간이 1~12주간, 중간잔류성 농약은 1~18개월, 잔류성은 2~5년이다. 여기서 잔류기간이란 농약 살포 장소에서 농약 잔류분이 75~100% 사라지는데 걸리는 기간을 말한다.

농축괴 濃縮塊 bolus 쌓이거나 뭉쳐서 형성된 둥근 덩어리.

농축물 濃縮物 enriched material 하나 또는 그 이상의 동위 원소의 상대적 양이 증가된 물질.

농축우라늄 濃縮~ enriched uranium 핵분열 연쇄반응을 쉽게 하기 위해 동위체효과를 이용하여 인공적으로 우라늄235의 함유율을 높인 것. 천연 우라늄은 대부분 핵분열되기 어려운 우라늄238로 존재하고, 핵분열되는 우라늄235는 0.7%밖에 안 되는데 농축우라늄은 우라늄235가 90% 이상이다. 경수로형 원자로의 연료로서는 약 3%로 농축된 우라늄을 사용한다. 농축 우라늄은 원자연료로서의 효율이 천연 우라늄보다 훨씬 높다. 제법에는 기체확산, 열확산, 초원심분리, 전자분리 등의 방법이 있으며 레이저분리 화학교환법 등 새로운 방법이 연구되고 있다. 농축우라늄을 원자로의 연료로 쓰게 되면 임계량(臨界量)이 적어지고 원자로의 설계에 융통성을 주는 등 많은 장점이 있으며, 그 실용화가 잘 진전된 경수로의 핵연료로서 농축우라늄이 사용된다.

농포 膿疱 pustule 농가진이나 여드름처럼 표피내 또는 표피하에 점액성 물질이나 가시적인 고름의 집합체. 모낭이나 한선내에 발생한다.

농피증 膿皮症 pyoderma 농가진처럼 곪은 피부 질환.

농흉 膿胸 thoracic empyema 흉막강 내에 화농성 삼출액이 차 있는 상태. 감염 및 외상조직으로부터 발생한다. 타진시 탁음이 들리고 성대공명이 없으며 환자는 대개 발열이 있고 빈호흡을 한다.

높새바람 foehn 높은 산맥을 넘어 내려오는 건조하고 따뜻한 바람. 높새바람이 부는 지역은 화재위험이 높아진다.

높임바닥 raised floor 해체·조립이 용이한 패널. 본래 바닥보다 높게 깐 바닥으로, 바닥과 높임바닥 사이에는 배관·배선 등이 지나간다. 화재진화시 높임바닥 아래의 잔화정리에 유의해야 한다.

뇌 腦 brain 두개골 안의 중추신경계를 구성하는 부분. 약 1,300~1,500g 정도의 무게를 갖고 있다. 대뇌, 소뇌, 뇌간(뇌교, 수질, 중뇌)으로 이루어져 있으며, 대뇌(cerebrum)는 뇌의 가장 크고 위쪽에 있는 부분으로 좌뇌와 우뇌로 나뉘어져 있다. 대뇌반구(cerebral hemisphere)는 대뇌의 두 부분 중 하나를 말한다. 두 대뇌반구는 뇌량에 의해 아래쪽에서 연결된다. 각 대뇌반구는 대뇌피질(cerebral cortex)(뇌의 회백질 부분), 그 아래의 백질, 내부 기초 신경절, 그리고 다른 구조들로 구성되어 있다. 대뇌반구의 내기관은 대뇌엽을 통해 뇌간과 합쳐진다. 돌출된 홈은 각 대뇌반구를 네 개의 주요 엽으로 나눈다. 전두엽(frontal lobe)은 뇌의 가장 큰 부분이다. 후두엽(occipital lobe)은 두개골의 후두골 아래에 있다. 두정엽(parietal lobe)은 두정골의 옆에 자리잡고 있으며, 측두엽(temporal lobe)은 뇌의 바깥 부분이다. 소뇌(cerebelum)는 뇌간 뒤에 있는 두개골의 기저 부분에 자리잡고 있으며 양쪽의 두 소뇌엽과 중간소엽으로 구성되어 있다. 세 쌍의 엽은 뇌간과 연결되어 있다. 소뇌피질(cerebellar cortex)은 회백질의 바깥층을 말하며 중심부의 백질을 덮는다. 뇌간(brainstem)은 뇌의 한 부분으로 연수, 뇌교, 중뇌를 포함하며 운동, 감각, 반사기능과 척추관을 포함한다. 12쌍의 뇌신경으로부터 전신까지 뇌간이 뻗어나간다. 연수(medulla oblongata)는 척수의 골수와 같은 부분으로 두개골의 개구부 바로 위에 있으며 회백질과 백질을 포함한다. 연수는 심장, 혈관, 뇌의 호흡센터를 포함하므로 이 부분의 부상이나 질환은 치명적이다. 중뇌(mesencephalon)는 중간뇌라고도 불리며 대부분 백질과 회백질로 구성되어 있으며 적핵이 있다. 뇌의 다른 부분과 신경섬유를 포함하며 중뇌의 깊은 안쪽에는 여러 개의 두뇌신경의 핵이 자리잡고 있다. 중뇌는 특정한 청력과 시력 반사의 신경핵 또한 포함하고 있다. 뇌교 (pons)는 뇌간 표면의 신경세포의 덩어리를 말하며 안면신경과 3차신경을 포함한 다양한 신경의 핵을 포함하고 있다. 뇌의 복합 덩어리의 특별한 세포, 유연한 회색과 백색의 조직은 중추신경계의 기능을 통합하고 통제한다. 대뇌는 감각과 운동기능을 하며 이러한 기능들은 다양한 정신적 활동과 관련되어 있다. 대뇌피질은 더 높은 정신적 기능, 일반적인 움직임, 위장관 기능, 행동 반응 등을 통합한다. 연구에서는 대뇌피질의 200개의 각각 다른 부분과 47개의 기능을 서술하고 있다. 좌 대뇌반구는 오른손잡이 사람들에게 영향을 미치며, 왼손잡이들은 우측 반구의 영향을 받는다. 운동 언어 부분은 좌 대뇌반구를 사용하는 오른손잡이들에게 발달된다. 이것의 파괴는 실어증 혹은 다른 언어 결함을 유발한다. 전두부분의 자극은 순환, 호흡, 동공의 확장, 그리고 다른 활동에 영향을 미친다. 대뇌의 통제를 받는 다른 부분들로는 기억, 언어, 쓰기, 정서적 반응 등이 있다. 전두엽은 계획과 판단과 같은 성격과 관련된 다른 정신적 활동에 영향을 미친다. 두정엽의 손상은 언어와 시력 장애를 일으킨다. 두정엽은 사물의 크기, 모양, 성질을 구별할 수 있게 한다. 후각은 측두엽이 담당하며 기억과 학습, 사고가 선택되는 부분이기도 하다. 연합영역(association area)은 감각 정보의 통합을 담당하는 대뇌피질의 부분이다. 소뇌는 걷기와 평형유지 등과 같은 수의적인 근육활동과 관련되어 있다.

뇌간 腦幹 brain stem 연수, 교, 중뇌를 포함하는 뇌의 영역. 운동, 감각, 반사기능을 수행하고 피질척수로와 망상척수로를 포함하며 12쌍의 뇌신경이 대부분 뇌간으로부터 시작된다. = 뇌줄기.

뇌격거리 雷擊距離 striking distance 최초 뇌격에서 마지막 절연파괴가 발생하는 거리, 또는 선행방전이 대지에 접근하여 최종적으로 방전하는 거리.

뇌경색증 腦梗塞症 cerebral infarction 뇌혈류의 차단에 의해 2차적으로 괴사(necrosis)를 겪는 뇌조직의 부위로 경색은 혈전이나 색전, 혈관경련의 결과로 나타나기도 한다.

뇌관 雷管 detonator 폭발물이 폭발할 수 있도록 해주는 장치.

뇌관류압 腦管流壓 cerebral perfusion pressure 뇌 혈류량 척도의 하나로 평균 전신 동맥혈압에서 두개내압을 뺀 값.

뇌교 腦橋 pons 중뇌와 연수 사이에 볼록하게 튀어나온 부위. 표면은 가로로 달리는 많은 신경섬유로 되어있다. 특히 좌, 우 양측에는 표면의 신경섬유들 사이에 산재하는 교 핵에서 일어나기 시작하여 소뇌피질로 가는 섬유로 구성된 중소 뇌각이 있는데 이는 근육들의 협력 작용에 중요한 구실을 하는 신경전도로이다. = 교뇌, 다리뇌.

뇌내혈종 腦內血腫 intracerebral hematoma 두개내 모든 출혈로 생긴 혈종. 내출혈, 지주막하 출혈, 경막하출혈, 경막외출혈 등이 속한다. 원인은 고혈압, 두부외상, 동맥경화, 동정맥 기형, 동맥류 등이다.

뇌내혈종 腦內血腫 intracerebral hematoma 보통 두부의 폐쇄성 외상에 의해 뇌의 실질 조직 안에 축적된 혈액 덩어리.

뇌동맥경화증 腦動脈硬化症 cerebral arteriosclerosis 경부동맥(頸部動脈) 또는 뇌동맥의 경화에 의하여 만성적인 뇌혈류 장애가 일어난 상태. 뇌동맥의 경화에는 개인차가 많다. 20세부터 조금씩 볼 수 있으며 50세 이후에는 많아져서 불면증, 피로감, 건망증, 집중력의 저하, 손발저림, 귀울림, 머리가 무거워지는 등 심인성(心因性) 증세를 호소한다. 신체적으로는 고혈압, 동맥경화를 나타내는 심전도의 변화, 안저동맥(眼底動脈)의 변화를 비롯하여 사지(四肢)의 근긴장항진(筋緊張亢進), 진전(振顫), 심부반사항진(深部反射亢進) 등이 나타난다. 진행됨에 따라 새로운 기억이 불확실해지며 계산, 일시, 장소에 대한 감각이 둔해지고 질투심, 시기심이 강해지거나 망상이 생기기도 한다(뇌동맥경화성 치매). 이런 상태에 이르면 치매상태에 있는 것 같으면서도 어느 사항에 대해서는 올바른 판단이나 지능을 보이기도 한다. 경화증 전체의 성인(成因)에 대해서는 정설이 없으나 옛날부터 매독, 당뇨병, 고지혈(高脂血) 등 전신적인 이화(異和)가 장기간 지속되는 것이 주요한 원인으로 생각되어 왔다. 고령자이면서 혈압이 높은 사람에게 많다. 규칙적인 생활과 되도록 환경을 바꾸지 않는 것이 병의 진행을 방지하는 중요한 요소이다.

뇌동맥류 腦動脈瘤 cerebral aneurysm 뇌동맥의 확장으로 발생하는 현상.

뇌량 腦梁 corpus callosum 대뇌반구를 연결시키는 신경섬유의 거대한 횡로(橫路).

뇌막 腦膜 meninges 뇌와 척수를 싸고 있는 세 개의 막. 외막(경막), 내막(연막), 거미줄 같은 중막(지주막)이 있다.

뇌막동맥구멍 = 극공.

뇌문 雷紋 arborescent burns 수지(樹枝)상의 적색 내지 갈색 화상무늬. 전류가 표재성 혈관을 따라 흘러서 일어나는 일시적인 화상형태.

뇌병증 腦病症 encephalopathy 뇌조직의 구조나 기능의 비정상적인 상황. 특히 베르니케(Wernicke) 뇌질환같은 만성적이고 파괴적인 퇴행성의 경우를 말한다.

뇌부종 腦浮腫 cerebral edema 뇌 조직의 수분 축적. 감염, 종양, 외상 및 독소에 노출된 경우 나타나는 부종. 두개골은 수압조절을 위해 팽창하는 것이 불가능하기 때문에 대뇌조직이 압축된다. 초기 증상은 의식 변화로 동공이 느리게 반응하다가 확대되고 의식이 서서히 저하되며, 뇌부종은 치명적일 수 있다.

뇌사 腦死 brain death 심장은 계속 뛰고 있지만 뇌의 기능이 완전히 소실된 비가역적 무의식 상태. 이에 대한 법률적 정의는 상태에 따라 다양하다. 보통 뇌사의 임상적 기준은 활동, 운동, 자연적 호흡반사의 결여이다. 동공은 확장되고 고정되어 있다. 저체온, 마비, 독물, 약물중독은 뇌사와 비슷한 생리적 저하를 일으킬 수 있기 때문에 뇌사의 진단에서는 12~24시간 동안 실행한 뇌전도(뇌파검사)에서 뇌의 전기적 활동이 없음을 검토하고 설명하여야 한다. = 비가역적 혼수(irreversible coma).

뇌산수은 雷酸水銀 mercury fulminate [Hg₂(ONC)₂, **Hg(ONC)₂]** 시안산수은(Hg(ONC)₂)의 이성체(異性

體). 수은과 강질산(비중 1.36)의 같은 양을 가해 30℃로 반응시켜 35℃의 메틸알코올(비중 0.83, 90%)을 가하면 암갈색 결정성의 분말인 0.5% 수염(水塩)이 얻어진다. 알코올로 씻은 순수한 것은 견사광택이 있는 무색의 침상정(針狀晶)으로 비중 4.42. 알코올, 암모니아수 및 온수에 녹는다. 유독 건조 상태에서는 상당히 위험하므로 물 속에 저장한다. 염산, 질산에 잘 분해되고 황산에 의해 폭발한다. 기폭약으로 사용되지만 공업용 뇌관의 기폭약에는 디아조니트로페놀이 실용화되어있어 현재에는 거의 사용하지 않게 되었다. = 뇌홍(雷汞).

뇌색전증 腦塞栓症 cerebral embolism 심장에서 생긴 혈전(血栓)이 떨어져나가 혈중(血中)에 흘러들어가 뇌혈관이 막힘으로써 발생되는 질환. 대뇌전색증(大腦栓塞症)이라고도 한다. 드물게는 지방·조직·공기·종양세포가 막혀서 발생되는 경우도 있다. 심장의 혈전은 심방세동(心房細動)을 수반하는 동맥경화증 또는 류머티즘성 심질환(心疾患)에 의한 것이 가장 많고, 이어서 심근경색(心筋梗塞)에 의한 것, 최근에는 심장외과 수술 후에도 볼 수 있다. 또 심내막염(心內膜炎)도 흔히 나타나는데, 지방색전은 외상(外傷)을 입었을 때에, 공기색전은 수술 후에 나타날 수 있다. 색전의 부위는 중대뇌동맥(中大腦動脈)이 가장 많다. 청년기에서 중년기에 이르는 사이에서 가장 많이 발병하는데, 대부분은 심장질환을 가진 사람의 합병증으로서 나타난다. 급격히 발작하여, 몇 초에서 수분 사이에 임상증세가 극기(極期)에 도달한다. 발작시간은 주야(晝夜)를 가리지 않는다. 기타의 증세와 예후도 뇌혈전증(腦血栓症)과 동일하다. 뇌출혈에 비하여 사망률은 낮은 편이나 기초질환인 심장병으로 사망하기도 한다. 운동마비의 회복도 뇌혈전증의 경우와 마찬가지로 완전히 회복되거나 전혀 회복되지 않거나 둘 중 하나이다. 치료하는 방법도 뇌혈전증에 준한다.

뇌손상 腦損傷 brain injuries 직·간접적인 영향으로 뇌가 손상받은 상태. 직접손상은 개방성 두부손상 시 발생할 수 있는 것으로, 뇌가 부러진 뼈나 이물질에 의해 열상, 천자상, 타박상 등을 입는 것이다.

간접손상은 개방성 또는 폐쇄성 손상시 모두 발생할 수 있으며 간접손상의 경우 두개골에 충격이 미치게 되면 그 충격이 뇌로 전달되는 것으로 뇌진탕이나 뇌좌상이 발생할 수 있다.

뇌수막류 腦髓膜瘤 meningoencephalocele 뇌조직, 뇌척수액 및 뇌막을 포함하고 있는 주머니 조직. 두개골의 결손부위로 튀어나온다. 이러한 상태는 뇌의 다른 결손과 연관되어 있을 가능성이 높다.

뇌수막염 腦髓膜炎 cerebral meningitis 뇌수막에 발생하는 염증. 대부분 일차적인 균혈증의 합병증으로 일어난다. 세균의 증식으로 인해서 체내의 염증 반응이 증가하고 이것 때문에 뇌혈관 장벽의 투과성이 변화되어 뇌 실질로 감염과 염증 반응이 확대된다. 발생률은 2세 전에 가장 높으며 그 중 신생아 시기와 3~8개월 사이에 가장 많으며 숙주방어 요소 중 비장 기능저하와 면역 기능저하가 패혈증과 뇌막염의 원인이 될 수 있다. 세균성 뇌막염을 일으키는 원인균은 패혈증을 일으키는 균과 거의 같다. 신생아 시기에는 *Group B Streptococcus*와 *E. coli*가 대부분이며 영아 후반과 소아에서는 *S. pneumoniae*와 *N. meningitidis*가 주 원인균이다. 증상과 징후로는 연령과 질병의 기간과 관련이 있다. 발열이 있으면서 의식의 변화가 동반된 경우에는 뇌수막염을 반드시 의심해야 하며 영아는 흔히 반응성 저하, 식욕부진, 구토, 대천문이 팽륜되거나, 근육의 긴장도가 떨어지고, 호흡곤란, 기면, 착란, 경직된 경부, 두통, 움직이면 고통스러워 하는 등의 증상이 나타난다.

뇌수종 腦水腫 hydrocephalus 보통 두개내압이 증가한 경우에 뇌실이 확장되고 비정상적인 뇌척수액의 축적이 특징인 병적 상태. 뇌척수액의 분비 증가와 뇌실계의 폐쇄 또는 대뇌의 지주막하강에서 불완전한 흡수 때문에 정상적인 뇌척수액의 흐름이 방해를 받는다. 발달이상, 감염, 외상 또는 뇌종양에 의해 일어난다.

뇌신경 腦神經 cranial nerve 두개강에서 나오는 12쌍의 신경. 후각신경(Ⅰ), 시신경(Ⅱ), 동안신경(Ⅲ), 활차신경(Ⅳ), 삼차신경(Ⅴ), 외전신경(Ⅵ),

안면신경(Ⅶ), 전정신경(Ⅷ), 설인신경(Ⅸ), 미주신경(Ⅹ), 부신경(Ⅺ), 설하신경(Ⅻ)이 있다. 뇌신경은 뇌의 기저에서 시작되며 후각, 시각, 안구운동, 동공수축, 근육감각, 일반적 감각, 저작, 안면표정, 땀의 분비, 미각, 피부감각, 듣기, 평형, 연하, 발성, 혀 움직임, 머리 움직임, 어깨 움직임 같은 기능을 위해 자극을 전달한다.

뇌실 腦室 ventricles of brain 뇌척수액(cerebrospinal fluid)으로 차 있는 4개의 강(cavity). 2개의 측뇌실은 대뇌 반구의 심부에 위치하는 좌우 두개의 뇌실이고 제3뇌실은 측뇌실 정중에 있는 하나의 뇌실이다. 제4뇌실은 교와 연수 뒤에 위치하고 점차 가늘어져 척수의 중심관과 연결되어 있다.

뇌실복막강단락 腦室腹膜腔短絡 ventriculoperitoneal shunt : V−P shunt 플라스틱관에 의해 뇌실의 척수액이 복막강으로 배액될 수 있도록 외과적으로 시행하는 단락. 수두증을 경감시키기 위해 시술한다.

뇌실심방단락 腦室心房短絡 ventriculoatrial shunt : V−A shunt 플라스틱관에 의해 뇌실의 척수액이 심방으로 배액될 수 있도록 외과적으로 시행하는 단락. 수두증을 경감시키기 위해 시술한다.

뇌심근염 腦心筋炎 encephalomyocarditis 바이러스에 의해 뇌, 척수, 심장조직이 감염된 증세. 감염의 주요 보유숙주는 설치류로서 증상은 일반적으로 소아마비(poliomyelitis)와 비슷하다.

뇌열 腦熱 brain fever 뇌 혹은 뇌막의 어떤 염증에 의한 발열.

뇌염 腦炎 encephalitis 모기 등에 의해 뇌가 감염된 증세. 원인은 보통 감염된 모기에 물려 전파된 아보바이러스의 감염이지만 다른 중독증 및 출혈로도 온다.

뇌엽절제술 腦葉切除術 lobotomy 뇌의 전두엽의 신경섬유들을 절단하는 수술. 이 수술은 흔히 시행되지 않는데 그 이유는 방광 및 장 조절기능상실, 성격변화 및 사회적으로 수용되지 않는 행동 등 예측할 수 없고 바람직하지 않은 결과를 초래할 수 있기 때문이다.

뇌음향도검사 腦音響圖檢査 echoencephalography 두개내 구조를 초음파를 이용하여 기록하는 것. 대뇌 반구의 midline shift의 원인을 진단하기 위해 사용하나 컴퓨터 단층 촬영을 보편적으로 보다 많이 사용한다. = 초음파뇌조영술.

뇌일혈 腦溢血 cerebrovascular accident : CVA 뇌동맥 파열이나 폐색에 의해 갑작스럽게 나타나는 의식장애, 감각이상, 수의운동 소실 등의 증상.

뇌저동맥 腦底動脈 basilar artery 좌우추골동맥의 연결부에서 일어나기 시작하여 교지(橋枝) 및 전하소뇌동맥, 미로동맥, 상소뇌동맥, 후대뇌동맥으로 분지하는 뇌간주위 동맥. 혈관은 원형을 나타낸다. = 뇌바닥동맥.

뇌저동맥부전증후군 腦底動脈不全症候群 basilar artery insufficiency syndrome 뇌저동맥의 폐쇄로 혈액이 불충분하게 공급되는 증후군. 어지러움, 실명, 무감각, 우울, 언어장애, 한쪽 신체의 약화 등의 증상이 나타난다.

뇌전도각성 腦電圖覺醒 electroencephalogram arousal : EEG arousal 뇌전도에서 보이는 각성시와 비슷한 뇌파의 패턴.

뇌졸중 腦卒中 stroke 뇌의 급격한 순환장애에 의하여 일어나는 증상. 갑자기 의식을 잃고 쓰러져 반신불수가 되는 전형적인 질환의 총칭으로, 뇌혈관장애의 동의어로서 사용되는 경우가 많고 중풍(中風)이라고도 한다. 색전, 혈전, 또는 뇌혈관 출혈에 의한 폐쇄로 손상받은 혈관에 의하여 정상적으로 관류되던 뇌조직의 허혈을 특징으로 하는 뇌의 비정상적 상태이다. 증상은 허혈의 정도와 위치에 따라 다르고 마비, 허약, 감각변화, 언어장애, 실어증이 나타난다. → 졸중.

뇌종양 腦腫瘍 brain tumor 중추신경계의 두개내 침습적인 신생물. 이환율과 사망률의 중대한 원인이 되지만 때때로 성공적으로 치료되기도 한다. 성인 뇌종양의 20~40%는 유방, 폐, 위장, 신장 등에서 전이된 것이다. 증상은 두개내압의 증가로 두통, 오심과 구토, 의식변화 등이 나타나고 발생부위에 따른 국소 징후가 나타난다. 진단 검사로는 시진과 안저검사법, 두개골 X-선, 뇌전도, MRI, CT, 뇌혈관조영술, 뇌척수액검사 등이 있다.

뇌좌상 腦挫傷 cerebral contusion 외부의 물리적 충격에 의하여 뇌에 타박상을 입은 상태. 타박상은 뇌 조직에 손상을 일으키기 때문에 뇌진탕보다 훨씬 심각하다. 다른 연부조직 좌상처럼 뇌 좌상은 혈관을 손상시켜서 출혈과 부종을 유발한다. 뇌 좌상 환자의 일부에서는 뇌 손상의 징후가 나타나는 경우가 있는데 활력징후의 변화, 감각마비, 근육약화, 의식소실, 동공확대 등이 주로 나타난다. 뇌조직은 두개골 내의 한정된 공간에 위치하므로 광범위한 출혈과 부종에 의하여 뇌 조직이 압박되어 손상을 받는다.

뇌주사 腦走査 brain scan 두개내 덩어리, 경색, 종양, 손상부위를 밝히고 확인하기 위해 방사성 동위원소 영상 기술을 적용하는 진단적 절차. 방사성 동위원소는 정맥 내로 투여 된 후 뇌로 순환하고 비정상적인 조직에 축적된다. = 뇌스캔.

뇌진탕 腦震盪 cerebral concussion 뇌 기능이 미약하거나 일시적으로 장애를 받는 것. 뇌 조직에 영구적인 장애는 유발하지 않고 뇌의 일부분에서 일시적인 기능장애를 유발할 수 있는데 두부에 충격이 가해진 후 눈에서 별이 보이는 증상이 나타날 수 있다. 뇌가 물리적으로 손상된 것이 아니기 때문에 완전한 회복을 기대할 수 있고 다른 형태의 중추신경계 내부 손상과 동시에 발생할 수 있다.

뇌질환 腦疾患 encephalopathy 뇌조직의 구조나 기능의 비정상적인 결손. 이는 조직의 사망이나 퇴행된 만성적인 결함과 연관되어 있다. 급성괴사성출혈성뇌질환(acute necrotizing hemorrhagic encephalopathy)은 뇌조직을 죽이는 장애로 특징적인 증상은 심각한 두통, 발열, 구토가 있으며 발작이 일어나기도 한다.

뇌척수막탈출증 腦脊髓膜脱出症 meningocele 두개골이나 척주의 결손 부위로 뇌막이 튀어나온 것. 뇌나 척추에서 발생된 액체가 들어 있는 주머니를 형성한다. = 수막허니아.

뇌척수액 腦脊髓液 cerebrospinal fluid : CSF 뇌와 척수를 지지하며 기계적인 충격으로부터 보호해

주는 무색 투명한 액체. 혈액-뇌 척수액 장벽(Blood -CSF Barrier)을 통하여 혈장성분의 일부가 확산 및 능동적 운반으로 이동된 물질이다. 측뇌실 및 제3,4 뇌실의 맥락총에서 1일 약 500㎖ 정도가 분비되나 뇌실 내에 유지되고 있는 양은 약 120㎖ 정도이다. 뇌척수액의 순환경로는 측뇌실에서 제3뇌실, 중뇌수도, 제4뇌실을 거쳐 척수 중심 관으로 내려가 척수 끝인 종실에 이른다. 한편 제4뇌실에서는 외측구와 정중구를 통하여 지주막 하강으로 나오며 이어서 상 시상 정맥동 속의 지주막 과립을 통하여 정맥으로 주입된다. 이러한 순환경로가 어떤 원인으로 폐쇄되면 뇌척수액의 배출이 어렵게 되어 뇌수종(hydrocehpalus)이 야기된다.

뇌초음파검사 腦超音波檢査 echoencephalography 뇌의 두개내 구조를 검사하기 위해 초음파를 사용하는 것. 뇌실 확장과 확장 병소에 의해 야기되는 중간 구조의 주요한 이동을 잘 보여준다. = 뇌에코검사.

뇌출혈 腦出血 cerebral hemorrhage 뇌혈관으로부터 이루어지는 출혈. 크게 세 가지로 분류되는데, 위치에 따라 지주막하, 경막, 경막하로 나누고 관련 혈관에 따라 동맥, 정맥, 모세혈관, 그리고 기점에 따라 외상, 변성으로 분류된다. 뇌출혈은 대부분 기저핵 부위에서 발생하며, 고혈압으로 경화된 동맥의 파열에 의해 발생한다. 파열의 다른 원인은 선천성 동맥류, 뇌혈관혈전증 및 뇌 외상이다.

뇌탈출 腦脫出 cerebral herniation 뇌척수액의 저류나 두개내압 항진, 공간점유 병소, 울혈이나 뇌종양의 증대에 의한 뇌조직의 국소적 변형으로 뇌의 일부가 저항이 낮은 방향으로 이동하여 비정상 부위로 뇌조직이 밀려 나가는 현상.

뇌파 腦波 brain wave 대뇌 피질로부터 대뇌의 자발적인 전기활동을 두피로 도출한 후 증폭, 기록한 것. 정상 뇌파는 4가지로 분류된다. α(alpha)파는 성인뇌파의 대표적 기초율동이며 안정, 각성상태에서 후두부 우세로 나타나며 정신작업, 주의집중, 정신흥분, 감각자극 등에 의하여 소실되는 것은 α파 억제(α-blocking)라고 한다. β(beta)파는 α파가

억제될 때 전두부에서 현저하게 나타나는 비교적 불규칙적인 파이다. 눈을 뜬 상태에서 나타나기 때문에 각성뇌파라고도 한다. θ(theta)파는 규칙적인 파로 소아의 기초율동을 이루는 뇌파이다. δ(delta)파는 정상 성인에서 수면시에 출현하고 신생아 및 유아의 경우 기초율동을 이루는 뇌파이다. → 뇌전도.

뇌파검사 腦波檢査 electroencephalography : EEG 뇌파검사기(electroencephalograph)로 행하는 검사. 전극은 환자의 머리에 부착하여 전파유형을 차트에 기록한다. 이 검사는 경련성 장애, 뇌간 장애, 국소병소와 의식부전을 진단하기 위해 사용한다. → electroencephalogram.

뇌파검사보고서 腦波檢査報告書 electroencephalographic report 뇌파의 변화를 그래프로 나타낸 것. 뇌와 신경계의 질환을 진단하는데 중요하다.

뇌하수체 腦下垂體 pituitary gland 뇌저부에 있는 0.5~0.6gm 정도의 작은 선(腺)이며 터어키안(鞍)에 위치하는 이중기원(二重起源)의 상피성 소체. 인체 중에서 가장 중요한 내분비기관이다. 9종의 호르몬(hormone)을 내고 다른 내분비선에 대해 상관적 관련성이 있으므로 일명 내분비선의 지휘자(conductor of endocrine)라고도 하며 전엽(anterior lobe), 후엽(posterior lobe), 중간엽(intermediate lobe)으로 구성되어있다. 전엽에서 분비되는 호르몬은 성장 호르몬(GH ; growth hormone), 난포자극 호르몬(FSH ; follicle stimulating hormone), 황체형성 호르몬(LH ; luteinizing hormone), 부신피질자극호르몬(ACTH ; adrenocortico trophic hormone), 유선자극 호르몬(lactogenic hormone), 갑상선 자극호르몬(TSH ; thyroid stimulating hormone), 간질세포 자극호르몬(ICSH ; interstital cell stimulating hormone)등이 있으며 후엽에서 분비되는 호르몬은 자궁수축 호르몬(oxytocin)과 항이뇨호르몬(ADH ; antidiuretic hormone, vasopressin), 중간엽에서 분비되는 호르몬은 멜라린 세포자극 호르몬(MSH ; melanoayte stimulating hormone) 등이 있다.

뇌하수체기능저하증 腦下垂體機能低下症 hypopi-

tuitarism 하수체의 외과적 절제, X-선 조사에 의한 제거나 혐색소성선종(嫌色素性線種) 혹은 출산 후의 하수체 괴사와 같은 자연의 원인에 의한 하수체 기능의 감소 또는 정지. 기능저하의 정도에 따라 1) gonadotropins의 결핍에 의해 제2차성징의 퇴행과 성욕감퇴, 2) somatotropin의 결핍에 의해 소아의 하수체성 난장이증 등을 초래한다. ↔ 뇌하수체기능항진증.

뇌하수체기능항진증 腦下垂體機能亢進症 hyperpituitarism 하수체의 병적 기능항진 상태. 이 상태는 두 가지형이 있다. 첫째, 호염기성 하수체기능항진증 (basophilic hyperpituitarism)은 호염기세포가 선종이 된 것으로 하수체 압박을 일으키게 되며 둘째, 호산성 하수체기능항진증(eosinophilic hyperpituitarism)은 호산성 세포의 활성항진으로 성장과도, 말단비대증, 거인증 등을 일으킨다. ↔ 뇌하수체기능저하증.

뇌하수체성난장이 腦下垂體性~ pituitary dwafism 소아기에 있어서 뇌하수체전엽 발육부전이나 종양에 의한 파괴성 변화. 전엽호르몬의 분비저하 또는 결핍이 원인으로 보통사람보다 키가 유난히 작은 사람. 신체발육이 지연되고 육체적으로 어린이 상태로 머문다.

뇌하수체성무월경 腦下垂體性無月經 pituitary amenorrhea 뇌하수체 장애에 의해 월경이 없는 것.

뇌하수체성악액질 腦下垂體性惡液質 hypophyseal cachexia 뇌하수체 전엽의 순환장애, 종양, 염증 등에 의한 뇌하수체의 광범위한 괴사로 일어나는 뇌하수체 기능부전. 현저한 체중감소와 조로(早老)현상이 나타난다.

뇌하수체성지방성이영양증 腦下垂體性脂肪性異營養症 dystrophia adiposogenitalis 시상하부와 제3뇌실 부근의 염증, 종양, 순환장애 등으로 성기의 발육부전과 현저한 비만증을 주증으로 하고 사춘기 전후로부터 30대까지 나타나는 증상.

뇌하수체와 腦下垂體窩 hypophysial fossa 터어키안(鞍)의 오목한 중심부. = 뇌하수체오목.

뇌하수체전엽 腦下垂體前葉 anterior pituitary →

선하수체(adenohypophysis).

뇌하수체종양 腦下垂體腫瘍 pituitary tumors 뇌하수체에 발생하는 종양. 뇌하수체의 여러 종류의 세포에서 나타날 수 있으며 종양의 크기와 어떠한 호르몬이 분비되느냐에 따라 특징적 증상이 나타난다. 직경 10mm 이하는 소선종(microadenoma), 10mm 이상은 거대선종(macroadenoma)이라 하며 호르몬 분비성은 호르몬의 활동이 과다하여 여러 호르몬이 분비되고 비호르몬 분비성은 호르몬의 활동이 없다. 종양발생시 주위조직의 영향으로 두통, 오심, 구토 등이 올 수 있고 시신경 교차의 압박으로 양측성 반측 시야를 초래하여 검사시 뇌신경 2, 3, 4, 5번의 손상과 시력이상, 복시 등이 나타날 수 있다.

뇌하수체후엽 腦下垂體後葉 neurohypophysis 시상하부에서 생성된 항이뇨호르몬(ADH ; antidiuretic hormone)과 옥시토신(oxytocin) 등을 방출하는 신경엽. = 신경하수체.

뇌해 雷害 thunder-storm disaster 낙뢰 또는 심한 뇌우에 의해 생기는 재해.

뇌핵 腦核 nucleus brain 뇌 안에 있는 신경세포체의 집합. 뇌 안에 있는 핵들은 백질에 둘러싸여 있고 대뇌피질과 심층부에 위치해 있다.

뇌혈관사고 腦血管事故 cerebrovascular accident 뇌혈관의 경색이나 혈전으로 인한 색전 등의 원인으로 뇌혈관 폐색현상이 일어나는 것. 증상으로 의식장애, 편마비, 언어장애, 인지장애, 기억력장애 등이 발생한다.

뇌혈관조영술 腦血管造影術 cerebral angiography 방사선비투과성의 조영제를 투여한 후에 뇌혈관계를 들여다보기 위한 방사선 촬영술.

뇌혈관질환 腦血管疾患 cerebrovascular disease 뇌에서 발생할 수 있는 모든 혈관질환.

뇌혈종 腦血腫 cerebral hematoma 보통 두부의 폐쇄성 외상에 의해 뇌조직에 발생한 혈액덩어리.

뇨분석 尿分析 urinalysis 혈구, 세균, 그리고 신세뇨관에서 단백질 침전물로 형성된 결정체 등을 확인하기 위한 현미경 검사.

누계 淚系 lacrimal system 누선과 누관의 통칭. →

누선, 누관.

누골 漏骨 lacrimal bone 안와의 내측벽을 이루고 있는, 매우 작은 두개의 장방형 뼈. 누관을 형성하고 구가 있어서 눈물을 안와에서 비강으로 흘려보낸다. = 눈물뼈.

누공 瘻孔 fistula 내부 장기에서 신체표면까지 또는 두 장기사이의 비정상적인 통로. = 샛길.

누공조영법 瘻孔造影法 fistulography 누공내에 조영제를 주입하고 누공의 경로 등으로부터 원발소를 발견하기도 하고 퍼진 상태 등을 관찰하는 방법.

누관 淚管 lacrimal fistula 누관에서 눈의 표면이나 눈꺼풀 쪽으로 나 있는 비정상적인 관.

누기 漏氣 leakage air 새어 나오는 공기.

누난증후군 ～症候群 noonan's syndrome 터너 (Turner)증후군의 남성 표현형. 작은 키, 낮게 붙은 귀, 목의 띠, 저위이개, 골격문제 등이 나타나며 대동맥협착보다는 폐동맥판 협착이 가끔 나타난다.

누낭 淚囊 lacrimal sac 눈의 내측과 코 사이에 형성된 홈에 위치한 조그마한 주머니. 누선에서 분비된 눈물이 여기에 고인 다음 비강으로 흘러 들어간다. = 눈물주머니.

누낭염 淚囊炎 decryocystitis 비루관의 폐쇄로 일어나는 누낭의 감염. 눈에서 유출되는 분비물과 열상이 특징이다.

누두 漏斗 infundibulum 깔때기 모양 구조나 통로. 난관끝 배면의 난관채에 의해 구성된 강이 있다.

누루 漏淚 lacrimation ① 눈물샘에서 계속해서 눈물을 분비하는 것. ② 울 때 많은 양의 눈물이 생성되는 것. = 눈물흘림.

누설검사 漏泄檢査 leak testing 시험체 내부 또는 외부에 적용한 기체나 액체와 같은 유체가 시험체 내부와 외부의 압력차이에 의해 시험체에 존재하는 결함을 통해 흘러 들어가거나 나오는 것을 적당한 검출매체를 통해 결함의 유무 및 위치를 확인하는 방법. 시험체의 재질과는 무관하게 검사가 가능하며 누설의 검사는 누설이 있는 곳에 발생된 비누방울을 관찰하거나 시험체 내에 특정 추적 가스를 주입하여 누설된 가스의 양을 검출기로 측정하거나 화학반응을 일으켜 색깔이 달라지게 하거나 하는 방법으로 검사한다.

누설도파관 漏洩導波管 leakage wave guide : LWG 도파관의 외부 도체에 구멍을 뚫고 외부로 전자파를 누설하는 것.

누설동축케이블 漏洩同軸～ leakage coaxial cable 동축 케이블의 외부 도체에 일정한 간격으로 슬롯 (홈)을 만들어 미약한 전파를 발생시키게 한 케이블. 열차 전화, 터널 내의 자동차 전화 서포트 등 서비스 영역이 선형으로 되어 있는 이동 통신의 안테나로 이용된다.

누설치술 漏設置術 ostomy 방광으로부터의 소변, 장으로부터의 대변을 배출하기 위해 외과적으로 복벽에 개구부를 형성하는 것. = 문합술.

누수 漏水 water leakage 배관·탱크 등에 발생한 균열·천공 등으로 인해서 물이 새는 것.

누수방지밴드 漏水防止～ hose bandage 소방호스에서, 소량의 누수를 막기 위해 사용하는 사각형의 올이 굵은 삼베 조각.

누수방지재킷 漏水防止～ burst-hose jacket 63.5 mm(2½in.) 호스에 구멍이 생겼을 때, 그 부위를 꺾쇠로 고정시키거나 끈으로 동여매어 파열된 부위를 교체 또는 수리할 때까지 임시로 사용할 수 있도록 해주는 장치. 긴급사태 발생시 손상된 호스 또는 크기가 다른 호스를 연결해야 할 경우에도 사용한다.

누수시험 漏水試驗 lake test 구조용 덮개 시험의 일종. 구조용 덮개에 일정량의 물을 담았을 때 12시간 동안 누수되지 않아야 한다.

누유 漏油 oil leakage 배관·탱크 등의 발생한 균열·천공 등으로 인해서 기름이 새는 것.

누적위험 累積危險 accumulative risk 한 지역에서 발생할 수 있는 개별 위험(화재, 폭풍, 홍수 등)이 누적·조성되는 위험상태. 개별적으로는 큰 위험이 아니더라도 누적위험이 크다면 대비해야 한다. → 위험.

누적작용 漏籍作用 cumulative action ① 정기 운동 프로그램의 축적된 반응과 같은 반복적으로 시행된 치료량의 증가된 활성도. ② 반복되는 양으로 체내에 축적되고 초기량이 예상했던 생리적 효과를 초과할 때 약물에 의한 증가량의 활성도.

누전 漏電 electric leakage 설계된 전기통로 이외의 곳에 전기가 흐르는 현상. 엄밀한 의미에서는 전기가 있는 곳에는 반드시 누전이 있을 수 있다. 보통 절연이 불완전하여 전력의 일부가 전선의 밖으로 새어나가는 것을 말하는데, 이곳에 도체가 닿으면 다량의 전류가 흘러 화재 등의 사고를 발생시킨다.

누전경보기 漏電警報器 line isolation monitor 600 V 이하인 경계전로의 누설전류를 검출하여 당해 소방대상물의 관계자에게 통보하는 설비. 누설전류를 검출하는 변류기(CT), 변류기로부터 검출된 신호를 수신하여 누전의 발생을 당해 소방대상물의 관계자에게 경보하여 주는 수신기로 구성되어 있다. → 변류기, 수신기.

누전기리모트콘트롤 漏電~ leakage detector remote control 누설되는 전기를 제어하고 관리하기 위하여 일정거리 이상 떨어져 조정하는 원격제어장치.

누전차단기 漏電遮斷器 earth leakage circuit breaker 전기통로 이외의 곳에 전기가 흐를 경우 차단하는 장치. 이 경우에는 감전방지나 화재방지를 위하여 자동적으로 차단기를 작동하도록 한다. 전류동작형과 전압동작형이 있다.

누점 淚點 punctum lacrimale 눈물관과 연결된 각각의 눈꺼풀의 가장자리에 작게 열린 개구부. = 눈물점.

누출[1] 漏出 leakage(소방) 액체나 기체가 담겨있는 용기로부터 조금씩 새어나와 관리할 수 없는 공간으로 확산되는 것.

누출[2] 漏出 diapedesis(구급) 혈관벽을 통과하여 적혈구나 백혈구가 밖으로 흘러 나가는 것. 이는 혈관의 손상이 없이 일어난다.

누출량 漏出量 leakage rate 밀폐된 창, 폐쇄된 문, 또는 기타 건물의 구성요소들을 통해 외부로 빠져나가는 공기의 양. m^3/min으로 표시한다. 공조설비 설계시에는 공기 누출량을 고려하여야 하며, 누출량은 연돌효과에도 영향을 미친다.

누출방지백 漏出防止~ leak sealing bag 탱크, 드럼, 파이프 등과 같은 곳에 유해 물질이 누설, 유출 시 파손 부위나 탱크 등에 결착시키고 공기를 불어 넣어 누출을 방지하는 것.

누출방지본드 漏出防止~ sealing paste 밸브 소켓이나 파이프 플랜지 등에서 소량의 화학가스가 누설될 때 그 부분의 누설을 방지하기 위하여 누출부위 표면에 도포하여 응고시킴으로써 신속히 누출을 차단하는 특수 본드.

누출방지슬리브세트 漏出防止~ leak sealing sleeve set 파이프가 갈라지거나 구멍이 생겨 유독물질이나 가스의 누출이 발생하였을 때 파이프 크기에 적응하는 슬리브관을 씌워 볼트를 조임으로써 누출을 막을 수 있는 장비.

누출방지창 漏出防止槍 leak sealing lance 구멍이나 갈라진 틈새에 누출방지를 위해 끼워 넣는 것.

누출방지테이프 漏出防止~ leak sealing tape 파이프 등의 균열로 인하여 화학가스 및 액체가 누출시 누출부위 표면에 테이핑하여 신속히 누출을 차단할 수 있는 내화학성을 갖춘 특수테이프.

누출액 濾出液 transudate 조직으로부터 막을 통과하여 나온 액상물질. 좌심부전(left heart failure), 저알부민혈증, 갑상선기능 저하증(hypothyroidism)이나 염증의 결과 나타나며 삼출액에 비해 유동성이 풍부하고 단백질량이나, 세포나 세포유래의 고형물 함량이 적은 것이 특색이다. = 여출액. ↔ 삼출액.

눈 眼 eye 시신경, 동안신경, 활차신경, 외전신경 등 4개의 뇌신경에 의해 지배되고 안와 지방층에 묻혀 있는 두개골의 전면의 안와를 포함하는 시각을 담당하는 한 쌍의 기관. 눈과 관련된 부속 구조물은 근육과 근막, 눈썹, 눈꺼풀, 결막, 누선 등이다. 안구는 평행한 축을 가지고 있는 두 개의 구로 이루어져 있으며 세 층의 피막 즉, 공막과 각막, 맥락막, 망막에 싸여져 있다.

눈금보정 ~補正 calibration → 교정.

눈꺼풀올림근 = 상안검거근

눈머리반사 ~反射 oculocephalic reflex 뇌간에 대한 검사. 환자의 머리를 한 쪽 방향으로 빨리 움직였다가 다시 다른 방향으로 움직일 때 눈은 대개 머리의 움직임을 따라 가다가 천천히 중앙으로 움직인다. 이렇게 되지 않으면(인형 눈 doll's eye) 뇌간 반대편의 손상이나 압력을 의미한다. = 안구두부반사.

눈물샘 lacrimal gland 눈 위에 위치한 타원형의 눈물샘 중의 하나. 이 눈물샘 중에서 분비되는 수양성 분비물은 눈을 적셔주는 눈물로 구성되어 있다. lacrimal papilla는 각각의 눈꺼풀 가장자리에 위치한 조그마한 융기로써 눈물샘에서 눈물이 분비되는 부위이다.

눈물제 ~劑 lacrimators 많은 눈물을 흘리게 하고 눈을 침침하게 만드는 화학물질. 이 물질은 다수의 군중을 해산시키기 위하여 쓰이며, 손이나 기계를 이용하여 투척된다.

눈사태 ~沙汰 avalanche 내려 쌓인 눈이 산의 사면(斜面)에서 무너져 떨어지는 현상. 사면의 한점에서 발생하는 것을 점발생 눈사태, 사면의 넓은 범위에서 발생하는 것을 면발생 눈사태라 한다. 면발생 눈사태는 다시 적설량의 증가로 발생하는 건조 눈사태, 스트레스(응력)의 집적(集積)으로 발생하는 설판(雪板) 눈사태, 적설 강도의 저하로 발생하는 습윤(濕潤) 눈사태, 적설 밀도의 증가나 적설 강도의 저하로 발생하는 구설(舊雪) 눈사태 등으로 세분한다. 이 분류 외에 신설이 쌓인 눈의 무게로 쌓인 눈의 무게로 슬립이 일어나 발생하는 표층 눈사태, 눈의 밑바닥에서 슬립이 일어나 발생하는 전층 눈사태가 있다. 또한 발생 요인도 여러 가지이며 설질, 적설상황, 기온, 바람 등으로 발생하는 자연발생과 등산자의 유발로 발생하는 것을 들 수 있다. 사면의 각도가 20도 이상이면 발생된다고 하며 특히 30도, 45도 정도의 경우 발생되기 쉽다는 것이다. 단, 사면의 각도를 부분적으로 판단할 것이 아니라 사면 전체가 어떤 각도로 구성되어 있는가라는 점에서 판단되어야 한다. 이 눈사태의 종류 외에 잔설이 덩어리가 되어 떨어지는 블록 눈사태나 샤워처럼 떨어지는 가루 눈사태, 또 빙하의 중력에 의한 빙하 눈사태라는 것도 있다.

눈사태경고 ~沙汰警告 avalanche guard 눈사태통로 윗부분 가까이 있어 다른 눈사태로를 경고하는 문구.

눈사태끈 ~沙汰~ avalanche cord 스키 타는 사람에게 부착하여 눈사태에 덮였을 때 위치와 깊이를 알 수 있기 위하여 쓰이는 밝은 색의 나일론 줄. 이 줄은 20미터 길이로 수치가 써 있어서 깊이를 가늠할 수 있게 한다.

눈사태발생루트 ~沙汰~ avalanche path 눈사태가 발생하는 과정과 그에 따른 지역. 초기 눈사태 구역은 avalanche zone, fracture zone으로 불리운다. 이 구역은 25에서 55도 경사 사이이며 초기 눈사태가 일어난 곳이다. fracture zone을 따라 미끄러져 내려오는 눈은 avalanche track이라고 하며 사면은 0에서 90도 사이이다. avanlanche track의 마지막 부분으로 눈이 멈추는 곳을 runout zone이라고 한다.

눈사태송수신기 ~沙汰送受信器 avalanche transceiver 스키어가 가지고 있는 송수신기. 100피트의 눈덩이에 덮여도 감지할 수 있다. 457킬로헤르츠에서 발생된 시그널은 구조자의 수신기에서 감지가 된다.

눈사태인명구조대원 ~沙汰人命救助隊員 avalanche guard 이차적으로 발생하는 급박한 눈사태에서 아래에 있는 구조자의 위험을 알리기 위해 눈사태 협로의 정상근처에 있는 지점에 대기하며 근무하는 인명구조대원.

눈사태탐색 ~沙汰探索 avalanche search 눈사태의 조난자를 찾는 것. 탐색은 탐색견, 송수신기, 탐침 사용 등이 있으며 탐침은 1유형(hasty), 2유형(coarse), 3유형(fine)이 있다.

눈살근 = 비근근.

눌어증 訥語症 dysarthria 중추 또는 말초운동신경의 손상으로 인해 근육조절이 제대로 되지 않는 데서 오는 불완전 구어상태. 언어근육조절이 어려워 발음이 잘못되는 경우가 많다. = 말더듬증.

눕힘저장 ~貯藏 on-side storage 타이어를 수평 또는 편평하게 적재하는 방법.

뉴스탕법칙 ~法則 Nysten's law (Pierre H. Nysten, 프랑스 의사, 1771~1818), 사후강직이 일어날 때 맨 먼저 저작근에서 시작하며 안면, 경부근육으로 퍼지고 다시 체간과 팔을 통해 마지막으로 다리로 퍼지는 현상.

뉴런 neuron 신경계를 구성하는 형태적, 기능적 최소의 단위. 신경계의 흥분성 또는 전도성 같은 활동을 담당하고 모양과 크기에 관계없이 세포체(cell body), 수상돌기(dendrite) 및 축삭(axon)의 세부분으로 되어 있다. = 신경원.

뉴린 neurine choline으로부터 부패작용에 의해 생기며 muscarine과 비슷한 작용을 나타내는 말.

뉴메틱 pneumatic 공기의, 공기력의, 또는 압축공기로 작동되는.

뉴메틱케이슨 pneumatic caisson 케이슨 선단부의 작업실에 압축 공기를 보내고, 고압의 상태에서 작업실 내의 물을 배제하여 저면하의 토사를 굴착, 배제할 수 있도록 한 케이슨 공법으로 구축한 기초구조.

뉴클레오캡시드 nucleocapsid 바이러스 구조의 한 단위. 핵산을 내포한 capsid(단백의 외피)로 구성된다.

뉴클레오티드 nucleotide DNA 및 RNA의 소단위. 각 뉴클레오티드는 한 개의 질소성 염기(아데닌, 구아닌, 시토신, 티민, 우라실)와 한 개의 당(디옥시리보오스, 리보오스), 그리고 한 개의 인산기로 구성된다.

뉴턴 Newton 힘의 크기를 나타내는 단위로, 기호는 N. 1N은 1kg의 물체에 작용하여 $1m/s^2$의 가속도(加速度)를 발생시키는 힘이다. → 가속도.

뉴턴법칙 ~法則 Newton's laws (Issac Newton 경, 영국 천문학자이며 철학자, 1642~1727) 운동과 힘의 관계를 정의하는 세 가지 법칙. 뉴우튼의 운동 제1법칙은 물체가 정지하거나 등속운동 중에 있든지 외부에서 힘이 주어지지 않는 한 그 상태로 남아 있으려는 것이다. 뉴우튼의 운동 제2법칙은 힘은 질량과 가속이나 감속에 곱한 것과 같다는 것이다. 제3법칙은 매 번의 운동에 대해 동일하고 반대되는 반작용이 있다.

느린산화 ~酸化 slow oxidation 철이 녹스는 것과 같이 눈에 보이는 빛의 발생 없이 진행되는 산화 과정.

느린심실빈맥 ~心室頻脈 slow ventricular tachycardia 분당 150회 이상의 심실빈맥 상태. → 심실빈맥(ventricular tachycardia).

느슨함 loose 늘어져서 헐거운 상태.

늑간결절 肋間結節 intercostal node 늑간의 뒤쪽에 있는 제 3군의 흉벽 림프절 중 한 결절. 흉곽의 뒤쪽에 흐르는 림프선과 관련이 있다. 하부 4~5번째 결절의 원심성 혈관은 이완된 흉관의 일어나기 시작점을 개시하는 하행구간을 형성한다. 왼쪽 상행 늑간에 있는 결절은 원심성 혈관은 흉관과 연결되어 있으며 오른쪽 림프관에 있는 오른쪽 끝도 흉관과 연결되어 있다.

늑간근 肋間筋 intercostal muscles 인접 늑골 사이의 근육. 외늑간근과 내늑간근이 있다. 이들은 2차 환기근(호흡근)으로 작용한다. = 늑골사이근.

늑골 肋骨 rib 흉골(sternum)과 흉추(thoracic vertebrae)를 잇는 12쌍의 뼈. 뒷부분의 늑경골(costal bone)과 늑연골(costal cartilage)로 이루어진다. 늑골은 늑골두(head), 늑골경(neck), 체(body)로 구별하며 진늑(1~7번)(true rib)은 상위 7쌍으로서 늑연골이 직접 흉골과 관절한다. 가늑(8~10번)(false rib)은 늑연골이 직접 흉골과 관절하지 않고 제7 늑연골에 계속 이어지며 부유늑(11~12번)(floating rib)은 늑골 앞쪽 끝이 관절하지 않고 떠 있다. = 갈비뼈.

늑골간 肋骨間 intercostal 늑골과 늑골 사이.

늑골골절 肋骨骨折 rib fracture 외력에 의해 늑골이 파괴되는 것. 단순 늑골골절은 호흡의 효율성에 영향을 끼칠 수 있으며 통증이 매우 심해서 환자로 하여금 호흡 시 흉곽운동을 저해한다. 평상시 일회 환기량이 제한되어 급작스럽게 폐포 공기를 감소시킨다. 통증으로 인하여 심호흡을 할 수 없으므로 얕은 호흡은 폐포 허탈을 일으키고 이런 폐포 허탈을 무기폐라 하고 효율적 호흡을 감소시켜 결과적으로 폐렴이나 다른 호흡기 감염을 일으킬 수 있다.

늑골궁 肋骨弓 costal arch 7~10번 늑골이 융합되어 한 개의 연골을 구성하여 복부의 위쪽 한계를 형성하는 것. = 갈비활.

늑골두관절 肋骨頭關節 articulatio capitis costae 늑골두와 인접한 흉추체의 상·하늑골와가 만드는 관절면과 그 사이에 개재하는 관절원판에 의해 구성되는 평면관절. = 갈비뼈머리관절.

늑골척추각 肋骨脊椎角 costovertebral angle 척추의 극과 10번째 늑골에 의해 형성된 각.

늑막 肋膜 pleura 폐장을 싸는 흉강을 덮고 있는 장막. 폐가 흉곽의 내면을 따라 확장하거나 수축하도록 하는데 흉곽을 싸고 있는 층을 벽측 흉막이고 폐의 바깥쪽을 싸고 있는 측을 장측 흉막이라 부른다. 두 층의 미끄럽고 섬세한 조직으로 된 막으로 양측 막 사이에는 소량의 늑막액이 윤활유 역할을 하고, 양측 막 사이를 고정시키는 기능을 한다. 즉, 흉강과 폐 사이를 고정시키는 힘은 두 장의 판 유리사이에 물이 있으면 서로 밀착하는 힘이 생기는 것과 유사하고 공기가 들어가지 않으면 두 장의 판유리가 함께 밀착된다. = 흉막.

늑막감압술 肋膜減壓術 needle decompression 긴장성 기흉시 흉곽 내 증가된 공기를 제거하기 위해 중앙 쇄골선과 2~3번째 늑간이나 중앙 액와선과 5번째 늑간이 만나는 곳에 10~14G 바늘로 삽입한 뒤 일 방향판 밸브로 고정하여 흉막강내 공기를 제거하는 기술.

늑막강 肋膜腔 pleural cavity 장측 늑막과 벽측 늑막 사이의 좁은 간극. 약 10~30mℓ 정도 소량의 체액이 차 있다. = 흉막강.

늑막액 肋膜液 pleural effusion 늑막의 병변이나 다른 질환으로 늑막 표면으로부터 삼출액이나 여출액이 과잉 생산되어 늑막강 내에 비정상적으로 축적된 체액. 장액성, 혈성, 농성, 유미성 등으로 분류되고 상태나 발생기전에 따라 삼출액이나 여출액으로 분류된다. = 흉수(胸水).

늑막통 肋膜痛 pleuritic pain 늑골간 근육의 염증 및 횡격막과 흉벽의 근육 협착으로 급작스런 심한 통증과 압통, 발열, 두통, 식욕부진 등을 겪는 상태. 움직이거나 숨을 쉴 때 증상이 더 심하다.

늑연골 肋軟骨 costal cartilage 늑골과 연결되어 흉곽을 튼튼하게 하고 호흡할 때 흉곽을 늘어나게 하는 초자 연골. = 갈비연골.

늑연골염 肋軟骨炎 costochondritis 늑골벽 전측의 연골염증. 통증과 유연성을 동반한다.

능 稜 crest 능선과 같은 융기. 골이나 골 경계에서 튀어나온 융선.

능동간섭 能動干涉 active interference 단말 또는 시스템 등 어떤 전기 통신 설비 자신이 유해한 전자파를 방출하여 주변의 설비 또는 운용자에게 장애를 일으키는 것. 주로 전자파 장애(EMI) 또는 전자파 방출(electromagnetic emission)이라고 한다. 능동간섭의 종류에는 전도성 방출(CE : conducted emission) 및 복사성 방출(RE : radiated emission)이 대표적이다.(국제 무선 장애 특별 위원회(CISPR)를 중심으로 미국 연방 통신 위원회(FCC), 독일 중앙 통신국-전기 기술자 협회(FTZ-VDE) 등에서 1970년대 말부터 강력하게 규제하고 있는 분야이다)

능동멀티플렉스시스템 能動~ active multiplex system 지정된 간격 내에 각각의 기동장치나 기동회로의 상태를 신호로 전송하기 위해 중계기를 이용하는 다중전송설비.

능동면역 能動免疫 active immunity 숙주 스스로가 면역체를 형성하여 면역을 지니게 되는 것으로 어떤 항원의 자극에 의하여 항체가 형성되어 있는 상태.

능동보조운동 能動補助運動 active assistive exercise 스스로 충분히 운동을 할 수 없는 경우에 수술자나 기구에 의해서 보조하면서 자동적으로 수축을 하게 하는 방법. 훈련테이블이나 도르래를 이용하거나 수중훈련 등이 이 목적에 이용된다. 근력이 증강함에 따라 보조력을 줄이고 환자의 수의운동을 증가시키며 차츰 근력을 강화해 협조운동의 요령을 체득하도록 한다.

능동신호소자 能動信號素子 active signaling element 다중신호회로로 신호를 전송할 수 있는 송신기, 실리콘제어정류기(SCR) 또는 계전기와 같은 회로 접속기 내의 구성 요소.

능동외부재가온법 能動外部再加溫法 active external rewarming 40~45℃의 욕조에 환자를 담그거나 전기 담요를 이용하여 체온을 올리는 재가온 방법. 체온상승보다 말초혈관의 확장이 선행되어 대사성 산중의 악화나 체온저하, 저혈압, 부정맥 등의 합병증이 발생할 우려가 있으므로 잘 사용하지 않는다.

능동운동 能動運動 active exercise 조절근육의 수의적인 수축과 이완의 결과로 일어나는 신체 일부의 반복적인 운동형태. 최대한의 운동범위 내에서 근육근을 최대로 늘려 몸의 각 관절을 움직이며 이 운동을 통해 근육의 강도와 지구력을 증진시킨다.

능동운반 能動運搬 active transport 포도당이나 아미노산(amino acid)등의 세포구성 성분들이 외부보다 세포내가 높은 상태이지만 내부를 향하여 이동이 일어남. 이와 같이 어떤 물질이 농도 경사와 전압 경사에 역행하여 이동되는 현상으로 세포막이 에너지를 소모하면서 물리화학적인 에너지 경사와는 반대로 이동하며 세포가 살아 있을 때만 가능하다. 에너지를 이용하여 이동되므로 주위 온도를 낮추거나 대사 억제물질을 투여하면 그 이동이 억제된다. 이 능동적 운반에 의해 Ca^{++}, 아미노산, Mg^{++}도 이동되며 Na^+, K^+의 농도가 유지된다. = 능동수송.

능동핵심재가온법 能動核心再加溫法 active core rewarming 32℃이하의 저체온증에서 주로 이용하는 재가온법. 1시간에 1~2℃씩의 체온상승을 목표로 한다. 방법은 40~45℃의 수액을 이용하여 신체 내부를 세척하는 방법과 수액을 따뜻이 하여 정맥으로 주입하는 방법, 혈액 자체를 직접 덥혀서 투여하는 혈액 투석 재가온법 등이 있다.

능력 能力 capacity 법률상 일정한 사유에 관한 사람의 자격. 예컨대 권리의 주체가 될 수 있는 자격을 권리능력, 유효한 법률행위를 할 수 있는 자격을 행위능력, 위법한 행위에 의한 책임을 질 수 있는 자격을 책임능력, 특히 불법 행위에 의한 손해배상의무를 질 수 있는 자격을 불법행위능력, 형사책임을 질 수 있는 능력을 형벌능력이라고 한다. 그러나 민법에서 단순히 능력이라고 하면 행위능력을 말한다.

능력단위 能力單位 unit of ability 소화기의 소화능력을 표시하는 단위. 일정규모의 화세를 진화하는 능력을 1단위로 하고 그 배수로 소화능력을 표시한다.

능형근 菱形筋 musculi rhomboidei 승모근의 하층에 있고 제6~7경추 극돌기와 제1~4흉추 극돌기에서 일어나기 시작하여 하외방으로 비스듬히 주행하고 견갑골의 내측연에 정지하며 견갑골을 내상방으로 끌어당기는데 관여하는 근육. = 마름근, 마름모근. → 대능형근, 소능형근.

니들밸브 needle valve 압력게이지와 연결되어 있는 배관에 위치한 밸브. 게이지의 진동을 흡수하여 게이지의 수치를 보다 정확하게 읽을 수 있도록 해준다.

니스 varnish 보호용 도장제로 사용되는 인화성 유기물질. 페인트와 유사하지만 색소를 함유하고 있지는 않다. 식물성 기름과 솔벤트, 합성수지나 천연수지와 솔벤트를 함유한 니스도 있다. = 바니쉬.

니슬소체 ~小體 Nissl's body 호반세포. 막성낭(membranous sac)과 RNA과립의 집단으로 신경원인 내형질세망, 신경원의 단백질을 합성하여 신경원의 영양, 재생능력을 맡는다.

니아신아미드 niacinamide 비타민B군의 일종. 니아신의 아미드화합물로 니아신의 혈관확장 작용은 없고 펠라그라의 예방 및 치료에 쓰인다. = nicotinamide.

니케타마이드 nikethamide nicotinamide와 유사한 화학구조를 갖고 있는 연수 흥분제. 호흡 및 순환을 촉진하고 연수를 직접 자극하여 호흡과 순환기 계통을 흥분시킨다. 다량 투여시는 간대성 경련을 일으키며 심장에 대해서는 억제적으로 작용한다. 호흡억제, 중추신경계 억제 및 순환기 억제 약물에 의한 증상의 치료, 중독시, 익사사고, 신생아 가사와 같은 응급상황에 투여한다. 피하주사, 정맥주사, 근육주사 등으로 250, 375mg/amp, 25% 용액으로 1회 1.5~3㎖를 투여하며 증상에 따라 증량 한다. 구토, 딸꾹질, 혈압상승, 경련, 빈맥 등의 부작용이 우려되므로 주의한다.

니켈 nickel [Ni] 은백색의 광택을 지닌 금속. 원자번호 28, 원자량 58.71, 융점 1455℃, 비등점 3075℃, 비중, 8.845(25℃). 철과 같이 전성, 연성이 풍부하며 단조(鍛造), 단접(鍛接)이 된다. 또 연마가공도 가능하다. 강한 자성(磁性)을 지니고 있으나, 철보다는 약하다. 전기전도도는 구리의 14.9%이며, 공기 및 습기에 대해 철보다도 안정하여 잘 산화되지 않으며, 또한 알칼리에도 잘 침식되지 않는다. 묽은 질산에는 쉽게 녹지만, 진한 질산에는 철과 마찬가지로 부동상태로 되어 침식되지 않는다. 염소 및 브롬 등과는 격렬하게 반응한다. 작은 분말의 것은 발화성. 희질산에는 녹지만 농질산에는 철과 같이 부동태를 만들고 침해되지 않는다. 염소, 브롬에는 가열시 반응하고 인, 비소, 안티몬 등과 화합한다. 니켈의 가장 큰 용도는 특수강에 첨가하는 것인데, 페로니켈 또는 니켈지금(地金)이 사용된다. 또, 니켈도금(鍍金)은 아름다운 광택과 내식성(耐蝕性)을 지니고 있어, 각종 도금 중에서도 가장 중요한 위치를 차지하고 있다. 도금에 사용되는 외에 화폐, 기구의 제조, 니켈강, 니켈크롬강, 스테인리스강, 내열강, 자석강, 양은, 백동, 망가닌, 니크롬, 콘스탄탄, 베릴미늄 합금, 내산 합금, 기타 여러 가지 강제, 구리 합금, 알류미늄 합금 등의 합금 성분으로 용도가 넓다. 또한 수소첨가의 촉매, 진공관 재료로도 중요하다.

니켈강 ～鋼 nickel steel 탄소강에 니켈을 첨가한 합금강. 탄소강에 비하여 균일한 조직을 가지고 있고, 강도가 크며, 점성이 강하다. 보통 구조용으로 담금질·뜨임처리를 해서 사용할 경우에는 탄소량을 0.3% 정도로 하고, 5% 이하의 니켈을 첨가해서 사용한다. 주로 자동차·교량용으로 사용되며, 침탄한 것은 기어, 차축, 크랭크축, 볼트 등의 재료로 사용된다.

니켈크롬강 ～鋼 nickel-chrome steel C 0.25～0.40%, Ni 1.0～3.5%, Cr 0.5～1.0%를 함유한 합금강. 경도가 높고 인장강도가 크다. 처음에는 포신용(砲身用)으로 발달하였고, 그 후 크랭크축(軸), 기어, 추진축(推進軸), 커넥팅로드, 터빈의 날개 등 큰 힘을 받으면서 강인성을 요하는 기계부품에 사용된다.

니켈피부염 ～皮膚炎 nickel dermatitis 금속니켈로 인한 알레르기성 접촉성 피부염으로 보석, 손목시계, 금속 결쇄와 동전 등의 노출에 의한다.

니코틴 nicotine [$C_{10}H_{14}N_2$] 피리딘 알칼로이드의 일종인 무색, 특수한 냄새의 유상 액체. 비등점 247℃, 끓는점 247℃(일부 분해), 비중 1.0097, 비선광도(比旋光度)[α]D = -168℃. 실온에서는 상당한 휘발성을 지니며, 빛이나 공기와 접촉하면 쉽게 산화되어 갈색으로 변한다. 담배의 잎 속에 사과산염, 구연산염으로서 존재하며 이것에 석회유(石灰乳)를 가하여 염기를 유리시켜 증류하여 유출액에서 에테르를 빼낸다. 중추 및 말초신경을 흥분시키며 장 및 혈관을 수축시켜서 혈압의 상승을 일으키지만 하등동물에 대해서는 독성이 약하다. 니코틴의 황산염은 농업용 살충체(니코틴제)로 사용되기도 하며 접촉제, 훈증제로서도 사용한다. 급성 폭로시에는 중추신경계, 자율신경계 및 골격근 신경말단의 일과성 자극과 마비가 나타나고 중증도의 중독증상으로는 오심, 구토, 복통 설사, 발한, 심계항진, 무력감 등이 나타난다. 만성 중독 시에는 위장장해, 심박동리듬 장해, 혈관 수축 및 시력장해가 나타난다. 피부 접촉시에는 비눗물로 씻고 눈에 들어갔을 때는 다량의 물로 씻어낸다. 삼켰을 때는 의식이 있으면 다량의 물을 먹여 토하게 한다.

니코틴산 ～酸 niacin NAD형성에 필요한 비타민 B 복합체. 세포호흡의 많은 반응에서 수소원자를 전달한다.

니코틴성 ～性 nicotinic 유기인계 살충제(organophosphate insecticides)를 복용했을 때 나타나는 중독증상. 근연축, 진전, 근력약화 등이 나타나고 대개 호흡근 마비에 의해 사망하게 된다. 혈압과 맥박수는 니코틴성 작용에 의해 증가될 수도 있고 무스카린성 작용에 의해 감소될 수도 있는데 니코틴성인 경우가 더 흔하다.

니코틴성수용체 ～性受容體 nicotinic receptor 처음에는 니코틴에 의해 흥분되나 대량 투여시에는 봉쇄되는 콜린성 수용체. 튜보큐라린(tubocurarine)에 의해 봉쇄된다. 이 수용체는 신경근 접합에서 발견되는 것과 자율신경절 내의 신경들간의 결합에서 발견되는 것, 중추신경계에서 발견되는 것 등으로 나뉘어진다.

니트로글리세린 nitroglycerin [$C_3H_5(ONO_2)_3$] : NG

달콤한 맛이 나는 무색투명한 유상 액체. 융점 13℃, 비점 257℃, 발화점 205~215℃, 비중 1.6. 결정(結晶)에는 안정형과 불안정형이 있는데, 안정형의 녹는점은 13.2~13.5℃, 불안정형의 녹는점은 1.9~2.2℃이다. 민감하고 강력한 폭발력이 있어 크게 주목을 받았다. 공업제품은 8℃ 부근에서 동결하고, 14℃ 부근에서 융해한다. 물에는 별로 녹지 않으나, 에탄올에는 상당히 녹으며, 에테르와 임의의 비율로 섞인다. 점화하면 즉시 연소하고 다량이면 폭발력이 강하며, 폭발시의 폭발 속도는 7,500m/s이고 폭발열은 1,470kcal/kg이다. 니트로글리세린의 1용적은 1,200용적의 기체로 팽창하고 이 팽창에 의해서 생긴 압력이 폭발의 원인이 된다. 이것은 같은 양의 흑색 화약보다 약 3배의 폭발력과 25배 정도의 폭발 속도를 나타낸다. 40~50℃에서 분해하기 시작하여 145℃에서 격렬히 분해하여 200℃정도에서 스스로 폭발을 일으킨다. 점화, 가열, 충격, 마찰에 대단히 민감하여 작은 타격, 낙하, 물체 표면으로 부딪힘으로도 맹렬히 폭발되고 강산류와 혼합시 자연 분해를 일으키고 폭발할 위험이 있다. 밀폐된 상태에서 착화되면 폭발하고 동결되어 있는 것은 액체보다 둔감하지만 외력에 대해 국부적으로 영향을 미칠 수 있어 위험성은 상존한다. 오존(O₃), 벤조일퍼옥사이드(BPO), 아염소산나트륨(NaClO₃), 과산화수소(H₂O₂) 등의 강산화제, 아닐린, 페놀 등의 유기용제, 황산, 질산, 염산 등의 강산류, Na·S·Al분, 수산화나트륨 등과 혼촉하면 발화·폭발한다. 공기 중의 수분과 작용하면 가수분해하여 질산을 생성할 수 있는데 이 질산과 니트로글리세린의 혼합물은 특이한 위험성을 가진다. 따라서 장기간 저장할 경우에는 이러한 이유에서 자연분해할 위험이 있다. 저장 및 취급시에 액체상태로 직접 운반하지 말고 다공성(porosity) 물질에 흡수시켜 운반하고 직사광선 차단, 화기엄금, 가열, 충격, 타격, 마찰을 방지하며 통풍 환기가 잘 되는 곳에 저장한다. 강산류, 강산화제, 유기용제, 환원성 물질, 오존과의 접촉을 피한다. 저장용기는 구리용기를 사용하고 수송시 목재 펄프, 톱밥, 소맥분, 전분 등의 흡수제에 흡수시켜 운반하

면 안전하다. 화재시에는 다량의 물로 일시에 냉각 소화한다. 비상시에는 수중에 투입하면 폭발을 방지할 수 있다. 대량 연소시에는 폭발의 위험이 있으므로 안전거리를 충분히 확보하고 접근시에는 엄폐물을 이용하고 폭발이 감지되면 엎드려서 폭발의 영향을 최소화하여야 한다. 연소시 연소생성물(일산화탄소, 산화질소)은 유독하므로 공기 호흡기와 고무장갑, 보호피복, 보안경 등을 착용하여야 한다. 피부를 통해 체내에 흡수되면 혈관을 확장시키고 발열하며, 증기나 액체 흡입시에는 피부가 붉어지고 심한 두통, 경련, 혈압저하, 의식불명을 초래한다. 무수(無水) 글리세롤과 글리세롤의 4~5배 혼산(發煙窒酸과 진한 황산의 혼합용액)을 12~18℃의 온도에서 반응시킨다. 이 때 생성된 무수(無水) 글리세롤은 표면에 뜨게 되므로, 이것을 분리한 다음 물과 탄산나트륨을 써서 폭발을 유발하는 산을 씻어 없앤 다음 여과하여 물을 분리시킨다. 주로 제라틴, 다이너마이트의 원료, 무연화약의 원료로서 이용되며 증기를 흡입하면 혈관이 확장되는 작용을 이용하여 혈관확장제, 협심증(狹心症)의 치료 등 의료용으로도 쓰인다. 이 외에도 발사제, 초안 폭약의 예감제, 또는 로켓의 연료로 쓰이며, 성형(成形)할 때 용제(溶劑)를 쓰는 것은 콜다이트(니트로글리세린 30%, 니트로셀룰로오스 65%), 용제를 쓰지 않는 것은 바리스다이트(두 가지 기제의 양이 거의 같다)라고 한다. 과폭로시에는 의식을 잃을 수 있고 피부에 묻으면 피부염을 일으키고 피부홍조, 동계성 두통을 일으킨다. 피부 접촉시에는 비눗물로 씻고 눈에 들어갔을 때는 즉시 다량의 물로 씻어낸다. 삼켰을 때는 다량의 물을 먹어 토하게 한다. = 삼질산글리세롤.

니트로글리세린분무제 ~噴霧劑 nitroglycerin spray 1회 분무당 0.4mg의 니트로글리세린이 정확하게 나오도록 고안된 에어로졸. 심장의 작업을 감소시키고 어느 정도 관상동맥 확장작용이 있는 속효성 평활근 이완제이다. 이 작용은 관상혈관의 혈류를 증가시키고 허혈심근의 관류를 개선시킨다.

니트로글리세린연고 ~軟膏 nitroglycerin paste 특별한 흡착포에 2% 니트로글리세린 용액을 함유하고

있는 제제. 피부에 적용시 니트로글리세린이 흡수되어 전신순환하게 된다. 작용 지속 시간이 길기 때문에 많은 경우에 니트로글리세린 정제보다 선호된다.

니트로글리콜 nitroglycol [$C_2H_4(ONO_2)_2$] 다이너마이트 제조원료이며, 상온에서 무색인 유상액체. 정식 명칭은 이질산에틸렌글리콜이다. 녹는점 −22.8℃, 비중 약 1.5 물에는 잘 녹지 않으나, 아세톤, 에테르, 메탄올 등의 유기용매에는 녹는다. 니트로글리세린처럼 니트로셀룰로오스를 젤라틴화(化)한다. 급격히 가열하거나 가압하에 가열하면 폭발한다. $C_2H_4N_2O_6$ → $2CO_2 + 2H_2O + N_2$. 에틸렌글리콜을 니트로화하여 제조한다. 에틸렌글리콜과 글리세롤을 임의의 비율로 혼합하여 니트로화하면 니트로글리세린과 니트로글리콜의 혼합물이 생긴다. 예전에는 니트로글리콜의 녹는점이 낮은 점을 이용하여 난동(難凍) 또는 부동(不凍) 다이너마이트의 제조에 이용되었으나, 최근에는 에틸렌글리콜이 니트로글리세린보다 값이 싸기 때문에 다이너마이트용 니트로글리세린에 니트로글리콜을 혼합하게 되었다. 휘발성이 크고 그 증기는 독성이 강하여 심근(心筋)에 급성 국소빈혈을 일으켜 사망하는 경우도 있기 때문에 일정량 이상의 혼합은 금지되고 있다.

니트로메탄 nitromethane [CH_3NO_2] : NMT 무색 투명한 제1니트로화합물 액체. 분자량 61.04, 증기비중 2.1, 증기압 28mmHg(20℃), 융점 −28℃, 비점 101℃, 비중 1.13, 인화점 35℃, 발화점 418℃. 물에는 녹기 어렵고 알코올, 디메틸포름아미드에 녹는다. 급열시나 고온, 고압상태에서 폭발한다. 증기는 공기보다 무겁고 낮은 곳에 체류하며, 점화원에 의해 인화·폭발한다. 역화의 위험이 있으며, 화재시 질소산화물을 포함하는 자극성 또는 유독성의 가스를 발생한다. 아민류, 알칼리, 강알칼리염류, 강산 및 이물질이 혼입되면 민감하게 반응하고 폭발의 위험이 있다. 충격에 예민하여 열에 불안정하고 315 ℃에서 폭발적으로 분해한다. 밀폐용기는 가열하면 심하게 파열한다. 저장시에는 가열금지, 화기엄금, 직사광선을 차단한다. 차고 건조하며, 환기가 잘되는 안전한 곳에 저장한다. 아민, 강산류, 염기, 산화성

물질, 이산화탄소, 분말이 유효하며, 대형 화재인 경우는 알코올형 포로 질식 소화한다. 용기는 안전한 장소로 옮기고 주수에 의해 냉각한다. 폭발에 대비하여 주민을 멀리 대피시키며, 진화 직후 용기 가까이 가지 않도록 한다. 소화 작업시에 안전거리를 충분히 유지하고 공기 호흡기 등의 안전장구를 착용해야 한다. 눈에 들어가면 눈의 점막을 자극하고 피부에 접촉하면 약상을 입는다. 증기를 흡입하면 기침, 질식, 기관지를 자극한다. 클로로초산과 아질산 나트륨을 가열하거나 요드화메틸에 아질산은을 작용시키면 얻어진다. 용제, 유기합성원료, 계면활성제, 폭약의 원료, 조연제, 의약품, 살충제, 살균제, 로켓연료 등에 사용된다. 과폭로시에는 피부, 눈, 점막을 자극하고 마취, 경련 등이 나타나는 등 유해성이 높아 사망할 수 있다. 만성 중독시에는 청색증을 일으킨다. 피부 접촉 시에는 다량의 비눗물로 씻고 눈에 들어갔을 때는 흐르는 물로 씻어낸다. 삼켰을 때는 의식이 있으면 다량의 물을 먹이고 토하게 한다.

니트로벤젠 nitrobenzene [$C_6H_5NO_2$] 암모니아와 같은 냄새가 나는 담황색의 유상 액체. 분자량 123.1, 증기비중 4.3, 증기압 1mmHg(20℃), 50 mmHg(12℃), 융점 5℃, 비점 211℃, 비중 1.2, 인화점 88℃, 발화점 482℃. 물에는 잘 녹지 않지만, 에틸알코올, 에테르 등의 유기용매에는 잘 녹는다. 산성 및 중성환원하면 아닐린이 알칼리성환원하면 아족시벤젠, 아조벤젠을 거쳐 히드라조벤젠이 얻어진다. 단맛이 있는 냄새를 가지지만, 증기 및 액체는 인체에 유독하다. 상온에서 연소위험성은 적지만, 가열하면 연소위험성이 증가하고 발열·발화한다. 단독으로는 화약류와 같은 폭발을 일으키지 않지만, 가열하면 용기가 심하게 폭발한다. 연소시 질소산화물을 포함한 유독가스를 발생한다. 산화제와 혼촉(混觸)에 의해 발열·발화한다. 저장시에는 가열금지, 화기엄금, 직사광선을 차단한다. 용기는 차고 건조하며 환기가 잘되는 어두운 곳에 저장한다. 강산류, 염, 산화성 물질, 금속과의 접촉을 방지한다. 초기 화재는 이산화탄소, 분말, 포가 유효하며, 대형 화재는 다량의 포로 일시에 질식 소화한다. 소규모화재는

물분무로 소화가 가능하다. 소화 작업시에는 방열복 및 공기호흡기 등의 안전장구를 착용하여야 한다. 맹독성 물질로서 체내에 침투되면 치명적이다. 눈에 들어가면 각막장애를 일으키고 피부에 접촉하면 약상(弱傷)을 입는다. 증기 흡입시에는 두통, 현기증, 마비, 경련, 구토, 매스꺼움, 졸음, 기침 등을 일으킨다. 벤젠을 황산, 질산의 혼합산에 의해 니트로화하여 만든다. 염료의 원료, 향료의 원료, 폭약의 원료, 아닐린·벤지딘·퀴노란·아조벤젠의 중간물, 독가스 제조, 분석시약 등에 사용되고 유기반응의 용매로도 사용된다. 또한 약한 산화작용을 나타내므로 온화한 산화제로도 이용된다. 단기간 과폭로시에는 피로, 현기, 두통, 오심, 호흡곤란, 졸음 등이 나타나고 고농도에서는 위장장해, 심계항진, 의식상실, 경련 등의 증상이 나타난다. 만성 중독시에는 빈혈을 일으키고 피부에 묻으면 알레르기성 피부염을 일으킬 수 있다. 피부 접촉시에는 비눗물로 씻고 눈에 들어갔을 때는 흐르는 다량의 물로 씻어낸다. 삼켰을 때는 의식이 있으면 다량의 물을 먹이고 토하게 한다.

니트로벤젠중독 ~中毒 nitrobenzene poisoning 구두 염료, 비누, 향수, 인공향료의 제조에 쓰는 연한 갈색의 유성 액체인 니트로벤젠이 체내에 흡수되어 생기는 독성상태. 산업장에서의 노출은 연기의 흡입이나 피부를 통해 일어나며 증상은 두통, 졸림, 오심, 청색증이 나타나며 심한 경우 호흡부전을 초래한다.

니트로셀룰로오스 nitrocellulose [$C_6H_7O_2(ONO_2)_3$]n : NC 무색 또는 백색의 고체. 인화점 13℃, 발화점 160~170℃, 비중 1.7. 햇빛에서 황갈색으로 변한다. 물에 녹지 않지만 아세톤, 초산 에스테르, 니트로벤젠에는 녹는다. 화약에 쓰이는 경우에는 면약(綿藥) 또는 면화약이라 하고, 도료, 셀룰로이드, 콜로디온 등에 쓰이는 경우에는 질화면(窒化綿)이라고도 한다. 질화도가 큰 것일수록 분해도, 폭발성, 위험도가 증가한다. 질화도에 따라 차이는 있지만 점화, 가열, 충격 등에 격렬히 연소하고 양이 많을 때는 압축 상태에서도 폭발한다. 산, 알칼리의 존재 하 또는 장기간 보존된 것은 직사광선과 습기의 영

향에 따라 분해하여 자연발화하고 폭발 위험이 증가한다. 조제품은 자연 분해성이 있으며 직사광선, 가열에 의해 분해하기 쉽고 축열되기 쉽기 때문에 자연 발화의 위험이 있다. 에탄올, 에테르 혼액에 침윤시켜 놓은 것은 인화성이 강하다. 매우 불안정하여 비교적 낮은 온도에서 분해한다. 130℃에서 서서히 분해하고 180℃에서 격렬히 연소하며 다량의 유독성 가스를 발생한다. 습윤 상태에서 건조하게 되면 충격·마찰시에는 예민하여 발화 폭발의 위험성이 증가하고, 건조한 것은 마찰 전기를 띄기 때문에 방전 불꽃에 의해서 발화위험이 있고 폭발성이 증가한다. 강산류, 수은염을 함유하고 있는 것은 건조상태가 되면 가열, 충격, 마찰에 의해 폭발 위험성이 높아진다. 저장 용기가 가열되면 심하게 폭발하고 연소속도가 빠르다. 연소시에는 유독성·자극성 가스를 발생한다. 유기과산화물류, 강산화제와의 혼촉에 의해 발열 발화하고 디에틸아민, 모노에틸아민, 디부틸아민, 아닐린, 페놀 등과 혼촉에 의해 자연 발화의 위험이 있다. 물이 침수될수록 위험성이 감소되므로 운반시는 물(20%) 또는 알코올(30%)을 첨가하여 습윤시킨다. 건조 상태에 이르면 즉시 습한 상태를 유지시켜야 하고, 불꽃·화기엄금, 점화원과 충분히 이격, 직사광선 차단, 차갑고 통풍이 잘 되는 곳에 저장, 가급적 적게 분할하여 저장하며, 제조, 건조, 저장 중에 충격, 타격, 마찰, 전도, 낙하를 방지하고, 국부적 건조 방지와 자연 발화방지를 위한 안전 용제로서 에탄올, 메탄올, 초산메틸, 아세톤, 메틸에틸케톤을 사용하며, 이들이 휘발되지 않도록 주의한다. 질식소화는 효과가 적으며 특히 이산화탄소나 건조한 분말 및 할로겐화합물 소화약제(할론1211, 할론1301)는 적응성이 없으며 다량의 물로 냉각 소화한다. 연소 속도가 매우 빠르고 폭발하므로 소화 작업시에는 충분히 안전거리를 유지하고 무인 방수포 등에 의해 방수한다. 눈과 피부에 약상을 입히며 증기를 흡입하면 질식 작용이 있다. 화염 하에서 질소산화물, 시안화수소 등의 유독성, 자극성 가스를 발생하므로 주의하여야 한다. 제법은 셀룰로오스를 혼산(진한 황산과 진한 질산과의 혼합물)에 담가 에스테

르화시켜 만든다. 질화의 정도와 제품의 성질 사이에는 밀접한 관계가 있어, 제품의 질소함유율에 따라 용도가 달라진다. 질소함유율이 큰 것은 폭발성이 커 다이너마이트 원료, 무연 화약의 원료 등으로 사용하고, 질소함유율이 비교적 작은 것은 셀룰로이드, 래커 등에 쓰이며 그밖에 콜로디온으로서 의료용에도 사용된다. = 질산섬유소.

니트로에탄 nitroethane [$C_2H_5NO_2$] 연한 과일향이 나는 무색의 액체. 분자량 75.1, 증기비중 2.59, 증기압 15.6mmHg(20℃), 융점 -90℃, 비점 114℃, 비중 1.05, 인화점 28℃, 발화점 414℃, 연소범위 3.4%~. 대부분의 유기용제에 녹으며, 물에는 잘 녹지 않고 알칼리수용액에 잘 녹는다. 고온으로 가열하면 심하게 폭발한다. 증기는 공기보다 무겁고 낮은 곳에 체류하며, 점화원에 의해 인화·폭발하고 밀폐용기를 가열하면 심하게 파열한다. 고온에서 분해하면 일산화탄소, 이산화탄소, 질소산화물을 발생시킨다. 저장시에는 가열을 금지하고, 화기를 엄금하며, 직사광선을 차단한다. 용기는 차고 건조하며, 환기가 잘되는 곳에 저장한다. 다른 가연성 물질, 알칼리와 산화성 물질과의 접촉을 방지하여야 한다. 소화에는 다량의 물, 이산화탄소, 건조분말, 포가 유효하다. 화재시 안전거리를 유지하고 가급적 단 시간에 진압해야 하며 눈과 점막을 자극하므로 주의한다. 실험적으로는 할로겐화에틸과 아질산은을 가열하면 생긴다. 용도는 셀룰로오스유도체, 비닐수지 등의 합성수지, 염료, 유지 등의 유기용제(有機溶劑)로서 공업적으로 중요하며, 폭약의 원료로도 쓰인다. 과폭로 시에는 기관지 자극증상을 보이고 마취효과가 있다. 피부 접촉 시에는 즉시 다량의 비눗물로 씻고 눈에 들어갔을 때는 흐르는 물로 씻어낸다. 삼켰을 때는 의식이 있으면 다량의 물을 먹이고 토하게 한다.

니트로카보질산염 ~窒酸鹽 nitrocarbo-nitrate [NH_4NO_3] 질산암모늄과 폭발성 디젤유를 혼합하여 만든 화학물질. 폭약으로 사용된다.

니트로톨루엔 nitrotoluene [$NO_2(C_6H_4)CH_3$] 방향성이 있는 황색의 액체. 분자량 137.1, 증기비중 4.72, 비중 1.16. 알코올, 에테르, 벤젠 등 유기용제에 잘 녹는다. o-, m-, p-의 세 이성질체가 있는데 p-니트로톨루엔은 황색결정이고, o-니트로톨루엔과 m-니트로톨루엔은 상온에서 액체이다. 상온에서 연소위험성은 없으나 가열하면 위험하다. 연소시 질소산화물을 포함한 자극성·유독성 가스를 발생한다. 강산화제, 환원제, 강산류, 알칼리 등 여러 물질과 광범위하게 반응한다. 저장시에는 가열을 금지하고, 화기를 엄금한다. 용기는 차고 건조하며 환기가 잘되는 곳에 저장한다. 강산화제, 환원제, 강산류, 알칼리, 기타의 화학물질과의 접촉을 방지하여야 한다. 초기 소화는 건조분말, 이산화탄소, 물분무로 질식 소화한다. 기타의 경우는 물분무, 포, 알코올형포를 사용한다. 급격히 직사 주수하면 비산(飛散)한다. 용기의 외벽은 물분무로 냉각시킨다. 연소생성물 및 유증기를 피하고 바람을 등지고 소화작업을 하며, 공기 호흡기 등의 안전장구를 착용하여야 한다. 맹독성·자극성 물질로서 눈과 피부를 강하게 부식시킨다. 과다 노출되면 무산소증, 치아노제, 두통, 허약, 현기증, 메스꺼움 등의 증상이 나타난다. 톨루엔을 질산과 황산의 혼산으로 니트로화하여 만든다. 톨루엔을 혼합산으로 모노니트로화하면 o-체 63%, p-체 33%, m-체 4%의 비율로 니트로톨루엔이 생성되는데, 이들은 냉각법, 감압증류 등에 의해서 각각 분리시킬 수 있다. 주로 염료, 유기합성, 톨루이딘 및 디니트로톨루엔의 중간체 등에 사용된다. 과폭로 시에는 눈과 피부, 상기도 부위를 자극하고 고농도 중독시에는 청색증을 보인다. 피부 접촉 시에는 다량의 물이나 비눗물로 씻고 눈에 들어갔을 때는 15분 이상 흐르는 다량의 물로 씻어낸다. 삼켰을 때는 물로 세척 후 의사의 처치를 받는다.

니트로프루사이드 nitroprusside 혈관확장제. 고혈압 위기에 사용하면 말초동맥과 정맥 모두 확장시킨다. 평활근에 직접 작용하여 강력한 혈관확장을 일으키므로 주로 고혈압성 응급상황에서 사용한다. 외과적 수술시 출혈을 감소시키기 위해 혈압을 급속히 하강시키고자 할 때도 사용한다. 50mg을 2~3㎖의 5%수용액에 용해한 후 250~1,000㎖ 5% 수용액에 넣어 희석하여 사용한다. 광선에 예민하므로 차광하여 주입하고 급격한 혈관확장과 혈압 하강으로 인한 2차적 증상이 나타날 수 있으므로 주의한다.

니트로프루사이드나트륨 nitroprusside sodium 항고혈압제, 혈관 이완제. 고혈압시 사용하여 말초동맥 및 말초정맥을 모두 이완시켜 말초혈압의 신속한 저하를 일으키는데 이 효과는 약물의 투여속도에 비례한다. 특히 정맥확장은 심장의 전부하를 감소시켜 심박출량도 감소시킨다. 노인은 용량을 감소하고 병원 전 단계에서 임신부나 어린이에게 사용해서는 안 된다. 50mg의 약물을 500mℓ D$_5$W에 가하여 100μg/mℓ의 희석액을 제공한다. 초회량은 0.5μg/kg/min이고 전형적인 용량범위는 0.5~8.0μg/kg/min이다. 비경구적으로 투여하지 않으면 안 된다. 강력한 약물이므로 투여 중에 혈압, 맥박, 호흡상태 등을 지속적으로 측정한다. 약물은 빛에 노출되면 빠르게 불활성화가 되므로 불투명 알루미늄 호일로 싸 두어야 한다.

니트릴고무 acrylonitrile butadiene rubber 부타디엔과 아크릴로니트릴의 혼성중합[共重合]에 의해서 생기는 합성고무. 내유성(耐油性)이 뛰어나며, 아크릴로니트릴의 함유량이 증가할수록 성질이 향상된다. 내용제성(耐溶劑性), 내열, 내약품성, 내마모성도 좋으며 기계적 강도도 좋아 패킹 재료로서 가장 많이 사용되고 있으며 그 외에 내유성 호스, 롤러, 벨트 등에 사용된다.

니페디핀 nifedipine 고혈압의 치료를 위한 응급약물로서 널리 사용되는 칼슘채널 차단제. 주로 동맥의 말초혈관을 둘러싼 평활근의 이완을 일으키는데 이 이완작용은 말초혈관 이완, 말초혈관 저항감소와 수축기 및 확장기 혈압을 가져온다. 또한 협심증에서 관상동맥 경축을 감소시키는 데 효과적이다. 임신과 관련된 고혈압에서 hydralazine을 사용할 수 없을 때 대신 사용할 수 있다. 혀 밑에 놓기 전에 10mg 캡슐에 몇 개의 작은 구멍을 내야 한다. 심한 고혈압일 때는 초회량 20mg을 경구 또는 설하로만 투여한다. 혈압의 현저한 감소를 가져오므로 저혈압 환자에게 투여하여서는 안되고 과민성이 있는 환자는 금기이다.

니플 nipple 관과 관을 접속할 때 사용하는 짧은 관. = 접속관.

다경로전파 多經路傳播 multipath propagation 두 개 이상의 경로가 있는 전파(電波)의 전파(傳播). 단파가 전파하는 경우의 경로는 단일하지 않고, E층, F1층, F2층에서 반사하는 것 등 다수의 경로를 경유하여 각기 전파 시간이 어긋나게 수신 안테나에 도달하는 수가 있다. 초단파에서는 불규칙한 대지, 산악, 건물 등으로 인하여 직접파보다 다소 늦게 수신 안테나에 도달하는 수가 있다.

다극성뉴런 多極性~ multipolar neuron 한 개의 긴 축삭과 여러개로 구성된 짧은 수상돌기를 가진 뉴런으로 대부분의 뇌, 척수의 신경세포와 말초신경계의 운동신경세포와 자율신경절 세포에서 볼 수 있다.

다기관 多岐管 manifold 잠수자가 두개 이상의 압축공기통에서 공기를 공급받는 기관. 다기관으로 압축공기통을 연결하여 공기통의 출구를 통하여 나가게 하는데, 다기관은 고압관과 두 개 이상의 압축공기통 입구에 특별히 들어맞록 된 부품, 멈춤 밸브, 저압공기 경고/예비공기 저장장치, 단일 기능단위인 배출플러그로 구성되어 있다.

다기관통합시스템 多機關統合~ multiagency coordination system : MACS 시설, 장비, 인원, 과정, 통신의 통합된 일반 체제로 비상작전을 수행하는 합동 기관.

다기능소방펌프자동차 多機能消防~自動車 multifunctional fire engine 소방펌프, 고가사다리, 조명장치, 인명구조장비, 크레인, 권양장치로 구성되어있는 화재, 인명구조 등 각종 재난 재해현장에 적용할 수 있는 복합기능이 있는 소방자동차.

다뇨증 多尿症 polyuria 비정상적으로 소변량이 많은 증세. 당뇨병, 요붕증, 이뇨제 복용, 수분 과다섭취, 고칼슘혈증 등의 원인이 있다.

다단변조 多段變調 compound modulation, multiple modulation ① 변조파로 다시 별도의 반송파를 변조하는 조작을 1단 이상 하는 것. ② 1단 또는 2단 이상의 변조로 만들어지는 다중 신호로 주반송파를 변조하는 다중 통신의 변조 방식. 예를 들면, SS-FM은 단측파대 신호로 주 반송파를 주파수 변조하는 것이며, SS-SS는 단측파대 신호로 주 반송파를 진폭 변조한 다음에 그것을 단측파대로 하는 것이다.

다단안테나 多段~ stacked antenna 안테나의 지향 특성이나 이득을 개선하려고 같은 종류의 안테나를 몇 단씩 겹쳐 쌓아 놓은 것.

다단중계 多段中繼 multi-step relay 마이크로웨이브를 2회 이상 직렬로 송신과 수신을 반복하여 신호를 중계하는 것. 송신점과 수신점 간에 전파의 장애물이 있는 두 점 간의 거리가 가시거리가 아니거나, 페이딩이나 눈, 비에 의한 신호의 감쇠를 고려해야 할 때는 그 사이를 몇 개로 분할하여 수신기 입력에 필요한 신호 대 잡음비(S/N)가 얻어지는 지점을 정하여 수신 한 후 다음 지점으로 송신하는 것을 반복한다. 국제간의 중계는 통신 위성을 통한 다단 중계가 사용되고 있다. 또 광의로는 무급전 중계도 포함한다.

다단펌프 多段~ multistage pump 높은 양정이 요구되는 경우 이에 알맞는 성능을 발휘하기 위하여 한 개의 펌프에서 두 개 이상의 날개차를 동일 회전축에 장치한 것. 이 때 날개차의 수를 단수로 나타내며, 경우에 따라서는 수 십단의 펌프도 있다. 같은 형상의 날개차라면 각 단에서 출력하는 양정은 동일하므로 2단이면 두 배, i 단이면 i 배의 양정을 낼 수 있다.

다당류 多糖類 polysaccharide 수많은 단당류들이 공유결합으로 연결된 탄수화물. 글리코겐과 전분 등이 있다.

다락(방) attic 건물내 지붕과 최상층 천장 사이의 공간. 보통, 은폐된 공간보다 큰 것으로 간주된다.

다락용사다리 attic ladder 소방서에 비치된 2.4~

4.2m(8~14ft) 길이의 짧은 사다리. 다락방으로 접근할 때 사용하며, 접을 수도 있다. 다락 접근용 사다리가 영구 부착된 건물도 있다.

다래끼 hordeolum 속눈썹의 피지선에서 눈꺼풀의 가장자리에 있는 종기. 치료는 온찜질과 항생제를 바르고 가끔의 절개와 배액을 필요로 한다. sty라고도 한다. = 맥립종(麥粒腫).

다량영양 多量營養 macronutrient 신체에 대량으로 필요한 화학물질. 대량 원소로는 탄소, 수소, 산소, 질소, 칼슘, 염소, 마그네슘, 인 및 황 등이 있다. = major element.

다리 먼저 다이빙 feet first surface dive 물의 투명도가 뛰어나지 않아 물속의 사정과 물 깊이를 알지 못할 때 사용하는 기술. 입영에서부터 시작하는 이 기술은 팔과 다리동작을 통해 상체를 최대한 물위로 부상시킨 후에 이로써 물 아래쪽으로 가라앉는 몸을 팔 동작으로 가속화한다. 물속으로 들어갈 때, 몸을 편 상태를 유지하고 다리 끝은 펴서 발가락이 아래를 향하게 한다. 물속으로 들어가는 속도가 줄어들면 다시 팔을 사용하여 원하고자 하는 깊이까지 들어간다.

다리굽혀 들어가기 stoop jump entry 입수(入水)시 다리 모아 들어가기와 유사한 기술. 그러나 낙하지점에서 수면까지의 높이가 높을 경우에는 무릎을 다리모아 들어가기보다 더 구부린 상태를 유지한다. 또한 수면에 떨어지는 순간 충격을 줄이기 위해 양발을 꼬아 입수법을 하여도 좋으며 양팔을 최대한 몸통에 부착하도록 한다.

다리모아 굽혀들어가기 compact jump entry 낙하지점이 1.5m 이상일 때, 물깊이나 물속을 잘 알지 못하고 있을 때 사용하는 기술. 물에 들어갈 때는 레스큐 튜브를 가슴에 수평으로 놓아 겨드랑이로 껴안고, 줄은 손으로 쥐어 잡는다. 그 외 입수 방법은 수영구조의 다리 굽혀 들어가기와 같다.

다리모아 들어가기 feet first dive entry 낙하 위치가 수면에서부터 1~1.5m일 경우에 사용하는 수영기술. 만약 물의 깊이를 알 수 없다면 이 기술을 사용하여서는 안 될 것이다. 입수 시에는 몸을 수직으로 하여 다리와 팔을 몸에 붙이고 무릎을 곧바로 세워 시선은 구조대상자를 본다. 머리가 수면 밑으로 들어가면 팔과 다리를 이용하여 몸이 가라앉는 것을 막고 구조 영법을 이용하여 물위로 떠오른다.

다리벌려 들어가기 stride jump entry 물의 깊이가 1.5m 이상이며, 낙하위치에서 수면까지의 높이가 1m 이하일 경우에 사용하는 수영 기술. 다리 벌려 들어가기는 구조 대상자에게 시선확인을 유지하면서 빠르게 입수할 수 있는 장점이 있다. 다리 벌려 들어가기를 하기 위해서는 상체를 앞으로 약간 굽힌 상태에서 큰 보폭으로 한 걸음 나선다. 동시에 팔을 날개 펴듯 펴고 수면위로 발을 딛듯 뛰어 들어간다. 엉덩이가 수면 높이에 위치 할 때쯤, 다리는 가위차기 식으로 모으고 팔은 아래와 앞쪽으로 향하여 물을 누른다. 만약 입수 때 두 팔을 가슴 앞으로 가로질러 X자로 하고 있다면, 물속에서 팔을 아래와 바깥쪽으로 펴듯하여 물을 밀친다.

다목적관창 多目的管槍 all-purpose nozzle 직사주수(直射注水)와 방사주수(放射注水)를 선택적으로 할 수 있는 관창. = 겸용관창.

다목적분말소화약제 多目的粉末消火藥劑 multipurpose dry chemical 일반화재, 유류화재, 전기화재 등에 모두 적용되는 소화약제. 제1인산암모늄(NH$_4$H$_2$PO$_4$)을 주성분으로 한 ABC 분말 소화약제.

다목적소방차 多目的消防車 combination 두 가지 이상의 목적을 수행하도록 설계된 소방차.

다목적소화기 多目的消火器 all-purpose extinguisher 일반 가연물(A급 화재), 가연성 가스 및 유류(B급 화재), 전기화재(C급 화재) 등에 사용할 수 있는 것으로 시험 및 등록된 소화기. = ABC급소화기.

다목적접이식사다리 多目的~式~ multipurpose fold ladder 기존사다리의 운반, 이동이 불편한 점을 보완하여 이동이 간편하며 좁은 공간에서도 접고 펼 수 있으며 이동이 혼자서도 가능하고 고층건물 이동시 엘리베이터 내에 탑재가능 할 수 있도록 고안된 다목적 사다리. 이동 및 휴대가 편리하고 보관 시 좁은 공간에도 수납이 가능하도록 접이식으로 설계되었으며 알루미늄 합금 캐스팅 제품이기 때문에 인장강도가 높고 견고하다. 구조, 구급활동시 다용도로 사용이 가능하고 발판부분은 야간에 사용시 식별이 잘되도록 야광처리 되어 있고 길이 조정이 가능하며 피막처리되어 악천우에도 사용이 가능하다.

다목적형들것 多目的形~ combination stretcher 메인스트레처라 하며 신속, 편리, 안전한 이송을 목적으로 하는 들것. = 아파트형들것.

다발성결절성동맥염 多發性結節性動脈炎 polyarteritis nodosa 작고 중간 크기의 동맥이 손상된 혈관 질환. 혈액을 공급하는 조직의 괴사를 초래한다. 기타 장기나 장기 조직도 손상될 수 있다. 이 질환은 20대와 50대 사이의 남성과 여성에게 나타난다. 증상으로는 체온 상승, 복부 통증, 몸무게 감소, 신경계 손상 등이 나타난다.

다발성경화증 多發性硬化症 multiple sclerosis 병인은 알 수 없으나 뇌와 척수의 신경섬유를 덮고 있는 보호수초의 탈락이 현저한 질환. 증상이 악화되는 주기가 있다. 첫 징후는 무감각(numbness), 사지나 얼굴 한편에 생기는 비정상감각, 근육 약화, 현기증과 복시증과 부분 시각상실과 같은 시력 장애가 있다. 진행 후에는 근조절 상실, 비정상적 반사와 배뇨곤란이 나타날 수 있다. 질환의 경과는 보통 연장되며 재발되기도 한다.

다발성골수종 多發性骨水腫 multiple myeloma 형질세포에 의해 생성된 항체의 기능 장애로 인해 나타나는 악성 면역증식성 질환. 골수 내에서 B림프구에서 분화된 형질세포가 악성화되어 무제한으로 증식하고 단세포군 면역 글로블린이 다량으로 생산되어 나타난다. 발병 후 증상이 나타날 때 까지는 1~2년 걸리며 서서히 경과한다.

다발성근염 多發性筋炎 multiple myositis 주로 사지 근육과 경부의 만성 염증성 질환. 근 섬유들의 위축, 경화 등 변성을 동반한다. 근 조직에 많이 함유된 creatin phosphokinase, aldrase 등의 효소가 상승하고 근전도에서도 근섬유의 변성, 중심성핵, 림프구, 형질세포의 침윤, 섬유화 등이 나타난다.

다발성근육통류마티스 多發性筋肉痛~ polymyalgia rheumatica 큰 동맥의 질환. 다발성 류마티스는 허리, 어깨, 목의 통증과 함께 근육에 영향을 준다. 다른 형태인 두부 동맥은 뇌 동맥에 영향을 주어 심한 두통을 일으킨다. → 측두 동맥염(temporal arteritis).

다발성손상드레싱 多發性損傷~ multitrauma dressing 내장적출, 절단이나 큰 열상처럼 큰 상처를 덮는 데 사용하는 큰 거즈 드레싱(36 × 36 × 10인치).

다발증성의 多發症性~ polyleptic 증상의 심한 정도에 변화(재발과 회복이 번갈아 오는 상태)가 있는 질환 혹은 상태.

다본 darvon 중추신경계에 작용하는 합성모르핀 유사약물. 진통작용은 점약하나 의존성이 잘 안 생기는 약물. 32mg, 65mg의 캡슐(capsule)이 있고 Darvon-n은 10mg/㎖ 현탁액 및 100mg 정제가 있다.

다분기연결구 多分岐連結具 water thief 긴 호스에 장착된 구경 63.5mm(2⅛in.) 이상의 관부속으로서 보다 작은 구경의 호스라인들을 연결할 때 사용하는 기구. 흡수구는 암피팅, 방수구는 수피팅으로 되어 있으며, 이외에도 밸브가 달린 여러 개의 소구경 방수구가 있다.

다분만부 多分娩婦 grand multipara 7회 혹은 그 이상 출산을 한 여성.

다산 多産 multiple birth 한 번의 분만동안 두 명 이상의 아기를 분만하는 것.

다상성인격 多相性人格 multiple personality 동일한 사람 안에 둘 이상의 인격체가 존재하는 비정상적 상태. 여러 가지 성격들 중에 다른 성격들을 인식하지 못한다. 하나의 인격체에서 다른 인격체로 갑자기 변하고 스트레스와 관련된다. = 다중인격.

다소성심방빈맥 多巢性心房頻脈 multifocal atrial tachycardia : MAT 다수의 심방조율에 의해 발생하는 불규칙적 빈맥 현상. 적어도 각기 다른 세 가지 P파 모양과 PR간격의 변화가 나타남.

다소성의 多巢性~ multifocal 많은 병소의 또는 하나의 병소 이상에서 유래되는. = 다병소성의.

다시-바이스바하의식 ~式 Darcy-Weisback formula 유체가 원형 도관을 통과할 때 발생하는 마찰

손실을 계산하는 식. H = P₁ − P₂/r = f(l/d) (u²/2g)에서, h는 관마찰손실, f는 관마찰계수, l은 관의 길이, d는 관의 내경, r는 비중량, u는 유체의 유속, g는 중력 가속도를 나타낸다.

다시증 多視症 polyopia 한 개의 물체가 여러 개의 상으로 보이는 시각장애. 한쪽 혹은 양쪽눈에서 나타난다. → 복시(diplopia).

다식증 多食症 polyphagia 음식섭취욕이 강해져 음식을 비정상적으로 많이 먹는 증세. 뇌기질질환이나 정신박약, 정신분열증 등에서 볼 수 있다.

다신호식감지기 多信號式感知器 addressing detector 한 개의 감지기내에 서로 다른 종별 또는 감도 등의 기능을 갖춘 것으로서 일정시간 간격을 두고 각각 다른 두 개 이상의 화재신호를 발하는 감지기.

다염화바이페닐 多鹽化~ polychlorinated biphenyls : PCB 플라스틱, 절연체 그리고 불꽃이 퍼지는 것을 느리게 하는 화학물질을 만드는데 사용하는 화학물질의 집단. 모두 독이 될 수 있다.

다용도배관설비 多用途配管設備 multipurpose piping system 위생 및 소화 겸용으로 단독주택과 조립식 주택에 설치된 배관설비.

다우니세포 ~細胞 Downey cells 감염성 단구증가증 환자에게 발견되는 백혈구.

다우메탈 dowmetal 85% 이상의 마그네슘이 함유된 마그네슘 합금.

다우썸 dowtherm 액상의 열 전달 매체.

다운윈드 downwind 바람이 부는 방향.

다운윈드레그 downwind leg 항공기 이동 패턴의 한 형태로 바람과 평행한 상태의 이동.

다운증후군 ~症候群 Down syndrome 염색체 이상증후군 중 가장 흔한 것으로 상염색체를 침범하는 질환. 90% 이상이 21 삼체성으로 47개의 염색체를 갖는다. 산모의 연령이 가장 중요한 발생인자로 알려져 있는데 산모 연령이 35세가 넘으면 발생빈도가 급속히 증가한다. 임상적으로 둥글고 납작한 얼굴형과 외상방으로 경사진 눈꼬리 및 내안각 췌피등의 소견이 몽고인과 유사하여 과거에는 몽고증 또는

몽고인 백치 등으로 불리웠다. 예후는 불확실하나 40%는 10세 이전에 사망하고 대부분 감염이나 심장질환이 조기 사망의 중요 원인이 된다. = trisomy 21, 몽고리즘(mongolism).

다운파카 downparka 수조의 우모로 공기의 층을 두텁게 하여 보온 효과를 높이는 방한복. 오리과의 새털이 최우수품으로 알려져 있다. 그러나 최근에는 오리과의 솜털(down)이 고가이므로 다른 우모와 섞어서 만든 것이 시중에 많이 있다. 대용품으로 나이론제도 나와있으나 화학섬유는 보온성이 낮다. 우모복은 보통 자켓형의 상의를 지칭하는데 하반신용의 우모 바지도 있다. → 우모복(羽毛服).

다원유전자 多元遺傳子 polygene 함께 형질을 결정하는 유전자 집단. 예를 들어 각 개체는 작은 효과를 나타내지만 함께 작용하여 한 사람의 크기, 몸무게, 지능에 영향을 미치는 상호작용을 하는 유전자.

다음다갈증 多飮多渴症 polydipsia 지나친 갈증. 당뇨병에서 혈액 내 글루코스가 고농도로 존재하며 소변 증가를 통한 수분 배설이 삼투적으로 증가한다. 결과적으로 저혈량과 갈증을 유발한다.

다이곡신 digoxin 심장수축력과 심박출량을 증가시키는 약물. 심판막질환, 고혈압, 허혈성 심질환, 선천성 심질환, 심방세동, 조동에 의한 빈박, 발작성 심방성 빈박등의 부정맥, 갑상선기능항진증 및 저하증, 빈박의 예방 및 치료에 쓰인다. 투여량은 초회 0.25~0.5mg을 2~4시간마다 충분한 효과가 나타날 때까지 지속한다. digitalis에 대한 과민반응이 있거나 심실세동, 심실빈맥, 경동맥동 증후군환자는 금기이다.

다이나믹로프 dynamic rope 고공작업이나 구조작업시 사용하는 로프. 추락사고가 발생할 수 있는 장소에서 주로 사용한다.

다이너마이트 dynamite 기제(基劑)로서 니트로글리세린 또는 니트로글리콜을 약 6% 이상 함유하는 폭약. 니트로글리세린은 폭발력이 강력하나 액상(液狀)이며, 또 외력(外力)에 대하여 극히 예민한 물질이므로 그대로 취급하는 것은 매우 위험한 일이다. 이것을 폭발약으로서 안전하게 사용할 수 있도록 연구를 거듭한 A.노벨은 1866년 규조토(硅藻土)에 니

트로글리세린을 흡수시킴으로써 안전하게 취급할 수 있는 가소성(可塑性) 폭약을 만드는 데 성공하여, 이를 다이너마이트라 명명하였다.

다이버 diver 잠수사(潛水士)라고도 하며 잠수복과 특수 장비를 갖추고 직업적인 목적으로 잠수를 행하는 사람.

다이버시티수신 ～受信 diversity reception 페이딩의 영향을 경감하기 위하여 전계 강도 또는 신호 대 잡음비(S/N)가 다른 여러 개의 수신 신호를 합성, 또는 바꾸어 단일 신호 출력을 얻는 수신 방식. 보통 서로 다른 전파로, 편파(偏波), 주파수 및 입사각 등을 단독으로 조합하지만 다시 이들을 상호 조합할 때도 있다.

다이브테이블 dive table 몸 안에 남아 있는 잔류질소를 수심과 시간에 따라 표시해 놓은 표. 고압 상태에서 질소가 체내에 녹는 것을 용해라고 한다. 압력이 낮아져 체내에 녹아 있던 질소가 빠져나가는 것을 배출이라 하고 몸 안의 질소가 전부 제거되는 데에는 24시간이 걸린다. 미처 빠져나가지 못하고 몸 안에 남아있는 잔류질소를 수심과 시간에 따라 배출 상태를 표시해놓은 것이 다이브 테이블이다.

다이빙 diving 물속으로 뛰어드는 동작.

다이빙반사 ～反射 diving reflex 얼굴, 코가 물에 잠기면서 나타나는 복잡한 심맥관계반사. 대뇌를 제외한 모든 곳의 혈관이 수축된다. 호흡억제, 심박동수는 서맥상태이고 혈관 수축으로 질식에 대한 저항현상이 나타난다. 뇌와 심장 혈류만 유지되고 꼭 필요한 곳으로만 산소가 공급된다. 물이 차가울수록 더 많은 산소가 심장과 뇌로 공급된다.

다이빙신발 diving shoes 잠수시 신는 신발. 바닥이 딱딱한 것, 부드러운 것, 운동화 같은 것 등 모양과 재질이 다양한데, 바닥이 부드러운 재질의 신발은 신발전체가 다이빙 슈트와 같은 재질로 되어 있으며 이음새는 본드로 봉합되어 있으며, 바닥이 딱딱한 신발은 신발 밑바닥에 별도의 밑창이 붙어 있고, 이 밑창은 약간 딱딱한 재질의 고무로 만들어져 있어서 다이빙시 다이버의 발을 보호할 수 있다

다이아프램식잔압계 ～式殘壓計 diaphragm pre- ssure gauge 탄성이 강한 막을 설치하여 수압에 따라 밀려 들어오는 정도를 측정하는 기계. 잔압계 밑바닥을 탄성이 아주 강한 막으로 막아 물이 들어오지 않게 하여 수압을 받으면 그 막이 안으로 밀려 들어오게 한다. 이 때 밀려들어오는 정도로 그 수심을 측정한다.

다이옥신 dioxin 제초제에 불순물로 포함되어 있거나 도시 폐기물이나 유기염소화합물을 소각할 때 불완전연소에 의해 발생되는 유해성분. 구리 용융로, 전기로, 목재난로, 석탄이나 자동차 연료 등의 화석연료 연소 등에서 다량 발생된다. 사염화다이옥신 (2,3,7,8-TCDD)은 발암성이 커 유해물질로 분류되어 있다. 다이옥신 제초제는 잔디나 수수 및 큰나무 등의 성장에는 지장을 주지 않으나 잎이 넓은 잡초나 덤불숲에 독성을 강하게 나타내므로 이들 잡초를 제거하는데 많이 사용된다. 월남전에서 오렌지 에이젠트(Orange agent)라는 고엽제를 다량 사용한 적이 있는데 이 제초제는 2,4,5-T와 2,4,-D(Dichlorophenoxy acetic acid)의 혼합물이며 이 중에 미량의 다이옥신이 불순물로 함유되어 있어 6세에서 14세 사이의 어린이 중에 기형아가 많이 발생하였다. 또한 많은 임산부들이 자연유산을 하였고 수많은 어린아이들이 유전성질환을 앓게 되었다. 50~80%가 소화기계통에서 흡수되고 일부는 피부를 통해 흡수되어 주로 간의 지방조직에 축적되는데 극성 다이옥신류는 대변과 소변을 통해, 비극성 다이옥신류는 대변과 젖을 통해 배설되므로 유아에게 독성이 오염되기도 한다. 사염화다이옥신에 폭로되었을 때 피부병, 간독성, 심장기능 저하, 흉선쇠약, 태아독성, 기형아 발생 등의 피해가 나타나며 암에 걸릴 위해도가 매우 높다. 오염되면 환자를 노출된 환경에서 즉시 대피시키고 가능한 가장 높은 농도(100%)의 산소를 투여하며 오염된 옷은 제거하고 피부를 비누와 물로 씻는다. 눈은 충분한 물과 식염수로 씻고 구조자는 보호복을 착용한다. 섭취 시에는 활성탄과 하제를 투여한다.

다이폴안테나 dipole antenna 안테나의 길이가 사용 파장의 2분의 1보다 짧은 경우에 안테나의 중앙

을 기준으로 상하 또는 좌우의 선상 전위 분포의 극성은 언제나 반대가 되어 다이폴과 같이 작용하는 안테나.

다익형팬 多翼形~ sirocco fan 건물의 환기설비 및 공조설비에 주로 사용하는 팬. 임펠러에는 폭이 좁은 여러 개(48~64장)의 날개가 달려 있다. 다익 팬은, 풍량과 정압이 동일할 경우, 터보 팬이나 리밋로드(limit load)형 팬에 비해 소형의 것을 사용할 수 있다. 따라서 성능이 동일할 경우에는 다른 형태의 팬에 비해 저가이며, 설치공간 등을 절약할 수 있다는 장점이 있다. 반면에, 효율이 낮아 동력비가 많이 들고, 동일 성능의 다른 팬에 비해 소음이 크다는 단점을 가지고 있다.

다인자유전병 多因子遺傳病 multifactorial disorder 다수의 유전적 요인과 환경적 요인의 상호작용의 총화가 어느 역치를 넘었을 때 나타나는 유전질환. 생활습관을 개선함으로써 예방할 수 있으며 나타날 수 있는 주요 질병은 고혈압, 통풍, 신결석, 분열증, 조울증, 십이지장 궤양 등이 있다.

다인자의 多因子~ multifactorial 두 가지 이상에 의해 초래되는 질병이나 상태. 이분척추, 천식과 선천성 거대결장(Hirschsprung's disease)과 같이 유전적 요인과 환경적 요인에 의해 유발되는 질병이 이에 해당된다.

다종음향경보 多種音響警報 distinctive signal 음성, 벨, 부저 등 여러 가지 소리로 경보음을 발하는 것.

다주파무전기 多周波無電機 multi-frequency radio 다양한 주파수를 가지고 있고 사용할 수 있는 무전장치.

다중경보장치 多重警報裝置 multiple station alarm device 단일 경보장치들을 상호 연결시켜 하나의 원인이 발생할 경우 모든 경보기가 동시에 작동하도록 만든 경보장치. = 연동경보장치(連動警報裝置).

다중대역안테나 多重帶域~ multiband antenna 서로 배수(倍數) 관계에 있는 주파수를 한 개의 안테나로 송신하여 수신되도록 소자의 길이를 설계한 안테나. 3.5MHz, 7MHz를 송신할 경우, 3.5MHz로는 반파장, 7MHz로는 1파장의 안테나를 사용하는 것

으로 아마추어 무선 등에서 널리 사용된다.

다중반사반향 多重反射反響 multiple reflection echo 전자가 대지, 구조물 또는 전리층 등에서 반사하면서 몇 가지 경로에 따라 전파하는 경우, 각각의 경로에 따라 전파 시간이 다르기 때문에 발생하는 반향. 전리층 반사파가 지면과 전리층 사이를 정규 반사한 전파와 그 이상의 횟수로 왕복한 전파 사이에 시간 차가 있을 때 발생하는 반향이 한 예이다.

다중반사음향측심기 多重反射音響測深器 multi-beam echo sounder 배가 이동하면서 다중음향신호를 발사하고, 이를 다시 수신함으로써 수심과 해저지형을 동시에 관측·기록하는 측심기. 기존 음향측심기가 조사선의 수직하부 한 지점의 측심만 할 수 있는 것과는 달리 이 측심기는 송·수파 가능 범위의 해저 횡단면 전체를 동시에 측심할 수 있다. 정밀도에서도 기존의 측심기보다 우수하기 때문에 미국 등 선진국에서는 이것을 이용하여 해저 지형도를 다시 작성하고 있다. 측정된 자료는 선상에 있는 컴퓨터를 통해서 실시간 등심도 또는 지형도가 컬러그래픽으로 작성되며, 여러 형태의 정보로 분석·처리된다. 천해용과 심해용이 있는데, 심해용은 11,000m까지 측정할 수 있다. 미국에서 1960년대 중반 군사용으로 처음 개발하여 독점 생산하였다.

다중반사전파 多重反射傳播 multi-hop transmission 대지와 전리층 사이에서 전파가 반사나 굴절을 되풀이하면서 수신국에 전파되어 가는 것. 직접 전파할 때보다 훨씬 먼 거리의 수신점에 도달할 수 있다.

다중사고 多重事故 multiple casuality incident : MCI 정상적인 반응에 직면한 것보다 더 많은 질병이나 손상된 피해자가 있는 상황. 이런 상황은 환자 평가, 치료와 이송의 방법을 변화시킨다. 변화하는 정도는 피해자의 수와 지역 지침에 따른다.

다중송신방식 多重送信方式 multiplex 한 가지 혹은 두 가지의 같은 주파수보다 향상된 방식으로 두 가지나 혹은 더 많은 다른 형태의 정보를 동시적으로 송신하는 방식.

다중신호 多重信號 multiple signal 다중 통로를 전파하여 온 전파 개개의 합성된 신호. 그 결과 수신 신호에 일그러짐이 생겨 무선 전신 전화, 텔레비전, 사진 전송 등에 방해가 생긴다.

다중에어백시스템 多重~ multiplex airbag system 여러개의 에어백이 작동하도록 한 장치. 구조 대상물을 한번에 36cm에서 최대 122cm까지 들어 올릴 수 있고 단계적으로 아래서부터 하나씩 들어 올리고, 또한 바닥이 고르지 못한 장소에서도 작업이 가능하며 모든 에어백은 각각 독립적으로 작동할 수 있으며 각 에어백 사이의 접합부분의 강도가 lifting 에어백에서 가장 높다. 에어백의 표면이 안전을 고려해서 특수 처리되어 있고, 접합부분은 접착식이 아닌 일체형으로 제조되어 있어서 결코 찢어지거나 결합부가 떨어지는 일이 발생하지 않으며 작업시 각각의 에어백에 통합 console을 이용하거나 또는 분리된 각각의 console을 이용해 작업할 수 있고 작업자의 안전을 위해서 에어백으로는 유일하게 백업 릴리프 밸브(1bar)를 설치하였다. 전세계에 유일한 hurst 다중 lifting 에어백 시스템은 독특한 설계로 안정성을 더욱 증가시켜 에어백의 움직임을 줄일 수 있고 각 에어백마다 설치된 릴리프 밸브는 에어백의 과다 팽창을 막을 수 있으며 특수 처리된 표면은 에어백 lifting시 대상물과의 접촉을 강화시켜 작업을 효과적으로 할 수 있고, 혁신적으로 설계된 다중 lifting 에어백 시스템은 접합부분이 더욱 강하고 내구성 또한 뛰어나며 에어백을 손상 없이 접거나 말아서 보관할 수 있다. 에어백과 기타 악세사리(릴리프 밸브, 커플링)는 쉽게 수리가 가능하고 아주 얇아서 협소한 공간에서도 사용이 가능하다.

다중이용업 多衆利用業 multitude using business 불특정 다수가 이용하여 화재 등 유사시 많은 인명 피해가 발생할 우려가 있는 영업장을 지칭하는 것. 소방법에서 당해 대상에 대하여 적용할 수 있는 소방시설보다 더욱 강화시킨 소방, 방화시설을 설치해야 하는 업종.

다중채널 多重~ multiplexer 여러 신호를 통합하여 단일 채널로 전송하는 장비.

다중통신 多重通信 multiplex communication 하나의 전송선로나 반송파에 둘 이상의 정보를 실어 동시에 전송하는 통신방식. 많은 정보를 싣는 방법으로서는 주파수에 따라 채널을 나누는 주파수분할 다중방식과 시간을 잘라 채널을 나누는 시분할 다중방식이 있다.

다중화 多重化 multiplexing 하나의 전송매체를 여러 개의 논리적 통신채널이 공유할 수 있는 것. 하나의 통신 회선으로 동시에 여러 가지 통신이 가능한 방식. 이것은 주파수 대역을 몇 개의 부분으로 나눈 다음 각 채널을 각각의 반송파에 실어 변조하여 동시에 전송하는 주파수분할 다중화(FDM)방식과 하나의 회선을 시간적으로 잘게 쪼개어 하나의 시간구간에 하나의 채널을 배당하여 펄스부호변조(PCM)방식으로 신호를 보내는 시간분할 다중화(TDM)방식이 있다. 신호를 분류하기 위한 설비를 갖추고 있는 통신채널(또는 신호라인 회로)에서 다중 신호를 동시에 또는 순차적으로 송 수신하는 것, 동시 및 순차 양방식 모두로 송 수신하는 것을 특징으로 한다.

다지증 多指症 polydactyly 손가락, 발가락의 수가 정상보다 많은 선천적 결함. hyperdactyly, polydactylism으로도 알려짐.

다채널접속 多~接續 multi-channel access : MCA 전파 이용 효율을 높이기 위한 방법의 하나. 다수의 사용자가 복수의 무선 채널을 일정한 제어하에 공유하게 하여 각 무선국이 비어 있는 채널을 선택해서 통신하게 하는 방식. 위성 통신에서의 다원 접속(MA)과 본질적으로 같은 것인데, 이동 무선 통신에서는 다채널 접속(MCA)이라고 하며 이러한 방식의 육상 이동 통신 시스템을 MCA 시스템 또는 MCA 육상 이동 통신 시스템이라고 부른다.

다클론성의 多~性~ polyclonal 정확히 똑같은 세포나 장기 집단을 말하며 정확히 똑같은 세포로부터 유래한다.

다태아분만 多胎兒分娩 multiple birth 한 번 분만으로 한 명 이상의 아기를 출산하는 것. 다태아 분만의 경우 첫아이를 낳고도 자궁수축 진통이 계속되며 첫째아이와 둘째 아이의 분만 간격이 30분 이내에 이루어진다. 두 번째 아기가 출생하기 전에 첫 번째 아기의 제대를 결찰 하거나 묶는다. 두 번째 아기는 태반이 만출되기 이전에 분만하거나 이후에 분만될 수도 있다. 다태아분만 시 합병증으로는 조기진통, 자궁기능장애, 이상태위, 제대탈출, 태반조기박리 또는 산후 출혈 등이 단태 임신보다 더 자주 발생할 수 있으므로 다태아분만 시에는 소생술을 위한 충분한 장비와 인력이 준비되어야한다.

다태임신 多胎妊娠 multiple pregnancy 둘 이상의 태아를 동시에 태(胎) 안에 배는 상태. 고등동물일수록 태아가 하나인 단태가 되는 경향이 높다. 태아 수에 따라서 쌍태·3태·4태·5태라고 하며, 사람의 경우 그 빈도는 외국의 예를 볼 때, 쌍태는 80건에 1건, 3태는 6,400건에 1건, 4태는 51만 2,000건에 1건, 5태는 4,096만건에 1건의 비율이라고 한다. 다태임신은 동시에 두 개 이상의 난자가 난소에서 배출되고 각각 동시에 수정됨으로써 일어난다. 쌍태 임신의 경우는 독립된 두 개의 수정란에 의한 2란성 쌍태 이외에 한 개의 수정란에서 생기는 1란성 쌍태가 있다. 2란성 쌍태는 유전성을 볼 수가 있다. 일반적으로 개개의 태아가 작고 조산하기 쉬우며, 특히 3태 이상의 경우는 전부 순산하는 예가 드물고, 4태 이상일 때는 태아가 완전발육하는 예는 거의 없으며, 5태 이상은 세계적 기록으로 남는다. 지금까지의 기록은 6태로 알려져 있다. 5태 모두 살아서 자란 다태아의 이야기로는 캐나다의 디온(Dionne) 자매가 유명하다. 그리고 다태의 유전성을 증명하는 실례로서, 오스트리아 빈의 어느 주부가 세 번의 쌍태, 여섯 번의 3태, 두 번의 4태로 모두 32명을 분만했다고 하는데, 본인은 4태아 중의 하나였고, 남편은 쌍태아 중의 하나로 태어났다고 한다. 배란이 없어 임신을 못하는 여성에게 쓰이는 배란유발제(排卵誘發劑)는 여러 개의 배란현상을 빚게 하여 다태 임신을 일으키는 수가 있다.

다한증 多汗症 polyhidrosis 보통 이상으로 많은 양의 땀을 흘리는 증세. 원인으로는 땀샘의 기능항진 상태, 땀샘에 대한 약리학적 작용을 지닌 약제, 발한 신경의 이상 등 여러 가지 원인으로 일어난다. 다한증은 전신성다한증과 국소성다한증으로 나눠지는데, 전신성다한증은 체질적인 것 외에도 바제도병, 류머티스성관절염, 당뇨병, 임신, 갱년기 등에서 나타난다. 또한 체온조절중추의 흥분이나, 뇌진탕, 파킨슨병, 교감신경계장애 등과 같은 이상상태라든지, 약제, 즉 항콜린에스테라제나 해열제 등으로도 일어난다. 국소성다한증은 안면, 겨드랑이, 손바닥, 발바닥, 외음부에 정신적인 긴장으로 인하여 보통 이상으로 땀을 흘리는 것을 말한다. 진행마비, 반신불수, 신경염 등에서는 침해된 부위에 따라서 얼굴 또는 전신의 좌우 어느 한 쪽의 다한을 볼 수 있는데 이것을 편측성다한증(片側性多汗症)이라 한다. 체질적인 다한증에는 근본적인 치료법은 없으나, 일상생활에서 편안한 마음으로 정신의 안정을 꾀해야 한다. 정신안정제·자율신경차단제를 이용하는 경우도 있다.

다행감 多幸感 euphoria ① 안녕감이나 도취감. ② 현실에 기초하지 않고 상황에 부적절하게 비정상적으로 과장된 신체적, 정서적 안녕감. 정신 질환, 약물중독, drug-induce state에서 볼 수 있다.

다혈증의 多血症~ plethoric 피부 바로 아래층의 혈관 충혈로 피부색이 검붉게 되는.

다형의 多形~ polymorphous 많은 다른 형태로 존재하는 것들. 다른 단계에서 구조적 변화가 가능한.

다형의 빛발진 多形~發疹 polymorphous light eruption 햇빛에 민감한 환자에게 태양광선 혹은 자외선에 대한 공통반응. 정상 피부에 작고 붉은 발진과 물집이 생긴다.

다형핵백혈구 多形核白血球 polymorphonuclear leukocyte 세포핵이 여러 개의 엽으로 나뉘어 얇은 세포질 실로 연결되어 있는 과립백혈구. 호중구, 호산구, 호염기구가 포함된다.

다형홍반 多形紅斑 erythema multiforme 홍반, 구진, 소수포, 팽진, 수포 등의 다양한 병변이 나타나는 증상군. 특징적으로 동심원이 여러개 나타나는 표적모양 또는 홍채모양의 병변이 나타난다. 심한 발열증이 있으며 구강점막, 눈, 코 등에도 병변이 올 수 있다. 국소적으로 습포법이나 스테로이드 크림을 도포하고 전신치료제로 항생제를 사용하기도 하는

데 심하면 수액제를 사용하며 스테로이드 전신 투여를 하기도 한다.

다환방향족탄화수소 多環芳香族炭化水素 polyaromatic hydrocarbons : PAHs 두 개 이상의 벤젠핵이 결합한 벌집모양의 복잡한 분자구조로 된 화합물. 독특한 향기가 나는 방향족 화학물질의 일종이므로 어린아이들이 쉽게 입으로 가져가는 수가 있다. 가정에서 흔히 옷을 보관할 때 좀을 방지하기 위해 방충제로 사용하는 나프탈렌도 여기에 속하는 물질이다. 대기중에 방출되는 다환 방향족 탄화수소는 거의 유기물질의 불완전연소에 의한 것으로 연소온도가 낮은 경우보다는 500℃ 이상의 높은 온도에서 더 잘 발생되는 것으로 알려져 있다. 인체에 흡입되면 폐에 존재하거나 다른 여러 조직내에 흩어져 분포된다. 체내에 분포된 다환 방향족 탄화수소는 물질대사과정에서 거의 산화되지만 물질대사 과정에서 발생하는 대사중간물질이 높은 발암성을 갖는다는데 문제가 있다. 물에 잘 녹지 않아 세포 내에서 단백질, 유전자 등과는 반응을 일으키지 않으므로 그 자체로는 발암성을 갖지 않는다. 그러나 고농도의 경우에는 원형질 막에 부착하여 세포의 기능을 방해하게 되고 세포기능에 손상을 끼치게 된다. 대사중간물질은 대체로 식도, 위장, 피부 등에 종양이나 암을 일으킬 가능이 있고 기형아의 원인이 될 수도 있다.

닥터칼 doctor knife 제지공장에서 각종 롤러 및 드라이어에 붙은 습지, 지료 등을 제거하거나 종이에 주름을 넣거나 또는 코팅공정에서 과잉의 코팅제를 제거하는데 사용하는 긴 금속칼날 또는 철판.

단골 短骨 short bone 넓이와 길이가 비슷하며 골수 강이 없는 짧은 뼈. 족근골, 수근골 등이 여기에 속한다. = 짧은뼈.

단관절 單關節 simple joint 견관절이나 고관절처럼 두 개의 뼈가 관절을 이루는 것. = 단순관절.

단관호스호흡기 單管~呼吸器 single hose respiratory apparatus 공기통 내의 고압공기를 일정 수심에서 잠수사가 호흡할 수 있도록 1단계로 130psi로 압력을 낮추어 2단계로 공기를 공급하는 것.

단구성백혈병 單球性白血病 monocytic leukemia 단구를 주로 형성하는 혈액생성 조직의 악성종양. 증상은 허약, 발열, 식욕부진, 체중감소, 비장비대, 피부질환, 빈혈 등이 특징이다. Schilling's 백혈병이 있고 Naegeli's 백혈병은 더 흔하다.

단구조 檀構造 platform construction 1층을 플랫폼처럼 건축한 목조구조. 벽 사이의 공간에 의한 연소의 위험이 없다.

단구증가증 單球增加症 monocytosis 순환혈액 내 단핵구 비율의 증가.

단권변압기 單券變壓器 autotransformer 전기적으로 연속된 한 개의 권선에 한 개 이상의 인출구를 설치한 변압기. 변압기의 1차 및 2차 회로가 권선의 일부를 공용하는 것.

단극성뉴런 單極性~ unipolar neuron 뇌척수 신경절 세포에서 볼 수 있는 것. 세포체로부터 나오는 하나의 돌기가 두 개로 나뉘어져 축삭돌기와 수상돌기를 이루고 있는 뉴런.

단극성우울반응 單極性憂鬱反應 unipolar depressive response 우울 증상만 특징적으로 나타나는 정신 질환.

단극안테나 單極~ monopole antenna 안테나의 복사 소자가 하나로서, 그 영상(影像)이 생기는 다른 도체와의 사이에 급전하는 형식의 안테나. 다른 도체가 무한대인 완전 도체 평면 지판(地板)인 것을 완전 단극 안테나라고 하며, 이론적인 기본 특성을 생각할 경우에 쓰인다. 영상을 만드는 다른 도체로서 대지를 이용한 것을 접지 안테나, 유한한 것으로는 카운터포이스(counter-poise)나 금속판을 사용하고 있다.

단극유도 單極誘導 unipolar lead 하나의 양극(陽極)과 관계점으로 구성된 심전도의 유도.

단기간입원기록지 短期間入院記錄紙 short-form medical record 단기간 입원한 환자에 관한 기록지. 주로 편도선 절제술, 방광경검사, 포경수술등 입원기간이 48시간 이내인 단기간 입원환자에게 사용하며 환자의 인적사항, 환자의 상태, 신체검진에서 발견된 사항, 치료내용 등 그 환자의 진단과 치료를 입증할 수 있는 충분한 내용이 기록되어야 하고 주치의사의 서명이 있어야 한다. 단기간 입원이 예상되어 이 서식을 쓰기 시작하였어도 합병증이 생기거나 예기치 못했던 사망이 발생하면 이 서식의 사용을 중지하고 정규 서식을 써야 한다.

단기급성의료 短期急性醫療 acute care 심각한 질병이나 외상에 대한 치료.

단내전근 短內轉筋 musculi adductor brevis 치골체하면과 장내전근의 기시부에서 일어나기 시작하여 조선의 중간 1/3지점에 정지하며 대퇴의 내전, 굴곡, 외회전에 관여하는 대퇴의 내측면부 근육(Muscles of medial compartment of thigh). = 짧은내향근.

단단입천장 = 경구개.

단당류 單糖類 monosaccharide 가수분해되지 않는 하나의 기본 당 단위로 구성된 탄수화물. 단맛이 있고 일반식 CH_2O를 갖는다.

단독 丹毒 erysipelas 발적, 부종, 수포, 발열, 통증, 림프절 부종의 특징을 갖는 염증(봉와직염). 원인균은 연쇄상구균이다.

단독형연기감지기 單獨形煙氣感知器 electrically operated single smoke detector 한 개의 케이스 안에 연기감지기, 신호처리장치, 음향장치 등이 모두 수용되어 있는 화재감지기.

단독형화재경보기(전지내장식) 單獨形火災警報器(電池內裝式) self-contained type fire alarm device 화재로 인한 열이나 연기, 불꽃 등을 감지하는 부분, 신호를 처리하여 경보를 발하는 부분 및 작동에 필요한 전지까지 모두 내장하고 있는 화재경보기.

단동피스톤펌프 單動~ single action piston pump 피스톤이 한쪽 방향으로 움직일 때에만 물을 토출하는 피스톤 펌프.

단두술 斷頭術 decapitation 분만이 가능하지 않을 때 태아의 머리나 골두를 자르는 것.

단두증 短頭症 brachycephaly 관상 봉합의 미성숙한 봉합으로 머리 외측이 과도하게 성장하고 외관상 폭이 넓은 두개골의 선천적인 기형.

단락[1] 短絡 short circuit (화재) 두 개의 전선이 어떤 원인에 의해 서로 접촉되는 현상. 전기화재를 일으

키는 원인 중 가장 많은 비중을 차지한다. 이러한 경우 대부분의 전압이 그 접촉부에 걸리게 되고 접촉부의 낮은 저항차에 의해서 매우 큰 전류가 흐르게 되는데 이 전류는 전압실 내부의 배선인 경우에도 보통 1,000암페어(A) 이상이 된다. 이러한 전류는 대단히 많은 열을 발생하며, 순간 폭음과 함께 주위에 있는 인화성물질, 가연성물질에 접촉되어 발화하거나, 스파크에 의해 주위의 인화성 가스 또는 물질을 발화시킨다. 또한 전선의 피복이 연소하면서 발화되는 경우도 있다. 이러한 단락사고는 순간적으로 발생하는 것이므로 퓨즈나 전기차단기가 작동하지 아니하는 경우도 있으며, 전기설비나 장치 등을 사용하지 않는 경우에도 전선에 전압이 걸려 있으면 전류가 흐르게 되므로 발생할 수 있다. 단락사고가 발생하는 예로는 작업장, 창고 등에 가설된 전선이 노화되어 단락되는 경우 또는 박스내부의 나사가 진동, 충격으로 조임이 풀리거나 느슨하게 되어 단락되는 경우를 볼 수 있다. → 합선, 전류, 암페어, 인화성물질, 가연성물질, 발화, 스파크, 퓨즈, 전기차단기, 전압.

단락[2] 短絡 shunt (구급) 혈류를 한쪽으로 전환하는 것. 외과적으로 만든 문합이나 우회로. → 뇌실심방단락(ventriculoatrial shunt), 뇌실복막강단락(ventriculoperitoneal shunt), 우좌단락(right-to-left shunt).

단락반응 短絡反應 short-circuit reaction 욕구불만이나 갈등에 빠졌을 경우, 이를 합리적으로 해결하기 위하여 우회 또는 대처할 행동 등을 모색하거나 견디려 하지 않고, 정동적(情動的)인 직접 행동을 취하는 것. 일반적으로 인격의 발달이 미숙한 사람이나 갓난아이에게서 볼 수 있는 원시적인 반응으로서, 정신의학에서는 전간병질(癲癇病質), 정신지체, 정신분열증의 초기에서 흔히 볼 수 있는 증후이다. 이 경우는 타인의 입장, 생각, 가치관 등에 대한 배려는 전혀 하지 않고, 자기 중심적인 직접 반응을 한다. 범죄면에서는 방화, 폭행, 살인 등이 이 반응에 의하여 일어나는 일이 있다.

단량체 單量體 monomer 고분자화합물 또는 회합체(會合體)를 구성하는 단위가 되는 분자량이 작은

물질로서 스스로 중합하거나 중합체를 생성하는, 또는 중합하는 반응물질을 포함하는 불포화 유기화합물의 총칭. 이런 단량체는 액체(스티렌, 아크릴산에틸), 기체(부타디엔, 염화비닐) 또는 고체(아크릴아미드)일 수도 있으며, 다른 유기화합물과 같은 인화성의 특징을 나타내고 있다. 제어할 수 없는 중합반응이 일어났을 때 방출되는 발열로 인해 위험을 내포하고 있다. 일반적으로 공업에서 유용한 단량체는 분자량이 수십에서 수백의 반응성이 좋은 화합물이며, 그 제조는 석탄, 석유, 천연가스 등의 주원료로부터 복잡한 공정을 거쳐 합성되는 대규모 공업으로 발전하여 오늘날의 석유화학공업의 주요 부문을 이루고 있다. = 단위체, 모노머.

단로기 斷路器 disconnector 송전선, 변전소 등에서 주회로의 접속을 변경하기 위해서 회로를 개폐하는 장치. 단로기는 무부하상태(無負荷狀態)에서 작동한다.

단로장치 斷路裝置 disconnecting means 부하전류를 제거한 후에 회로를 차단하는 장치. 단로장치의 양쪽에서 회로는 기계적으로 구분되므로 점검 및 수리가 편리하다.

단무지굴근[1] 短拇趾屈筋 musculi flexor hallucis brevis 입방골과 외측설상골에서 일어나기 시작하여 무지의 근위지절골에 정지하며 무지의 굴곡에 관여하는 근육. = 짧은엄지굽힘근.

단무지굴근[2] 短拇指屈筋 musculi flexor pollicis brevis 단무지외전근과 나란히 달리며 굴근지대와 대능형골에서 일어나기 시작하여 무지의 기절골에 정지하고 무지의 굴곡작용을 하는 근육. = 짧은엄지굽힘근.

단무지신근 短拇指伸筋 musculus extensor pollicis brevis 요골의 후면, 골간막에서 일어나기 시작하여 무지의 기절골저에 정지하며 무지 기절의 신전과 외전에 관여하고 요골신경의 지배를 받는 전완의 근육(muscle of forearm). = 짧은엄지폄근.

단무지외전근 短拇指外轉筋 musculi abductor pollicis brevis 주상골결절 및 굴근지대의 요골단 전면에서 일어나기 시작하여 제1중수골두의 요측, 종자골 및 무지기절골저에 정지하고 무지를 외전하는 근육. = 짧은엄지벌림근.

단발신경변증 單發神經變症 mononeutropathy 하나의 신경에 침범하는 내과적 질환, 외상, 신경으로 잘못 주입된 약물, 전기 쇼크, 전위된 골절이나 부적절하게 적용된 부목이나 깁스붕대와 당뇨병에 의해 발생하는 신경통. → 좌골신경통(sciatica).

단방향통신방식 單方向通信方式 one-way operation system 어느 특정한 하나의 통신 상대에게 일방적으로 통보를 송신하는 무선 통신 방식.

단배체 單倍體 haploid 비상동염색체를 한 벌만 갖고 있는 성염색체. = monoploid.

단백뇨 蛋白尿 proteinuria 소변내에 비정상적으로 단백(일반적으로 알부민)이 존재하는 것. 정상 성인은 24시간 소변 중에 250mg 이하의 단백을 배설하나 지속적인 단백뇨는 보통 신장질환이나 고혈압, 심부전과 같은 질병으로 인해 신장의 합병증으로 나타나는 병적인 단백뇨의 경우와 격한 운동이나 장시간의 육체적 노동후에 일과성으로 나타나는 생리적 단백뇨의 경우가 있다. → 알부민뇨.

단백분해효소 蛋白分解酵素 protease 단백질의 분해를 돕는 효소. → 프로테오라이틱(proteolytic).

단백질 蛋白質 protein 모든 생물의 몸을 구성하는 고분자 유기물. 아미노산(amino acid)의 결합체. 단백질을 구성하는 아미노산에는 20종이 있으므로 이 20종의 아미노산이 몇 개, 그리고 어떤 순서와 어떤 방법으로 연결되느냐에 따라 단백질의 종류가 달라진다. 체내의 모든 단백질은 그 생물의 유전자(遺傳子)에 의하여 합성되며 세포 내에서 수많은 화학반응의 촉매 역할을 하고 있다. 세포 내에서는 각종 화학반응이 끊임없이 일어나고 있는데, 이 화학반응은 생물체를 구성하는 모든 물질을 합성하는 데 필요한 것이고, 또 생물의 활동에 필요한 모든 에너지를 공급하는 데 필요하다. 이 모든 화학반응은 필요한 시기에 필요한 양만큼, 그리고 필요한 장소에서 이루어져야 하는데, 이 조절 역할을 맡고 있는 것이 단백질이다.

단백질대사 蛋白質代謝 protein metabolism 음식에 있는 단백질이 에너지와 단백질 생성물을 위해 신체에서 사용되는 방법.

단백질키나아제 蛋白質~ protein kinase cAMP에 의해 활성화되어 특정 단백질(효소)의 인산화를 자극하는 효소. 인산화된 단백질은 활성화되거나 불활성화된다.

단백포소화약제 蛋白泡消化藥劑 protein foam concentrate 갈색으로서 독한 냄새가 있는 포소화약제. 포의 유동성이 작아서 소화 속도가 늦은 반면 안정성이 커서 재연방재 효과가 우수하다. 가격은 저렴하지만 부식성과 변질의 위험이 크다. 주로 단백질 가수분해 물질로 구성되고 동결 방지, 저장 용기의 부식 방지, 미생물 분해의 방지 등을 위한 첨가제나 반응 억제제가 첨가되어 있다. 주로 동·식물성 단백질의 가수분해 생성물에 포안정제인 제1철염을 첨가하여 제조한다. = 단백포.

단비골근 短腓骨筋 musculi peroneus brevis 비골체의 하부 2/3점에서 일어나기 시작하여 제5중족골에 정지하며 발의 외번과 장측굴곡에 관여하는 하퇴의 외면부 근육(lateral compartment). = 짧은비골근.

단상교류 單相交流 single-phase alternating current 기전력(起電力)이 하나[기전력이 둘 이상인 경우에도 위상(位相)이 같은]인 교류. 하나의 전원과 부하가 두 개의 전선으로 연결된다. 단상교류는 전력을 안정적으로 보낼 수 없고 송전손실이 많은 결점이 있지만 가정용 전기기구 등에서는 널리 사용된다. → 기전력, 위상.

단상지석고붕대 短上肢石膏繃帶 short arm cast 주관절 말초부터 손의 관절까지의 석고붕대.

단색광 單色光 monochromatic light 하나의 파장만을 갖는 빛 또는 하나의 파장으로 대표되는 좁은 파장 범위에 포함되는 빛. 분광 측광 등에 쓰인다. 스펙트럼의 1파장만을 꺼내고, 선 스펙트럼을 내는 광원에 필터를 써서 만들 수 있다.

단선 單線 single-wire line 한 줄기로 된 전선. 굵어지면 유연성이 떨어져 취급하기 곤란하다. → 전선, 연선.

단선고장 斷線故障 open circuit fault 회로의 선이 절단되어 회로가 개방되는 것.

단선배치 單線配置 simple hose lay 급수원과 노즐 사이에 한 줄의 호스라인만을 배치하는 것. 여러 본의 호스를 삽입하여 길이를 연장시킬 수 있다.

단선통신 單線通信 simplex 의사소통의 형식으로 송신이나 수신할 때 단지 한 방향으로 주파수를 전달하는 방식.

단성생식 單性生殖 parthenogenesis 수정되지 않은 난자에서 개체가 발생하는 생식 형태. = 처녀생식.

단소지굴근 短小趾屈筋 musculi flexor digiti minimi brevis 유구골구와 굴근지대에서 일어나기 시작하여 제5지의 기절골저에 정지하고 제5지의 굴곡 작용을 하는 근육. = 짧은새끼굽힘근.

단속 斷續 contact 전류를 개폐시키는 것.

단속정격 斷續定格 intermittent duty rating 장치, 기기 등이 연속적으로 작동하지 않고 어떤 지정된 시간 동안에만 작동하는 경우의 지정된 정격.

단속화염노출시험 斷續火焰露出試驗 intermittent flame exposure test 지붕의 건축자재를 그 종류에 따라 3회에서 15회까지 일정한 시간 간격을 두고 화염에 노출시키는 시험.

단수로 수영장 短水路 水泳場 25-meter course 보통 25m 수영장을 뜻하며 단수로 국제대회도 개최됨.

단순기도기 單純氣道器 simple airway tool 기도유지를 위해 사용되는 간단한 기구. 구강인두기도기와 비강인두기도기가 이에 속한다.

단순들것 單純~ pole stretcher 간편하게 환자를 이송할 수 있는 들것. 손잡이 표면이 거칠어 구급대원이 잘 잡을 수 있도록 제작되어 있으며 폴대는 대체로 알루미늄으로 되어있다.

단순부분발작 單純部分發作 simple partial seizure 발작증세가 몸의 한 부분 또는 그 이상의 사지에 국한되어 나타나는 부분적 발작.

단순산소마스크 單純酸素~ simple oxygen mask 마스크의 산소 투여 장치. 입과 코를 덮는 구조로 되어 있으며 35~60%의 산소 농도를 분당 6~15ℓ의 비율로 투여할 수 있다.

단순술기 單純術技 simple skill 술기의 항목 중 비교적 소수의 단계로 구성되며 개개의 기초 단계뿐만 아니라 하위술기를 설명하는 1~2단계. 단순술기의 단계가 제한되고 분명한 순서가 있기 때문에 의식적인 노력 없이도 반복적인 실습을 통해 익힐 수 있다.

단순안면마스크 單純顔面~ simple face mask 40~60%의 산소 농도를 전달하는 구급장비. 분당 6ℓ 이하는 호기시 이산화탄소가 마스크 내에 축적될 수 있으므로 이 장치를 통하여 투여되지 않는다. 중정도의 저산소증이 있는 환자에게 산소를 공급한다. 단점은 환자에게 감금의 느낌을 주고 얼굴에 완전히 밀착시켜야 한다. 마스크가 환자의 얼굴을 덮기 때문에 오심이나 구토가 있을 경우 주의하여 사용해야 한다.

단순안면산소마스크 單純顔面酸素~ simple facial oxygen mask 안면마스크와 산소튜브로 구성된 산소마스크. 분당 8~12ℓ로 40~60%의 산소가 제공되어 중간 정도의 저산소증을 호소하는 환자에게 적합하나 가끔 마스크 착용시 공포감을 호소하는 경우도 있을 수 있다. = simple oxygen mask.

단순헤르페스 單純~ herpes simplex 급성 바이러스 감염증의 하나. 직경 3~6mm 정도의 군집된 소수포가 피부와 점막에 나타나며 작열감과 가려움증을 동반한다. 제1형은 주로 입술이나 콧구멍 주위에 생기며 제2형은 성기 부위에 생긴다. 보통 발열을 수반하나 감기, 피부박탈, 감정적 불안 등을 수반하고 1주일이면 소실되나 만성적으로 자주 재발한다. 처치는 항바이러스제인 아사이클로비르(acyclovir)를 5mg/kg 용량으로 8시간마다 1시간 이상에 걸쳐 점적주사로 보통 5일간 투여하고 재발성인 경우에는 10일간 투여하여 질병 경과를 단축할 수 있다. 또한 아사이클로비르의 정제 투여는 성인의 경우 1회 1정씩 1일 5회 4시간마다 5일간 투여하고 면역기능이 저하된 단순포진 감염증인 경우에는 1회 4정, 1일 5회 7일간 투여한다. 2세 미만의 소아 경우는 성인의 1/2정도, 2세 이상은 성인에 준해 투여한다.

단순형심폐소생술마네킹 單純形心肺蘇生術~ CPR Manikin 기본 심폐소생술을 실습할 수 있는 단순형 마네킹. 성인 기본 심폐소생술에서 요구하는 기도유지, 인공호흡, 흉부압박, 맥박감지 등의 실습 훈련이 가능하며, 팔, 다리가 없는 상반신형 마네킹이다. 인공호흡 시 마네킹 흉부 상승으로 실시 여부 확인이 가능하며, 흉부압박 시 내부의 장착된 센서의 '똑딱' 음이 발생하여 실시 여부 확인이 가능하도록 구성되어 있다.

단신방식 短信方式 simplex 양쪽 방향으로 무선송신은 가능하지만 동시에 송·수신을 할 수는 없는 통신방식. 한쪽이 송신을 하면 상대방은 수신을 하는데 단일 주파수는 이러한 단신방식으로 통신하게 된다.

단신호식경보장치 單信號式警報裝置 single station alarm device 내부 전원 또는 설치 지점에 위치한 전원으로부터 전력을 공급받는 하나의 유닛 내에 감지기, 제어장치 및 음향경보장치가 내장된 경보장치.

단아구 單芽球 monoblast 크고 미성숙한 백혈구. 정상에서는 골수나 말초혈액에서 볼 수 없지만 골수 단아구가 증가하고, 말초순환에서 단아구를 보이는 것으로 백혈병을 진단한다. = 모노사이트의 모세포.

단열 斷熱 heat interruption 내부 열의 손실이나 외부 열에 의한 내부의 온도상승을 방지하기 위해서 열의 출입(열전도)을 차단하는 것. 단열이 된 공간은 축열도 잘되기 때문에 그 공간에서의 발열이 발화로 이어질 가능성도 높아진다.

단열관 斷熱管 insulated vessel 예상 노출 시간 동안 454℃(850°F)를 초과하는 온도에 부재용 강철이 견딜 수 있는 관. 단열된 구조물은 불연성 및 방염성, 항균성 및 내후성, 방수성, 내식성 고정장치 등과 같은 특성이 있어야 한다.

단열구조물 斷熱構造物 insulated structures 예상 노출 시간 동안 454℃(850°F)를 초과하는 온도에 구조재용 강철이 견딜 수 있는 구조물. 단열된 구조물은 불연성 및 방염성, 항균성 및 내후성, 방수성, 내식성 고정장치 등과 같은 특성이 있어야 한다.

단열압축 斷熱壓縮 adiabatic compression 인화성 액체가 열의 전도를 막은 상태에서 열을 발산하는 경우 그 체적이 늘어나고 빠르게 압축되는 현상. 기체를 높은 압력으로 압축하면 온도가 상승한다. 그러므로 압축기등으로 기체를 고압으로 압축하는 경우는 단열상태로서 압력이 상승한다. 또한 압력상승에 의해 온도가 상승되므로 충분한 냉각시설이 없으면 압축기 오일 및 윤활유가 열분해되어 저온 발화물을 생성한다. 따라서 발화물질이 발화하여 폭발을 발생하게 된다. 단열압축에 의한 발화현상은 디젤기관에서 착화원리를 이용하고 있다. → 온도, 윤활유, 디젤기관, 압력.

단열장치 斷熱裝置 insulated equipment 예상 노출 시간 동안 454℃(850°F)를 초과하는 온도에 구조재용 강철이 견딜 수 있는 장치. 단열된 설비는 불연성 및 방염성, 항균성 및 내후성, 방수성, 내식성 고정장치 등과 같은 특성이 있어야 한다.

단열재 斷熱材 thermal insulator 열전열성과 내열성이 높은 재료. 섬유질에는 유리면, 암면, 석면 등이 있고, 다기공질에는 마그네시아, 규조토, 샤모트 등이 있다. 그 외 코르크, 플라스틱 발포판 등도 이용되고 있다.

단열판 斷熱板 insulating board 나무나 사탕수수 섬유, 고밀도 플라스틱 등으로 만든 단열성 건축자재.

단열팽창 斷熱膨脹 adiabatic expansion 물질이 외부와 열을 주고받음 없이 부피가 늘어나는 현상. 보통은 바깥으로 일을 함으로써 일어나며 이상기체에서는 준정적(準靜的)으로 단열 팽창을 하면 TV$^{\gamma-1}$ = 상수 (T는 절대온도, V는 체적, γ 는 정압비열과 정적비열과의 비)에 따라서 온도가 내려간다. 주로 헬륨 등의 가스의 액화에는 가스의 단열팽창과 자유팽창이 이용된다. 윌슨의 안개상자의 경우 수증기를 함유한 공기를 단열팽창시켜 과포화상태로 만드는 것을 이용한 것이다. → 이상기체, 정압비열, 정적비열.

단요측수근신근 短橈側手根伸筋 musculi extensor carpi radialis brevis 장요측수근신근(長橈側手根伸筋 musculus extensor carpi radialis longus)의 하층에 있으며 외측 상과에서 일어나기 시작하여 제3중수골저에 정지하며 장요측수근신근과 협동작용으로 손목의 신전과 외전에 관여하고 요골신경의 지배를 받는 전완의 근육(muscle of forearm). = 짧은노쪽손목폄근.

단위 單位 unit 특별한 사건 계획, 논리, 재정적인 활동에 대한 기능적인 책임을 가진 조직 요소.

단위공정 單位工程 unit process 제품을 생산하기 위해 원료물질을 연소, 산화, 환원, 분해, 중합, 알킬화, 니트로화, 설폰화 등과 같은 화학적 변화에 의해 원료를 변화시키는 것.

단위조작 單位操作 unit operation 제품을 생산하기 위해 유체의 흐름, 증발, 추출, 증류, 건조, 혼합, 분쇄 등과 같이 물리적 분리나 혼합에 의해 원료를 변화시키는 것.

단위중량 單位重量 unit weight 물질의 단위 부피당 중량.

단음색어조증 單音色語調症 aprosody 말의 형성을 위한 높이, 크기, 억양, 리듬의 정상적인 변화가 없는 언어의 장애. = 언어장애(言語障碍).

단일급수원설비 單一給水源設備 single-source system 자동스프링클러설비와 같이 단일 급수원에 의존하는 소화설비.

단일사다리 單一~ straight ladder 하나의 섹션만이 있는 사다리.

단일유체미분무수 소화설비 單一流體微噴霧水 消火設備 single fluid water mist system 각 노즐에 독립된 배관을 사용하는 미분무수설비.

단일잠수 單一潛水 a diving 첫 잠수로부터 12시간 이후에 잠수하는 것.

단일재킷 單一~ single jacket 하나의 직조 재킷으로 이루어진 구조.

단일접합자 單一接合子 monozygotic 하나의 수정난(접합체)에서 성장되어 일란성 쌍생아가 되는 것. = 일란성.

단일지향성안테나 單~指向性~ unidirectional antenna 일방향으로만 강한 전파를 방사하거나 받는 능력이 있는 지향성 안테나.

단젠 danzen 염증 병소의 이상 삼출물이나 변성단백을 분해하고 소염작용을 나타내는 제제로 수술, 외상 후 염증, 객담, 객출곤란, 농, 부비동염, 혈종, 종창, 치주농양 등에 이용한다. 5mg tab.을 1일 1~2정씩 3회 투여한다. 장용정(腸溶錠 enteric-coated tablet)이므로 씹거나 깨뜨리지 말고 그대로 삼킨다.

단지굴근 短趾屈筋 musculi flexor digitorum bre-vis 종골융기에서 일어나기 시작하여 제2~5지의 중절골저에 정지하며 제2~5지를 굴곡하는데 관여하는 근육. = 짧은발가락굽힘근.

단지신근 短趾伸筋 musculi extensor digitorum brevis 종골에서 일어나기 시작하여 제2~4지의 기절골에 정지하며 제2~5지의 신전에 관여하는 발등의 근육. = 짧은발가락펴짐근.

단짝시스템 buddy system 높은 위험도의 현장에서 임무를 완수 해야 할 때 두 사람을 한 팀으로 활동함으로 임무를 완수하는 조직형태. 한 사람은 구조작업상황에 전념을 하고 다른 한 사람은 외부와의 의사소통, 장비, 손상 상황에 따른 구조 방법 제안, 잘 보이지 않는 주변상황에 대한 정보를 제공하는 역할을 한다.

단체 團體 group 공동의 목적을 가지고 있는 다수인의 결합체.

단축열 短縮熱 shortening heat 근육이 단축하는 거리에 따라 비례하는 열.

단측파대송신기 單側波帶送信機 single sideband amplitude modulated transmitter 단측파대 전송방식을 사용한 진폭 변조 송신기.

단측파대위상변조 單側波帶位相變調 single side-band phase modulation : SSB-PM 4kHz의 간격으로 통화로마다 정해진 부 반송파를 각 통화로의 신호로 단측파대(SSB) 변조하여 4kHz의 간격으로 배열된 신호파군을 만들어, 송신기의 주 반송파를 위상 변조하는 방식. 단측파대 주파수 변조(SSB-FM) 방식과 함께 마이크로파 다중 통신 회선에 많이 사용된다.

단측파대주파수변조 單側波帶周波數變調 single sideband frequency modulation : SSB-FM 4kHz 간격으로 통화로마다 정해진 부 반송파를 각 통화로의 신호로 단측파대(SSB) 변조하여 4kHz의 간격으로 배열된 신호파군을 만들어, 송신기의 주 반송파를 주파수 변조하는 방식. 주파수 분할 다중 방식(FDM) 중 가장 대표적인 것으로 다중 통신 회선에

많이 사용되고 있다. 발사 전파의 주파수 대역폭이 넓어서 비교적 높은 주파수(주로 마이크로파)에서 사용되므로, 반송 단국 장치로부터 추출되는 신호파 군도 비교적 높은 주파수 영역으로 변환할 필요가 있다. 이 때문에 몇 단계의 군 변조를 되풀이하여 소요 변조 신호파를 얻는 것이 보통이다.

단층원주상피 單層圓柱上皮 simple columnar epi-thelium 위장관의 내면과 자궁, 난관 등의 내면에서 볼 수 있는 상피. 원주형의 상피세포가 한 층에 나란히 배열되어 있지만 구성하고 있는 세포와 길이는 같다.

단층입방상피 單層立方上皮 simple cuboidal epi-thelium 입방형의 상피세포가 한 층에 나란히 배열된 상피. 가로, 세로, 높이가 거의 같은 모양으로 갑상선 소포, 호흡 세기관지, 수정체에서 볼 수 있고 선, 분비관 등에서도 볼 수 있다.

단층촬영 斷層撮影 tomography 단순 X-선 촬영으로 신체 구조 영상이 선명하지 않거나 조직의 어느 단면만을 선택하여 정밀하게 보고자 할 때 제안되는 비침습적인 방사선 촬영법. 예)컴퓨터 단층촬영. 자기공명 영상 촬영법

단층편평상피 單層扁平上皮 simple squamous epi-thelium 편평한 상피세포가 한 층에 나란히 배열되어 있는 상피. 흉막, 폐포, 혈관, 각막, 사구체낭의 내피 등에서 볼 수 있다.

단클론성항체 單~性抗體 monoclonal antibodies 유전적으로 동일한 형질세포의 클론으로부터 유래한 동일한 항체.

단파 短波 high frequency : HF 3MHz 초과 30MHz까지의 무선통신 파장. 파장이 짧은 만큼 지표파의 흡수작용이 커 지표파는 수 10km의 근거리 밖에 퍼지지 못하고 감쇠된다. 따라서 단파의 전달은 전리층과 대지면의 반사를 이용한 전리층파의 형태가 주로 이용된다. 또한, 단파의 전리층파는 파장이 짧으므로 E층을 통과하여 E층보다 전자밀도가 큰 F층에서 굴절되어 지상으로 되돌아오며, F층과 지표면 사이를 반복하여 반사하여 멀리까지 퍼진다. 단파는 전리층 반사파를 이용하므로 전파의 세기는 전

리층의 영향을 받기 쉬워 전리층의 높이, 전자밀도의 변화 등과 일변화, 계절변화, 지역변화 등에 의해 도달거리가 변한다. 장중파에 비하여 주파수대가 넓고 공전 등의 피해가 적어 적당한 주파수를 선정하면 아주 먼 거리까지 전파되므로 단파 해외방송, 아마추어무선 등에 이용된다.

단파통신 短波通信 short wave communication 주파수 3~30MHz의 고주파대 전파를 사용하는 무선통신. 고주파대의 전파는 전리층에서 반사하기 때문에 원거리까지 도달하므로 외국과의 무선통신이나 해외방송 등에 널리 사용된다.

단풍나무껍질질환 丹楓~疾患 maple bark disease 단풍나무에서 발견되는 *Cryptostroma corticale*라는 곰팡이에 의한 폐의 염증. 감수성이 있는 환자에서 열, 기침, 구토 등의 증상이 빠르게 나타난다. 쇠약, 체중감소, 기침, 가래 등의 만성적인 경과를 취할 수도 있다.

단풍당뇨병 丹楓糖尿病 maple syrup urine disease 세 가지 아미노산(발린, 류신, 아이소류신)을 분해할 수 있는 효소가 부족한 선천성 질환. 소변에 특이한 단풍나무 시럽 냄새가 나며, 반사작용의 이상을 나타낸다.

단핵구 單核球 monocyte 백혈구의 가장 큰 세포. 직경 13~25μ의 단핵성 식작용성 백혈구로, 적혈구의 2~4배의 직경을 가지며 난원형 내지 신장형의 핵을 가지고 있다. = 단구, 단핵세포.

단핵백혈구 單核白血球 mononuclear leukocyte 림프구와 단핵구를 포함하는 백혈구 종류.

단핵세포증 單核細胞症 mononucleosis 혈액 중에 다수의 단핵백혈구 수가 비정상적으로 증가하는 증상. → 전염성 단핵구증(infectious mononucleosis).

단핵식세포계 單核食細胞系 mononuclear phagocyte system 단핵구와 조직 대식세포.

단향도파관 單向導波管 uni-guide 마이크로파에서 비가역(非可逆) 회로의 일종. 도파관 쪽에서 오는 파는 다른 쪽으로 통과시키지만 반대 방향의 파는 통과시키지 않는 회로. 페라이트의 자이로(gyro) 자기 특성(磁氣特性) 등을 사용하여 만들 수 있다.

단향통신방식 單向通信方式 one-way communication system 통신시 상대방에게 송신만 행하여지는 방식.

단흡입임펠러 單吸入~ single suction impeller 임펠러의 한쪽 부분을 통해서만 물이 유입되는 원심펌프.

달마시아종개 ~種~ dalmatian 검은색 또는 다갈색 무늬가 있는 백색털을 가진 중간 크기의 개. 원래 달마시아 지방에서 마차를 따라다니던 개. 미국 소방업무의 마스코트.

달반자 suspended ceiling 천장에 부착된 지지물에 매달려 있는 장식용 반자.

달톤법칙 ~法則 Dalton's law 기체의 혼합에 의해 생긴 총 압력은 각 기체에 의해 생긴 압력의 총화이며 점유된 총 부피라는 법칙. 혼합기체내에 어떤 기체가 차지하는 부분압은 그 기체의 부피에 비례한다.

닭살 cutis anserina 교감신경자극의 반사에 의해 입모근이 수축되어 모낭이 융기됨으로써 피부표면이 닭살처럼 변하는 것. = 아피.

담갈색색소반점 淡褐色色素斑點 cafe au lait spot 우유를 탄 커피색인 담갈색의 반점. 골질환의 유형에서 나타나지만(Albright's syndrome) 정상적으로도 나타날 수 있다. 많은 담갈색 색소반점은 전신에 종양과 같이 성장한다(신경섬유종증). = 밀크커피반점, 카페올레반점.

담관 膽管 bile duct 혈액내에서 원료물질을 얻어 간에서 생산한 담즙을 십이지장으로 보내는 관. = 수담관(輸膽管).

담관암 膽管癌 cholangioma 간담도 융합부분(Klat-skin tumor)에서 잘 발생하는 종양. 남녀에서 똑같이 발생하고 50~70대에서 잘 발생한다.

담관염 膽管炎 cholangitis 세균침입 또는 결석이나 종양에 의한 관의 폐쇄가 원인인 담관의 염증. 심한 우상복부 통증, 황달(폐쇄가 있는 경우), 간헐적인 열 등의 증상을 보인다. 혈액검사에서는 혈청 빌리루빈치가 상승한다. 초음파검사와 담관 조영술로 진단한다. 치료는 감염시 항생제를 투여하고 급성폐쇄인 경우 수술한다.

담관조영술 膽管造影術 cholangiography 방사성 조영제를 정맥주사한 후 담관을 촬영하는 방사선 검사. 종양이나 담결석으로 인한 담관폐색을 확인하기 위해 시행한다.

담관주위염 膽管周圍炎 pericholangitis 궤양성 대장염으로 인한 간의 담즙관 주변 조직의 염증. 증상은 발열, 오한, 황달이다.

담금질 quenching 고온의 금속을 차가운 액체 속에 담궈 급속하게 냉각시킴으로써 단단한 금속으로 만드는 열처리 작업.

담금질유 ~油 quenching oil 금속의 열처리에 사용하는 기름. 인화점 148.9℃(300°F) 이상, 보통 37.8~93.3℃(100~200°F)까지 가열된다.

담낭 膽囊 gall bladder : GB 간 엽 오른쪽 근처에 있는 담즙을 보유하는 서양배 모양의 분비 주머니. 지방을 소화하는 동안 담낭이 수축하고 십이지장으로 담즙을 분비한다. 담즙계가 폐쇄되면 황달이 발생하고 통증을 느낀다. 이런 현상은 중년의 비만 여성에서 흔히 나타난다. = 쓸개.

담낭암 膽囊癌 cholecystic cancer 담낭에 발생하는 악성종양. 체중감소, 황달, 우상복부 동통이 흔하게 나타난다.

담낭염 膽囊炎 cholecystitis 담낭의 급·만성 염증. 흔히 통과하지 못한 담석에 의해 발생한다. 담석이 담낭에 자극을 주며 담즙 자체의 화학적 독성과 세균감염에 의해 담낭염이 더욱 악화되고 지방이 소화되지 않은 상태로 남아 단백질과 당 소화를 방해한다. 증상은 우상복부 통증, 오심, 구토, 트림, 고창이 동반된다. 양성 머피 징후가 나타나기도 한다. 흔히 밤에 통증을 느끼며 기름진 음식을 섭취할 때 통증이 증가한다. 합병증은 담석췌장염, 담낭의 악성 종양 등이다.

담낭조영술 膽囊照影術 cholecystography 담낭의 방사선 검사. 최소한 검사 12시간 전부터 환자에게 기름기 없는 음식을 섭취하도록 하고 일반적으로 알약형태의 요오드가 포함된 조영제를 복용하도록 한다. 요오드는 X-선에 불투과성이며, 간에서 담즙을 통해 담낭으로 배출된다. 검사 후 환자가 지방성 식품이나 콜레시스토키닌을 섭취하여 담낭의 수축을 자극함으로써 담즙과 조영제를 담관으로 배출하도록 돕는다. 1시간 후에 X-선 촬영을 한다. = 담낭조영 촬영술.

담낭폐쇄 膽囊閉鎖 biliary atresia 하나 이상의 담낭 구조의 미성숙 및 선천적 결핍. 황달이나 초기 간 손상의 원인이 된다.

담당구역 擔當區域 sector ① 임야화재 연소저지선의 일부분. 구역 책임자 1인과 2인 이상의 대원들이 구축하거나 또는 순찰하는 곳. ② 화재 등의 긴급사태 현장에서 고위 소방간부가 지휘하는 부분. ③ 소방서의 담당구역. ④ 하나의 화재감지기 회로에 의해 방호되는 구역.

담도 膽道 biliary tract 담즙이 간에서 십이지장으로 전달되는 관.

담도누공 膽道瘻孔 biliary fistula 담낭, 담관, 간으로부터 시작하여 신체의 내부 기관이나 표면으로 통하는 비정상적인 통로. 대장, 십이지장 혹은 복강으로 연결된다.

담도암 膽道癌 biliary tract cancer 담도계에서 발생하는 종양. 담관암(cholangioma)과 담낭암이 포함되며 보통 담도 결석을 동반하고 초기 증상으로 폐쇄성 황달, 소양증, 체중감소 등이 나타난다. → 담관암, 담낭암.

담도폐쇄 膽道閉鎖 biliary obstruction 하나 이상의 담결석에 의한 총담관이나 담낭관 폐쇄. 담즙분비의 이상이 오며 염증이 발생하기도 한다. 콜레스테롤, 담즙색소, 칼슘 등으로 만들어진 결석이 주로 담도폐쇄를 일으키며 기타 췌장두부 또는 총담관의 종양, Crohon병, 췌장염, 회충증 등도 원인이 된다. 결석은 담낭과 담관에서 생성되며 비만, 당뇨병, 갑상선 저하증, 담즙저류처럼 혈청 콜레스테롤이 증가될 때 발생하며 담관으로 이동전까지는 무증상을 보이나 지방질 음식을 먹으면 소화불량을 일으키고 지방변증이 나타난다. 심한 상복부 동통이 특징이며 어깨로 방사되고 오심, 구토 등으로 탈수되고 고열, 오한, 혈중 포합 빌리루빈 수치의 증가로 인한 황달,

농축 요 등이 나타나고 지용성 비타민 K의 합성과 흡수 장애로 출혈이 발생한다.

담뱃불화재 ~火災 smoking fire 흡연도구, 즉 담뱃불, 성냥 등에 의해 발생한 화재.

담보하지않는사고 ~事故 difference in condition : DIC 보통의 화재보험계약으로는 담보되지 않는 사고. 계약의 내용에 따라 다소 차이가 있지만, 일반적으로 액체 누출에 의한 손해, 홍수, 붕괴, 도난, 운반 등의 사고를 말한다.

담석 膽石 gallstone 담즙색소와 칼슘염으로 구성된 담도계에 구성된 미네랄 침전물. 담석은 옆구리 통증과 담낭 염증의 원인이 된다. 비만으로 인하여 혈액 내 콜레스테롤, 당뇨병, 갑상선 기능저하증, 담즙 정체 등이 증가되고, 담도계의 염증은 담석 발생을 높여준다. = 쓸개돌.

담석증 膽石症 cholelithiasis 담도계내에 담석이 형성되는 질환. 선진국에서는 성인의 약 10~20%에서 나타나며 약 80%는 콜레스테롤 담석이고 색소성 담석도 있다. 고위험 인자로 여성, 비만증, 당뇨병, 고령 등이 있으며 담석은 대부분 여러 개로 구성되어 있고 할면상 층상을 이루는 경우가 많다. 대부분 무증상이나 담석에 의한 합병증 발생시는 산통(疝痛 colicky pain)이나 각각에 따르는 증상이 나타나게 된다.

담수 淡水 freshwater 염분의 함유량이 적은 물. 염수(鹽水)에 대응하는 말이다. 자연계에 존재하는 물 중에서 바닷물이나 함수호(鹹水湖)의 물은 염수이고, 보통의 육수(陸水)는 담수이다. 육수는 순수한 H_2O가 아니고 반드시 약간의 염분을 함유하고 있어 순수(純水)와 구별된다. 담수, 기수(汽水), 염수의 차례로 염분의 함유량이 많아지지만, 명확하게 구별 짓기는 어렵다. 함수호는 염분이 1 ℓ에 500mg 이상이어야 한다는 정의는 이 구분의 기준이 된다. 해상의 소방정(消防艇) 이외에는 담수를 소방용수로 사용한다.

담수익사 淡水溺死 fresh-water drowning 염도가 낮은 담수에 빠져 사망함. 익수를 흡입하면 순환계 내로 들어가 혈액의 양이 급격히 증가되고 용혈과 희석이 일어난다. 결국 심장의 부담이 커져 폐수종이 발생하고 부정맥과 심실빈맥, 심실세동 등이 발생하여 사망하게 된다.

담요끌기법 ~法 blanket drag 환자를 담요로 싸서 끌어당기는 방법.

담즙 膽汁 bile 간에서 분비되어 담관을 통하여 소장으로 들어가는 액체. 담즙산염, 담즙색소(bile pigment), 콜레스테롤, 인지질, 빌리루빈, 전해질 등의 성분으로 되어 있다. 지방산을 췌액이나 장액속에 있는 lypase의 작용을 받기 쉽게 해주며 장 내용물의 알칼리화에 관여한다. 90% 이상이 소장에서 흡수되어 담즙성분으로 재이용한다. = 쓸개즙.

담즙뇨 膽汁尿 biliuria 요 중에 담즙 색소가 존재하는 것.

담즙산염 膽汁酸鹽 bile salt 분자내 극성기와 비극성기를 보유하고 있는 콜레스테롤 유도체. 지방을 유화하는 계면활성제 역할을 한다.

담즙색소 膽汁色素 bilirubin = 빌리루빈.

담즙성간경변증 膽汁性肝硬變症 biliary cirrhosis 간으로 흐르는 담즙의 흐름이 폐색되어 발생한 염증 질환.

담즙울체성황달 膽汁鬱滯性黃疸 cholestatic jaundice 담즙 흐름의 이상으로부터 오는 황달. 보통 혈청 alkaline phosphatase의 상승, 담즙산염의 정체(停滯), 변화하는 과(過) 콜레스테롤 혈증을 수반한다. 담즙울체는 결석, 협착(狹窄) 또는 신생물(新生物) 등에 의한 간외성(肝外性)의 것과, 간세포질환, 투과성(透過性)의 변화 또는 간장내의 간즙계(肝汁系)의 파괴에 의한 간내성(肝內性)의 것 등이 있다.

담즙이상 膽汁異常 dyscholia 담즙의 분비량 또는 구성 성분에 이상이 있는 것.

답손 dapsone 나병이나 포진상 피부염에 이용하는 약물. 성인 1일 25mg을 투여하고 점점 증량하여 1일 100~200mg을 유지량으로 한다. 소아는 1일 1.4mg/kg을 경구 투여하고 포진상 피부병인 경우는 성인 1회 50mg을 1일 3~4회 경구 투여한다. 말초 신경염, 두통, 불안, 진전, 우울, 혼돈, 단백뇨, 광선 공포증 등의 부작용이 있으므로 주의하고 심한 빈혈인 경우는 금기이다.

답차운동부하검사 踏車運動負荷檢査 treadmill stress test 심질환의 진단 및 예후를 위해 비침습적으로 수행하는 검사. 운동 부하를 실시하면서 심전도 기록을 동시에 수행한다. 검사 중 점점 운동 부하를 증가시키면 비정상적인 휴식시에 심전도 기록에서는 나타나지 않았던 심전도 기록이 나타나는데 의사가 있는 상태에서 실시하고 환자의 상태 변화를 지속적으로 감시해야 한다.

당 糖 saccharide 하나의 커다란 탄수화물 군. 모든 당과 녹말을 포함하며 거의 대부분의 탄수화물은 당이다. = 당류.

당김부목 ～副木 traction splint 주로 하지 골절에 이용되며 사지의 축 방향으로 지속적인 견인을 함으로써 골절부위가 직선으로 배열되도록 하는 것. 흔히 Thomas splint라고도 불리 우는데 발목고정기로 발을 견인하면서 골절부위를 고정시킨다. 이러한 견인력을 대항견인이라 하고 견인부목의 상부가 좌골조면에 잘 고정되어야만 효과적인 대항견인을 얻을 수 있으며 상지에서는 견인부목의 상부가 액와부의 주요신경이나 혈관을 압박하게 되므로 사용하기 어려운 실정이다. = 당김덧대, 대퇴부당김고정장치.

당김줄 hauling line 들거나 내릴 때 사용하는 로프의 길이. 물건의 무게에 따라 로프는 최소한 9mm 또는 0.5인치가 되어야 한다.

당뇨 糖尿 glucosuria 소변에 포도당이 나타나는 현상. 혈당농도가 200mg% 이상이면 당뇨가 나타나고 50mg% 이하이면 근경련을 일으키며 혼수상태에 빠져 목숨을 잃을 수 도 있다. 특히 대뇌조직은 저혈당에 대하여 매우 약하다. 포도당을 세포내로 회수하는 데는 이자에서 분비되는 인슐린(insulin)의 작용이 필요하게 되는데 인슐린 분비가 적거나 정지하면 혈당값은 많아진다. 혈당농도는 정상세포의 기능을 유지하기 위하여 항상 일정한 수준을 유지하여야한다. 당뇨의 특성은 다뇨, 다음, 다식에도 불구하고 체중감소, 고혈당증, 케톤증, 산증 및 혼수가 나타난다.

당뇨병 糖尿病 diabetes mellitus : DM 췌장의 β 세포의 1차적인 인슐린 분비의 결핍, 완전부족, 인슐린 수용체의 결손으로 일어나는 탄수화물, 지방 및 단백질 대사의 복합적인 장애. 후천적이기보다 쿠싱증후군과 같이 유전적이다. 제1형 당뇨병은 케토시스(ketosis)를 예방하기 위해서는 인슐린에 의존해야 하는 환자를 포함한다. 인슐린 의존형(IDDM)이라고 알려진 이 범주는 이전에 소년기 발생 당뇨병, 취약형 당뇨병, 케토시스성 당뇨병 등으로 불렸다. 제2형 당뇨병인 인슐린 비의존형(NIDDM)은 이전에 성숙기-발생 당뇨병, 성인기 발생 당뇨병, 케토시스-저항 당뇨병, 안정형 당뇨병으로 불렸다. 임신성 당뇨병은 임신 기간 동안에 포도당불내성이 증가하여 발생한다. 2차성 당뇨병은 췌장질환, 호르몬 변화, 약물의 부작용, 유전적 이상과 관련된다. 다섯 번째 그룹은 손상된 포도당 내성 집단으로서 혈당치가 당뇨병으로 진단 내릴 수 있는 정상범위 이상으로 충분히 올라가지 않더라도 비정상적인 혈당치를 나타낸다. 당뇨병 발생에 기여하는 요인은 유전, 비만, 좌식생활, 고지방식이, 저섬유식이, 고혈압, 노화 등이 있다. 제1형 당뇨병(IDDM)은 아동에게 갑자기 발생하고, 제2형 당뇨병(NIDDM)은 보통 잠행성으로 시작한다. 특징적인 과정이 진행되며 다뇨, 다갈, 체중감소, 다식, 고혈당 및 당뇨 등이 나타난다. 눈, 신장, 신경계, 피부 및 순환계 등에 영향을 미친다. 감염이 흔하며 죽상경화증이 생긴다. 아동기에 제1형인 경우, 외인성 인슐린이 분비되지 않으면 질병 단계의 진전이 있으며 케톤산혈증(ketoacidosis)이 위험스럽다.

당뇨병성근위축증 糖尿病性筋萎縮症 diabetic amyotrophy 쿡쿡 쑤시는 듯한 동통을 수반하는 근육의 진행성 쇠약과 소모. 보통은 하지·골반·대퇴의 근육에 국한하며, 희귀한 질환으로서 당뇨병에 수반된다.

당뇨병성망막증 糖尿病性網膜症 diabetic retinopathy 장기 당뇨병으로 인해 망막에 나타나는 만성 합병증. 단순성(simple, background)과 증식성(proliferative)으로 나뉜다. 발생빈도는 연령과 유병기간에 따라 다양하게 나타나며 유병기간이 15년이 지난 후에는 환자의 80%에서 배경성 망막증 상태로 발전되기도 하고 몇몇 환자에서는 발병 30년 후에도 발생하지 않는 경우가 있다. 망막변화의 가장 초기 증후로 모세혈관투과성이 증가하며 망막모세혈관이 막히고 낭상 및 방추상 동맥류를 형성한다. 내측 망막내로의 출혈은 점상(dot-shape)으로 발생하고 표재성 신경섬유층의 출혈은 불꽃모양, 반점모양, 선상병변을 일으킨다.

당뇨병성산증 糖尿病性疝症 diabetic acidosis 조절되지 않은 당뇨병에 의해서 케톤(ketone)체가 축적되어 일어나는 각종 대사성 산증.

당뇨병성신경병증 糖尿病性神經病症 diabetic neuropathy 당뇨환자에서 발생하는 만성합병증의 말초신경장애. 뇌를 제외한 신경섬유의 위축과 손상, 소실을 동반한다. 침범된 지배신경에 따라 다발성 신경병증과 단발성 신경병증으로 나뉜다. 다발성 신경병증은 만성적이고 진행이 빠르며 유병율과 사망률의 증가에 영향을 미치며 단발성 신경병증은 덜 흔하지만 급성으로 발병하고 국소적이다.

당뇨병성신증 糖尿病性腎症 diabetic nephropathy 인슐린 의존형 당뇨병환자의 35% 정도, 비의존형 당뇨병에서 15~60% 정도로 다양하게 발생하는 만성합병증. 미만성과 결절성의 두 가지 다른 병리학적 소견을 가지며 공존할 수도 있고 그렇지 않을 수도 있다. 미만성 형태는 좀 더 빈도가 높으며 사구체 간질의 비후와 사구체 기저막의 확장을 특징으로 하고 결절성 형태는 수출 및 수입소동맥의 초자화, 보우만주머니(Bowman's capsule)의 'drops' 및 사구체의 폐쇄 등이 나타날 수 있다.

당뇨병케톤산증 糖尿病~疝症 diabetic ketoacidosis : DKA 조절되지 않은 당뇨병의 합병증으로 오는 급성적, 생명을 위협하는 당뇨성 혼수. 수분·칼륨·암모늄·소듐의 배설 상태로 인해 저혈량증, 전해질 불균형, 매우 높은 혈당 수치 및 유리지방산의 파괴가 초래되어 혼수를 동반한 산독증을 발생시킨다. 홍조, 뜨겁고 건조한 피부, 안절부절, 불편감, 흥분, 과다 발한이 나타나며 숨쉴 때 과일향이 난다. 혼수, 혼돈 및 메스꺼움이 종종 나타난다. 당뇨병이 있는 사람은 자연적으로 인슐린 생산이 안되므로 인슐린 농도가 정상이더라도 과혈당 정도에 대해 부적

절하게 반응하여 종종 악영향을 미친다. 치료하지 않을 경우 혼수에서 사망까지 진행된다.

당뇨성미세혈관증 糖尿性微細血管症 diabetic microangiopathy 당뇨병환자에서 발생하는 많은 혈관상에서 모세혈관의 기저막이 두꺼워지는 것.

당뇨성혼수 糖尿性昏睡 diabetic coma 당뇨에 의해 발생하는 혼수 상태. 부적절한 치료, 인슐린 처방이행의 실패, 과잉 또는 빈번한 음식 섭취, 감염, 수술, 외상 또는 신체의 인슐린 요구를 증가시키는 다른 스트레스원에 의해 일어난다. 포도당의 대사에서 인슐린이 없으면 지방이 에너지원으로 사용되며 케톤 대사 산물축척과 대사성 산독증이 초래된다. 산독증에 대한 신체의 반응으로 알카리가 소모되어 소듐, 염소, 칼륨과 수분의 손실이 일어나고 이산화탄소 배출이 호흡증가로 일어나며 소변으로 배출된다. 따라서 탈수와 전신적인 저산소증에 빠진다. 당뇨병성 혼수의 경고 증상은 둔한 두통, 피로감, 갈증, 메스꺼움, 구토, 안면홍조 등이다. 체온은 증가하거나 저하되며 수축기 혈압은 저하된다. 속발성 인슐린 투여와 산독증 및 탈수교정을 위한 전해질 및 수분 보충의 즉각적인 치료를 한다.

당류코티코이드 糖類~ glucocorticoid 부신피질에서 분비되어 탄수화물, 지방, 단백질 대사에 관여하는 호르몬. 단백질의 이화작용을 촉진시켜 간 이외의 모든 조직 특히, 근육내 저장되어 있는 단백질을 분해하여 아미노산을 유리시키므로 혈 중 및 간세포 내 아미노산 농도를 상승시킨다. 포도당신생(glucogenesis)에 관여하는 효소합성을 증가시켜 당 신생을 일으키며 또한 간에서 글리코겐합성을 증가시키고 조직의 포도당 이용을 낮추어 혈당치를 높인다. 지방조직에서 지방산의 동원을 증가시켜 에너지원으로 이용하고 카테콜라민, 갑상선호르몬, 글루카곤 등의 호르몬이 그 기능을 나타낼 때 당류코티코이드 존재를 필요로 한다. 각종 스트레스에 대한 저항력을 증가시켜 대처케 한다. 스트레스 시에 대부분 호르몬분비가 증가되지만 가장 많이 증가되는 호르몬은 코티졸이며 일명 스트레스 호르몬이라한다. 당류코티코이드 과다 분비시에는 쿠싱증후군(Cushing syndrome)이 발생하며 과소 분비시에는 Addison 씨 병이 발생한다. = 당질코티코이드.

당신생 唐新生 gluconeogenesis 아미노산 및 젖산과 같은 비탄수화물 분자로부터 포도당의 형성.

당원 糖原 glycogen 주로 간 및 골격근에서 생성되는 글루코오스의 다당류. 동물성 전분이라고도 한다. 구성에서 보면 식물성 전분과 유사하지만. 식물성 전분보다 더 많은 가지 사슬을 포함하고 있다.

당의정 糖衣錠 glycocalix tablet 분말을 압축하여 단단하고 작은 원반형으로 만들어 위에서 용해되는 것을 막기 위해 정제의 표면에 당분을 씌워서 장에서 흡수되도록 한 조제 약물.

당질코티코이드 糖質~ glucocorticoid = 당류코티코이드.

당화작용 糖化作用 diastasic action, diastatic action 전분을 당으로 변화시킬 때의 다이아스테이스(diastase)작용.

닻 anchor 배가 바람이나 조류(tidal current)에 의해 표류되는 것을 방지하기 위하여 사용되는 선박용구. 닻의 고정력은 해저에 들어가는 닻손(fluke)의 면적과 꽂혀 있는 저질의 두께에 비례한다.

대 帶 band 구조물을 둘러싸거나 신체의 한 부분을 다른 부분에 묶는 섬유다발.

대골반 大骨盤 pelvis major 장치결합선(腸恥結合線)을 통과하는 면보다 윗부분의 골반. 장골익으로 구성되며 복벽의 일부를 구성하고 복강의 가장 하부를 구성한다. = 큰골반.

대공 大孔 foramen magnum = 대후두공.

대관골근 大觀骨筋 musculi zygomaticus major 구각을 위로 당겨 웃을 때 작용하는 근육. = 큰권골근.

대구경스프링클러헤드 大口徑~ large orifice sprinkler head 오리피스 구경 13.5mm(17/32in.)의 스프링클러헤드. 큰 살수밀도를 필요로 하는 장소에 설치한다. 표준형 스프링클러헤드에 비해 방수량은 약 40% 정도 많다. 구경이 13.5mm(17/32in.)를 초과하는 스프링클러헤드의 경우, 초대구경 스프링클러헤드(extra large orifice sprinkler head)라고 지칭한다.

대구경호스 大口徑~ large diameter hose 구경 90mm(3⅛in.) 이상의 호스. 급수용 호스는 운전압력이 13.0kg/cm^2(185psi) 이하, 진압용 호스는 운전압력이 19.3kg/cm^2(275psi) 이하에서 사용하도록 설계되어 있다.

대구치 大臼齒 molar 연마와 분쇄작용을 하고 3~5개의 뾰족한 끝과 2~3개의 치근과 치관을 가지고 있는 치아. 소구치와 대구치를 어금니라 한다. 제3대구치는 지치(智齒 사랑니)라 하고 약간 작다. → 치아. = 큰어금니.

대규모 임야화재 大規模 林野火災 campaign fire 수많은 인력으로 수 일 또는 수 주 동안 진화해야 할 정도의 거대한 임야화재.

대규모 화재 大規模 火災 mass fire 여러 동의 건물 및 구조물이 관련된 화재, 또는 광활한 지역에 걸쳐 발생한 산불.

대기 大氣 atmosphere ① 지구표면을 덮고 있는 약 20%의 산소, 78%의 질소, 2%의 이산화탄소와 그 밖의 가스로 구성된 자연기체. 대기권은 기온에 따라 대류권(지상 10~17km까지)·성층권(~50km)·중간권(~80km)·열권(~500km)·외기권(500km~)으로 나누는데, 대부분의 기상현상은 대류권에서 나타난다. 기체의 조성은 지상 120km까지는 주로 질소와 산소이고 120~1,000km 층은 산소이며 1,000~2,000km 층은 헬륨 그리고 그 이상 1만km까지는 수소로 되어 있다. ② 가연물 또는 위험물을 둘러싸고 있는 발화·연소조건. 예를 들면 온도, 산소·가연성가스·수증기의 농도 등.

대기교통기관 大氣交通機關 air traffic control 주요 공항 통제 타워를 통한 대기 교통기관. 미국에서는 Federal Aviation Administration이 담당한다.

대기구역 大氣區域 atmospheric area ① 내부의 공기가 자유로이 순환할 수 있는 구역. ② 대기에 노출되는 구역.

대기구조팀 待期救助~ duty to respond 관할구역 내에서의 응급호출에 대비하여 대기 중인 응급구조팀.

대기소 待機所 turnout place 소방차와 대원이 출동 대기하는 장소. 소방서(파출소)의 주소방력과 거리가 멀거나 위험대상이 있는 곳 등에 설치한다.

대기속도 大氣速度 airspeed 대기와 관련된 항공기의 속도.

대기실 待機室 bunk room 소방대원이 휴식을 취하면서 출동대기하는 소방관서 안에 있는 방.

대기안정도 大氣安定度 atmospheric stability 대기의 평형상태를 나타내는 정도. 평형상태인 대기 중에 미소한 요란(搖亂)이 발생하여 그것이 점차 발달할 경우 대기는 불안정하다고 하며, 반대로 요란이 점차 감소되어 대기가 원래의 평형상태에 가까워지면 대기는 안정하다고 하는데, 이러한 안정의 정도를 말한다.

대기압 大氣壓 atmospheric pressure 대기의 무게로 인해 지구의 지표에 생기는 압력. 대기의 무게로 인하여 발생되는 것으로 해면으로부터의 높이와 지역적 기후조건에 따라서 변하게 되는데 표준상태에서 해면에서의 대기압은 1기압(atm)이며, 0℃에서 약 1bar(=1.013×Pa) 정도의 정압을 갖는다.

대기압잠수 大氣壓潛水 atmospheric diving 지상에서와 같이 대기압이 유지되는 공간과 함께 물속에 들어가는 방법. 잠수정이나 해중 거주 시설을 이용하여 대기압 내에 있으면서 잠수하는 것이다.

대기압잠수복 大氣壓潛水服 atmospheric diving suit : ADS 우주복과 같은 형태로 특수재료 및 구조로 만들어진 내압성의 옷. 손과 발의 관절부는 일정 정도 이상의 높은 수압 하에서도 자유롭게 움직일 수 있도록 되어 있으며, 이동에 있어서도 통상과 같은 정도의 보행이 가능하게 만들어져 있다. 사용심도는 약 600m에서 사용할 수 있는 것이 현재까지 제작된 것으로는 최고이다.

대기역전 大氣逆轉 atmospheric inversion 대기 중의 찬 공기층 위에 따뜻한 공기층이 자리하고 있을 때 발생하는 대기현상. 연소생성물은 따뜻한 공기층을 통과하여 상승할 수 없다.

대기오염물질 大氣汚染物質 air pollutant 대기 중에 존재하여 매연, 먼지, 가스, 악취 등으로 사람의 건강이나 재산에 해를 미치거나 동식물의 생육환경 등 자연환경에 영향을 끼치는 물질. 가스상 물질과 입자상 물질로 나눈다. 가스상 물질은 주로 연소, 합성, 분해때 발생하는 황산화물, 질소산화물, 일산화탄소, 오존 등이 해당되며 입자상 물질은 파쇄, 선별 등 기계적 처리에서 발생되는 고체상 또는 액체상 물질을 말한다.

대기유통구역 大氣流通區域 atmospheric area 건물 내부의 대기가 자유롭게 유통되고 화재에 휩싸였던 부분.

대기중 待機中 standing by 화재현장에서 진화작업을 수행하고 있지는 않지만 언제든지 투입될 수 있도록 만반의 준비를 갖추고 대기중인 장비 및 대원.

대기지역 待機地域 staging sector 구급차를 주차하고 다른 자원들이 필요할 때까지 보관되는 지역. = 이동대기소.

대기천장 大氣~ atmospheric ceiling ① 고온 열 기둥의 상승운동이 정지된 대기 중의 한 지점. ② 한 지역을 계속해서 뒤덮고 있는 구름이 자리하고 있는 고도(운고).

대기치환 大氣置換 atmospheric displacement 화재지역에 살수된 물입자는 약 1,800배 정도로 부피를 팽창시키면서 증기로 전환되는데, 이로 인해 화재지역의 공기가 배출되고 그 공간을 수증기가 차지하게 되는 현상. 고온의 대기는 저온의 대기와 위치를 바꾸어 연소중인 건물의 외부로 빠져나간다.

대기확산 大氣擴散 atmospheric diffusion 시간이 경과함에 따라 연기 등이 대기 중에서 흩어져 그 농도가 희박하게 되는 현상.

대내전근 大內轉筋 musculi adductor magnus 심층에 있는 가장 강대한 내전근. 좌골 결절 주변에서 일어나기 시작하여 부채꼴로 퍼져서 대부분은 대퇴골 조선에 정지하지만 일부는 강인한 건이 되어 이들 근속과 갈라져서 더 아래로 내려가 내측 상과에 정지한다. 상부는 대퇴의 굴곡, 하부는 대퇴의 신전에 관여하는 대퇴의 내측면부 근육(Muscles of medial compartment of thigh). = 큰내향근.

대농포진 大膿疱疹 ecthyma 큰 농포, 가피(딱지)와 발적 주위를 둘러싼 궤양이 특징인 궤양성 농피증. 치료를 거부하는 농가진이 있는 경우 흔히 나타난다.

대뇌 大腦 cerebrum 뇌 전체 중량의 80%를 차지하는 현저하게 분화된 기관. 신체의 운동과 감각은 물론 희노애락의 정서감정을 주관하고 학습과 기억, 언어활동, 그리고 사색 및 창조적 정신 기능 등 고등한 정신활동이 이루어진 곳이다. 이러한 대뇌는 정중면에 깊게 파인 정중 대뇌 종열(median longitudinal fissure)에 의하여 좌·우 대뇌반구(cerebral hemisphere)로 나뉘어지며 내 측면의 뇌량에 의하여 서로 연결되어 있다. 대뇌반구 표면은 뇌 구(cerebral sulcus)라는 도랑과 뇌 구 사이의 언덕인 뇌 회에 의하여 많은 주름이 형성되어 있고 내면은 신경세포가 밀집되어 회백색으로 나타나는 회백질 즉, 대뇌피질과 그 안쪽의 신경섬유로 이루어진 백질인 대뇌수질로 구분된다. 또한 양쪽 대뇌반구의 내부에는 뇌척수액이 들어있는 측 뇌실(lateral ventricle)이 있다.

대뇌겸 大腦鎌 falx of cerebrum 좌우 대뇌 반구를 분리하는 경막 내엽. 낫모양의 주름으로 되어 있다. = 대뇌낫.

대뇌동맥 大腦動脈 cerebral artery 대뇌로 혈액을 공급하는 동맥.

대뇌동맥류 大腦動脈瘤 cerebral aneurysm 대뇌동맥이 국소적으로 비정상적으로 확장된 상태. 흔히 선천적 결함, 감염, 종양 혹은 외상에 의해 일어나며 크기와 부위에 따라 증상들은 두통, 어지러움, 허약함 그리고 의식의 변화가 나타날 수 있다. 반 수 이상의 대뇌동맥류가 파열한다.

대뇌수질 大腦髓質 cerebral medulla 대뇌피질 밑에 있는 유수섬유속으로 구성된 백질. 대부분 신경전도로인 유수신경섬유로 되어 있기 때문에 흰색을 띠는 백질(white substance)이며 이러한 백질 속에 몇 개의 회백질 덩어리가 점을 이루고 있어 이를 대뇌핵 혹은 기저핵이라 한다. = 대뇌속질.

대뇌제거자세 大腦除去姿勢 decerebrate posture 혼수환자에서 팔과 다리가 과다하게 신전되어 있으며 머리는 뒤로 젖혀지고 팔은 내회전, 발은 족저 굴곡된 자세. 보통 하부뇌간의 압박손상에 의해 나타난다.

대뇌편측성 大腦偏側性 cerebral lateralization 각 대뇌반구 기능의 전문화. 예를 들어 언어 능력은 좌반구에 편중되어 있다.

대뇌피질 大腦皮質 cerebral cortex 대뇌반구 표층을 이루는 회백질(gray substance) 부위. 계통 발생적으로 후각기의 발달과 함께 전 뇌의 용적이 늘어나 해마 치상 핵 부분인 원시피질과 후뇌부분인 구피질이 발달하고 이어 복측에서는 기저 핵이 분화한다. 파충류 이상의 동물에서는 기저 핵들이 대뇌반구 내부로 이동하고 원시피질과 구 피질 위에 신피질이 발달하는데 고등동물일수록 신 피질이 발달한다. 신 피질은 분자층, 외과립층, 외추체층, 내과립층, 내추체층, 다형층 등 6층의 구조를 하고 있다. = 대뇌겉질.

대뇌피질제거자세 大腦皮質除去姿勢 decorticate posture 혼수환자에서 볼 수 있는 팔꿈치와 손목이 경직되어 굴곡되고 주먹을 쥐고 다리는 신전된 자세로, 중뇌영역의 손상을 암시함. 이런 자세는 혼수환자에게 통증자극을 줄 때도 나타날 수 있다.

대뇌혈관조영술 大腦血管造影術 cerebral angiography 방사선 비투과성의 조영제를 투여한 후 뇌혈관계를 들여다보기 위한 방사선 촬영술.

대능형근 大菱形筋 musculi rhomboideus major 제2~제5흉추의 극돌기에서 일어나기 시작하여 견갑골의 상각하부에 정지하며 견갑골을 내상방으로 당기는데 관여하는 근육. = 큰마름모근, 큰마름근.

대동맥 大動脈 aorta 인체에서 가장 큰 동맥. 체순환을 시작하기 위해 좌심실로부터 혈액을 운반한다. 동맥순환의 큰 줄기로 상행 대동맥, 대동맥궁, 하행대동맥의 흉부 부위, 하행대동맥의 복부 부위의 네 부분으로 되어 있다. 좌심실의 대동맥 개구부에서 시작하여 짧은 거리를 상행하다가 곧 왼쪽 폐의 근부(根部, root) 위로 굽어져 왼쪽 척추를 따라 하행하고, 횡격막의 대동맥 열공을 통해 복강 내로 들어간다. 네 번째 요추 끝에서 두 개의 총 장골동맥으로 분지한다.

대동맥-관상동맥우회술 大動脈-冠狀動脈迂廻術 aorto-coronary bypass 손상된 관상동맥을 우회하여 대동맥과 관상동맥을 연결하는 수술. 하지의 정맥이나 인공혈관을 이용하여 대동맥과 폐색된 관상동맥의 원위부를 이어준다.

대동맥궁 증후군 大動脈弓 症候群 aortic arch syndrome 대동맥궁의 폐색성 장애. 동맥경화증, 동맥염, 그리고 매독과 같은 상태는 증후군을 악화시킬 수 있다. 증상은 졸도, 실명, 사지마비, 그리고 기억상실 등이 있다. = 대동맥활 증후군.

대동맥내풍선펌프 大動脈内風船~ intraaortic balloon pump : IABP 심근경색증에서나 전 경색성협심증에 일어나는 불응성 좌심실 부전처리에서 치료를 보조하는 것. 풍선이 대동맥 안으로 삽입한 카테터에 부착되어 이완기 동안은 자동적으로 부풀고 수축기에는 쭈그러들어 일시적으로 심장을 지지하는 반대 박동장치.

대동맥동동맥류 大動脈洞動脈瘤 aortic sinusal aneurysm Valsalva의 대동맥동에 생기는 동맥류. 이 병변은 드문 것이며, 형성이상 또는 매독성에 의한 것이다.

대동맥류 大動脈瘤 aortic aneurysm 죽상경화증, 고혈압, 드물게는 매독으로 인한 동맥벽이 병적으로 국소적 확장을 일으킨 것. 병변은 주머니 모양으로 확장되기도 하며 방추상, 또는 벽을 따라 실린더형으로 확장될 수도 있다. 혈관벽의 외막과 중막 사이로 길게 갈라질 수 있다. 매독성 동맥류는 흉부부위의 동맥에 생기며 대동맥궁을 침범하는 경우가 대부분이다. 더 흔한 죽상경화성 대동맥류는 신동맥의 하부와 대동맥이 갈라지는 부위 상부의 복부동맥에서 발생한다. 박리성 동맥류는 대동맥 박리라고도 하며 동맥벽이 박리되어 혈액으로 가득찬 통로를 형성하는 것이 특징으로 대동맥의 현저한 확장을 동반하지 않는 경우가 많다.

대동맥염 大動脈炎 aortitis 대동맥의 염증. 매독3기에 주로 발생하고 류머티스열에도 나타난다.

대동맥판 大動脈瓣 aortic valve 좌심실과 대동맥 사이의 판막. 혈관에서 심실로 혈액의 역류를 방지하기 위한 대동맥구의 세 개의 반월판(semilunar valve). = 대동맥판막.

대동맥판역류 大動脈瓣逆流 aortic valve regurgitation 심장 확장기에 혈액이 대동맥에서 좌심실로 역류하는 것.

대동맥판협착증 大動脈瓣狹窄症 aortic stenosis : AS 대동맥판이 좁아져 생긴 심장기형. 선천성 기형으로 생길 수도 있고 류마티스열로 인한 판막의 유착으로 생길 수도 있다. 좌심실에서 대동맥으로 가는 혈류를 차단하여 심박출량을 감소시키고 폐울혈을 일으킨다. 임상적으로 약한 맥박, 운동불가, 협심증성 통증, 혈액 구출음에 따른 수축기 심잡음 등의 증상이 나타난다. 심도자법과 심초음파 검사로 확진된다. 수술이 필요하며, 수술 후에도 재발이 잘 되고 세균성 심내막염이 잘 생겨 자주 검사해야 한다. 이 병이 있는 아동은 심한 운동을 할 수 없다.

대동맥폐동맥창 大動脈肺動脈窓 aortopulmonary fenestration 상행대동맥과 폐동맥이 비정상적으로 뚫려있어 산소화된 혈액과 산소화되지 않은 혈액이 섞이게 되는 선천성기형. 조직에 공급되는 산소의 양이 감소된다.

대둔근 大臀筋 musculi gluteus maximus 둔부의 곡선을 형성하는 근육. 천골, 미골, 장골의 배면에서 일어나기 시작하여 대퇴골 후상방에 있는 둔근조면과 장경인대에 정지한다. 대퇴의 신전과 외회전 작용을 하며 장요근과 길항하여 고관절을 신전시키는 주력근이다. = 큰둔부근

대량부상자발생사고 大量負傷者發生事故 multiple-casualty incident : MCI 여러 명의 부상자가 발생되는 재난상황. 사상자의 규모 및 한정된 지역자원을 통한 극복능력의 범위에 따라 보건 의학적 측면에서 사상자 5~15명 범위의 의료적 응급(mass casualty incident : MCI) 혹은 다중사고, 16~50명 범위의 주요 의료적 응급(mass casualty disaster : MCD) 혹은 대형재난, 의료적 재난(50명 이상의 재난) 혹은 위기적 재난(catastropic casualty disaster : CCD)으로 구분할 수 있다. = 대량재해사고, 대량환자발생사고.

대량살상무기 大量殺傷武器 weapons of mass destruction : WMD 생화학무기, 핵무기, 중장거리

미사일 등 짧은 시간에 대량의 인명을 살상할 수 있는 무기. 생화학무기, 중장거리미사일, 핵무기 등과 같이 짧은 시간 안에 많은 인명을 살상함으로써 강한 파괴력을 가진 무기들을 통틀어 이르는 개념이다. = 대량파괴무기.

대량살상무기반확산 大量殺傷武器反擴散 counterproliferation 불량국가나 적대국의 확산된 무기에 대해 적극적으로 대응하는 미국의 전략. 대량살상무기 대(對)확산이라고도 한다. 클린턴 행정부 말기 때 반확산국을 설치하면서 채택된 미국의 새로운 전략 개념으로, 2001년 부시(George Walker Bush) 행정부가 들어서면서 더욱 강화되었다. 미국 본토가 대륙간 탄도미사일(ICBM)로부터 공격을 받을 경우 고성능 요격미사일을 발사해 요격함으로써 미국 본토 전체를 방어하는 미사일방어체제(MD : Missile Defense)와 함께 미국의 대표적인 국방전략이다. 미국은 이 전략 개념을 채택하기 전까지는 대량살상무기비확산(nonproliferation)정책을 고수하였는데, 이는 미국이 지정한 불량국가나 적대국이 대량살상무기를 보유하지 못하도록 기술 이전을 통제하거나 보유한 국가들에 대해 경제적인 외교제재를 가하는 것이었다. 그러나 반확산 정책은 비확산 정책과는 달리 대량살상무기를 보유한 국가가 이를 사용할 경우 적극적인 공세로 전환함은 물론, 필요한 경우 선제공격까지 감행해 상대국의 대량살상무기를 아예 무력화시킬 수도 있다. 이 반확산 정책은 군사 패권주의를 추구하는 미국의 국방정책을 그대로 반영하는 것으로, 미국은 이를 위해 2002년 국방비를 2001년보다 16%나 늘어난 3,400억 달러로 책정하였다. 한국과 북한도 핵무기나 미사일 등 대량살상무기를 통제하는 미국의 반확산 정책의 적용을 받고 있다.

대량살상화재 大量殺傷火災 multiple-death fire 3인 이상의 사망자가 발생한 화재.

대량상해사고 大量傷害事故 multiple casuality incident 정상적으로 신고받은 상황보다 아프거나 다친 희생자의 수가 더 많은 상황. 이런 상황에서 환자 사정, 처치와 이송의 방법으로 변경되며 변경의 정도는 환자의 수와 지역 응급처치교범에 따라 달라질

수 있다.

대량수혈 大量輸血 massive transfusion 24시간 이내에 전체 체내혈액량 이상 또는 1회에 1,000㎖ 이상의 혈액을 수혈하는 경우. 출혈이 지속되거나 수혈하고 있음에도 불구하고 혈압 유지가 불가능할 때 시행한다.

대량재난표시가방 大量災難表示~ 대량 재난 구조 시 우선 순위에 따라 여러 명의 환자를 돌볼 수 있는 가방. 미니가방 4개가 들어간다.

대량주수 大量注水 master stream 둘 이상의 호스로부터 하나의 대구경 호스로 집수되어 이루어지는 주수. = 대량방수.

대량주수소화 大量注水消火 flood 대량의 물을 한꺼번에 방수하여 화재를 진화하는 것.

대량주수장치 大量注水裝置 large stream device 1,514lpm(400gpm) 이상의 유량으로 물을 방출하는 장치.

대량흡인증후군 大量吸引症候群 massive aspiration syndrome 분만 중 어떤 원인으로 태아가 산소 결핍에 빠지면 호흡운동이 현저히 항진되어 대량의 양수를 흡인하게 되는데 이때 장의 운동도 항진되기 때문에 양수와 함께 태변도 폐내로 대량 흡인하게 되는 경우.

대류 對流 convection 열의 세 가지 전달과정(대류, 전도, 복사) 중 하나. 열 때문에 유체(流體)가 상하로 뒤바뀌며 움직이는 현상. 유체내부의 어느 구역이 항상 따뜻하게 되어 그 온도가 주위의 온도보다 높아지면(물의 4℃ 이하와 같은 경우는 제외) 보통 이 부분의 유체는 팽창에 의하여 밀도가 작아져 상승하고 주위의 낮은 온도의 유체가 대신 그 구역에 흘러 들어가는 과정이 계속된다. 이러한 운동에 의하여 열이 이동하는 현상을 대류라고 한다. 냉장고의 얼음은 높은 데에 두고, 난방기구는 낮은 데에 두는 것은 이 대류효과를 이용한 것이다. 또한 난류(暖流), 육풍(陸風), 해풍(海風) 등 대기의 대류현상은 기상상태를 결정하는 중요한 요인의 하나이다. 가열되는 구역이 유체의 윗부분에 있으면 대류는 일어나지 않는다.

대류권 對流圈 troposphere 지상의 대기 온도는 지상고가 높아질수록 평균적으로 낮게 되지만 어느 높이에서 그 변화가 정지되는데, 이 기온이 변화하는 범위. 대류권의 높이는 적도 지방이 약 16km, 온대 지방이 10~12km, 극지방이 약 9km이다. 이 영역에서는 대류 현상이 일어나 구름이나 비 등의 기상 현상을 볼 수 있다. 이것과 관련되어 대기의 굴절률이 공간적으로나 시간적으로 변화하기 때문에, 이 공간을 통과하는 전파에 대하여 굴절, 산란(散亂), 반사, 감쇠, 페이딩(fading) 등의 여러 가지 현상을 야기한다.

대류연소 對流燃燒 convective combustion 열기가 흘러 그 기류가 가연물을 가열케 함으로써 끝내는 그 물질을 착화케 하여 연소로 유도하는 현상. 대류연소는 기류의 온도가 그다지 높지 않은 경우는 문제될 것이 없으나 불꽃이 연소되는 고열이나 또는 고열상태에 있을 때에는 대단히 위험한 것이다. → 가연물, 착화, 연소.

대류열전달 對流熱傳達 convection heat transfer 유체에 의하여 운반되는 열의 이동, 유체와 접하는 고체간의 열의 이동. 방사에 의하는 경우와 대비된다. 유체의 흐름이 자연(자유)대류일 경우(가열된 방바닥이나 벽면에 의한 난방)와 강제대류일 경우(비행체 표면으로부터의 열방출이나 열교환기의 관벽 내외의 열교환)가 있고, 또 유체의 상(相)이 변화하지 않을 경우와 변화할 경우(비등이나 응축을 수반하여 보일러나 콘덴서 등의 성능을 좌우하는 열전달)가 있다.

대륙붕 大陸棚 continental shelf 대륙이나 큰 섬 주변의 깊이 약 200m까지의 경사가 완만한 해저.

대리 代理 proxy ① 타인(본인)을 대신하여 어떤 행위를 하는 것. ② (민법 총칙)대리인이 본인을 위하여 한다는 것을 나타내어 의사표시를 하거나 또는 의사표시를 받아 그 법률효과가 본인에게 직접 생기는 것.

대리권 代理權 agent's authority 대리행위를 할 수 있는 자격. 대리는 대리인이 행한 행위의 효과가 직접 본인에게 귀속하는 제도이므로 대리인에게는 대리권이 필요하다. 대리권이 없는 대리행위를 무권대리라고 부르며 원칙상 무효이나, 본인이 추인을 하면 이로써 대리권이 추완되고 유효하게 된다.

대리인 代理人 representative 대리권이 있는 자.

대리인에 의한 뮌흐하우젠 증후군 代理人~症候群 Munchausen's syndrome by proxy 주의를 끌거나, 의학적 치료를 목적으로 부모가 아이의 병을 꾸며 내거나 유도하는 것. = polle's syndrome.

대마 大麻 cannabis 다른 마약의 자원으로 사용되는 미국 혹은 인디언 대마(Cannibus sativa). 꽃이 피는 윗 부분은 chemical tetrahydrocannabinol (THC)가 포함되어 있다. 대마와 이것의 생성물은 미국 정부에 의해 통제 물질로 분류되어 있다. = 마리화나, 하시시.

대마비 對麻痺 paraplegia 척수의 손상으로 인한 양측 하지의 운동신경 혹은 감각신경의 마비증세. 외상에 의하거나 척추측만증(scoliosis)이나 척추이분증(spina bifida) 같은 질병에 의해서 초래된다. 종종 마비증상이 손상을 받은 직후에 나타나며, 손상 받은 신경근 아래 부위의 감각, 운동, 반사가 소실된다. = 하반신마비.

대마초 大麻草 marijuana 환각물질 등 400가지 이상의 화합물을 포함하고 있는 뽕나무과의 식물. 보통 흡연되거나 과자에 혼입되어 섭취된다. 마리화나 담배는 이 식물의 잎과 꽃에서 만들어지는데 전형적인 마리화나 담배는 0.5~1.0mg의 식물을 포함하고 있다. 1차적인 향정신성 물질은 delta-9-tetrahydrocannabinol(THC)인데 용량과 섭취 후의 시간 경과에 따라 다른 작용을 나타낸다. 카테콜아민 분비뿐 아니라 교감신경성 반사의 억제가 일어난다. 흡입시 흥분, 진정, 환각증상이 나타나고 도취감, 심계항진, 감각능의 항진과 약 30분 정도의 진정작용 후에 시간에 대한 지남력 상실 등이 나타난다. 보다 심한 중독에서는 단기기억의 장애, 이인증(depersonalization), 환시, 급성망상성정신증 등을 보인다. 때로는 적은 용량으로도 공황반응을 나타낸다. 급성 중독의 경우는 경도에서 중등도의 알코올 중독에서 보여주는 것과 같은 유사한 주관적인 긴장 이

완감의 지각과 경도의 다행감의 증상을 보인다. 이러한 상태는 보통 사고, 집중, 지각 및 정신운동 기능의 장애를 보인다. 마리화나를 피울 때 가장 흔하고 즉각적으로 동반되는 이학적 소견으로 빈맥, 기립성 저혈압, 결막충혈, 협조불능(incoordination), 구어장애, 운동 실조를 보인다. 흡입시 응급처치는 활성탄과 하제를 투여하고 정신과적인 착란상태는 환자를 진정시키고 성인의 경우 다이아제팜을 2~10mg 1일 2~4회, 노인의 경우 초기에 1회 2~2.5 mg씩, 1일 1~2회 투여하고 주사를 할 경우에는 2~10mg을 근육주사 또는 정맥주사하고 필요시 3~4시간에 반복 투여한다. 기립성 저혈압시에는 두부를 낮추고 수액을 투여한다. = marihuana.

대망 大網 majus omentum 위의 대만에서부터 하방으로 장관 전면까지 다양한 거리만큼 뻗는 현저한 복막 주름. 횡행결장의 전면에 부착된다.

대발작 大發作 generalized seizure 전신적인 불수의적 근육수축과 호흡정지에 이어서 근육의 긴장성 및 간대성 연축이 뒤따라오는 간질성 발작. 잡음이 있는 호흡과 더불어 이를 악물고 혀를 깨물고, 대소변 조절의 상실 등이 나타난다. 경련이 지나면 잠에 빠지거나 혼란을 경험한다. 일반적으로 깨어났을 때 기억을 하지 못하며 경련이 발생하기 전에 전구증상이 나타난다. 이러한 경련이 1회성으로, 간격을 두고 또는 계속해서 발생한다. = 긴장성–간대성 발작.

대변 大便 feces 장에서 형성되어 직장을 통해 배출되는 소화관 내의 노폐물 또는 배설물. 물, 음식찌꺼기, 세균, 장과 간의 분비물 등으로 이루어진다. 철이나 납, 수은 등의 중금속은 대장에서 배설되기 때문에 변에 포함되며 칼슘, 마그네슘은 요도로 배설되나 60%는 변으로 배설된다. 일반적인 검사로 대변의 색깔, 양, 냄새, 강도 등을 관찰하며 1일 배변의 양은 20~30g이고 그중 70~80%가 수분이다.

대변완화제 大便緩和劑 feces relaxant 장액이 통과하여 대변을 부드럽게 할 수 있도록 대변 덩어리의 표면 장력을 감소시키는 약물.

대복재정맥 大伏在靜脈 great saphenous vein 신체에서 가장 긴 혈관. 10~20개의 판막을 가지고 있는 다리와 허벅지에 분포되어 있으며 대퇴정맥에 연결된다. = 큰복재정맥.

대사 代謝 metabolism 생체 안에서 영양소의 화학적 변화와 에너지 전환을 일으키는 물리화학적 반응. 동화와 이화작용이 있다. 동화작용-(anabolism)은 대사과정에서 물질을 합성하는 변화를 일으키는 작용으로 이화작용과 반대의 의미가 있다. 이화작용(catabolism)은 대사과정에서 물질을 분해하는 변화를 일으키는 작용으로 얻어진 에너지는 인산이나 복합탄수화물 형태로 저장된다. → 신진대사. = 대사작용.

대사산물 代謝産物 metabolite 대사활동에 의해 생성되거나 대사과정에 필요한 물질의 총칭. 필수대사산물은 중요한 대사과정에 필요한 것이다. 예를 들면, urea와 암모니아는 단백질 대사산물이다.

대사성뇌증 代謝性腦症 metabolic encephalopathy 대사성 뇌질환에 의한 신경정신장애. 저산소혈증(低酸素血症), 허혈(虛血), 저혈당증 등의 결과로서 일차적으로 일어나는 것과 신장, 폐장, 간장 등의 질환에 의하여 이차적으로 일어나는 것이 있다.

대사성당량 代謝性當量 metabolic equivalent 쉬고 있을 때 체중 1kg당 1분 동안 필요로 하는 산소량.

대사성산증 代謝性酸症 metabolic acidosis 과도하게 산이 체액에 첨가되거나 중탄산염(HCO_3^-)이 체액에서 소실되는 증세. 혈액의 pH가 7.4 이하이다. 중탄산염은 글루코오스를 보상하기 위해 체지방 분해로 생기는 케톤을 중화하는데 이용되는데 중탄산염의 부족은 케톤을 중화하지 못해 산증을 일으키며 대사성산증은 심부전이나 쇼크에서처럼 혐기성 산화가 일어날 때 발생하기도 하며 빠른 호흡, 지남력 변화, 호흡이 달고 신냄새가 난다.

대사성쇼크 代謝性~ metabolic shock 구토, 설사, 과잉방뇨 등으로 인한 체액의 과도한 손실에 의해 발생하는 쇼크.

대사성알칼리증 代謝性~症 metabolic alkalosis 과도하게 산이 체액에서 소실되었거나 중탄산염(HCO_3^-)이 체액에서 비정상적으로 증가된 상태. 과도한 구토, 전해질의 불충분한 보충, 부신피질 호르몬의 증가 등으로 산이 감소하며 위궤양치료시 제산제의 과다섭취, 고농도의 중탄산염을 포함한 수액을 정맥내 과다 투여하여 중탄산염이 증가되어 얕고 느린호흡, 테타니, 부정맥, 경련 등의 증상이 일어나며 심하면 혼수상태나 사망에 이른다.

대사성질환 代謝性疾患 metabolic disorder 신체에서 음식물의 정상적인 소화와 이용을 방해하는 질환.

대사억제제 代謝抑制劑 antimetabolites 세포 분열시 필요한 효소 이용을 차단하는 제제.

대사율 代謝率 metabolic rate 시간당 발생한 에너지량. 에너지 대사율은 에너지 소모량에 대해 행(行)한 양(量)으로 표현되며 근육수축의 최대 에너지 대사율은 50%이다. 대사율에 영향을 미치는 요인들은 측정기간 혹은 직전의 근육활동, 음식섭취, 외부온도, 신장과 체중 및 표면적, 성별, 연령, 정서적 상태, 체온, 갑상선 호르몬의 농도, 에피네프린(epinephrine)이나 노르에피네프린(norepinphrine)의 농도 등이다.

대사의 代謝~ metabolic 대사에 관계된.

대사장애 代謝障碍 metabolic disorder 신체의 이화작용과 동화작용을 이루는 항상성 대사조절의 기전에 이상이 있을 경우에 생기는 병리생리적인 기능장애.

대상물 對象物 object(소방) 소방법이 적용되거나 소방안전상 관리해야 할 대상.

대상부전 代償不全 decompensation 심부전시 심장기능저하에 대한 보상기전이 작용할 수 없을 정도로 악화된 상태. 호흡곤란, 부종 등이 나타난다.

대상성대사성산증 代償性代謝性疝症 compensatory metabolic acidosis 혈액의 pH가 호흡성 대상(代償)에 의하여 정상쪽으로 되돌아온 대사성 산증의 하나. = 대상성산증(代償性疝症, compensated acidosis).

대상성쇼크 代償性~ compensate shock 신체가 혈역학적인 손상에 대해 효율적으로 반응하는 단계. 증상과 징후는 제한된 정도로 나타나고 인체기능은 정상인 단계. 심박동수와 심장 수축 강도가 증가되고 전신적인 혈관 저항의 증가로 혈압을 유지하게

된다. 이 보상성 변화는 인체가 더 이상 혈압과 조직관류를 유지할 수 없을 때까지 지속되며 쇼크는 전신적인 혈관수축과 심박동수의 증가와 같은 보상기전에 의해 그 문제가 가려질 수 있다.

대상성호흡성산증 代償性呼吸性疝症 compensatory respiratory acidosis 혈액의 pH가 신장의 대상기전에 의하여 정상으로 되돌아온 호흡성 산증.

대상성휴지기 代償性休止期 compensatory pause 두개의 정상 전도되는 박동 사이 진폭보다 긴 조기 QRS군을 따라 즉시 생겨나는 휴지기. 율동의 주기는 바꾸지 않고, 조기 QRS군 주위에 나타난다. 본질적으로 휴지기는 조기 QRS군의 짧은 간격을 보상해서 원래 주기대로 박동되도록 해준다.

대상포진 帶狀疱疹 herpes zoster 수두바이러스 감염에 의한 뇌신경절, 척수후근의 신경절 등의 급성 염증성 질환. 지각신경 분포에 따라 편측성으로 수포성 발진을 일으키며 심한 통증이 동반되는 것이 특징이다. 흉부가 호발부위이며 한번 앓으면 평생 면역을 갖게 된다.

대설경보 大雪警報 heavy snow warning 많은 눈으로 인해서 재해가 발생할 수 있음을 경고하는 기상예보. 24시간 신적설량(新積雪量) 20~50cm 이상을 그 기준으로 한다.

대세포암 大細胞癌 large-cell carcinoma 폐암의 약 5~6%를 차지하며 대부분 세포학적으로 편평상피암 또는 선암에 대한 분화를 부분적으로 나타내는 폐암. ↔ 소세포암.

대수주기안테나 對數週期~ log periodic antenna 인접한 안테나 소자 길이의 비나 간격의 비가 일정한 세로형 안테나 열의 사용 주파수 대역 내에서 거의 일정한 주파수 특성이 있는 광대역 안테나. 임피던스 및 방사 특성이 주파수의 대수에 대해서 주기적으로 변화하는 것과 같은 구조 형상을 가진 안테나이다.

대수층 帶水層 aquifer 지하수를 함유하고 있는 지층 즉, 물의 유동이 원활하며 침투성 물질이 충분히 함유된 지층구조.

대수층성능분석 帶水層性能分析 aquifer perform-

ance analysis 지하수의 양과 우물 간격을 결정하기 위한 시험.

대수포 大水疱 bulla 물집이나 심상성 천포창처럼 직경이 2cm 이상인 큰 낭포.

대시 dash 가장 빠른 스피드로 역영하는 것.

대식세포 大食細胞 macrophage 결합조직에 있는 큰 식세포. 특이 또는 비특이 면역에 기여한다. = 큰포식세포.

대식증 大食症 bulimia 고칼로리나 고탄수화물 음식의 다량을 빠른 시간 내에 섭취하는 폭식을 특징으로 하는 섭식장애질환. 주로 여성이나 사춘기 성인 초기에 발생하는 정신장애이다. 보통, 수면, 자발성 구토가 일어날 때까지 대식을 계속하는 발작이 특징이다. = 게걸증, 병적과식.

대악증 大顎症 macrognathia 비정상적으로 큰 턱.

대양 大洋 ocean 큰 바다. sea보다는 넓은 개념으로 해양 중에서 지질시대 이후 오늘날까지 큰 변화가 없는 바다로서 태평양, 대서양, 인도양의 3대양을 말한다. 그 외에 남극해(Antarctic Ocean)와 북극해(Arctic Ocean)를 대양에 포함시키기도 한다.

대엽성폐렴 大葉性肺炎 lobar pneumonia Diplococcus pneumoniae에 의해 일어나는 급성열성질환. 폐엽에 일률적으로 염증성 삼출이 일어나며 폐렴쌍구균 감염에 의한 경우가 많다. = 그룹성폐렴.

대요근 大腰筋 musculi psoas major 제12 흉추~제4 요추체에서 일어나기 시작하여 장골근과 하방부에서 합쳐져 서혜인대 밑을 지나 골반강 밖으로 나와서 대퇴골 상단의 소전자에 정지하고 고관절의 굴곡에 관여하는 근육. = 큰허리근.

대원근 大圓筋 musculi teres major 견갑골 하각에서 일어나기 시작하여 상완골을 지나 이두근구에 정지하며 견갑하근과 함께 상완의 내전과 내측회전에 작용하는 견갑부의 근육(muscle of shoulder). = 큰원근.

대원탑승대 隊員搭乘臺 jumpseat 소방차 운전대 뒤에 위치한 소방대원용 좌석. 보통 운전자와 등지고 앉도록 되어 있다.

대음순 大陰脣 labia majora 질 입구 양쪽의 피부 주름. 회음부의 가장자리를 형성한다.

대응계획 對應計劃 response plan 경보신호에 대한 대응방법으로 취하는 조치.

대응우선순위 對應優先順位 priority dispatching 적절한 반응 정도를 결정하기 위해 정해진 가이드라인과 의학적으로 승인된 질문을 사용하는 방식.

대응유전자부호 對應遺傳子符號 anticodon mRNA의 코돈과 상보적인 배열을 하고 있는 tRNA의 3염기 배열. = 안티코돈.

대이개신경 大耳介神經 great auricular nerve 목에 있는 신경망으로부터 나온 신경 분지 중의 하나. 하나의 분지는 이하선 위의 얼굴의 피부에 분포되어 있으며 다른 하나는 유양돌기와 후이개분지에 분포한다. = 큰귓바퀴신경.

대인폭탄 對人爆彈 antipersonnel bomb 살상을 목적으로 만든 폭탄. 폭발과 동시에 많은 파편이 사방으로 흩어지면서 사람·동물을 살상하기 위해 고안된 것으로 살상효과를 높이기 위해 저공에서 폭발하도록 되어 있다. 탄체 안에 다량의 작약(전체 중량의 40~60%)이 충전되어 있으며, 탄체가 비교적 얇아서 작약이 폭발하면 그 파편으로 살상효과를 낸다. 육상용 폭탄과 특수용 폭탄의 네이팜탄, 핵폭탄인 중성자폭탄이 인명살상용으로 사용된다.

대장 大腸 large intestine 소화기의 마지막 부분. 소화 안된 잔유물을 대변으로 만들어 체외로 내 보내며 약 1.5m로 회맹 연접에서 소장과 연결되며 맹장, 충수, 결장, 직장, 항문으로 끝난다. 알코올과 수분의 흡수, vitamin K 등의 합성을 하며 점막에는 융모가 없고 근층의 경우 내윤주근층은 항문에서 두꺼워져 윤상의 내항문괄약근(internal anal sphincter)이 된다. = 큰창자.

대장균 大腸菌 Escherichia coli 장내 세균과에 속하는 Gram음성의 간균. 주모성 편모가 있어 운동성이 있기도 하고 편모가 없어 비운동성인 것도 있다. 보통 배지에서 잘 발육하고 최적온도는 37℃이며 장병원성 대장균(enteropathogenic E. coli, EPEC)은 빈곤한 사람들의 아이들이나 우유를 먹는 유유아(乳幼兒)의 하기(夏期) 설사증의 원인균으로 유아의 위장염을 일으키는 대장균이다. 정상적으로는 *E. coli*가 없는 부위인 십이지장, 상부회장에서 EPEC가 증식할 때 설사를 일으키지만 그 기전은 아직 불확실하다. 장관침습성 대장균(enteroinvasive *E. coli*, EIEC)은 이질균과 같이 세포 침입성이 있으며 대장 점막 상피세포로 침입하여 세포의 괴사를 초래하고 결국 급성대장염을 일으킨다. 대변에는 점액 뿐 아니라 농과 혈액이 섞이는 경우가 많다. 장상피세포의 침범이 필수적이며 독소(toxin)의 생산과는 무관하다. 인체에서 S상결장경검사(sigmoidoscopy)를 해보면 대장에는 염증이 있고 궤양이 보이며 이질 때와 흡사하다. 장관독성 대장균(enterotoxigenic *E. coli*, ETEC)은 콜레라균이 생성하는 것과 비슷한 장독소(enterotoxin)를 생산하며 여행자 설사증(traveller's diarrhea)의 중요한 원인균이다. 독소로 생기며 소장 상피세포의 아데닐 사이클라제(adenyl cyclase) 생산을 자극하여 cyclic AMP생산을 증가시켜 설사를 일으킨다. 신생아들은 걸리지 않고 소아나 어른들에게 잘 걸리는 대장균이다.

대장균군 大腸菌群 coliform group 인체나 짐승들의 장관으로부터 배출되는 세균의 총칭. 대장균과 유사한 성질을 가지고 있으며 토양이나 수중에 널리 분포되어 있다. 음용수 기준은 5㎖ 중에서 검출되지 않아야 한다.

대장균지수 大腸菌指數 escherichia coli index 대장균을 검출한 최소 검수량의 역수. 예를 들면 100㎖ 물에서의 대장균 지수는 0.01이다.

대장암 大腸癌 colon cancer 일반적으로 직장, S상결장, 하부 하행결장 등에서 발생하는 세포성 종양. 근위부 대장에서도 발생하는데 초기 징후는 일반적으로 대변에서 잠혈(occult blood)이 발견되고 배변의 빈도와 형태의 변화를 보인다. 직장 수지검사상 병변이 만져지는 것 외에는 초기 진찰 소견은 거의 없다.

대장애송신 對障碍送信 interfering 두 대의 화재경보기를 동시에 작동시켰지만 경보기 상호간에 장애를 일으켜 두 대 중 어느 한 대의 경보도 통신본부에 접수되지 못하는 현상.

대재해사고 大災害事故 catastrophic incident 사고가 발생한 사업장의 주변 지역까지 사고가 확대되어 큰 재해를 입는 사고.

대전 帶電 electrification 물체가 전기를 가짐. → 전기.

대전자 大轉子 greater trochanter 다양한 대퇴부의 근육이 붙은 대퇴골의 크게 돌출된 부분. = 큰대퇴돌기.

대정맥 大靜脈 venae cavae(venae cavae는 복수, vena cava는 단수) 몸의 각 기관에 있는 소정맥의 혈액을 모아서 심장의 우심방으로 들여보내는 큰 정맥. 상대정맥과 하대정맥이 혈액을 인체로부터 우심방으로 돌아오게 한다. 상대정맥은 인체의 상(上)의 1/2로부터 탈산소화된 혈액이 우심방으로 돌아오는 인체에서 두 번째로 큰 정맥이다. 지름은 약 2㎝이고 길이는 7㎝ 정도이다. 심방에 가장 가까운 상대정맥 부분은 전체 길이의 약 1/2로서 심낭 내에 있고, 이것은 판막을 갖고 있지 않다. 하대정맥은 횡격막 아래 신체부분에서 탈산소화한 혈액을 심장으로 되돌리는 큰 정맥으로 제5요추 우측의 두 총장골정맥의 접합부에서 형성되고, 척주를 따라 상행하다가 횡격막을 관통하여, 심장의 우심방으로 연결되어 있다. 이것이 횡격막을 통해 지날 때 이는 장액성 심막을 공급하는 혈액을 받아들인다. 하대정맥은 성인에서는 흔적만인 반월형 판막을 포함하고 있으나 태아에서는 매우 크고 중요하다. 혈관은 두 개의 총장골정맥, 요추정맥, 그리고 고환정맥에서 혈액을 받는다.

대증요법 對症療法 symptomatic treatment 환자의 증상에 따라 대처하는 치료방법. 근본적인 원인을 치유시키지는 못하나 환자가 가지고 있는 불편감과 고통을 완화시키는 데는 도움을 준다. 단순히 고통을 없애기도 하지만 대증요법으로 식욕이 좋아지기 때문에 원인질환의 치유도 촉진하게 되며 환자의 발열은 해열제로 기침은 진해제, 통증은 진통제를 투여하는 등의 방법을 이용한다. = 이증요법, 역증요법. ↔ 동종요법(同種療法 homeopathy).

대증요법의사 對症療法醫師 allopathic physician 내외과인 적극적인 치료를 통해 질병과 부상을 치료하는 의사. 미국의 거의 모든 임상의들이 역증요법을 사용한다. = 역증치료 의사. ↔ 동종요법의사

(同種療法醫師 homeopathic physician).

대지귀환경로 大地歸還經路 ground return path 전력계통에서 모든 도체에 흐르는 전류가 접지점으로 귀로하는 경로.

대지귀환회로 大地歸還回路 earth return circuit 직류 전선에 의한 통신회로 구성의 하나. 귀선으로 대지를 사용하는 회로이다.

대지도전율 大地導電率 earth conductivity 대지의 단위 부피당 저항의 역수. 이는 단위 부피당 컨덕턴스를 나타낸다. 대지는 일반적으로 도체와 유전체의 복합체로 생각되므로 대지에도 도전율이 있으며 건지(乾地)와 습지에서의 값은 다르다. 단위는 S/m이 사용된다.

대지전압 大地電壓 voltage to ground 접지회로에서 전선과 접지회로의 접지점 또는 전선 사이의 전압, 비접지회로에서 전선과 기타 회로전선 사이의 최대전압.

대천문 大泉門 fonticulus anterior 전두봉합(前頭縫合), 관상봉합(冠狀縫合) 및 시상봉합(矢狀縫合)의 접합부에 있는 골화되어 있지 않은 두개골 부분. 앞숫구멍. 영아의 두개골 간에 질긴 막으로 덮인 공간으로 보통 다이아몬드 모양으로 생긴 전천문(anterior fontanel)은 생후 14개월에 닫힌다. 삼각형 모양으로 생긴 후천문(posterior fontanel)은 생후 2개월에 폐쇄된다. 두개강 내압의 증가는 천문이 긴장하고 융기하는 원인이 되며, 뇌막염과 같은 감염의 증거가 된다. 천문이 부드럽고 함몰된 것은 탈수의 결과이다. = 큰숫구멍.

대체의학 對替醫學 alternative medicine 질병과 손상을 치료하기 위하여 역증 치료 의사들이 사용하는 약품 및 수술과는 다른 기술의 의학적 진단과 치료 체계. 예를 들면, 믿음으로 하는 치료(faith healing), 동종요법, 인도의 아유르베디즘(Ayurvedism), 침술, 아로마요법 등 최근에 동양의학의 관심과 더불어 대체의학에 대한 연구가 활발해지고 있다.

대체주파수목록 代替周波數目錄 list of alternative frequencies : AF 라디오 데이터 시스템(RDS)에서 동일 프로그램을 방송하고 있는 방송국의 주파수 정보. 최대 25개의 대체 주파수를 전송할 수 있다.

대측성편마비 對側性偏痲痺 contralateral hemiplegia 대뇌병변측의 반대측에 나타나는 편측마비.

대치 代置 replacement 혈액을 대치하기 위한 것처럼 유사한 구조 혹은 물질로 손실된 구조 혹은 물질을 대체하는 것.

대칭성 對稱性 symmetry ① 미적 형식 원리의 하나로 수직축을 중심으로 한 좌우 두 부분이 서로 상응하는 관계에 있는 성질. ② 신체 공통의 축 주위 또는 면의 양측부분의 형태 및 관계가 유사한 배열을 하고 있는 것.

대퇴경부 大腿頸部 femoral neck 근위부에서 대퇴골두부 아래로 좁아져 대퇴골체로 이어지는 부위. 대퇴골체와 이루는 각도는 125° 정도이며, 길고 각도가 있어 종종 골절부위가 되고 뼈가 약한 노인들에서 더 빈번하다.

대퇴골 大腿骨 femur 인체에서 가장 길고 강한, 골반에서부터 무릎까지의 뼈. 상단(upper end)은 대퇴골두(head), 대퇴골경(neck), 대전자(greater trochanter), 소전자(lesser trochanter) 등이 있고 몸체(body)는 조선(linea aspera)과 둔근조면(gluteal tuberosity)이 있다. 하단(lower end)에는 내측과(nedial condyle)와 외측과(lateral condyle)가 있으며 양과의 위로 돌출한 부분을 각각 외측상과(lateral epicondyle), 내측상과(medial epicondyle)라 한다. 직립자세에서 대퇴골은 안쪽으로 기울어져, 무릎관절을 신체 중력선 가까이에 위치시켜 준다. = 넙다리뼈.

대퇴골두 大腿骨頭 femoral head 대퇴골의 근위단. 공모양으로 되어 있으며 관골구와 관절하여 구상관절 형태로 고관절을 형성하는 부위이다. = 넙다리뼈머리.

대퇴골절 大腿骨折 femoral fracture 심한 외상이나 퇴행성으로 발생하는 대퇴부의 골절. 외상으로 인한 통증이 병적 골절보다 통증이 심하다. 대퇴골절이 발생한 부위의 근육수축으로 골절된 골격을 잡아당겨 심한 변형을 초래하여 손상된 하지가 짧아지고 500~1,500㎖ 정도의 출혈이 초래된다. 그러므로 대퇴체부 골절시 견인부목이 가장 잘 고정된다.

대퇴골체부 大腿骨體部 femoral shaft 대퇴골의 몸체 부분. = 넙다리뼈몸통부.

대퇴과 大腿顆 femoral condyles 대퇴골 원위부의 돌출되어 있는 부분.

대퇴근막장근 大腿筋膜張筋 musculi tensor fasciae latae 장골능과 상전장골극에서 일어나기 시작하여 장경인대에 정지하며 대퇴 상외측부에 있으며 두꺼운 대퇴근 막초에 싸여있는 근육. 대퇴의 굴곡과 내회전의 보조작용을 한다. = 대퇴근막긴장근.

대퇴돌기 大腿突起 trochanter 근위 대퇴부의 두 개의 골 구조물 중의 하나. 여러개의 근육이 붙는 지점으로 큰 돌기와 작은 돌기 두 개가 있다.

대퇴동맥 大腿動脈 femoral artery 하지로 보내지는 외측장골동맥의 연장 혈관. 서혜인대의 원위부에서 시작해 대퇴의 중간과 아래쪽에서 1/3지점을 연결하는 부위에서 끝난다. 대퇴동맥은 7개의 혈관 가지로 나뉘어 하지와 서혜부 내의 기관이 있는 체간의 다양한 부위로 혈액을 공급해 준다. = 넙다리동맥.

대퇴방형근 大腿方形筋 musculi quadratus femoris 쌍자근의 하방을 병주하는 근육. 좌골결절에서 일어나기 시작하여 대퇴골의 전자간능에 정지하며 대퇴의 외회전 작용을 한다. = 대퇴사각근.

대퇴부근위부골절 大腿部近位部骨折 fracture of femur in the proximity 대퇴 경부골절과 전자부 골절을 모두 포함하는 골절. 가장 흔한 골절 유형중의 하나이다. 이 부분의 골절을 고관절 골절이라고도 하며 골다공증 환자에게서 흔히 발생하며 하지가 외측으로 돌아가고 손상 받는 하지는 손상 받지 않는 반대쪽보다 길이가 짧아지며 이런 환자는 걸을 수 없으며 통증 때문에 하지를 움직일 수 없다.

대퇴부체부골절 大腿部體部骨折 fracture of femur in the body 고관절 원위부부터 슬관절 근위부의 대퇴 과에 이르기까지 어느 곳에서나 발생하는 골절. 골절이 있는 부위의 근육들은 수축에 의한 강직현상이 나타나며 근육강직은 골절된 골격을 잡아당긴다. 하지의 심각한 변형을 유발하기도 하며 대부분 손상된 하지는 길이가 짧아지는 양상을 나타내며, 상당한 출혈이 동반되어 혈압이 저하되는 경우가 있으며 골절로 인하여 1.5 ℓ 정도의 혈액이 손실된다.

대퇴사두근 大腿四頭筋 musculi quadriceps femoris 슬관절의 중요한 신근. 대퇴전면에서 양 측면에 걸쳐 아래로 달리는 강한 근육으로 4두를 가지고 일어나기 시작하며 대퇴직근(rectus femoris)이 하전장골극에서 일어나기 시작하는 것 외에 외측광근(vastus lateralis), 중간광근(vastus intermedius), 내측광근(vastus medialis)과 함께 대퇴골체에서 일어나기 시작하여 하단부는 슬개관절 전면에서 합쳐져 슬개인대가 되어 경골상단전면에 정지한다. 공을 차는데 매우 중요한 근육이며 대퇴의 굴곡과 하퇴의 신전에 관여한다. = 대퇴네갈래근.

대퇴신경 大腿神經 femoral nerve 요신경총의 분지중 가장 큰 신경. 대퇴부의 피부에 분포하고 특히 복재신경(saphenous nerve)은 피 정맥이 복재정맥과 함께 하퇴 내측에서 족배 내연까지 하행하여 분포한다. 근지는 대퇴 전면부의 근육, 즉 대퇴 사두근과 봉공근을 지배한다. = 넙다리신경.

대퇴이두근 大腿二頭筋 musculi biceps femoris 대퇴 후면의 외측방을 아래로 달리며 장두(長頭)는 좌골결절, 단두(短頭)는 대퇴골 조선에서 일어나기 시작하여 비골두에 정지하며 대퇴의 신전, 하퇴의 굴곡, 외회전에 관여하는 대퇴의 후면부 근육(Muscles of posterior compartment of thigh). = 대퇴두갈래근, 넙다리두갈래근.

대퇴정맥 大腿靜脈 femoral vein 슬와 정맥에서 시작하고 외장골정맥에서 끝나는 대퇴부에 있는 큰 혈관. 대퇴동맥 가까이에 위치한다. = 넙다리정맥.

대퇴직근 大腿直筋 musculi rectus femoris 하전장골극 및 관골구의 상부 가장자리에서 일어나기 시작하여 슬개인대를 통해 슬개 저부 및 경골조면에 정지하며 대퇴의 굴곡과 하퇴의 신전에 관여하는 근육. = 넙다리곧은근.

대표 代表 representation 법인 기관의 행위가 법인 자신의 행위로 취급되는 경우, 예컨대 이사나 대표이사의 행위가 대외적으로 비영리법인이나 회사의 행위로써 인정되는 행위.

대피 待避 refuge 위험구역에서 벗어나기 위해서 비교적 가까운 안전한 곳으로 잠시 피하는 것. → 피난.

대피소 待避所 shelter 기상이변, 적국의 공격, 화재 등으로부터 안전하게 머무를 수 있는 장소.

대피신호 待避信號 evacuation signal 건물 외부로 피난할 것을 알리는 신호.

대한심폐소생협회 大韓心肺蘇生協會 Korean Association of Cardiopulmonary Resuscitation : KACPR 2000년도에 대한순환기학회와 대한응급의학회가 주축이 되어 구성된 기관으로, 우리나라의 실정에 맞는 심폐소생술연구와 지침을 제정하고 일반 국민 및 전문가들의 교육과 훈련 등을 전담하며, 미국심장협회와 계약을 체결하여 국제적으로 공인되고 표준화된 심폐소생술을 보급하여 국민건강에 기여하고 있다.

대항화재 對抗火災 counterfiring 임야화재 중심부와 역화(backfire) 사이에 화재를 일으키는 것.

대혈관 大血管 great vessels 대동맥, 폐동맥, 폐정맥, 상대정맥, 하대정맥 등이 포함된 혈관.

대혈관손상 大血管損傷 great vessel injury 상대정맥, 하대정맥, 폐동맥, 폐정맥, 그리고 대동맥과 대동맥 분지 등 대혈관들이 손상되는 것. 이러한 혈관이 손상되면 짧은 시간 내에 출혈량이 상당히 많으므로 환자상태가 급속히 악화된다.

대혈관전위증 大血管轉位症 transposition of the great vessels 폐동맥이 좌심실에서, 대동맥이 우심실에서 나오는 정상위치와 반대되는 선천성 기형. 특히 큰 심실결손이 있는 영아는 급격히 울혈성 심부전의 징후가 발생한다. → Fallot씨 4징.

대협골근 大頬骨筋 zygomaticus major 미소와 웃음을 짓는데 이용되는 12개의 입 근육 중의 하나.

대형곡물창고 大形穀物倉庫 grain elevator 대량의 곡물을 저장하는 창고. 화재 및 분진폭발의 위험이 높다.

대형관람석 大形觀覽席 grandstand 대규모 야외 관람석.

대형구급소방자동차 大型救急消防自動車 대형재난, 재해시 현장응급센터를 운영할 수 있는 장비와 의료장비 등을 적재 설치한 형태로 바닥에서 천장까지 높이가 1,900mm 이상이고 응급구조사 등이 탑승하여 응급처치에 사용할 수 있는 장비를 적재, 설치한 구급차.

대형방수구 大型放水口 steamer outlet 소화전에 설치된 대량 방수용 방수구. 초기에는 스팀 소방차에 필요한 물을 공급하기 위한 것이었다.

대형소방차 大型消防車 heavy duty apparatus 대구경 노즐이 장착된 차량. 대량주수를 위해 고안된 것이다.

대형송수구 大形送水口 outside steamer connection 스프링클러설비로 이어진 옥외 연결부. 이 연결부를 통해 소방펌프차로부터 스프링클러설비로의 급수작업이 이루어진다.

대형화재 大型火災 conflagration 인명피해 또는 재산피해의 규모가 커서 사회적 이목이 집중될 만한 화재. 소방관서에서는 대형화재로 분류하는 기준을 정하고 진화, 인명구조, 조사, 보고활동 등을 특별하게 수행한다.

대화 對話 conversation 마주 대하고 이야기함.

대화자 對話者 dialogist 의사표시를 즉시 상대방이 요지할 수 있는 상태에 있는 자.

대후두공 大後頭孔 foramen magnum 두개저부에 있으며 뇌와 척수의 교통부위가 되는 큰 공(孔) = 대공, 큰후두구멍.

대흉근 大胸筋 musculi pectoralis major 쇄골, 흉골, 제1~6늑골에 걸쳐 일어나기 시작하여 상완골 상부에 정지하며 상완의 내전에 관여하고 심호흡시 호흡근으로도 작용하는 근육. 여성의 경우 이 근육의 근막 표면에 유방이 부착되므로 유방암 수술시 절단부위를 결정할 때 기준이 되는 근육이다. = 큰가슴근.

댐퍼 damper 순환하는 공기의 방향, 속도, 양을 조절하기 위하여 도관내에 설치된 수동 혹은 자동식장치. 통풍기의 한 부품 또는 보일러의 정상 운전시에 연통 가까이 연도에 설치하여 공기의 양을 조절하는 경우도 있고, 건축물의 수직공간(파이프 덕트, 배관피트 등)으로 통하는 통로 등에 설치하여 화재시에 열과 연기가 들어가지 않도록 차단하는 장치. → 파이프 덕트.

댐퍼제어기 ~制御器 damper control 가용성 링크와 모터, 또는 연기나 열 감지기로 작동되어 덕트의 댐퍼를 개폐시키는 장치.

더부신경 = 부신경.

더블도넛 double donut 호스 2본을 나란히 또는 하나의 도넛 모양으로 감은 것. 보통, 38mm(1½in.) 구경의 호스를 두 개의 작은 코일에 감아서 운반과 취급을 용이하게 한 것이다.

더블뱅크 double bank 지상사다리를 적재할 수 있도록 두 개의 수직 스택이 마련되어 있는 사다리 차.

더블에지스냅드로우 double edge snap throw 구조용 덮개를 던져 펼치는 방법 가운데 하나. 서로 인접해 있고 차지하는 면적이 그리 넓지 않은 두 개의 대상물을 동시에 덮을 수 있도록 고안된 것이다.

더스트 dust 기체 중에 포함된 고체 알갱이. 통상 1μm 이상의 크기를 가진 것을 가리키나, 1μm 이하의 고체 알갱이인 퓸을 포함해서 말하기도 한다. 비버위원회는 대기오염의 견지에서 대기중의 부유 물질을 직경에 의해 분류하여, 직경 76μm 이상을 그릿, 1~76μm를 더스트, 1μm 이하를 퓸이라 했다. 이 분류에 의하면 스모그를 구성하는 것은 더스트나 그릿이 아닌 퓸이다

더치맨 dutchman 소방차에 호스 커플링을 풀지 않고도 적재하기 위해 사용하는 호스의 짧게 접은 부분.

더크워드현상 ～現象 Duckworth's phenomenon 뇌내 질환으로 사망할 때 심정지 전에 호흡정지가 오는 현상.

더프 duff 숲바닥 무기질 토양 위에 흩어져 있는 미세한 가연성 유기물질.

덕트 duct 공기, 폐가스 등이 흐르는 통로. 덕트는 내부에 먼지가 축적되어 있거나 보온재로 쌓여 있으면 연소확대 경로가 될 수 있다.

덕트용스프링클러헤드 ～用～ picker trunk sprinkler head 섬유공장 등에서 덕트의 내부 등에 설치하는 특수 스프링클러헤드. 면 분진 등이 쌓이지 않도록 소형 디플렉터를 사용한 헤드.

덕트용연기감지기 ～用煙氣感知器 duct detector 덕트 내부의 화재발생 여부를 감지하기 위해 설치하는 감지기.

덤불화재 ～火災 brush fire 관목과 풀이 우거진 곳에서 발생한 화재. 화염이 강렬하고 빠르게 확산되는 특성이 있다.

덤불화재순찰대 ～火災巡察隊 brush patrol unit 비포장도로에서도 운행할 수 있도록 기동성을 갖춘(1인승) 소방차(작은 펌프와 물탱크 장착)로 구성된 소방대.

덤웨이터 dumbwaiter 건물내 한 층에서 다른 층으로 음식이나 식기 등을 운반할 때 사용하는 소형 엘리베이터.

덤프 dump ① 소화약제를 분사하기 위해 분말소화기를 거꾸로 뒤집다. ② 화재 진화후 소화기에 남아 있는 소화약제를 다 써버리다.

덤핑증후군 ～症候群 dumping syndrome 위절제술환자가 경험하는 발한, 메스꺼움, 현기증과 허약감을 통틀어 일컫는 말. 이러한 증상들은 식사 직후 위의 내용물이 너무 빨리 십이지장으로 넘어가기 때문에 생긴다. 고장성 위내용물이 소장에 들어오면 삼투현상에 의해 장내로 수분이 이동하며 이러한 내용물의 증가가 연동운동과 설사를 초래한다. 동시에 모세혈관에서의 수분상실은 허약감과 현기증을 동반할 수 있다. 고단백, 고열량 식이를 건조한 형태로 조금씩 자주 섭취한다면 불편감을 느끼지 않으면서도 적절한 영양을 제공할 수 있다.

덩굴옻나무독 ～毒 poison ivy 타고 올라가는 넝쿨 식물(르버스)의 여러 종류 중 하나에서 발생되는 독소. 윤이 나는 3가지 점을 가진 잎을 가짐. 북 아메리카에 흔하고 많은 사람에게 소양증을 일으킨다. 북미에 흔한 또 다른 르버스 그룹 중에는 독참나무, 넝쿨 식물과 목 옻나무, 관목이 있다. 이런 식물에 접촉하면 덩굴 옻나무에 닿은 것과 같다.

데드맨형 ～形 dead man type 사람이 손으로 누르고 있으면 작동하고 손을 떼면 작동하지 않는 수동조작 자동복구 형태.

데메롤 demerol Meperidine Hydrochloride 제제의 상품명. → Meperidine Hydrochloride.

데스모프레신검사 ～檢査 Desmopressin test 요붕증의 원인이 뇌하수체 항이뇨호르몬(ADH)분비 장애인지 또는 분비된 ADH에 대해 신장의 반응부전으로 인한 것인지를 구분하는 검사. 2mg의 ADH유사체인

desmopressin을 근육주사하고 환자로 하여금 음료수를 마시게 한다. desmopressin 약물투여 1시간과 2시간 후에 각각 혈장 및 요중 삼투압을 측정한다. desmopressin투여 후 최대 요중 삼투압이 300mOsm/kg 미만으로 낮으면 신성 요붕증(neph-rogenic DI)으로 진단할 수 있고 750mOsm/kg 이상으로 증가되면 중추성 요붕증(central DI)으로 진단할 수 있다.

데시벨 decibel : dB 전화의 발명자 벨(A. Bell)을 따서 만든 소리의 강도를 측정하는 단위. 벨(B)의 1/10을 나타내며 실용상 B보다 dB를 많이 사용한다. 본래 전력 음향출력 등의 증폭도를 표시하는데 쓰이지만 현재는 널리 일반적인 신호로 쓰인다. 소리의 가청범위(可聽範圍)가 파워로 표시되는 경우, 넓은 범위에 걸치는 것 외에, 소리의 감각량(크기)이 자극값(소리의 강도) 그 자체가 아니라, 강도의 로그값에 비례하는 것이 dB표시를 하는 이유이다.

데시프라민 desipramine 항콜린성 작용과 항히스타민 작용, 항세로토닌 작용이 있으며 대량에서 안전작용을 나타내는 약물. 각종 원인의 동맥경화증과 정신과에서 우울증치료에 사용되며 투약 후 작용은 1~3주 후에 나타나고 간에서 대사된다. 용법은 25mg씩 1일 3회 경구투여하고 저혈압, 황달 등의 유해작용이 있으므로 주의한다.

데이지체인 daisy chain 확보지점에서 구조자와 확보물을 서로 연결하여 자기확보를 할 때 또는 등강기와 구조자 사이를 잇는 짧은 고리줄.

데이크론 dacron 폴리에틸렌 테레프탈레이트로 만든 폴리에스터 섬유. 직물, 소방호스 등에 사용.

데카메토니움 decamethonium 강력한 신경-근 차단제. 이 약물은 신경근 접합부에 오래 잔류하므로 탈분극이 오래 지속되며 결국 반복 흥분이 초래되므로 일과성 근육 속상수축(fasciculations)을 일으킨다. 이 시기에 이어 신경전전달의 차단과 이완마비가 따른다. 또한 종판과 함께 근접한 근 장막 부위에도 즉각적이고 지속적인 탈분극을 일으켜 근육을 이완시킨다. 전신마취 환자에게 장기간 투여하면 탈분극성 차단의 특성이 잘 나타나지 않는다. 정맥주사로 투여한다.

데크구조지붕 ~構造~ roof deck construction 말잔등 모양 지붕의 상단 절반이 물매가 거의 없는 평지붕의 형태와 유사한 것. 콘크리트, 석고, 스틸데크 등이 있다.

데크플로어 deck floor 보통의 층 사이에 설치된 좁은 중층 또는 갤러리.

데프레닐 deprenyl 뇌 내 도파민(dopamine)의 대사분해를 억압하는 약물. 내인성이나 외인성 화합물로부터 생기는 신경독성 물질을 감소시켜 파킨슨(Parkinson)병 진행을 지연시킬 수 있다. 5mg씩 하루 두 번 투여한다.

덱사메타손 dexamethasone 다형핵 백혈구와 섬유아 세포의 이동과 모세혈관 투과성 증가의 역전 및 리소솜의 안정화를 억제함으로써 염증 완화작용을 하는 약물. 부신피질 기능부전, 류마티스성 관절염, 급성통풍성 관절염, 기관지 천식, 담마진 등에 투여한다. 정제인 경우에 성인은 1일 0.5~0.8mg, 소아는 0.15~4mg을 1~4회 분복하고 정맥주사나 근육주사시는 1회 2~8mg을 3~6시간마다 투여한다. 점적주사는 1회 2~10mg을 1일 1~2회, 관절내 주사나 활액낭내 주사는 1회 0.8~2.5mg을 투여하고 투여 간격은 2주이상이다. 결막하 주사는 1회에 0.4~2.5mg을 투여한다. 임부나, 당뇨병환자, 녹내장, 골다공증, 발작장애, 궤양성 장염, 울혈성 심부전, 근무력증, 신장질환, 위궤양, 식도염이 있는 환자는 주의하고 정신증, 과민증, 특발성 혈소판 감소증, 급성사구체 신염, 진균감염, 2세 미만의 소아, 결핵환자는 금기이다.

덱스트란 dextran 혈장단백 분획과는 아주 다른 교질액. 혈청알부민과 비슷한 분자량의 당쇄를 갖고 있다. 혈관내 용적 팽창제로 사용되는 당을 함유한 교질액으로 저혈액성 쇼크의 치료보조제로서 효과가 있다. 환자의 생리적 반응에 따라 용량을 적정한다. 발적, 가려움, 호흡곤란, 가벼운 저혈압 등의 부작용이 우려되므로 주의한다.

덱스트로메토르판 dextromethorphan 레보파놀(levorphanol)유도체의 d 이성질체. 진통효과나 중독성은 없으며 중추신경계에 작용하여 기침에 대한 역치를 높인다. 효능은 코데인과 거의 동등하지만 주관적 증상과 위장관 부작용이 더 적다. 기관지의 섬모운동을 억제하지 않으며 진해효과는 5~6시간 지속된다. 성인은 15~30mg을 하루에 3~4번 투여한다.

덱스트로메토르판하이드로크로라이드 dextromethorphan hydrochloride 진통작용과 탐닉성은 없으며 기침중추에 작용하여 기침반응의 원심성분지를 억제하여 진해작용을 나타내는 약물. 감기, 급만성기관지염, 폐결핵, 기관지 확장증 등에 이용하는데 코데인(codein)과 효과가 비슷하다. 1회 10~20mg씩 경구투여한다.

덱스트로스 dextrose 뇌부종 치료에 이용하는 약물. 대개 50%포도당액이 사용되지만 마니톨용액(mannitol solution)에 비해 이뇨작용이 약하다.

덴트롤렌 danthrolene 근 소포체로부터의 칼슘 유리를 억제하여 근 이완을 일으키는 약물. 척수손상, 뇌졸중, 뇌성마비 등 만성질환에 의한 근 강직치료에 이용한다. 성인 1회 25mg부터 시작하고 1회 1~4capsule씩 1일 2~4회로 증가하며 1회 8capsule씩 1일 4회 투여하는 것을 최대용량으로 한다. 치명적인 간 질환을 야기할 수 있으므로 환자는 규칙적인 간 기능 검사를 해야 하며 급성 간 질환자에게 사용해서는 안 된다.

델루지밸브 deluge valve 일제살수식 스프링클러설비를 제어하는 기계장치. 밸브가 개방되면 경보를 발한다. = 일제살수 밸브.

델린저현상 ~現象 dellinger phenomenon 단파통신이 갑자기 수십 분 간 두절되는 현상. 원인은 태양 흑점 주위에서 생기는 폭발에 의해 방출된 자외선이나 X-선 때문에 D층의 전자 밀도가 비정상적으로 증가하여 이 부분을 통과하는 전파의 흡수가 현저해지기 때문이라고 보고 있다.

델타 delta 강 어귀의 삼각지 모양의 땅. 보통 모래, 미사, 조약돌로 구성되어 있다.

델타세포 ~細胞 delta cell 랑겔한스섬의 구조적 구성요소. 델타세포는 성장억제호르몬(somatostatin)을 분비한다.

델타파 ~波 delta wave 응분전에 발생되는 심전도 기록의 QRS군이 시작되는 곳이 비스듬하거나 넓어진 모양. 이는 변칙적인 전도로를 따른 것으로 Wolff-Parkinson-White syndrome을 진단한다.

델타포스 Delta Force(테러) 미국인을 대상으로 한 중동지역 테러의 대응 조직. 1977년 영국 특수공군연대(SAS)에 근무했던 찰스 베크위드(Charles Beck With) 대령이 창설했으며 미 육군 제1 특전단 분견대이다. 본부는 미국 노스캐롤라이나주에 있으며, 활동 무대는 중동지역이다. 대원은 200여 명으로 1개월 동안 산악 행군, 장거리 걷기, 체력 검사 등을 실시하여 1차 선발하고, 선발된 자는 6개월 동안 사격술, 기동 타격 전술, 인질 구출 요령, 테러 진압 요령, 테러 전술 등을 받으면서 능력을 부여받는다. 6개월 교육 이수자는 다시 1년간 각개 전술 훈련, 실전 배치 훈련을 받는데 최종 선발 인원은 30여 명 정도이다.

뎁스홀 depth hoar 다양한 온도와 압력에 노출된 눈의 결정체가 녹음과 재결정체로의 변화를 반복하면서 부피가 늘어나고 발달하는 현상. 이러한 눈의 결정체는 제한적인 응집성의 특성으로 인해 전자 눈 사태(1차 이온이 충돌하여 보다 많은 2차 이온이 발생하는 과정) 형성의 주 역할을 한다. 결정체 재구성에 필요한 온도의 증감은 미터 당 10℃ 또는 그 이상이다. sugar snow라고도 알려져 있다.

뎅기열 ~熱 dengue fever 모기에 의해 인간에게 전파되는 급성 아르보 바이러스성 감염. 열대나 아열대 지역에서 발생하며 증상은 열, 발진과 심한 두통, 요통 및 근육통이 나타난다.

도[1] 度 degree 자나 수량을 계산하는 단위 또는 매긴 눈이란 뜻으로 어떠한 정도나 한도를 나타냄. 도(度)는 원래 '재다' 또는 '매긴눈'이란 뜻이 있는 단어이며, 단위로는 각도, 위도(緯度), 경도(經度), 온도, 안경의 굴절도 등이 있다. 이 외에 주정도(酒精度), 내화도(耐火度), 보메도(Baum, 暴度) 등도 사용된다. 각도는 원주를 360 등분한 호(弧)에 대한 중심각을 말한다. 기호로는 °를 쓴다. 보조단위로서 초, 분 및 항공, 항해에서 사용되는 점(點)이 있는데, 1″(초) = 1/3600°, 1′(분) = 1/60°, 1pt(점) = 11.25°로 규정해 놓고 있다. 또 온도의 단위기호는 섭씨온도에서 ℃, 화씨온도에서 °F, 캘빈온도에서 K로 쓰고 있다. 또 안경의 초점거리를 나타낸 것을 안경의 굴절도(屈折度) 또는 디옵터라고 하는데, 단위 기호는 Dptr 또는 D를 쓴다.

도² 道 meatus 신체의 부분을 통한 개구부나 터널. 외이도는 외부의 귀에서 고막으로 진행된다.

도가니 crucible 물질을 용해하거나 또는 가열하기 위해 사용하는 용기. 화학실험용으로는 보통 뚜껑이 붙은 둥근형 또는 밑바닥이 편평한 것이 사용된다. 재료로는 자기(磁器) 또는 백금을 사용한 것이 널리 사용되고, 고열용으로서 산화알루미늄, 알런덤, 코런덤 등으로 만든 것도 있으며, 환원성 기류 속의 강한 열에는 흑연도가니가 흔히 사용된다. 또 강한 알칼리 용해 등에는 니켈, 철, 구리, 은, 금으로 만든 것도 있다.

도가니로 ~爐 crucible furnace 용해하고자 하는 소재(素材)를 내화물 또는 흑연제의 도가니에 넣고 외부에서 가열하여 용해 정제(精製)하는 형식의 노(爐). 지금(地金)이 연소 가스에 직접 접촉되지 않으므로 금속 성분은 변화를 받는 경우가 적으나 열효율이 낮아서 용해비가 많이 든다. 생산적은 아니지만 고급 금속재료(구리합금, 경합금)를 소규모로 용해하기 위하여 사용되며, 경주식(傾注式)과 고정식(固定式)이 있다.

도관 導管 catheter 체강(體腔)또는 공동장기(空洞臟器)에서 액체를 도출(導出)하기 위한 관상의 유연한 외과기구. = 카테터, 도자.

도관관통부 導管貫通部 pockethrough 설비의 도관이나 배선 등이 지나가는 통로. 건물의 벽 또는 바닥 등을 관통하는 개구부. 적절한 화재차단장치를 설치해야 한다.

도관팁 導管~ catheter tip 구강과 몸통의 흡인을 위해 사용하는 것. 뻣뻣하고 끝부분이 큰 도관이다. 비교적 크기 때문에 체액을 재빨리 흡인할 수 있고 음식물 조각도 흡인가능하다.

도괴율 倒壞率 collapse ratio 지진 등의 도시재해에서 도괴한 구조물이 전 구조물 수에 차지하는 비율.

도그라버 dog robber 현장 화재조사작업 책임자를 보조하는 자.

도그체인 dog chain 혹이 달린 일련의 금속 고리들이 연결되어 있는 것. 진화작업을 완료한 후 벽이나 잔해 등을 청소할 때 사용한다.

도끼 axe 진입구를 만들거나 연소확대 경로가 될 수 있는 나무 등을 제거하는 데 이용하는 기구. 소방용 도끼는 주로 '날-뿔' 모양을 한 것이다. → 진입, 연소확대경로.

도끼벨트 axe belt 도끼 등의 도구를 착용할 수 있는 벨트.

도넛형감기 donut roll 호스를 용이하게 다룰 수 있도록 감은 모양. 38mm(1⅛in.) 또는 63.5mm(2½in.) 호스를 15m(50ft) 길이로 감는다.

도뇨법 導尿法 urethral catheterization 요도를 통해 방광내로 카테터를 삽입하여 소변을 배출시키는 방법. 요로 폐쇄시, 잔뇨량 측정, 무균적 소변의 채취 등에 사용한다. 남자는 앙와위 자세로 소변이 흐를 때까지 20cm 정도 삽입하고, 여자는 배횡와위 자세로 5~8cm를 삽입하고 소변이 흐르면 1~2cm 더 삽입한다.

도덕 道德 morality 개인의 양심에 의해 지배되는 것으로서, 옳고 그름에 대한 원칙.

도덕적딜레마 道德的~ moral dilemma 개개인의 양심에 의해 통제되는 것으로써, 옳고 그름을 판단하여 행동에 옮기기 어려운 갈등 상황.

도덕적위험 道德的危險 moral hazards 인간의 정신적 또는 심리적 요인 등 갖가지 잠재적 사정이나 태도에 의해 발생하는 위험. 즉 인간의 부정, 부도덕, 사기, 고의 등의 감정이 적극적으로 작용해서 사고를 발생시키거나 증가시키는 상황이다. 이러한 위험은 사고의 빈도나 정도를 증가시키는 인간의 성격을 말하며 그 형태는 매우 다양하며 사람에 따라 정신적, 심리적 상태가 현저하게 다르기 때문이다. 도덕적 위험의 전형적인 예는 방화, 살인 등이며 고의는 보험사고를 야기시키거나 확대시키는 사기적인 보험금 청구의 대표적 사례의 하나이다.

도로교통 道路交通 highway transportation 일반도로, 간선도로, 고속도로 등 모든 도로상에서 일어나는 모든 교통문제를 다루는 분야.

도로발신기 道路發信機 municipal fire alarm box (street box) 공공화재서비스 통신센터로 경보를 전송하기 위해 도로에 설치하는 발신장치, 수신장치 및 접속회로(공공 전화망 이외의 접속회로)를 포함한 장비.

도로운영 道路運營 highway operation 고속도로에서 일어나는 차량들의 모든 행위들을 총괄적으로 관리하는 것. 일반적인 신호등 관리나 도로 표시 조정을 넘어서 더 복잡한 도로관리 자동차의 기동성과 유연성 등이 이에 속한다.

도로이동통신 道路移動通信 land mobile service 지상에서의 고정 통신장치와 이동 통신장치 사이 또는 두 개의 이동통신 사이에 이용되는 통신 시설.

도료 塗料 paint 고체 물질의 표면에 칠하여 고체막을 만들어 표면의 부식, 오손, 충해 등을 막고, 광택, 색채를 주는 유동성 물질의 총칭. 원료는 건성유, 건조제, 희석제, 안료, 수지로 대별된다. 칠할 때에는 일반적으로 젤(gel) 모양의 유동상태이고, 칠한 후에는 빨리 건조·경화(乾燥·硬化)하는 것이 좋다. 색채 계획의 실시에 있어서 가장 적절한 매개가 되며, 디자인을 구체화시키는 데도 필요한 재료로서의 기능성을 가지고 있다. 또 도료는 디자인을 잘 살리는 작용도 할 수 있어 쓰는 사람의 뜻대로 물건을 보호하는 피막을 형성한다든지, 물건의 내용과 모습을 생생하게 나타낼 수도 있다. 도료를 자유롭게 다루려면 서로 연관된 지식이 필요하며, 적당한 기술이 있어야 한다. 도료는 본래 부패나 녹을 막는 수단으로서 쓰여 왔으나, 그 후 미화 목적으로 그 기능이 확대되어 색깔의 기능성을 구현하는 좋은 재료로서 널리 쓰이게 되었다.

도료용제 塗料溶劑 naval stores 피장물에 도장막으로서 양호하게 도장하기 위하여 도료의 점도를 조정하려고 첨가하는 용제. 송진, 테레빈유(침엽수 수지에서 얻은 휘발성 기름), 송근유 등 소나무 및 소나무 뿌리에서 얻어지는 용제가 있다. 병기 이외의 해군 특수품으로 되어 있기 때문에 naval stores라 부르게 되었다.

도료혼합기 塗料混合器 paint mixer 적당한 액체에 안료를 혼합하여 원하는 색상의 도료를 만드는 장치.

도르래 pulley ① 바퀴에 홈을 파고 이에 줄을 걸어서 돌려 물건을 움직이는 장치로서 구조 활동에 있어 마찰을 감소시키면서 로프를 연결해 쉽게 끌어당길 수 있는 장비. ② 등반시 필요한 짐을 인양하거나 인명을 구조할 때 사용하는 활차.

도르래신경 ~神經 nervus trochlearis 중뇌 배측의 하구 바로 후방에서 뇌 밖으로 나와 하방의 뇌저부로 달리고 상안와열에서 안와로 들어가 상사근만을 지배하는 뇌신경 중 가장 작은 신경. = 활차신경, 제IV뇌신경.

도마뱀교상 ~咬傷 lizard bite 아리조나, 뉴멕시코, 유타에 서식하는 커다란 독이 있는 도마뱀 혹은 멕시코의 염주도마뱀에게 물리는 것. 도마뱀 사이에서 유일하게 독이 있는 것으로 알려져 있다. 증상과 치료는 중간정도의 독을 가진 뱀에게 물렸을 때와 동일하다.

도미노이론 ~理論 Domino theory 재해가 상해라는 결과를 가져오는데는 5개의 요인이 상호 연쇄작용을 일으킨다는 이론. 산업재해의 발생원리를 규명한 하인리히가 그의 저서「산업재해 방지론」에서 밝힌 이론이다. 그 5가지의 요인은 1) 가정 및 사회환경 2) 인간의 결함 3) 불안전 상태와 행위 4) 사고 5) 상해이다. 이중에서 사고, 재해를 방지하기 위해서는 불안전 행동 및 불안전한 상태를 모두 없애야 한다는 것이다.

도미노효과 ~效果 Domino effects 1차 사고(예, 폭발)에 이은 2차 사고(예, 독성물질 누출)가 발생되어, 영향지역 혹은 영향결과가 증가되는 현상. 일반적으로 최초 사고의 영향력이 상당히 클 때 고려된다.

도부타민 dobutamine 심장의 β-1수용체에 작용하여 심근의 수축력을 증가시키고 관상혈류와 심박동수를 증가시키는 약물. 조직적인 심장질환이나 심장수술로 인해 수축력이 저하된 심부전증환자의 단기치료요법을 위한 심박출력 목적으로 이용한다. 심박출 증가를 위해 필요한 주입속도는 보통 2.5~10 mcg/kg/min이며 만족할 효과를 얻기 위해서는 40 mcg/kg/min으로 주입한다. 불안, 두통, 심장의 작열감, 구토, 빈맥, 조기 심실수축 등의 부작용이 있을 수 있으므로 임부, 수유부, 소아, 고혈압환자는 주의하고 과민성환자나 대동맥하부 협착 환자는 금기이다.

도서벽지응급 島嶼僻地應急 rural EMS 도시에서 원

거리에 있으므로 인해 응급의료서비스를 받는데 많은 시간이 소요되는 오지벽지의 응급의료.

도선 導線 conducting wire 전기를 통하게 하는 금속 선. → 전선.

도선종 島腺腫 insulinoma 췌장의 인슐린을 분비하는 랑게르한스섬의 β세포 종양.

도수고정 徒手固定 manual immobilization 척추손상이 의심되는 경우 양손을 이용하여 머리와 몸이 중립적 일직선 자세를 취하도록 고정시키는 것.

도수율 度數率 frequency ratio 100만 시간당 산업재해에 의한 사상자 수를 나타내는 비율. 즉 통계에 취했던 기간 중에 발생한 산업재해에 의한 사상자수(100만배가 된다)를 같은 기간 중에 위험으로 노출된 전근로자의 총노동 시간수에서 나눈 수치로 그 산출식은 다음과 같다.

$$도수율 = \frac{노동재해에 의한 사상자수}{총노동시간수} \times 1,000,000$$

도수장치 導水裝置 dry hydrant 영구적으로 설치된 배관 또는 연결부. 다리나 부두 또는 작은 연못 등과 같은 정수원으로부터 펌프로 물을 공급하는 장치.

도수체조 徒手體操 calisthenics 특정한 방식에 따라 신체의 근육을 운동하는 것. 도구를 사용할 수도 있고 사용하지 않을 수도 있다. 도수체조의 목적은 근력을 향상시켜 신체적 건강을 유지하는 것이다.

도시가스 都市~ city gas 도시에서 가정용이나 소공업용으로 사용되는 가스. 석탄 가스에 기름가스, 천연가스, 액화천연가스 등을 혼합하여 4,000~5,000kcal/cm³ 정도의 발열량으로 조절한 것이다.

도시간선 都市幹線 urban arterial 도시부에 있는 간선도로. 도시 내의 지역간 교통을 감당하기 위하여 비교적 빠른 속도로 설계되고 대량교통처리가 가능하도록 계획되어야 한다.

도시감쇠 都市減衰 attenuation to environment clutter 전파전파(電波傳播)에서 전파로에 도시를 포함하는 경우 건조물 등 도시 구조에 의한 반사, 차폐 등이 발생하는 전파의 감쇠. 도시 감쇠는 주파수가 높을수록, 송수신 안테나 높이가 낮을수록 크다. 방송 가시권 구역을 추정할 때는 도시 감쇠를 보정

하여 산출하는 것이 일반적이다.

도시고속도로 都市高速道路 urban expressway 주로 대도시에 건설되어 있으며 전출입이 제한되는 자동차 전용도로. 서울의 경우 88올림픽을 대비하여 건설된 올림픽대로와 내부순환 도시고속도로가 이에 속한다.

도시방재 都市防災 urban disaster prevention 인구나 산업이 집중하는 고도하게 도시화된 사회가 갖는 취약성에 의해 야기되는 재해를 방지하기 위한 도시의 특유한 대책.

도시방재계획 都市防災計劃 urban disaster prevention planning 도시적 재해에 대처하기 위해 도시의 방재기능이나 재해가 발생한 경우의 구원활동의 충실을 도모하기 위한 계획.

도시소음 都市騷音 urban noise 도시 내에서 발생하는 총체적인 소음. 음향기기, 라디오, TV, 확성기, 전령 등의 음악기(취주악기, 현악기, 타악기 등)의 음, 음성(이야기 소리, 노래 소리, 노한 소리, 고함 소리, 비명 소리 등)의 음, 동작음, 작업음 등을 법에 의하여 규제하고 있다. = 도시잡음.

도시수신장애 都市受信障碍 poor reception in urban area 전파가 도시의 고층 건축물 등의 영향을 받아 수신이 곤란한 상태. 고층 건축물에 의한 전파 반사, 차폐 등이 원인이 된다.

도시재해 都市災害 urban damage 재해력에 의한 1차 재해에 비해 도시가 갖는 방재능력 부족이나 환경의 원인으로 2차 재해 쪽으로 범위가 확대될 때 사용하는 용어.

도약전도 跳躍傳導 saltatory conduction 한 신경초에서 다른 신경초로 전달되는 불규칙적인 신경전도.

도어리테이너 door retainer 열 또는 연기 감지기에 의해 작동되는 장치. 정상적인 상황에서는 방화문을 개방된 채로 유지하다가 연기 또는 화염이 감지될 경우 자동적으로 문을 폐쇄한다.

도어릴리즈 door release 평상시에는 방화문(防火門)이 열려 있도록 잡고 있다가 화재감지기와 연동(連動)하여 방화문을 놓아 방화문이 닫히도록 하는 장치. → 자동방화문.

도어체크 door check 여닫이문에 설치하여 열린 문을 자동으로 닫아주는 장치. 방화문에는 반드시 설치되어야 한다.

도장부스 塗裝~ paint spray booth 도료가 주위로 확산되지 않도록 적절한 시설을 갖춘 도장 작업실.

도장시험 塗裝試驗 paint loading test 도장막의 내구성(박리, 내식성, 변색, 균열 등)을 확인하기 위한 시험.

도착보고 到着報告 arrival report 화재현장에 최초로 도착한 소방대원이 보고하는 짧은 무선보고. 소방차의 도착 사실을 본부에 보고하고, 현장의 상황을 신속하게 판단하여 진화요원들에게 필요한 정확한 정보를 제공한다. 예를 들면, '251호 소방차 종로3가 현장 도착, 2층에서 짙은 연기 발생, 목조 건물.'

도착예정시간 到着豫定時間 the estimated time of arrival 긴급시 현장 또는 이송중에 응급의료기관까지 환자를 이송하는데 소요되는 시간.

도착전지시 倒着前指示 prearrival instructions 응급 상황을 적절하게 파악할 수 있도록 전화상담원이 출동자에게 내리는 지시.

도착증 倒錯症 perversion 정상 또는 자연적인 것에서 벗어난 행위로 정상적인 행동에서 이탈한 성적 행동.

도찰 塗擦 inunction ① 피부에 오일이나 지방성분이 혼합된 약을 문질러 바름으로써 약의 성분을 흡수하는 것. ② 이렇게 적용되는 어떤 화합물. = 도고.

도찰제 塗擦制 liniment 일반적으로 알코올, 기름, 비누를 포함하고 있는 약제. 피부에 문질러 염증을 일으켜 다른 부위의 염증을 가라앉히기 위하여 쓰인다.

도체 導體 conductor 전기나 열을 전달해 줄 수 있는 고체(금속) 또는 액체[산·알칼리·염(鹽)의 수용액]. → 전도.

도출 導出 derivation 물질의 기원 또는 원천. 심전도(心電圖)에 있어서 도자(導子), 빼내는 작용 혹은 그 과정이 신체의 일부에서 다른 부분으로 이전하는 것.

도출정맥 導出靜脈 emissary veins 일련의 봉합을 통해 두개골 외부에 정맥들이 있는 경막의 정맥동들을 연결하는 두개골의 작은 혈관들.

도취약 陶醉藥 euphoretic LSD, mescaline, marijuana와 같은 안녕감을 이끌어내는 환각제 같은 물질. = 도취의.

도파 dopa 간의 티로신에서 형성되어 뇌에서 전화된 물질. L-도파는 파킨슨병 치료에 쓰인다.

도파관 導波管 waveguide 속이 빈 금속판으로 만든 마이크로파 전송로. 평행 2선식 선로나 동축 케이블 등에 비해 감쇠가 적다. 단면의 모양에 따라 원형 도파관, 네모꼴 도파관, 타원 도파관 등으로 나뉜다. 도파관은 일종의 고역 필터로, 관 내 모드는 일정한 차단 파장을 가지며 그것보다 긴 파장의 전파는 통과시키지 않는다. 단면 치수는 반 파장 이상의 것이 사용되며 주로 1GHz 이상의 마이크로파대에서 널리 이용된다.

도파기 導波器 director 야기 안테나에서 급전 소자의 앞 쪽에 다는 반 파장보다 약간 짧은 도체들. 지향성이나 이득을 올릴 목적으로 사용되는 것으로, 급전선과는 연결되지 않는 경우가 많다. 도파기와 방사기의 간격은 1/10 ~ 1/4의 1파장 정도 사이에서 적당히 조정하여 최대 이득이 얻어지도록 한다.

도파민 dopamine 중추신경계에서 신경전달물질로 작용하는 약물. 효소에 대한 기질이므로 경구투여하면 효과가 없다. 저농도의 도파민은 신장, 장간막, 관상혈관의 D_1-도파민 수용체에 작용하며 소량을 정맥내 주사하면 사구체 여과율, 신혈류 및 Na^+배설이 증가한다. 고용량의 도파민은 β_1수용체에 작용함으로써 심근에 대하여 양성변력 효과를 나타낸다. 수축기압과 맥압을 증가시키지만 이완기 혈압에는 거의 효과가 없거나 경미하게 상승한다. 주로 심근경색, 외상, 패혈증, 수술 후 및 신부전으로 인한 쇼크, 울혈성 심부전에 의한 만성 심대상부전증, 핍뇨, 무뇨증, 기타 순환장애에 이용된다. 상용량은 2~5mcg/kg/min을 정주하고 중증인 경우에는 5~10 mcg/kg/min이나 20~50mcg/kg/min을 정주한다. 과량으로 인한 부작용은 일반적으로 과도한 교감신경모방 활성에 기인하며 오심, 구토, 빈맥, 협심통, 부정맥, 고혈압이 나타날 수 있으므로 임부나 수유부, 동맥색전증환자, 말초혈관질환 환자에게는 주의하고 과민 반응자나 심실세동, 갈색세포종 환자는 금기이다. 특히 삼환계 항우울제를 사용하고 있는 환자에서는 용량을 주의 깊게 조정하여야 한다.

도파민수용체 ~受容體 dopaminergic receptor 특별히 신경전달물질인 도파민과 결합하는 세포 표면 단백질. 혈관의 내피세포에 있는 수용체들이 도파민에 의해 자극을 받으면 신장, 장간막, 관상, 뇌 동맥들을 확장시켜 혈류를 증가시킨다.

도파민작동성회로 ~作動性回路 dopaminergic pathway 도파민을 방출하는 뇌의 신경회로. 흑질선조체 회로가 운동 통제에 관여하는 한편 중변연 도파민 회로는 감정과 정서에 관여한다.

도퍼 doffer 카드 실린더 표면상의 섬유를 넘겨받는 롤러. 표면에 침포가 감겨져 있다.

도포제 塗布劑 liniment 대개 넓은 범위에 걸쳐 약물액을 피부에 바르는 제제.

도플러 doppler 음의 증폭보다는 혈류를 관찰하는 초음파 청진기. 청진부위에 전도 젤을 바르고 사용한다. 쇼크 상태의 환자나 영아, 비만의 경우로 음이 약하거나 듣기 어려운 경우 수축기 혈압을 측정하는 데 사용되기도 한다.

도플러감지기 ~感知器 doppler detector 동맥가스색전증이나 감압 질환시 혈류내 가스 방울이 위치하는 경우 음파를 이용하여 진단하는 기구.

도플러초음파검사 ~超音波檢查 doppler ultraso-nography 팔, 다리, 두개강외 대뇌혈관의 혈액 흐름을 측정하는 비침습적인 진단법. 검사 부위에 고주파의 초음파를 직접 전달하여 검사한다.

도피 逃避 escape 고통스러운 상황에 부딪혔을 때, 이를 피하려 하거나 적응하기 힘든 상황을 피하여 불안에서 벗어나려고 하는 심리적 반응. 도피의 유형으로는 개인적 도피, 집단에의 도피, 문화에의 도피 등 세 가지를 들 수 있다. 우선 개인적 도피는 개인이 어떤 대인관계에서 적응하기 힘들다고 생각하여 이 상황에서 벗어나 고립하려고 하는 태도를 말한다. 개인적 도피의 중요한 형태로는 대인관계에서 자기를 분리시키려고 하는 고립적 경향이나 대인관계 맺기를 피하려고 하는 인간혐오의 경향을 비롯하여 공상에의 도피와 퇴행현상 등을 들 수 있다. 이러한 개인적 도피가 병적일 정도로 심해지면 대인공포증이라는 강박증이나 정신분열증에서 볼 수 있는 자폐증(自閉症) 등의 증후로 나타난다. 집단에의 도피는 개인이 자신의 신념과 책임 아래 행동하기를 불안해하거나 자신감을 잃고 집단이 강요하는 규범을 저항 없이 받아들임으로써 집단행동이나 지도자의 명령에 맹목적으로 동조하는 현상을 말한다. 이러한 현상은 고도 자본주의 사회에서 이에 적응해 나갈 방향을 상실하고 불안감과 무력감에 사로잡히게 된 대중에게서 흔히 발견할 수 있는 현상이다. 가족과 국가는 이와 같은 대중에게 중요한 도피장소를 제공하는 셈이 된다. 파시즘이라는 정치체제는 이러한 집단에의 도피라는 현대사회의 특징을 이루는 사회심리를 가장 유효하게 조직적으로 이용한 것으로 여겨지고 있다.

도피행동 逃避行動 avoidance behaviour 개개의 동물이 위험 또는 불쾌한 자극이나 상황으로부터 도망치거나, 미리 알아차리고 회피하는 행동. 본질적으로 적응하기 힘든 상황이나 강력한 혐오스런 자극에서 벗어나기 위한 행동을 말하는 심리학 용어로, 회피행동이라고도 한다. 원생동물, 후생동물을 막론하고 일반적으로 정상적인 모든 동물에서 볼 수 있으며, 극단적인 예로 공포증을 들 수 있다. 이런 행동은 단순히 외적인 위험으로부터 피하기 위해 나타나는 경우와 다른 개체와 접촉해야 하는 세력권의 한계상황에서 공격과 도피를 결정해야 하는 갈등상황에 몰렸을 때 전위적(轉位的)으로 나타나는 경우가 있다. 어느 경우에 나타나더라도 공격과 도피는 동일자극에 대한 표리(表裏) 관계이며, 공격과 도피는 동인(動因)의 강도에 따라서 결정된다. 어떤 사람은 높은 곳, 개방된 공간, 개, 승강기 등 다양한 상황에 대한 특별하면서도 강한 공포감을 갖고 있기 때문에, 이러한 상황에 들어가는 것을 피하기 위하여 정교한 행동양식을 발전시킨다. 엘리베이터가 빌딩 20층에서 고장났던 경험을 가진 사람은 20층에서는 더 이상 엘리베이터를 이용하지 않고 계단으로 올라가는 것처럼 과거의 경험에 대한 회피반응이 행동으로 표출된다. 이러한 행동은 과거의 혐오스런 경험을 통하여 이루어지지만, 더이상 혐오스런 자극이 이루어지지 않는 경우에도 없어지지 않는 자기 영속적인 특징을 가진다. 이러한 행동을 사라지게 하려면 현실을 검증하여 혐오스런 자극이 더이상 존재하지 않는다는 것을 발견하게 해야 한다. 말에서 떨어졌던 경험을 가진 사람이 승마에 대하여 이러한 반응이 일어날 때는 말이 다시는 자신을 떨어뜨리지 않을 것이라고 가정하고 몇 번 실행함으로써 안전함을 경험하게 되면 이 행동은 소거될 수 있다. 넓은 의미에서는 비가 오면 몸이 젖는 것을 피하기 위하여 우산을 가지고 나간다거나, 이자가 청구되는 것을 막기 위하여 빚을 청산한다거나, 교통범칙금을 내지 않기 위하여 교통신호를 준수하는 등의 완전히 유용하고 일상적인 것에 적응하는 것도 포함된다.

도형꺾음계단 ~階段 dog-leg stair 오르내리는 도중에 방향을 바꾸어서 오르내리도록 되어 있는 계단.

도화선 導火線 detonation cord 적당한 시간 또는 거리를 두고 화약류를 폭발시켜 작업원의 안전을 도모하기 위해 만든 고(高) 폭발성의 폭약이 들어 있는 유연한 섬유질의 관(튜브). 흑색화약의 분말을 심약으로 하여 삼실, 무명실, 방수지 등으로 싼 다음, 겉에 칠을 하여 긴 줄 모양으로 만든 것이다.

도화폭관 導火爆管 squib 스프링클러 헤드의 감열부를 작동시키는 기능을 하는 것으로 프레임에 부착하는 소량의 발화 화합물이 들어 있는 장치.

독 毒 poison 비교적 적은 양이라도 섭취 또는 흡입하거나 인체에 흡수됐을 때 건강을 해치거나 생명을 앗아가는 물질. 일부 독물 학자들은 용량에 따라 모든 물질이 독물이 될 수 있다고 한다. 치료는 주로 독물이 흡수되기 전에 유독 물질을 배설하는 것이 기본이 된다.

독가스 毒~ poison gas 전시(戰時)에 쓰이는 화학무기로 유독성 기체, 연무, 액체, 고체형의 유독화합물의 총칭. 화학공업적으로 만들어진 유독물질을 무기로서 대규모로 사용한 것은 제1차 세계대전 때인 1915년 독일군이 대량의 염소(鹽素)가스를 방사(放射)하여 연합군을 공격한 것이 시초이다. 그 후 양쪽 군대에 의하여 사용된 독물(毒物)의 종류는 수십 종에 이르는데, 그 중에는 기체 상태가 아닌 것도 많으나, 일반적으로 이들 독물도 독가스라고 한다. 독가스가 인체에 미치는 생리작용은 다양하며, 호흡기를 침범하여 질식사시키는 것(질식성), 피부를 침범하여 발포미란하게 하는 동시에 눈을 상하게 하고, 호흡기를 침범하여 죽음에 이르게 하는 것(미란성), 저농도에서도 눈의 점막을 자극하여 일시적인 시력장애를 일으키는 것(최루성), 저농도에서 호흡기에 견딜 수 없는 자극을 주는 것(호흡기 자극성), 신경계통·혈액을 침범하는 것(중독성) 등으로 나누어진다. 사람에 대한 치사효과는 실험을 할 수가 없기 때문에 정확한 수치는 거의 발표되지 않고 있다. 단지 실험적으로 독성이 강한 것이 독가스로서의 가치가 높은 것이라고는 할 수 없으므로 사용상 여러 조건에 적합한 물리화학적 성질을 가지고 있지 않으면 안 된다. 예를 들어 상온(常溫)에서 기체 상태를 지니는 것은 한 곳에 머물면서 효력을 지속하는 시간이 짧다(일시성). 이와 같은 독가스는 공기 중에서 구성할 수 있는 최대농도(휘발도)가 높고, 증기밀도가 큰 것일수록 좋은 것으로 되어 있고, 액체 상태로 지표(地表) 등에 부착하여 효력을 오래 지속하는 것(지구성)은 증기압과 가수분해속도 등에 의하여 지구력의 장단이 결정된다. 그밖에 제조원료, 제조법, 저장성, 그리고 탄환 등에 넣었을 때 공학적인 여러 조건이 독가스로서의 가치를 좌우한다.

독감 毒感 influenza 기도를 침범하는 바이러스 감염증. 군집의 바이러스들이 급성의 전신적인 열성질환의 원인으로 변이가 많으며 아직도 원인불명인 경우가 많다. 호흡기도 전체에서 간질성 염증과 세기관지와 폐포조직에까지 괴사를 일으킬 수 있으며 기침, 빈호흡, 통음, 흉골하통증, 발열, 쇠약감, 콧물, 두통, 인후통 등을 동반하고 노인이나 소아, 만성질환자들에게는 매우 치명적이다.

독거노인 獨居老人 aged living in solitude 보호자 없이 혼자 생활을 하는 노인. 소방서에서는 119 무선페이징 등을 집에 설치하여 응급상황시 혼자 신고를 할 수 있도록 보살핀다.

독공목 Coriaria japonica 흑자색으로 익었을 때는 단맛이 있어 어린이들이 열매를 과일로 오인하기 쉬운 열매. coriamyrtin과 tutin이 들어있어 중독증상을 일으킨다. 먹으면 구토, 경련을 일으킨다.

독극물 毒劇物 toxic materials 약사법에서 정하는 독약과 극약으로 사람 또는 동물에 섭취, 흡입 또는 외용된 때 그 극량이 치사량에 가깝거나, 축적작용이 강하거나, 약리작용이 격렬하여 사람 또는 동물의 구조·기능에 위해를 가하거나 가할 염려가 있는 것으로서 식품의약품안전청장이 지정하는 의약품. 유해화학물질 관리법에서 정하는 것으로 사람의 건강 및 환경에 위해를 미칠 유해성이 있는 화학물질로서 대통령이 정하는 지정기준에 따라 환경부장관이 정하여 고시한 것을 말한다. 지정기준은 설치류에 대한 급성경구독성시험에서 시험동물의 반수를 죽일 수 있는 양(LD$_{50}$)이 200mg/kg 이하인 화학물질, 설치류에 대한 급성경피 독성시험에서 시험동물의 반수를 죽일 수 있는 양(LD$_{50}$)이 1,000mg/kg 이하인 화학물질, 기체 또는 증기로 노출시킨 경우 설치류에 대한 급성흡입 독성시험에서 시험 동물의 반수를 죽일 수 있는 농도(LD$_{50}$, 4hr)가 2,500ppm 이하인 화학물질, 분진 또는 미립자로 노출시킨 경우 설치류에 대한 급성흡입 독성시험에서 시험동물의 반수를 죽일 수 있는 농도(LD$_{50}$, 4hr)가 2.0mg/ℓ 이하인 화학물질, 피부나 점막에 대한 자극성이 염산이나 황산 10% 수용액 또는 페놀·수산화나트륨·수산화칼슘 5% 수용액과 동등 이상인 화학물질, 어류에 대한 독성시험에서 시험어류의 반수를 죽일 수 있는 농도(LD$_{50}$, 96hr)가 1.0mg/ℓ 이하인 화학물질, 어류에 대한 생물 농축계수가 500 이상인 물질로서 28일 반복 투여하여 독성시험 결과 최대 무작용량이 10mg/kg/day 이하이거나 보다 장기간의 시험에서 간, 신장 등에 특이한 영향을 주는 것으로 확인된 화학물질, 유전독성시험 중 동물시험(in vivo)과 박테리아를 이용한 유전자변이 시험 또는 이와 동등 이상의 시험에 해당하는 시험관내시험(in vitro)에서 양성인 화학물질로서 발암성시험을 하지 아니한 물질, 2종 이상의 발암성시험에서 암을 유발한다는 증거가 있거나 국제암연구센터 등 국제적인 전문기관에서 인간에 암을 유발하는 것으로 분류된 1급 화학물질 및 인간에 암을 유발할 우려가 있는 것으로 판정된 1A급 화학물질, 인체와 관련한 증거를 통하여 인체의 생식능력·발생에 악영향을 준다는 충분한 증거가 있어 인체에도 그러한 악영향을 줄 것으로 추정되는 화학물질 등으로 하고 있다. 독극물을 먹었을 때에는 우선 토할 만큼 토하게 하고, 빨리 병원으로 옮긴다. 평상시 우리 주위에는 여러 가지 독극물들이 많다. 이러한 것들은 먹어서는 안되나 어떤 원인에 의하여 먹는 경우가 있다. 비누, 세제, 립스틱, 크림, 헤어오일, 로션, 향수, 헤어토닉, 잉크, 크레용, 물감, 성냥, 담배, 수은, 의약품, 농약 등을 먹는 경우가 그것이다. 또 표백제, 휘발유, 알칼리, 산, 분무용 살충제, 기구 닦는 약, 등유 등을 마셔서 입안이 헐어 있을 때가 있다. 이런 독극물을 마셨을 경우에 의식(意識)이 있다면 속히 토하게 하는 것이 제일 좋은 처치(處置)의 방법이고, 만약에 의식이 없는 경우에는 토하지 않고 보온(保溫)을 시키면서 속히 병원으로 가는 것이 좋다.

독극물관리센터 毒劇物管理~ poison control center 중독에 관한 모든 정보를 제공하고, 중독 발생에 대한 기록을 유지하며, 환자들을 치료 센터로 위탁하는 전 세계적인 시설 구축망 중 하나.

독립가공지선 獨立架空地線 self-supported aerial wire 피뢰를 목적으로 피보호물의 위쪽에 이와 적당한 거리를 두고 가설한 도선으로 피보호물로부터 독립한 것.

독립게이지 獨立~ independent gage 펌프의 전체 방수압을 나타내는 게이지와 구분하여, 특정의 장치나 소방차 방수구에서의 수압을 표시하는 게이지.

독립게이트밸브 獨立~ independent gate valve 각각의 방출구를 하나씩 개별적으로 통제할 수 있도록 하기 위해 장치하는 게이트 밸브.

독립연소 獨立燃燒 self-support combustion 연소 매개물(媒介物)을 떠나서 연소 목적물에서 연소를 지속하는 것.

독립측파대전송 獨立側波帶傳送 independent sideband transmission 진폭 변조에서 상하의 측파대를 별도의 신호로 변조하여 전송하는 것. 보통 반송파의 일부 또는 전부를 제거하는 경우가 많다.

독립펌핑장치 獨立~裝置 self-contained pumping unit 소화활동에 펌프를 사용할 수 있도록 부속품과 전원장치가 내장된 펌프.

독립피뢰침 獨立避雷針 self-supported air terminal 보호대상물에서 떨어져 지상에 독립한 피뢰침.

독립화재 獨立火災 separate fire 별개의 장소에서 각기 발생한 화재. 동일 장소의 화재일지라도 발화지점이 다른 화재는 각각 독립화재로 인정한다. 각 독립화재의 발화시간과 발화원인(사람의 행위, 물질, 물건)은 서로 같거나 다를 수 있다.

독물고기 毒~ poison fish 독을 갖고 있는 물고기. 황소머리상어, 곱상어, 쥐고기 등의 배부 지느러미나 가시, 눈동미리, 복어, 메기 등의 배부 또는 다른 부위의 지느러미에는 홈이 파여져 있고 그 바닥에는 독소를 분비하는 선이 있다. 이들은 단백질을 함유하고 있으며 알레르기 반응을 일으키고 독성을 가지고 있다. 독소주입은 즉각적이고 심한 국소통증과 종창을 유발시켜 치료하지 않으면 60~90분에 최고의 강도를 보이고 8~12시간 내에 사라진다. 특히 메기에 찔렸을 경우 국소괴사가 일어난다. 전신반응으로는 심부정맥, 저혈압, 근무력감, 발작, 마비 등이 나타나는데 이는 독소의 효과로 보인다. 응급처치는 해수로 상처를 씻고 독소가 열에 약하므로 증상이 사라지기 전까지는 환자가 1시간 정도는 견뎌 낼 정도의 온수에 즉시 담가야 한다. 파상풍 예방이 반드시 필요하며 통증 조절을 위해 마약성 진통제를 투여할 수 있다.

독물세척 毒物洗滌 poison washing 피부에 강산이나 강알카리 등의 독성물질이 접촉 되었을 경우 5분 이상 물로 씻어주는 것. 생석회(CaO)의 경우는 물과 반응하여 열을 발생하며 소다회(Na_2CO_3)의 경우는 더욱 강알카리성으로 변하므로 털어주는 것이 좋다.

독물학 毒物學 toxicology 생물체에 미치는 약물 및 기타 화학물질의 유해작용을 연구하는 학문. 다루는 측면에 따라 기술독물학, 기전독물학, 규제독물학, 법독물학, 임상독물학 등으로 나눌 수 있다.

독미나리 毒~ Cicuta virosa 산형화목 산형과의 쌍떡잎식물. 미나리와 비슷하여 미나리로 잘못 알고 섭취하면 식물독을 일으킨다. 독성분은 cicutoxin이며 특히 지하경에 많이 함유되어 있다. 섭취 후 수분~2시간 이내에 상복부의 동통, 구토, 현기증, 경련을 일으키며 중증일 때는 수시간 이내에 의식 불명이 되고 10~20시간에 호흡마비로 사망하게 된다. 근경 하나로 사망할 수도 있다.

독보리 毒~ lolium temulentum 벼목 벼과의 한해살이 풀. 독보리가 밀과 혼생하여 수확되어 밀과 함께 식용하면 중독증상을 나타낸다. 유독 alkaloid인 temuline이 약 0.06% 함유되어 있어 중독시에는 두통, 메스꺼움, 현기증, 이명, 구토, 위통, 설사, 변비 등을 나타내며 중증일 때는 배뇨곤란이 일어 허탈, 경련, 혼수 등을 일으켜 사망할 수도 있다.

독사 毒蛇 venomous snake 유해 독물질을 지니고 있는 뱀. 현재 전 세계에는 약 2,500종의 뱀이 서식하고 있는데 그 중 약 10%가 독사로 알려져 있다. 우리나라에는 4과 8속으로 14종이 서식하고 있으며 이 중 살모사, 까치살모사, 불독사 등 3종만이 독사이다. 뱀의 독은 먹이를 마비시키거나 죽이고, 소화시키는 기능을 가지며 50종 이상의 성분으로 구성된 복합물이다. 독액은 세포용해작용(cytolytic)이 강한 것과 신경독성작용이 강한 것(coral snake)이 있다. 우리나라의 독사는 혈액독이 주성분이고 신경독 성분은 적다. 신경독소는 호흡마비를 일으키며 세포용해 독소는 조직파괴와 혈관내피의 파괴, 용혈에 의해 출혈이 일어난다. 살모사 같은 독사는 얼굴의 코와 눈 사이에 움푹 패인 와(pit)가 있고 몸의 등면에 갈색의 가로띠 무늬나 둥근무늬를 갖고 있으며 수적으로 가장 많고 표고 500m 이하의 산기슭이나 비교적 건조한 평지와 밭두렁에 많다. 길이는 45~60cm 정도이고 독니는 후방으로 반쯤 뉘어져 있으며 입을 열고 물 때 독아가 기립하여 그 길이가 5~8mm에 달한다. 상악에 있는 근육이 수축하면 독액이 사출되는데 보통 0.1~0.2㎖ 정도 나온다. 독니 자국은 천자창으로 보이는 것이 보통이고 때로는 열상처럼 보일 때도 있다. 천자창은 수mm를 뚫기도 하고 더 깊은 조직이나 정맥을 뚫고 들어갈 수도 있다. 유혈목이는 길이 50~120cm 정도로 우리나라에서 흔히 볼 수 있는 뱀으로 논이나 하천 등지에서 서식하며 낮은 산지에서도 볼 수 있다. 몸색은 보통 녹색 바탕에 불규칙한 무늬가 있다. 이들 독사에 물렸다 하더라도 독사가 이미 독을 소비한 경우가 많으므로 약 25%는 독이 들어가지 않고 도니에 의한 상처만 있는 경우가 많다. 독사의 독에는 파괴성 효소 단백 10여 종과 폴리펩티드(polypeptide), 가수분해효소 등이 함유되어 있어 세포막과 단백질, 조직을 파괴하고 특히 혈관 내에서 혈액응고기전에 장애를 일으켜 물린 부위의 조직경색과 괴사를 일으킨다. 특히 신경독(neurotoxin)이 많은 코브라(cobra)는 신경독, 용해소, 심독소, 콜린에스테라제(cholinesterase) 및 적어도 세 종류의 인산분해효소, 뉴클레오티다제(nucleotidase), 사이토크롬(cytochrome) 산화억제제 등을 포함하고 있어 사망률이 높다.

독서불능증 讀書不能症 alexia 신경계 장애로 쓰여진 단어를 이해할 수 없는 상태.

독성 毒性 toxicity 유독 미생물 또는 독물의 독성의 정도. 지속적인 용량초과, 외용약의 구강 섭취, 적정량의 약물이지만 대상자의 대사기능이 손상되면 독성이 나타난다. 약물의 독성이 즉시 나타나는 경우도 있고 수주일 또는 몇달 동안 경과해도 나타나지 않는 수도 있다.

독성가스 毒性~ toxic gas 고압가스안전관리법에서 정의하고 있는 독을 가진 가스. 아크릴로니트릴, 아크릴알데히드, 아황산가스, 암모니아, 일산화탄소, 이황화탄소, 불소, 염소, 브롬화메탄, 염화메탄, 염화프렌, 산화에틸렌, 시안화수소, 황화수소, 모노메틸아민, 트리메틸아민, 벤젠, 포스겐, 요오드화수소, 브롬화수소, 염화수소, 불화수소, 겨자가스, 알진, 모노실란, 디실란, 디보레인, 세렌화수소, 포스핀, 모노게르만 그밖에 공기 중에 일정량 이상 존재하는 경우 인체에 유해한 독성을 가진 가스. 허용농도(공기 중에 노출되더라도 통상적인 사람에게 건강상 나쁜 영향을 미치지 아니하는 정도의 공기 중의 가스 농도를 말한다)가 100만분의 200 이하인 것을 말한다. 독성 가스가 인체에 미치는 생리작용은 다양하지만, 호흡기를 침범하여 질식시키는 것(질식성), 피부를 침범하여 발포하게 하는 동시에 눈을 상하게 하고, 호흡기를 침범하는 것(미란성), 저농도에서도 눈의 점막을 자극하여 일시적인 시력장애를 일으키는 것(최루성), 저농도에서 호흡기에 견딜 수 없는 자극을 주는 것(호흡기 자극성), 신경계통·혈액을 침범하는 것(중독성) 등으로 나누어진다.

독성반응 毒性反應 toxic reaction 체내의 독성화합물의 농도에 비례하는 약물의 독성빈도나 심각성. 약리학적 독성효과는 조직속의 화학물질의 농도가 배설에 의해 낮아질 때 소실된다.

독성연기흡인 毒性煙氣吸入 toxic smog inhalation 독성을 지닌 연기를 마시는 것. 화재로 인해 청산칼륨, 황화수소 등의 독성물질이 배출되어 기도로 흡인되면 기도 내 화학화상과 전신 중독증을 일으킨다. 보통 이런 손상의 증상과 징후는 흡입 후 1~2시간 후에 나타난다.

독세핀 doxepin 우울병치료에 쓰이는 삼환계 항우울제. 아드레날린(adrenaline)효능 섬유에서 유리되는 노르에피네피린(norepinephrine)의 재흡수를 방해하여 norepinephrine의 농도를 서서히 증가시킨다. 강한 항콜린작용과 진정작용을 가지고 있으므로 불안이 수반된 우울증치료에 이용한다. 성인 1일 30~75mg을 복용하고 심한 침체 상태일 때는 1일 150~300mg을 복용한다. 유지량은 1일 75~150mg이다. 졸음 등의 부작용이 있으므로 주의한다.

독소 毒素 toxin 세균, 식물, 동물에 의해 생산되는 독성 물질.

독액 毒液 venom 뱀, 거미 등의 동물에 의해 분비되는 독성액체.

독액추출치료 毒液抽出治療 venom extract therapy 특수한 독사, 독거미, 다른 독성 동물에 물린 독작용의 방어를 위해 항독소를 투여하는 것.

독작용 毒作用 drug toxicity 약물을 과량 복용하거나 외용약을 내복한 경우 또는 대사나 배설 장애로 인한 약물의 체내 축적효과로 인해 신체 건강에 해를 일으키는 것. 체내에 황산모르핀(morphine sulfate)이 축적되어 호흡이 억제되는 경우가 그 예이다.

돈좌 頓挫 abortion 스스로 생존할 수 없는 태아를 제거하거나 질병의 과정을 멈추기 위해 초기에 종결하는 것. = 낙태, 유산.

돈지 豚脂 lard oil 독특한 냄새가 나는 백색의 연고상 고체. 융점 28~48℃, 비중 0.91~0.93, 인화점 215~264℃, 연소 열량 9469cal/g이며 물에 녹지 않는다. 용융 상태에서는 제4류 위험물 동식물유와 같은 위험성이 있으며, 용융한 상태에서 대량 연소할 때에는 소화가 곤란하다. 저장·취급시에는 화기 엄금, 누출 방지. 인화점 이상으로 가열하지 않도록 한다. 화재시에는 물분무, 포, 이산화탄소, 건조 분말 등이 유효하다. 글리세리드로서 야자유 속에 존재한다. 식용, 의약(연고), 화장품, 비누, 경화유 등의 제조에 사용된다.

돌기 突起 process 일반적으로 근 부착 부위로 사용되는 돌출부.

돌발장애 突發障碍 sudden failure 돌발적으로 발생하여 사전의 검사 또는 감시에 의해 미리 알 수 없는 장애. 완전 장애가 되는 것을 파멸적인 장애라고 할 때도 있다.

돌연변이 突然變異 mutation 비정상적인 유전인자의 발현 형태나 상황. X-ray와 같은 돌연변이 유발물질의 영향이거나 또는 자연적으로 발생하는 사람의 유전자의 변화로 유전물질의 상실, 획득, 변환의 형태로, 변화된 유전자에 의해 전해지는 신체적 속성을 변화시킨다. 유전자는 안정된 단위이지만 변이가 일어나면 후손에게 전달되기도 한다.

돌연변이 유발물질 突然變異 誘發物質 mutagen 돌연변이를 일으키거나 돌연변이 유발률을 증가시키는 화학적·물리환경적 인자.

돌연사 突然死 crib death 외상을 제외하고 원인에 관계없이 증상 발현 후 1시간 이내에 사망에 이르는 것. 관상동맥 질환이 그 원인의 80~90%를 차지한다. = 급사.

돌출 突出 proptosis 신체의 장기나 일부분이 불룩 나오는 상태.

돌턴법칙 ~法則 Dalton's law(John Dalton, English scientist, 1766~1844), 혼합 가스의 압력은 가스들이 용기에 단독으로 존재할 때 주어지는 압력의 합과 같다는 법칙. = 돌턴의 분압법칙(Dalton's law of partial pressures).

돌풍 突風 strong blast 갑자기 강하게 부는 바람. 한랭전선상에서 일어나는 대규모의 돌풍이 많다. 소규모의 돌풍은 보통 지형에 의한 소용돌이로 일어나지만, 대류에 의한 대기의 불안정화에도 그 원인이 있다. 심할 때는 구조가 불가능한 상황에 놓이게 되며 돌풍을 피할 수 있는 장소가 없는 곳에서는 피켈에 의한 3점 확보를 하며 자세를 낮게하여 내풍자세로 돌풍이 통과할 때까지 기다려야 한다. 잘못 움직이면 돌풍에 떠밀려 구조자나 조난자 모두 굴러 떨어지는 수도 있다.

돌핀킥 dolphin kick 접영의 다리차기 동작으로 돌고래의 꼬리동작의 움직임과 유사함.

동[1] 銅 copper [Cu] 적색이며 광택이 있는 금속. 원자번호 29, 원자량 63.546, 융점 1,083℃, 비등점 2,630℃, 비중 8.93. 2종(63Cu, 65Cu)의 안정 동위원소와 6종의 방사성 동위원소가 알려져 있다. 천연으로는 드물게 홀원소물질(자연구리)로서 산출되기도 하지만, 주로 황화물, 산화물 또는 탄산염으로 산출되며, 이것을 제련하여 구리를 얻는다. 구리의 가용성 염은 유독하며 전선, 전기 기기 중의 도선, 건축용재, 이화학 기기, 여러 가지 일용 기구의 제조, 청동·황동을 비롯한 각종 합금, 주화, 구리화합물의 원료에 사용된다. 또한 그 자체뿐만 아니라 황동, 청동, 알루미늄청동, 베릴륨구리 등 합금으로서의 용도도 매우 넓으며, 특히 전선을 비롯하여 신동품(伸銅品)으로서 많이 쓰이고 있다. 전선은 전해구리를 용해하여 틀에 넣어 굳힌 봉동(棒銅)을 써서 각종 전선으로 가공한다. 또 신동품은 전해구리와 기타 합금용금속, 부스러기구리, 구리합금 등을 알맞게 배합 용해한 다음 소정의 성분으로 조정하여 주입한 동괴(銅塊)를 원료로 하여 판, 봉, 관, 선 등으로 가공한다. 또한 동판은 열전도성과 내식성(耐蝕性)을 활용하여 특수한 냄비를 비롯하여 일반 집기(什器)를 만드는 데도 사용되며, 동화(銅貨)로는 주석 2~10%를 섞은 청동이 사용된다. = 구리.

동² 洞 sinus 뼈 안에 공기가 들어있는 공간.

동강 銅鋼 copper steel 동을 함유하는 특수강으로 연강에 1% 이하의 동을 첨가한 것으로 고인장(高引張) 구조용 강으로 사용된다.

동결방지밸브 凍結防止~ frost valve 소화전 밸브가 폐쇄될 경우 개방되도록 고안된 분리 밸브. 소화전에 장치되어 있다. 소화전의 목 부분에서 배수구 역할을 한다.

동결방지스프링클러설비 凍結防止~設備 antifreeze sprinkler system 급수관에 부동액이 주입된 스프링클러설비. → 부동액, 스프링클러.

동결방지용소화전 凍結防止用消火栓 frost proof hydrant 동결을 방지하기 위해 배관 내부에 물을 채우지 않은 소화전.

동결방지첨가제 凍結防止添加劑 antifreeze additive 동결을 방지하기 위해 첨가하는 에틸렌글리콜 등의 용제. 소화용수 등에 사용함.

동결선 凍結線 freezing line 지하수가 결빙되는 땅속 깊이를 연결한 한계선. 구조물 등의 기초는 동결선 이하, 즉 동결선보다 깊은 곳에 설치하여야 한다.

동결절 洞結節 sinus node 심장의 전기자극을 시작하는 부위. 심장의 심박조율 부위라고 한다. 위치는 상대정맥 하부의 우심방 심내막하에 있다.

동계소양 冬季搔痒 winter itch 건조한 피부를 가진 사람, 특히 건성피부나 염증이 있는 사람에게 겨울에 발생하는 소양증. 따뜻한 온도, 습도증가, 국소적 항소양성 연고가 증상을 완화시킨다.

동공 瞳孔 pupil 안구 안에 다갈색(구미인의 경우는 흔히 파란색)의 홍채로 둘러싸인 거의 원형의 검은 부분. 일반적으로 눈동자라고도 한다. 사진기의 조리개와 역할이 같아서 안구 안으로 들어가는 광선량을 조절함과 동시에 가까운 물체를 볼 때에는 작아져서 초점심도를 깊게 하여 안저상(眼底像)을 명료하게 한다. 동공의 크기, 모양, 운동 등은 주로 홍채 안에 있는 동공괄약근과 동공산대근의 상대적인 작용에 의하며 자율적으로 변화한다. 따라서, 지름은 2~6mm이다. 정상인의 동공은 좌우크기가 같지만, 크기가 현저하게 다른 경우도 있는데 그것을 동공부동(瞳孔不同)이라고 하며, 선천적인 것과 후천적인 것이 있다. 후천적인 것은 산동제(散瞳劑)나 축동제(縮瞳劑)를 한쪽 눈에 점안하였을 때나 녹내장, 홍채유착 또는 척수로나 진행마비 등과 같은 전신적 질환에서 흔히 볼 수 있다.

동공반사 瞳孔反射 pupillary reflex 눈에 들어가는 빛의 양에 따라 동공의 지름이 커지거나 또는 작아짐으로써 망막에 도달하는 빛의 양을 조절하는 반사. 동공의 크기, 모양, 운동 등은 동공괄약근(瞳孔括約筋)과 동공산대근(瞳孔散大筋)의 작용에 의하여 변화한다. 전자는 부교감신경의 지배를 받고, 후자는 교감신경의 지배를 받는다. 이 반사는 양안성(兩眼性)이기 때문에 한 눈에만 조명을 받아도 두 눈에서 일어난다. 빛에 의해서 동공이 작아지는 대광반사(對光反射) 외에 눈을 감았을 때나 슬픔·놀라움 등에 의한 반사도 있다. 동공은 밝은 빛을 받으면 지름이 약 2mm, 어두운 곳에서는 지름이 약 6mm까지 된다. 동공반사가 없는 상태를 동공경직(瞳孔硬直)이라 한다. 동공반사의 반사궁(反射弓)은 망막 → 시신경 → 중뇌(中腦) → 동안신경 → 동공괄약근 → 축동(縮瞳), 또는 망막 → 시신경 → 중뇌 → 경부교감신경(頸部交感神經) → 동공산대근 → 산동(散瞳)의 순이다.

동공부동 瞳孔不動 anisocoria 생리적 또는 병리적 상태에서 좌우동공의 크기가 다른 상태. 동공의 크기는 원칙적으로 좌우가 같아야 하며 항시 동조하여 움직인다. 좌우동공경이 0.25mm 이상의 차를 나타낼 때 동공부동이라고 하고 동공은 제3뇌신경에 의해 조절되는데 이 제3뇌신경이 두개강 내를 길게 주행하므로 뇌부종 뇌졸중 등의 뇌 손상시 쉽게 압박을 받을 수 있어 두부손상시 나타난다.

동공산대근 瞳孔散大筋 dilatator pupillae 홍체를 수축시켜 동공을 확장시키는 근육.

동공수축 瞳孔收縮 miosis 약물이나 빛의 자극에 의해 동공이 오므라드는 상태. 동공이 빛에 반응하는 속도는 뇌의 관류를 의미하는데 느린 동공반응은 저산소증, 고이산화탄소증, 손상 등을 의미한다. 동공이 극히 확대될 때는 고정된 상태가 같이 나타나는데 이는 사망직전과 같은 극한 상황을 말한다. 정상 크기로의 동공 양측성 수축은 정상이지만, 축소된 동공은 약물중독이나 중추신경계의 병변이 있음을 의미한다.

동공확대 瞳孔擴大 mydriasis 약물이나 빛의 자극에 의해 동공이 산대(散大)되는 상태. 편안성(片眼性)인 경우와 양안성(兩眼性)인 경우가 있다. 정상적인 동공은 어두운 곳에서, 또는 놀라거나 긴장되었을 때에 산동한다. 홍채에는 동공을 작게 하는 동공괄약근과 동공을 크게 하는 동공산대근이 있으나, 어떤 원인으로 동공괄약근이 마비되었을 때나 동공산대근이 경련을 일으켰을 때 생긴다. 실제로는 산동약의 점안, 눈의 외상, 녹내장, 동안신경마비, 뇌출혈, 두부외상 등 뇌압박 상태에서 일어난다. = 산동.

동기검파 同期檢波 synchronous detection 변조파의 위상을 검출하는 방식. 디지털 무선 변조 방식으로 통상, 위상 편이 변조(PSK) 방식이 사용되고 있으며 이 방식의 복조 방식으로는 주로 동기 변조 검파가 사용되고 있는데, 변조된 수신파로부터 위상이 변화하지 않는 기준 방송파를 만들어 이것을 기준으로 하여 변조파의 위상을 검출한다. 동기 검파는 지연 검파와 비교시 기준 반송파의 재생이 필요하다는 점에서 회로 구성이 약간 복잡하게 되지만, 기준 반송파에 수신되는 잡음 성분을 포함하지 않기 때문에 오류율 특성이 매우 좋다.

동기기능부전증후군 洞機能不全症候群 sick sinus syndrome : SSS 동방결절의 기능부전에 의해서 영향을 받은 의식의 변경된 수준 또는 불규칙한 심장 리듬으로 인한 복합 부정맥이 나타나는 증후. 전신무력감, 허약감, 현기증, 기절에 가까운 갑작스런 의식소실이 나타나며 전해질 불균형(저산소증 심근경색)까지 초래한다. 심근증에서 염증성 심근질환까지 다양한 심장질환이 원인이며 단독으로 나타나는 심한 동방서맥, 동방서맥과 빈맥의 교대, 방실전도 차단을 동반한 동방서맥이 특징이다.

동기채널 同期~ synchronous channel 이동국에 동기 신호를 제공하는 순방향 부호 분할 다중 접속(CDMA) 채널의 하나.

동력동성 同力動性 homeodynamics 전반적인 평형을 유지시키기 위해 끊임없이 변화하는 신체 구성 요소의 연관성.

동력인출장치 動力引出裝置 power take-off : PTO 내연기관으로부터 클러치를 경유하여 펌프나 공중작업장비용 유압펌프, 발전기 등의 보조장비로 동력을 전달하는 장치.

동력전달계수 動力傳達係數 service factor 일반용교류 전동기에 대한 계수. 지정된 사용 조건에서 허용될 수 있는 부하의 용량은 전동기의 정격전력에다 동력전달계수를 곱함으로써 구할 수 있다.

동력전달장치 動力傳達裝置 transfer case 소방차의 동력장치로부터 펌프로 동력을 전달하는 장치.

동력절단기 動力切斷機 engine cutter 소형엔진을 동력으로 원형 절단날(디스크)을 회전시켜 철, 콘크리트, 목재 등을 절단하여 장애물을 제거하고 구조 행동을 용이하게 하기 위해 사용하는 기동성이 높은 절단장비이다. 절단시 고속회전, 불꽃과 소음으로 인한 안전사고 발생이 높으므로 보호장구를 착용 후 작업하는 등 세심한 주의가 요구된다.

동력펌프 動力~ portable pump 소방차량이 접근할 수 없는 곳에서 펌핑(pumping)할 수 있도록 엔진을 장착한 이동식 펌프.

동료검토 同僚檢討 peer review 학문적인 전문성이나 기술적인 장점을 알아보기 위하여 같은 분야의 다른 전문가가 기록, 원고, 술기, 연구 등을 검토하는 것.

동맥 動脈 artery 심장에서 혈액을 내보내는 혈관. 탄성혈관계라고 한다. 벽이 두터우며 탄력성이 있어서 높은 혈압에도 견딜 수 있는 구조이며 맨 안쪽(tunica intima), 중간(tunica media), 바깥쪽(tunica adventitia) 등의 3층 막구조(내막, 중막, 외막)로 되어있고 중막은 가장 두터운 층으로 탄력섬유와 평활근섬유로 구성되어 있으며 혈압조절이 가능하다.

동맥경화증 動脈硬化症 arteriosclerosis 혈관에 지방, 주로 콜레스테롤, 중성지방 등이 침착(沈着)하여 혈관내강(血管內腔)이 좁아지고 탄력성을 잃는 병변(病變). 일종의 노화현상으로서 정도의 차이는 있지만 모든 노인에게서 볼 수 있다. 원인으로는 지질대사 이상(脂質代謝異常), 호르몬대사 이상, 유전적 소질, 식생활 등 여러 가지 설이 있으나, 그 중 한 가지만의 이유에 의한 것이 아니고 여러 원인이 서로 겹쳐서 발생되는 것으로 보고 있다. 병변은 전신에서 일어날 수 있으나 대동맥, 뇌, 심장관동맥, 신장 등의 혈관에 나타났을 경우에 임상적으로 문제가 된다. 예를 들어 대동맥에서는 동맥류(動脈瘤), 뇌에서는 뇌혈전(腦血栓), 뇌동맥경화증, 뇌출혈, 심장에서는 협심증(狹心症), 심근경색, 신장에서는 신장경화증, 이 밖에 고혈압증 등이 동맥경화증의 주원인이 된다. 진단은 혈압측정, 요검사(尿檢査), 심전도, 안저검사(眼底檢査), 혈청지질(血淸脂質), 콜레스테롤, 중성지방의 측정 등을 종합하여 실시한다. 예방은 과로와 자극을 피하고 규칙적인 생활을 하며, 동물성 지방을 제한하고 비타민, 단백질을 충분히 섭취하며 과식을 피한다. 혈청 콜레스테롤을 감소시키는 약을 복용하는 것도 좋다.

동맥공기색전증 動脈空氣塞栓症 arterial gas embolism ： AGE 동맥순환에서 가스거품이 발생하여 혈관이 돌연 폐쇄되는 증세. 흔히 폐모세관 내의 공기와 같이 뇌 혹은 심근의 순환을 폐쇄한다. 폐 과압(overpressurization) 혹은 혈관 카테터삽입술시 공기흡입 등이 이 장애의 주요 원인이다. = 동맥가스색전증.

동맥관 개존증 動脈管 開存症 patent ductus arteriosus ： PDA 동맥관이 닫히지 않아 발생하는 질병. 동맥관이란 폐동맥과 대동맥을 연결하는 관으로 생후 6개월이내 닫히게 된다. → 선천성 심장병(congenital heart disease).

동맥관 動脈管 ductus arteriosus 폐동맥과 하행대동맥을 직접 연결하는 태아의 혈관으로 출생 후 폐쇄된다.

동맥내경화증 動脈內硬化症 intimal arterioscle-

rosis 주요한 변화가 동맥 내막에 나타나는 동맥경화증.

동맥내막염 動脈內膜炎 endarteritis 부분적 또는 전체적으로 막히는 하나 또는 그 이상의 동맥 내층의 염증성 장애.

동맥내막절제술 動脈內膜切除術 endarterectomy 죽상동맥경화증에 의해 두꺼워진 동맥 내막층의 외과적 절제수술. 플라크가 축적되어 막힐 수 있는 큰 동맥을 깨끗이 하기 위해 하는 시술.

동맥내투여 動脈內投與 intra-arterial medication 특정 조직이나 기관에 국한하여 약물을 투여하는 것. 응급구조사는 거의 행하지 않는 약물투여방법이다.

동맥류 動脈瘤 aneurysm 동맥내강(動脈內腔)이 국소적으로 확장된 상태. 동맥벽의 부분적인 취약(脆弱)과 내압증가로 인하여 생긴다. 선천적인 동맥벽의 결손이나 취약성에 의해서 생기는 동맥류를 선천성 동맥류라고 한다. 두개내(頭蓋內)의 동맥에 많고 지주막하출혈(蜘蛛膜下出血)의 원인이 된다. 이 밖에 동맥벽의 병변(病變)에 의해서 생기는 병적인 동맥류가 있는데, 그 원인으로는 매독성 병변, 동맥경화증, 세균감염, 반복되는 외부로부터의 힘 등을 들 수 있다. 머리 이외의 부위에 많이 발생하며 대동맥궁(大動脈弓)과 흉부대동맥에 잘 일어나는 매독성 동맥류, 복부대동맥과 슬와동맥(膝窩動脈)에 잘 일어나는 동맥경화성 동맥류, 화농성 동맥염과 심내막염(心內膜炎) 그리고 패혈증의 원인으로 슬와동맥과 대퇴액와동맥(腋窩動脈)에서 볼 수 있는 감염성 동맥류 등이 있다. 또 동맥벽의 좌상(挫傷) 등으로 인한 외상성(外傷性) 동맥류도 있다. 치료는 부위에 따라 다르나 두개내 동맥류는 적극적인 개두수술로써 동맥류벽을 보강하거나 동맥류의 경부(頸部)를 폐쇄하여 파열을 막고, 다른 부위는 파열방지를 위해 보강수술을 하거나 절제하여 인공혈관으로 바꾸어 주는 수술을 한다. = 동맥자루.

동맥생검 動脈生檢 arterial biopsy 혈관벽 또는 동맥의 염증이나 혈관염을 확진하기 위한 검사. 주로 동맥 혈관벽 조직을 검사하며 측두엽 동맥을 가장 많이 사용한다. 필요시 다른 부위의 동맥 사용도 가능하다.

동맥압 動脈壓 arterial pressure 수축기압과 이완기압이 120/70mmHg으로 동맥벽에 미치는 압력. 젊은 성인에서는 대동맥과 상완동맥, 기타 큰동맥에서의 압력은 각각의 심장주기동안 대략 120mmHg까지 올라가고 최소값은 약 70mmHg까지 내려간다.

동맥압점 動脈壓點 arterial pressure point 동맥이 골격의 상부를 지나가거나 피부 바로 아래를 통과함으로써 외부에서 맥박을 촉지할 수 있는 지점. 이 지점에서 혈압이나 맥박을 잴 수 있다.

동맥염 動脈炎 arteritis 동맥벽에 발생한 염증. 원발성으로 생길 수 있으며 결절성 다발성 동맥염, 폐쇄성 혈전성 혈관염, 과민성 혈관염, 거대세포 동맥염 등이 있다

동맥점압박법 動脈点壓迫法 pressure maneuver of arterial point 지혈법의 하나. 직접압박과 거상 등을 시행하여도 출혈이 멈추지 않는 경우 동맥점압박을 실시하는데 그 부위는 상지출혈 시는 주로 상완동맥이 압박점이 되고 하지출혈 시는 주로 대퇴동맥이 압박점이 된다.

동맥조영도 動脈造影圖 arteriogram 동맥에 방사선 비투과 물질을 주입한 후 얻은 X-선 촬영도.

동맥주위염 動脈周圍炎 periarteritis 동맥의 외피와 주변 조직의 염증.

동맥중층경화증 動脈中層硬化症 medial arteriosclerosis 원발성으로 동맥 중막의 근육과 탄력성 섬유의 파괴와 더불어 섬유조직으로 치환된 대동맥 및 중동맥의 상태. 때로는 석회침착이 나타나기도 한다.

동맥천자실습모형 動脈穿刺實習模型 arterial puncture manikin 펌프가 있어 동맥을 모의로 뛰게 하여 손목이 구부러지도록 설계되어 실제와 가까운 동맥천자 실습을 할 수 있는 모형.

동맥출혈 動脈出血 arterial bleeding 동맥으로부터 출혈하는 것. 산소가 풍부하기 때문에 선홍색을 띠며 출혈속도가 빠르고 많은 양이 심박동시마다 분출된다. 수축기 혈압이 떨어지면 분출되는 강도도 감소되긴 해도 심박동마다 계속 분출되고 동맥의 혈액은 높은 압력을 갖기 때문에 지혈하기가 어렵다.

동맥혈가스분석 動脈血~分析 arterial blood gas analysis : ABGA 폐에서의 산소와 이산화탄소의 교환 상태를 평가하기 위해 경피적으로 동맥을 천자하여 동맥혈의 산소 분압과 이산화탄소 분압을 측정하는 것.

동맥혈산소분압 動脈血酸素分壓 partial pressure of oxygen in arterial blood : PaO_2 전체 혈액내 산소에 의한 압력. 천식, 폐색성 폐질환, 혈액질환, 건강한 성인의 경우 힘든 운동을 하는 동안 정상보다 감소한다. 동맥혈의 정상 산소 분압은 95~100 mmHg이다.

동맥혈이산화탄소분압 動脈血二酸化炭素分壓 partial pressure of carbon dioxide in arterial blood : $PaCO_2$ 전체 혈액중 이산화탄소에 의한 분압. 심한 운동, 빠른 호흡, 심한 설사. 비조절성 당뇨병, 간이나 신장 질환시 이산화탄소 분압은 감소하나 흉부 손상 또는 호흡 장애 시에는 상승한다. 동맥혈의 정상 이산화탄소 분압은 35~45mmHg이며, 정맥혈에서는 40~45mmHg이다.

동물공포증 動物恐怖症 zoophobia 개, 뱀, 곤충, 그리고 쥐 등의 동물에 대한 지속적이고 비이성적 공포의 특징이 있는 불안이상증. 남성보다 여성에서 많이 발생한다.

동물기호증 動物嗜好症 zoophilia ① 동물을 비정상적으로 좋아하는 것. ② 동물과 함께 성적 활동의 행위나 환상을 함으로써 발생하는 성적환희로써 일종의 정신성 장애.

동물성기름 動物性~ animal oil 동물성 지방으로부터 추출한 소(양)기름, 돼지기름 등. 인화성이 있으며 자연발화하기도 한다.

동물성독물중독증 動物性毒物中毒症 envenomation 곤충이나 동물에 의한 교상, 자상 등으로 독이 신체에 유입되거나 악취에 의한 독소 등이 신체에 유입되어 나타나는 중독증. = 유독동물성중독증.

동물성독소 動物性毒素 zootoxin 뱀, 거미, 전갈과 같은 동물로부터 나오는 독성 물질.

동물유행성 動物流行性 epizootic 동물간 유행병. 다른 동물 표면에 기생함으로써 살아가는 동물.

동물학 動物學 zoology 동물 생태를 연구하는 학문.

동물화망상 動物化妄想 zoanthropy 자신이 동물의 형태나 특징을 지니고 있다는 잘못된 믿음.

동물환시 動物幻視 zoopsia 곤충이나 다른 동물이 보이는 듯한 환각에 빠지는 것. 이것은 종종 알코올 중독에 의한 정신 착란에서 비롯된다.

동방결절 洞房結節 sinoatrial node 상대정맥(superior vena cava)이 우심방과 만나는 부위에 위치하고 심근을 수축시키는 전기적 자극이 맨 처음 발생하는 비정형 심근섬유의 현미경적 접합부. 여기서 발생된 자극은 좌·우심방을 수축시키며 방실결절에 형태학적인 연결 없이 전달된다. = 굴심방결절.

동방심블록 洞房心~ sinoatrial heart block 동방결절에서 심방에의 전도가 부분적 혹은 완전한 결손. 심방박동으로의 지연이나 결여를 일으킨다.

동방차단 洞房遮斷 sinoatrial block 동방결절내에서 생성된 자극이 심방을 탈분극시키는 것이 차단되거나 지연되는 동안 나타나는 심장의 전도장애. PP 간격이 정상간격이다.

동보 同報 broadcast 다수의 국으로 동시에 정보를 보내는 것. 동보 메시지(broadcast message)는 다중점 회선상의 모든 국에 자발적으로 송신하는 메시지이다.

동사 凍死 death due to cold 저온이 작용하여 체온의 생산과 방산 사이에 불균형을 초래하여 전신적인 장애로 사망하는 것.

동상 凍傷 frostbite 피부 또는 피부 아래쪽 조직망에 얼음기가 침범하여 상해를 입은 상태. 피부온도가 4~10℃ 이하로 떨어지더라도 발생하지 않는데 바람, 운동, 정맥울혈, 영양결핍, 동맥폐색 등 여러 요인에 의해 발생하며 빙점 이하의 기온에 1시간 이상 노출되었을 때 조직동결의 한냉손상으로 의복이 습기에 젖어 있으면 더욱 빨리 발생한다. 단시간 노출된 경우를 제외하고는 대부분 −6.5℃ 이하의 기온에 1시간 이상 처해있을 때 조직결손에 의한 괴저(gangrene)가 발생한다. 초기 증상은 침족병과 유사하며 동통이 있다가 결국 무감각해진다. 조직이 동결되면 동상을 입은 지절(limb)이 창백하고 움직여지지 않으며 피부가 딱딱해지고 감각도 없어진다. 국소동상의 경우는 개인적 체질, 빈혈증, 신장기능 저하, 혈액순환 장애, 꼭 조인 신발이나 의복을 입었을 때 발생하기 쉽고 전신동상의 경우는 눈(雪)으로 조난, 술에 취할 때, 익수자의 한냉, 기아, 영양실조 시 쉽게 발생한다. 국소증상은 1도의 경우 충혈과 부종, 발적, 경증의 청색증이 나타나고, 2도의 경우는 수포와 약간의 부종, 발적, 흑색 가피가 생긴다. 3도의 경우는 수포, 부종, 딱딱하고 까만 피부, 조직 괴사, 발가락 부종 및 발적이 나타나고 4도의 경우는 침범된 부위의 파괴 및 괴저가 발생한다.

동성리듬 洞性~ sinus rhythm 심박동이 등전위상에 기록되는 율동. 정상 심박동은 동결절에서 시작되고, 심방이 탈분극되어 P파가 심전도에 기록된다. 전기자극은 방실결절과 His속을 지나 Purkinje섬유까지 도달하여 PR간격이 기록된다. 전기자극은 심근에 도달하여 심실이 탈분극되고 QRS군이 기록된다. 이어서 심실 재분극으로 등전위선상에 ST분절과 T파가 기록된다. 이러한 심박동을 동성리듬이라 한다. 심박동수는 분당 60~100회로 정상범위이다. = 동율동.

동성마비 洞性麻痺 sinus arrest 동방결절의 간헐적이거나 전면적인 기능부전으로 인한 심장의 장애. 심실은 방실결절이나 심실의 박동 조절하에서 지속적으로 수축한다. = 동정지.

동성부정맥 洞性不整脈 sinus arrhythmia 리듬이 일정하지 않은 맥. 호흡에 따라 상이 달라진다. 흡식시에는 심박동수가 증가하며 호식시에 감소하고 심박수는 60~100회/분이다. 동방결절 리듬의 주기적 변화는 호흡하는 동안 미주신경에 의해 발생한다. 아동, 청년, 노인에게 일어나며 흔히 심박률이 증가하면 사라진다. 심박동수 감소와 심박수의 감소로 인한 현기증의 증상이 없으면 임상적으로 중요하지 않다.

동성빈맥 洞性頻脈 sinus tachycardia 심박수 100~180회/분(영아의 경우 힘을 쓸 때 더 증가된다)의 규칙적인 리듬의 맥. 심박수 증가는 운동, 정서 및 동통, 열, 펌프기능장애, 갑상선 기능 항진중 등의 스트레스원에 대한 정상적인 반응이다. 심근 손상 환자는 지속적으로 심박동수가 증가하고 심근의 부담을 가중시키고(산소 소모량 증가) 결국 혈류역학적 변화를 가져오기도 한다. ↔ 동성서맥.

동성서맥 洞性徐脈 sinus bradycardia 동결절의 흥분주기가 연장되어 심박수가 매분 60회 이하인 맥. 미주신경 긴장시에 일어나며, 생리적으로는 운동선수, 노인 등에서 볼 수 있고, 병적으로는 갑상선 기능 저하증, 뇌하수체 기능 저하증, 황달, 뇌압 항진 시, 열성 질환의 회복기나 디지탈리스 투여시 등에서 볼 수 있다. ↔ 동성빈맥.

동성심실 동맥박동조절기 同性心室 動脈搏動調節器 atrial synchronous ventricular pacemaker 환자의 심방리듬을 일치시켜 AV block이 일어났을 때 심실이 보조를 맞출 수 있도록 가슴 부위에 삽입되는 전기장치. = pacemaker.

동성애 同性愛 homosexuality 동성의 인간에게 성적 매력을 느끼는 것. '게이(gay)'라는 용어는 동성애를 나타내는 여성이나 남성에게 모두 사용되지만 대부분은 남성 동성애자만을 의미한다. 여성 동성애자는 레즈비언(lesbian)이라 한다. 어떤 사람이 성적매력을 느끼는 대상이 동성인지 혹은 이성인지 양성인지에 관한 것을 성의 지향성(sexual orientation)이라 한다. 성 지향성은 정서적인 면과 성욕을 자극하는 매력을 포함하는 것으로 본인의 의지보다는 유전적으로 결정되어진다.

동성애자 同性愛者 homosexual ① 같은 성이나 그것을 뜻하는 것. ② 같은 성의 사람에게 성적 매력을 느끼는 사람. ↔ 이성애의(heterosexual).

동소체 同素體 allotropy 동일 원소로 이루어지고 원자배열이 다른 단체. 서로 성질이 다르며 예를 들면, 다이아몬드와 석탄은 탄소의 동소체이다.

동수경사선 動水傾斜線 hydraulic gradient 비압축성 유체의 배관내 흐름과 관련하여, 공급압력에서 마찰손실 등을 감한 값을 그래프로 나타낸 것. 관의 단면적이 동일할 경우, 동수경사선의 기울기는 에너지 경사선의 기울기와 평행하다. 동수경사선은 관의 단면적이 서로 다른 배관이 존재하거나 국부적 손실을 야기할 수 있는 장치가 존재하는 배관 내에서 유체의 흐름 문제를 취급할 때 우려되는 개념적인 오류나 계산착오를 줄이는 데 유용하다.

동시다발화재 同時多發火災 simultaneous ignition 한 소방서 관할과 같은 일정한 지역 내에서 여러 독립화재가 연속적으로 발생하는 것. 동시다발화재가 발생하면 소방력의 적절한 배분 및 이동에 유의해야 한다.

동시사망 同時死亡 coincident death 여러 사람의 사망자 중 사망의 전후를 증명할 수 없을 때 이들이 동시에 사망한 것으로 추정하는 것. 태풍이나 화재, 교통사고 등에는 종종 이러한 문제가 일어난다. 예컨대 남편과 그 외아들이 항공기 사고로 함께 사망했다고 하면 남편의 유산은 유처와 남편의 부모가 공동 상속하게 된다. 그러나 만약에 남편이 먼저 사망했다는 것을 증명할 수 있으면 남편의 유산은 유처와 아들에게 상속되며 다시 그 아들이 죽은 후에는 그 모에게 상속되기 때문에 결국 전체 유산이 처에게로 돌아가게 되지만 동시사망의 경우에는 유처와 남편의 부모가 유산을 공동상속하게 된다.

동시송수신방식 同時送受信方式 duplex 송신과 수신을 동시에 취할 수 있는 통신 체제. 이러한 기법은 송신과 수신이라는 서로 다른 방식을 하나의 같은 장치에서 수행함으로써 가능해진다.

동시적심조율전환 同時的心調律轉換 synchronized cardioversion 심조율 전환시 전기적 충격이 심장의 전기적 주기중의 특정 시간에 전달되어야 하는 것. 심전도상 R파에 맞추어 전기적 충격이 심장에 전달되어야 하며, 상대적 불응기인 T파의 정점에서부터 하강시에 전기적 충격이 심장에 전달되면 심장의 불안정기에 들어가므로 심실세동에 빠지게 되어 상태를 악화시키므로 R파가 명확히 있는 부정맥에서는 동시성 버튼을 누른 후 심조율전환을 하여야 한다.

동시통신 同時通信 duplex 두 개의 주파수를 통해서 동시에 여러 신호를 받아들이고 전송하는 통신방식.

동안신경 動眼神經 oculomotor nerve 중뇌의 대뇌각에서 일어나기 시작하여 상안와열을 통과한 후 안와 내에 들어와 안구운동에 관여하는 상직근, 하직근, 내측직근 및 하사근과 눈을 뜨게 하는데 관여하는 상안검거근에 분포하는 운동신경. = 눈돌림신경.

동압 動壓 dynamic pressure 돌풍 뒤에 일어나는 충격파와 같이 어떠한 움직임의 중간에 발생하는 힘.

동양혈관 洞樣血管 sinusoid 세동맥과 세정맥을 연결하는 비교적 직경이 큰 변형된 모세혈관으로 간, 골수, 림프조직, 일부 내분비기관에 존재한다. 간에서 세망내피계의 식세포들이 동양혈관 내면의 일부에 존재한다. = 굴모양혈관.

동요 動搖 flail 이상하거나 기이한 운동성을 나타내는 것. 예컨대 동요관절, 동요흉(動搖胸)등이 있다.

동요흉 動搖胸 flail chest 골절사이의 분절. 세 개 이상의 늑골이 골절되고 각각의 늑골은 두 곳 이상의 부위에서 골절되는 경우에 동요흉 혹은 연가양 흉부가 나타난다. 즉, 골절과 골절사이에 위치하는 골절분절은 호흡에 따라 자유롭게 움직일 수 있으므로 숨을 들어 마시는 흡기시에 골절분절 부위가 함몰되고 숨을 내쉬는 호기 시에 흉벽보다 부풀어오른다(정상흡기시는 흉벽이 부풀어오르고 호기시에 정상적으로 수축된다). 이러한 비정상적인 흉벽운동을 기이성 운동(paradoxical motion)이라 하고 골절사이의 분절을 동요흉 혹은 연가양 분절(flail segment)이라 한다. 연가양 흉부는 흉부손상의 유형 중에서 중증의 손상이다. 흡기시 흉벽이 팽창되지 않으므로 연가양 분절의 하부에 위치한 폐는 공기의 환기율이 감소한다. 연가양 흉부는 환자가 상당한 통증을 호소하며 흉벽의 기이성 운동을 관찰함으로써 쉽게 진단할 수 있다. 일부환자에서는 현저한 저산소증이 나타나면서 청색증이 급속도로 진행될 수 있다.

동원 動員 recruitment 근육수축의 개념에서 근육수축의 세기를 점점 증가시키기 위해 더 많은 그리고 보다 큰 운동단위를 연속적으로 자극하는 것. = 보충(補充), 점증(漸增).

동원센터 動員~ mobilization center 사고발생 밖의 지역으로 긴급 서비스를 일시적으로 제공하는 장소. = staging area.

동원체 動原體 centromere 염색체 팔(arm)이 부착된 염색체의 중심부. = 중심절.

동위원소 同位元素 isotope 같은 원소에 속하는(같은 원자 번호를 갖는) 원자 또는 원자핵 사이에서 질량수가 다른 원자 또는 원자핵. 또 원자는 원소에 대응하는 것이므로 동위체는 동위원소라고도 불린다. 영어의 isotope는 그리스어인 isos(같은)와 topos(장소)의 합성어인데, 질량은 서로 달라도 원소의 주기율표에서 같은 장소에 배열되는 데서 1901년 영국의 화학자 F. 소디가 그 개념을 확립시킴과 동시에 이 명칭을 붙였다고 한다. 대개 동위체는 성질이 비슷하지만 원자 번호가 작은 원소 이를테면 수소의 동위체(수소 ^{1}H, 중수소 ^{2}H, 삼중수소 ^{3}H) 등에서는 화학적 성질에서도 다소의 상위가 인정된다. 동위체에는 안정한 동위체와 불안정한 방사성 동위체가 있고 동위체의 발견은 후자에 속하는 이오늄(오늘의 ^{230}TH)에 대해 행하여 진 것이 최초이다. 즉, 1906년 볼트우드(B. B. Boltwood)는 이오늄이 토륨과 같은 화학적 성질을 갖고 있다는 것을 발견했다. 안정 동위체로서는 1912년 톰슨(J. J. Thomson)이 양극선 분석으로 네온의 동위체 ^{20}Ne, ^{22}Ne를 발견하고 이어서 애스톤(F. W. Aston)이 확산법에 의한 양자의 분석에 성공하였다. 중수소는 1932년 유레이(H. C. Urey)에 의하여 발견되었다. 오늘날에는 질량 분석법에 의해 모든 원소에 대해 동위체가 발견되고 있다. 또 방사성 동위체가 인공적으로 수많은 종류가 만들어지고 있다. 천연으로는 같은 원소에 함유되는 동위체의 비율이 지구상 어디에서나 거의 일정한 비율로 나타나므로 어떤 원소에 대한 평균 원자량은 일정하다고 볼 수 있다. 동위원소는 광범위하게 이용되는데, 물질이나 생체 내에서 원소나 화합물의 행동을 추적하기 위한 목표로서의 이용, 물질이나 생물체에 대한 방사선의 조사효과로서의 이용, 공업용 또는 계측용(計測用) 방사선원(源)으로서의 이용, 방사능을 이용한 물질분석의 응용 등 네 가지로 대별할 수 있다. = 동위체.

동위효소 同位酵素 isoenzyme 보통 다른 기관에서 생성된 효소. 같은 반응을 촉매하나 아미노산 구성에 있어서는 서로 다르다.

동의 同意 consent 어떤 의견에 찬성함. 의견을 같이 함. 응급구조사의 처치나 다른 활동을 위해 환자로부터 승낙을 얻는 것. 환자가 의료제공자의 치료에 승낙하는 것. → 명시적 동의(expressed consent), 묵시적 동의(implied consent).

동일발육 同一發育 isogenesis 공통된 근원에서 유사한 과정을 걸쳐서 형성되는 것.

동일시 同一視 identification 사람이 타인의 성격, 특성과 행동을 취하면서 그 자신의 인격을 타인의 인격에 따라 모방하는 무의식적인 방어기전. 초자아의 정상적 기능으로, 인격 발달과 학습의 과정이며, 흥미와 이상의 습득에 기여한다. 이것은 초기 아동기인 3~5세 사이에 같은 성의 부모를 동일시함으로써 처음으로 나타나고, 청소년기에는 동년배들을 동일시하는 주요 과제로 다시 나타난다.

동일채널간섭 同一~干涉 co-channel interference 주파수가 같은 동일 채널의 둘 또는 그 이상의 전파가 수신기에서 간섭하여 장애를 일으키는 현상. 동일 채널 혼신이라고도 한다. 이것을 막기 위해 동일 채널 무선국의 간격, 공중선 전력, 안테나 패턴 및 순차적 전송 등을 고려해야 하지만 전파의 이상전파(異常傳播) 또는 이상반사(異常反射)로 인해 예상외로 먼 지점에서 간섭을 일으키는 경우도 있다.

동작범위 動作範圍 dynamic range ① 소리 또는 신호의 최대 레벨과 최소 레벨(잡음 레벨)의 폭. 이를테면, 생음악 연주 등에서는 최대 음량이 되는 곳이 최대 레벨이고 연주 장소의 소음 레벨이 최소 레벨이 된다. 또 재생 기기에서는 일그러짐 없이 취급할 수 있는 최대 레벨과 잡음 레벨의 폭을 말하며 데시벨(dB)로 표시한다. ② 증폭기가 유효하게 작동하는 진폭 범위 허용 출력 일그러짐으로 제한된 최대 신호 진폭과 잡음 및 드리프트(drift)가 허용되는 최소 신호 진폭과의 비. dB로 나타내는 경우가 많다. ③ 동조 회로의 주파수 및 동작 특성의 가변 범위.

동작압력 動作壓力 working pressure 가스 봉입 케이블의 가스 압력이 내려간 경우, 그것을 검출하여 경보를 내는 접촉기가 동작되도록 하는 가스의 압력.

동작유체 動作流體 working fluid 기관이나 터빈 등의 기계장비 속에서 작동하고 동력을 발생시키기 위하여 사용되는 유체, 가스, 공기, 증기 등.

동작조건 動作條件 operating condition 기계, 장치 등이 놓여 있는 조건, 즉 주위 온도, 진동, 압력 등. 그러나 기계 또는 장치 그 자체에 의해 측정되는 변수는 포함되지 않는다.

동작학 動作學 kinesics 일상생활에서 사람들 간에 발생하는 모든 의사소통적인 신체자세나 움직임에 대한 학문.

동점도 動粘度 kinematic viscosity 유체의 점도를 그 유체의 질량밀도로 나눈 값. 동점성계수라고도 한다. 단위 m^2/sec.

동점성률 動粘性率 kinematic viscosity 점성유체의 운동은 점성도 η와 밀도 ρ의 비 $\nu = \eta/\rho$에 의해서 지배되는데, 이 ν를 동점성률이라고 한다. 확산계수(擴散係數)의 차원과 같으며, ν를 속도의 확산계수라고 할 수 있다. 단위는 국제 단위계에서는 m^2/s이지만 CGS단위의 스토크(St)도 사용된다. $1St = 1cm^2/s$이다. 기체의 점성률은 대체로 작지만 동점성률은 대단히 크고 특히 저압인 기체는 매우 점성이 큰 유체와 같이 생각해야만 한다. 1atm에서 공기의 점성률은 $0.133St(0℃)$, $0.146St(15℃)$, $0.230\ St(100℃)$, 물의 점성률은 $0.0179St(0℃)$, $0.0131\ St(10℃)$, $0.0101St(20℃)$이다. 확산계수(擴散係數)의 차원과 같으며, ν를 속도의 확산계수라고 할 수 있다. = 동점도, 운동 점성 계수.

동정맥결흔 動靜脈缺痕 arteriovenous nicking 눈의 망막 혈관의 비정상적인 상태. 정맥은 수축이나 경련으로 선이 그어진 '새김눈'처럼 보인다. 고혈압, 동맥경화 등과 같은 혈관질환의 징후이다.

동정맥누공 動靜脈瘻孔 arteriovenous fistula ① 선천적이거나, 염증, 관통 외상 등에 의해 생기는 동맥과 정맥 사이의 비정상적인 연결. ② 혈액투석기에 환자를 연결하는 캐뉼라 삽입을 위해 만들어진 정맥과 동맥의 연결. 동맥이 연결되어 있기 때문에 생명이 위험한 상황에서만 관을 사정해야 한다. = AV shunt.

동정맥류 動靜脈瘤 arteriovenous aneurysm 선천성 또는 외상성으로 생긴 동정맥간(動靜脈間) 연락에 의하여 동맥혈이 직접 인접 정맥내로 유입하거나(aneurysmal varix) 다른 혈류가 연락낭(連絡囊)에 의해 인접 정맥으로 운반되는 것.

동정맥문합 動靜脈吻合 arteriovenous anastomosis 선천성 결함으로 또는 수술후 모세혈관상을 우회하는 동맥과 정맥 사이의 연결이 생긴 것.

동조 同調 tuning 회로 소자를 변화시켜 공진 상태로 하는 일. 회로 소자를 직렬로 접속한 것을 직렬 동조 회로, 병렬로 접속한 것을 병렬 동조 회로라 한다. 동조 회로의 공진 주파수를 동조 주파수라 한다.

동조기 同調器 tune 수신기의 선국(選局) 및 동조를 하는 장치. 보통 초단파(VHF) TV 수상기에서는 고주파 증폭기와 주파수 변환기를 수상기의 다른 회로 부분과 분리해서 별도의 케이스에 넣어 새시(chassis)에 장치하는데, 이것을 동조기라 부른다. 동조기는 채널의 전환을 하는 동시에 신호 대 잡음비(S/N)를 개선하고 불필요한 전파가 외부에 누설되는 것을 방지하는 역할을 한다.

동조발진기 同調發振器 tuned oscillator 공진 회로를 갖는 발진기. 발진 주파수는 거의 공진 회로의 공진 주파수와 같다. 가청 주파수에서 수 MHz까지는 RC 회로를, 그 이상 초단파대까지는 LC 공진 회로를 사용한 것이 많다.

동족성 同族性 analogy ① 인간의 눈과 비행기의 눈처럼 그 기원이나 발달은 다르지만 다른 어떤 것과 외형이나 기능이 닮은 것. ② 효과는 다르지만 구조 또는 구성물이 서로 닮은 약 또는 화학적 화합물.

동종 同種 allogeneic 유전적으로는 다르지만 동종으로부터 유도된 개체나 세포의 형태로 동종이지만 항원성으로 다른 조직.

동종골수이식 同種骨髓移植 allogeneic bone marrow transplantation 조직적합성 항원이 일치하는 상태에서 이루어지는 골수 이식. 일반적으로 골수이식이라 칭한다.

동종면역 同種免疫 isoimmunization 같은 종내의 개체에 존재하는 항원에 대하여 같은 종내의 개체에서 항체를 형성하는 것. Rh음성인 환자에서 Rh항원에 대하여 항체를 형성하는 것 등을 예로 들 수 있다.

동종염색체 同種染色體 homologous chromosomes 크기, 모양, 유전자 위치가 똑같은 체세포의 이중 구조로 된 두 개의 염색체. 사람에서는 22쌍의 동종 염색체와 모체에서 유래한 한 쌍 중 하나와 부계에서 온 한 쌍 중 하나를 포함하여 한 쌍으로 된 성염색체가 있다. 염색체의 크기 및 수나 유전적 구조의 변형은 다양한 정도의 결함과 장애의 원인이 된다. = 상동염색체(相同染色體).

동종요법 同種療法 homeopathy 같은 종류의 것은 같은 종류의 것을 치료한다는 이론에 기초한 치료 체계. 이 이론은 Samuel Hahnemann 박사가 18세기 후반에 발전시켰다. 그는 특이한 약물이 대량일 경우 한 질병의 증상을 유발하고 적절한 양은 이런 증상을 경감할 수 있으므로 어떤 질환의 증상들은 소량의 약물로 치료할 수 있다고 믿었다. 동종요법의 실제에서 환자의 증상을 조절하기 위해 정시에 한 약물만 처방하는데 최소 약물량 1 : 10 비율로 우유, 설탕에 희석한다. 예를 들어 납중독 환자는 같은 납을 마이너스 12승에서 마이너스 400승 정도로 희석하여 복용시킴으로써 증상을 개선할 수 있다는 것이다. 중독이 심할수록 높은 희석률로 투여하는 것이 효과적이라 한다. 이는 물질의 효과로 증상을 없애는 것이 아니라 물에 전사된 정보가 중독증상이라는 정보를 없애는 것이라 한다. → 대증요법(allo-pathy).

동종이식술 同種移植術 homoplasty 상실한 부분이나 조직을 동종의 다른 개체 또는 동종의 별계(別系) 개체로부터 외곽적으로 치환하는 것.

동창 凍瘡 chilblain 고습도와 빙점 이하의 저기온 환경에 반복적으로 노출되었을 때 조직의 동결이 없이 생기는 가벼운 동상. 피부는 혈관의 수축, 영양장애로 거칠어지고 적자색의 부종이 생기며 가렵고 감각이 예민하고 가온하면 증상이 더욱 심해진다. 등산가나 어부의 안면, 상하지에서 흔히 나타나고 치유는 자연스럽게 되지만 재발할 우려가 높다. 심하면 통증성 궤양이나 피하출혈이 일어날 수 있으며 시간이 경과함에 따라 가피형성, 섬유화, 위축으로 진행된다.

동체¹ 胴體 fuselage 엔진, 회전익, 날개, 꼬리가 붙어있는 항공기의 몸체.

동체² 胴體 torso 두부와 사지를 제외한 몸통. = 몸체.

동측성 同側性 homolateral 신체의 같은 쪽.

동측성의 同側性~ ipsilateral 같은 쪽의, 또는 몸의 반대편의.

동통 疼痛 pain 감각신경의 말단에서 전달되어 오는 아픈 느낌. 염증의 한 증상이면서 많은 질병의 원인에 대한 중요한 단서가 된다. 동통은 가볍거나 심하고, 만성이거나 급성이고, 베이는 느낌이거나 타는 듯한 느낌이거나 묵직하거나 예리할 수 있으며, 부위가 정확하거나 모호할 수 있으며, 전이되어 나타날 수도 있다. 급성 동통(acute pain)은 갑작스럽게 발생하는 동통이고 만성 동통(chronic pain)은 긴 기간동안 지속하거나 재발하는 동통으로서, 만성 질환이나 과거의 손상에서 기인한다. 전이성 동통(referred pain)은 실제로 질환이나 손상이 있는 부위와 다른 곳에서 느껴지는 동통으로서, 내부 손상이 있을 때 종종 나타난다. = 통증.

동통공포증 疼痛恐怖症 ponophobia ① 통증의 공포 ② 힘든 것(노력하는 것)을 싫어함. = 작업공포증.

동파방지밸브 冬破防止~ cold weather valve 저온 지역의 급수를 조절하는 밸브. 겨울철 동파가 우려되는 기간에는 밸브를 차단한다.

동향수송 同向輸送 symport 나트륨이온과 함께 같은 방향으로 분자나 이온을 세포 내로 운반하는 2차 능동수송의 한 형태.

동화스테로이드 同化~ anabolic steroids 단백질 합성에 안드로겐 같은 자극효과를 나타내는 스테로이드.

동화작용 同化作用 anabolism 저분자 물질을 고분자 물질로 합성하는 물리화학적 반응. 에너지를 방출하기보다는 에너지원을 형성하는 과정으로 흡열반응이 일어난다. ↔ 이화작용.

동휴지 洞休止 sinus pause 동조율기능이 없을 때의 시간 간격. 시간 간격이 다수 정상 PP간격이 아니다.

동흡입양정 動吸入量定 dynamic suction lift 정적 흡입양정, 흡입호스의 마찰손실, 스트레이너 손실 및 속도수두의 총합. 토출압력에 동흡입양정을 더하여 순펌프압력을 구한다.

2시간내화 二時間耐火 two-hour fire resistance 건축물에 사용되는 건축부재의 내화도를 나타낼 때 사용되는 용어. 2시간 동안은 불에 의하여 외형이나 구조가 변형되지 않고 견딜 수 있는 것.

두 頭 caput 늑골두(caput costae)와 같이 조직 또는 기관이 확대되거나 돌출된 부분.

두개 頭蓋 cranium 귀와 눈 상부에 위치하는 머리의 골격. 8개의 뼈로 구성되어있으며 내부에는 뇌가 있다. = 머리뼈.

두개강 頭蓋腔 cranial cavity 두개골로 둘러 싸여 있고 뇌가 들어 있는 공간. = 머리뼈안.

두개골 頭蓋骨 skull 두개의 골과 안면의 골로 이루어진 두부의 골격. 설골을 포함하여 15종 23개의 뼈로 구성되어있고 악관절을 제외하고 모두 봉합으로 연결되어 있다. 성인은 안면과 뇌두개가 거의 같지만 출생시는 안면두개의 폭은 성인의 1/3, 노인은 치아의 탈락, 상·하악골의 위축에 의해 얼굴이 전체적으로 작아진다. 여성의 두개는 남성에 비하여 약 10% 정도 작다. = 머리뼈.

두개골골절 頭蓋骨骨折 skull fracture 두개골에 발생하는 골절. 두개골은 구형으로 생겼기 때문에 외상이 심하지 않으면 쉽게 골절되지 않으며 특성상 선상골절, 함몰골절, 분쇄골절 및 기저부 골절로 분류된다. 선상골절은 작은 크기의 갈라진 틈이 생기는 경우이다. 반면에 함몰골절은 두개골 표면이 안쪽으로 실제적으로 들어간 경우이다. 분쇄골절은 골절된 두개골 골편이 여러 조각 발생한 골절로 이 골편들은 뇌막을 뚫고 들어가 그 밑에 있는 대뇌 및 소뇌의 조직에 물리적인 상해를 줄 수 있다.

두개기저부위 頭蓋基底部位 floor of cranial cavity 뇌를 받치고 있으며 뇌신경과 혈관이 지나는 구멍들이 있어 충격에 의해 골절이 잘 발생하는 부위.

두개내동맥류 頭蓋內動脈瘤 intracranial aneurysm 두개 내의 동맥벽이 확대, 이완되어 형성되는 주머니. 두개내 동맥류의 파열로 50%가 사망하며 생존자들도 다시 재발한다.

두개내압 頭蓋內壓 intracranial pressure 뇌척수안의 압력. 이 내부의 압력은 균일하며 대기압보다 약간 높게 유지되고 있다. 요추천자시 70~150mmHg의 압이 정상이고 수두증, 혈종, 종양, 부종 등에 의하여 두개내압은 상승하므로 이들 병변의 진행을 예상할 목적으로 행하여진다. 응급현장에서는 고농도의 산소 투여로 두개내압 상승을 감소시킬 수 있다.

두개내압항진증 頭蓋內壓亢進症 intracranial hypertension 병소(病巢)의 신경학적인 징후를 수반하지 않고, 두개내압의 상승 및 유두부종(乳頭浮腫)을 나타내는 증후군. 뇌실의 크기에는 이상을 볼 수 없는 것.

두개발육부전 頭蓋發育不全 ageniocephaly 뇌와 두개골의 천장, 감각기관은 정상이지만 아래턱이 기형이며 이두증(耳頭症)의 형태를 나타내는 것.

두개정 頭蓋頂 epicranium 피부, 근육과 건막을 포함하는 전체 두피.

두개표근 頭蓋表筋 epicranius 후두골에서 눈썹까지 두개골 측면과 두정면을 덮는 조직의 넓은 근육성 건막성 층. 이는 광대한 건막에 의해 연결되는 넓고 얇은 근육 팽대부로 이루어져 있다. 안면신경의 지선은 두개표근의 신경을 지배하여 두피를 뒤로 잡아당기고 눈썹을 들어 올리고 귀를 움직일 수 있게 한다. = 머리덮개근.

두겹고정매듭 ~固定~ double bowline knot 로프의 중간에 두 개의 고리를 만들어 활용하는 매듭. 특히 수직맨홀 등 좁은 공간으로 진입하거나 요구조자를 구출하는 경우 유용하게 활용된다. 부상자를 구출하는 경우 고리의 크기를 잘 조정하여 벗겨지는 경우가 없도록 한다.

두겹매듭 double knot 한겹매듭에서 로프를 한번 더 돌려감은 것. 한겹매듭보다 더 튼튼하게 연결할 때에 사용한다.

두겹엄지매듭 double thumb knot 로프의 중간에 고리를 만들 필요가 있을 때 사용하는 매듭. 간편하게 매듭할 수 있지만 힘을 받으면 고리가 계속 조이므로 풀기가 힘들다.

두근거리다 palpitate 빈맥에서와 같이 가슴이 빠르게 뛰는 현상.

두덩근 = 치골근.

두덩뼈 = 치골.

두드러기 urticaria 창백한 중앙부와 홍반성 경계를 가지며 다양한 모양과 크기로 나타나는 가려움을 동반한 피부 반응. 히스타민, 키닌과 같은 혈관 작용성 매개체의 유리로 진피(dermis)모세혈관 확장으로 유발되며 항원-항체반응과 관련하여 아나필락시성 물질에 의해 천천히 반응이 나타나기도 한다. 항히스타민제 치료와 알레르기원이나 자극을 제거하는 것이 효과적이다. 약물, 음식, 해충에 물린 경우, 흡입액, 심리적 스트레스, 열이나 냉에의 노출, 운동 등이 원인이 될 수 있다. = 담마진.

두랄루민 duralumin 구리와 마그네슘 및 그 외 1~2종의 원소를 알루미늄에 첨가하여 시효경화성(時效硬化性)을 가지게 한 고력(高力) 알루미늄 합금. 일반적으로 사용해온 두랄루민과 초(超)두랄루민 및 초초(超超)두랄루민으로 구분된다. 비중이 2.7이어서 철강의 1/3밖에 되지 않으나 중량당(重量當)의 강도는 매우 우수하기 때문에 항공기, 자동차, 선박, 건축재료 등으로 사용된다.

두렁신경 = 복재신경.

두부 頭部 head 신체의 최상단부. 두개와 안면으로 구성되고 뇌, 특수 감각기관, 비강, 구강 등을 포함한다. 기관 또는 그 일부 확장한 부위 혹은 주요 상단부에 대한 일반명.

두부고정장비 頭部固定裝備 head immobilizer 척추손상이 의심되는 경우 양손을 이용하여 머리와 몸이 중립적 일직선 자세를 취하도록 목고정장비로 고정한 다음 척추고정판에 환자를 위치시킨 뒤 머리를 손으로 고정한 그대로 척추고정판에 고정시키는 장비.

두부후굴법 頭部後屈法 head-tilt maneuver 가능한 머리를 뒤로 젖혀서 기도를 열어주는 방법.

두부후굴-하악거상법 頭部後屈-下顎擧上法 head tilt-chin lift maneuver 무의식환자의 기도를 최대한 개방하는 방법. 환자를 양와위로 눕히고 환자의 이마를 손바닥으로 눌러 머리가 뒤로 기울어지게 한다. 다른 손으로는 환자의 턱 부위의 하악을 올려준다. 이 방법은 혀를 인후에서 그리고 후두개를 기관 개구부에서부터 멀어지게 하여 기도를 개방하는 것이다. 만약 경추 손상이 의심되면 이 방법을 추천하지 않는다. = 머리기울임-턱올리기.

두워플라스크 dewar flask 은이 첨가된 유리 또는 금속 컨테이너. 내부에 진공상태의 공간이 있어 초저온 액체물질의 취급에 적합하다.

두정골 頭頂骨 parietal bone 두개의 상벽을 이루고 있는 사각모양의 편평골. 4연과 4각이 구별되며 전엽은 전두골과 관절하고 후엽은 후두골과 관절하여 인자봉합을 이룬다. = 마루뼈.

두정부 頭頂部 parietal region ① 공간이나 장기의 바깥쪽 벽. ② 두개골의 두정골(parietal bone)이나 뇌의 두정엽(parietal lobe)을 지칭. = 마루부위.

두정엽 頭頂葉 parietal lobe 두정골에 의해 덮인 중앙부와 측부에 위치하는 대뇌반구의 한 부분. → 뇌(brain).

두정위 頭頂位 vertex presentation 자궁 안에서 태아의 머리가 아래로 향한 출산. 머리가 먼저 나온다. → breech birth.

두진 痘疹 pox ① 작은 수포의 발진 혹은 곪은 종기에 의한 여러 가지 피부질환. ② 천연두 상처.

두창 痘瘡 smallpox 두창 바이러스(smallpox virus)에 의해 발생하는 급성 감염증. 잠복기는 보통 12일이고 이어서 2상성(二相性) 발열기가 시작된다. 제1기는 3~4일 계속되는데 이 기간에 발열과 일과성 홍반 또는 점상 출혈반이 발생한다. 이것이 소멸되고 체온이 1일간 하강하나 다시 상승하여 구진이 얼굴과 손, 발 등에 나타나 수포화되고 급속히 농포상으로 된다. 농포는 중심부가 함몰되고 가진(痂疹), 가피(痂皮)를 형성하며 7~10일 후쯤에 탈락되어 작은 함요, 탈색된 반점을 남긴다. = 마마, 천연두.

두창바이러스 痘瘡~ smallpox virus 사람의 천연두를 비롯하여, 소의 우두(牛痘), 쥐의 서두(鼠痘), 양이나 염소의 양두(羊痘), 돼지의 돈두(豚痘), 닭의 계두(鷄痘) 등을 일으키는 병원 바이러스의 총칭. 여기에 속하는 바이러스는 감염되어 발병하게 하는 동물이 다를 뿐 각 바이러스간의 차이는 없다. 형태학적으로는 전자현미경으로 보면 주사위 모양이며, 1변은 150~250nm로 바이러스 중에서 크기가 크다. 내열성(耐熱性)이 약해서 55~60.5℃에서 비활성화되고 직사일광을 받으면 몇 시간 내에 사멸한다. 내건성(耐乾性)은 매우 강하여 건조된 농포의 딱지[痂皮] 속에서도 바이러스는 몇 년씩 감염력을 보유한다. 병리학적으로는 동물의 피부 상피세포에 감염되어 구진성(丘疹性)·수포성 병변, 즉 두진(痘疹)을 만드는 점이 유사하고 면역학적으로도 관련이 있다. 사람에게 가장 중요한 것은 우두(牛痘) 바이러스와 천연두 바이러스가 면역학적으로 공통성이 있는 점인데, 이것은 종두법을 개발한 E.제너가 발견했다.

두통 頭痛 headache 여러 원인에 의한 머리의 통증. 종류에는 functional headache, hestamine headache, migraine headache, organic headache, sinus headache, tension headache 등이 포함된다. cephalalgia, cephalgia 라고도 한다.

두피 頭皮 scalp 두부를 덮고 있는 피부. 얼굴과 귀는 제외한다.

두피정맥바늘 頭皮靜脈~ scalp vein needle 두피정맥이나 작은 정맥에 사용하도록 만들어진 바늘. 바늘은 작은 금속으로 되어 있고 바늘 양쪽에 플라스틱으로 된 날개가 달려 있어 삽입이 용이하며 혈관벽에 비교적 손상을 적게 주고 주사바늘의 부착을 안전하게 해주며 움직이기 쉽고 삽입하기 어려운 유아나 어린이, 노인에게 주로 사용한다.

두형골 頭形骨 capitate bone 가장 큰 수골의 하나.

두흔 痘痕 pitting ① 건선에 의해 손톱 혹은 발톱에 작고 점같이 움푹 들어간 형태. ② 부종성 피부에 압박을 가한 후 짧은 기간 남아있는 움푹들어간 상태.

둔감외상 鈍感外傷 blunt trauma 신체표면 부위의 갑작스러운 속도나 압축의 변화로 일어나는 외상.

둔감함 鈍感~ lethargy 무관심하거나 느릿느릿한 상태. 명료성 기면상태(lucid lethargy)는 비록 의식이 있더라도 의지의 손실과 무능력이 특징인 상태이다.

둔거치상 鈍鉅齒狀 crenation 적혈구를 고장용액에 부유시켰을 때 세포에서 물이 빠져 톱니 모양이 되는 상태.

둔근조면 臀筋粗面 gluteal tuberosity 대퇴부의 후측면 융기 부분. 대둔근과 접해 있다. = 볼기근거친면.

둔부 臀部 buttock 고관절을 포함하여 그 양측에 있는 신체의 영역. = 볼기부위.

둔부부상 臀部負傷 hip injury 고관절을 포함하여 엉덩이 부위의 골절이나 탈구 등의 손상.

둔부분만 臀部分娩 breech delivery 분만시 둔부나 발이 먼저 나오는 현상. 미숙아나 모체자궁이 비정상적인 경우가 많다.

둔상 鈍傷 blunt trauma 신체 외부에 충격이 가해지는 손상. 외부의 물체와 신체가 접촉하는 면적이 크기 때문에 피부 관통은 일어나지 않는다. 그렇지만 충격의 힘이 피부를 통해서 내부로 전달되므로 피부보다는 내측에 위치한 장기나 조직이 손상된다. 표피층의 피부는 손상되지 않고 피부의 심부에 있는 혈관이 손상되어 출혈이 발생할 수도 있다. = 둔기외상, 무딘외상.

둔위 臀位 breech presentation 태아가 자궁 내에서 둔위나 족위 상태로 있는 것. 임신의 약 3~4%를 차지하며 조산아에서 빈번히 동반되는데 이것은 임신후반기에 골반에서 최종회전이 일어나지 않았기 때문이다. 둔위와 관련된 중요한 문제는 아두감입이다. 정상 두정위 분만에서는 큰 태아의 머리가 자궁경관을 확장시킨 후 태아의 나머지 부분이 따라서 분만이 된다. 그러나 둔위 분만에서는 태아의 머리가 마지막에 나오게 되므로 경관이 완전히 개대되지 않아 머리가 완전히 꽉 끼게 된다. 둔위는 태아외상, 무산소증, 제대탈출의 위험이 높다.

둔위출생 臀位出生 breech birth 신생아 분만시 발, 무릎, 엉덩이가 먼저 나오는 것. 신생아의 머리는 보통 몸통보다 크기 때문에 몸이 쉽게 분만되더라도 자궁경관의 불규칙한 확장으로 머리가 걸릴 수 있기 때문에 종종 위험하다. 완전둔위(complete breech)는 복부 위에 대퇴부 그리고 그 위에 다리를 접고 있는 태아의 체위이다. 자세는 정상과 같으나 위아래가 반대로 되어 있다. footling breech는 모체 골반의 입구에서 한쪽 또는 양쪽 발이 모두 둔부 아래에 접힌 태아가 자궁 내 위치한 상태로 single footling breech에서는 한쪽 발만 보이고 double footling breech에서는 양쪽 발이 다 보인다. Frank breech는 태아의 둔위가 모체의 골반 개구부에 위치하여 다리를 앞쪽으로 곧게 뻗고 발은 어깨에 위치하는 상태이다. 이러한 자세로 태어난 아기는 출산 후 여러 날 동안 발을 머리 근처에 놓는 경향이 있다. = 둔위분만.

둘신 dulcin 설탕의 250배나 달며 사카린나트륨과 병행하여 사용하면 단맛이 증가되는 유해성 감미료. 장기 복용시 혈액독, 간장 또는 신장장해가 나타나고 간종창이 발생할 수 있다. 급성중독시 의식불명, 탈력감, 경련 등을 일으키고 심하면 사망한다.

둥글게사리기 coiling a rope 로프 길이가 30m 이내일 때 정리하는 방법. 길이가 긴 로프를 둥글게 사리기를 하면 재사용할 때 꼬임이 있을 수 있다.

뒤로입수 ~入水 sitting back-roll entry 몸을 뒤로 젖히고 허리를 굽힌 자세로 뒤로 물에 들어가는 것. 보트에서 입수할 때 사용하는 방법의 하나이다.

뒤쪽 posterior 등쪽 혹은 허리쪽.

뒷발판 back step 소방차 후미에 설치된 발판. 소방대원들이 승차하기도 하며, 호스를 끌어내리기 위해 딛고 올라서기도 하는 부분이다.

듀가스 du-gas 상표명으로서 초기 분말소화기의 일종.

드라이라인 dry line 화재 현장에 배치는 되었지만 송수 또는 방수작업에 사용되지는 않는 호스.

드라이스프링클러헤드 dry sprinkler head 개방될 때까지 물이 유입되지 않도록 롱니플의 유입구 끝에 밀봉재를 설치한 스프링클러헤드. 습식 스프링클러설비에서는 난방이 되지 않는 구역에 설치하고 건식 스프링클러설비에서는 하향으로 설치한다.

드라이아이스 dry ice 기체인 이산화탄소를 압축하여 고체 이산화탄소로 만든 냉각제. 이산화탄소 속에 함유되어 있는 수분, 기름 등을 분리시킨 다음, 저온에서 가압하여 급격히 팽창시키면 줄−톰슨 효과에 의해서 냉각되어 액체인 이산화탄소가 되고, 그 일부분을 증발시키면 잠열(潛熱)에 의해서 나머지는 눈송이 모양의 드라이아이스가 된다. 상압에서는 고체에서 직접 기화하므로 무습(無濕)으로 물체를 냉각할 수 있고, −80℃의 저온이 얻어져 단위중량당의 기화잠열이 큰 것이 특징이다. 용도는 식료품을 비롯하여 여러 가지 물건을 냉각시키는 데 쓰일 뿐만 아니라, 탄산나트륨, 요소 등의 제조에도 대량으로 사용된다. 또, 청량음료, 정당(精糖), 소화제, 용접, 주물 등에도 사용된다. = 고체탄산.

드라이에어리어 dry area 지하실의 채광, 통풍, 방온, 방습 등을 목적으로 외벽을 따라 판 공간이나 구멍.

드랍다운 drop down 이미 진행중인 어떤 화재현장의 불타는 물건 중에서 심한 연소작용이나 혹은 다른 물리적 작용에 의하여 튀어 떨어져 나온 작은 화종(불씨)이 진행중인 화재현장 외의 장소에 있는 가연성물질에 열원으로 제공되어 착화, 발화되는 화재. 불똥이나 스파크와 같은 화종이 열의 이동현상과는 관계없이 바람, 폭발, 붕괴 등의 물리적 힘에 의거 기존 화재현장 연소저지선 밖의 다른 장소로 날아가 떨어져 새로운 화인이 되는 비화도 따지고 보면 드랍다운과 비슷한 양태하에서 화재 유발작용을 한다. = 불씨낙화화재.

드래거 draeger 독일제 자급식 호흡기구의 일종.

드래깅 dragging 보트를 탄 구조대원이 구조용 갈퀴로 물의 표면을 스치듯 하면서 물에 빠진 사람을 구조하는 방법.

드래프트 draft 연소열에 의하여 기체가 더워지면 체적은 증가하나 단위체적당 중량이 감소되어 더워진 공기는 상승하고 압력의 평형을 이루고자 하는 원리. 연소실 내의 연소가스는 바깥 공기보다 가벼워지므로 부력이 생겨 바깥으로 빠져나가고 연소실 내에는 압력이 낮아져 새로운 공기가 흡입된다. 이와 같이 일정한 실내가 갖는 통기력을 드래프트 효

과라고 한다.

드래프트다이빙 draft diving 수류를 따라 표류하는 다이빙. 이때는 반드시 보트가 다이버들을 추적하며 뒤따르다가 픽업을 해줘야 한다. 드래프트 다이빙의 위험은 일행과 떨어져 보트와도 멀어지는 경우 강한 수류에 의해 발생되는 적벽이나 돌출부에서의 강한 상향류와 하향류를 만났을 때이다. 그래서 수류가 강할 때는 수심계를 더 자주 확인해야 한다.

드래톱 drag saw 통나무를 가로로 켤 때 사용하는 동력 톱.

드램 dram 무게를 재는 단위로 약제용 형량의 60 그레인 또는 1/8온스와 같고, 상형량의 1/16온스 또는 27.34 그레인과 같은 양.

드레슬러증후군 ～症候群 Dressler's syndrome 급성 심근경색증 후 수일 후에 발생하는 감염장애. 심장의 손상으로 신체의 감염체계가 무너져 발생한다. 증상으로는 발열, 폐부종, 관절통, 늑막염과 심낭염 등이다.

드레싱 dressing 상처를 덮기 위해 사용되는 대부분은 멸균된 어떤 물질. 지혈이나 추가적 오염을 방지하는 것을 돕는다.

드레인캔 drain can 안전캔의 일종. 드럼통 등에서 유류를 안전하게 배출할 때 사용한다.

드렌처 drencher 화재가 다른 건물(구획)로 번지거나 다른 건물의 화재가 옮겨 붙지 않도록 하기 위해서 창문 등 개구부에 설치하는 살수설비. 드렌처가 만드는 일정한 수막은 냉각효과와 복사열 차단효과를 발휘하여 연소(延燒)를 차단한다.

드렌처설비 ～設備 drancher equipment 방화구획이나 연소가 우려되는 부분의 개구부 상단에 설치하여 화재시 물을 수막 형태로 살수하는 소방시설의 일종. 구성원리는 개방형 스프링클러 설비나 물분무소화설비와 같고 말단에 설치되는 헤드만 드렌처 헤드를 설치한다. → 방화구획, 개구부, 스프링클러설비, 물분무소화설비.

드로우다운 draw-down 펌핑 수위와 정수면 사이의 수위차.

드로페리돌 droperidol 브틸로페논(Butyrophenone)

유도체 신경이완제. 운동성과 불안을 감소시키며 주변환경에 대해 무관심한 정온상태를 일으킨다. 신경마비(neurolepsis)를 유발함과 더불어 교감신경차단, 진토, 항세동성 및 항경련작용을 가지며 중추신경 길항제들의 효과를 높인다. 성인은 마취 전단계로 수술 30~60분전에 0.5~2mℓ를 근주하고 전신마취를 유도할 경우에는 1mℓ/10kg씩 정주한다. 국소마취를 할 경우에는 1~2mℓ를 근주 또는 정주한다. 소아의 경우에는 수술 30~60분전에 0.27mℓ/10kg을 근주하고 전신마취시 보조제로 0.5mℓ/10kg을 투여한다. 부작용으로 투여받은 환자의 1% 정도에서 추체외로 운동증상이 나타날 수 있는데 저절로 없어지기도 하고 아트로핀(atropine)이나 벤조트로핀(benzotropine)에 의해 조절될 수도 있다. 신경마비성 진통은 파킨슨씨병을 가진 환자에게는 투여해서는 안 된다.

드롭아웃천장 ~天障 drop-out ceiling 반투명 또는 불투명 패널로 제작된 현수 천장. 열에 약해 열에 노출시 붕괴 된다. 스프링클러헤드 아래에 설치된다.

드릴비트 drill bit 직암벽에서 조난자 구조시 직벽에 고정로프를 설치해야 할 자연 확보물이 없는 경우 구조자가 인공확보물인 볼트 등을 설치할 때 사용하는 도구.

드립록 drip lock 문을 폐쇄하는 한 방법. 마루바닥과 문에 각각 나무토막을 대고 못질한 후 그 사이의 틈에 또 다른 나무토막을 괴어 문을 열 수 없도록 한 것.

드립루프 drip loop 건축물 입구 주변 전기선의 연결 고리. 이 고리는 선은 통과시키는 동시에 눈이나 비의 스며드는 것을 방지한다.

드립캔 drip can 안전캔의 일종. 가연성 액체 용기에서 방울져 떨어지는 액체를 안전하게 받아 처리할 때 사용한다.

드립토치 drip torch 핸들, 노즐, 점화기가 있는 작은 연료탱크. 임야지대의 가연물에 석유와 가솔린의 혼합유를 뿌려 백파이어를 일으킬 때 사용한다.

들것 stretcher 두 개의 평행봉사이에 편평하고 긴 내구성이 있는 물체를 끼워 넣고 아프거나 다친 환자를 병원처치를 제공받는데 적용할 수 있는 환자이송수단.

들보 beam ① 사다리의 가로대를 지지하고 있는 견고한 측면구조부재. ② 세로 지지대(기둥)에 놓여 있는 수평구조재. 마루나 지붕 등의 하중을 지탱한다.

들창 factory window 창문을 개방할 때 축을 중심으로 하여 바깥쪽으로 개방할 수 있는 창문.

등가관길이 等價管~ equivalent length 배관의 굽은 부분, 밸브 부분 등에서 발생되는 마찰손실과 같은 정도의 마찰손실을 일으키는 직선 배관의 길이.

등가용량 等價用量 dose equivalent : DE 방사능의 양과 그로 인해 일어날 수 있는 신체적 손상 정도를 계산하여 통일한 비율을 이용해 실제 방사능 안전 작업에 사용하는 양. 이 등가용량의 단위는 rem이다. 방사능의 가장 일반적인 유형(X, gamma, beta)을 위해 등가용량 rem은 rad에 흡수용량과 수적으로 같다.

등가질량 等價質量 equimola 그램 분자량으로 측정된 질량 농도. 단위 부피당 용질의 몰수를 나타내는 몰농도와 같다.

등각도안테나 等角度~ equiangular antenna 임피던스가 일정한 안테나의 일종. 원뿔면의 안테나.

등고선탐색 等高線探索 contour search 해안선이나 일정간격을 두고 평행선을 따라 이동하며 물체를 찾는 방법. 물체가 있는 수심과 위치를 비교적 정확하게 알고 있을 경우에 유효하다.

등두드리기법 ~法 back blow 상부기도 폐쇄시 이물질을 제거하기 위해 환자의 견갑골 사이를 손으로 두드리는 기법.

등력성수축 等力性收縮 isotonic contraction 근육의 길이가 짧아지는 근육수축. 단축과정 내내 동일한 긴장도를 유지한다. = 등장성수축.

등록번호 登錄番號 registration number 살충제를 식별할 수 있는 세 가지 방법 중 하나. 미국시장의 모든 살충제에 요구됨. 다른 방법으로는 살충제의 품명, 화학 성분의 파악이 있다. 등록 번호는 2 또는 3으로 시작하는 항목으로 구성된다.

등록지역 登錄地域 registration area 이동국이 지역 등록을 수행해야 할지 판단할 때 단위 집단으로 취급되는 하나 이상의 기지국의 집합.

등록지역서비스 登錄地域~ registration area service 호출 지역을 벗어나 다른 장소로 옮겨가더라도 수신지나 호출 번호를 바꾸지 않고 호출을 받을 수 있는 서비스.

등반기 登攀機 ascender 로프를 활용하여 등반할 때 보조장치로 사용되며 로프에 결착하여 수직 또는 수평으로 이동할 수 있도록 고안된 기구. 톱니가 나 있는 캠이 로프를 물고 역회전을 하지 못하도록 함으로서 한 방향으로만 움직이게 된다. 일반적으로 등반기보다는 등강기나 쥬마, 유마르 등으로 많이 불리우며 등반뿐만 아니라 로프를 이용하여 물건을 당기는 경우 손잡이 역할도 할 수 있어 사용 범위가 매우 넓다. 또한 크롤(Croll), 베이직(Basic) 등 약간씩 변형된 장비도 있다. = Jumar.

등방성 等方性 isotropy ① 자성체(磁性體)에서 도전율(導電率), 유전율(誘電率), 자화율(磁化率 : magnetic susceptibility) 등의 물리적 성질이 모든 방향으로 같은 것. ② 섬유 광학(fiber optics) 재료에서 전기적 또는 광학적 성질이 빛이 전파되는 방향이나 진행파의 편파(偏波)에 의존하지 않는 것.

등방성안테나 等方性~ isotropic antenna 어느 방향으로나 복사 강도가 일정하게 되는 안테나. 이것은 안테나의 이득에 관하여 표준으로 쓰이는 가상적인 것이다.

등배근 ~背筋 latissimus dorsi 등쪽의 커다란 삼각형의 근육. 삼각형의 아랫변은 4번째 갈비뼈의 아래쪽에 위치해 있으며 팔을 움직이고, 어깨를 뒤와 아래로 끌어당기며, 기어 올라갈 때 몸을 위쪽으로 당기는 역할을 한다.

등세포근 = 승모근.

등심선 等深線 isobathymetric line 평균해면(mean sea level, MSL)을 고려하여 같은 수심을 가진 곳을 연결하여 해도 위에 그린 선. 항해안전을 위하여 지시 수심은 얕은 쪽에 포함되도록 선을 그린다. 우리나라는 해도 상에 1, 2, 5, 10, 20, 30, 50, 100, 200, 300, 400, 500, 1,000, 2,000, 3,000, 4,000, 5,000 m의 등심선을 실선으로 표시하고 있으며 각

등심선에는 지시 수심을 부기한다.

등압박팔들어올리기법 ~壓迫~法 back-pressure arm-lift 인공호흡의 수동 방법으로 호흡정지가 일어난 환자들에게 쓰인 기술. 환자의 머리 쪽에 무릎을 굽히고 앉은 후, 호기를 위해 엎드려 있는 환자의 등을 압박하고 환자의 팔을 구조자 쪽으로 분당 12회 규칙적으로 당김으로써 폐의 확장을 돕는다. 이 기술은 인공호흡의 대체로 사용되었으며 Holger-nielsen method라고도 한다. = 후방압력팔거상법.

등압성현훈 等壓性眩暈 isobaric vertigo 대기압의 변화와 크게 관련되지 않은 잠수일 때 오심, 구토 및 현훈 등의 전정계 이상 증상이 시작되는 특수한 상황.

등온변화 等溫變化 isothermal 온도를 일정하게 유지하면서 그 압력이나 체적을 변화시키는 일. 예를 들면, 완전 가스에 있어서는 등온 변화의 경우 압력 P, 체적 V 사이에 PV=일정의 관계가 성립한다.

등온선 等溫線 isotherm 지도상 동일한 기온이나 혹은 동일한 평균 기온을 가진 지점을 연결한 선.

등운반 ~運搬 saddle back carry 체중이 무거운 구조대상자를 운반하는데 적합한 운반법. 구조대상자의 체중이 구조자의 엉덩이 바로 위에 걸리게 하고 운반한다. 이 운반법은 체중의 중심이 밑으로 내려오므로 어깨 운반법에 비하여 힘도 덜 들고 균형을 잃을 염려도 적다. = 안장걸이 운반.

등유 燈油 kerosene 원유를 정제하여 만드는 각종 석유제품 중, 가솔린 다음으로 높은 끓는점 범위(150~320℃)에서 채취되는 석유유분(石油溜分) 또는 그 정제품(精製品). 증기 비중 4.5, 융점<−46 ℃, 비점 151~301℃, 비중 0.8, 인화점 43~72℃, 발화점 210℃, 연소 범위 0.7~5%이다. 무색 또는 담황색의 액체이며 형광성이 있다. 상온에서 인화의 위험은 적으나 증기는 공기와 혼합하여 연소 범위를 형성하면 인화 폭발의 위험이 있다. 가열에 의해 용기가 심하게 폭발한다. 염소산염류, 질산염류, 브롬산나트륨(NaBrO₃) 등의 제1류 위험물과 제6류 위험물이 혼촉되면 발화의 위험이 생긴다. 등유는 전기의 불량도체로서 분위기에 따라서 정전기를 발생·축적하므로 증기가 발생할 때 방전 불꽃에 의해 인화할 위험

이 있다. 저장시 가열금지, 화기엄금, 직사광선 차단, 용기는 차고 건조하며 환기가 잘되는 곳에 저장한다. 강산화제, 강산류, 다공성 가연물과 접촉을 방지해야 한다. 취급소 내의 전기설비는 방폭구조로 하고 정전기의 발생 및 축적을 방지해야 한다. 초기 화재에는 포, 분말, 이산화탄소, 할론가스 등이 유효하며 기타의 경우에 다량의 포에 의해 질식소화한다. 눈에 들어가면 결막염을 일으키며, 증기를 흡입하면 기침, 두통을 일으키고, 액이 폐내에 흡입되면 폐수종 및 폐출혈을 일으킨다. 주로 스토브용 연료, 농업 발동기용 연료로 사용되는 외에 최근에는 가정용 난방, 주방용 연료로서 석유난로, 석유풍로, 중앙난방 등에 쓰이며, 이 밖에 기계 세척용, 석유유제(石油乳劑) 원료, 페인트용제(溶劑) 등으로도 사용된다.

등자뼈 鐙子~ stapes 이소골 중 가장 내측에 있는 두개의 뼈. 난원창에 붙어있다. = 등골(鐙骨).

등장 等張 isotonic 다른 용액과 같은 용질 입자의 농도를 가지는 것. 그 용액과 같은 정도의 삼투압이 발생한다. 예를 들면 세포내액과 세포외액에서 발견되는 것과 같은 양의 소금을 포함하는 등장성 식염수 같은 것을 말한다.

등장성용액 等張性溶液 isotonic solution 어떤 용액과 삼투압을 똑같게 하는 용액. 생물에서는 특히 체액 등의 등장액을 말하며 혈장과 생리식염수 등이 있다.

등장성운동 等張性運動 isotonic exercise 등장 상태를 유지하도록 하는 운동. 근육의 긴장이 일정한 형태로 반복되면서 수축과 움직임으로 인해 근육의 강도와 긴장도를 증가시키고 관절운동을 돕는 효과가 있으며 발가락 끝을 세우거나 팔을 머리위로 뻗었다가 내리는 것 등으로 표현된다.

등전위유도 等電位誘導 isoelectric lead 전기적 축으로부터 정확히 90°인 유도. 대개 최저 진폭유도선이며 양이온이나 음이온이 아닌 가장 가까운 것 중 하나.

등진선의 等震線~ isoseismal ① 지도상 동일한 강도의 지진이 발생한 지점을 연결한 선. ② 동일한 정도의 지진 강도를 경험하거나 가리키는 것

등짐펌프 back pack pump tank 소규모 산불이나 잔화정리에 이용할 수 있는 산불진화장비. 약 20ℓ 물통을 등에 지고 펌프노즐로 분무하도록 고안되어 있다.

등쪽 dorsal 신체의 뒤쪽. 혹은 손발의 뒤쪽. = 후방.

등쪽손가락정맥 ~靜脈 dorsal digital vein 손가락 옆부분에 있는 연결 정맥중 하나. 인접한 손가락들에서 나온 정맥들을 합해 세 개의 중수정맥이 되는데 이 정맥들은 손등에 있는 배부정맥망에서 끝난다. = 배측수지정맥.

등척성수축 等尺性收縮 isometric contraction 근육의 단축이 없는 근육수축. = 등길이수축.

등판 登坂 scaling 윈치(winch)·로프 등을 이용하지 않고 사다리나 경사면을 올라감.

등판부착식 부력조절기 ~板附着式 浮力調節機 부력조절기를 공기압축기의 등판에 부착한 것. 손의 움직임은 편하나 부력이 다이버의 등 뒤에 위치하기 때문에 수면에서 잠수자를 엎어놓는 수가 있어 지쳤거나 의식을 잃은 잠수자에게 위험한 단점이 있다.

등판차선 登坂車線 climbing lanes 오르막차선. 도로의 상향구배지에서 저속차량의 속도저하를 고려하여 설치한 보조차선.

등화관제 燈火管制 brownout ① 전력절약이나 공습대비를 위해 전력이나 불빛을 통제하는 것. ② 헬리콥터의 회전과 바람에 의해 날리는 먼지나 모래로 인한 감소된 시야.

D급화재 ~級火災 class D fire 알루미늄 분말, 마그네슘, 칼륨, 나트륨, 티타늄이나 아연과 같은 금속물 화재. 소화시 빠른 속도의 분무식 물, 건조 모래, 염화나트륨, 활석(滑石)을 사용한다.

디딤단 ~壇 step 사다리의 가로막대.

디란틴 dilantin 대뇌피질의 운동영역에서 발작활동의 전파를 억제하는 약물. 간질 지속상태나 digitalis 중독으로 인한 부정맥시 투여하고 경구투여로 발작의 억제가 곤란할 때 이용한다. 간질 지속상태시는 성인 1회 150~200mg을 매 분당 50mg 이하의 속도로 정주하며 경구투여로 발작억제가 곤란할 때는 성인 1회 100~200mg을 수술 전 3~4회 및 수술 후 즉시 근주한다. 심실부정맥시는 성인은 5분마다

100mg을 정주하고 총투여량은 1g이내이다. 간 장애나 혈액 장애, 저혈압, 임부나 가임부는 주의하고 동성서맥, 방실블럭 환자는 금기이다.

디맨드밸브 demand valve 디맨드형 호흡기용 조절장치. = 수요밸브.

디맨드형 ~型 demand type 호흡기를 쓴 사용자의 흡기(吸氣)로 발생하는 음압(陰壓)에 의해서 공기나 산소가 공급되는 유형.

디맨드형호흡기 ~型呼吸器 demand-type mask 사용자의 호흡기 내에 압력이 존재할 때, 즉 사용자가 호흡할 경우에만 공기나 산소를 공급하는 자급식 호흡 기구의 일종.

디메카프롤 dimercaprol 납의 혈중농도가 50~60 $\mu g/d\ell$ 이상이거나 중독증상이 있을 때 투여하는 약물. 무기수은, 금, 비소, 수은원소(증기)의 중독시 착화합물을 형성하여 배설을 촉진시키므로 치료에 관례적으로 쓰이고 있다. 경구투여는 할 수 없으므로 10%의 유성용액을 근육주사하며 단독으로 투여하는 것보다는 edetate calcium disodium(CaNa$_2$ EDTA)과 병용하는 것이 더 효과적이다. 5mg/kg을 주사했을 때 환자의 50% 정도에서 부작용이 나타나므로 주의한다. 가장 흔한 부작용은 빈맥을 동반한 수축기와 이완기의 동맥압 상승으로 2시간 간격으로 2회째 투여했을 때 50mmHg 정도 상승한다. 간 기능 저하 환자에게 사용해서는 안 된다.

디메틸설파이드 dimethyl sulfide [(CH$_3$)$_2$S] : DMS 분자량 62.1, 증기 비중 2.14, 증기압 400mmHg (19℃), 융점 -98℃, 비점 37℃, 비중 0.85(20℃), 인화점 -38℃, 발화점 206℃, 연소범위 2.2~19.7%인 무나 양배추 썩는 듯한 불쾌한 냄새가 나는 휘발성·가연성의 무색 액체. 인화점 및 비점이 낮아 인화가 용이하다. 증기는 공기보다 무겁고 점화원에 의해 일시에 번진다. 연소시 역화의 위험이 있으며, 이산화황 등의 유독성 가스를 발생하고 염소산염류, 과산화물 등의 강산화제와 심하게 반응한다. 저장·취급시 화기를 엄금하고, 직사광선을 차단한다. 차고 건조하며 통풍 환기가 잘되는 안전한 곳에 저장한다. 강산화제와 격리하며 외부와 멀리 떨어지는 것

이 좋다. 누설시는 모든 점화원을 제거하고 누출액은 불연성 물질에 의해 회수한다. 건조분말, 포, CO$_2$, 물분무에 의해 질식소화하며, 직접 방수할 경우는 효과가 없다. 불이 난 용기는 물분무로 집중 냉각시킨다. 진압시에는 특수 방호복과 공기 호흡기 등을 착용해야 한다. 이산화황을 포함한 연소생성물은 자극성이 강하며 유독하다. 증기는 눈과 피부를 자극하며 호흡시 현기증과 질식작용을 일으킨다. 제법은 요오드화메틸과 황화칼륨의 축합으로 얻을 수 있다. 주로 유기합성에 사용된다. = 황화디메틸, methylsulfide, 2-thiopropane, methanethiomethane.

디메틸황산 ~黃酸 dimethyl sulfate [(CH$_3$)$_2$SO$_4$] 분자량 126.1, 증기 비중 4.4, 증기압 1 mmHg(20 ℃), 융점 -31.8℃, 비점 188.8℃, 비중 1.33, 인화점 83℃, 발화점 188℃인 무색의 기름상 액체. 찬물에는 서서히 녹지만 더운물 또는 산의 존재 하에서 급속히 분해하며 매우 유독하다. 물과 접촉에 의해 분해하여 유독성의 모노메틸황산, 메탄올, 황산을 만들고 연소시 유독성의 SO$_2$를 발생한다. 알코올계 또는 페놀계와의 접촉에 의해 발열한다. 용기는 반드시 밀폐시키고 찬 곳에 저장하며, 용기에 수분 또는 이물질의 혼입을 방지한다. 누출되었을 경우는 묽은 수산화나트륨 용액으로 중화한다. 초기 화재에는 포, CO$_2$, 분말이 유효하며 소규모의 경우는 다량의 물로 물분무 소화하고 대형화재의 경우는 포로 일시에 소화한다. 소화 작업시는 공기 호흡기 등의 안전장구를 착용한다. 눈에 들어가면 각막의 손상을 초래하고, 피부 접촉시 약상을 입고, 증기 흡입시 피로감, 혼미, 폐수종, 사망에 이른다. 발연황산과 건조한 메탄올에서 얻는 황산수소메틸을 증류하여 제조하며 메틸화제로 쓴다. 피부 접촉시에는 물집이 생기고 무통각을 일으킨다. 단기간 과폭로시에는 현기증, 두통이 일어나고 변성, 후두부종, 기침 등이 나타나고 호흡곤란, 청색증, 구토, 설사, 고열, 혈뇨증상이 나타난다. 눈에 들어가면 각막염을 일으키고 비중격에 구멍이 생기며 시야가 흐려진다. 피부접촉 시에는 다량의 물로 씻고 눈에 들어갔을 때는 흐르는 물로 씻어낸다. 삼켰을 때는 토하지 말고 다량의 물을 먹는다.

디메틸히드라진 dimethyl hydrazine [(CH₃)₂NNH₂]
분자량 60.1, 증기비중 2.01, 증기압 103 mmHg
(20℃), 융점 -58℃, 비점 64℃, 비중 0.78, 인화
점 -15℃, 발화점 249℃, 연소범위 2~95%인 암모
니아 냄새가 나는 무색 또는 미황색의 흡습성 액체.
물에 녹는다. 증기는 공기보다 무겁고 낮은 곳에 체
류하면 고농도의 것은 충격, 마찰, 작은 점화원에 의
해서도 쉽게 인화·폭발하며 연소시 역화의 위험이
있다. 연소시 유독성의 질소산화물 등을 발생시키며
강산화제, 강산류, 할로겐, 일부금속 등 광범위한 물
질과 반응한다. 저장·취급시 화기를 엄금하고, 가열
을 금지하며, 정전기 등 점화원을 배제하고, 직사광
선을 차단한다. 용기는 차고 건조하며 환기가 잘되
는 곳에 저장한다. 강산화제, 강산류, 할로겐, 구리,
철, 수은 및 그 화합물과 격리한다. 증기의 누설 및
액체의 누출을 방지하기 위해 용기를 완전히 밀봉하
고 누출시 불연성 물질로 희석하여 회수하여야 한
다. 안개상의 분무, 건조분말, 알코올형 포, CO₂가
유효하다. 소규모 화재시 다량의 물로 희석소화가
가능하고 대형 화재의 경우는 폭발의 위험이 있으므
로 용기외벽을 냉각하는데 주력하여야 한다. 소화
작업시는 충분히 안전거리를 유지하고 공기 호흡기,
방열복 등의 안전장구를 착용하여야 한다. 맹독성,
부식성 물질로서 체내 흡입시 치명적이다. 피부와
눈에 닿으면 심하게 화상을 입는데, 과다 노출되면
폐부종을 일으킨다. 제법은 히드라진에 요오드화메
틸을 작용시켜 얻는다. 공업적으로 로켓 연료, 유기
합성시약, 히드라진 유도체 제조에 사용된다.

디멘하이드리네이트 dimenhydrinate 메스꺼움과
차멀미에 처방되는 항히스타민제. 천식 또는 이 약
물에 대해 과민반응이 있는 사람, 신생아 또는 수유
부에게는 사용을 금한다. 피부발진, 과민반응, 빈맥,
기면(drowsness)과 입이 마르는 부작용이 있다.

디바이더 divider ① 하나의 호스라인을 두 라인으
로 분리해 주는 호스 관부속. ② 호스를 분리하여 적
재할 수 있도록 호스함에 설치되어 있는 구획.

디부틸아민 dibutyl amine [(C₄H₉)₂NH] 분자량
129.3, 증기비중 4.46, 증기압 2mmHg(20℃), 융

점 -59℃, 비점 159℃, 비중 0.76, 인화점 47℃인
암모니아 또는 물고기 냄새가 나는 무색의 액체. 물
에 녹지 않으며, 강산류, 산화성 물질, 차아염소산염
류, 할로겐화합물 및 여러 유기화합물과 반응한다.
분해시 아민증기를 발생하고 연소하면 질소화합물,
CO, CO₂를 발생한다. 화기를 엄금하고, 가열을 금지
하며, 직사광선을 차단한다. 용기는 차고 건조하며
환기가 잘되는 곳에 저장한다. 강산류, 염소 등의 산
화성 물질, 차아염소산염류, 할로겐화합물과의 접촉
을 방지한다. 증기의 누설과 액체의 누출방지를 위
해 용기를 완전히 밀폐한다. 물분무, 건조분말, 포,
CO₂가 유효하며 물분무로 용기 외벽을 냉각시킨다.
독성·부식성 물질로 눈과 피부에 단시간 접촉해도
심하게 화상을 입는다. 증기는 눈을 자극하고, 각막
을 다치게 하고, 결막염을 일으키고, 코, 기관지계통
을 자극한다. 심하면 폐부종을 일으킨다. = di-n-
butylamine, N-buty-1-butanamine.

디비닐벤젠 divinyl benzene [(C₆H₄(CH=CH₂)₂] :
DVB 분자량 130.2, 증기비중 4.49, 증기압 29
mmHg(20℃), 융점 -67℃, 비점 200℃, 비중 0.9,
인화점 69℃, 발화점 470℃, 연소범위 0.7~6.2%인
미황색의 투명한 액체. 물에 녹지 않는다. 상온에서
인화 위험은 적으나 가열하면 연소위험성이 증가하
고, 밀폐용기를 가열하면 심하게 파열한다. 공기 중,
염화철, 염화알루미늄, 중합기폭제와 반응을 일으키
고 때에 따라서 혼촉(混觸)·발화한다. 누설 증기 모
노머(monomer)는 통기관이나 여러 공간에서 중합
체를 형성한다. 저장·취급시 가열을 금지하고, 화기
를 엄금하며, 직사광선을 차단한다. 용기는 차고 건
조하며 환기가 잘되는 안전한 곳에 저장한다. 강산
류, 산화성물질, 과산화물, 금속염, 금속염화물 및 중
합촉진제와의 접촉을 방지한다. 공기 중 노출을 금
하고 증기 및 액체 누출 방지를 위해 용기를 완전히
밀봉시킨다. 화재진압시 물분무, 건조분말, 포, CO₂
가 유효하다. 화재진압시 안전거리를 충분히 유지하
고 공기 호흡기 등의 안전장구를 착용하여야 한다.
액체는 눈과 피부를 자극하고 증기도 눈과 호흡기
계통을 자극한다. 과다 노출되면 현기증, 마취, 혼수

상태에 이른다. 디에틸벤젠을 탈수소화하여 만든다. 각종 합성수지 제조원료, 합성수지제조시 가교제, 이온교환막으로 사용된다. 호흡에 의해 기관지계통과 눈을 자극할 수 있으며 피부접촉 시 자극을 느낄 수 있다. 피부접촉 시에는 비눗물로 씻고 눈에 들어갔을 때는 흐르는 다량의 물로 씻어낸다.

디비젼 division ① 2~4개의 컨트롤 섹터로 구성되는 복합화재의 한 구역. 디비젼 보스가 각 근무조를 두번씩 순찰할 수 있도록 구성된다. ② 몇 개의 팀 또는 반으로 구성된 소방대의 한 단위.

디설피람 disulfiram 만성 알코올 중독(chronic alcoholism)을 치료하는데 치료제가 아니라 단지 자원자(volunteer)에게 정신적인 지주를 제공해 주며 이것에 의해서 술을 끊어야겠다는 진정한 욕망을 강화시켜주는 약물. 다시 말해서 아세트알데히드 신드롬(acetaldehyde syndrome)의 참기 어려운 경험을 함으로써 술을 마시고 싶은 욕망이 줄어들게 하는 것이다. Disulfiram 자체는 투여시 비교적 독성이 없는 물질인데 미리 투여하고 에타놀을 투여하면 전처리를 하지 않는 사람보다 혈중 아세트알데히드(acetaldehyde)농도가 5~10배 높아진다. 이 효과가 아세트알데히드 증후군인데 얼굴이 달아오르고 붉어지며 홍반 등의 독특한 증세와 증상이 나타난다. 반드시 의사의 지시에 의해 투약되어야 하며 치료는 병원에서 행해진다. 적어도 알코올 섭취 후 12시간이 지난 후에 투여하여야 한다. 초기치료에는 1~2주간에는 하루 최대 500mg까지 투여한다. 진정효과가 현저하지 않으면 술을 먹지 않겠다는 결심이 가장 확고부동한 아침시간에 투여한다. 섭취한 후 6~14일 동안 알코올에 대한 민감한 반응이 지속된다. 약 자체는 비교적 무독하지만 여드름 형태의 발진, 알레르기성 피부염, 두드러기, 권태, 피로, 성욕감퇴, 두통, 어지러움, 위장관 장애를 일으킬 수 있으므로 의사의 지시를 따라 복용하고 특히 임산부는 기형아를 출산할 수 있으므로 복용을 금한다. 복용 중 음주를 하면 심한 호흡억제, 심혈관계 허탈, 심근경색 등이 나타날 수 있으며 사망할 수도 있으므로 위험성을 알려주어야 한다.

디스오피라마이드 disopyramide 조기심실 수축, 간헐성 심실성 부정맥 등 심부정맥의 발생억제 및 재발방지, 원발성 심부정맥 및 관상동맥질환 등 기질성 심장질환에 수반되는 심부정맥 치료에 이용하는 약물. 활동전위 기간을 증가시킨다. 통상 성인은 400~800mg을 1일 4회 분복하고 권장량은 150mg을 1일 4회 투여한다. 두통, 현기, 피로, 우울, 부종, 심장마비, 저혈당, 사지통증 등의 부작용이 수반되므로 신 질환자, 소아, 근 무력증환자 등은 주의하고 2~3도의 심장 블록이나 심장성 쇼크 환자에게 사용해서는 안된다.

디스인탱글먼트 disentanglement 난파된 곳으로부터 구조자를 구출하는 단계. 의료 지원을 포함한다.

디스트로핀 dystrophin 듀센형 근위축증을 앓고 있는 사람의 결함유전자에 의해 생긴 골격근 섬유막과 연관된 단백질.

디스트리뷰터 distributor ① 물분무기가 방사형으로 움직일 수 있도록 해주는 회전식 셀러노즐.(= Bresnan distributor, circulator). ② 은폐된 공간에서 물을 분무할 때 사용하는 배관. 구멍이 뚫려 있다.

디스프로슘 dysprosium 희토류 금속원소. 디스프로슘의 방사능 동위 원소는 특별히 뼈나 관절검사의 동위원소 스캔에 사용한다.

디아밀아민 diamyl amine [(C_5H_{11})_2NH] 분자량 157.3, 증기비중 5.42, 비중 0.87, 비점 202℃, 인화점 51℃이며 물에 녹지 않는 특유의 암모니아 같은 냄새가 나는 무색 또는 미황색의 액체. 연소시 유독성의 질소산화물을 발생한다. 플라스틱을 포함하여 강산, 산화성 물질 등 여러 물질과 반응한다. 용기는 차고 건고하며 환기가 잘되는 곳에 저장한다. 강산류, 산화성 물질, 플라스틱과는 격리한다. 건조분말, 포, CO_2, 물분무가 유효하고 직접 주수하는 것은 효과가 없다. 분해한 위험한 증기나 유독성 생성물을 피하고 공기 호흡기 등의 안전장구를 착용하여야 한다. 맹독성・부식성 물질로 피부에 닿으면 심하게 화상을 입히고 증기를 흡입하면 협오감, 구토, 폐 자극, 시각장애를 일으킨다. 주로 유기합성원료로 사용된다.

디아제팜 diazepam 의사의 지시에 의해 1급 응급구조사가 투여할 수 있는 약물. 지속성 간질발작(status epilepticus), 항불안제로 널리 쓰이며 마취전 투약제제 또는 마취의 증강 유도목적, 골격근 경련의 완화보조제, 알코올중독의 금단증상을 완화하는데 효과적으로 이용되는데 정맥투여시 신속히 뇌에 분포되지만 수 분 후에 졸음이 온다. 현재 가장 널리 쓰이는 항불안제이다. 정제는 성인 1회 2~10mg, 1일 2~4회 투여하고 소아는 1회 1~2.5mg씩 1일 3~4회 투여한다. 주사는 성인 2~10mg을 근주 또는 정주한다. 현기증, 졸음, 혼돈, 진전, 피로, 우울, 불면증, 환각, 구토, 발진, 피부염, 이명, 빈맥 등이 올 수 있으므로 노인이나 허약자, 간 질환이나 신장 질환 환자에게는 주의하고 협우각 녹내장, 정신병, 임부, 18세 미만의 소아에게 사용해서는 안된다.

디아조디니트로페놀 diazo dinitrophenol [(C6H2ON2(NO2)2] 빛나는 황색 또는 홍황색의 미세한 무정형 분말 또는 결정. 융점 158℃, 발화점 170~180℃, 비중 1.63으로 물에 녹지 않지만 탄산칼슘(CaCO3)에 녹으며 수산화나트륨(NaOH) 용액에 분해한다. 매우 예민한 물질로서 가열, 충격, 타격 또는 작은 압력에 의해 폭발하고 점화하면 폭발한다. 기폭제 중에서 맹도가 가장 크며, 폭발속도는 6,900 m/s이다. 기폭제로 사용할 때 이것이 폭발하면 인접한 폭약류의 폭발을 유도할 수 있다. 저장 취급시에는 저장용기에 물을 10% 이상 첨가하여 운반한다. 대량 누출시 누출량 10배의 10% 수산화나트륨(NaOH) 용액으로 처리한다. 안정제로 황산 알루미늄을 넣어준다. 가능한 습식상태에서 저장, 취급 또는 제조하여야 한다. 고농도, 건조상태로 취급할 때는 충격조건을 배제하여야 한다. 분진 취급시에는 전기설비의 방폭조치와 정전기의 제거방법을 동원하며, 철저히 점화원을 통제하여야 한다. 피크르산을 환원하여 피크라민산(picramic acid)을 만들고 염산성의 물에 넣고 아질산나트륨 용액을 작용시켜 디아조화하여 만든다. 용도는 1935년 클라크가 유기기폭제(有機起爆劑)로서 권장하고부터 공업뇌관용 기폭제로 주로 사용되던 뇌홍(雷汞 : 풀민산수은) 대신에 널리 사용하게 되었다.

디아조아세토니트릴 diazo acetonitrile [C2HN3] 담황색의 액체. 비점 45.6℃. 물에 용해하고 에테르 중에서는 비교적 안정하지만 공기 중에서 매우 불안정하며 고농도의 것은 가열, 충격, 마찰, 점화원에 의해서 폭발한다. 점막 등을 자극하는 물질이다.
= cyanodiazomethane.

디아조화합물류 ~化合物類 diazo compounds 디아조기를 가진 화합물의 총칭. 가장 간단한 지방족 디아조화합물은 디아조메탄이다. 고농도의 것은 매우 예민하여 가열, 충격, 마찰에 의해 폭발 위험이 높다. 분진이 체류하는 곳에서는 대형 분진폭발 위험이 있고 제조과정 또는 다른 물질과의 합성 반응시에도 폭발위험이 따른다. 따라서 디아조 화합물 저장소는 지정 유기과산화물과 같이 위험물 시설기준이 강화되어야 하고, 화약류와 같이 안전관리하여야 한다. 저장시의 안정제는 황산알루미늄이 사용된다. 용도는 각종 아니오노이드시약과 반응하여 방향족 치환체를 생성하는데 사용된다. 예를 들면, ArOH, ArCl, ArBr, ArCN 등의 제법으로 이용된다.

디아족사이드 diazoxide 항고혈압제로 사용되는 혈관이완제. 악성 고혈압에서 응급으로 혈압을 내리는데 쓰이고, 간혹 저혈당증에 사용한다. 보상성 고혈압, 디아족사이드와 타이아자이드 약물에 과민성을 가진 경우에는 사용을 금하며 심장질환, 임신과 신장기능부전에서는 투약시 주의가 필요하다. 심각한 부작용으로 빈맥, 소듐과 수분 축적, 고혈당증과 심한 저혈압이 나타날 수 있다.

디엑스가스 DX gas 열처리에 사용되는 값싼 조정 분위기 가스. N2, H2O, H2, CO2, CO로 조성된 가스를 수냉(水冷)한 다음 냉동기에서 탈습하여 제조한다.

디에틸렌트리아민 diethylene triamine [(NH2CH2CH2)2NH] 분자량 103.2, 증기비중 3.55, 증기압 0.22 mmHg(20℃), 융점 −35℃, 비점 207℃, 비중 0.95, 인화점 101℃, 발화점 358℃, 연소범위 2.0~6.7%인 암모니아 냄새가 나는 무색 또는 황색의 액체. 물에 녹는다. 상온에서의 위험성은 적으나 가열하면 연소위험이 있다. 강산류, 산화성 물질, 차아염소산염류, 할로겐화합물, 유기화합물과 반응하고, 연소 또는 분해시 아민증기뿐만 아니라 질소산화물, 일산화탄소, 이산화탄소, 탄화수소를 발생한다. 저장 및 취급시 가열을 금지한다. 용기는 차고 건조하며 환기가 잘되는 곳에 저장한다. 산화성 물질, 강산류, 할로겐 화합물과의 접촉을 피한다. 화재시 물분무, 건조분말, 알코올형포, 이산화탄소가 유효하며, 직접 주수하면 화재면적을 확대하고 소화효과가 없다. 독성·부식성 물질로 피부에 화상을 입히고 눈에는 자극을 주며 짧은 시간에도 각막을 손상시킨다. 증기 흡입시에는 점막과 호흡기계통을 자극한다. 에틸아민을 축합하여 만들며 유기화학 중간체로서 사용된다. 장기과폭로시에는 기침과 천식증상을 보이며 액체가 눈이나 피부에 닿으면 화상을 초래하고 반복 접촉 시에는 피부 종양을 일으킨다. 피부접촉 시에는 다량의 물로 씻고 눈에 들어갔을 때는 최소 15분 이상 흐르는 물로 씻어낸다. 삼켰을 때는 토하지 말고 물이나 우유를 다량 마신다. = 2-2-diaminodiethylamine, bis(2-aminoethyl) amine.

디에틸아연 ~亞鉛 diethyl zinc [Zn(C₂H₅)₂] 분자량 123.5, 비중 1.21, 융점 -28℃, 비점 117℃인 무색, 마늘냄새가 나는 유동성 액체. 물에 의해 분해되며 가연성 물질이다. 공기와의 접촉에 의해 자연 발화하며, 푸른색 불꽃을 내며 연소한다. 열에 매우 불안정하며 120℃ 이상 가열하면 분해·폭발한다. 물 또는 습기 찬 공기와의 접촉에 의해 인화성 증기와 열을 발생하는데 이것은 2차적인 화재의 원인이 된다. 메탄올, 산화제, 할로겐과 심하게 반응하며 저장용기가 가열되면 심하게 파열된다. 기타 유기 아연화합물은 탄소수가 작을수록 공기 중 쉽게 자연발화하며 물과 격렬하게 반응한다. 차고 건조한 장소에 보관하며, 통풍이 잘 되도록 유지한다. 화재진압은 가능한 한 짧은 시간에 실시한다. 안전거리가 확보되면 화재가 발생한 저장용기 외부에 조심스럽게 분무주수하여 냉각시킨다. 대량 저장시 헥산, 톨루엔 등 안정 용제를 넣어준다. 소화작업시에는 방호복과 공기 호흡기 등을 착용하여야 하며 흡입하면 점막을

자극하고 폐부종을 일으킨다. 주로 반도체 공업에 사용된다.

디에틸알루미늄클로라이드 diethyl aluminum chloride [(C₂H₅)₂AlCl] 분자량 120.54, 융점 -74℃, 비중 0.96, 증기비중 4.2, 비점 214℃, 부식성이 있는 무색 투명한 가연성 액체. 외관은 등유와 비슷하다. 공기 중에 노출되면 어떤 온도에서도 자연발화한다. 연소시에는 유독성 가스와 자극성 물질인 염화수소(HCl)와 산화알루미늄(Al₂O₃) 분진을 발생한다. 물과 접촉하면 심하게 반응하고 폭발하며 저장용기를 가열하면 심하게 파열한다. 산화제, 산, 알코올과 반응하는데 희석제가 노출되면 석유류와 같이 증발하므로 위험하다. 저장용기에 희석제(헥산, 톨루엔)를 넣어 20% 용액으로 공급하고, 용기 공간에는 질소 등의 불활성 가스를 봉입한다. 산화제, 산, 알코올, 공기, 물과 철저히 격리한다. 화기엄금, 냉암소에 저장하며 통풍, 건조, 환기를 잘 시켜야 한다. 물, 포, 이산화탄소, 할로겐화합물 소화약제의 사용 엄금. 흑연분말, 건조 소금분말, 소다회, 팽창질석, 팽창 진주암을 사용하여 질식소화하면서 화재확대를 억제하여 주위로 확산되지 않도록 한다. 연소시 부식성 물질과 유독성 가스를 발생하므로 특수 방호복과 공기 호흡기를 필수적으로 착용하고, 가죽장갑, 고무장화, 보호안경을 착용하여야 한다. 희석제(용제) 화재에 대해서는 건조분말, 포, 이산화탄소로 진화한다. 화재발생 용기에 대해서는 물분무로 조심스럽게 외벽을 냉각한다. 접촉하면 눈, 피부, 호흡기 계통에 화상을 입게 된다. 독성이 강하며 증기를 흡입하면 매우 유독하다. 알루미늄과 망간의 합금 또는 분말 혼합물과 염화 에틸과의 반응으로 생성된다. 그밖에 에틸알루미늄 세스퀴클로리드의 나트륨아말감에 의한 분해로도 얻을 수 있다. 주로 유기 화합물의 합성에 사용되고, 지글러-낙타 촉매의 한 성분이며, 에틸화제로서도 중요하다.

디에틸에테르 diethylether [C₂H₃OC₂H₅] : DEE 분자량 74.12, 증기비중 2.6, 증기압 442 mmHg(20℃), 비점 34.9℃, 융점 -116.2℃, 비중 0.71, 인화점 -45℃, 연소범위 1.9~48%, 발화점 180℃인 무

색, 감미, 자극적인 냄새를 갖는 투명의 액체. 특유한 냄새가 나며, 물에는 약간 녹고, 에틸알코올이나 기타 유기용매와는 임의의 비율로 혼합한다. 보통 에테르라 할 때는 디에틸에테르를 가리킨다. 휘발성이 커서 인화하기 쉬우며, 증기는 폭발하기 쉽다. 비점, 인화점, 발화점이 매우 낮고, 연소범위가 넓어 인화성, 발화성이 강하다. 증기누출이 용이하며 증기압이 높기 때문에 외부로부터 저장용기가 가열되면 변형이나 파손되기 쉽고 경우에 따라 폭발한다. 또한 자극성 마취작용이 있다. 장기간 저장시 공기 중에서 산화되어 구조불명의 불안정하고 폭발성의 과산화물을 만드는데 이는 유기과산화물과 같은 위험성을 가지며 불안하기 때문에 100℃로 가열하거나 충격·압축에 의해 폭발한다. 연소범위가 넓을 뿐만 아니라 연소범위의 하한 값이 낮아 약간의 증기가 누출되어도 폭발을 일으킨다. 건조과정이나 여과를 할 경우는 유체 마찰에 의해 정전기를 발생·축적하기 쉽다. 아염소산나트륨($NaClO_2$), 염소산나트륨($NaClO_3$), 과산화수소(H_2O_2), 과산화나트륨(Na_2O_2), 질산암모늄(NH_4NO_3), 질산나트륨($NaNO_3$), 질산(HNO_3), 브롬산나트륨($NaBrO_3$), 삼산화크롬(CrO_3) 등의 강산화제와 접촉시 격렬하게 반응하고 혼촉(混觸)·발화한다. 상온에서 과염소산나트륨($NaClO_4$)과 혼합한 것은 습기 또는 햇빛에 의해 발화한다. 직사광선을 피하고 밀폐된 용기나 탱크 중에 저장한다. 저장시에는 낮은 온도의 유지와 통풍·환기가 잘되는 곳에 저장한다. 탱크나 용기저장시 공간용적을 유지하고 대량 저장시에는 불활성 가스를 봉입한다. 저장·취급 중 액체의 누출뿐만 아니라 가연성 증기의 누설을 방지하며, 불꽃, 불티, 고온체 및 정전기 등의 점화원을 피한다. 폭발성의 과산화물 생성방지를 위해서 40mesh의 구리망을 넣어준다. 정전기 생성방지를 위해 약간의 염화칼슘($CaCl_2$)을 넣어준다. 일단 용기를 개방했을 경우는 가급적 1개월 이내에 사용하거나 폐기하며, 개방하지 않았을 경우도 1년 내에 폐기하는 것이 좋다. 제1류 위험물과 같은 강산화제 및 황산 등 강산류와의 접촉을 피한다. 소규모 화재 시는 물분무, 이산화탄소, 건조분말도 유효하지만 대형 화재의 경우는 다량의 알코올형포 방사에 의한 질식소화가 적당하다. 모래에 의한 소화시에는 소화 후라도 가연성 증기가 발생하여 재발화할 수 있으므로 주의가 필요하다. 소량의 경우를 제외하고는 물로서는 소화할 수 없고 화재가 확대된 경우는 무인 방수포 등에 의해 소화하는 것이 좋다. 연소시 유독성 가스를 발생하므로 공기 호흡기 등의 안전장구를 착용한다. 생물의 중추신경계통의 억제작용이 있으며 증기를 장시간 흡입하면 마취작용으로 사고력, 판단력이 흐려지고, 지각상실, 운동능력 상실, 실신, 사망에 이른다. 피부에 접촉하면 탈지작용이 있고 피부염을 유발하며 소화 작업시에도 증기흡입으로 인한 마취에 주의하여야 한다. 에탄올에 진한 황산을 넣고 130~140℃로 가열하면 에탄올 2분자 중에서 간단히 물이 빠지면서 축합반응이 일어나 에테르가 얻어진다. 공업적으로는 에틸렌에서 에틸알코올을 합성할 때 부산물로써 얻어진다. 용도는 주로 의약용(특히 마취제), 용제 및 화학분석용으로 이용된다. 물로 세척한 것을 염화칼슘으로 건조시켜 재증류한 것을 마취제로 사용하는데, 용기에서 꺼낸 후 24시간 이상 경과한 것은 사용하지 못하도록 되어 있다. 용제나 추출제로 사용되며, 기화할 때 다량의 열을 빼앗기 때문에 노천온도의 측정에도 사용된다. 이외에도 유지, 수지, 알코올과 혼합하여 가솔린의 대용, 제약, 고무, 화약, 냉각용, 향료, 한랭시의 엔진 시동용 기동제, 분석시약, 니트로셀룰로오스의 용매, 초산의 응축제 등에 사용된다. 2,000 ppm 이상에서는 현기증, 35,000 ppm 이상에서는 의식불명, 100,000 ppm(10%) 이상에서는 호흡마비가 일어나 사망할 수 있다. 과폭로시에는 결막염, 피부병 발진, 현기, 두통, 오심, 설사, 혼수상태가 되며 만성 중독시에는 두통, 식욕감퇴, 무력감, 메스꺼움 증상을 보인다. 피부 접촉 시에는 비눗물로 씻고 눈에 들어갔을 때는 흐르는 다량의 물로 씻어낸다. 삼켰을 때는 의식이 있으면 다량의 물이나 우유를 먹인다. = ether, diethyl oxide, ethylether, ethyl oxide.

디에틸텔르륨 diethyl telluride [$Te(C_2H_5)_2$] 분자량 185.6, 비점 138℃, 공기 또는 물과의 접촉에 의해

분해되며 가연성인 무취, 황적색의 유동성 액체. 공기 중에 노출되면 자연 발화하며 푸른색 불꽃을 내며 연소한다. 물 또는 습한 공기와의 접촉에 의해 인화성 증기와 열을 발생하는데 이것은 2차적인 화재의 원인이 된다. 메탄올, 산화제, 할로겐과 심하게 반응한다. 열에 매우 불안정하며, 저장용기가 가열되면 심하게 파열된다. 기타 유기 텔루륨화합물은 탄소수가 작을수록 공기 중 자연발화하며 물과 격렬하게 반응한다. 차고 건조한 장소에 보관하며, 통풍이 잘되도록 유지한다. 화재진압은 가능한 한 짧은 시간에 실시하여야 하며 안전거리가 확보되면 화재가 발생한 저장용기 외부에 조심스럽게 분무 주수하여 냉각시킨다. 방호복과 공기 호흡기를 착용하고 흡입하면 점막을 자극하므로 유의해야 한다. 용도는 유기화합물의 합성, 반도체 공업 등에 사용된다.

디에틸황산 ~黃酸 diethyl sulfate [$(C_2H_5)_2SO_4$] 분자량 154.2, 증기비중 5.32, 증기압 1 mmHg(47℃), 융점 -25℃, 비점 210℃(분해), 비중 1.18, 인화점 104℃, 발화점 436℃인 박하향 냄새가 나는 기름상의 무색 액체. 장기간 저장한 것은 어두운 색으로 변색한다. 상온에서의 인화 위험성은 적으나 가열하면 연소위험성이 증가한다. 고온에서 분해하여 에틸에테르를 만드는데 이것은 그 물질자체보다 위험성이 현저히 증가한다. 연소시 자극성·유독성의 연소생성물을 발생한다. 물과 접촉하면 서서히 분해하고 염기, 산화성 물질, 여러 화학물질과 반응을 한다. 저장·취급시 가열금지, 화기엄금. 용기는 차고 건조하며, 환기가 잘되는 곳에 저장한다. 물, 공기, 염기, 산화성 물질, 강산류와의 접촉을 방지한다. 화재시 물분무, 건조분말, CO_2, 포가 유효하며 직접 주수하는 것은 효과가 없다. 용기외벽을 물분무로 냉각하고, 화점접근시는 위험한 증기나 분해생성가스를 피하여 접근하고, 공기 호흡기 등의 안전장구를 착용한다. 맹독성·부식성 물질로서 눈과 피부에 닿으면 심하게 화상을 입히며, 과다 노출시 기침, 구토, 메스꺼움, 두통, 호흡곤란을 일으킨다. 일반적으로 알코올에 진한 황산 또는 발연황산을 작용시켜 만든다. 염료, 의약, 농약, 유기화합물 합성원료, 탈수제, 추출제 등에 사용된다. = sulfuric acid diethyl ester, 황산에스테르.

디엔알 DNR 소생처치를 원치 않음. do not resuscitate의 약어. → 노지시, 소생불가지시. = DNAR.

디엔에이 DNA deoxyribonucleic acid 의 약자. 모든 세포 생물 및 DNA바이러스에서 유전물질을 가진 핵산, 한가닥의 DNA는 디옥시라이보뉴클레오타이드로 된 직선형의 중합체이며, 이 때 β-D-deoxyribofuranose가 5', 3'인산결합에 의해 연결되어 DNA분자의 뼈대를 형성하고 푸린 염기인 아데닌(A), 구아닌(G) 과 피리미딘염기인 사이토신(C), 타이민(T)이 각 디옥시라이보스 잔기에 하나씩 측쇄로서 연결되어 있다.

디엔에이알 DNAR do not attempt resuscitation 의 약어. = DNR.

디옥시헤모글로빈 deoxyhemoglobin 헤모글로빈의 헴이 정상적인 환원된 형태로 존재하지만 가스에 결합하지 않은 상태. 헤모글로빈의 헴은 옥시헤모글로빈이 산소를 방출할 때 생긴다.

디이틀발증 ~發症 Dietl's crisis 다량의 수분을 단시간에 섭취한 경우나 요관이 꼬여 신장으로부터의 소변 배액이 일시적으로 중단되어 갑작스럽게 신장에 심한 통증이 나타나는 것. 대개 통증에는 메스꺼움, 구토, 혈뇨와 전신적인 허탈이 나타난다.

디젤엔진 diesel engine 실린더 안으로 흡입된 공기를 압축해서 고온·고압으로 만든 다음, 액체연료(중유, 경유)를 분사·발화시켜서 동력을 얻는 내연기관. 압축점화기관이라고도 하는데, 1893년에 독일의 기술자 R.디젤이 만들었다.

디젤유 ~油 diesel oil 디젤엔진의 연료. 경유·중유 등이 있다.

디젤자동차 ~自動車 diesel automobile 디젤기관을 원동기로 하는 자동차. 연료값이 싸기 때문에 경제적이고 안정성도 높기 때문에 출력이 큰 버스, 트럭 등에 널리 사용된다. 반면 무겁고 배기량당의 출력이 적으며, 소음, 진동 등이 크기 때문에 승용차 등에는 극히 일부에서 사용되고 있다.

디지탈리스 digitalis 모든 세포에서 필수적으로 일어나는 이온의 이동을 강력히 억제하며 심근수축 증가작용이 있는 약물. 가장 중요한 약력학적 특성은 심근의 수축력을 증가시키며 혈관저항과 용량을 변화시킨다. 심근에 직접 작용하여 수축기 수축력을 용량에 비례하여 증가시키며, 수축기간을 단축시키고 세포막에 존재하는 Na⁺, K⁺, ATPase를 직접 억압한다. 임상적으로 울혈성 심부전 환자에게 순환을 개선시키는 목적으로 쓰이며, 심방세동 또는 조동환자에게 심실박동을 지연시킬 목적으로 이용된다. 경구투여가 가장 경제적이며 디곡신(digoxin)의 경우는 1.25~1.5mg을 경구투여 하거나 0.75~1.0mg을 정주한다. 디지탈리스의 독작용은 발생빈도가 높고 치명적인데 과량 투여시 K⁺을 투여하여 치료할 수 있다.

디지털 digital ① 손가락과 발가락에 관련된. ② 데이터로 입력하여 특성이나 숫자로 계산하는 도구. ③ 중력의 변화대신 분리된 방식으로 전기적 맥박의 신호화된 유형.

디지털락 digital lock 터치패드를 통해 미리 정해진 조합의 숫자를 연속적으로 입력하여 차량 문을 여는 자동 안전 잠금장치.

디지털무선장치 ~無線裝置 digital radio equipment 아날로그 방식이 아닌 디지털로 송수신할 수 있는 장치.

디지털통신 ~通信 digital communication 원격 측정법이나 신호 보내기에 사용하는 텔레커뮤니케이션 시스템의 일종. 주파수와 진폭이 다양하게 변환하는 비연속 신호 또는 펄스파 신호를 채택한 통신 시스템이다.

디지톡신 digitoxin 디곡신(digoxin)과 작용이 유사하며 완화한 작용 발현, 긴 반감기, 느린 배설작용을 나타내는 약물. 신생아의 경우 0.025mg/kg, 1~2세는 0.04mg/kg, 유지량은 디지탈리스화 용량의 1/10 정도이다. 성인은 초회량 0.2mg씩 6~8시간마다 투여하고 유지량은 0.05~0.2mg으로 한다. 오심, 구토, 시야몽롱 등의 부작용이 있고 심한 경우 시각장애, 부위감각소실, 심실성 빈맥 등이 나타난다.

디케텐 diketene [C₄H₄O₂] 분자량 84.1, 증기비중

2.9, 증기압 8mmHg(20℃), 융점 −8℃, 비점 127℃, 비중 1.07, 인화점 34℃, 발화점 310℃인 자극성 냄새가 나는 밝은 빛을 띠는 투명한 액체. 단시간 내에 공기 중에서 분해 또는 중합하여 변색이 되며 물과 접촉하면 아세톤과 탄산가스로 변한다. 증기는 공기보다 무겁고 낮은 곳에 체류하며 점화원에 의해 인화·폭발하며 연소시 역화의 위험이 있다. 열에 불안정하며 밀폐용기를 가열하면 심하게 폭발한다. 물과 반응하여 아세톤과 이산화탄소를 만든다. 가열하거나 무기산, 알칼리 또는 아민과 접촉하여 위험한 중합반응을 일으킨다. 98℃에서 발열적으로 분해하고 이 물질에 오염되면 이 온도 이하에서도 분해한다. 저장시 0℃ 이하의 온도를 유지하도록 하고, 화기엄금, 가열금지, 직사광선 차단. 용기는 차고 건조하며 환기가 잘되는 곳에 저장하여야 한다. 산화성 물질, 강산류, 알칼리와의 접촉을 방지하여야 한다. 화재시에는 안개상의 물분무, 이산화탄소가 유효하며 용기 외벽은 물분무로 냉각시킨다. 적용하는 소화약제로 둘러싸서 질식소화한다. 소화작업시는 충분히 안전거리를 유지하고, 공기 호흡기 등의 안전장구를 착용한다. 소화작업은 가급적 빠른 시간에 실시하도록 하고 유독성의 분해가스와 위험한 증기를 피하도록 한다. 독성·부식성 물질로 피부나 눈에 심하게 화상을 입히고, 증기는 눈과 호흡기 계통을 자극한다. 초산을 가열분해하면 케텐이 얻어지고 이것을 2분자 중합하면 디케텐이 얻어진다. 용도는 염·안료 중간체인 아세트 초산 에스테르 원료, 염료, 안료, 의약품용 식품방부제의 원료, 유기화합물 합성원료, 방부제, 살충제 등으로 쓰인다.

디캡−비티엘에스 DCAP−BTLS 환자 평가를 하는 동안 시진이나 촉진으로 발견되는 손상의 증상과 징후인 deformities(변형), contusion(타박상), abrasion(찰과상), punctures(자창)/penetrations(관통상), burn(화상), tenderness(압통), lacerations(열상), swelling(부종)을 기억하도록 도와주는 기억법.

디큐마롤 dicumarol 혈액 응고를 억제하여 출혈을 일으키는 약물. 페니토인(phenytoin)의 대사를 억

제한다. 첫날 300mg, 이틀째는 200mg을 내복하고 그 후에는 25~150mg을 유지량으로 한다. 소화관에서 흡수가 느리고 완전치 못하여 오심, 복통, 설사 등의 부작용이 많다.

디크리싱디스턴스리피트 decreasing distance repeat 수영 훈련의 한 종류. 횟수를 반복해 나갈수록 점점 거리를 줄여 가는 훈련방법.

디크리저 decreaser 호스의 구경을 줄일 때 사용하는 어댑터.

디클로로에틸렌 dichloro ethylene [ClCH=CHCl] 분자량 97.0, 증기비중 3.34, 증기압 180~265 mmHg(20℃), 융점 -80℃, 비점 60℃, 비중 1.28, 인화점 97~102℃, 발화점 460℃, 연소범위 9.7~12.8%인 에테르와 비슷한 냄새가 나는 무색의 액체. 상온에서의 위험성은 적으나 가열하면 위험하며, 증기는 공기보다 무거워서 낮은 곳에 체류하며 점화원에 의해 인화한다. 연소시 맹독성의 염화수소와 포스겐을 포함한 연소생성물을 발생한다. 밀폐용기를 가열하면 심하게 폭발한다. 공기 중 고온, 산화제, 과산화물, 직사광선에 의해 위험한 중합반응을 일으킨다. 누출된 모노머(monomer) 증기는 통기관 또는 여러 공간에서 중합체를 형성한다. 공기와 장시간 접촉하면 폭발성의 유기과산화물을 만든다. 가열 금지, 직사광선 차단, 차고 건조하며 환기가 잘되는 곳에 저장한다. 중합방지를 위해서 공기와의 접촉을 방지하고 산화제, 과산화물과의 접촉을 피한다. 건조분말, 포 이산화탄소, 물분무가 유효하다. 물분무로 용기 외벽을 냉각시킨다. 소화작업시 충분히 안전거리를 확보하고 연소생성물을 피하며 공기 호흡기 등의 안전장구를 착용한다. 가급적 짧은 시간에 소화하도록 한다. 증기를 흡입하면 호흡기 계통을 자극하고 심하면 신경계통 기능저하, 혼수상태를 일으킨다. 합성수지의 원료, 용제로 사용된다. = acetylene dichloride, 1,2-dichloroethylene, 1,2-dichloroethene, dioform.

디클로로프로펜 dichloropropene [ClCH₂CH=CHCl] 분자량 111.0, 증기비중 3.8, 증기압 40~52mmHg (20℃), 비점 104℃, 비중 1.22, 인화점 35℃, 연소

범위 2.6~7.8%인 클로로포름과 같은 냄새가 나는 무색의 액체. 증기는 공기보다 무거워 낮은 곳에 체류하고, 점화원에 의해 인화·폭발하며, 연소시 역화의 위험이 있다. 연소시 염화수소를 비롯한 자극성·유독성의 가스를 발생한다. 강산화제와 활성금속과 반응한다. 취급 및 저장시 가열을 금지하고, 화기를 엄금하며, 직사광선을 차단한다. 용기는 차고 건조하며 환기가 잘되는 곳에 저장한다. 강산화제 또는 활성이 강한 금속과의 접촉을 방지하여야 한다. 증기의 누설 및 액체의 누출방지를 위해 용기를 완전히 밀폐한다. 화재시 액체의 누출을 차단하고 위험한 증기의 독성 분해물을 피하고 공기 호흡기를 착용한다. 물분무, 건조분말, 포가 소화에 유효하고, 눈, 피부, 호흡기 계통을 자극하고, 피부 침투, 흡입시는 치명적이다. 유기합성에 사용된다. 증기에 폭로시에는 눈, 코, 점막 등을 자극하고 고농도 폭로 시에는 불쾌감을 느낀다. 액체에 노출되면 1도 화상이 발생하고 만성 중독 시에는 2도 화상이 발생한다. 피부 접촉 시에는 비눗물로 씻고 눈에 들어갔을 때는 흐르는 다량의 물로 씻어낸다. 삼켰을 때는 의식이 있으면 다량의 물을 먹이고 토하게 한다. = dichloropropylene.

디클로페낙 diclofenac 페닐아세트산(phenylacetic acid) 유도체로 생합성시 필요한 효소를 감소시켜 프로스타그란딘(prostaglandin)의 합성을 억제하는 약물. 진통, 해열 및 소염작용이 있어 류마티스양 관절염, 골관절염과 강직성 척추염의 장기적인 증상치료와 급성 근골격손상, 어깨의 급성동통, 수술후 동통과 월경곤란 등의 단기간 치료에 사용된다. 경구 투여 후 신속히 완전 흡수되며 2~3시간 내에 혈장내 최고농도에 도달한다. 1일 3~4정을 3회 분할하여 식사 직후 투여한다. 과량 투여시 위장관 부작용이 가장 흔하며 출혈, 중추신경계 효과, 피부발진, 알레르기 반응, 체액체류, 부종, 장관벽의 궤양이나 천공 등이 나타나는 등 투여 받은 환자의 20%에서 부작용이 있으며 이중 2% 정도는 치료를 중단하게 되므로 주의한다. 특히 아스피린(aspirin), 요오드화물에 대한 과민성 환자에게 사용해서는 안 된다.

디-튜보큐라린클로라이드 d-tubocurarine chloride 운동 종판의 콜린수용체와 결합하여 골격근 마비를 일으키는 약물. 정맥내로 주사하면 3~5분 후에 작용이 나타나고 근육이완은 25~90분간 지속된다. 재투여는 축적효과에 따라 투여한다. 주로 골격근 이완을 위한 마취보조제, 약이나 전기적으로 유발된 경련시 근육수축의 강도를 감소시키기 위해 사용한다. 수술시 성인은 0.1~0.3mg/kg을 투여하고 재투여는 처음 투여량의 반응에 근거하여 일반적으로 초회량의 1/4~1/2양을 45~60분 간격으로 한다. 경련치료시 성인은 0.1~0.2mg/kg을 투여한다. 호흡억제를 일으킬 수 있으므로 가스마취기, 인공호흡기 등을 준비하여야 한다. 중증 근무력증 환자는 특히 주의하고 히스타민 유리 가능환자는 금기이다.

디펜옥실레이트 diphenoxylate 습관성이 거의 없고 가장 빨리 설사를 멎게 하는 약물. 설사에 동반된 복통의 치료에도 효과가 있다. morphine보다 강력한 지사작용을 나타낸다. 1일 5~20mg을 경구투여 한다.

디펜하이드라민 diphenhydramine 진정작용과 상대적 항 구토효과가 있고 H₁을 차단시키며 중추에서 항콜린성 작용이 있어 특히 나이든 환자들에게서 파킨슨병의 치료에 효과적으로 사용할 수 있는 약물. 항 멀미효과도 나타내며 상품명으로 Benadryl HCl이 있다. 성인 1회 용량은 50mg이다. 투여받은 환자의 50% 정도가 기면(somnolence)을 보이므로 적적량을 투여한다.

디-포스트 D-post 자동차의 앞면에서 네 번째에 위치한 지주. 스테이션 웨건(접거나 뗄 수 있는 좌석이 있고 뒷문으로 짐을 실을 수 있는 자동차)과 같은 유형의 차량에 주로 장착됨.

디퓨져 diffuser 유체의 속도는 줄이고 압력은 높이기 위해 사용하는 장치.

디퓨져노즐 diffuser nozzle 봉상 및 무상 겸용 노즐.

디퓨젼베인 diffusion vane 펌프, 노즐 등에서 물이 소용돌이치는 것을 방지해 주는 작은 날개 또는 판.

디퓨젼베인펌프 diffusion vane pump 고정식으로 사용하는 소방펌프의 일종. 임펠러에서 토출된 물이 볼류트 체임버로 들어가지 않고 여러 개의 디퓨젼 베인에 의해 유도되는 펌프.

디프테리아 diphtheria *Corynebacterium diphtheria*에 의해 생긴 인두점막의 염증과 피부의 국소적인 감염질환. 특징적인 위막이 감염부위에 나타나고 강력한 독소를 내게 되어 독소가 흡수되면서 증상이 나타나는 급성 전염병이고 법정전염병이다. 감염은 주로 보균자로부터의 비말에 의한다. 태반은 인두 디프테리아 형태를 취한다. 상기도 점막의 위막, 인후두 종창, 호흡곤란 등의 국소 증상도 심하게 나타난다. 균이 생산하는 독소가 여러 가지 속발성의 원인이 되므로 조기에 진단을 확정하고 항독소 혈청치료를 한다. 잠복기는 1~7일, 2~6세아에게 많다. 디프테리아 소아 접종에는 3종 혼합백신이 있다. 예후는 질병의 진행상태에 따라 다양하며 폐에 균이 침범하면 80~90%의 환자가 사망하나 조기발견하면 예후는 상당히 좋은 편이다.

딜로디드 dilaudid 마약성 진통제. 효력이 모르핀의 10배 정도 되는데 호흡마비 작용은 모르핀보다 강하나 구토나 변비작용은 약하다. 1~2mg을 피하주사 한다.

딜리흡인기 ~吸引器 DeLee trap suction 신생아 흡인기구. 구강흡입이나 다른 외부 진공원을 이용한다. 이 기구는 신생아에 구비강조직을 섬세히 보호하기 위해 도수적으로 조절하도록 되어 있으며 구강으로의 흡입은 질병조절과 예방센터(Centers for Disease Control and Prevention)에서 권고하지 않는다.

딜티아젬 diltiazem 벤조치아제핀(benzothiazepine)계 약물. SA-node에 작용하여 심박수를 감소시키므로 빈맥이 일어나지 않으며 심근과 혈관 평활근 세포의 전기적 및 기계적 성질에 대하여 직접적인 영향을 미친다. 심장의 탈분극시 칼슘이온의 세포막통과를 억제하여 세포내 유입을 막는다. 관상동맥을 확장시키며 동방결절, 방실결절의 전도시간을 감소시키며 말초동맥을 확장시킨다. 노작성 협심증, 심근경색에서의 협심통의 개선, 본태성 고혈압, 빈맥성 부정맥, 수술시의 이상고혈압의 응급처치 등에 이용된다. 협심통일 때는 1회 1정을 1일 3회, 본태성 고혈압일 때는 1회 1~2정을 1일 3회, 빈맥성 부정맥일 때는 1회 10mg을 3분간에 걸쳐 서서히 정주한다. 수술시 응급처치를 할 때는 1회 10mg을 1분간에 걸쳐 정주 또는 5~15mcg/kg을 1분간에 걸쳐 점적 정주 한다. 두통, 피로, 현기, 졸음, 우울, 구토, 설사, 변비, 다뇨, 안면홍조, 광과민, 부종, 서맥, 빈맥, 협심증 등이 나타날 수 있으므로 임부나 수유부, 신장 질환자는 주의하고, 2~3도의 방실차단, 수축기 혈압이 90mmHg 이하의 저혈압, 폐울혈이 있는 환자에게는 사용하지 않는다.

딥백 deep bag 위층에서 쏟아지는 물로부터 의자나 상자 등을 보호하기 위해 덮개를 씌우는 것.

딥웰시스템 deep well system 지하수가 함유된 지역을 통과하는 수송관. 협곡(도랑)이 안전하게 굴착되기 위하여 지역의 물을 계속적으로 제거하기 위하여 펌프가 사용된다.

딸기종 ~腫 yaw 매독과 유사한 열대지방 매종(苺腫)의 병소. 초기의 병소와 궤양은 어미딸기종으로 규명된다. 스피로키타균(*spirochete Treponema pertenue*)에 의해 원인이 된 비성적(非性的)인 접촉에 의한 감염. 직접 접촉에 의해 옮겨지고, 증상은 신체에 궤양 같은 창상이 나타나 결과적으로 조직과 뼈의 파괴가 생긴다. 비위생적인 열대 생활조건의 질환. = 요우.

딸꾹질 hiccup 불수의적인 횡격막의 수축에 의해 숨을 쉴 때 갑자기 성문이 닫혀 내게 되는 특징적인 소리. 대부분 수분 이내에 그치지만 그보다 지속되거나 재발할 수 있다.

땀 sweat 사람이나 동물의 땀샘에서 분비되는 액체.

땀띠 prickly heat 체온이 상승하고 습기가 높을 때 땀샘구멍이 막혀 불규칙적인 붉은 반점이 나타나는 것. 여름에 옷을 많이 껴입은 어린이에게서 잘 나타난다.

뜬갈비뼈 = 부유늑골.

라노린 lanolin 담황색 또는 대황색의 지방과 같은 연괴(軟塊). 강한 점성이 있으며 특유한 냄새를 가진다. 인화점 273.8℃, 발화점 445℃. 지방과 비슷한데 소위 코레스테린지방이라 불리어지고 있으며, 물리적 성질은 지방과 밀랍(蜜蠟)과의 중간에 위치한다. 에테르, 클로로포름, 벤젠에 녹기 쉬우며 알코올에는 약간 녹는다. 수용상에서 가열하면 용융하여 청명한 유층과 물로 분리된다. 양모를 세정할 때의 폐액에서 회수되는 양모지방을 정제하여 얻을 수 있다. 무색 라노린은 화장품원료로서 유용하고 용이하게 피부에 흡수되는 성질이 있다. 그 외 화장비누, 보혈유, 화장품 등의 제조에 이용된다. = wool-fat.

라니티딘 ranitidine Histamine-H₂ 수용체 차단제로 궤양치료제. H₂-효능제와 히스타민에 의한 위산분비를 용량의존적이고 상경적인 양상으로 억제하며 가스트린과 muscarinic agonist에 의한 산분비를 억제한다. 또한 기초분비(공복시), 야간분비, 음식물이나 인슐린 등에 의한 분비를 억제하고 위액분비량 및 수소 이온농도를 모두 감소시킨다. Cimetidine보다 부작용이 적고 작용시간이 길며 간효소를 저해하지 않으므로 warfarin이나 phenytoin과 같이 간에서 대사되는 약물의 작용시간을 연장시키지 않는다. 임상적으로 소화성궤양과 식도역류증 등에 사용한다. 150mg정제를 1일 1~2회 오전 및 취침전에 복용하고 재발방지시 취침전 1일 1회 1정씩 복용한다. 근육이나 정맥주사시는 6~8시간마다 50mg씩 투여한다. 두통, 복통, 불면증, 우울, 설사, 오심, 간독성, 발기부전 등의 부작용이 나타나므로 주의한다.

라돈 radon [Rn] 원자번호 86, 융점 -71℃, 비등점 -62℃, 밀도 9.73g/ℓ(0℃, 1atm), 임계온도 104.5 ℃, 임계압 62.4atm인 냄새 없는 무색의 기체. 희가스 원소의 일종. 물을 비롯하여 각종 액체에 어느 정도 용해되지만, 특히 에테르, 알코올 등 유기용매에의 용해도는 크다. 라듐염(鹽)에서 발생하는 기체를 포집(捕集)하여 얻는데, 혼합되어 있는 공기, 수증기, 이산화탄소 등을 제거하고 액체산소로 냉각하여 고체로서 얻는다. 선원(線源)으로서 의학 분야에서 주로 암의 치료 등에 사용된다.

라듐 radium [Ra] 원자량 226.03, 비중 5.0, 융점 700℃, 비점 1,140℃인 은백색의 광택이 있는 금속. 동위원소 모두가 방사성이다. 바륨과 비슷하지만 바륨보다 휘발성이 크다. 물과 반응하여 수산화라듐이 되면서 수소를 발생한다. 일반적으로 다른 알칼리토금속과 비슷한 성질을 보이지만 다른 것보다 훨씬 격렬하다. 불꽃반응은 분홍빛이다. 공기에서 산화되어 표면이 흑색으로 변하며, 고온에서는 RaO이 된다. 평상시 노출되면 방사성 때문에 위험하지만 화재시에는 더욱 위험하므로 적절한 방호복을 갖추어야 한다. 납, 철 또는 콘크리트 차폐물을 설치하고 금속제 캅셀 속에 저장한다. 방사성에 따른 독성이 있으며, 피부장해, 암, 백혈병을 일으킨다. 라듐은 피치블렌드나 카르노타이트 같은 우라늄광석에만 함유되어 있다. 이것을 바륨과 함께 분리하여 분별결정법에 의해서 바륨을 제거하고, 라듐염 용액을 수은전극을 써서 전기분해하여 아말감으로 만들고, 이것을 수소 속에서 증류하면 금속라듐을 얻는다. 반감기가 1602년으로 방사능의 이상적인 표준으로서 사용된다. 또, γ 선원(線源)으로서 의료용과 공업용, 방사선사진법, 발광도료 등에 사용되어 왔으나, 최근에는 다른 인공방사성동위원소가 사용된다.

라드 rad radiation absorbed dose의 약자. 방사선의 흡수에너지의 양을 나타내는 단위. 방사선의 조사(照射)에 의해서 어떤 위치에서 물질 1g마다 이온성 입자에 의해서 100erg의 에너지가 주어질 때 그 점에서의 흡수량을 1rad라고 한다.

라디에이터냉각기 ~冷却器 radiator cooler 펌프로부터 유입된 물을 열교환기 내로 순환시켜 펌프차 엔진 속의 라디에이터 유체를 냉각시키는 보조 냉각장치.

라디에이터충수관 ~充水管 radiator fill line 펌프로부터 소방차의 라디에이터로 뻗어 있는 충수관.

라디오 radio ① 전선 대신 전자파를 이용하여 전기적인 임펄스나 부호를 송수신하는 것. 또는 전선을 사용하지 않고 전기적인 임펄스나 부호를 송수신하는 것. ② 레이더나 텔레비전용 주파수보다 낮은 주파수에서 목소리 등의 소리나 또는 비음성 기구에 의해 발생된 전기적 임펄스를 전송하기 위해 전자파를 사용하는 것. ③ 위의 두 가지 항에 사용되는 전기기기. 특히 전자파의 무선 송신 또는 수신장비 그리고 원격제어 작동용 장비.

라디오부이 radio buoy 윈도나 대화 상자의 선택 영역에서 어느 하나를 선택 또는 취소하기 위해 사용되는 버튼. 선택 버튼과 같은 의미로 사용되며, 일련의 선택 사항 중 한 번에 하나씩만 선택하게 되어 있다. 반면 또 다른 선택 수단인 체크 박스는 동시에 여러 개를 선택할 때 사용된다.

라디칼 radical 기(基)라고도 하며 하나 이상의 양 또는 음전하를 갖는 이온집단. 수산기(OH⁻), 암모늄기(NH₄⁺), 황산기(SO₄²⁻) 등.

라마즈법 ~法 Lamaze method 프랑스의 산과 의사 페르난드 라메즈에 의해 1950년대에 개발된 출산 준비방법. 라메즈 법은 약물 없이 자연 출산법을 가르치기 위하여 가장 자주 사용되는 방법이 되었다.

라멘 rahmen ① 틀 모양의 구조. ② 구조 부재의 절점, 즉 결합부가 강결(鋼結)되어 있는 골조(뼈대)로서, 인장재, 압축재, 휨재가 모두 결합된 형식(고정절점)의 구조물(골조). ③ 부재와 부재를 강철로 결합한 구조(뼈대).

라베타롤 labetalol 비교적 새로운 비선택성 β수용체 길항제. α₁-수용체에 대한 선택적 차단작용, β₁,₂-수용체 차단작용, β₂-수용체에 대한 부분효능 활성, 신경말단에서의 노르에피네프린 흡수억제 작용을 한다. 만성고혈압에 경구 투여하며 위급시에는 정맥주사를 한다. 고혈압시 20mg을 2분에 걸쳐 서서히 정주하고 주사전과 후 5분 및 10분에 앙와위의 혈압을 기록한다. 원하는 혈압이 얻어질 때까지 또는 총 300mg의 약물을 투여할 때까지 40mg의 약물을 10분마다 추가로 투여한다. 또는 두 엠플(200mg)을 250mℓ의 D₅W에 가하여 0.8mg/mℓ의 희석액을 제조한다. 이 용액을 2mg/min의 속도로 투여한다. 서맥, 저혈압, 울혈성 심부전증, 호흡곤란 등의 부작용이 있으므로 주의하고 β차단제의 경우 혈압, 맥박, ECG와 호흡상태를 계속 모니터해야 한다. 체위성 저혈압이 일어날 수 있으므로 약물투여 시 환자를 앙와위로 눕힌다.

라세믹에피네프린 racemic epinephrine 에피네프린 화합물의 일종. 그러나 에피네프린과는 화학적으로 다소 다른 기능을 갖는다. 어린이들의 후두염 치료에 자주 사용되며 α와 β 아드레날린성 수용체를 모두 자극시킨다. 그러나 β₂ 수용체에 좀 더 친화력이 있어서 기관지 이완을 일으키며 후두염과 연관된 성문 부종(subglottic edema)을 감소시키는데 어느 정도 효과가 있다. 흡입으로만 투여되어야 한다. 후두개염 치료에는 사용해서는 안된다. 빈맥과 부정맥을 초래할 수 있으므로 활력징후를 모니터해야 한다. 많은 환자에게서 초회 치료 30~60분 후에 '반동적 악화(rebound worsening)'가 발생하여 라세믹 에피네프린의 효과가 약해진다. 따라서 라세믹에피네프린을 투여받은 모든 어린이는 병원으로 이송되어야 한다. 대부분의 병원은 라세믹에피네프린을 투여받은 어린이에게 반동적 악화가 일어날 경우 최소 24시간 동안 보호하는 정책을 갖고 있다.

라우린산 ~酸 lauric acid [C₁₁H₂₃COOH] 분자량 200.31, 융점 44.2℃, 비점 225℃, 비중 0.88, 인화점 110℃ 이상, 연소열량 8,820cal/g인 코코넛유나 월계수의 종자유 등에서 추출하는 지방산. 백색의 침상결정성의 납상 고체이며 여름에는 표면이 물 흐르듯 한다. 융점이 낮아서 용융 상태에서 위험성이 크고, 고온으로 가열하면 위험하다. 저장·취급시에는 화기를 엄금하고, 용기의 누출을 방지하며, 찬 곳에 저장해야 한다. 또한, 인화점 이상으로 가열되지 않도록 주의하여야 한다. 화재시 초기 소화에는 이산화탄소, 분말, 할론도 유효하지만 연소 규모에 따라서 물분무도 유효하나 일반적으로 포(泡)에 의한 질식소화가 효과적이다. 글리세리드로서 야자유나 월계수 등 각종의 식물유 중에 포함되어 있다. 주로 세제, 표면활성제의 원료로 사용하는 라우릴알코올의 원료가 되며 비누, 화장품 등에도 사용된다. → 라우릴알코올. = 라우릴산, dodecanoic acid.

라운드 round ① 설치된 경보기의 숫자에 따라 순차적으로 돌아가며 발신하는 화재경보신호 1순회. ② 경비원 등이 주기적으로 실시하는 순찰. ③ 사다리의 가로대.

라이디히세포 ~細胞 Leydig cells 정소의 간질세포(interstitial cell). 테스토스테론 및 기타 남성호르몬을 분비함으로써 내분비기능을 발휘한다.

라이브라인 live line ① 충수 및 사용준비가 완료된 호스 라인 또는 릴. ② 부스터 라인에 반대되는 것으로, 펌프 연결이 완료된 38mm(1⅛in.) 또는 63.5 mm(2½in.) 호스라인.

라이서진산 ~酸 lysergic acid diethylamide : LSD 1947년에 발견된 환각효과제. 1960년대에 LSD의 남용을 가져오게 되었으며 사춘기 학생들이 선호하는 것으로 알려져 있다. $20\mu g$ 정도의 적은 경구투여로 상당한 심리적, 생리적 효과를 일으킬 수 있으며 $0.5\sim2.0\mu g/kg$의 경구용량에서 수분 내에 빈맥, 고혈압, 동공산대, 진전, 고열 등이 일어난다. 복용 후 대개 1시간 이내에 착시, 공감각, 기분의 극도의 불안정성을 포함하여 갖가지 기이하고 종종 모순되는 지각과 기분의 변화가 일어난다. 흔히 공황발작이 일어나며 24시간 이상 지속될 수 있다.

라이소좀 lysosome 세포를 파괴할 수 있는 효소를 포함하고 있는 과립. 근이영양증처럼 조직의 파괴가 일어나는 자기 파괴적 질환에서 중요한 역할을 하리라고 믿어지고 있다.

라이소짐 lysozyme 외부 유기체를 파괴하는 항세균성 활동을 가진 효소. 백혈구 내에서 발견되며 정상적으로 침, 땀, 유즙 및 눈물에 존재한다.

라이신 lysine 유아의 성장과 성인의 질소 균형에 중요한 필수 아미노산.

라이신혈증 ~血症 lysinemia 신체가 필수아미노산인 라이신을 사용할 수 없는 선천성 질환. 근육쇠약과 정신박약으로 이어진다.

라이증후군 ~症候群 Reye's syndrome 급성 뇌질환과 급성 바이러스감염을 일으킬 수 있는 내부 장기의 지방 침윤의 복합체. 이 증상은 influenza B, 수두, 장내세균과 Epstein-Barr 바이러스와 관련되어 있다. 대개 18세 이하의 사람에게 영향을 주며, 바이러스성 질환의 발병초기 약 일주일 동안 발진성 피진, 구토, 혼동을 일으키는 것이 특징이다. 말기에 혼수, 발작, 호흡마비에 의해 심각한 지남력 상실을 일으킬 수도 있다. 실험검사에서 혈액의 SGOT, SGPT, 빌리루빈, 암모니아의 수치가 높아진다. 간 생검을 통해 얻은 조직의 표본에서는 지방층의 퇴화를 볼 수 있으며, 진단을 확정한다. 사망률은 20~80% 사이로 다양하며, 증상의 정도에 따라 결정된다. 라이증후군의 원인은 알 수 없다. 따라서 아스피린은 신생아나 아동에게 투여 시 어떤 상태에서든 의사의 처방이 필요하다. 수두나 감기로 추정될 때에는 사용해서는 안된다. 특별한 치료법은 없다. insulin, antibiotics, mannitol을 투여할 수 있다. 혈액가스, 혈액의 pH, 혈압을 수시로 확인한다.

라이터증후군 ~症候群 Reiter's syndrome 바이러스 혹은 균감염으로 생기는 성인 남성의 관절장애. 발목, 발, 요추부위에 영향을 주며 증상은 설사, 열, 결막염, 그리고 손과 발에 궤양 등을 포함하며 대개 관절염은 다른 증상이 사그라진 후에 지속된다.

라이트라인안전케이블릴 ~安全~ light line safety cable reel 안전하게 시야를 넓혀주는 기능을 하는 릴. 화재로 인하여 연기가 가득하여 전면관측이 불가능하거나 야간에 고층건물의 화재 발생시에 소방대원이 건물 진입시 눈에 잘 띄어 시야를 넓혀줄 수 있으며 구조대원이나 요구조자 모두 안전성을 갖고 침착하게 구조활동을 할 수 있다. 라이트라인 자체가 안전 케이블릴에 감겨 있어 휴대 및 보관하기 쉽고 특수 전선 케이블에 축광 및 방사로프로 짜여져 있는 구조로써 구조 활동시 식별이 용이하며 현장에서 전선릴 대용으로도 사용가능하다.

라이트워터 light water 수성막포 소화약제. 3M사와 미국 해군이 공동 개발한 불소계 소화약제이다. 분말 소화약제와 함께 사용하여 화재를 질식소화할 수 있다. 민물과 바닷물을 혼합해서 사용할 수 있고 A급 및 B급 화재에 유용하며 약제의 수명이 반영구적이다.

라이프라인 life lines 얕은 곳, 깊은 곳, 다이빙하는 곳, 수영하는 곳 등의 영역 구분에 사용하는 선. 경우에 따라서 지친 수상 활동자 자신이 잠시 휴식을 취하도록 하는데 이용되기도 한다. 라이프 라인은 성인 남자가 머리를 물위로 올리는데 문제없을 정도로 팽팽하고 튼튼하게 고정되어 있어야 한다.

라이프슬라이드 life slider 적은 인원으로 계단을 통해 응급환자를 운반할 때 사용하는 기구. 가슴, 몸통, 다리를 고정하는 안전벨트, 등받이가 있으며 고무 고정대에 고정하여 움직이지 않는다. 계단이나 평지에서 이동이 쉽도록 바닥에 구슬이 4개 있으며 밑바닥에 매트리스가 있고 발을 받칠 수 있는 발 받침대가 있다. 크기는 52″ × 2″ × 8″, 무게는 21파운드 정도이다.

라이프아일랜드 life island 플라스틱 침대 덮개. 환자를 세균으로부터 보호하기 위한 것.

라인 line ① 1본 이상의 연결호스. ② 임야화재에서, 화재의 확산을 방지하기 위해 식물을 제거해 버린 일정 구역. ③ 1본의 로프.

라인프로포셔너 line proportioner 유닛을 통과하는 물이 진공을 발생할 때 포원액을 대기압 상태인 저장용기부터 끌어올리는 벤츄리작용을 이용하는 혼합장치.

라임병 ～病 Lyme arthritis 하나 또는 그 이상의 관절을 침범하는 급성 염증성 질환. 진드기에 의해 옮겨지는 병균에 의하여 야기된다고 추정한다. 이 병은 코네티켓, 라임지방에서 처음으로 발견되었으나 그 이후 미국 각지에서 보고 되었다. 증상은 오한, 열, 두통, 관절이 붓고 염증이 생기는 것을 들 수 있다. 무릎과 측두-하악 관절이 가장 흔하게 발병된다.

라지드롭스프링클러헤드 large drop sprinkler head 구경 15mm(0.6in.)인 상향형 스프링클러헤드. 화재 시 생성되는 열기류가 매우 강할 것으로 예상되는 시설에서 사용한다. 보통의 13.5mm(17/32in.) 대구경 스프링클러헤드보다 약 40% 정도 방수량이 많다.

라텍스 latex 천연 고무, 합성 고무 또는 합성 수지의 액상으로 된 것. 고무나무에 상처를 내어 침출된 것을 라텍스라 하는데, 라텍스 중에 고무의 주체가 되는 물질이 직경 0.5~5.0㎛의 입자로 존재하여 현탁하다. 말레이반도를 중심으로 재배되는 고무나무(Hevea brasiliensis) 껍질에 칼로 금을 그으면 얻을 수 있다. 농축된 라텍스에 여러 약품을 가한 다음, 유리 또는 금속으로 사람의 손가락 모양으로 형틀을 만들어 라텍스에 몇 번 담갔다가 말려서 가황(加黃)하고, 형틀을 빼내면 손가락에 끼우는 얇은 색(sack)이 된다. 얼음주머니나 그 밖의 것도 같은 방법으로 제조된다. 또 가느다란 구멍으로 밀어 넣어 응고시켜서 고무줄도 만든다. 합성고무를 중합시켜 에멀전을 만들어 합성라텍스를 제조하기도 한다.

라텍스알레르기 latex allergy 신체의 면역체계가 천연고무 라텍스에서 발견되는 단백질에 반응하거나 라텍스에 첨가된 항산화제에 자극되어 나타나는 알레르기. 라텍스 장갑착용이 많은 의료인들에게서 많이 나타난다.

라플라스법칙 ～法則 Laplace's law 폐포 내의 압력은 표면장력과 정비례하고 직경과 반비례한다는 법칙.

라피닐 raffinal 99.950% 이상의 고순도 알루미늄. 내식성이 뛰어나고, 화학, 식품, 조선 공업 등 각 분야에 널리 사용되고 있다.

라하르 lahar 화산재와 물이 경사를 타고 내려오며 혼합되며 형성되는 화산재 또는 그 토석류. 도시나 강을 범람시킬 수 있다. primary lahar는 눈에 열을 가하여 물이 형성되는 것처럼 화산활동에 의한 것이다. secondary lahar는 강수에 의한 재의 포화상태 이후 발생한다.

락타제 lactase 유당을 몸에서 에너지원으로 필요로 하는 탄수화물인 글루코스와 갈락토스로 분해하는 과정을 촉진시키는 효소. 락타제는 신장, 간, 장세포에 농축되어 있다.

락테이트링거액 ～液 lactated ringer's solution 저혈액성 쇼크의 처치에 가장 많이 사용되는 정맥 수액제 중의 하나인 등장성 결정질액. 물과 전해질을 보충하며 저혈액성 쇼크나 정주선 유지시에 사용된다. 울혈성 심부전이나 신부전이 있는 환자에게 사용해서는 안 된다. = Hartmann's Solution, 링거용액.

락트알부민 lactalbumin 우유에서 발견되는 고영양성의 단백질. 혈청 알부민과 유사하다.

란다우반사 ~反射 landau reflex 유아를 등으로 누였을 때 아치 모양을 유지하기 위하여 머리를 올리고 다리를 약간 구부리는 현상. 근긴장저하영아증후군(floppy infant syndrome)에서는 이러한 반사작용이 빈약하고 다른 질환에서는 이러한 반사작용이 과도할 수 있다.

란타늄크로마이트 lanthanum chromite 전기전도성이 높은 내열 재료. 저항발열체나 고온의 전극에 사용한다. 앞으로 MHD 발전용 전극재료로서 기대가 되지만 알칼리와 반응하기 쉬운 결점은 아직 해결되지 않고 있다.

람세헌트증후군 ~症候群 Ramsay Hunt's syndrome → 이대상포진(耳帶狀疱疹, herpes zoster oticus).

랑게르한스섬 Langerhans' islands 췌장중의 섬상을 이루는 내분비선세포의 집합체. 발견자인 랑게르한스(Paul Langerhans)의 이름을 따서 랑게르한스섬이라고 한다. 사람은 섬의 형태가 직경 $50 \sim 200 \, \mu m$의 다각형으로 췌장전체에 걸쳐서 널리 산재하는데 고리부에 특히 많다. 선세포는 α, β, δ의 3형의 세포로 나누어지는데, 인슐린을 생산하는 β-세포가 대다수를 차지하며, 글루카곤을 분비하는 α-세포나 δ-세포는 적다. 인슐린은 혈당을 저하시키도록 작용하기 때문에 β-세포의 변성에 의해 인슐린이 결핍되면 당뇨병이 된다고 오래전부터 알려져 있다. 한편 α-세포가 분비하는 글루카곤은 혈당상승인자로서 작용하는 호르몬이다. 최근 δ-세포에 소마토스타틴(somatostatin)의 존재가 증명되었다. 이 호르몬은 간뇌시상하부에서 생산되며 하수체의 성장호르몬의 분비를 억제하는 호르몬으로 고려되고 있으나 랑게르한스섬에서는 인슐린이나 글루카곤 분비를 억제한다.

랑비엘결절 ~結節 nodes of Ranvier 유수축삭에서 수초와 수초 사이의 간격(약 1mm). 활동전위는 유수축삭의 랑비엘결절에서만 일어난다.

래더슈 ladder shoe 사다리의 미끄러짐을 방지하기 위해 각 세로대 바닥부분에 부착하는 보호판.

래더스톱 ladder stop 확장사다리를 확장할 때 발생할 수 있는 사다리의 분리를 방지하기 위해 사용하는 블록.

래더스퍼 ladder spur 사다리 세로대 바닥부분에 부착하여 미끄러짐을 방지해 주는 장치.

래더타이 ladder tie 사다리의 비행부분을 확장할 때 사용하는 로프의 끝부분 묶음법.

래버린스실링링 labyrinth sealing ring 링이 임펠러의 구성요소로서 작용하는 원심펌프 틈새 링의 일종. 펌프 하우징의 홈통과 짝을 이룬다.

래커 lacquer ① 넓은 뜻으로는 니트로셀룰로오스, 아세틸셀룰로오스, 에틸셀룰로오스, 벤질셀룰로오스 등 셀룰로오스 유도체를 기재(基材)로 하고, 여기에 수지(樹脂), 가소제(可塑劑), 안료(顔料), 용제(溶劑) 등을 첨가한 도료. ② 좁은 뜻으로는 니트로셀룰로오스를 주요 성분으로 하는 도료다. 래커의 주요 성분이 니트로셀룰로오스란 뜻은 래커의 조성에 니트로셀룰로오스가 양적으로 대부분을 차지하고 있을 뿐만 아니라, 래커의 특성이 주로 니트로셀룰로오스의 성질을 그대로 가지고 있다는 뜻이다. 질산, 초산, 벤질 섬유소 등의 유도체를 휘발성 용제에 녹여, 수지, 가소제, 연화제 등을 가하여 만든다. 질산 섬유소를 쓴 것이 대표적이고, 안료를 가하여 조합한 것이 래커 에나멜이고, 가하지 않은 것이 클리어 래커(투명 래커)인데, 보통 래커라면 후자를 말한다. 사용되는 안료는 도막이 얇기 때문에 은폐력(隱蔽力)이 크고 입자가 미세하여야 되며, 티탄백(白), 크롬옐로, 톨루이딘레드, 군청(群靑), 카본블랙 등이 쓰인다. 따라서 색은 비교적 풍부하고, 특히 아름다운 빛깔을 필요로 할 때는 래커류를 사용한다. 취급시에는 화재 및 폭발의 위험이 크므로 주의해야 한다. 금속용, 목재용, 외부용, 솔칠용 등이 용도에 따라 사용된다. = lacker.

래커시너 lacquer thinner 특히 래커에 넣는 희석제. 보통 초산에틸, 초산부틸, 초산아민, 부타놀 등의 혼합물이다. 아세트산에틸 등의 에스테르류라든가 케톤류(용제), 에탄올 등의 알코올류(助溶劑), 톨루엔이나 나프타(희석제)를 도료의 종류에 따라 적당히 배합한다. 인화성이 강하여 화재의 원인이 되기 쉽다. 폭발 범위는 1~10%로 상온에서 인화성 증기를 다량으로 발생시키고, 공기와 약간만 혼합되어도 인화 및 폭발이 용이하게 일어난다. 초기 소화에는 포, 분말, 이산화탄소 등이 유효하고, 소규모 화재시는 주수소화도 가능하다. 래커의 점성도를 낮추어 뿜어 칠하거나, 얇은 도막을 얻기 위해 사용하고, 페인트를 묽게 하거나, 얼룩을 빼는 데도 사용된다.

래커에나멜 lacquer enamel 금속, 목재면의 유색 불투명한 도장에 적합한 액상의 휘발·건조성 도료. 초산셀룰로오스, 수지, 가소제 등을 용제에 녹여서 만든 용액에 안료를 분산시켜 만든다. 금속기(金屬器), 도자기 등의 표면에 구워 올려 윤이 나게 하는 데 사용한다.

래커퍼티 lacquer putty 백색 또는 쥐색의 고체. 휘발 건조성의 도료로서 용매의 증발로 짧은 시간 내에 건조된다. 함유한 용제의 휘발에 의해 도막이 형성되나, 도막의 성질은 원료의 배합 비율에 좌우되며, 여러 가지 경도와 내구성 등을 가진다. 인화점은 21℃ 미만으로 함유된 휘발성 용제 때문에 공기 중 상온에서 쉽게 인화성 증기를 발생하므로 위험하다. 일단 인화하면 연소성이 커서 진압이 곤란하다. 저장시 직사광선을 차단하고, 불꽃, 화기 등의 접촉을 피하며, 통풍이 양호한 찬 곳에 저장하여야 한다. 화재시 포, 이산화탄소, 건조 분말, 할로겐화합물 소화약제로 질식소화한다. 탄산칼슘분말, 돌가루, 산화아연 래커와 같이 개어서 만든다. 접착제, 고무제품접착, 래커 에나멜의 기초 도료 및 페인트를 칠하기 전에 목질부(木質部)의 결막이나 바탕면을 평활하게 하기 위해 사용된다.

래크 rack 물품을 저장할 때, 물품을 받쳐주는 고정 또는 이동식 구조물.

래크식창고 ~式倉庫 rack storage 래크라는 다단식 구조물 위에 저장하는 방식. 물건은 보통 팰릿 위에 적재된다. NFPA는 높이 3m(10ft) 이상인 것을 '래크저장'이라 정의하고 있으며, FM은 높이와 관계없이 래크를 사용하는 모든 저장방식을 '래크식 창고' 라 정의하고 있다. 래크는 장작더미를 쌓아올린 것과 마찬가지여서 화재시 연소확대위험이 대단히 크다. 따라서 일반적으로, 천장형 스프링클러헤드와 인랙 스프링클러헤드를 동시에 설치한다.

래크열 ~列 row rack 래크의 열. 1열 래크, 2열 래크 등의 방식이 있고, 방식에 따라 스프링클러 설비도 달라진다.

래크하강기 ~下降器 rack descender 로프를 사용하여 긴 하강을 할 경우 래크를 움직이는 막대들이 제동을 걸어주면서 효율적으로 열을 분산시키며 안전하게 하강할 수 있는 제품. 장거리 하강을 해야하는 구조 상황에서 용이하게 쓰이며 한 줄 또는 두 줄의 로프에 사용할 수 있다.

래펠랙 rappel rack U자 모양의 하강속도 조절장비. 제동장치를 지탱해주며 로프에 마찰을 일으켜 하강 속도를 느리게 하기 위해 만들어졌다.

래프트 raft 공기주입식 소형보트(inflatable boat small)로서 래프팅 전용보트. 공기를 가득 넣으면 성인 10명이 승선해도 충분할 만큼의 공간이 넓지만 공기를 빼고 접을 수 있도록 되어 있고, 재질은 고무, 하이팔론, PVC코팅나일론 등이 사용된다.

래프팅 rafting 여럿이 함께 PVC나 고무로 만든 배를 타고 노를 저으며 골짜기와 강의 급류를 타는 레포츠.

래피드워터 rapid water 마찰손실을 줄이기 위해 물에 첨가하는 약제.

랙스프링클러헤드 baffle sprinkler head 인랙(in-rack) 스프링클러설비에 사용하는 헤드. 보통의 스프링클러헤드와 동일하지만 커다란 집열판(baffle)이 달려 있다는 점에서 차이가 있다.

랜턴채광창 ~採光窓 lantern skylight 양 측면에 유리가 달린 지붕구조. 평상시 측면 유리는 건물 안으로 빛이 들어오는 통로 역할을 하며, 화재시에는 환기구 역할을 하기도 한다.

램 ram ① 플런저를 이용해 밀거나 잡아당겨 그 끝을 확장시키는 유압구조장비. 직접 또는 리모콘을 이용하여 다양한 크기와 용도에 맞게 사용된다(= hydraulic rescue ram, power ram). ② 강제적으로 출입구를 열 때 사용하는 장비. 일체 성형(成形) 단위로 이루어졌으며 주로 문을 강제로 열 때 사용한다(= battering ram).

램스혼 ram's horn 쌍구형 송수구와 모니터 노즐을 연결하는 연결부. 쌍구형 송수구에서 뻗어 나온 두 개의 곡선 파이프로 이루어져 있고, 이 두 개의 파이프는 노즐 플레이파이프에 장치된 하나의 연결부로 연결된다.

램제트 ram jet 고속 비행 중의 유입 공기압으로 공기를 압축하는 제트 엔진. 공기를 정면에서 흡수하여 압축한 후 좁은 흡입구를 통과시킴으로 추진력을 발생시킨다. 주입 연료는 흡입구에서 연소되고 기체는 소진 후 방출된다.

램프 lamp 주행이나 지시를 위해 밝히는 등. 램프의 종류에는 야간과 터널 내와 같이 어두운 주위 환경에서 자동차가 안전한 주행을 할 수 있도록 전방을 조명하는 목적을 가진 것과 지시 또는 신호를 나타내기 위한 목적으로 사용되는 것이 있다. 이러한 램프들은 내진성, 내구성, 방수성, 방진성 등의 요건을 갖추고 있어야 한다. 램프의 전원은 차량운행 중에는 교류 발전기로부터, 엔진이 정지중에는 배터리로부터 공급을 받는다. → 배터리.

랭킨 Rankine(스코틀랜드 물리학자, 1820~1872). 온도 측정시 사용되는 스케일. 0도 랭킨은 −459.67°F이다. °F와 °R의 사이즈는 같다. fahrenheit-absolute(절대 화씨)라고도 한다.

러닝라인 running line 고정 또는 저장되어 있는 로프와 비교하여 사용되고 있는 모든 로프.

러닝롱 running wrong ① 출동 목적지가 아닌 다른 곳으로 출동함. ② 정당한 이유 없이 사전에 계획된 출동 루트를 지키지 못함.

러비시 rubbish 음식물 찌꺼기와 재를 제외한 모든 고체 쓰레기.

러시아응급의료체계 ~應急醫療體系 Skoraya Meditsinskaya Pomosh : SMP 러시아의 대표적 응급의료체계.

러시아인플루엔자 Russian influenza 1978년 러시아에서 시작되었다고 생각되는 인플루엔자 A. 범발성 인플루엔자이다.

러프 RURP Realised Ultimate Reality Piton의 약자로 직암벽의 등반 또는 조난자 구조시 너트가 설치될 수 없는 크랙과 고정 확보물이 없는 경우 아주 좁은 수평크랙에 설치하는 가장 작은 피톤.

럭스 lux 조도(照度) 기준의 하나. 인간과 조도의 관계는 눈동자 지름과의 관계로 설명되며, 눈동자 지름은 빛의 양이 많을 때는 축소되고 적을 때는 확대된다. 바람직한 눈동자 지름의 크기는 최대로 확대했을 때와 최소로 축소했을 때의 중간 상태가 가장 자유도가 큰데, 그때의 조도는 약 500럭스로서 일반 사무실 기준과 동일하다.

런던형스모그 ~形~ London Smog 1952년 12월 5~9일 런던에서 발생한 스모그에서 유래된 스모그 현상. 뮤즈계곡 사건 및 도노라 사건은 공장의 배기가스가 원인 된 스모그형이며, LA형 스모그는 자동차의 배기가스가 원인이 된 스모그이다. 이에 비해 런던형 스모그는 가정난방의 배기가스가 원인이 된 것이라는 특징을 가지고 있다. 이 경우 역전층이 지상 60~150m에 이루어져 이 스모그에 의한 런던 지구의 사망자는 예년보다도 3,500~4,500명이 증가되었다.

런아웃 run out 모래톱 구멍을 통과하는 바다 쪽으로 흐르는 물. 구멍이 깔때기 역할을 한다. 깔때기는 물의 속도를 가속화시켜 위험한 급류를 형성시킨다.

런아웃지역 ~地域 run out zone = avalanche path.

런웨이 runway ① 건물과 건물을 연결하고 있는 보행 통로 가운데 상당히 높은 곳에 위치한 것. ② 구조용 덮개를 세로 길이로 접어 만든 비탈진 수로. 불필요한 물을 배수할 때 사용한다. ③ 공항 가설활주로.

레그록 leg lock 사다리 가로대 위에 한쪽 무릎을 걸치고, 무릎을 걸친 다리의 발목 부분 사다리 세로대 바깥쪽으로부터 발아래 가로대를 감싸고 서 있는 방법. 사다리에 고정시킨 다리의 반대편까지 두 손을 자유로이 사용하여 작업할 수 있다.

레네그레병 ~病 Lenegre's disease 방실결절과 좌각 및 우각에 원인불명의 퇴행성 변화가 발생하는 질환. 3도 방실전도 차단을 일으킨다.

레늄 rhenium [Re] 원자번호 75, 원자량 186.2, 융점 3167±60℃, 비중 21.3(20℃)인 텅스텐과 비슷한 성질의 은백색 광택을 내는 금속. 공기 중에서는 녹슬지 않으며, 분말은 발화한다. 할로겐, 황 등과 반응하며, 산화력이 있는 산에는 서서히 녹는다. 분말은 질산, 과산화수소, 염소수(鹽素水) 등에 의해 쉽게 산화된다. 값이 비싸고 산출량이 적어 일반적으로 사용되지 않으나, 열전자 방출이 크기 때문에 고진공 전자관 재료, 백금의 경화원소, 내열합금 등으로 사용된다. 또 백금의 첨가제, 아세틸렌의 수소첨가, 일산화탄소와 수소와의 화합, 알코올을 분해하여 수소와 알데히드로 하는 반응, 일산화탄소의 분해 반응 등 각종 분해 반응의 촉매로도 사용된다.

레닌 renin 신장의 방사구체장치에서 혈액으로 분비되어 안지오텐시노겐(angiotensinogen)을 안지오텐신 I (angiotensin I)으로 전환하는 효소.

레닌-안지오텐신-알도스테론기전 ~機轉 renin-angiotensin-aldosterone mechanism 레닌의 방출로 인해 혈압이 증가되고 안지오텐시노겐을 안지오텐신 I 으로 변화시키는 기전. 안지오텐신 I 은 효소에 의해 안지오텐신 II로 변화되고 이것은 체액의 정체를 통해 혈량을 증가시키므로 혈압이 증가되는 알도스테론의 분비증가와 혈관수축의 원인이 된다.

레더¹ ladder 사다리 또는 줄 사다리.

레더² leather 포유동물과 같은 것의 피부를 벗겨낸 것. 가죽에서 털을 제거하고, 무두질한 것을 유피라 하고, 이것들을 총칭해서 피혁(皮革)이라 한다. 또 털이 붙어 있는 채로 무두질한 것을 모피(毛皮)라 한다. 벗겨낸 가죽을 그대로 방치해 두면 곧 부패해 버리지만 적당한 유제로 처리해서 유피로 만들면 물에 적셔도 부패하지 않고, 건조시켜도 딱딱해지지 않으며, 내수·내열성(耐水耐熱性)을 얻어, 각종 장구(裝具)의 재료로서 우수한 성질을 가진다. 무두질

한 가죽은 가죽 패킹으로 사용되며, 타닌 무두질 쇠가죽은 공기, 수압용 패킹으로 사용한다. 크롬 무두질 가죽은 유압용 패킹으로 사용한다. 의피, 즉 인조가죽을 레더라 하기도 한다. = 가죽.

레독스 redox 산화환원(reduction-oxidation)의 줄임말. 레독스 중합, 레독스 촉매라고도 한다.

레드라인 red line 고무 코팅된 19.05mm(¾in.) 또는 25.4mm(1in.) 호스.

레리쉬증후군 ~症候群 Leriche's syndrome 복부 대동맥이 서서히 막히는 것. 증상은 둔부, 허벅지, 또는 종아리의 통증을 들 수 있으며 하지의 맥박 결손 등을 들 수 있다.

레보도파 levodopa 도파(dopa)의 좌선성이성체. 백색 결정성 분말이며 파킨슨(Parkinson)병의 치료에 사용된다.

레보르파놀 levorphanol 진통제.

레쉬-니한증후군 ~症候群 Lesch-Nyhan syndrome 남자에게서 발생하는 유전 질환. 정상적으로 혈액과 소변 내에 존재하는 요산을 과도하게 생산하는 경우이다. 증상은 정신지체, 스스로 손가락이나 입술을 물어서 절단시키는 것, 신장 기능 저하, 비정상적인 신체 발달 등이 있다.

레스큐보드 rescue board 구조용 고정판. 일반적으로 레스큐 보드(소방에서는 척추고정판)의 대용으로 사용되는 서핑보드는 화이버 글래스로 만들어 진다. 레스큐 보드는 길이 약 3미터 폭 약 50센티미터로 두 명의 성인을 태우고도 충분한 부력을 가지고 있다.

레스큐시트 rescue sheet 저체온 상태인 구조자에게 체온유지를 위해 덮을 수 있는 아주 얇은 단열재로 만들어진 보온 성능이 뛰어난 시트.

레스큐에잇 rescue eight = 피거 에잇 디센더 (figure-eight descender).

레스큐튜브 rescue tube 구조원에게 있어서 가장 중요한 장비. 레스큐 튜브는 두 명 정도를 물위에 떠 있도록 하는데 충분한 부력을 가지고 있다.

레시틴 lecithin 식물이나 동물에 흔한 인이 풍부한 지방. 간, 신경, 담즙, 혈액 내에서 발견되며 지방대사에 필수적이고 음식가공, 의약품, 화장품, 잉크제

조시 사용한다.

레이노병 ~病 Raynaud's disease 수지의 간헐적인 창백, 청색증(cyanosis)을 주증상으로 하는 사지의 혈관질환. 말초혈관의 폐색은 나타나지 않으며 수지 및 족지의 혈관이 수축성 자극에 민감하게 반응한다. 15~45세의 여성에서 처음 나타나고 진행성 경향을 보이는데 주로 한쪽 손이나 손가락 한두 개에 나타나는 레이노현상(Raynaud's phenomenon)과는 달리 양쪽 손가락에 대칭적으로 증상이 나타나고 혈관경련이 보다 자주 길게 지속된다. 이유는 잘 알려지지 않은 상태이나 일부의 경우는 교감신경계의 이상과 관련이 있고 동통, 저림, 냉감이 나타나는 진동작업자에게 잘 발생하는 직업병이다. 가끔 혈관운동장애와 동반되는 감각이상으로 저림, 뻣뻣함, 감각둔화, 통증 등을 동반하고 병변이 더욱 진행되면 손과 발가락 말단부위의 지방층 및 피부의 위축이 동반되기도 하고 손가락 끝에 궤양이 나타나기도 한다. 일단 발생하면 치유가 잘 안되므로 몸을 따뜻하게 유지하고 손을 추위에 노출시키지 않도록 예방하고 연화성 윤활성 로션을 자주 발라 피부가 갈라지고 건조하지 않도록 하며 상처가 없도록 해야 한다. 저용량 니페디핀(sustained-release. 30mg/d)이 치료에 효과적으로 사용되는데 약물요법에 실패하거나 일상생활이 불가능할 정도로 손발의 구조적 변형이 동반되면 교감신경 절단술을 시행하기도 한다. → 레이노 현상.

레이노징후 ~徵候 Raynaud's sign → 선단청색증 (acrocyanosis).

레이노현상 ~現象 Raynaud's phenomenon 레이노병(Raynaud's disease) 증세를 보이는 현상. 발가락 보다는 손가락이 창백해지거나 청색증이 나타나는 또는 창백하다가 청색증이 동반되는 것이 특징이며 대개 국소적 또는 전신적 질환을 동반한다. 추위나 정서적 흥분에 의해 발생하기도 하며 초기현상은 단지 1~2개 손가락에서만 이러한 현상이 나타난다. 병이 진행됨에 따라 모든 손가락 및 손바닥 전체에서 증상을 보이게 되지만 엄지손가락은 대개 증상이 없다. 회복시에는 심한 발적과 따끔거림, 감각이

상 및 경미한 부종이 동반되는데 이러한 증상은 대개 자연적으로 소실되거나 손발을 따뜻한 물에 담그면 소실된다.

레이놀즈수 ~數 Reynolds number : NRe 유동(流動)하는 유체 내에 물체를 놓거나 관(管) 속을 유체가 흐를 때에 그 흐름의 상태를 특징짓는 수치(數值). 유체의 점성률(粘性率)을 η, 밀도를 ρ, 유속(流速)을 v, 물체의 모양을 정하는 길이, 즉 구(球)나 원관(圓管)이면 반지름, 육면체면 변의 길이를 l이라 할 때, $R = \rho lv/\eta$로 구해지는 무차원수(無次元數)를 말한다. 같은 형의 물체에서도 흐름의 상태는 R에 따라 대단히 변하므로 레이놀즈 수는 흐름을 특징짓는 것으로서 매우 중요하다. 경계의 모양이 닮은 두 물체를 서로 다른 흐름 속에 놓았을 때 각각 레이놀즈수가 같다면, 길이와 시간의 단위를 적당히 잡으면 두 흐름의 상태는 완전히 일치한다(레이놀즈의 닮음 법칙). 일반적으로 대문자 R로 표시하지만 반지름인 radius의 약자 r로 표시하기도 한다.

레이더 radio detection and ranging : radar 송신기에서 매우 짧은 시간에 발생시킨 마이크로파 또는 밀리미터파를 날카로운 지향성을 가진 안테나로 목표물에 발사하고, 그 반사파를 수신하여 브라운관상에 도형을 그리게 하여 발사할 때부터의 시간 차와, 도형의 형태에서부터 목표물까지의 거리나 그 형태를 판정하는 장치. 어두운 밤, 안개 속, 눈이 내릴 때도 주위의 지형이나 장애물을 뚜렷이 관측할 수 있고, 선박이나 항공기의 유도나 안전 확보에 중요한 역할을 하고 있다. 이밖에 기상 관측 등에도 이용된다.

레이더감시 ~監視 radar monitoring 발부된 항공교통관제허가 및 해당 비행경로로부터의 과도한 이탈과 관련된 정보 및 조언을 제공하기 위한 레이더의 사용.

레이더관제 ~官制 radar control 레이더로부터 획득된 정보가 항공교통관제업무에 직접 이용됨을 나타내는 용어.

레이더관제사 ~官制士 radar controller 레이더 관제 업무와 관련된 자격증을 소지한 항공교통관제사.

레이더돔 radar dome 풍우 등의 기상 조건에서, 레

이더 등의 회전 안테나를 보호하기 위해 이것들을 위에서 아래까지 전부 덮은 둥근 모양의 구조물. 전파의 감쇠가 적은 물질로 만들어져 있다. 초기의 지구국 안테나에도 사용됐으나 현재는 거의 사용하지 않는다. 또 고정 통신에 사용하는 파라볼라 안테나의 개구면만을 덮은 판형의 레이더돔도 사용되고 있다.

레이더부이 radar buoy 트랜스폰더를 내장한 라디오 부표. 레이더에 의해 부표의 위치를 탐지하기 위해 개발되었으며 9GHz대의 레이더수신기와 40MHz대의 송신기를 내장하여 쌍으로 운용한다.

레이더식별 ~識別 radar identification 특정 항공기에 대한 레이더 위치가 레이더 전시면에 나타나고 항공교통관제사가 그 위치를 확실히 식별하였을 때를 나타내는 상태.

레이더유도 ~誘導 radar vectoring 레이더를 사용하여 항공기에게 특정 방향으로 항행유도를 하는 것.

레이더접근 ~接近 radar approach 레이더관제사의 지시하에서 항공기에 의해 수행되는 최종접근단계에서의 접근방식.

레이더지도 ~地圖 radar map 특정상태를 즉시 인지할 수 있도록 하기 위하여 레이더 전시면에 이중 인화되어 표시된 정보.

레이더포착 ~捕捉 radar contact 레이더 전시면에 특정 항공기의 레이더 위치가 보이고 식별된 때를 나타내는 상태.

레이더표지 ~標識 radar beacon 선박의 레이더 표시면상에 송신국의 위치를 그 국의 식별이 가능한 휘선 부호(輝線符號)로 표시되도록 선박의 레이더에서 발사된 전파에 응답하여 9GHz대의 전파(마이크로파)를 발사하는 시설.

레이더항적위치 ~航跡位置 radar track position 레이더정보를 근거로 하여 추적 목적으로 사용되는 컴퓨터에 의해 추정되는 항공기 위치.

레이드로프 leid rope 인명구조에 이용되는 전형적인 로프. 하중에 강한 재질이 표면을 감싸고 있는 꼬임방식으로 되어 있다. = 세가닥 꼬임로프.

레이디그세포 ~細胞 Leydig cells 남성호르몬 테스토스테론을 분비하는 정소에 있는 세포.

레이어링 layering ① 연기의 성층화. ② 심각한 화재위험 노출로 인해 중량콘크리트 구조물에서 부분적으로 분리된 25~50mm(1~2in.) 두께의 콘크리트 층.

레이온 rayon 반짝거린다는 의미에서 rayon이라고 명명된 식물섬유소계 재생섬유소의 총칭. 감촉이 유연하고 다소 차가운 감이 있으며, 비중은 1.23으로 방적섬유 중에서는 무거운 편이다. 목재 또는 무명의 부스러기 등을 적당한 화학적 방법으로 처리하여 순수한 섬유소로 이루어진 펄프를 만들고 화학적으로 이를 용해한 다음 다시 섬유상(纖維狀)으로 응고시켜 만든다. 레이온의 큰 결점은 내수성(耐水性)이 크게 떨어진다는 것과, 탄성이 적어 의복재료로는 구김살이 생기기 쉽다는 점이다. 그러나 탄성의 결점은 직포(織布)되었을 때 수지가공(樹脂加工)을 함으로써 극복된다. 현재는 면(綿) 또는 순량(純良)한 펄프를 사용하여 중합도(重合度)가 높은 강력한 레이온이 제조되어 자동차 타이어의 심지 등에도 이용되고 있다. 또한 일반직물로 사용되는 것 외에 공업용으로도 널리 사용되고 있다.

레이저 laser Light Amplification by Stimulated Emission of Radiation의 머리에 오는 문자를 딴 것으로 빛의 유도 방출을 이용해서 생기는 단색성이 높고 위상이 모인 광선을 발생시키는 장치. 광(光)메이저(MASER)라고도 한다. 주파수에 따라 원적외(遠赤外) 메이저, 적외 메이저, 자외(紫外) 메이저 등과 구별하는 때도 있다. 기체 레이저, 고체 레이저, 액체 레이저, 반도체 레이저 등의 종류가 있으며 각각 특색 있는 동작법을 갖고 있다. 안정도가 좋은 레이저 발진기에서는 거의 완전히 위상이 갖추어진 코히어런트(coherent)광이 얻어지며, 단색성이 뛰어나서 3×10^{14}Hz의 주파수에서 폭이 Hz 이하인 것도 실현된다. 따라서 휘도 온도는 대단히 높고 1W의 출력이 폭 1Hz로 나온다고 하면 7×10^{22}K가 된다. 단일 모드에서의 발진에서는 출력광의 빔의 퍼짐은 굴절에 의한 것 외에는 존재하지 않고 지향성이 좋다. 레이저광은 이러한 특징을 가지고 있으므로 고정도(高精度), 고감도(高感度)의 측정, 계측,

비선형광학(非線形光學)의 연구, 광통신 등의 넓은 분야에 응용된다. 최근에는 의학분야에서의 응용도 활발하다. 예전에는 실명(失明)을 면할 수 없었던 눈의 망막(網膜)에 생긴 종양이나 당뇨병에 의한 안저출혈(眼底出血)도 눈 외부로부터 레이저광선을 조사함으로써 치료할 수 있게 되었다. 또 레이저를 사용하는 수술용 메스가 개발되어 위(胃) 속에 생긴 암이나 종양을 제거할 수 있다. 즉 입으로 광섬유를 삼키게 하고 여기에 레이저광선을 통하여 암이나 종양 부분만을 태우고 잘라내는 방법이다. = 광메이저.

레이저다이오드 laser diode : LD 순방향 반도체 접합을 능동 매체로 사용하여 레이저를 발생시키는 다이오드. 주입형 다이오드 또는 반도체 레이저 다이오드의 동의어로 갈륨비소(GaAs) 등이 재료로 쓰인다.

레이저장애 ~障碍 laser hazard 레이저광으로 인하여 인체에 생기는 장애. 특히 문제가 되는 레이저 장애에는 눈(眼) 장애, 피부 장애 등이 있다.

레이저플라스마진단 ~診斷 laser plasma diagnosis 레이저를 이용한 광간섭, 산란 측정에 의한 플라스마의 밀도, 전자, 이온, 온도 등의 계측.

레이즈 raise 사다리를 세워서 고정시키는 여러 가지의 방법.

레이크 rake ① 화재가 발생한 지역에 호스를 사용하여 신속하게 물을 뿌림으로써 최대의 냉각효과를 거두어 화재를 진화하려는 것. ② 임야화재 진화용 수도구. ③ 꼬챙이가 없는 플래스터 훅. ④ 수직 기울기 또는 경사각도.

레이현상 ~現象 Reilly's phenomenon 순수하게 자율신경에서만 직접 또는 간접적인 자극에 의하여 일어나는 기질적(器質的)인 병변. 자극증후군(irritation syndrome)이라고도 한다. 위궤양, 급성췌장괴사, 부신출혈(副腎出血), 심폐출혈, 심장, 신장, 간의 변성 및 괴사 등을 말한다. 1934~1936년 프랑스 실험병리학자 J.레이가 '자율신경의 과잉자극에 의한 비특이증후군'이라고 보고한 것이다. 이러한 병변은 쥐의 자율신경을 집게로 누르기만 해도 발생한다. 클로로프로마진과 같은 자율신경차단제를 투

여하면 방지할 수 있다. 레이의 제자였던 H.라보리가 인공동면법(人工冬眠法)을 창안하고, 캐나다의 H.젤리에가 스트레스이론을 정립하는 데에 큰 영향을 주었다.

레인저부대 ~部隊 ranger corps 특수훈련을 받고 유격전(게릴라전)을 수행하는 소규모 단위 비정규 전투부대. 전술적 목적을 위해 운영되며, 적의 배후에 잠입·침투하여 게릴라 전법으로 적의 후방 교란, 사령부, 통신소, 교통요지 등에 대한 기습공격을 감행한다. 부대는 유격전에 적합하도록 소규모의 조편성으로 되어 있고, 조원은 폭파, 무전, 언어, 화기, 의료 등의 전문분야별 기술을 한 가지 이상 갖춘 기술집단의 성격을 띤다. 훈련 내용은 어떤 환경이나 조건하에서도 견딜 수 있도록, 불면에 대한 훈련을 포함하여 야초(野草)나 쥐, 뱀 등 야생동물의 생식 훈련, 수류(水流)나 계곡을 밧줄을 타고 건너기, 절벽을 오르내리는 록클라이밍, 폭약조작, 도수격투(徒手格鬪), 낙하산강하, 각종 무기의 조작과 사격술, 현지주민의 언어에 이르기까지 다양하고 광범하며, 훈련의 엄격성으로도 이름이 높다.

레인줄 lane lines 보통 실내수영장이나 시설물에서 수상 활동자들이 서로의 수상활동 영역을 명확히 구분할 수 있도록 하는데 사용되는 줄. 물살에 밀리지 않도록 충분히 팽팽하게 고정되어 있어야 한다.

레일 rails ① 트러스 사다리의 세로대. 트러스나 가로대에 의해 분리되어 있다. ② 옛날에, 말이 끄는 소방차를 소방서 안으로 진입시키기 위해 소방차 바닥에 장치했던 강철레일. ③ 철도.

레일사다리 rail ladder 측면 레일이 달려 있는 사다리. 건물이나 탱크 등의 구조물에 연결되어 있다.

레지스터 register ① 화재경보기로부터 수신된 경보를 기록하는 펀치 수신기. 소방서 상황실에 설치한다. ② 공조설비나 환기설비의 환기구.

레지오넬라병 ~病 Legionnaires' disease 세균(*Legionella pneumophilia*)에 의한 감염으로 야기된 급성 폐렴. 독감 같은 질환 후에 흉막염이 뒤따른다. 증상은 열, 오한, 근육통, 두통, 마른기침, 설사 등이 있다. 이 질환은 일반적으로 저절로 치료되나,

국지적으로 집단 발생한 경우 사망률이 15~20% 정도 된다. 오염된 에어컨 냉각탑과 축축한 토양이 감염원이 될 수 있다. 사람과 사람사이에서는 전염되지 않는다. = 재향군인병.

레킹바 wrecking bar 한쪽 끝에는 끌이 달려 있고, 다른쪽 끝에는 못뽑이가 달려 있는 짧은 강철 지렛대.

레터만 Letterman, Jonathan 미국 남북전쟁 당시 연합군 소령. triage(전상자 치료우선 순위 선별)제도를 처음으로 발전시켰고, 모든 군 단위에 상이한 의료장비목록을 배급할 것 등의 개념을 완성했다. Letterman 교환제도는 의료 장비를 새로 구입하는 것을 간략화시켰으며 오늘날 군병원 및 민간병원에서도 동일한 개념을 사용하고 있다.

레티노산 ~酸 retinoic acid 비타민 A의 활성형. 세포핵의 수용체 단백질에 결합하여 비타민 A의 효과를 직접 발휘하게 한다.

레티닌 retinene 비타민 A1의 알데히드인 눈의 광선과민성 단백질 화합물. 레티닌 1(retinene 1)과 레티닌 2(retinene 2)가 있다. 레티닌들은 알데히드이기 때문에 레티날(retinal)이라고도 한다.

레펠 rappel 고정된 로프에 의해 하강하는 것. 헬리콥터, 암벽, 건물에의 레펠을 포함한다.

레헤르선 ~線 Lecher wire 단파장 발진기의 출력 회로로서, 평행하게 배치한 두 개의 직선 도체를 연결한 다음, 그것에 정재파를 만들어 그 전압 또는 전류의 파절(波節) 간격을 측정하면 발진 주파수를 구할 수 있는데, 이때 이용되는 직선 도체를 가리키는 말. 레헤르선은 그 길이로 정해지는 고유 파장이 있으므로 공진 회로로 사용할 수 있으며, 극초단파(UHF)의 발진기에 이용된다. 호르본 발진기 등이 이에 속한다.

렌즈핵 ~核 lentiform nucleus 렌즈에서의 가장 중심부. 내 낭의 외측에 위치하며 안쪽의 담창구와 바깥쪽의 피각이 합쳐져서 볼록렌즈 모양을 하고 있다.

렌치 wrench 소화전을 개폐하거나 소방호스 커플링을 결합 또는 분리하는데 이용하는 연장. = 스패너.

렘 REM Roentgen Equibalent Man의 약자로 방사선이 생물체에 미치는 작용을 결정하는 흡수선량의 단위. 방사선의 종류에 따라 같은 흡수선량이라도 생체에 미치는 실제적인 작용은 일정하지 않다. 그 때문에 X-선이나 γ-선을 기준으로 하는 각종 방사선의 생체에 대한 작용을 생물학적 효과비율(relative biological effectiveness : RBE)이라고도 하고, 이것을 고려해서 나타내는 단위를 렘이라 한다. 라드로 표시된 방사선의 흡수선량과 RBE값과의 곱을 RBE 선량이라 하며 렘은 그 단위이다. RBE 값은 여러 조건이 있어서 결정하기 어렵지만 보통 다음과 같이 값이 결정되어 있다. 즉, 오늘날 기준으로 하는 X-선과 γ-선 및 β-선은 1, 빠른 중성자나 10MeV까지의 양성자는 5~10, α-선은 5~20이 기준으로 되어 있다. 1단위의 X-선이나 γ-선을 흡수한 것과 같은 생물학적 피해를 인체에 미치게 하는 모든 방사선의 양을 1렘이라고도 한다.

렘수면 ~睡眠 rapid eye movement : REM sleep 수면뇌파에서 급속한 안구운동이 나타나는 것. 수면뇌파는 크게 두 가지 즉, 급속한 안구운동이 나타나는 렘수면과 안구운동이 일어나지 않는 비렘수면으로 나누게 된다. 렘수면은 고진폭의 서파수면에 이어서 나타나는 저진폭의 빠른 파 및 급속한 안구운동, 심박동수와 호흡과 같은 자율신경성 활동이 불규칙적이고 가벼운 불수의적인 경련과 같은 특징이 있다. 즉, 렘수면기에는 눈을 감고 있는 안검 아래쪽의 안구가 서서히 움직이거나 좌우로 급속히 움직이는 특징이 있기 때문에 렘수면이라고 한다. 이 단계에서 각성되면 대부분의 경우 꿈을 꾼 것으로 기억한다. 일반적으로 밤마다 80~120분 간격으로 3~4회 발생하며 각각 5분~1시간 이상 지속된다.

렙토스피라증 ~症 leptospirosis 개, 돼지, 들쥐 등의 설치류로부터 감염되는 전염병. 병원체는 *Leptospira icterohaemorrhagiae*이다. 동남아시아와 극동지역, 우리나라는 강원, 경기, 전남지역에서 주로 9~10월경에 발생된다. 잠복기는 10일 전후이며 초기에는 고열과 오한, 근육통과 두통, 구토증, 감기증상과 유사하다가 황달증상, 패혈증 등 급성적으로 진행한다.

렙틴 leptin 지방조직에서 분비되는 호르몬으로 식욕을 감소시키는 포만인자로 작용한다.

로그북 log book 훈련 경험, 다이빙, 비상 정보 등 잠수 활동에서 발생하는 것을 기록하여 다음 잠수에 참고하게 하는 기록장. 일기 형식의 잠수 일지와 잠수 지역의 특성 및 잠수를 함께 한다. 짝의 이름 등을 기록하고, 훈련 때에는 훈련의 내용과 인스트럭터의 이름 등을 기록해 둔다. = 잠수기록장(潛水記錄帳).

로다민B rhodamin B 과자, 어묵 등에 사용되는 핑크색의 염기성색소. 과량섭취시 소변 중에 단백과 적색색소가 검출되고 부종이 발생하여 중독을 일으키는 수가 있다.

로듐 rhodium [Rh] 원자번호 45, 원자량 102.9055, 융점 1,966℃, 비등점 약 3,960℃. α, β 두 종류의 동소체가 있고, 1,000℃ 이하에서는 양자(兩者), 1,400℃ 이상에서는 β만이 존재하는 은백색 금속의 일종. 분말은 흑색. 제법은 백금광석을 왕수(王水)로 처리해서 다른 금속을 제거하여 염화로듐을 만든 다음, 히드라진 등으로 환원시켜 얻는다. 순수한 로듐은 반사거울에 쓰이며, 또 백금의 경화원소(硬化元素)로도 사용된다. 백금-로듐합금은 내식성(耐蝕性), 내열성이 뛰어나 저항체, 열전쌍(熱電雙), 암모니아의 산화용 촉매, 내열재, 내식재 등으로 이용한다. 또 진공도금으로 유리에 증착시켜 간섭필터로도 사용된다.

로라제팜 lorazepam 항불안 치료제의 일종. 상품명으로 ativan이 있으며 마취전 투약제제나 마취의 증강, 유도목적으로 사용되며 항 불안치료, 진정, 수면유도의 목적, 운동성발작, 간전 중적상태, 급성 불안상태 때 쓰이는 디아제팜(diazepam)보다 반감기가 짧은 벤조디아제핀(benzodiazepine)계 약물이다. 저혈압, 졸음, 두통, 마취, 호흡억제, 시야몽롱 등이 유발될 수 있다. 하루 경구용량은 2~6mg이고 1~4mg씩 2~3회 분할투여 할 수 있으며 정맥주사시는 0.5~2mg을 투여한다. 정맥투여가 불가능 할 때는 직장투여를 할 수 있다. 정맥 투여하기 전에 생리식염수나 D_5W로 희석해야하고 과민성환자나 신장 및 심장질환, 뇌의 기질적 장애가 있는 환자, 중증 근무

력증 환자 등에게 투여해서는 안 된다.

로밍기능 ~機能 roaming function 무선 호출 수신기가 기존의 한 지역 밖에서 서비스를 받을 수 없는 한계를 극복하고 전국을 단일권처럼 서비스를 받을 수 있는 기능. 무선 호출 교환기와 연계해서 실현이 가능한 기능이다. 가능한 한 기존 시스템을 변경하거나 추가 시스템을 설치하지 않고 기존 시스템에 간단한 장치를 하여 무선 호출 서비스권 전환(paging roaming) 기능을 수행할 수 있도록 하는 기능이다. 이 로밍 기능의 무선 호출은 다채널 수신이 가능한 신시사이저 방식의 무선 호출 단말기가 필요하다.

로버트하강기 ~下降器 Robert descender 하강기의 일종. 조난자를 하강시키기 위해 필요하다. 조난자가 순간적으로 추락했을 때 자동제어가 되며, 구조자가 많은 장비를 메고 하강할 때에 양손을 사용할 수 있어 중심을 쉽게 잡을 수 있다. 또한 싱글, 더블로프 모두 사용할 수 있으며, 로프결속 및 탈착이 다른 하강기에 비하여 용이하다.

로비지휘본부 ~指揮本部 lobby command post 고층건물의 1층 로비에 위치한 화재 지휘본부.

로션 lotion 피부를 보호하거나 치료하기 위하여 쓰여지는 액체 약품.

로스트애러우 lost arrow 직암벽의 등반 또는 조난자 구조시 너트가 설치 될 수 없는 크랙과 고정 확보물이 없는 경우 수직, 수평크랙에 설치하는 나이프 블레이드(blade).

로우리소화전 ~消火栓 lowry hydrant 휴대용 소화전 척(chuck)을 사용하는 매입형 소화전.

로은-가농-레빈증후군 ~症候群 Lown-Ganong-Levine syndrome : LGL 심실성 전자극에 의해 나타나는 방실전도계의 장애. 이것은 정상적인 QRS파, 갑작스러운 빈맥과 짧은 PR 간격을 유발할 수 있다.

로저식호스고정장치 ~固定裝置 Roger's rope hose tool 호스라인 등을 고정시킬 때 사용하는 접쳐 이은 로프고리와 갈퀴.

로큐로니움취화물 ~臭化物 rocuronium bromide

신경근 전달 차단제. 골격근 이완에 필요한 전신마취의 보조제로 과민성 환자에게 사용해서는 안 된다. 메스꺼움, 두통, 호흡 문제, 부정맥, 딸꾹질, 발진, 주사부위 부종이 주된 부작용이다.

로터리기어프라이머 rotary gear primer 소방펌프와 흡입호스에 차 있는 공기를 제거할 때 사용하는 소형 로터리 기어 펌프.

로터리펌프 rotary pump 기어나 회전자, 날개 등을 회전시켜 물을 이동시키는 용적식 펌프.

로페라마이드 loperamide 장의 근육층에 있는 opioid 수용체에 작용하여 위장관의 운동성을 낮추는 약물. 급·만성설사에 효과적이며 습관성이 거의 없고 지사작용 시간도 길다. 2mg/cap-oral, 초회량은 4mg을 투여하며 그 후에는 1회 2mg씩 경구투여한다. 1일 16mg을 초과하지 않는다. 가장 흔한 부작용은 복통이며 복부팽만, 발진, 변비, 졸음 등도 나타날 수 있다. 지사효과가 충분히 나타나면 즉시 투약을 멈추고 지사효과가 48시간 내에 나타나지 않으면 투여를 늘이는데 임산부의 경우는 투약을 중지한다. 24개월 미만의 유아에게 사용해서는 안 된다.

로프 rope 섬유나 강선(鋼線)을 꼬아 만든 굵은 줄. 밧줄 또는 자일(독, seil)이라고 불리우는 로프는 가장 기본적인 구조용 기구로서 구조대원의 진입, 탈출, 요구조자 구출은 물론 각종 장비를 달아올리거나, 장애물의 제거 등 그 쓰임새가 많고 가장 이용도가 높은 장비이다. 인명구조용으로 사용되는 별도의 로프가 있는 것은 아니고 등반에 사용되는 산악용 로프를 인명구조활동에도 활용하는 것이 일반적이다.

로프신호 ~信號 rope guide signal 구명로프를 잡아당기는 행위를 부호화한 것. 잡아당기는 회수에 따라 로프를 풀거나 잡아당기라거나 또는 구조대를 보내 달라는 등의 의미를 전달한다.

로프이용 사다리세우기 ~利用~ church raise 사다리를 기대어 세울 만한 지지물이 없는 상태에서 로프를 이용하여 사다리를 세우는 방법. 수직방향에서 사다리를 지지해 주는 로프가 유일한 지지물이다.

로프총 ~銃 rope rifle 구조대원이 직접 접근할 수 없는 위치에 로프를 발사하여 희생자를 구조하는 구조장비. 주로 계곡의 고립사고 등에서 많이 활용되고 있다. 형식에 따라서 압출공기를 이용하는 공기압축식과 화약을 이용하는 화약 장전식이 있으며 주요 구성품은 로프 발사총, 견인탄, 1차 로프, 로프홀더, 안전 고무막, 공기용기, 화약 등이 있음.

로프클라이머 rope climbers 스키의 밑 부분을 감싸는 직경이 작은 로프. 마찰을 일으켜 부상 및 지친 스키어들의 상승 및 하강을 용이하게 한다.

록사핀 loxapine 대뇌피질, 시상하부, 변연계를 억제하여 활동 및 공격성을 조정하는 약물. 시냅스에서 도파민에 의해 유발된 신경전달을 차단한다. 급·만성 정신분열증, 뇌기질 증상 및 지능 지둔 등에 의한 여러 정신 질환시 투여한다. 성인 초기 1회 10mg씩 1일 2회 투여하나 증상에 따라 증량하여 1일 치료 및 유지량 60~100mg을 1일 2~4회 복용시킨다. 후두경련, 호흡곤란, 두통, 황달, 흐린 시야, 구강건조, 빈뇨 등의 부작용이 우려되므로 임부, 소아, 경련성질환 병력자, 녹내장 환자 등은 주의하고 혼수상태일 때나 약물에 의한 중증 우울상태일 때 사용해서는 안된다.

룰렛 roulette 건물과 건물 사이 또는 스키장 리프트 등에서 안전사고가 발생했을 때 케이블을 통해 이동하는 구조장비.

롤링 rolling ① 항공기, 선박, 자동차 등 교통기관의 주행 중에 생기는 가로 흔들림. 피칭(세로 흔들림)에 대응하는 말이다. 자동차의 경우, 노면이 고르지 못해 일어나는 가로 흔들림이나, 고속에서 경사진 길을 돌 때의 원심력에 의한 기울기를 말한다. 롤링이 심하면 조종성(操縱性)이나 승차감에 나쁜 영향을 줄 뿐만 아니라, 때로는 전복될 위험마저 있다. 일반적으로 무게중심이 낮고 차체의 폭에 대해 트레드(좌우바퀴의 간격)가 넓으며 스프링이 단단한 것일수록 롤링이 적어진다. 항행 중인 배의 경우, 배가 외력에 의해 옆으로 기울어져도 복원력 때문에 선체는 무게 중심의 방향으로 회전하여 수직 위치로 되돌아오고, 다시 반대쪽으로 기울어져서 옆으로 흔들린다. 여기서 좌우 1회의 동요에 소요되는 시간을 롤링의 주기(週期)라고 한다. 대체로 메타센터(metacenter : 기울기의 중심) 높이(GM)의 값, 즉 복원력이 클수록 주기는 작지만, 동요가 심해져서 배 멀미를 일으키기 쉬우므로, 배의 안정성이 허용하는 범위 내에서 메타센터의 높이는 가급적 작게 한다. 롤링을 감소시키는 방법으로는, 빌지 용골(bilge keel), 동요방지 탱크, 스태빌라이저 등이 채택되고 있다. ② 수영 중에 몸을 약간 좌우로 흔들어 주어 팔 동작을 효율적으로 하기 위해 사용하는 기술.

롤오버 roll over 플래시 오버가 발생하기 직전에 작은 불들이 연기 속에서 산재해 있는 상태. 작은 불들은 고열의 연기가 충만한 방의 천장 부근 또는 개구부의 상부에서 뿜어져 나오는 연기에 섞여 나타난다.

롤코팅 roll coating 피도장체를 도료로 덮여진 롤러와 접촉시켜 도료를 바르거나 스며들게 하는 도장공정.

롬베르그검사 ∼檢査 Romberg's test 평형기능검사의 일종. 양다리를 모아 발끝을 붙여 세우고 몸이 안정되는지를 본후 눈을 감고 신체의 흔들림 정도를 본다. 흔들림이 크고 쓰러질 때 이것을 양성으로 보며 검사시 양손을 전방으로 거상시켜도 좋다. 척수의 후근, 후삭을 침범하는 질환에서는 양성이 되며 소뇌, 전정계 장애시에는 기립시에 눈을 뜨고 있어도 흔들림을 나타내며 눈을 감고 있어도 현저한 변화가 없어 음성으로 판단한다.

롬베르그징후 ∼徵候 Romberg's sign 체위감각 소실 현상. 눈을 감고 양다리를 붙이고 똑바로 서 있는 자세가 눈을 뜨고 했을 때보다 균형을 잃고 흔들림 현상이 증가한다.

롭손분류체계 ∼分類體系 Robson stage 신세포암의 병기를 단계별로 분류하기 위한 체계. 제1단계(stage Ⅰ)는 신장 피막내에 국한된 종양이며, 제2단계(stage Ⅱ)는 신장 피막을 넘지만 근막내에 국한된 종양, 제3단계(stage Ⅲ)는 신장정맥 또는 하대정맥내 침윤, 제4단계(stage Ⅳ)는 부신의 인접장기에 침윤된 상태를 나타낸다.

롱라인홀 long line haul 로프를 이용해 구조자를 구출한 후 장거리를 이동하는 헬리콥터 구조 기법. 이러한 구조 기법은 주위에 헬기의 착륙이 불가능할 경우 사용된다. 구조요원은 구조자를 관리하며 함께 이동한다.

뢴트겐 roentgen : R X-선 또는 γ-선의 폭사선량(爆射線量)의 단위. 기호는 R. X-선 또는 γ-선 조사(照射)를 받은 공기 0.001293g에서 발생한 2차 전자(2차 전자에 의해서 방출되는 X-선은 포함하지 않음)가 공기 중에 1CGS-esu의 양음의 이온 쌍(전하로 표시하면 2.58×10^{-4}C/kg)을 생기게 하는 선량이다. 명칭은 X-선의 발견자 W. K. 뢴트겐의 이름을 딴 것이다. 인체는 1주일 동안에 300~600 mR(밀리뢴트겐)을 넘는 조사선을 받으면 안 된다. γ-선의 에너지가 3MeV를 넘으면 실제상 전자평형의 상태를 실현할 수 없고, 여기서 정의된 양을 측정하는 것이 곤란하게 되므로 이 단위의 사용에는 실용상의 한계가 있다.

루게릭병 ∼病 Lou Gehrig's disease → 근위축성 축삭 경화증.

루버 louver → 지붕창.

루비듐 rubidium [Rb] 은백색의 연한 금속. 원자량 85.47, 비중 1.53, 융점 38.89℃, 비점 688℃으로 산화수 1인 양이온으로서 염을 만드는데, 대부분은 물에 녹는다. 석유나 파라핀유 속에 보존하며 불꽃반응은 적색이다. 루비듐 자체는 광물이 아니며 클라크수(數) 0.031(제18위)이다. 화학적 성질은 칼륨과 비슷하지만 보다 더 격렬하다. 공기 중에서는 즉시 산화되며 액체암모니아에 녹아 아미드를 생성하고, 수은과는 아말감을 형성한다. 물 또는 묽은 산과 폭발적으로 반응하고 수소를 발생한다. 고온에서 연소하여 초과산화물(RbO_2)을 만든다. 염화 제2주석과 접촉하고 있는 경우 충격, 전도에 의해서 폭발한다. 사염화탄소(CCl_4)와 접촉시 폭발적으로 반응한다. 저장·취급시에는 반응성이 대단히 크기 때문에 아르곤 중에서 취급하여야 한다. 화재시 주수를 절대엄금하며, 포, 건조분말, 이산화탄소, 할론 소화약제(할론1211, 할론1301)를 사용하지 말아야 한다. D급화재 소화약제, 마른 흙, 잘 건조된 소금분말과 탄산칼슘분말 혼합물을 다량으로 피복하여 질식소화시킨다. 소화 작업시에는 방호복, 방수화, 장갑,

보호안경, 방진 마스크, 공기 호흡기 등을 착용하여야 한다. 염화물을 진공 속에서 과잉의 칼슘과 함께 가열하거나, 아지드화물을 열분해하면 얻을 수 있다. 유기화합물 중합촉매 및 광전지(光電池)를 제조하는데 소량 이용된다.

루이사이트 lewisite [$C_2H_2AsCl_3$] 독가스의 일종. 미란성(糜爛性), 폐상해성(肺傷害性) 독가스. 디클로로-2-클로로비닐아르신이라고도 한다. 두 종의 이성질체가 있는데, 끓는점은 트란스형 196.6℃, 시스형 169.8℃이다. 염화알루미늄을 촉매로 삼염화비소와 아세틸렌을 축합시키면 생긴다.

루이스각 ～角 angle of Louis 흉골병과 흉골체 사이의 흉골각. 흉골 상부의 돌출부위가 촉진될 수 있다.

루카스도구 ～道具 lucas tool 문 등을 뜯거나 절단하여 차량에 갇힌 부상자들을 구조할 때 사용하는 유압작동식 도구.

루퍼 roofer 서까래에 못질하여 그 위로 지붕널이나 다른 지붕덮개를 얹을 수 있도록 한 판.

루프 loop ① 원형으로 배치된 급수관. ② 두 방향에서 물을 공급받을 수 있도록 급수관 내의 마찰손실을 감소시켜주는 장치. 로프를 가지고 만든 원형과 유사한 고리 모양.

루프볼트 roof bolt 지하 광산에서 천장을 지탱하기 위해 바위 위에 설치한 길다란 금속 막대.

루프스페이스 roof space 건물의 최상층과 지붕 사이의 공간.

루프식소화주배관 ～式消火主配管 looped fire main 보통, 구경 20~30cm(8~12in.)의 배관으로 지하에 설치되어 있고 또한 적절한 간격으로 구역밸브가 설치되어 있는 소화배관. 이 배관이나 분기관에 옥외소화전, 스프링클러, 옥내소화전 등이 설치된다. 루프의 양 측면에 동일한 능력의 급수장치를 설치하며, 효율적인 물의 흐름보다는 배관의 신뢰성을 향상시키기 위해 채택하는 설치방식이다.

루프이뇨제 ～利尿劑 loop diuretics 주로 헨레씨고리에서 작용하는 이뇨제. 프로세미드, 부메타니드 등이 있으며 상행각에서 Na과 Cl의 재흡수를 억제한다.

루프형설비 ～形設備 looped system 두 개 이상의

배관에서 스프링클러 헤드에 물을 공급하도록 여러 개의 교차배관들이 서로 접속되어 있는 스프링클러 설비. 가지배관은 서로 접속되어 있지 않다.

루핑지 ～紙 roofing paper 화재로 소실된 지붕을 수리하고, 창문이나 문 등을 덮어둘 때 사용하는 타르지.

룬드-브로우드법 ～法 Lund and Browder method 나이에 따라 신체 표면 화상 정도를 가장 정확하게 측정하는 방법. 이 방법은 신체 표면 도표를 이용하고 화상 정도를 계산하는데 0, 1, 5, 10, 15, 성인 등으로 나이를 고려한다.

류머티스관절염 ～關節炎 rheumatoid arthritis 여러 관절의 활막을 주로 침범하는 원인불명의 만성전신성 염증성 질환.

류머티스심질환 ～心疾患 rheumatic heart disease 심장에 발생하는 류머티스질환. 류머티스열은 증상이 일시적이며 양성인 반면에 심장에는 영구적인 손상을 초래한다. 류머티스열 환자의 50~60%에서 급성류머티스성 심염을 일으키고 류머티스열로 인해 판막과 심내막벽에 영구적인 손상을 초래하는데, 특히 이첨판에 주로 침범된다. 또 급성 류머티스성 심염에서는 특이한 심근의 손상을 볼 수 있는데, 이것을 아쇼프체(Aschoff bodies(rheumatic nodules))라 하며 이와 유사한 병변이 결체조직의 어느 부위에서나 볼 수 있다.

류머티스열 ～熱 rheumatic fever A군 베타 용혈성 연쇄구균(group A, β-hemolitic streptococcus)이라는 세균에 의한 상기도 감염 후에 유발되는 후유증. 심장, 관절, 중추신경계, 피하조직을 침범할 수 있는 전신성 염증성 질환이다. 발병은 대개 인후감염이 있고 나서 며칠 또는 6주 안에 나타나는 갑작스런 열과 관절의 통증 및 염증을 특징으로 한다. 또한 심장의 잡음과 심장박동수의 증가, 심장의 비대 등 심장관련 증상들이 나타난다. 심장근육 및 지지구조들이 염증을 일으키면 영구적인 반흔과 심장판막의 수축이 생기며 기대 수명이 현저히 줄어들게 된다. 어린이에게 많은데, 대개의 염증은 치료를 하지 않더라도 그 자체는 별 문제 없이 낫는데, 심장에

있는 판막에는 후유증을 남기는 편이다. 후유증으로 판막이 두꺼워지고 섬유화되며 판막륜이 유착되면 심장 판막 질환이 된다. 이것이 류머티스 판막 질환이다.

류머티스전문의 ~專門醫 rheumatologist 류머티스성 질환을 진단하고 치료하는 전문의사.

류신 leucine 유아의 성장과 성인의 질소균형에 중요한 필수 아미노산. 신체에서 합성될 수 없고 소화과정에서 단백질을 전환함으로써 합성된다. 선천적으로 신체 내에서 류신을 사용할 수 없는 상태를 단풍시럽뇨증(maple syrup urine disease)이라고 한다.

류코트라이인 leukotriene 20개 탄소를 갖는 직쇄의 카르복실산. 1~2개의 산소치환과 3개 이상의 2중결합을 가지는 생물학적 활성인 화합물군의 하나. 아라키돈산(arachidonic acid)에서부터 리폭시제네이스(lipoxygenase)경로로 생성되며 알레르기 및 염증성 반응의 조절인자로서 기능을 한다. A, B, C, D, E등이 있으며 화학구조상 2중 결합의 수에 따라 하부 숫자를 기재한다. LTC_4 및 LTD_4, LTE_4등은 아나필락시스의 완서반응물질(緩徐反應物質, slow reacting substance)을 구성하여 기관지수축이나 다른 알레르기 반응을 야기시킨다.

류코트리엔 leukotrienes 백혈구 안에서 생성되는 물질. 그들은 알레르기 및 염증반응을 일으킬 수 있고, 천식과 류머티스 관절염을 일으킬 수 있다.

르포골절 ~骨折 Le Fort fracture(Leon Le Fort, 프랑스 외과의사, 1829~1893) 세 가지 형태로 분류되는 얼굴의 골절. Le Fort I 은 상악골을 침범하는 골절이다. Le Fort II은 상악골, 비골, 안와의 내부 쪽을 포함하는 골절이며, Le Fort III은 상악골, 비골, 사골, 광대뼈, 서골과 두개골의 아래 부분을 형성하는 모든 작은 뼈들을 포함하는 골절이다.

리그레시브세트 regressive set 거리를 반복할수록 점점 속도를 늦춰 가는 훈련방법. ↔ 프로그레시브세트.

리킹플레이어트 구조작업시 수직 확보물 설치. 수평운반체제 설치용 연결장비로 한 개의 고정 확보물이 갖는 한 개 확보지점에서 5~10개의 확보점을 얻을

수 있는 장점을 갖고 있다.

리네검사 ~檢査 rinne test 공기전도와 골전도를 비교하는 검사법. 먼저 진동시킨 음차의 저부를 유양돌기에 대고 골전도 시간을 측정한다. 더 이상 소리가 들리지 않게 되면 재빨리 음차를 외이도 가까이에 대고 들리지 않게 될 때까지 공기전도 시간을 측정하되 정상에서는 공기전도의 시간이 골전도의 시간보다 두 배 가량 길어야 한다.

리놀륨 linoleum 시트(sheet) 모양으로 된 실내 바닥에 까는 재료. 깨끗하고 부드러우며 탄력성이 있어 걷는 기분도 좋고 손질을 잘하면 내구력도 좋다. 도면용 약어는 LINO이다. 교착제는 아스팔트 컴파운드 또는 합성수지제를 사용한다. 탄력 있는 재료를 사용하기 때문에 탄력성이 좋고, 걸어다닐 때 미끄러지지 않고 소리가 잘 안 나며, 피로하지 않는 등 보행감촉이 뛰어나고, 내마모, 내화(耐火), 내열(耐熱), 전기절연, 내유성(耐油性)이 우수하다. 특히 살균작용에 의해 바닥의 박테리아는 2일 정도면 사멸되는데, 그 작용이 10년 가까이 지속되는 등의 장점이 있다. 반면에 책상, 가구 등의 집중하중을 장기간 받으면 자국이 생기고, 알칼리성에 약하며, 내수·내습성이 떨어지는 것이 단점이다. 제조방법은 아마인유(亞麻仁油), 동유(桐油) 등을 산화중합시켜서 생기는 리녹신(linoxyn)에 로진(rosin) 등 천연수지류(類)를 섞고, 코르크, 톱밥, 돌가루와 착색제 등을 첨가해서 마직포(麻織布)에 롤러에 의해 시트 모양으로 가열압착하고, 장시간 건조시켜서 만든다. 보통 두께 2~3mm, 폭 2m, 길이 25~30m인 하나의 두루마리 제품을 만든다. 예전에는 실내 바닥 재료로 많이 사용되었으나 1955년경부터 염화비닐수지로 만든 각종 바닥재료가 보급되어, 내마모성, 내노화성(耐老化性), 착색도(着色度)가 뛰어나기 때문에 수요는 점차 감소되고 있다. = 리놀리움.

리놀륨유 ~油 linoleum oil 리놀륨을 바른 바닥을 닦는 기름.

리더라인 leader line ① Y형 라인처럼, 그보다 작은 하나 이상의 호스로 물을 공급하는 호스라인(= supply line). ② 펌프차에서 노즐로 연결된 호스라인.

리도카인 lidocaine 의사 지시 없이 1급 응급구조사가 직접 투여 가능하며 감각신경으로부터 전달되는 신경자극을 억제함으로써 마취를 유도하는 약물. procaine보다 작용이 신속하고 강력하며 작용지속시간이 길어 ester형 국소마취제에 민감한 사람에게 최적의 약제이다. 경막외 마취, 전달마취, 침윤마취, 표면마취 등에 이용되고, 항부정맥약으로 심실부정맥에 응급으로 사용되며, 위장관계로부터도 비교적 빠르게 흡수되나 흡수 후 간에서 파괴되어 약 1/3만이 혈행으로 순환한다. 심장마비가 온 후 적절한 처치에 의해 심장박동이 정상화되면 lidocaine을 I.V로 지속 점적한다. 혈중 내 lidocaine의 농도가 높은 사람은 심근의 기능부전이 초래될 수 있으며 반감기는 약 100분 정도로 과량 투여하면 중추신경작용으로 인해 졸음, 어지러움, 이상감각, 혼수와 발작이 유발될 수 있다. 근육주사시 거의 완전히 흡수되며 경막외 마취나 전달마취의 경우 1회 최고량 500mg을 투여하며 표면마취의 경우는 적당량을 도포한다. 발진과 자극이 있을 수 있으므로 주사 부위에 염증이 있으면 투약하지 않는다.

리듀서 reducer 소형 호스를 그보다 관경이 큰 호스에 연결할 때 사용하는 관부속. 대형 호스를 연결하는 쪽에는 암나사가, 소형 호스를 연결하는 쪽에는 수나사가 있다.

리듀싱 reducing 구경이 작은 호스를 그보다 구경이 큰 호스에 연결하는 것.

리드-스테른베르그세포 ~細胞 Reed-Sternberg cell 호지킨병의 조직에 나타나는 독특한 종양거대세포. → 악성림프종.

리드인배관 ~配管 lead in pipe arrangement 소화주배관에서 스프링클러 입상관까지의 인입배관 (지하배관). 건물에서 어느 정도 떨어진 안전한 곳에 위치한 배관상에 포스트식 개폐표시형 밸브를 설치한다.

리듬 rhythm 율동, 리듬, 주기성, 규칙적인 움직임 또는 기능.

리딩에지 leading edge 공기역학적 부문의 앞쪽 부분.

리베르퀸소와 ~小窩 Lieberkuhn's crypt 소장의 점막에 함몰되어있는 단순 관상선의 구조를 가진 소화액선. → 장액.

리벳절단기 ~切斷機 rivet cutter 리벳 절단용 강제 진입도구.

리보소옴 ribosome 많은 양의 RNA 및 다양한 단백질로 구성된 거대분자. 단백질(protein)합성의 중추 역할을 한다. 유핵세포 내의 리보소옴은 22~32nm 정도이며 세포질 내에 유리되어 있거나 소포체의 벽에 부착되어 있다.

리보자임 ribozyme 촉매작용을 가진 RNA분자.

리보플라빈 riboflavin 조효소 FAD의 성분. 이용되는 수용성 비타민 B_2로 수소원자를 이동시키는데 관여한다.

리보플라빈결핍(증) ~缺乏(症) ariboflavinosis 무리보플라빈(증). 식이 내 리보플라빈의 결핍으로 생기는 상태. 입아귀, 입술, 코, 눈 주변에 발생하는 피부염 등이 증상이다. → riboflavin. = 비타민 B_2 결핍(증).

리보핵산 ~核酸 ribonucleic acid : RNA 세포의 핵과 세포질 둘 다에서 볼 수 있으나 주로 세포질에 존재하는 핵산. 유기염기는 adenine, guanine, cyto-cine, uracil의 4종류이고 유전정보를 전달하고 세포질에서 단백질을 합성한다.

리브 reeve 로프의 끝을 구멍에 통과시켜 꿰어 맴.

리비스들것 reeves stretcher 천이나 고무 또는 다른 유연한 재료와 나무 널빤지에 주머니와 세개의 손잡이가 달려 있는 들것. 환자가 뉘어지는 공간에 천 등 부드러운 재질로 되어 이런 유연성 때문에 좁고 제한된 공간에서 유리하다. → flexible stretcher.

리서핀 reserpine 아드레날린성 뉴런 차단제. 교감신경 말초에 저장되어 있는 norepinephrine을 유리, 고갈시키기 때문에 교감신경의 충격전달을 차단시키며 항고혈압과 심박수의 감소를 수반한다. 힌두의학에서 독사에 물렸을 때나 고혈압, 불면증, 광기 등의 여러 질환에 널리 이용된 약물이다. 1일 0.25~0.5mg으로 혈압하강작용이 천천히 나타나 약 2주일에 최고에 달한다. 우울상태에서 자살을 할 수 있으므로 주의한다.

리셉터클 receptacle 아웃트렛에서 플러그를 꽂을 수 있도록 설치된 접촉장치.

리슈만편모충증 ~鞭毛蟲症 leishmaniasis 원생류 기생충인 Leishmania로 인한 감염증. 파리에 의해 전염된다. 이 기생충으로 인한 질환은 피부가 복부 장기를 침범하며 궤양이나 나병 비슷한 병변을 일으킨다.

리스-엑스 Lith-X 흑연을 주성분으로 하는 분말 소화약제. 금속 및 리튬화재 진화에 탁월하다.

리스크 risk ① 사고나 손해발생의 가능성이 있는 불확실한 상태. ② 더 큰 목적을 위해서 감수하는 위험. → 위험.

리스테리아증 ~症 listeriosis 어패류, 조류, 거미 및 포유류를 감염시킬 수 있는 세균에 의하여 전 세계적으로 발생하는 질환. 전염된 동물과 직접적으로 접촉하거나 먼지를 흡입하거나, 오염된 하수나 토양과 접촉함으로써 사람에게 감염된다. 감염된 사람에게서 분비되는 모든 분비물에 이 세균이 분포되어 있다. 증후로는 간과 비장이 커지며 체간과 하지에 어둡고 붉은 반점이 생긴다.

리시노레익산 ~酸 ricinoleic acid 사하작용을 나타내는 유효성분. 피마자유에 글리세린염으로 들어있는 불포화탄수화물.

리-애니매톨로지 re-animatology 발각과 구출을 통해 접근한 부상이 심한 환자를 소생시키는 것을 포함한 재난시 수색 및 구조작업의 예방 및 준비.

리액턴스감쇠기 ~減衰器 reactance attenuator 리액턴스를 사용한 고주파 전압의 감쇠기. 일반적으로 용량성 리액턴스가 사용된다. 주로 마이크로파 회로에 사용되며, 도파관의 크기로 차단 파장이 변하는 것을 이용한 것이다. 구조가 간단해서 접촉 저항 문제도 없고, 감쇠량을 연속적으로 변화시킬 수 있는 장점이 있다.

리저브밸브 reserve valve 잠수 중 공기가 없어진 경우에 해저에서 수면까지 천천히 호흡하면서 부상할 수 있도록 충분한 공기를 별도로 확보해 두는 밸브.

리칭 leaching 광석 안에 들어 있는 용해성 무기물질을 분리하여 추출하는 공정. 리치(leach)의 경우에는 삼출(滲出)이라고도 한다.

리커버리 recovery 한 번의 풀 동작이 완료된 후 팔꿈치를 높이 올려 다음 풀을 위해 머리 앞으로 되돌리는 동작, 또는 평영에서 다음 다리차기를 위해 엉덩이 쪽으로 끌어오는 동작.

리케선도 ~線圖 rieke diagram 마그네트론 등 초단파관의 출력 및 주파수 특성은 부하 임피던스에 따라 변하므로 스미스(Smith) 도표상에서 부하 임피던스를 변화시켰을 때의 같은 출력 및 같은 주파수 곡선을 나타내면 그 특성을 명확히 알 수 있는데, 이와 같은 곡선군을 가리키는 용어.

리케치아 rickettsia 현광현미경으로 관찰 가능한 박테리아와 바이러스를 모두 갖춘 미생물. 이, 벼룩, 진드기의 세포 내 또는 장관강에 유리하여 존재하며 인체 내에 감염시 발진티프스리케치아에 의해 발진티프스로 감염될 가능성이 있다. 여러 균종에 의해 발진티프스군, 홍반열군, 쓰쓰가무시병군 및 기타의 군으로 나누어져 있다.

리클레이머 reclaimer 원료 저장소에 쌓아올려진 광석, 목재 등을 연속적으로 배출하기 위해 사용하는 운반기계.

리킨들링파이어 rekindling fire 종종 불을 끈 후에 재발화 또는 재점화하는 것 같이 불완전한 소화 이후에 화염연소로 다시 되돌아가는 화재. → 발화.

리타더 retarder 엔진브레이크나 배기브레이크에 추가한 보조브레이크. 적재량이 큰 트럭이나 버스 등의 대형자동차에서 주 브레이크의 보조수단으로 엔진 브레이크나 배기 브레이크가 주로 사용되었으나 운송의 고속화에 따라서 추가적인 보조 브레이크인 리타더가 사용되기 시작하였다. 리타더는 추진축이나 변속기 등 동력전달장치에 부착 또는 내장되어 있고 와전류 리타더와 하이드롤릭 리타더로 분류할 수 있다. → 추진축, 변속기, 와전류리타더, 하이드롤릭 리타더.

리타딩챔버 retarding chamber 압력수가 한꺼번에 흘러들어가는 것을 조절하는 지연장치. 알람밸브에 연결된 리타딩챔버는 알람밸브의 클래퍼가 조금만 열려도 압력수가 흘러 들어가게 되는데, 이때 오리피스(orifice)에서 소량의 물은 자동적으로 배수되며, 일시에 많은 물이 유입되어 용량전체가 포화되게 되면 상단부의 압력스위치나 워터 모터공으로 압력수가 전달된다. 리타딩챔버는 이러한 동작과정 중간에 설치되어 작동을 지연하게 된다. 리타딩챔버의 용량은 약 1 ℓ 정도로 쓰이나 제품의 제작에 따라 다소 차이가 있다. 알람밸브의 2차측의 압력이 감소되어 1차측 압력에 의해 클래퍼가 열려서 작동후와 같은 상태가 되면 유입구의 배관을 따라서 리타딩챔버로 압력수가 흘러들어가게 된다. 리타딩챔버의 기능은 누수로 인한 유수검지장치의 오동작을 방지하기 위한 안전장치로 지속적이 아닌 순간적 압력을 상부에 연결되어 있는 압력스위치에 전달되지 않게 함으로써 오보를 막아주고 과도한 압력은 오리피스를 통해서 외부로 배출시켜줌으로써 안전밸브의 역할도 하여 배관 및 압력스위치의 손상을 막고 보호해주는 순간동요압력 조정실 역할을 한다. 일반적으로 20초 정도는 압력스위치 작동을 지연시킬 수 있다.

리타린 ritalin 항 우울제로 디페닐메탄 유도체. 우울증에 사용되는데 대뇌 흥분작용은 암페타민보다는 약하고 식욕감퇴작용도 약하다. 10mg을 하루 3회 경구투여한다.

리터 litter 숲 바닥을 이루는 요소들의 최상층부. 죽은 나무토막, 크고 작은 나뭇가지, 그리고 최근에 떨어진 나뭇잎 등으로 구성되어 있다.

리턴시스템 return system 환기되어야 할 구역의 공기가 공기순환장치로 역류할 때, 그 통로가 되는 연결 덕트, 통풍구, 플레넘, 관부속 등.

리튬 lithium [Li] 원자량 6.941, 원자번호 3, 융점 180.5℃, 증기압 1mmHg(723℃), 비중 0.53, 비점 135℃, 발화점 179℃인 은백색의 연하고 무른 금속. 가연성 고체로서 건조한 실온의 공기에서 반응하지 않지만 100℃ 이상으로 가열하면 적색 불꽃을 내며 연소하여 미량의 과산화리튬(Li_2O_2)과 산화리튬(Li_2O)으로 산화된다. 고체 금속 중 비열(0.97cal/gm℃)이 가장 크다. 공기 중에서는 황색으로 변한다. 물과는 상온에서 천천히, 고온에서는 격렬하게 반응하여 수소를 발생한다. 산과 격렬히 반응하여 수소를 발생한다. 포름산(HCOOH), 아세트산(CH_3COOH), 페놀(C_6H_5OH) 및 알코올과 반응하여 수소를 발생한다. 사염화탄소(CCl_4)와 접촉시 폭발적으로 반응하고 이산화탄소 중에서도 연소한다. 염소산나트륨($NaClO_3$), 과염소산나트륨($NaClO_4$), 과산화수소(H_2O_2), 과산화나트륨(Na_2O_2), 질산아민(NH_2NO_3), 과망간산칼륨($KMnO_4$), 황산(H_2SO_4), 무수크롬산(CrO_3), 아염소산나트륨($NaClO_2$) 등의 산화제와 반응하여 발열하고 질산(HNO_3)과 혼합시 발화한다. 사염화탄소(CCl_4), 플로로삼염화메탄($CFCl_3$)과 혼합시 충격에 의해 폭발위험이 있다. 디보란(B_2H_6)과 격렬하게 반응하고 디클로로메탄(CH_2Cl_2)과 반응하여 폭발성물질을 형성한다. 물과 접촉 혼입을 방지하고 빗물 등의 침투를 방지하여야 한다. 건조하고 환기가 양호한 실내에 저장하고, 경유가 들어 있는 밀폐된 용기에 저장하고, 외부로 누출을 방지한다. 강산화제, 강산류, 알코올, 의산 등 수용성 물질, 가연물과 분리하여 저장하고, 화기를 엄금한다. 화재시 주수를 엄금하며, 잘 건조된 소금분말, 건조 소다회, 마른 모래, 건조분말 소화약제에 의해 질식 소화한다. 그러나 마른 모래는 외부가 건조해 보여도 내부에는 습기가 있을 수 있으므로 사용시 주의하여야 한다. 용융리튬은 물에 의해 비산하므로 안전거리를 두어야 한다. 피부 등에 접촉하면 부식작용이 있으며, 화재시 발생하는 리튬산화물의 흡입시 호흡기에 장애를 준다. 알칼리금속의 일종으로 양은 적지만 분포는 매우 넓으며, 주요 광석은 홍운모, 페탈석, 염화물의 융해염전해 또는 피리딘 중에서의 전해에 의해서 금속을 얻고 있다. 은백색이며 연하지만 나트륨보다 단단하고 경도는 0.6이고, 결정은 체심입방격자(體心立方格子)로 염색반응(焰色反應)은 심홍색으로 알칼리 금속이긴 하지만 성질은 오히려 알칼리 토금속과 비슷하다. 건조한 공기 속에서는 실온(室溫)에서 거의 산화되지 않지만 가열하면 연소하여 산화리튬으로 되며 탄소, 규소와도 반응한다. 상온에서 물을 분해하지만 칼륨, 나트륨보다 심하지 않다. 제조법은 레피돌라이트 등의 광석에 산성황산칼륨을 가하여 가열하고, 물로 황산리튬을 추출한다. 알칼리 이외의 금속을 제거하여 탄산칼륨을 써서 탄산리튬을 침전시킨 후 염산에 녹여서 염화리튬을 만든다. 이것과 염화칼륨과의 1:1 혼합액을 400~500℃에서 전기분해하면 금속리튬이 생긴다. 순도는 99% 정도이며, 다시 진공증류를 하면 99.99% 정도 된다. 금속으로서 원자로의 제어봉(制御棒), 유기합성의 촉매, 환원제 등으로 쓰이는 외에, 각종 합금의 첨가제, 철강재, 합금 등의 탈산제(脫酸劑), 리튬제조(정신착란증 치료제), X-선 기기의 창, 수소화리튬(LiH) 제조, 냉동로 등에 쓰이며, 최근에 그 중요성이 증가하고 있다.

리파이너 refiner 칩의 마쇄 또는 펄프의 고해, 정정(精整)등의 작업에 사용하는 기계.

리파제 lipase 지방의 분해를 증가시키는 소화 효소의 그룹.

리팜핀 rifampin 항생제, 항결핵제. 대부분의 G(+)세균 및 대장균(*Escherichia coli*), *Pseudomonas*, *indole-positive*등 많은 G(−)세균의 성장을 억제한다. 결핵증 치료에 가장 효과적이며 특히 *Staphylococcus aureus*에 대해 매우 강력한 효과가 있으며 수막구균질환이나 *H. influenzae*에도 매우 유효하다. *mycobacteria*나 다른 미생물의 DNA 의존성 RNA중합효소를 억제해서 RNA사슬형성의 초기단계를 억제한다. 1주에 2회 이하로 투여하거나 1일 1,200mg 이상 투여하면 발열, 오한, 근육통 등이 나타나므로 이러한 방법으로 투여해서는 안된다. 최소 억제 농도는 $1\mu g/m\ell$ 이하이다. 소아는 1일 1회 10~20mg/kg, 성인은 1일 1회 600mg을 투여한다. 많은 부작용은 없으나 발진, 발열, 오심, 구토가 일어나며 가장 중요한 문제는 만성 간질환 환자나 알코올중독자인 경우에 황달의 출현이다. 임신중의 안전성은 확실하지 않으며 뇌수막염 질환의 치료에는 사용하지 않는다.

리폭시지네이스 lipoxygenase 식물에서 얻어지는 다가불포화지방산의 이중결합에 산소를 첨가하는 반응을 촉매하는 효소.

리프트백 lift bag 차량이나 침몰한 선체를 인양하는 장비. 충분한 길이와 튼튼한 줄이 감겨져 있는 것으로 충분한 부력을 가진 것이다.

리프트펌프 lift pump 물의 흐름을 한쪽 방향으로만 허용하는 클래퍼(clapper) 밸브가 장착된 중공 실린더가 있는 펌프. 수원의 수위가 펌프의 위치보다 낮을 때 사용한다.

리플 ripple 잔물결. 파도의 한 종류.

리피티션트레이닝 repetition training 단거리에서 전력으로 역영하며 완전휴식을 취한 후 다시 반복 훈련으로 산소부채능력 및 스피드 향상을 위한 훈련 방법.

릴락신 relaxin 자궁이완 인자. 임신중 난소 황체에서 분비되는 수용성 단백질과 비슷한 물질로 황체, 탈락막 및 태반에서 발견되고 인슐린과 신경성인자와 구조가 유사하다. 치골 결합의 이완이나 자궁경관의 개대를 촉진하고 임신한 돼지나 난소에서 추출된 약제는 월경 곤란 중, 조산의 치료 또는 만기분만을 촉진하는데 사용한다.

릴레이 relay 부하에서 요구하는 큰 전력을 단속하는 장치. 부하의 소비전력이 커 큰 전류를 흘려야 하는 경우, 스위치를 이용하여 직접 전류를 단속하는 것은 스위치의 접점에 손상을 입힐 수 있으며, 또한 전원으로부터 부하까지의 전압강하를 막기 위하여 모든 배선을 굵은 도선으로 사용하는 것은 경제적으로 제한이 있다. 부하가 큰 전류를 요구하는 회로에서 위에서 언급한 문제점을 해결하기 위해 릴레이를 사용한다. 릴레이를 사용하는 경우에는 부하에서 요구하는 큰 전류의 단속을 스위치대신에 릴레이 접점을 이용함으로 스위치 접점의 손상을 막을 수 있고 스위치회로에 쓰이는 도선을 배터리와 부하를 연결시키는 도선보다 가늘게 할 수 있다.

릴리브 relieve ① 화재현장에서 소방대를 철수하다. ② 현재 근무조와 신규 근무조의 교대. ③ 어떤 이유로 해서 대원을 근무에서 제외시키다.

릴리프밸브 relief valve 기기 내의 과도한 압력, 진공, 온도를 완화(방출)하여 안전한 상태를 유지하는 장치. → 안전밸브.

림포카인 lymphokine T 세포로부터 분비된 일군의 화학물질. 세포매개성 면역에 기여한다.

림프 lymph 알칼리성의 투명한 담황색 액체. 림프관 내에 존재하며 동맥에 의해서 전신으로 퍼진 혈액성분의 일부가 모세혈관에서 조직으로 들어가서 조직의 대사물과 혼합되어 조직액을 형성한다. 조직액은 다시 모세혈관에 흡수되어 정맥으로 수송되며 일부는 림프관으로 운반되는데 이 액체를 림프라고 한다. 조직에 침입한 세균, 이물질은 림프에 의하여 림프절에 운반되며 여기에 억류된 세균은 림프절에서 세망내피계 세포의 식균작용에 의하여 처분된다. 세균이 림프절을 통과해서 혈액중으로 이행하면 패혈증(sepsis)을 일으킨다.

림프계 ~系 lymphatic system 모세혈관, 얇은 혈관, 밸브, 관, 절 장기의 복잡한 연결망. 이는 신체가 림프를 생성하고 여과하고 전달하게 하고 혈구를 생성하게 함으로써 신체의 액체 환경을 유지하고 보호하게 해준다. 림프계는 지방, 단백질 과 기타 다른 물질을 혈액계 내로 전달하게 해 준다. 또한 세포에서 빠져나와 세포 사이에 존재하는 물의 60%를 회수한다. 조그마한 밸브는 흐름을 조절하고 혈액이 림프계로 흘러 들어오는 것을 방지해 준다. 신체에서 모아진 림프액은 목에 위치한 관을 통하여 혈액내로 흘러 들어간다. 다양한 신체 운동이 림프액을 림프관으로 흘러들어 가게 도와준다. 왼쪽 경부 부위의 흉관은 주요한 림프관이며 우림프관에 의해 림프액이 전달되는 우상부 부위를 제외한 전 부위의 림프액을 수송한다. 림프관은 정맥과 유사하나 밸브가 더 많고, 벽이 훨씬 얇으며, 림프절을 포함한다. 림프계의 시작인 림프 모세관은 각막을 제외하고 전 신체를 통하여 연속적인 연결체를 형성한다. 이 계는 또한 특이한 림프장기를 포함하는데 편도, 흉선 및 비장을 포함한다. 장의 림프선은 특이한 우유빛 물질을 포함한다.

림프관 ~管 lymphatic duct 림프액이 흐르는 관. 정맥과 비슷한 구조를 가지며 관벽에는 얇고 많은 판이 있다. 모세림프관은 다른 모세림프관과 합류하여 두터워지며 도중에 많은 림프절을 경유하여 림프관이 된다.

림프관염 ~管炎 lymphangitis 하나 혹은 그 이상의 림프관 염증. 팔이나 다리에 동물이나 곤충 교상에 의하여 야기된 급성 연쇄상구균 감염에 의해 야기된다. 감염된 부위부터 겨드랑이나 서혜부까지 붉은 줄이 나타난다. 증상 증후로는 열, 두통, 근육통 등이 있다.

림프관종 ~管腫 lymphangioma 확장된 림프관으로 구성된 피부에 있는 노란색 종양.

림프구 ~球 lymphocyte 직경 7~20μm 정도의 단핵 백혈구. 진한 크로마틴을 함유하고 핵은 진하게 염색되며 세포질은 연한 청색으로 염색된다. 주로 림프조직에서 생성되고 체액성 및 세포매개성 면역에 관여하며 T림프구, B림프구 등이 있다. T림프구 세포는 골수에서 생산되어 흉선에서 분화된 후 혈액이나 림프를 따라 순환하고 비장이나 림프절 등 림프성 기관에 분포한다. 세포 표면에는 여러 종류의 표면항원을 가지고 있는데 세포막에 CD4를 가지고 있으면 보조 T세포라 하고 CD8을 가지고 있으면 억제 T세포라 한다. 보조 T세포는 B세포의 항체생산 세포로의 분화 증식을 촉진해서 항체생산을 증가시켜 체액성 면역기능을 높이며 세포독성 T세포의 분화 증식을 촉진해서 항원으로 되어 표적세포를 파괴하는 세포성 면역반응을 촉진한다. 억제 T세포는 B세포의 항체생산 및 세포독성 T세포의 작용을 억제한다. 세포독성 T세포는 항원으로 된 세포에 접촉해서 이것을 파괴하고 바이러스 감염세포, 악성 종양세포, 이식장기의 세포 등을 배제하는 세포성 면역반응의 주역이다. 지연형 과민반응 T세포는 항원, 표적세포와 접촉하면 각종 림포카인을 생산해 지연형 알레르기를 일으킴으로써 항원, 표적세포를 배제한다. B림프구는 분명하지는 않으나 골수나 맹장에 존재하는 림프조직에서 세포분화가 이루어진다는 보고가 있다. 혈액내 림프구의 10~20%를 차지하며 비장 및 림프절 등에 존재하고 항원과 접촉하게 되면 형질세포로 분화되어 각기 특이한 항체를 생산 방출하게 된다.

림프구감소증 ~球減少症 lymphocytopenia 혈액내 백혈구 수가 정상보다 조금 적은 상태. 이것은 혈액질환의 일종이나 영양결핍, 암, 전염성 단핵구증의 상태에서 발생한다.

림프구성맥락수막염 ~球性脈絡髓膜炎 lymphocytic choriomeningitis 뇌와 척수의 바이러스성 감염. 증상은 열, 두통, 경부 강직 등을 들 수 있다. 젊은 성인에게서 주로 발생하고 가을 및 겨울에 발생한다.

림프부종 ~浮腫 lymphedema 림프관 폐색이나 림프절 장애로 림프의 정체를 초래하여 부적절한 림프액의 배설로 사지에 부종이 발생하는 것. 높은 단백질 함량을 보인다. 만성이 되면 염증반응이 일어나 간질조직의 섬유화가 발생한다. 치료제로 benzopyrone을 투여하는데 이는 조직의 대식세포에 의한 단백분해를 증가시키고 부종액의 단백함량 감소가 염증을 감소시키며 체액이 재흡수 되도록 한다.

림프선결핵 ~腺結核 tuberculous lymphadenitis 고도의 알레르기 상태에서 대량의 결핵균이 단기간에 혈액 속으로 들어가 전신에 퍼질 때 발생하는 결핵. 패혈증과 비슷한 증상을 보이며 혈행성 전이를 나타내는 결핵 중 가장 악성이다.

림프선증 ~腺症 lymphadenopathy 사타구니를 제외하고 두 군데 이상에서 림프절비대가 지속되는 증상. HIV 감염 초기에 이 증상이 나타난다.

림프절 ~節 lymph node 림프액을 여과하는 많은 작은 난원형의 구조물. 여기서 백혈구와 형질세포가 형성된다. 림프절의 크기는 다양하다. 각각의 림프절은 섬유성 캡슐에 싸여져 있고 빽빽하게 밀접해 있는 림프구와, 결체조직, 림프관으로 구성되어 있다. 대부분의 림프절은 입, 경부, 팔 아랫부위, 액와선 및 서혜부에 모여 있다. 장기 림프절은 흉부, 하부몸체 및 골반에 있는 장기의 림프관을 순환하는 림프액을 여과시킨다.

림프절염 ~節炎 lymphadenitis 림프절의 급성염증. 세균감염이나 다른 염증 상태의 결과로 나타난다. 림프절이 부어 있거나, 단단하거나 부드럽거나 불규칙적일 수 있으며 뜨거울 수 있다. 감염된 위치는 병이 기원한 곳 근처이다.

림프절종창 ~節腫脹 bubo 액와나 서혜부의 림프절 부종. 연성 하감, 성병성 림프 육아종, 매독 같은 질병과 관계가 있다. = 가랫톳.

림프종 ~腫 lymphoma 림프선 조직의 종양. 림프선 조직은 그물 같은 조직으로 그 공간 내에 림프구를 포함하고 있다. 다양한 종류의 림프종은 그 구조와 내용물에 차이가 있으나 그 영향은 비슷하다. 한 개 혹은 그 이상의 무통성의 종대된 림프선이 경부에 나타나고 곧 이어 쇠약, 열, 체중감소, 빈혈 등이 발생한다. 비장과 간장은 확대된다. 남자가 여자보다 더 많이 이환된다.

립 rip 조수의 충돌에 의한 격조. 해안의 저하에서 바다를 향해 흐르는 물. 저하는 깔대기 효과를 만들어 물의 잡아당기는 속도를 증가시킨다. 이러한 잡아당김은 해안의 사람을 경계지역까지 끌고 갈 수 있다. 탈출방법으로는 해안과 수평으로 수영하거나 급류를 피하는 방법이 있다.

립-랩 rip-rap ① 지반이 약한 곳이나 물 속에 바위를 무작위로 쌓아올려 기초벽을 형성하도록 한 것. ② 일정한 순서 없이 앞뒤로 느슨하게 겹쳐 놓은 호스.

립랩적재 ~積載 riprap finish 규칙적으로 적재한 주호스 위로 여러 개의 호스더미를 느슨하게 겹쳐 놓아 유사시 신속하게 호스작업을 개시할 수 있도록 하는 적재법.

링거액 ~液 Ringer's solution 대용혈액으로서 이용되는 용액. 영국의 생리학자 링거에 의해서 고안되었으려 혈장과 등장액이며 나트륨, 칼륨, 칼슘, 염소 이온을 함유하고 생리식염액보다도 혈장의 전해질 조성에 가깝고 대량출혈, 중증설사, 화상, 외상성 쇼크 등에 수분, 전해질을 보충할 목적으로 주사한다.

링거유산염용액 ~乳酸塩溶液 Ringer's lactate solution 전해질 결핍과 세포외액을 보충하기 위해 사용하는 용액으로 신부전이나 심울혈의 경우에는 사용을 금한다. = Hartmann's solution, 락테이트링거액.

링버너 ring burner 여러 개의 작은 노즐이 원형으로 배열되어 있는 가스 연소기구. 넓은 면적을 균일하게 가열할 수 있으며 가정용으로 많이 사용한다.

링부이 ring buoy 의식 있는 구조대상자를 구하는 데 중요한 장비. 링 부이는 연결 줄이 있는 경우와 없는 경우 모두 사용이 가능한데, 주로 둥근 원형이지만 크기는 다양하다. 제품으로 만들어진 링 부이의 재질은 코르크, 스티로폼, 플라스틱 등으로 만들어 졌다.

링어 ringer ① 소방대원을 사칭하는 자. ② 소방대원 돕기를 좋아하는 소방팬.

링커터기 ~器 ring cutting system 손가락에 끼인 반지나 기계부품 등을 제거하는 장비.

링커터셋 ring cutter set 유압팩을 사용하여 콘크리트를 절단하는데 사용하는 장비.

링파이어 ring fire 부상지붕 탱크의 상부 가장자리에서 연소되는 화재. → 부상지붕탱크.

마 麻 hemp 온대에서는 높이 3m, 열대에서는 높이 6m 정도의 크기를 갖는 쌍떡잎식물. 쐐기풀목, 삼과의 한해살이풀. 넓은 의미로는 대마(大麻), 라미(ramie), 쥬트(jute) 등의 안피(靭皮)섬유, 마닐라마(麻), 사이잘마(麻) 등의 엽섬유(葉纖維)를 총칭하나 보통은 대마를 뜻한다. 중앙아시아가 원산지이며 열대 지방과 온대 지방에서 섬유 식물로 널리 재배하고 있다. 곧은 뿌리는 지하 30~40cm까지 뻗어들어가지만 곁뿌리가 발달하지 않아 잘 뽑힌다. 줄기는 곧게 서고 횡단면이 둔한 사각형이며 잔털이 있고 속이 비어 있으며 녹색이다. 줄기 표면에는 세로로 골이 파인다. 주로 직물로 사용하기 위해 재배하나 이 외에도 어망, 밧줄 등을 만드는데 사용된다. = abaca.

마그날륨 magnalium 경합금의 일종으로 알루미늄(Al)에 Mg 3~10%를 합금한 것. Al보다 가볍고, 가공성이 좋다. 석유 발동기의 실린더 등에 사용된다.

마그네슘 magnesium [Mg] 분자량 24.305, 융점 650℃, 비점 1,107℃, 발화점 473℃, 비중 1.74인 은백색의 광택이 있는 금속. 공기 중에서 서서히 산화되어 광택을 잃는다. 자연계에 유리(遊離)상태로는 산출되지 않지만, 탄산염, 황산염, 규산염 등으로 지구상에 널리 그리고 다량으로 존재하며, 지각(地殼) 내의 존재량은 나트륨, 칼륨에 이어 제 8위다. 클라크수 1.93이다.

마그네슘분말 ~粉末 magnesium powder 칩(chip), 과립(granule), 플레이크(flake) 또는 미세한 분말 형태의 마그네슘. 두 면(가로, 세로, 높이 중 임의의 두 면)이 2mm 이하이거나 한 면이 1.3mm 이하(예를 들면, 마그네슘 리본)인 마그네슘은 분말로 간주한다.

마그네시아 magnesia 분자량 40.32, 녹는점 2,800 ℃, 끓는점 3,600℃, 비중 3.2~3.7인 백색의 비결정성 분말. 산화마그네슘의 관용명으로 고토라고도 하고 의약품으로서 마그네시아우스터라고도 한다. 물에는 약간 녹아 알칼리성을 보이지만, 산, 암모니아수에는 쉽게 녹는다. 금속마그네슘을 공기 속에서 가열하거나, 탄산마그네슘을 열분해하면 생긴다. 용도는 내화재료, 도가니, 마그네시아시멘트, 촉매, 흡착제로 사용하는 외에 의약품으로서 제산제(制酸劑), 하제(下劑)로 사용된다. = 고토, 산화마그네슘, 마그네시아우스터.

마그마 magma 고온의 지하에서 형성된 용융상태의 암석질 물질로, 지하에서는 수증기폭발의 원인이 되고 지상으로 분출되면 시설·생물을 매몰시키거나 가연물을 불태울 수 있다.

마노미터 manometer 압력에 의해 밀려 올라간 액체 기둥의 높이를 측정하여 그에 상응하는 압력을 측정하는 장치. U자관 마노미터는 U자 모양으로 구부린 원관 내에 밀도를 알고 있는 액체를 넣어 한끝은 기준압력(보통 대기압)에 노출시키고, 한끝은 측정하고자 하는 압력원에 연결시켜서 압력차에 의하여 밀려 올라간 액체의 높이를 측정하여 압력으로 환산한다. 측정 방식에 따라 U자관 대신 한 개의 유리기둥을 액체가 담겨 있는 용기에 세워 놓은 웰(well)형 마노미터와, 작은 압력도 쉽게 측정하기 위하여 유리기둥 중 한 개를 비스듬히 세워 놓아 작은 압력 변화에도 액체 기둥의 길이가 많이 변하도록 한 경사 마노미터(inclined manometer)가 있다.

마닐라로프 manila rope 마닐라 삼 섬유를 원료로 해서 만든 로프. 유연하고, 탄력성이 풍부하며 가벼워서 선박용으로 많이 사용되나 화학섬유가 보급됨에 따라 그 사용 범위가 좁아지고 있다.

마닐라삼 ~蔘 manila hemp 필리핀 토산으로 바나나 나무와 비슷한 식물. 줄기에서 뽑은 섬유로 로프나 그물 등을 만든다.

마두라균증 ~菌症 mycetoma 피부, 결합조직과 뼈에 발생하는 진균감염증. 종류에는 발에 생기는 전형적인 진균감염인 마두라 발(madura foot)이 있다. 진균균사의 종양과 같은 엉킨 덩어리. = 족균종.

마력 馬力 horsepower 공업상 사용되는 일률의 단위이며 기호는 HP. 보통 짐마차를 부리는 말이 단위시간(1분)에 하는 일을 실측하여 1마력으로 삼은 데서 유래한다. 프랑스 1마력 = 75 kg·m/s = 0.7355 kw. 영국 1마력 = 0.746kw. 한국 1마력 = 735.5 w = 0.7355kw. 엔진, 터빈, 전동기 등에 의해 이루어지는 일의 비율이나, 구동(驅動)되고 있는 작업기계에 의해 흡수되는 일의 비율을 나타내는 데 주로 사용된다.

마력시 馬力時 horsepower hour 1마력의 공률로써 1시간에 행해지는 일의 양.

마루 crest 파의 가장 높은 꼭대기를 말하며 진행파의 마루에서는 물 입자가 파의 진행과 같은 방향을 갖는다.

마루대 ~臺 ridge pole 지붕의 가장 높은 곳에 위치한 수평목재. 여러 개의 서까래가 맞물리는 곳이다.

마르코니안테나 Marconi antenna 단파에 사용하는 지향성 안테나. 1926년 영국 마르코니(Marconi)사에서 처음 만들었다. 투사기와 반사기가 있으며 20m 이하의 파장에서는 투사기의 소자를 24줄, 20m 이상의 파장에서는 16줄 사용한다. 그리고 병렬로 급전되면, 정재파 전류가 흘러, 소자 전체에 걸쳐서 거의 한결같은 크기의 전류가 흐르는 것과 같은 모양이 된다. 반사기는 매우 근접한 두 개(때로는 세 개)의 평행 도선으로 그 길이는 1/2파장이며, 배열 밀도는 투사기의 두 배 이다.

마르키아파바-미켈리병 ~病 Marchiafava-Micheli disease 찬 것에 혹은 극심한 운동에 노출될 때 반복적으로 소변 내에 혈색소가 나타나는 것. = 발작성 혈색소뇨증.

마른번개 lightning in a clear sky 비가 오지 않는 상태에서 치는 번개.

마리법칙 ~法則 Marey's law 동맥압이 심장박동수와 반비례하는 것.

마멸 磨滅 attenuation 질병기관의 쇠약과 같은 감소 과정.

마모 磨耗 attrition 마찰에 의해 닳아 없어지는 과정.

마비 痲痹 paralysis 근력이나 감각이 없어지는 현상. 손상이나 질병에 의해서 초래될 수 있다. 원인, 근력 손실의 정도와 범위, 침범된 부위에 따라서 이름을 붙인다.

마스크 mask ① 눈에 폐쇄된 환경을 만들어 적절하게 초점을 맞추게 해주는 기구. 전염병으로부터 혹은 독성이 있고, 해로우며, 낯선 환경에서 얼굴과 호흡계를 보호할 수 있고 때로는 산소를 공급할 수 있게 해 준다. ② 감추는 것. ③ 물속에서 눈을 뜨면 물체가 흐리게 보이므로 눈앞에 공기 공간을 두어 물속에서 물체를 선명하게 보게 하기 위한 장비.

마스크물빼기 mask clearing 마스크 내에 있는 물을 빼는 동작으로 배수밸브가 부착된 마스크는 마스크 전면을 누른 상태에서 코로 공기를 불어 넣으면 물이 빠지며, 배수밸브가 없는 마스크는 마스크 상단을 잡고 마스크 하단을 들고 코로 공기를 2~3회 불어 내어 물을 빼면 빠진다.

마스크백산소투입기 ~酸素投入器 mask and bag system 안면에 마스크를 대고 백을 눌러서 산소나 공기를 투여하는 장비.

마스크블로우 mask blow 수면 아래로 하강하면 마스크 압착이 일어나 눈이 튀어 나오는 듯한 느낌을 받는데 이 때 코로 공기를 약간 불어 넣어 이 느낌을 제거하는 일.

마스터제어반 ~制御盤 master control unit 방호구역내 또는 구내 일부에서 지구 제어반으로서의 기능을 갖고 있으며, 다른 화재경보 제어반으로부터 송신된 신호가 입력되는 제어반.

마스트검사 ~檢査 MAST survey 환자를 일차적으로 검사했을 때 심각한 상태가 발견된 경우 복부, 골반, 다리 부위를 빨리 검사할 수 있게 하기 위하여 미국 응급의학과 의사들에 의해 개발된 방법. 하지 부위의 부상을 놓치는 일이 없이 MAST를 적용할 수 있다.

마스트세포 ~細胞 mast cell = 비만세포.

마약 痲藥 dope 모르핀, 코카인, 아편(阿片) 등과 그 유도체로서 미량으로 강력한 진통작용과 마취작용을 지니며 계속 사용하면 습관성과 탐닉성(耽溺性)이 생기게 하는 물질. 사용을 중단하면 격렬한 금단증세(禁斷症勢)를 일으켜 마약을 사용하지 않고는 정상적인 생활을 할 수 없게 되며, 종국에 가서는 육체적으로나 정신적으로 폐인이 되게 하는 물질이다. 이런 물질이 의료 및 연구 이외의 목적에 남용되는 위험을 방지하기 위하여 정한 법률상 용어가 마약이다.

마약길항제 痲藥拮抗劑 narcotic antagonists 마약작용에 길항해서 마약 사용자에게 금단증상을 유발시키는 약물. 작용형식에 따라 순수한 길항제, 강력하면서 몰핀작용을 하는 길항제 등이 있다.

마약사용자 痲藥使用者 narcotics user 시·도지사의 면허를 받아서 질병 치료를 목적으로 업무상 마약을 사용하거나 사용을 위해 교부하고 또한 마약을 기재한 처방전을 교부하는 자. 이 면허를 받을 수 있는 자는 의사, 치과의사 또는 수의사로 이 면허를 받은 자가 아니면 마약을 사용하고 사용을 위해 교부하거나 마약 처방전을 교부할 수 없다.

마약중독 痲藥中毒 narcotic poisoning 마약에 대한 정신적, 신체적 욕구가 생기고 이것을 스스로 억제하기가 곤란한 상태. 뇌의 중추를 억제하여 의식불명이나 혼수를 초래하는 마약의 독성 효과.

마약중독자 痲藥中毒者 narcotic addict 정신적, 신체적으로 마약에 의존적인 사람. 독성이나 행동 변화를 일으키는데 충분한 양의 약물이 체내에 존재하며 마약중독자는 시·도지사에게 신고하여 관리한다.

마약처방전 痲藥處方箋 prescription of narcotics 마약단속법에 의거하여 마약처방자가 마약을 처방할 때 그 처방전에 환자의 성명, 주소, 연령, 마약의 품명, 분량, 용법용량 및 사용기간, 처방발행 년월일, 마약처방자의 성명, 면허증번호 및 업무소의 명칭 및 소재를 기재해서 날인하도록 되어 있는 처방전.

마약흡입 痲藥吸入 huffing 도취감에 빠지기 위하여 유독 물질을 고의적으로 흡입함. 종이나 플라스틱 백에 본드나 페인트를 담아서 코로 흡입하는 경우가 가장 일반적이다.

마오억제제 ~抑制劑 MAO inhibitor 도파민, 세로토닌 등의 생체 아민을 증가시켜 항우울작용을 나타내는 우울증 치료제. → 모노아민 산화효소억제제(mo-noamine oxidase inhibitor).

마우스피스 mouthpiece 호흡기에 달려 있는 입에 물게 되어 있는 부분. 다이버가 숨을 들이마시면 고무판막이 안쪽에서 내려오고 마개가 열려 공기가 나오게 된다.

마운틴파카 mountain parka 비나 눈, 추위에서 몸을 보호하는 상의. 기본적으로는 뷘트야케와 같은 것.

마이모니더스의기도 ~祈禱 prayer of maimonides (마비 모세스 벤 마이몬, 유태인 의사(이집트), 1135~1204) 어떤 의대에서 졸업식 때 하는 선서 혹은 기도. 의료를 수행할 때 어떤 기준을 자신에게 세워두는 것. → 제네바 선언(Declaration of Geneva), 히포크라테스 선서(Hippocratic oath).

마이코프라스마 mycoplasma 매우 다형태성인 그람음성 균. 고정된 세포벽이 없고 3층막으로 둘러싸인 점이 세균과는 다른 초현미경 유기물로 가장 작으며 독립생활을 하는 유기물로 간주된다.

마이크 mike 마이크로폰.

마이크로 micro 1/1,000,000 또는 10^{-6}의 뜻. 마이크로초(μs), 마이크로그램(μg), 마이크로암페어(μA) 등과 같이 단위의 이름 앞에 붙여서 사용하는 접두어. 작다는 뜻의 그리스어에서 유래한다. 미소하다는 뜻을 나타낼 때 마이크로라고도 하는데, 예를 들어 미량분석을 마이크로 분석이라 한다.

마이크로드립 microdrip 정맥치료에서 더 세밀한 유속으로 적은 양의 정맥내 용액을 운반하기 위한 장치. 투명한 플라스틱을 통해 정맥내 튜브로 통과하는 작은 방울을 위해 설계된 플라스틱 튜브로 구성되어 있으며 장시간 동안 작은 용량의 용액을 운반하는데 이용된다. 60방울의 microdrip으로 용액 1 m ℓ를 운반한다.

마이크로렌즈 micro lens 지름 0.1~수 mm의 미소한 렌즈. 광통신에서 광원인 반도체 레이저와 광섬유의 결합 또는 빛의 통로를 나누는 분기, 파장이 다른 빛을 나누는 분파 등에 사용한다. 또 복사기, 팩스, 내시경 등의 결상(結像)에도 이용한다. 렌즈의 형태에 따라 굴절률 분포형, 미소 곡면형, 배열형, 프레넬 띠형 렌즈 등이 있다.

마이크로셀룰러네트워크 micro cellular network : MCN 범유럽 셀룰러 이동 통신 시스템(GSM)의 네트워크를 유지하되 기존의 셀을 마이크로 셀로 세분화하는 방식. 다음과 같은 특징이 있다. 1) 다양한 요금 제도로 가입자에게 혜택을 준다. 2) 소형 단말기를 사용한다. 3) GSM 네트워크를 통해 전국을 돌아다니면서 이용할 수 있다(full roaming). 4) 마이크로 셀로 분할하게 되어 용량이 증가한다. 5) 기지국 및 기타 장비의 소형화로 환경적 영향을 최소화할 수 있다. 6) GSM의 네트워크로 이용함으로써 개인 휴대 통신망(PCN)의 단점인 설비비 과다 문제가 해결되고 PCN의 장점을 모두 가지고 있어 PCN보다 좋다.

마이크로큐리 microcurie 1퀴리의 100만 분의 1과, 1초마다 37,000의 방사성원소의 붕괴를 의미하는 방사능 단위. → 퀴리(curie).

마이크로파산란계 ~波散亂計 microwave scatter meter 마이크로파를 송신하였을 때 해면으로부터의 산란 특성에 따라 파고 및 파의 방향 등을 측정하는 능동 마이크로파 감지기.

마이크로파통신 ~波通信 microwave communication 주파수가 300MHz에서 30GHz까지인 극초단파를 이용한 통신.

마이크로파통신방식 ~波通信方式 microwave transmission system 공중에 전파(傳播)된 마이크로파를 사용한 통신 방식. 마이크로파의 엄밀한 정의는 없으나, 극초단파(UHF)대(300MHz~3GHz)와 초고주파(SHF)대(3~30GHz)의 총칭으로서 널리 사용되고 있다. 마이크로파는 파장이 짧아서 직진, 반사, 회절 등 빛을 닮은 특성을 나타내며, 그 통신 방식으로 직진 현상을 이용한 가시거리 내 통신 방식과 산란·회절 현상을 이용한 가시거리외 통신 방식이 있다.

마이크로파회로 ~波回路 microwave circuit 마이크로파와 같이 파장이 극히 짧은 파를 통과시키는

회로. 3차원의 입체적인 회로 기구로서 취급된다. 이와 같은 기구의 회로를 입체 회로라고 한다.

마제형누공 馬蹄型瘻孔 horseshoe fistula 항문주위피부에 생긴 비정상적인 말굽모양의 누공. 두 끝이 모두 열려 있다.

마중물 priming water 펌프 흡입측의 공기를 배제하기 위해 펌프 등에 붓는 물. = 물올림 물.

마지막섭취물 ~攝取物 last oral intake 사망자가 마지막으로 섭취한 음식물이나 약물 등.

마질겸자 ~鉗子 Magill forceps 경비기관내 삽관시 또는 이물질을 제거하는 보조기구에 사용하는 겸자. 비공에 삽입한 경비튜브를 구강에서 유도해서 기관내로 삽관할 때 그외 위관삽입시 삽입 곤란한 경우에도 사용되며 마질겸자는 튜브의 유도를 용이하게 하기 위해 각도가 다양한 것이 여러 종류가 있다.

마찰 摩擦 friction 두 물체가 갈리거나 비벼지는 상태, 또는 그 힘. 두 물체가 서로 접한 상태로 상대운동을 하려고 할 때, 또는 상대운동을 하고 있을 때에는 그 계면(界面)에서 운동을 막으려고 하는 힘이 접선 방향으로 작용한다. 이 때문에 생기는 상대운동에 대한 저항을 마찰이라고 한다. 정지해 있는 물체를 움직이려고 할 때 생기는 저항을 정지마찰(static friction), 움직이고 있는 물체에 작용하는 저항을 운동마찰(kinetic friction)이라 한다. 또 운동 형태에 의하여 물체의 면을 따라 미끄러질 때의 마찰을 미끄럼마찰(sliding friction), 물체의 면을 따라 구를 때의 마찰을 굴림마찰(rolling friction)이라 한다. 유체(流體) 내부에서도 유체의 각 부분 사이에 유동(流動)에 대한 위와 같은 저항(내부마찰)이 나타나지만, 이것은 흔히 점성(粘性)이라고 하여 고체의 면 사이에서 일어나는 마찰과 다른 것으로 간주한다. 유체 속을 움직이는 물체가 받는 저항 중에서 유체의 점성에 의해서 일어나는 것을 마찰저항이라고 한다. 마찰의 대소는 면의 청정도에 따라 지배되는 데 마찰의 주원인은 첫째, 외관상의 접촉면적 내부의 어느 점에서 진(眞)의 접촉이 일어나며, 그곳에서는 양면이 응착(凝着)한다(응착은 소성변형에 따라서 일어나며, 그 부근일대는 탄성변형한다). 상대운동은 항

상 응착부의 전단, 형성 등이 따른다. 둘째로 운동에 수반하여 한쪽이 상대 면의 요철(凹凸)을 오르내릴 때에 역학적 에너지의 일부가 열로서 상실된다. 셋째로 한쪽 면의 철(凸)부가 상대 면을 파헤치는 일을 한다. 단단하고 매끄러운 면끼리인 경우에는 마찰 일은 대부분은 첫 번째의 과정에서 소비되는 것이 실증되고 있다. 이상의 개념을 확장해서 일반적으로 두 개의 것(고체에 한하지 않음)이 서로 접하여 행하는 상대운동, 또는 하나의 연속체내부에서의 상대운동에 있어서 역학적 에너지가 열로 변하는 것과 같은 과정을 흔히 마찰이라 할 때도 있다.

마찰감소제 摩擦減少劑 rapid water 마찰 손실을 줄여서 방수 거리를 늘리기 위하여 물에 혼합하는 약제의 상품명. = polyox, slippery water.

마찰계수 摩擦係數 coefficient of friction 두 물체의 접촉면에 작용하는 마찰력의 크기 F와 두 면을 수직으로 누르고 있는 힘(垂直荷重)의 크기 P와의 비. 마찰계수는 μ=F/P로 계산한다. 마찰계수는 물체가 정지하고 있을 때의 정지마찰계수와 운동하고 있을 때의 운동마찰계수로 나뉜다. 운동마찰계수는 정지마찰계수보다 작다. 운동마찰계수는 다시 물체가 미끄럼운동을 할 때의 미끄럼마찰계수와 구르는 운동을 할 때의 굴림마찰계수로 나뉜다. 굴림마찰계수는 물체가 외력에 의해 막 구르려고 할 때의 정지 굴림마찰계수와 한창 굴러가고 있을 때의 운동 굴림마찰계수로 구별하기도 한다. 정지마찰인 경우에는 F로서 최대정지마찰력의 값을 사용한다. 굴림마찰은 그 본질상 회전모멘트로 나타내는 것이 자연적이지만 습관적으로 위의 정의가 적용된다. 이상 어느 경우에나 μ의 값은 재료의 조합 외에 면의 청정도, 거칠기, 윤활제의 유무, 질 등에 따라 대폭 변하므로 물질상수라고 볼 수는 없다.

마찰도착증 摩擦倒錯症 frotteurism 혼잡한 버스나 지하철 안에서 자신의 음경을 이성의 신체에 부비는 행동이나 욕구. 이 환자들은 소극적이고 사회적으로 고립되어 있는 경우가 많고 이 방법을 통해 유일하게 성적 만족을 얻는다.

마찰성표피박탈 摩擦性表皮剝脫 friction excori- ation 둔체가 한 부위에 반복적으로 마찰하여 생긴 상처. 예를 들면 수갑을 채우거나 끈으로 사지를 묶었을 때 풀려고 지속적으로 문질렀을 때 발생하는 상처.

마찰손실 摩擦損失 friction loss 배관으로 이송되는 유체가 배관과의 마찰로 이송효율(압력)이 떨어지는 것. 배관의 거칠기, 꺾임, 길이, 밸브(valve)수 등에 따라 마찰손실이 발생되지만 배관의 길이를 기준으로 환산·산정한다. 펌프성능, 송수압력 등을 결정할 때에는 반드시 마찰손실을 고려해야 한다.

마찰음 摩擦音 friction rub 청진기로 청진할 때 들리는 건조하고, 삐걱거리는 소리. 간이나 비장 부위에서 들리는 것은 정상적인 현상이나, 심장부위에서 청진되는 마찰음은 심막염을 의심할 수 있다. 특히 흉막 부위의 마찰음은 폐질환이 있는 경우이다.

마찰전기 摩擦電氣 frictional electricity 물체를 서로 마찰하면 음·양의 전하를 갖게 되는 현상. 단순한 접촉에 의한 대전과는 달리 대단히 복잡한 현상이다.

마찰화상 摩擦火傷 friction burn 자의 혹은 비자의적 원인으로 마찰열이 발생하여 일어난 조직의 손상.

마취 痲醉 anesthesia 정상적인 감각의 부재나 결여로 특히 통증 감각이 결여된 상태, 또는 그런 상태로 만듦. 마취약물이나 최면약에 의해 유도되며 신경조직의 외상이나 병리적 손상이 발생했을 때 수행할 수 있고 국소적, 전신적, 부분적 마취가 있으며 마취중의 환자 호흡, 순환조절, 수혈, 수액 등의 환자의 전신상태를 안전하게 관리하는 것을 포함하며 신체기관이나 부위가 마취된다. = 무감각.

마취과전문의 痲醉科專門醫 anesthesiologist 의식상실을 동반하거나 동반하지 않는 마취제나 마취가스를 투여하고 마취를 유도하는 전문의사.

마취과학 痲醉科學 anesthesiology 수술 중 통증감각을 통제할 수 있는 투약의 관리에 대한 학문 분야.

마취기록지 痲醉記錄紙 anesthesia record 마취전으로부터 마취과정에 이르기까지의 환자의 신체조사 기록지. 마취제의 종류, 양, 마취방법, 시간, 체온, 맥박, 호흡, 혈압, 수술 동안의 환자 상태, 수술명 및 수술의사명이 기록되며 마취의사가 서명한다.

마취길항제 痲醉拮抗劑 narcotic antagonist 마취제의 효과를 막거나 역전시키는 약물. = 마약길항제.

마취성진통제 痲醉性鎭痛劑 narcotic analgesics 통증을 경감시키는 약물. 마약성 진통제는 중추신경계에 작용하고 환자의 인지를 변화시키지만 심한 통증 시에 진통제로 사용한다.

마취약 痲醉藥 narcotic 무감각, 혼미를 유발하는 물질인 마취제(합성 또는 아편 유도 진통제). 통증에 대한 감각을 변화시키고 다행증, 정신혼동과 깊은 수면을 유발한다. 마취제는 느린 호흡을 하여 오심과 구토를 유발할 수 있고 사망률을 감소할 수 있다. 마취제의 반복적인 사용은 신체적 및 정신적으로 중독이 될 수도 있다. = 마취성의, 마약의.

마취예비투여 痲醉豫備投與 anesthesia premedication 진정, 기도내 분비억제, 유해한 부교감신경의 반사억제 등을 위해 수술 전에 진정제, 정신안정제, 마취진통제 등을 투여하는 것.

마취제 痲醉劑 anesthetic agent 완전히 또는 부분적으로 감각을 소실시킬 수 있는 약물이나 약제. 신경세포의 기능을 가역적으로 억제하는 것이다. 전신마취제와 부분마취제로 나뉘며 전신마취제는 혈류에 의해서 중추신경계에 작용하여 무통상태를 일으켜 의식을 소실시키며 흡수마취제와 정맥마취제가 있다. 국소마취제는 말초신경에 작용해서 무통을 일으키는 것으로 의식은 유지되고 경막외, 척수마취제 등이 있다.

마취체위 痲醉體位 position during operation 마취 중에 환자가 취하는 체위. 복와위, 앙와위, 측와위 등이 있으며 기도가 확보되며 전신상태에 현저한 변화를 일으키지 않고 국소적 압박이 없도록 주의하고 수술이 가능한 체위이어야 한다. 특히 과도신전, 압박으로 인한 신경손상, 안구압박으로 인한 시력저항에 주의해야 한다.

마취총 痲醉銃 anesthetic gun 각종 동물에 대해 동물구조 및 대원의 안전을 위해 구조대원이 간단한 조작으로 그 동물을 마취시켜 포획할 수 있도록 하는 장비.

막 膜 membrane 얇은 피부, 표면, 층, 강(腔)을 덮거나, 공간이나 기관(器官)을 구획하고 있는 조직의 얇은 층을 의미하는 일반 용어.

막다른길 dead end ① 복도, 거리, 좁은 길 등에서 오직 한 방향으로만 나아갈 수 있는 길. ② 막히지 않은 한쪽 방향으로만 물이 흐를 수 있도록 되어 있는 급수본관.

막대세포 ~細胞 rods cell 안구 망막에 존재하는 광수용기의 한 형태. 약한 빛에서 명암시각을 담당한다.

막미로 膜迷路 membranous labyrinth 내이의 세 개의 액체로 차여있고 막으로 나누어져 있는 반규관. 이들은 신체의 균형과 관계가 있다. 이들은 내림프액이라는 액체를 담고 있다. = 막성미로.

막비등 膜沸騰 film boiling 가열체가 백금선이나 카본과 같이 내고온성인 것일 때는 번아웃(burn-out)점 이상으로 가열하여도 타지 않고 가열체의 표면을 증기막이 둘러싼 상태가 되고, 그곳에서 기포가 발생하는데, 이러한 비등을 일컫는 말.

막성골 膜性骨 membranous bone 결합조직에서 골조직이 발생하는 것. 막자체나 골막으로 남는다.

막시류곤충 膜翅類昆蟲 hymenoptera 독을 지닌 곤충. 개미, 벌, 말벌 등.

막양구조 膜樣構造 web 조직이나 막을 형성하는 섬유의 망.

막전압 膜電壓 membrane potential 세포막의 내외는 분극(polarization)을 이루고 있는데 이러한 전기적인 대립상태에서 나타난 전압. 세포막 외부에 대해 내부는 음성을 나타내며 근육세포막의 안정막 전압은 -90mV이고 신경섬유의 안정막 전압은 약 -75mV이다. 안정막 전압은 세포 내외에 있는 이온의 배치 상황이 다르고 Na^+과 K^+을 능동적으로 이동시키는 기전(Na^+-K^+ pump)이 세포막에 있기 때문이다.

막창자꼬리 = 충수.

막형포소화약제 膜形泡消火藥劑 film forming foam agents 막 형성을 하는 포 소화약제. 수용성 위험물에 용해되지 않은 것과 수용성 위험물에 용해되는 것이 있는데, 수성막포(AFFF)와 불화단백포(FFFP)가 이러한 부류에 해당된다.

만 灣 bay 유엔 해양협약법 제10조에 정의에 의하면 만이라 함은 그 굴입이 입구의 폭에 비하여 현저하여 육지에 둘러싸인 수역을 형성할 정도이며, 해안의 단순한 굴곡 이상의 뚜렷한 만입. 그러나 만입 면적이 만입의 입구를 연결한 선을 직경으로 하는 반원의 면적보다 적은 경우에는 만으로 보지 않는다.

만년설 萬年雪 icecap 빙하와 같이 영구적으로 지상을 덮고 있는 얼음.

만능공혈자 萬能供血者 universal donor 응급 수혈시에 혈액형이 다른 사람에게 혈액을 줄 수 있는 사람으로 혈액형이 O형인 사람. ↔ 만능수혈자.

만능도끼 萬能~ almighty axe 화재현장에서 출입문을 파괴하거나 또는 기타의 장애물을 파괴할 때 사용되는 소형도끼. 도끼의 기능뿐만 아니라 각종 다양한 기능(도끼, 로프절단, 소화전개폐, 절연도끼 등)을 가지고 있다. 소형이며 경량으로서 사고시 대원의 휴대가 간편한 장점이 있으나 규모가 큰(예를 들면 지붕의 파괴활동 등)것을 파괴할 때는 적합하지 않다.

만능수혈자 萬能受血者 universal recipient AB형의 혈액을 가진 사람처럼 어떤 다른 형의 혈액도 수혈 받을 수 있는 사람. ↔ 만능공혈자.

만능해독제 萬能解毒濟 universal antidote 25%의 타닌(tannic)산, 25%의 산화마그네슘, 50%의 활성탄 혼합물 같은 해독제. 예전부터 대부분의 산, 중금속, 알카로이드, 글리코시드 등의 독성에 대한 가장 유용한 해독제로 생각되었으나 지금은 진정한 광범위 해독제는 없는 것으로 밝혀졌다.

만니톨 mannitol 식물과 진균에 분포되어 있고 해조류 등에서 얻어지는 당알코올. 사구체에서 자유롭게 여과되고 신세뇨관에서 재흡수 되지 않으며 약리학적으로 불활성인 특성 때문에 대량으로 투여하면 혈장, 사구체 여과액 및 세뇨관액의 삼투압이 크게 증가한다. 수분의 재흡수는 감소시키고 소변 배설량과 Na, Cl의 분비는 증가시킨다. 세포내에서 세포외로 수분의 이동을 촉진시키며 뇌 조직을 탈수시키므로

뇌부종의 치료에 효과적이며 두개 내 압력을 감소시킨다. 수술중이나 후 및 외상 후 급성신부전 예방 및 치료, 약물 중독 시 배설촉진, 두개 내압 강하 및 뇌 용적의 축소가 필요한 경우, 안 내압을 강하할 필요가 있을 때 투여한다. 1회 1~3g/kg을 15%, 20%, 25%액으로 점적 정주하고 1일 최대량은 200g, 투여속도는 100㎖/3~10분으로 한다. 뇌 부종시는 15~25%액을 급속히 점적한다.

만발(후발)월경 晩發(後發)月經 delayed menstruation 첫 월경이 16세 이후로 지연되어 나타나는 것.

만성 慢性 chronic 증세(症勢)가 급하지 않으며 오래 끌어 얼른 낫지 않는 병의 성질.

만성간염 慢性肝炎 chronic hepatitis 간염 바이러스(virus)에 감염되어 6개월 이상 간기능 이상이 지속될 경우 만성으로 진단되는 염증. 전신권태감, 식욕부진 등의 증상이 나타나고 급성과 달리 황달의 출현은 적다. 만성 간염이 보이는 것은 B형 간염과, C형 간염이고 A형 간염은 만성화하지 않는다.

만성간질성방광염 慢性間質性膀胱炎 chronic interstitial cystitis 주로 여성에서 나타나는 방광염. 염증성 병소는 보통 방광정(膀胱頂)에 있고 벽의 모든 층을 침범하여 배뇨빈삭(排尿頻數)의 방광통 및 배뇨통을 호소한다.

만성고산병 慢性高山病 chronic mountain polycythemia 해발 4,000m 이상의 고지대에 상주하고 있거나 순화된 사람에게서 발생하는 병. 청색증, 극심한 적혈구과다증(erythrocytosis), 매우 낮은 수준의 동맥혈내 산소 포화도, 폐 고혈압 및 우측 심장 비대 등이 특징적으로 나타난다. Monge's disease 라고도 한다.

만성광선피부염 慢性光線皮膚炎 chronic actinic dermatitis 만성적으로 지속되는 특발성의 광 과민증을 나타내며 피부염의 양상을 보이는 질환들을 묶어서 하나의 질환군으로 부르는 이름. 이 질환군에 속하는 것들은 지속성 광반응증, 광선 유망상증, 광과민성 습진 등이 있는데 대개 중년이나 노년층에서 발생하는 광 반응 질환들이다. 지속성 광반응증은

처음에는 노출 부위에 수포나 종창반응 등의 급성반응으로 오나 점점 계속되는 광과민증으로 인해 안면, 목, 이마, 손등 등에 소양증을 동반한 태선화된 습진양 병변이 나타나며 소량의 광선 노출에도 악화가 되풀이된다. 광선 유망상증은 주로 노인 남자에서 목이나 얼굴, 손등 등의 광선 노출부에 습진성 병변이 나타나 점점 진행되면서 극심한 광과민증을 보이며 구진, 결절 등과 함께 태선화된 두터운 판들이 나타난다. 소양증이 아주 심하고 전신의 홍피증으로 되기도 한다. 광과민성 습진은 광과민증이 소양증을 동반한 홍반성 인설반으로 나타나기 시작하며 임상적으로는 지속성 광반응증과 유사하다. 응급처치시 국소적으로 국소 스테로이드제를 피부 병변의 상태에 따라 사용함으로써 도움을 주며 증상에 따라 항소양증제의 도포나 항히스타민제의 전신 투여를 한다. 전신투여제로는 항말라리아제와 베타카로틴을 사용하기도 한다.

만성기관지염 慢性氣管枝炎 chronic bronchitis 기침과 가래가 최소 연속되는 2년 사이에 매년 2개월 이상 지속되는 경우. 드물게 만성염증이 세기관지에서 강하게 일어나는 경우가 있다.

만성녹내장 慢性綠內障 chronic glaucoma 안방수 흐름의 차단으로 인해 안구압이 비정상적으로 높은 상태. 발생속도가 점진적이며 유전적으로 결정된다. 폐쇄장소는 슐렘관 내에서 일어나는 것으로 생각되며 여러 해 동안 말초시력의 점진적 손실을 제외하고는 별 증상은 없지만 가끔 두통, 시력불선명, 눈의 통증을 수반하기도 한다. 치료는 주로 동공축소 안약으로 한다.

만성림프성백혈병 慢性~性白血病 chronic lymphocytic leukemia : CLL 활성화된 B림프구 종양. CLL세포들은 말초혈액의 성숙된 소림프구들과 형태학적으로 매우 유사하며 대부분 골수, 혈액, 림프절과 비장에 축적된다. 60세 이상의 고령자에게 많으며 남성이 여성보다 2배 정도 많이 발생한다.

만성방광염 慢性膀胱炎 chronic cystitis 방광염이 해결되지 않고 지속되는 상태. 1년에 3회 이상 방광염이 나타나는 상태로 초기에는 방광점막의 점진적인 부종충혈, 상피탈락, 궤양을 형성하다가 후기에는 점막하층이 섬유아세포, 형질세포, 림프구로 침윤되며 결국 방광 근육층이 심하게 비후되고 섬유화되어 탄력을 잃게 된다. ↔ 급성방광염(acute cystitis).

만성사구체신염 慢性絲絲體腎炎 chronic glomerulonephritis 신사구체 모세혈관 계제(係蹄)의 만성적인 염증. 대부분 식욕감퇴, 빈혈, 구토, 쇠약 등의 비특이성 임상소견과 더불어 오랜 기간 서서히 진행되어 결국 요독증(uremia)으로 사망하게 된다. 또한 고혈압이 자주 동반되어 이로 인한 합병증이 주 증상이 되는 경우도 있으며 선행질환의 종류에 따라 혈뇨, 적혈구 원주, 핍뇨, 단백뇨 등의 다양한 임상소견이 나타날 수 있다.

만성신부전 慢性腎不全 chronic renal failure 서서히 모르게 유발되는 비가역적인 신기능의 저하. 보통 요독증은 점진적으로 발생한다. 환자는 핍뇨와 무뇨를 경험할 수 있으며 수분 과도의 징후를 보일 수도 있다.

만성신우신염 慢性腎盂腎炎 chronic pyelonephritis 세균감염과 방광요관 역류가 반복되면서 신반흔(scar)과 신배의 파괴를 가져오는 경우. 유아나 소아기에 시작하여 성인이 된 후까지 서서히 진행되어 발생하는 신(腎)염증이다.

만성심부전 慢性心不全 chronic heart failure 심장의 펌프기능 장애가 서서히 진전되는 경우. 맥박증가, 심장확대 및 비대, 체액저류 등의 대상작용이 일어난다.

만성알코올중독 慢性~中毒 chronic alcoholism 알코올의 과잉섭취를 억제하지 못하고 음주를 끊지 못하여 장기간 과도하게 섭취하여 정신의존과 육체의존이 생기고 내성의 변화를 볼 수 있는 상태. 식욕부진, 설사, 체중감소, 치매, 인격변화, 말초신경장애, 간장의 지방변성 등을 포함한 여러 증상으로 특징지어지며 음주에 의한 쾌감을 얻기 위해 또는 주기적으로 음주하려는 강박적 욕구를 언제나 가지고 있다.

만성염증 慢性炎症 chronic inflammation 천천히 진행하는 염증. 새로운 결합조직의 형성을 주된 특징으로 한다. 급성형의 계속인 경우도 있고 경증의 지속성인 때도 있다. 일반적으로 조직의 영구적 장애를 일으킨다.

만성위염 慢性胃炎 chronic gastritis 주로 임파구와 형질세포에 군데군데 부정형의 세포침윤이 나타나는 염증. 처음에는 위점막의 표층과 선 영역을 침범한 후, 선 구조의 파괴를 일으키며 더 진행하면 선 숫자의 위축과 선 화생이 일어날 수 있다. 표재성 위염은 표층점막의 고유판에 염증 변화와 세포침윤 및 부종을 동반하는 만성위염의 초기단계이며 염증세포침윤이 위점막 상부 반의 고유판에 국한되며 선은 유지된다. 점액세포의 점액이 감소할 수 있으며 선세포의 유사분열 양상을 보일 수 있다. 만성위염의 두 가지 주요형은 위점막에서의 분포와 병인에 따라 A형과 B형으로 나뉜다. A형 위염은 흔치 않은 만성 위염으로 위의 체부와 저부를 침범하며 전정부는 비교적 침범하지 않고 악성 빈혈을 일으킬 수 있다. B형 위염은 공복시 혈청 가스트린치가 매우 다양하고 가스트린에 대한 혈청내 항체가 발견된다. A형이나 B형 위염에는 별 치료가 필요 없고 규칙적인 비경구적 Vit B$_{12}$ 투여가 무한정 필요하다.

만성재난 慢性災難 slow-onset disaster 예방이 가능한 전염병 확산이나 가뭄 등의 환경생태학적인 원인으로 발생하는 재난.

만성정맥부전 慢性靜脈不全 chronic venous insufficiency 정맥염, 정맥혈전, 정맥류 등에 의해 정맥의 부종, 색소침착, 습진, 궤양을 초래하며 주로 하지에 많이 발생하는 혈관 질환.

만성증상 慢性症狀 chronic symptoms 서서히 나타나거나 장시간 지속되는 증상들.

만성질환관리 慢性疾患管理 administration of chronic disease 고혈압, 당뇨, 뇌혈관질환 등의 성인병이나 노인질환, 결핵, 성병등의 만성 전염병에 대한 예방, 조기발견, 조기치료, 계속치료, 재활을 포함한 건강관리 활동.

만성췌장염 慢性膵臟炎 chronic pancreatitis 통증과 췌장의 내·외분비 기능 저하로 발생하는 췌장염. 알코올중독, 심각한 영양결핍, 치료받지 않는 부갑상선 기능 항진증 환자에서 흔히 발생한다. ↔ 급성췌장염.

만성치료 慢性治療 chronic care 오랫동안 장애를 가진 사람들의 의료처치를 집중적으로 지속하게 하는 의학적 처치의 한 형태. 이런 처치는 가정에서 또는 의료시설 내에서 행하여 질 수 있음.

만성통증 慢性痛症 chronic pain 6개월 이상 지속되고 있는 비정상적 통증상태. 급성통증보다 강도가 덜하며 보통 맥박의 증가나 빠른 호흡을 나타내지는 않는다. 통증은 조직의 장애와 반드시 일치하지 않으며 만성통증 환자들은 자신의 환경으로부터 위축되고 가족, 친구, 외부의 자극은 무시한 채 자신의 고통에만 주의를 집중한다.

만성폐쇄성폐질환 慢性閉鎖性肺疾患 chronic obstructive pulmonary disease : COPD 기관지내 공기유통의 지속적 폐쇄에 의하여 일어나는 각종 질환. 예컨대 천식, 만성 기관지염, 폐기종 등이 있다. 만성폐쇄성폐질환 환자들은 흔히 심한 호흡곤란증을 일으키며 전 세계적으로 가장 중요한 호흡기 질환이다. COPD 발생의 80~90%는 흡연으로 인한 것으로 추정되며 초기에는 임상적인 증상이 없어서 발견되기 어렵지만 점점 말초 기도 저항의 소폭 증가 또는 폐 유순도의 변화가 관찰되고, 20~30년이 지나면서 서서히 호흡곤란과 객담 배출이 심해진다.

만성피로 慢性疲勞 chronic fatigue 조절할 수 없는 장기간 지속되는 피로. 원인은 모호하다. 주로 근육통, 부종없는 다발성 관절통, 동통이 있는 경부·액와부 선종, 인후통, 두통, 기억·집중력의 손상, 충분치 못한 수면, 운동후 쇠약감 등의 증상이 나타난다.

만성허혈성심질환 慢性虛血性心疾患 chronic ischemic heart disease 심근경색에 의한 심부전이나 서서히 진행되는 심근의 허혈성 변성에 의해 나타나는 심장질환. 육안적 변화는 심장 크기의 감소나 갈색변화, 중증도 또는 고도의 관상동맥의 동맥경화증을 볼 수 있다.

만코프징후 ~徵候 Mannkopf's sign(Emil Mannkopf, 독일의 의사, 1836~1918) 아픈 지점을 누른 후 맥박이 빨라지는 것. 아픈 척 하는 경우에는 나타나지 않는다.

말굽형적재 ~形積載 horseshoe load 호스를 말굽 모양으로 감아서 적재하는 방법.

말기감염 末期感染 agonal infection 죽음의 순간 이나 직전에 발생하는 감염.

말기질환 末期疾患 terminal disease 질병의 악화 로 결국 죽음에 이르는 상태의 질환.

말단비대증 末端肥大症 acromegaly 전엽의 호산성 세포로부터 분비되는 성장호르몬의 과잉으로 얼굴, 턱, 사지 등의 뼈가 점진적이고 현저하게 팽창되는 증상. 골단 연골판이 폐쇄되기 전에 성장호르몬의 과잉이 일어나면 뇌하수체성 거인증을 일으키고 폐 쇄후에 과잉을 일으키면 말단비대증을 일으킨다. 30 ~40대에 많이 발생하며 신체의 말단이 대칭성으로 비대하고 미궁부의 팽윤, 하악의 돌출, 사지말단뼈의 비대가 특징이다. = 선단거대증.

말단소립 末端小粒 telomere DNA가 복제되는 동 안 DNA 폴리머라아제에 의해 복제되지 않는 염색 체 단부의 DNA 서열. 종말체를 복제하지 못하는 능 력은 세포의 노화와 죽음의 한 원인이 된다. 생식세 포와 암세포들에는 종말체를 복제하는 텔로머라아 제 효소가 추가되어 있다. = 종말체.

말단청색증 末端青色症 acrocyanosis 순환저하로 인한 손과 발의 청색증. 신생아의 피부상태를 묘사 하기 위해 쓰이기도 한다. = 선단청색증.

말뚝매기 clove hitch 로프의 한쪽 끝을 지지점에 묶는 매듭. 구조활동을 위해 로프로 지지점을 설정 하는 경우 많이 사용한다. 묶고 풀기는 쉬우나 반복 적인 충격으로 하중을 받는 경우 매듭이 자연적으로 풀릴 수 있으므로 매듭의 끝을 잘 처리하여야 한다. = 까베스땅 매듭.

말라리아 malaria 학질모기를 통해 전파되는 전염병. 병원체는 *Plasmodium vivax*, *P. falciparum*, *P. ovalae*이며 병원소는 환자, 보충자(保蟲者)이다. 증 상은 오한, 열, 빈혈, 증대된 비장 등을 들 수 있다. 말라리아는 만성 질환이다. 감염된 기생충의 생활환 이 다르기 때문에 오한과 발열의 형도 다르며 질환 의 이환기 간과 심각도도 다르다. 이 질환은 주로 열 대지방에서 발견된다. 그러나 북미에서도 망명자, 군

인, 여행자들에게서 이러한 질환이 발생되었다. 약물 을 이용한 예방은 감염이 가능한 지역을 방문할 때 중요하다.

말로리-바이스증후군 ~症候群 Mallory-Weiss syndrome 식도 하부가 찢어지고 출혈이 되는 증세. 심하고 지속적인 구토에 의하여 유도된다.

말미잘 sea anemone 강장동물문의 산호충강에 속 하는 바다생물. 바다에서 말미잘과 접촉할 경우 만 성 궤양을 동반한 광범위한 피부염을 일으키게 된 다. 처치는 촉수에서의 독소 분비를 비활성화 시키 기 위해서는 초산을 도포하며 다른 특이치료법은 없 고 증상완화를 위해서 스테로이드 연고나 경구 항히 스타민제를 이용한 대중요법을 시행한다.

말벌 wasp 좁고 가느다란 허리를 가진 벌. 쉴 때 길 이로 접어지는 두 쌍의 날개를 갖고 통증을 유발하 는 자상을 일으킨다. 독은 알레르기 반응이나 과민 증을 야기할 수 있다. = 나나니벌.

말은수관 ~水管 doughnut roll 다루기 쉽도록 둥 그렇게 감아놓은 소방호스.

말채찍손상 ~損傷 whiplash 사고발생시 뒷목의 통 증과 뻣뻣함이 발생되어 그것을 지지해주는 인대와 근육 또는 경추에 입는 손상. 대개 머리와 목의 격렬 한 움직임으로 기인할 수 있다. 일반적으로 경추 염 좌로 잘 알려져 있다.

말초 末梢 peripheral 신체, 장기, 구조물의 바깥쪽 혹은 표면쪽.

말초맥박 末梢脈搏 peripheral pulses 신체의 말초 부위에서 느낄 수 있는 맥박. 요골맥박, 상완맥박, 후경골맥박, 족배동맥맥박이 있다.

말초성청색증 末梢性青色症 peripheral cyanosis 정맥혈액 중의 환원헤모글로빈 과잉으로 일어나는 청색증(cyanosis). 모세관 단계에서의 대량의 산소 추출이 원인이다.

말초순환부전 末梢循環不全 peripheral circulation insufficiency 말초혈관이 확장해서 혈액정체가 일 어나거나 체액 혈장 전혈이 급격히 없어져 혈액 양이 감소하기 때문에 심장이 적당한 박출량을 유지 할 수 없게 된 상태. 증상으로서는 안면 창백, 사지

가 차가우며, 청색증, 의식장애 등이다. 쇼크의 한 증상으로 이외에도 혈압저하, 요량 감소, 핍뇨가 나타난다.

말초신경 末梢神經 peripheral nerves 뇌와 척수의 외부 신경으로 뇌세포로부터 말단으로 전기적 자극이 운반되는 신경.

말초신경계 末梢神經系 peripheral nervous system : PNS 뇌신경 12쌍, 척수신경 31쌍 및 체기관 내로 분포된 이들의 다양한 가지들로 이루어지는 신경. 중추신경계로 말단신경의 정보를 전달하는 감각 또는 구심성 신경과 뇌에서 말단으로 신경흥분을 전달하는 감각 또는 구심성 신경과 뇌에서 말단으로 신경흥분을 전달하는 운동 또는 원심성신경은 대개 함께 주행하나, 척수 수준에서 후근(posterior sensory root)과 전근(anterior motor root)으로 나뉜다. 체성신경은 체벽에 분포하며, 내장신경은 기관 내부에 분포한다. 교감신경 또는 자율신경의 흉수−요수분지는 노르에피네프린을 생산하여 말단혈관수축, 심장촉진, 관상동맥확장, 기관지확장 그리고 연동운동을 억제시킨다. 자율신경계의 두개−천골분지 부위의 부교감신경은 아세틸콜린을 생성하여 말초 혈관확장, 심장억제, 기관지수축, 연동운동촉진을 유도한다. 말초신경이 손상되면 그 부위에 해당하는 운동과 감각을 소실한다.

말초신경염 末梢神經炎 peripheral neuropathy 말초신경계의 질환.

말초온도수용체 末梢溫度受容體 peripheral thermoreceptors 피부와 점막에 있는 열에 민감한 신경 말단. 뜨거운 것과 찬 것을 감지한다.

말초저항 末梢抵抗 peripheral resistance 동맥계를 통하는 혈류에 대한 저항. 주로 소동맥과 세동맥의 직경에 대한 함수로, 혈류에 대한 저항은 혈관직경의 4제곱에 반비례한다.

말초혈관저항 末梢血管抵抗 peripheral vascular resistance 혈액이 방출될 때 받는 총 저항. 혈관의 크기와 혈액의 점도에 의해서 결정된다. 후부하(afterload), 체혈관저항(systemic vascular resistance)이라고도 함.

말초혈관질환 末梢血管疾患 peripheral vascular disease 심장과 큰 혈관을 제외한 혈관에 생기는 질환. 증상은 무감각증, 동통, 높은 혈압, 맥박의 소실 등이다. 원인은 과체중, 흡연, 스트레스, 활동 부족 등이다. 심장의 감염증(세균성 심내막염)과 관련된 경우에는 혈전이 소동맥을 막아서 여러 부위에 조직의 괴사를 초래할 수 있다(예, 코끝, 손가락끝, 발가락끝). 다른 형태의 말초혈관질환으로 동맥경화증(arteriosclerosis)과 죽상경화증(atherosclerosis)이 있다.

말판증후군 ~症候群 Marfan's syndrome(Bernard−Jean Antonin Marfan, 프랑스 의사, 1858~1942) 심혈관(대동맥 약화), 눈(수정체 탈구)과 골격계 이상(흉골과 관절이상을 동반하고 키가 크고 마른)을 동반하는 선천성 결체조직 질환.

말혈청 ~血淸 horse serum 말의 혈액으로 만든 면역 혈청. 많은 사람들이 말의 혈청에 민감하기 때문에 면역주사 전에 민감성 피부검사를 해야 한다.

망 網 omentum 복강 내의 위(胃)에서부터 하나 이상의 인접한 기관으로 연장되는 복막의 주름. 대망과 소망으로 나뉘어진다.

망가닌 manganin Mn−Ni−Cu 합금. 비중은 8.4, 비저항은 $5\,\mu\Omega\cdot\mathrm{cm}$이다. 온도계수는 0.00001, 구리에 대한 열기전력은 0℃와 100℃의 접점에서 0.1 mV이며, 이 선재를 140℃로 가열하면 수십년 간 전기 저항값의 영년변화(永年變化)가 없다. 구리에 12%의 망간과 4%의 니켈을 첨가하여 제조할 수 있다. 온도에 의한 전기 저항의 변화가 22~25℃에서는 거의 0에 가까운데 이 성질을 이용하여 표준 저항 또는 정밀 전기 계측기에 사용되고 있다.

망간 manganese [Mn] 원자량 54.94, 융점 1,240℃, 비점 1,960℃, 비중 7.43인 금속의 일종. 분홍색을 띤 회색이며 화학작용이 활발하다. 순수한 것은 은백색인 금속이고, 탄소를 함유하면 회색이 된다. 습한 공기 중 쉽게 금속광택을 잃고 녹이 잘 생기기 때문에 일반 금속재료로 사용되지 않는다. 묽은 산에 녹으며 공기 중 표면이 산화되어 녹는다. 미세한 분말은 찬물과는 반응이 느리지만 가열하거나 산과 반응시키면 수소를 발생하며, 점화원에 의해 폭발위험이 있다. 과산화수소(H_2O_2), 질산암모늄(NH_4NO_3), 질산(HNO_3), 염소(Cl_2), 아산화질소(NO_2), 불소(F_2)와 같은 산화제와 혼합시 발화위험이 있다. 유황과 함께 가열하면 반응할 때 발열하고 황화망간을 만든다. 초기 소화는 마른 모래, 건조분말로 질식 소화한다. 밀폐 공간 내 화재인 경우 불연성 가스를 사용하여 분진폭발을 방지시킨다. 제조법에는 보통 건식법과 전해법이 사용된다. 건식법에서는 망간의 산화물을 규소 또는 알루미늄으로 환원시켜 얻는데, 이것은 전열(電熱)망간이라 불리며 순도(純度)는 96% 정도이다. 전열망간은 붉은 회색이며, 잘 쪼개지고 전성(展性)이 적다. 불순물은 철, 탄소, 인, 규소 등이다. 전해법에 의하여 생기는 전해망간은 정제한 황산망간의 황산산성용액에 황산암모늄을 가하고, 납합금을 전극으로 하여 음극에 망간을 석출시킨다. 순도는 99.97% 정도이다. 용도는 제철공업에서의 첨가제, 스테인리스, 고무의 산화촉매, 섬광탄의 연소제, 의약, 유리공업 및 요업공업에서의 착색제(흑색), 암모니아 합성촉매, 석유정제시 촉매 등으로 사용된다. 이 밖에 알루미늄합금, 마그네슘합금, 구리 및 구리합금에도 탈산, 기계적 성질의 개선, 내식성 등을 위하여 첨가되기도 하며, 특수 고(高)망간강, 구리-망간합금, 니켈-망간합금, 알루미늄-망간합금, 망간브론즈 등 중요한 합금의 구성금속으로도 널리 사용된다.

망간강 ~鋼 manganese steel 철에 탄소 외에 망간을 첨가한 합금강. Mn 12~14%를 함유한 오스테나이트강과 0.6~3%의 저함유 강이 있다. 전자는 내마모성이 크고 가공 경화가 일어나기 쉬운 특성을 지니고 있다. 내마모성, 절삭성이 우수하므로, 철도레일의 포인트, 장갑판(裝甲板), 무한궤도(캐터필러), 토목기계·광산기계의 흙이나 광석에 닿는 부분에 사용된다.

망간수지 ~樹脂 manganese resinate [Mn($C_2O_{29}H$)₂] 고가연성의 암홍색 망간 분말. 주로 바니시나 건조제로 사용한다.

망루 望樓 fire tower 육안(肉眼)으로 넓은 지역에 대해서 화재를 감시할 수 있도록 높게 만든 구조물.

망막 網膜 retina 안구의 3층 중 가장 내부에 위치하며 초자체를 둘러싸고 후방에서 시신경과 연결되는 막. 광 수용기인 간상체와 추상체외에 쌍극세포, 수평세포, 무축삭세포, 신경절세포 등의 4종류 신경세포가 있으며 이들은 8층의 구조를 이루고 있다. 망막의 신경요소들 사이사이에는 뮐러세포(Müller cell)라는 신경교 세포들이 존재한다.

망상 妄想 delusion 명백한 증거에 의해서도 바로잡을 수 없는 지속적이고 잘못된 신념 또는 인식. 그종류에는 조절적 망상(delusion of being controlled)은 개인의 느낌, 신념, 사고 및 행동이 어떤 외부적인 힘에 의해서 좌우된다고 믿는 거짓된 신념, 과대망상(delusion of grandeur)은 자신의 중요성, 가치, 권력 또는 재능에 대해 과장된 개념으로서 과대망상증, 전신마비 및 편집성 정신분열증과 같은 장애를 일으킴, 학대망상(delusion of persecution)은 모르는 적에 의해 학대당하거나 괴롭히거나 음모를 꾸미려는 불건전한 신념으로서, 편집증 또는 편집성 정신분열증에서 볼 수 있다. 이러한 망상은 정신분열증의 여러 형태로 나타난다.

망상내피계 網狀内皮系 reticuloendothelial system = 세망내피계.

망상조직 網狀組織 cancellous 많은 뼈의 내부에 존재하는 조직. 주로 골수를 포함하고 있다.

망상체 網狀體 reticular formation 짧은 신경섬유와 신경세포가 서로 뒤엉켜 그물 모양을 이룬 조직. 연수의 추체교차에서부터 중뇌 및 간뇌 시상 일부까지 걸쳐 퍼져 있다. 망상체에는 척수에서 대뇌로 가는 감각성 신경로의 측부지가 연결되어 있고 운동에 대한 대뇌피질과 피질하 구조 및 소뇌와의 사이에 흥분성과 억제성 연락섬유도 많이 지나가며 측 부지를 내어 영향을 미치고 있다. 또한 생명에 필요한 호흡과 심장박동 및 혈압조절중추와 기침, 재채기, 연하, 구토 등의 반사중추가 있으며 의식유지와 주의집중을 주관하는 세포들도 포함되어있기 때문에 흔히 활성망상체계(reticula activity system)라 한다.

망상층 網狀層 reticular layer 결합섬유 다발이 비

교적 굵고 망을 이루는 진피의 심층. 이들 섬유의 주행 방향이 신체 각 부위의 기능에 맞도록 피부 표면에 평행하므로 위치에 따라 각기 다른 주름이 생기게 마련이다. 이를 랑거선(Langer's line) 혹은 할선(cleavage line)이라고 하며 피부의 절개 시 이 선과 직각으로 시술하면 창구가 커지고 평행하게 자르면 창구가 작고 결합조직 섬유다발이 깨끗하게 잘려지기 때문에 외과적 시술에서 중요시 되고 있다. = 그물층.

망상활성계 網狀活性系 reticular activating system : RAS 뇌간내의 신경핵과 섬유전도로들이 복잡한 그물망을 형성한 것. 감각정보의 유입에 대해 대뇌를 비특이적으로 각성시킨다. 따라서 망상활성계는 의식을 깨어있게 하고, 잠자는 동안에 망상활성체계는 억압되어 있다. = 망상체부활계.

망울소체 ~小體 Krause's corpuscles 온도에 민감한 신경말단 수용체. = 크라우제소체.

망울주입기 ~注入器 bulb syringe 신생아와 태아의 구강이나 비강을 깨끗이 흡입하는데 이용하는 흡입장비.

망입유리 網入琉璃 wired glass 가운데 철망을 넣어서 화염과 충격에 대한 내력(耐力)을 강화시킨 유리.

망치뼈 malleus 고막 내부에 부착되어 있는 두 개의 뼈. 청소골 중에서 가장 크다. = 추골.

맞대기용접 ~鎔接 butt weld 거의 동일한 평면상에 위치한 금속의 두 부분을 접합하는 용접.

맞불 back burn 산불의 확산을 막기 위해서 일정구역을 미리 태우거나 산불 진행방향 맞은편에서 불을 놓아 양쪽 불이 서로 만나면서 산불이 꺼지도록 하는 것.

맞불담당자 ~擔當者 torchman 맞불을 붙여 진화작업을 할 때 횃불로 맞불을 붙이는 소방대원.

맞불지르기 suppression firing 산림화재에서 연소하고 있는 맞은 편에서 불을 붙여 양쪽의 화세에 의하여 스스로 화재가 확산되지 못하고 소화되게 하는 산림화재 진화의 한 가지 방법.

맞충격 ~衝擊 counter shock 제세동기에 의해 신체로 전달되는 전류. = 제세동전류(除細動電流).

매개물 媒介物 medium 어떤 물질을 통하여 이동하거나 활성화될 때 그 물질을 일컬음.

매개체 媒介體 carrier 감염성 질환을 전파하는 동물, 곤충이나 사람.

매개충 媒介蟲 vector 감염된 병원소로부터 감염되지 않은 개체에 미생물을 옮기는 동물. = 매개동물.

매독 梅毒 syphilis 매독균(*treponema pallidum*)의 감염으로 일어나는 성병. 대부분 성교에 의해 감염되는 후천성 매독과 매독환자의 모체로부터 수직 감염하는 선천성 매독이 있다. 후천성 매독은 4기로 나누고 피부병변은 제3기까지 보인다. 제1기는 감염으로부터 약 3개월까지의 기간으로 약 3주간의 잠복기 후에 침입 문호의 귀두나 음순에 초기 경결이 생겨 곧 궤양화해서 경성하감이 된다. 그 사이 서혜부 등의 림프절이 종대를 나타낸다. 제2기는 감염후 약 3개월부터 3년 사이로 매독의 혈행성 산포에 의해 장미진(roseola) 등 여러가지 매독진이 전신에 반복해서 나타나고 조직학적으로 혈관 주위에 다수의 형질세포와 림프구의 침윤이 보인다. 제3기는 감염 약 3년 이상의 시기로 진피의 결절성 매독이나 피하심부에 파급되어 고무종(gumma)의 형성이 나타난다. 이것은 건락괴사를 동반하는 유결핵성 육아종으로 표피에 파급된다. 선천성 매독은 처음부터 유아에 제2기, 제3기 매독으로 출현하고 감염 후 6주를 경과하면 매독 혈청반응에서 양성으로 나타난다. 페니실린이나 에리드로 마이신 등의 항생제 조기치료가 중요하다.

매독성동맥염 梅毒性動脈炎 syphilitic arteritis 혈관 내막의 증식과 중막의 변성을 특색으로 하는 매독의 후기증상. 보통 상행대동맥, 대동맥궁, 폐동맥을 침범하여 동맥류(動脈瘤)를 일으킨다.

매독성심내막염 梅毒性心內膜炎 syphilitic endocarditis 매독감염이 대동맥으로부터 확산된 심내막염.

매듭 knot 로프나 줄의 뒤틀림. 고리에 끝부분을 통과시켜 꽉 조여주면 형성됨.

매립종 埋立腫 whitehead 한선과 모낭이 파괴되면서 일어나는 표피 낭종으로 피부 밑에 생긴 작고 밝은 흰색의 결절로 주로 코와 턱의 주위에서 발견된다. = milium.

매몰봉합 埋沒縫合 buried suture 봉합실이 피하나 피부내로 매몰되도록 봉합하여 창상의 반흔을 깨끗이 하는 방법.

매몰자 영상탐지기 埋沒者 映像探知機 search TAP 지진과 건물붕괴 등 인명 피해가 큰 재난 상황에서 구조자가 생존자를 찾을 수 있도록 돕는 인명탐색장비. 작은 틈새 또는 구멍으로 카메라와 마이크, 스피커가 부착된 신축봉을 투입하여 공간 내부를 편리하게 보기위해 사용할 수 있다.

매몰자 탐지기 埋沒者 探知機 burying detector 붕괴층이나 흙 속에 생존하여 구조신호를 보내고 있는 사람의 탐색과 식별에 도움을 주는 장비. 이를 위해 생존자는 두드리기 혹은 몸동작이나 부르기 혹은 소리치기에 의해 그들의 존재를 나타낼 수 있어야 한다. 탐지기의 센서는 고체 혹은 반고체상태의 매체를 통해 전송되는 음파와 같은 신호에 민감하다. 공기를 통해 전송된 신호도 이러한 진동이 고체상태의 매체를 진동시키기 때문에 감지된다.

매복 埋伏 impaction 직장이나 항문에 크거나 딱딱한 대변 찌꺼기가 존재하는 것.

매복골절 埋伏骨折 impacted fracture 골절된 뼈의 인접 조각 끝이 함께 쐐기같이 끼워진 골절상태.

매스틱 mastic 홍해 연안산 옻나무과 식물의 줄기에서 추출하는 고무질 수지. 투명한 황색을 띠는 덩어리 형태이다. 80℃에서 연화되고 100~120℃에서 용해되며, 일명 유향수지(乳香樹脂)라고도 한다.

매연 煤煙 smoke 일반적으로는 연료의 연소에 의해서 생기는 분진, 주석, 아황산가스, 일산화탄소 등. 대기오염방지법에서는 매연을 다음과 같이 정의하고 있다. 1) 연료나 그 밖의 물체의 연소에 따라 발생하는 황산화물, 2) 연료나 그 밖의 물체의 연소, 또는 열원으로서의 전기를 사용함으로써 발생하는 매진, 3) 물체의 연소, 합성, 분해 그 밖의 처리에 따라 발생하는 물질 중 카드뮴, 염소, 불화수소, 납 그 밖의 사람의 건강이나 생활환경에 관계되는 피해를 일으킬 우려가 있는 물질로서 정령으로 정하는 것(유해물질).

매연공해 煤煙公害 smoke pollution 대기오염 가스, 특히 이산화황 및 연기 등에 의한 인체나 동물, 농작물, 수목 등의 피해.

매연농도 煤煙濃度 smoke density 매연 발생시설에서 발생하며, 배출구에서 대기중으로 배출되는 배출물에 포함되는 매진 혹은 유해물질의 양. 연료의 종류, 연소설비, 연소실 부하 등의 영향을 받는다. 매연 배출자는 관계법이 정하는 바에 따라 매연발생시설의 매연농도를 측정하여 그 결과를 기록해 두지 않으면 안 된다.

매연농도계 煤煙濃度計 smoke indicater 매연농도를 측정하는 계기. 여과식과 광학식이 있다. 전자는 매연을 흡인 노즐을 사용하여 여지에 흡인하고, 그 양과 배출 가스량으로부터 농도를 계측하며, 후자는 광전식 매연 농도계를 사용하는 것으로서, 투광기로부터 연도내의 매연을 통한 빛을 수광기로 받아 그 광량을 전류로 변환하고, 지시계나 기록계 등에 의해 농도를 계측한다.

매연여과장치 煤煙濾過裝置 disel particle filter trap 경유자동차에서 배출되는 매연을 근원적으로 제거하기 위한 후처리 정화기술의 하나. 산화촉매방식, 첨가제방식, 전기히터방식, 경유버너방식 등 다양한 기술이 연구되고 있다.

매입소화전 埋入消火栓 flush hydrant 지층 밑에 구덩이를 파고 설치한 소화전. 지상으로 돌출되거나 또는 공항 등의 지역에서 장애물이 되지 않도록 지면 높이에 소화전 덮개를 설치한다. = 지하 소화전.

매입형스프링클러헤드 埋入形~ recessed sprinkler head 미관상 천장 아래로 돌출되지 않도록 천장면의 오목한 부분에 설치하는 스프링클러헤드. 사무실 등의 경급위험용도에 사용한다.

매진 煤塵 smoke dust 매연의 한 성분으로서, 연료 등 물체의 연소 또는 열원으로서의 전기를 사용함에 따라 발생하는 것. 연기 속에 포함된 그을음, 진애, 재 등의 성분을 지칭한다.

매질 媒質 medium 힘·파동 등의 물리적 변화를 전해주는 것. 일반적으로는 공기·물과 같은 물질이 매질이 되나 빛과 같은 것에 있어서는 공간 자체가 매질이다.

매턱 mattock 곡괭이의 일종. 한 쪽 끝은 곡괭이 모양이고, 다른 쪽에는 뾰족한 침이나 절단용 날이 달려 있는 수공구. 임야화재시 연소저지선을 구축할 때 사용한다.

매트리스체인 mattress chain 길이 약 2.4m(8ft) 정도인 가벼운 체인. 고리 또는 자물쇠가 달려 있다. 매트리스를 이동할 때 매트리스가 펼쳐지지 않도록 묶인 상태로 유지해준다.

맥각알칼로이드 麥角~ ergot alkaloid 흔한 곰팡이균에서 추출되는 맥각균의 하나. 곡의 곰팡이 균은 곡류나 호밀에서 자라난다.

맥관 脈管 vessel 혈액이나 림프 같은 액체를 전신에 운반하는 많은 관의 하나. 주요한 종류는 동맥과 정맥, 림프관 등이다.

맥관벽혈관 脈管壁血管 vasa vasora 큰 혈관의 벽에 혈액을 공급하는 혈관.

맥관염 脈管炎 angiitis 혈관이나 림프관의 염증.

맥락막 脈絡膜 choroid 안구의 내막과 망막사이에 있는 얇은 색소성, 맥관성 피막.

맥락막염 脈絡膜炎 choroiditis 광범위한 황색 안저부종(眼底浮腫)과 망막박리가 특징이며 성인에게서 돌발성으로 나타나는 질병.

맥락총 脈絡叢 choroid plexus 측뇌실, 제3뇌실, 제4뇌실안의 작은 혈관에 엉켜있는 덩어리. 뇌척수액을 생성한다. = 맥락얼기.

맥리드도구 ~道具 McLeod tool 산불 진화작업에서 낙엽 등을 긁어모을 때 사용하는 도구.

맥박 脈搏 pulse 심장의 박동으로 인해 대동맥 속으로 급히 유입되는 혈압이 동맥에 나타나는 현상. 맥박은 심장과 혈관의 상태에 따라 다르므로, 맥박을 촉진함으로써 심장과 혈관의 상태를 알 수 있다. 일반적으로 손목의 엄지손가락 쪽으로 닿는 요골동맥(橈骨動脈)에서 촉진하는데 경동맥이나 고동맥(股動脈)에서 촉진하기도 한다. 맥박의 촉진에 의하여 혈관경화의 유무나 맥박수, 맥박의 대소, 빠르고 느림, 긴장, 정(整) 또는 부정(不整), 좌우의 차 등을 알 수 있다. 맥박수는 보통 성인이 1분간 60~80회이고 나이가 적을수록 많아져서 신생아는 120~140회이다. 맥박의 대소는 맥파(脈波)의 높이를 말하는 것으로, 심장으로부터의 1회의 혈액박출량과 관계가 있다. 고혈압증이나 대동맥판 폐쇄부전증이 있을 때는 맥박이 높고 심근(心筋)이 약하거나 대동맥판 협착증 및 동맥경화증일 때는 맥박이 낮다. 맥박이 빠른 것을 속맥(速脈), 느린 것을 지맥(遲脈)이라고 하는데, 한의학에서는 속맥을 삭맥(數脈) 또는 빈맥(頻脈)이라 한다. 속맥은 대동맥판 폐쇄부전증이나 바제도병일 때 나타나고, 지맥은 대동맥판 협착증이나 동맥경화증일 때 나타난다. 또, 혈관의 선천적 이상이나 종양으로 인한 혈관의 압박이나 혈관폐색 등의 경우에는 좌우차를 볼 수 있다. 맥박의 리듬이 흐트러진 것을 부정맥(不整脈)이라고 한다.

맥박결손 脈搏缺損 pulse deficit 귀환 혈액량과 심장의 수축력 상태를 나타내주며 말초동맥계 상태를 평가할 수 있는 지표로서, 요골 맥박수가 심첨 맥박수와 차이가 나는 현상.

맥박 산소계측기 脈搏 酸素計測器 pulse oximetry 말초조직에서의 산소포화도를 측정하기 위한 기구. 수치나 파형으로 나타나며, 손끝, 발끝이나 귓볼 등에서 불편감을 주지 않고 측정할 수 있으며 85% 이하는 심한 저산소증을 의미하고 86~90%는 중등도의 저산소증, 91~94%는 약한 저산소증, 95% 이상시 정상으로 해석될 수 있다.

맥박산소포화농도측정기 脈搏酸素飽和濃度測定器 비침습적 방법으로 환자의 혈중 산소농도를 측정하여 환자 상태를 평가하는 기구.

맥박수 脈搏數 pulse rate 맥박이 뛰는 횟수. 1분간 측정한다. 분당 맥박 횟수(pulse rate)는 1분간 측정한 심박동수가 같아야 하며, 심박동수의 조절은 우심방의 상부에 위치한 동방결절(Sino-Atrial node)에 의해 이루어진다. 맥박이 규칙적이라면 15초 간 측정 후 4배수를 하거나 30초간 측정한 후 2배수를 한 측정치를 이용한다. 그러나 만약 맥박 수, 리듬, 맥박의 강도가 정상적이지 않다면 1분 동안 맥박을 세고 관찰한다. 맥박 수는 개인에 따라 다양하며 연령, 신체상태, 운동의 정도, 약물이나 다른 물질 복용, 출혈, 스트레스, 체온과 같은 요소들에 의해 영향을 받는다.

맥박점 脈搏點 pulse point 맥박을 쉽게 느낄 수 있는 신체 표면의 어떤 위치. 손목 앞의 엄지 손가락 쪽의 요골 동맥위의 점이 가장 흔히 사용된다. 정상 맥박은 심장의 정점에서 청진한다. 상완맥박은 전주와 근처의 상박내측에서 촉지할 수 있다. 경동맥의 맥박은 후두와 흉쇄유돌 근육사이의 움푹 들어간 곳에서 느낄 수 있다. 족배동맥은 첫째와 둘째 중족골 사이에서 촉지되며, 대퇴 맥박은 대퇴동맥으로부터 서혜부에서 느낄 수 있다. 슬와부 맥박은 무릎의 뒷쪽에서 느낄 수 있다. 후경골(後脛骨) 맥박은 내측 복사뼈 뒤 발목 근처에서 촉지한다.

맥박질 脈搏質 pulse quality 리듬과 강도(strong)로 표현되는 맥박의 특성. 맥박의 리듬에는 규칙성이 포함되며 맥박의 박동 간격이 일정하면 규칙적이라 하고 그 간격이 일정하지 않을 때 맥박은 불규칙적이라고 한다. 맥박이 강한지, 약한지는 좌심실의 수축강도에 따라 달라지며, 저혈량이 심각해지면 어떠한 체위에서나 맥박이 빠르고 약해지며. 빠르고 강한 맥박은 흥분이나 교감신경계가 자극되는 경우에 발생된다.

맥버니점 ~點 McBurney's point 급성 충수 돌기염에 극도로 민감한 부위이며 충수의 정상적인 위치인 오른쪽 장골극 상전방으로부터 약 2인치 정도 위치에 배꼽과 장골극을 이은 선 위에 놓여 있는 점.

맥압 脈壓 pulse pressure 심장 수축기와 이완기의 혈압의 차이. 그 수치는 동맥 혈관벽의 평활근육의 긴장도와 관련되어 나타난다. 맥압은 수축기 혈압에서 이완기 혈압을 빼서 얻어진다. 30mmHg 이하 혹은 50mmHg 이상의 맥압은 비정상이다.

맨사드지붕 mansard roof 이중으로 경사진 지붕. 아랫 지붕의 경사도가 윗 지붕의 경사도보다 급하다.

맨틀 mantle 벽난로 위의 선반.

맨홀 manhole 하수도를 유지하고 감시하기 위하여 만들어진 접근 통로.

맨홀구조기구 ~救助器具 manhole rescue tool 일반적으로 저층부 맨홀에 고립된 구조요청자를 인력으로 끌어올리는 것이 불가능한 경우 맨홀 구조기구를 이용하여 손쉽게 인양할 수 있는 기구. 주된 원리는 삼각대의 지지를 통한 도르래의 힘의 분산원리를 이용한다는 것이다. 주요 구성품은 도르래, 로프, 쥬마, 삼각대, 안전벨트 등이 있다.

맨홀구조용들것 ~救助用~ stoke basket for man-hole accident 맨홀에 빠진 구조 요청자를 구조하는 장비의 하나. 특수재질로 되어 있어 자유자재로 구부릴 수 있어 환자의 체격에 맞게 조정이 가능하고 가파른 곳이나 수직, 수평리프트 식으로 구조할 수 있다. 맨홀 등의 좁은 곳에서 환자의 척추를 보호하며 구조할 수 있으며 구조자가 1명일 경우 사용한다.

맬더스주의 ~主義 Malthusism 맬더스에 의해 제기된 인구와 식량의 관계에 대한 이론. 인간은 생존을 위해 식량이 필수적이고 남녀간의 정욕은 필요적이다는 원리에 근거하여 인간의 생식력과 토지의 생산력을 비교할 때 인구증가는 기하급수적이고 식량증가는 산술급수적이기 때문에 인구의 증식을 식량과 연관하여 전개한 인구론. 규제의 원리, 증식의 원리, 인구파동의 원리이론이다.

맹계제 盲係蹄 blind loop 장의 한 부분. 다른 곳과의 연결이 없어 아무 것도 통과하지 못하며 종종 수술시 생길 수도 있다.

맹관증후군 盲管症候群 blind loop syndrome 외과적 수술로 소장에 맹관이 생긴 환자에서 장내강에 세균이 과잉 증식하여 대적혈구성 빈혈(macrocytic anemia), 비타민 B_{12}의 흡수장애, 지방변 등을 일으키는 것.

맹꽁이자물쇠분쇄기 ~粉碎機 padlock remover 맹꽁이자물쇠를 부수고 강제로 진입할 때 사용하는 레버형 도구.

맹낭 盲囊 cul-de-sac 막힌 주머니 또는 맹장으로 결막낭과 경막낭 같은 검은 망 또는 맹장. = 맹관.

맹장 盲腸 cecum 대장의 첫부분으로 큰 맹낭. 약 5cm로 회맹연접 높이에서 상행결장과 연결이 시작된다. = 막창자.

맹점 盲點 blind spot ① 시신경 원판이 자리잡은 망막 내 공간에 상이 맺힐 때 생기는 정상적인 시야의 공백. ② 망막의 병소나 눈의 다른 부분의 손상으로 생기는 비정상적인 시야의 공백으로 불빛이나 섬광으로 지각된다.

머리고정장치 ~固定裝置 head immobilizer 척추손상이 의심되는 환자의 머리부분을 견고하게 고정시키는 장치. 머리 고정장치를 척추 고정대에 장착한 후 환자의 머리 양쪽에 블록 위치를 자유자재로 조정할 수 있으므로 목 길이, 얼굴 크기에 맞추어 가로 세로 길이 조정을 하고 환자의 이마와 하악에 위 아래로 고정한다. 안쪽에 패드가 있어 고정 후 환자의 불편감을 최소화하며, 적용은 2세 이상의 소아 환자부터 성인 환자까지 적용이 가능하고, 척추고정대의 종류와 상관없이 사용이 가능하다. 또한 환자의 귀에 해당하는 부위가 개방되어 있어 출혈 등의 관찰이 용이하고, 이마와 턱 부위를 고정할 수 있다. 고정된 채로 X-선, MRI 및 CT 촬영이 가능하다. → 두부고정장치.

머리먼저들어가기 물 밖의 동작이 물속에 이어지도록 머리를 먼저 들어가게 하는 입수법. 물속으로 빠르게 멀리 갈 수 있으며 곧바로 수영이나 구조 영법으로 전환할 수 있다. 이 기술의 사용은 물깊이와 물의 투명도를 알고 있을 때, 그리고 물깊이가 1.5m 이상일 때 사용한다.

머리받이 headrest 구난소방차, 회전사다리, 펌프차 등의 앞부분에 설치하여 피난사다리 등의 앞부분에 가해지는 하중을 지탱하도록 고안된 지지대.

머피징후 ~徵候 murphy's sign 담낭질환을 검사하는 것. 검사관이 우 늑골궁 아래에 있는 간과의 경계 밑에 손가락을 넣을 때 환자는 숨을 들이쉰다. 숨을 들이쉴 때 담낭이 밑으로 내려와 손가락에 닿고 담낭에 염증이 있는 경우 통증이 있다. 이 검사는 담낭의 암종과 담낭을 진단하는데 쓰인다.

먼지 dust 건조하고 미세한 가루. inorganic dust는 무생물 먼지조각 특히 먼지같은 마른 가루를 말한다. 흡입 시 폐를 비정상 상태로 만드는 원인이다. organic dust는 바람에 의해 운반되기 충분한 식물, 동물, 곰팡이, 병원균으로 된 건조한 작은 조각이다.

먼쪽노자관절 = 하요척관절.

멀미 motion sickness 자동차, 배, 항공기 등 진동에 의한 가속도 자극이 내이(內耳)의 전정기관과 반

고리관에 작용하여 일어나는 자율신경계를 중심으로 하는 일과성의 병적 반응. 잠수 중에는 수중 감압정지점, 예컨대 10피트 감압점에서 수직파도에 의해 야기되거나 수중에서 기복이 심한 해저상태 때문에 측방으로 움직이게 되는 경우 등이 원인이 된다. = 동요병.

멀시파이어 mulsifier 유압변압기, 석유배관로, 석유탱크, 침지도장탱크 등의 석유화재를 진화하기 위해 물을 사용하는 장치.

멀티미디어 multimedia 문자, 음성, 음향, 그래픽, 사진, 애니메이션, 영상 등의 다양한 형태의 정보가 통합되어 생성, 전달, 처리되도록 하는 시스템 및 서비스.

멈춤쇠 pawl 확장사다리의 비행부분에 부착되어 있는 장치. 사다리를 확장하여 사용할 때 사다리를 고정시켜 주는 기능을 한다.

메가폰 megaphone 음성이 멀리까지 들리도록 입에 대고 말하는, 나팔 모양의 도구.

메니에르병 ~病 Meniere's disease 미로의 비화농성 병으로 오는 난청, 이명, 현기증, 점진적인 감각신경성 청력손실 질환.

메디립테이프 medi-rip tape 3인치 정도의 넓은 테이프로, 머리 등을 고정시 고정 끈 대신 사용할 수 있는 접착식 롤붕대의 한 종류인 상품명.

메록스 merox 용제탈황과 스위트닝을 병용하는 방법으로 가솔린, 제트연료, 등유 등에 함유되어 있는 메르캅탄을 대부분 추출하여 제거하고, 나머지는 스위트닝하여 악취와 부식성을 없애며 납첨가효과를 향상시키는 공정.

메르칼리진도계급 ~震度階級 Mercalli scale 지진강도를 측정하는 주관적 단위. 지진지역에서 발생한 피해를 관찰함으로써 지진의 강도를 유추한다.

메사 mesa 주위의 지세보다 가파르게 솟은 높고 평탄한 지형. 고원보다 작고 butte(우뚝 솟은 고립된 산)보다는 크다.

메스칼린 mescaline 선인장에서 유래된 독성 알칼리성 약물. 에피네프린과 화학적으로 유사하며 불규칙적인 심장 박동, 땀, 불안 및 환각을 조장한다.

메시 mesh 분체 또는 분진의 굵기를 나타내는 단위. 이러한 단위에는 미국시험규격(ASTM), 한국산업규격(KS) 등 여러가지가 있으나 메시는 미국의 TYLER에 의한 체눈의 벌어짐에 대한 호칭으로 1인치 속에 포함된 체눈의 수(공비＝루트2)로 표시된다.

메시지부호워드 ~符號~ message code word 메시지 부호에 포함된 개개의 기호열. 메시지 부호 워드의 첫 번째 비트는 항상 1로 시작되며 전체 메시지는 무선 호출 수신기 코드 번호(address code-word)의 바로 뒤에 위치한다. 메시지 부호 워드는 짜맞추기(framing) 규칙을 적용하지 않으며 다음 무선 호출 수신기 코드 번호 또는 아이들 부호 워드(idle code-word)의 전송시까지 계속된다. 메시지 부호 워드는 다음 일괄(batch) 때까지 계속될지라도 정상적인 일괄 구조는 유지된다.

메이스나이트 masonite 증기분해 목재섬유로 만든 합성 방수 섬유판(압착 목질 섬유판)의 일종.

메이폴 maypole 단일 힘 기둥. 주로 지방에서 여러 선으로 분배되는 전파를 보내는 주 라인.

메커버너 meker burner 노즐에 두꺼운 철망을 씌워서 불꽃을 가늘게 나눔으로서 가열 면적을 늘린 개량형 분젠버너. → 분젠버너.

메타돈 methadone 진통효과는 morphine과 비슷하나 작용 지속시간이 긴 진통제. morphine에 비해 가볍고 금단증상도 가벼워 morphine이나 heroin에 의존성이 생긴 환자의 금단증상 치료에 사용한다.

메타라미놀 metaraminol 저혈압 치료에 쓰이는 약. 전체적인 효과는 노르에피네프린 효과와 비슷하다. 이 약물은 중추신경계 흥분효과는 갖지 않으며 경구 투여로 흡수된다. 이 약물은 교감신경계 말단으로부터 norepinephrine의 유리를 촉진시킨다. 경구투여는 정주나 근주량 보다 5~6배 많은 양을 투여해야 한다. 200mg의 약물을 500㎖의 D_5W에 가하여 0.4mg/㎖의 희석액을 제조한다. 주입속도는 혈압에 따라 조절하며 정맥주사가 불가능 할 때는 근육 내로 투여한다. 근육주사의 최초 성인용량은 5~10mg 이다. 혈액 보충이 이루어지지 않고서는 저혈액증에 사용되어서는 안된다. 빠른 주입은 고혈압을 유발할 수 있고 불안, 진전, 현기증, 오심, 구토 등의 부작용이 나타날 수 있고 말초혈관 수축으로 인한 반사로 서맥을 유발할 수 있다.

메타크릴산 ~酸 methacrylic acid 분자량 86.1, 증기비중 2.97, 증기압 1mmHg(20℃), 융점 16℃, 비점 163℃, 비중 1.02, 인화점 68℃, 연소범위 1.6~8.0%인 자극성의 불쾌한 냄새가 나는 무색의 액체. 온수에 가용. 에테르 알코올에 잘 녹음. 고온, 산화제, 과산화물, 직사광선에 의해 폭발적으로 중합 반응을 일으킨다. 밀폐된 용기는 가열하면 심하게 파열한다. 강산류 및 알칼리와 반응한다. 누출된 모노머 증기는 통기관 또는 여러 공간에서 중합체를 형성한다. 저장·취급시 가열을 금지하고, 화기를 엄금하며, 직사광선을 차단한다. 용기는 차고 건조하면 환기가 잘되는 곳에 저장한다. 중합하기 쉬우므로 중합방지제를 가하여 저장한다. 강산류, 알칼리, 산화제, 과산화물 및 기타 기폭제와 격리하여야 한다. 물 분무, 건조분말, 알코올형 포, 이산화탄소가 소화에 유효하며, 화재 진압시 충분한 안전거리를 유지하고 공기 호흡기 등의 안전장구를 착용하여야 한다. 독성 물질로 눈과 피부에 화상과 자극을 준다. 흡입하면 두통, 메스꺼움, 구토, 정신 혼란, 현기증을 일으킨다. 이소부틸렌을 질산으로 산화시켜 만든다. 교환수지의 원료로서 이용된다.

메타알데히드 metaldehyde [(CH₃CHO)₄] 분자량 176.2, 융점 246℃, 증기비중 6.1, 비점 112~116℃, 인화점 36℃인 무색의 침상 또는 판상 결정. 물에 녹지 않으며 에탄올, 에테르, 벤젠에 녹기 어렵고, 가열된 클로로포름에 녹는다. 아세트알데히드의 중합도(重合度)는 4~6이며, 80℃ 이상으로 가열하면 분해되어 아세트알데히드가 되며, 100℃ 부근에서 승화한다. 증기는 공기보다 무겁고 인화가 용이하며, 산화성 물질과 반응한다. 80℃에서 일부 분해하여 인화성이 강한 액체인 아세트알데히드를 만들어 더욱더 연소 위험성이 커진다. 방치하면 서서히 파라알데히드로 변한다. 이 파라알데히드(융점 12℃, 비점 124℃, 3.1%)는 상온에서 액체상태이고 인화점이 그대로 유지되므로 제4류 위험물 중 제2석유류에 속하는 물질이 된다. 저장시 화기를 엄금하고, 가열하거나 점화원을 피하고, 불꽃이나 화염을 내는 기구와 멀리한다. 증기의 발생을 억제하고 낮은 곳에 증기가 체류하지 않도록 통풍 환기시키고 평소 환기가 양호하고 찬 곳에 저장한다. 취급시 강산화제와 혼합되지 않도록 충분히 격리한다. 화재시 알코올형 포, 물분무, 이산화탄소, 건조분말이 유효하다. 제법은 0℃에서 아세트알데히드에 브롬화칼슘과 브롬화수소를 작용시키거나, 염화칼슘과 염산을 작용시키면 만들 수 있다. 등산용 휴대 연료로서 고형연료의 형태로 사용된다.

메타크릴수지 ~樹脂 methacryl resin 투명도가 가장 높은 플라스틱. 자외선 투과율이 92%나 되어 보통의 유리보다 높다. 표면광택성, 내후성(耐候性)도 좋고, 굴절률도 높아 유기(有機)유리로서 용도가 넓다. 보통의 유리와 달리, 깨져도 파편으로 흩어지지 않는다. 아세톤 청산메탄올로부터 합성되는 메타크릴산을 화합하여 만들 수 있다. 항공기·자동차 방풍유리, 전기조명기구, 내부에 전등을 넣은 간판, 온실, 선풍기의 날개, 건축재료, 콘택트렌즈, 의안(義眼), 의치(義齒) 등에 사용된다. 최근에는 석유화학공장에서 생기는 이소프렌을 직접 산화시키는 방법이 연구되고 있다.

메타프로테레놀 metaproterenol β_2 수용체에 선택적인 교감신경효능제로 적응증은 기관지 천식, 만성기관지염과 기종과 연관된 가역성 기관지 경축이다. 심부정맥이나 심한 빈맥이 있는 환자에게는 사용해서는 안 된다. 환자의 활력징후를 모니터해야 하고 노인, 심혈관계 질환이나 고혈압이 있는 사람에게는 주의해서 투여해야 한다. 투여전후에 폐음을 청진해야 한다. 부작용으로는 심계항진, 불안, 두통, 현기증, 신경쇠약, 진전, 고혈압, 부정맥, 흉통, 오심 및 구토이다. 다른 교감신경작용제와 함께 사용할 때 메타프로테레놀 부작용이 발생할 가능성이 높아진다. β차단제는 메타프로테레놀의 약효를 둔하게 한다.

메탄 methane [CH₄] 분자량 16.04, 녹는점 −182.7℃, 끓는점 −161.58℃, 비중 0.415인 무색·무취인 가연성(可燃性) 기체. 분자는 탄소원자를 중심으로 하는 4면체형이며 가장 간단한 파라핀탄화수소이다. 물, 에탄올 및 에테르에 대한 용해도는 용매 100g에 대하여 각각 9㎖, 60㎖ 및 91㎖이다. 예전부터 소기(沼氣)나 천연가스의 주성분으로 알려져 있는데, 소기는 늪 바닥의 이토(泥土) 속에서 죽은 식물 등 유기물이 발효하여 발생하고, 천연가스는 유전이나 탄전 등에서 발생하는 일이 많다. 실험실에서 만들 때는 아세트산나트륨을 수산화나트륨과 혼합하고, 금속제 플라스크 안에서 가열하여 수상치환(水上置換)으로 포집(捕集)한다($CH_3COONa + NaOH \rightarrow CH_4 + Na_2CO_3$). 연료로 사용되는데, 발열량은 8,107 kcal/m³로 매우 높고, 공기 중에 15~50vol% 함유되면 폭발한다. 이 밖에 산화에 의해서 포름알데히드나 메틸알코올로 변화되고, 염소와 반응시켜 염화메틸렌, 클로로포름, 사염화탄소를 얻는 것 등이 공업적으로 이용된다. = 메탄가스.

메탄올 methanol [CH₃OH] 분자량 32.0, 증기비중 1.1, 융점 −94℃, 비점 64℃, 비중 0.8, 인화점 11℃, 발화점 464℃, 연소범위 6.0~36%인 메틸알코올의 관용명. 독성이 있는 무색의 휘발성·가연성 액체. 에탄올 비슷한 냄새가 난다. 천연색소, 알칼로이드, 리그닌 등에 디메틸에테르의 형태로 함유되어 있고, 또 살리실산이나 안트라닐산의 메틸에스테르의 형태로 자스민유 속에도 함유되어 있다. 물, 에탄올, 에테르 등에 임의의 비율로 섞인다. 백금흑분·산화구리의 존재 하에 산화시키면 포름알데히드로 되고, 더 산화시키면 포름산에서 이산화탄소로 된다. 휘발하기 쉬워 인화가 용이하고 수용액 상태에서도 인화 폭발의 위험이 있고 연소할 때에는 완전 연소하여 불꽃이 잘 보이지 않는다. 인화범위가 넓은 편이어서 용기 내에서도 인화위험이 있으며, 용기가 파열할 수도 있다. 수용액 농도가 높아질수록 인화점이 낮아져서 더욱 위험해진다. 과망간산칼륨($KMnO_4$), 무수크롬산(CrO_3), 염소산($HClO_4$), 과망간산($HMnO_4$)과 접촉하면 폭발한다. 고농도의 과산화수소(H_2O_2)와 혼합한 것은 충격에 의해 폭발한다. K, Na 등 알칼리 금속과 반응하여 인화성 강한 수소를 발생한다. 저장·취급시 가열을 금지하고, 화기를 엄금하며, 직사광선을 차단. 용기는 차고 건조하며, 환기가 잘되는 곳에 저장한다. 증기의 누설 및 액체의 누출을 방지하기 위해 용기를 완전히 밀폐한다. 강산류, 강산화제, 알칼리 금속과의 접촉을 방지한다. 취급소 내의 전기 설비는 방폭설비로 하고 정전기의 발생 및 축적을 방지시켜야 한다. 초기 소화는 분말, 이산화탄소, 할론, 알코올형포로 소화하며 소규모 화재시는 다량의 물로 소화한다. 증기는 매우 유독하므로 소화 작업시 반드시 공기 호흡기를 착용해야 한다. 눈에 들어가면 시신경에 장애를 주어 실명하며, 피부에 접촉하면 염증을 일으킨다. 증기를 흡입하면 중추신경장애, 두통, 구토, 마취, 실명(7~8 ㎖)을 유발하고 30~100 ㎖를 먹으면 사망한다. 또한 증기는 환각성 물질이다. 일산화탄소와 수소의 혼합물을 산화아연-산화크롬계 촉매의 존재하에 300℃, 250기압 정도에서 반응시켜 합성한다. 전에는 원료인 일산화탄소와 수소의 혼합물로 수성(水性)가스를 사용하였으나, 오늘날에는 메탄올을 개질(改質)하여 얻는다. 용도는 자동차의 내한연료(耐寒燃料)나 변성(變性) 알코올의 제조, 포름알데히드의 합성원료 등으로 쓰이는 외에도 유기합성(메틸화반응)의 원료나 용제(溶劑), 또는 분석용 시약으로도 사용된다. 피부에 반복 노출되면 염증을 일으키고 흡입이나 복용시에는 현기, 두통, 오심증상이 나타난다. 단시간 다량 폭로 시에는 기침, 눈물흘림, 호흡곤란, 두통, 구토증상을 보이며 경련을 일으키기도 한다. 치사량은 개인차는 있으나 40~120 ㎖ 정도이다. 피부 접촉 시에는 다량의 물로 씻고 눈에 들어갔을 때는 흐르는 다량의 물로 씻어낸다. 삼켰을 때는 입안을 물로 씻고 의사의 처치를 받는다. = methyl alcohol, wood sprits, wood naphta, columbian spirits, acetone alcohol, standard wood spirits, green wood spirits carbinol.

메탈가드 metalgard 가연성 금속화재에 사용하는 분말 소화약제.

메탈폼 metal form 강철로 만들어진 패널(panel)인 콘크리트용 거푸집(형틀). 반복사용에 견딜 수 있어 경제적이지만, 형틀을 떼어낸 후 콘크리트면이 매끈하기 때문에 모르타르와 같은 미장재료가 잘 붙지 않으므로 표면을 거칠게 할 필요가 있다. 춥거나 더운 계절에 콘크리트 표면이 빨리 경화(硬化)되는 단점이 있다. 미장재료가 잘 부착되도록 거푸집 표면에 미세한 요철(凹凸)을 만들기도 한다. 특히 치장 콘크리트에 많이 사용된다.

메탈하이드라이드 metal hydride 금속과 수소가 직접 결합하고 있는 화합물. 일반적으로 메탈 하이드라이드는 금속알칼리와 유사한 성질을 갖고, 예를 들면 환원력과 탈수력을 갖고 있다. 금속착수소화물은 환원제로서 중요하며 천이금속수소화물 중 적당한 배위자를 갖는 화합물은 불포화 화합물의 수소화 촉매로 된 것이 많다. = 금속수소화물.

메토프롤롤 metoprolol β_1과 β_2 아드레날린성 수용체를 모두 차단하는 β길항제. propranolol과 달리 β_1수용체에 대하여 선택성이 있다. 심박동수, 수축기 혈압, 심박출량의 감소 등을 일으키며 특히 심근경색 후에 수반되는 빈맥을 억제한다. 이러한 효과 때문에 심장에 보호적인 것으로 인식되며 급성 심근경색 후의 환자에게 잠재적인 합병증을 감소시키기 위하여 사용된다. propranolol보다 기관지 수축을 훨씬 덜 일으키며 기도 저항효과가 극히 적어 천식 환자에게도 사용된다. 급성 심근경색 후에 투여할 때는 5mg을 농축괴(濃縮塊bolus)로 서서히 정주하고 생명징후가 안정하게 유지되면 2분 후에 5mg의 bolus를 두 번째로 투여한다. 1차 및 2차 bolus가 내성이 있으면 5mg의 bolus를 3차로 투여하고 총 용량은 15mg을 넘지 않게 한다. 분당 45회 이하의 심박동수, 100mmHg 이하의 수축기 혈압 또는 울혈성 심부전증을 갖는 환자에게는 금기이다. 병원전 처치에서는 천식이나 기관지 경축의 병력이 있는 환자에게 투여해서는 안 된다. 투여 중에는 혈압, 맥박, ECG 등을 계속적으로 모니터 해야 한다. 서맥, 저혈압, 기면, 울혈성 심부전증, 호흡곤란, 천명 등의 부작용이 일어날 수 있다.

메톡시플루레인 methoxyflurane 흡입마취제 중 가장 강력하며, 달콤한 과일향을 가진 무색투명한 액체 제제. 자궁근에 대한 이완효과는 없으며 정상용량에서는 분만 중 자궁근의 수축에 영향을 나타내지 않으며 수술 중 오심, 구토 등이 발생하지 않으므로 산과 영역에서 분만초기에 유효하게 이용된다. 심부정맥은 잘 일어나지 않으나 동성서맥이 가장 흔히 발생하며 이러한 동성서맥은 atropine에 잘 반응한다. 흡수된 용량의 50~70% 가량이 간에서 대사되는데 대사물 중 특히 유리 불소는 신장에 손상을 입힌다. 호흡억제와 근이완작용은 halothane보다 강하나 혈압하강작용, 부정맥 유발작용, cathcholamine에 대한 심근의 감수성항진은 halothane보다 약하다. 0.2~0.8%를 흡입시켜 마취를 유지하다. 이 제제는 신독성을 일으킬 위험이 있으므로 깊은 마취나 장기간 사용은 부적합하고 신질환 또는 신독성이 있거나 간효소를 유발시키는 약물과 병용투여는 금기이다.

메트암페타민 methamphetamine 암페타민군(amphetamine group)의 교감신경흥분성 아민. 판매되고 있지는 않으나 에페드린(ephedrine)등을 원료로 제조된 것이 밀매되고 있어 상습투약자 들의 중독사고가 많이 발생한다. 중추신경계와 소화기를 자극하고 교감신경 자극과 근경련을 일으켜 횡문근 융해를 발생시키며 미오글로빈(myoglobin)의 증가를 보인다. 고혈압, 빈맥, 심방성 부정맥, 심실성 부정맥, 심근경색, 뇌출혈, 뇌경색을 초래하고 불안, 흥분, 빈호흡, 환각, 이상운동증, 후들거림, 경련, 근육축, 혼미 등이 나타난다. 체온상승과 빈호흡, 발한으로 인해 탈수가 되기도 하고 구강내 건조, 구갈이 있으며 동공은 산대된다. 환각, 환촉, 환취, 관계망상, 착각 등의 정신증상이 나타나므로 정신분열증으로 오인할 수도 있으며 충동적, 파괴적 행동양상이 나타나기도 한다. 경련을 시초로 하는 중추신경 자극 증상에 대해서는 디아제팜(diazepam) 5~10mg을 주사하고 무도병양 운동에는 디아제팜과 클로르프로마진(chlorpromazine)이 효과가 있다. 클로르프로마진(chlorpromazine)은 성인의 경우 1일 30~100mg을 투여하고 주사인 경우에는 1회 10~50 mg을 근주 또는 정주 한다. 심한 환각과 착란에 대해서는 드로페리돌, 할로페리돌을 정주하는 것이 효과적인데 어느 것도 0.1mg/kg을 넘지 않는 범위를 사용한다. 심실성 부정맥에는 리도카인(lidocaine)을 정주하고 빈맥에는 항고혈압제인 프로프라놀롤(propranolol)을 성인의 경우 1일 40mg로 시작하여 효과가 불충분하면 80~120mg으로 증량하여 1일 2~4회 복용 투여한다.

메트엘엑스파우더 Met-L-X powder 염화나트륨을 함유하고 있는 분말 소화약제. 마그네슘, 나트륨, 칼륨, 지르코늄, 우라늄, 티타늄, 분말 알루미늄 등의 화재 진화에 사용한다.

메트헤모글로빈 methemoglobin 헴에 있는 철 원자(Fe^{2+})가 Fe^{3+}로 산화된 비정상적인 헤모글로빈 형태로 메트헤모글로빈은 산소와 결합할 수 없다.

메틸도파 methyldopa 중등도로부터 중증인 고혈압 치료제로 사용되며 중추신경계 및 adrenalin효능섬유에서 catecholamine고갈제로 작용하는 약물. 혈압, 심박수는 완만하게 저하되며 오래 지속된다. 중추신경계와 말초조직의 norepinephrine, dopamine, serotonine의 양을 감소시키는 작용이 있다. 기립성 저혈압은 나타나지 않는다. 1일 1~1.5g을 경구투여하며 3회 분복한다. 정주용량은 0.5~1.0g이다. 졸음, 구갈, 드물게 용혈성 빈혈이 나타나며 어느 부작용이나 투여를 중지하면 회복된다. 갈색세포종, 급·만성간염, 간경변 활동기인 사람은 금기이다.

메틸디아조아세테이트 methyl diazoacetate [$C_3H_4N_2O_2$] 비중 1.139, 비점 129℃/720mmHg, 73℃/80mmHg인 황색 액체. 고농도의 것은 불안정하며, 가열, 충격, 마찰, 점화원에 의해서 폭발한다. 염료 중간체로 사용된다.

메틸메타크릴레이트 methyl methacrylate [$CH_2=C(CH_3)COOCH_3$] 분자량 101.1, 증기비중 3.6, 증기압 29mmHg(20℃), 융점 -48℃, 비점 100℃, 비붕 0.94, 인화점 10℃, 발화점 435℃, 연소범위 1.8~8.2%인 에스테르 냄새가 나는 무색 투명한 액체. 중합성이 우수하며 물에 녹지 않는다. 증기는 공기보다 무겁고 공기와 혼합하여 낮은 곳에 체류하며, 점화원에 의해 쉽게 인화·폭발한다. 연소시 역화의 위험이 있다. 주입 또는 배출시 유체 마찰에 의해 정전기를 발생하고 이것이 발화원이 될 때가 있다. 연소할 때는 자극성, 유독성의 가스를 발생한다. 밀폐용기를 가열하면 심하게 파열된다. 금속제 용기는 화재 열에 의해 폭발한다. 산화제와 혼촉하면 발화하거나, 가열, 충격, 마찰에 의해 발열·발화한다. 물보다 가볍고 물에 녹지 않기 때문에 물 위에 누출되면 화재면적을 확대시킨다. 고온, 산화제, 과산화물, 직사광선에 의해 폭발적으로 반응한다. 분해하면 CO, CO_2, 악취가 나는 증기를 발생하며 누설 증기 모노머는 통기관 또는 여러 공간에서 중합체를 형성한다. 저장·취급시 가열금지, 분해금지, 화기엄금, 직사광선차단이 필요하다. 용기는 차고 건조하며 환기가 잘되는 안전한 곳에 저장한다. 산화제, 강산류, 알칼리, 과산화물, 기타 기폭제와의 접촉을 방지한다. 증기누설방지를 위해 용기를 완전히 밀봉한다. 장기 저장시는 중합방지제를 첨가한다. 초기 화재는 물분무, 분말, 이산화탄소, 포, 마른 모래가 유효하며, 대형 화재인 경우는 물분무, 포로 일시에 소화해야 한다. 충분히 안전거리를 유지하고 공기 호흡기 등의 안전장구를 착용해야 한다. 눈 및 피부에 접촉하면 점막과 피부를 자극하고 악상을 입힌다. 증기를 흡입하면 기침, 질식, 구토, 정신혼란, 현기증, 두통, 메스꺼움이 나타난다. 제법은 아세톤과 청산을 출발원료로 한 아세톤시아노 히드린법, 그 외 이소부틸렌을 출발원료로 한 에스캄비아법, 메타 크로레인법, 메타 크릴 산법, 메타 크릴로 니트릴법 및 메틸 아세틸렌의 카르보닐화에 의한 메틸 아세틸렌법, 프로필렌의 옥소화시 얻어지는 이소부틸 알데히드를 출발원료로 한 이소낙산법 등이 있다. 도료의 원료, 건축 자재, 광고간판, 조명기구, 일용품, 접착제, 성형용 페럿 등에 사용되고 공업적으로 메타크릴수지, 불포화 폴리에스테르수지의 원료로서 중요하다. = 메타크릴산메틸.

메틸비닐케톤 methylvinyl ketone [$CH_3COCH=CH_2$] 분자량 70.1, 증기비중 2.42, 증기압 71mmHg(20℃), 융점 -7℃, 발화점 491℃, 연소범위 2.1~15.6%인 자극성 냄새가 나는 무색의 액체. 인화 위험성

이 높다. 증기는 공기보다 무겁고 낮은 곳에 체류하며, 적은 점화원에 의해서도 쉽게 인화·폭발한다. 연소시 역화의 위험이 있으며 자극성·유독성 가스를 방출한다. 밀폐용기를 가열하면 심하게 파열한다. 화재시 발생하는 열에 의해 산화성 물질 등 여러 화합물과 심하게 반응한다. 고온, 강산화제 과산화물, 직사광선에 의해 위험한 중합반응을 일으키며 때로는 혼촉 발화한다. 통제되지 않은 모노머 증기는 통기간 또는 여러 공간에서 중합체를 형성한다. 저장·취급시 화기를 엄금하고, 가열을 금지하며, 직사광선을 차단 등의 주의가 필요하다. 용기는 차고 건조하며 환기가 잘되는 안전한 곳에 저장한다. 산화성 물질, 환원성 물질, 알칼리와의 접촉을 방지한다. 증기의 누설 및 액체의 누출방지를 위해 용기를 완전히 밀봉한다. 정전기의 발생과 축적을 방지하며, 취급시설에 전기설비는 방폭형으로 해야 하고, 포, 이산화탄소, 물분무가 소화에 유효하다. 직접 주수하는 것은 효과가 없다. 용기는 물분무로 냉각시킨다. 화재 진압시 충분한 안전거리를 확보하고 가급적 짧은 시간에 진압하도록 한다. 위험한 증기나 유독성의 분해가스를 피하고 바람을 등지고 화점에 접근한다. 공기 호흡기 등의 안전장구를 착용한다. 맹독성의 물질로서 체내 침투시 치명적이다. 눈, 피부, 점막을 자극하고 과다 노출시 중추신경계통을 마비시키고 심하면 사망에 이른다. 용도는 용제, 합성수지 등에 사용되며 최근에는 전도성고분자를 합성하는데도 이용되고 있다. = acetyl ethylene.

메틸수은 ~水銀 methyl mercury 유기수은의 하나. 알킬기의 하나인 메틸기와 수은이 결합된 것으로 독성이 강하며 일본에서 발생하여 큰 물의를 빚었던 미나마타병의 병원은 메틸수은이었다.

메틸알코올 methyl alcohol = 메탄올(methanol).

메틸에틸케톤 methyl ethyl ketone [$CH_3COC_2H_5$] : MEK 분자량 72.1, 증기비중 2.5, 융점 -86.4℃, 비점 80℃, 비중 0.8, 인화점 -9℃, 발화점 404℃, 연소범위 1.4~11.4%인 아세톤 냄새가 나는 무색의 액체. 가연성이며, 알코올 및 에테르에 혼합되기 쉽다. 인화성이 강하며, 증기는 공기와 혼합하여 인화

폭발의 위험이 있고, 수용액에서도 인화의 위험이 있으며, 가열에 의해서 용기가 파열한다. 연소시 유독성의 일산화탄소를 발생하고 산화제와의 혼촉에 의해 발화의 위험이 있다. 저장·취급시 화기를 엄금하며, 가열을 금지하고, 직사광선을 차단 등의 주의가 필요하다. 용기는 차고 건조하며, 환기가 잘되는 곳에 저장한다. 점화원 배제 및 정전기의 발생 및 축적을 방지한다. 증기의 누설 및 액체의 누출 방지를 위해서 완전히 밀폐한다. 산화제, 강산류와의 접촉을 방지한다. 초기화재는 분말, 이산화탄소, 포가 유효하며 기타의 경우에는 알코올형포로 일시에 소화한다. 소규모 화재는 물분무로 소화한다. 눈 및 피부에 접촉하면 자극, 염증을 일으키고, 증기를 흡입하면 기관지 자극, 두통, 기침, 마취, 의식불명을 일으킨다. 제법은 n-부텐에서 얻은 이차 부틸알코올을 증발하여 혼합기속에서 소량의 공기와 혼합, 400℃로 가열하여 반응탑으로 보낸다. 반응탑은 다관식이고, 촉매는 산화아연이다. 공기가 있기 때문에 온도가 550℃ 정도로 상승한다. 생성물은 메틸에틸케톤 외에 미반응의 알코올, 수소, 기타 가스가 포함되어 냉각 응집시켜 가스 중의 케톤과 더불어 흡수된다. 이 액체상태의 생성물을 증류시켜 70wt%의 메틸에틸케톤을 얻을 경우의 수율은 80~90%이다. 질산 셀룰로오스 및 각종 합성수지, 래커용 용제, 접착제, 광유정제, 인쇄잉크용 세척제, 가황촉진제, 중간체, 세정제, 인조피혁, 윤활유정제 등에 이용된다.

메틸에틸케톤퍼옥사이드 methyl ethyl ketone peroxide $[(CH_3C_2H_5CO_2)_2]$: MEKPO 융점 -20℃이하, 인화점 172℃, 발화점 177℃, 비중 1.12인 특이한 냄새를 갖는 무색 투명한 기름상의 액체. 물에 잘 녹지 않지만 알코올, 에테르 등의 유기용매에는 잘 녹는다. hydroperoxide와 환상peroxide와의 혼합물이다. 저온에서는 hydroperoxide의 것이 peroxide보다 활성이 높다. 혼합비율에 따라 4~5품종으로 분류된다. 순품은 분자 중에 점유하고 있는 -OO-결합류의 비율이 크기 때문에 분해성이 심하고 충격이나 마찰에 대해 민감하기 때문에 DMP (Dimethylphthalate) 등의 가소제에 희석시켜 안전화시키고 있다. 강력한 산화제임과 동시에 가연성 물질로서 화기에 의해 쉽게 인화하고 격렬하게 연소한다. 순품은 충격, 타격, 마찰에 매우 민감하며, 직사광선, 수은, 철, 납, 구리합금과 접촉시 분해가 촉진되고 폭발한다. 자연분해의 경향이 있으며, 상온에서 안정하지만 40℃ 이상이 되면 분해가 촉진되고, 80~100℃에서 격렬히 분해하며, 100℃를 넘으면 심하게 백연을 발생하고, 이때 분해가스에 이 물질이 접촉하면 발화·폭발한다. 포, 천 등 다공성 가연물과 접촉하면 30℃ 이하에서도 분해한다. 점화되면 격렬히 연소하고 대량 연소시는 폭발 위험이 있다. 나프텐산코발트와 접촉하면 폭발하고, 아세톤과 접촉하면 예민한 아세톤 퍼옥사이드를 만들며, 구리분, 철분, 고무와 접촉하면 분해가 된다. 수산화나트륨 (NaOH), 수산화칼륨(KOH) 등 알칼리성 물질과 접촉해도 분해가 촉진된다. 희석제로 DMP, DBP를 40% 첨가하고 그 농도가 60% 이상이 되지 않도록 하며, 저장온도는 30℃ 이하로 유지한다. 많은 양을 한꺼번에 저장하거나 사용하지 말고 소량씩 사용한다. 용기는 차고 어두운 곳에 저장한다. 사용중인 용기는 함부로 방치하지 말아야 한다. 이물질의 혼입방지 및 강산류, 인화성 액체류, 화약류, 유기물, 금속분, 가연성 기체, 기타 가연성 물질과의 접촉을 피하여야 한다. 용기는 완전히 밀전·밀봉하고 용기는 환기가 잘되는 찬 곳에 저장하고, 취급 중 충격을 주거나 전도·낙하되지 않도록 한다. 초기 소화에는 이산화탄소, 건조분말 소화약제도 유효하다. 소규모 화재는 포가 유효하지만, 기타의 경우는 다량의 물로 냉각소화한다. 이 때 폭발의 위험에 대비하여 무인 방수포 등으로 안전거리를 유지하면서 방수한다. 제조소 등에서 대량으로 저장 취급할 경우는 스프링클러 설비를 설치하는 것이 좋다. 눈에 들어가서 점막에 부착할 때는 강한 통증이 있고 염증을 일으킨다. 장시간 피부에 접촉하면 염증을 일으키고 피부가 벗겨진다. 잘못하여 먹었을 경우 사망한다. 제법은 메틸에틸케톤(methyl ethyl ketone)과 과산화수소를 작용시키는 것이다. 도료 건조 촉진제, 비닐 및 에스테르형의 합성수지 제조시 중합촉매, 섬유 강화제,

불포화 폴리에스테르 수지의 경화촉매, 산화제, 단추, 부로치 등의 성형에 사용되며 특히 UPE수지의 상온경화용 촉매로서 중요하게 쓰인다.

메틸이소부틸케톤 methyl isobutyl ketone [$CH_3COCH_2CH(CH_3)_2$] 분자량 100.16, 증기비중 3.5, 융점 -84.7℃, 비점 118℃, 비중 0.8, 인화점 18℃, 발화점 448℃, 연소범위 1.2~8.0%인 장뇌냄새가 나는 무색 투명한 액체. 물에 녹지 않지만 대부분의 유기용제와 잘 혼합한다. 증기는 공기보다 무거워서 낮은 곳에 체류하며 폭발성 혼합가스를 만든다. 화재의 열에 의해 용기가 폭발하며 가열에 의해 유독가스를 발생한다. 산화제와의 혼촉에 의해 발열, 발화의 위험이 있다. 이산화황과 같은 환원성 물질이나 무기과산화물, 염소산염류와 같은 강산화제와 격렬히 반응한다. 저장·취급시 가열을 금지하고, 화기를 엄금하며, 직사광선을 차단 등의 주의가 필요하다. 용기는 차고 건조하며 환기가 잘되는 곳에 저장한다. 증기의 누설 및 액체의 누출을 방지하고, 산화제 및 강산류와의 접촉을 방지한다. 초기 화재는 이산화탄소, 분말이 유효하며, 기타의 경우는 알코올형 포로 일시에 소화한다. 눈에 들어가면 자극성이 있고 결막염을 일으키며, 피부에 접촉하면 자극을 주고 피부염을 일으킨다. 증기를 흡입하면 자극·마취작용이 있다. 두 분자의 아세톤을 축합하여 중간적으로 디아세톤알코올을 메시틸옥시로 하고 이것을 수소화하여 제조한다(수소화가 지나치면 MIBC(메틸이소부틸카르비놀)로 된다). 아세톤을 10~20℃의 온도에서 수산화바륨을 촉매로 하여 축합하고 디아세톤알코올로 80%까지 농축하여 탈수탑에 보내어 100~200℃에서 탈수시켜 메틸옥시드를 만든다. 메틸옥시드를 유수하여 수첨탑에서 구리계 촉매를 사용하여 상압기상으로 수첨하면 메틸이소부틸케톤이 된다. 보통은 축합, 탈수, 수첨의 3단계에서 만들지만, 특수한 촉매를 사용하여 탈수, 수첨을 1공정으로 하는 방법이 공업화되었다(룰헤미법). 현재에는 아세톤과 이소프로필알코올, 또는 이소프로필알코올 단독에서 메틸이소부틸케톤을 제조하는 방법을 개발하는 방향으로 나가고 있다. 주요 용도는 중

비점 용제로서 니트로셀룰로오스, 천연 혹은 합성수지의 용제, DDT, 피레트린, 페니실린, 기타 항생물질의 용해추출 등에 사용된다. 또 핵분열물질에서의 우라늄의 회수에도 사용된다. 시약에서는 특급, 일급이 있고 모두 시험연구에 사용되며, 화학분석에서는 용매추출분리의 용매로서 사용되고, 특히 원자흡광법에서는 직접 프레임(frame) 중에 분무되므로 미량 분석용으로 널리 이용되고 있다. 질산·셀룰로오스 합성수지, 래커용제, 탈납제, 탈유, 페니실린 추출제, 제약, 연료 우라늄의 회수용제, 자기테이프, 전기도금공업, 피레트린 원료 등으로 사용된다.

메틸이소시아네이트 methyl isocyanate [$CH_3N=CO$] 분자량 57.0, 증기비중 1.96, 증기압 348mmHg (20℃), 융점 -80℃, 비점 39℃, 비중 0.96, 인화점 -7℃, 발화점 534℃, 연소범위 5.3~26%인 독특한 냄새가 나는 무색의 액체. 비점이 낮고 휘발성이 강하며, 공기 중에 노출되면 곧 기화한다. 이 증기는 맹독성, 가연성이다. 또한 증기는 공기보다 무거워서 낮은 곳에 체류하며, 점화원에 의해 쉽게 인화, 폭발한다. 연소시 역화 위험이 있고 질소산화물, 시안화수소 등의 자극성, 유독성가스를 발생한다. 밀폐용기를 가열하면 심하게 파열한다. 공기 중 위험한 중합반응을 일으킨다. 누설된 증기는 통기관이나 여러 공간에 중합체를 형성한다. 물과 반응하며 강산, 염, 아민, 산화성 물질, 몇 가지 금속분과 반응하고 때로 혼촉 발화한다. 증기의 누설방지 및 액체의 누출방지를 위해 용기를 철저히 밀봉해야 한다. 화기엄금, 가열금지, 직사광선 차단, 용기는 차고 건조하며 환기가 잘되는 안전한 곳에 저장한다. 강산류, 염, 산화성 물질, 아민, 물 및 주석, 철, 구리와의 접촉을 방지시킨다. 취급시설의 전기설비는 방폭설비로 하고 정전기의 발생과 축적을 제거해야 한다. 건조분말, 이산화탄소, 포, 물분무가 소화에 유효하며, 용기의 외벽을 물분무로 냉각시킨다. 연소생성물 및 증기를 피하고 바람을 등지고 화점에 접근한다. 충분히 안전거리를 유지하며 공기호흡기 등의 안전장구를 착용한다. 맹독성 물질로서 체내 침투시 치명적이다. 눈, 코, 귀, 목을 자극한다. 과다 노출되면 기침,

호흡곤란, 가슴 저림, 신경계통마비, 천식을 일으키며, 심하면 사망에 이른다. 용도는 농약(살충제) 제조 원료로 사용된다. = isocyanic acid methyl ester, isocyanate methylmethane.

메틸프레드니솔론 methylprednisolone 부신피질에서 분비되는 천연호르몬과 유사한 소염작용이 강한 합성 steroid 제제. 알레르기반응, 천식, 아나필락시의 치료에 이용되고 혈장 반감기는 3~4시간인 단시간형 스테로이드이다. 일반적으로 고용량의 스테로이드 1회 투여는 거의 해가 없으므로 응급실이나 병원전 처치에서 척수상해가 있는 환자에게 사용된다. 아나필락시 치료시는 125~250mg을 정주하며 근주도 가능하나 응급처치시는 정맥투여가 좋다. 척수손상시는 30mg/kg을 15분에 걸쳐 정맥내 주사하고 45분 후에 5.4mg/kg/h의 유지량을 점적 주입한다. 장기간 투여시는 위장관 출혈, 상처회복의 지연과 부신피질호르몬의 억제를 일으키므로 병원전 단계에서는 1회 이상 투여하지 않는다. 체액저류, 울혈성 심부전, 고혈압, 복부팽만, 현기증, 두통, 딸꾹질, 불쾌감 등의 부작용이 나타날 수 있다.

메틸히드라진 methyl hydrazin [CH_3NHNH_2] 분자량 46.1, 증기비중 1.59, 증기압 38mmHg(20℃), 융점 -52℃, 비점 88℃, 비중 0.87, 인화점 70℃, 발화점 196℃인 독특한 암모니아 냄새가 나는 가연성의 액체. 상온에서 인화 위험은 없으나 발화점이 비교적 낮고 연소범위는 매우 넓은 편이다. 증기는 공기보다 약간 무겁고 낮은 곳에 체류하며, 점화원에 의해 쉽게 인화·폭발한다. 연소시 역화 위험이 있고 질소 산화물을 포함한 유독성 가스를 발생한다. 밀폐용기를 가열하면 심하게 파열한다. 강산류, 산화성 물질, 할로겐화합물 또는 공기와 접촉하면 심하게 반응하고 때로 혼촉 발화한다. 저장·취급시 가열을 금지하고, 화기를 엄금하며, 직사광선을 차단 등의 주의가 필요하다. 용기는 차고 건조하며 환기가 잘되는 안전한 곳에 저장한다. 강산류, 산화성 물질, 할로겐화합물 및 공기와의 접촉을 방지한다. 증기의 누설 및 액체의 누출방지를 위해 용기를 완전히 밀봉한다. 대량 방수하여 소화한다. 용기 외벽을 물분무로 냉각한다. 유독성 연소생성물을 피하고, 바람을 등지며, 공기호흡기 등 안전장구를 착용한다. 충분히 화점과 안전거리를 유지하며 가능한 한 짧은 시간에 진압한다. 맹독성·부식성 물질로 체내 침투시 치명적이다. 피부 접촉시 화상을 입히고, 과다 노출시 기관지 알레르기, 경련, 간장 및 신장 장애를 일으키고, 심하면 사망에 이른다. 용도는 히드라진 유도체 제조, 액체연료로켓의 연소물질로서 쓰인다. = monomethyl hydrazine, hydrazomethane.

메페리딘 meperidine 중 정도에서 심한 통증에 이르기까지 강력한 진통과 진정작용을 하는 중추신경 억제제. 혈압의 하강, 심박출량 감소, 호흡기능의 억제를 포함한 morphine의 모든 단점을 가지고 있으며 morphine과 다른 점은 축동작용, 기관지 수축작용이 없다는 것이며 빈맥을 일으킬 수 있다. 60~80mg의 meperidine은 10mg의 morphine의 작용과 동등하다. 심한 통증, 분만시 진통제, 마취전 투약에 흔히 사용한다. 진통, 수술 전 진정 목적으로 성인은 근주로 50~100mg을 사용하고 정주시는 25~50mg을 투여한다. 호흡억제를 일으킬 수 있기 때문에 사용할 때마다 naloxone을 준비해야 하며 안전한 곳에 시건하여 보관한다. 오심, 구토, 복부 경축, 시야 몽롱, 동공 축소, 환각, 두통 및 호흡억제 작용이 유발될 수 있으므로 주의한다.

메페리딘염화수소 ~鹽化水素 meperidine hydrochloride 통증과 불안에 쓰이는 합성 마약. 부작용으로 의식상태 변화, 어지러움증, 호흡억제 등이 있다. 진단되지 않은 복통 환자, 다발 외상, 두부손상 환자, 유트론, 나딜, 파네이트 같은 MAO 억제제 복용자에게는 투여하여서는 안 된다.

메펜테르민 mephentermine 정맥혈관의 확장을 감소시켜 정맥순환에 주로 작용하므로 저혈압 상태일 때 주로 사용하는 약물. 이 약물의 작용시간은 길어서 피하투여시 승압효과가 30~60분 정도 지속되고 근육내에 투여하였을 때는 4시간까지 지속된다. 이 약물은 내인성 노르에피네프린을 유리시키므로 심장 수축이 증가되고 일반적으로 심박출량, 수축기압 및 이완기압이 증가된다.

메프로바메이트 meprobamate 항불안제로 알려졌으나 진정 수면제로도 대중화된 약물. 미국에서는 불안치료에만 사용이 허용되어 있다. 중추신경계를 광범위하게 억제하지만 마취를 일으키지는 않으며 소발작은 억제시키나 대발작과 간대성간질(myoclonic epilepsy)은 악화시킨다. 경구투여시 잘 흡수되고 정제를 복용하면 1~3시간 내에 혈장 최고 농도에 도달한다. 저혈압, 혈관부종, 기관지경련, 졸음과 운동실조 등의 부작용이 우려되므로 주의한다. 하루 2.4g이상 여러 주 동안 장기 복용하다 갑자기 중단하면 불안, 불면, 위장관장애, 환각 등의 금단증상이 나타나기도 하며 36g 이상 복용시는 사망할 수도 있으므로 주의한다.

메프로퀸 mefloquine 3일열 말라리아에 대해서 효과가 있는 약물. 경구투여하면 잘 흡수되고 흡수된 대부분은 혈장단백과 결합한다. 다른 약물에 대한 내성이 생긴 열대열 말라리아의 유일한 치료제이므로 이같은 내성원충에 대한 말라리아 치료에만 써야 하며 이외에 쓸 경우 mefloquine내성 원충이 생길 수 있으므로 주의한다. 제제로는 250mg정제가 있고 예방목적으로 250mg을 매주 1회씩 투여한다. 소량에서는 부작용이 거의 없으나 대량에서는 설사, 림프계 등에 병변을 일으킨다. 여자와 소아에게는 사용하지 않는 것이 좋다.

멕로버트법 ~法 McRobert maneuver 산부의 양다리를 구부려 무릎이 복부위로 향하게 하는 자세. 견갑난산시 산부로 하여금 견갑을 자유롭게 할 자세로 적용시킨다. → 견갑난산.

멘델슨증후군 ~症候群 Mendelson's syndrome 위내용을 폐로 흡입함으로 인하여 일어나는 화학적 폐렴.

멜라닌 melanin 동물의 조직 및 피부에 존재하는 갈색 또는 흑색의 색소. 이를테면, 사람의 머리털이나 검은 점의 색소, 낙지의 먹물색소 등이며, 포유류, 조류, 절지동물에서는 큐티쿨라 내부에 침윤되어 있고 파충류, 양서류, 어류, 갑각류, 곤충류 등은 피부에 존재한다. 멜라닌은 멜라노사이트(melanocyte)라고 하는 흑색소포(黑色素胞) 내에서 만들어지며,

멜라노사이트는 태생기(胎生期)의 신경절에서 유래하고, 태생 3개월경이 되면 피부, 중추신경계, 망막의 세 부위에 분포한다. 피부에서는 표피와 진피(眞皮)의 경계부에 존재하며, 세포 내에서 만들어진 멜라닌 과립을 계속적으로 표피세포에 보낸다. 그 양이 많으면 피부색이 황갈색에서 흑갈색을 띠고, 적을수록 색이 엷어진다.

멜라닌세포 ~細胞 melanocyte 멜라닌을 생성할 수 있는 세포. 이러한 세포는 피부의 기저층에서 발견된다. 그들은 아미노산(타이로신)에서 멜라닌을 합성한다.

멜라린세포자극호르몬 ~細胞刺戟~ melanocyte stimulating hormone 뇌하수체 중엽에서 분비되며 피부 표피에 있는 멜라닌세포에 작용하여 멜라닌형성을 촉진하는 호르몬.

멜라민수지 ~樹脂 melamine resin 무색 투명한 열경화성 수지. 1936년 독일에서 발명되었다. 아미노기($-NH_2$)를 가지므로, 요소수지와 함께 아미노플라스틱이라 총칭된다. 비중 1.45~1.52, 내열성이 높고 전기절연도가 높다. 제법은 용도에 따라 약간의 차이는 있으나, 약알칼리성으로 한 포르말린(포름알데히드 수용액)에 적당량의 멜라민을 가하여 가온 반응시켜 시럽 모양의 제1차 수지를 얻는다. 경도가 높아서 식기, 전기기구, 케이스, 화장판 등에 사용되는 것 외에 금속용 도료로서도 널리 사용되고 있다. 또한 접착성이 강력하여 내구성이 있는 목재의 구조용 접착제가 되고, 금속도료로도 유용하여 생산량이 신장하고 있다.

멜라토닌 melatonin 송과선에 의해 분비되는 호르몬. 하등동물의 피부를 검게 하고, 포유류에서 성선기능을 조절한다. 밤에는 낮의 10배 정도로 높게 분비되는 일내변동을 나타낸다.

멜랑콜리 melanchola 지나친 슬픔.

면 面 plane 견고한 물체로 얇게 절단할 때 생기는 평면.

면담 面談 interview 다른 사람을 직접 대하여 그 사람의 심리나 상태를 말하기로 알아보는 일. 환자와 면담을 할 때는 첫째, 환자 가까이 위치해야 한다. 즉,

환자의 상황에 따라 무릎을 꿇거나 가깝게 서야한다. 환자가 응급구조사나 처치자의 얼굴을 볼 수 있게 하고, 환자의 얼굴과 처치자의 얼굴 높이를 같게 한다. 특히 소아의 경우는 더욱 중요하다. 둘째는 응급구조사의 신원을 밝히고 환자를 안심시킨다. 환자가 자신이 자격있는 사람에게 도움을 받고 있다는 사실을 알게 하는 것은 중요하다. 환자와 눈을 지속적으로 맞추고 자신이 응급구조사라는 것과 자신의 성명, 자신이 소속된 기관을 말해준다. 셋째, 조용한 대화를 통해 환자의 신뢰를 얻도록 노력한다. '걱정하지 마세요' 나 '다 좋아요' 와 같은 부적절한 표현들은 피한다. 환자들은 모든 것이 다 좋지 않다는 것을 알기 때문이다. 넷째, 환자의 어깨를 만져 주거나 손을 잡아주는 가벼운 접촉은 대부분의 사람에게 안정감을 준다. 다섯째, 환자의 이름을 부른다. -씨, -양, 아저씨, 아주머니를 적절히 사용한다.

면역 免疫 immunity 사람이나 다른 동물의 몸 안에 병원균(病原菌)이나 독소(毒素)가 들어와도 몸 안에 그것을 이겨낼 물질이 있어서 발병(發病)하지 않을 정도의 저항력(抵抗力)을 갖는 것.

면역감시 免疫監視 immunosurveillance '자기' 로서 인식되지 않은 항원을 생산하는 악성세포를 인식하고 공격하는 면역계 기능.

면역결핍 免疫缺乏 immunodeficiency 개체의 면역기능이 결핍되거나 저하된 상태. 기본적으로 세포성 면역부전, 체액성 면역부전, 복합형 면역부전 등 3군으로 나뉜다. 세포성 면역부전은 X염색체성 유전, 흉선 무형성, T세포 결손 등을 특징으로 바이러스, 진균, 결핵균, 장티푸스균 등에 저항성이 없고 부갑상선이 결손되기 때문에 테타니(tetany)증상을 합병한다. 체액성 면역부전은 Bruton형, 무γ글로블린혈증으로 X염색체 열성유전, B세포와 형질세포 결여, 면역글로블린값 이상저하, 항체 생산능 결여 등을 특징으로 화농균에 저항력이 없어 쉽게 패혈증이 된다. 복합형 면역부전은 중증 복합형 면역부전증(swiss형)으로 X 및 상염색체성 또는 부정형의 형식으로 유전되며 T세포와 B세포의 결손에 의해 생긴다. 쉽게 중증감염증에 이환되어 예후가 극히 나쁘다.

면역결핍성바이러스 免疫缺乏性~ immunodeficiency virus 리트로바이러스(*retrovirus*)의 일종. 림프구의 T-세포에 기생하므로 HTLV(*human T-cell lymphotropic virus-Ⅲ*)라고 부르기도 하며 림프절 종대 환자에서 분리되므로 LAV(*lymphadenopathy virus*)라고도 불리며 세포성 또는 체액성 면역이 부적절하고 감염에 대한 저항이 감소되는 면역체계의 비정상적인 상태를 일으키는 바이러스.

면역결핍의 免疫缺乏~ immunodeficient 세포성 또는 체액성 면역이 부적절하고 감염에 대한 저항이 감소되는 면역체계의 비정상적 상태와 관련된 면역 부정상태의.

면역관용 免疫寬容 immunologic tolerance 다른 상태에서는 체액성 또는 세포매개 면역을 유발할 수 있는 특정의 항원에 대해서 림프계조직의 특이적 무반응성이 일어나도록 되는 것을 특징으로 하는 면역반응.

면역글로블린 免疫~ immunoglobulin 체액성 면역의 주체가 되는 요소. 여러 가지 생화학적 성상에 따라 IgG, IgA, IgM, IgE, IgD의 5종류로 구분할 수 있다. IgG은 4종의 아종(subclass)이 있으며 면역글로블린 중 가장 농도가 높다. 여러 세균에 대한 항독소 항체로 감염방지에 도움이 되고 태아에서는 어머니로부터 태반과 초유를 통해서 운반되는데 수개월간 지속된다. IgA는 2종의 아종(subclass)이 있으며 혈청 중에도 존재하지만 눈, 코, 구강, 기도 및 소화관의 점막에 존재하는 면역글로블린으로 형질세포에 의해서도 생산되고 분비물에 많이 포함되어 있다. IgM은 2종의 아종(subclass)이 있으며 마크로글로블린(macroglobulin)이라고 한다. 분자량 약 100만으로 면역글로블린 중 최대이다. 주로 B림프구 표면에 존재하고 가장 원시적인 면역글로블린으로 감염초기 IgG에 앞서 작용한다. IgE는 항원이 침입한 점막에서 주로 형성되고 Fc부분은 조직에 있는 비만세포, 혈액중의 호염기구와 결합하는 성질이 있으며 동일한 항원과 결합하게 되면 히스타민을 방출하여 과민반응을 일으킨다. IgD는 골수종 환자의 혈청에서 발견된 것으로 IgM과 함께 B세포의 표면에 국한해서 나타나는 면역글로블린 수용체이다.

면역글로블린E 免疫~ immunoglobulin E : IgE 신체에서 생산하는 5가지로 분류하는 체액성 항체 가운데 하나. 이것은 폐, 피부 그리고 점막층세포에 집중되어 있다. 이것은 환경적 항원들에 저항하는 1차적 방어를 제공하며 면역글로블린A에 반응한다고 믿는다. 면역글로블린E는 팽진(두드러기)과 발적이 특징인 Type I 의 과민 반응을 일으키는 특정 화학적 매개체를 배출하는 특정항원에 반응한다.

면역반응 免疫反應 immune response 악성종양과 침입한 항원을 파괴하는 항체를 생산하는 신체의 방어기전. 면역계와 면역반응의 중요한 구성요소는 면역글로블린, 식세포, 보체, 프로페르딘(properdin), 유주성 억제인자, 그리고 인테페론이다. 커다란 이종단백 고분자인 항원은 신체 세망내피계의 수많은 세포와 작용하는 동안 면역 반응을 유발한다. 면역반응의 종류에는 B림프구, 즉 B세포를 포함하는 체액성 면역과 T림프구, 즉 T세포를 포함하는 세포-매개성 면역반응이다. B세포와 T세포는 조혈성 간세포에서 얻는 것으로, 배아낭에서 발생한다. 정상적인 신생아는 골수내, 림프절, 그리고 비장의 많은 다른 B세포의 분지계를 가지고 태어난다. 모든 세포의 각 분지계는 B세포의 수많은 분지계에서 다른 일련의 아미노산과 함께 특정한 항체를 합성한다. B세포막 표면에 있는 접합 부위는 면역글로블린 분자와 결합하는 부위이다. 면역글로블린의 분류는 명명 글자에 의해, M, G, A, E, 그리고 D로 확인된다. 면역글로블린M(IgM)은 미성숙한 B세포가 그들의 세포질에서 생산하고 합성하는 항체로 항원과 초기 접촉 후 생산하는 우세한 항체이다.

면역억제 免疫抑制 immunosuppression 세포질이나 체액성 면역성을 저해하며 항원적 자극에 대한 면역체계반응의 능력을 방해하는 화학제의 투여.

면역억제성 免疫抑制性 immunosuppressive ① 면역반응을 경감하거나 예방하는 시술이나 물질의 관계. ② 면역억제 약품.

면역원 免疫原 immunogen 면역반응이나, 면역성을 일으킬 수 있는 모든 병원체나 물질.

면역조절기 免疫調節器 immunomodulator 특이적으로 변형된 혈청항체와 감작세포를 면역계가 생산하는 능력을 증강 혹은 감소시켜서 면역반응을 변화하도록 작용하는 물질. corticosteroids, cytotoxic agents, thymosin 그리고 immunoglobulin 등이 면역조절 물질이다. 어떤 면역 조절 물질들은 신체 내에 자연적으로 존재하고 어떤 것들은 다양한 약물학적 조제에서 이용이 가능하다.

면역체계 免疫體系 immune system 병원성유기체나 이물질에 대응하여 신체를 보호하는 생화학적 복합체계. 생화학적 복합체 보호하는 이 체계의 특정항원에 반응하기 위한 항체를 생산하는 체액성 면역반응과 조직의 대식세포를 이물질 존재시 이동시키는데 T세포를 이용하는 세포-매개성 반응을 통합한다. 이 면역체계는 염증과 국소장벽을 만들어 침습에서 신체를 방어한다. 국소장벽에는 피부, 점막 및 결막을 통하여 화학적·기계적 방어를 하고 있다. 염증은 침입한 유기체를 식세포가 삼키는 상처부위로 다형백혈구와 호중구가 모여든다. 체액성 반응과 세포-매개성 반응은 최초의 방어선이 실패하거나 신체를 보호하는데 불충분할 때 반응한다. 체액성 면역반응은 특히 박테리아와 바이러스 침입에 효과적이며 적절한 항체를 생산하는 B세포를 사용한다. 면역체계의 주요 기관은 골수, 흉수, 림프조직이다. 이 체계는 림프절과 같은 말초기관, 비장과 림프관을 사용한다. 면역체계의 항원-항체반응은 신체에서 항원을 제거하기 위한 보체체계는 항원세포의 용해를 유발하는 기능이 있는 여러 가지 별개의 단백질을 포함한다. 체액성 반응은 항원에 의한 침입에 즉각적으로 반응할 수 있거나 최대 48시간 후까지 반응이 지연될 수 있다.

면역측정법 免疫測定法 immunoassay 검체중의 물질을 동정하고 정량하기 위해 항원과 동종 항체 사이의 특수 결합을 이용한 검사법.

면역학 免疫學 immunology 항원 자극에 대하여 면역계 조직의 반응에 대한 연구.

면제진통제 免除鎭痛劑 exempt narcotic 처방 없이 판매할 수 있는 진통제.

면체 面體 face piece 공기(산소)호흡기에서 얼굴에 쓰는 부분으로, 공기를 흡입하기 적당한 압력으로 감압하여 공급하는 기능 외에도 파편·열기로부터 안면을 보호해 준다.

면체세척기 面體洗滌器 face piece washer 공기호흡기 면체와 용기의 내·외부에 붙어있는 각종 그을음, 먼지, 중금속, 세균 등을 초음파, 오존발생장치, UV장치 등을 이용하여 제거하는 장치.

면폐증 綿肺症 byssinosis 직물 공장의 환경에서 면분진을 흡입하여 발생하며 흉부 불편감, 기침과 호흡곤란이 특징적으로 나타나고 대개 월요일이나 직장으로 돌아오는 첫날 악화되어 주말에 좋아지는 폐질환. 배기 뚜껑의 사용, 환기개선, 분진 방지시설 등을 통해 오염량을 줄일 수 있다. 폐기능이 감소되어 있거나 호흡기 알레르기가 있는 사람은 면폐증을 일으킬 가능성이 높다. = 면섬유침착증.

면허 免許 license 공공의 보호를 보증하기 위해 요구되는 자격의 기준을 획득한 지원자에게 주어진 직업에 종사하도록 정부기관이 허가를 승인하는 과정.

면허교부 免許交付 licensure 공공의 보호를 보증하기 위해 요구되는 자격의 기준을 획득한 지원자에게 주어진 직업에 종사하도록 정부기관이 허가를 승인하는 과정.

면화약 綿火藥 gun cotton 면을 질산 및 황산으로 처리하여 얻은 고폭발성 물질.

멸균 滅菌 sterilization 미생물의 생존능력을 완전제거 시키고 아포를 포함한 모든 미생물의 멸살(滅殺) 상태나 과정. 모든 물품을 멸균할 필요는 없으며 사용 목적에 따라 적절한 멸균방법을 시행하면 된다. 균이 없는 상태의 신체 조직에 이용하는 의료기구는 반드시 멸균이 되어 있어야 한다.

명료기 明瞭期 lucid interval 외상 후에 잠시 의식이 소실되었다가 명료해진 후 다시 혼수상태로 빠질 때 의식소실 사이의 기간.

명료도 明瞭度 acuity 시각 등 오감 중 하나의 명료함.

명료한 明瞭~ lucid 투명하고, 이성적이고 이해할 수 있는 의미. lucid interval이란 특히 기질적 뇌병변이나 간질 등의 비정상적인 질환 기간 사이의 명료한 의식을 가지는 기간을 말한다.

명반 明礬 alum 피부세포가 수축하도록 만드는 무색의 결정성 물질(수렴제). 수렴성 및 수렴지혈성이 있고 물에는 잘 녹으나 에탄올에는 잘 녹지 않는다. = 백반(白礬).

명백한 사망 明白~ 死亡 obvious death 사망이 쉽게 확인되거나 생명이 없는 것이 명백한 것으로 추정되는 신체 상태. 명백한 사망의 징후는 목이 잘린 상태, 부패, 생명유지에 꼭 필요한 뇌나 심장과 같은 장기의 적출과 사후강직이 있다.

명순응 明順應 light adaptation 어두운 곳에서 밝은 곳으로 나가면 처음에는 눈이 부시지만 바로 익숙해지는 것.

명시의 의사표시 明示~ 意思表示 clear expression of intention 상대방의 매매청약에 대하여 '사겠다'고 적극적으로 의사표시를 하는 것은 명시적 의사표시이며 상인이 보내 온 상품을 아무 말 없이 소비하는 것은 묵시에 의한 승인의 의사표시이다. ↔ 묵시의 의사표시.

명시적 동의 明示的 同意 expressed consent 법적으로 성인이면서 의학적인 안녕에 관하여 합리적인 결정을 내릴 수 있는 정신상태를 가진 성인에 의해 얻어지는 동의.

명예소방대원 名譽消防隊員 exempts 의무 복무기간을 마친 후, 소방서의 사회적 활동에 전념하고 있는 의용소방대원을 지칭하는 용어. 미국의 일부 주에서 사용한다.

명예직원 名譽職員 honorary member 소방서 복지에 관심을 표하는 사람들에게 부여하는 명예직. 명예직원에게는 몇 가지 특권을 부여하는데, 파이어 라인을 통과하거나 소방서의 제복을 착용할 수 있도록 하는 것 등이다.

명예형 名譽刑 [독] Ehrenstrafe 사람의 명예를 박탈함을 내용으로 하는 형벌.

명예훼손죄 名譽毀損罪 libel and slander '그는 뇌물을 받고', '여자관계가 복잡하다'는 등의 사실을 여러 사람 또는 불특정인이 지득할 수 있게 여타인의 명예, 즉 사회적 지위 또는 가치에 대한 평가를 손상케 하는 죄.

모 毛 pilus 털, 털 모양의 구조물.

모계 母系 maternal 어머니 쪽의 친계. 즉 외가의 친계. 모계의 친족(모와 그 혈족)을 모계친이라고 한다. ↔ 부계.

모기물림 mosquito bite 쌍시목 모기과에 속하는 흡혈곤충에 물리는 것. 그 결과 알레르기 반응, 감염이나 소양성 궤양을 일으킨다. 모기는 습기, 이산화탄소, 에스트로겐, 땀, 온기를 좋아하고 많은 감염성 질환의 매개 인자가 된다.

모나쉬방법 ~方法 monash method elapidae(코브라, 크레이트, 방울뱀) 뱀에 물렸을 때 시행하는 응급처치로 고정과 압박술. 이 술기는 독의 파급이 임박할 때 피하정맥과 림프가 차단되도록 상처 위를 두꺼운 패드를 대고 단단한 붕대 등으로 묶는다. 비슷한 방법인 commonwealth serum laboratory technique은 동일한 기능을 수행하기 위해 탄력붕대나 공기부목을 사용한다. 오스레일리아에서 개발한 이 두 방법은 독이 있는 elapidae에 물린 경우 병원 전 처치에 효과적으로 나타났으나 다른 종류의 독사에서는 아직 확인되지 않았다.

모낭 毛囊 hair follicle 털을 생성하는 작은 기관. 각각의 털에는 한 개의 모낭이 있으며 모낭은 피지선과 작은 근육에 의해서 연결되며 이 근육은 춥거나 놀랐을 때 털을 당겨 일으켜 세우며 모든 털은 계속 성장하며 외부의 자극에 의하여 소실되거나 잘려진다. = 털주머니.

모낭염 毛囊炎 folliculitis 모낭의 염증.

모넥스 monnex 덩어리가 생기지 않는 분말 소화약제. 요소와 중탄산알칼리로 제조한다. 중탄산나트륨($NaHCO_3$)이나 중탄산칼륨($KHCO_3$)보다 소화성능이 더 뛰어나다.

모노아민 monoamine 하나의 아미노기를 포함하고 있는 신경전달물질의 한 종류. 세로토닌, 도파민, 노르에피네프린 등이 있다.

모노아민산화억제제 ~酸化抑制劑 monoamine oxidase inhibitor : MAO inhibitor 우울증, 집중결여와 강박적 충동장애의 치료에 사용되는 약. 공포와 연관한 불안을 치료하는데 특히 유용하다. MAO 억제제는 때로는 편두통과 고혈압을 치료하는데 사용된다. 부작용은 졸림, 구강건조, 체위성 저혈압, 변비 등이다. MAO 억제제를 복용하는 환자는 치즈, 레드 와인, 훈제나 절인 청어, 맥주, 요구르트 같은 음식을 피해야 한다.

모노아민산화효소 ~酸化酵素 monoamine oxidase : MAO 시냅스전 축삭 종말내에 있는 모노아민 신경전달물질을 분해하는 효소. 이 효소의 작용을 억제하는 약품은 신경전달물질로서 모노아민을 사용하는 경로를 더욱 강화시킨다.

모니터관창 ~管槍 monitor nozzle 원격조정이 가능한 이동식 방수총. = 이동식방수총.

모니터관창소화전 ~管槍消火栓 monitor nozzle hydrant 946lpm(250gpm)을 초과하여 방수할 수 있는 모니터 노즐이 설치된 소화전.

모니터장착차량 ~裝着車輛 monitor wagon 대량주수 노즐과 대구경 호스를 장착한 차량.

모다콤 Modacom(통신) 독일의 분데스포스트 텔레콤(Bundespost Telecom)사에서 제공하고 있는 무선 데이터 통신 서비스. 미국의 ARDIS와 같은 모토롤라사의 데이터텍 시스템을 이용하는 무선 데이터 시스템으로 전용 패킷망과 공중 교환 데이터망(PSDN)을 연결하여 서비스하는 점에서 서로 다르다. 이동 단말기는 무선 기지국과 교신하고 기지국은 전용선으로 연결된 전용의 지역 패킷 교환기와 PSDN을 통해 망제어 센터(NCC)에 연결되며, NCC의 주 교환 컴퓨터는 가입자의 주 전산기와 접속 기능을 담당한다. 모다콤의 시스템이나 서비스는 ARDIS와 유사한데, 사용 주파수대(400MHz)와 전송 속도(9.6kbps)가 ARDIS와 다르다. 1993년에 도르트문트에 24개 기지국과 1개 지역 교환기, 뒤셀도르프에 12개 기지국과 1개 지역 교환국, 1개의 NCC를 설치하여 개시하였다. 경찰, 택시, 구조대, 운송, 현장 서비스 및 영업 등 현장 요원에 대한 명령 송신과 현장 업무의 지원 등의 형태로 응용된다.

모닥불 bonfire 장작이나 검불을 모아 피운 불. 비화(飛火) 화재의 원인이 되기도 한다.

모뎀 modem 디지털 신호를 아날로그로 전환시켜 다른 컴퓨터정보가 전화선을 이용해 전송할 목적으로 고안한 의사소통 장치. 수신의 마지막에서 이 과정은 바꾸어진다.

모듈러 modular 건물 구성부분의 표준과 관련된 것으로, 공장 등에서 제작하여 건축현장에서 그 자체로 조립 완료하거나 또는 다른 것들과 함께 조립할 수 있도록 한 것.

모드 mode 전자파 등의 진동 상태. 웨이브 모드라고도 한다.

모드간섭 ~干涉 mode interference 도파관 이론에 기초를 둔 1차 모드와 고차 모드(주로 2차 모드)가 간섭하는 현상. 그 결과 위상차가 거리차에 비례하지 않는 현상이 일어난다.

모드분리 ~分離 mode separation 각종 진동 모드 중에서 특정 모드의 파를 분리하는 것.

모라토리움인간 ~人間 moratorium human 사회적인 자기(自己 : identity)를 확립하기 위한 모라토리움(moratorium : 유예기간)에 머물러, 기존의 성인 사회(成人社會)에 동화되지 못한 상태의 인간. 모라토리움이란 원래 경제용어로서 지불유예기간(支拂猶豫期間)이라는 의미로, 미국의 정신병리학자 E.H. 에릭슨은 이 말을 사회심리학 용어로 전용(轉用)하여, 청년기는 지식 · 기술의 연수 때문에 지적 · 육체적 · 성적(性的) 능력면에서는 제구실을 할 수 있는데도 불구하고 여전히 사회인으로서의 의무와 책임의 지불을 유예하고 있는 상태라고 정의하였다. 청년기가 연장되어 언제까지나 모라토리움 상태에 머무는 청년층이 증가하자, 청년뿐만 아니라 각 연대 · 계층의 현대인의 마음 속에 언제까지나 모라토리움 상태로 있으면서 사회적인 자기를 확립시키지 않으려는 심리구조가 일반화되고 있는 사실을 지적하여 이러한 이름을 붙이게 된 것이다. 모라토리움형 인간은 종래의 일정한 사회적 자기의 본연의 자세를 확립하기 위하여 여타 자신의 가능성을 포기해버리는 인간을 말한다. '이것이냐 저것이냐' 형의 생활태도에 비하여 '이것이든 저것이든' 형이며, 자기의 다양한 가능성을 항상 마음껏 발휘할 수 있을 만한 유연성을 지니고 있다. 그러나 사회에 대한 당사자의식(當事者意識)이 결여되어 있으며, 방관자적이어서 조직, 집단, 사회, 국가에 대한 귀속의식이 희박하여 매사에 일시적 · 잠정적으로밖에 대처하지 않는다. 따라서 참다운 자신의 모든 것을 바치려 하지 않으며, 부분적 · 일시적으로만 사회와 자신을 연관시키려는 심리경향을 가지고 있다.

모랄농도 ~濃度 molality 용매 킬로그램(kg)당 용질의 몰 수.

모래시계 모양의 자궁 ~時計 模樣~ 子宮 hourglass uterus 난산의 원인으로 분만 동안 자궁의 환상근섬유가 수축하는 상태. 적절하게 분만시 수축하는 데도 분만이 진행하지 못하며 정위부가 산도를 내려오지 못하여 도리어 들어간다.

모래주머니 sandbags 삼베, 천 또는 플라스틱 주머니에 모래를 채운 주머니. 홍수나 폭발에 대비용으로 사용되기도 하며 때로는 환자에게 지지대의 역할을 하는데 사용하기도 한다.

모루뼈 incus 추골과 등골 사이를 연결하는 두개의 뼈. 고막에서 내이로 진동을 전달하는 역할을 한다. = 침골(砧骨).

모르키오증후군 ~症候群 Morquio syndrome 뮤코다당 침착증의 하나. 새가슴, 웅크린 자세, 두드러진 관절 등 골격계 이상을 보이는 소인증을 일으킨다.

모르타르 mortar 일반적으로는 시멘트와 모래를 물로 반죽한 것을 가리키나, 시멘트 대신 석회, 아스팔트, 수지, 질석, 펄라이트 등을 고착재로 사용한 것도 포함함. 모르타르는 벽돌이나 석재를 맞붙이거나 틈을 매울 때 사용한다.

모리소법 ~法 Mauriceau's maneuver 거꾸로 들어선 태아의 머리가 분만되도록 유도하는 방법. 이것은 태아의 몸을 돌려 태아의 등이 의사쪽으로 향하게 하는 방법으로 머리선이 보일 때까지 계속 아래로 끌어 당기면서 신체를 손과 전박으로 지지하고 태아의 입과 턱은 2째, 3째 손가락으로 지지한다. 반대편 손은 등과 어깨를 지지하여 몸을 약간 위쪽으로 들어올리면서 보조자가 산모의 치골부에 압력을 가하여 목에 최소한의 힘이 가해진 상태에서 머리를 분만할 수 있도록 하는 것으로 머리를 천천히 분만하는 것이 목적이다.

모반 母斑 nevus 피부 또는 구강점막의 국한된 기형. 조직의 과잉 또는 결핍은 표피, 결합조직, 신경성 또는 혈관성 요소가 포함되며 착색된 피부부위는 대개는 해롭지 않지만 암이 될 수도 있다. = birthmark, 색소모반(mole).

모반증 母斑症 phakomatosis 눈, 피부, 뇌에 작은 결절들이 생기는 선천성 질환. 징후로는 신경섬유종증, 결절성 경화증, 뇌삼차혈관종증, 뇌망막성 혈관종증이 있다.

모발 毛髮 hair 피부에 자라난 실과 같은 단백질.

모발반사 毛髮反射 pilomotor reflex 추위, 감정, 피부의 자극 등에 반응해서 피부의 털이 곧게 서는 반사. 소름(gooseflesh)이라고도 함.

모비츠 I 형2도방실차단 ～I 型2度房室遮斷 Mobitz I second-degree heart block 심박동이 완전히 사라질 때까지 PR 간격이 늘어나는 리듬.

모비츠 II 형2도방실차단 ～II 型2度房室遮斷 Mobitz II second-degree heart block 주변 QRS군의 PR 간격이 늘어나지 않고 사라지는 리듬. 방실결절의 질환에 의해 생겨난 완전한 심장차단의 전조 상태이다.

모비츠심블록 ～心～ Mobitz heart block 고정된 PR간격을 수반하는 주기적 탈락박동(脫落搏動)을 특징으로 하는 제2도 방실차단.

모상건막 帽狀腱膜 galea aponeurotica 전두근과 후두근 사이의 넓은 중간건막. 피부와 밀착되어 하나로 되어 있고 두개골의 골막위를 활동성으로 덮어 두피(頭皮)라고도 한다. 외상시 두피박리는 이 건막 하조직에서 발생한다. = 머리덮개널힘줄.

모선 母船 mother ship 해양에서 운용되는 각종 시설이나 소규모 선박을 지원하기 위해 운용되는 지원선.

모설 毛舌 hairy tongue 손상 없이 혀가 까맣게 색이 변하는 것. 항생제의 부작용으로 빈번히 발생한다. 특별한 치료 없이도 상태가 호전될 수 있다.

모성박탈증후군 母性剝奪症候群 maternal deprivation syndrome 육체적 혹은 정신적 자극의 부족으로 성장이 저하된 상태. 유아에서 흔히 나타나며 육체적 성장이 부족하고 나이나 몸의 크기에 비해 체중이 미달되며, 영양부족, 침울, 성마름 등이 특징이다.

모성사망 母性死亡 maternal death 임신의 기간과 태아위치에 상관없이 임신 중 또는 임신이 종료된 지 42일 내에 사고성이나 사건성 원인을 제외하고 임신 자체 또는 임신에 대한 처치와 관련이 있거나 임신중독증, 출산전후의 출혈, 자궁외 임신, 산욕열 또는 임신에 의해 악화된 원인에 의해 사망하는 것.

모세관작용 毛細管作用 capillary action 관벽(管壁)에 액체가 부착하기 때문에 일어나는 액체의 이동.

모세관현상 毛細管現象 capillarity 가느다란 관(모세관)을 액체 속에 세웠을 때, 액체의 부착력에 의해 관 내의 액면이 상승하거나 하강하는 현상.

모세기관지확장증 毛細氣管枝擴張症 capillary bronchiectasis 세기관지의 확장.

모세혈관 毛細血管 capillary 혈액과 조직사이에 물질교환을 하는 가는 혈관. 조직세포와 산소교환이 이루어지므로 교환혈관계라고 한다. 직경은 내피 세포로만 된 약 $8\mu m$ 정도이며, 한 층의 내피세포와 그 바깥쪽의 기저막으로 구성된다. network(그물망)으로 되어있고 조직의 활동이 없을 때에는 직통로를 제외하고는 닫혀있는데 이러한 현상은 전 모세혈관 괄약근의 작용에 의해서 일어난다.

모세혈관관류 毛細血管灌流 capillary perfusion 모든 세포에 산소와 영양분을 공급하고 노폐물과 이산화탄소를 없애는 혈액순환 과정.

모세혈관재충혈 毛細血管再充血 capillary refill 손가락이나 발가락의 혈액순환검사. 손톱이나 발톱이 흰색을 띨 때까지 압박을 가한 다음 압박을 제거하여 2초 이내에 회복되면 혈액순환이 정상이라고 한다. 동맥폐쇄, 저혈량성 쇼크, 저체온 같은 경우에는 시간이 연장될 수도 있다. 성인에서는 흡연이나 다른 심장질환 등에 의해 영향을 받기 때문에 이 방법은 6세 이하의 영·유아에게 주로 사용된다. = 모세혈관재충혈.

모세혈관출혈 毛細血管出血 capillary bleeding 혈관의 크기가 작고 압력도 낮기 때문에 느리게 스며 나오는 출혈. 대부분의 모세혈관출혈은 쉽게 지혈되거나 조금만 처치하면 지혈되며 대개 긁히는 것 같이 경미한 손상으로 발생됨.

모소낭 毛巢囊 pilonidal cyst 등 아래쪽의 피부에 생기는 낭종.

모소루 毛巢瘻 pilonidal fistula 미골의 끝부분 가까이에 생기는 통로.

모양대 毛樣帶 zonula ciliaris 수정체와 함께 눈의 모양체와 연결된 일련의 원섬유로 구성된 인대. 수정체를 지탱하며 모양체 근육의 수축에 의해서 모양대가 이완되면 수정체가 더 둥글게 된다.

모양선충증 毛樣線蟲症 trichostrongyliasis 선충속의 트리코스트롱질루스(*Trichostrongylus*)의 감염증.

모양체 毛樣體 ciliary body 맥락막의 앞부분과 홍채를 연결하는 눈의 혈관막의 비후된 부분. 모양체관과 모양체륜, 모양체근과 기저판으로 구성되어 있다. = 섬모체.

모욕죄 侮辱罪 contempt 사실을 직시하지 않고, 상대방의 체면이나 명예감을 해치는 범죄. '나쁜 놈'이니 '얼빠진 놈'이라는 욕을 하거나, 얼굴에다 엉덩이를 내미는 동작 따위가 이에 속한다.

모유수유 母乳授乳 breast feeding 아기에게 산모의 유방에서 나오는 젖을 먹이는 것. 자궁수축을 도와준다.

모의장치 模擬裝置 simulator 기도확보, 심폐소생술 등을 실습하기 위해 만든 마네킨이나 화재진압훈련을 위한 모의실험장치.

모임지붕 hip roof 지붕의 끝과 면이 모두 경사지고, 모든 면의 각이 동일한 지붕.

모자보건사업 母子保健事業 the task of the health for mother and child 임산부 또는 영·유아에게 전문적인 의료봉사를 함으로써 신체적, 정신적 건강을 유지하게 하는 사업.

모자보건요원 母子保健要員 the staff of the health for mother and child 의사, 조산사, 간호사의 면허를 받은 자 또는 간호조무사의 자격을 인정받은 자로서 모자보건사업 및 가족계획사업에 종사하는 자.

모재 母材 base metal 용접 또는 절단되는 금속.

모지의 毛脂~ pilosebaceous 모낭과 피지선의.

모집단 母集團 population 어떤 특성이나 위치에 의해 구별되는 어떤 집단.

모터프라이머 motor primer 동력 실린더 좌측 뱅크 다기관에 부착되어 있는 장치. 실린더를 진공상태로 만들어서 소방펌프 및 흡입호스로부터 유입되는 공기를 제거해주는 역할을 한다.

목 = 경부.

목가스 木~ wood gas 목재에 공기를 차단하고 가열 분해해서 휘발성분과 탄소질 잔류성분으로 나누는 조작을 할 때 생기는 가연성의 가스.

목갈비근 = 사각근.

목격자 目擊者 witness 목격한 사람, 눈으로 직접 본 사람.

목구멍편도 = 구개편도.

목덜미 nape 목의 뒷 부분.

목동맥 = 경동맥.

목말뼈 = 거골.

목모화재시험 木母火災試驗 wood excelsior fire test A급 소화기 성능시험. 연소 매개물로 바싹 마른 대팻밥을 사용하는 화재시험.

목부위만곡 = 경부만곡.

목분 木粉 wood meal 목재를 잘게 분쇄한 것이나 톱밥. 용도는 보온재, 주물의 거죽, 모래의 첨가재 등에 사용된다.

목뼈 = 경추.

목뿔뼈 = 설골.

목뿔아래근 = 설골하근.

목뿔위근육 = 설골상근.

목뿔혀근 = 설골설근.

목소리진동음 ~振動音 vocal fremitus 기관지 내의 공기를 통하여 흉벽으로 전달되는 성대에서 나오는 진동. 혈흉이나 기흉이 있을 때 환측에서 감소된다. 촉진하기 위해서는 양쪽 가슴에 손바닥을 대고 나서 환자가 하나, 둘, 셋을 반복해서 셀 때 진동을 측정한다. = tactile fremitus.

목쉰소리 hoarseness 거칠고 쉰 소리가 나는 상태. 목이나 후두의 감염 또는 기도화상의 징후이다.

목신경얼기 = 경신경총.

목재지붕널 연소확대화재 木材~ 燃燒擴大火災 wood shingle conflagration 불 붙은 나무 널빤지가 바람에 날려 지붕에서 지붕으로 확산되어 가는 화재.

목재패널 화재시험 木材~ 火災試驗 wood panel fire test A급 소화기 성능시험. 4각의 단단한 목재패널 받침벽을 세우고 그 안에 다시 수직 초벽재를 세운 다음, 패널 받침벽에 닿지 않도록 두 개의 수평 초벽재를 따로따로 수직 초벽재에 걸쳐놓음으로써 커다란 수직 목재표면을 형성토록 한 뒤 목재 표면을 발화시켜 시험한다.

목적물 目的物 objective 목적이나 목표물.

목적외통신 目的外通信 other purpose traffic 예외적으로 무선국 개설 업무 목적 이외의 통신 사항 운용을 법령으로 인정하고 있는 통신. 비상 통신, 조난 통신, 시험 전파의 발사 등이 있다. 전파법은 무선국 운용 원칙의 하나로 허가장에 기재된 내용의 준수를 정하고 있다. 특히 목적, 통신 상대방 또는 통신 사항(방송국에 대하여는 방송 사항)의 범위를 초월해서 운용하는 것을 금지하고 있으며, 위반 시에는 징역이나 벌금형을 부과하고 있다. 그러나 위 사항 이외의 조난 통신, 안전 통신 및 기타 법령으로 정하는 통신에 대해서는 공익성과 긴급성을 고려해서 예외적으로 허용하고 있는데 이러한 통신을 목적외통신이라고 한다.

목정맥구멍 = 경정맥공.

목조 木造 wooden construction 벽, 바닥, 지붕 등 주요 구조부의 주재료가 나무인 건물로, 화재에 취약하다. → 주요구조부.

목조건물화재 木造建物火災 wooden building fire 목조건물에 발생한 화재. 보통 목조건물은 타기 쉬운 가연물로 되어 있기 때문에 순식간에 플래시오버에 도달하고 온도도 급격하게 상승한다. 또한 골조가 목조로 되어 있고 개구부도 많기 때문에 공기유통이 좋아 격렬히 연소하여 짧은 시간에 최성기에 도달하며 그 때의 온도는 최고 1,100℃를 넘게 된다. 최성기를 지나면 건물은 오히려 공기유통이 좋아 냉각되면서 온도가 급속히 저하된다. 따라서 목조건물화재는 고온 단시간형이라는 특징이 있다.

목출모 目出帽 머리, 얼굴을 완전히 덮어쓰고 눈만 나올 수 있게 만들어진 방한용 모자. 주로 강풍이 불어올 때의 조난 방지와 구조에 사용한다.

목측 目測 eye-measurement 눈대중으로 크기나 길이 따위를 측정하는 것.

목타르 木~ wood tar 흑살색 반투명의 끈끈한 액체. 타르산이라고 하는 산성물질을 다량 함유하고 있다. 목타르의 수득률은 원료인 건조목재 무게의 약 10％이다. 유독(有毒)하고 타르 냄새가 나며, 에테르, 클로로포름, 알코올 등에 녹는다. 비중 0.862~0.872이며 방향족 탄화수소류, 페놀류, 알코올류, 피리딘 등의 염기, 에스테르류 등 여러 가지 물질의 혼합물로 되어 있다. 이들은 대부분 건류시에 원목의 성분이 열분해, 중합하여 생긴 것이다. 제법은 소나무과의 목재를 건류하면 얻을 수 있다. 용도는 과거에 목타르를 증류하여 경유, 중유(重油), 피치 등으로 분류(分溜)하여, 경유는 용제(溶劑)나 연료로, 중유는 목재 등의 방부제로 사용하였으나, 현재는 목타르를 거의 폐기하고 있다.

목형부목 木型副木 wood splint 팔과 다리의 골절 시 간단한 고정 끈으로 고정할 수 있는 부목.

몬트리올의정서 ~議定書 Montreal protocol 성층권의 오존층 변화로 인해 초래되는 인간의 건강과 환경을 보호하기 위해 국제적 협약과 행동을 강화하기 위하여 1987년 9월 캐나다 몬트리올에서 채택되어, 1989년 1월부터 발효된 협약. 오존층 파괴물질인 CFCs 등에 대한 생산 및 사용규제에 관한 협약을 체결하여 CFC-11, Halon 등 총 8종의 규제물질을 지정하고, 2000년부터 사용을 금지하는 것을 주요내용으로 하고 있으며, 두 차례의 개정을 통해 규제물질을 95종으로 확대하였고, 물질별 규제일정 또한 단축한 바 있으며(1992년 11월), 특히 CFCs의 경우 사용금지시기를 1996년으로 단축하였으나 한국을 포함한 개도국은 2005년까지 연간 국민 일인당 0.3kg 범위 내에서 사용이 가능토록 하였다. 현재 가입국수는 150개국으로, 우리나라도 1992년 2월 27일에 가입한 바 있다.

몰 mole 원소의 원자량 또는 화합물의 분자량과 동등한 화학물질의 그램 수.

몰겸용바 ~兼用~ mall and bar 무거운 슬레지 해머(sledge hammer)와 날카로운 크로우 바(crow bar)가 결합된 도구. 구조작업중 하수구를 부수거나 기타 개구부를 확보해야 할 경우 사용한다.

몰농도 ~濃度 molarity 용액 리터(ℓ)당 용질의 몰 수.

몰리브덴 molybdenum [Mo] 무독성의 회색 금속 또는 흑색 분말. 원자번호 42, 원자량 95.94, 융점 2,622±10℃, 비등점 4,800℃, 비중 10.28. 환원시켜 만든 것은 분말이며, 소결(燒結) 또는 융해한 것은 광택을 가진 은백색 금속이다. 전성, 연성이 있고, 주조, 압연도 가능하다. 텅스텐과 함께 녹는점이 높은 금속으로 알려져 있으며, 고온에서는 증기압이 낮아 탄소에 가깝고 단조가 가능하다. 극저온에서 상온, 고온에 이르기까지 기계적으로 매우 강하다. 전기전도도는 은의 34%이며, 고온에서 산소, 염소, 탄소, 규소, 요오드 등과 화합한다. 또 플루오르와는 저온에서도 플루오르화물을 만든다. 화합물의 원자가는 2, 3, 4, 5, 6가이며, 그 중에서 6가의 것이 가장 안정하다. 염산, 묽은 황산에는 녹지 않지만 뜨겁고 진한 황산, 질산, 왕수(王水)에는 녹으며, 또 플루오르화수소산과 황산의 혼합물에는 격렬하게 용해한다. 제법은 보통 산화몰리브덴 [MoO₃]을 900 ~1,000℃에서 수소에 의해 환원시키는 방법이 쓰이는데, 이밖에 용해염(融解鹽)의 전기분해 또는 테르밋법에 의해서 환원시키는 방법도 쓰인다. 순도가 높은 것을 얻으려면 산화몰리브덴을 일단 암모니아수(水)에 녹여 파라몰리브덴산암모늄으로 정제하고 이것을 배소(焙燒)하여 순수한 MoO₃으로 만들거나, 강하게 가열하여 승화 정제한 MoO₃을 사용한다. 용도는 스테인리스강에 가장 많이 사용되는데, 총생산량의 약 90%에 이른다. 이밖에 전자관의 양극, 그리드 및 지지물(支持物), 전기회로의 접점, 내열재료 고온 부분품, 특수합금, 전열선(電熱線), 코팅, 몰리브덴블루 등의 안료, 수소첨가의 촉매 등으로도 사용된다. 수용성 몰리브덴에 과폭로시에는 식욕감퇴, 눈, 코, 목 등에 자극을 받으며 호흡곤란 증상을 보인다. 만성 중독시에는 팔, 다리가 아프고 쑤시는 중풍 증상을 보인다. 불용성 몰리브덴에 과폭로되면 눈, 코, 목 부위가 자극을 받으며 체중

감소, 식욕부진 등의 증상이 나타난다. 피부 접촉 시에는 깨끗한 물로 씻고 눈에 들어갔을 때는 흐르는 다량의 물로 씻어낸다.

몸쪽노자관절 = 상요척관절.

몽고메리결절 ~結節 tubercles of Montgomery 지방성 윤활액을 분비하는 유두와 유륜 표면의 작은 융기.

몽고반점 ~斑點 mongolian spot 일부 신생아의 고관절이나 엉덩이사이의 천골 위쪽에 발생한 유해하지 않은 청색을 띠는 검은 반점. 특히 미국 원주민, 흑인, 남유럽인과 동양인에서 흔하고 대개 초기 소아기에 사라진다.

몽롱상태 朦朧狀態 dream state 환자가 주변을 인지하지 못하고 평소와는 다르게 과장되거나 거칠게 행동하는 의식 이상 상태. 이 상태는 간질이나 관련 신경증에서 볼 수 있다. → automatism, fugue.

몽유병 夢遊病 somnambulism 수면 중 무의식적으로 어떤 일을 하거나 보행하는 증세. 서파 수면에서 각성하는 때에 일어나며 급성안구운동(rapid eye movement, REM)이 일어나는 REM수면과는 관계가 없다. 성인보다는 소아에게 많고 주로 남자에서 나타난다. 몽유병의 보행은 수분간 지속되기도 하며 눈을 뜨고 걸으며 장애물이 있으면 피하지만 깨어난 후에는 기억을 못한다.

묘소병 猫搔病 cat-scratch disease 고양이와의 접촉에서 1차적 피부손상이 있은 후 3주 이상 지속되는 압통을 동반한 국소림프절 종대. 묘소병은 환자의 절제된 림프절에서 발견되는 작고 형태가 다양한 *Afipia felis*라는 그람음성 간균에 의한 것으로 보인다. 대부분 소아에서 일어나며 미성숙한 고양이에게 물렸을 때 가장 흔히 전파된다. 고양이에게 물린 후 3~5일에 구진이 나타나고 가피로 덮힌 농포로 진행한다. 1~2주 내에 통증이 있는 국소림프절 종대가 생긴다. 손을 쉽게 물리므로 활차상과(상완골의 내과, epitrochlear), 액와, 경부 림프절 손상이 많다. 2차적인 세균감염에 의해 림프절이 화농되지 않으면 가벼운 전신적 동통, 권태감, 식욕감퇴 등이 있을 뿐 열을 동반하지는 않는다. 후천성 면역결핍 증후군 환

자는 간균성 유상피 혈관종증(bacillary epithelioid angiomatosis)과 간균성 자반성 간염(bacillary peliosis hepatitis)의 두 가지 형태로 표현된다. 묘소병은 일반적으로 양성이며, 저절로 좋아지므로 항생제 투여는 필요하지 않으며 열이 있을 때는 해열제와 진통제를 투여한다. 면역이 저하된 환자와 만성적인 질병을 가진 환자는 항균성 항생물질인 아미노글리코사이드(aminoglycoside), macrolide계 항생물질로 그람양성균에 항균제로 사용되는 에리트로마이신(erythromycin), 독시사이클린(doxycycline), 사이프로플록사신(ciprofloxacin) 등의 다양한 약제를 투여한다.

무감압한계 無減壓限界 no decompression limit 감압 정지가 필요 없이 수면으로 상승할 수 있는 최대 허용 다이빙 시간. 각 수심별 허용 시간(분)으로 되어 있다.

무감작 無感作 anergy ① 활동의 결핍. ② 항원이나 항원 그룹에 대한 반응의 감소 또는 결여가 특징인 면역 결핍 상태. 결핵이 진행되었을 때, 그리고 그밖의 심각한 감염과 후천성 면역결핍증후군, 어떤 악성 종양에서 나타난다.

무감정 無感情 apathy 감정, 감동, 느낌, 관심, 열정이 없거나 감소된 상태. 감동을 주거나 흥분시키는 자극에 무관심하고 신경쇠약, 우울증, 정신분열증환자에 흔하다. = 감정둔마.

무개관람석 無蓋觀覽席 bleachers ① 지붕이 없는 계단식 관람석. ② 관람객으로 개방된 객석.

무고죄 誣告罪 false charge 타인으로 하여금 형사처분 또는 징계처분을 받게 할 목적으로 허위의 사실을 경찰서나, 검찰청 등 공무소 또는 공무원에게 신고하는 범죄.

무공의 無孔~ imperforate 체내 기관이나 통로에서 정상적인 구멍이 부족(결핍)된.

무과립구증 無顆粒球症 agranulocytosis 과립세포 수의 극심한 감소와 인후 및 점막, 위장관, 피부의 병변을 특징으로 하는 증후군.

무과립백혈구 無顆粒白血球 agranulocyte 세포질 내에 과립이 없는 백혈구. 염색성에 의해 림프구와

단핵백혈구 등으로 나뉜다. ↔ 과립백혈구(顆粒白血球 granulocyte).

무관심 無關心 apathy 감정이 없는 상태. 일반적으로 감동을 주거나 흥분시키는 자극에 대해 무관심하다.

무구조충증 無鉤條蟲症 beef tapeworm symptoms 병원체는 무구조충(*Taenia saginata*)이며 인분을 통해 배출되고 무구조충란이 오염된 풀을 먹은 소의 장 안에서 유충으로 성장하여 유충은 소의 장벽을 뚫고 들어가 3~6개월이면 무구낭충이 된다. 불쾌감, 상복부 둔통, 식욕부진, 소화불량 등의 감염증이 나타난다.

무균(법) 無菌(法) asepsis 균이 없는 것. 의학적 무균법(medical asepsis)은 병조직 혹은 감염된 물질을 제거하는 것이며 수술적 무균법(surgical asepsis)은 수술 전, 수술 중, 혹은 수술 후에 무균법을 사용함으로써 감염을 예방하는 것이다.

무균성골괴사 無菌性骨壞死 aseptic bone necrosis 반복적으로 공기압에 노출되었을 때 일어나는 뼈의 손상. 50m 혹은 그 이상의 깊이의 압력을 받는 다이빙 선수나 터널 공사 일을 하는 노동자들에게 나타난다. 어깨, 둔부, 무릎 관절에서 변화를 볼 수 있으나 관절염과 동통 역시 일어나게 된다.

무균성수막염 無菌性髓膜炎 sterile meningitis 감염이 없는 수막염. 예컨대 척수조영술에서 조영제주사에 의해서 일어나는 수막염.

무균술 無菌術 aseptic technique 살아있는 병원성 유기체나 감염물질이 없는 상태. 미생물 수를 줄이고 확산을 막고 특정 병원성 미생물이 없는 상태인 내과적 무균술과 병원균은 물론 모든 미생물을 멸살시키고 유지하는 수술시 등에 사용되는 외과적 무균술이 있다.

무균젤 無菌~ antiseptic gel 미생물의 성장과 증식을 억제하는 젤 형태의 물질.

무급전안테나 無給電~ parasitic antenna 마이크로파 전파로에서, 전파를 반사시켜 그것의 전파 방향을 바꾸는 금속판으로 전자파(電磁波)의 에너지를 공급하는 회로나 소자(素子)를 갖지 않는 것. 송수신점과 멀리 떨어진 산꼭대기 등에 위치한 원격 반사판과, 철탑 아래쪽에서 위를 향해 안테나를 설

치하고 위쪽에는 반사판을 설치하여 급전 손실을 적게 하는 근접(近接) 반사판이 있다.

무기과산화물류 無機過酸化物類 inorganic peroxide 과산화수소의 '수소' 대신에 금속으로 치환된 화합물의 총칭. 이들 금속과산화물은 금속의 양성(陽性)이 강할수록 안정하고, 양성이 약해짐에 따라 불안정해진다. 따라서, 리튬을 제외한 알칼리금속과 바륨, 스트론튬, 칼슘 등은 안정한 과산화물을 만들지만, 리튬, 마그네슘, 아연, 카드뮴 등의 과산화물은 불안정하다. 과산화물은 일반적으로 금속 또는 산화물을 공기 또는 산소 속에서 가열하거나, 금속염수 용액에 과산화수소를 가하면 생기며, 물 또는 산에 녹이면 과산화수소를 생성한다. 일반적으로 불안정한 화합물이며, 분해가 용이하고 산소를 방출한다. 가열, 타격, 충격 등에 의해 분해를 시작하고 강산이나 알칼리에 의해 분해를 촉진시킨다. 분해시에 발열하며 강력한 산화제이다. 자신은 불연성이지만 가연물[특히 이황화탄소(CS₂), 에테르 등의 인화점이 낮은 석유류]과 혼촉하면 발화시키고 경우에 따라서는 폭발한다. 물과 격렬하게 반응하여 산소를 방출하고 발열하여 부식성이 강한 알칼리액을 만든다. 인, 유황, 금속분과 같은 제2류 위험물과 혼합시 물을 조금만 투입하면 발화한다. 전체적으로 볼 때 물과 반응성이 크므로 제3류 위험물과 유사한 성질을 가지고 있다. 황화린과 접촉시 자연발화의 위험이 있다.

무기력한 無氣力～ listlessness 병이나 우울증으로 인하여 무감각과 활동이 감소되어 있는 상태.

무기물 無機物 minerals 생활 기능을 가지지 않는 물질. 주로 광물계에 존재하면서 탄소를 함유하지 않는다. 공기, 물, 금, 은, 그리고 흙 따위의 광물류 및 이들을 원료로 하여 인공적으로 만든 물질의 총칭.

무기산 無機酸 inorganic acid 염소, 황, 질소, 인 등 비금속을 함유하는 산기(酸基)가 수소와 결합하여 생긴 산. 황산(H₂SO₄), 염산(HCl), 질산(HNO₃) 등이 있으며 황산은 무색 무취이고 염산과 질산은 무색으로 특유한 냄새를 가지는 액체이다. 이들은 대부분 공업용으로 쓰이며, 집에서는 화장실 소독에 많이 쓰이므로 가정에서 섭취하여 응급상황을 유발하는 경우가 많다. 강산이 조직에 접촉되면 산의 H⁺이온이 조직의 단백질에 작용하여 탈수작용이 일어난다. 그 결과 조직에는 응괴(coagulum)를 형성하는 국소적 부식작용이 일어나 비교적 단단한 느낌을 주는데 이를 응고괴사(coagulation necrosis)라고 한다. 같은 농도라면 황산, 질산, 염산의 순으로 부식작용이 강하며 황산을 흡입했을 때 위의 천공이 가장 잘 일어난다. 산은 응괴를 형성하기 때문에 액화괴사(liquefaction necrosis)를 일으키는 알칼리보다 침투력이 약한데 불화수소산(HF)은 예외적으로 Ca⁺⁺ 및 Mg⁺⁺과 결합하여 액화괴사를 일으킨다. 인체에 흡입되면 거의 구강, 식도 및 위점막이 부식되어 격심한 통증이 일어나고 오심, 구토가 따른다. 구토물은 처음에는 회백색을 띠지만 점점 혈액이 섞여 흑갈색이 된다. 흡수시에는 산혈증이 나타나 호흡촉진, 빈맥, 경련, 허탈 등의 증상을 보인다. 사망의 원인은 산혈증이나 성문수종에 의한 질식이며 때로는 동통에 의한 원발성쇼크이다. 시체소견의 경우 구강이나 식도, 위점막에서 응고괴사를 볼 수 있으며 황산에서는 탈수와 발열로 인해 흑갈색이나 흑색, 질산에서는 알부민(albumin)과의 반응으로 크산토프로테인(xanthoprotein)산을 형성하여 황갈색을 띤다. 염산에서는 점막의 괴사로 인해 지저분한 가피를 형성하며 백색이나 회백색을 띤다. 치사량은 황산 약 5~10㎖, 질산 약 30㎖, 염산은 약 10~20㎖이며 대개 수시간 내지 24시간 내에 사망한다.

무기섬유 無機纖維 inorganic fiber 인공적으로 무기물을 섬유로 만든 화학섬유. 유리섬유, 록울, 슬래그섬유, 금속섬유(철합금, 니켈·크롬 합금, 텅스텐합금, 구리합금) 등이 있다. 천연섬유인 석면(石綿)은 광물섬유라고 하여 이것과 구별하고 있다. 무기섬유는 보통의 유기고분자 섬유와는 달리 선모양 고분자로 되어 있지 않으므로, 일반적으로 유연성이 부족하고 부서지기 쉬운 것이 많지만, 유기섬유에 비하여 내열성이 커서, 내열, 방열, 방음재료 등에 많이 쓰인다. 유리섬유는 가장 중요한 무기섬유로서 전기절연, 단열, 방음재료 및 화공장치(化工裝置) 등에 이용되고, 또 불포화 폴리에스테르와 함께 강화플라스틱(FRP)의 원료로서 대량으로 이용되고 있다.

무기안료 無機顏料 inorganic pigment 무기질인 광물질 색소로 된 안료. 천연광물 그대로, 또는 이것을 가공·분쇄하여 만드는 것과 아연, 티탄, 납, 철, 구리, 크롬 등의 금속화합물을 원료로 하여 만드는 것이 있다. 유기안료(有機顏料)에 비해 일반적으로 불투명하고 농도도 불충분하지만, 내광성(耐光性), 내열성(耐熱性)이 양호하고 유기용제(有機溶劑)에 녹지 않는다. 또 가격이 저렴하고 사용량도 많다. 여러 가지의 종류가 있으며 색별(色別)로 나누면, 백색안료(산화아연, 산화티탄, 鉛白 등), 적색안료(벵갈라, 버밀리온, 카드뮴레드 등), 황색안료(黃鉛, 황토, 카드뮴옐로 등), 녹색안료(에메랄드綠, 산화크롬녹 등), 청색안료(프러시안블루, 코발트청 등), 자색안료(망간紫, mars紫 등), 흑색안료(카본블랙, 鐵黑 등), 투명성 백색안료(체질안료라고도 한다. 실리카백, 알루미나백, 백토, 탄산칼슘 등)가 있다. 도료(塗料), 인쇄잉크, 회화(繪畵)용 크레용, 고무, 통신기계, 건축재료, 요업제품(窯業製品), 합성수지 등 그 용도가 넓다.

무기질 無機質 mineral ① 특별한 화학적 구성물과 대개 결정체 구조를 가진 지구표면에서 자연적으로 발생된 무기물질. ② 유리된 성분이라기보다 식탁의 소금(염화나트륨)처럼 혼합물로서 음식물로 섭취되는 영양소. 무기질은 신체기능을 조절하는데 중요하며 금속, 인 등의 명칭으로 쓰인다.

무기질결핍증 無機質缺乏症 mineral deficiency 인간에게 꼭 필요한 무기질 성분 중, 하나 이상을 이용할 수 없는 증세. 무기질은 신체조직과 체액의 구성물이며 근 수축과 전해질 균형과 골격구조를 강화한다.

무기폐 無氣肺 atelectasis 어떤 원인으로 기관지(氣管枝)가 막혀 말초부의 폐조직에 기관지로부터의 공기 유입이 정지됨으로써 폐포(肺胞) 내에 공기의 양이 적어지거나 매우 결핍된 폐의 이상상태. 폐확장부전(肺擴張不全)으로 기침, 흉통, 빈맥(頻脈), 호흡곤란 등의 증세와 심할 경우에는 쇼크를 일으킬 수 있음으로 매우 위험하다. 폐포벽(肺胞壁)은 거의 간극(틈)이 없을 정도로 서로 접하고 있으며, 절편(切片)을 물에 넣으면 가라앉는다. 출산 전에 사망한 태아의 경우는 태아성 무기폐이고, 후천성인 것

으로는 압박에 의한 것 또는 기관이 폐색하여 잔기(殘氣)가 흡수되어 일어나는 것이 많다. X-선 사진에서는 그 부분에 균질성(均質性)인 음영(陰影)이 나타나며, 감염이 되면 예후가 나쁘다.

무기화학 無機化學 inorganic chemistry 무기화합물 및 원소를 취급하는 화학. 화학 분야에서는 역사적으로 가장 오래 된 학문 분야이며, 현재는 유기화학 및 물리화학과 더불어 세 분야 중 하나이다. 취급하는 대상에 따라 세분하면 착염화학(錯鹽化學), 지구화학, 핵화학, 방사화학(放射化學), 광물화학, 온천화학, 해양화학, 우주화학, 전기화학 등이 있다.

무기화합물 無機化合物 inorganic compound 유기화합물을 제외한 모든 화합물. 즉, 탄소 이외의 원소만으로 이루어지는 화합물 및 탄소를 함유하는 화합물 중에서도 비교적 간단한 것을 총칭한다. 탄소화합물 중에서 비교적 간단한 것으로는 산화물[일산화탄소(CO), 이산화탄소(CO_2) 등], 시안화물[시안화칼륨(KCN) 등], 탄산염[탄산나트륨($Na_2CO_3 \cdot 10H_2O$) 등] 등이 이에 해당한다. 이 밖에 옥살산염[옥살산나트륨($Na_2C_2O_4$) 등], 아세트산염[아세트산나트륨(CH_3COONa) 등] 등과 같이 무기물, 유기물의 어느 쪽으로도 분류되는, 구별하기 어려운 것도 있고, 또 사염화탄소 CCl_4나 이황화탄소 CS_2와 같이 간단한 탄소화합물이지만 유기물로 분류되는 것도 있어, 그 구별이 반드시 엄밀한 것은 아니다.

무뇌증 無腦症 anencephaly 뇌 혹은 척추관이 없고, 두개골이 닫혀 있지 않으며 척추관에 흠이 남겨져 있는 선천적 장애.

무뇨증 無尿症 anuria 신질환이나 기능 저하로 인해 오줌의 분비·배설이 완전히 억제되는 증상. 신기능부전, 심각한 혈압강하 혹은 요도관의 폐색 등으로 발생한다.

무담즙증 無膽汁症 acholia 담즙 분비의 결핍이나 감소 상태.

무대앞커튼 舞臺~ proscenium curtain 석면으로 만든 방염커튼. 화재시 객석과 무대를 차단하는 커튼이다.

무도병 舞蹈病 chorea 미상구나 피각의 위축으로

나타나고 불수의 과잉운동이 빠르고 불규칙적으로 나타나는 경련성 정신병. 근육운동은 잘 조화된 협조운동처럼 보이지만 불수의적으로 일어나고 흥분이나 우울과 더불어 정신장애를 수반하기도 한다.

무동력선 無動力船 non-power boat 자체에 동력원이 없어 추진력이 없는 배.

무동성실행증 無動性失行症 akinetic apraxia 자발적 운동을 수행할 능력을 상실한 것.

무력감 無力感 asthenia 직접적인 피로 요인이 없는데도 몸이 나른하고 일을 하기 싫으며 저항을 느끼게 되고 휴식을 원하게 되는 생체 방어현상. 순환 및 호흡기능, 대사기능, 정신작용의 수행 등 인간이 생존하는데 필요한 능력 이상의 장애를 받았을 때 일어난다.

무력경관 無力頸管 incompetent cervix 임신 2, 3개월기(tri-mester)에 확장하는 병적인 경향을 갖는 자궁경(子宮頸).

무력장폐쇄증 無力腸閉鎖症 paralytic ileus 질병, 손상, 수술 등에 의해서 장의 연동운동이 감소되거나 소실되는 현상. 종종 장폐색을 초래한다. 증상으로는 장음이 소실되고, 구역 혹은 구토가 나타나며, 복부에 압통이 있다. 비운동성 장폐색증(adynamic ileus)이라고도 함. = 마비성장폐색증.

무력증 無力症 adynamia 질병에 의한 물리적, 정신적인 피로로 정상의 힘이나 활력이 없는 것.

무력한 성격 無力~性格 asthenic personality 에너지 저하, 열정 부족, 신체적정서적 긴장에 대한 과민을 특징으로 하는 성격.

무릎 knee 대퇴골과 경골 및 비골을 연결하는 관절. 3개의 과관절로 형성되며, 12개의 인대, 13개의 활액낭과 슬개골로 이루어져 있다.

무릎-둔부굴절 ~臀部屈折 knee-hip flexion 걷는 동안 지지 하지로 체중이 부여될 수 있도록 움직이는 동작.

무릎패드 knee pad 잠수복에서 무릎 부분이 가장 빨리 손상되므로 잠수복의 수명을 연장시키기 위해 무릎 부위에 부착하는 패드.

무림프구증 無~球症 alymphocytosis 혈액 내 백혈구(림프구)수의 비정상적인 감소.

무만복감 無滿腹感 acoria 식욕은 별로 없지만 먹어도 만복감을 느끼지 않는 위(胃)의 상태.

무맥성전기활동 無脈性電氣活動 pulseless electrical activity : PEA 심전도상 심장의 전기활동은 있으나 심박출량이 없거나 너무 적어 맥박이 촉지되지 않는 상태(또는 혈압이 측정되지 않는 상태). 전기-기계 해리 라고도 한다. 무맥성 전기활동은 진성과 가성으로 분리된다. 진성 무맥성 전기활동은 심장의 전기활동은 있으나 실제적으로는 심장이 수축하지 않아 심박출량이 없는 상태이다. 진성 무맥성 전기활동은 대량의 심근경색, 칼슘길항제 중독 등에서 관찰된다. 가성 무맥성 전기활동은 심근의 전기활동과 기계적 수축은 정상적으로 유지되고 있지만, 정맥환류가 급격히 감소하여 심박출량이 없는 상태이다. 가성 무맥성 전기활동은 대량의 폐혈전색, 인공심장판막의 폐쇄, 대량 실혈, 심낭압전, 긴장성 기흉 등에 의하여 발생한다.

무명동맥 無名動脈 innominate artery 오른쪽 두번째 늑연골의 위 경계부분에서 약 5cm 정도, 즉, 대동맥궁에서 가지친 세개의 동맥중 하나.

무명골 無名橫骨 innominate bone 장골, 좌골, 치골로 이루어지며 천골, 미골과 연합하여 골반을 이루는 뼈. = os coxae.

무명정맥 無名靜脈 innominate vein 목 양쪽에 있는 큰 정맥. 내경정맥과 쇄골하정맥의 합으로 이루어진다. 두 정맥은 머리와 목과 상지에서 혈액이 흐르며 상대정맥과 이어진다. = brachiocephalic vein.

무반응 無反應 unresponsiveness 어떤 작용이나 자극에 변화를 보이지 않음.

무배아란 無胚芽卵 blighted ovûm 발달하지 못한 수정란.

무백혈구증 無白血球症 aleukia 혈소판이나 백혈구의 완전한 부재, 또는 현저한 감소.

무백혈병 無白血病 aleukemic luekemia 백혈병의 하나로 총 백혈구 수는 정상이지만 혈액 내 소수의 비정상적인 형태의 백혈구가 존재하는 것.

무산소증 無酸素症 anoxia 생체조직 내의 산소가 생리적 수준 이하로 떨어진 상태. 산소 결핍이 특징이며 국소적이거나 전신적일 수 있다. 혈액이 산소를 조직으로 운반하는 능력을 상실하였거나 조직이 혈액으로부터 산소를 받아들이지 못할 때 일어난다. 뇌로 가는 산소가 부족할 때를 뇌 무산소중(cerebral anoxia)이라고 하며 이 상태에서는 호흡이나 순환부전의 원인으로 발생할 수 있으며 4~6분 이상 경과하여 불가역적 뇌 손상이 발생하면 소생하기 어렵다.

무산증 無酸症 achylia 위에서 소화에 필요한 염산과 펩시노겐의 심한 결핍 상태.

무상노즐 霧狀~ fog nozzle 미세한 분무나 안개형태로 물을 방출하는 노즐.

무상분무 霧狀噴霧 water fog 분무노즐이 만들어낸 미세한 물입자.

무상주수 霧狀注水 broken stream 분무노즐에서 고압으로 방수할 때 나타나는 안개형태의 주수. 물방울의 평균직경은 0.1~1.0 mm 정도이다. 소화효과의 측면에서 본 최적 입경은 열전달과 물방울의 최대속도와의 관계로부터 이론적으로 유도해보면 0.35 mm 정도이다. 일반적으로 유류화재에 물을 사용하면 연소면이 확대되기 때문에 물의 사용을 금하고 있지만 중질유 화재(중질의 연료유, 윤활유, 아스팔트 등과 같은 고비점의 화재)의 경우에는 물을 무상으로 주수하면 급속한 증발에 의한 질식효과와 에멀전 효과에 의해 소화가 가능하다. 일반적으로 물을 사용하여 소화할 수 있는 유류화재는 유류의 인화점이 37.8℃ 이상인 경우이다. 또한 무상주수는 다른 주수법에 비하면 전기전도성이 좋지 않기 때문에 전기화재에도 유효하나 이때에는 일정한 거리를 유지하여 감전을 방지해야 한다. → 물분무소화설비, 방수, 유류화재, 연소면, 중질유, 에멀전, 인화점.

무생활력 無生活力 abiotrophy 보통 특정한 음식의 결여로 생기는 에너지 결핍이나 신체 특정 부분이 쇠약해지는 일. 특히 지발성(遲發性)인 유전성 퇴행성 질환에 대해 사용된다.

무선경보용송신기 無線警報用送信機 radio alarm transmitter : RAT 기동장치 등의 여러 가지 장치가 연결되어 있고, 기동장치 등의 상태변화 신호를 송신하는 장비.

무선경보용위성수신기 無線警報用衛星受信機 radio alarm satellite station receiver : RASSR 무선신호를 수신하는 장비. 위성국과 원거리 수신장소에 위치하고 있음.

무선경보용중앙수신기 無線警報用中央受信機 radio alarm central station receiver : RACSR 데이터를 수신하여 중앙감시실에 전송하는 장치의 구성 요소.

무선경보장치 無線警報裝置 radio alarm system : RAS 무선채널을 통해 방호구역 내에 위치된 무선경보용 송신기(RAT)에서 두 대 이상의 무선경보용 위성수신기(RASSR)로 신호를 송신하는 장치. 중앙감시실에 위치한 무선경보용 중앙수신기(RACSR)에 의해 신호를 전달받는 장치.

무선국 無線局 radio station 무선전신이나 무선전화, 그 전파를 보내고 받기 위한 전기적 설비인 무선설비와 이 무선설비를 조작하는 무선종사자를 포함한 총체.

무선망 無線網 radio network 통합적으로 관리하거나 동일한 무선 채널 또는 채널을 분리하여 상호 통신하는 주어진 지형적 지역에서 고정 및 이동식의 많은 무선국.

무선비디오카메라 無線~ wireless video camera 무선비디오 카메라 시스템. 구조대원이 제한된 지역에 진입시 실시간으로 보고 들을 수 있게 해줌으로써 구조팀의 안정성을 높여 주고 안전지역에서 기술적 전문가들을 활용하여 구조팀에게 해결책을 제시해 줌과 동시에 진입에 필요한 인원수를 줄여 준다.

무선설비 無線設備 radio equipment 제1세대 무선전화인 가정용 코드 없는 전화기(CT1)나 착신만 가능한 제2세대 무선 전화(CT2)와는 달리, 수 킬로미터에 이르는 일정 반경 내에서 자유로이 이동하면서 착발신이 모두 가능한 무선 전화 시스템.

무선신호채널 無線信號~ set-up channel 호 설정과 호 해제를 위해 공통으로 사용하는 채널. 무선 제어용으로 설정한 채널을 말한다.

무선업무일지 無線業務日誌 log book 그날의 무선업무를 기록한 것. 일시, 통신의 상대, 주파수, 전화형식 등을 기재해야 한다.

무선전신 無線電信 radio telegraph 전파를 이용하여 부호를 보내거나 받는 통신 방식.

무선전화 無線電話 wireless telephone 전파를 이용하여 음성 또는 음향을 보내거나 받는 통신 방식.

무선종사자 無線從事者 radio operator 무선통신업무에 종사하는 사람.

무선주파수 無線周波數 radio frequency 전자기방사선이 공간으로 확산되어 나갈 수 있는 대역인 Hz 또는 ㎑(과거에는, 사이클 또는 킬로 사이클로 사용) 단위 주파수.

무선채널 無線~ radio channel 무선통신으로 사용할 수 있는 주파수 대역 폭.

무선통신 無線通信 radio communication 전자기파(電磁氣波)를 매개(媒介)로 행하여지는 전기통신. 두 지점간에서 유선전송로(전선)를 통하여 이루어지는 유선통신에 대해, 전선을 통하지 않고 전파를 통하여 신호, 부호, 영상, 음성 등의 정보를 이용한 교신.

무선통신장비 無電通信裝備 wireless communication radio 개인용 전화나 휴대용무전기 그리고 구급차에 있는 무전기 등 무선으로 통신할 수 있는 장비.

무선표정 無線標定 radiolocation 무선 항행(radionavigation) 외의 목적의 무선 측위. 즉, 항행 중인 선박이나 항공기의 위치 또는 방향의 결정 및 장애물을 탐지하기 위한 목적 외의 무선 측위.

무선호출 無線呼出 radio call 무선전파 등으로 특정한 상대방을 골라서 호출하는 행위. 포켓벨(pocket bell)이라고도 한다. 외출중인 사람과 급히 연락을 취할 필요가 생겼을 때 행하는데, 그 서비스를 무선호출업무, 그것을 행하는 시스템을 무선호출방식이라고 한다. 무선호출업무에는, 가입하면 누구나 이용할 수 있는 것과 특정한 사무실이나 기관이 그 업무를 수행하기 위해 전용(專用)하는 것으로 크게 구별된다. 전자는 서비스를 제공하고 있는 회사가 무선전파를 사용하여 일반가입전화에서 직접 상대방을 호출하고, 후자는 공장·여관·회의장 등에서 이용할 수 있는 것으로, 무선전파 외에 장파(長波)의 유도통신(誘導通信)이 쓰이고 있다. 미국에서는 무선호출을 벨보이(bell boy)라고 하며, 1958년 서비스업무를 개시한 이래 많은 도시에서 서비스가 행하여지고 있다. 네덜란드에서는 1965년부터 시마폰(shie-maphone)이라고 하는 무선호출 서비스를 실시하고 있다. 무선호출 수신기에는 보통 전화와 마찬가지로 1대마다 번호가 있고, 그 번호로 전화를 걸면 삐삐하는 소리나 진동을 내어 그 사람이 호출되고 있다는 것을 알린다. 한국에서도 1982년부터 무선호출 서비스가 시작되었다.

무선화재경보기 無線火災警報機 radio box 전선을 사용하지 않고 전자파를 사용하여 화재경보를 송신하는 경보기.

무선회로 無線回路 radio circuit 무선으로 사용되는 경보회로의 일종. 중앙통신본부와 각 소방서 사이에 이루어지는 통신용 2방향 무선장비.

무성기증 無性器症 agenitalism 성호르몬의 부족 및 난소나 고환의 기형 또는 부재.

무소견부검 無所見剖檢 negative autopsy 부검을 실시하였는데도 사인을 구명할 아무런 소견을 얻지 못한 부검.

무수- 無水- anhydrous- 접두어로서 금속염의 수화물에 부가되는 물을 모두 제거한 상태. 이를테면 $CuSO_4$를 무수 황산구리라고 부르며 수분을 함유하지 않았다는 뜻으로 무수알코올, 무수에탄올과 같이 부른다. 또한 무기산을 탈수해서 생긴 화합물 및 물 또는 염기와 화합하여 각각 산 또는 염을 만드는 무수산에 대해서 무수아세트산, 무수말레산과 같이 명명한다.

무수아황산 無水亞黃酸 sulfur dioxide [SO_2] 분자량 64.06, 융점 -75.5℃, 비점 -100℃, 액체의 비중 1.46, 공기를 1로 한 기체의 비중 2.3, 증기압 1.53atm(0℃), 2.26atm(℃), 3.23atm(20℃), 4.50 atm(30℃), 6.13atm(40℃), 임계온도 157.2℃, 임계압 77atm인 자극적인 냄새가 나는 무색의 유독성 기체. 물에 잘 녹으며, 수용액은 아황산을 생성하며 산성을 띤다. 또 수분이 있으면 환원성이 된다. 액화하기 쉬우며, 액체도 무색이다. 천연으로는 화산·온천 등에 존재하며, 황화수소와 반응하여 황을 생성한다. 기체는 노출되어 있는 점막을 자극한다. 짙은 기체를 흡입하면 콧물·담·기침이 나며 목구멍이나 가슴이 아프고, 호흡이 곤란해진다. 기관지염, 폐수종(肺水腫), 폐렴 등이 되는 수도 있다. 치료법으로는 눈을 물로 씻고, 물 또는 탄산수소나트륨의 수용액으로 목을 계속 가신 다음 신선한 공기가 통하는 곳에 눕혀 진해제(鎭咳劑)를 주고 안정시킨다. 또, 중증(重症)일 때는 산소를 흡입시키고, 진정제·항생제를 준다. 공기 중에 3~5ppm 정도 존재하면 냄새를 느끼고, 장시간 견딜 수 있는 한도는 10ppm이다. 단시간 견딜 수 있는 한도는 400~500ppm이다. 제법은 공업적으로는 황화물(황철석, 황동석 등) 또는 황을 공기 중에서 태워서 만든다. 실험실에서는 구리에 진한 황산을 가하여 가열하면 생긴다. 용도는 황산 제조의 원료로서 중요할 뿐 아니라, 표백제·환원제로도 사용되며, 액체는 붉은인, 요오드, 황 등의 용매로도 사용된다. 또, 증발열이 크기 때문에 냉각제로서 냉동기에 사용되며, 의약품으로서 산화방지에도 사용된다.

무수암모니아 無水~ ammonia anhydrous 강한 자극성의 냄새가 있는 무색의 암모니아 기체 또는 액체. 물, 알코올, 에테르에 녹기 쉬우며 발화점 671℃, 연소범위 16~25%.

무수염산 無水鹽酸 hydrochloric [HCl] 분자량 36.47, 대기압에서는 −85℃로 액화하여 무색의 액체가 되고 −112℃에서 백색 결정이 되는 무색의 기체 또는 액체. 아연, 알루미늄, 주석 등 이온화경향이 큰 금속과는 반응하여 수소를 발생시킨다. 이온화 경향이 작은 은, 수은, 금, 백금 등과는 반응하지 않으나, 구리, 철, 니켈 등과는 가열하면 녹는다. 금속의 산화물은 일반적으로 반응하여 염화물이 된다. 비금속과는 거의 작용하지 않는다. 극히 소량으로도 눈, 피부, 점막을 자극하고 다량의 가스를 흡입하면 수종 또는 인후의 경련과 호흡기의 염증을 일으키는 유독성 가스이다. 용도는 주로 각종 시약으로 사용된다. 또, 무기약품, 염료, 의약품의 제조, 녹말의 당화 등에도 사용되나 가장 소비량이 큰 용도는 글루탐산나트륨, 간장 등 아미노산 조미료의 제조이다.

무수초축삭 無髓鞘軸索 unmyelinated axon 마이엘린(myelin) 수초가 없는 신경.

무수축 無收縮 asystole 심장에서 전기적, 기질적 활동의 결여를 특징으로 하는, 생명에 위협을 주는 심장상태. 임상징후는 맥박과 호흡결손이다. 심장 모니터가 없으면 수축부전을 심실세동과 구별할 수 없다. = 부전수축.

무수크롬산 無水~酸 chromic anhydride [CrO₃] 분자량 135.6, 융점 196℃, 비중 2.7, 융점이상으로 가열하면 200~250℃에서 분해하여 산소를 방출하고 녹색의 삼산화이크롬으로 변하는 암적색의 침상 결정. 물, 에테르, 알코올, 황산에 잘 녹는다. 강력한 산화제로서 산화되기 쉬운 물질이나 유기물, 인, 피크린산, 목탄분, 가연물과 혼합하면 심한 반응열에 의해 연소·폭발의 위험이 있다. 특히 고농도 에탄올과 고농도 초산, 아세톤, 벤젠, 디에틸에테르, 아닐린, 벤젠, 톨루엔, 크실렌, 알코올류, 피리딘, 디메틸포름아미드, 글리세린, 시너, 그리스, 등과 접촉시 혼촉·발화한다. 유황, 목탄분, 적린, 금속분 등과 같은 강력한 환원제와 접촉시 가열·충격으로 폭발의 위험이 있다. 물과 접촉하면 격렬하게 발열하고, 따라서 가연물과 혼합하고 있을 때 물이 침투되면 발화의 위험이 있다. 페리시안화칼륨과 혼합한 것을 가열하면 폭발한다. 저장 및 취급시 화기를 엄금하고, 가열을 금지하며, 직사광선을 피하도록 한다. 물 또는 습기와의 접촉을 피하고 냉암소에 보관한다. 철재 용기에 밀폐하여 차고 건조한 곳에 보관한다. 유기물, 유기, 가연물, 환원제, 인, 유황, 화약류, 유기과산화물, 알코올류, 할로겐, 금속분 및 기타 산화되기 쉬운 물질과 접촉을 피하며 철저히 격리 보관하여야 한다. 화재시 가연물과 격리시키고 마른 모래로 덮어 질식소화한다. 부득이한 경우 소량은 다량의 물로 소화한다. 소화작업시 소화잔수나 분진 또는 연소 생성물이 접촉 또는 흡입되지 않도록 적당한 방호의, 방호장갑, 보호안경, 방독마스크 및 공기호흡기를 착용하도록 한다. 인체에 대해 독성이 강하다. 피부 점막을 부식하고 자극시켜 피부염을 일으킨다. 크롬산과 크롬산염도 피부를 부식하고 흡입하면 입과 식도가 청록색으로 변하고 두통, 절명, 구토,

혈변이 나온다. 6가의 크롬산과 크롬산염류도 독성이 강하며 가용성의 크롬산염은 불용성에 비해 독성이 심하다. 고체의 크롬산이 눈에 들어가면 매우 위험하여 각막염을 일으키고 장애가 지속되어 시력이 감퇴된다. 제법은 산화크롬(Ⅲ)을 고압산소와 가열하거나, 중크롬산칼륨의 진한 수용액에 과잉의 진한 황산을 가하여 만든다. 용도는 합성촉매, 어망염료, 피혁다듬질, 크롬도금, 유기합성, 산화제, 의약, 도자기, 색유리, 고무안료, 전지, 사진 등에 주로 사용된다. 또한 크롬메틸, 황산메탄올, 디메틸케톤 등의 제조시 촉매로 사용되며 안료, 염료, 탄닌안정제, 중크롬산암모늄 등의 제조에 사용된다.

무수프로피온산 無水~酸 propionic anhydride [(CH₃CH₂CO)₂O] 분자량 130.1, 증기비중 4.48, 증기압 10mmHg(58℃), 융점 -45℃, 비점 167℃, 비중 1.01, 인화점 63℃, 발화점 285℃, 연소범위 1.5~11.9%인 자극성 냄새가 나는 무색의 액체. 물과 서서히 반응하여 프로피온산이 된다. 물과 반응할 때 발열하며, 강산화성 물질, 알코올, 알칼리와 반응한다. 연소시 자극성, 유독성 증기뿐만 아니라 일산화탄소, 이산화탄소를 발생한다. 저장, 취급시 가열금지, 직사광선차단, 화기엄금, 용기는 차고 건조하며, 안전한 곳에 저장한다. 물, 습기와 접촉을 피하며 산화성 물질, 알코올, 알칼리와 접촉을 피한다. 화재시 알코올형 포, 이산화탄소가 유효하다. 용기의 외벽을 물로 냉각한다. 대형 화재인 경우 직사주수하는 것은 효과가 없다. 공기 호흡기 등의 안전장구를 착용해야 하며 액체는 눈과 피부에 약상을 입히고, 증기는 눈, 목을 자극한다. 제법은 프로피온산을 탈수하여 만든다. 용도는 향료, 에스테르, 제조, 의약 등에 사용된다.

무스카리딘 muscaridine 광대버섯에 함유되어 있는 독소. *pilzatropin*이라고도 하며 *L-hyoscyamine*과 대략 같은 것으로 알려져 있다. atropine과 비슷한 뇌증, 산동, 일과성광소상태(一過性狂騷狀態)를 일으킨다.

무스카린 muscarine [C₈H₁₉O₃N] 땀버섯에 가장 많이 있으며 광대버섯, 마귀광대버섯 등에도 있는 알칼로이드 일종의 맹독성물질. 부교감신경 말초를 흥분시켜서 췌액, 담즙 등 각종 체액의 분비항진, 축동, 호흡곤란, 위장의 경련성 수축, 자궁수축 등을 일으킨다. 사람의 치사량은 경구로 500mg, 피하주사로 2~5mg이다.

무스카린성 ~性 muscarinic 유기인계살충제(organophosphate insecticides)를 복용했을 때 나타나는 중독증상. 구토, 설사, 복통, 기관지경련, 축동, 서맥, 발한, 타액 및 기관지분비물 증가 등이 나타난다.

무스카린성수용체 ~性受容體 muscarinic receptor 독버섯의 독성을 나타내는 알칼로이드(alkaloid)계 물질인 무스카린에 의해 흥분되고 아트로핀(atropine)에 의해 봉쇄되는 콜린성 수용체. 자율신경계 주효세포, 시상과 대뇌피질의 중추뉴런에서 발견된다.

무압수원 無壓水源 suction supply 높이 차에 의한 위치에너지(수압)를 가지고 있지 못하기 때문에 펌프를 가동하여 흡수·가압하여야 이용할 수 있는 수원. 예) 저수지, 강, 지하저수조.

무언증 無言症 mutism 말을 할 수 없거나 말하는 것을 거부하는 증세. 정서적 갈등에서 초래된다. 정신병적인, 신경성인, 무관심한 또는 우울한 환자에서 주로 나타난다. 무동성 무언증(akinetic mutism)은 움직이거나 소리내는 것을 거부하거나 할 수 없는 상태이다. = 함묵증, 벙어리.

무연가솔린 無鉛~ unleaded fuel 납 성분을 제거한 무공해 가솔린.

무연고체연료 無煙固體燃料 solid smokeless fuel 천연 그대로, 또는 특별한 처리를 하여 태울 때 배출되는 가스중에 눈에 보이는 고체나 액체물질(예 : 회분, 매연, 타르)의 함량이 극히 적은 연료.

무연추진제 無煙推進劑 smokeless propellants 흔히 무연 화약이라고 칭하며 소형무기 탄약, 대포, 로켓, 추진제 기동장치 등에 사용되는 고체 폭발제.

무연탄 無煙炭 anthracite 검은빛으로 금속 광택이 있는 고체. 역청탄(瀝靑炭)보다 석탄화도가 더욱 진행된 석탄. 휘발분이 3~7%로 적고 고정탄소의 함량이 85~95%로 높다. 따라서 연소시 불꽃이 짧고 연기가 나지 않는다. 비점결성으로 코크스는 되지 않는다. 점화점이 약 490℃이므로 불이 잘 붙지 않지만 화력이 강하고 일정한 온도를 유지하면서 계속적으로 탄다. 주로 고생대의 오래된 지층에서 산출되며, 간혹 신생대 석탄으로도 지각변동의 동력작용이나 화산암의 열작용으로 무연탄화되어 있는 경우가 있다. 용도는 발열량이 크므로 주로 가정용이나 공업용으로 많이 사용된다.

무연화약 無煙火藥 smokeless powder 발사약 또는 추진약으로 사용되는 니트로셀룰로오스계의 화약. 종래의 흑색화약에 비해서 발사할 때 발생하는 연기가 적기 때문에 붙은 이름이지만, 엄밀한 뜻에서 완전한 무연은 아니다. 니트로셀룰로오스를 기제로 한 싱글베이스 화약과 니트로셀룰로오스에 니트로글리세린을 첨가한 더블베이스 화약이 있다. 프랑스의 P. 비에유가 1884년에 발명한 B화약은 전자의 대표적인 예이고, 86년 스웨덴의 A. 노벨이 발명한 발리스타이트(ballistite)나 1989년 영국의 F. A. 에이블이 발명한 코다이트(cordite)는 후자의 대표적인 예이다. 이 밖에도 니트로글리세린에 니트로셀룰로오스를 녹여서 교화(膠化)시킨 것이 있는데, 오늘날 로켓 추진제로서 개발된 더블베이스 추진제는 이 계통의 것이 많다. 용도는 발사나 추진약으로 사용되는 외에, 콘크리트 못박기나 유정천공용(油井穿孔用)의 건 퍼포레이터(gun perforator)용 화약 등으로도 사용된다.

무열유산 無熱流産 afebrile abortion 체온이 38℃ 이상으로 올라가지 않고 되는 유산.

무염산증 無鹽酸症 achlorhydria 위 점막의 위축 결과 위액에 염산이 존재하지 않는 상태.

무염연소 無焰燃燒 flameless combustion 화염이 생성되지 않는 연소. 고체상태로 연소되는 경우와 산소부족·축열량부족 등의 이유로 서서히 연소되는 경우가 있다. 예) 석탄의 연소, 숯의 연소. → 화염, 훈소.

무월경 無月經 amenorrhea 질을 통해 자궁으로부터 배출되는 점액성 조직과 월경혈의 부재.

무위위축 無爲萎縮 disuse atrophy 장기나 조직의 기능이 정지되었을 때 일어나는 위축. 근육이 운동

을 중단하면 근위축을 일으킨다. = 불활성위축, 폐용위축(廢用萎縮).

무음경보 無音警報 silent alarm 귀로 들을 수 있는 신호음이 나오지 않는 경보. 이 경보가 발령되면 보통 소수의 소방대만 출동한다.

무의식의 無意識~ unconscious ① 환경을 인식하지 못하는, 느끼지 못하는. 감각자극에 반응하지 못하는. ② 정신과학 용어로 생각, 이성, 감정 혹은 기억의 정신적 기능 일부를 인식할 수 없고 회상을 쉽게 할 수 없는.

무인구조정 無人救助艇 unmaned lifeboat 구조대원이 쉽게 접근할 수 없는 해안 및 하천 등에서 익수된 조난자를 구조하기 위한 무인 원격조정 수난구조용 선박.

무인시설 無人施設 unattended facility 주배관 라인이나 유조선에서 위험물을 이송 받는 동안 담당자가 현장에 계속 상주하지 않는 시설.

무인잠수선 無人潛水船 unmaned submersible 선상이나 육상으로부터 원격조작에 의하여 수중의 장비를 조작함으로써 수중촬영이나 어떤 작업을 수행할 수 있는 사람이 탑승하지 않는 잠수선.

무자극성 無刺戟性 bland 온화하게 하거나 진정시키는 효과를 가진.

무전 無電 wireless 무선전신 또는 무선전화의 준말.

무전기 無電機 wireless radio 무선 전신 또는 무선전화용 기계.

무정위운동 無定位運動 athetosic 사지의 느리고 지속적이며 불수의적 움직임을 보이는 상태.

무정자증 無精子症 azoospermia 정액 내 정자의 결핍증.

무조건반응 無條件反應 unconditional reaction 본능적이며 비학습적인 반응. 교재나 훈련에 의해 받아들여진 것이 아닌 자연적으로 발생하며 천성반사, 본능반사, 무조건반사라 알려짐.

무좀 athlete's foot 발에 발생하는 만성적인 진균감염. = 족부백선(tinea pedia).

무중력현상 無重力現象 weightless state 중력을 느끼지 못하는 현상. 수중에서는 중력을 느끼지 못한다.

사람이 공기 중에서 있을 때는 중력의 영향을 받아 혈액이 신체의 아래쪽으로 몰리게 된다. 팔을 심장 보다 위로 쳐들었을 땐 손등에 혈관이 나타나지 않지만 아래로 내리고 있을 땐 손등에 혈관이 불거져 나오는데, 이와 같이 중력에 의한 체액의 위치 변화는 우리의 위치감각 인지에 중요한 영향을 미친다. 그러나 수중에서는 육상에서와 같이 팔을 내리고 반듯이 서 있어도 손등이나 발등에 혈관이 불거져 나오지 않는다. 그 이유는 손이나 발이 위치한 수심의 수압이 심장이 위치한 수심의 수압보다 높기 때문에, 더 큰 외부로부터의 압력으로 혈관이 불거져 나올 수 없는 것이다. 그 결과 지상에서와 달리 다리 쪽에 혈액이 모이는 현상이 없어져 위치감을 인지하는 능력에 변화가 나타난다. 그러므로 캄캄한 수중에서, 또는 눈을 감고 있을 때 잠수자의 부력이 뜨지도 가라앉지도 않는 중성부력 상태라면 잠수자 자신은 어떠한 자세로 물속에 위치하고 있는지 구분할 수 없게 된다.

무지 拇趾 hallux 엄지 발가락.

무지구근 拇指球筋 thenar muscles 엄지손가락의 기저부에 있는 둥근 융기. 단무지외전근(abductor pollicis brevis), 단무지굴근(flexor pollicis brevis), 무지대립근(opponens pollicis), 무지내전근(adductor pollicis) 등이 있다. → 단무지외전근(abductor pollicis brevis), 단무지굴근(flexor pollicis brevis), 무지대립근(opponens pollicis), 무지내전근(adductor pollicis). = 엄지두덩근.

무지내번증 拇趾內飜症 hallux varus 엄지 발가락이 체정중선 쪽으로 향하여 다른 발가락으로부터 떨어져 각이 형성된 상태. = 엄지발가락안쪽휨증.

무지내전근[1] 拇趾內轉筋 musculi adductor hallucis 횡두는 제3~5중족골두와 주역의 인대에서 일어나기 시작하고, 사두는 제2~4중족골저에서 일어나기 시작하여 제1중족골 외측으로 정지하는 무지의 내전에 관여하는 근육. = 엄지모음근.

무지내전근[2] 拇指內轉筋 musculi adductor pollicis 제2, 제3중수골에서 일어나기 시작하여 무지의 기절골에 정지하고 무지의 내전작용을 하는 근육. = 엄지모음근.

무지대립근 拇指對立筋 musculi opponens pollicis 굴근지대와 대능형골에서 일어나기 시작하여 제1중수골에 정지하고 무지의 대립작용을 하는 근육. = 엄지대립근.

무지외번증 拇趾外飜症 hallux valgus 엄지 발가락이 다른 발가락들로부터 떨어진 기형. 어떤 경우에는 엄지 발가락이 위로 올라갔거나 다른 발가락 아래로 내려가 있다. = 엄지발가락가쪽휨증.

무지외전근 拇趾外轉筋 musculi abductor hallucis 종골에서 일어나기 시작하여 무지의 근위지절골에 정지하며 무지를 외전시키고 굴곡하는데 관여하는 근육. = 엄지벌림근.

무처방약품 無處方藥品 over the counter : OTC 처방전 없이도 소비자가 이용할 수 있는 약. = 일반판매약.

무축삭뉴런 無軸索~ anaxonic neuron 긴 축삭 돌기를 가지지 않는 일종의 변성된 신경세포.

무탄산증 無炭酸症 acarbia 혈액 내 중탄산염이 감소된 상태. = 이산화탄소결핍혈증.

무통법 無痛法 analgesia 전신마취제를 사용하고 의식을 잃지 않을 정도로 중추신경계를 억제함으로써 환자의 공포감, 불안감, 긴장감을 제거하고 통증역치의 상승을 얻는 진정법.

무해성의 無害性~ innocent 양성의, 독 없이 기능적인, 암이 아닌.

무혈관의 無血管~ avascular 혈관이나 림프관이 없는.

무호흡 無呼吸 apnea 호흡운동이 정지되는 경우. 의식적으로 심호흡을 계속하면 혈액내 탄산가스 분압이 40mmHg에서 15mmHg으로 떨어지며 산소의 분압은 100mmHg에서 120~140mmHg으로 상승하므로 호흡조절중추에 작용하던 자극이 감소되어 일어난다. 호흡이 정지되어 있으면 자연히 탄산가스 분압이 높아져 40mmHg에 도달하여 호흡이 재개된다. 무호흡 상태에서 혈액순환이 멈추고 뇌에 4~6분동안 산소공급이 중단되면 뇌기능은 완전히 정지한다.

무화 武火 blaze 한창 세차게 타는 불.

무황달성간염 無黃疸性肝炎 anicteric hepatitis 황

달을 수반하지 않는 바이러스성 간염. 젖먹이나 소아에게서 자주 볼 수 있다. 증상으로는 경도의 식욕부진 등의 소화기증상, 미열, 압통(壓痛)을 수반하는 간비대(肝肥大) 등을 볼 수 있다.

무효시간 無效時間 dead time ① 혼란을 초래하는 중복을 피하기 위해 혹은 특별히 다른 사건을 허용하기 위해 연관된 두 행위 사이에 고의적으로 한정된 지연. ② 시간의 단위로 측정되는 두 개의 연관된 행위 사이의 효율적 연구를 위한 지연. = 불감시간(不感時間).

무후각증 無嗅覺症 anosmia 후각의 상실 또는 기능부전.

묵시적동의 默示的同意 implied consent 환자가 의식이 없는 상태에서 명시적으로 동의하지 않았더라도 처치를 인정한 것으로 보는 일. 이성적인 환자는 당연히 처치에 동의한 것으로 간주하고 있다. 그러나 의식이 없는 환자의 경우에는 동의를 얻은 것으로 간주하게 될 것이다. 이것을 묵시적 동의라 한다. 응급처치가 절실하게 필요한 사람이 그들이 의식이 있다면, 응급처치에 동의했을 것이라고 추정한다. 법률적으로 사망이나 영구적인 불구를 방지하기 위하여 긴급한 응급처치를 필요로 하는 환자는 그에 대한 치료와 이송에 동의해야 한다는 입장이다. 이러한 묵시적 동의는 긴급한 응급상황에만 국한된다. 무의식 환자와 쇼크, 뇌손상, 그리고 알코올이나 약물중독 등의 피해자들이 그 실례이다. 일반적으로 묵시적 동의는 환자가 의식 불명이거나 망상에 빠져 있거나, 신체적으로 동의를 할 수 없는 경우에 적용할 수 있다. 환자의 동의를 구할 수 없으나 책임을 질만한 보호자나 친척이 없는 경우에는 그들에게 허락을 얻어내는 것이 바람직하다. 대부분의 경우 법률은 배우자, 친척 등 환자의 동의가 불가능한 환자 대신에 동의할 수 있는 권리를 인정하고 있다.

문 門 door 출입구를 열고 닫을 수 있는 구조물.

문맥 門脈 portal vein 췌경(膵頸) 후방에서 상장간막정맥(上腸間膜靜脈)과 비정맥(脾靜脈)이 만나 형성되는 짧고 굵은 정맥. 상방으로 간문 우측단까지 주행하며 간동맥의 분지를 따라 작은 분지로 나뉜

다. 위 및 장과 췌장 및 비장의 정맥이 모여서 문맥이 된 후 간에 이르는 간 소엽의 주위에 혈관망을 이루고 있다.

문맥계 門脈系 portal system 직렬로 배열한 두 개의 모세혈관상인 혈관계. 첫번째 모세혈관상에서 나온 혈액은 정맥을 경유하여 두번째 모세혈관으로 들어가고 여기에서 나온 혈액이 정맥을 경유하여 심장으로 되돌아간다. 신체의 주요 문맥계로는 간문맥계와 시상하부−뇌하수체 문맥계가 있다.

문맥성고혈압 門脈性高血壓 portal hypertension 문맥계의 압력이 비정상적으로 항진되어 있는 상태. 간경변시 나타나며 이런 문맥압 상승은 식도, 위, 장 주위의 측부순환을 유발하여 측부혈관의 압력이 상승되고 종창되면 파열하기 쉬운데 이런 혈관변화의 예가 식도정맥류이다.

문맥순환 門脈循環 portal circulation 복강내장에서 오는 정맥이 간을 거쳐 다시 분지하여 하대정맥으로 흐르는 특수정맥순환. 하장간정맥과 비정맥이 상장간막정맥에 합류하여 위, 장, 췌장, 담낭, 비장에 있는 모세혈관의 정맥혈을 받아 간의 동양혈관을 거쳐 간정맥으로 합류된 뒤 하대정맥을 거쳐 우심방으로 순환한다.

문서 文書 documentation 정보나 사건 자료를 제공하기 위한 사실의 기록. = 서면자료, 기록.

문서비방 文書誹謗 libel 사실이 아닌 또는 악의적인 진술로 사람의 성품, 이름, 명성에 해를 주는 행위. → 중상문.

문설주 門~ jamb 출입구의 수직부분. 문이 닫히는 방향으로, 반턱맞춤 문설주에는 문에 딱 맞도록 가공된 숄더(shoulder)가 있는 반면, 멈춤턱 선틀(stopped jamb)에는 출입구 자체에 부착된 스트립이 있다.

문신 文身 tattoo 천자에 의해 피부 내에 색소를 침착시키는 것.

문자숫자식 文字數字式 alphanumeric 알파벳 문자와 숫자로 이루어진 순서 나열방식.

문정맥 門靜脈 portal vein 담낭, 장, 췌장, 비장과 위의 모세혈관으로부터 혈액을 모으고 간의 모세혈

관으로 보내는 큰 정맥. 이 혈액은 간을 통과 후 간
정맥을 통해 하대정맥에 보내진다. 혈액의 이런 경
로를 간문맥 순환이라 한다.

문치 門齒 incisor 끌 모양으로 자르거나 씹는데 사
용하는 치아. → 치아. = 앞니.

문합술 吻合術 anastomosis 혈관 등을 결합하여
한 곳에서 다른 곳으로의 이동을 허용하는 것. = 연
결술.

문화 文火 flicker 꺼질 듯이 천천히 타는 불.

문화-관련된 文化-關聯~ culture-bound '어떤
종류의 기도는 효과를 본다' 는 신념처럼 문화의 특
수한 건강신념과 연관된 것.

문화쇼크 文化~ culture shock 문화 환경의 격렬
한 변화로 인한 심리적 영향. 무력감, 불편감, 다른
문화의 풍습이나 가치관에 적응하는데의 어려움 등
이 나타난다.

물 water 무미, 무취, 무색의 액체로 한 분자의 물은
한 원자의 산소와 두 원자의 수소로 이루어짐. 지구
표면의 거의 3/4이 물로 덮여져 있으며 행성에서 생
명의 존재에 필수적이고 살아있는 유기물의 70% 이
상을 구성한다.

물결핍증 ~缺乏症 hydropenia 탈수증. 신체조직
의 수분이 결핍된 것. = 수결핍증(水缺乏症).

물경화성석회 ~硬化性石灰 hydraulic lime 생석회
의 일종. 가루 형태에서, 부풀거나 열을 방출하지 않
은 채 물을 흡수하여 시멘트를 형성한다.

물고기기름 fish oil 물고기에서 채취한 건조 기름.
상어간유, 명태간유 등도 포함하여 어유라고 할 때
가 많다. 어유 중에서 산출량이 많은 것은 고래유,
오징어유, 멸치유 등인데, 오징어유, 멸치유 등은 어
유를 채취하기 위해서 잡는 것이 아니라, 물고기가
일시에 다량 어획되므로 어분(魚粉, fish meal)을
만들 때의 부산물로 생산되는 일이 많다. 어유는 육
상동물유에 비해서 고도불포화지방산이 많고 산화
되기 쉽다. 또, 비린내가 나므로 그대로는 식용할 수
없으며, 경화유(硬化油)로 만든 다음 마가린이나 비
누의 원료로 사용한다.

물기있는 장소 ~場所 wet location 세차 지역이나
외기에 노출되어 방호되지 않는 장소와 같이 물이나
기타 액체가 침투하기 쉬운 장소.

물뇌증 = 수두증.

물대포 ~大砲 water gun 대량·고압으로 방수하여
시위 군중을 해산하거나 구조물을 파괴하는 장비.
→ 방수총.

물리적위험 物理的危險 physical danger 재물이나
사람에게 존재하는 물리적 또는 육체적 성질, 사정.
예컨대 건물내에 수용된 다량의 가솔린, 도로의 빙
결, 브레이크의 불완전, 산림의 건조, 태풍, 퓐현상,
유빙, 암초의 존재, 인간의 기질, 체질, 잠재적 질병
등이 그것이다.

물리적폭발 物理的爆發 physical explosion 가압용·
가스용기의 파열.

물리치료전문의 物理治療專門醫 physiatrist 물리치
료의 자연 방법을 이용하여 치료하는 전문의사.

물매턱 berm 구덩이나 트렌치의 측면을 따라 이어
진 돌출부.

물머리 rushing stream 상류에서의 갑작스런 수문
개방, 폭우 등으로 인해서 기존 수면보다 높게 파도
처럼 밀려 내려가는 물. 물을 건너는 사람이나 보트
에게 치명적인 위험이 된다.

**물분무소화설비 ~噴霧消火設備 water spray ex-
tinguishing system** 물을 미세한 입자의 상태로 분사
하여 방호대상물을 균일한 수적을 분포로 덮어서 연소
물의 온도를 인화점 이하로 냉각하는 효과, 수립자의
방사열 차단에 의한 화염으로부터 미연소표면으로의
열전달을 감소시키는 효과, 더욱이 화열로 인하여 발
생한 수증기의 질식효과나 연소물의 물에 의한 희석
등 여러 가지 효과의 상승 작용에 의하여 소화효과를
발휘하는 소화설비. 또 물분무 소화설비의 물은 세분
화된 무상이기 때문에 변압기나 유입차단기등의 전기
기기의 화재에도 사용된다. 물분무 소화설비는 이상의
효과를 가지기 때문에 다른 소화설비에 비하여 대상범
위는 넓고 사용목적도 화재의 제어, 억제뿐만 아니라
연소방지, 자연발열로 인한 출화예방을 위한 냉각 등
다목적으로 사용된다. → 인화점, 질식소화, 희석소화.

물분무헤드 ~噴霧~ water spray head 직류로 흘

러오는 물을 나선형의 유도에 의해서 회전시키든가, 방향을 바꾸는 것에 의해서 회전시켜 오리피스로부터 분출 확산하는 방식. 디플렉터의 형상이 다르지만 스프링클러 헤드와 같으며 오리피스로부터 분출한 물이 디플렉터에 의해서 확산하는 방식, 흘러온 물을 오리피스 앞의 챔버에 축압시켜 오리피스에 의해 분출, 확산하는 방식 등이 있다. 이것은 대상물, 소화, 화세의 진압, 연소방지, 냉각 등의 사용목적에 의해서 각각 적합한 헤드가 사용되어야 한다.

물살포 ～撒布 water drop 물을 넣은 봉지 등을 투하하는 것.

물센서 water sensor 물을 감지하는 장치.

물소비량 ～消費量 water consumption ① 일정 기간 동안 특정 지역사회가 소비한 물의 양. 인구당 소비량 또는 3,785kℓ/day(1,000,000gal/일[mgd])로 표시한다. ② 화재사고 1건을 진화하는데 소비된 물의 양. 방수량과 방수시간을 곱하여 계산한다.

물소화기 ～消火器 water extinguisher 펌프나 고압 충전가스로 물을 방사하는 소화기. 주로 소화기 사용 연습용으로 이용된다. → 소화기.

물안경 ～眼鏡 swimming goggles 수영할 때 눈을 뜨고 앞을 볼 수 있도록 눈앞에 밀착해서 쓰는, 투명한 유리를 붙여 만든 안경 모양의 물건. = 수경, 수중안경.

물올림 prime 펌프보다 수원이 낮아서 펌프실에 물을 채우는 일. = 물마중.

물올림장치 ～裝置 priming tank 수평회전축 펌프를 사용한 지하수조방식 즉, 수원의 수위가 펌프보다 아래에 있는 가압송수장치에 필요한 설비. 주기능은 펌프의 후트밸브 고장으로 펌프실 및 흡입관내의 물이 수조로 빠져 내려가면 펌프를 작동시켜도 물이 흡입되지 않으므로 이경우에 펌프 케이싱에서 후트밸브까지 물을 공급하여 항상 펌프만 작동하면 물이 흡입될 수 있도록 대비시켜 주는 장치이다. = 물올림탱크.

물용량 ～用量 water capacity 하나의 컨테이너에 담을 수 있는 물의 양을 체적으로 표시한 것.

물웅덩이 water hole 농촌지역의 소화용 수조로 사용되는 작은 연못이나 저수지, 물통 등.

물재킷소방호스 ～消防～ woven-jacket fire hose 면섬유나 합성섬유를 전통적인 직기로 직조한 싱글 재킷 또는 더블재킷 소방호스.

물주머니 water bag 항공기를 이용, 임야화재 상공에서 물을 투하하여 진화할 때 사용하는 물탱크.

물증 物證 real evidence 방화 등 범죄사실을 입증할 수 있는 물건 또는 물리적 상태.

물질 物質 material 질량을 가지고 공간을 차지하는 것. 이들은 고체, 액체, 기체의 3가지 상(相, phase)으로 되어 있다. 구체적으로 말하면, 일정한 질량·부피 및 형태를 가지고 있는 것을 물체라 하고 그 물체를 구성하고 있는 성분을 물질이라고 한다. 물질은 순수물질과 혼합물질로 구분된다. → 상.

물질남용 物質濫用 substance abuse 어떤 물질을 필요한 량 이상으로 섭취하거나 복용하는 것.

물질안전보건자료 物質安全保健資料 material safety data sheet : MSDS 화학물질에 의한 인명사고나 환경오염을 방지하기 위해 화학물질의 안전성과 관련된 자료를 수록한 것. 물질의 일반사항, 물리·화학적 특성, 화재폭발 위험성, 반응성, 독성, 취급 및 폐기방법 등이 그 주요 내용이다.

물탱크수면 ～水面 water table 저수조에 담긴 물의 상부 면. 소방차량이나 소화설비 펌프의 수량 높이를 확인할 수 있다.

물탱크차 ～車 water tender 수원이 부족한 화재현장에 대량의 물을 공급하기위해 대형 물탱크를 탑재한 차량.

물탱크펌프차 ～車 tanker pumper 일반적으로 소방 펌프차에도 물탱크가 탑재되어 있지만 대용량의 물탱크를 탑재하고 그것을 직접 방수할 수 있는 펌프가 부설된 차량.

물통 ～桶 bucket 저수조, 우물 등에서 물을 퍼서 직접 진화할 수 있는 도구.

물통 릴레이진화작업 ～鎭火作業 bucket brigade 사람들이 두 줄로 늘어서서 물통을 날라 진화하는 것. 한 줄에서는 물이 담긴 통을 화재현장 쪽으로 나르며, 다른 한 줄에서는 빈 통을 물이 있는 쪽으로 나른다.

물투하 ~投下 water bombing 항공기를 이용하여, 연소억제제를 함유하고 있는 각종 수용액을 임야화재 상공에서 투하하는 것.

물품음란증 物品淫亂症 fetishism 성적 흥분을 일으키는 대상물을 수집하는 도착증. 남성에서만 나타나며 성적 흥분을 위하여 무생물적 대상, 즉 여성의 브래지어, 내의, 슬립, 팬티, 스타킹, 헤어핀 또는 밴드, 손수건 등의 여성의 옷가지뿐만 아니라 신체의 일부인 머리카락, 눈썹, 손톱, 발톱, 음모 심지어 성적 자극을 위한 기구 등을 수집하고 이를 성적 공상이나 혼자서의 성행위에 사용함. 자위를 통해 절정감을 얻으며, 이러한 여성 물건은 성기의 의미를 지니는데 이는 성적 충동에 대한 불안을 부적절한 대상에게로 향함으로써 현실을 회피하려는 것이다.

물품의위험등급 物品~危險等級 commodity classification 『미국방화협회』 NFPA와 FM에서 분류한 일반 물품의 위험등급. 저장창고에 필요한 스프링클러설비를 설계할 때 이용한다.

물흘림 water spillage 주행하는 소방차 물탱크의 오버플로우(overflow)를 통해서 도로에 떨어진 물. 소방차의 출동방향을 표시해주기도 하지만 겨울철에는 도로에 부분결빙을 만들어 교통사고를 유발할 수 있다.

묽은혼합기체 ~混合氣體 lean mixture 폭발에 필요한 가스량에 비해 지나치게 많은 공기를 함유하고 있어 연소 하한계를 벗어난 공기-가스 혼합기체.

뮌흐하우젠증후군 ~症候群 Münchausen's syndrome 주의를 끌거나, 의학적 치료, 입원을 목적으로 병에 대해 전부 거짓말인 그럴 듯한 병력을 이야기하는 것을 반복하는 것.

뮐러관 ~管 müllerian duct 한 쌍의 태생기관의 하나로, 여성에서는 난관, 자궁, 질이 된다.

뮤신 mucin 점액의 주성분. 탄수화물이며 점액을 분비하는 대부분의 선에 들어있다. 점액은 마찰 또는 부식으로부터 신체 표면을 보호하는 윤활제인 뮤코 다당류 또는 당단백이다. = 점소.

뮤코다당류침착증 ~多糖類沈着症 mucopolysaccharidosis 탄수화물대사의 유전질환의 하나. 광범위한 조직에 정상보다 많은 다당류와 점액이 쌓이고 요중에 과잉 배설하는 특징이 있다. 골격의 기형, 정신지체와 느린 성장의 증상이 나타난다. 평균 예상 수명이 낮아진다. 이 질환은 MPS Ⅰ~Ⅶ까지 번호로 분류한다. 이 증상들은 양수에 있는 태아의 세포를 검사함으로써 출생이전에 발견이 가능하고 출생 후에는 소변검사, X-선 촬영에 의해 조직변형을 검사하고 가족력을 통해 진단한다. 허를러증후군이 이 질환의 기본이다. = 점다당질증.

뮤코다당류침착증Ⅳ형 ~多糖類沈着症Ⅳ型 mucopolysaccharidosis Ⅳ 소아기에 발생하는 비정상적인 근골격의 성장 현상. 난쟁이가 될 수도 있다. = Moriquio's disease.

뮤코단백 ~蛋白 mucoprotein 단백질과 결합한 다당류를 함유하며 모든 결합조직과 지지조직에 있는 화학적 혼합물. 변성에 대해 비교적 저항성이 있다. = 점단백질.

미각단백질 味覺蛋白質 gust ducins 미각 특히 단맛과 쓴맛에 포함된 G-단백질.

미간 眉間 glabella 앞이마의 편평한 뼈의 삼각지대. = 눈썹사이.

미건조초목 未乾燥草木 green fuels 함유하고 있는 물기가 많아 지나친 열기나 오랜 가뭄에 노출되지 않는 한 쉽게 연소되지 않는 식물들.

미경산부 未經産婦 nullipara 생존할 수 있는 아이를 출산하지 않은 여성. 'para 0'이란 용어는 미 경산부를 의미한다. → 다산부(multipara), 초산부(pre-mipara.).

미골 尾骨 coccyx 3~5개로 이루어진 척추의 맨 아랫부분의 뼈. 보통 4개의 미추가 융합하여 성인에서는 한 개의 미골이 된다. = 꽁무니뼈, 꼬리뼈.

미골신경총 尾骨神經叢 coccygeal plexus 제 4~5 천골신경 및 미골신경 사이의 교통으로 형성된 신경총. 사람에서는 그 흔적만으로 되어 있고 아주 가느다란 섬유로 된 항문 미골신경을 분지하여 미골근과 그 피부를 지배한다. = 꼬리신경열기.

미교세포 微膠細胞 microglia 소교세포라고도 하며 중추신경계통의 지지조직 일부를 형성하는 중배엽기원의 작은 비신경성 간질세포. 세포체는 작고 유주성(遊走性)으로 신경계의 청소세포(scavenger cell)로서 식작용을 한다.

미국교통부 美國交通部 Department of Transportation : DOT 미국내 위험물 수송 관련 규정을 담당하는 행정부서.

미국국가안전보장국 美國國家安全保障局 National Security Agency : NSA (테러) 미국 국방부 소속 정보수집기관. 1952년 대통령령으로 설치한 미국 국방부 소속 정보기관이다. FBI(Federal Bureau of Investigation : 미국연방수사국)·CIA(Central Intelligence Agency : 미국중앙정보국)와는 별개이며, 세계를 무대로 전자첩보활동을 하는 방대한 국가안보기관으로서 육군안전국 및 해군·공군의 통신정보기구에 대해서도 광범위한 감독권이 있다. 제2차 세계대전 중 미군의 통신정보활동에서 시작하였으며 비교적 의회의 간섭이 적다. 미국 정보기관 가운데 보안이 가장 철저한 곳으로 장성급 군인을 책임자로 임명한다. 통신위성이나 각종 전자장치를 통하여 정보를 수집하는 미국 전자첩보활동의 대부분을 집행한다. 본부 지하실에는 초정밀 컴퓨터들이 있어 전세계 정찰첩보기지에서 들어오는 엄청난 정보량을 처리한다. NSA가 보유하고 있는 전자장비들은 지구상에서 교신되는 모든 전화·전보·텔렉스 등을 언제든지 도청할 수 있다. 도청된 내용은 컴퓨터가 암호를 해독할 뿐만 아니라 도청된 통신내용을 재빠르게 판독하여 정보가치 여부를 키워드(key word)로 심사하며, 또한 타국의 군사관계 통신을 수집·분석하여 군사력 배치나 이동상황을 알아내기도 한다. 미국은 NSA의 조직을 통하여 적지에 대한 첩보활동의 대부분을 적절히 수행하고 있으며, 이들의 활동은 미국의 다른 여타 정보기관의 경우보다 더 중요한 비밀로서 보호받는다. 적의 정보조직이 가장 먼저 침투하려는 곳이므로 일반인이나 언론기관과 접촉하는 것을 피한다.

미국대폭발테러사건 美國大爆發~事件 (테러) 2001년 9월 11일 발생한 미국 뉴욕의 110층 세계무역센터(WTC) 쌍둥이 빌딩과 워싱턴의 국방부 건물에 대한 항공기 동시 다발 자살테러 사건. 2001년 9월 11일 오전 9시부터 오후 5시 20분 사이에 일어난 항공기 납치 동시 다발 자살테러로 인해 미국 뉴욕의 110층짜리 세계무역센터(WTC) 쌍둥이 빌딩이 무너지고, 워싱턴의 국방부 청사(펜타곤)가 공격을 받은 대참사를 말한다. 사건은 4대의 민간 항공기를 납치한 이슬람 테러단체에 의해 동시 다발적으로 이루어졌는데, 시간대별 상황은 다음과 같다. 07시 59분 92명의 승객을 태운 아메리칸 항공 소속 AA11편이 보스턴을 출발해 로스앤젤레스를 향해 날아올랐다. 이어 08시 01분 45명을 태운 유나이티드 항공의 UA93편이 뉴저지주에서 샌프란시스코로, 08시 14분 65명을 태운 유나이티드 항공의 UA175편이 보스턴에서 로스앤젤레스로, 09시 64명을 태운 아메리칸 항공의 AA77편이 워싱턴에서 로스앤젤레스로 각각 날아올랐다. 08시 45분 AA11편이 항로를 바꾸어 세계무역센터 북쪽 건물과 충돌한 직후인 09시 3분 UA175편이 남쪽 건물과 충돌하였다. 09시 40분 AA77편이 워싱턴의 국방부 건물과 충돌하고, 이어 09시 50분 세계무역센터 남쪽 건물이 붕괴된 뒤, 10시 UA93편이 피츠버그 동남쪽에 추락하였다. 10시 29분 세계무역센터 북쪽 건물이 완전히 붕괴되고, 이 여파로 인해 17시 25분 47층짜리 세계무역센터 부속건물인 7호 빌딩이 힘없이 주저앉았다. 세계 초강대국 미국은 순식간에 아수라장으로 바뀌었고, 세계 경제의 중심부이자 미국 경제의 상징인 뉴욕은 하루아침에 공포의 도가니로 변하고 말았다. 미국의 자존심이 일거에 무너진 것은 차치하고, 이 세기의 대폭발 테러로 인해 5,000여 명의 무고한 시민이 생명을 잃었다. 사건이 일어나자마자 CNN 방송망을 타고 시시각각으로 사건 실황이 전세계에 생중계되면서 세계 역시 경악하였다. 세계 경제도 이 동시 다발 테러 앞에서는 전혀 손을 쓰지 못했다. 국제금리가 단숨에 하락하고, 세계 증권시장이 흔들렸다. 미국은 사건 직후 일주일 간 증권시장을 열지도 못하였다. 미국을 오가는 모든 국제 항공선도 차단되었다. 미국인들은 이 사건을 일컬어 '제2의 진주만 공격'으로 부르기도 하지만, 미국 건국 이래 본토의 중심부가 외부의 공격을 받은 예는 없었다. 납치당한 4대의 항공기에는 3~5명의 납치범들이 탔을 것으로 추정되는데, 미국연방수사국(FBI)이 밝힌 자료에 따르면, 범인들 가운데 신원이 밝혀진 5명은 사우디아라비아와 이집트 출신의 조종사들로 알려졌다. 미국은 사우디아라비아 출신의 국제 테러리스트인 오사마 빈 라덴(Osama bin Laden)과 그의 추종 조직인 알 카에다(Al-Queda)를 주요 용의자로 보고 있으며, 그 밖에 팔레스타인해방기구(PLO) 산하의 무장조직인 하마스(HAMAS), 이슬람원리주의 기구인 지하드, 레바논의 헤즈볼라 등 다른 이슬람 테러조직들도 관여했을 것으로 보고 있다. 항공기가 세계무역센터 남쪽 건물과 충돌한 직후인 09시 31분, 부시(George W. Bush) 미국 대통령은 이 테러사건을 '미국에 대한 명백한 테러 공격'으로 규정하고, 이어 전국의 정부 건물에 대피령을 내리는 한편, 국제연합·시어스 타워 등 주요 건물을 폐쇄하였다. 같은 날 금융시장 폐장 결정을 내린 뒤, 뉴욕과 워싱턴에 해군의 구축함 등 장비를 파견하였다. 9월 12일 테러 개입자들에 대해 사전 경고 없이 보복할 것을 천명하고, 이튿날 부시 대통령은 '이 테러를 21세기 첫 전쟁'으로 규정하였다. 9월 15일 빈 라덴이 숨어 있는 아프가니스탄에 대한 지상군 투입 결정을 내리는 한편, 아프가니스탄의 인접국인 파키스탄을 설득해 영공 개방 등의 약속을 받아내고, 작전명을 '무한 정의 작전'으로 명명한 뒤 보복전쟁에 들어갔다. 같은 해 10월 7일, 미국은 '테러와의 전쟁'이라는 명분을 내세워 영국과 함께 아프가니스탄의 카불공항과 탈레반 국방부, 잘랄라바드공항, 칸다하르 탈레반 지휘사령부, 헤라트공항 유류저장고, 마자르 이샤리프 탈레반 군장비 집결지, 콘두즈 탈레반 지역군사작전 지휘소 등에 50기의 토마호크 미사일을 발사, 알 카에다의 훈련 캠프와 탈레반 정부의 군사시설 등에 엄격히 제한된 선별 공격을 감행함으로써 제한전쟁의 포문을 열었다. 미국·영국 연합군은 2001년 10월 9일 현재 아프가니스탄 주변에 350여 기의 항공 전력을 배치하고, 아프가니스탄 영토에서 자유로운 전·폭격기를 이용한 공습을 통해 아프가니스탄 북부동맹군을 앞세워 수도 카불 등 주요 도시를 함락하고, 궁극적으로 아프가니스탄에서 반 탈레반 정권을 수립한 뒤 빈 라덴의 알 카에다 조직을 뿌리뽑는다는, 이른바 '테러 말살' 전략에 돌입하였다. 그러나 파키스탄에서 이슬람교도들의 반미시위가 연일 계속되고, 중동 이슬람 국가들의 반응도 미국에 호의적이지만은 않은 상태에서 빈 라덴의 체포 또는 사살을 낙관하기 어렵고, 탈레반 정권을 와해시키는 것도 쉽지만은 않으리라는 예상이 지배적이다. 더욱이 미국이 무리하게 이들을 제거할 경우, 이슬람권의 반발도 만만치 않을 것이라는 지적도 일고 있는데, 결국 이 전쟁은 미국의 아프가니스탄 공격과 빈 라덴의 체포 또는 사살의 성패 여부에 따라 결정될 것으로 보인다. 이 사건으로 인한 피해는 4대의 항공기에 탑승한 승객 266명 전원 사망, 워싱턴 국방부 청사 사망 또는 실종 125명, 세계무역센터 사망 또는 실종 4,600~5,900명 등 정확하지는 않지만 인명 피해만도 5,000여 명에 달한다. 경제적인 피해는 세계무역센터 건물 가치 11억 달러(1조 4,300억 원), 테러 응징을 위한 긴급 지출안 400억 달러(약 52조 원), 재난극복 연방 원조액 111억 달러(약 52조 원) 외에 각종 경제활동이나 재산상 피해를 더하면 화폐가치로 환산하기 어려울 정도이다.

미국빌딩코드 美國~ National Building Code : NBC 미국보험협회(American Insurance Association)에서 제정 및 발간하는 건축기준.

미국수화언어 美國手話言語 American Sign Language : Ameslan 청각 장애인들의 의사소통 방법. 단어는 손과 손가락에 의해 표현된다.

미국식품의약안전청 美國食品醫藥安全廳 food and drug administration : FDA 불순하거나 또는 위험한 물질의 판매를 예방하기 위해 미용, 약물, 식품의 유통과 생산에 관한 연방 통제의 시행에 책임이 있는 미국의 연방기구.

미국심장학회 美國心臟學會 American College of Cardiology : ACC 심혈관 관련 질환 및 심혈관 건강증진 등을 목적으로 연구하는 미국의 전문 심장관련 학술단체.

미국심장협회 美國心臟協會 American Heart Association : AHA 심폐소생술 가이드라인 개발을 주도하는 미국의 심장관련 전문 기관으로 표준화를 통하여 미국 내뿐 아니라 전 세계를 대상으로 교육영역을 확대하여 일반인 및 의료인에게 정형화된 심폐소생술 교육프로그램을 제공한다.

미국약전 美國藥典 United States Pharmacopeia : USP 약에 대한 설명, 처방, 사용, 강도, 순도와 용량에 대해 미국연방 식품, 약품 및 화장품법이 공식적으로 인정하는 사용 설명서.

미국오클라호마 폭탄테러 美國~ 爆彈~ (테러) 1995년 미국 오클라호마시티에서 일어난 폭탄테러 사건. 1995년 4월 19일 오전 9시 5분, 미국 중부 오클라호마주의 주도 오클라호마시티 중심가에 있는 알프레드 머라 빌딩에서 폭탄 테러 사건이 일어났다. 9층짜리인 이 건물에는 마약단속국 등 미국 연방정부의 각 기관 사무실과 탁아소 등이 들어 있었다. 이 폭발로 건물은 완전히 파괴되었고 폭발 지점에는 폭 10m, 깊이 2.45m의 큰 구덩이가 패였다. 공무원들이 출근한 시간에, 탁아소가 있는 건물을 택한 점으로 미루어 보아 범인이 테러에 대한 선전효과의 극대화를 노렸다는 점이 주목되었다. 또 사고 당일은 바로 2년 전 사교집단인 다윗파의 방화자살 사건 날짜와 같다는 점이 중요한 단서였다. 범인으로 붙잡힌 티모시 맥베이(당시 26세)는 사건 발생 90분 후 발생 지점에서 100km쯤 떨어진 거리에서 과속으로 달리던 중 속도위반으로 순찰대의 검문을 받았다. 구금된 맥베이는 보석금으로 풀려날 수도 있었지만 담당판사가 부재중이었기 때문에 하루 더 구금되어 있었다. 그 과정에서 검문 경찰관이 맥베이를 알아보고 검거했다. 맥베이는 사건 발생 2년 전 텍사스에서 집단자살한 사교집단 다윗파에 대한 연방정부의 불만족스러운 처리 때문에 범행을 저질렀다고 밝혔다. 이 사건으로 168명이 죽고, 600여 명이 부상당했다. 폭파 주범인 맥베이는 사건 발생 6년 2개월이 지난 2001년 6월 11일 인디애나주 테러호트 연방교도소에서 사형되었다.

미국의학협회 美國醫學協會 American Medical Association : AMA 미국에서 면허가 있는 의사들로 구성된 전문협회. 일반의사뿐 아니라 인정된 의학전문가도 포함되어 있으며 의사들의 질적수준을 유지하고 처방된 약이나 처방되지 않은 약들을 평가한다.

미국장애인법 美國障碍人法 America with Disability Act : ADA 장애인의 사회적 통합을 위해 비장애인들이 해야 할 과제를 정한 미국의 법.

미국적십자사 美國赤十字社 American Red Cross : ARC 국제적십자위원회에서 연맹하여 건강, 안전, 재난 방지에 대한 다양한 프로그램을 통해 인간을 돕기 위한 조직. 1864년 제노바 회의에서 위원회와 모든 적십자 조직이 시작되었으며 미국적십자는 미국 전역에 걸쳐 3,100개 지구에 1억 3,000만 명의 회원이 있고 대부분은 자원봉사자들로 구성되어 있다. 미국적십자의 상징은 하얀 바탕에 빨간 십자가이다.

미국전기코드 美國電氣~ National Electrical Code : NEC NFPA에서 제정 및 발간하는 전기시설기준. 매 3년마다 해당 기술위원회를 소집하여 개정한다.

미국폭발물저장소이격거리표 美國爆發物貯藏所離隔距離表 American Table of Distances : ATD 폭발물 저장소에 관한 이격거리 기준.

미국표준나사 美國標準~ National Standard Thread : NST 소방호스 커플링 나사 기준. 미국의 대다수 소방서에서 채택하고 있다.

미국표준커플링 美國標準~ standard coupling 미국 국가표준 소방호스 나사를 갖고 있는 소방호스 커플링.

미국표준협회 美國標準協會 American National Standards Institute : ANSI 무역 및 기술 관련 단체들, 전문가, 소비자 단체 등이 연합한 국가적 차원의 기준 제정 기구. 기준 제정 작업의 중복성을 피하고 상충되는 기준들을 조정하여 통일된 단일 기준을 제정한다.

미국화재안전기준 美國火災安全基準 National Fire Codes : NFC NFPA에서 제정한 방화 관련 코드, 기준, 권장사항.

미국SEAL 美國~ SEa Air Land (테러) 미국의 테러진압 해군 특공대. 1962년 1월 1일 미국 케네디 대통령의 명령으로 창설된 해군 특수부대이다. 주요임무는 해상, 육상, 항공의 적 정보 분석과 상황 판단으로 효율적인 작전 수행을 위한 지원이다. 베트남전쟁에서 정보 수집, 군사 시설 폭파 등 주요활동을 하였고,

적 후방에 침투하여 아군 작전에 도움을 주었다. 1979년 11월 4일 이란 주재 미국 대사관 점거 사건으로 억류된 인질 100여 명을 구출하기 위해 투입되었으나 작전 중 헬리콥터가 추락하여 대원 8명이 사망하면서 구출에 실패하자 미국은 대사관 점거 444일 만에 이란 인질범들의 요구를 전격적으로 수용하였다. 사건 직후 미국은 100명 규모로 군사 지원을 배제한 테러 진압 특공대 SEAL-6팀을 창설하였다. 대원은 SEAL 특수 부대에서 선발하여 약 20일간 신체검사와 체력단련 훈련을 이수한 자 중에서 합격자를 엄선한다. 합격한 대원은 공수 훈련 해안 상륙 및 파괴 훈련, 잠수정 훈련 등을 약 8개월 간 받으며, 모형 항공기와 건물 등에서 다양한 테러 상황에 대비한 반복 훈련을 실시한다. 이들은 한국 등 우방국 간 해상 테러 예방에 긴밀히 협조하고 있다.

미끄럼마찰 ~摩擦 sliding friction 어떤 물체의 표면 위를 다른 물체가 구르지 않고 미끄러지는 경우 후자에 가해진 외력과 반대 방향으로 작용하는 저항력. 동마찰의 일종이다.

미끄럼봉 ~棒 slide pole 출동대기 장소인 위층에서 소방차량이 있는 아래층으로 신속하게 내려올 때 이용하는 금속 봉. 층간 바닥의 구멍에 수직으로 설치된다.

미나마타병 ~病 minamata disease 1953년부터 1960년에 걸쳐 일본의 쿠마코토현 미나마타 지방에 발생한 유기 수은 중독증. 많은 사람이 발병하여 지각과 언어, 보행, 시력, 정신 등의 장애 증상을 일으켰다. 1956년에 쿠마모토대학 의학부의 연구반은 미나마타만의 어패류 섭취로 인한 중독증임을 밝히고, 1968년에 이르러 어패 오염의 원인이 공장 폐액 중의 메틸수은이라고 하는 정부의 견해가 발표되었다. 또 1964년에는 니이가타현의 아가노강 하류에서 동일한 증상이 발생했지만, 발병기구가 미나마타병과 같아서 제2 미나마타병 이라고도 불리고 있다. → 수은중독. = 수후병(水俣病).

미녹시딜 minoxidil 혈관 평활근을 직접적으로 이완시킴으로써 혈관을 확장시키는 약물. 이뇨제와 다른 고혈압 치료제를 병용해도 무반응성인 고혈압과 이뇨제와 기타 교감신경 억제제를 병용 치료해도 조절이 안 되는 고혈압에 사용한다. 발모촉진, 남성형 탈모방지에도 이용된다. 12세 이상 및 성인은 최초용량 1일 5mg을 1회 투여하고 유효용량은 1일 10~40mg이다. 1일 최대 권장용량은 100mg이고 12세 이하의 소아는 최초용량 1일 0.2mg/kg을 1회 투여한다. 탈모증 치료에는 1일 0.5~1㎖씩 2회 도포한다. 빈맥, 고혈압, 현기증, 구토, 소양증 등의 부작용이 우려되므로 임부, 소아, 수유부, 신질환, 울혈성 심부전환자는 주의해야 하고 갈색 세포증환자는 금기이다. 다모증이 안면, 팔 등에 나타나기도 한다.

미늘살창 ~窓 jalousie window 너비 약 10㎝ (4in.), 길이는 창문 너비인 작은 미늘살로 이루어진 창문. 크랭크를 사용하여 개폐한다.

미니소방펌프자동차 ~消防~自動車 compact fire pumper 소방펌프가 차대에 고정되어 고지대 및 좁은 길 화재진압을 주용도로 사용되는 차량. 도로의 운행에 적법한 절차를 거친 자동차에 수요자의 요구에 의해 20ℓ 이상의 포소화약제 탱크 및 부수장치를 겸비한 물이나 포소화약제를 분사할 수 있는 부수품과 장치를 구비하고 있는 자동차.

미니점적주입세트 ~點滴注入~ mini-drip sets 수액요법을 위한 투약기구의 한 가지로 정맥선이 일정하게 유지되도록 고안되어 최소량이 흘러 들어가도록 하는 것. = 미니방울주입세트.

미니트렉션 mini traxion 무거운 물건이나 들것 등을 들어올리고 당길 때 로프에 간단히 설치하여 실수로 로프를 놓쳐도 2차 사고를 예방할 수 있는 장비.

미다졸람 midazolam 기억상실이나 진정작용을 일으키는 약물로 과량을 투여하면 뇌혈류와 산소동화를 현저히 감소시킨다.

미다졸람하이드로클로라이드 midazolam hydrochloride 비경구적중추신경억제제로, 대발작시 사용되고 기관내 삽관 전에 의식이 있고 거친 환자를 진정시키기 위해 사용하는 벤조타이아제핀계 중추신경억제제. 오심, 구토, 저혈압과 호흡억제 등의 부작용이 나타나고 쇼크의 징후가 나타나거나 독성약물을 섭취한 경우에는 사용하지 않는다. = versed.

미드쉽펌프 midship pump 소방차의 앞바퀴와 뒷바퀴 사이 프레임에 의해 지지되는 소방펌프. 운전석 뒤에 위치한다.

미란 糜爛 erosion 조직의 점진적인 파괴. 감염, 손상, 다른 질병과 같은 원인에 의해 형성된다. → necrosis. = sloughing.

미래공중육상이동통신시스템 未來空中陸上移動通信 ~ future public land mobile telecommunication system : FPLMTS 하나의 단말기로 초고속정보통신망 및 위성통신과 연계하여 음성 및 데이터, 영상 등 각종 통신서비스를 제공함은 물론 국가 간에도 이동통신서비스를 제공할 수 있는 차세대 이동전화 시스템.

미량양분 微量養分 micronutrient 비타민같은 유기적 혼합물이나, 아연이나 요오드같은 화학원소. 신체의 정상적 생리과정을 위해 소량만이 필요하여 극미량 요소로 알려져 있다.

미로염 迷路炎 labyrinthitis 내이에 액체가 찬 관내의 염증. 어지러움증을 유발할 수 있다.

미뢰 味蕾 taste bud 맛을 수용하는 미세포(味細胞)가 있는 50~70㎛ 정도의 타원형 돌기. 후두개, 구개, 인두와 혀의 용상유두(fungiform)와 배상유두(vallate papillae)의 벽에 위치하여 있으며 미각수용기 세포인 미세포, 지지세포, 기저세포로 구성되며 미세포는 섬모를 가지고 있는데 이것이 미뢰 상피표면 개구부인 미공에 노출되어 있다. 세포 밑에서는 미뢰로 침입하는 많은 미신경과 시냅스를 이룬다. = 맛봉오리.

미립자 微粒子 particle 육안으로는 보이지 않을 정도로 작은 액체나 고체의 입자.

미립자여과식호흡기 微粒子濾過式呼吸器 particulate filter respirators 미세한 먼지나 연기입자 등을 제거해 주는 호흡기.

미분무수 微噴霧水 water mist 최저작동압력에서 노즐로부터 1m(3.3ft) 거리에서 물방울의 DV0.99 측정값이 1,000미크론 이하인 미분무수.

미분무수설비 微噴霧水設備 water mist system 급수장치 또는 물과 미분화 매체 공급장치에 연결된 분배설비. 화재의 제어, 진압 또는 소화를 목적으로 미분무수를 공급할 수 있는 한 개 이상의 노즐이 부착되어 있는 설비.

미분부관창 微噴霧管槍 water mist nozzle 물안개 형태의 고압 미분무 방사를 할 수 있으며 ABC급 화재에 적용 가능한 관창.

미분탄 微粉炭 pulverized coal 석탄을 분쇄기에 넣어서 가루가 되게 분쇄한 것. 미분탄의 크기는 명확하지 않으나, 유럽에서는 탈진(脫塵)의 한계가 0.5 mm이고, 지그(jig : 선광기)로 회수할 수 있는 최저크기 및 부선(浮選)의 최적크기 상한이 이 정도이므로, 0.5mm 이하를 미분탄이라고 생각해도 무방하다. 독일의 규격에는 0.5mm 이하로 정해져 있다. 옛날에 미분탄은 선탄처리를 하지 않고 침전지에서 회수하여 그대로 상품으로서 공급되었기 때문에, 용도도 한정되어 있었다. 그 후 부선기, 탈수기, 건조기 등에 의한 처리기술이 발달됨에 따라 양과 질이 향상되고 이용범위도 넓어졌다. 채탄 중에 탄진으로 날아다니는 미분탄은 갱내 폭발의 원인이 되는 경우가 많으므로, 취급에 주의하여야 한다. 용도는 코크스 제조용, 점결제(粘結劑)를 넣은 연탄 제조용으로 쓰이고, 원료탄 관계에서 분탄과 혼합해서 사용된다.

미분탄연소장치 微粉炭燃燒裝置 pulverized coal system 연소효율을 높이기 위해서 석탄을 분쇄하여 연소시키는 장치.

미분화매체 微噴化媒體 atomizing media 물을 기계적으로 혼합시켜 미분무수를 발생시키는 압축공기나 기타 기체.

미분화암종 未分化癌腫 undifferentiated carcinoma 편평상피 세포암종에서 나타나는 세포간교와 선암종에서 나타나는 선관구조 등이 분명하지 않은 암종. 소세포 암종, 대세포 암종, 거대세포 암종 등이 있다.

미사일골절 ~骨折 missile fracture 총알 또는 포탄의 파편과 같은 발사체에 의해 발생되는 골절.

미상핵 尾狀核 caudate nucleus 선조체의 표층을 이루는 긴 꼬리 모양의 뇌세포군. 내낭(internal capsule)에 의해서 렌즈핵과 구분되며 측 뇌실에 팽대 되어 있다. = 꼬리핵.

미생물 微生物 microorganism 육안으로 볼 수 없는 아주 작은 현미경적인 미소생물에 대한 총칭. 생체과정에서 운반 가능한 현미경적 동물이나 식물로, 질병을 일으키거나 일으키지 않을 수도 있다. 종류에는 세균(bacteria), 진균(fungi)이 있고 더 작은 리케치아(rickettsia) 및 바이러스(virus)가 있다. 또 동물에 속하는 것에 원충이 있고 동물과 식물과의 중간에 스피로헤타가 있다. 병원미생물이 중요하며 페니실린을 생산하는 곰팡이, 혹은 발효식품에 도움을 주는 미생물 등 생활에 유익한 미생물도 있다. = microbe.

미성년자동의 未成年者同意 minor's consent 법적 연령 이하의 사람에게서 받은 동의.

미세관 微細管 microtubule 거의 모든 세포의 세포질 내에서 볼 수 있는 가느다란 관상구조.

미세먼지 微細~ particulate matters 우리 눈에 보이지 않을 정도로 입자크기가 $10\,\mu m$ 이하의 아주 가늘고 작은 먼지 입자. 이런 미세먼지는 숨을 쉴 때 호흡 기관을 통해 들어가 폐 속으로 침투해서 폐의 기능을 떨어뜨리고, 여러 가지 병을 막아내는 힘인 면역 기능을 떨어뜨리고, 약하게 만든다.

미세융모 微細絨毛 microvilli 세포막의 손가락 모양의 돌기. 소장세포의 선단 표면 및 신세뇨관에 있다.

미세한재 微細~ fly ash 연소에 의해 생성된 미세한 입자의 부유분진.

미세혈관병증 微細血管病症 microangiopathy 작은 혈관의 질환. 당뇨성 미세혈관증과 혈전성 미세혈관증이 있다.

미셀 micelle 수많은 분자의 집합에 의해 형성된 콜로이드 입자.

미소프로스톨 misoprostol 점액과 HCO_3^- 분비를 증가시켜 위점막 보호작용 및 위산분비 억제 작용을 하는 약물. aspirin과 같은 약을 장기 복용하는 경우 궤양방지를 위해 사용한다. 소화성 궤양에 1회 200 μg(1정)씩 1일 4회, 4~8주간 식사 및 취침시 복용한다. 자궁 수축작용이 있으므로 prostaglandin 과민증환자, 임산부는 금기이며 설사, 복통, 두통, 현기증 등의 부작용이 일어날 수 있으므로 주의한다.

미수손상 未遂損傷 hesitation wound 자살에서 보는 특징적인 소견으로 치명상 이외에 죽음에 이르지 못한 다양한 형태의 손상. 대개 날카로운 물체(刃器 sharp-edged object)에 의하며 한 부위에 여러 개의 절창이 집중적으로 형성된다. = 주저흔, 주저손상(躊躇損傷).

미숙분만 未熟分娩 premature delivery 미숙한 태아의 출산.

미숙아 未熟兒 immature baby 모자보건법에 의하면 신체의 발육이 미숙아인 채로 출생한 유아. 정상아기 출생시에 가진 제 기능을 얻기까지의 자로 보고 있다. 1948년 세계보건기구에서는 출생 시 체중 2,500g 미만, 또는 미숙 징후가 인정되는 태아를 미숙아로 정의했다. 원인으로 임신 중독증, 매독, 빈혈, 결핵, 심질환 등 임신중의 모체 질환, 다태 임신, 전치태반 등 임신이상, 임신중의 영양결핍, 과로, 흡연 등을 들 수 있다.

미숙의 未熟~ premature ① 완전히 자라거나 성숙되지 않은. ② 일반적인 시간 전에 발생.

미스트 mist 원래는 아지랑이 연무이지만 공해용어에서는 기체 중에 포함되어 있는 액체입자. 통상 10 μm 이하의 크기를 가지는 입자라 되어 있다. 증기의 응축 혹은 화학 반응으로 생긴다. 예를 들면, 삼산화황을 흡착하여 황산이 되어 대기 속에 부유하는 것을 황산미스트라고 한다. 이밖에 질소화합물, 산소화합물, 유기화합물을 포함한 미스트는 스모그의 주요 원인이 된다.

미시감 未視感 jamais vu 지인과 함께 있거나 익숙한 장소에 있으나 낯선 느낌이 드는 현상. 정상인에서도 발생할 수 있으나 측두엽 간질 환자에서 더 자주 발생한다. 이 문구는 '결코 본 적이 없는'이란 뜻. ↔ deja vu.

미엘린 myelin 수초를 형성하기 위해 둘러싸인 쉬반세포의 세포막물질. 여러 신경섬유를 덮은 곳에서 발견되는 지질물질로 이 지방은 회색의 신경섬유를 흰색으로 만든다. = 수삭.

미오글로빈 myoglobin 글로빈 단백질과 헴 색소로 구성된 분자. 헤모글로빈이 네 개의 소단위로 구성된 사량체인 반면 미오글로빈은 한 개의 소단위로 구성된 단량체이다.

미오신 myosin 근육 조직 중에서 가장 많은 단백질 (68%)을 차지하는 글로빈의 하나. 근원섬유 속에 광학현미경을 통해 관찰하면 보이는 근 필라멘트 중 100~110Å의 굵은 선이 미오신 필라멘트이고 50~70Å의 가는 선이 액틴필라멘트이다. 이 두 필라멘트가 겹쳐져서 A띠가 되고 액틴필라멘트만 있는 곳은 I띠이고 미오신 필라멘트만이 있는 곳이 H띠가 된다.

미이라 mummy 수분이 급속히 소실되어 부패가 정지되고 건조된 시체. 기온이 높고 건조하며 통풍이 좋을수록 잘 형성된다.

미이용에너지 未利用~ unused energy 도시내부, 공장 등에서 생활, 업무, 생산, 활동의 결과로서 생겨나 그대로 혹은 유효하게 회수되지 않고 환경에 방출되는 다양한 온도의 열에너지. 자연에 풍부히 존재하며 그 활용이 도시환경에 생태학적으로 영향을 주지 않는다고 생각되는 자연에너지를 말한다.

미익 尾翼 empennage 승강기, 방향타, 안정제를 포함하는 항공기의 꼬리 부분.

미임부 未姙婦 nulligravida 임신한 경험이 전혀 없는 여성.

미입 迷入 aberration 발육, 정신, 위치 등이 일반적인 과정 또는 정상적인 상태로부터 이탈된 상태. = 미주.

미주신경 迷走神經 vagus nerve 경부, 흉부 및 복부의 내장에 분포하여 그들의 감각과 운동 및 분비를 조절하는 혼합신경. 연수의 외측에서 일어나기 시작하여 경정맥공을 통해 두개저로 나오는데, 그 입구에서 상·하신경절을 만들도록 되어있다. 여기서 분지된 신경간은 길고 복잡하여 좌·우가 비대칭이어서 애매하고 혼미하다는 의미로 '미주(wandering)'이라는 이름이 붙게 되었다.

미주신경긴장 迷走神經緊張 vagotonus 미주 신경의 자극으로 부교감신경의 활동이 비정상적으로 증가하는 것. 서맥, 실신, 졸도가 나타난다.

미주신경박리 迷走神經剝離 vagolysis 위 분문의 경련을 막기 위한 미주 신경의 식도가지에 대한 외과적인 제거술.

미주신경절단술 迷走神經切斷術 vagotomy 미주신경의 어떤 가지에 대한 외과적인 중단 술(術).

미즙 米汁 chyme 위의 유문으로부터 십이지장으로 통과하는 부분적으로 소화된 음식과 소화액의 혼합물.

미추 尾椎 coccygeal vertebra 척추의 최 하단부인 꼬리뼈인 미골을 형성하는 것으로 발육이 불완전한 3~5개의 미추.

미치광이풀 Scopolia parviflora 가지과의 여러해살이 풀로 지하경을 마로 잘못 알거나 싹을 산나물로 오인하여 식용했을 때 중독을 일으킨다. 중독 원인 물질은 알칼로이드인 hyoscyamine과 atropine이다. 중독증상은 뇌흥분, 심계항진 등이 나타난다.

미크론 micron 국제단위계에 의한 길이의 보조 계량 단위. 기호는 μ. 1 미크론은 1mm의 1/1,000을 나타내며, 1982년 4월부터 계량법 시행령이 개정됨에 따라 법정계량 단위에서 삭제되어 점차적으로 사용을 금하고 있다. 따라서 미크론 대신 마이크로미터를 사용하게 되었다. 이 밖에 육안으로는 볼 수 없으나 현미경으로 볼 수 있을 정도의 미립자(微粒子)를 미크론이라 할 때도 있다. 즉, 지름 0.1mm~0.5μ의 크기인 것을 말한다. 또 이 미크론을 포함하여 이보다 큰 것을 조대립자(粗大粒子), 작은 입자를 서브미크론(지름 0.2~0.1mμ), 아미크론(지름 0.005mμ 이하)이라 하는 경우도 있으며, 이들의 경계는 명확히 구별되어 있지는 않다. 관용되고 있는 mμ(10^{-9})은 nm로 함이 바람직하다.

미터 meter : m 39.37인치와 동일한 길이의 측정 단위.

미터계 ~系 metric system 미터(39.37인치)를 길이의 단위로, 그램(15.432 grain)은 질량과 무게의 측정단위이고, 부피의 단위로는 리터(0.908 U.S.건조 쿼터 또는 1.0567 U.S. 액체쿼터)를 기본으로 한 측정의 십진법 체계.

미터당량 ~當量 metric equivalent 영어 단위에서 같은 가치인 측정의 미터 단위. 즉 2.54cm는 1인치와 같고, 1ℓ는 1.0567 쿼트와 같다.

미토콘드리아 mitochondria 2중의 단위막으로 싸여 있으며 3~4μ 정도의 짧은 막대모양으로, 간세포에 많이 존재하고 약물의 작용을 받기 쉬운 세포내 소기관. 산소호흡(TCA회로), ATP의 생산에 관여하므로 ATP 생산공장(에너지의 용광로)이라 할 수 있다. 야누스그린 B의 생체 염색이 가능하다.

미풍 微風 cat's-paw ① 가벼운 바람에 의한 수면 위의 약한 움직임. ② 연장을 연결할 수 있는 로프의 고리나 연결부.

미필적고의 未必的故意 willful negligence 범죄사실이 발생할 가능성을 인식하고 또 이를 인용하는 것. 이를 조건부 고의라고도 한다. 예를 들면 엽총으로 새를 잡는 경우에 주위에 있는 사람에게 명중할지도 모른다고 생각하면서 발포하였던 바, 결국 사람에 명중하여 사망시킨 경우는 미필적 고의에 의한 살인죄가 성립한다.

미헤이든유 ~油 mehaden oil 자연발열성이 있는 황갈색 건성유.

미확대사건 未擴大事件 undeveloped event 자료를 이용할 수 없거나 불충분한 결과 때문에 확대되지 않는 기본 사건.

믹소바이러스 myxovirus 점액에 의해 전해지는 인플루엔자, 파라인플루엔자, 유행성이하선염의 바이러스의 큰 군. 느슨한 막 내의 RNA nucleocapsid를 특징으로 하고 적혈구를 전형적으로 응집하며 인플루엔자, 유행성 이하선염과 크룹을 일으킨다.

믹스마스터 mixmaster → 약제혼합원.

민간소방감독관 民間消防監督官 fire ward 버킷 소방대가 다른 지역의 진화작업을 지원하기 위해 출동한 곳에서 화재가 발생했을 때, 그 지역의 민간인들을 조직하여 진화작업을 수행하도록 임명된 자.

민간인소방서장 民間人消防署長 fire commissioner 민간인 출신의 소방서장.

민무늬근 = 평활근.

민터매듭 카라비너에서 로프가 쉽게 미끄러지지 않게 하는 매듭으로 확보장비가 없을 때 주로 이용한다. = 반까베스땅 매듭.

밀 mill 미분쇄장치 및 초미분쇄기의 총칭. 분쇄기라고도 한다.

밀도 密度 density 주어진 압력과 기온에서 기체 1

ℓ가 차지하는 무게.

밀리그램등량 ~等量 milliequivalent : mEq 원자가로 나눈 이온의 밀리몰농도로 밀리당량이라고도 한다.

밀리뢴트겐 milliroentgen : mR X-선 및 γ-선의 조사선량(照射線量)의 단위로 쓰이는 뢴트겐의 1/1,000을 말한다. 기호는 mR. 인체는 1주일 동안에 300~600mR을 넘는 조사선을 받으면 안 된다. → 뢴트겐.

밀림통찰장비 密林洞察裝備 jungle penetrator 헬기에 부착되어 수풀속의 구조자를 끌어올려 구출하는 장비. 대략 1m 길이이며 지면으로 내려지면 각각의 구조자에게 안전벨트가 지급된다. 원래 전쟁시 구조와 수색 임무를 위한 용도로 개발되었으며 수풀이 덜 밀집된 지역에서도 효과적으로 사용된다. 최대 3명까지 구조작업이 가능하지만 부상자를 끌어올리기는 힘들다. forest penetrator라고도 한다.

밀물 flood tide 달과 태양의 인력(引力)에 의해서 바닷물이 최저수위(간조)에서 최고수위(만조)로 높아지는 상태. 밀물의 시간과 높이는 지역·지형마다 다르며 바닷가에서는 밀물에 의해 고립되거나 익수하는 사고가 일어나기도 한다.

밀봉 密封 seal 액체나 기체가 용기(기기)에서 새어나오거나 외부에서 용기 안으로 들어가지 못하도록 하는 일. 예를 들면 패킹삽입, 테이프 감기, 쐐기 박기 등이 있다.

밀봉재료 密封材料 sealed source 방사능 물질의 누출을 기계적으로 충분히 방지할 수 있는 컨테이너에 밀봉하는 재료. 방사능 물질의 접촉과 분산을 예방할 수 있는 용기.

밀집반 蜜集斑 macula densa 수입세동맥과 접촉하고 있는 신네프론의 원위세뇨관 부위. 소변으로 분비된 일정량의 나트륨에 대한 감각수용기로 작용하고 사구체인접장치로부터 레닌의 분비를 억제한다.

밀집적재저장 密集積載貯藏 solid piled storage 수직방향으로 틈이 생기지 않도록 적재하는 방법. 상부의 스프링클러헤드에서 쏟아지는 물이 침투하기 어려우므로 스프링클러설비를 설계할 때 신중을 기하여야 한다.

밀폐구조 密閉構造 closed construction 은폐된 부분이나 은폐된 제조공정 등이 해체, 손상, 파괴의 과정을 거치지 않고서는 점검할 수 없도록 만들어진 건물, 건물의 구성요소, 조립품, 또는 시스템.

밀폐된 密閉~ enclosed 작업자를 접촉사고가 일어날 수 있는 충전물로부터 보호할 수 있는 케이스, 함, 울타리나 벽으로 둘러 쌓인 것.

밀폐식분말소화약제회수설비 密閉式粉末消火藥劑回收設備 dry chemical closed recovery system 약제가 대기로 방출되는 것을 방지하기 위해 밀폐된 회수용 컨테이너와 소화설비 사이에 위치하여 분말약제를 이송하는 설비.

밀폐형기기 密閉形器機 sealable equipment 외함을 개방하지 않고 충전부에 접근할 수 없도록 밀폐 또는 잠금장치가 있는 케이스나 캐비닛에 수납된 기기. 밀폐형 기기는 외함을 개방하지 않고 작동시키거나 작동시키지 않을 수 있다.

밀폐형컨테이너 密閉形~ closed container 액체 또는 증기가 상온에서 빠져나가지 못하도록 뚜껑 또는 기타 장치로 밀봉된 컨테이너.

바구니형들것 ~形~ basket stretcher 환자를 한 단계에서 다른 단계로 옮기거나 거친 표면에서 이동하게 하려 할 때 사용하는 들것의 일종. 바구니에 환자를 놓기 전에 안에 담요를 덮어야 한다.

바깥파열골절 ~破裂骨折 blow-out fracture 안검부에 생긴 골절.

바꽃 Aconitum chinense 미나리아재비과의 여러해살이 풀로 수인삼(蒐人蔘), 이류초 등으로 잘못 알고 식용했을 때 급성중독을 일으킨다. alkaloid인 aconitine, mesaconitine 등 맹독성분을 함유하고 있어 마비성 중독을 일으킨다. 입술과 혀가 아프고 입과 얼굴이 저리며 위통, 구토, 사지마비, 언어장해 등을 일으킨다. 중증일 때는 3~4시간 후에 호흡이 마비되어 사망할 수 있다. = 부자.

바나나오일 banana oil [$CH_3COOC_5H_{11}$] 증기밀도 4.49, 연소범위 1.0~7.45%, 인화점 24.5~27℃, 발화점 379~399℃인 바나나 향기를 내는 무색 유동성의 액체. 용도는 니트로셀룰로오스 수지, 셀룰로오스, 에틸셀룰로오스의 용제로 쓰이며 래커, 필름 조제, 염료, 향료, 방수용 레저 등에 사용된다. = 초산(醋酸)아밀.

바나듐 vanadium [V] 원자번호 23. 원자량 50.95, 비중 6.0, 융점 1,717℃인 강회색(鋼灰色)의 금속. 공기 속에서는 안정하지만, 분말은 산소 속에서 가열하면 연소한다. 산에는 잘 침식되지 않으나, 플루오르화수소산, 질산, 과염소산 등 산화력이 있는 산에는 녹는다. 또 알칼리 수용액에는 녹지 않으나, 용해(融解)알칼리에는 녹는다. 산화수 2, 3, 4, 5의 화합물이 있는데, 4, 5가(價)가 안정하다. 제법은 광석으로부터는 산성에서 바나딜이온으로 만들거나, 염기성에서 바나듐산염으로서 추출한다. 이것을 산화물로 하고, 칼슘으로 환원시켜 가루 모양 또는 알갱이 모양의 금속을 얻는다. 공업상 중요한 것은 순금속보다도 페로바나듐(철과 바나듐의 합금)인데, 이

것은 바나듐산철(FeVO₄)을 원료로 하고 알루미늄 또는 규소를 환원제로 하여 테르밋법에 의해 만들거나, 전기로 속에서 페로실리콘을 써서 환원시켜 만든다. 용도는 합금으로서, 특히 철강재료에 첨가하여 사용한다. 또한, 페로바나듐은 바나듐의 함유량이 45.0~55.0%로, 고속도강 기타 특수강에 바나듐 첨가제로서 사용한다. 순수한 금속은 X-선관의 타게트로 사용되고, 산화물 V₂O₅은 황산제조 촉매로도 사용된다.

바늘감압법 ~減壓法 needle decompression 늑막강 내의 공기를 제거하기 위하여 사용되는 바늘 천자로 굵은 바늘 카테터 14~18게이지가 사용된다. 중앙쇄골선상에 2~3번 늑간에 늑골위쪽으로 천자하며 중앙액와선상에는 5~6번 늑간을 천자한다. 늑막강내를 정확히 천자하면 공기가 새어나오는 소리가 난다.

바늘윤상갑상절개술 ~輪狀甲狀切開術 needle cricothyrotomy 이물질이나 외상의 경우에 일시적인 기도유지로 카테타로 덮힌 바늘을 이용하는 것으로, 윤상 갑상막을 통해 기관 내로 카테타를 삽입하는 술기. = needle cric.

바늘흉강개구술 ~胸腔開口術 needle thoracostomy 긴장성 기흉 시 압력을 감소시키기 위해 손상된 측면(4, 5번 늑간)이나 전면(2, 3번 늑간)흉벽으로 큰 구멍의 바늘을 삽입하는 술기로, 환자의 활력징후를 개선하고 흉관 삽입을 준비할 더 많은 시간을 얻기 위해 시행한다. → 흉강삽관술(tube thoracostomy). = 바늘가슴창냄술, 바늘흉부감압술(needle chest decompression, needle decompression).

바니시 vanish 천연 및 합성수지류를 도막형성(塗膜形成)의 주제로 한 도료. 수지를 알코올 등의 휘발성 용제에 녹인 휘발성 바니시와 보일유나 중합유(重合油)와 같은 건성유를 첨가한 유성(油性) 바니시로 대별된다. 유성 바니시에는 수지의 종류, 기름

과 수지의 혼합비율 등으로 성능, 용도가 달라지는 많은 종류가 있다. 즉, 기름과 수지가 거의 같은 양으로 들어 있는 중유(中油) 바니시, 기름을 많게 한 장유(長油) 바니시, 기름을 적게 한 단유(短油) 바니시 등이다. 한편 천연수지를 사용한 대표적인 바니시는 코펄 바니시인데, 장유성인 것을 보디 바니시, 중유성인 것을 코펄 바니시, 단유성인 것을 골드 바니시라고 한다. 또, 천연수지를 사용한 것에 세라믹을 기름에 녹인 셀락 바니시(줄여서 락니스)라는 것도 있다. = 니스.

바닥면적 ~面積 floor area 건축물 각 층의 외측 구획물(벽, 기둥 등)의 중심선으로 둘러싸인 부분에 대한 수평 투영면적.

바닥붕괴 ~崩壞 floor collapse 건물의 바닥 또는 바닥의 지지력이 화재로 인해 취약해져 붕괴되는 것.

바닥절단용톱 ~切斷用~ floor saw 절단되는 표면과 평행을 이루도록 톱질함으로써 표면을 절단할 수 있는 톱. 손잡이가 휘어져 있다.

바닥하중 ~荷重 floor load 하나의 바닥이 지지할 수 있는 최대하중을 나타내는 것으로 단위면적당 중량으로 표시한다(단위 : kg/m^2).

바디슈트 body suits 다이빙을 할 때 몸을 보호하기 위해 입는 기본적인 잠수복. 찰과상으로부터 보호해주지만 보온 효과는 아주 미약하므로 열대 바다에서 사용된다.

바디포지션 body position 수영시 몸의 수면에 유선형으로 떠 있는 상태인 모든 영법에서 요구되는 기본자세.

바렛증후군 ~症候群 Barrett's syndrome 원주상피의 양성괴양성 병소를 가진 하부식도장애. 산성위액의 역류로 인해 식도가 만성적으로 자극을 받아 발생한다.

바륨 barium [Ba] 원자량 137.33, 비중 3.5, 융점 725℃, 비점 1,640℃인 부드러운 은백색 금속. 알칼리토금속 중에서는 끓는점이 가장 높다. 화학적 성질은 칼슘, 스트론튬 등과 비슷하지만, 그보다도 반응성이 두드러진다. 공기 중에서 가열하면 연소하여 산화바륨과 소량의 과산화바륨을 생성한다. 산화

바륨을 공기 중에서 500℃로 가열하면 과산화바륨이 되고, 과산화바륨을 800℃로 가열하면 산화바륨으로 돌아온다. 물과 반응하여 수소를 발생하고 수산화바륨이 된다. 매우 산화하기 쉬우므로, 석유 속에 보존해야 한다. 취급시 바륨이온은 생체 내에 들어가면 유독(有毒)하므로 주의해야 한다. 제법은 먼저 중정석을 탄소와 함께 600~800℃로 가열하여 황화바륨(BaS)을 만든다. 이 황화바륨에 염산을 작용시켜, 염화바륨($BaCl_2$)으로 바꾼다. 염화바륨의 수용액을 수은을 음극(陰極)으로 하여 전기분해하면 바륨아말감을 얻는다. 이것을 수소기류 중에서 증류하면 수소화바륨(BaH_2)이 된다. 이것을 다시 진공에서 약 900℃로 가열하면 금속바륨을 얻는다. 용도는 홑원소물질로서 그대로 사용하는 일은 드물고, 알루미늄 또는 마그네슘합금으로서 진공관의 게터, 니켈과 합금으로서 자동차의 플러그, 구리의 탈산제 등으로 사용된다. 또 황산바륨은 X-선 진단시의 조영제(造影劑)로 알려져 있다. → 조영제.

바륨관장 ~灌腸 barium enema 방사선 비투과성 조영제인 황산바륨을 직장에 주입하는 것. 하부 소화관의 폐쇄, 종양 또는 궤양성 대장염등을 진단하기 위해 사용하며 저농도의 바륨을 800~1,000㎖ 주입하여 충만상을 촬영한다.

바르드징후 ~徵候 Bard's sign 좌우로 움직이는 표적을 보려고 하는 안구진탕증. 기질적인 안구진탕증 환자는 시야밖에서 좌우로 움직이는 표적을 보려고 할 때 안구 진동이 증가하는 현상이 보임. 안구진탕증이 선천성인 경우, 동일검사를 하는 도중 보통 안구 진탕이 멈춘다.

바르드-픽증후군 ~症候群 Bard-Pic syndrome 담낭비대, 진행성 황달, 악액질 등이 특징인 진행된 췌장암과 관련된 상태.

바르비투르염 ~塩 barbiturates 모든 뇌 세포의 활성을 억제하여 수면, 마취, 항경련, 진통작용을 하는 약물. 중추신경계에 대해 가벼운 진정에서 혼수까지 광범위한 억제 작용을 나타낸다. 흡입마취제와는 달리 의식소실이 없는 상태에서는 진통작용은 거의 없는데 다른 진통제의 작용을 증강하는 성질이 있다.

바비튜레이트(barbiturate)수면제는 그 임상적 응용에 따라 잠드는 것을 좋게 하는 최면제, 밤에 깨지 않게 하는 숙면제, 정신과 영역에서 지속수면요법으로 사용하는 지속수면제로 분류할 수 있다. 바르비투릭산(barbituric acid)유도체로 펜토바비탈(pentobarbital)과 세코바비탈(secobarbital) 등이 있는데 pentobarbital은 장시간형 barbiturate로 뇌간망상체에 작용하여 진정, 최면을 나타내는 중추신경계 억제약이며 경련역치를 증가시키므로 전간, 파상풍약물에 의한 경련억제로 사용된다. 복용 1시간 후에 작용이 발현되며 10시간 이상 작용이 지속된다. secobarbital은 단시간형 barbiturate로 경구투여 30분 후에 작용이 나타나며 3~6시간 지속되는 탐닉성이 강한 수면제이다. pentobarbital은 진정제로 쓸 경우 30~120mg을 1일 2~3회, 수면제로 쓸 경우 100~320mg, 항경련제로 쓸 경우 1일 2~3회 50~100mg를 경구투여 한다. secobarbital은 수면제로 100mg, 수술 전 200~300mg을 경구투여 한다. 의존성, 금단현상이 심하므로 장기간 복용하면 숙취현상이 있을 수 있고 pentobarbital은 다른 약물과 병용시 약물작용의 변화를 초래할 수 있으며 secobarbital은 강한 탐닉성이 있으므로 장기투여는 주의한다.

바르비투르중독 ~中毒 barbiturism 바르비투르산 유도체에 의한 급성 또는 만성 중독. 치료에 필요한 양 이상의 과다 복용시 치명적이며 신체적, 병리적, 정신적 변화로 호흡저하, 저산소증, 지남력상실, 혼수가 일어날 수 있다.

바르체 ~體 Barr body 여성의 불활성 X염색체로부터 형성되는 핵 속의 미세구조.

바르톨린선 ~腺 Bartholin's gland 질 전정의 후외측면에 있는 점액을 분비하는 두 개의 작은 분비선. = 큰질어귀샘.

바르톨린선염 ~腺炎 Bartholinitis 한 개 혹은 양 쪽 바르톨린선의 박테리아 감염에 의한 염증.

바른매듭 straight knot 묶고 풀기가 쉬우며 같은 굵기의 로프를 연결하기에 적합한 매듭. 반면 또는 재질이 다른 것을 연결할 때에는 미끌어져 빠질 염려

가 있다. 로프 연결의 기본이 되는 매듭이며 힘을 많이 받지 않는 곳에 사용한다. = 맞매듭.

바를로증후군 ~症候群 Barlow's syndrome 심첨 수축기 잡음과 수축기성 흡기음이 들리는 비정상적인 심장 상태. 이러한 증상들은 좌심방과 좌심실 사이에 위치한 승모판 탈출로 발생한 역류와 관련이 있다.

바리케이드 barricade 방책(防柵). 사람이나 차량 등의 통행을 막기 위하여 임시로 설치해 놓은 노상의 장애물. 범인체포 등을 위한 임시 검문·검색소를 설치하게 될 경우에 대비하여 경찰에서 평소에 도로 차단을 위한 공작물인 바리케이드를 준비할 경우도 있다.

바베시아증 ~症 babesiosis Babesia속의 원생동물에 의한 감염. 이 기생충은 진드기에 물림으로써 인체에 침입하여 적혈구를 감염시킨다. 증상으로는 두통, 발열, 오심과 구토, 근육통, 용혈 등이 있다.

바빈스키반사 ~反射 Babinski's reflex 발바닥 바깥쪽 가장자리를 강하게 긁음으로써 유발되는 엄지 발가락의 신전배굴과 나머지 발가락들의 펼침 현상. 이 바빈스키양성(positive Babinski)은 근위축성 측삭경화증(Lou Gehrig's disease)과 같은 상위운동신경 질환이나 두개내출혈 혹은 두부손상에서 나타난다. 12세 이하의 영아에게는 정상이다. = Babinski's sign.

바세도우씨병 ~氏病 Basedow's disease 갑상선 질환의 약 40%를 차지하고 long acting thyroid stimulator(LATS)라는 감마글로블린에 의한 질병. 혈중 갑상선 호르몬량이 증가함으로써 나타나며 임상적으로 갑상선종, 안구돌출, 빈맥, 심장기능항진 등을 나타낸다.

바셀린 vaseline 백색 연고상 물질. 석유공업에서는 페트로라텀(petrolatum)이라고도 하고, 바셀린이란 말은 주로 의약 방면에서 사용한다. 황색 바셀린과 백색 바셀린이 있으며, 또 지랍(地蠟)을 유동 파라핀에 녹여 만든 인공 바셀린도 있다. 녹는점 38~54℃, 비중 0.82~0.87의 끓는점이 높은 메탄계 탄화수소로서 알코올, 글리세린, 물 등에는 녹지 않지만, 벤

젠, 클로로포름, 에테르, 석유벤젠, 이황화탄소, 기름 등에는 녹는다. 주요 용도는 기계류의 감마제(減摩劑), 화장품, 의약용 연고기제(基劑) 등의 원료이다.

바소프레신 vasopressin 시상하부 신경핵의 신경세포에서 만들어지며 하수체 후엽에 저장되는 호르몬. 신세뇨관 상피에서의 수분 재흡수를 촉진하여 강력한 항이뇨작용을 나타내며 혈관수축작용을 한다. 항이뇨호르몬은 시상하부에서 생성되어 뇌하수체 후엽에 저장되어 있다. 위장관 평활근과 모든 부분의 혈관 특히 모세혈관, 소동맥, 소정맥을 수축시키는 작용이 있다. 수술후 복부 팽창의 치료와 예방, 복부 X-선 촬영시 방해가스를 제거하기 위해 사용한다. 하수체성 요붕증에는 1일 2~3회 2~10unit를 주사하고, 다뇨의 감별시는 1회 5~10unit를 피하 또는 근주한다. 식도출혈의 긴급처치시는 20unit를 5% 포도당 100~200㎖에 용해하여 10분 이상 정주한다. 0.1㎍을 1시간 동안 주입하면 최고 항이뇨효과를 나타내므로 ADH(antidiuretic hormone)이라고도 한다. ADH는 수분이동에 필요한 세공을 넓혀 이동이 잘되게 하는 것으로 생각된다. 소량의 ADH는 Na^+이나 Cl^- 배설에 영향은 없으나 대량은 이들 전해질 배설을 촉진시킨다. 진전, 발한, 어지러움, 창백, 복부경축, 오심, 구토, 담마진 등의 부작용이 있으므로 관상동맥질환이 있거나 전간, 편두통, 천식, 심부전증환자는 주의하고 nitrogen 저류가 있는 만성신장염 환자는 적당한 혈중 질소농도를 얻을 때까지 사용하지 않아야 한다.

바스켓 basket 고가사다리차의 승강대(昇降臺) 또는 굴절사다리차의 공중 작업대. → 고가사다리차, 굴절차.

바시트라신연고 ~軟膏 bacitracin ointment 항균물질이 함유된 연고. 국소적인 피부감염시 사용되며 부작용으로는 신독성과 피부발진이 있다.

바운스잠수 ~潛水 bounce diving 짧은 비포화 잠수로 시작해서 표면에서 끝내는 잠수방법. 이 잠수기법은 포화잠수 이전의 형태로 어떤 종류의 장비나 혼합기체를 사용할 수 있다. 감압기간은 수심과 노출시간에 달려 있다. = 중재잠수(intervention dive).

바이러스 virus 폭스바이러스를 제외하고는 일반광학현미경으로는 관찰할 수 없는 세균보다 작은 미생물. 독립적인 대사능력이 없기 때문에 살아있는 동식물의 숙주 내에서 기생하며 숙주의 세포성 대사에 의지하여 복제하는데, 바이러스는 복제에 대한 유전암호를 제공하고 숙주는 에너지와 원료를 제공한다. 바이러스는 핵산의 종류에 따라 DNA바이러스, RNA바이러스로 분류하거나 숙주특이성에 따라 분류하거나 전파양식, 또는 이들이 일으키는 증상에 따라 분류하기도 한다.

바이러스살멸제 ~殺滅劑 virucide 바이러스를 파괴하거나 무해하게 전환하는 약제.

바이러스성간염 ~性肝炎 viral hepatitis 바이러스에 의해 발생하는 간염으로 급성 간 손상의 가장 흔한 원인. 많은 종류의 바이러스가 알려져 있는데, 간염 바이러스(A형, B형, C형, D형, E형), Epstein-Barr 바이러스, 단순포진 바이러스, 거대세포 바이러스 등이 있다. A형 간염 바이러스는 유행성이 있고 산발적으로 발생하는 감염성 간염으로 증상은 경미하고 예후는 좋다. 대개 감염원을 경구적으로 섭취하여 발생하고 2~3주 정도의 비교적 짧은 잠복기를 가지고 있으며 보균자는 거의 없다. 간세포의 손상은 바이러스의 직접적인 세포파괴에 의해 일어난다. B형 간염 바이러스는 혈액이나 혈액제제에 의해 전파되며 비교적 잠복기(6~8주)가 길고 보균자가 높은 빈도로 발생되는 DNA 바이러스이다. 질환의 경과에 따라 혈중에서 표시되는 인자는 HBsAg, HBeAg, anti-HBe, anti-HBc, anti-HBs 등이 있다. HBsAg는 증상 발현 이전에 나타나 3~6개월 후에 소실되며 HBeAg는 HBsAg의 발현 후에 나타나며 지속적으로 왕성한 바이러스 증식이 일어나고 있음을 알리는 표지자이다. 만일 지속적으로 나타나면 바이러스의 계속적인 증식, 전염성의 증식, 만성간염으로의 진행을 알리는 지표이다. anti-HBe는 HBe Ag이 소실된 후 짧은 시기에 나타나며 급성 감염의 고조기로서 질환이 쇠퇴하고 있음을 알리는 지표이다. anti-HBc는 증상이 발현되기 전에 인지할 수 있으며 최근 급성 감염이 있었음을 알리는 지표이다. anti-HBs는 HBsAg이 소실된 후 수주 또는 수개월 후에 나타나 일생동안 지속된다. 간세포의 손상은 세포의 표면에 발현되는 바이러스성 항원에 대한 면역학적 반응으로 세포독성 T세포에 의해 나타난다. C형 간염 바이러스는 혈액이나 혈액제제 또는 성접촉에 의해 전파되는 RNA 바이러스로서 비A, 비B(non-A, non-B)바이러스로 알려져 있으며 간염의 주요 원인이다. 잠복기는 6~12주 정도이며 원인 불명의 간경변증이나 간세포암의 50% 정도에서 C형 간염 바이러스가 인지된다. D형 간염 바이러스는 기존의 B형 간염 환자의 증상악화를 일으키는 원인의 하나이다.

바이러스성수막염 ~性髓膜炎 viral meningitis 장내바이러스(*enterovirus*)의 이종군(異種群)의 하나인 콕삭키바이러스(*coxsackie virus*), 볼거리 바이러스(*mumps virus*), 림프구성 맥락수막염의 바이러스 등과 같은 바이러스에 의한 수막의 염증.

바이러스성폐렴 ~性肺炎 viral pneumonitis 아데노바이러스, 인플루엔자 바이러스, 파라인플루엔자 바이러스 및 수두바이러스 등 바이러스에 기인하는 폐렴. A형 인플루엔자가 도시 생활을 하는 성인에게 흔하다. 전체 폐렴의 반 정도에 해당하며 겨울 발생률이 최대이다. 호흡기 분비물로 대인간 감염으로 개인에 국한하는 경우가 대부분이다. 증상 치료는 호흡계 방어기전을 방해하면서 속발성세균성폐렴에 이환된다. X-선상에서 폐렴이 확인된다. 임상증상으로는 열, 오한, 두통, 근육통, 식욕부진, 재채기, 비울혈, 기침이 나타난다.

바이러스학 ~學 virology 바이러스와 바이러스성 질환을 연구하는 학문.

바이러스혈증 ~血症 viremia 혈액 속에 바이러스가 존재하는 것.

바이메탈 bimetal 열팽창계수가 높은 금속과 낮은 금속을 합쳐서 하나의 판으로 만든 것으로 전열기구에서 가장 많이 사용되는 온도조절장치. 이 방식은 열에너지를 기계적 에너지로 변환하는 방식으로 -50~500℃까지의 넓은 온도 제어 영역을 갖는 온도 조절기를 만들 수 있으며, 전기적 입력없이 온도

에 의해서만 작동한다는 장점이 있다. 그러나 가공처리하는 과정에서 응력을 받기 때문에 반드시 열처리 공정을 거쳐야하는 번거로움이 있으며 열팽창계수의 차이에 의해 구부러지는 동작만을 하기 때문에 단순히 구부러진 것만으로 전기적 문제가 해결되지 않을 때가 많다. 예를 들면 전기적으로 큰 전류를 요하는 발열선의 경우 접점이 붙는 순간이나 떨어지는 순간 확실치 못한 작동으로 인해 접점이 상하게 되고 전자파장해(EMI)가 발생하는 경우가 있다.

바이알 vial 금속으로 봉인된 고무뚜껑의 유리병. 멸균되어 있으며 액상 혹은 고형의 약물이 들어 있다.

바이오마린 biomarine 폐쇄형 자급식 호흡기구의 일종.

바이오에식스 bioethics 생명을 의미하는 바이오(bio)와 윤리를 뜻하는 에식스(ethics)의 합성어로 생명윤리 또는 생물윤리. 내용적으로는, 생명에 관한 윤리와, 생물학의 기본원칙에 입각한 윤리의 두 가지로 생각할 수 있다. 생명에 관한 윤리는 이제까지 '의사의 윤리', 또는 '의료의 윤리'라고 일컬어왔는데, 의료의 발전과 인권의식의 고양이 서로 연관되어 넓은 입장에서 생명, 특히 인간의 생명에 대한 간섭의 시비를 검토하게 되었다. 이전의 의료자는 자신의 신체적 문제를 스스로 해결하는 수단을 가지지 못하고, 또 그것 때문에 불안에 빠진 환자들에 대해 전능적인 구조자로서 행동하고, 그것을 내면적으로 뒷받침하는 것을 의료의 윤리라고 생각해왔었다. 그리고 사회적으로는, 모든 판단이나 처치를 환자를 위해 실시하고, 환자의 프라이버시를 지키는 것 등을 기본으로 한 윤리강령을 동업자 상호간에 확인함으로써 업무독점, 또는 거의 무조건적인 신뢰 관계를 얻고 있었다. 의료윤리의 제창자이기도 했던 히포크라테스에 의한 '히포크라테스의 선서'나 세계의사회(World Medical Association)가 의사로서의 행동규범을 정한 '제네바 선언'(1948)은 그 대표적인 것이다. 그러나 의료가 인권에 관계된다는 것이 인식되고, 기술적 성격이 강해진 점으로 보아, 한편으로는 환자의 주체성이 명백해지고, 다른 한편으로는 지식이나 기술내용의 공개성이 클로즈업되었다. 이

로 인하여, 무조건적인 신뢰관계는 조건을 명백히 한 연후의 계약관계에 접근하게 되었다. 이제까지는 명문화가 되지 않고 주치의의 머리 속에만 있었던 진료에 대한 판단이나 의사의 결정은 논리적인 설명이 요구된다. 예를 들어, 행동이상이 있는 사람에 대해 강제적인 입원·투약·뇌수술 등을 실시하는가의 여부도 그 중의 하나이다. 또, 안락사를 비롯하여 뇌사나 식물상태에 있는 환자에 대한 치료 계속의 적부, 장기이식·체외수정·출생전 진단·인체실험, 직업적 대리모(代理母)에 의한 임신 등 이제까지의 윤리학설에서 의견이 갈라졌던 여러 문제도 여기에 깊이 연관된다. 근래에는 유전자의 재구성이나 행동과학 등 종래의 의학영역을 넘어선 부문에서 개발되는 기술이 사회적으로 큰 영향을 미치게 되었기 때문에, 바이오에식스의 연구는 더욱 중요하다. 미국에서는 대통령 직속 위원회가 설치된 것 외에, 많은 의학·생물학 등 연구조직에 윤리위원회가 설정되어, 기본적 원칙의 검토를 위시하여 개별적 적용범위와 그 관리와 같은 운용면에서의 구체화도 이루어지게 되었다. 그러나 생물학의 기본원칙에 입각한 윤리라는 면에서, 분자유전학이나 동물행동학에서는 찬반양론이 있어, 일정한 방향을 찾기에는 시간이 걸릴 것으로 생각된다.

바이오틴 biotin 지방산 생성을 돕는 무색의 결정성인 수용성 비타민 B 복합 비타민. 단백질, 엽산, 판토텐산, 비타민 B_{12}의 작용을 돕는다. 바이오틴이 풍부하게 들어있는 음식은 난황, 소 간, 신장, 현미, 효모, 땅콩, 컬리플라워, 버섯 등이다.

바이탈륨 vitallium Co 25%, Cr 28%, Cu 60%, Ni 3%, Mo 6%, Fe 2%의 코발트계 합금. 용도는 내열재료로서 터보제트의 블레이드 등에 사용되고 있다.

바이트[1] bight(구조) 호스 또는 로프의 느슨한 U자형 루프(loop).

바이트[2] bite(화재) 주요 연소지역을 확인하고 진화할 목적으로 특정 지점에서 화재를 공격하는 것.

바이패스 bypass ① (소방) 하나 이상의 밸브를 사용하여 물의 흐름을 다른 방향으로 유도하는 방법. 모든 호스가 차단되었을 때에도 펌프가 계속 작동할 수 있도록 해준다. ② (구급) 호흡기 조절장치 내에서 정상적인 기계의 작동을 멈추게 하고 산소통으로부터 고압의 압축공기가 안면부에 직접 도달할 수 있도록 해주는 장치. 우회로, 보조관 이라고도 함.

바이패스밸브 bypass valve 주관으로부터 갈라져 나온 바이패스 배관상에 설치된 밸브.

바이페이식 biphasic 양방향 에너지 전달 방식의 제세동기. ↔ 모노페이식(monophasic). = 양방향제세동기.

바인더 binder 특정 신체부위를 교정하거나 지지해주기 위한 커다란 붕대와 같은 것. = 복대.

바조이스트구조 ~構造 bar joist construction 매우 가벼운 트러스형 강철 구조재로 구성된 조이스트를 사용한 구조. 불연성 또는 가연성 지붕과 바 조이스트로 지지되는 플로어 데크도 포함된다.

바지선 ~船 barge 항내, 내해, 호수, 하천, 운하 등에서 화물을 운반하는 소형선박. 바지는 용도에 따라 바지와 라이터(lighter)로 구별된다. 두 지점 사이에서 화물을 운반하는 배를 바지, 항내에 대형선이 접안할 수 없는 경우 등에 화물을 싣고 내리기 위해 본선 옆에 대는 배를 라이터라고 한다. 선체는 너비가 넓고 바닥이 편평하며, 구조는 서양형, 한국형, 절충형, 상자형 등이고, 소형은 목재, 대형은 강재로 되어 있다. 추진기가 장치된 것도 있으나, 대부분은 예인선에 의해 끌리며, 또 밀 배에 밀려서 항행하는 푸셔 바지도 있다. 크기는 화물의 적재량으로 표시되며 수십~수백 톤까지 있다. 화물을 실은 바지선을 탑재하여 운반하는 배를 바지캐리어라고 하는데, 이를 이용하면 수송능력이 향상된다. = 부선(浮船).

바퀴자국패임 rutting 아스팔트포장에 차륜하중(wheel weight)이 통과한 경로를 따라 포장재료가 소성변형을 일으켜 움푹 들어가는 현상. 기온이 높고 중차량의 통행이 많은 곳에서 주로 발생하며 교통사고의 원인이 되기도 한다.

바크만매듭 Bachman knot 카라비너에 직경이 작은 로프나 코드슬링을 돌려주는 것. 감아매기보다위 아래로 움직이기가 쉽고 하중이 걸린 다음에도 매듭이 쉽게 느슨해지는 단점이 있으나 다친 사람이 스스로 자기확보를 하면서 상승할 때 움직이기가 쉽고 편한 장점이 있다.

바크만속 ~束 Bachmann bundles 심방간 중격을 통해 자극을 전달하는 전기전도체계의 일부.

바터증후군 ~症候群 Batter's syndrome 신장비대와 부신선의 과다활동을 동반하는 희귀한 유전질환.

바턴골절 ~骨折 Barton's fracture 손목 요골의 후방 탈구를 동반한 요골 원위 관절면의 골절.

바테이간균 ~桿菌 Battery bacillus 결핵과 비슷하게 만성 폐질환을 일으키는 mycobacteria 집단.

박격포 迫擊砲 mortar 포신이 짧고 고각사격(高角射擊)을 하는 포구장전식(砲口裝塡式) 화포. 구경 60~240mm. 사거리 200~6,000m. 무게는 소형이 20 kg, 107mm 급이 160kg 정도이다. 독일에서 개발되고 러·일 전쟁 때 일본군에 의해서 처음으로 사용되었다. 주로 근거리 진지전(戰)이나 직사화기·곡사화기로는 사격할 수 없는 배사면(背斜面)의 적을 큰 낙각(落角)의 만곡탄도(彎曲彈道)를 그리는 포탄으로 공격한다. 포신의 길이가 구경의 10~20배로 짧으며 포탄을 포구로부터 장전한다. 주퇴복좌기, 폐쇄기, 포가가 없어서 구조가 간단하고 운반하기 쉬우며, 발사속도가 빨라서 단시간 내에 다수탄으로 지역사격을 할 수 있다. 포신은 활공식(滑空式)과 강선식(腔線式)이 있으며, 탄약도 날개에 의해서 방향을 유지하는 유익탄(有翼彈)과 회전하면서 나는 선동탄(旋動彈)이 있다. 유익탄은 활공식 포신에, 선동탄은 강선식 포신에 사용된다. 주로 보병, 공수부대, 산악작전용으로 쓰인다.

박공 牔栱 gable 양쪽방향으로 경사진 구조(八자형)의 지붕. 간단하고 실용적이나 피난 장소로 이용하기에는 곤란하다.

박근 薄筋 musculus gracilis 치골 하지에서 일어나기 시작하여 경골상단에 부착되는 얇은 띠 모양의 근육. 대퇴의 내전, 굴곡, 외회전에 관여하는 대퇴의 내측면부 근육(Muscles of medial compartment of thigh). = 두덩정강근.

박동 搏動 beat 심장이나 동맥의 활동하는 움직임.

박동성의 搏動性~ pulsatile 리듬이 있는 박동과 관련된 용어.

박동원전위 搏動源電位 pacesetter potentials 단위 평활근의 박동원 세포들에서 자발적으로 발생하는 막전위의 변동. = 조율기전위.

박락 剝落 exfoliation 조직세포가 떨어지거나 벗겨지는 것. 피부에서 발생하는 정상적인 과정이다. 박락은 피부질병이나 심한 화상 후에 볼 수 있다. → 줄까짐.

박락성세포검사 剝落性細胞檢査 exfoliative cytology 진단 목적으로 박리된 세포를 현미경학적으로 검사하는 것. 세포는 병소, 객담, 분비물, 소변, 흡인, 긁어 떨어진 조직 채취, 도말 또는 세척 조직에서 얻는다.

박락피부염 剝落皮膚炎 exfoliative dermatitis 피부의 과도한 박탈과 박리가 특징인 피부의 염증성 질환. 원인은 약물작용, 홍역, 백혈병, 림프종 등이다.

박리[1] 剝離 desquamation(구급) 주로 피부의 인설 또는 작은 층의 상피 성분이 박리되는 정상적인 과정. 손상이나 약물에 의해 박리가 촉진될 수 있으며 심층 피부의 소실이나 박피가 원인이 될 수 있다. = 낙설, 표피탈락.

박리[2] 剝離 peeling(화재) 목재나 콘크리트, 모르타르, 타일, 벽돌 등이 화열로 인하여 떨어져 나가는 현상. 화재현장에서는 주수시에 압력에 의해 박리하는 경우와 물건의 연소가 강하기 때문에 박리하는 경우가 있다. 물체가 강하게 연소하여 박리하는 경우는 일반적으로 박리 부분이 넓고 깊어진다.

박리성동맥류 剝離性動脈瘤 dissecting aneurysm 동맥벽이 부분적으로 이완된 것으로, 혈관벽의 중막층과 외막측 사이의 약한 지점이 진행적인 박리.

박막폭굉 薄膜爆轟 film detonation 분무폭발과 유사한 현상. 고압의 공기 또는 산소배관에 윤활유가 박막상으로 존재할 때, 비록 박막의 온도가 배관에 부착된 윤활유의 인화점보다 낮을지라도, 배관이 높은 에너지를 갖는 충격파에 노출되면 관벽의 윤활유가 무화(霧化)하여 폭발하는 현상을 말한다.

박탈 剝奪 deprivation 경제적, 정서적, 영양상태나 감각의 사용을 거부하는 상태. 동물이나 인간 대상의 심리학 실험에서 그들의 반응을 알아보기 위해 희망 또는 기대되는 것을 박탈시킨다.

박탈[2] 剝脫 excoriation 마찰에 의하여 피부의 표면에 입는 외상. 피부의 진피까지 상처를 입으면 꽤 출혈이 있다. 넘어지거나 둔한 물체에 의한 찰과 등이 원인이며, 교통재해에서 많이 볼 수 있다. 토사가 피부면에 들어갔으면 과산화수소액으로 충분히 씻어내고 연고를 발라두면 약 1주일 후에는 치유된다. 매일 붕대를 교환하는 것은 새로 돋아나는 표피를 떼내는 결과가 되므로 좋지 않다. 감염의 가능성은 적지만, 상처의 범위가 넓은 경우에는 화학요법제를 투여한다. 경우에 따라서는 파상풍 예방주사도 필요하다.

박탈창 剝脫創 avulsion 피부판이 찢어지거나 잘리기는 해도 완전히 없어지지 않은 상태. 두부둔상시 흔히 나타나며 기계 사고나 동물에 물린 경우에도 생길 수 있다. 반지 등에 의해 피부가 근육, 혈관, 뼈에서 떨어지면서 장갑 벗겨지듯이 손상이 생기는 장갑손상(degloving injury)도 이 손상의 일종이다.

박테로이드속 ～屬 bacteroides 정상적으로 대장, 구강, 생식기, 상기도에서 발견되는 편성 혐기성 간균의 한 속. 간균이 점막의 틈새를 통해 정맥 순환에 침입하여 감염이 일어날 수 있다.

박테리아 bacteria 분열균강(*Schizomycetes*)의 작은 단세포 미생물. 구(구균), 막대모양(간균), 나선모양(파상균), 혹은 구점모양(비브리오균)으로 형태가 다양하다. 박테리아로 인해 발생하는 모든 감염의 성질, 심한 정도 및 모든 결과는 이 박테리아 종에 따른 특징이다.

박테리오파지 bacteriophage 숙주 박테리아의 용해를 일으키는 녹조류를 포함하는 바이러스. 발생학적으로 숙주와 친밀하여 대장균파지(coliphage), 코리네박테리오파지(corynebacteriophage)와 같이 박테리아 군주의 특이성에 따라 이름을 붙여 부른다.

박판 薄板 lamina 얇고 납작한 판 모양의 구조물. 갑상 연골의 양쪽의 박판을 예로 들 수 있다.

박피기 剝皮器 barker 나무 껍질을 제거할 때 사용하는 도구.

반 斑 patch 포도주색 모반이나 몽고반, 밀크커피반점처럼 색깔 또는 표면의 성질에 따라 표면의 다른 부분과 구별이 되는 영역. 융기나 함몰이 없이 직경은 보통 1cm 이상이다.

반감기 半減期 half life 어떤 특정 방사성 핵종(核種)의 원자수가 방사성 붕괴에 의해서, 원래의 수의 반으로 줄어드는 데 소요되는 시간. 입자수(또는 농도)가 지수 함수로 표현되지 않는 현상에 대해서는 반감기 수명이라 할 때도 있다. 대체로 시간의 지수 함수로 표현되며, 반감기 T는 붕괴상수를 λ로 하여 $T = \log e 2 / \lambda = 0.6913\lambda$가 된다. 반감기는 원래의 수에 관계없이 핵종에 따라 고유한 값을 지니며, 주위의 물리적, 화학적 조건에 전혀 영향 받지 않는다. 일반적으로 반감기는 방사성 핵종의 특징을 나타내는 물리량의 하나로서, 동위원소 기술 중에서 핵종을 선택하는 경우에 중요시된다. 또 그 값이 핵종에 따라 고유한 값임을 이용하여, 자료 내의 방사성 핵종과 그 붕괴생성물의 존재비(存在比)로부터 그 자료의 경과연수를 추정할 수 있으므로, 고고학 등에서 많이 이용된다.

반건성유 半乾性油 semi-drying oil 건조성이 건성유(아마인유, 오동나무기름 등)와 불건성유(동백기름, 올리브유, 피마자유 등)의 중간 성질을 가진 기름. 옥소가 100~130로 공기 속에 방치하면 서서히 산화하여 점성도(粘性度)가 증가하나, 건조 상태로까지는 되지 않는다. 참기름, 채종유, 면실유, 콩기름 등이 이에 속하며 식용유와 페인트용으로 사용된다.

반건양근 半腱樣筋 musculi semitendinosus 좌골 결절에서 일어나기 시작하여 경골조면에 정지하며 대퇴의 신전, 하퇴의 굴곡, 내회전에 관여하는 대퇴의 후면부 근육(Muscles of posterior compartment of thigh). = 반힘줄근.

반경 半徑 radius 반지름. 폭발력·복사열 등과 같이 방사상(放射狀)으로 미치는 범위를 나타낼 때 쓰인다.

반궁긴장 反弓緊張 opisthotonos 근육의 심하고 지속적인 경련. 등이 활 모양이 되고 머리와 발꿈치는 뒤로 굽혀지고 팔과 손은 관절에서 경직되며 굴곡된다. = 후궁반장.

반규관 半規管 semicircular canal 신체의 위치 및 운동감각을 느끼는 내이에 있는 세개의 고리. 서로 직각으로 그어지는 세 면 안에 배치되어 있다. 반규관의 팽대부에 팽대부 능(ampullary crest)이라는 감각장치가 있고 팽대부 능 위에는 유모세포(hair cell)가 모여 있는데 이들은 얇은 젤라틴막으로 덮혀 있다. 머리가 움직이면 이 고리들 속에 있는 액체가 움직이는데 털같은 촉수를 가진 작은 세포들이 이 액체의 움직임을 감지하여 균형을 유지하는데 도움이 되도록 신호를 뇌로 보낸다. = 반고리관.

반금속 半金屬 semimetals 금속과 같은 자유전자(自由電子)를 갖지만, 그 밀도가 보통 금속보다도 훨씬 작은 물질. 금속과 비금속(주로 세라믹스)으로 만든 것이라는 뜻을 갖는다. 비금속과 금속의 중간적인 성질을 가지는 비스무드, 안티몬, 비소, 규소, 게르마늄 등을 통틀어서 일컫는다.

반단선 半斷線 partial broken wire 전선이 절연피복내에서 단선되어 그 부분에서 단선과 이어짐을 되풀이하는 상태, 또는 완전히 단선되지 않을 정도로 소선의 일부가 남아있는 상태. 기구취부 코드는 기구 사용시 반복적인 구부림에 의해 소선이 끊어져 반단선 상태가 되기 쉽다.

반달 半~ lunula 손톱이나 발톱의 반달모양의 창백한 곳.

반달형채광창 半~形採光窓 lunette 출입구 위에 마련된 반달형 창문.

반도 半島 peninsula 삼면이 바다로 둘러싸인 육지.

반도전성호스 半導電性~ semiconductive hose 안전수준까지 표류전류(漂流電流)를 제한하는 전기 저항성이 있는 호스. 정전기를 대지로 방출하기 위하여 저항값은 적다.

반도체 半導體 semiconductor 불순물이 극미량 섞인 게르마늄이나 실리콘과 같이 전기 전도도가 부도체보다는 높고 금속과 같은 전도체보다는 낮은 고체 물질. 온도나 압력 등의 주위 환경 변화에 그 전도도가 조절되는 물질. 트랜지스터, 집적 회로 등에 사용되고 근래에는 여러 용도의 감지기에도 이용된다.

반동¹ 反動 kickback (화재) 관창을 얻닫을 때, 분출되는 물의 반작용으로 생기는 진동. → 반작용.

반동² 反動 reactivity (화학) 에너지의 방출로 화학반응을 일으키는 물질의 능력. = 반동성.

반동압통 反動壓痛 rebound tenderness 환자의 복벽을 눌렀다가 검사자의 손을 뗄 때 느끼는 통증. 복막 자극과 관계가 있다. = 반압통.

반동형성 反動形成 reaction formation 한 사람이 타인 또는 감정을 일으키는 상황에 대해 드러나게 표현하는 태도나 행동의 불수의적인 반응기전. 그 예로 상대방에 대한 증오심이 있으나 그것이 나타나는 것을 두려워하여 과도하게 친절한 태도를 보이는 것을 말하나 내심으로는 숨어있는 적의를 감추는 것으로 생각된다. 지나치게 강함을 보이거나 과도한 청결벽 등을 보이는데 이러한 태도는 본인은 알지 못하나 주변사람들에게는 부자연스러움, 일부러 한 것처럼 어색하게 느껴진다.

반막양근 半膜樣筋 musculi semimembranosus 좌골결절에서 일어나기 시작하여 경골조면에 정지하며 대퇴의 굴곡, 하퇴의 굴곡, 내회전에 관여하는 대퇴의 후면부 근육(Muscles of posterior compartment of thigh). = 반막모양근.

반매입형스프링클러헤드 半埋入形~ flush-type sprinkler head 미관상의 이유로 천장면과 같은 높이가 되도록 매입하여 설치된 스프링클러헤드.

반맹목 半盲目 caligo 주로 백내장, 혼탁한 각막, 동공의 부적절한 확대로 일어나는 뿌연 시야.

반맹증 半盲症 hemiopia 망막 절반의 시력 결손.

반발계수 反撥係數 coefficient of restitution 두 물체가 충돌하는 전후의 상대속도의 비. 반발계수 e=충돌전의 상대속도/충돌후의 상대속도=$(v_1-v_2)/(v'_1-v'_2)$. 충돌로 말미암아 운동에너지가 얼마나 감소되었는가를 나타내는데, 처음 속도와는 관계없이 물체의 재질에 따라 결정된다. e=1일 경우를 완전탄성충돌(完全彈性衝突), e=0일 경우를 완전비탄성충돌이라 한다. 완전탄성충돌일 경우에는 충돌 전후에 운동에너지의 합이 보존된다.

반복그룹 反復~ repetitive group 다이빙을 마친 후 체내 잔류 질소의 정도를 알파벳으로 표시한 것.

반복 그룹이 A에 가까울수록 잔류 질소의 정도가 낮은 것이며 Z쪽으로 갈수록 잔류 질소가 많음을 나타낸다.

반복열 反復熱 Pel-Epstein fever 호지킨병의 경우 38℃ 이상의 발열에서 수일간의 유열기와 무열기를 반복하는 전신증상.

반복와위 半復臥位 semi-prone position 엎드린 상태에서 고개를 옆으로 돌린 자세로 측위와 유사하나 위쪽 무릎과 허벅지는 구부리고 아래쪽 팔은 등과 평행으로 하고 위쪽 팔은 앞으로 한 상태에서 자세로 수면을 취하거나 구강내 분비물 배출을 돕도록 무의식 환자에서 취해주는 회복자세이고 항문검사나 관장시도 이용되는 자세.

반복위 半復位 Sim's position 측위와 유사하며 체중이 어깨와 장골의 앞쪽으로 가도록 반쯤 누운 자세. 아래쪽 팔은 뒤로 하고 위쪽 팔은 앞으로 한 상태에서 어깨와 팔꿈치, 아래쪽 다리를 약간 굽힌다. 수면시나 의식이 없는 환자에게 이용되며 구강내 분비물을 배액시키는데 유용하다.

반복유산 反復流産 recurrent abortion 세 번 이상 연속되는 자연유산. 면역학적 이상, 내분비학적 이상, 해부학적 이상, 염색체 이상 등이 주요 원인이다.

반복잠수 反復潛水 repetitive diving 첫 잠수 후 10분 이상 12시간 이내에 실시하는 잠수.

반비환기 反比換氣 inverse ratio ventilation 흡기 시간이 호기 시간보다 더 긴 경우. 정상 흡기/호기 비율의 역전이라고 한다. 기계적 환기의 정상 흡기/호기 비율은 1 : 2∼1 : 4이다.

반사 反射 reflex 의식적인 사고 없이 일어나는 자극에 대한 반응.

반사궁 反射弓 reflex arc 통합된 신경활동의 기본 단위. 감각기, 구심성 신경세포, 중추에 존재하는 신경연접, 교감신경절, 원심성 신경세포 및 효과기로 구성되어 있다.

반사도료 反射塗料 reflectorized paint 빛을 반사하는 성질을 갖는 도료. 주로 노면 표시에 사용된다.

반사성구토 反射性嘔吐 reflex vomiting 구심성 신경로를 매개로 중추를 반사적으로 자극하고 흥분시키는 것. 자극에 의해 구토를 일으키는 감각수용기가 포함된 부위의 범위는 크고 자극상태의 종류도 다양하다. 인두질환이나 위장질환, 급성충수염 등의 소화기계에서 일어나는 구토와 편두통, 요로질환, 부인과질환, 척수질환 등 다른 장기에서 발생하는 두 가지 구토로 나뉜다. ↔ 중추성 구토.

반사성오심 反射性惡心 reflex emesis 구강과 인후의 자극으로 인해 생기는 구토. 기도기 삽입, 불안, 기침, 불유쾌한 시각과 후각에 노출, 딸꾹질, 저관류, 혹은 흡입 후에 일어난다.

반사소실 反射消失 areflexia 자극에 대한 반사가 일어나지 않는 상태.

반사작용 反射作用 reflex action 특정한 행동에 대한 반응. 신체의 부분이나 어느 기관의 무의식적인 기능으로, 자세반사(attitudinal reflex)는 머리의 위치가 변화하므로 인해 생기는 반사이고, 연쇄반사(chain reflex)는 바로 전의 자극에 의해 또다른 자극이 연속적으로 일어나는 일련의 반사들이다. 조건반사(conditional reflex)는 특정하게 반복되는 외부 자극으로 행동이 연결되므로서 발달되는 반사이고, 협조반사(coordinated reflex)는 삼키는것과 같은 목적을 가지고 점진적으로 진행되는 일련의 근육운동이다.

반사테이프 反射∼ reflective tape 빛을 반사하는 접착테이프. 의류나 도구, 장비 등에 부착하여 야간에도 식별할 수 있도록 해준다.

반사회적 인격 反社會的 人格 antisocial personality 사회생활을 하는데 기본적인 결함을 가진 인격장애. 반복적으로 반사회적 행동을 일삼으며, 다른 사람들이나 집단 또는 사회적 규범에 성실하지 못하고, 불안과 충동에 대한 인내심이 없고, 책임감이 없으며 경험이나 벌을 받아도 배울 줄 모르고, 무감각하고 자신의 부당한 행동의 책임을 남에게 전가하든가 합리화하려고 들며, 일체 책임을 지지 않으려고 한다. 선천적이라는 설과 가족 내에서의 사회생활 편견에 의한다고 하는 설이 있다. 이와 같은 인격을 가진 사람을 정신병질자(psychopath) 또는 사회병질자(sociopath)라고 한다.

반사회적 인격장애 反社會的 人格障碍 antisocial personality disorder 윤리적도덕적인 기준에 반하는 행위를 되풀이 함으로써 사회와 끊임없이 마찰하는 상태. 공격적이고, 완고하고, 무책임하고, 미성숙하고 낮은 판단력을 보인다.

반상경피증 斑狀硬皮症 morphea 피부나 피하조직이 결합질로 치환하는 병변. 누르스름하거나 아이보리색을 띤 단단하고 건조하고 매끄러운 반점이 있는 피부의 국소적 경화로 신체의 어느 곳에서나 경화증으로 이끌 수 있고 남자보다 여자에서 더 흔하다.

반상출혈 斑狀出血 ecchymosis 하부혈관에 대한 손상이나 혈관벽의 약화로 인해 피하조직에 혈액이 스며나와 생기는 피부나 점막의 푸르스름한 변색. 이 색깔은 검푸른색에서부터 노란색까지 다양하며 변색의 경과에 따라 다르다.

반성열성유전병 伴性劣性遺傳病 X-linked recessive disorder X염색체상에 유전인자가 자리 잡고 있는 유전병. 환자는 남성에게 많다. 형질의 유전방식은 불연속적이고 남성 환자의 모친은 보인자로서 정상으로 나타난다. 나타날 수 있는 주요 질병은 혈우병, 적록색맹, 소안증, 무감마 글로블린혈증, 신성 요붕증 등이다.

반소 半燒 half destruction by fire 화재로 인해서 건축물이나 물품이 반정도 손괴됨. → 전소, 부분소.

반송방식 搬送方式 carrier system ① 반송파의 진폭, 주파수, 위상 또는 시간을 신호파로 변조하여 신호를 전송하는 방식. 일반적으로 전송로를 주파수 분할에 따라 다중화 하는 경우의 특수 통신방식. ② 각 채널을 다른 반송파 주파수로 변조한 후, 원래 형태로 신호를 복구하기 위해 수신점에서 검출함으로써, 여러 채널을 단일 경로로 전달하는 방식.

반송파 搬送波 carrier ① 데이터 통신에서 데이터 신호를 변조하기 위해 사용되는 기준 파형. 음성 또는 기타의 다른 정보가 담기지 않은 무선신호. 데이터 신호보다 훨씬 높은 주파수를 사용하는 것이 보통이다. ② 변조 조작에 있어서 정현파나 주기적인 펄스의 진폭, 주파수, 위상 등에 신호파에 의한 변화를 주어 전송하고자 하는 정보를 포함시키는데, 이 정보를 운반해서 보내는 역할을 하는 정현파나 펄스.

반송파전력 搬送波電力 carrier power 변조가 없는 상태에서 주파수 1주기 동안에 송신기에서 안테나계의 급전선에 공급되는 평균 전력. 단, 이 정의는 펄스 변조된 전파의 발사인 경우에는 적용되지 않는다.

반송파출력 搬送波出力 carrier power output 변조 신호파가 없을 때 안테나 단자에서 이용할 수 있는 무선 주파수(RF) 전력. 즉, 변조가 없는 상태에서 무선 주파수 1Hz 간의 송신기에서 안테나 시스템의 급전선에 공급되는 평균 전력을 말한다. 다만, 펄스 변조인 경우에는 적용되지 않는다.

반수체 半數體 haploid 각 염색체 종류 중 한 개씩을 가지고 있는 세포의 명칭.

반수치사량 半數致死量 lethal dose 50 : LD50 흰쥐, 토끼, 개, 원숭이 등을 실험동물로 하여 실험대상물질로 경구 또는 경피적으로 투여할 때 실험동물 50%가 죽게 되는 양. 체중 kg당 mg으로 나타낸다.

반수핵 半數核 hemikaryon 일배수의 염색체, 다시 말하면 생식세포처럼 이배수의 반수 염색체를 가지고 있는 세포핵. = 반핵(半核).

반시계방향회전 反時計方向回轉 counter-clockwise rotation 전흉부 리드에서 조기 전이 상태를 설명하기 위해 사용되는 용어.

반시류 半翅類 hemiptera 벌과 같은 입모양으로 흡입을 하는 특징을 지닌 곤충의 무리. 침노린재 과의 흡혈충. 빈대, 장구애비 등이 포함된다.

반신마비 半身麻痺 hemiplegia 몸의 우측이나 좌측의 편측에 마비가 오는 것.

반원탐색 半圓探索 half-circle search 원형탐색을 응용한 형태로 해안선, 방파제, 부두 등에 의해 원형 탐색이 어려울 경우 행하는 탐색 방법. 원형 탐색과의 차이점은 물가에 중심선을 설정하고 원을 그리며 진행하다 계획된 지점이나 방파제 등의 장애물을 만날 경우 줄을 늘이고 방향을 바꾸어서 반대 방향으로 전진하며 탐색하는 방법이다.

반월상연골 半月狀軟骨 meniscus 무릎이나 기타 관절의 연골.

반월판 半月瓣 semilunar valve 혈관에서 심실로

역류방지를 위해 폐동맥판에서와 같이 반월첨을 갖고 있는 판막.

반음양 半陰陽 gynander 보통 여성 또는 남성이 신체적으로 다른 성의 생식기를 동시에 가지고 있는 경우를 말한다. 가성 반음양 환자가 포함된다. → androgynous.

반음양증 半陰陽症 hermaphroditism 한 사람에게 고환(정소)과 난소조직이 함께 있는 염색체 이상. 고환조직에는 정자수송관과 정자가 있고, 난소조직에는 난포나 백체가 있다. hermaphrodism이라고 한다.

반응 反應 reaction 자극에 대한 응답. 화학물질의 작용으로 일어나는 현상. 어떤 물질이 다른 물질로 전환되는 화학적인 과정. 심리학에서의 특정한 상황하에서 발현되는 정신적 혹은 정서적 상태.

반응기 反應機 reactor 최고의 효율을 얻기 위한 화학반응설비. 화학반응은 반응물질, 농도, 압력, 온도, 체류시간, 촉매 등에 의해 영향을 받는다.

반응성 反應性 reactivity 다른 물질과 화학적으로 결합하거나 또는 다른 물질을 화학적으로 분해시킬 수 있는, 물질의 상대적 능력.

반응성물질 反應性物質 reactive material 상온 상압에서 또는 그보다 높은 온도 및 압력에서 폭발이나 폭발성 분해, 또는 폭발성 반응을 일으키기 쉬운 물질.

반응성충혈 反應性充血 reactive hyperemia 증가된 대사 상태로 발생된 혈액의 흐름이 증가된 것.

반응속도 反應速度 reaction rate 화학반응에 있어서 생성물이 형성되는 속도.

반응시간 反應時間 response time 전문치료팀과 장비가 대기장소에서 출발하여 환자가 있는 장소까지 도착하는데 소요된 시간. 외국의 경우 출동시간과 반응시간을 합하여 도시지역에서는 5분 이내, 시외지역은 10분 이내로 응급의료체계를 구성하고 있다.

반응식소화기 反應式消火器 self-generating extinguisher 수용하고 있는 약제 사이의 화학반응에 의해 발생한 압력으로 소화약제 방출에 필요한 압력을 조달할 수 있는 소화기.

반응억제제 反應抑制劑 suppressant 초기폭발을 소화하기 위해 폭발진압설비에 사용되는 화학약제.

반응열 反應熱 heat of reaction 화학반응이 일어날 때 반응물질과 생성물질의 에너지가 다르기 때문에 열을 방출하거나 흡수하게 되는데 이와 같이 화학반응이 일어날 때 출입하는 열을 말한다. 반응열은 일반적으로 연소열, 생성열, 중화열, 분해열, 융해열 등으로 구분된다.

반의식 半意識 semiconcious 부분적인 의식장애가 있는 상태.

반자동식스탠드파이프설비 半自動式~設備 semi-automatic standpipe system 필요한 압력과 유량을 항상 공급할 수 있는 급수장치에 연결되어 있는 스탠드파이프설비. 호스 접결구에 급수하기 위해서는 제어장치를 작동시켜야 한다.

반자동식심실제세동기 半自動式心室制細動器 semi-automated external defibrillator 사용자가 충격버튼을 눌러야 전기 충격이 전달되는 반자동식 제세동기.

반작용 反作用 reaction 작용력을 받은 물체가 작용력의 반대방향으로 같은 크기의 힘을 가하는 것.

반장 班長 foreman 한 부서(대)를 분할하여 업무를 수행할 때, 그 분할된 구성원을 이끄는 자.

반점 斑點 macule 주근깨나 모반, 점상출혈, 홍역 등과 같이 피부표면에 융기나 함몰없이 색조변화만 있는 것으로 직경이 보통 1cm 미만이다.

반좌위 半座位 Semi-Fowler's position 침상에 등을 대고 누운 자세에서 침상의 머리부분을 약 45°~60° 정도 올려서 반쯤 앉은 자세이며 무릎은 약간 굴곡시키는 체위. 폐확장을 최대한 도울 수 있으므로 심장질환이나 호흡장애가 있는 환자들에게 이용되는 체위이다.

반차단 半遮斷 hemiblock 좌각의 한가지나 왼쪽 전 또는 후면 섬유속의 차단 부위.

반충충격 反衝衝擊 contrecoup 두개골에 대한 타격과 관련 있는 상해. 타격의 영향이 두개골의 반대측까지 전달되어 반대편에 좌상, 골절 등의 징후가 나타나는 것이다. = 대측충격.

반측마비 半側痲痺 unilateral paralysis 신체 한쪽의 마비. → 반신불수(hemiplegia).

반투과성 半透過性 semipermeable 일부 분자들은 통과시키지만 다른 것들은 통과를 방해하는 막의 성질.

반투막 半透膜 semipermeable membrane 분자의 크기에 따라 선택적으로 통과시키는 막.

반티증후군 ~症候群 Banti's syndrome 장과 간 사이에 분포된 혈관의 폐쇄로 비장비대, 위장관 출혈, 간경화, 적혈구와 백혈구파괴가 일어나는 증후군. 초기증상은 허약감, 피로, 빈혈 등이 나타난다.

반폐쇄식 스쿠바장비 半閉鎖式~裝備 half-closed SCUBA apparatus 다이버가 내쉬는 공기의 일부만을 정화하여 다시 사용하는 방식.

반표면하 포주입방식 半表面下泡注入方式 semi-subsurface foam injection system 표면하 포주입방식의 포방출구에서 포를 방출할 때는 포가 액면까지 떠오르면서 오염 또는 파괴되거나, 소화효과가 저하될 우려가 있는데, 이러한 부작용을 방지하기 위해 호스 컨테이너 등을 설치하여 포가 액면에 보다 효과적으로 떠오르도록 하는 방식.

반향 反響 echo ① 전파가 둘 이상의 서로 다른 통로를 전파(傳播)하여 수신점에 도달했을 때, 최단 통로를 전파하여 수신된 주 신호에 대하여 시간적으로 늦게 수신되는 신호. ② 레이더의 송신 펄스 전력 중 반사되어 수신기에 되돌아온 전력.

반향언어증 反響言語症 echolalia 특히 정신분열증에서 볼 수 있으며 다른 사람의 말이나 어구를 자동적으로 의미 없이 반복하는 것.

반회분식반응기 半回分式反應器 semi-batch reactor 보통 단일의 교반조가 사용되며, 반응물질이 있는 것을 일시에 반응기 안에 상비하고 다른 성분을 서서히 공급해서 반 연속적 조작으로 반응을 진행시키는 반응기.

반흔 瘢痕 scar 외상으로 피부나 다른 신체부위가 치유되었을 때 그 자리의 피부 위에 남는 변성부분. 절상, 화상, 수술 등과 같은 상처(wound)의 결과로 생기며 영구적으로 남는다. 일반적으로 외상은 결합조직을 포함하는 진피에 손상을 입힌다. 찰상(scratch)과 같이 표피에만 손상이 입은 경우에는 반흔을 남기지 않는다. 외상이 치유될 때 새로운 결합조직 즉 육아조직을 형성하며, 그 후에 새로운 표피가 반흔부위를 덮어서 생긴 면이다. 반흔은 처음에는 빨간색이며 점차 색이 바래게 되지만 흰색이면서 털이 없는 상태로 남게 된다. 외상을 입을 때 피부색소와 털을 형성하는 세포가 손상을 받기 때문이다. 반흔은 점차 작아지며 가렵기도 한다. 반흔은 다양하게 형성된다. 결합조직이 과잉생성 되어 반흔을 융기시켜 켈로이드를 형성하거나 움푹 패여져 있다.

반흔조직 瘢痕組織 cicatricial tissue 반흔을 형성하는 조밀한 섬유성 조직. 육아조직에서 직접 유래되었다.

발 足 foot 다리의 원위부로 지절골, 중족골, 족근골로 구성.

발광도료 發光塗料 luminous paint 어두운 곳에서도 도막(塗膜)이 발광하도록 만든 도료. 일반적으로는 방사성물질로 라듐이나 우라늄 등을 미량 넣은 알칼리토류금속, 혹은 아연의 황화물이 인광체로 이용된다. 발광은 방사성 물질에서 나오는 α선에 의해 황화아연 등이 자극을 받아 일어난다. 제법은 황화아연 등, 자외선보다 파장이 짧은 것을 조사(照射)하면 가시광선(可視光線)을 발하는 형인광체(螢燐光體)를 안료로서 전색제(展色劑)에 섞어 만든다. 용도는 광고나 도로표지, 시계의 문자판 등에 이용된다. = 액광도료.

발꿈치뼈 = 종골.

발기 勃起 erection 주로 성적인 자극에 의해 음경이나 음핵의 해면조직이 혈액으로 충만하여 단단해지는 상태. 혈압이 상승되고 정신적이나 신경적 자극에 의해 영향을 받는다. 이를 통해 음경이 질로 삽입될 수 있으며 정액을 사출하게 된다.

발기부전 勃起不全 impotence 남성 음경의 발기부전으로 성교능력이 결여된 상태.

발기조직 勃起組織 erectile tissue 음경이나 음핵과 같이 흥분할 때 혈액이 충만되어 커지는 조직.

발달 發達 development 점진적인 변화와 확장이며, 낮은 단계에서 더 복잡한 단계로 나아가는 변화. 발달은 기능과 능력의 점진적인 증가로서 성장과 성숙, 그리고 학습을 통하여 성취된다. → 발생.

발등동맥 = 족배동맥.

발라클라바 balaclava 비밀 혹은 야간 법시행 수술 동안에 보호 혹은 위장의 수단으로 머리에 덮어 쓰는 것.

발로 發露 crowning 분만과정에서 자궁수축시에 밀려나온 아이의 머리가 수축이 없어졌는데도 안으로 들어가지 않고 양 음순 사이로 노출된 현상. 이 발로 현상은 배림 현상 이후에 나타난다. → 배림.

발린 valine 유아의 성장과 성인의 질소균형에 필요한 필수아미노산.

발모발작 拔毛發作 trihologia 사람이 자신의 머리카락을 뽑는 상태. 보통 망상상태에서만 나타난다.

발목 ankle ① 다리의 경골과 비골, 발의 거골과의 관절. ② 다리에서 관절이 있는 부분.

발목걸쇠 ankle hitch 견인 부목에서 골절된 부분을 종축방향으로 도수 견인한 뒤 지속적인 견인을 위해 발목주위를 감싸 견인 부목에 연결하는 장치.

발바닥네모근 = 족척방형근.

발바닥단계 ~段階 plantigrade 발꿈치가 땅에 닿아 발바닥으로 걷는 인간 걸음 단계.

발배뼈 = 주상골.

발병력 發病力 virulence 미생물이 질병을 발생시키는 능력.

발병상황 發病狀況 onset 증상이 발생될 당시의 상황.

발부종 ~浮腫 pedal edema 발이나 다리에 체액이 축적되어 부은 상태.

발산 發散 divergence 시냅스 전신경세포의 축삭이 많은 가지로 갈라져 많은 시냅스 후신경으로 정보를 전달하는 것.

발살바검사 ~檢査 Valsalva's test 유스타키오관이 열려있는지 검사하는 방법. 입과 코를 꼭 막고 매우 강하게 내쉰다. 유스타키오관이 열려있으면 공기가 중이로 들어가 환자는 터지는 소리를 들을 수 있다.

발살바법 ~法 Valsalva's maneuver (Antonio Maria Valsalva, 이탈리아 해부학자, 1666~1723)

기도폐쇄에 대응하는 강력한 호기 노력으로 외비공과 입을 막고 강제 호기하는 방법. 대부분의 건강한 사람의 경우 문제가 없으나 심혈관계질환이 있는 환자의 경우 위험할 수 있다. 특히 탈수, 혈액의 점도증가, 혈액응고의 위험이 있는 경우 주의를 요한다. 변비의 경우도 배변하려고 힘을 쓸 때 심혈관계 위험을 증가시키므로 호흡을 중지하는 매번 근육성 노력 후 이완할 때 혈액이 심장으로 급속히 유입되어 과부하가 되어 심장정지를 초래할 수 있다. 정형외과 환자는 체위변경 시 발살바법을 이용하는데 이때 머리 위의 지지대를 잡고 하도록 한다. 발살바법은 수행하는데 위험이 있는 환자는 움직일 때 숨을 참지 말고 호기하도록 교육한다.

발생 發生 development ① 발달, 발육, 단순한 상태에서 더욱 복잡한 상태로의 점진적인 분화와 변화의 과정. 인간은 사회에서의 기능과 환경에 대한 적응을 가능케 해주는 신체적, 정신적, 정서적 능력을 성장, 성숙 및 학습을 통해 획득한다. ② 발육과 분화의 과정. 수정란 시기에서부터 성인기까지 유기체 내에서 발생하는 연속적인 사건. = 발육, 전개, 현상.

발생기전위 發生器電位 generator potential 감각 수용기의 자극에 의해 생성된 단계적 탈분극. 감각 뉴런에 의한 활동전위의 생성을 초래한다. = 수용체전위(receptor potential).

발생로가스 發生爐~ producer gas 석탄, 코크스, 목재 등의 고체연료에 공기 또는 공기와 수증기의 혼합기(混合氣)의 가스화제(化劑)를 고온에서 작용시켜 가스화하여 얻어지는 가스 연료. 이것을 제조하는 장치를 발생로라고 한다. 가스화제로 공기만을 사용할 때는 공기 송풍 발생로가스라고 하는데, 이 경우 발열반응(發熱反應) 때문에 노온(爐溫)이 필요 이상으로 상승하여 장애를 일으키는 경우가 있으므로, 대부분의 경우 수증기를 가하여 흡열반응(吸熱反應)을 일으켜 노온을 조절한다. 이 경우 얻어지는 것을 반수성(半水性) 가스라고 한다. 용도는 비록 발열량은 낮으나 값싼 공업용 연료로서 중요하게 쓰인다.

발생빈도 發生頻度 incidence ① 사건이 일어나는 수의 개념. ② 특정기간에 발생한 새로운 사례의 수

빈도는 흔히 분자를 사례수로 분모를 위험군의 인구수로 한 비율로 표시된다.

발생학 發生學 embryology 수정에서 출산까지 개체의 기원, 성장, 발달과 기능을 연구하는 것. = 태생학.

발성불능증 發聲不能症 aphonia 성대의 질환이나 외상으로 인한 발성능력 상실.

발성장애 發聲障碍 dysphonia 말을 하는데 필요한 근육군이나 지배신경에 의한 운동기능에 장애가 발생하여 모음과 자음의 정상적인 발음이 곤란해지는 상태. 목쉰 소리나 속삭이는 듯한 소리 등 비정상적인 발성이 나타난다.

발신기 發信機 fire alarm box 화재를 발견한 사람이 누름버튼을 조작하여 수신기에 신호를 보내는 장치. 소방용 기계·기구 형식승인 및 검정기술기준규칙에는 화재신호와 수신기간에 상호통화를 동시에 할 수 있는 T형 발신기와 동시에 할 수 없는 P형 발신기, 그리고 M형수신기에 사용하는 M형 발신기로 구분하고, P형 발신기는 다시 수신기와의 전화연락장치(전화잭)의 여부에 따라 전화잭이 있는 1급과 없는 2급으로 구분하고 있으나, 일반적으로 P형 1급 발신기가 사용되고 있다. 그리고 방수성의 유무에 따라 옥외형과 옥내형으로 구분한다. ↔ 수신기.

발신기용축전지 發信機用蓄電池 box battery 발신기의 경보를 전송하기 위해 무선신호가 사용되는 경우 개별 발신기에 전원을 공급하는 축전지.

발신장치회로 發信裝置回路 initiating device circuit 자동 또는 수동 발신장치에 접속하는 회로. 수신된 신호를 확인하는 기능은 없다.

발아과정 發芽過程 germination 분화에서 태아의 형성까지 개체의 초기 성장과 발달.

발암물질 發癌物質 carcinogen 암의 성장을 유발하는 물질.

발연기 發煙機 fog machine 훈련장 내에 화재발생 효과를 연출하기 위한 훈련 장치. 소음이 적고 조용한 장비를 작동하도록 한다. 분사량, 압력, 분사거리 등에 대한 타이머 기능을 조절한다. 또한 인체에 전혀 해롭지 않은 안전 포그액을 사용하여 열악한 환경조건에서도 효과적인 훈련 분위기를 연출하여 효과적인 훈련을 할 수 있는 제품이다.

발연통 發煙筒 smoke candle 균일한 색깔의 연기를 일정한 속도로 방출하는 연기발생장치. 소규모 화재가 발생했을 때의 실제 상황을 모의 실험하는 장치이다.

발열 發熱 pyrexia 신체의 온도가 질병에 의해 37℃ 이상 비정상적으로 올라가는 것. 열의 생산과 소비가 불균형을 이룰 때 생긴다. 운동, 걱정, 그리고 건조상태가 건강한 사람들의 체온을 상승시킬 수 있다. 감염, 신경계 질환, 악성 종양, 악성 빈혈, 혈전색전 질환, 발작성 빈맥, 울혈성 심부전, 좌상, 중증 외상과 많은 약물들의 열병 발생의 원인이 될 수 있다. 열은 매 1℃마다 7%의 대사활동을 증가시키며, 많은 양의 음식 섭취를 필요로 한다. 열이 갑자기 상승하는 경향이 있는 어린이에게는 경련이 일어날 수 있고, 어른도 높은 열로 인해 섬망 증세를 나타낼 수 있다.

발열반응 發熱反應 exothermic reaction 화학반응이 일어날 때 열을 방출하는 반응. 화학반응을 일으킬 때 열을 방출하는 것 중에는 산과 염기의 중화반응(中和反應), 금속과 산과의 반응, 물과 화합하는 수화반응(水和反應) 등이 있고, 또 탄소나 수소 또는 유기물(有機物) 등이 공기나 산소 속에서 연소하는 반응은 빛을 수반하는 발열반응이다. 일반적으로, 발열반응은 반응에 의하여 방출된 열에 의해서 더욱 촉진되기 때문에 일어나기 쉽다. 이에 대하여 열을 흡수하는 반응은 흡열반응이라고 한다.

발열성 發熱性 exothermic 연소반응과 같은 열의 방출을 수반하는 화학적 변화.

발열원 發熱源 pyrogen 신체의 온도를 증가시키는 약이나 물질.

발열작용 發熱作用 thermogenic action 신체의 열 생성과 체온을 상승시키는 음식물과 약물의 작용.

발열점 發熱點 thermal start 화학반응으로 발열이 시작되는 온도.

발육과도성비대 發育過度性肥大 hypergenesis 한 기관의 부분이나 전체 또는 거인증처럼 몸 전체가 과다 성장하는 선천성 장애.

발육부전 發育不全 agenesis 기관의 선천적인 부재. 불임 혹은 음위(陰萎).

발육부전증 發育不全症 aplasia 발달 장애로 조직
이나 기관에 장애가 있는 상태.

발작 發作 seizure ① (비공식적)갑작스럽게 발생
하는 질병, 통증 또는 징후. ② 의식수준의 변화와
자율신경, 운동 또는 감각 기능의 변화가 합쳐짐으
로 인해 갑작스런 뇌의 전기적 기능장애로 나타나며
크게 전신적인 발작과 부분적인 발작으로 나누어 진
다. 전신적인 발작은 결여발작–소발작(부동성이고
빈공간을 응시하는 무경련성 의식 억제)과 긴장성–
간대성(대발작)발작으로 이루어져 있으며 대발작은
무의식이고 불수의적인 골격근의 움직임과 발작 중
에 요실금과 반응이 없는 특성이 있고, 후에는 당황
하고, 인식 향상이 있다. 부분발작에는 국소성–운동
발작(jacksonian) (근육 또는 최소의 의식 변화와
신체의 한 쪽만 한정된 움직임)과 정신 운동발작이
있다. 정신 운동발작(또는 측두엽)은 전조(의식 또
는 감정)현상과 함께 시작하고 자율 신경계의 변화
(빈맥, 일시적인 무호흡, 타액분비, 대소변 실금)가
있으며 후에는 씹는 행동, 입맛을 다시는 것 또는 앞
의 행동이 무의식적으로 계속된다. 조기발작은 두부
손상 후 1주일 이내에 발생한다. 간질은 발작이 일
어나는 곳(일반적으로 원인이 알려져 있지 않음)의
상태를 해마다 나타낸다. 열성 경련은 6세 이하의
어린이가 열이 100.4°F(38℃) 이상일 때(알코올 또
는 약물 또는 두개내부의 감염의 영향이 아닌 경우)
나타난다. 말기(late) 경련은 두부 손상 후 1주일 이
상 후에 나타난다. 장기적/연속적(1시간 이상)인 경
련 또는 간헐적인 경련은 간질 상태의 정확한 간격
(각성)이 없다. 알코올이나 약물 남용, 퇴행성 질환,
두부 손상, 저혈당, 그리고 종양은 경련의 원인이 된
다. = 경련(convulsion).

발작성의 發作性~ ictal 간질성 발작의 경련같이 갑
작스런 발작과 관련된 것.

발작수면 發作睡眠 narcolepsy 갑작스런 수면, 수
면마비, 청각적, 시각적 환상으로 수면에 대한 억제
하기 어려운 욕구가 수면 돌입시 간헐적으로 나타난
다. 청소년기나 성인초기에 시작되며 일생동안 지속

되고 수면 기간은 수분에서 수 시간 지속될 수 있다.
= 수면발작.

**발작심방빈맥 發作心房頻脈 paroxysmal atrial ta-
chycardia : PAT** 갑작스럽게 시작했다가 갑작스럽
게 끝나는 심방성 빈맥.

**발작심실빈맥 發作心室頻脈 paroxysmal ventri-
cular tachycardia : PVT** 심실을 포함한 원운동에
의한 일련의 빠르고 규칙적인 심실의 탈분극현상.

**발작심실상성빈맥 發作心室上性瀕脈 paroxysmal
supraventricular tachycardia : PSVT** 초기에 동
결절에서 자극이 시작되어 갑작스럽고 빠르게 나타
나는 빈맥. 규칙적인 리듬으로 심박수가 150~250
회/분이다. P파가 일정하고 T파가 조기에 나타나며,
PR간격이 변화해서 흔히 측정하기가 어렵다. 시작
과 끝이 자연발생적이거나 흥분, 피로, 흡연, 알코올
섭취에 의해 촉진된다. 흔히 심각한 장애는 없으나
환자가 심계항진, 숨가쁨을 호소한다. 만약 지속적이
며 환자에게 기질적 심장질환이 있는 경우에는 펌프
부전이나 쇼크로 심박출량과 혈압이 떨어질 수 있
다. = 발작심실상성빠른맥.

**발작야간호흡곤란 發作夜間呼吸困難 paroxysmal
nocturnal dyspnea : PND** 수면 중에 갑작스럽게
숨이 가빠지는 현상. 대개 심장병 환자에서 자세에
따른 폐부종 때문에 생긴다. 경도의 울혈성 심부전증
이 있는 환자는 이 현상을 피하기 위해서 잘 때에 여
러개의 베개를 베고 자는데, 여기에서 미끄러지면 폐
부종이 야기되어 호흡곤란으로 잠에서 깨게 된다. 기
좌호흡(orthopnea)과 같은 원인이지만 앉은 자세를
취한다고 항상 증상이 해소되는 것은 아니다. 기침과
천명 증상도 나타난다. → 기좌호흡(orthopnea).

발작역치 發作易置 seizure threshold 발작을 일으
키는데 필요한 자극의 강도. 모든 인간은 충분히 강
한 자극이 있다면 발작할 수 있다. 명백한 이유 없이
발작을 하는 사람은 발작 역치가 낮은 경우이다.

발작후 發作後 postictal ① 발작 후 즉시 따르는 시
간. ② 전투성, 혼돈, 실금과 졸음의 특징적 발작의
경험이 있는 사람의 외양과 행동과 관련됨.

발작후상태 發作後狀態 postictal state 발작 후 환

자의 의식이 깨어나서 정신착란 상태에 있거나 피로와 두통 등을 호소하거나 신경계장애가 나타난 상태.

발적 發赤 flare 전염된 병변으로부터 퍼지거나 자극원에 대한 반응의 주요 부위에서 확대되면서 팽창된 피부의 홍조.

발적팽진반응 發赤膨疹反應 flare-and-wheal reaction 피부 상해 또는 항원 주입시 히스타민이나 관련 분자의 방출로 인해 나타나는 피부반응.

발전기 發電機 generator 기계적 에너지를 전기에너지로 변환시키는 기기. 자기장(磁氣場)을 만드는 강력한 자석(磁石)과 기전력(起電力)이 발생되는 도체로 구성되는데, 이 중 하나를 움직여서 기전력을 발생시킨다. 기전력의 크기는 자기장의 세기와 도체의 길이 그리고 자기장과 도체의 상대적 속도에 비례한다. → 자기장, 기전력.

발정주기 發精週期 estrus cycle 생식 활동주기로 난소와 생식기관의 구조와 기능이 주기적으로 변하는 현상. 발정주기는 자궁내막이 출혈하는 월경주기와 다르다.

발진 發疹 eruption 피부에 빠르게 형성되는 두드러기성 발진. 약물에 의한 발진시 특징적으로 나타난다.

발진열 發疹熱 murine typhus 급성 전염병의 한 가지. 고열과 전신성의 발진을 주증세로 하며, 발진티푸스와 유사하다. 병원체는 리케치아의 일종으로 집쥐에 기생하는 벼룩이 매개체이다. 다발지역은 멕시코만 연안과 남지중해 연안이다. 증세는 비교적 가볍고 사망위험률도 적다. 잠복기는 8~10일이며, 비교적 급격하게 발병하여 39~40℃의 고열이 약 1주일 계속되다가 두통, 근육통, 결막충혈, 구토증 등과 함께 빨갛고 좁쌀알만한 작은 발진이 전신에 나타난다. 치료는 발진티푸스와 같데 테트라사이클린 등의 항생물질이 유효하다. 예방은 환자격리, 벼룩 구제, 쥐잡기 등이다.

발진티푸스 發疹~ typhus 절지동물을 매개로 하는 *Rickettsia*류에 의한 감염증. 오한, 고열, 발진을 일으키며 주 감염경로는 이, 쥐, 벼룩이고 잠복기는 10~14주이다.

발집 foot pocket (구조) 오리발에 있어서 발을 집어 넣는 부분. 대개 네오프랜 고무로 만들어진다.

발코니 balcony 건물의 외벽에서 밖으로 설치한 낮은 벽, 혹은 난간으로 계획된 장소. 베란다. 노대라고도 한다.

발코니피난방식 ~避難方式 balcony linking 발코니를 피난경로로 이용하는 피난방식.

발파 發破 blasting 암석에서 소요 형태의 석재를 떼어내기 위해 석재의 채취계획선 위에 착암기로 구멍을 뚫고, 다이너마이트를 넣어 폭파시키는 것. 보통발파에서는 지름 수 cm, 깊이 수 m의 구멍이 사용되지만, 대규모 발파에서는 지름 30cm, 깊이 20m나 되는 발파구멍이 사용될 때도 있다. 갱도에 따라 개착(開鑿)된 장약실(裝藥室)에 대량의 폭약을 장전하고 폭파하는 방법도 사용되고 있다. 사용하는 폭약의 종류와 양, 기폭되는 발파구멍의 수 및 배치 등은 암석의 성질, 발파의 목적 등에 따라 충분히 고려한 후에 결정한다. 폭파작업에는 다이너마이트, 질산암모늄 폭약, 질산암모늄 유제(油劑) 폭약 등이 사용되지만, 뇌관, 도화선, 도폭선(導爆線) 등 화공품도 필요하다. 어느 것이나 관리, 취급에 세심한 주의를 기울이면, 발파작업은 위험한 작업이 아니다. 오늘날 발파작업에는 큰 덩어리의 암석을 잘게 부수는 것에서부터 일시에 수만 톤의 암석을 폭파하는 대규모의 것까지 있다. 수백 개의 발파구멍을 수 m/s의 간격을 두고 차례로 기폭하거나, 암석의 파편이 날아가지 않게 하는 방법, 수중에서 폭파하는 기술 등 여러 가지 고도의 기술이 사용된다.

발파공 發破工 blaster 폭약의 설치에서 폭파까지, 발파 과정의 임무를 맡는 유자격자를 일컫는 말.

발파용화약 發破用火藥 blasting powder 유황, 목탄, 질산나트륨으로 구성된 화약. 흑색화약에 비해 유황을 보다 많이 함유하고 있다.

발판 ~板 tail board 소방차량 뒤 차체에서 연장된 판. 소방대원이 딛고 차량에 매달려 가거나 소방호스 등을 실을 수 있다. 소방차량 옆에도 발판이 설치된다.

발포 發泡 foam making 가압된 포소화약제 수용액이 흐르는 배관에 공기를 유입시켜 거품을 만드는 일.

발포기 發泡器 foam maker 수용·액에 공기를 혼합시키고 거품을 형성하게 하는 부수장치가 되어 있는 포소화설비. = 폼관창.

발포도 發泡度 foaminess *υ*t/V로 나타내는 포 소화약제에 의해서 발생된 거품의 견고성을 표시하는 것. *υ*는 거품의 발생량, t는 단위시간으로 초를 나타내며 V는 발생된 포를 통과하는 공기의 양이다.

발포시간 發泡時間 transit time 포소화약제와 물을 혼합한 시점부터 거품이 형성될 때까지 경과한 시간. 사용하는 물의 온도 및 경도에 따라 발포시간은 다르게 나타난다.

발포약 發疱藥 vesicants 크고 통증이 있는 수포를 발생시켜 무력화시키는 가스. 수포성 제재로 치사제로 분류되지 않아도 과량 투여하면 죽을 수 있다.

발포율 發泡率 foam application rate 화재시 포 소화설비에 의해 단위 시간당 발포되는 거품의 양. 부피/시간 또는 질량/시간의 단위로 나타낸다.

발포제 發泡劑 vesicant 기포를 제조하는 데 사용되는 물질. 화학적 발포제와 물리적 발포제의 두 종류가 있는데, 전자는 고분자반응에 의하여 기포를 형성하게 하고, 후자는 반응열에 의하여 기화(氣化)되어 기포를 형성하며 고분자반응에는 참여하지 않는다. 포 소화설비의 거품을 발생시키는 소화약제를 발포제라고도 한다.

발포콘크리트 發泡~ foamed concrete 발포제를 쓴 콘크리트.

발포플라스틱포장재 發泡~包裝材 expanded plastic packaging material 물품의 손상을 방지하기 위해 사용하는 포장재. 화재위험이 대단히 크다. 최근에는 난연처리된 제품을 사용하기도 한다.

발포현상 發泡現象 frothing 물의 비점 이상으로 가열된 상태인 인화성 액체 화재에 물 또는 포를 방사할 때, 인화성 액체가 격렬하게 거품을 일으키는 현상.

발한 發汗 diaphoresis 피부가 과다 발한에 의해 축축해짐. 격렬한 움직임이나 따뜻한 날씨에 의해 정상적으로 발한이 일어나며 에피네프린의 분비는 땀을 유발시킨다. 이는 심근경색, 외상, 감염이나 신체의 안전을 위협하는 어떤 상황 후에 일어난다.

발한장애 發汗障碍 dyshidrosis ① 땀샘의 장애. ② 발과 손의 소낭의 발진으로 인한 피부장애. = 한포(pompholyx).

발화 發火 ignition 화염이 존재하지 않는 상태에서 가열만으로 연소를 시작하는 것. 가연성 물질 또는 혼합물은 공기 중에서 일정한 온도 이상으로 가열하게 되면 가연성 가스가 발생되어 계속적인 가열에 의하여 화염이 존재하지 않는 조건에서 점화한다. → 가연성 가스, 연소.

발화도 發火度 ignition temperature range 폭발성 가스를 발화 온도별로 분류한 것. T1~T6로 분류한다.

발화성 發火性 ignitability 발화하기 쉬운 정도.

발화성혼합기 發火性混合器 ignitible mixture ① 정전기에 의해 발화될 수 있는 증기-공기 또는 분진-공기 혼합기. ② 발화될 경우 발화원으로부터 다른 곳으로 화염을 전파시킬 수 있는 혼합기. 주로 인화성 액체의 증기와 공기가 혼합된 기체를 지칭하지만, 장뇌(camphor)나 나프탈렌 등의 일부 고체 증기와 공기 혼합기도 포함된다.

발화소요시간 發火所要時間 ignition delay time 산화제가 가연물과 접촉한 시점부터 가연물이 발화할 때까지 경과된 시간의 길이.

발화시간 發火時間 ignition time 어떤 물질에 발화원을 제공한 후, 그 물질이 발화하여 스스로 연소를 지속하기까지 경과된 시간(초 단위로 표시). = 착화시간.

발화온도 發火溫度 ignition temperature 가연성 물질 또는 혼합물이 연소를 시작하는(발화하는)데 필요한 최저의 온도. 가열온도, 착화점, 자연발화온도라고도 한다. 가열에 의해 반응 속도가 증가하여 발화점에 도달하면 열의 발생 속도가 열의 소비속도(물질을 가열하던가 계 외로 도망하던가 한다)보다 크게 되어 자기가열을 일으켜 발화한다. 발화점의 값은 가열시간 공기 혼합의 방식, 용기의 재질과 형상 등의 조건에 따라 현저하게 변동하며 물질상수는 아니다. 여러가지 측정법이 있으나 측정법이 다른 것의 값을 서로 비교할 수는 없다. auto-ignition temperature라고도 한다. 가스-공기 혼합물이 점화되고 계속 연소될 수 있는 최저온도. 이 온도는 자동 점화온도라고도 불린다. 인화범위의 가스-공기 혼합물이 공급된 버너가 자동 점화온도를 초과하여 가열되면 플래쉬 백 현상이 일어난다. 일반적으로 이 온도는 870°F(466℃)~1,300°F(704℃)범위이다. 가스를 독립적으로 점화시키기 위해서는 훨씬 더 높은 온도가 필요하다. 필요온도는 제조가스보다 천연가스가 약간 더 높으나 안전을 위해 제조가스는 약 1,200°F(649℃)의 온도가 필요하고 천연가스는 약 1,400°F(760℃)의 온도가 필요하다. = 발화점, 착화점.

발화요소 發火要素 ignition component 임야에서나 기타의 가연물에서 연소가 일어나기 쉬운 요건으로 점화원, 가연물, 공기 등.

발화원 發火源 the origin of ignition 화재가 발생된 장소. 발화에 관여하거나 그 자체로 발화되는 것. 예를 들면 불티, 복사열, 담뱃불, 자연발화성화학물질 등이 있다. → 발화.

발화장소 發火場所 ignition place 발화지점이 있는 공간 또는 구조물. → 발화지점.

발화장치 發火裝置 equipment of ignition 장치의 고장에 의해서나 또는 정상적인 작동에 의해 화재발생의 원인이 되는 열을 발생시키는 장치.

발화지점 發火地點 ignition spot 최초로 연소가 시작된 곳. 연소의 방향과 정도 등을 바탕으로 발화지점을 적시(摘示)하는 것은 화재원인 규명의 선결(先決) 요건이다.

발화합금 發火合金 pyrophoric 강하게 문지르든가 긁었을 때 불꽃을 발생하기 쉬운 합금. 오스트리아의 A. V. 벨스바흐가 미시메탈(mische metal)과 철의 합금을 줄로 문지르면 격렬하게 발화하는 것을 발견한 데서 비롯되었다. 철에 희토류 원소인 세륨(Ce)을 주로 하는 미시메탈과 다른 금속을 적당히 첨가하여 만든다. 용도는 사진용 플래시, 조명탄, 불꽃, 라이터 등에 사용된다.

밤 Bam 이란 남동부 케르만주(州)에 있는 세계 최대의 진흙 벽돌 성채(Arg-e-Bam, 사방 300m × 200m, 높이 65m)등 문화유산이 많은 2000년 역사의 고도(古都). 2003년 12월 26일 대지진으로 인해 사망 4만, 부상 3만 여명이 희생되어 도시 전체가 폐허로 변했으며 미국을 포함하여 28개 나라에서 파견된 34개의 구조팀이 구조 활동을 하였다. 우리나라에서도 24명의 119국제구조대를 파견하여 12월 29일부터 2004년 1월 3일까지 6일간의 구조 활동을 하였다.

밧줄걸이 보트구조 ~救助 belayed boat rescue 강의 양쪽 둑에 매어져 그 사이에서 움직일 수 있는 보트를 이용한 강 구조 기술. 적당한 정박지가 없거나 넓은 강에서 주로 쓰인다.

밧줄고리 bight → 바이트.

방갈로스테이션 bungalow station 소방차 차고와 인접하여 공동숙소가 있고 단층의 주택과 유사한 형태의 구조로 되어 있는 소방서.

방광 膀胱 urinary bladder 소변을 모아서 일정량이 되었을 때 배출하는 장기. 골반강 중에서 치골결합뒤에 있으며 평균 소변의 용량은 약 500㎖ 정도이다. 방광의 신전에 의해 요의를 느끼며 배뇨반사가 일어나 복벽근이 수축하고 방광괄약근은 이완한다.

방광결석 膀胱結石 bladder stone 방광 내에 발생한 결석으로 대부분 요관의 결석이 방광내로 들어가서 커진것. 처음부터 방광에 발생하는 것은 이물, 염증성 산물, 괴사물질을 중심으로 발생한다. 결석의 성분은 인산, 수산칼슘, 암모뇸, 마그네슘인산염이 많고 혈뇨, 배뇨이상, 방광염이 주증상으로 나타난다.

방광경검사 膀胱鏡檢査 cystoscopy 방광경을 요도를 경유하여 방광에 삽입하고 요도와 방광을 직접 관찰하는 검사법. 방광 및 요도의 생검, 신장으로부터의 직접적인 소변채취, 방광용적측정, 요관역류 여부, 방광과 요도의 결석 유무, 종양 및 게실의 절제, 요도와 요관의 확장시 등에 시행한다.

방광경련 膀胱痙攣 bladder cramp 방광근육에 불수의적인 수축이 빈번하게 일어나는 상태. 심한 방광염이나 신경성 방광 등에서 나타나고 빈뇨와 요실금이 주증상이다.

방광류 膀胱瘤 cystocele 방광이 질벽을 통하여 돌출하거나 탈장되는 것. 큰 방광류는 배뇨의 어려움, 요로감염과 동통을 동반한 성 결합을 초래한다. ↔ rectocele.

방광반사 膀胱反射 vesicle reflex 방광이 부분적으로 찼을 때 소변을 보고 싶은 느낌.

방광세척 膀胱洗滌 bladder irrigation 생리식염수나 약물용액을 계속 또는 간헐적으로 주입하여 방광을 세척하거나 약물을 주입하기 위해서 도관을 삽입해 용액을 주입하는 것.

방광암 膀胱癌 bladder cancer 방광에 생기는 악성종양으로 비뇨기계 암 중 가장 흔한 질환. 발생률은 남성이 여성보다 4배정도 높다.

방광염 膀胱炎 cystitis 배뇨곤란, 빈뇨, 요의절박, 치골상부의 동통을 동반하는 요로감염증. 소변이 뿌옇고 냄새가 나며 30%정도에서는 붉은색을 띤다.

방광외상 膀胱外傷 bladder injury 방광의 손상. 방광좌상에서 방광파열까지 다양하게 나타나며 방광내 압력이 고도로 높아진 경우, 골반골절, 방광내 조작 등에 의해 생기며 방광이 파열되어 소변이 복강내로 역류하면 혈뇨, 배뇨불능, 치골상부의 동통, 복벽긴장이 나타나고 쇼크상태가 된다.

방광용적 膀胱容積 bladder capacity 방광 내에 소변을 축적할 수 있는 양의 지표. 일반적으로 방광내로 멸균수를 주입해서 측정하며 정상인의 방광용적은 보통 300㎖ 전후이다.

방광의과민성 膀胱~過敏性 irritability of the bladder 방광 중에 약간의 오줌이 있어도 뇨의(尿意)를 느끼는 상태.

방광잔뇨 膀胱殘尿 residual urine in bladder 요로폐쇄성 질환의 경우 방광에 고인 소변을 완전히 배설할 수 없어 방광내에 소변이 잔류되어 있는 상태. 전립선 비대증, 요도협착 등에서 나타나며 진행되면 요폐상태가 될 수 있으며 잔뇨의 측정은 배뇨후 카테터를 방광에 삽입해 남아있는 소변의 양을 측정한다.

방광재훈련 膀胱再訓練 bladder retraining 병원에서 뇨실금 환자에게 시간간격을 두고 소변을 보유하도록 연습시키는 것. 물의 섭취량은 정상으로 유지하면서 처음에는 1시간 간격으로 시작해 약 10일 동안 점차적으로 시간을 증가시켜 정상적인 배설량을 보유하도록 하는 것으로 환자는 이 훈련을 통해 방광이 차는 것을 인지하며 뇨의를 느끼게 된다.

방광절제술 膀胱切除術 cystectomy 방광암 치료시 방광의 일부분 또는 모두를 제거하는 외과적인 수술방법. = 낭선종절제술, 낭포절제.

방광조영(촬영)도 膀胱造影(撮影)圖 cystogram X-선 필름에 의한 방광의 영상 기록. 역행성 신장조영술 또는 역행성 방광경검사와 같은 어떤 배설 기관의 요로조영술 방법.

방광조영술 膀胱造影術 cystography 방사성 조영제 주입 후 방광을 X-선 촬영하는 방사선 검사법. 역행성 신우 조영술처럼 소변의 배설시 방광 그래프를 얻는 방법 중의 하나. 방광벽의 종양, 방광요관 역류, 신결석, 기타 방광 기능 이상 진단에 유용하다.

방광파열 膀胱破裂 rupture of bladder 외부에서 가해진 힘 때문에 방광이 파열된 상태. 방광이 팽만되었을 때 주로 나타나며 혈뇨와 방광부위의 통증으로 쇼크를 일으키기도 한다.

방광훈련 膀胱訓練 bladder training 긴박성 요실금이 있는 환자의 방광기능을 향상시키기 위해 방광의 소변 보유능력과 배뇨억압 능력을 향상시키는 것.

방독마스크 防毒~ gas and vapor respirator 유기증기, 산성가스, 암모니아 및 아민류, 포름알데히드, 수은, 염소가스 등으로부터 인체를 보호하기위해 착용하는 마스크.

방독면 防毒面 gas mask 중독성 화학제, 연막, 생물학 작용제, 방사능 작용제 등을 흡입하거나 부착되지 않게 안면을 가리는 보호구. 방독 마스크라고도 한다. 제1차 세계대전 당시 독일군이 독가스를 사용하게 되자 방호대책으로 최초의 방독면이 연합군에 의해 개발·사용되었다. 오늘날 화생방무기가 주목을 받게 되자, 방독면 상대무기도 독가스로부터 화생방무기로 확대되어 용도가 넓어졌다. 민간에서도 탄광·공장에서 유독 가스나 증기, 유독성 미립자 등으로 오염된 환경 속에서 작업하는 기회가 많아지면서 방독면의 이용범위가 넓어졌다. 또한 소화작업·폭동진압용으로 소방관·경찰관이 사용하는 경우도 많다. 방독면은 고무·플라스틱으로 된 안면부와, 안면부에 연결된 정화통 및 휴대주머니로 이루어지며, 정화통을 통해서 유독 가스를 깨끗한 공기로 정화하여 호흡한다. 정화통을 안면부에 긴 고무관으로 연결한 격리식과, 안면부의 턱 부분과 볼 부분에 직접 부착하는 직결식이 있다. 정화통 안에는 유독 가스를 화학적으로 흡착·분해하는 흡수제와 미립자 물질을 물리적으로 여과하는 필터·여과지가 들어 있다. 대상작용제의 성질에 따라 흡수제도 달라져야 하지만, 군용(軍用) 방독면에서는 어떤 작용제가 사용될지 예측할 수 없으므로 광범위하게 대처할 수 있게 특수처리된 활성탄(活性炭)이 흡수제로 사용되고 있다. 가스의 성질을 예측할 수 있는 공업용 방독면에서는 그 가스의 성질에 적합한 흡수제가 사용된다.

방독복 防毒服 gas-proof clothes 독가스, 세균 등으로부터 전신(全身)을 보호할 수 있는 피복으로, 비닐수지로 만들며 공기호흡기나 방독면과 함께 착용해야 신체를 보호할 수 있다. → 독가스.

방범신호 防犯信號 guard signal 보안상태를 감시하는 신호.

방법 方法 method 환자평가의 방법이나 삽관술처럼 원하는 효과를 내기 위한 어떤 행위를 시행하는 기술 또는 절차.

방벽 防壁 diking 위험물의 통과를 막아 더욱 큰 위험을 예방하기 위한 벽.

방부제[1] 防犯劑 antiseptic 미생물의 성장과 증식을 억제하는 물질.

방부제[2] 防腐劑 preserve 목재 등이 부패되는 것을 방지하기 위해 쓰는 약제. 콜타르, 아스팔트, 크레오소트오일, P.C.P(penta-chloro phenol), 페인트, 황산동, 불화소다, 염화아연 등이 있다.

방사[1] 放射 irradiation 열, 빛, X-선 등의 방사선 에너지에 노출되는 것.

방사[2] 放射 radiation ① 에너지, 광선, 파동의 방출. 전자기 복사는 전기와 자기의 각 종류의 방사와 연관된다. 그것은 긴 전자파와 같은 가장 긴 파장을 가지고 있는, 감마선과 같은 가장 짧은 파장을 가지는 에너지를 포함하며 감마 방사선은 핵붕괴 혹은 핵반

응으로부터 오는 방사성 원소로부터 에너지를 보낸다. ② 신체의 한 부분에서 시작된 통증이 다른 신체부위로 뻗어나가 생기는 것으로 심근경색의 경우 왼쪽 가슴부위의 통증에서 왼쪽 팔이나 어깨 등으로 통증이 전달되는 것을 말한다.

방사고온계 放射高溫計 radiation pyrometer 고온의 물체로부터 방출되는 열방사선을 이용하여 온도를 측정하는 장치. 보통, 물체로부터 방출되는 방사선의 초점을 열전대, 서모파일 등의 검출기에 맞춘다.

방사관창 放射管槍 diffuser nozzle 방사상(放射狀)으로 방수할 수 있는 관창으로, 배연(排煙)이나 잔화정리 등을 위해 사용한다. 실무에서는 이를 분무관창이라고도 한다. → 관창, 방사.

방사능 放射能 radioactivity 불안정한 원소의 원자핵이 스스로 붕괴하면서 내부로부터 방사선을 방출하는 현상 또는 그 성질. 그 물질을 구성하는 원자핵의 상태의 변화(방사성 붕괴)에 따라 에너지가 방출되므로 방사능은 핵종의 고유한 성질이다. 자연계에 존재하는 물질의 방사능을 천연 방사능, 핵반응 등에서 인공적으로 만드는 핵종을 방사성 핵종이라 하며 일반적으로 방사성 핵종이 α선, β선, γ선을 방출하는 성질을 방사능이라 한다. 방사능의 양은 보통 단위 시간에 붕괴하는 입자의 수로 표시되며 퀴리단위 Ci를 사용한다. 때로는 방출되는 방사선의 에너지를 생산하는 수도 있다. 단위 질량당의 방사능을 비(比)방사능이라 한다. 또한 소립자 등이 고에너지 입자를 방출하는 성질을 방사능이라고 하는 경우도 있다.

방사능검출기 放射能檢出器 survey meter 일정 구역의 방사능을 탐색, 검출하는 데 사용되는 이동식 방사능 검출기.

방사능경고표지 放射能警告標識 radiation warning symbol 방사능 물질이 존재하거나 잠재적인 방사능 위험이 존재함을 나타내는 표지.

방사능물질저장용기 放射能物質貯藏容器 cask 방사성 물질을 담는 용기(통). = pig.

방사능병 放射能病 radiation sickness 방사능에 노출되었기 때문에 생기는 병. 약한 증상으로는 식욕

부진, 구토, 오심, 권태감 및 백혈구의 감소 등이 있고, 심해지면 백혈구가 없어지게 된다. = radiation illness.

방사능시계 放射能時計 radioactivity clock 방사성 핵종(核種)의 원자수가 방사성 붕괴에 의해 줄어드는 것을 이용하여 시간을 측정하는 것. 방사성 원소의 이런 성질을 이용하면 연대를 추정하는 것이 가능하다. 생물의 사체에 함유되어 있는 탄소의 일정 량당의 방사량을 측정함으로써 사망 이후의 경과시간을 알 수 있다. 또 암석 속의 우라늄의 방사능을 측정함으로써 암석이 생성된 연대를 알 수 있다.

방사능원소 放射能元素 radioactive element 핵분열이 일어나기 쉬운 화학적 원소, 알파, 베타 입자 또는 감마선을 방출함. 라듐, 우라늄과 같이 원자 번호가 83을 넘은 원소는 방사능물질이다.

방사능위험 放射能危險 radiation hazard 사람이 최소한의 허용 범위 이상의 방사능을 흡수하는 상태. 내부적, 외부적 위험이 모두 존재한다.

방사능측정기 放射能測程器 radiation meter 방사물질의 붕괴에 의해 방출되는 방사물을 측정하고 탐지하는 기기. → radiation detector.

방사능탐지기 放射能探知機 radiation detector 방사능의 양이나 존재를 탐지하는 기계. 인간의 감각으로는 탐지 불가능한 것을 탐지한다.

방사능흡수량 放射能吸收量 radiation absorbed dose 전리 방사선의 흡수량 기본 단위. 대기 중의 노출이 X-선 방사 중간 볼트의 1뢴트겐의 흡수량과 거의 동일하다.

방사도 放射度 emissive power 어떤 온도의 물체의 단위 표면적으로부터 단위 시간당 방사되는 방사 에너지. 방사에너지는 파장에 따라서 다르므로 파장 0에서부터 ∞까지 적분한 값이다 절대온도 T(K)의 완전 흑체의 방사도는 $4.88(T/100)^4 \text{kcal/hm}^2$이다. 다른 정의로서 복사체의 표면으로부터 단위 시간에 모든 방향으로 발산되는 파장(또는 전파장)의 복사 에너지를 나타내기도 하며 그 양은 W/m^3, $\text{kcal/m}^2\text{h}$로 나타낸다. 단일파장에 대한 복사능을 단일복사능, 전파장에 대한 것을 전복사능이라고 하여 구별하지 만, 복사에 의한 전열을 고려할 경우에는 후자를 취하여 보통 이를 단순히 복사능이라고 하며 기호는 E를 취한다. 절대온도 T(K)의 흑체 및 회색체의 복사능 E_b 및 E는 각각 $E_b = \sigma T^4$, $E = dT^4$이다. 단 σ, d는 흑체 및 회색체의 복사상수.

방사상각막절개술 放射狀角膜切開術 radial keratotomy 눈의 각막에 작은 절개들을 한 시술. 절개는 각막에 약간의 팽륜을 만들며 이것은 대개 경증에서 중등도의 근시안을 교정한다(myopia).

방사선 放射線 radiation 방사성원소의 붕괴에 따라 방출되는 입자선(粒子線) 및 복사선(輻射線). 보통 방사성 핵종(核種)의 붕괴에 따라서 방출되는 α-선, β-선, γ-선을 가리키지만, 넓은 뜻에서 원자핵이 관여하는 각종 반응에 의해서 생기는 입자선이나 전자기파(電磁氣波)를 포함한다. 이 중에서 α-선과 β-선은 방사성 붕괴에 의한 원자핵의 붕괴와 직접 관계가 있는 입자선이며, α-선의 본체는 헬륨의 원자핵, β-선의 본체는 전자(電子)이다. 이에 대하여 γ-선은 파장이 짧은 전자기파이며, 핵붕괴에는 직접 관여하지 않는다. 방사선에 공통인 성질로서는 이온화작용(電離作用), 사진작용, 형광작용이며, 방사선이 통과하면 통로에 있는 물질은 이온화되고, 사진필름은 감광되며, 형광체는 형광을 낸다. 다만, α-선, β-선 등 전하를 가진 입자선은 그 자체가 이온화작용을 가지지만, γ-선, X-선, 중성자선 등 전하를 가지지 않은 방사선은 그 자체에는 이온화작용이 없고, 그것이 물질을 통과할 때 2차원적으로 발생하는 하전입자(荷電粒子 : 전자, 양성자, α-입자)의 이온화작용에 의해서 간접적으로 물질을 이온화한다. 그 작용의 세기는 일반적으로 방사선의 종류와 에너지에 따라서 다르지만, α-선 → 빠른중성자선 → 느린중성자선 → β-선 → γ-선의 차례이다. 이러한 성질들은 방사선을 검출하고 그 양을 측정하는 방법을 제시하며, 방사선을 여러 방면에서 이용하는 원리가 된다. 또 생체에 방사선을 조사(照射)하면 이온화작용에 의해서 생체 내의 세포조직이 얼마간 파괴되며, 어느 정도 이상으로 선량(線量)을 받을 때에는 급성 또는 만성적인 방사선장애가 생기거나, 유전적인 변이가 유발된다. 따라서 방사선을 사용할 때에는 취급에 신중을 기해야 하며, 이의 관리가 법률에 의해 규제되어 있다. 방사선은 생물, 의학, 공업, 이학(理學)의 연구 등 여러 분야에 응용된다. 그 기술적인 배경으로는 원자로의 개발로 대부분의 원소에 대해서 인공방사성 동위원소를 대량으로 얻을 수 있게 되었으며, 측정계기의 정밀도(精密度)가 향상되어 미량($10^{-10} \sim 10^{-18}$ g)의 방사성 물질의 측정이 가능하게 된 것을 들 수 있다. 그러나 방사선 이용의 확대에 따르는 방사성물질에 의한 환경오염, 이로 인해 유발되는 방사선장애 및 장기간에 걸쳐 축적된 방사선의 생체효과에 의한 유전적 변이의 발생 등이 중요한 사회문제가 되었다.

방사선감수성 放射線感受性 radiosensitivity 세포, 조직, 혹은 기관들이 방사능의 영향에 저항할 수 있는 능력의 부족. 장세포는 신체에서 가장 방사선 감수성이 높다.

방사선감지기 放射線感知機 radiation detector 이온화 방사선을 감지 및 측정하는 전자장치.

방사선검사 放射線檢査 radiography X-선, γ-선 등 투과력(透過力)이 큰 방사선을 이용하여, 표면에서는 보이지 않는 내부상태를 알기 위해 실시하는 비파괴 검사방법. X-선을 이용할 경우는 일반적으로 X-선 사진촬영이라고 하며, 투과력이 강한 γ-선을 이용한 것을 γ-선사진촬영이라 한다. γ-선원(線源)으로는 코발트 60, 이리듐 192, 세슘 137 등의 핵종(核種)이 사용된다. 오늘날은 방사성동위원소를 시료 속에 넣고, 이것을 사진건판에 대고 직접 감광촬영(노출시간이 상당히 길다)하여 분포를 조사하는 방법이 널리 이용되고 있는데, 이것을 방사선 자동사진법(autoradiography)이라고 한다. = 방사선사진법.

방사선 경고표지 放射線 警告表紙 radiation warning symbol 방사성 물질 또는 방사성 위험이 있음을 경고하는 표시 및 표지.

방사선과 전문의 放射線科 專門醫 radiologist X-선, 방사능 물질을 이용하여 질병을 진단, 치료, 예방하는 전문의사.

방사선기록지 放射線記錄紙 X-ray report 진단을 위하여 방사선 촬영을 한 필름상에 나타난 것을 방사선과 전문의사가 판독하여 그 내용을 방사선 기록지에 기록하며 서명하거나, 방사선 치료를 시행한 경우 광선의 종류, 양, 치료받은 부위 등을 자세히 기록하여 서명한 서식.

방사선두께게이지 放射線~ radiation thickness gauge 방사선을 피 측정물에 방사하고 투과 흡수나 후방 산란의 크기를 측정하여 두께를 알아내는 장치.

방사선병 放射線病 radiation sickness 방사물에 노출되어 나타나는 질병으로 상태의 심각성은 방사물의 양, 노출된 시간의 정도, 노출된 신체부위에 의해 결정된다. 중등도의 노출은 두통, 오심, 구토, 식욕부진, 설사를 유발하고 장기간 노출은 불임, 암, 백내장을 초래한다.

방사선보호복 放射線保護服 radiation protective suit 방사능으로 인한 오염이나 또는 내부피폭을 방지하면서 소화작업이나 응급처치 등의 활동을 할 수 있는 대원보호용 신체보호 장비.

방사선 불투과성의 放射線 不透過性~ radiopaque 뢴트겐 사진으로 보이는, X-선이나 다른 방사선의 통과를 저지하는.

방사선사진 放射線寫眞 radiograph X-선 또는 γ-선에 의해 생체의 내부구조를 감광필름상에 촬영한 것.

방사선사진술 放射線寫眞術 radiography 방사선(X-선)을 이용한 사진술.

방사선상해 放射線傷害 radiation injury 전리방사선에 의해 인체가 받는 상해. 상해는 피폭선량, 피폭부위, 피폭시간, 체외피폭이나 체내피폭, 피폭연령, 방사선의 종류, 에너지 등에 의해 그 종류, 정도가 다르다. 장애는 피폭 후 수주간 이내에 나타나는 조기효과와 다년·월 후에 나타나는 만발효과로 분류되고 조기 효과로는 중추신경장애, 장관장애, 조혈장애, 피부장애, 생식선장애 등이 있고, 만발효과로는 백혈병, 재생불임성빈혈, 악성종양, 백내장, 수명단축, 불임, 임부에의 영향 등이 있다. 그 외에 개체 이외로의 방사선 영향으로 생식선의 피폭에 따라서 유전장해가 있고 유전을 통하여 사회전체에 주어진 장해도 중요하다. = 방사선 장해.

방사선생물학 放射線生物學 radiobiology 생물에 대한 방사선의 영향을 연구하는 과학. 그 영향은 생물의 생명 현상에 필요한 것과, 이상 또는 유해한 것으로 대별된다. 전자에는 광합성이나 동물의 시각에 대한 작용이 있고, 후자는 방사선이 생물조직 내에서 전리작용을 야기하여 일어나는 생물반응으로서, 체세포에의 영향으로 인한 각 조직이나 기관의 장해와 치사작용, 생식 세포에의 영향으로 인한 유전자나 염색체 등의 돌연변이 작용 등이 있다. 방사선의 생물에 대한 효과를 유익한 면에 이용하는 것으로서는 살균 등과 암의 치료, 돌연변이를 이용한 품종개량, 살균이나 발아억제에 의한 식품저장과 보존 등이 있다.

방사선선량계 放射線線量計 dosimeter 원자력발전소, 방사능물질 취급기관 및 사용기관 등에서 재해발생시 개인이 휴대하여 방사선의 선량을 측정할 수 있으며 방사선이 피폭되는 기준선량을 설정하여 설정된 선량율 이상이 되면 부저음 또는 알람램프를 작동시켜 구조활동에 따른 안전성을 갖기 위한 장비.

방사선손상 放射線損傷 radiation damage 생체, 물체가 방사선의 조사(照射)를 받음으로써 생기는 손상. 팽창 기타의 외형 변화, 강도, 열전도도, 전기전도도 등 물리적 성질의 변화가 일어난다. 흑연의 방사선에 의한 변화는 1942년 원자로가 출현했을 때 E. P. 위그너가 예견한 것으로, 이를 위그너 효과라고 한다. 중성자, α-선, 핵분열파편 등의 효과가 크며, γ-선, β-선의 효과는 매우 작다. 입사입자(入射粒子)의 운동경로에서 일어나는 부분적인 용융현상을 열스파이크(thermal spike)라 하는데, 이것은 대부분 비정(飛程) 끝인 정지점 부근에서 일어난다. 녹는점이 높은 흑연에서는 원자가 정규 격자점(格子點)으로부터 튀어나와 격자 사이에 들어가게 되는데, 이 변화가 방사선 손상의 주원인이 된다. = 조사손상(照射損傷).

방사선의학 放射線醫學 radiology 질병을 진단하고 치료하는데 사용하는 방사물질을 다루는 의학 분야. radiologist(방사능 연구자, 방사선 의사)는 방사선학을 연구하고 실습하는 사람을 말한다.

방사선장치 放射線裝置 radiation machine 이온화 방사선을 만들어내는 장치. X-선 장치, 분자 가속 장치 등이 있다.

방사선저항성 放射線抵抗性 radioresistance 세포, 조직, 혹은 기관들이 방사능의 영향에 저항할 수 있는 능력.

방사선종양학 放射線腫瘍學 radiation oncology 방사물을 이용하여 암을 치료하는 학문.

방사선치료 放射線治療 radiotherapy 전신에 치사량에 가까운 방사선량을 조사하여 질병을 치료하는 것. 치료시에는 금속류의 장착은 피하고 습기 흡수성이 좋은 환자복을 착용한다.

방사선투과검사 放射線透過檢査 radiograph test 시험체 뒤에 필름을 부착시키고 방사선을 시험체에 투과시키면 시험체 내에 불연속이 존재할 때에는 이 부위의 방사선 투과량이 달라지게 된다. 이 때 투과된 방사선이 필름을 감광시키고 필름의 감광정도는 투과된 방사선량에 따라 달라지므로 불연속이 있는 부분에서는 필름의 감광정도가 달라지게 되고 이를 현상하면 필름에 영구적인 상이 나타나게 되므로 이를 관찰하여 시험체내의 불연속의 크기 및 위치 등을 검출하는 방법이다. 방사선 투과검사는 가장 널리 적용되는 검사방법으로서 시험체 내부에 존재하는 불연속을 검출하는 방법이다. 금속, 비금속 및 그 화합물의 거의 모든 시험체 검사가 가능하나 방사선 안전관리가 요구된다. 결함 검출특성으로는 방사선의 조사방향에 평행하게 놓여있는 즉, 두께차를 가지는 구상결함이 우수하다. 그리고 결함의 종류, 형상을 판별하기 쉽고 기록 보존성이 높다. → 감광, 금속, 비금속.

방사선폭로량 放射線暴露量 dose radiation 이온화된 방사능의 계산된 양. 물질에 흡수된 그램당 에너지 흡수를 측정계산함. 흡수량의 단위는 rad이다. 용량의 용어는 폭로에 사용되며 뢴트겐(roentgens)이라고 표현한다. 뢴트겐은 방사능의 양이 공기 중에 만들어진 이온화된 총량을 말한다. 조직에 흡수량은 1뢴트겐의 공기중 폭로된 경우 약 1 rad라고 한다.

방사선화상 放射線火傷 radiation burn 방사선 강도를 증가시키는 합성 물질에 노출되었을 때 입는 화상. 방사선 진단기기를 이용할 때 작업이나 이송 중 노출되어 화상을 입을 수도 있다.

방사선흡수량 放射線吸收量 radiation absorbed dose 이온화 방사선으로부터 흡수된 방사선의 양. 1g당 100erg의 에너지와 동일한 값이다.

방사성동위원소 放射性同位元素 radioactive isotope : RI 방사능을 가진 동위원소. 천연적으로 존재하는 방사성 동위원소와 원자로 등으로 인공적으로 만들어진 인공방사성 동위원소가 있으며 방사선원으로서 의료나 트레이서(추적자) 등으로 사용된다.

방사성동위체 放射性同位體 radio isotope 정확하게는 안정 핵종이 존재하는 원소의 동위체 속에서의 방사성 핵종을 가리키는 말이나 일반적으로 방사성 핵종과 거의 같은 뜻으로 쓰이는 경우가 많다. 천연적인 것도 있으나 대부분은 가속기나 원자로에 의하여 인공적으로 제조된다. 현재는 모든 원소에 대하여 방사성 동위체가 만들어지고 있고, 안정동위체와 화학적 성질이 같은 것을 이용하여 이학, 공학, 농학의 각 분야에서 트레이서(추적자)로 이용되고 있다. = 라디오아이소토프.

방사성물질 放射性物質 radioactive substance 방사능을 띠고, 방사선을 발산하고 있는 물질. 흔히 천연으로 존재하는 천연방사성 원소와 핵반응에 의해 인공적으로 만들어지는 인공방사성 원소를 합쳐서 말한다. 그러나 좁은 뜻에서 천연방사성 원소만을 가리키기도 하고, 또 그 중에서도 안정동위원소가 없는 라듐이나 우라늄 등의 원소만을 말할 때도 있다. = 방사성 원소.

방사성물질수납용기 放射性物質收納容器 coffin 방사성 물질을 수송 또는 저장하기 위한 아연으로 만든 용기. = pig.

방사성물질처리차 放射性物質處理車 mobile remote manipulator units for radioactive packages 야외에 있어서의 원자력 수송 기관의 고장, 사고시에 연료 등의 방사성 물질의 취급, 처리, 제거 등을 하기 위한 차. 현재는 유인식이며, 방사성 물질에 대한 방호를 완전히 하고, 머니플레이터(기계팔)가 장착된 차량이나 트랙터, 크레인차 등에 의해 처리된다.

방사성붕괴 放射性崩壞 radioactive decay 원자핵이 자발적으로 어떤 종류의 입자 또는 방사선을 방출하고 다른 원자핵으로 전환하는 과정. 방사성 붕괴를 하는 원자핵(또는 원자)을 방사성 핵종(核種 또는 원소)이라 한다. 방사성 핵종이 보이는 붕괴형식은 α입자를 방출하는 α붕괴, β±입자를 방출하는 β±붕괴, 선을 방출하는 붕괴의 세 종류로 대별된다. α입자의 본성은 질량수 4, 원자번호 2인 헬륨핵이고, β입자는 양·음전자, 선은 단파장의 전자기파이다. 따라서 α붕괴에 의해서 원자번호가 2단위, 질량수가 4단위 감소한 핵종으로 전환하고, β±붕괴에서는 질량수는 변하지 않으나 원자번호는 ±1단위 변하며, γ붕괴에서는 질량수, 원자번호는 모두 변하지 않고 선의 에너지에 상당하는 몫의 내부에너지의 변화가 생긴다. 이들 방사성 붕괴에 따르는 핵종의 성질 변화는 변위법칙(變位法則)으로서 방사능 연구의 초기(1913)에 경험적으로 발견되었다.

방사성에너지 放射性~ radiant energy 전자파, 라디오파, 가시광선, X-선, 핵광선 등의 방사성파가 함유하고 있는 에너지.

방사성역전 放射性逆轉 radiation inversion 일몰 후 하부 공기층이 지열 복사로 먼저 냉각됨으로써 형성되는 것으로 일출 전까지 계속되고 지표 가까이서 생긴다. = 복사성 역전.

방사성트레이서 放射性~ radioactive tracer 방사성 지시약이라고도 하며, 트레이서로서 사용하는 방사성 동위원소를 말한다. 방사능에 의하여 물질의 움직임을 추적할 수 있으며 측정하기가 쉬워서 농약이나 중금속의 오염경로의 해명 등 분석용으로 널리 쓰이고 있다.

방사성폐기물 放射性廢棄物 radioactive waste 원자력 시설이나 방사성 물질을 다루는 작업장, 실험실에서 나오는 폐기물. 핵분열 생성물, 방사화(放射

化)된 냉각수, 냉각가스 등의 누출물, 실험실, 작업장에서 사용한 헝겊, 종이, 세척수 등의 오물, 폐액 등이 포함된다. 처리방법으로는 고체폐기물은 불연물(不燃物)과 가연물로 나누어 가연물은 소각한 후 재를 불연물과 함께 드럼통에 넣고, 이것을 콘크리트로 굳힌 후 깊은 바다 또는 땅 속에 묻는다. 액체 폐기물은 이온교환법에 의해 농축해서 드럼통에 넣거나 또는 화학적으로 처리한 후 대량의 물로 희석해서 방류한다. 기체상인 폐기물은 반감기가 짧은 핵종(核種)의 감쇠를 기다려 필터로 여과하여, 공중의 방사성 물질의 농도가 최대 허용농도의 1/10 이하임을 확인하면서 배기설비로부터 방출하는 방법이 취해지고 있다. 폐기 및 처리에서는 그것에 의한 주변의 자연 방사능에 대한 영향이 최대 허용선량(許容線量)의 1/10 이하라야 한다는 것이 법적으로 규정되어 있다.

방사성핵종 放射性核種 radioactive nuclide 방사성 붕괴를 하는 핵종으로 자연계에 존재하는 것을 천연방사성 핵종, 인공적으로 핵반응에 의해서 만들어진 것을 인공 방사성 핵종이라 한다.

방사율 放射率 emissivity 같은 온도에서 흑체에 의해 방출되는 에너지와 물체의 표면에 의해 방출되는 복사에너지의 비.

방사통 放射痛 radiation pain 방사과정에서 발생하는 통증. 위, 십이지장 질환에서는 때로 배부로 통증이 방사되고 담석증에서는 오른쪽 어깨나 등으로, 요로결석에서는 하복부, 외음부로 방사하고 췌장질환에서는 등쪽과 왼쪽 어깨로 방사하고 심근경색, 협심증에서는 어깨, 상지, 목과 턱 또는 어깨와 복부 등으로 방사한다.

방사하다 放射~ radiate 일반적인(공통의) 한점으로부터 방사상으로 움직여 나가거나 퍼져나가는 상태.

방선균 放線菌 actinomyces 세균과 곰팡이의 중간적 성상을 가지며, 단세포의 가느다랗게 방사상으로 분기된 사상체(絲狀體)로 된 미생물. 토양속에 널리 분포하며, 유기물을 많이 함유한 호수 바닥이나 강바닥의 흙탕 속에 번식하고, 물에 흙냄새나 곰팡이 냄새를 준다. 물처리에 있어서는 오니의 부식화에

중요한 역할을 하지만, 분비하는 지방으로 말미암아 활성오니가 부상하며, 오니일령의 적정유지를 필요로 한다. 번식 속도는 세균보다 완만하고, 가장 적당한 온도는 30~37℃, 가장 적당한 pH는 7.0이다. 대개가 호기성이고, 일부에 병원성을 나타내는 것이 있지만 항생물질 제조에 쓰이는 것도 많다.

방선균증 放線菌症 actinomycosis *Actinomyces israelii*에 의해 사람에게 일어나는 감염증과 *A. bovis*에 의해 소에게 발생하는 감염증. 뇌, 폐, 위장관 그리고 하악골을 침범하고 만성적으로 농을 배출한다.

방선상인대 放線狀靭帶 radiate ligament 척추와 각 늑골을 연결하는 인대.

방수[1] 房水 aqueous humor(구급) 안구의 수정체 전방에 있는 액체.

방수[2] 放水 stream(소방) 밸브를 개방하여 압력이 있는 물을 흘려보내는 것. 실무에서는 방수에 의해서 관창에서 물이 분사되는 것도 방수라고 한다. → 주수, 관창.

방수[3] 防水 watertight 체온손실, 장비고장 등을 방지하기 위해서 물의 침투를 막음.

방수거리 放水距離 horizontal reach 관창(노즐)에서 방사되는 물을 지면을 따라 측정한 거리 값.

방수구 放水口 outlet 펌프에서 가압된 물이 나가는 곳으로, 밸브와 일체(一體)로 되어 있다.

방수기구함 放水器具函 hose cabinet 소방호스·관창 등을 보관하는 철재함(鐵材函)으로, 건물 내의 복도나 계단실에 설치된다. → 관창.

방수량 放水量 discharge rate 화재현장에서 관창 또는 스프링클러를 통해서 방출된 총 수량. 단위시간당 토출 수량으로, 대개 ℓ/min으로 표시한다. → 토출.

방수량가변특성 放水量可變特性 constant/select gallonage feature 지정된 유량을 토출하기 위해 현장에서 오리피스를 수동으로 조절할 수 있는 노즐의 특성. 봉상주수로부터 광범위한 무상주수까지의 선택을 통해 방수량이 일정하게 유지된다.

방수로프 防水~ dry rope 제작시 나일론사에 방수용 합성수지를 바르거나 모세관 현상을 이용해 만든

로프. 로프의 내구성이 높아 구조용으로 많이 이용한다.

방수모 防水帽 smoke helmet 물, 낙하물, 복사열 등으로부터 소방대원의 머리를 보호해주는 플라스틱으로 만든 모자.

방수복 防水服 waterproof clothes 화재현장의 물·파편 등으로부터 소방대원을 보호하는 피복. 방화복으로 대체(代替)되었다. → 방화복.

방수성 防水性 watertight 물이 침투할 수 없는 성질.

방수원 放水員 nozzleman 관창수. 소방호스의 관창을 조작하여 화재현장에서 물이나 기타의 소화약제를 방사하여 화재진압활동을 하는 소방대원. 'pipeman'이라고도 한다. = 방수대원.

방수제 防水劑 waterproof agent 방수성(防水性)을 갖게 하기 위하여 사용되는 재료. 그 자체가 방수성을 갖고 있는 것으로서 방수포(防水布)와 같이 무명, 삼베의 발에 아스팔트 등을 함침(含浸)시킨 것, 또는 콘크리트블록 등의 아스팔트루핑 등이 있다. 콘크리트의 수밀성을 높이기 위하여 사용되며 소석회, 암석의 분말, 염화암모늄, 명반, 수지, 비누 등이 사용된다.

방수총 放水銃 deck gun 소화용수를 화재방향으로 자유롭게 방출시키기 위한 차체고정 토출 기구. 소방차의 상단에 설치된 360° 회전 노즐로, 고압(高壓) 방수(放水)가 가능하기 때문에 대량의 물을 집중적으로 또는 멀리까지 쏠 수 있다. = 방수포.

방수충격 放水衝擊 impact of water 어떤 물체에 가해진 물줄기의 힘.

방수포[1] 放水砲 gun 소방차에 장치된 고속의 분무를 가능케 하는 고압 관창.

방수포[2] 防水布 waterproof cloth 물이 스며들지 도록 표면에 고무 등을 입혀 소화수(消火水)로 피해를 입을 수 있는 부분을 덮어 보호하는 넓은 천.

방수화 防水靴 waterproof boots 소방대원이 신는 장화. 방수 기능은 물론 못, 낙하물 등으로부터 발을 보호하는 기능이 있다.

방습제 防濕劑 damp-proof agent 습기를 막는 약제. 농황산, 염화칼슘, 무수인산, 무수탄산칼리, 산화

칼슘 등을 사용한다.

방식처리 防蝕處理 corrosion protection 금속재료가 부식에 의해서 소모되거나 파손되는 것을 방지하거나 수명을 연장시킬 목적으로 실시하는 처리를 말한다. 전기도금 용융도금, 시멘테이션 등의 금속에 의한 피복과 화성(化成), 양극산화(陽極酸化), 법랑(琺瑯), 도장(塗裝), 아이닝 등의 비금속에 피복, 탈산소(脫酸素), 인히비터(inhibitor) 첨가 등의 매질(媒質)에 의한 처리, 전기방식 등이 있다. 인히비터는 방식체라고도 부르는데 크롬산염, 폴리인산염, 아질산나트륨 및 장쇄(長鎖)의 아민계 유기물 등이 실용화되어 있다.

방실결절 房室結節 atrioventricular node : A-V node 심장의 자극 전도계의 일부로 우심방의 관상동맥동 개구부 바로 전방의 심내막하에 있다. 동방결절에서 심방으로 전해진 흥분을 방실속에서 좌우 양각과 푸르키니에 섬유 등의 방실계를 거쳐서 양측의 심실전체로 전한다. 동방자극전달장애가 있을 때에는 방실결절이 자동적으로 흥분되고, 심실의 율동적인 수축을 하게 된다. 난원형 모양의 방실결절은 크기가 동결절의 약 1/3~1/2 정도이고 심방중격의 우측에 위치한다. 전기전도는 히스속으로 전도되기 전인 방실결절에서 약 0.1초 정도 지연된다.

방실속 房室束 atrioventricular bundle 방실결절에서 나와 자극전도에 관여하는 특수 심근 섬유다발. = 방실다발.

방실전도지연 房室傳導遲延 AV nodal delay 전도도가 느린 방실결절에서 흥분이 심실로 전달되기 전에 약 0.1초 동안 지체하는 시간. 심장의 교감신경 자극에 의해 짧아지고 미주신경 자극에 의해서는 길어진다.

방실접합부빈맥 房室接合部頻脈 junctional tachycardia P파가 역위되거나, 없어지거나, QRS과 뒤쪽에 나타나는 심전도 리듬. PR 간격이 짧아지고(0.12초 이하), 심박수는 100회를 넘는다. QRS파는 0.12초 이하이고 RR 간격은 일정하다. 이러한 이상 리듬은 흥분되기 쉬운 방실결절이 정상 심장 박동원을 능가할 때, 디지털리스 중독, 심근 경색, 심근염에 의

해 유발된다. 빠른 심박수로 인하여 심박출량이 감소하여(그로 인해 혈류가 감소하여) 증상이 유발될 수 있다.

방실접합부율동 房室接合部律動 junctional rhythm 방실결절에서 유래된 심전도 리듬. P파는 역위되거나, 없어지거나, QRS 파의 뒤쪽에 나타날 수 있다. PR 간격이 짧아지고(0.12초 이하), 박동수는 40~60회 정도 된다. QRS파는 0.12초나 그 이하이며 RR 간격은 일정하다. 이것은 정상적일 수도 있으나, 느린 박동수로 인하여 심박출량이 감소하여 증상이 있을 수 있다. = AV 리듬, nodal rhythm.

방실중격 房室中隔 atrioventricular septum 심장의 심방과 심실을 분리하는 작은 부분의 막. = 방실사이막.

방실차단 房室遮斷 atrioventricular block 심방과 심실 간의 자극 전도시간의 지연이나 간헐적 또는 완전 결손을 나타내는 심장 자극 전도 장애.

방실판막 房室瓣膜 atrioventricular valve 심방에서 심실로 혈액을 통과시키는 심장판막. 좌심방과 좌심실 사이의 방실판막은 승모판(이첨판)이고 오른쪽 방실판막은 삼첨판이다.

방실해리 房室解離 atrioventricular dissociation : AV dissociation P파와 QRS군이 서로 관계 없이 주기적으로 일어나는 심장현상. 이러한 현상이 가장 빈번하게 일어나는 부정맥이 전체, 혹은 3도 방실차단일 때 심장은 멈추게 된다. 즉각적인 치료가 없으면 사망에 이르는 위험한 상황이다.

방아쇠작용 ~作用 trigger action 에너지의 방출과 정파는 전혀 관계가 없으나, 그 에너지 방출을 유발하는 작용.

방어구역 防禦區域 sector 산림화재나 기타 화재현장에서 1인의 단위 지휘관 아래서 작전이 전개되고 있는 화재구역의 단위. = 관할구역, 방호구획.

방어기전 防禦機轉 defense mechanism 스트레스 상황으로부터 보호하는 무의식적 반응. 예를 들어 전환(conversion), 부정(denial), 분리(dissociation) 등이 있다.

방어선설정책임자 防禦線設定責任者 line locator

구역책임자에게 현장의 방어선 구축 위치를 확인해 주어야 할 책임이 있는 자.

방어선인근소각 防禦線隣近燒却 line firing 연소저지선과 인접한 곳에 위치한 가연물만을 소각하기 위해 일으킨 불.

방어선점검자 防禦線點檢者 line inspector 연소저지선을 점검하여 방어선 지휘자에게 그 효율성과 적합성을 확인해 주어야 할 책임이 있는 자.

방어선지휘자 防禦線指揮者 line boss 화재현장 지휘관으로부터 하달된 임야화재 진화작업을 수행할 책임이 있는 자.

방어손상 防禦損傷 defence wound 방어의 기전에 의해 발생한 손상. 날카로운 흉기로 가해를 받을 때는 얼굴이나 가슴을 방어하기 위해 흉기를 잡거나 막기 때문에 상지나 전완부, 손바닥 또는 손가락 내측에 절창 같은 손상을 받는다.

방어진화 防禦鎭火 defensive fire fighting 화재발생 지역 내의 화재가 한 지역에서 다른 지역으로 확대되는 것을 막는데 만 국한되는 화재진압방법.

방연계단 防煙階段 fire tower 건물내의 인원들이 화재시에 대피하거나 현장에 출동한 소방대원들이 불이난 층에 접근하기 위해서 사용하는 옥내의 피난계단.

방연구획실 防煙區劃室 smoke compartment 직상층 바닥과 해당 층의 바닥을 포함하여 모든 벽이 방연벽으로 둘러싸인 공간.

방연댐퍼 防煙~ smoke damper 덕트를 통해서 연기가 확산되는 것을 방지하는 장치로, 연기감지기와 연동하여 작동된다. → 덕트, 연동.

방연문 防煙門 smoke prevention door 연기의 확산을 방지하기 위해 건물내 복도나 계단 등의 개구부에 설치하는 문.

방연벽 防煙壁 curtain board 고온가스와 연기를 가두었다가 외부로 배출할 수 있도록 천장으로부터 위험지역의 바닥까지 커튼 모양으로 늘어뜨린 금속 등의 불연재로 만든 벽.

방연칸막이 防煙~ smoke partition 건물을 여러 부분으로 구획하여 화재시 연기의 확산을 차단하도록 설계된 격벽.

방연커튼 防煙~ draft curtain 실내 상부에 설치되는 불연성 벽. 고온의 가스와 연기가 유동되는 것을 막는다.

방연타워 防煙~ smokeproof tower 연기의 침입을 차단할 수 있도록 설계된 방호구역. 화재나 연기로부터 계단을 보호해 준다.

방열 放熱 heat radiation 발열체(發熱體)의 열이 외부로 발산(發散)되는 것으로, 방열이 적절하게 이루어지지 않으면 온도가 상승하여 발화로 이어질 수 있다.

방열복 防熱服 heatproof clothes 난연성(難燃性) 섬유에 복사열 반사재(反射材)가 도포(塗布)되어 있어서 강한 복사열이나 물, 파편 등으로부터 소방대원을 보호할 수 있는 피복. 장갑, 장화, 헬멧을 포함한다. 연기가 있는 곳에서는 방열복 안에 공기호흡기를 착용하고 활동한다.

방염 防炎 fire retardant 연소(燃燒)가 곤란하도록 처리함으로써 화재의 확산을 지연 또는 저지시키는 것. 불연성이나 내화성을 가질 필요는 없다. = 난연화.

방염도료 防炎塗料 intumescent paint 목재, 섬유, 플라스틱, 종이 등의 가연물에 불꽃을 점화한 후 불꽃을 제거했을 때 스스로 계속 연소되거나 번지지 않도록 하기 위한 처리제. 규산, 나트륨 등의 물질을 포함하여 고열에 접하게 되면 확장, 단열하는 가연물을 보호한다. 한편 플라스틱재료의 경우에는 염소, 브롬 등의 할로겐원소에 인, 안티몬, 질소 등의 주기율표 제5족 원소 등이 유효하다. 인과 할로겐에서는 난연화기구가 다르며, 양자를 병용하거나 조합함으로써 단독의 경우보다 적은 사용량으로 좋은 효과를 얻을 수 있다.

방염로프 防炎~ fire retardant loop 장력강도가 높고 250℃이상에서도 견디는 방열성이 높은 로프. 충격흡수력이 떨어져 구조용으로는 한계가 있고 매듭지어 묶기가 어렵다.

방염성 防炎性 flame resistance 연소를 끝내거나 방지하며, 발화원의 제거시 연소가 확대되지 않고 다른 발화원이 가해지는 것을 억제하는 재료의 특성. 방염성은 섬유 자체의 특성이거나 혹은 방염 도료나 방염 약제 등에 의한 특별한 처리로 그 특성을 띨 수도 있다.

방염약제 防炎藥劑 fire retardant chemical 목재, 직물 등의 표면에 도포 시키거나 내부에 함유시켜 난연성을 증가시키는 약제. 외부의 불꽃이 제거되었을 때 연소가 확대되지 않고 연소하더라도 탄화면적을 최소화하기 위하여 사용한다.

방염제 防炎劑 retardant 가연성 물질의 표면에 도포하거나 물질 내부에 침투시키는 처리에 의해서 불에 타기 어렵거나 점화원을 제거하면 즉시 연소가 멈추게 하는 난연성을 형성하는 약제. 특히 섬유소계(纖維素系) 섬유를 대상으로 하는 경우 내세탁성(耐洗濯性)을 고려하여 일시적 방염제와 영구적 방염제로 나눈다. 일시적 방염제는 제2인산암모늄, 주석산나트륨(sodium stannate), 텅스텐산나트륨 등이 있다. 영구적인 방염제는 산화제2철, 산화제2주석1산화납, 이산화망간, 옥시염화안티몬 등 불용성침전을 침착시키는 반영구적인 것과 요소1인산, THPC(tetrakishydroxymethyl phosphonium chloride), APO(1-aziridinyl phosphine oxide), Erifon(뒤퐁사 제품 : 유기티탄-안티몬 착화합물) 등 섬유소의 -OH와 결합하는 것, 그리고 포스포릴아미드 트리알릴포스페이트(phosphoryl amide triallyl phosphate) 등의 중합성 물질이 있다.

방염코팅 防炎~ fire-retardant coating 가연물의 표면에 덧칠하여 화염의 확산을 저지하거나 그 속도를 지연시키는 것.

방울뱀교상 ~咬傷 rattlesnake bite → 뱀교상(snakebite).

방위 方位 azimuth 기준점과 목표를 이은 선과 기준선이 이루는 수평면 내의 각도 안에 나타난 목표점의 방향. 보통 그 각도의 측정은 시계 방향으로 한다.

방위각나침판 方位角羅針板 azimuth compass 천문 방위를 측정하는 자석 컴퍼스.

방위감도 方位感度 bearing sensitivity 무선 방향탐지기에서 방위가 규정된 정확도 이내로 연속 측정될 때 수신 입력에 대한 최소 전계 강도.

방위분해능 方位分解能 azimuth resolution 동일 거리에 있는 방위가 근접된 두 물체 표적을 식별하는 능력. 보통 그 두 물체 표적의 간격을 각도로 나타낸다.

방위안정표시 方位安定表示 azimuth stabilized display 이동체의 운동과는 관계없이 표시면상에서 방위가 고정되어 표시되는 평면도상에 위치를 표시하는 것.

방위오차 方位誤差 bearing error 무선 방향 탐지기의 측정값과 실제 송신원의 방위와의 차. 편파 오차, 교란 오차, 기계적 오차 등이 있다.

방위오차곡선 方位誤差曲線 bearing error curve 무선 방향 탐지기를 사용하는 경우 기기의 성능에 따라 나타나는 지시값과 실제의 방위와의 차를 연속적으로 나타낸 곡선. 또 실제 장비에서는 장비에 의한 오차도 포함하여 표시한다.

방유제 防油堤 artificial barricade 위험물 옥외 탱크 저장소의 주위에 기름의 유출을 방지하기 위하여 인공적으로 설치하는 철근콘크리트나 흙으로 조성된 뚝.

방음재 防音材 acoustical tile 소리를 흡수하는 성능이 있는 내장재.

방임연소 放任燃燒 free burning ① 무제한의 연소. ② 자연적인 방화선이나 진화 인력의 제지 없이 연소를 지속하는 임야화재.

방임행위 放任行爲 nonintervention 적법, 위법이 아닌 행위, 즉 행위자의 임의에 맡기고 관여하지 않는 행위.

방재설비 防災設備 safeguard 건축설비 중에서 화재 등 재난에 대비하는 시설. 예를 들면 방화문, 방화벽, 소화전(消火栓) 등 소화설비, 자동화재탐지설비, 배연설비(排煙設備), 비상용 조명장치, 비상구, 비상용 계단 및 승강기, 피뢰설비(避雷設備), 방진설비(防震設備), 공지(空地) 등을 말한다.

방재센터 防災~ building safety center 대규모 건물에서 건물 내에 설치된 각종 자동 소화설비의 수신이나 감시 제어 및 외부 소방관과의 연락등을 일괄 처리하는 각종 설비나 장비가 비치되어 있고 이

러한 설비를 항상 감시하는 인원이 상주하고 있는 장소.

방적 紡績 spinning 섬유원료로부터 실을 만드는 공정.

방적형전동기 防滴形電動機 dripproof motor 액체나 고체가 수평면에서 수직방향으로 0~15도의 각도로 외함에 충돌하거나 침입해도 작동되고, 환기구가 있는 개방형 전동기.

방전 放電 arching 축전지 등의 전원이나 콘덴서 등의 대전체가 계(系) 밖으로 전류를 보내서 에너지를 상실하는 것. 또는 전자, 이온 등의 담체가 고전압하에서 전자사태(electron avalance)와 같은 이온화 현상에 의하여 담체를 급격히 늘려서 커다란 전류를 생성시키는 것. 배터리의 단자에 전기부하를 접속하면 배터리에서 전기를 끌어내어 사용하는 방전이 시작된다. 이 경우의 화학반응은 양극판의 작용물질인 과산화납(PbO_2)과 음극판의 작용물질인 해면상납(Pb)이 전해액의 황산이온과 결합하여 황산납($PbSO_4$)이 되는 것이다. 또한 황산(H_2SO_4)은 물로 변화하여 전해액의 농도가 희박해지고 밀도도 낮아진다.

방전전류 放電電流 discharge current 스파크가 발생할 때, 피뢰기를 통해서 흐르는 서지전류.

방전전압 放電電壓 discharge voltage 뇌격전압 등의 고전압이 가해져 피뢰기가 작동하면 과전압이 제한되며 이 때 피뢰기의 양 단자 사이에 발생하는 전압. 제한전압은 방전전류의 파고치와 파형에 따라 정해지는 임펄스전압으로 피뢰기나 피보호기의 절연협조를 검토할 때 가장 중요한 특성이다.

방조범 幇助犯 backer 공범의 한 형식으로 타인의 범죄의 실현을 방조하는 것을 말한다. 방조라 함은 타인의 범죄의 실현을 돕고, 그 실현을 용이하게 하는 행위.

방진 防塵 dust proof 기기(器機)나 신체 내부로 먼지가 들어가지 않도록 밀폐하거나 거르는 일.

방진고무 防振~ vibroisolating rubber 고무를 압축 또는 전단(剪斷)방향으로 변형시켜 그 탄력을 스프링 작용으로 이용하여 충격, 진동을 흡수시키는 작용을 하게 만든 것. 고무공업이 발달됨에 따라, 고

무의 내유성(耐油性), 내열성, 내후성(耐候性) 등이 개량되고, 금속과의 접착법도 진보되어, 각종의 치수, 형상을 제조할 수 있게 되고, 계측기류, 공작기계, 차량 등의 방진용으로 널리 사용되고 있다.

방진대 防振臺 anti-vibration table 환자가 편안한 상태로 이송될 수 있도록 진동을 감소시켜주는 장비. 동요병, 차멀미의 원인 등을 포함하여 인체에 위해한 모든 진동과 충격을 흡수한다.

방진마스크 防塵~ particulate respirator 연마절단, 주조, 분쇄 및 혼합투여, 성형가공, 농약살포, 염료의 분진작업 등을 할 때 발생하는 분진으로부터 인체를 보호하기 위해 미세섬유 필터 등으로 제작한 마스크. 산소농도가 18% 이하인 환경에서는 사용하지 않는다.

방진안경 防塵~ dust-proof glass 기기(機器)나 신체 내부로 먼지가 들어가지 않도록 밀폐하여 만든 안경.

방진재 防振材 vibroisolating meterial 외부로부터 가해지는 진동이 부품이나 기계, 건물 등에 전달되는 것을 방지하기 위하여 기계의 베드와 기초 사이 또는 부품과 부품 사이에 삽입하는 탄성을 가진 고무, 코르크, 합성수지, 금속 스프링, 공기 스프링 등을 말한다.

방진합금 防振合金 high damping alloy 구조 재료로 사용될 수 있는 강도와 인성(靭性)을 지니고, 진동의 감쇠능(減衰能)이 커서 방진, 방음의 구실을 하는 합금. 방진합금은 자체 내부에서 감쇠능을 크게 하도록 내부조직을 고안해 낸 것. 복합형, 강자성형(强磁性型), 쌍정형(雙晶型), 전위형(轉位型) 등 네 종류가 있다. 옛날부터 공작기계·모터에 널리 사용되어 온 편상(片狀) 흑연주철은 편상의 흑연이 분산되어 있는 조직이 진동의 감쇠에 유리하므로 방진이라는 점에서도 성능이 재인식되었다. 증기터빈 날개로 쓰여 온 12크롬강, 13크롬몰리브덴강은 내열성이 우수한 재료로 알려졌는데, 감쇠능이 높아서 진동을 방지하는데도 도움을 준다. 그 감쇠능은 강자성체의 자벽(磁壁)이 이동함으로써 생기는 것인데, 그러한 성질을 거듭 개량한 강(鋼)이 개발되었

다. 같은 원리에 의한 코발트니켈합금도 있다. 망간구리합금은 망간 양이 넓은 범위에 걸쳐 감쇠능이 높다. 이것은 담금질에 의해서 생성되는 마텐자이트(martensite) 조직 내에서의 쌍정(雙晶) 운동에 의한 것이라고 한다. = 제진합금(制振合金).

방진형 防塵形 dust proof 기기 등의 내부로 먼지가 침입하지 못하도록 밀폐구조를 갖춘 것.

방진형전동기 防塵形電動機 dust-ignition-proof motor 대기 중에 부유하는 분진 또는 외함에 누적된 분진을 점화시킬 수 있는 아크, 스파크 또는 열을 발생시키지 않고 성능에 영향을 미치거나 점화시킬 수 있는 분진의 유입을 차단할 수 있는 전폐형 전동기.

방청처리 防錆處理 rust proofing 금속표면에 보호막을 형성하고 금속의 녹을 방지하기 위한 처리방법. 페인트나 유지 등을 칠하고 바르는 것 이외에 도금도 넓은 의미에서는 방청 처리의 한 방법이다. 일반적으로 연료유나 윤활유에 녹방지성을 부여하고 금속 제품 등의 보관, 수송, 보수에서의 일시적인 녹방지를 한다.

방청페인트 防錆~ rust resisting paint 각종금속, 특히 철재면에 발생하는 녹을 방지하기 위하여 철재 표면에 칠하는 페인트. 금속이 녹슬게 되는 것은 공기, 물, 이산화탄소 등의 작용에 의한 것이므로, 방청도료는 이것들과 금속면과의 접촉을 방지하고 또 화학적으로 녹의 발생을 막는 두 가지 작용을 해야 한다. 초벌칠용은 바탕금속에 대한 부착력이 특히 강해야 하며, 덧칠용은 특히 도막(塗膜)이 공기나 수분을 통과시키지 않고 흡수성이 좋으며, 균열이 잘 생기지 않고 내후성(耐候性), 내구력이 커야 한다. 종류로는 광명단, 산화철 녹막이 도료, 징크로메이트(zincromate) 도료, 아연분말 도료, 시안아미드 도료, 연분(鉛粉)도료, 알루미늄도료, 그래파이트(graphite) 도료, 역청질 도료, 이온교환수지 도료 등이 있다.

방추내섬유 紡錘內纖維 intrafusal fibers 근 방추체기관을 형성하기 위해 피낭화된 변조 근섬유. 근육신장수용기로 작용한다.

방추사 紡錘絲 spindle fibers 세포분열 중기에 세포의 극에서 적도면으로 뻗어 염색체에 부착한 필라

멘트. 방추사가 수축하면 염색체는 세포의 반대쪽 극으로 당겨진다.

방출 放出 release 위험물의 대기 및 환경에의 진입.

방출계수 放出係數 discharge coefficient 오리피스나 배관에서 방출되는 액체가 갖는 이론적 유량에 대한 실제 유량의 비.

방출다기관 放出多岐管 discharge manifold 방수경로를 분기하기 위해 사용하는 장치.

방출장치 放出裝置 discharge device 스프링클러헤드, 분무노즐, 호스노즐 등과 같이 물이나 포수용액을 특정 형태로 방출하는 장치.

방출표시등 放出表示燈 release pilot lamp 이산화탄소 등과 같은 소화약제가 방출되고 있음을 주변 사람들에게 시각적으로 알려주는 장치. 소화약제가 방출되는 구역에 있으면 질식이나 동상(凍傷)의 위험이 있기 때문에 방출표시등이 점등되면 즉시 대피하여야 한다.

방치된약품 放置~藥品 orphan drug 대개 가격을 적정화하기에 필요한 환자수가 부적절하여 생산하기에 가격이 적합하지 않은 의약품. 미국에서의 The orphan drug Act of 1983은 제약회사와 연구집단들이 이런 약물을 만들고 생산하는 비용을 상쇄하도록 연방재정을 사용할 것을 허락했다.

방파제 防波堤 breakwater 외해(外海)로부터의 파랑(波浪)을 막아서 항내를 정온(靜穩)하게 유지하기 위한 축조물. 밑에서 직립한 콘크리트 덩어리로 어항 등 일반적으로 소규모에 적합한 직립제(直立堤)와 사석(捨石)이나 테트라포드(tetrapod)를 쌓아 올린 경사제(傾斜堤), 경사제 위에 직립제를 놓은 혼성제(混成堤)가 있다.

방파판 防波板 baffle board 소방차 수조 내에서 물의 급격한 유동을 완화하여 소방차량의 안정된 주행을 돕고 수조가 파열되는 것을 방지하는 장치.

방패목뿔근 = 갑상설골근.

방패연골 = 갑상연골.

방폭구조 防爆構造 explosion proof 용기내부의 특정한 가스나 증기의 폭발에 견딜 수 있거나, 전등이나 기기 내부에서 발생되는 스파크 등이 외부와 차단되어 점화원의 역할을 방지하는 등의 구조. 주로 위험물 저장실의 전등이나 사용기기 등 폭발성 물질을 가공 또는 저장시설에 광범위하게 사용된다.

방폭기구 防爆器具 explosion proof apparatus 케이스 안에서 발생할 수 있는 특정 가스나 증기의 폭발에 견딜 수 있고 내부 가스와 증기의 폭발, 스파크, 불꽃에 의해 함 주위의 특정 가스나 증기의 발화를 방지할 수 있고, 주변의 인화성 분위기를 발화시키지 않고 외부온도에서 동작하는 케이스 안에 밀폐된 기구.

방폭등 防爆燈 explosion proof light 유증기, 가연성가스, 분진 등이 발생·체류하는 곳에 설치하는 전등. 내·외부의 폭발에 대한 내력(耐力)이 있으며 전등에서 발생할 수 있는 스파크·열이 가연물을 착화(着火)시키지 않도록 고안되어 있다.

방폭벽 防爆壁 barricade 중요시설 옆에 견고한 구조로 설치하여 인접한 곳에서 발생한 폭발력이 직접 미치지 않도록 하는 벽.

방폭전기설비 防爆電氣設備 electrical installations of explosionproof 폭발성 분위기에서 사용할 수 있는 구조의 전기기기 및 관련 배선, 전선관, 금속부품.

방폭형전동기 防爆型電動機 explosion proof motor 전동기 안에서 일어날 수 있는 특정 가스 및 증기의 폭발에 견디고 전폐형 전동기 내부에서 발생된 특정 가스 및 증기의 폭발에 견딜 수 있도록 제작된 외함이 있는 전동기.

방폭형전화기 防爆型電話機 explosion proof telephone set 폭발성 가스가 존재하는 공장이나 광산에서 사용되며, 폭발을 일으키는 원인이 배제된 전화기. 내압 방폭형은 전기 불꽃 등으로 전화기 내부에서 폭발되더라도 외부에 화재를 일으키지 않는다. 안전 방폭형은 본질적으로 회로를 특수하게 만들어 고장의 경우에도 불꽃이 나거나 발열이 없도록 설계되어 있다.

방해전파 妨害電波 jamming ① 희망하는 신호 내용을 불분명하게 하기 위하여 별도의 전파를 발사하여 희망하는 신호의 수신을 고의로 방해하는 것. ② 다른 신호의 수신을 교란하기 위하여 방해 무선 신호를 고의로 송신하는 것.

방향 方向 heading ① 여행 방향. ② 지하 탄광을 확장하거나 광석을 캐기 위해 바위의 몸체를 절단하여 만든 수평방향의 터널.

방향선 方向線 reference line 나침반으로 길을 찾을 때 전진 방향을 따라 가상의 선을 긋고 그 선에 따라 전진하게 되는데 이 선을 방향선이라 한다.

방향족 芳香族 aromatic 분자구조가 여섯 개의 탄소 원자의 고리로 이루어진 유기화합물. 화학반응에서 보면 환이 안정하며 부가반응이 일어나기 힘들고 치환반응은 일어나기 쉬운 성질을 가지고 있다. → 치환반응.

방향족탄화수소 芳香族炭化水素 aromatic hydrocarbons 분자 속에 벤젠 고리 즉 여섯 개의 탄소 원자의 고리를 포함하는 유기 화합물. 첨가중합이 일어나기 어렵고 치환반응을 일으킨다. 벤젠, 크실렌, 톨루엔 등을 비롯하여 벤젠고리를 두 개 이상 함유하는 것도 다수 존재하며, 비페닐, 디페닐메탄 등과 같이 두 개 이상의 벤젠고리가 각각 독립적으로 떨어져 있는 것과, 나프탈렌, 안트라센 등과 같이 축합 고리식 구조를 가진 것이 있다.

방향타 方向舵 rudder ① 배의 뒷부분에 부착된 넓고 평평한 강철 장비. ② 항공기의 방향을 조정하는 꼬리 부분의 직립으로 움직일 수 있는 부분.

방향탐지기 方向探知機 direction finder 수신 안테나의 지향성에 따라서 전파의 도래 방향을 탐지하는 기기. 무선 방위 측정기라고도 한다. 지향성을 가지는 안테나로는 수직 안테나나 루프 안테나를 조합한 것이 있다.

방형회내근 方形回內筋 musculi pronator quadratus 전완 하단부 심층을 거의 횡주하고 척골 하부 전면에서 일어나기 시작하여 요골 하부 전면에 정지하며 정중신경의 지배를 받는 전완의 근육(muscle of forearm). = 사각회내근.

방호개구부 防護開口部 protected opening 벽 또는 칸막이 등에 위치한 개구부. 방화문이나 방화창문, 방화셔터 등이 설치되어 있다.

방호과 防護課 the division of fire protection 화재 예방, 진압, 경계에 관한 사항과 화재조사, 통계, 원인분석, 현장조사 및 소방검사·훈련에 관한 사항, 시설 공사업 허가와 동의 등 민원에 관한 사항, 소방 사업업무에 관한 사항과 의용(여성)소방대에 관한 사항 등을 관할하는 소방서의 부서.

방호구역 防護區域 area of demand 스프링클러설비에서 하나의 유수경보설비에 의해 방호되는 면적. = 필요살수면적(必要撒水面積).

방호복 防護服 protective clothing 유독, 오염, 방사능물질 등으로부터 소방대원을 보호하는 피복. 장갑, 장화, 헬멧을 포함한다. 오염구역에서 활동하기 위해서는 공기호흡기나 방독면을 착용해야 한다.

방호복장 防護服裝 protect dress 위험 따위를 막을 수 있게 안전하게 신체를 보호할 수 있는 옷.

방호상의 防護上衣 turnout coat 소방대원용 방수, 방염 상의. 대원들이 출동할 때 신속하게 착용할 수 있다.

방호설비 防護設備 protective system 압력용기의 릴리프밸브와 같이 사고의 발생을 완화하거나 방지하는 설비.

방호책 防護柵 barrier 차량통행에 안전성을 높이기 위해 도로변이나 도로내에 설치하는 교통안전시설.

방호하의 防護下衣 turnout pants 소방대원용 방수, 방염 하의. 대원들이 출동할 때 신속하게 착용할 수 있다.

방화 放火 arson 사람이 고의로 불을 질러 건조물 기타 물건을 소훼하는 행위 또는 그 자체의 화재를 말한다. 예를 들어 가정불화로 점화한 화재, 군중심리를 이용할 목적으로 점화한 화재, 산업시설이나 공공시설물을 소훼시킬 목적의 화재, 사체를 수사로 위장하기 위한 화재, 보험금을 목적으로 점화한 화재, 증거물을 소훼시킬 목적으로 점화한 화재, 자살을 목적으로 점화한 화재 등을 방화라고 부른다.

방화경계선 防火境界線 protection boundary 특정 소방기관이 담당하는 방화구역의 경계선.

방화계획도 防火計劃圖 survey map 사전 방화계획 수립시 작성하는 지도. 어떤 시설 또는 지역에 관한 세부적인 사항들, 즉 접근지점, 계단, 벽체, 건축 구조 및 그 수용물 등을 수록한 지도.

방화관리자 防火管理者 fire protection manager 일정 용도와 규모 이상의 소방대상물에서 소방시설 관리, 화재예방교육, 소방훈련 등을 맡아보는 자. 소방관서의 감독을 받아 업무를 수행한다.

방화광 放火狂 incendiary mania 방화에 집착하는 습관 또는 그러한 습관을 가지고 있는 사람.

방화구 防火丘 undercut line 화재가 발생한 언덕의 경사면 등지에 구덩이를 파서 숯덩이 등의 잔화를 잡아 둘 수 있도록 만든 연소저지선.

방화구획 防火區劃 compartmentalization 화재가 발생한 지역에서 불이 계속 확대되지 않도록 주요 구조부가 내화구조 또는 불연재료로 된 건축물에서 소정의 규정에 따라 내화구조의 바닥, 벽 및 갑종 방화문 또는 기준에 적합한 자동 방화셔터에 의한 방화용 구획. → 주요 구조부, 내화구조, 불연재료, 갑종 방화문, 자동방화셔터.

방화구획실 防火區劃室 fire compartment 건물 내에 직상층 바닥과 해당 층의 바닥을 포함하여 모든 벽이 내화벽으로 둘러싸인 건물 내의 공간.

방화담요 防火~ fire blanket 불타고 있는 부분을 덮어 질식소화하는 담요. 불연성 또는 난연성 재질로 만든다. = 소화담요.

방화대 防火帶 fire break 임야화재의 확산을 저지하기 위해서 가연물을 미리 제거한 부분. = 방화선.

방화댐퍼 防火~ fire damper 공조를 위한 덕트나 배관 및 기타 설비를 위한 덕트의 내부나 외부에서 덕트로 통하는 개구부에 설치되어 화재가 발생되면 당해 개구부를 차단시켜서 불로부터 발생되는 화염과 연기의 유입이나 확산을 방지하는 판막이. 자동식의 경우에는 화재감지기나 열에 의해서 용융하는 퓨즈를 사용하여 자동적으로 작동하게 된다. → 덕트, 개구부, 감지기.

방화등급 防火等級 grading schedule 특정 지역의 방화설비를 평가할 때 보험 언더라이터들이 사용하는 평가기준. 가연물의 종류, 총인구, 급수원, 화재발생빈도, 기후조건, 통계학적·지리학적 요인들, 소방서 평가(수행 가능한 소방활동) 등을 기준으로 평가한다.

방화모기장 防火帽記章 helmet shield 소방대원용 헬멧 앞부분에 부착하는 명판. 소속 소방서 및 소방대, 계급, 그리고 간혹 일련번호까지도 기록한다.

방화문 防火門 fire door 개구부(開口部)를 통한 화재의 확산을 막기 위해서 개구부에 설치하는 문. 내화성능을 가지는 구조와 재질로 되어있다. 화재 시 방화문이 닫혀 있도록 하기 위해서 도어체크(door check)나 화재 감지기와 연동(連動)하는 자동 폐쇄장치를 단다. → 도어체크, 연동, 개구부.

방화문조립품 防火門組立品 fire door assembly 개구부를 방호하는 방화문, 문틀, 철물, 기타 부속품들이 조합된 것.

방화방지법 放火防止法 Model Arson Law : MAL 북미소방관협회(Fire Marshal's Association of North America)에서 권장하는 방화(放火) 관련 기본 준칙. 미국의 대다수 주에서 법률로 채택하고 있다.

방화범 放火犯 incendiary 형법상 방화죄를 범한 사람.

방화벽[1] 防火壁 fire prevention wall 방화구획내의 내화구조벽.

방화벽[2] 放火癖 pyromania 불을 지르고 싶은 억제할 수 없는 충동. 증상은 주로 남자에게 나타남.

방화복 防火服 fire coat 방수(防水), 내화(耐火) 성능을 가지는 안감을 넣어서 화염, 물, 파편 등으로부터 소방대원을 보호할 수 있는 피복.

방화선 防火線 firebreak 임야화재가 번져나가는 앞쪽에서 미리 가연물(수목, 낙엽, 잡풀)을 제거해 놓은 (50cm 이상) 연소확대 저지선. 도로, 계곡, 냇물 등과 같은 지형지물도 효과적인 방화선이 될 수 있다.

방화설비 防火設備 fire protection facilities 건물을 화재로부터 지키기 위한 설비의 총칭. 방화구획, 피난계단, 배연설비, 비상용 조명장치, 소화설비, 경보설비, 피난설비, 소방용수, 소화활동상 필요한 시설을 말함.

방화셔터 防火~ fire shutter 창문, 통로 등으로 화재가 확산되는 것을 저지하는 셔터. 화재감지기와 연동(連動)되며 셔터가 닫힌 후에도 대피할 수 있도록 셔터 옆이나 셔터 내에 문을 만든다.

방화장벽 防火障壁 fire barrier 화재의 확산을 차단해 주는 방화설비. 특히 방화벽, 방연칸막이, 자동방화문 등을 말한다.

방화죄 放火罪 arson 불을 놓아 목적물을 소훼하는 죄.

방화증거 放火證據 corpus delicti 불법행위의 요체. 방화(放火)에서 화재의 동기 및 원인을 증명하는 증거.

방화증거사진 放火證據寫眞 corpus delicti photographs 화재의 동기 및 원인을 보여 주는 사진. 방화에 사용된 도구, 방화 흔적, 평소 사건장소에서 찾아볼 수 없던 인화성 액체 등의 사진을 예로 들 수 있다.

방화지구 防火地區 fire-preventing area 도시의 화재·재해를 예방하고 토지를 효율적으로 이용하기 위해서 '국토의 계획 및 이용에 관한 법률'에 의거해서 건설교통부장관이 지정하는 구역. 방화지구내의 건축물, 공작물은 내화구조나 불연재료로 만들어야 한다.

방화지도 防火地圖 fire protection map 방화구역 내에서 일정 지점까지의 이동거리를 표시한 지도.

방화창 防火窓 fire window 화재의 확산을 저지할 수 있는 창문으로서 시험을 거쳐 승인된 것.

방화추정 放火推定 suspicious fire 방화로 짐작되는.

방화추정화재 放火推定火災 touch-off 방화범의 소행으로 추정되는 화재

방화캐노피 防火~ fire canopy 벽체의 외부 모서리 위로 돌출되도록 설치한 캐노피. 내화재로 만들며, 캐노피 밑에 위치한 창문을 통해 빠져나온 화염이 캐노피 위에 위치한 건물 부분으로 확산되는 것을 방지해 준다.

방화커튼 防火~ fire curtain 방화벽 기능을 하는 내화 커튼.

방화판 防火板 fire stop 건물내 공기의 통로 또는 은폐된 공간에 설치하여 화재의 확산을 차단하는 장치.

방화포 防火布 fire cloth 불티나 화염에 의해서 불이 붙을 수 있는 부분을 덮어서 보호하는 것. 불연성

또는 난연성 재료로 만든다.

방화피복 防火被服 night hitch 야간에 신속하게 착용할 수 있도록 소방대원의 침대 근처에 놓여 있는 방화피복.

방화핸드북 防火~ fire protection handbook 사실상 방화활동의 모든 것을 취급하고 있는 포괄적인 참고서. 1935년부터 NFPA에서 발간하고 있다.

방화호 防火壕 fire trench 연소저지선의 하나로 땅에 파놓은 구덩이.

배가로근 = 배횡근.

배곧은근 = 복직근.

배곧은근집 = 복직근초.

배관[1] 排管 cannula(구급) 관이나 강(腔)내에 삽입하여 투약을 하거나 체액을 배액하는 작은 관.

배관[2] 配管 piping(소방) 급수, 배수, 가스공급, 유류이송, 배선 등을 목적으로 관을 배치하는 일 또는 배치된 관을 말하며, 강철, 비닐, 구리 등으로 만든다.

배관망 配管網 grid 급수능력을 향상시키기 위해 급수관을 격자식으로 배열한 급수본관 배열방법의 하나. = 격자(格子).

배관스케줄 配管~ pipe schedule 배관의 두께를 나타내는 단위. 같은 호칭경이라도 스케줄이 큰 것이 두껍다.

배관스케줄 설계방식 配管~ 設計方式 pipe schedule system 용도 분류에 의해 결정되는 스케줄로 배관구경을 선정한 스프링클러 설비. 지정된 크기의 배관에 정해진 개수의 스프링클러 헤드를 설치할 수 있다.

배관행거 配管~ pipe hanger 배관을 천장 등에 설치할 때, 천장에서 아래쪽으로 배관을 매달기 위해 사용하는 금속.

배굴근 背屈筋 dorsiflexor 손 또는 발 같은 신체 일부를 등쪽으로 굽게하는 근육.

배기 排氣 exhaust air 증기기관, 내연기관, 증기 터빈, 가스 터빈 등에서 연료를 사용한 후 기체를 밖으로 내보내는 일. 내연기관 등의 배기는 위생, 안전의 면에서 중요한 문제이며, 환경오염이라 하여 사회문제가 되고 있다. 또한, 배기는 열관리라는 관점에서도 중요한데, 대체로 열기관에서는 열효율이 좋지

않을 경우 배기의 온도가 높고, 배출되는 열량이 많은 데 그 원인이 있다. 내연기관에서는 공급된 열량의 40%, 보일러에서는 20%가 헛되이 배출되는 것도 있다. 이 낭비를 줄이기 위해 배기로 가스터빈을 운전하고, 과급기(過給機)를 구동시킨다. 증기기관에서는 배기로 저압의 증기터빈을 운전하고, 보일러에서는 급수를 예열(豫熱)하거나 증기의 과열 등에 사용해서 효율을 높이고 있다.

배기가스 排氣~ exhaust gas 내연기관 내에서 폭발·팽창하고 배출되는 가스. 이산화탄소, 일산화탄소, 수증기, 탄화수소, 황산화물, 질소산화물 등의 혼합가스이다. 배출 직후의 배기가스는 고온이기 때문에 점화원이 될 수 있다. = 배출가스.

배기구 排氣口 vent 건물내의 가스나 연기 등의 유체를 방출 또는 소산시키기 위해 설치한 개구부.

배기단추 排氣~ exhaust button 오랄 디플레이트 버튼이라고 하며 부력 조절기 내의 공기를 배출하고자 할 때 사용된다. 또한 자동 주입 단추 대신 공기가 공기총으로부터 공급이 되지 않을 경우 입으로 공기를 불어 넣을 수 있다.

배기덕트 排氣~ exhaust duct 건물 내에서 사용된 공기가 팬룸이나 재활용 기계실 등으로 흘러 갈 수 있도록 그 통로 역할을 하는 배관.

배기밸브 排氣~ exhaust valve 계통의 공기 및 가스를 배출하기 위해 배기구에 부착하는 밸브.

배기브레이크 排氣~ exhaust brake 대형 디젤자동차에 널리 사용되는 것으로 배기관에 밸브를 설치하여 제동시 배기의 출구를 차단한다. 이는 엔진 배기행정의 압력을 증가시켜 엔진을 압축기로 작용하게 함으로써 엔진브레이크의 효과를 높여주는 감속장치이다. 배기브레이크는 엔진브레이크의 1.5~2배 정도의 감속효과를 얻을 수 있어 긴 경사로를 내려갈 때 주 브레이크의 사용빈도를 적게 하면서 큰 제동효과를 얻을 수 있다. → 디젤자동차, 배기행정.

배깅 bagging 백-밸브 장치로 환자를 환기시키는 것.

배꼽카테터법 ~法 umbilical catheteriation 신생아에게 비경구적으로 수액을 공급하거나 혈액 샘플을 채취하기 위해 X-선으로 보이는 카테터를 탯줄 동맥에 삽입하거나, 교환수혈이나 응급으로 약물, 수액 등을 주입하기 위해 탯줄 정맥에 삽입하는 것. 카테터를 삽입하고 1시간 이내에 카테터 끝의 위치를 X-선 검사로 확인한다. 카테터 삽입후 혈전색전증, 복부팽만과 구토가 있는지 확인한다. 제대에 카테터를 삽입하는 것은 생명이 위험한 환아에서 치료목적으로 수액과 약물을 주입하거나, 진단에 필요한 혈액 샘플을 채취하는데 효과적인 방법이지만, 삽입후 모니터링에 많은 주의를 요한다. = 제대도관삽입법(臍帶導管挿入法).

배낭식탱크 背囊式~ knapsack tank 소형 발포기에 포소화약제를 공급하는 15ℓ(4gal) 정도의 소형 휴대용 배낭식 탱크.

배낭형소화기 背囊形消火器 back pack pump tank 보통, 소규모 덤불화재 진화시 사용하는 소화기의 일종. 20ℓ(5gal) 들이 물통과 짧은 호스, 펌프 및 노즐 등으로 구성되어 있다.

배냇솜털 lanugo ① 정상적인 태아를 덮고 있는 부드러운 털, 임신 5개월경부터 9개월경에 완전히 벗겨진다. ② 손, 발바닥과 다른 종류의 털이 덮여있는 부위를 제외한 모든 부위에 있는 섬세하고 부드러운 털. = vellus hair.

배뇨 排尿 urination 신장에서 생성된 소변을 체외로 배출하는 행위. 신우로 나온 소변은 요관의 연동운동에 의해 방광으로 운반되며 방광이 충만되면 요의를 느껴 소변을 배설하게 된다.

배뇨곤란 排尿困難 dysuria 세균감염이나 요도폐쇄로 인해 배뇨가 정상적으로 되지 않는 상태. 소변이 통과할 때 작열감을 호소하기도 하며 소변검사에서 혈액, 세균, 백혈구 등을 발견할 수 있다. 요의가 있어 배뇨자세를 취해도 배뇨가 되지 않는 경우와 일단 배뇨가 시작되었는데 종료될 때까지 정상보다 시간이 지연되는 경우가 있으며, 방광염, 요도염, 전립선염, 요도종양, 부인과 질환 등의 증상으로 나타난다. = 배뇨장애.

배뇨실신 排尿失神 micturition syncope 배뇨 중에 기절하는 것으로 기립성 저혈압 환자에게서 흔히 발생하는데 기립과 반사 서맥의 복합적인 요소에 의해 일어난다.

배뇨주저 排尿躊躇 urinary hesitancy 남자의 경우 전립선이 부푼다든지 여성에게 있어서 요도입구의 긴장, 협착 혹은 막힘의 결과 소변줄기 힘이 감소하여 배설의 시작이 어려운 상태.

배뇨통 排尿痛 miction pain 배뇨와 관련해서 발생하는 통증으로 방광, 방광경부, 요도의 병변 등에 의해서 나타난다.

배뇨훈련 排尿訓練 manual expression of bladder urine 손으로 자신의 복부를 눌러서 방광내압을 상승시켜 배뇨를 하는 훈련. 신경성방광 환자에게 복부의 일정부위를 압박하거나 꼬집거나 마사지로 자극하여 반사성으로 배뇨하는 훈련이다.

배니싱 vanishing 윤활제의 변질로 인해 변색막으로 피복되는 현상. 윤활유와 접촉되는 면에서 발생한다.

배담제 排膽劑 cholekinetic 담즙의 배출을 촉진하는 약물.

배둔근 背臀筋 ventrogluteal muscle 전 상 장골극과 장골능을 덮는 근육.

배란 排卵 ovulation 난소에서 난포가 파열되어 성숙된 난자가 복강 내로 배출되는 것으로 배란의 시기는 월경주기 28일 형에서는 보통 14일에 이루어지는데, 28일 형이 아닌 경우는 다음 월경 예정일 14일전에 이루어진다.

배럴 barrel 야드·파운드법의 부피 단위. 기호는 bbl. 주로 액체 계량에 쓰이는 관습적인 단위이다. 어원은 '나무통'이며, 대상에 따라 다르다. 석유의 경우 1배럴=42미국갤런=158.9 ℓ로, 한국은 이 단위를 채택하고 있다. 맥주의 경우, 1배럴=36영국갤런=163.7 ℓ, 미국에서는 과일류 1배럴=115.6 ℓ, 일반 액체 1배럴=31.5 미국갤런=119.2 ℓ를 사용한다.

배리스터 varister 저항값이 전압에 의해 비직선적으로 변화되는 성질이 있는 반도체소자. 저항은 전압이나 온도가 상승하면 감소한다.

배림 排臨 appearing 분만과정에서 선진부의 하강과 더불어 자궁수축이 있을 때는 아이의 머리가 양 음순 사이로 보이고 수축이 멎으면 안 보이는 현상.

이 배림 현상 후 곧 발로가 진행된다. → 발로.

배밀어내기 abdominal thrust 이물질에 의한 기도 폐쇄를 완화시키기 위해 흉곽 내에 높은 압력을 가하는 절차. 검상돌기와 배꼽 사이의 복부를 강하게 손으로 누르는 것을 말한다. = 하임리히법(Heimlich manuever : 미국의사 Henry J. Heimlich, 1920~에 의해 붙여짐).

배변 排便 defecation 위장관을 통하여 직장에 있는 내용물을 체외로 배출하는 것. 직장의 연동운동과 직장종주근의 수축에 의해 직장이 단축되어 직장내압이 올라가고 내·외 항문괄약근이 이완되어 배변된다.

배변곤란증 排便困難症 dyschezia 골반신경에 의한 배변반사가 둔화되어 변이 직장에 들어가도 체외로 배출되지 않는 상태. 배변습관의 변화, 배변통으로 인한 변의(便意) 억제에 의해 반사기능이 소실 감퇴되고, 관장의 남용에 의해서도 나타난다.

배변관리 排便管理 bowel management 장 배설의 규칙적인 형태를 만들고 유지하는 것.

배변뇨 排便尿 fecaluria 소변중에 대변이 존재하는 상태. 요로와 소화관이 연결되었음을 의미하며 대부분 소화관·방광루(직장방광루, 대장방광루, 소장방광루 등)의 형태이며 소변에서 대변냄새가 나거나 배변색이 나타난다.

배변훈련 排便訓練 bowels training 조건반사에 의해 규칙적으로 변을 배설하도록 훈련하는 것. 변실금, 협착, 매복(impaction), 만성설사, 자율신경과다의 반사치료로 사용한다. 배변습관의 재훈련이 필요하며 이전의 장습관을 확인하고 규칙적인 배변 프로그램을 활용해 교육시킨다.

배부 背部 back 목과 골반 사이의 몸통 뒤쪽. 척추에 의해 나누어진다. 등의 골격 부분은 흉추와 요추 및 두 개의 견갑골을 포함한다.

배브콕소화기 ~消火器 babcock extinguisher 중탄산나트륨($NaHCO_3$)수용액과 황산이 들어 있는 휴대용 소화기의 일종. 압력원은 구성분분 사이의 화학반응시 생성되는 이산화탄소를 통해 얻는다.

배빨판 = 비구.

배상세포 杯狀細胞 goblet cell 위, 소장, 호흡기계

일부의 상피세포가 선 형태로 존재하며 점액을 분비하는 특수한 상피세포의 한 종류. = 술잔세포.

배선로 配線路 wireways 완전한 계통으로 설치한 후 전선을 수납하고, 전선과 케이블의 보호 및 수납용 덮개나 경첩이 있는 금속판 트로프.

배설 排泄 excretion 생성된 폐기물을 신체로부터 제거하는 것.

배송기 排送機 fan 공기의 유동을 일으키는 기계장치, 증기기관, 내연기관, 증기 터빈, 가스 터빈 등에서 연료를 사용한 후 기체를 밖으로 내보낼 때 사용하는 기구. 주로 화재현장 내부에서 연기가 가득 차 있을 때 진입 전 이 기구를 사용하여 매연을 밖으로 배출하고 구조대원이 안전하게 수색할 수 있도록 도와준다.

배수 排水 draining 탱크, 펌프 등의 하부에 고인 물을 빼내거나 화재나 홍수로 인해서 실내에 남아 있는 물을 제거하는 일.

배수구 排水口 scupper 관창·스프링클러 등으로부터 방수되어 바닥에 고인 물을 뺄 수 있는 구멍.

배수밸브 排水~ purge valve 마스크 안쪽의 물이 바깥쪽으로만 흘러나가도록 고안된 밸브.

배아 胚芽 embryo 사람의 경우 수태 2주 후 수정한 난자의 이식 시기에서 7~8주의 태아기 발달 단계. 이 시기는 급속 성장, 주요 기관체계의 구분, 주요 외모의 발달 등이 특징이다.

배아기 胚芽期 germinal stage 난자가 여러 번 세포 분열을 한 뒤, 자궁으로 이동해 포배의 형태로 자궁 내막에 착상할 때까지의 간격. 약 10일 정도 걸린다.

배아세포 胚芽細胞 blastocyte 배아층 이전에 발생하는 미분화된 배세포.

배아층 胚芽層 embryonic layer 배아 세포의 3층인 내배엽, 중배엽, 외배엽중 하나. 이 층에서 신체의 모든 구조와 기관과 부분이 형성된다.

배압 背壓 back pressure ① 정압수두에서 측정한 압력. ② 수압, 공기압, 증기압 등의 계통에서 배기 측이나 압력 작동면 또는 그 반대측면에 작용하는 압력.

배액관 排液管 drainage tube 신체의 빈 공간이나 상처에서 공기 또는 액체를 제거하기 위해 사용하는 내경이 큰 도관. 흡인기구와 연결하거나 중력을 이용하여 수집용기로 액체가 흐르게 되어 있다.

배액법 排液法 drainage 체강, 상처 또는 분비물의 다른 근원에서 액체를 제거하는 것.

배연구 排煙口 smoke vent 지붕에 설치하는 면적 1.5~9.2m^2(16~100ft^2)의 개구부. 경금속 구조물로 화재시 수동 또는 자동으로 개방할 수 있는 댐퍼가 장치되어 있다.

배연대원 排煙隊員 vent man 건물내 환기의 필요성 여부를 결정하고, 또 환기가 필요하다고 판단될 경우, 환기시키는 작업을 수행하는 소방대원.

배연샤프트 排煙~ smoke shaft 건물의 지층에서 옥상까지 관통하고 있는 샤프트. 각 층마다 개구부가 있고 옥상에는 환기팬이 설치되어 있다. 화재시 발화층의 댐퍼가 개방되면 환기팬이 작동하여 연소 생성물을 배출한다.

배연설비 排煙設備 fire venting system 피난안전과 소화편의를 위해서 화재로 발생된 연기를 건물 밖으로 배출하거나 연기의 유동을 제한하는 설비. 배풍기(배출구), 송풍기(급기구), 닥트, 댐퍼 등으로 구성된다. 배연설비는 건축법상 용어이고 제연설비는 소방법상 용어이다.

배연탑 排煙塔 smoke exhausting tower 건축물의 최상층에 설치되는 배연설비의 한 부분. → 배연설비.

배열계수 配列係數 array factor 두 개 이상의 동일 소자로 구성된 안테나열의 종합적인 안테나 지향성도(指向性圖)를 그 한 소자의 지향성도로부터 구할 수 있는 함수.

배열안테나 配列~ array antenna 많은 안테나 소자를 배열하여 각 소자의 여진 전류의 위상을 조절하고 안테나를 특정 방향, 동일 위상으로 하여 주 빔을 형성하는 안테나. 위성용 자동 지향 안테나 등으로 이용된다.

배우자 配偶者 gamete 유성생식에 있어서 그 접합으로 인하여 필연적으로 새로운 개체의 발달이 시작되는 두 세포. = 생식자.

배자발생 胚子發生 blastogenesis 난할과 배아층 형성 중 배아의 초기 발달.

배자유산 胚子流産 embryonic abortion 임신 5개월 이전의 진성 유산. = 배아유산(胚兒流産).

배전반 配電盤 distributing board 전기기기를 운전하거나 전기설비를 제어하기 위해서 차단기, 계기, 릴레이 등을 일정하게 넣어 관리하는 것. 배선, 단자, 차단기 등이 노출되어 있는 개방형과 그러한 것들이 철제상자 속에 넣어져 외부에서는 기본적인 계기(計器)와 조작 버튼만 있는 폐쇄형이 있다.

배출가스 排出~ exhaust gas 내연기관이나 보일러에서 연소·배출되는 가스. = 배기가스.

배출관 排出管 excretory duct 인체의 폐기물을 이송하는 관.

배출기 排出器 ejector 일정구역 내의 연기, 가스, 먼지 등을 밖으로 빼내는 장치.

배출물 排出物 excrete 인체에서 배설된 폐기물로 소변을 통해서 배설되는 것처럼 정상분비를 통해 이루어지기도 한다.

배측 背側 dorsal 신체의 뒤쪽, 혹은 손발의 뒤쪽, 후방(posterior)의 동의어.

배측골간근 背側骨間筋 musculi interossei dorsales 제1~5중수골의 마주보는 모서리에서 일어나기 시작하여 제1과 제2 배측골간근은 제2와 제3지의 기절골 저부의 외측에, 그리고 제3과 제4 배측골간근은 제3과 제4지의 기절골저부의 내측에 각각 정지하며 제3지의 중수지절 관절쪽으로 외전하는 작용을 돕는 근육. = 등쪽뼈사이근.

배측굴곡 背側屈曲 dorsiflexion 손의 등쪽으로 굽히는 것처럼 근육 등에 의해 등 쪽으로 굴곡하는 것. = 등쪽굽힘.

배측극 背側棘 dorsal spine 12번째 늑골이 붙어있는 12번째 척추 배면의 위 돌기 부분.

배측심실간동맥 背側心室間動脈 dorsal interventricular artery 우측 관상동맥의 가지. 양쪽 심실에 혈액을 공급한다.

배측족동맥 背側足動脈 dorsalis pedis pulse 하지의 전경골 동맥의 연장. 발목관절에서 시작하여 5개의 분지로 나누어 발과 발가락의 여러 근육들에 혈액을 공급한다. = 족배동맥.

배치 配置 arrangement(소방) 임무나 목적에 따라 인원과 장비의 위치를 지정하는 일.

배치도 配置圖 layout 건물, 소방시설 등의 위치나 구조 또는 인원, 장비 등의 배치 위치나 숫자를 표시한 도해(圖解).

배치프로세스 batch process 일련의 공정처리가 동일한 장소에서 정해진 순서에 따라 순차적으로 진행되는 과정.

배터리 battery 엔진의 시동장치, 점화장치, 각종 램프, 그리고 기타 전기장치에 전기를 공급하는 전원. 각각의 다른 금속으로 만든 양극과 음극의 전극 그리고 전해액으로 구성되어 있다. 또한 배터리는 전기적 에너지를 전극의 작용물질과 전해액 사이의 화학적 반응으로부터 얻을 수 있는 에너지를 축적하고 있다. 배터리의 종류는 일반배터리와 MF배터리로 구분한다. MF배터리는 배터리액을 보충할 필요가 없는 방식이며 최근에 많이 쓰이고 있다. 배터리의 점검 방법은 배터리 상단의 충전 지시장치의 점검창이 청색(녹색)이면 양호, 흑색은 충전부족, 투명하거나 흰색은 액이 부족하거나 완전 방전상태이므로 교환해야한다. 배터리의 수명은 3년 이상이고 충전상태가 좋지 않거나 발전기가 비정상이면 배터리의 수명도 짧아질 수 있다. 특히, 배터리가 6개월 이내인 신품이거나 새차인 경우 혹시 실수로 실내등을 켜 놓고 방전되면 실내등을 끄고 2~3시간이 지나면 정상으로 돌아오는 경우도 있다. 이것을 배터리의 자기회복현상(self charging)이라고 한다. 배터리가 방전되어 시동이 곤란할 때는 점프선을 연결하여 시동을 한다. 이때 주의할 점은 배터리의 과부하에 의해 폭발할 수 있으므로 얼굴 등의 신체를 멀리하는 것이 좋다.

배터리리밋 battery limits 화학공장 등에서 유닛을 둘러싸고 있는 외각의 가상선. 즉, 구역화된 단위공정의 경계선을 말한다.

배터리액 ~液 battery acid 황산 및 그 수용액으로 된 배터리의 전해액. = sulfuriic acid.

배통 背痛 back pain 날카로움과 강렬함이 다양한 허리, 요천골, 경부 측의 통증. 원인은 근육긴장이나 근육질환, 좌골 신경같은 신경근의 압박 등이며 이 탈된 척추원반 포함한 다양한 요소들에 의해서도 발병한다. 치료법은 온열, 초음파, 침상휴식, 외과적 중재, 약물 등이 있다. = 요통, 등통증.

배트윙안테나 batwing antenna 박쥐가 날개를 펼친 듯한 형태의 평면 도체판 또는 평판 모양의 도체망의 중심축에 길이 1파장의 슬롯을 가진 광대역 안테나. 주로 슈퍼 턴스타일 안테나에 사용된다.

배틀징후 ～徵候 battle's sign 유양돌기 위 피부의 흑청색 변색. 기저부 두개골골절의 특징적 소견으로 손상 24~36시간 후에 나타난다.

배형질 胚形質 germ plasm 기초적 생식과 유전물질을 포함하는 생식세포의 원형질.

배회증 徘徊症 fugue 바람직하지 않는 상황으로 인한 신체적 투쟁과 기억상실이 특징인 정신상태. 정상적으로 보이고 활동이나 행동을 의식하는 것처럼 보이나, 나중에는 자신의 행위나 행동을 회상하지 못한다.

배횡와위 背橫臥位 dorsal recumbent position 등을 기저면으로 하고 침상에 누워서 양 팔을 머리 위로 올리고 다리를 약간 벌린 채 발바닥이 침상에 놓여지게 무릎을 구부린 자세. 복부촉진이나 질검사, 여자의 도뇨시 이용되는 체위이다. = 무릎세운와위.

배후방사 背後放射 background radiation 토양, 지하수, 건축재료에 있는 물질에서 방출되는 자연발생적인 방사. 신체 내의 방사성 물질, 특히 칼륨40(40K)와 우주광선 역시 배후방사를 방출한다. 보통 사람은 해마다 우주광선 방사의 44mrad, 지구 밖 방사선의 44mrad, 자연적으로 발생하는 내부 방사성 물질의 18mrad에 노출된다.

백금 白金 platinum 은색의 희고 부드러운 금속원소로 높은 온도에서 견딜 수 있는 화학물 제조에 사용됨.

백내장 白內障 cataract 눈의 수정체가 흐려져서 시력장애를 일으키는 병. 눈동자의 속이 희게 보이므로 이런 이름이 붙었다. 백내장은 수정체 혼탁의 위치와 정도에 따라서 시력의 장애가 다양하다. 선천

성과 후천성으로 크게 구별되며 혼탁의 진행 상태에 따라서 정지성과 진행성이 있다. 선천성인 것의 대부분은 정지성이며, 임신 초기에 임신부가 풍진(風疹) 등에 걸렸을 경우나, 유전 그 밖에 원인이 불명한 것이 있다. 그리고 후천성인 것의 대부분은 진행성이며 외상(外傷), 당뇨병, 내분비이상(테타니백내장), 방사선장애, 노인성 백내장을 비롯하여 홍채모양체염(虹彩毛樣體炎), 녹내장(綠內障), 망막색소변성증 등 다른 눈조직의 질환 때문에 발생하는 병발(倂發) 백내장이 있다. 원인은 분명하지 않으나 수정체의 물질대사장애, 예를 들면 비타민 C의 결핍, 아미노산의 대사이상에 의하여 수정체낭(水晶體囊)의 투과성이 변화하여 일어난다고 보고 있다. 초기에는 시력장애는 잘 알 수 없고, 오히려 비문증(飛蚊症)이나 안정(眼精)의 피로 등을 알 수 있다. 진행에 따라서 안개 속에서 물건을 보는 것 같은 느낌을 자각하게 되며, 점차로 시력이 약해져 멀리도 가까이도 보기 힘들며 복시(複視), 다시(多視)를 느낄 때도 있다. 더욱 진행되면 나중에는 명암만을 알게 되고 실명상태로 된다. 이 기간은 흔히 수년에서 십수년에 이르며, 당뇨병에 의한 것은 경과가 빠르고, 외상성인 것은 수일 내로 실명상태로 되는 경우도 있다. 초기 진행의 예방으로서는 카탈린, 카타크롬, 타티온, 비타파울, 루브요리트 등의 점안약을 쓰거나, 비타민 C, 요오드제(劑), 타액선호르몬 등의 내복, 주사 등도 시행되지만, 확정적인 약물요법은 없고 결국 시력이 약화되면 수술요법을 써야 한다. 약 1개월 동안 입원하여 수정체 적출(摘出) 수술을 한다. 수정체 적출법에는 수정체낭까지 집어내는 낭내(囊內) 적출술과 수정체낭을 남겨 두는 낭외적출술이 있다. 어린이의 백내장 경우는 전신을 마취한 후 수정체를 주사기로 흡인하는 방법이 쓰이고 있다. 수술 후에는 수정체와 같은 도수의 볼록렌즈의 안경, 또는 콘택트렌즈를 쓴다. 원인을 알 수 없는 원발성(原發性)인 것, 특히 노인성 백내장의 수술 후의 시력회복은, 수술 후의 합병증이 없으면 시력회복이 좋으나, 당뇨병성이나 신경성, 병발성 등의 경우에는 망막기능의 저하나 그 밖의 합병증 때문에

시력의 예후가 나쁘고 수술의 효과는 적다. 그리고 수정체의 적출수술과 동시에 각종 형태의 인공수정체를 눈의 전방 또는 후방 속에 삽입하는 수술도 있으며, 우리나라에서도 시행되고 있다.

백드래프트 backdraft 열기폭발이나 연기폭발 처럼 사후 순간적 대량의 통풍에 의하여 고온의 연기 및 가스가 폭발하거나 급속하게 연소하는 현상. 이는 적절한 배기 장치가 설치되어 있지 않고 화재로 말미암아 산소가 고갈된 건물안으로 외부의 산소가 갑자기 유입될 경우 발생하기 쉽다. 통기력이 좋지 않는 상태에서 연소가 계속되어 산소 부족이 심한 상태가 될 때 개구부를 통하여 산소가 공급되면 실내의 가연성 혼합기에 공급되는 산소의 방향과 반대로 흐르며 급격히 연소하게 되는데 이때 일반적으로 화염이 산소의 공급통로로 분출되는 현상을 눈으로 확인할 수 있다. → 역화, 백파이어. = 후통풍폭발(後通風暴發).

백모증 白毛症 poliosis 머리색을 잃음. 선천적이며 몸전체로 혹은 부분적으로 나타날 수 있다.

백반 白斑 vitiligo 다양한 크기의 색소가 완전히 결핍되고 간혹 진한 색의 경계를 가지는 불균등한 반점. 원인불명의 피부질환. 피부의 노출부위에 가장 흔하게 생긴다.

백－밸브마스크 소생기 ～蘇生器 bag-valve mask resuscitator 한쪽 끝에는 손으로 압축할 수 있는, 플라스틱으로 된 산소 백이 달려있고, 다른 쪽 끝에는 일방향성 밸브와 사람에게 인공호흡을 시킬 수 있도록 입과 코에 맞는 마스크가 부착된 장치. → Ambu bag.

백－밸브마스크 bag-valve mask : BVM 손으로 잡고 환기시키는 인공호흡(人工呼吸)장비. 무호흡(無呼吸)환자에게 산소나 외부 공기를 제공하기 위해 사용된다. 환자의 폐(肺)를 팽창시키고 폐포 환기를 증가시키고 저산소증을 막아준다. 산소를 연결 공급하지 않으면 이 기구는 21%의 산소만을 제공한다. 산소가 연결되면 1분당 12ℓ의 산소가 공급되며 백밸브 마스크를 통해 60%의 산소를 제공할 수 있다. 저장 주머니가 연결되고 10~15ℓ가 공급되면 백밸브 마스크를 통해 90~95%의 산소가 제공된다.

백－밸브마스크체계 ～體系 bag-valve mask system 90%이상 농도의 산소를 공급하기 위한 체계. 산소통, 산소 주입 백, 안면에 부착하는 마스크 등으로 구성되어 있다.

백분율 百分率 percentage 일백개 중의 개수로서 %로 표기함.

백색경색증 白色梗塞症 white infarction 동맥 폐쇄에 의하여 충실조직(solid tissue)에 발생되는 경색증. 잘 침범되는 장기는 심장, 비장, 신장 등이다.

백색비강진 白色枇糠疹 pityriasis alba 둥근 혹은 타원형으로 나타나 나중에는 색소 형성 없이 비늘 부스러기가 생기는 흔한 피부 질환. 주로 볼에 나타난다.

백색증 白色症 albinism 전신적 또는 부분적으로 나타나는 선천적유전적인 색소결핍증. 전신성 백색증은 그을리지 않는 창백한 피부, 흰 머리카락, 분홍빛 눈을 수반한다.

백색칸디다 白色～ candida albicans 입, 위장, 질, 건강한 사람의 피부에서 주로 발견되는 효모 같은 진균. 어떤 환경에서는 피부, 손톱, 머리, 점막, 생식기, 내부 기관 등의 만성적인 감염을 일으킨다. → candidiasis.

백색테러 白色～ white terror(테러) 정치적 목적을 달성하기 위해 암살, 파괴 등을 수단으로 하는 우익 세력의 테러. 백색테러는 그 행위주체가 극우 또는 우익으로, 좌익에 의한 테러인 '적색테러(red terror)'와 구별되어 사용되는 말이다. 즉 사적인 이해관계 등에 의한 살인이나 폭력이 아닌 정치적 목적이 개입된 조직적인 행위를 뜻하는 개념이다. 프랑스혁명중인 1795년 혁명파에 대한 왕당파의 보복이 백색테러의 역사적 기원이다. 그후 1794년 자코뱅의 공포정치에 저항한 테르미도르의 반동, 1815년 혁명 이후 루이 왕조에 의한 보나파르트파에 대한 탄압, 1871년 파리코뮌의 실패 후 이들에 대한 베르사유파의 대량학살 등이 백색테러라 할 수 있다. 현대에 와서는 미국의 악명 높은 인종차별 테러 단체인 케이케이케이(KKK)단이 대표적인 백색테러 단체이고, 1994년 2월 25일 이스라엘 헤브론의 한 회교사

ㅂ

원에서 카흐라는 극우단체가 30여 명의 팔레스타인인을 학살하는 백색테러를 일으키기도 했다. 그 밖에 통일 이후의 독일, 인도네시아에서의 분리·독립을 꾀하던 동티모르, 각종 내전을 치르는 나라 등에서 지금도 크고 작은 백색테러가 빈발하고 있다.

백선 白癬 tinea 일반적으로 버짐(ringworm)이라 하며 각질층, 조갑, 모발을 침범하는 일련의 비캔디다(noncandidal)성 진균감염. 해부학적 위치에 따라 병변을 분류한다. 체부백선은 신체의 모발이 없는 부위, 완선은 서혜부와 대퇴부 내측, 두부백선은 두부, 발 무좀은 발, 조갑백선은 손톱 등에서 볼 수 있는 백선들이다. 병변은 구진, 농포, 소수포, 홍반, 인설 등으로 나타날 수 있다.

백선균속 白癬菌屬 trichophyton 피부, 모발, 손발톱을 감염시키는 곰팡이 속.

백수 白水 white water 쇄목기, 초지기 등에서 배출되는 폐수. 함유되어 있는 섬유, 충전제 등으로 인하여 백색으로 보인다.

백스트로크 back stroke 배영. 백 크롤 스트로크(back crawl stroke)라고도 불린다.

100시간지연가연물 百時間遲延可燃物 one-hundred-hour time lag fuel 직경 25.4~76.2 mm (1~3 inch) 정도의 죽은 나무로 연소가 활성화되는 데 100시간 정도 소요되는 가연물.

백신 vaccine 경구나 비경구적으로 투여하여 항체 생산을 자극하여 질환이나 감염을 막기 위한 세균이나 바이러스.

백아화 白亞化 chalking 도막(塗膜)이 오래되어 표면이 분말화 되는 열화 현상.

백액 白液 white liquor 알칼리법 증해의 폐액 중의 약품회수공정에서 녹액을 가성화하여 얻는 투명한 알칼리액. 백액은 증해공정으로 재순환된다.

백열 白熱 incandescence 열기로 인해 발생하는 광휘. = 작열.

백열성 白熱性 incandescent 백열과 함께 빛이나 광휘를 발하는 성질.

백열연소 白熱燃燒 glowing combustion 어떤 고체물질이 백색광에 가까운 빛을 발할 정도의 고온에서 가열되어 가시적인 불꽃이 없이 밝은 빛을 드러내며 진행되는 연소.

백열전구 白熱電球 incandescent bulb 가장 오래된 전기 조명기구. 에너지 효율성은 낮으나 분위기 연출이 잘되고 구조 및 점화방법이 단순하기 때문에 많이 사용되고 있다. 열이 많이 발생하므로 열이 잘 발산되도록 하여야 한다. → 조명기구.

백운모 白雲母 muscovite 무색 투명한 판상의 결정 광물. 판상(板狀), 편상(便狀), 인상(鱗狀) 결정을 이루어, 흔히 육각형의 외곽을 나타낸다. 밑면에 완전한 쪼개짐이 있고, 벽개(劈開)조각은 탄력성이 높다. 굳기 2~2.5, 비중 2.7~3이다. 내화성(耐火性)이 강하며, 전기 부도체이어서 전기 절연체로서 사용된다.

백운석 白雲石 dolomite 백색, 회색이거나 또는 분홍색, 황색, 갈색 등을 띠며, 때로 녹색을 띠는 광물. 투명 또는 반투명하고 유리광택이 있는데 결정은 때로 진주광택이 난다. 방해석과 비슷하나 약간 무겁고, 묽은 염산에 의한 발포도(發泡度)가 방해석보다 약하다. 백운석은 광대한 고회암의 지칭을 이루고 생산되며, 또 사문암 중에 함유되는 수도 많다. 벽재료, 제철용 내화물(耐火物)등에 사용된다. = 고회석, 돌로마이트.

백의 세징후 ~徵候 Beck's triad 심장압전의 특징적인 세 가지 징후로 높은 중심 정맥압, 낮은 동맥압, 작고 고요한 심장음의 복합증상을 나타낸다.

백일해 百日咳 whooping cough 보통 *Bordetella pertussis*균에 의하여 어린아이들에게 잘 발생하는 전염성이 강한 급성 호흡기감염증. 약 2주 간의 잠복기를 거친 다음, 경한 발열, 콧물과 재채기, 마른 기침을 특징으로 하는 카타르기가 시작되며, 그 후 1~2주가 경과하면 심흡입(深吸入)을 한 다음 폐에서 흡기가 다 빠져나갈 때까지 계속하여 빠르고 짧은 수차례의 발작적 기침을 특징으로 하는 발작기로 이행한다. 발작의 종말은 후두개(epiglottis)의 경련성 폐쇄에 의하여 길게 끄는 쎄는 듯한 쌕쌕거리는 흡입으로 나타난다. 발작기는 3~4주간 지속되며, 이어서 회복으로 들어가면서 발작의 빈도가 줄고 강도가 약해지며, 마지막에는 완전히 멈춘다.

백주철 白鑄鐵 white cast iron 파면이 밝은 흰 빛인 합금. 주철(cast iron)의 일종으로 시멘타이트(Fe_3C) 입자와 펄라이트(pearlite) 기지 조직으로 이루어진다. 탄소가 그래파이트(graphite) 형태가 아닌 시멘타이트 형태로 유지되기 위해서는 탄소(C)와 실리콘(Si)의 양이 각 2.5~3%, 0.5~1.5%로 비교적 낮게 포함되어야 하며 응고속도 또한 비교적 빨라야 한다. 흑연은 거의 존재하지 않고 탄소는 전부 화합탄소(化合炭素)로서 존재한다. 백주철은 조직 내 시멘타이트 입자가 존재함으로 해서 마모 특성이 우수하여 밀용(mill 用) 볼과 같은 극도로 마모되는 곳 등에 쓰이며, 가단 주철(malleable cast iron)의 제조를 위한 원재료로도 사용된다.

백질 白質 white matter 척수의 회백질을 싸고 있는 조직. 수초가 있는 신경 섬유로 구성되고, 척수의 각 반에서 전방, 후방, 측방 백섬유주의 세구역(섬유단)으로 세분된다. ↔ 회백질(gray matter).

백치학자 ～學者 idiot savant 정신지체가 있지만 흔치 않은 특정한 정신적인 재능으로 예를 들면 음악, 이상한 문제 풀기, 수의 조작을 수행할 수 있는 사람.

백킹 backing 바람이 불어오는 방향으로 연소해 가는 화재.

백탄 白炭 hard charcoal 목재를 건류하여 얻은 탄소물질로 화력이 가장 센 참 숯. 처음에는 비교적 저온으로 서서히 탄재(炭材)의 열분해를 진행하고, 나중에는 가마의 통풍구를 충분히 열어 가마의 온도를 1,000℃ 내외로 올려 탄재의 열분해를 충분히 진행시킨다. 이어서 하얗게 달아오른 숯을 가마 밖으로 끄집어내어 소분(消粉：흙, 재, 숯가루를 섞어 물에 적신 것)을 끼얹어 불을 끈다. 따라서 목탄의 수피(樹皮)는 거의 없어지고, 회분(灰分) 때문에 겉면이 백색을 띤다. 탄소 함유율은 90~95%, 회분은 약 2%이다. 단단하고, 불이 쉽게 붙지 않으며, 화력도 약하나, 그 대신 불이 아주 오래 간다. 현재는 연료의 변화로 인하여 별로 제조되지 않는다. = 경탄(硬炭).

백토 白土 terra alba 카올리나이트와 할로이사이트

를 주원료로 하는 백색 점토. 제1점토와 제2점토로 나뉘며 제1점토는 점력이 좋지 못하지만 소성 후의 백색도가 좋고, 제2점토는 점력은 좋으나 소성 후의 백색도가 나쁘다. 주원료는 카올리나이트와 할로이사이트이며, 우리나라에서는 온양, 아산, 광주, 포천, 양구 등에서 채취되는 것을 많이 이용한다. 빛깔이 흰 흙, 규산칼슘, 벽화, 건축의 도료 또는 그릇을 만들 때 백색 원료로 사용된다. = 풍화토, 풍화백토.

백파 白波 white wave 흰색 파도, 또는 물결. 바람에 의해 밀리는 파랑은 바람이 잦아지지 않으면 파랑의 경사도가 급해져 백파를 형성한다. 그리고 물속에 갇힌 공기거품에 의해 형성되며 밀도가 낮기 때문에 결과적으로 부력의 감소를 초래한다.

백판증 白板症 leukoplakia 볼 또는 뺨, 잇몸 또는 혀의 점막에 비벼서 떨어지지 않는, 때로는 균열(龜裂) 경향을 나타내는 희고 두꺼운 반점을 특징으로 하는 질환. 흡연자에게서 보통 볼 수 있으며 때로는 악성으로 변화하는 일도 있다.

백팩 back pack ① 보통, 15~30m(50~100ft) 길이의 호스 다발. 스탠드파이프에 연결하여 사용할 수 있도록 노즐과 관부속이 구비되어 있다. 고층빌딩의 경우, 소방대원이 직접 운반한다. ② 배낭형 소화기. ③ 등에 짊어지고 다닐 수 있도록 만든 장비.

백플러싱 back flushing 소화장비 세척의 한 방법. 호스의 방출구 쪽에서 흡입구 쪽으로 물을 흘려 보내어 찌꺼기, 염기, 화학물질 등을 제거하는 방법.

백필터 bag filter 가스를 포대(bag) 등으로 통과시켜 사이클론 집진기로는 포집되지 않는 미세한 먼지까지 포집하는 장치.

백혈구 白血球 leucocyte 백색의 혈액세포 또는 혈구. 과립구와 무과립구로 분류한다. 적혈구보다 크고 직경은 1~1.25배이며 핵이 있다. 백혈구수는 8,000~9,000개/mm^3 정도이고 수명은 수시간~수백일로 매우 다양하다. 과립성 백혈구는 평균 12시간(세균 등이 감염하면 탐식 후 죽으므로 짧을 수도 있다), 단핵구는 수주~수개월, 림프구의 수명은 100~200일 정도이다. 10,000개/mm^3 이상이면 백혈구증가증(leukocytosis)으로 보며 4,000개/mm^3 이하이

면 백혈구감소증(leukemia)으로 본다. 과립성 백혈구와 단핵구는 골수에서 생성되고 과립세포는 골수 중에 있는 모세포에서, 림프구와 단핵세포는 주로 림프조직(림프절, 비장, 흉선, 편도선, 소장의 Peyer판)에서 생성되며 소수는 골수에서 생성된다. 수명은 2~3일 정도이며 비장, 간장 기타의 세망내피계에서 파괴된다. 호중성구 백혈구는 세균 탐식하는 능력이 가장 큰 백혈구이며 호산구 백혈구는 알레르기 반응, Tubercullin 반응에 관여한다. 호염기구는 세포내에 heparin(강력한 항응고제)을 함유하고 있기 때문에 혈관내에서 혈액이 응고되는 것을 방지하고 특수한 경우 이외는 세균을 탐식하지 않는다.

백혈구감소증 白血球減少症 leukopenia 백혈구 수가 비정상적으로 감소하는 것. ↔ 백혈구증가증.

백혈구독소 白血球毒素 leukotoxin 백혈구를 비활성화 시키거나 파괴시킬 수 있는 물질.

백혈구분리 白血球分離 leukapharesis 혈액을 정맥에서 제거하여 백혈구만 제거하고 나머지 혈액은 공여자에게 다시 투입하는 것. 백혈구는 혈액성분이 부족한 환자를 치료하는데 쓰인다.

백혈구분화비율 白血球分化比率 differential white blood cell count 염색된 혈액 세포 중 백혈구 비율을 측정하는 것. 총 백혈구 중 각각의 백혈구가 차지하는 비율을 검사한다. 백혈구 분화 비율의 변화는 병적 상태임을 암시하므로 질병을 진단하는 첫 단계 검사로 이용한다.

백혈구수검사 白血球數檢査 white blood cell count 백혈구 수 산출을 위한 혈액 검사.

백혈구증가증 白血球增加症 leukocytosis 순환 백혈구 수가 비정상적으로 증가하는 것. 이것은 주로 세균성 감염에서 발생하고 바이러스성 감염에서는 발생하지 않는다. 정상수치는 5,000~10,000개/mm^{3}이고 이 이상일 때 백혈병과 관련이 있다. 백혈병은 백혈구 수가 50만~100만개/mm^3 정도까지 증가된다. ↔ 백혈구감소증.

백혈병 白血病 leukemia 조혈 조직에 발생하는 종양. 이상세포의 종류에 따라 급성 임파구성 백혈병(ALL)과 급성 골수구성 백혈병(AML)이 있다.

ALL은 일반적으로 어린이에게 발생하며 AML은 모든 나이에서 발생할 수 있다.

백혈병양반응 白血病樣反應 leukemoid reaction 알레르기, 염증질환, 감염, 중독, 출혈, 화상 및 기타 신체의 심한 스트레스 상황에서 백혈구가 증가하여 백혈병과 유사한 상태로 되는 것.

백혈병피부 白血病皮膚 leukemia cutis 얼굴 피부를 침범하는 병. 황색, 붉은 색 혹은 보라색 병변이 관찰되고 백혈구가 축적된 병변도 발생한다.

밴드 band(구조) 암벽을 가로지르고 있는 선반처럼 생긴 바위로 조난자 구조시 통상 이것을 따라서 옆으로 이동할 수 있는 곳.

밸브 valve 유체의 흐름을 조절, 개방, 차단하는 장치.

밸브간극 ~間隙 valve clearance 내연기관의 밸브 장치에 있어서 태핏과 밸브봉과의 틈새, 또는 로커 암과 밸브 스탬과의 틈새. 내연기관의 운동 중 밸브 기구가 열로 팽창해도 밸브가 완전하게 작용하도록 설치한다.

밸브감시스위치 ~監視~ valve watch switch 주배관이 지하로 통과되는 곳의 지하에 개폐밸브를 설치하였을 경우 지하밸브의 개폐를 조작하는 밸브봉의 몸체에 스위치를 부착하여 두 가지 방법 중 어느 것이나 채택, 사용할 수 있으며 닫혀서는 안되는 주배관의 주밸브를 항시 감시하는 스위치.

밸브스노클 valve snorkel 공기탱크에 있어 탱크 내부에 이물질이 있는 경우 공기의 출구를 막아버리는 것을 방지하는 장치.

밸브폐쇄시화재 ~閉鎖時火災 shut-valve fire 스프링클러설비 제어밸브가 폐쇄된 상태에서 발생한 화재. 스프링클러설비가 설치되어 있으면서도 화재를 효과적으로 제어하지 못하는 요인이 되므로, 제어밸브를 항상 개방된 상태로 유지할 수 있는 대책을 강구하여야 한다. → 밸브오폐쇄.

뱀교상 ~咬傷 snake bite 뱀에 물려 생긴 상처. 독성이 강하며 통증, 발적, 부종, 허약감, 어지러움, 발한, 오심, 구토, 약한 맥박, 피하출혈과 심한 경우는 쇼크에 빠지기도 한다. 세상에 존재하는 14종의 뱀

중에서 Colubridae(bird snake, boomslang), Cro-talidae(방울뱀, 남미산 삼각머리독사), Elapidae(코브라, 산호뱀), Hydrophidae(바다뱀), Viperidae(Russell의 묵살무사, 퍼프 살무사)의 5종류가 독사이며 처음 독사에게 물리고 나면 격심한 고통을 느낀다.

뱀프 vamp ① 의용소방대원. ② 소방업무와 관련된 사회적 활동을 담당하는 소방대원.

뱃밥 oakum 삼, 파인타르 및 광유의 혼합물. 누수 방지용 코킹으로 사용되며, 연소할 때에는 짙은 연기를 발생한다.

뱅어사다리 bangor ladder 안정성을 확보하기 위해 지주대를 부착한 확장사다리.

버거스병 ~病 Buerger's disease 보통 다리 혹은 발의 동맥이 폐색되는 상태. 작은, 중간 크기의 동맥에 염증이 생기고 혈전이 생긴다. 초기 징후로는 타는듯함, 무감각, 발이나 다리의 저린감 등이 나타난다. 질병이 진행되면서 괴저가 일어날 수 있으며 손상된 사지의 맥박이 소실될 수 있다.

버기 buggy ① 소방서장용 자동차를 가리키는 속칭. ② 소방대원 수송차. ③ 가솔린 또는 기타 인화성 액체를 수송하기 위해 특수 바퀴를 장착한 탱크.

버너 burner 가연성 가스, 유류, 미분체(微粉體)를 고속으로 강제 분사하면서 연소시키는 장치. 열과 빛을 모두 얻을 수 있으나 주로 열을 이용하는 장치를 지칭한다. 버너의 가동이 적절히 조절되지 못하면 과열로 화재가 발생할 수 있다.

버드-키아리증후군 ~症候群 Budd-Chiari synd-rome 정맥폐쇄로 인한 간비대와 복수를 동반하는 간순환의 장애. 간문맥성 고혈압의 위험성도 있다.

버든계기유량계 ~計器流量計 Bourdon gauge flowmeter 기록계가 영점으로 조정되어 있는 압력 측정계. 의학적인 가압 기체실린더를 이용한다.

버디시스템 buddy system = 짝짓기 제도.

버디호흡 ~呼吸 buddy breathing = 짝 호흡.

버록피부염 ~皮膚炎 Berlock dermatitis 소랄렌(psoralen)형 광합성제에 대한 반응으로 나타나는 피부질환. 일반적으로 향수, 오드콜로뉴, 포마드의 사용으로 발생하며 피부에 진한 색소침착이 일어난다. 맑은 날 자외선으로도 증상이 일어날 수 있다.

버블링 bubbling 머리를 수중으로 잠겼다 밖으로 들어 올렸다 하면서 리듬감 있는 호흡을 연습하는 방법.

버섯모양연소 ~模樣燃燒 mushrooming 건물 내에서 화재가 수평으로 확산되어 가는 현상. 환기가 신속하고 적절하게 이루어지지 않을 경우에 발생한다.

버섯유두 ~乳頭 fungiform papillae 공모양 또는 버섯모양의 유두가 설첨과 설측면에 분포되어 있고 설배 위에도 드문드문 불규칙하게 흩어져 있는 유두. → 혀. = 용상유두.

버섯중독 ~中毒 mushroom poisoning 어떤 일정한 버섯을 먹으면 일어나는 상태. 특히 *Amanita*속 2개종에서 기인한다. *Amanita muscaria*의 무스카린(muscarine)성분은 몇 분에서 2시간 사이에 중독증상이 나타난다. 증상으로는 발한, 구토, 호흡부전, 설사와 심한 경우 경련, 혼수, 쇼크를 초래한다. 더욱 치명적이지만 서서히 나타나는 *A. phalloides*와 *A. verna*의 팔로이딘(phalloidin) 성분은 무스카린과 유사 증상을 나타내며 간 손상, 신부전은 물론, 중독되었을 때 30~50%는 사망한다.

버스덕트 bus duct 띠 모양의 구리 또는 알루미늄 모선을 지지하는, 옥내 배선용 관로.

버스-바 bus-bar 둘 이상의 전기회로를 접속시켜 주는 짧은 전도체. 동대, 알루미늄 등이 사용된다.

버스우선체계 ~優先體系 bus priority system : BPS 도로 이용시 노선버스 등이 타차량에 우선하여 사용할 수 있는 도로체계. 이때의 차선은 버스우선차선이 된다.

버어드-듀법 ~法 Byrd-Dew method 무호흡 신생아를 위한 인공호흡 절차. 신생아의 얼굴이 위쪽을 향하도록 잡고 머리를 뒤로 젖히게 한다. 전완은 쭉 펴서 발을 향해 당기도록 하여 몸을 구부려 호기를 유발한다. 전완은 다시 상완을 향해 구부려서 신체와 흡기의 확장을 유발한다.

버킷 bucket 수차(水車) 주위에 부착한 주강 또는 청동제의 쟁반형 물받이.

버킷소방차 ～消防車 bucket engine 구식의 수동식 흡입 펌프 소방차. 급수원의 물은 물통을 이용하여 급수된다.

버킷엘리베이터 bucket elevator 체인 또는 벨트에 버킷을 고정시킨 형식의 엘리베이터. 곡물 등을 낮은 곳에서 높은 곳으로 이동시킬 때 사용한다.

버터플라이밸브 butterfly valve 배관 내부의 정중앙을 축으로 하여 물의 흐름을 개폐하는 유량 제어용 디스크 밸브.

버터플라이스트로크 butterfly stroke 접영. 나비가 날아가는 형태와 같이 몸을 상하로 굽이치면서 하는 역영.

버트 butt ① 소방호스의 커플링. ② 사다리의 최하부.

버팀목 ～木 shore 벽, 지반 등의 붕괴를 방지하기 위해 버팀목으로 사용하는 목재나 두꺼운 널빤지 등. 일반적으로, 구조작업시 사용한다.

버팀목대기 ～木～ strutting 창문이나 문틀이 벽의 균열이나 파손으로 인해 안전하지 않을 때 사용하는 방법으로 어떤 경우든 구조를 위해 진입할 수 있도록 버팀목 사이에 충분한 간격을 남겨야 함.

버퍼증폭기 ～增幅器 buffer amplifier 송신기 등에서 부하의 영향에 의한 발진 주파수 변동을 적게 하기 위해 주 발진기와 부하 사이에 접속하는 증폭기.

버핑 buffing 버프(연마기의 회전체)의 원주 또는 측면에 연마재를 바르고 금속표면을 연마하는 작업.

번갈증 煩渴症 polydipsia 갈증이 심한 상태.

번개 lightning 지상과 대기의 전기적 충돌로 인한 대기상의 전기적 방전. 25만 암페어의 전류가 방출된다. 다양한 종류가 존재한다.

벌 bee 우리나라에서만도 1,000여 종이 서식하고 있는 곤충강(綱 insecta)에 속하는 곤충. 이중 사람을 쏘아서 아나필락시스 반응을 일으키는 가장 흔한 벌은 꿀벌과에 속하는 꿀벌(honeybee), 말벌과에 속하는 말벌(wasp), 노랑벌(yellow jacket), 호박벌(hornet)등 4종류이다. 벌의 독소는 단백질, 폴리펩티드 독소와 효소류, 히스타민, 세로토닌, 아세틸콜린, 도파민과 같은 화학물질들의 혼합물이다. 벌자상은 머리와 목에 가장 많고 다음은 팔, 다리에 발

생한다. 시기적으로 7~10월에 사고가 많으며 사망하는 경우가 많아 신속한 응급처치를 요하는 환경응급이다. 꿀벌과(Honeybee, Apis)의 침 끝에는 갈고리가 있어서 쏘게되면 상처에 침이 박히게 되며 독성분은 주로 히스타민(histamine)이지만 말벌과(Wasp, Vespa)의 침은 갈고리가 없기 때문에 여러 번 반복해서 쏠 수 있으며 독성분은 주로 세로토닌(serotonin)이다. 쏘일 경우 임상적으로 독작용과 알레르기반응으로 나눌 수 있는데 일단 독액이 주입되면 즉각적으로 심한 통증이 생기며 이어서 홍반, 팽진, 반상출혈, 부종, 수포, 소양감, 열감 등을 동반한 염증반응이 나타난다. 말벌의 경우는 독량이 많아 전신이 마비될 정도의 통증을 유발한다. 국소반응이 커지면 쏘인 자리에서 15cm 이상 퍼지기도 하고 24시간 이상 지속되기도 한다. 다발성으로 심하게 쏘일 경우에는 구토, 설사, 저혈압, 실신, 청색증, 호흡곤란, 횡문근융해증, 혈액응고 장애 뿐 아니라 사망에 이를 수도 있다. 이러한 횡문근 융해와 신허혈증에 의해 급성 신부전증이 발생한다. 아나필락시스 반응은 벌에 쏘인 후 15분 이내에 나타나는데 증상이 빨리 나타날수록 그 정도는 심하고 사망자의 60%는 벌에 쏘인 후 1시간 이내에 사망하게 된다. 드문 경우지만 꿀벌을 삼키거나 들여 마셨을 경우 인후두 또는 성대의 부종이 치명적일 수도 있으며, 말초신경을 직접 쏘였을 경우에는 한 동안 기능이 상실되며, 안면신경간을 쏘였을 경우에는 안면신경의 마비인 벨마비(Bell's palsy)를 초래할 수 있다. 응급처치는 경증일 경우 항히스타민 연고를 바르거나 얼음주머니를 대준다. 침은 면도하듯이 제거하는 것이 좋다. 제거하기 위해 독주머니가 있는 침을 잡게되면 일시에 조직안으로 독소가 유입되어 손상을 악화시킬 수 있다. 꿀벌의 독은 산성이므로 베이킹파우더를 물에 개어 반죽을 해서 바르면 효과적이며 말벌의 독은 알카리성이므로 식초나 레몬쥬스를 바르면 효과적이다. 중탄산나트륨은 독을 중화시켜 가려움과 부종을 줄여준다. 진통제, 항히스타민을 투여하여 증상을 완화시키고 국소반응이 심하면 스테로이드제를 투여한다. 에피네프린 0.3~0.5㎖를 1：

1,000으로 희석하여 20~30분 간격으로 반복 피하 주사하여 자상 후의 아나필락시스 반응을 치료한다. 벌독항원으로 실시하는 면역요법(venom immunotherapy)은 다른 항원으로 실시하는 면역요법보다 효과가 좋아서 이 치료를 실시하는 환자의 95% 이상이 효과를 볼 수 있다. 벌독의 항원은 종특이성이 있고 서로간에 교차반응을 일으키지 않기 때문에 면역요법은 직접 원인이 되는 항원을 선택하여야 한다. 면역요법의 실시방법은 처음에는 소량의 항원을 1주일 간격으로 주사하며 점차 그 농도를 증량해 나간다. 응급을 요할 때는 급속 면역요법(rush immunotherapy)을 실시하기도 하는데 처음에는 0.01~0.1μg으로 시작하여 단일백신은 100μg을, 혼합백신은 300μg을 목표로 증량한 후 최대량에 도달하면 주사기간을 늘여 4~6주 간격으로 주사한다.

벌금 罰金 penalty 범인으로부터 일정액의 금전을 박탈하는 형벌. 금고자격형보다는 경하고 구류보다는 중한 형벌이다.

벌레근 = 충양근.

벌루닝 ballooning 덮개 밑에 공기를 가둘 수 있도록 구조용 덮개를 펼치는 방식.

벌룬구조 ~構造 balloon construction 목조 건축물의 뼈대 구조. 건축물의 토대에서 처마선까지 단일 스터드로 이루어짐. 바닥 조이스트는 스터드에 못으로 결속된 연결보드(ribbon board)로 이루어져 있고, 건축물의 토대에서 다락까지 전면이 노출된다.

벌목대원 伐木隊員 saw crew 연소저지선을 따라 나무, 그루터기, 잔가지 등을 제거하는 임무를 수행하는 임야화재 소방대원팀.

벌목대장 伐木隊長 saw boss 벌목대원들의 감독자.

벌자상 ~刺傷 bee sting 벌에 의해 쏘여 독의 상해로 통증과 부종을 수반한 상처. = 벌쏘임.

벌집뼈 = 사골.

벌집샌드위치구조 ~構造 honeycomb sandwich structure 심재(心材)로서 6각형 벌집 모양의 것을 사용하는 구조.

벌채잔해물 伐採殘骸物 slash 벌목, 가지치기, 제초,

잡목제거 등의 작업 뒤에 남겨진 잔해. 통나무 조각, 나무껍질, 잔가지, 그루터기 등을 말한다.

벌크플랜트 bulk plant 유조선, 파이프라인, 탱크로리 등으로 수송해 온 가연성 또는 인화성 액체를 대량으로 분류 또는 혼합하는 시설.

범감각 汎感覺 panesthesia 모든 감각들.

범뇌염 汎腦炎 panencephalitis 뇌 전체의 염증. 대개 바이러스가 원인이다.

범람 氾濫 flooding ① (구조) 저항할 수 있을 때까지 환자를 공포에 노출시키므로 공포감을 줄어들게 하는 것. ② (구급) 심한 자궁출혈. ③ (구조) 물에 빠지거나 물에 덮힘.

범발성인플루엔자 汎發性~ pandemic influenza 부정기적(不定期的)으로 세계를 파도처럼 엄습하는 인플루엔자. 예를 들어 러시아 인플루엔자 등이 있다.

범심장염 汎心臟炎 pancarditis 심장 전체의 염증.

범안구염 汎眼球炎 panophthalmitis 안구 전체의 염증. 주로 세균이 원인이다. 증상은 동통, 발열, 두통, 부종이며, 홍채가 혼탁해지고 회색을 띨 수 있다.

범용이동통신시스템 汎用移動通信~ universal mobile telecommunications systems：UMTS (통신) 유럽 전기 통신 표준 협회(ETSI)가 장기 계획으로 추진 중인 시스템. 셀룰러 방식 이동 통신, 코드 없는 전화, 텔레포인트, 무선 LAN 및 무선 호출 등 모든 종류의 이동 통신을 결합한 통합 이동 통신 시스템. 21세기를 목표로 개발 중인 이 시스템의 개념은 이용자의 위치(환경)와 시스템의 용량에 따라서 데이터 전송 속도에만 제한이 있을 뿐 장소에는 아무런 제한 없이 동일한 종류의 서비스를 제공할 수 있게 하는 것이다. 부호 분할 다중 접속(CDMA), 멀티미디어 등 신기술을 결합하고 혼합 셀 구조를 실현하여 최고 2Mbps의 전송 속도를 제공하는 범용 이동 통신 시스템을 개발하는 것을 목표로 하고 있다.

범위 範圍 range ① 마일로 측정되는 일반 적용 범위. ② 방어지대의 목표물 발포 연습을 하는 지역.

범유럽무선호출체계 汎~無線呼出體系 PanEuropean radio messaging system：ERMES 유럽 전

기 통신 표준 협회(ETSI)가 지정한 무선 호출 시스템. 향후 유럽의 무선 호출 요건을 만족시키기 위한 표준이다. 이 표준은 유럽 공동체(EC)의 지지를 얻고 있어 유럽의 주요 16개국 사업자들이 상용 서비스 구현을 위한 협정을 체결하였으며, 이 협정서는 1995년 12월까지 유럽의 각 도시에 사용, 범유럽 무선 호출 시스템(ERMES) 서비스를 개시할 계획을 포함하고 있다. ERMES의 목적은 무선 호출 서비스와 예측되는 서비스들의 동향에 부응하기 위하여 개정된 시스템에 대해 정의하려는 것으로서, 이 기술은 유럽 전역의 사용자에게 일련의 종합 서비스를 제공함으로써 상호 접속된 국내 통신망 시스템을 구축할 필요가 있는 모든 인터페이스와 장치들을 다루겠다는 의도가 있다. ERMES의 서비스는 호출음 전용, 숫자 무선 호출, 문자와 숫자 혼용 무선 호출, 데이터 무선 호출 서비스 등 4가지로 요약되며 이밖에 광범위한 추가 서비스를 지속적으로 검토하고 있다.

범유럽GSM체계 汎～體系 PanEuropean Global System for Mobile communications System 전 지구적 이동 통신 시스템.

범유행성 汎流行性 pandemic 독감의 대유행처럼 집단 전체에 퍼지는 질병.

범죄 犯罪 crime ① (사회적 의미) 형벌을 받게 되는 행위. ② (법률적) 구성요건에 해당하는 위법(違法)·유책(有責) 행위.

범죄유산 犯罪流産 criminal abortion 법적으로 허용되지 않는 상태에서의 유산.

범퍼 bumper 자동차와 트럭 앞과 뒷부분에 에너지를 흡수하여 자동차에 가해지는 충격과 손상을 감소시키기 위한 바. 이 바들은 자동차의 프레임과 연결되어 있다.

범혈구감소증 汎血球減少症 pancytopenia 적혈구, 백혈구, 혈소판의 수가 현저히 감소되는 현상. 혈액 내의 모든 세포성분이 감소하는 것.

범량질형성부전증 琺瑯質形成不全症 amelogenesis imperfecta 에나멜 아래의 상아질이 보이는 치아가 노란색이나 갈색으로 착색되는 유전성 결함. 범량질

무형성, 범랑질형성부전, 범랑질석회화부전에 의한 3가지형의 증상이 있다.

법률요건 法律要件 legal requisite 법률관계 변동의 원인이 되는 요건. 법률의 역할은 일정한 경우에 사람은 어떻게 해야 하며 무엇을 하지 않으면 안 되는가를 나타내는 것이다. 그것을 통하여 사람의 행동을 규율하는 것이 법률의 목표이다. 어떻게 해야 하며 무엇을 하지 않으면 안 되는가를 나타낸다는 것은 다른 말로 하면 권리, 의무를 분명하게 한다는 것이며 '일정한 경우'를 나타낸다는 것은 권리, 의무의 득실변경의 조건(원인)을 나타낸다고 하는데 지나지 않는다.

법률행위 法律行爲 legal act 일정한 효과의 발생을 목적으로 하는 하나 또는 수 개의 의사표시를 불가결의 요소로 하는 요건.

법의병리학 法醫病理學 forensic pathology 병사 이외의 인간의 모든 죽음, 즉 외인사, 변사 등의 검안, 부검을 중심으로 사망의 종류, 사인, 사후경과시간, 치사방법, 사용흉기 및 사용독극물 등을 규명하는 학문.

법의학 法醫學 legal medicine 법률상 문제되는 의학적 및 과학적 사항을 연구하여 이를 해결함으로써 인권옹호에 이바지하는 학문.

법의해부학 法醫解剖學 forensic anatomy 병리해부학의 일부로 사인을 법적으로 판정하기 위해 실시하는 해부학적 측면의 학문.

법의혈청학 法醫血淸學 forensic serology 혈액, 타액, 정액, 질액, 모발, 치아 및 골격 등 인체의 분비물 또는 조직을 재료로 혈형검사를 중심으로 혈청형, 백혈구형, 타액형, 유전자지문 분류, 모발분류, 인류학적 분류를 실시하여 개인식별로 범인색출, 친생자감정 등을 하는 법의학. = 감식학(鑑識學).

법인 法人 corporation 자연인 이외에 법률상 권리 의무의 주체가 되는 자. 법인은 사회적 활동을 하는 단체를 거래의 필요상 독립의 법적 주체로 다루는 법률적 기술이라 할 수 있다. 법인은 공법인과 사법인, 비영리법인과 영리법인, 사단법인과 재단법인, 내국법인과 외국법인 등으로 분류된다.

법정전염병 法定傳染病 legal epidemic 환자의 격리 수용을 법률로 규정한 전염병. 1, 2, 3군이 있다. 1군 전염병은 콜레라, 페스트, 세균성이질, 장티푸스, 파라티푸스, 발진티푸스, 황열, 디프테리아, 두창 등이고 2군 전염병은 백일해, 일본뇌염, 홍역, 유행성이하선염, 유행성출혈열, 공수병, 말라리아, 재귀열, 발진열, 폴리오, 아메바성이질, 수막구균성 수막염, 파상풍, AIDS 등이다. 3군 전염병은 결핵, 나병, 성병 , 유행성 간염 등이 있다.

벙갈로스테이션 bungalow station 소방차 차고와 인접하여 공동숙소가 있고 단층의 주택과 유사한 형태의 구조로 되어 있는 소방서.

벙어리 mute 말을 할 수 없는 사람.

벙커유 ~油 bunker fuel 점성이 있는 중질(重質)의 석유류. 주로 노(爐)에서 연소시키며 다량의 열량을 필요로 하는 곳에서 사용한다.

베네루핀 venerupin 모시조개(반지락), 굴 등에 있는 식중독 독성분. 원인식품을 섭취하면 보통 1~2일, 빠르면 12시간, 늦으면 7일 정도의 잠복기를 거쳐 심와부의 불쾌감, 권태감, 구토, 두통, 변비, 미열 등을 비롯하여 점막출혈, 황달 등의 증상이 나타난다. 피하출혈반은 팔발증상이고 중증인 경우에는 뇌증상으로 의식혼탁, 불안상태가 되고 잇몸의 출혈, 토혈, 혈변을 보이며 10시간~7일 이내에 사망한다. 회복은 오래 걸리며 20일이 지나도 전신권태를 느낀다. 특히 노인이나 어린이는 예후가 좋지 않다. 발생시기는 대개 3~4월경이고 치사율도 44~55%로 높다.

베라파밀 verapamil 칼슘통로차단제. 혈관경련성, 질식성 협심증이나 심실상성 빈맥, 심방세동, 심방조동의 치료를 위해 처방된다. 극심한 좌심실기능부전, 저혈압, 심장성 쇼크, 동(洞)기능부전 증후군 또는 2, 3도의 방실차단(AV block)의 경우에는 사용을 금한다. 심각한 부작용으로는 저혈압, 말초부종, 방실차단, 서맥, 울혈성 심부전, 폐부종, 현기증 등이 있다.

베란다 veranda 층간 면적차로 생긴 바닥 또는 지붕과 난간이 붙은 작은 테라스. → 테라스.

베르누이정리 ~整理 Bernoulli's theorem 유체역학의 기본법칙의 하나이며, 1738년 D. 베르누이가 발표하였다. 유체의 유속을 v, 밀도를 ρ, 중력가속도를 g, 임의의 수평면에서 높이를 h, 유체의 정압(靜壓)을 p라고 하면 유체의 어떤 부분에 대해서도 $\rho gh + p + 1/2 \rho v^2 = \text{const.}$(일정) 이라는 관계가 성립한다. 이것은 유체의 운동에 대하여 에너지 보존법칙을 나타내는 것으로 베르누이의 정리라고 한다. 이 정리에 의하면 유체의 흐름 내에서는 유속이 빠를수록 정압이 낮고, 유속이 느릴수록 정압이 높아지므로 정압을 측정하면 유속을 알 수 있다. 일반적으로 차압식유량계(差壓式流量計)라 하는 유량측정장치는 이것을 원리로 한 것이다.

베르니케뇌증 ~腦症 Wernicke's encephalopathy (karl wernicke, 독일의 내과 의사 1848~1905) 뇌의 염증성, 출혈성, 퇴행성 상태. 이것은 뇌하수체, 유두체, 뇌실과 척수액 주변 조직을 포함한 뇌의 여러 영역에 병변을 가지며 복시, 비자발적이고 빠른 안구운동, 근조정능력 결핍, 정신 기능의 감소를 보이며 가볍거나 중한 증상을 보인다. 베르니케뇌증은 티아민 결핍 시 나타나며 만성 알코올 중독자에서 나타난다. 또한 영양흡수 장애와 임신 시 입덧의 합병증으로 나타나기도 한다.

베르니케증후군 ~症候群 Wernicke syndrome 베르니케에 의해 발견된 언어 장애의 일종. 만성 알코올 중독자에게서 주로 볼 수 있는 증상으로 독일의 신경학자 베르니케 Karl Wernicke에 의해 1881년 처음 보고 되었다. 알코올 의존으로 인한 영양결핍 특히 티아민(Thiamine, Vit B₁)의 심한 결핍으로 시신경의 마비와 의식의 혼탁을 특징적으로 나타내는 질환이며 발병시기가 분명하지 않고 섬망으로 시작되면서 점차 악화되어 혼수상태에 빠지는 것이 특징이다. 뇌간과 제3, 제4뇌실을 구성하고 있는 회백질 내의 신경세포와 모세관의 비타민 부족이 그 원인이다. 증상은 착란, 섬망, 과다행동 등의 급성행동 특성을 일차적으로 나타내며 또한 말초 신경염으로 운동실조나 보행실조가 두드러져 걸을 때는 조화를 이루지 못하고 균형을 오랫동안 지속시키지 못한다.

증상이 더욱 진전될 경우 복시가 나타날 수 있고 또한 악성 빈혈이나 위암, 기타 소화기 장애환자 및 전쟁포로에게서도 나타날 수 있다. 만일 이때 치료가 되지 않을 경우 환자는 조용해지면서 소진상태로 빠지게 되는데 제때에 티아민을 투여할 경우 급속히 그리고 드라마틱하게 치료될 수 있다. 완전회복도 가능하나 대부분은 그렇지 못하다. 베르니케 증후는 언제 어떤 원인에 의해 심한 티아민 결핍이 있는 경우 발생되지만 발병은 알코올 중독에 의해 촉진된다.

베르니케-코르사코프증후군 ~症候群 Wernicke-Korsakoff syndrome 알코올로 인한 티아민(thiamine)의 장내흡수와 대사 감소로 발생하는 증후군. 중추와 말초신경 기능을 와해시킴으로써 뇌와 신경계에 영향을 미친다. 베르니케뇌증은 보통 운동실조, 안구진탕, 언어와 보행장애, 감각이상, 반사장애, 혼미, 혼수 등의 임상적 표현과 함께 갑자기 발생하고 코르사코프 정신증은 냉담, 기억력 장애, 역행성 기억상실, 작화증(기억이 상실된 부분을 보충하기 위해 이야기를 만들어 내는 것), 치매 등이다.

베릴륨 beryllium [Be] 원자량 9.01, 비중 1.85, 융점 1,280℃, 비점 2,970℃인 회백색의 단단하고 가벼운 금속. 수소와의 반응성은 없으나 900℃에서 질소와 반응하여 질화물을 만들고 할로겐과 반응하여 할로겐화물을 형성한다. 진한 질산과는 반응하지 않지만 황산 및 염산과는 즉시 반응한다. 금속 내열성이 풍부하고 X-선을 투과시키며 강염기에 녹는다. 상온에서 공기 또는 물과 잘 반응하며 뜨거운 물, 묽은 산, 알칼리 수용액에 녹아 수소를 발생한다. 실온의 공기에서 산화되어 막을 형성하며 고온에서는 분말이 연소하여 산화 베릴륨(BeO)이 된다. 대부분의 강산 또는 알칼리 수용액과 반응하여 수소가스를 발생한다. 증기, 분진, 연기를 흡입하지 않도록 하여야 한다. 화재시 주수엄금, 건조분말로 질식소화한다. 기타 소화활동시 방호의와 공기 호흡기를 착용하여야 한다. 증기, 분진 등을 흡입시 호흡기 질환 및 폐조직이 변질되며 중독증상이 나타난다. 베릴륨화합물은 매우 유독하여 피부 접촉시 피부병을 일으키며 눈에 들어가면 결막염을 일으킨다. 제법은 염화베릴륨을 Ca이나 Mg로 환원시켜 얻는다. 용도는 중성자 포착(中性子捕捉)이 극히 작고 단면적이 크므로, 원자로에서의 중성자 감속재, 반사재로서 중요하다. 또 X-선 투과율이 뛰어나므로, X-선관(線管)의 창(窓)으로 사용되며, 베릴륨청동, 베릴륨니켈 등의 합금으로도 사용된다.

베릴륨증 ~症 berylliosis 베릴륨(beryllium)의 증기나 분말을 흡입함으로써 급성폐장염과 만성간질성 폐장염 등을 일으키는 증상. 합금, 세라믹, 기술집약적 전자산업에 종사하는 사람에게서 주로 나타난다. 증상이 나타날 때까지 노출 강도에 따라 2~15년이 걸린다. 개흉생검에서 유육종증과 유사한 육아종을 형성하며 조직내 베릴륨 농도를 측정하지 않으면 감별이 어렵다.

베이스동조발진기 ~同調發振器 base tuned oscillator 베이스 입력 측에 그림과 같은 동조 회로를 가진 발진기. 동작 원리는 LB와 CC로 구성된 동조 회로에서 생긴 진동의 증폭분과 컬렉터로부터 LC를 거쳐 LB, CC 동조 회로에 궤환된 것과의 상호 작용에 의해서 발진한다. 이 회로에 의한 발진기의 최대 장점은 트랜지스터를 능률적으로 이용할 수 있는 점이다.

베이스레일 base rail 가로대와 보강대가 부착되어 있는 공중사다리의 하단 현재(弦材, 레일).

베이신 basin 끝이 올라간 사발 모양의 용기.

베이직 basic 손잡이가 생략된 등강기로 성능은 크롤과 같으나 작고 가볍기 때문에 구조활동시 요구조자나 중량물을 끌어올릴 때 적합하다.

베이퍼록현상 ~現象 vapor lock phenomenone 제동시 브레이크 드럼과 라이닝(또는 디스크와 패드)의 접촉에 의하여 발생되는 열로 인하여 브레이크 회로내에서 브레이크 오일이 기체화되어 오일의 압력 전달작용이 불가능하게 되는 현상이다. 이러한 현상이 발생하면 브레이크 오일이 있어야 할 자리에 기포가 들어 있어 기포의 압축성 때문에 페달행정이 급격히 증가하고 브레이크 페달을 밟아도 제동반응이 없는 스폰지 현상이 일어난다. → 라이닝, 스폰지 현상.

베이퍼플럼 vapor plume 굴뚝에서 나오는 연도가스 속에 응축되어 있는 물방울. 눈으로 볼 수 있는 연기.

베인브리지반사 ~反射 Bainbridge reflex 좌심방벽에 있는 신장 수용체의 자극결과로 맥박 수의 증가를 보이는 심장반사. 많은 양의 정맥 내 수액주입으로 인해 발생할 수 있다.

베커근육이영양증 ~筋肉異營養症 Becker's muscular dystrophy 근육이영양증의 하나. 8~20세 사이의 소아기에 발생하고 경미한 양상을 띤다.

베큐로니움브로마이드 vecuronium bromide 비탈분극형 근신경 차단제이며 pancuronium유도체로 기관내 삽관을 용이하게 하기 위해 근이완을 일으키기 위하여 사용하는 약물. pancuronium과 작용기전이 비슷하나 효력은 1/3정도이고 작용지속도 짧다. 이것은 근신경 접합부 후막의 콜린성 수용체 부위에 acetylcholine과 경쟁한다. 따라서 근신경 접합부에서 근섬유의 마비를 초래할 수 있다. 효과는 2.5~3분내에 삽관하는데 적당하다. 성인은 0.08~0.1mg/kg을 정주하고 근신경 차단은 25~30분간 지속된다. 호흡마비의 부작용이 있으므로 중증의 근무력증이나 근무력 증후군, 환각, 신경근 질환자, 임부는 주의하고 과민성환자에게 사용해서는 안된다.

베크위트증후군 ~症候群 Beckwith's syndrome 신생아에서 저혈당증과 고인슐린증을 동반한 원인 불명의 유전질환.

베타 beta(β) 그리스 알파벳의 두 번째 문자. 특정한 혼합물에서 대치된 원자의 위치를 보여주거나 두 가지 이상의 유형을 분류할 때 쓰인다.

β₁-아드레날린수용체차단제 β₁~受容體遮斷劑 β-수용체에 대한 catecholamine의 작용을 상경적으로 억제하는 제제. 심장에서는 β₁수용체가 우세하며 β₂수용체는 기관지 평활근과 혈관에 더 강하다.

β방사 ~放射 beta radiation α선보다는 투과성이 강하지만 천이나 유리, 철관에 의하여 효과적으로 차단할 수 있는 이온화된 방사선의 형태.

β선 ~線 β-rays 방사성 원자핵이 β붕괴함에 따라 방출되는 방사선. 그 실체는 고속의 전자 또는 양전자이며 최대 에너지는 10^5~10^7eV. 투과력 및 이온화작용은 α선과 선의 중간 정도이다. 화학작용, 사진작용, 형광작용을 가지고 있다.

베타교감신경계차단제 ~交感神經系遮斷劑 beta-adrenergic blocking agents 심부정맥, 협심증, 심근경색 후 고혈압, 편두통 조절 등을 위해 사용하는 제제. 말초혈관에서 평활근의 긴장을 감소시키는 α-아드레날린성 수용체와 결합한 노르에피네프린에 대한 반응을 차단시키는 약이다. 말초혈액 순환을 증가시키고 혈압을 감소시키는 작용을 한다. Propranolol 및 그와 비슷한 약들은 β-차단제이며 고혈압, 협심증, 부정맥 등 치료를 위해 쓰여진다. sympatholytic이라고도 한다.

베타나프톨 β (beta)-naphtol [$C_{10}H_8O$] 융점 123℃, 비점 286℃, 비중 1.21, 인화점 161℃, 발화점 544℃, 연소열량 8,280cal/g인 무색의 광택 있는 판상(板狀)의 결정. 공기 중에서 점차 어두운 색으로 변한다. 매운맛이 있고 불쾌한 페놀 냄새가 난다. 물에 잘 녹지 않지만 뜨거운 물에 용해하며, 알코올, 에테르, 벤젠, 클로로포름, 글리세린 등에 녹는다. 가연성 물질로 인화되기 쉽고, 강산화제와 혼합한 것은 발열·발화의 위험이 있다. 가열 분해하여 유독성 가스를 발생한다. 환기가 잘 되는 찬 곳에 저장·취급하여야 한다. 화재시에는 물분무, 포, CO_2가 유효하다. 공기 호흡기 등의 보호장구를 착용하여야 한다. 치사량은 3~5g 정도이며 눈에 들어가면 염증을 일으키고 심하면 실명한다. 피부 접촉시 흡수되어 약상을 입으며 백색으로 변한다. 흡입하면 구토, 의식불명을 일으킨다. 혈액이나 신장에 유해하고 피부에 흡수되기 쉽다. 나프탈렌을 황산으로 술폰화한 후 알칼리로 배소(焙燒)하고 재승화하여 만든다. 용도는 유기합성, 염료, 의약품(살균제), 안료, 산화방지제(도료, 의약, 고무, 유지), 선광제 원료, 방부제 등에 사용된다.

베타메타손 betamethasone(celestone) 강력한 스테로이드(steroid)약물. 대량의 스테로이드를 필요로 하는 염증성질환에 사용한다. 0.6mg/tab-oral-투여하고 초회량은 0.6~7.2mg으로 다양하다.

베타세포 ~細胞 beta cells 췌장에서 인슐린을 생성하는 세포. 인슐린은 혈액에서 글루코스, 아미노산, 지방산의 세포내로의 이동을 촉진시키는 경향이 있다.

베타수용체 ~受容體 beta(β)-receptor 에피네프린에 반응하고 차단제인 propranolol에도 반응하는 아드레날린성 수용체 조직의 가정적 요소 중 하나. 수용체의 활성으로 기관지근육 이완과 심박동수 및 심장 수축력 증가 등의 다양한 생리학적 반응을 일으킨다. → beta-adrenergic receptor.

베타아드레날린성수용체 ~性受容體 beta-adrenergic receptor 베타 작용제에 반응하는 수용체. 작용제는 에피네프린과 아테놀롤, 라베탈롤, 프로프라놀롤 등이 있다.

베타입자 ~粒子 beta particle 방사선 요소의 핵으로부터 주기적으로 방출되는 작은 입자. 일렉트론과 마이너스 1 혹은 플러스 1 전하를 가지고 있으며 중간정도의 침투력을 가지고 있다. 공기 중에서의 범위는 몇 인치에서 수 피트까지 다양하며 가장 강력한 베타입자는 피부와 조직의 일부분을 관통한다. 손상은 피부 화상과 비슷하다.

베타차단제 ~遮斷劑 beta(β)-blocker 교감신경계의 효과기 세포에 존재한다고 하는 β-수용체에서 이소프로테레놀, 아드레날린 등의 β-작용제와 특이적, 경합적, 가역적 길항작용을 하여 효과기 세포 특유의 생리적인 반응을 차단하는 약물. β-수용체는 β_1-수용체와 말초혈관이나 기관지에서의 β_2-수용체의 2개로 나뉘어진다.

베타카로틴 beta-carotene 햇빛에 대한 민감성을 감소시키기 위한 자외선 차단 물질.

베타트론 betatron 고에너지의 X-선을 만들어 내는 대형 진공전자장치. 비파괴검사용 또는 의료용으로 사용된다.

베틀징후 ~徵候 Battle's sign 귀 뒤 피부의 작은 출혈 반점. 하부 두개골의 골절을 나타내는 지표가 된다.

벡터 vector 힘, 속도와 같이 크기, 방향에 의하여 정해지는 양. 보통 이것을 그림으로 나타낼 때는 크기 및 방향을 나타내는 선을 긋고 그 방향에 화살표를 붙인다. 이에 대하여 길이, 시간, 질량, 열량 등과 같이 단위와 수치만으로 정해지는 양은 스칼라량이라고 한다. 벡터량을 스칼라량과 구별하는 데는 일반적으로 그 양 표시 기호 a에 화살표를 붙인 a → 또는 a로 표시하고 그 크기, 방향을 그 크기에 비례하는 선분에 화살표를 붙여 나타낸다.

벡터합성위상변조 ~合成位相變調 vector synthetic modulation 동일한 주파수의 두 개 파를 하나는 진폭 변조를 하고, 다른 하나는 변조하지 않은 채 어느 위상차를 주어서 변조기에 가한 경우에 이루어지는 위상 변조.

벤젠 benzene [C$_6$H$_6$] 분자량 78.1, 증기비중 2.8, 증기압 75mmHg(20℃), 498℃, 연소 범위 1.2~7.8%, 인화점 -11℃인 무색 투명하며 독특한 냄새를 가진 휘발성이 강한 액체. 위험성이 강하여 인화하기 쉽고, 화재시는 다량의 흑연을 발생하고 뜨거운 열을 내면서 연소한다. 융점이 6℃이고 인화점이 -11℃이기 때문에 겨울철에도 응고된 상태에서도 연소할 가능성이 있다. 오존에 의해 오조니트를 만드는데 이것은 극히 불안정하여 폭발성이 강하다. 증기는 공기보다 무거워 낮은 곳에 체류하며, 이 때 점화원에 의해 불이 일시에 번지며 역화의 위험이 있다. 물 위에 뜨며 이때에도 점화원에 의해 불이 확산된다. 제1류위험물과 같은 강산화제와 반응하여 혼촉 발화의 위험이 높다. 유체 마찰에 의해 정전기의 발생 축적 위험이 있다. 저장·취급시에는 직사광선을 차단하고, 화기를 엄금해야 한다. 용기는 차고 어두운 곳에 저장하고 통풍환기가 잘되는 안전한 곳에 저장하여야 한다. 외부와 멀리 떨어지도록 하고 산화성 물질과 철저히 격리시켜야 한다. 누출시 증기발생을 줄이기 위해 물을 분무하고 불연성 물질로 흡수, 제거하여야 한다. 화재시 물분무, 건조분말, 알코올형 포, CO$_2$, 분말에 의해 소화한다. 위험한 증기를 피해 바람 부는 위쪽에서 방호의와 공기 호흡기 등의 안전장구를 착용하고 접근하여야 한다. 눈에 들어가면 자극을 주고 피부에 접촉시 자극성, 탈지 작용이 있다. 급성 중독시에는 마취증상이 강하게 나타나고 두통, 빈혈, 메스꺼움, 호흡곤란을 초래하고 장시간 노출되면 만성중독, 간장장애, 빈혈, 뇌와 신경장애, 백혈병 등을 일으키며 심하면(20,000 ppm, 5~10분 흡입) 사망한다. 제법은 타르를 분별 증류하면 얻을 수 있으나, 석유공업에서는 접촉분해나 접촉재질에 의하여 벤젠을 함유하는 탄화수소유를 얻고, 이것에서 추출 및 분류에 의하여 톨루엔, 크실렌을 함께 제조한다. 정제법으로 종래는 황산세정(洗淨)이 행하여졌으나, 최근에는 몰리브덴산코발트 등을 촉매로 써서 350℃에서 가압수소정제법이 행해지게 되어, 높은 순도의 벤젠을 얻을 수 있게 되었다. 벤젠은 각종 화학제품의 합성원료로서 매우 중요한 물질이다. 화학약품으로는 수지(樹脂)와 합성고무용 스티렌 그밖에 나일론, 페놀수지용 페놀 외에 니트로벤젠, 아닐린, 쿠멘, 시클로헥산, 레조르신, 살리실산, 아디프산, 피크르산, 안트라퀴논, 말레산무수물, 에틸벤젠 등이 있다. 그리고 용제, 도료, 고무 외에도 순도가 낮은 것은 자동차 연료로서 가솔린에 혼입된다. 한편 벤젠에는 마취작용이 있는데, 8시간 노동자에 대한 공기 속의 최대허용농도는 100 ppm이다. = 벤졸(benzole).

벤젠중독 ~中毒 benzene poisoning 벤젠의 섭취, 벤젠 가스의 흡입, 톨루엔, 크실렌 같은 벤젠 관련 물질의 노출로 발생하는 오심, 두통, 어지러움 그리고 근육의 협동운동, 실조증 등의 증상. 심한 경우 호흡부전 또는 심실세동으로 사망하며 만성적인 노출 시에는 재생 불량성 빈혈 혹은 다른 유형의 백혈병을 초래하게 된다. 흡입에 의한 중독은 산소와 호흡 보조기구로, 섭취에 의한 중독은 위세척으로 치료한다.

벤조다이아제핀 benzodiazepine 근육이완제, 항경련제 및 수면 목적과 항불안제로 가장 널리 사용되는 약물. 작용 지속시간에 따라 장시간형, 중간형, 단시간형으로 구분하는데 장시간형에는 다이아제팜(diazepam), 하라제팜(halazepam), 프라제팜(prazepam), 프루라제팜(flurazepam)등이 있으며 중간형은 알프라졸람(alprazolam), 로라제팜(lorazepam), 옥사제팜(oxazepam), 단시간형에는 미다졸람(midazolam), 트리아졸람(triazolam) 등이 있다.

benzodiazepine계 약물은 활성대사물로 변하며 호흡기계통에 대한 작용으로 일반적으로 이용되는 용량에서는 호흡에 영향을 미치지 않으며 아편제제에 의해 발생되는 것과 같은 호흡억제는 나타나지 않다. 또한 CO$_2$ 증가에 대한 호흡중추반응이 둔하고 마약류와 병용하면 혈중 O$_2$가 저하한다. 용법은 각 약물에 따라 다르며 저농도에서 인식능력이나 운동능력의 저하현상이 나타나므로 운전 등은 안 하는 것이 좋다.

벤조다이아제핀유도체 ~誘導體 benzodiazepine derivative 불안, 불면증을 완화시키기 위해 사용되는 약물. 진정제와 정온제를 포함한다. 오랜 기간 과량 사용시 내성과 신체적 의존성이 생긴다. 갑작스런 약물의 중단으로 발작 또는 급성 정신병 같은 금단 증상이 나타날 수 있다. 부작용으로는 졸음, 운동실조증, 공격성과 적대감의 역설적 증가가 있으나 처방된 용량을 복용하는 경우 이런 부작용은 잘 일어나지 않는다.

벤조인팅크 tincture of benzoin 방향성 냄새를 가진 적갈색, 또는 청갈색의 벤조인의 알코올 용액 제제. 국소보호제로 사용된다.

벤조일퍼옥사이드 benzoyl peroxide [(C$_6$H$_5$CO)$_2$O$_2$] : BPO 융점 105℃, 발화점 125℃, 비중 1.33. 물에 녹지 않으며 알코올, 식용유에 약간 녹으며, 대부분의 유기용제에 녹는 무미, 무취, 백색 분말 또는 무색의 결정성 고체. 다른 유기과산화물보다도 대량 제조되고 있으며, 운반시에는 30% 이상의 물을 포함시켜 풀 같은 상태로 수송된다. 폭발성이 강한 강산화제로서 유기물, 환원성 물질, 기타 가연성 물질과 접촉하면 화재 또는 폭발을 일으킨다. 가열하면 100℃ 전후에서 흰 연기를 내면서 격렬하게 분해하고 폭발의 위험성이 있으며, 일단 착화되면 순간적으로 폭발하고 유독성인 다량의 검은 연기(디페닐)를 내면서 연소한다. 상온에서는 안정하지만 발화점이 낮아서 위험하며, 가열, 충격, 마찰에 의해 분해하기 쉽고 폭발한다. 진한 황산, 진한 질산, 금속분, 중합촉진제, 아민류 등과 혼합하면 분해를 일으켜 폭발한다. 폭발에 대한 감도는 TNT, 피크르산보다 예민하다. 물, 불활성 용매 등의 희석제로 혼합하면 폭발성이 줄어든다. 따라서 저장·취급 중 희석제의 증발을 막아야 한다. 양이 많은 경우 높은 온도에 노출되거나 급속히 가열되면 폭발을 일으키기 쉽다. 가소제, 용제 등의 안정제가 함유되지 않은 건조 상태일 때는 약간의 가열 또는 충격, 마찰에 의해서도 폭발한다. 디메틸아민, 황화디메틸과 접촉하면 분해를 일으키고 폭발한다. 저장·취급시에는 직사광선 차단, 화기엄금, 충격, 마찰 등의 물리적 에너지원의 배제, 저장중 전도, 낙하를 방지하여야 한다. 저장용기에 희석제를 넣어서 폭발 위험성을 낮추며, 건조방지를 위해 희석제의 증발도 억제하여야 한다. 고체인 경우는 희석제로서 물을 30% 첨가하고 페이스트인 경우는 DMP 50%, 탄산칼슘, 황산칼슘을 첨가한다. 많은 양을 한꺼번에 저장하거나 사용하지 말고 소량씩 사용한다. 용기는 차고 어두운 곳에 저장한다. 이물질의 혼입방지 및 강산류, 인화성 액체류, 화약류, 유기물, 금속분, 가연성 기체, 기타 가연성 물질과의 접촉을 피한다. 용기는 완전히 밀전·밀봉하고 용기의 파손을 방지하며, 외부 누출을 방지하며 환기가 잘되는 찬 곳(저장온도 40℃ 이하)에 저장하고 취급 중 충격을 주거나 전도, 낙하되지 않도록 한다. 소규모 화재시에는 물분무, 포, 분말, 마른 모래도 유효하지만 다량의 물로 냉각 소화한다. 소화 작업중 공기호흡기 등의 보호장구를 착용하며, 폭발의 위험이 있으므로 안전거리를 충분히 확보한 후 작업한다. 눈에 들어가면 자극하여 결막염을 일으키고, 피부에 접촉하면 염증이 생긴다. 또한 분진을 흡입하였을 때는 기관지를 자극한다. 가열될 때 유독성 가스와 다량의 흑연을 발생하므로 반드시 공기 호흡기를 착용해야 한다. 제법은 알칼리를 촉매로 하여 염화벤조일과 과산화수소를 반응시키면 생긴다. 용도는 합성수지의 중합촉매(98%는 초산비닐수지, 아크릴수지 등이며 50%는 폴리에스테르수지 등), 불포화 폴리에스테르 수지의 경화제, 밀가루, 납작보리의 표백제(0.3g/kg), 의약, 화장품, 고무 배합제, 소독제, 방부제 등에 사용된다. = 과산화벤조일, 과벤.

벤즈알데히드 benzaldehyde [(C$_6$H$_5$)CHO] 분자량 106.1, 증기비중 3.6, 증기압 1mmHg(26℃), 융점 -56℃, 비점 179℃, 비중 1.04, 인화점 64℃, 발화점 192℃, 연소범위 1.4%~ 인 아몬드 냄새가 나는 미황색의 액체. 상온에서의 인화 위험성은 적으나 가온된 것은 인화 위험이 높다. 연소시 자극성·유독성의 가스를 발생한다. 산화하기 쉽고, 공기 속에서 쉽게 벤조산이 되므로, 오랫동안 보존할 때는 주의를 요한다. 산화에 의하여 생긴 벤조산은 벤즈알데히드에 녹지 않으므로 표면에 막 모양의 물질이 되어 위로 뜬다. 또 수산화알칼리의 작용으로 벤조산과 벤질알코올로, 환원시키면 벤질알코올이 된다. 저장시 가열을 금지하고, 화기를 엄금해야 한다. 용기는 차고 건조하며 통풍이 잘되는 곳에 저장하며, 알칼리류, 환원제, 산화제 등과 충분히 격리하여야 한다. 화재시 물분무, 건조분말, 포, CO$_2$가 유효하며 물분무로 용기의 외벽을 냉각시킨다. 고농도의 증기는 마취성이 있다. 피부에 접촉하면 피부염과 알레르기 반응을 일으킨다. 합성법은 여러 가지가 있는데, 공업적으로 이용되고 있는 것은 톨루엔을 염소화하여 염화벤질(C$_6$H$_5$CHCl$_2$)을 만들고, 이것을 가수분해하여 얻는 방법과, 기체상(氣體相)에서 톨루엔을 공기산화시켜 만드는 방법 등이 있다. 비교적 값싼 향료로서 비누, 화장품 등에 다량으로 사용되며, 또한 고편도유의 대용으로도 사용된다. = benzoic aldehyde, artificial essential oil of almond.

벤즈트로핀메칠레이트 benztropine methylate 특발성 파킨슨씨병, 뇌염 후나 동맥경화성 파킨슨씨병, 항정신병 약물 투여로 인한 파킨슨씨병 등에 쓰이고 아세틸콜린 수용기를 차단시키는 약물. 용법 및 용량은 초기 1일 1회 0.5~1mg을 투여하고 그 후 5~6일 정도에 0.5mg씩 점증하며 1일 1~2mg을 1~4회 분할 투여한다. 근육경련, 혼돈, 불안, 망상, 환각, 동통, 진전, 우울 등의 부작용과 발진, 담마진, 눈의 건조, 빈맥 등이 나타날 수 있다. 특히 녹내장, 중증 근무력증 환자, 3세 미만의 소아, 전립선 비대 등 요로폐쇄성 질환환자, 부정맥이나 빈맥의 경향이 있는 환자, 고령자에게는 주의하여 투여한다.

벤질알코올 benzyl alcohol 무색의 투명한 지성 액체로 일부 발삼에서 추출하며 국소마취제나 주사 용액의 정균제로 사용한다.

벤추리관 ~管 venturi tube 단면적이 급격히 좁아졌다가 다시 확대된 구조의 관. 단면적이 좁아진 부분은 유속이 증가하고 압력이 낮아지기 때문에 그곳에 짧고 좁은 수직관을 연결하면 이를 통해서 다른 유체를 유입·혼합시킬 수 있다.

벤추리마스크 venturi mask 흡입 공기와 산소의 혼합을 위해 고안된 호흡기. 안면 마스크로 고정된 농도로 산소를 분사할 수 있다. 상대적으로 정확한 농도의 산소를 제공할 수 있다. 만성폐쇄성폐질환 환자의 처치에 사용된다. 공기의 양을 조절하기 위하여 종류에 따라 선택 다이알이 있고 또 다른 것은 가변 캡이 있는 것도 있다. 이 장치는 산소농도 24, 28, 35, 40%를 전달한다.

벤치캔 bench can 금속부품 등을 안전하게 세정하기 위해 사용하는 안전캔의 일종.

벤케바흐심장전도차단 ~心臟傳導遮斷 Wenckebach heart block PR간격의 박동 대 박동에서 점진적인 지연을 보이며 최종적으로 P파의 소실을 보이는 2도 1형 방실차단의 형태. 이 때 후유증이 발생하며 벤케바흐 주기로 불린다.

벤트스택 vent stack 탱크내 압력을 정상 상태로 유지하기 위해 사용되는 안전장치. 1) 상압탱크에서 직사광선에 의한 온도 상승시 탱크내 가스를 자동적으로 대기로 방출하여 내압 상승을 방지할 목적으로 설치하거나, 2) 액체 저장탱크의 내압 상승시 압력 상승을 예방하기 위한 부분에 수봉(water sealed)된 설비를 직접 부착한 설비와 가스 홀더에 설치되어 물을 봉인하는 것 등이 있다.

벤티드파이어 vented fire (화재) 창문을 깨뜨리거나 벽 또는 지붕을 뚫고 연소하면서 열기와 연기를 방출하고, 동시에 외부의 공기를 유입하는 화재.

벨라도나 belladonna 히오신과 히오시아민 같은, 흔히 치명적인 가지 속(deadly nightshade) 식물이라고도 하는 다년생 식물인 Atropa belladonna의 잎, 뿌리, 꽃이나 열매의 윗부분을 건조시킨 것. 주성분은 아트로핀 및 스코폴라민이라는 알칼로이드이다.

벨로스 bellows 기기의 일부가 유연성, 밀봉성 등을 필요로 할 때 사용하는 이음부. 주름 상자 모양의 이음부로서 신축성이 좋다.

벨리니-토시안테나 Bellini-Tosi antenna 고정시켜 설치한 방향 탐지용 또는 지향성 전파 송신용 안테나. 직교한 두 개의 같은 모양의 루프 안테나와 고니오미터로 구성된 안테나로서 회전을 시키지 않아도 등가적으로 안테나의 지향성 패턴을 회전시킨다.

벨법칙 ~法則 Bell's law 척수의 배쪽 신경근은 운동신경이고, 등쪽 신경근은 감각신경이라고 주장하는 법칙. 척수의 후근은 구심성 신경섬유로 전근은 원심성 신경섬유로 이루어진다.

벨인크리져 bell increaser 크기가 다른 두 기구를 이어 주는 벨 모양의 커플링.

벨크로 velcro 한가닥은 작은 혹을 또 한가닥은 작은 루프를 감싸고 있는 두가닥의 나일론 테이프로 이루어진 잠금장치. 두 가닥의 테이프를 함께 누르면 단단히 잠기고, 테이프 끝을 분리시키면 쉽게 열리는 장치이다.

벼락 thunderbolt 번개(구름과 구름의 방전)와 낙뢰(구름과 대지의 방전). → 번개, 낙뢰.

벼룩 flea 벼룩목(*siphonaptera*)에 속하는 기생곤충. 사람벼룩(*Pulex irritans*)과 닭벼룩 같은 많은 벼룩들이 인체를 공격한다. 민감한 사람의 경우 이들 흡혈곤충들의 타액 분비로 인해 소양감을 동반한 큰 구진을 동반한다. 소아에서의 구진성 두드러기의 대부분은 이러한 벼룩의 자상에 의한 것으로 생각된다. 치료는 대증요법으로 주위 환경에서 벼룩을 제거하는 것은 매우 어렵지만 지속적인 치료와 적절한 살충제 사용으로 퇴치가 가능하다.

벽 壁 wall 건물을 구성하는 부분. 내력(耐力) 기능, 비·바람·햇빛·먼지·소음을 차단하는 기능, 외부 침입을 방어하는 기능, 내진(耐振) 기능, 방화(防火) 기능, 용도별 구획 기능을 가진다.

벽난간 壁欄干 parapet 방화벽을 연장한 형태로 화재위험으로부터 건물을 방호하기 위해 지붕 위로 솟구쳐 만든 짧은 벽체.

벽난로 壁煖爐 wall furnace 건물내, 이동주택, 레크리에이션 차량 등에 설치하는 난방기구. 환기구가 설치된 독립 난방기구이다.

벽돌보강조 ~補强組 brick joisted 일반적인 건축에 사용하는 구조. 벽돌 또는 조적벽, 나무로 된 바닥, 루프 조이스트로 구성되어 있다.

벽부형오븐 壁附型~ wall-mounted oven 한 개 이상의 가열 부분, 내부 배선, 별도의 제어기기로 구성되고 벽이나 기타 표면에 설치하기 위한 조리용 오븐.

벽소화전 壁消火栓 wall hydrant 건물 외벽에 설치된 소화전. 내부 배관으로부터 급수되며 제어밸브는 건물 내부에 위치하고, 건물 외부에서 열쇠로 작동시킨다.

벽식구조 壁式構造 masonry construction 수직의 벽체와 수평의 바닥슬래브로 이루어진 구조로 보나 기둥이 없고 아파트나 호텔같이 고정된 공간분할 형태를 가지며 벽이 많은 건물에 사용된다.

벽체삽입용노즐 壁體挿入用~ wall nozzle 작은 팁이 달린 봉상주수노즐. 벽과 벽 사이 공간에서 발생한 화재를 진화하기 위하여 그 사이공간에 삽입, 주수할 때 사용하는 노즐이다.

벽측복막 壁側腹膜 parietal peritoneum 복벽의 안쪽을 싸고 있는 막. = 벽쪽복막, 벽쪽배막.

벽측심막 壁側心膜 parietal pericardium 심낭의 바깥쪽을 형성하는 막. = 벽쪽심장막,

변검사 便檢査 stool test 변을 사용하여 소화기 질환을 진단하는 검사법. 형태, 색깔, 양, 경도, 냄새, 식물잔사 등의 일반적 관찰로 음식물의 소화흡수상태를 알 수 있으며 혈액, 점액, 농, 조직성분, 결정체의 배출에 의한 소화관의 출혈, 염증을 파악할 수 있다.

변경 變更 change 바꾸어 다르게 고치는 것.

변경된의식상태 變更~意識狀態 altered state of consciousness 일반적으로 정상적인 의식과 차이가 있는 인식의 상태.

변기 便器 bedpan 주로 침대에 누워서 지내는 환자들이나 노인들의 대변이나 소변을 받아내는데 사용하는 금속이나 플라스틱용 용기.

변동 變動 drift 바이러스의 질에 있어서 변위가 주기적으로 변동되어 나타나기 때문에 바이러스의 변형이 일어나는 변화를 말함.

변동응력 變動應力 fluctuating stress 시간적으로 크기가 불규칙하게 변화하는 응력.

변력성 變力性 inotropy 근수축의 힘이나 에너지에 영향을 주는 것. 특히 심근의 수축력에 영향을 미친다.

변류기 變流器 current transformer : CT 대전류를 소전류로 바꾸어서 측정할 목적으로 설치한 전류변성장치.

변비 便秘 constipation 대변이 오래 동안 장관 내에 머물러 수분이 감소해서 단단해지고 배변에 곤란이 있는 상태. 적당한 음식섭취의 부족, 신체운동 부족, 약물의 부작용, 약물과 관장의 장기간 사용, 위장관의 병변, 신경근육제와 근육골격계의 손상, 약화된 복부근육, 배변시 통증, 진단적 처치, 개인의 습관 부족, 임신, 감정적 상태 등이 원인이다. 배설 횟수 감소, 딱딱하고 고형화된 변, 촉지할 수 있는 덩어리, 감소된 장음, 직장의 비정상적 압박, 포만감 호소, 메스꺼움, 복통, 식욕감소, 요통, 두통, 일상생활에서의 불편감 등의 증상을 보인다.

변사 變死 unusual death 외인사(外因死)는 물론 내인사라 하더라도 내인사라고 확인되기 이전의 모든 죽음.

변사체검시방해죄 變死體檢視妨害罪 검시를 받지 않은 변사자의 사체에 변경을 가함으로써 성립하는 죄. 변경에는 화장, 매장 등이다.

변성 變性 degeneration 장애를 받은 실질 조직이나 장기의 세포내 또는 세포간질에 어떤 물질이 이상출현이나 침착하는 상태.

변성기결합 變成器結合 transformer coupling 증폭 회로 등에서 변성기를 통하여 앞단의 출력을 다음 단의 입력 회로에 가하는 단 간 접속 방법.

변성알코올 變性~ denatured alcohol 에틸 알코올에 아세톤 또는 메탄올을 첨가하여 먹을 수 없게 만든 것. 화학적 과정에서 용매로 사용한다.

변시성 變時性 chronotropism 심박동수와 같은 주

기적 운동에 대한 장애.

변시성약제 變時性藥劑 chronotrope 심박동수에 영향을 주는 약제나 물질.

변시증 變視症 metamorphopsia 망막질환으로 인해 물체가 찌그러져 보이는 시각장애.

변실금 便失禁 fecal incontinence 항문괄약근의 수의적인 조절이 되지 않아 변이나 방귀가 불수의적으로 나오는 것. 대변 감입(嵌入 impaction), 잠재된 질환, 신경성 이상이 주요 원인이다. 암, 염증성 장질환, 게실염, 대장염, 직장염, 당뇨병성 신경병증 등의 잠재된 질환들의 발현으로도 나타난다. 고령자의 진단은 직장 수지검사와 복부촬영, 병력, 인지능력의 측정으로 이루어진다.

변압기 變壓器 transformer 교류의 전압이나 전류가를 바꾸는 장치. 방열(放熱) 및 절연을 위해서 변압기 내부에 채워지는 절연유(絶緣油)는 대부분 가연성이기 때문에 화재확산 요인이 되기도 한다. → 전류, 교류.

변압기유 變壓器油 transformer oil 변압기에 넣는 절연유로 충분히 정제한 광유(鑛油). 절연파괴 전압이 크고 냉각작용이 좋으며, 장기간 사용해도 산화변질(酸化變質)이 적고 부식되지 않아야 한다. 또 매우 추운 곳에서도 주상변압기 등에서 지장 없이 사용할 수 있을 만큼 유동점이 낮고 100℃ 부근의 온도로 증발감량이 적은 것 등이 요구된다.

변압성현훈 變壓性眩暈 alternobaric vertigo 상승 또는 하잠 중, 중이 내 압력평형 장애로 인한 현훈. 스쿠버 잠수나 호흡정지 잠수 시에 모두 나타날 수 있으나 대부분 스쿠버 잠수시에 야기되며, 하잠 시에 비해 상승 시 세 배가 더 많이 발생한다.

변연계 邊緣系 limbic system 해마(hippocampus), 대상회(cingulate gyrus), 치상핵(dentate gyrus) 및 편도(amygdala)를 포함하는 뇌 구조 집단으로 암기, 자율신경조절 및 몇 가지의 감정과 행동에 있어서 중요한 기능을 담당함.

변연성궤양 邊緣性潰瘍 marginal ulcer 위공장 문합술부위의 공장점막에 발생하는 위궤양.

변연절제 邊緣切除 debride 화상이나 상처로부터 이물, 괴사조직, 세포조직 파편을 제거하거나 소각하는 것. 감염을 예방하고 치료를 촉진하기 위하여 행한다.

변연절제술 邊緣切除術 debridement 창상으로 오염된 부위의 조직을 절제하는 것.

변온성 變溫性 poikilothermy 외부온도에 따라 반응하여 신체 온도가 변함. 이런 상태는 척수손상으로 교감신경계 차단에 의한 것이다. 혈관 확장(땀)과 혈관 수축(떨림)을 상실한 환자의 핵 온도가 환경온도에 따라 변함.

변위 變位 displacement 일반적으로 미크론(㎛) 또는 mil(25.4 ㎛의 천분의 1)로 표시하는 각 사이클의 피크에서 피크까지 이동거리. 변위는 와전류 프로브와 같은 변위 감지기로 측정한다.

변전소 變電所 substation 전력을 전환하고 개폐하는 변압기 및 스위치기어 장비를 수용하고 있는 곳. 변전소 인입전력은 둘 이상의 전원에서 나오거나, 또는 변전소에서 회로차단기를 통해 인입전력을 여러 개의 배전회로로 분리시킨다. 인입변압기, 스위치기어 장비, 배전용 소형 변압기 시설은 통상, 변전소로 간주되지 않는다.

변전실 變電室 transformer vault 건물로 수용된 전력을 용도에 맞도록 조절·분배하는 곳. 통풍장치·내화성능·소방시설 등이 충족되어야 하고 불필요한 물건의 보관이나 접근도 제한된다.

변조 變調 modulation 목소리나 기타 정보 등을 무선부호와 조합하는 과정. 변조 방식에는 진폭 변조(AM)와 주파수 변조(FM)가 있고, 보통 2방향 소방 무전기에서 사용한다.

변조계 變調計 modulation meter 변조의 정도를 표시하는 장치. 변조율을 직접 읽을 수 있게 되어 있다. 대부분은 송신기의 최종단에서 출력의 일부를 끄집어내어 정류하고 계기의 지침을 움직이도록 되어 있다.

변조기 變調器 modulator 전기적 에너지를 음파로 전환시키는 장치.

변조도의 차이 變調度~差異 difference indepth of modulation: DDM 변조 신호가 있는 중첩 돌출

부(lobe)를 사용한 지향성 방식(예 : 활강 유도 신호 장치 또는 활강 진로 시설)에서, 강한 신호의 변조도로부터 약한 신호의 변조도를 뺀 값을 백분율로 표시한 값.

변조작용 變調作用 dromotropic 심장의 전도조직을 통하여 전도속도에 영향을 미치는 화합물. 증가된 속도는 양성효과이며 전도가 느려지는 것은 음성 변조작용(negative dromotropic effect)과 연관되어 있다. → chronotropic, inotropi.

변지 胼胝 callus 압력이나 마찰에 의해 두꺼워진 피부 각질층. 통증이 없다.

변태 變態 transformation 온도변화에 따라 물질의 원자배열이 달라져 기계적, 물리적, 화학적 성질이 현저히 변화하는 현상. 철은 온도에 따라 A_0(약 210℃), A_1(약 726℃), A_2(약 770℃), A_3(약 910℃), A_4(약 1,400℃)의 5가지 변태점이 있다.

변형 變形 deformities 신체의 일부 또는 전체가 정상적 형태를 유지하지 못하고, 뒤틀리거나 외관의 손상과 흠이 있고 기형이거나 보기 흉한 상태. 골절 또는 골절된 뼈가 피부를 뚫고 나온 경우이다.

변형된하악견인 變形~下顎牽引 modified jaw thrust 잠재적인 척추손상이 있는 무의식환자의 기도를 유지하는 방법으로 환자의 하악각을 지면에서 수직이 되도록 들어올린다. → 하악견인.

변형된흉부유도 變形~胸部誘導 modified chest lead 계속적인 감시동안 심장리듬을 더 잘 보기 위해 전흉부의 위치를 변형한 심전도의 전극위치.

변형들것 變形~ ferno flexible stretcher 좁은 복도나 작은 엘리베이터에서 다루기 쉽게 의자형태로 변형되며 환자가 가장 편한 자세를 유지할 수 있도록 제작된 들것. 4단계로 의자각도를 조절할 수 있다.

변형세포 變形細胞 amoebocyte 백혈구와 같이 신체의 조직 내를 아메바와 같이 위족을 가지고 체형을 바꾸면서 자유롭게 이동하는 세포.

변화성호흡음 變化性呼吸音 metamorphosing breath sound 한 번의 호흡주기 중 호흡음의 성질이 변하는 것. 흡기시 처음에는 약하고 불분명하던 폐포 호흡음이 '흑' 하는 소리와 함께 갑자기 커지면서 기관지호흡음이 들린다. 부분적으로 막혀있던 기도가 갑자기 열리면서 공기가 유입되기 때문에 이러한 호흡음이 발생하며 큰 공동이 있을 때나 천식 등에서 나타난다.

별도유도설비 別途誘導設備 separately derived system 전력을 발전기, 변압기, 변환기로부터 유도하고 접지측 전선을 포함하여 다른 계통의 공급전선과 직접 접속이 없는 구내배선설비.

볏돌기 = 계관.

병감 病感 malaise 신체가 약해지거나 불편하다는 막연한 느낌. 질환의 시작을 알리는 신호일 수 있다. → 권태감.

병독력 病毒力 virulence 세균이 질환을 유발하는 힘.

병력 病歷 history ① 이제까지 걸렸던 병의 경력. ② 어떤 병에 걸린 후부터의 경과.

병력기록지 病歷記錄紙 case history record 환자의 병력을 자세하게 기록하여 진단과 치료의 방향을 계획하는데 도움을 주는 것. 환자를 제일 처음으로 접한 인턴이 기록하는 것이 통례이며 인턴의 기록을 담당전공의사나 주치의사가 검토후 부가서명을 해야한다. 입원후 24시간 이내에 작성하는 것이 원칙이며 수술이 예정된 환자는 수술 전에 작성해야하고 환자로부터 병력을 진술받는 것이 가장 좋으나 그렇지 못할 경우는 그 환자에 대하여 가장 잘 알고 있는 가족으로부터 정보를 얻어야 한다. 그 내용은 환자의 주호소, 현재 질병상태, 과거병력, 개인력, 가족력, 계통별 신체검사 등을 기록한다.

병렬변조 竝列變調 shunt modulation 극 변조에서 변조관과 피변조관을 직류로 병렬 접속하여 변조하는 회로 방식. 트랜지스터나 전계 효과 트랜지스터를 이용해도 똑같은 구성이 이루어진다.

병렬운전 竝列運轉 parallel operation 각각의 임펠러가 공동의 토출구를 통해 방수함으로써 낮은 압력으로도 커다란 유량을 발휘할 수 있도록 하는 원심펌프 운전법. 두대의 원심펌프를 병렬로 운전할 경우, 한대를 운전할 때와 비교하여 토출압력은 동일하나 토출유량은 두배가 된다. = 유량운전.

병렬통신설비 竝列通信設備 parallel telephone

system 각각의 화재 발신기에 대해 개별적으로 배선된 회로를 사용하는 통신장비.

병리학 病理學 pathology 신체의 구조나 기능을 분석하여 질병의 특색, 원인, 결과 등을 연구하는 학문. 부검 병리학(autopsy pathology)에서는 사망 후에 질병을 연구하며 임상 병리학(clinical pathology)은 임상 검사로써 질병을 연구하며, 혈액학(hematology), 세균학(bacteriology), 화학(chemistry), 혈청학(serology) 등을 포함한다.

병리학전문의 病理學專門醫 pathologist 조직과 기능 변화 및 질병의 특성, 원인을 진단하고 연구하는 전문의사.

병리해부학 病理解剖學 pathological anatomy 인체의 병인이나 사인을 해명하기 위한 해부학적 측면의 학문.

병변 病變 lesion 상처, 손상, 또는 신체 조직의 다른 손상 부위. = 환부, 병터.

병소 病巢 focus 병이 조직 내, 장기 내에 국한된 것.

병소감염 病巢感染 focal infection 신체의 일부나 장기의 지속적인 감염.

병원 病院 hospital 환자를 치료하는 시설로 질환을 신체적, 정신적, 사회의학적으로 볼 때 예방, 진단, 치료가 요구되는 복잡한 과제의 모든 것 또는 그 일부를 과학적, 경제적, 효과적으로 행하기 위하여 적절하게 배치되어 통합되고 유기화되며, 관리되는 동시에 개별화된 시설. 그것과 동시에 그 기능을 유효하게 수행하기 위하여 필요한 많은 전문적, 기술적, 경제적 분야에서의 신인양성을 위한 설비를 갖추고 더 한층 건강추진의 계획을 발전시키기 위하여 의사, 다른 병원, 의과계 교육시설, 건강보험조합과의 교류를 행하는 곳.

병원감염 病院感染 nosocomial infection 병원에 입원하거나 치료하는 동안 병원에서 기인되어 생기는 감염. = hospital-acquired infection.

병원단계 病院段階 hospital stage 응급환자가 응급센터에 도착하여 신속하고 전문적인 응급처치를 받는 단계로 최단시간 내에 최대의 의료가 시행되도록 하는 단계.

병원성 病原性 pathogenicity 감염성 질병을 일으킬 수 있는 잠재력.

병원에서의구두보고 病院~口頭報告 verbal report 응급구조사가 직접 환자의 치료를 맡은 병원의 의료진에게 환자에 대한 정보를 구두로 알려주는 방법.

병원전응급처치 病院前應急處置 pre-hospital emergency care 공인된 응급의료종사자가 응급환자에게 현장에서 제공한 응급처치.

병원전지표 病院前指標 prehospital index 혈압, 의식수준, 관통성 흉부·복부손상들의 여부, 맥박, 호흡을 측정함으로써 외상의 심각도를 분류하는 점수체계. 점수가 높을수록 환자는 보다 더 심각한 손상을 받은 것으로 판단할 수 있다.

병원전처치보고서 病院前處置報告書 prehospital care report : PCR 응급의료체계(EMS) 출동에 대한 기록으로 응급출동 동안의 평가와 처치에 대한 전반적인 내용을 기록하는 보고서. 환자에게 언제, 무엇을, 어떻게, 왜 처치를 하였는지 그 효과에 대해서도 정확하게 평가한다. 이는 계속적이고 효과적인 환자처치를 보장하도록 도와주는 중요한 자료가 되며 법적인 증거자료로 활용되기도 한다.

병원체 病原體 pathogen 질병을 일으키는 미생물. 이러한 병원체는 숙주 밖에서 기원하거나 숙주내부에서 기원할 수 있다. 숙주 밖에서 기원하는 것을 외인성(exogenous)미생물이라 하며, 숙주내부에서 기원되는 것을 내인성(endogenous)미생물이라 한다. 외인성 미생물은 물, 흙, 공기, 주변환경의 표면에서 자유생활을 하다가 입이나 호흡기를 통한 침입통로를 이용해 직접 침투하거나 외상성 상처를 통해 숙주내로 들어간다. 내인성 미생물에는 장, 비뇨생식기, 구강내에 정상적으로 상주하는 미생물로 *Escherichia coli* 같은 것은 사람의 장내에 살고 있는 대표적인 미생물이다. 종류로는 바이러스, 리케치아, 세균, 진균, 원충, 연충류 등이 있다.

병인론 病因論 pathogenesis 병이 발병하여 연속적인 경과를 보이는 것. 외부에서 인체를 향해 작용하거나 신체 속으로 들어와 작용하는 것은 외인이라

하고 개인이 그 병에 걸리기 쉬운 신체의 성상을 내인이라 한다.

병인학 病因學 etiology 질병의 발달과 관련된 모든 인자를 연구하는 학문.

병적골절 病的骨折 pathological fracture 뼈가 기초적 질환으로 약해져 있어 통상적으로는 골절되지 않는 약한 힘에 의해서 골절이 일어나는 경우. 화농성 골수염, 골종양, 골연화증, 골다공증이 기초적 질환에 속한다.

병적과식 病的過食 bulimia 지속적으로 먹게 되는 결과를 초래하는 음식에 대한 탐욕을 특징적으로 하는 질환. 우울, 억지로 구토하는 것을 초래한다.

병적도벽 病的盜癖 kleptomania 통제할 수 없는 훔치고 싶은 마음을 가지는 신경병증. 물건은 금전적 가치라든가, 즉각적인 필요에 의해 훔쳐지기보다, 환자의 감정적 갈등과 연관된 상징적인 의미 때문에 훔쳐지는 경우가 많다.

병태생리학 病態生理學 pathophysiology 비정상적인 병리적 장애와의 관계를 통해 질병의 생리적, 물리적 증상을 연구하는 것.

병후보균자 病後保菌者 convalescent carrier 전염성질환에 이환하여 그 임상증상이 완전히 소실되었는데도 불구하고 병원체를 배출하는 보균자. = 회복기보균자.

보 beam 수직 기둥재와 연계되어 건물의 하중을 지탱하는 수평 부재.

보가드 voice operated gain adjusting device : VOGAD(통신) 자동 이득 제어 장치(AGC)의 일종. 음성작동이득조절장치(音聲作動利得調節裝置)라고도 한다. 즉, 보다스(VODAS)에 도달하는 통화자로부터의 송화 전류는 전송로의 손실이나 통화자의 소리 크기에 따라 변동된다. 한편 송신기는 신호 대 잡음비(S/N)를 크게 하기 위해서 충분히 깊은 변조를 걸지 않으면 안 되며 과변조도 방지하지 않으면 안 되므로 변조 입력 레벨을 될 수 있는 한 일정하게 유지할 필요가 있다.

보강봉 補强棒 stirrup ① 사다리 바닥부분에 부착하는 금속. 사다리를 세웠을 때 사다리가 미끄러지는 것을 방지하기 위한 것이다. ② 철근콘크리트의 주철근을 둘러싸고 있는 보조철근.

보강재 補强材 cleat 기구를 보강하기 위해 기구의 몸체에 부착하는 금속조각. 손잡이나 발디딤을 편리하게 하기 위한 나무 또는 금속조각.

보건소 保健所 health center 시와 군에 설치된 보건행정기관. 국민건강증진, 보건교육, 구강건강 및 영양개선사업, 전염병 예방 및 관리, 진료사업, 모자보건 및 가족계획사업, 노인보건사업, 공중위생 및 식품위생관리, 의료인 및 의료기관에 대한 지도, 의료기사, 의무기록사 및 안경사 지도, 응급의료에 관한 사항, 농어촌 등 보건의료를 위한 특별조치법에 의한 공중보건의사, 보건진료원, 보건진료소에 대한 지도, 약사에 관한 사항과 마약, 향정신병의약품 관리, 정신보건에 관한 사항, 가정, 사회복지시설 등의 보건의료사업, 지역주민에 대한 진료, 건강진단, 만성퇴행성 질환의 관리, 보건에 대한 실험이나 검사, 장애인의 재활사업 등의 광범위한 업무를 수행한다. 보건소 설치기준은 시, 군, 구 단위로 1개소씩 설치하되 인구 20만 명을 초과하는 시, 군, 구에 있어서는 그 초과 인구 10만 명마다 1개소의 비율로 증설할 수 있도록 규정하고 있으며 보건지소는 보건소 업무수행을 위하여 필요하다고 인정될 때에는 그 관할구역 내에 보건지소를 설치할 수 있도록 규정하고 있다. 대도시형, 중도시형, 농촌형으로 구분하고 농촌형에는 사무장제도가 없다.

보건의료 保健醫療 health and medical care 국민의 건강을 보호증진하기 위하여 국가·지방자치단체·보건의료기관 또는 보건의료인 등이 행하는 모든 활동.

보건의료기관 保健醫療機關 health and medical center 보건의료인이 공중 또는 특정 다수인을 위하여 보건의료서비스를 행하는 보건의료기관, 의료기관, 약국 기타 대통령령이 정하는 기관.

보건의료기본법 保健醫療基本法 국민의 건강권 보장을 위한 국가의 책무, 국민·보건의료인의 권리·의무와 보건의료정책의 기본목표·추진방향 및 보건의료제공체계 등 보건의료에 관한 기본적인 사항을 규정한 법률. 국민에게 양질의 보건의료를 제공함으로써 국민의 삶의 질 향상과 복지사회의 실현에 이바지하고, 보건의료분야의 균형 있는 발전과 국제경쟁력을 향상하기 위한 목적으로 제정되었다. 보건의료란 국민을 신체적·정신적 및 사회적으로 건강한 상태로 회복·유지·증진시키기 위하여 국가·지방자치단체·보건의료기관 또는 보건의료인이 행하는 여러 활동을 말한다.

보건의료서비스 保健醫療~ health and medical service 국민의 건강을 보호증진하기 위하여 보건의료인이 행하는 모든 서비스 활동.

보건의료인 保健醫療人 health manpower 보건의료관계법령이 정하는 바에 의하여 자격 면허 등을 취득하거나 보건의료서비스에 종사하는 것이 허용된 자.

보건의료정책과 保健醫療政策課 Health and Medical Policy Division 응급구조사 인력수급 및 관리업무, 의료제도의 조사, 연구를 담당하는 보건복지부의 행정부서.

보결소방대원 補缺消防隊員 substitute ① 정규 소방대원이 휴가 등으로 자리를 비울 때 그 역할을 대신하는 시간제 소방대원. ② 정규직 임용을 기다리는 견습 소방대원.

보고 報告 report 말이나 글로써 임무수행·사건내용 등을 알리는 일로, 말이나 글이 어떤 매체를 통하여 전달되든 관계없으며 주로 하급자(기관, 부서)가 상급자(기관, 부서)에게 행하는 것.

보고장소 報告場所 reporting location 사건에 지정된 자료를 확인할 수 있는 시설 또는 장소.

보균자 保菌者 carrier 병원체를 체내에 보유하면서 병적 증세에 대해 외견상 또는 자각적으로 아무런 증세가 나타나지 않은 사람. 기간에 따라서 일과성(一過性)과 장기보균자로 나눈다.

보급담당자 補給擔當者 service chief 화재통제 계획서상 필요한 인력, 장비, 보급품 등의 조달, 유지, 배급을 담당하는 소방간부.

보급책임자 補給責任者 supply officer 사고발생시 필요한 보급품 공급과 장비 및 도구 등의 수리업무

등을 담당하는 소방간부.

보꾹 inner part of a roof 지붕의 안쪽(실내쪽) 겉면 또는 반자 없는 천장.

보다스 voice operated device anti-singing : VODAS(통신) 명음(singing) 방지용 무선 전화 단국. 유선 회선은 1회선으로 송화 및 수화를 공용할 수 있지만, 무선 회선은 송화 및 수화를 위한 회선을 별도로 구성하지 않으면 안 된다. 이 때문에 무선 회선을 유선 회선과 접속하는 경우, 송화 회선 및 수화 회선을 분리하는 단국 장치를 필요로 하지만, 무선 회선은 유선 회선에 비하여 불안정하다. 따라서 유선에 사용하는 장치만으로는 단국 장치에서 송수화 회선을 결합하여, 전화국 (A)의 송화가 (B)－(C)－(D)－(E)－(G)－(H)－(B)를 거치면 시간적으로 늦게 되어 메아리와 같이 전화국 (A)와 수화되기도 하며, (B)－(C)－(D)－(E)－(G)－(H)－(B)의 루프 회선으로 발진하여 명음이 생기게도 한다. 이것을 방지하는 장치가 보다스이다.

보델로크법 ~法 Baudelocque's method 분만 직전 안면위를 두정위로 전환시키는 방법.

보드관식잔압계 ~管式殘壓計 압력 팽창 원리를 사용하며 내부가 비어 있는 구부러진 관을 사용하여 그 관의 휘어지는 정도를 갖고 수심을 측정하는 기구. 종류는 열린 보드관식과 막힌 보드관식이 있다. 기름으로 채워진 막힌 보드관식은 더욱 정확하고 부식방지가 잘 되어 있다. 그러나 열린 보드관식은 해수에 노출이 되어 있기 때문에 사용 후 관리에 신경을 많이 써야 한다.

보루네올 borneol [$C_{10}H_{18}O$] 백색 반투명한 결정. 융점 202℃, 비점 214℃, 인화점 65.6℃, 비중 1.0. 승화성이 강하며, 휘발한 증기는 공기와 혼합하면 연소폭발의 위험이 있다. 강산화제, 강산류와 혼합하는 것은 위험하다. 물에 약간 녹고 알코올, 에테르 등에 잘 녹는다. 저장시에는 직사광선 차단, 가열금지, 밀폐된 내부식성의 용기에 수납하고 화기를 엄금한다. 강산화제, 연소위험성 물질, 알칼리금속, 강산류와 격리하고 가연성 증기의 발생억제와 증기가 체류하지 않도록 한다. 화재시에는 물분무, 포, 건조분말이 유효하

다. 제법은 식물로부터는 수증기 증류에 의해 얻어지고, 일반적으로는 장뇌의 환원에 의해 얻어진다. 용도는 각종 화장품, 의약, 청량제 등에 쓰이며, 특히 힌두교도는 이것을 향료로 쓰고 있다. 라세미체(體)도 여러 가지 정유 속에서 발견되며, 입체이성질체인 이소보르네올도 있다. = 용뇌, 보루네오 장뇌.

보름골 ~骨 Wormian bone(Olaus worm, 덴마크 해부학자, 1588~1654) 보통 두개골 사이 관절의 톱날 같은 경계부분에 있는 몇 개의 완만하고 조각난 뼈.

보복 報復 reprisal 고통을 받은 사람을 위한 회답으로 상해를 입히는 것. 복수의 행동으로 나타나기도 한다.

보복적 報復的 vindictive 다른 사람에게 복수하거나 해를 입히려는 경향.

보상권선 報償捲線 compensating-field winding 다른 권선에 의한 기자력의 일부 또는 전부를 소멸하기 위하여 역기자력을 발생하도록 설치된 코일.

보상범위 報償範圍 coverage 보험계약상 보험계약자가 가입한 보험이 담보하는 보상의 한도 및 범위.

보상식감지기 補償式感知器 combined detector 차동식 감지기의 결점인 온도의 완만한 상승에 의한 작동불능을 해소하기 위하여 정온식과 차동식을 하나로 조합한 감지기. 따라서 이 형식은 완만한 온도상승이나 급격한 온도상승의 경우에도 작동하므로 외기온도의 영향을 거의 받지 않는다. → 정온식감지기, 차동식감지기.

보상식열감지기 補償式熱感知器 combined type heat detector 일정한 온도 조건과 온도상승율 조건이 동시에 성취되어야 작동되는 감지기. → 감지기.

보선공장갑 保線工掌匣 lineman's gloves 외부가 가죽으로 된 절연 고무장갑. 전기줄 등에서의 작업 시 사용된다.

보스톤발진 ~發疹 Boston exanthem 얼굴, 가슴, 등에 산재한 붉은색의 반점상 구진이 특징이고, 때로는 편도선과 연구개에 작은 궤양을 동반하는 유행성 질환. 림프선 부종은 거의 없으며 발진은 저절로 2, 3주 이내에 치유되어 특별한 치료는 필요 없다.

= 보스턴피진.

보스톤식용마루지붕 ~式龍~ boston hip roof 지붕의 추녀마루를 따라 이중 널빤지 또는 이중 슬레이트가 세로로 놓여져 있는 지붕.

보습뼈 = 서골.

보안경 保眼鏡 safety goggles 석유 또는 가스 굴착작업을 하는 시추구조물 상의 비산되는 유해 물질로부터 작업자가 눈을 보호하기 위해 착용하는 보호안경.

보안서비스 保安~ security service 화재나 범죄 등의 비상 사태에 신속히 대처하기 위하여 신호·경보 등으로 통보하는 방재·방범 서비스. 종합 유선방송(CATV) 시스템에서는 센터와 단말이 케이블로 연결되어 있기 때문에, 미래의 도시형 CATV는 이와 같은 양방향성을 이용한 보안 서비스가 유망시되고 있다. 최근 고층 빌딩이나 고층 아파트에서는 관내 감시 시스템을 설치하고, 방재·방범 서비스를 실시하고 있는 예가 늘어나고 있다. 이와 같은 관내케이블 시스템을 CCTV, 폐쇄 회로 TV라고 한다.

보어효과 ~效果 Bohr effect 혈액 pH가 산소헤모글로빈 또는 옥시헤모글로빈(oxyhemoglobin)의 해리에 미치는 효과. 해리는 pH 감소에 의해 촉진된다.

보온재 保溫材 lagging 일정온도를 보존하기 위한 제재. 열전도율이 작고 내열성이 있으며 섬유질인 것으로는 유리솜, 암면, 석면 등이 있다. 코르크나 펠트, 플라스틱 발포체 등도 사용되고 있다.

보유 保有 hold 정보를 다른 장치에 전송한 후에도 그 정보를 원래의 저장 장치에 계속 보관하게 하는 기능.

보유공지 保有空地 clearance 위험시설과 주변시설 상호간의 간섭 또는 위해(危害)를 방지하기 위해서 위험시설 주변에 일정 넓이로 확보하는 공지.

보육시설 保育施設 day care facilities 어린아이들을 도맡아 돌보는 시설.

보일라인 boil line 역으로 거슬러 올라가는 물과 하류로 흘러내리는 물의 경계. 마치 물이 끓어 오른 것처럼 보인다.

보일러폭발 ~爆發 boiler explosion 용기 내에 수

용되어 있던 에너지가 급격하게 방출되는 현상. 스팀압력이나 물을 고온으로 가열했을 경우, 정수압은 용기의 억제력을 초과하게 된다. 이러한 용기에는 보일러, 탱크, 파이프, 용기 주위를 감싸고 있는 재킷, 기계의 가압 부위, 기타 압력을 억제하고 있는 모든 기계장치들이 포함된다. 폭발의 원인은 용기가 거센 압력을 견디지 못하게 되거나 용기의 노화, 기계적 결함 등이다.

보일법칙 ~法則 Boyle's law 온도가 일정할 때 기체의 부피는 절대압력에 반비례하고 밀도는 압력에 비례한다는 법칙. 특히 잠수의 경우 응급상승이나 난파된 잠수정에서의 긴급 피난 시에 자신의 폐 속에 있는 호흡기체들을 계속해서 밖으로 배출하면서 상승해야 하는데, 질식을 우려하여 숨을 내쉬지 않고 참게 되면 상승에 따른 압력의 변화로 체내의 공기가 팽창하여 생명에 큰 위험을 가할 수 있게 되는데, 이때 보일의 법칙이 적용된다.

보일오버 boil over 원추형 탱크의 지붕판이 폭발에 의해 날아가고 화재가 확대될 때 저장된 연소중인 기름에서 발생할 수 있는 현상. 기름의 표면부에서 장시간 조용히 타고 있는 동안 갑자기 탱크로부터 연소중인 기름이 폭발적으로 분출되어 화재가 일시에 격화된다. 저장된 기름의 표면부가 그 경식성분의 연소에 의해 중질화 되어서 아랫부분이 연소되지 않은 기름보다 비중이 커지면 표면 아래로 가라앉아서 고온층을 형성하고 그 층의 연소에 의하여 화재 액면의 저하보다 빠르게 아래쪽으로 진행될 때 발생한다. 즉 열유층이라 부르는 고온의 기름층이 아래로 가라앉아서 탱크의 바닥 부분에 고인물의 계층 또는 물의 에멀전에 이르면 뜨거운 열유층에 의해 액체의 압력이 상승하는 비점 이상으로 가열되고 이 불안정한 상태가 된 물의 층이 어느 순간에 폭발적으로 끓어 올라와 상부의 뜨거운 기름과 함께 밖으로 분출하게 된다. 이러한 현상은 위험물 탱크에서 일종의 증기폭발이라 할 수 있다.

보일유 ~油 boiled oil 건조성을 높인 건성유의 일종. 공기 속에 방치하면 12시간 이내에 건조되어 박막을 형성하며, 주로 페인트의 재료로 사용된다.

보전제 保全劑 preservative 식품의 변질과 부패를 방지하고 신선도를 유지하며 영양가 손실을 방지하기 위해 사용하는 물질로 허가된 보존료는 디히드로초산(치즈, 버터, 마가린), 소르빈산(식육제품, 치즈, 된장), 안식향산(청량음료, 간장), 프로피온산 나트륨(빵, 생과자, 치즈) 등이 있다.

보정 補正 calibration ① ECG 모니터 혹은 프린터의 준비과정에서 동등함을 목적으로 기준 전압에 맞추는 것. 파형의 폭은 기준파형의 높이에 의해 조정된다. ② 기준부서의 라디오 요원에게 신호를 보내는 것. ③ 가스 혹은 방사선 탐지기와 같은 기구의 전기적 혹은 기계적 변수를 올바른 기능을 하도록 조정하는 것. = 눈금매기기.

보조 補助 aid 넓은 의미에서는 보청기와 같이 어떤 기능을 개선하거나 증강시키는 장치.

보조감시실 補助監視室 subsidiary station 평상시 사람이 상주하지 않으며 중앙감시실로부터 원거리에 있고, 통신채널에 의해 중앙감시실과 연결되는 중계역할을 하는 감시실. 방호건물로부터의 발신채널 또는 수신장치와 감시실과의 채널을 상호 연결시키는 작업이 행해지는 곳이다.

보조근 補助筋 accessory muscle 주요 근육의 기능을 돕는 부속 근육.

보조기 補助器 brace 나무 혹은 금속으로 만들어져 구조에 부가적인 지지를 제공하는 물질. 걷거나 일어서는 것을 도와주는 다리 교정 장치와 같이 신체의 움직이는 부위를 지지하는 장치.

보조기관 補助機關 assisting agency 진압, 구조, 지지 혹은 서비스 자원을 다른 기관에 직접적으로 보조하는 기관.

보조냉각밸브 補助冷却~ auxiliary cooling valve 주냉각설비와 연결하여 사용하거나 또는 별도로 사용할 수 있는 수동 밸브. 펌프운전시 엔진 냉각수의 온도를 조절하기 위해 사용한다.

보조단위 補助單位 subsidiary unit 기본 단위를 나누거나 배가(倍加)시킨 단위. 예) 마이크로미터[μm(10^{-6}m)], 밀리미터[mm(10^{-3}m)], 센티미터[cm(10^{-2}m)], 킬로미터[km(10^{3}m)], 제곱킬로미터

(km^2) 등. → 단위, 기본단위.

보조무선전신설비 補助無線電信設備 reserve radiotelegraph installation 의무 선박국에서 주 무선전신 설비의 보조로서, 의무적으로 비치해야 하는 무선 설비. 주 설비와 마찬가지로 설비에 대하여 일정한 강제성이 부과된다. 일반적으로 주 설비를 사용할 수 없을 경우에 사용된다.

보조발신기 補助發信機 auxiliary box 한 개 이상의 원격 장치로 작동될 수 있는 발신기.

보조설비 補助設備 supplementary facility 본체설비가 고장날 경우 본체설비를 대체하여 사용할 수 있도록 본체와 동등한 설비 및 성능을 갖춘 비상용 설비.

보조소방대원 補助消防隊員 auxiliary fire fighter ① 특별한 긴급사태시에만 활동하도록 훈련 및 등록된 민간 소방대원. ② 비정상적인 상황하에서 일선 소방대를 지원하도록 지정된 보조인력.

보조순환 補助循環 assisted circulation 심한 순환부전의 경우 기계적 펌프를 이용하여 혈류를 도와줌으로써 환자의 심근수축력의 회복을 돕는 치료 방법.

보조엔진펌프 補助~ auxiliary engine driven pump 차량엔진 이외의 엔진으로부터 동력을 공급받는 펌프.

보조자 補助者 go-fer 소방애호가, 자원봉사대 또는 소방대원을 도와주는 사람.

보조장비 補助裝備 auxiliary equipment 위험을 방호하기 위해 전기설비, 연료 공급설비, 환기시설을 차단하거나 경보장치를 가동시키는 것과 같은 기능을 수행하는 장비. 분말소화설비, 웨트케미컬설비와 관련된 장비를 말한다.

보조저장 補助貯藏 miscellaneous storage 저장높이가 3.7m(12ft) 이하로 주용도에 부수적인 저장형태. 보조저장은 건물 연면적의 10% 또는 스프링클러설비의 방호면적 $372m^2(4,000ft^2)$ 중 큰 면적을 초과할 수 없고, 하나의 적재파일 또는 저장면적이 $93m^2(1,000ft^2)$을 초과할 수 없으며, 각 적재파일 또는 저장지역은 7.6m(25ft) 이상 다른 저장지역과 이격되어야 한다.

보조적조절형환기 補助的調節型換氣 assist-control ventilation 환자의 근육 수축을 통해 폐에 음압이 생기게 함으로써 각 호흡이 시작되게 하는 기계적 환기 방식.

보조제[1] 補助劑 adjuvant 항원에 대한 항체 반응을 조정 또는 향상시키기 위해 항원에 첨가하는 물질.

보조제[2] 補助劑 supplemental agent 살균제, 살충제, 살서제, 제초제 등과 같은 주제의 전착력을 좋게 하거나 양을 늘려서 농도를 낮추거나 효력의 증진 등을 목적으로 쓰이는 약제.

보조차선 補助車線 auxiliary lane 도로의 본선에 인접하여 주차 변속 회전 대기 엇갈림 트럭의 오르막 주행 등 직진교통류 보조통행을 위해 설치되는 차선.

보조펌프 補助~ jockey pump 옥내소화전 및 스프링클러설비 등의 배관에 항상 일정한 압력을 제공하는 소형 고압펌프. = 충압펌프, 자키펌프.

보조환기 補助換氣 assisted ventilation 호흡이 유지되도록 돕기 위해 다른 보조기구를 사용하는 것. 양압공기나 산소를 공급한다.

보조T세포 補助~細胞 helper T cells 항원에 의해 B림프구가 항체 생산을 하도록 자극하는 T세포의 아군.

보철 補綴 prosthesis 팔, 다리, 치아, 눈 등 결손 된 신체의 부분에 기능을 보충하거나 미용적인 의미로 사용하는 인공적 대용물.

보청기 補聽器 hearing aid 청력이 손상된 사람들이 사용하는 소리를 증폭시키는 전자장치. 확성기, 전지, 증폭기, 수신기로 구성되어 있다. 확성기는 청력 손상자를 향해 오는 음파를 받아 그 음파를 증폭된 전기 자극으로 변화시키고 수신기는 전기 자극을 다시 소리 진동으로 전환시킨다.

보체계 補體系 complement system 혈청 중에 함유된 불안정한 단백물질. 대부분 항원항체 결합체중 항체 특히 IgG, IgM의 Fc부분에 보체가 결합함으로써 항체의 작용이 활성화된다. 대식세포, 상피세포, 림프구, 간, 장 등에서 만들어진다. 보체에는 제1성분(C1)으로부터 제9성분(C9)까지 있고 C1은 Clq, Clr, Cls로 이루어진다. 보체의 연쇄반응에 있어 최종적인 활성은 세포의 용해이지만 연쇄반응의 각 단계에서 보체단백이 분해하여 생기는 새로운 성분은 각종 생리활성을 나타낸다. 보체의 활성화 경로는 C1에서 시작하는 고전적 활성화 경로와 C1, C4, C2를 통하지 않고 C3에서 시작하는 변환경로가 있다.

보초 堡礁 barrier reef 섬 또는 대륙의 해안으로부터 떨어져서 이들과 평행하게 발달한 산호초. 보초와 해안과의 사이에는 폭이 넓고 그다지 깊지 않는 수로(waterway)가 있으며, 해안은 초를 횡단하는 많은 수로에 의해 해양과 연결되어 있다.

보통위험 普通危險 common hazards 일정 공간에 상존하는 열, 빛, 동력 등.

보툴리누스균 ～菌 Botulinus 길이는 4~6μ, 폭은 0.9~1.2μ이고 아포를 형성하며 주모성 편모가 있어 활발한 운동성이 있는 Gram양성의 간균. *Botulinus*균이 생산하는 *Botulinus*독소의 면역화학적 성질에 의해 A~G의 7형으로 분류되며 사람의 식중독과 관련이 있는 균은 A, B, E 및 F형이다. 이 독소는 외독소(exotoxin)라고 생각되어 왔으나 실제로는 세포막 단백질이며 용균될 때에 방출된다는 사실이 밝혀져서 외독소라고 할 수 없게 되었다. 이 독소는 독성이 약한 protoxin으로 존재하다가 세균세포 내에 있는 효소로 분해되어야 강한 독성을 나타내게 되지만 일부 균주는 트립신 등으로 분해된 다음에 독성이 강한 독소가 된다. 균은 토양, 하천, 호소, 동물의 분변 등에 널리 분포해 있으며 E형은 어류, 갑각류의 장관내에 널리 분포되어 있으며 인체에서는 위보다도 소장점막에서 흡수된다. *Botulinus*독소는 위장벽에서 흡수되어 신경계에 작용하는데 그 작용부위는 콜린(choline)작동성의 말초부교감신경종말과 운동신경의 신경근 접합부이며 아세틸콜린(acetylcholine)의 유리를 저지함으로써 자극전달을 차단하여 신경마비증상을 일으키며 호흡마비에 의하여 질식사하는 경우도 있다. 중증일 때는 호흡마비, 무뇨 등으로 사망하게 된다. 대개 발병 4~8일 이내에 사망하는데 10일 이상 생존하면 회복되는 것이 보통이다. 발열이 없고 사망직전까지 의식이 명료한 것이 특징이다. 세균성 식중독 중에서 치사율이 가장 높다. 이 균에 의해 중독되어 호흡부전이 나타나면 구(口)마비가 심해지기 전에 기도삽관이나 호흡기 환기로 치료하고 연하 장애가 지속되면 비경구적 수액이나 영양공급을 한다. 유아의 경우는 식중독과 같이 치료하지만 항독소는 사용하지 않아도 예후가 나쁘지 않다. 항생제로 penicillin G가 사용되지만 *C. botulinum*이 자라고 있는 부위까지 잘 도달하지 못하므로 큰 효과를 기대하기 힘들다.

보툴리누스균식중독 ～菌食中毒 botulism food poisoning 토양 및 자연계에 널리 분포되어 있고 통조림, 소시지 등 식품의 혐기성 상태에서 발육하여 신경독소(neurotoxin)를 분비하는 *Clostridium botulinum*에 의한 식중독. 잠복기는 일반적으로 12~36시간이지만 2~4시간만에 신경증상이 나타나는 경우도 있다. 신경계 증상이 주 증상으로 복시, 동공산대, 실성, 연하곤란, 호흡곤란 등이 나타나고 신경계 증상 전에 오심, 구토, 복통, 설사 등의 소화계 증상이 나타나기도 한다. 통조림, 소시지 등과 야채, 과일, 식육, 유제품 등이 혐기성 상태에 놓이게 되는 경우 문제가 된다.

보툴리누스항독소 ～抗毒素 botulinal antitoxin *Clostridium botulinum*의 두 가지 형의 독소에 의하여 면역된 말의 혈청과 혈장에서 얻은 항독소의 무균용액. 수동적 면역제로 사용된다.

보툴리즘 botulism 막대모양의 간균에 의해 생긴 내독소. 치명적인 식중독을 일으키며 대부분의 보툴리즘은 부적절한 캔 음식 등을 먹었을 때 생긴다. 드물게 독소는 기관에 의해 감염된 상처를 통해 인체내로 들어간다. 복통을 일으키지 않는다는 점에서 다른 위장관 질환과는 다르며 오심과 구토는 반 수 이하에서 일어나며 감염된 음식을 먹은 후 증상은 18시간에서 1주일까지 일어나지 않을 수도 있다. 근육은 쇠약해지고 환자는 삼키는데 어려움을 느낄 수 있다. 2/3 가량이 늦은 진단과 호흡곤란으로 인해 치명적인 경우로 발전한다. ＝ 보툴리눔독소중.

보트 boat 노를 젓거나 모터에 의해 추진하는 서양식의 작은 배.

보편적예방책 普遍的豫防策 universal precaution 감염 질환으로부터 보건의료요원들을 보호하기 위해 질병 통제센터에 의해 공표된 절차와 예방책의 모음.

보행 步行 gait 리듬과 속도를 포함한 보행의 양식이나 태도.

보행거리 步行距離 travel distance(소방) 한 지점에서 위험조건을 충족시키는 가장 가까운 소화기까지의 실제 거리.

보행기 步行器 walker 환자의 보행을 돕는 금속관으로 만든 가벼운 휴대용 장비. 네 개의 벌어진 발판을 가지고 있다.

보행불능자 步行不能者 nonambulatory 다른 사람의 도움을 받지 아니하고는 건물을 벗어날 수 없는 상태에 처한 사람.

보행속도 步行速度 pedestrian speed 보행자들이 걷는 평균속도. 특수목적 보행이 아닌 일상적인 보행의 경우 평지에서 분당 73~76m 정도로 보고 있다.

보행실조 步行失調 abasia 보행이 불가능해지는 것. 일반적으로 히스테리 증상으로 보게 되는 정신적 원인에서 오는 경우만 사용. 기질적, 신경학적 소견이 부족하고 부자연스럽고 과장적인 것이 특징.

보행자교통체계 步行者交通體系 pedestrian system 보행자의 이동에 따른 안전과 원활한 통행환경 정비를 위하여 보행특성과 주변환경 그리고 그밖의 교통수단과의 효율적 연계를 목적으로 한 종합적인 체계.

보행자도로 步行者道路 pedestrian street 보행자가 안심하고 통행할 수 있도록 제도적 정비와 각종 시설물을 설치한 도로. 도로의 운영내용에 따라 전용도로 및 우선도로 그리고 그 밖의 교통수단 등과의 관계를 규정.

보행전위 步行電位 step potential 신체를 통해 발에서 발로 전류가 흐를 수 있는 대지전위차.

보험기간 保險期間 rating period 화재보험의 유효기간. 영국과 미국 등의 경우, 책임 개시일의 자정부터 책임 만료일의 자정까지를 말한다.

보험설계의4요소 保險設計~四要素 COPE 건물 등의 화재위험을 기호로 표시할 때 사용하는 4가지 요소. 즉, 구조(construction), 용도(occupancy), 소화설비(protection), 연소확대위험(exposure) 등은 보험을 설계할 때 반드시 고려해야 할 요소들이다.

보호가스 保護~ protected gas 가압 상태를 유지하거나 인화성 가스 또는 증기를 희석하기 위해 사용되는 가스.

보호각 保護角 protective angle 돌침의 선단, 기타 뇌격의 단자가 될 도체의 선단에서 그의 상단을 통하는 연직선에 대한 보호범위의 각도.

보호계전 保護繼電 protective relaying 시스템이나 부품에 손상을 가져올 수 있는, 사전에 설정된 비정상적 회로상태나 주변조건에 다다를 경우 보호회로나 구역의 전력을 차단하도록 조정되어 있는 계전기 및 회로차단기 조합. 일정 조건이 발생할 경우, 보호계전기는 회로차단기를 작동시켜 회로를 개방한다. 주요 유형으로는 과전류, 차동, 방향성, 거리계전기 등이 있다.

보호관 保護管 sleeve ① 흡입 또는 공급호스. ② 전선이 벽이나 바닥을 관통해야 할 때 설치하는 전선 보호용 관.

보호관리 保護管理 custodial care 대개 만성 환자나 회복기 환자를 위한 장기간의 비의료적인 관리나 서비스.

보호구역 保護區域 guard zone 하나의 FM 이동국에서의 간섭 수준이 사전에 설정한 임계치보다 작게 되는 기지국과 이동국 간의 최소 거리.

보호물 保護物 shield 어떤 장치 또는 용구를 사용하여 방사에 대해 보호를 취하는 것처럼 다른 충격에 대비하여 보호하는 것.

보호범위 保護範圍 zone of protection 피뢰침의 설치에 따라서 뇌격의 직격 위험으로부터 보호되는 피뢰침 주변의 대지 및 공간.

보호병 保護瓶 carboy 산성물질과 같은 위험물을 보호하기 위해 보관상자 등에 넣는 유리병.

보호복 保護服 wading suit 독성의 가스나 기타 피부에 유독하거나 호흡기에 치명적인 유독물 등으로부터 보호하기 위한 옷. 공기 호흡기까지 착용할 수 있도록 한 상하의가 연결된 보호복. 한 벌의 작업복 같은 전신형 옷뿐만 아니라 앞치마, 소매 보호장치, 신발 덮개 같은 부분형 옷까지 포함하고, 장갑이나 안면 보호 장치 같은 액세서리 품목은 제외한 착용자 피부의 어떤 부분을 덮는 옷의 한 품목.

보호상피 保護上皮 protective epithelium 신체의 외피나 내강을 보호하는 상피. → 상피조직(上皮組織).

보호안경 保護眼鏡 goggles 분진, 비행물체, 강한 빛 등으로부터 눈의 손상을 방지해 주는 보호안경.

보호용장갑 保護用掌匣 protective glove 혈액이나 다른 체액과 접촉할 가능성이 있을 때 착용하는 장갑.

보호장구 保護裝具 turnout gear 신발, 장갑, 헬멧, 마스크, 보호용 외투와 바지 등이 포함된 소방과 구조 보호의복. 이 장비는 사건에 종사하는 모든 대상자들에게 사용되어야 한다. = bunket gear.

보호전동기 保護電動機 guarded motor 스크린, 방지판(baffle), 그릴, 그물 모양의 얇은 금속판(expanded metal), 기타 위험부분의 접촉을 방지할 수 있는 수단 등으로 통전부 및 회전부에 직접적으로 접근할 수 있는 모든 개구부의 크기를 제한하는 개방형 전동기. 통전부 또는 회전부에 접근할 수 있는 개구부는 직경 19mm(0.75in.)의 원통형 막대가 관통할 수 없는 것이어야 한다.

보호접지 保護接地 guard grounding 전기기기의 금속 케이스를 낮은 저항으로 접지하는 것. 누전을 일으킨 경우 금속케이스에 생기는 대지전압을 낮게 억제해 감전사고를 방지 또는 절감할 수 있다. 전기 설비 기술기준 제 28조에는 300V 이하의 전기기기는 그 금속 케이스에 100Ω 이하의 제3종 접지 공사를 하도록 정해져있다. 이 경우 접지선의 피복색이 녹색인 것을 사용하고, 만일 피복색에 녹색이 없는 경우는 접지선으로 사용하는 전선의 양단에 녹색의 테이프를 감고, 다른 전선과 잘못 사용하지 않도록 한다.

보호피복 保護被服 protective clothing 소방대원이 열, 연기, 유해가스 등으로부터 몸을 보호하기 위하여 착용하는 방수복, 방수모, 방수화, 장갑 등에 대한 총칭.

보호협조 保護協助 protection coordination 보호장치와 보호대상기기 또는 보호대상선로 사이에 지정된 협조관계. 보호장치는 감도가 좋은 것으로는 안되고 일시적인 이상전압 등에 대해서 즉시 개방하지 않고 적당한 지연특성을 설정하는 것이 필요하다. 또한, 고장의 성질, 고장지점의 원근, 고장범위에 따른 선택보호의 기능도 요구된다.

복각 伏角 magnetic dip 지구 자기장의 수직 성분이 그 지면의 수평면과 이루는 각. 보통 위도가 높아짐에 따라 커지고 북반구와 남반구에서는 그 반대가 된다.

복강 腹腔 abdominal cavity 식도, 위, 소장, 간, 담낭, 췌장, 비장, 신장 그리고 요관 등 소변을 신장으로부터 방광으로 전달하는 관들을 포함하는 복부. = 배안.

복강경 腹腔鏡 laparoscope 조명튜브가 달린 내시경의 일종. 확대경이 달려있는 광원튜브를 복벽의 작은 절개를 통하여 삽입한다. = 배안보개.

복강경검사 腹腔鏡檢査 laparoscopy 복강을 직접 눈으로 관찰하는 내시경 검사. 복강경 삽입을 위해 작은 복부 절개가 필요하다. 복강경을 통해 난소, 난관을 관찰하고 부인과 피임술을 시행한다. = 배안보개검사.

복강내주사 腹腔內注射 intraperitoneal injection 약물을 복강 내로 주입하는 것. 간 문맥을 통해 전신으로 흡수되며 염색체 분리를 위해 박쥐의 복강에 콜히친을 투여하는 등의 동물 실험에서 많이 이용하며 인체에서는 거의 행하지 않는 방법이다.

복관절 複關節 compound joint 주관절에서 상완골의 하단과 요골 및 척골의 상단이 관절 되는 것처럼 세 개 이상의 뼈가 하나의 관절을 형성하는 것. = 복합관절.

복구형감지기 復舊形感知器 restorable detector 감지센서가 화재를 감지할 때 파괴되지 않고 화염이 제거되면 원래의 기능을 복구하며, 또 센서를 교정하여 사용할 수도 있는 화재감지기.

복국동시전송방식 複局同時傳送方式 simulcast transmission(통신) 현대의 무선 호출 시스템에 대부분 사용되고 있는 방식. 복수의 송신기가 동일한 시간에 무선 호출 정보를 전송하는 방식. 이 방식에서는 전송 선로에 의한 시간 지연을 특정값 이내로 유지해야 하며 각 송신기의 주파수 허용 오차가 정밀한 수준에서 유지되어야 하므로 다음과 같은 사항에 대한 검토가 선행되어야 한다. 1) data simulcast : 모든 송신기는 규정된 허용 오차 내에서 데이터 비트들이 서로 동기를 이루도록 전송해야 한다. 2) carrier simulcast : 여러 개의 신호가 중첩되는 (수신 감도 지역 및 페이딩 간섭 지역) 지역에서 복수의 무선 호출 송신기로부터 방사되는 유사한 반송파 레벨(3dB 이내)의 반송파 위상차로 인한 반송파 진폭의 상쇄 효과를 최소화하고 상승 효과를 최대화 한다. 그러나 현실적으로 구현하기는 기술적으로 어렵기 때문에 대응책으로 주파수 오프셋 또는 BNG (black noise generation) 등의 신기술이 필요하다.

복귀 復歸 return 본래의 상태나 위치로 되돌아오는 것.

복도 複道 corridor 각각의 방으로 출입할 수 있는 건물내 통로.

복막 腹膜 peritoneum 복강과 골반강의 내면과 내강에 돌출하고 있는 인체에서 가장 큰 장막. 벽측 복막 (parietal peritoneum)은 복강의 내벽을 덮고 전체적으로 큰 복막강을 만들며 그 일부분이 횡격막 하부분과 후 복벽에서 반전하여 복막강내 장기의 표면을 싸고 있다. 장측 복막(visceral peritoneum)은 복부 내장 중에서 위, 공장, 회장, 맹장, 충수, 횡행결장, S상결장, 비장, 난소, 난관 등을 싸고 있다. = 배막.

복막염 腹膜炎 peritonitis 복막의 염증. 상처나 장기의 천공으로 인한 세균이나 물질에 의해서 초래된다. 충수돌기의 천공으로 인한 복막염이 가장 흔하다. 두 표면 사이의 반흔조직에 의한 염증은 유착성 복막염(adhesive peritonitis)이라고 한다. 증상은 복수, 복통, 구역, 구토, 발열 등이다. → 충수돌기염 (appendicitis), 충수돌기절제술(appendectomy). = 배막염.

복막외 腹膜外 extraperitoneal 복강 밖에서 일어나거나 위치함. 복막강은 복막이나 골반 벽 그리고 장기를 덮는 것에 의해 형성된다.

복막천자 腹膜穿刺 peritoneocentesis 복강내 복수를 제거하기 위해 23G 정도의 바늘로 중앙선상에서 배꼽 5cm 정도의 아래를 삽입하는 것.

복막통증증후군 腹膜痛症症候群 peritoneal pain syndrome 복막 벽의 염증과 자극에 의해 유발되며 충수염이나 게실염 등에 의해 유발된 지속적이고 심한 전반적인 복부 불편감. 반동 압통을 가지고 있고 복막자극을 피하기 위해 움직이기를 싫어하고 기침시 통증을 유발시켜 진단할 수 있다.

복막투석 腹膜透析 peritoneal dialysis : PD 환자 자신의 복막을 반투막으로 이용하여 투석하는 것으로 급성이나 만성 신부전에서 사용될 수 있는 치료이다. 복부에 도관을 삽입하는 수술을 시행하고 2ℓ 투석액을 주입시킨 후 일정시간이 지나면 배액 시키고 새로운 투석액을 주입시키는 방법으로 일반적으로 6시간마다 투석액을 교환하고 1일 4회 교환하는 지속적보행성 복막투석이 가장 흔히 이용된다.

복명 腹鳴 borborygmus 과다 장운동으로 유발되는 복부에서 나는 소리. 우르르 거리거나 꾸르륵거리는 소리가 난다. 장운동 증가가 위장염과 설사 시 나타나 복명을 초래한다. 구토와 복통의 동반은 소장의 폐색을 의미한다.

복벽긴장 腹壁緊張 guarding 심한 복부 통증에 대한 반응으로 복부 근육의 수의적 또는 불수의적 수축. 내장질환에서 오는 통증이나 수술 후의 불편함에서 생기는 통증에 대한 반응으로 발생한다. 저환기나 호흡기 합병증으로부터 발생할 수도 있다.

복부 腹部 abdominal region 흉골의 하단을 통과하는 수평선(횡격막)과 서혜부 인대나 치골간의 체부. 좌우 늑골궁의 최저점을 연결하는 선과 좌우상전 장골근을 연결하는 선에 의해 상·중·하복부의 세부분으로 구분된다. 상·중·하복부는 다시 복직근의 외측면에 따르는 좌우 두줄의 세로선에 의해 각각 세부분으로 나누어지므로 복부는 전체적으로 9개 부분으로 나뉘어 진다. 즉, 상복부는 상위부와 좌우 늑하부, 중복부는 제부와 좌우측복부, 하복부는 치골부와 좌우 서혜부로 나뉘어진다. = 배부위.

복부4분 腹部四分 abdominal quadrant 통증이나 부상의 위치를 정확하게 나타내기 위하여 복부를 4등분한 것. 즉 우상복부(RUQ), 좌상복부(LUQ), 우하복부(RLQ), 좌하복부(LLQ)가 있다.

복부관통상 腹部貫通傷 penetrating abdominal injury 이물질에 의해 복벽이 손상되어 복강과 외부가 통하는 손상.

복부대동맥류 腹部大動脈瘤 abdominal aneurysm 복부의 대동맥에 발생한 동맥류. 복부의 대동맥이 풍선처럼 부풀어서 생기는 것으로 크기가 커지면 터질 수 있으므로 매우 위험한 질환이다. 대동맥류 중에서 가장 빈도가 높으며 장년기 이후의 남성에게 많이 생기는데, 대부분 동맥경화증이 원인이다. 발생하기 쉬운 부위는 복부대동맥에서 대동맥의 말단부까지이고, 다시 양쪽 총장골 동맥으로 퍼져서 형성되는 경우도 자주 있다. 가로 지름이 6㎝ 이상 커지면 터질 위험이 크며, 터질 경우에는 대출혈을 일으켜서 쇼크 상태에 빠지고 심장이 멈추어 사망한다. 증상은 가만히 누워서 손으로 배꼽 중심으로 배를 눌러 보면 통통 뛰는 감각을 느낄 수 있다. 특별한 통증은 없지만 복부대동맥류가 요추에 닿아서 요추를 압박하고 뼈를 침식하기 때문에 요통이 일어나는 경우도 있다. 터지면 혈액이 새기 시작하고, 완전히 터지면 복부와 허리에 심한 통증이 생긴다. 대출혈이 있는 경우에는 혈액이 괴어서 복부가 점차 팽창하고 혈압도 내려가서 쇼크 상태가 되며 그대로 놓아두면 사망한다. 치료는 수술을 통하여 인조혈관으로 대동맥류 부위를 대치하거나 사타구니에서 대동맥으로 통하는 동맥혈관을 찾아낸 뒤 가는 도관을 대동맥류에 삽입하여 치료한다. 이 경우에는 아주 작은 상처만 남기고 효과적으로 치료할 수 있다.

복부돌출 腹部突出 abdominal evisceration 복강 내 장기가 외부로 돌출된 상태.

복부둔상 腹部鈍傷 blunt abdominal injury 둔탁한 물체에 의해 가해지는 충격으로 나타나는 복부의 손상.

복부부목화 腹部副木化 abdominal splinting 심한 복부 통증에서 나타나는 수의적·불수의적인 복근 수축. 내장 질환에서 오는 통증이나 수술 후의 불편함에서 생기는 통증에 대한 반응으로 나타난다. = guarding.

복부파국 腹部破局 abdominal catastrophe 복부에 급성으로 나타나는 질환이나 손상 중 가장 심각한 상태.

복부팽만 腹部膨滿 abdominal distention 장관내 대량의 가스정체, 복강 내의 액체정체(복수) 등과 그 외 급성 위확장, 임신자궁, 복강내의 큰 종양 등에 의해 복부가 팽만된 상태.

복사 輻射 radiation 열에너지가 전자파의 한 형태로 이동되는 에너지 전달의 한 유형. 액체나 고체의 열전달 매체가 없는 절대진공상태의 공간을 가로질러 이동할 수 있는 원리이다. 복사에 의해 전달되는 에너지는 열에너지에만 국한되지 않지만 열에너지를 가진 물질로부터는 강약의 차이는 있으나 반드시 전자파의 한 형태로 열에너지가 전달된다. 복사에너지의 전파속도는 빛의 속도와 같고 물체에 닿으면 흡수, 반사 또는 투과된다.

복사감응 輻射感應 radiated susceptibility : RS 주변으로부터의 복사에 의해 전파되는 필요하지 않은 전자기적 에너지(전자파)의 전달에 의해 단말 또는 시스템 등 어떤 전기 통신 설비가 오동작 등 장해를 받는 현상. 전도 감응(CS)과 함께 대표적인 전자파 수동 간섭의 하나이다.

복사기손 輻射器損 radiator loss 복사기의 옴(ohm) 손, 고주파의 표피 효과 손, 접지 저항 손, 코로나 손 등을 종합한 것. 복사기 입력에서 이 복사기 손을 뺀 것이 복사 전력이 되므로 복사 효율을 높이기 위해서는 복사기 손을 되도록 적게 해야 한다.

복사난방 輻射煖房 panel heating 증기난방이나 온수난방장치를 설치한 방의 벽, 바닥, 천장 등의 표면온도는 실내기온보다 낮으므로 재실자(在室者)의 피부나 의복의 표면에서 복사에 의해 열이 방산되도록 하는 난방. 실내의 주벽의 표면 온도를 높이면 재실자의 복사발열량이 줄어들기 때문에 실온을 다소 내려도 좋은 온감(溫感)을 얻을 수 있다. 보통 25.4 mm 직경의 배관을 바닥이나 벽체, 천장 등에

ㅂ

깔아 넣고 온수(50~60℃)를 통하여 여기서 복사하는 열을 이용한다. 가열하는 부분에 따라 바닥 난방, 천정 난방, 벽 난방 등이 있다.

복사난방기 輻射煖房器 radiant heater 복사에 의한 열 방산을 주로 이용한 난방장치.

복사능 輻射能 quantity of radiant 복사체의 표면으로부터 단위 시간에 모든 방향으로 발산되는 복사에너지. 그 양은 W/m^2, $Kcal/m^2 \cdot h$ 로 나타낸다. 단일 파장에 대한 복사능을 단일 복사능, 전파장에 대한 것을 전복사능이라고 하여 구별하지만, 복사에 의한 전열을 고려할 경우에는 후자를 취하여 보통 이를 단순히 복사능이라고 하며 기호는 E를 취한다.

복사대류온도 輻射對流溫度 radiation convection temperature 글로브(globe) 온도계의 시도(示度). 이 시도는 실온, 복사열, 대류열의 종합 효과로 체감을 나타내는 척도이다. 베드포드(Bed Ford)에 의하면 복사대류온도 t_g는 다음식으로 얻어진다. $t_g = (t_w + 0.237\sqrt{v*t})/(1+0.237\sqrt{v})$ 단 t_w는 평균 복사온도 (℃)로서 보통 MRT로 간단히 기록한다. t 는 실내온도(℃), v 는 카타 온도계에 의한 기류속 (cm/sec). 따라서, 위의 식으로부터 t_w도 계산으로 쉽게 구할 수 있다.

복사밀도 輻射密度 energy density of radiation 단위 체적당의 복사 에너지. erg/cm^3, $kcal/m^3$ 등의 단위를 갖는다.

복사뼈 malleolus 족관절 측면의 돌기. 외과는 비골 하단부에 있으며, 족관절 외측에 위치한다. 내과는 경골 하단부에 있으며, 족관절 내측에 위치한다.

복사성방출 輻射性放出 radiated emission : RE 복사(방사)에 의해 전파되는 필요하지 않은 전자기적 에너지(전자파)의 발생. 주변의 단말 또는 시스템 등 통신 설비에 오동작 등 악영향을 미쳐 장해를 일으키는 원인이 된다. 전도성 방출(CE)과 함께 대표적인 전자파 능동 간섭의 하나이다. 전파 법령에는 복사라고 하였지만, 일반적으로 방출이라고 한다.

복사에너지 輻射~ radiant energy 물체에서 방출되는 전자기파가 물체에 흡수되어 열로 변할 때의 에너지. 가시광선이나 자외선 등은 광화학작용뿐만 아니라 기타의 효과를 나타내는데 비하여 적외선은 열효과만을 나타낸다. 열전기쌍, 복사계, 복사고온계, 볼로미터 등이 이 열측정에 쓰인다. = 방사에너지.

복사연소 輻射燃燒 radiant combustion 연소체로부터 발산하는 열에 의하여 주위의 가연물에 인화하여 연소를 전개하는 현상. 복사열은 그 자체는 육안으로는 식별되지 않으므로 당장 그 작용이 격렬히 진행되고 있어도 대상물에 발화될 때까지 판별을 못하여 결국 화재방어에 실패하는 때도 있다. 복사열은 본래 열원의 작용이며 그 작용은 열원의 쌍방에서 사방으로 파급된다. → 연소, 발화.

복사열 輻射熱 radiant heat 물체에서 방출되는 전자기파가 물체에 흡수되어 발생되는 열. 일반적으로 발열체 주위에서는 실제온도보다도 온감을 더 느끼게 되는데 이것은 복사열이 작용하기 때문이다. 복사열은 거리의 제곱에 비례해서 온도가 감소한다. 인체의 열복사는 주위온도와 피부온도가 같을 때는 일어나지 않고, 주위온도가 낮으면 체열 방산이 커진다.

복사열상 輻射熱傷 radiation burn 복사열에 의한 피부의 손상.

복사열패널시험 輻射熱~試驗 radiant panel test 물질 표면의 인화성을 측정하는 시험법. 미국의 국가기준제정국(National Bureau of Standards)에서 개발하였다.

복사온도 輻射溫度 radiant temperature 복사체의 온도. 복사 온도는 복사 에너지 양이나 스펙트르 (spectre) 분포에서 정해진다. 복사 에너지가 부여되면, 공학적으로 스테판 볼츠만(Stefan Boltzman)의 법칙에 따라 복사 온도를 구할 수 있다. 또 프랑크의 복사 법칙과 스테판 볼츠만의 변위칙으로부터는 어떤 조건에 있어서의 흑체의 복사 온도를 얻을 수 있다.

복사율 輻射率 emission ratio 완전 흑체의 복사 상수 Cb(또는 복사능 Eb)에 대한 회색체의 복사 상수 C(또는 복사능 E)의 비. 즉 흑체복사 세기와 비흑체 물질의 복사 세기의 비를 나타낸다. 복사율을 ε 라고 하면, 완전한 흑체는 $\varepsilon = 1$, 회색체는 $\varepsilon < 1$이다.

복사임피던스 輻射~ radiation impedance 복사로

인하여 생기는 임피던스. 안테나에서 공간으로 전자파 에너지가 복사되고 있는 것은 안테나 대신 어떤 부하 임피던스가 접속된 것과 등가이며 복사 저항과 복사 리액턴스를 갖는다. 또 이러한 임피던스를 사용하여 등가 회로로 대치함으로써 안테나를 일반 회로와 마찬가지로 다룰 수 있다. 예를 들면, 반파장 다이폴 안테나(dipole antenna)에서의 복사 임피던스는 73.13 + 42.55이다.

복사저항 輻射抵抗 radiation resistance 안테나의 복사 전력과 안테나 소자 어떤 점에서의 전류의 제곱과의 비로 표시되는 값. 안테나 소자의 어떤 점에서의 전류로는 보통 안테나 소자에 분포한 전류 중에서 최대값, 또는 급전점에서의 전류값을 사용한다.

복사전력 輻射電力 radiated power 안테나로부터 공간에 복사 전자계로 방사되는 총전력.

복사체 輻射體 radiating body 복사 에너지(열, 빛 등)를 내는 물체. 모든 물체는 온도가 절대영도가 아닌 한 열의 복사체이다.

복사효율 輻射效率 radiation efficiency 안테나의 복사 전력과 안테나에 공급되는 전력의 비. 보통 백분율(%)로 표시한다.

복수 腹水 ascites 복강 내에 비정상적으로 저류되어 있는 액체. 다량의 단백질과 전해질을 함유하며 촉진, 청진, 타진으로 진단할 수 있으며 500㎖ 이상이면 감지될 수 있고 복부 전체가 팽만 되거나 혈액 희석, 부종, 요량감소가 나타난다.

복수채널접속시스템 複數~接續~ multichannel access system : MCA system(통신) 복수 채널 접속 방식의 육상 이동 통신 시스템. 즉 다수의 사용자가 복수의 무선 채널을 일정한 제어에 따라 공유하게 하여 각 무선국이 비어 있는 채널을 선택해서 통신하게 하는 육상 이동 통신 시스템을 말한다. 보통 복수 채널 접속(MCA) 시스템 또는 MCA 육상 이동 통신 시스템이라고 부르며, 통신망 구조와 통신 방식은 주파수 공용 통신 시스템(TRS)과 유사하다.

복수천자 腹水穿刺 ascites puncture 복강 내에 저류되어 있는 액체를 복벽에서 천자하여 저류액의 성상을 조사하거나 치료의 목적으로 대량 배액시키는 방법.

복스 voice operated transmitting : VOX(통신) 입력 음성 신호를 검출하여 음성이 있을 때만 송신기를 온(ON)으로 하고, 음성이 없을 때는 오프(OFF)로 하는 기술. 복스(VOX)는 아마추어 무선의 SSB 트랜시버 등에 널리 사용되고 있지만, 음성 검출에서 송신기 ON까지의 시간이 길면 음성 전달이 생겨 수신 측에서 듣기 어렵게 된다.

복시 複視 diplopia 외안근의 기능장애 또는 근육을 지배하는 신경의 장애로 인해 나타나는 시력 장애. 단일 물체에서 두개의 상을 인식하는 것을 가리킨다.

복식레버 複式~ compound lever 어떤 레버의 암(arm)으로부터 전달된 힘이나 움직임이 다음 레버의 암으로 전달될 수 있도록 각각의 레버를 연속적으로 배열한 것.

복식분만 腹式分娩 abdominal delivery 복벽을 통하여 자궁에 가한 절개부로부터 태아를 꺼내는 것.

복식사다리 複式~ double-ladder 화재시 긴급 대피하거나 구조, 활동하는데 따른 안전성과 조작의 편의성 등을 고려하여 횡봉과 종봉의 간격, 안치수 등을 규정하고 있고 디딤면이 미끄러지거나 걸림 장치 등이 빠지지 않도록 견고한 구조로 되어있는 구조 도구. 피난사다리는 설치상태에 따라 고정식사다리, 올림식사다리, 내림식사다리 등으로 구분할 수 있으며 사용방법에 따라 수납식, 접는식, 신축식으로 나누어진다. 올림식사다리는 소방관들이 피난자의 구조활동 시 소방대상물에 올려 받쳐 사용하는 일반적인 사다리이고, 내림식사다리는 건물 복도 끝에 평상시에는 접어둔 상태로 두었다가 화재가 발생하면 창틀 등에 걸어 내린 후 피난층으로 대피하는 것이다.

복식재킷 複式~ multiple jacket 각기 별도로 짜여진 두개의 재킷(더블재킷)이 결합되어 있거나 또는 둘 이상의 재킷이 서로 교차하면서 짜여진 호스.

복식호흡 腹式呼吸 abdominal respiration 환기를 위한 흡식과 호식을 복부근육에 의해 시행하는 것. 복부 수축력은 횡격막을 상승시키는데, 대부분의 남성은 횡격막성 호흡을 하는 반면 여성은 흉식 호흡을 한다.

복신방식 複信方式 duplex operation system 동시
송수신으로 상호 통신을 하는 방식. 무선 통신에 이
방식을 이용하는 경우에는 두 개의 주파수를 필요로
한다.

복압성요실금 腹壓性尿失禁 stress incontinence
기침, 재채기, 무거운 것 등을 들 때 복압이 증가되
어 나타나는 요실금. 방광 경부와 요도를 지지하는
골반저 근육이 약화되었거나 요도 괄약근 부전에 의
해 발생한다.

복어 腹魚 globe fish 바다 물고기의 한 종류. 복어
중에는 무독한 것도 있고 20종 이상의 유독한 것도
있으며 복어 종류에 따라 유독부위와 독력에 차이가
있다. 산란기 직전인 5~7월에 가장 독력이 강하나 겨
울에 많이 먹기 때문에 11~3월 사이에 중독사고가
많으며 치사율도 60%에 이른다. 난소와 간장이 가장
독력이 강하고 장, 피부에도 독이 존재한다. 복어독은
테트로도톡신(tetrodotoxin)이며 약알카리성 물질
로 물에는 녹지 않고 산성인 물에는 녹는다. 60%
ethanol에는 다소 녹으며 220℃ 이상 가열하면 흑색
이 되고 4% NaOH에 의해 4분이면 무독화 된다. 복
어독은 흡수와 배설이 빨라서 식후 30분, 늦어도
2~3시간이면 증상이 나타난다. 치사까지는 1시간
30분에서 8시간 정도이며 8시간이 넘어서면 회복될
확률이 크다. 중독 증상은 4단계로 나눌 수 있는데 제
1도의 경우는 입술 주위나 혀끝의 지각이 마비되고
구토를 일으키며 무게에 대한 감각이 둔화되고 보행
은 할 수 있어도 술 취한 듯이 비틀거리며 구토가 있
는 경우에는 뒤끝이 좋지 않다. 제2도의 경우는 지각
마비가 진행되어 촉각, 미각이 둔해지는 한편 손발의
운동장해, 발성장해, 호흡곤란이 나타난다. 혈압도 현
저히 떨어지나 건반사는 정상이고 의식도 뚜렷하다.
제3도는 골격근의 완전마비로 운동불능, 발성곤란,
연하곤란 등이 나타나고 호흡곤란과 혈압강하는 더
욱 심해진다. 청색증(cyanosis)도 나타나고 의식도
점점 혼탁해지고 모든 반사기능이 소실된다. 제4도는
의식이 불명해지고 대개는 호흡정지로 사망한다. 이
시기에도 심박동은 미약하지만 그대로 유지된다.

복어중독 腹魚中毒 globe fish poisoning 복어의
난소, 간장, 고환, 위장 등에 많이 함유되어 있는
tetrodotoxin($C_{11}H_{17}O_8N_3$) 독성분에 의한 중독증.
중독시 구순 및 혀의 지각마비, 사지의 운동마비, 언
어장애, 호흡근 마비 등으로 중추신경 및 말초신경
에 대한 신경독 증상을 일으킨다.

복와위 腹臥位 prone position 환자가 엎드린 상태
에서 머리를 옆으로 돌린 자세. 의식이 없는 환자의
경우 토물이 흡인되는 것을 예방하고 구강으로부터
분비물 등의 배액을 돕는 체위. ↔ 앙와위(仰臥位),
= 엎드린자세.

복용 服用 taking medicine by mouth 경구적으로
약물을 섭취할 수 있도록 약물을 제제, 조제하여 소
화관벽을 통해서 흡수시키는 것.

복원 復元 restoration 원래의 모습대로 회복하는 것.

복원불가능 復元不可能 irreducible 복원되지 않는
탈장같이 정상적 위치로 되돌릴 수 없는 상태.

복잡도 複雜度 complexity 하나의 시스템이나 시스
템 구성요소의 복잡한 정도. 복잡도는 인터페이스의
개수나 복잡도, 조건분기의 개수나 복잡도, 네스팅의
정도, 데이터 구조의 형식 등과 같은 시스템 특성에
의하여 결정된다.

복잡한 구조 複雜~救助 heavy rescue 갖가지 장
비를 동원한 구조작업, 지극히 어렵고 나쁜 환경 속
에서의 환자를 구조하는 작업.

복재신경 伏在神經 saphenous nerve 대퇴신경의
가장 큰 분지로 다리의 내측면에 위치. 한 분지는 발
목까지 주행하며 다른 분지는 발의 내측면을 주행한
다. = 두렁신경.

복제 複製 replication 염색체가 세포내에서 두배로
되는 과정 등의 재생되는 현상.

복지 福祉 welfare 만족할 만한 생활환경을 만들어
주는 것.

복직근 腹直筋 musculus rectus abdominis 인체
정중선 양측을 종주하는 한 쌍의 장사변형의 판상근
육. = 배곧은근.

복직근초 腹直筋鞘 sheath of rectus abdominis
복직근을 싸는 결합조직성 근초(sheath)로 내·외의

복사근과 복횡근의 건막(腱膜)이 만든다. = 배곧은 근집.

복측 腹側 ventral 신체의 전면부, 배쪽으로.

복통 腹痛 abdominal pain 급성 또는 국부적 만성으로 인한 복강안의 통증. 원인은 대부분 감염, 복강내 조직의 천공, 혈액순환의 차단, 장 또는 수뇨관의 폐쇄, 복부내 장기의 탈장 등이다. 충수염, 천공성 위궤양, 탈장, 상부 장간막동맥의 혈전증, 소장, 대장의 폐쇄로 발생하기도 한다. 급성복통의 원인을 판별하는 진단으로 간단한 타진, 청진, 촉진 및 복부, 직장 또는 골반검사를 통해 복통이 일어난 부위와 특징을 알게 된다. 외과적 수술을 필요로 하는 급성복통은 충수염, 급성 또는 심각하고 만성적인 게실염, 급성 및 만성 담낭염, 담석증, 급성 췌장염, 소화성 궤양의 천공, 다양한 장폐쇄, 복부 대동맥류 그리고 복부 장기에 어떤 외적 손상이 있는 경우이다. 임신과 관련된 복통은 커진 자궁의 무게 때문에 일어난다. 자궁원인대의 회전, 늘어남, 압축, 압착 또는 장의 변위, 조기 진통과 관련된 자궁 수축은 심한 복통을 일으킨다. 증상이 반복적으로 나타나는 경우는 기질적인 이상이 원인일 수 있다. 기질적인 이상으로 발생하는 복통의 원인은 소화성 궤양, 탈장, 위염, 만성 담낭염, 담석증, 만성 췌장염, 췌장암, 만성 게실염, 간헐성 장 폐쇄, 기능성 소화불량 등이다.

복합가지술기 複合~術技 compound branching skill 복합술기 중 만약 증상과 징후를 기초하여 증상이 있을 때와 없을 때처럼 상황에 따라 단계를 선택해야 하는 것을 가지선택이라 하며 이 기술을 말함.

복합골절 複合骨折 compound fracture 한 뼈에 여러 골절선이 뻗쳐 있으며 각이 진 상태이거나 동시에 같은 상해로 인해 발생한 여러 군데 뼈의 골절.

복합노즐 複合~ hybrid nozzle 자동식, 비자동식 또는 복합식으로 사용되며, 감지·작동장치가 내장되어 있는 노즐. 감지·작동장치는 별도의 감지장치에 의해서 작동될 수 있다.

복합물 複合物 composite 각 구성성분들이 비례적 또는 공동상승작용(synergy)의 형태로 합성된 물질.

복합부분발작 複合部分發作 complex partial sei-zure 의식이 혼미한 상태에서의 부분적인 간질성 경련 또는 환자가 옷을 더듬거나 목적 없이 걷는 등의 무의식적인 행동을 하는 것.

복합소방차 複合消防車 scoosher 탱크차, 펌프차, 급수탑 등이 복합된 차량. 꼭대기에는 대량주수가 가능한 유압 작동 굴절식 붐과 연기 속에서 화재의 위치를 탐지할 수 있는 열감지기를 장착하고 있다. 사다리와 기타 기본적인 소방장비들 또한 구비되어 있다.

복합술기 複合術技 compound skill 환자 처치에 직접 적용할 수 있도록 짜여진 상황별, 단계적인 여러기술이 혼합된 처치 기술. 술기의 중요한 단계들을 포함하며 포함된 단계의 어느 것이라도 완전한 단순 또는 복합술기의 포괄적인 묘사를 한다면 단계의 수와 상관없이 복합술기라고 할 수 있고 복합가지술기도 포함된다. 단계의 수가 많기 때문에 단순히 실습만을 하는 것보다 단계의 순서를 배우고 외우는 것이 중요하다.

복합용발포기 複合用發泡器 combined agent unit 서로 다른 소화약제를 방사할 수 있는 복합적인 기능을 가진 발포기. = twinned agent unit.

복합형감지기 複合形感知器 combination detector 화재가 발생하면 감지기가 작동할 수 있도록 화재감지원리 중 하나만의 원리에 의해 화재를 감지하는 것이 아니고 하나의 감지기에 두 가지 감지원리를 조합하여 화재를 감지하도록 한 것. 화재가 발생했을 때 열은 많이 발생하나 연기를 발생하지 않는 장소에는 연기감지기의 설치는 의미가 없고, 반대로 연기는 다량 발생되나 열이 많이 발생하지 않는 장소에 열감지기를 설치하는 것도 의미가 없다. 그러므로 장소별 감지기의 적정성을 선정하는 번거로움을 배제하기 위해서 열과 연기의 발생을 모두 감지할 수 있다면 화재의 발생을 쉽게 확인할 수 있을 것이다.

복합형수신기 複合形受信機 combination receiver 감지기 또는 발신기로부터 발하여지는 신호를 직접 또는 중계기를 통하여 수신하여 화재의 발생을 당해 소방대상물의 관계자에게 경보하여 주고 자동 또는 수동으로 옥내·옥외소화전설비, 스프링클러설비, 물분무소화설비, 포소화설비, 이산화탄소소화설비, 할로겐화합물소화설비, 분말소화설비, 배연설비 등의 가압송수장치 또는 기동장치 등을 제어하는 것을 말한다. 즉 복합형수신기는 자동화재탐지설비의 수신기에 다른 소방설비의 제어기능들이 함께 구성되어 있는 것을 말한다. 소방설비들은 일반적으로 별도의 감시제어반을 설치하지 않고 자동화재탐지설비의 수신기와 복합형으로 구성된다. → 감지기, 발신기, 수신기, 옥내소화전, 옥외소화전, 스프링클러설비, 물분무소화설비, 포소화설비, 이산화탄소소화설비, 할로겐화합물소화설비, 분말소화설비, 배연설비, 가압송수장치, 기동장치, 자동화재탐지설비.

복합혼합물 複合混合物 hybrid mixture 가연성 가스와 가연성 분진 또는 가연성 미스트의 혼합물.

복횡근 腹橫筋 musculi transversus abdominis 측복부의 최 내층을 횡주하는 근육. 늑간신경 및 요신경총의 가지가 분포한다. = 배가로근.

본관 本管 header ① 흡입 호수가 딸린 직경이 큰 파이프. 건축 및 건설 이전에 물을 제거하기 위해 사용된다. ② 화재의 신호로 멀리서 나타나는 연기 기둥. ③ 머리부터 입수하는 다이빙.

본국내연락망 本國內聯絡網 National Focal Point : NFP 국제수색구조자문단(INSARAG)에 등록된 국가가 반드시 갖추어야하는 연락망. 하루 24시간 지원이 상주해야하며 유엔인도주의업무조정국(OCHA)이나 다른 국가로부터 수색구조팀 원조요청시 접촉점이 되거나 재난관리정보를 이관하는 업무를 한다.

본드 bond 용접 금속과 모재와의 경계. 벽돌, 돌 기타의 조적구조에 있어서 부재의 조작법. 레일(rail)을 전기적으로 결합시키기 위하여 사용하는 굵은 동선 또는 동봉(銅棒)으로 임피던스 본드(Impedance bond), 리본 본드(Ribbon bond), 압단 본드 등. 두 개의 물체 면이 서로 접착하여 외력에 저항하는 것. 팽창, 수축, 진동 흡수 및 접착 등의 목적으로 물체와 물체 사이의 작은 틈새를 채우거나 칠하거나 틈새에 주입하는 충전재.

본딩 bonding ① 금속 부분을 영구 결합하여 전류가 안전하게 전달될 수 있는 경로를 마련하는 것. ② 두 개의 전도체를 이어 주는 연결선(본딩용 금속 나전선, 또는 금속간 접촉)을 장치하여 가로막힌 전류의 흐름을 이어 주는 것.

본딩된 bonded 전도성(보통, 저항을 기준으로 측정하며, 1메가옴[1MΩ] 이하)이 있는 금속성 연결부를 사용하여 정전기로부터 보호되는.

본부 本部 headquarters 관할 지방자치단체의 소방서 행정을 총괄하는 곳.

본수 本數 length 호스 1본. 미국의 경우, 보통 15m(50ft).

본질 本質 innateness ① 타고남, 천부, 선천적임. ② 사물이나 사람의 자연적이며 근본적인 특성, 고유의. ③ 지성이나 심성에서 비롯된 것.

본질안전 本質安全 intrinsically safe 어떠한 상황에서도 주변의 위험 분위기를 발화시킬 만큼 충분한 전기 또는 열에너지를 방출하지 않는 것. 본질적으로 안전한 장치, 배선, 시스템은 대기 중의 위험가스나 증기, 또는 가연성 분진이나 가연성 섬유에 대해 엄격한 시험을 실시한다.

본질안전방폭구조 本質安全防爆構造 정상시 및 사고시(단선, 단락, 지락 등)에 발생하는 전기불꽃, 아크 또는 고온에 의하여 폭발성 가스 또는 증기에 점화되지 않는 것이 점화시험, 기타에 의하여 확인된 구조. → 단선, 단락, 지락, 전기불꽃, 아크, 폭발성가스, 증기, 점화.

본질적위험 本質的危險 inherent hazards 열, 빛, 동력 등의 상존하는 보통위험에 앞서 작업장 내에 본질적으로 존재하는 위험.

본태성고혈압 本態性高血壓 essential hypertension 원인을 알 수 없는 고혈압의 총칭. 초기에는 혈압상승이 불규칙적이며 정상인에게는 크게 혈압을 상승시키지 않는 자극인 냉자극이나 흥분에 대해 과대한 승압반응을 보인다. 혈압을 효과적으로 하강시킬 수 있는 요소로는 말초나 중추신경계에서 α와 β아드레날린 수용체의 차단제, 안지오텐신 전환효소억제제, 혈관평활근을 이완시키는 칼슘통로 차단제 등을 사용한다. = primary hypertension.

본태성천식 本態性喘息 essential asthma 원인불명으로 일어나는 천식.

볼 bucca 볼 가까이의 치아와 잇몸의 표면을 포함하는 부분.

볼거리 mumps 주로 소아에서 일어나고, 그 결과로 지속성 면역을 주는 전염성의 파라믹소바이러스(*paramyxovirus*)질환. 흡기에 의해서 감염되는데, 가장 농후한 바이러스감염은 타액선내에 생기며 특히 악하선이나 설하선보다도 이하선(耳下腺)이 더욱 심하다. 잠복기는 18~22일이다. 감염은 약 75%의 증례에서 증상을 나타낸다. 이들 중 이하선염은 70 %에서, 수막염(髓膜炎)은 10~15%(이들 중 반수에서 무증상성 수액세포 증가증이 동반된다)에서 일어난다. 부고환염이 사춘기 후의 남성에서 생기지만 그 후에 불임증을 속발하는 일은 드물다. 그 외의 증상은 보다 드물게 나타나는데 췌장염, 관절염, 심근염, 난소염, 갑상선염 및 유선염 등이 있다. 발열과 환부의 염증은 최초의 2일간에 가장 현저하고 다음 4~5일이 지나면 서서히 가라앉는다. 동시에 한 부위 이상을 침습하는 수도 있으며 가끔 속발적으로 침습되고 질환의 전 경과는 2~3주에 이른다. 부수되는 영속성의 신경학적 손상을 동반하는 뇌수막염은 드물다.

볼기뼈 = 관골.

볼류트 volute 원심펌프의 나선형 분기실. 임펠러에 의해 가해진 물의 속도에너지가 압력으로 전환되는 부분.

볼륨 volume ① 어떤 물체가 점유하고 있는 3차원의 공간. ② 방수량. ③ 소리의 크기 또는 강도.

볼멧 VOLMET 국제선을 비행하는 항공기의 운항에 필요한 항공 기상 통보(주요 비행장의 일기 개황 및 예보). 태평양 지역에는 호놀룰루, 오클랜드, 샌프란시스코, 도쿄, 홍콩 등지의 항공 기상대의 무선국에서 이 지역을 항행하는 항공기국을 대상으로 HF대의 전파를 국제적으로 협정된 방송 시간에 따라 순차적으로 방송한다. 태평양 지역(PAC) 볼멧 방송은 세계 협정시(UTC) 매 시 10분부터 15분까지, 매 시 40분부터 45분까지 2회에 걸쳐 J3E 전파 2,863 kHz, 6,679kHz, 8,828kHz 및 13,282kHz 등 5개

주파수로 항공기상 방송을 하고 있다.

볼밸브 ball valve 콕크의 플러그를 볼로 바꾸고 또한 볼과 볼체시트를 직접 접촉시키지 않고 테프론링을 끼운 것. 볼과 테프론링이 항상 긴밀한 접촉을 하므로 스케일에 의한 시트면의 손상이 적고 개폐가 빠르다. 고압 기밀용으로 사용된다.

볼블랭킷 ball blanket 위험물의 표면에 특수 플라스틱 볼을 띄워 그 위험물의 증발을 감소시키는 방식. 볼은 또한 포소화약제의 성능을 지속시켜 주는 기능을 하기도 한다.

볼크만관 ~管 Volkmann's canal 장관골골간의 골조직(치밀질) 중에는 혈관을 통과하기 위한 두계통의 관이 지나가고 있는데, 골막에서 골수를 향한 혈관을 통과하는 관. 하버스관 속의 혈관에 의해 서로 연결되는 관.

볼크만구축 ~拘縮 Volkmann contracture 외상이나 캐스트(cast) 고정 후에 전완, 손에 발생하는 후유증. 소아의 상완골 과상 골절이나 전완골 골절 등일 때, 골편의 전위에 의해 상완동맥이 압박이나 손상을 받거나 석고붕대 시행 후에 부종이 나타나서 근의 수동적 신전에 일정한 저항이 나타나는 상태.

볼트[1] bolt 구멍을 뚫거나 나사가 죄어진 바위에 있는 못의 종류. 이 볼트는 떨어질 때를 대비하여 지지를 제공한다.

볼트[2] volt (Count Alessandro Volta, 이탈리아 물리학자, 1745~1827) 1옴의 저항을 통해 1암페어의 전류를 흐르게 하는데 필요한 전력.

볼트절단기 ~切斷機 bolt cutter 볼트나 연결고리 등을 절단할 때 사용하는 절단기. 수동식, 공기작동식, 유압작동식 등이 있다.

봄베 bombe 수소, 산소, 프로판가스, 액화 석유가스(LPG) 등의 압축가스를 속에 넣고 저장, 운반 등에 사용하는 강제(鋼製)의 고압용기. 일반적으로 두꺼운 강철로 만들어진 긴 원통형으로 되어 있으며, 상부에 가스 분출구가 있고 안전 밸브가 장치되어 있다. 봄베는 법규에 의해 정기적으로 검사를 받아야 한다. 저압가스용 봄베는 상단의 마개를 비틀면 가스가 방출하게 되어 있으며 그 방출량도 대충 조정할 수 있으나,

고압가스용 봄베는 고압가스압이 필요할 때를 제외하고 봄베 상단입구에 안전밸브를 접속하여, 방출가스의 압력과 유량을 미세하게 조정한다. 봄베는 직사광선이 닿는 곳, 불 가까이, 또는 진동하는 곳 등에 두는 것을 피해야 하며, 봄베를 세워놓을 때는 넘어지지 않도록 반드시 체인이나 철사로 단단히 묶어 놓아야 한다. 제조방법에 따라 용접용기와 이음매 없는 용기로 크게 나누어지는데, 전자는 염소, 암모니아, 프로판, 부탄 등 비교적 저압의 액화가스용이며, 용기의 두께도 얇고 중량도 가볍다. 후자는 수소, 산소, 질소, 아르곤, 헬륨, 메탄 등을 150기압 정도까지의 고압으로 내장하는 것이므로 용기의 두께도 두껍고 중량이 70kg 이상이 되는 것도 있다. = bomb.

봉공근 縫工筋 musculi sartorius 상 전장골극에서 일어나기 시작하여 대퇴 전면을 비스듬히 하 내방으로 달리는 가느다란 근육. 경골상단에 정지하며 대퇴와 하퇴의 굴곡에 관여한다. = 넙다리빗근, 대퇴비스듬근.

봉상주수 棒狀注水 straight stream 최대의 압력과 도달거리를 확보할 수 있는 주수방법. 관창에서 방사된 물이 흩어지지 않고 하나의 물줄기를 형성하여 화점에 도달되는 방수형태를 말한다.

봉선 縫線 raphe 연수에서 중뇌에 걸쳐 그 정중선에서 나타나는 선. 연수의 모대교차(毛帶交差), 올리브핵으로부터의 교차섬유, 교대형체, 중뇌의 상 소뇌각 교체등의 커다란 섬유 교차부 외에 좌우의 피개를 연결하는 섬유가 끊임없이 연결하고 있기 때문에 뇌간정중부에 꿰맨 것 같이 보인다.

봉쇄 封鎖 containment 연소확대를 제한하는 것.

봉와직염 蜂窩織炎 cellulitis 보통 감염에 의해 발생하는 심부 피하조직이나 근육의 급성광범성, 확산성, 수종성, 화농성 염증. 종창과 발적을 동반한다. 주로 Staphylococcus aureus가 가장 흔한 원인균이다. = 봉소염(蜂巢炎).

봉우리 = 견봉.

봉우리빗장관절 = 견봉쇄골.

봉입방사성물질 封入放射性物質 source 화재의 원인이 된 최초의 불이 발생된 물건이나 장소. 일반적으로 오염의 확산을 방지하기 위해서 보호 캡슐 속에 넣어 봉입된 방사성 물질을 말하기도 한다. = 발화원.

봉판 封版 frangible disc 과중한 압력이 작용할 경우 파열하도록 고안된 얇은 금속 디스크. 안전 릴리프 개구부 위에 설치된 방출용 장치이다.

봉합 縫合 sutures 두개골에서처럼 경계나 접합부분으로 봉합 물질로 절개되거나 찢겨진 부분의 가장자리를 접합하기 위해 함께 꿰매어 봉합하는 것. 절개되거나 찢겨진 상처를 회복하기 위해 외과적으로 꿰매어 그 부분이 접합되는 과정이다. = 꿰맴.

봉합이개 縫合離開 diastatic fracture 선상골절의 변형으로 외력의 방향이 봉합과 일치하거나 선상골절 도중에 외력이 봉합을 따라 전달될 때 봉합선이 벌어지는 것. 어린이에게서 많이 일어난다.

부가경보 附加警報 multiple alarm 제1경보 발령 이후에 부가적으로 발령되는 제2, 제3경보와 같은 경보.

부가장치 附加裝置 attachment ① 부착되고 첨가되는 상태. ② 다른 사람들과 우호적이고 의존적인 방법으로 관계를 맺는 개인적 행동 양식.

부갑상선 副甲狀腺 parathyroid gland 갑상선 후면의 네 모서리에 붙어 있는 작은 황갈색의 소체. 일반적으로 네 개이며 한 개의 크기는 길이 약 3~8mm, 폭 2mm, 두께 1~2mm, 무게 0.05~0.3g 정도이다. 칼슘(calcium) 및 인(phosphorus) 대사에 관여하는 호르몬(hormone)을 분비하고 부갑상선을 모두 적출하거나 기능이 떨어지면 혈액내의 칼슘 농도가 떨어져 경련이 일어난다.

부갑상선기능저하증 副甲狀腺機能低下症 hypoparathyroidism 부갑상선에서 부갑상선호르몬 분비가 불충분하여 저칼슘혈증을 초래하는 상태. 가장 흔하게는 갑상선 제거술 후에 부갑상선조직의 파괴와 혈액공급의 차단 등으로 온다. ↔ 부갑상선기능항진증(副甲狀腺機能亢進症).

부갑상선기능항진증 副甲狀腺機能亢進症 hyperparathyroidism 부갑상선에서 부갑상선호르몬이 과다하게 분비되어 고칼슘혈증(hypercalcemia)을 초래하는 상태. 어떤 연령에서도 발생하지만 50세 이상의 여성에서 남성에 비해 3배 정도 많이 발생한다. 1차성 부갑상선기능 항진증은 부갑상선 선종이 80%, 부갑상선 증식증이 20%이고 1% 미만이 악성종양이며 약 5% 정도는 유전적 소인이다. 1차성 부갑상선기능 항진증은 우선적으로 신부전의 결과로 칼슘과 인의 과잉분비를 일으켜서 요로에서 결석이 형성될 수 있다. ↔ 부갑상선기능저하증(副甲狀腺機能低下症).

부갑상선호르몬 副甲狀腺~ parathyroid hormone 부갑상선에서 분비되는 호르몬. 주작용은 뼈로부터 칼슘 유리를 증가시키며 소변에서의 인의 배설을 증가시킨다. 호르몬 과다 분비에 의한 기능항진증은 고칼슘혈증, 저인산혈증, 골에서의 무기질화의 소실, 고칼슘뇨증, 신석형성 등을 특징으로 한다.

부검 剖檢 autopsy 검안만으로 사인 또는 사망의 종류를 추정할 수 없어 좀 더 구체적인 검사가 필요한 경우 시체를 해부하여 내부 장기 및 조직의 절개, 채취가 가능한 시체검사. 목적에 따라 병리해부, 행정해부, 사법해부 등이 있다.

부검보고서 剖檢報告書 autopsy report 환자나 그의 직계 가족이 서명한 부검 승락서가 포함되며 간단한 병력과 치료내용, 육안적 검사의 자세한 내용, 현미경 검사의 자세한 내용, 해부학적 진단명 등을 기록하며 서명하는 것.

부계 父系 patrilineal 아버지 편의 친계. 부계의 혈족(아버지의 부모·형제자매 등)을 부계친이라고 한다. ↔ 모계.

부고환 副睾丸 epididymis 고환의 후연에 연한 긴 삭상구조(索狀構造). 두(頭), 체(體), 미부(尾部)로 구성되어 있다. 정소에서 만들어진 정자는 이 관중에 저장되어 있으며 정자는 정세관으로부터 고환의 머리로 이동한 다음 고환의 꼬리로부터 정관으로 이동한다. 고환을 통과하면서 정자는 성숙하고 운동성이 있게 된다.

부고환염 副睾丸炎 epididymitis 부고환의 감염증. 요로감염, 전립선염으로부터 파급한다. 원인균으로는 클라미디아 트라코마균, 나이세리아 임질균, 결핵균 등이며 증상은 부고환의 통증, 종창, 음낭의 발적, 압통, 서혜부의 통증, 발열 등이다. 급성기에는 안정,

음낭의 거상지지, 냉찜질을 하며 원균이 분명할 때는 항생제를 투여한다.

부골 腐骨 sequestrum 주위의 건강한 뼈로부터 부분적 또는 전체적으로 분리된 죽은 뼈의 조각(파편).

부교감신경 副交感神經 parasympathetic nerve 절전섬유가 뇌간과 척수의 천수절에서 시작되는 자율신경. 교감신경계와는 상반되는 반응을 지배하며 혈관을 팽창시키고 심박동을 느리게 하며 괄약근을 이완시킨다. 교감신경계와 부교감신경계는 서로 평형을 유지함으로써 신체기능이 안정되고 효과적으로 유지되도록 한다.

부교감신경계 副交感神經系 parasympathetic nervous system 뇌간(뇌신경 3, 7, 9, 10)과 척수의 천부(제2~제4)에서 일어나기 시작하며 신경절(ganglia)이 최종장기근처에 위치하고 절전섬유가 길고 절후섬유가 짧은 신경계. 신경전달물질(neurotransmitter)은 절전, 절후신경 모두 아세틸콜린(acetylcholine)을 분비한다. 효과기의 반응은 콜린성(cholinergic) 흥분이며 동공의 축소, 수정체를 두껍게 하여 굴절률 증가, 누선 분비억제, 타액선 분비촉진, 한선 분비억제, 입모근 수축억제, 소화선 분비촉진, 연동운동 촉진, 심박동감소와 관상동맥 수축, 기관지수축, 방광 괄약근의 이완(배뇨), 말초 혈관의 확대 등에 관여한다. ↔ 교감신경계.

부교감신경차단제 副交感神經遮斷劑 parasympatholytic drug 아세틸콜린을 가진 무스카린과 같은 작용에 길항하는 약물. 부교감 신경말단으로부터 아세틸콜린 이용을 나타내는 것이다. 대표적인 약물은 아트로핀과 스코폴라민이며 합성에 의해서 만들어진 많은 아트로핀 대용약(호마트로핀, 메틸아트로핀, 메틸스코폴라민, 부틸스코폴라민)이 있다. = 부교감신경억제제(副交感神經抑制劑).

부교감신경흥분제 副交感神經興奮劑 parasympathomimetics drug ① 부교감신경의 자극과 유사한 작용을 가져오는 물질에 속하는 물질. ② 부교감신경흥분제, 부교감신경의 자극, 특히 아세틸콜린의 생성에 의해 나타나는 것과 같은 효과를 나타내는 약물. cholinergic이라고도 한다. = 부교감신경작용제

(副交感神經作用劑), 부교감신경자극제(副交感神經刺戟劑).

부구감 浮球感 ballottement 가볍게 퉁겼을 때 물체가 되돌아와 닿는 느낌으로 기관이나 떠 있는 구조를 촉진하는 기술. 임신 말기에 부구감이 있는 태아의 두부는 골반에서 쉽게 벗어날 수 없도록 고정되거나 함입된 두부와는 구별되므로 떠있음(floating), 혹은 함입 안 됨(unengaged)이라고 한다.

부도체 不導體 nonconductor 전류나 열의 전도율이 극히 작은 물체. 그러나 전기적인 도체와 부도체의 구별은 거시적인 면에서는 반드시 명확하지 않으며, 고온 또는 강한 전기장에 놓거나 불순물을 가하면 부도체도 전도성을 지니게 된다. 운모, 도자기, 고무, 에보나이트, 합성수지, 파라핀, 황 등이 쓰인다. = 절연체(絕緣體), 단열재(斷熱材).

부동액 不凍液 nonfreezing solution 혹한기에 냉각수의 동결을 방지하기 위해 냉각용수에 혼합하는 액체. 자동차의 냉각수는 겨울철 한랭지(寒冷地)에 방치해 두면 얼어서 팽창하여 라디에이터나 기관블록을 파괴한다. 그래서 겨울철에는 부동액을 냉각수에 섞어서 넣는다. 전에는 부동액이 과열의 원인이 되었기 때문에 여름철에는 빼내야 했지만, 4계절용이 개발되어 그대로 사용할 수 있게 되었다. 부동액으로는 염화칼슘, 염화마그네슘, 에틸렌글리콜, 에틸알코올 등이 사용된다. = 부동제(不凍劑).

부동충전 浮動充電 floating charge 부하가 접속되어 있는 축전지에 충전장치를 통해 일정한 전압을 계속 공급하여 축전지를 항상 충전된 상태로 유지하며, 작은 부하는 충전장치를 통해 그리고 큰 부하는 축전지를 통해 전류를 공급하는 방식.

부동화검사 不動化檢査 immobilization test 미세유기체의 운동성을 제한하는 항체의 능력을 측정하여 미세유기체를 움직일 수 있는 항체를 확인하는 절차.

부두 pier 배가 정박할 수 있도록 육지에서 바다를 향해 길게 돌출되어 있는 구조물. 보통, 그 너비보다 길이가 훨씬 길다.

부드러운흡입호스 ~吸入~ soft suction hose 소화전에서 소방펌프차로 송수하기 위해 사용하는 접기 쉬운 호스.

부등률 不等率 diversity factor 전력 계통의 각 구간에서 각각의 수요 전력의 합과 계통 전체의 최대 수요 전력과의 비. 항상 1보다 큰 값이다. 부등률의 대상은 수요 부하군, 배전 변압기군, 배전 간선군 등이며, 그 값은 보통, 1.1~1.6 정도이다.

부등상(시)증 不等像(視)症 aniseikonia 각각의 눈이 같은 상을 다른 형태와 크기로 인식하는 비정상적인 안구 상태.

부등침하 不等沈下 differential settlement 구조물의 지반이 불균형하게 침하되는 것. 구조물이 변형·붕괴되는 원인이 된다.

부력 浮力 buoyancy 액체나 기체 속에 들어 있는 물체에 중력과 반대되는 방향으로 작용하는 힘. 물체를 물에 뜨게 한다. 만약 물체의 무게가 부력보다 크면 물속으로 가라앉게 되고, 부력이 물속에서의 무게보다 더 크면 수면으로 떠오르게 된다.

부력조절기 浮力調節器 buoyance compensator : BC 수심별로 변하는 부력변화를 보정하여 항상 중성부력을 유지하게 하는 것.

부루펜 brufen 프로피오닉산(propionic acid) 유도체로서 항염증 작용기전은 알려지지 않았으나 항류마티스 작용과 진통작용이 있는 약물. 이 약의 사용은 류마티스성 관절염과 골관절염 등의 염증성질환에 국한되어 있다. 1일 300~400mg을 3~4회 분할 투여한다. 이브프로펜(Ibuprofen) 과민성환자는 금기이고 위장장애 증상이 있는 사람은 특히 주의한다.

부르동압력계 ~壓力計 bourdon gauge 압력 변화에 의해 구부러지는 정도를 변화시키는 편평하고 굽은 튜브 모양의 부르동관을 이용한 압력계. 부르동관은 한쪽 끝은 닫히고, 다른 쪽 끝은 고정되어서 기체에 연결되어 있다. 내압이 높아짐에 따라 뻗치는 방향을 변형하므로, 닫힌 끝의 변위를 기계적으로 확대해서 지침을 움직인다.

부르동유량계 ~流量計 bourdon gauge flowmeter 기록계가 영점으로 조정되어 있는 압력 측정계(測定計)를 일컫는 말. 의학적인 가압 기체 실린더를 사용한다.

부르하페증후군 ~症候群 Boerhaave's syndrome
구토에 의해 나타나는 식도파열. 종격동의 즉각적인
오염으로 인하여 하부식도가 자주 파열된다. 증상과
징후로는 등의 늑막, 상복부 혹은 흉골하의 통증이
다. 비음이 섞인 음성과 종격동–피하 기종의 변화가
나타난다.

부모 대신에 父母 代身~ in loco parentis 한 사람
이나 기관에 의하여 양자 결연 없이 아동을 돌보는
부모의 의무에 대한 수락. = 부모입장에서.

부목 副木 splint 신체의 어떤 부위를 고정시키기 위
하여 붙이는 교정장치(矯正裝置). 사지의 외상, 골
절, 탈구, 염좌 등의 응급수단으로서 환부의 가동성
을 제한하고 안정을 위해 신체에 붙여 고정시키는 교
정장치. 부목은 깁스와 함께 비관혈적(非觀血的) 고
정법의 대표적인 것으로 부목이란 말은 종래에 나무
판이나 막대기만을 재료로 사용하던 당시에 생겨난
말로 지금은 금속망, 금속판 등 여러 종류가 있다.

**부반송파주파수변조 副搬送波周波數變調 subcar-
rier frequency modulation : SCFM**(통신) 다단 변
조에서 최종 변조단 이전의 변조단에서 주파수를 변
조하는 것. 팩스 무선 전송의 경우 부반송파를 화상
신호로 주파수 변조하고 이 변조된 부반송파를 변조
한다.

부벽 付壁 buttress 벽을 지지하기 위해 외벽에 기
대어 세운 돌, 강철, 벽돌 등의 지지물.

부분강화유리 部分强化~ partial-toughened glass
자동차 사고가 났을 때 차를 정지시키는 동안 전방
의 시계가 확보될 수 있도록 앞유리 전용으로 개발
된 특수 유리.

부분동기 部分同期 segment synchronization 오
메가 수신기에서 오메가 신호 형식과 동일한 형식의
신호를 만들어 낸 다음에 이것을 수신한 오메가 전
파에 동기시키는 것. 오메가 신호 형식은 10초간을
8개 부분으로 시분할하고 있는데, 이 8개 각각을 부
분이라고 한다.

부분반사 部分反射 partial reflexion 빛이나 전파가
다른 종류의 매질 경계면이나 같은 매질에서도 그
성질이 급격히 변하는 곳에서 부분적으로 반사하는
현상.

부분발작 部分發作 partial seizure 전신적 발작보
다는 규모가 적은 간질성 발작.

부분소 部分燒 partial destruction by fire 화재로
인해서 건축물이나 물품이 그 일부만 손괴되는 것.
→ 전소, 반소.

부분압력 部分壓力 partial pressure 혼합기체에서
한 성분만이 전체 부피를 차지했다고 가정했을 때의
압력. 부분압 또는 분압이라고도 한다. 혼합기체 속에
서 각 성분 기체가 나타내는 압력을 말한다. 이에 대
하여 혼합기체 전체의 압력을 전체압력 또는 전압력
이라고 한다. 혼합기체의 전체압력은 각 성분의 부분
압력의 합과 같다. 이것을 돌턴의 부분압력의 법칙이
라 한다. 예를 들어 어떤 온도에서 1atm인 산소 1ℓ
와 1atm인 질소 1ℓ를 섞어서 2ℓ의 혼합기체를 만
들었다면 산소 및 질소의 부분압력은 모두 1/2atm이
다. 이 때 혼합기체의 전체압력은 1atm이다. 혼합기
체에서 각 성분 기체의 부분 압력은 전체 기체에서 그
기체가 차지하는 몰분율에 비례한다. = 분압.

부분지향성 部分指向性 partial directivity 모든 방
향에 대하여 평균을 취한 총 복사 강도로 나눈 어떤
편파에 대응하는 복사 강도의 어떤 방향의 성분. 특
정 방향에서 한 안테나의 총 지향성은 어떤 두 직교
편파에 대한 부분 지향성의 합이다.

부분진공 部分眞空 pull a vacuum 펌프가 소화전
의 용량이나 방출량을 초과하여 작동할 때 형성되는
부분적인 진공상태를 지칭하는 용어.

부분층화상 部分層火傷 partial-thickness burn 표
피와 진피 일부에 침범된 화상. 표피와 진피(피부의
두 번째 층)까지 손상되며 그 밑의 조직까지는 침범
되지 않으며 깊고 격심한 통증과 현저한 발적과 수
포가 발생하고 피부가 얼룩덜룩한 양상을 띤다. 손
상 후 48시간동안 혈장과 조직액이 유리되어 피부
상층이 들어올려져서 부종과 수포가 생긴다. 적절한
처치를 했을 때 부분층 화상은 거의 흉터 없이 스스
로 치유될 수 있으며 2도 화상이라고도 한다.

부분탈구 部分脫臼 subluxation 관절의 불완전 탈
구로 표면은 접촉되어 있는 상태지만 관절은 다소

변형된 상태.

부분확대 部分擴大 expanded partial plane position indicator : EPI 항공기 진입과 착륙 원조 시설의 하나인 정밀 진입 레이더의 표시기. 평면 위치 표시기(PPI)상의 화상을 부분적으로 확대 표시하는 것.

부비동 副鼻洞 paranasal sinus 두개골의 여러 뼈에 있는 많은 강들 중의 하나. 비강과 통하며 비강내의 점막으로 되어 있고 점막은 매우 예민하고 자극되면 부종으로 부비동이 막힐 수 있다. 사골동 세포(ethmoidal cell)는 두개골의 사골 안의 많은 작고 얇은 벽으로 된 강이고 전두동(frontal sinus)은 두개골의 전두골 안의 두 개의 작은 강으로 비강과 연결되어 있다. 상악동(maxillary sinus)은 상악골체에서 구멍을 형성하는 커다란 공기 세포로 된 한 쌍이고 접형동(sphenoidal sinus)은 코의 외측에 있는 한 쌍의 강이다. = 부비강.

부비동압축증 副鼻洞壓軸症 sinus squeeze 주로 상악 및 전두부비동(frontal sinus)에서 발생하는 병적 증상. 상기도 염증, 비염, 부비동염과 같이 병적인 이유로 부비동 개구부가 막힌 경우에 잘 나타난다. 눈 주위나 눈 뒷쪽에서 날카로운 통증을 느끼며 수면으로 복귀한 후 코로부터 혈성 분비물(bloody discharge)이 나오기도 한다.

부비동염 副鼻洞炎 sinusitis 부비동 한곳이나 그 이상의 염증. 치과 전염, 알레르기, 공기의 변화와 같은 상부 호흡기 감염의 합병증이나 비행기 여행이나 수면 밑 수영과 같은 코의 결함에 의해 생기며 코의 점액성 얇은 막들의 팽창으로 공동에서 코까지 열림을 막아 압력, 고통, 두통, 열 그리고 국소적 통증의 원인이 될 수 있다.

부빙 浮氷 ice floe 빙원(ice field)보다 작은 떠다니는 얼음 덩어리.

부상자 負傷者 wounded person 화재 등 재난으로 인해서 부상한 사람. 재난수습·인명구조활동 중에 부상한 사람도 포함된다. → 사상자.

부상자 분류 負傷者 分類 triage 긴급성과 상태를 근거로 병자나 상해자를 분류하는 것. 안정, 이송, 치료에 적용한다.

부상지붕 浮上~ floating roof 인화성 액체 저장탱크에 사용하는 평지붕의 일종. 액체의 증발손실을 막고 탱크 내 빈 공간을 줄여 화재위험을 감소시키기 위해 사용하는 지붕으로, 증기 방출을 위한 배기 구도 설치되어 있다.

부상지붕탱크 浮上~ floating roof tank 지붕이 액면에 떠 있는 구조로 된 대형 위험물탱크. 증발손실을 막고 증기가 체류할 수 있는 공간을 없애서 화재위험을 줄여준다.

부서 部署 deployment 화재 등 재난현장에서 대원을 투입하고 장비를 전개하기에 적합한 위치에 소방차량을 정차시키는 일.

부속기 附屬器 adnexa 관련된 다른 구조에 인접한 체내 조직 또는 구조. 예를 들어 난소와 난관은 자궁의 부속기이다.

부속기염 附屬器炎 adnexitis 난소, 나팔관 같은 자궁 부속기의 염증.

부수축작용 副收縮作用 parasystole 박동기의 성질을 가진 병소의 주변조직의 전도장애로 인해 우세한 박동기의 전기신호가 도달하지 못함으로써 해당 병소가 박동기 작용을 하게 되는 현상.

부스코판 buscopan 스코폴라민(scopolamine)의 제3급 amine기에 화학적으로 methyl기를 결합시켜 중추신경에 대한 작용은 없애고 제4급화시킨 화학물질. 주로 평활근 이완의 목적으로 사용한다. 성인은 1일 3회 10~20mg을 경구투여하고 10~20mg을 근주 또는 정주한다. 녹내장, 장폐색증 환자에게 사용해서는 안 된다.

부스터 booster 소규모 화재 진압용으로 사용되는 물탱크, 펌프, 19mm(¾in.) 또는 25mm(1in.) 구경의 고무내장 호스.

부스터라인 booster line 부스터 펌프나 탱크에 부착된 19mm(¾in.) 또는 25mm(1in.) 구경의 소형 호스.

부스터릴 booster reel 소방차에 장착된 19mm(¾in.) 또는 25mm(1in.) 호스릴을 감는 장치. 간혹, 전동식 장치가 사용되기도 한다.

부스터펌프용흡입압력조절장치 ~用吸入壓力調節

裝置 suction pressure regulating valve 공설수도 배관에 부스터 펌프를 연결하여 가압 송수할 때, 일정한 흡입압력을 유지하기 위한 장치.

부스터호스 booster hose 고무튜브, 편조 또는 나선형 보강재, 그리고 외부 보호피복이 있는 호스. 호스는 38mm(1½in.)까지의 크기로 소방차용으로 제작된다.

부스터호스릴 booster hose reel 소방펌프차에 설치하는 고압의 방수장치.

부스피론염산 ~鹽酸 buspirone HCl(Buspar) 불안치료에 잠재적 유용성이 있는 제제. 벤조다이아제핀(benzodiazepine)과 상이한 약리작용을 하며 벤조다이아제핀보다 확실하고 효과적인 항 불안치료제이다. 비교적 진정작용이 적고 벤조다이아제핀이나 GABA의 결합에 영향을 미치지 않으며 항 경련작용이 없고 내성이나 의존성의 위험이 적고 중추신경계(CNS)길항제와 상호작용이 거의 없다. 지속적인 불안성 장애의 치료 또는 불안증상의 단기완화, 자율신경계 과민 등에 투여한다. 처음에는 1회 5mg을 1일 3회 경구투여하고 필요에 따라 적정 치료반응을 얻기 위해 2~3일 간격으로 1일 5mg씩 증량 투여한다. 1일 최대용량은 60mg이며 하루에 20~30mg을 분할 투여한다. 현기증, 두통, 우울, 빈뇨, 생리불규칙, 발진, 부종, 과도환기, 짧은 호흡, 근육경련, 동통, 이명 등의 부작용이 나타날 수 있으므로 과민성 환자나 심한 간 질환이나 신 질환 환자에게는 금기이며 자동차운전이나 기계 사용시, 항 불안제 의존성환자, 임부, 수유부, 소아 등에는 주의하여 투여한다. 소화기계 증상이 있을 때는 음식이나 우유와 함께 투여하고 구강의 건조를 막기 위해 무설탕 껌이나 단단한 사탕 또는 물 한 모금씩을 준다.

부식 腐蝕 corrosion 금속 재료가 사용환경과의 화학반응에 의해 표면으로부터 금속이 아닌 상태로 되어 상실되어 가는 것. 보통 부식 생성물 쪽이 금속의 상태보다도 열역학적으로 안정하므로, 부식반응이 일어나는 것이 당연하지만, 반응속도가 매우 늦으면, 실제상 부식이 일어나지 않는다고 말할 수 있다. 액체상과의 접촉 여부에 따라 액체상(液體相)과 접촉하고 있

을 때 일어나는 습식(濕蝕)과, 기체상만으로 비교적 고온일 경우에 일어나는 건식(乾式)으로 대별된다. 예를 들면, 상온에서 철이 녹스는 것은 습식이고, 고온 할로겐기체 속에서 각종 금속이 소모되는 것은 건식이다. 평상시 주변에서 흔히 볼 수 있는 것은 습식이지만, 그 메커니즘은 국부전지(局部電池)의 형식에 의해 설명된다. 즉, 같은 금속의 표면일지라도 미시적(微視的)으로는 물리적·화학적으로 각부의 상태가 다르므로, 그것들의 전극전위는 모두 다르다. 따라서 전위가 낮은 부분(전자가 풍부한 부분)은 전위가 높은 부분(전자가 적은 부분)에 전자를 주어 용해하고, 높은 부분에 도달한 전자는 이 부분에 용액 속으로부터 확산 또는 이동해 온 이온을 환원함으로써 소비되는데, 이 이동이 반복되면서 부식이 진척된다.

부식독 腐蝕毒 corrosive poison 조직에 접촉되면 유기성분, 특히 단백질을 괴사시켜 국소적인 부식을 초래하는 독물. 산과 알칼리가 대표적이며 질산은, 황산동, 염소, 황화수소, 사이안산 등이 있다.

부식물질 腐蝕物質 caustic 열에 의하지 않고 화학작용에 의해 섬유를 태우거나 파괴하는 부식성 물질.

부식성물질 腐蝕性物質 corrosive material 피부 등의 유기조직에 화상을 일으키고 자극하거나 파괴하며 흡입하면 위나 폐에 같은 상해를 일으키는 고체, 액체 또는 기체의 물질.

부식시험 腐蝕試驗 corrosion test 재료의 내식성을 검사하는 시험. 부식제로는 산, 알칼리, 염의 용액, 기타 여러 가지 가스 등을 사용하여 부식시킨다.

부식억제제 腐蝕抑制劑 corrosion inhibitor 부식 매질에 첨가되면, 금속의 부식 속도를 크게 감소시킬 수 있는 물질. 부식은 아노드반응과 캐소드반응의 동시반응으로 이루어지는데 그 어느 쪽이든 한쪽, 혹은 양쪽을 조해하는 것에 의해 부식을 억제할 수 있다. 부식 매질인 액이 순환 사용될 경우에 소량 첨가하는 것이 보통이며, 액에 녹든가 분산하여 작용한다. 실용화된 것은 크롬산염, 폴리인산염, 아질산나트륨 및 장쇄(長鎖)의 아민계 유기물 등이다. 금속표면에 피막을 만들어 표면을 부동상태화시키든가 용존산소의 근접을 방해한다. 보일러 스케일을

산으로 씻는 것은 이러한 작용의 발달에 의해 가능하게 되었다. = 인히비터, 방식체.

부식제 腐蝕劑 corrosive 신체 조직을 부식시키거나 유해하게 하는 모든 고체, 액체, 기체 물질.

부식토 腐植土 humus 부패한 나뭇잎, 초목 등이 누적되어 만들어진 유기적 성분의 토양. 이것에 의해서 산림 화재가 발생하기도 한다. 일반적으로 부식이 풍부한 흙은 유기성분이 많고 비옥하며, 흑색 또는 흑갈색을 띤다. 주로 온대 이북지방의 가장 표층부에 발달한다. 이탄(泥炭)은 부식토의 일종이며, 석탄은 부식토가 변질한 것이다.

부식피로 腐蝕疲勞 corrosion fatigue 환경에 의한 부식과 반복되는 하중에 의한 피로의 상호작용 결과 발생하는 재료의 피로현상. 피로 강도 이하의 응력에서 피로 파괴를 일으킨다. 부식피로는 부식환경에 있어서 피로에 대한 저항을 감소시키는 역할을 한다.

부신 副腎 adrenal gland 신장 상단의 좌우에 있는 내분비기관. 피질과 수질로 되어 각각 다른 기능을 가진다. 부신피질은 코티솔과 안드로겐을 분비하며 수질은 에피네프린, 노르에피네프린을 생성한다.

부신겉질 = 부신피질.

부신경 副神經 accessory nerve 제11번째 뇌신경으로 머리를 움직이는 근육의 일부에 분포하고 연수에서 나오는 신경섬유와 척수에서 나오는 신경섬유가 한 줄기로 되어 경정맥 공을 향하고 있는 운동성 신경. 연수근의 섬유는 경정맥공을 나오면 곧 미주신경에 혼합되어 구개 근과 인두 근의 분지가 되며 척수 근은 경수에서 일어나기 시작하여 조금 상행하여 일단 대공을 거쳐 두개 강 내로 들어가 연수 근과 합해진 후 경정맥 공으로 나온다. = 더부신경.

부신기능부전 副腎機能不全 dysadrenia 부신의 기능이상으로 호르몬의 생성이 줄어들거나 항진하는 현상.

부신성안드로겐 副腎性~ adrenal androgen 부신피질에서 분비되는 남성호르몬. 여성에서도 분비된다.

부신성위기 副腎性危機 adrenal crisis 긴급한 치료를 필요로 하는 부신피질부전 등의 심각하고 치명적인 상태. 당질코르티코이드 결핍증, 고칼륨혈증, 세

포외액의 급격한 감소 등이 나타난다. 환자는 저혈압과 함께 에디슨병을 앓고 있을 수도 있으며 원인은 확실히 알려져 있지 않다. 에디슨병 환자들에게 감염은 부신성 위기의 흔한 원인이다.

부신속질 = 부신수질.

부신수질 副腎髓質 adrenal medulla 부신의 안에 있는 부분. 카테콜라민 호르몬인 25%의 노르에피네프린(norepinephrine)과 75%의 에피네프린(epinephrine)을 분비하고 자율신경계의 교감신경과 밀접한 관련이 있다. = 부신속질.

부신적출술 副腎摘出術 adrenalectomy 한 쪽 혹은 양쪽 부신을 적출하는 것.

부신피질 副腎皮質 adrenal cortex 부신 바깥쪽에 수질과 연결되어 있는 보다 큰 부분. 염류 코르티코이드, 안드로겐, 당질 코르티코이드 등 항상성에 필수적인 호르몬을 생성한다. = 부신겉질.

부신피질기능저하증 副腎皮質機能低下症 hypoadrenocorticism 부신피질의 스테로이드 호르몬 분비가 신체 요구 이하로 저하한 상태. 부신의 일차적인 원발적 부신피질 기능저하증과 하수체의 질환에 의해 부신피질 자극 호르몬(ACTH)의 분비가 저하되는 것으로 구별된다.

부신피질자극호르몬 副腎皮質刺戟~ adrenocorticotropic hormone : ACTH 뇌하수체 전엽에서 생성, 분비되어 부신피질에 작용해서 코티졸 및 코르티코스테론의 분비를 촉진하는 호르몬. 부신피질 자극선(corticotroph)들에 의해 생성되며 부신피질자극호르몬 유리호르몬(CRH)은 부신피질자극호르몬의 주요한 조절호르몬이지만 유일한 호르몬은 아니며 단일 폴리펩티드 사슬로 구성된 41개의 아미노산들을 포함한다. 부신피질자극호르몬 유리호르몬은 주로 시상하부 방실 핵 신경세포에 의해 생산되지만 췌장, 위장관, 부신수질뿐만 아니라 변연계, 피질을 포함한 뇌의 다른 부분에서도 존재한다. 저혈당, 수술, 정신적곤란을 포함하는 스트레스는 부분적으로 부신피질자극호르몬 유리호르몬 방출을 통해 부신피질자극호르몬 유리를 자극한다. 심한 질병상태에서는 코티졸은 10배까지 증가될 수 있다. 그러한 시기

동안 코티졸이 어느 수준까지 상승하지 못하면 임상적으로 부신피질 기능 저하증에 속한다. 면역계는 시상하부 뇌하수체 부신축과 밀접하게 연관되어 있다. 당류 코르티코이드는 면역기능을 억제하고 interleukin-1과 같은 면역 매개체들은 부신피질자극호르몬 분비의 강력한 자극 물질이다.

부신피질호르몬 副腎皮質~ adrenocortical hormone 부신피질(adrenal cortex)에서 분비되는 스테로이드 호르몬. 3종류가 있다. 첫 번째인 당질 코르티코이드(glucocorticoid)는 우리 몸의 혈중 영양분의 양을 조절하는데 기여한다. 주요 당질 코르티코이드 호르몬인 코티솔(cortisol)은 단백질과 지방의 분해를 증가시켜 에너지원으로 이용을 증가시킨다. 스트레스를 받으면 코티솔의 분비는 평상시보다 증가하여 각 조직으로 에너지원의 공급을 증가시킬 뿐 아니라 염증반응을 감소시킨다. 두 번째로는 염류 코르티코이드(mineralocorticoids)로 이는 혈액량, 혈중 나트륨이온 및 혈중 칼륨이온을 조절하는데 관여한다. 이에 해당하는 대표적인 호르몬은 알도스테론(aldosterone)으로 나트륨이온과 수분을 체내에 저류시킴으로써 혈량을 증가시키고, 혈압을 올리며 체내에서 소변으로 소실되는 칼륨이온의 양을 증가시킨다. 세 번째는 안드로겐(androgen)이다. 부신에서 분비되는 안드로겐은 음모 및 액와모의 성장, 그리고 사춘기 이후 여성의 정상적인 성욕에 관여한다. 에디슨씨병(Addison's disease)은 코티솔과 알도스테론이 비정상적으로 적게 분비되어 나타난다. 쿠싱증후군(Cushing's syndrome)은 코티솔과 알도스테론이 과다하게 분비되어 나타난다.

부신피질호르몬제 副腎皮質~劑 corticosteroids 부신기능 저하 때 호르몬 대체, 염증완화, 알레르기 반응 억제, 장기 이식 거부 반응 억제, 암 치료 등 다양한 목적으로 사용하는 제제.

부싯깃 tinder 아주 쉽게 불이 붙을 수 있는 대팻밥이나 잔가지 등의 건조한 가연성 물질.

부싱 bushing ① 스프링클러헤드 교체시 스프링클러설비 티(tee)부위의 개구부를 축소시켜 주는 관부속. ② 전기가 흐르는 전선이 벽이나 탱크를 통과할

수 있도록 해주는 애자. 변압기의 상부에서 전선을 저지하고 있는 애자. 투관, 축받이 통이라고도 함.

부압 負壓 negative pressure 대기압보다 낮은 압력. 진공상태를 나타내는데 일반적으로 사용된다. 대기압 이하 절대압력 0까지의 압력.

부압식배액법 負壓式排液法 breaking 구조가 엎드려 있는 환자의 복부를 붙잡고 들어올려 위나 폐로부터의 배액하는 기술. 논쟁의 여지가 있음. 이 기술은 익사 환자의 폐와 위 안에 있는 잔해나 물을 깨끗이 하기 위해 쓰인다. 최근에 먹은 것이 있거나, 알코올을 섭취한 심장마비 환자의 흡인을 방지하기 위하여 쓰이기도 한다.

부양망상 浮揚妄想 levitation 공중에 떠다니거나 들리는 것 같은 환상. 이러한 감각은 꿈에서 일어날 수도 있다.

부엽토 腐葉土 duff 토양 위에 퇴적된 미세한 가연성 유기 물질의 퇴비. 다공질(多孔質)이므로 배수가 좋고 수분과 양분의 보축력(保蓄力)이 강하며, 지온을 높이고 영양분이 풍부한 것이 특징이다. 인공적으로 낙엽을 모아 쌓아서 부패시킨 것과 자연적으로 부패, 분해된 것이 있다. 또 땅을 파고 묻어두어서 만들기도 한다. 대개 1년이 지나면 질 좋은 부엽토가 만들어진다. 주로 원예에 많이 사용된다.

부영양화 富營養化 eutrophication 강과 바다 그리고 호수 등의 수역이 미생물에 의한 유기물의 분해로 인하여 영양이 많아지는 현상. 강이나 바다, 호수 등에 유기물이 유입되면 물속의 미생물이 이를 분해하며, 분해산물은 자연생태계의 물질 순환의 사이클 내에서 교환된다. 이 사이클이 순조로우면 자연은 균형이 잡혀 소위 자연의 자정작용이 이루어지나, 유입된 영양분이 너무 많으면 부패하게 되는 현상.

부우지확장술 ~擴張術 Bouginage 관상의 구조나 기관의 구경을 확대시키기 위해 확장기를 삽입하는 방법으로 항문 폐쇄 근치술 등을 시술한 후 항문 협착 방지를 위해 많이 시행한다.

부위성건망증 部位性健忘症 localized amnesia 어떤 장소, 시간과 관련된 사건에 대한 건망증.

부유기구 浮遊器具 floatation device 구명복이나

구명대처럼 물에서 뜨는 기구.

부유늑골 浮游肋骨 floating rib 제 11늑골과 12늑골처럼 흉골과 직접 관절을 이루지 않고 떠있는 짧은 늑골. = 뜬갈비뼈.

부유물질 浮游物質 floating matters 입경 2mm 이하의 물에 용해되지 않는 물질(suspended solid, SS)의 약칭. 또는 현탁물질이라고도 함. 수중에 부유하는 불용성물질은 수질오탁의 원인일 뿐만 아니라 하천에 오니상을 형성한다. 또 부유물이 유기물질인 경우에는 이것이 부패하여 물 속에 녹아 있는 산소를 소비시킨다.

부유분진 浮遊粉塵 suspended dust 10μm 이하의 크기로 가라앉지 않고 장시간 공기 중에 부유하여 떠돌아다니는 분진. → 분진.

부유분체 浮游粉體 aerated solid powders 하부로부터의 균일한 통기로 인하여 컨테이너 안에서 유동화된 분체 도장재료.

부이 buoy 해상의 기상, 해류정보 등을 수집하기 위한 장비의 설치나 암초나 여울 또는 침선(沈船)등 위치표시. 해상구조물의 고정 등에 사용되는 해수표면에 떠 있는 부력재로 해저의 앵커(anchor)와 계류되어 위치를 고정시킨다. = 부표(浮標).

부인과학 婦人科學 gynecology 여성의 생식기와 유방의 질병을 연구하는 학문. 대부분 내과 전문의와는 달리 부인과 의사는 진료와 수술을 동시에 한다.

부인과학전문의 婦人科學專門醫 gynecologist 여성 생식기와 유방 질환을 진단하고 치료하는 전문의사.

부작용 副作用 side effects 치료목적과는 달리 효과를 바라지 않는 작용. 세계보건기구(WHO)의 정의에 의하면 예방, 진단, 치료 등을 목적으로 사람에게 상용량의 약을 사용했을 때 발현하는 유해하고 의도하지 않은 반응이라고 한다. 즉 약물의 효과 중에서 치료상 불필요한 그러나 피할 수 없는 작용이다. 부작용은 과량 또는 장기투여에 의한 부작용, 불내성에 의한 부작용, 알레르기 반응에 의한 부작용, 특이체질에 따른 부작용과 같은 여러 형태로 나타날 수 있다.

부적격혈액 不適格血液 inadequate blood 채혈시 또는 채혈 후에 이상이 발견된 혈액. 보건복지부령으로 정해진다.

부적합수혈 不適合輸血 incompatible blood transfusion 수혈로 인해 심각한 부작용을 일으키는 경우. ABO형 부적합, Rh형 부적합이 대표적이나 자주 수혈을 받는 사람이나 다산부의 혈중에는 이 이외의 적혈구 항원에 대한 항체가 존재하는 경우가 있으며 부적합 수혈의 반응을 일으키는 수가 있다. 수혈 전에 공혈자와 수혈자간의 혈액 교차적합시험을 한 후 적합하다고 판단되었을 때 수혈을 할 수 있다.

부적합인격 不適合人格 inadequate personality 육체적으로나 정신적으로 결함이 없어 보이면서도 감정적, 사회적, 지적 또는 육체적 욕구에 효율적으로 반응을 못하는 것을 특징으로 하는 인격 장애. 적응력이 부족하고 적합성이 없으며, 판단력이 부족하고 사회적으로 무능하며, 육체적 및 정신적으로 끈기가 없다.

부전도로 副傳導路 accessory pathways 자극이 심방에서 심실로 전도될 때 방실결절이 아닌 경로.

부전마비 不全痲痺 paresis 마비가 완전하지 않은 상태로 국소적 신경염으로 나타나는 운동의 약화 혹은 부분 마비.

부전수축 不全收縮 asystole 심장이 전기적 자극, 기질적 활동의 결여를 특징으로 하는 생명에 위협을 주는 심장상태로 징후는 맥박과 호흡이 없다. = 무수축.

부정 否定 denial ① 필요한 어떤 것을 거절 또는 제한하는 것. ② 정서적 혼란으로 인한 사고와 감정을 피하기 위한 무의식적인 방어기전. 이는 진실이나 사실 등의 인식을 거절하기도 한다.

부정교합 不定交合 malocclusion 상악의 치아가 하악의 치아와 배열이 잘 맞지 않은 경우.

부정맥 不整脈 arrhythmia 심박수가 어떤 원인에 의해 이상하게 빠르거나 늦고 리듬이 불규칙해지는 상태의 총칭. 정상인의 심박동은 거의 규칙적인 리듬을 나타내며, 심박수도 성인이 될수록 늦어지기는 하지만 일정범위를 갖는다.

부종 浮腫 edema 심낭 강, 늑막 강, 복강이나 관절강 같은 조직의 간질 강에 비정상적으로 액체가 쌓인 것. 모세관압 상승, 정맥류나 혈전 정맥염 때 일어나는 정맥폐색, 석고붕대나 단단한 붕대로 인한 압박, 울혈성 심부전, 정맥수액의 과다한 주입, 신부전, 간경화, 쿠싱증후군 같은 알도스테론 과다증, 코르티코스테로이드 요법과 염증반응에 의해 생길 수 있다. 또한 화상, 상처배액, 루, 출혈, 신증후군에서의 혈청단백 상실이나 만성설사, 특히 단백열량부족증(kwashiorkor) 같은 영양실조, 알레르기 반응, 악성종양이나 필라리아증(filariasis)에 의한 림프관 폐색 또는 다른 장애에 의해서도 올 수 있다. 치료는 원인을 교정하는데 초점을 둔다. 포타슘 절약형 이뇨제(potassium-sparing diuretics)가 수분과 염분의 배설을 증진하기 위해 투여될 수도 있다. 신체 부종부위는 지속적 압박, 손상과 극단의 온도에서 보호되어야 한다. 조직 긴장도 평가에서 부종은 체위변경, 특별한 위치와 함요 부종(pitting edema)에서 부종영역에 대한 압박시 일시적으로 함요를 일으키는 압력에 대한 반응으로 평가될 수 있다. 정맥정체로 사지에 부종이 있다면 사지를 거상시키고 탄력 스타킹(elastic stocking)이나 정맥환류를 촉진시키는 자켓(sleeve)을 적용한다.

부종액 浮腫液 edema fluid 조직에서 빠져나온 체액.

부주의 不注意 negligence 중요하거나 필수적인 처치를 수행하지 않거나 미숙한 방법으로 처치를 행하여 환자의 상태가 악화되는 것.

부진동 浮振動 수면에 부는 바람에 의해 내수면 또는 호수의 수면이 진동하는 현상. 부진동은 다이빙 시 시야를 흐리게 하고 입·출수 지점의 수심을 급격하게 변화시킨다.

부착 附着 bond 붙어서 떨어지지 않은 상태.

부착력 附着力 bond strength 서로 다른 두 개의 물질이 접촉할 때, 두 물질의 분자 사이에 작용하는 힘에 의해 서로 결합하는 힘.

부착물 附着物 attached 호스 또는 펌프에 연결 및 운반되는 노즐, 호스, 기타의 장치들.

부채꼴나팔관 ~喇叭管 sectoral horn 벌린 입구면

이 직사각형으로서 그 두 개의 측면 벽이 평행한 평면으로 되어 있는 전자(電磁) 나팔관.

부채꼴마커비컨 fan marker beacon(항공) 수직 방향으로 비행 코스와 교차하는 부채꼴 빔을 발사하고, 이것에 의해 위치 정점(定點)을 나타내는 초단파(VHF) 무선 표지. 계기 착륙 방식의 일부. 공항 등에서 사용하는 경우는 그 위치에 따라 경계 마커, 중간 마커, 외측 마커 등의 구별이 있다.

부채꼴안테나 fan antenna 두 개 이상의 도선으로 된 부채꼴 도선 두 쌍 또는 부채꼴의 금속판 두 쌍을 그 정점을 근접시켜 마주 보게 동일 평면상에 배치한 다음 그 정점에 급전하는 안테나.

부채꼴주사 ~走査 sector scanning 어느 한정된 각도 내의 주사.

부채꼴주사지시기 ~走査指示機 sector scan indicator : SSI(항공) 레이더의 브라운관상에서 부채꼴 구역을 주사하여 디스플레이하는 지시기.

부촉매소화 負觸媒消火 chemical flame inhibition 소화약제를 투여하여 연소의 기본적인 연쇄반응을 차단시키는 진화의 한 방법.

부촉매효과 負觸媒效果 negative catalysis effect 부촉매 작용을 가져오는 효과. 일반적으로 화학반응에 있어서 반응과 직접관계가 없는 특정물질을 가하면 반응속도가 증가되거나 감소되는 경우가 있다. 이와 같이 반응 속도에 변화를 주는 물질을 촉매라 하며 이로부터 생기는 반응속도의 변화를 촉매효과라 한다. 이중 반응 속도를 감소시키는 작용을 부촉매 작용이라 하며, 부촉매 작용을 하는 물질을 부촉매(혹은 역촉매)라 한다. → 촉매.

부취제 附臭劑 odor additives 화재·폭발위험이 있는 무색무취 가스(LPG, LNG 등)에 첨가하여 누출 여부를 냄새로 쉽게 알 수 있도록 하는 화약물질. 예) 메르캅탄.

부타디엔 butadien [C_4H_6] 비중 0.650, 융점 −11.3℃, 인화점 −29℃, 비점 −4.4℃, 연소범위 2.0~11.5%, 증기밀도 1.87인 상온에서 특이한 취기가 있는 기체. 탄소원자 4개로 이루어지는 곧은 사슬모양의 구조에 이중결합을 2개 가지고 있으며,

1,2-부타디엔과 1,3-부타디엔의 두 이성질체가 있다. 1,2-부타디엔은 메틸알렌이라고도 하며, 흔히 부타디엔이라고 할 때는 1,3-부타디엔을 가리킨다. 천연으로는 존재하지 않고, 1863년에 처음으로 퓨젤유(油)의 열분해에 의하여 생기는 기체 속에서 확인되었다. 반응성이 크며 공기와 혼합하면 공기 중에서 산소와 반응하여 폭발하므로 공기가 혼입되지 않도록 주의하여야 한다. 제법은 공업적으로 n-부탄을 탈수소하는 방법이 이용된다. 용도는 합성고무의 원료로서 중요한 물질이며, 부타디엔스티렌고무(SBR), 부타디엔아크릴로니트릴고무(NBR), 폴리부타디엔 등의 원료가 된다. 또 클로로프렌, 아디포니트릴, 말레산무수물 등의 원료로도 사용된다. → 클로로프렌, 아디포니트릴, 말레산무수물.

부탄 butane [C_4H_{10}] 비중 2.07, 비점 0.56℃, 연소 범위 4.0~22.0%, 발화점 405℃, 인화점 −22.4℃ 인 무색의 기체. 용도는 냉동용 및 연료로 사용된다. 4개의 탄소원자가 연속하여 사슬모양으로 결합하고 있는 n-부탄과, 1개의 탄소원자에 다른 3개의 탄소원자가 결합한 이소부탄의 두 이성질체(異性質體)가 있다. 1) n-부탄 : 노르말부탄이라고 하며, 또 단지 부탄이라고 할 때는 이것을 가리킬 때가 많다. 천연가스나 석유분해가스에 함유되어 있다. 상온·상압 하에서는 무색의 기체로, 공기 또는 산소가 존재하면 잘 타며, 발열량은 27,600kcal/m³로 크다. 액화석유가스로서 연료로 사용되며, 석유화학 원료로서 부텐이나 부타디엔의 제조에도 사용된다. 잘 액화하는 점을 이용하여 가스라이터 연료의 주성분으로 사용된다. 2) 이소부탄 : n-부탄과 마찬가지로 천연가스 또는 석유분해가스에 함유되어 있다. 무색의 기체로 인화성이 강하고, 쉽게 액화한다. 프로필렌과 화합시켜 고(高)옥탄가의 가솔린을 얻는다. 또, 이소부틸렌을 합성하는 원료로도 사용된다. → 이성질체, 부텐, 부타디엔, 옥탄가.

부토파놀타르타르산염 ~酸鹽 butorphanol tartrate 페난트렌계의 비경구마취약. 마취의 진통제로 수술 전 처치 또는 외과적 처치로 인한 통증의 신속한 경감을 위해 처방된다. 페난트렌에 과민 반응이 있는 환자나 마취약에 의존성이 있는 사람에게는 금단 현상을 일으킬 수 있으므로 투여하지 않는다. 부토파놀을 다른 마취약과 함께 사용하면 독성이 나타날 수 있다.

부톤뉴스열 ~熱 boutonneuse fever 진드기 물림에 의해 인간에게 전해지는 감염성 질환. 물린 부위의 소양증으로 시작되며 발열은 수일에서 2주까지 지속되고 손바닥과 발바닥을 포함하여 전신의 발진이 생긴다. 유럽, 아시아, 아프리카, 중동에서 흔하다. → Rocky Mountain spotted fever.

부트 boot ① 발과 다리를 보호해 주는 가죽 또는 고무 덮개. ② 장비의 손상을 방지하기 위해 장비 위에 설치한 슬리브.

부틸리튬 butyl lithium [C_4H_9Li] 무색의 자극성·가연성 액체. 탄화수소나 다른 비극성 액체에 용해가 잘되며 휘발성이 크다. 1기압에서 수소기체와 반응하며 공기 중 노출되면 수소화리튬과 부탄을 생성한다. 산소와 빠른 속도로 반응하며 공기 중 노출되면 어떤 온도에서도 자연발화한다. 물 또는 수증기와 심하게 반응하며, 증기는 공기보다 무겁고 점화원에 의해 역화의 위험이 있다. 저장용기가 가열되면 심하게 파열되고, CO_2와는 격렬하게 반응하여 위험성이 높아진다. 자연발화의 위험이 있으므로 저장용기에 펜탄, 헥산, 헵탄 등의 안전 희석용 용제를 넣고 불활성 가스를 봉입한다. 불꽃·불티·고온체·화기 엄금, 발화원배제, 공기·CO_2·물과의 접촉을 피한다. 용제의 증발을 막기 위하여 저장용기를 완전 밀봉한다. 냉암소에 저장하고 통풍, 환기, 건조상태를 유지한다. 산화제, 할로겐화물, 유기물 및 다른 약품과의 접촉을 피한다. 저장용기에는 N_2, Ar 등의 불연성 가스를 봉입한다. 화재시에는 주수엄금, 물분무는 용기의 외부 냉각에 사용한다. 포, CO_2, 할로겐화합물 소화약제의 사용을 금하며 마른 모래, 건조분말을 사용하여 소화한다. 누출되었을 때는 안전거리를 확보한 후 소화는 가능한 짧은 시간에 실시한다. 연소시 부식성 물질과 유독성 가스를 발생하므로 특수 방호의 및 공기 호흡기를 착용하여야 한다. 제법은 벤젠, 석유, 에테르 용매 하에서 금속-수소

치환반응 또는 금속-금속 치환반응으로 얻는다. 용도는 알켄(C_nH_{2n})의 중합반응촉매, 이소프렌 중합촉매에 사용된다. → 촉매, 에테르, 알켄.

부틸알데히드 butylaldehyde [$CH_3(CH_2)_2CHO$] 분자량 72.1, 증기 비중 2.49, 증기압 88.5mmHg(20℃), 융점 -99℃, 비점 76℃, 비중 0.8, 인화점 12℃, 발화점 230℃, 연소범위 2.5~12.5%인 특이한 질식성의 과일 냄새가 나는 무색의 액체. 물에 잘 녹지 않으며, 알코올에 잘 녹는다. 인화위험성이 높으며, 증기는 공기보다 무겁고 낮은 곳에 체류하여 흐른다. 작은 점화원에도 쉽게 인화·폭발하며 연소시 역화의 위험이 있다. 장기간 공기 중 방치하면 불안정하고 폭발성의 과산화물을 생성한다. 위험한 중합반응을 일으키기 쉽고 강산화성 물질, 아민류, 강알칼리, 강산류와 접촉시 심하게 반응하고 혼촉발화를 일으키는 경우도 있다. 저장·취급시 화기를 엄금하고, 가열을 금지하며, 직사광선을 차단하여 증기 및 액체의 누출을 방지한다. 용기는 차고 건조하며, 환기가 잘되는 곳에 저장한다. 강산화성 물질, 아민류, 강알칼리, 강산류 및 기타 위험한 반응을 일으킬 수 있는 화학물질과의 접촉을 방지하여야 한다. 정전기의 발생과 축적을 억제시키고 취급장소에는 전기시설을 방폭설비로 하여야 한다. 공기와의 접촉을 방지하고 저장용기 중에 불활성 가스를 봉입하여 자연중합반응을 억제시켜야 한다. 물분무, 포, CO_2가 유효하며 직접 주수하는 것은 효과가 없다. 안전거리를 충분히 유지하고 공기 호흡기 등의 안전장구를 착용한다. 물분무로 용기의 외벽을 계속 방수하여 냉각시킨다. 증기는 눈, 코, 목을 자극하고 액체가 눈에 들어가면 화상을 입고 피부 접촉시 약한 상처를 입힌다. 고농도의 증기에 노출되면 혼수상태, 혐오감, 의식상실을 일으킨다. 제법은 주로 부틸알코올을 탈 수소화하여 만든다. 용도는 합성수지원료, 고무가황 촉진제, 유기합성원료 등에 사용된다. = butyric aldegyde, butanal, butylaldehyde.

부틸알코올 butylalcohol [C_4H_9OH] 분자량 74.12, 증기 비중 2.6, 융점 -90℃, 비점 117℃, 비중 0.8, 인화점 37℃, 발화점 343℃, 연소범위 1.4~11.2% 인 포도주와 비슷한 냄새가 나는 무색 투명한 액체. 물, 에틸알코올, 에테르에 녹는다. 탄소수 4의 지방족 포화알코올에는 4종류의 이성체가 존재하고 이들의 총칭으로서 사용되는 경우도 있는데, 이중 특히 직쇄상태로 말단탄소에 수산기를 갖는 것을 말한다. 증기는 공기와 혼합하여 폭발성 가스로 되어 인화·폭발의 위험이 있다. 가열에 의해 발열·발화하여 연소시 자극성, 유독성 가스를 발생한다. 산화제와 혼합된 것을 가열, 충격, 마찰에 의해 발열·발화한다. 금속제 용기는 화재시 발생한 열에 의해 폭발한다. 저장시에는 가열을 금지하고, 화기를 엄금하며, 직사광선차단을 요하며, 용기는 차고 건조하며 환기가 잘되는 곳에 저장한다. 증기의 누설 및 액체의 누출방지를 위하여 용기를 완전히 밀폐한다. 취급소내 정전기의 발생 및 축적을 방지하여야 한다. 알칼리금속류, 산화제, 강산류와의 접촉을 방지하여야 한다. 화재시 물, 분말, CO_2, 할론, 알코올형 포가 유효하며, 대량 연소하는 경우는 물분무, 알코올형 포에 의해 일시에 소화하여야 한다. 대화재시는 무인방수포 등을 이용한다. 상황에 따라서는 안전한 곳에서 증발시킨다. 소화작업시에는 공기 호흡기 등의 안전장구를 착용하여야 한다. 눈 및 피부에 접촉하면 점막과 피부를 자극하고 증기를 흡입하면, 기침, 질식, 두통, 마취작용이 있다. 제법은 실험실적으로는 에틸알코올에서 산화마그네슘촉매에 의해 합성할 수 있다. 공업적으로는 발효법에서 석유화학법으로 전환되어 있고, 후자에는 프로필렌을 원료로 하는 옥소법과 레페법, 아세트알데히드를 이량화하는 방법이 있다. 용도는 도료용제, 초산부틸의 원료, 안정제, 가소제(DBP)의 제조원료, 의약품의 원료, 알코올정제용, 과실향 등에 사용된다. → 안정제, 가소제.

부틸에테르 butyl ether [$(C_4H_9)_2O$] 분자량 130.2, 증기비중 4.5, 융점 -98℃, 비점 142℃, 비중 0.77, 인화점 33℃, 발화점 194℃, 연소범위 1.5~7.0%인 연한 에테르 냄새가 나는 무색의 액체. 물에 녹지 않는다. 증기는 공기보다 무겁고 낮은 곳에 흘러 멀리 가며, 점화원에 의해 쉽게 인화·폭발하며, 연소시 역화의 위험이 있다. 물위로 누출되면 물위로 떠서 퍼지므로 연소확대의 위험이 있다. 연소시 자극성, 유독성의 연소생성물을 발생하고 장시간 저장 방치하면 매우 민감한 과산화물을 생성하며, 강산류와 반응한다. 저장 및 취급시에는 화기를 엄금하고, 직사광선을 차단하며, 가열을 금지한다. 용기는 차고 견고하며 환기가 잘되는 곳에 저장한다. 산화성 물질, 강산류와의 접촉을 방지하고, 장기 저장시에는 용기를 완전히 밀폐하여 공기유입으로 인한 과산화물 생성을 방지시켜야 한다. 증기의 누설을 방지하고 취급장소에는 전기시설에 대해 방폭설비를 하여야 한다. 화재시에는 물분무, 포, 건조분말, CO_2가 유효하고 직접 주수하는 것은 효과가 없으며, 용기의 외벽을 물분무로 냉각시킨다. 공기 호흡기 등의 안전장구를 착용하여야 한다. 눈과 피부에 접촉하면 손상을 입고 증기 흡입시 기관지 계통을 자극하고, 현기증, 질식을 일으킨다. 제법은 부틸알코올을 탈수시켜 만든다. 용도는 유기합성용 용제, 유기산 및 수지 등의 추출용제, 유지, 고무, 에스테르의 용제로 사용된다. = 1,1-oxybis[butane], dibutyl oxide, n-butyl ether, n-dibutyl ether, dibutyl ether.

부패성프로마인 腐敗性~ putromaine 살아 있는 몸에 음식의 부패로 만들어진 독성 물질.

부패작용 腐敗作用 putrefaction 유기물이 생물의 매개에 의하여 분해되어 취기를 발하는 작용. 부패 과정은 산화, 환원, 가수분해 등의 화학변화가 복잡하게 얽힌 것이며, 반응메커니즘도 균일하지 않고 부패에 의한 생성물의 생성과정도 알려져 있지 않은 경우가 많다. 그러나 자연계에서 물질순환의 중요한 현상의 하나이며, 복잡한 유기질소 화합물을 간단한 유기질소 화합물이나 무기질소 화합물로 변화시키는 중요한 요인의 하나이다. 식품의 부패를 방지하기 위해서 냉동, 냉장, 가열, 탈수, 훈연, 염장, 설탕조림 등의 방법 외에 급속냉동법도 많이 이용된다. 또, γ-선 조사나 약품 첨가 방법 등도 이용하는데, 이 때는 허가된 합성보존제만 사용된다. → 훈연.

부페린 bufferin 아스피린(aspirin)으로 인한 위장장애를 감소시키기 위해 만든 탄산마그네슘($MgCO_3$)

혼합제제.

부표[1] 浮標 buoy (구조) = 부이.

부표[2] 浮漂 floater (구급) 눈앞에 표류하는 것처럼 보이는 점. 그것은 안구 안에 있는 물체로 인해 망막의 그림자에 의해 생긴다. 대부분의 부표는 태아기 때 눈에 있는 혈관망의 찌꺼기이다. 원인으로는 손상, 당뇨병, 고혈압, 암, 망막박리 혹은 다른 안과 질환 등이다.

부피바케인 bupivacaine 전달마취나 경막외 마취 등에 쓰이는 아마이드(amide)형 국소마취제. 아미노 니트로젠(amino nitrogen)상에서 butyl기가 methyl기로 대치되어 있다는 점만 제외하면 그 구조가 메피바케인(mepivacaine)과 같다. bupivacaine은 강력하고 지속적인 마취작용을 나타내며 평균작용 기간은 테트라카인(tetracaine)보다 길다. 성인은 1회 최대 2mg/kg을 투여한다. 불안, 불안정, 경련, 졸림, 저혈압, 고혈압, 오심, 구토, 흐린시야, 이명, 동공수축, 발진, 담마진, 부종, 작열감 등의 부작용이 일어 날 수 있으므로 노인, 중증의 간질환 환자, 임부, 과민성 환자나 12세 이하 어린이의 투여는 주의한다.

부하 負荷 load 전기적, 기계적 에너지를 발생하는 장치의 출력에너지를 소비하는 것, 또는 소비하는 동력(動力)의 크기.

부하용량 負荷用量 loading capacity 특수한 구조에 사용할 수 있는 화재경보설비에서 불연속적인 소자의 최대수.

부하율 負荷率 load increment 일정 기간중의 평균 전력과 최대 전력과의 백분율.

부함 浮函 camel 가라앉은 물체를 물 밖으로 끌어 내는 장치.

부행로 副行路 bypass 혈관이 막히거나 좁아져 혈행이 되지 않을 때 허벅지 등에서 떼어낸 혈관으로 막힌 혈관을 대체하는 보조적 흐름. 관상동맥질환에 의한 심부전증이 있을 때 시행하여 좋은 효과를 보기도 한다. = 우회로(右回路), 측부로(側副路), 두름길.

부호 符號 code ① (법에서) 시민 코드와 같은 공포된 법규. ② 옷의 코드와 같이 행위의 표준과 규칙의 모음. ③ 유전자 코드와 같이 교통이나 전달을 위한 정보를 나타내는 상징적 수단. ④ Morse code나 암호표기 코드와 같이 정보가 빨리 전달되게 하는 표기법 체제. ⑤ (비전문용어) 환자나 방문자를 놀라게 하지 않고 3층의 서쪽에 팀을 소집하는 공식적인 요청체계를 나타내는 'code zero. 3west'에서처럼 환자를 소생시키는 특수팀을 소집하기 위해 이용되는 신중한 암호. → no-code.

부호분할다중접속 符號分割多重接續 code division multiple access of cellular mobile radio system (통신) 디지털 전송 신호의 다중 접속 방식의 하나. 다중 접속이란 통신 전송로 용량을 물리적으로 위치가 다른 다수의 무선국이 분할 사용하는 것을 말한다. 즉, 자동차나 휴대 전화 등 이동 통신에서 다수의 이동국이 하나의 기지국의 전송로 용량을 분할 사용하거나, 위성 통신에서 다수의 지구국이 하나의 위성 중계기의 전송로 용량을 분할 사용하여 상호 통신하는 것이다.

부호워드 符號~ codeword (통신) 23비트를 가지며 최상위 비트(MSB)를 먼저 전송하는 워드. 동기 부호 워드(synchronization code word), 주소 부호 워드(address code word), 메시지 부호 워드(message code word), 아이들 부호 워드(idle code word) 등이 있다. = 폭삭신호방식의(~信號方式~).

분극 分極 polarization 세포가 음성으로 변해 다른 세포외액과 불균형을 이루는 상태. 활동전압이 있고, 분극은 휴지기 초기동안 계속된다.

분극지수시험 分極指數試驗 polarization index test 전압을 인가하고 2분 후에 전기기계의 절연저항을 시험하는 것. 그 후 10분마다 반복 측정하여 절연저항의 변화를 측정한다.

분기 分岐 branch ①(소방) 연결부 또는 펌프로부터 뻗어 나온 호스. ②(통신) 하나 이상의 2단자 부품이 직렬로 접속된 것으로서, 회로의 두 분기점 사이를 연결하고 있는 부분.

분기공 憤氣孔 fumarole 가스나 수증기를 방출하는 활화산 지역에 있는 구멍.

분기시설 分岐施設 leg facility 하나 이하의 방호구역을 제1 또는 제2 중계시설에 접속시킨 통신채널의 일부. 이 시설은 중계시설의 접속점으로부터 방호구내에 있는 하나 이상의 중계기의 종단까지 신호 전송회로의 일부를 말하기도 한다.

분기회로 分岐回路 branch circuit 회로를 보호하는 최종 과전류장치와 부하설비 사이의 회로전선.

분당입방피트 分當立方~ cubic feet per minute 풍량 측정치. ft^3/min.

분대 分隊 squad 펌프 차대, 사다리 차대, 구조 및 구급 등의 특수임무를 수행할 수 있도록 각각의 기능별로 훈련 및 장비를 갖춘 조직단위 소방대.

분루 糞瘻 fecal fistula 대장에서부터 신체표면으로 대변을 배설하는 비정상적인 통로. 이런 누공은 악성이거나 심하게 괴사된 대장의 분절을 제거하는 수술에서 외과적으로 만들어진다.

분류 分類 classification 종류에 따라서 분리함. 구분을 완전하고 철저하게 행하여 사물 또는 그 인식을 정돈하여 체계를 세우고, 유사한 개체군을 어떤 특정한 몇 개의 성질에 기초해서 체계적으로 배열하는 것.

분류관리요원 分類管理要員 triage officer 대량재해사고에서 환자분류를 관리하는 책임을 맡은 사람.

분류지역 分類地域 triage sector 대량재해사고에서 이차 환자 분류가 시행되는 장소.

분류팀 分類~ triage team 대량재해사고 현장에서 환자를 분류하는 팀으로 일정한 정보와 비슷한 자원을 가지고 책임지도록 임명된 5명 이상으로 구성된 집단.

분류표 分類表 triage tag 다중재난상황에서 환자에게 부착하는 미리 인쇄된 양식으로 분류구분, 의학적 평가와 치료정보가 기록된다.

분리[1] 分離 dissociation 부분이나 조각으로 나누는 행위.

분리[2] 分離 isolation 발생학에서의 실험방법으로 어떤 생물계로부터 일부를 떼어내어 다른 부분 또는 나머지 전부와의 관계를 끊고 떼어낸 부분의 생물적 행동에 주목하는 것.

ㅂ

분리노즐 分離~ break-away nozzle 호스 주수의 유효거리를 연장하기 위해 차단밸브로부터 팁(tip)을 분리시킨 노즐.

분리도로 分離道路 divided highway 양방향으로 교통로가 나누어져 독립적으로 차선이 설치된 도로 형태.

분리배치 分離配置 split lay 두 대의 펌프차를 이용하여 한대는 호스 전진배치, 또 한대는 역배치에 사용한 호스배치법.

분리성성격 分離性性格 split personality 개인이 두 개 이상의 성격구조를 갖는 정신과적 장애로 특정한 상황에 따라 어느 한 성격구조가 우세하게 나타나는 것. = 해리동일시장애(dissociative identity disorder).

분리저장 分離貯藏 separated storage 동일 방화구역 내에서, 성질이 서로 다른 물질과 실용적으로 가능한 만큼의 공간을 두고 분리하거나, 또는 그 사이 공간에 다른 물질을 삽입하여 저장하는 방법.

분리적재함 分離積載函 divided bed 두칸 이상으로 구획되어 있는 소방차 호스함.

분리형경추보호대 分離型頸椎保護袋 split cervical collar 경추 보호를 위한 고정장치. 유아에서 성인까지 6종 크기로 구성되어 있고 크기를 쉽게 구분하도록 색상이 다르게 표시되어 있으며 착용 후, 목 상태 관찰 및 경동맥을 확인할 수 있고 착용상태로 X-ray, CT, MRI 투과되며 패드일체형으로 교환이 불가능하다.

분리형들것 分離型~ scoop stretcher 장비를 세로로 분리한 후 환자의 아래로 넣어 다시 결합하여 환자를 들어 올리는 들것. 일단 환자를 통나무 굴리기법을 이용하여 위치시킨다. 골절과 척추손상 같은 손상(가능한) 기전을 가진 환자들에게 효과적으로 사용하고, 계단이나 한정된 공간을 가진 거주지에서 발생한 환자를 옮길 때 사용한다.

분마율 奔馬律 gallop 세 번째 심장 음(S3) 혹은 네 번째 심장 음(S4)에서 청진시 말달릴 때 소리와 비슷하게 복합적인 음이 들리는 것. 심각한 심질환을 의미할 수 있다. → heart sound. = gallop rhythm.

분만 分娩 labor 자궁 경부 확대에서 태반의 배출까지의 출산 과정이 일어나는 기간과 과정. latent phase 혹은 prodromal labor라고 불리는 출산 초기 과정에서는 불규칙적이고 희박하고 중등도의 자궁 수축이 발생한다. 자궁 경부는 거의 열리지 않고 태아도 거의 하강하지 않는다. active phase동안 자궁 경부가 5~10cm 정도 개대된다. acceleration phase는 active phase의 처음 부분이다. 이 시기동안 자궁 경부는 더욱 활발하게 개대된다. transition 이라고 알려진 분만의 1기의 마지막 부분 동안 자궁 경부가 8~10cm 정도 개대된다. 자궁 경부가 다 열린 후부터 자궁 수축은 1.5분에서 3분마다 발생하고 4~90초 정도 지속된다. 선진부하강도(engagement) 란 모체의 골반 내로 태아의 신체 일부분이 하강하는 시점을 일컫는다. 이것은 분만의 과정 중 중간 지점에서 발생한다. expulsive stage of labor는 2번째 시기이며 자궁의 수축이 태아의 만출과 동반되는 시기이다 이 시기는 자궁이 완전히 개대된 후 시작되면 태아의 만출과 함께 끝난다. premature labor 는 태아가 2,000~2,500g에 도달하기 이전이나 임신 37주 이전에 분만이 발생하는 것을 지칭한다. cardinal movement란 태아가 분만과 출산 과정 동안 골반을 내려오면서의 움직임을 일컫는다. dry labor란 수분(양수)이 다 빠져나간 상태에서 일어나는 분만이다.

분만1기 分娩一期 first stage of labor 규칙적인 자궁수축 시작부터 자궁경부가 완전히 열리기까지 단계.

분만2기 分娩二期 second stage of labor 자궁경부의 완전 개대부터 태아의 만출까지의 분만 기간.

분만3기 分娩三期 third stage of labor 태아가 분만되고부터 태반이 나올 때까지의 단계.

분만세트 分娩~ obstetrical kit 응급분만시 필요한 장비들을 갖춘 세트.

분만시 간호 分晚時 看護 intrapartal care 진통의 시작에서 태반만출인 진통의 4번째 단계 만료까지의 산모관리.

분만실 分娩室 delivery room 출산을 위해 사용되는 공간으로 병원의 한 단위.

분만예정일 分娩豫定日 expected date of confinement : EDC 아이가 나올 예정일. 최종 생리가 있었던 날(LMP)을 아는 경우의 분만예정월은 최종 생리 달수에서 3을 빼거나 9를 더한 숫자이며 분만예정일은 최종생리 첫날 수에 7을 더한 숫자이다. 최종 생리일이 부정확할 때는 초음파를 이용해 태아의 성장상태에 따라 산출한다.

분만외상 分娩外傷 birth injury 신생아가 태어날 때 직면한 나쁜 조건 때문에 신체의 기능이나 구조에 나타나는 장애.

분만전관리 分娩前管理 antepartal care 임신부터 분만의 시작과 함께 끝나는 모성주기 동안 임신부를 돌보는 것.

분만후의 分娩後~ postpartum 아기가 태어난 후.

분말도 粉末度 fineness 체 가름에 의하여 입자의 세립의 정도를 나타낸 것. 시멘트의 경우 클링커(clinker)를 분해할 때 그 입자의 고운 정도. 분말도가 높을수록 수화작용(水和作用)이 빠르므로 조기강도가 높고 발열량도 약간 높아지며 워커빌리티(시공연도), 공기량, 수밀성, 내구성 등에도 영향을 준다. 그 반면에 분말도가 높은 시멘트는 풍화되기 쉬운 결점이 있다.

분말소화기 粉末消火器 dry chemical extinguisher 일반화재, 유류 및 가스화재, 전기 화재 등에 사용되는 소화기. 소화제에 특수가공한 탄산수소나트륨분말(소화상 100메시 이상의 미세도가 필요함)을 사용하여 질소나 이산화탄소 등 불연성(不燃性) 고압가스에 의해 약제를 방사한다. 약제는 화면(火面)에서 이산화탄소를 발생하여 질식소화를 하고, 일부는 분말의 복사열 차단에 따른 효과도 있으며, 유류, 전기, 화학약품의 화재에 적당하다. 구조는 안전핀, 레버, 손잡이, 뚜껑, 가압용가스용기, 사이펀관, 호스, 노즐로 되어 있는데, 사용할 때는 먼저 소화기를 화재현장에서 5~6m되는 곳까지 옮긴 다음 안전핀을 뽑고 손잡이와 레버를 함께 모아 힘껏 움켜쥐어 약제를 방출시킨다. 이때 바람을 등지고 불을 향하여

가까운 곳에서부터 비로 쓸듯이 방사한다. 주의할 점은 사용 직후에는 반드시 용기를 거꾸로 하여 남은 가스를 방출시키고 충전된 이산화탄소 용기를 갈아 끼워 소화제가 충전된 상태에서 보관하되 고온의 장소는 피하도록 한다.

분말소화설비 粉末消火設備 dry powder fire extinguishing units 미세한 분말소화약제를 화염에 방사하여 연소의 연쇄반응을 중단시켜서 소화하는 것. 이밖에 고체분말에 의한 화염온도의 저하, 분말운의 방사열차단으로 인하여 화염으로부터 연소면으로 열공급차단 등의 효과가 있어 순간적으로 소화할 수 있는 것이 최대의 특징이다. 따라서 물이나 거품을 사용하는 소화설비로서는 소화할 수 없는 분출되는 가스, 기름 등의 소화에도 적용된다. 또 분말소화제는 동결의 염려가 없고 장기보존할 수 있으며 전기절연성이 높아서 트랜스, 유입차단기 등의 전기설비의 화재에도 사용된다. 다만 이 설비에서 주의하지 않으면 안될 점은 단시간에 소화할 수 있는 반면 분말분사로 소화에 성공치 못했을 경우는 분말방사전의 상태로 단시간에 되돌아가 버림으로 물이나 거품의 소화설비와는 다른 것이다. 또 방사 후의 분말은 흡수하여 약염기성 또는 약산성을 나타내어 금속의 부식을 일으키기 때문에 특히 전기기기에 사용하는 경우는 방사 후 즉시 청소를 하여야 한다. → 연쇄반응, 연소.

분말소화약제 粉末消火藥劑 dry powder 분말소화기 또는 분말 소화설비의 소화약제. 중탄산소다, 중탄산칼륨, 제1인산암모늄 등이 열분해하며 발생하는 흡열작용으로 연소물을 냉각시키고, 조해성(潮解性)인 인산계 화합물이 발생되어 가연물을 덮는 작용을 한다. 분말소화설비에는 탄산수소나트륨을 주성분으로 하는 제1종 분말, 탄산수소칼륨을 주성분으로 하는 제2종 분말, 인산염을 주성분으로 하는 제3종 분말, 탄산수소칼륨과 요소가 화합된 제4종 분말 등으로 구분된다.

분말의고형화 粉末~固形化 lump 습기로 인해 분말소화약제 등이 엉키어 덩어리가 되는 것.

분말제 粉末劑 powdered drugs 한 종류 의약품의

분말 또는 두 종류 이상의 의약품의 분말을 균등하게 혼합한 제제. 내복용 또는 외용으로 사용된다.

분말포소화약제 粉末泡消火藥劑 foam powder 화학포 소화설비에 사용되는 분말 소화약제. 물과 혼합되면 거품이 발생되며 단백질계 기포 안정제를 포함한 황산알루미늄과 중탄산소다의 분말 상태의 혼합 약제. = single powder.

분무[1] 噴霧 fog(소방) 스프레이 노즐을 통해 방출된 수증기 구름.

분무[2] 噴霧 nebulization(구급) 환자의 호흡경로로 약을 분무하여 투여하는 방법. 약물을 폐로 운반하기 위해 산소를 함께 쓰기도 한다.

분무각도 噴霧角度 fog cone 무상노즐에서 방출되는 물분무의 각도. 노즐에 부착된 오리피스를 각의 중심으로 분무기류의 한 면과 그 반대면을 연결하여 측정한 각.

분무공격 噴霧攻擊 impingement 물분무노즐에서 방사된 작은 물방울들이 물체의 표면을 직접 강타하는 것.

분무관창 噴霧管槍 spray nozzle 무상(霧狀)으로 방수할 수 있는 관창으로, 높은 유속(流速)을 필요로 하며 질식·냉각소화를 위해 사용한다. → 관창, 무상방수.

분무기 噴霧器 nebulizer 미세하게 흡입용 약액과 공기를 충돌시켜 안개현상처럼 만드는 분무구를 갖춘 도구. 주로 비강내로 투입할 때 많이 쓰인다.

분무노즐 噴霧~ spray nozzle 물을 분무형태로 주수할 수 있도록 고안된 노즐.

분무도장부스 噴霧塗裝~ spray booth 페인트 분무작업을 위해 특별한 환기설비를 갖춘 구조물. 스프레이, 증기, 기타 잔해들이 구조물 외부로 유출되는 것을 방지해주며, 자동 표면처리식(automotive re-finishing), 상향 통풍식, 하향 통풍식, 전면 개방식, 이동식, 터널식 등 여러 가지 형태가 있다.

분무도장실 噴霧塗裝室 spray room 인화성 또는 가연성 물질이 개방 공간에서 사용되고, 기계식 환기설비가 설치되어 있는 완전 밀폐실.

분무도장지역 噴霧塗裝地域 spray area 위험한 양의 인화성 또는 가연성 증기, 미스트, 잔류물, 분진 또는 침전물이 도장작업으로 인해 존재하는 지역.

분무식도장 噴霧式塗裝 spray painting application 압축공기를 이용, 도료를 분무상태로 분사하여 도장하는 방식.

분무애플리케이터 噴霧~ fog applicator 2.43m(8ft) 또는 3.03m(10ft) 배관에 연결된 무상노즐 팁에 부착하는 것. 열기가 지나치게 강하여 근접할 수 없는 화재나 연소중인 탱크의 테두리를 넘어서 연소하는 화재를 진화할 때 사용한다.

분무연소 噴霧燃燒 spray combustion 연료를 분무화하여 미립자로 만들어 이것에 공기를 혼합하여 연소시키는 방법.

분무제 噴霧劑 aerosol 가스나 공기 중에 부유하는 분무된 입자. = 에어로졸, 연무질.

분무주수 噴霧注水 spray 분무관창을 이용하여 방수하는 형태. 관창에서 방출된 물은 분무상태의 작은 물 입자로 형성된 물줄기를 만들며 이것은 실내의 연기나 열을 밖으로 몰아내는 배연의 방법으로도 활용되며 가연성 물질의 연소방지를 위한 냉각 또는 관창을 조작하는 대원의 자기보호의 한가지 방법으로 활동되는 주수형태이다.

분무포 噴霧泡 fog gun 피스톤처럼 손에 쥘 수 있도록 되어 있는 노즐. 원래 수목에 분무할 목적으로 개발된 것이지만, 화재시 미세한 물 분무 기류를 분사하는 데 사용된다. 보통, 상당히 높은 압력에서 작동되며, 방수량은 26.6~228lpm(7~60gpm) 사이이다.

분무-포겸용관창 噴霧-泡兼用管槍 foam-water spray nozzle 포 또는 물을 특정 방향으로 방출하는 공기흡입식 방출장치.

분무폭발 噴霧爆發 mist explosion 공기 중에 분무된 상태에서 일어나는 폭발. 고압의 유압설비 일부가 파손되어 내부의 가연성액체가 공기 중에 분출되고 이것이 미세한 액적으로 공기 중에 현탁하게 존재할 때 어떤 원인으로 인해 착화에너지가 주어지면 폭발이 발생한다. 기계유, 윤활유 등은 유기물로서 가연물이나 인화점이 상당히 높아 보통의 상태에서는 연소하기 어려우나 공기 중에 분무된 때에는 분무폭발을 일으키는 경우가 있다. 이 분무폭발과 비슷한 현상으로 박막폭굉(film detonation)이라는 것이 있다.

분무형스프링클러헤드 噴霧形～ spray sprinkler head 열 흡수라는 스프레이 원리를 이용하여 화재를 제어하도록 고안된 자동 스프링클러헤드.

분문괄약근 噴門括約筋 cardiac sphincter 식도와 위의 접합부에 있는 근육섬유 고리. 위 안의 내용물을 식도로 역류하지 못하게 하는 기능을 한다.

분문연축 噴門攣縮 cardiospasm 식도하부의 근육에 경련이 일어나 이완되지 않는 상태. 연하곤란 및 역류를 일으켜 근육을 외과적으로 분리해야 한다.

분문이완증 噴門弛緩症 cardiochalasia 위 분문의 괄약운동이 이완된 상태. 위 내용물이 역류한다.

분문절제술 噴門切除術 cardiectomy 위 분문부의 병적 증상이 국한성일 때 분문부만을 절제하는 수술. 전체를 적출하지 않고 위를 조금이라도 남길 목적으로 하는 수술. 위가 어느 정도 남아있느냐에 따라 재건술이 결정되는데 1/2 이상이 남았을 경우 식도 위 문합술을 한다.

분문통 噴門痛 cardialgia 심장 부위의 통증으로 전흉부 또는 상복부의 불쾌한 통감.

분배중계차 分配中繼車 distributor truck 압력계가 달린 여러 개의 호스 흡입구와 토출구가 장치되어 있는 분배중계차.

분변매복 糞便埋伏 fecal impaction 딱딱하게 굳은 대변이 직장이나 S상 결장에 축적 또는 정체되어 있어 나가지도 들어가지도 않는 상태. 설사는 분변매복의 징후이기도 한데 액체만 폐쇄부위를 통과할 수 있기 때문이다. 가끔은 방광에 압력을 가해 요실금의 원인이 되기도 하며 탈수, 영양결핍, 장기간의 침상안정, 철분이나 아편제와 같이 변비를 유발하는 약물을 복용하는 사람, 바륨 방사선 검사를 받고 있는 사람 등에서 발생하기 쉽다. 예방을 위해 적절한 수분섭취와 섬유질 음식을 섭취하고 운동과 규칙적인 배변습관을 들이는 것이 중요하다. = 분변채임, 분변박힘.

분비 分泌 secretion 선(gland)에서 처럼 강, 혈관, 장기, 피부표면에 물질을 분비하는 것.

분비기 分泌期 secretory phase 자궁내막의 변화 주기 가운데 하나. 배란성 월경에 의해서 자궁내막은 주기적으로 변화하며 증식기, 분비기, 출혈기 또는 월경기의 3기로 분류된다. 난소내의 난포가 발육해서 난포호르몬이 분비되면 자궁내막은 증식기를 나타내며 배란 후 황체호르몬의 작용이 가해지면 분비기를 나타내게 된다. 월경주기가 28일 형인 경우는 15일에서 28일까지가 분비기 기간이며 분비기에는 자궁내막의 비후가 현저해 진다.

분비물 分泌物 discharge 물질이나 물체를 내보내는 것.

분사형팽창 噴射形膨脹 jet insufflation 윤상갑상막 혹은 기도를 통해 삽입한 카테터를 통하여 다한기-고압력 산소를 이용한 양압 환기법. = 제트통기법, 제트호흡법.

분산 分散 dispersion 하나의 상(相 : 分散媒) 속에 다른 물질(分散質)이 미립자 상태로 산재하는 일.

분산계 分散系 disperse system 물질이 미립자로 세분되어 다른 물질 속에 분산되어 있는 상태. 분산되어 있는 입자를 분산상(分散相), 이것을 둘러싼 연속매질을 분산매(分散媒)라고 한다. 분산상이 분자 또는 이온인 때에는 분산계는 참용액이다. 분산상이 분자 또는 이온보다 크고 또한 보통 현미경으로 확인할 수 없을 정도의 크기인 입자, 또는 거대분자인 때는 콜로이드용액 또는 콜로이드 분산계이다. 입자가 더욱 클 때에는 조립분산계로서 에멀션이나 서스펜서 등이 이에 속한다.

분석 分析 analysis 물질을 각 구성요소로 나누는 것. 물질의 본질과 그러한 부분들의 질을 이해하기 위해 행해진다. 정성분석(qualitative analysis)은 물질에 존재하는 요소들을 측정하는 것이며, 정량분석(quantitative analysis)은 각각의 요소가 그 물질에 얼마나 존재하는지를 측정하는 것이다.

분석 糞石 fecalith 대장 안에 딱딱하게 축적된 대변 덩어리. 배설을 위해 정체관장을 이용하나 효과가 없다면 손가락으로 제거하는 용수관장이 효과적이다.

분석역학 分析疫學 analytic epidemiology 기술역

학의 결과를 바탕으로 질병발생에 대한 가설을 설정하고 이에 대한 'why'를 규명하려는 2단계적 역학.

분쇄 粉碎 disintegration 비교적 약한 힘으로 결합되어 있는 덩어리에 외력을 작용시켜 이것을 잘게 부스러뜨리는 것. 분쇄방법은 분쇄되는 원료의 성질, 목적, 입도 등에 따라 달라지지만, 분쇄목적으로 입자에 가해지는 외력은 대개의 경우 압축, 전단(剪斷), 충격 중의 하나 또는 이것들을 조합한 기계적인 힘이라고 할 수 있다. 극히 특수한 분쇄방법으로는 입자 내부의 열응력(熱應力)이나 초음파 등으로 분쇄하기도 한다. 분쇄의 대상이 되는 물질은 광석, 시멘트원료, 석탄, 클링커, 화학공업원료, 약품, 식품 등 다양하다. → 전단, 열응력.

분쇄골절 粉碎骨折 comminuted fracture 골격이 손상되어 두 개 이상의 골절 편으로 나뉘어진 경우.

분수우물 噴水~ artesian well 탐사지점 바로 위의 대수층(帶水層)으로부터 분출된 우물. 지하수 압력에 의해 물이 분출된다.

분아진균증 分芽眞菌症 blastomycosis *Blastomyces dermatitidis* 진균에 의해 일어나는 감염성 질환. 주로 피부를 침범하나 폐, 신장, 신경계, 뼈에 침범할 수도 있으며 남동부지역에 사는 젊은이들에게 흔하다. 피부 감염은 노출된 부위의 부스럼으로 시작하며 폐에 침범하면 기침, 짧은 호흡, 흉통, 오한, 심한 발한을 동반한 발열 등의 증상이 나타난다. = 효모균증.

분열균 分裂菌 schizomycetes 세균(bacteria)의 생물분류학적 명칭. 이들 균세포는 일반적으로 흙에서 발견되며 일부는 곤충과 동물에 기생하고 병원성이 있다. 이 과의 균들은 호기성인 *Bacillus*속과 여러 다른 환경에서도 생존할 수 있는 혐기성인 *Clostridium*속으로 분류된다.

분열병성섬망 分裂病性譫妄 delirium schizophrenoides 정신분열병의 전형적인 반응을 동반하는 섬망.

분열병질성인격 分裂病質性人格 sociopathic personality 사회에서 인정된 습관이나 기준, 도덕에 반하는 행위와 태도를 보이는 성격.

분열언어 分裂言語 schizophasia 정신분열증의 특징인 산만하고 부조화적인 언어. = 언어착란(言語錯亂).

분열인격장애 分裂人格障碍 schizoid personality disorder 사교성이 부족하고 감정표현이 서툴고, 항상 혼자 있기를 원하고 타인의 감정에 무관심을 나타내는 상태. 어떤 사람은 적대감이나 공격적인 감정을 표현할 수 없고 불안한 경험에 대해서는 반응하지 않는 것처럼 보이며 때로는 정신분열증에 이를 수 있다.

분자 分子 molecule 원자나 이온이 화학결합에 의하여 몇 개가 모여서 만들어진 그 물질의 특성을 가진 최소단위로서의 미립자. 구성하는 원자의 수에 따라서 단원자분자, 이원자분자, 삼원자분자 등이라 하며 원자수가 수천, 수만에 이를 때는 고분자라 한다. 분자의 개념은 아보가드로에 의해 1811년에 제출되었다. 아보가드로는 그 때까지 물질의 근원이라 생각되고 원자론으로 어느 정도 밝혀져 있던 원자의 성격이 기체반응의 법칙을 비롯한 기체의 성격과 크게 모순되는 것을 알아내고, 이것을 해결하기 위하여 분자라는 개념을 화학에 도입하였다. 물질을 그 상태로 분류하였을 때, 기체인 경우에는 그 대부분이 분자로 이루어지는데, 액체나 고체인 경우에는 이온성 화합물이나 거대분자로 이루어지는 물질을 제외한 것만이 분자로 이루어진다고 하며, 이것을 분자성 물질이라고도 한다.

분자량 分子量 molecular weight 분자를 구성하는 원자의 원자량의 총합. 예전에는 원자량의 표준으로 산소원자를 16으로 하는 방식이 사용되었으나, 1964년 이후부터는 $12C$원자의 질량을 12로 하는 단위로 나타낸 분자의 질량을 사용한다. 그러나 엄밀하게 말하면 이 분자량의 분자의 실재가 확인된 물질에 대해서만 사용할 수 있다. 예를 들면, 산소는 그 분자가 O_2라는 것이 알려져 있으며 따라서 그 분자량은 31.9988이고, 벤젠은 C_6H_6라는 분자의 존재가 알려져 있으며 그 분자량은 78.1147이다. 여기에 대하여 분자의 존재가 확실하지 않거나 또는 공유결합에 의하여 이루어진 거대분자에서는 일반적인 의미의 분자량이라는 말은 쓸 수 없으며, 다만 화합물의 화학식에 나타난 원자량의 총합을 취하여 이것을 분자량이라고 하는 경우가 있다. 예를 들면, 염화나트륨(NaCl)의 결정에서 NaCl로 나타내는 분자는 존재하지 않지만, 그 식량(式量)은 NaCl = 22.9898 + 35.453 = 58.4428이며 이 값을 분자량으로 한다. 분자량은 기체인 경우에는 이상기체의 상태방정식으로부터 그 대략의 값을 알 수 있고, 또 비휘발성 물질에서는 용액을 만들어 그 용액의 어는점내림 또는 끓는점오름으로부터 실험적으로 대략의 값을 구할 수 있다.

분자스펙트럼 分子~ molecular spectrum 분자 에너지 준위 간의 전이(轉移)에 의하여 방사 또는 흡수되는 빛의 스펙트럼. 전이할 때 일어나는 분자 에너지 상태의 변화에 따라 회전 스펙트럼, 진동 회전 스펙트럼, 전자띠 스펙트럼 등으로 분류된다.

분전반 分電盤 cabinet panel 간선(幹線)을 각 회로로 분기시키는 것. 여러 개의 차단기로 구성된다. 배전반 내에서는 접촉저항증가 등으로 화재가 발생할 수 있다. → 배전반.

분절운동 分節運動 segmentation 소장에서 일어나는 기계적 소화운동. 유미즙이 십이지장에 들어오면 십이지장 구부 가까이의 종주근에서 시작한다. 소장의 분절주기는 주로 평활근에 의하며 십이지장의 분절운동 빈도는 12회/min이며 하방으로 내려갈수록 감소하여 회장의 끝부분에서는 9회/min 정도이다.

분젠버너 bunsen burner 연료가스와 공기를 혼합시켜서 노즐로 분출·연소시키는 버너. 연소시 부족한 산소는 불꽃 주위의 공기에서 다시 취한다. 분젠버너는 고온의 청색 불꽃을 얻을 수 있으나 역화(逆火)하는 경우가 있다. → 역화.

분지블록 分枝~ arborization heart block 각분지(脚分枝)와 Purkinje계의 원위분지의 양쪽 혹은 어느 한쪽 기능의 소실로 오는 심실내의 전도 결손.

분진 粉塵 particulates 대기 중에 떠있는 수많은 고체 또는 액체의 작은 덩어리. 환경보전법에서는 대기 중에 떠다니거나 흩날려 내려오는 입자상 물질을 말한다. 이를 구체적으로 정의하면 고체상의 분진, 증

기, 액체상의 연무 등도 포함된다. 이와 같은 분진은 무거워서 침강하기 쉬운 것을 강하분진이라 하고, 입자가 미세하고 가벼워서 좀처럼 침강하기 어려워 장기간 공중에 부유한 것을 부유분진이라고 한다.

분진누적 粉塵累積 loading 스프링클러 헤드나 화재 감지기의 표면에 설치 후 장기간의 방치에 따라 분진이나 도료 등이 부착되는 현상. 헤드의 작동이나 화재 감지기의 작동을 지연시키는 원인으로 작용한다.

분진방폭설비 粉塵防爆設備 dust ignition proof equipment 분진폭발을 방지하기 위한 구조로 된 설비.

분진용방폭전기기기및외함 粉塵用防爆電氣器機~外函 dust ignition proof equipment and encloser 분진폭발을 방지하기 위해 방폭구조를 갖춘 전기기기와 외함.

분진위험장소 粉塵危險場所 class II hazardous location 가연성 분진에 의한 위험장소.

분진폭발 粉塵爆發 dust explosion 공기 중에 떠도는 농도 짙은 분진이 에너지를 받아 열과 압력을 발생하면서 갑자기 연소, 폭발하는 현상. 휘발분을 많이 함유하는 석탄 미립자에 의한 탄진폭발 외에도 밀가루, 설탕, 곡물, 프탈산무수물, 로리에틸렌, 아세트산비닐, 페놀수지 등 플라스틱의 미분으로부터 알루미늄, 마그네슘, 지르코늄, 규소, 철분에 이르기까지 여러 가지 물질이 1~100 μm 정도의 분도로 비산할 경우에는 위험하다. 폭발 한계의 하한 농도가 많은 경우 15~50g/m^3 점화에너지는 0.01~1J, 분진의 발화점은 400~700℃의 범위에 있다. 공기를 불연성 기체로 희석하여 산소를 줄여 가면 발화하지 않게 되지만, 그 한계 산소 농도는 플라스틱에서는 대체로 14.5% 이하, 알루미늄에서는 3%, 철에서는 13%이다. 그러나 마그네슘은 순수한 이산화탄소 중에서도 발화한다. 일반적인 폭발 방지방법으로는 산소농도의 감소, 비활성가루의 혼합, 비활성기체에 의한 희석, 점화원 배제, 폭발억제설비 사용 등이 있다. = 먼지폭발, 분체폭발.

분체 粉體 pulverulent body 지름 0.1~1mm 고체

입자들의 집합체. 대개 화학적으로 불안정하고 친화력이 크기 때문에 입자가 서로 응집되거나 다른 물질을 흡착한다. 예) 밀가루, 알루미나분, 검댕.

분체폭발 粉體爆發 pulverulent explosion 비산된 분체의 폭발. = 분진폭발.

분출 噴出 ejection 심실로부터 혈액이 강하게 배출되는 상태. = 박출.

분출밸브 噴出~ blow off valve 물이 보일러 내부에 농축되는 것을 방지하고 불순물을 배출하기 위해 물의 일부를 방출할 때 사용하는 밸브.

분출성구토 噴出性嘔吐 projectile vomiting 매우 심하며 뿜어져 내는 듯한 구토.

분포 分布 distribution ① 조직에 산소나 약물이 분포하거나 퍼지는 상태. ② 인구밀도처럼 특수한 유형의 실재로 인구분포.

분포성쇼크 分布性~ distributive shock 광범위한 혈관확장과 말초혈관 저항 감소로 인해 야기되는 쇼크형태. 순환혈액량의 비정상적 배치가 특징이다.

분포시험 噴布試驗 ground pattern test 스프링클러 헤드에서 방출된 물의 양, 분포형태 등을 확인하기 위한 시험. = 살포시험.

분포형감지기 分布形感知器 line type detector 화재를 탐지해야하는 실내의 천장부에 감지선을 분포시켜 화재를 감지하는 탐지설비. 분포형 화재감지기에는 공기팽창을 이용한 공기관식 분포형 감지기와 일정한 온도가 되면 작동되는 정온식 감지선형 감지기, 열반도체를 이용한 열반도체식 분포형 감지기, 열전대를 이용한 열전대식 분포형 감지기 등이 있다. → 감지선형 감지기, 공기관식 감지기, 열전대, 정온식 감지기.

분할 分割 division ① 두 개나 그 이상으로 분리하는 것. 분열의 종류 중 세포분열도 있다. ② 지리학적으로 나누거나 기능적인 책임에 있어 활동을 위한 책임을 가지는 조직적 수준.

분해 分解 decomposition 화합물이 어떤 방법에 의해 보다 간단한 몇 개의 화합물 또는 홑원소물질로 나뉘는 현상.

분해가솔린 分解~ cracked gasoline 중유를 열분해하여 만든 가솔린.

분해연소 分解燃燒 decomposition combustion 충분한 열에너지 공급시 가열분해에 의하여 발생된 가연성 기체가 공기와 혼합되어 타는 현상. 목재, 석탄, 종이, 합성수지 등은 가열 분해되면서 CO, CO_2, H_2, 메탄(CH_4) 외에 탄화수소, 카르본산 등이 발생되고 결국 이 열분해에서 생성된 가연성 기체에 착화되어 연소하게 된다. → 메탄, CO, CO_2, 탄화수소, 카르본산.

분해증류 分解蒸溜 cracking distillation 중유 또는 경유를 가압 증류법에 의하여 분해하여 가솔린을 제조하는 방법. 일반적으로 이루어지고 있는 석유증류에 비해 높은 압력과 온도로 원료유를 가열, 분해하고 그것을 증류한다. = 크래킹.

분해폭발 分解爆發 decomposition explosion 에틸렌, 산화에틸렌, 아세틸렌가스 등이 분해할 때 발생하는 방출열에 의해 일어나는 폭발. 이 폭발에서는 지연성 가스가 전혀 필요치 않다. 폭발할 때에는 분해화염이라고 하는 특수한 화염의 발생과 그의 전파가 관찰되며 이 상태는 가스폭발의 경우와 아주 유사하다. 분해폭발을 일으키는 가스를 분해폭발성 가스라고 부르고 있으나 그의 대부분이 가연성가스로서 공기가 혼재할 때는 가스폭발의 위험도 겸하고 있다. 그러므로 분해폭발은 가스폭발의 특수한 경우로 취급되고 있다. → 에틸렌, 지연성가스.

분화[1] 焚火 burning 농업부산물(農業副産物), 폐자재(廢資材), 쓰레기, 잡목 등을 계획적으로 태워 없애는 일. 화재의 원인이 되기도 한다. = 소각.

분화[2] 分化 differentiation 기능이 동일한 세포들의 모임으로 발달되는 것.

불 fire 빛과 열을 발산하는 기상체(氣相體) 또는 가연물이 연소하고 있는 상태. 불을 화재의 의미로 사용할 때에는 행정적·법적 개념을 포함하지 않은 것이다. 연소에 의한 불을 제1의 불, 전기에너지를 제2의 불, 핵분열에너지를 제3의 불, 핵융합에너지를 제4의 불이라고 하기도 한다. → 화재.

불가피유산 不可避流産 inevitable abortion 태아가 자궁 밖으로 배출된 것은 아니나 임신이 지속될 수 없는 상태. 자궁경부가 개대된 상태에서 태막이 파열되어 유산이 불가피한 상태로 임신 전반기에 태막이 파열된 경우 임신이 유지될 가능성은 거의 없다. 초기 임신에서 통증 또는 출혈이 나타나기 전에 이미 태막파열을 의심케 하는 액체가 흘러내릴 때는 일단 환자를 안정시키고 액체의 누출정도, 출혈량, 복통 또는 발열 등을 관찰한다. 48시간이 경과한 후 더 이상의 양수 누출이 없고, 출혈, 통증, 발열 등이 없는 경우에는 일상활동을 허용할 수 있으나, 그렇지 않을 경우에는 불가피 유산으로 진단하여 자궁내의 임신산물을 제거하여야 한다.

불감지대 不感地帶 blind zone 단파대의 송신에서, 지표파가 도달하지 못하는 지점으로부터 상공파가 전리층에서 반사되어 되돌아오는 지점 사이의 전계 강도가 0에 가까운 지대. 불감 지대라도 산란파나 스포래딕 E층의 반사가 다소 있다.

불건성유 不乾性油 non-drying oil 공기 중에서 수 지상으로 장시간 방치해도 고화(固化)하기 어려운 식물성 기름. 이에 대하여 빨리 고화·건조하는 것을 건성유(乾性油)라고 한다. 대표적인 것은 동백기름, 올리브유, 피마자유 등이다. 식료, 비누원료, 향장품, 윤활제 등에 널리 이용된다.

불결공포증 不潔恐怖症 mysophobia 더러움, 오염, 더럽혀지는 것에 대한 비정상적인 두려움을 가진 불안증.

불구 不具 handicap 선천적 또는 후천적으로 정신적, 신체적 결함을 가진 사람을 일컫는 것. 신체의 정상적인 기능이나 현대 사회에서 자족할 수 있는 능력을 제한 받는다.

불규칙골 不規則骨 irregular bone 불규칙한 모양으로 되어 있는 척추와 같은 뼈.

불규칙맥박 不規則脈搏 irregular pulse 맥박수가 자주 크게 변화하는 경우.

불균질의 不均質~ heterogeneous 한 개 또는 두 개의 다른 것에서 유래된. = 이질의(異質~). ↔ 균질의 (homogeneous).

불균형증후군 不均衡症候群 disequilibrium syndrome 요독증이 심한 환자에게서 혈액투석이 끝날 무렵 불안, 두통, 구토, 오심 등이 나타나는 것. 심하면 의식혼탁, 발작, 고혈압으로 사망할 수도 있는 심각한 합병증이 나타난다. 이는 말초혈액중에서 급격하게 전해질을 배제함으로서 뇌부종을 초래하기 때문이다.

불기 ~氣 heat of fire 불이 있어서 느껴지는 따뜻함. = 화기.

불꽃 flame 물체간 충돌, 방전(放電), 연소 등으로 인해서 비교적 짧고 강하게 생성되는 불. → 연소, 방전, 불.

불꽃감지기 ~感知器 flame detector 화염에서만 발생하거나 또는 많이 발생하는 특정한 파장과 깜박거림을 감시하고 있다가 이러한 파장과 깜박거림이 일정치 이상이 되면 신호를 보내는 감지기. 감지하는 파장에 따라 적외선식, 자외선식, 자외선·적외선 겸용이 있다.

불꽃놀이 fireworks display 축하 분위기를 고조시키기 위해서 화약류를 밤하늘로 발사·폭발시켜 다양한 빛깔·무늬의 불꽃을 만드는 놀이. 발사된 화약류가 완전히 연소되지 않고 지상에 떨어지면 화재를 일으키거나 화약류가 지상에서 폭발하는 등의 사고가 일어날 수 있다.

불꽃방전 ~放電 sparking discharge 공기 중에서 양극과 음극을 약간의 거리를 두고 전압을 인가하고 전압값을 점차적으로 높여 가면 대전물체와 접지도체의 형상이 비교적 평활할 때에 강한 파괴음과 동시에 대기 중에서 갑자기 발생하는 방전. 대전물체가 도체일 때 일어나기 쉽다. 불꽃방전은 방전에너지 밀도가 크고 정전기 장해의 원인이 되는 것을 말하며 전극간에 인가하는 전압을 증대해 가면 전리작용이 활발하게 되어 암류가 흐르고 코로나 방전이 일어나며 이것이 지속방전으로 진행되어 공기의 절연이 파괴되면서 일어나는 방전을 불꽃방전이라 한다. → 전압, 정전기.

불꽃방출 ~放出 flame jet 저장용기 속의 가연성 내용물이 분출 즉시 점화하게 되면 내용물의 분출 방향에 따라 불꽃이 형성되는 일. 이때 형성되는 불꽃은 소화하기가 매우 어렵다. 또 불꽃에 의해 용기

주변의 가연성 물질이 발화하게 되고 시설물 또한 불꽃의 열기에 의해 손상될 우려가 있다.

불꽃플리커감지기 ~感知器 flame flicker detector 불꽃에서 발생하는 특징적인 주파수를 갖는 빛(플리커)에 반응하는 광전자 불꽃감지기.

불내성 不耐性 intolerance 투여한 소량의 약물에 대하여 특징적으로 나타나는 유해한 약리작용. = 못 견딤(증).

불도저 bulldozer 강력한 엔진과 마찰력이 큰 바퀴 그리고 대형 삽을 구비하고 있는 건설장비. 다량의 토사(土砂)를 효과적으로 깎거나 밀어낼 수 있기 때문에 방화선을 만드는데 이용할 수 있다. → 방화선.

불도저작업대 ~作業隊 bulldozer company 불도저 운전자와 그 조수로 구성된 소방용 불도저 작업대.

불량 不良 inferiority 상태나 모양이 좋지 못함.

불면증 不眠症 insomnia 수면의 기회가 충분함에도 불구하고 잠을 충분히 잘 수 없는 경우. 거의 모든 성인이 체험한다. 지속적인 불면은 여러 가지의 정신적 상태나 육체적인 질환 때문인 경우가 많으며 benzodiazepine으로 일시적인 처치를 할 수 있다.

불발 不發 misfire 어떤 결함 때문에 점화가 안되거나 불완전하여 폭발하지 않는 것, 또는 폭발성 물질의 장약이 기폭 후 완전한 폭발에 실패한 것. 원인으로는 압축 불완전, 혼합기 농도의 과부족, 점화전기장치의 고장 등을 들 수 있다. = 실화(失火), 불폭발(不爆發), 부점화(不點火).

불법무선국 不法無線局 undercover station 전파법에 의해 무선국의 허가를 받지 않고 불법으로 전파를 발사하는 무선국, 또는 그 무선국의 운용자.

불변강 不變鋼 invariable 온도에 의한 성질의 변화가 극히 적은 강의 총칭. 팽창 계수에 있어서는 인바(invar), 탄성 계수에 있어서는 엘린바 등을 말한다.

불소 弗素 fluorine [F] 원자 번호 9, 원자량 18.9984, 융점 $-217.9℃$, 비등점 $-188℃$인 엷은 황록색의 가연성·자극성의 독성 가스. 비금속의 할로겐 원소로 실내 온도에서 대개의 물질과 격렬하게 반응하기 때문에 화재의 위험이 있다. 취급시 충격에 의한 손상을 방지하고 수소, 무정형 이산화규소

와의 접촉을 피하여야 한다. 인체에 매우 유독하며, 점막자극, 피부염, 전신 쇠약, 골취약성, 빈혈 등의 증상을 나타낸다. 냉매, 플루오르수지, 방부제, 살충제 등의 제조에 사용된다.

불소계계면활성제포 弗素系界面活性劑泡 fluoric surfactant foam 수성막포 소화약제. 미국 3M사의 라이트워터(상품명)가 널리 알려져 있다. 최초 라이트워터가 개발된 것은 미국의 해군연구소가 3M사와 공동 연구한 결과로 1964년에 공표된 것이다. 석유류 화재에서 특히 불소계 계면활성제가 좋은 이유는 물뿐만 아니라 석유와 같은 유기용매의 표면장력을 대폭 저하시키고 액면상에 불소계 계면활성제의 분자막을 급속히 넓게 한다는 성능 때문이다. 또 유면상의 불소계 계면활성제의 분자막은 기름의 증발을 억제하기도 한다. 이 포소화약제는 플로로카본기 때문에 화학적으로도 안정이 되어 장기간 보존도 가능하며 내약품성에도 매우 좋은 것으로 평가되고 있다. 내약품성이 좋기 때문에 분말소화약제나 단백포 소화약제와의 병용도 가능하다. → 수성막포, 라이트워터, 표면장력, 단백포소화약제, 분말소화약제.

불소수지라이닝 弗素樹脂~ fluoro resin lining 플라스틱 중에서 최고의 내식성, 내약품성을 가진 불소수지. 금속의 표면을 라이닝 하는 것을 말한다. 급열·급랭의 열 충격에도 잘 견디고 가용성도 뛰어나다.

불소증 弗素症 fluorosis 체내에 불소의 과잉축적. 불소가 많이 들어있는 음료수를 많이 먹게 되면 전형적으로 어린아이의 영구치 및 유아치가 얼룩덜룩하게 변색하고 움푹하게 패인다. 심각한 만성적 불소중독은 성인에게 골경화증 및 다른 병리적 골과 관절 변화로 이어진다.

불소첨가법 弗素添加法 fluridation 특히 충치를 예방하기 위하여 공중수도 시설의 수돗물에 불소를 첨가하는 과정.

불소화합물 弗素化合物 fluorine compounds 자연계에 널리 분포되어 있는 불소원소가 포함된 물질. 화강암이 많은 산간지방의 우물물, 용출수에서 많이 검출되며 치약, 구청제, 추잉껌, 비타민 보충제, 의약

품 등에 무기형태로 사용되어 대부분의 식품에 미량의 불소원소가 함유되어 있다. 음용수에 함유된 불소화합물은 체내에서 거의 완전히 흡수되어 몸 전체에 신속히 분포된다, 주로 골격에 잔류하며 치아에도 잔류한다. 고농도 흡입시에는 탄수화물, 지질, 단백질, 효소, 무기질 대사가 방해되며 급성독성을 일으킨다. 병리적 변화로 출혈성 위장염, 급성신장염을 일으키며 간 및 심근에 영향이 있으며 심하면 갑상선에도 영향을 준다. 불화나트륨의 급성 치사량은 약 5g 정도이다. 1mg/ℓ 정도의 불소화합물이 치아에 접하게 되면 산성 조건하에서 에나멜의 용해도를 감소시켜 충치를 예방해 주지만 1.5~2.0mg/ℓ 정도로 증가하게 되면 치아에 반점이 나타나 반상치가 된다. 과량 섭취시 석회수나 희석한 염화칼슘용액 등을 먹여 해독시킨다.

불수강 不銹鋼 stainless steel 철의 최대 결점인 내식성(耐蝕性)의 부족을 개선할 목적으로 만들어진 내식용 강(鋼)의 총칭. 보통 Cr 12~18%, Ni 7~10%, C 0.2% 이하를 함유하고 있다. 오늘날 사용되는 것은 크게 철-크롬계의 페라이트 스테인리스강과 철-니켈-크롬계의 오스테나이트 스테인리스강으로 나뉜다. 불수강은 전혀 녹슬지 않는다는 것이 아니라 보통 철강에 비해 그다지 녹슬지 않는다는 표현이 정확하다. 특히 산화력이 없는 것에 대해서는, 크롬을 첨가한 산화피막에 의한 방호효과(防護效果)가 없으므로, 염산 등에는 그다지 내식성이 없다. 또 오스테나이트강은 염소이온이 있는 환경하에서는 응력부식(應力腐蝕)이 일어나는 결점이 있다. 용도는 화학공업용 파이프, 실린더, 펌프, 선박용품, 건축용 등에 사용된다. = 스테인리스강.

불수의근 不隨意筋 involuntary muscle 뇌 신호에 따라 자동적으로 반응하는 근육이나 의식적으로 제어될 수 없는 근육. 장, 위, 다른 장기의 평활근 같이 자발적 조절을 받지 않는 긴 방추모양의 근육세포로 구성된 세 가지 근육 종류 중 하나. 유핵 세포는 다른 긴축의 근육과 평행을 이루며 횡문근의 근육섬유보다 짧고, 섬유당 하나의 핵을 가지면 외견상 매끈하다. 생체 회환 장치는 많은 사람들이 불수의적인 평활근

의 수축을 부분적으로 조절할 수 있도록 도와준다.

불수의적배변 不隨意的排便 involuntary defecation 수의적으로 조절되지 않는 배변. 대장의 내용물을 배출하는 배변은 대장 내용물이 직장으로 가면 직장이 신전되고 배변반사가 일어나 발생한다. 척수 항문 중추는 S3~S4에 있으며 배변반사의 원심로는 골반내장신경과 음부신경이다. 직장의 연동운동과 직장 종주근의 수축에 의해서 직장이 단축해서 직장 내압이 올라가고 내·외 항문괄약근이 이완해서 배변이 배출된다. 이런 과정들은 정상적으로는 수의적으로 일어나지만 척수손상 시에는 수의적으로 조절되지 않고 배변된다.

불수의적인 不隨意的~ involuntary 의식적인 통제나 지시 없이.

불수전류 不隨電流 paralysis electric current 인체가 전류에 노출되어 운동을 할 수 없게 되는 한계의 전류값. 인체가 전류에 노출될 때 전류값이 점차 높아질수록 직접 생명에는 이상이 없지만 통전경로의 근육경련이 한층 더 심해져 신경이 마비되고 운동신경이 듣지 않게 된다. 전격을 받고 있는 동안 의식은 확실한데, 자기 힘으로 그 전원에서 이탈할 수가 없게 되어 오랫동안 고통의 결과, 호흡곤란이 되어 의식을 잃거나 질식사하는 경우가 있다.

불순물 不純物 impurity 금속이나 합금, 소화약제 등에 있어서 그 원료에서부터 또는 정련이나 합금, 혼합 등 제조과정에서 혼입된 주성분 이외의 잡물.

불순물혼화 不純物混和 adulteration 외부 재료의 부가에 의한 어떤 물질의 순도 또는 과정 활동의 가치 저하나 희석.

불쏘시개 kindling 가연물에 불이 잘 붙도록 하기 위해서 가연물 사이에 두고 먼저 불을 붙이는 것. 불에 잘 타는 물질을 사용한다.

불씨 live coal 재속에 묻혀 있는 불덩이. 재사용이나 재발화 가능성을 가지고 있는 것이다. → 재발화.

불안 不安 anxiety 대상이 없는 막연한 공포의 감정. 각 개인에게 그 원인이 비특이적이고 불분명하며 애매하고 불편한 감정으로 긴장, 걱정, 지속적 고립감, 불확실성, 낙담, 과흥분, 우울감 등의 주관적 불안과

심박수 항진, 산동, 초조, 안면긴장, 떨리는 목소리, 자기 집중적, 발한 증가, 일상사에 대한 걱정의 객관적 불안이 있을 수 있다. 관련요인으로 자아 개념에 대한 위협, 죽음의 위협, 건강상태의 변화에 대한 위협, 환경변화에 대한 위협, 상호작용양상에 대한 위협, 감염에 대한 위협, 충족되지 않는 욕구 등이 있다.

불안노이로제 不安~ anxiety neurosis 불안이 오랜 시간 동안 지속되는 정신적인 대립 혹은 문제. 긴장하고, 걱정하고, 두려워하고, 판단을 할 수 없으며 안절부절하게 된다. 다른 사람에 대한 적개심을 나타낼 수도 있으며 극단적인 상황에서는 신체적 문제를 일으킬 수 있다.

불안발작 不安發作 anxiety attack 극도의 불안과 공황으로 나타나는 급성의 심리생물학적 반응. 증상으로는 빈맥, 빠른 호흡, 어지러움, 위장관 장애, 그리고 운명에 관한 명확하지 않은 감정 등을 포함한다. 발작은 갑자기 일어나며 몇 초에서부터 한 시간 혹은 더 길게 일어나기도 하고, 빈도는 다양하여 한 달에 여러번도 나타날 수 있다.

불안장애 不安障碍 anxiety disorder 불안과 회피행동이 지배적인 정신장애의 한 증후군. 광장 공포증이 동반되거나 동반되지 않은 공황장애(恐慌障碍), 공황장애의 과거력이 없는 광소공포증, 사회공포증, 단순공포증, 강박장애(强迫障碍), 외상후 스트레스장애 및 범불안장애(汎不安障碍) 등이 포함된다.

불안전한 상태 不安全~ 狀態 unsafe state 재해 내지는 사고를 일으킬 것 같은 또는 그 요인을 만들어 낸 물리적인 상태 혹은 환경.

불안전한 행동 不安全~ 行動 unsafe conduct 재해 내지는 사고를 일으킬 것 같은 또는 그 요인을 만들어 낸 근로자의 행동. 불안전한 행동중에는 무의식중에 불안한 행동을 해버린 경우라든지 무의식적으로 불안전 행동을 하였다고 하는 경우도 있다.

불안정 不安定 instability 균형을 이루고 있는 상태에 있는 물체에 사소한 외력이 작용했을 때 균형이 쉽게 깨지는 경우.

불안정물질 不安定物質 unstable material 자연 상태의 기온이나 환경 여건 하에서 중합, 분해, 응축 등의 자기 반응을 일으키는 등 심한 상태 변화를 일으키는 물질.

불안정세포 不安定細胞 labile cell 일생 동안 증식함으로써 탈락 또는 사멸된 세포를 채워주는 세포. 예를 들면 피부, 구강, 질, 자궁경부 등의 외피를 덮고 있는 편평상피, 위장관을 덮고 있는 원주상피, 비뇨기계를 덮고 있는 이행상피세포들과 혈액내의 세포성분, 비장 및 림프조직 등을 구성하는 세포 등이 있다.

불안정액체 不安定液體 unstable liquid 충격, 마찰, 압력변화, 온도 변화 등에 의해서 분해, 발열, 발화, 폭발 등의 자기 반응을 쉽게 일으키는 액체.

불안정적응 不安定適應 wavy flexibility 긴장성 정신분열병에서 종종 발견되는 상태. 팔과 다리를 놓여있는 자세에서 움직이지 않고 한 동안 그대로 둔다.

불안정한 不安定~ labile ① 변화하기 쉽거나 쉽게 변화하는 성질을 가지고 있는. ② 빠르게 변화하는 감정 상태를 가지고 있는 성격을 묘사할 때.

불안정협심증 不安定狹心症 unstable angina 심근경색증의 전조가 되는 통증의 형태. 치료를 하지 않을 경우 심근경색증으로 진행할 수 있으며 환자들은 급사의 가능성이 높다. 불안정 협심증으로 구별되는 임상적 기준은 새로이 발생하거나 최근 생긴 경우, 통증의 양상이 변하거나 전보다 자주 생기는 경우 또는 보다 심해지거나 적은 흥분상태에서 유발되는 경우, 휴식 시 생기는 경우이다. 심전도와 효소검사는 정상일 수 있으므로 병력을 주의 깊게 듣고 세심한 관찰을 하는 것이 진단을 내리는 열쇠이다.

불연성 不燃性 nonflammable 방염 성능의 조건 하에서 불에 타지 않는 성질. 압력 760torr(1.033kgf/cm^2)의 산소 100%에서도 연소하지 않는 가스나 액체를 말할 때도 있다.

불연성가스 不燃性~ inert gas 스스로 연소하거나 다른 물질을 연소시키지 못하기 때문에 소화제(消火劑)로 이용되는 가스. 질소(N_2), 아르곤(Ar_2), 헬륨(He_2), 이산화탄소(CO_2) 등이 있다.

불연성물질 不燃性物質 noncombustible material 표준대기압(1.0332kgf/cm^2) 100%의 산소 중에서

연소하지 않거나 공기 중에서 화염에 의해서도 연소하지 않는 물질.

불연성쓰레기 不燃性~ nonflammable rubbish 소각할 수 없는 쓰레기. 일반 폐기물 중 빈 병, 빈깡통, 도자기 등을 통상 불연성쓰레기라고 부른다. 폐플라스틱처럼 가연성인 것도 소각하면 염화수소와 같은 유해가스를 발생하는데 고온으로 처리될 때 소각로의 노벽을 침해하는 것을 불연성쓰레기로 분리수거하는 경우도 있다. 또 수분이 많아 소각할 때 보조연료가 필요한 쓰레기를 불연성 쓰레기로 분류하기도 한다. 따라서 가연성·불연성 쓰레기는 소각시설의 설비 특성에 따라 분류될 수도 있다.

불연속연소 不連續燃燒 discontinuous combustion (화재) 착화 부분의 변동으로 인해 불안정하게 진행되는 연소.

불연속전송 不連續傳送 discontinuous transmission : DT(통신) 이동국이 아날로그 음성 채널을 통하여 통화 중일 때 이동국 송신기가 두 송신 전력 레벨 사이를 자체적으로 전환할 수 있는 동작 모드.

불연재료 不燃材料 noncombustible material 불에 타지 않는 재료. 콘크리트 벽돌, 기와, 석면판, 철망, 알루미늄, 유리, 몰탈, 회 기타 이와 유사한 불연성의 재료로서 건설교통부장관이 정하는 기준에 적합한 것. 화재시에 불에 녹거나 적열되는 경우는 있어도 연소현상을 일으키지는 않는 재료로서 건축물의 방화상 필요한 부분에 주로 사용된다.

불완전기아 不完全飢餓 incomplete starvation 영양소의 공급이 절대적으로 부족하거나 단백질이 결핍된 영양실조상태. 체중의 감소를 초래하고 심한 부종을 동반한다. = 습성기아(濕性飢餓).

불완전둔위 不完全臀位 incomplete breech 한 다리가 신전되어 먼저 나오거나 대퇴는 신전되고 무릎이 굴곡 되어 있는 상태. ↔ 완전둔위.

불완전연소 不完全燃燒 incomplete combustion 산소 부족이나 낮은 온도 등으로 인해서 가연물이 완전히 연소되지 않는 현상. 발열량이 적어질 뿐 아니라 일산화탄소, 그을음, 다이옥신 등과 같은 오염물질이 많이 생성된다. ↔ 완전연소.

불완전우각차단 不完全右脚遮斷 incomplete right bundle branch block : IRBBB V_1유도에서 정상동조율, 정상 QRS간격을 유지하는 상태. 임상학적 중요성은 이것이 때로는 완전한 우각차단 상태로 발전된다는 것이다.

불완전유산 不完全流産 incomplete abortion 임신초기에 태포(胎胞)가 파열해서 임신자궁 내용의 일부가 배출되어 태반, 난막 등이 자궁 강 내에 잔류되어 있는 유산. 태반의 일부 또는 전부가 자궁 내에 잔류할 경우 출혈이 있는데 간혹 다량 출혈되어 저혈량증을 유발하는 경우도 있다. 소파술 전에 자궁경부 개대가 필요치 않는 경우가 많으며 대부분 잔류된 태반조직이 자궁경관이나 자궁 외구에 노출되어있기 때문에 난겸자(ovum forcep) 또는 원형겸자(ring forcep)로 제거할 수 있다.

불완전윤활마찰 不完全潤滑摩擦 imperfect lubricated friction 면 사이에 있는 기름의 막(膜)이 아주 얇고 부분적으로 고체끼리 접촉하고 있어 윤활작용이 완전하지 않은 상태에서 발생하는 마찰.

불완전의사 不完全縊死 incomplete hanging 신체의 일부 또는 대부분이 바닥이나 벽 등에 지지되어 있는 상태에서 이루어진 의사(縊死). 이때는 체중의 일부가 끈에 걸려 목을 압박한다.

불완전탄성체 不完全彈性體 imperfect elastic body 완전치는 못하지만 어느 정도의 탄성을 지닌 물체. 물체에 외력을 가하면 변형이 일어나는데, 불완전 탄성체의 경우 외력을 제거하면 변형은 완전히 사라지지 않고 남는다. 이에 반해 이러한 소성을 전혀 나타내지 않는 물질을 완전탄성체라고 한다.

불용성 不溶性 insolubility 용해되지 않는 성질.

불응기 不應期 refractory phase 흥분성막이 앞의 활동전위에 의해서 아직 탈분극상태에 있을 때는 제2의 자극을 주어도 활동전위를 발생시킬 수 없는 기간. 불응기는 아무리 강한 자극을 주어도 활동전위를 일으킬 수 없는 절대적 불응기와 그 다음으로 통상보다 강한 자극이면 흥분시킬 수 있는 상대적 불응기로 나눌 수 있다. 굵은 유수섬유의 절대적 불응기는 1/2,500초 정도이다. 절대적 불응기는 QRS파에서부터 T파의 정점까지이며 상대적 불응기는 T파의 정점으로부터 T파의 끝(하강)까지이다.

불응성쇼크 不應性~ refractory shock 출혈에 의한 쇼크가 몇 시간 동안 지속되고 혈관수축제에 더 이상 반응을 보이지 않는 단계까지 진행되어 혈량이 정상으로 돌아와도 심박출량은 감소한 상태로 머물러 있는 쇼크.

불응의 不應~ refractory 치료에 저항하는 장애.

불이행 不履行 noncompliance 환자가 의료적 충고를 따르지 않은 것. 환자가 처방한 약을 복용하지 않거나 진료를 받지 않는 것은 건강신념, 문화적이나 정신적 가치, 경제적 어려움, 또는 의사와의 문제가 있을 수 있다. = 불순종.

불일치 不一致 discordance(구급) T파가 각 차단이 있는 QRS군 말단의 반대방향에 있는 상태. 대개의 경우 이는 정상상태이다.

불임 不姙 infertility 결혼 후 임신되지 않는 상태. 임신은 해도 전부 유산 혹은 조산이 되어 생아(生兒)가 없는 경우이며 실제로 결혼 후 만 2년이 지나도 임신이 되지 않는 경우이다.

불임수술 不姙手術 sterilization 생식선을 제거하지 아니하고 생식할 수 없게 하는 수술.

불조심강조의달 ~操心强調~ fire prevention month 기온 강하(降下)로 화기의 사용이 증가하고 건조한 날씨가 지속되어 화재예방에 주력해야 하는 달. 우리나라의 경우 11월이 이에 해당된다.

불조심캠페인 ~操心~ anti-fire campaign 대중에게 화재에 대한 경각심을 심어주고 화재 예방·대처요령 등을 알려주기 위해서 소방관서나 관련 단체에서 조직·지속적으로 펼치는 운동. = 화재예방캠페인.

불침투성 不侵透性 impervious 액체 또는 기체를 통과시키지 않는 특성, 또는 물이나 공기가 통하지 않거나 침투하지 않는 성질.

불침투성의 不浸透性~ impermeable 물질이나 물체의 통과를 방해하는.

불쾌지수 不快指數 discomfort index : DI 날씨에 따라 사람이 느끼는 쾌감과 불쾌감의 정도를 기온과 습도의 관계로 나타내는 수치. 기온과 습도가 불쾌

지수 산출과 관련되는 온열요소이다. 불쾌지수(DI) = (건구온도 ℃ + 습구온도 ℃) × 0.72 + 40.6 = (건구온도 ℉ + 습구온도 ℉) × 0.4 + 15로 산출하고 미국의 경우 DI = 70 이면 10% 정도의 주민이 불쾌감을 느끼고, 75 이면 50% 정도의 사람이, 80 이면 거의 모든 사람이, 85 이상이면 견딜 수 없는 상태에 이른다.

불쾌한환각증상 不快~幻覺症狀 bad trip 약물을 복용한 후에 발생하는 불쾌감이나 환각상태.

불털이개 fire beater 자작나무 비, 또는 고무나 전선뭉치 등을 긴 자루에 부착하여 덤불 화재 진화시 사용하는 공구. = 진화배트.

불투명도 不透明度 opacity 백내장 혼탁처럼, 통과하여 볼 수 없는 불투명한 상태. = 혼탁.

불투명한 不透明~ opaque 빛의 전달·통과하지 않는 물질 또는 표면. = 비투과성의.

불투열성 不透熱性 athermanous 방사열을 투과시키거나 흡수하지 않는 성질.

불티 fire flakes 연소 면에서 날리는 작은 불씨 또는 그라인더·용접작업 등에서 튀는 작은 불똥. 가연성 가스나 가연물에 떨어지면 화재가 일어날 수 있다.

불티시험 ~試驗 burning brand test 일정 크기의 연소중인 숯을 지붕에 두고 일정한 풍속의 바람을 일으켜 지붕재료의 내화성능을 시험하는 것.

불평형전류 不平衡電流 unbalanced current 기준이 되는 점, 선 또는 면에서 그 양측이 비대칭인 회로에 발생하는 전류.

불폭발 不爆發 misfire 어떤 결함 때문에 점화가 안되거나 불완전하여 폭발하지 않는 것. 원인으로는 압축 불완전, 혼합기 농도의 과부족, 점화전기장치의 고장 등을 들 수 있다. 폭발성 물질의 장약이 기폭후 완전한 폭발에 실패한 것. = 불발(不發).

불현성감염 不顯性感染 inapparent infection 감염이 성립해도 임상증세가 없는 감염상태. 경과 후에 항체가 증명됨으로서 과거 감염이 있었던 것이 확인되는 경우이다. 그 예로 디프테리아, 일본뇌염, 소아마비 등이 있다.

불화단백수성막포 弗化蛋白水性幕泡 film forming

fluoroprotein foam : FFFP 탄화수소 연료의 표면에 증기의 발생을 억제하는 수성막을 발생시킬 수 있는 불화계면활성제가 사용된 포. 보통 3%, 6% 수용액을 물로 희석하며 단백질과 안정제, 억제제의 혼합물은 동결, 부식, 세균번식, 연료의 자극을 방지하고, 분말 소화약제와 함께 사용할 수 있다.

불화단백포 弗化蛋白泡 fluoroprotein foam 기름이나 고체 가연물이 포화상태에 이를 때까지 탄화수소 증기가 증발하는 것을 억제하는 힘을 증가시키는 불소 화합물을 포함하고 있는 포. 불소계면제의 성상을 합성한 것 외에는 단백포 소화약제와 같으나 단백포 약제보다 훨씬 견고하고 내포화성 기포층을 형성하여 소화력도 우수하다.

불화단백포소화약제 弗化蛋白泡消火藥劑 film forming fluoroprotein foam concentrates 단백질과 적당한 포 안정제, 첨가제를 불화 계면 활성제와 혼합하여 만든 액체 소화약제. 이 소화약제로 형성된 포는 공기나 산소를 차단하는 보호막의 구실을 한다. 그리고 이들은 수성막으로 발전하는데 수성막은 대부분의 탄화수소 연료 표면에서 연료 증기의 증발을 억제할 수 있다.

불화물 弗化物 fluoride 불소와 다른 원소 또는 기(基)와의 화합물. 화학적 결합으로 만들어진 불소를 치약이나 수돗물에 첨가하여 치아의 에나멜을 튼튼하게 하거나 충치를 예방하게 한다.

불화수소 弗化水素 hydrofluoric : HF 분자량 20.01, 비중 0.987, 융점 −92.30℃, 비점 19.4℃인 발연성(發煙性)이 강한 무색 액체. 통상 50~60% 정도의 수용액으로 되어 있다. 다른 할로겐화수소와 달리 분자가 중합하기 때문에 상온에서 액체이며, 기체, 고체가 모두 무색이다. 기체 속에 존재하는 분자는 증기밀도를 측정한 결과 90℃ 이상에서는 HF, 32℃ 부근에서는 H_2F_2와 H_3F_3의 중간이고, 고체에서는 정방정계(正方晶系)이다. 액체는 전도성이 없다. 용매로서는 대부분의 무기·유기화합물을 녹인다. 불화수소 및 이를 함유하는 제재는 독물로 지정되어 있고 불화수소산이 피부에 닿으면 심한 통증을 느끼며 부식하여 조직 내부로 침투하여 내부를 괴사시킨

다. 제법은 수소 H와 플루오르 F를 직접 반응시키거나, 플루오르화수소칼륨 KHF를 가열하여 만든다. 용도는 전구의 광택 소멸제, 냉매(프레온가스)의 제조, 유리의 조각, 분석시약, 살균제, 도금, 주석산, 불화세륨 등 기타 불화물의 제조, 금속 주물에서 토사의 제거, 금속의 세정 등에 사용된다. = 플루오르화수소.

불화화합물 弗化化合物 fluorochemical 발포제로서 또는 마찰 손실을 줄이기 위해서 물에 섞는 불소, 탄소, 산소 등의 원소를 포함한 합성 화합물.

불확실단계 不確實段階 uncertainty phase 항공기 및 탑승자의 안전이 불확실한 상황.

불확실추론 不確實推論 uncertain inference '…가 많을 때는, 되도록 …한다.' 와 같은 인간의 애매모호한 판단을 그대로의 형체로 이용하기 위한 문제 해결 방식의 총칭.

불활성 不活性 inert 어떤 물질과도 쉽게 화합하지 않고 화학적 반응을 일으키지 않는 성질.

불활성가스 不活性~ inert gas 보통 희유기체원소. 즉 주기율표 0족에 속하는 헬륨, 네온, 아르곤, 크립톤, 크세논, 라돈의 6원소를 말하는데, 이 밖에 다른 물질과 비교적 반응하기 어려운 질소 등을 포함하는 경우도 있다. 비활성기체는 화학적으로 몹시 활발하지 못하여 화합물을 만들기 어렵지만, 들뜬상태에서는 산화물, 플루오르화물 등의 화합물을 만들기도 한다. 공기 속에는 미량(약 0.94%)이 함유되어 있으며, 대부분은 아르곤이다. 라돈은 천연방사성계열에 속하는 원소로서, 또 헬륨은 α붕괴시의 생성물로서 모두 방사성광물, 광천(鑛泉) 등에 함유되어 있기도 하다. = 비활성기체.

불활성가스소화약제 不活性~消火藥劑 inert gas agent 헬륨, 네온, 아르곤, 질소 또는 이산화탄소 가스 중 한 가지 이상을 주성분으로 하는 청정소화약제.

불활성분위기 不活性雰圍氣 inert atmosphere 연소가 발생할 수 없는 분위기.

불활성태 不活性態 immunity 용액 속의 그 금속의 평형 이온 활량이 어느 작은 값 이하로 떨어져 사실상 부식 작용이 일어나지 않는 상태.

불활성화 不活性化 inerting 공기 중에 불활성 가스를 방출시켜 산소를 결핍시킴으로써 연소가 일어나지 않도록 하는 것.

불활성화법 不活性化法 inerting method 공기, 물질 등에 반응하지 않도록 조치하는 일. 공기중에 불활성 가스를 방출시켜서 산소를 결핍시킴으로써 연소가 일어나지 않도록 하는 것. → 불활성 가스.

불휘염 不輝炎 non-luminous flame 수소나 일산화탄소가 많이 포함되어 있는 연료 가스에 다량의 공기를 공급하여 연소할 때의 그을음이 발생하지 않는 투명한 무색내지 청색의 불꽃. ↔ 휘염.

붉은여단 ~旅團 red brigades(테러) 이탈리아의 극좌 과격파 테러조직. 1970년도에 설립됐다. 원래의 설립목적은 이탈리아를 붕괴시키고 혁명적 프롤레타리아들이 주도하는 마르크스적 대혁명으로 향하는 데 있다고 주장한다. 이탈리아 최대의 극좌 과격파 조직으로 특히 공산당 등 혁명 정당이 평화적·의회주의적 수단에 의한 사회주의화를 주장하는 것에 불만을 품고 폭력혁명을 전면에 내세우고 있다. 창설자 레나토 쿠르치오(Renato Curcio)는 1967년 북이탈리아 트렌토대학교에서 처음으로 좌파사상단체를 만들었다. 회원들은 카를 마르크스(Karl Marx), 마오쩌둥[毛澤東], 체 게바라(Che Guevara) 등의 사상을 연구하는 한편, 공장과 상점에 폭탄을 투척함으로써 1970년 11월 붉은 여단의 존재를 세상에 알렸다. 1974년에는 토리노의 반(反)테러대 총지휘관과 대원들을 살해하고, 1978년 이탈리아 전 총리 알도 모로(Aldo Moro)를 납치하여 살해하였다. 또한 1981년 12월에는 NATO(North Atlantic Treaty Organization : 북대서양조약기구) 소속 남유럽군 부사령관 도저 준장을 납치하여 42일 동안 감금하였으나 그는 이탈리아 경찰에 의해 구출되었다. 최전성기를 누리던 1970년대에는 정회원이 400~500명에 이르렀고, 이탈리아 당국은 소탕작전을 펼쳤지만 예측할 수 없는 납치·살인·방화·건물폭파 행위가 계속되었다. 그러나 체계적인 경찰의 검거작전으로 1970년대 중반부터 지도자들이 체포되면서 1980년대 후반 들어 크게 약화되었다.

붐 boom 하중을 옮기는 권상라인을 지지하기 위한 크레인이나 데릭(Derrick)의 형태로서 사용되는 원형 또는 막대모양의 이동식 지레.

붐지지대 ~支持臺 boom support 차대 프레임에 부착되어 있는 구조적 구성품. 움직일 때 공중장치를 지지하는 데 사용한다.

붓돌기 = 경상돌기.

붓순나무 Illicium anisatum 붓순나무과의 상록활엽소교목. 대회향(大茴香)으로 잘못 알고 식용했을 때 중독을 일으킨다. shikimin, shikimitoxin, hananomin 등의 유독성분에 의해 구토, 현기증, 경련 등이 일어나고 심할 때는 허탈, 청색증(cyanosis)을 거쳐 사망할 수도 있다.

붕대 繃帶 bandage 각종 상처에 대하여 이를 감아서 환부를 보호하고 또는 고정하며, 나아가서 견인(牽引)이나 압박을 가하여, 그 치유를 촉진하는 의료보조용 재료. 이런 방법으로 붕대를 사용하는 것을 붕대법이라 한다. 따라서 붕대를 사용하는 것은 치료의 보조수단일 뿐만 아니라, 그 자체로서 충분히 치료 목적을 달성하는 경우도 적지 않다. 그러므로 그 목적도 여러 가지로서, 상처의 안정과 고정, 지혈, 견인, 교정(矯正), 대상(代償) 등을 들 수 있으며, 각각 적합한 붕대를 사용한다. 일반적으로 피복용(被覆用)으로서의 권축붕대(卷軸繃帶 : 두루말이식으로 감은 붕대)와 삼각건, T자대(字帶) 등의 포박붕대, 반창고 붕대 등 피복용 이외의 용도로 쓰이는 지지붕대, 고정붕대(깁스나 부목붕대 등), 압박붕대(헤르니아밴드 등), 견인붕대, 교정붕대, 대상붕대(義肢·義眼·義齒 등)로 크게 나눈다. 붕대의 천은 규격화되어 있지 않으나 보통 무명이나 거즈가 쓰인다.

붕대용가위 繃帶用~ bandage scissors 둥글고 무딘 날을 가져 붕대를 자르는데 사용하는 가위. 무딘 칼날은 가위가 붕대 안으로 삽입되었을 때 피부에 손상을 주지 않으며 톱날 끝으로 옷감과 같은 물질을 자르는데 쓰일 때는 trauma shears, trauma scissors라고도 한다.

붕산 硼酸 boric acid 소독작용은 약하지만 가정에서 소독약과 살충제로 많이 사용하고 식품의 방부나 윤을 내고 촉감을 좋게 하기 위해 사용되는 수가 있으며 햄, 베이컨, 어묵, 모나카 껍질 등에 첨가되는 유해성 보존료. 매일 0.5g을 섭취하면 체내에 축적되어 소화작용을 억제하며 식욕감퇴, 영양소의 동화방해를 일으켜 체중을 감소시킨다. 구토, 설사, 위통 증상을 일으키며 유아의 경우 4~6g, 어른의 경우 30g 정도가 치사량이다. 특징적으로 피부에 성홍열과 유사한 발진이 나타나고 3~5일째에 피부가 벗겨진다. 발진이 많이 나타나는 곳은 손바닥, 발바닥, 둔부, 음낭 등이지만 외이도나 인두에서도 나타난다. 중추작용으로 두통, 불안, 섬망, 무력, 권태감을 보이며 종종 신부전, 경련, 대사성 산증이 보이기도 한다. 사인은 탈수에 의한 순환부전, 쇼크, 세뇨관 괴사에 의하며 발증 후 대개 5일째에 발생한다. 응급처치로 길항제나 특이한 치료법은 없으나 저혈압에 대해서는 수액요법을 실시하고 경련시에는 항경련제를 투여하고 소변을 통한 배설을 촉진시키기 위해 이뇨를 실시하며 혈액투석을 실시하기도 한다.

붕산염용액 硼酸鹽溶液 borate solution 산림 화재의 소화약제로 쓰였으며 연소 상태에 따라 가연물에 살포하여 연소를 저지하기 위해 사용하는 현탁액.

붕소 硼素 boron [B] 원자번호 5, 원자량 10.81인 금속광택이 있는 단단한 흑색 고체. 천연적인 유리 상태로는 존재하지 않고 붕산 또는 붕산염으로서 산출된다. 굳기는 9.3으로 금강석 다음이며, 탄화붕소보다 단단하다. 화학적 성질은 규소와 비슷하여, 그다지 활발하지 않고 진한 염산이나 플루오르화수소와는 가열해도 작용하지 않고, 뜨거운 진한 질산이나 황산과는 약간 작용하여 붕산이 된다. 플루오르와는 상온에서, 염소와는 41℃에서, 또 브롬과는 71℃에서 직접 반응하며, 요오드와는 반응하지 않는다. 산소 속에서는 700℃에서 빛을 발하면서 연소하고, 황과는 600℃에서 반응한다. 질소 또는 암모니아와 가열하면 질화붕소가 되고, 탄소, 규소와는 고온에서 반응하여 붕소화물이 된다. 제법은 붕소를 산화붕소로 만들어, 산화마그네슘과 함께 융해 플루오르화마그네슘에 녹인 것 등을 써서 전기분해하면 분말이 생긴다. 순도(純度)는 약 99.70%이다. 또, 산화붕소를

나트륨이나 마그네슘 등으로 환원시키면 흑회색의 비결정 붕소가 생기는데, 이 경우는 순도가 낮다. 용도는 구리탈산제로도 사용되며 여러 금속과 붕화물을 만들고 단체로서는 용도가 그다지 많지 않지만 화합물로는 유리원료를 비롯하여 넓은 용도로 사용된다.

붙임기둥 pilaster 벽 속에 세워져 벽면 위로 살짝 돌출되도록 한 기둥.

뷰렛 burette 약물과 체액의 특정 양을 측정하기 위한 정맥내 측정 장치.

뷰포트풍력등급 ～風力等級 Beaufort wind scale 1805년 뷰포트에 의해 해상의 풍속을 측정하는 척도로 고안되었으며 1964년 국제기상기관(WMO)에 의해 개정되어 사용되고 있다. 풍속을 0에서 12까지 13단계의 등급으로 나누고 있으며 목측에 의해 측정된다.

브라디키닌 bradykinin 9개의 아미노산으로 이루어진 혈관을 확장하는 화합물.

브라운-세카르증후군 ～症候群 Brown-Sequard syndrome 견갑골 높이의 척수의 편측 압박으로 발생하는 신경장애. 상해 쪽 부위의 마비, 통증감각 소실, 반대쪽 부위의 열감 등이 특징이다. = 반절단척수.

브라운안테나 brown antenna 4분의 1파장 길이의 수직 안테나 소자를 동축 급전선의 내부 도체에 접속하고, 다른 4분의 1파장 길이의 도체 막대를 2~3개 수평으로 설치하여 동축 급전선의 외부 도체에 접속한 수평면 내 무지향성의 초단파용 단극 안테나. 수평의 도체 막대를 지선 또는 접지선이라고 한다. 지선을 아래쪽으로 향하면 급전선의 임피던스는 증가한다.

브라유 Braille 눈먼 사람을 위한 인쇄 방법. 뾰족한 끝이나 솟아 오른 점을 만져봄으로써 읽을 수 있다.

브래들리법 ～法 Bradley method Robert Bradey, MD에 의해 개발된 출산 준비 방법. 출산의 생리적인 특징, 운동, 임신 중 식이, 분만중의 호흡통제와 안정에 관하여 교육한다. 아버지는 분만 중 어머니의 '코치'로써 수업에 참여한다.

브래스 brass 청동과 함께 중요한 구리합금. 황동을 인공적으로 제조한 것은 1520년경 아연원소가 발견

된 후부터이다. 자연합금의 형태로는 고대 그리스 때부터 인류와 친근했으며, 비철금속 중 가장 일상생활과 관계가 깊다. 고체의 구리 속에 아연이 녹아 들어가는 범위(약 35%까지)의 것을 α황동이라고 하는데, 전연성(展延性)이 크므로 두들기거나 늘려서 판·봉·선·관 등으로 가공해서 사용한다. 아연의 양이 많아짐에 따라 경도(硬度)와 강도가 증가하고, 합금의 색도 구리의 붉은기가 도는 색에서 황색에 접근해 간다. 고체의 구리에 고용(固溶)되는 양 이상으로 아연이 들어가면 여분의 아연은 구리와 β라는 별개의 고체를 만들기 때문에 합금은 α 와 β의 두 가지 고체의 혼합물(2相이 된다고 한다)이 되고, 색은 다시 붉은기가 더해지게 된다. 이러한 2상의 합금 중 대표적인 것은 40% 아연의 이른바 사륙황동으로, 건재(建材)의 쇠붙이 장식, 문의 손잡이 등 놋쇠장식은 대부분 이것이며, α황동보다 견고하고 마모되지 않는다. α황동의 대표적인 것은 30% 아연의 칠삼황동으로, 기물 등과 같이 판에서 따내어 만드는 것에는 이것이 많다. 동전도 α황동이다. 칠삼황동 이외의 α황동도 성분에 따라 여러 가지 용도가 있다. 20% 아연 이하의 것은 금색에 가깝고, 소량의 납을 가하면 더욱 금과 같은 색이 되므로 금단추, 휘장(徽章), 불단(佛壇)의 장식구 등으로 사용된다. 20% 아연의 것은 금박의 대용으로 서적의 금글자, 금색 인쇄에 사용되지만, 오래 되면 검게 변한다. 25~35% 아연의 합금은 공업재료로 중요하며, 아연의 양에 따라 칠삼, 67/33, 65/35라 하며, 전구의 소켓이나, 총탄의 약협(藥莢), 기타 스프링재로서 가정용 전기기구 등에 사용한다. 또한 금색이라 실내장식에도 많이 쓰이는 외에 주물로도 사용된다. 제복에 황금색의 장식과 휘장을 단 소방서 등의 간부, 소방차량 및 소방서의 놋쇠 혹은 크롬으로 만들어진 기기를 뜻하는 말로도 쓰인다.

브러시 brush 전동기나 발전기에서 전기자(회전자)와 전기를 주고받는 부분. 브러시가 전기자에 용착되면 과전류가 흘러 화재가 발생하기도 한다.

브레스난회전분무노즐 ~回轉噴霧~ bresnan distributor nozzle 물이 공급되면 헤드부분을 회전시켜 방사형으로 물을 분출하는 특수분무노즐.

브레스트스트로크 breast stroke 평영. 수면 상 양쪽 어깨가 평행을 이루면서 수영하는 영법.

브레이크 brakes 소방차에서 수동으로 펌핑할 때 사용하는 긴 손잡이.

브레이크바 brake bar 마찰을 일으키고 낙하를 통제하기 위해 사용되는 라펠 밧줄의 고체 알루미늄 바.

브레이크블록 brake block 등산가나 구조자를 내려오게 하기 위해 줄 대신 케이블이 사용될 때 쓰이는 장비.

브레이크오버 breakover 연소저지선 또는 자연적인 방화선을 침범하여 연소를 지속하는 임야화재.

브레이크오버화재 ~火災 breakover fire 임야화재에서 연소저지선 또는 자연적인 방화선을 돌파하여 연소하는 화재. 특히, 완전 진화된 것으로 생각되었던 화재가 재발화 하는 것을 지칭한다.

브레틸리움토실레이트 bretylium tosylate(Bretylol) 항부정맥제. 푸르키니에(Purkinje)섬유 및 심실근 세포의 활동전압 기간과 유효불응기를 연장하며 교감신경말단에서 노르에피네프린(nor-epinephrine)의 방출을 억제하나 급속히 비경구 투여를 하면 신경말단으로부터 노르에피네프린을 방출시켜 교감신경 자극효과가 나타난다. 또한 교감신경자극과 암페타민 및 간접 작용 교감신경 모방제에 대한 반응을 억제하여 체위성 저혈압을 일으킬 수가 있다. 브레틸리움의 1회 투여로 조직내 카테콜아민(catecholamine)의 농도를 조금밖에 감소시키지 못하나 반복 투여했을 때는 조직에서 카테콜아민이 고갈된다. 근육주사시 거의 대부분이 대사를 하지 않은 상태로 소변으로 배설되는데 배설 반감기는 약 9시간이다. 5mg/kg의 용량으로 투여하고 부정맥이 계속 존재하면 10mg/kg의 후속 용량을 5분 간격으로 투여할 수 있다. 총 용량은 30mg/kg을 넘지 말아야 한다. 환자의 약 50%에서 체위성 저혈압이 일어날 수 있으므로 환자를 앙와위로 유지시킨다. 위장관 흡수가 나쁘므로 정맥이나 근육주사를 한다. 심각한 부작용으로는 저혈압, 메스꺼움 및 구토, 협심증, 코막힘이 있다.

브로드캐스트버닝 broadcast burning 특정 지역으로의 확산을 목적으로 일으킨 의도적인 불.

브로모클로로디플루오로메탄 bromochlorodifluoromethane：BCF 할로겐 화합물 소화약제(CFP₂CL Br).

브로모클로로메탄 bromochloromethane : BCM 할로겐 화합물 소화약제(CH₂CLBr).

브로모트리플루오로메탄 bromotrifluoromethane : BTF 할로겐 화합물 소화약제 및 냉매로 사용(CF₃ Br).

브로슬로우소생테이프 ~蘇生~ Broselow resuscitation tape 측정 테이프를 사용하여 신장과 체중을 측정하여 소생 시 필요한 소아의 약물 복용량과 장비를 평가하는 시스템. 테이프에는 그 신장과 체중에 적당한 약물 복용량이 표시되어 있다.

브로카건망증 ~健忘症 Broca's amnesia 말할 언어를 생각해 내지 못하는 것. 실어증의 일종이다.

브로카영역 ~領域 Broca's area 뇌의 하위 전두에 있는 언어와 관련된 영역.

브로큰스윔 broken swim 일정한 거리를 몇 개로 구분하여 짧은 휴식을 가지며 하는 수영훈련방법.

브롬 bromine [Br] 암적갈색의 무거운 액체. 분자량 159.83, 비중 3.14, 융점 7.3℃, 비점 58.7℃. 알코올, 에테르, 이황화탄소, 취화알칼리 용액에 용해하며, 대기 중에서 자극성의 암갈색 증기를 발생하여 목재, 코르크, 유기성 물질을 침식하며, 피부에 닿으면 부식을 유발한다. 저장시에는 암모니아수, 암모니아 가스 등으로부터 격리시켜서 공전 유리병, 카보이(carboy) 도제 항아리 등을 사용하여 저장하여야 한다. 제법은 브롬화물에 진한 황산과 이산화망간을 가하여 가열하거나, 브롬화물에 염소기체를 작용하여 얻을 수 있다. 대량으로 생산하는 데는 바닷물이나 간수(brine) 등을 원료로 하여 염소, 염소산칼륨 등의 산화제를 사용하거나, 전기분해산화에 의하여 유리(遊離)시킨다. 용도로는 의약제조(브롬디에틸아세틸요소 등), 염료제조(에오신, 브롬인디고, 아라자린아스트롤 등), 취화칼륨, 잉크, 전지분극제, 이취화에틸렌(안티록제로서 사에틸연에 첨가한다), 사

진유제, 피혁, 치금용, 중간물 제조용 등에 사용된다.

브롬산나트륨 sodium bromate [NaBrO₃] 분자량 150.9, 융점 381℃, 비중 3.3인 무색의 결정 또는 결정성 분말. 강한 산화력이 있고 고온에서 분해하여 산소를 방출한다. 자신은 불연성이지만 산화력이 커서 유황, 목찬분, 마그네슘분, 알루미늄분, 가연성 물질과 혼합되어 있는 상태에서는 가열, 충격, 마찰에 의해서 폭발한다. 저장·취급·운반시 충격과 마찰을 피한다. 직사광선을 피하고 서늘한 곳에 저장하며 유사시 다량의 물을 사용할 수 있는 곳에 저장한다. 초기 소화에는 물, 이산화탄소, 분말소화기가 유효하며, 기타의 경우는 다량의 물로 냉각 소화한다. 용도는 분석시약, 화약 등에 사용된다. ＝ 취소산나트륨.

브롬산납 lead bromate [Pb(BrO₃)₂·H₂O] 백색의 결정성 분말. 냉수에 약간 녹고 온수에 잘 녹으며 가연물과 혼합한 상태에서 가열, 충격, 마찰에 의해 폭발한다. 저장·취급·운반시 충격, 마찰을 피하고 통풍이 잘 되도록 하며 화기를 엄금한다. 용기를 밀전 보관하고 환원성 물질 및 가연성 물질과 혼합, 혼입을 피한다. 직사광선을 피하고 서늘한 곳에 저장한다. 초기 소화에는 물, 이산화탄소, 분말소화기가 유효하며, 기타의 경우는 다량의 물로 냉각소화한다. 분진은 눈, 폐, 호흡기를 자극한다. 용도는 첨가제, 시약 등으로 사용된다. ＝ 취소산납.

브롬산마그네슘 magnesium bromate [Mg(BrO₃)₂·6H₂O] 무색 또는 백색 결정. 물에 녹으며 200℃에서 무수물이 된다. 냉각하거나 물로 희석하면 산화력을 상실한다. 가열하면 분해하여 산소를 방출하고 유기물과 반응하면 발화, 폭발의 위험이 있다. 불순물이 혼입된 것은 분해 위험이 있다. 초기 소화에는 물, 이산화탄소, 분말소화기가 유효하며 기타의 경우는 다량의 물로 냉각소화 한다. 피부에 장시간 접촉시 염증이 생기고 눈에 들어가면 점막을 자극한다. 용도는 의약, 시약, 산화제 등에 사용된다. ＝ 취소산마그네슘.

브롬산바륨 barium bromate [Ba(BrO₃)₂·H₂O] 무색의 결정. 분자량 411.1, 융점 414℃, 비중 3.99,

120℃에서 결정수를 잃고 무수염이 된다. 물에 약간 녹으며 융점 이상 가열하거나 충격, 마찰에 의해 분해하여 산소를 방출한다. 강한 산화력이 있어 가연성 물질과 혼합된 것은 가열, 충격, 마찰에 의해 발화 폭발의 위험이 있다. 저장·취급·운반시 충격, 마찰을 피하여야 하며 통풍 환기가 잘되도록 하고 화기를 엄금한다. 용기를 밀전(密栓)보관하고 환원성 물질 및 가연성 물질과 혼합, 혼입을 피하여야 한다. 직사광선을 피하고 서늘한 곳에 저장하여야 하며, 유사시 다량의 물을 항상 사용할 수 있는 곳에 저장한다. 초기소화에는 물, CO_2, 분말소화기가 유효하며 기타의 경우는 다량의 물로 냉각 소화한다. 용도는 분석시약, 산화제, 브롬산제조, 브롬산염류제조 등에 사용된다. = 취소산바륨.

브롬산아연 zinc bromate [$Zn(BrO_3)_2 \cdot 6H_2O$] 무색 결정. 융점 100℃, 비중 2.56, 강한 산화제이나 Cl_2보다 약하다. 물, 에탄올, 이황화탄소, 클로로포름에 잘 녹는다. 가연물과 혼합되어 있을 때는 폭발적으로 연소한다. F_2와 심하게 반응하여 불화취소(弗化臭素)가 생성된다. 연소시 유독성 증기를 발생하며 이것은 부식성이 강하고, 금속 또는 유기물을 침해한다. 저장·취급·운반시 충격, 마찰을 피한다. 통풍 환기가 잘되도록 하고 화기를 엄금한다. 용기를 밀전 보관하고 환원성 물질 및 가연성 물질과 혼합, 혼입을 피한다. 직사광선을 피하고 서늘한 곳에 저장하며 유사시 다량의 물을 항상 사용할 수 있는 곳에 저장한다. 초기 화재는 이산화탄소, 분말소화약제를 사용하며, 기타의 경우는 다량의 물로 냉각 소화한다. 연소시 유독성 가스를 발생하므로 공기 호흡기를 착용하여야 한다. 호흡기, 점막부분을 자극하고 고농도 흡입시 기관지염, 폐수종을 일으킨다. 용도는 의약, 화약 등에 사용된다. = 취소산아연.

브롬산은 ~銀 silver bromate [$AgBrO_3$] 무색의 결정 또는 백색 분말. 자신은 불연성이지만 산화력이 커서 유황, 목탄분, 마그네슘분, 알루미늄분, 가연성물과 혼합되어 있는 상태에서는 가열, 충격, 마찰에 의해 폭발한다. 혼촉(混觸)발화가 가능한 물질은 황화합물, 나트륨, 디에틸에테르, 이황화탄소, 아세톤,

톨루엔, 헥산, 에탄올, 클로로벤젠, 아닐린, 등유, 경유, 에틸렌글리콜 등이 있다. 저장·취급·운반시 충격, 마찰을 피한다. 통풍환기가 잘 되도록 하고 화기를 엄금한다. 용기를 밀전 보관하고 환원성 물질 및 가연성 물질과 혼합, 혼입을 피한다. 직사광선을 피하고 서늘한 곳에 저장하며 유사시 다량의 물을 항상 사용할 수 있는 곳에 저장한다. 초기 화재는 물, 이산화탄소, 분말소화기가 유효하며, 기타의 경우는 다량의 물로 냉각 소화한다. 용도는 분석시약으로 사용된다. = 취소산은.

브롬산칼륨 potassium bromate [$KBrO_3$] 분자량 167.0, 융점 370℃, 비중 3.27, 용해도 8g/100g물(20℃), 50g/100g물(100℃)인 무취, 백색의 결정 또는 결정성 분말. 물에 녹으며 에테르, 알코올에는 녹지 않는다. 융점 이상으로 가열하면 분해하여 산소를 방출한다. 자신은 불연성이지만 산화력이 커서 유황, 목탄분, 마그네슘분, 알루미늄분, 가연성물질과 혼합되어 있는 상태에서는 가열, 충격, 마찰에 의해 폭발한다. 염소산칼륨($KClO_3$)보다는 위험성이 적다. 혼촉 발화가 가능한 물질은 황화합물, 나트륨, 디에틸에테르, 이황화탄소, 아세톤, 톨루엔, 헥산, 에탄올, 클로로벤젠, 아닐린, 등유, 경유, 에틸렌글리콜 등이 있다. 저장·취급·운반시 충격, 마찰을 피해야 한다. 통풍 환기가 잘되도록 하고 화기를 엄금한다. 용기를 밀전 보관하고 환원성물질 및 가연성물질과 혼합, 혼입을 피한다. 직사광선을 피하고 서늘한 곳에 저장하며 유사시 다량의 물을 항상 사용할 수 있는 곳에 저장한다. 초기소화에는 물, 이산화탄소, 분말소화기가 유효하며, 기타의 경우는 다량의 물로 냉각 소화한다. 많은 양을 먹으면 유독하며 분진은 눈, 코, 목구멍을 자극한다. 염소산염류보다 독성이 강하고 중추신경을 마비시킨다. 제법은 수산화칼륨의 따뜻한 수용액에 브롬을 가하거나, 브롬화칼륨의 따뜻한 수용액을 격막(隔膜)을 쓰지 않고 전기분해하면 생긴다. 용도는 분석시약, 소맥분 개량제, 산화제, 어육반죽 제품의 탄력부여제, 브롬산염 적정, 화약 등에 사용된다. = 취소산칼륨.

브롬헥사인 bromhexine 생약제 *adhatoda vasica*

의 주성분인 vasicine을 합성시킨 약. 기도 점막에서 장액성 기관지분비물을 증가시켜 분비물의 점도를 저하시키고 객담의 배출을 용이하게 하는 거담제. 급만성 기관지염, 폐렴핵, 진폐증, 수술 후 기관지 확장증 등에 이용한다. 성인은 1일 8~16mg씩 3회 복용하고 소아는 1일 2~4mg씩 3~4회 복용한다. 오심, 식욕부진, 두통, 발진, 심계항진 등의 부작용이 우려되므로 위궤양환자나 이 약에 대해 과민증인 환자는 주의한다.

브롬화메틸 methyl bromide [CH₃Br] 분자량 94.95, 비중 1.732, 융점 –93℃, 비점 4.5℃인 무색 투명의 휘발성 액체. 클로로포름과 같은 취기와 타는 듯한 맛이 있다. 에테르에 용해되며 물에는 조금 녹고 저온(0℃부근)에서 물과 작용하여 큰 함수 결정을 만든다. 인축(人畜)에 대한 독성이 강하여 극약으로 지정되어 있으며 액체가 피부에 묻으면 염증을 일으킨다. 또한 공기 중에 본제의 가스 10~20mg이 있을 경우 치사량이 되는데 취기가 거의 없으므로 주의를 요한다. 제법은 메탄올에 브롬과 붉은인을 작용시키면 생긴다. 황산의 존재하에서 메탄올과 브롬화수소산을 작용시켜도 얻을 수 있다. 용도는 식량훈증제, 유기 합성, 저비점(低沸點)용제, 소화약제, 냉동제로 사용된다. = 브롬메탄.

브롬화알릴 allyl bromide [CH₂=CHCH₂Br] 분자량 121.0, 증기비중 4.17, 융점 –119℃, 비점 71℃, 비중 1.40, 인화점 –2℃, 발화점 280℃, 연소범위 4.4~7.3%인 불쾌하고 자극성 냄새가 있는 무색의 액체. 물에 녹지 않는다. 증기는 공기보다 무겁고 공기와 혼합하고 있는 경우는 점화원에 의해 인화, 폭발하며 연소시 역화의 위험이 있다. 연소시 유독성의 브롬화수소(HBr)를 발생하며 산화성 물질, 알칼리류와 반응한다. 고온, 산화제, 과산화물류에 의해 중합반응을 일으킨다. 저장 및 취급시에는 화기엄금, 용기는 차고 건조하며 통풍환기가 잘되는 곳에 저장하고, 산화성 물질과 알칼리류와의 접촉을 방지하여야 한다. 화재시에는 건조분말, 포, CO₂, 물분무가 유효하며 물은 직접 효과가 없으나 저장용기 외벽을 물분무로 냉각시키면 효과가 있다. 화점에 접근할

때는 유독성의 증기나 연소생성물을 피하고 바람을 등지고 접근하며, 공기 호흡기 등을 착용하여야 한다. 맹독성 물질로서 호흡하거나 피부로 침투하면 치명적이다. 눈과 피부의 점막을 자극한다. 제법은 알릴알코올에 브롬화수소산을 작용시킨다. 용도는 합성수지, 향료 등에 사용된다. = 알릴브로마이드, 3- bromo propylene, bromallylene.

브루너선 ~腺 Brunner's gland 십이지장에 있는 분비선. 진한 알카리성 점액을 분비하는데 이것은 위(胃 stomach)에서 내려오는 위산으로부터 소장 점막을 보호하기 위한 것이다.

브루셀라증 ~症 brucellosis *Brucella*균에 의해 발생하는 질환. 원래 동물에게 발생하는 질환이지만 인간이 오염된 우유나 유제품을 섭취함으로써, 또는 피부 상처를 통해 병에 걸리게 된다. 열은 자주 기복이 있는 형태로 나타나는데, 저녁에는 열이 오르고 낮 동안에는 가라앉는다. 브루셀라증 자체가 치명적인 경우는 드물지만, 폐렴, 뇌막염, 뇌염 등이 발생할 수 있다.

브루진스키징후 ~微候 Brudzinski's sign 목을 앞으로 굽혔을 때 팔, 무릎, 고관절이 불수의적으로 굽혀지는 것. 뇌막염 환자에서 나타난다.

브룩공식 ~公式 Brooke formula 화상 환자에게 필요한 체액량의 산출공식. 이 공식은 수정되어 2 ㎖의 체액×환자의 몸무게(kg)×화상을 입은 체표면적(%)으로 계산한다(2㎖ × kg × % BSA = ㎖). 화상을 입은 후 8시간 이내에 그 양의 반이 주입되어야 하며 나머지 반은 다음 16시간 이내에 주입하도록 한다. Modified Brooke formula라고도 한다. = *consensus formula, Parkland formula, Shrine burn formula.*

브르가다징후 ~微候 Brugada's sign R파에서 0.10초 이상 긴 S파 밑에 까지 이르는 긴 이상 간격. 이것이 생기면 심실상성 빈맥과 비교해 넓은 QRS군을 가진 심실빈맥으로 식별해낼 수 있는 이상 증후이다.

브리지 bridge 진화작업시 호스가 도로를 지나가야 할 경우, 호스를 보호하고 교통의 흐름을 방해하지

않도록 하기 위해 사용하는 덮개.

브리지포인트 bridging point ① 중계회선시설, 구간시설 또는 두 시설 모두에 신호라인 회로가 분포되어 있는 위치. ② 두 개의 구내 정보통신망(LAN) 시스템을 이어주는 접속장치가 있는 위치.

V형붕괴 ~形崩壞 V-type collapse 붕괴유형의 하나. 붕괴결과, 가구나 장비, 기타 잔해 같은 무거운 물건들이 바닥의 중심부에 집중되었을 때, V형 붕괴가 일어날 수 있다. 무거운 가구는 바닥이나 벽의 붕괴된 부분을 지탱하여 피해자가 머무를 수 있는 공간을 만든다. 나무로 프레임이 된 주거용 건물은 매우 큰 판자조각의 형태로 붕괴된다. 일반적으로 이 유형의 붕괴에서는 많은 빈 공간이 만들어지고 빈 공간으로의 구조대원의 진입은 벽을 따라 이루어질 수 있으며, 대형 잭이나 받침목으로 잔해를 치우기 전에 조각들을 안정화시키는 것이 필요하다.

브이엑스 VX(테러) 테러현장에서 살포될 수 있는 강력한 유독성 가스작용제. 흡기시 1~10분 사이에 무기력해 지고 마비증상과 함께 40시간 이내에 치명적인 결과를 초래한다.

브이패턴 V-pattern(화재) 불길이 그 발화점으로부터 위로 그리고 밖으로 탐으로서 생기는 형태. 화재가 발생하면 연소가스가 발생되어 그 주위의 공기를 뜨겁게 데우고 이 뜨거운 공기와 연소가스는 위로 올라가게 되며 더불어 불(화염)도 위로 향하는 현상으로 이렇게 위로 상승하면서 주위 양쪽을 또 뜨겁게 데우게 된다. 그러므로 화재가 벽 아래쪽에서 출화하기 시작하였다면 화재의 피해형태가 V자를 그리게 된다. 즉 V자의 뾰족한 부분이 출화점을 가리키며 위로 V자를 그리는 형태가 되는 것이다. 하지만 이 V 패턴이 명확하지 않는 것이 있고 또 계속된 화재 진행에 의하여 없어지기도 하여 화인규명은 쉽지 않다. 화재감정에 있어 V패턴은 자주 이용되고 있으며 잘 활용하면 화재에 대한 많은 정보를 얻을 수 있다. → 발화점, 출화점.

브틸로페논 butyrophenone 정신증 치료에 이용하는 안정제.

블라스티드 blastid 전핵이 결합하여 핵이 만들어진 수정된 난자 부위.

블라스틴 blastin 세포의 성장과 증식을 자극하고 영양분을 주는 물질.

블라스팅 blasting 제품이나 재료의 표면에 모래나 강(鋼) 입자와 같은 연마재를 첨가한 물 등을 강력하게 분사하여 스케일, 녹, 도막 등을 제거하는 것.

블라인드 blind 자유영에서 호흡을 하기 위해 얼굴을 돌리는 방향의 반대쪽.

블래더 bladder 포소화약제로 가득 채워진 통발. 소방차 물탱크 안에 가라앉힌다.

블래더탱크프로포셔너 bladder tank proportioner 압력용기 내부에 들어 있는 다이어프램 안에 포원액이 들어 있는 표준 프레셔 프로포셔너와 유사한 프로포셔너. 작동방법은 포원액과 물이 분리되어 있어 비중에 관계없이 모든 포원액을 사용할 수 있다는 것을 제외하고는 표준 프레셔 프로포셔너와 동일하다.

블랙댐프 black damp (탄갱 안의) 질식 가스.

블랭크캡 blank cap 호스피팅의 나사산이 작동자의 부주의함으로 인해 망가지는 것을 방지하기 위한 덮개.

블레브 bleb 흉막에는 장측 흉막과 벽측 흉막의 두 개층이 있는데 장측 흉막이 찢어져 폐포내의 공기가 두 개의 흉막간에 들어가 흉막과 폐조직을 나누는 간질성 기종을 말한다.

블레브현상 ~現象 boiling liquid expanding vapor explosion : BLEVE 용기의 수용능력 이상의 가연성 액체가 급격히 가열되었을 때 생긴, 기체로부터 일어나는 폭발. 용기의 구조적인 변화를 일으킨다. → 화구.

블로우다운 blowdown ① 릴리프밸브의 설정압력과 복구압력 사이의 차이. 설정압력의 백분율이나 압력단위로 표현됨. ② 공정상에서 응축성 가스, 열유, 열액체 등을 액체로 배출하는 경우에 이를 안전하게 처리하는 설비. 반응장치, 증류탑 등에서 내용물을 배출하는 펌프, 이것을 안전하게 저장하는 탱크, 연소처리의 경우 기화시키는 증발기 등으로 구성되어 있는 장치.

블로우업 blowup 실질적인 통제가 불가능해지거나,

또는 진화계획을 전면 수정해야 할 정도로 화재의 강도와 확산 속도가 급격히 증가하는 것. 간혹, 화재 폭풍과 유사한, 격렬한 대류현상을 동반한다. 파열, 폭발이라고도 함.

블로우업화재 ~火災 blowup fire 임야화재가 갑자기 빠른 속도로 확산되는 것을 말한다. 대기압의 상승, 낮은 습도, 바람 등이 주원인이다.

블로우오프 blow off 보일러를 수리하거나 물의 농도를 조절하기 위해 보일러 내의 물을 전부 또는 일부 배출하는 것.

블로우탱크 blow tank 증해가 끝난 펄프의 방출을 받아내는 탱크. 일반적으로 강철제 내압 탱크를 사용한다.

블로잉 blowing 침몰된 선체의 새는 곳을 모두 막은 후 압축공기를 이용, 갇힌 물을 배출시켜 배를 양성부력으로 부양시키는 방법.

블록 block 여러 건물이 인접하여 모여 있는 일정 구역. 대개 사방에 큰 도로가 있다.

블론아스팔트 blown asphalt 비중 0.95~1.1, 연화점 65~90℃, 비점 370℃, 인화점 200℃, 발화점 485℃, 연소열량 8,000cal/g 이상인 흑갈색 고체. 물, 공기에 의한 변질이 없고 방습성이 뛰어나다. 인화점, 비중, 연소열량은 스트레이트 아스팔트와 유사하고, KS M 2204(블론 아스팔트)규격에서는 연화점(軟化點)에 따라서 5가지로 분류한다. 제법은 석유 아스팔트를 가열하고 충분히 공기를 흡입시켜 산화 중합하여 만든다. 용도는 온도에 둔감하여 내후성(耐候性)이 크기 때문에 주로 온도변화와 내후성, 노화에 중점을 두는 지붕공사에 사용된다.

블루스톤 bluestone 건축에 사용되는 타일의 일종.

비 比 ratio 하나의 수량과 또 다른 수량과의 관계 또는 하나와 또 다른 하나와의 비율. 분수(8/3)로 표시될 수도 있으며 선형(8 : 3)으로도 표현될 수 있다. = 비율.

B급화재 ~級火災 class B fire ① 유류 및 가스화재를 말하며 연소 후 아무것도 남기지 않는 종류의 화재로 인화성 액체, 기체 등의 화재를 말한다. 대부분 인화성이 강한 물질들이기 때문에 일반화재보다

화재의 위험성이 매우 커서 대형화재를 일으킬 가능성이 높다. 가연성가스에 의한 화재는 미국, 일본등지에서는 가스화재(E 급화재)로 분류하고 있으나 우리나라에서는 유류화재에 포함시켜 취급하고 있다. 소화방법으로는 공기차단으로 인한 질식소화로 화학포, 증발성 액체(할로겐화물), 탄산가스, 소화분말 등을 사용한다. ② 가솔린, 오일, 페인트 및 용매액과 같은 석유 화재. 소화물질로는 이산화탄소, 건조화합물 및 포상(泡狀)물질이 있다.

B복합비타민 ~複合~ B complex vitamins B$_1$(thiamine), B$_2$(riboflavin), B$_3$(niacin), B$_6$(pyridoxine), B$_{12}$(cyanocobalamin), biotin, choline, carnitine, folic acid, inositol, para-aminobenzoic acid등을 포함하는 수용성 영양소군. B복합비타민은 에너지를 공급하기 위해 탄수화물을 글루코스로 분해하여 지방과 단백질을 대사 시킨다. 신경계의 정상적인 기능, 위장관계 근육의 긴장유지, 피부, 모발, 눈, 입, 간의 건강유지에 필수적이다. 양주효모, 간, 모든 곡류, 땅콩, 계란, 고기, 생선, 야채에 포함되어 있으며 장의 세균에 의해 생성된다. 비타민 B 결핍 증상으로는 신경과민, 우울, 불면증, 빈혈, 탈모, 피부질환, 여드름, 고콜레스테롤혈증이 있다.

B세포 ~細胞 B cell 백혈구(림프구)의 한 형태로 골수에서 유래되며 신체 면역반응에서 중요한 역할을 하는 두 림프구 중의 하나. ↔ T세포(T cell).

B형간염 ~型肝炎 hepatitis B B형 간염 바이러스에 의한 간의 염증성 질환. 전 세계적으로 유행하며 유행이 가장 높은 지역은 중국과 동남아, 사하라 주변 아프리카, 태평양군도의 대부분 및 아마존 유역 등이다. 원인 바이러스는 급성 및 만성 환자와 무증상 보균자의 모든 체액내로 방출되며 원칙적으로는 수혈이나 주사침의 공동사용 등과 같은 비경구적 경로를 통하여 전파되고, 경구적 전파도 가능하기는 하지만 감염효율이 낮으며 성적 접촉과 같은 밀접한 대인접촉으로도 퍼질 수 있고 모체로부터 신생아로의 수직전파도 일어난다. 잠복기는 40~180일로서 평균 약 90일 정도이며 임상경과는 A형 간염에 비하여 훨씬 다양하다. 전구기에는 발열, 전신쇠약, 식욕부진, 구역질

및 구토 등이 나타날 수 있는데, 황달이 나타나면 이러한 증세들은 감퇴하며 두드러기, 혈관부종, 관절염 또는 드물게는 신사구체염 혹은 혈청병상 징후가 나타나기도 한다. 대다수의 환자는 3~4개월만에 완전히 회복하여 HBs항원-음성으로 되지만, 일부환자는 만성 보균자로 남거나 만성 활동성 간염이나 만성 지속성 간염으로 진행된다. 광범위한 간괴사(전격성 간염)는 드물게 나타나는 합병증이다. 고도의 유행지역에서는 바이러스성 간염과 간경변증 및 원발성 간세포암 사이에 상관관계를 보이며, 간암이 그 지역에 있어 가장 흔한 종의 일종이다. 종전에는 접종성 간염, 장기 잠복성 간염, ms-2간염, 혈청 간염, 동종혈청 간염 또는 황달 등으로 호칭되었다.

B형간염바이러스 ~型肝炎~ hepatitis B virus : HBV 수혈 등 혈액에 의해 비형간염을 일으키는 바이러스.

비가시거리전파전파 非可視距離電波傳播 transhorizon propagation 지상에 근접한 점들 사이의 대류권 전파 전파. 수신점은 전송점의 전파 지평을 넘어선다.

비가역성쇼크 非可逆性~ irreversible shock 쇼크의 마지막 단계로서 신체장기와 세포가 심한 손상을 받아 회복이 불가능한 상태. 일정 시점에서 생체 장기의 많은 세포가 파괴되며 쇼크는 불가역성이 되고 비록 활력징후가 있더라도 사망은 피할 수 없게 된다. 이 기간동안에는 성인 호흡기능부전, 신장기능부전, 간손상, 패혈증 등이 일어날 수 있다.

비가연재 非可燃材 non flammable material 불에 타지 않는 재료.

비감압 非減壓 no-decompression 주어진 수심에서 상승 시 감압정지점을 거치지 않고 상승할 수 있는 한계내의 최대시간.

비감압잠수 非減壓潛水 no-decompression dive 일반적으로 'No-D'잠수라고 부른다. 그러나 수중에서 수면을 향하여 부상하거나 움직일 때 어느 정도의 감압은 자연적으로 있기 때문에 이 용어는 적절치 못한 명칭이고, 정확한 의미로는 어떠한 수심 또는 기간의 잠수를 하는 잠수사가 감압정지나 의도적으로 천천히 표면으로 부상하는 것 없이 안전하게 수면에 도착하는 것을 의미한다. = 비정지잠수(非停止潛水 No-stop diving).

비감압표 非減壓標 no-decompression table 수심과 해저체류시간을 종합하여 잠수시 감압이 필요 없는 한계를 표시하고 감압이 필요 없는 잠수에서 반복 잠수를 하는 경우에 체내에 남아 있는 잔여질소량에 따른 반복 잠수군을 알려주는 표.

비갑개 鼻甲介 turbinate 원뿔 모양의. 비강의 3개 (상·중·하)의 비갑개에 적용된다. = 코선반.

비강 鼻腔 nasal cavity 콧구멍에서 인두까지의 공간. 전벽, 내측벽, 후벽, 외측벽으로 이루어져 있고 상비갑개, 중비갑개, 하비갑개의 세 비갑개(nasal concha)가 있는데 상비갑개와 중비갑개는 사골의 일부이며 하비갑개는 분리된 뼈이다. 비갑개는 흡입 공기가 비강을 통과할 수 있는 면적을 증가시키고 호흡점막 정맥동내의 혈액은 공기를 따뜻하게 하고 점액선은 공기를 촉촉하게 한다. = 코안.

비강관 鼻腔管 nasal cannula 환자의 비공에 두개의 송곳니모양의 뾰족한 튜브를 통해 낮은 농도의 산소를 공급하는 기구.

비강기도유지기 鼻腔氣道維持器 nasal airway 비강을 통하여 의식저하나 무의식 환자의 기도를 유지하는 장비.

비강배관 鼻腔配管 nasal prongs → 비강캐뉼라.

비강의 鼻腔~ nasal 코와 비강과 관련된.

비강점적 鼻腔點滴 nasal drip 식도 및 코를 통해 삽입한 카테터로 탈수된 유아의 비강에 수액을 천천히 주입하는 방법.

비강지혈솜 鼻腔止血~ hemostatic curtain ball for nasal cavity 비강 부위의 출혈을 흡수하는 패드.

비강진 秕糠疹 pityriasis versicolor 명백한 염증 징후없이 쌀겨 모양과 비슷한 낙설이 나타나는 피부병변. = 어루러기, 전풍(癜風).

비강카테터 鼻腔~ nasal catheter 비강캐뉼라보다는 높은 농도의 산소를 투여할 수 있는 산소투여기. 비강으로 삽입하기 전에 물로 윤활시킨 후 환자의 코에서 귀바퀴까지의 거리를 측정하여 한쪽 비강을 통해 인두부위까지 삽입하고 반창고로 고정시킨다. 카테터는 매 8시간마다 다른 쪽 비강으로 바꿔주며 비강의 분비물을 제거해준다.

비강캐눌라 鼻腔~ nasal cannula 두 갈래의 돌기를 환자의 콧구멍에 넣어 저 농도의 산소를 공급하는 장비. 간단하고 안전하며 1.5cm 길이의 두 개의 캐눌라는 1회용 튜브의 중심으로부터 돌출되어 있고, 돌출된 부위는 비공(鼻孔)속으로 삽입된다. 내과적인 문제로 인한 호흡장애를 개선하기 위해 가장 흔히 사용되는 방법이다. 비교적 낮은 농도의 산소 투여 시 이용되며, 1분에 2~4ℓ의 속도로 35%의 산소를 공급할 수 있다. 22~24%의 산소 농도를 제공하고 1분에 약 1~6ℓ의 산소가 제공된다 1분에 6ℓ 이상의 산소를 주면 흡기된 산소로 인해 농도가 증가된 산소가 비강 내에 고이게 되어 해부학적 보유가 점막을 건조시키고 두통을 유발하게 된다. 경한 저산소중 환자, 이산화탄소 정체환자, 마스크에 대한 질식 느낌이나 두려움을 가진 환자나 구토를 경험하고 있는 환자에게 사용된다. = 비관, 산소비강캐눌라(oxygen nasal cannula).

비경 鼻鏡 nasal speculum 코의 하비갑개와 중비갑개를 보기 위한 기구. 비경의 날(blade)은 기구의 손잡이를 꽉 쥐면 열린다. = 코보개.

비경구영양법 非經口營養法 parenteral nutrition 의식장애, 소화관 수술후, 쇼크, 영양장애, 만성신부전, 간부전과 같은 상황에서 경구적으로 음식을 섭취할 수 없을 때 피하, 정맥, 근육 및 혈액 내 등과 같이 소화관 이외의 경로로 영양을 공급하는 방법.

비경구적 非經口的 parenteral 정맥 내(intravenous), 근육 내(intramuscular)처럼 위장관이 아닌 다른 조직을 통해서 약물이 흡수되도록 투여하는 방법.

비경구적약제 非經口的藥劑 parenteral drugs 소화기관을 통하지 않고 신체내로 흡수되는 약물.

비경구적흡수 非經口的吸收 parenteral absorption 소화기관이 아닌 곳으로 물질을 흡수하는 것.

비경구투약 非經口投藥 parenteral medication 소화관(위, 장관)이 아닌 경로를 통해 약물을 투여하는 방법. 근육, 피내, 피하, 정맥으로 주입하며 드물

게는 심장, 심낭, 척수, 골수를 통해 주사하기도 하며, 그외 눈, 귀, 코, 피부, 질강, 직장, 방광 등에 약을 바르거나 넣어주는 방법도 있다.

비계 scaffold 지면보다 높은 위치에 임시로 설치한 이동식 플랫폼과 그 부속구조물.

비골¹ 腓骨 fibula 경골의 외측에 나란히 서 있는 장골. 몸무게를 지탱하지는 않으나 근육의 부착점이 되며 거퇴관절(ankle joint)을 이룬다. 경골 외측과 하방의 비골 관절면과 부동성의 경비관절을 이루고 있다. 비골 하단은 외측으로 돌출되어 있으며 이것을 외과라고 한다. = 종아리뼈.

비골² 鼻骨 nasal bone 두 개의 작은 장방형으로 콧등 상부를 형성하는 뼈. = 코뼈.

비골신경 腓骨神經 peroneal nerve 발의 윗부분에 감각을 전달하고 발목의 운동을 조절하는 신경. = 종아리신경.

비관통벽 非貫通壁 unpierced wall 파이프나 도관 등이 관통하는 부분을 밀봉하여 공기의 흐름을 차단한 벽. 또한 벽체에 설치된 모든 창문이 안전유리나 망입유리로 되어 있는 벽.

비교습도 比較濕度 humidity percentage saturation 습화 된 공기의 절대습도 χ와 그 온도의 포화 공기의 절대습도 χs와의 비 χ/χs를 말한다.

비구 髀臼 acetabulum 대퇴골의 두부가 안에 위치하는 고관절(hip joint)의 움푹 파인 부분. = 배빨관, 절구

비구순반사 鼻口脣反射 nasolabial reflex 코끝에서 위쪽으로 쓸어 올리는 가벼운 접촉으로, 영아의 머리가 갑작스럽게 뒤로 움직이고 등이 굽으며 사지를 신전하는 것. 생후 5개월이 되면 없어진다. = 코입술반사

비구폐색성질식사 鼻口閉塞性窒息死 nasooral obstructive asphyxia 기도의 입구인 코와 입이 동시에 기계적으로 폐색되어 사망하는 것.

비균질형원자로 非均質形原子爐 heterogeneous reactor 봉상 또는 판상의 연료 요소를 감속재 속에 격자상으로 배열하여 노심을 구성하는 원자로. 감속재와 연료가 따로따로 되어 있어 균질형 원자로와

구별되며 일반 동력로는 거의 이 형식에 속한다. 연소효율 면에서는 유리한 점이 있지만 구조, 조작, 방사성폐기물 처리문제 등에서는 균질형 원자로보다 떨어진다.

비근근 鼻根筋 procerus muscle 비근(鼻根)부에 있는 세 개의 근육 중 하나. 눈썹과 미간에 주름을 만들어 불쾌한 표정을 짓게 한다. = 눈살근.

비금속 非金屬 nonmetal 물질을 금속과 비금속으로 분류할 때 금속에 대응하는 말로서 금속의 성질을 갖지 않는 물질. O, H, N, C, S, P, F, Br, Cl, I 등을 말한다. 비금속은 금속의 어떤 특성도 갖지 않은 것이며, 비금속 원소의 산화물의 수용액은 대개 산이고, 수소 및 희유기체 원소를 제외하면 어느 것이나 음이온이 되기 쉽다. 그러나 금속과 비금속의 분류는 반드시 엄밀한 것은 아니다. 예를 들면 금속과 비금속의 성질을 아울러 가지고 있기 때문에 반금속(준금속)이라 불리는 중간적인 것도 존재한다.

비금속연장선 非金屬延長線 nonmetallic extension 두 개의 절연 전선을 함께 모아서 비금속 외피나 플라스틱으로 피복한 전선.

비금속외장케이블 非金屬外裝~ nonmetallic-sheathed cable 방습, 방염, 비금속성 외피로 덧씌워진 두가닥 이상의 전선으로 구성되어 있는 공장 조립물.

비긴급이동 非緊急移動 non-urgent moving 상황에서 안전하게 진단과 처치를 마치고, 환자를 들것과 같은 환자이동기구를 사용하여 정상적인 방법으로 이동시킬 수 있는 경우.

비내력벽 非耐力壁 nonbearing wall 건물의 하중은 지지하지 않고 자체의 무게만을 지지하면서 구획 등의 역할을 하는 벽. ↔ 내력벽.

비내장소방호스 非内裝消防~ unlined fire hose 면, 마, 합성섬유 등으로 만들어진 소방호스로서 고무튜브나 라이닝이 되어 있지 않은 것. 주로, 습식 스탠드파이프가 설치된 건물에 연결하여 사용하며, 임야화재를 진화할 때에도 사용한다.

비내화철골 非耐火鐵骨 unprotected steel 방호피복이 부실하여 화재의 열기에 직접 노출될 위험이 있는 철골구조재.

비노출면 非露出面 unexposed surface 건물에서 화재에 노출된 면의 반대쪽 면.

비노출면온도 非露出面溫度 unexposed surface temperature 화재에 노출된 면의 반대쪽 면에 위치한 바닥, 지붕, 벽, 또는 칸막이 등의 표면온도.

비뇨기과학 泌尿器科學 urology 남녀 비뇨기계의 해부, 생리, 질환과 처치와 관련된 의학의 한 분야.

비뇨기과학전문의 泌尿器科學專門醫 urologist 여성과 남성의 비뇨기계 및 남성 생식기 질환을 진단하고 치료하는 전문의사.

비뇨생식계 泌尿生殖系 genitourinary system 소변을 생성하고 배설하는 기관과 생식계를 포함한 부분.

비뇨생식삼각 泌尿生殖三角 urogenital triangle 전항문 주위부. 음경의 기저, 요도와 질 개구부의 해부학적 위치.

비눗물관장 ~灌腸 soap suds enema 대장검사 또는 수술 등의 전 처치로서 대장에 있는 내용물을 세척하기 위해 비눗물 500~1,000㎖를 사용하는 관장.

비늘증 ~症 ichthyosis 피부가 거칠고 각질이 심하여 물고기 비늘과 비슷한 유전성 피부과적 상태로 대부분 출생직후나 출생후 조금 지나서 나타나고 흔하지 않은 증후군 중 하나. 어떤 유형은 일시적으로 목욕용 오일이나 유산에 반응하며 간혹 후천적으로 성인에게서 림프종이나 다발성 골수종을 동반한다. = fish skin disease, 건피증(xeroderma), 어린선(魚鱗癬).

비닐강판 ~鋼板 vinyl covered steel plate 연질 또는 경질의 폴리염화비닐판과 강판을 접합해서 만든 일종의 합판. 내마모성, 내구성, 내식성 등이 뛰어나며 착색이 자유롭고, 표면이 아름다운 특징을 갖는다. 제법으로는 폴리염화비닐판을 강판에 롤로 압착적층(壓着積層)하는 방법과, 폴리염화비닐 페이스트를 롤코터로 강판에 칠하여 가열로(加熱爐) 안에서 페이스트를 용해, 겔화하는 두 가지 방법이 있다. 용도는 가정용 전기제품, 사무용 기기, 강제가구(鋼製家具), 건축재료, 자동차나 전동차 등의 내장, 보온병이나 회중전등의 케이스 등으로 널리 쓰인다.

비닐관 ~管 vinyl pipe 염화비닐로 만든 관. 열에 약하고 내압성은 작으나 내식성이 크고 가솔린이나 기름에 용해되지 않으므로 연료 수송관 등에 사용된다.

비닐레저 vinyl ledger 비닐 원료로 만든 벽지, 포지. 시트보다 더 얇은 종이나 직물 형식의 제품으로 가구, 벽지, 천장지 등으로 사용된다.

비닐모르타르 vinyl mortar 염화비닐을 녹인 액이나 초산비닐 에멀젼 등을 시멘트 모르타르에 혼합한 물질. 광택이 나고 인장강도가 증가한다. 접착성이 크고 방수성이 있으나 내구성이 불명확하다. 바닥에 바르면 탄성이 있어 보행 촉감이 좋다. 지붕 방수재의 신축, 줄눈·함석의 녹막이 도장, 단열도장 등에 사용된다.

비닐아스타일 vinyl-as-tile 수지 원료의 타일로 22종 이상의 선명한 색채와 촉감이 좋은 바닥재이다.

비닐에스테르수지 ～樹脂 vinylester resin 에폭시수지에 아크릴산류를 반응시켜 스티렌에 용해한 내식, 열경화성 수지. 내식성이 뛰어나고 기계적 강도도 양호하며 연신율도 크다.

비단백질질소 非蛋白質窒素 nonprotein nitrogen 단백질의 구성 물질이 아닌 혈액 내 질소. 요소, 요산과 관련된 질소가 포함된다.

비대 肥大 hypertrophy 장기나 조직을 구성하는 세포가 원래의 구조를 유지하면서 부피가 증가하는 것. 원인은 세포가 해야 할 일의 요구량 증가나 호르몬 자극의 증가이다.

비대상성쇼크 非代償性～ decompensated shock 계속적인 혈역학적인 손상을 받아 보상기전의 부전이 일어나는 단계로서 증상과 징후가 분명하게 나타나고 환자의 상태가 급속도로 악화되는 단계. 혈압이 떨어지면서 말단장기의 관류가 감소하게 되고 모세혈관 재 충혈 시간이 지연되고 맥박이 빠르고 약하다. 초기에는 흥분상태와 안절부절한 상태가 되나 점차 대뇌 혈류가 더욱 감소하게 되면서 혼돈이 증가하게 되고 결국 혼수가 초래된다.

비대상성휴지기 非代償性休止期 noncompensatory pause 조기QRS군 생성이후 리듬이 변하고, 심박조율이 재설정되며 리듬주기를 변화시키는 조기QRS군 다음에 곧 이어지는 휴지상태. 원래 이런 휴지상태는 조기 QRS군 이전의 짧은 간격을 보상하지 않고 그 이후 박동이 완전히 바꾸어진다.

비대성위염 肥大性胃炎 hypertrophic gastritis 뚜렷한 점막 주름, 위선의 확대, 위벽의 결절 출현에 의해 상복부 통증, 오심, 구토, 복부팽만이 특징인 위의 염증 상태.

비대성카타르 肥大性～ hypertrophic catarrh 염증에 의한 만성적인 상태로 점액과 점액 하부 조직의 거대화 및 점막에서의 분비.

비대역폭 比帶域幅 fractional band width 수신기의 동조 회로에서, 통과 대역폭과 중심 주파수(동조 주파수)의 비. 이동 기기는 1채널당 하나의 반송파를 사용하는 단일 채널 반송파 방식(SCPC)이 주체가 되기 때문에 1채널의 비대역폭이 매우 작다. 대용량 자동차 전화 방식의 경우, 각 무선 채널의 통과 대역폭이 30kHz이므로 사용 주파수대인 800MHz에 대하여 비대역폭은 0.00375%에 지나지 않는다.

비대칭 非對稱 asymmetry 대칭적이지 않음, 대칭성의 결여, 보통 상동성인 신체의 양쪽 부위나 장기에서의 비대칭성.

비대칭성 非對稱性 asymmetrical 신체나 신체일부 크기, 모양의 불균형이나 다른 배열.

비동기다중통신방식 非同期多重通信方式 asynchronous multiplex communication system(통신) ① 디지털 다중화의 한 방법. 각 다중화 계위에 해당하는 비트 속도로 다중화하기 위하여 낮은 속도로 접속된 여러 개의 채널을 스터핑 회로를 이용하여 비트의 속도를 증가시켜서 목적한 비트량으로 다중화하는 방법. 다중화 장비 및 광통신 시설에는 비동기식 다중 통신 방식이 많이 사용되고 있다. ② 많은 가입자가 임의의 장소에서 임의의 시간에 임의의 상대와 통화 가능한 이동 무선 통신 방식. 가입자 서로 중복하여 몇 개의 영역을 사용하는 방식으로, 통화 중의 가입자는 서로 공유하고 시간상의 동기를 취할 필요가 없으므로 이렇게 부른다.

비드 bead ① 용접작업에서 모재와 용접봉이 녹아서 형성된 가늘고 긴 형태의 띠. ② 중심에 구멍이 있는 유리, 세라믹 또는 플라스틱 절연물. 동축선로

(同軸線路)에서, 내부 도체를 선로의 중심에 바르게 고정하기 위한 지지도구로 사용된다.

비듬 dandruff 지루성 피부염을 가진 두피에서 떨어지는 죽은 각화된 상피조직으로 구성된 과잉 인설상 물질.

비등 沸騰 boiling 액체의 온도를 점점 더 높이면 그 증기압도 그에 따라 크게 되어 결국은 외부의 압력과 똑같이 된다. 그렇게 되면 액의 표면에서 뿐만 아니라 액의 내부에서도 기화가 일어나게 된다. 이 현상을 비등이라 하며 비등이 일어나는 온도를 그 액의 비등점이라고 한다. 비점의 액의 외부 압력이 적어지면 비점은 낮아진다. 높은 산에서 음식이 잘 끓지 않는다는 것은 기압이 낮기 때문에 물의 비점이 100℃보다 낮게되기 때문이다. → 증기압, 기화, 비등점.

비등수형원자로 沸騰水刑原子爐 boiling water reactor 원자로 내부에서 냉각재인 경수를 비등시켜 기수분리로 유입하고 여기서 다시 증기와 포화수를 분리한 다음 증기 터빈으로 유입하여 발전하는 방식의 원자로. 비등수형 원자로는 가압수형 원자로와 비교할 때 별도의 증기발생기가 필요하지 않으며, 단위시간당 원자로 내부로 급수되는 냉각수의 양이 적고, 계통내 압력이 낮아 기기 설계상의 이점이 있다. 그러나 방사능물질을 함유한 증기가 터빈까지 순환하게 되므로 방사선 방호설비를 강화해야 한다는 단점도 있다. 증기순환방식에 따라 직접순환방식 (direct cycle type)과 이중순환방식(dual cycle type)이 있는데, 오늘날 대형 발전소에서는 직접순환방식을 사용한다.

비등액체팽창증기폭발 沸騰液體膨脹蒸氣暴發 Boiling Liquid Expanding Vapor Explosion : BLEVE 액화가스 탱크 외부의 화재로 인해서 가열된 탱크의 철판이 약화되고 위험물 상부의 증기압이 증가하여 탱크가 파열되는 현상으로, 뒤이어 대형 파이어볼이 형성된다. → 증기압, 파이어볼.

비디오중계방식 ~中繼方式 video relay system 무선 회로 중계의 한 방식. 수신파를 한 번 검파하여 비디오 주파수대로 변환한 후 재차 송신 주파수로 변조하여 송신하는 중계 방식. 중계마다 변복조를 반복하기 때문에 그에 의한 특성의 열화가 서로 가해져 중계 수가 많은 장거리 회선에는 적합하지 않으며, 비교적 단거리의 무선 회선에 사용된다.

비렘수면 非~睡眠 non rapid eye movement : NREM 두 개의 수면뇌파 중에 안구운동이 일어나지 않는 시기. 느린 서파가 나타나는 시기는 서파수면 이라고도 하는데, 서파상태에서는 각성되더라도 꿈을 꾸는 일이 없다. 수면의 80%는 비렘수면이다.

비례 比例 proportion 두 비율의 동등함의 표현.

비료용질산암모늄 肥料用窒酸~ fertilizer grade ammonium nitrate : FGAN 무색결정. 고체는 125℃, 84.2℃, 32.5℃, −18℃를 전이점으로 하는 5가지 형이 있다. 보통 얻어지는 것은 사방정계(斜方晶系)에 속하며, 융점 169.5℃, 비중 1.73, 물에 대한 용해도 214g/100g(25℃), 물에 녹을 때 다량의 열을 흡수하며 약 220℃에서 분해하여 1산화2질소와 물을 생성한다. 질소비료로도 상용되며 또 고온에서는 폭발하므로 질소암모늄 폭약으로도 사용된다.

비루의 鼻漏~ nasolacrimal 비강과 가까운 누관과 관련된 것으로 비루관은 비루낭에서 비강으로 눈물을 보내는 통로이다. = 비루관의.

비리온 virion 단백질 덮개나 바이러스 핵산외막으로 둘러싸인 중심 뉴클레오티드를 가진 흔적 바이러스입자로 단순한 바이러스 조각. = 바이러스입자.

비림프구 ~球 B cell lymphocyte 항원에 의해 항체를 분비하는 혈장세포로 전환될 수 있는 림프구.

비막이 flashing 굴뚝이나 창문 주위, 또는 지붕에 설치하여 그 부위에 내후성을 부여하고 누수를 예방해 주는 판. 양철 또는 구리로 만든다.

비만 肥滿 obesity 신체에 지방이 과잉으로 축적되어 체중이 비정상적으로 증가된 상태. 지방조직의 특성과 지방의 분포영역에 따라 외인성과 내인성이 있다. 외인성의 경우는 지방세포의 수적인 증가, 즉 증식이 정상보다 3~5배 정도 일어나며 대부분 소아나 여성에게서 나타나 유방, 둔부 및 대퇴부에 위치한다. 내인성은 지방세포가 매우 커지거나 비대해지는 것으로 몸통이나 복부 등에 분포하게 되고 여자보다 남자에서 잘 나타난다. 이러한 비만은 당뇨병, 심장질환, 고혈압, 뇌졸중의 위험도를 증가시킨다.

비만세포 肥滿細胞 mast cell 결합조직이 많은 곳에서 볼 수 있는 풍부한 과립을 가지고 있는 유주세포. 특히 상피세포의 표면 아래에 풍부하다. 이들 세포의 과립에는 히스타민, 헤파린 및 여러 단백분해효소가 들어 있고 세포막에는 IgE의 수용체를 가지고 있으며 알레르기성 반응을 유발시키며 기생충 감염에 대한 방어역할을 한다.

비만학 肥滿學 bariatrics 비만과 관련된 질병을 조절하고 치료하는데 중점을 둔 의학의 한 분야.

비말감염 飛沫感染 droplet infection 감염된 환자의 병원체가 기침이나 재채기를 할 때 객담이나 타액의 액체 입자에 떠 있다가 흡입되어 감염되는 것. 이런 비말의 형태로 감염되는 질병은 수두, 감기, 홍역, 볼거리, 결핵 등이다.

비말대 飛沫帶 splash zone 파도에 완전히 노출된 구역. 수면 위 최고 5m에서 수면아래 최저 3m까지를 말한다.

비문맥고혈압증 脾門脈高血壓症 splenoportal hypertension 비정맥계 폐색의 결과, 간장의 비대, 복수 및 문맥성 간경변의 여러 징후를 나타낸다.

비밀유지 秘密維持 confidentiality 환자에 대한 정보를 환자의 응급처치에 관련된 다른 건강관리전문가나 증인 소환의 경우, 법정에서의 진술, 또는 환자가 정보를 제공해도 좋다고 서명한 경우가 아니면 타인에게 정보를 누설해서는 안 되는 의무.

비발화성 非發火性 nonincendive 정상적인 가동 조건하에서 가동할 때 또는 회로 배선이 개방, 단락, 지락상태일 때에, 대기 중의 인화성 혼합기를 발화시킬 만큼 충분한 에너지를 방출할 수 없는 것. 비발화성 장비, 부품, 회로, 접점 등은 '본질안전설비'에 비해 안전성이 떨어진다.

비방 誹謗 slander 사실의 유무를 불문하고 타인의 악사추행을 적발하여 그 사람의 명예를 실추시키는 것. 비방의 수단은 단지 언어, 문서, 도화 등을 사용할 경우도 있고, 공공연히 문서, 회화를 반포하거나 만화를 이용하는 것도 있다.

비방화개구부 非防火開口部 unprotected opening 바닥, 벽, 기타 칸막이 등이 지나가는 수직 또는 수평 개구부로서 연기, 열, 화염 등이 제한 없이 이동할 수 있는 것.

비복구형압력방출장치 非復舊形壓力放出裝置 nonreclosing pressure relief device 작동된 후에는 개방상태로 있도록 설계된 압력방출장치. 일반적으로 파열판이나 파괴핀장치라고 한다.

비복근 腓腹筋 musculi gastrocnemius 내측두는 대퇴 내측상과, 외측두는 외측상과에서 일어나기 시작하여 근육 끝부분은 강인한 종골건(아킬레스건 Achilles tendon)이 되어 종골 후단에 정지하며 하퇴의 굴곡과 발의 장측굴곡에 관여하여 사람이 걷거나 뛸 때 몸을 앞으로 밀어내는데 강력한 발바닥 굽힘에 관여하는 하퇴의 후면부 근육(muscles of posterior compartment of leg). = 장딴지근.

비브리오 vibrio 그램음성의 간균. 양단이 약간 둥글고 형체가 곧으나 약간 만곡한 것도 있다. 균체의 끝에 긴 편모가 있어 활발한 운동을 하며 3% 전후의 소금농도에서 가장 잘 발육하는 통성 혐기성균이다. 최적 발육 온도는 30~37℃, 최적 pH는 7.5~8.0인데 발육 속도가 매우 빨라서 10~12분에 한번씩 분열하므로 신선한 식품 중에서도 적당한 염분만 있으면 2~3시간에 발병균량에 도달할 수 있다.

비사고성외상 非事故性外傷 nonaccidential trauma : NAT 주로 소아에서 볼 수 있는 신체적 학대.

비산포 飛散泡 foam weep 포의 방출시 주류에서 가까운 곳에 떨어지는 포의 일부분.

비상경보설비 非常警報設備 emergency alarm system 화재시 사람이 누름스위치를 눌러 경보를 하는 설비. 비상벨설비, 자동식사이렌설비 및 단독경보형감지기가 있다. 비상벨설비와 자동식사이렌설비는 사람이 화재를 발견하고 건물내에 있는 사람들에게 알리는 설비이고, 단독경보형감지기는 전원과 음향장치가 내장되어 단독으로 설치되는 감지기이다.

비상경적길항제 非相競的拮抗劑 noncompetitive antagonist 효능제의 농도와 관계없이 효능제의 반응을 억제하는 제제. 예를 들면 phenoxybenzamine

은 부신 종양에서 대량의 카테콜아민(catecholamine)
의 유리를 억제하여 환자를 보호한다.

비상구 非常口 exit 건축물 내부에서 외부 지상 또
는 옥상으로 대피할 수 있는 통로. 유도등(표시)이
부착되어 있어야 하고 언제든지 개방될 수 있어야
한다. 비상시에만 이용하는 출구는 물론 평상시 이
용하는 출입구도 비상구라고 할 수 있다.

비상구너비 非常口~ exit width 피난통로나 비상구
통로의 너비로 보통 55.9cm 정도이다.

비상구자물쇠 非常~ panic hardware 건물의 외
부에서는 열 수 없지만 내부에서는 15lb 미만의 힘
만으로도 열 수 있는 비상구 잠금장치.

비상구표시등 非常口標示燈 emergency exit sign
피난구 또는 비상구, 피난통로 등이 있는 곳을 안내
하고, 피난자를 유지하는 표시로서 전원이 연결되어
있어 외부조명 없이도 자체 조명이 가능한 설비.

비상국 非常局 emergency radio station 비상 통
신 업무만 하는 것을 목적으로 개설하는 무선국. 지
진, 홍수, 해일, 설해, 화재, 기타 비상사태 발생시에
비상 통신을 할 수 있다.

비상근소방대 非常勤消防隊 retained station 시간
제 소방대원들로 구성된 소방대.

**비상근소방대원 非常勤消防隊員 retained fire figh-
ter** 출동요청이 있을 때에만 출동하는 시간제 소방
대원.

**비상근유급소방대원 非常勤有給消防隊員 part-paid
fire fighter** 정규 소방대원 부재시 진화작업을 수행
하고, 실제 근무시간에 따라 임금을 받는 임시직 소
방대원.

비상단계 非常段階 emergency phase 비상단계,
불확실단계, 경보단계, 조난단계 등을 의미하는 일반
적인 용어.

비상대책 非常對策 fool proof 비상사태 시 행동이
나 조치 등을 효율적으로 진행하기 위해 관계자들이
수립하는 비상사태 대비책.

**비상방송설비 非常放送設備 emergency broad-
casting system** 자동화재탐지설비로부터 신호를 받
아 자동으로 건물 내에 설치된 확성기로 화재발생을

알려주는 설비.

비상소집 非常召集 recall 대형화재 등 비상사태가
발생하여 비번 소방대원이나 퇴근한 행정요원을 화
재현장 또는 소방서로 소집하는 일.

비상시호제한 非常時呼制限 catastrophe blocking
: CB 비상시 우선 순위를 가진 가입자만이 통화를
할 수 있도록 하기 위하여 일반 가입자의 발호를 제
한하는 기능.

비상식 非常食 emergency rations 악천후나 조난
등으로 움직일 수 없게 되거나 식량이 떨어져 비상
사태에 빠졌을 때를 위하여 준비하는 식량. 예상외
로 많은 날짜를 요하게 되는 산행이나, 불의의 사태
를 만나 비박을 할 때 이 비상식이 반드시 필요하다.
산에서 먹는 식량에는 아침, 낮, 저녁으로 먹는 일상
식, 행동 중의 공복에 먹는 행동식, 일상식에 여유를
두는 예비식, 그리고 이것들을 다 먹고 났을 때를 위
한 비상식이 있다.

비상연락망 非常聯絡網 red network 긴급사태 발
생시 의용 소방대원들에게 통보하고, 필요한 인력을
소집하기 위해 설치한 전화연락망.

**비상용구조호흡기 非常用救助呼吸器 emergency
rescue respirator** 화재현장에서 유독가스로부터 구
조를 요하는 자를 구조하거나 공기공급이 전혀 없는
응급상황에서 탈출시 필요한 응급보호장비. 화학적
으로 발생시킨 압축공기가 아닌 항공조종사용
100% 압축산소를 사용하므로 호흡시 이산화탄소로
바뀌는 산소를 자체적으로 유지하고, 후드 내부의
수산화 리튬(lithium hydroxide) 재질이 천이 이산
화탄소를 흡수하므로 사용시 이산화탄소의 양을 평
균 4% 미만으로 유지시켜 주므로 별도의 이산화탄
소 방출구가 필요없는 자가 장착식 장비이다. 후드
의 재질은 테플론과 캡톤의 다중 겹으로 되어있어
화학약품으로부터 저항력을 가지며 후드가 투명한
노란색으로 되어 있어 360° 시야 확보가 가능하고
응급 상황시 수 초 내로 사용할 수 있으며 사용 중에
는 상대방과 자유로운 의사소통이 가능하고 포장과
우치의 재질은 불연성의 노멕스 재질이다.

비상용조명등설비 非常用照明燈設備 emergency

lighting device 화재발생 등과 같은 사고에 의해 조명이 소등되면 자동으로 점등되어 안전하고 원활한 피난활동을 할 수 있도록 거실 및 피난통로 등에 설치되는 설비. 예비전원을 내장하는 비상조명등과 예비전원을 내장하지 않고 별도의 비상전원을 설치하여 정전시 공급받는 비상조명등이 있다. 예비전원을 내장하지 않는 비상조명등은 평상시에는 상용전원으로 점등되고 정전시에는 비상전원으로 점등되는 겸용형과 정전시에 비상전원으로만 점등되는 전용형이 있다. 그리고 숙박시설(오피스텔은 제외)에는 별도의 휴대용 비상조명등을 설치하여야 한다.

비상용호흡기 非常用呼吸器 alternate air source 호흡기 1단계에 여분의 2단계를 추가한 것. 일명 옥토퍼스(Octopus, 문어)라고도 하며, 다이빙 도중에 짝(buddy)의 공기가 떨어졌거나 다른 비상사태가 발생하였을 경우 함께 호흡할 수 있게 하는 것이다.

비상위치지시용무선표지 非常位置指示用無線標識 emergency position indicating radio beacon : EPIRB 구조 수색 작업에서 조난자의 위치를 쉽게 결정하기 위하여 신호를 자동적으로 송신하는 장치. 2,182kHz, 121.5MHz, 243MHz 등을 사용하는 국제적인 것이 있다. 선박 안전법에는 조난 신호 자동 발신기, 전파법에는 조난 자동 통보 설비 등의 용어가 쓰이며 부 표지의 것은 SOS 부표지라고도 한다.

비상위치지시용무선표지국 非常位置指示用無線標識局 emergency position indicating radio beacon station : EPIRBS 탐색과 구조 작업을 쉽게 하기 위하여 비상 위치 지시용 무선 표지 설비만을 사용하여 전파를 발사하는 이동 업무를 하는 무선국.

비상위치지시용위성무선표지국 非常位置指示用衛星無線標識局 emergency position indicating radio beacon station using satellite 위성을 이용하는 비상 위치 지시용 무선 표지국.

비상위치탐사송신기 非常位置探査送信機 emergency locator transmitter : ELT 항공 전기 장치. 121.50과 243.0 MHz의 비상 주파수로 신호를 수신한다. 이 신호는 다른 항공기 및 관제탑에 항공기의 비상사태와 사고지점을 알려주며 이 송신기는 수동과 자동이 가능하다.

비상재해 非常災害 emergency disaster 지진, 폭풍, 화재 등 비일상적인 사태로 발생하는 재해.

비상전원 非常電源 emergency power source 상용전원(常用電源)이 정전되었을 경우에 전력을 공급하는 것. 전지(電池)에 충전된 전기를 이용하는 방법과 내연기관으로 발전기를 가동하는 방법이 있다.

비상전원수전설비 非常電源受電設備 emergency power receptacle equipment 별도의 전원이 있는 것이 아니라 전력회사에서 공급되는 전원이 화재시에도 소훼나 차단되지 않고 소방시설에 공급될 수 있도록 한 전원수전설비. 비상전원수전설비는 화재시의 안전성에 한계가 있어 스프링클러설비 설치대상 중 일부와 비상콘센트설비에서만 대체전원으로 사용할 수 있다.

비상정지스위치 非常停止~ emergency stop switch 엘리베이터 등에 설치하는 정지 장치. 스위치를 작동시키면 엘리베이터 등이 즉각 정지하게 된다.

비상조명 非常照明 emergency lighting 건물내 피난로, 비상구, 엘리베이터 등에 설치되어 있는 조명. 건물내 시스템이 정상적으로 작동하지 않을 경우에만 점등되는 조명이다.

비상차량 非常車輛 emergency vehicle 긴급사태 발생 현장으로 인원 및 장비 등을 수송할 수 있는 차량으로 승인된 차량. 사이렌과 경광등이 설치되어 있다.

비상콘센트 非常~ emergency concent 화재 등으로 건물의 상용(常用)전원이 차단되어도 진화·구조 작업 등에 필요한 전기를 공급할 수 있도록 하기 위해서 복도나 계단실에 설치하는 콘센트.

비상콘센트설비 非常~設備 emergency concentic plug 일정한 규모 이상의 건물에서 화재발생시 소화 활동에 필요한 전원을 전용으로 공급받을 수 있는 설비. 화재가 발생하면 건물내의 전원이 대부분 차단되므로 출동한 소방대의 소화활동장비에 전원을 공급하기 위해서 이동용 자가발전기를 사용하거나 외부로부터 전선릴을 이용하여 전원을 사용해야 하는 데, 건물내부로 접근이 용이치 않은 고층건물이나 지하충은 전원공급에 많은 어려움이 있다. 이 설비는 일반전원이 차단되더라도 비상콘센트에 공급되는 전원에 영향을 최소화할 수 있도록 분기하고, 전원에서 비상콘센트까지는 전용배선으로 하고, 배선은 내화배선과 내열배선으로 설치하도록 하고 있다.

비상탈출용호흡구 非常脫出用呼吸具 emergency escape breathing device 화재시 발생하는 유독가스 및 산소결핍으로부터 생명을 보호하기 위해 착용하는 장비. 고압 용기내의 압축공기를 두건내로 공급받으면서 안전한 곳으로 대피할 수 있다. 용기내 고압 충전된 공기를 감압하여 약 35 ℓ/min의 일정 유량을 10분 정도 두건내로 공급할 수 있다.

비상통신 非常通信 emergency traffic 천재지변 등의 비상사태가 발생하거나 발생할 위험이 있을 때 유선 통신을 사용할 수 없을 경우 인명 구조, 재해 대책 등을 위하여 수행하는 무선 통신.

비상통신업무 非常通信業務 emergency telecommunication service : ETS 지진, 태풍, 홍수, 해일, 설해, 화재, 기타 비상사태가 발생하거나 발생할 우려가 있는 경우에 인명 구조, 재해 구조, 교통 통신의 확보 또는 질서 유지를 위하여 하는 무선 통신 업무. = 비상업무(非常業務, emergency radio service).

비상피성종양 非上皮性腫瘍 nonepithelial tumor 조혈조직을 포함한 결합조직, 근조직, 신경계조직 등에서 발생하는 간엽계 종양. 종양명 뒤에 '종(oma)'을 붙여 섬유종, 지방종, 평활근종, 횡문근종, 혈관종 등으로 부른다.

비선택작용 非選擇作用 약물이 특정기관에 국한되지 않고 전신의 많은 조직과 기관에 광범위하게 작용하는 것. = 일반작용.

비소 砒素 arsenic [As] 원자번호 33, 원자량 74.92인 원소. 회색, 황색, 흑색의 3종류가 있으며 살충제 등의 농약이나 유리, 도자기, 염료, 합금, 반도체 등의 제조에 많이 쓰인다. 비소는 피부뿐 아니라 호흡이나 음식물을 통해서 인체내로 들어온다. 다량을 음독했을 때는 한시간 내에 급성 중독증상이 나타나는데 식도가 따갑고 화끈거리며 침을 삼킬 수 없고 위와 배가 심하게 아프며 토하거나 설사를 한다. 특히 탈수가 심해 갈증이 고조되고 혈관이 마비되어 피부가 차가워지고 혈압과 맥박수가 저하된다. 심하면 심장장애 등의 쇼크증상이 나타나 사망하게 된다. 중독으로 인한 후유증으로 시력저하, 난청, 학업성적 불량, 뇌파이상, 간질과 같은 발작, 두통, 현기증, 수족냉증 등이 나타난다. 급성 중독의 경우 활성탄을 투여하고 대량 섭취시에는 위세척을 고려한다. 쇼크를 일으키면 강력한 정맥 수액제와 혈압상승제를 투여한다.

비소구내염 砒素口內炎 arsenical stomatitis 비소 중독으로 생기는 비정상적인 구강 내 상태. 구강점막이 마르고, 발적, 동통, 궤양, 잇몸출혈, 치아 흔들림 등의 증상이 있다. → stomatitis.

비스무드분 ~紛 bismuth powder [Bi] 원자량 208.98, 융점 271.3℃, 비점 1,560℃, 비중 9.8인 약간 붉은 색을 띤 은백색의 고체. 융점이 매우 낮고 용해할 때 거의 부피가 준다. 실온의 공기 중에서는 반응하지 않지만 가연성 고체로서 고온에서 파란 불꽃을 내며 연소한다. 화재시 건조 분말, 마른 모래로 질식소화하고 화재시에 비산할 경우 다량의 물로 세척한다. 흡입시 중독 증상, 간장 장애를 일으킬 수 있으므로 공기 호흡기를 착용하여야 한다. 제법은 선광 후에 반사로에서 탄소, 철 및 융제를 가해서 제련한다. 용도로는 전기 퓨즈, 합금 재료(자동화재 감지기의 바이메탈), 의약품, 촉매, 안료, 접점, 가열기의 안전마개, 반도체, Woods metal(Bi-Sb-Cd-Sn) 등에 사용되는 금속으로 흔히 천연의 유리상태(遊離狀態)로 산출된다. 자기 중에서 전기저항 증대는 금속 중에서 최대이고 생화학 작용을 갖는 화합물이 많아 의약품으로도 사용되며 금속은 베릴륨에 대해 열중성자 흡수 단면적이 작으므로 원자로 냉각제로도 사용된다. = 창연(蒼鉛).

비스브레이킹 visbreaking 가솔린의 제조를 목적으로 하는 접촉분해법에 의해 제조된 접촉분해 원료유의 점도를 저하시키고, 접촉분해시 코우크스화하는 것을 억제하는 전처리로서 약 480℃, 수십 기압, 액상으로 수행하는 완만한 열분해법.

비스테로이드성소염제 非~性消炎劑 nonsteroid

anti-inflammatory agent 국소적 또는 전신적으로 사용해서 염증을 저지하는 약물인 소염제 중 하나. 진통효과, 항염증 효과, 해열효과가 있으며 류마티스성 질환, 관절질환 기타 골격근 질환에 응용된다.

비신호교차로 非信號交叉路 nonsignalized intersection 신호등에 의하여 운영되는 교차로와는 달리 신호가 없이 운영되는 교차로. 교통량이 매우 적고 차량의 상충요인이 희박하여 신호에 의한 통행우선순위를 지정할 필요가 없는 지방도의 소규모 교차로나 주택가 교차로에서 사용한다.

비심인성폐수종 非心因性肺水腫 noncardiogenic pulmonary edema 연기흡인, 이물질 흡인, 익수 등과 같은 흡입으로 인한 손상이나 약물과용, 패혈증 등의 폐와 순환기 경로를 통한 직접적인 손상으로 인해 폐포-모세혈관막에 수액과 단백질 투과성이 증가하여 폐포에 수액이 가득찬 상태. ↔ 심인성폐부종.

비알아이엠 BRIM Breathing(호흡), Response to stimulus(의식수준), Eyes(동공), Movement(운동)의 약자로 이 머리글자는 의식변화가 있는 환자를 평가할 때 쓰인다. 또한 흉부, 복부와 모세 혈관 재충혈이 정상범위에 있는 외상 환자에게 유용하다. → PQRST.

비압축성 非壓縮性 incompressibility 외부 압력에 의해 밀도가 변화하지 않는 성질.

비압축성액체 非壓縮性液體 incompressible fluid 압력이 변하여도 밀도가 변화하지 않는 유체. 물이나 기름 등은 실용상 비압축성 유체로 볼 수 있다.

비언어적의사소통 非言語的意思疏通 nonverbal communication 단어를 쓰지 않고 얼굴의 표정, 눈의 움직임, 몸짓, 자세, 동작을 비롯해 비언어적 음성인 한숨, 흐느낌 등의 언어기호 이외의 방법에 의해 메시지를 전달하는 의사소통방법.

비엔나협약 ~協約 Viena Convention for the Protection of the Ozone Layer 오존층보호를 위하여 1985년 채택되고, 1988년 9월부터 발효되고 있는 국제적 협약. 가입국의 일반적 의무, 연구, 관측 등을 규정하고 있으며 80여개국이 가입하였고, 구체적인 것은 몬트리올 의정서로 규정되었다.

비열 比熱 specific heat 단위질량을 가진 물체의 열용량으로 보통은 1g인 물체의 열용량, 즉 1g인 물체의 온도를 1℃ 높이는 데 필요한 열량을 말한다.

비영리법인 非營利法人 nonprofit-making corporation 경제적인 이득을 도모하는 것이 아닌 사업으로 학술, 종교, 자선, 기예, 사교, 기타 영리가 아닌 사업을 목적으로 하는 법인.

비오호흡 ~呼吸 Biot's respiration 무호흡 상태가 불규칙적으로 나타나는 것이 특징인 비정상적인 호흡 양상으로 10~30초의 무호흡 상태 다음에 짧은 기간 동안 빠르고 일정한 깊이의 흡식이 따른다. 뇌막염이나 두개내압 상승의 증상이 나타난다. = 조화운동불능호흡.

비와류운동 非渦流運動 irrigational motion 유체가 전체적으로 곡선 운동 또는 회전운동을 하더라도 그 작은 일부분이 자전운동을 하지 않는 흐름, 즉 소용돌이가 없는 흐름. 이 때의 유동에 의한 에너지의 소모는 없다. 따라서 유선의 방향이나 이와 직각인 방향에도 흐름의 전 에너지는 일정 불변이다. = 비회전 운동, 퍼텐셜(potential)흐름.

비용융형스프링클러헤드 非鎔融形~ nonsolder sprinkler head 기동장치에 땜납을 사용하지 않은 스프링클러헤드.

비용적 比容積 specific volume 물질의 단위 무게당 부피. m^3/kg 또는 gal/lb의 차원을 갖는다. = 비체적(比體積).

비용혈성황달 非溶血性黃疸 nonhemolytic jaundice 빌리루빈의 대사(代謝) 이상으로 생기는 황달. 혈중의 비포합성 빌리루빈의 과잉저류(過剩貯留)의 결과로 생긴다. Crig-Najjar증후군, Dubin-Johnson증후군, Gilbert병, 신생아의 생리적 황달, 미숙아의 과(過)빌리루빈혈증, Rotor증후군 등 여러 형이 있다.

비위험장소 非危險場所 nonhazardous location 전기설비의 구조 및 사용시 특히 고려해야 하는 폭발성 혼합기가 존재하지 않는 장소.

비유전율 非誘電率 dielectric constant 유전체의

단위 체적 내에 저장되는 정전에너지의 양. 유전율 ε 의 진공유전율 $\varepsilon 0$에 대한 비율로 εr 또는 εs로 나타낸다. 분극하기 쉬운 물질일수록 큰 값을 나타내며 기체는 대부분 1.0임. 전기기기에 사용되는 절연물은 대체로 2~5 정도의 것이 많고 물(80.7) 이나 알코올(25.8)은 큰 수치를 나타낸다.

비응결가스 非凝結~ non-condensable gas 단순한 냉각만으로는 응결하지 않는 가스. 공기, 질소, 산소 등의 가스가 있다.

비이온화용매 非~化溶媒 nonpolar solvent 기체 또는 고체가 액체에 섞여서 용액을 만들 경우 혹은 고체와 고체의 혼합에 의하여 용체가 만들어질 경우 비교적 다량으로 존재하는 쪽을 용매로 보는데 이러한 용매 중 이온화하지 않는 용매를 일컫는 말.

비익 鼻翼 alinasal 코 끝의 좌우 양단의 부분.

비익확장 鼻翼擴張 nasal flaring 호흡동안 콧구멍이 커지는 것. 대개 공기부족이나 호흡곤란의 징후이다.

비인두 기도유지기 鼻咽頭 氣道維持器 nasopharyngeal airway 비강을 통해 삽입하여 기도를 유지시키는 장비.

비인두 鼻咽頭 nasopharynx 목의 세 영역 중 가장 윗부분으로 비강 뒤에 놓여 있고 후비공에서 연구개 수준으로 뻗어 있는 기관이다. 비인두 후벽은 후비공 반대쪽이며 인두 편도이다. 부어 있거나 커진 인두 편도는 후비공 뒤 공간을 가득 채우고 코에서 목으로의 공기 통로를 막는다.

비인화성 非引火性 nonflammable ① 방염성에 기준하여 발생시킨 화염에서도 연소하지 않는 액체 또는 가스(= flame resistant). ② 압력 760torr (1.0332 kgf/cm^2)의 산소 100%에서도 연소하지 않는 액체 또는 가스.

비자의적동의 非自意的同意 involuntary consent 환자에 의해 표현된 바램과는 상관없이 법원이나 판사의 명령에 기초한 치료에 대한 동의. = 강제동의, 불수의동의.

비장 脾臟 spleen 복강 좌상부에 있는 약 200g 정도의 편평한 구조. 위의 분문단 외측에 있는 선양(腺樣)으로 배설관이 없는 커다란 장기이며 구형 적혈구와 다른 비정상적인 적혈구를 제거하는 중요한 혈액여과기이다. 주기능은 적혈구파괴, 항체생산, 혈액저장 등이며 림프조직이 풍부하고 백수와 적수로 나뉜다. 많은 혈소판을 포함하고 있으며 면역계에서도 중요한 역할을 한다. 비장의 순환은 두 구간으로 구성되는데 빠른 구간은 주로 영양공급 기능을 담당하며 혈액은 혈관 내에 머물러 있고, 느린 구간은 비장동에 들어가기 전에 혈액이 동맥 밖으로 나와 많은 식세포와 림프구를 통하여 삼출된 후 다시 일반 순환계로 되돌아간다. 이 과정에서 식세포는 세균을 제거하고 면역반응을 시작한다. = 지라.

비장스캔 脾臟~ spleen scan 방사능 물질을 정맥 주사한 후 이 물질이 비장세포에 흡수되는 것을 관찰하는 검사로 낭종, 농양, 종양, 비장 종대, 비장 파열 등을 진단하는데 이용한다.

비장정맥 脾臟靜脈 lineal vein 비장을 순환하는 중요한 큰 정맥. = splenic vein, 지라정맥.

비재용형감지기 非再用形感知器 nonrestorable detector 화재를 감지하는 과정에서 열감지부가 파괴되는 연기감지기 또는 열감지기.

비재용형기동장치 非再用形起動裝置 nonrestorable initiating device 작동시 내부 감지소자가 파괴되는 기동장치.

비재호흡마스크 非再呼吸~ nonbreather mask 고농도의 산소를 공급하는 안면 마스크와 저장 백이 있는 장비. 환자가 내쉬는 공기는 밸브를 통해 나가고 다시 흡입되지 않는다. 산소관과 저장 백이 부착된 안면 마스크로 구성되어 있고, 마스크 바깥쪽에는 공기 출구와 입구가 있으며 하나는 얇은 고무마개로 덮혀 있다. 흡기시에 100%의 산소가 저장주머니로 들어오며 이것은 마스크를 통해 환자의 호흡기로 들어간다. 1분당 10~15ℓ의 공기가 유입되면 유입된 공기의 농도는 80~100%이다. 1분당 8ℓ 이상 산소를 제공하고자 할 때는 이 마스크를 이용해야 한다. 심한 저산소증으로 호흡성 문제를 가진 환자. 쇼크, 급성심근경색증, 외상 혹은 일산화탄소 중독 환자들에게 이용된다.

비전위성골절 非轉位性骨折 nondisplaced fracture 골이나 기형이 없는 골절.

비전율성열생산 非戰慄性熱生産 nonshivering thermogenesis 근육의 수축과 관계가 없는 열생산. 즉 인체가 추운 환경에 오랫동안 노출되어 있을 때 해부학적 및 생리학적인 변화로 인해 동물은 털이 길어지고 지방층이 두터워져 열손실을 방지할 뿐 아니라 열 생산 능력이 증가하는데 이것은 혈중에 에피네프린, 노르에피네프린 및 티록신과 같은 호르몬 농도가 증가하기 때문이다. 열생산에 기여하는 정도는 추운 환경에 노출된 시간 및 나이에 따라 다른데 노출 초기에는 주로 전율성 열생산에 의하나 시간이 지남에 따라 전율성 열생산은 감소하는 반면 비전율성 열생산이 커진다. 비전율성 열생산에 관여하는 조직은 골격근, 내장근, 지방조직을 들 수 있는데 특히 지방조직 중 갈색 지방조직이 가장 중요한 조직으로 알려져 있다. 사람을 비롯한 어린 동물에서는 갈색 지방의 양이 많아서 추운 환경에서의 열생산은 비전율성 열생산에 의하나 나이가 들어감에 따라 추운 환경에 계속 노출되지 않는 한 갈색 지방의 양은 점차 감소하고 따라서 비전율성 열생산이 감소하는 반면 전율성 열생산은 증가한다.

비전해질 非電解質 non-electrolyte 물 등 기타의 유극성 액체에 녹였을 때 그 용액 속에서 이온으로 해리(解離)되지 않는 물질. 전해질에 대응하는 말이다. 대표적인 예로는 수크로오스, 알코올, 벤젠 등이 있다. 이 화합물의 묽은 용액의 끓는점 오름 또는 어는점 내림의 정도, 그리고 삼투압의 크기 등은 용질의 몰농도에 비례하며, 전해질의 경우와는 상당히 차이가 있다.

비전형적의사 非典型的縊死 atypical hanging 현수점이나 매듭이 후경부 또는 후두부의 정중선 이외, 즉 전경부나 측경부 등의 연장선상에 위치하여 의사(縊死 hanging)된 경우로 이때는 끈이 좌우대칭을 이루지 않는다.

비전형적익사 非典型的溺死 atypical drowning 익수(溺水)했으나 물을 흡입하지 않고 물과의 접촉만으로 사망하는 것. = 건성익사(dry drowning), 수

중급사.

비점 沸點 boiling point 액체의 비등이 행해질 때의 온도. '끓는 점'이라고도 한다. 일정압력 하에서의 포화증기와 그 액상이 평행으로 공존할 수 있는 온도이다. 비등점법으로 측정하며 기호는 'bp'로 표시한다. 순수액체에 대해서는 일정 압력하에 있어서의 비등점은 그 액체의 고유한 온도이다. 외압력을 크게 하면 비등점은 상승한다. 보통압력 1atm하에서의 비등점을 그 물질의 비등점으로 한다. 불휘발성 물질의 희석 용액의 비등점은 용질의 몰농도에 비례하여 상승한다. 일반적으로 비점이 낮은 경우 인화점도 낮아지는 경향이 있다. → 인화점. = 끓는 점, 비등점.

비점막 鼻粘膜 nasal mucosa 끈적끈적한 점질(粘質)의 선(腺)이 있는 비도(鼻道)의 점막. = 코점막.

비정상 非正常 abnormal 정상이 아님, 정상의 구조, 위치, 상태, 행동 또는 법칙에 반대됨.

비정상E층 非正常-層 abnormal E layer 스포래딕 E층의 다른 이름. E 영역에 E층과는 별도로 발생하는 전리층을 말한다.

비정지잠수 非停止潛水 no-stop diving → 비감압잠수.

비정형성도착증 非定型性倒錯症 atypical paraphilia 정상에서 벗어나서 성적 흥분이나 성적쾌감을 느끼는 것. 동물애증(bestiality)은 동물과의 성행위나 성적 흥분, 공상이 일어나는 경우이다. 그밖에도 관장(enema)을 할 때 성적 흥분을 느끼는 관장기호증(klismaphilia), 상대방의 배설물을 만지면서 성적 흥분을 느끼는 분변기호증(mysophilia), 시체와 성교에서 흥분을 느끼는 시체애증(necrophilia), 전화를 통해 상대방에게 외설을 함으로써 성적 흥분을 느끼는 전화외설증(telephone scatologia), 상대방에게 소변을 눔으로써 성적 쾌감을 느끼는 소변애증(urophilia) 등이 있다.

비정형우상심내막염 非定型疣狀心內膜炎 atypical verrucous endocarditis 전신성 홍반성 루푸스와 관련하여 나타나는 비세균성 심내막염.

비제한구역 非制限區域 unrestricted area 수술실

주변 복도를 포함하여 환자와 외부인이 출입할 수 있는 지역으로 수술실 외부에서 내부로 들어가는 통로로 사용한다. 평상복 차림이 허용된다. ↔ 제한구역.

비조정식회로차단기 非調整式回路遮斷機 nonadjustable circuit breaker 차단기 트립에 필요한 전류값 또는 차단기 작동에 필요한 시간을 변화시킬 어떠한 조절장치도 장착되어 있지 않은 회로차단기.

비중 比重 specific gravity 어떤 온도에서 어떤 체적을 차지하는 물질의 질량과 그것과 동체적인 어떤 표준물질의 질량과의 비. 보통은 표준물질로서 $4℃$에 있어서의 물을 채용하여 이의 비중을 1로 한다. 같은 장소에서 측정하면 양자의 무게의 비를 취하여도 좋으므로 비중이라는 이름이 붙게 되었다. 즉 $4℃$에 있어서의 물의 밀도는 $0.999973g/cm^3$이므로 비중의 0.999973배가 CGS단위로 표시한 밀도와 같다. 고체, 액체에 대해서는 그 값이 소수점 이하 5자리까지 밀도와 일치하므로 대부분의 경우 비중과 밀도는 그 값이 같다고 생각해도 무방하다. 또 기체의 비중을 표시하는 데는 대개 표준으로서 $0℃$, 1atm에서의 공기를 취하지만, 수소 또는 산소를 취하는 경우도 있다.

비중격 鼻中隔 nasal septum 정중면에서 두 비강을 분리시키는 부분. 연골성, 막성 및 골성부로 이루어진다. = 코중격.

비중격하체근 鼻中隔下體筋 depressor septi 코에 있는 세 개의 근육중 하나. 비익을 아래로 끌어당기고 외비공을 좁히는데 관여한다. = 코중격내림근.

비중계 比重計 hydrometer 물체의 비중을 측정하는 계기. 피측정물이 고체인지 액체인지 기체인지에 따라 여러 가지 방법이 있다. 일반적으로는 액체비중계를 가리키는 경우가 많다. 액체비중계는 유리관 하부에 수은이나 작은 연구(鉛球) 등을 넣어 액체 속에 직립할 수 있게 한 구조로, 액면과 일치하는 유리관 위의 눈금을 읽어 그 액체의 비중을 측정할 수 있다. = 액체비중계(液體比重計).

비중량 比重量 specific weight 물질의 단위 체적당의 중량.

비중병 比重瓶 pycnometer 액체의 비중을 재는 유리로 만든 병. 길고 가는 목이 달린 병인데 일정한 곳까지 액체를 채워 무게를 달고, 다시 물을 그곳까지 채워 무게를 달아 비중을 구한다.

비지트랜스전이체계 ~轉移體系 beasytrans transfer system 환자를 침대에서 다른 침대로, 들것에서 침대로, 침대에서 의자로 옮길 때 충격을 최소한으로 줄이기 위한 장비. 환자의 둔부에 대고 옆으로 밀어준다.

비지휘표지 非指揮標識 nondirectional beacon : NDB 항공자동방향탐지기와 연계하여 전자 항해에 사용되는 지상 전파 송신기. 200에서 최대 415KHz까지의 범주를 송신한다.

비철금속 非鐵金屬 nonferrous metal 철 이외의 금속. 예를 들면 동, 알루미늄, 니켈, 연 등의 금속의 총칭.

비체적 比體積 specific volume 물질의 단위 무게당 부피. m^3/kg 또는 gal/Ib로 표시한다. = 비용적 (比容積).

비출혈 鼻出血 epistaxis 점막의 국소적 자극이나 강한 재채기, 약한 점막이나 동맥벽, 만성감염, 외상, 고혈압, 비타민 K결핍 또는 코를 찔렀을 때 발생하는 코의 출혈. 주로 전방의 미세한 혈관 파열로 인해 발생하며 아동 전기나 청소년기에 잘 나타나며 노인의 경우에 더욱 심하며 호흡기 문제, 불안, 안절부절 못함, 어지러움, 메스꺼움을 동반하고 기절을 하기도 한다. = 코출혈.

비충혈제거제 鼻充血除去劑 decongestant 비강의 부종, 충혈 등을 감소시키는 제제.

비치 備置 furnishing 준비하고 갖추어 마련해 둠.

비치사성무기 非致死性武器 non-lethal weapon 인간에게 치명상을 입히거나 무기, 장비를 파괴하지 않고 상대방의 전투능력을 소멸시키는 무기의 총칭. '비치명상무기' 또는 '비살상무기' 라고도 한다. 냉전 종식 후의 지역분쟁이나 국제연합의 평화유지활동(PKO), 인도적 구원활동 등에서 이런 종류의 무기의 필요성이 인식되어 유럽과 미국에서 연구가 진행되고 있다.

비침습적 非浸濕的 noninvasive 청진기와 혈압계로 청진하여 혈압을 재는 것과 같은 피부를 손상시

키거나 신체의 강이나 기관에 들어갈 필요가 없는
처치나 절차. = 비관혈적, 비침습성의.

비컨 beacon ① 지리적인 정위치를 표시하기 위해
사용되는 등화 또는 표지. ② 무선 항행에서 전파의
등대 또는 넓은 의미에서 항행을 돕기 위해 사용되는
무선의 여러 시설. 고정 비컨(호밍 비컨, 마커 비컨),
코스 설정 비컨(AN 레인지, VAR 등), ILS용 비컨
(로컬라이저, 글라이드 패스 각 비컨) 등이 있다.

비타민D₂ vitamin D₂ 에르고스테롤의 자외선 방사
에 의해서 생성되는 지용성 투명한 불포화성 알코
올. 구루병, 골연화증, 저칼슘혈증과 관련된 장애의
예방과 치료를 위해 식이로 공급. = calciferol.

비타민E vitamin E 지용성 비타민으로 항 불임성 비
타민이라고도 하며 산소에 대해서도 비교적 안정적
이다. 결핍 시 남성에 있어서는 고환이 위축되고 정
자의 생산이 정지되며 여성은 임신 중에 태아가 사
망하고 태반의 기능장애를 일으킨다. 일반적으로 세
포의 발육, 신체성장촉진, 특히 고환세포의 증식을
왕성하게 하고 태아의 세포에 대한 작용이 크다. 습
관성유산, 유즙분비 부족, 남자 생식력 감퇴, 정충결
핍, 불임증, 순환기능 퇴행 등에 사용하고 동맥경화
와 동상 등에도 이용한다. 1㎖ 중 약 10mg을 함유
하는데 1일 필요량은 10~30mg이다. 많이 있는 곳
은 다수의 식물, 즉 엽(葉), 종자, 곡류, 우유, 난황,
어육, 버터 등이다.

비타민F vitamin F 지용성 비타민. 결핍시 백서에
피부질환, 번식장애 등을 일으킨다. 동맥경화증의 치
료와 예방에 탈cholesterol제로 사용한다.

비타민H vitamin H 지방산 생성 및 지방산과 탄수
화물의 산화과정에서 조효소로 작용하는 무색의 결
정성인 수용성 B복합비타민. 풍부하게 들어있는 음
식은 난황, 꽃 양배추, 버섯 등이다. = biotin.

비타민K vitamin K 지용성 비타민이며 수용성도 생
산된다. 옅은 황색 고체로 간에서 prothrombin 생
산에 필수적이고 혈중 thrombin치를 정상으로 유지
하며 혈액응고 촉진작용이 있다. 구조적으로 K₁, K₂
는 천연품이고 K₃는 합성품인데 합성품이 더 유효하
다. 저 prothrombin 혈중과 coumarin계 약물중독

증, 신생아 출혈, 간경변 및 폐색성 황달 등의 출혈
예방 및 치료에 이용하는데 결핍시에는 혈중 pro-
thrombin량을 감소시켜 혈액응고 시간을 지연시키
고 과잉 시에는 황달과 치명적인 핵황달(kernicte-
rus)을 일으킨다. 1~2mg을 투여하고 응급시는 대
량투여도 가능하다. 많이 있는 곳은 K₁은 녹색 야채,
K₂는 간, 어분 등이며 장내 세균에 의해 합성도 가
능하다.

비타민L vitamin L 수용성 비타민이며 최유인자로
유즙분비를 촉진하므로 유즙분비 저하 및 정지시 이
용한다. 많이 있는 곳은 간장 중에 L₁, 효모 중에 L₂
가 있다.

비타민P vitamin P 수용성 비타민으로 결핍시 모세
혈관의 저항력이 감퇴되어 혈관의 투과성이 높아진
다. 자반병, 늑막염, 복막염, 위염, 다발성 신경염 등
에 있어서 혈관 투과성을 증대한다. 비타민 C와 협
동적으로 파괴를 예방한다. 성인 1일 필요량은 30
mg이며 많이 있는 곳은 과일이며 비타민 C와 공존
해 있다.

비타민U vitamin U 수용성 비타민으로 백색 결정이
나 결정성 분말로 특이한 취기가 있고 약한 염미가
있다. 흡수성으로 물에 잘 녹고 alcohol, ether에는
난용이다. 위, 십이지장 궤양을 방지 또는 치료하는
작용이 있으며 해독작용, 궤양조직의 재생작용을 나
타낸다.

비타민 vitamin 식품에 극히 소량 존재하면서 고등
동물의 성장과 생명의 유지에 필수적인 물질. 고등
동물의 체내에서 전혀 합성되지 않거나 필요한 만큼
합성되지 아니하여 식품으로부터 반드시 섭취해야
한다. 비타민의 체내기능은 매우 광범위한데, 대부분
은 효소나 또는 효소의 역할을 보조하는 조효소의
구성성분이 되어 탄수화물, 지방, 단백질, 무기질의
대사에 관여한다. 일반적으로 지용성(脂溶性)과 수
용성(水溶性) 비타민으로 크게 분류된다.

비타민결핍증 ~缺乏症 avitaminosis 필수 비타민
이 한 가지 혹은 그 이상 부족한 것. 식이에서 비타
민이 부족하거나 질병으로 인해 비타민을 사용할 수
없을 때 나타난다.

비타민A vitamin A 지용성 비타민으로 시홍의 재합성을 항진시킨다. retinol은 정상적 세포성장과 분화에 관련하며 glycoprotein 합성에 효과를 미치므로 다양한 표면구조의 구조적 원상(integrity)을 유지한다. 결핍시는 각화증, 안구 건조증, 야맹증, 건선 등 몇몇 형태의 피부 악성 종양이 나타나고 과잉시는 식욕부진, 신경과민증, 소양증, 탈모증, 축동, 간장 및 비장의 증대현상이 나타난다. 1일 최소 필요량 5,000IU, 예방목적시는 1일 3,000~5,000IU를 투여하고 치료량은 1일 5,000~10,000IU이다. 많이 있는 곳은 간유, 버터, 달걀, 인삼, 우유, 야채, 과일 등이다.

비타민B vitamin B 수용성 비타민으로 1, 2, 6, 12 등이 있다. B_1(thiamin, aneurin)은 결핍되면 영양장애, 순환기 장애, 신진대사의 기능저하 등을 초래하고 다발성 신경염 또는 각기병 등이 올 수 있다. 특히 신진대사에 중요한 의의가 있어 결핍시는 수분대사 장애로 인한 부종, 설사가 일어나고 탄수화물 대사 장애로 lactic acid, pyruvic acid, adenylic acid 등이 체내에 축적된다. 보통 소화관에서 흡수되어 여러 장기에 분포되고 일부는 체내에서 파괴되어 약 1/10은 요로 배설된다. 각기, 유아각기, 기아부종, 영양장애, 자가 중독에 유효하고 신경염, 순환장애, 기타 일반 피로, 쇠약, 각종 신경질환에 광범위하게 이용된다. 1unit는 결정 0.003mg에 해당되고 필요량은 성인 1일 0.9~3mg이다. 많이 있는 곳은 효모, 미맥의 배아, 신선한 야채, 과일, 난황 등이다. B_2(riboflavin)는 체내에서 ATP와 작용하여 FMN(Flavin Mononucleotide)이 생성되고 adenyl과 작용하여 FAD(Flavin adenine dinucleotide)를 생성하는데 이들은 모두 부효소로서 작용한다. 구각염, 구내염, 열성질환, 신경염, 치은염, 백내장, 시신경염, 중금속 중독 등에 쓰이고, 생체의 산화 및 환원에 관여하며 결핍시는 성장정지, 피부염, 탈모, 간장애 등을 일으키고 각막염, 구내염, 지루성 피부염 등을 초래한다. 필요량은 성인 1일 2~3mg이다. 많이 있는 곳은 어안, 간, 내장, 어란, 효모, 배아, 야채, 과일 등이다. B_6(pyridoxine)는 아미노산 대사에 중요한 의의를 가지며 아미노산의 탈 탄산효소의 보효소로서 작용한다. pyridoxine 결핍시는 불면, 신경과민, 위장장애 등을 초래하고 피부염, 습진, 담마진 등의 피부질환, 중추신경 기능장애, 불면, 경련, 근무력증, pellagra, 임신구토, 말초신경염 등에 응용된다. 성인 1일 필요량은 1~2mg이며 많이 있는 곳은 동식물계에 널리 분포하고 효모, 소맥 배아, 간장, 근육 등이다. B_{12}(cyanocobalamine)는 적색 결정체로 Co, P, CN등을 함유하고 있으며 동물의 장내 박테리아에 의해 생산된다. 위점막에서 형성되는 내인자가 없으면 흡수가 잘 안되므로 악성빈혈의 경로제제 투여시 병용하여 응용한다. 악성빈혈에 성인 1회 1,000μg을 2~3일 간격으로 5회 투여하고 악성빈혈 진단시는 1,000μg을 1회 투여한다. 항생제는 효과를 방해하므로 병용을 금한다. 많이 있는 곳은 간, 신장, 우유, 계란 등이다.

비타민B복합체 ~複合體 vitamin B complex 구조나 인체에 대한 효과가 서로 다른 비타민의 집합. 모든 비타민 B는 간과 효모에 많고 다른 음식에도 많이 들어 있다.

비타민C vitamin C 수용성 비타민이며 강한 환원성 물질. 많은 효소활동에 적합한 산화 환원조건을 유지시킨다. tyrosine대사에 필요하며 철분의 흡수를 촉진시키고 folic acid의 folinic acid로의 전환과 dopamine β-hydroxylase형성의 보조제이며 유리기 포착제로 작용한다. 결핍시에는 괴혈병, 모세혈관 결체조직 및 뼈를 약화시키는 증상을 나타내며 간의 복합기능 산화효소의 활성이 감소되어 약물 및 체내 이물질의 대사가 지연된다. 괴혈병 치료 및 예방제, 소모성 질환, 임산부, 수유부, 수술 후에 많이 이용한다. 과량 투여시 신장결석, 뇨의 산성화, 수산염 결석의 침전을 일으킬 수 있으며 오심, 구토, 설사 등의 위장장애도 있을 수 있다. 결핍증 예방에는 25~75mg을 경구투여하고 치료량은 1일 300~500mg을 2회 분할 투여한다. 주사제는 300~500mg을 10% 포도당에 혼합하여 정주한다. 많이 있는 곳은 과일, 야채 등이며 뇌하수체, 부신, 간장, 수정체 등에도 많이 존재한다.

비타민D vitamin D 스테로이드와 관련된 비타민으로 뼈와 치아의 정상성장과 장에서 칼슘과 인의 흡수에 필요하다. 지용성 비타민으로 D_2(calciferol) 및 D_3(cholecalciferol)가 있으며 이 두 화합물의 차이점은 측쇄구조가 다르다. 장관에서 calcium 및 인산의 흡수를 항진시키고 혈중농도를 증가시키며 신진대사를 조절하여 calcium phosphate의 복합체 형성을 촉진시킨다. 결핍 시 구루병, 골연화증, 임부, 수유부의 골격과 치아에서 석회탈락과 혈액의 응고 능력의 저하가 일어나며 과잉 시는 탈모, 체중감소, 설사, 경련을 일으키고 장위축, 대동맥, 심장이나 폐 등에 석회침착을 초래한다. 성인 1일 필요량은 400 μg정도이며 많이 있는 곳은 간유, 간, 버터, 우유, 난황 등에는 D_3가 많고 효모, 버섯에는 D_2의 provitamin D가 들어 있다.

비탄 悲嘆 grief 이혼이나 별거 혹은 상실에 대한 신체적 정서적 반응의 형태. 그 영향은 공포, 배고픔, 분노, 통증 등과 비슷하다. 감정의 단계는 처음에는 경악에서부터 믿지 못하고 거부하거나 화를 내고 죄의식을 느끼며 위안을 줄 수 있는 것을 찾다가 결국에는 상실에 적응하게 된다. 비탄에 젖은 행동 양식은 자라온 문화의 영향을 많이 받는다. = 애도.

비탄성 非彈性 inelastic 어떤 원인에 의하여 발생한 변형이 원인이 제거된 뒤에도 그대로 남아 있는 성질.

비탄성역 非彈性域 inelastic region 재료나 구조가 탄성적인 성질을 띠지 않는 응력이나 변형을 일으키는 범위.

비탄성체 非彈性體 inelasticity 어떤 외력을 받았을 때 원상태로 되려는 힘이 없는 물체. 즉 탄성이 없는 물체로 진흙, 밀가루반죽 같은 것을 말한다.

비탈저 脾脫疽 anthrax 전염병의 하나로, '사람의 탄저' 라고 할 수 있다. 이것은 비장이 현저하게 종대(腫大)하여 암흑색으로 연화되는데서 유래한다. 또 탄저병이라고도 하는데, 이것은 탄저병균에 의하여 생기는 농작물이나 과수의 병해와 혼동되기 쉬우므로, 별로 사용되지 않는다. 사람의 탄저는 감염경로에 따라서 병형(病型)이 다르고, 피부의 손상부로부터 침입하면 고열과 피부의 농양(膿瘍)을 볼 수 있고, 균을 흡입하면 기침·가래·호흡곤란 등의 폐탄저(肺炭疽)를 일으키며, 감염동물의 고기를 먹으면 구토나 설사 등의 장탄저를 일으키는데, 어느 것이나 치명률이 높고, 치료에는 스트렙토마이신이나 페니실린을 사용한다.

비통전 非通電 deenergized 지면으로부터의 전위차도 없고 전기 통전부 및 전원으로부터의 전기적인 접속이 없는 것.

비트 beat 자유영, 접영, 배영에서 다리차기의 수를 의미.

비특이성요도염 非特異性尿道炎 nonspecific urethritis 어떤 유기체에 의한 감염인지 밝혀지지 않는 요도의 염증. 성관계에서 증상이 나타나며 여성에게서 급성기에는 나타나지 않으나 만성기에 비뇨기과적 장애가 흔하다. 남성에서는 요도의 분비물이 나타나고 여성에서는 요도의 점막이 붉어진다. 항생제 치료가 잘되지 않는다. → 요도염(urethritis).

비특이적감염방어기구 非特異的感染防禦機構 nonspecific defense mechanism 피부나 점막과 같은 상피조직의 감염 방어 장벽. 눈물, 침, 콧물 등의 분비물 중에 리소짐(lysozyme), 땀 중의 유산, 지방성 분비물중의 올레인산(oleic acid), 위액 중의 염산 등에 의한 항 미생물 작용, 혈청의 항 미생물 작용, 호중성구, 대식세포 등의 식세포 항 미생물작용 등이 있다.

비파괴검사 非破壞檢査 nondestructive inspection : NDI 시료에 손상을 주지 않고 그 시료의 흠, 재질, 상태 등을 탐지하는 방법. 물품 속에 공동(空洞) 등의 결함이 있을 경우, 파괴해서 조사하면 그 유무를 확인할 수 있으나 이러한 파괴검사는 낭비가 많아 모든 제품을 조사하는 데는 적합하지 않다. 용접부나 주물 속의 공동을 조사하는 데는 X-선, γ-선, β-선 등의 방사선투과 철판, 단조품, 관재(管材) 등의 상처나 내부의 결함을 조사하는 데는 초음파 탐상(探傷)이나 맴돌이전류시험, 물품 표면의 작은 상처의 발견에는 침투법이나 자분탐상법(磁粉探傷法)이 사용된다.

비파괴시험 非破壞試驗 nondestructive test 재료

를 파괴하지 않고 강도, 탄성, 결함의 유무 등을 조사하는 시험. 재료의 비례한도, 항복점, 탄성, 이력곡선 등을 조사하는데 사용한다.

비페닐 biphenyl [$C_6H_5 \cdot C_6H_5$] 융점 69~72℃, 비점 255℃, 비중 0.99, 인화점 113℃, 발화점 540℃, 연소열량 9,680cal/g인 불쾌한 냄새가 나는 백색 결정. 가열에 의해 쉽게 인화성 증기가 발생하며 이것의 연소범위는 0.6~5.8%이다. 강산화성 물질과 반응하며 자체가 유독하고 연소시 다량의 유독가스를 발생한다. 물, 알코올, 에테르에 녹지 않는다. 저장 및 취급시에는 화기엄금, 강산화제와 격리 저장하여야 하며 통풍이 잘되는 찬 곳에 저장하여야 한다. 초기 소화에는 CO_2, 할론, 건조분말이 유효하지만 기타의 경우는 분무주수 또는 알코올형 포로 소화한다. 공기 호흡기 등의 보호장구를 착용하며 경구(經口) 독성이 있다. 제법으로 1896년 F.울만이 요오드화벤젠(C_6H_5I)과 구리가루를 가열반응시켜 처음으로 비페닐을 합성하는데 성공하였다. 이 합성법은 울만반응이라고 하며 지금도 이용되고 있다. 용도는 일반적으로 전열매체(傳熱媒體)로서 널리 쓰이며, 이 밖에도 염료, 의약품 등의 합성원료로 쓰인다. = 디페닐(diphenyl).

비포스트 B-post 자동차 앞 방풍유리의 두 번째 지붕 기둥.

비표면적 比表面的 specific surface 단위량의 분체에 함유되어 있는 입자의 표면적의 총화.

비행장관제업무 飛行場管制業務 aerodrome control service : ACS 공항의 관제탑에서 이착륙하는 항공기와 공항 내를 이동하는 차량 등에 대한 지시를 행하는 업무. 이 업무는 크게 1) 관제관이 항공기의 출발에 앞서 비행 계획의 승인과 ATC 트랜스폰더 기호를 지시하는 관제 승인(clearance delivery), 2) 공항 내 이동체와 항공기의 충돌 방지를 위한 이동체에 대한 통신(ground control), 3) 이륙·착륙 허가로 구분된다. 관제탑에는 항공기와 차량의 통신을 위한 초단파(VHF) 무선 전화가 설치되어 있으며 강우·강설과 안개 등으로 시계(視界)가 불량한 경우에는 공항면 탐지 장치(ASDE)를 사용

하기도 한다.

비행장교통 飛行場交通 aerodrome traffic 비행장 기동지역내, 그리고 비행장 주위에서 운항하는 모든 항공기. → (주) 비행장 교통장주내에 있거나 교통장주를 진입 또는 이탈하는 항공기를 비행장 주위에서 운항하는 항공기로 간주한다.

비행정보구역 飛行情報區域 flight information region 비행정보업무 및 경보업무를 제공하는 일정한 범위의 구역.

비행정보방송업무 飛行情報放送業務 automatic terminal information service : ATIS 교통량이 많은 공항에서 안전을 위해 공항 정보와 기상 정보를 방송 형식으로 송신하는 업무. 주요 방송 내용은 공항명, 공항의 기상 정보(풍향, 풍속, 시계, 일기, 온도 등) 및 사용 활주로 등 공항 시설 관계 정보이며, 보통 30분마다 데이터를 갱신하는데 기상 상태에 급격한 변화가 발생하는 경우에는 즉시 갱신된다. 메시지의 길이는 보통 30초 정도이며 반복하여 연속적으로 방송된다. 항공기는 이착륙 전에 반드시 비행 정보 방송 업무(ATIS) 정보를 청취하여 공항의 상황을 파악할 수 있도록 되어 있다. 현재는 음성 방송으로 하고 있으나 앞으로 데이터 통신으로 실시될 가능성이 있다.

비행정보소 飛行情報所 flight information center 비행정보업무 및 경보업무를 제공하기 위해 설치된 기관.

비행정보업무 飛行情報業務 flight information service : FIS 안전하고 효율적인 비행을 위하여 유용한 조언과 정보를 제공하는 업무. 비행 정보 업무(FIS)에는 공항 주변에서 이착륙하는 항공기를 위하여 비행 정보를 제공하는 비행 정보 방송 업무(ATIS), 항공로를 비행하는 항공기를 대상으로 하는 항공로 정보 제공 업무(AEIS) 및 국제선을 비행하는 항공기를 위하여 항공 기상 정보를 제공하는 볼멧(VOLMET)의 세 가지가 있다.

비행청소년 非行靑少年 juvenile delinquency 어린이나 청소년에 의한 반사회적 혹은 불법 행위. 이러한 행동은 공격성, 파괴성, 적의감과 잔혹함으로 특

징 지워진다. 소녀보다는 소년에게서 많이 발생한다.

비호지킨림프종 非~腫 non-Hodgkin's lymphoma : NHL 림프조직을 포함한 악성종양. 바이러스에 의해 발생된다고 생각되며 지속적인 무통성 말초 림프절종대 현상이 나타나고 연령에 비례하여 발병률이 높아진다. 결절성과 미만성 아형(subtypes)으로 분류할 수 있는데 결절성 림프종은 정상적인 림프절 구조를 갖추고 있으며 내부의 종양세포가 배아중심을 형성한 것처럼 보이고 미만성 림프종은 림프절의 정상적인 피질구조 및 부피질역이 많이 소실되어있다. 림프절은 대개 원심성(centrifugal)으로 몸의 중심부에서 바깥쪽으로 분포되어 호지킨병(Hodgkin's disease)과 상반되며 호지킨병에서 나타나는 체중감소나 발열, 야간발한 등의 증상은 흔하지 않고 흉부, 복부, 또는 림프절외 침범증상이 나타난다. ↔ 호지킨병(Hodgkin's disease).

비화 飛火 spotting 화재현장으로부터 바람에 실려 날아온 스파크나 불똥. 날아간 장소에서 새로운 화재발생의 원인이 되기도 한다.

비화재보 非火災報 needless alarm 감지기 오작동 등으로 인해서 화재가 발생하지 않았는데도 발하여진 화재신호. → 감지기. = 오보.

비화재보방지기 非火災報防止器 preventive equipment for non-fire alarm 비화재보를 방지하기 위하여 수신기에 내장한 장치. 비화재보방지기는 열식 또는 연기식 감지기의 순간적인 작동으로 발생되는 비화재보에는 경보를 발하지 않고 자동으로 원상복구되며, 지속적인 화재신호를 수신하였을 경우에만 화재경보를 발하게 된다. 그러나 수신기에 비화재보 방지기능이 있는 경우에는 축적형감지기를 설치할 수 없다. 이는 이중으로 경보시간을 지연시키는 결과가 되기 때문이다.

비화화재 飛火火災 spot fire 불씨가 바람에 날리거나 혹은 튀어서 발화점에서 떨어진 곳에 있는 대상물에 착화하여 연소되는 현상. 비화연소에 대한 화재방어상의 문제는 화원에서 상당한 거리에 있는 장소에 다수의 새로운 발화점을 만든다는 것이다. 이 불티는 대소가 있으며 클수록 위험율이 높은 것이

다. 그러나 때로는 작은 불티라도 바람, 온도 등의 관계로 화재에 이르게 하는 수가 있다. 또한 불티의 비산거리와 범위는 연소중의 물체, 발화점의 분화력, 풍력 등에 따라서 달라지는데 바람이 강하고 온도가 낮은 기상조건일 때의의 비화범위는 800~1,000m에 이르기도 한다.

비활성 非活性 inert → 불활성(不活性).

비활성가스 非活性~ noble gas 다른 원소와 반응을 일으키지 않는 안정된 기체로서 희가스류 원소인 아르곤, 네온, 헬륨 등을 말하며, 넓게는 질소나 이산화탄소도 포함된다.

비후 肥厚 hypertrophy 세포의 수보다는 세포의 크기 증가로 인해 기관의 크기가 커지는 것. 특히 심장이나 신장의 세포들이 비대해지기 쉽다. = 비대. ↔ 위축(atrophy).

빈곤망상 貧困妄想 delusion of poverty 물질적인 소유물을 빼앗겼다거나 또는 앞으로 빼앗길 것이라고 믿는 망상.

빈뇨 頻尿 frequent urination 하루의 배뇨횟수가 정상보다 과도하게 많은 비정상적 상태. 하부 요도 질환인 방광염, 후부요도염, 전립선염, 위축방광, 방광신경증 등의 원인으로 발생한다.

빈대 bedbug 빈대속(*Cimex*)의 반시충(半翅蟲) 곤충. 대체로 편평하고 난형이며 붉은색을 띠고 야간에 활동하며 인체를 물었을 경우 환자의 민감도에 따라 단순 천자부터 대형 두드러기 병변까지 다양한 반응을 유발시킨다. 특별한 치료법은 없다.

빈도 頻度 frequency ① 어떤 기간 안에 나타나는 현상이 반복되는 수. ② 전기적 혹은 라디오 주파수와 같이 초당 주기 수. ③ 짧고 잦은 간격으로 소변을 보는 것이 특징인 상태.

빈맥 頻脈 tachycardia 맥박의 횟수가 정상보다 많은 상태. 맥박수는 연령에 따라 어느 정도의 차이는 있지만 성인의 경우는 대개 1분간에 70~80회가 정상이다. 따라서 정상의 경계는 명확한 것이 아니지만 100회 이상이면 빈맥이라 할 수 있다. = 삭맥(數脈).

빈맥성부정맥 頻脈性不整脈 tachyarrhythmia 동성

빈맥, 상실성심박, 심방세동, 심방조동, 발작성빈맥증 등에서 나타나는 빈맥이 있는 부정맥. = 부정속맥.

빈사율동 瀕死律動 agonal rhythm 심근 저산소증의 마지막 단계에서 심전도상 특징적으로 나타나는 리듬. 불규칙적인 서맥으로 분류되고 있지만 진폭과 기간에 의해 매우 다를 수 있다. = 사전기(死前期)율동.

빈사호흡 瀕死呼吸 agonal respiration 사망순간이나 직전에 발생하는 불규칙한 호흡.

빈채널 clear channel 사용하지 않는 채널. 전파의 주파수 할당시 인접 채널간에 혼신이 일어나는 것을 방지하기 위해 실제로 사용하는 채널들 사이에 존재하는 하나의 채널은 사용하지 않는데, 이러한 채널이 빈 채널의 대표적인 예이다.

빈혈 貧血 anemia 적혈구의 수효가 적거나 헤모글로빈 농도가 낮은 경우. 산소의 운반 능력이 감소된다. 적혈구의 수는 대체로 400만개/mm^3 이하이며 hemoglobin은 10~12gm% 이하(정상 15gm%)이다. 출혈성 빈혈, 재생 불량성 빈혈, 용혈성 빈혈, 영구 부전빈혈(maturation failure anemia) 등이 있으며 아찔한 감, 좋지 않은 혈색, 숨이 차고, 쉽게 지치는 증상이 나타난다.

빈호흡 頻呼吸 tachypnea 이상 고열증에서 보이는 것과 같이 1분에 20회 이상 비정상적으로 빠르게 숨쉬는 것. = 빠른 호흡.

빌게리법 ~法 Bilgeri method 발 고리에 의해 등산가를 안전하도록 하는 두 개의 줄을 이용하는 크레바스 구조 기술. 조난자는 위에서 줄을 움직임으로써 크레바스의 윗부분으로 움직이게 된다.

빌리루빈 bilirubin 헤모글로빈의 대사산물로 적황색이며 간에서 분비되는 담즙에 있는 담즙색소이다. 고형 노폐물인 대변에 특유의 색을 띠게 한다. 빌리루빈은 간에서 포도당으로부터 만들어진 글루쿠론산과 결합하고 이렇게 결합된 빌리루빈은 혈장 농도의 약 1,000배까지 농축된다. 많은 양의 빌리루빈이 간으로부터 담낭으로 운반되어 더 농축되고 담즙의 다른 성분과 혼합된다. 담즙은 소화를 돕고 지방음식의 흡수를 돕는다. 혈류 중에 빌리루빈이 과량 있는 상태를 황달이라 하며 피부와 눈의 흰자위가 노랗게 변하게 된다. 황달은 질병이 아니라 여러 질환이 있을 때 나타나는 증상이다. 예를 들면 간세포에 질병이 있을 땐 혈액 속의 빌리루빈을 제거할 수 없다.

빌리루빈뇨 ~尿 bilirubinuria 노화 적혈구의 파괴에 의해 생긴 빌리루빈이 소변 내에 존재하는 것으로 폐색성 황달, 간세포성 황달 등에서 나타나며 혈청 빌리루빈이 2.0~3.0mg/dℓ 이상의 경우에 빌리루빈 뇨가 보인다.

빔경사 ~傾斜 beam tilt 텔레비전 송신 및 레이더에서 주 빔의 방향과 수평면과의 기울기. 텔레비전 송신에서 수직 지향성의 최대 방향은 방송 지역에 대하여 하향인 경우가 많고, 다단 안테나에서는 일반적으로 그 구성단 일부의 급전 위상을 바꾸어 기울인다. 또 큰 기울기를 필요로 하는 경우는 각 단을 기계적으로 기울이는 방법도 이용된다.

빔급전방식 ~給電方式 beam feeding system 마이크로파 통신에서 송수신기에서부터 안테나까지의 거리가 먼 경우 철탑 위에 안테나 대신에 반사판(反射板)을 설치하고, 옥상 위의 안테나에서 전파를 반사 또는 수신하는데 도파관 대신 전파의 빔을 이용하는 방식.

빔레이즈 beam raise 사다리의 두 다리 중 한쪽 다리만을 지면에 접촉시켜 건물과 사다리가 평행을 이루도록 사다리를 세우는 방법.

빔맨 beam men 진화작업시 사다리의 빔에 의지하여 진화하는 소방대원.

빔안테나 beam antenna 다수의 반파장 다이폴을 동일 평면 내에 규칙적으로 배열하고 각각을 동일하게 급전하려는 안테나. 목적하는 방향으로 지향성이 예민하고 이득도 크다. 그 밖에 일반적으로 지향 특성이 예민한 안테나를 말하는 경우도 있다.

빔축 ~軸 beam axis 빔의 최대값의 방향. 일반적으로 주 빔의 방향.

빔폭 ~幅 beam width 안테나의 지향 특성을 각도로 나타낸 것. 송신점 또는 수신점을 중심으로 한 극좌표를 써서 각 방향의 벡터 길이를 전계 강도(electric field strength), 또는 방사 전력에 대하여 나타내는 것이 보통이다.

빗장밑근 = 쇄골하근.

빗장밑정맥 = 쇄골하정맥.

빙결 氷結 ice-up 어는 과정.

빙벽등산나사 氷壁登山~ ice screw 빙설에서 사용하는 실이 달린 금속 대못. 대개 실이 잡힐 때까지 빙벽 속에 박히며 그 후 나사가 들어갔다 나온다.

빙벽등산쐐기못 氷壁登山~ ice piton 빙설에서 사용하는 실이 달린 금속 대못. 보통 드라이버 형식으로 사용한다.

빙상사고 氷上事故 accident on the ice 겨울철 얼음에서 일어나는 사고로 얼음위에서 넘어지거나, 얼음의 파손으로 물에 빠지는 사고.

빙식증 氷蝕症 pagophagia 철분 부족으로 인해서 다량의 얼음을 먹기를 갈구하는 증상.

빙원 氷原 ice field 물위를 떠다니는 빙하.

빙점 氷點 freezing point 물의 응고점. 엄밀하게는 1atm에서 공기로 포화되어 있는 물과 얼음의 평형온도이고, 0.000℃의 온도로 손쉽게 얻을 수 있으며 또한 정밀도가 좋으므로 온도의 정점으로서 흔히 이용된다. 그러나 이것은 물이 순수할 때이고, 물 속에 물질(비전해성, 비휘발성인 것)이 녹아 있을 때는 어는 점이 이보다 낮아지는데, 이 현상을 어는점내림이라고 한다. 상온보다 낮은 응고점(또는 녹는점)을 가진 물질은 그 응고점을 어는점이라고도 한다. = 어는점.

빙하붕락 氷河崩落 icefall 빙하의 움직임으로 인해 형성된 빙하의 깊게 파인 틈.

빛 light 망막의 시각 수용 세포를 자극하는 파장과 주파수를 가진 방사선 에너지. 신경 자극을 유도하여 뇌에서 시각으로 인지된다.

빛나는길 Sendero Luminoso, Shining Path(테러) 페루의 최대 반정부 게릴라 단체. 1969년 대학 교수 출신인 아비마엘 구즈만(Abimael Guzman)이 페루 공산당을 탈당한 인사들을 규합하여 만든 게릴라 집단이다. 마오쩌둥사상(Maoism)을 추구하며 농촌 지역의 소작민들로 하여금 무장 폭동을 일으켜 전국을 혼란에 빠뜨린 뒤 현 정부를 전복시키려는 반체제 단체이다. 전성기였던 1980년 말까지 1만여 명으로 세력을 확대했으나 1992년 9월 지도자인 아비마엘 구

즈만이 체포되어 종신형에 처해지면서 그 세력이 점차 줄어들고 있다. 이 집단의 테러 기법은 세계적으로 섬세하기로 유명한데 조직 구조가 벌집(cellular structure) 같은 형태로 짜여져 있다. 벌집 구멍 단위(cell)마다 여자 대원 한 명이 포함되어 배달원·정보원 등의 임무를 수행한다. 이들의 테러 행위는 세계에서 가장 잔인하여 12~15세의 어린이를 사상 교육으로 세뇌시켜 신규 대원으로 끌어들이는 반인류적 잔혹성을 보이고 있다. 콜롬비아의 4·19운동(the 19th of April Movement-19)과 연계되어 있으며, 정치적·군사적인 목적으로 코카인 재배 농민과 밀매업자를 보호해 주고, 세금 명목으로 군사 활동 자금을 받아내고 있다. 페루 정부는 코카인에 대한 고엽제 공중 살포작업을 강력히 저지하였고 '빛나는 길'을 분쇄하기 위해 수차례 정부군을 투입하여 진압을 시도했으나 피해만 속출하였다.

빛수용 ~收容 light acommodation 눈에서 발생하는 빛에 반응하는 변화. 시각은 다양한 빛의 수준에서 적용된다. light adaptation으로도 알려져 있다.

빠르게보기 quick look 환자에게 케이블과 전극배치 대신에 패들을 통해 심전도(EKG)를 모니터할 수 있는 능력을 설명하는 physio-control corp. 의 등록상표. 이런 기술은 제세동을 위해 시간이 빠르게 지나가며 이런 용어는 가끔 절차를 설명하기 위해 사용된다.

빠른수면다이빙 ~水面~ quick surface dive 수직 다이빙과 기술적인 면에서 유사한 다이빙이지만 한 가지 다른 점은 이 기술은 몸이 빠른 속도로 움직이고 있을 때 사용한다. 그리고 다가가기를 하는 동안에 구조대상자가 갑작스럽게 물속으로 빠져들어 가는 경우에 사용하기도 한다.

빠른안구운동 ~眼球運動 rapid eye movement → 수면(sleep).

빠른연결기구 ~連結器具 quick connect 빠르게 꽂고 뺄 수 있는 연결기구로 이 기구는 호스, hydraulic powered tools(수압이 강한 도구들), 마스크, 탱크들과 같은 부품들을 언제 어디서나 꽂고 빼면서 장비를 변화시키기 위해 사용된다.

빠른연속기관삽관 ~連續氣管揷管 rapid sequence induction 저산소 상태에 있거나 폭력적인 환자들을 진정시키고 마비시키기 위해 응급실과 현장상황에서 사용되는 마취방법. 이것은 산소소모를 감소시키고 기관내삽관을 용이하게 하는 효과가 있다. 이 절차는 미다졸람과 같은 진정제, 그리고 베큐로니움과 같은 호흡마비를 위한 정맥내투여를 포함하며 아트로핀과 리도카인은 보조물로서 사용된다. 이 기술은 두개내 압력(더 이상의 증가를 예방함)의 증가 혹은 환자들이 최근에 먹었던 음식물의 역류와 흡인의 위험을 낮출 수 있어 특히 유익하다.

빠른외상평가 ~外傷評價 rapid trauma assessment 두부, 경부, 흉부, 복부, 골반, 사지, 배부에 대해 빠르게 체계적으로 생명을 위협하는 손상의 증상과 징후를 평가하는 것. 심각한 손상기전을 가진 외상환자, 의식상태가 변화된 환자 또는 다발성 신체-계통 외상환자에게 시행한다.

빠른호흡 = 빈호흡.

뼈 bone 인간 골격을 구성하는 치밀하고, 단단하고, 다소 유연한 형태의 206개의 결합조직. 치밀한 골성조직과, 많은 혈관과 신경이 통과하는 스펀지 같은 해면질 조직으로 구성되어 있으며 골막으로 둘러싸여 있으며 장골은 긴 공간에 황색 골수를, 관절부위에 적색 골수를 포함하고 있다. 적색골수는 편평골과 단골, 척추, 두개골, 흉골, 늑골을 구성한다. 혈액세포는 활성 적골수로 만들어져 있다. = 골.

뼈끝 = 골단.

뼈끝선 = 골단선.

뼈대 = 골격.

뼈대근육 = 골격근.

뼈대병렬구조 ~竝列構造 frame row 뼈대 구조들이 연속되어 있는 것으로 방화벽과 같은 차단설비가 거의 없기 때문에 화재가 신속하고 용이하게 확산되는 구조.

뼈막 = 골막.

뼈모세포 = 골모세포.

뼈몸통 = 골간.

뼈소강 = 골소강.

뼈엉성증 = 골다공증.

뾰족콘딜로마 venereal wart 성기 위의 부드럽고 사마귀 같은 성장물. 바이러스에 의하고 성적 접촉에 의해 전파된다. = 생식기사마귀.

4-11출동지령 四一十一出動指令 four eleven 미국 중서부 대도시에서 주로 사용하는 화재경보 전신신호로 4번 분대 출동지령 전신신호로 4-11신호 후에 화재 수신번호를 송신한다. 예전에, 경보발령 시 제2경보와 제3경보에 할당된 소방대가 동시에 출동해야 했던 '스트레이트 써드'(straight third)와 같은 의미이다.

4개분대출동경보 四個分隊出動警報 four company box 경보 발령시 4대의 소방차, 또는 제1경보에 펌프차 소방대와 사다리 소방대 2대, 구조차 1대, 특수작업차 1대, 지휘관 차량, 기타 화재 지역에 할당된 장비 및 인원이 출동하는 출동지령이나 해당지역.

4도화상 四度火傷 fourth degree burn 지방 및 근육이나 뼈까지 손상을 받는 화상. 조직이 탄화(charring)되며 탕상에서는 보지 못한다.

4방향밸브 四方向~ four way gate 화재시, 소화전으로부터 직접 주수할 수 있도록 해 주고, 또 직접 주수를 차단하지 않은 채 4개의 관로(管路)로 소화전과 소방펌프차와의 연결을 가능케 주는 소화전 연결 게이트 밸브. = 사방분기용밸브(four way valve).

4분원 四分圓 quadrant ① 한 지역의 4개 구역중 하나로서 진단적 목적이나 서술적 목적으로 사용되는 용어. ② 한 원의 사분의 일.

4시간펌프성능시험 四時間~性能試驗 four-hour run-in test 공장에서 새로운 펌핑엔진을 설치하고자 할 때 펌프 제조자가 실시하는 시험. 최초 펌핑시 순 펌프압력 10.5kg/cm^2(150psi)에서 최소 1시간 동안 정격용량을 송수하여야 하고, 순 펌프압력 14.1kg/cm^2(200psi)에서는 그 정격용량의 70%를 최소 30분 동안, 그리고 순 펌프압력 17.6kg/cm^2(250psi)에서는 정격용량의 50%를 1시간 30분 동안 송수할 수 있는 것이어야 한다.

4에틸연 四~鉛 tetra ethyl lead [(C$_2$H$_5$)$_4$Pb] 융점 -136℃, 비점 195℃, 인화점 85~105℃, 비중 1.65인 단맛이 있고 특유한 냄새를 갖는 무색 액체. 대부분의 유기용제에는 녹지만 물, 묽은 산·알칼리에 녹지 않는다. 상온에서 기화하기 쉬우며 증기는 공기와 혼합하여 인화, 폭발하기 쉽다. 햇빛에 쪼이거나 가열하면 195℃ 정도에서 분해 발열하고 폭발위험이 있다. 화약류, 가연성의 고압가스, 부식성 물질, 할로겐 화합물, 강산류 및 강산화제와 혼합에 의해 격렬하게 분해 또는 인화, 폭발한다. 저장·취급시 화기엄금, 직사광선 차단, 통풍 환기 유지, 공기 중 노출을 금한다. 증기 누출을 방지하며, 강산류, 강산화제 주변의 혼촉 위험성이 있는 물질을 제거한다. 화재시 물분무, 포, 분말, 이산화탄소가 소화약제로 유효하다. 특히 접근이 필요할 때는 물분무로 증기를 냉각, 제거하는 것이 좋다. 소화작업 중 충분한 안전거리를 유지하고 신체 모든 부위를 노출시키지 않도록 방호복을 착용하고 공기호흡기 등의 안전장구를 착용한다. 유지에 매우 잘 용해하므로 눈 및 피부에 접촉하거나 증기를 흡입한 경우에는 쉽게 체내에 흡수되어 중추신경계통에 침투하고, 장해를 주며, 저농도인 경우는 혈압강하, 불면증, 두통 등을 일으키고, 고농도인 경우는 호흡 곤란, 중독 등을 일으키고 심하면 사망한다. 치료법은 신선한 공기를 흡입시키고, 인공호흡, 암모니아 흡입, 식염수나 글루코오스의 주사, 심호흡계(心呼吸系)의 자극, 수혈 등을 행한다. 제법은 일반적으로 나트륨납 합금과 염화에틸을 반응시켜 만들지만 그리냐드 시약을 전해하여 만들기도 한다. 용도는 자동차 및 항공기 연료 앤티노킹제로 사용된다. = 사에틸납, 테트라에틸납.

4일열 四日熱 quartan fever 4일 마다 혹은 72시간 간격으로 다시 일어나는 열.

사각근 斜角筋 scalenus 전, 중, 후(anterior, medius, posterior)의 세 쌍이 있으며 경추의 횡돌기에서 일어나기 시작하여 전과 중사각근은 제1늑골에, 후사각근은 제2늑골에 정지하는 근육. = 목갈비근.

사각지대 死角地帶 blind area 지형적인 특성으로 인하여 날씨가 좋은 날에도 관측 지점으로부터 관측되지 않는 숲지대.

사각확장수색방법 四角擴張搜索方法 square expansion search pattern 험한 지형의 수류 없는 수중에 잃어버린 중간크기의 물체를 찾는 방법으로 수색구역의 중심에서 사각확장하여 이동거리를 조금씩 증가시키면서 매번 한 쪽 방향으로 90℃씩 회전하며 수색하는 것이다. = 소용돌이탐색.

사강 死腔 dead space 폐순환과 접하지 않고 환기가스와 접하는 폐의 양. 폐포사강(alveolar dead space)은 폐포가 환기되고 있으나 폐순환에 의한 관류가 되지 않는 특징으로 혈전 색전증과 같은 폐순환이 폐쇄되었을 때 나타난다. 해부학적 사강(anatomic dead space)은 기관이나 기관지이며, 호흡하는 동안 폐포까지 가지 않는 기도(air passages) 즉 호흡에 직접 참여하지 못하는 부위. 일반적으로 해부학적 사강의 공기량은 폐기종과 같은 폐의 장애 시에는 증가한다. 생리학적 사강(physiologic dead space)은 산소와 이산화탄소의 교환이 이루어지지 않는 기도이다. = 무효공간.

사강량 死腔量 dead space volume 폐포나 호흡성 세기관지와는 달리 호흡상피를 가지지 않고 환기기능이 없는 기도 공간. 즉, 상부기도, 기관, 기관지에 남아있는 잔류량을 말하며 1회 호흡량 500㎖ 중 약 150㎖가 사강량이 된다.

사각식구조대 斜降式救助袋 slide type escape 고층건물의 개구부에서 지상으로 비스듬하게 미끄러져내릴 때 사용하는 활강장치.

사거견인부목 ~牽引副木 Sager traction 대퇴골절시 사용하는 단극식 견인부목. 적용되는 견인정도를 측정할 수 있게 되어 있다.

사건 事件 event 장치의 운전이나 인간행위와 관련 있는 사고, 또는 시스템에 고장을 발생시키는 시스템 외부에서의 사고.

사건베이스 事件~ incident base 주요 병참 기능이 합동되고 집행되는 기반. (사건 명칭이나 다른 지명은 base란 용어에 첨가된다) 하나의 사건 당 하나의 베이스가 존재한다.

사건수분석 事件數分析 event tree analysis 초기 사건을 따라 귀납적으로 예상결과를 확인하고 정량화하는 논리적인 위험분석기법.

사건접수에서제세동기 事件接受~除細動期 call-to-defibrillation interval 도움요청을 받고 제세동기의 사용으로 첫 번째 충격을 시행할 때까지의 시간.

사건지휘구역 事件指揮區域 incident command post : ICP 주요 지휘 기능을 수행하고 사건 베이스와 함께 배치되어 있는 장소.

사건지휘자 事件指揮者 incident commander : IC 사건의 지휘를 수행하는 관리 책임자.

사건지휘체계 事件指揮體系 incident command system : ICS 사건의 목적에 알맞은 효율적인 수행을 위한 일반 조직구조 내의 이용 시설, 장비, 인사, 통신 등의 조화. (= incident management system).

사건행동계획 事件行動計劃 incident action plan 다음 작전 기간을 위한 모든 사건 전략과 특정 행동계획.

사경 斜頸 wryneck 선천성일 수도 있고 후천성일 수도 있는 경부근육의 수축 상태로 머리의 위치가 어느 한 쪽으로 치우친 비정상적인 상태. = torticollis.

사고 事故 accident 생활주변에서 일상적으로 발생하고 그 규모와 피해가 비교적 작아서 정상적인 사회·경제활동에 지장을 주지 않는 재난. 예) 교통사고, 추락사고, 어린이 안전사고. → 재난.

사고결과분석 事故結果分析 consequence analysis 빈도, 확률에 관계없이 사고결과의 영향만을 분석하는 것.

사고기록 事故記錄 incident record 어떤 사고와 관련하여 소방서에서 기록하고 보관하는 공식문서.

사고기록일지 事故記錄日誌 log 소방서 사건일지.

사고보고서 事故報告書 incident report 특정 긴급사태 처리 책임자가 서면으로 작성한 서류. 사고발생시간, 처리내용, 세부적인 사고현황, 손해정도, 사상자 등이 기록된다.

사고비약 思考飛躍 flight of idea 환자가 어떤 화제에서 다른 화제로 신속하게 바꾸는데 각 주제는 앞뒤가 맞지 않으며 앞선 내용과 관련이 없거나 어떤 환경적인 상황에 의해 자극되는 대화의 흐름. 이것은 급성 조증상태이거나 정신분열증 증상이다.

사고사 事故死 accidental death 죽을 의사가 없었던 자신의 행위에 의한 죽음과 타인의 의사와 행위가 전혀 개입되지 않은 죽음.

사고사례 事故事例 incident history 일정한 기간동안 일정한 지역에서 발생한 화재사고 조사보고서.

사고시하중 事故時荷重 load due to accident 기계를 갖추는 구조물에서 사고의 발생에 따라 생기는 압력, 열변동, 충격 등에 의한 하중.

사고영향모델 事故影響~ effect models 사망, 부상, 재산피해에 대한 사고의 영향을 예측하는 모델.

사고영향지역 事故影響地域 effect zone 독성물질의 누출로 발생하는 사고로 인하여 공기 중의 농도가 특정 농도 이상인 지역. 인화성 물질의 누출사고로 일정한 기준에 따라 그 사고의 영향을 받은 지역. 열적인 사고로 일정한 복사열 한계에 근거하여 그 사고의 영향을 받은 지역.

사고원인 事故原因 accidental cause 직접 또는 간접적으로, 인간의 행위가 개입된 화재사고의 원인. 부주의한 화기 취급, 각종 작업 등.

사고이력데이터 事故履歷~ historical incident data 과거 사고로부터 수집, 기록된 데이터.

사고통합제도 事故統合制度 incident command system 사고상황에 적합한 임무를 효과적으로 완수하기 위해 일반적인 조직적 구조 내에서 지원하는 시설, 장비, 인력, 절차 그리고 의사소통의 조합.

사고현황도 事故現況圖 collision diagram 교차로나 도로의 평면도에 일정 기간 동안의 교통사고 상황, 사고 당사자 피해정도, 충돌형태, 기후, 구분 등을 화살표 등의 기호로 표시한 도면.

사골 篩骨 ethmoidal bone 양쪽 안와 사이에 있는 작고 섬세한 한 개의 뼈로 두개강 저를 이룬다. 사판과 수직판 그리고 양측에 수많은 작은 구멍이 뚫려 있다. = 벌집뼈.

사골동 篩骨洞 ethmoidal sinus 눈과 비강 사이에 있는 3~8개의 벌집모양의 작은 동공으로 중비도로

개구하는 전부, 중부, 상비도로 개구하는 후부로 구성되어 있다. = 벌집굴.

사구 砂丘 sand dune 층면구조(bedform) 중의 하나로 퇴적물의 입도, 유속 또는 수심에 따라 그 형태가 변한다. 사구는 하부 유권(lower flow regime)에 의해 생성되며 50m 이상의 파장을 갖는다. 규모와 형태에 따라 사구, 모래파(사파), 사주 등으로 분류하기도 하지만, 보통 이들을 모두 사구라 부른다. = 모래언덕.

사구맥관종 絲毬脈管腫 glomangioma 뇌의 혈액응고로부터 발달된 악성 종양. = angioneuroma glomerular.

사구체 四丘體 corpora quadrigemina 상구(上丘)와 하구(下丘)로 구성된 후뇌 부분. = 네언덕체.

사구체여과 絲毬體濾過 glomerular filtration 사구체를 지나는 혈액은 혈장의 1/5이 사구체의 막과 보우만낭의 막을 투과하여 보우만낭 내로 이동되는데 이런 현상을 사구체 여과라 하고 이때 투과되어 나온 액체를 사구체 여과액이라고 한다.

사구체여과량 絲毬體濾過量 glomerular filtration rate : GFR 사구체에서 여과되는 양(量). 양쪽 신장의 사구체 여과량은 분당 약 125㎖, 1일 약 180ℓ인데 이것은 전신의 혈장량의 50배 이상이며 체내 총 수분량의 4배에 해당된다. 수입세동맥이 수축하면 모세혈관압이 감소되고 혈류도 감소하므로 사구체여과량이 감소하고, 수출세동맥이 수축하면 모세혈관압이 상승하므로 사구체여과량이 증가한다. 동맥혈의 혈압은 수입세동맥이 수축하여 여과압의 상승이 저해되기 때문에 사구체여과량의 상승은 5~10%에 불과하고 혈장교질 삼투압이 상승하면 사구체여과량은 감소하고 다량의 생리식염수를 투입하면 혈장교질 삼투압이 5mmHg 저하하며 사구체여과량은 15~20%로 증가한다. = 신사구체여과율, 사구체거름률.

사구체여과압 絲毬體濾過壓 glomerular filtration pressure : GFP 사구체에서 여과되는 압력으로 '사구체 모세혈관의 정수압－(혈액교질 삼투압 + 사구체낭 정수압)'으로 산출할 수 있다. 예를 들어 사구

체 모세혈관의 정수압이 70mmHg, 혈액교질 삼투압이 25mmHg, 사구체낭 정수압이 10mmHg이면 사구체여과압은 '70mmHg － (25mmHg ＋ 10 mmHg) ＝35mmHg'가 된다.

사구체질환 絲毬體疾患 glomerular disease 신장의 사구체에 영향을 주는 질병. 병에 따라 과형성, 위축, 괴사, 상처나 사구체 침착 등이 있다.

사구체한외여과액 絲毬體限外濾過液 glomerular ultrafiltrate 사구체에서 사구체 모세혈관을 통해 여과된 액체.

사기질 沙器質 enamel 치아머리의 상아질을 덮은 하얗고 단단한 물질.

사다리 ladder 높은 곳으로 올라가거나 건물과 건물 사이를 건너가는데 이용하는 장비. 대개 알루미늄으로 만들어 지며 끝에 걸쳐가 있다. 전개 길이를 증가시키고 차량에 용이하게 적재하기 위해서 접이식[복식사다리(2연식 사다리), 3단사다리(3연식 사다리)]을 많이 쓴다.

사다리가로대잠금장치 ～裝置 ladder rung locks 사다리가 접히지 않도록 가로대를 고정시키는 잠금장치.

사다리격납실 ～隔納室 nest of ladders 사다리 소방차의 사다리 구획실 내에서 대형 사다리의 적재공간 사이사이에 소형 사다리를 적재한 것.

사다리고정 ～固定 heeling a ladder 사다리의 바닥부분에 사람의 체중을 실어 바닥부분을 단단하게 고정시키는 행위.

사다리고정용체인 ～固定用～ ladder dog chain 한쪽 끝에 스파이크가 달린 금속 체인. 창문 밑틀이나 지붕 등에 사다리를 고정시킬 때 사용한다.

사다리기저부 ～基底部 ladder butt 사다리 세로대의 바닥 끝부분.

사다리노즐 ladder nozzle 고가사다리에 장착된 대구경 노즐.

사다리록 ladder lock ① 사다리 가로대를 고정시켜 사다리의 비행부분이 단단히 자리잡을 수 있도록 해주는 멈춤쇠. ② 소방대원이 사다리 세로대에 다리를 감아 안정된 자세를 취하는 몇 가지 방법.

사다리반 ～班 ladder company 한 소방차량에 3~4명으로 구성된 소방 부서의 단위로 주목적은 화재현장에서 환기, 빛의 제공, 구조 작업 등이다. 그들에게 부여된 주 장비는 대형 사다리와 구조장비이다. truck company라고도 한다.

사다리받침대 ladder bed 사다리소방차에 설치된 받침대. 사다리를 고정시키기 위해 사용한다.

사다리받침대잠금쇠 ladder bed lock 소방차가 주행중일 때 사다리의 유동을 방지하기 위해 고가사다리를 그 받침대에 고정시켜 주는 잠금쇠. 잠금쇠는 수동 또는 기계적인 방법으로 풀 수 있는 것이어야 한다.

사다리받침목 ～木 ladder block 지면이 고르지 못한 곳에서 사다리를 세울 때 사다리의 기울어짐을 방지하기 위해 사다리가 기울어진 쪽의 세로대 밑에 괴는 경사진 목재토막.

사다리발고정대원 ～固定隊員 heeling man 사다리의 밑바닥 부분을 운반하며, 사다리를 세울 때 밑바닥 부분을 고정시키는 임무를 하는 소방대원.

사다리방수총 ～放水銃 ladder pipe 고가사다리 팁에 장착된 대구경 방수노즐. 지상의 쌍구형 송수구로부터 물을 공급받는다.

사다리배치 ～配置 spotting a ladder 목적 대상이나 사람에 다다를 수 있도록 사다리를 위치시키는 것.

사다리부목 ～副木 ladder splint 골절부를 지지하기 위해 딱딱함의 유지가 필요하지만 꼬이거나 각에 맞추어서 구부릴 수 있는 철망으로 구성된 부목도구로서 작은 사다리와 매우 흡사하다. ＝ 철사부목(wire splint).

사다리선단 ～先端 fly 사다리를 연장하여 사용할 때 확장사다리의 윗부분.

사다리세우기 ladder raise 1인 이상의 소방대원들이 사다리를 세우는 여러 가지 방법 가운데 하나.

사다리소방대 ～消防隊 ladder company 사다리 소방차를 운행하고 사다리작업, 구조, 강제진입, 환기 등의 임무를 수행할 수 있도록 훈련된 소방대.

사다리소방차 ～消防車 ladder truck 높은 곳으로 소방대원을 진입시키거나 소화장비를 운반시켜 주는 역할, 또 높은 곳에서의 요구조자를 안전하게 구조하기 위한 소방장비로서 유압식 또는 기계식으로 조작하여 연장 축소가 가능한 사다리 또는 이러한 접철식 사다리를 장착한 사다리차.

사다리신체고정 ~身體固定 tie in 구조작업을 위해 로프나 벨트 등을 사용하여 사다리에 스스로의 몸을 고정시키는 것.

사다리안전벨트 ~安全~ ladder belt 소방대원의 몸을 사다리에 고정시키기 위한 벨트. 안전벨트로 몸을 사다리에 고정시킨 소방대원은 추락에 대한 염려 없이 양손을 자유로이 사용할 수 있다.

사다리용인상줄 ~用引上~ halyard 확장사다리에 설치된 로프 또는 케이블. 사다리의 비행부분을 올리는데 사용하는 줄.

사다리운반법 ~運搬法 ladder carry 소방대원들이 사다리를 운반하는 여러 가지 방법.

사다리이동 ~移動 slide a ladder ① 사다리를 가로방향으로 눕혀서 이동시키는 것. ② 사다리의 세로대에 두 발을 걸치고 미끄러지면서 내려오는 것으로, 비상시 이용할 수 있는 하강법이지만 매우 위험한 방법이다.

사다리적재 ~積載 ladder nesting 사다리 적재에 소요되는 공간을 줄이기 위해 크기가 서로 다른 사다리들을 포개어 적재하는 방법.

사다리적재받침대 ~積載~ ladder nesting gallow 펌프 구조차 또는 턴테이블의 앞부분에 설치되고 사다리의 무게를 지탱하는 지지대.

사다리조작대 ~操作臺 pedestal 고가사다리의 회전기판 위에 세우는 조절대로 사다리 조절장치를 배치하는 곳.

사다리지지막대 ~支持~ ladder pole 사다리를 세우거나 고정시킬 때 사용하는 보조막대로 사다리에 부착되어 있다.

사다리지지봉 ~支持棒 tormentor pole 기다란 확장사다리 몸체에 부착된 지지봉. 사다리를 세우고 조종할 때, 그리고 사다리를 정위치에 고정시킬 때 보조용으로 사용한다.

사다리차소방대원 ~車消防隊員 truckman 사다리 소방대에 배속된 소방대원.

사다리형부목 ~形副木 ladder splint 금속으로 만들어진 부목으로 각을 줘서 구부리거나 휠 수 있으나 골절된 부분을 유지할 수 있을 정도의 단단함은 가지고 있다. 원래 이 장치는 조그마한 사다리를 닮았다.

사다리훅 ladder hook 호스를 사다리에 고정시키는 장치.

사단법인 社團法人 corporation aggregate 일정한 목적을 위하여 결합한 사람의 집단으로 권리능력이 인정된 것을 말한다. 사단법인은 세 가지로 나누어지는데 영리를 목적으로 하는 것, 그 예로 회사와 같이 상법의 적용을 받는 것(영리법인), 그리고 공익을 목적으로 하는 것, 그 예로 적십자사와 대한응급구조사협회와 같은 것(공익사단법인), 그리고 영리도 공익도 목적으로 하지 않는(비영리사단법인), 그 예로 노동조합과 같은 것이 있다.

사대 斜臺 clivus 대공의 전방으로 뇌교와 연수가 위치하는 부분.

사두근 四頭筋 quadriceps 대퇴부 전면에 있는 근육.

사두근반사 四頭筋反射 quadriceps jerk 슬개근(膝蓋筋)을 예리하게 때려서 일어나게 한, 사두근(四頭筋)의 연축(攣縮) 같은 수축.

사레트매트칼 Sayaret Matkal(테러) 이스라엘의 테러 진압 조직. 1967년 이스라엘 정보기관 산하의 특공대로 창설되었으며 행동이 노출되지 않은 테러 특공대이다. 보통 269부대라고 호칭하는 이스라엘 제269 정보 및 정찰 부대이다. 독일연방 국경경찰대 제9부대(GSG-9)가 창설될 때 자문과 훈련의 일부를 담당하였다. 현재 대원은 200여 명 정도로 알려져 있으며, 육·해·공군에서 우수하게 복무한 자들 중에서 선발한다. 선발된 자는 6개월 동안 밀폐된 공간에서 행하는 전투, 낙하, 레펠, 스쿠버다이빙 등의 훈련을 받는다. 1972년 5월 9일 브뤼셀에서 탑승객 100명을 싣고 텔아비브를 비행하던 벨기에 사바나 항공기를 검은 9월단 테러범들이 이스라엘 로드 공항에 강제 착륙시킨 사건을 진압하면서 세계로부터 능력을 인정받았다.

사르코이드 sarcoidosis 폐, 비장, 간, 피부를 포함하는 신체의 많은 기관 주위에 조직의 형태를 나타내는 것이 특징인 만성질환. 광범위한 염증과 섬유조직으로 진행된다. 섬유육종과 함께 나뭇가지와 같은 성장으로 심장 질환을 야기시킨다. = 사르코이드증.

사린 goofball : GB 불화나트륨(NaF), 삼염화인(PCl$_3$), 이소프로필알코올(C$_3$H$_7$OH)을 주원료로 만들어지는 신경작용제. 눈과 피부에 강한 독성을 나타내며 중추신경계에 작용하여 구토, 경련, 호흡곤란을 나타내는 치명적인 독극물. 1995년 일본 옴 진리교 신도들이 도쿄지하철에 살포하여 수천명의 사상자를 낸 기록이 있다.

사립체 絲粒體 mitochondria 길이 3~4μ 정도의 짧은 막대모양의 산화효소를 생성하고 세포호흡에 관여하는 세포내 미세기관. 수나 모양은 세포에 따라 많은 차이가 있고 특히 간세포에 많이 존재하며 많은 효소를 가지고 있다. 영양분을 분해하여 ATP를 만들어 energy를 생산한다.

사마귀 wart 유두종 바이러스에 의한 표피종양. 근위 조갑주름에 발생하면 손톱 밑으로 파고들 수 있다. = 우종(疣腫).

사마륨 samarium 단단하고 부서지기 쉬운 희토류 원소. 발화온도 150℃.

사막화 砂漠化 desertion 지구 기후의 변화와 무분별한 삼림 벌채, 농지 개간, 방목 등으로 인한 생태계 파괴가 원인이며 비옥한 토양이 건조해져서 농업이 불가능해 지고 생산력을 상실하는 것을 말한다. 사하라 사막 남부 사헬 지역이나 나이지리아, 남아시아, 미국, 중동 등을 중심으로 지구상에는 매년 6만 km^{2}정도가 사막화되고 있다.

사망 死亡 death 심박동이나 호흡부재가 나타나면서 삶이 정지된 것으로 뇌와 중추신경계, 심혈관계, 그리고 호흡기계의 활동이 모두 정지되어 의사로부터 죽음이 확인되는 것.

사망률 死亡率 mortality rate 전 인구에 대한 일정기간내의 사망자가 차지하는 비율. 단순히 그 지역의 인구로 나눈 것을 조 사망률이라 하고 더 나아가

목적에 따라서 성별, 연령별, 사인별의 사망률이 사용되고 인구구성이 다른 지역끼리의 비교에는 정정사망률이 사용된다. 또 연령별 사망률의 특수한 것으로써 출생 수를 분모로 한 유아사망률, 신생아 사망률, 주산기 사망률이나 어떤 특정 연령 군에 대한 특수 사망률 등이 있다.

사망선언 死亡宣言 legal death 임상적으로 의사에 의해서 환자의 호흡정지, 심박정지, 동공산대, 대광반사의 소실이 확인된 후에 가족 또는 근친자에 대해서 환자의 사망이 언도되는 것. = 법적사망.

사망선택유언 死亡選擇遺言 living will ① 희망이 없다고 판정받은 말기 환자가 생명 보조기구와 연결되기를 원하지 않는다고 미리 써놓은 진술서. 서명되고 증인이 있는 서류는 일반적으로 현재 미국의 주 법에 의해 '유서(living will)'로 사용할 수 있다. ② 환자의 상태가 불가역적일 때 극단적인 절차를 보류하기 위해 환자와 의사간에 서면화한 동의서.

사망이의신청 死亡異議申請 wrongful death status 고의나 과실로 죽임을 당한 사람에게 수익자가 있다면 그 수익자가 사고사를 유발한 사람에게 법적인 소송을 제기할 수 있음을 규정한 법령.

사망자 死亡者 fatality 화재 등 재난 당시 그 재난으로 사망한 사람 또는 그 부상으로 인해서 일정 시간 이내에 사망한 사람으로, 재난수습·인명구조활동을 하다가 사망한 사람도 포함된다. → 사상자.

사망재해율 死亡災害率 fatal accident rate : FAR 위험에 노출된 단위시간. 보통, 1,000명의 작업자가 일생 동안 작업하는 시간당 추정 사망자 수.

사망진단서 死亡診斷書 death certificate 인간의 사망에 관한 의학적 증명이고 사회에서의 권리주체로서의 인간의 종말을 법률적으로 증명하는 문서로 공중위생상 중요한 사인통계의 기초자료가 된다.

사망확률 死亡確率 fatality accident frequency rate : FAFR 일정한 업무 또는 행위를 108시간 행했을 때의 사망확률. 화재예방을 위한 안전설계시 활용할 수 있는 화재위험도 표시법의 일종.

사면 死面 dead front 기기의 작동부분이 사람에게 노출된 충전부가 없는 면.

사바나 savanna 열대 지방 등의 나무가 없는 대평원.

사법검시 司法檢視 judicial postmortem investigation 죽음이 범죄에 기인되거나 이와 관련되어있는지 여부를 가리기 위해 시행하는 검시.

사변 事變 incident 사망이나 재산 또는 자연자원의 손실을 예방하거나 최소화하기 위하여 요구되는 행위 및 동작.

4분원오차 四分圓誤差 quadrantal error 무선 방위 측정 시 선체나 기체(機體)의 영향으로 나타나는 오차. 이 오차의 원인은 선체에 전파가 도달하면 여기에 와전류(渦電流)가 발생해서 이로 인해 자계가 도래 전파에 영향을 주게 되어 결국 방위 측정 시 오차를 일으키게 된다. 오차는 선수(船首) 및 선미(船尾) 방향으로부터 도래하는 전파에 대해서는 최소가 되고 선체 중간에서 최대가 되는데, 이 오차는 근본적으로 피할 수 없으므로 방위 측정 시에는 오차 수정 곡선을 만들어 보정하는 것이 최상의 방법이다.

사산 死産 stillbirth 출산시 혹은 출산 후 자연호흡, 심박동 또는 수의근의 자발적 운동 등의 생명의 징후가 없는 경우.

사산아 死産兒 still-born infant 임신기간에 상관없이 태아가 완전히 만출되기 전에 사망하는 것으로 분만된 후 자가호흡, 심박동, 탯줄의 박동, 수의근의 움직임 등이 없다.

사상골 篩狀骨 ethmoid bone 비강상부 벽을 형성하고 있고 두개의 기저부를 이루고 있는 해면골.

사상균 絲狀菌 mold 에스고스테롤을 함유한 두꺼운 세포벽을 가지고 있으며 생체 내외에서 모두 성장이 가능하고 때로는 포자를 형성하는 곰팡이.

사상맥 絲狀脈 thready pulse 실낱처럼 희미하고 겨우 촉지되는 맥.

사상유두 絲狀乳頭 filiform papillae 가느다란 원추형으로 설배부에 균등하게 분포되어있는 유두. = 실유두. → 혀.

사상자 死傷者 casualty 화재 등 재난으로 발생된 사망자와 부상자. → 사망자, 부상자.

사상자수송헬리콥터 死傷者輸送~ ① (미군에서)수행하는 헬리콥터에 의한 의료 상 후송 임무. ② 이러한 임무를 수행하는 헬리콥터.

사상충증 絲狀蟲症 filariasis 신체 조직 내에 필라리아 사상충이 존재하여 야기되는 질환. 필라리아 사상충은 둥글고 길며 실같이 생겼고 열대 및 아열대 지방에 흔하다. 사상충은 보이지 않을 만큼 작은 유충으로 모기나 다른 곤충에게 물린 상처를 통하여 신체내로 들어온 후 림프선 및 림프관으로 몰려든다. 전염의 특징은 림프관의 폐색이며 봉쇄될 때까지 수년 후 사지는 크게 부어오르고 피부는 거칠고 억세게 된다.

사석 砂石 riprap 침식을 막기 위해 해안선을 따라 배치된 바위의 작은 부분.

사선골절 斜線骨折 oblique fracture 뼈의 장축면에 비스듬하게 발생한 골절.

사설감시실 私設監視室 proprietary supervising station 사설 화재경보설비의 경보 또는 감시 신호장치가 연결되어 있고, 감시 및 신호 검색을 위해 직원이 항상 상주하고 있는 장소.

사설경보기 私設警報器 private box ① 개인 자산에 설치된 경보기. 공공화재경보설비에 연결되어 있으며, 일반대중이 쉽게 접근할 수 없는 경보기. ② 사설경보설비에 설치된 경보기의 총칭.

사설무선신호장치 私設無線信號裝置 private radio signaling 사설 무선감시소에서 제어하고 있는 무선장치.

사설소방대 私設消防隊 private fire brigade 개인 또는 사업단체 등이 설립한 소방대. 소방업무뿐 아니라 화재예방업무까지 수행하는 곳도 있다. = 자체소방대.

사설소화전 私設消火栓 private hydrant 사설 급수설비에 설치한 개인자산 방호용 소화전.

사설요양소 私設療養所 residential-custodial care facility 고령, 물리적 또는 정신적 장애로 인해 자기 스스로 생존해 나갈 수 없는 사람들을 4인 이상 수용하여 간호하는 건물 또는 건물의 일부.

사설호스라인 私設~ hose line 옥내소화전 또는 가정용 수도설비에 영구 부착된 사설 소방호스.

사설화재경보설비 私設火災警報設備 proprietary

system 개인 건물에 설치된 화재경보설비. 비상시 모든 경보는 공공 소방서가 아닌 건물내 경비실로 전달된다.

사시 斜視 strabismus 시각축이 같은 점을 향하지 않는 비정상적인 상태. 사시는 마비성과 비마비성으로 구분한다. 마비성 사시는 신경적 결함이나 근육의 기능장애 때문에 눈을 움직이는 근육이 제대로 움직이지 않는 것이며 비마비성 사지는 서로 관련되는 두 안구 간의 위치 결함으로 인한 것으로 이 상태는 유전된다. 사시를 오랫동안 방치하면 시력이 떨어지고 억제성 약시가 발생하므로 나이가 어릴 때 치료해야 성공적으로 치료된다. → 사시(cross eye).

사시각 斜視角 squint ① 돌출부 전환 안테나 또는 도시 다(多) 돌출부 안테나의 각 돌출부 주축과 중앙축 사이의 각. ② 안테나의 방사축(放射軸)과 어느 선정된 기하학적 축 사이의 각. ③ 어느 선정된 기하학적 축에서부터 벗어난 각만큼 안테나의 주 돌출부를 향하게 하는 것.

사시경 斜視鏡 strabismoscope 사시를 찾는데 사용되는 기구.

사시교정술 斜視矯正術 orthoptics 정상적인 양안시력과 관련된 양안시력을 위해 부적절하게 협응 되는 시축을 교정하는 과정이나 기술.

사실행위 事實行爲 점유, 취득 등과 같이 외부에 표시하지 않은 내심적 의사로서 일정한 사실을 행하는 것이며 법률요건 중의 적법행위의 하나이다. 사실행위는 의사표시를 요하지 않는다는 점에서 법률행위나 준 법률행위와 다르다.

사염화에틸렌 四塩化~ tetrachloroethylene 유기염소계 용제로 흡입시 간, 신장, 중추신경계에 피해가 나타난다.

사염화탄소 四塩化炭素 carbon tetrachloride 분자량 153.84, 비중 1.632, 융점 −23℃, 비점 76.6℃인 특유한 냄새가 나는 무색 투명한 액체. 증기압이 높아서 밀폐한 상태로 가열하면 위험하다. 제법은 메탄과 염소에 빛을 조사(照射)하면서 반응시키면 다른 메탄의 염화물을 수반하며 생기지만, 이황화탄소에 염소를 반응시켜 제조하는 경우가 많다. 용도는 유지류(油脂類)의 용제로 사용되며, 드라이클리닝이나 추출용 용제로 쓰이기도 한다. 인화성이 없고 증기가 무거워서 기름에 의한 화재의 소화제(消火劑)로 쓰였지만, 유독한 포스겐을 생성하므로 현재에는 거의 사용하지 않는다. 이 밖에 분석시약이나 의약품으로 사용된다.

사용수량 使用水量 water consumption 화재 한 건을 진압하는데 소요된 물의 총량.

사용압력 使用壓力 service pressure 소화기의 압력계와 명판에 나타나는 정상 작동압력.

사용자 使用者 employer 일반적으로는 근로계약 또는 고용계약의 당사자로서 노무를 제공하는 자(근로자)에 대하여 보수를 주기로 약속한 사업의 주체인 법인 또는 개인.

사용전압 使用電壓 service voltage 기기 등이 정상적으로 기능하도록 하기 위해 통상 사용하는 전압.

사유건물 私有建物 private building 일반인들이 자주 출입하지 않거나 일반인들에게 허용되지 않는 개인 소유의 건물 또는 건물의 일부.

사이드레이즈 side raise 사다리의 한쪽 다리를 지면에 고정시키고 건물과 평행하게 사다리를 세우는 방법.

사이드로링사다리 side rolling ladder 가이드레일(guide rail)에 부착된 반고정식 사다리. 보통, 선반에 고정되어 있다.

사이드캠프 side camp 오지에서의 임야화재 진화작업을 위해 임시로 건립한 소규모의 캠프.

사이렌 siren 화재경보, 대피신호, 긴급출동사실 등을 멀리까지 전달하기 위해서 강력한 음향을 발하는 장치로, 핸들을 돌리는 방식에서 전동모터를 사용하는 방식으로 발전하였다가 현재는 전자식이 많이 쓰이고 있다.

사이버경찰 ~警察 cyber police 사이버 공간에서 컴퓨터 범죄에 대한 치안을 담당하는 경찰. 미국에는 연방법 집행관 트레이닝 센터 산하 기관으로 1989년에 FFI(Financial Fraud Institute)가 설립되어 사이버 경찰을 양성하고 있다. FFI는 범죄 수사에서 컴퓨터를 어떻게 사용하는가, 범죄에 사용된 컴퓨터에 남아 있는 증거를 어떻게 분석하는가와 같은 금융 범죄 수사에 관한 모든 것을 훈련시키고 있다.

사이잘삼 ~蔘 sisal 아쿠브 식물의 잎에서 추출한 섬유. 로프나 삼실 등을 만드는 데 사용하며, 자연발열성이 있다.

사이징 sizing 종이의 흡수성을 감소시키고 잉크의 번짐을 방지하며 종이 표면의 평활성을 향상시키기 위해 약품으로 처리하는 공정.

사이클론 cyclone ① 열대성 저기압. ② 대표적인 원심력 집진장치. 선회 기류 속에서 떠돌던 고체입자는 원심력에 의해 벽쪽으로 점차 이동하게 되고, 결국 사이클론 벽에 충돌하여 기류로부터 분리된 후 원뿔의 하부에 모여서 외부로 배출된다. 사이클론은 고온, 고압에서도 사용할 수 있으므로 그 이용 범위는 상당히 넓다.

사이클릭 cyclic ① 주기의 발생. ② 항공기의 주 날개를 기울게 하는 장치로써, 항공기의 움직임(앞, 뒤)을 변화시킨다. 파일럿의 다리 사이 바닥에 장착되며 헬리콥터의 항공에 주된 역할을 담당하는 세 가지 중 하나.

사이클린 cyclin 사이클린-의존성 키나아제(cyclin-dependent kinase)를 활성화시킴으로써 세포주기를 촉진하는 단백질.

사이토카인 cytokine 여러 조직에 의해 분비되는 오토크린 또는 파라크린 조절분자.

사이포조아 scyphozoa 큰 해파리를 포함하는 바다 동물의 집단. 세계에서 가장 강력한 독을 가지고 있고, 밀리미터(1인치보다 작은)부터 미터(피트)까지의 다양한 크기가 있으며, 상자 해파리, 거대 해파리, 그리고 바다말벌이 포함된다.

사이폰 siphon ① 물 등의 액체를 정상 수면보다 높은 곳으로 끌어올렸다가 정상 수면보다 낮은 곳으로 방출하는 배관 또는 호스. ② 지하실에 고인 물을 제거할 때 사용하는 호스 연결구.

사인 死因 cause of death 사망의 직접적 원인을 의학적으로 설명하는 것. 사망진단서에 「사망의 원인」 란이 기재되어 있으며 직접 사망을 일으킨 질병, 손상, 치명상이 된 재해, 또는 폭력 등의 상황이 선택될 수 있다.

사인파동 ~波動 sine wave 뚜렷한 PQRST 복합체 없는 ECG 복합체의 파동. 패턴은 아주 넓어진 QRS 복합체로부터 형성된다. 일반적으로 환자의 증상은 투석을 요구하게 된다.

사전설정방식 事前設定方式 presetting system 송출하는 테이프, 수신하는 전파 등의 순서, 일시 등을 미리 장치 내에 기억시켜 두어 자동 송수신하게 하는 것. 방송 프로그램에 따라 음성이나 조명이 자동적으로 대응하도록 미리 조정해 두는 등 미리 설정하여 자동적으로 동작시키는 방식을 말한다. 넓은 뜻으로는 송신 측에서 미리 특성을 변화시켜 수신 측에서 양호한 특성이 되도록 한 방식을 말한다.

사전예방 事前豫防 presuppression 화재발생시 효율적인 진화작업을 하기 위해 화재발생 이전에 미리 필요한 조치들을 적용해 보는 것.

사전진화계획 事前鎭火計劃 pre-fire planning 화재발생에 대비하여 구체적인 진화계획을 수립하는 것.

사정 射精 ejaculation 남성요도에서 정액의 방출.

사정관 射精管 ejaculatory duct 정낭관과 수정관의 접합에 의해 형성되는 통로로 이곳을 통해 정액이 요도로 들어간다.

사지 四肢 limb 팔이나 다리 같은 신체의 부분. = 팔다리.

사지골격 四肢骨格 appendicular skeleton 골격에 부착된 사지의 뼈.

사지기형 四肢畸形 dysmelia 사지가 지나치게 짧거나, 없는 비정상적인 유전적 상황으로 어떤 경우에는 척추이상을 동반하기도 한다. → phocomelia.

사지마비 四肢痲痺 quadriplegia 척수손상 부위이하의 체간과 사지의 마비. 이 장애는 종종 경추손상시 나타나며 자동차 사고와 운동시 재난사고로 인해 야기된다.

사지선진 四肢先進 limb presenting 분만시 태아의 신체중 제일 먼저 보이는 부위가 태아의 사지인 경우를 말한다.

사지우사분원 四肢右四分圓 extreme right quadrant $-90°\sim-180°$ 까지 범위로 나타내는 6면의 4

분원.

사지운반 四肢運搬 extremity lift 한 명의 구조자가 환자 겨드랑이 아래로 손을 넣어 손목을 잡는 동안, 다른 구조자가 환자의 무릎을 잡는 환자 운반방법으로 척추손상 우려가 없는 환자나 팔다리 부상 환자를 들것이나 계단형 의자에 옮기는데 사용한다. = 사지들기.

사지유도 四肢誘導 limb leads 심장 관상면을 따라 전·후 분선으로 구분하는 6면형 유도. 이 유도에는 Ⅰ, Ⅱ, Ⅲ, aVR, aVL과 aVF가 있다.

사지태위 四肢胎位 limb presentation 태아의 팔이나 다리가 머리보다 먼저 나오는 분만.

사징 死徵 signs of death 사망 직후에 일어나는 시체 현상으로 심장운동의 정지, 자발 호흡운동의 정지, 동공산대, 대광반사 소실, 안압저하 및 각막혼탁, 근육의 이완, 피부의 창백화, 피부 및 외표점막의 건조, 체온 강하 등의 변화가 나타난다.

사체 死體 cadaver 일반적으로 해부실습에 이용하는 인체의 시체.

사체검색 死體檢索 postmortem inspection 사체의 외표를 검사하고 그 검사소견을 바탕으로 사인, 사망시각, 사망상황, 사망의 종류, 이상사체인지의 여부 등을 의학적으로 판단하는 행위.

사체낭 死體囊 disaster pouch 대량 환자 발생시 사체를 보관하기 위한 방수천 재질의 자루.

사체현상 死體現象 changes following death 사후에 사체에서 나타나는 모든 현상으로 사망 직후에 나타나는 것에서부터 사체가 붕괴하기 까지의 모든 변화를 포함한다. 조기사체 현상으로 체온의 냉각, 시반, 사체경직, 체표의 건조 등이 나타나고 만기사체 현상으로 부패, 미이라, 백골화 등이 있다. 이러한 사체현상은 법의학 분야에서 개체의 죽음을 확인, 사후경과시간의 추정근거로서 활용된다.

사춘기 思春期 puberty 생식기관이 성숙하여 남여 모두 2차 성장과 가임성이 발달하는 시기로 이는 뇌하수체 전엽의 성선자극호르몬의 분비증가에 의해 일어난다. 이 시기는 심리적, 행동적 변화가 있는 시기로 여러 가지 조건에 의해 영향을 받으며 영양 또

한 신체적 발육에 많은 영향을 미친다.

사출좌석 射出座席 ejection seat 항공기의 고속 비행시 기체 이상으로 인한 조종사의 로켓추진식 탈출좌석. 이 장비는 군용 항공기에서의 주요 위험시 구조작전으로 시행되었다.

사카린 saccharin 백색의 결정성 인공적인 감미료로 설탕보다 달며 때로는 설탕 대신 쓰이기도 한다.

사태 沙汰 landslide 언덕이나 산등 융기된 지형에서 떨어져 나와 아래로 미끄러져 내려오는 물질의 덩어리. 그러한 물질의 흐름이 빠르거나 느릴 수도 있지만 그것이 멈출때까지는 사람과 거주지에 위협적인 존재이다. 가장 흔한 것은 진흙, 눈, 얼음 그리고 혼합물 사태 등이 있다. = 지반붕괴.

사판 篩板 cribriform plate 계란 둘레의 작은 구멍이 뚫려있는 얇은 골판으로 후신경이 지난다. → 사골.

사행성궤양 蛇行性潰瘍 serpent ulcer 한 군데에서는 낫는 동안 다른 곳에서는 심해지는 피부의 개방성 궤양.

사혈 瀉血 exsanguination 외출혈이나 내출혈에 의해 혈액이 과도하게 소실되는 것. = 실혈, 방혈(防血).

사형 死刑 capital punishment 범인의 생명을 박탈하는 것을 내용으로 하는 형벌로서 형벌 중 가장 중한 형벌이므로 극형이라고도 하며, 생명을 박탈하므로 생명형이라고도 한다. 현행 형법상 사형을 과할 수 있는 경우는 내란죄, 외환죄, 폭발물 사용죄, 방화치사죄, 강도살인, 강간 등 살인죄 및 해상강도 살인, 치사강간죄 등이다.

사회경제적계층 社會經濟的階層 socioeconomic strata 한 사회의 경제적, 사회적 수준을 평가할 다양한 기준으로 소득 수준, 직업의 종류, 가족 혹은 개인적인 경력, 교육수준 등으로 나누어진다.

사회안전보장법 社會安全保障法 social security act 노인 복지, 유족 및 노인 연금 보험, 실업자 보험과 급여, 그 밖의 노인 의료 보험과 국민 의료 보험을 포함한 공공 복리 프로그램을 제공하기 위한 법.

사회적위험 社會的危險 societal risk 많은 사람에

대한 위험의 크기. 대부분 복합 사건의 빈도분포로 표현된다.

사회적재활 社會的再活 social rehabilitation 사회 생활이나 가정생활에 적응하기 위해 장애가 있는 사람의 가능성을 모든 면에서 회복시키고자 하는 목적으로 의학적, 직업적인 적응을 이루어 장애자가 생활해 가는데 있어서 가질수 있는 사회적, 가정적 장애를 경감시키기 위한 활동.

사회적지지 社會的支持 social support 어떤 사람을 둘러싼 중요한 타인(가족, 동료, 전문가 등)으로부터 얻어지는 여러 가지 형태의 원조로 그 개인의 건강유지나 증진에 중대한 역할을 한다. 정보, 금품, 인력등을 공급하는 수단적 지지나 친밀감, 신뢰감, 안심감 등의 마음의 지주가되는 정서적 지지로 분류할 수 있다.

사회적지지망 社會的支持網 social support network 개인과 사회와의 매개 개념으로 상호작용을 하면서 관계가 있거나 없을 수 있는 의미 있는 사람과의 협동을 위해 상호 연결된 집단으로 사회적 지지망의 결여는 건강관리에 대한 태도, 삶에 대한 희망, 심신의 건강상태, 사망률 등에 영향을 미치는 것으로 보고되고 있다.

사후강직 死後强直 rigor mortis 사후에 ATP도 없고 활동전압도 없는 근육이나 관절 등이 뻣뻣해지는 현상. 사후 2~4시간 후에 나타나기 시작한다. 사후강직에 의한 수축은 매우 강력하며 팔이나 다리 등이 펴지지 않게 된다. 심장, 목, 팔, 다리 순으로 일어나고 영양상태, 운동상태에 따라 시간이 흐르면 풀린다. 풀리는 순서는 팔, 다리, 목, 심장 순으로 이것으로 사망시간을 추정할 수도 있다. = 사후경직 (死後硬直 rigor mortis), 시체경직.

사후검사 死後檢査 postmortem examination 죽음 후의 실험. 병리학적 교육을 받은 사람이 행하는 사체 검사.

사후분만 死後分娩 postmortem delivery 산모가 사망한 후에 아이를 출산시키는 것.

사후이식 死後移植 postmortem graft 사망한 사람에게서 생체의 한 부분인 각막, 동맥을 포함한 기타 신체부위를 이식하여 결손을 복구하는 것.

사후처치 死後處置 mortuary care 사망 환자에게 신체적 간호를 제공하는 것으로 외모를 가능한 한 깨끗이 해주고 사후강직이 오기 전에 바른자세를 유지해주며 안면과 두부는 약간 높게(10~15도 정도) 해줘 혈액의 정체로 인한 얼굴의 변색을 방지한다. 외부로 연결된 모든 구멍은 막아주며 환자의 종교적 관습, 가족의 희망 등을 고려해 엄숙한 태도와 섬세하고 능숙한 기술로 처치한다.

삭 索 funiculus 척수의 백질 부분의 구획.

삭맥 數脈 tachycardia → 빈맥.

삭흔 索痕 constriction mark 끈이 경부 등에 작용하여 피부에 형성된 압박흔 또는 압박성 표피박탈로 의사(縊死 hanging)에서 중요한 소견으로 작용한다. 의사에서 보는 삭흔은 대부분 끈과 일치하여 '역 V자' 형으로 주행한다.

산 酸 acid 용액에서 해리될 때 수소이온을 유리하는 물질. 푸른 리트머스지를 붉게 변화시키고 신맛을 띠며 소금 형태에서 염기와 함께 반응을 하고 반드시 염기와 반대되는 화학적 속성을 지닌다. 불화수소산(hydrofluoric acid)의 경우를 제외하고는 산이 표층 조직에 있는 단백질을 건조시키는 작용을 통해 응고성 괴사를 유발한다. 손상의 정도는 산의 물리적 손상에 관계하고 pH가 2가 안 되는 대부분의 산은 부식제이다. 다른 산의 조직 손상성질은 농도, 분자, 수소 이온합력 등이다.

산가 酸價 acid value 지방, 지방유 및 밀랍 또는 그 밖의 시료 1g 속에 함유되어 있는 유리(遊離)지방산 또는 산성물질의 양을 나타내는 수치. 시료를 중화시키는 데 필요한 수산화칼륨의 mg 수로 나타낸다. 산값을 측정하는 데는 먼저 5~10g의 시료를 알코올과 에테르 또는 벤젠의 등용량(等容量) 혼합액 150 ㎖에 녹인다. 다음에 지시약으로서 페놀프탈레인을 써서 0.1N의 수산화칼륨용액으로 적정하고, 30초 동안 착색이 없어지지 않을 때를 중화의 종말점으로 한다. 유지류의 품질, 산패(酸敗)의 정도 등을 감별하는 데 도움이 된다. 식용유는 산값이 1 이하이어야 한다. → 적정. = 산값.

人

산과기록지 産科記錄紙 obstetrical record 산과 환자에게 일어난 모든 사항을 기록하는 것으로 산전기록지. 진통 및 분만 기록지, 산후 기록지가 있다.

산과전문의 産科專門醫 obstetrician 임신, 분만 및 산욕 여성을 관리하는 전문의사.

산과학 産科學 obstetrics 임신과 출산을 다루는 의학 분야.

산도 産道 birth canal 골반 입구에서 질구까지 연결된 길로 태아가 지나가는 통로.

산동제 散瞳劑 mydriatic 동공 확대를 위해 사용하는 제제.

산란 散亂 diffusion 파동(波動)이나 입자선(粒子線)이 물체와 충돌하여 각 방향으로 흩어지는 현상. 수중에는 공기보다 훨씬 많은 양의 부유물과 미생물이 빛을 산란시킨다.

산란파 散亂波 scatter 전리층이나 대류권층내에 불규칙하게 전자밀도가 강한 부분이 존재하여 전파를 굴절 반사하는 경우로 이러한 층이 전파통로 상에 존재할 때, 입사전파의 각도에 관계없이 산란파가 생긴다. 특히 초단파대에 이 산란파가 존재할 경우에는 가시거리 보다 먼 거리의 수신이 가능하게 된다.

산림연소후미 山林燃燒後尾 heel 산불에서 가장 느리게 이동하는 화재부위, 또는 산불 머리부분의 반대쪽에서 느린 속도로 연소되는 화재영역.

산림화재중심부 山林火災中心部 hot spot 산불 발생 지역에서 화재가 통제하기 어려울 만큼 고온으로 진행되고 있는 연소구역.

산불 山~ forest fire 산이나 임야지대에서 발생한 화재로, 산불은 수목뿐 아니라 주택, 통신중계기, 송전탑, 사찰, 축산시설 등을 광범위하게 불태울 수 있다.

산불예방소방대원 山~豫防消防隊員 prevention fire fighter 숲속에 위치한 산업시설의 방화장비 점검 및 숲에 출입하는 사람들을 대상으로 산불계몽 등의 화재 예방활동을 수행하는 소방대원.

산불예방프로그램 山~豫防~ prevention fire program 산이나 임야지대에서 발생될 수 있는 화재를 막기 위해, 사전에 실시되는 프로그램을 총칭하는 용어.

산사태 山沙汰 landslide 산이나 언덕과 같이 경사진 높은 곳에서 물체의 덩어리가 떨어져 나와 미끄러지는 현상. 물체의 움직임은 빠르거나 느릴 수 있지만, 인간이나 서식 동물에게는 움직임이 멈출 때까지 위험이 도사리고 있다. 일반적 유형으로 진흙, 눈, 얼음, 먼지나 혼합재 등의 사태가 있다

산성 酸性 acidity 산의 성질을 갖는다는 뜻의 형용어. 기본적으로는 염기에 대하여 수소이온을 잘 준다는 것을 뜻하며 신맛이 있고 청색 리트머스를 적색으로 바꾼다. 수소보다도 전기적으로 양성인 금속과 작용해서 수소를 발생하고, 금속산화물과 작용해서 염과 물을 만든다. 수용액에서는 수소지표가 pH가 7 이하인 경우를 산성이라 정의한다. 이 외에도 일반화된 산의 정의에 따라 양성자 공여성(供與性), 전자수용성 등 전기적 음성인 성질을 말할 때도 있다.

산성먼지 酸性~ acid dust 고농도의 산성 성분을 함유한 먼지 입자로 대기중에 축적되어 대도시 지역에 두꺼운 스모그를 형성하며 폐암, 천식 같은 호흡기질환 환자들에게 위해할 수 있다.

산성비 酸性~ acid rain 각종 공장이나 교통기관 및 화력발전소 등에서 배출되는 황산화물, 질소산화물 및 탄소산화물의 황산, 질산, 탄산 등이 비의 핵으로 취해지거나(rainout) 강하하는 빗방울에 취해져(washout) pH가 낮아져 지상으로 낙하하는 것. 보통 4~6pH를 나타내는데 4 이하인 경우도 있다. 산성비는 금속물의 부식, 석조물의 손상, 담수의 산성화로 생태계의 파괴를 초래할 수 있기 때문에 문제가 된다.

산성산화물 酸性酸化物 acidic oxide 산의 무수물(無水物)로 간주할 수 있는 산화물로서 물과 화합하면 산소산이 되고, 염기와 반응하면 염이 되는 것. 비금속원소의 산화물 및 전이원소(轉移元素)의 고산화수 산화물은 산성 산화물이고 전형원소(典型元素)의 금속의 산화물 및 전이원소의 저산화수 산화물은 염기성산화물, 그 중간에 위치하는 알루미늄, 아연 등의 산화물 및 전이원소의 중간수 산화물은 양쪽성산화물이다. → 전이원소, 전형원소.

산성안개 酸性~ acid fog 대기 중의 질산이나 황산

등 극히 유해한 용액이 공기 중에 떠 있는 것. 대기오염이 안개와 합쳐지면 산성 안개가 생성된다. 산성 안개는 산성비나 대기오염보다 훨씬 무서운 현상으로서 호흡기질환, 기관지 질환, 기관지소염, 천식, 폐기종, 호흡곤란, 폐암 등을 유발하는 오염으로 산성 안개의 피해가 심한 만큼 본격적인 조사연구가 필요하다.

산성포스파타제 酸性~ acid phosphatase 신장, 혈청, 정액, 전립선에서 발견되는 효소. = 산성인산효소.

산성혈증 酸性血症 acidosis 대사과정에서 생성된 산성물질들을 충분히 배설할 수 없는 요(尿)산성화 기능 장애로 인해 나타나는 병적 상태. 요(尿)가 산성 pH를 띄기는 하나 암모니아 생성능이 저하되어 신세뇨관에서의 최대 H^+ 분비량이 크게 저하되어 있는 것이 주요 원인이다. = 산혈증.

산소 酸素 oxygen [O_2] 원자 번호 8, 원자량 15.9994, 비등점 −182.970℃, 융점 −218.9℃, 임계 온도 −118.8℃, 임계압력 49.7atm, 임계 밀도 0.430g/cm³인 무색 무취의 기체. 주기율표 VI족에 속하는 전형적인 비금속 원소로서 동소체로는 오존이 있다. 공기의 주요성분(체적 20.8%)이며 화합물로서는 물, 토사, 암석 등의 성분으로서 존재하고 그 양은 대양 및 대기전량의 50%에 달한다. 공기 중에서 무성방전(無聲放電)을 하거나, 원자외선을 조사하면 동소체인 오존(O_3)이 생성된다. 또 산소를 강하게 가열하면, 예를 들면 3,000℃에서는 원자상태의 산소를 약 6% 생성한다. 대단히 활발한 원소로 비활성기체의 일부(헬륨, 네온, 아르곤)를 제외하면 모든 원소와 화합물을 만들며, 극히 많은 원소와 직접 반응한다. 다만 비활성기체, 할로겐이나 백금, 금 등의 귀금속과는 직접 반응하지 않는다. 동·식물의 생활과 밀접한 관계가 있으며, 산소의 존재 없이 동물은 생명을 유지할 수 없다. 제법은 공업적으로 액체공기의 분별증류, 또는 공기의 분별액화(分別液化)가 널리 사용되며, 물의 전기분해를 이용하기도 한다. 용도는 각종 화학공업, 야금(冶金) 등에서 대량으로 이용되며 암모니아합성, 그 밖의 합성화학공

업에서의 원료가스 제조에, 특히 철강 관계 노공업(爐工業)에서 사용량이 많다. 이 외에도 산수소염(酸水素炎), 산소아세틸렌염 등으로 금속의 용접, 절단 및 액체산소 폭약, 흡입, 로켓추진제 등의 용도로도 쓰인다. 호흡요법에서 산소는 혈액 내 순환량을 증가하기 위해 쓰인다. 특히 만성 이산화탄소정체 합병증 같은 비정상적 폐를 가진 사람의 경우 과도한 산소 투여는 비가역적 독성을 일으킨다. 고농도의 산소를 장기간 투여할 때 영아기 어린이의 눈에 비가역적 손상을 초래한다. 산소는 화재와 폭발의 위험성이 크므로 산소를 투여할 때 흡연, 불꽃을 일으키거나 전기적 스파크는 피해야 한다. 공급용 산소통은 D(400ℓ), E(660ℓ), M(3,000ℓ) 등이 있으며 산소전달장치에 따라 다음과 같은 유속으로 투여한다. 환자의 증상에 따라 달라지며 병원전 처치에서는 가능한 한 고농도를 투여한다.

장 치	유 속 (ℓ/min)	전달량(%)
비강 캐뉼라	1~6	24~44
단순 안면 마스크	8~10	40~60
벤츄리 마스크	4~12	24~50
부분 재호흡 마스크	6~10	35~60
비재호흡 마스크	6~10	60~95
기대 마스크	10~15	40~90
수요밸브	10~15	100

산소감소 酸素減少 starvation 밀폐된 화재실 내의 연소에 의하여 산소가 감소하는 것, 또는 가연물의 연소상태에서 산소공급을 차단하여 소화하는 것.

산소결핍 酸素缺乏 oxygen deficiency 생명의 유지 또는 계속적인 연소에 필요한 산소가 부족한 상태. 보통의 공기에는 약 21%의 산소가 함유되어 있는데, 산소가 18% 미만인 것을 일반적으로 산소결핍공기라고 하며 산소결핍이 일어난다.

산소결핍분위기 酸素缺乏雰圍氣 oxygen deficient atmosphere 표준 1기압에서 19.5 Vol% 미만의 산소가 있는 분위기.

산소결핍증 酸素缺乏症 anoxemia 혈액속의 산소결핍. 산소부족 상태의 생체 세포 안에서는 유산의 생성량이 증대하므로 혈액은 산성으로 변한다. 이에 따라 호흡중추 등이 자극되어 호흡심도, 호흡수, 심

장박동수의 증가가 일어나게 된다. 이러한 상태에서는 공기를 상대적으로 많이 호흡하여 산소 부족량을 보충하고, 산소함유량이 저하된 혈액을 보다 다량으로 순환시키며, 뇌의 혈관을 확장하여 대량의 혈액을 받아들이기 위한 여러 가지 보상기구나 기능이 동원된다. 그러나 이와 같은 생리적인 적응의 한계는 산소농도 16% 정도까지로, 이보다 낮은 농도에서는 생체적 보상이 불가능하며, 산소 결핍증상이 나타난다. 인체 중에서 산소 부족에 대하여 가장 민감한 반응을 나타내는 부분은 최대의 산소 소비기관인 뇌이며, 특히 대뇌의 피질이다. 산소 결핍증의 증상은 대뇌피질의 기능저하를 비롯하여, 궁극적으로는 뇌세포 손상에 의한 기능 상실을 거쳐 죽음에 이르게 된다.

산소공급기 酸素供給器 oxygenator 정맥혈에 기계적으로 산소를 공급하는 장치. 개심 수술을 하는 동안에 순환을 유지하기 위해 또는 중증의 심장 및 폐질환 환자의 순환을 돕기 위해서 한 개 또는 그 이상의 펌프를 조합해서 사용한다.

산소교환 酸素交換 oxygen exchange 혈액에 산소를 공급하고 이산화탄소를 배출하는 대사작용.

산소농도시험램프 酸素濃度試驗~ flame safety lamp 대기 중의 산소 결핍 정도를 측정하기 위해 사용하는 화염램프. 대기 중의 산소농도가 16% 아래로 떨어지면 램프의 화염은 자동적으로 소멸된다.

산소농축분위기 酸素濃縮雰圍氣 oxygen-enriched atmosphere : OEA 산소농도가 21Vol.%를 초과하거나 또는 산소의 분압이 0.218kg/cm²를 초과하는 대기상태.

산소독성 酸素毒性 oxygen toxicity 장시간 높은 분압의 산소를 호흡함으로써 일어나는 중독증상으로 때로는 불가역성의 폐모세혈관내피의 손상을 초래할 수도 있다. 2절대기압(ATA) 이상의 산소분압 조건에서 발생하며 시야가 좁아지는 현상, 이명, 구토, 입술이나 눈 주위의 근육연축, 정신적 긴장도 증가, 현기증 등이 전구증상으로 나타나고 전구증상 없이 간질의 대발작 같은 경련성 발작을 일으키기도 한다. 수중의 잠수자 경우 폐압착증을 예방하기 위

하여 수압과 같은 압력의 압축기체를 호흡하는데 그 결과 산소분압이 증가하여 중추신경계 및 폐에 독성을 일으킨다. 중추신경계의 산소독성을 Paul bert효과라고 하는데 산소유리기, 기타 효소계 비활성화, 조직내의 이산화탄소 축적 등이 그 원인인 것으로 추측한다.

산소마스크 酸素~ oxygen mask 산소를 투여하기 위해 쓰는 장치. 입과 코 부위에 꼭 맞는 모양으로 손으로 쥐거나 반창고를 붙여 고정한다. 마스크는 흡기판과 호기판이 있어서 산소를 들이마시거나 기도로 산소를 흡입하며 외부로 이산화탄소를 배출하도록 한다. 산소는 처방된 속도로 카테터를 통과해 마스크로 흘러 들어간다.

산소발생기 酸素發生器 oxygen generator 인체에 해로운 공기를 정화하고 자동으로 산소를 발생 혼합하여 청정공기를 압축기로 이송, 용기에 충전하는 장치.

산소발생식호흡기 酸素發生式呼吸器 generating-type breathing apparatus 자급식 호흡기구의 일종. 교체 가능한 캐니스터 내부에서 화학반응을 통해 필요한 산소를 생산할 수 있다.

산소부채 酸素負債 oxygen debt 운동이나 작업 기간동안에 소모한 산소량(에너지량)과 실제로 심폐계 활동으로 공급된 산소량 사이의 차이. 격렬한 근육운동시 포도당을 모두 이산화탄소와 물로 분해하는데는 산소공급이 부족하여 혐기적 과정에 의해 유산이 생성되며 운동후 생체는 유산을 처리할 필요가 있다. 즉 단기간의 격렬한 운동일수록 산소 부채량이 클 것이다. 운동 후에도 호흡과 심장박동이 정상 안정시 상태로 회복되는 데 시간이 걸리는 것은 운동 중에 일어난 산소부채를 갚는데 걸리는 시간을 나타낸다.

산소분압 酸素分壓 oxygen partial pressure 혈액 내의 산소압력. 동맥혈 산소분압(PaO₂)의 정상치는 실내공기흡입 하에서 95(80~100)mmHg이다. 대기압은 760mmHg이므로 대기중의 산소분압은 760 × 0.209(대기중 산소농도) = 159mmHg이다. 대기가 흡입되어 기관에 다다르면 수증기에 의해 포화되

므로 149mmHg가 된다. 다시 폐포에 도달하면 폐포가 이산화탄소 분압의 영향을 받아 산소분압은 약 100mmHg로 된다. 그리고 혈액을 중개로 해서 세포내부 미토콘드리아 등의 종말산화기구로 운반될 즈음에는 1mmHg 이하의 산소분압이 된다고 한다. 산소분압이 하강하는 상태를 산소폭포라고 한다.

산소섭취량 酸素攝取量 oxygen uptake 유기체가 환경에서 취하는 산소의 양. 1회 호흡에 의해 체내로 들일 수 있는 산소량을 말하며 충분히 안정한 뒤에 산소섭취량을 측정하면 이것은 체내 각 장기에서 섭취하는 산소량과 같기 때문에 이것을 사용해서 기초대사율이 산출된다.

산소소모량 酸素消耗量 oxygen consumption 신체가 정상적 유산소성 대사작용을 하는데 필요한 분당 산소의 양(㎖). 정상적으로는 약 250 ㎖/min이다.

산소소생기 酸素蘇生器 resuscitator set 적정량의 산소와 공기를 혼합하여 환자에게 흡입시키는 기기. 산소 중독증을 방지할 수 있다. 자동 전환기는 환기의 연령에 따라 성인, 소아 및 유아로 선택하여 비숙련자, 비전문가도 손쉽게 사용이 가능하고 휴대용으로 제작되어 가볍고 사용이 간편함.

산소아세틸렌용접 酸素~鎔接 oxy-acetylene welding 산소와 아세틸렌이 화합할 때 발생하는 고열을 이용하여 금속을 용접, 절단하는 방법. 산소와 아세틸렌을 섞은 가스에 불을 붙이면 높은 열을 내면서 타게 되므로 이 불꽃을 녹이고자 하는 금속에 대고 용접을 한다. 고온도(약 3,500℃)이 얻어지며, 주로 철강과 같은 융점이 높은 것의 용접 및 절단에 사용된다.

산소아세틸렌토치 酸素~ oxy-acetylene torch 산소 아세틸렌 용접에 사용되는 것으로, 산소가스와 아세틸렌가스를 혼입하여, 유량을 조정하면서 연소시키는 기구.

산소요법 酸素療法 oxygen therapy 저산소증을 완화하기 위해 산소를 투여하는 처치법.

산소용량 酸素容量 oxygen content 혈액 100㎖당 ㎖로 표시하는 혈액 내 산소 전체 량. = volume per cent.

산소운반 酸素運搬 oxygen transport 산소가 순환 환원성 적혈구의 혈색소에 의해 폐에서 흡수하고 말초 조직으로 운반하는 과정. 산소 수송과정은 혈색소가 폐와 같이 고농도 상태로 있는 산소와는 결합하고 말초조직과 같이 산소의 저농도 상태에서는 산소를 방출하는 능력이 있으므로 가능하다.

산소저장량 酸素貯藏量 oxygen store 폐, 동맥과 정맥혈 그리고 조직세포를 포함한 신체에 정상적으로 저장된 전체 산소량. 70Kg인 경우 혈액속에 산화 혈색소로 약 800㎖의 산소가 있으며, 근육속에 산소 근색소로 약 150㎖의 산소가 있고, 폐포가스는 수백 ㎖의 산소를 함유하였으며, 약 50㎖는 조직 세포 속에 용해되어 있다.

산소중독 酸素中毒 oxygen intoxication 60%의 산소를 1~2일정도 투여하거나 70% 산소를 1주일, 또는 100% 산소를 3일 정도 투여했을 때 폐포막의 비후, 울혈, 조직간 세포 부종, 폐포 내 출혈 같은 폐의 장애를 일으키거나 흉골하 통증과 기침, 혈담, 호흡곤란 등을 일으키는 상태.

산소지수 酸素指數 oxygen index 산소와 질소가 혼합된 상승기류 속에서 점화된 물질이 연소를 지속하기 위해 필요로 하는 최저산소농도(Vol.%). 플라스틱, 고무, 섬유 등의 연소성을 표시하는 것. 산소지수가 큰 물질은 불에 잘 타지 않는다.

산소텐트 酸素~ oxygen tent 환자의 상반신을 텐트로 틈 없이 덮고 이 속의 산소 농도, 습도 및 온도를 조절하면서 장시간에 걸쳐 산소를 공급하는 방법이다. 텐트는 투명한 플라스틱으로 되어있어서 산소의 확산이나 공기유통이 되지 않으며 산소텐트내의 산소농도는 50~60%, 온도는 20~21℃, 습도는 60% 정도로 한다.

산소통 酸素桶 oxygen cylinder 압축된 산소로 가득 찬 통으로 의료시설 밖에서, 표준 산소공급원은 산소통으로 이음새가 없는 강철이나 경합금 통에 완전히 채웠을 때 평방 인치당 2,000~2,200 파운드의 압축 산소가 채워진다. 통은 다양한 크기가 있어서 글자로 확인한다. 미국 약전에 압축 가스를 구별하기 위해 색깔 코드를 지정했다. 녹색과 흰색 탱크는 모든 등급의 산소로 지정되었다.

산소투여 酸素投與 oxygenation 산소를 첨가하는 작용 또는 과정이나 결과. 산소투여의 방법으로는 비강 캐뉼러, 비강 카테타, 경기관 카테타. 단순 안면마스크, 부분재호흡 마스크, 비 재호흡 마스크, 벤츄리 마스크, 그리고 산소텐트 등을 통한 방법이 있다.

산소투여장치 酸素投與裝置 oxygen devices 현장에서 산소를 투여하는데 사용되는 장치나 도구. 일반적 비강 캐뉼러, 단순 안면 마스크, 비 재호흡 마스크와 벤츄리 마스크가 있다.

산소평형 酸素平衡 oxygen balance 폭발성 물질의 위력과 화학구조 사이의 관계를 밝혀 폭발의 강도를 파악하는 방법 가운데 하나로 화합물 100g이 연소할 때의 산소 과부족량을 그램으로 표시한 것. 완전연소 조성, 즉 산소평형이 0인 곳에서 폭발의 위력은 최대가 된다. 일부 예외도 있지만, 0을 중심으로 하여 +와 − 양측으로 멀어져 갈수록 폭발의 위력이 저하되는 경향을 보인다.

산소포화도 酸素飽和度 oxygen saturation 산소가 헤모글로빈에 결합한 양, 즉, 최대산소운반능력에 대한 산소함량의 백분율(%)로 표시한다. 산소 포화도와 산소 분압의 관계는 온도와 pH와 이산화탄소 분압등에 의해 영향을 받는다.

산소포화도측정기 酸素飽和度測程器 pulse oximeter 반도체 소자에서 두 개의 다른 파장의 빛을 손끝에 대어서 혈액의 산소포화도를 비침습적으로 측정하는 것. 1980년 이후 임상에 응용되고 있다. 환자의 침습이 적고 반응이 빠르기 때문에 유용한 모니터로 평가받고 있다.

산소−헤모글로빈해리곡선 酸素−〜解離曲線 oxygen−hemoglobin dissociation curve 헤모글로빈과 산소결합도(%)와의 관계를 나타내는 곡선. 헤모글로빈과 산소의 결합은 헴이 가지고 있는 철에 의해서 이루어지기 때문에 그 결합도는 산소분압에 따라서 변한다. 혈액의 산소분압이 증가하면 산소와 결합하는 헤모글로빈의 양이 증가하고 산소분압이 감소하면 산소와 결합하는 헤모글로빈의 양이 감소하기 때문에 이 곡선은 완만한 S자형 곡선을 형성하게 된

다. CO_2의 분압이 증가할수록 Hb의 산소포화도는 감소하고 해리도는 증가한다. 조직세포 속에 CO_2나 젖산의 농도가 증가할수록 Hb의 산소포화도는 감소하고 해리도는 증가한다. pH가 낮을수록 Hb의 산소포화도는 감소하고 해리도는 증가하며 온도가 높을수록 Hb의 산소포화도는 감소하고 해리도는 증가한다. 해발이 높을수록 Hb의 산소포화도는 감소하고 해리도는 증가한다.

산소호흡기 酸素呼吸器 oxygen breathing apparatus 등에 지고 사용할 수 있는 호흡기구. 호기(呼氣)에 고압산소통에서 빼낸 산소를 더하여 다시 흡기(吸氣)하는 구조로 되어 있다. 산소호흡기는 비교적 장시간 사용할 수 있으나 구조가 복잡하고 관리가 어려워 거의 이용되지 않고 있다.

산소효소 酸素酵素 oxygenase 대기의 산소를 생체에 이용하도록 촉매하는 유기성 과산화효소.

산소흡입농도 酸素吸入濃度 fraction of inspired oxygen : FiO_2 환자가 들이쉰 산소의 백분율로, 보통 비율로 표시한다.

산알칼리소화기 酸〜消火器 soda−acid extinguisher 화재시에 전도시키거나 내통을 파괴하는 기타의 소화기 사용법에 따라 작동시키면 두 가지의 소화약제가 혼합되면서 탄산가스를 생성하여 그에 의한 압력으로 소화약제를 방출하는 소화기. 소화기의 몸통 속에 내통과 외통이 있으며 각각의 통에 중탄산소다 수용액과 황산 알미늄 수용액을 분리 저장하고 있는데 동절기에는 얼지 않도록 보온되어야 하는 단점이 있다.

산업공해 産業公害 industrial pollution 산업활동에 수반하여 발생하는 대기의 오염, 수질의 오탁, 소음, 진동지반의 침강, 악취 등에 의하여 사람의 건강 또는 생활에 밀접한 관계가 있는 재산, 동식물 및 그 생육환경에 피해를 일으키는 경우.

산업안전 産業安全 industrial safety 종업원의 생명과 신체를 기계설비, 기타의 위해로부터 지키기 위한 조직적 활동. 관계법규로는 근로기준법, 산업안전관리법 등이 있다.

산업안전보건법 産業安全保健法 law of industrial

safety 산업사회가 급속하게 진전됨에 따라 산업재해의 발생이 증가함으로써 근로자의 안전과 보건에 대한 기본을 확립하고, 그 책임과 소재를 명확하게 하여 산업재해를 사전에 예방하고 쾌적한 작업환경을 조성함으로써 근로자의 안전과 보건을 증진시키고자 1990년에 제정된 법안.

산업의학 産業醫學 occupational medicine 다양한 직업과 산업장에서 노동자의 건강과 작업에 관련된 의학적 문제를 예방하고 진단하고 치료하는 것을 다루는 의학.

산업재해 産業災害 industrial accident 산업안전보건법 제2조에서 정하는 바와 같이 근로자가 업무에 관계되는 건설물, 설비, 원재료, 가스, 증기, 분진 등에 의하거나 작업, 기타 업무에 기인하여 사망 또는 부상하거나 질병에 걸리는 것.

산업폐기물 産業廢棄物 industrial waste 산업활동에 수반하여 발생하는 폐기물. 유해성의 유무에 따라 유해폐기물과 일반폐기물로 구분된다. 폐기물의 90% 이상은 일반폐기물이지만 유해폐기물은 그 유해로 인하여 취급과 처리, 처분에 있어서 특별한 법적 규제를 받고 있다. 유해폐기물의 매립은 안전매립을 원칙으로 한다. 이것은 유해성분이 용출되어 나오지 못하도록 완전히 봉합시키는 매립방법으로 최종다중 덮개 설비를 해야 한다. = 사업장폐기물.

산염기균형 酸塩基均衡 acid-base balance 인체에서 생산하는 산과 염기의 순생산율과 순배설율이 같은 상태로 완충계에 의해 체액에서 수소이온의 농도가 일정하게 유지되고 있는 상태.

산염기대사 酸塩基代謝 acid-base metabolism 체액을 구성하고 있는 산과 염기의 균형을 유지하기 위한 대사과정. 산은 수소이온을 방출하고 염기는 그것을 받아들인다. 용액 속에 존재하는 수소 이온의 농도가 그 용액이 산인지 염기인지를 또는 중성인지를 결정하며 수소이온의 농도는 pH 1.0~14.0의 범위로 표시하며 pH가 7.0을 넘으면 그 용액은 알칼리이고 pH가 7.0 이하이면 그 용액은 산이다. 혈액은 pH 7.35~7.45 정도를 나타내는 약칼리이며 완충계에 의해 산염기균형이 이루어지는데 이것

이 깨졌을 때 산증이나 알칼리증을 유발한다.

산욕기 産褥期 postpartum period 분만 후 모체가 임신전의 상태로 회복하기까지의 기간. 분만으로 인해서 생긴 모체의 성기 및 전신의 해부학적인 기능 변화의 복귀현상의 완료를 말하는 것으로 출산 후 6주간의 기간. = 산후기.

산재보험 産災保險 workmen's accident compensation insurance 근로자가 사업장에서 일을 하다가 부상, 질병, 신체장해를 입거나 사망한 경우 국가가 신속하게 치료와 보상을 해줌으로써 재해를 당한 근로자와 가족을 보호하고, 사업주로서도 일시에 많은 비용을 부담하지 않게 함으로써 근로자와 사업주를 보호하는 사회보험.

산전기록지 産前記錄紙 prenatal record 임신 초부터 분만 전까지 산전 관리를 받을 때마다 상태를 기록해 놓은 서면지. 내용에는 가족력, 월경력, 병력, 현재 임신, 이전 임신력, 신체검진, 골반검사, 임상병리검사, 연속적 산전관리에 대한 것을 기록해 놓는다.

산증 酸症 acidosis 수소 이온 농도의 증가로 인해 체내 pH 수치의 감소가 나타나는 병적상태로 불충분한 호흡으로 체내에 이산화탄소가 과잉으로 축적되어 산증이 나타나면 호흡성산증(respiratory acidosis)이라 한다. 대사성산증(metabolic acidosis)은 신체 내 화학과정이 제 기능을 하지 못할 때 나타난다. = 산성혈증.

산통 疝痛 colicky pain 날카로운 내장통으로 자궁이나 장과 같이 속이 비거나 관모양 조직의 평활근 경련이나 폐쇄, 꼬임이 원인이 되어 수분-수시간의 간격을 두고 주기적으로 반복하는 복통. 통증의 강도는 심하고 당기는 듯하고 찌르는 듯하다. 통증은 대체로 장기 위치와 일치하지만 일정한 방향으로 방사하기도 한다.

산호 珊瑚 coral 칼슘카보네이트로 이루어진 강력한 외골격으로 둘러싸인 강장동물문에 속하는 수천 마리의 작은 수중동물. 불 산호를 포함한 몇 가지 종류에서는 해파리와 비슷할 정도의 강력한 독소를 생산하는 미세촉수를 지니고 있다. 초기에 적절히 치료하지 않으면 화농성 상처 감염을 유발시킨다.

산화 酸化 oxidation 본래는 순물질이 산소와 화합하는 것을 말하지만 일반적으로는 광범위하게 전자를 뺏기는 변화 또는 이것에 수반되는 화학반응을 말할 때가 많다. 이를테면 금속이 산소와 화합하는 반응은 금속이 전자를 빼앗겨 양이온이 되는 현상이 중심이 되고 생성한 금속 양이온이 산소 음이온과 결합하여 금속산화물이 되는 과정이라 해석된다. 이 방식에 의하면 이온 결합을 만드는 원자 또는 원자단의 양의 전하가 증대해서 양의 원자가가 크게 되는 현상, 음전하의 감소로 음의 원자가가 작게 되는 현상은 모두가 산화이며, 공유 결합을 만드는 경우에도 전기 음성도에 따르는 산화수를 고려함으로써 마찬가지로 유추할 수 있을 때가 많다. 산화수의 변화는 이온인 경우는 양전하의 증가, 음전하의 감소로 나타나는데 어느 경우이든 그것은 전자를 방출하는 반응이 산화가 된다. 예를 들면, $C + O_2 \rightarrow CO_2$에서 반응전 C의 산화수와 O의 산화수는 0인데, 반응후 CO_2의 C에서는 +4, O는 -2인 사실에서 C는 산화되고, O는 환원되어 있다.

산화납 酸化~ lead oxide 납과 산소의 화합물. 산화납(I), 산화납(II), 삼산화이납, 산화납(IV), 사산화삼납 등이 알려져 있다. 1) 산화납(I) [Pb_2O] : 어두운 회색 분말. 융해한 납을 공기 속에서 표면산화시키거나 이산화탄소 기류 속에서 옥살산납을 가열하면 생긴다. 2) 산화납(II) [PbO] : 저온에서 안정한 오렌지색 또는 적색의 것과 고온에서 안정한 황색의 것이 있다. 비중 약 9.5, 녹는점 약 880℃이다. 금속납을 산화로(酸化爐)에 넣고 융해하여 제조하는 용융산화법과 납을 융해하여 입상(粒狀)으로 하고, 회전드럼 속에서 뜨거운 공기를 통하여 제조하는 연분법(鉛粉法)이 있다. 용도는 염화비닐의 안정제로 사용되는 외에 농약, 도료, 안료, 축전지, 광학유리, 고무 등에 사용된다. 3) 삼산화이납 [Pb_2O_3] : 황적색의 비결정성 물질. 가열하면 분해하여 사삼산화납이 된다. 산, 알칼리에는 녹지만, 찬물에는 녹지 않는다. 가열하면 물에 녹아 분해한다. 제법은 사삼산화납의 아세트산 용액에 엷은 암모니아수를 서서히 가하면 생성된다. 4) 사산화삼납 [Pb_3O_4] : 황색이 도는 적

색 안료. 납을 융해하여 공기를 통과시키고 황색의 산화납 PbO로 만든 다음 노(爐) 속에서 400~450℃로 충분히 산화하여 만든다. 비알칼리성을 나타내며, 용도는 주로 철의 방청제 페인트로 사용된다. 그 밖에 축전지의 전극판재료, 납유리, 도자기의 유약 등에 사용된다. 5) 산화납(IV) [PbO_2] : 흑갈색의 분말로 비중 9.375이다. 가열하면 산소를 방출하고 일산화납이 된다. 물에는 녹지 않지만, 염산에는 염소를 발생하면서 녹는다. 또, 진한 수산화알칼리 수용액에도 잘 녹으며, 진한 질산이나 황산에는 약간 녹는다. 제법은 일산화납이나 연단(鉛丹) 등을 염소수, 브롬수, 하이포아염소산나트륨, 과산화수소 등의 산화제를 써서 산화시키면, 흑색 분말로서 얻는다. 또 납염의 수용액을 전기분해하면 비늘 모양의 고체로 양극에서 얻을 수 있다. 또한 일산화납을 염소산알칼리 등과 함께 융해시켜 얻을 수도 있으며, 공업적으로는 아세트산납을 클로로칼키로 산화시켜 얻을 수 있다. 용도는 축전지의 양극판으로 쓰이는 외에 산화제로서도 사용된다.

산화물 酸化物 oxide 산소와 다른 원소와의 화합물. 정확하게는 플루오르를 제외한 원소와의 화합물을 말한다. 산소는 다른 원소와 친화력이 강하여, 비활성기체를 제외한 거의 모든 원소와 화합물을 만드는데, 일반적으로 원소간의 직접반응 또는 산화제와의 작용에 의해서 생성된다. 염기와 작용해서 염을 만드는 것을 산성산화물, 산과 작용해서 염을 만드는 것을 염기성 산화물, 어느 쪽과 작용하여도 염을 만드는 것은 양성산화물, 중성의 것은 중성산화물로 나누고, 또 물과 작용하지 않은 것을 부동산화물, 물에 녹아서 두 개 이상의 산(혹은 염기)을 생기게 하는 것을 혼합산화물이라 한다. 또 2종 이상의 산화물이 복합된 산화물을 복산화물이라 한다. 일반적으로 금속의 산화물은 염기성산화물이 많다. 또한 구조상 O_2^{2-}를 포함하는 것을 초산화물(超酸化物), O_3^-를 포함하는 것을 오존화물이라고 하고 산화물과는 별도로 취급한다.

산화방지제 酸化防止劑 antioxidant 고분자물질, 석유제품, 유지류, 비누 등에 생기기 쉬운 산소의 작용

에 의한 자동산화를 방지하기 위해 첨가하는 물질. 산화반응에 직접 관여해서 산화를 방지하는 퀴논류, 아민류, 페놀류 등과 산화반응의 촉매 구실을 하는 금속을 불활성화(不活性化)하는 간접적인 산화방지제가 있다. = 항산화제.

산화부틸렌 酸化~ butylene oxide [C_4H_8O] 분자량 72.1, 증기비중 2.5, 비점 63℃, 비중 0.84, 인화점 -22℃, 발화점 439℃, 연소범위 1.7~19%인 매우 불쾌한 냄새가 나는 무색의 액체. 증기는 공기보다 무겁고 낮은 곳에 체류하며 아주 작은 점화원에 의해 쉽게 인화·폭발하며 연소시 역화의 위험이 있다. 밀폐된 용기가 가열되면 심하게 파열한다. 물보다 가볍고 물에 녹지 않기 때문에 수면에 액체가 누출되면 화재면적을 크게 확대한다. 장기간 저장 방치하면 위험한 중합반응을 일으키며 모노머(monomer)증기는 통기관 또는 여러 공간에서 중합체를 형성하여 예기치 않은 사고를 유발한다. 금속염화물, 산화성 물질 직사광선에 의해 위험한 반응을 일으킨다. 저장 및 취급시에는 화기엄금, 가열금지, 직사광선 차단, 용기는 차고 건조하며 통풍환기가 잘되는 곳에 저장하여야 한다. 증기의 누설 및 액체의 누출방지를 위해 용기를 완전히 밀폐시킨다. 정전기 등 점화원을 회피하고 취급장소의 전기시설은 방폭설비를 하여야 한다. 산화성 물질, 강산류, 금속염화물과의 접촉을 방지하여야 한다. 화재시 물분무, 건조분말, 포, CO_2가 유효하며, 직접 주수하는 것은 효과가 없다. 안전거리를 충분히 유지하고 가급적 짧은 시간에 진압하도록 하여야 한다. 물분무로 용기외벽을 냉각시킨다. 공기 호흡기 등의 안전장구를 착용하여야한다. 접촉하게 되면 피부나 호흡기 계통의 점막을 자극한다. 제법은 부틸렌, 염소 및 물을 반응시켜 만들거나 부틸렌에 산소를 촉매로 하여 반응시켜 만든다. 용도는 유기합성원료, 훈증제 등으로 사용된다. = 1,2-butylene oxide, 1,2-epoxy butane.

산화성물질 酸化性物質 oxidizing material 자기자신은 불연성 물질이어서 단독으로는 발화, 폭발의 위험은 없지만 가연성의 물질이나 환원성 물질과 접촉했을 때는 충격이나 점화원에 의해 발화, 폭발을

일으키는 물질.

산화에틸 酸化~ ethyl oxide 다이 에틸에테르와 유사한 무색의 액체 용재로 약물 제조에 넓게 사용된다.

산화에틸렌 酸化~ epoxythene [$(CH_2)_2O$] 분자량 44.05, 비중 0.8711(20/20℃), 비점 10.4℃, 인화점 -20℃, 연소 범위 3~100%, 자연 발화 온도 534℃인 상온에서 상쾌한 냄새가 나는 무색의 기체. 물이나 묽은 황산과 반응하면 에틸렌글리콜이 되며, 수산화알칼리나 염화주석(IV) 등에 의하여 중합하여 폴리에틸렌옥사이드가 된다. 산화에틸렌은 마취성 유독가스로 순환계에 유독 또는 자극성을 가지고 있다. 농후한 가스에 중독되면 폐수종을 일으켜 사망한다. 제법은 에틸렌클로로히드린과 알칼리와의 반응에 의하여 조제할 수 있는데 공업적으로는 에틸렌의 기체상 산화에 의하여 합성한다. 용도는 유기합성원료(에틸렌글리콜, 에타놀아민, 알킬에텔 등), 계면활성제, 유기합성안료, 살균제, 훈증소독 등에 사용된다. = 에틸렌옥사이드, 옥시란.

산화열 酸化熱 oxidizing heat → 산화.

산화열축적 酸化熱蓄積 spontaneous heating 가연성 물질의 화학변화 또는 박테리아에 의해서 자연적인 산화열이 상승되어 축적되는 것.

산화적인산화 酸化的燐酸化 oxidative phosphorylation 전자전달계로부터 얻은 에너지를 이용해 ATP를 생성하는 것으로 미토콘드리아에서 일어난다.

산화제 酸化劑 oxidizing 다른 물질에 산화를 일으키게 하는 물질 또는 산화환원반응으로 환원되는 측의 반응물을 산화제라 할 때도 있다. 일반적으로는 산소를 공여하는 것, 수소를 빼앗는 것, 전자를 빼앗는 것, 또는 산화수를 증가시키는 작용을 가진 것을 말하며, 다음과 같이 대별된다. 1) 과산화물 또는 그 유도체 및 산소 : 예를 들면, 과산화수소(H_2O_2), 과산화이황산암모늄($(NH_4)_2S_2O_8$)이 이것에 해당한다. 2) 산소산 및 그 염 : 특히 질산(HNO_3) 및 그염, 과염소산($HClO_4$) 및 그 염, 뜨거운 진한 황산(H_2SO_4), 하이포염소산($HClO$)과 그 염, 과망간산($HMnO_4$), 크롬산(H_2CrO_4)과 그 염 등이 많이 사용된다. 3) 고산화수화합물 : 특히 금속의 고산화수

화합물이 잘 알려져 있는데, 이산화납(PbO₂), 이산화망간(MnO₂), 산화구리(CuO), 염화철(FeCl₃) 등이 그 예이다. 4) 할로겐 : 플루오르(F), 염소(Cl), 브롬(Br), 요오드(I) 등 모두 전기음성도가 높고 전자를 잘 빼앗는다.

산화제농도감소 酸化劑濃度減少 oxidant concentration reduction 밀폐된 공간에서의 산화제 농도를 점화에 필요한 농도 미만으로 유지하는 것.

산화제한계농도 酸化劑限界濃度 limiting oxidant concentration : LOC 폭연이 그 미만으로는 일어날 수 없는 산화제의 농도.

산화질소 酸化窒素 nitric oxide 중추신경 및 말초 자율신경에서 신경전달물질로 그리고 많은 기관에서 자가분비 및 측분비로 작용하는 기체. 산화질소는 혈관확장, 장 이완, 음경발기를 촉진하고 뇌의 장기 상승작용(long-term potentiation)을 돕는다. 일반적으로는 일산화질소를 가리키는 경우가 많다. 일산화질소는 화학식 NO, 무색 기체로 녹는점 −163.7℃, 끓는점 −151.8℃이다. 잘 액화되지 않으며 공기보다 약간 무겁다. 공기와 접촉하면 곧 적갈색의 이산화질소가 된다. 물에는 약간 녹는다. 이 외의 산화질소에는 1산화2질소(N₂O), 3산화2질소(N₂O₃), 2산화질소(NO₂), 4산화2질소(N₂O₄), 5산화2질소(N₂O₅), 3산화질소(NO₃), 6산화2질소(N₂O₆) 등이 있다.

산화칼슘 酸化∼ calcium oxide [CaO] 비중 3.2∼3.4, 융점 2,572℃, 비점 2,850℃인 등축정계(等軸晶系)의 백색 결정. 공기 중에 방치하면 수분 및 탄산가스를 흡수하여 수산화칼슘과 탄산칼슘으로 된다. 물과 반응시키면 고열이 발생하고 수산화칼슘으로 된다. 강한 알칼리성 물질이며 피부, 점막을 상하게 하므로 흡입하면 위험하다. 용도는 극히 다양하여, 석회비료, 산성토양 개량제, 수분 포집제(捕集劑)로서의 건조제, 석회 플라스터(석회모르타르), 혼합 시멘트 등 토목건축 재료, 표백제의 원료, 카바이드, 석회질소 및 이것에서 유도되는 아세틸렌계, 멜라민계 제품의 기본원료, 소다 공업 등에서의 산성 폐가스 포집제, 해수(海水) 마그네시아의 제조,

소독 등에 사용된다.

산화프로필렌 酸化∼ propylene oxide [C₃H₆O] 분자량 58.1, 증기비중 2.0, 증기압 442mmHg(20℃), 융점 −112℃, 비점 34℃, 비중 0.86, 인화점 −37℃, 발화점 465℃, 연소범위 2.3∼36%인 에테르와 비슷한 냄새를 가진 무색의 휘발성 액체. 물, 알코올, 에테르, 벤젠에 녹는다. 인화점이 낮고 연소범위가 넓어서 인화가 용이하고 연소하기 쉽다. 증기는 공기와 혼합하여 작은 점화원에 의해 인화, 폭발의 위험이 있고, 연소속도가 빠르다. 연소생성물은 유독하다. 반응성이 풍부하여 구리, 철, 알루미늄, 마그네슘, 은, 수은 및 그 합금 또는 산, 염기, 염화제일철 등 활성이 강한 촉매류, 강산류, 염기와 중합반응을 일으켜 발열하고 용기 내에서 폭발한다. 수용액 상태에서도 인화위험이 높다. 밀폐용기를 가열하면 심하게 폭발하고 공기 중에서 폭발적으로 분해할 위험이 있다. 염소산나트륨, 과염소산나트륨, 과산화수소, 질산암모늄, 질산, 무수크롬산, 아염소산나트륨, 브롬산나트륨 등의 강산화제와 접촉시 혼촉발화를 일으킨다. 강산류, 알칼리, 염, 가연성 물질과 접촉하면 심하게 반응한다. 저장·취급시 화기엄금, 직사광선 차단, 작은 점화원도 철저히 제거하고 용기는 차고 건조하며 안전한 곳에 저장한다. 중합반응요인을 제거하고 강산화제, 산, 염기와의 접촉을 피한다. 취급설비, 이동탱크 및 옥외 탱크 저장시는 불연성 가스 및 수증기를 봉입하고 냉각장치를 설치하여 증기의 발생을 억제한다. 용기는 밀폐하여 액체 누출과 증기의 누설을 방지한다. 취급설비는 구리, 마그네슘, 은 및 합금성분으로 된 것을 피한다. 초기화재는 분말, 할론, 이산화탄소, 물분무에 의해 질식소화하며, 기타의 경우는 알코올형 포로 일시에 소화한다. 저장용기나 탱크외벽을 물로 냉각 조치하여 폭발을 방지하고 소화는 확대 이전 짧은 시간에 이루어지도록 한다. 소화작업은 충분히 안전거리를 확보하고 공기 호흡기 등의 안전장구를 착용한다. 눈에 들어가면 각막염을 일으키고 피부 접촉시 점막, 피부자극, 폐부종을 일으키고, 장시간 접촉하면 화상을 입는다. 증기 흡입시 고농도인 경우 두통, 평형감

각상실 등을 일으킨다. 제법은 염소화물로부터 생성한 차아염소산에 프로필렌 클로로히드린을 만들고 여기에 알칼리로 처리하여 만든다. 또는 액상의 에틸벤젠을 공기로 산화시킨 후 프로필렌과 반응시켜 만든다. = methyloxirane, 1,2-epoxypropane, propene oxide.

산화피막처리 酸化皮膜處理 oxidation film treating 철강의 산화막 중에서도 산화철 II (Fe_2O_2)는 조잡하고 쉽게 탈락이 되나 산화철 IV (Fe_3O_4)는 치밀하여 쉽게 탈락이 되지 않으며, 마모나 부식에 강하므로 이 피막을 미리 형성시켜 놓는 처리를 말하며, 알칼리 흑색 산화법과 수증기 처리법이 있다.

산화헤모글로빈포화도 酸化~飽和度 oxyhemoglobin saturation 혈액의 헤모글로빈 총량에 대한 산화헤모글로빈의 비율을 백분율로 표시한 것.

산화혈색소 酸化血色素 oxyhemoglobin 산소와 혈색소가 결합한 산물. 느슨하게 결합해 있기 때문에 산소의 농도가 낮을 때 쉽게 분리된다. = 산화헤모글로빈.

산화－환원 酸化－還元 oxidation-reduction 한 원자나 분자의 전자나 수소원자가 다른 원자나 분자로 이동하는 것. 전자나 수소를 잃은 원자나 분자는 산화되고 전자나 수소를 받은 원자나 분자는 환원된다.

산화－환원반응 酸化－還元反應 oxidation-reduction reaction 순물질이 산소와 화합하거나 수소를 잃는 반응. 즉 순물질에서 전자를 잃는 변화 또는 그에 따르는 화학작용을 산화라고 한다. 그리고 산화된 물질을 본래의 상태로 되돌리는 과정 즉 어떤 물질이 산소의 일부 또는 전부를 잃거나 외부에서 수소를 흡수하는 화학변화를 환원이라 한다.(환원은 산화와 반대로 전자를 얻는다) 이와 같이 두 화학종 사이에 전자의 교환이 일어나는 반응을 산화－환원반응이라고 한다. → 산화, 환원, 산소, 수소.

산화－환원전위 酸化還元電位 oxidation-reduction potential 단백질 간의 전자 교환을 하는 힘을 나타내는 지표. 세포 내에는 서로 전자를 주고 받을 수 있는 능력(산화, 환원)을 가진 다양한 단백질들이 있다. 산화란 화학변화를 할 때 전자를 주는 반응이며, 환원이란 전자를 받는 반응이다. 이렇듯 산화와 환원이라고 하는 것은 물질간의 전자 교환이다. 즉, 전자를 제공할 수 있는 전위와 전자를 받을 수 있는 전위의 차이에 의해 전자전달을 일으키게 된다. 전자는 높은 전위에서 낮은 전위로 이동을 하게 된다. 이러한 단백질간의 전자이동은 산화－환원 전위차에 의해 전자의 전달 방향이 정해진다. 즉 산화환원 전위라고 하는 것은, 전자 교환을 하는 힘을 나타내는 지표이다. 산화 환원 전위가 높으면 물질로부터 전자를 빼앗는, 즉 상대를 산화시키는 힘이 강해진다. 반대로 낮으면 물질에 전자를 준다. 즉 환원하는 힘이 강해진다. 산화환원전위가 높은 곳에서는 호기성균이, 산화환원전위가 낮은 곳에서는 혐기성균이 발육한다.

산후간호 産後看護 postpartal care 아기가 태어난 처음 며칠 동안 태어난 아기와 엄마에 대한 치료. = 산후조리(産後調理).

산후기록지 産後記錄紙 postpartum record 산후 재원기간 동안 산모의 상태를 기록한 것. 제왕절개를 했거나 분만 합병증, 또는 산후 합병증이 심한 경우는 산모의 경과를 따로 기록한다.

산후열 産後熱 postpartum fever 출산후 박테리아 감염. 증상으로는 열, 혈액성 질 분비물, 그리고 배뇨 장애 등을 겪는다.

산후우울증 産後憂鬱症 postpartum depression 산모가 출산 후에 경험하는 우울한 기분. 일반적으로 산모의 50~80% 정도가 분만 후 3~10일 경에 많이 느낀다. 젖을 먹이는 산모에게는 보통 산후 4~5일까지는 정서적인 문제가 일어나지 않지만 젖을 먹이지 않는 산모의 경우에는 산후 3일 즈음에 우울증이 빈발한다. 초산부가 경산부보다 발생빈도가 높다는 보고가 있지만 경산부의 경우에도 출산 위기를 극복하지 못할 경우에는 발생빈도가 높은 것으로 알려져 있다. 심한 우울 증상이 2주 이상 지속되는 경우에는 약물치료와 입원이 필요하다. 원인으로는 출산과정에서 생긴 스트레스와 부모의 역할에 대한 부적응, 호르몬 변화, 신체 변화 등을 들 수 있으며 특히 과거에 우울증 병력이 있거나 아기를 돌본 경험이 없는 경우, 원하지 않은 임신을 한 경우, 임신 분만상의 장애를 겪은 경우에는 발생빈도가 높다. 증상은 초기에는 뚜렷한 이유 없이 기분이 침체되고 눈물이 많아지며 정서적으로 안정을 찾지 못하고 식욕을 잃거나 불면증에 걸리는 경우도 있다. 출산 후 첫 주에 시작되어 2주 이내에 대부분 정상으로 돌아오지만 드물게는 몇 달 동안 지속되기도 한다. 스트레스가 쌓인 상태에서 시간을 보내면 우울증이 심해지므로 기분전환을 하여 그때그때 스트레스를 푸는 것이 좋다.

산후의 産後~ postpartum 출산한 여성과 관련된 혹은 출생 후의 시간과 관련된.

산후질분비물 産後膣分泌物 lochia 출산 후 질에서 나오는 분비물.

산후출혈 産後出血 postpartum hemorrhage 자궁이완증이나 잔류태반 혹은 산도손상에 의해 출산 후 처음 24시간 동안에 500㎖ 이상의 출혈을 보이는 경우로서 비정상적인 상태이다.

살균등 殺菌燈 sterilizing lamp 자외선의 살균력을 이용해 살균을 하는 등(燈). 파장 250~280nm의 자외선이 유효하다. 자외선 투과 유리로 만들어진 저압 수은등이 사용되며 표면 살균의 효과가 있다. 약품이나 식품 공장, 생물학 연구실의 무균실 등에 사용되고 있다.

살균료 殺菌料 bacteriocides germicides 식품의 부패 원인균 및 전염병균을 사멸시키기 위해 첨가하는 물질. 허용 살균료는 표백분, 차아 염소산 나트륨, 에칠렌 옥사이드 등이 있다.

살균장치 殺菌裝置 sterilizing apparatus 살균을 행하는 각종 장치. 건열 살균기는 150℃에서 1시간, 160℃에서 30분 정도 가열한다. 주로 금속, 도자기, 유리 제품 등에 이용되며, 증기 살균기는 100℃ 증기 속에서 3일간 3회에 걸쳐 순차적으로 가열을 한다. 고온·고압을 피하고 싶을 때 이용되며, 고압 증기 살균 장치는 압력 0.7 kg/cm^2(115℃)에서 30분간 또는 압력 1.05 kg/cm^2(120℃)에서 20분간 단시간에 세균 내의 포자를 포함해 완전 살균을 한다. 이외에도 가열을 피하고 싶은 경우 액체 제균에 사용되는 살균용 여과기, 공기 살균에 적합한 살균등 등이 있다.

살균제 殺菌劑 germicide 단시간에 병원성 미생물을 사멸시키는 물질. 그 작용기서(作用機序)는 여러 가지가 있으나 일반적으로 원형질속으로서의 작용에 의한다.

살리실레이트 salicylates 해열 진통제. 진통, 해열, 소염, 항류마티스, 항알레르기, 요산배설, 혈소판 응집 억제작용 등을 나타내며 정상인에게는 500mg을 투여해도 아무 효과가 없는데 가끔 졸음이 온다는 사람도 있다. 동통이 있거나 열이 있는 환자에게 투여하면 그 효과는 매우 뚜렷해진다. acetyl salicylic acid(aspirin), sodium salicylate(salso), salicyla-mide(salrin), coated acetyl salicylic acid micrograins(rhonal) 등의 제제 등이 있다. acetyl salicylic acid(aspirin)은 소아에 있어 해열진통 목적으로 10~15mg/kg씩 1일 4~6회 경구투여하고 항류마티스 목적으로는 15mg/kg씩 1일 6회 경구투여한다. 성인은 해열, 진통 목적으로는 1회 500mg씩 1일 4~6회 경구투여하고 항류마티스 목적으로는 1회 1g씩 1일 4~6회 경구투여한다. salicylamide(salrin)은 소염작용은 없고 0.4~0.6g을 경구투여한다. coated acetyl salicylic acid micrograins(rhonal)은 1회 500mg정제를 1일 3회 식후 복용한다. 위장장애, 위장관 출혈, 이명, 어지러움, 위궤양, 호흡과다 등의 부작용이 생기므로 주의한다.

살리실산염 ~酸鹽 salicylate 살리실산으로 유도된 약으로 진통, 해열, 항염 작용을 하며 가장 중요한 것은 아스피린으로 흡수는 제형에 따라 느리거나 다양하게 나타날 수 있다. 독작용이 주로 복용 후 6시간 이내에 나타난다고 해도 18~24시간 이내에 혈중 최고 농도에 도달하지 못할 때도 있다. 임상 증상은 투여량, 투여기간, 환자의 나이에 의해 좌우된다. 일반적으로 150g/kg 이하를 복용하면 경한 독작용으로 오심, 구토, 위장관 자극 증상이 나타나며 심각한 독작용 증상은 나타나지 않는다. 투여량이 150~300 mg/kg이면 중간 정도의 독작용으로 구토, 과호흡, 발한, 이명, 산-염기 불균형을 초래하게 되며 소아의 만성 혹은 반복적인 투여에 따른 중독은 매우 심각한데 이는 급성 중독시보다 오히려 치명적인 경우가 흔하다. 두드러진 증상은 과호흡, 체액감소, 산증, 심한 저칼륨혈증, 중추신경계 증상 등이며 소아의 경우 가끔 고열을 동반할 수 있는데 이는 예후가 좋지 못함을 나타낸다.

살리실산염중독 〜酸鹽中毒 salicylate poisoning 살리실산염을 섭취함으로써 야기된 중독 상태. 아스피린이나 윈터그린오일(동록유)에 의해 주로 발생하며 빠른 호흡, 구토, 두통, 발작과 호흡부전의 증상을 보인다.

살모넬라 salmonella 장내세균과에 속하는 아포를 만들지 않는 그램음성의 간균으로서 동식물계에 널리 분포되어 있다. 주모성의 편모가 있어 운동성이 있다. 통성혐기성으로 한천배지에서 잘 발육하여 24~48시간만에 2~3mm의 대장균과 비슷한 집락을 형성한다. 내열성은 비교적 약해서 60℃에서 20분이면 사멸한다.

살모넬라증 〜症 salmonellosis 대표적인 원인균으로 장염균(*sal. enteritidis*), 쥐티푸스균(*Sal. typhi murium*), 돼지콜레라균(*Sal. cholerae suis*) 등이 있다. 잠복기는 12~48시간으로 평균 20시간이며 증상은 38~40℃, 두통, 복통, 설사, 구토를 일으키고 대개 2~5일이면 발열이 그치고 1주일이면 회복된다. 감염 경로는 살모넬라균에 이환, 또는 보균 조수류 고기를 먹거나 환자, 보균자, 가축, 쥐들의 소변에 오염된 음식을 섭취했을 때, 또는 어육제품, 유제품, 어패류, 두부류, 샐러드 등으로 감염된다.

살상가스 殺傷〜 casualty gas 독가스 중에서 사람이나 동물의 살상을 목적으로 하는 것. 질식작용제, 신경작용제, 혈액작용제, 수포작용제 등이 있다. 질식작용제(CG, PS)는 호흡기에 침입해서 질식작용을 유발시키며 마른 풀냄새나 옥수수 냄새가 나는 것이 특색이다. 이것을 맡을 경우 기침, 두통, 가슴답답증, 갈증 등의 증세를 보이다가 방치하면 사망한다. 신경작용제(GB, VX)는 신경조직을 파괴하는 가스이며, 무색·무취가 특색이다. 이것을 맡게 되면 동공 수축, 호흡곤란, 방뇨, 정신착란의 증세가 일어

난다. 혈액작용제(AC, CK)는 복숭아씨 냄새가 나며, 이것을 맡게 되는 경우 두통, 현기증, 호흡곤란, 인사불성 증세를 일으킨다. 수포작용제(HD, HT)는 마늘 냄새가 나는 것이 특색이며, 눈과 코 등의 호흡기를 자극하고 피부에 수포를 발생시킨다.

살서제 殺鼠劑 rodenticide 농림업상 해를 주는 쥐, 두더지 및 기타 견치류의 방제를 목적으로 쓰이는 약제.

살수비장애구조물 撒水非障碍構造物 unobstructed construction 스프링클러헤드의 열기류 또는 살수를 방해하지 않는 보, 트러스, 기타 구조재 등의 구조물. 살수비장애구조물은 개구부가 횡단면적의 70 % 이상이고 부재의 두께가 최소 개구부의 크기를 초과하지 않는 수평 구조재가 있거나 구조재의 중심선 간격이 2.3m 이상인 구조물을 말한다.

살수여과법 撒水濾過法 tricking filter 주로 산업폐수나 분뇨의 소화 처리 후 탈리액의 처리에 이용되는 방법으로 수량이 갑자기 변화해도 조치가 가능하다.

살수장애구조물 撒水障碍構造物 obstructed construction 스프링클러헤드의 화재 제어 또는 진화 능력에 영향을 주는 열기류 또는 살수를 방해하는 보, 트러스, 기타 구조재 등의 구조물.

살수장애물 撒水障碍物 obstruction to distribution 소화약제를 효과적으로 방사할 수 없게 하는 모든 장애물. 스프링클러헤드의 살수를 가로막는 조명등, 높이 쌓인 물건 더미 등과 같은 것.

살수장치 撒水裝置 deluge set 봉상주수를 받치기 위한 삼각 받침대와 노즐로 구성된 이동식 대량 주수장치. 둘 이상의 흡입부를 통해 물을 공급받는다.

살수차단폴 撒水遮斷〜 pole shutoff 한쪽 끝에 금속 쐐기가 달려 있는 긴 막대. 개방된 스프링클러헤드에 쐐기를 끼워 넣어 살수를 차단해 주는 기능을 한다.

살인죄 殺人罪 homicide 타인을 살해하는 죄로 고의로 사람의 생명을 끊는 것이다. 수단이나 방법은 묻지 않는다. 권총을 발사하든가 칼로써 하든가 또는 독약을 음용시키거나 모친이 유아에게 수유하지 않아 아사시키는 경우에도 모두 살인죄에 해당한다.

살정자제 殺精子劑 spermatozoicide 피임 목적으로 여성의 질속에 삽입하여 정자를 죽이는 약제. 젤리, 크림, 고형제 등이 있으며 처방이 필요 없다.

살충 殺蟲 disinfestation 곤충이나 기생충에 의한 공격을 제거하는 과정.

살충제 殺蟲劑 pesticide 곤충을 죽이는 효과를 지닌 약제. 곤충에 대한 효과에 따라 접촉제, 소화중독제, 가스제로 구분할 수 있으며, 처리된 식물체에 살충제가 어떻게 존재하고 분산되느냐에 따라 국부효과(局部效果)를 지닌 잔류성 살충제와 입제(粒劑) 형태로 약제를 토양에 살포, 유효성분이 식물에 흡수되어 오랜 기간 동안 방제효과가 있는 침투성 살충제(systemic insecticide)로 나눌 수 있다.

살해세포 殺害細胞 killer cell 세포막에 항체 IgG의 Fc부와 결합하는 수용체를 가지고 있기 때문에 항원세포의 세포막과 반응하고 있는 항체 IgG의 Fc부를 중개로 해서 표적세포와 결합하여 이것을 파괴한다.

삶의 의지 ～意志 will to live 인간이 사는 목적과 의미, 가치를 느끼고 있는 정신상태, 또는 그 원천이나 대상을 말한다. 인간의 정신적 자질의 가장 본질적인 자발성, 살고 있다는 것에 대한 반응, 사명감, 참다운 기쁨을 가져다주는 것으로 삶의 보람은 그 인간의 마음을 미래로 향하게 하며 비록 그 과정이 고통이나 노력을 수반해야 한다 할지라도 삶의 보람을 향해 전진하려는 자세를 가지게 된다.

3개분대출동경보기 三個分隊出動警報器 three-company box 3대의 펌프차와 1대의 사다리차 및 구조차량, 지휘관 등 기능별로 3개 분대가 동시에 출동하도록 지정된 화재경보기 또는 경보기 설치 장소.

3도방실차단 三度房室遮斷 third-degree heart block 심방과 심실이 따로 박동하게 하는 방실결절의 완전차단. 3도 방실차단에서는 심방박동이 심실박동보다 빠르다.

3도화상 三度火傷 third degree burn 피하지방조직까지 피부의 전층이 화상을 입는 경우로 신경, 근육, 지방층이 손상을 받는다. 신경의 말초 부분이 손상되므로 통증이 없으며 피부는 창백하고 매끈해 보이고 까맣게 탈 수도 있다. 이때는 조직이 응고성 괴사에 빠지므로 괴사성 화상(combustio escharotica)이라고도 한다. 자연치유는 될 수 없어 피부이식술이 필요한 경우가 대부분이고 반드시 비후성 반흔이나 구축성 반흔이 남게 된다.

3약제병용소방차 三藥劑竝用消防車 triple-agent fire engine 포 소화약제, 분말 소화약제, 물 등 세 가지 모두를 사용할 수 있는 소방차.

3엽로터리펌프 三葉～ cloverleaf pump 3개의 톱니바퀴가 달린 로터리 펌프.

3인치호스 三～ three-inch hose 직경 약 76.2mm(3inch)인 호스로 마찰 손실이 동일할 경우, 63.5mm(2½inch) 호스보다 40% 이상 많은 물을 수송할 수 있다.

3중점 三重點 triple point 어떤 물질이 상태도에 따라 고체, 액체, 기체 상태가 평형을 이루고 있는 점으로 자유도는 0이며, 온도와 압력은 모두 일정하다.

3차공기 三次空氣 tertiary air 특정 종류의 버너에서 버너를 냉각시키기 위해 또는 버너의 연소 성능을 향상시키기 위해 1차, 2차 공기를 줄이고 연소과정에서 추가하는 공기

삼각 三角 trigone 방광 기저부의 요도와 요로 사이에 있는 삼각형 구역.

삼각건 三角巾 cravat 붕대의 대용으로 응급시에 쓰이는 삼각형의 천. 삼각건은 보통 약 1 m²의 정사각형의 무명을 대각선으로 잘라 두장으로 만든 것을 쓴다. 보통 붕대로는 감기 어려운 부위, 즉 머리, 가슴, 어깨, 엉덩이 등의 붕대용으로 편리할 뿐만 아니라, 습포를 할 때 그 위를 싸거나 팔을 목에 거는 경우에도 쓰이며, 그 밖에 접어서 보통 붕대와 같이 쓸 수도 있다. 응급시에는 무명 보자기 등을 대각선으로 반을 접어서 삼각건 대용으로 써도 좋다. 원래는 군인이 전장에서 부상당했을 때 썼던 것인데 지금은 일반인에게도 보급되어 있다. 사각의 천을 대각선으로 2분한 것을 대삼각건, 이것을 다시 수직선에서 2분한 것을 소삼각건, 띠 모양으로 접어 쓰는 띠삼각건이 있다. 장기간용의 고정 붕대로서는 불완전하다. 팔을 목에 거는 팔걸이 삼각건을 비롯하여, 다리걸이 삼각건 또는 머리나 가슴 등에 사용하는 삼각건 등 사

용법은 여러 가지이며 상처의 응급처치에 필요하다.

삼각골 三角骨 triangular bone 손목의 척골쪽 근위부에 있는 수근골. = 세모뼈.

삼각근 三角筋 musculi deltoideus 쇄골과 견갑골에서 일어나기 시작하여 상완골체의 중앙 외측부에 정지하는 두꺼운 근으로 전체적으로 견관절을 덮고 어깨를 둥그스름하게 만들며 상완의 외전과 내외측 회전을 시키는 견갑부의 근육(muscle of shoulder). = 어깨세모근.

삼각기중기막대 三角起重機~ gin pole 무거운 물체를 들어올리기 위해 사다리나 막대를 수직으로 세워 그 상부에 버팀줄을 맨 다음, 그 줄을 사다리가 세워져 있는 지점으로부터 어느 정도 떨어진 지점의 지면에 단단히 고정시킨 것.

삼각대자세 三角臺姿勢 tripod position 환자가 손을 무릎이나 다른 표면에 놓고 앞으로 기울인 자세.

삼각부염 三角部炎 trigonitis 방광 삼각의 염증. 요도염에서 자주 나타난다.

삼각붕대 三角繃帶 triangular bandage 삼각형으로 자르거나 접은 muslin천 조각. 붕대, 드레싱, 팔걸이, 부목부착물, 억제대와 다목적 생존도구로 사용된다. 가장 오래되고 가장 다방면에 사용되는 응급의료기구의 하나이다.

삼각형디딤단 三角形~ winder 나선형 계단에서 쐐기 모양의 발판. 또는 한쪽 끝이 다른쪽 끝보다 넓은 계단의 발판.

삼구형소화전 三口形消火栓 triple hydrant 펌프차용 방수구 한 개와 63.5mm 방수구 두 개가 설치된 소화전.

삼기 三期 trimester 임신을 대략 3개월로 나눈 세 기간 중의 하나. 첫 번째 기는 지난 월경 기간의 첫 날부터 12주의 마지막 날까지 포함한다. 두 번째 기는 기간으로는 4개월에 가깝고 임신 12주에서 28주까지이다. 세 번째 기는 28주에 시작해서 분만 시간까지이다.

삼단맥 三段脈 trigeminy 정상 수축파에 선행되거나 뒤에 나타나는 두 개의 심실성 이소성 수축파로 된 세 개로 된 집합.

삼두근반사 三頭筋反射 triceps reflex → deep tendor reflex.

삼림특별소방대 森林特別消防隊 hotshot crew 산불 진화를 위해 특별히 훈련된 소방대. 산불 발생시 제1 공격대로 우선 투입된다.

삼림화재 森林火災 forest fire 산이나 임야지대에서 발생한 화재. = 산불.

삼림화재용호스 森林火災用~ forestry hose 매우 가볍고 직경이 작은 싱글-재킷 소방호스. 고무 안감을 대거나 대지 않은 호스로, 산불 진화를 주목적으로 한다.

삼산화크롬 三酸化~ chromic anhydride [CrO₃] 분자량 99.99, 융점 196℃, 비중 2.7인 암적색의 침상 결정. 융점 이상으로 가열하면 200~250℃에서 분해하여 산소를 방출하고 녹색의 삼산화이크롬으로 변한다. 물, 에테르, 알코올, 황산에 잘 녹는다. 강력한 산화제로서 산화되기 쉬운 물질이나 유기물, 인, 피크린산, 목탄분, 가연물과 혼합하면 심한 반응열에 의해 연소하고 폭발의 위험이 있다. 특히 고농도 에탄올과 고농도 초산, 아세톤, 벤젠, 디에틸에테르, 아닐린, 벤젠, 톨루엔, 크실렌, 알코올류, 피리딘, 디메틸포름아미드, 글리세린, 시너, 그리스 등과 접촉시 혼촉·발화한다. 유황, 목탄분, 적린, 금속분 등과 같은 강력한 환원제와 접촉시 가열·충격으로 폭발의 위험이 있다. 물과 접촉하면 격렬하게 발열하고 따라서 가연물과 혼합하고 있을 때 물이 침투되면 발화의 위험이 있다. 페리시안화칼륨과 혼합한 것을 가열하면 폭발한다. 저장 및 취급시 화기 엄금, 가열 금지, 직사광선을 피하도록 한다. 물 또는 습기와의 접촉을 피하고 냉암소에 보관한다. 철제 용기에 밀폐하여 차고 건조한 곳에 보관한다. 유기물, 유기가연물, 환원제, 인, 유황, 화약류, 유기과산화물, 알코올류, 할로겐, 금속분 및 기타 산화되기 쉬운 물질과 접촉을 피하며 철저히 격리 보관해야 한다. 화재시 가연물과 격리시키고 마른 모래로 덮어 질식소화한다. 부득이한 경우 소량의 경우는 다량의 물로 소화한다. 소화 작업시 소화잔수나 분진 또는 연소생성물의 접촉 또는 흡입되지 않도록 적당한 방호의, 방호장갑, 보호안경, 방독마스크 및 공기 호흡기를 착용하도록 한다. 인체에 대해 독성이 강하다. 피부 점막을 부식하고 자극시켜 피부염을 일으킨다. 크롬산과 크롬산염도 피부를 부식하고 흡입하면 입과 식도가 청록색으로 변하고 두통, 절명, 구토, 혈변이 나온다. 6가의 크롬산과 크롬산염류도 독성이 강하며 가용성의 크롬산염은 불용성에 비해 독성이 심하다. 고체의 크롬산이 눈에 들어가면 매우 위험하여 각막염을 일으키고 장애가 지속되어 시력이 감퇴된다. 제법은 산화크롬(Ⅲ)을 고압산소와 가열하거나, 중크롬산칼륨의 진한 수용액에 과잉의 진한 황산을 가하면 생긴다. 용도는 합성촉매, 어망염료, 피혁다듬질, 크롬도금, 유기합성, 산화제, 의약, 도자기, 색유리, 고무안료, 전지, 사진, 시약, 크롬메틸제조, 황산, 메탄올, 디메틸케톤 제조 시 촉매, 안료, 염료, 탄닌안정제, 중크롬산암모늄 제조에 사용된다. = 산화크롬(Ⅳ).

삼염색체성 三染色體性 trisomy 특정 염색체의 복사체가 정상적으로 쌍이 아닌 세 벌이나 존재하여 생기는 선천성 결함. 이 결함은 Down증후군으로 알려져 있다.

삼염화에탄 三塩化~ 1,1,1-trichloroethane 유기염소계 용제로 흡입시 급성폐충혈 상태나 수종상태에 빠지며 간장에서는 지방성 공기주머니가 발견된다.

삼염화에틸렌 三塩化~ trichloroethylene 유기염소계 용제로 흡입시 구토, 복통을 유발하고 과다 흡입 시 의식불명 상태가 된다.

삼요오드타이로닌 三~ triiodothyronine [T₃] 갑상선에서 소량으로 분비되며 표적세포에서 티록신으로부터 생성되는 활성 호르몬으로 성장, 발육, 신체의 화학반응과 체온을 조절하는 호르몬. T_3는 주로 말초 조직의 티록신 대사 결과 생산되고 갑상선에서 합성 저장된다. 정상혈중 농도 110~230mg/dℓ.

삼원합금 三元合金 ternary alloy 세 개의 기본 원소로 이루어진 합금.

삼점목발보행 三點木~步行 three point gait 한쪽 다리가 약하거나 골절로 발을 디디지 못할 때, 한쪽 하지의 절단, 한쪽 하지의 마비와 같은 경우에 사용하며 목발과 손상된 다리가 매 스텝에서 먼저 나간다.

삼중기도조작법 三重氣道操作法 triple airway maneuver 환자의 머리쪽에서 두 손으로 두부후굴법을 시행하면서 하악견인법과 더불어 엄지손가락으로 환자의 입을 열어주는 방법. = 삼중기도처치법.

삼중수소 三重水素 tritium 수소의 동위원소의 하나로서 질량수 3인 인공 방사성 원소. 방사능이 있어 약한 β선을 방출하고 반감기는 12.26년이다. 질량수가 3이므로 ^{3}H으로 표시하는데, T로 약기하는 경우도 있다. ^{3}He로 전이한다. β-붕괴의 에너지는 18.6keV이다. 삼중수소는 이렇게 짧은 수명에도 불구하고 천연으로도 존재하는데 그것은 우주선에 의하여 대기의 상층에서 일어나는 핵반응에 의해서 만들어지는 것으로 생각된다. 또 핵폭발 실험에 의해서도 방출된다. 용도는 수소폭탄의 주요 원료로 사용되고, 또 핵융합반응의 인공제어에도 사용된다. → β선, 반감기.

삼중점 三重點 triple point 불순물이 들어 있지 않는 물질의 기상(氣相), 액상(液相), 고상(固相)이 공존하는 상태. 여기에서의 자유도는 0이며 온도, 압력 모두가 일정하다. 물의 삼중점은 절대온도 눈금의 정점으로 선택되고 있다. 소방 시설의 이산화탄소 소화설비에 사용하는 이산화탄소의 3중점은 $-56.3℃$(압력 5.3kg/cm^2)이다.

삼지창변형 三枝槍變形 silver fork deformity 손의 과도한 신장으로 인한 손목손상으로 손목이 식사용 포크형태를 보이는 것. = 은포크기형.

3차예방 三次豫防 tertiary prevention 재활 및 사회 복귀 단계로 질병이 발생된 시기로서, 질병의 악화방지, 잔여기능의 최대화, 재활활동 등의 질병 예방 활동이 필요한 때이다.

3차원레이더 三次元~ three-dimensional radar 여러 목표들에 대한 3차원 위치(방위, 거리, 고도)의 정보를 얻을 수 있는 레이더.

삼차공기 三次空氣 tertiary air 연소가 잘 안 되는 연료에서 착화의 안정을 꾀하기 위하여 1차, 2차 공기를 줄이고 연소과정에서 추가하는 공기.

삼차손상 三次損傷 tertiary injury 교통사고나 폭발 후에 인체가 공중으로 날려서 지면으로 떨어지면서 받게되는 손상.

삼차신경 三叉神經 trigeminal nerve 제5 뇌신경이며 교(pons)의 외측 부에서 일어나기 시작하는 혼합신경으로, 감각섬유는 저작근과 설골근 일부에 분포하는 뇌신경 중 가장 큰 신경이다. 교에서 뇌 밖으로 나온 후 측두골 추체첨에 있는 삼차신경 압흔 위에 삼차 신경절 혹은 반월 신경절을 만들고 여기서 안신경, 상악신경, 하악신경의 세 가지로 나누어진다.

삼차신경통 三叉神經痛 trigeminal neuralgia 삼차안면신경의 신경질환으로 경련과 하악각으로부터 신경가지의 경로를 따라 움직이는 찌르는 듯한 통증을 포함한다. 신경의 절단이나 압박에 의한다.

삼첨판 三尖瓣 tricuspid valve 혈액의 역류를 막기위한 우심방과 우심실 사이의 세 개의 판막. = 오른방실판막.

삼첨판폐쇄 三尖瓣閉鎖 tricuspid atresia 우심방과 우심실 사이에 삼첨판이 없는 심장의 선천성 결손. 징후로는 청색증, 호흡곤란, 우측심부전 등의 증상을 보인다.

삼출 渗出 exudation 혈관 투과성의 항진으로 혈관 내의 액성 성분과 단백질 성분 등이 간질조직으로 빠져나가는 현상.

삼출성염증 渗出性炎症 exudative inflammation 삼출물 생성 및 배출을 주된 특징으로 하는 염증.

삼출액 渗出液 exudate 혈관 밖으로 나와 조직 내 또는 조직 표면상에 침착되는 액체나 세포잔사로 보통 감염, 악성종양, 횡격막하 농양, 췌장염 등의 염증 결과로 나타나며 여출액에 비해 단백질량이나, 세포나 세포유래의 고형물 함량이 많은 것이 특색이다. ↔ 여출액.

삼투 渗透 osmosis 반투막을 사이에 두고 확산이 일어날 때 세포막을 통과하는 물의 확산이 어느 한 쪽 방향으로 커져서 세포가 부풀어 오르거나 납작하여지는 현상. 저농도 용액에서 고농도용액으로 반투막을 경계로 용질은 통과할 수 없고 순수 용매만 통과하는 현상으로 한쪽에서 다른 쪽으로 밀어내는 힘은 삼투압(osmotic pressure)이라고 한다. → 삼투압(osmotic pressure).

삼투능 渗透能 infiltration capacity 어떠한 여건 하에서 흙에 침투할 수 있는 물의 최대 속도.

삼투성이뇨 渗透性利尿 osmotic diuresis 신세뇨관에서 재흡수될 수 없는 물질들이 여과되어 신세뇨관 내에 다량 남아 있어 물과 함께 배설됨으로써 요량이 증가하는 것.

삼투성이뇨제 渗透性利尿劑 osmotic diuretics 사구체에서는 여과되지만 세뇨관에서는 재흡수가 안되는 비전해질로 소변의 삼투압을 높혀 이뇨작용을 나타내는 물질.

삼투압 渗透壓 osmotic pressure 반투성막으로 격리된 용액간에 삼투로 인해 발생하는 최대압으로 용질 농도가 높은 쪽으로 용매 분자가 이동하려는 압력. → 삼투(osmosis).

삼투압수용체 渗透壓受容體 osmoreceptor 주변 체액의 삼투압 변화에 반응하는 감각뉴런.

삼투질농도 渗透質濃度 osmorality 용액 전체 농도의 측정치. 용매 kg에 들어있는 용질의 몰수. 정상 성인의 혈액 삼투압은 285~295 Osm/kgH_2O이다.

삼투호스 渗透~ percolating hose 린넨과 같은 다공성 섬유로 만들어진 호스. 처음 충수할 때에는 약간의 누수가 발생하지만 섬유질이 부풀어오르면서 점차 누수 현상이 사라지고 방수성을 갖게 된다.

3환계항우울제 三環系抗憂鬱劑 tricyclic antidepressant : TCA 구조상 세 개의 환을 가지고 있으며 내인성 우울증에 효과가 있는 항우울제로 imipramine, amitriptyline, doxepin, desipramine 등이 있다. 신경접합부에서 catecholamine과 serotonin이 시냅스전 섬유내로 섭취되는 것을 차단시켜 접합부의 catecholamine과 serotonin의 농도를 증가시킴으로써 항우울작용을 나타낸다.

삼환식의 三環式~ tricyclic 우울의 치료에 쓰이는 화학물질로 과량 복용시 생명을 위협할 수 있는 부정맥을 유발한다.

삽 shovel (구조) 사람의 손발을 이용하여 흙을 파고 움직이는 데 사용하는 농기구. 무게는 약 1.8kg. 날은 쇠로 되어 있고, 자루는 나무로 되어 있는데, 도랑을 파거나 경기(耕起) 쇄토 등 협소한 장소에서 사용하기 편하다. 근래에 와서는 용도에 따라 삽날의 모양이나 크기가 달라져서 보통삽·콘크리트삽·모종삽 등 여러 종류로 구분된다.

삽관법 揷管法 intubation 산소나 마취제 또는 두가지 모두를 기도를 통해 확실히 전달하기 위해서 입이나 코로 통과해 기관내로 호흡튜브를 삽입하는 것. 삽관의 종류에는 endotracheal intubation과 nasogastric intubation이 있다.

삽관용후두마스크 揷管用喉頭~ LMA-Fastrach 후두경을 사용하지 않고 응급환자에게 비침습적으로 기도를 확보할 수 있는 기구. 후두경을 사용하지 않고 기관내 삽관을 할 수 있으며 환자가 깨물어도 치아가 손상되지 않는 장점이 있다. 재질은 스테인레스에 실리콘이 피복되어 있으며 가압증기 멸균소독 (steam autoclave)에서 녹지 않고 변형 없이 재사용할 수 있는 의료용 실리콘 재질로 되어있다.

삽입 揷入 insertion 끼워 넣음, 부착 혹은 이식하는 동작이나 그러한 상태.

삽입노즐 揷入~ bayonet nozzle 관창 헤드가 부착된 소형 살수장치. 구획실, 천장, 기타 밀폐된 곳에서 발생한 소규모 화재를 진화할 때 사용한다.

삽입된이물질 揷入~異物質 impaled foreign object 탄환 파편, 유리 파편, 칼이나 송곳과 같은 이물질이 신체를 관통하여 신체에 삽입된 채로 남아있는 이물질.

삽입플러그 揷入~ attachment plug 리셉터클에 삽입하여, 리셉터클과 플렉시블 코드를 전기적으로 접속시켜 주는 코드의 부속 접속구.

상가작용 相加作用 additive action 두 종류 이상의 약물 효과가 각 약물의 산술적 합 정도의 효과를 나타내는 것.

상경적길항제 相競的拮抗劑 competitive antagonist 효능제와 수용체 부위에서 경쟁하는 제제. 예를 들면, 날록손(naloxone)은 아편 수용체에 대한 친화성이 있는 상경적 길항제이다. 날록손이 수용체에서 아편제제와 경쟁하기 때문에 날록손의 정맥투여는 1~2분 이내에 아편의 호흡 억제 작용을 역전시켜서 마약 과용의 효과를 회복시킨다.

상공막염 上鞏膜炎 episcleritis 공막의 바깥층과 후부를 덮는 조직의 염증으로 대부분 양측성이고 재발하는 경향이 강함. 결막하의 통증을 수반하는 결정성 충혈로 나타나는데 2~3주간에 자연히 쇠퇴한다.

상과 上顆 epicondyle 과(顆 condyle) 위에 형성된 작고 둥근 돌기. = 위관절융기.

상과골절 上顆骨折 supracondylar fracture 골격의 관절구 바로 위에 위치하는 골격의 골절.

상근소방대원 常勤消防隊員 red hot 소방서에서 숙식하며 상주하는 소방대원.

상기도 上氣道 upper airway 코, 입, 목 부분의 후두 상부 공기 통로.

상단부하안테나 上端負荷~ top loaded antenna 수직 안테나의 상단(정부)에 원판이나 방사상의 도체를 둥글게 연결한 용량관(容量冠)을 달고 수직 부분의 전류 분포를 조정하여 안테나의 고능률화를 꾀한 것. 전류의 분포 상태에 따라서는 페이딩 방지형으로 할 수도 있다.

상대속도 相對速度 relative velocity 어떤 물체에서 본 다른 물체의 상대적인 속도. 즉 질점(質點) A에 좌표계를 고정시켰을 때, 이 계에 관한 질점 B의 속도를 A에 대한 B의 상대속도라 한다.

상대습도 相對濕度 relative humidity 대기가 머금은 현재의 수증기 양과 그 온도에서 대기가 함유할 수 있는 최대 수증기량(포화습도)의 비를 백분율로 나타낸 것. 습도·기온의 측정치를 상대습도를 읽는 표에 대입하여 산출하거나 모발(毛髮)습도계 등으로 직접 측정할 수 있다. 상대습도는 일반적으로 새벽, 여름에 높아지고 오후, 겨울에 낮아진다. → 습도.

상대운동 相對運動 relative motion 두 개의 물체가 운동을 하고 있는 경우, 하나의 물체를 기준으로 한 다른 물체의 운동. 즉 어떤 기준좌표계에 대한 상대적인 운동을 말한다. 어떤 좌표계에서 두 입자의 운동을 다루는 대신, 그 중 한 입자의 위치에 좌표축의 원점을 두고 다른 한 입자의 운동을 다루는 것이 편리할 경우가 있는데, 이 다른 한 입자의 운동이 상대운동이다.

상대적긴급평가 相對的緊急評價 relative urgency

assessment (수색과 구조에서) 주체, 장비, 지형, 날씨 등의 평가를 기초로 한 주어진 상황의 긴급성 파악.

상대적불응기 相對的不應期 relative refractory period 강한 자극에만 심근의 반응을 가능하게 하는 기간으로 T파의 정점에서부터 T파가 끝날 때까지로 전압은 대략 −60mV이다. 이 기간은 강한 자극에만 흥분이 가능하고 반응은 억제된다. → 불응기.

상대적생물학적효과 相對的生物學的效果 relative biologic effectiveness 암과 같이 세포를 죽이는 특별한 방사선의 능력 정도이며 X−선의 특별한 수준과 비교된다.

상대적저혈량증 相對的低血量症 relative hypovolemia 혈관 확장으로 인해 순환하는 혈액량이 부적절한 상태.

상대정맥 上大靜脈 superior vena cava 상반신에서 심장으로 오는 혈액을 운반하는 정맥으로 우심방에 개구하고 기정맥이 합류하고 있다. = 위대정맥.

상동기관 相同機關 homolog 사람 손과 바다표범의 지느러미와 같이 서로 다른 기관의 구조 기능, 근원이 일치하는 것. 각각 똑같은 원소를 첨가해 만든 일련의 화합물, 예를 들면 일산화탄소에 산소 원소를 하나 더 첨가하여 이산화탄소가 된다. = 동족체(同族體 homologue).

상동염색체 相同染色體 homologous chromosome 동일유전자 혹은 그의 대립유전자가 같은 순서로 배열하고 있는 염색체로 체세포의 이중 구조로 된 두 개의 염색체로 되어 있다. 사람은 22쌍의 동종 염색체와 모체에서 유래한 각 쌍 중 하나와 부계에서 온 다른 한 쌍을 포함하여 한 쌍으로 된 염색체가 있다. 염색체의 크기, 수나 유전적 구조의 변형은 다양한 정도의 결함과 장애의 원인이 된다.

상박 上膊 upper arm 팔꿈치에서 어깨까지의 신체 부위를 지칭하는 해부학적 용어. = 상완부.

상박골 上膊骨 humerus 상지골 중에서 가장 긴 뼈로, 상단은 상완골두가 있어 견갑골과 견관절을 형성하고 하단은 주관절을 구성하는 결절상의 돌출부인 상완골과가 있다. = 상완골(上腕骨 arm bone).

상반신경지배 相反神經支配 reciprocal innervation 주동근을 지배하는 운동뉴런이 자극되었을 때 길항근을 지배하는 운동뉴런이 억제되는 과정. 이러한 방법의 한 예로 주관절의 굴근이 자극을 받아 수축할 때 주관절의 신근은 억제된다.

상복부 上腹部 epigastrium 검상돌기 바로 아래의 복부 부위.

상복부결절 上腹部結節 epigastric node 아래쪽 상위부 혈관의 꼬리 부분에 따라서 위, 소장과 골반을 따라 존재하는 림프절의 하나.

상부 上部 superior 서 있는 자세에서 신체의 머리 쪽 또는 위쪽.

상부난간 上部欄干 top rail 보강재가 부착된 공중 사다리의 상부 강재.

상부주입방식 上部注入方式 top pour method 탱크 상부에 설치된 방출구를 통해서 연소하고 있는 위험물의 액면에 포(泡)를 방출하는 방식. → 표면하포주입방식.

상비약 常備藥 household medicine 언제 어디서나 갖추고 있는 약으로 가정용 상비약을 주로 말하며 병원이나 시설 등에서 보관하고 있는 약들을 가리키기도 한다.

상사근 上斜筋 superior oblique 활차신경이 지배하고 안구를 밑으로 당기거나 내측 및 외측 회전을 담당하는 근육. = 위빗근.

상사위 上斜位 hyperphoria 사시의 일종으로 눈이 위쪽으로 편위되는 것.

상수 上水 potable water 마시기에 적합한 양질의 물을 말하며, 음용수 외에 요리, 세탁, 목욕물 등의 가사용이나 소화용, 공업용, 상업용 등으로도 사용된다.

상순거근 上脣擧筋 musculi levator labii superioris 상악골과 협골에서 일어나기 시작하여 상순에 정지하며 뒤 입술에 주름을 잡아 부정적인 표현을 할 때 관여하는 근육. = 위입술올림근.

상순비익거근 上脣鼻翼擧筋 musculi levator labii superioris alaeque nasi 코에 주름을 잡는데 관여하는 근육. = 위입술콧방울올림근.

상승 上昇 ascension 신체의 일부분이 위로 올라가는 운동으로 다이버가 수면으로 상승하면 압력이 감소되면서 압착현상이 일어났던 부위는 다시 원상태로 복원되고, 팽창되는 공기는 자연히 배출되어 문제가 발생되지 않는다. 그러나 스쿠버 다이빙에서는 상승할 때 호흡을 멈추면 허파가 팽창되어 손상을 입을 수 있으므로 스쿠버 다이빙에서는 '계속호흡' 하는 것이 가장 중요하며 반드시 지켜야 하는 규칙이다.

상승각 上昇角 climbing angle 사다리가 전도(顚倒)될 위험이 적으면서도 횡하중(橫荷重)을 적게 받는 각도로, 약 70°이다.

상승기 上昇機 ascender 딱딱하거나 부드러운 밧줄로 올라가는데 쓰이는 장치. soft ascenders는 일반적으로 작은 밧줄이며 등산 밧줄에 부착되어 있다. 널리 쓰이는 것으로는 Prusik, Bachmann, Kreuzklem 등이 있다. Hard ascenders는 밧줄을 죄는 기계 장치를 포함하며 Clog, Gibbs, Jumar가 많이 쓰인다. = 등반기.

상승속도 上昇速度 ascent rate 다이버가 최대 수심을 출발하여 수면으로 상승하는 속도를 나타낸다. 스쿠버 다이빙에서의 권장되는 상승 속도는 분당 9m이다. 이 권고 기준은 교육 단체에 따라 차이가 있을 수 있다.

상승손상 上昇損傷 ascent injuries 잠수 후 심부로부터 수면으로 상승할 때 압력 차이로 인해 유발되는 손상.

상승작용 相乘作用 potentiation 약처럼 다른 물질을 첨가함으로 어떤 물질을 활성화시키거나 강화시키는 현상.

상식도괄약근 上食道括約筋 upper esophageal sphincter 식도 안으로 물질의 통과를 조절하는 식도의 상개구부에 있는 근육 고리.

상쌍자근 上雙子筋 musculi gemellus superior 좌골극에서 일어나기 시작하여 대퇴의 대전자에 정지하며 대퇴의 외전과 외회전 작용을 하는 근육. = 위쌍둥이근.

상아질 象牙質 dentin 치수(齒髓)의 주위에 있는 치아조직으로 골조직과 비슷한 구조를 가지며 치아의 대부분을 이룬다. 누르스름한 색을 띠는 하얀 조직이며 에나멜질보다 다소 부드럽고 에나멜질 아래에 있다.

상악골 上顎骨 maxilla 턱 윗부분을 형성하는 두 개의 뼈로 몸체, 전두돌기, 협골돌기, 치조돌기, 구개돌기의 5부로 나뉜다. 체부 중앙에는 상악동(maxillary sinus)이라는 커다란 공동이 있다. 몸의 전면에는 안와연의 하방에 안와하공이 있고 내측연에는 비절흔이 있어 반대측 것과 함께 이상구를 둘러싸고 있다. 전두돌기에서 전두골과 협골돌기는 협골과 각각 관절하고 있으며 이들은 안와와 비강을 형성하는데 참여하고 있다. 구개돌기는 반대쪽 상악골의 구개돌기와 결합하여 비강저와 경구개 전방을 형성한다. = 위턱뼈.

상악동 上顎洞 maxillary sinus 상악골체의 가운데에 있는 한 쌍의 공동(空洞)으로 부비강(副鼻腔)의 하나. = 위턱굴.

상악신경 上顎神經 maxillary nerve 삼차신경의 세 주요부 중의 하나로 정원공을 빠져 나와 익구개와로 들어가며 하악검, 윗니, 뺨, 구개, 윗입술, 상각동에 분포한다. = 위턱신경.

상악전돌증 上顎前突症 prognathism 비정상적 턱 돌출로 얼굴이 비정상적으로 보이는 증상.

상안검거근 上眼瞼擧筋 levator palpebrae superioris 동안신경이 지배하고 안검을 위로 당기는 것을 담당하는 근육. = 눈꺼풀올림근.

상안검마비 上眼瞼麻痺 blepharoplegia 안검의 근육마비.

상안와열 上眼窩裂 superior orbital fissure 동안신경, 활차신경, 외전신경, 안신경 및 상완정맥이 지나가는 접형골 대익과 소익 사이의 긴 열. = 위안와틈새.

상업시설 商業施設 mercantile occupancy 상인과 소비자가 직접 물품을 거래하는 장소. 상업시설은 많은 이용자, 복잡한 구조, 큰 규모, 다량의 가연물, 많은 발화 요인 등으로 인해서 소방상 위험성이 높다. 예를 들면 백화점, 대형마트, 시장 등

상염색체 常染色體 autosome 사람의 체세포에 포함되는 염색체수는 46개이며 상동염색체가 두 개씩 쌍을 이루고 있으므로 23쌍의 염색체가 존재한다. 이 가운데 22쌍은 성별에 관계가 없으므로 상염색

체이고 나머지 한 쌍은 성별에 따라서 맞추어져 있
으므로 성염색체로 구별된다.

상염색체성열성유전병 常染色體性劣性遺傳病 auto-
somal recessive disorder 양친이 근친결혼을 할
경우에 나타날 가능이 큰 유전병. 대다수의 양친은
정상이나 이형접합체끼리의 양친에서 태어난 자녀
에게는 동형접합체인 경우 이상형질이 나타나기 때
문에 발현율은 25%이다. 양친이 모두 환자인 경우
에는 모든 자녀에게 발현한다. 부모의 한쪽이 환자
이고 다른 한쪽이 정상 동형접합체라면 자녀는 정상
이고 이형접합체라면 발현율은 50%이다. 나타날 수
있는 주요 질병은 선천성 대사이상, 지질 대사이상,
당질 대사이상, 단백 아미노산 대사이상, 소두증, 농
아, 부신 성기 증후군, 낭포성 췌섬유증 등이 있다.

상염색체성우성유전병 常染色體性優性遺傳病 auto-
somal dominant disorder 이형접합체(heterozy-
gote)일 때 발현하는 유전병. 동형접합체(homozy-
gote)의 대부분은 사산하든가 조기 사망한다. 누대
발현으로 발현율은 각 세대 모두 50%이다. 가계도
상에서는 단발성, 격세의 형으로 나타나며 열성 유
전병에 비해 증상의 발현이 늦다. 나타날 수 있는 주
요 질병은 선천성 근긴장증, 다발성 외골종증, 단지
증, 야맹증, 망막아종, 신경섬유종증 등이 있다.

상완골 上腕骨 humerus 상지골 중에서 가장 긴뼈
로 길이는 약 28cm이며 상단, 골체 및 하단으로 구
분한다. 근위 단은 상완골두를 형성하여 견갑골 관
절와와 함께 견관절을 이룬다. 견관절은 인체의 관절
중에서 운동 범위가 크며 상완골두의 바로 밑에는
두 개의 둥근 돌기인 대결절과 소결절이 있으며 이
결절 사이에 패인 곳을 결절간구(intertubercular
groove)라 한다. 상완골두와 결절 사이의 잘록한 부
분을 해부경(anatomical neck)이라 하고 결절 바로
아래는 골절이 흔히 일어나는 곳이기 때문에 외과경
(surgical neck)이라 한다. 상완골체 뒷면에는 요골
신경(radial nerve)이 지나가는 얕게 파인 고랑이
있으며 외측 모서리의 가운데에 삼각근 조면(del-
toid tuberosity)이 있다. = 위팔뼈

상완골골절 上腕骨骨折 humerus fracture 상완골이
부러진 상태. 골절이 되는 주요 부위는 연령에 따라
차이가 날 수 있다. 노령자는 견관절에 가까이 위치한
근위부가 흔히 골절되며 젊은 연령에서는 체부에서
골절된다. 근위부 골절은 상지의 변형이 작으며 변형
이 있더라도 상지근육과 부종에 의하여 육안으로 관
찰하기 어렵다. 상완골 체부에 골절이 발생하면 변형
이 심하게 나타나므로 상당히 불안정한 소견이 관찰
된다. 상완골과 요골신경이 가까이 위치하므로 요골
신경이 골절부위에 의하여 손상되거나 압박되어 신
경기능장애가 유발되기도 한다. 신경이 손상 받으면
환자는 손목과 손가락을 펼 수가 없게 되어 손목이 하
부로 쳐지는 현상(wrist drop)이 나타날 수도 있다.

상완골두 上腕骨頭 head of humerus 상완골 근위
단에 둥근 모양으로 형성되어 견갑골의 관절와와 관
절하는것으로 상완골체로부터 해부경이라고 불리는
약간 좁아진 부위에 의해 나뉜다. 해부경 아래는 두
개의 돌기가 있어 근육을 부착시키는 부위가 되는데
이를 대결절과 소결절이라 한다. 두 결절 바로 아래
를 외과경이라 하며 상완골 골절이 빈번히 일어나는
부위이다. = 위팔뼈머리.

상완근 上腕筋 musculus brachialis 상완골체 전면
에서 일어나기 시작하여 척골 조면에 정지하며 전완
이 굴곡할 때 작용하고 근피신경의 지배를 받는 상
완의 근육(muscle of upper arm). = 위팔근.

상완동맥 上腕動脈 brachial artery 상완의 주요 동
맥으로 팔꿈치 안쪽의 바로 아래에서 끝나 요골동맥
과 척골동맥으로 갈라지며 혈압측정 시 자주 이용되
는 혈관이다. = 위팔동맥.

상완부 上腕部 upper arm 어깨와 팔꿈치 사이의
부위. 팔의 뼈는 상완골이고 상완근육은 상완삼두근,
상완이두근, 오훼완근, 상완근으로 구성되어 있다.

상완삼두근 上腕三頭筋 triceps muscle of arm 상
완의 후면부에 있으며 세 개의 근두를 가진 근육으
로 근두 두 개는 상완골에서, 하나는 견갑골에서 일
어나기 시작하며 척골의 주두에서 정지하고 상완의
신전과 내전운동을 하며 상완이두근 및 상완근과 길
항작용을 한다. = 위팔세갈래근.

상완신경총 上腕神經叢 brachial plexus 척추 상부

와 목에서 뻗어 나오는 신경그룹으로 가슴, 어깨, 팔의 피부와 근육을 제공한다.

상완영양동맥 上腕營養動脈 nutrient artery of the humerus 팔의 중간 부분에 있는 한 쌍의 동맥 가지.

상완요골근 上腕橈骨筋 brachioradialis 전완의 요측 가장 표면에 있는 근육으로 전완의 굴곡에 관여한다. = 위팔노근.

상완이두근 上腕二頭筋 musculi biceps brachii 상완전부에 있는 근육으로 장·단의 두 개의 근두가 있는데 견갑골에서 일어나기 시작하여 요골조면에서 정지하며 전완과 더불어 상완의 굴곡운동에 관계하며 손의 회외운동을 돕는다. = 위팔두갈래근.

상완총 上腕叢 brachial plexus 목과 겨드랑이에 위치하는 척수신경의 가지에서 시작되는 신경망.

상요척관절 上橈尺關節 proximal radioulnar articulation 요골두의 관절환상면과 척골의 요골절흔 사이에서 만들어지는 차축관절로 하요척관절과 함께 전완의 회내·외운동에 관여한다. = 몸쪽노자관절.

상위 相違 difference 서로 어긋하거나 틀린 상태.

상위운동뉴런 上位運動~ upper motor neuron 추체계 또는 추체외로계의 일부분으로 척수의 하위운동 뉴런에 영향을 미치는 뇌의 뉴런이다. 대뇌피질 운동 영역에 존재하며 수의 운동을 지배하고 그 측삭은 반대측 뇌간의 운동신경핵 및 척수전각의 운동 뉴런에 달하고 이러한 것과 함께 수의 운동을 조절한다.

상의세포 上衣細胞 ependymal cells 입방 내지 원주상피로 때때로 섬모를 갖기도 하며 뇌의 뇌실계와 척수의 중심관 내면을 싸고 맥락총의 상피를 덮는 세포.

상전장골극 上前腸骨棘 anterior superior iliac spines 장골능의 앞쪽 끝부분으로 하복부의 양쪽 외측에서 만져지는 골격의 융기. = 위앞장골가시.

상조피 上爪皮 hangnail 큐티클이나 손톱주위의 표피가 일부 떨어진 조각.

상존화재위험 常存火災危險 constant danger 특정 지역에 항상 존재하는 화재 위험 요소들. 보통의 화재 위험, 지리적 요인, 가연물의 종류, 세력이 가장 강한 바람의 방향 등.

상주간호시설 常住看護施設 board and care facility 주로 의학적 치료 없이 관리가 필요한 노인을 위한 주거용 시설.

상지 上肢 upper extremity 상완, 주관절, 전완과 손으로 이루어진 신체의 일부. 액와부위는 상지에 포함시키거나 가슴에 포함시키기로 한다.

상지대 上肢帶 shoulder girdle 쇄골과 견갑골의 결합시 이용되는 것으로, 가슴띠(pectoral girdle)로 알려져 있다. = 팔이음뼈.

상지석고붕대 上肢石膏繃帶 upper extrimity cast → 단상지 석고붕대, 장상지 석고붕대, 팔걸이 석고붕대, U형 석고붕대.

상직근 上直筋 superior rectus 동안신경이 지배하고 안구를 위로 당기거나 내측 회전을 담당하는 근육. = 위곧은근.

상처 傷處 wound 피부파열이 포함된 신체적 상처로 질병보다 사고에 의해 발생하며 여러 가지 열창, 자창, 결출상 등으로 나뉜다.

상처세척 傷處洗滌 wound irrigation 약물, 생리적 용액 등을 이용하여 부상에 의해 형성된 상처를 깨끗이 씻어내는 것.

상체 上體 the upper(part of the) body 사람 몸의 윗부분. 상반신.

상태방정식 狀態方程式 equation of state 열평형에 있는 물질의 상태관계를 주는 방정식. 기체나 액체의 상태가 온도 T, 압력 p, 비부피(比體積) V로 표시될 때, 이들 세 변수 사이에는 하나의 관계 $p = f(V, T)$가 존재한다. 이상기체의 상태방정식인 보일 -샤를의 법칙이 이러한 관계식이다. 실제 기체에 대해서는 반데르발스의 상태방정식 또는 비리얼전개식(virial展開式) 등이 이용된다. 액체나 고체에 대해서도 이론식 또는 실험식으로서 여러 방정식이 있다. 이들 상태방정식에는 T, p, V의 관계에 한정되지 않고 기타의 변수, 이를테면 자화(磁化) M과 자기장 H, 전기편극(電氣偏極) P와 전기장 E, 또는 탄성변형(彈性變形)과 탄성응력(彈性應力) 등이 관계한다. = 상태식.

상품명 商品名 product name 위험물 용기의 앞 페널에 프린트되어 있는 제품이나 상표명. 상품명에 '기술적인'이란 용어가 포함되어 있다면 70%에서 99%의 활성 인자로 되어진 고농축살충제가 포함되어 있다는 뜻이다.

상피 上皮 epithelium 몸체의 내·외 표면을 덮고 있는 층으로 표피와 점막이 있다.

상피병 象皮病 elephantiasis 피부 및 피하조직에 결합조직이 증식하는 질병으로 사상충이나 수종의 세균에 의한 감염이 원인이다. 호발부위는 음낭, 사지, 유방 등이며 증상으로는 피부는 경화되어 코끼리 피부와 같고 한선, 지선이 변성하고 지방조직도 소멸한다.

상피조직 上皮組織 epithelial tissue 신체의 내표면과 외표면을 덮고 있는 조직으로 소량의 접합물질에 의해 접착된 세포로 구성되어있다. 모양과 배열에 따라 편평상피(squamous epithelium), 입방상피(cuboidal epithelium), 원주상피(columnar epithelium), 섬모상피(ciliated epithelium), 이행상피(transitional epithelium) 등이 있으며 기능에 따라서는 보호상피(covering epithelium), 흡수상피, 선상피(glandular epithelium), 감각상피, 배아상피, 특수변형상피 등으로 나뉘고 발생학적으로는 외배엽, 중배엽, 내배엽의 모든 곳에서 유래된다.

상행결장 上行結腸 ascending colon 약 15cm로 회맹판 높이에서 시작하여 오른쪽 요추를 따라 상행하여 복부의 우하늑부, 간의 하면까지 상행하는 장기. → 결장.

상행인두동맥 上行咽頭動脈 ascending pharyngeal artery 목 깊은 곳의 외경동맥에서 분지되는 작은 동맥 중 하나. 두뇌에 혈액을 공급한다. = 오름인두동맥.

상향형스프링클러헤드 上向形~ upright sprinkler head 물이 위쪽을 향하여 살수되어 디플렉터에 부딪히도록 설계된 스프링클러헤드.

상형법무게 常衡法~ avoirdupois weight 7,000 그레인, 256 드램 혹은 16온스에서 1파운드까지의 영국식 무게체계. 이 시스템에서 1온스는 28.35g과 같으며 1파운드는 453.59g과 같다.

상호교환 相互交換 reciprocity 정부기관이 다른 정부기관에서 승인된 동등한 증명서나 면허를 가진 개인에게 증명서나 면허를 승인하는 과정. = 상호성(相互性).

상호수송 相互輸送 antiport 한 분자나 이온이 함께 수송되지만 반대 방향으로 수송하는 2차 능동수송.

상호작용 相互作用 interaction 투여한 약물이 다른 약물의 약효나 독성에 미치는 약리작용으로 어떤 약물이 다른 약물의 대사, 흡수 또는 약물 수용체에 대한 단백질 결합을 간섭함으로써 발생한다.

상호접속용케이블 相互接續用~ interconnecting cables 시스템 동작과 제어를 위한 신호용 케이블과 동력용 케이블.

상호지원 相互支援 mutual aid 소방서간 상호 지원 활동. 관할구역이 인접한 소방서들간에 자주 이루어진다.

상호통신 相互通信 interpersonal communication 다른 응급 구조사, 환자, 환자 가족, 현장 목격자, 의료 지도 그리고 응급 의료체계의 다른 구성원과의 정보 교환.

상황보고 狀況報告 progress report 화재 현장 책임자가 현장의 상황 등을 종합하여 주기적으로 소방본부에 보고하는 것.

상황실 狀況室 situation chamber 화재 신고 등 소방 기관에 대한 각종 신고 접수, 소방력 출동 조치, 진화·구조 등 각종 소방 활동 지휘, 화재 등 재난 관련 정보 관리 등을 하는 곳으로, 많은 통신·전산 시설이 설치되어 있다.

상황판 狀況板 turnout board 재난현장이나 상황실에 설치하여 브리핑(briefing)이나 지휘에 활용하는 판으로, 동원된 인력·장비 현황, 소방력 배치, 소방활동 실적, 피해 현황 등을 기재한다.

상황판단 狀況判斷 size-up 정보 수집, 문제 분석 등을 통하여 대응 방안을 찾는 것.

샅고랑낫힘줄 = 서혜겸.

샅고랑림프절 = 서혜림프절.

샅굴 = 서혜관.

샅굴부위 = 서혜부.

살굴헤르니아 = 서혜부탈장.

새가슴 pigeon breast 늑골부가 흉골과 함께 튀어 나온 선천성 이상.

새끼맞섬근 = 소지대립근.

새끼손가락두덩근 = 소지구근.

새끼폄근 = 소지신근.

새디즘 sadism 성적 대상에게 고통을 줌으로써 성적인 쾌감을 얻는 이상 성행위. 가학증 또는 학대음란증이라고 한다. 프랑스의 문학가 M. de 사드에서 유래된 명칭이며 '양성의 앨골래그니어(algolagnia)' 라고 부를 때도 있다. 고통을 받음으로써 성적 쾌감을 얻게 되는 마조히즘과 대응된다. 심해지면 살인까지도 저지르게 되는데 이것을 음락살인(淫樂殺人)이라 한다. 심층심리학의 시조인 S.프로이트는 모든 생리적 기능에는 새디즘이 숨어 있으며 마조히즘은 자기자신에게 향하는 새디즘이라고 말했다. 때로는 성목표에만 한정시키지 않고, 공격적이며 고통을 주는 것에 쾌감을 느끼는 경향을 가리킬 때도 있다. 새디즘이라고 최초로 명명한 사람은 R.von 크라프트 에빙인데, 사드 이전에도 문학이나 미술 속에서 새디즘의 표현을 볼 수 있다. 플라톤의《공화국》에 <사형당한 사람의 시체를 보고 싶은 욕망에 사로잡혀 참을 수 없었던 사나이>의 에피소드가 있고, 루크레티우스가 저술한《만상론(萬象論)》에는 "죽음과 싸우고 있는 불행한 뱃사람의 조난을 언덕 위에서 구경하는 것은 유쾌한 일이다" 라는 글이 있다. 그리스도의 수난이라든지 성자의 순교나 지옥의 형벌을 그림으로 나타낸 중세의 회화에도 화가의 무의식적인 새디즘이 역력히 나타나 있다. 한편 사드를 낭만주의의 원류라고 간주했던 문학사가(文學史家) M.브라츠는 M.G.루이스의《몽크》, C.R.매튜린의 《방랑자 멜모스》, C.P.보들레르, G.플로베르, H.스윈번, O.미르보의《처형의 뜰》 등으로 이어지는 새디즘 문학의 계보를 만들었다. 보들레르는 "잔학성과 향락은 동일한 감각이다" 라고 말하였고, 단눈치오는 "양성간의 극단적인 증오야말로 사랑의 기반이다" 라고 말하였다. 사르트르의 실존적인 이론의 바탕에도, 초현실주의의 '블랙유머' 의 기반에도 새

디즘과 마조히즘이 중요한 구실을 하고 있다.

새루 鰓瘻 branchial fistula 태생기 2~3주경 장래 경부가 될 부분에 4개의 새구가 생겨 제1새구는 외이도를 형성하고 제2, 3, 4 새구는 정상 발육에서는 소실되어 남아있지 않으나 torn들이 생후 개방해서 잔존하는 기형이 새루이다. = 아가미루.

새우사리기 개인 로프와 비교적 짧은 로프 사리기 방법으로 높은 곳에서 신속히 로프를 풀어내려 요구조자를 구조하거나 내릴 때 줄의 꼬임 없이 바른 풀기가 가능한 정리법.

새집증후군 ~症候群 sick house syndrome : SHS 새로 지은 집이나 수리한 집의 벽지, 바닥재, 페인트 등 각종 건축자재에서 방출되는 벤젠, 포름알데히드, 톨루엔, 자일렌 등 각종 화학물질로 인해 천식, 두통, 피부염, 피로 등의 질환을 앓게 되는 것.

색광녀 色狂女 nymphomania 과도한 성적 욕구를 갖는 여성. = 여자색정증.

색도 色度 chromaticity 명도를 제외한 광선 빛깔의 종별을 정량적으로 지정한 수치. 색상과 채도를 함께 생각한 심리적 속성의 하나로서, 색도 좌표에서 색상과 채도만 같으면 명도에 관계없이 같은 색도를 가진 것이다.

색맹 色盲 color blindness 빛깔을 가려내지 못하는 상태로 특정 색채들을 분별해 내지 못하는 색맹도 있고 다만 색감이 약한 색맹도 있다.

색분산 色分散 chromatic dispersion 광섬유의 코어 내에서 입사된 파장에 기인하는 광 펄스의 폭이 넓어지는 현상. 원인에 따라 재료 분산과 구조 분산으로 분류된다.

색소 色素 pigment 신체조직에서 만들어지는 색을 내는 유기물질.

색소과다침착 色素過多沈着 hyperpigmentation 색소침착과잉으로 피부가 검게 되는 것으로 원인은 유전, 약물, 햇빛에 대한 노출, 부신부전증이다.

색전 塞栓 embolus 혈관 속에 정체하여 정상적인 혈류를 막는 불용성 물질로 더 작은 혈관으로 들어가 혈관을 막게되면 순환폐쇄가 발생한다.

색전세균성동맥류 塞栓細菌性動脈瘤 embolomycotic aneurysm 심장에 있는 어떤 종류의 세균 증식 상태에서 생기는 색전증(塞栓症)에 의한 동맥류.

색전적출술 塞栓摘出術 embolectomy 색전이나 응고물을 제거하기 위해 동맥을 외과적으로 절개하는 것.

색전증 塞栓症 embolism 혈류나 림프류에 의해 맥관계(脈管系) 속으로 운반되어 온 여러 부유물이 가는 혈관강(血管腔)의 일부 또는 전부를 막은 상태. 색전증의 원인이 된 물체를 색전(embolus)이라 하며, 색전 중 가장 많은 것은 혈관 내에서 만들어진 혈전(血栓)이다. 혈전은 정맥에 의하여 운반되는 경우(정맥성 혈전증)와 동맥에 의하여 운반되는 경우(동맥성 혈전증)가 있다. 정맥성 혈전증은 폐에서 자주 발생하는데 반드시 혈류에 따라 일어나는 것은 아니며, 때로는 혈류의 흐름과는 반대 방향으로 색전이 생기는 경우도 있다(역행성 색전증). 류머티즘성 심내막염(心內膜炎)이 있을 때 뇌색전(뇌연화)을 일으키는 수가 있는데, 이것은 동맥성 색전증의 예이다. 때로는 정맥에 유래하는 색전이 폐에 걸리지 않고 동맥을 통하여 그 말초에서 색전되는 수가 있다. 이것을 기이한 색전증, 또는 교차성 색전증이라고 한다. 이것은 심장에 난원공개존(卵圓孔開存)이 있기 때문에 색전이 우심방에서 좌심방을 거쳐 동맥혈류로 들어가 일어난다. 색전을 형성하는 것으로서 가장 중요한 것은 유리된 혈전이며, 이로 인한 색전증을 혈전성 색전증이라 한다. 그 밖에 가스색전증(잠함병, 공기색전증), 지방색전증, 세포색전증 등이 있다.

색전형치료 塞栓形治療 embolotherapy 풍선 달린 도관을 이용하여 혈관을 차단시키는 치료. 출혈성 궤양이나 혈관결손의 치료와 수술동안 종양으로 흐르는 혈류를 차단하기 위해 사용한다.

샌드위치구조 ~構造 sandwich construction 적층 구조패널을 채택한 구조.

샐로우백 shallow bag 끝머리 부분을 세우거나 말아 올려서 떨어지는 물이 다른 곳으로 흐르지 못하도록 가두어 두는 구조용 덮개. 건물의 바닥 등에 설치한다.

샘 = 선.

샘플링식연기감지기 ~式煙氣感知器 sampling smoke detector 방호구역에 연결된 튜브와 에어펌프를 사용하여 방호구역으로부터 공기를 흡입한 뒤 공기 중의 연기입자를 감지하는 방식의 연기감지기.

샘플병력 ~病歷 SAMPLE history 현 병력과 과거 병력으로 병력 요소들의 첫 자를 딴 것. 병력요소는 증상과 징후(signs/symptoms), 알레르기(allergies), 약물(medications), 과거병력(pertinent past history), 마지막 음식(last oral intake), 부상이나 사건의 원인(events leading to the injury or illness)이다.

생검 生檢 biopsy 환자의 몸에서 병변부위의 일부를 취하여 병리조직학적으로 검사를 하여 임상진단이나 치료법을 확립하는 것으로 절제생검, 진단적생검, 침생검, 펀치생검 및 흡인생검 등이 있다.

생나무연소 生~燃燒 live burning 생나무 등이 절단된 채로 조금씩 연소하는 것.

생리식염수 生理食鹽水 physiological sodium chloride solution 가장 조성이 간단한 등장액으로 나트륨과 염소 및 물의 체내 투여를 목적으로 하며 또는 약제를 용해하는데 사용한다. 외용으로는 세정제, 함수제 등으로 사용한다.

생리식염수하제 生理食鹽水下劑 saline cathartics 황산마그네슘과 같이 삼투압에 의한 수분의 정류로 장 내용물의 유동성을 증가시키고 간접적으로 장의 운동을 증가시켜 설사를 일으키게 하는 제제(製劑).

생리적단백뇨 生理的蛋白尿 physiological proteinuria 주로 과도한 운동, 다량의 육식섭취, 정신감동 등의 후에 생성되는 단백뇨. 소변 중에 단백질이 존재해 신뇨로계질환을 시사한다.

생리적당김고리 生理的~ physiologic retraction ring 정상 분만의 제2기에 자궁 내에 둥글게 만들어지는 융기선. 수축 고리(constriction ring), 병리적 당김 고리(pathologic retraction ring)와 비교.

생리적무월경 生理的無月經 physiologic amenorrhea 기질적 장애에 의한 것이 아니고, 보통 임신 시에 나타나는 무월경.

생리적사강 生理的死腔 physiologic dead space 산소-이산화탄소 교환에 참여하지 않는 기도의 일부 공간으로, 해부학적 사강(anatomic dead space)

과 무기능 폐포(nonfunctional alveoli)를 합한 것.

생리적장애현상 生理的障碍現狀 physiological disorder 10,000 feet의 고도에서부터 발생하는 생리학적 장애증상. 10,000 feet 고공에 인체가 노출시에 폐포 내 산소분압의 감소로 인해 저산소증 증세가 나타나기 시작한다. 따라서 10,000 feet 이상의 고도를 비행시에는 산소보충을 필요로 한다.

생리적황달 生理的黃疸 physiological jaundice 출생 후 최초의 수일간 지속되는 가벼운 신생아기 황달. 특별한 치료없이 수일 후 사라진다.

생리학 生理學 physiology 인체 기능과 과정에 대해 연구하고 살아있는 유기체와 구성 부분의 기능과 관련된 물리적·화학적 과정을 연구하는 학문.

생명 生命 biosis 사람이 살아서 숨쉬고 활동할 수 있게 하는 힘.

생명공학 生命工學 biotechnology 인간 또는 그 밖의 생물체와 기계 사이의 관계를 연구하는 학문.

생명과건강의긴급위험 生命~健康~緊急危險 immediately dangerous to life and health 생명에 대한 위험이나 건강을 위협하는 요인의 시간을 다루는 존재 상태. 호흡기관의 보호가 요구된다.

생명연장 生命延長 life extention 진단적이고 치료적인 시설의 사용과 예방적인 의약품의 보다 나은 이용에 의해서 개인 또는 대중의 삶의 주기를 연장시키는 과정.

생명윤리 生命倫理 bioethics 생물과 의학의 딜레마를 해결하기 위한 윤리와 가치의 적용.

생명의 별 生命~ star of life 응급구조에 관련된 요원이나 응급차량에 부착하는 표시로 가운데 뱀은 지혜와 의술을 상징하는 사신(巳神), 지팡이는 희랍신화에서 나오는 의신(醫神 Asklepios)이 가지고 다니던 지팡이로 '진정한 의술'을 상징한다.

생명의지서 生命意志書 living wills 소생술이나 의료장비를 이용하여 생명을 연장하지 않겠다는 환자의 의지가 기록된 법적 문서. → 생존유서(동의어).

생물독중독학 生物毒中毒學 biotoxicology 동물과 식물로 나누어진 독물에 대한 과학.

생물동가 生物同價 bioequivalent 신체에서 한 약물이 다른 약물과 같은 효과를 가지는 것으로 보통 약물의 화학적 조성이 거의 비슷하다.

생물무기금지협약 生物武器禁止協約 biological weapons convention 생물 및 독소무기의 개발, 생산, 비축을 금지할 목적으로 1975년 발효한 다자간 군축·비확산 조약. 1972년 4월 런던·모스크바·워싱턴에서 각각 서명한 뒤 1975년 3월 26일부터 효력을 발휘하기 시작한 최초의 특정 대량살상무기 금지 조약이다. 다자간 군축 및 비확산 조약으로 생물과 독소무기의 개발·생산·비축을 금지하며, 각 협상 당사국이 보유하고 있는 생물무기의 완전 폐기를 목표로 한다. 총회는 5년마다 스위스 제네바에서 개최되는데, 주로 협약 이행 평가 및 강화방안을 논의하며, 생물무기 개발 및 사용 등에 대한 의혹이 제기될 경우 협약 위반 여부를 확인할 수 있는 효율적인 검증 장치가 없어 이를 좀더 엄격히 규제할 수 있는 검증 체제 수립을 위해 1995년부터 제네바에서 생물무기금지협약(BWC) 검증의정서 제정 협상을 위한 특별그룹(Ad Hoc Group) 회의가 열리고 있다. 논의 중인 의정서 초안에는 의무적 신고 제도, 비강제 방문 제도 등의 내용이 포함되어 있어 화학무기금지협약(CWC), 핵확산금지조약(NPT), 포괄적 핵실험금지조약(CTBT) 등과 함께 국제 대량파괴무기금지 군축협약으로 자리잡아 가고 있다. 한국은 1987년 협약 비준서를 기탁하고 1992년부터 신뢰구축체제(CBM)에 참여해 생물학 연구 개발 프로그램 및 백신시설 등을 해마다 공개하고 있으며, 특별그룹 회의에도 참여하고 있다. 북한은 1987년에 가입하였으나 2001년 현재까지 신뢰구축체제 및 특별그룹 회의에는 참가하지 않고 있다.

생물원격전송 生物遠隔傳送 biotelemetry 대개 무선 등을 이용하여 측정기로부터 떨어져 있는 사람의 심전도 같은 물리적 자료를 전달하는 과정.

생물전기 生物電氣 bioelectricity 근육이나 신경 같은 생체조직에서 발생하는 전류. 인체조직의 전기 전압은 심전도계와 뇌파측정기 및 민감성이 있는 비슷한 장치로 기록한다.

생물정보학 生物情報學 bioinformatics 인간 게놈에

대한 총체적인 연구를 하는 학문. 즉, 게놈의 서열, 단백체의 연구와 배열, 세포 연구 등을 포함한 폭넓은 학문이다. 인간 게놈을 연구하기 위해서는 많은 시료들이 필요하고, 이 시료들은 각각의 독립된 시료들의 복잡한 상호관계를 이루고 있다. 또한 인간 게놈 연구의 결과를 얻기 위해서는 복잡한 모델링이나 통계적인 처리가 필수적이다. 그러므로 생명 연구 전반에 필요한 통계적, 수학적인 요소를 생물 정보학이라 한다.

생물피드백 生物~ biofeedback 자신의 신체에 대한 자율적생리적 기능인 혈압, 근육긴장, 뇌파 활동 등에 대해 기구를 사용하여 정보를 제공하는 과정으로 고혈압, 불면증, 편두통 등을 치료할 수 있다. = 생체되먹임.

생물학 生物學 biology 생물의 구조와 기능을 과학적으로 연구하는 학문. 대상 생물의 종류에 따라 동물학, 식물학, 미생물학으로 나누며, 대상 현상이나 연구 방법에 따라 분류학, 형태학, 해부학, 발생학, 생리학, 생화학, 세포학, 유전학, 생태학, 생물 지리학, 고생물학, 진화학 따위로 나눈다.

생물학무기 生物學武器 biological weapon 질병 매개체를 포함한 생물학적 작용제를 이용하여 생물을 살상·가해(加害)하는 무기. 세균무기의 개념이 확대된 것으로, 세균·바이러스·리케차(rickettsia) 등으로 사람·가축·식물을 살상 또는 고사(枯死)시키며, 폭탄·포탄 등에 넣어서 살포하거나 음식물에 혼입하는 방법으로 공격한다. 대량 살육의 가능성이 많아 비인도적이라는 이유에서 국제법으로 그 사용이 금지되어 있을 뿐만 아니라, 1975년 3월 29일에 발효한 국제조약에서는 개발·생산·저장까지도 금지하고 있다. 그러나 많은 국가에서, 보복 사용의 가능성과 방어 방법의 연구를 구실로 연구·개발이 촉진되고 있다. 오늘날 개발된 생물학적 작용제는 수십 종에 달하며, 대인용으로 사용되는 세균에는 장티푸스, 콜레라, 페스트, 디프테리아 등의 균, 바이러스에는 뇌염, 유행성독감, 천연두, 뎅기열(dengue熱), 황열병(黃熱病)의 병원체 등이 있다. 제조 비용이 저렴하고 양산하기 쉬우며 소량으로도 큰 효과를 기대할 수 있다는 점에서 군사적 가치가 인정되고 있

으나, 제1선에서 전술적(戰術的)으로 사용할 경우 공격하는 편에서도 방호수단을 갖추어야 하고, 즉효성(卽效性)이 없다는 점에서 적합하지 않으므로 전략무기로 사용될 가능성이 크다.

생물학적반감기 生物學的半減期 biological half-life 투여된 물질의 용량의 반이 정상적인 생리적 과정에 의해 배설되는데 소요되는 시간.

생물학적사망 生物學的死亡 biologic death 자연적인 원인에 의한 죽음. 개체내 대부분의 세포가 비가역적 손상을 받아 다시 소생될 수 없는 상태. 각 조직의 비가역적 손상은 개체의 생물학적 사망을 초래하게 된다. 특히 뇌는 다른 조직보다 쉽게 손상되므로, 심폐소생술에 의하여 뇌 이외의 장기는 기능을 회복하고 뇌의 기능은 영구적으로 회복될 수 없는 상태가 발생할 수 있다.

생물학적산소요구량 生物學的酸素要求量 biological oxygen demand : BOD 세균이 호기성 상태에서 유기물질을 20℃에서 5일간 안정화시키는데 소비한 산소량. BOD가 높다는 것은 분해 가능한 유기물질이 많이 함유되어 있다는 것을 의미하며 하수의 오염도가 높다는 뜻이다. 20℃에서 5일간 측정한다. WHO의 권장치는 6mg/ℓ이며 1급 상수원은 1mg/ℓ이하, 2급 상수원은 3ppm이하, 3급 상수원은 6mg/ℓ이하, 도시하수의 BOD는 200mg/ℓ가 정상이다.

생물학적제제 生物學的製劑 biologic agent 질환의 진단, 예방 혹은 치료에 쓰이는 생물체 또는 생물체의 부산물로 만들어진 제제로 항원(antigens), 항독소(antitoxin), 혈청(serum), 백신(vaccine) 등이 있다.

생석회 生石灰 fluximing lime → 산화칼슘.

생성열 生成熱 heat of formation 어떤 화합물 1mol이 그 성분 원소의 분자 또는 원자의 결합에 의해 만들어질 때의 반응열. 화합물의 성분을 모두 원자로 되돌려 이들·원자의 결합으로 화합물이 만들어질 경우의 생성열을 특별히 원자 생성열이라고 한다. 생성열은 성분원소의 엔탈피(열함유량)의 총합에서 화합물의 엔탈피를 뺀 것이다. 각 물질의 엔탈피의 절대값은 확실하지 않지만, 문제가 되는 것은 차이므로, 화합물

의 엔탈피를 선정할 수 있도록 각 원소의 기준상태를 정하는 것이 바람직하다. 그러기 위해서는 각 원소의 상온에서의 안정한 태종(態種)의 엔탈피를 기준으로 하여 0으로 잡는다. 그러면 각 화합물의 생성열은 그대로 그들 화합물의 엔탈피와 같아진다. 일반적으로 반응의 반응열은 생성계의 화합물이 가진 생성열의 총합에서 원계(原系)의 화합물이 가진 생성열의 총합을 뺌으로써 쉽게 구할 수 있다.

생식과정 生殖過程 reproductive process 수정, 임신, 출생을 거치는 일련의 과정.

생식기 生殖器 genitalia 정자와 난자를 생성하고 공급하는데 관여하는 신체 부위. 여성은 외음부, 음핵, 대음순, 소음순, 질 전정부이며 남성은 음낭, 음경, 고환 등이다. = 성기.

생식비뇨기성 生殖泌尿器性 genitourinary 신체의 성기와 비뇨기에 대한 기관 구조, 기능 둘 다에 관한 것.

생식선 生殖腺 gonad 난소나 고환 같은 생식세포를 생산하는 선.

생식세포 生殖細胞 germ cell 난자나 정자 또는 그들의 선행 세포 중 어떤 것.

생식자 生殖子 gamete 수정이나 접합의 기능이 가능하고, 체세포 염색체의 반수를 갖는 성숙한 남성이나 여성의 배종 세포.

생약학 生藥學 pharmacognosy 식물, 동물, 광물 및 그 생산물과 같은 천연약물에 대해 연구하는 학문.

생의학공학 生醫學工學 biomedical engineering 실제적인 의학적 문제나 생체의학 연구에서의 문제를 해결하기 위해 생물학적 과정에 적용하는 과학 기술체계.

생장학 生長學 auxanology 성장과 발달에 관한 과학적 연구

생정통계 生情統計 vital statistics 출생, 사망, 질환, 손상과 인구의 조건과 일반적 건강에 영향을 미치는 다른 요소에 대한 수치자료. = 인구동태통계.

생존사슬 生存~ chain of survival 심정지 환자를 소생시키기 위한 사슬처럼 연결되어 있는 일련의 과정. 심정지가 발생하면 심정지 발생 사실이 빠른 시간 내에 응급의료체계에 연락되어야 하며, 목격자에 의하여 즉시 심폐소생술이 시행됨으로서 심정지 시간을 단축할 수 있다. 또한 심정지 발생을 연락 받은 응급의료체계는 빠른 시간내에 환자 발생 현장에 도착하여 제세동 등의 전문 인명구조술을 시작하여야 환자의 생존을 증가시킬 수 있다는 것이다. 이러한 요소들 중 어느 하나라도 적절히 시행되지 않으면 심정지환자의 소생은 기대하기 어렵다. 미국심장협회에서 주장하는 이 소생의 사슬은 응급의료체계의 조기 활성화, 목격자에 의한 심폐소생술, 조기 제세동, 조기 전문 심장구조술의 순서로 연결되어 있다.

생존유서 生存遺書 living will 환자의 상태가 말기가 되었을 때 적극적인 처치를 하지 않겠다는 환자와 의사사이의 동의서. = 생명의지서.

생존자탐지기 生存者探知機 survival detector 살아서 묻혀 있는 사람의 움직임, 호흡 혹은 심장박동에 의해 송출된 전자파가 변조되는 기초 원리를 이용하여 매몰된 생존자를 탐색하는 장비.

생존출산 生存出産 live birth 호흡을 하고, 심장이 뛰고, 탯줄의 맥박이 있고 스스로 근육을 움직이는 등 활력징후를 가지는 아이를 출산하는 것. 모체의 임신 기간은 고려되지 않는다. 이러한 출산이 항상 아기의 생존을 보장하는 것은 아니다.

생체공학 生體工學 bionics 부정맥을 교정하기 위해 인공 심박동기를 사용하는 것처럼 의학적 문제를 해결하기 위해 컴퓨터와 고체의 소형화 회로 같은 도구와 전자 공학적 원리를 응용하는 학문. = 생물공학.

생체내대사 生體內代謝 biotransformation 대부분 간 효소에 의해서 일어나며 혈장, 신장, 폐 등에서도 일부 일어나는데 약물의 배설을 증가시키기도 하고 비활성화를 초래하기도하며 약물에 따라서는 그 대사물이 약리효과를 나타내는 경우도 있고 전혀 다른 효과를 나타내어 독성으로 나타날 수도 있다. 약물의 대사물이 약리작용을 할 때 그 약효는 대사를 하여 변화하거나 배설되어지며 약물이 생체내 변화에 관여하는 반응은 'phase Ⅰ반응'과 'phase Ⅱ반응(=포합반응 conjugation)' 으로 구분할 수 있다. → phase Ⅰ반응, phase Ⅱ반응, 포합반응(conjugation).

생체내변화 生體內變化 biotransformation 신체 내

에서 효소의 작용에 의해 일어나는 것과 같은 일련의 화학적 변화. = 생체내전환.

생체리듬 生體~ biorhythm 수면주기, 월경주기, 호흡주기와 같은 주기적으로 나타나는 생물학적 사건이나 현상.

생체역학 生體力學 biomechanics 생물체의 구조, 특히 인체의 운동체계에서의 역학적 법칙과 그 법칙의 응용에 관한 학문.

생체이물 生體異物 xenobiotic 약물이나 유기 중독처럼 몸에는 이질적인 유기 물질.

생체이용률 生體利用率 bioavailability 약물이 흡수되어 전신순환에 도달하는 정도를 의미한다. 생체이용률에 영향을 미치는 요소는 입자 크기, 결정 구조, 용해도 및 약물의 극성을 포함한다. 투여 후 특정 시간에 약물의 혈액 및 조직내 농도가 보통 생체이용률을 결정한다.

생체인식시스템 生體認識~ biometrics system 지문이나 얼굴, 음성, 눈의 홍채 등으로 개인을 식별하는 생체 측정 기술. 유전자의 명령에 따라 개인의 모습이나 음성이 개인마다 특색이 있는 것에 착안하여 한계에 이른 개인의 비밀 번호를 대체하려는 인식에서 시작된 시스템으로, 분실의 위험이 없고 정확도가 높아 고도의 보안이 필요한 곳에 쓰일 것으로 주목받고 있다.

생체통계 生體統計 vital statistics 환자의 연령과 성별 등의 통계.

생체플라보노이드 生體~ bioflavonoid 비타민 C의 흡수와 작용에 필수적으로 많은 과일에 함유되어 있는 물질. = vitamin P.

생크 shank 호스를 커플링에 결합시키기 위해 익스팬더와 호스 주위에 단단히 부착하는 외부 링이나 슬리브관(sleeve).

생합성 生合成 biosynthesis 전신에서 지속적으로 일어나는 수천 가지의 화학적 반응으로 특히 탄수화물, 지방, 단백질, 뉴클레오티드, 핵산 등을 만드는 과정.

생화학 生化學 biochemistry 생명 현상을 화학반응의 종합적 결과로써 포착하고자 하는 학문.

생활반응 生活反應 vital reaction 생전(生前)에 내부나 외부로부터 가해진 자극에 대해 생체로서 반응하여 생긴 현상으로 시체에서 생활반응이 나타났다면 그 소견은 생전에 이루어졌다는 것을 의미한다.

생활사건 生活事件 life event 사고, 질병, 취학, 취직, 결혼, 출산, 정년퇴직 등 사람들이 일상 생활을 통하여 체험하는 다양한 생활의 변화로 스트레스가 높은 생활 사건이 겹치게 되면 여러 가지 심신질환이나 정신장애를 초래한다고 보고되고 있다.

생활습관으로 인한 질환 生活習慣~疾患 life-style -induced health problem 건강을 위협하거나 위험요소에 노출된 병력을 가진 질환. 흡연, 잘못된 식습관, 운동부족, 정신적 스트레스 등에 의해 유발되는 심장병 등이 있다.

생활요법 生活療法 daily guidance 입원가료중의 정신장애인에 대하여 병원내의 일상생활 지도에 중점을 두면서 작업이나 레크리에이션 등에 참가시켜 환자의 전생활면에 관해 교육이나 지도를 하는 방법으로 병원증(hospitalism)에 빠지는 것을 예방하고 사회적인 생활양식 관습, 상식 등을 재형성하는 것에 의해 현실사회로 보다 좋은 적응을 할 수 있도록 하는 것이 목적이다.

생활주기 生活週期 life cycle 임신과 출생에서 성장과 성숙, 자연 사망할 때까지 일어나는 일련의 사건 동안 걸쳐지는 시간 간격.

샤를의 법칙 ~ 法則 Charle's law 압력이 일정할 때 기체의 부피는 절대온도에 비례한다는 법칙.

샤클 shackle 로프나 와이어 등을 연결하기 위한 U자형 고리.

샤프트 shaft 회전하는 기계부품의 중심선 주위를 회전하는 환봉으로 축이라고도 한다. 엘리베이터, 전기, 가스, 수도 등의 배관이나 전선의 케이블 등을 공급하는 수직으로 구획된 통로.

샤프트구획벽 ~區劃壁 shaft enclosure 배관이나 배선 등을 위한 수직관통부 및 건축물의 각 층을 관통하도록 설계된 엘리베이터용 수직관통부 등을 다른 부분과 구획해 주는 벽.

섀시 sash 금속제 창틀 모두를 말하며, 오늘날 많이 쓰이는 알루미늄 섀시는 화재 시 연소되어 고온을

人

발생시킬 수 있다.

서골 鋤骨 vomer bone 얇고 납작한 쟁기 모양의 뼈로 한 개가 있으며 비강내에 위치하고 비중격(nasal septum) 하부를 형성한다. = 보습뼈.

서교열 鼠咬熱 rat-bite fever 쥐에 물려서 전염되는 감염증. 쥐에 물린 후에 발생하는 열과 관절통으로서 감염은 상처가 치유된 후 발현되는데 이것이 서교열과 다른 동물들의 교상과 다른 점이다. 처치는 procaine penicillin G 600,000 단위를 1일 2회, 14일 동안 근육주사하는데 페니실린 과민환자는 tetracycline 500mg을 1일 4회, 14일간 경구투여한다.

서까래 rafter 목조건물에서 추녀를 구성하는 가늘고 긴 목재(木材)로, 지붕을 떠받친다.

서맥 徐脈 bradycardia 심실박동이 1분에 60회 이하인 상태. 동성서맥, 동성부정맥, 2도 또는 3도 방실블록 등의 형태가 있다. 동성서맥은 과도한 미주신경의 긴장상태, 교감신경의 긴장감소 또는 해부학적 변화에 기인하며 상대적으로 양호한 상태이다. 육상선수에게 흔하며, 급성심근경색에서는 이로운 결과를 가져올 때도 있다. 병리적인 서맥은 뇌종양, digitalis의 독성, 심장블록, 미주신경항진 등의 증상이 나타난다. 심장박출량은 줄어들어 기절, 현기증, 가슴 통증의 원인이 되며 결국 실신과 순환계 허탈을 일으킨다. 치료법은 아트로핀 사용, 심박조율기(pacemaker) 이식 및 약물 치료를 바꾸는 것 등이 있다.

서맥-빈맥증후군 徐脈-頻脈症候群 bradycardia-tachycardia syndrome 심장이 번갈아가면서 아주 느려졌다가 아주 빨라지는 비정상적인 심박상태.

서맥성부정맥 徐脈性不整脈 bradycardiac arrhythmia 흥분파 형성이상이나 전도이상으로 발생하는 것으로 서맥(심박수 50회/분 이하) 중에서도 병적인 것을 가리킨다. 발생 원인은 동맥경화증, 허혈성 심질환, 판막증, 심근병증, digitalis의 투여, 대사이상 등이며 심장성 어지러움이나 실신발작을 일으키고 호흡곤란, 혈압저하 등의 증상이 나타난다.

서머스태트 thermostat 온도를 자동적으로 조절하는 장치. 엔진의 냉각 계통에서는 엔진 시동 후 될 수 있는 한 빨리 수온을 올리기 위해 사용되며 수온이 8°C 전후로 될 때까지 냉각수는 엔진에서 라디에이터로 흐르지 않고 온도가 높아지면 수량이 많아지도록 되어 있다. 또한 에어컨, 선풍기, 냉장고 등에 설치하여 공간의 온도조절을 위해서 전기회로를 자동적으로 열고 닫을 수 있도록 만든다. 항온기라고도 한다.

서베이미터 survey meter 휴대용 방사능 측정기구.

서비스질개선 ~質改善 service quality improve 질향상이 필요한 체계의 측면들을 확인하는 목적으로 지속적인 자기검토(self-review)를 하는 것.

서비스트럭 service truck 고가사다리가 장착되어 있지 않고 최소한의 장비와 부스터 펌프만이 탑재되어 있는 사다리차.

서서수영하기 ~水泳~ treading water 신체를 거의 수직으로 유지하면서 물 밖으로 호흡이 자유롭게 할 수 있도록 머리를 충분히 높게 해주기 위한 기술. 인명구조시 대단히 유용하다. 구조자가 다른 수상활동자를 지켜보거나, 옷을 벗거나 몸에 쥐가 났을 때 경련을 풀 경우 또는 여러 가지 장비 등을 다룰 때 유용한 영법으로 매우 중요하다. = 입영.

서서입수 ~入水 giant stride entry 바위 지역에서 방파제에서 적당한 자세로 한 손은 마스크와 스노클(또는 호흡기) 부분을 잡아서 물과 부딪히는 순간에 마스크가 벗겨지지 않도록 하여 반듯이 서서 한걸음 내딛듯이 한 발을 앞으로 뻗은 자세로 입수하는 방식.

서캐 nit 이와 같은 기생하는 곤충의 알로, 인간·동물의 털이나 옷에 붙어 있을 수 있다. = 이의 알.

서킷트레이닝 circuit training 근력이나 지구력 발달을 목적으로 여러 가지 운동을 여러 번 반복하는 지상훈련 방법.

서파 徐波 slow waves 장에서 박동원세포인 카잘(Cajal) 간질세포에 의해 생성된 박동원전위. 활동전위를 생성하여 평활근을 수축하게 한다.

서플라이보트 supply boat 해상에 설치된 구조물과 육상기지 사이를 왕복하며 해양구조물에 필요한 물자의 보급과 구조물의 예인, 소화 작업 등을 수행하는 보급선.

서혜겸 鼠蹊鎌 inguinal falx 내복사근과 복횡근의 공통 건막의 하부 말단 부위. 이는 바로 상위표재성

서혜부의 아래의 치골능으로 삽입하며 상복부벽의 부분으로 강하다. 서혜겸의 넓이와 강도는 다양하다. = 샅고랑낫힘줄.

서혜관 鼠蹊管 inguinal canal 복벽의 하위 근육층을 통하는 튜브형 통로. 남자는 정낭을 포함하고 여자는 둥근 인대를 포함한다. 이곳은 탈장의 일반적인 부위이다. = 샅굴.

서혜림프절 鼠蹊~節 inguinal node 대퇴의 상 서혜부에서의 림프결절. 대개 18개로 구성된 집단중의 하나. 이 결절들은 표재성 서혜 결절과 서혜 하 결절로 나눈다. = 샅고랑림프절.

서혜부 鼠蹊部 inguinal region 서혜관으로 둘러싸인 복부. 치골부위 양옆 아래 부위이다. → 복부 (abdominal region). = iliac region. 샅굴부위.

서혜부탈장 鼠蹊部脫腸 inguinal hernia 장관의 고리가 서혜구로 들어온 탈장. 남자의 경우 때때로 음낭으로 채운다. 서혜부탈장은 탈장된 부분이 감돈하고 괴저 또는 폐색으로 장관을 통한 배출물의 통로가 되는 것을 예방하기 위해 보통 외과적으로 복구한다. 모든 탈장의 75~80%가 서혜부탈장이다. = 샅굴헤르니아.

서혜인대 鼠蹊靭帶 inguinal ligament 외복사근의 건막하단 일부가 비후한 부분. = 샅고랑인대.

석고 石膏 plaster ① 마르면 단단해지는 액체와 가루로 만들어진 어떤 물질. ② 머스타드 반창고처럼 신체의 한 부위에 반고체 혼합물을 붙이는 가정 치료.

석고붕대 石膏繃帶 plaster cast 황산석회(석고)를 100~130°로 가열하면 분말이 되는데 이 분말에 물을 가해 거즈에 발라서 붕대로 한 것. 액체가 스민 거즈붕대로 신체의 한 부분을 고정시키기 위하여 만들며 42~43℃의 온수에 담가 가볍게 짜서 고정을 요하는 곳에 돌리면서 감는다.

석면 石綿 asbestos 규산질 광물들로 만든 섬유질 형태의 물질로 백석면, 황석면, 청석면 등이 있으며 전기절연 및 단열재, 타일이나 스레트 지붕판의 재료로 쓰인다. 흡입 공기 중에 있는 석면은 비인두부를 통해 기관지부로 들어가고 폐포에서 늑막조직 등으로 이동하여 흉막비후, 석면폐증, 중피종(흉막이 나 늑막에 발생하는 암) 등을 일으킨다. 이 암은 석면에 심하게 노출된 근로자중 2~3%에서 발생하고, 잠복기는 보통 20년이고 40년이 될 수도 있으며 발암의 위해도는 청석면이 가장 높고 황석면은 중간, 백석면이 가장 낮은 것으로 알려져 있다.

석면시멘트판 石綿~板 asbestos cement board 시멘트 및 석면 등의 섬유물질로 만들어진 불연성 건축자재.

석면증 石綿症 asbestosis 석면을 다루는 노동자나 광부가 석면섬유를 흡입함으로써 일어나는 질환. 호흡곤란, 흡기성 악설음, 곤봉 모양의 손가락과 청색증을 보이기도 한다. 고해상 CT scan이 폐실질의 섬유화를 발견하고 동반된 흉막판의 존재 여부를 알아내는데 탁월하므로 석면증 진단에서 가장 좋은 방법이다. 석면증 환자가 흡연을 하게 되면 방사선상 흉막과 폐실질의 변화가 더 증가하게 되고 폐암 발생률이 훨씬 증가한다.

석션렌치 suction wrench 흡입호스의 커플링을 조이거나 풀 때 사용하는 스패너.

석션아이 suction eye 원심펌프 임펠러의 개구부. 이 개구부를 통해 펌프 내로 물이 들어간다.

석영분말법 石英粉末法 powder process 절단 산소기류 속에 가는 차돌모래를 혼입시켜 절단 기류의 기계적 에너지를 증대시키며, 절단면에 생긴 강력한 산화 피막을 계속적으로 벗겨내며 절단반응을 하는 방법. 스테인리스강이나 주철 등의 절단에 이용된다.

석영유리 石英琉璃 quartz glass 이산화규소(SiO_2)만으로 된 유리. 보통 유리보다 열팽창계수가 매우 작고 자외선 투과율이 크다. 내산성 등의 내화학성과 기계적 강도도 크다. 용도는 열전대 보호관, 렌즈, 프리즘, 수은 램프용, 전자관의 절연 재료 등으로 사용되고 있다.

석유 石油 petroleum 지하에서 천연적으로 생산되는 액체 탄화수소 또는 이를 정제한 것. 정제하지 않은 자연상태 그대로의 것을 원유(原油)라고 한다. 비중은 0.78~0.95인 것이 대부분이며, 일반적으로 파라핀계 탄화수소가 많은 원유는 비중이 작고, 나프텐계 탄화수소가 많은 것은 비중이 큰 편이다. 색은 갈색, 황색, 적갈색, 흑색 등인데 중질(重質)의 것일수록 검다. 형광을 발하며, 흔히 녹색을 띠고 있다. 원유는 천연 가스를 수반하여 산출할 때가 많은데 주로 수성암으로 된 모암 중에서 생성된 후 사층(砂層)이나 사암(砂巖) 등의 지층에 집적되어 그 상하는 불투과성 혈암(頁巖), 점토층 등에 둘러싸여 있고 배사(背斜) 또는 도움상의 지층 구조를 한다. 석유의 성인(成因)에 대해서는 무기설과 유기설이 있고 아직도 명백하지 않으나, 바다나 호수에 번식한 미생물이 부패, 분해하여 지압, 지열, 세균 혹은 촉매의 작용으로 석유가 되었다는 설이 유력하다. 원유는 이것을 분류하고 또한 화학적 정제를 해서 가솔린, 등유, 경유, 중유, 윤활유 등을 제조한다.

석유대체에너지 石油代替~ substitute energy for petroleum 석유를 대신하는 에너지의 총칭. 원자력, 석탄, LNG, 태양에너지, 지열에너지, 바이오매스에너지, 수소에너지 등이 있다.

석유수지 石油樹脂 petroleum resin 연한 황색 또는 흑갈색의 열가소성 수지. 올레핀계와 방향족계의 두 개의 형태가 있다. 일반적으로 제조되고 있는 방향족계의 것은 연화점(軟化點) 70~140℃, 비중 1.00~1.10의 박편 또는 괴상(怪狀)고체이며 알코올 이외의 유기용매에 녹고, 알키드수지, 쿠마론-인덴수지, 페놀수지, 로진, 천연고무, 합성고무와 서로 녹는다. 나프타 등의 고온 열 분해유 중에 존재하는 고급불포화 탄화수소를 원료로 하여 산성촉매에 의해 중합시켜서 얻어진다. 용도로는 도료, 인쇄잉크의 기재(基材), 마루용 타일 등의 개량재나 또는 합성고무의 가공 향상제 등으로도 사용된다.

석유아스팔트 石油~ petroleum asphalt 원유를 증류시켜 휘발성 유류를 빼낸 잔류품. 스트레이트(straight) 아스팔트와 블론(blown) 아스팔트로 구분한다. 천연 아스팔트와 함께 아스팔트 2대 구별의 하나.

석유에테르 石油~ petroleum ether 석유를 증류해서 얻어지는 비등점 범위 40~70℃의 유분(溜分). 주로 펜탄 및 핵산으로 되고 인화하기 쉽다. 에테르, 무수알코올에 잘 녹으나 물에는 녹지 않는다. 화학

에서 에테르류(예컨대 메틸에테르 CH_3OCH_3)와는 전혀 별개의 것이다. 공업 가솔린의 일종으로 용제로 주로 쓰이며 얼룩을 뺄 때도 사용된다.

석유코크스 石油~ petroleum coke 다공질의 광택이 있는 코크스. 석유의 찌꺼기를 격렬하게 열분해시켜서 만든다. 비중 약 0.9~1.1. 실제로는 상압증류(常壓蒸溜)하고 난 찌꺼기를 원료로 사용하며, 이것을 480~520℃에서 공기를 차단하고 열분해하면 가스와 경질유를 발생시키는 동시에 중질유는 축합되므로 마지막에는 탄화하여 코크스가 된다. 용도는 주로 탄소전극, 전동기용 브러시 등의 제조 원료로서 사용된다.

석유화학 石油化學 petrochemistry 석유 및 천연가스를 원료로 하여 연료 및 윤활유 이외의 용도에 사용하는 화학제품을 제조하는 화학. 일반적으로 위의 원료를 이용하기 쉬운 형태로 바꾸기 위한 전화(conversion), 또는 전화생성물(轉化生成物)에서 필요한 것의 분리정제, 분리된 물질을 가공해서 석유화학제품으로 하는 공정을 포함한다. 전화법에는 나프타분해, 개질(改質), 부분산화 등이 있다. 분리정제에는 심냉분리(深冷分離), 용제추출(溶劑抽出), 흡착, 증류 등이 사용된다. 가공공정은 널리 합성화학, 화학공학의 방법이 채용되고 있다. 석유화학의 역사는 1920년에 미국에서 시작하여 제2차 대전에서 1950년까지가 확립기, 1950년 이후는 각국 모두 실시기에 들어가 있다. 원료면에서는 석유정제업에 결부되고, 수요면에서는 각종 합성화학공업에 밀접하게 결부되어 있다.

석유화학제품 石油化學製品 petrochemicals 석유 또는 천연가스로 제조하며 연료 및 윤활유 이외의 화학적 용도에 쓰이는 제품. 지방족(脂肪族), 방향족(芳香族), 고분자 화합물 및 무기물로 대변된다. 지방족 화합물로서는 알코올류(메탄올, 에탄올, 이소프로판올, 부탄올, 에틸렌글리코올, 프로필렌글리코올 등), 가르보닐화합물류(포름알데히드, 아세트알데히드, 아클로레인, 아세톤, 메틸에틸케톤 등), 산류(아세트산, 아세트산 무기물 등), 옥시드류(에틸렌옥시드, 프로필렌옥시드 등), 할로겐화물(염화비

닐, 에틸렌디클로리드 등), 아세틸렌, 부타디엔 등이 있다. 방향족 화합물로는 탄화수소류(벤젠, 톨루엔, 크실렌, 나프탈렌, 스티렌, 쿠멘, 도데실벤젠 등), 함(含)산소화합물(페놀, 안식향산, 푸탈산무수물, 테레프탈산) 등을 포함한다. 고분자 화합물로는 합성섬유, 합성수지, 합성고무의 모두가 거의 이에 속한다. 무기화합물로서는 수소, 황, 시안산, 암모니아, 요소, 질산, 카본블랙 등이 있다.

석탄 石炭 coal 흑갈색의 가연성 암석. 지질시대의 육생식물이나 수생식물이 수중에 퇴적하여 매몰된 후 가열과 가압작용을 받아 변질하여 생성된다. 광택이 있는 것과 광택이 없는 것이 있는데 전자를 휘탄(輝炭), 후자를 암탄(暗炭)이라고 한다. 화학적 성질은 공업분석에 의해 수분, 회분, 휘발분, 고정탄소 등을 백분율로 나타내고 원소분석에 의해서 C, H, N, O의 함유량으로 나타낸다. 그러나 석탄의 정의에 대해 탄소분의 함량기준(含量基準)과 성분이나 조직상으로 명확한 학설이 없었으나, 1957년 미국에서 개최된 국제석탄학회에서 그 학문상의 정의를 정립하게 되었다. 이때 석탄 성분 내에 중량으로 50% 이상의 탄소분이 함유되어 있어야 하고, 용적으로는 70% 이상의 탄소분이 함유되어 있어야 석탄으로 규정하도록 결정하였다. 이 밖에 조성, 탄화도 및 품위(品位)에 있어서는 석탄에 따라 각기 특성을 가지는 것으로 정의를 내렸다. 석탄은 탄화도(炭化度)에 따라 탄소분이 60%인 이탄(泥炭), 70%인 아탄(亞炭) 및 갈탄, 80~90%인 역청탄, 95%인 무연탄으로 나뉜다. 석탄의 거래에 있어서 중요시되는 것은 탄질, 발열량, 점결성(粘結性) 등이며 발열량은 좋은 탄질인 경우 6,500~7,000kcal/kg이고 저질탄은 보통 4,500kcal/kg 이하이다. 우리나라의 경우, 발전용탄은 탄질이 3,500kcal/kg 이상이고 가정용 연탄의 탄질은 4,500kcal/kg이다.

석탄가스 石炭~ coal gas 석탄을 고온 건류해서 얻어지는 가스. 넓은 뜻으로는 석탄을 건류하여 뽑아내는 가스를 총칭한다. 보통 수소 50, 메탄 30, 일산화탄소 8, 중탄화수소 4, 질소 4, 이산화탄소 3, 산소 1%로 되어 있고, 발열량은 $1m^3$당 4,000~5,000

kcal 정도이다. 제법은 석탄을 고온 건류해서 얻어지는 가스를 냉각하여 물, 경유 등으로 세정하고 또는 여러 가지 방법으로 탈황(황화수소 기타의 제거)해서 정제 석유가스를 얻는다. 용도는 도시가스, 공업용 · 합성가스용 원료로 사용되나, 근래 이러한 용도는 석유계 연료로 대체되어 가고 있다. = 코크스로 가스.

석탄건류 石炭乾溜 coal carbonization 석탄을 공기와의 접속을 끊고 가열해서 코크스, 콜타르, 석탄가스 등을 얻는 과정. 건류 방법은 가열온도에 따라 저온건류(500~700℃), 중온건류(700~900℃), 고온건류(1,100~1,200℃)로 나눈다. 또 가열 방식에 따라 용기의 외부에서 가열한 외열식과 석탄층 중에 가열가스를 통과시키는 내열식이 있다. 내열식은 중온 및 저온 건류에 많다. 저온건류에서는 석탄의 불안정 부분이 열분해를 받아 저온 전류가스, 저온 타르(tar)와 반성 코크스(코라이트)가 얻어진다. 저온건류가스는 보통 열 발열량이 낮다. 저온 타르에는 산성유가 많고 불안정한 성분이 많으나 타르의 수율(收率)은 고온 타르보다도 많다. 반성 코크스는 고온 코크스에 비해 휘발분이 많다. 고온 건류에서는 석탄은 탄소분만을 남기고 거의 분해하며 또 저온에서의 분해생성물도 2차분해하여 고온 건류가스, 암모니아 등과 고온 타르, 고온 코크스가 얻어진다. 고온 건류가스는 발열량이 높다(일반적으로 약 5,000 $Kcal/m^3$). 고온 타르에는 방향족 탄화수소, 복소환식 화합물, 페놀류 등 저온 타르보다 안정된 성분이 많다. 고온 건류에는 제철용 코크스를 주목적으로 하는 경우와 석탄가스를 주목적으로 하는 경우가 있다. → 타르, 코크스.

석탄산 石炭酸 phenol [C_6H_5OH] 분자량 84.1, 증기비중 3.2, 증기압 1mmHg(40℃), 융점 42℃, 비점 182℃, 비중 1.1, 인화점 79.8℃, 발화점 715℃, 연소범위 1.7~8.6%인 특이한 냄새가 나는 무색의 결정 덩어리. 에탄올, 에테르 등에 잘 녹으며, 물에도 녹지만 65.3℃ 이하에서는 페놀과 물의 두 상으로 나뉜다. 히드록시기를 지니고 있는 점에서는 알코올과 비슷하지만, 방향족고리가 히드록시기에도

人

크게 영향을 미쳐 산성을 나타내며, 알칼리수용액에 염이 되어 용해한다. 그러나 알코올과 마찬가지로 에테르나 에스테르를 생성하고, 또 금속나트륨을 작용시키면 수소를 발생하고 나트륨염을 생성한다. 한 분자 안의 방향족고리에 붙어 있는 히드록시기가 1개인 경우를 1가(價) 페놀, 두 개인 경우를 2가 페놀, 세 개인 경우를 3가 페놀이라고 한다. 1가 페놀로서는 대표적인 페놀인 히드록시벤젠(석탄산)이나, 소독액에 함유되어 있는 크레졸 등이 알려져 있고, 2가 페놀로서는 사진 현상제로 사용되는 히드로퀴논이나 그 위치이성질체인 카테콜과 레조르신이 알려져 있다. 페놀을 검출하는 데는 염화철(Ⅲ)의 수용액에 의해 짙은 청자색이 되는 발색반응(發色反應)이나, 브롬수에 의해 백색 침전이 생기는 것으로 확인하는 방법 등이 있다. 저장시에는 직사광선 차단, 가열 금지, 밀폐된 내부식성의 용기에 수납하고 화기를 엄금한다. 강산화제 연소위험성 물질, 알칼리금속, 강산류와 격리하고 가연성 증기의 발생 억제와 체류하지 않도록 한다. 화재시 초기에는 물분무, 알코올형 포, 건조분말, 이산화탄소가 유효하고, 기타의 경우에는 수용성이므로 대량 주수하여 냉각소화한다. 자체의 가연성 증기와 연소시 생긴 가스는 모두 유독하므로 공기 호흡기를 착용하고 부식 작용이 크므로 피부가 노출되지 않도록 고무 장갑, 방호의 등 보호장구를 착용하여야 한다. 1~2g을 먹으면 중독 증상이 나타나며, 5~10g을 먹으면 치사한다. 눈에 들어가면 각막, 결막에 염증이 나타나며 피부에는 피부염과 국소 장애를 일으킨다. 수용액 상태에서도 유독하다. 제법은 석유화학공업이 발달하기 이전에는 주로 콜타르에서 분리되었으나, 현재는 벤젠에서 분리할 수 있게 되어, 콜타르로부터의 제조량은 10% 이하이다. 합성법으로는 벤젠을 황산으로 술폰화하여 수산화나트륨과 반응시키는 술폰화법을 비롯하여 염소화법, 쿠멘법, 톨루엔산화법, 벤젠 직접산화법 등이 사용된다. 이들 중에서 벤젠과 프로필렌에서 쿠멘을 합성하고, 이것을 산화하여 쿠멘히드로페르옥시드로 만든 다음 묽은 황산에 의해서 아세톤과 함께 페놀을 얻는 쿠멘법이 가장 많이 사용

된다. 용도는 염료, 살리실산, 피크르산 등 중요한 유기물질의 원료로 사용되며, 페놀수지를 비롯하여 에폭시수지, 카보네이트수지의 원료로 사용되기도 한다. = 페놀, carbolic acid, hydroxy benzene.

석탄액화 石炭液化 liquefaction of coal 석탄을 고온·고압 하에서 수소를 첨가 분해시켜 액상의 저급 탄화수소로 만드는 일. 석탄에 고온(약 500℃)에서 촉매 존재 하에 고압수소(200~700atm)를 작용시키면, 석탄의 구조는 개열(開裂), 산소이탈, 황이탈, 질소이탈, 수소첨가 등의 여러 가지 반응을 받아 액상물이 된다. 원료탄에는 휘발분이 많은 갈탄이나 결탄이 사용되며, 텅스텐, 철, 몰리브덴 등의 유화물을 촉매로서 사용한다. = 직접액화, 베르기우스법.

석회 石灰 lime 등축정계의 백색 결정. 공기 중에 방치하면 수분과 이산화탄소를 흡수하여 수산화칼슘(소석회)과 탄산칼슘으로 분해한다. 물을 작용시키면 발열하여 수산화칼슘이 된다. 제법은 석회석 또는 탄산칼슘(CaCO₃)을 약 900℃ 이상으로 가열하면 생긴다. 용도는 극히 다양하여, 석회비료, 산성토양 개량제, 수분 포집제(捕集劑)로서의 건조제, 석회 플라스터(석회모르타르), 혼합 시멘트 등 토목건축 재료, 표백제의 원료, 카바이드, 석회질소 및 이것에서 유도되는 아세틸렌계, 멜라민계 제품의 기본원료, 소다 공업 등에서의 산성 폐가스 포집제, 해수(海水) 마그네시아의 제조, 소독 등에 사용된다.

석회석 石灰石 hydraulic lime 탄산칼슘을 주성분으로 하는 퇴적암의 총칭. 육지로부터 공급되는 쇄설물(碎屑物)이 적고, 비교적 pH가 높은 곳에서, 탄산석회질의 껍데기를 분비하는 생물에 의하여 유기적으로 침전 고정되거나, 바닷물에서 직접적으로 무기적 화학작용에 의하여 침전하여 생성된 것으로 생각된다. 그러나 그 작용의 과정이나 대량 침전이 왜 이루어졌는지에 대해서는 확실히 알려져 있지 않다.

석회암 石灰岩 lime stone 치밀한 석질을 갖는 백색 또는 회백색의 암석. 화성암 중에 포함되어 있던 석회분이나 동식물의 잔해 중에 포함된 석회분이 물에 녹아 바닷물에 섞여 있던 것이 침전되어 쌓여 굳어져 생성된다. 이같이 누적된 석회암이 그 후 물에

의해 다른 장소로 이동하면 입도에 의해 석탄역암, 석탄사암, 석탄실트암 등으로 구별된다. 수성암의 일종으로 주성분은 탄산칼슘($CaCO_3$)이며 내산성, 내화성이 부족하고 내후성이 낮다. 경도가 3.0~3.5여서 칼끝으로도 상처를 내는 것이 가능하고, 묽은 염산을 부으면 끓는 것처럼 거품이 부글거린다. 가열하면 1,000℃ 미만에서 열분해되어 분말도 된다. 다공질 석회암, 치밀 석회암, 입상 또는 선상의 석회암이 있다. 석재로는 도로포장용 정도이고 콘크리트 골재로는 부적당하며, 주 용도로는 시멘트, 석회의 원료용으로 사용된다.

석회침착증 石灰沈着症 calcinosis 피부와 근육 등 체내의 각종 조직에 칼슘이 비정상적으로 축적되어 있는 상태로 아동에게 주로 발생한다.

석회화 石灰化 calcification 세포나 조직내 또는 간질에 칼슘염이 침착하는 것. 죽은 조직에 석회화가 되는 것을 이영양성 석회화(dystrophic calcification)라 하며 살아있는 조직에 칼슘염이 침착되는 것을 전이성 석회화(metastatic calcification)라 한다. 이영양성 석회화는 결핵병소나 심한 죽종(atheroma)성 동맥경화의 병소에 잘 형성되며 혈중 칼슘 농도는 정상이다.

석회화대동맥질환 石灰化大動脈疾患 calcific aortic disease 대동맥에 칼슘의 침착이 일어나는 비정상적인 상태.

선[1] 腺 gland 상피조직이 심층의 결합조직 속으로 함몰되어 들어가서 분비작용을 하게 되는 것으로 분비물을 도관을 통해서 체표면이나 관공장기의 내강으로 방출하는 외분비선과 도관 없이 혈액이나 조직액 속으로 분비물을 방출하는 내분비선이 있다. = 샘.

선[2] 線 line ① 띠 같고 줄무늬 같이 좁은 용기로써 신체의 각 부분을 연결하거나 분리한다. 머리선이나 유두선 등을 들 수 있다. ② 직경이 작은 밧줄. ③ 두 지점사이의 최단 거리.

선거 船渠 dock 선박의 건조나 수리 또는 하물을 싣고 부리기 위한 설비로, 소방대상물에 속한다.

선근육종 腺筋肉腫 adenomyosarcoma 횡문근세포가 한 구성성분으로 되어 있는 혼합성 중배엽종양

(中胚葉腫瘍).

선근종증 腺筋腫症 adenomyomatosis 비상피성 혼합성 종양으로 위, 장, 담낭 등의 벽내에 비대된 평활근과 그 안에 파묻힌 모양으로 선관구조를 볼 수 있는 종양.

선글라스 sunglasses 주로 야외에서 강한 햇빛으로 눈이 부실 때 눈을 보호하기 위해 쓰는, 렌즈에 색이 들어간 안경.

선단동통증 先端疼痛症 acrodynia 선단부종, 손과 발의 동통, 발적 등의 병변을 가지고 있는 유아 질병. 발육불량, 관절염과 근육쇠약 등이 나타난다. 가끔 얼굴과 코끝에 발적이 나타나는 수도 있다. = 지단동통.

선량계 線量計 dosimeter 폭로된 방사선 총량을 측정하고 감지하는 기구. 기체의 방사선에 의한 전리를 측정하는 전리 상자.

선량역치 線量閾値 dose threshold 정한 효과를 최초로 감지할 수 있을 때 흡수된 최소한의 방사선 양.

선모충증 旋毛蟲症 trichinosis 기생성 선충 트리키넬라(*Trichinella spiralis*)의 감염증. 익히지 않거나 날 돼지고기나 곰고기를 먹으면 걸린다. 감염의 초기증상은 복통과 오심, 발열, 피로 등이다.

선박국 船舶局 ship station 선박에 개설된 무선국. 다만 무선 설비로서 조난 자동 통보 설비와 레이더만 설치된 것은 선박국에 해당되지 않는다.

선박기상통보 船舶氣象通報 meteoro-logical message for vessels 항로 표지 부근의 기상 및 해상 상황을 항로 표지로부터 무선 전화로 선박에 대해 하는 통보.

선박수색구난편람 船舶搜索救難便覽 MERchant Ship Search And Rescue manual : MERSAR 국제 해사 기구(IMO)에서 작성한 안내서. 수색, 구조에 종사하는 선박의 선장 등이 선박 또는 항공기가 조난당했을 때 취해야 할 조치에 대하여 구체적인 절차 및 방법을 정해 놓았다.

선박용전화기 船舶用電話機 ship service telephone set 선박 내에서 사용하기 위해 내진성, 내식성, 방수성 등을 고려한 전화기. 탁상형은 배가 흔들려도 전화기가 이동되거나 송수화기가 떨어지지

않도록 되어 있으며, 자동식, 공전식, 무전지식 등이 있다. 무전지식은 신호계와 통화계로 되어 있는데 통화계는 전원이 없어도 사용할 수 있도록 압전형이나 전자형의 송화기를 이용하는 것이 보통이다. 방폭형 선박용 전화기도 있다.

선박자동상호구조체계 船舶自動相互救助體系 auto-mated mutual-assistance vessel rescue system : AMVER 일반 선박으로부터 위치, 침로(針路), 속력 등의 정보를 입수하여 항상 그 선박의 동정을 파악해 두고, 해난이 발생할 경우 현장 부근을 항해 중인 선박에서 구조를 요청, 조기 구조를 꾀하는 시스템. 미국 연안 경비대가 실시하고 있는 선박의 자동 상호 구조 제도 등이 있다.

선박전화체계 船舶電話體系 maritime mobile telephone system 항행 또는 정박하고 있는 선박과 일반 전화기 사이, 그리고 선박 상호 간을 연결하는 무선 전화 체계.

선박주유소 船舶注油所 marine service station 연료로 사용하는 액체를 해안, 부두, 선창, 부유식 도크에 설치된 고정식 장치로부터 자체 추진형 선박에 저장 및 주유하고, 그 선박과의 접속에 사용하는 모든 시설을 포함하는 부지의 일부.

선박차열재 船舶遮熱材 marine thermal barrier 동체, 구조적 격벽, 데크와 같은 선박의 주요 구조에 영향을 주지 않도록 제작된 불연재. 건물 구조 및 재질의 화재 실험을 위한 기준적 실험 지침에 따라 15분 동안 시험한 경우 선박 차열재는 노출되지 않은 면의 평균온도가 처음 온도보다 193℃(250°F)를 초과하여 상승하지 않고, 이음부를 포함한 모든 부분에서의 온도가 처음 온도보다 225℃(405°F)를 초과하지 않는 단열효과가 있어야 한다.

선박화재 船舶火災 ship fire 선박 및 선거(船渠) 또는 그 적재물이 소손된 화재.

선박화재신호 船舶火災信號 marine fire signal 항구에 정박 중인 선박에서 화재가 발생했을 때 발하는 신호. 4~6초 동안 5번의 경적을 울리며, 소방선의 응답신호가 있을 때까지 일정 간격을 두고 반복한다.

선별법 選別法 screening ① 직업에 적절한지 결정하기 위한 시험 같은 예비적 절차. ② 고혈압 같은 질환을 찾기 위해 큰 표본을 이용하는 검사.

선병증 腺病症 adenopathy 빈혈, 습진 등을 일으키기 쉽고 경부 림프절 종창을 볼 수 있는 허약하고 예민한 소아의 상태.

선상감압실 船上減壓室 deck decompression chamber : DDC 모선에 설치된 잠수 작업자의 가압 및 감압을 위한 장치. 바운스 잠수를 하는 곳에 위치하여 바운스 잠수를 시행하고 그 과정에서 발생할 수 있는 잠수병을 치료하거나 표면 감압을 위해 사용한다. 감압이론에 의하면 잠수사가 감압 계획에 따른 잠수를 완벽하게 하기 전에 표면으로 부상하게 되면 재감압을 받아야 한다고 되어 있고, 그 깊이는 보통 해수 40피트나 12m의 수심의 압력으로 챔버에서 해야 한다. 일반적으로 대부분의 DDC의 크기는 직경이 1.4m이고 깊이가 4m 정도이다. 내부 기갑은 약 2m정도의 길이이고 출입구가 나머지를 차지한다. 그리고 내부흡장치가 있어서 산소를 흡입할 때는 산소를 배기하는데 이용되고 조명시설, 통신장치가 설치되어 있다. = 갑판감압챔버.

선상골절 線狀骨折 linear fracture 뼈의 길이 방향을 따라 발생한 골절.

선상통신국 船上通信局 on-board communication station 선박의 선내 통신, 구명정의 구조 훈련, 구조 작업을 할 때 선박과 구명정이나 구명 뗏목 간의 통신, 또는 끄는 배와 끌리는 배의 선단 내 통신과 밧줄 연결 및 계류 지시를 목적으로 하는 해상 이동 업무의 저전력 이동 무선국.

선상피 腺上皮 glandular epithelium 피부의 표피 및 점막의 상피조직이 심층에 있는 결합조직내로 함몰되어 분비작용을 하는 것. 분비물을 도관을 통하여 체표나 장기의 내강으로 방출하는 외분비선과 분비물을 혈액이나 조직액으로 방출하는 내분비선이 있다. 주로 한선, 피지선, 유선, 타액선, 간, 췌장 등에서 볼 수 있다.

선성방광염 腺性膀胱炎 cystitis glandularis 점막에 뮤신분비선을 가진 방광염. 방광 외번증에서 자주 나타나며 악성 변성으로 될 수도 있다.

선실 船室 cabin 항공기나 선박의 화물칸이나 승객 칸.

선암종 腺癌腫 adenocarcinoma 점막의 선상피나 선관 및 선방에서 발생하는 암종. 점액을 생산하는 경우가 많은데 선강 내에 점액이 나타난다거나 암세포가 점액괴 속에 있는 점액암, 세포질내의 점액에 의해 핵이 한쪽으로 치우친 세포암종 등이 있다.

선염 腺炎 adenitis 림프절에 염증이 생긴 상태.

선의의 오보 善意~誤報 good intent false alarm 오보로 밝혀졌지만, 나쁜 의도로 경보기를 작동한 것은 아닌 경보.

선적출술 腺摘出術 adenectomy 선(腺)의 외과적인 제거.

선종 腺腫 adenoma 선조직에서 발생하는 종양. 세포가 확실히 선 상피에서 생긴 것으로 보는 상피성 종양(上皮性腫瘍)이며 위와 대장 등에서 나타나는 선종은 내강을 향한 폴립형이다. 대부분 전정부에 위치하고 보통 단일 발생한다. 2cm 이상의 것도 있으나 대부분 직경 2cm 이하로 무경성이나 편평상 융기를 나타낸다.

선진부 先進部 presenting part 질 입구에 나타나거나 자궁경부에 접한 태아의 위치.

선착대 先着隊 first arrival fire company 화재 등 재난현장에 먼저 도착하는 소방대. 신속한 진압·인명구조활동과 함께 재난상황을 보고하여 상황실이나 지휘관이 상황을 정확하게 판단할 수 있도록 해야 한다.

선착소방대 先着消防隊 first arrival 화재현장에 최초로 도착한 소방대.

선착소방차 先着消防車 first attendance 화재현장에 최초로 도착한 소방차량.

선천성거대결장 先天性巨大結腸 congenital megacolon 선천적으로 대장말단의 근층 신경절 세포(ganglion cells)가 결여되어 나타나는 것. 발생 중에 신경모세포(neuroblasts)가 뇌에서 꼬리쪽으로 정상적으로 이주하지 못해 발생한 듯하다. 연동 운동이 잘 일어나지 않으므로 변이 신경절 결손부를 통과

하기 어려우며 매 3주에 한번 정도로 변을 보기도 한다. 결장의 신경절 결손부를 제거하고 그보다 상부의 결장부위를 직장에 문합하면 상태가 호전된다.

선천성고관절탈구 先天性股關節脫臼 congenital dislocation of the hip : CDH 출생시 존재하는 정형외과적 결손으로 관골구가 비정상적으로 얕기 때문에 대퇴골두가 관골구에 관절하지 않는다. 대퇴를 지속적으로 외전시켜 얕은 관절강의 중심에 대뇌골두를 밀어 넣어 관골구가 깊어지도록 치료한다.

선천성기형 先天性畸形 birth defect 출생 시에 존재하는 구조적인 이상. congenital anomaly라고도 하며 유전학적으로 계승되기도 하고 출산 동안 생기기도 한다.

선천성대사이상 先天性代謝異常 inborn error of metabolism 신생아가 태어날 때 선천적으로 효소가 결핍되어 신진대사에 장애를 유발하는 것. 정상반응이 저해되어 대사산물의 부족 또는 결핍을 가져오는 경우(예, 크레틴병), 대사산물이 축적하여 유해 효과를 일으키는 경우(예, 글리코겐 축적증, 페닐케톤뇨증, 윌스씨병), 대사산물의 과잉생산을 가져오는 경우(예, 급성 간헐성 포르피린증) 등이 있다.

선천성매독 先天性梅毒 congenital syphilis 태아가 면역기관이 형성되어 기능을 할 수 있는 임신 18~20주 이후에 자궁내 감염에 의해 발생하는 매독. 원인균은 *spirochete*균속의 *treponema pallidum*이다. 모체에서 치료되지 않는 경우 1/4은 사산된다. 나머지는 선천성매독으로 되며 생존시 무증상이다.

선천성심블록 先天性心~ congenital heart block 심장의 자극전도 조직의 발육 결함에 의한 블록. 다른 심장이상에 수반되는 경우가 있다.

선천성심질환 先天性心疾患 congenital heart disease 출생시부터 있던 심장의 형태학적 또는 기능적 이상. 크게 폐쇄성 심장기형과 단락성 심장질환으로 구분할 수 있다. 청색증을 동반하는 선천성 심질환 중에는 고위 심실중격 결손이 있고, 폐동맥 협착이 있으며, 대동맥의 우방전위와 우심실 비대를 가지는 팔로 4징후(tetralogy of Fallot : TOF)를

보이는 경우가 있다.

선천성의 先天性~ inborn 태아기 동안 발생되거나 얻는 것으로, 정상적인 유전성 형질과 발달적 또는 유전적으로 전이된 비정상적인 형질과 관련이 있다.

선천성이상 先天性異常 congenital aberration 후천성기형 변형 및 염색체 이상을 지닌 영·유아로, 대통령령이 정하는 기준에 해당하는 자.

선천성장폐쇄증 先天性腸閉鎖症 congenital intestinal atresia 태어났을 때 십이지장이하의 소장, 대장에 폐쇄가 있어 통과장애를 가져오는 상태로 공장, 회장, 십이지장에 많고 결장에는 적다.

선천적결함 先天的缺陷 congenital defect 태어날 때부터 지닌 육체적인 비정상이나 장애.

선천적면역 先天的免疫 inherent immunity 개체의 유전적 소질에 기인하는 면역으로 인종, 종족, 개인의 특이성이 있다.

선천적병변 先天的病變 congenital lesion 태어날 때부터 지닌 병적인 부분.

선충 蟬蟲 nematode 선충문(the phylum nematoda)의 기생충으로 모든 회충류(round worms)는 이 문에 속한다.

선택밸브 選擇~ directional valve 동일 배관계통에서 배관이 분기되어 있는 경우, 필요로 하는 배관계통을 선택하여 흐름경로를 전환할 수 있도록 하기 위해 설치한 밸브.

선택유산 選擇流産 selective abortion 태아가 살아갈 만큼 충분히 성장하지 않았을 때 의도적으로 임신을 종결하는 것으로 임산부의 선택에 의한 유산을 말한다.

선택작용 選擇作用 selective action 약물이 전신에 흡수되더라도 특정 세포나 조직, 장기에 친화성이 높아서 중점적으로 작용하는 것. 예를 들면 요오드(iodine)제는 갑상선에 선택적으로 흡수되어 갑상선 기능에 대해서 선택적으로 작용하며 디지탈리스(digitalis)는 특히 심장의 근육에 작용이 미치기 쉽다. 또 항암제는 정상세포 보다는 세포분열이 심한 암세포에 잘 작용한다.

선택잔해제거 選擇殘骸除去 selected debris removal 최초 붕괴 사고 이후에 인명구조활동이 시작되는 즈음의 구조 방법 중의 한 가지. 다음 중 하나 혹은 둘 이상의 조합에 기반한 계획에 따라 작업이 수행 되어야 한다. 1) 실종자의 마지막으로 알려진 위치 2) 잔해의 위치와 상태 3) 희생자가 건물의 붕괴가 일어나는 동안 떨어졌을지도 모르는 방향 4) 붕괴에 의해 형성된 텅 빈 공간 5) '부르고 듣기' 방법 6) 갇힌 사람이 있을 만한 위치의 잔해 제거. 구조대장은 구조 방법과 동원할 대원 및 장비를 결정한다.

선택적수술 選擇的手術 selective operation 수술하지 않아도 환자상태가 위급하지 않으며 수술 일정을 환자의 편의에 맞추어 시행하는 수술. → 임의적 수술.

선택적인 選擇的~ selective 선택적인 수술처럼 필수적이 아니고 선택적으로 수행하는 절차에 속함.

선택적투과막 選擇的透過膜 selectively permeable membrane 용매와 일부의 용질들은 통과할 수 있지만 다른 용질은 통과할 수 없는 크기의 구멍을 가진 막.

선편평상피세포암종 腺扁平上皮細胞癌腫 adenosquamous epithelium cell carcinoma 선암종과 편평상피 세포암종의 모양이 함께 나타나는 암종으로 자궁체부, 담낭 등에서 발생한다.

선포 腺胞 acinus 종말기관지의 원위부 조직을 이루는 폐부위처럼 작은 낭상(囊狀)의 팽대부. = 소포, 소실.

선풍 旋風 whirlwind 파괴력을 발휘하는 회오리바람. = 회오리바람.

선하수체 腺下垂體 adenohypophysis 시상하부의 호르몬들에 의해 호르몬분비를 조절하는 것으로 선하수체에서 분비하는 6종의 호르몬 중 4종은 내분비선의 활동을 지배하는 자극호르몬(stimulating hormone)들이며 2종만이 종말호르몬으로 작용한다. 자극호르몬은 갑상선의 성장과 갑상선 호르몬의 생성 및 분비를 자극하는 갑상선 자극호르몬(thyrotropin, TSH), 부신피질의 성장과 분비를 자극하는 부신피질 자극 호르몬(adrenocorticotropin, ACTH),

난소여포의 황체화와 배란을 자극하는 황체형성 호르몬(lutenizing hormone, LH), 난소여포의 성장과 남성에서 정자형성을 자극하는 여포자극호르몬(follicle stimulating hormone, FSH) 등이 있으며 종말호르몬으로서 성장호르몬(growth hormone, GH)과 프로락틴 (prolactin, PRL)이 있다.

선한사마리아인법 善~人法 good samaritan laws = 구호자보호법, 착한사마리아인법.

선행성건망증 先行性健忘症 anterograde amnesia 부상이나 질병 후에 일어난 사건들을 기억하지 못하는 건망증.

선행성신우조영술 先行性腎盂造影術 anterograde pyelography : AGP 역행성 신우조영술을 할 수 없을 때 복와위로 국소 마취하에 피부절개를 하고 탐침을 신우까지 삽입한 후 생검 바늘을 통해 신우강 내로 삽입주사기를 연결하여 소변 흡입 및 조영제를 주입하고 상부 신장 수집체계를 방사선으로 촬영하는 시술. → 역행성신우조영술.

선형감지기 線形感知器 line type detector 전선 모양의 가는 관에 채워진 기체가 화재열에 반응하도록 설계된 감지기. → 감지기.

설 舌 tongue 큰 근육 덩어리이며 구강의 바닥에 올려져 있는 신체기관. = 혀.

설계방수량 設計放水量 design discharge 수계소화설비에서 화재진압에 필요한 소요 살수량. 단위는 lpm(gpm)으로 표시.

설골 舌骨 hyoid bone U자 모양으로 경부의 전방에 있는 후두와 하악각 사이에 한 개가 있으며 두 개의 뼈들과 관절하지 않고 측두골의 경상돌기와 이어진 경돌설골인대(styloid ligaments)에 연결되어 있는 뼈. 설골은 움직이거나 말을 하거나 연하작용을 할 때 필요한 근육들의 부착부위가 된다. = 목뿔뼈.

설골상근 舌骨上筋 suprahyoid muscle 설골과 하악골 사이에 걸쳐있는 악이복근, 경돌설골근, 악설골근, 이설골근 등 4개의 근육. 연하운동에 중요한 역할을 하며 특히 악설골근은 구강의 바닥을 이룬다. = 목뿔위근육.

설골설근 舌骨舌筋 musculi hyoglossus 설하신경의 지배를 받고 혀를 밑과 외측으로 끌어내리는 기능을 하는 혀의 근육. = 목뿔혀근.

설골하근 舌骨下筋 infrahyoid muscle 혀를 받치고 있는 설골 및 흉골, 견갑골 사이를 잇는 작은 근육. = 목뿔아래근.

설맹 雪盲 snow blindness 자외선의 반사로 말미암아 일어나는 안염(眼炎). 눈 위, 또는 바위에 비치는 햇빛을 받으면서도 보호용 안경을 쓰지 않아 설맹에 걸리면 안구 결막이 충혈되고 증상이 심해지면 각막까지 미치는 경우도 있으며, 눈물이 그치지를 않아 눈을 뜰 수 없게 된다. 때에 따라서는 통증까지 느끼게 된다. 증상이 가벼우면 그대로 놔두고 하룻밤 지나면 거의 회복이 되지만, 심하면 보행이 어렵게 되므로 냉습포를 대어주고 보호용 안경을 씌우는 등 치료를 해야 한다. 설맹은 예방책이 중요하며 설산에 오를 때는 선글라스나 고글을 지참하고 세심한 배려를 해야 할 것이다.

설비 設備 system ① 어떤 목적이나 기능을 위해 조립, 조화 또는 기타 방식으로 상호 접속된 여러 가지 장치. ② 원격장치와 상호 접속된 하나 이상의 감지기 또는 서로 독립적으로 작동하는 구성부품.

설비입상관 設備立上管 system riser 급수설비와 본관(교차배관 또는 주배관) 사이에 있는 지상 수평 또는 수직배관. 제어밸브와 유수경보장치를 포함한다.

설사 泄瀉 diarrhea 묽은 변을 자주 보는 것. 복부경련, 배변빈도 증가, 장음의 빈도증가, 복통, 매우 묽은 액체성 대변, 절박배변, 대변색의 변화, 전반적인 허약증상이 나타난다. 대변에는 보통 점액, 농, 혈액과 과도한 지방성분이 포함되어 있고 원인은 스트레스 및 불안, 식이성 섭취, 약물의 부작용, 장염, 자극 및 비흡수, 독소, 오염 및 방사선 조사 등이 있으며 이질성 장애, 흡수장애 증후군, 유당불내증, 자극성 장증후군, 위장관 종양질환, 염증성 장질환의 기본적 증상으로 나타나기도 한다. 심한 설사시는 급격한 탈수와 전해질 불균형을 초래하고 구토가 동반되면 정맥주사를 통해 수분을 공급한다.

설사변비교대증 泄瀉便秘交代症 alternate stool abnormality 설사와 변비가 번갈아 가면서 교대로

되풀이 되는 배변이상. 장결핵, 과민성 대장증과 대장암 등에서 설사와 변비가 교대로 나타나기도 한다.

설사제 ~劑 cathartic 연동운동의 자극이나 장 내 용물의 부피증가 등에 의해 설사를 일으키게 하는 약물. 10% 황산마그네슘(magnesium sulfate)이나 10% 황산나트륨(sodium sulfate)을 많이 사용한다. 용량은 두 설사촉진제가 같으며 성인 150~250 ㎖, 소아는 1~2㎖/kg인데 장폐색이나 복부 외상을 동반한 중독환자, 황산마그네슘(magnesium sulfate)은 신부전 환자에서, 황산나트륨(sodium sulfate)은 심부전 환자에게 금기이다. 일반 변비에 흔히 처방되는 지방성 설사제(oil cathartics)는 약물 중독 환자에게는 흡인의 위험이 있어 사용하면 안 된다.

설사환자식이요법 泄瀉患者食餌療法 diarrhea patient diet 급성설사의 경우 설사가 가벼우면 1~2회 식사를 거르나 심하면 1일 정도 금식시키고 다량의 설사로 인한 수분 소실시는 오심, 구토가 가라앉으면 따뜻한 물, 엷은 차 등으로 수분을 보충하는 치료 요법. 증상이 개선되면 죽부터 시작해 보통식으로 주며 우유는 우유불내증이 있어 설사를 증가시킬 수 있으므로 주의하고 유제품, 생야채, 계란, 지방분이 많은 식품, 탄산음료, 알코올, 커피, 향신료 등은 피한다. 만성 설사에서는 영양공급을 위해 영양이 풍부한 저지방, 고단백 식이를 섭취하도록 한다.

설상연골 楔狀軟骨 cuneiform cartilage 후두개와 피열연골 사이의 주름 속에 위치하는 작은 연골성 막대. = 쐐기연골.

설상의 楔狀~ cuneiform (연골성 경골에서) 쐐기 모양(wedge-shaped)의 골이나 연골. = 쐐기모양의.

설소대절단술 舌小帶切斷術 frenotomy 설구착증을 교정하기위해 설 소대를 늘리거나 절단하는 것과 같이 결함 있는 소대를 치료하기 위한 외과적 과정.

설신경 舌神經 lingual nerve 하악신경에서 나와 혀로 하행하는데 처음에는 하악골의 내측을 지나며 이어 구강점막에 덮여 지나는 신경. 혀의 외하방에서 혀끝까지 지각을 지배하고 고삭신경(chorda tympani)과 교통하며 악하선, 설하선의 분비 작용을 돕는다. = 혀신경.

설압자 舌壓子 tongue depressor 구강·인두부의 진료 시 혀를 누르고 고정하는 기구. 금속제의 판상의 설압자, M형 설압자, 첼막크의 설압자 등이 사용된다. = 혀누르개.

설염 舌炎 glossitis 혀의 감염증. 급성 설염은 감염질병이나 화상, 물림이나 다른 손상 이후에 더 심각해지고 부종, 귀로 전달되는 심한 통증, 침 흘림, 열과 국소적 림프절 비대가 특징이다. 혀의 표면과 가장 자리에 부드러운 위축이 있는 설염은 악성 빈혈을 보인다. 불규칙적이고 선홍색의 반점이 있는 설염은 주로 중년기 여성에게 보이고 혀의 꼭대기나 양쪽에서 나타난다. 증상으로는 통증과 작열감이 나타나고 치료가 안되는 경우가 있다. 선천적인 설염은 혀의 배측 표면 중앙에서 유곽유두 앞쪽으로 편평하거나 약간 융기된 반이나 플라그가 있다. = 혀염.

설인신경 舌咽神經 glossopharyngeal nerve 제9 뇌신경. 혀와 인두에 분포하여 감각과 운동을 지배하는 혼합신경이며 이하선의 분비에 관여하는 부교감신경섬유를 포함하고 있다. 연수의 올리브 뒤에서 나온 설인신경은 경정맥공(jugular foramen)을 통해 밖으로 나오고 내 경동맥의 외측을 내려가 설지(lingual branch)와 인두지(pharyngeal branch)로 나누어진다. 이들의 주요 분지들 중 운동섬유는 경돌 인두근을 지배하고, 감각섬유는 인두와 구개편도 혀의 감각을 전도하는데 특히 특수감각섬유인 설지는 혀의 후방 1/3의 점막에 분포하여 미각과 기타 감각을 전도한다. = 혀인두신경.

설작열감 舌灼熱感 glossopyrosis 뜨겁거나 자극적인 음식에 폭로되거나 감염에 의한 혀의 작열감. = 혀화끈감.

설치 設置 establishment 베풀어 갖추는 것.

설통 舌痛 glossalgia 감염이나 궤양으로 생긴 혀의 통증. 급성 또는 만성 감염, 농양, 궤양, 손상으로 발생된 혀의 통증. = 혀통증.

설포닐우레아 sulfonylurea 인슐린의 췌장분비를 자극하는 경구용 항당뇨제. 아스피린이나 다른 살리실산염을 함께 투여하면 저혈당효과를 더 높일 수 있다.

설폰아마이드 sulfonamide 세균성질환에 대한 화학요법제. 그람 양성이나 그람 음성세균에 대해 광범위한 항균작용을 하며 설파제에 감수성을 나타내는 균은 그람 양성 구균의 포도상구균, 연쇄상구균, 폐렴구균이 있고 그람 음성구균에 속하는 수막염균, 임균 및 그람 음성간균인 폐렴간균, 대장균, 적리균, 살모넬라균 등이 있다. 체내의 흡수는 빠르지만 배설이 늦으므로 장시간 고농도를 유지할 수 있다. 세균이 발육하는데는 p-아미노벤조익산(p-aminobenzoic acid, PABA)가 필수 물질인데 설파제는 세균중에 PABA를 결핍시켜 항균작용을 한다. 내복하는 것이 원칙이나 불가능할 때는 정주, 근주, 피하주, 체강내주사, 흡입, 살포, 연고, 점안 등 국소 용법도 할 수 있다. 발열, 피부발진, 급성 용혈성 빈혈, 백혈구 감소증, 혈뇨, 핍뇨 등의 부작용이 우려되며 오심, 구토, 식욕부진 증상도 나타나는데 이러한 부작용이 있을 때는 투약을 중지하고 물이나 중조수를 다량 투여한다.

설하선 舌下腺 sublingual gland 혀 밑에 존재하고 세 타액선 중 가장 작은 선(腺). 거의 점액성 분비물로 장액 분비세포를 덮은 점액관을 만든다. 혈액공급과 신경지배는 악하선과 같으며 부교감신경자극의 흥분은 진한 점액성 분비물을 생산하도록 자극한다. 혀밑샘. → 악하선, 타액선.

설하신경 舌下神經 hypoglossal nerve 연수의 복측면에서 10다발 정도의 섬유속이 되어 교뇌로부터 나와 설하신경관내에서 한 줄기가 된 후 두개강 밖으로 나오는 신경. 설하면에서 여러 개의 가지를 설근에 분포하여 혀의 운동을 지배하는 운동신경. = 제XII뇌신경. 혀밑신경.

설하신경교대성편마비 舌下神經交代性偏痲痺 hemiplegia alternans hypoglossica 설하신경이 일어나기 시작하는 부위의 병변에 의해 한쪽 혀의 마비와 반대측의 편마비가 오는 경우.

설하투여 舌下投與 sublingual medication 구강점막을 통해 약물을 투여하는 방법. 구강 내 투여라고도 하며 흡수 면적은 좁다. 협심증의 급성 발작시 응급구조사가 가장 많이 이용하는 것은 니트로글리세린(nitroglycerin) 투여로 비이온성이고 지용성이

높기 때문에 혀 밑에 놓아주어 소량으로 치료 효과를 얻을 수 있다. 설하투여는 간장을 통과하지 않으므로 초회 통과 효과를 받지 않고 사용 후 곧장 심장에 작용한다. = 혀밑투약.

섬광위험 閃光危險 flash hazard 아크를 발생하는 에너지의 방출과 관련된 위험.

섬광화상 閃光火傷 flash burn 인화성 액체, 고성능 폭탄, 또는 핵폭발 등의 강력한 폭발의 방사열에 인한 화상.

섬광화약 閃光火藥 flash powder 폭죽과 의전폭죽에 사용할 목적인 폭발 구성물. 점화시 섬광화약은 청각적인 폭음과 섬광을 발생한다. 대표적인 섬광화약기구에는 염소산 칼륨 또는 과염소산 칼륨, 황이나 황화안티몬, 알루미늄 분말을 포함한다. = 섬광분(閃光粉).

섬광화재 閃光火災 flash fire → 플래시파이어.

섬도 纖度 fineness 섬유 및 필라멘트사의 굵기.

섬망 譫妄 delirium 인지과정의 전반적 손상, 급격한 발병, 뇌 대사의 광범위한 장애 등을 특징으로 하는 일과성 정신장애(transient organic mental disorder). 주 증상은 의식의 혼탁이며, 이로 인해 주의, 집중력, 그리고 지각장애가 와서 착각, 환각, 해석의 착오가 나타난다. 또한 기억, 지남력의 장애 및 각성감퇴, 불면, 감각장애, 정신운동활동의 증가 또는 감퇴가 있다. 지남력 중 시간에 대한 장애는 필수적이며, 기억력 중에는 최근 기억 장애 특히 즉각적인 회상에 결함을 보인다. 이런 장애들은 주간보다 야간에 심하게 악화되어 나타나고 이때 의식수준에 변화가 일어난다 할지라도 환자는 깨어 있거나 일반적으로 질문에 답할 수 있는 각성상태에 있다. 또한 정보를 받아들이고 처리하고, 저장하고 상기해내는 능력 등 현실 판단능력의 장애로 짜임새 있는 정신활동을 유지하는 능력이 감퇴한다. 섬망 상태가 뚜렷해지면 인지과정의 전체적인 손상으로 사고, 기억, 감각, 주의력장애가 심화되며, 잠깐 동안에도 예측할 수 없는 변동을 일으키는 것이 특징이다.

섬모 纖毛 cilia 세포 표면에서 뻗어 나온 작은 머리카락 모양의 돌기로 조화된 패턴으로 움직인다.

섬모상피 纖毛上皮 ciliated epithelium 자유표면에 이동성 섬모를 갖는 상피. 기관, 기관지, 난관, 자궁의 점막상피에서 볼 수 있다. → 상피조직(上皮組織).

섬세포종양 ~細胞腫瘍 islet cell tumor 랑게르한스소도세포에서 발생한 종양.

섬유광학 纖維光學 fiberoptic 관을 통해 빛을 전달하고 확대된 영상을 반사하는 유리 또는 플라스틱 물질.

섬유근염 纖維根炎 fibromyositis 강직, 관절이나 근육 통증, 근육조직과 섬유성 결합조직의 염증을 특징으로 하며, 상태는 감염이나 손상 후에 진전된다. 섬유근염의 종류로는 요통(lumbago)이나 사경(torticollis)이 포함된다.

섬유막 纖維膜 fibrous membrane 결합조직 섬유를 주성분으로 하는 막. 주로 장기 표면을 덮어서 보호하는 역할을 한다.

섬유성관절 纖維性關節 fibrous joint 뼈들이 섬유결합조직에 의해 단단히 연결된 관절. 골단 사이에는 다른 물질이 거의 없고 움직이기가 거의 어렵다. 봉합(suture)과 인대결합(syndesmosis) 등에서 볼 수 있다.

섬유성폐포염 纖維性肺胞炎 fibrosis alveolitis 류머티스 관절염과 다른 질병에서 발생되는 저산소증과 호흡곤란을 동반한 폐포염.

섬유소 纖維素 fibrin 혈액응고의 과정에서 섬유소원에 대한 트롬빈의 작용에 의해 생성된 혈액응고를 강화시키는 단백질 성분.

섬유소성염증 纖維素性炎症 fibrinous inflammation 다량의 섬유소원을 포함한 혈장성분이 삼출되어 병소에 섬유질이 현저하고 다수의 호중구도 침윤되는 염증. 섬유소성 심막염에서는 호중구를 수반한 다량의 섬유소원 때문에 심장 표면에 털이 난 것처럼 보인다.

섬유소용해소 纖維素溶解素 fibrinolysin 섬유소를 용해시키는 단백질 분해 효소. 혈장내의 플라스미노겐으로부터 형성된다.

섬유소용해제 纖維素溶解劑 fibrinolytics 섬유소용해효소(plasmin)로 전환하여 응고된 혈액을 용해하

는 제제. 급성 폐색전증, 심부정맥내 혈전증 등에 사용한다.

섬유소용해효소 纖維素溶解酵素 plasmin 섬유소용해나 혈전용해계의 활성부분으로 섬유소에 특이성을 갖는 단백분해효소.

섬유소원 纖維素原 fibrinogen 칼슘이온의 존재하에서 트롬빈에 의해 섬유소로 전환하는 혈장단백질. factor I 이라고도 한다.

섬유속 纖維束 fascicles 근육, 건, 신경섬유의 작은 다발. 근육의 섬유다발 모양은 근력과 운동 범위와 관련이 있다.

섬유속성연축 纖維束性攣縮 fasciculation 한 개의 운동신경섬유가 지배하는 몇 개 근의 자발적인 운동. 근의 작은 국소적인 수축을 피부를 통하여 볼 수 있다.

섬유아세포 纖維芽細胞 fibroblast 동물의 섬유성 결합조직의 주요 세포로 교원섬유를 산출하는 세포이다. 겉모양은 가늘고 길며 편평한 것이 많다. 교원섬유형성에 관여하는 것으로 추측되며, 그 세포질은 특수한 분화를 나타내지 않는다. 동물조직을 배양하면 이 형태의 세포가 배양조건에 가장 적합하여 다른 종류의 세포보다 빨리 증식하는 경우가 많다. = 섬유모세포.

섬유연골 纖維軟骨 fibrous cartilage 기질내에 결합조직 섬유는 많고 연골세포는 극히 적은 결합조직. 추간원판, 치골간원판 등에서 볼 수 있다.

섬유유리석고붕대 纖維琉璃石膏繃帶 fiberglass cast 섬유유리에 폴리우레탄 중합제를 흡착시킨 석고붕대. 주로 푸른색을 띠며 가볍고 내구성이 강한 장점이 있으나 시술시간이 길고 적용시에 불편하다. 시술시에는 고무장갑을 착용하여 중합제가 시술자의 피부에 닿는 것을 방지해야 하며 재질 특성상 주름잡기가 용이하지 않다.

섬유육종 纖維肉腫 fibrosarcoma 섬유아 세포에서 발생한 악성종양. 골격근내 결합조직, 근막, 건초 등에서 발생하며 신체 어느 부위에서나 발생할 수 있으나 사지와 어깨에 많고 20~50세에 다발하며 남자에게 많은 경향이 있다. 방추형 핵을 갖는 세포들

로 이루어져 있다.

섬유조직염 纖維組織炎 fibrositis 섬유성 결합조직의 염증. 증상으로는 통증과 경직이 포함된다.

섬유종 纖維腫 fibroma 섬유조직 혹은 완전한 결합조직으로 이루어진 양성 종양.

섬유증 纖維症 fibrosis 반흔조직의 성장과정에서 정상적으로 발생하는 섬유성 결합조직.

섬유피막 纖維皮膜 fibrous capsule 두 인접한 뼈의 관절을 둘러싸고 있는 조직 층.

섬프 sump 중앙 집수기능을 수행하는 탱크의 낮은 구역. 슬러지나 찌꺼기 등을 쉽게 제거하기 위한 용도이다.

섭생법 攝生法 regimen 식이 혹은 운동계획과 같은 엄격하게 규제된 치료의 한 방법.

섭식중추 攝食中樞 feeding center 시상하부에 있는 식욕조절 중추. 의식이 있는 동물에게 섭식중추를 자극하면 먹는 행동을 유발하고 건강한 동물의 섭식중추를 파괴하면 치명적인 식욕부진을 일으킨다. ↔ 포만중추.

섭씨 攝氏 celsius 1742년 A.셀시우스가 제안한 후 개량된 온도 표시 방법으로, 기호는 ℃이다. 1기압하에서 얼음의 녹는점을 0℃, 물의 끓는점을 100℃로 정하고 이를 기준으로 온도를 표시한다. → 온도.

섭취 攝取 ingestion 구강으로 물질을 취하는 것으로 약물과 영양분 모두에 일반적으로 적용된다.

섭취된독 攝取~毒 ingested poisons 위장관을 통하여 삼키는 독.

성 性 sex 신체의 부분과 발생학적 차이와 같은 많은 특징에 기초를 둔 남성과 여성의 구분. → 성 (gender).

성게 sea urchin 극피동물의 성게류에 딸린 동물을 통틀어 이르는 말. 몸은 둥글 넙적한 공모양으로 지름이 6cm 가량 생긴 수중 생물. 성게로부터 분비되는 독소는 동물에게 마비를 초래하며 특히 열에 내성을 보인다. 성게가시 한 분절이 피부에 남아있으면 육아종성 반응을 유발시키거나 관절을 떠돌아다니면서 신경을 자극하여 불치의 통증을 유발시키기도 한다. 치료는 단순한 대중요법 밖에 없다. = 섬게.

성게자상 ~刺傷 sea urchin sting 다양한 종류의 성게에 의해 입은 상처. 피부가 구멍나고, 어떤 종류는 독을 분비한다. 독이 있는 자상은 동통, 국부마비, 입 주위의 마비, 그리고 호흡곤란이 나타난다.

성교 性交 sexual intercourse 이성인 두 사람의 성적인 결합으로 음경이 질내로 삽입되는 것. 서로의 흥분과 성적 쾌감이 나타날 수 있다.

성교통증 性交痛症 dyspareunia 성교동안 느끼는 비정상적 통증. → vaginismus.

성기 性器 genitals 생식기관. 여성의 경우 외음부, 음핵, 대음순, 소음순, 질 전정부가 이에 속하고 남성은 음낭, 음경, 고환이 있다. = 생식기.

성기결합조직 = 소성결합조직.

성능시험 性能試驗 performance test 유체 기계의 운전성능을 구하는 시험. 회전수, 유량, 헤드, 축동력 등을 측정하여 성능곡선을 구한다.

성능시험배관 性能試驗配管 performance test pipe 펌프의 성능을 시험하여 펌프의 성능곡선의 불량 및 방사압과 토출량을 검사하기 위한 배관. 펌프 토출측의 개폐밸브 이전에서 분기시키고, 관로에는 정격토출량의 175%를 측정할 수 있는 유량계를 설치한다. 성능시험배관의 관경은 정격토출압력의 65% 이하에서 정격토출량의 150% 이상을 토출할 수 있는 크기 이상으로 하도록 되어 있는데 정격토출압력은 당해 설비의 양정 계산시 총양정을 10 : 1로 환산한 압력(kg/cm^2)이며 정격토출량은 당해 설비에 필요한 펌프의 분당토출량(ℓ/min)이다.

성대 聲帶 vocal cord 성대주름으로 불리는 막에 붙은 후두 내의 두 개의 노란 조직띠 중의 하나.

성대문 = 성문

성립요건 成立要件 requisites of existence 어떤 사물 또는 어떤 법률관계 등의 성립에 필요한 행위를 말하는 것. 예를 들어 법인은 그 주된 사무소의 소재지에 설립등기를 성립요건으로 하고, 주식회사의 성립은 본점 소재지에서 설립등기를 성립요건으로 한다.

성문 聲門 glottis 인두의 발성기. 성문열(聲門裂)로 구성되어 있고 후두에서 외전근은 흡식 초기에 수축하여 성대를 외측으로 잡아당겨 성문을 열어준다.

人

음식을 삼키는 동안에는 성문을 닫는 내전근의 반사적 수축이 일어나 음식, 액체, 구토물이 폐로 흡인되는 것을 방지한다. = 성대문.

성병 性病 venereal disease 주로 성교에 의해 감염되고, 성기만을 침해하여 초발증세를 일으키게 하는 병. 성병에는 임질(淋疾), 연성하감(軟性下疳:병원균은 두크레이 桿菌), 매독의 세 질환 외에 1913년에 프랑스의 니콜라가 파브르·뒤랑과 함께 보고한 서혜림프육아종을 제4성병이라 명명하여 성병에 포함시킴으로써 이상의 4가지를 가리키게 되었다. 임질이나 연성하감은 동·서양의 고문서에 여러 가지 명칭으로 기재되어 있으며, 그 기원은 인류의 시작과 일치할 정도로 태고 때부터 알려져 있다. 한편 매독은 서인도제도의 지방병으로 존재하던 질환인데, 1493년 콜럼버스의 원정 때 일행이 유럽으로 가져왔고, 후일에 동양으로 전파되었다는 설과, 구 대륙에 그 전부터 존재했었다는 설이 있다. 이들 네 질환의 병원균은 각각 다르다. 인간의 성생활은 동물과는 다른 특이한 양상을 지니고 있다. 따라서, 다른 어떠한 전염성 질환과도 다르게 특별한 의의를 가진다. 성교나 성적 접촉이라는 특별한 조건 아래서 전파되는 것이므로, 이러한 환경과 조건에서 전파될 수 있는 모든 질환이 동시에 전파될 수 있다는 특징이 있다. 또한 다른 많은 급만성 전염성 질환에서는 면역이 발생하여 재감염이 어려워지고, 설령 재감염이 되더라도 그 증세가 가벼워지는 것과는 달리, 면역발생이 약하거나 전혀 생기지 않는다. 이상과 같은 특징 때문에 성병에 감염된 자는 물론, 그 사람과 성교를 한 사람 모두를 추적하여 함께 치료해야 한다.

성병림프육아종 性病~肉芽腫 lymphogranuloma venereum Chlamydia trachomatis에 의해서 발생하는 성전염성 질환. 증상은 생식기 부위 병변, 두통, 열 등을 들 수 있다.

성분표 成分表 ingredient statement 퍼센트나 상대비로 화학 성분을 나열한 살충제 라벨. '활성의' 성분은 혼합물 내의 활성 화학물을 말한다. 화학 명칭이 나열되어야 하며 같은 뜻을 지닌 다른 명칭도 기재되어야 한다. '비활성의' 성분은 활성이 존재하지 않으며 세부 원소로 쪼개지지 않으며 하나로써 총체를 이룬다.

성비 性比 sex ratio 남녀별 구성비를 표시하는 방법. 여자 100에 대하여 남자 인구비를 표시한다. 1차, 2차, 3차 성비로 나누는데, 1차 성비란 태내 성비, 2차 성비란 출생 성비, 3차 성비란 현재 인구의 성비를 말한다.

성상교세포 星狀膠細胞 astrocyte 신경세포 주위를 둘러싸고 있는 별 모양의 세포. 인접 혈관에 갈고리 모양으로 부착되어있다. 원형질성 성상교세포는 회백질에 많고 돌기는 신경원섬유가 적으며 굵고 가지가 많다.

성상아세포종 星狀芽細胞腫 astroblastoma 뇌와 척수의 악성 신생물 중 하나. 성상모세포종의 세포들은 혈관이나 결합 조직 중격 주위에 있다.

성선 性腺 gonad 정소와 난소의 통합 용어로 난소나 고환같은 생식세포를 생산하는 선.

성선자극호르몬 性腺刺戟~ gonadotropin 고환과 난소의 기능을 자극하는 호르몬. 성선난포자극호르몬과 황체형성호르몬은 뇌하수체 전엽에서 생산되고 분비된다. 임신초기에 분비되는 융모성선자극호르몬은 태반에서 생산된다. 이 호르몬은 월경을 멈추고 임신을 지속시키는 황체의 기능을 유지시킨다. 성선자극호르몬은 내인성 성선자극호르몬에 의한 난소의 부적절한 자극으로 나타나는 불임의 경우 배란을 유도하기 위해 처방된다. 난소의 고도한 자극은 선의 광범위한 증대, 많은 난포의 성숙, 다태임신, 복부출혈 등을 일으킨다.

성숙 成熟 maturition 나이를 먹거나 능력과 적응성이 증가되는 것으로 좀 더 나은 쪽으로 질적인 변화를 가져오게 된다.

성숙난포 成熟卵胞 graafian follicle 뇌하수체 전엽에서 분비되는 난포자극 호르몬에 의해 생리기의 중식기 동안 한 개의 그라프 난포가 성숙되는 것으로 배란 때 난포가 파열되어 난자를 분비한다.

성숙도 成熟度 maturity ① 청소년기와 노년 사이의 기간으로 완전히 성장 및 발전을 마친 상태. ② 개체가 재생산을 할 수 있는 시기.

성숙지연 成熟遲延 failure to thrive : FTT 모성 박탈증후에서와 같이 출산 결함, 주요 장기 기관 결함, 급성질환, 영양장애, 사회 심리적인 원인으로 영아의 성장 발달이 비정상적으로 지연되는 것.

성숙한 成熟~ mature 완전히 발전된.

성염색체 性染色體 sex chromosome 자녀의 성별을 결정짓는 원인이 되는 염색체. 모습과 건강상태에 관련된 성을 유전하는 유전인자를 가지고 있다. 인간과 포유동물은 X와 Y 염색체, 두 개의 독특한 성 염색체를 가지며 비동등하게 짝을 이루어 XX결합은 여성을, XY는 남성을 나타낸다. → 상염색체 (autosome).

성욕 性慾 libido 성적 욕구, 유희, 창조와 관련된 정신적인 에너지 혹은 본능적 욕구.

성인성당뇨병 成人性糖尿病 adult onset diabetes 성인에게 주로 발생하며 인슐린은 생성되지만 말초 기관에서의 수용체 결합 및 반응도의 장애로 인해 혈당의 상승을 보이는 당뇨병. = 비인슐린의존성당뇨병(non-insulin dependent diabetes mellitus : NIDDM).

성인심폐소생술인체모형 成人心肺蘇生術人體模型 adult cardiopulmonary resuscitation manikin : CPR manikin 기본 심폐소생술을 실습할 수 있는 기본형 마네킨. 마네킨에 연결된 스킬가이드를 통해 심폐소생술 실시 내용을 확인할 수 있으므로 즉석 평가가 가능하며 일체형 프린터를 통해 실습한 내용을 출력할 수 있다.

성인용전신부목 成人用全身副木 Evac-U-Splint, Standard Mattress 외상환자를 매트리스 위에 위치시키고 감싼 후에 펌프를 이용하여 진공상태로 만들어 전신을 고정하여 골절시의 추가 손상을 방지하며 다른 들것이 없이도 환자의 이송을 할 수 있는 기구의 상품명. 양쪽 3개씩 총 6개의 운반용 손잡이가 부착되어 있고 운반시 환자가 움직이지 않도록 손잡이가 매트리스와 일체로 되어 있다. 휴대 및 운반이 쉽고 크기는 펼쳤을 때 200cm × 75cm × 6.4cm, 운반시 80 cm × 71cm × 15cm, 매트리스 무게는 5.5 kg 이하 펌프와 운반용 가방을 포함하여 총 무게는 7.6 kg 이하 정도이다. 재질은 매트리스(Vinyl/nylon laminate), 내용물(Polystyrene beads), 고정끈(Birch Plywood), 밸브(Non-magnetic, self-sealing), 버클(Delrin), 운반용가방(Nylon), 펌프(알루미늄 실린더)이고 159 kg까지 환자를 운반할 수 있으며 -34℃에서 80℃까지 사용할 수 있고 착용 한채로 X-ray 및 MRI 투과가 가능하다.

성인전문심장구조술인체모형 成人專門心臟救助術人體模型 advanced cardiac life support manikin : ACLS manikin 기도확보(defficult airway), 제세동과 심전도, 흉부감압, 정맥주사, 혈압측정을 연습할 수 있는 마네킨.

성인전문인명소생술인체모형 成人專門人命蘇生術人體模型 advanced life support manikin : ALS manikin 기도확보, 긴장성기흉시 흉부감압, 경정맥과 쇄골하정맥천자등을 연습할 수 있는 마네킨.

성인호흡곤란증후군 成人呼吸困難症候群 adult respiratory distress syndrome : ARDS 조직학적으로 미만성 및 침윤성의 폐포모세혈관 손상과 임상적으로 호흡곤란, 빈맥, 청색증, 저산소증 등을 특징으로 하는 증후군. 질환 혹은 부상에 의한 모세혈관 삼출량의 증가로 폐부종과 급성호흡기능부전으로 나타나고 증가된 삼출량은 폐포막을 통한 류량을 감소시키고 폐의 기능을 감소시킨다.

성인T세포백혈병 成人~細胞白血病 adult T-cell leukemia : ATL 보균자로부터나 수혈, 성교 등에 의해 바이러스(Human T-cell leukemia virus type Ⅰ : HTLV-Ⅰ)의 감염으로 발병하는 T세포성 종양성 질환. 30~40년의 잠복기를 가지며 55세에서 60세 경에 많이 발병한다.

성장 成長 growth 세포가 분열하고 새 단백질을 합성할 때 일어나는 양적 변화를 의미. 세포의 수와 크기의 증가는 전체 또는 부분의 크기와 무게의 증가로 나타난다.

성장기골통증 成長期骨痛症 growing pains 뼈의 성장율이 다르기 때문에 소아나 10대의 근육이나 관절에 발생하는 통증으로 성장과 관련되지 않거나 피로 혹은 자세가 바르지 못해서 통증이 발생할 수도 있다.

人

성장호르몬 成長~ growth hormone 뇌하수체 전엽 호르몬의 하나. 신체의 성장, 발육을 촉진시키며 세포의 크기, 세포수, 유사분열(mitosis)등을 증가 또는 촉진시킨다. 세포막을 통한 아미노산의 세포로 이동을 시키고 단백질합성과정 중 세포핵에서 mRNA 및 단백질의 합성을 촉진시켜 신체내의 질소를 축적시킨다. 성장호르몬 분비는 연령이 증가하면서 성숙 후에도 성장기의 낮은 수준을 계속 유지한다. 성장호르몬분비를 크게 좌우하는 것은 섭취하는 영양물의 양과 종류이다. 성장호르몬 분비는 일 중 변동이 있어 취침 후 2시간 동안 가장 분비가 많이 된다. 성장하는 초기에 성장호르몬의 분비가 억제되면 난장이가 되고 성장이 끝난 후에 분비가 감소하면 Simmonds씨병이 온다. 성장호르몬이 성장기에 과다하게 분비되면 거인증(giantism)이 되고, 성장이 끝난 후에 과다하게 분비되면 말단비대증(acromegaly)이 된다.

성적가학증 性的加虐症 sexual sadism 상대방에게 잔인한 행위를 가함으로써 성적 흥분과 만족을 느끼는 것. 다음 3가지 중 하나일 때 성적 가학증으로 진단된다. 첫째, 동의하지 않는 상대방에 대하여 성적 흥분을 얻기 위해 반복적, 의도적으로 심리적 또는 신체적 고통을 준 적이 있다. 둘째, 성적 흥분을 얻기 위하여 동의한 상대방에게 가벼운 상처를 주고 괴롭히면서 고통을 주는 것이 애용되거나 또는 유일한 방식일 때. 셋째 성적 흥분에 도달하기 위해 동의한 상대방에 대해 광범위하고 지속적인 또는 치명적일 수 있는 신체적 상해를 가하는 경우. 강간, 난폭한 성행동, 성적 살인자의 경우 유전적인 요인이나 해리성 정체감장애, 정신장애 등의 요인을 동반하는 것으로 알려져 있다. ↔ 성적피학증.

성적괴롭힘 性的~ sexual harassment 성적성질을 가지고 괴롭히는 행위.

성적피학증 性的被虐症 sexual masochism 상대방에게 잔인한 행위를 당함으로써 성적 흥분과 만족을 느끼는 경우. 다음의 2가지 중 한 가지 양상을 나타낸다. 첫째, 모욕, 구타, 채찍질, 묶임, 기타 고통을 당하는 방법이 성적 흥분을 얻기 위해 애용되거나 또는 유일한 방법이 될 때. 둘째, 성적 흥분을 얻기 위해 신체적으로 상처를 입거나 생명의 위협을 받는 행동에 의도적으로 몸을 내 맡기는 경향이 있을 때. 남녀에게 모두 나타나나 여자에게 더 많고 성인 초기에 주로 시작되며 경과는 만성적이다. 정신 역동적으로는 어린 시절 자신에게 고통을 가한 처벌자와의 동일시 때문이라고 보며 성적 쾌감과 흥분을 경험함과 동시에 고통이 가해진 경우이다. ↔ 성적가학증.

성적학대 性的虐待 sexual abuse 개인적 욕구의 만족을 위해 강제적으로 다른 사람을 성적으로 이용하는 것.

성전파질환 性傳播疾患 sexually transmitted disease : STD 대개 성교나 생식기 접촉으로 질병이 전염되는 질환. 후천성 면역 결핍증, 임질, 매독, 트리코모나스와 같은 종류가 있으며 병원체로는 세균, 바이러스, 진균, 원충, 기생충, 마이크로 플라즈마 등이 있다. 임부가 감염되면 태반이나 산도를 통하여 신생아로의 수직 감염이 문제가 된다. = venereal disease.

성층권 成層圈 stratosphere 지표에서 12~55km의 대기층. 지구를 둘러싸고 있는 대기는 지구에서 멀어짐에 따라 온도가 낮아져 지상 12km 부근에서는 -53℃에 달하고, 그 이상에서는 온도가 거의 일정하며 기류도 거의 없게 된다.

성층권무선중계시스템 成層圈無線中繼~ stratospheric radio relay system 고도 20 km 정도의 성층권에 통신 기기를 탑재한 무인 비행체를 지상으로부터는 정지되어 있는 것처럼 보이는 범위에 장기간 체공(滯空)시켜서, 이것을 무선 중계 기지로 이용함으로써 통신과 방송 등 서비스를 제공하는 시스템. 이 시스템은 고도가 2,000배 가까이 되는 정지 위성 시스템과 비교하면, 전송로 길이에 따른 손실이 적고 전송 지연이 적게 되어 탑재 기기의 보수가 가능하여 새로운 전파 이용 시스템으로서의 실현 가능성이 조사, 연구되고 있다.

성폭행 性暴行 sexual assault 상대방의 동의 없이 시행하는 성적 접촉. 강간은 상대방의 의지와 관계없이 여성의 질, 직장, 남성의 직장 내로의 관통현상을 말한다. 성폭행에는 특정 희생자가 없으며 소아에서 노인까지 모두 희생자가 될 수 있으며 폭력적 범죄이며 심각한 정신적, 육체적 합병증을 내포하고 있고 대부분의 희생자들은 그들의 주변사람으로부터 성폭행을 당한다. = sexual abuse.

성형수술 成形手術 plastic operation 외적인 변화나 재배치. 신체표면의 재형성 및 구조적, 미용상의 결점을 바로잡기 위한 수술.

성형외과 成形外科 plastic surgery 주로 신체 외부의 선천성 또는 후천성의 변형을 정상에 가깝게 재건하는 외과학의 한 분야. 기능의 개선뿐 아니라 정용적(整容的)인 요소를 포함한다. 안면이나 손발의 기형, 외상, 열상, 동상, 피부종양 등의 치료나 성형이 대표적이다.

성홍열 猩紅熱 scarlet fever 목의 통증과 함께 고열이 나고 전신에 발진(發疹)이 생기는 전염병. 발진이 생긴 피부의 홍색이 원숭이의 일종인 성성이의 체색과 유사한 열병이라 하여 성홍열이라 명명하였으며, 영어의 scarlet fever도 피부색의 변화에서 유래되었다. 어린이에게 유행하기 쉽지만 사망률은 낮다. 증세는 2~5일간의 잠복기 후에 오한과 함께 39℃ 전후의 발열이 있고, 처음에는 식욕부진이 심하고 구토하는 경우도 있다. 목이나 편도가 붉게 부어 아프며 연하통(嚥下痛)도 있다. 1~2일 후면 붉고 자잘한 발진이 전신에 빽빽하게 나타나며 몹시 가려울 때도 있다. 얼굴은 입 주위에만 발진이 나타나지 않아서 희게 보이는 것이 특징이다. 혀는 발병 후 2~3일 지나면 딸기 모양으로 도톨도톨한 새빨간 혀(딸기혀)가 된다. 발진이 없어진 후에 피부는 잘게 벗겨지며 흉터는 남지 않는다. 병원체는 용혈성 연쇄구균(용련균)이고 비말감염(飛沫感染)이 주가 되지만 접촉감염도 있다. 병형(病型)을 보면, 목(특히 구개편도)에 병소(病巢)를 만드는 경우가 약 99%이며, 간혹 피부의 상처가 병소가 되는 창상성홍열(創傷猩紅熱)이 약 1%, 출산 때 자궁, 질에 생긴 상처에 균이 번식하는 산욕성홍열이 약 0.1%이다. 치료는 페니실린과 같은 항생물질이 효과가 있으며, 증세는 2~3일에 없어지지만 용혈성 연쇄구균은 쉽게 전멸되지 않는다. 또한 충분한 기간 치료하지 않

으면 재발하거나 보균자가 된다. 합병증인 중이염은 드물어졌으나 회복기에 신장염, 관절염, 류머티즘열 등을 일으키는 경우가 간혹 있다.

세겹고정매듭 ~固定~ triple bowline knot 작업공간이 넓은 장소에서 의식을 잃은 요구조자를 끌어올리거나 매달아 내리는 구출활동에 적합한 매듭. 경추나 척추손상 환자에게는 사용하면 안된다.

세계보건기구 世界保健機構 World Health Organization : WHO 국제적인 보건사업의 지휘 및 조정, 회원국에 대한 기술지원 및 자료공급, 전문가 파견에 의한 기술자문활동, 각 국 스스로 보건적 문제를 해결할 수 있는 능력을 갖도록 지원하는 세계 기구. 우리나라는 1948년에 65번째로 가입하였고 본부는 스위스에 있다. 세계보건기구의 목적은 전 인류가 가능한 한 최고수준의 건강을 달성하도록 하는데 있다.

세계항행경보체계 世界航行警報體系 world wide navigational warning system : WWNWS 세계의 해역에서 세계 항행 경보 업무 구역(NAVAREA : Navigation Area) 내의 기상, 해상(海象) 정보나 항행 경보를 방송하기 위하여 국제 해사 기구(IMO) 및 국제 수로국(International Hydrographic Organization : IHO, 본부는 모나코에 있으며 가입국은 67개국이며, 정부 간 기구임)이 설치한 시스템. 이 시스템의 기본 계획에 따라서 연안 해역 및 원양 해역별로 항행 경보 업무를 수행하고 있다.

세관 細管 tubule 신장의 집합관이나 고환의 정자형성 세관처럼 미세한 관.

세균 細菌 bacteria 원핵세포(原核細胞)를 갖는 단세포의 미생물군. 박테리아라고도 하며 핵과 소포체의 발달이 미약하고 세포벽은 비교적 견고하며 두 개의 인지질층으로 되어 있으면서 그 사이에 펩티도글리칸층이 있거나(그람 음성균), 펩티도글리칸 사이에 인지질 층이 한 층으로 되어 있기도 하다(그람 양성균). 많은 병원성 박테리아는 숙주조직에 침입하여 자체적으로 DNA, RNA, 그리고 단백질을 합성하여 분열해 나간다.

세균뇨증 細菌尿症 bacteriuria 소변 내에 박테리아가 존재하는 상태. 일반적으로 소변 1㎖당 병원성

박테리아가 10만 마리 이상 존재하면 요로 감염의 진단을 내리는데 유의한 숫자로 본다.

세균도말검사 細菌塗抹檢查 bacteria smear test 박리세포를 슬라이드글라스에 발라 세포진이 제공하는 표본으로 검사재료 채취 후 20~30분 후에 판정할 수 있는 세균검사. 응급시에 많이 사용된다. 도말검사는 재료 중의 균수가 많지 않으면 검사가 불가능하므로 배양검사와 같이 병용하는 것이 바람직하며 일반적으로 염색을 사용하나 때로는 특수한 염색법도 병용된다. 객담속의 결핵균과 폐렴구균, 디프테리아균, 파상풍균은 형태학적 특징이 명확해서 도말검사 소견에서 추정할 수 있다.

세균배양검사 細菌培養檢查 bacteria culture test 미생물을 인공적으로 증식시키는 조작으로 배양을 통해 세균을 검출하는 방법. 도말검사에 비해서 검출율이 높고 정확하며 목적균에 따라 배양방법이나 배지의 선택이 다르며 임균이나 수막염균은 탄산가스배양, 혐기성균은 혐기배양 등으로 호기배양과 염기배양으로 나눌 수 있다.

세균성관절염 細菌性關節炎 bacterial arthritis 관절 내에 화농성 삼출액이 들어 있는 활액막의 염증을 특징으로 하며 보통 급성인 세균감염성 관절염. 흔히 *Staphylococcus aureus, Streptococcus pyogenes, Streptococcus pneumoniae, Neisseria gonorrhoeae* 등에 의해 발생하나, 다른 세균에 의해 감염되기도 한다.

세균성뇌막염 細菌性腦膜炎 bacterial meningitis 뇌와 척수를 덮는 막의 감염이나 염증. 대개 화농성이고, 지주막하강(거미막밑 공간)의 액을 포함한다. 성인에서 가장 흔한 원인은 폐렴연쇄상구균, 수막염균, 헤모필루스 인플루엔자 등의 박테리아감염이다. 수막염의 시작은 대개 갑작스런 두통과 목의 경직, 자극과민성, 권태감, 안절부절이 특징이다. 메스꺼움, 구토, 섬망, 완전한 지남력의 상실이 빨리 진전된다. 체온, 맥박, 호흡이 높아진다. 잔여 손상은 난청, 실명, 마비, 정신지체를 포함한다. 박테리아성 수막염은 원인체에 특수한 항생제로 신속히 치료된다. = 세균수막염.

세균성설사 細菌性泄瀉 bacterial diarrhea 감염성 설사의 일종으로 세균감염으로 인해서 생긴 설사. 살모넬라균, 적리균 등에 의해 일어나는 설사는 세균이 직접 장점막세포에 침입해서 장애를 일으킴으로써 생기며 세균감염형이라 하고 콜레라 등에 의한 설사는 점막의 손상을 수반하지 않고 세균이 생산하는 독소로 인해서 발생하므로 독소형이라 한다.

세균성식중독 細菌性食中毒 bacterial food poisoning 박테리아에 오염된 음식물을 섭취해서 발생한 중독. 균의 장관감염으로 생기는 감염형(장염비브리오, 살모넬라에 의한 위장염)과 균이 생성한 독소에 의해 생기는 독소형(포도구균장관독으로 인한 위장염이나 보툴리누스균독소로 인한 신경마비)으로 구별된다. 갑자기 집단적으로 발생하며, 세균독소로 인한 것은 발병이 빨라 포도상구균독소에서는 1~6시간, 보툴리누스균독소에서는 12시간 전후, 세균감염으로 인한 것은 대부분 12~24시간에서 발병하는 수가 많다. 살모넬라에 의한 급성 감염성 위장염의 특징은 발열, 오한, 메스꺼움, 구토, 설사이며 섭취후 8~48시간 내에 시작되는 전신성 불편감이 며칠 동안 계속된다. 포도상구균에 의해 발생하는 증상은 빨리 나타났다가 몇시간 지속되지 못하고 사라진다. 보툴리누스균의 신경독소에 의해 발생하는 증상은 위장관증상, 시력장애, 근육의 허약과 마비이며 심각한 경우는 호흡기능장애를 일으키기도 한다.

세균성심내막염 細菌性心內膜炎 bacterial endocarditis 연쇄상구균, 포도상구균, 장내구균, 임균, 그람음성 간균 등의 각종 세균에 의하여 일어나는 급성 혹은 아급성의 전염성 심내막염. 급성의 경우는 돌연히 발병하고 증상도 급속히 진행되며, *Staphylococcus aureus*나 그람음성균과 같은 독성이 강한 세균에 의한다. 아급성의 경우는 잠재성으로, 증상은 오래가며 *α-hemolytic streptococci* 등의 세균에 의해서 일어난다.

세균성알레르기 細菌性~ bacterial allergy 특수한 세균성 항원[예컨대 결핵균(*Mycobacterium tuberculosis*)에 대한 특이적 과민성 등]. 이것은 특이적 미생물에 의한 이전의 감염으로 인한 것으로, 순환성의 항체는 보이지 않는다.

세균성적리 細菌性赤痢 bacillary dysentery 이질균에 감염된 물이나 음식물을 섭취하여 일어나는 세균성 질환. 세균성이질이라고도 한다. 1군 법정전염병으로 집중적인 관리가 필요한 질환이다. 환자나 보균자의 대변에 섞여 배출된 이질균이 사람의 손이나 파리, 바퀴 등을 통하여 물이나 음식물에 섞여 들어간 후 이를 섭취하여 일어나는 세균성 질환이다. 이질균은 대장 하부의 점막을 침범하여 궤양성 병변을 형성하며, 잠복기는 1~3일이다. 10세 이하에서 흔히 발생하며, 가족 내 2차 발병률은 40% 정도이다. 대개 1주일 정도 치료하면 완치되지만 치료가 부적절하며, 증세가 심한 경우에는 과다한 탈수증으로 위험에 처할 수도 있다. 원인균 가운데 시겔라 플렉스네리균(*shigella flexineri*)이 가장 흔한 원인균이고, 이질균(*shigella dysenteriae*)은 독성이 강하여 10마리 정도만 감염되어도 질환을 일으킬 수 있으며, 가장 심한 증세를 유발한다. 그 외에 시겔라 손네이균(*shigella sonnei*)은 점차 증가하는 추세이며, 시겔라 보이디이균(*shigella boydii*) 등이 있다. 초기 증세로 갑작스러운 발열과 복통, 구토, 설사 등이 나타나며, 심한 경우에는 수막염 증세와 헛소리, 혼수, 환각, 경련 등이 생길 수 있다. 환자의 40% 정도는 신경계 증세를 보이고 변에 혈액, 점액, 고름 등이 섞여 나오기도 하며, 근육통이 나타나는 경우도 있다. 합병증으로 장천공, 급성 신부전, 빈혈 등이 나타날 수 있다. 치료법은 우선 환자를 타인과 격리시키고, 약물요법으로는 항생제를 투여하며, 수분과 전해질을 공급한다. 지사제를 사용할 경우 증세가 더욱 장기화될 수 있으므로 주의해서 투여해야 한다.

세균성폐렴 細菌性肺炎 bacterial pneumonitis 세균에 의하여 발생하는 폐렴. 이는 폐 특히 폐포나 세기관지의 간질성, 육아종증, 섬유성 염증이다. 가장 보편적인 증상은 마른기침이다. 원인에 따라 치료가 달라지지만 대부분 염증을 감소하기 위하여 코프티코스테로이드 제제를 투여하고 자극물질을 제거한다. 병원균 중 주요한 것으로는 *Diplococcus pneu-moniae, Streptococcus hemolytica, Staphylococcus aureus, Klebsiella pneumoniae* 등이 있다.

세균학 細菌學 bacteriology 세균의 과학적 연구.

세기관지 細氣管枝 bronchiole 기관지에서 폐엽으로 이어지는 호흡기계의 작은 기도. 세기관지는 폐포관과 기관지 사이에서 공기와 배출될 공기를 교환한다.

세기관지염 細氣管枝炎 bronchiolitis 18개월 이하의 영아에게 주로 발생하는 호흡기 하부 통로의 급성 바이러스성감염. 세기관지 부위의 호식성 천명, 호흡곤란, 염증, 폐쇄 등이 특징이다. 가장 흔한 원인은 호흡기 합포체 바이러스와 부인플루엔자 바이러스이다. 공기에 존재하는 입자감염으로 또는 감염된 환자의 분비물에 직접 접촉함으로써 전염된다. 진단은 타진이나 가슴 X-선 촬영을 통해 폐의 과잉 팽창을 확인함으로써 이루어진다. 전형적으로 심한 코 분비물, 미열 및 상기도 감염으로 시작된다. 호흡곤란이 점점 심해지는데 빈호흡, 빈맥, 늑골간 또는 늑골하 퇴축, 발작성 기침, 호기성 천명 및 자주 열이 동반되는 특징이 있다. 가슴은 원통 모양으로 나타날 수 있다. X-선 촬영 사진 소견상 과잉 팽창된 폐와 함요된 횡격막을 볼 수 있다. 호흡은 점점 더 얕아지는데, 이는 폐포의 긴장도가 증가하는 원인이 되어 결국 호흡성 산증을 일으킨다. 호기의 완전 폐색이 일어나면 무기폐와 호흡부전이 발생한다.

세뇨관 細尿管 renal tubule 사구체에서 집합관에 이르는 네프론의 일부분. 헨리고리, 근위 및 원위세뇨관으로 구성되어있다.

세뇨관분비 細尿管分泌 secretion renal 혈액의 물질이 신세뇨관 벽을 통해 소변으로 운반되는 것.

세뇨관사구체피드백 細尿管絲球體~ tubuloglomerular feedback 신세뇨관을 통해 흐르는 체액이 증가하면 사구체여과율이 감소하게 되는 반사조절 기전.

세대용주거시설 世代用住居施設 family living unit ① 한 세대(또는 개인)가 거주하는 구조물, 지역 또는 실로서 주거지역만을 포함하며, 복도, 로비, 지하실 등과 같은 다세대 건물 내의 공용장소는 제외한다. ② 조리용 공간 및 식사, 거주, 취침용 공간이 있는 주거단위로써 1인 이상이 사용하는 단독주택, 다가구 주택 또는 이동식 주택에 있는 하나 이상의 방.

세동 細動 fibrillation 전기적 활성이 불규칙하고 연속적으로 변화함으로써 심근이 하나의 단위로서 수축과 혈액 방출을 하지 못하는 심근의 상태. 만일 세동이 심실에서 일어나면 치명적일 수 있다.

세동맥 = 소동맥.

세라믹섬유 ~纖維 ceramic fiber 내열성, 내식성(耐蝕性), 내마찰성이 뛰어난 세라믹계 물질로 만든 섬유실리카-알루미나계 섬유. 1,000℃ 이상의 고온에서도 사용할 수 있다. 단열성, 유연성, 전기 절연성, 화학 안정성이 뛰어난 섬유이다. 섬유로 얻는 방법은 녹는점이 낮은 물질 또는 유리질의 경우에는 용융방사(鎔融紡絲)가 이용되고, 녹는점이 높은 물질의 경우에는 유기계 섬유에 무기물질을 수용액과 함께 담근 후 태워서 얻는 방법, 탄화규소섬유처럼 규소와 탄소를 포함하는 유기물로 섬유를 만든 후 열분해하여 규소, 탄소만을 남기게 하는 방법 등이 이용되고 있다.

세라믹스 ceramics 무기 비금속원료로 이루어지며 성형한 후 고온처리를 한 것. 일반적으로 요업제품을 말한다. 가정용품으로서 우리 주변에 있는 도자기류도 세라믹스이다.

세레우스균 ~菌 Bacillus cereus ① 세레우스 식중독의 원인균. ② 그램 양성의 간균으로 주모성 편모가 있고 아포를 형성한다. 10~48℃에서 발육하며 최적온도는 28~35℃이다. 이 균의 장독소(enterotoxin)은 설사원성(泄瀉原性)으로 장관에서 아데닐산염 사이클화효소(adenylate cyclase)를 활성화하여 액체저류를 일으키며 균의 대수증식기나 아포 형성 전의 대수증식 후기에 생산되는 균체외 독소이다.

세로대 pole 사다리의 양 수직 축.

세로좌표 ~座標 ordinate 그래프의 좌표를 지정할 수 있도록 횡좌표를 정확한 각으로 교차하는 수직선.

세로토닌 serotonin 신경흥분 전달제, 조직 호르몬제. 5-수산화트리프타민!(5-hydroxytryptamine : 5-HT)으로서 식물계에서는 바나나 등에 대량 함유되어 있고 포유동물에서는 전체 serotonin의 90%

는 장내 크롬친화성세포에 존재하며 8% 정도는 혈소판에 있고 나머지 2% 정도는 중추신경내 특히 시상하부 송과체에 존재한다. 행동 및 정서 활동과 밀접한 관계를 가지고 있어 신경흥분전달제의 역할을 한다. 순환기에서는 처음에는 일시적인 반사성 혈압 하강작용이 오며 곧 혈압 상승작용이 나타났다가 다시 지속적인 혈압하강작용이 온다. 기관지 평활근의 수축작용이 있으며 원심성 신경말단, 신경절, 부신수질 등을 흥분시킨다.

세로파 ~波 longitudinal wave 매질 내의 각 점의 입자 변위 방향이 전파 방향과 일치하는 파. 예를 들면, 음파는 공기 밀도가 높은 부분과 낮은 부분을 통과할 때 진행 방향에 따라 서로 겹칠 수 있는데 이것은 공기 분자가 진행 방향에서 진동하고 있기 때문이다. 이와 같은 공기 중의 세로파에 대해서 물속의 파는 가로파(橫波)라 할 수 있다. = 종파(縱波).

세류충전 細流充電 trickle charge 축전지를 사용하지 않을 때 축전지를 완전 충전된 상태로 유지하기 위해 사용하는 저 암페어 충전용 전류.

세륨 cerium [Ce] 원자번호 58, 원자량 140.12, 융점 795℃, 비등점 3,468℃, 비중 6.771인 철회색강상(鐵灰色鋼狀)의 금속. 희토류원소의 일종으로 희토류 중에서 가장 다량으로 존재하는 원소이며 주요 광석은 세르석, 가돌석 등이다. 전성, 연성이 있으며, 주석보다는 단단하고 아연보다는 연하다. 두 개의 변태가 있는데, α는 육방밀집격자, β는 면심입방격자이다. 공기 중에서 쉽게 산화되어, 약 160℃에서 강한 빛과 열을 방출한다. 뜨거운 물과 작용하여 수소를 발생한다. 묽은 무기산에 잘 녹는다. 화합물의 원자가는 3 및 4가인 것이 보통이며 3가의 것은 무색 화합물이 많다. 원료광석에서 황산염으로서 희토류원소의 혼합물을 추출하고, 이것을 이온교환법 또는 옥살산염으로서 분리·정제한 후, 염화세륨을 만들어 이것을 염화칼륨과의 융해염 전기분해에 의해 금속을 얻는다. 용도는 전에는 발화합금(發火合金)으로서의 용도가 대부분이었으나, 최근에는 합금으로서의 용도가 많아, 철강, 주철 등에 첨가하는 외에, 알루미늄합금, 마그네슘합금, 니켈합금 등 비철금속에도 첨가하여 성질을 개선하는 데 사용되고 있다.

세르톨리세포 ~細胞 sertoli cell 정조세포와 더불어 정세관 내벽에서 볼 수 있는 세정관내의 지지세포. 정자세포(spermatid)를 감싸 정자세포가 정자로 변형되게 한다. = 지주세포(sustentacular cell).

세망내피계 細網內皮系 reticuloendothelial system 비장, 림프절, 골수 그리고 간 등에서 인체의 방어기능을 담당하는 세포집단이 모여서 이루고 있는 하나의 시스템. 혈액이나 림프 속에 함유되는 이물, 세균 등을 섭취하고, 또한 항체를 만드는 작용을 한다. 그러한 역할을 담당하는 세포는 골수의 단핵세포로부터 파생되지만 간에서는 쿠퍼세포(Kupffer cell), 신장에서는 사구체간질 세포(mesangial cell) 등으로 각 장기마다 특징적인 명칭으로 불리고 있다.

세망섬유 細網纖維 reticular fiber 가늘게 분지된 교원섬유. 섬세한 격자상을 이루므로 격자섬유라고도 하고 도은염색법(鍍銀染色法)으로 검게 염색되어 은호성 섬유라고도 한다. 결합조직에도 소량 존재하고 교원섬유, 탄성 섬유와 함께 독립의 결합조직 섬유의 하나로 되어 있다.

세망세포 細網細胞 reticular cell 세망조직을 구성하는 세포. 별모양의 세포로 서로 돌기를 접촉시켜 망 모양으로 늘어선다. 종래 세망세포는 1) 비교적 미분화의 성질을 갖추고, 림프구, 과립구, 적혈구등의 혈구와 기타의 세포로 분화할 수 있는 것(미분화세망세포)과 2) 왕성한 식작용을 하는 것(식작용성 세망세포)이 있다고 한다.

세망소포체 細網小胞體 endoplasmic reticulum 세포질내에 있는 망상구조의 소기관. ribosome의 유무에 따라 활면소포체(= 무과립성 내형질세망, agranular endoplasmic reticulum, smooth surfaced endoplasmic reticulum)와 조면소포체(=과립성 내형질세망, granular endoplasmic reticulum, rough surfaced endoplasmic reticulum)로 나뉘는데 활면소포체에는 ribosome이 없으며 지질, cholesterol 대사, 간세포에서 glycogen의 합성과 분해 저장, 고환, 부신에서는 steroid hormone 합성에 관여하고, 조면소포체는 ribosome이 막의 세

포질 쪽에 부착되어 있고 소포체 내 수송과 단백질 합성에 관여한다. 과립성 내형질세망 위에 있는 리보솜은 핵의 DNA로부터 전사된 mRNA의 유전정보를 해독하여 단백질을 합성한다. ≒ 내형질세망.

세모날 lancet 혈액샘플을 얻기 위하여 사용되는 짧고 끝이 뾰족한 칼.

세모뼈 = 삼각골.

세빙 細氷 ice needle 맑고 추운 날씨에 공기 중을 떠도는 얇은 얼음 수정체.

세슘 cesium [Cs] 원자량 132.9, 비중 1.87, 융점 28.4℃인 전성 연성이 풍부한 은백색의 금속. 비점 678.4℃으로 알칼리 금속 중 반응성이 가장 풍부하다. 수소와 반응하여 수소화물(CsH)을 만들고, 할로겐과 반응하여 할로겐화물(CsX)을 만든다. 고체의 세슘은 융점이 매우 낮기 때문에 사람의 체온으로도 녹일 수 있다. 대기 또는 공기 중에서 청색 불꽃을 내며 연소하여 초과산화물(CsO_2)이 된다. 물 또는 묽은 산과 폭발적으로 반응하여 수소를 발생한다. 암모니아에 녹아 수소를 발생하고 세슘아미드는 물과 반응하여 암모니아를 발생한다. 염화제이주석($SnCl_4$)과 접촉하고 있는 경우 충격, 전도에 의해 폭발한다. 사염화탄소와 접촉시 폭발적으로 반응한다. 아세트산, 포름산, 페놀 등 수용성 물질과 접촉시 수소를 발생한다. 반드시 석유, 경유, 유동파라핀 등의 보호액을 넣은 내통에 밀봉하여 저장하고, 외부로의 누출방지를 위해 외통을 별도로 설치한다. 경우에 따라서는 불활성 가스를 봉입하기도 한다. 이때 보호액으로 에테르, 케톤, 산소 함유물을 사용하였을 경우에는 발열하므로 사용을 금한다. 물과 물의 상태변화인 빗물, 얼음, 눈, 수증기, 수분, 습기 우박 등과의 접촉을 반드시 피한다. 의산, 초산, 페놀 등의 수용성 물질과 알코올류와의 접촉을 절대 피하고 강산류, 유황, 할로겐, 중금속, 유기화합물, 테프론, 질산염류, 산화제, 규산염, 인산염, 탄산염, 수산화물, 과산화수소(H_2O_2) 등의 혼촉(混觸) 위험성 약품과 혼합·혼입을 방지한다. 화기를 엄금하며 가급적이면 소량씩 나누어서 저장·취급한다. 용기의 부식을 막기 위하여 강산류와의 접촉을 피하며, 건

조하고 환기가 양호한 냉암소에 저장한다. 공기 중의 대부분의 성분과 반응하므로 공기와 충분히 격리하여 보호하여야 한다. 화재시 주수를 절대 엄금하며 포, 건조분말, CO_2, 할론 소화약제를 사용하지 말아야 한다. 다량이 연소할 때에는 적당한 소화수단이 없으므로 이의 확대 방지에 주력하여야한다. D급 화재 소화약제, 마른 흙, 잘 건조된 소금분말과 탄산칼슘분말의 혼합물을 다량으로 피복하여 질식소화시킨다. 소화작업시에는 방수복, 방수화, 장갑, 보호안경, 방진마스크, 공기 호흡기 등을 착용하고 안전거리를 확보하여야 한다. 피부에 닿으면 심한 화상 또는 염증을 일으키며, 눈에 들어가면 점막을 심하게 해치고 화상 또는 실명한다. 제법은 크롬산세슘 (Cs_2CrO_4)을 규소(Si) 또는 알루미늄 분말로 환원시키면 금속을 얻는다. $(4Cs_2CrO_4 + 5Si \rightarrow 2Cr_2O_3 + 5SiO_2 + 8Cs)$ 또, 염화세슘을 금속바륨으로 환원시켜도 얻을 수 있다. 용도는 광전관$(光電管)$의 재료로 사용되는 외에 최근에는 이온로켓의 추진제로도 고려되고 있다.

세슘137 cesium137 $[^{137}Cs]$ 세슘의 인공방사성 핵종의 일종. 반감기 30년의 β방사체이며, 반감기 2.6분의 ^{137m}Ba으로 붕괴한다. ^{137}Cs은 핵분열 생성물의 주성분의 하나이며 염가로 다량 얻을 수 있으므로 γ선원으로 공업, 의료에 널리 사용되고 있다. 나트륨에 섞여 생체 내에 흡수되면 유전자가 돌연변이를 일으킬 확률이 커진다고 한다. 스트론튬90(^{90}Sr)과 함께 죽음의 재의 주성분이다.

세슘가스 Cs-gas 눈물을 흐르게 하는 최루가스의 일종. 이 최루가스는 CN gas보다 심한 급성 호흡기 증후군을 야기한다.

세슘원자시계 ~原子時計 cesium atomic clock 1967년 국제 도량형 총회에서 1초를 세슘원자가 192,631,770회 진동하는 사이의 시간으로 정의하였다. 1972년 1월1일부터 각국의 표준시는 이 시계를 기준으로 나타내게 되었다.

세움저장 ~貯藏 on-tread storage 타이어를 수직 또는 세워서 저장하는 방법.

세이지식 ~式 chezy's formula 배관 속의 속도와 마찰손실과의 관계를 정립한 식. $v^2 = c^2(rs)$. v는 속도, c는 배관의 조도$(粗度)$에 따른 계수, r은 수력반지름. 면적/원주를 뜻하는 수력반지름은 d/4(d는 배관의 직경)와 같다. 수력구배 s는 h/l(h는 배관길이에 대한 마찰수두)와 같다.

세인트엘모의불 Saint Elmo's fire 충전물이나, 벼락을 맞은 돛대 또는 나무의 정상 부위에서 관측되는 전기방전. 뇌우가 발생할 때에도 관측된다.

세정 洗淨 flushing 공사가 끝난 뒤 배관 내의 이물질을 제거하기 위해 물 또는 압축공기를 사용하여 배관의 내부를 청소하는 것.

세정관 細精管 seminiferous tubules 정소내의 가는 관들로 세정관 생식상피의 감수분열에 의해 정자가 생산된다.

세정맥 細靜脈 venule 가장 가는 정맥으로 모세혈관총으로 부터 혈액을 모아 정맥을 형성하기까지 문합하는 모든 가는 혈관이다. = 소정맥.

세차운동 歲差運動 precession (탄도학에서) 발사물 중앙부의 회전과 관련된 운동. 어떠한 물체의 운동도 묘사할 수 있으나 주로 총알이나 미사일에 관련된 것이 많다.

세척 洗滌 washing 물과 기계적 마찰, 세제를 이용하여 기구의 오염을 제거하는 과정. 소독과 멸균을 시행하기 전에 반드시 실시하여야 한다. 오염된 물품을 흐르는 찬물에 헹구어 유기물질을 제거한다. 헹군 후에는 물품을 비누와 따뜻한 물로 씻는다. 비누나 청정제는 물의 표면장력을 감소시키고 먼지나 남아있는 물질을 유화시킨다. 패인 곳에 있는 물질을 제거하기 위해 솔을 사용한다. 물품을 완전히 헹구고 말린다. 적절한 멸균 또는 소독 방법을 위한 준비를 한다. 물품들을 세척하는 데 사용한 솔, 장갑 및 싱크대는 오염된 것으로 간주한다.

세코바비탈 secobarbital 뇌간의 망상활성계 활동을 억제하며 시상하부 후방과 변연계의 신경원을 억압하는 진정수면제. 안정을 시키고 수술전의 두려움을 완화시키는데 가장 많이 사용되는 barbituric acid 유도체로써 단시간형 barbiturate로 경구투여 30분 후에 작용이 나타나며 3~6시간 지속되는 탐닉성이 강한 수면제이다. 간질시 경련을 경감시키므로 급성 경련상태 치료시에도 이용된다. 수면제로 100mg, 수술 전에 200~300mg을 경구투여 한다. 경련시에는 6~7mg/kg을 투여한다. 강한 탐닉성이 있으므로 장기 복용은 금한다.

세크레틴 secretin 장 내강의 산성에 반응하여 십이지장 점막에서 분비되는 폴리펩티드 호르몬. 분비된 세크레틴은 혈행을 통하여 췌장으로 운반되어 췌액의 분비를 촉진한다.

세탄가 ~價 cetane number 디젤기관의 연료 착화성을 나타내는 수치. 시험용 엔진에 표준연료와 시료연료를 사용하여, 각각 동일한 조건으로 운전해서 착화지연(着火遲延)을 생기게 한 다음, 엔진이 일으키는 앤티노킹 현상을 관측하여 비교한다. 착화성이 나쁜 경유의 경우 세탄가를 향상시키기 위해 질산알킬 등을 혼합하여(0.5% 이하) 넣는데, 이것은 실린더 내에서 연료분사의 초기에 생기는 열분해 생성물의 산화를 촉진하고, 착화지연을 적게 하는 작용을 한다. = cetane value.

세트 set ① 방화성 화재. ② 방화성 화재의 점화수단. ③ 짧은 시간 동안 여러 번의 낙뢰 또는 철도화재가 발생했을 때, 그 개개의 낙뢰 또는 철도화재를 지칭하는 말.

세퍼드훅 shepherd's hook 파이크폴(pike pole)의 바닥부분에 부착되어 있는 금속훅. 소방호스를 수직으로 상승시킬 때 사용한다.

세포 細胞 cell 생물체를 구성하는 형태적, 기능적 및 유전상의 최소단위. 원형질과 후형질로 되어 있다. 원형질은 핵과 세포질로 나뉘며 핵은 핵막, 핵액, 인, 염색사로 되어있으며 세포질은 세포막, 색소체, 소포체, 리보소옴, 리소조옴, 미토콘드리아, 골지체, 중심체, 투명원형질(세포질기질)등을 함유한다. 후형질은 세포내 후형질과 세포외 후형질이 있는데 세포내 후형질은 세포액(안토시안), 저장물질, 배출물질(옥살산칼슘, 탄산칼슘) 등을 함유하고 세포외 후형질은 세포벽, 세포간 물질로 되어있다.

세포(혈구)계산 細胞(血球)計算 cytometry 세포, 특히 혈구를 측정하고 계산하는 것.

세포고사 細胞枯死 apoptosis 세포의 형태적 변화를 나타내는 프로그램 세포사로 '사다리 모양'의 DNA 단편화가 일어난다. = 세포소멸.

세포골격 細胞骨格 cytoskeleton 미소섬유와 미소관 형태로 배열된 구조단백질의 창살구조.

세포내소기관 細胞內小器官 cell organelle 모든 유핵세포에 존재하는 막으로 둘러싸인 생체 구성물질의 특수한 입자. 세포막을 가지고 있고 특수한 기능을 수행하는 하나의 세포로 된 유기체의 특수화된 부분이며 미토콘드리아, 골지체, 리보오솜, 리소솜 등이 포함된다. = 세포소기관.

세포내액 細胞內液 intracellular fluid 세포내에 함유된 액체의 총칭. 세포내액의 주성분은 칼륨(K^+)이 많은 것이 특징이며 전해질의 균형과 신진대사에 필수적인 용액을 포함한 세포막내의 액체이다. 총 체중의 약 30~40%를 함유하고 있다.

세포내유입 細胞內流入 endocytosis 너무 커서 세포막을 통과할 수 없는 분자를 흡수하는 것. 이는 세포막의 함입에 의해 일어난다.

세포내축적 細胞內蓄積 intracelluar accumulation 세포가 손상을 받을 때 세포내에 물질이 누적되거나 침착되는 것. 세포내에 축적되는 물질은 정상세포의 구성성분이지만 축적되는 양이 증가되는 경우로는 지질, 단백질, 탄수화물 등의 축적을 말하며 기타 지방변화 등을 그 예로 들 수 있다. 정상세포에는 존재하지 않는 물질이 침착될 수도 있는데 이들은 비정상적인 대사의 결과로 인해 생긴 물질로 다양한 축적증을 유발한다.

세포독성제제 細胞毒性製劑 cytotoxic agent 체내 세포의 증식을 억제하는 약리적인 화합물. 가능한 정상세포에 피해를 주지 않으면서 비정상적인 세포를 선택적으로 파괴하므로 주로 항암요법에 사용한다.

세포독소 細胞毒素 cytotoxin 어떤 세포에 독작용을 가진 물질. 항체가 세포독소로서 작용하는 경우도 있다.

세포막 細胞膜 cell membrane 세포를 싸고 있는 선택적 흡수성이며 반투성인 막. 두께는 약 75~100 Å 정도이며 외막은 단백질과 탄수화물이 결합된 물질로 20Å 정도이며 중막은 인지질로 35Å, 내막은 20Å두께로 75% 정도의 단백질과 20% 정도의 지질(lipoprotein)로 구성되어 있으며 때로는 5% 정도의 탄수화물(carbohydrate)이 주 구성성분이기도 하다. 세포막의 외부와 내부 쪽으로는 친수성인 인지질의 글리세롤과 인산기가 유극단으로 배열되어 있으며 중앙부에는 소수성인 지방산 산물이 무극단으로 서로 마주보는 상태로 배열되어 있다.

세포발생 細胞發生 cytogenesis 세포의 기원, 발달.

세포발생선 細胞發生腺 cytogenic gland 특히 고환(정소)과 난소같이 살아있는 세포를 분비하는 선기관.

세포변태 細胞變態 cytomorphosis 최초의 미분화 단계에서 파괴까지 생의 주기동안 세포에서 일어나는 다양한 변화. = 세포형태발생.

세포분리반출법 細胞分離搬出法 cytopheresis ① 혈액장애를 가진 환자에게 적혈구, 백혈구, 혈소판을 제거시키는 치료법. ② 혈액제공자의 백혈구 또는 혈소판을 원심분리기를 이용해서 특정 성분을 추출하기 위한 절차.

세포사 細胞死 cellular death 모든 세포의 기능이 영구히 정지되는 시점. 삶에서 죽음에 이르는 최종 단계.

세포살해 細胞殺害 cytoctony 바이러스로 인해 세포가 파괴되는 것. 곧 죽음을 의미한다.

세포성면역반응 細胞性免疫反應 cell mediated immunity response 이미 들어온 항원에 의해 감작된 림프구가 혈액이나 조직에 존재하여 다음에 들어오는 동일 항원에 대하여 면역반응을 일으키는 것. T세포 자체가 기능하여 항원을 처리하거나 면역반응을 조절하는 반응으로 T림프구의 기능은 신생종양 세포나 바이러스 감염세포를 파괴하여 제거하는 작용, 이식면역반응, 지연형 면역 반응에 관여한다.

세포외액 細胞外液 extracellular fluid 세포조직외부 체액. 세포간질액과 혈장을 포함한다. 성인은 체중의 16%를 차지하고 11.2ℓ의 세포 간질액과 체중의 4%를 차지하는 2.8ℓ의 혈장을 보유하고 있다. 혈장과 세포 간질액은 화학적으로 성분이 매우

비슷하며, 세포 내액과 왕래를 통해 체내의 수분과 전해질의 이동을 조절한다.

세포외액보충액 細胞外液補充液 extracellular fluid replacement solution 세포외액을 보충하기 위한 액체로 보통 하트만 용액을 말한다. 세포외액은 혈장, 조직간질액 등 세포내 수분이외의 액체를 말하며 세포의 기능을 유지하기 위하여 중요한 역할을 하고 있으며 수술시 조직의 손상부에 세포외액이 감소되는 것을 보충하기 위해 세포외액보충액을 사용하고 있다.

세포외유출 細胞外流出 exocytosis ① 세포벽을 통해 확산하기에는 너무 큰 입자가 세포로부터 방출. ② 염증 반응의 일부로 표피에 유주하여 백혈구가 응집하는 것.

세포용해 細胞溶解 cytolysis 살아있는 세포의 파괴 또는 분해. 주로 외막의 파괴이다. = 세포붕괴.

세포유전학 細胞遺傳學 cytogenetics 주로 구조, 기능, 염색체의 기원과 관계되는 세포의 유전 성분을 연구하는 유전학의 한 분야.

세포종창 細胞腫脹 cell swelling 수분과 이온이 손상된 세포막을 통해 세포질내로 들어와서 정상보다 많아짐으로 인해 세포가 커져 있는 상태.

세포질 細胞質 cytoplasm 생명현상의 기본 특성이 모두 나타나는 반 유동액체의 핵질을 제외한 세포의 원형질. 30% 정도의 H_2O와 수용성 단백질(soluble protein)로 구성되어 있다.

세포질분열 細胞質分裂 cytokinesis 유사분열과 감수분열의 마지막 단계에서 다른 세포를 만들 때 일어나는 분열.

세포질유전자 細胞質遺傳子 cytogene 핵 속 유전자로부터 유래하는 자기복제와 유전 정보를 전달할 수 있는 세포질 내 입자.

세포침윤 細胞浸潤 cellular infiltration 신체 전반을 통해 조직 내에서 세포들이 이동하거나 모여 있는 것.

세포파괴약 細胞破壞藥 cytocide 세포를 파괴하는 약물.

세포학 細胞學 cytology 세포에 대해 연구하는 학문. 즉 세포의 형태, 기원, 구조, 기능, 생화학적 활

동들 그리고 병리적인 특징을 포함한다.

세포핵 細胞核 nucleus cell 핵막이라 불리는 이중 낭모양의 막에 의해 둘러싸인 세포소기관. DNA와 세포의 유전정보를 포함하고 있다.

세포호흡 細胞呼吸 cellular respiration 포도당과 지방산 같은 유기분자들을 산화하는 세포내 에너지 방출 대사회로.

세포흡수작용 細胞吸收作用 pinocytosis 세포가 외부의 액체를 흡수하는 현상. 세포막이 외부에 있는 액체를 둘러싸고 세포 내에 작은 저장소를 형성한다.

섹션 section ① 소방호스 1본. ② 고가사다리 또는 기타 확장사다리의 일부분.

센서 sensor 물리량에 관한 외부로부터의 정보를 검출하고 신호를 가하여 전기량으로 출력하는 장치. 인간의 5가지 감각에 상당하는 동작을 한다. 자동제어를 포함 기계·장치의 제어를 정확히 행하기 위하여 센서의 유효한 활용이 필요하다. 검출대상으로는 빛, 방사선, (초)음파, 전기, 자기, 기계적 변위, 압력, 속도, 온도, 습도, 화학성분, 농도 등이 있다.

센터파이어링 center firing 특정 지역의 중앙 부위에 화재를 일으켜 강력한 흡인력을 발하도록 하는 브로드캐스트 버닝 기술의 일종. 센터 파이어의 흡인력이 증대함에 따라 센터 파이어를 중심으로 연소 저지선 가까이에 일으킨 작은 불들이 중앙으로 흡수된다.

센트도그 scent dog 사람의 채취를 맡고 추적하는 수색견의 일종. 첫 냄새는 옷을 근거로 한다. 이러한 수색견은 눈 속이나 수중에 묻힌 것을 탐지하는 것도 가능하다.

센트럴코어 central core ① 고층건물 건축의 한 형태. 계단실, 엘리베이터 샤프트, 배관 등이 건물내 중앙 지역에 공동으로 위치하도록 하는 것. ② 일부 고층 건물에서 계단실, 엘리베이터 샤프트, 배관 등을 수용하고 있는 지역.

셀레늄 selenium [Se] 원자번호 34, 원자량 78.96. 많은 동소체가 있으나 금속셀레늄(회색), 결정셀레늄(적색), 유리상셀레늄(흑색)의 3종으로 대별된다. 금속셀레늄은 다른 동소체를 200~300℃로 가열하

면 생기는 육방정계의 결정인데, 이황화탄소에 약간 녹는다. 빛을 조사하면 조도에 따라 전기전도도가 증가하는데, 특히 적색광이 유효하다. 결정셀레늄은 셀렌화합물을 아황산가스로 환원시키면 생기는 단사정계의 결정으로서, 비중 4.42, 녹는점 144℃이다. 준안정상태에 있어 금속셀렌으로 변하기 쉬우며, 이황화탄소에 녹아 적색이 된다. 유리상셀레늄은 융해셀렌을 급랭하면 생기며, 단단하고 잘 부서진다. 제법은 먼저 소다회(탄산나트륨무수물), 황산 등으로 배소하여 함유되어 있는 셀렌을 이산화셀렌의 형태로 승화 등에 의하여 분리시킨다. 분리된 이산화셀렌을 물에 녹인 다음 아황산가스를 불어넣어 환원시켜 셀렌을 분리한다. 용도는 반도체의 재료로써 중요하며, 전 생산량의 약 40%가 셀렌정류기에, 약 20%가 적색유리에 사용되는 외에, 광전지, 약품, 고무 경화제, 안료, 증감제, 합금, 부유선광에서의 기포제 등으로 사용된다. = 셀렌.

셀로판 cellophane 비스코스(viscose)를 종이와 같이 얇은 필름으로 만든 투명하고 아름다운 광택을 가지고 있는 박막상의 물질. 광선의 투과율이 좋고 어떤 가스든지 쉽게 통과되지 않을 뿐더러 인화성도 없으며 절연성이 높다. 또 염색이 자유롭고 인쇄도 가능하지만, 외기의 기상조건에 대단히 민감하고 수분과 추위에 약한 결점을 가지고 있다. 그래서 보통 글리세롤 같은 연화제(軟化劑)를 발라 이런 결점을 보완하고 있다. 종류에는 보통셀로판과, 수지나 질산섬유소 등을 표면에 발라 비흡수성으로 만든 방습셀로판의 두 종류가 있다. 용도는 합성수지필름에 비해서 작업성이 우수하고, 특히 인체에 무해하므로 식품포장 등의 고급 포장제로 널리 사용된다. 이 외에도 포장지를 비롯하여 테이프, 직물의 장식 등 활용도가 점점 확대되고 있으나 값이 비싼 것이 단점으로 지적되고 있다.

셀루가드 cellugard 수성 글리콜 내화성 유압유.

셀룰러이동무선시스템 ~移動無線~ cellular mobile radio system 공중 이동 무선 통신의 수요에 부응하여 미국 AT&T사가 개발하여 시카고에서 최초의 시스템이 설치된 이후 1980년대부터 전 세계

적으로 보급되고 있는 무선 시스템. 넓은 서비스 지역을 세포 형태로 작은 구역(cell)으로 분할하여, 각각 그 구역을 관할하는 기지국을 서로 간에 간섭방해를 일으키지 않도록 계획적으로 설치하여 동일 주파수의 반복 이용을 향상시킨 방식이다. 초기 셀의 반경은 지역에 따라 1~15km였다. 셀의 구분과 기지국의 배치는 전파의 상호 간섭이 발생되지 않을 정도의 거리를 두고 설치해서 인접 셀 간에는 동일 주파수가 이용되지 않도록 한다. 각 기지국이 중앙의 회선 제어국과 이동 교환국에 연결되어 있어 이동국 간의 교환 서비스가 가능하고 통화 중에 제어 회선을 통해서 통화의 상태 감시와 접속 제어 정보를 주고받음으로써, 이동국이 셀의 경계를 넘는 순간을 탐지하여 이동국이 들어간 셀에서 사용해야 할 주파수를 순간적으로 식별하여 이동국의 채널을 새로운 주파수로 넘겨준다. 셀룰러 시스템의 대표적인 것은 휴대자동차 전화 시스템인데, 가입자 수용을 늘리고 통화 구역을 전국 규모로 확대할 필요가 있기 때문에 주파수 이용 효율을 높이고 많은 가입자를 수용하기 위하여 이 방식의 시스템이 확대 보급되고 있다.

셀룰러플라스틱 cellular plastic 발포제 플라스틱 세포핵으로 이루어진 열경화성(熱硬化性) 또는 열가소성(熱可塑性)의 가연성 형태. 화력이 매우 강하고 연소 속도가 빠르다. → 열경화성, 열가소성.

셀룰로오스 cellulose [C₆H₁₀O₅] 고등식물의 세포벽의 주성분으로 목질부의 대부분을 차지하는 다당류. 자연계에서 산출되는 유기물 중 가장 다량으로 존재한다. 셀룰로오스 섬유는 미세상의 구조를 가지며 셀룰로오스 분자가 일정한 배열을 한 결정 부분과 난잡하게 결합한 비결정 부분으로 되고 양자와 적당한 배합에 의해 섬유에 강도, 역소성(易熁性), 탄력성, 염색성, 흡습성 등이 생긴다. 용도는 종이, 의류의 원료로 사용되는 것 외에, 에테르유도체는 레이온, 니트로에스테르는 화약의 원료로서 여러 가지로 응용된다. = 섬유소.

셀룰로이드 celluloid 무색 또는 황색의 반투명 유연성을 가지는 물질로, 가소제(可塑劑)로 장뇌를 함유하는 니트로셀룰로오스로 이루어진 일종의 플라스틱. 발화점 165℃, 비중 1.32. 가열하면 연소하기 매우 쉽고 외부에서 산소 공급이 없어도 연소가 지속되므로 일단 연소하면 소화가 곤란하다. 장기간 방치된 것은 햇빛, 고온도, 고습도 등에 의해 분해가 촉진되고 이때의 분해열이 축적되면 자연 발화의 위험이 있다. 145℃로 가열하면 백색의 연기를 발생하고 발화하며 밀폐 용기가 착화되면 폭발하고 강열에 의해서도 용기가 폭발한다. 연소할 때는 함유된 장뇌(樟腦) 때문에 심한 악취가 나며 연소할 때 시안화수소(HCN), 포름산(HCOOH), CO 등 유독성 가스가 다량 발생한다. 따라서 밀폐된 공간에서 화재가 발생할 경우는 인명 피해가 크게 된다. 화기를 엄금하고, 직사광선 차단, 통풍 환기가 좋은 찬 곳에 저장하며 저장 창고에는 통풍장치, 냉방장치 등을 설치하여 저장 창고안의 온도가 30℃ 이하로 유지하도록 하여야 한다. 자기 연소성 물질이기 때문에 CO_2, 건조분말, 할로겐화합물 소화약제에 의한 질식 소화는 효과가 없다. 다량의 물로 냉각 소화하는 것이 가장 적합하다. 소화작업시에는 유독성 가스가 다량 발생하므로 반드시 공기 호흡기 등의 보호장구를 착용하여야한다. 셀룰로이드 화재는 순간적으로 확대될 위험이 있고 또한 물의 침투가 나쁘기 때문에 때에 따라서는 주의 깊게 계면활성제를 사용하든가 응급적으로 포를 사용하여도 된다. 유독가스는 눈을 자극하고 흡입하였을 때는 치명적인 장애를 준다. 질화도가 낮은 니트로셀룰로오스(질소함유량 10.5~11.5%)에 장뇌와 알코올을 녹여 교질 상태로 만든다. 보통 니트로셀룰로오스 40~45%, 장뇌 15~20%, 알코올 40%의 비율로 배합하여 24시간 반죽하여 섞어 만든다. 용도로는 일용품, 완구, 학용품 등으로 널리 사용되었으며, 특히 사진용으로 많이 사용되었다. 그러나 열(85~100℃)에 의하여 연화(軟化)되고, 또 190℃ 이상으로 가열하면 발화·연소하므로, 차차 합성된 열가소성 플라스틱으로 대체되었다. 현재는 탁구공 외에는 큰 용도가 없으며, 특히 필름은 아세틸셀룰로오스필름으로 완전히 대체되었다.

셀리의 스트레스학설 ~學說 Seley' stress theory

스트레스를 내·외부 환경으로부터 생명유지에 필요한 균형조건의 증가된 요구에 대한 신체적인 비특이적인 반응으로 보고, 이때 증가된 요구를 스트레스원이라고 하고 모든 스트레스원은 비특이적 결과뿐 아니라 특수한 결과를 나타낸다는 이론. 이러한 특이한 결과 때문에 스트레스원이 모든 사람에게 동일한 반응을 초래하지는 않는다. 동일한 스트레스원은 내·외적 환경 때문에 개인에게 각각 다르게 작용한다. 여기서 내적 환경에는 유전적 요인, 연령, 성별이 포함되며, 외적환경에는 식이, 특정 호르몬과 약물치료, 환경요인이 포함된다. 또한 셀리는 긍정적인 스트레스(eustress)와 부정적인 스트레스(distress)를 구분 지었는데 이 두 가지는 유사한 생리적 반응양상을 보이지만 유스트레스는 디스트레스보다 덜 손상적이다.

셀릭법 ~法 Sellick's maneuver Brian A. Selleck, 영국의 마취의사가 1961년에 처음으로 제안했으며 전신마취 도입시 위내용물이 흡인되는 것을 방지하기 위한 기술로 제6경추에서 윤상연골을 밀어내어 식도에 압력을 주어 수동적인 역류를 예방하는 것. 기관내 삽관을 시행하기 전에도 적용한다.

셀사이트 cell site (통신) 이동 차량 전화와 무선 중앙 통제국 간에 유선망 처리를 할 수 있도록 신호를 변환시키며, 항상 자기 구역 내의 이동 차량 전화의 신호 강도를 감시하여 교환기에 정보를 제공하고 중앙 통제국에서 이동 차량 전화에 보내는 사이트.

셸터에어리어 shelter area 사고발생시 승무원이 안전하게 대피할 수 있는 platform의 외곽지역.

셋어플래시밀폐식시험장치 ~密閉式試驗裝置 setaflash closed cup tester 항공터빈 연료의 인화점을 시험하는 장치. 또한 인화점 0~110℃인 페인트, 에나멜, 랙커, 니스, 기타 관련 제품과 관련 제품의 구성성분에 대한 인화점 시험에도 사용한다.

셰일유 ~油 shale oil 유혈암(油頁巖)을 건류함으로써 얻어지는 조유(粗油). 석유 원유와 비슷하나 불포화분이 많고 또 유혈암 속의 유모(油母)의 성상에 따라 질소, 산소, 유황 화합물을 많이 함유하며 일반적으로 복잡한 정제법을 필요로 한다. 셰일유 추출법은 1694년 영국에서 처음으로 개발되어 전세계에서 제한적 생산이 이루어졌으며, 1973년 오일쇼크 때에는 셰일유에 대한 관심이 고조되기도 하였다. 그러나 추출법과 정제과정 등에 있어서 경제성이 낮아 감소하는 추세이다.

셰퍼드갈고리 Shepherd's crook 끝부분이 원형의 무딘 갈고리로 되어있는 긴 알루미늄 막대기의 구조장비. 갈고리는 커서 조난자를 둘러쌀 수 있고 구조자에게 최소한의 위험으로 물웅덩이 등에서 구조할 때 쓰인다.

소각 燒却 incineration 가연성 폐기물을 계획적으로 태우는 일. = 분화.

소각로 燒却爐 incinerator 반고형물, 액체, 또는 기체 연소성 폐기물을 인화소각하여 가연성 성분이 거의 없는 상태의 잔류 고형물로 배출시키는 장치.

소각연골 小角軟骨 corniculate cartilage 피열연골 끝에 붙어 있는 원추상의 탄력성 소 연골. 가끔 피열연골과 융합되기도 한다. = 잔뿔연골.

소결절 小結節 nodule 작은 결절이나 작은 결절 같은 구조물.

소결절성의 小結節性~ nodular 작고 단단한 구조나 덩어리와 관계된.

소경 笑痙 cachinnation 큰 소리로 웃는 히스테리성 엉뚱한 웃음. 분명한 이유 없이 과도하게 크게 웃는 정신분열증의 행동양상.

소골반 小骨盤 lesser pelvis 장치결합선(腸恥結合線)을 통과하는 면보다 아랫부분의 골반으로 골반강을 이루며 분계선을 이루는 상구(superior aperture)와 좌우 좌골결절을 이루는 하구(inferior aperture)로 되어있는 부분. 방광, 일부 생식기 및 대장의 하부를 보호한다. = 작은골반.

소괴절제술 小塊切除術 lumpectomy 주위의 많은 조직이나 림프조직을 제거하지 않은 채 종양을 제거하는 외과적 절제술.

소구경스프링클러헤드 小口徑~ small orifice sprinkler head 관로 구경이 9.5mm인 스프링클러헤드. 방수량은 표준형 스프링클러헤드의 약 50% 정도. 사무실 등 경급위험용도에 사용한다.

소구역방출방식 小區域放出方式 zoned application system 방호구역 내의 특정부분에 대한 위험을 방호하는 설비.

소구치 小臼齒 premolar 음식물을 가는데 사용하는 치아. 두 개의 뾰족한 끝과 하나 또는 두 개의 치근과 치관을 가지고 있다. → 치아. = 작은 어금니.

소구획실 小區劃室 small room 스프링클러설비에 적용하는 것으로, 경급 위험으로 분류되며 실내에 구조적 장애물이 없고 바닥면적이 $74.3m^2$ 이하인 실. 벽과 천장으로 완전히 둘러싸여 있어야 하며, 인접 공간으로 통하는 개구부는 천장으로부터 개구부 상인방까지의 거리가 203mm 이상이어야 한다.

소규모화재 小規模火災 one and one 한대의 소방펌프차와 한대의 사다리 소방차만으로도 충분히 통제할 수 있는 소규모 화재.

소근 笑筋 musculi risorius 교근 근막에서 일어나기 시작하여 구각에 정지하며 입을 옆으로 웃을 때 이를 모이게 하고 보조개(dimple)를 형성하는 근육. = 입꼬리당김근.

소금 salt 등축정계에 속하는 무색 결정. 나트륨과 염소의 화합물로 화학명은 염화나트륨(NaCl)이다. 천연으로는 암염(岩鹽)이 다량 산출되며, 함호(鹹湖), 염정(鹽井) 등에는 용해하여 존재한다. 또 바닷물에는 3% 가까운 염분이 함유되어 있다. 암염은 굴삭하거나 물을 주입하여 녹여서 염수로 퍼올려 그대로 또는 끓여서 재제염(再製鹽)으로 채취하는데, 외국에서 널리 시행되고 있다. 조미, 염장 등 일상생활에 널리 사용되는 외에 소다(탄산나트륨), 그 밖의 공업 방면에서 대량으로 사용된다.

소급 遡及 retroactivity 법률효과를 과거의 일정한 시기로 소급하여 발생케 하는 것. 이것을 효과의 소급 또는 소급적 효력이라고 한다. 소급효가 인정되는 주요한 예로는 실종선고, 취소, 추인, 시효, 해제 등이 있다. 소급효가 인정되는 경우에는 원상회복의 권리와 의무가 발생하는 경우가 많다.

소급적용 遡及適用 apply retroactively 법시행 이전에 축조된 기존 건물이나 소방대상물에도 현행의 법규를 적용하는 것.

소나 sonar sound navigation and ranging으로부터 유래된 용어. 좁은 뜻으로는 수중청음기·음향탐신기를 말한다. 소나에는 음향탐신기형과 같이 스스로 소리를 내어 물체를 표정하는 것(액티브소나), 수중청음기형과 같이 음원으로부터의 소리를 측정하여 그것을 표정하는 것(패시브소나)의 두 종류가 있다.

소나방정식 ~方程式 sonar equation 소나의 탐지능력에 관하여 송수신 장치의 능력, 매질 내의 전파(傳播) 특성, 물체 표적의 반사 능력, 잡음 레벨 등과 최대 탐지 거리와의 관계를 나타내는 식. 예를 들면, DT=SL-2TL+TS-(NL-DI). DT : 탐지 임계값, SL : 송파(送波) 레벨, TL : 전파 손실, TS : 물체 표적 강도, NL : 잡음 레벨, DI : 수신파의 지향성 이득.

소낭 小囊 sacculus 작은 낭. 특히 전정의 막성미로의 두 구획 중 더 작은 쪽으로 내이에서 결합관을 통해 와우관과 연락된다.

소내근무자 所內勤務者 house man 소방파출소(소방대) 사무실에서 일정 시간 동안 안내, 경비, 통신, 문서접수 등을 맡아보는 대원. 전 대원이 교대로 맡으며 사건발생시에도 출동하지 않고 잔류한다.

소뇌 小腦 cerebellum 뇌간(腦幹) 뒤의 후두개와부(後頭蓋窩部)를 점유하고 있는 후뇌부분. 세 쌍의 소뇌각에 의해 뇌간과 연결되어 있다. 무게는 약 120~130g이고 피질은 외측으로 분자층, 한 층의 세포가 배열되어 있는 purkinje세포층, 내측으로 granule세포층 등 세 층으로 되어있다. 평형을 유지하는 반사운동 중추가 있으며 운동신경과 관계가 깊고 몸 자세의 균형, 운동 및 근의 긴장도에 관한 감각, 시각, 청각, 촉각의 조정, 대뇌 운동영역 명령을 조절하는 기능을 한다.

소뇌낭종 小腦囊腫 cerebellar cyst 소뇌의 백질부 위에서 발달하는 종양. 종종 성세포종과 일치한다.

소뇌동맥폐색 小腦動脈閉塞 cerebellar artery occlusion 소뇌에 공급하는 동맥 중 하나가 막힌 것. 같은 쪽의 운동 실조, 안면마비, 반대편 외측 편마비, 통각, 온각상실이 나타난다.

소뇌성운동실조증 小腦性運動失調症 cerebellar ataxia 소뇌의 병변에 의한 근 조정력의 상실.

소뇌위축 小腦萎縮 cerebellar atrophy 소뇌 조직의 황폐와 파괴. 알코올 남용, 퇴행성 질환과 같은 영양 대사장애가 원인이다.

소뇌질환 小腦疾患 cerebellar disease 소뇌의 혈행 장애나 신경장애, 대사 장애, 종양 등으로 인해 나타나는 질환. 소뇌 위축, 소뇌동맥 폐색, 소뇌 낭종, 소뇌성 운동실조증 등이 있다.

소뇌천막 小腦天幕 tentorium cerebelli 대뇌와 소뇌사이에 끼어서 대뇌후엽과 소뇌를 경계짓는 해부학적 부분. = 소뇌텐트.

소능형골 小菱形骨 trapezoid bone 가장 작은 수근골로 대능형골과 유두골사이 수근골의 원위열에 위치한다. = 작은마름뼈.

소능형근 小菱形筋 musculi rhomboideus minor 제7경추와 제1흉추의 극돌기에서 일어나기 시작하여 견갑골의 상각하부에 정지하며 견갑골을 내 상방으로 당기는데 관여하는 근육. = 작은마름근, 작은마름모근.

소다 soda 나트륨, 특히 중탄산나트륨, 탄산나트륨, 수산화물 나트륨의 합성물.

소다석회 ~石灰 soda lime : SL 수산화나트륨과 수산화칼슘의 혼합물. 마취 재 호흡 체계에서 배출되는 이산화탄소를 흡수하는데 이용된다.

소다유리 ~琉璃 soda glass 규사, 석회석, 무수탄산나트륨을 주원료로 만든 유리. 종류로는 박판(1.3~3.0mm), 후판(4.0~12.0mm)이 있다. 판유리, 병유리 등으로 가장 많이 보급되는 실용적인 유리이다. = 크라운(crown)유리, 소다석회유리.

소대 小隊 company 일정한 인원과 장비로 구성되는 최소단위 소방대. 대개 지휘자 1명과 대원 4명 그리고 소방차량 1대 등으로 구성한다.

소독 消毒 disinfection 아포를 제외한 대부분의 병원성 미생물을 죽이는 것. 소독제의 농도와 소독 시간이 소독효과에 중요하다. 소독의 수준에는 세균의 아포 일부와 모든 미생물을 제거하는 강한 수준의 소독(high level disinfection)이 있으며, 이는 저온 습역(75℃, 30분), 또는 2% glutaraldehyde based formulation, 6% 과산화수소, sodium hypochlorite(1,000ppm 염소)를 20분 이상 적용함으로써 소독 효과를 기대할 수 있다. 중간 수준의 소독(intermediate level disinfection)은 페놀계 살균제, 요오드계 살균제로 10분 정도 적용하여야 한다. 약한 수준의 소독(low level disinfection)은 대부분 일반세균, 바이러스, 곰팡이 제거, 결핵균이나 세균의 아포는 제거 못하며, 70% 에틸 또는 이소프로필 알코올, 페놀계 살균제, 요오드계 살균제, 4가 암모늄계 살균제, sodium level disinfection(100ppm 염소)를 10분 이내로 적용하여야 한다.

소독제 消毒劑 disinfectant 병원성 미생물을 사멸시키기 위해 물체에 사용하는 액체성 화학물. 살균 효과만이 아니고 세척 효과 등을 더한 것이 화학적 소독약으로 많이 사용되고 있다. 손을 씻거나 기구 소독, 실내의 환경위생, 실내 바닥의 청정외 환자의 피부 소독 등에 사용되는 약제이다.

소동맥 小動脈 arteriole 가장 작은 동맥. 심장에서 나온 혈액은 동맥, 소동맥, 모세혈관, 정맥을 지나 다시 심장으로 되돌아간다. 소동맥의 근층(筋層)은 국소인자와 신경화학적 자극에 의해 수축과 이완을 한다. 세동맥은 말초혈관 저항과 혈압 조절에 큰 역할을 한다. = 세동맥.

소두 小頭 capitulum 다른 뼈와 관절로 연결된 작고 둥근 융기된 뼈. = 작은머리.

소두증 小頭症 microcephaly 신체의 나머지와 비교하여 머리 부분이 비정상적으로 작은 선천적인 이상. 천문봉합선은 빨리 폐쇄하고 축소뇌나 수두증을 수반하는 경우가 많고 정박(精薄)을 나타내는 것 외에 여러 가지 신경 증상을 나타낸다.

소둔근 小臀筋 musculi gluteus minimus 중둔근의 하층에 있으며 장골 배면에서 일어나기 시작하여 대전자에 정지하고 대퇴의 외전과 내회전 작용을 하는 근육. = 작은볼기근.

소랄렌 psoralen 피부 광선 과민성을 일으키는 자연 화학물. 자외선을 쬐면 소랄렌이 피부의 멜라닌을 증가시킨다. 자연 소랄렌은 미나리아재비, 당근, 샐러리, 크로버, 시라, 무화과, 라임 그리고 파슬리에서 발견된다. 어떤 소랄렌 타입 화학물은 피부를 검게 그을게 하고 건선, 백반 같은 피부질환 치료에 사용된다.

소로 小路 alley ① 좁은 공공도로. ② 일부 도시에서는 폭 6m 미만의 공공도로를 말하기도 한다.

소르비톨 sorbitol 완화제로 쓰이는 소장에서 흡수되지 않는 탄수화물. 사용시에는 25~30% 용액을 직장으로 투여한다.

소름 horripilation 춥거나 무섭거나 징그러울 때 피부에 좁쌀같이 돋아나는 현상.

소립자 素粒子 elementary particle 물질을 구성하는 궁극적인 단위 물질. 전자, 양자, 중성자, 중간자, 광자, 중성미자 등. 가장 먼저 발견된 것은 전자이며, 1897년 J. J. 톰슨에 의하여 발견되었다. 1908년 E. 러더퍼드에 의하여 원자핵이 발견되고, 이어 수소의 원자핵인 양성자의 존재가 알려졌다. 1932년 중성자와 양전자, 1937년 중간자가 발견되고, 1950년쯤부터 급속히 많은 소립자가 발견되기 시작하였다. 현재는 약 300종류의 소립자가 알려져 있다.

소마토메딘 somatomedin 성장호르몬의 자극에 반응하여 간에서 생성되는 폴리펩티드 호르몬 집단의 하나.

소마토스타틴 somatostatin 시상하부에서 분비되는 폴리펩티드 호르몬. 뇌하수체 전엽에서 성장호르몬의 분비를 억제한다. 췌장의 랑게르한스 섬에서도 생산되지만 췌장에서의 기능은 알려져 있지 않다.

소마토트로핀 somatotrophin 뇌하수체의 성장호르몬. 정상적 내인성 성장호르몬 분비 부족으로 인해 성장부진을 나타내는 소아들에게 성장촉진제로 투여한다. 1주에 3회 0.06mg/kg을 근주한다. 진행성 악성종양의 기미가 있는 환자나 종양의 성장 기미가 있으면 투여를 중지한다.

소마토포름장애 ~障碍 somatoform disorder 신체의 질환이나 질병이 생리적 기능부전이나 기질적인 원인이 되어 나타나는 장애.

소만 soman 테러현장에서 살포될 수 있는 독가스. 휘발성이 강해 공기 중에 빠르게 확산되며 흡기시 1~10분 사이에 무기력감이 나타나고 마비증상과 함께 의식을 잃고 15분 후면 사망한다.

소망 小網 minus omentum 위의 소만과 십이지장의

제 1부를 간문과 연결하는 복막주름. = 작은그물막.

소멸시효 消滅時效 extinctive prescription 일정 기간 행사하지 않는 권리를 소멸시키는 제도.

소모기 梳毛機 singeing machine 면사, 견방사 등의 잔털, 넵 등을 가스열, 전기 가열로 태워서 제거하여 실에 광을 내는 기계.

소모사 梳毛絲 worsted yarn 소모 방적한 모사.

소모시키는 消耗~ wasting 생리적 분해과정. 체중 감소, 육체적 활력과 식욕의 저하, 정신적 활동의 감소가 나타난다.

소모증 消耗症 marasmus 열량과 단백질 섭취 부족으로 인한 영양실조와 쇠약. 성장장애 어린이나 기아 상태에서 볼 수 있다. 너무 말라서 노인과 같은 모습 즉 피부 탄력저하, 체온하강, 서맥, 혈중 당이나 단백질 감소 등을 나타낸다. = athrepsia.

소무선구역기법 小無線區域技法 small cell technique 소무선 구역의 크기가 큰 지역에서 작은 지역으로 돌아오는 가입자는 이동 전화국의 명령으로 자동적으로 송신 출력을 낮추고, 소무선 구역의 크기가 작은 지역에서 큰 지역으로 가는 가입자는 자동적으로 송신 출력을 높게 하는 기법.

소무선구역분할기법 小無線區域分割技法 small cell splitting 소무선 구역을 더 작은 셀로 나누는 구역 분할 기법. 이 기법은 동일 채널 간섭을 방지하기 위하여 지향성 소무선 구역, 중첩 소무선 구역 및 기지국 분할에 의한 수용 통화량을 증가시킬 수 있다. 기지국 분할 기법은 인접 기지국 간 거리를 1/2로 줄이고 서비스 반경을 1/4로 줄임으로써, 기지국 밀도와 통화량을 4배 증가시킨다. 특정 지역에서 통화량이 포화가 되었을 경우에 셀 분할 방식에 의해 하나의 셀이 여러 개의 새로운 셀로 분할되어 많은 무선 채널을 공급함으로써(각각의 셀은 동일한 무선 채널의 수를 유지함) 어느 정도의 포화 상태를 해결할 수 있다. 그러나 이러한 방법에는 원칙적 기술적 한계가 있으므로, 이의 해결을 위한 디지털 셀룰러 시스템에 대한 연구가 이루어지고 있다.

소발작 小發作 petit mal seizure 순간적인 의식상실로 갑자기 일어나는 간질성 발작. 때때로 목이나

상지의 미미한 근경련, 얼굴의 약한 대칭성 경련, 또
는 근육 긴장도 상실을 동반한다. 발작은 간질 발작
이 일어나기 전 느끼는 이상 지각 없이 보통 하루에
수 차례 일어나며, 아동기나 청소년기, 특히 사춘기
때 심하다. 전형적인 간질 발작을 일으키는 환자는
얼굴 표정이 멍하며, 모든 자율적인 근육신경이 활
동을 멈춘다. 빠른 의식의 회복과 함께 환자는 무슨
일이 발생했는지 깨닫지 못하고, 건드리는 순간 말
을 시작하게 된다.

소방 消防 prevention and extinction of fires 화
재를 예방, 경계, 진압하여 화재로부터 국민(주민)의
생명과 재산을 보호하는 일. 주로 소방서, 소방본부
등과 같은 소방기관에서 맡아 하고 있으나 방화관리
자, 자위소방대, 의용소방대 등과 같은 민간조직에
의해서도 수행되고 있다. 소방은 본래 화재를 대상
으로 하는 것이지만 화재에 대응하는 체제와 수단이
다른 재난·사고에도 잘 적용될 수 있기 때문에 소방
기관은 화재뿐 아니라 대부분의 재난·사고에 대응
하는 활동을 하고 있다.

소방간부 消防幹部 fire leaders 소방조직 관리, 재
난현장 지휘, 소방정책 결정 등을 하는 위치에 있는
소방공무원. 구체적으로는 최소 부서의 책임자(파출
소장, 구조대장)가 될 수 있는 소방위 이상 계급의
소방공무원을 말한다.

소방감독관 消防監督官 fire warden ① 화재예방간
부. ② 일정한 화재예방 및 방화활동 임무를 부여받
은 민간 방화대. ③ 산림방화간부.

소방검사 消防檢査 fire inspection 소방공무원이
소방대상물을 방문하여 소방시설 관리상태, 소방법
준수여부, 화재 위험요인, 화재진압·인명구조활동에
필요한 사항 등을 확인·점검하는 일. 소방검사는 화
재예방에 중점을 둔 예방검사와 화재진압에 중점을
둔 경방조사로 나누어진다.

소방검사반 消防檢査班 fire inspector 소방검사 업
무를 수행하는 소방공무원 또는 그 편제. → 소방검사.

소방공무원 消防公務員 fire officer 국가공무원법
(지방공무원법)과 더불어 소방공무원법을 적용받는
경력직공무원(經歷職公務員). 소방공무원은 경력직

공무원 중에서도 일정한 계급이 있고 제복을 착용하
는 특정직공무원(特定職公務員)이다.

소방공제조합 消防共濟組合 mutual fire societies
1718년 보스턴에서 조직되어 미국 내에서 화재보험
이 보편화될 때까지 지속되었던 공제조합.

소방과 消防課 fire administration division 조직,
예산 및 인사 전반에 관한 사항과 문서, 상훈, 연금
등 복지에 관한 사항 및 교육, 직무감찰 들에 관한
사항 등을 관할하는 소방서의 부서.

소방과학 消防科學 fire science 화재의 특성, 영향
및 화재 제어와 관련한 지식체계.

소방관 消防官 fire officer 소방공무원(消防公務員)
의 통칭으로, 법률상 공식용어는 아니다.

소방관서 消防官署 fire headquarters 소방사무를
수행하거나 소방력이 출동 대기하는 곳. 예) 소방서,
소방파출소, 소방대기소(출장소, 파견소), 소방본부,
소방방재청, 중앙119구조대 등.

소방교육 消防敎育 fire train 일반시민·학생 등을
대상으로 화재의 원인, 예방, 대처 등에 관한 지식을
전달하는 일.

소방국장 消防局長 fire marshal ① 미국의 주 또는
지방자치단체에서 화재예방을 책임지고 있는 최고
위직 소방간부. ② 화재조사를 담당하는 소방간부.
③ 소방서장.

소방기관 消防機關 fire organ 소방사무에 관한 의
사결정과 그 실행에 참여하는 지위에 있으며 그 행
위가 소방사무를 하는 조직·단체의 행위로 인정되
는 자. 예) 소방방재청장, 도지사, 시장, 소방서장

소방기구 消防機具 fire-fighting equipment 소화
활동에 필요한 비교적 단순한 도구. 예) 소화기, 관
창, 소방호스, 갈고리

소방기본법 消防基本法 organic law of fire ser-
vices 2003. 5. 29. 법률 제6893호로 제정된 법으
로, 화재의 예방, 경계, 진압, 구조·구급활동 등을
통해서 국민의 생명·신체 및 재산을 보호함으로써
공공의 안녕질서유지와 복리증진을 목적으로 하고
있다.

소방기술경연대회 消防技術競演大會 competition

for fire fighting skill 소방공무원, 의용소방대원 등이 소방장비조작·화재진압·인명구조 등에 관한 기술능력을 겨루는 대회.

소방낙하 消防落下 fire jump 임야화재지역에 소방대원 및 장비 등을 공중 투하하는 작전.

소방당국 消防當局 fire authorities 소방사무를 직접적으로 담당·주관할 책임이 있는 기관. 예) 소방서, 소방본부, 소방국.

소방대 消防隊 fire company 소화 활동을 할 수 있는 인원과 장비로 구성된 단위 조직. 1개 소대 이상으로 구성된다. 소방대는 소방관서(부서)에 대한 공식명칭으로 사용하지는 않고 있다. → 소대.

소방대기지 消防隊基地 fire camp 임야화재 진화작업에 투입된 인원 및 장비의 주둔지.

소방대상물 消防對象物 fire prevention property 소방법이 적용되거나 소방안전상 관리해야 할 대상.

소방대원 消防隊員 member of the fire brigade 조직(소방대)의 일원(一員)으로 활동하는 소방수(消防手). → 소방수, 소방대.

소방대원식운반법 消防隊員式運搬法 fireman's carry 부상자, 의식불명자, 장애인 등을 운반하는 소방대원들의 운반법. 부상자 등을 어깨에 걸머메되 대원의 한 손은 자유롭게 하여 균형을 유지하고 사다리 등을 내려올 때 사용할 수 있도록 한다.

소방대장 消防隊長 fire chief 소방관서나 소방대의 책임자로, 행정적 책임보다는 지휘책임을 강조한다고 할 수 있으나 공식적으로 사용하는 용어는 아니다. → 소방대, 소방관서.

소방대정원 消防隊定員 complement 하나의 소방대를 구성하고 있는 전체 소방대원의 수. 또는, 특정 화재경보에 대응하여 출동하도록 할당된 전체 소방대원의 수.

소방대지정 消防隊指定 assignment ① 해당 화재경보 또는 신호에 대응하여 출동할 소방대를 지정하는 것. ② 특정 경보에 할당된 소방대의 전체 숫자. ③ 1개 소방대의 지정 임무.

소방대지정카드 消防隊指定~ assignment card 특정 경보기 또는 여러 대의 경보기별로 지정된 소방대를 표시하는 카드 또는 파일. 상호 지원소방대 또는 소방차 할당 임무에 대한 차트도 포함.

소방대학 消防大學 fire college 소방간부나 소방관련 전문가를 양성하고 연구하는 교육기관. → 소방학교.

소방도구보관함 消防道具保管函 fire tool cache 진화작업 전용으로 사용할 수 있도록 특정 위치에 비치되어 있는 소방도구 보관함.

소방력 消防力 fire force 화재진압·인명구조 등 소방활동에 소요되는 인원, 장비, 시설, 정보 등 소방관서에서 보유한 것들. 통상 인원, 장비, 수리(水利)를 소방력의 3요소라고 한다.

소방마크 消防~ fire mark 화재보험회사 또는 방화기구 등의 상징물. 예전에는 건물에 소방마크를 부착하여 그 건물이 부착된 마크의 회사나 기관으로부터 방호되고 있음을 표시하였다.

소방방재청 消防防災廳 national emergency management agency : NEMA 2004년 6월1일 신설된 행정자치부의 외청인 우리나라의 재난관리전담기구.

소방법 消防法 fire service law 1958. 3. 11에 법률 제485호로 제정된 법으로, 이후 수차 개정되어 오다가 2003. 5. 29에는 「소방기본법」「소방시설설치유지및안전관리에관한법률」「소방시설공사업법」「위험물안전관리법」으로 분법되었다. 소방법은 화재를 예방·경계·진압하고 재난·재해 및 그 밖의 위급한 상황에서의 구조·구급활동을 통하여 국민의 생명·신체 및 재산을 보호함으로써 공공의 안녕질서의 유지와 복리증진에 이바지함을 목적으로 하였으며 소방업무책임, 화재예방조치, 화재진압, 화재조사, 구조구급대편성, 위험물취급, 소방시설 등에 관해서 규정하였다. → 소방기본법.

소방본부 消防本部 fire defense headquarters 소방행정책임자(광역자치단체장-서울특별시장, 광역시장, 도지사)를 보좌하여 일선 소방서의 업무를 감독하고 소방활동을 지휘하는 행정조직. → 소방서.

소방본부항공대 消防本部航空隊 fire aircraft company of fire department 항공기를 이용하여 인명

구조, 화재진압 및 공중방역, 방제와 홍수 등 침수지의 정찰 및 구조 활동 등을 관할하는 소방서의 부서.

소방서 消防署 fire station 소방본부의 지휘·감독을 받아 화재의 예방·진압 업무와 긴급구조 및 구급 업무를 수행하는 일선 행정기관. 본서에는 과(課)를 2개 이상 두고 있고 구조대와 파출소를 두고 있으며 파출소에는 대기소(파견소, 출장소)와 구급대를 두고 있다. 조선시대인 1426년(세종 8년) 설치되어 방화업무를 담당하였던 금화도감(禁火都監)이 한국 소방서의 효시라고 할 수 있으며 근대적인 소방서는 미군정기인 1947년에 50개가 설치되었다. → 소방본부.

소방서비상점등 消防署非常點燈 trip the lights 야간에 화재경보를 접수할 경우, 즉시 소방서의 조명을 밝히는 것.

소방서비스 消防~ fire service 국민을 대상으로 한 소방기관의 모든 법률행위와 사실행위. 규제(規制)보다는 혜택을 제공한다는 것을 내포한다.

소방서조명등 消防署照明燈 house lights 화재경보 접수후 소방대가 출동할 때 소방서 전체를 밝히는 조명.

소방서화재안전점검 消防署火災安全點檢 company building inspection 건물의 화재위험을 제거하기 위해 소방대원들이 실시하는 안전점검.

소방설비기사 消防設備技士 fire protection engineer 일정한 훈련 또는 교육과정을 이수한 자로서 방화활동과 관련된 기술적인 문제에 정통한 엔지니어.

소방수 消防手 fire fighter 신분(소방공무원, 의용소방대원, 일반시민 등)과 무관하게 진화활동을 하는 사람.

소방시설 消防施設 fire protecting system 건축물 또는 각종 구조물에 설치되어 화재를 진압하고 화재발생 사실을 주위에 전파하거나 피난을 유도하고 소화용수를 확보하며 소방대의 일련의 활동을 보조하기 위한 설비를 총칭. 소방시설은 그 구조물내 인명·재산을 보호하는 안전설비라는 점에서 일반설비인 위생설비, 냉난방설비, 공조설비, 전기설비, 통신설비 등과는 차별성을 가지고 있다. 소방시설은 기능에 따라 여러가지의 소방관련 설비의 군으로 형성되어 각각의 세부설비로 구성되며 이는 안전을 확보한다는 의미에서 보다 구체화된 법체계하에서 기준이 적용되고 있는 특성이 있다. 즉 소화설비, 경보설비, 피난설비, 소화용수설비, 소화활동설비로 구성되어 있는데 이는 화재가 발생했을 때 화재를 초기 진압하고, 화재발생을 건물내의 사람 및 관계자에게 알리고, 건물내의 사람들이 안전한 곳으로 피난할 수 있도록 도움을 주고, 소방대에게 소화용수를 공급하며, 소방관들의 소화활동을 용이하게 할 수 있는 설비들이 모두 포함된다.

소방안전 消防安全 fire security 화재를 예방하고 화재시에는 인명과 재산의 피해를 최소화함으로서 달성될 수 있는 안전.

소방애호가 消防愛好家 fire fan 화재 및 진화작업에 관심이 많은 사람.

소방업무 消防業務 fire service 소방 관련 업무나 기구 등을 포괄적으로 지칭하는 용어.

소방용내장호스 消防用内裝~ lined hose 천으로 짜여진 외피층이 있고, 그 내부는 고무, 플라스틱, 라텍스 코팅섬유 등으로 구성되어 있어 마찰손실을 줄이고 누수를 방지할 수 있는 소방호스.

소방용방열복 消防用放熱服 heat proximity clothing 맹렬한 불에 의한 고열을 역반사시켜 화염이나 불꽃으로부터 인체를 보호하는 의복. 알루미늄 코팅으로 가볍고 1,000℃의 강한 열에서도 30cm까지 접근하여 8시간 이상 근접작업이 가능하다.

소방용방화복 消防用放火服 fire fighting suit 화재 진압이나 인명구조시 열 방호를 위해 착용하는 개인용 보호복.

소방용버킷 消防用~ fire bucket 헬리콥터가 매달고 비행하다가 화재 현장 상공에서 투하할 수 있도록 기계장치를 갖춘 물탱크. 물뿐만 아니라 소화약제도 담을 수 있으며, 임야화재 진화시 사용한다. 모래, 물, 소화약제 등을 담을 수 있는 붉은색 물통으로 바닥이 둥근 것이 보통이고, 진화용 이외의 다른 용도로 사용하지 못하도록 특별히 고안된 함에 보관한다.

소방용수 消防用水 water for fire-fighting 상수도 (소화전), 저수조, 물탱크, 저수지 등에서 취수(取水)되어 화재진압에 이용될 수 있는 물. 수손(水損) 방지와 소방펌프의 특성상 소방용수는 청정해야 한다.

소방용전동펌프 消防用電動~ electric motor driven fire pump 전동기로 구동되고 스프링클러설비, 옥내소화전설비 등의 가압송수장치로 사용되는 펌프.

소방용헬멧 消防用~ fireman helmet 소방관들이 열상의 침투, 가연, 전기 및 방사능열 등의 피해로부터 얼굴부위를 보호받도록 만들어진 특수 제작한 소방장비. 헬멧의 총 중량은 1,200g 폴리아미드 재질에 폴리우레탄 코팅을 하였으며 색상은 기본적으로 니켈도금, 주문에 의거 모든 색상가능하고 야광발광체인 것이 특징이다.

소방위원회위원 消防委員會委員 fire commissioner 선출직 또는 임명직 소방위원회 위원.

소방의 날 消防~ fire recognition day 소방업무 종사자들을 격려하고 소방발전을 도모하며 화재에 대한 경각심을 높이기 위해서 지정·기념하는 날. 법으로 지정된 우리나라의 '소방의날'은 11월 9일이다.

소방인 消防人 fire person 소방 관련자들에 대한 총칭. 예) 소방공무원, 소방관서(부서) 근무자, 소방관련 업체 종사자, 소방관련 자격 소지자, 기업체 소방안전업무 담당자, 소방관련 학문전공 학생 및 교수, 소방전문 언론매체(인터넷 매체) 종사자, 소방관련 단체 구성원, 퇴직 소방공무원 등.

소방자동차 消防自動車 fire brigade apparatus 소방용으로 사용되어지는 차량.

소방전술 消防戰術 fire tactics 소방활동 목적(성공적인 화재진압과 인명구조 등)을 달성하기 위해서 장비와 인력을 효율적으로 기동·배치·운영하는 방법과 기술. 재난 현장 활동과 직접적인 관계가 없는 소방행정과 구분된다.

소방점검자 消防點檢者 fire inspector ① 건물의 화재위험을 점검하는 소방대원. ② 건물점검, 화재조사, 일반 대중에 대한 화재예방교육 등을 실시하는 소방대원.

소방정 消防艇 fireboat 연안 및 항만의 선박, 창고, 공장, 위험물 저장시설 등에서의 화재를 예방하고 진압하는 것을 주임무로 하는 선박. 그 외에 침몰 선박 구조, 배수작업, 육상의 소방 활동 지원, 응급환자 이송, 익수자 구조, 오염방재 등의 임무를 수행한다. 우리나라에서는 부산, 인천, 울산, 마산, 여수 등 주요 항구에 소방정대(消防艇隊)를 두고 있다.

소방정대 消防艇隊 fireboat corps 항계(港界) 내 선박화재 진압 및 인명구조와 해난사고 지원 활동 및 계류장, 장비유지, 화재 예방홍보 및 순찰업무에 관한 사항 등을 관할하는 소방서의 부서.

소방정신 消防精神 spirit of fire 재난현장에서 임무를 완수하고자 하는 사명감, 국민에 대한 봉사정신, 안전한 사회건설에 대한 신념 등과 같이 소방인으로서 가져야 할 자세와 신념.

소방조직 消防組織 fire organization 조직구성원 간에 또는 조직 간에 강력한 지휘통솔체계를 유지하면서 소방업무를 수행하는 중앙정부 또는 지방자치단체 소속의 행정기구. 넓게는 화재 진압 활동을 위해서 조직된 모든 조직을 포함한다.

소방준칙 消防準則 fire code 화재예방을 위한 절차와 장비 등에 관하여 규칙 및 요구사항을 규정한 것. 미국의 대다수 주정부에서 채택하고 있는 대표적인 화재예방코드는 NFPA의 'National Fire Codes'(NFC)이다. = 화재예방코드.

소방차 消防車 fire engine 화재진압장비가 탑재되어 있고 소방대원이 탑승하여 화재 현장으로 출동할 수 있는 특수차량. 화재진압에 직접 이용되는 다양한 차량 외에도 소방기관이 재난대응을 위해서 운용하는 다른 긴급차량들도 소방차량의 범주에 포함시키기도 한다. 예) 소방펌프차, 고가사다리차, 굴절사다리차, 물탱크차, 화학차, 조명차, 배연차, 지휘차, 구조공작차, 구급차, 굴삭기, 화물차.

소방차고 消防車庫 apparatus floor 소방차가 출동 대기하는 곳. 소방차의 물이 동결되지 않도록 난방시설이 갖추어져 있어야 하며, 즉시 출동할 수 있도록 셔터는 신속하게 개방될 수 있어야 하고 차량 전면은 출구를 향하고 있어야 한다.

소방차량구매표준 消防車輛購買標準 criterion of

purchasing fire truck 수요자가 소방차량기본표준을 기초로 소방차량제작과 구매를 위한 규격서.

소방차량기본표준 消防車輛基本標準 criterion of fire truck 행정자치부에서 소방차량의 최소기준을 정하여 작성 보급한 규격서.

소방차분대 消防車分隊 engine company 정격용량 1,900 lpm(500 gpm, 31.5 ℓ/sec) 이상의 소방차가 한 대 이상 배정된 소방대 한 개 분대.

소방차용말 消防車用~ fire horse 동력 소방차가 출현하기 이전에 증기 소방차를 끌던 말.

소방차용주차도로 消防車用駐車道路 fire lane 소방차 전용 주차통로나 도로.

소방차운전자 消防車運轉者 fire apparatus operator 일정 규모의 소방장비, 즉 소방차량, 펌프 또는 사다리 등의 운행을 담당하고 있는 자.

소방차호스함 消防車~函 hose bed 소방차의 호스 적재실. 소방차의 표준 호스함 공간은 최소 1.54m³이고, 63.5mm 호스 455m과 31.7mm 호스 121.2m를 수납할 수 있는 것이어야 한다. 펌프-사다리 소방차의 표준 호스함 공간은 1.12m³이고, 63.5mm 호스 30.3m와 12.7mm 호스 121.2m를 수납할 수 있는 것이어야 한다.

소방통로 消防通路 access 시장, 주택밀집지역 등과 같은 복잡한 곳에서 소방차량이 진입할 수 있는 통로.

소방통제선 消防統制線 fire line 화재 등 재난발생 시 구경꾼·취재진 등으로부터 소방활동이 방해받지 않도록 하고 그들이 재난현장에서 부상하는 것을 방지하기 위해서 소방기관이 재난구역에 설치하는 선. 경찰통제선 안쪽에 설치되며 재난수습활동에 직접 종사하는 사람 이외에는 출입이 금지된다.

소방파출소 消防派出所 fire hall 화재나 구조·구급 업무 처리와 예방검사, 경방조사, 순찰에 관한 사항 및 용수시설 및 지리조사에 관한 사항 등을 관할하는 소방서의 부서.

소방펌프 消防~ fire pump 펌프 중심부로 들어간 물이 회전하는 임펠러(impeller)에 의해서 회전하면서 원심력을 받아 즉 가압(加壓)되어 펌프 밖으로 유출되는 펌프. 많은 수량(水量)을 높은 수압(水壓)으로 펌핑(pumping)할 수 있는 장점이 있으나 불순물이 들어가면 쉽게 파손되는 단점이 있다.

소방펌프단위 消防~單位 fire pump unit 소방펌프, 구동장치, 제어기 및 부속품으로 구성된 단위.

소방펌프제어기 消防~制御器 fire pump controller 소방펌프의 상태와 조건을 감시하고 신호를 발할 뿐만 아니라 소방펌프 구동장치를 기동 및 정지시키는 장치.

소방펌프차 消防~車 attack pumper 신속한 진화 작업을 위해 제작된 소방차. 대부분 3.81cm와 6.35cm 호스, 모니터 또는 터렛 노즐, 대용량 물탱크 등이 장착되어 있다. 보통, 화재현장에 가장 먼저 투입된다.

소방펌프현장인수시험 消防~現場引水試驗 fire pump field acceptance test 현장에 설치된 소방펌프의 성능 등을 확인하기 위한 시험.

소방표지장 消防標識章 fire mark 소방관서·소방차·제복·장비 등에 부착하는 여러 문양. 직분과 직능 그리고 정체성(正體性)을 상징적으로 나타낸다.

소방학교 消防學敎 fire academy 소방공무원, 의용소방대원, 학생 등을 대상으로 화재예방, 화재진압, 화재조사, 재난관리, 응급처치, 인명구조 등에 대해서 교육·훈련하고 연구하는 기관.

소방행정 消防行政 fire administration 국가작용의 일부로서 소방관서가 소방관계법령에 의거해서 소방안전이라는 사회적 목적을 달성하기 위해서 행하는 적극적·계속적 활동. → 소방관서.

소방행정과 消防行政課 the division of fire administration 조직, 인사 전반에 관한 사항과 문서 통제, 보안 관리, 상훈에 관한 사항, 직원 창안, 연금 등 후생복지에 관한 사항, 의무소방원, 공익요원 관리에 관한 사항, 예산 편성, 집행에 관한 사항, 직무감찰 및 비위의 조사처리에 관한 사항, 직장 및 교육훈련에 관한 사항 등을 관할하는 소방서의 부서.

소방협력자 消防協力者 fire cooperator 소방서와 일정한 방화활동을 수행하기로 계약을 체결하고, 방화 관련 교육훈련을 필한 개인 또는 기관.

소방호스 消防~ fire hose 방수구부터 급수구까지 또는 방수구부터 관창까지 연결시켜 주는 호스. 고무제 내피(內皮)와 섬유제 외피(外皮) 그리고 금속제 커플링(coupling)으로 구성되어 있다. 길이는 15m이며 유연하고 고압(약 20kg/cm²)에 견딜 수 있다. → 커플링.

소방호스용로프 消防~用~ snotter becket 한쪽 끝에 고리가 장치된 로프. 소방정에서 호스를 들어 올리거나 고정시킬 때 사용한다.

소방활동 消防活動 fire fighting 화재진압, 인명구조, 응급환자 이송 등과 같이 재난·사고에 대응하는 현장 활동. = 현장활동.

소방훈련 消防訓練 fire drill 화재신고, 진화활동, 인명대피, 인명구조 등을 실제로 해보게 함으로써 화재에 대응하는 능력을 배양하는 훈련.

소변 小便 urine 오줌. 신원에서 사구체 여과, 세뇨관 염류코티코이드(mineralocorticoid)재흡수, 세뇨관 분비를 통해서 나오는 것으로 하루에 1~1.5 ℓ 정도의 양이며, 담즙 색소의 영향으로 황갈색을 띠고 물, 요소, 크레아틴 및 염분이 포함되어 있다.

소사 燒死 fire fatality 화재로 인한 화상과 더불어 일산화탄소나 유독가스에 의한 중독과 산소 결핍에 의한 질식 등이 합병되어 사망하는 것. 단지 화상만 작용하는 화상사와는 다르다. 그 특징으로는 1) 전신에 1~3도 화상이 보인다. 2) 코 옆에는 짧은 주름이 생기며 근육이 수축되어 있기 때문에 사지는 구부러져 있고 권투선수 자세를 하고 있는 수가 많다. 3) 피부에 기포가 형성되며 가슴과 배에 일부가 소실되어 있는 경우에는 적색을 나타내는 내장이 보이지만, 그 일부는 표면이 탄화하여 내부가 경화되어 있는 것이 많다.

소사체 燒死體 fire fatality body 탄 채 발견된 시체. 사인이 소사인 시체라는 것과는 다르다. 즉 사인이 소사인 것을 비롯하여 다른 원인으로 사망한 후 탄 시체도 포함된다. = 탄화시체(charred body).

소생술 蘇生術 resuscitation 방치해 두면 죽게 되는 상태에 있을 때, 즉 죽음 직전에 실시하는 적절한 회생조치. 일반적으로 호흡정지와 심장정지의 회복술을 말할 때가 많다. 호흡의 정지는 물에 빠진 경우와 유독가스를 들이마신 경우 외에, 목이 졸린 경우에도 일어나는 일이 있다. 물에 빠진 경우는 폐에 흡입된 물을 재빨리 제거하고 인공호흡을 하는데, 물을 토하게 하는 것보다 인공호흡이 앞서야 한다는 것을 잊어서는 안 된다. 가스중독일 때는 안전한 곳으로 옮기고 인공호흡을 한다. 목이 졸린 경우는 목을 맨 것을 풀고 인공호흡을 한다. 인공호흡법에는 여러 가지가 있으나, 구급을 요할 때는 입으로 공기를 불어 넣어주는 직접법이 잘 쓰인다. 준비가 되어 있으면 인공호흡기를 사용하는 것이 좋다. 심장 정지의 경우는 호흡 정지를 수반하는 경우가 많고, 또 그것에 기인되는 일이 많으므로 우선 인공호흡을 해야 한다. 동시에 심장마사지를 하는데, 이에는 흉벽(胸壁) 밖으로부터 행하는 방법과 흉곽(胸廓)을 절개하여 직접 하는 방법이 있다. 심장정지가 5분 이상이 되면 심박동(心搏動)의 재개에 성공해도 뇌의 기능회복은 어려우므로 시간을 다투어 처치해야 한다.

소생포기 蘇生抛棄 do not resuscitation : DNR 소생술을 시도하는 것이 적합하지 않은 말기 질환을 앓고 있는 환자나 임종 전에 의식이 있는 상태에서 환자 자신이 죽음에 임박할 때 어떠한 소생술도 원치 않는 경우에 생명유지조치를 철회하기 위해 문서화하여 소생술을 시행하지 말도록 하는 지시. → 디엔알. = no code.

소석회 消石灰 slaked lime [Ca(OH)] 비중 2.078인 백색 건조한 알칼리성 분말. 580℃에서 수분을 잃고 생석회로 되며 대기 중에서 탄산가스를 흡수하여 점차 탄화칼슘이 된다. 수용액은 석회수라 하며, 강한 알칼리성을 보인다. 또 수용액은 공기 중의 이산화탄소를 흡수하여 탄산칼슘의 백탁(白濁)이 생긴다. 건축용, 비료, 표백분, 펄프, 제지, 농약 등의 제조에 사용한다. = calcium hydroxide.

소선 素線 strand 연선(撚線)이나 로프의 한 가닥을 구성하는 여러 가는 선. → 연선.

소성 塑性 plasticity 탄성 한도 이상의 응력을 가하면 응력을 제거하여도 변형이 원상으로 되돌아오지 않는 성질. 예를 들면 물기가 있는 점토는 외부에서 힘을 가해도 부서지지 않고 여러 형태로 변하고, 그 후 외부의 힘을 제거해도 변형된 그대로의 상태를 유지하는데, 점토의 이러한 성질을 소성이라고 한다.

소성결합조직 疏性結合組織 loose connective tissue 피부를 그 밑에 있는 조직에 부착시켜 주고 여러 기관사이의 공간을 채워서 이들을 제자리에 고정시키는 역할을 하는 조직. 가장 널리 분포되어 있고 대부분 교원성이지만 탄력 및 망상섬유도 존재한다. = 성긴결합조직.

소성변형 塑性變形 plastic deformation 자르거나 깎는 일이 없이, 고체 재료의 가소성(可塑性)을 이용해서 누르거나 두들겨서 외형을 바꾸는 일. 고체에 외부로부터 힘을 가하면 형상이 바뀌지만, 탄성의 범위 내에서는 외력을 제거하면 다시 본래의 형상으로 되돌아가기 때문에, 영구히 외형을 바꾸려면 탄성한계 이상의 힘을 가하지 않으면 안 된다. 즉 소성변형을 하려면, 탄성변형 범위 이상의 외력을 가해야 한다.

소세포암 小細胞癌 small-cell carcinoma 폐암의 약 10%를 차지하며 진행이 아주 빠르고 예후가 불량하며 발견시 대부분은 이미 다른 장기에 전이되어 있는 폐암. ↔ 대세포암.

소손 燒損 damage by fire 화력으로 물건이 손괴된 것을 금전으로 환산한 손해. → 소훼, 소실.

소손정도 燒損程度 extent of damage 화재로 인하여 건물이 연소한 정도. 1) 전소란 건물의 70% 이상이 소손된 것 또는 그 미만이더라도 잔존 부분을 보수하여 재사용이 불가능한 것 2) 반소란 건물의 30% 이상 70% 미만 소손된 것 3) 부분소란 전소, 반소에 해당하지 않는 것(즉소란 피해액이 30만원 이하이거나 인명피해가 없는 것).

소수성 疏水性 hydrophobe 물분자를 물리치는 물질의 성질. ↔ 친수성(親水性 hydrophilicity).

소수술 小手術 minor surgery 전신마취를 요하지 않는 생명을 위협하지 않는 상처나 작은 상해에 대한 외과적 처치. 외래진료실에서 부분마취로 가능하며 비교적 간단한 수술이므로 위험요인이 적다.

소수증 小手症 microcheiria 모든 골격 요소의 형성 부전 결과 손이 비정상적으로 작은 병. 대개 이상

태는 선천적인 이상으로 뼈나 근육장애와 연관되어 있다.

소수포 小水疱 vesicle 수두나 대상포진처럼 액체를 함유한 소낭으로 융기되고 경계가 뚜렷하며 진피를 침범하지 않는 표면적인 장액성 물질을 포함한 병변. 보통 소낭의 크기는 1cm 미만 직경이다.

소시증 小視症 micropsia 사물이 실제보다 작아 보이는 상태. 가끔 환각 시 발생하기도 한다. = 왜소착각.

소식구세포 小食球細胞 microphage 박테리아처럼 작은 물질을 섭취할 수 있는 작은 크기의 식세포. 식작용을 활발하게 운동하는 호중구 백혈구를 말한다.

소실[1] 消失 effacement 분만 동안 태아에 의해 질입구가 얇아지고 질 부위 자궁 경부가 짧아지는 현상. 경부가 완전히 소실될 때 협착된 자궁경이 차단되면 자궁경부는 자궁하부 부분과 연결이 된다. 질검사에 의해 결정되는 소실범위는 완전소실의 비율에 따라 표현된다.

소실[2] 燒失 loss by fire 물건이 불에 타서 형체가 없어짐. → 소훼, 소손.

소실[3] 小室 ventricle 뇌 안에 뇌척수액으로 차있는 공간의 일종이나 심장의 좌·우 심실 같은 작은 공간. 심장의 좌심실은 대동맥을 통해 신체 조직으로 혈액을 뿜는 두꺼운 벽의 하부공간이다. 우심실 벽보다 세 배 정도 두껍다. 우심실은 우심방으로부터 받은 혈액을 폐동맥으로 뿜어 폐로 보낸다. 길고 원추형의 좌심실보다 우심실은 짧고 둥글다.

소심장정맥 小心臟靜脈 small cardiac vein 심장의 5개의 정맥 중 한 개. 우관상정맥(right coronary vein)으로도 알려져 있다. = 작은심장정맥.

소아간대성근경련성뇌증 小兒間代性筋痙攣性腦症 myoclonic encephalopathy of childhood 1~3세 사이에 발생하는 원인불명의 신경장애. 체간(體幹)과 사지의 간대성 근경련과 안간대(眼間代)를 특징으로 하며, 보행실조와 의도진전(intention tremor)을 동반하고 때로는 잠재성 신경아세포종을 동반하는 수가 있다.

**소아고정장비 小兒固定裝備 pediatric immobilization devices 척추손상 가능성이 있는 소아의 척추 고정시 신체 크기와 기도의 해부학적 측면이 성인과 다른 점을 고려하여 상품화시킨 장비나 기존 장비를 변형한 고정 장비.

소아과전문의 小兒科專門醫 pediatrician 소아환자 질환을 진단하고 치료하는 전문의사.

소아과학 小兒科學 pediatrics 소아의 성장과 치료를 다루는 의학의 한 분야. 소아의 질병과 그것들의 치료 및 예방에 초점을 둔다.

소아기정체감장애 小兒期正體感障碍 gender iden -tity disorder of adolescence 아동기에 나타나는 것으로 자신의 해부학적 성에 대해 불편감과 부적절성을 지속적으로 가지며 반대의 성이 되고 싶다는 욕망을 갖는 경우. 여자 아이의 경우 남자가 되고 싶어 하거나 자신이 남자라고 주장한다. 여자의 옷을 거부하고 남자의 옷을 입으려하고 남자 놀이를 한다. 이들은 남근을 가지고 있다거나 장차 남근이 자랄 거라고 주장하기도 하며 서서 소변을 보려하고 유방의 발육이나 월경을 거부한다. 남자 아이의 경우에도 여자가 되고 싶어하고 자신이 여자라고 우기며 전형적인 여아의 옷을 입거나 여아의 전형적인 장난감을 갖고 놀거나 여아의 놀이를 하려고 한다. 앉아서 소변을 보며 남근을 감추려고 하고 때로는 고환을 혐오하며 여성의 성기를 갖고 싶어 한다. 이러한 아이들은 동성의 친구에게 따돌림을 받아 사회적 갈등을 심하게 경험하면서 자신의 성적 행동을 어느 정도 찾게 되는 경우도 있으며 이들 중에는 성전환증이나 동성애적 경향으로 발전되기도 한다.

소아기호증 小兒嗜好症 pedophilia 사춘기 이전의 소아(대개 13세 이하)와 성 활동을 하는 행위 또는 그 환상이 성적 흥분에 반복적으로 이용되는 경우. 남성에게만 발생하며 청년기 중기나 후기에 시작되고 노년기에도 계속될 수 있다. 이는 성적 대상을 소아로 선택함으로써 통제와 지배의 욕구를 해소하며 성적 무능감을 극복하고자 한다. 약하고 불감증인 사람에게 많으며 미숙하고 정신지체가 있거나 사회적으로 고립된 성인에게서 나타나기 쉽다. 정상적인 이성애적인 구혼에서는 거절과 실패를 예상하고 그

의 성욕을 아동에게 향하여 방출하기도 하며 DMS-IV에서는 16세 이상인 환자가 자신보다 5세 연하인 소아를 대상으로 성희롱이나 성학대가 일어날 때로 명시하고 있다. 피해자로서는 사회적으로 소녀가 더 많은 것으로 알려져 있지만 실제로는 소년이 60%를 차지하고 있다.

소아당뇨병 小兒糖尿病 juvenile diabetes 극심한 진성당뇨병(眞性糖尿病). 보통은 25세 이전에 갑자기 발생하고 치료나 조절하기가 곤란하다. 혈장내 인슐린(insulin)의 양이 종종 결핍되어 있고 케토산증(ketoacidosis)이 흔히 나타난다. 내복용의 저혈당 약물과 식이요법으로는 거의 효과가 없고, 매일 인슐린 주사를 필요로 한다.

소아마비 小兒痲痺 poliomyelitis 폴리오 바이러스에 의한 소아의 급성 발열성 감염증. 척수, 뇌간의 운동신경세포를 자주 침범해 지배근의 이완성 마비가 생긴다. 급성기가 지나면 부분적 마비의 후유증을 남긴다. 약독성 백신의 경구투여로 효과적인 예방을 할 수 있게 되어 환자의 발생이 격감했다.

소아마비백신 小兒痲痺~ poliovirus vaccine 예방접종을 통한 면역을 위하여 폴리오바이러스에서 만든 백신. 이중 세 가지 생 경구용 형태인, TOPV(trivalent live oral form of vaccine)는 특별한 금기가 아닌 한 18세 이하의 모든 어린이에게 권장된다. 비활성 폴리오바이러스백신은 포르말린에서 비활성화해서 병원체의 정상 활동을 파괴한 폴리오 바이러스의 세 가지 균주의 현탁액이다. 이것은 면역결핍증이 있는 유아나 아동, 면역결핍성 바이러스에 감염된 유아, 백신을 맞지 않은 성인에게 권장된다.

소아시기억상실 小兒時記憶喪失 infantile amnesia 5, 6세경의 일을 생각해내지 못하는 상태.

소아외상점수 小兒外傷點數 pediatric trauma score 소아에서 외상의 정도를 나타내는 척도. 기도, 수축기 혈압, 중추신경계 기능, 상처, 체중, 골격계 손상의 여섯 가지 요소로 이루어져 있다.

소아용량 小兒容量 pediatric dosage 영아나 어린이에게 투여하는 의약품의 올바른 용량. 빈도와 횟수를 결정하는 것을 의미한다. 나이, 몸무게, 체표면

적, 약물을 흡수, 대사, 배설하는 능력, 약에 기대되는 효과와 부작용 및 독성 가능성 같은 요소를 고려해야 한다. 용량 결정을 위해 가장 믿을 만한 방법으로는 체중에 대한 체표면적의 비를 이용하는 것이지만, 표준 성인 용량에서 소아 용량을 결정하기 위해 다양한 공식이 고안되었다.

소아용전신부목 小兒用全身副木 pediatric mattress 외상환자를 매트리스 위에 위치시키고 감싼 후에 펌프를 이용하여 진공상태로 만들어 전신을 고정하여 골절시의 추가 손상을 방지하며 다른 들것이 없이도 환자를 이송할 수 있는 기구. 양쪽 두 개씩 총 네 개의 운반용 손잡이가 부착되어 있다. 운반시 환자가 움직이지 않도록 손잡이가 매트리스와 일체로 되어 있다. 휴대 및 운반이 쉽도록 크기는 펼쳤을 때 127cm × 51cm × 5cm, 운반시 58cm × 51cm × 10cm 이하이고 무게는 매트리스 2.3 kg 이하, 매트리스와 펌프, 운반용 가방을 포함한 총 무게는 4.2 kg 이하이다.

소아장미진 小兒薔薇疹 roseola infantum 유아나 아동에게서 발생하는 양성바이러스성 지방유행성 질환. 열이 갑자기 높게 지속되거나 치솟으며 열경련이 일어날 수 있고 4~5일 후 갑자기 열이 정상으로 떨어진다. 엷고 핑크빛인 반점상 구진 발적이 목과 사지 넓적다리 등에 나타날 수 있다. = Zahor-sky's disease.

소아전문인명소생술인체모형 小兒專門人命蘇生術人體模型 pediatric advanced life support manikin : PALS manikin 소아의 기도확보, 심전도, 정맥주사, 골내주사를 연습할 수 있는 마네킨. 여러종류의 심음과 호흡음을 들어볼 수 있다.

소양성피진 搔痒性皮疹 pruritic rash 발진이 있는 부위에 가려움과 불편감으로 몹시 긁고 싶은 증상.

소양증 搔痒症 itching 피부를 긁든지, 비비지 않고는 견디지 못하는 불쾌한 피부감각. 각종 피부염의 증상이며, 자연적으로 발생하는 수도 있다.

소염 消焰 quench 화염이나 방전(放電) 불꽃을 제거함. → 화염.

소염거리 消焰距離 quenching distance 발화(점

화)될 수 없는 최대거리, 전극과 전극간의 최대거리. 전극의 간격이 좁으면 아무리 큰 전기에너지로 형성된 불꽃을 가한다 할지라도 전극을 통한 열의 방출이 증가되어 열의 발생과 방출이 균형을 이룰 수 없으므로 발화되지 않는다. 이와 같이 전기불꽃에 의한 발화는 전극의 간격에 의한 절대적인 지배를 받는다. → 발화, 점화.

소염제 消炎劑 anti-inflammatory agent 국소적 또는 전신적으로 사용해서 염증을 저지하는 약물. 국소작용만을 얻기 위한 수렴제가 있으며 국소 또는 전신 쌍방에 사용하는 것으로, 살리실산유도체, 피라졸론 유도체 등의 비스테로이드성 항염증제가 있다. 스테로이드성 항염증제, 소염 효소제 등의 좁은 뜻의 소염제와 넓은 뜻의 소염제로 금, 클로로퀸, 항히스타민제, 면역억제제 등이 있다.

소외 疏外 estrangement 다른 사람들로부터 분리되어 있다거나 고립되어 있다는 느낌이나 행동.

소요근 小腰筋 musculi psoas minor 제12 흉추, 제1 요추의 추체와 추간판에서 일어나기 시작하여 장치융기에서 근막에 정지하며 척추의 굴곡에 관여하는 근육. = 작은허리근.

소요시간 所要時間 turnaround time ① 작업을 계산센터에 제출하고부터 결과를 받을 때까지 경과한 시간. 통신에서 반이중 회로를 사용하는 경우, 송수신 방향을 발전시키기 위해서 필요한 시간이다. 많은 통신 시설에서는 회선 전파, 회선 효과, 변복조 장치의 타이밍, 기계의 반응 등에 시간이 필요하다. 반이중 전화 회선의 접속에 요하는 표준 시간은 200ms이다. ② 작업이 제시된 시점에서부터 종료될 때까지의 시간 간격. 반환 시간은 작업이 기억 장치에 적재되기를 기다리는 시간과 준비 큐에서의 대기 시간, 중앙 처리 장치에서의 실행 시간과 입출력에 소요되는 시간의 합에 해당된다. ③ 하나의 일을 완전히 끝마치는 데 요하는 시간. 예를 들면, 처리 대상의 사건 발생에서 데이터를 수집하고 그것이 컴퓨터에 입력, 처리되어 그 결과가 필요한 장소에 전송될 때까지 요하는 시간이다. 일괄 처리 시스템에서 작업이 제출된 후부터 결과가 반환될 때까지의 소요 시간을 말한다.

소용돌이 eddy 물의 주된 흐름과 반대로 회전 움직임을 하는 2차적 흐름. 견고한 방해물 주위를 지나면서 속력이 붙으면 발생한다.

소용돌이화염 ～火焰 fire whirl 강력한 대류 및 거대한 화재로부터 발생한 화재폭풍으로 인해 생성된 화염의 회오리.

소원근 小圓筋 musculus teres minor 견갑골 후면과 액와연에서 일어나기 시작하여 상완골의 대결절에 정지하며 극하근의 협동근으로 내전과 외측회전을 하며 액와신경의 지배를 받는 견갑부의 근육(muscle of shoulder). = 작은원근.

소유성도 疏油性度 oleophobicity 오일에 녹지 않는 정도.

소음 騷音 noise 개인의 주관적인 입장에서의 자신이 원하지 않는 소리 또는 물리적인 면에서의 불규칙음, 비주기적이고 고주파 음역의 특성을 나타내는 음. 크기는 온도, 습도, 풍향, 주변의 건물과 장애물의 유무에 따라 크게 달라지며 진동은 방향에 따라 크게 달라진다. 인체에 미치는 영향으로 고주파음이 저주파음보다 불쾌하다. 불쾌감과 수면장애를 일으키고 생리적, 심리적인 영향을 미치며 작업 능률을 저하시킨다. 소음에 의해 청력이 손실되며 소음성 난청을 일으킨다.

소음공해 騷音公害 noise pollution 소음에 의해 상당한 범위에 걸쳐 인체 혹은 동물에 심리적 장애를 주는 공해. 또한 작업 능률을 저하시키거나 생활에 지장을 주는 공해. 소음공해는 인간의 감각과 관련된 것이다. 소음은 보이지 않는 살인마라 한다. 소음은 일상생활에서 가장 많이 느끼는 공해 문제로 사람들의 정서에 강한 영향을 미치며 소음에 오랫동안 노출되면 불안, 초조, 신경장애, 불면증, 식욕감퇴, 정서불안, 청각손실 등의 건강장애를 초래한다. 환경 관련 민원의 60%를 차지하는 것이 소음이다. 그 중에서 공장과 산업 시설에서 발생하는 소음이 80% 이상을 차지하고 있는데도 소음을 줄이기 위한 투자와 제도는 매우 부족하다. 아예 기준이 없는가 하면 피해보상의 근거도 없다. 독일의 경우 소음에서 발생하는 사회적 비용을 GNP의 2% 정도라고 분석하고

있으며 프랑스는 약 4억 달러를 소음대책비로 투자하고 있다. 대도시치고 소음기준치를 넘지 않는 곳이 없다. 그러나 다른 환경문제와 달리 눈에 보이지 않기 때문에 소홀히 하는 경향이 있다. 그러므로 피해받는 주민과 정부의 감시와 단속이 더욱 필요하다.

소음규제 騷音規制 noise regulation 공장이나 사업장에서 사업 활동 및 공사에 따라 발생하는 상당 범위에 미치는 소음에 대하여 필요한 규제와 생활환경의 보존과 국민의 건강보호를 위해 자동차 등의 소음에 대한 허용한도를 정하는 것.

소음기 消音器 muffler 가솔린 기관이나 디젤기관의 배기음을 작게 하기 위한 기기. 배기가스의 통로를 굴곡시켜, 배기의 급격한 팽창을 피하면서 배출되도록 하고 있다.

소음레벨 騷音～ noise level 소음계로 측정한 음압 레벨. 단위는 폰(phone)을 쓰고(국제적으로는 dB로 나타냄), A, B, C의 세 가지 특성으로 나뉘어 있다. 레벨 측정에서는 A특성을 쓴 측정이 많고, 표시할 때는 폰(A)라고 쓴다.

소음성난청 騷音性難聽 noise induced deafness 소음으로 인해 귀에 이상이 생기는 것. 강한 소리가 나면 일시적으로 난청이 생길 수 있는데, 대개 소음에 노출된 지 2시간 뒤쯤 생기고 하루 작업이 끝날 때 쯤 소리가 잘 안 들리는 것을 느끼게 된다. 이것은 귀의 신경이 일시적으로 피로해서 생기는 현상이고 12시간 내지 24시간 정도 지나면 회복된다. 이러한 일시적인 난청이 계속 반복되면 결국 회복되지 않는 영구적인 난청이 된다.

소음순 小陰脣 labia minora 대 음순 사이의 두개의 피부 주름. 음핵에서 시작해서 질 입구 양쪽으로 뒤쪽으로 뻗어있다.

소이탄 燒夷彈 incendiary bomb 사람이나 시가지, 밀림, 군사시설 등을 불태우기 위한 탄환류. 폭탄, 총포탄, 로켓탄, 수류탄 등의 탄환류 속에 소이제(燒夷劑)를 넣은 것이다. 사용되는 소이제에 따라 황린(黃燐) 소이탄, 터마이트(termite) 소이탄, 유지(油脂) 소이탄으로 분류된다. 터마이트는 마그네슘·알루미늄에 산화철(酸化鐵)을 혼합한 것으로 3,000℃

의 고열을 낸다. 유지 소이탄의 일종인 네이팜탄은 금속비누와 알킬가솔린(alkylgasoline)의 젤리 모양으로 된 화합물에 등유와 중유물을 섞은 것이며, 발화제로 황린을 사용한 것이다. 소이탄의 크기는 여러 가지 있으나, 보통 쓰이는 150~400갈론들이의 것을 투하하면 2,000℃의 고열을 내므로, 한 발로 2,500m²를 태울 수 있다. 제2차 세계대전 중 필리핀 작전에 미군이 처음 사용했고, 일본 본토의 공습, 6·25전쟁과 베트남전쟁에서 큰 효과를 거두었다.

소인증 小人症 dwarfism 성장이 정상이라고 규정되는 다양한 범위보다 지연되거나 부족하게 이루어지는 것. 다른 여러 부분과 정상인 관계를 이루며 신체를 완전히 형성한다. 원인으로는 골질환, 염색체 이상 외에 내분비 질환으로 갑상선 기능저하, 뇌하수체 전엽 기능저하, 성 조숙 등을 들 수 있다.

소자 素子 element 전기 회로, 자성 재료, 반도체 장치, 안테나 등에서 널리 이용되는 주요 구성 요소의 하나. 전기 회로에서는 코일, 콘덴서, 저항체를, 자성 재료에서는 페라이트 등을 사용한 자심을, 반도체 장치에서는 트랜지스터, 다이오드, 서미스터 등을 말한다. 복잡한 구조로 된 다소자 지향성 안테나에서는 각 구성 부분을 소자라고 한다.

소장 小腸 small intestine 위 유문에서 대장에 이르는 원주상의 긴 관. 음식물을 소화하고 흡수하며 6~7m 정도의 길이이다. 크게 세 개의 층으로 구성되어 있는데 장막(serosa)은 가장 바깥층(즉 복막으로 덮혀 있다)이며 근층(muscularis)은 평활근으로 다시 두 층으로 이루어져있다. 바깥층은 섬유가 종축방향이며 이것이 수축하면 소장의 길이가 단축되고 내층은 윤상으로 이것이 수축하면 소장의 내강이 좁아진다. 점막(mucosa)은 윤상의 깊은 주름이 많이 있어 표면적이 넓고 주름에는 융모(villi)가 무수히 분포되어 양분을 흡수한다. = 작은창자.

소장결장염 小腸結腸炎 enterocolitis 소장과 대장을 침범하는 염증.

소적혈구 小赤血球 microcyte 직경 5 μm 이하의 매우 작은 적혈구. 종종 철 결핍성 빈혈과 다른 빈혈을 일으키며 비정상적으로 작다.

소적혈구성빈혈 小赤血球性貧血 microcytic anemia 철결핍성 빈혈 같은 영양 빈혈이나 만성적 혈액 소실과 관련된 비정상적으로 작은 적혈구를 가지는 혈액학 장애.

소정맥 = 세정맥.

소족증 小足症 micropodia 발이 매우 작은 선천성 기형. 뼈의 장애 또는 기타 다른 기형과 관련된다.

소지구근 小指球筋 hypothenar muscles 소지구 (hypothenar eminence)를 이루는 근. 새끼손가락 쪽에 위치한다. = 새끼손가락두덩근.

소지대립근 小指對立筋 musculi opponens digiti minimi manus 굴근지대와 유구골구에서 일어나기 시작하여 제5중수골에 정지하고 제5지의 대립과 소지를 무지쪽으로 당겨 붙이는 작용을 하는 근육. = 새끼맞섬근.

소지신근 小指伸筋 musculus extensor digiti minimi 총지신근(總指伸筋 musculus extensor digitorum communis)의 근복 하방부에서 갈라지는 작은 근으로 외측 상과에서 일어나기 시작하여 제5지 기절골에 정지하며 제5지를 신전시키고 요골신경의 지배를 받는 전완의 근육(muscle of forearm). = 새끼폄근.

소지증 小肢症 micromelia 머리와 체간 크기에 비해 사지가 비정상적으로 작은 발달 장애. 손가락이나 발가락이 정상보다 작은 선천성기형. 대게 뼈나 근육의 장애와 연관되어 나타난다. = nanomelia.

소지증난쟁이 小肢症~ micromelic dwarf 사지가 비정상적으로 짧은 난쟁이.

소진 燒盡 burnout 정신적 또는 신체적 조직이 스트레스로부터 보호를 하지 못하여 일어나는 작업에 관한 불만족. 부적절한 건강, 교육, 훈련, 제대로 되지 않는 직원 관리, 현실성이 없는 직업에 대한 기대감 등의 요인이 있다.

소질 素質 aptitude 기술을 배우거나 알기 위한 타고난 능력.

소집 召集 turn out 화재경보를 접수하고 현장으로 출동하기 위해 소방대원들을 집결시키는 것.

소천문 小泉門 posterior fontanelle 후두골과 두 개

의 두정골 사이에 있는 삼각형의 천문. '시상봉합 + 인자봉합'이다. 생후 2개월에 폐쇄된다. = 뒤숫구멍.

소총 小銃 rifle 군대의 기본적인 개인 휴대용 화기. 총기의 기원은 원시인들이 대롱에 침을 넣어 입으로 불어 쏘는 데서 유래했다고 한다. 그후 1040년 중국에서 화약을 발명하면서부터 본격적인 총기의 개발이 시작되었고, 원(元)나라에 이르러 철제포탄을 사용한 철화포(鐵火砲)가 제작되면서 이것이 유럽으로 전해져 대포가 만들어졌다. 소총은 구경 7mm 내외의 라이플총(rifle 銃)으로, 탄환 중량 약 15g, 최대사거리 3,000~4,000m, 유효사거리 300~500m의 성능을 가지며, 초당 12발 내외로 사격할 수 있다. 제2차 세계대전 때까지는 총의 길이에 따라 긴 것을 보병총, 짧은 것을 기병총이라고 하였으나 오늘날은 이러한 구분이 없어졌다. 발사 메커니즘에 따라 단발식·연발식·자동장전식(자동·반자동)이 있다. 단발식은 탄알을 1발씩 장전하도록 되어 있는 것으로서 오늘날 군용으로는 사용되고 있지 않다. 연발식은 일정한 탄알을 탄창에 넣어 두었다가 노리쇠를 작동시켜서 1발씩 약실로 보내도록 되어 있으며, 자동장전식은 발사할 때마다 탄창의 탄알이 자동으로 약실에 장전되도록 되어 있다. 소총은 보병의 기본 화기이므로 어떤 환경조건에서도 사용할 수 있어야 하며, 불빛 없이도 손쉽게 분해·결합이 가능하고, 가격이 저렴하며, 대량생산이 가능할 뿐만 아니라 백병전에 사용할 수 있도록 총검을 꽂을 수 있고, 개머리판이 튼튼하여야 한다. 제2차 세계대전을 계기로 자동장전발사가 가능한 자동소총의 개발이 촉진되어, 오늘날 거의 모든 국가가 자동소총으로 장비하게 되었다. 빈번하게 일어나는 국지전을 위해서 사거리를 줄이더라도 근거리 전투에 유리한, 초속도(初速度)가 빠른 탄알을 연달아 발사할 수 있는 성능이 요구된다. 미국의 M16소총, 러시아의 AK- 47소총 등이 대표적이다.

소파반응 搔爬反應 scratch test 알레르기를 검사하는 피부 반응 검사의 일종. 가볍게 상처를 낸 피부 부위에 의심이 되는 항원을 포함한 용액을 미량 적용시킨다. 15~20분 후에 출현하는 팽진, 발적의 증폭을 측정하여 팽진 5mm 이상, 발적 15mm 이상으로 나타나면 양성이며 30분 후에도 반응이 팽진 0~4mm, 발적 0~14mm이면 음성으로 판정한다.

소파술 搔爬術 curettage 자궁경관을 개대시킨 후 자궁내의 임신산물을 소파술(sharp curettage), 진공 흡입술(vacuum aspiration) 또는 흡입 소파술(suction curettage)로 제거하는 것. 임신 14주 이전에 실시하는 것이 좋으며 임신 16주 이후에는 자궁관 개대 및 제거(dilatation and evacuation, D&E)를 시행한다. D&E는 자궁경부를 폭넓게 개대시킨 후 태아를 기계적으로 분쇄시킨 후 태아를 제거하고 그 후 흡입 소파술로 태반 및 잔유물을 제거하는 것이다.

소포 小胞 follicle 기관내에 있는 현미경적인 길고 중앙이 빈 구조. 소포는 갑상선과 난소의 기능적 단위이기도 하다. = 여포.

소포성호흡음 小胞性呼吸音 vesicular breath 폐 말초 부위에서 청진기를 통해 들리는 바스락거리고 휙휙거리는 정상음. = 폐포성 호흡음.

소포체 小胞體 endoplasmic reticulum 세포질내 막으로 둘러싸인 강(腔). 표면에 리보솜을 갖고 있는 소포체를 조면소포체라 하고 단백질 합성에 관여한다.

소프롤로지분만법 ~分娩法 Sophrology delivery 출산을 모체와 아기가 처음으로 함께하는 공동 작업으로 받아드리고 진통을 통증으로 여기지 않고 출산을 위한 분만 진행에 매우 귀중한 에너지로 받아들이는 정신 상태가 될 수 있도록 영상 훈련을 하는 것. Sophrology의 어원은 Sos(조화, 평온, 안정)+Phren(심기, 영혼, 정신, 의식)+Logos(연구, 논의, 학술)를 의미하는 그리스어이며 1960년 콜롬비아 출신의 스페인 정신과 의사 Caycedo에 의해 창안되었다. 1976년 파리 Saint Michel 병원의 산부인과 의사 Creff가 출산에 응용한 것을 시작으로 우리나라에는 1997년에 도입된 출산법이다. 이는 의식의 변화를 연구하여 마음과 신체의 안정 조화를 얻기 위한 방법을 배우는 것이며 잠들기 직전과 잠에서 깨기 직전 상태의 의식상태로 유도하여 의식 수준을 약간 낮추는 방법이다.

소프트슬리브 soft sleeve 펌프 차와 소화전을 연결할 때 사용하는 짧은 길이의 대구경 소방호스.

소피트 soffit ① 처마, 차양 등의 수평 밑면. ② 문위의 벽체 부분.

소하악증 小下顎症 micrognathia 하악의 발육부전으로 턱이 정상보다 작은 것.

소협골근 小頰骨筋 zygomatics minor 찌푸린 인상을 하는데 이용되는 12개의 입 근육중의 하나.

소형고가사다리 小型高架~ junior aerial 손잡이 휠이 필요 없는 소형 고가사다리로서 그 길이가 19.7 m까지인 사다리.

소형사다리차 小型~車 service aerial 두 개 또는 세 개의 차축 새시 위에 19.7~30.3m 길이의 사다리를 탑재하고 있는 차량. 조타수를 필요로 하지 않으며, 트랙터 견인 사다리차와 동일한 기본장비를 구비하고 있다.

소형소방정 小型消防艇 pump boat 소용량 펌프를 장착한 소형 소방정. 선창 밑 또는 기타 대형 소방정이 접근할 수 없는 공간에서의 진화작업시 유용한 소방정이다.

소형소화기구 小型消火器具 pony 용량 9.5ℓ 미만의 소형 소화기구.

소형연무기 小型煙霧器 small-volume nebulizer 응급상황에서 투여하기 위해 의약품 용액을 넣어둔 용기. 보통 2~3㎖의 식염수에 희석되어 있다. 산소나 압축 공기가 뿜어져서 의약품을 분무시킨다. 환자는 매호흡과 함께 분무된 의약품을 흡입한다. 이 방법에 의한 기관지 확장제 투여는 산소공급을 보충하고 5~10분에 걸쳐 약물을 전달하고, 1회용 앰플로 공급되므로 장점이 있다.

소형지렛대 小形~ claw tool 한쪽 끝에는 갈퀴와 지렛대 받침, 다른 쪽 끝에는 못을 뺄 수 있는 발톱날이 달려 있는 강제진입용 금속공구.

소형척추고정판 小型脊椎固定板 small spine board 척추손상환자 발생시 사용하는 가장 기본적인 장비. 척추에 무리가 가지 않도록 환자를 올려놓은 후 고정시켜 이송하기위해 사용하며 그 규격이 작은 소아용 척추고정장비.

소화[1] 消化 digestion(구급) 소화효소에 의해 음식물에서 분해된 분자들이 장을 통해 혈액으로 흡수되는 과정. 기계적, 화학적으로 음식을 분해하여 보다 소분자로 만들어 가며, 소화기계 내외에 위치한 분비선들의 도움으로 소화기능이 수행된다.

소화[2] 消火 fire extinguishing(화재) 연소(燃燒)를 인위적으로 종식시키는 일. 저절로 꺼지는 것도 포함한다. 연소가 진행되기 위해서는 가연물·열·산소가 유지되어야 하는데, 이중 하나 이상을 제거하면 소화된다. 굴삭기 등과 같은 장비를 이용하여 가연물을 치우거나 물을 뿌려서 연소 부분을 냉각시키거나 거품·불연성가스 등을 주입하여 연소 부분에 대한 산소공급을 차단하면 소화된다.

소화관 消化管 gut ① 소장. ② 위와 장(비전문 용어). ③ 양의 소장으로 만든 봉합성 물질.

소화궤양 消化潰瘍 peptic ulcer 소화기관의 점막이 소실되어 점막하 조직이 위액에 노출되는 상태. 십이지장 궤양(duodenal ulcer)이 가장 흔한 형태이다. 통로 궤양(channel ulcer)은 위장과 십이지장 사이의 유문통로로 드물게 생기는 궤양이다. 급성 궤양은 얕고 무리를 지어서 생기며, 증상이 없을 수도 있으며 반흔을 남기지 않고 치유된다. 만성 궤양이 진정한 궤양으로서, 깊고 단독으로 생기며 증상을 일으킨다. 점막이 회복되더라도 반흔이 남으며, 근육층도 영구적으로 손상된다. 위궤양(gastric ulcer)이라고도 함. → 궤양(ulcer).

소화기 消火器 fire extinguisher(소방) 용기에 저장된 소화약제를 압력에 의해 방사하여 초기 소화를 행하는 기구. 사람이 직접 조작하는 것(고정된 상태에서 사용하는 것은 제외한다)을 말한다. 소화의 능력단위 및 소화약제의 충전량에 따라 소형소화기와 대형소화기로 분류된다. 대형소화는 능력단위의 수치가 보통화재(A급화재)에 적용하는 것에 있어서는 10이상, 유류화재(B 급화재)에 적용하는 것에 있어서는 20이상인 것을 말한다. 소화약제의 가압방식에 따라 축압식과 가압식이 있으며 가압식은 수동펌프식, 반응식, 가스가압식으로 분류된다. → A급화재, B급화재, C급화재, 가압식, 축압식.

소화기계 消化器系 digestive system 음식물이 입

을 통해 식도, 위, 소장으로 통과해 가는 소화관을 구성하는 기관. 구조물과 부속선의 모두를 총칭해서 소화기계로 부르며 부속선에서의 소화효소 분비로 음식물을 분해하여 혈류에서의 흡수를 위해 준비하게 된다. 소화관은 근육튜브로 약 9 m(30피트)의 길이이며 입으로부터 항문까지 연결되어 있다.

소화기함 消火器函 fire extinguisher box 하나 또는 여러 개의 소화기를 보관하는 철재함(鐵材函). 시장·주거밀집지역 등과 같이 화재위험이 높고 소방차량의 진입이 곤란한 구역에 설치하여 화재를 초기에 진화하는데 이용된다. → 소화기.

소화기휴대소방대원 消火器携帶消防隊員 can man 건물 안으로 물소화기를 가지고 들어가 소규모 화재를 진화하는 소방대원.

소화담요 消火~ fire blanket 연소부분을 덮어서 질식소화할 수 있는 담요. 불에 잘 타지 않는 재질로 만들어진다. = 방화담요.

소화도 消化道 digestive tract 구강(oral cavity)에서 항문(anus)까지 약 9m 정도의 소화기관. 구강(oral cavity) → 인두(pharynx) → 식도(esophagus) → 위(stomach) → 소장(small intestine : duodenum, jejunum, ileum) → 대장(large intestine : cecum, ascending colon, transverse colon, descending colon, sigmoid colon, rectum) → 항문(anus)까지이며 점막(mucosa), 점막하조직(submucosa), 근층(muscular layer), 장막(serosa)으로 되어있다.

소화도리깨 消火~ extinguish flail 산불이나 덤불화재를 두드려 진화할 때 사용하는 도리깨.

소화물 消化物 digest 신체에 흡수될 수 있도록 전환된 음식의 유형. 이는 음식을 씹고, 물을 먹고 위와 소장액의 활동에 의해 이루어진다.

소화불량 消化不良 dyspepsia 식사 후 느끼는 흉골하부의 불편감. 만족감, 가슴앓이, 고창증, 메스꺼움 등을 경험한다. 소화불량은 소화성 궤양, 담낭질환이나 만성 충수돌기염 같은 관련 질환의 증상이다. cholelithic dyspepsia는 담낭부전과 관련된 급작스런 소화불량에서 유래된다. functional dyspepsia는

평활근이나 신경계의 장애로부터 나타난다. 소화기관보다 다른 기관의 변화나 질환과 연관된 소화불량을 reflex dyspepsia라고 한다. = indigestion.

소화선 消化腺 digestive gland 음식물의 대사에 필요한 흡수성 물질로 분해하는 과정에 필요한 소화액을 분비하는 선. 소화선에는 타액선, 위선, 장액선, 간과 췌장이 있다.

소화설비 消火設備 suppression system 물, 그 밖의 소화약제를 사용하여 소화를 행하는 기구나 설비. 수동식소화기, 자동식소화기, 간이소화용구(소화약제에 의한 것, 팽창질석 또는 팽창진주암, 마른모래), 옥내소화전설비, 옥외소화전설비, 스프링클러설비 및 간이스프링클러설비, 물분무소화설비, 포소화설비, 이산화탄소소화설비, 할로겐화합물소화설비, 분말소화설비가 있다.

소화수량 消火水量 water supply 일정지역에서 소화용수로 사용할 수 있는 물의 총량.

소화약제 消火藥劑 extinguishant 연소물을 냉각, 질식 또는 두 가지를 중복한 효과에 의하여 불을 끌 수 있는 물을 포함한 제반 소화약제.

소화약제공급장치 消火藥劑供給裝置 foam hopper 분말 포 소화 약제를 분말상태로 저장하고 있다가 설비가 작동될 때 물줄기에 첨가하여 포를 발생시키는 공급 장치.

소화용수 消火用水 water for fire-fighting 소방차량이나 소방펌프로 취수하여 소화에 이용할 수 있는 비교적 깨끗한 물. = 소방용수.

소화용수급수관설비 消火用水給水管設備 water distribution system 루프상태로 지하에 매설되며, 적절한 간격으로 블록밸브(divisional valve)가 20~ 30 cm 구경의 배관에 설치된 급수관 설비. 배관 또는 분기관에 옥외소화전, 옥내소화전, 스프링클러 등이 설치된다. 물의 흐름을 효율적으로 하기 위한 것이라기보다는 배관의 신뢰성 향상을 목적으로 한 방식이다. 대표적인 것으로 루프식 소화 주배관이 있다.

소화용수동펌프 消火用手動~ stirrup pump 소형의 휴대용 수동펌프. 짧은 호스와 펌프를 고정시켜 주는 스터럽 모양의 푸트 브래킷이 달려 있다. 보통,

버킷에서 물을 펌핑할 때 사용한다.

소화용수설비 消火用水設備 water distribution system 화재의 진압에 필요한 소화용수를 저장하는 설비. 상수도 소화용수설비, 소화수조, 저수조 그 밖의 소화용수설비를 말한다.

소화용수첨가제 消火用水添加劑 water additive 소화용수의 소화 효과를 높이고 동결을 방지하며 마찰 손실을 줄이기 위해 첨가하는 약제. 통상 3% 정도 첨가한다.

소화용주배관 消火用主配管 fire main 구내 소화용 주배관. 보통 지하에 매설한다.

소화쟁기 消火~ fire plow 트랙터에 달린 둥근 모양의 쟁기. 방화선 및 연소저지선을 구축할 때 사용한다.

소화전 消火栓 fire hydrant 가장 효과적인 소화수단인 물을 공급하기 위해서 수도시설에 연결·설치되는 시설. 지하식, 지상식, 옥내소화전으로 구분한다. → 옥내소화전, 옥외소화. = 급수전(給水栓), 방화전(防火栓).

소화전니플 消火栓~ hydrant nipple 소화전에 붙어 있는 나사 이음쇠. 소방호스를 연결하는 곳이다.

소화전렌치 消火栓~ hydrant wrench 5각형의 작동 너트가 달린 특수 렌치. 소화전을 개방하여 방출구 캡을 제거하는 데 사용한다.

소화전밸브 消火栓~ hydrant valve 소화전 송수구에 연결되어 소화전 방수밸브와는 별도로 작동하면서 소화전의 방수량을 조절할 수 있는 밸브.

소화전스템 消火栓~ hydrant stem 소화전 최상부 조작 너트로부터 바닥면 가까이 위치한 밸브까지의 본체부분.

소화전어댑터 消火栓~ hydrant adapter 소방펌프차의 흡입구를 소화전 송수구에 연결할 때 사용하는 어댑터나 관부속 또는 커플링.

소화전용연결배관 消火栓用連結配管 coffee pot chuck 소방차에 싣고 다니는 휴대용 소화전. 한 개의 63.5mm 방수구가 달려 있다. 도로 밑에 위치한 특수 물탱크에 연결하여 사용하며, 커다란 황동 커피포트와 유사한 모양이다.

소화전점령 消火栓占領 take a hydrant 소화전으로부터 소화용수를 취수할 수 있도록 소방호스나 스탠드파이프를 연결하는 일.

소화전접근 消火栓接近 catch a hydrant 소화전에 소방호스를 연결하기 위해 이동장비를 이용, 소방대원을 소화전에 접근시키는 것.

소화전키 消火栓~ hydrant key 소화전을 개폐하고 방수구 캡을 제거할 수 있는 렌치. → 렌치.

소화전피트 消火栓~ hydrant pit 지면 또는 도로 밑에 설치된 소화전용 피트.

소화전함 消火栓函 hose house 호스노즐, 호스렌치, 개스킷 및 스패너 등을 수납하고 소화전 등의 급수설비에 인접하거나 그 위에 설치된 함.

소화전확보 消火栓確保 take a hydrant ① 펌프차를 소화전 옆에 대기시키라는 명령. ② 소화전에 호스를 연결하라는 명령.

소화제 消化劑 digestant 음식의 소화를 돕기 위해 사용하는 약물. 위의 분비기능을 촉진하거나 소화액 성분을 보조제로 음식물에 첨가하거나 위액의 분비 과잉에 길항하는 것으로 사용된다.

소화주배관 消火主配管 yard main 구내 소화용 주배관. 대부분 지하에 설치한다.

소화활동설비 消火活動設備 fire fighting system 소방대의 진압활동을 보조하기 위한 것. 제연설비, 연결송수관설비, 연결살수설비, 비상콘센트설비, 무선통신보조설비, 연소방지설비가 있다.

소후두신경 小後頭神經 lesser occipital nerve 귀뒤쪽, 머리의 양쪽으로 나 있는 한 쌍의 신경.

소훼 燒燬 damage by a fire 연소되었거나 화염(열)에 의해서 물건이 변형 또는 멸실된 것. → 소손, 소실.

소흉근 小胸筋 musculi pectoralis minor 대흉근 하층에 있으며 제3~5늑골에서 일어나기 시작하여 견갑골의 오훼돌기에서 정지하는 근육. 견갑골을 앞 방향과 아래 방향으로 당기는 작용을 하는 근육. = 작은가슴근.

속 屬 genus 동물이나 식물 분류의 한 단계.

속도 速度 velocity 운동하는 점의 변위의 시간에 대한 비율. 일상생활에서는 빠르기 즉, 속력(speed)과 같은 뜻으로서 초속 몇 m, 시속 몇 km라는 식의 스칼라량(단위가 정해지면 수치만으로 완전히 나타나는 양)이며, 광속도(光速度), 위상속도(位相速度) 등은 이러한 뜻의 속도에 속한다. 그러나 물리학에서는 그러한 속력에 더해 물체가 움직이는 방향을 생각한 벡터량을 의미한다(이 방향은 궤도곡선에 그은 접선의 방향과 일치한다). 즉 시간 t에 P점에 있던 질점이 시간 t′에 P′점으로 이동했을 때 벡터 P → P′를 t−t′로 나눈 값을 평균속도, t−t′=t라 했을 때 $\lim_{\Delta t \to 0}(PP'/\Delta t) = v$를 시간 t에서의 속도라 한다.

속도계 速度計 speedometer 속도의 측정이나 지시에 사용하는 계기의 총칭. 특히 회전 속도의 측정에 사용하는 것을 회전 속도계라고 한다. 일반적으로 회전하는 차축의 속도는 축의 회전수로 표시된다. 자동차, 항공기 등에서는 지면에 대한 속도 또는 공기에 대한 속도 등이 필요하며, 보통 속도계라고 하면 이와 같이 직선 속도를 표시하는 계기를 말한다. 차량의 속도는 단위시간당 차바퀴의 회전수와 차바퀴의 원주의 길이를 곱한 것으로 표시된다. 자동차의 속도를 표시하는 속도계는 이 원리에 의한 회전속도계(tachometer)이다.

속도계수 速度係數 speed factor 구름베어링(rolling bearing)의 회전수를 고려하여 500시간의 정격 수명을 부여하는 부하 용량을 구하는 과정에서 기본 정격하중에 곱하는 계수.

속도수두 速度水頭 velocity head 유체의 흐름에너지.

속도압 速度壓 velocity pressure 바람, 유체의 동역학적인 압력. 풍속을 v, 그 밀도를 ρ, 중력가속도를 g라 하면 속도압은 $q=1/2\,\rho v^2$ 또는 $q=\rho v^2/2g$이다.

속도제한 速度制限 speed limit 차량이 해당도로의 기하구조 조건 교통 및 환경조건에 안전하고 효율적으로 이동하기 위해서는 주변 여건에 맞는 적정 속도로 주행하거나 규제하는 것.

속동형스프링클러헤드 速動形~ quick response sprinkler head 헤드의 표면적을 증가시켰거나, 또는 특별한 작동장치, 즉 금속날개 집열기나 전기적 뇌관을 부착한 스프링클러헤드. 신속한 작동을 목적으로 고안된 것이다.

속동형조기진압스프링클러헤드 速動形早期鎭壓~ quick response early suppression sprinkler head 특정 화재위험을 조기에 진화할 수 있는 속동형 스프링클러헤드.

속동형포용확장스프링클러헤드 速動形包容擴張~ quick response extended coverage sprinkler head 확장된 방호면적에 물을 살수할 수 있는 속동형 스프링클러헤드.

속력 速力 velocity 움직이는 물체의 빠르기 정도로, 단위시간당 이동거리로 나타낸다. → 속도.

속립결핵 粟粒結核 miliary tuberculosis 다수의 결핵균이 한꺼번에 혈관으로 들어가 폐를 비롯한 여러 장기로 전파되어 흉부 X−선상 좁쌀 크기의 병변으로 보이는 것. 과거에는 결핵 초기감염의 소아에게 많았으나 최근에는 성인이나 고령자에게서 중증질환이나 알코올 중독자, 당뇨병, 임신과 출산, 면역억제제를 과용한 경우에 발생하기도 한다. 식욕부진, 전신권태감, 체중감소, 하루에 두 번의 경련이 있는 발열, 기침 등의 일반적인 증상이 나타나기도 하며 오심과 구토를 동반할 경우에는 합병증인 결핵성 뇌막염을 의심해볼 수 있다. = 속립성 폐결핵, 좁쌀결핵.

속립진 粟粒疹 miliaria 고온 다습한 환경에 장기간 노출시 한선이 폐쇄되어 피부의 여러 가지 깊이에 생기는 땀의 저류에 동반된 피부 변화의 증후군. 단독으로 발생된 경우 홍색한진을 말한다. → 홍색한진(heat rash). = 한진, 땀띠.

속명 屬名 generic name 약에 붙여진 공식적인 비상품명. 속명에 의해 모든 약품의 제조가 시행되지만 약물은 주로 제조자에 의해 상품명으로 제조된다. → trade name.

속명등가품 屬名等價品 generic equivalent 속명 아래 판매되는 약품. 팔기 위해 상품명으로 화학적 구성 성분을 표시한다.

속발성간질 續發性癎疾 secondary epilepsy 질병이나 외상에 의한 간질발작.

속발성무월경 續發性無月經 secondary amenorrhea 월경이 사춘기에 일단 확립된 후에 일어나는 월경의 정지.

속발성방실차단 續發性房室遮斷 second-degree AV block 심장 블록과 함께 방실 결절에서 일시적으로 전도 장애가 일어나는 것. Mobitz Ⅰ(Wenckebach)과 Mobitz Ⅱ(classic second-degree heart block)의 두 가지 유형이 있다. second-degree, Mobitz Ⅰ 또는 Ⅱ라고도 한다.

속발성빈혈 續發性貧血 secondary anemia 선행질환, 병발질환에 의한 빈혈. 조혈조직의 기초적 질환에 의한 빈혈을 원발성 빈혈이라고 하여 이차성 빈혈과 구별하였으나, 현재는 빈혈이 하나의 증상으로 인식되기 때문에 모두 이차성이므로 위의 구별은 예전방식이다.

속상수축 束狀收縮 fasciculations 근의 작은 국소적 수축이 피부를 통하여 보이는 것. 한 개의 운동신경섬유가 지배하는 몇 개 근의 자발적인 운동.

속성 屬性 generic 약제에 비 상품화된 이름으로서 종류나 그룹에 관련된 비 특정 이름.

속어증 速語症 agitophasia 비정상적으로 말의 속도가 빨라 무의식적으로 단어, 소리, 음절 등을 더듬고 생략하는 상태.

속임약 ~藥 placebo 물리적, 화학적 성질보다는 어떤 의도 때문에 효과를 나타내는 약. 증류수, 식염수, 설탕과 같은 비활성 물질이나 수용성 비타민 같은 무해한 물질을 마치 약물의 유효량처럼 사용하는 것으로 건강관리제공자의 판단에 투약이 필요하지 않은 환자가 약물을 요구할 때 통증 등을 경감시키고자 하는 목적으로 사용하기도 한다. = 무효약, 위약.

속임약효과 ~藥效果 placebo effect 특정한 성질을 가지지 않은 물질을 투여한 후 신체적, 정신적으로 변화가 생겨 환자의 심리효과에 영향을 미치게 되는 효과. 위약이 치료상 효과적인 작용을 하기도 하며 실제로 수술 후 통증을 호소하는 환자의 약 30% 정도가 위약에 진통효과가 있다고 응답한 연구 보고도 있다.

속지심블록 束枝心~ bundle-branch heart block His속 분지(分枝)의 하나에 전도가 소실됨으로써 한 심실의 자극이 다른 심실의 자극에 앞서서 나타나는 형의 블록, 또는 전도가 소실되지 않은 심실의 자극이 소실된 심실의 자극에 앞서 나타나는 형의 블록.

속효성의 速效性~ short-acting 약을 복용한 후에 효과가 매우 빠르게 나타남을 의미한다. = 단기작용의.

손 hand 상지 전완 원위에 있는 부분. 골격 중 가장 유연한 부분이고 수근골 8개, 중수골 5개, 수지골 14개로 형성되어 전체 27개의 뼈로 구성되어 있다.

손가락훑어내기 finger sweep 의식이 없는 환자의 상부기도에서 기계적 장애를 제거하는 시술. 환자의 아래턱과 혀를 엄지와 집게손가락으로 붙잡아 입을 벌린 후 손가락으로 환자의 입에서 이물질을 쓸어낸다.

손괴죄 損壞罪 crime of damaging 타인의 재물, 문서 또는 전자기록 등 특수매체 기록을 손괴 또는 은닉, 기타의 방법으로 그 효용을 해하는 죄.

손목 wrist 앞 팔과 손. 두 줄로 정돈된 여덟 개의 뼈 사이의 관절.

손목웨이트 wrist weight 다이빙 후 안전감압을 하기 위해 부력을 줄이기 위해 손목에 걸 수 있는 여분의 웨이트.

손바닥널힘줄 = 수장건막.

손바닥법칙 ~法則 rule of palm 화상 범위를 환자의 손으로 측정하는 방법. 영아, 소아 또는 성인 등 어떤 환자에게도 적용될 수 있으며 손바닥은 신체 표면의 약 1%와 같기 때문에 화상의 범위를 측정하기 위해 환자의 손바닥으로 그 크기를 비교한다(예를 들면 손바닥 5번 = 신체의 5%). 손바닥 측정법은 작고 국소적인 화상에 적용하기가 더 쉽고 9의 법칙은 더 크고 넓은 화상에 적용하기 좋다. → 9의 법칙.

손상[1] 損傷 damage 떨어지고 상하는 것.

손상[2] 損傷 impairment 정상적인 활동에 방해하는 비정상적으로 기인된 구조나 기능의 장애.

손상[3] 損傷 injury 일반적으로 외부에서 힘으로 신체에 손상을 주는 장애. 모든 병리적 외상성의 조직장애, 또는 어떤 부분의 기능 상실을 말함.

손상기전 損傷機轉 mechanism of injury 환자에게 손상을 입힌 복합적인 힘의 세기, 힘의 방향 그리고 힘의 특성. 대부분 예측이 가능하다. 보통 외상 현장을 세심하게 관찰함으로써 드러나게 되는데 손상의 부위와 심각성을 예측하는 데 도움을 줄 수 있다.

손상방지블록 損傷防止~ chafing block(소방) 둥근 홈이 파여 있는 상자형 장치. 상자에 파인 둥근 홈 속에 호스를 넣고 고리로 고정시켜 호스의 외피가 거리의 연석이나 콘크리트, 자갈 등과의 마찰로 인해 손상되는 것을 방지해 준다.

손상예측지표 損傷豫測指標 index of suspicion 손상기전의 분석을 통해 손상을 예견하는 것.

손상점수 損傷点數 trauma score 둔상이나 천자상 환자의 손상 정도를 계산하는 계수. 이 수치는 환자의 수송목적지 결정이나 환자의 치료 결과를 예측하는 데 쓰인다. 점수는 5영역으로 요약하여 1과 16사이의 숫자로 표시한다. 다섯 개 영역은 수축기 혈압, 호흡수, 호흡확장, 모세혈관 재충혈과 Glasgow 혼수 계수이다. → Glasgow coma scale, 개정 외상지수.

손상조절 損傷調節 injury control 모든 손상을 경감(輕減) 또는 예방하기 위한 체계적 접근.

손실 損失 loss ① 전송 선로 및 공진기 내 등에서 광 에너지가 없어지는 것. 반사율이 1보다 작기 때문에 생기는 반사손, 회절 효과에 의한 회절손, 산란에 의한 산란손, 흡수에 의한 흡수손 등이 있다. 물질에 의한 흡수가 능동 상태에서 변화하는 경우가 있는데 이 때를 능동손이라 하며, 일반적인 경우의 수동손과 구별한다. 일반적으로 전기 통신에서는 단독으로 사용될 때만 '손실'이라고 하고, 다른 용어와 복합될 때는 반사손, 회절손 등과 같이 '~손'이라고 한다. 그러나 광, 양자(量子) 일렉트로닉스 분야에서는 복합된 때도 반사 손실, 회절 손실과 '손실'을 사용하는 경우가 많다. ② 교환선군에서 생긴 호가 접속을 거절당하여 잃어버리는 것. 이와 같은 호를 손실 호라 한다.

손을이용한화재확인 ~火災確認 feeling for fire ① 은폐된 공간에서의 화재 발생 여부를 확인하기 위해 벽이나 격벽, 기타 관련 표면을 손으로 만져보는 것. ② 연소된 물질과 잔해 등을 손으로 만져보면서 완전히 꺼지지 않고 남아 있는 불씨를 확인하는 것.

손전등 ~電燈 strobe light 응급상황시 팔이나 의복에 부착할 수 있는 소형 전등.

손해사정인 損害査定人 loss assessor 피보험 대상이 재난·사고로 입은 피해를 조사하고 보험금액을 심사하는 일을 하는 사람. 주로 보험사에서 고용하고 있으나 보험계약자도 선임할 수 있다.

솔더형스프링클러헤드 ~形~ solder-type sprinkler head 열기에 의해 퓨저블 링크가 녹아내릴 경우 작동하는 스프링클러헤드.

솔라닌 solanin 위장장애, 허탈, 복통, 현기증을 일으키는 감자의 독 물질.

솔레노이드밸브 solenoid valve 감지기 작동이나 수동조작함의 기동스위치 조작 또는 화재수신반의 수동 개방스위치 조작시 자동으로 솔레노이드 밸브를 개방시켜 중간 챔버의 압력을 감소시켜 준비작동밸브의 디스크를 개방시켜 주는 밸브. 평상시에는 폐쇄상태로 유지된다.

솔리드선반 ~懸盤 solid shelf 구멍이 없고 전체가 하나의 판 모양으로 만들어진 선반. 랙크식 창고에 솔리드 선반을 사용할 경우에는 각 선반마다 인랙 스프링클러헤드를 설치하여야 한다.

솔리드장선구조 ~長線構造 solid joist construction 중심에서 중심까지의 간격이 0.9m 이하이고, 천장면 아래로 100mm를 초과하는 돌출된 고형 구조부 또는 비구조부가 있는 천장.

솔벤트 solvent 다른 물질을 녹이는 액체. = 용매.

송과선 松果腺 pineal gland 시상하부에서 뇌량(腦梁)팽대부 아랫부분과 상구(上丘) 사이에 위치하는 약간 편평한 추체모양의 소체. 멜라토닌(melatonin)을 합성한다. 기질에는 분비기능이 있는 것으로 보이는 신경아교세포와 실질세포가 있다. = 송과체(pineal body).

송과체종 松果體腫 pinealoma 뇌의 송과선에 생긴 종양.

송수구 送水口 fire department connection 건물

밖에서 소방차량을 이용하여 건물내 소화설비(방수구·스프링클러 등)에 물을 공급하는 금속구.

송수신기 送受信機 transceiver 데이터나 정보의 송수신이 가능한 단말 장치. transmitter와 receiver의 합성어.

송수신무선헬멧 送受信無線~ helmet equipped wireless transceiver 휴대용무전기를 송수신할 때 양손을 자유롭게 사용하기 위하여 헬멧에 송수신 기능을 작동시킬 수 있는 장치가 달려있는 헬멧.

송수신헬멧 送受信~ helmet-mounted communication kit 구조나 방재활동 때 송수신을 하기위해 착용하는 헬멧. 송신을 할 때는 허리벨트에 부착된 버튼을 누른 상태에서 말을 하며 헬멧 내부에 스피커와 마이크가 내장되어 있다.

송수전환기 送受轉換器 duplexer 하나의 안테나를 송신과 수신에 공동으로 사용하기 위하여 송신할 때에는 송신 출력으로부터 수신기를 보호하고, 수신할 때에는 반향 신호를 수신기에 공급하도록 하는 장치.

송수화기 送受話器 handset 음성 등 정보의 송수신을 위하여 만들어진 장비. 전화기 등에서 사용하는 유선용과 무전기에서 사용하는 무선용 등이 있다.

송신 送信 transmission 응급상황 또는 응급환자의 상태를 통신으로 보냄.

송신국 送信局 transmitting station ① 정보 통신망에서 데이터를 송신하는 데이터 단말 장치. 송신 전용 단말 장치가 아니라 데이터를 송신하고 있는 단말 장치라는 의미로, 동일한 장치가 데이터를 수신하는 경우에는 수신국이 된다. ② 무선국의 경우 수신국 또는 수신소와 분리되어 있는 대규모나 대출력의 송신국 또는 송신소. 이때에는 송신 무선국이라는 의미이다.

송신지연 送信遲延 presignal delay 화재경보의 진위 여부를 확인하기 위해 소방서로의 화재경보송신을 지연시키는 것.

송유관 送油管 pipeline 원유나 석유류를 원거리까지 보내는 관로. = 파이프라인.

송전 送電 power transmission 발전소에서 생산된 전력을 수용처까지 보내는 일. 굵은 전선을 사용하여 저항을 작게 하거나 전압을 높여서 단위 전력당 전류를 작게 하여 송전과정에서의 전력손실을 줄인다.

송전전압 送電電壓 transmission voltage 발전소에서 전기 수용가로 송전할 때의 전압. 일반고압(600V 초과, 7,000V 이하)과 특별고압(7,000V 초과)의 두 가지로 송전한다.

송지 松脂 rosin 괴상(塊狀)으로 담황색 또는 갈색이며 투명하고 유리 광택이 있고, 때로는 표면이 백색 또는 황색 분말로 덮여있는 천연수지. 송진을 증류하여 얻는다. 색상의 짙은 정도를 알파벳순으로 이름을 붙여 H로진에서 W로진까지 있는데 W로진 쪽이 엷은 색이다. 생송진이나 송진으로 되어 있는 것을 감로진. 소나무를 자르거나 뿌리를 뽑아 얻은 것을 우드로진(wood rosin)이라 한다. 용도는 종이의 사이즈제(劑), 비누, 도료, 합성수지의 첨가제 등으로 사용되며, 세계 생산량의 절반이 미국에서 산출된다.

송진 松津 pine resin 융점 120~135℃, 인화점 187.8℃, 비중 1.08, 경화점 70~80℃인 황색 또는 담갈색의 덩어리 또는 분말. 물에 녹지 않지만 알코올, 에테르, 테레핀유 등에 녹는다. 가열하면 가연성 증기를 발생하고, 자신이 인화성이 강한 유분을 함유하고 있어 인화하기 쉽고 심하게 연소한다. 분말로 된 것은 고형물, 덩어리로 된 것보다 인화의 위험성이 높다. 강산화성 물질과 혼합한 것은 연소 위험성이 커진다. 요오드와 혼합한 것은 온도가 상승하면 폭발의 위험이 있다. 저장, 취급시 화기를 엄금하고, 불꽃을 발하는 기구와 격리하며, 찬 곳에 저장한다. 강산화제와 접촉을 피한다. 초기 소화에는 물, 포, 분말이 유효하며, 기타의 경우는 물에 의한 냉각소화가 효과적이다. 상황에 따라 알코올형 포를 사용한다. 소화 작업 중 분진 또는 증기의 흡입을 피하기 위해 공기 호흡기 등의 보호장비를 착용한다. 북아메리카가 주산지로 세계 산출량의 50% 이상을 생산하고, 맥시코, 프랑스 등지에서 약간 생산된다. 채취방법은 나무에 상처를 내어 거기서 나오는 송진을 컵 등으로 받는데, 상처에 황산을 뿌리면 수취량이 증가한다 용도는 비누, 염료, 합성수지, 건조제, 전기재료, 연마제, 고무, 의약, 레코드, 농약, 옻, 피혁, 건전지, 인쇄잉크, 리노륨제조, 방수포, 로진유, 도료, 땜납, 제지용사이즈, 접착제, 성냥 등에 사용된다.

송출식발포기 送出式發泡器 foam generator, blower-type 분무형태의 포를 스크린에 분출한 다음, 팬 또는 송풍기로 바람을 일으켜 공기가 스크린을 통과하면서 포를 발생시키는 장치.

송풍기 送風機 fan 공기의 유동을 일으키는 기계 장치. 증기기관, 내연기관, 증기 터빈, 가스 터빈 등에서 연료를 사용한 후 기체를 밖으로 내보낼 때 사용하는 기구로, 화재현장에서 농연이 가득 차 있는 공간에 이것을 이용하여 맑은 공기를 불어 넣어서 빼어낸다. 일반적으로 풍압 1,000mmAq 미만인 것을 fan, 1,000~10,000mmAq를 blower, 이 이상의 것을 compressor라 한다.

송화기 送話器 telephone transmitter 전화기에서 송수화기에 장착되어 통화자의 입 근처에서 작동하는 마이크로폰. 음압을 받는 진동판과 이를 전기 에너지로 변환하는 소자 및 음향 특성을 제어하는 공기실 등의 음향 소자로 구성된다. 변환 형식에 따라 탄소형, 전자형, 정전형, 압전형, 동전형 등이 있다.

쇄골 鎖骨 clavicle 첫 번째 늑골 바로 위의 길고 굴곡진 수평골. 어깨 지지대의 복면부를 형성하고 있다. 내측으로는 흉골과 관절하고 외측으로는 견갑골의 견봉과 관절하고 수많은 근육이 부착된다. 남자보다 여자의 쇄골이 더 짧고 얇으며 덜 굴곡지고 더 부드럽다. 또한 계속적인 격렬한 손작업을 수행하는 사람은 근육의 부착면을 위해 더 두껍고, 더 굴곡지고 더 현저하게 융기된다. = 빗장뼈.

쇄골골절 鎖骨骨折 clavicular fracture 소아에서 가장 흔히 골절되는 부위 중 하나이며, 추락시 상지를 뻗게 되거나 어깨를 부딪쳐 넘어져 부러지는 일이 많고 S자 모양으로 만곡해 있는 쇄골의 중·외 1/3의 경계가 가장 골절되기 쉽다.

쇄골중간선 鎖骨中間線 mid-clavicular line 쇄골의 중심에서 체간 아래로 내려오는 선. 앞면의 흉부를 두 부분으로 나눈다. 좌측 쇄골중앙선은 최대 심장 박동 부위를 포함한 다양한 심장 현상의 위치를 나타내는 중요한 기준선이 된다. = 빗장중간선.

쇄골하근 鎖骨下筋 musculus subclavius 제1늑골 및 늑연골에서 일어나기 시작하여 설골의 하면에 정지하는 근육. 제5, 6경신경의 지배를 받는다. = 빗장밑근.

쇄골하정맥 鎖骨下靜脈 subclavian vein 상지로부터의 정맥혈을 모으는 액와정맥의 계속으로, 쇄골과 제1늑골 사이를 통과하여 전사각근을 지나서 흉쇄관절 후방에서 내경정맥과 합류해서 완두정맥이 된다. = 빗장밑정맥.

쇄빙도끼 碎氷~ ice ax 눈이나 얼음에서 발판을 마련하기 위해 사용되는 암벽등반용 곡괭이.

쇄빙선 碎氷船 ice breaker 얼음이 덮여 있는 결빙 해역(結氷海域)에서 수역의 얼음을 부수어 항로를 만들기 위해 사용되는 배. 수역에 따라 내해형과 대양형이, 선형에 따라 미국형과 유럽형이 있다. 대양형은 대형으로 러시아의 원자력 쇄빙선은 1만 6,000 t의 초대형선이다. 미국형은 선수에도 추진기가 있어서 빙면 하부의 물을 배제해서 쇄빙을 용이하게 한다. 유럽형은 빙면 상에 올려서 쇄빙하는 것과 선수를 빙면에 충돌시켜 쇄빙하는 두 양식이 있는데, 추진기는 선미에만 있다.

쇄자연효소 刷子緣酵素 brush border enzyme 장 상피세포의 미세융모막에 위치한 소화효소.

쇠갈고리 grappling hook 물에 빠진 사람이나 물건 등을 건져낼 때 사용하는 철제 도구. 앵커와 비슷한 모양을 하고 있다.

쇠약 衰弱 emaciation 영양소 부족이나 질병으로 인한 과다한 여윔. = weakness.

쇠지렛대 crowbar 강철로 만들어진 둥근 바. 한쪽 끝은 날카로운 침 모양, 다른쪽 끝은 납작하게 만들어 쐐기(V자 모양) 모양을 갖도록 한 것. 무거운 물체를 옮길 때 지렛대로 사용하기도 한다.

쇼그렌증후군 ~症候群 Sjögren's syndrome 누선과 타액선에 주된 병소가 있는 증후군. 병소에는 T세포 및 B세포의 침윤을 볼 수 있다. 주로 여성에서 발발하고 타액선과 누액선의 분비감소로 구내건조 및 건조성 각막 결막염을 특징으로 한다.

쇼크 shock 신체의 말초조직에 부적절한 혈액의 공급으로 인해 세포의 기능부전이 초래되고 생명이 위협받는 비정상적인 상태. 부적절한 심박출량, 저혈압, 핍뇨, 말초 혈류 저항과 분포의 변화, 조직 손상과 관련이 있다. 원인 요소에는 저혈량을 초래하는 출혈, 구토, 설사, 부적절한 수액 섭취, 과도한 신장 손실이 있다. 종류에는 아나필락틱 쇼크(anaphylactic shock), 패혈성 쇼크(septic shock), 심인성 쇼크(cardiogenic shock), 저혈량성 쇼크(hypovolemic shock), 신경성 쇼크(neurogenic shock)가 있다. 혈액량 감소성 쇼크가 가장 일반적이며 혈류 감소로 인해 산소, 영양분, 호르몬, 전해질의 말초조직으로의 전달과 대사산물의 제거가 지연된다. 맥박과 호흡 횟수는 증가하고 혈압은 초기에 조금 상승한 후 감소한다. 환자는 뇌로 가는 혈류의 감소로 불안정, 불안 징후를 보이며 허약감, 기진맥진, 창백하고 축축한 피부 등을 나타낸다. 쇼크가 진행되면 체온이 떨어지고, 호흡은 빠르고 약해진다. 떨어지는 수축기 혈압에 대응하여, 이완기 혈압을 올리거나 유지시키기 위한 보상적 혈관 수축이 유발되는 만큼의 맥압(수축기 혈압과 이완기 혈압 사이의 차이) 감소가 나타난다. 소변량은 감소하고, 설사나 구토와 같은 체액 손실 이외에 출혈이 나타날 수도 있으며 잠행성으로 진행될 수도 있다. 수액량이 신속하게 보충되어, 산소화된 혈액이 관류가 부족했던 조직으로 보내져야만 하고 산소가 보충되어야 한다. 혈액량은 5% 포도당 생리식염수나 락테이트 링거액과 같은 정맥 수액으로 보충되어야 하며, 출혈이 원인이 된 쇼크시에는 농축 적혈구, 혈장, 혈장 대체 물질이 투여되어야 한다. 무산소 대사에 의해 대사성 산중(metabolic acidosis)이 초래될 수 있다.

쇼크방지용바지 ~防止用~ military anti-shock trousers : MAST 저체액성 쇼크환자에서 혈압을 유지하는 목적으로 사용되는 장비. 일명 PASG(pneumatic anti-shock garment)라고도 하며 골반골절이나 하지 손상 시는 골절을 고정하는 효과도 있다. 비행기 조정사가 사용하는 G-suit를 모방하여 만든 것으로 두 겹으로 된 바지모양의 기구에 공기를 주입하는 것이다. 주 기능은 하지를 압박하여 하지 출혈을 멈추게 하고, 하지의 혈관 저항을 증가시키므로 후 부하가 증가, 하부에 압박을 가하므로 횡격막 상부로 혈류 증가, 하부의 혈관을 압박하여 심장으로 유입되는 혈류 량 증가로 체중 당 4mℓ혈액을 자가 수혈하는 효과가 있다.

수 髓 pulp 비장이나 이빨에 있는 것 같은 부드럽고 폭신한 조직.

수간 獸姦 bestiality 동물을 성욕 만족의 대상으로 하는 것. 남성은 양, 개, 닭, 말, 소 등이며 여성은 개, 고양이, 뱀 등을 사용한다.

수강 髓腔 medullary cavity 골수가 채워진 골의 중심부. = 골수공간.

수격 水擊 water hammer 물을 급격히 가속하거나 감속함으로써 발생하는 힘. 보통, 밸브를 지나치게 빨리 열거나 닫을 때 발생한다. 수격으로 인해 생성된 압력은 배관이나 호스를 손상시킬 수도 있다

수격방지기 水擊防止器 water hammer cushion : WHC 내부에 공기실이 있어 순간적인 이상고압을 흡수 충격을 완화하는 장치. 가압송수펌프가 기동되어 송수를 시작할 때 초기에는 펌프에서부터 급작스럽게 압력이 상승되어 관로망으로 퍼져나간다. 주펌프는 용량이 크므로 이 충격적인 압력(순간적인 고압)은 배관에 연결된 방수장치(헤드, 일제개방밸브 등)에 악영향을 미칠 뿐만 아니라 배관의 진동, 누수 등을 초래하기도 한다. 이와 같은 현상을 줄이기 위하여 펌프직상부나 곡관부위 및 관의 말단에 수격방지기를 부착한다.

수격작용 水擊作用 water hammer 밸브의 급격한 개방이나 폐쇄, 펌프의 급격한 작동이나 정지 등으로 관로(管路) 내를 흐르는 액체의 운동상태가 급격히 변함에 따라 운동에너지가 압력에너지로 변화하여 탄성파가 발생하는 현상. 수격작용으로 관로가 파괴되는 것을 방지하기 위해서는 수격이 미치는 부분에 완충장치를 하거나 밸브·펌프의 작동속도를 조절해야 한다.

수격현상 水擊現象 water hammering 유체가 유동하고 있는 관로의 끝 밸브를 갑자기 닫을 경우 유체

의 감속된 분량의 운동에너지가 압력에너지로 변하기 때문에 밸브의 직전인 지점에서 고압이 발생하는데 이 고압의 영역은 관로속의 압축파의 전파속도로 상류쪽의 관로로 향하여 진행하며 다시금 되돌아 오는 것을 왕복 반복하여 압력의 변화를 가져와 관로의 벽면을 타격하는 현상. 이 현상은 관로속의 유속이 빠를수록 또 밸브를 닫는 시간이 짧을수록 격심하고 때로는 관이나 밸브를 파괴하는 수도 있다. 수격현상은 수차에서는 오래 전부터 취급하여 왔으나 최근에 와서는 펌프의 대형화가 됨에 따라 이 부분도 문제시 되어 오고 있다. 펌프가 운전 중에 정전 등에 의하여 급격히 구동력을 잃게 되면 유량에 급격한 변화가 일어나고 정상 운전 때의 액체의 압력을 초과하는 압력 변동이 생겨 수격현상의 원인이 되기도 한다.

수경 水鏡 swimming goggles = 물안경.

수계소화기 水系消火器 water based extinguisher 포소화기, 강화액소화기 등 액체 소화약제를 사용하는 소화기.

수공구진화대 手工具鎭火隊 hand crew 8~25명으로 구성된 임야화재 진화작업대. 진화작업시 수공구를 가지고 덤불 등을 치우는 작업을 주로 수행한다.

수관연소 樹冠燃燒 crown out 간헐적으로 나무의 꼭대기 부분을 태우면서 진행되는 화재.

수관화 樹冠火 crown fire 지상과는 별개로, 나뭇가지를 타고 번져 가는 화재.

수광소자 受光素子 light receiving element 빛을 전기로 변환하는 소자. 통신용의 대표적인 것으로, 광 다이오드(PD), 애벌란시 포토 다이오드(APD) 등이 있다.

수괴 水塊 water mass 온도·염분의 분포구조, 투명도, 플랑크톤의 분포 등이 균일한 해수의 덩어리.

수근간관절 手根間關節 intercarpal articulation 각 수근골간의 관절을 총칭하는 것. 평면관절이며 수근 중앙관절은 어느 정도 굴곡운동을 하는데 나머지는 거의 운동을 하지 않는다.

수근골 手根骨 carpal bone 근위는 요골과 척골, 원위는 제1~5 중수골사이에 있는 8개의 소골의 총

칭. 두줄에 4개씩 늘어서 있으므로 제각기 근위, 원위 수근골이라고도 하고 족근골과는 달리 원형으로 작고 손 운동의 자유성과 원활성을 보장하고 있다. = 손목뼈.

수근중수관절 手根中手關節 carpometacarpal articulation 원위수근골과 중수골저 사이의 관절.

수근하수 手根下垂 wrist drop 요골신경 손상이나 손과 손가락 신근 마비로 발생하는 손목이나 손가락의 무기력.

수나사 external thread 원통 바깥쪽에 나사산이 절삭되어 있는 나사.

수난 水難 disaster by water 비, 홍수 등 물로 인하여 받는 재난.

수난구조용부표 水難救助用浮漂 rescue buoy 수난사고시 들것에 부표를 부착하여 수상에서 요구조자를 인양 운반하는 장비. 포함되어 있는 들것은 자유자재로 구부릴 수 있어 환자에 맞게 조정하여 사용할 수 있고 가방에 넣어서 보관한다.

수납위치 收納位置 bedded position 확장사다리를 수납하여 저장하는 위치

수도관 水道管 sanitary sewer 하수나 상수가 이동하는 관.

수동면역 受動免疫 passive immunity 다른 숙주에 의해서 형성된 면역체를 받아서 면역력을 지니게 되는 면역. 자동 수동면역은 모체로부터 태반이나 수유를 통하여 받은 면역이고 γ-globulin이나 antitoxin 등 인공제제를 접종하여 얻게 되는 면역은 인공수동면역이라고 한다.

수동발신기 手動發信機 manual(fire alarm) pull station 화재를 발견한 사람이 소방서 등에 통보할 때 사용하는 발신기. 보통, 비상구 근처에 설치한다.

수동식소화기 手動式消火器 manual fire extinguisher 사람이 직접 조작·사용하는 소화기. → 소화기.

수동식스탠드파이프설비 手動式~設備 manual standpipe system 유량과 방수압력을 연결송수구로만 급수하는 스탠드파이프설비.

수동식유압케이블절단기 手動式油壓~切斷機 manual hydraulic cable cutter 유압엔진 펌프로부터

발생된 유압을 이용하여 작동을 하나 다만 인력으로 작동을 시켜 절단 대상을 자르는 기계. 일반적으로 소규모의 작업공간이나 인명구조현장에서 사용 가능하다.

수동식유압펌프 手動式油壓~ manual hydraulic pump 사람이 인위적으로 조작하여 외부에서 공급되는 기계적 에너지를 유압 시스템 작동유의 압력 에너지로 변환시키는 장치. 기구에 연결하여 구조작업을 수행 할 수 있도록 하는 장치이다. 다만 인력을 사용해야하는 단점이 있다.

수동식인공호흡기 手動式人工呼吸器 bag-valve-mask : BVM 자발호흡이 없는 환자에게 수동으로 호흡을 유지하는 장비. 인공호흡기 사용시 마스크 부분을 잡은 구조자의 손은 엄지와 검지를 이용하여'C'자 모양에 가깝게 마스크 부분을 단단하게 고정시키고, 나머지 세 손가락은 환자의 하악 부분에 'E'자 모양이 되도록 손가락을 잡고 환자의 상태에 따라 두부후굴 하악거상법(head tilt chin lift), 혹은 턱 들어올리기(jaw thrust)를 시행하여 환자의 머리 쪽에서 마스크를 안면에 밀착시켜 코와 입을 덮는다. 백을 잡은 구조자의 손으로는 천천히 2초간 부드럽게 짜주어 위 팽만이 일어나지 않도록 공기를 주입시킨다. 필요시 O_2 line(산소 연결 줄)과 연결하여 100% 산소 공급을 시행할 수 있다. 제품은 실리콘 재질로 되어있으며, 백, 밸브, 마스크로 구성되어 있다. 백 규격은 성인 1,600㎖, 소아 500㎖, 신생아 240㎖로 되어 있으며, 환자가 호기 시 내뱉게 되는 공기를 차단할 수 있도록 역류방지용 밸브(non- rebreathing valve)가 장착되어 있고, 그 복원력이 우수하며, 소아/신생아용의 경우 과다 공기유입을 막기 위한 과압방지용 밸브(peep valve)가 장착되어 있으며, 구성품은 열소독, 자외선 소독 등 모든 종류의 소독이 가능하다. 산소 저장용 백은 성인용 2.6ℓ, 소아용 0.6ℓ로 고농도의 산소 공급을 필요로 할 때 사용하는 추가 옵션으로 선택할 수 있다.

수동식흡인기 手動式吸引器 hand-powered suction unit 기도 내에 발생한 토사물 등의 이물질을 흡인하기 위한 장비.

수동운동 受動運動 passive movement 피검자가 스스로 근수축을 일으키게 하지 않도록 긴장을 풀게 하고 밖에서 힘을 가해 수동적으로 지절을 움직이게 하는 운동. 신경학적 검사법에 있어서 근긴장도나 평형기능의 검사 등에 이용된다.

수동적-공격적성격 受動的-攻擊的性格 passive-aggressive personality 강한 행동이나 의견을 간접적이고 난폭하지 않은 방법(예, 입을 삐죽 내밀기, 까다롭게 굴기, 잘 잊어버리기)으로 표시하는 태도.

수동적사구체여과 受動的絲絲體濾過 passive glomerular filtration 혈액 내의 수분이 사구체 모세혈관을 통해 걸러져서 보우만낭(Bowman's capsule)으로 들어가는 현상.

수동적외부재가온법 受動的外部再加溫法 passive external rewarming 32~35℃의 경증 저체온증에서 이용하는 재가온법. 따뜻한 담요와 의복을 입히고 더운 실내에서 치료를 하는 방법이다.

수동적-의존적성격 受動的-依存的性格 passive-dependent personality 무력감, 우유부단함, 타인에 대한 의존성 등이 특징인 태도.

수동전환스위치 手動轉換~ manual transfer switch 사람이 직접 하나 이상의 부하를 한 전원에서 다른 전원으로 전환시킬 수 있는 스위치.

수동제세동기 手動除細動器 manual defibrillator 제세동을 시행하는 의료인이 심전도 감시 장치상 나타난 부정맥을 판독하여 제세동여부와 제세동 에너지를 결정하며, 수동식 전극을 사용하여 전류를 전달하는 방법.

수동조작함 手動操作函 manual console 이산화탄소 등과 같은 소화약제가 자동으로 방출되지 않을 경우, 수동으로 방출시키는 장치.

수동화재발신기 手動火災發信機 break-glass fire alarm 화재발신기의 유리를 깨뜨리고 발신기 버튼을 조작하는 것에서 유래한 명칭. 영국에서 주로 사용하는 방식이며, 미국에서는 버튼을 누르는 대신 화재발신기의 손잡이를 잡아당기는 당김식을 주로 사용한다.

수두[1] 水痘 chickenpox(구급) *Varicella-zoster* 바

이러스에 의해 소아와 젊은 성인에게 주로 발생하는 접촉 전염성이 높은 급성질환. 주로 안면과 체간에 한정된 소수포성발진군이 나타나는 것을 특징으로 한다. 17~21일의 잠복기 후 2, 3일~1주일 이내에 나타난다. 병변은 반으로 시작되어 급속히 소수포로 발달되며 마침내는 가피가 생긴다. 열이 나고 약간 기운이 없다. 소양증이 있는 반상구진이 생긴 후 몇 시간 있다가 물집으로 변한다. 병변은 항상 연속적으로 발생하기 때문에 한 시점에서 여러 단계의 병변이 보인다. 머리, 몸통에서 시작하여 사지로 퍼진다. 구강점막, 경구개, 결막에도 침범할 수 있다.

수두^2 水頭 water head(소방) 물이 압력, 속도 또는 위치의 조건에서 가지는 에너지의 크기를 수주의 높이로 나타낸 것.

수두–대상포진바이러스 水痘–帶狀疱疹~ varicella –zoster virus 헤르페스바이러스과에 속하는 것. 같은 바이러스가 소아에게는 수두, 성인에게는 대상포진을 일으킨다. 건강한 소아에게는 수두는 경증이지만 백혈병이나 면역 부전증에서는 치사율이 높다. 대상포진은 지각신경절에 잠복감염되어 있는 수두, 대상포진바이러스의 어떤 유인으로 활성화되어 그 신경지배하의 피부에 포진을 만든다. 면역억제제의 투여에 의해 유발되는 사례가 증가되는 것으로 나타나있다.

수두양의 水痘樣~ varicelliform 수두의 발진을 닮은.

수두증 水頭症 hydrocephalus 뇌와 경막사이 또는 뇌실안에 뇌척수액이 과다하게 저류하는 상태. 증가된 뇌압에 의해 두부의 확대, 전두부 돌출, 뇌실질의 위축, 지능장애, 경련 등을 수반한다. 치료하지 않으면 신경학적 손상을 초래한다. = 물뇌증.

수량계 水量計 water meter 물이 흐른 량을 측정하는 계기. → 유량계.

수력학 水力學 hydraulics 물의 이동과 활용에 관한 학문. 소방분야에서 수력학은 화재를 진화 및 제어하는 데 사용되는 물과 관련된다.

수렴제 收斂劑 astringent 피부, 점막, 궤양면에 적용하여 질소화합물인 단백과 결합해 불용성의 침전물에 의한 피막이 생기도록 해 모세혈관의 투과성을 감소시키고 혈장의 삼출, 누출, 백혈구 유출의 저지를 통하여 조직을 수축시키는 물질. 국소적으로 사용하며 피막형성으로 외부자극에서 국소를 보호하고 진동효과를 나타낸다.

수로 水路 waterway 육로(land route)와 같이 바다에서 배가 다닐 수 있는 길. = 해로.

수로서지 水路書誌 nautical publications 해도와 더불어 선박의 해상교통에 필수적인 안내 책자. 수로서지는 국립해양조사원에서 간행하며 수로지, 항로지, 국제신호서, 해상거리표, 속력환산표, 천측력, 색성판, 태양방위각표, 천측계산표, 등대표, 조석표, 조류도, 해양환경도 등이 있다. 국립해양조사원에서는 1996년부터 수로서지를 항해서지로 명칭 변경하였다.

수류구멍 水流~ vent 오리발의 판부분에 있는 구멍. 킥을 할 때 물이 판의 측면으로 빠져나가지 않도록 하고 뒤쪽으로 흐르도록 유도하는 기능을 한다.

수류탄 手榴彈 hand grenade 손으로 던지는 근접 전투용 소형 폭탄. 무게 400~900g. 신관(信管)·폭약·탄체(彈體)로 이루어지며, 신관이 작동하여 2~5초에 도화약(導火藥)이 타면 폭약에 점화된다. 사용 목적에 따라 세열수류탄(細裂手榴彈:인원살상용), 공격수류탄(무기파괴용), 가스수류탄(전력저하용), 소이수류탄(燒夷手榴彈 : 연소용), 연막수류탄(신호용) 등으로 분류된다. 신관의 점화 방식에 따라서는 충격식, 타격식 또는 격발식, 자동점화식으로도 구분된다. 충격식은 지면 또는 목적물에 부딪쳤을 때 충격에 의하여, 타격식은 던지기 전에 타격을 가함으로써 신관이 작동하고, 자동점화식은 던진 순간부터 신관이 작동한다. 수류탄은 간단하면서도 비교적 폭발력이 강하고 은폐된 인원·무기의 살상·파괴도 가능하기 때문에 실전에서 사용 기회가 많으나, 가까운 거리의 전투 이외에는 용도가 적은 약점이 있다. 따라서 수류탄을 소총으로 발사하는 방법, 대형화하여 척탄통(擲彈筒)으로 발사하는 방법이 고안되었다. 박격포(迫擊砲)는 수류탄이 진보된 형태이다.

수리 水利 utilization of water 소방용수를 공급·저장·사용하는데 필요한 모든 시설. 예를 들면, 소화전, 저수조 → 소방용수, 상수도 등.

수리지도 水利地圖 water supply map 진화작업에 사용할 수 있는 일정 지역의 소화수량을 나타내 주는 지도. 급수관의 크기, 소화전 위치, 소방용수 시험결과, 소방펌프로 펌핑할 수 있는 가용 수원 등이 표시되어 있다.

수리학적설계방식스프링클러설비 水理學的設計方式 ~設備 hydraulically designed sprinkler system 압력손실을 기초로 배관의 크기를 결정함으로써 1 pm의 단위로 나타낸 살수밀도 또는 헤드당 최소 방수압 및 방수량을 특정지역에 균일하게 공급할 수 있는 스프링클러설비.

수마력 水馬力 water horsepower : whp 방수량을 방수압에 연관시켜서 펌프에 필요한 마력을 산정하는 방법. WHP=QP/1,720에서, WHP는 수마력, Q는 방수량 gpm, P는 방수압 psi.

수막[1] 髓膜 meninges (구급) 뇌와 척수를 싸고 있는 세 겹의 피막. 외층은 경막(dura mater), 중간층은 지주막(arachnoid), 내층은 연막(pia mater)이라 한다. = 뇌척수막.

수막[2] 水幕 water curtain (소방) 복사열이나 화염을 차단하기 위해서 물로 형성한 막(幕). 벽을 타고 물이 계속 흐르게 하거나 넓게 퍼지도록 물을 뿜어서 만든다.

수막[3] 水膜 water membrane (소방) 건물의 연소우려 부분이나 위험물 저장 탱크의 과열 방지를 위해서 대상물의 외부 또는 해당 개구부에 물분무 헤드나 드렌처(drencher) 헤드를 설치하여 화재시 수막을 형성하여 연소 방지 및 방호 대상물을 냉각시키는 소화설비의 일종. 화재시 인접 건물로의 연소 방지를 위해서 화재와 인접 건물 사이에 수관을 배치하여 분무하는 형태로서 계속 방수하여 수막을 형성한다.

수막구균성수막염 髓膜球菌性髓膜炎 meningococcal meningitis 수막염균(*N. meningitidi*)에 의한 급성 감염 질환. 그람 음성 쌍구균, 수막염균, A·B·C군을 비롯한 기타의 군이 있다. 수막구균은 6~12개월까지 유아 뇌수막염의 주요 원인균 중 하나이다. 유행성은 급성으로 증세가 나타나며 발열, 심한 두통, 구역질, 구토 등 수막 자극 증세를 동반한다. 과거에는 사망률이 50%나 되었지만 현재는 조기 진단과 항생물질로 인해 5~15%로 감소하였다. 2~10일의 잠복기를 거친 후에 급성으로 발열, 심한 두통, 구역질, 구토, 목 부분 경직 등 증세가 나타나는데 분홍색 반점이 잘 나타난다. 섬망 또는 혼수상태에 빠지기도 한다. 전격형의 경우 갑자기 허탈감에 빠지면서 점상 출혈이 나타나 저혈압, 핍뇨, 혼수상태로 진행한다. 뇌수막염, 심내막염, 심근염, 심외막염, 관절염, 안구염 등 여러 부위에서 국소 감염증을 일으킬 수도 있다. 수막염 증세 없이 패혈증을 일으키기도 하는데, 이 경우 점 모양 출혈 반점이나 백혈구 증가를 동반하는 원인불명의 급성 열병으로 분류한다. 치료는 설파제(sulfa drugs) 또는 페니실린을 투여하며, 설파제에 내성을 갖는 균주에 대해서는 약제에 대한 감수성 검사를 실시한 후 적절한 약제를 사용한다. 치료를 시작한 후 24시간 동안은 환자를 격리시켜야 하며, 환자와 긴밀한 접촉을 한 사람들에게는 예방을 위해 항생제를 투여할 수 있다. 예방을 위해서는 사람들이 밀집한 곳이나 환자와의 접촉을 피하고, 비인두 분비물이나 이것으로 오염된 물건을 소독해야 한다.

수막구균혈증 髓膜球菌血症 meningococcemia 세균(*Neissera meningitidis*)에 의해 발생한 질환. 증상은 오한, 근육과 관절의 통증, 두통, 출혈반, 인후통 및 쇠약을 들 수 있다.

수막류 髓膜瘤 meningocele 두개나 척추의 결손부를 통한 수막의 허니아성 탈출.

수면 睡眠 sleep 명료한 의식 상태 감소인 의식저하, 골격근 활동 감소, 대사억압이 나타나는 상태. 휴식기에 해당한다. 뇌파측정기구로 분석해 보면 1단계의 뇌파는 theta 유형이며 이어서 2단계 수면이 오고 3,4단계에서는 delta 파로 바뀐다. 이런 4단계는 느린안구운동(nonrapid eye movement, NREM) 수면으로 불리며 수면의 3/4을 차지하며 나머지는 빠른안구운동(rapid eye movement, REM) 수면으로 눈 주위에 전극을 부착하면 눈의 근육을 수축시키는 미세한 전극이 기록된다. REM 수면은 약 30분 정도 지속되다가 NREM 수면으로 바뀌고 꿈은 REM 수면 동안 꾸게된다. 정상적인 수면 중에는 60~120분의 수면주기를 4~6회 반복하는 것으로 알려져 있다.

수면각성장애 睡眠覺醒障碍 sleep-wake schedule disorder 일이나 여행 스케줄과 같이 개인의 24시간 주기와 사회적, 경제적 요구사이의 갈등에 의해 야기되는 수면장애의 한 형태.

수면과다증 睡眠過多症 hypersomnia 수면의 깊이가 과도하거나 수면시간이 비정상적인 것. 일반적으로 신체적인 요인보다는 정신적인 요인에 의하며 각성시 혼돈스러운 상태가 특징이다.

수면무호흡 睡眠無呼吸 sleep apnea 숨쉬려는 의도가 사라지며 자는 동안에 숨쉬는 기간이 멈추는 것. 순간적으로 호흡근을 움직이거나 코나 입을 통한 기도유지가 어렵게 된다. 심장혈관 질환의 환자들은 무호흡의 기간동안에 갑작스런 죽음의 위험이 있다.

수면발작 睡眠發作 sleep epileptic 수면 중의 전간(간질)대발작. 발생 시기에 따라 수면전간, 각성전간, 부정형전간으로 분류한다. 수면전간은 수면 중 특히 입면직후와 조기 각성 전에 생기는 것으로 각성전간은 주로 각성 후 2시간 이내에 또는 저녁에 일 등으로부터 해방에서 발작을 초래하게 된다.

수면발작의 睡眠發作~ narcoleptic 수면에 대한 조절할 수 없는 욕구를 일으키는 물질이나 상태.

수면부족 睡眠不足 sleep deprivation 부적절한 수면상태. 이 현상은 꽤 공통적이지만 일반적으로 인식하지 못하는 상태이며 집과 직장에서 많은 사건과 복잡한 것들이 그 요인이 된다고 생각된다.

수면성무호흡증후군 睡眠性無呼吸症候群 sleep apnea syndrome 수면하는 동안 비강 및 구강에서 기류의 완전정지가 적어도 10초 이상 계속하여 7시간의 수면 중 30회 이상의 무호흡을 초래하는 것. 나이에 관계없이 일어나는데 아침 두통과 피로 증상이 있으며 심하면 다혈구증, 저산소증, 고탄산가스증 등의 호흡부전 때 나타나는 임상적 소견의 증상이 있다. 성인은 비만이 유소아는 아데노이드나 구개편도의 비대가 그 원인이다.

수면장애 睡眠障碍 sleep disorder 수면이 질적, 양적으로 장애를 받는 것. 수면 돌입이 어렵거나 평소보다 일찍 깨거나 깨어 있는 시간에 의해 수면이 종종 방해되거나 수면 후 휴식감을 느끼지 못하는 것 중 어느 하나는 나타나야 한다. 또한 불안감이 증가되고 안절부절, 지남력 상실, 전신 무력감, 무관심을 포함하는 행동과 실행의 변화, 안구진탕증, 약간의 손떨림, 안검하수증, 무표정과 같은 신체적 증상이나 틀린 단어나 발음 이상을 동반하는 둔한 언어, 눈 주위의 검은 그림자, 잦은 하품, 자세변화 등의 증상들을 나타낸다. 수면장애는 주로 질병이나 정서적, 정신적 스트레스와 주변의 환경변화, 사회적 역할의 변화 등으로 인해 나타날 수 있다. = somnipathy.

수면제 睡眠劑 sleeping drug ① 불면증이나 수술 후 진정 시 투여하는 진정제. ② 약리학적으로 수면을 돕기 위한 약. 이런 중추신경계를 억압하는 약물은 임신부나 수유부, 천식, 녹내장, 전립선 비대 환자에게 금기이다.

수면지역 睡眠地域 separate sleeping area 주거시설에서 침실이 위치한 지역. 부엌 또는 거실(욕실은 제외됨) 등 기타 지역과 분리되어 있는 침실은 수면지역으로 간주한다.

수면휴식 水面休息 surface interval 잠수 후 수면(水面)에 도착한 때부터 다시 다이빙을 위해 하강을 시작하는 순간까지의 경과 시간(분).

수목화재 樹木火災 tree fires 나무의 상부에서 진행되는 화재. 번개나 담배꽁초에 의한 것이 대부분이다.

수밀성 水密性 water tightness 물을 통과시키지 않는 치밀한 성질.

수보대 tenant ① 112 또는 119 상황실 등에서 걸려온 전화를 받는 장치. 단순히 전화기만 있는 것이 아니라 전화를 편리하게 받을수 있도록 여러 가지의 부가장치로 이루어진 접수대를 말하며 비슷한 용어로는 접수대, 사령대 등이 있다. ② 접수대에 도래하는 통화 중 전송, 응답-지연-전송-정지 등의 서비스를 각 사업소에 알려주기 위한 서비스의 제공 단위.

수분결핍 水分缺乏 water depletion 생체에 수분이 부족한 상태. 혈장 삼투압이 증가하고 뇌하수체의 갈증중추가 자극 받게 된다. 나트륨결핍과 달리 갈증이 심하고 소변량은 적어지지만 혈압은 내려가지 않는다. 갈증과 소변량이 감소되면 경중, 고도갈증, 빈뇨, 점막건조, 무력감, 혈청나트륨 농도 증가, 체온 상승 등이 나타나면 중등도, 전신증상과 발열, 손가락 떨림 현상 등이 나타나면 중증으로 분류한다.

수분반응물질 水分反應物質 water reactive materials 물에 접촉하게 되면 반응하고 에너지를 방출하는 물질.

수분중독 水分中毒 water intoxication 물의 과도한 섭취나 저장성 정맥내 수액의 증가된 주입, 항이뇨호르몬의 과도한 분비 등이 원인으로 체내에 비 결합물의 용적이 증가하는 것. 급성증상에서는 안면홍조, 발한, 흥분, 경련, 혼수가 나타나며 폐수종이나 심부전의 위험이 있고 만성증상으로는 탈진, 오심, 구토, 설사, 경련, 혼수가 서서히 나타나고 헤모글로빈, 헤마토크리트, 총단백, 나트륨, 칼륨치가 감소한다.

수분회복 水分回復 moisture regain 수분을 흡수하고 여전히 열을 보존할 수 있는 물질의 능력. 물질이 추위를 느끼기 전까지 흡수할 수 있는 수분의 양.

수산에틸 蓚酸～ ethyl oxalate [(COOC₂H₅)₂] 분자량 146.0, 증기비중 5.0, 비중 1.1, 융점 −40.6℃, 비점 186℃, 인화점 76℃인 무색의 액체. 알코올, 에테르에 녹지만 물에는 잘 녹지 않는다. 상온에서 연소 위험성은 적으나 가열하면 증기를 발생하고, 이것은 공기보다 무거워서 낮은 곳에 체류하며 점화원에 의해 인화·폭발한다. 밀폐용기를 가열하면 심하게 파열하고 연소에 의해 유독성 가스를 발생한다. 산화제와의 혼촉에 의해 발열·발화한다. 저장·취급시 가열하지 않으며, 화기를 금한다. 용기는 차고 건조하며 환기가 잘되는 안전한 곳에 보관한다. 산화제 및 강산류와의 접촉을 피한다. 초기 화재는 이산화탄소, 건조분말이 유효하며 기타의 경우는 알코올형 포를 사용하여 일시에 소화한다. 소화작업에는 공기 호흡기 등의 안전장구를 착용해야 한다. 눈에 들어가면 각막염 및 결막염을 일으키고 피부에 접촉하면 염증을 일으키며 증기를 흡입하면 결막을 자극한다. 용도는 셀룰로오스, 에스테르의 용제, 염료의 원료 등으로 사용된다. = oxalic ether.

수산염 蓚酸塩 oxalate 자극적이고 잠재적인 부식성으로 독성이 있는 자연적으로 발생하는 식물성 물질인 수산의 염류. dieffenbachia와 caladium 식물(불용성 수산염)은 심한 작열감과 점막의 부종을 일으키고 rhubarb 잎(용해성 수산염)은 섭취 후 저혈압, 발작과 근 경직을 일으킨다.

수산화나트륨 水酸化～ sodium hydroxide [NaOH] 분자량 40.00, 비중 2.130, 융점 318℃, 비점 1,390℃인 백색 반투명의 고체. 공기 중에서 조해성이 강하다. 물에 용해할 때는 다량의 열을 발생하며 수용액은 강알칼리성을 나타내고 고체 및 수용액은 공기중의 탄산가스를 흡수하여 탄산소다로 된다. 수산화나트륨은 극약으로서 강한 부식성이 있으므로 취급하는 데 주의해야 한다. 진한 수용액 또는 고체가 피부에 닿았을 때는 일단 물로 잘 씻는다. 그런 다음 5~10%의 황산마그네슘 수용액으로 씻으면 된다. 눈에 들어갔을 때는 가능한 한 많은 물과 붕산수로 잘 씻어야 한다. 마셨을 때는 다량의 식초나 레몬즙을 섞은 물을 많이 마시거나, 우유, 달걀 흰자위 등을 먹으면 효과적이다. 제법은 염화나트륨 전해법과 탄산나트륨의 가성화법이 있다. 용도로는 비누, 제지, 펄프, 섬유, 염료, 약품, 식품, 전기 등 모든 분야에 걸쳐 널리 사용된다. 특히 인조섬유 및 화학약품의 원료로 가장 많이 사용된다. 수산화나트륨은 화학공업의 원료 이외에, 석유정제공업, 방직공업, 고무공업 등에 광범위하게 사용된다. = 가성(苛性)소다, caustic soda, soda lye, sodium hydrate lye.

수산화알루미늄 水酸化～ aluminum hydroxide [Al(OH)³] 백색 무정형의 분말제산제. 위산 과다시 위산을 중화하고 위(胃)에서 염화알루미늄(aluminium chloride)으로 되고 다시 장에서 수산화알루미늄(aluminum hydroxide)이 되어 Cl⁻는 흡수된다. 그러므로 전신적인 산−염기 평형에는 변화가 생기지 않는다. 변비와 인산염의 대변배설 증가 등 유해작용이 있으며 속 쓰림, 위 불쾌감, 위 팽만감, 오심, 구토, 위통시 복용한다. 용법 및 용량은 1회 3정, 1

일 4회 식 간 및 취침시 복용한다. 변비, 식욕부진, 고칼슘뇨증 등이 발생할 수 있으므로 수분 제한환자, 노인, 임산부 등은 주의하여 투여한다. 또한 이 약물이나 알부민 산물에 과민한 사람은 금한다.

수산화칼륨 水酸化~ potassium hydroxide [KOH] 분자량 56.11, 비중 2.044, 비점 360.4~410℃인 백색 조해성의 봉상(棒狀) 또는 괴상(怪狀). 비점에서 승화한다. 탄산가스와 물을 강하게 흡수하므로 밀전하여 저장하며 은, 철, 니켈은 거의 침식하지 않는다. 물에는 발열하면서 잘 녹고, 수용액은 알칼리성을 나타낸다. 용해도는 물 100g에 대하여 0℃에서 97g, 100℃에서 178g이다. 알코올, 글리세롤 등에도 녹는다. 화학적 성질은 수산화나트륨과 거의 같으나 부식성이 더 강하고, 이산화탄소를 흡수하는 힘도 수산화나트륨보다 강하며, 또한 이 때 생기는 탄산칼륨은 탄산나트륨보다 침전이 덜 생기므로 실험실에서 이산화탄소를 흡수시키는데도 쓰인다. 극약이므로 진한 수용액이나 고체가 몸에 닿았을 때는 물로 잘 씻은 다음 황산마그네슘수용액으로 씻으면 된다. 눈에 들어갔을 때는 아주 위험하므로, 될 수 있는 대로 빨리 다량의 물과 붕산으로 씻어내야 한다. 잘못하여 마신 경우에는 식초와 레몬즙 또는 묽은염산 등을 마시거나, 우유, 달걀흰자위 등을 마시면 좋다. 제법은 오래 전부터 탄산칼륨을 석회유와 반응시키는 가성(加成)화법이 이용되어 대량으로 생산되었으나, 현재는 염화칼륨수용액을 전기분해하여서 얻는다. 용도로는 수산화나트륨보다 값이 비싸기 때문에 공업적 용도는 그보다 적으나, 각종 칼륨화합물이나 칼륨유리의 원료도 되고, 칼륨비누염료(인디고 등), 의약품(헥실레조르신 등) 등의 제조에도 쓰인다. 그 자체로도 시약, 의약품으로, 또 알칼리전지 등에도 쓰인다. 최근에는 헹켈법에서 텔레프탈산(폴리에스테르섬유의 원료)의 합성에 많이 사용되고 있다. = caustic potash.

수산화칼슘 水酸化~ calcium hydrate [Ca(OH)₂] 백색 건조한 알칼리성 분말로, 대기 중에서는 탄산가스를 흡수하여 탄산칼슘이 된다. 물에는 아주 약간 녹으며, 온도를 올리면 도리어 용해도가 내려간다. 수용액은 석회수라 하며, 강한 알칼리성을 보인다. 또 수용액은 공기 중의 이산화탄소를 흡수하여 탄산칼슘의 백탁(白濁)이 생긴다. 제법은 생석회(산화칼슘 CaO)에 물을 작용시키면 격렬하게 발열하며 생긴다. 용도는 건축용, 비료, 표백분, 펄프, 제지, 농약 등의 제조에 사용된다. = 소석회, slaked lime, calcium hydroxide.

수상구조견 水上救助犬 water rescue dog : WRD 수면을 포함한 수면 위에서 구조 활동을 하는 개. 즉, 수면 위에 있는 목표물을 찾아서 핸들러에게 알려주는 개. → 수중구조견, 국제인명구조견협회.

수상구조용들것 水上救助用~ water rescue spineboard 특수 플라스틱 재질의 들것으로 환자를 얹은 상태로 물에 띄울 수 있다. 다이빙 등에 의한 척추손상 등 골절이 예상되는 수상 조난자를 추가 부상 없이 구조하는 데 사용한다.

수상구조용캔 水上救助用~ rescue can 로켓 모양 또는 럭비공 모양의 충분한 부력을 가지고 있는 특수 플라스틱 통으로 양쪽측면에 손잡이가 달려 수상 조난자를 효과적으로 구조하기 위한 장비.

수상구조용튜브 水上救助用~ rescue tube 푹신한 재질의 폼이 강력 비닐에 싸여 있는 것으로 수상 조난자를 효과적으로 구조하기 위한 장비. 길이 형식으로 되어 있는 튜브의 양끝을 연결, 고리모양으로 만들어 조난자의 겨드랑이 밑으로 넣을 수 있도록 되어 있다.

수상돌기 樹狀突起 dendrite 뉴런(신경세포)의 세포질에서부터 뻗어나온 가느다란 가지돌기. 신경 자극 물질에 의해서 자극될 수 있다. 각 뉴런은 몇 개의 수상돌기를 갖고 있으며, 이는 시냅스에 도달하여 축삭으로부터 수상돌기나 축삭으로 일어나는 화학적 전달을 받는다. 수상돌기의 수 즉, 시냅스의 수는 뉴런의 기능에 따라 다양하다. = 가지돌기.

수상수송의 水上輸送~ waterborne 물에 의해 전달되거나 운반되어지는.

수색 水色 water color 낮에 해면의 바로 위에서 바라본 해수의 색. 수색의 측정은 Forel 수색 표준액을 이용하여 측정한다. 해수의 색은 태양 빛의 흡수와 반사 및 해수에 포함된 부유물에 따라 결정된다. 바다가 청색으로 보이는 것은 햇빛 중 파장이 짧은 청색 빛($\lambda=400nm$)일수록 물 분자와 만날 때 잘 산란되기 때문이다. 파장이 긴 적색 빛($\lambda=700nm$)은 얕은 곳에서 흡수되어 버리지만, 사람의 눈으로 밝기를 느낄 정도의 청색 빛은 수심 200m정도의 깊이까지 도달된다. 보통 해수의 색은 청색이지만 부유물이 많을 경우에는 황색, 플랑크톤이 풍부할 경우에는 녹색이나 붉은 색, 규조류가 많으면 갈색, 유기물질이 많으면 엷은 갈색, 진흙과 점토가 많으면 회색이나 갈색을 띤다. 그리고 연안에 가까운 곳의 해수는 녹색을 띠고 외해에서는 청색을 띤다. 이것은 따뜻한 바다나 외해에는 혼탁물이나 미생물이 적어서 맑고, 찬 바다나 연안에는 이것들이 많기 때문이다.

수색관리 搜索管理 search management 실종자를 찾는 전략과 전술. 실종자의 행동 분석 및 자료의 이용을 중심으로 한다.

수색구역 搜索區域 search area : SA 수색임무를 수행할 수 있도록 수색구조 임무 조정자에 의하여 지정된 구역.

수색구조 搜索救助 search and rescue : SAR 사용 가능한 모든 인원, 장비 및 시설을 이용하여 조난 상태에 있거나 조난 가능성이 있는 인명구조 뿐만 아니라 재산피해를 방지 또는 감소시키는 일체의 행위. = 탐색구조.

수색구조기구 搜索救助機構 search and rescue unit : SRU 수색구조 임무를 위하여 투입되는 전문화된 인력.

수색구조기구오차 搜索救助機構誤差 SRU error 수색기구의 항법 정확성에 기인되는 오차.

수색구조단계 搜索救助段階 SAR stage 수색구조 임무 순서의 표준단계. 통상 인지단계, 초기행동단계, 계획단계, 작전단계 및 임무종결 단계로 이루어짐.

수색구조대구역 搜索救助隊區域 search and rescue region : SRR 수색구조 설비가 준비된 범위 내에서 구조협조본부를 갖고 있는 한정된 지역.

수색구조용레이더트랜스폰더 搜索救助用~ search and rescue radar transponder : SART 선박용 조난 자동 통보 설비. 선박이 조난됐을 경우에 레이더에서 발사되는 전파를 수신하면 응답 전파를 발사하여 레이더의 표시기상에서 그 위치가 표시되도록 하는 장치. 구명정(survival craft)이나 구명 뗏목(survival raft), 또는 해면 위에서 사용할 수 있다. 전지의 용량은 96시간 대기 상태 후 1ms의 주기로 레이더 전파를 수신하는 경우, 연속하여 8시간 동작할 수 있다. 의무 선박국에 설비하도록 의무화되어 있으며 무선 기기 형식 검정에 합격한 것을 사용해야 한다.

수색구조임무조정관 搜索救助任務調停官 SAR mission coordinator : SMC 수색구조 임무의 통제 및 협조를 위하여 탐색구조 수색구조 책임관에 선정된 사람. → 수색구조.

수색구조책임관 搜索救助責任官 SAR coordinator : SC 주어진 지역 또는 수색구역 내에서 수색구조 작전의 협조 및 수색구조 조직에 대한 책임을 갖고 있는 사람 또는 기관. → 수색구조.

수색구조체계 搜索救助體系 search and rescue system 잠재적인 또는 실제 조난에 처해 있는 인원 및 재산을 효율적이고 효과적으로 보호하기 위하여 필요에 따라 구성요소를 조정한 편제.

수색반경 搜索半徑 search radius : SR 수색목표물이 수색구역내에 존재할 확신을 돕기 위하여 전체 가능오차(E)에 추가 안전 길이를 더한 것과 동일한 길이를 갖는 기준점을 중심으로 한 반경.

수색범위 搜索範圍 search area 조난자를 찾거나 구출하기 위하여 정하는 수색 지역. → 수색구역.

수색시작지점 搜索始作指點 commence search point : CSP 일반적으로 수색하기 위한 SRU(수색구조기구)의 수색시작 지점.

수색전술 搜索戰術 search tactics 시각을 다투는 수색의 실행 방법. 수색 유형이나 길이에 따라 유형 I, II, III이 모두 사용될 수 있다. 유형 I은 가장 신속한 유형으로, 수색 초기에 이루어진다. 유형 II는 일반적으로 빠른 정도로, 수색견이나 항공기를 활용한다. 유형 III은 가장 느린 방법으로 모든 자원을 활용해 정확한 지형을 완전히 수색하는 것이다.

수색지역결정 搜索地域決定 search area determination 사망자를 조사하는 행동 절차를 수립하는 것. Mattson, 통계적, 주관적, 이론적인 4가지 요소로 이루어져 있으며 이 모든 요소는 마지막 광경을 집중적으로 나타낸다. Mattson 요소는 조사 지역을 결정하는 데 큰 집단을 사용하며 통계적인 요소는 집중 조사를 통해 사망자의 수를 미리 예정하는 것이며 주관적인 요소는 몇 가지 조사의 경험을 이용하고 추리와 고찰을 통해 결합하며 이론적인 요소는 사람의 속도에 관한 자료, 마지막 모습, 조사의 목적과 가까운 신체적 상태와 변하기 쉬운 지형을 통해 계산한 자료 등을 이용하는 것이다.

수색패턴 搜索~ search pattern 실종자를 찾는 물리적인 수색 방법. 일반적으로 세 가지 유형으로 분류한다. 유형 1은 배수지, 건축물, 철도 등을 조사하는 것이다. 유형 2는 신속한 수색, 유형 3은 포화지역의 수색을 말한다.

수선그룹 搜線~ hunt group 입력중인 호출을 사용하지 않는 통신선에 자동으로 연결해주는 통신선 그룹.

수성 水性 aqueous 물을 포함하고 있는. 물로 만들어진.

수성가스 水性~ water gas 1,000℃ 이상으로 가열한 회질물(灰質物)에 수증기를 보냈을 때 생기는 가스. 주성분은 수소와 일산화탄소이다. 발열량은 2,000~2,800kcal/m³로 석탄 가스보다 낮고 발생로 가스보다 높다. 실험적으로는 1781년에 F. 폰타나가 적열(赤熱) 탄소에 수증기를 반응시켜 그 생성을 확인하였다. 즉 노(爐) 안에 코크스를 넣고 점화하여, 공기를 보내서 연소시켜 온도를 올린 다음, 공기의 송입(送入)을 그치고 수증기를 보내어 제조한다. 용도는 암모니아나 메탄올의 합성원료로 사용할 뿐 아니라, 각종 환원용 수소원(水素源)으로 사용한다. 최근에는 코크스 대신에 석탄, 석유, 기체탄화수소 등에 산소와 수증기를 송입하여 연속적으로 만드는 연속식 수성가스 발생로가 발달하여 많이 사용되고 있다. = water gas.

수성도료 水性塗料 water paint 물을 희석 용제로 사용하는 도료. 취급이 용이하고 연소의 위험이 적으며, 습한 면에도 칠할 수 있다.

수성막포 水性膜泡 light water 원래 명칭은 Aqueous Film Forming Foam으로 1960년 초 미국의 리차드 터브(Richard L. Turve) 박사와 자블온스키(Jablonski) 박사가 미국해군사령부(Naval Air System Command)와 미국해군항해사령부(Naval Ship System Command) 후원으로 발명한 기름화재용 포 소화약제로 가장 뛰어난 소화력을 가진 소화약제. 이것은 연소하고 있는 액체 위에 흘러들어 기포로 도포되면서 액체 표면 위에 산소를 견고하고 조밀하게 차단함과 동시에 연소 액체 증기의 전개 및 확대를 억제하도록 액면에 수성막을 생성함으로써 두 가지의 작용이 완전한 질식과 냉각으로 소화한다. 또한 소화력은 단백포의 세 배 이상의 성능이 있다. 보통 안료와 카세인, 젤라틴, 녹말 등의 수용성 호재(水溶性糊材)의 수용액을 혼합하여 만든다.

수성막포소화약제 水性膜泡消火藥劑 light water suppressant 일명 라이트 워터라고 상품명으로 쓰이기도 하는 불소계 계면활성제포의 일종. 1960년 초 미국에서 개발되었다. 이것은 연소하고 있는 액체 위에 흘러들어 도포되면서 액체표면 위에 산소를 견고하고 조밀하게 차단하고 또한 동시에 연소액체 증기의 전개 및 확대를 억제하도록 액면에 수성막을 형성함으로써 질식과 냉각의 두 가지의 작용으로서 소화한다.

수성엑스 水性~ fluid extract 식물성 원료에서 추출한 액성조제 중 가장 농축된 알코올성 용액의 조제 약물.

수성현탁액 水性懸濁液 aqueous suspension 한 가지 이상의 약물이 물과 같은 액체에 용해되지 않고 미세하게 혼합되어 있는 조제약물.

수세식도장부스 水洗式塗裝~ waterwash spray booth 배기덕트에 유입되는 분진 또는 잔류물을 최소화하고 과잉분무 잔류물을 포집하기 위해 물세척 설비가 설치된 도장부스.

수소 水素 hydrogen [H] 원자번호 1, 원자량 1.0080,

발화점 400℃, 폭발범위 4~75%, 액체의 비중 0.07000 (비등점), 고체의 비중 0.0763(-259 ℃), 융점 -259.3℃, 비등점 -252.780℃, 임계온도 -239.9℃, 임계압력 12.8atm인 무색, 무미, 무취의 기체. 질량수 2인 동위체를 중수소(重水素) 또는 듀테륨, 질량수 3인 방사성 동위체를 3중수소(三重水素) 또는 트리튬이라 하며 이에 대해 질량수 1인 보통 수소를 경수소 또는 프로튬이라 하여 구별한다. 지구상에 존재하는 물질 중에서 가장 가볍고 항상 수소분자 H_2로 이루어진다. 상온에서는 오르토수소와 파라수소의 3:1 혼합물이다. 또한 상온에서는 반응성이 적지만, 온도가 높으면 많은 원소와 직접 반응한다. 유리 상태에서 화산의 분기나 천연가스 중에 존재한다. 화합물로서는 물을 비롯해 많은 물질의 성분으로 널리 존재하며 공업적으로는 물의 전기분해, 수성가스의 변성, 천연가스 등의 변성 등으로 제조된다. 용도는 암모니아, 염산, 메탄올 등의 합성에 대량으로 사용된다. 그 밖에 기름을 경화시키기 위한 수소 첨가, 액체연료의 제조, 산소수소불꽃으로 금속의 절단과 용접, 백금, 석영 등의 세공 등에도 널리 사용된다. 또한 액체수소는 끓는점이 아주 낮기 때문에 냉각제로 사용되기도 한다.

수소불화탄소 水素弗化炭素 [HFCs] 불연성 무독성 가스. 취급이 용이하며, 화학적으로 안전하여 프레온 가스의 대체물질로 냉장고 등의 냉매로 사용된다.

수소블리스터링 水素~ hydrogen blistering 어떤 부식성 환경 하에서 탄소강 표면의 수소원자가 금속 내부로 침투하여 금속의 결함이나 얇은 조각 등에 모여 수소분자로 될 때 발생되는 가스 압력에 의하여 금속에 기포가 생기게 되고, 결국에는 금속이 파괴되는 현상.

수소에의한손상 水素~損傷 hydrogen damage 수소가 존재함으로 인해 또는 수소와의 상호작용으로 인해 금속이 기계적 손상을 입게되는 현상.

수소이온농도 水素~濃度 hydrogenion concent-ration 용액 1 ℓ 중에 존재하는 수소이온의 그램이온수를 의미. 기호로 수소이온 전위의 줄임 기호 (potential of hydrogen)이다. 일반적으로 pH의 척도는 0에서 14까지의 범위를 사용하는데 pH가 7인 용액은 중성, 7보다 작으면 산성, 7보다 크면 염기성이다.

수소지수 水素指數 hydrogen index 수소 이온의 농도를 나타내는 수치. 1~14까지의 범위를 가지며 기호는 pH이다. 산성도와 염기도를 나타내고 pH 7은 중성이다.

수소첨가 水素添加 hydrogenation 불포화 화합물에 수소를 첨가하는 반응. 촉매로는 백금, 환원 니켈 등을 사용한다. 지방유의 경화, 석탄 액화 등에 응용된다.

수소화나트륨 水素化~ sodium hydride 분자량 24.0, 비중 0.92, 융점 800℃, 분해온도 425℃인 회백색의 결정 또는 분말. 유독하며 유기 용매 및 액체 암모니아에 녹지 않는다. 물과 실온에서 격렬하게 반응하여 수소를 발생하고 발열하며, 습도가 높을 때는 공기 중의 수증기와도 반응한다. 가연성 물질로, 건조한 공기 중에서 안정적이지만 습기찬 공기 중에 노출되면 자연발화한다. 425℃ 이상 가열하면 수소를 분해한다. 많은 물질과 심하게 반응하며 강산화제와 접촉에 의해 발열·발화한다. S클로로벤젠, 이산화황과 혼합시 격렬하게 반응하며 글리세롤과 혼합시 발열한다. 부드러운 분말로 만들면 인화성이 증가한다. 물, 빗물, 습기 등의 침투를 막고 용기는 차고 건조하며, 환기가 잘되는 실내에서 밀폐하여 저장한다. 대량의 저장 용기 주변에는 아르곤 또는 질소가스를 봉입한다. 공기 중에 노출되지 않도록 하며, 화기와의 접촉을 피하며 가연물과 격리한다. 누출시 모든 점화원을 제거하고 물과의 접촉을 피한다. 산화제와의 접촉을 피한다. 화재시 주수엄금, D급화재 소화약제, 마른 모래, 소석회 또는 건조한 흙 등으로 질식소화한다. 또 이산화탄소, 할로겐화합물 소화약제는 사용을 금한다. 소화작업시 보안경, 특수방호복 및 공기 호흡기를 착용하여야 한다. 음용시 맹독성이며, 피부를 통하여 흡수 또는 흡입되면 치명적이다. 눈과 피부에 접촉시 화상을 입는다. 연소시 자극성이고 독성인 가스를 발생한다. 제법은 300℃의 고온에서 Na을 수소와 반응시켜 얻는다 용도는 유기합성시의 환원제 및 축합제, 알킬화제, 건조제, 시약, 붕화수소나트륨의 제조, 강재의 스케일 제거제 등에 사용된다.

수소화리튬 水素化~ lithium hydride [LiH] 분자량 7.9, 융점 680℃, 비중 0.82, 증기압 0mmHg(20℃)인 무취, 무색 또는 회색의 유리 모양의 불안정한 가연성 고체. 빛에 노출되면 빠르게 흑색으로 변한다. 벤젠, 톨루엔에는 녹지 않지만 에테르에 녹는다. 물과는 실온에서 격렬하게 반응하여 수산화리튬과 많은 양의 수소를 발생한다. 공기 또는 습기, 물과의 접촉으로 자연발화의 위험이 있다. 대체로 불안정한데, 특히 열에 불안정하여 400℃에서 리튬과 수소를 분해한다. 부드러운 분말과 공기와 화합물은 연소 폭발할 수 있다. 연소시 자극성 유독성 가스를 발생한다. 저급알코올, 카르본산, 염소 및 암모니아 등과 반응하여 수소를 발생한다. 염화벤젠(C_6H_5Cl), 황산(H_2SO_4), 사염화탄소(CCl_4), 염산(HCl), 염화알루미늄($AlCl_3$)과 혼합시 심하게 반응하고 혼촉(混觸)발화의 위험성이 있다. 저장·취급시 물과의 접촉을 엄금하며, 건조하고 환기가 잘되는 실내에서 밀폐된 용기에 저장한다. 점화원, 고온체와 격리하여 저장하고, 누출시 모든 점화원을 배제하고 물과의 접촉을 피하게 한다. 대량의 저장 용기 중에는 아르곤 또는 질소를 봉입한다. 분진 발생 장소에는 국소 배기장치를 설치한다. 화재시 주수엄금, 포 소화약제, 마른 모래 및 건조한 흙에 의해 질식소화한다. 이산화탄소, 할로겐화합물 소화약제는 적용하지 않으므로 사용을 금한다. 소화 작업시 보호 안경, 특수 방호복 및 공기 호흡기 등을 착용하여야 한다. 음용시 맹독성이며 피부를 통하여 흡수하면 치명적이다. 분진은 호흡기 계통을 자극하고 연소시에는 자극성이고 독성인 가스를 발생한다. 과다한 노출시 메스꺼움, 근육경련, 정신혼란, 시각장애 증상이 나타난다. 제법은 금속리튬을 가열하여 용융상태로 한 후 수소를 통과, 접촉 반응시키며 얻는다. 용도는 환원제, 건조제, 수소 발생원, 케톤과 에스테르의 축합제, 수소화알루미늄제조, 수소폭탄 제조 등에 사용된다.

수소화물 水素化物 hydride 수소와 다른 원소와의 2원 화합물. 좁은 의미로는 수소보다 양성인 원소와의 화합물만을 가리킨다. 수소화물에는 보통 휘발성 수소화물(붕소족·탄소족·산소족·할로겐족원소가 수소와 만드는 화합물), 염류형 수소화물(알칼리금속, 알칼리토금속에 속하는 원소가 수소와 만드는 화합물) 및 금속형 수소화물(전이원소가 수소와 만드는 화합물) 등이 있다.

수소화분해공정 水素化分解工程 hydrocracking 나프타에서 잔사유에 이르는 각종 탄화수소를 촉매를 첨가하여 고온, 고압하에 수소기류 속에서 분해하여 수소화하고, 보다 경질인 탄화수소로 전환시키는 것. LPG, 휘발유, 등유, 제트연료, 경유 등의 제품을 얻을 수 있고 게다가 그 품질도 좋아 후처리 등이 불필요하다.

수소화알루미늄리튬 水素化~ lithium aluminum hydride [LiAlH₄] 분자량 37.9, 비중 0.92, 융점 125℃인 흰색의 결정성 분말. 가연성이 있다. 물과 접촉시 수소를 발생하고 발화한다. 125℃에서 분해하기 시작하여 리튬, 알루미늄, 수소로 분해한다. 부드러운 분말이 될 때 인화성이 증가하고 분쇄할 때 발화의 가능성이 있다. 디벤졸퍼옥사이드, 에테르, 아세토니트릴, 초산에틸, 트리크로로 초산과 혼합시 폭발의 위험이 있다. 물과의 접촉을 피하며, 건조하고 환기가 양호한 실내에서 밀폐된 용기 중에 저장한다. 대량 저장시 용기 중에 질소 또는 아르곤을 봉입한다. 가연물 및 케톤, 알데히드, 유기질화물과 격리한다. 누출시 모든 점화원을 제거하고 물과의 접촉을 피하고, 분진 발생 장소에는 국소 배기장치를 설치한다. 화재시 주수 및 포 소화엄금, 이산화탄소와 할로겐화합물 소화약제(할론1211, 할론1301) 사용금지, 마른 모래 및 건조한 흙으로 질식소화한다. 소화 작업시에는 보호안경, 특수 방호복 및 공기 호흡기를 착용하여야 한다. 음용시 맹독성이며, 피부를 통해 흡수되면 치명적이고, 피부나 눈에 접촉되면 화상을 입고, 분진은 호흡기 계통을 자극한다. 연소시에는 자극성이며 독성인 가스를 발생하며 과다 노출시 경련, 염증, 폐부종, 기관지염, 메스꺼움, 구토, 기침, 호흡곤란, 흥분을 일으킨다. 용도는 수소화제, 추진제, 중합촉매, 유기합성(에테르 등) 환원제로 사용된다. = aluminum lithium hydride, lithium tetrahydro aluminate.

수소화칼슘 水素化~ calcium hydride 분자량 42.1, 비중 1.7, 융점 815℃인 백색 또는 회색의 결정 또는 분말. 건조공기 중에 안정되며 환원성이 강하다. 물과는 실온에서 격렬히 반응하여 수산화칼슘과 수소를 발생하며 발열한다. 약 600℃에서 가열하면 칼슘과 수소를 분해한다. 염소산염류, 황산, 브롬산염류와 혼합시 마찰에 의해 격렬하게 폭발할 위험이 있다. 부드러운 분말이 되면 인화성이 증가한다. 물과의 접촉을 피하며 건조하고 양호한 실내에서 밀폐한 용기 중에 저장하고 가연물과 분리하여 보관하여야 한다. 화재시에는 주수 엄금, 마른 모래 등으로 질식소화한다. 포, CO_2, 할로겐화합물 소화약제는 효과가 없다. 제법은 금속칼슘을 수소기류 중에 250~300℃로 가열하여 만든다. 용도로는 유기 합성의 탈수제, 축합제, 수소첨가제로서 이용된다.

수손피해 水損被害 water damage 화재현장에 화재를 진압하기 위해서 사용된 물에 의해 손상되어 발생된 피해

수송 輸送 transport 생물계에 있는 물질의 이동. 특히 세포의 내외나 상피층을 통해서 이동하는 것.

수송관리요원 輸送管理要員 transportation officer 다수 사상자 발생사고 동안 수송 분야의 업무수행을 담당하는 사고지휘체계의 관리자.

수송소포경고라벨 輸送小包警告~ shipping package warning label 위험물질의 소포에 붙여 소포의 내용을 확인하는 특별한 라벨. DOT 규정 수송서류(shipping paper)나 문서(documents)는 모든 위험물질의 선적시에 첨가시킬 수 있다.

수송이름 輸送~ shipping name 위험물질의 독특한 수송 이름 또는 다른 보통 명사, 또한 위험물질의 어떠한 동의어이다.

수송지수 輸送指數 transport index 방사능물질의 물품표지에 수송 중 필요한 제어를 표시한 숫자. 수송지수는 방사능으로, 핵분열 포장에서, 포장내용물의 임계안전요구에 근거하여 설정한 수치로, 외부

포장면에서 3feet에서 측정하며, 시간당 밀리램으로 표시한다.

수송차량경고판 輸送車輛警告板 vehicle warning placard 위험물 운반용기의 외부에 나타낸 표시, 화물의 특성을 나타낸다.

수술 手術 operation 외과의사의 손에 의해서 기구를 가지고 시행되는 행위로 외과적 처치. 피부, 기타의 조직을 외과기구로 째거나 자르거나 하여 병을 다스리는 일.

수술기록지 手術記錄紙 operative record 수술을 받은 모든 환자에게 수술을 담당했던 의사가 작성하는 것. 수술에 관한 중요한 사실들을 빠뜨리지 않고 자세히 기록한다. 그 내용은 수술 집도의사와 수술기록지를 작성한 보조의사의 이름과 서명, 수술을 시작하기 전에 예상했던 진단명, 수술을 마친 후 확인한 진단명, 수술명, 자세한 수술과정 및 발견된 사항으로 마취방법, 내부장기들의 정상 또는 비정상 상태, 첫 절개로부터 진행된 모든 절차, 봉합사, 수술기법, 드레인 사용 여부, 스폰지 숫자세기, 병리조직 검사의뢰 여부 등, 수술 후 환자의 상태, 수술 일자 등을 기록한다.

수술복 手術服 operating gown 수술환자에게 미생물 유포를 예방하기 위해 수술실에서 착용하는 복장. 미생물 침투를 최소화하기위해 촘촘하고 정전기 발생이 없는 천으로 만들어지며 일상의 의복을 모두 벗고 속옷만 입고 새로 세탁한 셔츠와 바지만 입는다. 소독한 마스크와 모자를 쓰고 손을 세척, 소독한 뒤에 수술실로 들어가 소독가운을 걸친다.

수술승낙서 手術承諾書 operation permission 수술에 관한 서약서. 수술 결과에 대해서 이의를 제기하지 않는다는 내용으로 의료사고의 문제가 생겼을 때 설명의무를 한 것으로 의미를 지닌다. 동의를 구했다고 해서 진료행위에 관해 의사의 책임이 전부 면제되는 것은 아니며 정신장애자나 만 20세 미만의 미성년자는 승낙자격이 없다.

수술후 手術後 postoperative 수술후 기간.

수술후성기관지폐렴 手術後性氣管枝肺炎 postoperative bronchopneumonia 외과 수술 특히 복부의

수술 후에 발생하는 기관지폐렴. 원인은 마취중 자극성 증기의 흡입 및 해소반사의 일시적 저하에 따른 입이나 코로부터 감염성 물질의 흡인 등과 관련이 있다.

수습기간 修習期間 probationary period 소방대원 지원자들이 기본적인 훈련 및 교육을 이수하는 일정 기간.

수습소방대원 修習消防隊員 probationer 정규 채용 이전에 수습 교육을 받고 있는 소방대원.

수신 受信 reception 의료지도 또는 당직병원 전문 병원의 정보를 통신으로 받음.

수신감도 受信感度 receive sensitivity 데이터 전송 단말 장치가 데이터를 확실하게 수신할 수 있는 상태에 있다는 것을 변복조 장치에 나타내는 제어 신호 또는 그 상태.

수신기 受信機 receiver 수신된 무선신호를 감지하여 음파로 증폭시켜 주는 장치.

수신반 受信盤 indicator panel 자동경보기 또는 유수경보기로부터 송신된 신호의 발원지를 표시해 주는 수신기.

수신증 水腎症 hydronephrosis 요로폐색으로 배뇨하지 못한 소변의 축적에 의해 신우, 신배의 팽만이 일어난 것. 요로폐색은 종양이나 요로결석, 전립선 감염이나 부종 또는 요로감염을 일으킬 수 있다. 장기적인 수신증은 신위축이나 신장 기능 상실의 원인이 된다. →요로결석(urinary calculus).

수심 水深 depth of water 물의 깊이. 보통 피트(feet)나 미터(m)로 표시한다. 잠수에 있어서 잠수사의 가슴높이를 기준으로 하며 실제 잠수에 있어서는 심도계에 의해 결정되는데 실제 수심과는 차이가 있으므로 보정이 필요하다.

수심계 水深計 depth gauge 수압을 이용해서 다이버가 위치한 수심을 나타내주는 계기. 수심에 의해서 기압, 봄베의 공기 소비량이 변화하기 때문에 이 수심계는 빼놓을 수 없으나 잠수병의 위험으로부터 몸을 보호하기 위해서도 필요하다. 그루돈관식의 지침으로 표시하는 것과 기관식의 가는 관에 수주로 표시하는 두 종류가 있다.

수심측량 水深測量 sounding 물의 깊이를 측정하는 것. 초음파 임펄스를 발사하여 배에서 해저까지 왕복하는 시간으로 깊이를 측정하는 반향 측심이 주로 사용된다. 수중에서 음속(v)은 약 1,500m/s로서 수심 d=vt/2의 관계가 있으므로 시간 t를 기록 또는 표시해서 그 눈금을 읽으면 수심을 알 수 있다.

수암 水癌 noma 입이나 회음부의 점막에 생기는 급성 궤양성 질환. 영양이나 위생상태가 나쁜 소아에서 가장 흔히 볼 수 있다. 뼈와 연부 조직에 빠르게 침범하여 통증 없이 파괴한다. 결국 회복되지만 보기 흉한 결손이 생긴다. = 괴저성구내염(gangrenous stomatitis).

수압 水壓 water pressure 물에 의해 생기는 압력. 물속의 한 점에는 전후, 좌우, 상하의 모든 방향에서 같은 세기의 힘이 미치게 된다. 그 크기는 물의 깊이에 의해 정해지며, 대기압을 생각하지 않을 때 깊이가 10cm 증가할 때마다 10g 중의 비율로 늘어나, 수심 10m인 곳에서는 1kg 중(약 1atm)의 힘을 받게 된다. 따라서 수심 1만 m의 해저라면 약 1,000atm, 즉 1㎠당 1만 t의 수압을 받게 된다. = 정수압(靜水壓).

수압경보장치 水壓警報裝置 water pressure flow indicator 스프링클러설비에서 물의 흐름으로 인해 발생하는 압력 강하치가 설정된 값 이하로 떨어질 때 유수경보장치를 작동시키는 장치.

수압방출밸브 水壓放出~ water relief valve 소방펌프의 토출압력을 제어하는 밸브.

수압시험 水壓試驗 hydraulic testing 용기나 위험물 탱크 등에 물을 채운 후 밀폐시킨 상태에서 수압을 가하여 내구성을 측정하거나 누설이나 파손 등을 확인하는 시험.

수압펌프 水壓~ hydraulic ram 유체의 운동에너지를 이용하여 유체를 높은 곳까지 밀어 올리는 펌프.

수액 水液 fluids 유체(流體), 체액. 액체나 가스 같은 물질로서, 전체 질량으로부터 분리되지 않으면서 서로에 관한 위치를 변화시킬 수 있는 분자로 구성되었기 때문에 용기의 모양에 순응하고, 흐를 수 있다.

수액요법 水液療法 fluid therapy 체액을 다량 손실했거나 경구적 섭취가 어려울 때 정맥로를 통해 전해질이나 영양물을 공급하여 체력의 회복을 도모하는 것.

수영모자 水泳帽子 swimming cap 물에 들어가 있는 동안 수상활동자를 통제하기 위하여 색깔이 있는 수영모를 쓰게 하는 제도가 흔히 사용된다. 수상활동자는 수상활동 능력의 정도에 따라 미숙자부터 적색, 황색, 녹색이나 청색을 쓰게 하는데 숙련된 수상활동자의 경우 녹색이나 청색을 쓰게 된다. 수상인명구조원은 백색의 수영모를 쓴다. 백색은 기억하기가 쉬우며 적색과 황색은 선명한 색깔로 통제와 구조의 가능성이 높은 수상활동자를 분명하게 나타나게 해준다.

수온약층 水溫躍層 thermocline layer 바다 등에서 깊이에 대한 온도변화가 대단히 급격한 수심 구간. 수심 100~1,000 m 이내에 존재하며 혼합 층 이하로 내려가면 온도가 급격히 감소한다. 수심이 깊어짐에 따라 태양복사에너지의 투과량이 감소하기 때문에 나타나며 계절별로 깊이가 변화한다.

수온역전 水溫逆轉 inversion of water temperature 수심이 깊어지는데 따라 수온이 상승하는 현상. 수온은 보통 깊이의 증가와 함께 감소하는데, 반대로 증가하는 경우도 있다. 일반적으로 4,000~5,000m보다 더 깊을 경우에는 수압의 영향으로 수온이 높아진다. 표층에서도 고위도 해역에서는 해면이 겨울에 냉각되기 때문에 수온역전이 일어난다. 그 밖에 온도가 다른 수괴(水塊)가 접하는 지점에서도 역전현상이 일어난다.

수요밸브 需要~ demand valve 구급차 내에 비치 가능한 수동식 호흡기구. 산소공급을 '손으로 제공 가능한 기구' 라 하며, 최고로 유입될 때(최대로 분당 40ℓ) 100%의 산소가 공급된다. 단단하고 작고 손으로 조작이 쉬운 기구이다. 고농도 산소 제공시에 이용되나 환기 동안 흉부의 수용능력에 맞추어 제공하지는 못하는 결점이 있다. 수요밸브 소생기는 식도로 열리기 때문에 기도삽관을 하지 않은 환자에게 사용하면 위 팽만을 일으킬 수 있다. 수요밸브 소생기는 16세 이하 환자에게는 사용하지 않는다. 1ℓ/초이상의 속도로 공기를 제공할 수 있으므로 응급

시 많이 사용된다. 의식 있는 폐수종 환자의 산소공급 방법으로 많이 사용한다. 스스로 호흡하려는 노력이 없으면 수동적으로 작동시켜야 한다. → 산소

수요밸브마스크 需要~ demand valve mask : DVM 호흡이 부적절한 환자 처치시 사용하고 분당 40~120ℓ의 산소를 줄 수 있으며 과팽창 방지 기능이 있고 기계적 조절과 요구(demand)양상 등의 기능이 있는 기구.

수용성기름 水溶性~ soluble oil 물과 친화할 수 있도록 조제된 기름. 유화 경유 등이 이에 해당한다. 용도는 소성가공, 절삭, 연마 때 윤활이나 냉각 목적으로 사용된다.

수용성용제 水溶性溶劑 water soluble solvent 물에 용해되는 용제. 알코올류 등이 이에 해당된다.

수용야 受容野 receptive field 하나의 감각 뉴론이 지배하는 영역. 이것은 등 같은 데서는 넓고 손끝, 혀끝에서는 좁다.

수용인원 收容人員 occupant load 어느 한 시점에 하나의 건물 또는 건물내 한 구역을 점유할 수 있는 이론적으로 가능한 최대 인원.

수용체 受容體 receptor 세포질 내 또는 세포표면에 존재하는 분자구조로, 특이물질과 선택적으로 결합하며, 결합에 의하여 특이한 생리적 작용을 나타내는 것. 즉 펩타이드 호르몬, 신경전달물질, 항원, 보체, 면역글로블린에 대한 세포 표면 수용체와 스테로이드 호르몬에 대한 세포질내 수용체 등이 있다. 각종 자극에 반응하는 감각 신경말단을 말하기도 한다. 수용기(receptor)는 세포에 부착한 대로 있기도 하고 또한 유리되어 혈액(血液) 중에 나오기도 한다. 어떠한 경우에도 결합능력은 보존되어, 항체로서 작용한다.

수용체부위 受容體部位 receptor site 특이한 약물 혹은 화학물질에 대한 부분적인 세포내 혹은 화학그룹 표면의 위치.

수용품위험 需用品危險 hazard of contents 어떤 구조물에 수용되어 있는 내용물이 보유한 상대적 위험. 화재, 연기, 가스 등을 발화 및 확산시키거나, 또는 어떠한 방식으로든 거주자들의 안전을 위협하는

人

위험을 말한다.

수원 水源 source of water supply 소방용수를 공급하는 시설. 예) 상수도배관, 고가수조(高架水槽), 저수조(貯水槽).

수위감시스위치 水位監視~ water level switch 수위에 따라 부력에 의해 떠오르는 부판. 부판 아래에 부착된 멈춤판에 의해 위에 설치된 멈춤판이 아래로 내려가면 접촉스위치를 접촉시켜 급수펌프를 가동시키고 아래에 부착된 멈춤판이 접촉스위치에 접촉되면 만수위를 의미하며 급수펌프의 기동을 중지시키게 된다.

수유 授乳 lactation 신생아, 유아에게 모유 또는 인공 영양형태로 필요한 영양을 주고 건강을 유지하게 하는 것. 모유영양, 혼합영양, 인공영양으로 구별되는데 가장 우수한 영양이 모유영양이다.

수유성무월경 授乳性無月經 lactation amenorrhea 포유자극에 의해 뇌하수체 전엽에서 프로락틴이 분비되고 유즙분비를 촉진하는 대신에 난소에 작용해 발육 및 배란을 억제하므로 나타나는 무월경 상태.

수은 水銀 mercury 원자번호 80, 원자량 200.59, 비중 13.6, 융점 -38.8℃, 비등점 356.58℃인 은백색의 상온에서 존재하는 유일한 액체 금속. 고체로는 주석백색의 금속광택이 되며, 전성, 연성이 크고 칼로 자를 수도 있다. 팽창률이 크며, 또한 상당히 넓은 온도 범위에서 일정하다. 철, 니켈, 코발트, 마그네슘 등을 제외한 대부분의 금속과 아말감을 만들며, 저장할 때는 흔히 철로 만든 그릇을 사용한다. 염산에는 녹지 않지만, 질산에는 녹아 질산수은이 된다. 공기 중에서 건조할 경우에는 안정하지만, 300℃ 이상에서 산화수은이 되고, 400℃를 넘으면 다시 분해하여 수은이 된다. 습한 공기 중에서는 표면이 산화하여 회색 피막이 생긴다. 또 황과 서로 문지르면 쉽게 황화수은이 된다. 유독한 물질이므로, 증기를 조금씩이라도 장기간 흡입하면 중독증세가 나타난다. 화합물에도 유독한 것이 많은데, 특히 승홍(昇汞)은 0.6g이 치사량이며, 또한 유기수은에 의한 중독은 미나마타병을 비롯한 환경오염과 관련하여 중요한 문제로 되어 있다. 진사를 공기 속에서 가열하여, 유리된 수은의 증기를 냉각실로 유도하여 응축시켜 만든다. 금속 상태로 한란계, 기압계와 여러 가지 이화학 기계, 수은등, 정류기, 펌프 등에 용도가 넓다. 공업적으로는 식염수를 전해하여 수산화나트륨(가성소다)을 만들 때 수은법으로 사용되고, 또 많은 의약품의 제조 원료, 치과용 아말감으로도 사용된다. 예전에는 혼홍법(混汞法) 또는 아말감법이라 하여 금, 은의 야금(冶金)에 사용되었으나, 현재는 별로 사용되지 않는다.

수은중독 水銀中毒 mercury poisoning 수은의 체내 축적으로 나타나는 중독증. 농약에 의한 유기수은중독이 문제다. 발생 가능 산업은 수은광산의 갱내 작업, 수은의 정련, 수은 봉입작업, 수은전해 작업 등이며 중독시 피로감, 기억력 감퇴, 두통, 구토, 복통, 구내염, 설사 등의 자각증상이 있다. 급성 중독 시는 혈성의 구토, 소화기 점막의 부식, 궤양, 신염 등을 일으키며 만성 중독시는 청력, 시력, 언어장애 및 보행 장애가 나타난다.

수의근 隨意筋 voluntary muscle 정상적으로 의지의 제어 하에 있는 근육. 골격근(skeletal muscle)이나 뼈에 붙어 관절, 표정 및 저작 등의 운동에 관여한다. 이러한 근육은 거의 횡문근섬유로 이루어져 있다.

수의신경계 隨意神經系 voluntary nervous system 의도적으로 신체를 조절할 수 있는 신경계.

수의적인 隨意的~ voluntary 의식적인 자극조절을 받는 작용이나 근육.

수작동펌프엔진 手作動~ hand tub 증기 및 가솔린 구동 펌프엔진이 출현하기 이전 시대의 소방대원들이 사용하던 수작동 펌프엔진.

수장 手掌 palmar 손바닥. 손의 전방 부위. 손목 아래에서 손가락 바닥에 이르는 부위.

수장건막 手掌腱膜 palmar aponeurosis 손바닥 근육을 둘러싸고 있는 건막. palmar fascia라고도 함. = 손바닥널힘줄.

수장반사 手掌反射 palmar reflex 손바닥을 간지럽히면 손가락이 구부러지는 반사.

수장홍반 手掌紅斑 palmar erythema 손바닥의 염

증으로 인한 홍반.

수정 受精 fertilization 정자와 난자간의 접촉을 시작으로 서로 융합되고 염색체 접합이 일어나 염색체 수를 배수로 만들고 양친의 형태와 성질을 이어받아 발육할 수 있는 능력을 주는 행위.

수정능획득 受精能獲得 capacitation 여성의 생식관에서 난자를 수정할 수 있게 하는 정자의 변화.

수정된유아혼수척도 修正~乳兒昏睡尺度 modified infant coma scale 유아의 신경학적 평가. 눈뜨기 반응, 운동 반응, 언어 반응을 평가한다.

수정란 受精卵 oosperm 수정 후 정자와 난자의 결합으로 생성된 세포. 난핵과 정핵이 융합한 핵을 합핵이라하며 이것을 즉시 유사분열을 하고 개체발생 최초의 두드러진 변화로 난할(卵割)을 시작한다. = fertilized egg.

수정체 水晶體 crystalline lens 홍채와 방수 사이에 위치하고 있고 피막에 싸여있는 눈의 투명한 구조. 가장자리가 모양돌기와 약간 맞물려 있다. 망막에 영상 초점을 맞추기 위해 빛을 굴절시킨다. 렌즈의 피막은 앞쪽으로 홍채와 접하는 투명하고 탄력성 있는 막으로, 렌즈의 현수인대에 의해 보호된다. 피막 주변은 눈의 후방을 형성하기 위해 홍채로부터 멀어진다. 렌즈는 양쪽이 볼록한 구조로 앞쪽보다 뒤쪽이 더 볼록하다. 이것은 부드러운 피질과 단단한 핵, 집중된 얇은 층으로 이루어져 있고, 전방은 투명한 상피로 덮여 있다. 태아의 렌즈는 매우 연약하고 약간 붉은 빛을 띠지만, 성인의 경우는 무색이고 단단하며, 노년기에는 편평해지면서 더 조밀해지고 약간 흐리며 호박색을 띤다.

수정체결여증 水晶體缺如症 aphakia 눈에 투명한 수정체가 부분적으로 또는 완전히 없는 상태. 백내장 수술로 수정체를 제거한 경우가 대부분이다.

수정체후면섬유층 水晶體後面纖維層 retrolental fibroplasia 수정체 뒤쪽에 탁한 섬유막이 생기는 질병. 영아에서 고농도의 산소를 장시간 투여한 경우에 발생할 수 있다.

수정태령 受精胎齡 fertilization age 실제의 수정일을 제1일째로 보고 산정한 임신기간으로 월경태령인 280일 보다 약 반개월 늦다. → 월경태령(月經胎齡 menstrual age).

수조 水槽 water tank 소방용수를 담아두는 탱크. 설치 위치에 따라 고가(高架), 지하, 소방차수조 등이 있다.

수종 水腫 hydrocele 주머니 같은 강이나 관, 특히 고환초막이나 정삭을 따라 액체가 모이는 것. 이러한 상태는 부고환 또는 고환의 염증이나 정관에서 림프관 또는 정맥의 폐색증에 기인한다. → 서혜부탈장(inguinal hernia).

수중감압실 水中減壓室 submersible decompression chamber : SDC 잠수작업자가 모선과 해중의 작업현장 사이를 안전하게 오가기 위한 일종의 수중승강기. 가압 및 감압장치, 생명유지장치, 통신장비 등을 갖추고 있으며 일반적으로 공 모양의 형태로 되어 있다.

수중겸용절단기 水中兼用切斷機 underwater combined cutter 수중 및 육상 사고현장에서 철, 콘크리트 구조물 및 암반의 절단 및 천공시 사용하는 장비.

수중구조견 水中救助犬 underwater rescue dog : URD 수면을 포함한 수면 아래서 구조 활동을 하는 개. 즉, 1차 구조동작에서 수면 아래에 있는 목표물을 찾아서 핸들러에게 알려주는 개. → 수상구조견.

수중길찾기 水中~ compass navigation 수중에서 원하는 방향을 정확히 파악하는 것. 안전을 위해서도 중요하다. 마치 비행기 조종사나 선박 항해사가 목적지를 계기에 의존해 파악하는 것처럼 수중에서의 다이버도 수중 나침반을 이용해 이동할 위치 또는 돌아올 위치를 측정한다.

수중로켓 水中~ underwater rocket 압축공기를 이용하여 원거리에 로프를 전달하여 신속한 구조 활동을 할 수 있게 하는 장비.

수중방향찾기경기 水中方向~競技 스쿠버 장비, 나침반, 수중거리 측정계기, 수심계 등을 사용하여 일정한 거리에 설정해 놓은 목표물을 빠른 시간 내에 정확히 돌아오는 기록경기. 강, 호수, 바다 같은 곳에서 행해지는 경기이고 세계수중연맹(CMAS) 주최 세계 수중 방향 찾기 선수권 대회가 있으며, 대한 수중협회에서는 매년 전국수중경기대회에서 이 종목의 경기를 개최하고 있다. 경기방식은 스쿠버장비, 나침반, 수심계, 수중거리 측정계기를 사용할 수 있고, fin(물갈퀴)이외의 어떠한 추진 장비도 사용할 수 없다. 정해진 코스로 이동하여 각 목표지점에서 지정된 표시물을 찾아가지고 골인 지점까지 가장 빠르게 골인하는 순으로 순위를 정한다.

수중사진 水中寫眞 underwater photography 주로 애쿼렁(aqualung) 등 잠수용구를 착용하고 수중 또는 해저의 동식물과 침몰물, 축조물 등을 찍은 사진. 잠수정에서 찍은 사진과 심해의 해저사진도 수중사진이라고 한다. 수중사진은 학술조사와 자원개발의 수단으로 중요시된다. 또한 애쿼렁 등 잠수용구를 쓰는 잠수기술과 수중사진기재 및 감광재료의 눈부신 발달로 수중사진이 이제는 일반사진과 크게 다를 바 없이 촬영될 수 있는 시대가 되었고, 바다에 관한 귀중한 정보를 쉽게 얻을 수 있게 되었다.

수중스쿠터 水中~ submerged scooter 애쿼렁(aqualung : 잠수용 수중 호흡기)을 단 잠수자가 물속에서 활동하는데 기동성을 갖게 하기 위하여 고안된 추진 장치. 금속제의 원통 속에 축전지를 내장하고, 그 축전지를 동력원으로 원통 끝에 있는 스크루 프로펠러를 회전시킨다. 잠수자는 원통의 바깥쪽에 있는 핸들을 잡고 물 속을 움직여 돌아다닐 수가 있다. 수중중량(水中重量)과 부력과의 균형을 충분히 고려해서 만들어져 있으므로, 목적지에 도착하면 스쿠터를 바다의 밑바닥에 살며시 놓고 바다의 밑바닥이나 바다 속에서의 여러 가지 작업을 한다. 물속에서의 속도가 3kn(노트)이므로 잠수자의 행동반경은 크게 확대된다.

수중시체 水中屍體 body in water 사인이 반드시 익사가 아니더라도 물에서 발견된 시체.

수중안경 水中眼鏡 swimming goggles = 물안경.

수중영상탐지기 水中映像探知機 subaqueous image detector 인간이 접근하기 어려운 깊은 물속의 상황을 원격작동장치(ROV ; remotely operated vehicle)를 이용하여 수중의 영상을 탐지하는 장비.

수중음파탐지기 水中音波探知機 sound navigation and ranging : SONAR ① 항해용 등 수중 음향 기기의 총칭. 좁은 의미로 서치라이트 소나와 스캐닝 소나를 말한다. ② 바다 속 물체의 존재, 위치, 성질 등을 수중 음파를 이용하여 탐지하는 방법, 또는 그러한 목적으로 사용되는 장치. 계측 장치로부터 음파를 발신한 다음 떨어져 있는 물체로부터 오는 반사파를 수신하여 물체에 관한 정보를 얻고자 하는 것을 액티브 수중 음파 탐지기라 하고, 물체로부터 발생한 수중음을 수신하여 그 물체에 관한 정보를 얻고자 하는 것을 패시브 수중 음파 탐지기라고 한다.

수중잔압계 水中殘壓計 underwater pressure gauge 공기통 내의 남은 공기의 압력을 나타내 주는 계기로서 호흡기에 부착하여 물속에서 항시 남아 있는 공기량을 알 수 있게 해준다.

수중장비탈착 水中裝備脫着 ditch & don 잠수교육의 일환으로 수경은 물론 오리발, 스노클 기타 스쿠버 장비를 풀장의 깊은 쪽 바닥에 웨이트 벨트로 고정시켜 놓은 다음, 물속으로 헤엄쳐 가서 그 장비를 전부 착용하고 그 수영장 길이의 몇 배를 수영하게 한 다음, 다시 깊은 쪽에 가서 원래와 같이 장비를 모두 벗어놓고 얕은 쪽으로 잠수해서 수영해 나오는 훈련.

수중전등 水中電燈 dive lights 야간 다이빙의 중요한 장비. 야간의 수중에서 시야를 확보하게 해준다.

수중전화기 水中電話機 underwater telephone : UT 잠수선과 잠수부, 육상의 기지 또는 모선과의 연락을 위해 쓰이는 연락 장치. 음파를 이용하며 공기 중에서는 사용이 불가하기 때문에 수중에 연결 장치를 담그도록 되어 있다.

수중청음기 水中聽音器 hydrophone 수중의 음향을 청취하여 표적을 찾아내는 장치. 음파(音波)가 수중에서도 전도되는 성질을 이용하여 소리로 적의 함정이나 잠수함을 수색 및 탐지하는 장치이다. 잠항 중인 잠수함이나 항행 중인 함정의 추진기·기관·함정 내에서 일어나는 여러 소리를 선저에 설치한 마이크로폰으로 포착하여 그 존재와 방향을 알아낸다. 방향은 탐지할 수 있으나 거리를 측정할 수 없는 단점이 있었으나, 제1차 세계대전 이후 실용화되었고, 소나(sonar)가 개발됨으로써 쓰이지 않게 되었다.

수중총 水中銃 spear gun 잠수하여 어류(魚類)를 쏘기 위해 고안된 총. 고무나 스프링의 탄력, 압축공기압, 화약의 폭발력, 압축가스 등을 이용하여 방아쇠를 당김으로써 작살을 쏘아 내보내는 것인데, 길이는 1~2m 정도이다. 수중스포츠 용구로서 여러 가지의 디자인·성능을 가진 것이 제작되고 있다. 육상에서 발사할 경우, 20~50m까지도 날아가므로 신중히 취급해야 한다.

수중콘택트렌즈 水中~ underwater contact lens 수경에 대한 대치 용품으로 각막의 앞에 공기층을 두어 눈에 맞도록 만들어진 잠수용 콘택트렌즈. 수중 200피트 심도까지는 고압에 특별한 영향을 받지 않고 렌즈를 착용할 수 있으며 경미한 안검자극이 나타날 수 있는 경우를 제외하면 내성도 좋다.

수중탐색장비 水中探索裝備 underwater searching equipments 수중 탐색 및 작업 목적으로 사용되는 장비.

수중통신 水中通信 underwater communication 주로 바다 속에서 상호간에 음파를 이용해서 정보를 전달하는 방식. 바닷속에 있는 어류(魚類)를 확인하는 어군탐지기나 해저·암초의 모양을 조사하는 측심의(測深儀) 등 산업상의 응용분야가 넓다. 또 군 사용으로 잠수함, 그 밖의 선박의 스크루 소리를 탐지하는 소나가 있다. 그 외에 공중의 초단파 레이더와 같이 짧은 초단파펄스를 내보내고 반사파에 의해서 선박이나 암초의 존재를 조사하는 액티브소나도 있다. 해저유전(油田)을 비롯하여 광물자원의 개발 등에도 수중통신이 중요시되고 있다. 송수신의 변환소자에는 주로 퍼멀로이계(系)의 자기변형공진자(磁氣變形共振子)가 사용된다. 또 해양개발의 하나의 수단으로서 돌고래의 생태를 연구하여 그 울음소리 등에서 효율이 높은 통신방법을 생각하고자 하는 움직임도 있다.

수중펌프 水中~ water pump 물속에 넣어 작동시키는 전동펌프. 푸트(foot) 밸브나 흡입호스가 필요 없어 사용이 편리하다.

수증기 水蒸氣 water vapor 무색·투명한 기체상태의 물(H_2O). 백색의 김은 수증기가 뭉쳐져 작은 물방울이 된 것으로, '습윤증기'라고도 한다. 374℃(임계온도) 이하에서는 기체(수증기)·고체(얼음)·액체(물)가 공존할 수 있지만, 그 이상의 온도에서는 수증기만이 존재한다. 공기 중 포화량을 넘는 수증기는 응결하여 물방울이 되는데, 먼지·연기 등의 미립자가 많이 존재할 때는 이것이 핵(核)이 되어 수증기가 잘 응결될 수 있다. 고온·저압의 수증기는 그 일부가 수소와 산소로 해리(解離)되기 때문에 화학적으로 활성화된다.

수증기장력 水蒸氣張力 vapor tension 공기 중에 포함되어 있는 수증기가 항상 기체로 확산하려 하므로 생기는 압력.

수증기폭발 水蒸氣爆發 water vapor explosion 액상에서 기상으로의 상변화(phase change)에 따른 폭발 현상. 용융 금속이나 슬러그(slug)와 같은 고온의 물질을 물 속에 담그면 고온의 물질이 순식간에 저온의 물에 전달되어 일시적으로 물은 과열 상태에 이르게 되고, 또 조건에 따라서는 극히 짧은 시간에 급격히 비등(boiling)하여 증발하는 현상을 일컫는 말.

수지¹ 手指 dactyl 손가락 또는 발가락.

수지² 樹脂 resin 고분자이며, 명확한 융점을 가지지 않는 천연 또는 합성 고체 또는 반고체상 유기 생성물의 총칭. 용융가능하고 가연성이 있는 것이 보통이다. 천연수지와 합성수지(플라스틱)로 크게 구분이 된다.

수지골 手指骨 phalanges 14개의 손가락뼈. 무지는 두 개 나머지는 세 개로 되어 있다. 기절골(proximal phalanx), 중절골(middle phalanx), 말절골(distal phalanx) 등이 있다. = 손가락뼈.

수지교차법 手指交叉法 cross-finger technique 환자의 입을 열기 위해 엄지와 검지를 엇갈려서 입을 여는 방법.

수지니스 樹脂~ resin vanish 수지를 용제에 녹인 것. 도장하면 용제가 휘발하고 수지만 도막을 이루어 남는다. 이러한 니스를 휘발성 니스라 한다. 도막의 연함을 막기 위하여 약간의 피마자유나 지방산을 경화제로 첨가하는 경우도 있다. 염료를 첨가 용해하여 투명하게 착색한 것도 있다. 도막의 성능은 수지의 종류에 따라 다르나, 일반적으로 건조가 대단히 빠르며(30분정도) 내후성이 약하다. 수지 니스는 알코올을 용제로 사용하는 것이 많은데 이와 같이 알코올을 주 용제로 사용한 것을 알코올 니스라고도 한다.

수지상세포 樹枝狀細胞 dendritic cell 보조 T림프구(helper T lymphocyte) 활성을 위한 가장 강력한 항원 표출세포(antigen-presenting cell). 골수에서 유래하고 혈액과 림프를 통해 림프기관과 비림프기관(폐, 피부)으로 이동한다.

수직개구부 垂直開口部 vertical opening 건물의 2개 층 이상을 관통하고 있는 모든 개구부. 계단실, 엘리베이터, 컨베이어, 또는 난방, 환기, 기타 설비를 위한 덕트 등.

수직근 垂直筋 musculi verticalis 설하신경의 지배를 받고 혀를 납작하게 펴고 넓어지게 하는 운동을 도와주는 혀의 근육.

수직등반 垂直登攀 directissima 암벽의 정면을 직접 상승함.

수직면 垂直面 vertical plane 바닥과 직각을 이루는 면.

수직빔폭 垂直~幅 vertical beam width 지향성 안테나의 특성을 나타내는 것으로, 수직면 내에서의 최대 방사 전력의 반감치(半減値) 사이의 각도.

수직사다리펴기 垂直~ hotel raise 사다리에서 건물 내부로 또는 건물 내부에서 사다리로 여러 층의 창문을 통해 동시에 접근할 수 있도록 건물의 수직 창문 열을 따라 사다리를 세우는 방법.

수직안테나 垂直~ vertical antenna 안테나 소자를 대지에 대하여 수직으로 세워 수직 편파로 복사하거나 수신하는 안테나의 총칭. 단파 이하의 전파인 경우에는 보통 1/4 파장 안테나 소자의 기저부를 접지시킨 것을 말하나, 초단파 이상의 전파인 경우에는 1/4 파장 이상의 것도 있다. 또 접지형에 한정되지 않고 널리 수직형의 것을 포함하며 이동 업무의 무선국에 많이 사용되고 있다.

수직연소확대 垂直燃燒擴大 vertical spread 화재가 수직방향으로 확대되는 것.

수직인라인펌프 垂直~ vertical in-line pump 동일 중심선에 흡입 및 토출 플렌지가 있는 펌프에 의해 구동장치가 지지되는 원심펌프.

수직잠수 垂直潛水 pick surface dive 머리를 아래로 향하고 엉덩이를 굽혀 손바닥으로 물을 다리 쪽으로 밀면서 다리를 폄과 동시에 손을 머리 위쪽으로 쭉 펴는 잠수방법. 물이 투명한 곳에서 주로 사용되는데, 수면에서 보통 평영으로 수영하다가 원하는 지점에서 다이빙하기에 적합하다. 다리가 물위로 많이 올라올수록 몸이 물속으로 들어가려는 성향이 높아진다.

수직지향특성 垂直指向特性 vertical pattern 안테나(antenna)의 수직면에서의 지향 특성.

수직지향편파 垂直指向偏頗 vertical directivity pattern 안테나로부터 전파가 송출될 때, 여러 방향으로 각기 지향 특성이 다르게 전파되는데, 지구 표면에 수직한 면의 각 방향으로의 지향 특성을 나낸 다이어그램.

수직타워 垂直~ vertical tower 플랫폼을 수직으로 올릴 수 있도록 설계된 공중작업차.

수질 髓質 medulla 신수질처럼 구조물이나 장기의 가장 내부의 부분. = 속질.

수질오염 水質汚染 water pollution 광공업 폐수, 하수, 농약 등으로 수질이 더럽혀지고 혼탁해지는 것. 수질오염은 여러 분야에 해를 끼친다. 상수도의 급수원이 오염되는 경우 정수장의 약품비가 증가되고 처리설비의 보완이나 변경이 필요하게 된다. 하천이 오염되거나 호수의 부영양화(富營養化)가 지나치면, 어류의 서식이 곤란해지며, 관개용수로 사용하는 경우 농작물에 해를 주기도 한다. 하구, 연안 등의 해수가 오염되면 어패류의 수확량이 감소되거나 또는 위생상 해로운 어패류를 수확하게 된다. 오염이 진행되어 물에 용존산소가 없으면, 미생물 외의 생물은 그러한 물에서 사라지고, 황화수소 등의 냄새가 나는 독가스가 발생하여 인근 주민들을 괴롭힐 수 있다. 또한 농약, 중금속 등이 혼입된 물은 직접·간접으로 인체의 건강을 해치는 공해병의 원인이 되기도 한다. 자연수의 오염은 인근 토지의 부동산가치와 관광가치 등을 저하시키며, 휴양 및 오락장소를 없애고, 정신건강에 역영향을 끼친다.

수질핵 髓質核 nucleus pulposus 추간판 안에 있는 충격완화를 제공하는 젤라틴 덩어리. → 추간판 헤르니아(herniated disk). = 수핵.

수초 髓鞘 myelin sheath 축삭을 감싸고 있는 수초의 지방층. 다발성 경화증 같은 질환에서는 싸고 있는 수초가 파괴될 수 있다. = 미엘린 껍질.

수초용해 髓鞘溶解 myelinolysis 어떤 신경섬유 주위의 수초를 용해하는 질환. 알코올 중독자와 영양이 부족한 환자에서 나타난다.

수초파괴세포 髓鞘破壞細胞 myeloclast 중추신경계의 신경수초를 파괴하는 세포.

수축 收縮 contraction 온도가 내려감에 따라서 물질의 부피가 줄어드는 것.

수축기 收縮期 systole 심근이 수축하는 심장주기의 기간. 대동맥과 폐동맥으로 혈액을 방출할 때의 심장수축으로 수축기의 발생은 청진상 제1심음, 심첨맥박과 말초맥박에 의해 알 수 있다.

수축기혈압 收縮期血壓 systolic blood pressure 좌심실이 수축하여 혈액을 밖으로 밀어내어 순환시킬 때 동맥 안에서 발생하는 압력.

수축력촉진약물 收縮力促進藥物 positive inotropic agents 심근력을 증가시키는 약물. = 양성변력성약물(陽性變力性藥物).

수축력촉진효과 收縮力促進效果 positive inotropic effect 심근의 수축력을 증가시키는 효과. = 양성변력효과(陽性變力效果).

수축응력 收縮應力 shrinkage stress 재료의 수축에 따라 일어나는 응력. 용접 금속이 용융상태로부터 응고되는 과정에서 수축됨으로써 생기는 응력. 용접물을 구속하고 용접하면 자유롭게 구축되지 않음으로써 생기는 응력이다.

수침 手針 finger probe 구강내 이물을 제거하기위해 검지를 구부려서 갈고리 모양을 한 상태.

수커플링 male coupling 나사 부분이 돌출되어 있는 호스 니플. 피치, 나사 및 구경이 동일한 암커플링과 결합할 수 있다.

수평빔폭 水平~幅 horizontal beam width 지향성 안테나의 특성을 나타내는 것으로, 수평면 내에서의 최대 방사 전력의 반감치(半減値) 사이의 각도.

수평세우기 水平~ flat raise 사다리의 세로대와 가로대를 지면과 수평 방향으로 뽑으면서 사다리를 세우는 방법.

수평지향편파 水平指向偏頗 horizontal directivity pattern 전자파가 공간에 송출될 때, 각 방향에 대하여 지향 특성을 나타내는데 이때 수평 방향으로 나타낸 안테나의 지향성 다이어그램.

수평채널 水平~ horizontal channel 수평으로 겹쳐서 저장한 타이어 사이의 길이가 1.5m를 초과하는 연속된 공간. 이 채널은 팰릿, 선반, 랙 또는 기타 저장배열의 형태.

수평천장 水平天障 level ceiling 실질적으로 평행하거나 기울기가 41.7mm/m인 천장.

수평측벽형스프링클러헤드 水平側壁形~ horizontal sidewall sprinkler head 일정 지역의 한 면, 즉 구면의 약 ¼정도 되는 한쪽 부분에만 집중적으로 물을 방수하는 스프링클러헤드. 이때 방수된 물 가운데 아주 소량만이 스프링클러헤드 뒤에 위치한 벽을 적신다. 전방 수평방수거리는 표준 스프링클러헤드의 수평방수거리보다 약 4.5m 이상 길다.

수평피난통로 水平避難通路 horizontal exit 하나의 건물에서 거의 동일한 높이에 있는 다른 건물의 대피장소까지의 통로. 또는 화재발생지역과 이들의 연결지역으로부터 동일한 건물의 동일한 높이에 위치하고 화재와 연기에 대하여 안전한 대피장소까지 방화벽을 관통하거나 방화벽 주위에 위치한 통로.

수포 水疱 bleb 피부 밑에 축적된 크고 이완성인 공포. 혈청을 포함하고 있는 부종 혹은 물질으로 화상이나 염증에 의해 생긴다. 지름이 5mm 이상이며 대체로 2cm 이상인 경우에는 대 수포(bulla)라고 한다. = 물집.

수포성고막염 水疱性鼓膜炎 bullous myringitis 고막에 생긴 액체로 가득 찬 염증. 종종 세균성 중이염과 함께 발생한다.

수포음 水泡音 rale 흡식시 청진했을 때 흔히 들리는 비정상적인 호흡음. 불연속의 부글거리는 소리가 특징이며 날카로운 악설음은 울혈성 심부전, 폐렴, 초기결핵에서 처럼 장액성 분비물이 있는 말단세기관지나 폐포에 공기가 들어가면서 들리는 파열되는 듯한 소리이다. 나음이라는 용어가 흔히 사용되기는 하지만 미국 흉부학회에서는 더욱더 실제적인 소리로 묘사되는 악설음(crackle)이라는 용어를 더 자주 사용한다. 큰 기관지나 기관에서는 거칠고 낮은 음조의 소리가 난다. = 거품소리.

수포제 水泡劑 vesicant 피부와 접촉할 경우 피부에 물집이 생기는 약제.

수포증 水泡症 hydroa 매년 여름 햇볕에 노출한 후 재발하는 유아 소포성, 수포성 피부병. 때로로 가려움과 피부비후를 동반한다. 사춘기가 지나면 사라진다. 치료로는 햇빛 노출을 피한다.

수풀바닥 forest floor 숲 속 토양의 표면 위에 쌓여 있는 나뭇잎 등의 층.

수행 遂行 implementation 생각하거나 계획한 대로 일을 해냄.

수혈 輸血 transfusion 혈액의 전성분이나 혈장중의 단백 분획을 환자의 순환혈액량 회복이나 혈액성분의 보충을 위해 순환 혈액내에 주입하는 것. 30~40%의 혈액 손실이 있을 때 혈압유지가 어렵고 shock이 우려되면 수혈을 한다. 수혈액 내의 적혈구에 대한 응집소를 가지고 있는 환자에게 혈액을 공급하면 치명적인 수혈반응이 일어난다. 혈액형이 AB형인 사람은 응집소가 없어 ABO 부적합성으로 인한 수혈반응을 유발하지 않고 어떤 형의 혈액도 수혈 받을 수 있으므로 만능수혈자(universal recipient)라고 하며 혈액형이 O형인 사람은 적혈구에 A, B항원이 모두 없어 ABO 부적합성으로 인한 수혈반응을 유발하지 않고 누구에게나 수혈할 수 있으므로 만능공혈자(universal donor)라고 한다. 수혈시 유의할 점은 수혈시기, 수혈속도, 수혈량, 수액종류이며 수혈은 실혈성 shock에 빠지기 전에 시행한다. 수혈속도는 긴급시는 50~100 ㎖/min, 보통 때

는 50~100 ㎖/hr 속도로 하며 수혈량은 실혈량 보다 많게 한다.

수혈기록지 輸血記錄紙 transfusion record 수혈이 필요한 환자에게 요구되는 것으로 환자와 공여자의 혈액형과 Rh형, 교합성 검사결과, 공여자 확인번호, 수혈시작과 종료시간, 수혈량, 부작용 유무, 수혈의사의 서명이 기록된 기록지.

수혈반응 輸血反應 transfusion reaction 부적합한 혈액을 주사한 후에 일어나는 전신반응. 적혈구세포의 부적합성이 원인으로 수혈한 혈액의 백혈구, 혈소판, 혈장단백질 성분에 알레르기성 과민반응을 나타낸다. 열이 가장 일반적인 수혈반응이며, 소양증도 비교적 일반적인 알레르기 반응이다. 천식, 혈관 허탈, 신기능 장애가 가끔 일어난다. 적혈구 부적합으로 인한 용혈성 반응은 심각하며, 즉시 진단되고, 욱신거리는 두통, 갑작스런 심한 요통, 전흉부통, 호흡곤란과 불안 증세를 보인다. 객관적인 증상은 안면홍조에 이은 청색증과 경정맥 쇼크가 1시간 내에 일어날 수 있다. 용혈성 반응이 의심되면, 수혈을 즉각 중지하고 정맥 주입선을 유지하며 정맥내 수혈 수액 공급을 한다. 남은 혈액은행의 혈액은 보관하고 수혈자의 혈액으로 다시 교차시험을 한다. 직·간접 항글로블린 검사는 용혈성 항체를 검사하기 위해 시행되고, 소변에서 헤모글로빈을 검사한다. 즉각적 치료로 1시간에 100㎖ 이상의 소변이 나오도록 만니톨(mannitol)과 5% D/W 용액을 정맥내에 공급한다. 핍뇨시 급성 신장에 가능성을 평가하고 환자는 평가 결과에 따라 관리되어야 한다. 저혈량은 생리식염수나 혈장으로 교정하나, 가능한 한 더 이상의 전혈 주입은 피해야 한다.

수혈속도 輸血速度 blood transfusion speed 수혈을 시행하는 속도. 점적수혈의 경우는 분당 떨어지는 방울수로 계산하며 대량출혈이 있는 경우는 현저한 혈압저하로 대량급속수혈이 필요하나 순환부하 과대나 칼륨 중독 등의 장애가 생길 수 있다.

수혈자 輸血者 recipient 외상이나 수술, 질병으로 인한 실혈 등으로 인해 공혈자의 혈액을 공급받는 사람.

수혈후증후군 輸血後症候群 syndrome of post transfusion 수혈한 혈액 또는 혈액제제로 인해 발생한 부작용. 수혈 후 즉시 일어난 경우를 수혈 부작용이라 하고 수혈 후 상당히 기간이 지나고 나서 나타나는 것을 수혈합병증이라 한다. 수혈부작용에는 용혈성반응, 혈액부적합 수혈, 공혈자와 수혈자간의 항원항체반응, 세균오염수혈, 급속대량수혈에 의한 순환부하과대, 구연산 나트륨중독, 칼륨중독, 출혈경향의 발현, 공기색전증 등이 있으며 수혈합병증에는 간염, 매독, 말라리아, AIDS 등이 나타날 수 있다.

수화열 水化熱 heat of hydration 1 mol의 이온 또는 분자가 수화될 때 흡수 또는 발산하는 열량. 일반적으로는 흡열량으로 나타낸다. 어떤 물질이 물을 흡수할 때 에너지의 변화를 가져오는 것이다. 이온 또는 분자는 수용액 속에서 물분자와 정전기적으로 상호작용을 하여 결합해 있으므로, 진공 속에 있는 이온 또는 분자를 순수한 물 속에 넣어 측정하면 되는데, 실제로는 곤란하므로 본-하버-파얀스의 순환과정이라고 하는 열역학적 과정을 이용하여 산출한다. 예를 들면, 시멘트를 물로 비비면 수화하여 열이 발생하는데 이 수화에 의하여 발생되는 열을 수화열이라고 한다.

수화작용 水化作用 hydration 수용액 속에서 용질의 분자 또는 이온이 그 둘레에 몇 개의 물분자를 끌어당겨 하나의 분자집단을 이루는 현상. 용매화의 일종으로, 분자 또는 이온과 물분자 사이의 화학반응 또는 화학결합에 의해 모인 경우에는 특히 수화(水化)라고 한다. 그러나 용액상태에서는 그 구별은 엄밀한 것이 아니며, 일반적으로 수화의 경우에는 결합하는 수가 일정하지 않을 때가 많다. 또, 양이온의 수화는 이온의 전하가 크고 반지름이 작을수록 뚜렷하다. 많은 금속염류 수용액 속에서는 금속이온이 녹아 있는 것처럼 다루고는 있으나, 이것도 금속이온 그 자체가 존재하는 것이 아니라 물분자의 수화 또는 물분자가 수화된 이온으로 존재한다.

숙박선 宿泊船 accommodation barge 해상작업에 투입되는 작업자의 숙소로 사용하기 위한 주거용 바지선.

숙시닐콜린 succinylcholine 골격근 이완제. 기계적 환기나 수술하는 동안 근수축을 감소시키고 기관내 삽관을 쉽게 하기 위해 마취 보조제로 처방된다. 이 약에 과민성이 있거나 신부전·중증근무력증 환자, 가성 콜린에스테라아제(pseudo cholinesterase) 수치가 낮은 환자에게는 사용을 금한다. 심부정맥과 심한 호흡곤란이 심각한 부작용이다.

숙식보트 宿食~ live-aboards 다이빙에 이용되는 중·대형선박. 9m 이상의 길이로 먼 거리를 여러 날에 걸쳐 이동하며 다이빙을 할 수 있는 시설을 갖추고 있다.

숙주 宿主 host ① 기생충이 영양 공급을 받으며 기생하는 유기체. 보통 1차 숙주는 성충이 살고 생식하는 곳이다. ② 2차나 중간 숙주는 성충이 유성생식을 않거나 유충기에 살고 있는 곳이다. 저장 숙주는 가끔 인간에게 기생하여 감염을 일으키는 기생충을 가진 동물 숙주다. ③ 이식한 기관조직의 수혜자. → 제공자(donor). = 수용자(受容者), 피이식체(被移植體).

숙취 宿醉 hangover 알코올 섭취나 약물투여로 인해 나타나는 구토, 갈증, 메스꺼움, 안절부절 등의 증상.

순 脣 labia 기관이나 조직의 가장자리가 입술 모양으로 생긴 것. 질 입구의 피부 주름을 예로 들 수 있다.

순간노출 瞬間露出 acute exposure 일반적으로 위험물질에 대한 한번의 짧은 시간 동안의 노출.

순간도화선 瞬間導火線 quick match 화약 또는 화공뇌관에 안전하고 확실하게 점화시키기 위해 사용하는 도화선 중 연소속도 1/30~1/300초/m를 갖는 도화선. 공중 파열탄과 지상놀이 기구에서 폭죽 탄두 같은 여러 개의 불꽃장치의 동시 점화용 신관에 사용한다.

순간진화기 瞬間鎭火機 instantaneous extinguisher 최소한의 물 또는 약제 등을 사용하여 초기에 화재를 진압하는 장비. 공기통 멜빵을 어깨에 메고 방수총을 양손으로 잡고 진압물체에 방수한다. 그리고 항상 물과 공기가 충만 되어 있는지 확인하고 사람에 대해서는 직접 사용치 않는다.

人

순간최대풍속 瞬間最大風速 maximum instantaneous wind speed 일정시간 동안 수시로 변하는 바람의 속도 중, 가장 강하게 부는 순간의 풍속. → 풍속.

순계발생 純系撥生 homogenesis 연속하는 세대에서 똑같은 과정에 의해 만들어져 자손이 부모와 비슷하도록 만드는 것. ↔ 돌연발생(heterogenesis).

순도 純度 purity 한 성분만을 함유한 약물의 오염되지 않은 상태. 현실적으로는 제조회사에서 약물의 제형을 만들기 위해 또는 흡수율을 높이기 위해 다른 성분을 첨가하기 때문에 한 성분만으로 이루어진 약물은 거의 존재하지 않는다. 그 결과 순도는 100% 순수한 활성 성분을 요구하는 것이 아니라 외부 혼합물질의 타입과 허용량에 대하여 규정한다.

순물질 純物質 pure substance 어떤 특성적인 조성과 일정한 성질들을 가지는 단일한 물질이다. 순물질의 예에는 물, 소금, 철, 설탕 및 산소가 있다. ↔ 혼합물.

순바닥면적 純~面積 net floor area(소방) 벽의 두께 또는 점유되지 않는 부가 면적을 포함하지 않고 실제로 점유하는 면적.

순방향아날로그음성채널 順方向~音聲~ forward analog voice channel : FAVC 기지국에서 이동국으로의 아날로그 음성 채널.

순수연소열 純粹燃燒熱 net heat of combustion 연소시 생산된 물을 기체 상태로 환산한, 연소열에 대한 산소폭발 열량계의 값.

순수위험 純粹危險 pure danger 투기성 유무에 따른 위험의 분류 방법으로 순수위험은 그것이 발생한 경우에 손해만을 발생시키는 위험으로 사망, 화재, 교통사고 등이 이에 해당한다. ↔ 투기위험.

순시자동이득조절 瞬時自動利得調節 instantaneous automatic gain control : IAGC 레이더에서 클러터(clutter)를 억압하기 위하여 평균 클러터 레벨의 변동에 대응할 수 있게 되어 있는 순시 동작의 자동 이득 제어기.

순열 脣裂 cheiloschisis 윗입술이 파열된 기형. 태아 4~12주 사이에 발생하며 내측 비돌기와 위턱돌

기의 유합 부전이 나타난다. = 언챙이, 토순.

순응 順應 adaptation 넓은 뜻으로는 적응(adaptation)과 마찬가지로 개체가 환경 조건에 잘 적합하는 일로 좁은 뜻으로는 조절 또는 순화(accommodation)와 마찬가지로 감각기관의 작용이 외계의 상황에 익숙해지는 것. 광각(光覺)에 대한 순응은 밝은 곳에서 어두운 곳으로, 또는 반대로 어두운 곳에서 밝은 곳으로 옮겼을 경우에 볼 수 있는 광각역의 변화를 말한다. 명소에서 암소로 들어가면 처음에는 캄캄해서 아무것도 보이지 않으나 시간이 지나면 점차 보이기 시작한다. 이것을 암순응이라고 하고, 이와 반대로 암소에서 명소로 들어가도 광각역이 상승한다. 이것은 명순응이라고 한다. 시각 이외의 감수기관에서 볼 수 있는 순응은 같은 자극이 지속하였을 때 볼 수 있는 감성 경험의 약화 또는 소실이다. 이와 같은 순응현상은 후각·미각·피부감각에서 볼 수 있다.

순응성의 順應性~ malleable ① 힘을 가하여 영원한 모양이 변형될 수 있는. ② 외부에 영향을 쉽게 받는.

순저장면적 純貯藏面積 net storage 어떤 시설이 갖추고 있는 저장가능 총면적.

순직소방대원기념일 殉職消防隊員記念日 Firemen's Memorial Sunday 소방활동 중 순직한 소방대원을 기리기 위해 제정한 날. 미국에서는 매년 10월의 일요일 가운데 하루를 순직소방대원 기념일로 기념하고 있다.

순찰 巡察 patrol 일정한 구역을 순방하면서 화재나 안전 위험요소를 점검하는 것.

순찰소방자동차 巡察消防自動車 patrol fire engine 소방 순찰 및 소방홍보를 주 용도로 사용하는 차량. 도로의 운행에 적합한 절차를 거친 자동차에 수요자의 요구에 의해 부수장치와 장비를 장착한 소방자동차.

순풍화재 順風火災 head fire 바람을 타고 확산되는 임야화재.

순항속도 巡航速度 cruise speed 항공기의 순행 시 최적의 속도.

순화 馴化 acclimation 비교적 장기간에 걸친 자연 풍토의 변화와 유해환경 노출의 결과 서서히 형성되는 생체의 적응현상. 대개 계속적이면서 가역적인 변화를 말한다.

순환 循環 circulation 규칙적 혹은 환상(環狀)의 경로를 따라 움직이는 현상. 인체는 무수한 세포로 이루어져 있어 세포에 산소와 영양분을 공급하고 CO_2와 노폐물을 세포 밖으로 보낸다. 심장과 혈관을 통하는 혈액의 운동이 여기에 속한다.

순환계 循環系 circulatory system 체액순환의 영양액(혈액)을 통한 채널의 망.

순환과다 循環過多 circulatory overload 심혈관 계통에 과량의 혈액이 존재하는 것.

순환기계전문의 循環器系專門醫 cardiologist 심장, 동·정맥, 모세혈관계 질환을 진단하고 치료하는 전문의사.

순환릴리프밸브 循環~ churn valve 용적식 펌프에서 바이패스를 사용, 토출부로부터 흡입부로 물이 순환되는 것을 가능케 해주는 수동식 밸브.

순환밸브 循環~ circulating valve 호스라인이 차단될 경우, 펌프로 향하는 물의 흐름을 급수원으로 다시 돌려 펌프를 냉각시켜 주는 밸브.

순환본관 循環本管 circulating main 하나 이상의 방향에서 특정 지점으로 물이 흐를 수 있도록 배열한 수도관.

순환부전 循環不全 circulatory failure 대사요구를 충족시키는데 충분하도록 산화된 혈액을 세포에 공급하는 심혈관계의 불능 상태. 이러한 상태는 심근경색증에서와 같은 비정상적인 심장기능이나 부적절한 순환 혈액량(출혈) 또는 그람-음성 패혈증에서와 같은 말초혈관계의 허탈에서 비롯된다. → 쇼크.

순환상수도관 循環上水道管 ring main 건물이나 화재위험지 주위에 설치된 순환 상수도관. 하나 이상의 도로 상수도관에 연결되어 있으며, 옥내·외소화전이나 스프링클러설비 등으로 물을 공급한다.

순환식스프링클러설비 循環式~設備 closed-loop sprinkler system 가열 또는 냉각 목적으로 물을 순환시키는 스프링클러설비.

순환식폐루프설비 循環式~設備 circulating closed loop system 가열 또는 냉각용 물을 스프링클러설비배관으로 순환시키기 위해 폐루프 배관상에 방호용이 아닌 접결구가 있는 습식 스프링클러설비. 물은 배관설비에서 순환작용만 거듭한다.

순환식호흡기 循環式呼吸器 rebreather 폐회로식 호흡기의 일종. 호흡에 사용된 공기 중의 일부를 이산화탄소와 수증기를 제거한 후 재사용하는 호흡기.

순환운동 循環運動 circumduction 골격의 다양한 관절에 의한 운동. 굴곡, 신전, 내전, 외전의 연속적인 운동이다.

순환장애 循環障碍 circulatory disturbance 조직이나 장기의 혈액순환에 장애가 있는 경우. 혈액이 혈관밖으로 나오는 출혈과 필요로 하는 양의 혈액이 흘러들어오지 않는 허혈로 나뉘며 국소혈관의 협착, 폐쇄와 전신혈압의 저하 등이 허혈의 원인이 된다. 혈관의 협착이나 폐쇄는 혈관의 경련, 동맥경화, 혈전, 색전 등에 의한것과 종양 등에 의한 외부의 압박이 원인이 되는 경우도 있다.

순환장치 循環裝置 circulator 지하실에서 발생한 화재를 진화할 때 사용하는 호스노즐의 일종. 드넓은 지역에 물을 순환 및 분배해 준다.

순환혈액량 循環血液量 circulating blood volume 인체를 순환하고 있는 전체 혈액의 양. 혈액의 저장소나 골수 등에 있는 유동하지 않는 혈액은 포함하지 않는다. 사람의 순환혈액량은 단위체중당으로 표시하거나 단위체표면적당으로 표시하며 남성의 경우 약 78 $m\ell$/kg, 여성의 경우 65 $m\ell$/kg이다.

숟가락손톱 koilonychia 손톱이 얇고 양쪽에서 안으로 굽어진 손톱. 일반적으로 유전되고, 철 결핍성 빈혈과 Raynaud현상을 가진 경우에 나타날 수 있다. = 스푼형 손톱.

술통형가슴 ~形~ barrel chest 고지대 사람들에서 정상으로 간주되나 만성적인 폐기종의 징후로, 크고 둥근 흉곽구조로 호기 배출이 잘 안되어 결과적으로 폐 용적이 증가되는 가슴.

숫구멍 = 천문.

숯 char 목재를 공기의 공급을 차단하고 가열하거나, 또는 공기를 아주 적게 하여 가열하였을 때 생기는 고체 생성물. 재료로는 일반적으로 재질(材質)이 단단한 나무가 사용되며, 우리나라에서는 참나무류(갈참나무, 굴참나무, 물참나무, 줄참나무 등)가 주로 사용된다. 참나무류로 만든 숯을 참숯이라고 하는데, 이것은 질이 낮은 검탄(黔炭)과 질이 좋은 백탄(白炭)으로 분류된다. 숯에는 이 밖에 건류탄과 뜬숯이 있다. 제탄법(製炭法)에는 무개제탄법(無蓋製炭法), 퇴적제탄법, 갱내제탄법, 축요제탄법(築窯製炭法) 등이 있으나 우리나라에서는 주로 축요제탄법이 사용되고 있다. 용도는 가정용 연료로 많이 사용되었으나, 연탄, 석유, 전기, 가스 등의 이용률이 커짐에 따라 가정용으로는 거의 사용되지 않고 있다.

쉬반세포 ~細胞 Schwann's cell 각각의 신경섬유의 주위를 감싸고 있는 미엘린 수초를 이루는 기본 구성요소.

쉬반신경초 ~神經鞘 Schwann's sheath 수초(髓鞘) 위의 소량의 세포질과 핵을 가진 신경초. 말초신경계에만 있고 중추 신경계에는 없다. 수초는 축색의 둘레를 원통으로 둘러싸고 쉬반신경초는 수초의 더욱 바깥쪽을 둘러싸고 있다.

쉬크시험 ~試驗 Schick test 디프테리아 독소를 피내에 주사한 후 디프테리아에 대한 면역이 있는지를 결정하는 피내 반응 검사. 감수성을 나타내는 양성반응은 주사부위에 종창과 발적을 보이는 것이고 면역성을 의미하는 음성반응은 발적이나 종창이 없이 무반응으로 나타난다.

슈도모나스속 ~屬 Pseudomonas 상처, 화상 그리고 요로 감염에서 종종 발견되는 박테리아의 한 종류.

슈테판—볼츠만의방사법칙 ~放射法則 Stefan-Boltzmann's law of radiation 흑체(黑體) 총방사에너지는 절대온도 T의 4제곱에 비례한다고 하는 법칙. 1879년 J.슈테판이 온도복사의 연구를 통해 실험적으로 발견하고, 이것을 1884년 L.볼츠만이 열역학적으로 정립했다. 이로써 열복사와 절대온도를 관련시키는 연구가 성공했으며, 이 후 열복사 연구에 중요한 계기가 되었다. 또한 양자론이 등장하는 하나의 계기를 마련하는 등 물리학에서 중요한 역할을

담당하였다. 이 법칙에 의하면 온도 T인 흑체의 단위면적에서 단위시간에 방출되는 복사에너지는 $s=aT^4$로 나타낼 수 있으며, 이 비례상수 a를 슈테판—볼츠만상수라 한다. 플랑크의 복사법칙에 따라 a의 값을 계산하면 $a=2\pi^6/15c^2h^3=5.669\times16^{-5}$ $erg/cm^2\cdot s\cdot deg^4$이 된다(c는 광속, h는 플랑크상수, k는 볼츠만상수).

슈트 chute 구조용 포대 및 기타 이용 가능한 장비로 만든 구조장비. 연소중인 건물에서 불필요한 물을 제거할 때도 사용한다.

슈트레이즈 chute raise 좁은 곳에서 사다리를 세우는 방법 가운데 하나. 사다리의 윗부분을 먼저 세우면 사다리의 아랫부분은 적당한 위치로 밀려나 자리잡게 된다.

슈퍼비조리장치 ~裝置 supervisory devices 자동식 스프링클러설비의 작동상태를 감시하는 장치.

슈퍼비조리판넬 supervisory panel 소방시설의 작동상태를 확인하거나 작동을 통제하는 기능을 가지고 있는 설비.

슈퍼컴퓨터 supercomputer 고속의 연산 속도를 실현하기 위하여 설계된 과학 기술 계산 전용의 컴퓨터. 종래에는 과학 기술 계산을 초고속으로 처리하는 벡터 계산 전용의 벡터 처리기(vector processor)를 구비한 컴퓨터를 가리켰으나, 최근에는 여기에 슈퍼스칼라 처리기(superscalar processor)를 채용하여 대규모의 벡터 계산과 행렬 계산을 고속으로 병렬 처리하는 슈퍼컴퓨터가 주류를 이루고 있다. 대표적인 제품에는 미국 Cray Research사의 Cray T3E가 있는데, 2048 병렬 프로세서로 최대 1,200GFLOPS를 실행한다. 1GFLOPS는 1초당 10억 부동 소수점 연산 횟수이다.

슈퍼헤테로다인수신기 ~受信機 superheterodyne receiver 수신 전파의 주파수를 그것보다 낮은 중간 주파수로 변환하여 선택, 증폭, 검파를 하는 슈퍼헤테로다인 수신 방식의 수신기. 중간 주파수로의 변환을 1회, 2회 또는 3회 하는 것도 있는데, 2회 또는 3회 변환하는 방식의 수신기를 각각 2중 또는 3중 슈퍼헤테로다인 수신기라고 한다. 이런 수신기는

선택도, 감도, 충실도가 양호한 반면, 수신 회로 중에 국부 발진기(local oscillator)와 주파수 변환기(frequency converter)가 포함되기 때문에 영상주파수반응(影像周波數反應 : image frequency response)과 기타 스퓨리어스반응(spurious response) 및 잡음에 주의해야 한다.

슈퍼헤테로다인수신방식 ～受信方式 superheterodyne reception 슈퍼헤테로다인 수신기를 이용하는 방식.

술렘관 ～管 canal of Schlemm 안구에 체액을 배출하여 이것을 혈류로 이동시키는 안구 구석의 작은 정맥관. 이 관이 막히면 녹내장을 일으킬 수 있다.

스냅커플링 snap coupling 나사 대신 죔쇠(clamp)를 사용하여 부착하는 커플링.

스넬렌시력표 ～視力表 Snellen's chart 원거리 시력의 선별검사 목적으로 사용되는 표. 크기 등급에 따른 글자들과 각 글자 끝에 표준화된 숫자가 포함되어 있으며 이 숫자들은 6.1m의 거리에서 읽었을 때의 시력을 나타낸다.

스노클 snorkel 플라스틱과 고무로 되어 있는 호흡용구로, 얼굴을 수면에 대고 헤엄칠 때 사용하는 관. 머리를 들지 않고 호흡할 수 있도록 하여 수면에 오래 떠 있을 수 있으며, 스쿠버 다이빙에서 수면으로 먼 거리를 이동할 때 탱크의 공기를 사용하지 않고 스노클로 호흡하면서 이동할 수 있으므로 탱크의 공기를 절약할 수 있다. 한쪽 끝을 입에 물고, 반대쪽 끝을 수면 위에 내놓고 얼굴을 수면에 댄 채로 호흡한다. J자형과 S자형이 있다. J자형은 잠수했을 때 관 속에 물이 들어가므로 부상한 후에는 들어간 물을 강하게 뿜어낸 다음 호흡한다. S자형은 물의 침입을 방지하기 위하여 탁구공이 달려 있으나 볼의 부력으로 관의 입구를 막을 위험성이 있으므로 주의하여야 한다. 스노클은 대롱과 마우스피스, 연결고리 등의 기본적인 형태로 구성되며, 종류와 기능에 따라 다양한 구조를 갖는다. 대롱 부분은 견고한 플라스틱 재질이며 마우스피스는 입에 잘 맞도록 유연한 실리콘이나 자바라 형태로 되어있다. = 숨대롱.

스노클물빼기 snorkel clearing 스킨 동작 후 수면에 올라와 폐에 공기를 이용하여 짧고 힘있게 '투'하고 불어내는 동작. 또는 물속에서 수면을 향하여 하늘을 올려보는 자세로 상승하면 스노클은 비스듬히 아래쪽으로 기운 위치가 되는데 이 상태에서 수면에 막 도착하는 순간 '투' 하고 불어서 물이 아래쪽으로 흘러가도록 하는 동작.

스루래더 through ladder 사다리를 끝까지 올라가지 않고서는 사다리 꼭대기에서 내릴 수 없는 사다리.

스멜트 smelt 흑액을 연소하여 얻은 무기용융물. 주성분은 Na_2S와 Na_2CO_3.

스모그 smog 매연(smoke)과 안개(fog)가 혼합해서 가스 상태가 된 것. 도시와 공장 지대에서 발생되며 대기 오염의 원인이 된다. 날씨가 좋고 바람이 없는 밤부터 아침에 걸쳐서 지표 부근의 공기가 얼어 있을 때 발생되기 쉽고, 역전층이 생겨 연기와 배기가스는 상공으로 퍼지지 않고 지상에 축적되어 점차 짙어진다. 석탄의 연소로 일어나는 런던형과 자동차와 화학 공장으로부터의 배기가스로 인한 로스앤젤레스형이 있다. 현재는 자연의 안개가 없어도 도시와 공장지대를 덮는 오염 물질에 대해서 스모그라는 말이 사용되고 있다.

스모크폴 smoke pall 화재현장에서 수평으로 확산되는 두터운 연기층.

스모키더베어 Smokey the Bear 미국과 캐나다 산림청에서 실시하는 산불예방프로그램의 상징.

스와터 swatter 삽 크기의 도구. 끝에 달린 크고 유연한 플랩으로 초지 등의 화재를 두드려 진화할 때 사용한다.

스완-간즈카테터 Swan-Ganz catheter 급성심근경색과 중증 심부전 등에서 폐동맥압과 심박출량을 측정하기 위한 도관. 선단에 공기가 든 풍선이 붙어 있고 압측정을 위한 말단구(distal port)와 열을 희석하기 위해 냉수를 주입하는 근접구(proximal port), 열감지 소자(thermistor connector)라인 등으로 구성되어 있다.

스위블 swivel 물건이나 들것을 들어올리거나 들어 이동시킬 때 돌아가는 것을 방지해 주는 장비.

스위치 switch 전기회로를 개폐(開閉)하거나 접속

상태를 변경하는 기구. 접점(接點)과 이를 동작시키는 부분으로 구성되어 있다. 스위치는 간단한 수동식부터 대형 자동식까지 다양한데, 접점에서는 많은 열과 불꽃이 발생된다. = 개폐기.

스위치기어 switchgear 제어, 보호, 계량을 위한 관련 부품을 포함하는 전력 개폐 또는 차단장치. 퓨즈, 회로차단기 및 관련 부품은 스위치기어의 일반적인 형태이다.

스위트닝 sweetening 직류 가솔린이나 등유 속에는 황분, 특히 메르캅탄류가 많이 포함되어 있어 제품의 부가가치를 저하시키므로 메르캅탄류를 산화시켜 이황화물로 변화시켜 악취를 제거하는 공정.

스윙방식 ~方式 swing method 문의 열림이 문 가장 자리의 지주가이드에 안내되어 열리는 방식.

스캐너 scanner 여러 개의 주파수를 순차적으로 포착하면서 방송신호를 수신하는 자동 무선수신기. 간혹, 의용소방대원들이 화재경보신호를 수신하기 위해 사용하기도 한다.

스컬링 sculling 몸을 떠오르게 하기 위한 기술. 물을 바깥쪽 안쪽방향으로 저어 장력을 발생시키는 손동작으로, 배의 노를 젓는 듯 하는 움직임이 특징이다.

스케일링사다리 scaling ladder 하나 이상의 훅이 달려 있는 사다리. 건물의 창문턱에 훅을 걸고 위층의 창문으로 오른 후, 훅을 이용 사다리를 다시 위층의 창 문턱에 거는 방식으로 건물을 오를 수 있는 사다리이다. = 거는 사다리.

스코폴라민 scopolamine 부교감신경 차단제, 진토제로 산동작용이 강하고 타액선, 기관지선, 한선 등의 분비선에 특히 잘 작용하는 약물. 중추신경억제 작용을 하며 치료량으로도 졸음, 기억상실, 피로감 등을 일으킨다. barbital, morphine등에 협력 작용을 하는데 이들 약물에 의한 호흡억제 작용에 길항하고 기관지선, 타액선의 분비를 억제하기 때문에 morphine과 병용하여 마취보조제로 사용한다. 안과에서는 산동제, 조절마취제로 사용하고 소화관, 방광, 요도 등의 경련성 동통에 진경제로 사용한다. atropine에 비해 타액분비 억제제로서는 효과가 크나 전신마취시 특히 어린이에서 반사성 서맥을 방지

하는데 대해서는 효과가 적다. 평활근, 눈, 심근, 선세포의 수용체 부위에서 아세틸콜린의 경쟁적인 길항작용을 하며 중추신경계내로 전정압력의 억제, 구토반사의 억제가 나타난다. 1일 3회 10~20mg씩 경구투여 하거나 10~20mg을 정주 또는 근주한다. 키미테 제품의 경우 여행하기 4시간 전에 귀 뒤에 부착한다. 과량투여시 구갈, 오심, 구토, 동공산대가 나타난다. 과민증환자, 녹내장환자, 7세 이하 소아는 금기이다.

스쿠버 self-contained underwater breathing apparatus : SCUBA 수중에서 호흡하도록 고안된 장비. 이 장비를 사용하는 다이빙을 스쿠버 다이빙이라고 한다. 일반적으로 레크리에이션 잠수는 스킨(skin) 다이빙과 스쿠버(SCUBA) 다이빙으로 구분된다. 스킨 다이빙은 마스크와 오리발 등의 간단한 장비를 이용하여 잠시 숨을 참으면서 10m 미만의 낮은 수심을 왕복하며 즐기는 잠수를 말하며, 스노클(snorkel)을 이용하여 호흡하기 때문에 스노클링(snorkeling)이라고 부르기도 한다. 반면에 스쿠버 다이빙은 수중에서 호흡할 수 있는 스쿠버 장비를 이용하여 수십분 동안 바다 속을 여행하는 활동을 말한다. 스킨 다이빙은 적은 경비로 시작할 수 있으며 교육시간도 짧기 때문에 쉽게 배울 수 있다.

스쿠버다이빙 scuba diving 공기통을 멘 상태에서 물안경과 오리발을 착용하고 비교적 깊은 물속에서 오랫동안 헤엄치는 것. 주로 마스크, 핀(Fin), 슈트, 스노클 외에 웨이트 벨트, 수심계, 컴퍼스, 봄베, 레귤레이터 등의 장비를 장착한다. 스쿠버 장치에 의해서 장시간의 잠수가 가능하다.

스쿠터드릴 scooter drill 킥보드를 한 손으로 잡고 한 손으로 풀을 번갈아 가며 하는 연습방법.

스쿼럴-테일섹션 squirrel-tail section 소방차 펌프의 흡입부에 영구 연결된 하드 섹션 호스. 차량 앞부분에 약간 느슨하게 감겨 있는 형태로 적재하여 비상시 소화전에 신속하게 연결, 사용할 수 있도록 한 것이다.

스쿼치 squelch 원하지 않는 무선신호나 소음을 완전히 제거하지 못할지라도 억제하는데 사용되는 무

선수신회로 유형.

스크램블 scramble ① 암호 전송을 전자적으로 하여 수신자의 암호 해독기를 통해서만 수신이 가능하게 함. ② (군사용어) 긴급사태에 대한 조종사의 출격 응답.

스크랩 scrap 공정상의 부산물인 금속조각, 파편, 부스러기.

스크러빙 scrubbing 천연가스나 LP가스가 지중 가스관에서 누출될 경우 가스에 첨가된 부취제가 토양 속으로 흡수되는 것.

스크루킥 screw kick 평영의 다리 동작에서 두 다리가 대칭을 이루지 않고 따로 움직이는 킥.

스크류 screw 선박에서 원동기의 회전력을 추진력으로 바꾸는 프로펠러 형 추진 장치.

스크린 screen 종이와 펄프의 제조에서 원질 속에 섞여 있는 결속 섬유, 티, 이물질 등을 제거하는 체와 같은 역할을 하는 장치.

스키드 skid 물품 등을 받쳐주는 나무 또는 금속판. 물품 등을 용이하게 취급하고, 진화작업시 바닥에 고인 물로 인해 물품 등이 피해를 입지 않도록 하기 위해 설치하는 것.

스키드마운트 skid mount 픽업 트럭 등과 같은 차량에 적재되어 비통상적인 임무를 수행할 수 있는 자급식 펌프.

스키드적재호스 ~積載~ skid hose load 표준방법으로 적재된 호스 위에 여러 본의 호스를 하나의 단위로 적재하여 화재가 발생했을 때 스키드 적재된 호스를 한 덩어리로 풀어내어 즉시 사용할 수 있도록 적재하는 것.

스킨개구부 ~開口部 skin opening 콘크리트 바닥 슬라브와 커튼월의 내부 표면 사이에 형성된 개구부.

스킨다이빙 skin diving 공기통을 메지 않은 상태에서 마스크, 핀(Fin), 잠수복, 스노클을 몸에 지니고 비교적 깊지 않은 물속에서 수면에서 호흡한 폐의 공기만으로 잠수하는 것. 따라서, 숙련자라 할지라도 고작 3분 정도가 한도이다. 수영을 할 수 있으면 누구나 즐길 수 있다. 본격적인 애퀄링 잠수의 기초이기도 하다.

스킨선 ~腺 Skene's glands 여성의 요도 안에 열려 있는 가장 큰 선.

스타링의법칙 ~法則 Starling's law of the heart 확장기에 심실로 유입되는 혈액량이 증가하여 심실로 혈액량이 충만됨으로써 심실벽이 늘어나고 그 충만도에 대응하여 심실근의 수축력도 증가한다는 법칙.

스타링힘 Starling force 모세혈관을 가로지른 액체의 분포에 영향을 미치는 힘. 혈액과 조직액의 정수압과 교질삼투압 등의 평형에 의하여 체액이 모세혈관내로 이동할 것인지 모세혈관 밖으로 이동할 것인지가 결정된다.

스타이너터널 Steiner tunnel 건축자재의 화염 확산 특성을 측정하기 위한 표준시험용기. 길이 7.6m, 45.7cm 30.5cm인 직사각형로.

스타이너터널시험 ~試驗 Steiner tunnel test 건물 내장재의 화염확산특성을 측정하기 위한 시험.

스태커 stacker 광석, 목재 등의 입하물을 저장소에 쌓아올리는 장치.

스탠드 desk lamp 독서·작업·침실 용도로 사용되는 국부(局部) 조명기구. 백열전구나 형광등을 끼워서 사용한다. 스탠드가 이불·옷 등으로 덮이거나 추락하면 화재의 원인이 될 수 있다. = 전기스탠드.

스탠드유 ~油 stand oil 건성유를 이산화탄소, 질소 등의 불활성 가스 속에서 300~350℃로 가열 중합시킨 점도가 높은 기름. 건조하면 광택이 있고 평활한 면이 생긴다. 보일유보다 내후성은 강하나 건조성이 떨어지는 것이 단점이다. 예전에는 주로 원료유를 솥에 넣고 직접 불로 가열하여 거기서 발생하는 기름의 증기에 불을 붙여서 적당한 시기에 뚜껑을 덮고 그대로 소화방랭(消火放冷)하는 방법이 사용되었으나, 현재에는 가열하는 솥에 이산화탄소 등을 보내 공기를 차단하고 가열하는 방법이 채택되고 있다. 용도는 인쇄잉크, 바니시, 에나멜 등 도료의 제조에 사용된다. = 농화유(濃化油), 석판(石版)니스.

스탠드파이프 standpipe 건물 및 기타 구조물에 설치된 소방호스 방출구로 물을 공급하는 수직의 습식 또는 건식 배관.

스탠드파이프설비방호구역 ~設備防護區域 standpipe system zone 스탠드파이프설비가 설치되어 있어 화재시 이를 이용하여 진압할 수 있는 구역.

스탠드파이프와스프링클러겸용설비 ~兼用設備 combined sprinkler and standpipe system 64mm 스탠드파이프와 스프링클러설비를 동일한 급수배관에 접속시킨 설비.

스탠딩오더 standing order 지도의사가 특정상황에서 응급구조사나 다른 사람들이 특정 기술을 제공할 수 있는 권한을 주는 지침.

스탠바이 standby ① 필요할 경우 즉시 출동할 수 있도록 항상 출동준비상태를 유지하라는 명령. ② 출동준비를 완료하고 대기상태에 있는 소방대.

스탠바이소방대 ~消防隊 standby crew 화재, 특히 임야화재의 신속한 진화작업을 위해 특별히 조직된 소방대.

스터드 stud 건물의 수직 구조재용 목재. 규격은 보통 5cm×10cm 또는 5cm×15cm이다.

스테레오고무 stereo rubber 부타디엔이나 이소프렌으로 만들어지고, 주사슬에 입체규칙성을 갖고, 뛰어난 물성을 나타내는 고무의 총칭. 분자구조의 규칙성이 매우 높은 합성 고무로서, 탄성, 내마모성, 내후성, 내열성 등이 일반 합성 고무보다 뛰어나다. 제법은 찌글러-나프타 촉매나 알칼리 금속을 촉매로 하는 중합반응을 이용한다.

스테로이드 steroid 비슷한 화학구조를 가진 많은 수의 호르몬성 화학물질. 주로 부신피질과 선에서 생산된다. 스테로이드는 화학적으로 스테롤(sterol)과 연관이 있다.

스테롤 sterol 제 17번 위치에 8개나 그이상의 탄소를 가진 지방산 측쇄를 가지고 제 3번 위치에 수산기를 가지고 있는 스테로이드. 콜레스테롤과 에르고스테롤이 여기에 포함된다.

스테빌라이저 stabilizer ① 포 형성제. ② 공중 소방차가 전복되는 것을 방지하기 위해 사용하는 장치. ③ 나프타 성분은 가스상 성분(탄소수 4개 이하)을 용해하고 있으므로 이것을 증류하여 제거하고 증기압을 조절하는 증류탑.

스테아린산 ~酸 stearic acid [$CH_3(CH_2)_{16}COOH$] 융점 72℃, 비점 238℃, 비중 0.84, 인화점 196℃, 발화점 395℃, 연소열량 9,492cal/g인 광택이 있는 백색, 무취의 고체. 고급지방산의 일종. 물에는 거의 녹지 않지만 벤젠, 이황화탄소, 알코올, 에테르에 녹는다. 글리세롤과의 에스테르로서 널리 동식물계의 유지(油脂)나 인지질(燐脂質)에 함유되어 있고 천연으로는 가장 다량으로 존재하는 지방산이다. 소나양 등 상온에서 고체인 지방에는 특히 함유량이 많고, 액체 상태인 식물유에는 비교적 적다. 염소산염류, 과염소산염류, 질산, 과망간산염류 등 강산화성 물질과 혼합시 발화 위험이 있다. 융점이 낮아 용융되기 쉽고 용융된 상태에서 위험성은 크며, 조건에 따라 자연발화의 위험이 있다. 환기가 잘되는 찬 곳에 저장하고 화기와 접촉을 금한다. 강산화제와 격리하여 저장 취급한다. 화재시 물분무, 이산화탄소가 유효하다. 공기호흡기 등의 안전장구를 착용하여야 한다. 우지 또는 경화유를 가수분해하거나 대두 등을 분해·증류하거나 또는 올레산에 수소를 첨가하여 만든다. 용도는 양초, 비누, 의약, 파라핀지, 크레용, 고무공업용, 염화비닐가소제, 합성수지안정제, 화장품, 계면활성제 등에 사용된다.

스테어 stair ① 한 줄의 계단에서 계단의 한 단. ② 한 층에서 다른 층으로 연결되어 있는 한 줄의 계단.

스테어플랫폼 stair platform 한 줄의 계단에서 계단참 부분.

스테이션 station 화재경보기 위치.

스테이지 stage 연극공연 등에 사용되는 건물내 일부분. 반 닫힌 구조. 무대 앞 공간의 상부와 천장 사이의 거리는 반드시 1.5m 이상이어야 한다

스테인레스강 ~鋼 stainless steel 철의 최대 결점인 내식성(耐蝕性)의 부족을 개선할 목적으로 만들어진 내식용 강(鋼)의 총칭. 1913년에 H. 브레얼리가 크롬을 첨가한 내식강을 만든 것이 시초이며, 오늘날 사용되는 것은 크게 철-크롬계의 페라이트 스테인리스강과, 철-니켈-크롬계의 오스테나이트 스테인레스강으로 나뉜다. 용도는 화학공업용 파이프, 실린더, 펌프, 선박용품, 건축용 등에 사용된다.

스테인레스강관 ~鋼管 stainless steel pipe 탄소강에 11% 이상의 크롬을 함유시킨 것. 내식성이 매우 좋으며 특히 크롬의 함유량이 많은 것은 내산화성이 풍부하므로 내식, 내열용 및 고온, 화학공업용 배관에 사용된다.

스토다드용제 ~溶劑 stoddard solvent 발화점 37.7℃, 인화점 232.2℃의 드라이크리닝용으로 널리 사용되는 용제. 상품명이다.

스토브 stove 난로. 예) 전기스토브, 가스스토브

스토커 stalker 관심있는 상대를 병적으로 집요하게 쫓아다니며 괴롭히는 사람을 일컫는 말. '몰래 접근하다', '미행하다' 라는 뜻의 영어 'stalk' 에서 유래된 말이다. 스토커는 본인이 일방적으로 관심있는 상대를 병적으로 쫓아다니는 사람으로, 그런 행위를 스토킹이라 한다. 외국에서는 비틀스 멤버였던 존 레넌, 미국 여배우 레베카 셰퍼, 이탈리아의 패션 디자이너 지아니 베르사체 등이 스토커에 의해 살해되는 등 스토커에 의한 피해사례가 급증하면서 사회문제로 대두되고 있다. 흔히 치정사건으로 분류되는 사건의 대부분은 스토킹과 관련이 깊고, 몇몇 국내 연예인들이 스토킹 피해를 당하고 있는 것으로 알려지면서 '스토킹 처벌에 관한 특례 법안' 제정을 서둘러야 한다는 여론이 높아지고 있다. 스토킹의 유형에는 1) 끈질기게 전화를 걸어 구애를 하거나 음란한 말을 해온다. 2) 계속적으로 따라다닌다. 3) 미행을 한다. 4) 언제나 집 또는 직장 앞에서 기다리고 있다. 5) 추근거리거나 갑자기 달려들어 껴안는다. 6) 선물공세를 편다. 7) 예외적으로는 폭행을 하거나 감금을 하는 경우 등이 있다. 스토킹으로 인한 피해에는 1) 비슷한 사람을 보거나 전화벨 소리만 들어도 놀란다. 2) 혼자 있을 때나 외출할 때 두려움을 느낀다. 3) 불면증에 시달린다. 4) 드물게는 정신과 치료를 받을 정도로 심각한 후유증을 보이는 경우 등이 있다. 스토킹에 대한 대처법에는 1) 단호하고 분명하게 '그만 둬' 라고 말한다. 2) 싫다는 의사표시를 분명하게 한 후 두 번 다시 만나지 말아야 한다. 말로 타일러 볼 생각은 해서는 안 된다. 스토커는 타이르는 것 자체를 자신에 대한 관심으로 해석한다. 3) 부모·가족·친구나 경찰에 도움을 요청해야 할 경우도 있지만, 스토커가 범법행위를 하지 않은 한 경찰의 도움을 요청하지 않는 것이 좋다. 경찰은 훈계를 할 수 있을 뿐이고, 이것은 스토커를 더욱 자극하게 되기 때문이라고 전문가는 조언한다. 영화《미저리》의 경우에서처럼 여성이 남성을 스토킹하는 경우도 있지만, 대개는 남성이 여성을 스토킹한다. 심리학자들은 그 이유를 남성의 공격적 기질과 소유에 대한 강한 집착에서 찾는다.

스토퍼 stopper 로프 한 가닥을 이용하여 제동을 하며 하강하는 장비. 우발적인 낙하 사고시 효과적으로 활용할 수 있고 하강 속도를 조절할 수 있다.

스톡-아담스증후군 ~症候群 Stokes-Adams syndrome 서맥성 부정맥과 같은 부정맥 때문에 발생하는 뇌의 일과성 허혈에 의한 실신이나 어지러움증 발작. 심전도에 의해 진단된다. 발작의 특징은 눈앞이 캄캄해지는 느낌, 피를 빼는 듯한 느낌이며 발작시간은 몇 초에서 수십 초 정도이고 5분을 넘는 일은 거의 없다.

스톨 stall 소방서내 소방차량의 차고.

스톱밸브 stop valve 유체의 흐름을 중앙에서 직각으로 방향을 변화시키는 가장 일반적인 밸브. 원판(disc), 원추, 바늘 모양의 칸막이가 상하로 움직이는 구조이다. 유량의 조절이 가능하며 소유량에 많이 쓰이고 밸브의 개폐에 걸리는 시간이 적은 대신 유동저항이 크고 기체의 경우에는 괸물이 빠지지 않으므로 트랩이 필요하다. 수평방향의 수송에는 구형밸브, 직각방향의 수송에는 앵글밸브, 고압배관에는 바늘형 밸브가 사용된다.

스톱장치 ~裝置 stops 고가사다리의 비행부분이 사다리 본체로부터 이탈하지 않도록 방지해 주는 장치.

스톱핀 stop pin 압력계나 진공계의 계기면에 부착된 작은 침. 게이지 바늘의 회전을 제한하기 위한 것이다.

스톱하강기 ~下降器 stopper 로프 한가닥을 이용하여 제동을 걸어주는 장비. 하강 스피드의 조절이 용이하고 우발적인 급강하 사고를 방지할 수 있기 때문에 최근 구조대에서 사용이 증가하고 있는 추세

이다. 스톱의 한 면을 열어 로프를 삽입하고 아랫쪽은 안전벨트의 카라비나에 연결한다. 오른손으로 아랫줄을 잡고 왼손으로 레버를 조작하면 쉽게 하강속도를 조절할 수 있다.

스트라이크소방대 ~消防隊 strike team 펌프차, 사다리차, 불도저 등의 장비와 지휘관을 포함하여 특별히 편성된 소방대.

스트랩 strap 마스크나 오리발을 쓰기 위한 끈.

스트러트 strut ① 스프링클러헤드에서 퓨저블 링크를 제 위치에 고정시켜주는 장치. 디플렉터가 부착되는 부분이기도 하다. ② 공사중인 중량물을 일시적으로 지지하는 가설물.

스트레스골절 ~骨折 stress fracture 달리거나 장거리 행진과 같은 반복적인 충격에 의해 발생하는 골절. = 긴장골절, 피로골절.

스트레스궤양 ~潰瘍 stress ulcer 심한 스트레스하에 있는 환자의 위나 장에서 발생하는 궤양.

스트레이너 strainer 배관 등의 개구부에 찌꺼기가 끼지 않도록 하기 위해 사용하는 망이나 금속 보호판. 펌프에 이물질이 끼거나 또는 이물질에 의해 펌프가 손상되는 것을 방지하기 위해 펌프, 흡입호스 등에 장치한다.

스트레이트아스팔트 straight asphalt 석유계 아스팔트로서 원유를 건류 또는 증류한 잔유물을 정제한 것. 상온에서 점성 및 반유동체이며 침입도가 0~300℃ 범위의 아스팔트(건축용의 침입도는 60 이상)이다. 접착력이 강하고 방수성능은 좋으나 연화점과 내구성 등이 천연아스팔트보다 떨어지므로 주로 지하방수 등에 사용된다. = 직류아스팔트.

스트레치 stretch ① 호스라인 배치명령. ② 배치된 호스라인 1본. ③ 호스를 배치하다.

스트레칭 stretching 유연성을 증진시킬 목적으로 사용되는 근육을 신장시키는 체조의 한 방법.

스트렙토마이신 streptomycin 유기염기성 화합물로 감염질환과 주로 결핵치료에 쓰이는 항생제. 세균성 심내막염, 야토병, 페스트(plague)등에도 매우 유효하다. 병원균의 내성이 급속히 생긴다는 것이 단점이며 인체에서는 제8뇌신경에 독작용을 나타내어

청각 및 평형장애를 가져온다. 1g은 100만 단위에 해당한다. 1일 1~2g을 근주시 혈액중 농도는 10~15μg/ml에 도달한다. 혈액 중의 농도가 1μg/ml만 되어도 결핵균의 번식을 방해할 수 있다. 결핵에는 스트렙토마이신 황산염(streptomycin sulfate) 0.25~1g을 1일 2~4회 근주한다. 약 60g을 투여하면 내성이 생기므로 1주일에 두 번만 투여하고 파스같은 다른약과 병용 투여하는 것이 좋다. 과량 투여시 청각장애, 어지러움, 시각소실, 피부염, 백혈구 감소증 등이 유발되므로 주의한다.

스트렙토키나제 streptokinase bacteria group C, β-hemolytic streptococci로부터 생성된 강력한 혈전용해제. 혈중의 plasminogen에 작용하여 활성 복합체를 형성한다. 이 활성 복합체는 플라스미노겐을 플라스민(plasmin)으로 변환시킨다. 플라스민은 피브린(fibrin)과 피브리노겐(fibrinogen)을 용해하여 관상동맥 협착을 일으키는 혈병의 용해를 일으킨다. 급성심근경색증에 투여되며 활동성 뇌출혈, 동맥 절단이 의심되는 경우, 외상성 CPR, 중증 지속성 고혈압, 최근의 두부 외상병력이 있거나 뇌종양, 최근 6개월간의 뇌졸중의 병력, 임신은 절대적 금기증에 해당한다. 부작용으로는 출혈, 알레르기 반응, 아나필락시스, 고열, 오심 및 구토가 있다.

스트로크 stroke 팔로 물을 긁는 동작.

스트론튬 strontium [Sr] 원자량 87.62, 비중 2.54, 융점 769℃, 비점 1,380℃인 은백색의 금속. 물에 녹아 청색을 띠는 용액이 된다. 진한 질산과 진한 황산에 서서히 녹는다. 공기 중에서는 상온에서 곧 산화되어, 금속의 표면에 황색의 산화피막(酸化被膜)이 생긴다. 미소 분말은 공기 중에서 자연발화한다. 물과 격렬하게 반응하여 수산화스트론튬을 생성함과 동시에 수소를 발생한다. 수은과는 아말감을 만든다. 염산에는 수소를 발생하면서 녹는다. 화합물의 원자가는 보통 +2가이다. 화재시 물로서 소화하면 폭발의 위험이 있으므로 사용하지 않도록 한다. 초기 화재 또는 소규모 화재에는 건조분말, 마른 모래, 건조한 소석회 등으로 질식 소화한다. 제법은 광석을 산화물의 형태로 바꾸어서 산화스트론튬을 알루

미늄과 함께 가열함으로써 환원시켜 증류한다. 순도 약 99.6%이다. 또한 염화스트론튬을 용해, 전기분해하여도 생긴다. 발염 착색제, 진공관 음극제, 콘덴서 재료, 광학 유리, 탈연제, 탈철제 등에 사용된다.

스트론튬90 strontium90 [^{90}Sr] 스트론튬의 방사성 핵종 가운데 질량수 90이고 가장 수명이 긴 핵종. 반감기 29년에서 β-붕괴를 하여 반감기 64시간의 β-방사체 90Y가 된다. 인체에는 가장 위험한 핵분열 물질로서 인체 내에 들어오면 칼슘처럼 뼈에 침착(沈着)하며 잘 배출되지 않는다. 체내에서 계속 방사선을 방출하여 골육종이나 백혈병의 원인이 된다. 다량이 싼값으로 얻어져 트레이저 및 β-선원으로서 이용된다.

스트리크닌 Strychnine 마전자(strychnos nux-vomica)라는 식물의 잎에서 얻어지는 백색의 크리스탈린 알칼로이드. 척수 흥분제로 독성이 극히 강하고 주로 중추신경계에 작용하여 흥분을 유발하며 투여시 강력한 강직성 경련작용이 있는 약물. 쥐약 등으로 많이 사용하며 소위 반궁긴장을 야기한다. 중독치료에는 diazepam이나 clonazepam을 투여한다.

스트리크닌중독 ～中毒 strychnine poisoning 중추신경계 흥분약인 스트리크닌을 섭취했을 때의 독성효과. 증상으로 불안감, 청력과 시력의 과민성 등이 나타난다. 적은 자극에도 경련이 유발되지만, 경련사이에 완전한 근육이완이 올 수도 있으며 전형적인 증상은 등이 휘는 것이다.

스트림라인 stream line 몸의 흐름선. 수중에서 몸의 전진되는 흐름과 같게 하기 위해 유선형의 자세를 유지하는 것으로 물의 저항을 줄이는 데 있다.

스트립버닝 strip burning 맞불 지르기의 한 방법. 연소 저지선을 따라 형성된 좁은 가연물의 띠에다 불을 질러 진행되는 불길에 의해 보다 넓은 인접 가연물 띠까지 연소되도록 하는 방법.

스트립트 stripped ① 일정 구역의 소방대가 이미 출동한 상태여서 화재경보가 발령되더라도 출동할 소방대가 없는 구역. ② 소방호스를 모두 제거해 버린 펌프차나 호스운반차. ③ 모든 장비를 제거해 버린 소방차.

스트립파이어링 strip firing 한 줄 이상의 임야 가연물 지대에 불을 질러서 소각 목표 가연물 지대가 모두 연소되도록 하는 것. 목표 가연물 지대의 안쪽부터 불을 질러 화염과 불똥 등이 중앙으로 흡수되도록 함으로써 연소 저지선까지 불이 옮겨 붙지 않도록 한다. 바람이 불어오는 방향으로 맞불을 지를 때 주로 사용하는 방법이다.

스트립핑 stripping 다량의 용매에 용해한 저비점 탄화수소 혼합물에 수증기를 불어넣어 분리하는 조작. 등유, 경유 유분이나 감압증류의 윤활유 유분은 저비점 유분을 용해하고 있으므로 이것을 제거할 때에도 사용한다.

스트립헤드파이어 strip head fires 방화대 근처의 한 곳 또는 여러 곳에 불을 질러 바람을 타고 방화대 안쪽의 일정 구역을 신속하게 소각하는 것.

스트링어 stringer ① 종류가 다른 둘 이상의 임야지역 가연물군을 연결하고 있는 가연물의 띠. ② 계단을 지탱하고 있는 지지부.

스티렌 styrene [$C_6H_5CH{=}CH_2$] 분자량 104.2, 증기비중 3.6, 증기압 5mmHg(20℃), 융점 −33℃, 비점 146℃, 비중 0.91, 인화점 31℃, 발화점 490 ℃, 연소범위 1.1~7.0%인 독특한 냄새가 나는 무색 투명한 액체. 유독성, 마취성이 있다. 물에는 극히 소량밖에 녹지 않지만, 에탄올, 에테르, 벤젠 등 유기용매에는 임의의 비율로 섞인다. 원유에는 함유되어 있지 않으나, 석유, 석탄의 열분해생성물 속에 소량 함유되어 있다. 실온에서 인화가 용이하며, 화재시는 폭발성의 유기과산화물을 발생한다. 증기는 공기보다 무거우므로 공기보다 낮은 곳에 체류하고 공기와 혼합하여 폭발성 가스를 형성한다. 점화원에 의해 폭발하고 연소시 역화한다. 화재 상태 조건이거나 가열, 햇빛에 의해 용이하게 중합반응을 일으키고, 정도가 높으면 무색의 플라스틱과 같은 형상을 만든다. 저장·취급시 직사광선을 차단하고, 화기를 금하고, 가열하지 않는다. 용기는 차고 건조하여 환기가 잘되는 곳에 완전밀폐하여 저장한다. 강산화제, 과산화물, 유기과산화물, 중합촉진제, 금속염, 염화철, 염화알루미늄, 강산류와의 접촉을 방지하며, 저장 중

통상 중합방지제를 첨가한다. 초기 화재는 이산화탄소, 분말, 할론이 유효하며 기타의 경우는 다량의 물 분무 또는 포에 의해 질식 소화한다. 증기 흡입시는 호흡기관에 자극을 주고 고농도인 경우 마취작용, 사망(1,000ppm, 30~60분간 흡입)한다. 제법은 에틸벤젠을 탈수소반응으로 만든다. 용도는 폴리스티렌수지 제조, 합성고무제조(SBR, NBR), ABS 수지 제조, 이온교환수지 제조, 도료, 폴리에스테르수지 제조 등에 사용된다. = vinyl benzene, cinnamene, phenylethylene, styrol.

스티렌-부타디엔고무 styrene-butadiene rubber : SBR 스티렌과 부타디엔의 공중합(共重合)으로 얻어지는 고무모양의 물질로서, SBR로 불리고 있는 합성 고무의 일종. 천연고무에 비하여 내한성, 탄성 등은 못하나 내열성, 내마모성, 내노화성, 내수성, 내가스 투과성이 뛰어나다. 제법은 물을 분산제(分散劑)로 하고, 비누로 스티렌과 부타디엔을 유화하여 공중합하는 유화중합법으로 만든다. 중합법에는 높은 온도에서 중합하는 핫 러버(hot rubber : 50℃) 방식과 낮은 온도에서 하는 콜드 러버(cold rubber : 5℃) 방식이 있는데, 주로 콜드 러버 방식이 쓰인다. 용도는 경량 타이어와 벨트, 호스, 성형품, 고무판, 구두창 등을 만드는 데 쓰인다.

스티롤수지 ~樹脂 polystyrene 스티렌을 단독으로 중합하고, 또는 이것을 주성분으로 하여 다른 단량체와 함께 중합한 수지 및 이들 수지에 합성고무 등을 혼합한 폴리블렌드(poly-blend). 플라스틱 중에서 가장 가공하기 쉬운 것으로, 높은 굴절률을 가진다. 투명하고 빛깔이 아름다우며 단단한 성형품(成型品)이 되고, 또 전기절연 재료로도 뛰어나다. 내충격성이 나쁜 결점이 있었으나, 개량되어 오늘날과 같이 크게 발전하였다. 용도는 주로 가정용 전기기기(텔레비전, 냉장고)와 용기(容器), 문방구 등으로 사용된다. = 스티렌수지.

스티머 steamer 석탄을 연소시켜 얻은 증기력으로 구동되는 소방펌프차. 말이 끌고 다녔다.

스티칭 stitching 용접을 할 때 접합하는 재료를 꿰매듯이 점점이 접합해 나가는 것.

스틸 steel 철에다 다량의 탄소와 기타 성분을 첨가하여 강도와 내식성 등을 강화시킨 합금.

스틸알람 still alarm ① 화재현장으로 실제 출동하는 소방대에게만 전달되는 경보. 보통, 출동지정카드 상의 제1출동 소방대에게 전달된다. ② 화재경보기 대신 전화를 통해 접수된 화재신고.

스팀 steam 온도와 운동성이 높아서 일을 할 수 있으며 눈에 잘 보이는 수증기.

스팀소화설비 ~消火設備 steam innerting system 불활성 가스 소화 설비의 일종. 물 대신 스팀을 사용하는 소화법. 고온 상태로 저장하거나 취급하는 중유 등의 화재는 물을 사용할 경우 수증기 폭발 위험이 크기 때문에 수증기를 사용하여 질식소화 하는 것이 좋다.

스팀트랩 steam trap 증기배관 내에서 생성되는 응축수를 제거하는 설비. 증기를 소비하지 않고 응축수를 자동적으로 배출한다.

스팅크댐프 stink damp 지하 광산에서 발견되는 수소 황화 가스.

스파이로놀락톤 spironolactone aldosterone의 경쟁적 길항제로 울혈성 심부전증, 간경변증으로 인한 고혈압과 부종, 원발성과 과알도스테론증의 진단, 특발성 부종, 다른 제제로 치료되지 않는 저칼륨증 등에 이용하는 이뇨제. 소아는 1일 1.5mg/Lb를 분할 투여하고 성인은 부종시 1일 100mg씩 5일간 투여한 후 증상에 따라 조절한다. 과알도스테론증의 경우 단기진단 테스트에는 1일 400mg씩 4일간 투여하고 장기진단 테스트에는 1일 400mg씩 3~4주간 투여한다. 고혈압에는 1일 50~100mg씩 2주간 분할 투여하고 저칼륨증에는 1일 25~100mg씩 투여한다. 두통, 졸음, 운동실조, 구토, 담마진, 소양증, 발기부전 등의 부작용이 있으므로 주의하고 고칼륨혈증, 급성신부전, 무뇨증 환자에게는 금기이다.

스파크 spark 전기불꽃. 전기스파크와 정전기 스파크의 두 가지가 있다. 전기 스파크는 전기기기 기구를 사용하기 위해서 스위치를 작동하거나 콘센트에 플러그를 뽑을 때, 전기회로가 단락될 때, 전기기기, 기구의 접속 부분의 접촉이 불량할 때 등 여러 가지의 경우에서 발생하는데 이때 전기 스파크 가까이에 인화성의 가스, 증기 또는 고체가 존재하고 있을 때에 그 물질에 발화되어 화재가 발생된다. 분진이 많이 발생되는 장소인 제분공장, 방직공장 등에서 스위치의 내부에 분진이 쌓여 스위치의 개폐시에 발생된 스파크에 의해 발화되는 경우 전동기의 스위치를 끊을 때나 세탁기, 냉장고 등의 최초 작동시에 발생하는 스파크, 단자박스, 소켓, 삽입나사의 이음새 부분의 접촉불량으로 발생하는 스파크 등이 주위의 가연성 물질에 착화(발화)되는 경우 등 스파크에 의한 화재는 의외로 발생 빈도가 높다. 정전기는 물질의 마찰에 의하여 발생하는 것으로 전위(전압)가 높아질 경우 방전을 일으켜 스파크가 발생하기도 한다. 이러한 스파크의 에너지가 가연성 물질의 점화에너지(활성화에너지)보다 높게되면 그 물질을 발화시켜 화재를 일으킨다. 정전기스파크에 의해서 발생되는 화재에는 고무 피막기의 스파크에 의한 화재, 롤러의 스파크에 의한 화재 등이 대표적이다. → 단락, 착화, 발화, 활성화에너지, 점화에너지.

스파크간격 ~間隔 spark gap 두 개의 도체가 서로 전기적으로 절연된 또는 멀리 이격된 상태에서 전기적으로 서로 접속된 전기 부분이 서로 근접한 곳의 간격.

스파크방지기 ~防止機 spark arrester 굴뚝이나 연관, 환기파이프 등에서 스파크 및 작은 불똥들이 배출되는 것을 방지하기 위해 설치하는 막.

스파크방지형 ~防止形 sparkproof 스파크를 생성시킬 수 없는 것.

스파크소화설비 ~消火設備 spark extinguishing system 스파크나 나화의 복사 에너지를 탐지하고 스파크를 진화하는 설비.

스파크오버 sparkover 측정용 캡, 전압제어용 캡, 또는 보호장치의 전극과 전극 사이에서 발생하는 파괴방전.

스파키 Sparky 미국방화협회(National Fire Protection Association : NFPA) 화재예방프로그램의 상징인 만화인물 달마시아 개의 이름.

스판 span 빔, 트러스, 거더 등을 지지하고 있는 지지대와 지지대 사이의 수평거리.

스판드렐공간 ~空間 spandrel area 외벽의 개구부 상부와 그 바로 윗층의 다른 개구부의 바닥 사이 공간부분.

스패너 spanner 소화전을 개폐하거나 소방호스 커플링을 연결(분리)하는데 사용하는 연장. → 렌치.

스패너렌치 spanner wrench 호스커플링 등을 조이거나 풀 때 사용하는 도구. 간혹, 소화전 등을 들어 올리거나 개방 또는 폐쇄할 때 지렛대로 사용되기도 한다.

스퍼 spur 사다리 세로대 또는 지지대의 끝부분에 장치된 금속 스파이크. 사다리를 지면에 고정시켜주는 기능을 한다.

스펙트럼효율 ~效率 spectrum efficiency 주파수 사용 정도를 나타내는 것. 제한된 자원의 주파수 스펙트럼에 대한 효율로 시스템의 성능을 나타낼 수 있다. 대부분의 무선 시스템에서 스펙트럼 효율은 채널 효율을 의미하며 주어진 주파수 대역에서 제공되는 채널 수로 나타낸다. 이동 전화 시스템과 같이 주파수 재사용 시스템에서는 셀당 채널 수를 의미하며 이는 시스템 용량과 관계가 있다.

스펙티노마이신 spectinomycin 페니실린에 저항이 생긴 임균성 요도염, 세뇨관 감염에 특효한 항생제. $7{\sim}20\mu g/m\ell$ 농도에서 임균을 억제한다. 보통 $7{\sim}20$ $\mu g/m\ell$ 농도를 투여한다. 남녀 모두 상용투여량 2g을 1회 근육주사한다. 1회 근육주사후 부작용은 거의 없으나 두드러기, 한기, 발열 및 어지러움증이 있을 수 있다.

스포라딕E층 ~層 sporadic E layer Es층이라고도 하며 E층 부근인 지상 약 100km 영역에 불규칙하게 발생하는 전자밀도가 매우 높은 전리층. 몇 분 내지 몇 시간 동안 나타났다 없어지는 불안정한 층이다. 여름철 주간에 주로 발생하여 초단파(VHF)대 주파수의 전파까지 반사시켜 원거리 수신이 가능하게 하며, 국내의 초단파 통신에 혼신을 일으키기도 한다.

스포트버닝 spot burning 브로드캐스트 버닝의 일종. 축적된 슬래시 더미 내부에서 발생하여 그 더미에 한정되는 연소.

스포트형감지기 ~形感知器 spot type detector 소방대상물에 설치된 국소 부분의 화재를 감지하는 형태의 감지기. 화재 감지원리에 따라 정온식 스포트형 감지기와 차동식 스포트형 감지기로 구분된다.

스포트형열감지기 ~形熱知器 spot-type heat detector 센서(sensor)가 일정부위에 집중되어 있는 감지기.

스퓨리어스반응 ~反應 spurious response ① 무선 수신기(일반적으로 슈퍼헤테로다인 수신기)에서, 수신 주파수 이외의 주파수에서 출력이 얻어지는 것. 수신기의 국부 발진기의 특성으로 인해 나타난다. 즉, 수신기의 국부 발진기에서 발생하는 불요 고주파 성분과의 차가 꼭 중간 주파수가 되는 주파수가 수신기의 출력에 불요의 성분으로 나타나는 것을 말한다. ② 전자파 적합성(EMC)에서, 동조 주파수(同調周波數) 이외의 주파수에 대한 전자 기기의 출력 또는 반응.

스프레더 spreader 유압에 의해 작동하는 쐐기형 도구. 차량 등에서의 구조작업시 구조재 사이에 끼워 벌리거나 또는 무거운 물체 등을 들어올릴 때 사용한다.

스프레더팁 spreader tip 물을 부채꼴 모양으로 방수할 수 있는 노즐팁.

스프레이 spray 노즐을 통해 분사된 액체 미립자. 분사제가 LPG와 같은 가연성기체인 경우에는 화재·폭발 위험이 있다.

스프레이팁 spray tip 차단용 충돌부(shutoff butt)가 없는 방수조절방식의 방수기구. 옥내소화전설비에 고정된 소방호스와 함께 쓰이는 경우에는 차단기능이 있거나 없을 수도 있으며, 소방서용 스프레이팁은 트위스트형으로 차단할 수 있거나 없을 수도 있다.

스프린터 sprinter 단거리 선수 즉 50m, 100m가 주 종목인 선수.

스프린트 sprint 수영에서 단거리 경기로 분류되는 50m, 100m, 200m를 주 종목으로 하는 것.

스프링 spring 운동에너지를 흡수 또는 축적하는 기계부품으로, 탄성(彈性)이 강한 강철 재질로 만들어진다.

스프링식센터펀치 spring-loaded center punch 구조작업시 자동차의 강화유리를 제거할 때 사용하는 장치.

스프링클러 sprinkler 화재가 발생한 경우 천장면 등에 부착되어 있는 스프링클러헤드의 감열부분이 용융 또는 파괴되어 스프링클러헤드가 개방되거나 화재감지기에 의해 일제개방밸브가 개방되면서 소화를 이루게 하는 설비. 옥내소화전 등 수동식 소화설비에 의한 초기 소방 활동이 곤란한 소방 대상물에 설치되어 효과적인 소화활동을 하는 자동소화설비이다.

스프링클러경보장치 ~警報裝置 sprinkler alarm 스프링클러헤드가 작동하면 경보음을 발하는 장치.

스프링클러배관 ~配管 sprinkler piping 스프링클러설비에서 헤드까지 물을 전달하는 배관.

스프링클러배관스케줄 ~配管~ sprinkler piping schedule 다양한 규격의 스프링클러설비용으로 승인된 배관의 규격을 수록한 것. 보통, 설치된 헤드의 수를 기준으로 한다.

스프링클러설비 ~設備 sprinkler system 건물내의 천정에 배관을 설비한 것. 여기에 스프링클러 헤드를 부착, 경보밸브 및 조절밸브를 용량에 적합한 급수원에 연결되어 있다. 일반적으로 스프링클러 헤드는 화재 발생시 열에 의하여 일정온도까지 도달하면 방출구가 열리면서 압력수가 헤드에 충돌하여 넓은 범위에 살수와 동시에 경보장치가 가동되어 경보벨이 작동됨으로써 화재부위에 살수가 이루어진다. 스프링클러설비는 1723년 영국의 화학자인 A. Godfrey에 의하여 만들어졌다. 이 설비는 단순히 물통과 도화선으로 구성되어 화재시 화염이 도화선에 점화, 화약이 폭발하여 물통의 물이 방출되는 간이 설비였다. 그후 1874년 미국에서 오늘날과 같은 자동스프링클러헤드가 개발되어 실용화되기에 이르렀다. 스프링클러설비는 폐쇄형 스프링클러헤드방식과 개방형 스프링클러헤드방식으로 대별되는데 폐쇄형방식은 습식, 건식, 준비작동식 등이 있으며 개방형방식은 대량의 물을 일시에 살수하여야 하는 장소에 설치하는 설비로서 일제살수식(deluge system)이라고 한다.

스프링클러설비급수원 ～設備給水原 sprinkler system water supply 스프링클러에 물을 대어주는 것. 용량은 동일하고 동력원과 설치장소는 서로 다른 두 개 이상의 급수원을 설치하는 것이 원칙이다.

스프링클러설비송수구 ～設備送水口 sprinkler connection 펌프차에 연결된 호스라인을 이용하여 스프링클러설비의 압력을 증가시키는 연결부. 보통 두개의 송수구가 부착된 쌍구형 연결부를 말한다.

스프링클러입상관 ～立上管 sprinkler riser 수직으로 설치되는 배관. 제어밸브나 경보체크밸브 등이 위치한다. 입상관은 단일 방호구역의 스프링클러설비마다 한개씩 설치하는 것이 원칙이다.

스프링클러제어밸브 ～制御～ sprinkler control (stop) valve 하나의 방호구역 내에 설치된 스프링클러헤드를 제어하는 밸브. 항상 개방되어 있어야 하므로 '열린 상태로 잠금' 위치에 두는 것이 원칙이다.

스프링클러필요방수량 ～必要放水量 sprinkler demand 살수면적, 살수밀도, 살수시간으로 계산하여 화재를 진화하기 위하여 필요한 방수량.

스프링클러헤드 sprinkler head 스프링클러설비의 방수장치. 헤드와 배관을 연결하고 있는 나사 니플, 퓨저블 링크 등의 방출장치, 물을 분무형태로 분산시켜 주는 반사판 등으로 이루어져 있다.

스프링클러헤드마개 sprinkler head block 스프링클러설비의 전체적인 작동을 유지하면서 특정 스프링클러헤드의 살수기능만을 정지시킬 때 사용하는 장치.

스프링클러헤드방호면적 ～防護面積 sprinkler head spacing 스프링클러헤드가 관련 위험을 적절하게 방호할 수 있는 면적.

스프링클러헤드방호틀 ～防護～ sprinkler head guard 기계적 손상으로부터 스프링클러헤드를 보호하는 장치. 사람 손이 닿을 정도로 낮은 곳에 헤드가 위치할 경우 반드시 설치하여야 한다.

스프링클러헤드쐐기 sprinkler head wedge 스프링클러설비의 전체적인 작동을 유지하면서 특정 스

프링클러헤드의 살수기능만을 정지시키기 위해 사용하는 나무쐐기. 쐐기의 끝부분으로 갈수록 가늘어지며 쐐기 모양을 하고 있다.

스프링클러헤드표시온도 ～表示溫度 sprinkler head temperature rating 색으로 표시한 스프링클러의 작동온도. 작동온도에 따라 다음과 같은 색으로 표시한다. 75℃ 미만 : 무색, 75℃ 이상 121℃ 미만 : 백색, 121℃ 이상 162℃ 미만 : 청색, 162℃ 이상 200℃ 미만 : 적색, 200℃ 이상 260℃ 미만 : 녹색, 260℃ 이상 : 황색.

스프링호이스트 spring hoist 사다리 적재함에서 고가사다리를 세울 때 사용하는 기계장치. 스프링의 힘을 이용한다. 현재의 소방차에서는 거의 사용하지 않는다.

스플라이스 splice ① 두개의 로프를 꼬아서 연결한 것. ② 로프의 끝부분을 매듭지어 풀리지 않도록 한 것. ③ 로프의 끝부분을 매듭지어 삭안(索眼)이 생기도록 한 것.

스피어피싱 spear fishing 수중에서 작살로 고기를 잡는 스포츠. '수중 헌팅'이라고도 한다. 조류, 해저의 상태, 고기의 종류, 성질을 잘 알고 있으면 효과적으로 고기를 잡을 수 있다.

스피커 speaker 확성기.

스핀들키 spindle key 축에 끼워 축을 돌리는 손잡이.

스필 spill ① 위험한 물질의 우발적인 유출. ② 이동중인 소방차에서 호스라인을 끌어내어 배치하다. ③ 호스라인을 지면에 고의적으로 떨어뜨리다.

스필파이어 spill fire 지면으로 유출된 인화성 및 가연성 액체에서 발생한 화재.

슬개건지지석고붕대 膝蓋腱支持石膏繃帶 patellar tendon bearing cast 경골 골절 때 장하지 석고붕대 대신 착용할 수 있는 석고붕대. 무릎관절을 약 45°굴곡한 상태에서 대퇴에서 발 관절 아래 부위까지 석고붕대를 감은 후 굳으면 앞에는 슬개골 중앙부, 측면은 상과(上顆)의 상부, 후방은 관절와(關節窩)에서 3~5cm 하방을 남기고 주위에 있는 석고붕대는 제거한다. 이렇게 하면 슬관절의 굴신운동이

가능하고 체중 부하시 경골 근위부의 회전이 방지되어 경골 골절부의 과도한 운동을 어느 정도 막을 수 있다.

슬개골 膝蓋骨 patella 무릎의 앞면을 이루고 있는 약간 불룩한 편평골. 대퇴사두근건 속에 형성되는 큰 종자골(sesamoid bone)로서 슬관절 형성에 관여한다. 뼈의 상단은 넓어 슬개골저(base)라고 하단은 뾰족해서 슬개골 첨(apex)이라고 하며 슬개골인대가 부착하는 곳이다. = 무릎뼈.

슬개반사 膝蓋反射 patellar reflex 슬개 건을 가볍게 두드리면 무릎 관절이 신전되는 척수반사. 제2,3,4 요수에서 일어나는 대퇴신경의 기능을 나타낸다. 이 반사 소실은 제2,3,4 요수 전각세포에서 대퇴신경의 대퇴사두근 부착부까지의 장애에 의해 일어난다. → 심부건반사(deep tendon reflex).

슬개인대 膝蓋靭帶 patellar ligament 무릎 위쪽의 건으로부터 내려와서 슬개골을 가로질러 경골로 연결되는 인대. = 무릎인대.

슬건근 膝腱筋 hamstring muscles 대퇴 후면에 있는 반막양근, 반건양근, 대퇴이두근 등의 세 근육. = 슬와부근육근.

슬관절 膝關節 knee joint 대퇴골(femur)과 경골(tibia), 슬개골(patella)부분으로 굴곡, 신전 등의 운동이 가능하다. = 무릎관절.

슬관절탈구 膝關節脫臼 knee dislocation 슬관절을 지지하는 인대와 관절낭의 손상으로 관절면의 완전한 전위가 발생하는 것. 경골의 근위 단과 대퇴골 원위단이 인대에 의하여 연결되어 슬관절을 형성하고 있다가 인대가 완전 파열되는 경우에는 슬관절 완전 탈구를 유발하여 심한 변형을 일으킨다. 인대 손상은 슬관절 탈구를 유발하면서 신경손상이나 혈관손상도 동반될 수 있으며 슬와 동맥(popliteal artery)은 탈구된 경골에 의하여 파열되거나 압박되어 손상될 수 있다.

슬래그 slag 용광로, 큐폴라(cupola) 등에서 광석이나 금속을 녹일 때 용제나 비금속 물질, 금속산화물 등이 쇳물 위에 뜨거나 찌꺼기로 남는 것의 총칭. 어떤 종류의 노를 사용해서 제련하는가에 따라 슬래그

의 이름이 다른데, 전기로에서 나온 전기로재(電氣爐滓), 평로에서 나온 평로재(平爐滓), 고로에서 나온 고로재(高爐滓), 전로에서 나온 전로재(轉爐滓) 등의 이름이 있으며 성질이 각각 다르다. 또, 만드는 금속의 이름을 붙여서 구리재, 강철재 등으로 부른다. 용도는 가공과정을 통해 시멘트의 원료, 골재, 슬래그블록 등에 쓰인다. = 광재(鑛滓).

슬래그울 slag wool 냉각한 슬래그와 코크스를 2.5 : 1~5 : 1대의 비율로 혼합하여 다른 노에 넣어서 약 1,400℃로 용해하여, 흘러나오는 슬래그에 고압의 공기 또는 수증기를 분사하여 얻을 수 있는 섬유상 물질. 평균 굵기는 $3{\sim}5\,\mu m$, 길이는 14mm이다. 제품은 부피로 약 8%의 고형분을 함유하며, 100~700℃의 온도범위에서 92%의 공기를 포함하므로 보온성이 좋다. 불연성(不燃性) 보온재 및 방음재로서 사용되며, 철재(鐵材)가 콘크리트에 묻히지 않는 경량건축에서는 화재로부터 철재를 보호하기 위하여 사용된다. = 광재면.

슬래브 slab 철근콘크리트 건물의 평평한 층간 바닥 또는 지붕. → 철근콘크리트구조.

슬래시제거 ~除去 slash disposal 화재위험을 줄이거나 또는 다른 목적을 위해 슬래시를 제거하는 것.

슬러리 slurry 고체와 액체의 혼합물 또는 미세한 고체입자가 물 속에 현탁(懸濁)된 현탁액.

슬러리폭약 ~爆藥 slurry explosive 반죽 상태의 폭약. 함수폭약(含水爆藥 water gel)이라고도 한다. 1950년대에 개발된 새로운 형태의 공업 폭약이다. 이 반죽 상태의 폭약에는 질산암모늄, 물, 연료 겸 예감제(銳感劑), 기포, 점조제(粘稠劑) 등이 포함되어 있다. 종래의 폭약에서는 수분이 열화(劣化)의 원인이었으나 이 폭약은 물을 많이 함유하고 있는 것이 특징이다. 폭약의 위력은 다이너마이트와 질산암모늄 유제(油劑)폭약의 중간 정도이다. 안정도·내화성·내열성 등이 다이너마이트에 비하여 좋으나 충격기폭감도(衝擊起爆感度)는 낮다. 독성이 있는 니트로글리콜을 함유하지 않기 때문에 약해의 걱정이 적다. 이같은 폭약이 미국에서 최초로 공업화된 것은 슬러리(반죽상태)의 것이었다. 함수폭약의 일

종에 에멀션폭약이 있다.

슬러지 sludge 점도가 높은 고체와 액체의 혼합물. 슬러리와의 구별은 명확하지 않으나, 예를 들면 진흙은 슬러지라 하고 진흙탕물은 슬러리라고 한다. 슬러리와 케이크와의 구별도 명확하지 않으나 진흙덩이를 만들 수 있을 정도인 것을 케이크라고 한다.

슬러지가스 sludge gas 유기물의 분해과정으로부터 슬러지 소화 단위공정의 부산물로서 얻어진 가스. 탄산가스와 황화수소, 소량의 질소, 많은 양의 메탄을 포함한다. 화재와 인명안전에 위험이 될 수 있다.

슬레이트 slate 지붕, 천장재 등으로 쓰이는 석판(石版). 천연 슬레이트도 있으나 시멘트와 석면으로 만든 인조 슬레이트가 대부분이다.

슬롭오버 slop over 용기 속의 물의 흐름이 연소 중에 있는 오일의 뜨거운 표면에 도달되고, 그 공급된 오일이 끈끈하여지며, 자체의 온도가 물의 비등점을 초과하게 될 때 용기 내의 오일이 넘쳐흐르게 되는 현상. 액체위험물이 화재시 계속되는 연소로 연소물은 계속 가열되고 고온화하여 더욱 가연성 가스를 활발하게 생성시킨다. 이때 물이나 수분을 포함한 소화약제를 방사하게 되면 물의 비점이 100℃ 이상의 고온체일 경우 급작스런 기화로 1,700배 정도의 부피로 확장되어 이로 인해 열유(熱油)를 교란시켜 탱크 밖으로 밀어 올리거나 비산시키는 현상을 말한다. 보일오버 현상에 비하면 규모는 적다. → 연소, 비등, 액체위험물, 비점, 보일오버.

슬롭오버현상 ～現象 slop over phenomenone 중질유 화재시에 고온의 열유층의 유면이 밑쪽에 형성되는데 이 열유층을 'heat wave'라고 한다. 이때 표면의 온도보다 비등점이 낮은 액체(소화수나 폼)가 주입되면 급격한 기화의 압력으로 연소하고 있는 기름을 밖으로 비산(飛散), 분출하는 현상. 특이한 연소현상으로 위험물 화재에서 매우 위험한 화재 현상이다.

슬롯 slot 고전자 또는 회전자의 공극에 면한 표면 또는 그 내부에 보통 회전기 축과 평행하게 설치된 홈. 홈 속에는 대부분 회전기의 권선이 들어 있으며, 일부는 통풍 목적으로 사용한다.

슬롯안테나 slot antenna 도파관 벽면, 원통형 도체 표면 또는 평면 도체판상에 슬롯을 만든 다음 그 슬롯부에 급전함으로써 전파의 방사체로서 작용시키는 안테나.

슬리브안테나 sleeve antenna 동축선의 내부 도체를 1/4 파장 길이만큼 수직 방향의 안테나 소자로 하고, 안테나 소자와는 반대 방향으로 하여 외부 도체를 1/4 파장 길이만큼 되 접어 꺾어 원통 모양으로 한 수직 편파 무지향성 안테나.

슬립온식패키지소화설비 ～式～消火設備 slip-on fire fighting package 트럭차대, 유틸리티 베드 또는 플랫 베드 위에 배치하는 펌프, 배관, 탱크 및 호스릴 등이 완비된 소화설비. 이 소화설비는 최소한의 시간과 노력으로 차량에 배치 및 제거될 수 있다.

슬립온탱커 slip-on tanker 탱크, 펌프, 배관 등의 필요한 장비를 완비한 펌핑장치. 소방차량 등에 손쉽게 탑재하고 분리할 수 있다.

슬링 sling 요구조자를 매달아 올리는데 사용하는 끈. 구조시 확보줄을 만들고 요구조자를 안전하게 묶어 구조대원과 함께 묶어 매는데 주로 사용된다.

슬상신경통 膝狀神經痛 geniculate neuralgia 안면신경의 심한 염증 상태. 증상으로 통증, 미각소실, 안면신경 마비, 침과 눈물의 분비 감소가 나타난다. 종종 대상포진 감염이 동반된다.

슬와근 膝窩筋 musculus popliteus 대퇴 외측과에서 일어나기 시작하여 경골근위부 1/4 부위에 정지하며 하퇴 신전시 대퇴의 외회전에 관여하는 하퇴의 후면부 근육(muscles of posterior compartment of leg). = 오금근.

슬와부동맥 膝窩部動脈 popliteal artery 무릎뒷면에 내려오는 대퇴동맥부분. = 오금부동맥.

슬증 風症 pediculosis 이(*pediculus*)의 감염증. 이는 선페스트, 참호열, 티푸스, 재귀열 등을 옮기는 매개체이다. 두슬증(pediculosis capitis)은 머릿니(pediculus humanus capitis)의 감염증이고, 의슬증(pediculosis corporis)은 옷엣니(pediculus humanus corporis)의 감염증이며, 음모슬증(pediculosis pubis)은 사면발이(phthirus pubis)의 감

염증이다.

슬흉위 膝胸位 knee-chest position 양쪽 무릎을 꿇고 가슴과 머리를 침상 바닥에 댄 상태에서 무릎을 세우고 엉덩이를 올린 자세. 골반장기를 이완시키는데 효과적이며 산후 운동이나 직장 및 대장검사, 생리통의 완화, 전위된 자궁의 위치교정에 이용된다.

습공기 濕空氣 moist air 수증기를 포함한 공기.

습관성 習慣性 habituation 반복사용으로 인해 생기는 약물, 담배, 알코올에 대한 심리적 또는 정서적 의존. 그러나 생리적 용량을 증가시켜야하는 탐익은 없다.

습관성변비 習慣性便秘 habitual constipation 특별한 원인이 없이 생기는 만성적 변비. 이완성 변비, 경련성 변비, 직장형 기능성변비로 분류할 수 있다. 대장의 운동이 약화되고 감소된 이완성 변비가 70~80%를 차지하고 특히 여성에게 많다. 경련성 변비는 과민성 대장증후군의 하나로 생각되며 종종 변비와 설사가 교대되고 위나 대장반사가 항진되고 있으므로 식후에 복통을 호소한다. 직장형 기능성변비는 변의를 억제하는 사람에게 생기기 쉽고 그 때문에 직장벽의 자극에 대한 반사기능이 감퇴돼 직장에 분변이 보내져도 배변을 보지 않게 된다.

습관성유산 習慣性流産 habitual abortion 3회 이상 연속해서 유산을 한 상태. 원인으로는 유전학적, 해부학적, 내분비적, 면역학적, 원인 불명 등이 있다. 최근 외국에서는 면역학적 요인이 증가하고 있으나 국내에서는 해부학적요인이 가장 많은 원인으로 나타나 있다. 항 인지질 항체 및 자궁경부무력증을 제외할 경우, 전체적으로 치료율이 70~85%에 이르며 임신 시 산과적 합병증으로 조산, 전치태반, 둔위 및 선천성 기형 등이 증가한다.

습관성조산 習慣性早産 habitual premature birth 충분한 임신기간의 완료 전 거의 같은 발육 시기에 적어도 연속 3회의 임신에서 일어나는 분만. 적어도 3회 이상 태아발육 하기에 습관적으로 일어나는 조산.

습구온도 濕球溫度 wet bulb temperature 공기의 압력을 일정하게 유지하고 주위에서 열이 들어가지 않도록 하여 항상 공기와 같은 온도의 물을 조금씩 가열하여 증발시켜 정확하게 포화상태에 도달했을 때 공기의 온도. 건습계의 습구 온도는 대략 같고 처음의 공기 온도와 습도에 의해 변한다. 습윤한 공기를 응결이 일어나는 기압까지 단열 변화시킨 후 수증기를 보급하여 포화 상태를 유지시키면서 습윤 단열 변화로 원래의 기압까지 되돌렸을 때의 온도를 위습구 온도(僞濕球溫度)라 하며 대응하는 온위(溫位)를 위습구 온위라고 한다. 습구 온도와 위습구 온도 수치에는 그다지 차이가 없고 후자를 단순히 습구 온도라 부르기도 한다. 위습구 온도는 외부에서 수증기의 공급이 없으면 단열 변화에 대해서 보존되므로 기단분석(氣團分析)에 사용된다.

습기 濕氣 damp ① 축축한, 습한. ② 동굴이나 지하 광산에서 발견되는 유독 가스.

습기있는 장소 濕氣~場所 damp location 캐노피, 입구의 큰 차양, 지붕이 있는 개방된 현관 및 이와 유사한 장소 아래에 보호된 곳 및 지하실, 광, 냉동창고 등과 같이 습기가 있는 내부 장소.

습도 濕度 humidity 공기가 수증기를 품고 있는 비율. 공기의 습도 및 건조상태는 화재 진행에 미치는 영향은 매우 크다. 일정한 부피의 공기 속에 실제로 품고 있는 수증기의 양 e와 그 공기의 포화중기량, 그때의 온도에서 품을 수 있는 최대 수증기량 E와의 비를 %로 나타내는 $R=(e/E)\times100$을 상대습도 (relative humidity)라고 한다(e, E는 보통 증기압력으로써 나타낸다). 상대습도는 건습구습도계 또는 아스만 통풍습도계를 써서 측정한다. 또 부피 $1m^3$인 공기 속에 들어 있는 수증기량을 g단위로 나타낸 것을 절대습도(absolute humidity)라고 한다.

습도회복 濕度回復 moisture regain 습기를 흡수하고 열을 함유하는 물질의 능력. 차갑다고 느끼기 전에 물질이 흡수할 수 있는 습기의 양.

습비열 濕比熱 humid heat 습공기의 절대습도, 즉 노점(露點)을 일정한 상태로 유지하면서 온도를 1℃ 상승시키는데 필요한 열량. 습공기에 함유되어 있는 건조공기 1kg에 대하여 말한다.

습성 濕性 wetting property 물질이 접촉했을 때 서

로 달라붙은 성질. 물질의 표면 장력과 접촉면적의 계면장력(界面張力)에 의하여 좌우된다.

습성폐 濕性肺 wet lung 암모니아, 염소, 이산화황, 유기산, 먼지나 부식성 화합물의 증기에 노출된 작업자에서 생기는 지속적 기침이 동반되고 폐저부의 악설음이 특징적으로 나타나는 폐 상태. = 부종폐.

습식부스 濕式~ waterfall booth 수막이 흘러내리는 밀폐실. 분무도장작업시 사용한다.

습식설비 濕式設備 wet pipe system ① 급수설비에 연결되어 있고 동시에 습식 배관에 자동식 노즐이 부착된 미분무수설비. 화재의 열에 의해 노즐을 통해서 물이 즉시 분사되는 설비. ② 습식 배관설비에 폐쇄형 스프링클러헤드를 부착하여 화재로 인한 열에 의해 스프링클러헤드가 개방되면 즉시 방수되도록 급수설비와 연결한 스프링클러설비.

습식소화전 濕式消火栓 wet-barrel hydrant 결빙의 우려가 없는 지역에서 사용하는 소화전의 일종. 각 소화전에는 호스와 밸브가 있는 나사식 방수구를 구비하고 있다.

습식스탠드파이프 濕式~ wet standpipe 배관에 항상 물이 차 있고, 또 15.17~30.34m 길이의 12.7 mm 호스를 적재한 호스함들이 설치되어 있는 건물 내 배관설비.

습식스프링클러설비 濕式~設備 wet pipe sprinkler system 1,2차 배관내에 항상 가압수가 충수되어 있어 화재가 발생하면, 열에 의하여 헤드의 개방 및 가압수가 살수되는 장치. 가압송수장치는 자동기동방식(기동용 수압개폐장치)의 옥내소화전설비의 가압송수장치와 동일하며 작동원리는 말단의 폐쇄형헤드까지 전 배관에 압력수를 가압시켜 놓고 화재가 발생되면 폐쇄형헤드의 감열부분이 열에 의해 녹아 떨어지면서 헤드를 개방시켜 화재부위에 방수되고, 배관내 압력이 감소됨에 따라 유수검지장치(경보체크밸브, 자동경보밸브)가 작동되면서 경보를 발령하고 수신반에 화재표시등이 점등된다. 완전 소화 후에는 유수검지장치의 1차측 주밸브를 폐쇄시켜 수류를 차단하고 수신반을 복구한 후 개방된 헤드를 다시 폐쇄형헤드로 교체시켜야 한다.

습식입상관 濕式立上管 wet riser 습식 스프링클러 설비의 수직 배관.

습식자동스프링클러설비 濕式自動~設備 automatic wet pipe sprinkler system 습식 밸브 1, 2차 측의 배관에 항상 물이 충수되어 있는 스프링클러설비.

습식잠수복 濕式潛水服 wet suit 피부와 잠수복 사이의 얇은 층으로 물을 흡수하여 체온을 보호하는 잠수복 형태. 얇은 층의 물을 따뜻하게 함으로써 신체를 보온하며, 쏘거나 무는 해양동물이나 산호초와의 접촉으로 인한 찰과상으로부터 보호받는 기능도 있다. ↔ dry suit.

습윤공기 濕潤空氣 humid air 공기 중에 수증기를 포함한 공기. 우리 주위의 공기는 모두 습윤한 것이다.

습윤단열의 濕潤斷熱~ wet adiabatic 일단의 공기가 응축점 이상으로 상승할 때 응축된 습기로부터 열이 방출되는 것.

습증기 濕蒸氣 wet steam 포화수(飽和水)를 함유하고 있는 포화증기.

습진 濕疹 eczema 원인불명의 표재성 피부염. 초기에는 가렵고 발적이 있으며 농포성, 부종성 그리고 진물이 흐를 수 있다. 후기에는 가피, 인설, 비후와 태선화가 된다. 습진은 질환이라기 보다는 증상이다. → dermatitis.

습포 濕布 poultice 옷 혹은 거즈 층 사이로 퍼지는 부드럽고 습한 물질이며 신체표면위에 습기, 국소적 열, 또는 가벼운 자극을 주기 위해 붙이는 것.

승강기 昇降機 hoist 로프나 사다리용 인상 줄을 이용하여 물체를 끌어올리는 것. 스프링식 승강기, 공기압식 승강기, 유압식 승강기 등이 있다.

승강로 昇降路 hoistway 엘리베이터나 덤웨이터가 운행하는 샤프트, 승강구, 엘리베이터 통로, 기타 수직 통로 또는 공간.

승낙서 承諾書 informed consent 특정한 검사나 시술을 수행하기 위해 환자에게 얻은 동의. 고지에 입각한 동의는 대부분 침습적인 시술 수행 전에 그리고 환자에게 연구 조사를 시행하기 전에 요구한다. 문서는 반드시 환자가 이해할 수 있는 언어를 사용해야 하고 환자와 최소 1명의 증인이 날짜와 서명을 해야 한다. 서명한 동의는 시술을 수행하는 사람이 보아야 한다. 문서에 포함한 것은 명확하고 검사나 시술을 이론적으로 설명해야 한다. 만약 환자가 동의하지 않으면 간호 보류되지 않는 것과, 고지에 입각한 동의는 자발적이라는 설명도 요구된다. 법에 의한 고지에 입각한 동의는 치료적 유산과 피임을 포함하는 특정 시술 전에 주어진 날이나 시간에 얻어야 하고 반드시 환자가 완전한 능력이 있을 때 얻어야 한다. → 고지된 동의. = 사전동의, 명시적동의.

승모근 僧帽筋 trapezius muscle 경추, 흉추 전체의 극돌기에서 일어나기 시작하여 쇄골과 견갑골에서 정지하는 삼각형 근육. 양쪽을 합치면 마름모꼴로 보인다. 좌우 견갑골을 척주쪽으로 움직여서 가슴을 펴는 운동에 관여하고 상방 부분만 수축하게 되면 견갑골이 올라가 어깨를 움츠리는 상태가 된다. = 등세모근.

승모판 僧帽瓣 mitral valve 좌심방과 좌심실 사이에 있는 판막. 좌심방에서 좌심실로 혈액이 흐르도록 하고 심방으로의 역류를 막는다. → 심장 판막 (heart valve). = 이첨판.

승모판성P파 僧帽瓣性~波 p-mitrale 혹 모양이 꼭지가 각각 0.12초와 0.04초보다 넓은 2중혹모양인 M자형 P파. 사지유도 Ⅰ,Ⅱ,Ⅲ에서 볼 수 있다. 좌심방비대를 의미한다.

승모판역류 僧帽瓣逆流 mitral regurgitation 부전 승모판을 통해 좌심실에서 좌심방으로의 혈액의 부분적 역류. 호흡곤란, 피로감과 불규칙한 심박동 증상을 나타내고 이러한 상태는 선천적인 기형, 류머티스열, 심근조직의 감염 결과 올 수 있고 울혈성심부전이 나타날 수도 있다. → 승모판 탈출, 판막성 심장 질환. = 승모판 기능부전.

승모판탈출 僧帽瓣脫出 mitral valve prolapse 승모판이 적절히 닫히지 않아서 좌심방으로 혈액의 역류가 일어나는 질환. 심실 수축기 동안 하나 혹은 둘의 승모판 첨두가 좌심방으로 돌출하는 것에 의해 생긴다. 대부분의 환자들은 증상을 느끼지 않는다. → 판막성 심장질환.

승모판협착증 僧帽瓣狹窄症 mitral valve stenosis 판막첨판간의 유착으로 승모판이 파괴되는 병변. 노령화로 인한 판막의 석회화나 류마티스 심내막염을 앓은 후에 나타난다. 좌심방이 비대하고 우심방부전과 폐부종을 수반한다.

승무원회항구조선 乘務員回航救助船 assured crew return vehicle : ACRV NASA의 우주 비행장 자유지대의 응급시에 쓰이도록 고안된 구조 비행기. 이 비행기는 응급 상황에서 우주 비행장으로부터 승무원을 구조하여 대기권에 다시 진입할 수 있다.

승선 乘船 embarkation 배를 타는 것.

승압제 昇壓劑 pressor agent ① 혈압을 높이는 물질. ② 신경의 활동성을 증가시키거나 자극하는 제제.

승인 承認 approval 관공서, 보험회사 등이 일정한 자격을 갖춘 것으로 인정하는 각종 기관이나 단체 등에서 부여하는 인증(검정).

승저증 蠅蛆症 myiasis 상처나 궤양부위를 통해 파리나 유충이 감염 또는 침입하여 구더기가 몸에 슬어서 생기는 상태. = 구더기증.

승차구역 乘車區域 fully enclosed personnel area 자물쇠가 걸려있는 문, 지붕, 바닥 및 4면이 있고 완전 밀폐된 소방차의 운전실 또는 승객실.

승화 昇華 sublimation 고체 상태가 액체 상태를 거치지 않고 직접 기화하는 것. 그 반대의 과정을 포함하는 경우도 있다. 상온, 상압에 있어서 승화 현상은 (기화나 고화나 마찬가지로) 장뇌나 요오드, 이산화탄소(드라이아이스) 등에서 볼 수 있다. 고체가 액체로 되는 과정 없이 직접 기체로 되는 이유는, 고체도 액체와 마찬가지로 일정한 증기압을 가지기 때문인데, 기화의 경우와 마찬가지로 주어진 온도에서 포화증기압과 같아질 때까지 승화가 진행한다. 고체 증기압은 물질에 따라 다르며, 같은 물질이라도 온도가 높아질수록 크다. 승화할 때 흡수 또는 방출하는 열을 승화열이라 한다.

시각경보기 視覺警報器 visual alarm 음향장치로는 청각장애인들에게는 화재피난경보를 알릴 수 없기 때문에 시각으로 알려주는 경보장치. 시각경보기는 섬광을 이용하여 화재경보를 알 수 있도록 크세논 램프를 사용하여 초당 1회 이상 3회 이하로 점멸하며 수신기에서 동작신호를 받은 후 3초 이내 경보를 발하여야 하며, 정지신호를 받았을 경우에는 3초 이내 정지되어야 한다.

시각교차상핵 視覺交叉上核 suprachiasmatic nucleus : SCN 일주기리듬을 조절하는 중추. 시상하부에 위치하며 송과선에서 분비되는 멜라토닌으로 일주기리듬을 조절한다.

시각로 視覺路 visual pathway 망막으로부터 뇌까지 시각감각이 전달되는 통로. 경로는 시신경과 다른 시각구조로 구성 된다.

시각신호표시기 視覺信號表示機 annunciator 회로, 위치에 대한 상태 정보를 제공하고 두 가지 이상의 표시램프, 문자표시, 기타 이와 동등한 설비를 포함하는 유닛.

시각신호표시반 視覺信號表示盤 annunciator panel 규모가 큰 일정 지역에서 경보가 발해진 지점을 구체적으로 표시해 주는 표시반. 파일럿 램프와 같은 시각적인 방법을 이용하며, 보통 해당 지역의 중앙 부분에 위치한다.

시각적조절작용 視覺的調節作用 visual accommodation 가까이 있는 것이나 멀리 있는 것을 보는 동안 초점을 바꿀 수 있는 것.

시간[1] 屍姦 necrophilia 시체와 성교함으로써 또는 그 일부를 적출하여 수음에 사용함으로써 성적 만족을 느끼는 것. 주로 남자가 죽은 여자와 한다. = 사체성애(死體性愛).

시간[2] 時間 time 과거에는 일년간의 지구 자전 시간을 365일로 나누어 계산된 평균적인 하루의 자전 시간을 86,400으로 다시 나누어 얻어진 값을 단위시간 즉 1s(초)로 정하여 사용하였으나, 1967년 이후부터는 세시움(Cs) 원소의 주기적인 원자진동을 이용한 매우 정밀도(3만년에 1초의 오차)가 높은 원자시계에 의하여 시간의 단위 크기를 정하는 방식.

시간−온도곡선 時間−溫度曲線 time−temperature curve 시간에 따른 화재 온도의 증가폭을 나타내는 그래프. 건축자재나 조립품 등의 내화성능을 시험할 때 사용한다.

시계 視界 visual field 시야(視野)라고도 하며 일정한 위치에서, 앞이 가로막히거나 가려지지 않은 상태로 비교적 멀리 볼 수 있는 사물의 범위.

시계방향회전 時計方向回轉 cockwise rotation 전흉부 유도에서 느린 전위 상태를 설명하는데 사용되는 용어.

시계비행규칙 視界飛行規則 visual flight rules : VFR 조종사의 육안 식별에 의하여 모든 장애물 및 지형지물 등을 회피하면서 일정 고도를 유지하여 비행하는 방식. 항공법상 최저안전고도는 지상 장애물로부터 150~300m 이상을 유지하도록 규정하고 있다. 사전에 비행계획서를 제출하여야 하며 관제권 또는 관제구 등 교통상황이 복잡한 지역에서는 관제기관의 지시에 따라 비행하여야 한다.

시구아테라 ciguatera 열대와 아열대해역의 산호초 주변에서 서식하는 독어에 존재하는 식중독성 독성분. 최근에는 원양어선의 진출로 중독환자가 발생하고 있다. 원인식품을 섭취하면 잠복기 1~8시간, 때로는 2일 이상을 거쳐 구토, 설사, 복통 등의 소화기계 증상과 입술, 혀, 사지, 전신의 마비와 두통, 현기증, 온도 감각의 이상, 호흡곤란, 탈력감, 저혈압, 경련 등을 일으킨다.

시냅스 synapse 뉴런과 뉴런이 만나는 접속 부위. 시냅스 전달의 특징은 시냅스 전 뉴런으로부터 화학 전달물질이 방출된 후 시냅스 후막에 있는 수용체와 결합할 때 흥분이 전도되므로 신호전달은 일방향성이다. 화학적 시냅스를 이루는 각 시냅스 전 말단은 약 20~40nm 넓이의 간극에 의해 시냅스 후 구조와 분리되어 있다. 시냅스 간극에는 수많은 신경전달물질에 대한 수용체와 비후된 시냅스 후막이 있으며 시냅스 전 말단내부에는 많은 미토콘드리아와 신경전달물질을 함유한 소포들이 있다. 시냅스 소포에는 작고 투명한 소포와 고밀도의 큰 소포, 고밀도의 작은 소포 등 세 가지 종류가 있다. 작고 투명한 시냅스 소포는 아세틸콜린(acetylcholine), 글라이신(glycine), 글루타메이트(glutamate)를 함유하고 고밀도의 큰 시냅스 소포는 신경펩티드(neuropeptide)를, 고밀도의 작은 시냅스 소포는 카테콜라민(catecholamine)을 함유하고 있다.

시냅스가소성 ~可塑性 synaptic plasticity 시냅스가 세포 수준이나 분자 수준에서 변하는 능력. 세포 수준에서의 가소성은 새로운 시냅스 연결을 형성하는 것을 말한다. 분자수준에서의 가소성은 시냅스전 축삭이 한 종류 이상의 신경전달물질을 방출하는 것을 말한다.

시냅스전뉴런 ~前~ presynaptic neuron 신경전달 물질(소포)을 포함하는 신경의 말단부위.

시냅스전억제 ~前抑制 presynaptic inhibition 축삭-축삭 시냅스가 시냅스전 뉴런의 신경 전달물질 방출을 억제하는 신경억제.

시냅스전의 ~前~ presynaptic ① 신경 시냅스 가까이에 위치한. ② 시냅스가 교차되기전 신경에서 발생하는.

시냅스전종말 ~前終末 presynaptic terminal 확대된 축삭돌기 말단.

시냅스후억제 ~後抑制 postsynaptic inhibition 축삭종말이 과분극(억제성 시냅스 후 전위)을 일으키는 신경전달물질을 방출함으로써 시냅스후 뉴런을 억제하는 것.

시냅스후의 ~後~ postsynaptic ① 시냅스 다음에 위치된. ② 자극에 의해 시냅스가 교차된 다음 발생하는. → 시냅스(synapse).

시냅신 synapsin 축삭의 시냅스소포 막에 존재하는 단백질. 활동전위의 도착으로 활성화되어 시냅스소포들이 세포막과 융합하는 것을 도움으로써 시냅스소포들이 세포외유출을 하여 신경전달물질을 방출할 수 있게 한다.

시냇물실신 ~失神 shallow water blackout 물속에서 표면에 과환기후에 숨을 참는 동안에 일어난 의식불명. 이 과환기는 산소 포화에 분명한 증가없이 이산화탄소를 분출시킨다. 이산화탄소가 숨을 쉰 정상 자극이기 때문에 저산소증을 일으키는 훈련이 숨을 쉬는 자극을 느끼기 전에 무의식이 되는 원인이 될 수 있다.

시너 thinner 도료를 묽게 하는 액체. 방향족 탄화수소를 주성분으로 하는 혼합 유기용제인데 주성분은 톨루엔(toluene)이고 초산에틸, 크실렌, 메탄올 등

을 함유하고 있다. 흡입시 마취, 피부점막 자극, 기관지염, 소아천식, 지적활동과 시간·공간의 인식이 장애를 받으며 자기가 말한 것이나 행동한 것을 인식하지 못하는 일이 생기며 환각목적으로 흡입하면 수치심이 없어지고 공포가 사라지고 환시와 난청이 나타난다. 착란, 불안, 불면 때문에 피해망상을 갖게 되고 방화나 살인 등을 저지를 수가 있다. 오심, 구토, 이명 등이 있고 만성 흡입시에는 의식소실이 일어난다. 심하면 시상이 억제되어 통증도 못 느끼고 운동마비, 근마비, 호흡억제, 호흡정지가 나타난다. 응급처치로 환자를 빨리 신선한 곳으로 이동시키고 호흡이 저하되어 있으면 인공호흡을 실시한다.

시랍 屍蠟 adipocere 시체의 중성지방이 시체에 존재하는 지방분해효소나 세균의 효소에 의해 가수분해되어 고형의 지방산 등을 형성함으로써 만들어지는 비누와 같은 불용성물질.

시럽제 ~劑 syrups 백당의 용액 또는 백당, 그 밖의 당류, 또는 강미제를 포함하는 의약품을 비교적 짙은 용액 또는 현탁액 등으로 한 내용액제. 본제는 별도로 규정한 것 외에 글리세린, 방향제, 착색제, 안정제, 현탁화제, 과즙 등을 가할 수가 있다. 발효 부패하지 않도록 제각기 백당의 함유량을 정하고 있다.

시력검사 視力檢査 examination of visual acuity test 눈 검사법 중의 하나로 사물의 형태와 자세한 모양을 식별하는 능력을 측정하는 검사. 중심시력 중 가장 명료하게 보이는 시선의 방향에 있는 물체의 존재나 형상을 인식하는 눈의 능력 검사. 안과검사의 기본적인 검사이다. 먼저 렌즈를 착용하지 않는 나안시력을 측정하고 이어서 렌즈를 착용한 교정시력을 측정함.

시력예민증 視力銳敏症 oxyopia 대체적으로 시력이 좋음. 정상 시력(20/20)에서는 표준 스넬렌 챠트에서 20피트 떨어진 곳에 서서 문자의 7번째 줄까지 읽을 수 있고 1인치 높이에 있는 8번째 줄의 문자 몇 개만을 읽을 수 있으나 시력 예민증 환자는 같은 거리에서 더 작은 글자를 읽을 수 있다.

시력재생 視力再生 senopia 수정체의 경화로 근시가 원인이 되며 눈의 시력이 좋아지는 것. 이러한 장

애를 갖는 유형(수정체의 핵 경화증)은 일반적으로 백내장을 일으킨다.

시료 試料 sample 시험, 검사, 화학분석 등에 쓰여지는 물질이나 생물. 넓은 뜻으로는 하나의 집단으로부터 어떤 목적으로 발취한 단위체를 말한다.

시메티딘 cimetidine 히스타민-H_2 수용체 차단제, 즉 벽측 세포내의 H_2 수용체에서 히스타민을 억제하여 결국 위산분비를 억제하는 약. H_2 길항제는 정도는 약하나 가스트린과 무스카린 작용물질(muscarinic agonist)에 의한 산분비를 억제하고 위액량을 줄임으로써 펩신 분비를 감소시킨다. cimetidine의 소실 반감기는 2~3시간이고 대부분 대사 되지 않은 채 소변으로 배설된다. 위궤양, 십이지장궤양, 역류성 식도염, 재발성궤양, 변연궤양 등에 이용하며 정맥주사시는 천천히 30분 이상 투여하고 1일 4회 식후 1회 1정씩 및 취침 전에 2정을 복용한다.

시멘타이트 cementite 고온에서 강속에 생성되는 탄화철(Fe_3C)을 금속 조직상 부르는 명칭. 금속합금 내에 존재하는 탄소는 금속원자와 결합하여 카바이드(탄화물)을 형성하며, 금속합금이 철강재료인 경우에는 철금속이 탄소와 결합하여 시멘타이트를 형성하여 합금의 내열, 내마모 특성을 증가시킨다. 대부분의 탄소강에서는 250~700℃ 근처에서 시멘타이트가 형성되며 이보다 고온에서는 구형의 입자상으로 조대화(粗大化)한다. 조성은 Fe_3C 혹은 합금 내 카바이드 형성 촉진원소 M이 포함된 경우에는 $(FeM)_3C$로 표시된다.

시멘테이션 cementation 표면 경화법의 일종으로 탄소 함유량이 적은 강을 탄소분이 많은 침탄제로 감싸서 침탄용 가스 속에 넣고 밀폐·가열하여 강 표면에 탄소를 침투시키는 조작. 탄소는 표면이 가장 농도가 높고 내부로 감에 따라 감소하여 저탄소인 채 남겨진다.

시멘트질 ~質 cementum 체내에서 가장 단단하고 치근의 외층을 이루는 부분. 뼈의 특수한 형태이며 혈관이 없다.

시모나르트대 ~帶 Simonart's bands 태아와 양막이 유합하여 생기는 양막대.

시뮬레이션 simulation 어떠한 현상이나 사건을 컴퓨터로 모형화하여 가상으로 수행시켜 봄으로써 실제 상황에서의 결과를 예측하는 것. 비용과 시간을 절감시켜 주며 실제 상황에서는 할 수 없는 가상적인 시험도 할 수 있다. 예를 들어, 자동차 엔진의 동작을 모의 실험함으로써 최적의 설계를 하는 데 도움을 줄 수 있다. = 컴퓨터모의실험(~模擬實驗).

시민신고 市民申告 citizen alarm 일반 시민에 의한 화재신고.

시반 屍斑 livor 시체의 외표(外表)에 나타나는 혈액 침하. 익사나 저체온사, 일산화탄소 중독 등에 의한 사망때는 선홍색을 띈다. 일반적으로 시체가 취하고 있는 체위의 아래쪽에 나타나며 시체 발견 당시 합당하지 않는 시반이 나타나거나 나타날 부위가 결여되어 있다면 사망 당시의 체위를 변경하거나 시체를 이동시켰을 가능이 있다.

시방서 示方書 specification 기계나 부품 등을 발주할 때 고유모델, 성능 등에 대하여 주문자의 요구 사항을 명기한 서류. 사용재료의 재질, 품질, 치수 등, 제조, 시공상의 방법과 정도, 제품·공사 등의 성능, 특정한 재료·제조·공법 등의 지정, 완성 후의 기술적 및 외관상의 요구 등이 포함된다.

시보소방공무원 試補消防公務員 recruit fire officer 소방공무원으로 정식 임용되기 전에 일정기간 업무를 익히면서 적성을 테스트 받는 소방공무원.

시분할다원접속 時分割多元接續 time division multiple access : TDMA 시분할 다중 접속(TDMA)에서 음성 통신의 경우에 음성 입력이 있는 시간에만 시간 슬롯(time slot)을 할당하여 거기에 디지털화한 음성을 전송함으로써 하나의 위성 링크나 기지국 전송로를 복수의 채널로 다중화하는 방식. 이것은 통화할 때에 음성이 끊김 없이 연속되는 것이 아니라 필연적으로 끊기는 시간, 즉 디지털 비트가 입력되지 않는 시간이 있기 때문에 그 시간에 다른 통화의 음성 입력을 전송하는 것이 가능하다. 이 방식(TDMA/DSI)은 필연적으로 끊기는 사이사이가 많은 통화의 본질을 이용하여 시분할 다중화의 효율을 높여서 한정된 위성 회선 등의 다중 접속을 가능하게 하는 기술이다. = 디지털음성삽입방식(~音聲揷入方式 digital speech interpolation/DSI).

시상뇌 視床腦 thalamencephalon 제3뇌실의 외측 벽에 있는 계란 모양의 회백질. 외측은 뇌량을 향하고 시상후부(metathalamus), 시상상부(epithalamus), 시상하부(hypothalamus)로 이루어져 있다.

시상면 矢狀面 sagittal plane 해부학에서 신체를 오른쪽과 왼쪽으로 수직으로 나눈 것. 이는 신체의 측면 구조를 보기 위한 것이지만 양쪽이 똑같을 필요는 없다. 두 개가 똑같다면 이는 정중시상면이라고 부른다.

시상봉합 矢狀縫合 sagittal suture 두개의 두정골 사이에 있는 톱니모양의 선(line).

시상상부 視床上部 epithalamus 시상의 후상부에서 정중위에 있는 송과체를 중심으로 한 부분. 제3 뇌실의 후벽을 이루는 이 부위는 송과체, 수강삼각, 후 교련 등으로 구성된다. 송과체(pineal body)는 상구 위에 있는 솔방울 모양의 길이 5~8mm, 폭 약 4mm의 소체로 양측은 수강에 의하여 시상수조의 하단과 연결되어 있다. 이곳은 성기능과 생체 리듬에 관여하는 melatonin을 분비하는 내분비선으로 알려지고 있다. 수강삼각은 송과체의 전방을 횡으로 가는 백질로서 중앙에서 교차하여 수강교련을 이루고 그 외측단은 넓은 삼각형을 형성하므로 수강삼각이라 한다. 후교련은 상구의 전 상방에서 횡으로 가는 섬유다발로 중뇌양측의 상구와 중뇌개 속의 신경세포들을 연락하는 섬유로 구성된다.

시상증후군 視床症候群 thalamic syndrome 후시상핵(posterior thalamic nucleus)에 손상이 있어 나타나는 증후군. 후뇌동맥(posterior cerebral artery)의 시상슬가지가 막힐 때 생긴다. 환자는 오랫동안 지속되며 강하고 불쾌한 통각을 호소한다.

시상하부 視床下部 hypothalamus 자율신경계의 최고 중추로 자율기능 조절, 뇌하수체 호르몬 분비 조절, 식욕과 성욕 등의 본능적 욕구를 일으키고 체온조절과 기쁨충족 중추가 있는 부분.

시상하부-뇌하수체문맥계 視床下部-腦下垂體門脈系 hypothalamo-hypophyseal portal system 시상하부로부터 뇌하수체 전엽으로 방출 및 억제호르몬을 수송하는 혈관계.

시상하부성무월경 視床下部性無月經 hypothalamic amenorrhea 시상하부의 장애에서 유래되는 무월경. 배란과 뒤이어 오는 월경에 필요한 뇌하수체 난소의 신경호르몬 상호작용 사이클의 시도에 관여하는 시상하부를 억제하는 질환으로 월경이 중지된다. 스트레스, 불안, 급성체중감소가 원인이 될 수 있다.

시상하부호르몬 視床下部~ hypothalamic hormone 시상하부에서 생산되는 호르몬. 뇌하수체 후엽으로 방출되는 항이뇨호르몬, 옥시토신과 뇌하수체 전엽의 분비를 조절하는 방출 및 억제호르몬이 포함된다.

시상후부 視床後部 metathalamus 뇌간의 후외측에 돌출한 두 개의 융기. 내측슬상체(medial geniculate body)는 청각중추가 있고 외측슬상체(lateral geniculate body)에는 시각중추가 있다.

시속 時速 velocity per hour 1시간에 이동한 거리. 단위는 km/h이다. 속도는 일반적으로 시속을 단위로 표시한다. → 속도.

시스테인 cysteine : Cys 케라틴을 포함하여 신체의 많은 단백질에서 발견되는 비필수아미노산. 시스틴의 대사 전구체이고, 다양한 신체의 기능들을 위한 황(sulfur)의 중요한 원천이다.

시스템식별번호 ~識別番號 system identification : SID 검정 동작 시간 중 기능 단위가 그 동작의 타당성에 대하여 시험되는 시간. 기능 단위는 컴퓨터와 그 운영 체계로 구성될 때도 있으므로 어느 경우에는 운영 체계를 구성하는 컴퓨터 프로그램의 시험 시간을 시스템 시험 시간에 포함시키기도 한다.

시스템적위험 ~的危險 systematic danger 인간, 설비, 환경의 적합하지 못한 위험. 생산 현장에서는 인간과 몇 개의 다른 종류의 설비가 환경 속에 편성되어 시스템을 만드는 것이 보통이며 최근에는 기술의 진전에 따라서 생산이나 운반 시스템이 대형화, 복잡화 지고 있다. 이와 같은 상황하에는 각 요소가 서로 의존관계를 강하게 하면서 공통목적의 달성을 위해서 일하고 있고, 약간의 기계설비의 고장이나 작업 방법의 미스에서도 결과가 증폭되고 대형재해가 되기 쉽다.

시스틴 cystine 케라틴과 인슐린을 포함하여 신체 내 많은 단백질에서 발견되는 비필수아미노산. 시스틴은 두 개의 시스테인 분자가 산화된 생성물이다.

시스틴뇨증 ~尿症 cystinuria 24시간 표본에 수집한 요검사물에 아미노산 시스틴의 고용량(비정상적 존재)이 존재하면 발생하는 증상. 시스틴과 몇 가지 아미노산의 과도한 요배설이 특징인 신세뇨관의 유전적인 결함이며 고농도의 시스틴은 요로와 신장 또는 방광에 결석의 형성을 촉진하는 경향이 있다.

시스틴증 ~症 cystinosis 당뇨, 단백뇨, 간, 비장, 골수, 각막의 시스틴 침착(구루병), 소변에서 과도한 인산염 배출과 성장의 지연이 특징인 선천적인 질환. = cystine storage disease.

시신경관 視神經管 optic canal 시신경과 안동맥이 지나가는 시신경 교차구. = 시각신경관.

시안화물 ~化物 cyanide 시안화수소(HCN, 청산)의 금속염으로 2가 철과의 친화력이 매우 높은 치명적인 독극물. 몸에 흡수되면 미토콘드리아의 시토크롬(cytochrome) 산화효소의 3가 철과 쉽게 반응하여 세포호흡이 중지되고 세포의 저산소증이 유발된다. 따라서 산소이용이 차단되고 정맥혈의 산소가 많아져서 거의 동맥혈만큼 붉게 된다. 호흡이 자극되면 괴로움이 있는 일시적인 중추신경 흥분시기가 나타나고 두통이 유발되며 결국 저산소증 발작과 호흡중단으로 사망한다. 중독시 치료는 빨리 해야 되는데 효과적인 방법은 헤모글로빈을 메테로글로빈으로 변화시키는 아질산염과 같은 물질을 투여하거나 4-dimethylaminophenol을 정맥이나 근육주사로 3mg/kg을 투여한다. 해독작용을 돕기 위해 티오설페이트(thiosulfate)를 정맥주사 하면 형성된 황시안산염을 쉽게 소변으로 배설시킨다. 많은 양을 섭취했을 때는 반드시 위세척을 실시한다.

시안화물중독 ~化物中毒 cyanide poisoning 시안화물을 섭취하거나 흡입함으로써 생기는 독성. 쓴 아몬드유, 야생 체리 시럽, 청산, 시안화수소산, 칼륨시안화물, 나트륨시안화물과 같은 시안화물을 섭취하거나 흡입함으로써 생긴다. 증상으로는 빈맥, 발작, 두통이 나타나며 1~15분 후에 사망한다. 치료는 호흡보조, 위세척, 질산아밀 흡입, 티오황산나트륨으로 한다.

시안화수소 ~水素 hydrocyanic acid : HCN 분자량 27.0, 증기 비중 0.94, 융점 -14℃, 비점 26℃, 비중 0.96, 인화점 -18℃, 발화점 540℃, 연소 범위 6~41%인 독특한 자극성의 냄새가 나는 무색의 액체. 그 존재는 피크르산-탄산나트륨 시험지가 황색에서 갈색으로 변색하거나, 벤디신-아세트산구리 시험지가 청색으로 착색되는 것에 의해 알 수 있다. 물, 알코올에 잘 녹고 수용액은 약산성이며 점화하면 아름다운 핑크색 불꽃을 내면서 탄다. 맹독성 물질로 휘발성이 매우 높아 인화 위험도 매우 높다. 증기는 공기보다 약간 가벼우며 연소하면 푸른 불꽃을 내면서 타며 밀폐 용기를 가열하면 심하게 파열한다. 저장·취급시에는 화기 엄금, 가열 금지, 직사광선 차단, 용기는 차고 건조하며 통풍 환기가 잘되는 곳에 저장하고 안정제로서는 철분 또는 황산 등의 무기산을 소량 넣어준다. 장기간 저장하지 않도록 하고 사용 후 3개월이 지나면 안전하게 폐기시키는 것이 좋다. 색깔이 암갈색으로 변하였거나 중합반응이 일어난 것이 확인되면 즉시 안전하게 폐기하여야 한다. 화재시 초기 소화는 알코올형 포, 건조분말, 이산화탄소가 유효하며 소규모 화재시는 물분무도 유효하다. 맹독성 물질로 증기를 직접 흡입하면 치명적이며 두통, 메스꺼움, 구토, 경련, 치아노제, 마비, 의식불명, 사망에 이른다. 제법은 메탄과 암모니아를 백금 촉매 존재 하에서 공기와 반응시켜 시안화수소를 합성시킨다. 용도는 염료, 향료, 의약, 메타아크릴산메틸 합성, 헥사메틸렌아민 합성, 락트란 합성, 시안화칼륨·시안화나트륨의 제조, 아크릴로니트릴수지, 농약, 야금, 기타 유기합성 원료로 사용된다. = 청산, prussic acid, formonitrile, hydrogen cyanide.

시야결손 視野缺損 visual field defect 부유물과 달리, 눈과 같이 움직이는 하나 또는 그 이상의 점이나 시야의 결손. 이러한 고정된 결손은 눈의 손상, 질환이나 뇌손상 때문에 생긴다.

시약 試藥 reagent 특별한 방법에 반응하는 것으로 알려진 화학물질. 화학반응에서 또 다른 물질을 만들거나 찾기 위해 사용된다.

시어 sear 물체를 그을리다. 표면연소를 야기하다.

시온도료 示溫塗料 heat sensitive paint 일정한 온도가 되면 색이 변화하는 안료를 써서 만든 특수 도료. 도막 중에 안료를 포함시켜 일정한 온도가 되면 변색하고 이에 따라 온도를 측정한다. 2차대전 전 독일에서 서모컬러라는 상품명으로 시판되었다. 온도에 의한 색의 변화가 1회만 있는 것과 온도의 상승에 따라 여러 번 변하는 것이 있으며 또 온도가 내려가면 원색이 되는 것과 되지 않는 것이 있다. 피도면(被塗面)에 기름이나 녹이 있고 이산화황, 암모니아, 염산, 황화수소 등과 같은 비교적 고온에서의 반응성 가스와 접촉하면 변색온도가 달라지므로 주의해야 한다. 용도는 35~600℃의 넓은 범위에 이르러 각종 변색점을 가지고 있어서 전기기구의 과열방지나 온도측정, 물체의 표면온도의 변화 및 분포상태의 측정 등의 목적으로 이용된다. = 카멜레온 도료, 서모 페인트(thermo paint), 측온도료.

시원반 視原盤 optic disc 신경절 세포에서 나온 축삭이 시신경을 형성하기 위해 모인 망막 부위이며 이 망막의 표면에 있는 작은 맹점으로 망막에서 유일하게 빛에 무감각한 부분. 그 중심부는 망막의 중심동맥이 들어가는 입구이다. = 맹점(blind spot).

시유피에스계 ~系 CUPS system 네 가지 중 하나로 분류하는 중증도 분류체계. 첫째가 CPR, 또는 Critical, 둘째, Unstable, 셋째, Potentially unstable, 넷째, Stable로 분류하는 체계.

시음증 視淫症 voyeurism 다른 사람의 벌거벗은 모습을 쳐다보거나 성행위를 보면서 성적 흥분과 만족을 얻는 것.

시정 視程 visibility 어느 방향의 하늘을 배경으로 한 거무스름한 뚜렷한 목표(예를 들면, 언덕, 집, 나무 등)를 확인할 수 있는 최대 거리. 여기서 확인한다는 것은 목표의 모양까지 식별되는 것을 말한다.

시지신근 示指伸筋 musculus extensor indicis 척골 후면의 골간막에서 일어나기 시작하여 제2지의 건막에 정지하며 제2지를 신전시키고 요골신경의 지배를 받는 전완의 근육(muscle of forearm). = 집게폄근.

시진 視診 inspection 눈으로 환자의 몸을 보고 그 외부의 변화로써 병상을 진단하는 일. 시진은 관찰의 과정이다. 진찰과정에서 자료를 모으는데 눈과 코가 민감한 도구로 사용될 수 있다.

시차열분석 示差熱分析 differential thermal analysis : DTA 시료와 열적으로 비활성인 기준물질을 각각 같은 용기에 넣어, 두 가지를 등가조건하에서 주위의 온도를 일정한 속도로 올리거나 내리면서, 그 둘 사이의 온도 차(시차온도)를 연속적으로 측정하고, 시료의 온도변화를 이용하여 정성분석을 하고, 또 온도차-시간 곡선으로 둘러싸인 면적으로 정량분석을 하는 방법.

시차피로 時差疲勞 jet lag 몇몇의 시차지역을 이동하면서 항공여행으로 인한 정상적인 인체의 생물학적 시계의 혼란으로 기인된 신체기능 감소와 피로 불면증이 현저하게 된 상태.

시체운반용자루 屍體運搬用~ body bag 화재 등의 사고로 인한 사망자를 운반하는 플라스틱 또는 고무자루.

시클로헥산 cyclohexane [C_6H_{12}] 분자량 84.16, 증기비중 2.9, 증기압 75mmHg(20℃), 융점 6.5℃, 비점 82℃, 비중 0.8, 인화점 -20℃, 발화점 245℃, 연소범위 1.3~8.0%인 무색, 석유와 같은 자극성 냄새를 가진 휘발성이 강한 액체. 물에 녹지 않지만 광범위하게 유기화합물을 녹인다. 예전에는 평면 정육각형의 구조를 갖는 것으로 생각되었으나, 현재는 상온에서는 거의 정사각형에 가까운 결합각(109°28')을 갖는 의자형 구조가 안정하다는 것이 밝혀졌으며, 또 불안정하지만 보트형의 존재도 생각된다. 증기는 공기와 혼합하여 폭발성 가스를 형성하여 인화·폭발의 위험이 있으며 연소시 역화의 위험이 있다. 가열에 의해 발열·발화하며 화재시 자극성 유독성의 가스를 발생한다. 저장시 직사광선을 차단하고, 화기를 엄금하며, 용기는 차고 어두운 곳에 저장하고 통풍환기가 잘되는 안전한 곳에 저장한다. 초기

화재시는 분말, CO_2, 알코올형 포가 유효하며, 대형 화재인 경우는 알코올형 포로 일시에 소화하거나, 무인 방수포 등을 이용하는 것이 좋다. 저장탱크 화재시 탱크가 변색되면 폭발의 위험이 있으므로 즉시 대피하여야 한다. 눈 및 피부에 접촉하면 약상을 입고 증기 흡입시 기침이나 질식을 일으키고 마취작용에 의한 의식 상실을 가져오므로 소화작업시 공기호흡기 등의 안전장구를 착용하여야 한다. 제법은 벤젠을 니켈, 백금촉매 하에서 수소와 반응시켜 만든다. 용도는 나일론의 원료로서 중요하며 용제, 벤젠, 에틸렌, 부타디엔 제조 등에 사용된다.

시클로헥실아민 cyclohexylamine [$C_6H_{11}NH_2$] 분자량 99.2, 증기 비중 3.42, 증기압 10mmHg(20℃), 융점 -18℃, 비점 135℃, 비중 0.87, 인화점 28℃, 발화점 293℃, 연소범위 1.5~9.4%인 암모니아 냄새가 나는 무색 또는 미황색의 액체. 물 또는 유기용제에 잘 녹는다. 증기는 공기보다 무겁고 낮은 곳에 체류하며 점화원에 의해 쉽게 인화·폭발한다. 연소시 아민증기와 암모니아를 발생할 뿐만 아니라 CO, CO_2, 탄화수소, 질소산화물의 연소 또는 분해생성물을 발생한다. 저장·취급시 산화성 물질, 강산류, 할로겐화합물과의 접촉을 방지하며 용기는 차고 건조하며 환기가 잘되는 곳에 저장한다. 화기엄금, 가열금지, 직사광선 차단, 증기의 누설 및 액체의 누출을 방지하여야 한다. 초기 소화는 물분무, 건조분말, 알코올형 포, CO_2가 유효하며 기타의 경우는 다량의 알코올형 포를 사용한다. 직접 주수하는 것은 효과가 없고 오히려 화재 면적을 확대시킨다. 화재시 발생한 증기는 물분무로 회수하여야 한다. 액체와 접촉하면 눈과 피부에 단시간에 화상을 입고 증기를 흡입하면 코, 목, 기관지계통을 자극하고 심하면 폐부종을 일으킨다. 제법은 시클로헥산 또는 시클로헥실알코올을 암모니아와 반응시켜 만들며, 용도는 고무, 염색, 염료, 안료, 계면활성제, 산소흡수제, 살충제 등에 사용된다.

시태침연 屍胎浸軟 fetal maceration 태아가 자궁 내에서 사망하여 배출되지 않고 무균상태인 자궁내에서 부패되지 않고 자가융해만 진행된 현상. = 짓

무름, 물렁화.

시토신 cytosine DNA(deoxyribonucleic acid)와 RNA(ribonucleic acid)의 기본적인 구성요소를 이루는 염기. 대부분 세포에서 소량 발견된다.

시토크롬 cytochrome 산소호흡 과정에서 전자를 수송하는 미토콘드리아의 헴단백질.

시토크롬p450효소 ~酵素 cytochrome p450 enzyme 미토콘드리아의 시토크롬과는 관계가 없으며 스테로이드 호르몬과 독성 약물 등의 분자를 대사하는 효소. 이 효소는 간에 풍부하고 혈액의 해독을 촉진한다.

시트 sheet 두께 0.15~6.0mm의 금속박판.

시트견인법 ~牽引法 sheet drawing method 환자를 침대에서 들것으로 옮기는 방법. 침대 시트를 느슨하게 한 후, 주름지게 움켜잡고 잡아당겨서 환자를 침대로부터 들것으로 옮기는 것을 말한다.

시트록 sheetrock 건물 내벽용 시트의 일종. 종이와 종이 사이에 석고를 넣어 만든 석고보드이다.

시트하니스 seat harness 허리와 다리를 감싸는 튜브 모양의 등반 장비. 종류에는 diaper sling, double, figure of eight, swami가 있다.

시프트 shift ① 근무주기. ② 동일한 근무주기에 속하는 소방대원들의 그룹.

시험대상기기 試驗對象機器 equipment under test : EUT 장비를 개발하는 경우 실제 사용에 앞서 여러 가지 종류의 시험을 받을 때 시험을 받을 대상 기기. 시험의 종류로는 다른 장비의 인터페이스 및 연동 시험, 기능 시험, 성능 시험이 있다. 시험 대상이 소자인 경우에는 피시험 장치(DUT : Device Under Test)라고 한다.

시험압력 試驗壓力 test pressure 위험물 탱크나 소방용 기기의 성능을 시험하기 위하여 사용하는 압력. 상용압력보다 높은 압력으로 시험하게 된다.

시험용소화전 試驗用消火栓 test manifold 소화전 설비의 압력이나 방수량 등을 확인하기 위한 시험용 소화전.

시험전파 試驗電波 test wave 송신 장치, 공중선계 등의 기능과 동작 특성을 시험하는 것을 목적으로

발사하는 전파.

시험화재 試驗火災 test fire 재료 또는 구조물의 화재특성을 파악하기 위한 실험용 화재.

시홍소 視紅素 visual purple 간상체 원반의 막에 있는 광민감성 색소. 505nm 파장의 빛에 가장 민감하다. = 로돕신(rhodopsin).

시효 時效 prescription 일정한 사실상태가 일정한 기간 동안 계속됨으로써 법률상으로 권리의 취득 또는 권리의 소멸이 일어나게 하는 법률요건.

식도 食道 esophagus 인두에서 위까지 음식물을 운반하는 약 25cm의 근육성 관. 식도의 앞쪽에는 기관과 심장이 있으며 뒤에는 척추가 있다. 경과 중에 인두하단으로 제6경추 부위, 기관 분기부로 제4, 5흉추 높이, 횡격막 관통부로 제11흉추 높이의 3곳에서 협착부를 이룬다. 음식이 통과하는데는 지장이 없으나 이물이 걸리기 쉽고 염증이 잘 일어난다. 내면은 점막으로 되어있고 구강속과 마찬가지로 중층 편평상피로 덮혀 있다. 음식물 통과는 연동운동에 의한다.

식도경검사 食道鏡檢査 esophagoscopy 식도경을 이용하여 식도를 직접 관찰하는 검사. 식도 병변의 위치와 양상을 눈으로 확인하는 진단 목적으로 사용한다. 식도경을 구강으로 삽입한 후 현미경으로 관찰할 병변의 조직을 떼어내고 어떤 경우에는 식도경을 통해 이물질을 절제한다.

식도경축 食道痙縮 esophageal spasm 식도가 경련을 일으켜 협착 증상을 나타내는 것. 신경성에 의한 것이 많고 식도염, 식도궤양, 광견병, 파상풍 등에 의한 것도 있다. 주 증상은 연하곤란이며 발작시 흉부 압박감, 호흡곤란, 심계항진과 작열감이 나타난다.

식도암 食道癌 esophageal cancer 식도에 나타나는 세포성 종양. 대체로 남자에게 많지만 상부식도암은 여성에게 많고 흡연자나 음주애호가에게 많다. 생리적 협착부의 전벽에 호발하고 음식물의 기계적 자극과도 관련이 있다. 조기 식도암은 육안적으로 반상, 미만상, 태상융기, 유두상 등의 형태를 취하지만 고유근층보다 깊은 침윤을 나타내는 진행암은 육안적으로 융기형, 궤양국한형, 궤양침윤형, 미만침윤형의 4유형으로 구별한다. 가끔 림프관 침습에 의한 국소진전을 나타내고 이것에 의해 낭종양이 보인다.

식도역류 食道逆流 esophageal reflux 식도의 하부 괄약근 기능장애로 위 내용물이 식도를 거슬러 오르는 상태.

식도염 食道炎 esophagitis 식도의 점막을 따라 생기는 염증. 위산의 역류나 염증, 자극에 의해 발생함.

식도위십이지장경검사 食道胃十二指腸鏡檢査 esophagogastroduodenoscopy : EGD 식도, 위, 십이지장을 내시경으로 보는 검사.

식도절제술 食道切除術 esophagectomy 식도의 일부 혹은 전체를 제거하는 수술. 정맥류가 중증인 상태이거나 재발이 되풀이되거나 과도한 출혈이 있을 때 치료로 시행한다.

식도정맥류 食道靜脈瘤 esophageal varices 문맥성 고혈압에 의해 식도 하부정맥이 고여 부어 있고 좁아진 것. 구토 등의 압력을 받게 되면 파열되어 심한 출혈을 유발한다. 문맥성 고혈압은 간경변이나 만성 간염에 의해 측부순환이 발달되어 발생한다.

식도폐쇄기도기 食道閉鎖氣道器 esophageal obturator airway : EOA 식도를 막고 공기를 기관내로 흐르게 하는 장치로 공기가 위장으로 들어가는 것을 막고 위장내용물이 폐로 들어가는 것을 막는 기구.

식물독성학 植物毒性學 phytotoxicology 식물의 독소를 연구하는 학문.

식물독소 植物毒素 phytotoxin 식물에서 나오는 가장 독성이 강한 물질. 등대풀속과(비버향두) 홍두(紅豆)과로 집단을 이룬다. 입이 타는 현상, 콧물, 구토, 의식의 혼미, 발작, 간의 손상 등을 야기할 수 있다.

식물분포도 植物分布度 condition of vegetation (화재) 특정 지역에 분포하고 있는 식물들의 성장단계 및 인화성 정도.

식물상태 植物狀態 vegetative state 일반적으로 자율신경계는 비교적 정상으로 기능하고 있는데 동물로서의 운동, 지각계, 또 대뇌에 의한 정신활동이 두드러지게 손상된 상태. 수면과 각성의 사이클이 구별되고 호흡, 심장도 정상적으로 기능을 하고 있는

데 주위에 대한 반응을 나타내지 않는다. 중독으로 인한 뇌손상의 후유증상의 경우에 사용된다.

식물인간 植物人間 patient of persistent coma following severe brain damage 뇌의 외상 또는 뇌의 산소부족에 의해서 대뇌의 기능이 완전히 없어지고 연수의 기능은 남아 있는 상태의 환자. 살아 있기는 하나 의식이 없는 상태이고 호흡, 순환은 자발적이거나 인공적으로 유지되고 있으나 여러 가지 사회적인 문제가 되고 있다.

식별랜덤변수 識別~變數 unique random variable 식별 신청-응답 절차를 위하여 기지국이 발생하는 24비트 난수.

식별번호 識別番號 identification number 해상 이동 업무의 무선국이 선택 호출 장치를 사용할 때 선박국 및 해안국을 식별하기 위한 번호. 국제 전기 통신 협약 부속 전파 규칙(RR)에서 규정한 식별 번호의 하나로 0에서 9까지의 아라비아 숫자로 구성된다. 선박국의 선택 호출 번호는 다섯 자리 숫자로 구성하고, 해안국의 식별 번호는 00으로 시작하는 숫자를 제외한 네 자리 숫자로 구성된다.

식별신호 識別信號 identification signal 무선국의 식별을 위한 표시. 호출 부호, 호출 명칭, 표지 부호, 선박국 식별 번호(숫자), 해안국 식별 번호(숫자), 선박국 호출 번호 또는 해안국 선택 호출 번호 등이 이에 해당한다. 국제 전기 통신 협약 부속 전파 규칙(RR)에서는 방송 업무, 아마추어 업무, 2만 8,000kHz 이하의 고정 업무, 이동 업무, 표준 주파수 및 시보(時報) 업무의 모든 송신에는 식별 신호를 붙여 송신의 출처를 식별할 수 있도록 하고 가급적 자동 송신하도록 규정하고 있다.

식별표지 識別標識 identification beacon 특정 기준 위치가 식별되는 부호의 신호를 발사하고 있는 항공 표지.

식사의 食事~ prandial 식사와 관련된 식후(postprandial) 혹은 식전(preprandial) 시간에 관련하여 사용됨.

식세포 食細胞 phagocyte 세균 같은 작은 생명체를 에워싸고 삼켜서 소화시킬 수 있는 세포. 고정 식세포(fixed phagocytes)는 혈액을 따라 움직이지 않으며, 고정된 세포와 몇몇 결체조직세포가 이에 해당된다. 자유 식세포(free phagocytes)는 혈액을 따라 움직이며, 백혈구가 이에 해당된다.

식욕 食慾 appetite 음식에 대한 자연적이며 본능적인 욕구. 소화기계 질환이나 심인성 요인에 의해 감퇴된다.

식욕부진 食慾不振 anorexia 식욕이 상실되거나 부족해 음식을 먹지 못하는 상태. 소화기질환, 간, 담도질환, 급성 열성질환, 내분비질환, 신질환, 혈액질환 등에 의해 식욕이 저하되기도 하며 약물의 부작용, 중독에서도 식욕부진을 호소하기도 한다. 또한 심인성 요인의 영향을 받기 쉽고 슬픔, 고통, 불안 등의 정신상태시에도 저하된다.

식욕증진광 食慾增進狂 oreximania 야위는 것에 대한 비현실적이거나 지나친 공포로 생기는 과도한 식욕 및 음식섭취상태. = 병적식욕증진. ↔ 식욕부진(anorexia.).

식이 食餌 diet 영양상 질적 측면, 구성성분과 건강상의 효과를 고려한 음식이나 음료.

식이성당뇨 食餌性糖尿 dietary glycosuria 많은 음식물을 섭취한 후 당뇨가 나타나는 경우. 정상인에게서도 나타날 수 있지만 실제적으로 초기나 경한 당뇨병일 때 나타난다.

식이성무월경 食餌性無月經 dietary amenorrhea 식이제한에 의한 체중감소가 수반되는 월경의 정지. 이때의 체중감소와 식욕감퇴는 신경성식욕불량 보다는 심하지 않으며, 정신적 장애는 없다.

식이성알레르기 食餌性~ dietary allergy 음식물의 섭취에 의해 특이성 감작(感作)을 일으키는 것. 새우, 게, 쇠고기, 돼지고기, 딸기, 우유, 계란 등이 가장 일반적인 알러젠이 된다. 알레르기 증상이 나타나는 기관은 보통 피부이다.

식이요법 食餌療法 diet therapy 어떤 질병을 적극적으로 치유, 호전시킬 목적으로 식사를 주는 것. 당뇨병환자에게는 에너지의 제한과 영양소의 균형을 취하는 것을 예로 들 수 있다.

식이요법학 食餌療法學 dietetics 건강과 질병과 관련하여 영양과 음식에 대한 연구를 하는 분야.

식작용 食作用 phagocytosis 세포의 포식으로 백혈구와 같은 일부 세포들이 세균 등의 큰 입자를 삼켜 식포로 만들고 용해소체내의 소화효소들에 의해 소화시키는 능력. = 탐식작용.

식중독 食中毒 food poisoning 독에 의해 오염된 음식물을 먹고 생기는 증상. 박테리아 식중독은 박테리아에 감염된 음식물을 먹고 발생하며 그 증상으로는 고열, 오한, 오심, 구토, 설사 등 일반적인 불편감이 수반된다. 오염된 음식물을 섭취 후 8~48시간 후부터 시작되어서 며칠 동안 지속된다.

식품 食品 food 식물 또는 동물로부터 기원한 탄수화물, 단백질, 지방, 무기질, 비타민 같은 성분이 함유된 물질. 섭취된 음식물은 동화되어 에너지를 제공하고 성장하고 회복을 촉진하고, 건강을 유지하기 위해 체내에서 사용되어진다.

신경 神經 nerve 뇌와 척수와 신체의 다른 부분을 연결하여 흥분을 전달하는 하나 이상의 섬유다발. 각 장기로부터 뇌와 척수로 구심성 흥분파를 전달하고 원심성 흥분파를 여러 장기와 조직으로 전달한다. 각 신경은 신경섬유 다발을 둘러싸고 있는 외부 수초(outer sheath)로 이루어지며 수초는 조직을 연결한다. 단일 신경섬유는 신경 섬유초(neurilemma)인 막으로 싸여져 있고 몇몇 신경섬유들은 지방질의 절연물질인 수초(myelin)로 덮여 있다.

신경가스 神經~ nerve gas 사람의 신경기능을 마비시키고 살상까지 하는 독가스. 제1차 세계대전 이래 사용되어 온 독가스의 일종으로 방사능무기와 함께 가공할 만한 무기이다. 과거에 사용하였던 독가스에는 포스겐과 같은 질식성 가스, 이펠리트와 같은 미란성 가스 등이 있었으나, 오늘날은 신경성 가스가 주종을 이룬다. 제네바 군축위원회에서도 10년 이상 화학무기 금지문제를 토의해 왔으나, 그에 대한 국제사찰이 어렵다는 이유 때문에 조약은 아직도 체결되지 않았다. 1981년 7월 영국의 한 신문은 미국 정부가 향후 5년 동안에 60~70억 달러의 예산을 들여 본격적으로 생물·화학 무기를 개발·생산하게 될 것이라고 보도하였다. 그것은 소련이 이미 강력한 신경가스 SOMAN을 충전(充塡)한 폭탄과 포탄·로켓탄을 대량으로 생산하고 있으며, 아프카니스탄에서도 사용된다는 정보로 인해서 이에 대항하기 위하여 만들게 된 것이다.

신경결함 神經缺陷 neurological deficit 골절, 탈구 등의 근골격계 손상으로 나타날 수 있는 사지의 신경 장애. 감각 이상, 운동 이상 등이 올 수 있다.

신경계 神經系 nervous system 신체의 모든 기능을 조절하는 신경세포배열. 뇌와 척수의 중추신경계와 뇌신경과 척수신경과의 말초신경계로 나뉜다. 이들 신경은 구심성 신경섬유와 원심성 신경섬유와 함께 신체의 모든 기관과 조직과 상호작용하기 위해 교통하고 결합한다. 구심성 섬유는 통증이나 냉감 같은 감각신호를 중추신경계로 전달하고 원심성 섬유는 중추신경계에서의 운동신호와 운동명령을 근육과 다른 기관으로 전달한다. 체성 섬유는 뼈, 근육, 피부와 관련되어 있고 내장성 섬유는 내부장기, 혈관, 점막과 관련되어 있다. 신경계의 많은 기능들은 신경원, 축삭, 수상돌기와 신경절처럼 작은 구조로 된 광범위한 체계로 연결되어 있다. → 자율신경계, 중추신경계, 말초신경계.

신경계검사 神經系檢査 neurologic examination 신경계 기능의 여러 검진. 의식수준, 눈동자 크기 및 반응, 구두반응, 사지의 과도신전이나 움직임상태, 활력징후가 포함된다.

신경과민 神經過敏 nervousness 미약(微弱)한 자극(刺戟)에 대해서도 쉽사리 감동하는 신경 계통의 불안정한 상태.

신경과전문의 神經科專門醫 neurologist 신경계의 질환을 진단하고 치료하는 전문의사.

신경관 神經管 neural tube 초기 배아기의 외배엽에서 생기는 관모양의 구조. 뇌·척수로 분화한다. 신경관의 머리 쪽에 뇌가 형성되고 꼬리 쪽은 척수가 된다.

신경관결손 神經管缺損 neural tube defect 임신 중 배아 발달기에 신경관의 폐쇄부전으로 초래되는 뇌와 척수의 결손. 임신 첫 3개월에 신경관의 뇌 척수액의 비정상적인 압력 증가로 생길 수 있다. 결손은 척주를 따라 어디에든 생길 수 있다. 가장 심한 결손은 두개골 결손이나 두뇌발달결함이다. 대부분의 신경관 결손은 척추의 하나 이상의 부분과의 불완전한 융합을 유발한다. → 수막류(meningocele), 척수 수막류(myelomeningocele), 이분척추(spina bifida).

신경교 神經膠 neuroglia 중추신경계의 간질조직 즉 신경세포와 세포 사이, 섬유 사이를 메우는 세포. 뉴런의 주위에 있으며 뉴런 수보다 많다. 뉴런과 신경교와의 간격은 15~20nm이며 이 간격을 통해 물질교환을 한다. 뉴런의 지지와 방어 역할을 하며 뉴런이 흥분할 때 K^+의 유출로 세포외액에 K^+을 증가시키고 신경섬유의 세포막 전압변동을 조절한다. 형태, 크기, 기능에 따라서 성상교세포, 희돌기 교세포 및 소교세포로 구별된다.

신경교종 神經膠腫 glioma 중추신경의 신경교조직에서 발생하는 종양. 뇌의 가장 큰 악성종양. 신경교종의 형태로는 성세포종(astrocytoma), 뇌실상의종(ependymona), 수아세포종(medulloblastoma), 핍돌기 교종(oligodendroglioma) 등이 있다. 증상으로는 두통, 구토, 울혈 유두, 경련 등이 나타난다.

신경근의 神經筋~ neuromuscular 신경과 근육에 관련된.

신경근차단제 神經筋遮斷劑 neuromuscular blocking agent 운동신경에서 골격근으로의 신호를 방해하는 약물. 기관내 삽관을 촉진하기 위해서 사용할 때처럼 근 이완과 마비를 유도하기 위해 사용된다.

신경독 神經毒 neurotoxin 뱀독이나 보툴리즘 독소처럼 중추신경계 조직에 유독성 또는 파괴성인 물질로 직접 영향을 주는 독소. 말초신경의 수초, 뇌 및 척수의 백질, 그 외의 심근과 같은 다른 조직에 지방변성을 일으키는 특징을 가진 외독소.

신경독성의 神經毒性~ neurotoxic 납을 복용했을 때 뇌와 척수에 영향을 주는 것처럼 신경과 신경세포에 유독하거나 신경조직을 파괴하는 독성 효과를 갖는 것.

신경류 神經瘤 neurocoele 뇌의 강과 척수의 중심관 체계. = 신경관(neural canal), 신경강.

신경마비 神經麻痺 neurolepsis 신경이완제가 유도한 침묵, 감소된 신체활동 및 불안 그리고 주위에 대한 무관심을 나타내는 의식의 변화. 수면이 유발될 수 있으나 깨어날 수 있고 명령에 반응한다. = 신경이완증.

신경마비제 神經麻痺劑 neuroleptic drug 안정 또는 진정 효과를 나타내는 약물. butyrophenone 유도제, droperidol, phenothiazine 등이 있다.

신경미세소관 神經微細小管 neurotubule 신경세포체의 망상조직 사이에 있는 미세한 관. 대사산물의 운반 및 세포체를 지지해 주는 역할을 한다.

신경병성관절질환 神經病性關節疾患 neuropathic joint disease 하나 또는 그 이상의 관절의 퇴행성 질환. 관절의 불안정성, 출혈과 부종이 나타난다. 통증은 예상된 관절의 손상보다는 심하지 않다. 매독, 당뇨, 나병이나 동통에 대한 감각 결손과 같은 질환에서 초래된다.

신경섬유종 神經纖維腫 neurofibroma 신경총에 있는 슈반(Schwann) 세포의 비정상적인 증식에 의해 일어나는 말초신경의 종양. 산발적으로 발생하며 상염색체 우성으로 유전되기도 한다. 임상적으로 다발성 색소과다 침착 반점과 신경섬유종을 특징으로 하는 제1유형과 제8뇌신경 종양과 함께 두개 내부나 척수내에 종양을 동반하는 제2유형이 있다. 가족적인 발생을 보이는 경우에 제1유형의 유전자는 17번 염색체에, 제2유형의 유전자는 22번 염색체에 위치한다.

신경섬유종증 神經纖維腫症 neurofibromatosis 피부에 밝은 갈색의 반점이 나타나고 신경, 피부와 다른 장기에 많은 섬유성 증식을 나타내는 선천적 상태. 근육, 뼈와 복부 장기의 결함이 있을 수 있고 때로는 수막류, 이분척추나 간질과 연관되기도 한다. = 다발성 신경종.

신경섬유초 神經纖維鞘 neurilemma 말초신경계에서 신경섬유를 둘러싸는 슈반세포 껍질과 그것의 주위 기저막.

신경성구토 神經性嘔吐 nervous emesis 빈혈, 뇌종양, 뇌진탕, 뇌막염, 메니에르 질환, 편두통, 동요병이나 두개골골절로 인한 구토.

신경성빈뇨 神經性頻尿 nervous pollakiuria 방광의 기질적 질환에 의한 것이 아닌데도 생기는 빈뇨. 일종의 신경증으로 생각되며 야간 수면 중이나 주간에 일에 열중하고 있을 때는 빈뇨가 사라지는 것이 특징이다. 때로는 정신과적인 문제가 원인으로 정신과적 요법이 필요하기도 하다.

신경성설사 神經性泄瀉 nervous diarrhea 정신적 감동, 공포 등 기질적 병변이 없는데도 갑자기 설사가 일어나는 경우. 통변이 정상이던 사람에게 갑자기 나타나고 식사의 종류에 좌우되지 않고 소화되기 쉬운 식사에서 도리어 생기거나 소화가 잘 안되는 식사에서는 생기지 않기도 한다. 대체로 신경질적인 사람들에게 많이 나타나며 원인을 제거하는 치료나 자율신경 조정제나 향 정신제를 사용한다.

신경성쇼크 神經性~ neurogenic shock 급성척수 손상을 받은 후 교감신경계긴장(sympathetic tone)의 상실로 인한 광범위한 혈관확장으로 인해 발생하는 쇼크. 체액량의 변화는 없고 저혈압 및 서맥으로 특징지어진다.

신경성식욕부진 神經性食慾不振 anorexia nervosa 중산층이나 상류층의 사춘기 또는 젊은 여성들이 날씬해지기를 원하면서 자진하여 금식하거나 기이한 식사 습관, 작위적인 구토나 완하제 남용 등을 보이는 정신질환. 기대체중의 85%이하로 체중 감소를 보이거나 기대체중으로 회복하지 못하게 되는 특징을 나타낸다.

신경성위축 神經性萎縮 neural atrophy 근육을 지배하는 신경섬유가 변성을 일으키거나 절단되면 그 지배되는 근육 모두가 위축되는 현상. 소아마비에 걸리면 신경마비로 근 위축을 일으킨다.

신경성의 神經性~ neurotic ① 신경증 또는 신경성 장애와 관계가 있는. ② 신경증으로 고생하는 사람. ③ 정서적으로 불안한 사람.

신경세포체 神經細胞體 nerve cell body 신경돌기를 제외한 원형질과 핵으로 구성된 부분. 많은 소기관과 포함물이 있는 원형질이 있고 니슬소체(Nissl's body)는 단백질합성 및 신경세포의 영양과 밀접한 관계가 있다.

신경쇠약증 神經衰弱症 neurasthenia 심신 과로에 따른 중추신경의 일시적, 가역적 기능장애로 인한 신경과민으로 초조해 하며 피로가 잦고, 불면, 식욕부진, 두통 및 심신불안이 있는 것. 우울증을 동반하는 정신적, 신체적 탈진 상태가 되기도 하고 정신분열에서 회복하는 단계로 환자가 무관심하고 일상 활동이나 관계에 대응할 수 없는 시기에서도 나타난다.

신경압박 神經壓迫 nerve compression 하나 이상의 신경 가지에 가해지는 압력. 신경손상이나 근육의 위축을 가져온다. 손상의 정도는 압력의 양과 기간과 신경위치에 의존한다.

신경염 神經炎 neuritis 신경의 염증. 신경통, 감각소실, 마비, 근 위축과 느린 반사의 징후가 나타난다.

신경영양물질 神經營養物質 neurotrophin 축삭 성장과 기타 효과를 촉진하는 뉴런 및 신경교세포에 의해 분비되는 자가분비 조절자.

신경외과 神經外科 neurosurgery 뇌, 척수 또는 말초신경에 발생하는 모든 질환을 처치하는 과. 즉 상처치료, 종양이나 이물제거, 뇌내출혈로 인한 압력완화, 농양 절개, 동통 완화 등을 위한 치료를 한다.

신경외과전문의 神經外科專門醫 neurosurgeon 신경계 수술을 전문으로 하는 의사.

신경원 神經元 neuron 세포체내 핵과 하나 이상의 길게 연장된 돌기를 포함하는 신경계의 신경세포. 어떤 신경섬유들은 지방물질인 수초로 절연되고 어떤 신경섬유들은 수초가 없어 절연되지 않는다. 수초로 싸인 섬유들은 압력, 온도, 접촉과 예리한 통증의 신호를 전달하고 수초로 싸이지 않은 섬유들은 복부와 외부에서 오는 흥분을 전달한다. 흥분이 진행되는 방향에 따라 또는 길게 연장된 돌기의 수에 따라 이름이 붙여진다. 감각신경원은 척수와 뇌를 향해 신경 흥분을 전달하고 운동신경은 신경흥분을 뇌와 척수에서 근육이나 선 조직으로 전달한다. 다극성 신경원은 세포체로부터 흥분을 전달하는 하나의 축삭과 세포체로 흥분을 전달하는 여러 개의 수상돌기가 있다. 뇌와 척수의 대부분의 신경원은 다극성이다. 다른 유형보다 적은 양극성 신경원은 하나의 축삭과 하나의 수상돌기를 가지고 있다. 모든 신경원은 하나의 축삭과 하나 이상의 수상돌기를 가지고 있고 뇌와 척수에서처럼 핵을 이룰 때 약간 회색을 띤다. = 뉴런.

신경원섬유 神經原纖維 neurofibril 세포질 내에 그물 모양으로 배열되어 있는 매우 가느다란 신경섬유. 세포질과 세포 돌기를 지지해 주는 역할을 한다.

신경원염 神經元炎 neuronitis 신경이나 신경세포로 특히, 척추신경의 염증. = 뉴런염.

신경이완제 神經弛緩劑 neuroleptics droperidol처럼 신경 이완을 일으키는 약물.

신경인성방광 神經因性膀胱 neurogenic bladder 하부요로를 지배하는 신경에 문제가 있어 발생하는 방광의 기능 이상. 다발성경화증, 척수손상, 뇌혈관 질환, 파킨슨 병, 척수 수막류 등과 같은 신경관련 손상에 의해 발생한다.

신경작용제 神經作用劑 nerve agent 콜린에스테라제를 억제시켜 부교감신경전달을 방해하는 독성 화학제. 이들 가스나 액체는 의식의 변화, 호흡억제, 과다 타액분비와 발작을 일으킨다. 처음에는 전쟁에서 인명 살상을 위해 만들어졌지만 나중에는 유기인제인 말라치온(Malathion)과 같은 효과적인 살충제가 되는 것을 발견하였다.

신경장애 神經障碍 neurotic disorder 사람의 성격이 수용할 수 없는 괴롭고 기묘한 증상을 가진 정신장애. 예를 들면 심한 불안과 강박적이고 충동적인 행동을 들 수 있다. 기능 능력은 손상되었으나 행동은 여전히 수용적인 규범에 머무르고 현실에 대한 감각은 변화되지 않는다. 신경성 장애의 종류에는 불안 신경증(anxiety neurosis), 강박적-충동적 신경증(obsessive-compulsive neurosis), 정신적 성적 장애(phychosexual disorder), 소마토포름장애(somatoform disorder)가 있다. → 소마토포름장애

신경전달물질 神經傳達物質 neurotransmitter 시냅스 틈새(synaptic cleft)로 방출되는 신경종말의 시냅스 소포 속에 포함되어 있는 화학물질. 시냅스 틈새에서 신경전달물질은 흥분성 또는 억제성 시냅스후 전위를 일으키며 화학물의 종류에는 acetylcholine, ephinephrine, norephinephrine이 있다.

신경절 神經節 ganglion 주로 중추신경계 바깥에 모여 있는 신경세포의 하나. 신경절의 두 가지 형태는 감각 신경절과 자율신경계 신경절이다.

신경정신과전문의 神經精神科專門醫 psychiatrist 정신 질환을 진단, 치료, 예방하는 전문의사.

신경조절 神經調節 nerve accommodation 신경조직이 자극원과 강도에 대해 조절하는 능력으로, 그것의 기능을 변화시키기 위해 필요한 자극의 기간이나 강도에 변화가 오는 것.

신경조직 神經組織 nervous tissue 외부 환경과 개체의 연관을 갖게 하며 자극과 반응을 전도하는 작용이 있으며 수상돌기와 축색돌기가 있고 정보를 통합 처리하는 조직.

신경종 神經腫 neuroma 신경세포와 섬유의 종양. 6인치 이상까지 다양하기도 하며 통증은 종양에서 침범된 신경말단부위까지 진행되며 대개는 지속적이지 않지만 지속적이고 심해지기도 한다.

신경증 神經症 neurosis 심인성 정신장애로 자각적 병의 느낌은 강한데 객관적으로 신체적 이상 소견이 나타나지 않는 비기질성의 기능적 정신장애. → 신경장애(neurotic disorder).

신경지배 神經支配 innervation 신체에 신경섬유의 분포. 신체의 일부로 보내지는 신경에너지나 신경자극의 공급.

신경척수염 神經脊髓炎 neuromyelitis 척수와 말초신경의 염증.

신경초종 神經鞘腫 neurinoma 신경초 즉 쉬반세포에서 발생하는 종양. 피막을 지니고 가늘고 긴 핵을 지닌 방추상 세포로 이루어져 다발성으로 배열한다. 발생부위는 피부, 뇌신경 등이다.

신경총 神經叢 plexus of nerves 신경근 또는 말초신경이 복잡하게 문합해서 형성하는 신경섬유집합. 경신경총, 완신경총, 요신경총, 복강신경총이 그 대표적이다.

신경통 神經痛 neuralgia 신경계에 영향을 주는 여러 장애에 의해 유발되는 고통스러운 상태. 안면신경통, 좌골신경통, 늑간신경통처럼 손상된 신체부위

와 연결되어 쓰여진다. 한 개 또는 그 이상의 신경 주행에 따라 퍼지는 발작성 동통으로 이환 부위 또는 원인에 따라서 팔, 안면, 후두부, 안와 등으로 분류한다. 반복적이고 간헐기에는 증상이 없다. 신경학적 소견없이 병리학적 변화도 인정되지 않는 것을 신경통이라고 하는데 대부분 가벼운 신경염에 따른 것으로 생각된다.

신경통성근위축증 神經痛性筋萎縮症 neuralgic amyotrophy 20~30대 남성에게 주로 발생하는 것으로 급성 또는 아급성으로 어깨와 팔의 동통 및 허약감을 특징으로 하는 질환. 동시에 목, 어깨, 팔에 걸친 지각둔마 또는 지각과민이 나타나는데 대부분 급성기를 지나면 회복되어진다.

신경펩티드 神經~ neuropeptide 신경전달물질 및 신경조절물질(neuromodulator)로서 작용하는 신경 조직에 있는 다양한 폴리펩티드. 예를 들어 신경펩티드 Y는 뇌에 가장 풍부한 폴리펩티드이며 식욕 자극을 포함하는 여러 과정과 관련되어 있다.

신경피부염 神經皮膚炎 neurodermatitis 불안해하고 신경질적인 환자에서 나타나는 소양성 피부질환. 전완이나 이마처럼 노출된 부위에서 벗겨지거나 피부의 두꺼워짐을 볼 수 있다.

신경하수체호르몬 神經下垂體~ neurohypophyseal hormone 뇌하수체에서 분비되는 호르몬. 종류에는 oxytocin과 vasopressin이 있다. → 뇌하수체(pituitary gland).

신경학적평가 神經學的評價 neurologic assessment 호흡평가, 의식상태, 동공반응과 사지운동을 포함하는 신경계에 대한 신체 검진. 신경적 증상을 보이는 환자에게 안구운동, 반사와 감각에 대한 부가적인 평가가 필요할 수도 있다. → 의식상태평가(mental status exam.), 신경검사(neuro check).

신경호르몬조절 神經~調節 neurohormonal regulation 신경계와 호르몬 작용의 혼합 효과로, 장기와 선을 조절하는 것.

신경흥분 神經興奮 nerve impulse 신경계를 통해 메세지를 만들고 전달하는 전기적, 화학적 과정. = 신경충동.

신고 申告 report 최초반응자가 응급의료체계 중에서 신고 센터에 연락을 하거나 화재 등 재난이 발생한 사실 및 재난상황을 소방관서 등 관계기관에 알리는 일. 화재 등 재난을 발견한 사람은 법적 신고의 무를 진다.

신고자 申告者 reporter 응급의료체계로 신고하는 사람으로 일반인, 최초반응자 그리고 현장에 도착한 경찰 등. → 최초반응자(first responder).

신관 信管 fuse 탄환, 폭탄, 어뢰 등에 충전된 폭약을 점화시키는 장치. 기능에 따라 순발·지연·시한·근접·관제신관 등이 있고, 발화 방법에 따라 격발·관성·전기·시계·전파·자기·음향·수압신관 등이 있으며, 각각 목적에 적합한 것이 사용된다. 예를 들면, 인마살상용에는 격발식인 순발신관이, 선체·장갑차 등의 강철판을 뚫는 데는 관성식인 지연신관이, 대공용(對空用)에는 시계식 시한신관이나 전파식인 근접신관이, 대잠용(對潛用)에는 자기·음향·수압 등의 근접신관이 사용된다.

신근 伸筋 extensor 관절을 펴는 근육의 총칭. = 폄근육.

신독소 腎毒素 nephrotoxin 특히 신장에 파괴적인 독성.

신뢰감 信賴感 rapport(구급) 두 사람, 특히 치료자와 환자 사이의 관계에서 이루어지는 이해와 조화 그리고 존중의 감정.

신뢰성 信賴性 reliability ① 신뢰할 수 있음. ② 시간, 장소, 사람에 관계없이 조사 연구에서 같은 결과를 생산하고자 하는 검증장치나 측정으로 같은 결과를 나타내면 신뢰도가 있다고 판단할 수 있다. = 신뢰도.

신뢰성부품 信賴性部品 reliable component 고장이 발생하지 않거나 정기적으로 교체하지 않는 부품.

신말더스주의 新~主義 Neo-Malthusism 빈곤에서 해방되기 위해서는 수태조절을 행하는 조혼이 좋다고 설득하는 주장. 말더스주의 중 인구 규제 방법만을 달리한 이론.

신배 腎杯 renal calyx 신장의 안쪽으로부터 소변을 요관으로 내보내는 입구지점. 신우의 몸체를 형성하며 편평하고 누두상을 나타내고 통상 2~3개의 대신 배로 나뉘어지며 대신배는 수 개의 소신배로 나누어져 신 유두로 연결된다. = 콩팥잔.

신부전 腎不全 renal failure 혈장 농도를 정상적으로 유지하도록 대사물질을 배설하는 신장의 기능이 소실되는 것. 신실장애에 의한 신성, 뇨로의 폐쇄에 의한 신후성으로 대별된다. 급성과 만성으로 분류가 되며 급성일 경우에는 고칼륨혈증과 폐수종을 동반하는 요독증과 핍뇨 또는 무뇨를 보이게 된다. 원인을 명확하게 하여 가역성 인자를 빨리 제거하고 혈액투석이나 신 이식이 고려된다.

신사구체 腎絲毬體 glomerulus 신세뇨관 속으로 액체를 여과하는 신장의 모세혈관 망.

신사구체염 腎絲毬體炎 glomerulonephritis 신사구체의 염증. 액체 저류, 부종, 고혈압 및 요단백질의 출현 등을 동반하며 혈뇨, 부종 등의 증상이 있다.

신생물 新生物 neoplasm 새로운 조직의 비정상적인 성장. 양성 신생물(benign neoplasm)은 섬유성 막과 일정한 모양을 가지고 있고 빠르게 성장하지 않고 주위 조직을 침범하거나 전이되지 않고 먼 곳으로도 전이되지 않는다. 단지 압박되어 해를 주고 대개 제거하면 회복된다. 악성 신생물(malignant neoplasm)은 빠른 성장과 주위 조직을 침투하고 혈액을 통해 전이되고 불규칙한 모양을 가지며 불완전하게 발달된 세포로 구성되어 있다. = 종양(tumor).

신생아 新生兒 neonate 출생 후 28일 미만의 영아.

신생아기 新生兒期 neonatal period 태아가 모체에서 분만된 후부터 생후 28일 미만을 신생아기라고 하나 보통 생후 1개월 이내. 특히 1주일 간은 신생아기의 특징을 가장 강하게 나타낸다. 생후 24시간 이내에 태변배설이 있고 4일째 무렵부터 유변으로 이행되고 생리적 체중 감소가 있으나 10일 이내에 회복된다. 이 시기는 반사의 단계이며 황달, 구토, 호흡곤란 등이 흔히 나타나며 열이 없는 것이 정상적인데 발열시 뇌막염을 의심할 수 있다. 영아에게 가장 위험한 시기로 생후 1년 내 사망의 65%가 이 때 일어난다.

신생아기록지 新生兒記錄紙 newborn record 산과 의사로부터 신생아를 인계받은 소아과 의사가 신생아를 자세히 관찰하여 상태를 기록하는 것. 전신적 상황과 함께 각 부분을 조사하며 특히 선천성 기형, 출생시의 손상 유무의 조사 등을 기록한다.

신생아사망 新生兒死亡 neonatal death 영아에서 가장 위험이 높은 시기인 출생 후 28일 이내의 사망. 선천성질환으로 인한 사망이 높다. → prenatal death.

신생아사망률 新生兒死亡率 neonatal death rate 연간 출생 수 1,000명에 대한 생후 28일 이내의 사망수.

신생아살 新生兒殺 neonaticide 법의학적으로는 분만중 또는 출산 24시간내에 살해하는 경우.

신생아생리적황달 新生兒生理的黃疸 physiologic jaundice of newborn 대부분 생후 2~3일에 특별한 질환없이 일과성 황달이 생기는 것. 혈중에 간접 빌리루빈의 증가가 보이며 대체로 황달은 생후 24시간~4일 안에 안구결막에서 시작해 온몸으로 번지며 빌리루빈치는 생후 3~5일에는 15mg/dℓ, 생후 7~10일에는 2mg/dℓ 이하로 저하해 적어도 3주 이내에 사라진다.

신생아전문의 新生兒專門醫 neonatologist 신생아 관리와 진료를 전문으로 하는 의사.

신생아초자양막증 新生兒硝子樣膜症 neonatal hyaline membrane disease 신생아의 폐에 표면활성물질이 충분히 만들어져 있지 않아 출생 후에 폐포의 불확장으로 호흡곤란과 청색증이 나타나고 심한 경우 발병 2, 3일 내에 사망하는 경우. 사망한 신생아의 폐는 암적색으로 수축되어 있으며 호흡 세기관지에서 폐포간은 과도하게 확장되어있고 폐포관의 내면에는 두꺼운 초자양막이 부착하고 있다. 이 질환은 미숙아에 많으며 출생시 체중이 1.5kg 이하의 신생아에서 일어나기 쉽다.

신생아폐렴 新生兒肺炎 neonatal pneumonia 출생시부터 가사나 빈호흡 심음 등이 나타나는 폐의 염증. 분만 지연시 세균에 오염된 양수의 흡인이 원인이되는 경우가 많고 대장균, 포도상구균, 연쇄상구균 등이 주 원인균이며 피부창백, 청색증, 무반응 등의 증상 외에 흉부 X-선 사진이 진단 상 유용하다.

신생아호흡곤란증후군 新生兒呼吸困難症候群 infant respiratory distress syndrome : IRDS 폐의 계면활성제의 부족으로 폐포의 표면장력이 너무 커서 생기는 신생아의 폐질환. 미성숙한 유아들에서 발생빈도가 높다. 말초부종과 거르렁거리는 호식, 늑간과 늑골하의 퇴축, 코의 벌름거림, 분당 60회 이상의 호흡수, 탄력이 없는 폐, 공기가 없는 폐포가 특징이다. 아기는 3~4일이면 죽거나 자연적으로 완전히 회복되기도 한다. = 폐초자막증(hyaline membrane disease).

신생아확인기록지 新生兒確認記錄紙 newborn identification note 병원에서 출생한 신생아들의 식별을 위하여 작성하는 기록지. 출생에 관한 내용, 즉 출생 일시, 성별, 부모 성명, 신생아의 손바닥 또는 발바닥 도장, 엄마의 엄지손가락 지문, 신생아를 확인한 의사와 간호사 서명 등의 내용이 포함된다.

신석증 腎石症 nephrolithiasis 신장에서 형성되는 결석. 대부분 칼슘염으로 원인불명이고 보통 신배의 유두부(乳頭部)에서 최초로 형성된다. 이것이 그대로 신배나 신우 안에 머물러 있는 경우가 신결석이고, 요관, 방광, 요도 등 아래쪽으로 내려오면 각각 요관 결석, 방광결석, 요도결석이 된다. 크기나 부위에 따라 증상이나 치료법이 달라지며 소결석에서는 보존적으로 치료하고 결석의 자연배출을 기다리는데 자연배출이 되지 않을 때는 체외충격파 요법이나 요도를 통한 요관 쇄석술을 한다. = renal stone.

신석회화증 腎石灰化症 nephrocalcinosis 신세뇨관, 신실질, 사구체에 석회화가 생긴 상태. 원인은 원발성 부갑상선 기능항진증이나 비타민 과잉으로 인한 고칼슘혈증이나 신우신염, 세뇨관성 신증 등에 의해 발생하며 신기능은 저하된다. 합병증으로 신결석, 원발질환의 증상이 나타난다.

신성고혈압 腎性高血壓 renal hypertension 신질환이 원인이 되어 발생하는 고혈압. 원인으로는 만성사구체 신염에 의한 것이 많고 임신, 만성신우신염, 다발 낭포신 등이 그 뒤를 이으며 진단으로는 신동맥 촬영, 혈장레닌활성의 측정 등이 있다.

신성골이영양증 腎性骨異營養症 renal osteody-

strophy : ROD 장기간의 신부전에 의해 미네랄의 소실과 균형이 맞지 않는 뼈의 성장상태.

신성당뇨 腎性糖尿 renal glycosuria 혈당은 정상이지만 신세뇨관의 흡수장애로 소변에 당이 검출되는 경우.

신성부종 腎性浮腫 renal edema 신사구체를 침범하는 여러 병변 및 세뇨관 상피손상으로 인해 발생하는 부종. 혈청단백에 대한 사구체의 투과력이 증가하여 다량의 단백뇨가 배설되고 결국 혈청의 알부민이 감소된다. 저알부민 혈증으로 인해 삼투압이 떨어짐에 따라 수분이 혈관내에서 간질내로 이동하며 특히 얼굴 눈꺼풀 주위에 부종이 발생한다.

신세뇨관성산증 腎細尿管性疝症 renal tubular acidosis 신장의 기능장애에 의해서 일어나는 대사성 산증의 하나.

신세포암 腎細胞癌 renal cell carcinoma 신실질의 악성종양. 장년 이상의 남성에게 많고 혈뇨, 복부종양, 옆구리통증 등의 3대 증상이 나타나고 이 밖에 소화장애, 발열, 무증후성 혈뇨 등이 나타나기도 한다. 진단으로는 신우조영과 신동맥 조영, 치료는 신적출술, 화학요법과 방사선요법을 병용한다.

신소체 腎小體 renal corpuscle 중앙에 있는 공모양의 모세혈관망의 덩어리인 사구체(絲球體)와 그것을 둘러싼 보우만낭으로 된 소기관. 보우만낭은 상피세포로 된 두겹의 주머니로 구성되어 있고 사구체는 다발모양인데 이것은 분지한 모세혈관의 집합체이며, 신소체에 출입하는 수입세동맥(輸入細動脈)과 수출세동맥에 연결되어 있다. = 콩팥소체.

신속한구조 迅速~救助 immediate rescue 내부적인 판단 후 일반적인 정찰을 완수하기 전에 실시하는 것으로 위치가 분명하게 파악되는 사상자를 구조하는 과정에 유용하다.

신속한외상평가 迅速~外傷評價 rapid trauma assessment 두부, 목, 흉부, 복부, 골반, 사지와 신체의 후면을 손상의 증상과 징후를 발견하기 위하여 빠르게 사정하는 것.

신수질 腎髓質 renal medulla 신장 내측의 엷은 담홍색 실질로 10~15개의 신추체가 있고 이 사이에

피질에서 신주가 삽입해 있다. = 콩팥속질.

신심인성실신 神心因性失神 neurocardiogenic syncope 서맥, 심차단, 동정지 등에 의한 실신.

신어증 新語症 neologism 정신과 환자에 의해 만들어져 그 말을 만든 환자 자신만이 알아들을 수 있는 신조어로 환자의 갈등과 관련이 있다. = 언어신작.

신우 腎盂 renal pelvis 요관의 깔때기 모양의 상부 끝부분. = 콩팥깔때기.

신우신장염 腎盂腎臟炎 pyelonephritis 주로 대장균등의 그람음성 간균에 의해 발생하는 신우 및 신실질의 염증. 감염경로는 하부요로에서 상행성이 많고 급성 신우 신염에서는 고열, 옆구리통증, 농뇨를 볼 수 있고 항균제를 투여하여 치료함. 만성은 선천적 혹은 요정체나 결석의 존재로 발생. = 깔때기콩팥염.

신우조영술 腎盂造影術 pyelography 조영제 주사 후 신장, 요관 및 방광을 X−선으로 촬영하는 기술. 정맥 신우 조영술이나 역행성 요관 신우 조영술 방법으로 검사한다.

신원 腎元 nephron 신장에서 요(尿)를 형성하는 구조적, 기능적인 단위로 피질에서 수질쪽으로 배열되어있다. 신소체(renal corpuscles)와 세뇨관(tubule)으로 되어 있으며 신소체는 사구체(glomerulus)와 보우만낭(Bowman's capsule)으로 되어있다. 한쪽 신장에 약 130만개 이상(1/4만 완전하면 기능이 이상 없다)으로 구성되어있다.

신유두 腎乳頭 renal papillae 신장 수질의 가장 안쪽을 말하며, 신추체 선단에서 신반으로 향하여 신실질로부터 돌출하여 7~10개가 있다. 선단은 둥글고 표면은 사상야라고 하는데 그곳에 유두관의 출구인 유두공이 열리고 신유두를 포함한 신배에 받아들여진다. = 콩팥유두.

신의성실의원칙 信義誠實~原則 principle of belief and sincerity 권리의 행사와 의무의 이행은 신의에 따라 성실히 하여야 한다는 원칙.

신입대원 新入隊員 recruit 정규 소방대의 일원으로 합류했지만 아직 수습기간이 끝나지 않은 대원.

신장 腎臟 kidney 소변을 여과하는 쌍으로 된 기관 중 하나로써 복부 뒤쪽, 척추 양쪽에 위치한다. 가장

낮은 늑골의 위치에 있으며 길이 11cm, 넓이 6cm, 두께는 2.5cm 정도이다. 각 신장의 무게는 115~170g 정도이다. 2백만 개의 작은 여과체(네프론)를 가진 복잡한 체계를 통하여 소변을 형성하여 배설한다. 네프론은 높은 압력 하에서 혈액을 여과하여, 요소, 각종 염, 기타 수용성 노폐물을 걸러내어 소변을 형성하고 집뇨관이 소변을 콩팥의 중앙에 위치한 신우에 모은다. 신체내의 모든 혈액은 1시간에 20번씩 통과하지만 이 가운데 1/5만 네프론에 의하여 여과된다. 호르몬이 신장의 기능을 조절하여 신체내의 수분함량을 조절한다. 뇌하수체는 가장 중요한 항이뇨 호르몬을 생성하는데 이는 수분을 혈액 내로 흡수하는 것을 자극한다. = 콩팥.

신장결석 腎臟結石 renal calculi 생리화학적 반응에 의해 신우부에 생기는 결석. 요로의 감염이나 폐색과 연관이 있으며 칼슘염, 요산, 시스틴(cystine), 결석(calculus)으로 구성되어있다. 남성에게서 호발하고 발열, 혈뇨, 고환이나 성기로 방사될 수 있는 옆구리 통증이 있다.

신장결핵 腎臟結核 renal tuberculosis 혈행을 타고 2차적으로 감염되는 신장의 결핵증. 폐결핵으로 시작하여 거의 양쪽 신장에 모두 발생하며 결핵균이 신장에 퍼지기 시작하면 정상 신장조직을 파괴하고 결핵 특유의 치즈 같은 고름을 생성하여 소변을 따라 수뇨관으로 결핵균이 전파된다. 소변에 혈구와 고름이 나타날 수도 있다.

신장독성의 腎臟毒性~ nephrotoxic 신장에 파괴적이고 독성인.

신장동맥 腎臟動脈 renal artery 신장, 부신, 요관에 혈액을 공급하는 복부대동맥 가지 한 쌍 중 하나. = 콩팥동맥.

신장병증 腎臟病症 nephropathy 신장의 염증이나 장애. = 신증.

신장산통 腎臟疝痛 renal colic 신장결석이나 신내 실질장애, 신정맥 혈전 등에 의해 요관이 폐쇄될 때 요관의 연동운동이 증가하여 느끼게 되는 발작적인 통증.

신장암 腎臟癌 renal cell carcinoma 신실질 조직

에서 발생하는 악성종양. 성인의 전체 암 발생률의
3%정도를 차지하며 특히 40대 이후의 남성에서 흔
히 발생한다.

신장염 腎臟炎 nephritis 신장의 염증이나 비정상적
인 기능을 나타내는 신장 질환. → 사구체신염(glo-
merulonephritis).

신장의 腎臟~ renal 신장과 관련된.

신장질환 腎臟疾患 kidney disease 신장의 감염성,
염증성, 폐쇄성, 순환성 그리고 암성 질환을 모두 포
함하는 질환 군. 신장 질환의 증상과 증후는 혈뇨,
부종, 배뇨곤란, 및 요통 등이 있다. 특이 증상은 질
환에 따라 다양하다.

신장투석 腎臟透析 kidney dialysis → 혈액투석.

신장하수 腎臟下垂 ptotic kidney 비정상적으로 골
반내에 위치한 신장. 선천적으로 또는 외상 후 발생
하며 무증상이 대부분이나 임신 중에는 소변배출을
막을 수 있다.

신전 伸展 extension 두 뼈 사이의 각도가 증가하도
록 관절을 곧게 펴는 운동. 턱을 가슴에 닿도록 구부
렸다가 다시 머리를 똑바로 드는 것과 같은 운동 상태.

신전반사 伸展反射 extension reflex 근육이 신장되
었을 때 반사적으로 수축하는 단일 시냅스반사로,
슬개반사(무릎반사)가 한 예이다.

신절제술 腎切除術 nephrectomy 신장의 외과적 절
제술. 신결핵 등의 단순한 신절제에서는 요부절개복
막식, 신종양에서는 복막식이나 흉 복막식 시행으로
광범위한 절제가 필요하다.

신증후군 腎症候群 nephrotic syndrome 단백뇨,
저단백 혈증, 고지혈증, 저 알부민 혈증과 부종이 나
타나는 신장질환. 병변의 주된 부위는 사구체로써
이로부터 혈청단백이 요중으로 다량 배설된다. =
nephrosis.

신진대사 新陳代謝 metabolism 탄수화물, 단백질,
지방을 더 작은 단위로 가수분해하여 자르는 생명체
에서 일어나는 모든 화학과정의 집합체. 대사결과
성장과 에너지 생성, 노폐물의 배설, 소화 후 혈액
내 영양소의 분배와 관련된 다른 신체 기능의 역할
을 한다. → 대사.

신체검사 身體檢查 physical examination 시진, 청
진, 촉진, 타진, 냄새 맡기 등의 방법으로 신체를 검
사하는 것. 병원 이전의 단계에서의 진찰은 검사자
의 숙련도와 환자의 주소에 의해 제한을 받지만, 병
원에서는 철저한 진찰을 통해서 더 많은 정보를 얻
을 수 있다. 신체검진(physical exam), 이차 조사
(secondary survey)라고도 함.

**신체검진기록지 身體檢診記錄紙 physical exami-
nation record** 병력을 조사한 후 신체 각 부분을 자
세히 조사하여 발견된 사항을 기록하는 것. 보통 인
턴이 기록하고 담당 전공의사나 전문 주치의사가 확
인 서명을 한다. 신체검진은 시진(inspection), 촉진
(palpation), 타진(percussion), 청진(auscultation)
의 기본 방법을 이용하고 활력징후, 체중, 신장, 신
체 각부위와 장기상태를 기록한다.

신체고정 身體固定 tying in 인명구조시 양손을 자
유롭게 사용하기 위해 로프나 벨트 등으로 사다리에
몸을 고정시키는 것.

**신체분리물격리 身體分離物隔離 body substance
isolation : BSI** 모든 체액은 감염의 가능성이 있다
는 가정에 기초한 감염관리 개념과 실무 수행을 말
하며, 진단에 따른 격리(隔離 isolation)의 대안으로
1980년 후반 시애틀의 Harborview Medical Cen-
ter에서 제안되었다. 특히 1994년 미국의 질병통제
및 예방센터(Center for Disease Control and Pre-
vention, CDC)에서 소방관, 응급구조사, 법적으로
인정받은 자원봉사기관에서의 최초 반응자 등을 포
함하는 응급의료종사자들이 환자 치료 중 생명이 위
험할 수 있는 감염성 질환이나 전염성 질환에 노출
되었는지 여부를 파악할 수 있는 관련 법령을 제정
하였다. 따라서 환자를 감염질환(感染疾患 infec-
tion disease)에 노출될 가능성으로부터 보호하고,
자신을 감염으로부터 보호하기 위해 응급의료진들
은 지역의 신체 분리물 격리 지침내용을 알고 지켜
야 한다. 신체 분리물 격리지침의 주 내용은 신체물
질, 점막, 또는 손상된 피부와의 접촉가능성이 있을
때에는 장갑을 착용하며, 오염된 신체물질로부터 의
복이 오염되는 것을 방지하기 위해 가운 착용과, 눈,

코, 입 점막을 보호하기 위해 마스크나 보안경을 착용한다. 또한 대상자 접촉 전·후 또는 접촉 중에 적절한 손 씻기 기술을 철저히 수행하며, 뚜껑이 덮혀지지 않은 바늘과 예리한 기구는 천공되지 않는 안전용기에 버리며, 더러워진 린넨은 안전하게 자루에 버리도록 하는 것을 포함한다.

신체상 身體像 body image 자기 자신의 신체에 관한 심상. 알게 모르게 지니고 있는 자기 자신의 신체에 관한 전체 또는 부분의 이미지, 공간적 위치관계를 나타낸다. 좌우, 상하, 전후의 방향으로 변화하며 발달, 학습에 의해서도 발달한다.

신체언어 身體言語 body language 일련의 비언어적 신호. 신체 움직임, 자세, 몸짓, 공간적인 태도, 얼굴 표정, 신체 장식 등이 있으며 다양한 신체적, 정신적, 정서적 상태를 표현한다.

신체역학 身體力學 body mechanics 자세를 유지하는 데 있어서 근육의 기능과 활동을 연구하는 생리학의 한 분야. 운동과 활동시에 신체를 효과적으로 이용하여 근육의 탄력성이 소실되는 것을 방지한다. 올바른 신체역학은 활동과 이동을 하는 동안 균형을 유지하여 근골격의 기능을 증진시키며 동작을 위한 신체의 사용을 안전하게 하여 상해의 위험을 줄이고 신체의 움직임을 유지하는데 필요한 에너지를 감소시켜준다.

신체운동 身體運動 body movement 신체 전체 혹은 부분의 운동으로 특히 내전, 외전, 회전, 신전 등이 있다.

신체운동학 身體運動學 kinesiology 인체의 움직임에 대한 해부학, 생리학, 운동기전학 그리고 근육활동에 대한 특정한 학문의 총칭.

신체의연장에의한구조 身體~延長~救助 rescue by extending body 요구조자와의 거리가 멀어서 손으로 붙잡기가 곤란한 경우에는 그 주위의 물건 중 팔의 길이를 연장하는데 쓰일 수 있는 도구(장대, 검색봉, 로프 등)를 이용하여 구조하는 방법.

신체적학대 身體的虐待 physical abuse 피해자의 건강과 복지가 위협 받는 상태. 대개 법적 또는 사회적으로 관계가 있는 사람에 의해서 신체적 손상이 가해진다. = 비사고성 외상(nonaccidental trauma).

신체적합성 身體適合性 physical fitness 경각심과 활기를 가지고 일상 업무를 수행할 수 있으며, 응급상황에 대처하거나 여가활동을 할 수 있는 여력이 남아 있을 정도의 능력.

신체회복 身體回復 body recovery ① 외부로부터의 자극에 의해 변화한 후 그 자극이 제거됨과 동시에 본래의 상태로 되돌아가는 일. ② 물에 빠진 사람을 소생시킬 희망이 전혀 없더라도 시체만이라도 건지려고 애쓰는 것.

신추체 腎錐體 renal pyramid 헨레고리와 세뇨관의 집합체를 포함하는 신장의 실질 수질을 구성하는 원추형 조직. 신문을 중심으로 방사상으로 배열해 10개가 있다. = 콩팥피라밋.

신축링 伸縮~ expansion ring 소방호스를 커플링의 후미에 단단히 고정시켜 주는 금속 링.

신피막 腎被膜 renal capsule 신추체를 분리하는 피질의 물질.

신피질 腎皮質 renal cortex 대략 1백 25만 개의 튜브를 포함하는 부드러운 신장의 외부층. 소변의 형태로 혈액으로부터 노폐물을 제거한다. = 콩팥겉질.

신혈관경화증 腎血管硬化症 nephroangiosclerosis 30~50세의 고혈압 환자 중 소수에게 나타나는 작은 신동맥의 파괴. 고혈압과 관련되어 있다. 초기 징후는 두통, 시야가 겹쳐 보이고 이완기 혈압이 120mmHg 이상 되는 것이다. → 고혈압, 신장부전. = 악성 고혈압(malignant hypertention).

신혈관성고혈압증 腎血管性高血壓症 renovascular hypertension 신동맥 협착에 의해서 발생하는 2차성 고혈압. 원인으로는 동맥경화나 섬유근성 비후가 많다. 복부혈관 잡음이 청취 되기도 하고 혈중 레닌치는 상승한다. 신동맥조영법으로 진단하고 치료는 혈관 교정술과 신적출이 있다.

신혈장청소율 腎血漿淸掃率 renal plasma clearance 특정 용질이 요배설에 의해 1분동안 혈장으로부터 제거되는 혈장의 부피. 세뇨관에서 재흡수나 분비가 없다면 혈장청소율은 사구체여과율과 같다.

신호구역 信號區域 signal area 지상신호를 나타내기 위해 사용되는 비행장의 일정구역.

신호대잡음비 信號對雜音比 signal-to-noise ratio 잡음의 크기에 대한 신호 크기의 비. 보통, 데시벨 (dB)로 표시한다.

신호라인회로 信號~回路 signaling line circuit 입력신호, 출력신호 또는 두 신호 모두가 송신되는 다중설비와 공통회로 제어유닛 또는 송신기 사이의 경로 또는 회로.

신호분배기 信號分配器 signal distributor 중앙 제어 장치의 명령에 따라 통화로 장치 내의 전류 유지형 계전기 등을 동작 복구시키기 위한 장치. 계전기 구동 장치와 비교하여 요금 펄스 송출 등의 시간적 제한이 엄격한 제어를 필요로 하는 경우, 주기 시간이 매우 짧아 동작 횟수가 많은 부분에 쓰인다.

신호선인터페이스 信號線~ signaling line circuit interface 발신장치, 발신장치용 회로, 경보장치, 경보장치용 회로, 설비제어용 출력, 기타 신호선을 신호회로에 접속시키는 설비의 구성요소.

신호음방식 信號音方式 tone only 수신기 휴대자에게 용건이 있음을 일정한 신호음으로 알리는 방식. 무선 호출 서비스 종류로서 신호 수신 방식에 따른 분류이다.

신호이득 信號利得 signal gain 도래파의 레벨. 잡음 레벨에 대하여 말하는 경우가 많다. 증폭기나 수신기, 안테나 입/출력의 크기를 비교할 때는 데시벨 (dB)로 표시한다. 이때 증폭인 경우는 양(陽)의 수, 감쇠인 경우는 음(陰)의 수를 붙여서 dB로 표시한다. 지금까지는 파장 간격이 0.08nm(광의 주파수 간격으로 환산하면 100GHz)로서 N=40채널 이상의 합분파 기능을 실현하고 있으나, 앞으로는 100채널 이상의 다른 파장의 신호광을 광섬유로 보내서 파장에 의해 자동적으로 행선지를 나누는 파장별 경로 지정도 가능하게 된다.

신호줄 信號~ signal line 표면의 보조대원과 잠수대원이 손으로 잡아주는 수색줄. 잠수대원의 안내 역할을 하며 텐더라인(tender line)이라고도 한다.

실 室 antrum 일반적으로 뼈 속에 있는 큰 공간. = 동(洞), 강(腔).

실금 失禁 incontinence 배뇨나 배변을 조절할 수 없는 능력. 요실금은 대뇌의 혼탁, 뇌 또는 척수의 병변, 방광의 말초신경손상 또는 회음부 구조나 괄약근의 손상으로 인해 나타나며 때때로 아동기에 여러 이유로 야기될 수 있다. 치료는 감염의 치료, 방광 훈련, 인공 괄약근 삽입, 내적·외적 배약 장치의 이용을 포함한다. 신경성 실금은 기침, 긴장에 의해 예측된다. 무거운 물건을 들어올릴 때 남성보다 여성에서 주로 나타나고 증세가 가벼운 경우에는 회음부와 둔부의 조임과 이완을 포함하는 운동에 의해 치료되거나 교감신경계나 척수장애의 결과이며 방광훈련 프로그램으로 치료한다. 실내용 변기나 소변기를 위한 구멍이 있는 Bradford 프레임이 침대에 누워 있는 실금 환자를 위해 이용된다. = 새기증, 찔끔증.

실독 失讀 alexia 시각장애, 구음장애는 볼 수 없으나 글씨의 이해와 음독(音讀)의 장애를 나타내는 것.

실로시빈 psilocybin Mexico산 버섯에서 얻은 성분으로 법적으로 환각제로 규정하고 있으나 화학구조는 세로토닌과 유사하며 효력은 LSD의 1/100 정도이다. 투여시 꿈이나 종교적인 승화상태에서나 경험할 수 있는 변화된 감정, 생각, 지각 등을 유발한다.

실리카 silica 규소를 공기 속에서 가열하였을 때 타서 생긴 토상 또는 모래와 같은 화합물.

실리카시멘트 silica cement 포틀랜드시멘트 클링커에 실리카질 혼화재(混和材 : 화산회, 규산백토, 실리카질 암석의 하소물 등) 30% 이하를 첨가하여 미분쇄(微粉碎)한 혼합시멘트. 조기강도(早期強度)가 작고 건조수축이 크므로 초기양생(初期養生)이 중요하다. 화학적 작용에 대한 저항, 수밀성(水密性), 장기강도가 뛰어나므로 일반적인 포틀랜드시멘트와는 다른 특정용도에 사용된다.

실리콘고무 silicon rubber 상온에서도 약간의 유동성을 띠는 무색 또는 희미한 황색의 탄성고체. 실리콘오일보다 분자량이 큰 것으로, 분자량은 수십만 정도이고, 비중 0.98, 굴절률 1.40. 시판되고 있는 것 중에는 메틸기(-CH$_3$)의 일부가 페닐기(-C$_6$H$_5$)나 비닐기(-CH$_2$=CH)로 치환되어 있는 것도 있다. 특수한 내열성 합성 고무로서, 강도는 작으나 내열,

내한, 내후, 내오존성에 있어서는 발군의 성능을 가지며, 전기적 성질도 뛰어나다. 따라서 항공기의 창문을 봉하는 곳이나 발수성(撥水性: 물을 튀기는 성질)을 필요로 하는 곳, 또는 발열하는 곳에 특수재료로 사용되며, 고무롤러의 속 부분, 패킹 재료, 전기 절연재료 등으로 널리 쓰인다. = 규소고무.

실리콘밸리 silicon valley 미국 캘리포니아주 북부 태평양 연안에 위치한 샌프란시스코(San Francisco)와 샌 호세(San Jose) 사이의 지역을 가리키며, 반도체와 컴퓨터 관련 기업, 연구소 및 벤처 기업(venture business) 육성, 지원 기관 등이 밀집되어 있다. 첨단 기술 혁신을 주도하는 중심지로서 세계적으로 유명하다. 이 지역에는 실리콘(규소)이 주원료가 되는 반도체와 컴퓨터 관련 기업이 밀집되어 있어서 실리콘 골짜기(valley)라는 의미에서 이렇게 불리게 되었다.

실리콘수지 ~樹脂 silicon resin 실리콘의 유기유도체의 중합물. 보통의 플라스틱은 탄소가 조성(組成)의 뼈대로 되어 있는 경우가 많으나, 실리콘수지의 분자구조는 규소와 산소가 번갈아 있는 실록산결합(Si-O결합)의 형태로 된 규소를 뼈대로 하며, 규소에 메틸기, 페닐기, 히드록시기 등이 첨가된 열가소성 합성수지이다. 내열성, 내습성이 좋고, 고온·고습 하에서도 전기 절연성이 그다지 저하하지 않으므로 전기 절연, 접착제, 도장 등에 사용된다. = 규소수지.

실리콘코킹 silicon cauking 실리콘 수지의 점성 있는 반죽. 내구·내수성이 좋고 내열성도 있어 각종 재료의 균열을 충전하는데 사용된다.

실린더 cylinder DOT (구. ICC) 실린더 사양에 적합한 구조의 이동식 컨테이너. DOT 사양에서 허용하는 최대용량은 454kg이다.

실링 sealing 금속관공사 등의 경우 전선관로를 통해 가스 등이 이동하거나 폭발시 화염이 전파되는 것 등을 방지하기 위해 전선관로를 밀봉하는 것.

실명 失明 blindness 시력을 상실하여 보는 능력의 결여 또는 상실로 시각기관의 장애나 병변에 의해 시각장애를 인지하지 못하는 상태. = 시각상실, 맹.

실무율법칙 悉無律法則 all or none principle 자극을 가했을 때 반응이 전혀 일어나지 않거나(역치 이하) 최대의 반응을 일으키는(역치이상의 자극) 현상. Bowditch(1971)에 의해 발견되어 Bowditch법칙이라고도 하며 실무율에 따르는 근육은 심장근이다. 신경섬유 하나 하나는 실무율에 따르나 신경 다발은 실무율에 따르지 않는다.

실보증 失步症 abasia 근육운동의 결핍으로 걸을 수 없는 것. 기립보행불능증(astasia abasia), 실조성 보행불능증(atactica abasia), 무도병성실보증(choreic abasia), 마비성실보증(paralytic abasia), 진전발작적실보증(paroxymal abasia), 경직성실보증(spastic abasia), 진전성실보증(trembling abasia) 등이 있다. = 보행불능증(步行不能症), 못걸음증.

실상능 室上稜 crista supraventricularis 심장의 우심실 내벽에 있는 근육능. 심방과 심실간 고리의 복측첨두에서 폐동맥까지 뻗어 있다. = 심실위능선.

실서증 失書症 agraphia 대뇌피질의 언어중추 손상으로 인한 쓰기 능력의 상실로 글로 사고를 표현하지 못하는 것. 절대적실서증, 청각성실서증, 건망성서자불능, 실조성실서증, 자르곤실서증, 문자실서증, 운동성실서증, 악보실서증, 시각성실서증, 단어실서증 등이 있다. = 쓰기 언어상실증(言語喪失症).

실신 失神 syncope 전체적인 뇌허혈로 인한 일시적인 뇌의 저산소증으로 단기간 의식이 상실되는 것. 무릎사이에 머리를 두고 앉는 자세나 눕는 것에 의해 예방되며 보통 어지러움이 전구증상이고 감정적 스트레스, 미주신경 자극, 다리혈관의 울혈, 발한, 체위나 주위 온도의 갑작스런 변화가 원인이다. = 기절.

실용위성 實用衛星 application satellite (통신) 실용적인 용도를 주임무로 하는 인공 위성. 현재 대표적인 것으로는 통신 위성, 기상 위성, 항공 위성, 해사 위성 등이 있다.

실용화시험국 實用化試驗局 development test station (통신) 해당되는 무선 통신 업무를 실용화할 목적으로 시험적으로 개설하는 무선국.

실유두 = 사상유두.

실인증 失認症 agnosia 구상대뇌반구(representational hemisphere)에 광범위한 병변이 발생할 때

지각자극의 유입을 인식하는 능력의 결여. 청각, 시각, 후각, 미각, 촉각성실인증으로 분류한다. = 인식불능증(認識不能症), 인지불능증.

실제현금가액 實際現金價額 actual cash value : ACV(화재) 화재 손실에서 감가상각분을 공제한 교체 비용.

실조성호흡 失調性呼吸 ataxic breathing 리듬도 전혀 불규칙하고 호흡수도 감소해서 진폭이 고르지 못하고 연이은 흡식과 호식이 특징이며 무호흡이 섞인 호흡. 이것은 하부뇌간 손상처럼 연수에서의 흡식중추와 호식중추와의 상호관계의 장애에 따른 것으로 호흡정지에 이르는 경우도 있다. = 조화운동불능호흡, 운동실조호흡.

실종선고 失踪宣告 adjudication of disappearance 부재자의 생사불명의 상태가 계속하여 사망했을 것이라는 추측이 강한 경우에 그를 사망한 것으로 의제(擬制)하여 그 신분이나 재산관계를 확정시키는 제도. 종래의 주소 또는 거소를 떠난 자, 즉 부재자의 생사가 보통실종은 5년, 선박실종이나 위난실종 등 특별실종에 대해서는 1년 동안 계속하여 행방을 알 수 없는 경우에 이해관계인이나 검사의 청구에 의하여 가정법원이 선고한다. 실종선고가 있으면 실종자는 실종기간이 만료한 때에 사망한 것으로 보는 것이기 때문에 비록 살아있다고 하는 반증이 있더라도 선고가 취소되지 않는 이상 사망한 것으로 취급된다.

실진청동 ~靑銅 silzin bronze 재질이 강인하고 내식성, 특히 내해수성이 뛰어난 주물용 청동. 단련재(鍛鍊材)로서도 사용할 수 있다. Zn 14~16%, Si 4~5.0%, 그 외 Cu의 조성. 인장강도 > 55kg/mm², 연신율 > 25%, 기계 부품으로 널리 사용되고 있다.

실질 實質 parenchyma 기관(器官)의 본질적 요소로 해부학적 명명법에서는 기관의 골조(骨組) 또는 기질(stroma)과 구별할 때에 기관의 기능적 요소를 표시하기 위한 일반용어로 사용된다.

실질독 實質毒 parenchymatous poison 실질장기의 세포를 침범해 대사장애를 일으키고 지방변성 등 여러 가지의 변성괴사를 일으키는 독물. 인제제, 비

소제제, 4에틸납, DDT, BHC 등이 있다.

실질동의 實質同意 actual consent(구급) 환자를 보살피거나 이송하기 위해 필요한 사항에 대하여 환자가 수락하는 것.

실행증 失行症 apraxia 마비나 기타 운동, 감각의 손상도 없이 의도하는 동작을 수행하거나 물건조작 등이 불가능한 상태. 운동실행증, 기억상실성실행증, 언어실행증 등이 있다. = 무동작증, 행위상실증(行爲喪失症).

실험신약 實驗新藥 investigational new drug FDA에서 팔도록 허락받지 못한 약으로 약의 안정성과 효율성을 결정하기 위해 동물 실험만이 가능한 약. 실험 신약의 인체 사용은 FDA에 의해서만 허락받을 수 있다. 이때는 동물 독성 실험에 대한 보고서를 적용한 임상 실험의 진술 조사자 명단과 그들의 자격을 포함한 양식을 제출해야 한다. = 심사용신약.

실험역학 實驗疫學 experimental epidemiology 질병 발생의 원인을 실험적으로 규명하는 것. 연구 대상에게 어떤 실험 조작, 자극 등을 주어 그 반응이나 결과를 보는 것이다. 원인관계를 검증하는데 증거를 제시해 준다.

실화 失火 accidental fire 과실(過失)로 물건이나 건조물을 소훼시킨 것. 과실은 통상적이고 당연한 사항을 준수하지 않았음을 뜻한다. 실화도 공공의 위험을 발생시키는 행위로 형법상 처벌 대상이 된다. → 공공의 위험.

실화책임에관한법률 失火責任~法律 law regarding the responsibility of accident fire 불법행위에 따른 배상책임을 규정하고 있는 민법 제750조의 규정을 실화의 경우, 중대한 과실이 있을 때에 한하여 적용하도록 하려고 제정한 법률(제정 1961. 4. 28 법률 제607호). → 실화.

실효총잡음대역폭 實效總雜音帶域幅 width of the effective overall noise band 구형(矩形) 주파수 응답 곡선의 폭. 그 곡선은 수신기 주파수 응답 곡선의 최대 높이와 같은 높이를 가지며 동일한 총잡음 전력과 일치한다. 무선 수신기에서 잡음을 논할 때는 일반적으로 잡음 지수, 잡음 온도 등을 대상으로

하고 있다.

실효최소안테나높이 實效最小~ effective minimum antenna height(통신) 초단파와 마이크로파의 전파(傳播)로 가시선보다 낮은 회절역에서 수신 안테나 높이를 바꾸는 경우, 안테나가 지상으로부터 어떤 높이까지의 범위에서는 전계 강도가 거의 변하지 않는데 이 높이를 가리킴. 이 높이는 편파면, 대지 상수, 주파수에 따라 변하여 수직 편파에서 파장이 길며 대지의 도전율이 클 때에는 이 높이도 커진다.

심각성 深刻性 severity(구급) 주로 내과환자에 대해 현병력을 평가하기 위해 사용되는 PQRST식 질문에서 증상이 얼마나 심한가를 묻는 질문. 증상에 대한 환자의 주관적인 느낌을 객관화하기 위해 증상이 가장 약한 것을 1점으로 하고 가장 심하게 증상을 느낀다면 10점으로 하는 10점 척도를 설명하여 좀더 객관화된 답을 얻을 수 있다.

심계항진 心悸亢進 palpitation 환자가 느낄 수 있는 규칙적이거나 불규칙한 과도한 심장박동. 정상적인 정서반응이나 심장 문제와도 관련이 있다. 일부에서는 특정한 심장질환 없이도 심박수가 많은 것을 호소하는 반면, 심각한 심장 문제가 있는 사람이 비정상적 심계항진을 감지하지 못하는 경우도 있다. 일부 사람은 심근수축제인 강심제를 투약한 후 심계항진을 호소한다. = 두근거림.

심근 心筋 cardiac muscle 심장의 횡문(가로무늬) 근육으로, 인접한 근섬유의 접합부에 겹게 삽입된 얇은 원반(개재판)을 내포한다. 심근은 불수의근 중에서 예외로 특이하게 밋밋하다. 심근의 수축섬유는 골격근과 비슷하고 지름은 1/3에 불과하나, 근장(sarcoplasm)이 더 풍부하며 핵이 중앙에 있다.

심근경색증 心筋梗塞症 myocardial infarction : MI 죽상경화증, 혈전 또는 경련에 의한 관상동맥장애 결과로 생기는 심근층 일부의 괴사로 심장마비(heart attack)라고도 한다. 심근경색 발병 초기의 증상은 격렬하고 단단히 쥐는 듯한 흉통이 특징이며 이 통증은 왼팔, 목, 상복부에 방사하며 때로는 급성 소화불량, 담낭발작을 일으킨다. 환자는 보통 창백하고, 차갑고 축축하며, 호흡곤란, 현기증, 불안감이 나타

나며 가끔 죽을 것 같다고 호소하기도 하며 전형적 증상으로는 심계항진, 겨우 감지되는 맥박, 저혈압과 미열, 심부정맥, 심전도상 ST분절과 Q파의 상승 곡선을 보인다. 임상검사결과는 증가한 혈구 침강속도, 백혈구증을 보이며 심근효소치가 상승되어 있다. 심근경색의 심한 합병증은 폐와 전신색전증, 폐부종, 쇼크, 심실성 빈맥, 심실세동과 심정지이다. 심근경색 응급처치로 환자가 응급실에 도착하기 전 심폐소생술과 심정지 발생 시 제세동과 응급실에서 초기 30분이내에 투여되는 혈전용해제와 heparin 등의 조속한 재관류요법과 경피적 경혈관 관상동맥 확장술(PTCA)이 많이 이용된다.

심근병증 心筋病症 cardiomyopathy 원발성 심근질환을 의미하며, 심장의 기능과 구조에 영향을 미치는 질병으로 병의 원인이 애매하거나 불분명할 경우 사용하는 용어. = 심근증, 심근장애, 심장근육병증.

심근세포 心筋細胞 myocytes 심장근육을 이루는 세포.

심근염 心筋炎 myocarditis 심근이나 심장 근육벽의 염증. 바이러스성, 류머티스성, 유육종증, 특발성, 실질성, 간질성 등이 있다. 바이러스성 심근염(viral myocarditis)은 coxackie-B군 바이러스에 의한 감염이 가장 유명하며 감염 초기에 심근은 창백해서 혼탁종창을 일으킨다. 류머티스성 심근염은 류머티스열에 의해 일어나며 초기에는 간질의 부종이나 교원섬유의 유섬유소성 변성이 나타난다. 유육종증(sarcoidosis) 심근염은 40세 이상의 여자에 많고 이들 중 거의가 심장 유육종증으로 사망한다. 이 병변은 좌심실, 중격, 특히 심실중격 후방에 호발하고 중격 전체로부터 후벽, 전벽과 불규칙하게 또는 연속성으로 넓어진다. 특발성 심근염(idiopathic myo-carditis)은 virus에 의한 것으로 추정되며 비특이성 확산형과 육아종 거대세포형으로 분류한다. 실질성 심근염(parenchymatous myocarditis)은 열성 감염증이나 중독시에 나타나고 심근이 혼탁종창하여 변성을 일으키고 디프테리아에 의한 밀랍형 변성이 유명하다. 간질성 심근염(interstitial myocarditis)은 발진티푸스, 성홍열, 인플루엔자 등의 감염증이나 약물중독에 의해 일어

나며 간질에 조직구나 림프구, 형질세포 또는 호산구의 침윤이 나타난다. = 심장근육염.

심근층 心筋層 myocardium 심장벽의 대부분을 형성하는 두꺼운 근육세포 층. 혈관을 제외한 몇 개의 다른 조직을 포함하며 내부는 심내막이 덮고 있다. 수축을 일으키는 심근층의 수축성 조직은 골격근 조직과 같은 섬유로 구성되어 있지만, 결합조직은 적게 함유한다. 심근의 특수 섬유는 동방결절, 방실결절, 방실속, 푸르키니에 섬유를 포함한 전도계를 이루며 대부분의 심근 섬유는 심장을 수축시키는 작용을 한다. 수축하는 근조직의 능력에 영향을 주는 산소는 심근에서 주요한 요소이며 산소공급이 없으며 몇 분내에 심근수축이 감소한다. 심장은 정상적으로 관상동맥에 의해 도달한 산소의 약 70% 정도를 취한다. = 심장근육층.

심근타박상 心筋打撲傷 myocardial contusion 흉부 둔상에 의해 심장에 물리적 충격이 전달되어 유발된 심근의 손상. 심박동을 조절하는 전도계의 기능장애를 유발하므로 맥박을 촉지하여 분당 맥박수, 규칙성 여부 등을 검사한다. 출혈이나 호흡 곤란 등의 특별한 소견이 없으면서 맥박이 빠르거나 맥박이 불규칙하게 촉지되는 부정맥이 있는 경우에는 심근타박상을 의심한다. 특히 다발성 늑골골절이나 흉골골절시는 심근좌상의 가능성이 많고 특히 치명적인 부정맥이나 심근경색을 유발할 수 있으므로 주의해야하고 심한 타박상시 심장 조직이 사멸되기도 한다. = 심근좌상.

심근파열 心筋破裂 myocardial rupture 동맥, 정맥 또는 다른 심장 구조의 열상이나 천공. 손상은 흉부나 심장의 외상으로 갑작스럽게 발생하지만 수주 동안 지연될 수도 있고, 심근 타박상이나 심근 경색으로 인한 괴사 때문에 발생한다.

심기저부 心基底部 base of the heart 심장의 상부 정중선으로 심첨의 반대쪽 부분.

심낭염 心囊炎 pericarditis 심막에 노출된 염증상태.

심내막 心内膜 endocardium 심방과 심실벽의 내면.

심내막섬유탄성증 心内膜纖維彈性症 endocardial fibroelastosis 좌심실벽이 두껍고 섬유화된 상태. 심실의 용량을 크게 만들거나 작게 만들기도 하는 심장의 펌프기능부전을 초래할 수 있는 두꺼운 탄력섬유성 심내막 발달이 나타나는 비정상 상태. = 심장내막탄력섬유증.

심내막염 心内膜炎 endocarditis 심장내막의 염증성 질환. 심내막염은 판막상의 심내막을 침범하는 수가 가장 많으나 심방, 심실의 벽이나 건색, 유두근 또는 육주의 심내막도 침범하며 류머티즘성 심내막염과 궤양성 심내막염이 있다. 궤양성 심내막염에는 아급성 세균성인 것과 급성 궤양성인 것이 있다. 아급성 세균성 심내막염은 포도상구균·임질균 등과 같은 균에 의한 균혈증에 의해 시작된다. 이러한 균은 상처, 음식, 치아치료, 불결한 구강위생 등을 통해 우리의 몸 속으로 들어간다. 정상 심장을 갖고 있는 사람이면 이러한 균이 우리 몸의 방어 기전에 의해 제거되지만 심장병을 갖고 있으면 심내막염을 일으키게 된다. 가장 흔한 증상은 고열이며 그밖에 오한, 발한, 식욕감퇴, 체중감소, 호흡곤란증, 기침, 두통, 흉통 등이 있다. 항생제로 치료하지 않으면 치명적이다.

심냉처리 深冷處理 subzero treatment 담금질한 철강을 0℃ 이하의 저온도로 냉각시키는 처리.

심동도 心動圖 ballistocardiogram 심장 박동에 의해 신체 내에 일어나는 진동의 기록. 혈액이 대동맥과 폐동맥으로 유입되면 머리에서 시작하여 발끝까지 진동이 일어난다. 특수 고안된 테이블에 환자가 누워있으면 테이블에 부착된 기계인 심동도계에 의해 신체의 진동이 기록된다. 심박출량과 심장수축력을 측정하는데 사용된다. = 의학심전도, 심탄도(心彈圖).

심리적의존 心理的依存 psychologic dependence 약, 흥분, 관계 같은 외부자극에 대한 감정적 의존.

심리학 心理學 psychology 심리 과정과 기능, 행동에 대한 연구로 특히 사람과 동물의 행동과 관련하여 마음과 정신적 과정을 연구하는 학문. 심리학 적용이란 심리학을 실제적으로 사용하는 것을 말한다. → 심리학자(psychologist).

심리학자 心理學者 psychologist 뇌의 기능과 구조

와 정신적 과정과 관련된 연구에 전문화된 사람.

심막 心膜 pericardium 심장외부의 선이나 표면.

심막강 心膜腔 pericardial cavity 심장박동에 따른 주위조직과의 마찰을 방지하기 위해 소량의 심막액(pericardial fluid)이 채워져 있는 공간. = 심장막안.

심막낭 心膜囊 pericardial sac 심장을 싸고 있는 막성 구조물로서 바깥쪽의 섬유성 막과 안쪽의 장막으로 이루어져 있다.

심막박리술 心膜剝離術 cardiolysis 심장을 수축시키는 반흔 조직을 분리시키는 절차로 유착성 종격심막염시 심장과 유착된 심막을 흉골골막의 유착으로부터 유리하는 시술.

심박동 心搏動 heart beat 심근의 수축과 이완의 완전한 주기를 의미.

심박조율기 心搏調律機 cardiac pacemaker ① 남아있는 심장세포들을 탈분극하도록 자극하는 흥분을 만들어내는 특수한 심장세포로, 정상 심장에서 이 탈분극은 심장근육의 기계적 수축을 일으키는 자극을 만든다. 심장의 정상적인 심박조율부위는 우심방의 동방결절이다. 다른 많은 심박조율 부위도 있지만 일반적으로 동방결절이 우세하다. → 방실결절 (AVnode), 히스 속(Bundle of His), 푸르키니에 섬유(purkinje fibers). = 향도잡이. ② 심장의 자발적인 심박조율기를 자극하기 위해 고정된 속도로 전기적 방전을 만들어내는 기구로 무수축이나 3도 방실차단처럼, 수축하기에 충분할 정도의 전기자극이 주어지지 못했을 때 사용된다. 심장 벽 외부에 사용된 심박조율기는 피하 심박조율기 또는 외부 심박조율기이고 심장 벽 내부에 사용된 심박조율기는 내부 심박조율기이다. 이것들은 계속해서 고정된 심박조율기로 기능하거나 수요형 심박조율기로 요구하는 리듬으로서만 기능할 수 있다. = pacer.

심박조율리듬 心搏調律~ pacemaker rhythm 심장의 인공 심박조율기가 심장의 전기적 흥분을 시작할 때 생기는 심전도 리듬.

심박조율세포 心搏調律細胞 pacemaker cell 전기적 흥분을 시작하는 것이 가능한 심근 세포.

심박출량 心搏出量 cardiac output 1분 동안에 심장이 동맥내로 밀어내는 혈액량. '심박출량 = 1회 박출량 × 맥박수'로 계산되며 1분에 약 5ℓ 정도이며 여자는 이보다 10% 가량 적다. 심박출량은 신체 운동, 목욕, 섭식, 감정흥분 등에 의하여 증가하고 심한 신체 운동시에는 매분 박출량이 20~38ℓ에 달한다. 병적으로는 빈혈, 발열, 갑상선 중독증 등으로 증대하고 대출혈 쇼크 등으로 감소한다. 출혈성 순환부전, 고혈압증 등에서도 그 상태에 따라 증감한다. 즉, 심박출량은 '60~70㎖/회 × 70~80회/min = 약 5 ℓ/min(안정시 박동량 약 60㎖)'로 계산된다.

심방 心房 atrium 구조물이나 기관의 입구에 있는 방. 심장에서는 좌심방과 우심방이 있으며 좌심방은 산화 혈액, 즉 동맥혈이 들어있는 폐정맥(pulmonary veins)과 연결되어 있으며 우심방은 상대정맥 (superior vena cava)과 하대정맥(inferior vena cava)이 연결되어 있다. 심방의 벽은 심실벽에 비해 얇다.

심방나트륨이뇨인자 心房~利尿因子 atrial natriuretic factor 요생성을 증가시켜 혈압을 감소시키는 펩타이드로 심방혈압이 높아질 때 심방으로부터 방출되어 혈액량을 감소시킨다. = 심방성나트륨배설증가인자.

심방내전도지연 心房內傳導遲延 intraatrial conduction delay : ACD 왼쪽이나, 오른쪽에 심방비대가 있는 유전학적 용어.

심방비대 心房肥大 atriomegaly 심방의 비정상적 확장.

심방빈맥 心房頻脈 atrial tachycardia 심방의 이소성 발화점이 규칙적으로 흥분하거나 재진입성흥분이 심방수축빈도를 분당 220회까지 올릴 때 발생하는 빈맥. 디지털리스를 투여한 환자에서 한 종류의 방실차단이 빈맥과 연관되어 나타날 수 있다.

심방세동 心房細動 atrial fibrillation 심방내에 수많은 회귀로가 발생하거나 심방내 여러 부위의 자율성이 비정상적으로 항진되어 발생하는 심장의 부정맥. 심방내의 수많은 전기활동에 의해 심방이 탈분극과 재분극을 반복하여 정상적인 P파는 관찰되지 않고

QRS파는 정상모양이나 QRS간격은 불규칙해지고 보통 빠른 불규칙적 심실반응이 동반된다. 승모판질환, 고혈압, 저산소증, 심낭염, 갑상선기능항진증 등에 의해 유발되며 임상 증상은 주로 심실의 박동수에 의해 좌우되며 치료로 디지털리스(digitalis), 베라파밀이나 딜티아젬과 같은 칼슘길항제, 베타교감신경차단제 등이 투여된다. 좌심방의 혈류가 정체되면 뇌졸중의 위험이 증가한다. 심실반응이 분당 100회 이상이면 비 조절성 심방세동, 100회 이하이면 조절성 심방세동이라 한다. = auricular fibrillation.

심방–심실페이스메이커 心房-心室~ atrial-ventricular demand pacemaker 심방과 심실의 비율을 모니터하여 비율이 미리 조절된 수준 아래로 떨어지면 조절하도록 삽입된 전기장치. = pacemaker.

심방조기수축 心房早期收縮 atrial premature contraction : APC 심방내 이소성 심박조율기 세포가 동방결절보다 빠르게 박동할 때 발생하는 수축. 결과는 예상보다 더 빠르게 생겨나는 QRS군이 된다.

심방조동 心房粗動 atrial flutter 심방내에서 발생한 다수의 회귀로에 의하여 다수의 P파가 발생하는 현상. 심방의 불규칙한 부분에서는 빠른 심박률을 나타내며 심방 소극작용은 흔히 AV node 통제에 의해 심방률은 1 : 3의 비율로 한정되어 있다. EKG 리듬은 정상 QRS군과 규칙적 혹은 불규칙적인 간격을 가진다. 기준은 F(flutter) wave의 톱니모양에 의해 분류되며 승모판질환, 관상동맥질환, 폐성심, 삼첨판질환 등의 질환시 잘 발생하며 리듬의 비율이 심장의 효율성을 결정한다고 하여도, 환자는 언제나 증상을 가지고 있다. 증상을 보이는 환자는 중재 없이 상태가 나빠진다. = A flutter, auricular flutter.

심방중격 心房中隔 atrial septum 좌우의 심방을 나누고 있는 격벽. 심실중격으로부터의 연결 부위이고 심방중격의 대부분은 근조직을 갖는 근성부로부터 이루어지나, 심실중격의 근처에는 막성부로 되어있다. = 심방사이막.

심부감각 深部感覺 bathesthesia 신체 내부 기관에 대한 민감성. 근육과 관절 같은 표면 아래의 기관이나 구조와 관련되어 있다.

심부전 心不全 heart failure 심장이 조직의 대사 요구량을 충족시킬 수 있을 만큼 충분히 혈액을 방출할 수 없는 상태. 대부분의 심부전 증상은 심장 자체보다는 다른 장기, 특히 폐, 신장, 간의 기능부전으로 발생한다. 심실기능부전은 대개 울혈성 심부전의 기본적 장애로 심박출량을 유지하려는 보상 기전을 일으키나 호흡곤란, 기좌호흡, 수포음, 부종과 같은 증상과 징후를 초래한다. 대부분의 심질환은 초기에는 심장의 왼쪽 부위에 나타나며 의사들은 일반적으로 좌측 심부전과 우측 심부전으로 구분한다. 말초 부위 부종은 우측 심부전과 관련되고 호흡곤란은 좌측심부전과 관련된다. 류머티스성 승모판질환과 대동맥판질환은 자주 젊은 성인에게 울혈성 심부전을 유발한다. 승모판질환, 특히 승모판협착증은 심기능 부전의 가장 흔한 원인이며, 남자보다 젊은 여자에서 더 많다. 40세 이후 심부전의 흔한 원인은 관상죽상경화증, 심근경색, 확장기고혈압, 심장판막질환, 폐질환, 범발성 심근질환 등이다. 선천성 심질환과 후천적 질환의 복합적인 원인으로 심부전이 발생할 수도 있다. 50세 이후 심부전의 흔한 원인은 특히 남자의 경우 경화된 대동맥판협착증이다. 심부전의 심장 외 징후는 복수, 기관지천식음, 수흉, 부종, 간비대, 습성수포음, 비장비대이다. 심부전과 관련된 심장 징후는 경정맥박동과 경동맥박동의 이상, 심첨부파동의 이상이다. 일반적으로 심부전의 치료법은 심장 부담의 감소, 심근 수축력과 심박출량의 증가를 위한 강심제 같은 약물 투여, 염분 제한 식이 등이다.

심부정맥[1] 深部靜脈 deep vein 동맥과 동반하는 많은 정맥들 중의 하나로 정맥과 동맥사이를 둘러싸고 있는 초(sheath)로 에워싸여 있다. → 표피정맥 (superficial vein).

심부정맥[2] 心不整脈 cardiac arrhythmia 전도계의 부전, 또는 심장의 심박조율 기능이 있는 동방결절의 결함으로 발생하며 서맥, 빈맥, 심차단, 기외수축 등이 있다.

심부통각 深部痛覺 deep algesia 근육, 건, 관절, 골막의 손상에서 발생하는 통증. 지속성이고 광범위한 둔통이 나타나고 심부 통각의 직접적인 원인은 통각 유발물질인 세로토닌(serotonin), 히스타민(hista-mine), 브라디키닌(bradykinin)같은 폴리펩티드(polypeptide)이다.

심부화재 深部火災 deep seated fire(소방) 염열연소보다는 훈소연소상태에서 발생되기 쉬운 화재. 연소과정은 단순히 사전연소, 훈소연소, 염열연소로 대별할 수 있다. 주로 곡물저장소, 쓰레기나 폐자재 적재장소, 물품더미, 오래된 기와지붕 등의 가연성 물질 속으로 깊게 파고 들어가 자리잡은 화재를 말하는데 이는 물을 뿌려도 잘 진화되지 않고 구조 부분을 심각하게 훼손시킨다. → 사전연소, 훈소연소, 염열연소.

심블 thimble 벽이나 바닥을 관통하는 케이블, 전선 등을 보호하기 위해 사용하는 관.

심비대 心肥大 cardiomegaly 보통 심장 내의 고혈압에 의한 심장의 비대. 다양한 심장 결함이 일어날 수 있으나 운동선수에게 심비대는 정상이다.

심상성루프스 尋常性~ lupus vulgaris 피부에 궤양이 발생하고 서서히 치료되면서 깊은 흉터를 남기는 피부 결핵의 한 형태로 홍반성 낭창과는 관련이 없다. = 보통루프스.

심상성사마귀 尋常性~ verruca vulgaris 심상유두종(尋常乳頭腫 papilloma vulgaris)에 의한 감염으로 손바닥, 손등, 손가락이 호발 부위이다.

심성부종 心性浮腫 cardiac edema 울혈성 심부전 등으로 정맥압이나 모세혈관압에 의해 간질조직에 혈장성분이 축적되는 심장의 부종.

심수축력 心收縮力 cardiac contractile force 각각의 수축동안 심장에 의해 생기는 힘.

심신미약 心神微弱 psychosomatic faint 심신장애의 일종으로 심신상실의 상태는 아니나 변별능력이 극히 감퇴된 상태. 즉 심신장애로 인하여 사물을 변별할 능력이 없거나 스스로 의사를 결정할 능력이 미약한 상태를 말한다.

심신상실 心神喪失 be non compos mentis 심신장애로 인하여 의사능력이 없는 상태. 자신의 행위 결과에 대하여 판단할 수 있는 능력이 거의 없거나 전혀 없는 상태. 심신상실은 의학상의 개념이 아니라 법률학상의 개념으로서 심신상실 여부는 의학의 심신상실(중한 정신병)의 여부에 따라 결정하는 것은 아니며 금치산제도의 목적에서 결정하여야 한다.

심실 心室 ventricle 심장의 심방 아래쪽에 위치한 두 개의 방으로 산소가 적은 혈액을 폐로 보내는 우심실과 산소가 많은 혈액을 인체로 보내는 좌심실이 있다.

심실3단맥 心室三段脈 ventricular trigeminy.매 세 번째마다 이소성 심실수축이 있거나, 하나의 정상 복합파와 두개의 이소성 심실수축이 생기는 심장의 전기적 활동. 다른 복합파가 정상이라도, 이 부정맥은 심실의 과민성을 나타낸다.

심실4단맥 心室四段脈 ventricular quadrigeminy 매 네 번째 복합파마다 이소성 심실수축을 나타내는 심장의 전기활동. 다른 복합파는 정상이며 이 부정맥은 심실의 과민성을 나타낸다.

심실고유리듬 心室固有~ idioventricular rhythm 심실내에서 40회/분의 이하 횟수로 반복적인 흥분파 발사에 의한 독립적인 심장리듬.

심실내블록 心室內~ intraventricular heart block 각(脚) 혹은 분지(分枝)의 전도차단에 의한 심실의 이상박동을 가리키는 일반용어.

심실내의 心室內~ intraventricular 심실이나 뇌실 내의 공간과 관계되는 것.

심실내전도지연 心室內傳導遲延 intraventricular conduction delay : IVCD QRS군이 하나 또는 두 개의 유도에서 비정상적 모양이거나 좌각차단이나 우각차단 표준에 맞지 않게 간헐적으로 QRS폭이 0.12초 보다 커지는 상태.

심실류 心室瘤 ventricular aneurysm 경색 후 염증성 변화로 반흔조직이 형성되고 이러한 조직이 심낭을 약화시켜 심실이 수축할 때 바깥쪽으로 심실벽이 불거지는 상태. 심장초음파, 심도자검사로 진단하며 치료는 반흔조직을 외과적으로 제거하는 것이다. = 심실성동맥류, 심장류.

심실벽전층의 心室壁全層~ transmural 심실벽 전면(全面)을 포함. 심내막, 심근, 심외막이며 예를 들면 전층의 급성심근경색.

심실빈맥 心室頻脈 ventricular tachycardia : VT 심근경색에 의해 일어나며 불안정한 심실 장소에서 흥분발사가 반복적일 때 발생하는 심장의 리듬. 리듬은 약간 불규칙하고, 심박수는 100~200회/분이고 P파가 없고, PR간격이 없으며, 비정상적인 모양의 QRS파가 반복되고 QRS 복합파는 0.12초 이상이다. 만약 상태가 계속되고 빠르면 심실 충만 시간이 감소되어 심박출량이 감소하고 대부분 쇼크, 현훈, 의식소실 등의 혈액학적 변화를 동반하고 흔히 심실세동으로 전화될 가능성이 높으므로 즉시 치료되어야 한다.

심실상성 心室上性 supraventricular 심실 상부에 생긴 자극이나 리듬에서 언급.

심실상성빈맥 心室上性頻脈 supraventricular tachycardia 심실상부 즉, 방실접합부위나 동방결절, 심방에서 즉 히스 속의 분지상부에서 시작하는 분당 100회를 넘는 심장의 리듬.

심실성2단연맥 心室性二段連脈 ventricular bigeminy 매번 다른 복합파 마다 이소성 심실수축이 나타나는 심장의 전기활동. 다른 복합파는 일반적으로 정상이다. 이 부정맥은 심실의 과민성을 나타낸다.

심실성기외수축 心室性期外收縮 ventricular extrasystole 자극, 충동이 심실에서 일어나서 발생하는 기외수축으로서, 실제로는 기외수축의 심박조율기(pacemaker) 또는 회귀(re-entry)부위가 심실구조에 있는 기외수축.

심실성부정맥 心室性不整脈 ventricular arrhythmia 허혈, 저산소증, 약물 등에 의해 심실에서 기원하는 부정맥으로 심실고유율동, 심실조기수축, 심실빈맥, 심실세동 등이 있다.

심실세동 心室細動 ventricular fibrillation : VF 성인 심정지 환자에서 가장 흔히 관찰되는 부정맥. 각각의 심근이 탈분극과 재분극을 반복하여 심근의 일치된 수축이 없으므로 심박출이 없고 그런 상태에서 계속 심근이 수축하므로 심근은 심한 허혈상태에 빠지게 된다. 세동파의 크기에 따라 진폭이 0.1mV 이상인 경우(coarse VF)와 진폭이 0.1mV 이하인 경우(fine VF)로 구분하기도 한다. 심실세동이 관찰되면 즉시 제세동을 실시해야 하지만 진폭이 작을수록 제세동에 반응하지 않는다.

심실이탈율동 心室離脫律動 ventricular escape beats 심실세포에서 박동이 되는 이소성 박동.

심실정지 心室停止 ventricular standstill QRS군 없이 P파만 나타나는 치명적인 부정맥. 심실은 전기활동에 의해 자극되지 않고, 탈분극되지 않아 기계적인 수축이 없다. P파는 방실결절을 통해 전도되지 않고 심정지를 유발한다. = dying heart.

심실제세동기 心室除細動器 defibrillator 심실세동 등의 부정맥이 발생한 환자의 심장에 직류의 전기충격을 가해 소생시키는 장비. 의사의 지시 없이 1급 또는 2급 응급구조사가 안전하고 간편하게 사용할 수 있도록 부정맥 판독장치가 되어 있는 자동화된 자동제세동기와 1급 응급구조사, 또는 의료인이 직접 심전도감시장치에 나타난 부정맥을 판독하여 제세동 여부와 제세동에너지를 결정하며 수동식 전극을 사용하여 전류를 전달하는 수동 제세동기가 있다. 전류를 전달하는 방법에 따라 체표형과 체내용으로 구분할 수 있다. 제세동에서 사용되는 파형은 한 개의 극성을 가지고 있어 한 방향으로 전류가 흐르는 momophasic damped sine wave(MDS)와 두 개의 극성을 가지고 있어 제세동 도중 전류의 흐름이 바뀌게 되는 biphasic truncated exponential wave(BTE)가 있다. MDS보다 BTE가 적은 에너지량으로도 제세동 효율을 높일 수 있고 제세동 후 심근의 기능장애가 적고 동일한 에너지로도 제세동 성공률이 높은 것으로 나타난다.

심실조기수축 心室早期收縮 premature ventricular contractions : PVCs 심실손상으로 인해 기존 리듬의 주기보다 조기에 단소성(unifocal) 또는 다소성(multifocal)으로 나타나는 비정상적인 심실성부정맥. 심실빈맥을 유발한다.

심실조동 心室粗動 ventricular flutter 심실의 매우 빠른 속도의 수축 상태. 심전도는 250 beats/min의 박동 또는 그 이상으로 발생하는, 불완전하게 보여지는 QRS복합파를 나타내며 치료되지 않으면 치명적인 상태에 이른다.

심실중격 心室中隔 interventricular septum 좌우의 심실을 경계로 하고 있는 벽. 대부분은 근성의 중격이고 그 상단부에서 심방중격의 하반에 걸쳐서는 근조직이 적은 막성부위가 있고, 심실중격은 심장표면의 앞 및 후실간구의 부위에 일치하고 있다. ＝ ventricular septum, 심실사이막.

심실중격결손 心室中隔缺損 interventricular septal defect 좌우의 심실을 경계하는 심실중격 일부에서 나타나는 결손 된 구멍. 직경 1cm 이하의 아주 작은 것부터 중격의 대부분을 함유하고 있을 정도로 큰 것도 있다. 결손된 구멍을 통해 처음에는 좌심실 130mmHg, 우심실 20mmHg의 압력차가 있기 때문에 좌심실의 혈액이 우심실로 흐른다(좌→우 단락성 심질환, left-to-right shunt). 결국 우심실에서 폐동맥으로 많은 혈액이 유입되어 폐고혈압이 된다. 폐동맥 분지에는 고혈압성 병변이 발생하고 내강이 좁아지며 혈류저항이 상승되어 폐고혈압은 더욱 악화된다. 이렇게 되면 우심실 압력이 높아져 반대로 우심실에서 좌심실로 혈액이 흐르게 된다(우→좌 단락성 심질환, right-to-left shunt). ＝ ventricular septal defect.

심와부통증 心窩部痛症 epigastric pain 복부 가운데 윗부분의 심와부에 생기는 통증. 원인은 위·십이지장궤양, 위염 등 심와부 부근의 내장통과 간·췌·담낭질환, 충수염, 협심증, 심근경색 등 타장기의 자극이 심와부통증으로 느끼게 되는 관련통이 있다. ＝ 상복부통증.

심외막 心外膜 epicardium 심장벽을 형성하는 세 개의 조직층 중 하나. 섬세한 결합조직을 덮는 한 층의 편평상피세포로 되어 있고 심외막은 장막 심막의 장측 부분으로 장막 심막의 벽측 부분의 형성을 위해 자체적으로 뒤로 접혀 있다. ＝ 심장바깥막.

심음 心音 heart sound 심장주기 동안에 심장에서 생성되는 정상적인 소리. 전흉부에서 들을 수 있다. 심음 이상은 심장의 구조나 기능의 비정상을 나타낸다. 심첨에서 심저로, 또는 심저에서 심첨으로 체계적으로 심장 청진을 하는데, 처음에는 청진기의 diaphragm(넓은 부위)으로 시작하고 그 다음 bell(좁은 부위)로 청진한다. 제1심음(S1)은 둔하고 긴'뚝' 소리로 승모판과 삼첨판이 닫힐 때 생기며, 심실의 수축 시작을 나타낸다. 승모판이 닫히는 소리는 심첨에서 가장 크고, 삼첨판의 소리는 네 번째 늑간의 왼쪽 흉골연에서 가장 크게 들린다. 제2심음(S2)은 날카로운 '딱' 소리로, 심실 이완을 시작할 때 대동맥판과 폐동맥판이 닫히면서 생긴다. 대동맥판의 닫힘은 오른쪽 흉골연에서 가장 크게 들리고, 폐동맥판은 두 번째 늑간의 왼쪽 흉골연에서 가장 크게 들린다. 제3심음(S3)은 약하고 낮고 둔한 소리로 가끔 들리는데, 심장에서 오는 혈액으로 갑자기 심실이 확장될 때 심실벽의 진동에 의해 유발된다. 제3심음은 심첨 부분에서 청진기의 bell부분으로 가장 확실히 청진할 수 있는데, 이것은 심실 또는 이완기의 분마음(gallop)이라 부른다. 이것은 어린이, 청소년, 마른 성인에게는 정상으로 간주될 수 있으나, 울혈성 심부전 또는 좌심실부전에 의한 고혈압의 증상일 수도 있다. 왼쪽의 제4심음(S4)은 숨을 내쉴 때 심첨부분에서 청진기의 bell부분으로 들을 수 있는데, 수축 후 심방의 진동에 의해 발생한다. 이것을 심방의 분마음 또는 수축전 분마음이라 한다. 제4심음은 대개 비정상적인 증상으로 심근경색증이나 다른 원인의 심부전 증상이다. 그 밖의 심음에는 짤가닥소리(clicks), 잡음(murmur), 마찰음(rubs), 퉁김소리(snaps) 등이 있다.

심음도 心音圖 phonocardiogram 심음을 시각적으로 나타낸 것.

심음도검사 心音圖檢査 phonocardiography 심주기 동안 발생하는 심음을 도표로 나타내는 검사 과정. 심음이나 심잡음을 확인, 시간 측정 및 구별을 위해 수행한다. 심음을 전달하기 위한 특수 미세 마이크를 심장 위 피부 표면에 부착, 전기적으로 소리를 증폭하고 모니터에 그래프로 나타낸다. 각각의 심음이 들리는 준거점 설정과 소리가 들리는 시간을 측정하기 위해 모니터 상에 심전도를 동시에 기록하고, 치료 평가를 위해 영구적으로 심음 기록이 가능하다. ＝ 심장음 기록술.

심인성 心因性 psychogenic 정서적 또는 심리적 원인으로 오는 어떤 증상.

심인성설사 心因性泄瀉 psychogenic diarrhea 기

질적 장애가 없는데도 설사가 나타나는 경우. 환경, 직장에서의 복잡한 인간관계로 인한 스트레스가 생기고 성격적인 인자와 긴장감, 초조감, 불안감이 고조되어 신체의 각부위에 악영향을 미치고 설사증상을 가져온다.

심인성천식 心因性喘息 cardiac asthma 좌심실부전 등으로 폐부종이 발생시 액체에 의해 평활근에 염증이 생겨 나타나는 천식발작. 기관지수축과 함께 심한 폐울혈이 생겨 천명음, 기관지 경련의 증상이 나타난다.

심인성통증 心因性痛症 psychogenic pain 기질적으로는 원인이 밝혀지지 않았는데 통증을 호소하는 것. 심리적 조건에 영향을 받는다. 두통이나 사지, 전신, 관절의 통증을 호소하며 기질적 통증에 비해 통증의 표현이 독특하고 통증이외에도 위장장애나 마비, 잦은 피로감, 불면 등을 수반하기도 한다.

심인성폐부종 心因性肺浮腫 cardiogenic pulmonary edema 좌심실 부전에 의해 폐포 모세혈관 여과압력이 증가하여 폐포에 수액이 가득찬 상태. ↔ 비심인성폐수종.

심장 心臟 heart 원뿔모양의 속이 빈 근육성 장기. 주먹만한 크기이며 몸 구석구석으로 혈액을 펌프하고 신경의 자극과 근 수축에 의해 안정시 정상적으로 분당 70여 회 박동한다. 심낭으로 싸여 있으며 종격동 중간에 위치하고 폐의 하연 사이로 횡격막 위에 놓여 있다. 앞은 흉골과 3~6번째 늑연골에 의해 덮여 있다. 길이는 약 12cm이고 가장 넓은 부분이 8cm이며 두께는 6cm이다. 심장의 평균 무게는 남자가 280~340g이고 여자는 230~280g이다. 심장의 벽은 바깥부터 심외막, 심근, 심내막으로 구성되어 있다. 두꺼운 근육으로 이루어지고 심장의 대부분을 차지하는 두 개의 심실과 얇은 근육으로 된 두 개의 심방으로 되어 있다. 중격은 심장을 오른쪽과 왼쪽으로 나눈다. 심장의 판막으로는 삼첨판, 이첨판(승모판), 대동맥반월판, 폐동맥반월판이 있다. 우심방 안의 동방결절은 심방수축을 초래하는 심장의 흥분을 일으키며 뇌간에 있는 연수의 통제를 받는다. 방실결절은 우심방 중격벽 근처에 위치하며

방실속과 속가지들로 자극을 전달해 심실수축을 일으킨다. 두 개의 심방이 동시에 수축하며 곧이어 심실들이 동시에 수축하며 동방결절은 심박수를 결정한다.

심장감시 心臟監視 cardiac monitoring 역전류검출 기록장치(oscilloscope)에서 심전도가 전기장치로 심장의 기능을 계속 확인하는 방법. 매 심실수축은 깜박이는 불빛이나 '삐' 소리에 의해 표시된다. 정해진 한계치 이상 또는는 이하가 될 때 경보장치에서 소리가 난다. 이 방법은 중환자실에서 흔히 사용한다.

심장근 心臟筋 myocardium 심장을 이루는 근육. 가로무늬는 골격근과 비슷하며 Z선도 있고 다수의 긴 미토콘드리아가 근원섬유와 밀접하게 접촉되어 있으며 심장근의 세포 사이에 원형질간 다리가 존재하지 않지만 합포체 같은 기능을 나타낼 수 있다. 전기적 특성은 포유류의 심장근 세포의 경우 안정막 전위는 약 $-90mV$이며 자극이 주어지면 활동전위가 전파되어 수축을 일으킨다. 탈분극은 약 2ms 정도 지속되고 고평부(plateau)기와 재분극은 200ms 이상 지속된다. Na^+ 농도의 변화는 심장근에서 안정막 전위에 영향을 주는 반면 세포외 Na^+의 농도변화는 활동전위의 크기에 영향을 미친다. 기계적 특성으로 심장근은 일반적으로 느리고 비교적 ATPase 활성도가 낮으며 심장근에서 초기섬유의 길이와 총장력간의 관계는 골격근과 비슷하여 안정길이에서 자극시 발생하는 장력은 최대이다.

심장근육스캔 心臟筋肉~ myocardial scan ^{99m}Tc-pyrophosphate 동위원소를 이용하여 안정상태와 운동상태에서의 심근의 국소혈류량과 심근세포의 기능을 알아보는 검사.

심장내막 心臟內膜 endocardium 심장의 내강을 덮는 주로 단층편평상피로부터 이루어진 층. 혈관내막의 연속선상이고 네 개의 심장판막도 이 내막의 하단으로부터 만들어진 특수한 구조물이다.

심장내주사 心臟內注射 intracardiac injection 심정지와 같은 경우 약물을 심장 내부에 직접 주사하는 방법. 늑간을 통해서 좌심실내로 epinephrine을 주입하는 방법은 인공호흡과 심장압박을 중단시키

고 관상혈관에 손상을 입히며 또한 관상동맥손상, 심장눌림증, 기흉 및 심근내주사 등 많은 위험성이 따르므로 정맥이나 기관내로 투여할 수 없는 경우에 한하여 이용하는 것이 좋지만 직접심장압박법 중에는 비교적 안전하고 유용한 주사방법이다.

심장눌림증 心臟~症 pericardial tamponade 심장을 둘러싸고 있는 심막낭안으로 혈액이나 액체가 유입되어 심장을 압박하는 것. 흉부 손상시 심장이나 혈관손상으로 인하여 출혈된 혈액이 심낭으로 유출될 수 있으며 심장이 계속 박동함에 따라 유출되는 혈액은 점차 증가하게 된다. 손상으로 인하여 심낭으로 유출된 혈액이 50㎖라도 심장압전을 유발할 수 있으며 증상과 징후로는 쇼크의 보상작용으로 혈압을 유지하기 위해 전신적인 혈관수축을 일으켜서 환자의 수축기 혈압은 비교적 정상이나 이완기 혈압은 상승하는 맥압감소, 경동맥 확장, 원격심음, 빈호흡, 말초맥박이 약하거나 없는 것, 흡식시 급격하게 떨어지는 맥박(기이맥 pulsus paradoxus), 좌심방압 감소, 심낭성 마찰음(pericardial friction rub)이 나타난다. 환자는 불안하고 안절부절 못해하며 똑바로 앉아 있거나 앞으로 기대어 앉고 피부는 창백하거나 거무스레하거나 청색증이 있고 심박출이 갑자기 예고 없이 감소되어 저혈압이 나타나 신속히 치료하지 않으면 치명적이다. 가장 흔한 세 가지 원인은 종양질환, 특발성 심낭염, 요독증 등이지만 심장 수술, 외상, 결핵, 혈성 심낭에 따른 심낭내 출혈에 의해서도 발생한다. 탐폰의 주요 특징은 심장 내압의 증가, 확장기 심실 충만의 제한, 심박출량의 감소이다. = 심장압전, 심낭압전.

심장독성 心臟毒性 cardiotoxic 심장에 독성이나 해로운 영향을 미치는 물질.

심장동맥궁 深掌動脈弓 deep palmar arch 상지 말단부위의 요골동맥 말단. 이 부분은 손과 손바닥의 요골동맥과 척골동맥 가지가 연결된 말단부위이다. = 깊은손바닥 동맥활.

심장류 心臟瘤 cardiac aneurysm → 심실성동맥류.

심장마비 心臟麻痺 cardioplegia 심근 수축의 중단. 심장 수술을 하기위해 시행 중에 약물, 저체온, 전기

자극 등으로 심근을 마비시킨다.

심장마사지 心臟~ cardiac massage 효율적인 순환이 되고 있지 않을 때 즉각적인 순환지지 방법. 심장에 인공적으로 내부 혹은 외부에서 주기적인 압박을 제공하는 것을 말하며 손을 사용하여 흉골을 통해 손으로 심장을 외부 압박하거나 내부적으로 직접적인 압박을 할 수도 있다. 이 술기는 호흡 부재시 호흡 지지를 해주지 않는다면 효과가 없다.

심장막 心臟膜 pericardium 심장과 대혈관 기저부를 감싸는 섬유장액성 낭. 혈청성 장막으로 된 내층(visceral layer)과 섬유질의 외층(parietal layer)으로 구성되며 두 개의 층 사이에는 소량의 심막액을 포함한 심막 공간이 있으며, 이는 공간 양면에 대해 윤활 작용을 하고 수축시 심장이 쉽게 움직이도록 한다. 상처나 질병이 있으면 체액이 이 공간에 모일 수 있으며 이는 심장과 바깥쪽 심막 사이를 넓게 분리하는 원인이 된다. 심장 주위에 느슨하게 맞추어졌으며 심장 자체에 붙은 것이 아니라 심장 꼭대기에서 나오는 큰 혈관에 붙어 있다. 섬유질 심막은 늘어날 수 없으므로 손상과 질병 등으로 심막강에 혈액 등이 고이면 심장 주위의 압력은 급격히 증가한다. = 심막, 심낭.

심장막마찰음 心臟膜摩擦音 pericardial friction rub 심막염이나 심근경색후 심장막에 염증이 생겨 막이 서로 마찰되어 흉부 청진 시에 들리는 긁는듯한 소리. = pericardial murmur.

심장막액 心臟膜液 pericardial fluid 심낭 내에 들어 있는 윤활작용을 하는 액체. 정상적인 심낭강에 존재하는 심낭액은 물같이 투명하고, 약 100㎖ 이하로 되어 있다. 이상적인 심낭강 정체액으로서는 혈액, 삼출액, 누출액이 있으며 최고 1ℓ 이상에도 이른다. 액이 정체하는 속도가 급속한 경우에는 급성 심낭압전 증상을 나타내는데, 통상 300㎖ 이상의 급성정체에서 이 증상을 보인다. 이 속도가 완만한 경우에는 동시에 심낭강 자체도 확대하기 때문에 심장눌림증 증상의 발현에는 대량의 정체가 필요하게 된다. 혈액의 정체는 외상, 심대혈관파열 등에서 발생한다. 삼출액의 정체는 각종 감염성 심막염, 암성 심

막염, 자가면역 질환, 심근경색 후 증후군, 심막절개 후 증후군 등에서 발생한다. 누출액의 정체는 심부전에 의한 정맥압 상승, 저단백혈증에 의한 전신부종의 일환으로서의 액의 정체 등이 원인이 된다.

심장막염 心臟膜炎 pericarditis 심막의 급성 염증성 질환. 급성 심외막염과 만성심막염 등이 있는데 급성 심막염(acute pericarditis)은 염증, 교원병, 외상, 종양 등에서 볼 수 있으며 섬유소성 심막염은 요독증과 대부분의 교원병에서 나타나고 심낭에 충혈, 부종과 함께 섬유소의 부착이 초래된다. 만성 심막염(chronic pericarditis)은 결핵, 요독증, 방사선 등에 의해 나타나며 심막강은 소실되거나 주머니 모양의 심막강을 남긴다. 반혼화해서 석회화를 동반하여 심장이 석고로 둘러싸인 것 같이 보이나 심장의 움직임 자체에는 영향이 없다. = 심장막염.

심장막천자 心臟膜穿刺 pericardiocentesis 심막낭 내에 고인 액체나 혈액 등의 삼출액을 제거하기 위한 천자시술. 급성, 만성 심낭압전에 대한 치료 및 정체액의 성분 분석 및 병인의 결정을 위함이다. 심낭천자 위치는 피부와 심낭사이에 폐나 늑막이 없는 부위로, 검상돌기 하부, 좌측 5번 늑간이나 심첨부이다. 검상돌기 하부가 가장 흔히 이용되는 곳으로 검상돌기 아래로 0.5cm 정도 떨어진 부위의 약간 좌측(0.5cm)에서 천자한다. 좌측 5번 늑간부위를 천자할 때에는 5번 늑간에서 좌측 흉골연의 외측을 천자하며, 비교적 다량의 심낭삼출이 있는 경우에 이용된다. 심낭천자 중 심전도상 변화가 관찰되거나 주사바늘에 움직이는 물체가 닿는 듯한 느낌이 들면, 즉시 주사 바늘을 약간 빼주어야 한다. 천자 후 혈액이 흡입되면 응고되는지를 확인하여 심장내 혈액인지 출혈성 삼출액인지를 알아낼 수 있다. 삼출액을 모두 배액한 후에는 환자의 혈압과 맥박을 다시 측정하여 환자가 혈역학적으로 회복되고 있는지를 확인하고, 흉부 방사선 촬영을 하여 합병증이 발생하였는지를 확인한다. = 심낭천자, 심낭천자술.

심장모니터 心臟~ cardiac monitor 심장의 전기적 활동을 보여주고 기록하는 기계.

심장박동수 心臟搏動數 heart rate 심장의 박동수

로 보통 요골동맥에서 느끼는 맥박수와 일치한다. 심박수는 신생아에서는 1분간에 평균 약 130회(120~160회/분)로 연령과 함께 감소하여 5~13세에서는 약 80~90회, 20세 이상에서는 약 70~75회로 심박수는 일반적으로 신체가 작을수록 많고 체온 $1℃$ 상승에 대하여 보통 약 8회의 박동증가를 가져온다. 그 외에 호흡운동이나 아드레날린, CO_2 등의 화학물질에도 영향을 받는다. 심박수에 관여하는 신경으로서는 교감신경에서는 촉진적으로, 미주신경에서 억제적으로 작용한다.

심장박동수촉진약물 心臟搏動數促進藥物 positive chronotropic agents 심박동수를 증가시키는 약물. = 양성변시성약물(陽性變時性藥物).

심장박동측정기 心臟搏動測程器 cardiotachometer 심장박동을 연속적으로 감시하고 기록하는 기계. = 심박타코미터.

심장박출계수 心臟搏出係數 cardiac index 체표면적에 따른 심박출량을 측정하기위해 분당 심박출량을 체표면적으로 나누어 얻는 값. 정상 성인의 심장박출계수는 $2.8~4.2\ \ell/분/m^2$이다.

심장벽동맥류 心臟壁動脈瘤 mural aneurysm 심장벽에 생기는 동맥류.

심장병증 心臟病症 cardiopathy 심장의 질병증상. 염증이 원인인 심장병과 함께 동맥경화증으로 인한 동맥경화성 심장병(arteriosclerotic cardiopathy), 지방조직의 증식으로 인한 지방성 심장병(fatty cardiopathy), 고혈압으로 인한 고혈압성 심장병(hypertensive cardiopathy), 신장질환으로 인한 신장병성 심장병(nephropathic cardiopathy), 갑상선중독으로 인한 갑상선중독성 심장병(thyrotoxic cardiopathy), 어떤 종류의 독소(毒素) 작용으로 인한 중독성 심장병(toxic cardiopathy), 판막운동 결함으로 인한 판막성 심장병(valvular cardiopathy) 등이 있음.

심장병학 心臟病學 cardiology 심장을 연구하는 학문으로 이 분야를 전문적으로 하는 내과의사를 심장전문의(cardiologist)라고 한다. = 심장학.

심장비대 心臟肥大 cardiac hypertrophy 심장이

비정상적으로 비대된 상태. 주로 오랜기간 고혈압을 앓을 때 동반된다.

심장성쇼크 心臟性~ cardiogenic shock 심각하게 심박출량이 감소하는 비정상적인 상태로 관상동맥 질환으로 인한 심근경색증, 심근염, 울혈성 심부전과 같이 신체 내에서 펌프 역할을 수행하는 심장이 손상되거나 심장의 기능적 저하가 원인이다. 심장 근육이 모든 장기에 순환시키기 위한 충분한 압력을 더 이상 가할 수 없어서 충분한 혈액을 가하지 못할 때 발생하고, 심장의 기능이 정상적으로 기능을 발휘하지 못할 때 유발된다. 심박출량감소가 가장 흔한 징후지만 가끔 박출량이 정상인 환자도 있으며 심인성 쇼크는 80%가 치명적이고 즉각적인 치료가 필요하다. 치료에는 징후에 따라 이뇨제, 혈관수축제 및 여러 기구(devices)를 사용한다. → hypovolemic shock, 심인성 쇼크. = 심장탓 쇼크.

심장신경총 心臟神經叢 cardiac plexus 주로 심외막에 존재하며 심장저부를 둘러싸고 있는 몇 개의 신경복합체 중 대동맥궁 가까이 있는 것. 이러한 복합체들은 교감신경과 부교감신경을 포함하고 좌우의 폐신경총으로 연속된다. = 심장신경얼기.

심장심낭염 心臟心囊炎 cardiopericarditis 심장과 심낭양쪽의 염증.

심장예비력 心臟豫備力 cardiac reserve 생리적 요구의 변화에 적절히 대처할 수 있는 심장의 잠재적 능력.

심장외막 心臟外膜 epicardium 심장의 가장 표면을 덮고 있는 얇고 투명한 장막(serous membrane).

심장위축 心臟萎縮 cardiac atrophy 심근의 소모를 말하며 악액질, 노화, 종격동의 종양 등에 의해 흔히 발생한다.

심장율동전환 心臟律動轉換 cardioversion ① 심실세동, 증후성 심방세동과 같은 병리적 심장부정맥을 안정적인 리듬으로 전환하는 것으로 전기적(제세동, 동시성 심조율전환), 기계적(경동맥동 마사지), 또는 약리적으로 전환될 수 있다. ② 주로 동시성심장조율전환을 의미할 때는 관류되는(그러나 악화되는) 심장 리듬이 안정적인 리듬으로 전기적으로 전환되

는 것을 의미하며 이 기술은 심율동전환기(cardioverter)라는 장치를 사용하여 불응기인 QRS과 리듬시 전기적 쇼크를 동시에 진행시킨다. 이러한 기술을 필요로 하는 리듬은 맥박성 심실빈맥, 심실상성 빈맥증, 심방조동, 심방빈맥을 포함한다. = 심장전환술.

심장자동능력 心臟自動能力 heart automaticity 심장세포 중 pacemaker에서 자발적인 활동전위를 발생하고 전도시켜 심장을 탈분극시키는 능력.

심장잡음 心臟雜音 heart murmur 청진 검사시 심장에서 들리는 비정상적인 소리로 판막 또는 심방, 심실로 흐르는 혈액이 변화하여 일어나며 심장주기, 기간, 발생시간에 따라 분류한다. = 심잡음.

심장전도계 心臟傳導系 cardioconduction system 심장박동을 유발하는 전기적 자극을 전도하는 특수화된 근육조직 체계.

심장절개 心臟切開 cardiotomy 심장을 절개하는 수술.

심장정지 心臟停止 cardiac arrest 심장의 효과적인 순환과 심 박출의 갑작스러운 정지로, 흔히 심실세동 또는 심실부전에 의해 유발된 심장기능이 멈춘 상태. 심박동이 더 이상 이루어지지 않음을 의미하며 예기치 않게 갑자기 나타나는 경우가 많다. 심장이 정지되면 심장에서 혈액을 더 이상 신체 장기에 박출하지 못하고 산소 공급이 중지되고 이산화탄소가 제거되지 않아 조직세포는 혐기성 대사를 하며, 대사성 호흡기성 산증이 잇따라 일어난다. 그 뒤 호흡이 멈추게 되고 의식을 잃게 된다. 심정지(心停止 cardiac arrest) 후 20~40초 내에 환자들은 임상적으로 사망하게 되며 4~6분 후에는 대뇌로의 산소공급장애를 초래하고 결국 영구적인 뇌 손상을 받게 된다. 즉각적으로 심폐소생술을 시행하여 심장, 폐, 신장, 뇌의 손상을 막는다.

심장조율전환기 心臟調律轉換器 cardioverter 비정상적인 빈맥성 심장 리듬을 정상 리듬으로 회복시킬 때 사용하는 제세동기 또는 그 밖의 심조율전환 기계장치.

심장주기 心臟週期 cardiac cycle 심장의 이완기와

수축기를 말하며, 전기적 자극이 동방결절에서 방실결절로 전도되어, 히스속과 속가지 및 Purkinje섬유에까지 이르러 심방수축에 이어 심실수축이 일어나게 되고 수축은 근섬유가 탈분극 되어 나타난다. 상하대정맥으로부터 우심방으로 산소가 부족한 혈액이 들어오고, 삼첨판을 통과하여 우심실을 채운 뒤 우심실에서 혈액이 폐동맥판막을 통해 폐동맥과 폐로 들어가 산소화된다. 산소가 풍부한 혈액이 폐정맥을 통과하여 심장의 좌심방으로 되돌아오고 승모판을 통과하여 좌심실로 들어간다. 이 혈액은 대동맥판을 통과하여 대동맥으로 펌프되어 말초순환을 한다. 좌·우 심방의 수축은 거의 동시에 일어나며, 이어서 거의 동시에 심실이 수축된다. 구조적·화학적·전기적 이상으로 인해 전도장애, 근수축 장애, 심장의 혈류 이상 등이 나타난다.

심장중간정맥 心臟中間靜脈 middle cardiac vein 심첨에서 시작되어 심실구 후면으로 올라와 양측심실에서 혈액을 받고 관상정맥동의 우측가지에서 끝나는 심근 5개 정맥 중의 하나.

심장차단 心臟遮斷 heart block 심장근육의 활동을 조절하는 전기적 흥분의 정상적 전도 장애. 장애의 위치나 형태에 따라 동방블록, 방실블록, 각블록 등으로 명명된다. = 심차단.

심장초음파검사 心臟超音波檢査 echocardiography 초음파를 이용하여 심장 내부를 직접 눈으로 보며 심장의 영상을 기록하는 비침습적인 진단검사. 초음파가 한 조직을 통과하여 다른 조직으로 전파될 때(심장 근육에서 혈액으로), 초음파가 직접 심장을 통해 전달되어 후면까지 상태를 반영한다. 음파는 초음파 기계의 변환기로 전달되어 기록계에서 기록하고 환자에게 위험없이 수행되며 좀더 정밀 검사가 필요한 경우 심혈관 조영술이나 다른 침습적 검사가 필요하다. = 초음파심장조영술.

심장카테터법 心臟~法 cardiac catheterization 심장판막, 대혈관 등의 순환기계 구조와 기능에 대한 정보를 얻기 위해 말초 정맥이나 동맥을 통해서 심장내에 작은 카테터를 삽입하여 심장, 대혈관, 관상동맥을 검사하는 것. 검사 및 심장의 압력, 심박출량

을 측정할 수 있으며 심질환과 기형 진단 및 죽상동맥 경화증으로 인한 관상 동맥의 폐색을 진단하는 방법. = 심혈관조영술.

심장탈출 心臟脫出 cardiocele 위(횡격막) 혹은 근처의 상처로 심장이 돌출된 상태. = 심장삐짐.

심장통 心臟痛 cardiac pain 심장질환시 나타나는 통증. 주로 협심증, 심근경색, 심근염, 심외막염, 심장신경증에서 나타나며 심근의 허혈, 염증, 급작스런 확장 등에 의해 자극을 받아 통증이 생기며 보통 전흉부뿐 아니라 관련통으로써 어깨, 목, 상지, 하악, 치아 등에 통증을 느끼는 경우도 있다. 협심증이나 심근경색의 경우는 쥐어짜는 듯한 느낌이나 압박을 받는 느낌으로 느껴진다.

심장판막 心臟瓣膜 heart valve 심박동시 동시에 열리고 닫힘으로써 혈액의 역류를 방지하는 막. 심장판막에 두 개의 반월판(대동맥판과 폐동맥판)과 승모판(이첨판), 삼첨판이 있다. 판막은 오직 한 방향으로만 혈류를 보내는데 판막에 이상이 생기면 혈액이 역류되어 심잡음이 발생한다. = 심판막(cardiac valve).

심장하수(증) 心臟下垂(症) bathycardia 흉곽 내에서 심장이 비정상적으로 아래로 치우쳐 있는 상태. 대개 기능에는 영향을 미치지 않는다.

심장효소검사 心臟酵素檢査 cardiac enzyme test 혈중 심장 효소치를 측정하는 검사.

심전도 心電圖 electrocardiogram : ECG, EKG 심장의 수축에 따른 활동전류를 곡선으로 기록한 것. 심근의 흥분은 정맥동(靜脈洞)에서 일어나 심방·심실 방향으로 나아가므로 이 흥분을 임의의 두 점에서 전류계(심전계)에 유도하면 심장의 활동전류가 그래프로 묘사된다. 이와 같이 해서 얻은 것이 심전도이며 심장질환의 진단에 매우 중요하다. 심장의 기저부(基底部)가 흥분해서 첨부(尖部)에 대하여 전기적으로 음성이 될 때 전류계의 지침(바늘)이 위쪽으로 향하게 곡선을 그릴 경우, 등전위선(等電位線)에서 돌출하는 곳을 W.에인트호벤의 명명에 따라 P, Q, R, S, T, U파(波)라고 한다. 심전도를 얻는 방법에는 양손(제1유도), 오른손과 왼발(제2유도), 왼손과 왼발

(제3유도)의 표준지유도(標準肢誘導) 외에 단극유도(單極誘導), 흉부유도 등도 있다. 협심증이나 심근경색(心筋梗塞) 등의 관동맥 질환을 비롯하여 여러 가지 부정맥(不整脈)이나 전해질이상(電解質異常) 등의 진단, 또는 수술 중의 심장이상의 유무 조사 및 확인 등, 그 응용면이 넓고, 심장질환의 진단학상 매우 중요하다.

심전도검사 心電圖檢査 electrocardiography : ECG 심장 근육에서 발생되는 전기 현상을 그림으로 기록하는 검사로 전기현상 기록을 위해 신체 표면에 전극을 부착한다.

심전도검사보고서 心電圖檢査報告書 electorcardiographic report 심장질환의 진단을 위하여 심장의 박동상태를 그래프로 그리는 것. 그래프 자체와 심장 전문의사가 판독한 내용이 포함되어 있으며 판독한 심장 전문의사가 서명한다.

심전도계 心電圖計 electrocardiograph 심장의 전기적 흥분파가 근육의 전도조직을 통해 전파되는 것을 탐지해 내기 위해 심근의 전기적 활동을 기록하는데 사용하는 기구. 입력부, 증폭부, 기록부, 전원부로 구성되어 있다. 1) 입력부 : 신체 각부에서 전원변화를 유도하여 증폭부까지 이끌어가는 부분인데, 전극과 유도코드, 유도전환 다이얼, 전격방지장치로 이뤄진다. 2) 증폭부 : 신체에서 유도된 미소전위를 기록장치를 작동시키는데 충분한 수천배의 전압으로 증폭되는 부분, 심전계의 저역주파수특성은 증폭부내의 콘덴서저항결합(CR결합)의 특성(시정수)에 의해 규정된다. 3) 기록부 : 증폭된 전압에 의해 가동코일을 움직여 기록매체에 기록하는 부분. 기록방식으로서는 사진식, 직기식 (열펜식, 잉크식, 잉크제트분사식)이 있다. 고역주파수특성은 기록계에 의해 규정되며, 사진식, 잉크제트분사식이 뛰어나다. 4) 전원부 : 증폭부, 기록부에 전력을 공급하는 부분이며, 직류식, 교류식 및 교직양용식이 있다. 현재 널리 보급되어 있는 심전도계는 열펜식, 교류전원식이다.

심전도모니터기 心電圖~機 electrocardiogram monitor 심전도와 함께 환자의 혈압, 맥박수를 측정하는 장비.

심전도자동진단 心電圖自動診斷 computer-assisted ECG reading 심전도 신호를 A-D 컨버터에 의한 디지털 변환 후 컴퓨터 입력하고, 각 극파의 파고, 시간폭, 시간관계를 자동적으로 계측하여, 그 계측을 심전도 진단명과 더불어 출력하는 것. 심전도검사의 생력화, 데이터 정리에 유용하며, 다수의 피검자를 대상으로 하는 집단 검진이나 대병원의 중앙검사부에서의 스크리닝 검사에 적합하지만 심전도자용진단의 최대의 문제점은 진단정도이다. 의사에 의한 진단에 비하여 간과나 진단자간의 판정 오차는 없어지나 잡음혼입에 약하고 계측실수에 의한 오진을 볼 수 있다.

심전도장애 心電圖障碍 cardia conduction defect 동방결절(sinoatrial node), 결절간통로(intranodal pathways), 방실결절(atrioventricular node), 히스속(bundle of His), 푸르키니에 섬유(Purkinje fibers)로 구성되어 있는 심전도시스템의 장애. 투약, 심근경색, 저산소증, 외상 등에 의해 시스템이 방해되어 전도시간이 늘어나고 심전도상 변화를 일으킨다.

심전도측정자 心電圖測定~ ECG ruler 여러 가지 측정체계와 측정자가 들어있는 심전도 평가에 사용되는 도구.

심지굴근 深指屈筋 musculi flexor digitorum profundus 천지굴근의 하층에서 척골전면 상방부와 전완골간막에서 일어나기 시작하여 제2~5지의 말절골 저부에 정지하며 손가락의 말절을 굴곡시키는 작용을 하는 전완의 근육(muscle of forearm). = 깊은손가락굽힘근.

심진탕 心震蕩 cardiac concussion 심장부에 국한하여 둔력을 가했을 때 일시적으로 일어나는 심장의 기능장애로 급격히 심부전상태에 빠져 부정맥으로 급사할 수 있다.

심첨 心尖 cardiac apex 심장의 좌전방의 첨단. 좌심실의 표면에 있으며 그 표면에 얕은 심첨절흔이라는 구가 있고 전후 실간구로 이어진다. 심장의 수축기에 심첨을 전흉벽에 부딪치게 되므로 흉벽상에서 제5늑간 부근에서 시진 또는 촉진으로 심박동을 느낄 수 있는 경우가 많다. = 심장꼭대기.

심첨맥박 心尖脈搏 apical pulse 흉곽의 심첨부에 청진기를 대고 듣는 심박동. 좌심실의 표면에 있는 심장의 좌전방의 첨단을 심첨이라고 하고 심장의 수축기에 심첨을 전흉벽에 부딪히게 되므로 흉벽 상에서 제 5 늑간 부근에 심박동이 청진된다.

심초음파 心超音波 echocardiogram 초음파 반사로 심방의 크기, 비대, 심낭삼출, 판막질환, 선천성 심질환에 대한 정보를 얻는 것. = 초음파심음향도.

심판막증 心瓣膜症 valvular disease 심장판막에서 발생하는 폐쇄부전이나 협착증 등의 판막질환. 승모판막 폐쇄부전증(mitral insufficiency, MI)과 승모판막 협착증(mitral stenosis, MS)등이 있는데 승모판막 폐쇄부전증은 승모판막 역류증이라고도 하며 판막증 중 가장 흔하다. 혈액은 좌심실 수축시 좌심방으로 역류해서 심방이 확장되며 좌심실은 확장기에 대량의 혈액이 유입되어 확장된다. 수축기에 혈액은 심방으로 역류해서 대동맥으로 혈액을 충분히 방출하지 못하기 때문에 좌심실은 대상성으로 비대해진다. 대량의 혈액이 좌심방에 저류해서 폐순환계는 울혈을 일으키고 우심에도 부하가 미쳐 결국 울혈성 심부전이 초래되고 부종, 청색증을 야기시킨다. 승모판막 협착증은 폐쇄부전을 동반하는 경우가 많으며 판막구가 좁기 때문에 좌심실의 확장때 좌심방에서 좌심실로 혈액이 충분히 흐르지 않아 혈액이 좌심방에 저류해서 좌심방은 비대해지고 확장된다. 결국 폐순환계에 울혈을 일으키고 우심의 비대 및 확장과 우심방의 확장을 가져온다.

심폐기 心肺機 heart-lung machine 심장이 박동하지 않고 혈액이 없는 상태로 수술할 수 있도록 심장과 폐의 기능을 대신하는 것. 심폐기는 체외에서 체외순환(extra-corporeal circulation) 기능을 한다.

심폐사 心肺死 cardiopulmonary death 뇌, 심장, 폐 등의 3대 생명유지 장기기능이 모두 영구히 정지된 시점.

심폐소생술 心肺蘇生術 cardiopulmonary resuscitation : CPR 심정지로 인한 주요 장기의 비가역적 손상을 막기 위하여 인공순환과 인공호흡을 시행하여 조직에 산소공급을 유지하고 궁극적으로는 환자의 심박동을 회복시켜 심정지 환자를 소생시키기 위한 치료술기. 협의의 심폐소생술은 심정지 환자를 소생시키기 위하여 흉부압박과 인공호흡을 하는 치료술기로 기본 심폐소생술(basic CPR)이라고 하며, 광의의 심폐소생술은 흉부압박과 인공호흡을 시행하는 기본 인명구조술과 제세동, 약물투여 등의 전문의료기술을 시행하는 전문 심장구조술을 모두 포함하며 심폐소생술이라는 포괄적인 용어로 사용된다.

심폐소생술교육기관 心肺蘇生術敎育機關 Basic Life Support Training Site : BLS TS 대한심폐소생협회(KACPR)나 미국심장협회(AHA)에서 제정한 표준화된 심폐소생술 교육을 일반인과 의료인들을 대상으로 교육하고 훈련시킬 수 있도록 인가된 교육기관으로 우리나라의 경우는 대한심폐소생협회로부터 인증을 받는다.

심폐소생용보드 心肺蘇生用~ CPR board 효과적인 심폐소생술을 실시하기 위해 심폐소생술 동안 환자의 등에 대는 플라스틱 재질의 딱딱한 판자.

심폐우회술 心肺迂廻術 cardiopulmonary bypass 산소펌프기를 이용해 혈액이 심장과 폐를 지나지 않고 바로 대동맥으로 돌아오도록 전환시키는 방법으로 심장수술에서 이용하는 절차이다. 간혹 심도자실이나 수술실에서 발생한 심정지 환자에서는 비교적 희망적인 결과를 보이고 있다. 반면 심정지가 발생되어 병원으로 이송된 환자나 병실에서 심정지가 발생한 환자의 생존에는 거의 도움이 되지 않는다. = 심폐측로.

심해잠수 深海潛水 deep-sea diving 심해에 잠수하는 일. 1950년대 이후 심해관측용 잠수정이 고안되어, 심해에 관한 지식이 비약적으로 증가하였다. 잠수 기록은 1954년 아프리카의 다카르 앞바다에서의 4,050m이며, 1960년에 세계에서 가장 깊은 마리아나 해구의 깊이 1만m에 이르는 챌린저 해연에 잠수하였다. 심해잠수에 의해, 심해에는 천천히 내리는 바다눈(marine snow)이 있고, 빛을 발하는 생물이 살고 있으며, 3,000m 이상의 심해에도 매초 수cm에 이르는 심해저층류(深海底層流)가 있다는 것 등을 알아냈다.

심해잠수정 深海潛水艇 deep submersible vehicle
바다 깊이 잠수하여 항해할 수 있도록 만들어진 잠
수정. 19세기 중엽부터 해저전선(海底電線)을 부설
하기 위하여 심해저 측량이 필요해짐에 따라 개발되
었다. 오늘날은 광대한 해양이 지니고 있는 자원, 에
너지, 공간을 활용하는 것이 인류에게 꼭 필요한 일
이라는 인식이 확대되면서 심해잠수정의 역할이 매
우 커지고 있다.

심해저 深海底 deep sea floor 대양저의 주체가 되
는 깊이 2,000 m보다 깊은 해저. 전체 해양넓이의
약 75.9%를 차지한다. 일반적으로 기복이 작고 평
탄한 심해저는 4,000~6,000 m 깊이에 넓게 분포하
고 있으며 해저산맥의 해령, 단독으로 있는 해저화
산이나 기요, 완만하고 너비가 넓은 해팽 등이 여기
저기 분포하고 있다. 대륙과 대양과의 경계나 호상
열도(弧狀列島)의 대양 쪽에는 대륙사면 끝에 길쭉
한 해구가 분포하고, 해구 속의 특히 깊은 해연에는
1만m를 넘는 것들이 있다. 세계에서 가장 깊은 비티
아즈해연의 깊이는 1만 1,034 m에 이른다. 심해저
에는 점토·화산재·우주진(宇宙塵)·플랑크톤의 유
해 등을 주로 하는 퇴적물이 있어서 그 퇴적속도는
1,000년에 수 mm 정도로 매우 천천히 진행되고 있
다. 심해퇴적물 밑에는 현무암 바탕의 해양질 층이
5km 정도의 두께로 깔려 있고 모호로비치치 불연속
면을 경계로 하여 맨틀과 접촉되어 있다.

심혈관계 心血管系 cardiovascular system 심장과
전신에 혈액을 공급하는 혈관을 포함하는 해부학적
구조의 그물망. 동맥, 정맥, 모세혈관으로 구성된다.
동맥은 세포에 영양분을 공급하고, 정맥은 세포의
노폐물을 배출시키고 심혈관계는 폐로부터 조직으
로의 산소 전달과 노폐물을 폐로 전달하여 배출시키
므로 호흡계와 긴밀히 연관되어 있다.

심혈관조영상 心血管造影像 angiocardiogram 심
장과 심혈관의 방사성 조영제를 관상혈관에 주사하
는 동안과 직후에 X-ray로 빠르게 연속적으로 수행
되는 심장의 방사성 영상.

심혈관질환 心血管疾患 cardiovascular disease
심장과 혈관의 기능부전에 의한 비정상적인 상태.
미국에서 심혈관계질환은 사망의 제 1순위이다. 매
년 질환으로 인한 사망의 50% 이상을 차지하며 해
마다 미국의 65세 이하 인구 100만 명의 1/4이 이
질환으로 사망한다.

심호흡 深呼吸 deep breathing 폐내의 호흡을 가
능한한 다량으로 출입시키도록 가슴과 배를 펴고 길
고 크게 호흡하는 것. 장기간의 침상안정이나 마취
후에 호흡기계의 기능을 유지하고 개선하기 위해 실
시한다.

10%고장성포도당용액 10%高張性葡萄糖溶液 10%
dextrose in water 정맥내 투여를 위한 10% 포도
당 용액. 5%와 마찬가지로 많은 체액 보충이 필요
한 경우가 아닐 때 사용된다. 탄수화물이 D_5W의 두
배이므로 저혈당의 치료에 유용하다. 신생아 인공호
흡시나 저혈당증에 투여한다.

10%마그네슘설페이트 10% magnesium sulfate 용
적 팽대성 하제의 하나로 휘발성 탄화수소 등을 섭
취했을 때 설사촉진제로 많이 이용되는 무색의 작은
결정액. 독성물질을 빨리 통과시켜 위장관으로의 흡
수를 최소화시키는데 많이 사용한다. 장폐색, 복부외
상을 동반한 중독환자, 신부전환자에게는 복용시키
지 않는다.

10%소디움설페이트 10% sodium sulfate 장에서
배변작용을 촉진시키는 하제의 일종. 무색투명한 결
정액으로 휘발성 탄화수소 등을 섭취했을 때 설사촉
진제로 많이 이용되며 독성물질을 빨리 통과시켜 위
장관으로의 흡수를 최소화시키는데 많이 사용한다.
장폐색, 복부외상을 동반한 중독환자, 심부전환자에
게는 복용시키지 않는다.

10부호체계 十符號体系 ten-code system 다른 코
드 숫자에 의해 따라오는 숫자 10을 이용하여 Public
Safety Communication협회에 의해 공표된 무선 코
드 체계.

10시간지연가연물 十時間遲延可燃物 ten-hour
time lag fuel(소방) 직경 6~25mm(1/4~1 inch)
까지의 죽은 풀, 목재 등으로 연소가 활성화되는데
10시간 정도 소요되는 가연물.

십이지장 十二指腸 duodenum 소장 중 가장 짧고

넓으며 위로는 위와 연결된 길이 약 25cm로 갈고리 모양 장기. 제1요추의 전우측 유문에 이어져 시작되고 제2요추의 전좌측에서 세 번째 구부러져 공장으로 이어지는 소화기관이다. 점막하조직(submucosa)에는 장선이 발달되었고 소화를 돕기 위해 팽대부에서 간이나 췌장 분비관이 열려있으며(총담관/췌관), 점막(mucosa)에는 배상세포(goblet cell)가 있어 주로 점액을 분비하여 음식물 이동을 윤활하게 한다. = 샘창자

십이지장궤양 十二指腸潰瘍 duodenal ulcer 소화성 궤양의 가장 흔한 형태로 십이지장에 가장 많이 궤양이 발생하며 무증상에서 심한 상복부동통까지 다양하며 위궤양이 식후에 통증을 호소하는 반면 십이지장궤양은 대개 공복시 통증을 호소한다. → peptic ulcer.

쌍구 雙口 siames 토출구나 주입구가 두 개인 것.

쌍구형소화전 雙口形消火栓 double hydrant 방수구가 두 개인 소화전.

쌍구형연결금구 雙口形連結金具 siamese ① 두 개 이상의 호스라인을 하나의 호스로 결합시킬 때 사용하는 관부속. 흡입부는 암피팅, 방출부는 수피팅 ② 쌍구형 호스라인을 연결시키는 행위.

쌍구형호스라인 雙口形~ siamese line 두 개 이상의 호스라인이 하나의 호스로 연결되는 호스라인.

쌍구형흡수관 雙口形吸水管 collecting head 두 개 이상의 흡입부와 하나 이상의 토출부로 이루어진 기구. 하나 이상의 호스라인을 펌프 흡입부에 연결할 때 사용한다.

쌍둥이 雙~ twin 한 번의 임신으로 출생된 두 아이. 난소에서 하나나 두 개의 난자가 배란되어 동시에 수정되는 것으로 80건의 임신 중 한 번 정도로 발생한다. = 쌍생아.

쌍둥이형성 雙~形成 twinning ① 자연적으로 또는 동물의 실험적 목적으로 외부조절에 의해 한번의 임신에서 둘이나 그 이상의 태아 발생, ② 세포분열에 의해 두 개의 같은 구조나 부분의 생성.

쌍시류 雙翅類 diptera 한 쌍의 날개를 가진 곤충류. 여기에는 흑파리(blackflies), 사슴파리(deerflies),

말파리(horseflies), 모기와 체체파리(tsetse flies) 등이 속한다. 이 곤충은 인간질환의 가장 유의한 보균자이다.

쌍안정 雙安定 bistable 어떤 장치가 두 가지 안정 상태를 가질 때.

쌍여닫이창 雙~窓 casement window 한쪽 측면에 힌지를 부착하여, 창문을 개방할 때 바깥쪽으로 밀어서 개방하도록 되어 있는 창.

쌍초점 雙焦點 bifocal 하나는 멀리, 하나는 가까이 두 가지 초점을 가지고 있는 렌즈.

써치탭 search TAP 건물 붕괴 등 인명피해가 큰 재난상황에서 구조자가 생존자를 찾을 수 있도록 돕는 인명탐색 장비. 작은 틈새 또는 구멍으로 카메라와 마이크가 부착된 탐색 봉을 투입하여 공간 내부를 편리하게 보기 위해 사용할 수 있는 것이 특징.

썬트 shunt 산악사고 등에서 로프를 이용한 하강 활동시 보조기구로서 윗줄 오르기 방식으로 사용하는 등반장비.

썰물기 ~期 ebb current 해안으로부터 멀어지는 물의 수평적 움직임.

쐐기벌레 wedge worm 다양한 종류의 나방들의 초기 유충이나 애벌레(쐐기). 이 시기에 접촉할 경우 피부 및 점막자극을 유발시켜 소양감, 발작성 발진, 또는 두드러기와 수포를 동반할 수 있다. 증상은 쐐기벌레를 직접 만진 후, 누에고치를 다룬 후, 또는 바람에 날려 온 솜털에 노출된 경우에 나타난다. 병인은 벌레의 털이나 부속기의 직접적인 자극효과로 생각되며 독소의 경피적 주입 또는 벌레의 항원에 대한 과민반응 등을 생각해 볼 수 있다. 증상은 수일 내에 사라진다. 국소세척과 경구 항히스타민제가 종종 사용된다.

쐐기압 ~壓 wedge pressure 폐동맥내로 카테타를 삽입하여 간접적으로 측정되는 압력에 의해 결정되는 폐모세동맥압.

쐐기절단 ~切斷 wedge resection 쐐기형태로 기관을 외과적으로 제거시킨 단면.

쐐기풀두드러기 nettle rash 독성 및 자극성 액체를 분비하는 쐐기풀 잎사귀와 접촉하여 피부에 생기는 발진. 이런 갈대들은 히스타민을 포함하고 있다. 유발된

따끔따끔함과 가려움은 수분에서 수 시간 지속된다.

쓰나미 津波 Tsunami 지진으로 발생하는 대규모 해일. 해저에서 발생한 지진으로 엄청난 파동이 발생하여 시속 800km 이상으로 거대한 양의 물이 낮은 파도로 밀려오다 경사가 완만한 해안가에 도달하면 속도가 느려지면서 압축상승을 하게 된다. 이로 인한 해일이 해변가를 강타하는 현상. 2004년 12월 26일 인도네시아 수마트라섬 인근에서 리히터규모 8.9의 강진에 의해 동남아시아 일대에 최악의 해일 피해가 발생한 바 있다. = 해일.

C급화재 ～級火災 C-class fire 통전(通電) 중인 전기 시설·기구가 연소하는 화재. 발생시 우선 전원을 차단하여야 하며 감전 위험이 있는 경우에는 분말소화약제나 화론·질소와 같은 가스계소화약제를 이용하여 진화하여야 하고 주수(注水)할 경우에는 물을 멀리 날려야 한다. = 전기화재.

C카드 Certifide-card 국제적인 다이빙 면허. C카드는 잠수기술과 아울러 바다에서의 예의를 지키는 증명으로 통용되며 각종 강습교육을 이수해야 주어진다. 보통 스쿠버 다이빙의 자격증은 다이빙 장비점이나 강사가 개최하는 다이빙 스쿨에 들어가 시험에 합격하면 취득할 수 있다. 각 교육단체가 다이버로서 안전하다고 생각되는 지식이나 기술을 습득했다는 표시로 발행되고 있는 것으로 라이센스(Licence)라고 부르지 않고 서티파이드(Certifide)를 줄여 C카드(증명서)라고 부른다.

C형간염 ～形肝炎 hepatitis C 수혈 등 혈액을 통해 전염되는 간염. 급성간염의 50% 이상이 만성 간염으로 발전된다. 진단은 HCV항체를 확인함으로써 이루어진다. = non-A, non-B 감염.

CDMA채널 CDMA channel 주어진 주파수에서 기지국과 이동국으로부터 송신되는 채널 세트.

씨실 weft thread 직물로 짜여진 호스에서 가로 방향으로 들어간 실.

씨-포스트 C-post 자동차의 앞면에서 세 번째에 위치한 지주. 세단의 경우 가장 두꺼우며 뒤에 위치함. 스테이션 웨건(접거나 뗄 수 있는 좌석이 있고 뒷문으로 짐을 실을 수 있는 자동차)의 경우에는 4개의 지주 중 3번째에 위치함.

씰 seals 건식잠수복에서 손목이나 목 부분에 물이 스며들지 않도록 하는 것. 대개 고무 라텍스나 신축성이 좋은 네오프렌을 사용한다.

씸스체위 ～體位 Sims' position 복와위와 측와위의 중간 체위로 측두와 흉부로 상체를 지지하고 아래쪽의 상지는 등으로 돌려 상체의 압박을 피하고 고관절, 슬관절을 가볍게 굴곡시키고 위쪽의 하지는 굴곡을 심하게해서 상측의 대퇴를 복벽에 접근시킨 체위. 토물의 흡인을 예방하거나 관장시, 직장 등의 검사에 유용하다.

씻어내림 wash down 물을 뿌려 가연성이나 독성 액체를 제거하는 것. 일반적으로 위험 지역을 확대시키고 구조자나 희생자의 위험을 증가시킬 우려가 있으므로 구출이나 구조작업 동안에는 권장하지 않는다.

아가린산 ～酸 agaricic acid 균류인 *polyporus officinalis* 등에 함유되어 있는 산 성분. 독성은 그다지 강하지 않다. 위장염, 설사, 구토, 두통, 발한 등을 일으킨다.

아교 阿膠 glue 짐승의 가죽, 뼈, 힘줄 등을 고아서 그 액체를 말린 황갈색의 딱딱한 물질. 가죽을 석회수 용액에 담근 후 열수추출(熱水抽出)하고 용액을 농축해서 냉각하면 응고한다. 뼈는 미리 유기용제(有機溶劑)로 탈지하고 열수추출한다. 보통 황갈색 고체이며, 물을 가하면 수용액은 콜로이드가 되고, 가열하면 졸상태, 냉각하면 겔상태가 된다. 가열한 졸상태 용액은 목재, 종이, 천 등의 강력한 교착제(膠着劑)로 되어, 합성수지 접착제가 나오기 전에는 공업용, 일반용으로 널리 사용되었으나, 내수성, 내습성이 없는 것이 결점이다. 먹, 회화용, 성냥 제조, 사진제판용 감광액 등에 쓰인다.

아교질 阿膠質 gelatin 아교처럼 끈적끈적한 성질, 또는 그런 성질의 물질.

아급성갑상선염 亞急性甲狀腺炎 subacute thyroiditis 거대세포성 갑상선염. 30~50대 여성에 많고 발열, 전신권태, 상기도염과 비슷한 증상으로 시작되고 갑상선의 종대와 동통을 수반하지만 수개월 후 자연 해소된다.

아급성경화성범뇌염 亞急性硬化性汎腦炎 subacute sclerosing panencephalitis 보통 연소자와 청년층을 침범하는 백질뇌염. 매우 드물고, 황폐를 초래하는 형이며, 잠행성으로 발병하여 수주 내지 수개월 간 진행성으로 뇌기능부전을 일으키는 것이 특징이며, 1년 이내에 사망한다. 병리학적으로는 백질의 병변 외에도 신경세포와 핍지교세포(oligodendroglia)내에 봉입소체가 있고 탈수 현상이 동반되며, 원인은 바이러스성 이라고 생각되고 있다.

아급성기관지폐렴 亞急性氣管枝肺炎 subacute bronchopneumonia 보통보다 활동성이 더 약한 기관지폐렴.

아급성염증 亞急性炎症 subacute inflammation 급성염증과 만성염증의 중간.

아나필락시스 anaphylaxis 이전에 만났던 항원에 대한 과장되고 생명을 위협하는 과민반응. 반응은 (Ig)E 또는 (Ig)G 항체가 증가하고, 비만세포로부터 화학적 매개물의 방출이 일어난다. 전신적인 소양증, 충혈, 혈관부종일 수도 있다. 증상의 심각성은 원래의 감작한 항원의 용량과 양, 항체의 분포와 유입경로, 아나필락시스를 유발한 항원의 양에 따라 달라진다. 곤충에 물린 경우, 요오드를 포함한 조영제, 아스피린, 동물의 혈청과 함께 조제된 항독소, 알레르기원은 과민증을 경험하는 환자의 검사와 탈감작에 사용될 수 있고 페니실린 주사는 가장 흔한 아나필락시스성 쇼크의 원인이 된다.

아나필락시스쇼크 anaphylactic shock 약, 백신, 특정한 음식, 혈청, 알레르기원 추출물, 곤충의 독, 화학물질 같은 감각물질에 대한 반응. 상태가 심각하고 때에 따라 치명적인 전신적 과민반응으로 감작요인(알레르기원)에 노출된 후 수초에서 수분내에 일어날 수 있고 호흡부전, 혈관허탈이 특징이다. 사람에 따라 전신 아토피성 반응이 노출 후 더 빨리 나타나기도 한다. 알레르기원은 전신적 순환에 유입되어 면역글로불린 E(IgE)와 결합하고 히스타민을 방출하도록 체액 반응을 일으킨다. 또한 반응을 시작하는 것은 IgG와 IgM이고, 이는 히스타민 작용을 자극하는 보체의 방출을 일으킨다. 첫 번째 반응은 강한 불안, 허약, 죽음이 임박한 느낌 등이고 발한과 짧은 호흡도 일어날 수 있으며, 흔히 소양증과 두드러기가 동반된다. 그 밖의 증상은 저혈압, 쇼크, 부정맥, 호흡기 정체(울혈), 후두부종, 메스꺼움, 설사 등이다. ＝ 초과민반응쇼크.

아날로그발신장치(센서) ～發信裝置 analog initiating device(sensor) on/off상태만을 표시할 수 있었던 기동장치와는 달리 연속적으로 변화하는 물리량을 나타내는 신호를 전송하는 기동장치.

아날로그식감지기 ～式感知器 analogue detector 주위의 온도 또는 연기 양의 변화에 따라 각각 다른 전류치 또는 전압치 등의 출력을 발하는 감지기. 일반 감지기와 같이 감지기 자신이 화재여부를 판단하여 발신하는 것이 아니라 시시각각으로 검출된 온도 또는 연기의 농도에 대한 정보만을 수신기에 송출하고 화재 여부의 판단은 수신기가 하도록 하는 것이다. 즉, 일반감지기는 정상 상태와 화재신호의 두 가지 상태를 알려주지만 아날로그식감지기는 현재의 온도 또는 연기의 농도를 발신하게 된다. 다신호식감지기와 다른점은 다신호식감지기는 열 또는 연기의 양적 증가가 설정 값에 다다르면 순차적으로 신호를 발신하지만 아날로그식감지기는 신호를 발신하도록 설정된 값이 없으며 주기적으로 수신기에 온도 또는 연기의 양에 대한 정보를 송신한다. → 수신기, 다신호식감지기.

아날로그신호 ～信號 analog signal 세기의 크기를 다양하게 함으로써 정보를 의사소통할 수 있는 신호.

아날로그전송 ～傳送 analog transmission 음성 등의 각종 아날로그 신호를 전송하는 것. 전송로를 유효하게 사용하기 위하여 주파수 분할 다중 방식 (FDM)으로 전송하는 경우가 많다.

아날로그통신 ～通信 analog communication 연속적으로 표현된 데이터 또는 음성을 전송하는 통신방식. 원격측정법(telemetry)에 사용되기도 한다.

아네로이드기압계 ～氣壓計 aneroid barometer 일반 기압계의 수은주를 진공 밀폐된 챔버로 대체한 대기압 측정기.

아니스트레프레이즈 anistreplase 플라스미노겐-스트렙토키나제 활성 복합체(plasminogen-streptikinase activator complex)의 유도체. β-hemolytic streptococci로부터 유도된다. 투여되면 불활성 유도체로 플라스민은 플라스미노겐으로부터 생성된다. 다음에 플라스민은 피브린과 피브리노겐을 용해시켜 관상동맥 협착을 일으키는 혈병의 용해를 일으킨다. 급성심근경색중에 투여되며 활동성 뇌출혈, 동맥절단이 의심되는 경우, 외상성 CPR, 중증 지속성 고혈압, 최근의 두부 외상병력이 있거나 뇌

종양, 최근 6개월 간의 뇌졸중의 병력, 임신은 절대적 금기증에 해당한다. 부작용으로는 출혈, 알레르기 반응, 아나필락시스, 고열, 오심 및 구토 등이 있다.

아닐린 aniline [C6H5NH2] 분자량 93.13, 증기비중 3.2, 증기압 1mmHg(20℃), 융점 -6℃, 비점 184℃, 비중 1.02, 인화점 70℃, 발화점 615℃, 연소 범위 1.3~11%인 무색 또는 담황색의 특이한 아민 같은 냄새가 있는 기름상의 액체. 공기 중에 두면 처음에는 황색으로 착색하고, 서서히 붉은색을 띠다가 나중에는 검은색이 된다. 물에는 3%밖에 녹지 않지만, 에탄올, 에테르, 벤젠 등 유기용매에는 녹는다. 아세틸화하면 아세트아닐리드를 생성하고, 클로로포름 용액을 만들어 브롬을 가하면 2,4,6-트리브로모아닐린의 백색 침전이 생긴다. 또 수산화알칼리 존재 하에서 클로로포름을 가하고 가열하면 이소니트릴을 발생하여 독한 악취를 풍긴다(카르빌아민반응). 따라서 이들 반응을 이용하여 아닐린의 정성분석(定性分析)을 할 수 있다. 연소시에는 질소산화물을 포함하여 여러 가지 유독성 연소생성물을 발생한다. 화재시 소화방법은 물분무, 분말, CO_2가 유효하며, 대형화재시 알코올형 포로 일시에 소화하여야 한다. 연소시 유독성 가스가 발생하므로 공기호흡기 등의 보호장구를 착용하여야 한다. 눈에 들어가면 충혈되며 피부에 닿으면 약상을 입는데, 증기를 흡입하거나 피부로 흡입되면 치아노제, 위장염, 질식, 의식상실, 사망에 이른다. 제법은 클로로벤젠을 Cu 촉매·가압 하에서 암모니아와 가열하여 만든다. 용도는 합성염료나 향료 등의 제조원료 외에, 아닐린알데히드수지(樹脂)의 원료로도 이용된다. 또, 용매나 분석시약으로 쓰이며, 유도체는 해열진통제인 안티헤브린(아세트아닐리드)이나 설파제로 사용된다 = aminobenzene, Phenylamine benzenamine.

아담의사과 Adam's apple 후두의 갑상연골에서 만들어진 목 앞에 불룩 솟은 부분. = 후두융기.

아데노바이러스 adenovirus 결막과 상부기도 호흡계를 감염시키는 바이러스. 약 31종의 다른 혈청형이 있는데 1, 2, 5형은 발열성 호흡기 감염증환자에게서 검출되며 3, 4, 7, 14, 21형은 급성호흡기질환 환자로부터 분리된다.

아데노신 adenosine 핵산의 구성성분. 체세포에 존재하는 천연물질이며 방실결절(atrio-ventricular node)을 통한 방실전도를 느리게 하여 발작성 심실상성 빈맥을 효과적으로 종식시키고 반감기가 5초 정도로 짧고 작용발현이 빠르므로 발작성 심실상성 빈맥을 정상적 동성리듬으로 전환시키는 데 효과적이다. 발작성 심실빈박증 말기에 유효하고, 작용기전은 K^+을 활성화시켜 세포 외로 방출시킴으로써 과분극을 일으켜 S-A node의 탈분극을 감소시킨다. 의사의 지시에 의해 1급 응급구조사가 투여할 수 있는 약물로 초회 투여량은 1~2초에 걸쳐 6mg을 빠른 정맥 내 농축괴(bolus)로 투여하고 투여 후 즉시 식염수 관류(saline flush)를 행해야 한다. 만일 초회량이 1~2분 이내에 발작성 심실상성 빈맥의 전환을 가져오지 못하면 12mg을 빠른 농축괴(bolus)로 투여하는데 필요시 2회 반복 가능하나 12mg 이상의 용량을 투여해서는 안 된다. 2, 3도의 심장 블록, 심한 동성 증상을 보이는 환자나 이 약물에 대해 과민성이 있는 환자에게는 금기이다. 안면홍조, 두통, 짧은 호흡, 현기증 등의 부작용을 유발할 수 있다.

아데노신2인산 ~二燐酸 adenosine diphosphate : ADP 무기인산과 반응하여 ATP를 생성한다.

아데노신3인산 ~三燐酸 adenosine triphosphate : ATP 리보오스기를 통해 삼인산 및 분자에 붙어 있는 뉴클레오티드 아데노신으로 구성된 화합물로 세포의 에너지 운반체.

아데노이드 adenoid 두 인두편도 중 하나로 비강 후방에 자리잡고 있으며 유아기에 흔히 감염물질로 인해 부어오르고 비강으로부터 인후까지의 공기흐름을 막아 아동이 코로 호흡하지 못하게 한다. = 선양조직(腺樣組織).

아데노이드말투 adenoidal speech 아데노이드 조직의 비대로 인해 약화된 비음의 소리.

아데닐산고리화효소 ~酸~化酵素 adenylate cyclase ATP를 cAMP와 PP(피로인산)로 촉매하는 효소. 호르몬과 막수용체 단백질 사이의 상호작용에 의해 활성화된다.

아동혹사죄 兒童酷使罪 child mistreatment 자기의

보호 또는 감독을 받는 16세 미만의 자를 그 생명 또는 신체에 위험한 업무에 사용한 영업자 또는 그 종업자에게 인도하거나 인도 받음으로써 성립하는 범죄.

아두배림 兒頭排臨 crowning 태아의 머리가 질 입구에서 보이는 분만의 마지막 단계. 병원전에서는 현장에서의 응급분만여부를 결정하는 인자 중 하나이고 태어나기 직전 정수리 주위에서 음순이 긴장된다. → 분만(labor). = 머리출현, 발로.

아드레날린 adrenaline 부신수질에 있어서 합성되는 호르몬. 교감신경 말단을 흥분시켜 혈관의 수축, 심박수의 증가, 심수축력의 증대, 혈압상승, 동공산대, 기관지 등의 평활근 이완을 일으키고 간에서 글리코겐을 포도당으로 생성시키는 작용을 한다. 카테콜라민의 하나로 질소에 붙는 메틸기와 수소가 치환하고 있는 아드레날린의 작용은 거의 같은데 아드레날린은 근혈관을 확장하는 반면, 노르아드레날린은 수축시킨다. = 에피네프린, 스프라레닌.

아드레날린성 ~性 adrenergic 에피네프린, 노르에피네프린 또는 유사한 활성을 나타내는 분자 작용의.

아드레날린수용체 ~受容體 adrenergic receptor 교감신경아민이 교감신경종말에서 방출될 때 아민을 감수하는 특수한 성질을 지닌 부위. 평활근이 아민에 의해 수축(흥분)하는 것을 α-수용체, 반대로 이완(억제)하는 것을 β-수용체라 한다. = adreno-receptor.

아디증후군 ~症候群 Adie's syndrome 한쪽 동공이 다른 쪽 동공에 비해 빛의 변화, 조절, 수렴에서 훨씬 느리게 반응하거나 발목이나 무릎반사와 같은 건반사가 결여된 병적인 상태.

아디포니트릴 adponitrile [CN(CH₂)₄CN] 분자량 108.1, 증기비중 3.7, 융점 1℃, 비점 295℃, 비중 0.97, 인화점 93℃(OC), 발화점 550℃, 연소범위 1.0%~ 인 달콤한 냄새가 나는 백색의 묽은 액체. 맹독성 물질로 물에 녹으면 매우 민감한 물질이다. 상온에서도 인화 위험이 있으나 가열하면 연소 위험성이 현저히 증가한다. 연소생성물은 시안화수소를 포함하고 있어 그 자신보다도 훨씬 유독하다. 저장·취급시에는 가열을 금지하고, 화기를 엄금하며, 용기는 차고 건조하며 통풍이 잘되는 곳에 저장하여야 한

다. 강산류와 강산화제와의 접촉을 방지하고, 다른 가연성 저장물과 충분히 격리시켜야 한다. 화재시 물분무, 건조분말, CO_2, 포로 소화한다. 소화 작업시는 유독성의 증기 및 연소생성물을 피하여 화점에 접근하며, 공기 호흡기 등의 안전장구를 착용하여야 한다. 피부를 통해 침투되면 치명적이며, 흡입하면 기관지 계통에 심한 알레르기 현상을 초래한다. 제법에는 부타디엔을 염소화(鹽素化)한 다음, 시안화나트륨과 반응시켜서 1,4-디시아노부텐으로 만들고, 이것을 수소로 환원시키는 부타디엔법과 농산폐물(農産廢物)인 펜토산에서 얻는 푸르푸랄에서 푸란을 거쳐 얻는 테트라히드로푸란을 염산으로 처리하여 1,4-디클로로부탄을 만들고, 이것에 시안화나트륨을 반응시켜서 합성하는 푸르푸랄법이 있다. 나일론 제조 중간체로 사용되는 것 외에 여러 분야에서 중요하게 사용된다. = adipic acid, dinitrile, 1,4-dicyanobutane, hexane dinitrile.

아라미드 aramid 방화피복 노메스크의 일반적인 명칭.

아라키돈산 ~酸 arachidonic acid 레시틴의 구성요소인 필수지방산으로 프로스타글란딘 생합성의 기본물질.

아래 inferior ① 주어진 기준점 보다 낮거나 아래의 상황으로 발은 다리보다 아래이다. ② 빈약한 질이나 가치. = 아래쪽의. ↔ 위, 위의(superior).

아래빗근 = 하사근.

아래쌍둥이근 = 하쌍자근.

아래창자간막정맥 = 하장간막정맥.

아래코선반 = 하비갑개.

아래콧길 = 하비도.

아래턱뼈 = 하악골.

아래턱신경 =하악신경.

아르기닌 arginine : Arg 단백질이 소화되거나 가수분해되어 생기는 아미노산. 크레아티닌 합성에서 amidine기를 공급하며 아르기닌으로 만들어진 혼합물은 간기능 장애에 의한 혈액 내 암모니아 과다 현상을 치료하는데 이용된다.

아르기닌혈증 ~血症 argininemia 아르기나아제 결핍으로 혈액 내 아르기닌의 양이 증가하여 생기는

유전질환. 암모니아가 요소로 대사되지 않아 고암모니아혈증, 대사성알카리혈증, 간비대 등이 나타난다.

아르보바이러스 arbovirus 모기와 진드기 등의 300가지 이상의 절족동물 매개성 바이러스 중 하나. 발열, 발진, 뇌염, 장기 또는 피부출혈과 같은 증상 중 두 개 이상이 복합된 감염을 일으키는 황열, 바이러스성 뇌염 등의 열성감염을 일으킨다. 예방용 백신이 개발되어 있는 아르보바이러스도 있다.

아르키메데스원리 ~原理 Archimedes' principle 유체(流體) 속의 물체가 받게 되는 부력에 대한 법칙. 유체(기체나 액체) 속에 정지해 있는 물체는 중력과 반대 방향의 부력(주위의 유체가 물체에 미치는 압력의 합력)을 받는데, 그 크기는 물체가 밀어낸 부분의 유체의 무게, 즉 물체를 그 유체로 바꾸어 놓았을 때 작용하는 중력의 크기와 같다. BC 220년경 아르키메데스가 발견했다고 한다. 물속에 있는 물체가 실제의 무게보다 가볍게 느껴지는 것은 이 원리에 의해 설명된다. 이 원리는 물질의 비중을 측정하는 기초가 될 뿐 아니라 옛날부터 뱃짐 등 복잡한 형태의 물체의 부피를 계산하는 데 응용되었다. 전설에 의하면 아르키메데스가 시라쿠사의 왕 히에론의 명에 따라 왕관이 순금제인지를 조사하느라고 고심하던 중에, 우연히 목욕탕에 들어가게 되었을 때 자신의 몸이 가볍게 느껴짐을 깨닫고 이 원리를 발견해서 왕관의 비중을 재어 은이 섞여 있음을 알아냈다고 한다.

아마인유 亞麻仁油 linseed oil 비중 0.9316~0.9354, 응고점 18~27℃, 인화점 222℃, 착화온도 343℃인 황금색, 호박색, 또는 갈색으로 독특한 냄새로 입에서 좋은 맛을 내는 물질. 아마의 씨에서 짜낸 건성지방유로 구성비는 포화산 8~9%, 올레산 10~15%, 리놀레산 25~35%, 리놀렌산 35~45%, 산소산 6.5%, 비(非)비누화물 0.5~1.5%, 글리세롤기(基) 4.5% 등이다. 공기에 접촉시킨 후 개면 암색이 되며, 300℃ 이상으로 가열하면 중합하여 리노키신으로 된다. 용도는 고도의 건조성을 이용하여 페인트, 니스, 리놀륨, 래커, 인쇄잉크 등을 제조하고, 또 고무 대용품, 약용, 연성세제원료 등에 사용한다.

아마추어무선 ~無線 amateur radio 금전상의 이익

을 위해서가 아니고 개인적인 무선기술의 취미 또는 자기의 통신기술의 훈련이나 무선기술의 연구를 위해 무선국을 운용하는 것.

아마추어무선국 ~無線局 amateur radio station 개인적으로 무선 기술에 흥미를 가진 사람이 무선 통신을 하기 위하여 개설하는 무선국. 각 아마추어 무선국에는 사용 주파수대가 지정되어 있다.

아마추어무선업무 ~無線業務 amateur service 금 전상의 이익을 위해서가 아니라 개인적인 무선 기술에 대한 흥미를 위해 행하는 자기 훈련, 통신 및 기술 연구 업무. 아마추어 무선은 1902년경부터 유럽과 미국 등에서 시작되었으며 무선 기술의 발전에 공헌한 바도 크다. 아마추어 업무용 주파수는 중파(MF), 단파(HF), 초단파(VHF), 극초단파(UHF), 밀리미터파(EHF), 초고주파(SHF)대 등에 고루 지정되어 있다.

아마추어주파수대 ~周波數帶 frequency band for amateur radio 아마추어 무선용으로 사용하도록 지정된 주파수대. 아마추어 무선의 국제성 및 공익성을 고려해서 국제 전기 통신 연합은 1,812.5 kHz~250GHz대에서 23개 대역을 아마추어용으로 분배, 각국의 실정에 따라 사용하도록 하고 있다. 우리나라는 상기 23개 대역 중 3.5, 7.0, 10.1, 14.0, 18.068, 21.0, 24.89 및 144.0 MHz대 등 8개 주파수대를 재난 구조 통신용으로도 사용할 수 있도록 했다. 또한 2.4, 5.65 및 24 GHz대는 공업, 과학, 의료용(ISM)의 1차 업무로 분배되어 있으므로 본 대역에서 아마추어 무선을 운용시에는 ISM 설비로부터의 유해한 혼신을 용인하여야 한다.

아말감 amalgam 수은과 다른 금속과의 합금으로 희랍어의 부드러운 물질이라는 단어로부터 유래하며 일반적으로 부드러운 페이스트(paste)상의 것이 많다. 상온에서도 액체 또는 무른 고체의 합금을 만들어, 약간만 가열하면 무르게 되므로 세공하기 쉽다. 탈륨, 카드뮴, 납 등 저융점 금속은 수은에 잘 용해되나 텅스텐, 철, 니켈 등의 고융점 금속은 용해하기 힘들다. 수은을 철의 용기에 넣는 것은 이 때문이다. 금, 은은 어느 정도 용해하므로 아말감에 의한 정련

(精練)이 과거부터 많이 이용되었다. 주석의 아말감은 치과재료, 납, 수은의 아말감은 거울면의 제작, 아연카드뮴의 아말감은 표준전지, 나트륨, 아연 등의 아말감은 환원제로 이용된다.

아메리칸크롤 american crawl 오스트리아 원주민으로부터 유래된 수영법으로서 미국에서 발전된 크롤(자유형)수영법의 현대적 용어.

아메바 ameba 이원분열에 의해 증식하는 미세한 단세포의 기생성 유기체. 이질(痢疾)아메바(*Entamoeba histolytica*)와 같은 한 종류가 인체의 결장에서 발견되며 아메바성 이질을 일으킬 수 있다.

아메바성농양 ~性膿瘍 amebic abscess 아메바증에 있어서 이질아메바(*Entamoeba histolytica*)가 문맥순환내로 들어가서 생긴 액화괴사에 의한 간의 농양. 아메바성 농양은 폐, 뇌 및 비장 등에도 생기는 수가 있다.

아메바이질 ~痢疾 amebic dysentery 이질아메바(*Entamoeba histolytica*)에 의한 이질. 결장의 염증을 유발하며 장아메바증, 아메바성 대장염이라고도 한다.

아메바증 ~症 amebiasis 아메바, 종종 이질아메바(*Entamoeba histolytica*)에 의한 장 혹은 간의 감염증.

아멘타딘 amantadine 물에 잘 녹는 3환식 아민(tricyclic amine). 중추신경계와 말초신경계에서 도파민(dopamine)을 유리시키는 작용이 있어 파킨슨병 환자의 증세를 호전시키며 항 virus성 약물로 이용되는데 복용 후 수일 동안은 최대의 효과를 나타내지만 6~8주 후에는 효과가 상당히 떨어진다. 바이러스(virus)세포에 핵산의 코팅이 벗겨지는 것을 막으며 virus의 복제를 억제하고 virus가 숙주에 침투하는 것을 막는다. 인프렌자 A(influenza A) virus에 의한 호흡기 감염증의 예방과 치료에 효과가 있고 발병 후 48시간 내에 투여하여도 효과가 있다. 고용량에서는 influenza B, 풍진(rubella) 등의 virus에도 효과가 있다. 위장관에서 거의 흡수되며 경구투여량의 90% 정도가 대사되지 않은 형태로 소변으로 배설된다. 파킨슨 증후군에는 성인 1회 100

mg, 1일 2회 투여하고 influenza A virus의 예방과 치료시는 성인의 경우 1일 200mg을 1~2회 분복하고 소아는 1일 4~8mg/kg을 1~2회 분복 투여한다. 레보도파(levodopa)나 항콜린성약물에 비하면 비교적 부작용이 적으나 정신질환이 있는 상태에서 복용하거나 항콜린성 약물과 함께 투여하는 경우에는 환각, 혼동상태, 악몽(nightmare)을 경험할 수도 있다. 뇌혈관 동맥경화증, 정신질환 및 간질의 전력이 있는 환자는 주의하고 임부나 수유부는 금기이다.

아목실린 amoxicillin 페니실린아제(penicillinase)에 의해 분해되는 반 합성 penicillin. 화학적으로나 약리학적으로 엠피실린(ampicillin)과 유사하나 엠피실린보다 위장장애가 적다. 산성 상태에서 안정적이며 경구용으로 개발되었고 항균 범위도 엠피실린과 동일하다. 위장관 내에서 완전 신속히 흡수되고 감수성이 있는 병원균의 세포벽 복제를 방해한다. 호흡기 감염증, 비뇨생식기 감염증, 연조직 감염증 등 중증 감염증에 투여한다. 켑슐의 경우 성인 1일 750mg, 소아는 20~40mg/kg 정도 투여하거나 근주 또는 정주의 경우는 성인 1회 500~1,000mg을 1일 3회, 소아는 1일 50mg/kg을 3회 분할 투여한다. 두통, 오심, 구토, 설사, 복부동통, 단백뇨, 핍뇨, 사구체신염, 빈혈 등의 부작용이 우려되므로 페니실린계 과민증 환자나 신질환, 임부, 신생아, 유아, 알레르기를 일으키기 쉬운 환자는 주의한다.

아미그다린 amygdalin 쓴 편도와 복숭아씨에서 추출한 청색을을 유발하는 글리코시드. 배당체가 자기 효소인 emulsin에 의해 분해되어 청산이 되어서 중독의 원인이 되고 암치료에 잠재성이 있으며 Laetrile이라는 상품명으로 쓰인다. = vitamin B₁₇.

아미노산 ~酸 amino acid 분자 내에 아미노기(−NH₂)와 카르복시기(−COOH)를 갖는 유기화합물. 일반적으로 아미노산은 백색 결정으로 비교적 안정된 물질이며, 녹는점이 높으나 분해가 수반되어 명확한 녹는점을 알기는 어렵다. 시스테인, 티로신은 물에 잘 녹지 않는다. 프롤린, 히드록시프롤린은 물에 아주 잘 녹지만 알코올에는 잘 녹지 않는다. 그 이외의 것은 일반적으로 물에 잘 녹는다. 알칼리를 첨가하면 수소이온을 잃고, 산을 첨가하면 수소이온을 포착한다. 카르복시기와 아미노기가 동일 탄소원자에 결합하고 있는 것을 α-아미노산, 위에서 차례로 옆의 탄소원자에 아미노기가 이동함에 따라 β, γ, δ 아미노산이라고 부른다. 분자 중에 포함되는 카르복시기와 아미노기의 수의 비율에 의해 모노아미노, 모노카르복시산(중성아미노산, 시스틴과 같은 디아미노디카르복시산도 이 종류에 포함), 모노아미노디카르복시산(산성아미노산), 디아미노모노카르복시산(염기성아미노산)과 같이 분류하기도 한다. 제법으로는 천연 단백질의 가수분해, 미생물 대사변이주(代謝變異株), 유기화학적 합성의 세 가지 방법이 주로 쓰인다. 아미노산은 각각 특징이 있는 맛을 지니고 있는데, 그 중에서도 글루탐산이 가장 맛이 있어, 그 나트륨염은 화학조미료로 사용되고 있다. 이 밖에도 단맛이나 기타 맛이 나는 것도 있으나, 제조 원가가 비싸기 때문에 이용되지 못하다가 합성법과 발효법의 발달에 따라 최근에는 비타민과 함께 영양제, 조미료로서 널리 사용되고 있다.

아미노산뇨증 ~酸尿症 aminoaciduria 소변 중 아미노산의 비정상적 존재. 시스틴뇨(cystinuria)에서처럼 선천적인 대사성 결함을 나타낸다.

아미노전이반응 ~轉移反應 transamination 한 아미노산의 아미노기가 α-케토산으로 전달되는 반응. 자유 암모니아가 생성되지 않은 채 새로운 케토산과 아미노산이 생성된다.

아미노전이효소 ~轉移酵素 aminotransferase 아미노산이 한 화학 혼합물에서 다른 혼합물로 옮겨가는 것을 돕는 효소. aspartate aminotransferase(AST)는 혈액, 다량의 조직 특히 심장과 간에서 많이 존재하고 손상받은 세포에서 방출되고, alanine amino-transferase(ALT)는 혈청 특히 간의 구성요소이다. = 트랜스아미나제(transaminase).

아미노질소 ~窒素 amino nitrogen 단백질의 암모니아 화합물로 존재하는 질소.

아미노필린 aminophylline (somophyline) 백색 또는 담황색의 분말이나 과립으로 약간의 암모니아 냄새와 쓴맛이 나는 화합물. 천식, 기종, 호흡진정, 이뇨제, 기관지염의 치료에 쓰인다. 주요 용도는 기관지천식 등이며 이외에 울혈성 심부전, 폐부종, 관상혈관장애, 체인-스톡스호흡(Cheyne-Stokes breathing) 시 투여한다. 뇌의 호흡중추를 자극하며 특히 무호흡 상태에 있는 유아의 치료에 유용하다. 성인의 급성 천식발작시 1회 250mg을 1일 1~2회 생리식염수나 당에 희석하여 5~10분 동안 서서히 정맥주사하고 소아의 급성 천식발작시는 5mg/kg을 유지하여 투여한다. 투여 간격은 8시간 이상으로 한다. 치료용량(500mg)을 급히 정맥주사하면 심부정맥을 유발하여 급사할 수 있다. 심한 고혈압이나 위궤양 환자는 주의하고 소아에게는 중추신경계를 자극하므로 주의한다. 부작용으로 오심, 구토, 두통, 심부정맥, 상복부 동통, 설사, 의식장애, 흥분, 불면을 호소할 수 있다. 특히 저혈압, 심장부위의 통증, 심계항진 등의 심한 중독증상을 피하기 위해 20~40분 이상 동안 주시해야 한다.

아미오다론 amiodarone 항부정맥제. 푸르키니에 (Purkinje) 섬유 및 심실근 세포의 활동전압기간과 유효불응기를 현저히 연장시키므로 재발성 부정맥을 차단할 수 있고 일부 베타-아드레날린(β-adre-naline) 길항 작용 때문에 자동능을 감소시킬 수도 있다. 혈관의 평활근을 이완시키며 경구 투여시는 흡수가 느리고 좋지 않다. 경구 투여 후 최고 혈장 농도는 5~6시간에 도달하고 조직결합이 광범위하고 간 대사도 느리다. 1일 3정씩 8~10일간 투여하고 증상에 따라 1일 4~5정으로 증량한다. 반감기가 길고 치명적인 부작용이 있으므로 심전도 감시하의 입원환자에서 재발성 심실세동 또는 지속적인 불안정 심실빈맥 치료에만 사용한다. 환자의 10~15%에서 폐독성을 보이고 이중 약 10%가 사망하므로 주의한다. 이 외에도 각막의 미세침착, 피부의 광 과민반응, 청색피부증 등의 부작용이 나타날 수 있다.

아밀 amylo-, amyl- '전분과의 관계'를 뜻하는 연결형.

아밀니트라이트 amyl nitrite 자주 남용되는 흡입 마취제. 유리알에 들어있어 급할 때 유리를 깨고 0.2 m㎖을 흡입하는데 냄새가 불쾌하고 피부혈관이완, 현

저한 혈압 강하 등을 일으키는 경향이 있다. 폐에서의 흡수는 매우 신속하며 작용 시간도 약 5분간으로 매우 짧다. 시안화물 중독시 흡입시키거나 급성발작 치료에 사용하며 선천성 심장질환 등에서는 본 제제를 투여하면 질환의 종류에 따라 심잡음의 증가나 감소가 일어나기 때문에 이것이 진단의 기초가 되기도 한다. 0.2㎖를 흡입 투여하고 투여 후 혈압강하를 감시한다.

아밀로리드 amiloride 알도스테론(aldosterone)의 경쟁적 길항제. 칼륨 결핍에 의한 실조성 심부전증, 복수를 수반한 간경변, 신장 기능이 완전한 본태성 고혈압시에 사용하는데 1차적으로 원위세뇨관에 작용하여 Na^+-K^+ 교환수용체에서 알도스테론과 대치된다. 부신의 기능과 관계없이 Na^+의 K^+과의 교환이 억제되어 K^+은 저류되고 Na^+과 물은 배설된다. 칼륨 결핍으로 인한 실조성 심부전증, 고혈압, 복수를 수반한 간경변에는 1일 1~2정(5mg/정)을 투여하고 다른 이뇨제와 병행할 때는 감량한다. 두통, 현기증, 오심, 설사, 다뇨, 담마진, 경련 등 부작용이 다양하므로 고칼륨혈증, 무뇨증, 소아 등에는 주의하여 투여한다.

아밀메캅탄 amyl mecaptan [C₅H₁₁SH] 분자량 104.2, 증기비중 3.6, 증기압 14mmHg(25℃), 융점 -76℃, 비점 127℃, 비중 0.8, 인화점 18℃인 매우 불쾌한 냄새가 나는 미황색의 액체. 증기는 공기보다 무겁고 공기와 혼합한 것은 점화원에 의해 인화, 폭발하며 연소시 역화의 위험이 있다. 주수시 물보다 가벼워서 화재 면적을 확대시킬 위험이 있으며 산화성 물질과 반응한다. 저장 용기는 차고 건조하며 통풍이 잘 되는 곳에 저장하고, 화기를 엄금하며 산화성 물질과 격리하여야 한다. 화재시에는 물분무, 건조분말, 포, CO_2가 유효하며, 직접 물을 사용하는 경우는 효과가 없다. 독성 물질로 피부침투 및 호흡시 흡수되면 치명적이고 피부와 호흡기 계통을 자극한다. 용도는 유기합성원료로 사용된다. = n-amyl mercaptan, pentanethiol.

아밀아민 amylamine [C₅H₁₁NH₂] 분자량 87.2, 증기비중 3.0, 융점 -55℃, 비점 99℃, 비중 0.8, 인

화점 −1℃, 연소범위 2.2~22%인 무색의 휘발성 액체. 물에 잘 녹는다. 증기는 공기보다 무거우며, 공기와 혼합한 것은 점화원에 의해 인화·폭발하며 연소시 역화 위험이 있다. 연소생성물은 자극성, 유독성이 있는 가스이다. 물보다 가볍기 때문에 물 위에서는 화재면적을 확대시킬 수 있고, 산화성물질과 반응한다. 취급·저장시에는 화기엄금, 각종 점화원을 배제하고, 용기는 차고 건조하며 통풍환기가 잘 되는 곳에 저장하여야 한다. 화재시 물분무, 건조분말, 알코올형 포, CO_2가 유효하며 직접 물을 사용하는 경우 효과가 없다. 소화 작업시에는 공기 호흡기 등의 안전장구를 착용해야 한다. 피부침투 및 흡입시 치명적이며, 눈, 피부, 호흡기 계통을 자극한다. 용도는 용제로 사용된다. = 1-pentylamine.

아밀아질산염 ～亞窒酸鹽 amyl nitrate 청산가리 중독의 치료에 쓰이는 질산염 효소. 금기사항은 없으나 sodium thiosulfate와의 혼합 사용에 탁월하다.

아밀알코올 amyl alcohol [$C_5H_{11}OH$] 분자량 88.15, 증기 비중 3.0, 융점 −78℃, 비점 138℃, 비중 0.8, 인화점 33℃, 발화점 300℃, 연소범위 1.2~10.0%인 불쾌한 냄새가 나는 무색의 투명한 액체. 물, 알코올, 에테르에 녹는다. 8가지의 이성체가 있으며, 알코올, 에스테르, 에테르, 케톤류, 방향족탄화수소 및 동식물유와 잘 혼합한다. 증기는 공기와 혼합하여 폭발성 가스로 되어 인화 폭발의 위험이 있다. 가열에 의해 발열, 발화하며 연소시 자극성, 유독성 가스를 발생한다. 산화제와 혼합된 것은 가열, 충격, 마찰에 의해 발열·발화한다. 금속제 용기는 화재시 발생한 열에 의해 폭발한다. 저장·취급시에는 가열을 금지하고, 화기를 엄금하며, 직사광선을 차단하고, 용기는 차고 건조하며 환기가 잘 되는 곳에 저장하여야 한다. 화재시 물, 분말, CO_2, 알코올형 포, 할론 등이 유효하며, 대량 연소하는 경우에는 물분무, 알코올형 포로 일시에 소화하여야 한다. 눈 및 피부에 접촉하면 점막과 피부를 자극하고, 증기를 흡입하면 기침, 질식, 두통, 마취작용 등이 발생한다. 제법은 감자나 쌀을 원료로 알코올 발효시 부산물인 퓨젤유를 정제하여 얻는다. 천연가솔린 중의 펜탄유

분을 염소화, 염화아밀 분리, 가수분해 과정을 거쳐 만들기도 하며, C−올레핀을 고온·고압 하에서 반응시켜 만든다. 용도는 향료, 의약, 용제, 화학약품제조 원료, 가소제 제조 등에 사용된다. =1-pentanol, 이소아밀알코올.

아보가드로법칙 ～法則 Avogadro's law (Amedeo Avogadro, 이탈리아의 물리학자, 1776~1856) 일정한 온도와 압력하에서 같은 양의 모든 기체는 분자 수가 동일하다는 물리학적 법칙.

아보가드로수 ～數 Avogadro's number 12그램 탄소동위원소(C_{12}) 원자에 있는 수로 6.0225×10^{23}이다. = Avogadro's constant.

아비방법 ～方法 Ivy method 출혈 시간을 측정하는 방법. 상지에 혈압계 커프를 장착하고 40mmHg까지 압력을 준 후 상지의 내측에 수술용 칼과 조형판으로 작은 상처를 만든다. 출혈 시간의 연장은 혈소판 생산의 장애, 그리고 아스피린이나 다른 항염증제제의 섭취로 인한 것이 가장 흔하다. 정상 성인의 아비방법 출혈 시간은 1~9분이다.

아산화질소 亞酸化窒素 nitrous oxide [N_2O] 무색, 무미, 무취의 기체로서 임상적으로 사용하는 유일한 무기성 기체로 가스를 마시면 웃음이 자꾸 나와 일명 소기(笑氣)라고도 한다. 20%의 산소와 같이 투여시 외과적 수술을 수행하기에는 불충분하므로 티오펜탈(thiopental) 같은 것과 같이 사용하거나 80% 이상의 농도로 흡입시킬 때만이 단독으로 마취제로 사용될 수 있으므로 저산소증의 위험이 따른다. 산소와 70% nitrous oxide의 존재하에서 강력한 흡입마취제의 농도를 줄일 수 있으며 할로겐화 마취제를 nitrous oxide와 병용하면 적은 용량으로 호흡과 순환을 덜 억제시키고 마취로부터 빨리 회복시킬 수 있다. nitronox는 강한 진통효과를 지닌 50% 일산화질소와 50% 산소의 혼합기체로 병원전 현장에서 흔히 투여되지만 투여를 중단하면 2~5분만에 진통이 소실된다. 20%산소와 혼합하여 사용하며 통증이 현저히 감소하거나 환자가 마스크를 떨어뜨릴 때까지 계속 투여할 수 있다. nitrous oxide는 근육 이완작용이 없는 약한 마취제로 단독으로 충분한 마취를

시도할 경우나 대량의 nitrous oxide가 폐포내로 유입될 경우 저산소증을 유발시킬 수 있다. 폭발성이 강하고 회복기에 오심, 구토증상이 나타난다. 구두지시를 이해하지 못하는 환자나 알코올중독자, 기흉이 의심되는 흉부손상 환자, 장협착으로 의심되는 심한 복통환자에게는 투여하지 않는다.

아세토니트릴 aceto nitrile [CH₃CN] 분자량 41.05, 증기비중 1.4, 증기압 73mmHg(20℃), 융점 −46℃, 비점 82℃, 비중 0.79, 인화점 6℃, 발화점 524℃, 연소범위 3.0~16.0%인 에테르 냄새가 나는 무색 투명의 가연성 액체. 물, 알코올 등에 녹으며, 가수분해하면 아세트아미드나 아세트산을 생성한다. 증기는 공기보다 무겁고 공기와 혼합하여 인화, 폭발의 위험이 있고 화재시 역화 위험도 있다. 가열시 발화하고 연소시 자신보다 연소생성물(질소산화물, 시안화수소)은 더욱 유독하다. 산화제와 혼촉에 의해 발열, 발화의 위험이 있다. 저장·취급시 화기엄금, 가열금지, 직사광선을 차단하고, 용기는 차고 건조하며 환기가 잘되는 안전한 곳에 저장해야 하며, 산화제, 강산류와의 접촉을 방지하고, 증기발생 및 액체의 누출방지를 위하여 용기를 완전히 밀폐해야 한다. 초기 화재 또는 소규모 화재시에는 물분무, 분말, 알코올형 포, CO₂도 유효하지만 대형 화재인 경우는 알코올형 포로 일시에 소화하여야 한다. 눈에 들어가거나 피부에 접하면 심한 통증을 일으킨다. 증기 흡입시 가벼운 마취작용이 발생하는데 구토, 호흡장애가 있으며 심하면 사망에 이른다. 제법은 아세트아미드를 오염화인과 함께 가열하여 탈수하거나, 황산디메틸과 시안화칼륨을 반응시켜 제조한다. 공업적으로는 아세틸렌과 암모니아반응으로 합성할 수 있다. 용도는 유기합성공업의 원료로서 중요하며, 아세토페논, 에틸아민, 비타민 B 등의 합성에 쓰이고, 아크릴로니트릴계 섬유의 용제(溶劑)나 석유탄화수소의 정제를 위한 용제로도 사용된다. = 시안화메틸, cyanomethane.

아세토초산 ~醋酸 acetoacetic acid 무색 시럽상 화합물로 정상 소변에서는 소량, 당뇨병의 경우에서는 많은 양이 나타나는 키톤(keton)체의 하나.

아세토헥사마이드 acetohexamide 경구혈당강하제로 백색결정성 분말이며 초회량 250 mg으로 12~24시간 지속한다.

아세톤 acetone [CH₃COCH₃] 분자량 58.08, 증기비중 2.0, 융점 −94.3℃, 비점 56℃, 비중 0.8, 인화점 −20℃, 발화점 468℃, 연소범위 2.5~12.8%인 무색 자극성의 과일냄새가 나는 휘발성, 유동성, 가연성의 액체. 휘발성, 유동성 가연성을 갖는다. 물, 알코올, 벤젠, 에테르, 클로로포름 및 휘발유에 잘 녹고 유기물을 잘 녹이며, 요오드포름 반응을 일으킨다. 환원성이 없으므로 펠링용액과는 반응하지 않는다. 목초(木醋) 속에 함유되어 있는데, 생체 내에도 혈액이나 오줌 속에 미량 함유되어 있다. 보관 중 황색으로 변질되며 백광을 쪼이면 분해한다. 비점이 낮아 휘발하기 쉽고 상온에서 인화성 증기를 발생하기 때문에 인화하기 쉽다. 햇빛 또는 공기와 접촉하면 폭발성의 과산화물을 만든다. 저장·취급시에는 직사광선 차단, 화기엄금, 용기는 차고 어두운 곳에 저장하고, 통풍 환기가 잘 유지되도록 하여야 한다. 일부 사용시 남은 물질은 반드시 밀전(密栓)하여 보관하며 빈 용기도 밀전할 필요가 있다. 화재시 알코올형 포, CO₂, 분말에 의하여 질식 소화한다. 증기 흡입시에는 구토증세, 실신증상이 나타나고 고농도인 경우는 마취작용이 일어나 의식을 상실한다. 눈, 피부에 닿으면 자극하고 피부는 탈지작용이 일어난다. 제1차 세계대전 이전에는 아세트산칼슘의 건류에 의하여 얻었으나, 후에 탄수화물의 발효에 의하여 부탄올과 동시에 얻는 아세톤부탄올발효가 개발되었다. 현재는 아세틸렌의 수화반응이나 석유화학의 산물인 프로필렌을 산화하는 방법, 쿠멘으로부터 쿠멘페놀법에 의하여 얻는 방법 등도 공업화되어 있다. 용도는 공업적으로 아세틸셀룰로스, 니트로셀룰로스, 아세틸렌 등의 용제로서 대량사용되고, 기타용제로서 다방면의 용도가 있다. 또 타크릴산에스테르의 합성원료로서 중요하고, 케톤을 거쳐 무수초산의 제조에도 이용된다. = 디메틸케톤, 프로판온.

아세톤뇨증 ~尿症 acetonuria 소변 중에 이상량의 아세톤이 함유되어 있는 상태. 당뇨병의 치료가 효과적이지 못하거나 지방의 불완전산화에 기인해서 나타난다.

아세톤시안히드린 acetone cyanhydrin [(CH₃)₂C(OH)CN] 분자량 85.1, 증기비중 2.9, 증기압 1.0 mmHg(20℃), 융점 −19℃, 비점 120℃(분해), 비중 0.93, 인화점 74℃, 발화점 688℃, 연소범위 2.2~12.0%인 무색 또는 미황색의 액체. 아세톤과 같은 가벼운 냄새가 있으며, 매우 유독하고 물에 녹으므로 수용액 상태에서도 유독하다. 용이하게 착화하고 가열에 의해 아세톤과 시안화수소를 발생하며 발열·발화한다. 증기는 공기와 혼합하여 인화·폭발의 위험이 있고, 산화제와 혼촉에 의해 발열·발화의 위험이 있다. 저장 및 취급시에는 가열을 금지하고, 화기를 엄금하며, 직사광선을 차단하고 용기는 차고 건조하며 통풍이 잘되는 곳에 보관하여야 한다. 초기 화재 또는 소규모 화재시는 물분무, 분말, CO₂, 알코올형 포가 유효하지만 대형 화재인 경우에는 물분무, 알코올형 포로 일시에 소화하여야 한다. 눈에 들어가면 점막을 자극하고 약상(弱傷)을 입히지만 피부침투시에는 치명적이며, 증기를 흡입하면 기침, 호흡곤란, 두통, 구토증상이 나타난다. 제법은 아세톤과 시안화수소를 알칼리 촉매 하에서 반응시켜 만든다. 용도로는 합성화학원료, 살충제의 원료, 메타아크릴수지의 원료로 사용된다.

아세트아미노펜 acetaminophen para-aminophenol계 진통제. 동통 역치를 증가시키고 시상하부의 체온조절중추를 억제시켜 aspirin을 대신할 수 있는 해열작용이 있으며 prostaglandin합성을 억제시켜 중추신경 내에서의 통증 전달을 차단시킴으로 진통작용은 있으나 항염증 작용은 매우 약하다. 용법 및 용량은 1세 미만의 경우 1회 60mg, 1~4세의 경우 1회 60~120mg, 6세 이상의 경우에는 1회 240mg, 성인은 1회 300mg을 매 4~6시간 간격으로 경구 투여한다. 과량 사용시 아나필락시스가 올 수 있으며 졸리고 오심, 구토, 복통, 두드러기, 혈관부종 등이 있을 수 있다. 상품명으로 tempra, tylenol이라 한다.

아세트알데히드 acetaldehyde [CH₃CHO] 분자량 44.05, 증기비중 1.5, 증기압 750mmHg(20℃), 융점 −121℃, 비점 21℃, 비중 0.8, 인화점 −39℃, 발화점 175℃, 연소 범위 4.0~6.0%인 무색이며 고농도의 것은 자극성 냄새가 나고, 저농도의 것은 과일 같은 냄새가 나는 휘발성이 강한 액체. 물, 에탄올, 에테르에 잘 녹는다. 반응성이 풍부하여 공기 중 산소에 의해 산화되기 쉽다. 환원되기 쉬워 은거울 반응(silver mirror reaction)을 하고 펠링 용액을 환원한다. 비점, 인화점, 발화점이 매우 낮고 연소 범위가 넓어 인화되기 쉬우며, 수용액 상태에서도 인화의 위험이 있다. 또한 증기압이 높기 때문에 휘발하기 쉽고 증기는 용기에서 누설되기 쉽다. 따라서 증기와 공기가 혼합하면 폭발의 위험이 높다. 진한 황산과 접촉에 의해 격렬히 중합반응을 일으키기 쉽고 발열한다. 저장시에는 화기를 엄금하고, 직사광선 및 작은 점화원도 차단시키고, 용기는 차고 건조하며 통풍, 환기가 잘되는 안전한 곳에 보관하여야 한다. 취급설비에는 구리, 마그네슘, 은, 수은 및 그 합금 성분으로 된 것은 사용하여서는 안 된다. 화재시에는 수용성이기 때문에 분무상의 물을 대량으로 방수하여 희석(稀釋) 소화한다. 소량의 경우에는 CO₂, 할론, 분말, 물분무도 유효하다. 화재 진압시 화염의 색깔이 보이지 않으므로 주의하여야 한다. 눈에 들어가면 매우 위험하고, 눈동자의 결막염을 일으키며 피부에 접촉하면 자극하고 피부염을 일으킨다. 증기흡입시에는 기관지의 점막을 자극하며 다량 흡입하면 사망할 수도 있다. 제법은 파라알데히드에 묽은 황산을 가하여 가열하면 생기지만 공업적으로는 수은염을 촉매로 하여 묽은 황산 속에서 아세틸렌에 물을 첨가시켜 제조한다. 용도로는 아세트산, 아세트산무수물, 아세트산에틸, 알돌, 펜타에리트리트(펜타에리스리톨) 등 많은 유기공업 제품의 원료가 되며, 플라스틱이나 합성고무의 중간원료도 사용된다 = acetic aldehyde, ethanal, ethylaldehyde.

아세트알데히드증후군 ~症候群 acetaldehyde syndrome 혈중 아세트알데히드(acetaldehyde)농도가 상승하여 얼굴이 달아오르고 붉어지며 홍반 등의 독특한 증세와 증상이 나타나는 증후군.

아세틸렌 acethlene [C_2H_2] 무색의 독성이 있는 기체로, 순수한 것에는 방향성이 있다. 비등점 -83.6 ℃, 융점 -81.8℃, 연소범위 2.5~80%으로 아세틸렌계 탄화수소중 가장 간단한 물질이다. 공기 또는 산소와의 혼합물은 폭발하기 쉬우므로 취급할 때 주의해야 한다. 공기 중에 2.5~81% 함유되어 있으면 폭발한다. 상온에서는 거의 같은 부피의 물에 용해되고 알코올, 벤젠, 아세톤 등에도 녹는다. 특히 아세톤에는 잘 녹으므로, 규조토에 스며들게 한 아세톤에 가압하여 녹이고, 봄베로 운반한다. 삼중결합을 가지므로 첨가반응을 잘 일으키며, 물, 염화수소 등과 반응시키면 아세트알데히드, 염화비닐 등이 생긴다. 또, 아세틸렌의 수소원자는 다른 탄화수소보다 산성이 강하여, 아세틸리드라고 하는 금속염을 생성한다. 제법은 탄화칼슘(카바이드)에 물을 가하는 방법으로 제조되며, 공업적으로는 천연가스, 합성석유의 폐가스, 크래킹에 의해 생기는 탄화수소가스 등을 고온에서 열분해하여 합성한다. 용도는 아세틸렌 램프나 용접, 절단 등에 사용되기도 하며, 염화비닐, 아크릴로니트릴, 비닐아세틸렌 등 합성섬유나 합성고무의 원료, 아세트알데히드, 아세트산, 아세토니트릴 등의 용매, 합성중간체의 제조 등 공업적으로 용도가 다양하다.

아세틸렌토치 acetylene torch 아세틸렌 용접 및 용단 용구. 한개의 산소 및 아세틸렌 탱크, 두개의 조절기, 두본의 호스, 한개의 용접 블로우파이프로 구성되어 있다.

아세틸살리실산 ~酸 acetylsalicylic acid 진통, 해열, 항류머티스제로 쓰이는 백색의 결정이나 결정성 분말. = aspirin.

아세틸코에이 acetyl CoA 조효소 A의 아세틸 유도체. 호기성 호흡에서 크렙스 회로를 시작하는 중간 물질이고 지방산 합성의 중간산물.

아세틸콜린 acetylcholine 콜린작용 신경이나 신경근 접합부의 화학물질. 콜린에스테라제에 의해 곧 분해되므로 작용이 일과성이고 치료약으로서는 거의 사용하지 않는다. 유사화합물로 작용시간이 긴 메사콜린, 카르바콜, 베사네콜이 말초혈관의 순환장애, 수술 후 장관마비, 방광마비에 따른 배뇨장애 등에 사용된다.

아세틸콜린수용기 ~受容器 acetylcholine receptor 말초신경과 뇌신경말단에서 아세틸콜린과 작용하는 수용체로 muscarine수용체와 nicotine수용체가 있다. muscarine수용체는 미주신경의 위산분비를 선택적으로 억제하고 시냅스 전신경 말단과 심근에 존재하며 위장관과 기관지 평활근에 작용하며 nicotine 수용체는 자율신경절과 골격근 접합부에 있다.

아세틸콜린에스테라아제 acetylcholinesterase 아세틸콜린을 차단하는 효소. 신경세포가 과도하게 흥분하는 것을 감소시키고 예방한다.

아세포 芽細胞 blast 적혈구 모세포, 림프 모세포, 신경 모세포 같은 미성숙 세포로 세포발육 중 항구성 특징이 나타나기 전의 미숙한 단계에 있는 세포.

아쇼프결절 ~結節 Aschoff body 류머티스열에 의한 심장질환 후 심장조직에서 볼 수 있는 백혈구 및 상피양 세포로 이루어진 작은 결절.

아스카렐 askarel 절연체로 사용하는 불연성 염화탄화수소. 아크 상태에서 발생된 가스는 주로 불연성 염화수소이며, 아스카렐의 유형에 따라 다양한 양의 가연성 가스를 함유할 수 있다.

아스코르빈산 ~酸 ascorbic acid → vitamin C.

아스코르빈산뇨증 ~酸尿症 ascorburia 소변에 정상보다 많은 양의 아스코르빈산이 존재하는 것.

아스코르빈산혈증 ~酸血症 ascorbemia 혈액 내에 정상보다 많은 양의 비타민 C(아스코르빈산)가 존재하는 것.

아스파라긴 asparagine : Asn 신체의 많은 부분에서 볼 수 있는 비필수아미노산. 이뇨작용을 한다.

아스파라긴산 ~酸 aspartic acid : Asp 사탕수수, 사탕무와 여러 단백질 분해 산물에 함유된 비필수아미노산. 아스파라긴산은 식용 보충제, 진균살균제로 사용된다.

아스파라긴산 아미노전이효소 ~酸~轉移酵素 aspartate aminotransferase : AST 혈청, 심장, 간에 존재하는 효소로 외상 혹은 심장과 간 손상 후 혈액 내로 분비된다.

아스파르탐 aspartame 거의 냄새가 없고 흰색이며 단맛이 나는 결정 형태의 분말로 인공감미료로 사용되며 설탕보다 180배만큼 달고 열과 습기 상태에서는 단맛을 잃을 수 있다.

아스팔트 asphalt 석유 원유의 성분 중에서 휘발성 유분(油分)이 대부분 증발하였을 때의 잔류물. 아스팔트에는 천연적으로 산출되는 것과 석유에서 인공적으로 생산되는 것이 있다. 전자를 천연아스팔트, 후자를 석유아스팔트라고 한다. 석유아스팔트는 천연아스팔트에 비하여 불순물이 적으며, 사용목적에 따라 적당히 그 성질을 조절할 수 있으므로 오늘날 사용되고 있는 것은 대부분이 석유아스팔트이다. 아스팔트는 온도가 높으면 액체 상태가 되고, 저온에서는 매우 딱딱해지며, 아스팔트의 종류에 따라 감온성(感溫性)이 달라진다. 또 아스팔트는 가소성(可塑性)이 풍부하고 방수성, 전기절연성, 접착성 등이 크며, 화학적으로 안정한 특징을 가지고 있다.

아스페르길루스증 ～症 aspergillosis *Aspergillus* 진균에 의한 감염증. 보통 귀를 침범하나 다른 어떤 조직도 침범할 수 있으며 다른 장애에 의해 허약해져 있는 사람에게 쉽게 발생한다.

아스피린 aspirin 해열, 혈액 응고 시간의 증가, 통증과 염증 감소에 쓰이는 약물. 시럽, 과립, 정제, 좌약 등의 여러 형태로 수십 종이 생산되는데 낮은 농도에서 효소에 의한 프로스타그란딘(prostaglan din)합성을 억제함으로써 중추신경계 내에서 통증의 전달을 방해한다. 시상하부의 체온조절 중추를 억제시켜 해열작용을 하며 소염, 혈소판 기능 억제제로도 작용한다. 저용량으로 잘 반응하는 효과적인 항혈소판 약물로 심근경색후 재발방지, 뇌혈관 허혈예방과 발작의 발생을 감소시킨다. 류마티스관절, 류마티스열, 강직성 척추염, 수술 후 동통, 치통, 요통 등의 통증에 투여하는데 과량 투여시 졸음, 현기증, 혼돈, 오심, 구토, 환각, 이명, 담마진, 천명 등의 부작용을 보일 수 있다. 급성 섭취시에는 얼마 지나지 않아 구토가 발생하고 과호흡, 이명, 기면이 초래될 수 있다. 성인은 1회 0.5~1.5g, 1일 1~4.5g 투여하고 소아는 1회 0.1~0.3g, 1일 0.2~0.9g을 투여한다. 1세 미만의 유아에게 투여하는 것은 삼가 하고 살리실산염(salicylate)류 약물 과민증이 있는 환자, 급성궤양과 천식이 있는 환자는 주의한다. 성인용과 소아용의 아스피린 함유량이 7배 정도 차이가 있는 것도 있으므로 소아가 성인용을 복용하면 위험할 수 있으며 성인은 20g 이상, 소아는 1.5g 이상을 섭취하면 매우 위험하다. 아스피린(aspirin)과 제산제의 동시 투여는 흡수를 저해함으로써 혈중 약물의 농도를 감소시킬 수 있다.

아시아소방장협회 ～消防長協會 International Fire chiefs Association of Asia：IFCAA 1960년 5월 26일 동경에 아시아 각국 소방장 들의 융화와 협조, 소방제도 비교 연수 및 정보교환을 목적으로 설립된 협회. 각국 소방기관장 및 고급간부가 정회원이며 의용소방대장이나 민방위 기관장은 준회원으로 되어있다.

아시아심폐소생술위원회 ～心肺蘇生術委員會 Resuscitation Council of Asia：RCA 우리나라, 대만, 일본, 싱가폴 등을 중심으로 2004년에 창설된 심폐소생술 국제교류단체로, 심폐소생술 국제연락위원회의 구성원으로서 국제심폐소생술 가이드라인의 개발에 참여하고 있다.

아시아인플루엔자 Asian influenza 1957년에 널리 유행한 인플루엔자 A. 중국에서 시작되었다고 생각되며 노인이나 쇠약한 사람과 건강 관리자들에게 초기면역이 권유된다.

아연 亞鉛 zinc [Zn] 원자량 65.38, 융점 420℃, 비점 907℃, 비중 7.14인 청색이 도는 은백색 금속. 상온에서는 취약하지만, 100℃ 이상으로 가열하면 전성(展性), 연성(延性)이 증가하여 철사나 얇은 판으로 만들 수 있다. 200℃ 이상에서는 다시 취약해져서 가루로 만들 수 있다. 보통의 아연지금(亞鉛地金)의 순도는 가장 순수한 것이 99.99% 이상, 증류 아연지금은 약 98%이다. 굳기는 2.5이다. 산소가 존재하는 물과 반응하여 수산화아연과 과산화수소를 만든다. 공기 중 융점 이상으로 가열하면 용이하게 연소한다. 비교적 활성이 큰 금속이고 이온화 경향이 비교적 크며, 양쪽성을 나타내고 있어 산이나 알칼리와 반응하며 뜨거운 물과는 격렬하게 반응하여 수소를 발생한다. 석유류,

유황 등의 가연물이 혼입되면 산화발열이 촉진된다. 따라서 윤활유 등이 혼입되면 기름의 특성에 따라 자연 발화한다. 요오드와 실온에서 접촉하면 격렬하게 반응하여 많은 열을 발생하고 자주빛의 요오드 증기를 발생한다. 화재 초기에는 마른 모래 또는 건조 분말로 질식 소화한다. 물, 포에 의한 냉각소화는 적당하지 않다. 진압 작업 중에는 분진폭발에 주의하고 공기 호흡기 등을 착용하여야 한다. 분진 흡입시 두통, 불쾌감, 손발통증을 일으킨다. 제련법은 아연광석에 불순물로 다른 금속의 황화물이 다량으로 함유되어 있으므로(아연 함유량은 보통 4~10%), 부유선광(浮游選鑛)에 의해서 아연 함유량을 60% 정도로 높인 다음 배소(焙燒)한다(부유선광에 의해서 대개의 경우 상당한 양의 납광을 얻을 수 있고, 배소에 의해서 생기는 이산화황으로는 황산을 제조한다). 배소한 것을 소광(燒鑛)이라 하는데, 이것을 건식법 또는 습식법으로 제련하여 아연을 만든다. 용도는 아연도금철판(함석)으로 가장 많이 사용된다. 이것은 얇은 철판에 아연 박막(薄膜)을 씌운 것으로, 표면에 주석을 씌운 주석판(양철)에 비해서 화학적 내성(耐性)이 훨씬 좋다. 즉, 함석이나 양철 모두 철이 녹슬지 않도록 표면을 씌웠지만, 표면의 일부가 벗겨진 경우 양철은 주석보다 내부의 철이 먼저 부식해 버리는데 반하여, 함석은 아연이 먼저 부식하므로 철은 녹이 잘 슬지 않는다. 이 외에도 주물, 금속 정련, 화약, 전지, 도금, 함석판, 전극의 음극용 금속, 놋쇠(Zn-Cu), 양은(Zn-Ni-Cu), 염색, 의약, 합성화학, 안료, 유기화학반응의 환원제, 수은아말감, 꽃불류(흰연기 방연제), 방청안료 등에 사용된다.

아연분 亞鉛粉 zinc powder 흐릿한 회색의 아연 분말. 일반적으로 아연 야금시에 증류하여 나오는 아연증기를 냉각시킬 때 용기에 생기는 부산물로, 청색을 띠기 때문에 블루파우더라고도 한다. 순수한 아연가루 외에 10% 정도의 산화아연 및 소량의 카드뮴, 납 등을 함유한다. 시안화제련시의 금, 은 등의 침전제, 습식아연 제련시 불순물 침전제, 주괴공장에서의 탈산제, 화학실험에서의 환원제 등으로 사용된다. = 아연(zinc).

아연화염중독 亞鉛化鹽中毒 zinc salt poisoning 아연화염(zinc salt)을 호흡하거나 먹음으로써 야기되는 중독 상태. 입과 목구멍의 타는 듯한 느낌, 구토, 설사, 복부와 가슴의 통증 등의 증상이 나타나며 저혈압과 혼수상태가 뒤따른다.

아염소산나트륨 亞鹽素酸~ sodium chlorite [NaClO₂] 분자량 90.45, 분해온도 350℃, 용해도 40g/100g물(17℃), 55g/100g물(60℃)인 무색 또는 백색의 결정성 분말. 매우 불안정하여 180℃ 이상 가열하면 발열·분해하여 산소를 발생한다. 자신은 불연성이지만 강력한 산화력을 가지고 있어 환원성 물질, 가연성 물질과 혼합되어 있는 것은 가열, 충격, 마찰에 의해 발화, 폭발한다. 직사광선, 자외선을 쬐이면 분해하여 유독하고 폭발성이 있는 이산화염소를 발생한다. 암모니아, 아민류와 반응하여 폭발성의 물질을 형성한다. 티오황산나트륨과 혼합하면 혼촉(混觸) 발화하며, 혼촉 발화가 가능한 물질로는 유황, 삼황화린, 인, 목탄분, 금속분 등의 환원제와 먼지, 가연성의 유기물 등이 있다. 저장·취급시 화기를 엄금하며 직사광선을 피하고 용기는 건조하며, 차고 어두운 곳에 저장한다. 가연성 물질과 혼합, 혼입, 접촉을 피하고 티오황산나트륨과 같은 혼촉 발화가 가능한 물질과도 철저히 격리시킨다. 초기 소화에는 물, 포소화가 유효하나 기타의 경우는 대량의 주수에 의해 냉각소화하며, 화재시 폭발의 위험이 있으므로 안전거리를 충분히 확보한다. 분진은 피부점막에 접촉시 자극을 주며 흡입하면 호흡기와 눈을 상하게 한다. 제법은 염소산나트륨에 염산 또는 황산을 환원제와 함께 반응시켜 이산화염소를 발생시키고 이 이산화염소를 세정 후 흡수탑에서 수산화나트륨과 반응시켜 만든다. 섬유의 표백, 펄프, 우지의 탈색 및 표백, 가구용 목재 보존, 어유, 전분, 설탕의 표백, 염색, 수돗물의 살균, 복숭아·포도의 표백, ClO₂ 제조 등에 사용된다.

아염소산염류 亞鹽素酸鹽類 [MClO₂] 아염소산의 수소가 금속 또는 양이온으로 치환된 형태의 염의 총칭. 열, 충격, 마찰에 의해 폭발하여 기폭약제로 이용된다. 강산, 유황, 유기물, 티오황산나트륨, 황화물, 이황화탄소 등과 접촉 또는 혼합에 의해 발화 또는 폭발한다.

아염소산칼륨 亞鹽素酸~ potassium chlorite 백색의 침상 결정 또는 결정성 분말. 조해성이 있으며 가열하면 160℃에서 산소를 분해하며 염소산칼륨($KClO_3$)과 염화칼륨(KCl)으로 된다. 열, 빛에 의한 폭발 위험이 있다. 마찰, 충격 등에도 예민하여, 폭발사고를 잘 일으키며, 진한 황산·질산과 접촉해도 잘 폭발한다 저장·취급시 화기를 엄금하며, 직사광선을 피하고 용기는 건조하며, 차고 어두운 곳에 저장한다. 강산, 강산화제, 유황, 목탄, 황화합물, 유지, 알코올유, 고무, 금속분, 암모니아 및 기타의 가연성 물질과의 혼합, 혼입, 접촉을 피해야 한다. 수용액 상태에서도 강산류와의 접촉을 피해야 하며 티오황산나트륨과 같은 혼촉 발화가능성 물질과는 철저히 격리해야 한다. 초기 소화는 물, 포, 소화가 유효하나 기타의 경우 대량주수에 의해 냉각소화하며, 화재시 폭발의 위험이 있으므로 안전거리를 충분히 확보하고 공기호흡기를 착용해야 한다. 제법은 염화칼륨수용액을 뜨거울 때 전기분해하는 방법을 사용한다. 용도는 산화제로서 성냥, 연화, 폭약 등의 원료가 되고, 표백제, 염료, 의약품 등의 제조에도 사용된다.

아우라민 auramine 단무지 착색, 과자류, 면류, 카레분 등에 많이 이용하는 염기성 황색색소. 다량 섭취시 20~30분 후에 피부에 흑자색의 반점이 생기고 두통, 심계항진, 맥박감소, 의식불명 등을 일으킨다.

아웃리거 outrigger 구조공작차, 사다리차 등에서 양 측면으로 확장되는 지지대. 작업 중에 차량이 전도되는 것을 방지한다.

아웃리거잭 outrigger jack 고가사다리나 공중작업대의 양 측면에서 바깥쪽으로 확장하도록 고안된 잭. 소방차의 차대가 제공하는 지지대보다 더 넓은 지지기반을 확보하기 위한 것이다.

아웃-오브-서비스리소스 out-of-service resources 기계의 이상, 인재의 부족, 물리적 사유로 인해 해결(반응)이 불가능한 사건 및 사고 담당 기관.

아웃워시 outwash 수압(유압)에 의해 강 아래로 흐르는 물.

아웅산묘소폭파암살사건 ~山墓所爆破暗殺事件(테러) 1983년 10월 9일 미얀마의 수도 양곤에 있는 아웅산묘소에서 한국의 외교사절 다수가 북한 테러분자의 폭파 암살로 사상(死傷)한 사건. 대통령 전두환의 서남아·대양주 순방의 첫 방문지인 이곳에서 대통령의 아웅산묘소 참배행사를 위하여 미리 대기중이던 부총리 서석준 이하 여러 정부 요인, 취재차 수행했던 기자 등 17명이 북한 테러분자가 장치한 폭발물의 폭파로 사망하고, 합참의장 이기백 등 13명이 중경상을 입는, 세계 외교사상 유례없는 일대 참변이 일어났다. 화를 면한 대통령 전두환 내외는 모든 방문 예정을 취소하고 급거 귀국하였다. 국내외의 비분과 비탄 가운데 미얀마 정부는 한국에 조문사절을 보내는 한편, 주범 2명을 체포하여 사형을 선고하고 북한과 국교를 단절하였다. 그리고 다음 해인 1984년 10월 미얀마 정부는 아웅산사건은 북한의 소행이라고 국제연합에 보고하였다.

아이디번호 ~番號 ID number 교통부에 의해 위험물에 지정된 4자리 식별 숫자. 그 앞에 유엔이나 미국의 고유번호가 첨가될 수 있다.

아이디어 idea 인지 및 이해에 의한 마음의 생각, 개념, 의도나 감정.

아이디하강기 ~下降機 현장 상황에 따라 등반이나 하강을 하면서 사용할 수 있는 하강기. 정지상태에서 인명구조, 창문 파괴 등을 장시간 동안 하기에 적합한 장비.

아이브로우 eyebrow 건물 외부의 창문 위로 돌출되어 있는 수평 돌출부.

아이소나이아지드 isoniazid : INAH 분자식 $C_6H_7N_3O$의 무색 또는 백색결정체나 분말로 되어있는 결핵치료제. 다른 항결핵약제와 병용하여 결핵치료에 사용되며 단독으로는 예방목적으로 사용되고 내복이나 근육주사를 한다.

아이소프로테레놀 isoproterenol 생체 내에는 거의 존재하지 않는 강력한 합성 카테콜라민(catecholamine). 일차적으로는 β아드레날린성 수용체에 작용한다. α수용체에 대해서는 거의 작용을 하지 않으므로 일차적으로 심장과 폐에 작용한다. 심장 응급시 atropine에 불응하는 서맥에서 심박동수를 증가시키는데 사용되며 심한 천식 발작상태일 때 사용된다. 심장에 대해서는 심박수 증가, 심근수축력 증대를 일으키기 때문에 심박출량은 증대하나 말초혈관이 현저히 확장되기 때문에 혈압은 떨어진다. 1 mg을 500㎖의 D_5W에 희석하여 I.V한다. 원하는 심박동수를 얻을 때까지 또는 속발성 심실수축과 같은 심실흥분이 일어날 때까지 적정한다. 표준 주입속도는 2~10㎍/min이다. 기관지 천식에는 0.5% 용액 0.5㎖를 흡입시킨다.

아이소프로필알코올 isopropyl alcohol 프로필알코올의 이성체로 70% 이상 농도에서 살균작용을 나타내며 다른 살균제의 부형제로 첨가함으로써 효과가 증대된다.

아이스다이빙 ice diving 얼음을 뚫고 들어가서 실시하는 다이빙. 머리 위를 가로 막는 얼음 천정이 있기에 수면에서 텐더를 봐줄 수 있는 팀, 다이버가 입수한 구멍으로 다시 돌아올 수 있도록 하는 특별한 절차가 필요하다. 이러한 복잡성에도 불구하고 다이버의 모험심과 도전의식이 있어야만 아이스 다이빙을 즐길 수 있다. 아이스 다이빙은 저체온증과 장비 고장이라는 두 가지 위험 요소를 가지고 있으므로 이에 주의하여야 한다.

아이스레이더 ice radar 극지방의 빙판 상에서 전파를 사용하여 빙판의 두께를 조사하는 탐지 장치. 과거에는 화약을 사용하여 그 폭발에 의한 지진 음파의 전파 시간을 측정하는 방법에 의존하였지만, 남극 대륙의 얼음과 같이 얼음의 표면 밀도가 낮으면, 눈 표면 근처에서는 음파의 산란이 심하여 대량의 화약을 사용해도 반사파가 약해 측정이 곤란하였다. 그래서 음파를 대신한 전파를 사용하여 측정하는 것이 아이스 레이더로, 30MHz의 펄스 변조 전파(전파 형식 PON, 첨두 송신 출력 1.2kW)를 설면에서 얼음 속으로 방사하여 그 전파가 얼음 속을 전파하여 바닥의 암반에 닿은 후 반사하여 다시 설면에 돌아오는 시간을 측정함으로써 얼음의 두께를 측정하는 것이다. 전파를 사용하면 얼음의 표면 밀도가 낮기 때문에 비교적 적은 손실로 얼음 속을 전파하므로 음파에 의한 방법에 비하여 매우 유리하다.

아이스풋 ice foot 빙하의 가장자리로 수면의 상부와 하부 사이의 접하는 면.

아이-스플라이스 eye-splice 밧줄의 두 끝을 잇대어 고리 모양으로 연결한 것.

아이알아이 Industrial Risk Insurers : IRI 주로, 방재우량물건(HPR)을 취급하는 미국의 손해보험조직. 손해보험회사들이 회원사로 가입하고 있으며, 일반 업종뿐만 아니라 석유업종 물건도 다수 취급한다.

아이에스엠설비 ~設備 Industrial Scientific and Medical equipment : ISM 공업용, 과학용, 의료용 등으로 사용하는 고주파 설비. ISM 설비는 발사되는 기본파 및 스퓨리어스 발사의 전계 강도의 허용치만이 규정되어 있다. 사용 주파수에 관한 제한은 없지만, 국제 전기 통신 협약에 부속된 전파 규칙에 의한 주파수대 분배표에는 ISM 주파수대가 지정되어 있고, 이 주파수대의 누설 전계 강도는 제한이 설정되어 있지 않다.

아이젠 Eisen 빙벽을 오르내리거나 빙판·눈 위를 걸을 때 사용하는 장비. 독일어로는 슈타이크아이젠(steigeisen), 영어로 크램펀(crampons)이라고도 한다. 아이젠의 모양은 중간 부위가 경첩처럼 구부러지는 힌지드(hinged) 형태와 앞뒤가 하나로 일치된 리지드(rigid) 형태로 구별된다. 힌지드 형태는 암벽과 빙벽이 혼합된 곳을, 리지드 형태는 폭포가 얼어붙은 빙폭을 등반할 때 사용한다. 아이젠의 발톱은 보통 4개, 6개, 8개, 10개, 12개, 14개가 달려 있는데 일반 등산용으로 4개, 6개, 빙벽 등반용으로 12개 이상의 것을 사용한다.

아이코사노이드 eicosanoid 세포막의 지방산인 아라키돈산의 유도체. 프로스타그란딘과 루코트리엔이 있다.

아이크오훅 ike-o-hook 한쪽 끝에 작은 구멍이 나 있는 강철 갈고리. 구조용 덮개와 함께 사용한다.

아인토벤법칙 ~法則 Einthoven's law 심전도에서 사지 양극유도 I과 Ⅲ의 전압을 더한 값에서 유도Ⅱ의 전압을 빼면 0이된다. 이를 Einthoven's equation이라고도 한다. → 아인토벤삼각형(Einthoven's triangle).

아인토벤삼각형 ~三角形 Einthoven's triangle (Williem Einthoven, Dutch physiologist, 1860-1927), 심전도 사지 쌍극유도 Ⅰ,Ⅱ,Ⅲ의 3개의 축에 의해 형성되는 정삼각형. 오른쪽 팔, 왼쪽팔, 왼쪽 다리 사이에 전기적인 삼각형. 이 위치는 여러 유도의 심장 백터 방향을 결정하는데 사용한다.

아조디카르본아미드 azodicarbonamide : ADCA 비중 1.65, 분해열 28.6 Kcal/mol인 담황색 또는 황백색의 미세분말. 분해온도 205℃로 분해시 N_2, CO, CO_2 가스를 발생하며 가스 발생량은 250㎖/g이다. 무독성이며 물보다 무겁다. 플라스틱, 고무에 대한 분산성이 좋고 변색이 없어 발포제로 많이 사용된다. 발포제 용도로서 가열에 의한 발포 공정에서 순수한 것은 폭발적으로 분해할 위험이 있다. 건조상태, 고농도의 것은 고온에서 매우 위험하고 강한 타격에도 위험하며 일단 분해하기 시작하면 멈추기가 힘들다. 유기산과 접촉한 것은 분해 온도가 낮아진다. 폴리에틸렌, 폴리프로필렌, ABS, PVC, 합성고무의 발포제로 사용된다.

아조비스이소부티로니트릴 azobis isobutyronitrile : AIBN 비중 1.64, 분해열 23.5Kcal/mol인 백색 결정성 분말. 분해온도 100℃ 전후이며 N_2를 쉽게 발생하며 약간의 유독성 시안화수소(HCN)를 발생한다. 가스 발생량은 $139cm^3/g$. 물에 잘 녹지 않고 알코올, 에테르에 녹는다. 기타 위험성은 아조디카르본아미드(ADCA)와 유사하다. 용도는 비닐수지, 합성고무, 에폭시 및 PVC발포제, 비닐화합물의 중합개시제 아조디카르본산의 합성 등에 사용한다.

아조화합물류 ~化合物類 azo compounds 아조기 (-N=N-)가 주성분으로 함유된 물질.

아질산염 亞窒酸鹽 nitrite 아질산(HNO_2)의 수소가 금속으로 치환되어 생기는 염. 아질산은 그다지 강한 염이 아니므로 그 염은 가수분해하기 쉽다. 정염은 알칼리금속, 알칼리토금속, Zn, Cd, Hg, Ag 등에 대해서만 알려져 있다. 알칼리염은 알칼리금속의 질산염을 Fe, Pb 함께 가열해서 만들어지며, Ba, Ag의 염은 염화바륨, 질산은과 Na염과의 복분해에 의해서, 다른 염은 Ba염, Ag염과 황산염, 염화물과

의 복분해에 의해서 만들어진다. 이들은 일반적으로 황색을 띤다. 알칼리금속염은 분해하지 않고 용해하지만 다른 것은 가열하면 분해한다. 분해온도는 Hg 염에서 75℃, Ag염에서 140℃, Ba염에서는 200 ℃ 이상으로 Ag염 외에는 물에 잘 녹는다. 검출은 아질산이온 (NO_2^-)에 황산을 가해서 자극적인 냄새가 나는 적갈색 이산화질소(NO_2)를 발생하는 것에 의한다.

아질산칼륨 亞窒酸~ potassium nitrite [KNO_2] 분자량 85.11, 융점 297℃, 비점 350℃, 비중 1.9인 백색 또는 담황색의 결정성 분말 또는 덩어리. 물에 녹으며, 알코올에는 녹지 않지만 뜨거운 알코올에는 약간 녹는다. 조해성이 있으며 공기 중에서 서서히 분해하고 가열하면 폭발한다. 수용액상태에서 산을 넣으면 갈색의 유독성 이산화질소를 내면서 분해한다. 히드라진, 암모늄염, 할로겐화암모늄, 시안화칼슘, 적혈염, 차아인산나트륨, 기타 가연물과 혼합물을 가열하면 발열, 발화, 폭발한다. 저장·취급시 화기를 엄금하고, 직사광선을 피한다. 초기소화는 물, 포, CO_2도 유효하지만, 기타의 경우는 다량의 물로 냉각 소화하며, 많은 양이 용해되어 있는 경우 주수하면 비산하여 다른 가연물과 접촉하여 연소확대 위험성이 증가하므로 주수시 주의가 필요하다. 화재시 유독성 가스에 중독 우려가 있으므로 공기 호흡기를 착용하여야 한다. 피부에 접촉하거나 눈에 들어가면 약상을 입으며, 유독성 분해가스를 흡수하면 구토, 허탈, 실신에 이른다. 제법은 아세트산 칼륨용해염의 납분말에 의한 환원 또는 일산화질소가스를 수산화칼륨용액에 흡수시키는 방법을 사용한다. 용도는 코발트와 니켈의 분리, 디아조화합물 합성, 식품(햄, 소세지)의 발색제, 의약(혈관확장제)의 원료, 염색 등에 사용된다.

아치구조 ~構造 arch construction 압축력만으로 외력에 저항할 수 있도록 유도한 곡선형태의 구조.

아치형채광창 ~形採光窓 lunette → 반달형채광창.

아카데미매듭 academy knot 굵기가 다른 로프를 서로 이을 때 쓰는 매듭. 로프를 한번 더 올려 매듭을 한다.

아코디언적재 ~積載 accordion load 호스 구획실에 아코디언 모양으로 호스를 적재 및 배치한 것.

아쿠아렁 aqualung 고압 압축공기가 든 자급식(自給式) 수중 호흡기계. 물속에 잠수할 때 등에 메고 여기에서 나오는 압축공기로 호흡하면서 수중활동을 전개한다. 등에 메는 고압 봄베와 자동 조정기 등의 부속물로 되어 있다. aqua는 라틴어로 물이고, lung은 영어로 폐를 뜻하므로, 수중폐라는 뜻이다. 1943년 당시 프랑스 해군대령이었던 J. Y. 쿠스토와 E. 가냥에 의해 고안되었다. 처음에는 군사목적으로 개발되어 잠수공작원(프로그맨)이 방잠망(防潛網)을 뜯어 없애는 데에 사용되었는데, 지금은 수중 스포츠, 샐비지(salvage) 사업, 또는 해양의 조사·연구에서 없어서는 안 될 중요하고 유용한 기계가 되었다. 원래 아쿠아렁은 상품명이었으나 대개는 미국과 마찬가지로 이 호칭이 통용되고 있다. 정식으로는 스쿠버(SCUBA : selfcontained underwater breathing apparatus)라고 한다. 봄베에는 150기압(氣壓)의 공기가 한 봄베 당 8~12ℓ 들어간다. 레귤레이터는 아쿠아렁의 심장부라 할 수 있으며, 심도(深度)의 변화가 있더라도 같은 압력의 공기를 자동적으로 조정하여 잠수자에게 공급해 주는 기구이다. 탱크 하나의 중량은 약 10~15kg, 그 속의 공기 중량은 약 2kg이 되므로 육상에서는 상당한 무게이지만, 수중에서는 부력(浮力)과 밸런스가 맞기 때문에 무게를 거의 느끼지 않는다. 아쿠아렁의 방식에는 개방식 스쿠버(排氣泡를 직접 수중에 내보내는 방식)와 순환식 스쿠버(배기된 탄산가스를 吸收罐으로 흡수하여 수중에 거품을 내보내는 방식)의 두 가지가 있다. 이 기계가 있으면 물 위로부터 전혀 공기의 공급을 받는 일 없이 장시간 수중에 머무를 수 있다. 12ℓ 봄베 하나로 수심 10m의 수중에 약 30~40분간 잠수할 수가 있다. 잠수심도는 숙련된 사람이라도 40~50m가 한도이지만, 헬륨가스의 사용으로 200m 정도까지 가능하다. 그 밖의 부속물로는 웨이트 벨트, 물갈퀴, 잠수마스크, 스노클, 수심계, 다이버나이프, 웨트슈트 등이 필요하다.

아쿠아포린 aquaporin 삼투압이 일어나게 하는 세포막의 단백질 채널. 특히 신장 집합관의 경우 아쿠아포린은 항이뇨호르몬에 의한 자극에 반응하여 세포막에 삽입된다.

아크 arc 전류가 마주보는 두 전극 사이의 기체 속을 큰 밀도로 흐를 때 발생하는 아치 모양의 불꽃. 아크는 강한 빛과 열을 내기 때문에 조명이나 용접에 이용된다. 예) 수은등, 나트륨등, 아크용접등.

아크로 ~爐 electrical arc furance 전기로의 일종으로 아크 방전에 의하여 발생하는 열을 이용하여 가열하는 로.

아크로레인 acrolein [CH₂=CHCHO] 무색투명하며 불쾌한 자극성 냄새가 있는 가연성의 액체. 물, 알코올, 에테르에 잘 녹는다. 상온·상압 하의 공기 중에서 쉽게 산화되며, 장시간 보존하면 중합하여 수지상(樹脂狀) 물질로 변한다. 휘발성이 강하고 아주 작은 점화원에 의해서도 인화되기 쉽다. 증기는 공기보다 무겁고 연소시 역화의 위험이 있으며, 점화원에 의해 폭발위험이 강하다. 반응성이 풍부하여 중합반응(重合反應)을 일으키는데 이때 발열한다. 저장시에는 직사광선 차단, 화기엄금, 증기누설억제제, 가열을 금지하고 소량의 폴리페놀을 산화방지제로 가해 둔다. 용기는 차고 건조하며 통풍이 잘되는 곳에 보관하고 외부와 멀리 떨어지도록 한다. 공기와의 접촉을 방지하고 저장용기나 탱크의 공간에 질소 등의 불활성 가스를 봉입시킨다. 누출시 모든 점화원을 제거하고 용기는 물분무로 냉각시키며 누출 액체는 불연성 물질로 흡수 처리한다. 초기 화재는 물분무, 건조분말, 알코올형 포, CO₂를 사용하여 질식 소화하며, 그 밖의 경우는 알코올형 포로 소화한다. 연소시 자극성, 독성 가스를 방출하므로 장시간 소화 작업을 할 때는 반드시 특수 방호의와 공기 호흡기 등을 착용하여야 한다. 불이 난 용기는 물분무로 집중 냉각시키면 효과가 있다. 맹독성 물질이며 증기는 눈이나 호흡기를 자극하고 눈물이 나고, 액체가 피부에 접촉하면 심한 염증과 홍반 등의 약상(弱傷)이 나타난다. 증기를 흡입하면 치명적이면 점막을 자극하고 호흡곤란, 기관지염을 일으킨다. 제법은 프로필렌을 촉매, 가온 하에서 산화시켜 얻거나 아세트알데히드와 포름알데히드를 가압 하에서 축합 (縮合)시켜 만든다. 용도로는 아크릴로니트릴, 알릴 알코올, 글리세린의 제조원료, 수지 중간체, 아미노산 제조원료, 의약품, 섬유처리제, 추출용 용제, 약품 합성원료, 향료, 염료, 살균제의 원료, 알코올의 변성제, 최루탄 제조 등에 사용된다. = acrylic acid, 2-propenal, acrylaldehyde, acraldehyde.

아크릴로니트릴 acrylo nitrile [CH_2=CHCN] 분자량 53.1, 증기 비중 1.8, 증기압 83mmHg(20℃), 융점 -84℃, 비점 77℃, 비중 0.81, 인화점 0℃, 발화점 481℃, 연소범위 3.0~18%인 단맛의 취기(臭氣)가 있는 무색 또는 미황색의 액체. 매우 유독하며 반응성이 풍부하여 위험한 중합을 일으키기 쉽다. 증기는 공기보다 무겁고 공기와 혼합하여 아주 작은 점화원에 의해 인화, 폭발의 위험성이 높고 낮은 곳에 체류하여 흐른다. 연소시 역화 위험이 있고, 밀폐용기를 가열하면 심하게 폭발하고 연소시 유독가스(시안화수소, 질소한화물)가 발생한다. 저장시에는 증기 발생을 억제하고, 화염·화기를 엄금하며, 가열을 금지하고, 직사광선을 차단하고 용기는 차고 건조하며 환기가 잘 되는 안전한 곳에 보관해야 한다. 초기 소화는 물분무, 분말, CO_2, 알코올형 포가 유효하나 대형 화재인 경우는 알코올형 포로 일시에 소화하여야 한다. 주수는 주위의 연소 방지 또는 용기를 냉각하는 데 사용한다. 눈에 들어가면 결막염을 일으키고 피부에 약상을 입힐 수 있는데 피부를 통해 침투하면 치명적이고 증기 흡입시 두통, 혐오감이 나타나고 심하면 의식불명이 된다. 제법은 아세틸렌을 염화구리-염화암모늄의 염산산성용액에서 시안화수소와 반응시켜 만들고 공업적으로는 에틸렌시안히드린의 탈수 또는 아세틸렌에 대한 시안화수소의 첨가반응으로 생산한다. 합성섬유로서 유용한 폴리아크릴로니트릴이나 내유성(耐油性) 합성고무로 사용되는 부타디엔과의 혼성중합체의 원료, 시안에틸화반응을 이용한 유기합성의 원료 및 용제, 살충제로 쓰인다. = vinyl cyanide, cyanethylene.

아크릴산 ~酸 acrylic acid [CH_2=CHCOOH] 분자량 72.1, 증기비중 2.5, 증기압 3mmHg(20℃), 융점 14℃, 비점 141℃, 비중 1.05, 인화점 51℃, 발화점 438℃, 연소범위 2.0~8.0%인 초산과 같은 자극성 냄새가 있는 무색의 액체. 물과 임의로 섞인다. 독성이 매우 강하며 반응성이 높아 고온에서 중합하기 쉽고, 융점이 14℃이므로 겨울철에는 응고한다. 증기는 공기와 혼합할 때 인화, 폭발의 위험성이 있다. 화염에 의해 쉽게 착화하며 연소에 의해 자극성의 가스를 발생한다. 중합반응을 일으킬 때는 증기압이 상승하여 폭발 위험이 높으며, 중합반응은 강산화제, 과산화물, 햇빛, 고온에서 일어나기 쉽다. 보관시 화기를 엄금하고, 차고 건조하며 바람이 잘 통하는 장소에 보관하여야 한다. 초기 화재에는 물, 분말, 일산화탄소, 알코올형 포가 유효하며 그 밖의 경우는 알코올형 포로 집중 방사하여 일시에 소화하여야 한다. 눈에 들어가면 각막과 결막을 손상시키고 시력 저하 및 실명을 초래할 수 있다. 흡입시에는 호흡기와 폐를 자극하고 점막을 상하게 하는데 다량인 경우는 혐오감, 두통, 구토, 현기증 호흡 곤란을 일으킨다. 제법은 아크롤레인의 산화, 클로로프로피온산의 탈염화수소, 옥시프로피온산 탈수 등의 방법으로 만들 수 있으며, 공업적으로는 아세틸렌의 카르보닐화반응에 의해서 제조된다. 이 방법은 레페반응의 일종이며 제2차 세계대전 후 급속히 발전한 합성법이다 중합하기 쉽고 이 화합물이 단독으로 중합하여 생기는 고분자는 물에 녹아 높은 점성도를 가진 용액이 되므로 증점제(增粘劑)로서 래커, 니스, 인쇄잉크 등에 사용된다. 그 밖에 혼성중합체로서 여러 가지 성질을 가진 중합체의 원료가 된다. = propenoic acid, acroreic acid, vinylformic acid.

아크릴산메틸 ~酸~ methyl acrylate [H_2=CHCO$_2$CH$_3$] 분자량 86.1, 증기비중 2.97, 증기압 68.2mmHg(20℃), 융점 -77℃, 비점 81℃, 비중 0.96, 인화점 -3℃, 발화점 468℃, 연소범위 2.8~25%인 단 냄새가 나는 무색투명한 액체. 물에 녹지 않으며 인화 위험이 높다. 증기는 공기보다 무겁고 낮은 곳에 체류하며, 점화원에 의해 인화 폭발한다. 연소시 역화의 위험이 있다. 고온, 산화제, 과산화물에 의해 폭발적으로 위험한 중합반응을 일으킨다. 물보다 가볍고 녹지 않기 때문에 물위에 떠서 화재 면적을 확대시킨다. 저장·취급시 화기를 엄금하고, 가열하지 않으며, 직사광선을 차단한다. 용기는 차고 건조하며 환기가 잘되는 안전한 곳에 중합방지제를 넣어 저장하며 산화제, 과산화물, 기폭제와의 접촉을 방지한다. 물분무, 건조분말, 알코올형 포, CO_2가 소화에 유효하다. 화재시에는 충분한 안전거리를 유지하고 공기 호흡기 등의 안전장구를 착용하여야 한다. 제법은 아크릴산 메틸을 메틸알코올로 에스테르화 하여 만든다. 용도는 중합체 합성수지원료 등으로 사용된다.

아크방전 ~放電 arc discharge 전극간에 발생되는 방전으로 이온농도가 극히 높고 고열과 강한 빛을 동반하는 방전. 아크방전에서 소비되는 에너지는 빛이 되는 것 이외는 대부분이 열로 변환된다.

아크방전내력 ~放電耐力 resistance to arc tracking 아크상태로 방전된 전기에 대한 절연내력.

아크자 Akja(구조) 적설 대피시 사용되는 딱딱한 운반기구. 알루미늄으로 만들어지며 스키로 끌 수 있도록 둥근 밑부분이 있다.

아크전압 ~電壓 arc voltage 용접 작업에서, 모재(母材)와 용접봉 끝부분 사이의 공간에서 발생하는 전압.

아크화상 ~火傷 arc burn 체외로 흐르는 전류에 의해 발생한 화상. 고압전류에서는 매 10,000 volt 마다 1inch의 거리를 arc할 수 있어 직접 전원에 접촉하지 않고도 전기화상을 입을 수 있다. 체외의 arc로 옷이나 근접한 인화물질에 불이 붙어 광범위한 피부화상을 일으키기도 한다.

아킬레스건 ~腱 Achilles tendon 다리의 가자미근과 비복근의 원위부에 있으며 인체에서 가장 두껍고 강한 건. = 발꿈치힘줄.

아킬레스건반사 ~腱反射 Achilles jerk 발목 뒤에 있는 아킬레스건을 가볍게 칠 때 발바닥 반사를 나타내는 것. 말초신경장애, 당뇨병일 때는 나타나지 않을 수 있다.

아킹 arcing 전기회로가 개폐될 때 단자와 단자 사이에서 발생하는 전기불꽃. → 스파크.

아탄 亞炭 lignite 탄화도(炭化度)가 낮은 저품위 갈탄의 일종. 목질조직이 어느 정도 보존되어 있어서 나뭇결이 눈에 보이는 목질아탄(木質亞炭)과 수지립(樹脂粒), 각피(角皮), 화분포자류(花粉胞子類), 부후균류(腐朽菌類), 그 밖에 미세한 석탄질과 광물질로 된 치밀한 탄질아탄(炭質亞炭)의 두 종류가 있다. 다량의 수분이 건조할 때에 수축하여 목질아탄은 널빤지 모양으로 벗겨지고, 탄질아탄은 불규칙한 균열이 생겨서 급속히 분화(粉化)한다. 3,000~4,000 kcal/kg의 발열량이 낮은 비점결탄(非粘結炭)으로, 일부 지방에서 연료로 사용된다. = 갈색갈탄(褐色褐炭).

아테노롤 atenolol 혈관 평활근내에서 β_1-아드레날린 수용체 차단제로 작용하며 부분적 효능제 효과는 거의 없고 약한 막 안정성을 갖는 약물. 방실결절의 전도를 느리게 하고 심박동수를 감소시키며 심근층에서의 산소소모량을 감소시킨다. 경구투여시 불완전하게 흡수되어 대부분 요중에 변하지 않고 그대로 배설되며 항고혈압 효과는 상당히 오랫동안 지속되므로 하루에 한 번 투여한다. 과투여시 불면, 현기증, 환상, 우울, 발기부전, 발진, 이상한 몽상, 허혈성 대장염, 기관지경련 등을 일으킬 수 있다. 고혈압시에는 1일 1회 50mg을 단독 또는 이뇨제와 병용 투여하고 협심증을 보일 때는 1일 100mg을 1~2회 분복 투여한다. 1일 최대용량은 100mg이다. 과투여시 피로와 우울 증상을 보이므로 주의하고 협심증 환자에서의 갑작스런 투여중지는 심근경색과 심실성부정맥을 야기 시킬 수 있다. 당뇨병 환자에서는 저혈당 상태가 연장될 수 있으며 과도한 서맥을 피하기 위해서는 정맥 투여시 천천히 또는 아트로핀(atropine)과 함께 투여한다.

아토피 atopy 가계적(家系的) 또는 유전적으로 나타나는 알레르기성 소인(素因). 1925년 미국의 A. 코카가 인간에 특유한 어떤 종류의 물질에 대한 선천적 과민성에 대하여 명명한 것이다. 고초열(枯草熱), 천식, 아토피성 피부염 등이 가족 내에 많고 여러 가지 알레르겐(난백, 비듬, 꽃가루, 먼지 등)에 대하여 피내반응(皮內反應)의 양성률(陽性率)이 높으며 혈청내 항체(아토피성 알레르겐)가 존재하고 혈액호산구증다증(血液好酸球增多症)이 나타나고 각종 스트레스(온도, 습도, 외상, 정신적 긴장, 감염 등)에 대하여 비정상적인 반응을 나타내는 것 등이다. 이 개념의 확립으로 어린이천식, 아토피성 피부염 등의 병인의 해명에 큰 진보를 가져왔다.

아토피성피부염 ~性皮膚炎 atopic dermatitis 소아와 성인에서 모두 나타나는 만성 소양증성 발진. 유아기에는 뺨이나 이마에 급성습진성 병변으로 나타나고 소아기 이후에는 주로 오금이나 팔꿈치 부근에 아급성이나 만성의 병변이 나타난다. 심하면 피부가 두터워지고 심하게 태선화된 판이 나타나며 어느 경우에나 심한 가려움증을 나타낸다. 병인은 불분명하나 알레르기성, 유전성, 정신작용이 관여하는 것으로 보인다. 피부의 건조를 억제하고 자극을 피하도록 하며 스트레스를 줄이고 항히스타민제의 내복과 스테로이드제의 도포나 내복요법을 시행하여 처치한다.

아트로핀 atropine 가지과 식물인 아트로파 벨라돈나(Atropa belladonna)의 뿌리, 종자, 잎 등에 함유된 알카로이드(alkaloid). 부교감신경 말단과 중추신경계에 대한 작용이 있다. 말초작용으로는 부교감신경 지배기관의 수용체 중 무스카린(muscarine)성 수용체에서 아세틸콜린(Ach)과 상경적으로 길항하는 것이 주작용이다. 특이성이 매우 높고 골격근과 신경절에서는 거의 길항하지 않는다. 휘발성 흡입마취제, 특히 에테르(ether)의 자극에 의한 타액분비, 상기도 분비물의 증가를 억제하며 한선, 타액선, 누선, 위액, 췌액 등의 분비를 억제하여 구갈증이 생기기도 한다. 또한 동공 괄약근을 이완시켜 산동을 일으키며 안압을 상승시키며 기관지 근육에 대해서는 이완작용을 나타내어 천식증에 사용된다. 중추신경계의 작용은 대량인 경우에 일어나며 환각, 착란, 섬망을 일으키고 혼수상태에 빠지면 호흡마비로 사망한다. 눈에 대해서는 0.5~1%의 아트로핀용액을 점안하면 눈동자가 커지고(mydriasis) 명암조절(accommodation)이 마비된다. 비교적 안전한 약이지만 대량 사용시는 시각장애, 빈맥, 두통, 현기증, 불안, 발기부전, 변비, 정신병, 마비성 장폐색 복부팽만, 담마진, 조홍, 서맥, 녹내장, 협심증, 구갈증, 변

비, 배뇨곤란 등이 올 수 있다. 의사 지시 없이 1급 응급구조사가 직접투여 할 수 있는 약물로 성인 1회 0.5mg을 피하, 근주 또는 정주하고 경증시는 0.5~1mg을 피하주사한다. 중등도증에는 1~2mg을 피하, 근주 또는 정주하고 필요시에는 20~30분 간격으로 반복한다. 중증시는 1회 2~4mg을 정주하고 필요에 따라 반복 투여 한다. 녹내장, 홍채와 각막 사이에 협우각을 가진 환자는 주의하고 특히 유아가 고열이 있을 때는 주의한다.

아파트 apartment 한 건물에 여러 독립세대가 생활할 수 있도록 건축된 5층 이상의 공동주택. → 공동주택.

아편 阿片 opium 양귀비과(Papaveraceae)의 Papaver somniferum의 미숙과피 즙으로부터 얻어지는 천연화합물군. 몰핀은 의료분야에서 널리 쓰이고 있는 아편유도체이며, 헤로인은 잘 알려진 탐닉성이 높은 아편이다. 위장관계에서는 변비와 식욕부진을 가져오며 중추신경계에서는 오심, 구토, 통각의 감소, 다행감, 진정작용을 나타낸다. 단기적인 아편 제제의 투여는 황체형성 호르몬(LH)과 테스토스테론의 감소를 초래하여 성욕을 감퇴시킨다. 또한 갑상선 자극 호르몬의 분비 감소와 프로락틴의 증가, 성장 호르몬의 분비를 증가시킨다. 호흡기계에서는 호흡 억제 작용이 있으며 심혈관계에서는 심장박동의 리듬이나 심근의 수축력에 대한 직접적인 효과는 없으나 말초혈관을 확장시켜 기립성 저혈압을 유발할 가능성이 있다. 응급처치는 활성탄과 하제를 투여하고 마약길항제인 날록손(naloxone)을 초기에 0.4~2mg을 정주하고 강력한 중독인 경우에는 2~3분마다 반복하되 전체 용량을 10~20mg까지 투여한다.

아편성진통제 阿片性鎭痛劑 opium analgesics 양귀비 씨앗에서 추출한 환각제.

아편알칼로이드 阿片~ opium alkaloid 양귀비의 덜 익은 열매깍지에서 추출한 몇 가지 물질 중 하나. 세 가지 알칼로이드와 코데인, 파파베린, 모르핀은 통증완화를 위해 사용된다. 동통 완화를 위해 쓰이는 새로운 약물이 동통 완화를 시험하지만 모르핀은 기본이 되는 가장 흔한 약물이다. 아편알칼로이드와

다른 약물들은 중추신경계에 작용하여 통증을 없애는 헤로인을 포함한 것에서 만들어졌다. 일반 용량에서는 의식 소실 없이 진통효과가 나타난다.

아편에관한죄 阿片~關~罪 crime of opium 아편의 흡식 등에 의하여 국민보건에 위험초래를 내용으로 하는 죄. 아편이란, 단속상의 견지에서 보면 생아편도 포함된다는 것이 통설이다. 따라서 생아편은 마약법과 향정신성의약품관리법이 적용된다.

아편유사제 阿片類似劑 opioid 아편과 같은 효과가 있는 약물. 경막외 및 경막내로 소량 주사하여 국소적인 진통 효과를 얻을 수 있어 수술과 수술 후의 진통을 위한 척추마취로 이용되는데 경막내 마취시에는 호흡 억제 작용이 나타날 수 있으나 경막외 주사시에는 문제가 되지 않는다. 정맥내로 신속히 주사하면 피부 발적과 함께 중독자들이 성적 극치감 같은 감각이 하복부에 약 45초간 지속되고 동통, 공격적 행동, 성적 욕구를 감소시킨다.

아편제제 阿片製劑 opiate 아편이나, 아편과 같은 작용을 하는 반 합성 약물이나 아편에서 만들어진 약물을 함유한 마취제. 이런 약물들은 통증을 완화시키고 오용과 중독의 잠재성이 크다.

아포모르핀 apomorphine 위내의 독물을 제거하는 구토제. 화학수용체 유발점(trigger zone)을 자극하여 구토작용을 일으키며 성인은 6mg을 피하로 주사하면 3~5분내에 작용이 나타나고 작용발현은 빠르나 호흡억제작용이 있다.

아포모르핀하이드로크로라이드 apomorphine hydrochloride 연수에 작용하는 중추성 구토제. 모르핀(morphine)과 염산을 함께 가열하면 물 1분자가 빠져나가면서 아포모르핀(apomorphine)이 된다. 강력한 구토제로 화학수용체 유발역(=발통대 發痛帶 chemoreceptor trigger zone)을 자극하여 구토작용을 나타낸다. 독물 중독시 위 내용물을 제거할 목적으로 사용했으나 일반적으로 위 세척에 주로 이용한다. 5mg/Amp-SC. 5~10mg을 피하주사 한다. 이 약물은 호흡억제 작용이 있으므로 중추억제약물에 의한 중독이거나 환자의 호흡이 느린 경우에는 사용하면 안된다.

아프가점수 ~點數 Apgar score (Virginia Apgar, U.S. 마취과의사, 1909~1974) 심박동수, 호흡 노력, 근육 긴장도, 자극에 대한 반응, 피부색으로 신생아의 신체적 상태를 평가하는 것. 분만 후 1분과 5분에 평가하며, 자궁 외의 상황에 적응할 수 있는 신생아의 능력을 반영하는 5가지 요소를 측정한다. 1분 후의 점수가 낮으면 산소 투여, 비인두 청결 등의 즉시 중재에 들어가고 신생아를 중환자실로 보낸다. 5분 후의 점수가 낮으면 호흡보조, 제대도자, 심폐소생술, 혈액가스 검사, 산-염기 결손의 교정 등의 치료를 받아야 한다. 0~3점은 심각한 상태이고 4~7점은 중간, 7~10점은 자궁 외 환경의 적응에 별 문제가 없음을 가리킨다. 5분 후 점수는 정상적으로는 1분 후 점수보다 높다. 정상적이고 활력 있는 건강한 아이는 분만 후 1분에는 거의 대부분 손과 발이 푸른빛이기 때문에 색의 점수에서 2점보다는 1점인 경우가 더 많다. 그러나 5분 후에는 푸른빛이 사라지고 2점을 얻는 경우가 많다. 5분 후의 점수가 0~1점인 경우 신생아 사망률이 50%이다. 생존한 경우에도 7점 이상인 아이에 비해 1년 후 신경학적으로 비정상인 경우가 3배 이상 높다.

아플라톡신 aflatoxins 식품곰팡이인 *Aspergillus flavus*와 *A. parasiticus*에 의해 생성되는 발암성유독성 인자군. 동물 실험에서 간괴사와 간암을 일으키고 곰팡이 핀 곡물, 땅콩이나 Aspergillus에 오염된 식품을 소비하는 아시아, 아프리카 열대 지역 사람들의 간암 발병률이 높은 원인이 되는 것으로 판단된다.

아황산가스 亞黃酸~ sulfur dioxide [SO_2] 분자량 64.06, 융점 −75.5℃, 비점 −100℃, 액체의 비중 1.46, 공기를 1로 한 기체의 비중 2.3, 증기압 1.53 atm(0℃), 2.26atm(10℃), 3.23atm(20℃), 4.50 atm(30℃), 6.13atm(40℃), 임계 온도 157.2℃, 임계압 77atm인 자극적인 냄새가 나는 무색 기체. 물에 잘 녹으며, 수용액은 아황산을 생성하며 산성을 띤다. 또 수분이 있으면 환원성이 된다. 액화하기 쉬우며, 액체도 무색이다. 기체는 노출되어 있는 점막을 자극한다. 짙은 기체를 흡입하면 콧물, 담, 기침이 나며 목구멍이나 가슴이 아프고, 호흡이 곤란해진다. 기관지염, 폐수종(肺水腫), 폐렴 등이 되는 수도 있다. 치료법으로는 눈을 물로 씻고, 물 또는 탄산수소나트륨의 수용액으로 목을 계속 가신 다음 신선한 공기가 통하는 곳에 눕혀 진해제(鎭咳劑)를 주고 안정시킨다. 또, 중증(重症)일 때는 산소를 흡입시키고, 진정제, 항생제를 준다. 제법은 공업적으로는 황화물(황철석, 황동석 등) 또는 황을 공기 중에서 태워서 만들거나 실험실에서 구리에 진한 황산을 가하여 가열하면 생긴다. 또는 아황산나트륨에 강한 산을 가해서 만든다. 용도는 황산 제조의 원료로서 중요할 뿐 아니라, 표백제, 환원제로도 사용되며, 액체는 붉은인, 요오드, 황 등의 용매로도 사용된다. 또, 증발열이 크기 때문에 냉각제로서 냉동기에 사용되며, 의약품으로서 산화방지에도 사용된다.

아황산염 亞黃酸鹽 sulfite 유해성 표백제로 다량 섭취시 설사, 구토, 발열 등의 증독증상이 나타난다.

아황산펄프 亞黃酸~ sulfite pulp 아황산법으로 만든 펄프. 아황산펄프의 강도는 중간 정도이고 초지성이 뛰어나며 증해의 정도에 따라 표백하기 어려운 것과 쉬운 것이 있다. 아황산펄프는 정제 및 표백하기가 쉽고 거의 모든 종이의 원료가 된다.

악관절 顎關節 temporomandibular joint 하악골의 관절돌기(condylar process)와 측두골의 하악와(mandibular fossa)가 이루는 평면 및 과상관절로 관절원판(articular disk)이 보강하고 있다. 가끔 관절돌기가 하악와를 벗어나 전방으로 이동하는 탈구가 일어난다. = 턱관절.

악기상정보 惡氣象情報 SIGMET information 항공기 안전운항에 영향을 미치는 특정 항로기상현상이 발생하였거나 발생할 것으로 예상될 경우에 기상감시사무소에서 발행하는 정보.

악령빙의 惡靈憑依 cacodemonomania 환자 자신이 악령을 지녔다고 믿는 비정상적인 정신상태.

악몽 惡夢 nightmare 강하고 피할 수 없는 두려움이나 극한 공포의 느낌을 일으키며 대개 자는 사람을 깨우는 급속 안구운동(REM)수면 중에 발생하는 꿈. → 수면테러장애(sleep terror disorder).

악설골근 顎舌骨筋 musculus mylohyoideus 설골

상근의 하나이며 좌우가 합해져서 구강저의 기초를 만들며 하악골체 내면에서 일어나기 시작하여 설골체에 정지하는 근육. = 턱목뿔근.

악성 惡性 malignant 생명을 위협하는 구조 또는 과정으로 종양의 경우는 전이하는 경향이 있다.

악성고혈압 惡性高血壓 malignant hypertension 괴사성의 동맥 병변을 일으키고 유두부종, 뇌졸세, 계속 진행되는 신부전이 빠른 속도로 악화되는 증상. 치료를 하지 않으면 2년 이내에 치명적일 수 있으나 질병의 진행이 정지될 수 있고 적절한 항고혈압 치료로 전환시킬 수 있다.

악성류마티스관절염 惡性~關節炎 malignant rheumatoid arthritis : MRA 류마티스 관절염 중 혈관염이 동반된 관절염. 손가락 끝 괴저, 폐렴, 흉막염, 심근염, 심근경색, 심낭염, 다발성 신경염, 피부궤양 등이 나타난다.

악성림프종 惡性~腫 malignant lymphoma 림프절 및 림프조직에 발생하는 악성 종양. 병리조직상 리드-스테른베르그 세포(Reed-Sternberg cell)와 호지킨 세포(Hodgkin's cell)의 존재에 의해 특징되는 생물학적 특성의 차이에 의해 호지킨 병(Hodgkin's disease)과 비호지킨 림프종(non-Hodgkin's lymphomas)으로 분류된다.

악성빈혈 惡性貧血 pernicious anemia → 영양성 빈혈(nutritional anemia).

악성섬유성조직구종 惡性纖維性組織球腫 malignant fibrous histiocytoma 후복막, 둔부, 대퇴 등에서 호발하며 세포가 꽃방석 모양인 종양. 악성도가 높아 예후가 불량하다.

악성종양 惡性腫瘍 malignant tumor 주변조직을 침범하고 원거리로 전이되며 이식세포를 포함하는 신생물.

악액질 惡液質 cachexia 일반적으로 건강이 나쁘며 영양실조인 상태로, 결핵이나 암 같은 심한 질병으로 인한 허약과 쇠약. = cachectic.

악의오보 惡意誤報 malicious false alarm(소방) 우발적인 오보에 대하여 소방서 업무를 방해할 목적으로 누군가가 고의적으로 울린 화재경보.

악이복근 顎二腹筋 musculus digastricus 설골상 근의 하나이며 설골과 하악골사이에 뻗은 가늘고 긴 근육. 후복(posterior belly)은 유양돌기 기부에서 일어나기 시작하고 전복(anterior belly)은 하악골 체 내면으로 향한다. = 두힘살근.

악취 惡臭 odor 불쾌한 냄새. 사람의 정신·신경계통을 자극시켜 정서생활과 건강 피해를 일으킨다. 대기환경보전법에서는 황화수소, 메르캅탄류, 아민류, 기타 자극성 있는 기체상물질이 사람의 후각을 자극하여 불쾌감이나 혐오감을 주는 냄새라고 정의하고 있다.

악하선 顎下腺 submandibular gland 세 쌍의 주요 타액선 중의 하나. 하악골체의 바로 밑 구강의 바닥에 위치하는 선으로 안면동맥, 설동맥의 가지로 혈액이 공급되고 동맥과 일치되는 정맥의 지류에 의해 회수된다. 상경신경절의 교감신경섬유와 삼차신경에서 나오는 하악신경절(submandibular ganglion)로부터 부교감신경섬유에 의해서 지배를 받으며 교감신경자극의 흥분은 진한 점액성 분비물을 생산하고 부교감신경자극의 흥분은 묽은 장액성 분비물을 생산한다. 턱밑샘 → 타액선.

악화 惡化 deterioration ① 상태가 악화되거나 나빠지는 과정. 화학 원소들이 분리되면서 그 자체의 순수상태를 상실해 가는 것도 악화 또는 열화라 한다. ② 질병이나 장애가 심각하여 증상의 강도가 점점 증가하는 것.

안각 眼角 canthus 안검의 안쪽과 바깥쪽 가장자리의 각진 부분. = 눈구석.

안개 fog 액체의 가시 에어로폼이며 기상학적으로는 물 또는 얼음이 분산되어 있는 것. 즉 안개라 함은 아주 작은 많은 물방울이 공기 중에 떠 있는 현상으로 수평시정이 1km에 미치지 않으며 탁도는 100% 또는 연기에 가까운 경우를 말한다.

안검 眼瞼 palpebra 경계를 따라 속눈썹, 첩모선, 맥립선이 위치하며 안구 전면을 보호하기 위해 눈을 덮고 있는 움직이는 얇은 피부주름. 눈둘레근과 동안신경이 눈꺼풀의 개폐를 조절하며 위 아래 눈꺼풀은 안검열에 의해 분리된다. = 눈꺼풀(eyelid).

안검경련 眼瞼痙攣 blepharospasm 안검의 불수의적인 근육수축으로 안검이 거의 닫혀지는 현상. = 눈꺼풀연축.

안검내반 眼瞼內反 entropion 안쪽으로 들어간 또는 안쪽을 향해 돌아간 것. 대개 눈 안쪽으로 안검이 들어간 상태를 말함. = 눈꺼풀속말림.

안검열 眼瞼裂 palpebral fissure 상하 눈꺼풀 사이의 구멍. = 눈꺼풀틈새.

안검염 眼瞼炎 blepharitis 눈꺼풀의 기름선과 속눈썹의 전염성 있는 염증. 부종, 발적 및 건조한 점막에 나타나는 가피형성 등이 초기 증상이다. = 눈꺼풀염.

안검외번 眼瞼外蕃 ectropion 안검에 가장 흔히 나타나는 외번으로 안검결막과 안구의 부분이 노출됨.

안과전문의 眼科專門醫 ophthalmologist 안 질환을 진단하고 치료하며 안경을 처방하는 전문의사.

안과학 眼科學 ophthalmology 눈의 기능, 구조, 질병을 다루는 의학의 한 분야.

안구건조증 眼球乾燥症 xerophthalmia 비타민 A의 결핍으로 각막과 결막이 건조하고 혼탁한 상태.

안구돌출증 眼球突出症 exophthalmus 안구가 돌출된 상태. 원인으로 종양, 두부나 안구의 부종이나 출혈, 외안근의 마비나 손상, 갑상선 기능 항진증, 안와의 정맥류 등이 있다.

안구진탕 眼球震盪 nystagmus 여러 방향으로의 불수의적이고 주기적인 눈의 운동. 대개 신경학적 질환이나 손상에 의해 나타난다. 운동은 수평적 또는 수직적이고, 한 방향으로의 빠른 움직임 후에 다른 방향으로의 느린 움직임이 이어진다. 빠른 움직임의 방향은 좌 외측 안구 진탕증, 상향 안구 진탕증처럼, 안구 진탕증의 유형으로 묘사한다. = 안진, 눈떨림.

안구피막 眼球皮膜 facia bulbi 시신경으로부터 모양체부위까지 안구를 싸서 자유로이 움직일 수 있도록 해주는 얇은 막.

안구함몰 眼球陷沒 enophthalmos 손상이나 선천성 기형으로 안구의 골구조물 속으로 눈이 들어간 상태.

안근마비 眼筋痲痺 ophthalmoplegia 눈 근육 운동의 상실. 갑작스런 양측성 안근마비는 근무력증, 티아민 결핍, 보툴리누스 중독시 발생한다.

안근증 眼筋症 ocular myopathy 눈을 움직이는 근육이 천천히 약화되는 것. 상 안검이 처지고 편측성이나 양측성으로 나타나고 눈의 움직임에 필요한 신경의 손상, 뇌종양이나 신경이나 근육이 손상된 질병에 의해 나타날 수 있다.

안내각췌피 眼內角贅皮 epicanthus 눈의 비측안각의 각을 덮는 수직의 피부주름. 정도에 따라 심한 것과 약한 것이 있으며 안각과 육구를 덮는다. = epicanthal fold.

안드로겐 androgen 남성을 남성답게 해주는 호르몬으로 단백질합성과 성장촉진 효과를 갖고 있다. 정소에서 분비되는 테스토스테론이 가장 활성화된 형태의 안드로겐이며 부신피질에서 분비되는 안드로겐은 테스토스테론 작용의 20%밖에 갖고 있지 않다. 부신피질에서 분비되는 안드로겐의 분비는 성선자극 호르몬에 의해 조절되는 것이 아니고 부신피질자극 호르몬에 의해 조절된다. 성인 남성의 경우 대부분 안드로겐은 고환에서 분비된다. 부신에서 분비되는 안드로겐은 음모 및 액와 모의 성장, 그리고 사춘기 이후의 여성의 정상적인 성욕에 관여한다. 부신피질에서 안드로겐이 과다 분비되면 남·여 모두에게서 과도한 남성적 특징을 나타내게 된다.

안드로스테론 androsterone 남성 호르몬의 한 종류로 남자 및 여성의 뇨중에 배설되는 안드로겐의 일종.

안락사 安樂死 euthanasia 생존 가능성이 없는 환자의 고통을 덜어주기 위하여 인위적으로 죽음에 이르게 하는 일. 고대 그리스어의 'Euthanatos'에서 유래한 말로, '좋다'는 의미의 'eu'와 '죽음'을 뜻하는 'thanatos'가 결합해 만들어진 용어이다. 영어의 'mercy killing'도 같은 뜻인데 '살인'이란 의미가 강하다. 독일어의 'Sterbehilfe'는 '죽음에 대한 도움'이란 뜻으로 좀더 구체적이다. 안락사에는 자연의 사기(死期)를 앞당기지 않는 경우와 앞당기는 경우가 있다. 특히, 후자에 대해서는 예로부터 종교, 도덕, 법률 등의 입장에서 논쟁되어 왔다. 문학작품에도 자주 등장하여 T.모어의 《유토피아》와 마르탱 뒤 가르의 《티보가의 사람들》에도 나타나 있다. 자연의 사기를 앞당기는 안락사에 대해서는 그것이 살인죄 또는 촉탁살인죄의 범죄를 구성하는지 어떤지가 논쟁되고 있다. 1) 사기(死期)가 확실히 절박할 때 2) 심한 육체적인 고통 때문에 죽음 이외에는 그 고통을 제거할 방법이 없을 때 3) 본인의 참뜻에 의한 동의가 있을 때 4) 방법이 적당할 때 등을 조건으로 하여 범죄의 성립을 부정하는 입장과 형은 가볍게 하더라도 범죄는 성립한다는 입장이 대립하고 있다. 법원에서의 판례(判例)의 입장은 아직도 분명하지 않다. 한편, 1994년 6월 네덜란드에서는 한 정신과 의사가 심한 우울증으로 시달리던 한 여인에게 치사량의 수면제를 주어 자살을 방조한 혐의로 기소되었으나, 대법원에서 의사에게 유죄가 인정되나 형은 선고하지 않은 예가 있다. 이는 '죽을 권리'에 관한 법률을 한계상황에 이른 정신병 환자에게도 적용할 수 있다는 판례로 남게 되어 안락사를 육체적 고통에서 정신적 고통에까지 확대한 예라 할 수 있다. 1995년 로마 교황은 안락사를, '모든 고통을 없애려는 목적으로 그 자체로써 그리고 고의적으로 죽음을 가져오는 행위나 부작위'로 정의하고, 이를 하느님의 율법에 대한 중대한 위반으로 규정한 바 있다. 각 나라별로 안락사의 인정 현황은 네덜란드에서는 1993년 제한적으로 허용되어 오다가 2001년 4월 안락사를 합법화하였으며, 오스트레일리아 노던준주(州) 다윈에서는 1996년 조건부로 허용 법안을 마련하였다. 미국 오리건주는 제한적으로 허용하고 있으며, 벨기에, 콜롬비아, 스위스에서는 묵인하고 있다. = 안사술(安死術).

안료 顔料 pigment 물이나 용제에 녹지 않는 무채 또는 유채의 분말. 크게 무기안료와 유기안료로 나누며, 알루미나, 황산바륨 등과 같이 색도 은폐력도 없고, 단지 전색제, 증량제(增量劑)로서 사용되는 것도 있다. 종류에 따라 색조, 선명도, 은폐력, 착색력, 견뢰도(堅牢度 : 빛, 물, 알칼리, 산, 용매, 약품, 세탁, 열, 마찰 등에 대한 강도의 정도) 등이 다르며, 각각 알맞은 용도에 쓰인다. 아마인유, 니스, 합성수지액, 아라비아고무 등 전색제(展色劑)에 섞어서 도료, 인쇄잉크, 그림물감 등을 만들어 물체 표면에 착색하거나, 고무, 합성수지 등에 직접 섞어서 착색한다. 이 밖에 도자기의 유약(釉藥), 화장품, 또 최근에 합성섬유 원료의 착색에도 사용되어 용도가 다양하다.

안륜근 眼輪筋 musculus orbicularis oculi 안와 내측과 내측 안검인대에서 일어나기 시작하여 상·하 안검내를 둥글게 싸고 있는 근육으로 안열을 닫는 작용을 한다. 이 근육이 작용하면 눈썹이 내려오고 미간에 주름이 생겨 불쾌한 표정이 되며 안면신경마비가 일어날 때 이 근육이 수축을 하지 않아 안열이 크게 열려서 토끼눈(hare's eye)이 되는 경우가 있다. = 눈둘레근.

안면견갑상완근이영양증 顔面肩胛上腕筋異營養症 fascioscapulohumeral dystrophy 근육이영양증의 하나로, 얼굴, 어깨와 상지 근육의 약화를 유발하며 10세 이전에 주로 발생한다.

안면골절 顔面骨折 facial fracture 안면골의 골절로 관골 골절은 동안근을 붙잡아 눈의 움직임을 제약하고 상악골절은 통증, 염발음, 중등도의 안면 변형 그리고 상악부위의 제한적인 불안정이 나타날 수 있으며 하악골절은 변형, 통증, 위동작 그리고 정상 동작 범위의 제한 등으로 나타난다. 심한 외상이나 압좌성 안면골절 시 적극적인 기도확보가 필요하다.

안면근 顔面筋 facial muscle 얼굴을 형성하는 근육. 두피근, 이개근, 안륜근, 비근, 구륜근 등 5개의 그룹이 안면근을 이루고 있으며 이들 근육 수축 시 얼굴의 피부운동을 주도하여 감정을 표현하는 데 관여하기 때문에 표정근 혹은 피근 이라 불리우며 제7뇌신경인 안면신경의 지배를 받는다.

안면돌출 顔面突出 protraction 두개 계측상의 구조 또는 하악이 앞으로 나오는 기형구조.

안면동맥 顔面動脈 facial artery 외경동맥으로부터 올라온 한 쌍의 동맥 중 하나. 4개의 경부 가지와 5개의 안면부 가지로 나뉘어지며 두부에 있는 조직으로 혈액을 공급한다. = 얼굴동맥.

안면마스크 顔面~ facial mask 단순산소마스크, 벤츄리마스크, 부분재호흡식마스크, 비재호흡식마스크 등과 같이 환자의 안면에 씌워 산소를 공급하는 마스크로 40~60%의 산소농도를 제공한다.

안면보호구 顔面保護具 face shield(화재) 화재현장의 열기와 비산물로부터 안면을 보호하기 위해서 방수모에 장착되는 투명 플라스틱 커버.

안면보호마스크 顔面保護~ face shield(구급) 인공호흡시 환자와 시술자간의 직접적인 접촉을 피하기 위한 차단 마스크. 인공호흡용 주입구와 교합저지기가 있으며, 역류방지용 밸브와 필터가 내장되어 있다.

안면신경 顔面神經 facial nerve 제7뇌신경으로 얼굴의 표정근을 지배하는 운동섬유와 미각에 관여하는 감각섬유가 섞인 혼합신경. 악하선과 설하선 그리고 누선에 분포하는 부교감신경섬유를 포함하고 있다. 안면신경은 뇌교 하연 외측에서 나와 내이신경과 함께 내도를 통과하여 측두골의 안면신경관내로 들어가고 그 말초지는 경유돌공(stylomastoidal foramen)을 지나 안면으로 나온다. 안면에서 이하선 신경총(parotid plexus)을 만들고 여기서 측두지, 관골지, 하악지, 경부지 등을 분지하여 얼굴의 표정근을 지배한다. = 얼굴신경.

안면정맥 顔面靜脈 facial vein 안면표면으로부터 혈액을 배액하는 한 쌍의 정맥혈관중 하나. = 얼굴정맥.

안면태위 顔面胎位 face presentation 분만하는 동안 산도로 나오는 태아의 신체일부인 이마가 맨 처음 보이는 산부인과적 위치.

안방수 眼房水 aqueous humor 모양체에서 확산과 능동운반에 의해 생산되는 맑은 액체. 전안방과 후안방에 있으며 정상적인 상태에서 잔기둥의 망(net-work of trabeculae)을 통해 흡수되어 홍채와 각막의 경계부에 있는 정맥관인 슐렘관(canal of Sch-lemm)으로 이동하여 혈액중으로 흘러 없어진다. = 방수.

안사술 安死術 mercy killing 의학상으로 보아 회복의 가망이 없는 불치의 빈사자에 대하여 본인의 진지한 요구로 그 고통을 제거하기 위하여 사기(死期)를 단축시키는 행위로 안락사라고도 한다. 고통을 제거하고 안락하게 사망시킨다는 의미에서 나온 말이다. = 안락사(euthanasia).

안상관절 鞍狀關節 saddle joint 엄지손가락의 수근중수관절처럼 두 관절면이 말안장처럼 생긴 관절. 서로 직각방향으로 움직이는 2축성 관절.

안세척기 眼洗滌器 eye shower 먼지나 화학물질의 오염에 노출된 후에 사용하는 눈을 씻는 기구. 세척기의 물줄기는 1~2줄로 눈위나 눈꺼풀에 충분히 갈 수 있도록 되어 있고 지속적인 세척시 눈을 깜박이거나 눈을 뜬 상태에서 머리를 다른 방향으로 움직여 세척한다.

안식향산벤질 安息香酸~ benzyl benzoate : BB 투명한 방향성의 침습성이 강한 유액으로 옴이나 이를 박멸하는 약제. 용해제와 껌의 향료로도 사용한다.

안신경 眼神經 ophthalmic nerve 삼차신경의 세 주요부 중의 하나. 안구, 상안검, 앞이마, 비점막 등에 분포하는 신경. = 눈신경.

안압검사 眼壓檢査 tonometry 녹내장 진단을 위해 눈 내부의 압력을 측정하는 검사.

안연고 眼軟膏 ophthalmic ointment 결막낭에 적용하는 연고. 눈에 자극이 없고 완전히 무균적이어야 하며 보통 살균, 소염, 산동, 축동, 항생물질을 함유한다. 오염되지 않도록 주의하며 멸균유리봉을 사용하여 바르는 것이 바람직하다.

안염 眼炎 ophthalmia 결막이나 눈의 더 뒤쪽의 감염. = 눈염증.

안와 眼窩 orbits 눈구멍. 두개 내부에 있는 한쌍의 골성, 원뿔형 공동의 하나로 안근, 신경, 혈관 등의 주변 조직과 안구를 보유하고 있다. 안와의 중앙벽은 맞은편의 벽 및 정중선과 대략 평행을 이루지만 외측 벽들은 상당히 벌어져 있다. 각 안와의 뿌리는 전두골의 안와판과 접형골 소익에 의해 형성된다. 각 안와를 연결하는 구멍에는 시신경공, 상·하안와열, 상안와공, 하안와관, 전·후사골공, 관골공 및 비루관 등이 있다. = 눈확.

안와상부능선 眼窩上部稜線 supra-orbital ridge 눈썹 위의 전두골이 있는 부위. 두부손상 시 붕대를 감을 때 사용되는 부위이다.

안외근 眼外筋 extraocular muscle 눈의 공막으로 삽입되는 근육으로 안와속의 눈 위치를 변화시킨다.

안위축 眼萎縮 optic atrophy 시신경섬유의 퇴행으로 인한 망막의 시원반(optic disc)의 쇠약. 안위축은 선천적 결함, 염증, 중망막 동맥이나 내경정맥의 폐쇄, 알코올이나 중독에 의해 유발된다. 시원반의 퇴행은 동맥경화증, 당뇨, 뇌수종, 녹내장, 빈혈 및 여러 신경질환을 동반하기도 한다. = 시신경위축.

안전 安全 security 생명, 신체에 대한 위험이 자연적으로 없는 상태(소극적 의미의 안전) 또는 인위적으로 그 위험이 배제된 상태(적극적 의미의 안전). 적극적 의미의 안전이 소방활동의 목표라고 할 수 있다.

안전·보건진단 安全·保健診斷 security·health diagnosis 산업안전보건법 제2조에서 정하는 바와 같이 산업재해를 예방하기 위하여 잠재적 위험성의 발견과 그 개선대책의 수립을 목적으로 노동부장관이 지정하는 자가 실시하는 조사·평가.

안전·보건표지 安全·保健標識 security·health mark 근로자의 안전 및 보건을 확보하기 위하여 위험장소 또는 위험물질에 대한 경고, 비상시에 대처하기 위한 지시 또는 안내 기타 근로자의 안전·보건의식을 고취하기 위한 사항 등을 그림·기호 및 글자 등으로 표시하여 근로자의 판단이나 행동의 착오로 인하여 산업재해를 일으킬 우려가 있는 작업장의 특정 장소·시설 또는 물체에 설치 또는 부착하는 표지.

안전감압 安全減壓 safety stop 매 다이빙의 상승과정에서 질소의 배출을 돕기 위해 일정 수심에서 일정한 시간 동안 머무르는 것. 통상 5m에서 3분이 권고되며, 그 동안 체내에 흡수되어 있는 질소를 배출시킴으로 감압병의 발생확률을 현저히 줄여준다.

안전거리[1] 安全距離 safety range(소방) 위험물의 제조·저장 또는 취급 용도에 직접 사용되는 건축물의 외벽 또는 공작물의 외측과 인근의 건축물까지의 거리(수평 투영면상의 거리). → 위험물.

안전거리[2] 安全距離 setback(화재) 화재현장의 화재 건물로부터 토지의 경계선이나 도로까지의 빈 공간 용지의 간격이나 폭.

안전경계선 安全境界線 safety line 응급상황이 있는 곳에 구조 또는 예방하기 위해 선이나 줄을 사용하여 대비하는 것.

안전계수 安全係數 safety factor 재료, 제품 특성의 불균일성, 하중(부하) 추정 및 응력, 해석의 불확실성에 대비하여 운용 중에 기대되는 최대 하중(부하)에 대하여 과거의 경험을 근거로 하여 설계할 때 여유를 두는 하중(부하) 배수(倍數).

안전공구 安全工具 safety tool 공구를 사용할 때 불꽃이나 정전기 등이 발생하지 않도록 안전조치를 강구한 공구.

안전공학 安全工學 safety engineering 여러 가지 재해의 발생 원인 및 경과를 구명하는데 필요한 과학과 재해의 방지에 필요한 기술에 관한 계통적인 지식. 화학이나 화학공학에만 국한치 않고 넓은 범위로 살피면 기계공학, 전기공학 등 여러 가지 학문과 깊은 관계가 있으며 위생학, 심리학, 경영학, 법학 등과도 연관되는 광범위한 영역에 이른다.

안전관리 安全管理 safety control 인력이나 장비의 손실을 야기하고 목표달성을 좌절시키는 안전사고를 방지하기 위해서 취하는 적극적인 조치나 활동. 사고분석, 위험 요인 제거, 안전 장구 착용, 안전교육 등이 이에 해당된다.

안전관리요원 安全管理要員 safety officer 안전하지 않은 구조상황에서 중재하는데 대한 지식과 권위를 가진자로, 구조행동에 대해 'go/on go(수행/비수행)' 결정권을 행사하는 사건 현장에서 위험을 평가하고 권고하며 부가적인 사고로부터 사람들을 보호하는 지휘자.

안전교육 安全教育 safety education 일상 생활에서 일어나는 사고를 미연에 방지하고, 불의의 재해나 돌발적인 사태가 발생했을 때에는 생명을 지키기 위해서 취해야 할 심신 양면의 행동을 지도할 목적으로 실시하는 교육. 올바른 생활 환경이나 작업 자세에 따른 안전관리까지 포함하여 안전교육이라 할 때도 있다. 안전교육에서 선구적 역할을 한 국가는 미국으로, 제1회 공업안전에 대한 국가회의(1912)와 국가안전회의(1915)는 산업과 교통의 안전을 목표로 발족하였다. 또한 전미(全美) 안전회의, 전미교육협회, 미국적십자사, 대통령 산업안전회의 등 강력한 조직을 통하여 활동이 전개되고 있다. 안전교육을 넓은 뜻으로 해석하면, 지진·풍수해와 같은 자연현상이 끼치는 사고나 재해의 예방도 포함되지만,

학교나 사회의 교육법에서 국토보전대책까지 다룰 수 없기 때문에, 재해가 발생했을 때의 행동 지침을 가르치는 정도에 그칠 수밖에 없다. 학교나 사회에서 실시하는 안전교육의 내용으로는 일반적으로 교통사고, 가정내 사고, 화재, 실험·실습의 사고, 수학여행이나 레크리에이션의 사고, 유희나 완구에 의한 사고, 체육경기의 사고와 지진·풍수해와 같은 자연재해가 발생했을 때의 행동지침 등이 있다. 안전교육을 효과적으로 하기 위해서는, 학교나 사회에서 인명 존중의 정신을 구체적인 행동을 통해 표현하는 것에 대한 이해와 훈련을 갖도록 할 필요가 있다. 교통 재해의 희생이 크기 때문에 특히 이에 대한 교육이 중시되고 있지만 등산조난이나 수난(水難)도 줄여야 하며, 학교·가정·공장 등에서의 사고도 매우 많으므로 모든 국민의 생활전반에 관한 안전교육이 철저히 시행되어야 한다. 또한, 국가나 공공단체·기업 등이 안전관리를 위해서 더욱 많은 투자 부담을 감수해야 할 필요가 있다.

안전릴리프밸브 安全~ safety relief valve 가스 저장 실린더 등에 장치하여 과도한 압력을 배출토록 함으로써 파열을 방지해 주는 밸브.

안전마개 安全~ safety bung 드럼통에 충진할 때 드럼통 속의 압력이 일정치 이상으로 상승하면 개방되는 마개.

안전모 安全帽 hard hat 구조활동 중 발생할 수 있는 상해를 예방하기 위해 착용하는 모자.

안전문화 安全文化 safety culture 일상생활, 건설, 제품 생산 등에 있어 안전을 충분히 고려하고 안전에 대한 투자와 지식축적에 힘쓰려는 사회적 인식과 행동 경향. → 안전.

안전배려의무 安全配慮義務 duty of safety care 사용자의 설치에 관계되는 장소, 시설 또는 기구 등의 설치 관리 또는 사용자의 지시하에 수행하는 공무의 관리에 대처하고, 근로자의 생명 및 건강 등을 위험에서 보호하도록 배려해야 하는 의무. 따라서 사업자는 근로자에 대해 노무의 제공에 대한 임금의 지불뿐만 아니라 노무의 제공에 있어서 근로자의 신체, 생명에 생기는 위험에서 근로자를 보호하는 의

무를 가지고 있고, 법령에 정해져 있지 않아도 설비, 환경, 작업 방법의 위험 등에 대해 필요하다고 생각되는 조치를 취해 두지 않으면 민사상의 책임을 면할 수 없다.

안전밸브 安全~ safety valve 가스 저장 용기의 과도한 고압으로 인한 폭발을 방지하기 위해서, 일정한 압력 이상이 되면 안전 봉판이 파괴되어 과도한 압력을 배출시키거나 기타의 가압 설비에서 밸브가 열려서 과압을 방출시켜 주는 역할을 하는 밸브.

안전밸브 安全~ safety valve 과도하게 상승하는 내부압력을 개방하여 기기를 보호하는 밸브.

안전밸브개그 安全~ safety valve gag 안전밸브의 설정 압력보다 더 높은 압력에서 정압시험을 실시할 때 안전밸브가 열리는 것을 방지해 주는 클램프.

안전밸브리프트 安全~ lift of safety valve 밸브가 열렸을 때 안전밸브, 안전릴리프밸브 또는 릴리프밸브의 시트에서 디스크가 분리되어 이동한 거리. 일반적으로 밸브가 정격용량으로 방출하고 있을 때 디스크가 시트에서 움직인 거리.

안전벨트 安全~ life belt(구조) 허리 주위에 차는 개인 부양 장비.

안전봉 安全棒 safety rod 비상사태시 원자로를 신속하게 차단하기 위해 사용하는 예비 조절봉.

안전봉인 安全封印 security seal 위험한 물질 포장을 준비하는 봉인이나 장치. 포장의 개방을 결정할 수 있게 한다.

안전봉판 安全封板 rupture disc 사전에 설정된 압력에 도달하면 파열하도록 설계된 안전판의 일종.

안전상태 安全狀態 safe state 전체 자원의 할당 상황이 모든 사용자가 결국에는 작업을 완료할 수 있는 상태.

안전성냥 安全~ safety match 일정한 표면에 대고 그어야만 불이 붙는 성냥.

안전솔벤트 安全~ safety solvent 쉽게 발화되지 않고 또 독성도 없는 솔벤트. FM에서는 인화점 38℃ 이상의 것으로 정의.

안전신호 安全信號 safety signal 안전 통신이라는 사실을 알리는 무선 전신 통신의 약 부호 및 무선 전화 통신의 약어. 협대역 직접 인쇄 전신(NBDP)의 경우는 'SECURITE', 모스 무선 전신의 경우는 'TTT'를 3회 반복, 무선 전화의 경우는 '세퀴리테'(SECURITE의 프랑스어 발음) 또는 '경보'를 3회 반복 송신한다. 안전신호는 선박 및 항공기의 항행이나 기상에 관한 중대한 경보를 통신하는 것이므로 국제 조난 주파수로 송신해야 한다. → 안전통신.

안전용제 安全溶劑 safety solvent 쉽게 인화하지 않고 독성이 없는 용제.

안전유리 安全琉璃 safety glass 파괴될 때의 부상 위험을 최소화한 유리. 두 장의 유리 사이에 합성수지 등을 끼운 합판유리와 열처리한 강화유리 등이 있다.

안전인터록 安全~ safety interlock 위험한 작업이 진행되고 있는 지역이나 위험한 공간으로 사람이 접근하는 것을 방지해 주고 또 접근이 허용된 시간 동안에는 위험한 작업이 진행되지 않도록 해주는 연동장치.

안전입수 安全入水 control seated entry 낮은 지역에서 입수 방법으로 몸을 걸터앉은 자세로 몸을 반 정도 회전시켜 한쪽으로 손을 모아서 바위를 짚고 몸을 완전히 돌려서 입수하는 방식.

안전작동밸브 安全作動~ safety trip valve 버너와 같은 점화장치로의 연료 공급을 자동적으로 차단해 주는 신속 폐쇄 밸브.

안전잔량 安全殘量 safe residual 산소통의 산소가 완전히 고갈되기 이전에 산소통을 교체해야 할 시점을 나타내 주는 잔여 산소량.

안전장치[1] 安全裝置 burst disk(소방) 공기탱크에 허용압력 이상으로 공기가 주입될 경우 자동적으로 파괴되는 얇은 금속 막의 장치. 탱크 자체의 재질이 손상되는 것을 방지해 준다.

안전장치[2] 安全裝置 seat harness(구조) 허리와 다리의 주위를 감싸는 관 모양의 가죽끈의 형태를 한 등산 장비. 마름모의 모양으로 걸메는 것으로 double, 8자 형태, 그리고 swami가 있다. 일반적인 모양은 가죽끈으로 만들어진다.

안전전문가 安全專門家 safety specialist 인명이나

재산 등이 위험한 조건에 노출되는 것을 예방해 주는 절차 등의 개발전문가.

안전제어장치 安全制御裝置 safety control 장비의 위험한 운전을 사전에 방지할 목적으로 부착하는 자동제어장치.

안전줄 安全~ safety line 유사시 잠수대원을 끌어낼 수 있는 충분한 강도와 굵기를 가진 줄. 통상 안전벨트에 연결하며 생명줄(life line)이라고도 한다.

안전지대[1] 安全地帶 cold zone(구급) 지휘소가 있는 곳, 그리고 사고를 통제하는 지원부서가 위치한 장소.

안전지대[2] 安全地帶 safety island(소방) 화재를 제어할 수 없을 때 소방대원이 안전하게 피신할 수 있는 장소.

안전진단소방자동차 安全診斷消防自動車 fire inspecting car 승합 또는 화물 자동차의 차대를 이용하여 운전원을 포함 6인 이상을 수용할 수 있는 진단실에 소방시설 점검장비, 각종 화재 조사 및 감식 장비, 전산 장비 등을 설치하여 소방시설 점검, 화재 조사 및 감식활동에 적합하도록 설계 제작된 소방자동차.

안전차단기 安全遮斷機 safety breaker 회로에 일정치 이상의 전류나 전압이 흐를 때 자동적으로 회로를 차단해 주는 기기.

안전차단밸브 安全遮斷~ safety shutoff valve 가스나 석유 등을 배관으로 공급할 때, 불안전한 조건이 발생할 경우 안전제어설비에 의해 자동적으로 차단되는 밸브.

안전차단장치 安全遮斷裝置 safety shutoff device 버너가 점화하지 않을 경우 버너로 공급되는 가스를 차단해 주는 장치.

안전충전높이 安全充塡~ safe fill level 위험물 탱크의 정상 충전 높이보다 위에 위치하며, 탱크에 위험물의 주입이 허용되는 높이. 안전충전높이는 반드시 과충전 높이보다 아래에 위치해야 한다. 탱크의 위험물의 높이가 과충전 높이에 도달하기 전에 위험물의 흐름을 완전히 차단시키거나 우회 이송시키는데 필요한 조치를 취하는데 필요한 시간을 결정

함으로써 안전충전높이가 설정된다. 안전충전높이는 탱크의 종류, 탱크 내부 형태나 조건 및 운전자 실행기준에 따라 각 특정 탱크에 대해 운전자가 설정한다.

안전캐비닛 安全~ safety flammables storage cabinet 외부의 압력에 의한 변형, 누설 등을 방지할 수 있는 용기.

안전캔 安全~ safety can FM 또는 UL의 인증을 획득한 인화성 액체 용기. 용도에 따라 형태와 크기가 다양하다. 인화방지망, 스프링 폐쇄식 뚜껑, 스파우트(spout) 덮개 등이 장착되어 있고, 열기에 노출될 경우 내부의 압력을 안전하게 방출할 수 있는 안전장치를 갖추고 있다.

안전통신 安全通信 safety message 선박 또는 항공기의 항행에서 중대하고 긴박한 위험을 예방하기 위하여 안전 신호를 미리 송신하여 호출한 다음 행하는 무선 통신. 나브텍스(NAVTEX) 시스템, 협대역 직접 인쇄 전신(NBDP), 인마샛 고기능 그룹 호출(EGC : enhanced group call), 무선 전신 및 무선 전화에 의해서 빙산, 유기물, 항행의 위험, 열대성 폭풍우, 결빙 등에 관한 통보를 안전 통신으로 송신한다. 안전 통신은 국제 조난 주파수로 안전 신호를 먼저 송신하여 호출한 다음 그 호출 끝에 표시하는 통신 주파수로 바꾸어 송신해야 한다.

안전패트롤 安全~ safety patrole 사업장의 전역 또는 단위 작업장마다 기계 설비 등의 물적 조건 또는 작업 방법, 작업환경 등의 위험 적출, 지적을 행하고, 이것을 시정하여 안전을 달성하려고 하는 직장 순시를 말한다. 안전 패트롤에는 사업장의 톱, 총괄 안전위생 관리자, 안전 스텝 등의 현장 순시나 라인의 관리, 감독자가 행하는 자기 직장의 순시, 안전위원회가 재해방지를 위한 조사 심의의 필요상 행하는 안전시찰 등이 있고, 안전관리 기준이 철저히 되고 있는지 작업순서가 실행되고 있는지 교육사항이 지켜지고 있는지 등 엄격한 점검과 동시에 불안전한 실태는 확실하게 시정할 필요가 있다.

안전화 安全靴 safety shoe 발바닥, 발가락, 발목부분을 못, 파편, 낙하물 등으로부터 보호할 수 있는

신발. 소방대원이 신는 안전화는 방수 기능이 부가되어 있다.

안전화의 安全化~ safing 불안전한 상황에서 위험 요소를 제거하는.

안전확보용선박구조 安全確保用船舶救助 belayed boated rescue 강둑의 사이에 움직일 수 있는 사슬로 이어진 보트를 이용한 강변 구조기술. 주로 넓은 강 혹은 적합한 말뚝이 고정되어 있는 것이 없는 장소에서 이용된다.

안정막전위 安定膜電位 resting membrane potential 세포막 안과 밖의 전압 차이. −60에서 −100 mV의 음전하를 띠게 되는 상태로, 안정막 전위는 세포내액과 세포외액 사이의 이온 분포의 불균형에 기인한다.

안정물질 安定物質 stable materials 공기, 물, 열, 충격, 압력 등에 노출되더라도 그 화학적 구성이 변하지 않는 물질. 대부분의 고체는 안정한 물질이다.

안정상태 安定狀態 steady state 물질의 생성과 파괴의 균형이 잡혀 총량, 농도, 압력 및 유량이 일정하게 유지되고 있는 상태. 에너지의 출입은 있으나 물질의 출입이 없는, 소위 폐쇄관계(閉鎖關係)에 대하여 시간적으로 일정하게 되는 것을 평형상태라고 한다. 이에 대하여 정상상태는 물질 및 에너지의 출입의 자유를 인정한 개방계에서의 시간적으로 일정한 상태를 가리킨다.

안정세포 安定細胞 stable cell 정상적으로는 분열하지 않지만 자극을 받으면 신속하게 분열하여 손상된 조직을 정상으로 회복시키는 기능을 갖고 있는 세포. 간장, 신장, 췌장의 실질세포들과 간엽조직에서 기원한 간엽성세포 등이 있다.

안정열 安靜熱 resting heat 안정시 방출되는 열로 기초대사과정이 밖으로 나타나는 것.

안정전위 安靜電位 resting potential 세포가 자극을 받지 않은 상태에서 세포막 내외간에 형성된 전위차. 세포막의 안쪽은 바깥쪽에 비해 항상 음전하를 띤다.

안정피로 眼精疲勞 asthenopia 안근의 쇠약으로 쉽게 눈이 피로해지는 상태. 증상에는 안구 내 혹은 안구 주변의 통증, 두통, 시야 흐림, 어지러움, 약간의 오심 등이 있다.

안정협심증 安定狹心症 stable angina pectoris 협심증 중 육체적이나 정신적 흥분에 의해 유발되며 휴식을 취하거나 설하 니트로글리세린 투여로 대개 3분 이내에 완화되는 증상. 통증의 위치는 흉골하에 위치하고 70% 이상에서 목, 어깨, 상지쪽으로 방사통을 갖고 있으며 통증은 돌발적이긴 하지만 5~15분 정도 지속되며 20분 이상 지속되는 경우는 드물다.

안정화 安定化 stabilizing 바뀌어 달라지지 아니하고 일정한 상태를 유지해 가거나 그렇게 만듦.

안지오카테터 angio catheter 수액을 주입하기 위해 혈관 안에 삽입하는 유연한 플라스틱 카테터. 플라스틱 튜브 속에 금속 바늘이 있어 삽입 후 금속 바늘은 빼고 튜브만으로 주입하는 것으로 응급구조사가 병원전 처치현장에서 정맥로를 확보하기 위해 가장 많이 활용하는 주사바늘의 종류이다.

안지오텐신 angiotensin 혈관을 수축시키고, 혈압을 높이며 부신피질로부터 알도스테론의 방출을 일으키는 혈액내의 물질.

안지오텐신 II angiotensin II 신장의 레닌작용에 의해 안지오텐시노겐(angiotensinogen)에서 유래한 8개의 아미노산으로 구성된 펩티드. 강력한 혈관수축 작용과 부신피질로부터 알도스테론 분비를 촉진하는 물질.

안테나 antenna 전자파를 송·수신하는 공중도선(空中導線). 수직형 안테나의 길이는 사용하는 전자파 파장의 1/2 또는 1/4로 만들지만, 코일·콘덴서를 이용하여 그 길이를 줄이고 있다. 안테나는 네온, 모터 등과 같이 전자기파를 발산하는 기기와 멀고 가급적 높이 설치되어야 한다.

안통 眼痛 ophthalmalgia 안구의 통증으로 맥립종, 급성결막염, 급성루낭염 등 외안부의 급성염증에 의한 것과 급성결막염, 각막상피박리, 각막궤양, 급성 녹내장, 홍채모양체염, 전안구염, 삼차신경통 등으로 발생한다. 또한 비강이나 부비강의 질환일 때 안구 안이나 뒤에 통증이 발산되는 수가 있다. = 눈통증.

안트라센 anthracene [$C_{14}H_{10}$] 융점 218℃, 비점

342℃, 비중 1.25, 인화점 121℃, 발화점 540℃, 연소열량 9,400cal/g인 청색 형광을 내는 무색 또는 담황색의 결정. 벤젠, 톨루엔, 클로로포름 등의 유기 용매에는 녹으나, 물에는 녹지 않는다. 산화하면 안트라퀴논이 되고, 자외선에 의해서 이합체화하여 안트라센이 된다. 연소범위 하한 0.65%. 물에 녹지 않으며 더운 알코올, 더운 벤젠, 에테르에 녹는다. 가연성의 증기가 발생하면 연소성이 강하여 인화하기 쉽다. 환기가 잘되는 찬 곳에 저장하고 화기와의 접촉을 금한다. 강산화제와 격리하여 저장, 취급하여야 한다. 물분무, CO_2가 소화에 유효하며, 공기 호흡기 등의 안전장구를 착용하여야 한다. 눈이나 피부에 접촉되면 염증을 일으킨다. 제법은 안트라퀴논을 환원시키는 방법으로 합성할 수도 있으나 공업적으로는 안트라센유(油)를 석출하여 얻는 안트라센케이크에서 분리, 정제한다. 용도로는 알리자린, 인단트렌 등 안트라퀴논계 염료의 합성원료로서 중요한 물질이며, 이 밖에 카본블랙의 원료, 방충제, 폴리에틸렌이나 가솔린 등의 안정제로 사용된다.

안티모니 antimony 생충 감염을 치료할 때 쓰이는 자연 화학물질로 약제와 산업에서 많이 쓰인다.

안티몬분 ~粉 antimony powder [Sb] 원자량 121.75, 융점 630℃, 비점 1,750℃, 비중 6.68인 은백색의 광택이 있는 금속. 보통의 금속은 회색 안티몬이라고 하는 안정형으로서, 은백색 광택을 가지는 결정이다. 이 밖에 비금속성인 동소체(同素體)가 2종(황색과 흑색) 있다. 흔히 보는 지금(地金)의 순도는 99.5~99.8%이다. 불순물은 비소, 황, 납 등이다. 순도가 높은 금속 덩어리는 표면에 아름다운 별 모양의 결정무늬가 나타나며, 스타안티몬이라고 불린다. 과염소산염류, 염소산염류 등의 산화제와 혼합 시 가열, 충격, 마찰로 발화, 폭발하며 염소가스와 접촉하면 발화한다. 화재시 건조분말, 마른 모래로 질식 소화하고 화재 중 비산(飛散)할 경우 다량의 물로 세척해야 하고 공기 호흡기를 사용하여야 한다. 용도는 합금으로서 납-안티몬계, 주석-안티몬계, 납-주석-안티몬계가 활자합금(고체화할 때 팽창하는 성질을 이용), 베어링합금, 축전지용 극판(極

板) 등에 사용된다. 순금속으로서는 보호용 도금으로 사용되고, 반도체의 재료로서는 최근에 그 수요가 증가하였다. 이 밖에 의약품이나 안료(顔料)로도 사용된다.

안티피린 antipyrine 피라졸론(pyrazolon) 유도체. 19세기 후반에 해열제로 도입되었으며 아스피린보다 강한 해열진통제, 항염증제로 널리 쓰였으나 부작용으로 알레르기성 피부발진, 치명적인 골수 독작용, 즉 과립백혈구감소증이 알려진 후 사용되지 않는다.

안포폭약 ~爆藥 ammonium nitrate fuel oil explosive : ANFOE 값싼 질산암모늄과 경유 등의 연료유를 혼합하여 만드는 폭약. 혼합물을 현장에서 만드는 것과 혼합물이 약포(藥包)로 되어 있는 것이 있고, 또 기폭(起爆)에 다이너마이트를 사용하는 것과 활성제를 혼합하여 뇌관(雷管)으로 기폭하는 것이 있다. 1950년대에 미국에서 처음으로 생산되어 근래는 미국에서 사용되는 폭약량의 60% 이상을 차지한다. 또 영국 그 밖의 다른 나라에서도 사용되고 있고 가까운 장래에 다이너마이트와 대체될 것이라고 한다. 그 특색은 1) 감도가 예민하지 않고 2) 값이 싸며 3) 위력이 크고 4) 현장에서 혼합할 수 있기 때문에 화약고(火藥庫)가 필요없으며 5) 변질이나 동결하지 않고 6) 잔류약은 둔감하기 때문에 사고가 잘 일어나지 않고 주수처리(注水處理)가 가능한 점 등이다.

R파 ~波 R wave QRS군의 첫 양성 파.

R형수신기 ~形受信機 R-type receiver(통신) 감지기 또는 발신기에서 보내는 접점신호를 중계기를 사용하여 고유신호로 전환하여 수신기에 전달하는 방식과, 통신신호를 발신할 수 있는 주소형감지기를 사용하여 직접 고유신호를 수신기에 전달하는 방식이 있다. R형수신기는 통신신호방식으로 신호를 주고받기 때문에 하나의 선로를 통하여 많은 신호를 주고받을 수 있으므로 배선수를 획기적으로 감소시킬 수 있어 경계구역수가 많은 대형건물에 많이 사용된다. → 감지기, 발신기, 경계구역.

알고리듬 algorithm 어떤 문제를 풀기 위한 특정한 연산 방식. 응급구조사들이 현장에서 응급환자를 평가하고 처치할 때 신속하고 정확하게 처치할 수 있도록 단계별로 되어 있고 복합가지술기를 포함하여 쉽게 암기할 수 있는 일종의 순서도라고 할 수 있다. = 연산법, 논리체계, 순서도.

알데히드 aldehyde 탄화수소기(基)에 알데히드기(-CHO)가 결합되어 있는 유기화합물의 총칭. 지방족(脂肪族)과 방향족(芳香族)이 있으며 자동차나 폐기물 소각시 불완전연소로 발생하여 강한 자극성 냄새를 발생한다.

알도스테론 aldosterone 부신피질에서 분비되는 전해질 조절 염류 스테로이드 호르몬.

알도스테론과잉증 ~過剩症 hyperaldosteronism 알도스테론의 분비과잉에 의한 전해질대사(電解質代謝)의 이상. 원발성의 것과 부신외의 질환에서 일어나는 속발성(續發性)의 것이 있다. 어떤 것이든 고혈압, 저칼륨혈증, 알칼로시스, 근탈력, 다뇨 등이 일어난다.

알도스테론종 ~腫 aldosteronoma 알도스테론을 분비하는 부신피질의 종양. 신체내 나트륨 보유와 혈량과 혈압 증가를 유발한다.

알도스테론증 ~症 aldosteronism 알도스테론의 과다 분비로 인한 증상. 과다분비된 알도스테론은 나트륨의 보유와 칼륨의 분비를 촉진시켜 혈압증가, 근육쇠약, 지각이상, 신장장애와 울혈성 심부전을 일으킨다.

알돌라아제 aldolase 세포 내 에너지 축적을 위해 필요한 근조직에서 발견되는 효소.

알라닌 alanine : Ala 신체의 많은 단백질에서 발견되는 천연아미노산. α알라닌과 β알라닌 등 두 가지형이 있으며 간에 의해 연소된다.

알라닌아미노전이효소 ~轉移酵素 alanine aminotransferase 정상적으로 신체의 조직이나 혈청, 특히 간조직에 존재하며 간장질환, 감염성 단핵구병에서 증가하는 효소.

알람밸브 alarm valve 화재로 인해서 스프링클러헤드나 소화전·방수구 등이 개방되면 밸브 내부에 물의 흐름이 생겨 경보가 울리게 되는 밸브. → 스프링클러.

알레르기 allergy 어떤 물질의 섭취나 접촉에 대해 체질상 보통사람과 다른 과민한 반응을 나타내는 것. 어느 항원으로부터 면역을 획득한 개체가 동일 항원이나 유사한 구조의 물질에 다시 자극을 받았을 때 만약 항원임에도 불구하고 생체에 해로운 병적인 조직장애가 나타나는 반응. = 과민반응.

알레르기검사 ~檢査 allergy test 알레르기를 유발하는 항원을 확인하는 몇 가지 절차 중의 하나. 일반적으로 피부검사가 시행된다.

알레르기과민증 ~過敏症 hyperergy 특이적인 알레르기 항원(allergen)에 접촉함으로써 일어나는 과민증상태로서, 변화된 반응능(反應能)이 재접촉에 의해 명확하게 된다. 이 용어는 본래 모든 변화된 반응성(증가 또는 감소)을 의미하는 것이나, 현재는 보통 과민증상태를 표현하는데 사용된다. 알레르기는 즉시형(卽時型)과 지연형(遲延型)으로 구분된다.

알레르기반응 ~反應 allergy reaction 개체에 이미 노출되어 항체를 생성시켰던 알레르기원에 대한 불쾌한 생리적 반응. 약물에서 발생할 수 있고 알레르기 반응이 나타나는 속도에 따라 즉시형 알레르기반응과 접촉 후 수시간에서 수일 후에 나타나는 지연성 알레르기 반응이 있다. 예를 들어 즉시형 알레르기반응(immediate hypersensitivity reactions)은 두드러기(urticaria), 혈관부종(angioedema), 약물열(drug fever), 천식(asthma)등이 있고, 지연형 알레르기반응은 접촉성피부염(contact dermatitis), 혈청병(serum sickness) 등이 있다. 또한 알레르기 반응은 면역기전에 따라 Type I, Type II, Type III, Type IV로 구분되는데 Type I은 아나필락시스반응으로 혈관확장, 부종, 염증이 나타나며, Type II는 세포용해반응으로 용혈성 빈혈, 자가면역반응이 나타나고, Type III는 항원아르튜스반응으로 혈청병이 나타나며, Type IV는 지연성과민반응으로 접촉성피부염증이 나타난다. = 과민반응.

알레르기성방광염 ~性膀胱炎 allergic cystitis 방광점막, 근조직 및 요침사(尿沈渣)에 다수의 단핵백혈구와 호산구가 나타나는 이상과민성이 원인인 방광염.

알레르기성식중독 ∼性食中毒 allergic poisoning *Morganella* 균이 histamine함량이 많은 어육에 부착되어 증식함으로써 histidine을 탈탄산화시켜 만들어낸 다량의 histamine과 함께 생산된 부패 amine이 함께 작용하여 발생된 식중독. 잠복기는 일반적으로 5분∼1시간이지만 보통 30분 전후이다. 안면홍조, 작열통, 전신에 홍조를 띄고 두드러기(담마진성 발진)가 생긴다. 오심, 구토, 복통, 설사 등의 소화기계 증상은 거의 없으며 6∼10시간이나 늦어도 24시간 이내에 회복된다.

알레르기성자반병 ∼性紫斑病 allergic purpura 세균감염이나 음식에 의해 나타나는 자반. 발열, 류머티즘관절염을 동반하는 Schönlein형과 복통, 구토, 혈변을 동반하는 Henoch형, 양쪽 모두를 동반하는 Henoch-Schönlein형이 있다.

알레르기성천식 ∼性喘息 allergic asthma 천식의 가장 흔한 형태. 주로 먼지, 꽃가루, 동물의 털이나 음식물 등 환경적인 항원에 의해 유발되며 가족력이 있고 다른 형태의 알레르기 질환(알레르기성 비염이나 아토피성 피부염)을 동반한다. 제1형의 IgE 매개성 과민반응의 전형적인 형태이며 비만세포(mast cell)가 관여한다. = 외인성천식(extrinsic asthma), 아토피성천식(atopic asthma).

알레르기전문의 ∼專門醫 allergist 음식, 오염물질, 먼지, 약물, 기타 물질로 비정상적인 조직반응을 나타내는 과민반응을 진단하고 치료하는 전문의사. = 면역학전문의(immunologist).

알레르기항원 ∼抗原 allergen 알레르기와 특이과민증(特異過敏症)을 일으키는 물질. 그와 같은 물질은 단백질이기도 하고 비단백질이기도 하며 인체에 과민성 알레르기 반응을 일으키는 흔한 환경적 물질이지만, 특별히 내재적으로 해롭지는 않다. 흔한 알레르기 항원으로는 꽃가루, 동물의 털, 집먼지, 깃털, 다양한 음식물 등이 있다. 정상적인 사람은 알레르기 항원에 대해 선천적 혹은 후천적으로 면역성이 발달한다. 그러나 일부 사람들의 면역체는 외부 물질이나 몸에서 자연적으로 나오는 다른 것들에 대해 심하게 민감할 수 있다. 몸은 정상적으로 알레르기 항원에 대해 체액성 면역과 세포성 면역계에 의한 복잡한 화학반응으로 스스로를 보호한다. 개개인에 영향을 주는 특정 알레르기 항원을 확인하는 방법에는 패치(patch) 검사, 스크래치(scratch) 검사, RAST(radioallergosorbent) 검사, PK(Prausnitz-Küstner) 검사가 있다.

알로스테릭 allosteric 작은 조절분자와의 결합에 의해 효소활성의 변화가 나타나는 현상. 최종산물에 의한 알로스테릭 억제는 효소활성을 조절하는 음성 피드백 기전(mechanism)이다.

알로에 aloes 여러 종류의 알로에 식물에서 얻는 농축액. 냉수에는 잘 녹지 않고 열탕이나 알코올에 쉽게 녹으며 쓴맛을 띄고 강장과 대장성 자극성 하제, 통경약으로 사용된다. 골반내 충혈을 가져오므로 임산부에게는 금기이다.

알록산 alloxan 요산의 산화 생성물. 설사를 하는 인체의 장에서 발견되며 췌장의 인슐린을 분비하는 세포를 파괴함으로써 당뇨병의 원인이 될 수 있다.

알루마이트 alumite 알루미늄의 표면에 산화물의 얇은 막을 붙임으로써 내식성, 내마모성을 강하게 하는 표면처리법이나 그 제품. 알루미늄제품을 양극으로 하고 옥살산수용액 속에서 전기분해하여 황색의 γ-알루미나의 얇은 막을 붙이는 방법의 상품명이다. 옥살산 대신 황산을 쓰면 무색에 가까운 알루마이트를 만들 수 있다. = 알루밀라이트.

알루미늄 aluminum [Al] 분자량 26.93, 융점 660.3℃, 비점 2470℃, 비중 2.7인 은백색의 광택이 있는 무른 경금속. 순도가 높은 알루미늄은 가볍고, 외관이 아름답고, 독성과 자극성이 없고, 가역성이 뛰어나며, 열 전도율이 높고, 부식에 극히 강하고, 스파크가 없고 전성과 연성이 뛰어나다. 시중에서 판매되는 알루미늄은 98.00∼99.85%의 순도이며, 주요 불순물은 규소와 철이다. 성질은 순도에 따라 다른데, 전기의 양도체로 비저항은 구리의 약 1.6배이다. 공기 중에 방치하면 산화물의 박막(薄膜)을 생성하여 광택을 잃지만, 내부까지 침식되지는 않는다. 공기 중에서 녹는점 가까이 가열하면 흰 빛을 내며 연소하여 산화알루미늄이 된다. 이때 높은 온도가 되므로, 분말을 써서 금속의 야금(冶金)이나 용접을 한다. 질소, 황, 탄소 등과 직접 화합하여 질소화물, 황화물, 탄화물이 되며, 할로겐과도 작용하여 염화물, 브롬화물 등을 만든다. 산에 녹아 염을 만들지만, 진한 질산에는 잘 침식되지 않는다. 연소하기 쉽고 알루미늄 분말이 발화하면 다량의 열을 발생하고 흰 연기를 내면서 연소하므로 소화가 곤란하며 이때 발생된 연소 열량은 금속 중 가장 크다. 진한 질산을 제외한 대부분의 산 및 알칼리수용액과 반응하여 수소를 발생한다. 활성이 매우 커서 미세한 분말이나 미세한 조각이 대량으로 쌓여 있을 때 빗물의 침투 또는 습기가 존재하면 자연발화의 위험성이 있다. 제1류 위험물과 같은 강산화제와의 혼합물은 약간의 가열, 충격, 마찰에 의해 발화·폭발의 위험이 있다. 저장 및 취급시에는 화기엄금, 가열·충격·마찰을 피하여야 하며, 제1류 위험물이나 제6류 위험물 같은 산화제와 혼합되지 않도록 격리 저장하여야 한다. 산, 물 또는 습기와 접촉을 피하고, 저장 용기는 밀폐 건조시키고 습기나 빗물이 침투되지 않도록 하여야 한다. 분말을 취급하는 작업장은 통풍, 환기가 잘 되도록 하고 분말이 쌓이지 않도록 수시로 청소하여야 한다. 일단 연소하면 소화가 곤란하지만 초기 소화 또는 소규모 화재시에는 석회분, 마른 모래 등으로 소화하고 기타의 경우는 다량의 소화분말, 소석회, 건조사 등으로 질식소화한다. 물, 건조분말, CO_2, N_2, 포, 할로겐화합물 소화약제(할론1211, 할론1301)는 소화적응성이 없으므로 절대 사용을 엄금한다. 특히 연소 중일 때 주수하면 연소알루미늄의 비산을 초래하고 물과 반응하여 생긴 수소가스에 의한 폭발을 가져오므로 주의하여야 한다. 분말을 다량으로 흡입하면 만성적으로 피부염증, 기관지 손상, 식욕부진, 호흡곤란을 일으킨다. 눈의 점막을 자극하고 피부의 상처에 침투하면 피부염을 일으킨다. 공업적 제조법으로는 대부분 에루-홀법이 사용되고 있는데, 산화알루미늄을 주원료로 하여, 이것을 융해한 빙정석 속에서 만든다. 이보다 더 정밀하게 할 때는 3층식 알루미늄정제법을 사용한다. 이것은 1922년 후프스가 공업화한 방법인데, 전기로의 하층에

조(粗)알루미늄합금(약 30%의 구리가 함유되어 있다)을 녹이고, 중층에 전해욕(電解浴), 상층에 정제된 알루미늄이 뜨는 전기분해법이며, 순도 99.92~99.99%의 것을 얻을 수 있다. 용도는 판재(板材), 박재(箔材), 봉재(棒材), 선재(線材), 관재(管材), 형재(型材) 등 모든 형태로 가공되어 이용된다. 또 가벼운 점을 이용하여 항공기, 자동차, 선박, 철도에 사용되고, 전기의 양도체인 점을 이용하여 송전선 등에 사용된다. 식품공업, 식기류 등에서 알루미늄이 많이 이용되는 것은 내식성(耐蝕性)이 있고 인체에 해가 없는 점 때문이다. 이 밖에 페인트, 알루미늄박에 의한 포장이나 건축재료 및 원자로재 등 현재까지 매우 많은 용도가 알려져 있다.

알루미늄부목 ~副木 aluminum splint 골절부위에 적합하게 모양을 만들어 부드럽고 견고하게 고정할 수 있는 부목. 매우 가벼운 특수소재로 휴대 및 착용에 부담이 없다. 특수 알루미늄에 에틸렌 비닐이 코팅되어 사용시 안전하며 재질이 부드러워 형태를 자유자재로 변형하여 사용할 수 있고 착용한 상태로 X-ray 투시가 가능하다. 다리용 부목 36″(10.8cm × 91.4cm), 팔 전체용 부목 18″(10.8cm × 45.7cm), 상박용 부목 9″(10.8cm × 25.4cm), 손가락용 부목 2″(4.7cm × 9.5cm)의 4개가 세트로 구성되어 있다.

알릴아민 allyamine [CH_2=$CHCH_2NH_2$] 분자량 57.1, 증기 비중 1.97, 융점 −88℃, 비점 53℃, 비중 0.76, 인화점 −20℃, 발화점 374℃, 연소범위 2.2~22.0%인 강한 암모니아 냄새가 나는 무색의 액체. 증기는 공기보다 무겁고 공기와 혼합한 것은 점화원에 의해 쉽게 인화, 폭발하며 연소시 역화의 위험이 있다. 연소시 질소산화물을 포함하여 유독성, 자극성의 가스를 다량 발생한다. 강산류, 산화성 물질, 염소, 할로겐화합물, 활성이 강한 금속, 차아염소산염류 및 유기화합물과 반응한다. 산화성 물질, 강산류, 할로겐화합물과 격리시켜야 하고, 용기는 차고 건조하며 통풍환기가 잘되는 곳에 저장하여야 한다. 초기 소화는 물분무, 건조분말, 알코올형 포, CO_2가 유효하며 기타의 경우에는 다량의 알코올형 포를 사

용한다. 물분무로 용기의 냉각을 병행하면 효과가 좋고 강한 직사방수는 효과가 없다. 부식성, 독성물질로 노출되면 눈에 화상을 입게 되는데 증기는 눈을 자극하고 눈물이 나며 흡입하면 기관지계통을 자극하고 심하면 현오감, 폐부종 등을 일으킨다. 제법은 알릴알코올과 암모니아를 고온·고압하에서 반응시켜 만든다. 염료, 의약, 수지, 유기합성 등에 사용된다. = 2-propenamine, 3-aminopropene, 3-amino propylene.

알릴알코올 allyl alcohol [$CH_2=CHCH_2OH$] 분자량 58.1, 증기 비중 2.0, 증기압 17mmHg(20℃), 융점 −129℃, 비점 97℃, 비중 0.85, 인화점 22℃, 발화점 378℃, 연소범위 2.5~18.0%이 자극성의 겨자 같은 냄새가 나는 무색의 액체. 물보다 가볍고 물과 잘 혼합된다. 증기는 공기보다 무겁고 낮은 곳으로 흐르며 점화원에 의해 쉽게 인화·폭발하며, 연소시 역화의 위험이 있다. 연소할 때는 자극성, 유독성의 연소생성물을 만들고 강산화제와 반응한다. 고온, 산화제, 과산화물류에 의해 중합을 이루기 쉽다. 저장 및 취급시에는 화기엄금, 차고 건조하며 통풍환기가 잘되는 곳에 저장하여야 한다. 초기 소화는 물분무, 건조분말, 알코올형 포, CO_2가 유효하며 기타의 경우는 다량의 알코올형 포를 사용한다. 피부 또는 호흡에 의해 체내로 침투되면 치명적이며 증기는 눈, 코, 기관지 계통을 자극하고 심하면 폐부종을 일으킨다. 제법은 프로필렌을 고온에서 염소화시킨 염화알릴을 가수분해하거나 프로필렌옥시드를 거치는 방법으로 합성한다. 용도는 합성수지, 향료, 화학약품 등을 합성하는 중간체로서 중요하며 이 밖에 용제나 건조혈액 제조에도 사용된다. = 2-propenol.

알부민 albumin 생체세포(生體細胞)나 체액 중에 넓게 분포되어 있는 단순단백질. 글로블린과 함께 세포의 기초물질을 구성하며, 동식물의 조직 속에 널리 존재한다. 1907년 국제회의에서 제안된 분류법에 의하면 물에 잘 녹는 단순단백질(아미노산만으로 구성된 단백질)을 알부민이라고 총칭하도록 되어 있었으나 현재는 알부민 속에는 분자량 및 아미노산의 조성 등이 다른 여러 가지 단백질이 들어 있다는

것이 알려져 있고 대표적인 알부민의 하나인 난백(卵白) 알부민도 전에는 단순단백질이라고 생각되었으나, 아미노산 외에 당·인산을 포함한 복합단백질이라는 사실이 밝혀졌다. 알부민은 물, 묽은 산 또는 알칼리, 묽은 염용액에 잘 녹으나, 알코올에는 녹지 않는다. 식물성 알부민은 황산암모늄의 반포화상태 이상에서 비로소 침전한다. 수용액은 70℃에서, 동물성 알부민은 50~60℃에서 변성하여 비가역적으로 응고된다. 알부민은 다른 단백질보다 잘 염석(鹽析)되지 않는 성질이 있으며, 염석시키는 데는 농도가 큰 염용액을 써야 한다. 동물성 알부민에는 달걀의 오브알부민, 혈청알부민, 젖의 락토알부민, 간 및 근육 속의 알부민(미오겐) 등이 있으며, 식물성 알부민에는 류코신(보리 씨)·레구멜린(완두콩)·리신(피마자 씨) 등이 있다.

알부민뇨 ～尿 albuminuria 신상피세포의 기능이상 시 소변중에 비정상적으로 다량의 혈장에서 유리된 단백질이 배출되는 경우. 이 단백질의 대부분이 분자량이 작은 알부민이기 때문에 알부민뇨라고 부른다. → 단백뇨.

알부테롤 albuterol β_2아드레날린성 수용체에 선택적인 교감신경 효능약. 신속한 혈관이완을 일으키고 약 5시간의 작용시간을 갖는다. 기관지천식, 만성기관지염, 기관지경축에 효과가 있으나 심계항진, 고혈압, 불안, 현기증, 두통, 진전, 부정맥, 흉통, 오심, 구토 등의 부작용을 유발할 수 있다. 계량흡입기(metered-dose inhaler)나 소형분무기(nebulizer)로 투여할 수 있는데 계량흡입기를 사용할 때는 2회 분무하고 소형 분무기를 사용할 때는 성인의 경우 2.5mg을 투여한다. 심혈관계 질환이나 고혈압이 있는 환자는 주의하고 치료 전후에 폐음을 청진한다.

알선 斡旋 mediation(법률) 당사자간에 다툼의 유무에 관계없이 당사자간의 교섭이나 상의가 원활히 되도록 제3자가 중간에 끼어 주선을 하는 것.

RR간격 ～間隔 RR interval 두 대로 연결되는 QRS군의 R파사이 공간에 생겨나는 간격.

알약 ～藥 pill 삼키기 쉽게 둥글게 만든 약. = 환제.

Rh식혈액형 ～式血液型 Rh-blood type Rhesus

원숭이의 혈구로 면역된 토끼의 혈청을 사람의 적혈구에 적용시키면 응집하는 경우와 응집하지 않는 경우가 있다. 응집하는 경우는 Rh인자를 가지고 있기 때문에 Rh(+)라고 표현하고 응집이 일어나지 않으면 Rh인자를 가지고 있지 않기 때문에 Rh(−)라고 표현한다. Rh(−)의 출현빈도는 백인의 경우 13~15%로 높으며 동양인의 경우는 0~2%로 매우 낮다.

알츠하이머병 ~病 Alzheimer's disease : AD 원인 불명인 뇌의 진행성 퇴행성 질환. 노인성판(senile plaques)(아밀로이드 소체를 둘러싼 축삭 말단과 수상돌기로 구성된 현미경적 병변)이라고 불리는 뚜렷한 병리조직학적 변화를 동반하며 대뇌피질 전반에 걸친 미만성 위축과 신경원 섬유덩어리(neurofi-brillary tangles)(세포내에서의 신경원 섬유뭉치)를 특징으로 한다. 대뇌피질내의 콜린 아세틸전이효소의 활성이 감소되고, 퇴행되어 가는 대다수의 뉴론은 무명질(substantia innominata)로부터 대뇌피질로 뻗어가는 콜린성 뉴론으로 보인다. 초기 증상으로는 약간의 기억력 장애와 눈에 잘 뜨이지 않는 성격변화이나, 5~10년 가량 경과되면서 점진적으로 악화되어 현저한 치매를 초래한다. 어느 연령에서도 발병할 수 있으며 노쇠 현상에 의한 노인성 치매에 반하여 본래 65세 이하에서 나타나는 초로성 치매로 기술되었으나, 양자를 구별할 수 있는 뚜렷한 임상적 또는 병태생리학적인 차이점은 없다. 남자보다 여자에게서 두 배 가량 자주 일어난다.

알츠하이머치매 ~癡呆 Alzheimer's dementia → 알츠하이머병(Alzheimer's disease, AD).

알카리성회분 ~性灰分 alkaline−ash pH 7.0 이상인 소변의 잔류물.

알카에다 Al−Queda(테러) 1979년 소련(현 러시아)군이 아프가니스탄을 침공하였을 때 아랍 의용군으로 참전한 오사마 빈 라덴이 결성한 국제적인 테러 지원조직.

알칼로이드 alkaloid 자연적이고 합성적인 유기화합물의 군. 아트로핀, 카페인, 코카인, 몰핀, 니코틴 그리고 프로카인 등이 있다.

알칼리 alkali 염기의 화학적 특징을 가진 화합물.

지방산과 결합해 비누를 형성하고 붉은 색 리트머스지를 푸른색으로 변화시키며 물에 용해되는 탄산염을 형성한다. 산보다 피부에 더 깊이 그리고 오랫동안 침투하며 전신 흡수에 의한 독성과 더불어 용해성 괴사를 유발하고 상처는 표층부에만 있는 것 같아도 2~3일 있으면 전층 깊이 화상이 진행된다. 화상부위는 부드럽고, 젤 같은 모양을 보이며 부서지기 쉽고 갈색을 보이는 가피가 형성되며 강알칼리는 pH가 12 이상이다.

알칼리금속 ~金屬 alkaline metals 주기율표 1A족에 속하는 원소 중 성질이 비슷한 리튬(Li), 나트륨(Na), 칼륨(K), 루비듐(Rb), 세슘(Cs), 프랑슘(Fr) 6원소의 총칭. 은백색이지만 공기 중에서는 즉시 산화되어 녹슨다. 융점은 낮으며, 가볍고 연하고 전기 및 열을 대단히 잘 전도한다. 증기에서는 거의 1원자분자이지만, 약 1% 2원자분자가 포함되어 있다. 최외각 한 개의 s전자를 쉽게 잃고 희(稀)가스와 같은 전자구조를 갖는 안정된 1가 양이온이 된다. 이 때문에 최저인 이온화 퍼텐셜(potential)을 갖고, 원소 중 전기적인 양성이다. 상온에서 물과 반응하여 수소를 발생시키고 강한 염기인 수산화물을 생성한다. 리튬을 제외하고 염은 물에 잘 녹는다. 알칼리금속을 공기 중에 그대로 방치하면 공기 중의 습기와 반응하게 되므로, 석유나 파라핀 속에 넣어 저장한다. 천연 상태에서는 유리 상태로는 존재하지 않으며 단체(單體)는 융해염의 전해에 의해 얻어진다. 불꽃반응색은 리튬 홍색, 나트륨 황색, 칼륨 보라색, 루비듐 심홍색, 세슘 청색이다.

알칼리법 ~法 alkali process 알칼리성 약액으로 처리하는 펄프법. 목재, 짚류, 인피섬유 등 광범위한 섬유 재료를 원료로 사용할 수 있으며, 흔히 크라프트법, 소다법 등을 말한다.

알칼리성 ~性 alkaline 7.45 이상의 pH를 가지는 것으로 원래는 수산화칼륨이나 수산화나트륨과 같은 강한 염기의 성질을 나타내는 말로서 사용되어 왔으나 현재는 염기성의 동의어로 사용된다.

알칼리세정 ~洗淨 alkali cleansing 세정하려고 하는 기기나 배관계통의 내부에 알칼리 수용액을 넣고 고온으로 순환시켜 유지(油脂)나 실리카(Si) 등을 제거하는 것.

알칼리인산분해효소 ~燐酸分解酵素 alkaline phosphatase : ALP 뼈, 신장, 장, 혈장, 치아에 존재하는 효소. 뼈나 간질환에서는 혈중치가 높다.

알칼리전지 ~電池 alkaline battery 전해액으로 수산화칼륨 수용액을 사용하고, 양극에 수산화니켈을, 음극에 카드뮴을 사용하는 전지. 중부하(重負荷)에 견딜 수 있고 저온에서도 사용 가능하며 수명 또한 길지만, 방전될 때의 전압이 1.2V로 약간 낮고 가격이 비싸다.

알칼리증 ~症 alkalosis 체내에 알칼리가 축적되거나 체내의 산이 소실되어 일어나는 병적 상태.

알칼리토금속 ~土金屬 alkali earth metals 주기율표 2A족에 속하는 원소 중 칼슘(Ca), 스트론튬(Sr), 바륨(Ba), 라듐(Ra) 4원소의 총칭. 여기에 베릴륨(Be), 마그네슘(Mg)을 포함하여 말하기도 한다. 단체(單體)는 융해 할로겐화물의 전해에 의해서 얻어진다. 은백색이며 비교적 연하고 연성이 있다. 알칼리 금속보다 훨씬 높은 융점을 갖고 전기를 끌어들인다. 최외각의 두 개의 s전자를 잃고 희(稀)가스와 같은 전자구조를 한 안정된 2가의 양이온이 된다. 물과는 베릴륨, 마그네슘 등은 천천히, 칼슘을 비롯한 다른 금속들은 원자번호가 클수록 심하게 반응하여 수소를 발생하고 수산화물을 만든다. 수산화물은 일반적으로 강한 염기로서 알칼리금속 다음 가지만, 수산화베릴륨은 양쪽성을 나타낸다. 화합물의 성질은 서로 비슷하지만, 베릴륨은 예외로서 오히려 알루미늄의 경우와 비슷하다. 여러 가지의 산과 염을 만들며, 일반적으로 무색이다. 염화물, 브롬화물, 요오드화물, 질산염 등은 물에 잘 녹지 않으나, 칼슘 이하는 차츰 용해도가 커진다. 수산화물, 탄산염, 질산염 등을 가열하면 산화물로 된다. 일반적으로 안정된 착화합물을 만들기 어렵지만, 에틸렌디아민테트라아세트산 등과 안정한 킬레이트화화합물을 만들기 때문에, 마그네슘, 칼슘 등을 정량하는데 이용된다. 불꽃반응은 칼슘이 주황색, 스트론튬이 심홍색, 바륨이 황록색이고, 베릴륨 및 마그네슘은 무색이다.

알캅톤뇨증 ~尿症 alkaptonuria 요 중에 알캅톤체가 배설 되는 것. 아미노산의 일종인 페닐라닌과 티로신의 불완전한 대사로 발생하는 유전성 질환으로 소변이 어둡게 착색되며 조직흑변증(組織黑變症 ochronosis)라고 불리우는 짙은 착색으로 발전된다.

알코올 alcohol 탄소를 원료로 하는 일반 분자 구조 ROH를 가지는 유기화합물의 총칭. 일반적인 알코올로는 에틸알코올, 메틸알코올, 프로필알코올, 부틸알코올, 아밀알코올 등이 있으며 알코올류는 대체로 탄소 수가 증가함에 따라 증기 비중과 인화점이 높아지고 발화점이 낮아지며 연소 범위가 좁아지고 비점이 높아지는 성상(性狀)을 가지고 있다. 알코올을 구조상으로 분류하면, 1) 히드록시기를 한 개 가진 것을 1가알코올, 두 개 가진 것을 2가알코올, 세 개 가진 것을 3가알코올이라 한다. 또, 2가 이상의 것을 다가(多價)알코올이라고 한다. 2) 히드록시기가 1차탄소원자에 결합하여 $-CH_2OH$와 같은 구조를 갖는 것을 1차알코올, 2차탄소원자에 결합하여 $-CHOH$와 같은 구조를 갖는 것을 2차알코올, 3차탄소원자에 결합하여 $-COH$와 같은 구조를 갖는 것을 3차 알코올이라고 한다. 3) 분자 내에 이중결합 또는 삼중결합을 갖는 것을 불포화알코올, 그렇지 않은 것을 포화알코올이라 하고, 또 방향족 탄화수소의 곁사슬에 $-OH$가 치환한 것을 방향족 알코올이라 한다. 4) 사슬알코올을 탄소원자의 수에 따라 저급알코올(탄소수 5 이하)과 고급알코올(탄소수 6 이상)로 나누기도 한다. 일반적인 합성법으로는 에스테르의 가수분해, 할로겐화 알킬과 새로이 침전시킨 수산화은과의 반응, 알데히드, 케톤, 카르복시산 등의 환원, 1차아민과 아질산과의 반응 등 여러 방법이 알려져 있다. 항이뇨호르몬의 유리를 억제하는 약물이지만 치료제로 보다는 독물학적 의의가 더 크다. 중추신경의 고위중추를 억제하여 무억제성 행동을 유발하고 피부 혈관 확장작용도 일어난다. 장기간 음주를 하면 에타놀(ethanol)의 대사능력이 커지지만 수 주 동안의 금주 후에는 다시 감소한다. 일부 알코올중독자(alcoholist)는 혈중 알코올농도가 200 mg/dℓ 이상일지라도 어려운 일을 잘 수행할 수 있으나 알코올도 바비튜레이트(barbiturate)의 경우와 마찬가지로 치사량의 뚜렷한 증가는 없으므로 만성 알코올중독 상태에서도 호흡곤란을 동반하는 심한 급성중독이 언제라도 발생할 수 있다. 섭취된 알코올의 80~90%는 30분 이내에 위에서 20%, 나머지는 소장에서 신속히 흡수되어 전신의 체액으로 분포되고 5~10%정도는 폐와 뇨를 통해 변화되지 않은 채 배설되며 나머지는 다음과 같은 생화학적 대사경로를 통해 주로 간에서 CO_2와 H_2O로 대사된다.

$$\underset{\substack{catalase \\ MEOS\ (microsomal\ ethanol\ oxidizing\ system) \\ alcohol\ dehydrogenase}}{\Big\downarrow}$$

$$\underset{ethyl\ alcohol}{C_2H_5OH\ +\ NAD^+}\ \text{------->}\ \underset{acetaldehyde}{CH_3CHO\ +\ NADH}$$

$$\underset{aldehyde\ dehydrogenase}{\Big\downarrow}$$

$$\underset{acetaldehyde}{CH_3CHO\ +\ NAD^+}\ \text{--------->}\ \underset{acetic\ acid}{CH_3COOH\ +\ NADH}$$
$$\Big\downarrow Co\ A$$
$$Acetyl\ Co\ A$$
$$\Big\downarrow via\ Kreb's\ cycle$$
$$CO_2\ +\ H_2O$$

만성적 알코올섭취의 신경학적 영향으로 적당량의 알코올 섭취는 불안과 긴장을 감소시켜주고 편안함과 자신감을 갖게 하지만 과량 섭취시는 판단력 장애, 반사지연, 운동부조화, 졸림, 혼미, 혼수상태로 진행된다. 알코올 의존형은 식사량 감소와 흡수장애로 비타민과 미네랄의 결핍을 초래한다. 치아민(thiamine)의 장내 흡수와 대사감소로 베르니케-코르사코프(Wernicke-Korsakoff) 증후군이 발생하며 중추와 말초신경기능을 와해시킴으로써 뇌와 신경계에 영향을 미친다. 이로 인해 운동실조, 안구변화, 언어와 보행장애, 반사장해, 혼미, 혼수, 냉담, 기억력장애, 역행성 기억상실, 치매 등이 발생한다. 또한 항이뇨 호르몬의 분비 억제로 인해 소변량이 증가하여 탈수와 전해질 불균형을 일으킨다. 위염이나 식도파열과 정맥류 출혈 등에 의한 위장관 출혈, 염증과 괴사를 동반한 간세포의 만성적인 손상으로 인한 간경화, 췌장 전효소의 활성화와 췌관 폐색 등에 의한 급만성 췌장염 등을 일으키기도 한다. 세포부종, 지방과립의 생성, 과도한 세포내 글리코겐의 축적, 변형된 근질세망과 미토콘드리아 등에 의해 심

장 및 골격근 이상 등의 병리학적 변화가 발생하고, 특히 골격근은 근력약화와 근육질 소모가 발생한다. 골수에서는 백혈구 생성이 억제되어 면역계의 기능이 떨어지기도 한다.

알코올금단증후군 ~禁斷症候群 alcohol withdrawal syndrome 만성적인 알코올 의존자가 갑자기 알코올(alcohol)섭취를 줄이거나 끊은 뒤 6~8시간 후부터 시작되어 24~36시간 내에 최고에 달하며 10~14일간 지속되는 발작, 안면홍조, 식욕결핍, 오심과 구토, 불면증 등의 증세. 금주 24~36시간 후에는 환각증상이 나타나며 지각 이상, 환청, 환시, 흥분, 공포, 공황상태에 빠진다. 금주 7~48시간 후에는 알코올 금단성 경련이 나타나고 짧은 대발작을 한다. 금주 72~96시간 후에는 가장 중증으로서 진전섬망이 나타나고 정신운동장애, 언어장애, 자율신경 기능항진, 지남력 상실, 망상, 환각, 진전, 안절부절, 불면증 등의 증세를 보이며 보름정도 지연된다.

알코올성심근증 ~性心筋症 alcoholic cardiomyopathy 만성 알코올중독자의 울혈성 심근증으로서, 심장확대와 심장박출량의 저하를 일으킨다. 1년 이상의 절대안정과 알코올 섭취 중지로 심장크기가 감소할 수 있다.

알코올중독 ~中毒 alcoholism 에틸알코올의 급성중독으로 짧은 시간에 많은 양을 마시면 호흡계, 심정지로 발전될 수 있고 치료법은 위세척과 지지적중재이다. 본질적으로 신경학적, 심리적 증상과 부적응적 행동이 최근의 음주 결과로 나타난다. 초기에는 주정 및 흥분 상태를 나타내고 과음을 지속할 경우 마취 또는 혼수상태가 되며 더욱 심한 경우 사망하는 예도 있다. 증상으로는 언쟁과 시비, 판단결여, 직업적 기능장애, 의무의 불이행 등의 행동장애가 나타나고 신체적 증상으로는 발음이 불분명하고 보행장애, 안구 진탕증, 얼굴의 홍조 등이 나타나며 저체온과 호흡감소를 동반한 혼수, 섬망, 동공축소 및 이완, 청색증, 반사작용의 감소, 소변정체 및 실금 등이 나타난다. = alcohol intoxication.

알코올형포 ~形泡 alcohol-type foam(소방) 수용성인 인화성 액체의 화재에 사용할 목적으로 개발된

포. 물에 녹고 물과 혼합하기 쉬우며, 포발생기가 필요 없는 기계포이다.

알코올형포수용성물질 ~形泡水溶性物質 alcohol resistant foam concentrates 수성막포 또는 불화단백포를 파괴하는 특성이 있는 화재 및 탄화수소류 화재의 소화용으로 단백포 또는 불화단백포와 같은 수용성 천연 중합체를 기제로 하는 포.

알코올환각 ~幻覺 alcohol hallucination 알코올 의존자가 술을 끊거나 감량 후 생생하고 지속적인 환청 및 환시를 동반하는 기질적 환각이 일시적(48시간 이내)으로 나타나는 것. 알코올 금단시의 섬망과 같은 의식의 장애는 없으며 알코올 환각증과 진전 섬망의 차이에서 알코올 환각증은 의식장애가 없으면서 협박적인 내용의 환청이 있는 것이 다르다. 남자의 경우 동성애적 위협이 있고, 여자의 경우에는 매춘에 대한 위협이 있는 것이 보통이다. 환각상태에서도 지남력은 건전하고 회복 후에도 질병 과정시의 정신병적 사건이나 감정에 대한 기억이 생생하며 기타의 신체적, 정신적 장애는 없다.

알코크관 ~管 Alcock's canal 음부신경과 혈관이 통과하는 폐쇄근막과 내폐쇄근에 의해 형성된 관. = 외음부관(pudendal canal).

알킬레이트 alkylate 알킬화제로 처리하는 것.

알킬리튬 alkyl lithium 알킬기와 리튬금속의 화합물. 금수성이고 자연발화성 물질이다.

알킬알루미늄 alkyl aluminum [R_nAlX_{3-n}] 알킬기와 알루미늄의 화합물 또는 알킬기, 알루미늄과 할로겐원소의 화합물로 일종의 유기 금속화합물이다. 저급 알루미늄은 반응성이 커서 공기 중 자연발화한다. C_4까지의 알킬알루미늄은 공기 중에서 자연발화하며 C_5 이상은 점화하지 않으면 연소하지 않는다. $C_1 \sim C_{14}$까지의 알킬알루미늄의 연소생성물은 심한 백색연기를 내며 $C_1 \sim C_9$까지는 물과 격렬하게 반응한다.

알킬화약물 ~化藥物 alkylating agent 알킬기를 포함하는 물질. 세포분열의 파괴를 가져오며, 특히 빠르게 증식하는 조직을 방해하여 이러한 약물은 암치료에 유용하다. alkyl sulfonates, ethylenimines, nitrogen mustards, nitrosoureas, triagenes와 같

은 유형을 포함한다. 가장 널리 사용되는 약제는 nitrogen mustard계통의 세포독성 알킬화약물인 사이클로포스파마이드(cyclophosphamide)이다.

알테프레이즈 alteplase 재조합 DNA 기술을 통하여 생산된 조직형 플라스미노겐 활성인자(tissue plasminogen activator). 강력한 혈전용해제이며 플라스미노겐을 플라스민으로 전환시키는 효소이다. 이것은 피브린이 없는 상태에서 제한된 양의 피브리노겐을 생산한다. 알테프레이즈가 투여되면 혈전 중의 피브린이 결합하여 플라스미노겐을 플라스민으로 변화시킨다. 플라스민은 피브린과 피브리노겐을 용해하여 관상동맥 협착을 일으키는 혈병을 분해시킨다. 급성심근경색증에 투여되며, 활동성 뇌출혈, 동맥절단이 의심되는 경우 외상성 CPR, 중증 지속성 고혈압, 최근의 두부 외상병력이 있거나 뇌종양, 최근 6개월간의 뇌졸중의 병력, 임신은 절대적 금기증에 해당한다. 부작용으로는 출혈, 알레르기 반응, 아나필락시스, 고열, 오심 및 구토 등이 있다.

α_2-아드레날린성효능제 α_2~性效能劑 α-수용체에 작용하여 동공산대, 심박동 촉진, 혈관수축, 혈압상승, 기관지이완, 위장운동과 분비를 억제하는 제제.

알파바이러스 alphavirus 1분자로 구성된 아주 작은 바이러스 집단. 곤충의 세포에서 사는 많은 알파바이러스는 곤충에게 쏘임으로써 인간에게 전파된다.

알파선 ~線 α-ray 핵에서 방출되는 입자. 두 개의 양자와 두 개의 중성자로 구성되어있고 느리게 움직이고 파장이 극도로 짧으며 저에너지 입자이므로 침투성이 매우 약해 옷이나 종이 등에 의해 차단할 수 있다. 피부에 닿으면 단지 몇몇 세포만 투과할 수 있으며 위험도는 극히 낮다. 우리몸의 긴뼈에 축적되어 α입자를 배출함으로써 조직에 손상을 주거나 신장, 간장, 폐, 비장 등에 축적된다.

알파수용체 ~受容體 alpha receptor 노르에피네프린과 특정 약물이 반응하는 신경세포. 수용체의 활동은 말초혈관 저항증가와 동공확대, 그리고 피부근육 긴장을 유발한다. ↔ 베타수용체(beta receptor).

알파아드레날린수용체 ~受容體 alpha adrenergic receptor 노르에피네프린과 다양한 차단제에 반응

하는 수용체 조직의 아드레날린성 구성요소. 말초혈관수축, 입모근수축, 동공확대 등을 일으킨다.

알파운동뉴런 ～運動～ alpha motorneuron 골격근 방추외 섬유를 자극하는 체성 운동뉴런. = 알파운동신경세포.

알파입자 ～粒子 alpha particle 방사능분자의 핵으로부터 자연적으로 방출된 입자. 헬륨핵과 같은 두 개의 양성자와 중성자로 구성되어 있고 기본적으로 약한 형태의 방사선이라서 흡입하거나 섭취하지 않는 한 위험하지 않다.

알포드루프안테나 alford loop antenna 4개의 반파장보다 약간 짧은 안테나 소자로 되어 있는 루프 안테나. 수평이 되게 설치하고 안테나 소자의 외주(外周)에 따라 동위상, 동진폭의 균일한 전류가 분포하여 내측에서는 서로 상쇄하도록 되어 있는 다소자 안테나. 수평선 내에서 무지향성이며 초단파 전방향성 무선 표지(VOR) 및 로컬라이저 등 항행 원조 업무에 사용된다.

알프라조람 alprazolam 불안증의 치료 및 단기 완화 요법, 신경성 우울증, 우울증을 수반한 불안증 등에 널리 쓰이고 진정이나 수면 유도 목적으로도 투여되는 약물. 용법 및 용량은 통상 0.25~0.5mg을 개시 용량으로 1일 3회 투여하고 필요에 따라 1일 4mg까지 증량하여 분할 투여할 수 있다. 현기증, 졸림, 혼돈, 변비, 구강건조, 이명 등의 부작용이 있으므로 사용상 주의하고 특히 노인, 간 질환, 신장 질환자들에게는 주의하여 투여한다. 투여를 갑자기 중단하면 금단증상이 나타날 수 있으므로 용량을 점진적으로 감량한다.

암 癌 cancer 악성 종양 혹은 조절되지 않는 성장이 특징인 신생물을 일컫는 것. 암세포는 보통 정상 조직세포를 침범하고 파괴시키고 림프관이나 혈관을 통해 다른 장기로 뻗어나가려는 특성이 있으며 가장 흔한 부위는 폐, 유방, 장, 자궁, 구강, 골수 등이 있다. 조기에 발견되면 치유가 가능하다.

암(종)증 癌(腫)症 carcinosis 많은 암종이 신체에 나타나는 상태.

암리논 amrinone 작용 발현이 빠른 변력성 약물.

포스포디에스테라제(phosphodiesterase) 억제제로서 아드레날린성 수용체에는 작용하지 않고 심근수축력과 단축속도를 증가시키며 혈관 및 기관 평활근을 이완시킨다. 정맥 주사시 작용이 즉각적으로 심장박출량을 증가시키며 경구투여시 최고 효과가 1~3시간에 나타난다. 디지탈리스(digitalis) 투여중인 심부전환자에게 투여하면 심장계수 및 심박출량을 신속히 증가시키며 좌심실 확장기말압, 쐐기압(wedge pressure) 및 전신혈관저항을 감소시키고 동박동수와 전신동맥압에는 적은 변화를 일으킨다. 미국에서는 디지탈리스(digitalis), 이뇨제 또는 혈관확장제에 반응이 없는 울혈성 심부전의 단기간 치료용으로 사용되고 있다. 0.75mg/kg을 2~3분간에 걸쳐 투여하고 이어서 분당 5~10μg/kg을 계속 주입한다. 권장 최대 1일 용량은 10mg/kg이고 정상인에서 배설 반감기는 3~4시간이나 심부전 환자에서는 약 6시간으로 길어진다. 심근경색 후에 발생하는 울혈성 심부전증의 경우에는 사용될 수 없고 위장장애, 간 독성, 발열, 부정맥, 저혈압, 오심, 구토 등을 일으킬 수 있으며 20% 정도의 환자에서 가역성인 혈소판 감소증이 나타나므로 주의한다. 또한 다른 변력성 약물처럼 혈압, 맥박 및 ECG를 지속적으로 모니터해야 한다. 이 약물을 투여하는 정맥로 안으로 퓨로세마이드(furosemide)를 투여하면 화학적 반응이 일어나 정맥내에 침전이 생길 수 있으므로 주의한다.

암모니아 ammonia [NH₃] 상온에서 가스 상태로 존재하며 세제와 농업용품에 사용되는 무색, 자극성 냄새가 있는 염기성 화합물. 물과 반응하여 부식성 작용을 일으킨다. 보통 기침, 숨막힘, 호흡마비, 눈 자극과 함께 심한 눈물, 오심, 구토, 복통을 일으키고 심한 경우에는 간질 등이 나타난다. 가스를 마시면 인후부 점막이 자극을 받아 신경계에 작용하게 되고 혈관 수축, 혈압 상승을 보이게 된다. 심하면 점막이 붙어 있는 듯한 느낌을 받고 충혈, 수포형성, 눈물이 흐르고 시력장해가 나타난다. 눈에 들어갔을 때는 시력상실의 우려가 있으므로 주의한다. 오염된 의복은 벗기고 오염지역으로부터 환자를 옮긴다. 세정 후 붕산수를 2%의 붕산용액에 중화시킨 후 눈과 몸을 15분 이상 충분히 씻는다. 호흡장애를 일으킬 때는 5~7%의 이산화탄소를 혼합한 산소를 흡입시킨다. 즉시 주변을 환기하고 기도유지, 고농도 산소 투여를 한다. 필요시 기도 삽관, 환기보조, 심전도 감시장치를 한다. 백밸브 마스크, 수요밸브를 준비한다. 정맥로를 확보한다.

암모니아방호복 ~防護服 ammonia suit (소방) 고무로 만든 방호복. 호흡기구 또는 암모니아 마스크와 함께 착용하여 암모니아 화재로부터 인체를 보호한다.

암배아성항원 癌胚芽性抗原 carcinoembryonic antigen : CEA 암치료의 효과를 알려줄 수 있는 지표로 암치료가 성공적이면 수개월 내에 CEA 수치가 하강하고 암 발생시에는 상승한다.

암살 暗殺 assassination 인명을 몰래 살해하는 행위. 주로 정치적 갈등에서 자행되는 살인행위이다.

암성통증 癌性痛症 cancer pain 암에 수반되어 나타나는 격렬한 통증. 암의 진전에 따른 신경의 압박이나 직접 침윤, 골막으로의 침윤, 골전이에 따른 골절, 맥관으로의 침윤과 폐색, 조직의 괴사, 감염 등에 의해 발생한다.

암세포파괴 癌細胞破壞 carcinolysis 항암치료 등에 의해 암세포를 파괴하는 것.

암소시 暗所視 scotopic vision 사람의 야간 시야. 말초시야. = 밤눈보기.

암소음 暗騷音 background noise 배경 효과에 의하여 발생하는 소음으로 음향성이 있는 소음.

암순응 暗順應 dark adaptation 밝은 곳에서 어두운 곳으로 들어갔을 때, 처음에는 보이지 않던 것이 시간이 지남에 따라 차차 보이기 시작하는 현상.

암스트롱변조 ~變調 Armstrong modulation 변조 신호와 수정 발진기의 출력을 평형 변조기에 인가하여 측파대만을 인출하고, 이 측파대의 위상을 90° 바꾸어 원래의 수정 발진기의 출력과 합성하는 위상 변조.

암시력 暗視力 night vision 희미하게 빛나는 물체를 보는 능력. 망막의 간상체와 연관된 현상에서 유래된다. 간상체는 빛에 매우 민감한 로돕신(rhodopsin)이나 시자홍(visual purple)을 포함하고 있으며 이것은 희미한 곳에서 볼 수 있게 하는 데 필요하다. 빛은 로돕신을 파괴하고 효과적인 암시력이 생기기 전에 어두움에 적응하는데 적어도 30분이 걸린다. 암시력은 로돕신의 주요 성분인 비타민 A의 결핍으로 감소될 수 있다. = 야간시력.

암시장치 暗視裝置 noctovision 안개나 어둠 때문에 육안으로 보이지 않는 피사체를 적외선을 이용하여 가시상으로 변환하는 방식. 이것을 실현하려면 적외선 감도가 좋은 광전면으로부터 나오는 광전자류를 가속, 집속한 다음 다른 끝의 형광막 위에 결상시켜 가시상을 얻도록 되어 있는 암시관을 사용한다. 현재는 적외 감도를 갖는 광전면을 설치한 촬상관으로 암시 장치를 만드는 경우가 많다.

암어 暗語 cipher (통신) 통신 내용의 전체 또는 비밀에 속하는 부분과 평문의 단어나 구절 또는 숫자를 다른 어구 또는 숫자, 문자 등으로 변경시키는 각종 방식. 암호와의 차이는 암호기술상의 처리를 가하지 않으며 암호에 비하여 조립 해독이 신속하고 주로 유·무선 전화방식으로 통신을 소통할 때 사용된다. → 암호.

암육종 癌肉腫 carcinosarcoma 암종과 육종 세포로 구성된 종양으로 식도, 갑상선, 자궁에 많이 나타난다.

암전류 暗電流 dark current 광수용기가 어두운 곳에 있을 때 추체(cone)와 간체(rod)내로 Na^+가 확산되는 현상. 빛은 이 암전류를 차단하여 광수용기를 과분극 시킨다.

암종 癌腫 carcinoma 신체 표면의 내부와 외부를 포함하는 세포(상피세포)로부터 시작되는 악성 종양. 주위 조직을 침범하고 신체의 먼 곳까지 전이되고 주로 피부, 대장, 폐, 위, 전립선, 자궁경부, 유방 등에서 자주 발생하고 종양은 일반적으로 단단하며, 편평하지 않고 경계가 불분명한 결절성이다.

암커플링 female coupling 호스나 장비 등에 달린 나사 이음장치. 동일 나사, 동일 직경의 수나사 이음쇠와 결합될 수 있는 커플링이다.

암페어 ampere 전류의 단위로서 기호는 A. 앙페르(A. M. Ampere)에서 연유된 명칭이다.

암페어수 ~數 amperage 두 포인트 사이에 현재 흐르는 전력. amperes나 milliamperes의 단위를 사용한다. = 전류량.

암페어아우어 ampere-hour 1암페어의 전류가 1시간 흘렀을 때의 전체 전기량.

암페타민 amphetamine 에페드린(ephedrine)과 화학구조나 약리작용이 비슷하고 교감신경 작용보다 중추흥분작용이 강하며 향정신성 의약품관리법에 의해 사용이 엄격히 제한되는 약물. 강력한 대뇌 흥분제로 감각의 예민, 각성, 다변, 정신운동이 활발해진다. 다량 투여시 억제된 호흡중추를 흥분시키며 습관성이 있고 과량 투여시 불면, 심부정맥, 조광상태, 환각, 이상고열, 경련, 사망을 초래할 수 있다. 각성제, 완화한 정신우울증에 사용하고 섭식중추에 작용하여 식욕을 감퇴시키므로 비만증 치료에도 사용한다. 경구투여시 수축기 혈압과 이완기 혈압을 모두 상승시키며 방광 괄약근에 대한 수축작용이 현저하여 야뇨증(enuresis)이나 요실금(incontinence) 치료에 사용된다. 장기간의 수면부족으로 작업수행능력이 저하되었을 때 주의력의 산만빈도를 감소시켜 지속적인 주의력을 필요로 하는 업무 수행 능력을 향상시킨다. 특이 체질인 경우에 2mg 정도를 투여하여도 중독증상을 보이며 15mg 이하의 양으로 중독증상이 나타나는 경우는 드물다. 수축기 혈압과 이완기 혈압을 모두 상승시키므로 가장 우려해야 하는 점은 혈압상승이다. 정신질환 환자에서는 정신착란, 공격성향, 성욕증대, 공황상태, 자살이나 타살의 성향이 나타나므로 주의하여 관찰하여야 한다.

암포테리신B amphotericin B *streptomyces nodosus*의 균주에서 얻어진 두 개의 항생물질중 하나. *aspergillosis, histoplasmosis, cryptococcosis, coccidioidomycosis*등과 같은 전신성 진균감염증 치료에 주사하기도하고 *candidiasis* 및 관련 진균 감염에 국소적으로 적용하기도 한다. 다른 하나는 임상에서는 이용되지 않는 암포테리신 A이다.

암호 暗號 password 적 또는 제3자가 알지 못하도록 은닉하기 위해 평문의 문자나 숫자 등의 암호 기술상의 처리를 가함으로써 통신내용을 체계적으로 변경시키는 방식. 통신내용을 은폐하는 방법 중 가장 고도화된 통신보안 방법. 당사자간의 약속으로 그들에게만 통화할 수 있는 의미를 포함하고 있으며 주로 유·무선통신 방식으로 전문을 소통할 때 사용된다. → 암어.

암호기 暗號機 encoder 독특한 전자 신호를 발산하는 장치로 수신자에게 주의 및 행동을 취할 수 있도록 하는 장치.

암화 暗化 blacken down(소방) 불꽃으로 가득찬 곳에 물을 뿌려 어둡게 하는 것.

압각 壓覺 piesesthesia 압력의 자극을 느끼는 감각. 수용기는 파치니 소체(pacini corpuscles)로 결합조직섬유와 세포로 이루어져 있으며 피하의 결합조직, 점막하, 손바닥, 발바닥, 외음부, 건, 근막 등에 많이 존재한다.

압궤손상 壓潰損傷 crush injury 심한 외압으로 표피가 부수어지며, 외출혈 증상이 없이도 신체 구조가 변형될 수 있는 손상.

압력 壓力 pressure 표면에 가해지는 전체의 힘을 그 표면의 면적으로 나눈 것. 즉 단위면적당 힘으로 정의한다. 압력의 SI 단위는 파스칼(Pa)이며 이것은 1뉴톤의 힘을 1평방미터의 면적에 가했을 때 발생하는 압력을 말한다.

압력계 壓力計 manometer 압력 작용에 따른 탄성체의 변화, 기준 물체와의 평형변화, 물리적 성질의 변화를 이용하여 액체나 기체의 압력을 측정하는 계기. → 압력.

압력방출구 壓力放出口 relief vent 기기 등의 내부 압력이 과도하게 상승할 경우 안전을 위해 과도한 압력을 방출하는 개구부.

압력방출밸브 壓力放出~ pressure relief valve 가열 등에 의한 밀폐용기, 탱크 등의 내압이 상승하는 경우에 용기의 파손이나 압력에 의한 안전사고를 방지하기 위하여 일정한 압력 이상이 되면 밸브가 자동적으로 개방되어 이상과압을 외부로 방출시키는 안전밸브.

압력방폭구조 壓力防爆構造 pressure explosion proof 용기내부에 보호기체(신선한 공기 또는 불연성 기체)를 압입하여 내부압력을 유지함으로써 폭발성 가스 또는 증기가 침입하는 것을 방지하는 구조. → 불연성 기체, 폭발성가스.

압력-보정유량계 壓力-補正流量計 pressure-compensated flowmeter 산소의 유량을 측정하는 유량계. 이 유량계의 값은 중력에 따라 달라지므로 정확하게 측정하기 위해서는 똑바로 세워야 하고 이 장비는 수직으로 되어 있고 눈금이 있는 부유하는 작은 공이 있는 유리관이 있다. 이러한 유형의 유량계는 가스흐름이 부분적으로 폐쇄되어 있어도 항상 실제 유량을 나타낸다.

압력부종 壓力浮腫 pressure edema ① 임신상태인 배가 아래 복부의 큰 정맥에 압력을 가해 생긴 다리의 부종. ② 분만 후 태아의 두피 부종.

압력비 壓力比 pressure ratio 압력기에 있어서의 토출 압력과 입구 압력과의 절대압의 비율. 보통, 정압비(靜壓比)로 말하나 전압비(全壓比)로 말하는 경우도 있다. 가스 터빈에 있어서의 압축기 입구·출구의 절대압의 비율. 이것은 가스 터빈 성능에 큰 영향을 미친다.

압력상승률 壓力上昇率 rate of pressure rise 압력상승에 필요한 시간에 따른 압력의 증가율. 최대 압력상승률은 폐쇄된 용기에서 폭발이 발생하는 동안 압력 대 시간곡선의 가장 가파른 부분의 기울기로 계산한다.

압력손상 壓力損傷 barotrauma 신체나 사용하고 있는 잠수장비 중 기체를 함유하고 있는 공간의 압력이 주위 압력과 60mmHg 이상의 차이가 있을 때 기체 용적이 변함에 따라 발생하는 손상. → 외이 압착증, 중이 압착증, 내이 압착증, 부비동 압착증, 폐 압착증.

압력손실 壓力損失 pressure loss 관(管)과 유체와의 마찰, 설비고장 등에 의한 송수(送水) 압력 저하.

압력수두 壓力水頭 pressure head 정수(靜水) 또는 유수(流水)가 갖는 압력 에너지. 지금 압력을 p kg/m², 물의 단위 체적 중량을 γ kg/m³라고 하면 압력 수두 h=p/γ의 관계가 있으며 길이는 단위로 표시된다.

압력수용체 壓力受容體 baroreceptor 심방과 다른 대혈관 벽에 존재하는 압력지각신경 종말. 압력수용체는 반사기전을 자극하여 혈관 수축, 확장의 변화를 통해 혈압 변화에 생리적으로 적응하도록 한다.

압력스위치 壓力~ pressure switch 리타딩챔버 상단 또는 알람밸브와 직접 연결된 스위치. 가압수가 압력스위치에 도달하면 압력스위치의 벨로우즈를 가압하여 접점을 이루어서 회로를 연결시킴으로써 수신부에 화재표시 및 경보를 발령시키게 된다. 벨로우즈는 고무튜브나 알루미늄튜브형식으로 되어있다. 압력스위치는 제어반의 펌프 및 수신반과 연결되어 펌프를 직접 가동시키는 방식과 단순히 작동에 의하여 경보와 수신반에 화재표시만 되게하고 펌프의 기동 자체는 배관내의 감압에 따라 기동용 수압개폐장치에 의한 작동으로 하는 방식의 두 가지가 있으나 주로 기동용 수압개폐장치방식의 것이 통용되고 있다.

압력식포발생기 壓力式泡發生機 pressure foam maker 포수용액의 흐름 내로 공기를 흡입시키기 위해 벤추리 원리를 이용하는 포발생기. 저압에서 포를 생성하며, 생성된 포가 배관 또는 호스를 통하여 소화될 위험에 이송될 수 있도록 충분한 속도에너지를 유지한다. 고배압형(high back-pressure)과 강제형(forcing type) 두 가지가 있다.

압력용기 壓力容器 pressure vessel 대기압 이상의 압력을 수용할 수 있도록 고안된 용기.

압력유지장치 壓力維持裝置 pressure maintenance device 건식 스프링클러설비의 공기압력 유지장치. 압력을 일정하게 유지하기 위해 설치하는 것으로, 컴프레서 등의 가압장치가 연결되어 있다.

압력제어밸브 壓力制御~ pressure control valve 흐름 및 정지 상태에서 특수 밸브의 2차측 수압을 감소시킬 목적으로 설계된 파일럿 작동식 밸브.

압력제한장치 壓力制限裝置 pressure restricting device 흐름이 있을 때에만 2차측 수압을 감소시키는 밸브 또는 장치.

압력조절기 壓力調節器 pressure regulator 산소탱크에 연결되어서 환자에게 산소를 공급하기에 안전한 압력으로 탱크의 압력을 저하시키는 장비. 압력 조절기를 연결하기 전에, 밸브 출구의 옆으로 서서 탱크의 밸브를 조금 열고 1초 정도 산소 공급 구멍이나 가는 출구에서 먼지를 제거하도록 해준다.

압력조절장치 壓力調節裝置 pressure control device 토출압력을 일정하게 유지하기 위해 수압을 감소, 조절, 제어, 제한하는 장치로 소방펌프차 등에 장착하는 압력조절밸브 또는 조절기.

압밀도 壓密度 degree of consolidation 점토질 흙의 일정 시간 내에 있어 압밀량과 최종 압밀량과의 비.

압밀작용 壓密作用 compaction 분말소화기에서, 진동이나 충격 등이 분말소화약제의 밀도를 증가시켜 소화약제가 적절히 방출되지 못하도록 하는 작용.

압박 壓迫 compression 내리누름. 기운을 펴지 못하게 위압함. 상호 압박작용. 용량을 감소시켜 밀도를 증가시키는 외압에 의해서 신체에 발생하는 작용.

압박두드러기 壓迫~ pressure urticaria 피부가 압박을 받거나 피부를 문지른 후 수분 내에 발생하는 두드러기. 속발형과 지발형이 있는데 속발형은 지발형보다 드물고 과호산구증후군과 동반되는 일이 많다. 꽉 조이는 옷이나 고무줄에 눌린 피부에 나타나는 경우도 있다. 지발형 두드러기는 압박을 받은 뒤 4~6시간 후에 나타나며 권태감, 발열, 두통 등의 전신증상이 동반되고 두드러기는 나타난 후 2~24시간 동안 지속된다. 진단방법은 5~15Lb의 무게가 나가는 물체를 멜빵에 매달아 팔이나 어깨에 약 10~20분간 걸치도록 한다. 속발형은 드무나 멜빵을 걸쳤던 자리에 두드러기가 나타나 2~24시간 계속된다.

압박드레싱 壓迫~ pressure dressing 피가 흐르는 것을 막기 위해 압박을 가하는 드레싱. 이런 드레싱은 압박 붕대나 손으로 행해진다. → 직접압박 (direct pressure), 압박 붕대(pressure bandage), 압박점(pressure point), 지혈대(tourniquet).

압박붕대 壓迫繃帶 pressure bandage 피가 흐르는 것을 막기 위해 드레싱이나 상처에 압력을 가할 때 사용되는 붕대. 탄력성 물질이 붕대 감을 때 가장 자주 사용되는데 탄력성 물질의 긴장이 압박을 필요에 따라 조절할 수 있기 때문이다.

압박성무기폐 壓迫性無氣肺 compressive atelectasis 외부 압박으로 폐가 팽창될 수 없는 상태. 주로 흉강내에 누출액이나 삼출액이 저류한 경우, 기흉을 일으킨 경우, 복강내 종양 등에 의해서 발생한다.

압박성표피박탈 壓迫性表皮剝脫 imprint excoriation 둔체에 의해 피부가 직각이나 그와 비슷한 방향으로 압박되어 형성되는 상처. 교흔이나 자동차에 깔려 나타나는 바퀴흔 등이 있다.

압박위축 壓迫萎縮 pressure atrophy 중등도의 압력이 지속적으로 국소조직이나 세포집단에 가해질 때 일어나는 위축. 혈관이나 림프관에 장애를 일으켜 영양공급이 차단되고 위축된다.

압박점 壓迫點 pressure point 큰 동맥이 신체 표면 가까이에서 직접 뼈 위를 지나가는 부위로 눌렀을 때 맥박을 느낄 수 있는 부위. 직접 압박법이나 거상 시키는 방법으로 지혈이 되지 않으면 다음 방법으로 압박점이 사용되며 상지 출혈 시 상완동맥 위에 압박을 가하고 하지 출혈의 경우에 대퇴동맥의 압박점을 가한다.

압박창상처치 壓迫創傷處置 compression dressing 조직의 내부에 혈액이나 체액이 고이지 않도록 하기위해 신체 부위에 압력을 가하면서 창상을 처치하는 것.

압연강 壓延鋼 rolled steel 강괴(鋼塊)를 롤에 넣어 소정의 단면으로 압연한 강. 강괴(鋼塊), 반성품(半成品)을 가열로에서 1,200℃ 정도의 온도로 재가열하여, 압연 롤에 의해 각종 형상, 치수로 성형, 가공한 강을 열간압연강이라고 하며 보다 강도가 좋은 제품을 얻기 위해, 열간압연재를 다시 상온 그대로 재압연한 것을 냉간압연강이라고 한다.

압연기 壓延機 rolling mill 회전하는 두 롤 사이에 소재를 넣고 압연 가공하여 원하는 형상으로 만드는 기계.

압자일렌 abseil (구조) 구조물의 꼭대기에서부터 아래 바닥까지 현수하강하는 것. 창문이나 문을 통한

진입을 수반하거나 지붕 아래쪽의 층에 빠르게 접근
하는데 주요하게 사용된다.

압접 壓接 pressure welding 접합부를 상온 상태
또는 적당한 온도로 가열한 후 기계적 압력을 가하
여 접합시키는 방법.

압좌상 壓挫傷 crushing injury 비교적 긴 시간 동
안 신체 조직이 외부의 압박을 받아서 유발되는 손
상. 직접적인 연부조직 손상뿐만 아니라 연부조직의
혈액 순환을 차단하고 심한 조직 손상을 초래한다.

압좌증후군 壓挫症候群 crush syndrome 사지와
같은 넓은 부위의 근육이 으깨지면서 일어나는 손
상. = 좌상증후군(挫傷症候群).

압착성질식사 壓搾性窒息死 crush asphyxia 기도
가 열려있는 상태에서 전신이나 흉경부, 흉복부 등
주로 흉곽이 강력한 외력에 의해 압박되어 호흡운동
에 장애가 옴으로써 사망하는 것. 신체상부, 즉 안면
부를 위시하여 두부 및 경부와 상흉부에 극심한 청
색증을 보이는 것이 가장 뚜렷한 소견이다.

압축 壓縮 compression 기체나 물체 따위에 압력
을 가하여 그 부피를 줄이는 것.

압축가스 壓縮~ compressed gas 압력을 가하여
부피를 수축시킨 기체. 보통 상온에서 액화하지 않
을 정도로 압축한 압력 $10kg/cm^2(35℃)$ 이상의 고
압가스. 압축가스는 상압(常壓) 가스인 경우와는 달
라서 기체의 상태방정식에 따르지 않게 된다. 이것
은 기체분자 사이의 평균거리가 작아졌기 때문이다.
압축하여 액체로 되는 경우에는 액화가스라고 하여
구별한다.

압축공기 壓縮空氣 air pressure 가압된 공기. 건식
스프링클러설비 배관에서 물의 방출을 억제할 때,
그리고 압력탱크나 물소화기를 가압할 때 사용한다

**압축공기포설비 壓縮空氣泡設備 compressed air
foam system** : CAFS 호스나 혼합체임버에서 포를
생성하기 위해 압축공기를 포수용액과 결합시키는
포설비. CAFS는 공기공급원, 펌프, 포방출장치 및
포 수용액 공급원으로 구성된다.

압축률 壓縮率 compressibility 유체가 그의 압력
크기에 따라 체적이나 밀도가 변하는 성질. 온도를
일정하게 유지하면서 물체에 가한 외력 P를 δP 만
큼 변화시켰을 때 물체의 체적 V가 δV 만큼 변화
하였다고 하면 압축률 $K = \delta V/(V \cdot \delta P)$로 나타내어
진다. 일반적으로 기체는 압축되기 쉬우므로 압축률
이 크고, 액체나 고체는 압축률이 작아 잘 압축되지
않는다.

압축열 壓縮熱 heat of compression 냉동체계 내
에서 가스가 압축될 때 압축기 내에서 발생하는 열.

**압축천연가스 壓縮天然~ compressed natural
gas** : CNG 주로 가스 형태의 메탄과 자연적으로 발
생하는 탄화수소 가스 혼합물로 구성되는 공기보다
가벼운 천연가스. → 메탄.

압출 押出 extrusion 가열한 금속이나 재료를 피스
톤의 압력으로 다이의 구멍을 통해 뽑아내어 일정한
단면을 가진 금속이나 기타의 형재를 만드는 방법.
크게 정압출법과 역압출법으로 분류된다. 전자는 압
출되는 금속의 방향이 외부로부터 압력을 가하는 방
향과 같은 경우이고, 후자는 이 방향이 반대가 되는
것이다. 제품 단면의 모양은 다이의 구멍 모양과 같
으므로 다이의 구멍 모양을 적당히 바꿈으로써, 환
봉(丸棒), 각봉(角棒), 형재(形材), 관, 기타 임의의
것을 만들 수 있다. 그러나 금속재료를 구멍으로부
터 밀어내려면 매우 큰 힘이 소요되며, 따라서 기계
설비가 대규모로 될 뿐 아니라 고온, 고압에 견디는
공구를 사용해야 하는 결점이 있다.

압통 壓痛 tenderness 압박을 하면 그 부위에 통증
을 느끼는 것. 장애로 인한 과민해진 신경간을 압박
하면 통증을 느끼거나 내장질환의 경우에 신체의 어
느 부위를 압박하면 통증을 느끼게 되는 상태이다.

압통점 壓痛點 tender points 신체의 어떤 곳을 눌
렀을 때 통증을 유발하는 지점. 사람이 병에 걸리면
항상 일정한 부위에 불쾌한 감각이 나타나는 곳이
있는데, 이곳을 압통점이라고 한다. 이는 근육, 인대,
힘줄(건), 골막조직에 생길 수 있고 국소적인 통증
이 나타난다. 검사자는 엄지손톱이 하얗게 되도록
충분하고 일정한 압력($4kg/cm^2$)을 지속적으로 적
용하여 압통점을 찾는다. 엄지나 검지, 중지를 사용
하여 각 부위에서 양측으로 촉진(觸診)한다. 검사자

는 부드럽게 촉진하고 압통이나 발적이 있는 피부를 검사하는 동안 근육경축을 느끼게 된다. 검사자는 환자가 통증 때문에 그만하라고 말할 때까지, 회피할 때까지, 얼굴을 찌푸릴 때까지 촉진한다. 압통점의 특징은 국소적인 압통을 일으키고 다발성이며, 특정부위와 대칭적인 부위에서 발생하고 전이통은 없다.

앙각 仰角 wave angle 수신 안테나에 들어오는 전파의 도래각 또는 송신 안테나에서 나가는 전파의 방향과 지면과의 각도.

앙와위 仰臥位 supine posion 배와위(背臥位)라고도 하며 신체의 후면을 바닥에 붙여 얼굴을 위로 하고 손바닥이 위나 앞을 향하도록 하고 하지는 좌우로 조금 벌려 자연스럽게 뻗고, 상지는 자연스럽게 몸 쪽으로 뻗고 누운 자세. 기저면이 넓게 안정되고 있으며, 전신의 골격, 근육에 무리가 없어 휴식시, 취침시 등에 일반적으로 취하는 체위지만, 앙와위에서는 뼈가 돌출되어 있는 부위에 욕창이 생기기 쉽다. → 욕창.

앙와위성저혈압증후군 仰臥位性低血壓症候群 supine hypotensive syndrome 산모가 앙와위로 누울때 증대된 자궁이 주요혈관인 하대정맥을 눌러 심장으로 귀환하는 혈액을 감소시켜 결과적으로 심박출량이 감소하고 저혈압을 초래하는 증후군. 출산이 가까워지면 자궁의 무게는 아기 체중, 태반 무게, 양수를 포함하여 약 20~24파운드가 되므로 증대된 자궁으로 인해 발생한다.

앞 anterior 전방의 또는 복측의. ↔ posterior.

앞섞음불꽃 premix flame 앞섞음 연소에 의하여 일어나는 불꽃. 불꽃은 짧고 투명하며 파란 불꽃으로 온도가 높고 가스도 많이 발생하지만 연소의 조절 범위는 확산 화염보다 적다.

애드콕안테나 adcock antenna 두 개의 수직 안테나를 반파장보다 짧은 간격으로 수평 배치한 수신 안테나 시스템. 주로 방향 탐지용으로 사용되어 수신장(field)의 수평 편파 성분으로 인한 방위 오차를 최소화한다. 한 쌍의 수직 안테나를 반파장보다 짧은 간격으로 배치하여, 수직 편파 성분에 대해서는

역위상이 되도록 접속하고 수평 편파 성분에 대해서는 8자형의 지향 특성을 지니도록 만들어진 것으로 방위 측정에 이용된다.

애디슨병 ~病 Addison's disease 부분적 혹은 전신적인 부신피질 기능 상실로 쇠약함, 식욕감퇴, 체중감소, 불안 그리고 추위에 대하여 민감함 등을 나타내는 질환. 흔히 자가면역 과정, 감염, 종양 혹은 부신피질의 출혈이 원인이다.

애자노출배선 ~露出配線 open wiring on insulators 클리트, 노브, 애관, 보호용 가요성 애관, 건물내 절연전선의 지지를 이용한 노출 배선방법으로 건물 구조에 의해 은폐되지 않은 것.

애트머스시그널 atmos signal 천장을 따라 배열된 튜브 안의 공기를 가열할 때 공기가 팽창하게 되는데, 이러한 공기의 팽창원리를 이용한 자동화재경보 신호. 공기가 팽창하면 경보기에서 경보를 송신한다.

애프터댐프 after damp 폭발 후 갱내에 남은 유독가스(주로 이산화탄소와 니트로겐의 합성물).

액면계 液面計 liquid level meter 액면의 높이를 측정하는 장치. 게이지 유리식, 부자식(浮子式), 액압 측정식 등이 있다.

액밀 液密 liquid tight 액체가 새지 않도록 하는 밀봉. → 밀봉, 기밀.

액사 扼死 manual strangulation 사람의 손으로 경부를 압박하여 사망하는 것. 거의 타살이므로 액살(扼殺)이라고도 한다. → 완교사(腕絞死).

액상호흡 液狀呼吸 liquid breathing 폐에서 산소를 공급하고 이산화탄소를 제거하기 위하여 공기 대신에 물을 이용한다는 실험적 개념. 이 개념은 잠수부들이 어떤 깊이에도 들어갈 수 있게 하며 필요한 만큼 머무를 수 있게 하고 즉각적으로 수면으로 떠오를 수 있게 한다. 불소탄소가 가장 촉망받는 대상이나 아직까지 사용하기에는 조금 더 발전이 필요하다.

액시덴탈로드 accidental loads 사고 혹은 예외적인 조건을 유발하는 하중. 충돌, 폭발, 화재, 추락 등과 같은 특별한 환경조건하에서 부가되는 하중.

액와 腋窩 axilla 상완과 흉곽 옆면사이로 어깨아래쪽에 만들어진 피라미드 모양의 공간. = 겨드랑.

액와동맥 腋窩動脈 axillary artery 각 팔에 공급되는 동맥으로 견갑골에서는 쇄골하 동맥으로 불리며 어깨에서는 액와동맥이 되며 상완이두근에서는 상완동맥이 된다. = 겨드랑동맥.

액와림프절 腋窩~節 axillary lymph node 흉곽, 겨드랑이, 목, 팔을 따라 내려오는 액와에 분포된 림프샘 중 하나.

액와선 腋窩線 axillary line 겨드랑이 앞쪽과 뒤쪽 사이에 있는 중간지점을 통해 지나가는 체벽상의 가상 수직선. 감압술 등을 시행할 때 이용되는 부위이다. = 중간겨드랑선.

액와신경 腋窩神經 axillary nerve 나중에 요골신경이 되는 상완신경총의 후 신경속에서 갈라지는 2개의 가지 중 하나. 전지와 후지로 나누어지는데 후지는 소원근, 삼각근을 둘러싸고 있는 피부일부의 신경을 지배하며 전지는 삼각근의 신경을 지배한다. = 겨드랑신경.

액와정맥 腋窩靜脈 axillary vein 삼각근 근처에서 시작되어 쇄골 근처의 쇄골하정맥이 되는 상지의 정맥 쌍 중 하나. = 겨드랑정맥.

액와중간선 腋窩中間線 mid-axillary line 겨드랑이 중앙에서 손목까지 수직으로 그린 선. = 중간겨드랑선. 액와선.

액정 液晶 liquid crystal 어느 온도 범위 내에서 액체와 결정의 중간 성질을 갖는 유기 화합물. 전압이나 온도 등에 의해 색이나 투명도가 달라지거나 분자의 배열이 달라지는 등 여러 가지의 성질이 있다. 액정이 갖는 이러한 성질 가운데 분자의 위치는 상호 불규칙하지만 일정 방향으로 향하는 성질(nematic mode)을 이용하는 표시 장치가 액정 표시 장치(LCD)이다. → 액정표시장치(LCD)

액정표시장치 液晶表示裝置 liquid crystal display : LCD 액정이 갖는 여러 가지 성질 가운데 전압을 가하면 분자의 배열이 변하는 성질을 이용하여 표시하는 장치. 두 장의 얇은 유리 기판 사이의 좁은 틈에 액정을 담고 투명한 전극을 통해 전압을 가하여 분자의 배열 방향을 바꾸어 빛을 통과시키거나 반사시킨다. 액정 표시 장치는 다른 표시 장치에 비해 얇은 판으로 만들

수가 있고 소비 전력이 적으나 응답 속도가 느린 결점이 있다. 액정 재료와 분자의 방향 배열에는 여러 가지 종류가 있다. 행렬 전극에 전압을 가하여 분자의 방향 배열을 변화시켜 빛을 통과시키거나 반사시켜 표시하는 방식으로는 편광판을 사용해서 광변조하는 네마틱 액정(nematic liquid crystal)과 편광판 없이 광산란을 이용하는 고분자 분산형 액정(PDLC)이 있다. 액정 표시 매트릭스에는 단순 매트릭스 방식과 능동 매트릭스 방식이 있다. 능동 매트릭스 방식은 유리 기판 자체에 트랜지스터 등 능동 소자를 부착한 것인데, 성능은 우수하나 공정이 복잡하고 대형화가 어려운 점이 있다. 또한 빛의 투과(透過)를 이용하느냐 반사를 이용하느냐에 따라 투과형 액정 표시 장치와 반사형 액정 표시 장치로 분류하기도 한다. 액정 표시 장치의 구동 전압은 수 볼트(V)로서 IC 구동이 가능하고 소비 전력이 적기 때문에 전지 구동이 가능하여 랩톱이나 노트북형 등 휴대용 컴퓨터 등에 널리 이용되고 있다.

액체 液體 liquid 물질의 집합 상태의 일종으로 대개 일정한 체적을 갖고 있으나 고정되어 있는 형태가 아닌 것. 수많은 물질 가운데 상온(常溫), 상압(常壓)에서 이와 같은 상태를 가지는 것은 비교적 적으나, 적당한 온도와 압력의 조건이 갖추어지면 거의 모든 물질이 액체로 변할 수 있으며, 반대로 액체도 다시 기체나 고체로 변할 수 있다. 즉 액체라는 것은 물질의 고유한 성질이 아니라 조건에 따라서 기체로도 고체로도 변할 수 있는 물질의 존재상태의 하나에 불과하다. 이런 뜻에서 고체상, 기체상에 대해서 액체상이라고 하는 경우도 있다. 기체에 비하면 일반적으로 밀도가 매우 크고 점도도 크지만, 역학적 성질은 기체와 공통된 점이 있다. 예를 들면, 다른 물체에 부력을 가하게 되고 또한 가한 압력을 그대로 모든 방향으로 전달하며, 규칙적인 흐름에서는 유속이 클수록 정압(靜壓)이 낮아지는 것 등의 성질이며, 이와 같은 현상에서는 기체와 공통되는 법칙이 성립된다. 그러므로 물리학에서는 액체와 기체를 합쳐서 유체(流體)라 하고, 그 운동법칙은 유체역학이라는 학문으로 체계화되어 있다. 그러나 한편 액체에서는 분자간에 응집력이 작용하고 있으며, 기체에서는 볼 수 없는 표면장력

이나 모세관 현상 등 액체 특유의 현상을 나타낸다. 분자론적으로는 유동성이라는 점에서는 고체보다 기체에 가까우나 분자의 응집상태는 오히려 고체에 가까운 상태에 있다고 생각된다. 이와 같은 결론은 액체가 기화할 때 필요한 열(기화열)이 고체를 용해하는 데 필요한 열(융해열)보다 훨씬 큰 값을 가진다는 사실, 즉 액체분자의 응집상태를 흩뜨려 분자를 자유로운 상태로 만드는 데는 고체의 규칙적 분자구조를 풀어서 액체로 만들 때보다 훨씬 큰 에너지를 필요로 한다는 사실로도 뒷받침된다.

액체금속 液體金屬 liquid metal 모든 금속은 녹는점 이상에서 액체상태가 되므로 넓은 뜻으로는 모든 금속이 포함되지만, 좁은 뜻으로는 사용온도에서 액체상태가 되어 있는 금속만을 가리킨다. 예를 들어, 실온에서의 수은과, 원자로나 고온동력기관의 냉각재에 쓰이는 나트륨, 리튬 및 나트륨-칼륨 합금은 좁은 뜻의 액체금속에 든다.

액체금속연료 液體金屬燃料 liquid metal fuel 우라늄, 플루토늄, 토륨을 금속 또는 합금에 첨가하여 사용온도에서 액체가 되게 한 핵연료.

액체비중계 液體比重計 hydrometer 보통의 유리관 하부에 수은이나 작은 연구(鉛球) 등을 넣어 액체 속에 직립할 수 있게 한 구조의 계기. 눈금액체비중계와 니콜슨 액체비중계 등이 있고, 어느 것이나 뜨개의 무게와 그것에 작용하는 부력을 평형시켜 액체의 비중을 알 수 있게 되어 있다.

액체산소 液體酸素 liquid hydrogen 압축하여 액화한 산소. 대기 압력에서 저온, 약 −184.4℃(−300 F)에서 존재한다. 가스 상태의 산소 특성을 모두 지니고 있지만 대기압에서 실온으로 따뜻하게 할 때 증발하고 액체 용적의 860배로 팽창한다. 공기액화기에 분리기를 접속시키고 액체공기로부터 질소, 아르곤 등 산소보다 끓는점이 낮은 다른 혼합액화가스를 분리시키면 얻을 수 있다. 용도는 산소용접, 산소제강, 산소흡입(酸素吸入) 등 공업이나 의료용으로 대량 소비되는 분야에서 사용된다.

액체암모니아 液體~ liquid ammonia 무색투명한 액체 상태의 암모니아. 유동성이 크며, 물과 비슷한 성질을 가지고 있어 여러 가지 무기화합물 및 유기화합물을 용해시킨다. 또 전해질(電解質)을 녹인 용액은 수용액인 경우와 같은 이온반응을 나타내고, 수소이온농도의 변화에 따른 지시약의 변색 등을 볼 수 있다. 비수용매(非水溶媒)로서 여러 가지 용액반응의 연구에 이용될 뿐만 아니라 직접 비료로도 쓰인다. 또한 냉동용 한제(寒劑)로도 이용되었으나 최근에는 별로 쓰이지 않고 있다. → 전해질, 비수용매.

액체약물 液體藥物 liquid drugs 보통 액체에 용해된 분말로 된 약물.

액체연료 液體燃料 liquid fuel 주로 원유를 정제한 가솔린, 등유, 경유, 중유 등의 액체연료. 보일러용으로는 중유가 많고 일부는 등유, 경유가 사용된다. 일반 고체 연료에 비해 품질이 일정하며 발열량이 높고 연료 조절이 용이하며 운반, 저장이 편리하다. 일반적으로 중질유가 되면 매진이 발생하기 쉽고, 유황을 포함하므로 유황 산화물의 발생에 따라 대기오염의 원인을 만든다.

액체열 液體熱 heat of liquid 1kg의 액체를 일정한 압력 하에서 0℃에서부터 포화온도까지 가열하는 데 필요한 열량. → 포화온도.

액체팽창 液體膨脹 expansion of liquids 인화성 또는 발화성의 액체를 수납한 용기가 가열되면 액체가 증발하면서 용기 내부의 압력이 상승하여 그 내압 한계점에 이르러 파열되거나 폭발하는 현상.

액체폭약 液體爆藥 liquid explosive 상온(常溫)에서 액체 상태로 있는 혼합폭약. 액체산소폭약, 니트로글리세린, 판클라스티트(panclastite) 등이 있다. 액체산소폭약은 일명 액체공기폭약이라고도 하며, 액체산소(실제로는 액체공기를 사용)를 삼[麻], 뽕나무 등의 탄소분이 풍부한 경질(輕質)의 목탄, 또는 녹말, 석탄분, 황, 알루미늄 분말 등에 흡수시켜 만들고, 뇌관으로 폭발시킨다. 이 폭약은 일단 만들어지면 장기간 보존할 수 없고 또 저장시에는 단열병(斷熱瓶)을 필요로 하는 단점이 있으나 작업 현장에서 액체산소(액체공기)를 만들 수가 있고 위력이 크므로 대규모의 노천 굴착작업 등에서 상용되고 있다. 니트로글리세린은 수분이 거의 없는 글리세린을 진한 질산과 황산의 혼합물에 서서히 투입해서 만들며, 폭발 생성물이 유독성이 없는 이산화탄소, 수증기, 이산화질소, 산소 등이므로 밀폐된 갱내 작업장에서 사용하기에 적합하나, 충격에 대단히 예민하여 보관이 곤란한 단점이 있다. 또한 판클라스티트는 사산화질소에 가연성 액체(니트로벤젠, 이황화탄소)를 혼합해서 제조한다.

액체헬륨 液體~ liquid helium 헬륨을 액화한 것. 기체의 온도를 강하시켜 가면 액체가 되나 가장 저온에 이르기까지 기체로 남아 있는 것은 헬륨이며, 그 비점은 −268.9℃이다. 감압하여 증발을 촉진시키면 다시 −272℃(절대온도로 1K)까지 내려가고, 단열소자(斷熱消磁)라는 특수한 방법을 쓰면 0.001~0.0004 K까지 냉각할 수 있다. 그러나 아무리 온도를 내려도 25 atm을 넘는 높은 압력을 걸지 않으면 고체가 되지는 않는다. 또 온도를 내리면 어떤 온도점(포화증기압 하에서 2.19K)을 경계로 하여 액체의 성질이 달라진다. 이것을 액체헬륨의 전이점(轉移點)이라 하며, 전이점을 경계로 하여 온도가 높은 쪽을 액체헬륨 I, 온도가 낮은 쪽을 액체헬륨 II라 한다. 헬륨은 임계온도(臨界溫度)가 극히 낮아 좀처럼 액화할 수 없기 때문에 '최후의 영구기체' 등으로 불리었으나, 1908년 네덜란드의 H. K. 오네스에 의해 처음으로 액화되었다. 그 원리는 액체공기의 경우와 거의 같으며, 현재는 제2차 세계대전 중에 액체산소의 양산장치(量産裝置)로서 고안된 터빈식 팽창엔진을 개량한 것이 헬륨액화기로서 사용된다. 또 이것에 의해 만들어진 액체헬륨은 극저온 아래에서의 물성(物性) 연구에 많이 이용된다. → 전이점, 임계온도.

액틴 actin 미오신(myosin)과 작용하여 근수축과 이완을 일으키는 근원섬유 단백질. I대에 존재한다.

액화 液化 liquefaction 기체 또는 고체가 냉각 또는 압력 등에 의하여 액체로 변하는 현상. 보통은 기체가 액체로 되는 경우를 말하는 일이 많다. 또 기체를 액체로 하는 경우에도 상온에서 원래 액체인 것의 증기를 액화하는 경우에는 응축이라 하여 구별하기도 한다.

액화가스 液化~ liquefied gas 기체를 냉각 또는 압축하여 액체로 만든 것. 공업적으로는 상온(常溫)에서 기체인 것을 단순히 압축하기만 해서 액체로 만든 것을 의미한다. 이와 반대로 상온에서 압축해도 액체가 되지 않는 것을 압축가스라고 한다. 이산화황, 염소, 암모니아, 프로판 등은 액화가스가 되나, 산소, 질소, 수소 등을 액화할 때에는 임계온도 이하로 냉각해서 가압해야 하므로, 상온에서는 압축가스로 밖에 되지 않는다. → 고압가스.

액화괴사 液化壞死 liquefaction necrosis 강한 가수분해 효소의 작용으로 일어나는 세균성 병소에서 흔히 관찰되는 괴사. 뇌조직이 허혈성 손상을 받을 때 볼 수 있고 뇌연화가 일어나며 뇌 조직은 낭 구조로 변하여 내부에 액체와 세포조각으로 채워져서 정상구조는 완전히 소실된다.

액화메탄가스 液化~ liquefied methane gas : LMG 메탄성분이 많은 천연가스를 −160℃ 정도의 낮은 온도로 냉각해서 액체로 만든 다음 전용 메탄으로 수송하는 것. 발열량이 대단히 높아서 도시 가스의 원료, 공업 연료 등에 이용된다.

액화석유가스 液化石油~ liquefied petroleum gas : LPG 습성 천연 가스나 석유 정제 과정에서 채취된 가스를 압축 냉각해 액화한 것. 저장, 운반, 취급이 편리하며 발열량도 높다. 유황분과 독성은 적지만 공기보다 무거우므로 새는 경우에는 인화 폭발의 위험성이 있고 무색무취이며 프로판이 주성분이고, 부탄을 배합해서 악취가 난다. 프로판 가스라고도 하며 가정용, 공업용, 도시 가스용 연료로 널리 이용되고 있다.

액화천연가스 液化天然~ liquefied natural gas : LNG 메탄을 주성분으로 한 천연가스를 초저온으로 냉각해서 액화시킨 것. 액화 전에 CO_2, H_2S, 중질탄화수소 등이 정제·제거되고 있기 때문에 기화된 LNG는 전혀 불순물이 포함되지 않는 가스이다. 메탄은 0℃, 1atm에서 1kg의 가스가 약 $1.4m^3$의 체적이 되지만 1atm에서 −162℃까지 냉각시켰을 경우에는 약 $2.4ℓ$가 되어 체적이 1/6,000 정도로 작아지므로 수송 및 취급이 편리해진다. 일반적으로 천연가스는 가압 하의 기체상태로 유공성 지하암층에서 산출되는 파리핀계 탄화수소(메탄, 에탄, 프로판, 부탄)를 주성분으로 하는 가연성 가스를 말한다. LNG는 무독성, 무공해로 대기오염이나 수질오염이 없는 깨끗한 가스로 열량이 높아 가스공급관을 새로 바꾸지 않고도 같은 지름의 관으로 더 많은 열량을 공급할 수 있다. 가스의 폭발 범위는 5~15%로 폭발 하한이 다른 도시가스의 성분가스보다 높아서 폭발 위험이 훨씬 작고 자연발화온도나 착화온도가 높으며 연소속도가 느려서 쉽게 발화하거나 폭발하지 않으므로 안전성이 높다. 비중은 공기보다 가벼워 누설시 LPG처럼 바닥에 체류되지 않으므로 폭발의 위험성이 적다. → 메탄, LPG, 자연발화, 착화온도, 폭발.

액흔 扼痕 throttling mark(구급) 액경(扼頸)시 손톱, 손가락, 손바닥의 압력에 의해 경부에 형성된 손상.

앰부백 AMBU Bag 인공호흡기 사용시 안면에 밀착시켜 코와 입을 덮어 산소 유입을 돕는 장비. 실리콘(멸균소독하여 재사용) 마스크의 안면부와 닿는 부위가 풍선형으로 되어 공기량을 조절할 수 있으며 연결 부위는 모든 종류의 인공호흡기와 연결이 가능하고 백이 이중구조로 되어 압력을 가할시 폐의 압력을 느낄 수 있다. 역류방지밸브를 부착하고 가압증기멸균소독(steam autoclave) 134℃에서 소독하여 재사용한다.

앰블런스용주들것 ~用主~ main stratcher 환자이송시 앰블런스에 환자를 싣고 내리는데 사용하는 이동식 주 들것.

앰플 ampule 보통 1회분 용량의 약물이 담겨있는 작고 멸균된 작은 유리병이나 플라스틱 용기에 들어있는 액상 혹은 고형의 약물.

앰플병력 ~病力 AMPLE history 환자의 병력정보를 수집하는 방법. '알레르기'는 A(allergies), '투약상태'는 M(medications), '과거병력'은 P(past medical history), '마지막 식사시간'은 L(last meal), '사건'은 E(events)로 표현한다.

앵글밸브 angle valve(소방) 글로브 밸브의 일종이며 수류의 방향을 90°로 변환시켜주는 밸브. 옥내·외 소화전의 방수구와 스프링클러 소화설비 유수검지장치의 배수밸브 등에 쓰인다.

앵무병 ~病 psittacosis *cblamydia psittaci*라는 박테리아에 의한 호흡기질환. 감염된 새 특히 앵무새에 의해 전달 된다. 증상은 열, 기침, 두통이 나타난다. 앵무열로도 알려짐.

앵커 anchor ① 노즐을 조종하는 대원을 도와 호스를 붙잡고 있는 소방대원. ② 소방차에서 끌어온 소방호스에 붙어 호스 정리 등의 임무를 수행하는 소방대원. ③ 마룻줄을 잡아매는 사다리의 가장 낮은 부분.

야간성호흡곤란 夜間性呼吸困難 nocturnal dyspnea → 발작성야행성호흡곤란.

야간시 夜間視 scotopic vision ↔ 주간시.

야간오차 夜間誤差 night error 무선 방향 탐지기에서 야간에 일어나는 방위 오차. 장파나 중파에서 전리층으로부터 반사파에 포함되는 수평 편파 성분 때문에 생기며 루프 안테나를 사용해서 장·중파의 방향 탐지를 할 때 주간에는 주로 지표파이므로 정확한 방향 탐지를 할 수 있으나, 야간에는 E층에서 오는 반사파가 포함되어 있기 때문에 근거리를 제외한 합성 자계가 지표면에 평행되어 있지 않으므로 루프 안테나의 최소 감도점이 선명하지 않게 된다. 따라서 시간적으로 변동을 일으켜 방위 오차를 일으키게 되는데, 이러한 오차를 제거하려면 전계의 수직 성분 감도를 가진 애드콕 안테나를 사용해야 한다. → 애드콕안테나(adcock antenna).

야간의 夜間~ nocturnal ① 밤 동안에 발생하거나 밤과 관계하는. ② 낮에는 수면을 취하고 밤에 활동하는 사람이나 동물을 설명하는.

야간출동용피복 夜間出動用被服 quick hitch(구조) 바지와 부츠가 결합된 피복. 주간에는 착용하지 않는 야간 작업용 피복이며, 항상 소방대원의 침상 옆에 놓아둔다.

야간효과 夜間效果 night effect 항행 시스템에서 야간, 특히 공간파 전파(傳播)가 커질 때 오차가 발생하는 현상. → 야간오차(night error).

야경 夜警 night watch ① 야근. ② 위험지역에 대한 야간순찰.

야기안테나 Yagi antenna 한개의 1차 복사기와 두개 이상의 2차 복사기를 평면상에 평행으로 배열한 세로형 안테나열의 안테나로 보통 2차 복사기의 한개를 반사기, 다른 한개를 도파기로 한다.

야뇨증 夜尿症 nocturia 배뇨, 특히 밤 동안에 과다하게 배뇨하는 증상. 전립선 질환이나 신 질환의 징후이거나 취침 전에 과다한 양의 수분, 특히 알코올이나 커피를 섭취한 경우에도 발생할 수 있다. → 유뇨증(enuresis). = nycturia, 야간 빈뇨증.

야리시헤르륵스하이머반응 ~反應 Jarisch-Herxheimer reaction 나선균증이나 재귀열을 치료하기 위하여 페니실린이나 기타 항생제를 투여한 몇 시간 후 갑자기 열이 발생하고 피부 병변이 악화되는 현상. 24시간 이상 지속되지 않고 치료를 필요로 하지 않는다.

야맹증 夜盲症 night blindness 비타민A의 결핍, 선천성 결함이나 질병으로 밤이나 희미한 빛에서 잘 보지 못하는 상태. 일시적인 야맹증은 어두운 곳에서 보는 것이 적응된 사람에게 갑작스런 밝은 빛을 비추면 나타난다. = 밤소경증.

야생토끼병 野生~病 tularemia 야토병 간균(*Francisella(Pasteu-rella) tularensis*)에 의한 동물의 감염성 질환. 곤충 운반자나 직접접촉을 통하여 사람에게 전해진다. 증상은 열, 두통과 림프선병변을 포함한다.

야코비선 ~線 Jacoby's line 천자에 의한 척수손상을 막기 위해 천자부위를 선택하기 위한 좌우 장골능의 정점 높이와 척주를 연결해 주는 선.

약 藥 drug 질병의 진단, 치료 또는 예방에 사용되는 화학물질.

약동학 藥動學 pharmacokinetics 약물이 어떻게 세포내로 흡수및 분포되어지고 작용 부위에 도달하여 배설되는가를 연구하는 것. 약효가 나타나는 기전은 작용부위에서의 약물분자 크기 및 형태, 흡수부위에서의 용해도, 산성도, 이온화 정도, 수용성과 지용성 등에 의해 달라진다.

약리학 藥理學 pharmacology 약의 생산, 사용, 작용을 연구하는 학문.

약리학자 藥理學者 pharmacologist 신체에 대한 약의 효과를 연구하는 학자.

약목골절 若木骨折 greenstick fracture 소아에서 주로 발생하는 골절로서 골간의 일부만이 손상 받는 불완전한 골절. = 생나무골절, 불완전굴곡골절.

약물간상호작용 藥物間相互作用 drug-drug interaction 한 약물을 다른 약물과 동시에 주입할 때 효과가 변화하는 것. 이 효과가 각 약물의 작용을 상승 또는 억제시킬 수 있으며 정상적으로 나타나지 않는 해로운 부작용이 나타날 수도 있다. → 부작용(side effect).

약물과다 藥物過多 overdose drug 정상적인 처방을 초과하는 과량 투여. 부작용으로 조증, 히스테리에서 혼수 또는 사망에까지 이를 수 있다.

약물과민반응검사 藥物過敏反應檢査 drug hypersensitivity test 약물의 알레르기 원인이 무엇인지를 알아내기 위한 검사로 피부반응, 유발시험, 시험관내 테스트 등이 있다. 보통 피부반응에는 부착시험, 피내법, 소파, 단자시험 등이 있으며 국소적인 발적, 부종성 종창의 반응에 따라 원인약제를 진단한다. 유발시험은 약의 재투여에 의해 약물 알레르기 증상을 재현하는 방법으로 찰렌지 테스트라고 하며 약물의 알레르기원을 확인하기 위한 가장 신뢰성있는 방법이지만 갑작스런 상태 악화가 나타나는 경우가 있어 특별한 경우만 시행되며 시험관내 테스트는 약물의 알레르기에 대한 간장애나 혈액장애를 알아보기 위해 림프구 유약화 현상을 응용한 림프구자극시험검사가 유용하다.

약물금단증상 藥物禁斷症狀 drug withdrawal symptoms 약물 중독자가 약물섭취를 중단할 때 일어나는 불유쾌한 증상.

약물남용 藥物濫用 drug abuse 치료 목적에 필요치 않고, 오로지 감정, 정서 혹은 의식 상태를 바꾸기 위하여 또는 신체기능을 불필요하게 변동시키기 위하여 약물을 습관적으로 사용하거나 혹은 잘못 사용하는 것. 정당한 의료적, 사회적 허용범위를 넘는 약물을 자가복용하여 의존성(dependency)이 생긴 경우로 이러한 정의는 시대와 문화에 따라 상당한 차이를 보인다. 아직까지 '약물남용'의 정의는 남용된 약물로 인해 해로움과는 거의 무관하다.

약물남용치료전화서비스 藥物濫用治療電話~ overdose care phone service 마약 및 각성제, 환각제 등의 부작용과 금단 증상 대책들에 대해 자세히 알아볼 수 있는 음성 정보 서비스의 하나. 한국 약물남용 연구소에서 이 서비스를 개설 제공하고 있다.

약물내성 藥物耐性 drug tolerance 약물을 계속해서 투여할 때 특정 약물에 대한 흡수와 대사가 변화하거나 생체세포의 저항성이 증대하여 점차 약효가 감퇴되는 현상. 이전과 같은 신체적, 심리적 효과를 얻기 위해서는 이전보다 약물의 용량을 증가시켜야 한다.

약물－단백질복합체 藥物－蛋白質複合體 drug-protein complex 약물이 단백질과 결합하여 복합분자 화합물을 형성하는 것.

약물발진 藥物發疹 drug eruption 내복약에 의해 일어나는 피부반응. 따로따로 떨어지거나 융합성의 홍반성 반점 및 구진이 얼굴, 체간, 사지, 손·발바닥에 나타나는 것.

약물분사기 藥物噴射器 drug atomizer 구강 또는 기관삽관시 후두의 경련을 완화하기 위하여 약물을 미세한 입자로 분사하는 기구. 분사기 사용으로 약물로 인한 피부의 화상을 막을 수 있다.

약물상호작용 藥物相互作用 drug interaction 두 가지 이상의 약물을 동시 또는 전후에 병용하여 투여할 때 병용한 약물 상호간의 작용으로 한 가지 또는 두 가지 약 모두의 효과가 변화되는 것.

약물수용체 藥物受容體 drug receptor 약물분자와 상호작용하여 세포표면 또는 세포질 내에서의 반응이나 효과를 촉발하는 세포의 한 구성 부분. 대부분 큰 단백질 분자가 수용체로 작용한다.

약물알레르기 藥物~ drug allergy 약물을 투여했을 때 이미 감작된 약물에 대한 면역학적 반응이 나타나는 것. 가벼운 발작에서부터 아나필락시스성 쇼크범위까지의 반응을 보이는 약물에 대한 과민반응이 있다. 개인의 민감도나 약물의 종류, 용량에 따라 다르게 나타난다. 가장 많이 알려진 약물 과민반응은 페니실린과 같은 항생제이다.

약물역효과 藥物逆效果 adverse drug effect 정상 용량으로 투여한 약물에 대해 일어나는 예기치 않은 유해한 반응.

약물오용 藥物誤用 drug misuse 보통 하제, 제산제, 비타민제, 진통제, 기침약 등 흔히 사용되는 약물들이 환자에 의해 자가 처방되거나 과용됨으로써 급만성의 독작용이 초래되는 것.

약물요법학 藥物療法學 pharmacotherapeutics 질병 치료를 위한 약물의 응용 또는 사용에 관하여 연구하는 분야. 대부분의 경우는 질병에 걸린 사람 또는 생체에 약물이 작용하여 질병을 치료하는 것으로써 약치학이라고도 한다.

약물의존성 藥物依存性 drug dependence 어떤 약물에 대한 신체적 의존이나 혹은 심리적 갈망. 습관성, 남용, 중독의 결과로 일어난다.

약물작용 藥物作用 drug action 약물이 원하는 효과를 나타내는 평균으로 대개 그 작용에 따라 분류한다. 예를 들어 혈관이완제는 혈관을 이완하는 작용으로 혈압을 감소시키기 위해 처방된다.

약물중독 藥物中毒 drug addiction 어떤 약물을 지속적 혹은 간헐적으로 사용한 결과 그 약물을 계속 섭취하고 싶은 강한 욕구나 갈망. 약물의 사용량을 증가시키고 약물을 중단하면 금단증상이 나타나는 것을 말한다. 중독은 약물을 얻고 싶은 충동, 용량을 늘리려는 경향, 심리적, 신체적 의존, 개인과 사회에 대한 해로운 결과를 가져온다. 주로 알코올이나 진정제, 몰핀, 헤로인과 같은 마약 등이 중독을 잘 일으킨다. ＝ 약물탐닉.

약물학 藥物學 materia medica ① 의학에서 쓰이는 약이나 기타 물질을 연구하는 것. 그들의 기원, 제조, 사용효과 등. ② 의학에서 쓰이는 약이나 기타 물질.

약시 弱視 amblyopia 정상으로 보이는 눈의 감소된 시력.

약어 略語 abbreviation 통신 내용의 긴 문장이나 단어 및 어구 중에서 중요한 문자만을 발췌해서 간략하게 한 방식.

약역학 藥力學 pharmacodynamics 생명체에 대한 약의 작용을 연구하는 학문. 약물이 신체에 미치는 생화학적 및 생리학적 효과와 작용기전을 연구하여 약물의 효과적인 이용과 새로운 약물의 개발을 위한 학문.

약식중량 藥用式重量 apothecaries weight 중량 측정 체계. 통통한 밀 1알에 근거를 두었으며 지금은 65mg이고 0그레인은 1스크루플(scruple)이고 3스크루플은 1드램 이며, 8드램은 1온스이고, 12온스는 1파운드이다.

약제 藥劑 pharmacon 물리적, 화학적, 생물학적인 효과를 일으키는 힘, 성분 또는 물질로 질환 또는 기타 병적 상태의 진단, 치료, 예방이나 고통의 경감 또는 생리학적, 병리학적 상태의 개선을 목적으로 사람 또는 동물에 투여되는 화합물.

약제혼합원 藥劑混合員 mixmaster(소방) 소방용 항공기에 적합한 종류의 연소억제제를 적절한 양만큼 공급하여야 할 책임이 있는 자.

약포작동식소화기 藥包作動式消火器 cartridge operated fire extinguisher 약제용기와 가압용 가스용기가 분리되어 있는 소화기.

약품청 藥品廳 Drug Enforcement Agency : DEA 마약성 약물이나 다른 물질들의 수입과 수출 또는 이러한 물질들의 주(州)간 이동을 조절하고 통제하는 미국 연방 정부안에 있는 기관.

약호 略號 code address 긴 문장이나 단어 및 어구를 전혀 뜻이 다른 간략한 문자나 숫자 등으로 대치하여 교신 상호간에 신속히 식별하도록 하고 또 중요 내용을 은닉할 수 있는 방식으로 신속과 보안을 동시에 이룰 수 있다.

양가감정 兩價感情 ambivalence 동일 대상에 대해 상반된 감정, 태도, 활력, 욕망이 동시에 존재하는 상태. 예를 들면 사랑과 증오, 부드러움과 잔인함, 기쁨과 고통 등이 있고 어느 정도의 양가성은 정상이다. = 양립경향.

양극 陽極 anode 외부 전원으로부터 전자관이나 전기분해시의 전해조 등으로 전류가 들어가는 전극.

양극성뉴런 兩極性~ bipolar neuron 망막, 비점막 후부 및 내이 등에서 볼 수 있는 것으로 세포체가 하나의 긴 축삭과 하나의 수상돌기를 갖는 뉴런.

양극성장애 兩極性障碍 bipolar disorder 감정장애(感情障碍)의 일종으로서 한 번 또는 그 이상의 조증(躁症) 기간이 있는 것이 특징인데, 이런 경우 예외 없이 한 번 또는 그 이상의 주요우울(主要憂鬱) 기간이 있게 마련이다. 양극성장애를 세분해서 조증과 우울증의 기간이 수일 간격으로 교대되면 혼합형이라 하고, 그렇지 않은 경우 가장 최근의 증상형태에 따라 조형(躁型) 또는 우울형으로 분류한다. 이를 조울장애(躁鬱障碍), 조울병(躁鬱病), 조울정신병(躁鬱精神病)이라고도 부른다. 복수로 사용할 때는 양극성장애와 순환성질(循環性質)을 말한다. ↔ 단극성장애(單極性障碍).

양날도끼 兩~ double bit axe 양쪽 끝에 날이 달린 산불 진화용 도끼.

양다리벌려밀어넣기방법 ~方法 straddle-slide method 앙와위로 있는 환자를 긴 척추고정판위로 끌어당기는 방법. 두 명의 응급구조사가 양다리를 벌려 겨드랑이와 몸통중간을 잡아 종축으로 이동하게 한다.

양막 羊膜 amnion 태생 2주에 태아의 내 세포괴는 분화해서 외배엽과 내배엽이 되는데 얼마 되지 않아 외배엽과 주위의 영양막 사이에 생기는 강(腔)으로 영양막측은 편평상피 즉 양막 상피로 덮여있으며 양막상피와 그 외측에 확산된 배외 중배엽을 합쳐서 양막이라 하고 양막상피의 분비물이 양수로 채워져 있다. 배아가 점점 자라남에 따라 양막은 배아/태아를 수용할 수 있을 정도로 커지며 배아/태아는 양수(amniotic fluid)속에 있게 되고 양막은 결국 융모막과 닿게 된다.

양명성음 羊鳴聲音 egophony 기관지성의 변형으로 공명이 덜되고 음고는 높아 염소 울음소리처럼 들리는 것. 단순한 폐실질의 병변에서는 들리지 않고 흉수저류시에는 저류 상승의 폐가 압박되어 공기가 적어지면 들리므로 단순한 폐렴인지 흉수를 동반한 것인지 감별하는데 도움이 된다.

양방향 兩方向 biphasic 음·양 두 방향을 지닌 파동으로 사용되는 용어. 대개 P파와 T파가 함께 사용된다.

양방향성안테나 兩方向性~ bilateral antenna 복사, 수신하는 주 지향 방향이 두개인 안테나로 해당 무선국의 업무 목적에 따라 방향이 설정되지만, 일반적으로 앞뒤 180°의 두 방향으로 된 것이 많다.

양방향연락시스템 兩方向連絡~ two-way communication system 주 조작대와 작업대간 상호연락이 가능한 장치로 스피커, 송수신 볼륨 등이 부착된 장치.

양방향제세동기 兩方向除細動器 biphasic defibrillator 제세동기의 파형중 biphasic truncated exponential wave(BTE)로 파형이 두 개의 극성을 가지고 있으므로, 제세동 전류의 흐름이 제세동 도중에 바뀌게 된다. 양방향 제세동기는 일방향에 비해 세포막의 나트륨 채널을 재활성시킴으로서 세포가 쉽게 탈분극할 수 있도록 하여, 적은 에너지량으로도 제세동 효율이 높아지며, 세포의 충전현상이 적어져 제세동 후 심근의 기능장애가 적어지는 장점을 가진다. 양방향 제세동기는 심실세동일 때 제세동에너지를 증가시키지 않고 동일한 에너지로 제세동을 하더라도 제세동 성공률이 높은 것으로 나타나 150J 내외의 에너지로 에너지를 사용한다.

양생 養生 curing 콘크리트 치기가 끝난 다음, 온도, 하중, 건조, 충격, 파손 등의 유해한 영향을 받지 않도록 적절하게 보호 및 관리하는 것.

양성¹ 兩性 bisexuality 자웅동체로 양성의 생식기를 갖춘 것.

양성² 陽性 positive ① 물질이나 반응의 존재를 나타내는 테스트나 실험 결과와 관련된. ② 질병의 변화를 나타내는 신체검진과 관련된.

양성되먹임 陽性~ positive feedback 반응의 결과가 최초의 변화(자극)를 증폭시키는 반응 기전으로 나타나는 것.

양성신생물 良性新生物 benign neoplasm 섬유성 막을 가지고 성장이 제한되며 일정한 모양과 잘 분화된 세포를 갖는 국소적 종양. 주위 조직을 침범하거나 멀리까지 전이되지 않는다.

양성의¹ 兩性~ amphoteric 산성과 염기성의 성질을 모두 나타내는 현상으로 pH의 변화에 따라 양전

하 또는 음전하로 된다.

양성의² 良性~ benign 해가 되지 않는 것으로 생명에 즉각적인 위협은 되지 않는다. ↔ 악성의(malignant).

양성자 陽性子 proton 핵자(核子)의 일종. 보통 P 또는 H^+로 표시하며 전하(電荷)는 양(陽)이며 전기소량(電氣素量)과 같고, 질량 938.250Mev, 스핀 1/2의 페르미입자이다. 자기(磁氣), 모멘트의 값은 핵자자(核磁子)의 2.7928배이고 이상(異常) 부분의 존재를 나타내고 있다. 반입자(反粒子)는 반양성자(反陽性子)이다. 자유로운 상태에서는 안정하며, 수소의 원자핵 또는 수소양이온을 이루고 원자번호 1, 질량수 1이다. 중성자와 함께 원자핵 내에 있을 때에는 양전자와 전자 뉴트리노(neutrino)를 방출하여 중성자로 변할 수 있다. 또 중성자와 함께 원자핵을 구성하고 있는 강한 결합력은 양쪽이 서로 π 중간자를 흡수·방출하면서 변환하여 합쳐지는 교환력의 일종으로서 이해되는데, 이 견해로부터 양성자와 중성자는 서로 다른 입자가 아니라 핵자라고 하는 한 종류의 입자가 취하는 두 가지 상태(양성자 상태와 중성자 상태)라고 하여 다루는 방법도 있다. = 프로톤, 양자(陽子).

양성전립선비대증 良性前立腺肥大症 benign prostatic hypertrophy 50세 이상의 남자에게 주로 발생하는 전립선 비대. 악성종양이나 염증 소견은 없으나 요도의 폐쇄를 일으켜 요의 흐름을 방해하고 빈뇨, 야뇨, 동통과 비뇨기계 감염 등의 원인이 될 수 있다.

양속차단 兩束遮斷 bifascicular block 좌측 전면이거나 좌측 후면가지이든, 둘 중 하나와 우각차단 부위와 좌각의 속가지중 한 부위와 혼동됨.

양수 羊水 amniotic fluid 무색, 무취, 투명의 양막강을 채우는 액체. 삼투압에 의해 모체 혈액에서 파생되며 비중은 1.007~1.025로서 물에 가까우며, pH는 7.0~7.25로 중성이나 알칼리성이다. 양은 매주 증가되어 말기에는 정상적으로 800~1,200㎖로 되며, 투명하고 연 노랑색의 액체이며 용량은 지속적으로 변한다. 태아는 양수를 삼키며, 그 양수는 태아 폐로 들어갔다 나왔다 하며 태아는 양수 내로 소변을 보고 그 소변량이 점점 증가한다. 300㎖ 이하는 태아 신장의

이상을 뜻하며, 2,000㎖ 이상은 양수 과다로 태아의 위장관과 또 다른 기관의 기형을 뜻한다. 외부의 충격을 완화시킴으로써 외상으로부터 태아를 보호할 수 있으며, 자유롭게 움직임으로써 근골격계 발달을 가져오며, 배아가 난막에 얽히지 않으므로 태아의 균형 잡힌 성장을 도모한다. 분만시에는 양막에 의해서 태포를 형성하며 자궁경관의 개대를 촉진하며 파수에 의해서 유출된 양수는 산도를 씻어내고 또한 윤활유의 역할을 한다. 태아에게 일정한 체온을 유지하게 하며, 노폐물 저장고뿐만 아니라 구강액의 근원이기도 한다. 진단적 가치로써 양수에 대한 연구는 성(sex), 건강 상태, 태아의 성장 속도에 관해 많은 지식을 알 수 있고, 양막 천자술을 하면 질병이나 비정상을 알아낼 수 있어서, 치료적 유산을 시킬 것인지, 자궁 내 치료를 할 것 인지의 선택을 할 수 있다.

양수감염 羊水感染 amniotic infection 양막 파수 후 12시간 이상을 경과해서 만출된 신생아가 세균이 증식한 양수를 흡인해서 감염되는 것. 선천성 폐렴에 걸려 있을 위험이 크다. 감염의 유무는 산아의 위 내용을 검사하고 다수의 다핵 백혈구를 증명함으로써 개진되나 파수 12시간 이상을 경과해서 만출된 신생아에는 생후 즉시 항생제의 예방적 투여를 하는 것이 안전하다.

양수검사법 羊水檢査法 test of amniotic fluid 양수천자(amniocentesis)에 의해서 얻은 양수를 검사하는 태아 진단의 한 방법. 생화학적 분석에 의해 태아의 대사 이상, 태아 성숙도, 용혈성질환 중증도가 진단되며 세포검사에 의해 염색체 이상의 유무, 성별 판정, 성숙도, 선천성대사이상의 유무 등을 진단할 수 있다. 초음파 단층검사에서 태반 부착부를 확인하고 그 부위를 피해서 양수천자를 한다. 시기는 임신 16~27주가 좋으며 16주 미만에서는 양수채취성공이 어려우며 유산율이 높고 38주 이후에는 태아제대 손상의 우려가 있다.

양수경검사 羊水鏡檢査 amnioscopy 태아가사(fetal distress)를 예지하기 위해 경관에 길이 20cm의 원추통을 삽입하고 난막 표면에서 양수를 투시해서 혼탁상태를 관찰하는 것. 두위 정상 분만시의 전 양수는 유백색, 경도 혼탁하고 태지, 두발이 나타난다. 투명 양수 중에 태변이 있으면 태아 가사의 개시, 황록색 양수이면 상당히 시간이 경과된 태아가사, 투명하며 황갈색이면 태아의 용혈이 의심되며 전치태반에서 이 검사는 금기시 된다.

양수과다증 羊水過多症 hydramnios 양수 과잉이 특징인 비정상적인 임신 상태. 전체 임신의 1% 미만으로 발생하고 촉진이나 초음파 또는 방사선촬영검사로 진단한다. 임신중독증이나 당뇨병과 같은 모체 질환과 관계가 있다. 위장관, 기도, 심혈관계의 기형을 포함하는 태아의 질환은 양수의 정상적인 교환을 방해해 양수과다증을 일으킨다. 양막 조기파열, 조기 산통, 주산기 사망률 등이 증가하여 주기적인 양막천자가 필요하다. 양수의 양은 각 개인에 따라, 또 임신의 시기에 따라 다르지만, 임신 말기에는 600 ~1,000㎖가 보통이고, 2,000㎖ 이상은 병적인 것으로 보아 양수과다라고 한다. 몇 개월에 걸쳐서 서서히 증량하는 만성인 것과 며칠만에 급속도로 증량하는 급성인 것이 있으며, 복위(배둘레)는 1m 이상이나 된다. 원인은 태아와 모체, 또는 양자에 있어서의 순환장애에 의한 분비 과잉 또는 흡수부전에 기인하는 것으로, 태아의 위치를 알기 힘들고 심음(心音)도 듣기 힘들다. 임신부도 압박되어 호흡이 고통스럽게 된다. 쌍태(雙胎), 모체의 심장이나 신장의 병, 태아의 기형 등을 합병하는 것 외에 미약진통이나 조기파수 등, 분만 때와 같은 여러 가지 이상이 나타나고, 또 조산이 일어나기 쉬우므로 주의해야 한다. 급성인 경우는 인공임신중절을 하고, 만성인 경우는 조용히 누워서 안정하고 가급적이면 자연분만을 시킨다.

양수과소증 羊水過少症 oligohydramnion 양수량이 임신 후기에 400 ㎖ 이하로 되는 경우. 중증 임신중독증, 자궁 내 태아 사망, 과기산(過期産) 등에 동반하는 것은 태반순환 혈류 감소 등이 그 원인으로 고려되고 있으며 신 형성 부전, 요관폐색, 요도폐쇄 등의 태아 요 생성이나 배설의 장애가 원인으로 고려되는 것도 있다. 태동이 불충분하며 태아 발육을 방해하고 가끔 양막이 태아와 유착해서 양막색조 또는 시모나르트(simonart)대를 형성하며 그 결과 각종

기형을 초래한다. → 시모나르트대.

양수낭 羊水囊 amniotic sac 임신기간 동안 태아와 양수로 구성되는 얇은 벽의 주머니. 낭의 벽은 태반의 가장자리에서 시작하여 태아를 감싸며 낭을 형성하는 양막(amnion)과 융모막(chorion)의 두 가지 세포막이 있다. 양막은 내막이며 양수주름을 포함하고 융모막은 세포막의 바깥 두 막이며 양수를 포함하고 조직을 방출시킨다. 임신 과정이 진행됨에 따라, 양막은 융모막의 공간으로 발달하며 융모막은 태아의 성장에 따라 늘어난다. 이러한 과정에 따라 양수낭은 태아를 보호하게 되며 태아를 자궁벽과 분리하게 한다.

양수대량흡인증후군 羊水大量吸引症候群 massive amniotic fluid aspiration syndrome 태내에서 모체로부터 산소공급이 중단되었을 때 태아의 혈중 CO_2분압이 증가하여 연수의 호흡중추가 자극되어 심호흡을 하면서 다량의 양수를 흡입하게되는 것. 폐렴, 기도폐색에 의한 호흡곤란을 일으키고 사망할 수 있다.

양수색전 羊水塞栓 amniotic fluid embolism 분만 중 양수가 모체 혈중으로 들어가서 모체에 급성 쇼크, 출혈, 핍뇨 등을 일으키는 것. 자궁 내압의 이상 항진, 자궁내면에 대한 정맥 개구, 태반의 손상 등으로 양수 성분이 모체로 유입해서 폐 소동맥의 폐쇄, 저혈압, 폐부종, 호흡곤란 등의 쇼크증상이 일어난다.

양수천자 羊水穿刺 amniocentesis 임신 중에 양수강을 천자하여 양수를 채취하는 것. 초음파 단층법으로 태반의 부착 부위를 확인하여 이것을 피해서 국소 마취 하에 복벽을 통하여 자궁 내로 천공을 행하는 것으로 검사 시기는 양수량의 증가나 진단에 대처하는 시기와 관계로 임신 12~20주에 실시되는 일이 많다. 양수를 바탕으로 한 3가지 재료에서 아래와 같이 정보를 얻을 수 있다. 1) 양수의 액성성분: 양수중의 크레아티닌은 태아 신 기능의 발달에 따라서 증량하므로 그 측정은 태아성숙도의 판정에 도움이 된다. 폐포활성 물질인 레시틴은 태아 폐의 성숙에 비례해서 증가하기 때문에 레시틴/스핑고미엘린 비가 저치(低値)이면 특발성 호흡장애증후군을 발생시키기 쉽다. 양수중의 빌리루빈의 측정은 혈액형 부적합임신의 태아용혈성질환의 진단에 사용되며 양수중의 아미노산이나 스테로이드 호르몬의 분석에 의해 선천성 대사이상의 진단을 할 수 있다. 2) 배양하지 않는 양수 세포: 양수중의 부유 세포는 양막유래의 것 외에 태아의 체표나 관강 유래의 것으로 되어 있다. 따라서 그 성 염색질이나 Y염색질을 분석함으로써 태아의 성별을 알아낸다. 3) 배양한 양수 세포: 양수세포를 배양하여 얻은 섬유아 세포를 재료로 하여 염색체의 핵형 분석에 의해 다운증후군의 염색체 이상을 알 수 있다. 효소활성의 정량 또는 대사산물의 정량에 의해 선천성 대사이상을 진단할 수 있다. 양수천자의 부작용으로는 모아간 수혈, 태아의 손상, 모체의 장관, 자궁벽의 손상, 태반 손상 등이 일어나는 일이 있으므로 적응증은 신중히 선택해야 한다. = 양막천자.

양심 良心 conscience 도덕적 마음의 일반용어. 정신분석학에서 말하는 초자아(超自我) 개념과 비슷하나, 양심의 일반개념과는 달리 초자아에서의 행동은 무의식 중에 행해지기도 한다.

양안시 兩眼視 binocular vision 각각의 눈에서 받아들인 상을 하나의 상으로 통합하기 위해 양쪽 눈을 동시에 사용하는 것.

양압 陽壓 positive pressure 대기압보다 높은 압력. = 정압.

양압식 陽壓式 positive pressure type 대기압보다 높은 압력이 작용하도록 하는 유형.

양압환기 陽壓換氣 positive pressure ventilation 호흡 특히 종말 호흡 시에 양압을 가해서 가능적 잔기량을 증가하고 폐쇄하고 있던 기도를 열어 무기종, 폐수종으로 축소되고 있는 폐포를 열어 동맥 혈중의 산소 분압을 상승시키려는 호흡 조절법. 호기말양압(positive end-expiratory pressure : PEEP)이나 지속성기도양압(continuous positive airway pressure : CPAP) 등의 방법이 있다.

양은 洋銀 german silver 은백색의 높은 경도의 금속. Cu 60~65%, Ni 12~22%, Zn 18~23% 정도로 조성되며 부식에도 잘 견딘다. 주물합금으로 사용할 때는 Zn 20~30%, Ni 14~30%에 Pb를 5%까지 첨가한 경우가 있다. 식기용 양은은 보통 Zn

15~25%, Ni 15~30%의 것, 판, 선 등에는 Zn 20~25%의 것을 사용한다. 어느 것이나 모두 단상(單相)의 고용체(固溶體)이고 저온 풀림(annea-ling)에 의하여 단단해지며, 오랜 시간 방치하면 탄성이 열화(劣化)하는 경년변화(經年變化) 현상이 일어난다. 정밀기계의 부품, 전기 저항선, 은의 대용품으로 장식품 등에 사용된다. = 양백.

양이온 陽~ cation 양전하를 갖는 이온. 영국의 패러데이가 전기분해를 했을 때, 용액 속에 전기장 안에서 전극(電極)을 향하여 이동하는 것이 있음을 발견하고 그리스어의 '간다'는 뜻의 ionai를 따서 명명하고 이 중 음극(陰極)으로 향하는 것을 양이온(cation), 양극(陽極)으로 향하는 것을 음이온(anion)이라고 하였다. 이들은 각각 양 및 음의 전하를 가지는 원자 또는 원자단이다. = 카티온, 정(正)이온.

양자 陽子 proton = 양성자(陽性子).

양자역학 量子力學 quantum mechanics 원자, 분자, 소립자 등 뉴턴 공학에서는 다룰 수 없는 극미의 세계에도 통용하는 법칙을 연구하는 학문. M.플랑크의 양자가설을 계기로 하여 등장한 전기양자론(前期量子論)의 결함을 극복하여 E.슈뢰딩거, W.K.하이젠베르크, P.A.M.디랙 등에 의하여 건설된 이론이다. 그들은 외견상 수학적 형식은 각각 다르지만 물리적 내용은 상호 관련되어 동등하다. 원자, 분자, 소립자(素粒子) 등의 미시적 대상에 적용되는 역학으로서 현재 가장 타당성을 지닌 이론체계로 간주된다.

양전자 陽電子 positron 전기량, 질량, 스핀 등 소립자로서의 속성(屬性)은 전자와 같으면서 양의 전하(電荷)를 가지는 입자. 처음에는 양자역학의 기초방정식을 상대성이론에 어울리도록 정리한 디랙의 방정식에 내포된 어려움을 피하기 위해 이론상 가정되었으나 1932년 캘리포니아대학의 C.D.앤더슨이 우주선(宇宙線) 관측 중에 그 존재를 확인하였으며, 그 결과 전자에 대한 양전자, 나아가서는 다른 소립자 전반에 대한 반입자의 존재가 주목을 받게 되었다. 보통 양전자는 고에너지 선(광자)이나 하전입자가 물질에 충돌할 때 그 원자핵 주위에 전자와 쌍이 되어 생성된다. 양전자 자체는 안정되어 있으나 전

자와 충돌을 하게 되면 광자(photon)를 방출하고 소멸한다. 고체 속의 전자와 충돌시켜 이때 나오는 광자를 측정하여 물성(物性) 연구에 사용하고 있다.

양전자사출단층촬영술 陽電子射出斷層撮影術 po-sitron emission (transaxial) tomography : PET 양전자를 방출하는 방사선 의약품을 대상자에게 정맥주사 또는 흡입을 통해 투여한 후 그 양전자의 흐름을 영상화함으로써 체내 여러 장기에서의 생화학적 변화를 정확하게 영상으로 나타내 주는 최첨단 기술. = 양전자방사단층촬영법.

양정 揚程 lift 펌프가 액체에 가한 전 에너지를 수두로 나타낸 것. 전양정이라고도 한다. 펌프의 실양정은 펌프의 흡입 물통의 수면과 송수 물통의 수면과의 수직 높이를 말하나 펌프의 양정은 이 실양정에 송수관내에서의 모든 유동 손실수두를 포함한 것이다.

양충 恙蟲 chigger 쓰쓰가무시병의 매개체. 일본말로 쓰쓰가무시라고 하며 숙주의 피부를 물면 팽진이 생긴다.

양측 兩側 bilateral 신체나 장기의 내측과 외측의 전부.

양측마비 兩側麻痺 diplegia 인체의 양쪽 또는 같은 쪽에 나타나는 양측마비.

양측성전안와반상출혈 兩側性前眼窩斑狀出血 rac-coon eyes 눈 주위의 검푸른 변색으로 이는 두개골의 뇌기저부 골절과 관련된다. = 너구리 눈.

양카흡인카테터 ~吸引~ Yankauer suction ca-theter 구강인두 흡입시 인두의 끈적한 분비물을 용이하게 제거하도록 끝부분이 구부러진 단단한 관.

양키건조기 ~乾燥機 yankee dryer 고강도 주철로 만든 대형 증기 건조드럼에 공기캡 후드를 설치한 건조기.

양호 良好 good 매우 좋은 상태나 모양.

양호시설 養護施設 protective institution 아동복지법에 의거한 아동복지시설의 하나. 보호자가 없는 아동, 학대받고 있는 아동, 그외 환경상 양호를 요하는 아동을 입소시켜서 양호하는 것을 목적으로 하는 시설. 과거에는 고아원이라고 불리워지는 곳에 보호자가 없는 아동들을 양호하였으나 최근에는 보호자

가 있어도 적당한 양육을 받지 못하는 아동(부모의 행방불명, 장기질병, 부모의 방임, 학대 등)들을 양호하는 경우가 많다.

얕은물어깨운반 ~運搬 fireman carry 수심이 얕은 곳에서의 요구조자 운반법으로서 요령은 다음과 같다. 수상인명구조원은 물의 깊이가 가슴 정도인 곳에 도달하면 서서 구조 대상자를 앞으로 돌려 물에 떠있게 한다. 그리고 구조 대상자의 허리 옆에 서서 한쪽 손을 목 밑으로 돌리고 다른 쪽 손은 안쪽다리를 거쳐 바깥쪽 다리를 무릎으로 가져간다. 다음에는 허리를 편 채 물 속으로 웅크려 앉으면서 머리를 숙인다. 이와 동시에 사고자의 얼굴이 밑으로 가게 돌리면서 어깨 위에 올려놓는다. 구조대상자를 어깨 위에 걸쳐놓은 채 일어선다(구조 대상자의 허리가 목뒤로 오게 하여 체중이 양쪽에 고르게 걸려 한쪽으로 미끄러지거나 균형을 잃지 않도록 특히 주의해야 한다). 그리고 다리 사이에 들어간 손으로 구조 대상자의 팔을 잡고 육지를 향하여 이동한다.

어골형안테나 魚骨型~ fishbone antenna 안테나 소자가 평면 내에서 전송선의 양측에 마치 물고기뼈와 같은 형으로 배열된 안테나 어레이로서, 어레이의 축 방향으로 최대 방사를 하는 것.

어군탐지기 魚群探知機 fish shoal detector 어선 바닥에서 내는 초음파의 반사에 의하여 물속의 어군의 존재나 수량, 종류 등을 분석하는 장치. 수중의 목적지나 목표물을 찾을 때 유용하다.

어깨 shoulder 쇄골과 견갑골이 만나는 부분으로 팔과 연결되는 신체의 주요부분.

어깨관절 ~關節 shoulder joint 상완골과 견갑골의 구와 강 관절. = 상완관절(humeral articulation).

어깨난산 ~難産 shoulder dystocia 태아의 어깨가 엄마의 치골에 유합되어 태아의 움직임이 차단된 분만.

어깨메기용적재 ~用積載 shoulder hose load 소방차에 호스를 적재할 때 어깨에 메고 운반하기 편리하도록 다발 지어 적재하는 것.

어깨메어운반 ~運搬 shoulder carry 호스를 어깨에 메고 운반하는 방법.

어깨관절 = 견관절.

어깨목뿔근 = 견갑절골근.

어깨밑근 = 견갑하근.

어깨뼈 = 견갑골.

어깨뼈선 = 견갑선.

어깨세모근 = 삼각근.

어깨올림근 = 견갑거근.

어깨이음뼈 shoulder girdle 견갑골과 쇄골에 의해 형성되는 몸통 맨 윗부분의 부분적인 궁. = 어깨 환상골(環狀骨).

어는점 ~點 freezing point → 빙점.

어댑터 adapter(소방) 공칭 직경은 같지만, 피치와 직경이 서로 다른 호스를 연결시키는 호스 커플링.

어둠공포증 ~恐怖症 nyctophobia 어두움에 대한 강박적 두려움. = 암소공포증(暗所恐怖症).

어미형팁 魚尾型~ fishtail tip(소방) 넓게 퍼지는 어미형 주수가 가능한 노즐 팁.

어분 魚粉 fish meal 어류 가공업에서 나온 물고기 쓰레기의 부산물. 고열이 발생하는 특성이 있으며 가연성이다. 60% 내외의 단백질과 칼슘, 인, 비타민 B의 함량이 많으며 어린 가축의 성장을 촉진시킨다. 용도는 돼지나 닭의 사료에 주로 이용되며 배합량은 5~10% 정도가 적당하다.

어스 earth 전기장치의 일부. 정전위를 지구의 전위와 같이 유지하고, 또 전류회로의 일부로 지구를 쓰며, 과대전류가 장치에 들어가는 것을 피하는 등의 목적으로 이것을 지구에 접속시키는 것을 말한다. 접속이 잘되게 하기 위하여 어스봉, 어스판 등을 쓴다. 어스는 저항값을 작게 하면 유효하므로 저항이 적은 도선(導線)으로 대지에 잇는다. 이로 말미암아 대전도체(帶電導體)의 전위는 대지와 상등하게 0이 되므로 기기에 닿아도 감전되지 않는다. 직접 지구에 접속시키는 대신 기준 전위에 있는 도체, 또는 용량이 큰 도체에 접속하는 것도 어스라고 하는 경우가 있다. 또 지구 이외의 천체에 대해서도 같은 개념이 성립한다. = 접지.

어스댐 earthdam 압축식 토양물로 건설된 댐.

어지러움 dizziness 눈이 아뜩아뜩하고 정신이 얼떨

떨하고 모든 것이 혼란하고 어수선하게 느껴지는 공간과 관계한 감각장애. 머리 속에 운동의 감각을 수반하는 불안정한 감각. = 현기증.

어초 魚礁 fish reef 암초나 퇴(bank)와 같이 해저지형이 융기한 곳에서는 상승류가 일어나 영양염류를 표층으로 운반하기 때문에 각종 플랑크톤과 치어가 번식해서 좋은 어장을 형성하는데 이와 같은 곳을 말한다. 그리고 블록이나 돌과 같은 것을 수중에 투입하여 인공적으로 어초를 구축한 것을 인공어초 (artificial fish reef)라고 한다. = fishing bank.

억압 抑壓 repression ① 뒤 혹은 아래로 당기는 듯한 압박의 느낌. ② 원치않는 사고, 느낌 혹은 욕구들이 의식에서 무의식적인 마음속으로 밀어내는 방어기전이다.

억제 抑制 inhibition ① 행동과정에서의 불수의적인 제한으로서 대부분 그러한 제한을 유발시키는 환경의 사회적 문화적 힘에서 기인된다. ② 무의식의 본능적 공격 사고 충동의 의식적인 표현을 방지하는 초자아의 과정. ③ 길항. 자극에 의하여 생리학적 활동을 감소하거나 세포나 장기의 활동을 제한하거나 감시, 억제하는 것. ④ 화학반응률의 저하나 중단. = 저지(沮止).

억제대 抑制帶 restrain 난폭하거나 의식 저하로 손상을 입을 수 있는 환자를 억제할 때 사용하는 끈류의 총칭. 억제하는 부위에 따라 폭, 길이 재질이 다르다.

억제성시냅스후전위 抑制性~後電位 inhibitory postsynaptic potential : IPSP 특별한 신경전달물질에 반응하여 시냅스후 막에서 발생하는 과분극. 시냅스후 세포가 활동전위의 생성에 필요한 탈분극역치에 도달하는 것을 더 어렵게 만든다.

억제소화 抑制消火 extinguishment by chemical flame inhibition(화재) → 부촉매효과에 의한 소화.

억제작용 抑制作用 inhibitory action 생체의 기능을 억제하도록 하는 약리작용. 동일한 약물이라도 용량에 따라 흥분작용을 일으킬 수도 있으며 억제작용을 일으킬 수도 있다. 예를 들면 메트암페타민(methamphetamine)은 화학적으로 에페드린(ephedrine)과

아주 유사한 화합물인데 말초장기에 작용을 나타내지 않는 적은 용량으로도 현저한 중추자극 효과를 나타내어 중추신경흥분제로 쓰이며 바비탈(bar- bital)같은 수면제는 중추신경의 작용을 억제하는 억제제로 쓰인다.

억제적인 抑制的~ inhibitory 신경흥분파의 강도를 저지하는 신경과 같이 어떤 과정을 정지 또는 저지시키는. → induse. = 억제성의.

억제제 抑制劑 inhibitor 화학반응, 물리작용 등의 진행을 방해하는 물질. 반응의 종류에 따라 중합억제(금지)제, 산화방지제, 부식방지제, 안티녹제, 대사길항물질(代謝拮抗物質), 역촉매 등으로 불린다. 연쇄반응에 있어서 연쇄 연락체와 결합하여 그 작용을 없애거나 고체 표면에 강하게 흡착하여 계면반응(界面反應)을 억제한 결과로서 반응을 억제하는 경우가 적지 않다. → 연쇄반응. = 저해물질.

억제T세포 抑制~細胞 suppressor T cells 특이 항원에 대한 B 림프구의 항체생산을 억제하는 T 림프구의 아집단.

언더라이터나사 underwriter thread(소방) 25.4 mm당 12개의 나사산이 있는 호스 나사. 언더라이터스 플레이 파이프나 기타 노즐 등에 팁을 부착할 때 사용한다.

언더라이터스플레이파이프 underwriter's play pipe 유량 측정 눈금이 새겨져 있는 노즐의 일종.

언더컷 undercut(구조) 나무를 잘라 쓰러뜨리기 이전에 나무가 쓰러질 방향으로 나무에 새긴 자국(보통, V자로 표기).

언어반응 言語反應 verbal response 환자의 의식상태를 파악하기 위한 AVPU평가 단계 중 하나로 이름 등을 큰 소리로 불러 부상자의 움직임, 눈뜸 등의 반응에 대해 평가하는 것. 명료한 지남력은 없으나 언어적 지시에 반응하는 상태를 말함.

언어상실증 言語喪失症 aphasia 대뇌피질의 어느 부위에 손상이 있어 언어기능에 장애가 있는 비정상적인 신경학적 상태. 말, 글, 지시 등의 표현력 또는 언어의 이해력이 상실된 상태이며 특별한 언어 기능에 영향을 미치며, 완전 또는 부분적으로 나타날 수

있고 대부분의 경우 실어증은 불완전한 표현성과 수용성의 장애가 혼합되어 있다. 심한 두부외상, 장기간의 저산소증, 심혈관 장애 등으로 일어날 수 있다. 간혹 뇌 손상이나 뇌졸중 후 뇌부종으로 일시적으로 나타날 수도 있으며 뇌부종이 없어지면 다시 언어기능이 돌아온다. = 언어상실증(言語喪失症).

언어성호흡곤란 言語性呼吸困難 speech dyspnea 숨을 멈추고 한 단락의 말을 하거나 한 문장을 다 말하지 못함.

언어장애 言語障碍 dysphasia 대뇌피질의 언어 영역에 손상을 입어 말하는 능력에 지장을 초래하는 것. 말을 잘 하지 못하거나 순서에 어긋나게 단어를 배열하며 실서증(dysgraphia)처럼 다른 언어장애와 같이 오기도 한다. = 부전실어.

얼굴마비 ~痲痺 Bell's palsy 신경의 외상, 알려지지 않은 감염, 종양에 의한 신경압박의 결과로 나타나는 안면신경마비. 반수 이상이 원인이 알려지지 않았다. 마비된 쪽의 눈을 감지 못하거나 타액분비 조절이 불가능할 수 있고 대개는 일시적이고 일측성으로 오나 영구적일 수도 있다. 현행 치료법으로는 부신피질 호르몬제 복용이나 안면신경 감하수술을 한다. = 벨마비.

얼룩백반 ~白斑 piebald 부분적인 색소세포(mela-nocyte)의 결핍으로 나타나는 흰 색의 반점, 혹은 흰 털이 나 있는 반점으로 유전이 된다. → 백색증(albinism), 백반(vitiligo).

얼음주머니 ice bag 해열, 진통, 지혈 등의 목적으로 고무나 플라스틱 주머니에 잘게 부순 얼음을 넣은 주머니.

엄지매듭 thumb knot(구조) 도르래나 구멍으로부터 로프가 빠지는 것을 방지하거나 절단한 로프의 끝에서 꼬임이 풀어지는 것을 방지하기 위해 만든 로프의 마디. = 옹매듭.

엄폐 掩蔽 hiding 벽돌 벽처럼 탄환으로부터 몸을 보호할 수 있는 위치를 찾는 것.

업무방해죄 業務妨害罪 crime of interference the duty 허위 사실을 유포하거나 기타 위계로서 사람의 업무를 방해하는 죄. 업무란 정신적이거나 경제적이거나를 불문하고 사회생활의 지위를 따라 계속 종사

할 것이 요구되는 모든 사무 또는 사업을 말한다. 정규면허를 갖고 있지 않거나 또한 무보수로 하고 있는 일이라 할지라도 형법상으로는 업무로서 취급한다.

업무범위 業務範圍 scope of practice 직무와 관련하여 범위, 정도, 한계 등을 정한 규정과 윤리적 항목.

업무상과실 業務上過失 professional negligence 보수 유무, 공무(公務) 여부, 고용·피고용자, 주업·부업에 상관없이 사회생활상 계속적으로 종사하는 일을 함에 있어 일반적으로 요구되는 주의의무를 태만히 하여 사람을 사상(死傷)케 한 것. 그 일에 종사하지 않는 보통인의 주의의무보다 크기 때문에 보통의 과실보다 중하게 처벌된다.

업무상비밀누설죄 業務上秘密漏泄罪 crime of divulgement 일정한 직에 있는 자 또는 있었던 자가 그 직무상 지득한 타인의 비밀을 누설하는 죄. 남에게 알리고 싶지 않은 사인의 비밀을 지키기 위해서, 형법은 타인의 비밀을 쉽게 알 수 있는 의사, 한의사, 치과의사, 약제사, 조산사, 변호사, 공증인, 변리사, 공인회계사, 대서업자나 그 직무상 보조자 또는 이전에 이러한 직에 있었던 자가 그 직업상 지득한 타인의 비밀을 누설했을 경우에 처벌한다.

업무상실화 業務上失火 professional accidental fire 업무상 요구되는 객관적인 주의의무를 태만하여 화재가 발생한 것.

업무시설 業務施設 business facilities 용역제공이나 관리업무를 주로 하는 시설. 업무시설에서는 발화위험성은 비교적 적다고 할 수 있으나 고층·대형화된 시설은 인명대피·소방활동상 어려움이 많다.

업무출동 業務出動 service call 긴급사태 이외의 용무, 즉 지하실 침수, 동물구조, 잠긴 문 따기 등의 서비스를 위한 소방대 출동.

엇갈림동조 ~同調 stagger tuning 동조 주파수를 약간씩 다르게 한 동조 증폭 회로를 몇 개 결합하여 넓은 주파수 대역에 걸쳐 평탄한 증폭 특성이 생기게 하는 방법.

엉덩관절 = 고관절.

엉덩이 buttocks 둔근에 의해 형성된 둔부의 외부로 튀어나온 부분. = nates.

엉덩이뼈 hipbone 좌골(innominate bone).

엉치신경얼기 = 천골신경총.

엉킴 fouling(구조) 터널이 함몰되거나 무거운 물건이 기우러져서 바닥에 잠수사가 고정되는 때에 물밑에서 무언가에 막혀서 잠수사의 줄과 선들이 엉클어져서 잠수사가 상승하는 것을 방해하는 현상. 엉킨 것을 풀기 위해서는 항상 다른 잠수사의 도움이 필요하다. 만약에 그의 선들이 하강 줄과 엉켰으면 잠수사와 하강 줄을 잡아당기는 것이 필요한데 이때에는 잠수사와 하강 줄을 같은 속도로 같이 당기는데 매우 주의해야 한다.

엎드린 prone 얼굴이 아래로 가도록 엎드린 몸의 자세와 관련된.

에나멜 enamel 금속기, 도자기 등의 표면에 구워 올려 윤이 나게 하는 유약(釉藥). 일반적으로 1,000℃ 이내에서 녹는 유리질의 유약으로 도막(塗膜)은 매끄러운 감촉과 광택이 있다. = 법랑(琺瑯).

에나멜질 ~質 enamelum 치경과 치관을 덮는 단단한 부분. 부숴지기 쉬운 하얀 조직으로 단단한 석회이며 성숙한 에나멜 형태는 세포가 없으며 얇아져도 재생이 안된다.

에나멜페인트 enamel paint 바니시(vanish)와 안료를 섞어서 만든 도료. 속건성이고 도막은 평활하며, 강인하고 광택이 난다. 조합(調合) 페인트와 다른 점은 보일유 대신 니스를 사용하는 점인데, 안료에 니스를 가하여 연마할 때 휘발성 성분이 증발하지 않도록 수냉식 롤을 사용하든지 밀폐상태에서 조작한다. 완성된 반죽은 점도를 알맞게 하고 체로 쳐서 질을 고르게 한다. 그 성질은 사용하는 니스에 의해 달라진다. 건성유(乾性油)가 적은 단유성(短油性) 니스를 사용한 단유성 에나멜(보통에나멜)과 건성유가 많은 풍유성(豊油性) 에나멜의 두 종은 자연건조용 에나멜이고, 알키드수지 등으로 만든 니스를 사용한 것은 베이킹 에나멜이다. 용도는 각각의 성질에 따라 단유성 에나멜은 가구나 실내도장에, 풍유성 에나멜은 옥외도장에, 그리고 베이킹 에나멜은 각종 금속제품의 도장에 사용된다. 베이킹 에나멜은 그 특성 때문에 보다 많은 진전이 기대되지만, 안료는 가열에 의해 변색하지 않는 것이 바람직하다. = 에나멜.

에너지 energy 물리적인 일을 할 수 있는 능력 또는 그러한 능력을 가진 물질(물체). 에너지는 관리될 수 있는 것이며 형태를 달리하여 변환될 수 있으나 그 총량은 변하지 않는다. 전기에너지, 열에너지, 핵에너지, 운동에너지, 수력 등이 그 예이다.

에너지방출분력 ~放出分力 energy release component 진행 중인 화재의 전방 화염에서 발산되는 단위면적당(m^2 또는 ft^2) 열방출량(kcal/sec 또는 Btu/sec) 수치.

에너지보존 ~保存 energy conservation 유한 에너지 자원을 가장 효율적으로 사용하기 위해 취해야 할 행동을 구체화시킨 정책을 의미함. 이러한 행동의 예로는 에너지 절약, 에너지의 합리적 이용, 서로 다른 형태의 에너지간의 대체 등이 좋은 예임. 에너지 보존을 위해 통제적, 보조적, 정치적, 경제적 수단이 사용된다. 이 용어는 주로 국가적 차원에서 사용된다. 미시경제 차원에서는 일반적으로 에너지관리라는 용어가 쓰인다.

에너지보존법칙 ~保存法則 principle of conservation of energy 에너지는 그 형태를 어떻게 바꿔도 전체로 보았을 때 에너지의 총합은 변화하지 않는다는 법칙. 즉 에너지의 총합은 어떤 물리화학적 변화가 일어나도 불변한다는 것을 의미한다.

에너지원 ~源 energy resources 에너지로 가능한 자원. 열에너지, 빛에너지, 운동에너지를 얻을 수 있는 화석연료나 핵분열 및 대체에너지로서 수력발전, 태양에너지, 풍력에너지, 조력에너지, 지열에너지 등을 말한다.

에너지효율 ~效率 energy efficiency 일정한 에너지 최종이용량의 공급에 대해, 몇 배의 에너지원이 필요한가를 표시한 비율. 이것은 에너지의 변환, 이차에너지의 수송률(손실률을 뺀 것), 이용계에 있어서 변환용의 3단계에 의해 결정된다. 환경오염의 견지에서 화석연료 등은 에너지 효율이 떨어져도 크린 에너지로서의 이용가치가 있다.

에드워드증후군 ~症候群 Edward's syndrome 근긴장 증가, 저체중, 후두골 돌출, 소안증, 작은 변형된 귀, 양안 격리, 손가락 기형, 성장장애 등이 나타나는 증후군으로 발생빈도는 1/5,000 정도이다. = Trisomy 18.

에디슨병 ~病 Addison's disease 점진적인 부신 피질의 파괴에 의한 질환. 부신의 90% 이상이 파괴되어야 부신기능 부전의 임상 징후가 나타나고 부신은 만성 육아종성 질환이 자주 발생하는 장소로, 결핵이 흔하며 그 외에도 히스토 플라스마증(*histopla-smaosis*), 콕시디오이데스진균 증(*coccidioidmy-cosis*), 크립토 콕쿠스병(*cryptococcosis*)도 원인이 된다. 임상증상으로는 혈압하강, 근무력증, 피부의 색소침착 외에 혈액내의 전해질 농도변화, 신장의 기능저하로 혈중에 요소 등의 노폐물이 축적되고 탄수화물대사저하로 혈당농도는 떨어지며 특히 간의 글리코겐저장이 감소된다.

에레스토플랫트 elastoplat 상품화된 접착식 롤붕대의 한 종류. → 메디립테잎.

에로모나스균 ~菌 Aeromonas 담수에 있는 *Aeromonas*속 균으로 담수어, 개구리 등의 양서류에 있다. 인체에 대한 감염증은 결합직염(cellulitis)이나 상처 감염이 많고 경한 위장염 또는 콜레라와 비슷한 설사 또는 이질과 비슷한 증세를 나타낸다. 잠복기는 8~9시간인 경우와 5~6시간인 경우의 두 가지가 있다. 주요 증상은 급성위장염으로서 설사, 복통, 메스꺼움, 구토 등을 일으키고 발열이 있는 경우가 많다.

에르고타민 ergotamine 맥각균의 독성분. 교감신경에 작용하여 위장계와 신경계 증상을 나타낸다.

에르고트알카로이드 ergot alkaloids α-아드레날린성, 트립타민성 그리고 도파민성 수용체에 대한 부분효능제 또는 부분길항제. 자궁 수축작용을 하며, 직접적인 효과는 중추신경계 및 평활근에 대한 직접 흥분작용을 하는 것이고 말초혈관을 수축시켜 혈압상승을 일으키며 관상혈관을 수축시켜 관상동맥질환 환자에게 심전도상의 허혈성 변화와 협심증을 일으킬 수 있다. Raynaud's 병, 간헐성 파행증 등의 말초순환장애, 고혈압 치료 등에 사용한다. 0.5~1mg을 경구투여한다. 연용에 의해 말초혈관이 순환장애를 일으키고 사지의 괴사를 초래하며, 오심, 구토, 현훈, 두통을 일으키므로 주의한다.

에르그 erg 에너지 및 일의 CGS단위. 1dyn의 힘이 물체에 작용하여 그 방향으로 1cm 움직이는 동안에 그 힘이 하는 일. 기호는 erg. $1\text{erg}=1\text{dyn}\cdot\text{cm}=10^{-7}\text{J}$. 명칭은 일을 뜻하는 그리스어 ergon에서 유래한다. 1873년 영국에서 제안되었다.

에르브마비 ~麻痺 Ereb's palsy 상완총 신경손상에 의해 발생하는 마비의 일종. 태아 분만시 가끔 발생하며 증상으로는 팔의 무감각과 마비, 근육 퇴화 현상이 나타난다. 손상 받은 팔은 팔꿈치에서 팔이 늘어져 있으며 손바닥은 뒤쪽을 향한다.

에르시니아-엔테로콜리티카 Yersinia enterocolitica 장내 세균과의 그램 음성 간균. 30℃ 이하에서는 주모성 편모를 갖고 운동하지만 37℃에서는 편모를 잃어 운동성이 없다. 현재까지 34종류의 균체 O항원, 1종류의 협막 K항원, 19종류의 편모 H항원이 밝혀져 있다. 최적 발육온도가 30℃ 전후이어서 여름철 고온기에 많이 발생하는 일반 식중독과는 달리 봄, 가을처럼 비교적 선선한 계절에도 식중독을 일으킬 가능성이 있다. 잠복기는 2~5일이며 2세 이하의 유아에서는 복통, 발열 등이 따르는 위장염, 소아에서는 설사증을 일으킨다. 그 외에 회장말단염, 장간막 임파절염, 충수염, 관절염, 패혈증 등을 일으킨다. 약물 투여시 아미노글리코사이드, 클로람페니콜, 테트라사이클린, 설포나마이드, 코트리목사졸 등에 대하여 감성이지만 penicillin G에는 내성이고 엠피실린, 세파로스폴린 내성균도 있다.

에리트로마이신 erythromycin 이질아메바증에 유효하며 박테리아의 단백질 합성을 억제하는 항생제. 세균 및 약물 농도에 따라 정균 또는 살균적이며 살균 효과는 신속히 분열하는 세균에서 가장 좋고 용액내의 pH가 5.5~8.5 사이에서 증가할수록 현저히 증가한다. 세포 내로 잘 확산되므로 뇌와 뇌척수액을 제외한 모든 부위에서 항균효과를 나타낸다. 그램 양성 간균들에는 감수성이 있으나 대개의 호기성 그램 음성 간균들에 대해서는 효과가 없다. 구진이나 농포를 수반하는 여드름에 국소적 억제 작용이 있으며 mycoplasma 폐렴, Chlamydia 감염, 디프테리아, 백일해 등의 경우에 이용된다. 연고제는 피부를 깨끗이 씻은 후 도포기를 사용하여 1일 2회 환부에 도포한다. 경구투여는 식전이나 식후 1~1.5시간에 250mg씩 1일 4회 또는 500mg씩 1일 2회 투여한다. 소아는 1일 30~50mg/kg을 4~6회 분할 투여한다. 100mg 이상을 근육 내 주사하면 수시간 계속되는 통증을 유발한다. 발진, 두드러기, 소양증, 압통, 과량 경구 투여시 상복부 통증 등이 나타날 수 있으므로 임부나 수유부는 주의하고 과민성환자는 금기이다.

에멀션 emulsion 액체 중에 다른 액체 입자가 콜로이드 입자 또는 그보다 약간 큰 입자의 형태로 분산되어 있는 것. 이는 서로 섞이지 않는 두 액체 사이에서 일어난다. 물과 기름을 섞어서 흔들면 일시적으로 에멀션이 되지만 바로 두 개의 층으로 분리된다. 그러나 여기에 적당한 유화제를 넣은 후 교반하면 오랫동안 에멀션 상태가 유지된다.

에멀션래커 emulsion lacquer 래커의 용제를 절약하여 용제 대신 물을 사용한 에멀션 도료. 주로 종이, 천 등의 도장에 사용한다.

에멀션폭약 ~爆藥 emulsion explosive 오일 같은 물질에 둘러싸인 물방울에 녹아 있는 많은 양의 질산암모늄 슬러리(slurry)로 되어 있는 폭발성 물질. → 슬러리.

에멀션효과 ~效果 emulsion effect 물의 미립자가 기름의 연소면을 두드려서 표면을 유화상으로 하여 기름의 증발 능력을 떨어뜨려 연소성을 상실시키는 효과. 이를 높이기 위해서는 유면에의 타격력을 증가(속도에너지 부가)시켜 주어야 하므로 질식효과를 기대할 때보다 입경을 약간 크게 해야 한다. 유화효과라고도 한다. → 유화효과.

에멀주철 ~鑄鐵 emmel cast iron 탄소 함유량을 낮게 하고, 흑연을 미세화하기 위해 강설(强屑) 50% 이상, 고규소주철, 또는 합금철을 첨가하여 제조한 고급주철. 실린더, 패킹링 등에 사용된다.

에메틴 emetine 아메바를 사멸시키는 효과가 있어 중증 침범성 장아메바증, 아메바성 간염, 아메바 농양의 치료에 널리 사용되며 니트로이미다졸(nitroi-

midazole)계 약물이 효과가 없거나 금기일 때 사용하는 약물. 피하나 근육 깊숙이 주사하고, 장기간 투여시 치명적인 전신 독작용을 일으키므로 면밀한 임상관찰을 해야야 한다. 임산부나 신경근육질환이 있는 환자는 금기이다.

에반스매듭 evans knot 로프 끝을 이용해서 고리를 만드는 매듭. 되감기 8자매듭과 비슷하고, 로프를 당기면 고리가 조여들고 풀 때는 긴 로프만 당기면 매듭이 저절로 풀리기 때문에 신체에 직접 매듭을 해서는 안된다.

에보나이트 ebonite 흑색을 띠고 딱딱하며 탄성이 없는 고무. 인장강도(引張强度)는 $1cm^2$ 당 700kg이나 되고 신장(伸長)은 3% 정도여서 고무라기보다는 단단하고 부서지기 쉬운 합성수지라고 할 수 있다. 80℃ 전후에서 연화(軟化)하는 성질도 있으나, 유동성은 보이지 않는다. 생고무 100에 대해 황 30 이상을 첨가(가황)하여 장시간 가열 처리하면 얻을 수 있다. 대부분의 산, 알칼리, 염에 견디며 전기 저항이 높고 내전압성이므로, 절연체 등의 전기기구나 라이닝재로서의 용도를 가지고 있었으나, 근년에 이것을 대신할 수 있는 우수한 성능의 플라스틱이 개발되었기 때문에 용도는 점점 좁아지고 있다.

S파 ~波 S wave QRS군의 두 번째 음성 파.

에스모롤 esmolol 심방조동과 심방세동을 포함하여 심실상성 빈맥이 있는 환자에게 심박동수를 느리게 하는 등 심부정맥 치료에 사용되는 약물. 주로 정맥주사로 이용되며 서맥, 심부전증, 저혈압 등의 부작용 때문에 약효를 급속히 제거해야 할 필요가 있는 중환자에게 사용되며, 저혈압이 발생하면 용량을 감소한다. 최초 1분 동안은 $500\mu g/kg/min$의 용량을 투여함으로써 시작하고 1분 후에는 4분 동안 $50\mu g$ /kg/min의 유지량으로 감소한다. 정주를 해야하고 동성서맥, 1도 이상의 심장 블록이나 심인성 쇼크, 울혈성 심부전증을 가진 환자에게는 사용해서는 안 된다.

에스상결장 ~狀結腸 sigmoid colon S자 모양으로 골반내에서 하행결장의 끝에서부터 직장과 만나는 곳까지의 결장의 한 부분. = 구불결장.

에스상결장간막 ~狀結腸間膜 sigmoid mesocolon S상결장과 골반벽에 연결된 얇은 막의 주름. = 구불결장막.

에스아이단위 ~單位 le systeme international d'unites 1960년 국제 도량형 총회에서 채용된 국제단위의 총칭. 기본 단위는 길이 m, 질량 kg, 시간 s(초), 전류 A(암페어), 열역학 온도 K(켈빈), 물질량 mol(몰), 광도 cd(칸델라)의 7개. 또 보조 단위로는 평면각의 라디안 rad, 입체각의 스테라디안 sr의 두 개를 결정하였다. 그밖에 조립단위로서는 m^2, m/s 등 다수가 있다.

에스에이알 SAR → 수색구난업무(搜索救難業務).

에스에이알에스 SARS → 중증급성호흡기증후군(重症急性呼吸氣症候群).

에스에이알티 SART → 수색구조용레이더트랜스폰더.

에스키모식회전 ~式回轉 eskimo roll (구조) 전복된 배의 우측을 돌려 다시 원상태로 돌려놓는 카약 훈련자들에 의해 연습된 자가구조 기술법.

에스테르 ester 알코올 또는 페놀이 유기산(有機酸) 또는 무기산(無機酸)과 반응하여 물을 잃고 축합하여 생긴 화합물 및 이론상 이에 해당하는 구조를 지닌 화합물. 2염기 이상의 산의 에스테르에는 중성 에스테르와 산성 에스테르가 있고, 2가 이상의 알코올에는 무수기가 전부 에스테르화 한 것과 일부가 알코올로 남아 있는 것이 있다. 단순히 에스테르라고 하면 카르본산 에스테르를 가리키는 경우가 많다. 분자 내에서 에스테르화한 것은 락톤이라 한다. 제법은 직접 산과 알코올과의 반응에 의해 생성하든지 할로겐화 알킬과 유기산의 염, 산염화물과 알코올 또는 알콕사이드, 카르본산과 디아조 메탄 등에서도 만들어진다. 과실 에센스의 원료나 유기물의 용매(溶媒)로서 사용된다.

에스테르고무 ester gum 로진과 글리세린의 화합물로서 산가는 10 이하이고 용융점은 약 120℃이며 내수·내후성이 좋은 수지로 건성유와 함께 사용되며, 유성니스의 원료로서 널리 사용된다.

에스트라디올 estradiol 난소에서 분비되는 주요한 여성 스테로이드 호르몬 중 하나. 생물학적으로 가장 효력있는 에스트로겐으로 근육 주사용 제제로 사용된다.

에스트로겐 estrogen 여성의 2차 성정을 발달 증진시키는 여성호르몬. 주로 난소에서 분비되며 그 분비는 LH(황체형성호르몬)에 의해 자극된다. 작용으로는 자궁의 발달, 자궁내막과 젖샘의 발달, 그 밖의 2차 성정의 촉진, 지방합성의 증가, 간기능과 골대사로의 영향 등이 있다. 월경주기 동안 에스트로겐은 여성 생식관이 초기 배아의 수정착상과 영양에 적합해지도록 한다. 남성에서도 고환에서 극히 조금이지만 에스트론이 합성되고, 부신피질에서 분비된 안드로스텐디올이 조금 에스트론으로 변환된다.

에스티분절 ~分節 ST segment QRS군(S파의 기저선부위) 끝부터 T파 시작까지의 거리. 즉 QRS군의 끝(J Point)과 T파의 상향이 시작되는 점과의 거리이다. 심전도에서 ST분절은 심근허혈 또는 심근손상을 나타내는 민감한 지표이다.

에스티분절이상 ~分節異常 ST segment abnormality ST분절이 기선에서 두드러지게 편위한 경우. 심전도의 ST분절은 심근의 전기적 흥분의 극기에 해당하고 심장 전체가 동시에 흥분극기가 되면, ST는 기선과 일치할 것이므로 ST가 기선에서 두드러지게 편위한 경우에는 이상으로 생각된다. ST의 편위는 심근손상에 따른 전류에 의한 경우와 탈분극의 국소심근흥분에 수반하는 변화에 따른 것으로 생각된다. 체표면의 유도에서는 전자에 경우, 손상부에서는 ST의 상승을, 그 반대쪽에서는 ST의 하강을 보인다. 후자의 경우는 ST의 상승 또는 하강을 나타낸다. 정상적인 경우 ST는 거의 기선에 일치하는데 임상적으로 중요한 ST하강은 ST의 처음이 하강하고 비스듬히 상승해서 T파로 이행하는 허혈형으로 나눠진다. ST이상은 선천성 심질환, 후천성 판막질환, 심근질환, 허혈성 심질환 등의 여러 가지 심질환에서 인정되고 그 진단상의 의의는 중요하다. 특히 심근경색 급성기의 ST상승이나 협심증 발작시나 운동부하 심전도에서의 ST하강은 진단에 널리 응용되고 있다.

에어가스 air gas 공기에 석유 증기를 채운 조명용의 기체.

에어갭 air gap column stabilized unit나 고정식 플랫폼에서 해수표면(저조 면에 천문조와 기상조를 더한 높이)으로부터 데크 하부 사이의 간격. 파도의 충격하중을 산정하는데 중요한 요소의 하나가 된다.

에어건 air gun 갇힌 곳으로부터의 화재나 구조 시 강제진입을 위해 디자인된 이동식 공기충전식 장비.

에어돔 airdome 진동 또는 방출을 줄이기 위해 용적식 펌프에 사용하는 공기실.

에어라인마스크 air line mask 길다란 공기호스가 부착된 호흡기구. 공기호스는 오염지역 외부의 공급 원 또는 오염지역 내 압축공기 용기에 연결되어 있다.

에어로겔 aerogel 고체 또는 액체 속에 기체가 분산되어 있는 상태. 발포 고무나 발포 플라스틱 등의 상태를 말한다.

에어로졸 aerosol 분산매가 기체이고 분산상이 고체 또는 액체의 미립자인 분산계. 이 입자는 보통 콜로이드 입자로서, 정의되는 것보다 크다. 일반적으로 분산상이 액체일 경우에는 안개, 고체일 경우에는 연기라 부르나 이 구별은 엄밀하다고 볼 수 없다. 크게 지구 표면에서 생기는 것(연소에 의하여 생기는 연기, 바람에 의하여 날려 올라가는 사진, 화산의 분연, 꽃가루나 박테리아 등), 대기 중에 생기는 것(운립이나 무립, 뇌방전에 의하여 생기는 질소화합물, 항공기의 배기물 등), 지구 밖으로부터 오는 것(유성진 등)으로 나누어진다. → 콜로이드. = 연무질.

에어로졸분율 ～分率 aerosol fraction 대기 중으로 순간 증발될 때 에어로졸 형태로 부유하는 액체 상태의 체적 비율(Vol.%).

에어로졸식소화기 ～式消火器 aerosol type extinguisher appliance 가정용 소형 소화기의 일종.

에어로졸제품 ～製品 aerosol product 화재로 인해 가열될 경우, 폭발 위험이 있는 에어로졸이 함유된 제품.

에어록 air lock ① 고가수조와 압력수조를 동시에 사용하는 스프링클러설비에서 공동 입상관 내에 생성된 기포. ② 용접 밀폐된 체임버로 안전하게 접근할 수 있는 이중 접근로.

에어록근육주사법 ～筋肉注射法 air lock method 피부와 피하조직을 자극하는 약물을 근육주사할 때 사용하는 방법. 주사기에 약물을 준비한 후 0.2~0.3㎖의 공기를 넣어 주사함으로써 약물이 투입된 후 공기까지 주사해 주사바늘 속의 약물을 모두 주입하는 방법이다. 약물 위에 공기 마개를 만들어 약이 피부표면이나 피하지방으로 새어나와 통증이나 조직 손상이 생기는 것을 막아준다.

에어마스크 air mask 호흡기구와 압축공기탱크로 구성된 자급식 호흡기구.

에어매트 air mat 높은 곳에서 뛰어 내렸을 때 공기의 탄력성을 이용하여 인체에의 충격을 완화시켜 주는 것. 동력을 이용하는 대형 매트와 인력으로 지지하는 소형 매트가 있으며 목적에 따라 다양하게 활용할 수 있다.

에어바운드 air bound 에어포켓으로 인해 기계의 특정 부분의 작동이 가로막힌 상태. 특히, 원심펌프에서 자주 발생한다.

에어백 air bag 사고시 탑승자를 보호하는 장치로 좌석 승객들을 보호한다. 충격에 의해 자동적으로 부푼다.

에어백장치 ～裝置 air bag restraint system 자동차가 충돌할 때 안전하게 탑승자를 보호하는 적극적인 안전장치 중 하나. 에어백 장치는 운전자만을 보호하는 싱글 방식과 조수석까지 2중으로 장착된 듀얼방식, 그리고 양쪽 도어와 시트 뒷면에 부착하는 여러 가지 방식이 있다. 에어백의 작동원리는 충돌시 충격을 감지하는 클래시 센서(clash sensor), 질소가스를 내장한 인플레이터(inflater)와 에어백으로 크게 구성되어 있다. 클래시 센서는 전자식과 스틸볼을 자석에 부착한 기계식이 있고 센서의 신호에 의해 인플레이터가 작동하여 액화질소가스를 폭발시켜 에어백을 팽창시키는 방식이 주로 쓰이고 있다. 에어백장치는 말 그대로 안전띠의 보조장치이므로 필히 안전띠를 착용해야 사고시에 보호를 받을 수 있다.

에어보트 airboat 배의 후미에 달려있어 물 위에 뜨는 대형 프로펠러 수평 보트. 물 밑에서 작용하는 프로펠러를 사용할 수 없는 습지 혹은 얕은 물에서 사용된다.

에어유닛 air unit 화재현장에서 자급식 호흡기구에 신선한 공기를 보충해 주는 이동식 기구.

에어체임버 air chamber → 공기실.

에어캐스케이드 air cascade 대형 공기통이 있는 설비. 자급식 호흡기구의 개별 산소통에 공기를 주입할 때 사용한다.

에어커튼 air curtain 기포(氣泡) 또는 기류로 만든 차단막. → 공기막.

에어컨디셔너 air conditioner 실내의 공기를 쾌적하게 조절·유지하는 설비. = 공기조화기.

에어탱커 air tanker 연소억제제 또는 소화약제를 대량으로 살포할 수 있는 장비를 갖춘 FAA에 의해 공인된 고정날개 항공기. 보통, 임야화재 진화시 사용.

에어텐트 air tent 압축공기를 사용하여 빠른 시간에 설치할 수 있는 텐트. 재난현장, 훈련장소에서 지휘소, 행사 임시본부로 사용한다.

에어포켓 air pocket 부유 또는 잠수 구조물의 부력 조절을 위해 사용되는 발라스트 탱크(ballast tank). 수시로 수면 아래로 들어갔다가 나왔다가 하는 지역에 있는 자유통수구역(free flooding space)에서는 신속하게 침수와 동시에 공기가 모두 빠져나오고 물로 채워져야 필요한 부력이나 운동성을 확보할 수 있다. 그러나 현실적으로 모서리부에서는 공기가 물속으로 빠져나가지 않고 모여 있게 되는 경우가 많아 문제가 되고 있는데 발라스트 탱크의 경우 상부에 위치한 각 모서리부에 통수구를 만들고 이를 다시 높이가 높은 곳으로 공기를 유도하여 한꺼번에 배출하는 시스템을 설치하며, 자유통수구역에서는 모서리부에는 단지 통수구를 설치하여 해결하고 있다.

에어혼 air horn 압축공기로 진동판을 진동시켜 소리를 내는 기구.

A급화재 ~級火災 class A fire ① 일반가연물 화재라고도 하며 연소 후 재를 남기는 종류의 화재로 목재, 종이, 섬유 등의 화재를 말한다. 화재 중 발생 빈도가 가장 높아 생활 주변에서 흔히 볼 수 있는 화재이다. 소화 방법으로는 물에 의한 냉각소화로 주수, 산알칼리 포, 포소화약제 등의 방법을 이용한다. ② 캔버스(무명), 매트리스, 종이, 또는 나무와 같은 일반 가연물 화재. 소화요소로는 이산화탄소, 건조화학물, 포상(泡狀)물질 및 물이 있다.

A급화재성능시험 ~級火災性能試驗 wood crib fire test 소방용 기계기구검정규칙에 의해 소화기의 성능시험을 하는 것. 화로에서 건조시킨 직경 50.8 mm × 50.8mm(2inch × 2inch) 또는 50.8 mm × 101.6mm(2inch × 4inch)의 가문비나무나 일정한 양의 수분을 함유하고 있는 전나무를 여러 층으로 쌓은 다음 발화시켜 시험한다.

A자형사다리 ~字形~ A-frame ladder 두 개의 사다리를 A자 모양으로 한 사다리. 천장의 감지기 검사 등의 작업을 할 때 용이하다.

A형간염 ~型肝炎 hepatitis A A형 간염 바이러스에 의하여 발생하는 전세계적으로 분포된 자기한정성(自己限定性) 바이러스성 질환. 위생 상태가 나쁘고 경제 수준이 낮은 지역에 특히 많이 발생하며 비경구적 감염도 가능하기는 하나 거의 전적으로 대변경구 경로를 통하여 전파되고, 보균자 상태는 생기지 않는다. 잠복기간은 15~50일로서 평균 30일이다. 대다수 환자는 임상증세가 뚜렷하지 않거나 경한 감기 증세를 나타내며 황달은 있더라도 매우 경미하다. 광범위한 간(肝) 괴사[전격성 간염]가 일어날 수 있으나 B형 간염이나 비(非) A형-비(非) B형 간염에서 보다는 훨씬 적게 나타난다. 종전에는 epidemic hepatitis라고도 일컬었다.

A형붕괴 ~形崩壞 A-type collapse(구조) V형 붕괴의 정 반대 모양으로 A형 붕괴는 바닥이 외부 벽으로부터 떨어져 나갔으나 한 개 이상의 내부 축받이 벽이나 칸막이벽에 의해 지탱되어 있는 붕괴의 모양이다. 원인으로는 A형 붕괴는 기본 기초공사가 잘못되어 벽들이 밖으로 기울어지거나 그 밖에도 지진으로 인한 진동, 바로 건물 옆에 건축 공사를 하느라 땅을 판 경우, 건물 기초가 물로 심하게 손상되었을 때 이 형태의 붕괴를 일으킬 수 있다. A붕괴에서 갇힌 피해자중 가장 높은 생존율을 높이는 장소는 사고장소의 중앙 부분인 칸막이 벽 주위에 있던 사람들이다.

에이디엘평가표 ~評價表 ADL score Activities of

Daily Living의 약자로 환자의 침상 활동, 식사, 휠체어 이동, 보행, 위생, 유용한 손동작 등의 일상생활 동작 수행능력을 평가하는 것. '전혀 하지 못한 경우'는 0점, '전적으로 도와주어야 가능한 경우'는 1점, '많은 도움이 필요한 경우'는 2점, '약간의 도움이 필요한 경우'는 3점, '혼자서도 가능한 경우'는 4점으로 평가한다.

에이브이피유 AVPU 응급환자의 의식 상태를 평가하는 방법. 명료(alert), 언어반응(verbal response), 통증반응(painful response), 무반응(unresponsive)으로 상태를 분류한다. 명료 상태는 환자가 구조자의 언어나 지시에 잘 따르고, 주위의 사람, 시간 등에 대해 정확하게 알고 있는 상태를 말하며, 언어반응은 구조자의 언어적 지시에 따라 반응을 하지만 주위의 사람이나 시간, 장소 등에 대한 인지능력이 부족한 상태일 때를 말한다. 통증반응은 환자가 구조자가 주는 자극반응에 대해서만 반응을 하는 경우로써 자극은 구조자가 지니고 다니는 가위를 이용하여 환자의 손바닥, 발바닥을 긁어 주거나, 꼬집기 등을 이용하여 환자의 통증반응을 살펴볼 수 있다. 무반응은 환자가 구조자가 하는 언어적 지시, 자극 등에 대해 아무런 반응을 하지 못하고, 주위의 사물, 사람에 대해서도 전혀 반응하지 않는 상태를 말한다.

에이비디패드 abdominal pad : ABD pad 거즈를 펴서 여러 겹을 겹쳐 두껍게 만들어 복부에 생긴 상처나 절개부위 등에 사용하는 패드.

에이비시평가 ~評價 ABC evaluation airway(기도유지), breathing(호흡), circulation(순환−맥박, 모세혈관 재 충혈, 피부색깔)에 대한 평가로 1차 평가 중 가장 우선적으로 확인하고 처치해야하는 순서이다.

ABC급소화기 ~級消火器 ABC extinguisher 일반 가연물(A급 화재), 가연성 가스 및 유류(B급 화재), 전기기기(C급 화재) 등의 화재에 사용하는 소화기. = 다목적소화기.

에이비씨디이 ABCDE 1차 평가(primary assessment)의 A(airway), B(breathing), C(circulation)와 D(disability), E(expose)로 즉, 기도유지,

호흡평가, 순환평가, 의식확인으로 이는 초기평가(initial assessment)와 환자상태에 따라 노출 순으로 환자를 평가하여 생명에 위협적인 것들을 확인하고 적절한 처치를 하도록 하는 것을 가리킨다.

ABS장치 ~裝置 anti-lock brake system 브레이크 중에 완전히 바퀴를 멈추게 하는 것을 방지하는 장치. 일반적으로 브레이크시에 바퀴가 멈추는 것이 정상인 것 같지만 실제 주행 상태에서 바퀴가 완전히 정지하게 되면 차량은 운전자의 운전 방향과 관계없이 자세를 잃고 좌우로 돌아버리는 현상이 생기게 되고, 겨울철 빙판에서 제동시에 운전자 의도와는 전혀 다르게 차량이 회전하는 것이 바로 그 때문이다. 또한 평소 빗길이나 정상 길에서도 자동차는 이록 현상이 자주 발생되어 차량이 돌거나 운전자가 핸들을 돌리는 방향으로 가지 않는 경우가 많은데 ABS장치는 이러한 특이 현상이 발생되면 바퀴를 1초에 10회에서 15회 회전과 정지를 반복하여 잠김을 방지하여 차량이 운전자의 핸들을 조작하는 방향으로 진행하게 된다. 이와 같은 일련의 제어 작용은 바퀴가 미끄러지는 것을 감지하는 휠센서와 컴퓨터, 그리고 유압 조정기가 운전자가 브레이크 페달에 발을 올려놓는 순간부터 정확하게 제어하게 된다. 그리고 ABS장치는 눈길이나 빙판길에서 없는 차량보다 제동거리가 길어지지만 운전자의 의도대로 핸들을 돌리면 위험한 상황에서 탈출할 수가 있고 반대로 노면이 정상인 아스팔트나 포장도로에서는 ABS장치가 있는 차량의 제동거리가 훨씬 짧아진다.

에이비오혈액형계 ~血液型系 ABO blood type system 적혈구 표면의 항원을 토대로 혈액형을 분류하는 가장 흔한 방법으로 A형, B형, AB형, O형이 있다.

에이스붕대 ~繃帶 Ace bandage 직물탄력붕대(woven elastic bandage)의 상품명. 출혈을 줄이기 위해 병원 밖에서 쓰이며 손상된 사지를 지지하기 위해 쓰인다. 일반적으로 비슷한 품질을 가진 붕대에 쓰인다. = ace, ace wrap, elastic bandage.

에이젠트오렌지 Agent Orange 베트남 전쟁 시 동남 아시아에서 고엽제로 사용된 두 가지 제초제 2,4

−D와 2,4,5-T의 혼합제를 이르는 미국의 군 코드명. 이 제초제들은 암을 유발할 수 있고 동물에게 기형출산, 인간에게는 피부포르피린증의 원인이 되는, 독성이 큰 화학 제제 다이옥신에 우발적으로 오염되어 있었다.

에이치원수용체 ~受容體 histamine receptor type 1 : H₁ 혈관확장과 평활근의 수축에 관여하는 히스타민 수용체.

에이치투수용체 ~受容體 histamine receptor type 2 : H₂ 위액분비와 심장박동 증가에 관여하는 히스타민 수용체.

에이치형강 ~形鋼 H-beam 그 단면이 'H' 형인 강재. 기둥 또는 말뚝에 사용한다.

에이포스트 A-post 자동차 앞쪽의 방풍 유리의 첫 번째 지붕기둥.

에이프런 apron ① 극장에서 객석 쪽으로 돌출된 무대의 일부분. ② 회반죽 바르기 공사 후의 거친 표면을 감추기 위해 창턱 아래 부분에 설치한 판자나 마감재. ③ 소방서 소방차 차고 앞 포장 구역.

에이형포장 ~型包裝 Type A packaging 수송의 정상 상태에서 방사능 내용물의 유실이나 분산을 막기 위해 고안된 포장. 이 형태의 포장은 방사능활성도와 물리적 특성의 방사능 물질을 해롭지 않게 운반한다.

에틸렌글리콜 ethylene glycol 자동차의 부동액, 페인트와 플라스틱, 약물의 용매로 많이 이용되며 폭발물, 소화기, 연료, 수력, 유리 세정제 제조에 이용되는 무색액체. 감미가 있어 설탕 대용으로 사용하기도 하는 유해성 감미료. 다량 복용시 호흡곤란, 구토, 오심, 언어장애, 실조, 안구진탕, 기면, 달콤한 호흡냄새, 의식불명 및 빈뇨, 체온 저하, 경련, 거동 불안 등의 증세를 보이며 신경장해를 나타낸다. 응급처치로 활성탄 투여와 위장관 세척, 즉각적인 기도 유지를 하고 7~14㎖의 칼슘염(수액과 10 : 1로 희석한 10% 용액)을 분당 1㎖의 속도로 정주한다. 대사성 산증이 나타나면 중탄산나트륨으로 교정하고 경련시에는 phenytoin과 benzodiazepines으로 치료한다.

에타크린산 ~酸 ethacrynic acid 어떤 이뇨제보다 강한 이뇨작용을 나타내며 furosemide와 같이 작용 발현이 빠르고 지속 시간이 짧은 제제. 주로 헨레고리(Henle's loop)의 상행각에서 Na⁺의 재흡수를 억제하여 이뇨작용을 나타내며 근위세뇨관과 원위세뇨관에도 작용한다. 신기능 장애에 의한 부종이나 간 경변증 및 울혈성 심부전에 의한 부종치료에 이용된다. 성인은 1일 50~100mg을 투여하고 유지량은 50~300mg이고, 소아는 25mg으로 시작하여 25mg씩 증량하며, 무뇨증, 질소혈증, 전해질불균형 인자, 감뇨증 환자는 금기이다.

에탄 ethane [C₂H₆] 인화점 −140.5℃, 발화점 515℃, 연소범위 3.0~12.5%, 융점 −172℃, 비등점 −93℃, 비중 0.446(액체, 0℃), 1.049(공기=1)인 무색, 투명한 액체. 인화하기 쉽고, 폭발 위험도도 있으나 화학적 활성은 적다. 800℃ 부근의 열분해에서는 에틸렌과 수소, 1,200℃ 부근에서는 아세틸렌과 수소가 되므로 에틸렌으로서 석유화학 제품의 제조에 사용된다. 또, 다른 탄화수소와의 혼합물 그대로 연료가스로서 사용된다. 순수한 에탄의 용도가 적어 공업적으로는 생산되지 않는다.

에탄디올 ethylene glycol [HOCH₂CH₂OH] 분자량 62.1, 증기비중 2.1, 비중 1.1, 인화점 111℃, 발화점 398℃, 비점 197℃, 융점 −12.6℃, 연소범위 3.2%~인 무색, 무취의 흡습성(吸濕性)이 있는 시럽 상태의 액체. 물・에틸알코올 또는 아세톤과 잘 혼합한다. 상온에서 인화 위험은 없으나 가열하면 연소 위험성이 증가하고 가열이나 연소에 의해 자극성 또는 유독성의 CO를 발생한다. 저장・취급시 가열과 화기를 엄금하고, 용기는 차고 건조하며 환기가 잘되는 곳에 저장한다. 강산화성 물질, 강산류, 유황, 적린, 금속분류와의 접촉을 방지해야 한다. 초기 화재는 물, 분말, 이산화탄소, 알코올형 포가 유효하며 대형 화재인 경우는 물분무, 알코올형 포로 일시에 소화해야 한다. 제법은 에틸렌에 묽은 염소수(鹽素水)를 작용시켜 에틸렌클로로히드린을 합성하고, 이것을 탄산나트륨 수용액과 오토클레이브 속에서 가열하여 가수분해 시키면 생긴다. 용도는 테트론의 합성원료로서 최대의 용도를 가지는 것 외에, 알키드 수지(樹脂)의 제조원료나 내한성(耐寒性) 냉각액, 의약품, 화장품 및 폴리우레탄의 원료, 자동차 라디에이터 부동액, 부동 다이너마이트 등에 사용한다. = 에틸렌글리콜.

에탄올 ethyl alcohol [C_2H_5OH] 분자량 46.1, 증기 비중 1.6, 융점 −113℃, 비점 78℃, 비중 0.8, 인화점 13℃, 발화점 363℃, 연소범위 3.3~19%인 무색 투명한 액체로 단맛이 있고 특유의 냄새가 있다. 공기 중에 쉽게 산화한다. 휘발하기 쉽고 증기는 공기와 혼합하면 인화 폭발의 위험이 높다. 연소 범위가 넓은 편이어서 용기 내에서도 인화할 가능성이 있다. 완전 연소하므로 낮에는 불꽃이 잘 보이지 않으며 그을음도 발생하지 않는다. 산과 반응하여 별도의 위험물을 만든다. 저장·취급시 화기를 엄금하고, 화기와 격리하며, 가열을 금지하고, 증기 누설을 방지한다. 수용액 상태에서도 인화의 위험이 있으므로 취급에 주의한다. 초기 화재 및 소규모 화재는 분말, 할론, 이산화탄소가 유효하지만, 대형 화재인 경우에는 알코올형 포로 질식소화하거나 다량의 물로 희석 소화할 수 있다. 단 알코올은 수용성이기 때문에 보통의 포를 사용하는 경우 기포가 파괴되므로 사용하지 않는 것이 좋다. 눈 및 피부에 접촉하면 독성은 없지만 자극성이 있다. 증기를 흡입하면 마취, 졸음, 두통, 구역질, 떨림, 식욕부진이 나타난다. 예로부터 효모에 의해서 당분을 발효시키는 방법으로 제조되었으며, 현재도 이 발효법은 대규모로 행해진다. 그러나 원료가 되는 당밀(糖蜜) 등의 가격이 비싸진 데다가 원료의 절반이 이산화탄소로 되어 낭비되는 결점이 있기 때문에 점차 합성법으로 대체되어 가고 있다. 다만, 알코올 음료는 현재도 거의 발효법에 의해서 제조된다. 합성법으로서는 에틸렌을 황산에 흡수시켜 얻은 황산에스테르를 가수분해하여 에테르와 함께 얻는 황산가수법(黃酸加水法)이 행하여지고 있는데, 이 공정에서는 원료인 에틸렌의 90%를 에테르와 함께 얻을 수 있어 수득률이 좋다. 그러나 대량의 황산을 농축하여 순환시키므로 대규모의 설비를 필요로 한다. 이 밖에 요오드합성법에 의한 합

성도 가능하다. 용도는 주류(酒類)로서 음용으로 제공되며, 청주는 15~16%, 포도주는 7~14%, 맥주는 3~4%, 위스키나 브랜디 등 증류주는 35~55%의 에틸알코올을 함유한다. 이 외에도 유기용제, 에스테르 원료, 셀룰로이드 제조, 래커, 바니시, 잉크, 살균소독용, 도료 원료, 의약, 화장품, 분석 시약, 추출제, 세척제, 연료, 합성 원료 등에 널리 사용된다. = 에틸알코올, ethanol, grain alcohol, 주정(wine spirit).

에탄올아민 ethanolamine [$NH_2CH_2CH_2OH$] 에틸렌옥시드를 농암모니아수와 함께 가압 하에 가열해서 얻어지는 아미노알코올. 분자량 61.1, 증기비중 2.1, 증기압 <1mmHg(20℃), 융점 10℃, 비점 171℃, 비중 1.01, 인화점 86℃, 발화점 410℃, 연소범위 3.0~23.5%, 흡습성이 있으며 물, 알코올에 잘 녹는다. 강알칼리성 물질로, 각종 산과 산화반응하여 에스테르, 아미드, 염을 만든다. 상온에서 인화의 위험은 없으나 가열에 의해 발열·발화한다. 연소할 때는 자극성 또는 유독성 가스인 질소산화물을 발생한다. 저장·취급시 화기와 가열을 금하고, 금속제 용기 사용을 피하며 용기는 차고 건조하며 환기가 잘되는 안전한 곳에 저장한다. 초기 화재는 분말, 이산화탄소, 할론이 유효하지만, 대형 화재인 경우는 물분무 또는 알코올형 포로 일시에 소화하여야 한다. 독성, 부식성 물질로서 눈 및 피부에 접촉하면 점막 및 피부를 자극한다. 증기를 흡입하면 점막을 자극하고 기침, 마취작용, 폐렴, 간장장애 등을 일으킨다. 제법은 95%의 에틸렌옥사이드와 무수암모니아를 30~35℃, 0.7~1.4atm에서 반응시켜 나온 혼합물을 증류하여 분리한다. 용도는 합성세제의 원료, 유화제, 유기합성의 원료, 청정제, 화장품, 가스정제, 섬유 처리제, 폴리에스테르−폴리아미드수지의 원료, 고무용 가황 촉진제, 염화비닐수지의 가소제 등으로 사용된다. 최근에는 대기 중의 미량의 이산화질소의 간이 측정용 포집제로서 사용되고 있다. = 2−aminoethanol, monoethanolamine, β−aminoethyl-alcohol, colamine.

에탐부톨하이드로크로라이드 ethambutol hydrochloride 1차 결핵치료약물. 활발하게 증식중인 감수성 결핵균에 RNA합성을 억제하여 결핵균 억제작용을 나타내며 다른 결핵 치료약과의 교차 내성은 없고, 아이소나이아지드(isoniazid)와 스트렙토마이신(streptomycin)과 병용해서 폐결핵 치료에 사용한다. 최초 치료시는 1일 1회 15mg/kg을 투여하고 재 치료시는 1일 1회 25mg/kg을 투여하고 시신경에 의한 시력장애, 위장장애, 식욕부진, 오심, 환각증상, 복통 등의 부작용이 있으므로 주의하고 소아환자에게 투여할 때는 안검사를 해야 한다.

에테르 ether [(C₂H₅)₂O] 1가(價)의 알코올 2분자에서 물이 떨어져서 생기는 산화물, 즉 R-O-R′의 일반식으로 표시되는 화합물의 총칭. 일반적으로 중성이며 좋은 냄새가 나는 휘발성 액체이다. 물에는 잘 녹지 않지만, 유기용매에는 잘 녹는다. 방향을 가지는 액체가 많으며, 저급인 것은 휘발성이 크다. 화학적으로 안정하지만 진한 황산, 요오드화수소, 오염화인 등에서는 분해되어 알코올과 할로겐화물을 만든다. 산소원자가 2차 또는 3차 탄소원자와 결합하여 있는 에테르 및 불포화에테르는 묽은 황산이나 물과 함께 가열하면 알코올로 분해된다. R와 R′가 같은 경우는 단일에테르, 다른 탄화수소기인 경우는 혼합에테르 또는 비대칭에테르라고 한다. 단일에테르는 탄화수소 이름 뒤에 에테르를 붙여서 부르며, 에틸에테르(C₂H₅OC₂H₅)가 그 대표적인 예이다(그러므로 에틸에테르를 단지 에테르라고도 한다). 혼합에테르는 예를 들면 메틸에틸에테르(CH₃OCH₂CH₃)와 같이 양쪽탄화수소기의 이름을 늘어놓은 다음에 에테르를 붙여서 부른다. 제법은 알코올에 진한 황산을 작용시켜 만든다. 이때 황산의 산성에스테르가 먼저 생성되고, 이것이 다시 알코올과 작용하여 에테르와 황산이 된다. 나트륨의 알콕시 또는 페녹시화물을 할로겐화탄화수소와 처리해도 여러 가지 에테르를 얻을 수 있다.

에토도락 etodolac 사이크로옥시게나제(cyclooxygenase)의 길항제. 항염증 작용을 하며 경구 투여 후 신속히 잘 흡수되며 약 99%가 혈장단백질에 결합하고, 골관절염과 류마티스양 관절염의 치료에 유용하다. 200~400mg의 단독 투여로 수술 후 6~8시간 정도의 통증을 억제하고, 위장관 자극과 궤양이 가장 흔한 부작용이지만 다른 아스피린 유사약물보다 적게 나타나고 또 다른 부작용으로는 피부 발진과 중추 신경계 효과가 있으므로 과량 투여를 금한다.

에티오나마이드 ethionamide 2차 결핵치료약물. IN AH(isoniazid)에 저항성이 있는 균에 감염된 환자의 2차적 치료에 유용하다. 0.6~2.5μg/mℓ의 농도에서 M. tuberculosis가 억제되고 10μg/mℓ 이하 농도에서 photochromogenic mycobacteria의 75% 정도가 억제되나 위장관의 부작용 때문에 500mg 이상을 1회 사용하면 환자의 50% 정도는 견디내지 못한다. 가장 흔한 부작용으로 식욕부진, 오심, 구토가 나타나며 금속성 맛도 유의해야 한다. 심한 체위성 저혈압, 우울증, 졸음, 무기력이 흔히 나타나고 후각장애, 시력 불선명, 복시, 감각이상증도 나타나므로 적당량을 투여하고 의사의 지시에 따른다.

에틸렌 ethylene [C₂H₄] 융점 -169℃, 비점 -104℃, 비중 0.985, 인화점 -136.4℃, 발화점 98℃인 약간 달콤한 냄새가 나는 무색 기체. 올레핀탄화수소(에틸렌계탄화수소)의 가장 간단한 것. 제법은 에틸알코올과 진한 황산의 혼합액을 170℃ 정도로 가열하고 발생하는 기체를 포집하면 얻을 수 있다. 용도는 가공 없이 마취제나 연료 등으로도 사용되지만, 반응성이 극히 풍부한 특징을 살려서 많은 유용한 물질, 즉 염화비닐, 폴리에틸렌, 아세트산, 합성도료 등을 합성한다. 특히 폴리에틸렌은 대규모로 제조되고 있으므로 에틸렌의 가장 큰 용도로 되어 있다. = 에텐(ethene), bicarburetted hydrogen ethene.

에틸렌디아민 ethylene diamine [H₂NCH₂CH₂NH₂] 자량 60.1, 증기 비중 2.1, 증기압 10mmHg(20℃), 융점 8.5℃, 비점 116℃, 비중 0.9, 인화점 33℃, 발화점 385℃, 연소범위 1.5~5.8%인 암모니아 냄새가 나는 무색의 액체. 메틸렌디아민이 불안정하기 때문에 에틸렌디아민은 안정한 디아민류 속에서는 가장 간단한 것이다. 물에 잘 녹으며 부식성이 강하다. 가연성 증기를 쉽게 발생하며 이것은 공기보다 무겁고 낮은 곳에 체류하여 점화원에 의해 쉽게 인화, 폭발의 위험이 있다. 발열, 발화한다. 탱크 화재시 탱크가 변색되면 폭발의 위험이 있으므로 대피하여야 한다. 연소시 아민증기 뿐만 아니라 일산화탄소, 이산화탄소, 탄화수소, 질소산화물 등 유독성 물질을 발생한다. 저장·취급시 가열금지, 화기엄금, 직사광선 차단, 용기는 차고 건조하며 환기가 잘되는 곳에 저장한다. 초기 화재는 물, 분말, 이산화탄소, 알코올형 포가 유효하며 대형 화재인 경우는 물분무 또는 알코올형 포로 일시에 소화한다. 직사방수 하는 것은 효과가 없고 오히려 화재면적을 확대한다. 독성, 부식성 물질로 눈 및 피부에 접촉하면 약상을 입고 증기 흡입시는 눈, 점막, 호흡기 계통에 자극을 준다. 에틸렌 클로라이드에 액체암모니아를 가하여 110℃ 가압하에서 반응시켜 만든다. 계면활성제, 염료고착제, 종이의 습윤 강화제, 살충제, 살균제, 제초제, 코팅제, 접착제, 이온교환수지의 원료 등으로 사용된다. 또한 유기합성원료, 섬유처리제, EDTA 수지 등의 제조원료로 널리 사용된다. = 1,2 −디아미노에탄.

에틸렌옥시드 ethylene oxide [(CH₂)₂O] 분자량 44.05, 비중 0.8711(20℃), 비점 10.4℃, 인화점 −20℃, 발화점 428.8℃, 연소범위 3~100%인 쾌향이 있는 유동성 중성의 액체. 증기밀도가 1.52로서 공기보다 50% 정도 더 무겁고 폭발 범위가 넓다. 유기 합성원료(에틸렌글리콜, 에탄올아민, 알킬에테르), 계면활성제, 유기합성안료, 살균제, 훈증소독용으로 사용된다.

에틸렌클로로히드린 ethylene chlorohydrin [ClCH₂CH₂OH] 분자량 80.51, 증기비중 2.8, 증기압 5mmHg(20℃), 융점 −60℃, 비점 130℃, 비중 1.2, 인화점 60℃, 발화점 425℃, 연소범위 4.9~ 15.9%인 달콤한 에테르 냄새가 나는 무색의 유독 액체. 물, 알코올, 벤젠에 녹으며, 서서히 분해하여 부식성이 강한 염산을 만든다. 증기는 공기와 혼합하여 폭발성 증기를 만들며, 연소할 때는 염산, 염소와 같은 유독성 가스를 발생한다. 산화제와 혼촉하고 있는 경우 가열, 충격, 마찰 등에 의해 발열·발화한다. 물 또는

수증기와 반응하여 유독성, 부식성의 증기를 발생하며, 금속제 용기는 화재 열에 의해 폭발의 위험이 있으므로 주의가 필요하다. 저장·취급시 가열을 금지하고, 화기를 엄금하고, 직사 광선을 차단한다. 용기는 차고 건조하며, 환기가 잘되는 곳에 저장한다. 초기 화재는 물분무, 분말, 이산화탄소, 할론, 알코올형 포, 마른 모래가 유효하며, 대형 화재의 경우는 알코올형 포로 일시에 소화한다. 액체의 증기는 독성이 강하므로 공기 호흡기 등의 안전장구를 착용하고 바람을 등지고 작업을 해야 한다. 눈에 들어가면 점막을 자극하고 염증을 일으킨다. 피부를 통해 흡수하거나 증기를 흡입하는 경우는 구토, 두통, 현기증을 일으키고 마취성이 있어 신경계통, 간장, 폐에 장애를 주며 호흡곤란, 실신을 유발하고 심하면 사망에 이른다. 제법은 에틸렌과 염소의 혼합가스를 물에 통과시키면 생성한다. 용도는 에틸렌글리콜의 제조 원료, 용제, 의약, 농약, 염료 등의 유기합성의 중간체로 사용된다.

에틸렌프로필렌고무 ethylene−propylene rubber 에틸렌과 프로필렌을 주성분으로 하여 이들을 중합하여 만든 고무 모양의 탄성체. 예를 들면, 헵탄 용액 속에서 부틸알루미늄과 사염화바나듐을 촉매로 사용하여 −50℃에서 에틸렌과 프로필렌을 작용시키면 고무상(狀)의 중합체가 생긴다. 이 중합체는 이중결합이 적어서 가황(加黃)을 할 수 없어 성형하기가 곤란하므로 디시클로펜타디엔 등의 제3성분을 가하여 3원 혼성중합시키면 이중결합을 많이 함유하는 터폴리머(3성분 고분자물질)를 얻는다. 이것을 EPDM이라 한다. EPDM은 화학적으로 안정하며, 가황한 것은 물리적 성질이 천연고무와 SBR의 중간 성질을 보인다. 내열성, 내후성, 전기 특성이 매우 뛰어나므로 루핑, 창틀이나 전선피복, 호스 등의 용도에 사용되고 있다.

에틸메캅탄 ethyl mercaptan [C₂H₅SH] 분자량 61.08, 증기 비중 2.1, 융점 −148℃, 비점 35℃, 비중 0.8, 인화점 −18℃ 이하, 발화점 300℃, 연소범위 2.8~18.0%인 불쾌한 냄새가 나는 무색투명한 액체. 물에 녹지 않으며, 에틸알코올, 에테르에 녹는

다. 증기는 공기와 혼합하여 폭발성 혼합가스를 생성하고 낮은 곳에 체류하며 점화원에 의해 인화, 폭발한다. 묽은 질산과 작용하여 이산화에틸을 만들고 진한 질산과 반응하여 에탄술폰산을 만든다. 저장·취급시 화기를 엄금하고, 가열을 금지하고, 직사 광선을 차단한다. 용기는 차고 건조하며 환기가 잘되는 안전한 곳에 저장한다. 초기 화재 및 소규모 화재에는 분말, 이산화탄소, 할론, 알코올형포가 유효하며, 대형 화재인 경우는 알코올형 포로 일시에 소화해야 한다. 물은 직접 소화 효과는 없으나 다량의 물로 희석 소화하여 주위 물질을 냉각한다. 눈에 들어가면 결막과 각막을 다치고 증기를 흡입하면 두통, 구토, 중추신경마비, 호흡기자극, 의식상실, 폐부종을 일으킨다. 제법은 할로겐화 에틸과 티오요소를 반응시켜 만든다. 용도는 LPG의 가취제, 농약, 의약품의 원료, 최면제의 제조원료, 플라스틱, 살충제, 항산화제의 제조원료로 사용된다.

에틸메틸케톤 ethyl methyl ketone [$CH_3COC_2H_5$] 분자량 72.1, 증기 비중 2.5, 융점 -86.4℃, 비점 80℃, 비중 0.8, 인화점 -9℃, 발화점 404℃, 연소범위 1.4~11.4%인 아세톤과 비슷한 냄새가 나는 무색의 액체. 인화성이 강하며 증기는 공기와 혼합하여 인화, 폭발의 위험이 있고 수용액에서도 인화의 위험이 있다. 가열에 의해 용기가 파괴될 수 있으므로 주의를 요한다. 연소시에 유독성의 일산화탄소를 발생하며 산화제와 혼촉해서 발화위험이 있다. 래커 용제, 인쇄 잉크, 각종 합성수지제 도료의 용제, 가황촉진 중간체, 윤활유 정제 용제, 접착제, 세정제, 유기합성, 바니시, 셀룰로이드 원료, 페인트 제조 등에 사용된다.

에틸벤젠 ethyl benzene [$C_6H_5C_2H_5$] 분자량 106.2, 증기비중 3.7, 증기압 7mmHg(20℃), 융점 -95℃, 비점 136℃, 연소범위 0.8~6.9%인 방향성이 있는 무색의 가연성 액체. 물에 잘 녹지 않지만 알킬벤젠, 사염화탄소(CCl_4), 에테르에 녹는다. 증기는 공기보다 무겁고 낮은 곳에 체류하며 점화원에 의해 쉽게 인화, 폭발한다. 물보다 가볍고 물에 녹지 않기 때문에 화재시 주수하면 화재 면적을 확대시킨다. 저장·

취급시 직사광선을 차단하고, 화기를 엄금한다. 용기는 차고 어두운 곳에 저장한다. 산화성 물질과 철저히 격리시키며 누출시 증기 발생을 줄이기 위해 물을 분무하고 불연성 물질로 흡수, 제거한다. 초기 소화는 물분무, 알코올형포, 이산화탄소, 건조분말이 유효하다. 기타의 경우는 다량의 알코올형 포를 사용한다. 증기와 분해가스가 눈, 피부, 호흡기 계통을 자극하므로 공기호흡기와 안전장구를 착용한다. 제법은 석유, 가솔린, 나프타 등에 함유되어 있으나 이것은 분리하기 어렵기 때문에 벤젠에 염화알루미늄을 섞어 에틸렌을 불어넣어 증류, 분리하여 얻는다. 공업적으로는 염화알루미늄을 촉매로 하여 벤젠을 에틸렌으로 알킬화하여 제조한다. 용도는 주로 스티렌의 제조에 쓰이고, 용제, 희석제, 유기화합물합성, 합성고무 등에도 사용된다.

에틸아세테이트 ethyl acetate [$CH_3COOC_2H_5$] 분자량 88.1, 비점 77℃, 융점 -82.4℃, 비중 0.9, 인화점 -4℃, 발화점 426℃, 연소범위 2.0~11.5%인 과일 냄새를 가진 무색 투명한 인화성 액체. 에탄올, 에테르, 벤젠 등 거의 모든 유기용매와 임의의 비율로 섞이며, 물에도 상당히 녹는다. 증기는 공기보다 무거워 낮은 곳으로 흐르며 공기와 혼합하여 인화, 폭발의 위험이 있다. 수용액 상태에서도 인화의 위험이 있고, 연소시 유독성 가스를 발생한다. 저장·취급시 화기와 가열을 엄금하고, 직사광선을 차단한다. 용기는 차고 건조하며 환기가 잘되는 안전한 곳에 저장한다. 초기화재는 이산화탄소, 분말, 알코올형 포가 유효하며 대형 화재인 경우는 알코올형 포로 일시에 소화해야 한다. 눈에 들어가면 결막염을 일으키고 피부 접촉시 약상을 입는다. 증기를 흡입하면 기침, 질식을 일으키고 심하면 급성 폐부종을 일으킬 수 있으므로 반드시 공기 호흡기 등 안전장구를 착용하여야 한다. 제법은 소량의 황산을 가해서 아세트산과 에탄올을 가열 증류하는 방법을 사용한다. 각종 유기물을 녹이는 힘이 강하므로, 도료를 비롯하여 용제로 널리 사용되며 향료로서 과즙, 과일, 에센스, 과자 등에 쓰이고 의약의 제제(製劑)에도 사용된다.

에틸알코올 ethyl alcohol → 에탄올.

에틸에테르 ethyl ether [$(C_2H_5)_2O$] 분자량 74.12, 비점 34.9℃, 융점 -116.2℃, 인화점 -40℃, 발화점 180℃, 연소범위 1.9~48%인 가벼운 무색 투명의 액체. 물에는 약간 녹고, 에틸알코올이나 기타 유기용매와는 임의의 비율로 혼합한다. 가연성이 크며 인화점이 낮고 견직물 등으로 여과할 때 정전기를 일으키기 때문에 자연 발화할 위험이 있다. 보관시에는 갈색 병에 넣어 어둡고 찬 곳에 보존해야 하나, 많은 양을 넣지 않도록 해야 한다. 제법은 에틸알코올과 황산을 140℃ 정도에서 반응시키면 생성되나, 공업적으로는 에틸렌을 원료로 하여 황산가수법에 의해서 에틸알코올을 합성할 때의 부생성물로 얻을 수 있다. 유기용제, 합성피혁의 제조, 알코올과 혼합하여 가솔린의 대용품, 알칼로이드의 추출, 제약, 고무, 화약, 전신 마취제, 향료, 한랭시의 기동제, 분석 시약 등에 사용된다. = 디에틸에테르, 에테르, diethyl oxide.

에팝스 ephapse (구급) 신경섬유사이 시냅스를 통하지 않고 세포막을 통해 직접 신경흥분을 전달하는 신경섬유 사이의 측면 접촉점. 이는 간질의 요인이다.

에폭시수지 ~樹脂 epoxy resin 분자 내에 에폭시기 두 개 이상을 갖는 수지상 물질 및 에폭시기의 중합에 의해서 생긴 열경화성 수지. 크게 글리시딜 형과 비글리시딜 형의 두 가지로 분류된다. 비중 1.230~1.189이며, 굽힘강도, 굳기 등 기계적 성질이 우수하다. 경화시에 휘발성 물질의 발생 및 부피의 수축이 없고, 경화할 때는 재료면에 큰 접착력을 가진다. 가연성, 내약품성이 크지만 강한 산과 강한 염기에는 약간 침식된다. 안료를 첨가함으로써 마음대로 착색할 수 있고, 또 내일광성도 크다. 제품의 최고 사용온도는 80℃ 정도로 낮다. 제법은 에피클로로히드린과 비스 페놀을 수산화알칼리 존재하에 반응시켜 행한다. 접착제로서의 우수한 특성을 지니고, 주형품, 적층재, 비닐폴리머의 안정제, 콘크리트의 개질제 등으로 사용된다. = ethoxyline resin.

F1층 ~層 F1 layer F층이 상하 2층으로 나뉠 때 아래쪽의 높이 약 200km 부근에 존재하는 전리층.

F1층은 주로 여름철의 낮 동안에 나타나며, 그 시간은 태양 활동이 잠잠할 때는 길고 활발한 경우에는 짧다.

F2층 ~層 F2 layer F층이 상하 2층으로 나뉠 때 위쪽의 높이가 약 350km 이상에 존재하는 전리층. 전리층 중에서 전자 밀도가 가장 크며 단파 통신에 중요한 역할을 한다. 전자 밀도는 지역적, 시간적(시각, 계절, 태양 활동 등에 따름)으로 복잡한 변화를 한다.

F급화재 ~級火災 F-class fire 식용유가 연소하는 화재. = 케이(K)급화재.

F층 ~層 F-layer F 영역 내의 높이 200~ 400km 부근에서 정상적으로 존재하는 전리층. 전자 밀도는 태양 활동으로 영향을 받아 일반적으로 주간이 야간보다 높지만, 태양 고도와의 관계는 단순하지 않다. 여름철의 주간은 두 층으로 나뉘는 경우가 많다.

FM무선호출 ~無線呼出 FM pager FM 라디오 방송의 일부 주파수를 이용하여 제공하는 무선 호출 서비스.

FM유량계측관창 ~流量計測管槍 factory mutual play pipe 유수량을 측정하기 위해 미국의 공장상호보험협회(Factory Mutual Corporation : FM)가 개발한 상품으로 보정 노즐의 일종.

에프파 ~波 F wave 신경근전도 기록법이나 신경전도테스트에서 기록되는 파형. 운동신경의 최고의 자극 이후에 나타나며 자극의 역행성 전달에 나타난다.

에피네프린 epinephrine 부신수질에서 분비되는 호르몬. 백색의 분말로 공기 중에서는 산화되어 갈색을 띤다. 물에 녹기 어렵고, 에탄올이나 에테르 등에도 녹지 않는다. 염화철(Ⅲ)의 수용액을 가하면 산성에서는 녹색, 알칼리성에서는 분홍색의 발색반응(發色反應)을 일으킨다. 의약품에서는 이것을 보통 염산에피레나민이라고 하여 안정제와 보존제를 가하여 1,000배 용액으로 하여 사용한다. 수용액은 공기에 의해 산화되어 빨간색으로 변한다. 위산에 의하여 분해되므로 내복으로 사용하지 말아야 하며 자주 사용하게 되면 불안, 두통, 불면, 심계 등의 부작용이 따른다. 교감신경 흥분제, 혈관수축제, 혈압상승제로 사용되며, 출혈을 멎게 하고 기관지 천식의 발작에 효과가 있다. = 아드레날린, 에피레나민.

에피소드성치료(간호) ~性治療(看護) episode care
응급실에서 주로 이루어지는 치료나 간호로 환자나 건강전문인 사이에 지속적인 관계형성 없이 특정 문제중심으로 어떤 환자에게 제공되는 간호나 치료. 내과적 치료의 한 종류로 환자는 지속적인 치료를 위해 남겨지지 않는다.

에피클로로히드린 epichlorohydrin [C_3H_5OCl] 분자량 92.5, 증기비중 3.2, 증기압 13mmHg(20℃), 융점 −57℃, 비점 116℃, 비중 1.2, 인화점 33℃, 발화점 411℃, 연소범위 3.8~21.9%인 클로로포름과 같은 자극성 냄새가 나는 무색의 액체. 물에 녹지 않는다. 독성이 강하면 반응성이 높다. 가열에 의해 발열, 발화하고 증기는 공기보다 무거우며 공기와 혼합하여 인화 폭발의 위험이 있다. 물을 함유하거나 활성수소를 포함한 화합물과는 발열적으로 반응한다. 공기 중에 장시간 방치하면 위험한 중합반응을 일으킨다. 저장·취급시에는 가열과 화기를 금하고, 직사광선을 차단한다. 용기는 차고 건조한 곳에 저장하며 증기의 누설과 액체의 누출방지를 위해 용기를 완전 밀봉한다. 초기 화재는 분말, 이산화탄소, 알코올형 포가 유효하며, 대형 화재인 경우는 알코올형 포로 일시에 소화한다. 안전거리를 충분히 확보하고 공기 호흡기 등의 안전장구를 착용한다. 물은 분무주수로 용기를 냉각하는데 사용한다. 맹독성·자극성 물질로 눈에 들어가면 약상을 입고 시력저하 및 실명하게 되기도 하고 피부에 접촉시 피부점막을 자극하고 증기 흡입시는 호흡기 계통에 염증을 일으킨다. 제법은 염화아릴을 25~30℃에서 차아염소산수로 클로로히드린화 한 후 수산화칼슘 용액을 사용하여 60℃에서 탈 염산하여 만든다. 용도는 에폭시수지의 원료가 되고, 글리시드·글리세롤유도체의 합성에 사용되며 염소화고무의 안정제로도 사용된다. = 3−클로로프로필렌옥시드, 1−클로로−2, 3−에폭시프로판.

엑손 exon mRNA 합성을 암호화하는 DNA 염기서열.

X−선 ~線 X-ray 가시광선보다 더 짧은 파장의 전자기파. 전자파 중 파장이 1Å 전후의 것이며, 명확한 한계는 정해져 있지 않으나 수백Å에서 10^{-2}Å의 범위를 말하며, 장파장측은 원자외선(遠紫外線)에 접하고 단파장측은 $\varGamma$−선에 겹친다. 1895년 뢴트겐(W.C. Rontgen)에 의해 발견되었으므로 뢴트겐선이라고도 한다. 보통 X−선관이라고 하는 일종의 진공방전관을 사용해서 고전압 하에서 가속한 전자를 타깃(target : 표적)이라는 금속판에 충돌시켜 발생시킨다. 이 외에 X−선 등의 조사에 의해 발생하는 2차 X−선도 있고 우주공장 중에도 어느 정도의 강도로 존재한다. 물질에 대한 투과능(透過能)은 일반적으로 크고 대개 파장이 짧을수록 잘 투과한다. 투과능의 대소에 의해 경(硬)선과 연(軟)선으로 구별할 때도 있다. 파장 0.1~0.2Å 정도의 것도 인체를 투과한다. 전리작용, 사진 감광작용, 형광작용, 화학작용, 생리작용 등이 강하고 이들을 이용한 응용은 넓다. 예를 들어 의료면에서 보면 각종 병변(病變)이나 골격이상의 진단, 염증이나 종양의 치료 등에 응용할 수 있다. 또한 공업면에서는 재료나 제품의 비파괴검사에 이용할 수 있으며 X−선에 의한 물질구조의 해석법인 X−선해석은 결정학이나 고체물리학의 새로운 면을 개척함과 동시에 새로운 재료를 만들어낼 수 있는 기반을 마련하였다. → 뢴트겐선.

X연관 ~連關 X-linked X염색체로 운반되어 전달되는 유전자. 혈우병과 같이 대부분 X염색체와 연결된 특성 혹은 조건은 열성이고 대부분 하나의 X염색체를 가진 남성에게 일어난다. ↔ Y연관.

X염색체 ~染色體 X chromosome 두 성 모두에서 존재하는 성 염색체. 남성 세포에서는 하나, 여성 세포에서는 두 개가 나타난다. ↔ Y염색체.

엑스단위 ~單位 X unit X−선 분광학, X−선 결정학에서 쓰이는 길이의 단위. 1925년경 M. Siegbahn 등은 결정의 밀도와 아보가드로수와의 계산에 의해, 암염(巖鹽) 18℃에서의 면간격을 2.81400Å로 가정하고 이것을 표준으로 한 Å에 가장 가까운 길이의 단위의 1/1,000을 X단위라 하였다. 그 후 실측에 의해 1kX 단위는 1Å보다 어느 수배만큼 길다는 것을 알았다. 그 배수치는 1947년 국제적으로 1.00202

± 0.0003이라 정해졌으나 최근에는 1.002063~ 1.002076 정도의 값이 얻어지고 있다. 문헌에 진(眞)의 A과 kX 단위와의 혼동이 발견될 경우가 있으므로 주의가 필요하다. = XU, XE.

엑스레이실 ~室 rentgen room X-선 사진을 찍는 설비를 한 방.

엑스선마이크로분석기 ~線~分析機 electron-probe X-ray microanalyser 가늘게 뽑아진 전자 프로브(지름/μ)로 금속시료 표면을 조사(照射)할 때 발생하는 X-선의 파장이나 강도를 측정함으로써 시료의 조성을 분석하는 장치. 국부적인 미소한 영역의 원소분석에 사용된다.

엑스선터포그래피 ~線~ X-ray topography 결정 내부의 결함이나 격자 변형의 분포 및 형상을 직접 관찰할 수 있는 비파괴 시험법의 일종.

엑스선텔레비전 ~線~ X-ray television X-선에 의해 얻어지는 X-선상(像)을 직접 텔레비전으로 관찰하는 장치. 보통 X-선에 의한 검사·진단은 X-선 투시에 의한 육안적 관찰이 아니면, X-선 촬영에 의한 필름의 관찰인데, 이것을 텔레비전 기술과 결합해서 브라운관 위에 비추어 관찰한다. 이 방법은 관찰하는 사람의 몸에 대한 X-선 장애를 방지할 수가 있고, 또 비파괴검사 등 필름을 통할 경우에 비해 검사에 소요되는 시간을 단축할 수가 있다.

엑스선투과검사 ~線透過檢査 X-ray inspection X-선을 방사하여 내부의 사진을 촬영하고, 형광판으로 그것을 투시하여 용접부의 블로우홀(blow hole), 슬래그혼입, 균열 등을 조사하는 검사.

엑스선필름 ~線 X-ray film X-선을 쉽게 감각할 수 있도록 만든 사진 필름. 감광유제(感光乳劑)는 가시광용인 필름에 비해 일반적으로 두껍다. 또, 양면이 도포된 것이 많다. X-선 투시에는 증감판(增感板)과 병용하는 스크린 타입을 사용한다. 스크린 타입은 필름을 2매의 증감지 사이에 끼워 사용하기 때문에 빛에 대해서도 감도가 있을 필요가 있다. 증감판을 쓰지 않는 노우스크린 타입은 할로겐화 은의 양이 많고, 일반적으로 입자는 비교적 거칠고 엉성하다. 필름으로서의 용도 외에 X-선 강도의 정량적 측정에도 사용된다.

엑스선현미경 ~線顯微鏡 X-ray microscope X-선에 의해 확대상을 얻는 장치 또는 X-선 투사상의 확대상을 얻는 장치. 반사형, 투사형, 밀착형의 세 가지 기본형이 있다. 가시광이나 전자선에 비해서 X-선은 물질을 투과하기 쉽기 때문에 시료의 내부 구조나 생체시료의 관찰에 적합하다.

엑스오프 X-off (통신) 정보의 송출을 정지하는 것.

엑스온 X-on (통신) 정보의 송출을 개시하는 것.

엑스터시 ecstasy 일상적인 의식 수준이 저하되면서 빠져드는 망아(忘我) 상태 또는 황홀 상태. 일반적으로 종교적 신비 체험의 최고 상태를 가리키지만 종교와 무관하게 나타나는 심리의 이상 상태까지도 포함한다. 본래 엑스터시는 그리스어 ek, exo(~의 밖으로)와 histanai(놓다, 서다)의 복합어인 엑스터시스(ekstasis)에서 나온 것으로 '밖에 서다'라는 뜻이다. 이것은 영혼이 육체를 떠나 있는 상태를 나타낸 것이었다. 그 후 고대 말기에 이르러 신비 체험까지도 포함하게 되었다. 엑스터시 현상이 가장 두드러진 종교로서 샤머니즘을 들 수 있다. 대개 샤먼이 되기 위해서는 엑스터시를 겪어야 할 뿐만 아니라 그러한 상태에 스스로 몰입할 수 있어야 한다. 엑스터시 상태에서 샤먼은 자신의 혼이 육체를 떠나 하늘로 상승하거나 지옥으로 하강하는 경험을 한다. 샤머니즘 외 다른 종교들도 나름대로 엑스터시에 이르는 방법과 다양한 경험 내용을 가지고 있다. 고대 그리스나 로마에서 성행하였던 여러 신비적 종교집단은 비의(儀)를 통해서 엑스터시의 상태에 도달하였다. 이스라엘의 종교에서 보이는 신에 사로잡히는 상태, 요한의 묵시록에 나타난 새 하늘과 새 땅의 환상, 자기의 소멸을 통해서 유일하고도 진정한 존재인 신과의 합일을 추구한 이슬람의 수피즘 전통, 나아가 선(禪)이나 요가의 신비경험 등도 엑스터시의 여러 형태로 포함될 수 있다. 한편, 엑스터시 그 자체는 자기의 의사와 무관하게 무엇엔가 사로잡힌 듯하여 매우 수동적인 것이 그 특징이지만 그 상태에 도달하기까지는 의도적인 여러 방법들이 사용되는 경우가 많다. 반복된 동작, 주문,

춤, 노래, 고행, 그리고 약물복용 등은 엑스터시에 이르기 위해서 자주 사용되던 방법들이다. 약물에 의해 조장된 엑스터시에 대해서는 현재 부정적이지만 종교사에 약물의 사용은 일찍부터 알려져 있었다. 단지 그 사용이 종교 전통 내에서 통제되고 있었다는 점이 중요하다. 어떠한 방법을 통하든, 엑스터시를 통한 신비 경험은 신이나 최고 존재에 대한 가장 직접적인 지식을 유발하기 때문에 경험 당사자에게 가장 강력한 것일 수밖에 없다. 이러한 경험이 기존의 종교 전통에서 수용되는 경우에는 문제가 없지만 그렇지 않고 상반되는 경우에는 종교 내에서 이단 시비 문제로 등장하거나 사회적 이탈현상으로 발전하기도 한다. 특히 엑스터시의 경험은 지식의 체계적인 수용이 아니기 때문에 상대적으로 민중이나 소외 계층에게 쉽게 흡수될 수 있고 또 집단적인 엑스터시도 가능하기 때문에 그 사회적 배경을 아는 것 역시 중요하다.

엔걸프먼트 engulfment(소방) 위험물질 방출 후의 확산.

엔도르핀 endorphin 신경계의 물질로 통증을 완화하기 위해 중추 및 말초신경기관에 작용하는 뇌하수체에서 만든 아미노산으로 구성된 모든 신경 펩티드. 엔도르핀에는 모르핀과 유사한 약리적 효과를 나타낸다. ↔ enkephalin.

엔도텔린 endothelin : ET 파라크린 조절분자. 혈관의 내피에 의해 분비되는 폴리펩티드이며 평활근수축과 혈관협착을 촉진한다.

엔드석션펌프 end suction pump(소방) 스터핑 박스(stuffing box) 반대편에 흡입노즐이 달려 있는 펌프. 흡입노즐의 표면은 샤프트의 세로축과 수직을 이룬다.

엔비시무기 ~武器 NBC weapons 핵무기, 생물학무기, 화학무기를 통틀어 일컫는 말. 핵(nuclear), 생물(biological), 화학(chemical)의 머리 글자를 딴 명칭이다. 앞으로 전쟁에서 가공할 만한 위력을 발휘할 것으로 생각되는 무기로, N에는 수소폭탄, B에는 각종 곤충과 세균, C에는 독가스와 방사성무진(放射性霧塵)이 포함된다. 이와 같은 무기를 사용하는 전략을 NBC전략이라고 한다. 그러나 NBC무기의 사용은 인류에게 엄청난 재앙을 가져오기 때문에 군축의 주요한 대상이다.

엔지니어 engineer ① 소방 분야에서 소방 관련 업무에 종사하고 있는 엔지니어. ② 소방차 또는 소방정 운전자.

엔지니어드설비 ~設備 engineered system 유량, 노즐 압력, 배관치수 및 각 노즐의 포용 면적 또는 체적, 청정소화약제량, 노즐의 타입과 수, 배치 등을 결정하기 위해 개별적 계산과 설계가 필요한 설비.

엔지니어링플라스틱 engineering plastics 구조재 또는 내마모, 내식, 전기 절연성을 가지고 있어서 기계 부품재로 적합한 플라스틱. 예를 들어 폴리아미드, 폴리아세탈, ABS, 폴리카보닛, 염화비닐 등을 말한다. 강철보다도 강하고 알루미늄보다도 전성이 풍부하며, 금, 은보다도 내약품성이 강한 고분자 구조의 고기능 수지이다. 이 플라스틱의 성능과 특징은 그 화학구조에 따라 다른데, 주로 폴리아미드, 폴리아세탈, 폴리카보네이트, PBT(폴리에스테르 樹脂), 변성 PPO(폴리페닐렌옥사이드)의 5종류로 분리된다. 이들의 공통점은 분자량이 몇 십~몇 백 정도의 저분자 물질인 종래의 플라스틱과는 달리 몇 십만~몇 백만이나 되는 고분자물질이라는 점이다. 구조재로는 파이프, 컨테이너, 저장조, 보트 등에 사용되고 기능재로는 기어, 캠 커플링, 풀리 등에 사용된다.

엔진 engine 소방펌프차 또는 소방용의 펌프, 소방차량과 펌프를 가동시켜 사다리차의 사다리를 펴는 데 사용되는 유압펌프의 기동력이 되는 기계장치, 소방차량에 대한 일반적인 호칭. 또는 기체나 액체의 연료 혹은 그 두 가지를 연료로 하는 내연기관이나 외연기관과 가스터빈 엔진 및 피스톤 엔진 등의 동력기관.

엔진마력 ~馬力 engine horse power 엔진의 힘을 나타내는 용어. 1마력(馬力)이란 말 한 마리가 75 kg의 물건을 1초 동안 1m만큼 끌어올리는 힘이다.

엔진배기량 ~排氣量 engine exhaust capacity 엔진 내부의 피스톤 1개가 공기를 한 번 들이마셨을 때 들어가는 공기량에 기통수를 곱한 값. 즉, 피스톤 하나가 500cc의 공기를 흡입하고 기통수가 4개라면 2,000cc엔진이다. 따라서 엔진도 폐활량이 큰 자동차가 마력이 높아 잘 달리고 힘이 좋은 반면 연료는 많이 소모된다.

엔진브레이크 engine brake 고속 주행 중 변속기어를 고속기어에서 저속기어로 변환하면 자동차의 관성에 의해 구동륜의 회전속도가 엔진의 회전속도보다 높아져 역으로 구동륜이 엔진을 돌리려고 한다. 이때 엔진의 압축행정시 발생하는 저항에 의하여 구동륜에 제동력이 작용한다. → 구동륜, 압축행정, 제동력, 변속기어.

엔진식코아드릴 ~式~ core drill engine type 구조물붕괴의 제한적인 위치에 있는 부상자들에게 쉽고 빠르게 접근하여 철판, 나무, 콘크리트 구조물을 빠르게 뚫어 인명을 구조하는 장비.

엔진오일 engine oil 엔진내부의 각 부분에 마찰을 감소시키고 마모를 방지하며, 마찰 부분의 열과 피스톤의 열을 냉각시키는 작용을 하는 오일. 기관이 운전될 때 윤활부에는 마찰열이 발생되며, 이 열이 상당히 축적되었을 때에는 베어링이 고착되기도 한다. 엔진오일은 엔진에서 이러한 것이 일어나지 않도록 하는 장치로 윤활부의 각 섭동면에 유막을 만들어 고체마찰을 마찰력이 아주 작은 유체마찰이 되도록 한다. 따라서 마찰저항이 작아져 마모가 적어지고 마찰열의 온도상승도 방지하게 된다.

엔케팔린 enkephalin 진통 효과를 갖고 있는 5개의 아미노산으로 구성된 두 개의 짧은 펩티드. 두 개의 엔케팔린은 엔도르핀이고 뇌에서 신경전달물질로 작용하여 통증을 완화시키는 마취작용을 한다.

엔탈피 enthalpy ① 가스, 증기 등이 보유하고 있는 열 에너지의 총합. ② 열역학 특성함수의 일종으로, $H = U + pV$(U는 내부에너지, p는 압력, V는 부피)로써 정의되는 것.

엔태블래처 entablature 건물의 벽 또는 바닥의 상층부로서 기둥 위에 걸쳐놓은 수평부분.

엔테로글루카곤 enteroglucagon 글루카곤과 구조적으로 유사하고 회장과 결장에 의해 분비되는 폴리펩티드. 혈당을 증가시키고 인슐린 분비를 촉진한다.

엔테로키나아제 enterokinase 십이지장 내로 유입한 췌액의 단백분해 효소들을 활성화시키는 소장 상피세포막에 있는 효소의 하나.

엔트로피 entropy 일에 사용되지 않은 계(system)의 에너지. 계의 무질서 정도를 나타내는 엔트로피는 에너지가 전환될 때마다 증가한다.

엔트리 entry 풀 동작에서 손이 입수하는 자세 또는 경기출전 신청.

엘니뇨 El Niño 남아메리카 서해안을 따라 흐르는 차가운 페루해류 속에 갑자기 이상난수(異常暖水)가 침입하는 해류의 이변 현상. 남동무역풍이 약해지는 9월에서 다음 해 2월에는 엘니뇨현상이 일어나며, 발생 지역은 열대 태평양 적도 부근에서 남아메리카 해안으로부터 중태평양에 이르는 광범위한 지역에서 일어나고 있다. 엘니뇨는 에스파냐어로 '어린애'라는 뜻이며, 어원은 페루와 에콰도르 국경의 과야킬만(灣)에 해면 수온이 증가하여 난류가 유입되면서 물고기가 많이 잡혀 페루 어민들이 하늘의 은혜에 감사한다는 뜻으로 크리스마스와 연관시켜 아기예수의 의미를 가진 엘니뇨라 하였다.

엘디-50 LD50 lethal dose 50의 약칭으로 반수 치사량이라고도 하며 일군의 실험 동물 50%를 사망시키는 독성 물질의 양 또는 방사선의 선량. 독성 물질일 경우는 동물의 체중 1kg에 대해 독물의 양「mg」으로 나타내고 이때 동물의 종류와 독물 경로(경구, 경피 또는 피하 주사 등)에 따라 치사량이 다르다. 예를 들면 H_2O_2 LD_{50} = 약 700mg/kg(래트, 피하 주사)과 같이 표시한다. 방사선일 경우는 각종 생물의 감수성을 표시하는 하나의 방법으로 rad(래드) 또는 R(뢴트겐)로 나타내고 X-선 또는 γ-선에 대해 인체에서 전신 조사 후 30일 이내에 피조사체 수의 반수가 사망하는 양이다.

엘라스토머 elastomer 피셔(H. L. Fisher, 1939)가 상온 부근에서 탄성이 현저한 고분자 물질에 붙인 명칭. 물리적 성질로 고분자 물질을 분류하는 한 방식이다. 이에 대해서 소성이 현저하면 플라스토머로 불리는데, 이미 합성고무는 엘라스토머로, 합성수지는 플라스토머로 분류되지만 같은 물질이라도 제조 조건에 따라 그 어느 것으로도 될 수 있는 경우가 있다. = 탄성중합체.

엘레이딘 eleidin 케라틴과 비슷하며 표피의 투명층 밖에서 발견되는 투명한 단백질성 물질.

엘리베이터샤프트 elevator shaft 엘리베이터가 장치되어 오르내리는 수직 통로. 콘크리트는 방화구조로 하고 입구 문도 철재방화문으로 하고 상하에는 톱 클리어런스와 버팀 클리어런스를 둔다. → 방화문, 방화구조.

엘리베이터통제 ~統制 capture an elevator 비상시에 방재센터 등에서 엘리베이터를 통제하여 엘리베이터 승강장의 호출버튼이 작동되지 않도록 하는 것.

엘릭시르 elixir 에틸알코올을 함유하는 달콤하고 향기로운 액제인 조제약물.

엘릭시르제 ~劑 elixirs 에탄올을 포함한 맑은 내용액제. 통상의 수제에서는 대단히 쓴맛을 느끼거나 또는 맛이 나쁜 것을 불쾌감 없이 복용할 수 있도록 한 제제로 보통 약품 또는 그 침출액에 에탄올, 물, 방향제, 백당을 가해 녹이고 액이 맑아질 때까지 여과해서 만들고 필요에 따라서 글리세린, 프로필렌글라이콜, 소르비트, 착색제, 보존제를 가한다. 방향제와 감미제만을 포함한 방향 엘릭시르와 의약품을 포함하는 것이 있다.

엘린바합금 ~合金 elinvar alloys 실온 부근에서 온도 변화가 있어도 탄성 정수가 거의 변화하지 않는 Fe-Ni-Cr 합금. 금속재료를 잡아당기면 탄성의 범위 내에서는 후크의 법칙에 따르므로 늘어나는 양과 가한 힘은 비례하지만, 비례상수인 탄성률은 일반적으로 온도에 따라 변한다. 그러나 Fe에 36%의 Ni, 12%의 Cr을 가한 합금은 탄성률이 온도에 따라 불변이므로, 탄성(elasticity)과 불변(invariable)에 연유하여 엘린바라고 이름이 붙여졌다. 시계의 태엽, 계기의 스프링, 기압계용 다이어프램 등에 사용된다.

엘보 elbow(소방) ① 호스가 얽히지 않도록 하기 위해 사용하는 커플링으로, 앵글(angle)이 달려 있다. ② 금속관의 구부러진 부분. 직각으로 구부러진 경우, 노멀 밴드라 한다. ③ 양 끝에 나사가 있는 관부속품. 강관의 구부러진 부분에 사용한다.

엘엔지 liquefied natural gas : LNG 냉각하여 액화한 천연가스. = 액화천연가스.

엘엔지발전소 ~發電所 liquefied natural gas power station 아황산가스가 방출되지 않는 무공해 연료인 액화천연가스를 연료로 하는 발전소.

엘피지 liquefied petroleum gas : LPG 가압하여 액화한 석유가스. = 액화석유가스, 엘피가스.

M형수신기 ~型受信機 municipal-type control panel 자동화재속보기의 기능을 가지고 있는 수신기. → 피(P)형수신기.

MKSA단위계 ~單位系 MKSA system of units 길이, 질량, 시간의 단위를 각각 미터(m), 킬로그램(kg), 초(s)로 하고, 이 세 개를 기본 단위로 하는 단위계를 MKS 단위라고 부르는데, 여기에 전류의 단위 암페어(A)를 기본단위로서 추가하고 유리화한 단위계. 유도단위 가운데 힘의 단위로는 뉴턴(N), 일 및 에너지의 단위로는 줄(J)을 사용한다. MKS 단위계는 1901년에 이탈리아의 기오르기(C. Giorgi)에 의해 제안되었다. 이 단위계는 실용상 편리하고, 이론상으로도 일관성이 있으므로 차차 널리 사용하게 되었고, 이것이 발전하여 MKSA 단위계가 되었다. 국제 단위계는 이 계열에 속한다.

엡스타인-바르바이러스 epstein-barr virus : EBV 단핵구증을 유발하는 헤르페스 바이러스(키스로 인한 질병).

여과 濾過 filtration 고체와 액체, 또는 기체와의 혼합물을 다공질 물체를 통하여 분리하는 조작. 여과로 분리한 액체를 여과액, 고체를 여과괴(濾過塊)라고 한다. 넓은 뜻에서는 기체 속의 현탁(懸濁) 고체와 액체 입자를 분리시키는 조작도 포함되지만, 이것이 일반적으로 여과집진(濾過集塵)이라 하며, 단순히 여과라 할 때는 고체-액체 분리 조작만을 가리킨다. 여과는 화학실험 등에서 침전분리 등에 널리 응용되는 외에, 화학공업을 비롯하여 기타 공업에서 가장 일반적인 중요한 단위조작의 하나이다.

분리시키는 고체입자도 0.1 이하에서 수백 μm에 이르고, 고체 농도도 모래여과기 등에서와 같은 극히 맑은 것에서 50% 이상의 슬러리(slurry)까지 광범위하다. → 슬러리. = 거르기.

여과재 濾過材 filter media 액체·고체 혼합물을 물리적으로 액체와 고체로 분리하는 다공재(多孔材). 모래, 자갈, 활성탄, 종이, 스펀지 등이 그 예이다.

여기 勵起 excitation 외부에서 에너지를 가함으로써 원자, 분자 등을 높은 에너지 준위로 전이시키는 것. 광 펌핑, 방전 여기, 전자 빔 여기, 캐리어 주입 등이 있다.

여닫이창 ～窓 bay window 실내공간이 연장된 형태의 창. 건물의 벽에서 바깥쪽으로 돌출되어 있다.

여드름 acne 모지선 단위의 염증성 질환. 기본 병변은 검은 색을 띠는 면포이고 염증이 진행되면 홍반, 구진, 농포, 결절 등이 형성된다. 오래되면 후유증으로 색소침착과 반흔을 남긴다. 처치로 과산화벤조일 등의 국소항생제 1.5~10% 용액을 취침 전에 1일 1회 환부에 도포하거나 retinoid 등을 국소적으로 도포한다. = 좌창.

여밈대 meeting rail 나무나 금속으로 만든 수평 막대. 오르내림창에서 창틀의 윗부분과 아랫부분을 구분해 준다.

여성 女性 female 임신과 양육을 할 수 있는 능력을 가진 성.

여성공포증 女性恐怖症 gynephobia 여성에게 병적인 두려움이나 혐오를 가지고 있는 남성에서 나타나는 불안장애.

여성동성연애 女性同性戀愛 lesbian 여성이 다른 여성에 대하여 성적 욕구를 가지는 경우.

여성성주기 女性性週期 female sexual cycle 임신이 되지 않는 일정한 기간을 두고 규칙적으로 반복되는 임신 준비기간과 임신 기간의 주기적인 여성생식 기능. 뇌하수체 전엽에서의 난포자극호르몬(FSH) 분비와 난소에서의 에스트로겐(estrogen)의 분비가 교대로 일어나기 때문에 발생한다. 성주기의 처음에는 뇌하수체 전엽에서 FSH를 분비하여 난소

에서 난포를 발육시켜 estrogens을 분비케 하고 성주기가 멎어도 FSH 호르몬의 분비는 계속된다.

여성형유방증 女性型乳房症 gynecomastia 남자 유방의 한쪽 혹은 양쪽이 비대해지는 증상. 호르몬 불균형, 고환과 뇌하수체 종양, 에스트로겐이나 스테로이드 약물요법에 의해 나타난다.

여성화 女性化 feminization 남성이 여성화되는 것. 원인으로는 종양, 알코올 중독, 암을 치료하기 위해 에스트로겐을 사용하는 것 등이 있다.

여진 餘震 after shock 강한 지진 후에 이어지는 약한 지진. 본 지진시 방출되지 못한 진원(震源) 주위의 탄성에너지나 부차적인 지각변형으로 축적된 탄성에너지가 방출되면서 생긴다. 여진은 본 지진보다 약하나 수일 또는 수년 동안 지속되기도 한다. → 지진, 지진파.

여포샘종 濾胞～腫 follicular adenoma 중년 여성에서 호발하며 보통 단발성으로 결합조직의 피막이 있고 부분적으로 출혈, 석회화, 낭포화, 연화 등의 2차 변성이 보이는 갑상선선종.

여포성방광염 濾胞性膀胱炎 cystitis follicularis 방광점막에 림프소절을 품은 결절이 산재해 있는 방광염.

여포자극호르몬 濾胞刺戟～ follicle stimulating hormone : FSH 뇌하수체 전엽에서 분비되는 호르몬. 난소의 난자 성장과 성숙을 자극하고 남자에서는 정자의 생산을 자극한다. = menotropins.

여행자설사 旅行者泄瀉 traveler's diarrhea 자신의 주거지 이외의 다른 세계 지역을 방문하는 사람에서 흔히 보는 여러 설사성 질환의 형태. 독효소(외독소)를 생산하는 대장균의 일부 균주가 흔한 원인이고, 이런 상태를 일으키는 미생물은 *Giardia lam-blia, Salmonella*와 *Shigella*의 종들이다. 증상은 수일간 지속되고 복통과 장 경련, 오심, 구토, 발열과 물 같은 대변을 포함한다.

역과손상 轢過損傷 runover injury 자동차나 열차의 하부구조나 바퀴에 의해 눌려 발생하는 손상. 충격을 가한 차량이나 제2, 제3차량에 의해 많이 발생한다.

역류[1] **逆流 inverse current**(구조) 물이 평균수심을 유지하는 과정에서 형성되는 반대 방향의 흐름. 큰 파도군이 해안에 접근하면 해안 근처의 수심은 상승하게 되고 이것이 평균적인 높이보다 높게 되면 이 물은 수위를 맞추기 위해 평균수심으로 돌아가려고 한다. 만약 이렇게 수위를 낮추려는 일이 수심이 깊은 쪽 바닥에서 일어나면 이때 역류가 생성된다. 큰 쇄파는 강한 역류와 같다고 보면 된다. 만약 역류를 확인하고 빠져나가려 한다면 역류의 직각방향으로 헤엄쳐야 한다.

역류[2] **逆流 regurgitation**(구급) ① 구강속으로 삼켜진 음식물이 도로 나오는 것. ② 이상이 있는 심장판막을 통해 혈류가 되돌아 흐르는 것. → 역류(reflux).

역류교환 逆流交換 countercurrent exchange 혈액이 U자 고리형으로 흐르는 신수질의 직혈관에서 일어나는 과정. 물이 신장으로부터 운반됨과 동시에 NaCl이 간질액에 갇히도록 한다.

역류방지밸브 逆流防止~ check valve → 체크밸브.

역류방지장치 逆流防止裝置 back flow preventer 수도배관과 소방설비배관의 연결부에 설치하여 소방설비배관의 고압이 수도배관으로 유입되지 않도록 하는 장치.

역류선 逆流線 eddy line 역류와 아랫방향으로 흐르는 물 사이의 경계.

역류성식도염 逆流性食道炎 reflux oesophagitis 위액이 식도로 역류하여 식도 점막에 궤양과 출혈을 일으키는 질환. 증상으로는 식후 약 30분 이내에 가슴의 흉골 뒤쪽에 뜨겁거나 쓰라린 통증과 불쾌감을 느끼게 되는데, 식도점막까지 역류한 위 내용물이 접촉하여 생기고 이런 자극으로 미란, 궤양을 일으켜 출혈을 유발하기도 한다.

역류증폭계 逆流增幅系 countercurrent multiple system 신장내 헨레고리의 상행각과 하행각 사이에 일어나는 상호작용으로 신수질 간질액 속의 용질 농도가 증폭된다.

역률시험 力率試驗 power factor test 피상전력에 대한 유효전력 비율 산출시험.

역배치 逆配置 reverse lay 화재현장에서 급수원으로 호스를 역배치하는 것.

역설적흥분 逆說的興奮 paradoxic agitation 정신안정제를 투여한 후에 때때로 나타나는 예기치 않은 흥분상태. = 기이성흥분.

역압 逆壓 counterpressure 이미 있는 압력의 반대 방향으로 작용하는 압력.

역전도 逆傳導 retrograde conduction 심실이나 방실결절에서부터 심방까지, 방실결절을 통한 전기자극의 역전도.

역전층 逆轉層 inversion layers 기온이 상공으로 갈수록 높아지는 공간. 이러한 현상을 기온의 역전이라고 한다. 대기의 기온은 100m 상공으로 올라감에 따라 약 0.6℃의 비율로 저하되는데 때로는 그 감율이 이 비율보다 현저히 적거나 상공쪽이 더 높아지는 경우를 말한다. 역전층 속에서는 대류에 의한 확산이 이루어지지 않으므로 이 속에서 오염물질의 배출이 이루어지면 그 지표 농도는 사람의 건강에 영향을 줄 정도로 되는 경우가 많다. 역전은 그 원인에 따라서 방사성, 지형성, 침강성, 전선성 등으로 구별된다.

역전층현상 逆轉層現象 inversion layers phenomenon 대기의 윗부분 온도가 아래보다 높아 공기가 움직이지 않고 오염물질이 축적되는 현상.

역제곱의법칙 逆~法則 inverse square law 복사세기가 물체로부터의 거리에 역제곱으로 비례하는 관계.

역청 瀝青 bitumens 천연산 고체·액체·기체의 탄화수소 화합물과 그 가공물의 총칭. 일반적으로는 아스팔트 등과 같은 탄화수소 물질을 가열·가공했을 때 생기는 흑갈색의 타르(tar)를 가리킨다. → 타르.

역청탄 瀝青炭 bituminous coal 흑색 또는 암흑색으로 유리광택 또는 수지(樹脂)광택이 있는 석탄. 탈 때에는 긴 불꽃을 내며, 특유한 악취가 나는 매연을 낸다. 탄화도(炭化度)는 갈탄보다 높고 무연탄보다 낮다. 탄소함유량은 80~90%, 수소함유량은 4~6%이다. 탄화도가 상승함에 따라 수소가 감소하고 탄소가 증가한다. 발열량은 8,100kca1/kg 이상이다. 강점결탄(强粘結炭)은 제철용 코크스, 도시가스로 이용되며, 점결탄과 약(弱)점결탄은 발생로용과 도시가스용으로, 비(非)점결탄은 일반 연료용으로 사용된다. 최근에는 수소의 첨가, 가스화 등의 연구가 발달하여, 석탄화학 공업의 가장 중요한 자원이다. = 흑탄(黑炭).

역치 閾値 threshold 흥분을 일으킬 수 있는 최소한의 자극, 즉 신경섬유를 흥분시킬 수 있는 최소의 자극 강도로 신경섬유의 막전압을 −55mV까지 떨어뜨릴 수 있는 자극 강도. = 문턱값.

역탐지 逆探知 counter measure : CM 상대 물체 표적을 탐지하려고 발사한 전파를 수신하여 역으로 그 전파의 발사원을 탐지하는 것과 그 탐지 전파를 방해하는 것

역학 疫學 epidemiology 인간 집단을 대상으로 질병을 집단 현상으로 파악하여 질병의 발생이나 분포 및 유행경향을 밝히고 그 원인을 규명함으로써 그 질병에 대한 예방대책을 강구할 수 있도록 하는데 목적을 둔 의학의 한 학문 분야. 역학의 역할은 질병의 원인 규명, 질병발생과 유행의 감시, 보건사업의 기획과 평가자료 제공, 질병의 자연사 연구, 임상분야에 활용하는 것 등이다.

역학자 疫學者 epidemiologist 지역사회 또는 특정 집단 사람들에서 생기는 질병의 발생률, 유병률, 전파, 예방과 통제를 연구하는 의사 또는 과학자.

역행건망증 逆行健忘症 retrograde anmesia 기억상실을 일으킨 사건 이전의 삶에 대한 기억상실. 질환이나 부상에 의해 나타날 수 있다. = 역행기억상실.

역행성 逆行性 paradoxical 일관성이 없거나 모순되거나 정상 규칙과는 맞지 않는 것. = 기이성.

역행신우요관조영술 逆行腎盂尿管造影術 retrograde pyelography : RP 요로를 통해 방광, 요관, 신우까지 관을 삽입한 후 관을 통해 방사성 조영제를 주입하여 X-선 촬영을 하는 검사. 배뇨체계를 자세히 볼 수 있으며 요로 폐쇄 진단에 이용한다.

역행운동 逆行運動 paradoxical motion(구급) 연가양 흉곽(flail chest)에서 늑골의 분리된 부분이 정상 흉곽운동에 대해서 반대방향으로 움직이는 것. → 동요가슴(flail chest), 역행호흡(paradoxic breathing). = 기이운동.

역행운반 逆行運搬 retrograde transport 축삭운반의 반대로 소아마비 바이러스, herpes 바이러스, tetanus toxin과 세균독물질 등이 신경말단에서 축삭을 통해 세포체로 이동되는 경우의 운반.

역행호흡 逆行呼吸 paradoxical respiration 정상적인 호흡과 달리 흡기시 폐 또는 흉곽이 축소하고 호기시 확장되는 것과 같은 호흡 상태. 예를 들면 흉곽상해로 두 개 이상의 인접한 늑골들이 두 곳 이상에서 각각 골절되면 동요가슴이 발생하여 호흡시 반대의 움직임을 보이게 된다. = 기이호흡.

역형성 逆形成 anaplasia 세포구조와 방향의 변화. 종양세포에서 특징적이다.

역호스배치 逆~配置 fire-to-hydrant-lay 화재 현장에서 급수원을 향해 호스를 배치하는 것.

역화 逆火 backfire ① 화염이 최초의 발화 근원지로 되돌아와 옮겨 붙는 것. 즉 불 혹은 고온체 근처에서 용기에 인화성 액체를 부었을 때 그것에 인화된 화염이 그 용기를 향해 역으로 타 들어가는 현상을 말한다. ② 삼림 또는 초원에서 발생한 화재를 효과적으로 진압할 수 있는 연소저지선을 구축하기 위하여 바람이 불어오는 쪽의 화재 진행 방향에 의도적으로 일으킨 이른바 맞불도 일종의 역화다. ③ 가스용접시 흡관의 화구가 막히거나 과열될 때 화염이 화구에서 아세틸렌 호스 쪽으로 역행하는 것이나 노(爐)의 경우 화염이 버너에서 역행하는 현상 역시 역화의 일종이다. → 백드래프트.

역효과 逆效果 untoward effect 약이나 치료에 대한 해로운 부작용.

역F형안테나 逆~形~ inverted F-type antenna 역 L형 안테나의 중앙 부분에서 급전하는 형태의 안테나.

역L형안테나 逆~形~ inverted L-type antenna 장파 및 중파용 안테나로 사용되며, 한개 또는 수개의 도선을 수평으로 뻗쳐 그 한쪽 끝에서부터 수직으로 내려 L자를 거꾸로 한 형태의 안테나. 안테나

길이를 사용 파장의 1/2로 하여 안테나를 공진시키는 것은 파장이 길어서 안테나의 부지나 지지물의 관계상 곤란하므로, 안테나 길이를 1/4 이하의 접지 안테나로 하여 공진시킨다. 그러면 지표면 방향의 전파 방사는 별 변화가 없으며, 그 위의 높이는 상당히 감소시킬 수 있기 때문에 이것을 지탱하는 나무 기둥을 이용한 탑 등이 매우 경제적이다.

역V형안테나 逆~形~ inverted V-type antenna 두 개의 도선을 수직면 내에 역 V자형으로 하여 그 일단에서 급전하고 다른 쪽은 부하를 통하여 접지한 지향성의 진행파 안테나.

엮음저장 ~貯藏 laced storage (소방) 타이어 옆면을 겹쳐서 엮인 모양을 만드는 적재방법.

연가양분절 連枷樣分節 flail segment 다발성 늑골 골절로 연가양 흉부를 일으키는 늑골의 조각난 부위.

연가양흉부 連枷樣胸部 flail chest 다발성 늑골 골절로 호흡 시 근육보다는 흉곽 내 압력에 의해 움직이는 역행성 흉벽운동이 일어난다. 심한 통증과 호흡곤란이 초래되므로 베개나 양압호흡으로 모순된 흉벽운동과 비효율적인 공기 교환을 정지시켜야 한다. = 동요가슴.

연강 軟鋼 mild steel 탄소의 양이 적고 비교적 연한 탄소강. C함유량 0.12~0.20%, 인장 강도 38~44 kg/mm^{2}정도로 리벳, 관 등의 재료로 사용된다.

연강동체 軟鋼胴體 mild steel shell 고압 실린더에 사용하는 스테인레스 강과 스테인레스 스틸을 제외한 모든 스틸 동체.

연결 連結 hooking up (소방) 펌프차의 호스를 소화전에 연결하는 것. 펌프차의 여러 송수구 가운데 하나에 호스라인을 연결하는 것.

연결물질 連結物質 ligand 큰 분자(보통은 단백질)에 화학적으로 결합하는 작은 분자. 예를 들어 산소는 헤모글로빈에서 헴에 대한 연결물질이고 호르몬이나 신경전달물질은 특수한 막단백질에 대한 연결물질이다.

연결살수설비 連結散水設備 connection spray system 판매시설 및 지하가 또는 건축물 지하층의

연면적이 150㎡ 이상인 곳에 설치하는 본격 소화를 위한 소화활동설비. 지하가, 건축물의 지하층은 화재가 발생할 경우 연소생성물인 연기가 외부로 쉽게 배출되지 않아 소화활동에 지장을 초래하므로 초기 소화용으로 설치된 옥내소화전설비만으로는 소화가 어려워 건축물의 1층 벽에 설치된 연결살수설비용의 송수구로 수원을 공급받아 사용하도록 되어 있다. 연결살수설비가 스프링클러설비, 물분무소화설비와 다른 점은 외부의 소방차 등으로부터 수원을 공급받아 화재를 소화할 수 있게 되어 있다는 점과 송수구역마다 선택밸브가 설치되어 있어 선택밸브를 개폐하여 물이 뿌려지도록 하고 있다는 점이다.

연결송수관 連結送水管 standpipe 건물 및 기타 구조물에 설치된 소방호스 방출구로 물을 공급하는 수직의 습식 또는 건식 배관.

연결송수관설비 連結送水管設備 standpipe system 고층건축물, 무창건축물, 지하건축물, 아케이드 등에 설치하여 주소화 설비인 옥내소화전 설비, 스프링클러소화설비, 물분무소화설비를 도와 건축물 및 공작물을 화재로부터 보호하는 기타 소화 활동상 필요한 설비. 이 설비의 특징은 건축물의 외벽 또는 건축물의 출입구에 송수구를 설치하는 것으로 화재가 진행되고 있을 경우 소방차나 소방대의 물의 공급을 받아 소화활동을 하는 설비이다. 연결송수관설비는 송수구, 방수구 및 배관으로 구성되어 있다.

연결송수구 連結送水口 pumper connection 소방차량과 건물의 소방설비를 연결하는 금속구. = 송수구.

연결신경 連結神經 connecting nerves 중추신경계와 말초신경계 사이에서 감각자극과 운동자극을 전달하는 신경.

연결잠금장치 連結~藏置 connection fastening (구조) 구조자의 안전벨트와 랜야드 연결시 사용하거나 하강 설치 때 안전벨트와 연결 줄 고정 장비로 사용되는 보조적인 장치. = 카라비너.

연고 軟膏 ointment 한 가지 이상의 약물이 혼합된 반고형 약제로 피부와 점막에 도포하여 사용하는 외용약. 이고와 찰제의 중간정도의 점도를 가지고 있

으며 국소 진통제, 마취제, 항생제, 수렴제, 탈색제 등 여러 가지 다양한 종류가 있다.

연골 軟骨 cartilage 연골세포와 여러 섬유로 구성된 비 혈관 지지 결체 조직. 주로 관절, 흉곽과 후두, 기관, 코, 귀와 같은 견고한 관에서 발견된다. 종자골과 임신초기 단계에서의 태아골격의 대부분을 구성하는 일시성연골은 나중에 뼈로 대치된다. 영구적 연골은 질병, 또는 노화를 제외하면 골화되지 않고 남아있다.

연골관절 軟骨關節 cartilaginous joint 뼈 표면에 있으며 약간의 움직임이 가능한 관절. 연골결합 (synchondrosis)과 섬유연골결합(symphysis)의 두 가지 형태가 있다.

연골무형성증 軟骨無形成症 achondroplasia 골단의 연골아세포의 성장과 성숙의 유전적, 선천적 장애로 부적절한 연골 형성을 일으키고 짧고 굽은 다리, 척추 후만증과 요추 전만증을 보이는 증상. = 연골발육부전증.

연골세포 軟骨細胞 chondrocyte 신체의 연골을 형성하는 세포.

연골육종 軟骨肉腫 chondrosarcoma 연골에 생기는 악성종양. 성인에 많고 늑골이나 대퇴, 골반에 발생하고 연골종에 비해 세포의 이형을 보인다.

연관통증 聯關痛症 referred pain 내장통각의 특징으로 자극을 받고있는 부위가 아니라 신체의 다른 부위로부터 발생하고 있는 것처럼 느껴지는 것. 예를 들면 심장의 이상에 의한 통증이 왼쪽어깨와 왼쪽팔의 안쪽에서 나타난다. = 전이통증(轉移痛症), 관련통, 연관통.

연구개 軟口蓋 soft palate 입천장 경구개의 뒤쪽 경계를 이루며 점막, 근섬유, 점액선으로 구성된 구조. = 물렁입천장.

연구용원자로 研究用原子爐 research reactor 물리학, 화학, 생물학, 의학 및 기타 여러 가지 순수한 공학적 연구용으로 사용하기 위한 목적으로 설계된 원자로. 조사(照射) 구멍, 열중성자등, 차폐물, 기타 실험용 설비가 완비되어 있으나 대체로 출력은 작다. 동력로에 비해 소형이지만 다방면에 걸친 원자력 이용의 기초가 된다. 특성상 강한 중성자선, 방사선을 얻을 수 있도록 설계되어 있으며, 중성자선이 강하지 않은 원자로는 연구와 동시에 원자로 기술자의 교육훈련을 겸해서 사용되는 경우가 많다.

연기 煙氣 smoke '공기 중에 부유하고 있는 고체·액체 미립자 및 재료가 열분해 혹은 연소 했을 때 발생하는 가스의 복잡한 혼합물'. 즉 재료의 가열에 의한 열분해 생성물질을 말한다. 가연성 물질의 연소로 생성되는 연기는 보통 검은 연기, 푸른 연기, 흰 연기, 보이지 않는 연기로 구분되어 진다. 이는 주로 생성되어지는 알갱이의 유무, 종류, 크기 등에 기인한다. 연기가 움직이는 속도는 바람의 유무와 강도, 실내외, 기온과 습도, 연소재료 등 상황에 따라 그 실험치가 다르지만 일반적으로 수평방향으로는 0.5~1m/sec, 수직방향으로는 2~3m/sec의 속도로 이동한다. 실내에서의 연기의 이동은 벽이나 천장을 따라 진행되며 계단실, 파이프피트, 공조덕트, 엘리베이터실, 린넨슈트, 쓰레기 덕트 등 수평 또는 수직 관통부를 연통삼아 순식간에 이루어진다. → 덕트, 피트.

연기감시기 煙氣監視器 smoke eye 연기 농도를 지속적으로 측정하여 농도가 일정치 이상이 되면 경보를 발하는 장치. 연기에 의해서 흐려지는 발광소자의 빛을 광전자셀이 감지하는 방식이다.

연기감지기 煙氣感知器 smoke detector 연기로 화재를 감지하는 기기. 화재에 의해 생성되는 연기의 입자에 의해 빛의 흡수에 산란을 일으키는 것을 이용하여 검출하는 광전식과 α-선에 의하여 이온화되어 있는 공기 중에 연기가 들어가면 이온전류가 감소하는 성질을 이용한 이온화식이 있는데, 그 방사원으로는 라듐(Ra), 아메리듐(Am) 등이 사용되고 있다.

연기기둥 煙氣~ plume 화재 또는 굴뚝으로부터 솟아오르는 연기의 기둥.

연기농도 煙氣濃度 smoke concentration 공기 중에 연기의 확산으로 인하여 차지하는 연기의 비율. 일반적으로 가시도로 표시되기도 한다.

연기농도감시기 煙氣濃度監視機 smoke density monitor 연기 속에서 흘러나오는 빛줄기의 정도를 감지하여 연기의 농도를 지속적으로 기록 및 측정하며 연기농도가 일정치를 초과할 경우 경보를 발하는 감지장치.

연기농도상승예상도 煙氣濃度上昇豫想圖 smoke profile 화재로 인해 발생한 연기가 일정 공간 내에 축적될 때의 연기농도의 변화를 예측하는 도표.

연기독성학 煙氣毒性學 smoke toxicology 연기가 인체에 미치는 생물학적 영향에 관해 연구하는 학문.

연기배출기 煙氣排出機 smoke ejector 어떤 구역의 연기 또는 위험한 가스 등을 배출시키거나 또는 그 구역으로 신선한 공기를 유입시켜 연기나 가스, 열기 등을 방출하는 팬.

연기시험용챔버 煙氣試驗用~ smoke test chamber 연기감지기 등의 감도시험에 사용하는 장치. 장치 내에 발연기능이 내장되어 있다.

연기오보 煙氣誤報 smoke scare 연기와 증기 등을 혼동하여 발신된 오보.

연기투시랜턴 煙氣透視~ lantern 화재·구조현장에서 인명검색 및 현장 활동 시 필요한 장비. 두터운 농연층의 연기를 투시하여 구조 및 작업에 활용도를 높일 수 있는 개인용 조명장비.

연기폭발 煙氣爆發 smoke explosion 고온연기 및 가스의 폭발.

연기흡입 煙氣吸入 smoke inhalation 유해한 연기를 마시는 것. 목과 폐의 통증, 호흡곤란, 천식, 불면증, 기침, 목이 쉬는 증상을 보이며 연기에 노출된 후 48시간이 지나면 폐에 종양이 생길 수도 있다.

연단창 ~窓 awning window 너비 30cm, 길이가 창의 너비 만큼인 창유리. 크랭킹 기구로 여닫을 수 있다.

연도 煙道 flue 보일러나 스토브 등에서 연소하여 배출되는 가스가 굴뚝에 도달하기까지의 통로.

연도가스 燃道~ flue gas 연소실로부터 굴뚝 등의 연도를 통해 배출되는 연소배기가스.

연돌 煙突 chimney 연소생성물(수증기, 가스, 미립자 등)을 배출시키는 통로. 연돌에 가연물이 접촉되어 있거나 연돌을 통해서 불씨가 날아가면 화재가 발생할 수 있다.

연돌효과 煙突效果 stack effect 주로 고층 건축물의 내부에서 발생될 수 있는 연기나 공기의 흐름으로 건축물 내부와 외부의 기온차로 인한 공기의 압력 차이로 그 내부의 더운 공기는 상승하고 외부의 찬공기는 아래로 내려오면서 결국 강한 통풍(draft)을 일으키는 현상. 화재 중 연돌 효과는 가끔 고층 건물 내 연기와 유독가스를 넓게 분포시킨다. 연돌효과의 크기와 상관되는 것은 건물의 높이, 외벽의 밀폐, 건물 층 사이의 공기누설, 건물의 내부와 외부 간의 기온 차이 등이다. → chimney effect.

연동 連動 gearing 시스템의 어느 한 부분이 작동하면 그와 연결된 다른 부분도 함께 작동되는 것. 화재 감지기 작동에 의한 경보기, 방화셔터 등의 작동이 그 예이다.

연동운동 蠕動運動 peristalsis 소장의 평활근이 자극되면 자극받은 곳의 상부는 수축하고 하부는 이완하면서 미즙이 다음 단계로 이동되는 현상. 음식물을 소화관으로, 담즙을 담관으로, 요를 요관으로 밀어내는 통합된, 규칙적인, 일련의 평활근의 수축작용으로 꿈틀운동이라고도 하며 연동파의 진행 속도는 약 2cm/sec로 진행되며 진행거리는 4~5cm이다. 연동파는 소장에서 불규칙하게 일어나며 보통 분절운동과 함께 일어난다. 장의 흥분상태가 고조되어 강한 연동파가 25cm/sec의 속도로 빠르게 진행되면 급속연동(peristaltic rush)으로 설사와 같은 증상이 나타난다.

연동정지스위치 連動停止~ interlocking stop watch(소방) 수신된 신호에 따라 기기 등의 작동 회로를 차단하는 스위치.

연료 燃料 fuel 연소시켜서 그 열이나 빛을 직접 이용할 수 있는 물질(기체, 액체, 고체). 동식물에서 얻는 것과 석탄·석유·천연가스와 같은 화석(化石) 연료가 있다.

연료가스 燃料~ combustible gas 연료의 목적으로 사용하는 가스의 총칭. 천연 가스, 발생로 가스, 수성 가스, 고로 가스, 코크스로 가스, 액화 석유 가스, 이상의 것을 적당히 혼합시킨 도시 가스 등이 있다.

연료계 燃料計 fuel meter 연료탱크 액면의 변화를 전류의 변화로 바꾸어 연료의 잔량을 지시하는 계기. 바이메탈식, 코일식, 저항식 등이 있다.

연료보급차 燃料普及車 fuel tender 지상 또는 공중 장비용 연료 공급에 사용하는 차량.

연료분사밸브 燃料噴射~ fuel injection valve 디젤 기관에 있어서 분사 펌프에서 이송된 고압의 연료를 실린더 내에 분사·무화시키기 위한 밸브. 연료 압력이 니들 밸브에 작용해서 그 힘이 스프링의 힘을 상회하면 밸브가 열려 연료를 분사하며, 연료의 압력이 내려가면 스프링의 힘으로 밸브가 닫힌다.

연료소비율 燃料消費率 fuel consumption rate 단위시간, 단위출력당의 연료소비량. 줄여서 연비라고도 한다. 보통 g/psh, cc/psh로 나타낸다. 자동차에서는 연료단위량 당의 주행거리 km/ℓ로 나타내기도 한다.

연료용가스 燃料用~ utility gas 일반적인 화기 취급 시설의 연료로 사용되는 가스.

연료유 燃料油 fuel oil 아궁이나 보일러에 연소 연료로 사용하는 석유류 등의 기름.

연료전지 燃料電池 fuel cell 연료가 보유하고 있는 화학 에너지가 연소에 의해 열로 전환되지 않고, 전지 내에서 전기화학적 작용에 의해 전기 에너지로 직접 변환되도록 하는 장치.

연료지배형화재 燃料支配形火災 fuel limited fire 일정공간의 환기(공기공급)는 원활하지만 가연물이 부족하여 성장하지 못하거나 소멸하는 화재. 연료지배형화재는 환기지배형화재에 비해 위험성이 적다. → 환기지배형화재. = fuel control fire.

연립주택 聯立住宅 row house(소방) 4층 이하 1동의 연면적 660m² 이상으로 건축된 공동주택. 내부 구조는 아파트와 유사하다. → 공동주택.

연마재 研磨材 abrasives 금속의 표면을 깎기도 하고 매끈매끈하게 하기 위해서 사용하는 단단하고 가는 분말. 종이·헝겊면에 고착시켜 이용하는 일이 많다.

연막 軟膜 pia mater(구급) 뇌와 척수를 덮고 있는 가장 안쪽의 부드러운 막. 신경계를 공급하는 혈관들이 많이 분포해 있다. → 지주막(arachnoid), 경막(dura mater).

연면적 延面積 total floor area 건축물 각 층의 바닥면적을 합한 면적. → 바닥면적.

연무 煙霧 mist 기체 중에 부유하고 있는 액체의 미립자. 보통 10㎛ 이하의 입경으로 증기가 기체 중에 응축된 것이 많으나 액체가 날아가서 거품이 되거나 분무된 것도 있다. = 연막.

연무소각장치 煙霧燒却裝置 fume incinerator 용제를 사용하는 작업이나 도장작업 등에서 배기가스에 포함된 용제를 완전히 연소시키기 위해 설치한 장치.

연부조직손상 軟部組織損傷 soft-tissue injury 표피와 진피로 구성된 외피계의 손상. 연부조직은 화상과 외상 등 두 가지 손상기전에 의해 손상되고 외상에는 개방창과 폐쇄창이 있고 화상은 열, 전기, 화학물질, 방사선 등에 의해 세포막 변성이 일어난 것을 말한다. 외상 시 출혈과 감염이 가장 큰 합병증이고 화상은 쇼크로 진행되는지도 관찰해야 한다.

연사 撚絲 twist yarn 1올 또는 2올 이상의 실에 꼬임을 준 실.

연선 撚線 stranded cable 다수의 소선(素線)을 꼬아 만든 전선. 유연하기 때문에 이동식 전기기구의 전원선으로 많이 사용한다. → 소선.

연성 延性 ductility 물체가 탄성 한도를 넘는 힘에 의해 파괴되지 않고 길게 늘어나 소성적(塑性的)으로 변형하는 성질. 전성(展性)과 함께 물체를 가공하는 데 있어 아주 중요한 성질. 그 정도는 연신율(延伸率)이나 수축률로 표시하는데, 같은 물체일지라도 온도나 습도 등에 크게 영향을 받는다. 백금, 금, 은, 구리 등의 금속이 이 성질이 풍부하며, 그 중 백금은 지름 0.1㎛ 정도의 아주 가느다란 선으로 늘릴 수가 있다. 일반적으로 경도(硬度)가 큰 물질은 연성이 작고 경도가 작은 물질은 연성이 크다.

연성계 連性計 compound gage 대기압 이상의 압력과 이하의 압력을 함께 측정할 수 있는 압력계.

연성디스크-퓨저블플러그 軟性~ frangible disc-fusible plug(소방) 온도가 플러그를 녹이거나 약하게 할만큼 높지 않을 경우, 비록 설정된 파열 압력에 도달하더라도 디스크가 파열되지 않도록 해주는 압력안전장치. 한개의 플러그와 한개의 디스크로 이루어져 있다.

연성부목 軟性副木 soft splint 부드러운 재질을 사용하는 부목. 가장 많이 사용되는 것은 공기부목 혹은 진공부목이다. 공기부목은 모양과 크기가 매우 다양하며 축 방향으로 지퍼가 부착된 경우도 있다. 공기부목을 착용시킨 후에는 입으로 공기를 주입하는 것이 안전하며 공기펌프를 사용하여 공기를 주입해서는 안 된다. 공기부목은 환자에게 편안하며 접촉이 균일하고 외부출혈이 있는 상처에 압박을 가할 수 있으므로 지혈도 가능하다는 장점도 있으나 공기부목은 온도 변화에 따라 여러 가지 단점이 있으며 지퍼가 작동되지 않는 경우도 있다. 온도변화가 심한 경우 공기압력의 변화가 심하여 추울 때는 압력이 떨어지고 더울 때는 압력이 증가한다. 압력변화는 고도에 따라서 발생하므로 항공 이송 시에 문제가 되기도 한다.

연성칼라 軟性~ soft collar 경추손상 환자에게 목의 움직임을 제한하기 위해 사용된 부드러운 폼(거품)장치. 경추손상환자에게 사용되어 왔지만 지금 현장에서는 거의 사용하지 않는다.

연성하감 軟性下疳 chancroid 성적 접촉으로 인해 연성하감균(*Haemophilus ducreyi*)에 의해 감염되는 성병. 외부생식기에 무통반으로 시작하지만 농포를 형성한 후 동통성 궤양을 초래하고 가랫톳을 수반한다. = 무른궤양(soft chancre).

연소 燃燒 combustion 빛과 열을 발생하는 화학반응. 보통은 물질과 산소가 결합함으로써 생기지만 산소이외에도 불소, 염소, 질산성 화합물 등이 산화제 역할을 하는 수도 있다. 이들 산화제를 지연성 물질, 연료가 되는 것을 가연성 물질이라 한다. 일반적으로 연소의 주반응은 기상 중에서 일어나지만 고체의 표면이 촉매작용을 하는 경우는 주반응이 고체의 표면에서 일어나는 일이 있는데 이를 표면연소라 한다. 연소되기 위해 필요한 최저 온도를 발화점이라 하며 발화점에 이르면 기상에 불꽃이 생긴다. 불꽃은 반응열(연소열)에 지탱되어 전파하고 연소의 반응면은 매질(가연성물질 또는 혼합물)의 표면에서

내부로 이동해간다. 이때 정지하고 있는 매질 중으로 반응면이 이동해가는 속도를 연소속도라 한다. 반응열과 반응속도가 크면 연소속도도 커져서 폭발에 이른다. 생체 내에서의 완만한 산화반응도 연소라고 하는 경우도 있다. → 화학반응, 산소, 산화, 발화점.

연소3요소 燃燒三要素 fire triangle 연소에 필요한 3요소로서 산소, 열, 가연물을 들고 있으나 최근에는 연쇄반응을 포함시켜 4요소 혹은 4면체라고 한다. = 연소3면체.

연소4면체 燃燒四面體 fire tetrahedron 연소에 필요한 네 가지(연료, 산소공급원, 열, 연쇄반응) 요소. = 연소4요소.

연소가스 燃燒~ fire gas 연소생성물 중 기체로 발생되는 것을 말하며 화재가스라고도 한다. 엄밀히 말하자면 화염에 의해 뜨거워진 연소생성물들을 상온으로 냉각하였을 때도 기체 상태로 존재하는 연소생성물은 연소가스라고 한다. 연소가스의 양과 종류는 연소물질의 화학적 성분과 유효산소의 공급 상태 그리고 연소 온도에 따라 달라진다. 유독성 가스와 연기로부터 인체가 받는 영향은 그 분위기와의 접촉시간과 연소가스의 농도 등에 크게 좌우되지만 개개인의 신체적 조건과 건강상태에 따라서도 큰 차이를 보이고 있다. 연소가스를 호흡하는 사람이 받는 독성 효과는 화재시에 더욱 커질 수 있다. 왜냐하면 산소 결핍 및 열에 의한 신체적 영향과 아울러 인간의 심리가 극한 상황에 처해질 때 본능적으로 안간힘을 쓰게 되고 이로 인하여 신체적인 피로가 급격히 유발됨으로써 호흡속도가 빨라지기 때문이다. 따라서 평상시에는 무해할 수도 있을 농도의 것이 화재 조건 하에서는 유해하게 될 수도 있다. → 기체, 화재가스, 유독성 가스.

연소가스감지기 燃燒~感知器 fire-gas detector 화재에 의해 발생된 가스를 감지하는 장치.

연소건물의후면 燃燒建物~後面 side two 연소하고 있는 건물의 후면.

연소공기 燃燒空氣 combustion air 노(爐)에 열을 공급하기 위해 연료가스와 함께 연소하는 모든 공기.

연소구역 燃燒區域 burning block 임야화재 연소시험에서, 어떤 지역의 가연물이 일정한 것들이어서 특정한 연소형태를 보일 것으로 예상되는 지역.

연소기 燃燒器 combustor 연료와 공기를 가열·압축·분사하여 효율적으로 연소시키는 장치.

연소기구 燃燒器具 fuel-burning appliance 고체, 액체 또는 기체 연료를 연소시키는 장치.

연소물 燃燒物 inflammable articles 화재가 발생한 공간에 있는 가연물. → 가연물.

연소방지 延燒防止 exposure protection 화재가 인접한 곳으로 옮겨 붙지 않도록 하는 일로, 미리 물을 뿌리거나 가연물을 치우는 방법 등이 있다. → 연소저지, 제거소화.

연소방지설비 延燒防止設備 exposure protection equipment 전력·통신용의 전선이나 가스·냉난방용의 배관 또는 이와 비슷한 것을 집합수용하기 위하여 설치된 지하공작물. 사람이 점검 또는 보수하기 위하여 출입이 가능한 폭 1.8m 이상, 높이 2m 이상 및 길이 50m 이상의 급배수관용(전력 또는 통신사업용인 것은 500m 이상)의 지하공동구 내에 연소를 방지하기 위하여 설치하는 수막설비와 유사한 설비로 기본적인 구성은 송수구, 배관, 방수헤드 등으로 구성된다.

연소방지용스프링클러설비 燃燒防止用~設備 outside sprinklers 건물이 화재위험에 노출되는 것을 방지하기 위해 건물의 외부에 설치하는 개방형헤드 스프링클러설비.

연소범위 燃燒範圍 flammable range 연소가 일어날 수 있는 혼합범위. 가연물이 발화하여 연소가 일어나기 위해서는 물질조건(가스나 증기 및 분진의 형태)이 공기(산소)와 적당한 비율로 혼합되어 있어야 한다. 연소가 폭발적인 경우에는 폭발범위(폭발한계)라고도 한다. 따라서 연소를 위한 가연성 물질의 최저 농도값을 연소 하한계로, 최고 농도값을 연소 상한계로 정의한다. 연소범위는 온도가 상승하거나 증기압이 높을 경우 넓어진다. 예를 들면, 메탄이 공기와 혼합하여 발화하기 위해서는 상온 상압하에서 체적비로 5.3~14.0 vol.%이고, 연소범위의 단위

로는 가연성가스나 증기의 경우는 vol.%로, 분진과 같은 분산계의 경우에는 mg/ℓ 또는 g/m³로 표시한다. → 가연물, 발화, 연소, 메탄. = 폭발범위.

연소상한계 燃燒上限界 upper flammable limit : UFL 공기 중에 함유된 인화성 증기 농도. 인화성 증기가 화염을 보이면서 연소할 수 있는 최고농도.

연소생성가스 燃燒生成~ fire gas 가연성 물질의 연소로부터 생성되는 가스. 불완전 연소에 의한 일산화탄소, 아황산가스 등의 유독성 가스를 포함하고 있다. = flue gas.

연소생성물 燃燒生成物 products of combustion 화재로 인하여 발생되는 연기나 유독성 혼합가스. 가연성 물질의 종류에 따라서 그 성분은 다양한데 일반적으로 유독가스나 증기에는 이산화탄소, 일산화탄소, 질소, 시안화수소, 아크로레인, 이산화유황, 암모니아, 알데히드, 벤젠, 안티몬화합물, 아이소 시안산염, 할로겐산류(염화수소산, 브롬화수소산, 불화수소산, 포스겐) 등이 함유되어 있다.

연소속도 燃燒速度 rate of spread 정지되어 있는 매질 표면에서 안쪽으로의 법선 방향으로 이동하는 속도. 연소가 시작되면서 생긴 불꽃은 연소반응열에 의하여 전파되고 연소의 반응면은 매질의 표면에서 내부로 이동해 간다. 통상 단위시간을 분으로 하고 그 시간에 연소하는 거리를 m로 나타낸다. 연소속도는 일반적으로 대상물의 형태, 기상상태, 화재규모 및 경과시간 등에 따라 매우 다르다. 예를 들어 화약류, 액화석유가스 및 액화천연가스 등이 폭발할 때와 같이 대단히 빠른 경우도 있고 반대로 산림화재의 토화나 톱밥, 둥거가 훈소하는 때와 같이 느린 경우도 있다. 같은 목조건물이라 할지라도 강풍시의 풍상과 풍하는 상당한 차이가 난다. → 액화석유가스, 액화천연가스, 훈소, 풍상, 풍하.

연소시간 燃燒時間 burning time 가연물이 모두 산화하여 소진되는데 소요되는 시간.

연소시험 燃燒試驗 combustion test 가연물의 구성성분의 백분율 및 연소온도, 연소 생성물, 연소 현상 등을 측정하기 위하여 가연물을 연소시키는 시험.

연소실 燃燒室 combustion chamber 보일러나 가

열로 등에서 연료에서 발생한 가연성 가스가 공기와 혼합하여 연소하는 방. 보일러에서는 절탄기나 공기예열기 등의 대류 전열면에 들어가기까지의 부분이나 내연 기관에서는 혼합가스를 연소시키는 곳.

연소열 燃燒熱 heat of combustion 물질이 완전히 연소할 때 발생하는 열량. 보통 물질 1g 또는 1몰 당의 열량을 1칼로리로 나타낸다. 화합물의 화학반응에 의한 생성열을 구하는 경우 등에 사용된다. 석탄이나 석유 등 연료의 단위량당의 연소열을 발열량이라 한다.

연소위험노출 燃燒危險露出 exposure 어떤 자산이 외부의 화재, 즉 당해 구조물에서 발생한 것이 아니라 다른 구조물에서 발생한 화재로 인해 위험에 놓이게 된 상황.

연소유형 燃燒類型 burn pattern 화재현장의 가연물, 구조물, 물품 등이 연소로 인해서 변형되어 있는 형상(形狀). 발화 지점과 원인을 유추하는데 있어 매우 중요한 자료이다.

연소율 燃燒率 burning rate 단위 시간당 연소물질이 연소되는 양으로 나타내는 연소속도

연소장치 燃燒裝置 combustion apparatus 각종 연료를 경제적으로 연소시키는데 필요한 부품이나 기계기구 등을 포함한 모든 장치나 설비. 이들은 일반적으로 연료 및 공기의 공급, 연소의 진행, 폐가스나 재의 제거 또는 배출 등의 기능을 하는 부분들로 구성되어있다. 연소장치는 화격자 연소장치, 미분탄 연소장치, 유류연소장치, 가스연소장치 등 그 종류가 매우 다양하다.

연소저지 延燒沮止 fire control 가연물제거, 주수 등을 통해서 연소확대를 막는 일. → 연소확대.

연소저지선 延燒沮止線 control line 모든 인위적·자연적 연소저지선, 화재 제어용 방화대 등을 포함하는 포괄적 용어.

연소저지선구축곤란 延燒沮止線構築困難 resistance to line construction 연소저지선을 구축하기가 어려운 상태. 가연물, 지리적 조건, 화재 특성 등이 그 주원인으로 작용한다.

연소저지선구축법 延燒沮止線構築法 one lick me- thod 임야화재의 연소저지선을 구축할 때 소방대원들이 각각 특정 도구를 가지고 한 번 이상씩 진화 행위를 완료한 후, 정해진 거리만큼 전진하여 뒤에서 다른 도구를 가지고 따르는 소방대원에게 자기 자리의 진화작업을 인계하면서 연소저지선을 구축해 가는 방법.

연소저지선붕괴 延燒沮止線崩壞 lost line 전체 연소저지선 가운데 임야화재로 인해 붕괴된 연소저지선 부분.

연소저지선전진법 延燒沮止線前進法 progressive method 진화작업에 동원된 인력을 조직하여 연소저지선을 구축하는 방법. 대원 각자가 자신의 지정 위치를 이탈하지 않은 채 앞으로 전진하면서 진화작업을 수행하도록 하는 방법이다.

연소전면 燃燒前面 flame envelope 가연물과 공기가 화재로 전환되는 과정의 경계선.

연소점 燃燒點 fire point 인화점에서는 불꽃을 제거하면 연소가 중단되나 계속 가열하여 인화점보다 높은 온도를 유지해주면 점화원을 제거해도 자발적으로 연소가 지속되는 온도에 이른다. 이때의 온도를 연소점이라 하며 일반적으로 인화점보다 약 5~10℃ 정도 높다. 가열에 의해 반응속도가 증가하여 연소점에 도달하면 열의 발생 속도가 열의 소비 속도(물질을 가열하든가, 계 외로 도망하든가 한다)보다도 크게 되어 자기 가열을 일으켜 발화한다. 연소점의 값은 가열 시간, 공기 혼합의 방식, 용기의 재질과 형상 등의 조건에 따라 현저하게 변동하며 물질 상수는 아니다. 여러 가지 측정법이 있으나 측정법이 다른 것의 값을 서로 비교할 수는 없다. → 연소.

연소제어 燃燒制御 control of burning 기기에 물을 분무하거나 연소속도를 억제하기 위해 화재발생의 가능성이 있는 지역 내의 연료를 제거하거나 소화될 때까지 화재로부터 방출되는 열을 제한하는 것.

연소제어상태 燃燒制御狀態 under control 화재 진화작업에서, 불길을 완전히 잡았고 또 부분적으로 진화를 완료한 곳 또는 조만간 완전히 진화될 것으로 확실시되는 단계. 간혹, 잔화를 진화하기 시작하는 단계이기도 하다.

연소조건 燃燒條件 burning conditions 특정 상황에서 연소에 영향을 미칠 수 있는 요소. 산소농도, 환기, 가연물의 양, 가연물의 종류 등이 있다.

연소지수 燃燒指數 fire burning index 연료가 함유하고 있는 수분, 풍속, 기타 선택된 요소로 결정된 수치. 임야화재의 발화 가능성 및 그 진행방향, 크기 등을 예측할 때 사용한다.

연소지수측정계 燃燒指數測定計 burning index meter 연소지수를 측정할 때 사용하는 장치.

연소촉진제 燃燒促進劑 accelerant 가솔린, 등유 등의 인화성 액체처럼 발화나 연소를 촉진 또는 가속시키는 물질.

연소패턴 燃燒~ burn patterns 연소 결과 발생한 특유의 탄화현상. 화재의 발화부위를 알아내는데 유용하며, 가연물의 종류, 풍향, 화재에 노출된 시간 등의 영향을 받는다. = 연소유형, 연소형태.

연소한계 燃燒限界 flammable limit 대기 중 인화성 가스나 증기의 농도가 폭발 또는 발화할 수 있는 농도. 가장 높은 농도를 연소상한계, 가장 낮은 농도를 연소하한계라 한다.

연소한계거리 燃燒限界距離 minimum fire spread resistance distance 연소를 방임하였을 때 가연물 상호간에 어느정도 거리를 두어야 연소를 방지할 수 있는가 하는 최소한의 거리. 불필요한 소방력을 소모하지 않는 것은 그 효과를 높이는데 대단히 중요한 것이다. 따라서 연소의 우려가 없는 부분에는 소방력을 될 수 있는 한 억제하고, 그 위험이 많은 것에는 중점적으로 소방력을 배치하지 않으면 안 되기 때문에 연소한계거리를 명백히 이해하고 있어야 한다. 연소한계거리는 일정치 않는데, 상호 건물의 구조에 따라 또는 그때 당시의 풍속 여하에 따라 부동성을 띠고 있기 때문이다. 세밀하게 측정하려면 그 때그때 현장의 상황에 따라 실제로 확인하지 않으면 측정할 수 없는 경우가 많다. 즉 실제적인 실용상의 연소한계거리는 실례와 체험을 통하여 어느 정도의 지침을 얻어 실용상 사용되고 있으며, 대체적으로 무풍시 인접건물 간에서 15m이고 1층의 경우 5m, 2층으로의 연소는 6.5m로 보고 있다.

연소형태 燃燒形態 burn patterns = 연소패턴.

연소화재 燃燒火災 going fire ① 경보 접수시부터 화염이 진화될 때까지 격렬하게 타오르는 화염. ② 연소중인 화재.

연소확대 燃燒擴大 fire extension 비화, 복사열, 대류에 의하거나 연속되어 있는 가연물을 타고 화재가 다른 지점으로 확산되는 것. → 비화, 복사, 대류.

연소확대경로 燃燒擴大經路 avenues of fire spread 최초 발화지점으로부터 화염과 열기가 전파되어 나가는 길. → 연소확대.

연소확대방지 燃燒擴大防止 exposure protection 구조물이나 장치에 물을 분무하여 열원에 의한 손상을 최소화하는 조치.

연소확대시간 燃燒擴大時間 burning period 임야화재가 가장 신속하게 확산되는 시간. 24시간을 기준으로 할 때, 보통 오전 10시부터 일몰시까지의 시간을 말한다.

연소확대위험방지 燃燒擴大危險防止 exposure protection 연소하고 있지는 않지만 인접한 화재에 노출될 위험이 있는 구조물에 미리 물을 뿌려 열기의 확산을 제한하고 발화를 예방하는 것.

연소확산 延燒擴散 spread of fire 화재 발생 건물에서 인접 건물로, 건물 내 화재 발생 구획에서 다른 구획으로, 화재 구역에서 다른 구역으로 화재가 번져나가는 것. 화염, 복사열(輻射熱), 비화(飛火) 그리고 연속된 가연물에 의해서 이루어진다. 화재 지점과의 거리가 가까울수록 그리고 풍속이 강할수록 연소 확산 속도가 빨라진다. 연소를 저지하는 방법은 방화벽·방화문·방화셔터·드렌처(drencher) 설치, 방염(防炎) 처리 등이 있다. 연소 확산을 저지하는 것은 인명구조와 함께 소방활동의 가장 중요한 목표 중의 하나이다.

연소효율 燃燒效率 combustion efficiency 연소에 의해서 실제로 발생하는 열량과 연료가 지니고 있는 전열량과의 비.

연소흔 燃燒痕 catface 가연성 물질의 연소과정에서 유형의 물체에 남긴 흔적. 주로 연소가 종료된 후에 볼 수 있다.

연속봉합 連續縫合 continuous suture 한층 이상인 조직창상연을 접합하기 위해 처음에 결절 봉합한 실을 자르지 않고 연속 봉합하고 마지막에 결절 봉합하는 것.

연속사진 連續寫眞 panoramic photograph 방향 및 고도표시눈금이 있는 연속적으로 이어지는 와이드 앵글 사진. 임야화재를 수색할 때 유용한 사진이다.

연속성잡음 連續性雜音 continuous murmur 수축기에서 후기의 확장기 또는 확장기의 종말까지 전체에 걸쳐서 동맥관개존, 동정맥루, 매독성 대동맥류의 폐동맥내로의 파열, 대동맥폐동맥 중격결손, 폐동맥판 폐쇄, 폐혈관종, 폐동맥지협착에 있어서 일어나는 윙윙 울리는 심잡음.

연속스펙트럼 連續~ continuous spectrum 고분해능의 분광기로 조사해도 연속되어 있는 스펙트럼. 일반적으로 고체나 액체로부터 나오는 열방사 스펙트럼은 연속 스펙트럼이며, 기체 내에서 방사되는 빛의 스펙트럼은 선 스펙트럼 또는 띠 스펙트럼이 현저하고, 수소 분자는 자외선 영역의 강한 연속 광 스펙트럼을 방사한다. 또한 헬륨, 네온, 아르곤 등은 진공 자외 영역의 강한 연속 스펙트럼을 갖는다.

연속유압절단기 連續油壓切斷機 continuous hydraulic cutter 대형사고인 철도, 도로, 항공 등에서 구조 작업에 효과적인 장비. 15 mm 두께 이상 합금강 및 두꺼운 철판을 측면에서 연속적으로 절단할 수 있고 직선형 블레이드 유압커터는 측면들과 두꺼운 철판이나 고강도 수송객차의 연속적인 작업을 할 수 있다. 블레이드의 날은 톱니식이고 전체가 똑같은 힘을 가한다. 조절손잡이는 안전장치가 장착되어 있고 금속잠금장치가 장착된 고압 연결장치로 내 부식성 연마강으로 된 고강도 스틸이며 두 개의 핸들과 스틸 플레이트이다.

연속정격 連續定格 continuous rating 지정된 조건 하에서 기기를 연속으로 가동하더라도 온도 상승 제한과 같은 기기의 제한 사항을 초과하지 않는 정격.

연속정부하운전 連續正負荷運轉 continuous duty 펌프나 전동기 등의 내구성을 시험하기 위해 정부하로 실시하는 연속운전.

연속종 軟屬腫 molluscum 결절이나 부드럽고 둥근 덩어리가 나타나는 피부질환. 전염성 연속종(molluscum contagiosum)은 바이러스에 의해 생기는 피부와 점막 질환으로 흰색의 덩어리가 산재되어 있고 소아에서 가장 잘 발생한다. = 물렁종.

연속출구 連續出口 continuous egress 고가 위치에서 지상까지의 직통 출구 또는 공중 장치 아래쪽으로의 구조용 통로.

연쇄상구균성인두염 連鎖狀球菌性咽頭炎 strep throat 용혈성연쇄상구균에 의한 구강의 인두와 편도에 발생하는 감염증. 인후통, 오한, 목 주위 림프부종 등이 나타난다. → 인두염(咽頭炎).

연수 延髓 medulla oblongata 뇌의 종단부로 대후두공 높이에서 명확한 경계 없이 척수와 연결되는 길이 약 3cm, 무게 6~7g의 신경조직. 표면에는 척수와 같이 세로로 달리는 전정중렬, 전외측구, 후정중구, 후외측구가 있다. 전정중렬의 양측에는 한 쌍의 팽대부인 추체가 있어 골격근을 지배하는 추체로가 달리며 이는 하단에서 좌·우의 섬유가 서로 교차하는 추체교차를 이룬다. 추체 외측에는 올리브핵에서 일어나기 시작한 섬유로 인하여 올리브라는 타원형의 융기가 형성되어 있다. 연수의 피질은 백질이고 수질은 회백질로서 척수와 비슷한 구조를 이루는데 회백질 내에는 미주신경, 부신경 및 설하신경 등의 뇌신경 기시핵과 각종 전도로의 중계핵들이 존재한다. 또한 중앙에는 백질과 회백질이 섞인 망상체를 이루며 생명유지에 중요한 호흡중추, 심장중추, 연하중추, 구토중추 등을 함유하고 있다.

연수마비 延髓麻痺 bulbar paralysis 입술, 혀, 입, 목, 성대의 마비를 지속적으로 악화시키는 뇌신경의 진행성 마비가 특징인 퇴행성 신경병. = 숨뇌마비.

연신율 延伸率 elongation 재료의 인장 시험 때 재료의 늘어나는 비율. 시험편의 최초의 표점거리 l_0, 파단후의 표점거리 l_1이라고 하면, 신장률 $\delta = (l_1 - l_0)/l_0 \times 100(\%)$이다.

연안류 沿岸流 coastal current 쇄파대 내를 정선과 평행하게 흐르는 흐름.

연안지역 沿岸地域 coastal zone 연안 해역과 육역을 포함하는 지역. 우리나라의 경우 1999. 2. 8. 제정된 연안관리법에서 연안 해역은 만조 수위 선으로부터 지적공부에 등록된 지역까지의 사이인 바닷가와 만조 수위 선으로부터 영해의 외측 한계까지의 바다를, 연안육역은 무인도서와 연안 해역의 육지 쪽 경계선으로부터 500 m(항만법에 의한 지정 항만, 어항법에 의한 제1종 어항 및 제3종 어항 또는 산업입지 및 개발에 관한 법률에 의한 산업단지의 경우에는 1천 m) 범위 안의 육지지역(하천법 제2조 제1항 제2호의 규정에 의한 하천구역을 제외한다)을 말한다. 제5조의 규정에 의한 연안통합관리계획에서 정한 지역으로 규정하여 구체적인 범위를 한정하였다. 국가별로 연안육역에 대한 정의는 조금씩 차이를 보이고 있다.

연역항법 演繹航法 deduced reckoning 전자 기법 및 수동 위치 파악 장치를 사용하지 않고 위치를 추적하는 방법. 지상에서는 지도 및 주위 환경과 시간을 이용하여 결정한다. 해양에서는 이동률 및 시간과 방향을 이용하여 결정한다.

연유리 鉛~ lead glass 납을 함유하는 유리. 산화연의 함유량이 높은 유리로 비중, 굴절율이 높고 용해되기 쉬우며 연하다. 용도는 광학용 유리, 크리스탈 유리, 전구, 전기절연용으로 사용되며 납이 특히 많은 유리는 방사선 방호유리에 사용된다. = 프린트유리.

연장¹ 延長 elongation(구급) 길어지거나 확장한 상태.

연장² 延長 extension(소방) 접혀 있거나 분리되어 있는 장비를 펴거나 연결하여 길게 늘임. = 전개.

연접 連接 synapse 한 신경원의 종말단추가 다른 신경원의 수상돌기, 세포체 또는 축삭에 접속할 때 그 접속점. 흥분전달시 연접부에는 종말단추에서 분비된 아세틸콜린(acetylcholine)이 채워진다. = 시냅스.

연질고무 軟質~ soft rubber 고무 원료에 유황 분말을 배합하여 가열하거나 상온에서 염화유황을 배합하여 만든 고무. 풍부한 탄성과 강도를 지니고 있다.

연질섬유판 軟質纖維板 soft fiber board 목재, 짚 등의 각종 식물섬유를 주원료로 하여 판자 모양으로 접착, 제판한 인공재료로서 비중이 0.4 미만인 것. 일반적으로 흡음성, 단열성이 우수하고, 재료에는 방향성이 없으므로 사용하기가 쉬우며, 원료도 폐재(廢材)를 이용할 수 있는 등의 이점이 있다. 용도는 건축재료로서 벽, 천장의 재료로 이용된다.

연질아스팔트 軟質~ soft asphalt 침입도가 15° 이상인 아스팔트.

연질유리 軟質琉璃 soft glass 경질에 반하여 보통의 식기용, 건축용 등의 유리. 경질 유리에 비하여 용해나 가공이 용이하다.

연축 攣縮 twitch 신경-근 연접의 표본 신경섬유 위에 역치 이상의 자극을 가했을 때 갑자기 일어나는 근육의 수축. 연축의 시간적 변동을 기록한 곡선을 연축곡선(twitch curve)이라 하며 잠복기, 수축기, 이완기로 나눌 수 있다. 골격근의 1회 연축에 소요되는 시간은 약 0.1초 정도이다. = 단일수축.

연하곤란 嚥下困難 dysphagia 음식물을 잘 삼키지 못하는 증상. 대개 식도의 폐쇄나 운동 장애와 관련이 있다. 식도 종양이나 하부식도 고리 등 폐쇄성 장애가 있는 환자들의 경우 고형음식은 삼키지 못하지만 액체는 어느 정도 삼킬 수 있다. 그러나 무이완증(achalasia) 같은 운동장애 환자들은 아무것도 삼킬 수 없다. = 삼킴 곤란.

연하불능 嚥下不能 aphagia 삼키는 능력의 상실. = 못삼킴증.

연하실신 嚥下失神 deglutition syncope 삼키는 행동으로 인해 혈관확장과 서맥이 촉진되는 실신.

연하통 嚥下痛 odynophagia 삼킬 때 심하게 조이거나 따가운 동통감각. 점막의 자극이나 식도의 근육성 질환으로 인해 유발된다. = 삼킴통증.

연합 聯合 association ① 연결, 연합, 결합, 또는 어떤 것의 병합. ② 특정한 사람, 물건 혹은 생각과 느낌, 감정, 감각, 또는 사고를 관련시키는 것. = 연상, 연관.

연합섬유 聯合纖維 association fiber 피질의 어느 한 부분에서 같은 대뇌 반구의 다른 부분으로 연결시켜주는 섬유.

연해 煙害 smoke pollution 가스나 연기로 생기는 재해(災害). 공장의 유독(有毒) 배기가스 때문에 식물이 자라지 못하며, 공장으로부터 바람이 부는 쪽의 지역에서는 배기가스로 질병이 생기고, 심할 때에는 사망자를 내기까지 한다. 연해는 그 영향에 따라 다음 3가지 형으로 분류할 수 있다. 1) 건강에 미치는 영향이며, 가장 두드러진 예로는 1952년 12월에 런던에서 스모그 때문에 4,000명이 사망한 사건을 들 수 있다. 짙은 안개가 4일간이나 상공에서 떠나지 않아, 노인과 병약자가 호흡곤란을 일으켰다. 2) 식물에 대한 영향이며, 가령 잎이 이산화황(아황산가스)에 노출되면 납빛으로 변색하며, 정도가 심해지면 잎이 떨어지기도 한다. 3) 금속의 표면이 더러워지고, 기구나 재료가 부식된다. 대기 중에 다량의 황화수소와 암모니아가 함유되어 있으면 금속 표면이 검게 변색한다. = 매연.

연화¹ 軟化 macerate 물에 적시거나 담가 부드럽게 하는 것. 흡수함으로써 부드러워 짐.

연화² 軟化 softening(소방) 철강 재료를 유연하게 만들거나 가공성을 증대시키기 위하여 변태점(720 ℃) 부근까지 가열한 다음 서서히 냉각하는 조작.

연화증 軟化症 malacia 신체의 부위가 말랑말랑 해지는 것. = 짓무름.

열¹ 熱 fever(구급) 체온이 정상 이상으로 상승하는 것.

열² 裂 fissure(구조)(구급) 갈라진 좁은 틈. = 구(溝), 틈새.

열³ 熱 heat(화학) 물질의 상태변화, 화학반응, 연소, 온도변화를 일으킬 수 있는 에너지의 한 형태. 열은 기계적 운동과 같은 다른 형태의 에너지로 전환될 수 있다. 열은 화학반응(연소 등), 마찰, 전자기작용, 핵분열 등에 의해서 발생되며 그 양은 칼로리(cal)로 표시한다. → 칼로리.

열가소성 熱可塑性 thermoplasticity 플라스틱의 성질 중 온도를 높이면 소성(변형하여 원래의 상태로 돌아가지 않는 성질)을 나타내고, 냉각하면 굳어지지만 다시 가열하면 유연해지는 성질. 이 성질은 고분자에서 볼 수 있으며 열에 의해 분자끼리 위치가 바뀌기 쉬워지기 때문에 생긴다.

열가소성수지 熱可塑性樹脂 thermoplastic resin 열을 가하여 성형한 뒤에도 다시 열을 가하면 형태를 변형시킬 수 있는 수지. 여러 번 가열하여도 물렁물렁해지기 때문에 뜻하는 대로 어떤 모양으로든지 만들 수 있지만 식으면 굳어진다. 즉 열가소성 수지는 열경화성 수지와는 달리 가열했다가 식혀도 화학 구조의 변화가 없고 다만 물리적 변화만 하는 것이다. 종류에는 결정성과 비결정성이 있는데 전자에는 폴리에틸렌, 나일론 등이 포함되고 유백색이다. 후자에는 염화비닐수지, 폴리스티렌, ABS수지, 아크릴수지 등의 투명한 것이 많다. 전체 합성수지 생산량의 80% 정도를 차지한다.

열가용재 熱可鎔材 heat sensitive material 용융점이 926.7℃ 미만인 물질.

열감 熱感 hot flash 여성의 폐경기 또는 그 후 간혹 나타나는 지속적인 열감. 난소, 시상하부, 뇌하수체 신경호르몬 작용의 변화에 동반하는 혈관운동장애로 인한 결과이다. 정확한 원인, 기전은 알려져 있지 않다. = hot flush.

열감지기 熱感知器 heat detector 일정한 온도 이상이 되면 열에 의하여 바이메탈의 원리나 열반도체, 열감지선 등에 의하여 열을 감지하여 작동되는 감지기.

열경련 熱痙攣 heat cramp 열사병의 하나로 동통, 동공산대, 맥박미약을 수반하는 근경련. 30℃ 이상의 고온 환경에서 발한이 심할 경우 수분만을 보충하여 생기는 염분 부족으로 발생하고 더운 기온에서 심한 운동이나 작업을 한 경우에 다양한 골격근의 간헐적이고 고통스런 수축이 일어나면서 주로 나타난다. 심한 통증의 근육경련이 특징적이다.

열경화 熱硬化 thermohardening 열을 받아서 굳어짐.

열경화성 熱硬化性 thermosetting property 플라스틱의 성질 중 처음에는 소성을 나타내어도 가열하면 굳어지고 다시 열을 가해도 형태가 변하지 않는 성질. 처음에 쇄상이었던 분자가 열에 의해서 옆쪽으로도 결합이 생겨 망상 고분자로 되기 때문에 나타난다.

열경화성수지 熱硬化性樹脂 thermosetting resin 열을 가하여 경화(硬化) 성형하면 다시 열을 가해도 형태가 변하지 않는 수지. 열가소성 수지와 함께 합성수지(플라스틱)의 2대 분류의 하나로 열과 압력을 가하면 가소성이 나타나 뜻하는 대로 어떤 모양으로도 성형할 수 있으나 한 번 식었다 굳으면 수지의 화학 구조가 달라져서 다시 열을 가해도 부드러워지지 않는 것을 말한다. 축중합형(縮重合形)과 첨가중합형으로 나뉘는데 축중합형에는 페놀수지, 요소수지, 멜라민수지, 첨가중합형에는 에폭시수지, 폴리에스테르수지 등이 있다. 용도는 충전제를 넣어 강인한 성형물을 만들 수 있고, 또 고강도 섬유와 조합하여 섬유강화플라스틱을 제조하는데 사용된다.

열공 裂孔 hiatus 막이나 신체조직의 정상적인 틈이나 개구부. = 구멍, 틈새.

열공성헤르니아 裂孔性~ hiatal hernia 위의 일부분이 횡격막의 식도 열공을 통해 상부의 흉강 속으로 돌출한 것. = 틈새탈장, 틈새헤르니아.

열관리 熱管理 heat control 열을 사용하는 공장에서 최소의 열원으로 최대의 효과를 거두고, 경영 합리화를 위하여 전체 열량을 분석하여 유효하게 이용·관리하는 것. 열관리는 관리하는 대상에 따라 연료관리, 연소관리, 열사용 관리로 크게 나누어진다. 연료관리는 연료의 선택, 구입, 저장, 수송 등을 가장 적절한 방법으로 행하는 기술이고, 연소관리는 연료의 연소기술, 사용한 후 배열(排熱)을 회수하는 기술로 배기가스가 흩어지는 것까지도 고려해야 하는 범위가 넓은 종합기술이다. 열을 발생시키는 연소기술은 열을 관리하는데 있어 가장 중요한 중심적인 과제이다. 오늘날은 계측기술이 발달됨에 따라, 자동제어 기술을 폭넓게 채택하여 보일러와 같은 연소장치는 물론, 나아가서는 공장 전체에서 열을 이용하는 상황을 종합적으로 관리하는 방법을 실시하게 되어 많은 효과를 거두고 있다.

열교환 熱交換 heat exchange 고온의 유체(流體)와 저온의 유체 간에 열을 주고받는 것. 금속 격판(隔板) 또는 핀(pin)을 이용하거나 두 유체를 직접 접촉시켜서 열을 교환한다.

열교환기 熱交換機 heat exchanger 넓은 의미로는 고온 유체로부터 저온유체로 열을 전달하는 장치. 열을 전달할 때 유체가 상변화를 하는 경우(증발기, 응축기, 냉동기 등)와 유체에 상변화가 일어나지 않는 경우(가열기, 냉각기 등)가 있다. 좁은 의미에서는 고체벽을 매개로 하여 서로 다른 유체가 열을 교환하는 기기를 말한다.

열기둥 熱~ thermal column 화재로 생성된 고온의 가스(연기)가 기둥모양으로 팽창·상승하는 것.

열기전력 熱起電力 thermal electromotive force 두 가지 서로 다른 금속의 양단을 접합하고 한쪽의 온도를 일정하게 유지하면서 다른 쪽 온도를 변화시키면 접점의 온도차에 비례하는 기전력이 발생하는데, 이 기전력을 열기전력이라고 하며 발생전류는 열전류라고 한다. 이러한 현상은 제백이라는 과학자에 의해 발견된 것으로 제백효과 또는 열전(thermo-couple)효과라 한다. → 기전력, 열전류.

열기층 熱氣層 heat layer 실내에서 화재로 인해서 형성되어 상부에 체류·유동하는 고온의 연기·가스층. 열기층은 상부로부터 하부로 확대되며 화재를 확산시키는 요인이 된다.

열기폭발 熱氣爆發 hot air explosion 백드래프트 폭발.

열난기류 熱亂氣流 thermal turbulence 대형화재로 생성된 열기둥에 의해서 공기층이 바뀌면서 기류가 대단히 불안정해지는 현상. → 열기둥.

열단위 熱單位 heat unit 열량의 단위. 우리나라에서는 kcal로 표시한다. 1kcal는 1kg의 순수한 물을 15℃정도에서 1℃ 가열하는 데 소요되는 열량을 말한다.

열당량 熱當量 thermal equivalent 어떤 에너지를 열로 환산한 열량.

열대류 熱對流 heat convection 열에 의한 대류현상.

열대백반성피부염 熱帶白斑性皮膚炎 pinta 라틴아메리카에 서식하는 파리 혹은 다른 곤충에 의해 전염되는 피부감염.

열대성선풍 熱帶性旋風 tropical cyclone 열대 해

양 위에 형성되는 거대한 회전성 폭풍. 특징적으로 시속 75마일 이상의 바람과 해변에 홍수를 일으키는 폭풍성 파도, 폭우, 1~2주간의 폭풍을 동반한다. 대서양, 카리브해, 동태평양 등에서 형성되는 폭풍은 huricanes으로 알려져 있고, 서태평양의 폭풍은 typhoons, 인도양의 폭풍은 cyclones으로 알려져 있다. 열대폭풍은 가장 파괴적인 자연현상의 하나로 알려져 있다. = 열대사이클론.

열대성스프루 熱帶性~ tropical sprue 열대지방과 아열대 지방의 풍토병인 원인불명의 흡수장애 증후군.

열대성저기압 熱帶性低氣壓 tropical cyclone 여름과 가을에 열대 해수면(수온 27℃ 이상)에서 에너지를 얻어 발생하는 저기압. 강력한 폭풍우를 동반하기 때문에 큰 피해를 주기도 한다. 태풍이나 허리케인이 그 예이다. → 태풍.

열대의학 熱帶醫學 tropical medicine 세계의 열대와 아열대 지역에서 흔히 발생하는 질병의 진단과 치료를 담당하는 의학의 한 분야.

열등콤플렉스 劣等~ inferiority complex 대부분 비의식적이고 태도와 행동에 영향을 주는 부적절함에 대한 사람의 느낌이나 인식. 비전문용어로 열등감이라고 한다.

열량 熱量 quantity of heat 열을 양적으로 표시하는 것. 칼로리(cal)를 단위로 사용한다. → 칼로리.

열량측정법 熱量測定法 calorimetry 열 손실 혹은 에너지 손실을 측정하는 방법. 신체 열은 신체를 물 탱크에 넣고 신체에 의해 변화된 온도를 측정하여 알 수 있다. 신체 칼로리 소비는 주어진 시간 동안의 흡기시의 산소량과 호기시의 이산화탄소량을 측정함으로써 알 수 있다.

열류 熱流 heat flow 물체 중의 열이 고온부에서 저온부로 이동하는 현상. 그 크기는 어떤 점에서 열이 흐르는 방향으로서 직각인 면의 단위 면적을 단위 시간에 흐르는 열량으로 측정한다. 단위는 $kcal/m^2h$ 이다.

열린 patent 열려 있는 온전한.

열발생 熱發生 thermogenesis 대사율 증가와 같은 기전을 통해 신체의 열이 생산되는 것.

열발진 熱發疹 heat rash 습난한 기후대에 머물거나 계속적인 고온 다습한 대기에 폭로될 때 땀샘이 막혀 나타난 발적된 수포. 발한도 저하된다. = 홍색한진, 홍색땀띠.

열방산 熱放散 heat dissipation 인체에서 전도, 대류, 복사, 발한, 배설 등에 의해 열을 발산하는 현상.

열변력 熱變形力 temperature stress 열에 의한 물질의 변형이 제지될 때, 물질 내부에서 발생하는 응력. → 응력. = 온도응력.

열병합발전 熱倂合發電 cogeneration 전기 및 열에너지 둘 모두를 생산하는 발전소.

열복사 熱輻射 heat radiation 중간에 매개체가 없이 직접 열이 전달되는 현상. 열대류, 열전도와 함께 열의 세 가지 전달 방식 중의 하나. 열복사의 세기는 물체의 종류와 온도에 따라서 결정되는데, 온도가 높을수록 커진다. 그러므로 고온의 물체 부근에 저온의 물체가 있으면 저온 물체가 복사선의 일부를 흡수하여 열로 변한다. 이 열을 복사열 또는 방사열이라 한다. 난로 등의 발열체에 손을 가까이 대면 주위 공기가 따뜻하지 않아도 손이 더워지는 것은 이 때문이다. 복사에 의한 열의 전달방식은 대류나 열전도와 달라서, 주위에 열을 중개하는 물질 없이도 빛과 동일한 속도로 순간적으로 고온체로부터 저온체로 열이 전달된다. 또 빛과 마찬가지로 반사판으로 열의 방향을 바꿀 수 있는 특성이 있다. = 열방사.

열복합형감지기 熱複合形感知器 combined type heat detector 정온식 열감지기(일정 온도에 도달할 때 작동) 및 차동식 열감지기(온도상승률이 일정치 이상일 때 작동)의 성능을 겸한 감지기. 열복합식감지기라고도 한다.

열부하 熱負荷 heat load 건물 내에 침입 또는 발생하는 불필요한 열에너지.

열분석 熱分析 thermal analysis 물질의 가열 또는 냉각 과정에서 볼 수 있는 성질의 불연속적인 변화를 이용하여 상변화를 일으키는 온도를 결정하는 실험 방법. 온도를 일정한 프로그램에 따라 변화시키면서 물질(또는 반응 생성물)의 어떤 물리적 성질을 온도 또는 시간의 함수로 측정한다. 일반적인 응용

분야로는 용융점 측정, 물질의 녹는점·응고점·분해점 또는 합금의 상전이 등 상전이 연구에서부터 시작하여 열분해, 유리전이 온도, 산화 및 환원 등 열을 가했을 때 일어나는 일련의 물리·화학적 반응에 거의 모두 적용된다. 또한 기준물질과 시험재료를 동시에 가열하면서 두 물질 사이에 생기는 온도차를 측정하여 시험재료의 열적 특성을 해석하는 시차열분석에도 이용한다. = 열리분석(熱理分析).

열분해 熱分解 pyrolysis 물질에 열을 가했을 때 생기는 분해 반응. 열분해는 공업적으로 중요하게 이용되는데, 이른바 건류(乾溜), 탄화 등의 복잡한 내용을 포함하고 있으나 주로 열분해를 이용한 조작이다. 이들 조작에 의해서 목재에서 목초액(木醋液), 목타르, 목탄 등을 제조하고, 석탄에서 석탄가스, 타르, 코크스 등을 제조한다. → 건류, 탄화.

열사병 熱射病 heat stroke 고온에 의한 열손상(heat injury) 중 가장 위급한 상태. 외부의 높은 기온과 습도에 폭로되었을 때 체내에서 생산된 열을 적절히 방산시키지 못해 체온이 적어도 40.6℃ 정도가 되며 체내 열조절부전(thermoregulatory failure)상태에 빠진 경우이다. 중요한 3대 증상으로 중추신경계장애, 체온의 상승, 무한증(anhidrosis)의 소견을 보인다. 발생 원인은 운동, 감염, 흥분, 약물, 갑상선기능항진증 등에 의한 열생산을 증가시키는 원인과 순응의 부족, 고온, 다습, 비만, 옷을 많이 입음, 탈수, 심혈관질환, 노인과 어린이, 땀샘기능장애 등의 열발산을 막는 원인이 있을 때 잘 발생한다. 이러한 위험 인자를 갖춘 사람이 순응이 잘 되지 않은 상태에서 발생하기 쉽다. 전형적 열사병(classic heat stroke)과 노작성 열사병(exertional heat stroke)이 있다.

열상 裂傷 laceration 주변이 들쭉날쭉하게 찢어진 개방창. 표면 상처는 비교적 작고 주변은 정상 조직으로 둘러 싸여 있으며 이 상처는 동맥, 세동맥, 정맥, 세정맥 등의 혈관과 신경, 건, 인대 경우에 따라서는 깊고 중요한 내부 장기까지 손상이 동반되기도 한다.

열생성작용 熱生成作用 calorigenic action 음식물 또는 음식물 성분에 의하여 체내에서 에너지를 발생하거나 산소소비량을 증가시키는 작용.

열선[1] 熱線 heating wire 전열선(電熱線)의 준말. = 전열선.

열선[2] 熱線 thermic rays 빛과 같은 속도를 가지며 반사될 수 있는 전자기파(電磁氣波). 피폭(被暴) 면을 가열(加熱)한다. = 적외선.

열섬효과 熱~效果 heat island effect 도시주변은 콘크리트나 아스팔트로 덮여있기 때문에 태양열을 많이 흡수하고 주택의 난방과 공장, 자동차 등에서 인공열이 방출되기 때문에 도시지역의 습도는 주변지역보다 낮고 온도는 높아져 등온선을 그렸을 때 기온이 높은 부분이 섬과 같은 형태로 나타나는 것.

열성발작 熱性發作 febrile seizure 열성질병에 동반되는 경련. 체온의 급작스런 상승의 결과로 발생한다. 흔히 어린이에서 재발되는 열성경련은 대발작 치료법을 사용하기도 한다.

열성유전자 劣性遺傳子 recessive gene → 유전자(gene).

열소비량 熱消費量 heat consumption 어떤 목적을 위하여 소비하는 열량.

열손실 熱損失 heat loss 물체가 외부로 잃어버리는 열량 또는 그 현상.

열수로계수 熱水路係數 hot channel factor 원자로의 열 설계는 공칭 치수, 공칭 출력에 대해서 이루어진다. 그러나 실제에 있어서는 각 부의 치수, 중성자속(中性子束), 냉각제 흐름 분포 등이 공칭 값과 다르므로 그 편차로 인한 사고를 방지하기 위한 설계상의 안전 계수를 말한다.

열수지 熱收支 heat balance 연료가 가지고 있는 열량 중 얼마만큼 유효하게 이용되고 어떤 열손실이 얼마만큼 발생하였는지를 조사하여 열량의 출입을 정산하는 것. 연료의 전체 열량을 100%로 하여 각각 %로 나타낸다.

열실신 熱失神 heat syncope 혈액이 말초부위 특히 하지에 저류되어 일시적으로 대뇌 허혈(ischemia)로 인하여 발생되는 증상. 증상은 고온순화가 안된 사람에게 잘 오는데 육체노동을 하지 않더라도 갑자기

올 수 있다. 의식 소실 전에 맥박수가 현저히 증가하지만 직장 온도는 상승하지 않는다. 주로 고온에서 오랫동안 서 있어야 하는 사람에게서 문제가 된다. 피부는 차고 습하며 맥박은 약하고 수축기 혈압은 통상 100mmHg 이하이다.

열에너지 熱~ heat energy 열의 형태를 취한 에너지. 물체의 온도나 상을 변화시키는 작용을 한다. 물리적으로는 물체 상태변화에 대해 정의하는 에너지로 물체 내부에너지의 증가량과 물체가 밖으로 한 일의 양을 합하여 그 물체가 얻은 열에너지라 한다. 보통 마찰이나 압축 등 역학적 일 또는 물질의 화학변화나 전자기작용 등이 물체의 내부에너지를 변화시키는 원인이 되는데, 그 반대의 과정도 가능하며, 열현상을 포함한 넓은 범위에서 에너지보존법칙이 성립한다.

열용량 熱容量 heat capacity 물체의 온도를 1℃ 상승시키는 데 필요한 열량. 그 값은 질량에 비례하며, 단위질량의 열용량은 각 물질 고유의 값으로 나타내는데, 이것을 그 물질의 비열이라고 한다. 그러므로 어떤 물체의 열용량은 비열과 질량을 곱한 것이라 할 수 있다. 단위는 J/K 또는 kcal/K로 표시한다.

열원 熱源 heat source 일반적으로는 열을 발생 또는 흡수하여 다른 곳으로 공급하는 근원. 가열과 냉각의 열원이 있다. 열원의 표시 방법은 사용하는 대상물에 따라 다를 수도 있다. 예컨대 실내의 냉난방에는 보일러나 냉동기를 열원이라 하고 보일러나 냉동기에 대해서는 연료나 우물물 등을 열원이라 한다.

열유속 熱流速 heat flux 표면을 통해 전달되는 열의 강도. watts/sec², Joules/m², Btu/in.² 등으로 표시한다.

열응력 熱應力 thermal stress 온도의 변화에 의해 물질 내에 생기는 응력. 물질은 온도 변화에 의해 팽창하거나 수축하는데, 어떤 원인으로 팽창, 수축이 방해를 받았을 때 방해받은 변형량만큼 끌어당겨지거나 압축되므로 물체 내부에는 그에 따른 변형력이 발생한다. = 온도응력.

열의 일당량 熱~一堂量 mechanical equivalent of heat 열이 얼마만큼의 역학적 일에 해당하는지를 나타내는 양. 1842년 J.R.마이어, 1847년 J.P.줄에 의해 각각 독립적으로 측정되어 정량면에서 열의 물질설(열소설)을 반박하는 근거가 되었다. 특히 줄은 추가 낙하할 때 회전 날개에 한 일 W(J)를 구하였고, 통 속 물의 질량과 온도의 변화를 측정하여 발생한 열량 Q(kcal)를 계산하여 일과 발생한 열량 사이에는 W = JQ라는 관계가 성립한다는 사실을 밝혀내었다. 여기서 비례상수 줄(J)을 열의 일당량이라고 한다. 비례상수 J는 4.2×10^3J/kcal이다. 이것은 1kcal의 열량이 역학적 에너지로는 4.2×10^3J과 같다는 것을 의미한다.

열저항 熱抵抗 thermal resistance 물질의 두께를 δ m, 면적을 S m², 양면의 온도를 t_1, t_2[℃], 시간을 τ[h]라고 하면, 열전도량 $Q = \lambda S \dfrac{t_1 - t_2}{\delta} \tau$ [kcal]로 표시된다. 앞의 관계식에서 $\delta/(\lambda \cdot S)$를 열저항이라 하고, 단위 면적당 단위 열량을 통과시키는 데 필요한 온도 구배와 같다.

열전기쌍 熱電氣雙 thermoelectric couple 두종류의 금속이나 반도체의 양끝을 연결한 폐회로(閉回路)로, 양쪽의 온도가 다르면 기전력이 생긴다. → 기전력, 반도체.

열전달 熱傳達 heat transfer 세 가지 열 이동 방법 (열전도, 대류, 열복사)의 총칭. 좁은 의미로는 유체(流體)와 고체면 사이의 열교환을 의미한다. = 전열.

열전달계수 熱傳達係數 coefficient of heat trans-fer 열전달에 있어서 전달되는 열량은 벽의 면적, 온도차, 시간에 비례하는데 이때의 비례정수. 즉 단위 시간에 단위 면적 당 온도차 1℃에 대하여 전달되는 열량과 같다.

열전달률 熱傳達率 heat transfer coefficient 열전달에 있어서 전달되는 열량은 고체 벽면의 경우 벽면의 면적, 온도차, 시간에 비례하는데 이때의 비례정수. 즉, 열전달률은 단위 시간에 단위 면적 당 온도차 1℃에 대하여 전달되는 열량과 같다. 기호는 α, 단위는 kcal/m²h℃. = 표면계수, 열전달 계수.

열전달유체 熱傳達流體 heat transfer fluid 높은 비

점과 높은 발화점을 갖고 있어 열적으로 안정되고 부식성이 없는 비수성물질.

열전달저항 熱傳達抵抗 surface resistance 열전달계수의 역수. = 표면저항.

열전대 熱電對 thermoelectric couple 열전기 현상을 이용하여 고열로의 온도를 측정하는 장치. 두 종류의 금속을 조합하였을 때 접합 양단의 온도가 서로 다르면 이 두 금속 사이에 전류가 흐른다. 이 전류로 두접점 간의 온도 차이를 알 수 있다. 열전대의 종류는 백금-로듐 열전대, 크로멜-알루멜 열전대, 철-콘스탄탄 열전대, 동-콘스탄탄 열전대 등이 있다.

열전대식감지기 熱電對式感知器 thermoelectric effect detector 화재의 열로 열전대부가 가열되면 열기전력이 발생하여 미터 릴레이에 전류가 흘러 접점을 붙게하여 작동하는 감지기.

열전도 熱傳導 heat conduction 물질의 이동 없이 고온부에서 이것과 연결되어 있는 저온부로 열이 전달되어 가는 현상. 주로 고체 물질에서 이루어진다. 열전달 속도는 온도기울기(단위 길이 당 온도차)에 비례하지만, 물질의 종류에 따라 큰 차이가 있다. → 열전도도.

열전도도 熱傳導度 thermal conductivity 물질 내의 등온면의 단위 면적을 거쳐 단위 시간에 수직으로 흐르는 열량과 이 방향의 온도 기울기와의 비. 물질의 밀도, 비열, 점도에 의해 영향을 받는다. 일반적으로 물질에 대해서는 상수이지만 온도, 압력에 따라 변화한다. 등질등방성물체(等質等方性物體)에서는 스칼라량으로 주어진다. 또 이방성결정에서는 방향에 따라 열전도도가 다르게 되며 일반적으로는 텐서량으로 표시된다. = 열전도율.

열전자 熱電子 thermal electron 고온으로 가열된 금속이나 반도체 표면에서 방사되는 전자. 형광등의 필라멘트에서 방사되는 전자가 그 예이다.

열전자발전 熱電子發電 thermionic power generation 마주보는 서로 다른 금속판의 한쪽을 가열하면 고온금속에서 저온금속으로 열전자가 흐르는 현상을 이용한 발전. → 열전자.

열절연 熱絕緣 heat insulation 열의 이동을 차단하는 것.

열주 熱柱 convection column 기둥모양으로 팽창·상승하는 고온 가스. = 열기둥.

열중량분석 熱重量分析 thermal gravity analysis : TGA 가열 온도와 물질의 중량 변화와의 관계를 기본으로 하여 이루어지는 분석. 물질의 온도를 차츰 상승시키면 열분해 등에 의해서 중량이 단계적으로 변화하지만 변화를 일으킨 온도는 물질에 고유한 것이며, 이 측정에는 열 천평이 사용된다. 중량분석으로 침전을 가열하여 원하는 칭량형(秤量形)으로 하기 위해 필요한 온도의 결정이나 불순물의 검출, 정량 등에 응용된다.

열중성자 熱中性子 thermal neutron 운동에너지가 작은 중성자, 즉 저속 중성자 중에서, 매질의 온도와 평형 상태에 있는 것. 그 에너지는 0.025eV 정도이며 평균속도는 1초간 2.22km로서 비행기의 10배, 음속의 7배에 해당한다. 흡수가 없는 매질 안에서는 그 운동에너지가 맥스웰-볼츠만분포에 따라 분포한다.

열지연 熱遲延 thermal lag 어떤 물질이 가열되는 속도가 그 물질을 에워싸고 있는 주변의 대기가 가열되는 속도보다 더 느리게 진행되는 현상.

열창 裂創 lacerated wound 외력에 의해 피부가 불규칙하게 찢어진 상태.

열처리 熱處理 heat treatment 가열, 냉각 등의 조작을 적당한 속도로 하여 그 재료의 특성을 개량하는 조작. 열처리를 하는 온도, 유지하는 시간, 식히는 속도 등은 재료나 얻고자 하는 특성에 따라 달라진다. 급랭하는 방법으로는 물 속에 담그는 것이 보통이지만, 기름이나 액체 공기 속에 넣는 일도 있고, 찬 공기나 그 밖의 가스를 뿜는 경우도 있다.

열충격 熱衝擊 thermal shock 물체에 갑자기 가열 또는 냉각 등 충격적인 온도 변화가 가해지면 비정상적인 온도 분포가 생기고 그 때문에 커다란 열응력이나 열변형이 생기는 것.

열탄성계수 熱彈性係數 heat elastic modulus 종탄성계수(비례한도 내에서는 응력과 변형은 정비례한다. 이때의 비례정수)의 온도 상승에 따른 부(負)

의 온도 계수와 열팽창 계수와의 합.

열탈진 熱脫盡 heat exhaustion 고온환경에서 염분과 수분의 적절한 보충 없이 오랫동안 격렬한 육체노동을 할 때 일어나는 상태. 발한에 의한 탈수와 피부혈관의 확장으로 심장으로 되돌아오는 혈액량 감소에 의해 순환부전과 저혈압이 발생한다. 보통 용광로나 주물장(鑄物場) 등의 노동자에게 빈발한다. 탈수 증상으로 갈증, 식욕상실, 무기력, 불안, 메스꺼움과 과민증 등이 나타나며 구강온도는 약간 상승하거나 정상이고 직장온도는 37.5~38.5℃ 정도 상승하며 맥박수가 증가하고 혈당치는 감소한다. 수분 손실량이 체중의 5~6%에 이르면 체온조절이 어렵고 맥박과 호흡이 빨라진다. = 열피로.

열탕화상 熱湯火傷 scald 뜨거운 액체나 증기에 피부가 노출되었을 때 발생하는 화상. 분자운동이 활발한 고온에 피부가 노출되었을 때 세포막의 단백질이 변성되어 받는 화상으로 손상 정도는 환자의 피부로 전달되는 열에너지의 양에 따라 달라진다. 불에 직접 닿아서 손상되는 경우보다 뜨거운 물체를 잡거나 고온의 증기, 고온의 액체에 의한 경우가 많으므로 손상의 정도가 온도, 열에너지의 농축정도, 접촉시간 등에 의해 좌우되며 에너지는 점점 체내 깊숙이 전달되어 결국 표피, 진피, 피하조직, 근육, 골격, 내부 장기까지 손상이 깊어진다. 특히 구두, 허리띠, 시계나 반지 등 귀금속은 열을 전도시킬 수 있는 장신구이므로 이것들에 의해 2차 화상을 입는 경우가 많다. = 증기열상(蒸氣熱傷).

열파침하율 熱波沈下率 heat wave setting ratio 고온의 열파가 저부(底部)로 침하하는 속도. 위험물 탱크가 화재시에 액표면의 가연성 증기가 연소하면서 유면에 전달된 열이 증발되지 않은 중유층에 가열되어 고온의 열파를 형성하고 그것이 시간의 경과에 따라 탱크 저면으로 점차 침하하여 보일오버(boil over) 현상을 일으키게 된다. 이것은 보일오버현상을 예측하는 데 필요한 자료를 제공한다.

열팽창 熱膨脹 heat expansion 물체의 온도가 높아짐에 따라 그 체적이 증가하는 현상. 기체, 액체의 대류현상은 열팽창이 원인이다. 고체의 열팽창에서

는 선팽창과 체팽창, 액체에서는 체팽창을 생각할 수 있고, 기체에서는 압력에 의한 체적 변화가 크며 정압에서의 체팽창을 생각할 수 있고 샤를의 법칙이 적용된다. 수은을 사용한 온도계나 바이메탈을 사용한 온도 조절기 등에 응용되고 있다.

열평형 熱平衡 thermal equilibrium 물체 간 또는 물체의 각 부분 간에 열적 평형을 이룬 상태. 서로 열교환이 가능한 몇 개의 물체 또는 한 물체의 어느 부분 사이에서 열이 이동하지 않고 상의 변화가 일어나지 않는 상태를 말한다. A와 B가 열평형 상태에 있고, B와 C가 열평형 상태에 있으면, A와 C를 직접 접촉시켰을 때 반드시 열평형 상태가 된다. 이것을 열역학 제0법칙이라 한다. 이로부터 온도의 개념이 성립하고, 열평형의 조건을 온도의 정도가 비슷하거나 같은 것으로 나타낼 수 있다. 물체의 온도를 온도계로 측정하는 것은 바로 이 원리에 의한 것이다.

열폭발 熱爆發 thermal explosion 반응열에 의한 자기 가열로 반응 속도가 증대하고 그 때문에 반응열의 발생이 증가하는 과정이 반복되어 반응 속도가 급속히 증대해서 일어나는 폭발. 연소가 열폭발로까지 충분히 진행하기 위해서는 반응에 의한 열의 발생 속도가 주위로 산일(散逸)하는 열의 그것보다 빨라야 하기 때문에 온도가 상승하여 반응속도가 격심하게 증대해야 한다. 기체의 폭발은 이런 열폭발의 대표적인 예이다.

열풍기 熱風機 hot blast heater 고온의 바람을 불어내는 가열기구. 난방보다는 건조·용융 등을 목적으로 사용하는 것. → 온풍기.

열피로 熱疲勞 heat exhaustion 허약, 어지러움, 메스꺼움, 근경련, 의식 상실이 특징인 비정상적인 상태. 강력한 열에 노출되거나 열에 순응할 수 없어 발생하는 체액과 전해질의 소실로 초래된다. 체온은 거의 정상이고 혈압은 떨어질 수 있다. 환자를 횡와위로 눕히면 정상으로 돌아오고 피부는 차갑고 축축하며 창백하다. → 열성고열(heat stoke). = 열탈진, 열소모증.

열해리 熱解離 thermal dissociation 열을 가함으로써 한 개의 분자가 그 성분의 원자, 원자단(原子團),

또는 보다 작은 분자 등으로 분해하고, 또 그 분해가 가역적으로 일어나는 현상. 이때 외부로부터 공급되는 열에너지를 해리열이라고 한다. 반응 물질과 생성물질 사이에는 평형 관계가 성립되며, 그 정도는 온도에 의해 정해진다.

열허탈 熱虛脫 heat collapse 열에 노출되어 많은 수분과 전해질을 손실할 때 일어나는 약한 쇼크 상태. 열손상을 지칭한다.

열화 劣化 deterioration 상태가 더 나빠지는 과정. 화학 원소들이 분리되면서 그 자체의 순수 상태를 상실해 가는 것을 말하기도 한다. = 악화.

열화고장 劣化故障 gradual failure(소방) 특성이 점차 열화되어, 고장이 발생하기 이전에 검사 등을 통해 파악할 수 있는 고장.

열화상 熱火傷 thermal burn 열에 의해 발생한 화상. 화상의 유형 중 가장 많다.

열화상카메라 熱畵像~ thermoviewer 초전기의 광자효과를 이용하여 화재 현장의 연기 속이나 야간에 인명을 탐색하고자 할 때 사용하는 장비. 모든 물체는 생물이나 무생물이거나 각각의 온도에 따라 적외선 에너지를 방출하고 있다는 원리를 응용하여 물체의 적외선 에너지 강약을 가시광선의 강약으로 바꾸어 이를 화상으로 표시하는 장비.

열회수 熱回收 heat recovery 폐기되는 열을 적당한 방법으로 일부 이용하는 것.

열효율 熱效率 thermal efficiency 어떤 작업 물질이 두 개의 열원을 사용하여 하나의 사이클을 가동할 때, 고온 열원에서 열량 Q를 얻어 외부에 일 A를 할 때, $\eta = A/Q$를 이 사이클의 열효율(또는 간단히 효율)이라 한다. 이때 저온열원에 열량 Q'를 준다고 하면 $A = Q - Q'$이며, $\eta = (Q - Q')/Q$로 된다. 두 열원의 절대온도를 T_1, T_2라 하면, 열역학 제2법칙에 따라 $Q/T_1 \leqq Q/T_2$이며, 등호는 가역사이클의 경우에만 성립하므로, 주어진 두 열원 사이에 작용하는 사이클 중에서는 가역사이클이 최대의 열효율 $(T_1 - T_2)/T_1$을 갖는다. 이것은 반대로 절대온도의 정의로 볼 수도 있다.

염 鹽 salt 산과 염기의 중화반응에 의해 생기는 화합물. 산의 음성 성분과 염기의 양성 성분으로 이루어진다. 일반적으로 녹는점이 높은 이온 결정이 많으며, 물이나 기타 용매에 녹아서 이온으로 해리하는 강한 전해질이다. 잘 녹지 않는 것도 녹아 있는 부분은 이온화되어 있다. 중화하는 산의 수소가 완전히 금속이온으로 치환된 염을 정염(正鹽), 산의 수소가 일부 남아 있는 염을 수소염 또는 산성염이라 부른다. 이에 대하여 염기쪽 수산기 또는 산소가 남아 있는 것을 염기성염이라 부른다.

염기 鹽基 base 수용액에서 수산화 이온(OH⁻)을 내놓을 수 있는 화합물. 염기는 산과 반응한다. ↔ 산.

염기성산화물 鹽基性酸化物 basic oxide 산화물 중에서 산과 작용하여 염을 만들고 또 수화하면 염기로 되는 화합물. 금속의 산화물은 일반적으로 염기성 산화물이다.

염료 染料 dye ① 어떤 물질에 색을 입히는 것. ② 다른 물질에 색을 입힐 수 있는 화합물로 여러 염료들이 조직의 염색, 시약, 치료제로 사용한다. = 조영제.

염류상실 鹽類喪失 salt depletion 발한, 설사, 구토 또는 배뇨의 증가로 염류가 소실된 것.

염류코르티코이드 鹽類~ mineralocorticoid 부신피질의 바깥층 구상대에서 분비되는 호르몬. 혈액량, 혈중 나트륨이온 및 혈중 칼륨이온을 조절하는데 관여한다. 대표적인 호르몬은 알도스테론(aldosterone)으로 신장, 한선, 타액선 및 장관에서 Na⁺의 재흡수를 증가시켜 세포외액의 Na⁺함량을 일정하게 하여 세포외액량을 일정케 한다. 주작용 부위는 원위 세뇨관으로 Na⁺재흡수를 촉진시키고 K⁺의 분비를 촉진시킨다. 알도스테론 분비의 주요 조절인자는 renin-angiotensin계, 혈장내 K⁺ 농도 및 부신피질 자극 호르몬을 들 수 있는데 그중 가장 중요한 조절방식은 renin-angiotensin계에 의한 것이다.

염발음 捻髮音 crepitation 골절된 뼈의 말단이 움직이면서 서로 마찰할 때 나는 소리. = 비빔소리, 마찰음.

염산 鹽酸 hydrochloric acid 염화수소 가스의 수용액. 염화수소 35~38% 포함하며 무색, 발연성 액체이고 냄새는 자극성이다. 염화물로 천연으로 널리 존재하고 포유동물의 위액 중에는 유리의 상태로 존재하고 초산, 황산보다는 약한데 강한 자극성, 부식성을 지니고 보통 희석 염산으로 사용한다. 외용으로는 수렴, 부식작용에 의해서 피부, 점막의 병적 조직제거에 사용한다.

염산나록손 鹽酸~ naloxone hydrochloride 마약성 우울증이나 급성 마약중독의 해독에 투여하는 마약 길항제. 간에서 대사되며 작용발현시간은 정맥투여시 1~2분, 근육투여시 2~5분이고 신장으로 배설된다.

염산날부핀 鹽酸~ nalbuphine hydrochloride mg 대 mg 대응에서는 morphine과 같은 효력이 있는 비 마약성 진통제. 중추신경계의 아편 수용체에 결합하여 중추적 진통 작용을 나타낸다. 주로 중간 정도 내지 심한 통증, 수술 전후 진통 및 분만중 산과 진통에 투여하는데 2~3분만에 작용이 일어나며 효과 지속 시간은 3~6시간 정도이다. 신체적 의존성이나 남용의 경향이 적기 때문에 병원 전 처치에서 일반적으로 이용되고 있다. 5mg을 정주 또는 근주하며 필요시 2mg을 추가할 수 있다. 심한 오심과 구토가 있을 시는 promethazine과 같은 진토제와 함께 투여한다. 노인은 용량을 감소시키고 소량을 반복 투여하는 것이 좋다. 호흡기능이 손상된 환자에게는 호흡억제를 유발할 수 있으므로 주의하고 마약에 의존성이 있는 환자에게도 금단현상을 일으킬 수 있으므로 주의한다. 원인을 알 수 없는 두부 손상환자나 복부 통증환자에게는 금기이다.

염산도부타민 鹽酸~ dobutamine hydrochloride 울혈성 심부전의 치료에 사용하는 합성 카테콜아민. 수축기의 수축력을 증가시켜 심박출량을 증가시키고 부작용은 심계항진, 심실흥분성(ventricular irritability)이 있고 서맥이 존재하는 경우 사용하지 않는다.

염산도파민 鹽酸~ dopamine hydrochloride 교감신경의 흥분성 카테콜아민. 쇼크, 저혈압, 그리고 심박출량의 저하시 치료를 위해 처방되며 크롬친화성 세포종, 빈맥, 심실세동 또는 이 약물에 민감한 경우에는 사용을 금하고 가장 심각한 부작용은 부정맥,

저혈압, 고혈압 그리고 빈맥이다.

염산디펜하이드라민 鹽酸~ diphenhydramine hydrochloride 알레르기 반응과 추체외로 반응에 대항하기 위해 사용되는 항히스타민제. 이 항콜린성 약물은 심한 알레르기반응을 예방하기 위해 히스타민 수용체와 결합하며 기면(drowsiness)과 일과성 저혈압이 부작용이며 현장에서 사용하기 위한 금기증은 없다. = Benadryl.

염산리토드린 鹽酸~ ritodrine hydrochloride 자궁이완제. 자궁 평활근의 두수용체를 자극하여 자궁수축의 빈도와 강도를 감소시킨다. 자궁 수축 작용으로 조산이 염려되거나 조기 분만 위험 환자에게 이용하지만 분만을 대개 24시간 정도만 지연시킨다. 정제는 1정을 2~6시간마다 복용하고 정주나 근주와 병용할 수 있다. 정주시는 50mg을 5% 포도당액 500㎖에 희석하여 증상 초기에 주입하는데 초기량은 0.05mg/min으로 매 10분마다 0.05mg/min씩 증량한다. 적당한 용량은 0.15~0.30mg/min이다. 고혈당, 두통, 식욕부진, 변비, 설사, 젖과잉증 등의 부작용이 우려되며 당뇨병환자는 주의하고 임신 12주 이내의 사용이나 출산지연으로 태아나 산모가 위험할 때는 금기이다.

염산메토클로프라마이드 鹽酸~ metoclopramide hydrochloride 위장자극제로 상부 위장관의 수축과 운동력을 증가시키고 구토를 예방하기 위한 제제. 간질, 추체외로 반응을 유발하는 약물과의 병용, 크롬 친화성 세포종, 위장관계 출혈, 폐색, 천공, 그리고 이 약에 대해 과민 반응이 있는 사람은 사용을 금하고, 더욱 심각한 부작용은 소아에서 추체외로 반응과 위장장애가 있고 졸음과 알레르기 반응, 발진도 생길 수 있다.

염산메피바케인 鹽酸~ mepivacaine hydrochloride 리도카인과 유사한 화합물로 침윤주사, 말초신경차단, 경막외차단에 의해 국소마취를 시키는 백색 결정성 고체.

염산베라파밀 鹽酸~ verapamil hydrochloride 칼슘통로 차단제. S-A node에 작용하여 심박수를 감소시키므로 빈맥이 일어나지 않는다. 심근과 혈관

평활근 세포의 전기적 및 기계적 성질에 대한 직접적인 영향으로 동방결절에서 Ca^{++}의 세포내 이동을 억제하여 심박동조율기(pacemaker)를 억제하고 혈관확장 작용(확장은 오로지 세동맥에서만 일어난다)이 있으며, Purkinje섬유의 자발적인 4기 탈분극 속도를 느리게 하고 digitalis중독에 의한 지연성 후탈분극과 촉발성 활동도 억제한다. 가장 중요한 효과는 방실결절의 전도억제와 유효 불응기 연장이며 고혈압, 허혈성 심질환, 부정맥 등에 사용한다. 성인 1회 5mg을 1일 3회 서서히 정주하고 정제는 성인 1회 40~80mg을 1일 3회 경구투여 한다. 총 투여량은 30분에 30mg을 넘어서는 안된다. 부종, 울혈성 심부전, 저혈압, 야뇨, 다뇨, 우울, 불면증 등의 부작용이 나타나므로 주의하고 심장블록, 수축기 혈압이 90mmHg 이하인 경우는 금기이다.

염산소타롤 鹽酸~ sotalol hydrochloride 비선택적 β 길항제. β_1과 β_2 아드레날린성 수용체를 모두 차단하는 제제로 심실부정맥(지속적인 심실빈맥)과 증후적 심실부정맥에 투여된다. 기관지천식, 알레르기성 비염, 중증 동방결절 불능, 동성서맥, 2도 및 3도 방실블록(AV block), 심인성 쇼크, 중증 심부전 및 과민성 환자에게 사용하여서는 안 된다. 부작용으로는 피로, 쇠약, 현기증, 졸음, 불면, 기억력 감퇴, 신경쇠약 및 악몽 등 중추신경 효과를 일으킨다. 호흡기 효과는 기관지 경축, 천명 등이 나타날 수 있으며, 부정맥, 서맥, 울혈성 심부전증, 폐부종, 기립성 저혈압 및 말초혈관수축 등의 심혈관계 부작용도 나타날 수 있다. 전신마취제, 정맥투여하는 페니토인, 베라파밀은 심근억제 효과를 증가시킬 수 있으며 디지털리스 배당제는 서맥을 유발할 수 있다. 다른 항고혈압제, 급성 알코올 섭취 또는 질산염 약물(nitrate)은 저혈압을 일으킬 수 있다. 소타롤은 MAO 억제제를 투여한 후 2주 내에는 주의하여 사용해야 한다(저혈압 유발 가능). 소타롤은 disopramide, quinidine, procainamide 등 ⅠA군 항부정맥제 및 amiodarone과 같은 Ⅲ군 항부정맥제와 상호작용을 일으킬 수 있다.

염산아미오다론 鹽酸~ amiodarone hydrochloride 다른 항부정맥제에 반응하지 않는 심실성 부정맥을 치료하는데 사용되는 Ⅲ군 항부정맥제. 심근조직의 활동전압(action potential)의 지속 시간을 연장시킨다. 심실빈맥 및 심실세동 등 생명이 위급한 심부정맥시에 투여되며 심인성 쇼크의 처치에서 수유부에게는 금기이며 또한 현저한 동성서맥, 2도 및 3도 방실블록, 서맥, 과민성 환자에게는 금기이고 심부전을 악화시킬 수 있으므로 잠재적 또는 명시적 심부전 환자에게는 주의하여야 한다. 투여 후 환자의 심전도를 모니터하여 저혈압, 서맥, PR기, QRS complex, QT기의 연장여부를 주의하여 지켜보아야 한다. 호흡부전 및 기침과 같은 폐독성이 부작용으로 올 수도 있다. wafarin, 디곡신, 프로카인아마이드, 퀴니딘, 페니토인 등과 반응을 일으킬 수 있다.

염산아미트립틸린 鹽酸~ amitriptyline hydrochloride 교감신경세포의 노르에피네프린(nor-epinephrine) 재흡수를 억제하며 강한 항콜린작용과 진정작용이 있어 정신과 영역의 우울병, 불안, 우울증상태, 야뇨증 등에 투여하는 약물. 삼환계항우울제로 성인은 1일 30~75mg을 2~3회 분할 투여하고 야뇨증에는 1일 10~30mg을 취침 전에 투여한다. 복용 후에는 졸음이 오므로 작업에 주의하고 현기증, 혼돈, 두통, 불안, 설사, 오심, 구토, 심계항진, 소양증, 안근마비 등 여러 부작용이 있으므로 자살가능성이 있는 환자, 경련성 질환자, 전립선 비대증, 심한 우울증, 간질환, 신질환, 12세 이하의 어린이에게는 주의한다. = elavil.

염산에티도케인 鹽酸~ etidocaine hydrochloride 리도카인(lidocaine) 유도체. 장시간 작용하는 국소마취제이고 lidocaine 보다 지속시간이 2~3배 길다.

염산에피네프린 鹽酸~ epinephrine hydrochloride 의사 지시 없이 1급 응급구조사가 직접 투여 가능하며 심정지 소생에서 매우 중요한 약물. α와 β아드레날린성 수용체에 작용한다. 효과는 대개 90초 이내에 나타나고 짧은 지속시간을 갖는다. 심근수축력을 증가시키며 관상동맥의 혈류와 수축기 및 이완기 혈압을 증가시킨다. 기관을 이완시키고 중추신경계를 자극하며 고용량은 혈관수축을 일으키지만 소량

(0.1μg/kg) 투여시는 혈관을 이완시켜 혈압을 떨어뜨릴 수 있다. 기관지천식 및 기관지 확장증에 기인한 기관지경련의 완화, 강심, 심혈관 허탈과 심실세동이나 무수축과 같이 생명을 위협하는 부정맥, 혈관수축제, 국소마취 효력의 지속을 위해 이용된다. 정맥주사와 기관내 투여, 골내 투여는 1 : 10,000, 피하주사는 1 : 1,000의 농도로 투여하며 기관내 튜브 등으로 흡입 투여시는 1회 4~5번 흡입하고 2~5분간에 걸쳐 효과가 없으면 1회 더 반복한다. 4~6시간의 간격으로 반복 투여한다. 소아는 0.01mg/kg로 최대 0.3mg까지, 성인은 0.3~0.5mg을 투여한다. 심혈관계 질환이 있거나 고혈압환자는 금기이며 아나필락시스 반응이 생겨 저혈압이나 쇼크가 나타나는 환자는 1 : 10,000으로 희석하여 정맥주사 한다. 약물은 빛으로부터 차단하여 보관하고 1 : 1,000을 투여한 환자는 혈압, 맥박, 심전도의 변화를 잘 감시하고 부작용으로 심계항진, 불안, 진전, 두통, 현훈, 오심, 구토가 있다.

염산옥시모르폰 鹽酸~ oxymorphone hydrochloride morphine 보다 효력이 강하나 내성이 신속히 생기는 진통제. 1.5mg씩 피하주사 한다.

염산펜사이클리딘 鹽酸~ phencyclidine hydrochloride 신경 이완성 마취에 비경구적으로 처방하는 피페리딘 유도물질.

염산하이드로모르폰 鹽酸~ hydromorphone hydrochloride morphine의 변형에 의해 만들어진 진통제. 1 mg, 2 mg, 3 mg 및 4 mg 정제와 주사용 ample이 있다.

염산히드라진 鹽酸~ hydrazine hydrochloride 융점 890℃, 흡습성이 강하며 질산은(AgNO₃)용액을 가하면 백색의 침전이 생긴다. 피부접촉시 매우 부식성이 강하다. 용도는 히드라진 유도체 제조에 사용된다.

염색분체 染色分體 chromatid 주로 DNA와 단백질로 구성된 세포핵 속의 사상체구조. 간기(interphase) 중에 나타난다.

염색질 染色質 chromatin 세포핵 안에 있으면서 쉽게 염색되는 부분. 단백질과 DNA를 함유하고 유전에 관여한다.

염색질핵소체 染色質核小體 karyosome 세포핵의 밀집되고 불규칙적인 유전물질의 덩어리. 세포핵의 인과 비슷한 염색부위를 가져 혼돈할 수 있다. = 염색질뭉치.

염색체 染色體 chromosome DNA의 선상사(線狀絲)를 함유하고 있는 핵내의 구조체로 유전 정보를 전달하고 RNA 및 히스톤(histones)과 결합한다. 인체의 염색체는 상염색체(autosome) 22쌍과 성염색체(sex chromosome) 한 쌍으로 모두 23쌍이다.

염소 鹽素 chlorine [Cl] 융점 -100.98℃, 비점 -34.07℃, 임계 온도 144℃, 임계압 76atm인 황록색으로 자극성 냄새가 있는 유독한 기체. 할로겐 원소의 하나로 식염, 알칼리 금속 또는 알칼리 토금속의 염화물로 해수 중, 암염광산 중에서 산출되며 유리 상태로는 존재하지 않는다. 공업적으로는 보통 식염수 또는 융해염화물의 전해에 의해 만들어진다. 액체는 담황색, 고체는 황백색으로, 산화제, 표백제, 소독제로서 또는 염료, 의약, 폭발물, 표백분 기타 많은 유용한 염화물의 제조에 사용된다.

염소가스중독 鹽素~中毒 chlorine gas poisoning 염소 가스에 의한 중독증. 염소가스는 황록색을 띠며 산화력과 독성이 강하고 공기보다 2.5배 무겁다. 미량을 흡입해도 눈, 코 목의 점막을 파괴하고, 다량 흡입하면 폐에 염증을 일으켜 호흡이 곤란해지며 최대 허용량은 1ppm, 30분~1시간의 허용량은 4ppm으로 염소를 다량으로 취급하는 공장, 수처리장 등에서는 가스 누설에 주의가 필요하다.

염소사고비상계획 鹽素事故非常計劃 chlorine emergency plan 염소 관련사고발생시 가장 가까이에 위치한 염소 제조자가 대응하도록 한 조치. 미국의 염소연구소(Chlorine Institute)에서 운영.

염소산구리 鹽素酸~ copper chlorate [Cu(ClO₃)₂] 무색, 무취의 결정. 염소산칼륨(KClO₃)과 유사한 위험성이 있으며, 불안정하여 100~250℃ 정도로 가열하면 분해 폭발한다. 화기의 접근을 피하고 가열, 충격, 전도, 마찰 등의 분해 요인을 사전에 제거해야 한다. 가연물 또는 산화되기 쉬운 물질, 유독물, 유기과산화물, 화약류, 황화합물과의 혼합·접촉을 피한다. 출격, 타격에 민감하므로 누출된 것을 삽이나 곡괭이로 수거 작업을 하여서는 안 된다. 공기가 잘 통하는 곳에 두며 직사광선이 차단된 냉암소에 보관해야 한다. 저장·취급 중 용기의 파손을 막고 용기를 밀폐·밀전한다. 위험물을 저장 또는 운반시 다른 유별 위험물과 혼합 저장하거나 혼합 적재하여서는 안 된다. 초기 소화의 경우는 포, 분말소화도 유효하지만, 기타의 경우는 다량의 물로 냉각 소화한다. 분말이 피부, 눈, 점막에 닿으면 자극하고 약상을 입는다. 분말을 흡입한 경우 점막자극, 호흡곤란, 복통, 구토, 의식불명, 허탈 등의 급성증상이 나타나며 수용액 상태에서도 유독하다. 용도는 시약, 꽃불류 제조, 매염제, 시약 등에 사용된다.

염소산나트륨 鹽素酸~ sodium chlorate [NaClO₃] 분자량 106.46, 비중 2.5, 융점 248℃, 분해 온도 300℃, 용해도 77g/100g물(0℃), 101g/100g(20℃), 230g/100g(100℃)인 무색, 무취의 결정 또는 분말. 매우 불안정하여 300℃의 분해 온도에서 산소를 분해·방출하고 촉매에 의해서는 낮은 온도에서 분해한다. 자신은 불연성 물질이지만, 강한 산화제이다. 가연물(유기물, 목탄부, 유황, 이연성 물질, 유기과산화물)과 혼합시 연소 위험성이 급격히 증가하고 약간의 자극, 분쇄, 충격, 마찰에 의해 단독으로도 산화성을 가지며 유독하다. 철을 부식시키므로 철제 용기에 저장하지 말아야 한다. 소량인 경우와 초기 화재인 경우에는 물, 강화액, 포, 분말소화가 유효하나 기타의 경우는 다량의 물로 냉각 소화한다. 소화시 폭발의 위험이 있으므로 충분히 안전거리를 확보해야 하며, 연소 생성물은 유독하므로 반드시 공기 호흡기를 착용하여야 한다. 15~30g 정도 다량 먹으면 사망할 위험이 있으며, 피부에 닿으면 자극적이고 눈에 들어가면 결막염이 나타난다. 제법은 염소산칼륨의 경우와 비슷하여, 염화나트륨용액을 양극(兩極) 사이에 격막을 두지 않고 전기분해하면 생긴다. 또, 수산화칼슘용액(석회유)에 염소가스를 불어 넣어 생기는 염소산칼슘과 황산나트륨의 복분해에 의해서도 생긴다. 용도는 주로 과염소산염 제조에 사용되고, 산화제, 성냥, 연화(煙花), 폭약 재료로 사

용된다. 또 염색, 가죽의 무두질, 살충제, 표백제, 제초제 등으로도 사용된다. = 염소산소다.

염소산바륨 鹽素酸~ barium chlorate [Ba(ClO₃)₂] 분자량 304.3, 융점 414℃, 비중 3.18인 무색, 무취의 결정 또는 백색 분말. 물에 녹고 에탄올에 약간 녹는다. 100~250℃ 부근에서 분해하기 시작하며 충격을 가하면 폭발한다. 구리, 적린, 유황, 금속분, 가연성의 석유류와 혼합된 것은 가열, 충격, 가벼운 마찰에 의해서 폭발할 위험이 있다. 저장 및 취급시 화기의 접근을 피하고 가열, 충격, 전도, 마찰 등의 분해요인을 사전에 제거한다. 공기가 잘 통하는 곳에 두며 직사광선이 차단된 냉암소에 보관하여야 한다. 운반시는 다른 유별 위험물과 혼합저장 및 혼합적재를 하여서는 안된다. 초기 소화의 경우는 포, 분말소화도 유효하지만 기타의 경우는 다량의 물로 냉각소화한다. 산화제, 염소산의 제조 등에 사용된다.

염소산수은 鹽素酸水銀 mercury chlorate [Hg (ClO₃)₂] 무색, 무취의 결정. 황린, 유황, 금속분, 가연성의 유기물, 황 화합물과 혼합시 충격, 마찰, 가열에 의해 발화하거나 폭발의 위험이 있다. 화기의 접근을 피하고 가열, 충격, 전도, 마찰 등의 분해 요인을 사전에 제거한다. 저장·취급 중 용기의 파손을 막고 용기를 밀폐, 밀전한다. 위험물을 저장 또는 운반시 다른 유별 위험물과 혼합 저장하거나 혼합 적재해서는 안 된다. 초기 소화의 경우는 이산화탄소 분말소화기가 유효하고, 기타의 경우는 다량의 물로 냉각소화한다. 그러나 물과는 분해반응하기 때문에 화재의 규모나 상황에 따라 판단해야 한다. 피부, 점막에 부착하면 염증을 일으킨다. 시약, 꽃불류 제조에 사용된다.

염소산스트론튬 鹽素酸~ strontium chlorate [Sr (ClO₃)₂] 무색, 무취의 결정. 물보다 무겁다. 가열에 의해 쉽게 분해하며, 유황, 목탄분, 유기물과 혼합된 것을 가열하면 폭발의 위험이 있으며, 금속분, 활성탄과 혼합시 충격, 마찰에 의해 폭발한다. 화기의 접근을 피하고 가연물 또는 산화되기 쉬운 물질, 유독물, 유기과산화물, 화약류, 황화합물과의 혼합 접촉을 피해야 한다. 초기 소화에는 강화액, 포, 이산화

탄소, 분말소화기가 유효하며 기타의 경우는 다량의 물로 주수 소화한다. 소화 작업시 폭발의 위험이 있으므로 충분히 안전거리를 확보해야 한다. 피부나 점막에 장시간 부착하면 염증을 유발한다. 용도는 시약, 꽃불류 제조 등에 사용된다.

염소산아연 鹽素酸亞鉛 zinc chloride [Zn(ClO₃)₂]
분자량 232.4, 융점 60℃, 비중 2.15인 무색, 무취의 결정. 물에 녹고 조해성이 있다. 강산화제이며, 가열하면 염소와 산소를 방출한다. 황린, 금속분, 가연성의 유기물, 목탄분, 황화물과 혼합시 가열, 충격, 가벼운 마찰에 의해 발화하거나 폭발의 위험이 있다. 화재시 화염에 의해 염화수소를 포함하여 자극성 유독성 가스를 발생한다. 저장·취급시 화기의 접근을 피하고 가열, 충격, 전도, 마찰 등의 분해 요인을 사전에 제거한다. 공기가 잘 통하는 곳에 두며, 직사광선이 차단된 냉암소에 보관한다. 용기의 파손을 막고 용기를 밀폐, 밀전한다. 초기화재는 강화액, 포, 분말소화기가 유효하며 기타의 경우는 다량의 물, 포, 알코올형 포가 유효하다. 소화 작업시 폭발 위험이 있으므로 충분한 안전거리를 확보하고 공기호흡기를 착용하여야 한다. 피부나 점막에 부착하면 자극을 주거나 염증을 유발한다. 증기는 호흡기 계통에 알레르기를 유발한다. 제초제, 시약, 꽃불류 제조, 산화제 등에 사용된다.

염소산암모늄 鹽素酸~ ammonium chlorate [NH₄ClO₃] 물보다 무거운 무색의 결정. 조해성이 있고 수용액도 산화성 및 금속의 부식성이 있다. 불안정한 폭발성의 산화제이며 폭발성기인 암모늄기(NH₄)와 산화성기인 염소산기(ClO₄)가 결합하고 있어 폭발이 용이하다. 100℃에서 폭발하고 폭발시에는 다량의 기체를 발생한다. 따라서 화약의 연료로 이용된다. 장기간 보관시에는 분해하여 아염소산암모늄(NH₄ClO₂)이 생성되고 이것은 폭발이 용이하며 일광에 의해서 분해가 촉진된다. 저장·취급시에는 분해되지 않도록 주의하고 장기간 보관시 직사광선을 피하여야 한다. 초기 소화에는 물, 포 소화약제가 유효하다. 기타의 경우는 다량의 물로 주수하는 것이 좋다. 소화 작업시에는 폭발의 위험이 상당히 높으

므로 충분히 안전거리를 확보하며, 공기 호흡기를 착용하여야 한다. 피부를 장시간 노출하면 염증을 유발한다. 염소산나트륨과 황산암모늄 또는 염화암모늄의 복분해에 의해 생기며, 또 염소산 수용액에 암모니아를 통과시킨 다음 증발 결정시키고, 다시 물에서 재결정시켜도 얻어진다. 화약, 꽃불류 제조 등에 사용한다.

염소산염류 鹽素酸鹽類 chlorate [MClO₃, M'(ClO₃)₂]
염소산의 수소 대신에 금속 또는 양이온으로 치환한 화합물의 총칭. 대부분 물에 잘 녹으며 열에 의해 분해하여 산소를 발생한다. 시안화물 및 금속분과 혼합시 충격, 마찰에 의해 폭발한다. 발열황산, 황린, 벤젠, 등유, 에테르, TNT 등과 접촉시 발화, 폭발한다.

염소산은 鹽素酸銀 silver chlorate [AgClO₃] 무색, 무취의 결정. 100~270℃로 가열하면 산소를 방출한다. 금속분, 유황, 가연성의 유기물, 강산류와 혼합시 조건에 따라서 발화, 폭발의 가능성이 있으며 유황과의 혼합물은 가압하면 폭발한다. 벤젠과 혼촉시 발화한다. 화기의 접근을 피하고 가열, 충격, 전도, 마찰 등의 분해요인을 제거한다. 가연물 또는 산화되기 쉬운 물질, 유독물, 유기과산화물, 화약류, 황화합물과의 혼합 접촉을 피하여야 한다. 충격, 타격에 민감하므로 누출된 것을 삽이나 곡괭이로 수거작업을 하여서는 안 된다. 초기 소화는 포, 분말도 유효하지만, 기타의 경우는 다량의 물로 냉각 소화한다. 대량 연소의 경우 폭발위험이 있으므로 무인방수포 등을 이용하고 개인은 안전장구를 착용하여야 한다. 독성이 강하고 분말이 피부, 눈, 점막에 부착하면 자극하고 약상을 입힌다. 분말을 흡입한 경우 점막자극, 호흡곤란, 복통, 구토, 의식불명, 허탈 등의 급성증상이 나타나며, 수용액상태에서도 유독하다. 용도는 분석시약, 염분측정시약 등으로 사용된다.

염소산칼슘 鹽素酸~ calcium chlorate [Ca(ClO₃)₂]
비중 2.71, 융점 100℃인 무색, 무취의 결정. 흡습성이 있다. 황린, 유황, 금속분, 가연성의 유기물, 황화물과 혼합시 충격, 마찰, 가열에 의해 폭발의 위험이 있다. 저장, 취급시 공기가 잘 통하는 곳에 두며 직사광선이 차단된 냉암소에 보관한다. 용기의 파손

을 막고 용기를 밀폐, 밀전한다. 운반시 다른 유별 위험물과 혼합적재해서는 안 된다. 초기 소화에는 강화액, 포, 이산화탄소, 분말 소화기가 유효하며, 기타의 경우는 물, 포를 대량으로 사용하여 냉각 소화한다. 소화 작업시 폭발의 위험이 있으므로 충분히 안전거리를 확보하여야 한다. 장시간 동안 피부, 점막에 부착하면 염증을 유발한다. 제초제, 시약, 사진, 불꽃류 제조용으로 사용된다.

염소이동 **鹽素移動** chloride shift 중탄산이온(HCO_3^-)이 세포 밖으로 확산할 때 적혈구내로 확산하는 염소이온(Cl^-)의 이동. 염소이온의 이동은 CO_2로부터 탄산이 형성되는 결과로 모세혈관에서 일어난다.

염소화석회 **鹽素化石灰** chlorinated lime [CaCl(ClO)₄H₂O] 염소향이 나는 흰색 분말. 상온의 물과 산에서 분해되어 산소를 방출한다.

염수 **鹽水** salt water 바다나 함수호의 염분이 많은 짠물. 항구의 소방정(消防艇)은 염수를 소방용수로 사용한다. → 담수.

염전성심실빈맥 **捻轉性心室頻脈** torsade de pointes QRS군 축이 양성에서 음성으로 변해, 아무렇게나 돌아갈 때 물결치듯 굽이치는 사인곡선 율동. = 토르사드 데 포인트.

염좌 **捻挫** sprain 골격계를 지지하는 인대의 일부가 신장되거나 파열되어 관절에 부분적 혹은 일시적인 전위를 일으킨 관절 손상. = 삠.

염증 **炎症** inflammation 상처나 자극에 대한 신체 조직의 방어적인 반응. 염증은 급성일수도 있고 만성일수도 있다. 주요 증상은 발적, 열감, 팽윤, 통증이며 자주 기능 상실을 동반한다. 과정은 일과성 혈관 수축으로 시작하며 그런 다음 혈관 투과성이 상승하고, 두 번째 단계로 혈관 투과성의 지연과 지속된 구성요소의 증가, 혈관에서의 용액 삼출, 혈관벽을 따라 백혈구의 누출, 미생물의 식세포와 혈관에서 섬유 인자의 퇴적, 대식세포에 의해 축적된 괴사의 폐기, 그리고 마침내 그 부위에 섬유아세포의 이동과 새로운 정상세포의 발달이다.

염증병소 **炎症病巢** inflammatory focus 염증을 일으키고 있는 국소의 병변부위.

염증성반응 **炎症性反應** inflammatory reaction 손상이나 항원에 대한 조직의 방어반응. 동통, 종창, 가려움, 발적, 발열, 기능상실 등의 여러증상이 나타나고 염증소에서 항체나 히스타민, 세로토닌 등의 화학물질을 함유한 혈장성분이나 조직액의 국소적 삼출이 생긴다.

염풍 **鹽風** salt wind 강풍에 의해서 비산(飛散)된 바닷물로부터 소금이 공급·포함된 바람. 철탑 등 금속구조물을 부식시킨다.

염화나트륨 **鹽化~** sodium chloride [NaCl] 분자량 58.45, 융점 800℃, 비점 1,440℃인 등축정계에 속하는 무색 결정. 녹는점 이상에서는 휘발성이 높고, 기체가 되면 NaCl 분자가 존재한다. 보통 마그네슘 등의 염류를 함유하며 조해성이 있다. 100g의 물에 0℃에서 35.7g, 100℃에서 39.8g 녹는다. 알코올에는 잘 녹지 않으며, 포화용액은 0℃ 이하에서 무색 단사정계의 이수화물 NaCl·2H₂O를 생성하며, -21.3℃에서 함빙정(含氷晶)을 만든다. 용도는 염소, 염산, 나트륨, 수산화나트륨(가성소다) 기타 나트륨염의 제조원료로서 중요하다. 조미료, 된장, 간장의 원료, 식품 저장 등에도 사용되며 이 밖에 도자기의 유약, 비누의 염석(鹽析) 등 실용적인 용도가 매우 넓다. 또 큰 단결정은 적외선분광기의 프리즘으로 사용되고, 의약품으로 생리적 식염수, 링거액 등에도 사용된다. = 소금.

염화메틸 **鹽化~** methyl chloride [CH₃Cl] 분자량 50.49, 융점 -97.6℃, 인화점 < 0℃, 비점 -24.2℃, 발화점 632℃, 증기 밀도 1.785, 폭발 범위 10.7~17.4%, 공기중의 허용 한도는 100ppm인 에테르와 같은 감미로운 냄새가 나는 무색의 가연성 가스. 물, 알코올, 클로로포름에 녹으며 유독하고 부식성은 없다. 압축하면 액화하는데 액화한 염화메틸은 기화할 때 다량의 열을 빼앗으므로 액화와 기화를 순환적으로 되풀이하며, 냉동기의 냉매로서 사용된다. 제법으로 메틸알코올과 염산을 황산이나 염화아연 존재 하에서 반응시키거나, 메탄과 염소를 반응시켜 생기는 염소화생성물에서 분취하는 방법을

사용한다. 냉매, 의약, 농약, 한랭계, 불연성 필림용제, 유기합성(부틸고무, 실리콘수지제조용, 메틸셀룰로오스), 추출제, 저온용 용제로 사용된다. = 클로로메탄, 클로로메틸, 메틸클로라이드.

염화벤조일 鹽化~ benzoyl chloride [(C₆H₅)COCl] 분자량 140.6, 증기 비중 4.8, 증기압 1mmHg(20℃), 융점 -1℃, 비점 197℃, 비중 1.21, 인화점 72℃, 연소범위 1.2~4.9%인 최루성이 있는 무색의 액체. 상온에서의 인화위험은 적으나 가온되거나 직사광선을 받으면 점화원에 의해 인화 위험이 있다. 연소시 유독성의 염화수소가스와 자극성의 연소생성물을 발생한다. 저장 및 취급시에는 가열금지, 화기엄금, 직사광선 차단, 용기는 차고 건조하며 환기가 잘되는 곳에 저장한다. 화재시에는 주수를 엄금하고, 건조분말, 포, 이산화탄소를 사용하여 질식소화한다. 독성, 부식성 물질로 피부 침투 및 호흡시 치명적이며 눈, 피부의 점막을 자극하고 심하면 화상을 입히고 고농도 흡입시 폐부종을 일으킨다. 톨루엔을 염소화하여 얻은 삼염화벤조일을 가수분해하여 이것을 증류 정제한다. 염료, 향료, 유기합성원료, 유기과산화물 제조, 의약품 원료 등에 사용된다.

염화불화탄소 鹽化弗化炭素 chlorofluoro carbons [CFCs] 염소(Cl), 불소(F), 탄소(C)를 포함하는 화합물의 총칭. 1930년대 미국의 뒤퐁사에서 개발한 상품명인 프레온으로 알려져 있다. 염소, 불소, 탄소의 구성형태에 따라 여러가지 형태로 존재하며, 무색, 무취로서 매우 안정된 화합물이고 냉매, 세정제, 발포제 등으로 사용된다. 특히 오존층파괴 원인물질로 알려져 지구환경보전과 관련되어 관심이 높아지고 있으며, 사용 및 생산이 규제되고 있다.

염화비닐 鹽化~ vinyl chloride 비등점 13.9℃, 융점 -159.7℃, 인화점 42.2℃, 발화점 472.2℃인 클로로포름 비슷한 상쾌한 냄새가 나는 무색의 기체. 상온에서 장시간 저장할 경우에는 히드로퀴논 등의 중합금지제를 가한다. 실험실에서는 염화에틸렌(1,2-디클로로에탄 : EDC)의 알칼리에 의한 염화수소 이탈반응에 의해서 생기나, 공업적으로는 보통 염화철을 촉매로 사용하며 에틸렌을 염소화시킨 EDC를 만든 다음 활성탄 담지(擔持) 산화철, 산화주석 촉매 위를 480~500℃에서 약 2%의 염소를 함유하는 EDC를 통과시켜 분해하는 에틸렌법을 주로 사용한다. 폴리염화비닐, 염화비닐리덴-염화비닐 공중합체, 아크릴니트릴-염화비닐 공중합체 등의 제조에 사용되는 것 외에도 염화비닐리덴의 원료가 된다. = 클로로에틸렌.

염화석시닐콜린 鹽化~ succinylcholine chloride 탈분극성 신경근 차단제로 두분자의 acetylcholine이 결합되어 있는 형태의 화합물. 혈장 cholinesterase에 의해 가수분해되는데 환자에 따라 유전적으로 cholinesterase의 활성이 낮은 경우 지속적인 무호흡을 일으킨다. 정맥내 투여시 약 1분 후에 작용이 발현되고 근육 이완은 약 2분간 지속되며 8~10분 내에 정상으로 회복되는데 점적 투여로 주입율을 조절하여 근육이완을 유지할수 있다. 근육내 투여시는 약 2~3분 후에 작용이 나타난다. 주로 마취시 근육이완이나 기도내에 관을 삽입할 때, 골절이나 탈골시 정상화할 때, 후두경시 근이완을 목적으로 할 때 이용하며 lidocaine, procainamide, 황산마그네슘, β차단제 등은 작용을 증강시킨다. 소아는 1~2mg/kg, 성인은 10~60mg을 투여하고 지속적인 근육이완을 위해서는 처음 투여한 반응을 근거로 계산하여 반복량을 투여한다. 지속 점적 투여시는 2.5mg/min의 비율로 1~2mg/㎖을 투여한다. 호흡억제, 무호흡, 서맥 등의 부작용이 우려되므로 심장혈관계, 신장장애, 심한 화상환자, 과칼륨증 환자는 주의한다.

염화수소 鹽化水素 hydrogen chloride [HCl] 분자량 36.47인 상온에서 자극적인 냄새가 나는 무색의 기체. 대기압에서는 -85℃로 액화하여 무색의 액체가 되고 -112℃에서 백색의 결정이 된다. 물에는 잘 녹아, 부피로 500배, 무게로는 100g의 물에 81.31g 녹는다. 수용액은 염산이라고 한다. 극히 소량으로도 눈, 피부, 점막을 자극하고 다량의 가스를 흡입하면 수종 또는 인후의 경련과 호흡기의 염증을 일으키는 유독성 가스이다. 제법으로 공업적으로는 염소와 수소를 반응시켜 만들며, 각종 탄화수소를 염소화할 때 부산물로도 얻고 있다. 실험실에서는 진한 황산에 진한 염산을 떨어뜨려 발생시키거나, 식염과 진한 황산을 반응시켜서 만든다. 의약품의 제조원료, 염료, 중간체의 제조, 무기염화물의 제조, 가소제 원료의 제조, 염화비닐 등 합성수지의 제조, 염화고무의 제조, 염화에틸, 염화메틸의 제조, 반도체의 정제 등에 사용된다.

염화수소산 鹽化水素酸 hydrochloric acid 수소와 염소의 합성물로 산성이 강하며 위액의 근본요소이다.

염화아세틸 鹽化~ acetyl chloride [CH₃COCl] 분자량 78.5, 증기비중 2.7, 증기압 135mmHg(8℃), 융점 -112℃, 비점 51℃, 비중 1.10, 인화점 4℃, 발화점 390℃, 연소범위 5.0%~인 강한 자극성 냄새가 나는 무색 또는 미황색의 액체. 증기는 공기보다 무겁고 공기와 혼합하면 점화원에 의해 인화·폭발하고 역화 위험이 있다. 연소할 때는 유독성의 염화수소(HCl)와 포스겐(COCl₂)을 분해한다. 물과 격렬하게 반응하여 자극성의 염화수소산과 초산을 생성하며 에테르, 벤젠 등 유기용매에 잘 녹는다. 저장시에는 차고 건조하며 바람이 잘 통하는 곳에 보관해야 한다. 알코올류, 알칼리류, 아민류, 강산화제와의 접촉을 방지하여야 한다. 화재시에는 주수엄금, 초기 화재 또는 소규모 화재시는 건조분말 또는 이산화탄소를 사용한다. 유독성의 증기와 분해가스를 피하여 바람을 등지고 접근한다. 공기 호흡기 등의 안전장구를 착용하고 진화시에는 엄폐물을 이용하며 가급적 먼 거리에서 짧은 시간에 진압하도록 하여야 한다. 부식성이 강하여 눈과 피부에 접촉하면 심하게 화상을 입는다. 아세트산나트륨과 염화술푸릴의 반응, 아세트산무수물과 포스겐의 반응을 통해 얻는다. 용도는 암모니아, 1차 아민, 2차 아민 등과 반응하여 아세틸유도체를 생성하고, 페놀류와 반응하여 아세트산에스테르를 생성하는 등 아세틸화를 일으키기 위한 시약으로도 널리 사용된다. = 아세틸클로라이드, ethanoyl chloride, acetic chloride.

염화아연 鹽化亞鉛 zinc chloride [ZnCl₂] 분자량 136.29, 융점 290℃, 비점 732℃, 비중 2.91(25

℃)인 무취의 백색 결정. 공기에 접촉하면 수분을 흡수하여 조해(潮解)하며 물에 잘 녹는다. 금속 산화물 및 섬유소를 용해하는 물성이 있다. 다량의 물을 가하면 옥시염화아연이 된다. 유독하므로 밀전하고 강산화제와의 접촉을 피하고 서늘한 장소에 보관하여야 한다. 공업적으로는 산화아연이나 아연의 부스러기를 염산에 녹여서 철, 알루미늄 등의 불순물을 제거한 다음 농축하여 만든다. 용도는 유기합성에서는 각종 축합반응 등의 촉매로 사용된다. 또, 탈수제, 살균제, 목재의 방부제, 활성탄의 제조, 건전지 재료, 의약품 등으로 사용된다. 납땜의 페이스트 재료로도 사용된다.

염화알릴 鹽化~ allyl chloride [ClCH₂CH=CH2] 분자량 76.5, 증기비중 2.6, 증기압 295mmHg(20℃), 융점 -134℃, 비점 45℃, 비중 0.94, 인화점 -29℃, 발화점 392℃, 연소범위 3.3~11.1%인 자극성이 강한 냄새가 나는 무색의 액체. 증기는 공기보다 무겁고 공기와 혼합한 것은 작은 점화원에 의해서 쉽게 인화·폭발하며 연소시 역화의 위험이 있다. 물위에 뜨기 때문에 화재 면적을 확대시킬 위험이 있다. 저장 및 취급시 화기를 엄금하고, 용기는 차고 건조하며 통풍 환기가 잘되는 곳에 저장하여야 하며, 산촉매류, 아민류, 활성금속류, 산화제, 과산화물류와의 접촉을 방지하여야 한다. 초기 소화는 물분무, 건조분말, 포, 이산화탄소가 유효하며 기타의 경우는 다량의 포를 사용하고 물분무로 용기 외벽을 냉각시키는 방법도 효과가 있다. 독성, 부식성이 강하여 피부 침투 및 흡입시는 치명적이며 눈, 피부에 접촉하면 화상을 입는다. 실험실에서는 알릴알코올에 농염산을 작용시켜 만들며, 공업적으로는 프로필렌의 고온염소화로서 만들어진다. 살충제, 용제 등으로 사용된다. = 알릴클로라이드, 3-chloropropene, chlorallylene.

염화에드로포니움 鹽化~ edrophonium chloride 큐라레(curare) 해독제로 작용하는 콜린에스테라제 억제제. 근무력증 진단에 도움을 준다. 큐라레 중독증 치료, 추정되는 근무력증 진단, 발작성 심실상성 빈맥의 치료를 위해 처방한다. 위장관이나 요로관

폐색, 저혈압, 서맥 또는 해당 약물에 과민 반응이 있을 때는 사용을 금하며 호흡 마비, 저혈압, 서맥과 기관지 경련 등의 부작용이 있다.

염화에틸 鹽化~ ethyl chloride [C_2H_5Cl] 분자량 64.52, 융점 $-138.3℃$, 비점 $12.3℃$, 비중 0.9028 ($10℃$), 증기 밀도 2.22, 연소 범위 3.6%~14.8%, 인화점 $-43℃$(open) $-50℃$(closed)인 에테르와 비슷한 냄새가 나는 기체. 상온에서 기체, 물에 약간 녹으며 알코올 에테르와 자유롭게 혼합된다. 점화하면 청색의 불꽃을 내며 연소한다. 물이나 알칼리에 의해 가수분해되어 에탄올과 염화수소가 된다. 약한 독성으로 눈을 자극하는 성질이 있다. 에탄올과 염화아연의 혼합액 속에 염화수소를 통하거나, 염화알루미늄을 촉매로 하여 에틸렌에 염화수소를 첨가하면 얻어진다. 4에틸납, 에틸셀룰로오스 등의 원료로 쓰이며, 살충제, 냉동제, 에틸화제 등으로도 쓰인다. = 클로로에탄, 클로로에틸.

염화칼슘 鹽化~ calcium chloride [$CaCl_2$] 녹는점 $772℃$, 끓는점 $1,600℃$ 이상, 비중 2.512인 조해성이 있는 사방정계의 백색 결정. 물에 대한 용해도는 크며, 알코올, 아세톤 등에도 녹는다. 공업적으로는 암모니아-소다법(솔베이법)을 시행할 때, 암모니아 증류탑의 폐액(廢液)을 농축하여 식염을 회수할 때 다량으로 얻는다. 이것은 이수화물에 상당한다. 또, 석회법으로 염소산나트륨을 제조할 때에도 부산물로 생성한다. 냉동기용 냉매, 두부 제조, 노면이나 운동장에 살포하는 방진제, 결빙 방지용, 건조용 등으로 사용된다.

엽 葉 lobe 장기에 부착되어 있는 부분으로, 홈이나 결합조직으로 구분되고 뇌, 간, 폐에서 관찰할 수 있다.

엽산 葉酸 folic acid 세포의 성장과 복제를 할 수 있는 비타민 B복합군. 단백질 붕괴와 혈색소 생산에 비타민 B_{12}와 C가 함께 작용을 한다. 또한 식욕을 증가시키고 위장 내에서 염산의 생산을 자극한다. 엽산이 풍부한 음식에는 시금치, 푸른 잎채소, 간, 신장, 정백하지 않는 콩류 등이 있다.

엽상유두 葉狀乳頭 foliate papillae 혀의 외측면 후부에 서로 평행하게 전후로 분포되어 있는 유두 모양의 돌기. 잎새유두 → 혀.

엽절제 葉切除 lobectomy 폐의 한 엽을 수술적으로 제거하는 것.

영구건물 永久建物 permanent building 이동주택이나 이동주택차량에 부속된 구조물을 제외한 모든 건물.

영구기관 永久機關 perpetual 연속적인 운전에 의하여 에너지를 창출하는 기계장치 및 열을 모두 남김없이 일로 변환하는 기계장치. 에너지를 소비하지 않고 외부로 일을 할 수 있는 장치를 제1종 영구기관이라고 하며, 이것은 열역학 제1법칙에 반하는 것으로 실현 불가능하다. 하나의 열원으로부터 열을 공급받아 일을 하고 그 밖의 외계에 아무런 변화도 남기지 않고 주기적으로 작동하는 기관을 제2종 영구기관이라고 하며, 열역학 제2법칙은 이런 종류의 기관의 존재를 부인하고 있다.

영구세포 永久細胞 permanent cell 한번 손상을 받으면 영원히 재생할 수 없는 세포. 신경세포, 골격근세포, 심근세포들이 있는데 결손된 영구세포는 섬유조직이나 교세포 같은 지주조직의 증식으로 수복되므로 반흔을 남기게 된다.

영구적인공심박조율기 永久的人工心搏調律機 permanent pacemaker 주로 Stokes-Adams 증후군을 동반한 만성 심장블럭 대상자에게 사용하는 조율기. 심박조율기 본체를 왼쪽 또는 오른쪽 쇄골하부 흉벽 피하에 묻어주며 이곳으로부터 리드가 우심실 또는 우심방에 전달되어 영구 조율자극을 발생한다.

영구지혈법 永久止血法 permanent hemostasis 완전 지혈을 위해 출혈중인 혈관을 겸자로 집어서 결찰하거나 출혈점 주변의 조직에 실을 통과시켜 결찰하거나, 전기 메스로 응고 지혈을 하는 지혈법. ↔ 일시적지혈법.

영구치 永久齒 permanent teeth 32개이며 성인치아. 6세에서 21세 사이에 유치와 대치된다. ↔ 유치(乳齒).

영국갤런 英國~ imperial gallon(英) 미국 갤런 1.201(4.546 ℓ)에 해당하는 액체의 양.

영국열량단위 英國熱量單位 British Thermal Unit : BTU 물 1파운드를 39°F에서 40°F로 상승시키는데 필요한 열로 252 cal 혹은 1,055 joule과 같다.

영국특수공군연대 英國特殊空軍聯隊 Special Air Service : SAS(테러) 영국의 테러 대응 조직이자 세계 최초의 테러진압특공대. 1941년 이집트 전선에서 특공 업무를 담당하던 데이비스 스털링(Davis Stirling) 중령이 중대급 규모로 조직하였다. 제2차 세계대전 중 북아프리카에서 독일과 이탈리아군에 대항하여 전공을 세웠으며, 1944년에는 연대급 규모로 증편하였다. 2차 대전 후에는 테러진압 부대로 운영되었는데, 특히 1950년대 영국의 식민지였던 말레이시아의 공산 게릴라, 인도의 반영세력 등을 진압하는데 투입되었다. 1960년 아일랜드 공화국군(IRA)에 의해 영국 왕실과 정부의 주요 인사에 대한 납치, 암살 등의 테러 진압에 치중하였고, 1972년 9월 뮌헨 올림픽 선수촌의 이스라엘 선수 숙소에서 검은 9월단에 자행한 사건을 계기로 특수공군연대에서 분리되어 SAS 특공대가 창설되었다. SAS 특공대 상급부대인 SAS 특수공군연대는 히어포드(Here ford)에 위치하며 특공대원은 본부로부터 사방 24km 이내만 외출이 가능하다. 총 인원은 936명으로 3개 대대로 1개 대대는 4개 중대로 편성된다. 인원 편성은 1개조 4명, 1팀 5개 조로 되어 있고 외국어 구사는 필수이며, 작전 투입 국가의 언어를 조에서 최소한 1명은 구사할 수 있어야 한다. 테러가 발생하면 경찰의 지휘와 통제를 받는다. 경찰 지휘본부는 즉각조치팀(SAS, 특공대), 정보팀, 교섭팀, 내무성 연락팀, 공보팀, 안전팀 등으로 구성된다. 주요 실적은 1977년 6월 네덜란드에서 발생한 열차 인질납치사건 해결과 1977년 10월 서독의 루프트한자 항공기 인질 구출 시 GSG-9와 합동 작전을 성공시킨 것이다. 1980년에는 영국 런던 주재 이란대사관 억류 인질을 구출하였고, 영국 대처총리가 대승한 포클랜드전쟁 때 적지에 침투하여 정보 획득·교란·파괴 등을 전술에 효과적으로 사용하였다. 1991년 걸프전쟁에서도 이라크군 후방에 침투하여 각종 정보를 수집하여 다국적군에 보고하여 대 공중

전을 승리로 이끄는데 공헌하였다. 작전 수행능력이 뛰어나 세계의 독보적 존재로, 미국의 델타포스 특공대 창설에 많은 도움을 준 것으로 알려져 있다.

영법 泳法 swimming style 수영하는 방법.

영상안테나 影像~ image antenna 실제 안테나에 대한 허상의 안테나. 대지면에 대해 실제의 안테나와 대칭되는 위치로 지중(地中)에 생각하는 가상의 안테나.

영상저장과 이동 影像貯藏~移動 image save and carry : ISAC(통신) 보존 또는 운반할 수 있는 의료용화상데이터규격으로서, 안전 기구를 가진 이동형 기억 매체를 사용하여 의료화상데이터의 공동 이용을 가능하게 하는 시스템. X-선컴퓨터단층촬영장치(CT)나 자기 공명단층촬영장치(MRI) 등의 화상데이터를 광자기 디스크에 기록하여 진료기록(chart) 등과 함께 운반, 보관 및 진료에 사용할 목적으로 하고 있으며 데이터의 정정이나 잘못으로 인한 소거 대책도 강구되어 있다.

영아 嬰兒 infant ① 출산 후 1개월부터 최대 12개월까지의 연령으로 아기가 직립할 수 있을 때까지의 아동. ② 법적으로 완전하지 않는 사람.

영아급사증후군 嬰兒急死症候群 sudden infant death syndrome : SIDS 정상적이고 건강해 보이던 영아의 갑작스럽고 예기치 못한 죽음. 부검결과 질병의 징후나 신체적 징후를 발견할 수 없으며 대개 수면 중에 발생한다. 대부분 생후 2주부터 1년 사이의 영아에서 발생하며, 300~350명의 영아 중 1명 꼴로 나타난다. 원인은 명확하지 않으나 식이에서 비오틴(biotin)의 부족, 내인성 아편양 체계(opioid system)의 비정상, 기계적인 질식, 호흡기 점막 방어의 결핍, 지속적인 무호흡, 알려지지 않은 바이러스, 후두의 해부학적 비정상, 면역글로블린의 비정상 등 복합적 요인에 의한 것으로 추측된다. 특히 조산아인 경우 10~14주에 자주 발생하고 남자 영아와 겨울에 더 많이 발생하며, 흡연이나 빈혈, 약물 의존성이 있는 산모의 영아, 임신말기에 산전 간호를 시작한 경우나 적어도 이미 1명의 자녀가 있는 20세 이하의 여성에게서 태어난 영아, 최근에 상기도 감

염과 같은 심각하지 않은 질병을 앓은 영아에서 더 많이 나타난다. 전염성도 없고 유전성도 아니나 같은 가족 내에 발생할 확률이 평균보다 높아 다인성 요인에 영향을 받는 것으로 보이고 예방차원에서 영아는 앙와위나 측위로 재워야 한다. 간호는 아이의 죽음에 대해 부모가 느끼는 슬픔을 해소할 수 있도록 도와주며, 이 증후군에 대해 부모가 알아야 할 내용을 습득시키고 필요한 문헌과 정보를 제공하는 한편 죄의식에 대해 어떻게 대응하는지에 대한 상담과 도움을 준다. = 영아돌연사증후군.

영아사망 嬰兒死亡 infant death 1세전에 사망한 영아.

영아사망률 嬰兒死亡率 infant mortality rate 연간 출생 수 1,000명에 대한 생후 1년 미만의 사망자수로 나타낸 것. 월별로 관찰하면 생후 4주 이내에 사망하는 율이 가장 높고, 시일이 경과할수록 감소한다.

영아살해 嬰兒殺害 infanticide 우리나라의 형법에 '직계존속이 치욕을 은폐하기 위하거나 양육할 수 없음을 예상하거나 특히 참작할 만한 동기로 인하여 분만 중 또는 분만 직후의 영아를 살해하는 행위'라고 규정하고 있다. → 신생아살(新生兒殺).

영아용심폐소생술인체모형 嬰兒用心肺蘇生術人體模型 CPR Manikin for infant 영아 기본 심폐소생술을 실습할 수 있는 마네킹. 기도 유지, 인공호흡, 흉부압박, 맥박 감지 등의 실습이 가능하며, 영아의 맥박 확인 위치인 상완동맥의 촉지가 가능하다. 마네킹을 통해서 실습하게 되는 인공호흡, 흉부 압박, 흉부 압박의 위치 선정, 인공호흡의 속도 조절 등이 정확하게 실시되었는지 평가할 수 있도록 구성되어 있다.

영양 營養 nutrition ① 자양물. ② 영양물을 취하고 소화시키고 적절한 신체기능과 건강유지를 위해 사용하는 모든 과정의 총체. ③ 살아있는 유기체의 성장, 유지와 관련한 음식물과 음료에 대한 연구로 영양사는 영양과학과 규칙을 연구하고 실행에 옮기는 사람이다.

영양궤양 營養潰瘍 trophic ulcer 질병이나 혈류감소, 신경분포의 소실로 인해 손상된 신체부위에 생기는 궤양.

영양막 營養膜 trophoblast 배(embryo)성장의 초기에 태반과 함께 포유류의 초기 배벽을 구성하는 조직층.

영양성빈혈 營養性貧血 nutritional anemia 철분, 엽산 또는 비타민 B$_{12}$의 결핍이나 다른 영양 질환으로 인하여 부적절한 적혈구 생산을 초래하는 질병. 철분결핍성빈혈(iron deficiency anemia)은 매우 적은 철의 섭취, 철의 흡수장애나 만성출혈에 의해 나타날 수 있다. 대 적혈구성 빈혈(macrocytic anemia)은 크고 깨지기 쉬운 적혈구가 특징이다. 거대적아구성빈혈(megaloblastic anemia)은 비정상적인 적혈구가 만들어지는 질환으로 엽산과 비타민 B$_{12}$부족과 관련이 있다.

영양소 營養素 nutrient 자양물을 제공하고 신체의 성장과 발달에 도움이 되는 물질. 필수 영양소는 성장과 정상 기능에 필수적인 탄수화물, 단백질, 지방, 무기질과 비타민을 말한다. 이런 물질은 체내에서 정상적인 건강을 위한 충분한 양을 생산할 수 없기 때문에 음식에 의해 공급되어야 한다. 이차적인 영양소는 장에서 음식이 소화되도록 돕는 물질을 말한다. = 영양물질, 영양분.

영양실조 營養失調 malnutrition 영양에 관한 질환. 불균형하고 불충분한 식사나 과다식이 또는 흡수·소화장애로 인해 일어난다. = 영양장애.

영양이상 營養異常 nutritional disorder 외부로부터 섭취한 영양소의 양과 체내에서 대사에 이용되는 영양소의 양사이에서 동적 평형이 깨진 상태. 영양과다와 영양부족이 있는데 영양과다는 비만으로 나타나며 영양부족은 칼로리 결핍에 따른 기아, 유아의 소모증, 단백질결핍에 따른 단백열량부족증(kwashiorkor), 비타민 결핍증 등이 있다.

영양작용 營養作用 trophic action 세포분열과 영양화에 의한 확장이 시작되어 성장하게 하는 것.

영역^1 領域 area(구급) 신체의 어느 구조를 포함하여 특정한 기능이 수행되는 곳. 예를 들면 대동맥 부위의 대동맥 영역 등이 있다.

영역^2 領域 sector(구조) 사건지휘체계의 일부분으로 만들어진 책임 특정 구역.

영위상펄스 零位相~ zero phase pulse(통신) 로란 C의 송신국으로부터 발사된 것으로, 펄스의 상승점에 반송파 0°의 위상을 맞추어 발사하는 펄스.

영혼 靈魂 anima ① 영혼 또는 생기. ② 약물 안의 능동적인 요소. ③ 드러나는 성격 또는 외적 인격과 구별되는 것으로, 진실되고 내적이며 무의식적인 존재 또는 성격. ④ 남자 성격의 여성적인 요소.

옆으로굴리기 sideaway rolling 눈사태로 전면 위기에 있을 때의 자가 구조 기술. 배낭과 스키를 옮긴 후 스키 타는 사람을 슬로프 위에 눕혀 아래쪽으로 내려간다. 하지만 눈사태의 가장자리로 이동할 수 있다. 목적은 무엇보다도 눈보다 신체의 속도를 증가시켜 눈사태의 경로를 비켜 이동하는 것이다. 머리를 오르막으로 놓아 보호하고 방향조종의 중요점을 슬로프의 가장자리쪽으로 놓는 것이다.

예기손상 銳器損傷 sharp force injury 날이 있는 흉기나 첨예한 부분이 있는 흉기에 의한 손상.

예르시니아관절염 ~關節炎 Yersinia arthritis 두 개의 박테리아(*yersinia enterocolitica* 또는 *pseudotuberculosis*)중의 하나에 의해 감염된 후 며칠에서 한 달 사이에 일어나는 다발성관절염. 보통 1개월 이상 지속된다. 무릎, 발목, 발가락, 손가락, 손목 등에서 주로 발생한다.

예방 豫防 prevention(소방) 화재위험요인을 제거하기 위해 취하는 일련의 조치. 대중교육, 법률의 적용, 개별접촉, 위험가연물의 감소 등이 포함된다.

예방검사 豫防檢査 inspection for fire prevention (소방) 화재예방 측면에 중점을 두고 실시되는 소방검사. → 소방검사.

예방적인 豫防的~ prophylactic 특히 질병에 관련하여 예방하는 어떤 것.

예방접종 豫防接種 vaccination 전염성 질환을 예방하기 위하여 미생물 병원성을 제거하거나 약하게 하여 인체에 주사 또는 접종하는 것. 예방접종은 해당 질환을 앓지 않게 하고 감염에 대하여 유리한 쪽으로 반응을 만들어 내는 역할을 함으로써 질병에 걸리지 않도록 해 준다. 면역원으로 사용되는 접종액을 넓은 의미로 백신이라고 한다. 예방접종에 쓰이는 항원(抗原)에는 크게 나누어 세균성 항원과 바이러스성 항원이 있는데, 세균성 항원에는 사멸된 전체 세균(백일해, 백신 등), 병원체가 체외로 배출하는 독소를 멸독한 톡소이드(디프테리아, 파상풍 등), 독력을 약화시킨 생세균체(BCG 등) 등이 있고, 바이러스성 항원에는 생약독화한 것(소아마비)과 사멸된 백신(인플루엔자) 등이 포함된다. 한국에서는 전염병 예방법에 두창, 디프테리아, 백일해, 장티푸스, 콜레라, 파상풍, 결핵 등 7개 질병에 관하여 정기 예방접종을 시행하도록 되어 있다. 또 대한소아과학회에서는 BCG, 소아마비, 디프테리아, 백일해, 파상풍, 홍역, 유행성이하선염(볼거리), 풍진, 일본뇌염 등 9개 예방접종을 정하고 있다. 백신 중에는 부작용을 나타내는 것이 많은데 전신적인 것도 있고 국소적인 것도 있다. 열이 나고 주사 부위가 붓는 등 대부분의 부작용은 그냥 두면 저절로 회복되는 것이 보통이지만 드물게는 심한 부작용을 나타내기도 한다.

예보 豫報 forecast(구조) 특정한 시간 또는 기간 및 특정한 지역 또는 공역에 예상되는 기상상태에 대한 설명.

예비모드 豫備~ standby mode 모든 가연성 가스나 액체의 흐름이 중단되고, 히터의 전원이 차단된 모드.

예비밸브 豫備~ reserve valve 대개 300 또는 500 PSI의 정해진 압력에서 닫히게끔 스프링이 부착된 역행방지 밸브. 압축공기통에서 고압의 공기가 흘러나올 때는 그 압력에 의해 밸브가 밀려 스프링이 늘리고 더불어 배출구가 열려져 호흡조절기로 가는 공기의 흐름에 제한을 주지 않는데 예정 압력으로 낮아지면 스프링이 펴지면서 밸브를 배출구를 향해 밀어내어 배출구가 좁아져 공기의 흐름을 제한하고 따라서 호흡저항이 커지게 되며 만일 이 밸브를 수동으로 풀어주지 않으면 공기흐름은 완전히 막히게 된다.

예비연결라인 豫備連結~ preconnected line 펌프에 미리 연결되어 있는 흡입 또는 토출 호스. 진화작업의 초기 단계에서 사용한다.

예비전원 豫備電源 standby supply 기기 내부에 장치된 소형 비상전원. → 비상전원.

예비차량 豫備車輛 reserve apparatus 평소에는

진화작업에 투입되지 않다가 정규 소방차가 출동할 수 없거나 비번인 소방대원들을 소집해야 할만큼 대규모의 재해 발생시 투입하는 소방차.

예비호스 豫備~ back up line ① 소형 호스로 시도한 초기 진화작업이 실패할 경우에 사용하는 63.5 mm (2½in.) 호스. ② 인화성 액체 화재에 접근하여 주수하는 소방대원을 보호하고 지원하기 위해 사용하는 호스.

예열화재구역 豫熱火災區域 preheat fire region 임야화재가 확산되기 이전에 복사 및 대류 현상으로 인해 가열되었지만 아직 발화하지는 않은 구역.

예인 曳引 tugging 배 등을 강력한 기관을 통해 끌고 가는 것.

예측가능임야화재 豫測可能林野火災 initiating fire 합리적으로 예측 가능한 연소 특성을 보이며 전개되는 임야화재.

예혼합 豫混合 premixture 연료와 공기 또는 포소화약제와 물을 사용(연소)전에 미리 섞는 일.

예혼합포수용액 豫混合泡水溶液 foam premix 포소화약제와 물을 일정한 비율로 섞어서 언제든지 사용할 수 있도록 저장되어 있는 포수용액.

예혼합포수용액탱크 豫混合泡水溶液~ foam premix tank 미리 혼합되어 있는 포수용액을 저장하는 탱크. 외부에서 물을 공급하지 않고도 작동시킬 수 있도록 이동식 포소화설비에 사용된다.

예혼합화염 豫混合火焰 premixed flame 연소에 앞서 이미 가연물과 산화제가 혼합되어 있는 것. 가스 레인지 등에서 찾아볼 수 있다.

예후 豫後 prognosis 환자의 상태에 비추어 질병의 결과와 대개의 질병활동을 예견하는 것.

오금근 = 슬와근.

오금부동맥 = 슬와부동맥.

O링 O-ring 탱크 밸브와 호흡기가 연결되는 부분에 공기가 새지 않게 밀봉시킨 O형의 고무링.

오동유 梧桐油 paulownia oil 오동나무 열매에서 짠 식물성 건성유. 도료의 원료로 사용된다.

오두막 shed 벽체가 완전치 못한 구조물로서 도구나 장비, 제품 등을 저장하거나 피난처로 사용되는 곳.

오디토리움레이즈 auditorium raise(구조) 플라이(조정기)가 지지되어 있지 않고 로프로 고정되어 있는 사다리를 세우는 방법.

오디프스콤플렉스 Oedipus complex 어린이가 이성의 부모에게 가지는 성적 느낌. 동성의 부모에게는 강한 부정적인 감정을 보인다.

오레곤조끼 oregon vest 쇄골골절 환자에게 다른 전흉부 부위의 검진이 방해되지 않고 끈을 교차시켜 고정할 수 있는 장비. 생체징후 등이 안정된 척추손상 환자에게서 척추고정 후 구출시 사용 가능하다.

오레곤척추부목 ~脊椎副木 oregon spine splint Ⅱ : OSS Ⅱ → oregon 조끼.

오르내리창 ~窓 double-hung window(구조) 중앙에 두 개의 창틀이 있는 창. 창틀을 올리고 내림으로써 창을 열고 닫을 수 있다.

오르내림열 ~熱 remittent fever 매일 증가와 감소를 동반한 열의 변화. 정상으로 되돌아오지 않는다. = 이장열(弛張熱).

오르니틴 orinithine 단백질 성분이 아닌 아미노산으로 음식이 대사되는 동안 만들어지는 물질.

오르토톨루이딘 ortho-toluidine [$CH_3C_6H_4NH_2$] 분자량 107.16, 증기비중 3.7, 증기압 1mmHg(20℃), 융점 -16℃, 비점 200℃, 비중 1.0, 인화점 85℃, 발화점 482℃, 연소범위 15%~인 특이한 냄새가 나는 무색 또는 갈색의 액체. 물에 녹지 않는다. 상온에서 인화위험은 없으나 가열하면 가연성 증기를 발생하고, 공기와 혼합하여 인화 폭발의 위험이 있다. 이때 유독성의 질소산화물, 유증기를 발생한다. 저장 및 취급시 가열과 화기 금하고, 직사광선을 차단한다. 용기는 차고 건조하며, 환기가 잘되는 곳에 저장한다. 산화제, 강산류, 염기, 가연성 물질 등과의 접촉을 방지한다. 분말, 이산화탄소, 포가 소화에 적당하며, 소량의 경우는 물분무로 소화하고 용기 외벽은 물분무로 냉각시킨다. 맹독성 물질로서 눈에 들어가면 염증을 일으키고 피부로 흡수되면 중독증상이 나타난다. 증기를 흡입하면 두통, 기침, 졸음, 혼수, 의식불명이 나타난다. 제법은 니트로톨루엔을 철과 염산으로 환원하는 방법을 사용한다. 유황계 염료의 원료, 유기합성용 용제, 사카린의 원료, 염료제조용 특수수용제 등에 사용된다.

오른방실판막 = 삼천판.

오른손증폭사지유도 ~增幅四肢誘導 augmented voltage of the right arm : aVR 오른 쪽 방향에서 심장의 전기적 활동을 기록한 것. 오른팔에 부착된 전극은 양극이고, 왼팔과 왼발의 전극은 음극으로 구성된다.

오름인두동맥 = 상행인두동맥.

오리발 fins 다이빙 보조용구. 추진력을 증가시켜서 수영에 미숙한 사람이라도 쉽게 수영할 수 있도록 해줌과 동시에 항상 안정적인 자세를 취할 수 있도록 해준다. 크기가 다양하며 겹 날로 구성된 것도 있고, 탄력성도 재질에 따라 다양하다.

오리발지지대 ~支持臺 rib 오리발의 측면 부분과 중간 부분에 있어서 킥을 할 때 판이 휘어지지 않도록 받혀 주는 것.

오리큘린 auriculin 심방에서 생산되어 이뇨제 역할을 하는 호르몬성 물질.

오리피스 orifice 유체가 흐르는 관로 속에 설치된 조리개 기구. 유량의 조절, 측정 등에 사용되며, 가공하기 쉬워 보통 원형으로 만들며 가장자리는 칼날처럼 되어 있다. 기화기의 연료유(燃料油) 도입 부분을 비롯하여 공기, 증기, 기름, 가스 등의 유량제한에 쓰인다.

오리피스구경 ~口徑 orifice diameter 스프링클러헤드의 구경을 표시할 때 사용하는 것. 표준형 스프링클러헤드의 표준 오리피스 구경은 12.7mm이다.

오리피스유량계 ~流量計 orifice meter 관속에 장치된 오리피스 양쪽의 수두를 측정하여 유량을 알아내는 계기.

오버디스턴스트레이닝 over distance training(구조) 수영선수가 경기출전 종목의 거리보다 긴 거리로 연습하는 훈련방법. (100m 출전선수라면 연습시 200m 이상을 반복연습)

오버행 overhang 암벽의 경사가 수직 이상의 꼴로 되어 일부가 튀어 나와서 머리 위를 덮고 있는 듯한 바위 형태. 특히 튀어나온 상태가 현저하고 차양 같은 모양을 한 형태를 지붕(roof <영>, Dach <독>)이라고 표현하고 있다. 이 오버행의 등반은 매우 어려운 난이도를 요구한다. 오버행으로 된 암벽을 기어오르는 것은 고난이도를 추구하는 클라이머들의 동경 대상의 하나이며 옛부터 여러 가지 방법으로 시도되어 왔다. 그 중 하나가 1950년대부터 1970년대 전반까지 성행했던 볼트나 레더를 사용한 인공등반이다. 그러나 인공 수단에 의한 오버행 등반은 클라이밍의 흥미를 반감시키는 것이어서 요즘은 오버행을 프리(free)로 기어오르는 것이 하드 프리 지향의 클라이머들에 의해서 이루어지고 있다. 그러나 한편으로는 볼트를 사용한 대암벽의 개척에 대신하여 보다 고도의 기술을 구사한 인공 수단을 추구하는 경향도 역시 미국의 영향을 받아 이루어지고 있다. 루트도에는 오버행의 기호를 U로 표기하고 있다. 독일어는 Uberhang, 프랑스어는 surplomb.

오보 誤報 false alarm 화재가 발생하지 않았음에도 감지기의 오작동, 고의적 장난 등으로 인해서 발생하여진 화재경보.

오보플라빈 ovoflavin 알의 노른자에서 취해진 리보플라빈(비타민 B_2).

오븐 oven 불꽃이 직접 닿지 않도록 하고 열(熱)만으로 음식을 익히는 조리기구. 음식이 조리되는 공간은 대개 밀폐되어 있으며 열원으로는 나무, 가스, 전기, 마이크로파(microwave)가 이용된다. 오븐의 온도조절장치가 고장날 경우 과열로 인해 화재가 발생할 수 있다.

오사마빈라덴 Osama bin Laden(테러) 사우디아라비아 출신의 국제 테러리스트. 출생 연월일에 대해서는 정확히 알려진 것이 없으며, 1957년 사우디아라비아 남서부에 위치한 항구도시 지단에서 명문가의 아들로 태어난 것으로 추정된다. 그의 아버지는 예멘에서 사우디아라비아로 이주해 사우디아라비아 최대의 건설회사를 세워 막대한 부를 축적하였다. 빈 라덴은 이러한 가정환경에서 자라면서 1970년대 후반부터 1980년대 초까지 킹압둘아지즈대학교에서 이슬람교 스승들의 영향을 받아 정치와 종교에 관심을 가지게 되었다. 토목기사이자 급진 이슬람원리주의자로서, 1980년대 중반에는 소련의 아프가니스탄 침공 직후 아프가니스탄으로 건너가 아랍 의용군을 조직하고, 도로 건설 및 난민 구호, 병참 업무 등을 담당하면서 소련(러시아)군에 맞섰다. 이후 점차 전투로 전향해 1986년부터 실전에서 능력을 발휘하기 시작하면서 명성을 얻었으나, 1989년 잘랄라바드에서 파키스탄의 지지를 등에 업고 친소련 정부와 맞서다가 큰 희생을 치르고 자신도 부상을 당하였다. 1989년 사우디아라비아로 귀국해 아프가니스탄 참전용사를 위한 복지기구를 건립하고, 1991년 이라크가 쿠웨이트를 침공하자 사우디아라비아의 방어를 자청하였다. 그러나 사우디아라비아 왕가가 이교도인 미국인들에게 방어를 맡기자 이에 반대하다가 제다에 연금되었고, 1992년 자신의 추종자들과 함께 수단의 수도 하르툼으로 건너갔다. 이 때부터 반미(反美) 인사가 되어 이집트 과격단체들과 동맹을 맺고 막대한 부를 바탕으로 자신이 조직한 테러 조직 알카에다(Al-Queda)를 통해 국제적인 테러를 지원하기 시작하였다. 1993년 발생한 소말리아인(人)들의 미국 평화유지군 살해사건에 빈 라덴의 부하 일부가 가담한 것으로 알려지면서 1996년 미국 국무부의 '주요 테러 재정지원자'로 지목되었고, 같은 해 수단에서 축출되자 다시 아프가니스탄으로 건너갔다. 이 곳에서 그는 '미국인과 유대인을 적대시하라'는 교시를 내리고 성전(聖戰)을 선언한 뒤, 지하드 등 다양한 회교 테러 조직들과 함께 전세계 미국 시설들에 대한 공격을 촉구하였다. 1998년 8월 224명이 사망한 케냐와 탄자니아의 미국 대사관 폭탄 테러의 배후로 지목되었고, 미국 정부는 그에게 500만 달러의 현상금을 내걸었다. 빈 라덴은 아프가니스탄에 머물면서 자신이 이끄는 알 카에다를 중심으로 전세계 이슬람 테러 조직에 자금을 지원하는 것으로 알려졌고, 이에 따라 미국은 1998년 아프가니스탄에 있는 빈 라덴의 기지와 수단에 있는 것으로 추정되는 화학무기 공장에 미사일 공격을 명령하기도 하였다. 1999년 이후 아프가니스탄에서 숨어 지내면서 계속 대미 테러 활동을 벌여왔는데, 2001년 9월 11일 발생한 미국 맨해튼의 110층짜리 쌍둥이 빌딩인 세계무역센터와 미국 국방부(펜타곤)에 대한 항공기 납치 자살테러사건

역시 그가 조종한 것으로 알려지면서 전세계의 주목을 받았다. 세계인들을 공포 속으로 몰아넣었던 이 테러 사건으로 인해 수천 명의 사망자가 발생하였고, 증권시장을 포함한 세계경제에 일대 혼란이 일어남으로써 미국과 동맹국들의 첫번째 응징 대상으로 떠올랐다. 2001년 10월 말 현재 그가 숨어 있는 아프가니스탄에 대한 미국의 전면전 공격 선언과 국제 테러 조직들에 대한 무차별 응징 선언 등이 내려진 시점에서 미국의 보복이 어떻게 진행될지 예측할 수 없는 상태이다.

오스구드-슈라터병 ~病 Osgood-Schlatter disease 경골에 부착된 슬개골 인대의 부분적 분리나 염증. 경골 가까이의 부종과 압통이 나타나는 질환으로 이는 대개 사두근의 과다 사용이 원인이다.

오스몰농도 ~濃度 osmolarity 용액의 리터(liter)당 osmoles로 표현하는 용액의 삼투압 농도.

오스본파 ~波 Osborn wave → 제이파(J wave).

오슬러결절 ~結節 Osler's nodes 손(발)가락 끝의 민감하고 붉은 색의 구진. 세균성 심내막염에서 나타나고 보통 1~2일 지속된다.

오슬러-웨버-랑뒤증후군 ~症候群 Osler-Weber-Rendu syndrome 모세혈관과 점막에서의 출혈. 유전적 혈관질환으로 붉거나 자주색의 작은 궤양들이 입술, 구강점막, 비강점막, 혀와 손가락과 발가락의 끝 부분에서 발견되고 궤양에서의 출혈은 심해져 빈혈을 초래할 수 있다.

오실로스코프 Oscilloscope 심전도처럼 전기적 자극을 시각적 신호로 바꾸는 도구.

50%포도당용액 50%葡萄糖溶液 dextrose 50% in water 의식이 변화되고 당뇨의 과거력이 있으며 저혈당환자에게 사용하는 탄수화물. 금기증이나 부작용은 없으나 뇌졸중(cerebrovascular accident : CVA)환자의 뇌부종을 증가시킬 수 있다. D_{50}, $D_{50}W$, 50% dextrose라고도 한다.

오염 汚染 contamination 잠재적으로 감염성이 있는 미생물과 같은 불순물이 있는 상태.

오염물질 汚染物質 pollutant 환경에서 항상 건강에 위협효과를 일으키는 불필요한 물질. 오염물질은 폐,

눈, 피부를 자극하는 가스나 먼지로 대기 상태에 존재하거나 물, 음식, 음료 안에 있는 물질일 수도 있다.

오염방지 汚染防止 pollution prevention 사후 조치(end-of-pipe devices)를 통해 오염을 통제하거나 제거하는 것에 초점을 맞추는 접근 방법과 오염을 감축시키거나 방지할 수 있는 생산공정 및 제품의 개선을 강조하는 오염예방방법을 통칭하는 용어. 일반적으로 제품의 수명 주기(life-cycle)를 통해 오염을 방지하기 위한 총체적 환경오염 방지기술을 토대로 하고 있다. 이 중 생산 공정 개선을 위한 청정 기술의 주요 특성은 생산 제품 단위당 에너지와 원료의 사용을 최소화하고, 제작 기간과 제품 사용 기간 동안 대기·수질 및 토양에의 오염물질 방출을 최소화하고, 유해한 성분이 적거나 전혀 없는 제품을 생산하고, 제품의 내구성과 수명 및 재활용도를 최대화하는 것 등을 포함하고 있다.

오염예방 汚染豫防 prevention of pollution 공정, 관행, 물질 또는 제품의 사용 중 오염을 발생 전에 막거나 줄이거나 혹은 통제하기 위한 것. 재활용, 공정변화, 통제 메커니즘, 자원의 효율적 이용을 포함한다.

오염자부담원칙 汚染者負擔原則 polluter pays principle OECD 국가들이 엄격한 환경 규정을 도입하고, 높은 비용과 경쟁력에 미치는 부정적인 영향이 도출되기 시작한 1970년대 초부터 환경정책의 기본 원칙으로 대두된 원칙. 오염방지 조치를 이행하거나 오염으로 야기된 피해를 보상하는데 드는 비용을 오염자가 부담해야 한다는 것을 의미한다. OECD가 1972년에 채택한 환경정책의 국제경제적 측면에 관한 지침(Guiding Principles on the International Economic Aspects of Environmental Policies)에서는 희소한 환경자원의 합리적인 사용을 촉진하고 국제무역과 환경투자를 왜곡시키지 않기 위해 오염방지 및 관리조치의 비용분담에 사용되는 원칙으로 정의하고 있다. 즉, 동 원칙은 환경이 수용가능한 상태가 될 수 있도록 하기 위해 공공기관이 결정한 상기의 조치들을 이행하는데 드는 비용을 오염자가 부담해야 한다는 것이다. 이와 관련해 우리나라 환경

정책기본법 제7조에는 '자기의 행위 또는 사업활동으로 인하여 환경오염의 원인을 제공한 자는 그 오염의 방지와 오염된 환경의 회복 및 피해 규제에 소요되는 비용을 부담함을 원칙으로 한다'고 규정해 오염자부담원칙을 명시하고 있다. 현재 이 원칙에 의해 시행되고 있는 제도로는 수질오염물질이나 대기오염물질을 배출허용기준 이상으로 배출하였을 경우 부과되는 배출부과금제도, 환경오염을 유발하는 대형 건물이나 시설물에 적용되는 환경개선부담금제도, 폐기물 발생을 억제하기 위해 주로 일회용품에 대해 시행하고 있는 폐기물 예치금제도, 폐기물처리 부담금제도 같은 것이 있다.

오염제거 汚染除去 decontamination 혈액, 체액 또는 방사능과 같은 이물질을 제거하는 과정. 해로운 물질을 제거함으로써 개인 장비와 물품을 안전하게 만드는 과정. = 제염.

오인신고 誤認申告 mistaken report 화재 등 재난이 발생한 것으로 잘못 알고 신고하는 일. 재난현상(연기, 폭음 등)과 유사한 현상이 발생하였음을 전제로 하며 처벌대상은 아니다. → 신고.

5일열 五日熱 quintan 열이 5일째 또는 대략 96시간 간격에 다시 발생하는 것.

오일 oil 동물, 식물, 광물질 등에서 나오는 여러 가지 가연성 기름물질들. 상온의 액체 등에서 추출하며, 몇몇 유기 용제에서는 용해되지만 물에서는 용해되지 않는다.

오일가스 oil gas 석유의 열분해에서 얻어지는 가스. 석탄가스에 비해서 설비비가 적게 들고 목적에 따른 가스를 쉽게 얻을 수 있기 때문에 최근 석탄에서 원유에로의 에너지 전환과 더불어 급속히 보급되어 도시가스 중에서 큰 위치를 차지하고 있다.

오일바니시 oil varnish 도막(塗膜)을 만드는 재료로 건성유와 수지 등을 가열·융합하여 탄화수소계 용제로 희석하여 만든 도료.

오일버너 oil burner 보일러, 노, 온수기, 레인지 등의 가열기구에서 오일을 연소시키는 기기.

오일블랙 oil black 오일을 태워서 만든 카본 블랙.

오일스위치 oil switch 전기 아크를 방지하기 위해

기름(또는 액체, 아스카렐) 속에서 작동하는 접점이 있는 스위치.

오일스토브 oil stove 연기배출 도관과 연결된 석유 사용 조리기구나 난방기.

오일연소장치 ~燃燒裝置 oil burning equipment 오일 버너와 그 탱크, 배관, 배선, 제어기 등의 관련 설비들.

오일오버 oil over 액체가연물인 제4류 위험물을 저장하는 탱크에서 화재가 발생하는 경우에 나타나는 이상현상. 저장탱크 내에 저장된 제4류 위험물의 양이 내용적의 1/2 이하로 충전되어 있을 때 화재로 인하여 저장탱크 내의 유류를 외부로 분출하면서 탱크가 파열되는 현상을 말한다. → 액체가연물, 제4류 위험물. = 보일오버.

오일조절밸브 ~調節~ oil control valve 버너의 연료공급을 조절하는 자동 또는 수동식 오일밸브.

오일펌프 oil pump 윤활유를 축받이 등의 윤활부분에 압송하기 위한 펌프를 일컫는 말.

오일펜스 oil fence 하천·바다 등으로 누출된 기름이 수면으로 확산되는 것을 방지하기 위해서 설치하는 긴 띠. 물위에 뜨는 재질로 되어 있다. 보통 폭과 높이는 1m 내외이며 길이는 20m를 1조로 한다. 해상에 유출된 기름의 확산을 막기 위해 오일펜스를 설치할 때 사용되는 선박을 oil fence handling ship이라 한다.

오작동 誤作動 accidental alarm 화재가 발생하지 않았는데도 화재감지기의 기계적 결함, 화재와 유사한 환경 조성, 소화 설비 배관 내 압력 저하 등으로 화재경보가 발해지는 것.

오존 ozone [O_3] 산소의 동소체, 건조한 기체 상태의 산소 중에서 방전하여 얻어지는 연푸른 색의 기체. 그 외에 플루오르와 물이 작용할 때, 인이 산화할 때, 산소의 가열, 황산의 전해, 자외선이나 X-선, 음극선 등을 공기에 닿게 했을 때도 발생한다. 일종의 취기가 있고, 융점 $-193℃$, 비등점 $-112℃$, 임계온도 $-5℃$. 극히 강한 산화력이 있으며 은, 수은은 상온에서 산화된다. 소독, 표백, 산화 등의 목적에 쓰이고 독작용이 강하고 진한 것은 호흡기를 침해하며 또 미량이라도 장시간 흡입하면 대단히 유독

하다. 대기중 성층권의 오존은 태양으로부터의 자외선을 차단하는 역할을 하며, 대류권의 오존은 화학적 스모그의 주요물질이다. 대류권의 오존은 호흡기관에 손상을 주며, 대부분 국가의 환경기준 오염물질로서, 자동차배기가스 및 공장 배출가스 등에 함유된 질소산화물(NOx)과 탄화수소(HCs) 등이 태양광선(자외선)에 의해 복잡한 광화학 반응을 일으켜 생성된다. 오존은 햇빛이 강하고 맑은 여름철에 많이 발생하는데, 특히 바람이 불지 않을 때 높게 나타난다. → 산화, 산소, 황산, 자외선, X-선, 융점, 비등점, 임계온도.

오존경보제 ~警報制 ozone alarm system 대기 중에 오존의 농도가 일정 기준 이상 높게 나타났을 때 지역 거주 주민들에게 이 사실을 알려 건강과 생활 환경상의 피해를 최소화하기 위해 실시하는 제도. 오존 농도에 따라 주의보, 경보, 중대 경보 등 3단계로 구분되며 주의보는 오존 농도가 0.12ppm일 때, 경보는 0.3ppm일 때, 중대 경보는 0.5ppm일 때 발령된다. 오존에 관한 경보가 발령되면 실외 운동 경기를 자제하고 호흡기 환자나 노약자, 5세 미만 어린이들은 실내로 들어가야 하며 꼭 필요한 때만 자동차 운행을 해야 한다.

오존층 ~層 ozone shield 지표에서 20~40마일 이상 떨어진 대기권층. 과도한 자외선으로부터 지구를 보호한다.

오존파괴지수 ~破壞指數 ozone depletion point : ODP 어떤 화합물질의 오존파괴 정도를 숫자로 표현한 것. 숫자가 클수록 오존파괴 정도가 크다. 보통 삼염화불화탄소(CFCl$_3$)의 오존파괴능력을 1로 보았을때 상대적인 파괴능력을 나타내고 있다. 할론계통은 오존파괴지수가 3~10에 달하고 CFCs 대체물질로 개발되고 있는 수소염화불화탄소(HCFCs)계통은 0.05로 매우 작다.

오차 誤差 error 일정한 차이를 보이는 참값과 근사값과의 차이.

오탄당 五炭糖 pentose 각각 5개의 탄소원자를 포함하는 당질로 된 단당류. 몇몇 과일에 들어 있으며 체내에서도 만들어진다.

오탄당뇨 五炭糖尿 pentosuria 소변에 오탄당이 섞여 나오는 현상. 상염색체 열성형질로 유전된다.

오태아중하나 五胎兒中~ quintuplet 같은 임신동안 같은 제태기간에 태어난 5명의 아이중 하나. = 다섯 쌍둥이.

오퍼레이터 operator ① 화재경보 발송자. ② 장비 또는 펌프 엔지니어. ③ 소방서장 전령.

5%저장성포도당용액 5%低張性葡萄糖溶液 5% dextrose in water 정맥 내 투여를 위한 5% 포도당 용액. 강력한 체액 보충이 필요한 경우가 아니면 5% 포도당액이 자주 이용된다. D₅W는 약물의 정맥 투여에 필요한 정주로를 제공해 준다. 저장액이므로 울혈성 심부전환자의 순환 과부하를 막아주며 보통 미니드롭(60drop/㎖)으로 개방유지(To Keep Open : TKO)의 속도로 투여하고 순환 과부하 증상을 체크한다. 포도당 함유 용액은 산성이며 국소 정맥자극을 유발할 수 있고 피하주사는 조직 괴사를 유발할 수 있으니 주의한다.

5%포도당락테이트링거액 5%葡萄糖~液 5% dextrose in lactated ringer's : D5LR 락테이트 링거액과 동일 농도의 전해질을 함유하고 있으며 영양 성분으로 100㎖ 당 5g의 포도당을 함유하고 있는 용액. 이 포도당이 용액을 고장액으로 만든다. 물과 전해질을 공급하고 포도당의 형태로 영양분을 제공한다. 저혈액성 쇼크, 출혈성 쇼크, 산중에 투여하고 신장이나 심혈관계 기능이 저하된 환자에게는 투여해서는 안된다.

5%포도당식염액 5%葡萄糖食鹽液 5% dextrose in 0.9% sodium chloride 영양분으로 포도당을 함유한 고장성 결정질액. 자유수와 전해질을 공급하고 포도당의 형태로 영양분을 제공한다. 열사병, 담수익수, 저혈액증, 복막염 등에 투여한다. 심장이나 신장 기능 손상 환자에게는 투여해서는 안된다.

오펜하임반사 ~反射 Oppenheim reflex 중추신경 질환의 징후. 하지의 전면과 중앙부를 아래쪽으로 강하게 문지르는 것에 의해 유발되며 엄지발가락은 신전되고 나머지 발가락은 부채살 모양으로 펴진다. → 바빈스키 반사(Barbinski's reflex).

오폐쇄밸브 誤閉鎖~ improperly closed valve : ICV 항상 개방된 상태를 유지하여야 하는 소화설비의 제어밸브가 작동자의 부주의 등으로 인해 폐쇄되어 있는 것. 이로 인해 발생한 화재를 '스프링클러설비 제어밸브가 폐쇄된 상태에서 발생한 화재'(shut-valve fire)라 하며, 이는 스프링클러설비가 설치되어 있음에도 불구하고 피해가 커지게 되는 주요 원인 가운데 하나이다.

오픈루프 open roof ① 구조부재가 보호되지 않는 지붕. ② 그 아래에 천장이 없는 지붕.

오픈업 open up ① 연소중인 건물에 구멍을 만든 다음 호스를 끌어들여 진화하고, 동시에 고온 연기와 가스를 방출시켜 백드래프트의 위험을 제거하는 것. ② 폐쇄된 상태에서 연소하고 있는 건물에 강제로 진입하다.

오픈조이스트구조 ~構造 open-joist construction (소방) 솔리드 빔이 천장 표면 아래로 천장과 0.9m 이하의 간격을 두고 10cm 이상 돌출된 구조.

오픈포트버너 open port burner 연소실 벽이나 로 등의 개구부 틈새를 통해 화염을 발산하는 버너.

오피큐알에스티 OPQRST Onset(발병상황), **Pro-vokes**(유발원인), **Quality**(통증의 질), **Radiation**(방사), **Serverity**(심각성), **Time**(시간)을 의미하는 현재 질병에 대한 설명을 듣기 위해 묻는 질문.

오한 惡寒 chill 몸에 추위를 느끼는 증상. 급성으로 열이 발생할 때 피부의 혈관이 갑자기 수축되어 발생한다. 대개 오한이 끝나면 체온의 상승이 동반된다. 바이러스나 세균의 침입시 백혈구가 단백질을 방출하여 뇌의 체온 조절 중추에 메세지를 보낸다. 세균의 감염을 물리치기 위해 체온 조절 중추는 혈관을 수축시킴으로써 체온을 올리고 몸을 떨게 한다. 몸을 떨면 근육의 운동이 증가하여 열을 생산하고 피부의 혈관이 수축하여 열의 손실을 막는다. 특히 한기가 심하여 사지가 떨리는 것을 오한전율이라고 하며 감염성 질환들 특히 인플루엔자나 다른 바이러스 감염, 담석증 및 말라리아의 발작 때 등의 경우에 많이 볼 수 있다.

오훼완근 烏喙腕筋 musculi coracobrachialis 상완

이두근의 단두와 함께 견갑골의 오훼돌기에서 일어나기 시작하여 상완골체 내면 중앙부에 정지하며 상완의 내전과 굴곡을 시키며 근피신경의 지배를 받는 상완의 근육(muscle of upper arm). = 부리위팔근

옥내소화전 屋內消火栓 fire hose station 화재 초기에 소방대상물의 거주자나 근무자가 스스로 진화작업을 할 수 있도록 설치하는 소방시설. 옥내소화전은 수원(水源), 가압송수장치(加壓送水裝置), 배관, 개폐밸브, 호스, 노즐, 펌프기동스위치, 위치표시등, 함(函)으로 구성되어 있으며, 발신기, 방수구 등이 함께 설치되기도 한다. 소방호스를 화재층까지 전개하기 어려운 고층건물에서는 소방대원도 소화전을 이용한다.

옥내주유소 屋內注油所 service station located inside buildings 다른 용도를 포함하는 건물 또는 구조물의 경계선 내에 위치한 차량 주유소. 주유소는 완전 구획되거나, 또는 벽, 바닥, 천장, 칸막이로 일부 구획되거나 옥외로 개방될 수 있다.

옥내진화 屋內鎭火 inside fire fighting 소방대원들이 연소 중인 건물의 내부로 들어가 화재에 가까이 접근하여 진화하는 방법.

옥내호스함 屋內~函 fire hose station : FHS 건물의 내부에 설치되어 있는 소화용 호스함.

옥사제팜 oxazepam 벤조디아제핀류 항불안제로 진정작용이 있고 공포감을 소실시키며 근육이완, 항경련작용을 하는 약물. 10~20mg을 하루 3회 경구 투여하고 과량투여시 졸음이 오고 현기증, 소양감, 피부염, 사고력감퇴 등이 나타난다.

옥상방수구 屋上放水口 roof manifold 옥상에 설치된 소화전 호스 방수부.

옥상용피난로프 屋上用避難~ roof rope 비상시 지붕을 통해 탈출할 때 사용하는 로프.

옥소산나트륨 沃素酸~ sodium iodate [NaIO₃] 분자량 197.9, 비중 4.28인 백색의 결정 또는 결정성 분말. 수용액은 리트머스 종이에 중성반응이 나타난다. 산화력이 강하고 융점 이상으로 가열하면 분해하여 산소를 방출한다. 유기물, 가연물과 혼합한 것은 가열, 충격, 마찰에 의해 폭발하며 황린, 목탄분,

금속분, 칼륨, 나트륨, 인화성 액체류, 셀룰로오스, 황화합물 등과 혼촉시 가열, 충격, 마찰에 의해 폭발의 위험이 있다. 저장·취급시 화기를 엄금하고, 직사광선을 피하고 가연성 물질과 황화합물 등과 함께 저장하지 않도록 해야 한다. 이물질과 혼합, 혼입을 방지해야 하며 유출되지 않도록 밀폐·밀봉해야 한다. 환기가 잘되고 서늘한 곳에 저장한다. 초기 소화는 포, 분말도 유효하지만 고온에서 폭발의 위험성이 있으므로 다량의 물로 냉각 소화한다. 용량분석, 티오황산나트륨 적정, 분석시약, 의약 등에 사용된다.

옥소산바륨 沃素酸~ barium iodate [Ba(IO₃)₂] 분자량 312.2, 융점 130℃(6수염), 비중 5.23인 결정성 분말. 물에 약간 녹는다. 융점 이상으로 가열하면 분해되어 산소를 방출하고 충격, 마찰에 의해 분해한다. 혼촉시(混觸時) 폭발위험이 있는 물질은 요오드산칼륨과 같다. 저장 및 취급시에는 화기를 엄금하고, 직사광선을 피하여 저장한다. 가연성물질과 황화합물 등과 함께 저장하지 않도록 한다. 이물질과의 혼합, 혼입을 방지하고, 유출되지 않도록 밀폐·밀봉하여야 한다. 환기가 잘되고 서늘한 곳에 저장한다. 초기 소화에는 포, 분말 소화제도 유효하지만 기타의 경우는 다량의 물로 냉각 소화한다. 용도는 의약품에 사용된다.

옥소산아연 沃素酸~ zinc iodate [Zn(IO₃)₂] 분자량 240.3, 비중 5.06인 백색의 결정성 분말. 수용액은 리트머스시험지에 중성반응을 나타내며 물에 약간 녹고 에탄올에 녹지 않는다. 산화력이 강하며 가열에 의해 분해하여 산소를 방출한다. 충격을 주거나 강산의 첨가로 단독 폭발할 위험이 있다. 유기물과 혼합시 급격한 연소, 폭발을 일으킨다. 저장·취급시 화기를 엄금하고, 직사광선을 피하여 저장한다. 가연성 물질이나 황화합물 등과 함께 저장하지 않도록 한다. 이물질과 혼합, 혼입을 방지하고 유출되지 않도록 밀폐·밀봉하여 환기가 잘되고 서늘한 곳에 저장한다. 초기 소화에는 포, 분말 소화제도 유효하지만 기타의 경우는 다량의 물로 냉각소화한다. 용도는 의약, 용량 분석, 티오황산나트륨적정 등에 사용된다.

옥소산은 沃素酸銀 silver iodate [AgIO₃] 분자량 282.8, 융점 200℃ 이상, 비중 2.52인 백색의 결정성 분말. 410℃로 가열하면 분해되어 산소를 방출한다. 목탄분, 유기물과 혼합한 것은 가열에 의해 폭발한다. 저장·취급시 화기를 엄금하고, 직사광선을 피하여 저장한다. 가연성 물질과 황화합물 등과 함께 저장하지 않도록 한다. 이물질과 혼합, 혼입을 방지하여 유출되지 않도록 밀폐·밀봉한 후 환기가 잘되고 서늘한 곳에 저장한다. 초기 소화에는 포, 분말이 유효하지만 기타의 경우에는 다량의 물로 냉각 소화한다. 분진을 호흡하거나 눈에 들어가면 자극성이 있다. 분석시약, 의약 등에 사용된다.

옥소산칼륨 沃素酸~ potassium iodate [KIO₃] 분자량 214.01, 융점 560℃, 비중 3.89인 무색 결정 또는 광택이 나는 무색의 결정성 분말. 물에 녹으며 수용액은 리트머스 시험지에 중성반응을 나타낸다. 염소산염(MClO₃)과 브롬산염(MBrO₃)보다 안정하지만 산화력이 강하고 융점 이상으로 가열하면 분해하여 산소를 방출한다. 유기물, 가연물과 혼합한 것은 가열, 충격, 마찰에 의해 폭발한다. 황린, 목탄분, 금속분(Al, Mg, Fe), 칼륨, 나트륨, 인화성 액체류, 셀룰로오스, 황화합물과 혼촉시 가열, 충격, 마찰에 의해 폭발의 위험이 있다. 저장·취급시 화기를 엄금하고, 직사광선을 차단한다. 강성 물질과 황화합물 등과 함께 저장하지 않도록 한다. 이물질과의 혼합, 혼입을 방지하고 유출되지 않도록 밀폐·밀봉하며 환기가 잘되는 서늘한 곳에 저장한다. 초기 소화에는 포, 분말도 유효하지만 기타의 경우는 다량의 물로 냉각 소화한다. 분진을 호흡하거나 눈에 들어가면 자극성이 있다. 용도는 의약의 분석시약, 용량분석, 티오황산나트륨 적정, 침전제 등에 사용된다.

옥소산칼슘 沃素酸~ calcium iodate [Ca(IO₃)₂] 분자량 215.0, 융점 42℃(6수염), 조해성이 있는 물질로 물에 녹는다. 염소산염이나 브롬산염보다 안정하지만 산화력이 강하고 융점 이상으로 가열하면 분해하여 산소를 방출한다. 유기물, 가연물과 혼합한 것은 가열, 충격, 마찰에 의해 폭발한다. 황린, 목탄분, 금속분(Al, Mg, Fe), 칼륨, 나트륨, 인화성 액체류, 셀룰로오스, 황화합물 등과 혼촉시 가열, 충격, 마찰에 의해 폭발의 위험이 있다. 저장 및 취급시 화기를 엄금하고, 직사광선을 피하여 저장하여야 하고 가연성 물질과 황화합물 등과 함께 저장하지 않도록 하여야 한다. 이물질과의 혼합, 혼입을 방지하여야 하고 유출되지 않도록 밀폐·밀봉하여 환기가 잘되고 서늘한 곳에 저장하여야 한다. 초기 소화에는 포, 분말 소화제도 유효하지만 기타의 경우는 다량의 물로 냉각소화한다. 용도는 의약, 탈취소제, 식료품에 대한 요오드 첨가제 등으로 사용된다.

옥시토신 oxytocin 뇌하수체 후엽에서 분비되어 성교시와 분만시 자궁평활근을 수축시키고 수유 중 유선에 있는 근상피세포(myoepithelial cell)를 수축시키는 호르몬. 자궁근에 대해 강력하고 선택적인 흥분효과를 나타내며 자연분만 시작시 정상 때보다 2배 정도의 혈장 oxytocin 농도가 상승한다. 자궁경부 및 질에서부터 오는 감각자극, 유방자극 등은 뇌하수체 후엽으로부터 oxytocin 분비를 유도하며 oxytocin은 유선의 포상통로들을 둘러싸고 있는 근상피세포층을 수축시킨다. estrogen 농도가 낮을 때는 효과가 훨씬 감소되며 유선의 근상피는 매우 높은 반응성을 보인다. 심혈관계에서는 다량 투여시 일시적으로 혈관 평활근에 대한 직접적인 이완효과를 가진다. 수유시 유방의 울혈을 완화시키며 불충분한 유즙유출로 인해 수유가 충분하지 못할 때 비강내 투여를 하면 효과적이고 분만 후 자궁수축을 일으키는데 효과적이므로 분만 후 출혈을 조절하는데 사용된다. 비경구적으로 투여시 어느 경로로 투여하여도 효과적이며 분만 후 지혈을 목적으로 할 경우 3~20단위를 태반 유출 후 근주하고, 10~20단위를 500 또는 1,000㎖의 D₅W 또는 락테이트 링거액에 녹여서 출혈과 자궁 반응정도에 따라 점적하며 투여전에 아기와 태반이 완전히 나왔는지 자궁내에 또 다른 태아가 없는지 확인하는 것이 필수이다. 과량 투여시 자궁에 과도한 자극을 일으켜 자궁파열을 일으킬 수 있으니 주의하고 생명징후와 자궁긴장도를 검사하여야 한다. 저혈압, 부정맥, 빈맥, 발작, 혼수, 오심 및 구토 등의 부작용이 우려되므로 주의하고 특히 출산전에 투여할 경우 태아에게 저산소증, 질식, 부정맥과 두개내 출혈을 일으킬 수 있으므로 주의한다.

옥외 屋外 outdoors 건물 또는 구축물의 바깥 지역. 차양 또는 캐노피 아래 지역으로 2면 이상이 밀폐되지 않는 장소를 말한다.

옥외계단 屋外階段 outside stairs 건물의 외벽에 면해 있는 안전한 피난계단.

옥외소화전 屋外消火栓 yard hydrant 건물 외부나 도로에 설치하는 소화전. 지상식과 지하식이 있다. 발견과 이용이 편리한 지상식은 대개 차도와 인도의 경계에 설치되는데, 소화전 사용 후 내부에 남아 있는 물이 빠지지 않을 경우 동파(凍破)될 수 있다. 지하식은 도로 바닥에 설치되는데, 통행장애는 안되나 토사가 유입되기 쉽고 발견과 이용이 어렵다. → 소화전.

옥외소화전설비 屋外消火栓設備 outside hose system 보통, 지하배관에 설치한 소화전을 지칭. 건식 소화전과 습식 소화전으로 대별되며, 호스접결구는 63.5mm(2½ in)이다. 대부분 쌍구형이지만 3구형도 있다.

옥외소화전함 屋外消火栓函 yard hydrant cabinet 옥외소화전 주변에 설치하는 철재함(鐵材函). 소방호스·관창 등을 보관한다. → 옥외소화전.

옥외스탠드파이프설비 屋外〜設備 outside standpipe 건물 외부에 위치한 스탠드파이프설비. 소방펌프차로부터 쌍구형연결송수구를 통해 물을 공급받는다.

옥외연결송수구 屋外連結送水口 outside streamer connection 소화설비에 소화용수를 보급하기 위하여 건물 외벽 옥외에 설치하는 연결구. 화재가 확대되어 방수 시간이 길어져서 저장된 물이 고갈된다든지 정전 또는 펌프의 고장으로 소화 펌프를 동작시키지 못한 경우에 소방 펌프차가 적재된 물을 직접 송수구를 통해서 옥내소화전설비로 압송하여 지속적인 방수가 가능하도록 한다.

옥외연소 屋外燃燒 open burning 연소통제 여부와 관계없이, 옥외에 존재하는 물질에서 발생한 연소.

옥외저장소 屋外貯藏所 yard storage 위험물을 용기에 넣은 채로 야적(野積)하는 곳.

옥외진화 屋外鎭火 outside fire fighting ① 건물 외부로부터의 진화작업. ② 간혹, 건물 내부로부터 진화작업을 수행했어야 하지 않았느냐고 비난하는 사람들의 말.

옥외탱크저장소 屋外〜貯藏所 yard tank storage 옥외에 있는 탱크에 위험물을 저장하는 시설. 단 지하탱크 및 이동탱크 저장시설은 제외한다. 보일러, 버너 등을 사용하는 일반제품공장 또는 위험물을 정제·가공하는 사업소 등에서 흔히 볼 수 있으며 모양과 용량에 따라 종류는 다양하며 크게 입형, 횡형, 각형의 3가지 형태로 구분한다. → 위험물.

옥외피난계단 屋外避難階段 outdoor escape stair 옥외에 설치된 피난계단. 계단에서 2m 이내의 벽에는 1~2m 이내의 철제그물이 든 유리의 붙박이창 이외에는 설치해서는 안 되며, 구조적으로는 본체에 지지하게 하는 형식과 독립하여 지지한 것이 있다.

옥외화물용엘리베이터 屋外貨物用〜 sidewalk elevator 건물 외부의 보도에 설치된 화물용 엘리베이터.

옥탄 octane [C8H18] 분자량 114.22, 융점 −56.8℃, 인화점 13.0℃, 비점 125.7℃, 발화점 206.0℃, 비중 0.7, 폭발범위 1.0~6.5%인 무색 투명한 액체. 물에는 녹지 않지만 에탄올에는 약간 녹는다. 또, 에테르에는 녹고, 벤젠과는 자유로이 혼합한다. 단기간 다량의 증기에 노출되면 눈, 포, 피부를 자극하고 졸음의 증상을 보이며 고농도에서 노출되면 무의식 상태를 일으켜 죽음에 이른다. 급성 증상으로 결막염, 탈지성 피부염, 현기증, 보행실조, 협동운동장애, 식욕 부진, 오심이 생긴다. 취급시에는 환기가 양호한 냉암소에 저장하고 과산화물과 접촉 및 화기에 주의하여야 하며 유기가스용 방독면이나 보안경 및 불침투성 보호장갑을 사용하여야 한다. 용도로는 용제, 연료, 윤활제 등으로 사용된다.

옥탄가 〜價 octane number 가솔린의 안티녹(anti−knock)성을 수량적으로 나타낸 지수. 가솔린 기관 연료로서 가장 중요한 성질이다. 즉 옥탄가가 높은 가솔린일수록 안티녹성이 높고 기관 내에 출력 저하의 원인이 되는 이상연소의 노킹현상을 일으키기 어렵다. 가솔린의 안티녹성은 그 화학적 성분에 의해 큰 차가 있고 지방족 및 방향족 탄화수소가 가장 높고 선형사슬상 지방족 탄화수소가 가장 낮다. 옥탄가는 안티녹성이 높은 대표적 성분으로서 이소옥탄, 안티녹성이 낮은 대표적 물질로서 n-헵탄의 2종류의 탄화수소를 표준연료로 각각의 옥탄가를 100 및 0으로 정해 이 양성분을 임의의 비율로 혼합한 표준연료가 보이는 안티녹성을 그 연료 중의 이소옥탄의 용량%(vol%) 수치로 표시한다.

옥탑 屋塔 penthouse 기계실, 주거, 계단실, 환기탑 등의 용도로 건물 옥상에 설치된 구획실. 옥내 계단과 맞닿아 있는 경우 화재시 연기가 쉽게 유입될 수 있다.

옥토퍼스 octopus = 비상용 호흡기.

온감제 溫感劑 calefacient 무엇인가를 따뜻하게 하거나 뜨겁게 하는 약물.

온도 溫度 temperature 덥고 찬 정도로 온도계가 나타내는 도수, 감지할 수 있는 열 또는 한랭의 척도. 외부 환경에서의 빛, 소리, 온도, 압력 변화 등과 같은 물리, 화학적 자극과 내부 환경에서 주어지는 생리적 변화에 대해 적절히 반응을 나타내는 특성. 온도를 표시하는 방법은 섭씨(℃), 화씨(°F), 절대온도(K) 등이 있다.

온도감각 溫度感覺 temperature sense 차고 따뜻한 자극을 느끼는 감각. 온각의 수용기는 루피니 소체(ruffini corpuscles)이고 냉각의 수용기는 크라우제 소체(krause corpuscles)이다. 루피니 소체는 진피와 피하조직에 있으며 크라우제 소체는 표피와 표피 바로 아래에 있다.

온도계 溫度計 thermometer 온도 측정 장치. 밀폐된 구(벌브)가 달린 눈금 유리관과 온도 변화에 따라 팽창 또는 수축하면서 오르내리는 수은 또는 알코올 기둥으로 구성되어 있다.

온도-압력릴리프밸브 溫度-壓力~ pressure-temperature relief valve 밸브의 1차측 정압이나 유체의 온도에 의해 작동되는 자동식 릴리프장치. 일반적으로 최대온도설정치는 99℃이며 주로 액체를 취급하는 장치에 사용한다.

온도응력 溫度應力 temperature stress 온도변화에 의한 물질의 팽창·수축이 방해받았을 때, 방해받은 만큼 물질 내에서 발생하는 변형력. = 열응력, 열변형력.

온도환산 溫度換算 temperature conversion ℃ = 5/9(°F − 32), K = ℃ + 273.16, R = °F + 459.67, C는 섭씨온도, F는 화씨온도, K는 켈빈 절대온도, R은 랭킨 절대온도.

온도AGC 溫度~ temperature automatic gain control 온도 변화에 따라 일어나는 케이블의 손실 변동을 보상하기 위하여, 맨홀에 설치된 중계기의 궤환 회로 내에 지하 온도에 따라 움직이는 서미스터(thermistor)를 사용한 자동이득제어(AGC).

온딘저주 ~詛呪 ondine's curse 호흡의 자율 조절 상실로 유발되는 무호흡. 호흡 욕구 상실로 인해 뇌간이 혈액 내 이산화탄소 상승에 따라 호흡이 자극되지 않는다. 약물중독과 소아마비가 원인이다. = hyperthalamic alveolar hyperventilation syndrome.

온스 ounce 파운드 무게의 16분의 1과 같은 무게 단위.

온실효과 溫室效果 greenhouse effect 화석연료 사용으로 배출된 이산화탄소 등의 가스가 지구를 비닐하우스처럼 둘러싸서 결과적으로 지구가 더워지도록 하는 현상. 온실효과의 원인물질은 이산화탄소(CO_2), 이산화질소(NO_2), 메탄(CH_4), 염화불화탄소(CFCs) 등이 있으며, 이중 CO_2가 55%를 차지하고 있다. 온실효과 방지를 위한 국제간의 공동노력의 일환으로 기후변화협약이 1992년 6월 채택되었다.

온열두드러기 溫熱~ heat urticaria 환자가 심한 운동을 하거나 뜨거운 물로 샤워를 하거나 정신적인 스트레스를 받은 수분 후에 나타나는 두드러기. 국소적인 것과 전신적인 것이 있는데 국소적인 것은 온열에 자극된 피부에만 두드러기가 나타나는데 대단히 드물고 수동 피부감작은 일어나지 않는다. 전신성은 매우 흔하고 콜린성 두드러기(cholinergic

urticaria)라고도 부른다. 그 크기는 2~3mm로 작
으나 매우 가려운 것이 특징이다.

온풍기 溫風機 hot blast heater 발열체(열교환기)
뒤에 팬을 설치하여 강제로 공기를 순환시키는 난방
기구. 실내를 신속하게 가열할 수 있으나 연료를 직
접 연소시키기 때문에 화재위험성이 있다.

온혈의 溫血~ warm blooded 외부 온도의 변화에
도 불구하고 일정한 체온을 갖는.

올가미매듭 bowline knot 소방대원들이 사용하는
다용도 매듭.

올레인산 ~酸 oleic acid [C₁₇H₃₃COOH] 시스-9-
옥탄데센산에 해당하는 불포화지방산으로 융점 14
℃, 비등점 223℃(10mmHg), 인화점 188.8℃인 무
색, 무취의 유상 액체. 물에 녹지 않고 유기용매에 녹
는다. 공기 중에 방치하면 차차 산소를 흡수해 착색
해 썩은 냄새를 낸다. 또 환원하면 스테아린산으로,
이성화시키면 트랜스형의 에라이진산이 된다. 저장
시는 밀폐시켜 냉암소에 보관한다. 용도는 연비누,
윤활유 등의 원료로 쓰인다. = red oil, 유산.

올리브 olive(구급) 연수의 추체상부 외측에 있는
둥근 융기.

올리브유 ~油 olive oil 올리브 열매에서 얻은 담황
색의 대표적인 불건성유. 끓인 과실을 건조한 후 냉
압법에 의해 착유하고, 20%의 비율로 얻어진다. 지
방산의 주성분은 불포화산인 올레산(oleic acid)으
로, 함량은 65~85% 정도이며, 포화지방산으로는
팔미트산이 주성분이다. 비누화물질은 0.5~1.3%로
서 피토스테롤을 함유하고 있다. 비중은 0.909~
0.915, 산값은 0.2~6, 비누화값은 187~196이며
10℃에서 혼탁해지고 0℃에서 연고상태로 된다. 공
업용으로는 비누, 섬유윤활용, 머릿기름, 포마드용,
의약용으로는 도찰제(塗擦劑), 관장제, 연고, 주사용
용제로 이용된다. 식용유로는 샐러드유나 기름절임
용에 주로 쓰이고, 요리에는 마요네즈, 샐러드용 드
레싱, 튀김용, 볶음용으로 널리 이용된다. = 감람유.

올서비스마스크 all service mask 통 모양의 필터
마스크. 연기 또는 가스의 농도가 낮은 곳, 즉 생명
을 유지하면서 진화작업을 계속할 수 있을 만큼 충
분한 양의 산소가 있는 곳에서 사용한다. 소방대 진
화작업시 이 장비를 사용하는 것은 바람직하지 않으
며, 실제로 대부분의 경우 그 사용을 금지하고 있다.

올아웃 all out 화재가 진화되었거나 또는 불길이 잡
혔다는 의미의 신호. 출동한 소방대 가운데 대다수
가 진화작업을 마치고 평상시 업무로 복귀할 준비가
되었다는 신호. 진화 책임자가 발령하며, 보통 특별
신호 다음에 화재 현장의 발신기 번호를 한 차례 더
발신하기도 한다. '올 아웃' 경보는 소방대 또는 의
용소방대의 작업이 더 이상 필요하지 않다는 것을
의미한다.

옭매듭 granny's knot 굵기가 서로 다른 로프를 이
을 때 사용하는 매듭. 다른 매듭보다 강하고 매듭 끝
은 꼭 절반매듭으로 마무리해야 안전하게 이용할 수
있다.

옴¹ ohm 저항 또는 임피던스의 단위. 저항에 1A의
전류가 흘렀을 때 1V의 전압 강하를 일으키는 저항
값이다. 기호는 [Ω].

옴² scabies 진드기인 암컷 *Sarcoptes scabiei*가
피부 하부에 알을 낳아 감작반응에 의해 발생하는
소양증. 인체의 접촉에 의해 전파가 쉽게 일어나고
가피성 옴의 경우 면역결핍, 신경계나 정신지체와
연관되어 발생한다. 심한 소양증이 나타나 뜨거운
목욕 후에 심해지고 3~15mm의 수포가 나타난다.
대개 손목, 발꿈치, 손발가락 사이, 둔부에 호발하고
가피성 옴은 건선과 유사하나 소양증이 덜 심하다.
처치는 목욕 후 5% permethrin cream을 목에서
발끝까지 얇게 도포하고 벤졸베이트 용액 등을 도포
한다. 심한 경우에는 8시간 후에 씻고 다시 도포하
며 Ivermectin 200 μg/kg도 도움이 된다. = 개선.

옴법칙 ~法則 Ohm's Law 회로를 흐르는 전류는
도선에 가해진 전압에 비례하고 저항에 반비례한다
는 법칙. 도체에 전류가 흐를 경우 도체 양단에 나타
나는 전압강하 v는 어느 정도 미만의 전류값에서는
전류 i에 비례관계가 성립한다. 즉 전압 v는 전류 i
에 비례한다. 이때 비례상수는 도체의 모양 및 종류
에 따라 달라지게 되며, 여기서 비례상수가 크다는
것은 일정전류가 도체를 통과하는 동안 보다 큰 전

압강하가 나타남을 의미한다. 또한 이는 전하로부터 도체에 공급되는 에너지가 보다 크기 때문에 일정 전압이 도체 양단에 인가될 경우 전하가 도체를 통과하기가 보다 어려워짐을 뜻한다. 결국 도체 양단의 전압 v와 전류 i, 도체저항 R 사이에는 v=Ri 또는 i=v/R 와 같은 관계가 성립되며 이를 옴의 법칙이라 한다.

옴약 ~藥 scabicide 옴벌레를 박멸하는 많은 약물의 하나.

옴진리교가스테러사건 ~眞理敎~事件(테러) 옴진리교 신도들이 도쿄 지하철 전동차 안에 맹독가스인 사린을 살포한 사건. 1995년 3월 20일 오전 8시경, 관청 밀집지역인 가스미가세키역의 5개 전동차 안에서 독가스가 동시다발적으로 살포되어 5,500여명이 눈과 코에서 피를 흘리는 등 심각한 중독현상으로 쓰러졌다. 이 중 12명이 목숨을 잃었다. 이 사건은 기존의 테러와는 달리 화학무기를 사용하여 불특정 다수에 대한 무차별 다량 살상을 노렸다는 점에서 큰 충격을 주었다. 수사 결과 1995년 2월 말에 발생한 공증사무소 가리야 사무장 납치 사건과 관련하여 경찰이 옴진리교에 대한 전면수사를 할 것이라는 첩보를 입수한 옴진리교 아사하라 쇼코[痲原彰晃] 교주가 경찰의 관심을 다른 데로 돌리기 위해 교단 간부에게 독가스 살포를 지시함으로써 야기되었음이 드러났다. 아사하라 교주는, 1995년 11월에 최후의 전쟁으로 인류가 종말을 맞게 되며, 이때의 무기는 핵, 생물, 화학무기가 될 것이고, 옴진리교 신자만이 아마겟돈을 극복하고 천년왕국을 영위할 수 있다고 설교해 왔다. 교단측은 교주의 설교에 맞추어 1993년부터 야마나시현 가미구이시키촌에 화학플랜트를 건설, 1994년에는 사린 제조에 성공했다. 이때부터 교주는 사린 공격의 위협을 말하기 시작했고, 도쿄 지하철 가스살포는 열성 신도들이 교주의 예언을 실현하기 위해 꾸민 테러 사건의 하나이다. 이 사건으로 아사하라를 비롯한 옴진리교 간부 및 신자 29명이 살인 및 살인미수 혐의로 기소되었다.

옵소닌작용 ~作用 opsonic action 옵소닌이 세균과 기타 세포에 미치는 효과. 항체가 세균을 공격하는 식세포의 능력을 증진시키는 식균작용에 대한 감수성을 증가시킨다.

옵신 opsin 11-cis-retinal과 결합해서 감광색소를 형성하는 망막간상체의 단백과 망막추상체의 단백질.

옹 癰 canker 구강에 주로 생기는 궤양. 음식 알레르기, 헤르페스 감염, 스트레스 등에 의해 일어난다. → gingivitis, stomatitis. = 궤양형성.

옹벽 擁壁 retaining wall 무너져 내리려는 토압력(土壓力)에 저항하고 있는 벽. 벽돌·철근콘크리트 등으로 구축한다.

옻칠 ~漆 japan 옻나무(*Rhus vernicifera*) 표피에서 분비되는 유상액을 이용하여 칠기를 제조하는 것.

옻피부염 ~皮膚炎 rhus dermatitis 옻나무과의 수목에 피부를 접촉함으로 발생하는 피부염.

와 窩 vallecula 기관이나 장기 표면의 균열이나 함몰로 기관내 삽관과정에서 구부러진 후두경날이 들어가는 후두 함몰부위. = 계곡.

와델삼징후 ~三徵候 Waddell's triad 차량에 치인 보행 희생자에게 나타나는 머리, 흉부, 복부와 다리 하부의 손상. 머리 손상은 차창 유리나 지면에 의한 접촉으로 일어나며 흉부와 복부 손상은 엔진 덮개와 접촉하여 발생한다. 다리 아래 손상은 범퍼와 부딪쳤을 때 일어난다.

와류 渦流 eddy 물 입자들의 크고 작은 회전운동. 와류의 크기는 수 cm 크기에서부터 수백 km까지이다. 난류작용에 의한 용존 물질이나 열의 운반은 와동확산(eddy diffusion)이라 하며, 난류작용에 의한 운동량(momentum)의 운반은 와동점성(eddy viscosity)이라 한다. = 와동, 소용돌이, vortex flow.

와류실 渦流室 volute casing 원심펌프에서 날개바퀴(impeller)에 의해서 속도에너지(회전력)를 받은 물이 가압되는 부분. → 와류.

와우 蝸牛 cochlea 내이(內耳)의 일부로 달팽이집 모양으로 말려 있으며 내이의 와우각 부위는 35mm 정도로 2와 3/4회전된 나선형 관. 전 길이에 걸쳐 기저막(basilar membrane)과 라이스너막(Reissner's membrane)에 의해 3개의 계(scalae)로 분리되어있다. 위쪽 전정계와 아랫쪽 고실계는 외림프를 함유하고 와우공(helicotrema)이라고 불리는 작은 통로를 통하여 와우각의 꼭대기에서 서로 연결되어있다. = 달팽이.

Y골절 ~骨折 Y fracture 뼈 끝부분에 있는 관절구 사이에서 생기는 y형태의 골절.

Y연관 ~連關 Y-linked Y염색체의 이동에 의해 전달되는 유전자나 특질. ↔ X연관.

Y염색체 ~染色體 Y chromosome 남성에서만 존재하는 성 염색체. 여성 생식체에는 없고 남성 생식체의 반에 의해 성적 결정체로서 전해진다. 남성 특질의 발달을 자극하는 유전자와 연결되어 있다.

Y형호스연결부 ~形~連結部 gated wye 그 직경이 같거나 작은 하나 이상의 호스라인을 연장할 때 사용하는 Y자형 호스 연결부. 호스의 흡입부에는 하나의 암커플링이 부착되어 있고, 토출부에는 양쪽으로 수커플링과 게이트 밸브가 부착되어 있다.

와이어 wire 철사, 전기선, 전화선 등의 총칭. 주로 철사 또는 강철제 로프를 지칭한다.

와이어로프 wire rope 강선(鋼線) 또는 아연 도금한 강선을 모아서 만든 로프. 1~3mm의 강선을 만든 다음 스트랜드를 만들고 이 스트랜드를 마닐라 삼으로 만든 로프나 그 밖의 섬유를 심으로 하여 그 주위에 6개의 스트랜드를 꼬아서 만든다. = 강삭(鋼索).

와이어바구니들것 wire basket stretcher 수난구조나 헬기를 이용한 공중이송 등에서 환자를 구조할 때 사용하는 철망구조의 장비.

와이어커터 wire cutter 전기가 흐르고 있는 전선, 와이어 펜스 등을 절단할 때 사용하는 수동식 공구. 감전사고를 방지하기 위해 손잡이 부분은 절연처리가 되어 있다.

와이커플링 Y coupling 두 개 라인(line)을 한 개 라인으로 합치거나 한 개 라인을 두 개 라인으로 나누는데 사용하는 소방호스 연결구. → 커플링.

와일드라인 wild line 호스 주수작업시 호스 내부로 흐르는 물의 반동력으로 인해 호스라인과 노즐 등이 소방대원의 손을 벗어나 통제할 수 없게된 것.

와전류 渦電流 eddy current 한 도체를 관통하는 자속이 변화할 때 그 도체의 표면에 전자유도작용에 의하여 흐르는 전류. 와전류는 도체 중에서 저항이 가장 작은 통로를 통하여 맴돌이를 이루며 흐른다.

와전류리타더 渦電流~ eddy current retarder 배터리 전원으로부터 코일에 전류를 흘려서 브레이크 원판에 자력선을 통과시키면 전자유도 작용에 의하여 와전류(맴돌이 전류)가 유도되는 장치. 현재 실용화되어 있는 것은 변속기의 뒷부분에 장착되어 있거나 추진축의 중간에 장착되어 있고 설치 방법이 자유로워 편리하다. 원리는 자속 내에서 맴돌이 전류가 발생되면 플레밍의 왼손법칙에 의거하여 전자력이 발생되며 이 전자력의 방향은 원판의 운동방향과 반대이므로 제동 작용을 하게 된다. → 추진축, 배터리, 와전류, 플레밍의 왼손법칙.

와턴교양질 ~膠樣質 Wharton's jelly 탯줄의 부드럽고 젤리 같은 물질.

와트 watt 일률의 MKSA단위. 와트(J. Watt)의 이름에서 유래되었으며 1초간에 1J의 일을 하는 일률. 기호는 W. $1W=1J/s=10^7erg/s$.

와파린나트륨 warfarin-Na 항응고제, 살서제로 관상혈관 폐쇄치료 보조제, 색전증을 동반한 동맥세동, 혈전증의 예방 및 치료에 이용되는 약물. warfarin-Na의 중독시 해독제로 Vit. K가 이용되고 성인은 첫날 40~60mg으로 시작하고 prothrombin시간이 정상의 약 25%로 안정시 유지량은 1일 2~10mg이며 노인은 20~30mg으로 시작하고 보통 1일 2~10mg을 투여한다. 투여 중지는 서서히 하고 미리 투약 받은 약은 뚜껑을 잘 덮고 알코올 중독자와 노인은 주의한다.

와파린중독 ~中毒 warfarin poisoning 와파린을 삼켜서 생기는 독성 상태. 내출혈이 발생한다.

왁스 wax 물에 녹지 않는 고급 1가(價) 또는 2가 알코올 지방산(脂肪酸) 에스테르. 대부분 상온에서 결정성(結晶性)인 고체이며, 지방에 비해서 일반적으로 비중이 작다. 알코올, 클로로포름 등 거의 모든 유기용매에 녹지만 물에는 녹지 않는다. 지방보다 약간 안정하여 가수분해되기 힘들고, 공기 속에서 산소 또는 세균에 침식되지 않는다. 천연산 왁스는 그 성상에 따라 고체왁스와 액체왁스로 대별된다. 또 고체왁스는 채취 원료에 따라 식물성 왁스와 동물성 왁스의 두 종으로 나누는데, 식물성 고체왁스는 거의 존재하지 않는다. 주요 용도는 광택제, 화장품, 절연제, 방수제, 양초, 증발억제제, 의약품 등이며, 사향고래기름은 비누화, 증류하여 비누, 고급알코올의 원료로 사용한다.

완강기 緩降機 automatic descending life line 창문을 통해서 건물 아래로 탈출할 때에 일정한 속도로 안전하게 내려올 수 있도록 하는 피난 기구. 후크, 조속기, 로프, 벨트로 구성되어 있으며 완강기를 비치하는 곳에는 완강기를 걸 수 있는 지지대도 설치되어야 한다.

완교사 腕絞死 mugging 손대신 팔, 발, 무릎 등을 이용하여 배후에서 목을 감아 가해자의 신체에 피해자의 경부가 고정되어 기도가 압박되어 사망하는 것.

완만한천장 ~天障 smooth ceiling 천장면 아래로 100mm를 초과하는 견고한 장선, 보 또는 덕트 등의 연속적인 돌출물이 없는 표면.

완선 頑癬 dhobie mark itch 세탁용 세제의 사용과 관련된 접촉성 피부염의 한 형태. 따뜻한 날씨보다는 열대지역에서 일어나는 완선의 일종.

완소흔 完燒痕 complete combustion trace 가연물이 완전히 탔을 때 나타나는 흔적. 거북등과 같은 형태로 갈라져 탄화(1cm 정도)되고 홈은 얇고 3~4각 형으로 나타난다.

완신경총 腕神經叢 brachial plexus 제4~제7경 신경의 전지와 제1흉 신경의 전복측지의 대부분으로 형성되는 신경총. 일부는 경부, 일부는 액와에 존재하여 쇄골하동맥을 따라 순차적으로 전지와 간부를 형성하며 견갑배신경, 장흉신경, 쇄골하신경 및 견갑상신경을 내고 있다. = 팔신경얼기.

완요골근 腕橈骨筋 brachioradial muscle 상완골 외측 상과에서 일어나기 시작하여 요골 하단의 경상돌기에 정지하며 팔꿈치를 굽히는데 돕는 전완의 근육(muscle of forearm). 전완의 회내, 회외, 회전운동에 관여하고 요골신경의 지배를 받는다. = 위팔노근.

완전기아 完全飢餓 complete starvation 영양소의 공급이 완전히 단절된 상태. 물을 마시는 것과는 무관하고 체중이 현저히 감소하나 부종이 동반되지 않고 미이라와 같이 된다. = 건성기아(乾性飢餓).

완전둔위 完全臀位 complete breech 태아의 두부와 대퇴가 완전히 굴곡되고 척추와 팔도 굴곡된 상태. ↔ 불완전둔위.

완전방호복 完全防護服 full protective clothing 가스, 증기, 액체, 고체 등이 피부와 접촉하는 것을 방지하기 위해 착용하는 방호복. 소방대원들이 착용하는 헬멧, 자급식 호흡기구, 코트, 바지에 고무부츠, 장갑, 다리 밴드, 팔 밴드, 허리 밴드, 안면 마스크, 기타 방호되지 않는 목이나 귀, 머리 부분 등을 방호하기 위한 장치까지 포함한다.

완전심차단 完全心遮斷 complete heart block 병적 요인으로 방실해리를 수반한 것. 이 경우에 동(洞) 혹은 심방박동이 심방을 자극하는 한편, 전도차단 부위의 아래에서는 심실 고유의 페이스메이커(pacemaker)가 형성되어 이것에 의하여 심실이 자극되어 수축된다.

완전언어상실증 完全言語喪失症 complete aphasia 모든 언어중추의 병변에 의한 실어증으로 어떠한 방법으로도 타인과 의사를 소통할 수 없게 되는 것. = 완전실어증.

완전여성의 完全女性~ hologynic ① X 염색체에 부착된 유전자. ② 모체를 통해서만 전달되는 상태나 특징에 관련된 것.

완전연소 完全燃燒 complete combustion 가연물이 모두 산소와 반응하고, 이산화탄소·수증기 등과 같이 화학적으로 비교적 안정되고 유해하지 않은 연소 생성물이 발생되는 연소. 완전연소가 이루어지면 많은 열량을 얻을 수 있는데, 충분히 산소를 공급하고 온도를 높여주어야 한다.

완전유산 完全流産 complete abortion 수태산물(受胎産物)의 모두가 자궁에서 배출되었다고 확인된 유산.

완전유체 完全流體 perfect fluid 점성과 압축성을 무시한 유체. 이상 유체라고도 한다.

완전의사 完全縊死 complete hanging 신체전부가 공중에 떠있는 상태에서 이루어진 의사(縊死). 이 때는 체중 전체가 끈에 걸려 목을 압박한다. = 완전 목맴.

완전자동식심실제세동기 完全自動式心室制細動器 fully-automated external defibrillator 사용자가 충격버튼을 누르지 않아도 전기 충격이 전달되는 자동식 제세동기(AED)로 병원 내에서만 사용이 가능하다.

완전진화 完全鎭火 strike out 연소확대를 차단하고 화염을 종식시킨 단계. 잔화정리를 남겨둔 상태. → 연소확대, 잔화정리. = 완진.

완충(제) 緩衝(劑) buffer 용액의 수소 이온 농도를 조절하는 물질 또는 물질군. 혈액 내의 산도를 조절한다. blood buffers는 중탄산염과 이산화탄소의 용해물로 구성되어 있다.

완충고무 緩衝~ rubber buffer 충격을 완화하는데 사용하는 고무. 모양이 간단하고 중량도 가벼우나 내구성이 약하다.

완충기 緩衝器 buffer 충격을 완화시켜 주는 장치. 스프링이나 유압 등을 이용하며, 범퍼, 쇼크 앱소버 라고도 한다.

완충작용 緩衝作用 buffer action 혈압, pH 등과 같이 생체의 기능 및 상태를 안정시키고자 하는 작용. 보통 산−염기완충제에 의한 pH의 안정화를 의미한다.

완하제 緩下劑 laxative 장운동, 배변을 촉진하는 물질. 소량으로 변비를 완화시킬 수 있다. 수술 전 또는 방사선 검사 전에 위장관내의 배출물을 전부 배출시키고자 할 때는 다량을 투여한다.

완화 緩和 remission 장기간의 질병의 증상이 부분적 혹은 완전히 사라지는 것. 완화는 자연적으로 혹은 치료의 결과이며 만약 완화가 몇 년동안 지속된다면 질병은 치료가 되었다고 한다. → 치료(cure).

완화시간 緩和時間 relaxation time 일반적으로 절연체에 발생한 정전기는 일정 장소에 축적된 후 점차 소멸되는데, 이때 축적된 정전기가 초기값의 36.8%로 감소하기까지의 시간.

왕복펌프 往復~ reciprocating pump 피스톤이나 플런저(plunger) 등의 왕복운동에 의해 액체를 흡입하여 필요한 압력으로 송출하는 펌프. 주로 압력이 높고 유량이 적을 때 또는 점도가 높은 액의 수송에 사용된다.

왜건 wagon ① 두 대의 소방차로 구성된 진화대. 사전 연결된 호스라인, 모니터 또는 배터리 노즐 등의 진화장비가 탑재되어 있고, 소화전 앞에 정차하여 펌프차로부터 화재현장으로 호스를 배치하는 것을 주임무로 한다. ② 예전에, 스팀펌프차로부터 호스를 배치할 때 사용하던 마차.

왜건파이프 wagon pipe 호스운반차 또는 호스운반차로 사용하는 펌프차에 영구 부착된 대량방수장치. 최소 두개 이상의 송수구를 통해 물을 공급받는다.

왜소증 矮小症 dwarfism 신체의 비정상적인 발육부전. 수많은 병적 상태와 관련되어 있고 다양한 정신지체를 동반한다. 유전적인 결손, 뇌하수체나 갑상선 같은 내분비 기능 이상, 구루병, 신장질환, 장의 흡수장애 같은 만성질환 등 매우 다양한 원인에 의해 발생한다. = 난쟁이.

왜소체형 矮小體形 hypomorph 다리가 체간에 비해 불균형하게 짧은 사람과 신장에 비해 앉은 키의 비율이 큰 사람.

왜축정위 歪軸定位 asynclitism 분만시 모체 골반입구에 태아의 두정면이 진입한 상태. = 부동고정위(不同高定位).

외경 外徑 outside diameter 배관(配管)이나 호스(hose)의 바깥지름.

외경정맥 外頸靜脈 external jugular vein 안면부 깊은 조직과 두개골의 표면으로부터 대부분의 혈액이 배액되는 경부의 큰혈관 한 쌍중의 하나. 더 많은 말초 혈관의 정맥로를 확보하지 못했을 때 정맥로로 사용된다. = 바깥목정맥.

외래외과센터 外來外科~ ambulatory surgery center 입원이 필요 없는 수술과 관련된 시설.

외래환자 外來患者 outpatient ① 진료실, 클리닉 또는 다른 외래시설에서 치료를 받는 입원하지 않은 환자. ② 입원이 필요하지 않은 환자를 위한 건강관리시설. → 입원환자(inpatient).

외림프 外~ perilymph 내이의 막성미로와 골성미로 사이의 공간을 채우는 맑은 액. = 바깥림프.

외막 外膜 tunica adventitia 혈관이나 다른 관구조물의 바깥층. = 바깥막.

외반의 外反~ valgus 사지가 옆으로 굽거나 돌아간 자세. = 바깥굽은의.

외배엽 外胚葉 ectoderm 동물의 배(胚)에서, 원장배의 시기 이후 어느 기간에 배의 바깥쪽을 덮는 층상의 세포집단. 복잡한 체제를 가지는 동물의 배에서는, 외배엽의 일부는 원장(原腸)이 형성될 때 함입한 중배엽세포집단의 영향을 받아 뇌와 신경관(神經管)을 만들고, 뇌는 다시 외배엽에 작용하여 눈, 코 등을 만든다. 신경관이 형성될 때 배 안으로 들어간 외배엽세포는 배 안의 각 곳으로 이동하여 색소세포, 신경절 등이 된다. 배 표면의 외배엽은 표피와 표피의 구조물을 만드는 조직이 된다.

외번 外飜 eversion 발바닥이 바깥쪽을 향하도록 발을 꼬는 운동으로 발의 외측연이 위로 올라가는 것. ↔ 내번(內飜).

외번운동 外飜運動 eversion exercise 발목을 움직여 발바닥이 바깥쪽을 향하게 하는 운동.

외벽 外壁 exterior wall 외부인의 침입과 비, 바람, 햇빛, 먼지, 소음, 한기, 열 등으로부터 내부를 보호하고 건물을 지탱해주는 벽. 소방상으로는 인접화재에 대한 내화성능이 요구된다. ↔ 내벽.

외복사근 外腹斜筋 musculus obliquus externus abdominis 복부의 한 쌍의 근육. 배뇨, 배변, 구토, 분만과 강한 호흡을 돕고 양옆에서 함께 작용하여 척추의 굴곡을 일으킨다. = descending oblique muscle, 배바깥빗근.

외부경계선 外部警戒線 outer perimeter 주위가 매우 위험한 지역으로 둘러싸인 곳의 안전지대. 사고지역으로의 진입을 통제하는 완충지역.

외부기생충 外部寄生蟲 ectoparasite 이(louse)처럼 숙주체의 밖에 살고 있는 기생충.

외부사건 外部事件 external event ① 자연위험: 지진, 홍수, 폭풍, 극저온 기후, 극고온 기후, 번개 등. ② 인간에 의한 사건: 비행기충돌, 미사일, 노동쟁의 등에 의해 발생한 사건.

외부심장마사지 外部心臟~ external cardiac massage : ECM 전흉벽을 압박하므로 제한된 양의 혈류가 순환하도록 하는 인위적인 순환 술기. 손으로 혹은 기계로 할 수 있으며 흉부내압을 증가시키므로 정상 혈류량의 33%까지 이동시킬 수 있는 술기를 심폐소생술이라 한다.

외부잡음지수 外部雜音指數 external noise factor 인공 잡음, 공전(空電), 우주 잡음 등의 외부 잡음 강도를 표시하기 위하여 내부 잡음에 관한 잡음 지수와 같은 개념을 도입한 것.

외부조작 外部造作 externally operable 조작자가 충전부에 접촉하지 않고 조작할 수 있는 것.

외부호출 外部呼出 callout 요청이 들어왔을 때의 구조자들의 반응. 이 반응은 첫 번째와 두 번째로 나뉜다. 첫 번째(Primary callout)는 관련된 다른 부서들을 동원하는 것이다. 장시간의 작전이 예상될 때는 두 번째 callout이 시작되어 탐색, 미디어와 관련된 공공 정보, 현장에 없는 관리자들과의 연락과 같은 부가적인 요원들을 포함시키게 된다.

외분비 外分泌 exocrine 관을 통해 밖으로 분비하는 과정. 장기나 조직, 혈관 내로 들어간다.

외분비선 外分泌腺 exocrine gland 피부나 장기 표면으로 혹은 관을 통한 혈관 내부로 열리는 선의 집단. 이들 선은 특별한 물질을 분비한다. 예를 들어 피부에 있는 피지선과 한선, 구강 내부의 타액선 등이 있다.

외분비한선 外分泌汗腺 eccrine gland 진피의 두 가지 종류의 한선 중 하나. 이러한 한선은 가지가 없고 꼬여 있으며, 관으로 되어 있고 피부의 진피층에 분산되어 있다. 맑고 약간 냄새가 나며 수분과 염분을 함유하고 알부민, 요소와 다른 복합체가 약간 있는 분비물을 증발시켜 몸을 식힌다.

외비 外鼻 external nose 안면 중앙에 돌출한 피라미드형이고 비저, 비첨, 두 개의 측면으로 구성되고 양측면은 중앙에서 만나 비배(dorsum)를 이루는 부분. 뼈와 연골이 섬유결합조직에 의해 결합된 구조로 비연골은 비중격연골, 외측연골 및 비익연골이 있으며 비중격 연골은 골성 중격에 부착되어 있고 비익연골은 뼈와 분리되어 있다. 안면, 안, 상악동맥으로부터 혈액을 공급받고 전안면, 안정맥으로 혈액이 유입된다. 주기능은 부분적으로 여과된 공기를 비강으로 보내는 것이다. = 바깥코.

외비공 外鼻孔 nares 호흡하는 동안 인두와 폐까지 공기가 지나가게 하는 비강의 개구부. = 콧구멍.

외사시 外斜視 exotropia 시각축이 같은 점을 향하지 않는 비정상적인 상태. 사시는 마비성과 비마비성의 두 가지로 나누어진다. 마비성 사시는 신경적 결함이나 근육의 기능장애 때문에 눈을 움직이는 근육이 움직이지 않는 결과이다. 사시의 경우는 시야의 기본적인 위치를 위해 눈의 움직임이 있어야 알아낼 수 있는데 이 근육이 비기능적인 작용을 한다. 사시는 뇌나 눈의 종양, 감염, 상처에 의해서도 올 수 있으므로 안과 검사로 알아낼 수 있다. 비마비성 사시는 서로 관련되는 두 안구간의 위치 결함으로 인한 것이며 이 상태는 유전된다. 이런 사람들은 두 눈을 함께 사용할 수 없어 한쪽 눈으로 고정하며 사시 중 임의의 시간에 앞을 똑바로 주시하는 눈이 고정안(fixing eye)이다. 사시를 오랫동안 방치하면 시력이 떨어지고 억제성 약시가 발생한다. 비마비성 사시와 억제성 약시는 어릴 때 치료해야 성공적으로 치료된다. 6세가 되면 돌아간 눈이 너무 억제되어 효과를 볼 수 없고 심하면 시력을 잃을 수도 있다. = strabismus.

외사위 外斜位 exophoria 한쪽 눈이 편측으로 치우친 상태. 휴식 중에 발생하고 물체에 초점을 맞출 때 한쪽으로 치우치는 현상이 없어진다.

외상 外傷 trauma ① 폭력이나 파괴적 행동, 혹은 독성물질에 의해 생기는 신체적인 손상. ② 심한 정서적 충격으로 인한 정신적 손상.

외상성감각마비 外傷性感覺痲痺 traumatic anesthesia 손상으로 인한 신체 부위의 감각결손.

외상성무월경 外傷性無月經 traumatic amenorrhea 유착에 의한 경관폐쇄에 의해 일어나는 무월경. Asherman증후군에서와 같이 소파(搔爬)의 결과로 일어나는 것이 가장 많다.

외상성홍채마비 外傷性紅彩痲痺 traumatic iridoplegia 외상으로 인한 눈동자의 수축이나 이완. = 외상성동공강직증.

외상센터 外傷~ trauma center 급성손상환자에 대한 처치 능력이 있는 병원. 외상센터를 지정하는 기준은 24시간 수술 가능 여부와 응급 의료 인력, 시설, 장비의 정도에 따라 지정병원이 결정되며, 외상 센터로서의 기능을 최대한 발휘하기 위해서는 적절하게 지정된 외상센터뿐 아니라 이런 센터로 어떤 환자들이 이송되어야 하는지 결정하는 특화된 사정 기준이 있어야 함.

외상쇼크 外傷 ~ traumatic shock 외상으로 인해 비정상적인 행동을 일으킬 수 있는 정서적, 심리적 상태. 가장 흔한 유형은 혈액 손실로 인해 생긴 저혈량성 쇼크, 척수의 파열로 인한 신경성 쇼크이고 원인은 순환 혈액량의 감소, 외상으로 인한 흉강내압의 상승, 심좌상 등이 있다.

외상수치 外傷數値 injury severity score : ISS 입원 기간, 사망률이 포함된 외상 결과를 예측하기 위해 개발된 평가 체제. 응급환자의 의식수준을 정하는 방법으로는 의식상태, 언어반응, 운동반응 등을 점검하는 Glasgow Coma Scale을 가장 많이 이용하고 있으나 방법이 어려워 현재에는 AVPU 척도를 많이 이용하고 있다. 외상의 정도는 해부학적인 분류법과 생리학적인 분류법이 있으며, 대표적으로 많이 이용되는 방법으로는 Trauma Score, CRAMS Scale 또는 이들의 복합이나 개정방법 등이 있다. 이러한 외상수치를 사용함으로써 환자의 중증도가 빨리 분류되고, 중증도에 따른 이송할 병원의 등급 선정이 쉬워지는 것이다. 외상수치는 신체를 6부위로 나누어 각 신체부위의 손상별 중증도를 표시한 AIS(abbreviated injury scale)를 산정한다. 그 다음 6부위 중 중증도가 심한 순서대로 나열하여 이중 중증인 상위 3부위의 AIS점수를 선택한다. 이 3부위 AIS 점수의 자승값의 합이 ISS이다. 그러나 ISS는 정확한 검사 소견 혹은 수술 후의 결과를 알아야 산출되므로, 응급환자의 초기 중증도 판정에는 사용되지 않으며, 다만 생존률 혹은 향후의 예후를 추정하는 데 많이 사용되고 있고 특히 각 병원마다의 적정진료(quality assurance) 수준을 평가하는 데 이용되고 있다. → Glasgow Coma Scale, AVPU, Trauma Score, CRAMS Scale.

외상악동맥 外上顎動脈 external maxillary artery 안면에 혈액을 공급하는 동맥. 하악골의 앞쪽으로 주행한다.

외상용압박붕대 外傷用壓迫繃帶 trauma compress bandage → 거즈압박붕대.

외상지수 外傷指數 trauma score 둔상이나 천자상 환자의 손상 정도를 계산하는 지수. 환자의 수송 목적지 결정이나 환자의 치료 결과를 예측하는 데 쓰인다. 이 점수는 5영역으로 요약하여 1과 16 사이의 숫자로 표시한다. 다섯개 영역은 수축기 혈압, 호흡수, 호흡확장, 모세혈관 재충혈과 Glasgow 혼수계수이다.

외상질식 外傷窒息 traumatic asphyxia 흉부 또는 상복부 등에서 갑자기 강한 압박을 받아 일어나는 질식. 갑작스런 흉부의 압박으로 인해 흉곽운동을 심하게 제한하여 저환기를 유발하며, 흉골과 늑골은 심장과 폐에 심한 압력을 가하여 혈액을 우심방 밖으로 밀어내 목의 경정맥으로 올라가게 하고, 머리와 목으로 가해진 혈액의 압력으로 혈관이 터지게 되고 얼굴과 목은 광범위하게 멍이 든다. 전형적인 특징으로는 충혈 된 눈, 팽창된 청색 혀, 확장된 경정맥, 상체에 청색증 등이 있다. → 압착성질식사, 외상성가사.

외상환자 外傷患者 trauma patient 몸의 겉에 생긴 상처로 치료를 받아야 할 사람. 위험한 외상환자들은 사건이 일어난 지 한 시간 내에 수술을 하면 좀 더 많이 생존하며 이 시간을 황금의 시간이라고 한다. 환자가 호흡곤란, 중추신경계의 결손, 쇼크 발생의 전조를 보이면 즉시 외상 센터로 이송해야 한다. 외상지수 또는 외상평가 체계는 손상의 심각성을 정하는 것과 결과를 예측하는데 도움이 된다.

외상후스트레스장애 外傷後~障碍 posttraumatic stress disorder → 스트레스 반응(stress reaction).

외수용기 外受容器 extroceptor 몸 밖에서 오는 자극을 받아들이는 수용기. 촉각, 압각, 온도감각, 시각, 청각, 후각 등이 있고 이중 시각, 청각, 후각은 멀리 떨어져 있는 곳에서 오는 자극을 받아 감각을 느끼므로 원격수용기(teleceptor)라고 한다.

외안근마비 外眼筋痲痺 extraocular muscle palsy 상·하·내·외직근 그리고 상사근, 하사근과 같이 눈의 외측에 있는 근육의 마비를 특징으로 하는 비정상적인 상태. → strabismus.

외안운동 外眼運動 lateral eye movement 안구의 하사근이나 외측직근에 의해 외측으로 안구를 돌리는 움직임.

외요도구협착 外尿道口狹窄 meatal stenosis 소변이 나오는 요도구가 좁아지는 것. 남성의 경우 선천적인 것과 외요도구의 염증으로 인한 것이 있다. 여성의 경우는 갱년기 이후에 많으며 대체로 성교, 분만 등 외상에 의해 발생하고 방광염, 요도염의 원인이 되거나 빈뇨, 배뇨통, 배뇨 후 불쾌감 등을 일으킨다.

외용제 外用劑 externals 외용으로 사용되는 제제. 외용산제, 외용정제, 외용액제, 연고제, 경고제, 좌제 등이 있다. 외용제제란 아연화 전분 등 피부점막의 미란, 궤양 등에 산포하는 것이고 외용정제는 용해정, 질정이며, 외용액제는 물, 에탄올, 유류 등을 용매로 한 액상제제이고 양치질, 습포, 세척, 점안, 점비 등에 사용하며 연고제는 피부에 바르는 적당한 조도의 반고형제이며 경고제는 상온고형, 체온으로 연화하는 피부적용제, 좌제는 항문, 질, 요도에 적용하는 제제이다.

외음대퇴 外陰大腿~ vulvocrural 외음부, 대퇴와 관련된.

외음부신경 外陰部神經 pudendal nerve 생식기와 직장에 신경 충격을 전달하는 신경계의 한 가지. = 바깥음부신경.

외이도 外耳道 outer auditory canal 귓바퀴에서 고막으로 통하는 S자 모양의 관. 길이 2.5cm 정도의 S자 형으로 되어, 음파를 집중시켜 고막으로 전달해 주고, 털과 귀지선이 발달되어 건조와 이물질로부터 방어기능이 있다. = 바깥귀길.

외이압축증 外耳壓縮症 external ear squeeze 귀마개를 사용하거나 두부를 보호하기 위한 후드가 외이를 완전히 덮었을 때 외이도에 공기가 갇힘으로써 발생하는 증상. 고막이 외측으로 밀려나와 통증과 함께 귓속에 충만감이 느껴진다.

외인성 外因性 exogenous 신체나 신체의 장기 밖에서 기원하거나 외부의 원인에 의한 결과. 예를 들면, 박테리아나 바이러스의 원인이 되는 질병이 외인성이다.

외인인자 外因因子 extrinsic factor 외부에서 인체를 향해 작용하거나 신체 내로 들어가 작용하는 것.

외인천식 外因喘息 extrinsic asthma 환경중의 어떤 요인에 의하여 일어나는 천식. 보통은 알레르기성 천식.

외장성 外長性 exophytic 밖으로 자라나는 경향으로 외장성 종양이 장기나 구조물 표면으로 자라남.

외전 外轉 abduction 사지가 신체의 중심으로부터 멀어지게 하는 운동. 어깨나 고관절에서는 상완골내지 대퇴골의 긴축이 신체중앙(정중선)에서 멀어지는 것이고 지지관절(指趾關節)에서는 손 및 전족부 긴축에서 각 지지가 멀어지는 것을 말한다. = 벌림.

외전근 外轉筋 abductor 신체의 중선이나 사지의 축선(軸線)으로부터 골격을 움직이는 근육.

외전신경 外轉神經 abducens nerve 제6뇌신경으로 외안근의 하나인 외직근을 지배하는 운동성의 가는 신경. 외전신경 핵은 제4뇌실 바닥에 있는 안면신경 구 밑에 위치하는데 이곳에서 일어나기 시작한 섬유는 교의 하면을 나와 상안와열에서 안와로 들어간다. = 갓돌림신경.

외쪽지붕 shed roof 경사진 면이 하나인 지붕.

외출혈 外出血 external bleeding 상처로부터 출혈되는 것을 눈으로 직접 확인할 수 있으며 외부출혈의 예로 개방성 골절부위에서의 출혈, 비출혈, 피부의 심부 열상에서의 출혈 등이 있으며 소량의 출혈은 신체의 자율방어기전에 의해 출혈 후 6~10분 이내에 자동으로 지혈된다.

외측 外側 lateral 신체의 정중선에 대하여 멀리 떨어진 쪽. = 가쪽.

외측골반탈구 外側骨盤脫臼 lateral pelvic displacement 골반이 수평적으로 이동하거나 상대적으로

엉덩이가 외전되어 걸음걸이가 율동적 상태가 되는 정형외과 질환.

외측광근 外側廣筋 musculi vastus lateralis 대퇴의 전자간선 및 조선에서 일어나기 시작하여 슬개인대를 통해 슬개 저부 및 경골조면에 정지하며 하퇴의 신전에 관여하는 근육. = 가쪽넓은근.

외측억제 外側抑制 lateral inhibition 감각 투입의 신경과정에서 나타나는 지각력의 예민성 증가. = 측부억제.

외측익돌근 外側翼突筋 pterygoideus lateralis 음식을 씹는데 관여하는 저작근 중 하나. 하악신경의 지배를 받고 하악골을 하전방으로 당기거나 좌우로 움직이는 근육. 가쪽날개근 = external pterygoideus.

외측직근 外側直筋 lateral rectus 외전신경이 지배하고 안구의 외측회전을 담당하는 근육.= 가쪽곧은근.

외측추골근 外側椎骨筋 lateral vertebral muscle 견갑거근 앞쪽에 있는 세 개의 근육.

외치핵 外痔核 external hemorrhoid 항문과 직장선 아래에서 기인한 정맥류. 항문 피부에 의해 덮혀져 있고 배변시 소양증이나 출혈을 유발하며 휴식중에는 대개 보이지 않으나 기립자세나 변을 보기 위해 긴장할 때 돌출할 수 있다. = 외치질.

외폐쇄근 外閉鎖筋 musculi obturator externus 치골 및 좌골 외면에서 일어나기 시작하여 대퇴의 대전자에 정지하며 대퇴의 외회전 작용을 하는 근육. = 바깥폐쇄근.

외피 外皮 integument 바깥의 피부.

외항문괄약근 外肛門括約筋 external anal sphincter muscle 항문 외측에 있는 배변 시 작용하는 근육. = 바깥항문조임근.

외호흡 外呼吸 external respiration 내호흡 즉, 세포호흡에 대응되는 말. 호흡의 본질은 세포 내에서 영양물질을 산화하여 생체에 필요한 에너지를 방출하는 세포호흡인데, 외호흡이란 다세포동물에서 세포호흡에 필요한 산소를 체내의 각 세포에 보내고, 세포에서 나오는 이산화탄소를 운반하기 위한 작용이다. 받아들인 산소는 헤모글로빈 등의 호흡색소에 결합되어 수송되며, 이산화탄소는 적혈구 및 폐조직

에 존재하는 탈탄산효소에 의해 탄산으로 혈액 중에 운반되어 온 후 이산화탄소와 물로 분해되어 체외로 배출된다. 즉, 세포호흡과 외호흡과의 사이에 가스교환 또는 가스수송이 있는 셈이며, 이것은 산소호흡을 하는 동물에게는 필수적인 현상이다.

외후두융기 外喉頭隆起 external occipital protuberance 후두 외면 중앙부에 두피 표면에서 촉지되는 돌출부. = 바깥뒤통수뼈융기.

왼발증폭사지유도 ~增幅四肢誘導 augmented voltage of the left foot : aVF 왼발에 부착된 전극은 양극이고 오른팔과 왼팔에 부착된 전극은 음극으로 구성되며 이 유도는 심장의 기저부에서 심장의 전기적 활동을 기록한 것.

왼손증폭사지유도 ~增幅四肢誘導 augmented voltage of the left arm : aVL 왼팔에 부착된 전극은 양극이고, 오른팔과 왼다리의 전극은 음극으로 구성되며 이 유도는 왼팔 방향에서 심장의 전기적 활동을 기록한 것.

왼심방 = 좌심방.

왼심장동맥 = 좌관상동맥.

요 尿 urine 신장에 의해 분비되고 요관으로 이송되며 방광에 저장되었다가 요도로 배설되는 액체. 정상 소변은 맑고 볏짚 색에 약간 산성이고 냄새가 없고 물, 요소, 나트륨, 칼륨, 염소염, 인산염, 요산, 유기염과 색소를 포함한다. 질환을 나타내는 소변 내 비정상적인 물질은 케톤체, 단백질, 세균, 혈액, 포도당, 농, 어떤 결정을 포함한다.

요검사 尿檢査 urinalysis 소변의 물리적, 현미경적, 화학적 검사. = 요분석.

요결석 尿結石 urinary calculus 방광을 포함하는 요로에 형성된 무기물 침전(결석). 크면 소변의 흐름을 막고 작으면 소변으로 배출된다. → calculus, kidney stone.

요곡골절 凹曲骨折 bent fracture 불완전한 골절. 실제 골절된 부분은 구부러진 부분에서 떨어져 있을 수 있다.

요골 橈骨 radius 전완의 위측에 있는 긴 뼈. 척골보다 더 짧으며 위 끝보다 아래 끝이 더 넓고 근위단은 상완골 소두와 함께 관절을 만들며 또 관절 환상면을

가지고 척골과의 사이에 중쇄 관절을 형성한다. 원위단은 손목의 뼈들과 관절하는 넓은 면이 있고, 엄지손가락 쪽에 경상 돌기가 나와 있다. 요골 두 바로 밑에 좁아진 부위를 요골경이라 하며 그 바로 밑 내측에 있는 타원형 돌출부를 요골 조면이라 한다. = 노뼈.

요골결절 橈骨結節 radial tuberosity 요골의 원위부 끝의 직사각형의 융기된 약간 높은 곳. = 요골거친면.

요골동맥 橈骨動脈 radial artery 전완에 있는 동맥. 상완동맥의 분기에서 시작하여 전완, 손목, 손에 있는 12개의 분지에 통과하고 전완에서 요골동맥은 요골경에서 주상돌기의 앞부분까지 뻗어있다. 손에서는 수근골에서 손바닥을 가로질러 새끼손가락까지 뻗어있으며 전완에서는 요골동맥의 분지에는 요골회선, 근육, 수장수근골, 표재성수장 등이 해당한다. = 노동맥.

요골맥박 橈骨脈搏 radial pulse 요골 위의 손목에서 촉지되는 요골동맥의 맥박. 촉지가 쉬워 많이 측정되는 부위이고 수축기 혈압이 80mmHg 이하이면 요골동맥에서 맥박이 촉지되지 않는다.

요골반사 橈骨反射 radial reflex 요골의 원위부를 살짝 치면 전완이 굴곡되는 정상적인 반사. 반사기능이 항진되면 손가락의 굴곡이 있을 수 있다.

요골수근관절 橈骨手根關節 articulatio radiocarpalis 손목관절의 주체가 되는 것으로 요골하단과 척골측으로 이어진 관절원판이 일련의 관절와를 형성하고 여기에 주상골(scaphoid bone), 월상골(lunate bone), 삼각골(triangular bone)이 관절두로서 적합하여 구성되는 타원관절.

요골신경 橈骨神經 radial nerve 상완골의 요골 신경구를 따라서 상완 심부를 지나 전완 요측을 따라 하행하여 손등에 이르는 신경. 신경 마비는 팔꿈치가 펴지지 않고 손목과 손가락이 구부러지며 팔이 축 늘어지는 하수(wrist drop)상태가 야기된다. = 노신경.

요골신경마비 橈骨神經痲痹 radial nerve palsy 요골신경의 손상으로 인한 단발신경병증의 한 유형. 전완근육의 힘이 약하고 감각상실이 나타난다. 다양한 무게로 인한 반복적인 요골신경의 압박으로 생기거나 알코올이나 진정제의 섭취로 인해 둔감한 사람이 딱딱한 표면에 대항하여 요골신경을 심하게 압박

받았을 때 생긴다. 원인이 되는 압박이 제거되면 회복될 수 있다. = Saturday night palsy.

요골척골인대결합 橈骨尺骨靭帶結合 radioulnar syndesmosis 근위부와 원위부에 있는 요골과 척골 사이의 완전한 연결결합. = 노자인대결합.

요관 尿管 ureter 신장(kidney)에서 방광(urinary bladder)까지 연결시켜 주는 약 25cm의 통로.

요관경하쇄석술 尿管徑下碎石術 ureteroscopic stone removal 하부 요관석 제거에 매우 효과적인 시술 방법. 방광을 통해 요관경(ureteroscope)을 삽입한 후 stone basket 기구를 요관에 넣어 요관석을 제거하는 시술.

요관염 尿管炎 ureteritis 감염이나 결석에 의해 발생하는 요관의 염증 상태.

요구수량 要求水量 water demand 일정구역의 화재하중(火災荷重)에 의해서 산출되는 소화수(消火水)의 양. → 화재하중.

요도 尿道 urethra 방광에서 체외로 요를 운반하는 막성관. 남자는 약 15~20cm, 여자는 약 3~4cm 정도이다.

요도경검사 尿道鏡檢査 urethroscopy 요도경을 통해 요도를 눈으로 직접 관찰하는 내시경 검사.

요도분비물 尿道分泌物 urethral discharge 요도를 통해 나오는 정상적인 소변, 정액 등을 제외한 분비물.

요도염 尿道炎 urethritis 미생물의 감염에 의해 생기는 요도의 염증. 남성의 요도염은 임균성요도염(임질)과 비임균성요도염으로 크게 나누며 비임균성요도염의 원인으로는 최근에 우레아플라스, 클라미디아가 중요시되고 있다. 대장균, 포도상구균, 트리코모나스 등에 의한 요도염도 있으나 일반적으로는 성교에 의해 감염되는 경우가 많다. 경과에 따라 급성과 만성으로 나뉜다.

요도의 尿道~ urethral 요도에 속하는.

요도폐쇄 尿道閉鎖 obstruction of ureters 결석, 종양, 비뇨기계의 선천성 기형 등에 의해 정상적인 요의 흐름이 차단되는 것.

요독산증 尿毒疝症 uremic acidosis 산 배설능력이 떨어져서 산증을 일으킨 만성신부전 상태.

요독상 尿毒霜 uremic frost 신부전과 요독증에 의해 피부 위에 하얗고 서리같은 결정이 축적되는 것. 요소 화합물과 다른 노폐물이 신장에 배설되지 못하고 모세혈관을 통해 피부로 운반되어 표면에 모인 현상이다.

요독증 尿毒症 uremia 단백질이 대사된 후 최종 배설되어야 할 물질들이 혈액내에 축적되어 나타나는 증후군. 기면증, 식욕저하, 구토, 오심, 사고장애와 착각, 근육연축, 경련과 혼수 등이 나타난다.

요량 尿量 urinary output 매일 배설되는 소변의 총량. 다양한 대사성 질환 또는 신장 질환이 정상 소변량을 변화시킨다. → anura, oliguria, polyuria.

요로 尿路 urinary tract 소변의 유리와 제거에 관여하는 모든 기관과 관.

요로감염 尿路感染 urinary tract infection : UTI 박테리아 등에 의한 요관(尿管)계의 감염. 소변을 자주 보고 배뇨시 타는 듯한 통증을 느끼며 감염이 심하면 소변에서 피와 농을 볼 수 있다. 남자보다 여자에서 더 흔하며 감염의 종류는 방광염(cystitis), 신우신염(pyelonephritis), 요도염(urethritis) 등이 있다.

요로결석 尿路結石 urinary calculus 요도에 생긴 결석. 요의 흐름을 차단하거나 산통과 혈뇨를 유발하고 감염을 수반하는 경우도 있다. 대부분 신장에서 발생하며 75~85%가 칼슘을 함유하고 있고, 약 80%는 편측성으로 관찰된다.

요로결석증 尿路結石症 urolithiasis 요로계에 발생하는 결석증. 비교적 남자가 여자보다 많고 대개 30세 이후에 발병한다. 결석 발생은 가족력, 유전적 소인이 관여하는데 특히 대사장애와 관계가 깊다. 약 75~85%의 결석이 칼슘을 함유하며 칼슘을 함유하는 결석을 가진 환자의 10%는 고칼슘뇨, 고칼슘혈증이 있다. 가장 통증이 심하게 나타나는 부위는 요관부위이다. = 요석증.

요로병증 尿路病症 uropathy 요로계의 질병과 비정상적인 상태.

요류측정 尿流測定 uroflow rate : UFR 소변을 참

는 상태에서 변환기가 장착된 변기에 배뇨를 하게 한 후 소변 무게를 용량으로 변환시켜 요류 속도를 요속 곡선으로 기록하는 방법.

요방형근 腰方形筋 musculus quadratus lumborum 복강후벽의 판상 근육으로 요추의 측굴에 관여한다. = 허리네모근.

요부만곡 腰部彎曲 lumbar curvature 어린이가 걷기 시작할 때 척주가 앞쪽으로 구부러지는 것. 심하게 나타나는 경우를 전만증(前彎症 lordosis)이라고 한다. = 허리부위만곡.

요붕증 尿崩症 diabetes insipidus 하수체후엽계(下垂體後葉系)의 장애로 인하여 발생되는 대사성 질환. 항이뇨호르몬의 생산 및 방출량의 부족을 초래하며, 신장 세뇨관의 물 재흡수부전(再吸收不全)을 야기한다. 그 결과 다량의 저비중(低比重)의 요 배설과 심한 갈증이 생긴다. 때로 식욕의 변화, 체력 감퇴와 더불어 수척해진다. 후천적, 유전적 특발성으로 발생한다.

요붕증검사 尿崩症檢査 urorrhagia test 항이뇨호르몬(ADH) 결핍상태인 요붕증 유무를 검사하기 위해 수분을 농축시키는 인체능력을 검사하는 것. 검사 전날에는 금식을 시키고 약 6시간 동안 음식과 물을 먹지 않게 한 후 약 60분 간격으로 소변량과 삼투압, 혈장 삼투압 및 환자의 체중을 측정한다. 체중이 5% 이상 감소하면 검사를 중단해야 한다.

요사 尿絲 shreds 요관의 감염을 나타내는 소변 속의 반짝거리는 점액성 필라멘트. = 요소편.

요산 尿酸 uric acid 혈액에 존재하는 단백질의 대사산물로 소변으로 배설된다.

요산뇨증 尿酸尿症 uricaciduria 소변에 요산의 양이 증가하는 것. 종종 결석이나 통풍으로 연결됨.

요산배설촉진제 尿酸排泄促進劑 uricosurics 요산을 소변으로 배출되도록 촉진하는 제제. 혈액내 요산치 감소, 통풍 치료 등에 이용한다. = 요산뇨유인제.

요산염 尿酸鹽 urate 소변, 혈액 조직에서 발견되는 뇨산의 염. 관절 안에서 결정으로 축적될 수 있다.

요생식기계 尿生殖器系 urogenital system 비뇨기 및 생식기관. 신장, 요로, 방광, 그리고 남녀의 생식 구조물을 포함하며 여성은 난소, 난관, 자궁, 음핵과 질이 있고 남성은 고환, 정낭, 정관, 전립선과 음경이 있다.

요설 饒舌 lallation ① 어린아이의 말처럼 재잘거리고, 반복적이며, 이해할 수 없는 말. ② /l/음을 포함한 단어의 발음이 이상이 있거나 /r/음 대신에 /l/음을 사용하는 언어 장애.

요소 尿素 urea 소변에 포함된 단백질. 이화반응의 주요 질소성 노폐물로 간에서 아미노산으로부터 생성된다.

요소수지 尿素樹脂 ureaform aldehyde resin 무색투명한 열경화성 수지. 무색 수지이므로 착색이 자유롭다. 내열성은 100℃ 이하에서는 연속 사용할 수 있으며, 약산, 약알칼리, 벤졸, 알코올, 유지류 등에는 거의 침해되지 않는다. 전기 저항은 페놀보다 좀 약하나 아크에는 견딜 수 있다. 노화성이 있고 열탕에는 약하다. 제조법은 요소와 알데히드류(주로 포름알데히드)의 축합반응을 사용한다. 접착제, 도료 등으로 사용하려면 프타놀 등으로 처리하여 유기용제에 녹여서 알키드 수지와 혼합하여 사용한다. 공업용보다는 일용품, 장식품 등에 많이 사용한다. = 우레아수지, 요소포르말린수지.

요소수지도료 尿素樹脂塗料 ureaform aldehyde resin paint (소방) 무색투명한 도료. 도막이 딱딱하고 광택이 좋으며 내광성, 내유성, 내화성이 강하다. 용제를 사용한 것은 내수성이 상당히 강하나, 수성인 것은 내수성이 떨어진다. 끓는 물, 담뱃불에도 흠집이 생기지 않는다. 다른 칠감을 밑칠로 할 수 없다. 제조법은 요소와 포르말린을 가열 축합한 요소 수지를 알코올 또는 물로 용해하여 얻는다.

요소수지접착제 尿素樹脂接着劑 ureaform aldehyde resin paste (소방) 무색투명한 목재 접합용의 합성수지계 접착제. 요소와 포르말린의 초기 축합물을 탈수하여 축합한 접착제이다. 접착법에는 혼합 접착법, 분리 접착법, 가열 접착법 등이 있다. 내수성, 접착성 등이 우수하다.

요신경 腰神經 lumbar nerves 요추부분의 5쌍의 척추 신경. 요추총은 요추신경의 분지로 형성된 신경망이다. 이것은 후복벽 내부에 존재한다. = 허리신경.

요신경총 腰神經叢 lumbar plexus 척수신경의 제1~제4요신경의 전지로 구성된 신경망. 후복벽에 위치하며 대퇴의 전 및 내측의 근과 하복벽, 외생식기 및 대퇴와 하퇴의 전내측 피부를 지배하며 중요한 신경으로 대퇴신경, 폐쇄신경, 음부 대퇴신경이 있다. = 허리신경얼기.

요실금 尿失禁 urinary incontinence 방광과 요도 괄약근의 수의조절이 되지 않아 불수의적으로 소변이 배설되는 것. 노인에 있어 가장 흔한 형태는 스트레스, 절박, 축뇨(overflow)이다. 스트레스성은 기침이나 웃음, 운동, 무거운 물건을 드는 등 복부를 압박했을 때 소변이 유출되는 것으로 방광 경부 지지의 약화, 요로 괄약근의 해부학적 손상 등 출산과 연관이 있으며, 절박 요실금은 배뇨가 발생되면 소변을 참을 수 없는 것으로 감염이나 종양 같은 국소적인 비뇨기계 이상이나 뇌졸중과 같은 중추신경계 이상으로 나타난다. 축뇨 요실금은 과팽창된 방광에 의한 기계적인 이상으로 여러 가지 원인이 있다.

요양원 療養院 nursing home 환자나 허약해진 사람을 보호, 치료하는 병원이나 장소. 일반적으로 지역사회 또는 지역 회원의 치료와 처치를 위하여 특별히 마련한 장소나 건물을 가리키는데, 환자를 치료하기 위한 시설로서 특히 회복기 환자, 또는 중병이 아닌 환자를 위해 설립된 사립병원으로 현재는 특히 결핵환자의 대기요법을 위한 시설을 이른다. =요양소.

요오드 Iodines 할로겐 원소로 비금속이며, 무거운 회흑색 판상으로 열에 의해 액체의 형태를 거치지 않고 보라빛 증기로 변한다. 요오드는 필수 영양소로 80%가 갑상선에 존재하며 대개는 타이로그로블린 형태로 있다. 요오드 결핍증은 갑상선종이나 크레티닌병을 유발할 수 있다. 해산물, 요오드화 염류나 몇몇 유제품에 존재한다. CT촬영 시 혈관을 잘 볼 수 있도록 하는 조영제로 사용된다.

요오드바세도우씨병 ~氏病 iodine Basedow's disease 많은 양의 옥소가 들어있는 음식이나 방사선 촬영용 조영제나 약물, 아미오다론을 섭취한 후에 나타날 수 있는 갑상선기능항진증.

요오드산 ~酸 periodic acid [HIO$_4$, H$_4$IO$_6$] 백색의 결정 또는 분말. 조해성이 있다. 보통 HIO$_4$·2H$_2$O와 같이 수화물을 형성하고 있다. 물, 알코올에 녹으며 에테르에 약간 녹는다. 산화력이 있고 부식작용이 있으며 가열하면 산소를 발생한다. 용도는 유기합성, 산화제, 분석시약으로 사용된다.

요오드산나트륨 ~酸~ sodium iodate [NaIO$_3$] = 옥소산나트륨.

요오드산바륨 ~酸~ barium iodate [Ba(IO$_3$)$_2$] = 옥소산바륨.

요오드산암모늄 ~酸~ ammonium iodate [NH$_4$IO$_3$] 분자량 192.9, 비중 3.3인 무색의 결정. 금속과 접촉하면 심하게 분해하며 150℃ 이상으로 가열해도 분해한다. 혼촉에 의해 폭발의 위험성이 있는 물질로는 황린, 인화성 액체류, 칼륨, 나트륨 등이 있다. 저장시에는 화기를 엄금하고, 직사광선을 피하여 저장하고, 가연성 물질과 황화합물 등과 함께 저장하지 않도록 하여야 한다. 이물질과의 혼합, 혼입을 방지하고 유출되지 않도록 밀폐·밀봉하여야 한다. 환기가 잘되고 서늘한 곳에 저장하여야 한다. 초기 소화에는 포, 분말 소화약제도 유효하지만 기타의 경우는 다량의 물로 냉각 소화한다. 용도는 산화제로 사용된다.

요오드산은 ~酸銀 silver iodate [AgIO$_3$] = 옥소산은.

요오드산칼륨 ~酸~ potassium iodate [KIO$_3$] = 옥소산칼륨.

요오드산칼슘 ~酸~ calcium iodate [Ca(IO$_3$)$_2$] = 옥소산칼슘.

요오드중독 ~中毒 iodism 체내 과량의 요오드로 야기된 상태. 증상은 눈물 및 타액의 과다분비, 비염, 쇠약 및 국소적 피부발진을 들 수 있다.

요오드진 ~疹 iododerma 요오드 섭취시 일어나는 과민반응. 피부발진, 병변은 여드름 모양, 수포성, 진균처럼 발육하는 모양이 있다. 요오드성 물질을 제거하면 치료가 된다. = 요오드성 피진.

요오드팅크 iodine tincture 요오드를 함유한 국소 살균제. 피부소독에 많이 사용하고 점막상처 등에는 자극성이 강해서 희석용액을 사용하며 보통 2% 용액을 사용한다.

요오드화 ~化 iodize 요오드 또는 요오드 화합물을 이용하여 치료하거나 요오드로 포화시키는 것.

요율산정국 料率算定局 rating bureau(화재) 일정 지역의 화재보험요율을 산정하는 보험기관.

요의 尿~ urinary 소변의.

요의적실신 尿意的失神 micturition syncope 몇몇 성인 남자에서 나타나며 기댄 자세에서 배뇨 후 섰을 때 생기는 의식의 일시적인 상실. 알코올 섭취로 혈관이 이완됨으로써 뇌로 가는 혈액이 일시적으로 경감하는 것이 그 원인이 된다.

요인암살 要人暗殺 assassination(테러) 역사적으로 가장 오래된 테러리즘의 한 형태. 특정 인물을 은밀한 방법으로 살해하는 행위. 고대 로마제국 쇠퇴기에 발생했던 황제 암살이나 십자군 전쟁 그리고 종교개혁 등을 거치면서 발생했던 일련의 암살, 제정 러시아, 바이마르 공화국, 중남미 제국 등과 같이 정치적 격변기에 이루어진 암살, 제1차 세계대전의 도화선이 되었던 프란츠 페르디난트 암살, 아직도 베일에 싸여 있는 케네디 암살 등과 같이 동서고금을 막론하고 암살의 역사는 과거의 유습이라고 일축할 수 없는 상황이 세계적으로 계속되고 있다. 인류가 국가라는 것을 창출한 이래 암살은 존재해 왔으며 지금도 계속되고 있다. 특히, 근래에는 공공연하게 특정 정치 지도자는 물론 불특정 민간인들에 대해서도 무차비한 공격을 가하는데까지 이르렀다. 제1차 세계대전의 도화선이 되었던 오스트리아의 왕위 계승자 프란츠 페르디난트(Franz Ferdinand) 대공 부처가 '세르비아의 검은 손'이라는 범 세르비아 조직의 대원인 가블릴로 프린치키에 의해 암살된 이후 1995년 이스라엘의 이츠하크 라빈(Y. Rabin) 수상이 암살되기까지 수많은 국가 지도자 및 주요 정치 지도자들이 희생되었다. 특히, 요인 암살은 북한이 지금까지 대한민국의 정치 지도자를 대상으로 주로 사용해온 테러리즘의 주요 형태이기도 하다. 요인 암살은 정치, 사상적 입장이 다른 특정국가의 집권자나 정치 및 경제계의 지도자를 암살하여 그 사회의 구성원들에게 공포심과 불안감을 조성하여, 구성원간의 상호단결을 와해함으로써 정권을 붕괴시키고자 하는데 주목적이 있다. 일반적으로 요인 암살이 단순한 정권붕괴가 주목적인 것과는 달리, 북한의 경우는 대한민국의 대통령을 암살하여 극도의 내부 혼란을 조성한 후 남침의 기회로 삼으려는데 주목적이 있다. 요인암살 수단으로는 주로 총기류와 폭탄이 가장 널리 사용되고 있다. 특히 폭탄 공격은 19세기초 러시아의 키파르치치라는 화학자가 암살용으로 폭탄을 발명했을 때만 해도 신뢰도가 극히 낮고 성능도 원시적인 단계에서 벗어나지 못했다. 하지만, 현대의 폭탄은 폭파기술의 발달과 원격조정 폭파장치의 개발로 가히 가공할 만한 성능을 가지게 되었다. 최근에는 전통적인 금속 탐지기로는 발견해 낼 수 없는 셈텍스(Semtex)와 같은 플라스틱 폭탄이 등장하여 이에 대한 대처방안이 더욱 어려워지고 있는 실정이다.

요정체 尿停滯 urinary retention 요도폐쇄, 마약, 신경이나 근육 손상 혹은 외상 때문에 발생하는 방광 내의 소변의 불수의적인 정체.

요척관절 橈尺關節 radioulnar syndesmosis 요골(radius)과 척골(ulna)부분으로 회내와 회외운동을 하는 관절. = 노자인대결합.

요천골신경총 腰薦骨神經叢 lumbosacral plexus 다리와 골반 내에 분포하는 요추, 천추, 미추 신경의 신경망. = 허리엉치신경얼기.

요추 腰椎 lumbar vertebrae 5개로 구성되어 있는 흉추와 추골사이의 척추. 횡돌기공이나 늑골와가 없어 경추, 흉추 등과 쉽게 구별되고 요추에서 횡돌기를 늑골돌기라 하고 부돌기와 유두돌기를 갖고 있는 것이 특징이다. = 허리등뼈.

요추정맥 腰椎靜脈 lumbar veins 복벽으로부터의 복부분지와 옆구리에서부터의 후부분지혈관으로 혈액을 모으는 4쌍의 정맥.

요추천자 腰椎穿刺 lumbar puncture 뇌척수압을 측정하거나 뇌척수액을 채취하여 조직을 검사할 목적으로 시행되는 방법. 성인에서는 보통 제3~4요추 사이에서 지주막하강까지 주사침을 삽입하여 실시한다. 이렇게 3~4요추 사이에서 시행되는 이유는 우선 척수의 끝이 제1~2요추 사이에 위치하므로 척수를 다칠 염려가 적고 추골과 추골 사이가 넓으며 또한 극돌기가 거의 수평으로 뻗어 있어 천자가 쉽기 때문이다.

요충감염 蟯蟲感染 pinworm infection 요충에 의한 감염. 성충은 큰 장기를 감염시키고 항문 주위에 알을 낳아 가려움증과 불면증을 일으킨다.

요충증 蟯蟲症 enterobiasis *Enterobius vermicularis*의 감염증. 분변, 오염된 야채, 경구침입 후 소장 상부에서 부화하고 맹장 부위에서 성충으로 발육하여 45일 전후에 항문주위에 산란한다. 항문주위의 소양증이 나타난다.

요측수근굴근 橈側手根屈筋 musculus flexor carpi radialis 상완골 내측 상과에서 일어나기 시작하여 제2, 3중수골저에 정지하며 손목을 굽히거나 외향시키는 작용을 하는 전완의 근육(muscle of forearm). 종건 바로 외측에 요골동맥이 주행하므로 맥박이 촉지되며 정중신경의 지배를 받는다. = 노쪽손목굽힘근.

요통 腰痛 lumbago 근육 염좌, 류마티스성 관절염, 골관절염 혹은 디스크 파열에 의하여 생기는 하부요추 부위의 통증. 허혈성 요통은 이 부분의 혈류순환이 감소하여 발생되며 하부 요부와 둔부의 통증이 발생된다.

욕구단계설 慾求段階說 hierachy of needs 인간욕구의 특성은 하등동물의 저조한 욕구와 다르고 고차의 욕구, 즉 자기 표현에 의해 살려고 하는 데 있다는 마슬로우(A.H. Maslow)의 학설. 마슬로우의 욕구단계설에서는 기저에 1) 생리적 욕구 다음으로 2) 안전욕구 3) 사회적욕구 4) 자아의 욕구 5) 자기실현의 욕구가 있고 차츰 위로 계층적으로 발전하여 자기 실현이 인간 최고의 욕구라고 설명하고 사람의 환경이 불량하면 저조한 욕구만의 생활이 되는 것이라고 지적하고 있다.

욕창 褥瘡 pressure sores 뼈의 돌출된 부위와 외부 물체와의 압박으로 인해 피부 및 피하조직이 허혈성 괴사를 일으킨 것. 장기 침상안정환자, 영양불량환자, 노인, 중증 열상환자, 신경마비환자, 장기간 석고붕대로 압박을 받는 환자 등에서 잘 발생되며 초기에는 홍반, 종창, 수포가 형성되며 심해지면 궤양성 변화로 뼈까지 침범하는 경우가 있다. 예방이 가장 중요하며 적어도 2시간마다 체위 변경을 해주는 것이 필요하며 일반건강 상태를 적절히 유지하고 청결하게 관리하는 것이 중요하다.

용골 龍骨 carina 기관이 오른쪽과 왼쪽 기관지로 나누어지는 지점.

용광로 鎔鑛爐 blast furnace 철광석을 용융하여 선철(銑鐵)을 제조하는 노(爐). 발열원으로서 무엇을 사용하느냐에 따라 코크스선고로, 목탄선고로, 전기선고로 등으로 나누며, 세계에서 생산되는 선철의 대부분은 코크스선고로에서 생산된다. = 고로(高爐).

용기 容器 container 물건을 담는 그릇. = tank.

용단 鎔斷 melting cut 에틸렌가스·LPG 등을 토치(torch)로 연소시켜서 금속을 고온으로 가열한 후, 고농도 산소를 분사하여 금속을 연소·절단하는 일. → 토치.

용도 用途 occupancy 건축물의 이용 목적. 용도에 따라서 건축물의 시설·수용물·수용 인원 등이 달라진다. 그에 따라 화재 위험도도 달라지기 때문에 용도에 따라서 소방안전규제가 달리 적용된다. 예를 들어 업무시설, 숙박시설, 위험물저장 및 처리시설 등이 있다.

용도별위험등급 用途別危險等級 occupancy hazard classification NFPA는 건축물의 용도가 내재하고 있는 위험 등급에 따라 스프링클러설비의 설치 기준을 다음과 같이 구분하고 있다. 1) 경급 위험용도 : 사무실, 학교, 병원 등. 2) 중급 위험용도 : 그룹 I—음식점, 차고 등, 그룹 II—기계공장, 섬유공장, 상업시설 등, 그룹 III—제지 관련 공장, 일반 창고 등, 3) 특급 위험용도 : 그룹 I—고무 및 혼면작업, 발포 플라스틱 사용 작업 등, 그룹 II—도장작업 등 가연성 액체를 사용하는 작업.

용량[1] 容量 capacity 본래는 그릇이나 용기의 부피를 나타내는 용어. 물질이 일정한 상태 변화에 있어서 받아들이는 분량, 또는 받아들일 수 있는 분량의 최대값의 뜻으로 확대 적용된다. 예를 들면, 일정 압력 하에서 일정한 온도를 높이는데 받아들이는 열량을 열용량, 물체의 전위를 일정량 변화시켰을때 받아들이는 전기량을 전기용량이라 한다.

용량[2] 用量 dosage (구급) 환자에게 투여해야 할 치료제의 용량, 빈도, 횟수 등에 대한 규제. = 투여량.

용량-반응관계 用量-反應關係 dose-response relationship 투여된 용량에 따른 개인이나 집단의 반응. 개인에서는 계량적인 용량-반응 관계가 나타나고 집단에서는 계수적인 용량-반응 관계가 나타난다. 계수적인 용량-반응 관계에서는 용량이 증가함에 따라 집단이 화학물질에 의해 받는 영향의 비율이 증가하며 이는 약물과 화학물질의 평균치사용량 (median lethal dose : LD_{50})을 결정하는데 이용된다. 또한 약물용량을 결정할 때 약물을 반복 투여하여 일정농도에 도달하기까지 걸리는 시간은 반감기와 관계가 있고 용량과는 무관하다.

용마루 龍~ ridge 건물의 지붕 중앙에 있는 주된 마루. 종마루·옥척(屋脊)이라고도 한다. 한식 가옥의 일반형에서는 대개 지붕보나 도리 위에 대공을 세우고 대옥과 대공을 건너질러 얹어놓는 마룻대로, 가옥에서 가장 중심을 이루며 서까래의 받침이 된다.

용마루롤 龍~ ridge roll 지붕의 용마루를 따라, 그리고 지붕창의 꼭대기에 있는 롤.

용마루의 도체 龍~導體 loop conductor 접지 단자, 주 전선 또는 기타 접지된 본체를 상호 접속하기 위하여 용마루, 파라페트 또는 지붕 등의 위에 연이어서 설치한 피뢰 목적의 도체.

용마루환기구 龍~換氣口 ridge vent 지붕의 용마루를 따라 설치된 환기구.

용매 溶媒 solute 용질(溶質)을 녹여서 용액(溶液)을 만드는 액체. 액체와 액체가 섞여서 용액이 될 때는 다량으로 존재하는 쪽을 용매, 소량인 쪽을 용질로 본다. 고용체(固溶體)를 용액으로 간주하는 경우도 마찬가지로 많은 쪽을 용매로 본다. 물, 알코올, 벤젠, 아세톤, 석유, 에테르, 에테르, 이황화탄소, 사염화탄소 등이 흔히 사용된다. → 용액.

용승류 湧昇流 upwelling 바다에서 아래의 차가운 물이 수면으로 수직 상승하는 흐름. 해안에서 외해로 바람이 강하게 지속적으로 불거나 연안을 따라 바람이 불게 되면 수면의 따뜻한 물은 외해로 밀려가고 바닥으로부터 차갑고 영양분이 풍부한 물이 수면으로 상승하게 된다. 이렇게 차가운 물이 수면으로 수직으로 올라오는 것을 용승이라하고, 용승은 영양염류를 많이 함유한 차갑고 깨끗한 물이 밑바닥에서 올라오기에 플랑크톤이 풍부해져 시야가 흐려진다.

용암동굴 鎔巖洞窟 lava cave 마그마 액체가 표면에서 식으면서 아래로 흐르면서 형성되는 튜브형의 지하 화산 지형. 일반적으로 동굴이 얇고 부식이 일어나기 쉬워 불안정하다.

용액 溶液 solution 두 가지 이상의 물질이 혼합하여 균질인 액체로 되어 있는 것. 액체에만 한정되지 않고, 액체였던 용액이 냉각 등에 의해서 고체로 된 고용체도 포함시키지만, 보통은 액체에 기체, 액체 또는 고체를 녹인 액체를 말한다. 이때 녹은 기체, 액체, 고체 등을 용질(溶質), 이것을 녹인 액체를 용매(溶媒)라고 한다.

용오름 龍~ whirlwind 강력한 대형 선풍으로, 특히 수면상(水面上)의 선풍. → 선풍.

용융 鎔融 melting 고체 상태인 물질이 가열되어 액상으로 되는 변화. 이렇게 분자의 운동에너지가 그 결합에너지를 넘어 현상적으로 일정 부피를 유지하고 있는 고체로부터 유동성(流動性)을 가지는 액체로 변하기 시작하는 온도를 그 물질의 융해점 또는 녹는점이라고 한다. = 융해, 녹음.

용융도금 鎔融鍍金 hot dipping 도금할 물체를 용융한 금속 속에 담가 그 표면에 금속 피막을 입히는 것. 피도금물보다 용융점이 낮은 금속, 합금의 얇은 층을 입히는 데 사용된다. 얇은 철판에 아연을 입히는 양철 도금과 주석을 입히는 블리키 도금이 잘 알려졌으며, 또 스토브 등 주철제품의 내산화성(耐酸化性)을 개선하기 위해 녹은 알루미늄 속에 침지하여 알루미늄을 입히는 방법도 있다. = 침지도금, 용해금속.

용융속도 鎔融速度 melting rate 단위 시간에 용융하는 용접봉 또는 와이어의 길이 또는 중량. 일반적으로 mm/min, g/min으로 나타낸다.

용융알루미나 鎔融~ fuzed alumina 알루미나를 아크로(爐)에서 용융하여 결정시킨 것. 용도는 연마재로서 연마포, 숫돌 등에 사용된다.

용융점 鎔融點 melting point : mp 고체가 액체로 변하기 시작하는 온도. 용융점이 낮은 경우 액체로 변하기 쉽고 화재발생시에는 연소구역 확산이 용이하기 때문에 위험성이 매우 높다. = 녹는점.

용융열 熔融熱 heat of melting → 잠열. = 융해열, 용융잠열(熔融潛熱).

용재 用材 timber 수목을 벌목하여 소요의 치수와 형태로 만들어낸 재료. 목재를 의미하는 말에는 'wood'나 'timber' 또는 'lumber'가 있고 영국과 미국에서는 각각 단어의 의미가 다르다. 영어의 'wood'는 살아 있는 수목, 벌채된 수목, 제재된 목재, 합판처럼 가공된 목재제품을 가리키며 보통 사각형 단면으로 제재된 목재 중에서 치수가 작은 것을 말한다. 영어의 'timber'는 본래 살아 있는 수목인데 엄밀한 표현을 하자면 살아 있는 상태의 나무는 'standing timber'이고 벌채는 되어 있으나 제재되기 전의 나무는 'round timber'라 한다.

용적 容積 volume 물체가 차지하는 공간의 양. 입방 단위로 표시.

용적수송 容積輸送 bulk transport 물질을 세포내로 세포내유입(endocytosis), 또는 식작용을 통해 그리고 세포 바깥으로 세포외유출(exocytosis)을 통해 수송하는 것.

용적식펌프 容積式~ positive displacement pump 1스트로크 또는 1행정으로 펌프실을 통해 일정한 양의 물을 이동시킬 수 있는 펌프. 공기를 펌핑할 수 있는 기능도 갖추고 있으므로 자기마중식 펌프이기도 하다.

용접 鎔接 welding(화재) 분리되어 있는 금속재료를 열 또는 열과 압력을 동시에 가하여 접합하는 기법. 가스, 전기, 레이저를 열원으로 사용한다. 용접작업은 고온의 화염과 불똥이 발생하기 때문에 화재위험이 높다.

용접물 鎔接物 weldment 구성 부품이 용접에 의해 결합되어 있거나 또는 구성 부품에 용착 피복이나 용착 경화 표면이 있는 접합물.

용접봉 鎔接棒 welding rod 가스용접, 납땜용접, 아크용접 등에서 사용하는 와이어나 봉 형태의 용가제.

용제 溶劑 solvent 용질을 녹여 용액을 만드는 액체.

용존산소 溶存酸素 dissolved oxygen : DO 용수(用水) 속에 용해되어 있는 분자 상태의 산소. 20℃, 1atm의 대기 하에서 순수(純水)의 용존산소량은 9ppm에서 포화상태에 이르는데, 이 값은 온도가 오르면 감소하고, 대기압이 오르면 증가한다. 용존산소량을 측정하는 데는 윙클러법, 미러법 등의 적정법, 특수한 전극을 이용한 전기적 측정법 등이 있다.

용종 龍種 polyp 근육막면으로부터 생기는 작은 성장물. = 폴립.

용종증 龍種症 polyposis 장기나 조직에 많은 종양과 신생성장물(용종)이 생긴 상태. = 폴립증.

용질 溶質 solute 용체를 구성하는 성분 물질 중 어느 하나의 성분을 특히 용매라 하고 그 외의 성분은 용질이라 한다. 기체 또는 고체가 액체에 섞여서 용액을 만들 경우에는 그 액체를 용매라 하고 액체와 액체가 용액을 만들 경우 혹은 고체와 고체와의 혼합에 의해 용제가 만들어질 경우에는 대체로 비교적 다량으로 존재하는 쪽을 용매로 보고 적은 쪽을 용질로 본다. → 용매, 용액.

용해 溶解 dissolution 물질과 물질이 혼합되어 균일하게 되는 것을 말하나, 보통은 액체에 기체나 고체가 녹아드는 것을 가리킨다.

용해가스 溶解~ dissolved gas 단독으로 압축하면 분해·폭발하기 때문에 다공성 고체와 용제(溶劑)를 주입한 용기에 압축·저장하는 가스. 아세틸렌(C_2H_2)이 대표적인 용해가스이다.

용해도 溶解度 solubility 포화 용액 중에서의 용질의 농도. 고체의 액체에 대한 용해도는 용매 100g에 대한 용질의 양(g) 또는 용액 100g 중의 용질량(g)으로 표시된다. 용질이 고체 또는 액체인 경우 용해도는 온도에 따라 변하는데, 대개의 경우 온도가 상승하면 용해도는 증가한다. 용질이 기체인 경우에는, 용해도는 온도 및 그 기체의 분압(分壓)에 의해서 변화한다. 즉, 일정량의 액체에 대한 기체의 용해도는 온도가 상승함에 따라 감소하고, 기체의 분압에 비례하여 증가한다. 따라서 용해도는 일반적으로 온도에 따라 변화한다. 이 관계를 나타내는 곡선을 용해도 곡선이라 한다. 그리고 용해도 이상으로 용질이 녹아 있는 불안정한 상태를 과포화용액이라고 한다. = 포화 농도.

용해도계수 溶解度計數 solubility coefficient 일정한 온도에서 단위 체적의 액체에 용해하는 기체의 체적을 그때의 온도 및 압력 하에서 나타낸 것이다. 기체의 액체에 대한 용해도를 나타내는 데 사용된다.

용해도적 溶解度積 solubility 포화용액에 있어서 양음의 두 이온의 농도(mol/l)의 적(積). 난용성(難溶性)염의 용해도 적은 일정한 온도에 있어서 일정한 값을 나타내며 화학분야 특히, 침전적정(沈澱適正)에 있어서 중요한 값이다.

용해성 溶解性 solubility 용매 속에서 고체, 액체, 기체가 용해되는 정도. 액체 속에서 용해되는 고체의 용해성은 그 화학적 성질에 따라 0~100%까지 다양하다. 액체와 기체가 다른 액체 및 기체와 혼합될 경우에는 용해성이라는 용어보다는 혼화성이라는 용어로 보통 표현한다.

용해아세틸렌 溶解~ dissolved acetylene 아스베스토와 같은 다공질(多孔質) 물질에 흡수된 아세톤에 아세틸렌을 15℃, 15.5kg/cm^2 이하의 압력 하에서 용해시킨 것. 아세틸렌 가스와 같이 폭발할 위험이 없고 운반이 용이하며, 발생기 동력이 따로 필요 없는 등의 이점이 있다.

용해열 溶解熱 heat of fusion 일정량의 물체를 녹이기 위해 필요한 열의 양. 0℃에서 얼음에 대한 용해열은 80kcal/kg이다.

용해점 溶解點 melting point 일정 압력 하에서 고상(固狀)인 물질이 액상과 평형을 유지할 때의 온도. 순수한 결정성(結晶性) 고체를 가열하면 구성입자들의 운동에너지가 증가하여, 일정 온도에 도달하면 회전운동을 일으키면서 자유롭게 되어 유동성(流動性) 액체가 되는데, 이때의 온도를 용해점이라 한다. 기호는 mp를 사용하며 일반적으로 압력 1atm 부근에서의 융점을 그 물질의 융점으로 한다. 결정질에서 융점은 일정한 압력 하에서는 일정하지만 그 압력이 변화함에 따라 변한다. 용해에 의해 팽창하는 물질이면 압력의 증가와 더불어 융점도 상승하고

용해에 의해 수축되는 물질이면 압력의 증가와 더불어 융점은 강하한다. 이를테면 물의 융점(빙점)은 133atm에서는 약 -1℃가 된다. = 녹는점, 용융점.

용혈 溶血 hemolysis 적혈구 막에 어떤 손상이 일어나서 헤모글로빈이 적혈구 외로 유출되는 현상. 적혈구의 수명이 끝나 정상적으로 일어나는 적혈구의 파괴와 체내에서 병적으로 용혈이 일어나는 용혈성 빈혈로 적혈구의 수명이 단축된다. 적혈구가 낮은 삼투압의 용액에서 부풀어올라 원판모양에서 구형으로 변형되어 결국 파괴되면서 혈색소를 소실하게 되는 현상과 같은 저장액의 정맥주입에 의한 혈액희석은 적혈구를 점차 팽창시켜 용혈이 일어나고 헤모글로빈의 유리, 항원-항체 반응, 적혈구 수명을 심각하게 감소시키는 적혈구의 대사장애, 심장의 인공 삽입물 같은 기계의 손상으로 일어날 수 있다.

용혈빈혈 溶血貧血 hemolytic anemia 적혈구의 만성 및 조기 파괴에 의한 장애. 적혈구 수명이 내·외적 요인에 의해 단축되면 골수에서는 적혈구 생산을 항진시키려 하는데 파괴가 생산을 상회할 때 빈혈이 생긴다. 용혈의 원인으로는 적혈구막의 이상, 헤모글로빈의 이상, 적혈구효소의 이상 및 적혈구를 둘러싼 환경의 이상으로 용혈이 항진된다. 어떤 감염질환이나 유전적인 적혈구장애와 동반되거나 약물 또는 독성 물질에 반응하여 용혈이 일어날 수 있다.

용혈소 溶血素 hemolysin 적혈구를 용해시키는 수많은 물질 중 하나. 포도상구균이나 연쇄상구균 등 세균에 의해 생산되고 독액과 야채에 포함되어 있다. 세균 용혈소는 여과될 수 있는 것과 적혈구를 포함하는 배양매체에서 세균 콜로니 주변에 군집한 것들로 나눈다. 용혈소는 세균의 침습력을 돕는 것으로 보인다. = 용혈독.

용혈황달 溶血黃疸 hemolytic jaundice 적혈구가 용해되어 과도한 양의 빌리루빈을 생성하고 피부가 노랗게 변색되는 현상. 생리적으로는 신생아 황달과 병적으로는 태아적아구증이 있다. 적혈구 자체가 붕괴되기 쉬운 경우와 적혈구는 정상이어도 그것이 파괴되는 경우가 강한 것으로 나뉜다. → 신생아 생리적 황달, 태아 적아구증.

우각유 牛脚油 neats foot oil 소의 다리와 정강이뼈를 원료로 하여 만든 가죽손질용 기름. 인화점 243.3℃, 발화온도 442.2℃, 자연발열성이 있다.

우각차단 右脚遮斷 right bundle branch block : RBBB QRS군이 0.12초 이상으로 폭이 확대된 특이한 심전도 유형을 가진 우각의 생리적 차단. 유도 I 과 V_6에서 휘어진 S파와 V_1에서는 RSR' 유형을 가짐.

우관상동맥 右冠狀動脈 right coronary artery 심장의 우측으로 돌아 후실간동맥으로 되어 주로 횡격면에 분포하여 우심방과 우심실, 동방결절에 혈액을 공급하는 혈관. = 오른심장동맥.

우드등 ~燈 wood's lamp 피부병변에서 진균의 존재를 확인하는 기구. 파장이 360nm인 광원을 가지고 있다. 황록색 형광은 진균의 존재를 의미한다.

우드스토브 wood stove 나무나 석탄을 연료로 사용하는 스토브. 보통, 1칸 정도의 방을 난방하기 위한 용도로 사용한다.

우드실린더 wood cylinder 가연물의 함수량을 나타내주는 나무막대기.

우드플라스틱 wood plastic combination 목재와 플라스틱을 혼합하여 만든 새로운 재료. 플라스틱을 액상으로 하여 목재에 침투시킨 것과 톱밥 등을 플라스틱과 섞어서 굳힌 것이 있다.

우드합금 ~合金 wood's alloy 저융(低融) 합금의 일종. 성분은 Sn 14%, Cd 12%, Pb 24%, Bi 50%. 녹는점 60.5℃, 비중 7.9, 열전도율 0.032 cal/cm·sec·deg, 융해열 8.4 cal/g. 뜨거운 물에 녹는다. 주로 퓨즈, 화재용 안전장치 등에 사용되며 그밖에 응고할 때 팽창하기 때문에 모형(模型)의 제작, 파이프의 굽힘가공 때의 충전재 등으로도 사용된다.

우라늄 uranium [U] 원자 번호 92, 원자량 238.03, 융점 1,132℃, 비등점 3,818℃인 은백색의 산화되기 쉬운 금속. 천연우라늄은 질량수 234(존재 백분율 0.0058%, 반감기 24만 8,000년), 235(존재백분율 0.715%, 반감기 7억 1,300만 년), 238(존재 백분율 99.2%, 반감기 45억 1,000만년) 등 3종의 동위원소로 이루어지며, 그밖에 인공적으로 만든 동위원소를 포함하면 질량수 227로부터 240까지 14종이 존재한다. 우라늄 235는 외부에서 들어온 중성자의 자극으로 핵 분열을 일으켜 원자에너지를 다량으로 방출한다. 반응성이 강하고 분말상의 것은 공기 중에서 자연 발화하며 물을 분해한다. 우라늄 235, 233은 핵연료로 사용된다. 천연 우라늄보다 우라늄 235 함량을 높인 것을 농축 우라늄이라 하고, 낮게 한 것을 감손(減損)우라늄이라 한다. 우라늄 233은 토륨 232의 전환에 의해서 만들어진다. 용도는 원자로 연료로써 보통 천연 우라늄으로부터 우라늄 235를 분리하거나, 우라늄 238을 플루토늄 239로 변화시켜 사용하고 있으나, 천연 우라늄을 그대로 사용할 때도 있다. 그 밖에 여러 가지 내식성합금(耐蝕性合金)에도 소량 사용되고, 또 이우라늄산나트륨(우라늄황이라고도 한다)으로 유리, 도자기 등의 착색제로도 사용되고 있다.

우레탄고무 urethane rubber 폴리에스테르 또는 폴리에테르와 이소시아네이트와의 반응에 의해 생긴 고무 모양의 탄성체(彈性體)의 총칭. 성형(成型)은 일반적으로 가압·가열 하에서 이루어진다. 이중결합을 함유하지 않으므로 내후성(耐候性), 내산화성이 있고, 우레탄 결합이 있으므로 기계적 강도, 내마모성, 내충격성 등에서 우수하다. 내유(耐油), 내오존성도 가지고 있으나 내열, 내산, 내알칼리성은 좋지 못하다. 용도는 저속용 타이어, 컨베이어벨트, 전기 부분품, 구두의 밑창, 베어링, 탄성거품 러버 등에 널리 사용된다. = 우레탄 엘라스토머.

우레탄폼 urethane foam 폴리우레탄이 뼈대인 다공(多孔) 제품. 이소시안산염화합물과 글리콜의 반응으로 얻어지는 폴리우레탄을 구성 재료로 하고, 구성 성분인 이소시안산염과 다리결합제로 쓰는 물과의 반응으로 생기는 이산화탄소와 프레온과 같은 휘발성 용제를 발포제(發泡劑)로 섞어서 만드는 발포 제품을 일컫는다. 폼의 겉보기 밀도(bulk den-sity)를 비교적 자유롭게 조절할 수 있으며, 아울러 어디에서나 현장에서 간단히 발포시킬 수 있다. 사용하는 원료 글리콜의 종류에 따라 폴리에테르폼과 폴리에스테르폼으로 나눌 수 있는데, 앞의 것은 유연성이 좋고 뒤의 것은 공업용 폼으로 쓰기에 알맞게 딱딱하다.

우루시올 urushiol 독 담쟁이, 독 오크나무, 독 옻나무 등의 rhus종 일부 식물 수액의 독성수지. 많은 사람에게 알레르기성 접촉성피부염을 일으킨다.

우발유산 偶發流産 accidental abortion 사고에 의한 유산.

우발적고장 偶發的故障 random failure 부품, 장치 등의 고장 특성 가운데 하나. 수명 초기에 볼 수 있는 초기 고장, 수명 종기에 볼 수 있는 소모 고장을 제외한 중간 시기에 발생하는 우연한 고장.

우산형안테나 雨傘形~ umbrella antenna 우산을 절반으로 펼쳐 수직으로 세운 경우의 뼈대처럼 여러 개의 안테나 소자를 연결하여 그 정점으로부터 수직부를 내린 안테나. 수직 안테나의 정상부에서 소자를 우산 형태의 방사상으로 늘어뜨린 것으로서 정부(頂部) 부하 안테나의 일종이다. 고유 파장은 기저에서 정상부인 선단까지 길이의 6~8배이고 실효 높이는 선단 쪽 높이 H, 낮은 쪽 높이 H′에 대하여 ⅓H+⅔H′이다. 이 안테나는 구조가 복잡하므로 대형 송신기 이외에는 거의 사용하지 않는 용량 장하 안테나이다.

우상의 羽狀~ penniform 특히 근육 섬유가 깃털 모양을 닮은.

우선순위 優先順位 priority(구급) 주어진 시간에서 환자 또는 다른 사람의 안전이나 목적에 대한 중요성, 긴급성의 순서.

우설반사 雨雪反射 rain clutter 비나 눈에 의한 반사.

우성유전자 優性遺傳子 dominant gene → 유전자 (gene).

우세 優勢 dominance 모든 유전자들이 주어진 기질을 똑같은 강도로 결정하지 않는다는 기본 원칙을 따라 다음 대에 나타나는 형질. 만약 두 유전자가 눈 색깔 같이 다른 효과를 나타낸다면 두 유전자는 서로 발현하기 위해 경쟁하는데 여기에서 선택한 유전자를 우성이라고 한다. = 우성.

우심방 右心房 right atrium 심장 내강의 4실 가운데 하나. 오른쪽의 위쪽에 있고 앞의 안쪽으로 향해 우심이라고 하는 3각형의 돌출부가 있고 대동맥의 기부를 오른쪽에서 감싸고 있다. 우심방에는 위쪽에

는 상대정맥이, 뒤 아래쪽에서는 하대정맥과 관상정맥동이 열려있다. 앞 아래쪽에는 우방실구가 있고 우심실로 지나고 있다. 이 부분에는 우방실판(삼첨판)이 있고 심방중격의 우심방측을 보면, 상대정맥 개구부 아래쪽에 옅은 난원와라고 하는 패인 곳이 있는데 이것은 태생기에 좌우의 심방을 연결해 주는 난원공의 자취이다. = 오른심방.

우심방비대 右心房肥大 right atrial enlargement : RAE 어떤 내재작용에 의해 생겨나는 우심방벽 비대.

우심부전 右心不全 right heart failure 정맥과 모세혈관의 압력 상승 같은 비정상적인 심장 상태. 심장은 순환하는 기능이 있어 우심장 장애는 종종 좌심장 장애와 관련이 있다. 즉 한쪽에 이상이 있으면 다른 쪽에도 이상이 생기는 것이다. 우심장 장애는 종종 좌심장 장애에서 초래되나, 우심실경색, 폐동맥협착, 폐동맥고혈압은 우심장장애가 원인이다. 심장과 관련된 손상은 심박출량을 감소시킨다.

우심실 右心室 right ventricle 심장 내강의 4실 가운데 하나. 전하부를 차지하고 있으며 우심방과의 사이에 삼첨판이 있고 폐동맥과의 사이에 폐동맥판이 있고 혈액을 산화시키기 위해 우심방에서 폐동맥을 통해 폐로 보내는 방. = 오른심실.

우심실비대 右心室肥大 right ventricular hypertrophy : RVH 어떤 내재작용에 의해 생겨나는 우심실벽 비대.

우울증 憂鬱症 depression 무기력감과 절망감을 특징으로 하는 기분장애. 일상생활에서 흥미의 상실이 최소 2주 이상 지속되고, 희망이 없는 느낌과 즐거움이 없으며, 의기 상실한 기분, 정신 운동 저하, 불면증, 체중 감소를 수반한 정신적 증후군이다. 가치상실이나 부적절한 죄의식, 많은 경우에 죽음이나 자살에 대한 반복적 생각과 신체적 변화가 수반된다.

우좌단락 右左短絡 right-to-left shunt 심장의 우측에서 좌측으로 또는 폐순환에서 체순환으로 중격 결손이나 동맥관 개존(開存)에서와 같은 기형적 개구부를 통해 혈액이 흐르게 하는 단락.

우주대등고도 宇宙對等高度 space equivalent altitude 인간의 산소호흡이 불가능해지는 고도. 인간이 50,000feet(약 15km) 고도에 폭로되면 외기로부터는 산소 공급을 전연 받지 못하게 되어 무산소(anoxia)상태에 빠지게 된다. 즉 우리 폐포 내 수증기압 47mmHg과 이산화탄소분압 40mmHg의 합인 87mmHg은 50,000feet의 외기압과 동일하므로 외기의 산소가 폐 내로 확산되어 들어올 여지가 없어진다. 따라서 인간은 이 고도 이상에 폭로되면 산소호흡이 불가능하게 되므로 생리학적 측면에서 우주 환경이 된다. 그러므로 50,000feet 이상의 고도를 우주대등고도라고 한다.

우지 牛脂 tallow 응고점 27~38℃, 융점 35~50℃, 비중 0.85~0.95, 인화점 265~270℃, 연소열량 9,485cal/g인 백색 또는 황색의 고형물질. 요오드가 35~60. 소의 지육(脂肉)에서 얻는 지방으로 융점은 낮고 용융 상태에서는 제4류 위험물 동식물유류와 같은 위험성이 있으며, 고온 가열하면 인화하기 쉽고, 용융한 채 대량으로 연소할 때는 소화가 곤란하다. 물에 녹지 않는다. 저장·취급시에는 화기를 엄금하고, 누출을 방지하며, 인화점 이상으로 가열하지 않도록 한다. 화재시 물분무, 포, 이산화탄소, 건조분말이 소화약제로 유효하다. 소(牛)의 지방을 녹여 가공하여 얻는다. 용도는 식용, 비누, 양초 제조용으로 널리 이용되며, 우지유(牛脂油)는 식용, 윤활유용, 비누제조용 등에 사용된다.

우지방병성유산 牛地方病性流産 enzootic abortion of cattle Chlamydia속(屬)의 미생물에 의해서 일어나는 감염성 유산. 미국 서부에서는 foothill abortion이라고 알려져 있다.

우축편위 右軸偏位 right axis deviation : RAD 심실전기축이 오른쪽 4분원(90°~180°)으로 이탈된 현상.

우측심부전 右側心不全 right-sided heart failure 우심실의 기능에 장애가 생기는 것. 정맥울혈, 간종대 피하부종을 수반하고 간혹 좌측 심부전과 합병한다.

운고 雲高 ceiling 하늘의 절반이상을 덮고 있으며 지상 또는 수면으로부터 높이 20,000feet(6km) 미만인 가장 낮은 구름층 바닥까지의 높이.

운동가체형 運動家體型 athletic habitus 어깨가 넓고 목이 굵으며, 가슴이 들어가고 복부가 편평한, 균형이 잘 잡히고 근육이 발달한 체형. → somatotype.

운동-감각-순환 運動-感覺-循環 motor-sensation-circulation : MSC 사지에서의 맥박촉진으로 순환 상태를 평가하고 운동과 감각을 평가하는 것.

운동근육 運動筋肉 exercise muscle 위치를 바꾸어 가는 과정에서 힘줄과 살을 통틀어 이르는 말. 동물의 운동을 맡은 기관으로 단백질, 지방, 탄수화물, 무기염류를 포함하고 있는데, 수분이 70%를 차지하고 기능적으로 보아 수의근인 골격근과 불수의근인 내장근이 있으며, 구조적으로 보아 가로무늬근과 민무늬근이 있다. = 근힘살.

운동기능검사 運動機能檢査 examination of movement 시진, 수의운동, 공조운동의 검사를 통해 신경, 뼈, 관절, 정상근의 정상적인 운동여부를 검사하는 것.

운동단위 運動單位 motor unit : MU 하위 운동뉴런과 그것의 축삭 가지에 의해 자극되는 모든 골격근 섬유. 큰 운동뉴런일수록 더 강한 힘을 생성하지만 작은 운동단위는 근수축에 대해 미세한 신경조절을 제공한다.

운동량 運動量 momentum 운동하는 물체의 질량 m과 그 속도 v의 곱, 즉 mv를 그 물체의 운동량이라고 한다.

운동범위 運動範圍 range of motion : ROM 관절의 최대신전에서 굴곡까지의 관절의 움직임으로 움직이는 각도로 측정된다.

운동부하심전도 運動負荷心電圖 treadmill test 각종 운동으로 심전도가 어떻게 변화하는가를 보는 것. 목적은 부정맥의 평가 및 허혈성 심질환의 진단과 평가이다.

운동불능증 運動不能症 akinesia 비정상적인 운동 상태와 정신적 활동 저하 상태, 또는 근육의 마비. = 운동못함증.

운동성 運動性 motor ① 운동에 관여하는 신체처럼, 운동성을 말함. 또는 신체의 운동을 지시하는 뇌의 기능. ② 운동을 일으키거나 운동에 참여하는 근육, 신경 또는 뇌의 중심을 말함.

운동신경 運動神經 motor nerve 뇌에서 몸으로 흥분을 전달하는 신경경로. → 감각신경(sensory nerve).

운동신경마비 運動神經麻痺 motor neuron paralysis 대뇌로부터 근섬유에 이르는 운동신경원에 손상을 일으키는 척수신경의 상해. 손상의 정도에 따라 다양한 정도의 운동손실이 나타난다. 하부운동성 신경원마비는 척수의 손상이나 병소로 발생하며 근육 긴장도 감소, 약하거나 소실된 반사와 진행적인 근육의 쇠약이 나타난다. 상부운동성 신경원마비는 뇌나 척수의 손상이나 병소로 발생하며 징후로는 근육긴장도가 증가되고 근육의 경직성 근 긴장 상태가 나타나고 심부 건의 과도한 반사와 약하거나 소실된 표면의 반사를 포함한다.

운동신경원 運動神經元 motor neuron 뇌나 척수로부터 근육으로 신경흥분을 전달하는 여러 신경세포의 하나. → 신경계(nervous system). = 운동신경세포.

운동언어상실증 運動言語喪失症 motor aphasia 상대가 하는 말은 이해를 하지만 자신의 사고를 언어로 구성하여 표현하거나 음독을 할 수 없는 증상. = 운동성실어증.

운동에너지 運動~ kinetic energy 질량이 m인 질점에 대해서는 속력을 v로 하여 $(1/2)mv^2$을 말하고 질점계에 대해서는 개개의 질점 운동 에너지의 총계를 말한다.

운동영역 運動領域 motor area 대뇌피질의 전두회의 후연과 전두회를 포함하는 부분. 뇌반구의 한쪽으로부터 운동영역을 제거하는 것은 수의근 특히 신체의 반대쪽 수의근의 마비를 일으킨다. 운동영역의 여러 영역들이 전완, 얼굴과 손처럼 신체의 다른 구조들과 연결되어 있다.

운동완만 運動緩慢 bradykinesia 모든 수의운동과 말이 느려지는 비정상적인 상태. 파킨슨병이나 다른 추체외로의 장애, 또는 정신안정제 등에 의해 유발된다. = 서동.

운동요법 運動療法 therapeutic exercise 심혈관계나 호흡기계를 개선시키고 관절굴곡의 증가, 위축된 근육의 강화 및 내구성을 증대시키며 가동운동범위를 유지시키기 위한 특정한 치료적 효과를 얻기위해 계획하고 수행하는 운동.

운동이상증 運動異常症 dyskinesia 의식적으로 운동하는 능력의 장애. 단편적으로 불완전한 운동에 의한 수의운동장애. = 이상운동증.

운동제1법칙 運動第一法則 first law of motion 외부로부터의 힘의 작용이 없으면 물체의 운동 상태는 변하지 않는다는 법칙. 물체는 힘이 작용하지 않는 한 정지한 채로 있거나 등속도운동을 계속한다. = 관성의 법칙.

운동제2법칙 運動第二法則 second law of motion 물체의 운동의 시간적 변화는 물체에 작용하는 힘의 방향으로 일어나며, 힘의 크기에 비례한다는 법칙. 운동의 변화를 힘과 가속도로 나타내면, F=ma가 된다. 즉 물체에 힘이 작용했을 때 물체는 그 힘에 비례한 가속도를 받는다. 이때 비례상수를 질량이라 하며, 이 식을 운동방정식(뉴턴의 운동방정식)이라 한다. = 가속도의 법칙.

운동제3법칙 運動第三法則 third law of motion 두 물체가 서로 힘을 미치고 있을 때, 한쪽 물체가 받는 힘과 다른 쪽 물체가 받는 힘은 크기가 같고 방향이 반대임을 나타내는 법칙(한쪽 힘을 작용이라 하면 다른 쪽 힘은 반작용이며, 어느 쪽을 작용이라 하든 상관없다). 즉, 두 물체의 상호작용은 크기가 같고 방향이 반대이다. = 작용·반작용의 법칙.

운동증후군 運動症候群 effort syndrome 흉통, 어지러움, 피로감과 불규칙한 빈맥이 특징인 비정상적 상태. 이 상태는 흔히 전투 중인 군인과 관련되어 나타나나 보통 개인에게도 나타난다. 증상은 경미한 협심증 같으나 불안 상태와 관계가 깊다. = 노고증후군.

운동피질 運動皮質 motor cortex 대뇌 전엽의 중심전회. 이 영역에서 나온 축삭은 하행추체 운동로를 형성한다.

운동학 運動學 kinematics 신체의 동작을 일으키는 동력을 고려하지 않고 신체의 동작을 연구하는 학문. 운동학은 동작에 관련된 신체의 모든 부분을 고려의 대상으로 삼는다. 이러한 동작에 관한 지식은 다친 후 신체의 어느 부위가 손상을 입을 것인지를 결정하는 데 도움이 된다.

운동학² 運動學 kinesiology 근육의 활동과 해부, 생리, 신체 운동에 관한 과학적인 연구.

운동행위상실증 運動行爲喪失症 motor apraxia 사물을 사용할 줄 알지라도 작은 물체를 다루거나 계획된 어떤 운동을 수행할 수 없는 무능력. 운동을 할 수 없는 팔의 반대편 뇌의 손상이 원인이다. → 실행증(apraxia). = 운동성실행증.

운모 雲母 mica 화성암, 변성암 등에서 산출되는 조암규산염광물(造巖硅酸鹽鑛物)의 가장 흔한 한 무리. 굳기 2.5~4, 비중 2.75~3.2, 색깔 황색, 갈색, 녹색. 층상구조를 가지며, 보통은 육각 판상의 결정형을 이룬다. 또한 인상(鱗狀), 섬유상, 주상(柱狀)을 이루는데, 어느 형태나 밑면에 완전한 쪼개짐이 있어서 아주 얇게 벗겨진다. 광물 중에서 가장 쪼개짐이 완전하며, 쪼개진 조각은 탄력이 강하다. 성분이나 그 밖의 성질에 따라 백운모, 소다운모, 흑운모, 금운모, 홍운모, 진발다이트 등으로 대별된다. 용도는 분류에 따라 백운모는 내화성(耐火性)이 강하고 전기의 부도체이므로, 전기절연물, 내화재 특히 난로의 창 등에 사용되며, 분말은 은백색으로 번쩍이므로, 금은니(金銀泥)로 이용된다. 금운모도 질이 좋은 것은 백운모와 마찬가지로 쓰이는데, 흑운모는 철분이 많아 이용 가치가 적다. 홍운모, 진발다이트는 리튬을 함유하므로 그 광석으로 이용된다. = 돌비늘.

운반체-매개운반 運搬體-媒介運搬 carrier-mediated transport 특정 단백질 운반체에 의해 분자나 이온을 수송하는 것. 촉진확산과 능동수송이 있다.

운반형X-레이 運搬形~ transportable X-ray 차량에 설치한 X-선 기기 또는 차량운반용으로 쉽게 분해할 수 있는 X-선 기기.

운송교통공학 運送交通工學 transportation engineering 교통 구성 요소의 특성과 교통류의 특성 및 이론 교통 운영 등을 다루는 전통적인 교통 공학, 그리고 교통 설계 및 교통 환경, 이외에 교통 계획, 넓게는 화물 운송 부분까지를 포괄하는 공학 분야.

운용의무시간 運用義務時間 compulsory operating hours 무선국을 의무적으로 운용해야 하는 시간. 해상 이동 업무 및 항공 이동 업무의 무선국에 대해 통신의 원활한 소통을 목적으로 운용 의무 시간이 규정되어 있다. 해안국, 해안 지구국, 항공국, 항공 지구국의 운용 의무 시간은 원칙적으로 24시간이며, 항공기국 및 항공기 지구국의 운용 의무 시간은 원칙적으로 그 항공기의 운행 중 항상 운용하도록 규정되어 있다.

운용허용시간 運用許容時間 permissible working hours 무선국을 운용할 수 있는 시간. 무선국의 가허가(假許可) 또는 허가에서 그 시간이 지정되어 허가장에 기재된다. 무선국의 운용은 원칙적으로 이 운용 허용 시간으로 한정되지만 조난 통신, 긴급 통신, 안전 통신, 비상 통신 등의 통신을 행하는 경우는 운용 허용 시간을 준수하지 않아도 된다.

운전대충돌징후 運轉帶衝突徵候 padded dash syndrome 사고로 목의 앞쪽이 핸들이나 계기판과 부딪혀 생긴 손상들. 경추에 의해 인두의 압박은 피열연골의 변형, 윤상갑상 연결부위의 전위와 갑상연골의 골절을 일으킬 수 있다. 이로 인해 기도 폐쇄, 호흡곤란, 통증과 피하기종이 나타날 수 있다. 무릎과 더불어 어깨의 안전벨트는 이런 손상을 예방할 수 있다.

운전요원 運轉要員 driver 소방차량 운전과 펌프 작동을 주 임무로 하는 소방대원. = 기관원.

운항승무원 運航乘務員 flight crew member 비행시간 중 항공기의 운항에 필수적인 임무를 수행하는 유자격승무원.

운항통제 運航統制 operational control 항공기의 비행안전과 비행의 규칙성 및 효율성을 위한 비행의 개시, 지속, 전환, 종료에 대한 당국의 통제.

운행보고서 運行報告書 ambulance run report 응급환자를 이송한 후 응급구조사가 작성하는 보고서. 환자에 대한 의료정보, 응급처치 내용, 응급처치를 시행한 시각, 환자의 변화 등에 관한 내용을 기록한다.

운행속도 運行速度 operating speed 양호한 기후 조건과 실제 현장의 도로 및 교통 조건에서 운전자가 구간별 설계 속도에 따른 안전속도를 초과하지 않는 범위에서 달릴 수 있는 최대 구간속도.

울리나일론 wooly nylon 나일론 섬유를 물리적으로 오므라들게 열처리하여 양모와 같은 촉감을 주도록 고안된 섬유. 신축성, 유연성, 보온성이 좋으며 양모처럼 따뜻하고 촉감이 부드러운 것이 특징이다. 용도는 양복감이나 내의, 양말, 스웨터 등에 많이 쓰인다. = 스트레치 나일론.

울음 cry 통증이나 공포, 깜짝놀람 반사로 인해 의식적 또는 자동적으로 내는 돌발성의 큰 소리.

울프-파킨슨-화이트증후군 ～症候群 Wolff-Parkinson-White syndrome : WPW (Louis Wolff, 미국 내과의. 1898~1972, John Parkinson경, 영국 내과의. 20세기, Paul D. White. 미국 내과의. 1886~1973) 방실결절을 우회하는, 여분의 전도로 때문에 생기는 돌발적인 빈맥. 분당 150~300회의 속도로, PR간격은 0.12초 이내, 0.10초보다 긴 QRS군 간격, 델타파(QRS군 쪽으로 불분명한 상승)가 이 증후군의 특징이다.

울혈 鬱血 congestion 정맥혈의 유출이 잘되지 않아 혈류량이 증가된 상태. 수동적인 과정을 거치며 정맥에 잘 발생한다. 침범된 장기는 암적색으로 변하며 심부전으로 인해 전신에 울혈이 오며, 이 때는 부종이 잘 동반된다. 국소적 울혈은 정맥이 외부로부터 압박을 받거나 혈전, 정맥염 등으로 내강이 좁아지거나 눌리는 경우에 발생하며 전신적 울혈은 심장과 폐질환이 있을 때 동반되는데 순환하는 모든 혈액은 이 장기를 거쳐야 하기 때문이다. 만성 울혈 시에는 장기가 커지고 섬유화로 굳어진다.

울혈구역 鬱血區域 zone of stasis 응고된 부분 주변의 화상 부분. 이 부분에서의 조직은 잠재적으로 생존이 가능하다.

울혈궤양 鬱血潰瘍 stasis ulcer 종종 정맥류 때문에 만성적인 혈류감소에 의해 생기는 하지의 궤양.

울혈성심근증 鬱血性心筋症 congestive cardiomyopathy 심장확대 특히 좌심실의 확대, 심근부전과 울혈성 심장부전을 특징으로 하는 증후.

울혈심부전증 鬱血心不全症 congestive heart failure 신체의 조직이나 기관에서 필요한 만큼의 혈액을 공급할 수 없을 정도로 심장기능이 저하된 병태생리학적 상태. 심근의 수축력이 감소되거나 과도한 압력이나 양적인 부담이 심장에 주어질 때 생긴다. 수축력 감소는 허혈성 심근 손상시 흔히 볼 수 있는 것으로 수축기의 기능부전이 오며, 압력 부피 과부담은 고혈압, 판막질환, 선천적 좌우 단락이 있을 경우에 온다. 울혈성 심부전이 발생하면서 여러 가지 대상성 변화가 오는데 심실확장, 근섬유의 비대, 빈맥 등이 온다. 그러나 이러한 대상성 변화는 결국 심장기능에 부담을 주게되어 일차적인 심장질환과 함께 확장을 유도하여 울혈성 심부전의 악화를 가져오게 된다. = 울혈심장기능상실.

울혈청반 鬱血淸班 livedo 추운 날씨에 악화되고 소동맥 경련에 의해 유발될 수 있는 피부의 푸른색 혹은 붉은색 반점. = 청색피반.

워밍업 warming up ① 운동을 하기 전에 몸을 풀기 위한 동작. 수영에서는 훈련을 시작할 때 몸을 풀기 위한 준비운동으로서 가볍게 하는 수영. ② 자동차 등의 기계장치에서 엔진을 덥혀 각 부위가 정상상태로 작동할 수 있도록 하는 단계. 겨울철엔 출발 전 일정 시간의 워밍업이 필요한데 워밍업은 크게 2단계로 생각할 수 있다. 시동 후 제자리에서의 공회전(idling)을 1차 워밍업이라고 한다면 스타트로부터 최초 약 1km까지의 저속 단계는 2차 워밍업이라 할 수 있다. 워밍업의 목적은 엔진 자체의 난기보다는 자동차의 움직이는 각 부위가 제자리를 잡는데 필요한 시간을 배려하는 데 더 큰 뜻이 있다. 그러나 충분히 워밍업을 한다고 해서 30분 이상씩 공회전 상태로 차를 세워두거나 시동 직후 상당 시간 엔진의 고속회전 상태를 유지하기 위해 액셀레이터 페달을 반복해서 밟으면 엔진의 마모를 촉진시킨다.

워싱다운 washing down ① 화염이 소멸된 물체에 다시 주수하여 완전히 진화하는 것. ② 연소중인 구조물의 내부로 진입하는 것이 곤란한 경우 대량의 물을 주수하여 화재를 진압하는 진화작업. ③ 누출된 물질을 물로 씻어 내리는 작업.

워치데스크 watch desk ① 화재경보를 접수 및 기록하는 소방서내 상황실. ② 화재감시초소.

워크스테이션 work station 특수기능, 실험업무, 연구활동을 하는 클린룸 또는 클린존 안에서 위험 화학물질을 사용하는 제한된 공간 또는 장치의 주요 독립 부분. 워크 스테이션에는 관련된 캐비닛을 포함하고, 환기장치, 소방시설, 가스 및 기타 위험물 검지부, 전기기기, 기타 공정 및 특수장치를 수용할 수 있다.

워키토키 walkie-talkie 손으로 들고 다닐 수 있는 휴대용 무전기.

워킹파이어 working fire 일정 지역에서 화재경보가 울릴 경우 출동하도록 지정된 소방서 인력의 전부 또는 거의 전부가 출동하여 진화작업을 벌여야 할 정도의 화재.

워터겔 water gels 상당한 양의 물과 다량의 질산암모늄을 함유하고 있는 여러 가지 폭발성 물질 가운데 하나. 어떤 것들은 폭약에 의해 또 어떤 것들은 금속이나 다른 가연물에 의해 반응이 촉진된다.

워터모터 water motor 물의 흐름을 이용하여 회전하는 모터.

워터모터공 water motor gong 스프링클러설비에서 물이 흘러가고 있음을 표시하는 음향신호. 유수경보장치의 일부이다.

워터모터프로포셔너 water motor proportioner 동일 샤프트에서 작동하는 두 대의 용적식 펌프를 이용하여 일정한 비율로 포소화약제를 유수에 주입하는 장치. 두 대의 펌프 중 한 대는 유수의 유량에 관련된 조절장치로 기능하고, 다른 한 대는 포소화약제 주입장치로 기능한다.

워터슈트 water chute 진화작업이 완료된 건물에서, 물을 가두어 건물 밖으로 흘려 보낼 수 있도록 구조용 덮개를 배치하는 것.

워터제트 water jet 압축공기 또는 배수펌프를 이용해 노즐에서 품어내는 물줄기의 힘으로 펄, 모래 등의 퇴적물을 분사시키는 장비.

원거리소방서 遠距離消防署 satellite station 중앙소방본부에서 멀리 떨어진 곳에 위치한 소방서. 중앙 소방본부와 통신망을 통해 연결되어 있다.

원거리송수신장치 遠距離送受信裝置 great [long]

distance a transmitter-receiver 먼거리까지 송수신할 수 있는 장치.

원격감시 遠隔監視 distant service 기기 등이 설치되어 있는 현장으로부터 멀리 떨어진 장소에서 기계적, 전기적 장치를 통해 현장의 기기 등을 감시하는 것.

원격감시화재경보설비 遠隔監視火災警報設備 remote station fire alarm system 경보, 감시 및 장애 신호를 하나 이상의 방호구역으로부터 원거리 장소까지 송신하기 위한 목적으로 설치하는 화재경보설비.

원격감지 遠隔感知 remote sensing 어떤 관측 대상물의 상태나 특성 등을 거리를 두고 가시광선, 적외선, 전파와 같은 방사선을 이용하여 관측하는 것.

원격의료 遠隔醫療 telemedicine 통신기기를 이용하여 원격지의 환자를 진단하고 치료하는 의료시스템. 산간지대나 낙도, 적설지대 등 교통이 불편한 벽지 주민과 의료기관 사이에 통신망을 설치하고 각종 ME(medical engineering)기기를 이용하여 진료하는 것을 말하며 텔레비전 의료라고도 한다. 기기를 이용하여 주민의 신체 정보(심전도, X-선 사진, 음성 등)를 병원에 전송하여 의사의 진찰이나 문진 등을 받는다. 반대로 그 진단에 기초한 의사의 치료 지시를 병원에서 환자에게 전송하여 진료를 실시한다. 가장 일차적인 단계는 컴퓨터를 통한 의사와 환자의 상담이다. 환자가 단말기를 통해 의사에게 상담 내용을 전자 우편(E-mail)으로 보내면 의사 역시 컴퓨터를 통해 진료 내용을 환자에게 보낸다. 그 다음 단계로는 미리 작성된 진단 질의서에 환자가 응답하여 전자 우편이나 컴퓨터 팩시밀리를 통해 보내면 컴퓨터가 이것을 검사한 후 진단 소견서를 보내준다. 환자는 이 소견서의 판정에 따라 병원을 찾아갈 수 있다.

원격제어 遠隔制御 telecontrol 선로 또는 전파를 이용해서 멀리 떨어진 기기나 인간이 직접 손을 쓸 수 없는 물체를 제어하는 것. 댐의 전력·수위 감시 제어, 수도의 배수 제어 등이 있다. 또 전화 회선을 이용해서 가정 내의 전기 제품을 제어하거나 열쇠를 거는 시스템도 실현되고 있어 무연결 서비스 적용 분야로서 주목된다.

원격제어대공통신시설 遠隔制御對空通信施設 re-mote control air ground communication facility 대공 통신용의 송신 설비를 마이크로웨이브나 지상 회선으로 접속하여 원격 제어로 항공 교통 관제를 하는 시스템. 광대한 항공 교통 관제 관할 지역에 대응하기 위한 시설이다.

원격제어회로 遠隔制御回路 remote-control cir-cuit 계전기 또는 이와 동등한 장치로서 다른 모든 회로를 제어하는 전기회로.

원격조정잠수정 遠隔調整潛水艇 remote control-led submarine vehicle 사람이 타지 않고 원격 조정 장치로 조정되는 무인탐사 잠수정. 사람이 타지 않으므로 잠수정에 비해 소형이며, 잠수 깊이도 1,000m 이내의 조사 또는 구조작업에 이용된다. 오늘날 3,000~4,000m까지 잠수 가능한 것이 개발되었다. 수직 및 수평이동장치, 자동 로봇 팔, 텔레비전 송수신장치, 비디오 촬영장치 등을 갖추고 있으며, 육상이나 조사선 위에서 원격조정으로 작업이 진행된다. 수중구조물, 파이프라인, 해저케이블 등의 검사와 수리, 침몰선박·해저유물의 발굴조사, 석유 시추선의 작업보조 등에 이용된다.

원격탐사 遠隔探査 remote sensing 인공위성이나 비행기 등을 사용하여 얻어진 광역의 정보를 수집하여 활용하는 것. 해양에서는 인공위성을 이용해 수집한 정보를 통해 해수표면의 온도를 알아내어 어군을 추적하거나 천해의 수심을 조사하는데 이용하고 있다.

원-라인화재 ~火災 one-line fire 하나의 호스만으로도 화재 통제가 가능한 비교적 소규모의 화재.

원목 圓木 roundwood 원통형의 죽은 가연물, 즉 나무 몸통, 밑둥, 가지 등.

원발성간질 原發性癎疾 primary epilepsy 원인을 알 수 없는 간질. = 특발성간질(idiopathic epi-lepsy).

원발성무월경 原發性無月經 primary amenorrhea 전혀 생리를 해보지 못한 경우. 유방이 작으며 성적 성숙의 징후가 보이지 않는다.

원발성백내장 原發性白內障 primary cataract 다른 질환과는 무관하게 발생하는 백내장.

원발성퇴행성치매 原發性退行性癡呆 primary de-generative dementia 알츠하이머(Alzheimer)형 원발성 퇴행성 치매. 50세 이후에 오며 잠행성(潛行性)으로 발생하고 점진적인 진행과정을 밟는 치매(癡呆)로 그 발생은 65세 이전 또는 이후에 따라 노인전 발생(presenile onset) 또는 노인발생(senile onset)으로 분류한다. 대부분의 경우에 알츠하이머병의 특징적인 조직병리(組織病理)가 있고, 드물게는 픽크병(Pick's disease)의 조직병리도 있다.

원발성폐결핵 原發性肺結核 primary tuberculosis 결핵균에 오염된 공기가 기도를 통해 폐에 들어가 감염을 일으키는 질환. Gohn 병소로부터의 전이, 폐문 및 림프절로부터 전이가 있으며 주로 건락성 기관지 폐렴이 발생된다. 대다수의 환자들에서 증상 없이 섬유화와 석회화로 치유되며 예외적으로 유·소아나 면역결핍 상태인 성인들에서 결핵성 공동을 형성하거나 결핵성 폐렴 또는 속립성 결핵으로 진행될 수 있다.

원뿔조가비 corn shell 조가비의 일종. 긴 주둥이에 화살 같이 길고 뾰족한 속이 텅 빈 이빨에 의해 상처가 나면 신경독이 주입된다. 국소반응은 갑작스러운 통증과 이후에 수반되는 종창, 무감각증이 있으며 수일간 지속된다. 근육조절이상과 근무력감 등의 심각한 중독증상이 점점 진행되어 호흡마비까지 초래할 수 있다. 3~6시간 내에 사망하거나 24시간 후에 회복되는 것이 특징적 소견이다. 상처시 특별한 치료법은 없고 압박대, 절개, 흡입술 및 기계호흡과 산소 투여 같은 대중요법만이 시행되고 있다.

원사 遠射 distant shot 근사 이상의 거리에서 발사된 것.

원생동물 原生動物 protozoa protozoon 동물의 가장 낮은 진화 형태로 하나의 세포로 된 살아있는 생물. 약 30종의 원생동물이 인간에게 질병을 일으킨다.

원생동물감염 原生動物感染 protozoal infection 원생동물로 인하여 생긴 질병. 원생동물 감염에는 아메바성 이질, 말라리아, 트리코모나스 질염들이 있다.

원섬유 原纖維 fibril 세포질내 섬유성 구조물. 장원섬유(tonofibril), 근원섬유(myofibril), 신경원 섬유(neurofibril) 등이 있다.

원소 元素 element 화학적 방법에 의해 더 간단한 물질로 분해될 수 없는 물질. 원소는 원자들로 구성되고 원자들은 동일한 원자번호를 갖는다. 그러나 원소는 중성자수가 달라서 원자량이 다른 원자, 즉 동위원소를 포함한다.

원소기호 元素記號 symbols for element 원소의 명칭을 나타내는 기호. 대개는 원소의 라틴어명의 머리글자로써 나타낸다. 각 원소를 나타냄과 동시에 그 원소의 1원자 또 1그램원자도 뜻하며, 또한 동위원소의 발견과 더불어 기호의 왼쪽 위 등에 질량수를 써서 같은 원소명을 가진 각 원자를 구별하게 되었기 때문에, 원자기호라고도 불리게 되었다. 머리글자가 같은 원소에는 각각 그 원소의 머리글자 이외에 소문자 한자를 덧붙여서 구별한다. = 화학기호, 원자기호.

원시 遠視 hyperopia 안축(眼軸)에 평행으로 들어가는 광선이 망막의 후방에 초점을 맺는 굴절 이상. 안구의 전후경이 짧아서 일어난다. 멀리 떨어진 물체를 볼 때에도 지속적으로 원근조절 상태를 유지함으로써 부분적으로 이 결함을 보완할 수 있으나 지속적인 수축으로 근육을 피로하게 하고 두통을 유발하며 시각을 희미하게 만들 수 있다.

원시난모세포 原始卵母細胞 primary oocyte 첫 번째 감수 분열 전에 존재하는 난모세포.

원시난포 原始卵胞 primordial follicle 단층세포에 의해 덮여있는 난(卵)으로 구성된 난포. 임신 30주의 태아난소에 700만 개의 원시난포가 있으며 출생시에는 200만 개(나머지 퇴행성 변화하여 소멸), 사춘기에는 30만 개(출생후 계속 소멸), 사춘기에서 폐경기까지 배출되는 난자 수는 약 450개이다. 매 여성 성주기마다 배란되는 난자의 수는 1개이다.

원시적 原始的 primitive 성장 과정의 초기에 생성된 또는 초기의 단순한 형태로 존재하는 상태.

원심가속력 遠心加速力 centrifugal acceleratory force 항공기 회전 시 받는 압력.

원심력 遠心力 centrifugal force 관성계에 대해서 일정한 각 속도로 회전하는 좌표계에 나타나는 관성력. 가령 차가 커브에 이르렀을 때 승객이 커브 바깥쪽으로 밀려나는 듯이 느끼는 것은 이 힘 때문이다. 원래는 운동체의 관성에 의한 것으로 힘이 아니지만, 물체 내의 운동만을 생각할 경우 힘이 작용하고 있는 것과 같은 효과가 나타나므로 이렇게 부른다. 회전축 둘레의 각속도(角速度)를 w, 물체에서 회전축에 내린 수선(垂線)의 길이를 ρ, 질량을 m이라 하면, 원심력은 수선 방향에서 회전축으로부터 멀어지는 방향으로 유지하며 크기는 $mw^2\rho$이다.

원심분리기 遠心分離機 centrifugal separator 원심력의 작용에 의해 성분이나 비중이 다른 물질을 분리, 정제, 액체 속의 고체입자를 분리하는 기계.

원심성 遠心性 efferent 중심부로부터 전달하거나 수송하는 것. 예를 들어 원심성 신경섬유는 자극을 중추신경계로부터 전도하고, 수출세동맥은 혈액을 사구체로부터 수송한다.

원심성관 遠心性管 efferent duct 분비물을 방출하는 선을 통과하는 관.

원심펌프 遠心~ centrifugal pump 회전날개의 회전에 의한 원심력에 의해 액체를 밀어내는 펌프. 고속회전을 하기 때문에 같은 용량의 왕복펌프에 비해 소형이며, 구조가 간단하고 값이 쌀 뿐 아니라 맥동도 없다. 그러나 흡입 및 배출밸브가 없으므로 처음 원심펌프의 운전을 시작할 때는 펌프 속에 들어 있는 공기에 의한 수두(water head)의 감소로 인한 펌핑 정지, 즉 공기 바인딩 때문에 체크밸브의 일종인 푸트밸브(foot valve)를 달고 펌프 내에 물을 채워 공기를 제거한 후 운전을 개시해야 하며, 점도가 높은 액체는 수송 능력이 감소하여 효율이 떨어지며, 고압, 고양정을 얻으려면 단수를 늘려야 하는 결점이 있다. 임펠러실 내에 물의 안내 날개가 있는 펌프는 터빈 펌프, 임펠러 실내에 물의 안내 날개가 없는 것은 볼류트 펌프로 두 종류가 주종을 이루고 있으며 소방용 펌프로서 가장 적합한 성능을 가지고 있다. → 왕복펌프, 체크밸브, 푸트밸브, 임펠러.

원위근이영양증 遠位筋異營養症 distal muscular dystrophy 근육이영양증의 하나. 성인에게 나타나는 희귀한 형태로 사지로부터 근육의 쇠약과 무력이 발생하며 점차 몸체와 얼굴로 진행된다.

원위부 遠位部 distalis 신체의 중심부처럼 원래의 지점으로부터 멀리 위치하는 것. 그 예로 distal phalanx는 손가락의 끝에 있는 뼈를 말한다. = 먼쪽부.

원위부감각결손 遠位部感覺缺損 distal sensory deficiency 통증에 반응하는 정도이상의 의식이 있는 상태에서 사지의 먼 쪽에서의 감각여부, 즉 통증 등의 자극을 사지의 말단에 주어 반응하는지를 확인하는 것.

원위부순환 遠位部循環 distal circulation 사지 먼쪽에서의 순환. 맥박과 피부색, 온도, 모세혈관 재충혈 등을 검사하여 쇼크의 징후나 골절 등에 의한 순환장애와 적용한 붕대의 압박정도 등을 파악할 수 있다.

원위세뇨관 遠位細尿管 distal tubule 신장에서 헨레고리의 상행부와 집합관사이에 위치하는 네프론의 한부분.

원유 原油 crude oil 지하의 유층(油層)에서 액체상으로 얻어지는 탄화수소의 혼합물. 여러 가지 액상 탄화수소를 주성분으로 하고 소량의 황, 산소, 질소 등의 유기화합물도 포함한다. 원유에는 가스 상태인 탄화수소가 용해되어 있고, 이 밖에 채유(採油)할 때 진흙 상태의 물질이나 염수 등도 혼입하므로, 실제로는 집유소(集油所)에서 정치(靜置)하거나 세퍼레이터(분리기)를 통해서 가스나 수분을 분리시킨다. 원유는 산지(유전)에 따라 성상이 다를 뿐만 아니라, 같은 유정(油井)에서도 유층의 깊이에 따라 성상이 변한다. 보통은 점조(粘稠)한 액체로서 투과광선으로 보면 적갈색 내지 흑색이고, 반사광선에 대하여 녹색 형광을 발하는 것이 많다.

원유회수선 原油回收船 oil recovery ship 해면에 유출된 기름을 회수하기 위한 장비를 설치한 선박.

원인요법 原因療法 causal therapy 원인이 밝혀진 질환의 치료. 그 원인을 제거하기 위해 행하는 치료를 말하며 원인이 불확실하다거나 확실해도 그 원인에 대한 치료법이 없는 경우 증상을 제거하기 위해 행하는 치료를 대중요법이라 한다. 예를들어 간염 환자에게 원인균에 대해서 감수성이 있는 항생물질을 투여하는 것은 원인요법이고 동시에 고열이나 심한 기침에 대해서 해열제나 진해제를 사용하는 것은 대중요법이다. 실제로 임상에서는 두 가지를 병용하는 경우도 많다.

원자 原子 atom 원소의 특성과 성질을 모두 나타내는 물질의 최소단위. 양성자와 중성자, 전자로 구성된 핵을 가지고 있다.

원자량 原子量 atomic weight 탄소의 동위원소 중 탄소 12를 기준으로 하여 이것을 원자량 12.00000으로 하고 다른 원자의 질량을 상대적으로 나타낸 것. 현재 사용되고 있는 원자량은 국제원자량이 쓰이는데, 국제순수 및 응용물리학연합(IUPAP)과 국제순수 및 응용화학연합(IUPAC)이 1961년 통일원자량으로서 발표, 국제원자량위원회가 이를 채택한 것이다.

원자력 原子力 atomic energy 핵반응에서 방출된 에너지. 중성자가 원자 핵분열을 시작할 때 혹은 100만℃ 이상의 열로 인해(융해) 두 개의 핵이 결합할 때 방출되는 에너지. = 핵에너지(nuclear energy).

원자력발전소 原子力發展所 nuclear power plant 원자로를 이용하여 발전하는 발전소. 원자로에서 핵분열성 물질을 연소하여 그 열로 수증기를 만든다. 원자력발전소의 주종을 이루고 있는 가압경수형 발전소를 살펴보면 원자로를 중심으로 한 1차 계통, 증기발생기, 터빈, 발전기 및 복수기를 포함한 2차 계통, 사고에 대비한 공학적 안전설비계통, 송배전계통, 계측제어계통, 기타 보조계통들로 구성되어 있다.

원자력방사능 原子力放射能 nuclear radiation 다양한 핵분열 과정으로 인해 원자의 핵에서 발산하는 미립자 및 전자기적 방사물.

원자로 原子爐 nuclear reactor 우라늄, 플루토늄, 토륨 등의 핵분열성 물질을 연료로 사용하여 핵분열의 연쇄 반응을 제어하면서 에너지를 만들어 내거나 강한 중성자원을 만드는 장치. 원자로가 보통의 화력로(火力爐)와 근본적으로 다른 점은, 화력로가 물질의 연소열을 이용하는 데 반해 원자로는 핵분열반응의 결과 발생하는 질량결손(質量缺損) 에너지를 이용한다는 데 있다. 즉, 연소열에 의해 자동적으로 연소가 확대되는 화력로와 달리 원자로는 연료의 핵분열시에 방출되는 중성자(中性子)를 매개체로 하여 핵분열(원자로의 경우에도 연소라 한다)을 지속하게 된다.

원자로동특성 原子爐動特性 reactor kinetics 원자로의 반응도가 변화하고 있을 때, 즉 비정상 과도기에 있어서 원자로 특성의 시간적 변화현상. 노의 출력 변화는 제어봉 위치의 변화, 냉각재, 감속재의 온도 변화, 핵연료의 연소도에 의하여 발생한다. 원자로의 안정성을 위해 중요한 문제의 하나이다.

원자로컨테이너 原子爐~ reactor container 원자로가 불의의 사고로 인하여 압력 용기나 배관계가 파괴되어 방사성 물질이 노 밖으로 누설된 경우 그 것이 대기 속에 방산되지 않도록 노 본체 및 1차 회로 전체를 격납하는 구 또는 원통상의 용기.

원자메이저 原子~ atomic maser 특정 원자의 스펙트럼 폭이 아주 좁은 것을 이용한 메이저. 수소 메이저는 그 대표적 예로서 수소 원자의 스펙트럼 폭은 매우 좁아 0.3Hz 이하의 것도 취할 수 있으며 주파수의 안정도는 10^{-13}에 이른다.

원자번호 原子番號 charge number 원자의 종류, 화학 원소의 종류를 결정하는 수치. 원자핵 속에 있는 양성자의 수, 즉 원자 속에 있는 핵외전자(核外電子)의 수와 같다. 기호는 Z로 표시된다. 원자의 질량은 핵에 의해 정해지나 원자의 화학적 성질은 주로 핵 외의 전자수 즉 원자 번호로 정해진다. 따라서 원자의 화학적 성질에 의한 원소의 분류표 즉, 주기표에 있어서 각 원소는 원자 번호의 순위로 배치된다. 원자 번호는 처음에 단순히 원소를 원자량의 순으로 늘어놓은 번호로 생각되고 있지만 러더포드(E. Rutherford, 1911)의 실험(러더포드산란실험)에 의해 물리적 뜻이 명백하게 되고 또 모즐리(H. G. J. Moseley, 1913)의 원자특성 X-선 스펙트럼에 대한 연구(모즐리의 법칙)에 의해 물리적·화학적 현상에 있어서 원자번호가 갖는 뜻의 중요성이 비로소 명확하게 되었다.

원자에너지 原子~ atomic energy 원자핵 구성 양성자, 중성자의 결합 상태의 변화에 따라 방출되는 에너지. 원자폭탄, 원자로 또는 항성에 있어서의 탄소 순환에서 방출되는 에너지 등이 그 예이다. 또한 원자핵 밖의 전자 상태 변화도 원자에 관계하는 일이지만 이 경우는 원자에너지에 포함시키지 않는 것이 일반적이다. 원자에너지를 이용하는 방법은 우라늄, 플루토늄 등 무거운 원소의 원자핵을 연쇄적으로 분열시키는 방법(핵분열)과, 중수소(重水素) 등 가벼운 원소의 원자핵을 융합시키는 방법(핵융합)이 있다. 초기 원자폭탄, 원자로는 이들 중 핵분열을 이용한 것이고, 수소폭탄은 핵융합을 이용한 것이다. = 원자력, 핵에너지.

원자질량 原子質量 atomic mass = 원자량.

원자핵 原子核 nucleus 핵자(核子) 즉, 양성자와 중성자의 복합 입자. 보통 원자의 중앙에 있고 둘레의 전자와 함께 원자를 구성한다. 양의 전하를 띠고 있으며, 양성자와 같은 수의 전자가 둘러싸고 있어 전기적으로 중성의 원자를 형성한다. 크기는 반지름 10^{-13}cm 정도이며, 원자 전체의 10만 분의 1에 불과하지만, 원자 질량의 대부분이 집중하고 있어, 이 좁은 범위에 원자의 실질적인 부분이 있다고 간주된다. 원자핵은 양성자와 중성자가 강력하게 결합하고 있어 특별히 가속된 입자로 충격을 가하지 않는 한 보통의 화학적 수단으로는 파괴할 수 없다. 1911년 영국의 E.러더포드가 발견하고, 원자핵을 형성하고 있는 양성자와 중성자 사이에 작용하는 특별히 강한 결합력의 본질은 1935년 유카와 히데키[湯川秀樹]에 의해 해명되었다.

원자핵분열 原子核分裂 fission 질량수가 크고 무거운 원자핵이 다량의 에너지를 방출하고 같은 정도의 둘 이상의 핵으로 분열하는 것. 1938년 독일의 한(Hahn, O.)과 슈트라스만(strassmann, F)이 발견하였다. 원자핵 내에서의 핵자 한 개당의 결합에너지는 가벼운 핵으로부터 중위(中位: 철·코발트 등)로 향하여 완만하게 감소한다. 따라서 중위의 핵이 가장 안정되어 있으며, 가벼운 핵의 융합반응과 함께, 무거운 핵분열반응에 의해 에너지가 해방되어 안정화된다는 것을 알 수 있다. 이 종류의 과정은 어떤 종류의 원자핵이 중성자, 입자, 선 등의 방사선으로 외부로부터 들뜨게 되었을 때 일어나며, 또 어떤 원자핵에서는 외부로부터 자극을 받지 않아도 자발적으로 일어난다. = 핵분열.

원주 圓柱 cast 관상구조내에서 형성된 장방형 또는 원주모양의 물질. 요침전물 속에 나타나는 세뇨관으로부터 만들어진 단백질의 축적물 등이 있다.

원주상피 圓柱上皮 columnar epithelium 원주모양의 세포가 빽빽하게 접합된 조직. 장소에 따라서는 분비기능이 뚜렷하고 위나 코의 점막과 같이 점액을 분비하거나 특별히 위액성분을 분비하는 곳도 있다.

원추각막 圓錐角膜 keratoconus 눈 각막이 원추형으로 불거져 나온 것. 고도 난시를 유발할 수 있다.

원추형스트레이너 圓錐形~ conical strainer 원뿔모양의 탈착식 철망스트레이너. 흡입호스 끝에 장착되어 펌프 안으로 찌꺼기가 들어가지 않도록 해주는 장치.

원통형흉곽 圓筒形胸廓 barrel chest 땅딸막한 사람과 고지대 사람에게는 정상으로 간주되는 크고 둥근 흉곽 구조. 결과적으로 폐용적을 증가시키고 원통형 흉곽은 폐기종 등과 같은 만성호흡장애의 한 징후일 수도 있다.

원형 原型 archetype 인간의 경험에서 유래되는 욕구, 감정, 개념의 형태. 각 개인의 무의식에 존재하는, 태어나면서부터 가지고 있는 원초적인 생각이나 사고의 형태.

원형공진기 圓形共振器 circular resonator 마이크로파대 및 밀리파대에서 사용되는 원 형태 공진기의 총칭으로 공동, 평면 회로, 유전체 등을 사용한 것이 있다.

원형도파관 圓形導波管 circular waveguide 단면이 원형인 도파관.

원형질 原形質 protoplasm 세포질과 핵질을 포함하는 교질상의 단백질 복합체.

원형질막 原形質膜 plasmalemma 세포질을 둘러싸고 있는 선택적 투과성 세포막의 다른 용어.

원형탈모증 圓形脫毛症 alopecia areata 모발의 가

역적 반상탈모로 경계가 확실하고 수염이나 두발에서 나타나는 현미경적 단위의 염증.

원형탐색 圓形搜索 circle search 한 사람이 탐색구역의 중앙에서 구심점이 되어 줄을 잡고, 다른 한 사람이 줄의 반대쪽을 잡고 원을 그리며 한 바퀴 돌면서 탐색하는 방법. 비교적 편평하고 방해물이 없는 작은 범위에서 작은 물체를 찾는데 적합하다.

원회내근 圓回内筋 musculus pronator teres 근두가 두 개 있어 상완골 하단부의 내측 상과와 척골의 구상돌기에서 일어나기 시작하여 요골체 외측면에 정지하며 전완의 회내운동에 작용하고 정중신경의 지배를 받는 전완의 근육(muscle of forearm). = 원엎침근.

원회전 圓廻轉 circumduction 관절두가 관절강내에서 원뿔 모양으로 도는 운동. 굴곡, 외전, 신전, 내전 운동이 계속 일어나는 운동. = 휘돌림.

월경 月經 menstruation 월경혈의 정상 배출. 임신되지 않은 자궁에서의 혈액과 점막조직의 질(膣)을 통한 주기적, 생리적 배출이며 사람과 소수의 영장류(靈長類) 암컷에서 정상적으로 생식이 가능한 기간 중(사춘기에서 폐경기까지) 임신 기간을 제외하고 보통 약 4주 간격으로 반복된다. 이것은 호르몬 지배를 받으며 월경 주기의 정점을 이룬다.

월경간의 月經間~ intermenstrual 월경사이의.

월경과다 月經過多 hypermenorrhea 규칙적인 주기로 생리가 있고 출혈기간도 보통이지만 생리량이 많은 경우. ↔ 월경과소(hypomenorrhea).

월경기간연장 月經期間延長 menostaxis 과도하게 연장된 월경 기간.

월경주기 月經週期 menstrual cycle 자궁내막의 주기적 변화. 일시적인 자궁내막층은 월경 동안 탈락하고 나서 다시 자라고, 두꺼워지고, 배란 주기 동안 며칠 유지되고 다음 월경 기간 동안 다시 탈락된다. 평균 주기의 기간은 월경 첫 날부터 다음 월경 전일까지이며 대개 28일이다. 기간과 특징은 개인에 따라 차이가 많고 월경주기는 사춘기 때 시작하여 폐경기 때 끝이 난다.

월경태령 月經胎齡 menstrual age 임신 전의 최종

월경 첫날을 제1일째로 보고 산정한 배아나 태아의 연령. → 수정태령(受精胎齡 fertilization age).

월경통 月經痛 dysmenorrhea 월경할 때 동반되는 통증.

월면반사통신 月面反射通信 earth moon earth : EME 아마추어 무선에서 초단파(VHF)대 이상의 주파수의 전파를 달을 향하여 발사하고 이 전파가 달 표면에서 반사되어 지상으로 돌아오는 것을 수신하여 교신하는 통신 방식.

월상골 月狀骨 lunate bone 주상골과 삼각골 사이에 있는 수근골. = 반달뼈.

월상안 月狀顔 moon face 둥글고 푸석푸석한 얼굴이 특징인 상태로, 류머티스 관절염, 급성아동백혈병을 치료할 때 쓰는 스테로이드제를 과량 사용하는 사람에게 발생하며 약 복용을 중단하면 증상이 사라진다.

월시심볼 Walsh symbol 부호분할다중접속(CDMA) 이동통신방식의 CDMA 채널상에서 한개의 월시 함수를 전송하는 데 소요되는 시간.

월조간격 月潮間隔 lunatical interval 달이 그 지점의 자오선(meridian)을 통과한 후 고조(high water)나 저조(low water)가 될 때까지의 시간. 월조간격을 구분하여 달이 자오선을 경과하여 고조가 될 때까지의 시간을 고조간격(high water interval : H. W. I.)이라 한다. 지구가 동일한 깊이의 바다로 둘러싸이고 해수에 점성과 타성도 없으며 해저도 해수의 운동에 대하여 마찰을 미치지 않는다면 천체가 자오선 통과 시 고·저조가 나타나지만 실제의 지구는 이러한 이상적인 상태에 있지 않고 불규칙한 상태로 대륙이 존재하며, 또 바다의 깊이도 동일하지 않고, 해수의 유동에 대한 타성, 점성 및 마찰 등의 물리적 성질이 있기 때문에 월조간격이 생긴다.

월하울러 Wall Hauler 도르래와 등강기가 같이 붙어 있는 장비로 오로지 홀링을 위해 고안된 장비이다. 아주 편한 장비로 큰 도르래와 작은 도르래 사이의 중간 형태로 조작 또한 간단하고 로프를 물고 있는 이빨 또한 등강기와 다른 구조로 로프의 손상을 줄일 수 있다.

웨이더 waders 부츠와 상·하의 또는 부츠와 바지가 하나로 붙어 있는 방수용 고무피복.

웨이딩슈트 wading suit 자급식 호흡기구와 함께 착용하는 고무피복. 상·하의가 하나로 붙어 있다. 수포제 등의 독극물이 피부로 침투하는 것을 방지하기 위한 것이다.

웨이트벨트 weight belt 양성부력을 상쇄시키기 위해 잠수복의 부력만한 무게의 납을 단 허리띠. 인체는 거의 중성부력을 띠고 있지만 잠수복이나 부력조절기 등은 양성부력을 띠고 있으므로 이런 장비들을 사용하게 되면 다이버는 양성부력을 갖게 된다. 스쿠버 다이빙을 할 경우에는 다이빙을 끝마칠 무렵 탱크 내부의 공기가 소모되어 약간 양 부력을 갖게 되므로 처음 다이빙을 시작할 때는 약간 음성부력을 띠도록 웨이트벨트를 조절하는 것이 좋다. 벨트에 걸 수 있도록 납으로 만든 웨이트벨트와 한 번에 풀 수 있도록 고안된 버클로 구성된다. 착용하였을 때 풀어지지 않고 비상시에는 신속하게, 간단히 풀 수 있도록 고안된 것이 좋다.

웨인법칙 ~法則 Wein's law 어떤 물체의 온도가 높으면 높을수록 그 물체가 방출하는 복사선의 파장은 짧아진다는 열복사의 원리.

웨지킥 wedge kick 평영 킥을 할 때 가위 형태로 차는 방법. 발을 엉덩이 쪽으로 끌어왔을 때 몸을 중심으로 무릎의 위치가 발보다 바깥 방향으로 벌어진다.

웨트다운 wet down ① 고온 표면을 냉각시키다. ② 연소된 물질을 물에 담그다.

웨트워터 wet water 침투성을 증가시키기 위해 웨팅 에이전트를 첨가한 물.

웨트워터포 ~泡 wet water foam 물의 비점 미만의 온도에서 신속하게 파괴되어 원래의 액체상태로 되돌아감으로써 가연성 물질을 냉각시키는 포.

웨트케미컬 wet chemical 그 형태가 물과 탄산칼륨계 화학물질, 초산칼륨계 화학물질의 용액 또는 그것들의 화합물인 소화약제.

웨팅에이전트 wetting agent 물의 표면장력을 감소시키고 침투성을 증가시키기 위해 첨가하는 화학물질. 내부로 물이 침투하기 어려운 가연물의 소화에 효과적이다.

웰치균 ~菌 Clostridium welchii 그램양성의 비교적 큰 간균. 아포를 형성하고 편모는 없어 비운동성이다. 아포는 보통 100℃로 5분간 가열하면 불활성화 하지만 내열성 A형균과 F형균의 아포는 100℃로 4시간 가열하여도 사멸되지 않는다. 식중독을 일으키는 내열성 *Welchii균*은 사람이나 동물의 분변, 토양 등에 널리 분포하며 사람의 보균율은 3~5% 정도이고 동물의 종류에 따라 다르나 10~40% 정도가 보균상태이다.

웰치균식중독 ~菌食中毒 Welchii food poisoning 원인균은 *Clostridium welchii*로 주로 수육제품이 원인식품이며 enterotoxin에 의한 독소형 식중독. 위장계 장애를 일으키는데 치명률은 매우 낮으며 회복이 빠르다.

웹 web ① 소면기의 도퍼에서 나온 섬유의 얇은 막 또는 섬유가 한 올씩 엉켜서 섬유의 막이 된 것. ② 초지기 위에 있는 습지 또는 두루마리에 감은 건조된 종이로서 미완성 또는 재단하지 않은 상태의 종이.

위 胃 stomach 횡격막 바로 밑 복강의 좌측에 있는 큰 주머니 모양의 기관. 벽세포, 주세포, 점액성경세포 등의 세 가지 세포가 분포되어 있다. 모양은 내용물의 많고 적음에 따라 다르나 일반적으로 J자형이며 용적은 약 1ℓ이다. 위의 상부는 횡격막 바로 밑에 제11흉추의 앞 좌측에 분문구(cardiac orifice)로서 식도와 이어지고 급히 넓어져서 오른쪽 아래를 향해 옆으로 간다. 제1요추의 앞 오른쪽으로 유문(pylorus)이 되어 십이지장에 연결되고 위는 위체(body)와 유문부(pyloric portion)로 대별되는데 위체는 중앙부의 넓은 부분이고 위저는 분문 왼쪽 상부가 넓어져 횡격막 밑에 들어가 있는 부분이다. 위벽의 점막(mucosa)은 위선(gastric gland)이 있어 주세포(chief cell)에서는 펩시노겐(pepsinogen)과 뮤신(mucin)등을 분비하고 벽세포(parietal cell)에서는 염산(HCl)을 분비한다. 근층(muscular layer)은 사근층(oblique), 윤주근층(circular), 종주근층(longitudinal)으로 되어있다. 위액분비 촉진 호르몬은 가스트린(gastrine)이며 하루에 2~3ℓ의 위액을 분비한다. 위액의 구성물(공복상태 일때)은 양이온으로 Na^+, K^+, Mg^{2+}, H^+, 음이온으로 Cl^-, HPO_4^{2-}, SO_4^{2-}, 펩신, 리파제, 점액, 내인성 인자 등이고 위산의 역할은 살균작용, 펩시노겐 활성화, 당질 가수분해촉진, 위 운동조절 등이다.

위결장반사 胃結腸反射 gastrocolic reflex 음식으로 위가 팽창되면서 직장의 수축과 연동운동을 야기하고 배변욕구를 일으키는 것. 이 반응 때문에 아이들은 식사후 배변이 습관적으로 일어난다.

위결절 胃結節 gastric node 복강동맥의 가지에서 혈액을 공급받는 복부와 골반내장과 관련된 림프샘의 세 가지군 중의 하나인 결절. 이는 왼쪽 위동맥을 동반하고 상부와 하부로 나뉜다.

위경검사 胃鏡檢査 gastroscopy 위 내부, 소장의 상부를 직접 눈으로 관찰하는 내시경 검사. 구강을 통해 식도로 삽입한다.

위곧은근 = 상직근.

위과민성 胃過敏性 irritability of the stomach 정상량의 소화성 음식의 내복에 의하여 구토를 일으키는 위의 상태.

위관 胃管 stomach tube 경구적으로 음식물 섭취를 위해 또는 십이지장액을 채취하는 경우에 사용하는 고무제의 관. Rehfus tube 또는 Levin tube가 사용된다. 선단에서 45cm, 60cm, 70cm의 곳에 표지를 붙이고, 제각기 선단이 분문부, 위체부, 십이지장 기시부에 달하는 대략의 기준으로 한다. 사용 전에 끊여서 소독 또는 가스 멸균하고 고무가 단단해진 것이나 잘 휘어지는 것은 사용하지 않으며 관 끝의 금속구 구멍이 점액으로 막히는 일이 없도록 가끔 중탄산나트륨 용액으로 씻는다.

위관삽입 胃管揷入 gastric intubation 레빈 튜브나 다른 작은 관을 코를 통해 식도와 위까지 통과시키는 과정. 이때 삽입 길이는 코에서 귀볼까지, 귀볼에서 검상돌기까지를 더한 길이이며 주로 무의식 환자나 미숙아 등에게 영양을 제공하기 위해서 사용하고 위세척이 필요한 경우 위관을 삽입하기 위해 시행하기도 한다.

위관절용기 = 상과.

위기 危機 crisis ① 질병의 과정에서 좋아지거나 나빠지는 변환점. 증상이나 징후가 눈에 띄게 변한다. ② 사별이나 이혼처럼 개인의 정서적 상태에 강력한 영향을 주는 사건.

위기상황스트레스 危機狀況~ critical incident stress : CIS 중대 응급상황 후 가끔 경험하게되는 스트레스 반응.

위기상황스트레스보고회 危機狀況~報告會 critical incident stress debriefing : CISD 전문가 또는 동료 상담자 팀이 정서적이고 감정적인 토론을 통하여 스트레스상황을 검토하는 과정. 위기(고도의 스트레스상황)사건에 관련했던 또는 관련하고 있는 응급의료서비스종사자에게 정서적, 심리학적 지지를 제공하는 것.

위기이론 危機理論 crisis theory 해결되지 않는 문제에 직면했을 때 발생하는 현상을 정의하고 설명하는 이론으로 위기 중재의 기초가 된다.

위기중재 危機仲裁 crisis intervention 위기를 예방하거나 교정하는 데 사용되는 문제 해결법. 심리적 손상을 유발시키는 사건들을 밝혀내는데 중점을 두는 단기 집중요법으로, 충격을 완화하는데 중점을 둔다.

위대정맥 = 상대정맥.

위막성결장염 僞膜性結腸炎 pseudomembranous colitis 클로스트리디움 디피실(*Clostridium difficile*)에 의해 결장에 생긴 염증. 이 박테리아는 생명에 위험을 초래하는 설사를 일으킨다.

위막성염증 僞膜性炎症 pseudomembranous inflammation 소화관이나 기관점막에서 가끔 나타나는 염증. 점막에 섬유소성 염증이 일어나면 섬유소와 호중구, 괴사물, 감염균 등으로 된 회백색막 모양의 물질이 점막에 부착되며 막구조 속에는 생존하는 세포나 조직이 없다.

위배 違背 unlawfulness 명령, 약속, 법령, 규칙 등을 어기거나 지키지 않는 것.

위빗근 = 상사근.

위상검파기 位相檢波器 phase detector 위상 변조파를 복조하는 복조기로 즉, 입력 신호와 기준 신호 간의 위상차에서 진폭 및 극성이 변하는 출력 전압을 얻는 검파기.

위상고정통신방식 位相固定通信方式 phase locked loop communication : PLL 수신 장치의 위상을 고정시켜 잡음이 없는 깨끗한 수신을 할 수 있게 하는 방법. 헤테로다인 수신 방식에서는 수신 장치 자체에서 국부 발진 주파수와 수신 전파를 혼합 증폭할 때 잡음이 생기는 결점이 있다.

위상동기루프합성기 位相同期~合成器 phase locked loop synthesizer 무선통신용수신기가 기존 크리스털(X-Tal) 방식의 한 개의 주파수만 수신할 수 있는 한계를 극복하고, 수신하고자 하는 주파수를 사용자들이 선택할 수 있게 하고 여러 개의 주파수를 주사(scanning)하여 동시에 여러 개의 주파수 신호를 수신 가능하게 하는 기능 단위. 이 기능은 무선 호출 수신기가 로밍을 수행하는 데 필요한 기능이고 주파수합성방식이라고도 한다.

위생매립 衛生埋立 sanitary landfill 환경오염이 발생하지 않도록 환경오염 방지 대책 수립과 환경오염 방지 시설을 설치한 뒤 쓰레기를 매립하는 방식. 쓰레기를 매립하는 방식은 크게 두 종류로 나눌 수 있다. 첫 번째는 쓰레기를 환경오염 방지 대책 없이 그대로 매립하는 단순매립(open dumping)으로 과거 우리나라 쓰레기 매립장의 대부분에서 매립한 방식이다. 두 번째 방법이 위생매립(Sanitary Landfill)이다. 주변 환경을 오염시키지 않고 위생적으로 쓰레기를 매립하기 위해서는 적어도 세 가지 요건이 필요하다. 첫째, 매립장에서 발생하는 침출수를 차단하고 처리할 수 있는 시설을 갖춰야 한다. 둘째는 복토(復土)이고, 셋째로 매립지에서 발생하는 가스를 배출시키는 장치가 있어야 한다.

위생병 衛生兵 corpsman 군 조직에서의 의료행위자의 의미로 현장단위에서 혹은 작은 선박에서 오로지 의료행위의 역할을 담당하는 병사.

위성수신기 衛星受信機 satellite receiver 위성으로부터의 다양한 정보를 받을 수 있는 수신장치.

위성중계회선 衛星中繼回線 satellite trunk 위성을 중앙감시실로 연결시켜 주는 회로 또는 경로.

위성항법장치 衛星航法裝置 satellite navigation equipment 인공위성을 위치 측정의 기준점으로 사용하고 위성에서 발사된 전파를 관측하거나 위성을 중계국으로 이용해서 자신의 위치를 확인 또는 유도에 의해서 진로를 결정하는 항법. 항공기나 선박 및 자동차 등에서 이용된다.

위세척 胃洗滌 gastrolavage 의식 상태가 나쁘거나 혼수인 환자, 구토반사가 없는 환자에게 실시하는 독물 제거 수단. 토물 흡인을 예방하기 위해 시행한다. 위 세척은 구위형(口胃形, orogastric) 튜브를 사용하는 것이 원칙이며 어른은 30~40french, 소아는 16~28french를 사용하되 가능한 구경이 큰 것을 사용한다. 환자는 머리를 아래로 왼쪽 옆으로 눕혀서 시행하며 위 세척 튜브 끝에 있는 깔대기에 체온과 같은 온도의 세척용 생리식염수 200㎖를 부은 후(소아는 50~100㎖) 깔대기를 환자 체위보다 낮게 해서 위 내용물이 쉽게 나오도록 한다.

위소장문합술 胃小腸吻合術 gastroenterostomy 위와 공장 사이에 외과적으로 인공적인 구멍을 만드는 수술. → gastrectomy. = 위소장연결술.

위쌍둥이근 = 상쌍자근.

위암 胃癌 gastric cancer 위(胃)의 전정부 소만부위, 전정부의 앞, 뒷벽 등에서 호발하고 분문이나 위 체부에서도 발생하는 악성 종양. 점막이나 점막하까지 침윤된 조기암(표재암)과 고유근층 이하로 진입한 진행암(진전암)으로 나뉜다. 조기암은 Ⅰ형(융기형), Ⅱ형(표재형), Ⅲ형(함몰형)의 3형으로 분류하고 Ⅱ형은 Ⅱa형(표재 융기형), Ⅱb형(표재 평탄형), Ⅱc형(표재 함몰형)으로 다시 분류한다. 조직학적인 형태는 대부분 선암이지만 조직상은 다양하다. 암은 보통 점막내에 발생하고 수평방향과 수직방향으로 진전하는데 내강쪽으로의 증식은 유두상 융기를 형성한다.

위앞장골가시 = 상전장골극.

위액 胃液 gastric juice 펩신, 염산, 레닌과 뮤신으로 구성된 위 분비샘에서 나오는 소화액 분비물. 산도는 강산성이며(pH 0.9~1.5) 위액의 과도한 분비는 점막자극과 소화성 궤양을 초래할 수 있다.

위약 僞藥 placebo 약인 것처럼 주는 효과 없는 물질. 연구에 의하면 환자와 치료자 둘 다 치료 효과가 있다고 믿으면 생리학적으로 실제 약과 같은 효과를 보인다고 함.

위염 胃炎 gastritis 위 점막의 염증. 식욕 감퇴, 메스꺼움, 구토 그리고 식후 불편감과 같은 증상은 원인이 제거된 후에 줄어든다. 급성위염은 심각한 화상, 대수술, 아스피린이나 다른 항염증제, 코르티코 스테로이드 약물, 음식 알레르젠이나 바이러스, 박테리아, 화학 독소 등에 의해서 일어나는 염증으로 식욕부진. 메스꺼움, 구토, 식후 불편감과 같은 증상은 원인이 제거된 뒤 줄어든다. 만성 위염은 소화성궤양, 위암, Zollinger-Ellison 증후군이나 악성 빈혈과 같은 질병의 증상이다. 내시경과 생검으로서 다양한 진단을 내릴 수 있고 종류에는 위축성(atrophic), 출혈성(hemorrhagic), 비후성(hypertrophic) 등이 포함된다.

위운동성 胃運動性 gastric motility 위를 통해 음식물을 움직여 십이지장으로 이동시키는 소화에 도움을 주는 위 운동. 분만이나 전신마취 후 그리고 진정 수면제의 부작용으로 위운동성이 정상이하로 감소되는 경우가 흔하다.

위위축 胃萎縮 gastro anaplasia 만성위염의 말기 상으로 악성 빈혈환자나 고령자에서 볼 수 있고 선구조의 현저한 손실이 있으며 간질세포에 의해 분리된다. = 위역형성.

위음성 僞陰性 false negative 질병이 존재하지 않음을 틀리게 알려주는 진단적 검사 또는 진단과정에서의 부정확한 결과. = 거짓음성.

위입술올림근 = 상순거근.

위입술콧방울올림근 = 상순비익거근.

위장 胃腸 gastrointestine 입에서 항문까지의 위장 관계 기관.

위장관출혈 胃腸管出血 gastrointestinal bleeding 위나 장으로부터 출혈. 피를 토하는 토혈증은 상부 위장관 출혈을 의미하고 식도 정맥류나 소화성 궤양에서 가끔 볼 수 있다. 커피색의 구토액은 식도, 위, 십이지장으로부터 출혈을 의미하며 혈변(hemato-chezia)이라고 하는 직장을 통과하는 선홍색 출혈은 직장이나 대장으로부터 출혈을 의미하나 상부 위장관 출혈을 의미할 수도 있고 위나 소장을 통과하는 혈액은 소화효소 때문에 혈액의 색이 변한다. 암, 대장염, 궤양은 혈변 배설의 원인이 되고 소화된 혈액을 포함한 타르질의 검은색 대변을 멜레나라고 하고 이는 보통 상부 장 출혈의 결과이고 가끔 소화성 궤양의 징후이다.

위장관폐쇄 胃腸管閉鎖 gastrointestinal obstruc-tion 소장내용물의 흐름이 폐색 되는 것 증상으로는 구토와 복통이 있고 장음은 정상보다 부드럽거나 장음이 없다.

위장루 胃腸瘻 gastric fistula 위로 통하는 비정상적인 통로로 복부 표면에 구멍이 나있는 것. 심한 식도 질환과 같은 환자에게 관을 통한 영양을 공급하기 위해 외과적으로 만들 수 있다. = 위장샛길.

위장염 胃腸炎 gastroenteritis 위(胃)와 장(腸)의 내막(內膜)에 생긴 급성염증. 식욕부진, 메스꺼움, 설사, 복통, 쇠약감 등이 특징적으로 나타나며 여러 가지 원인, 즉 대장균(大腸菌), 황색 포도상구균, 살모넬라균종에 의한 식중독, 자극성 음식의 섭취, 스트레스, 공포감, 분노 등 심리적 원인으로 생길 수 있다.

위절제술 胃切除術 gastrectomy 위의 전부 또는 부분적인 외과적 절제술. 만성 궤양을 절제하거나 천공궤양에서 출혈을 멈추기 위해 혹은 암을 제거하기 위해 시행된다.

위조 僞造 falsification 진단서나 문서 등을 허위 작성하는 것.

위조루술 胃造瘻術 gastrostomy 복벽을 통해 위 내부로 구멍을 만드는 수술. 이는 장기간 동안 무의식이거나 식도암과 같은 환자에게 음식을 제공하기 위해 만든다. = 위창냄술.

위족 僞足 pseudopod 세포질의 족상 돌기. 세포가 접촉기판을 가로질러 이동할 수 있게 하고(아베바운동) 식작용 과정에서 먹이 입자를 둘러싸는 데도 이용된다.

위중층원주상피 僞中層圓柱上皮 pseudo stratified columnar epithelium 세포내에 있는 핵들이 서로 다른 위치에 배열되어 있기 때문에 중층인 것처럼 보이는 것. 악하선과 남성요도 부위에서 볼 수 있다.

위증죄 僞證罪 perjure 법률에 의하여 선서한 증인이 허위의 사실을 증언하는 죄. 법원으로부터 소환받은 민사·형사사건의 증인은 증언하기 전에 선서를 한다. 즉 '양심에 따라 숨김과 보탬이 없이 사실 그대로 말하고 만일 거짓이 있으면 위증의 벌을 받기로 맹세 합니다' 라고 기재된 선서서를 낭독하고 서명 날인 한다. 이 선서를 한 증인이 허위의 진술, 즉 자기의 견문 경험 등에 의한 기억에 반하는 사실을 증언하는 범죄이다.

위축(증) 萎縮(症) atrophy 정상적으로 발달한 실질조직이나 장기의 용적이 장애로 인해 작아지는 적응반응의 한 형태. 상해성 자극으로부터 세포가 살아남을 수 있는 최소한의 크기를 유지하는 적응 상태로 위축된 세포는 기능은 감소하지만 죽은 상태는 아니다. 위축의 원인은 운동량의 감소, 신경자극의 차단, 혈액공급의 감소, 내분비기능 저하, 영양결핍, 노화 등이다. 위축의 종류에는 전신성위축, 압박위축, 무위위축, 신경성위축 등이 있다.

위축성위염 萎縮性胃炎 atrophic gastritis 대표적인 만성 위염의 다음 단계. 점막고유층의 염증세포 침윤이 더해지고 상피성분의 위축성 변화가 가벼운 정도로부터 중등도에 보이며 대개 위의 전정부에서 시작하여 체부와 위저부로 확산되고 만성위염의 마지막 단계인 위 수축으로 진행한다.

위축행위 萎縮行爲 withdrawl behavior 감정의 무딤이나 사회적 반응 결여가 있는 상태.

위출혈 胃出血 gastric hemorrhage 토혈이나 하혈의 형태로 위에서 발생하는 출혈. 변 속에 잠혈상태로 나타나기도 한다. 빈도가 높은 것은 위궤양이고, 위암, 위염, 수술후 출혈, 말로리바이스(Mallory Weiss) 증후군 등이 있다. 최근 내시경 검사의 안정성이 확인되고 조기에 긴급내시경검사가 시행되어 출혈의 원인을 확인하고 출혈이 지속될 것인지를 평가하여 수술여부를 결정하는 등 진단과 치료법으로서 응용되어 위출혈에 도움을 주고 있다. = gas-trorrhagia, gastrostaxis.

위치 位置 situs 장기의 정상 체위나 신체의 부분. = 체위(position).

위치고정 位置固定 fix 다이빙을 마치고 상승하여 처음 하강하기 시작한 장소를 확인하기 위하여 하강하기 전에 해안선에서 임의 물체들을 연결하는 가상의 두 직선을 기억하는 것.

위치에너지 位置~ potential energy 물체가 자기의 위치를 보유함으로써 생기는 에너지. 중력에 반하여 높은 위치에 있는 물체가 갖는 에너지, 전하가 높은 전위에 있음으로써 갖는 정전에너지 등.

위턱굴 = 상악동.

위턱뼈 = 상악골.

위턱신경 = 상악신경.

위팔근 = 상완근.

위팔노근 = 상완요골근.

위팔동맥 = 상완동맥.

위팔두갈래근 = 상완이두근.

위팔뼈 = 상완골.

위팔뼈머리 = 상완골두.

위팔세갈래근 = 상완삼두근.

위팽만 胃膨滿 gastric distension 액체나 공기의 유입으로 기인한 복부 부종. 구강으로 인공호흡을 하는 술기의 흔한 부작용으로서 구토와 기도 흡인의 기회가 증가하고, 아래로 이동하는 횡격막의 능력 저하는 호흡을 방해할 수도 있다.

위험 危險 danger 인명과 재산에 대한 위해(危害), 일의 실패, 사고 등이 일어나거나 악화될 가능성이 있는 상태. 관리될 수 있는 것과 관리될 수 없는 것 그리고 다른 목적을 위해서 감수하는 것으로 나눌 때, 화재는 관리될 수 있는 위험이라고 할 수 있다.

위험가능지역 危險可能地域 hot zone 오염 및 다른 위험이 존재하거나 발생 가능한 지역(inner peri-meter).

위험경고문 危險警告文 hazard statement 필요한 경우에 제품의 옆면에 표기되는 경고문. 인화성, 폭발성, 화학적 위험성 등이 표시된다.

위험대기 危險待期 hazardous atmosphere 보호받지 못하는 인간에게 해를 입힐 수 있는 가스가 포함된 환경. = 위험가스체.

위험도 危險度 hazard degree 위험의 정도 혹은 위험성이 생기기 쉬운 정도를 확률 통계적 수법에 의해 정량적으로 표현한 것.

위험모집단 危險母集團 population at risk 석면과 함께 일하는 흡연자처럼 각각의 회원에게 질병의 위험이 되는 특성을 공유하는 사람들의 집단.

위험물기술자 危險物技術者 hazardous materials technicians 위험물 관련 훈련을 받은 멤버로 위험 평가의 수행, 위험물 관련 장비를 담당하는 자.

위험물대응팀 危險物對應~ hazardous materials response team 위험물 사고를 직접 담당하는 고도로 훈련된 자들로 구성된 팀. 응급 처치, 개인 회사, 정부 기관에 속하거나 이들의 중복으로 구성될 수 있다. 다른 단체보다 복합적이고 기술적인 기능을 수행한다.

위험물전문가 危險物專門家 hazardous materials specialists 위험물에 관해 고도로 훈련된 자. 장비를 지니고 다니며 위험의 요인 및 안전에 관한 사항을 담당한다. 또한 이들 전문가는 진보된 위험 평가 및 통제를 수행한다.

위험물제조소 危險物製造所 hazardous materials production facility 위험물을 제조하는 목적으로 1일에 지정수량 이상의 위험물을 제조하기 위한 일련의 시설(제조시설, 취급시설 및 저장시설을 포함). 위험물제조소는 위험물의 제조가 목적이므로 위험물 이외의 물품을 제조하기 위하여 위험물을 취급하는 장소는 해당되지 않으며 위험물취급소가 된다. 제조소에 해당되는 것으로는 도료공장, 염료공장, 정유공장, 화장품공장, 인쇄잉크 제조공장 등이 있다. → 지정수량, 위험물.

위험물질 危險物質 hazardous material 노동자의 건강이나 안전, 대중 및 환경에 악영향을 끼치거나 끼칠 수 있는 물질. 줄여서 haz-mat으로 쓰기도 한다. 소방법상으로는 인화성·발화성·산화성 물품을 말한다. 제1류 위험물에서 제6류 위험물까지로 분류된다. = 위험물질.

위험물질사고 危險物質事故 hazardous material incident 환경에 위험을 주는 물질이나 물체의 방출에 의한 사고.

위험물질식별번호 危險物質識別番號 hazardous material identification number 위험물을 운반하는 탱크, 차량, 열차의 게시판 등에 표시하는 4개의 위험물 식별숫자.

위험물화재 危險物火災 hazardous substance fire 위험물을 저장·취급하는 시설 또는 위험물질 자체에서 일어난 화재. → 위험물.

위험분류 危險分類 hazard classification 어떤 물질이나 지역, 공정 등이 갖고 있는 상대적인 위험을 분류한 것. 경급, 중급, 특급위험으로 분류한다.

위험분석 危險分析 hazard analysis 위험에 대응하는 도중에 발생할 수 있는 위험의 조사.

위험분석용데이터베이스 危險分析用~ hazard analysis data base 정량위험분석을 위한 환경 데이터-대지 용도와 지형그래프, 인구와 인구통계자료, 기상측정 자료-뿐 아니라 시스템종류와 같은 모든 입력데이터를 포함하는 데이터베이스.

위험성 危險性 hazardous 가연성이 평균치 이상인 것, 또는 자체의 폭발성, 불안정성, 독성 등으로 인해 위험한 것.

위험예측 危險豫測 risk estimation 위험 측정을 위해 선택한 사건의 모든 결과에 대한 발생가능성과 예측결과를 조합하는 과정.

위험원 危險源 hazardous source 폭발성 가스를 공기 중에 방출 또는 방출할 우려가 있는 위치.

위험장소 危險場所 hazardous location 전기설비의 구조 및 사용시 특히 고려해야 하는 폭발성 혼합기가 존재하거나 존재할 가능성이 있는 장소.

위험지수 危險指數 danger index 산불 위험의 상대적인 심각성을 나타내는 수치. 연소 조건 및 기타의 변수들로 결정.

위험지역 危險地域 hot zone 위험 물질 사고 바로 근처의 지역. 위험지역 외부에서 위험물질의 해로운 효과를 방지할 수 있을 정도의 범위까지 충분히 확장된다.

위험평가 危險評價 risk assessment 위험분석의 결과를 이용하여 위험경감전략의 상대적인 순위나 위험의 비교에 의해 의사를 결정하는 과정.

위험폐기물 危險廢棄物 hazardous waste 현재 또는 장래에 인간 및 생물체에 위험을 초래할 수 있는 쓰레기 및 그 혼합물.

위험품 危險品 hazardous chemical 유해성, 연소성 또는 반응성에서 위험도가 높은 것으로 평가된 모든 고체, 액체 또는 기체.

위험화물 危險貨物 dangerous cargo 주간통상위원회와 미국해안경비대에서 규정한 물질들. 클래스 A, B, C 폭발물, 인화성 액체, 가연성 액체, 인화성 고체 및 산화제, 부식제, 압축가스, 클래스 A, B, C 독극물, 방사능 물질, 병균 등.

위험환경 危險環境 hazardous atmospheres 산소 농도가 비정상적으로 높거나 낮은 분위기를 포함하여, 거주자들을 죽음, 부상, 심각한 질병 등으로 몰아갈 수 있는 오염된 환경.

위협 威脅 threat 힘으로 으르고 협박함. = 공하, 위핍, 위하, 핍억, 협위(脅威), 협하, 협혁.

위회장반사 胃回腸反射 gastroileal reflex 빈 위장에 음식이 들어갔을 때 회장의 운동이 증가하고 회맹판이 열리는 반사.

윈도우인디케이터 window indicator 필터형 호흡기 정화통의 사용수명을 표시해 주는 지시계.

윈드폴 windfall 바람에 의해 부러져 지면에 떨어진 나무 또는 나무의 일부.

윈치 winch 밧줄이나 쇠사슬을 감았다 풀었다 함으로써 무거운 물건을 위·아래로 옮기는 기계.

윌리스환 ~環 circle of Willis 시상하부 아래에 위치하며 대뇌피질에 공급되는 6개의 큰 혈관의 근원.

윌슨병 ~病 Wilson's disease 드물게 보는 진행성 질환으로 상염색체 열성형질로 유전하며 동(銅) 대사 결함에 의하고, 간, 뇌, 각막, 신장 및 기타 장기조직에 동이 축적하며, 간경변증과 뇌, 특히 기저핵의 퇴행성 변화를 특징으로 한다. 소아에게는 간경변증이 주증세로 나타나고 장년층에서는 신경계질환 증세가 흔히 나타나고 특징적 안과 소견으로 색소환(Kayser-Fleischer ring)이 각막 외측연에 나타난다.

윕킥 whip kick 현대 평영의 다리차기로 킥을 할 때 휘둘려 차는 방법. 발을 엉덩이 쪽으로 끌어왔을 때 몸을 중심으로 발의 위치가 무릎보다 바깥방향으로 벌어진다.

U자탐색 ~字探索 U-pattern search 탐색 구역을 'ㄹ'자 형태로 탐색하는 방법. 장애물이 없는 편평한 지형에서 비교적 작은 물체를 탐색하는데 적합하다. 각 평행선의 간격은 시야거리 정도가 적당하며, 수류가 있을 경우에는 수류와 평행한 방향으로 이동한다. = U형수색패턴.

U형석고붕대 ~型石膏繃帶 sugar tong cast 요골 원위부나 상완골의 안정 골절시 사용되는 U자형으로 설탕 집게같이 만든 석고붕대.

유격 遊擊 clearance 기계의 부품과 부품사이의 여유간격.

유곽유두 有廓乳頭 circumvallate papillae 8~12개의 크고 둥근 유두. V자형의 줄로 설근과 설체의 연접 지점에 점으로 배열되어있는 유두. = 성곽유두 → 혀.

유구골 有鉤骨 hamate bone 손목에 있는 뼈. 네 번째와 다섯 번째 중수골 후면에 위치한다. = 갈고리뼈.

유구조충증 有鉤條蟲症 pork tapeworm 병원체는 *Taenia solium*. 돼지고기를 생식하는 주민들에서 많고, 인분으로 배출되는 감염증. 유구조충란에 오염된 풀을 먹은 돼지의 장(腸)안에서 유충으로 있다가 유충은 돼지 장벽을 뚫고 들어가 2~3개월이면 유구낭충이 되고 불쾌감, 상복부 동통, 식욕부진, 소화불량 등의 감염증이 나타난다.

유권해석 有權解釋 authentic interpretation 공권적 해석이기도 하는데, 법을 해석하는 권한을 가지고 있는 기관에 의한 해석. 국가가 법규에 의해서 해석을 명백히 하는 것은 유권해석의 전형적 예이다.

유기 遺棄 abandonment 노령, 질병 기타 사정으로 인하여 도움을 필요로 하는 환자를 불법적으로 의학적 치료를 종결하거나, 자격이 미비한 요원에게 치료를 넘기는 것. 이로 인하여 환자의 생명, 신체의 위험에 빠지게 하는 일종의 신체범이며, 위험범이다. 응급의료종사자는 응급의료진에게 환자를 인계하거나 환자가 의료 기관으로 이송될 때까지 계속 환자를 돌보아야 한다. 응급의료종사자가 법적으로나 도덕적으로 범해서는 안 되는 중대한 행위이지만 현재는 훈시 규정으로 응급의료관계법령상 처벌 규정은 없으나 의무에 위반하여 환자에게 손해를 끼친 경우는 민사, 형사상의 책임이 따를 수 있다.

유기과산화물류 有機過酸化物類 organic peroxide formulation 일반적으로 과산화기(peroxy기, −O−O−)를 가진 산화물을 과산화물(peroxide)이라 하며, 공유결합 형태의 유기화합물에서 이 같은 구조를 가진 것을 유기과산화물이라 한다. 유기과산화물은 본질적으로 불안정하고 자기반응성물질이기 때문에 무기과산화물류보다 더 위험하다. → 자기반응성물질.

유기도료 有機塗料 organic coatings 알키드, 니트로셀룰로오스, 아크릴, 오일, 탄화수소, 에스테르, 케톤, 알코올 등의 인화성 및 가연성 용제를 결합한 액체 혼합물. 얇은 막으로 도포시켰을 때 내구력이 있는 장식용 마감재로 전환된다. 이러한 혼합물은 흔히 안료를 포함하고 있다.

유기물 有機物 organism 상호 의존적 체계와 기관을 통해 생명 기능을 수행할 수 있는 단일 동물이나 식물.

유기산 有機酸 organic acid 산성을 나타내는 유기화합물을 통틀어 이르는 말. 초산, 수산, 석탄산 등이 있으며 초산은 특유의 냄새가 나는 무색 액체로 상품으로 판매되거나 실험실에서 많이 사용된다. 농도가 높을수록 부식성이 강하며 복용시 위점막이 부식되어 상복부의 격렬한 통증과 혈성 구토, 설사가 일어나며 용혈로 혈뇨가 생긴다. 이어 호흡곤란, 핍뇨, 무뇨상태에 빠지게 된다.

유기수 遺棄水 runoff 호스 주수 작업에서 주용도를 위해 사용되지 못하고 낭비되는 물.

유기염소계농약 有機鹽素系農藥 organochlorine pesticide 구조 중 염소가 많이 함유된 농약. 1938년 최초로 DDT의 살충력이 발견된 이래 1940년대부터 1960년대까지 농업과 모기박멸에, 특히 WHO의 말라리아 퇴치 계획의 일환으로 사용하였으나, 많은 유기염소계 농약이 독성과 잔류성이 커 사용 금지되었다.

유기염소제 有機鹽素劑 dichlorodiphenyl trichloroethane : DDT 비화학적 수용성의 염소화 탄화수소로 한때 농업의 주요한 살충제. 세계적으로 사용되었으며 최근에는 환경에 미치는 독성 때문에 사용을 제한하고 있다. 서서히 생물학적 파괴를 초래하기 때문에 이 화합물은 독물에 독성이 축적될 수 있다. = chlorophenothane.

유기의 有機~ organic 탄소를 포함하는 화학적 혼합물.

유기인계농약 有機燐系農藥 organophosphorus pesticide 인(P)을 중심으로 각종 원자 또는 원자단으로 구성된 농약으로 현재 가장 많이 사용되고 있는 농약. 1930년대 독일의 슈라더 등이 유기인제의 살충효과를 최초로 밝혔다. 유기염소제와는 달리 에스테르이기 때문에 가수분해가 잘되고 분해산물이 비교적 독성이 작고 잔류성이 낮아 먹이연쇄로 들어오는 경우가 거의 없다. 독성발현이 매우 신속하고, 유기염소제에 비해서는 잔류성이 그리 크지 않지만 농작물 또는 토양에 살포되면 수개월까지 잔류한다.

유기인산염 有機燐酸鹽 organophosphate 살충제나 약품으로 사용하는 항콜린에스테라아제 화합물의 한 종류. 약물 작용은 콜린에스테라아제의 비가역성 억제이다.

유기인산염중독 有機燐酸鹽中毒 organophosphate poisoning 파라치온(parathion)이나 마라치온(marathion)과 같은 콜린성 살충제의 흡입이나 흡수로 인해 생기는 중독. 서맥, 의식 저하, 혼돈, 분비물 증가, 근육 경련과 구토증상이 나타난다.

유기인제 有機燐劑 organophosphorus pesticide 유기인산에스테르를 유효 성분으로 하는 농약 중 하나의 군. 유기인 살충제와 유기인 살균제가 있다. 유기인 살충제의 경우 벼, 채소, 과수 등의 각종 해충에 유효하며, 살충제 중에서 가장 다량으로 쓰이고 있다. 접촉독, 식독으로 작용하며, 곤충의 신경자극전달에 필요한 효소인 콜린에스테라아제의 작용을 저해함으로써 살충작용을 나타낸다. = 유기인살충제.

유기죄 遺棄罪 crime of abandonment 노유, 질병 기의사정으로 인하여 부조를 요하는 자를 보호할 법률상·계약상의 의무 있는 자가 유기하는 것을 내용으로 하는 범죄.

유기체 有機體 organism 생활 기능을 가진 유생물로, 즉 동식물을 말하며 여러 개체가 서로 유기적인 관계를 이루고 있는 조직체.

유기화합물 有機化合物 organic compound 홑원소물질인 탄소, 산화탄소, 금속의 탄산염, 시안화물, 탄화물 등을 제외한 탄소화합물의 총칭. 원래 유기란 생물에 관계되는 것을 의미하였고, 광물체로부터 얻어지는 무기화합물에 대하여 생물체의 구성 성분을 이루는 화합물, 또는 생물에 의하여 만들어지는 화합물로 분류되었다. 그러나 1828년 F.뵐러가 무기물로 알려져 있던 시안산암모늄으로부터 요소를 만든 이래 많은 유기화합물이 합성되면서 현재의 정의로 일반화되었다.

유나메일러 una mailer(테러) 편지를 이용한 폭탄 테러나 폭탄테러범을 이르는 말. 과학기술문명의 허구성을 폭로한다는 명목 아래 수차례에 걸쳐 폭탄테러를 감행한 유나버머(unabomber)를 본떠 미국의 언론이 만들어낸 말이다. 편지를 무기로 한 테러범 유나메일러는 그 테러 수법에서 유나버머와 유사한 점이 많다. 곧, 인터넷상의 전자신문인 네틀리 뉴스 서비스를 협박하여 인터넷 이용자들에게 보내는 장문의 선언문을 싣게 한 점과 그들의 신분을 철저하게 숨기고 있는 점 등이 그것이다. 그러나 유나버머가 실제 폭탄을 사용한 데 반하여 유나메일러는 실제 폭탄 대신 편지폭탄을 이용하고 있다. 편지폭탄(E-mail bomb)이란 인터넷을 이용하는 특정인이나 특정기관에 엄청난 양의 전자우편을 보내어 컴퓨터 시스템을 파괴하는 행위를 뜻하며, 인터넷 인구가 증가함에 따라 편지폭탄이 인터넷을 위협하는 강력한 수단으로 떠오르고 있다.

유뇨증 遺尿症 enuresis 불수의적인 방뇨로 특히 야뇨증을 말한다. → 야뇨증(夜尿症).

유니버셜커플링 universal coupling 나사산이 서로 다른 커플링들을 결합할 수 있는 장치.

유니폴안테나 unipole antenna 펄스의 유무 또는 극성으로 그 내용을 표현하는 디지털 신호의 구성 방식. 펄스의 유(마크)를 전압 +V[V], 펄스의 무(스페이스)를 전압 0[V]에 대응시키면, 마크 +V[V]의 전압치가 되는 펄스 구성을 유니폴라(unipolar) 신호라고 하며, 마크를 전압 +V[V]와 −V[V] 스페이스를 전압 0[V]에 대응시켜 마크가 생길 때마다 전압 +V, −V를 교대로 변환하는 펄스 구성을 바이폴라(bipolar) 신호라고 한다.

유니폼방화코드 ～防火～ Uniform Fire Code : UFC 국제건축가회의와 미국 서부지역 소방서장협회에서 제정한 방화코드.

유니폼빌딩코드 Uniform Building Code : UBC 국제건축가회의에서 제정한 빌딩코드로 자재, 건축공정, 설계 등 건축 관련 세부사항들을 규정하고 있다.

유닛 unit 화학공장 등에서 제품을 생산하기 위한 단위공정과 단위조작을 총칭.

유닛히터 unit heater 소규모 공간의 난방만을 목적으로 설치하는 독립식 난방기구. 바닥 또는 벽체에 설치할 수 있다.

유당뇨증 乳糖尿症 lactosuria 소변 내에 유당이 존재하는 경우. 말기 임신 중이나 수유 중에 나타날 수 있다. = 젖당뇨증.

유도 誘導 lead 생리적인 전기 활동을 측정할 수 있게 신체에 부착된 전기적인 연결체. 대뇌와 심장의 전기적 활동을 측정하기 위하여 일반적으로 사용된다. 병원에 도착하기 전이나, 응급실이나, 중환자실에서 심장의 전기적 활동은 I, III, MCL 1을 이용하기도 하나, 일반적으로 II극에서 관찰되고 기록된다.

유도가열 誘導加熱 induction heating 도체가 변화하는 전자기장에 있을 때 I^2R의 손실로 인한 도체의 가열.

유도단위 誘導單位 derived unit 기본단위에 의해 유도된 단위. 예로서 속도단위(m/s), 압력단위(kg/cm^2) 등이 있다. → 단위, 기본단위.

유도등 誘導燈 exit sign 화재시 피난의 방향을 알려주는 것. 피난구유도등, 통로유도등, 객석유도등, 유도표지 등이 있으며, 연기 속의 조도가 감소된 곳에서도 일정한 조도를 유지할 수 있는 기능을 가지고 있어야 한다.

유도로 誘導路 taxiway 항공기의 지상통행 및 비행장내의 한 부분과 다른 부분의 연결을 위하여 육상 비행장에 설치한 일정한 통로.

유도발화 誘導發火 pilot ignition 가연성 물질의 주변에 위치한 고온의 발화원에 의해 방출된 방사열이 그 가연성 물질로부터 발산되는 가스나 휘발성 증기를 지속적으로 가열시켜 발화에 이르도록 하는 일, 혹은 화재 그 자체.

유도분만 誘導分娩 induced labor 기계적으로 또는 기타의 외적 처치에 의하여 분만을 유발시키는 것.

유도유산 誘導流産 induced abortion 태아가 생존할 가망성이 없을 때 의도적으로 유산하는 것. = 인공유산.

유도자계 誘導磁界 induction field 통신 선로에 발생하는 유도 전압으로서 인체에 위험을 주는 전압. 송전선, 교류 전철의 지락(地絡) 사고에 의한 이상 시 발생하는 유도 위험 전압과 송배 전선, 교류 전철의 정상 운행 시 발생하는 상시 유도 위험 전압이 있다.

유도장해 誘導障害 inductive disturbance 외부의 전력 시설에 의해 통신 선로가 받게 되는 피해 가운데 하나. 송·배전 선로와의 거리 간격이 부적당하거나, 전차선의 불꽃이나 벼락, 또는 강전류선의 고장 등으로 인해 발생한다. 시가지에서는 전등 인입선과 접촉하여 피해를 받는 경우가 많다.

유도적 誘導的 derivative 어떤 다른 물질이나 대상에서 생겨난 것. 예를들면 페니실린은 곰팡이에서 추출한 것이다. = 유도체.

유도전류 誘導電流 induced current 전자유도에 의해 유기(誘起)되는 전류.

유도채널 誘導~ derived channel 정상적인 통신을 위해 지역구간을 동시에 사용할 수 있는 능동 다중채널. 공공교환망의 지역구간에서 사용할 수 있는 신호회로.

유도표지 誘導標識 exit marking 화재시 대피할 수 있는 통로(비상구)를 안내하는 표지.

유독가스 有毒~ noxious gas 공기 중에 일정량 이상 존재하는 경우 인체에 유해한 독성을 가진 가스. 허용농도(공기 중에 노출되더라도 통상적인 사람에게 건강상 나쁜 영향을 미치지 않는 정도의 공기 중의 가스의 농도)가 100만 분의 200 이하인 것을 말한다. 암모니아, 일산화탄소, 이산화황, 질소산화물, 염소 등이 이에 속하는데, 메탄이나 질소 따위처럼 단순한 질식성의 가스는 포함되지 않는다.

유독동물외상 有毒動物外傷 envenomation 뱀이나 곤충 독이 신체 내로 주입되는 것.

유독물 有毒物 toxic materials ① 약사법에서 정하는 독약과 극약으로 사람 또는 동물에 섭취·흡입 또는 외용된 때 그 극량이 치사량에 가깝거나 축적 작용이 강하거나 약리 작용이 격렬하여 사람 또는 동물의 구조·기능에 위해를 가하거나 가할 염려가 있는 것으로서 식품의약품안전청장이 지정하는 의약품. ② 유해화학물질 관리법에서 정하는 것으로 사람의 건강 및 환경에 위해를 미칠 유해성이 있는 화학물질로서 대통령이 정하는 지정 기준에 따라 환경부장관이 정하여 고시한 것.

유독성자상 有毒性刺傷 venomous stings 독사, 해파리, 전갈 등에 의해 날카롭고 고통스럽게 피부를 관통한 상처. 유독한 독이 있어 과민성 쇼크가 발생하거나 사망할 수도 있다.

유독소 有毒素 toxoid 독성을 잃었지만 항원으로 작용하여 항체의 생산을 자극하는 변형된 세균 내독소.

유동성 流動性 liquidness 액체와 같이 쉽게 흘러 움직이는 성질.

유동성관절 流動性關節 movable joint 관절의 운동이 가능한 것으로, 활막성 관절이라고도 한다.

유동성플라스틱물질 流動性~物質 free-flowing plastic materials 화재시 저장용기나 함에서 이탈되어 연도 공간을 막아 질식을 일으키는 플라스틱. 분말, 과립, 플레이크 또는 여러 형태로 포장된 작은 물건 등이 있다.

유동층 流動層 fluidized bed 용기 속의 분립체(粉粒體)가 유체(액체 또는 기체)의 일정한 유속에 따라 형성하여 이동하는 층. 유동상(流動床)이라고도 한다. 입자 지름이 작은 분립체를 용기에 넣고, 그 밑부분의 다공판과 같은 정류기를 거쳐서 가스 또는 액체를 흘려보내면, 유속이 작을 때에는 입자가 정지된, 이른바 고정층 그대로이지만, 유속이 어느 정도 이상이 되면, 입자에 가해지는 유동저항과 중력이 같아져서, 분립체는 마치 끓는 액체처럼 손쉽게 유동할 수 있는 상태가 된다. 이 현상이 유동화(fluidization)이며, 이 상태의 층이 유동층이다. 유동층에서는 용기 내의 입자가 거의 균일하게 혼합되어, 입자와 유체의 접촉이 좋고 온도 조절이 손쉬워, 간단한 장치로 다량의 분립체를 연속적으로 처리하여 그 일부를 빼내거나 공급할 수가 있다. 그러나 입자가 유체를 따라 운반되거나 마모되는 결점이 있다.

유두[1] 乳頭 nipple 유방의 유두륜의 중심에 있는 발기성 조직의 원추형 돌기로 분만 후 젖을 분비할 수 있다.= 젖꼭지.

유두[2] 乳頭 papilla ① 혀 표면의 원추형의 돌기와 같은 작은 돌기. ② 시신경 유두. 눈의 망막에 있는 흰색의 작은 원반. 맹점이라고도 함.

유두근육 乳頭筋肉 papillary muscle 심장의 심실 내에서 건삭이 연결되어 있는 근육. 판막을 열고 닫게 한다. = 꼭지근육.

유두부종 乳頭浮腫 papilledema 두개강 내 압력의 증가로 인한 시신경 유두의 부종.

유두선 乳頭線 nipple line 유두와 유두를 있는 가상선. 영아나 신생아의 기본 인명구조술의 압박 지표가 되는 부위. = 젖꼭지선.

유두염 乳頭炎 papillitis 시신경 유두의 염증. = mamillitis.

유두종 乳頭腫 papilloma 편평상피조직과 이행상피 등에서 많고 유선에서도 나타나는 분지(分枝)상 또는 엽(葉)상의 양성상피성종양.

유두종성방광염 乳頭腫性膀胱炎 cystitis papillomatosa 염증의 점막에 유두종의 증식이 일어나는 것이 특징인 방광염.

유두층 乳頭層 papillary layer 진피의 표층. 작은 유두가 돌출해 있어 피부 표면의 굴곡을 주도하는데 특히, 손, 발바닥에서는 유두가 일정한 배열을 이루고 이에 따라 피부 표면에서도 서로 평행하는 융기선이 특수한 무늬를 나타낸다. 손가락에서는 지문(finger print), 손바닥에서는 장문(palmar print), 발바닥에서는 족적문(solo print)이라고 한다.

유람잠수 遊覽潛水 excursion diving (구조) 포화수심으로부터 상하로의 잠수를 의미한다. 이 허용 범위 내의 안전한 거리와 유람할 수 있는 시간은 포화수심에 달려 있다. 표면 잠수는 어떤 수심의 잠수를 하고 유람잠수 동안 공기의 흡수 없이 다시 돌아올 수 있다. 이와 마찬가지로 유람잠수에서도 어떤 주어진 포화수심에서 이보다 더 깊은 수심이나 더 낮은 수심의 잠수를 유람잠수표에 의한 감압 없이 제한된 수심과 제한된 시간 내에서 잠수를 할 수 있다.

유량 流量 flow rate 하천이나 개수로(開水路), 관 속을 흐르는 액체에 대해, 유선(流線)과 직각인 단면을 단위시간 내에 통과하는 수량. 유수(流水)의 단면적을 A, 유수의 평균유량을 V라 하면 유량 Q는 Q=AV로 나타내며, 그 단위는 ℓ/s, m^3/s, m^3/일, m^3/월, m^3/년 등으로 표시된다.

유량계 流量計 flow meter 가스를 그 점도와 밀도를 기준으로 흐르는 속도에 따라 측정하는 것. 마취가스 기계 내에서 바늘 밸브에 의해 작동되는 장치로 회전식 유량계(rotameter)라고도 한다.

유량계산 流量計算 flow calculation 액체 또는 기체를 이송하는 배관의 유량을 계산하는 것.

유량계수 流量係數 flow coefficient 이론상의 유량과 실제상의 유량의 비율. 오리피스에서는 수축계수에 속도계수를 곱한 것이 된다.

유량운전 流量運轉 capacity operation 정격용량 및 정격압력에서 또는 그 부근에서 펌프용 엔진을 성능시험하는 것.

유량제한산소동력식환기장비 流量制限酸素動力式換氣裝備 Flow-Restricted Oxygen-Powered Ventilation 인공호흡을 제공하기 위해 압축 산소를 사용하는 장비. 압축된 산소를 사용하여 환자의 얼굴에 놓인 마스크를 통해 인공호흡을 하기 위하여 산소를 사용하여 압력을 제공한다. 최고 유량, 100%산소로 분당 40 ℓ 이상, 대략 60cm 수압에서 개방되는 압력 이완판이 있고 제동기는 구조자가 안면 마스크를 봉인하기 위해서 양손을 사용하면서 조작할 수 있다. 자동 유량제한이 있어서 환자에게 산소를 과도하게 공급하지 않도록 방지할 수 있다.

유량제한오리피스 流量制限~ restricted flow orifice 최대 유량을 30 lpm으로 제한하는 가스 실린더 밸브 본체에 설치된 장치.

유로빌리노젠 urobilinogen 장의 빌리루빈으로부터 생성된 화합물. 일부는 변으로 배설되고 일부는 흡수되어 장간 순환으로 들어간 후 담즙이나 소변으로 배설된다.

유로키나제 urokinase 혈전용해제. 순환혈중 및 혈전의 내부와 표면에서 plasminogen의 arginine-valine 결합을 직접 끊어 plasmin으로 전환하고 간에서 빠르게 대사되며 혈전용해작용은 4시간 정도 지속되고 생리식염수 등으로 녹인 후 사용한다.

유로퓸 europium [Eu] 원자번호 63, 원자량 151.96, 융점 826℃, 비등점 1,439℃인 무색 또는 담홍색의 상자성(常磁性)을 갖는 물질. 희토류 원소의 하나로 반응성이 강하고 분말 상태에서는 자연 발화를 일으키는 성질을 가지고 있다. 염화유로퓸을 융해하여

전기분해하거나 알칼리금속으로 환원하면 얻어진다.

유류 油類 all kinds of oil 모든 기름 종류를 의미하지만 일반적으로 휘발유, 등유, 경유, 중유와 같은 석유류(石油類)를 뜻한다.

유류화재 油類火災 oil fire 유류(가연성액체 포함)가 가연물이 되는 화재. 연소 후 재를 남기지 않는 화재로 B급화재라고도 하며 황색으로 표시한다. 소방법시행령 별표 3에 규정된 특수인화물류, 제1석유류, 제2석유류, 제3석유류, 제4석유류, 에스테르류, 케톤류, 알코올류, 동식물류 등의 제4류 위험물과 락카빠데, 고무풀, 제1종 인화물, 송지, 파라핀, 제2종 인화물 등에 의한 화재가 여기에 속한다. 유류화재는 액체가연물의 취급부주의로 발생하며 연소성이 좋기 때문에 매우 위험하다. 유류는 대부분 가연성 액체로 대기압 하에서 상온 이하의 인화점을 가지므로 증기를 발생시키고, 이 가연성 증기는 공기와 적당히 혼합된 상태인 연소범위에 들어가게 되며, 발화원이 접촉되면 쉽게 인화하여 화재를 발생시킨다. → 연소, 특수인화물류, 제1석유류, 제2석유류, 제3석유류, 제4석유류, 알코올류, 제4류 위험물, 인화점, 연소범위. = B급화재.

유리¹ 遊離 liberation ① 투여한 약물이 장기나 신체내로 풀려져 나오는 것. ② 효소나 화학 반응을 활성화하는 것.

유리² 琉璃 glass 규사, 탄산나트륨, 탄산칼슘 등을 고온으로 녹인 후 냉각하면 생기는 투명도가 높은 물체. 일반적으로 비결정 고형물을 유리상태에 있다고 하며, 특히 무기물로서 이와 같은 상태가 된 것을 유리라고 한다. 유리가 될 수 있는 무기물에는 여러 종류가 있는데 셀렌, 황 등의 원소, 규소, 붕소, 게르마늄 등의 산화물이나 산화물염류, 황화물, 셀렌화물, 할로겐화물 등이다. 가공 처리한 것에는 판유리, 색유리, 거품유리, 유리섬유, 안전유리 등이 있고 특수용도에 쓰이는 것으로는 광학유리, 크리스탈유리 등이 있다. = 초자(硝子).

유리구감지기 琉璃球感知器 quartzoid bulb detector 밀봉된 유리구 안에 담긴 액체가 팽창하면서 구체가 파괴되고 동시에 전기적 접촉을 일으켜 감지

기를 작동시키는 정온식 화재감지기.

유리섬유 琉璃纖維 glass fiber 유리를 융해·가공하여 가는 섬유 모양으로 만든 것. 고온에 견디며, 불에 타지 않고, 흡습성이 적다. 또한 화학적 내구성이 있기 때문에 부식하지 않으며 강도, 특히 인장강도가 강하다. 신장률이 적고 전기 절연성이 크다. 내마모성이 적고, 부서지기 쉬우며 부러진다. 제조 방법에는 유리 막대를 융해하여 급속히 잡아늘이는 방법, 백금 도가니로 녹여서 바닥에 뚫린 구멍으로부터 흘러내리게 하면서 급속히 잡아 늘이는 방법 등이 있다. 이렇게 제작한 섬유를 절단하여 긴 섬유, 짧은 섬유로 만든다. 보통 천으로 짠 내화직물(耐火織物)이나 전기 절연재료 등의 용도로 널리 쓰이며, 건축관계에서는 보온·보냉재(保冷材), 흡음·방음재, 공기여과 등에 사용된다.

유리섬유강화플라스틱 琉璃纖維強化~ glass fiber reinforced plastics : GFRP 유리섬유로 강화한 플라스틱. 가볍고 단단하나 다른 구조 부재에 비해 값이 비싸다. 그러나 설계 또는 가공기술 진보가 GFRP의 특성을 살려 수요가 증대하고 있다. GFRP 주정(舟艇)은 경량, 내부식성, 매끈함 등 특성을 살린 분야로, 자동차의 경량화에 이바지하고 있다.

유리솜 琉璃~ glass wool 소다 성분이 많은 저융점의 유리를 섬유상으로 뽑아내어 만든 것. 내열성과 높은 인장 강도를 지니고 있고 뛰어난 전기적 성질을 가지고 있다. 용도는 보온재, 내화재, 여과재, 절연재 등으로 사용된다.

유리약물 遊離藥物 free drug 혈관 또는 림프계를 통한 약물분포 중에 약물이 자유형으로 계속 존재하거나 혈장의 운반 단백질(plasma carrier protein) 또는 저장조직의 단백질(storage tissue protein) 및 수용체 단백질(receptor protein)과 결합하는데 혈장 단백질과 결합한 약물을 결합형 약물(bound drug), 비결합물을 유리약물(free drug)이라고 한다.

유리어수지 ~樹脂 urea resin 무색투명한 착색성이 좋은 열경화성 수지. 간단히 착색할 수 있으나, 물에 약하다. 수용성인 초기 축합물에 염류(鹽類)를 가하면 상온에서도 경화한다. 제법은 요소와 포르말린을

합하고, 때로는 미량의 암모니아를 가해서 약한 알칼리성으로 하고, 70℃ 정도로 가열하면 수용성인 진득한 제1차 요리어수지가 된다. 용도는 수지 접착제로 사용되는 이외에 목분(木粉) 등과 혼합하여 가열성형하거나 합판이나 천에 합침(合浸) 가열하여 적층판(積層板)을 만든다. = 요소수지, 우레아수지, 요소포르말린수지.

유리질변성 琉璃質變性 hyaline change 세포내나 세포와 세포사이에 유리같이 견고한 반투명의 균일하고 무구조적이며 에오신(eosin)에 잘 염색되는 핑크색 물질이 축적되는 것. 유리질성 동맥경화중, 간장내 알코올성 유리질, 폐내 유리질 막, 여러 세포내 유리질 점적 등이 있다.

유리체강 遊離體腔 vitreous cavity 눈의 수정체 후방 공간으로, 유리체액과 그것을 싸는 막으로 구성되어 있다.

유리체액 遊離體液 vitreous humor 맑은 젤리 같은 물질로 얇은 막에 담겨있고, 눈의 수정체 뒤에 채워져 있다. = vitrous body.

유리체출혈 遊離體出血 vitreous hemorrhage 유리체액 내로 출혈되는 것.

유리호르몬 遊離~ releasing hormone 뇌하수체 속으로 분비되고 시상하부에서 생성되는 많은 호르몬 중 하나. 각각의 유리호르몬은 특수자극 호르몬을 분비하기 위해 뇌하수체를 자극하는 유발 요소(releasing factor)로 알려져 있다.

유막 油膜 oil film 기름의 엷은 막. 베어링에서는 축과 저널 사이에 형성된 유막에 의하여 양자의 직접적인 접촉을 방지하고, 이른바 유체 마찰의 상태로 되어 마찰 및 마모의 감소에 도움을 준다.

유무선접속 有無線接續 radio patch 교환원을 통한 통신과 비교하여, 무선과 전화회로를 상호 접속시켜 직접 음성통신을 가능케 한 것.

유무윤활 油霧潤滑 mist lubrication 축 상자 안에 압축공기로 무화(霧化)한 윤활유를 내뿜어 윤활면을 윤활하게 하는 방법. 고속, 경하중 베어링에 적합하다. 또한 축에 날개를 달아서 적극적으로 적하유(滴下油)를 비산시켜 기름을 무화하기도 한다.

유문 幽門 pylorus 십이지장 쪽으로 각진 위장의 튜브모양 부분. = 날문.

유문괄약근 幽門括約筋 pyloric sphincter 십이지장에서 위장으로 퍼지는, 십이지장 입구 유문의 두꺼운 근육고리. = 날문조임근, 유문밸브(pyloric valve).

유문연축 幽門攣縮 pylorospasm 위장 유문괄약근의 경련.

유문협착증 幽門狹窄症 pyloric stenosis → 협착증(stenosis).

유미관 乳糜管 lacteal vessel 소장벽 융모에 있는 많은 모세림프관. 지방을 흡수할 때 우유빛처럼 하얗게 변한 액체를 담고 있다. = chyliferous vessels.

유미미립 乳糜微粒 chylomicron 장 상피세포에 의해 림프로 분비되고 림프계에 의해 혈액으로 수송되는 지질과 단백질의 입자. = 유미지립(乳糜脂粒).

유발성알레르기 誘發性~ induced allergy 항원의 주사, 항원과의 접촉 또는 미생물의 감염 등에 의한 알레르기. 유전성 알레르기와 서로 비교된다.

유발원인 誘發原因 provokes 통증을 유발하는 근원.

유발점 誘發點 trigger point 자극에 대해 특히 예민한 신체의 한 부위. = 유발역(trigger zone).

유방 乳房 breast 피부가 선상구조로 변한 가슴의 앞 표면. = 젖.

유방암 乳房癌 breast cancer 유방 조직의 악성 종양. 미국의 여성들에게 가장 흔한 암으로 30세와 50세 사이에서 발생빈도가 높다. 또한 첫 아이를 늦게 출산한 여성(30세 이후)에서도 많이 발생하는데 유방의 상외측 4분원에 아주 많이 보이며 좌우 차이는 거의 없다. 다량의 지방질과 고칼로리 음식을 상식하는 여성과 폐경기에 에스트로겐을 다량 사용하는 여성, 유방암이 발생한 가족이 있는 여성에 많다. 섬유낭성 질환, 특히 비정형적 증식성 병변을 가진 여성(2~6배)에게서도 많이 발생하며 이전에 유방암, 난소암이나 자궁내막암이 있었던 여성에 많고 자궁경부암이 있었던 여성은 유방암의 빈도가 낮다. 위험 요인으로는 유방암의 가족력, 미경산부, 방사선 노출, 이른 초경, 늦은 폐경, 비만, 당뇨, 고혈압, 유방의 만성낭 질병, 폐경 후의 호르몬 치료법 등이 있고 40세 이상의 초산이나 다른 암의 병력은 유방암의 위험률을 증가시킨다. 초기 징후로 무통의 작은 덩어리, 두껍거나 움푹 들어간 피부, 유두퇴축 등이 있으며 병변이 발달함에 따라 유부 분비물, 통증, 궤양, 액와선 부종 등이 나타난다.

유방염 乳房炎 mastitis 유선 또는 유방의 염증.

유방절제술 乳房切除術 mastectomy 하나 혹은 두 개의 유방을 제거하는 것.

유방조영술 乳房造影術 mammography 유방조직의 병변을 확인하는 유방 X-선 촬영술.

유방촬영 乳房撮影 mammogram 유방의 섬유조직을 촬영하는 X-선. 낭조직이나 종양조직을 발견할 수 있다.

유분리장치 油分離裝置 oil separator 위험물(유류)을 저장·취급하는 시설에서 유출된 기름이 빗물이나 용수와 섞여 하수구로 유입되지 않도록 분리해내는 장치.

유분증 遺糞症 encopresis 기질적 결함이나 질환이 원인이 아닌 배변운동 조절이 불가능한 분변실금. = 시실금.

유사단독 類似丹毒 erysipeloid 붉고 푸른 반점과 홍반이 특징적인 손의 염증. *Erysipelothrix rhusiopathiae*에 감염된 고기나 생선을 다루었을 때 발생한다. = fish-handler's disease.

유사백일해 類似百日咳 parapertussis 백일해(pertussis, whooping cough)와 흡사한 증상을 보이는 급성 세균성 질환. 치명적인 경우도 있지만, 대개는 더 경한 증세를 보인다.

유사분열 有絲分裂 mitosis 체세포에서 발생하며 염색체 정보를 복사하여 두 개의 유전적으로 똑같은 딸세포 형태로 나뉘는 세포분열의 한 형태. 성장과 손상된 조직에서 새로운 세포를 만드는 과정이다. → 감수분열.

유사참호 有事塹壕 parallel trench 현재 개발 중인 참호와 근접하고 유사한 것으로 이전에 발굴되고 메워진 참호.

유산소대사 有酸素代謝 aerobic metabolism 산소

에 의해 가장 효과적으로 기능하는 체내 작용 대사.

유산소운동 有酸素運動 aerobic exercise 근육이 필요로 하는 산소를 공급하기 위해 심장과 폐를 강화시키는 운동. 달리기, 자전거 타기, 수영, 스키 등의 운동이 있다.

유색잡음 有色雜音 colored noise 잡음 전력의 주파수 특성이 주파수에 의해 일정하지 않은 잡음. 연속적인 잡음 중에서 잡음 전력의 주파수 특성이 주파수에 관계없이 일정한 백색 잡음(white noise)과 구별되어 사용된다.

유선 乳腺 mammary gland 성인 여성에 있는 반구 모양의 분비조직. 아이나 남성에게서는 간단한 모양으로 나타날 수 있고, 선 조직은 작은 주머니를 가진 엽으로 구성되며, 각각의 엽은 유즙을 주머니에서 유두로 운반할 수 있는 관을 가지고 있다. 유방의 내부는 유선조직으로 이루어져 있고 바깥 부분은 지방 조직으로 구성되어 있다.= 젖샘.

유선자극호르몬 乳腺刺戟~ lactogenic hormone 유선에 작용하여 유즙의 생성과 분비를 촉진하는 호르몬. = 최유호르몬(prolactin).

유성도료 油性塗料 oil paint 건성유(아마인유 등)의 피막이 건조 경화하는 성질을 이용한 도료. 가장 일반적인 도료로 흔히 페인트라고도 한다. = 오일페인트, 유성페인트.

유성바니시 油性~ oil varnish 유용성 페놀수지와 유동기름을 사용해서 만든 투명 도료. 천연수지 또는 합성수지를 건성유(乾性油) 또는 보일유(boil油)와 함께 가열 융합하고 건조제를 가하여 테레빈유나 석유 등으로 희석한다. 오일의 종류, 양, 수지의 종류에 따라 각종 명칭이 있다. 오일 종류에 따라 오일바니시, 스파(spar)바니시. 오일량에 따라 바디(body)바니시로 구분되고, 골드사이즈(gold size)바니시. 수지에 따라 코펠(copal)바니시, 송진바니시, 데머(dammer)바니시, 흑바니시 등으로 구분된다. 용도는 광택이 좋기 때문에 주로 실내 도장(塗裝)에 사용된다. 또 유분이 많으므로 건조는 느리지만 내구력이 강하여 옥외용으로 사용되는 것도 있다.

유성에나멜 油性~ oil enamel 유성 바니시에 안료

를 섞어 만든 것. 건조는 더디지만 피막이 튼튼하고, 광택이 있으며 내수성이 센 것이 특징이다. 바니시는 각종의 휘발성 바니시, 유성 바니시를 사용하며, 쓰이는 바니시의 종류에 따라 여러 가지 성능, 용도별 에나멜을 제조할 수 있다. 내부용 에나멜에는 주로 골드(gold)사이즈 급의 단유성 바니시 또는 코펠(copal)사이즈 급의 중유성 바니시를 사용한다. 그러나 흰색 에나멜의 경우에 위의 유성니스는 착색이 뚜렷하기 때문에 주로 휘발성 다마르바니시를 사용한다. 또한 하급품의 내부용 에나멜은 경화 로진바니시와 같은 휘발성 바니시를 사용한다. → 바니쉬.

유성페인트 油性~ oil paint 보일유 등과 신전제, 안료 등을 혼합한 도료. 목재에 칠하면 견고한 피막을 만들어 목재 표면을 피복하므로 방수·방부성이 생기고, 또 안료가 들어 있어서 도막을 자유로이 착색할 수 있으며 부재 표면을 미화하는 효과도 있다. 내수성, 내후성, 내마멸성이 좋아 건물의 외벽이나 욕실, 부엌 등에 사용한다. = 오일페인트, 기름페인트.

유수 流水 flow ① 액체의 이동. ② 흐르는 물.

유수검지기 流水檢知器 water flow detector(vane type) 스프링클러 설비 유수검지장치의 일종. 한 방향으로만 흐르는 유수에 의해 작동되는 전기적인 신호표시기나 경보 체크밸브를 말한다. 스프링클러 헤드 한 개분의 물의 흐름이 감지될 경우 작동한다.

유수검지장치 流水檢知裝置 alarm check valve 스프링클러 설비가 최초로 작동했을 때 경보를 발신하는 장치. 스프링클러 설비의 종류에 따라 습식, 건식, 준비작동식, 일제살수식 등이 있다. → 스프링클러 설비.

유수검지체크밸브 流水檢知~ detector check valve 공공수도를 소화배관에 접속하는 경우, 누설(유수량)을 검지하기 위해 인입관에 설치하는 밸브.

유수경보밸브 流水警報~ water flow alarm valve 스프링클러 설비에서 물의 흐름이 감지될 경우 작동하여 경보를 발하는 밸브. 스프링클러 설비의 입상관에 설치한다.

유수경보장치 流水警報裝置 flow alarm 스프링클러

배관에서 화재진압 이외의 원인으로 물이 흐르는 것을 감지하여 경보를 발하는 장치.

유수시험 流水試驗 waterflow test 급수설비 또는 스프링클러 설비에 물을 흘려보내 일정 잔압에서의 유수량을 측정하고, 또 정압과 잔압 사이에 발생하는 압력차를 알아보기 위한 시험.

유시계비행방식 有視界飛行方式 visual flight rules : VFR 계기비행방식(IFR) 이외의 모든 비행방식. 기상상태가 유시계 기상상태(VMC : visual meteorological condition)이면 비행계획을 가장 가까운 공항 사무소에 통보하고 이 방식에 따라 비행하는 것이 가능하다. 다만, 항공교통 관제권 내를 비행할 때에는 관제관에 의한 안전상의 지시에 따르지 않으면 안 된다.

유아급사증후군 幼兒急死症候群 sudden infant death syndrome : SIDS 유아가 자고 있는 동안에 갑자기 사망하는 현상. 사망의 원인을 알기 어렵다.

유아기 幼兒期 infancy 생후 1년가량 모유 또는 우유로 양육되는 시기.

유아의 幼兒~ infantile ① 유아 또는 유아기의 특성과 관련된. = 영아의. ② 성숙의 결여. ③ 발육부전에 영향을 받은. ④ 발달의 초기 단계.

유암종 類癌腫 cancinoid ① 암과 유사한 병변. ② 중증도의 피부암.

유압도어오프너 油壓~ hydraulic door opener 사고 등으로 닫혀져 있는 방화문 등을 유압의 힘으로 열 때 사용하는 장비.

유압램 油壓~ hydraulic ram 유압 실린더라고도 하며 유압 스프레더와 마찬가지로 장애물을 벌리는 기능을 하는 장비. 실린더 내에 들어있는 램이 전개되면서 공간을 확보할 수 있는데, 주로 교통사고시 계기판과 바닥 부분 사이에 실린더 램을 수직으로 설치 후 작동시켜 공간을 확보하는 데 쓰인다.

유압력구조장비 油壓力救助裝備 hydraulic powered rescue tool 다양한 유형의 유압구조장비를 작동하기 위해 유압을 이용한 엔진이나 전기를 사용한 작동 시스템. 기본적으로 동력장치, 동력스프레더, 동력절단기, 동력램 등이 있다. 여러 곳에 적용

되지만, 보통 차량이나 건물의 구조작업 용도로 사용된다. = jaws, hurst tool.

유압및기계식사다리 油壓~機械式~ hydromechanical hoist 사다리를 세울 때에는 유압을, 그리고 턴테이블을 회전시키거나 사다리를 연장할 때에는 기계적 동력을 사용하는 고가사다리.

유압스프레더 油壓~ hydraulic spreader 유압을 이용해 찌그러진 부분을 넓혀서 갇혀있는 사람을 구조하는 데 이용되는 구조장비.

유압식원형콘크리트절단기 油壓式圓形~切斷機 hydraulic circle concrete cutter 유압팩을 사용하여 콘크리트를 절단하는데 사용되는 장비. 사용 중 콘크리트와의 마찰로 인한 소음이 심하고 기계 내외부로 과도한 열을 받아 자주 식혀주면서 작업을 해야 하는 단점이 있다.

유압식지주 油壓式支柱 hydraulic shoring 유압식 유동체를 이용한 동력 잭이나 지주. 불안정하거나 위험한 담을 지지하기 위해 사용한다. = speed shores.

유압식컷아웃 油壓式~ hydraulic cutout 퓨즈링크의 절단이나 접점의 개방에 의한 아크를 기름 속에서 차단하도록 모든 퓨즈 지지대, 퓨즈 링크, 단로날의 전도성 부품의 용단 부분과 접점이 완전히 기름에 잠긴 컷아웃.

유압엔진펌프 油壓~ hydraulic engine pump 각종 재난현장에서 사용되는 유압전개기, 유압절단기, 유압램 등 유압장비를 작동할 수 있도록 유압동력을 공급하는 장비.

유압장비 油壓裝備 oil pressure equipment 비압축성 작동유체(作動流體, hydraulic fluid)를 동력 전달 매체로 사용하는 장비. 유압펌프, 유압호스, 실린더, 기름통, 엔진 등으로 구성된다. 예로서 유압절단기, 유압전개기, 도어오프너 등이 있다.

유압잭장비 油壓~裝備 hydraulic jack tool 유체(대부분 오일)를 이용해 펌프작용을 만들어 공이쇠(플런저)에 압력을 가하여 사용하는 수동 잭. 플런저의 운동으로 인한 밀어내는 힘과 팽창력은 차량 및 건물의 구조작업에 잭이 유용하게 쓰이게 해준

다. 2~500톤 중량의 무게를 버틸 수 있다. = porto
-power, railroad jack.

유압전개기 油壓剪介機 hydraulic spreader 유압
엔진 펌프로부터 발생된 유압을 이용하여 주로 철
재, 목재, 기타의 장애물을 벌리거나 당기는 역할을
하는 장비. 주로 교통사고 시 차량의 문을 개방하거
나 장애물을 벌려 작업공간을 확보하고 갇혀 있는
요구조자에 접근하여 구조하는 장비.

유압절단기 油壓切斷機 hydraulic cutter 파손된 차
량에 갇혀 있는 희생자를 구조하는 장비. 차량의 문
이나 핸들, 페달, 바디 부품 등을 제거하거나 각종
건물이나 강한 구조물을 절단하는 등 구조 현장에서
다용도로 사용할 수 있다.

유압착암기 油壓鑿岩機 hydraulic drill 유압펌프를
착암기구에 연결하여 암석을 폭파하기 위한 폭약을
장전(裝塡)하는 구멍(발파구멍)을 만드는 데 사용
하는 기구. 용도에 따라 레그드릴, 싱커, 드리프터
등으로 나누어지는데, 능률 향상과 진동 방해를 위
하여 드리프터가 많이 쓰인다.

유압콤비 油壓~ hydraulic combi 교통사고, 붕괴
사고 등 재해 현장에서 철 구조물의 절단 및 전개에
사용하거나 엔진펌프 고장 시 비상용으로 사용이 편
리한 장비.

유압핸드펌프 油壓~ hydraulic hand pump 동력
장치 없이도 유압전개기, 유압절단기에 연결하여 장
비를 작동시키는 펌프. 작업 속도가 느리며 구조대
원의 체력이 많이 소모되는 것이 단점이나 장비가
가벼워서 설치가 용이한 것이 장점이다. 또한 동력
장치를 사용하지 않기 때문에 지하나 밀폐된 공간에
서 별다른 장비의 설치 없이 손쉽게 사용할 수 있으
며, 밀폐된 공간에서 가스 폭발의 위험성이 없다.

유압호스릴 油壓~ hydraulic hosewhril 유압장비
를 이용하여 인명구조 활동을 펼치는데 반드시 필요
한 장비. 유압엔진과 구조장비 사이에 접촉점을 연
결시켜 유압의 동력을 구조장비로 전달하는 장치.

유압호이스트 油壓~ hydraulic hoist 고가사다리,
굴절사다리 등 각종의 소방장비를 세울 때 사용하는
유압식 동력기계장치 또는 시스템.

유액 乳液 emulsion 액체 중에 다른 액체가 알맹이
형태로 떠서 가라앉지 않고 분산되어 있는 상태. 소
량의 유화제에 의하여 현탁되고 있는 두 개나 세 개
이상의 불혼화성 액체의 안전한 혼합 상태로, 일상생
활에서 우유를 비롯하여 많은 예를 볼 수 있다. 때로
는 젤라틴과 같은 친수콜로이드로 보호된 콜로이드
분산계를 분산질의 여하를 불문하고 에멀션이라 하
기도 하고, 분산해 있는 입자가 콜로이드입자의 크기
와 같은 유탁 콜로이드와 구별하지 않을 때도 있다.
물과 기름처럼 서로 용해하지 않는 두 액체를 흔들어
서 섞으면 에멀션이 되지만 이것은 일반적으로 불안
정하여 방치해 두면 다시 두 액상(液相)으로 갈라지
는 경우가 많다. 이것을 안정시키려면 에멀션화제(化
劑)를 가하는 것이 보통이다. = 유탁액(乳濁液).

유양돌기 乳樣突起 mastoid process 측두골의 일
부가 두개골의 측부에서 튀어나온 부분. 다양한 근
육이 부착된다. = 꼭지돌기.

유양돌기염 乳樣突起炎 mastoiditis 유양돌기뼈의
감염으로 주로 중이염이 번져서 발생한다. = 꼭지염.

유양돌기절제술 乳樣突起切除術 mastoidectomy
유양돌기뼈의 일부를 수술적으로 제거하는 것. = 꼭
지절제술.

유언 遺言 will 상대방이 없는 단독의 의사표시로,
사망에 의하여 효력이 발생하는 것. 생전뿐 아니라
유언에 의한 사후의 법률관계(주로 재산관계)까지
인정되나, 자손에게 앞으로 유의할 일 등을 당부하
는 것과 같이 법률 효과를 목적으로 하지 않은 것은
법률상 유언이 아니다. 유언은 보통의 행위능력을
요하지 않으며, 만 17세에 이르면 누구라도 유언을
할 수 있다. 유언은 유언자의 진의를 확보하기 위하
여 엄격한 방식에 따라야 한다. 유언 내용의 실현에
특별한 행위가 필요한 때에는 유언집행자를 둔다.
유언의 방식에는 자필증서에 의한 유언, 녹음에 의
한 유언, 공정증서에 의한 유언, 비밀증서에 의한 유
언 및 구술증서에 의한 유언 등 5종이 있다.

유엔인도주의업무조정국 ~人道主義業務調停局
United Nations Office for the Coordination of
Humanitarian Affairs : UN OCHA 제네바에 본부

를 두고 있으며 재난대응과(課)(Disaster Response Branch)를 통해 비상 상황과 자연재해의 결과로 인해 발생한 재난의 국제사회 원조를 조정하고, 조정 업무의 적절한 수행을 하는 기관. 재난이 발생하면 국제수색구조팀간의 정보교류를 활성화하며 재난에 참가한 수색구조팀의 명단을 유지·관리하고 이를 통해 국제수색구조자문단은 서로 긴밀한 관계를 유지한다. 또한 필요한 경우 UN 재난평가조정팀(United Nations Disaster Assessment Coordination Team : UNDAC)을 현장에 파견하여 구호 초기단계의 긴급 재난 평가와 현장 조정 업무를 지원한다.

유엔재난평가조정단 ～災難評價調停團 UN Disaster Assessment and Coordination : UNDAC 1993년 스위스의 제네바에 창립된 국가간 전문적 재난관리 및 신속하고 효율적인 재난현장을 조정하기 위한 단체. 국가재난현장 관리자가 회원으로 되어있다.

유엘라벨 UL(Underwriter's Laboratories Inc.) label 어떤 물품 또는 그 물품의 시제품이 UL의 인증시험을 거쳐 사용상의 안전성을 인정받았음을 나타내주는 표지.

유역 流域 watershed 강이나 하천이 흐르는 언저리 지역.

유연성 柔軟性 flexibility 단위 길이에 있어서의 재료의 굽히기 쉬운 성질.

유연탄 有煙炭 bituminous coal 석탄의 분류 명칭 중 하나로 무연탄에 대응하는 말. 자연 발화하는 성질을 가지며 무연탄보다 탄소분이 적고 불꽃이 많다. 다량의 휘발분을 함유하고 있기 때문에 연소될 때 화염을 내며 탄다. 이탄(泥炭), 아탄(亞炭), 갈탄(褐炭), 역청탄 등이 이에 속한다. 발열량이 높아서 발전용으로 사용된다.

유용성가스 油溶性～ dissolved gas 원유에 녹아 있는 천연가스.

유용적하 有用積荷 useful load 빈 비행기의 무게와 전체 무게(최대한 이륙) 사이의 차이로 승무원, 연료, 승객을 포함하여 안전하게 운반할 수 있는 비행기의 무게량.

유육종증 類肉腫症 sarcoidosis 폐, 비장, 간, 피부를 포함하는 신체의 많은 기관 주위에 조직의 형태를 나타내는 것이 특징인 만성질환. 광범위한 염증과 섬유조직으로 진행되고 섬유육종과 함께 나뭇가지와 같은 성장으로 심장 질환을 야기시킨다. = 사르코미드증.

유입방폭구조 油入防爆構造 oil-filled explosion proof 전기기기의 불꽃, 아크 또는 고온이 발생하는 부분을 기름 속에 넣어 기름면 위에 존재하는 폭발성 가스 또는 증기에 인화될 우려가 없도록 만든 구조.

유입변압기 油入變壓器 oil-filled transformer 코일의 1차권선과 2차권선 사이에 오일을 절연체로 사용하는 변압기.

유입흔 流入痕 entrance mark 전류가 들어간 부위에 형성된 피부조직의 손상. 전류 자체에 의한 손상과 접촉시간이 길어서 발생하는 발열에 의한 화상으로 구성된다. 전류에 접촉되면 옷을 입은 부위를 포함하여 인체 여러 곳에 유입흔이 생길 수 있으나 노출된 부위, 특히 손가락이나 손바닥에서 많이 볼 수 있다. ↔ 유출흔.

유자격자 有資格者 qualified person 학위, 면허, 전문성, 기술 등을 보유한 사람 또는 지식, 훈련, 경험이 있는 자로 특정한 작업이나 프로젝트 등과 관련한 문제를 처리할 수 있는 능력을 가진 자.

유자형고리 ～字形～ shackle 볼트나 핀과 함께 사용하여 끝부분을 열고 닫을 때 사용하는 U-모양의 금속연결기.

유전 遺傳 heredity ① 특정 형질이나 상태가 유전적으로 부모에게서 자손으로 전해져 개인의 유사성을 나타내는 과정. 감수분열과 수정 동안의 유전인자의 분리와 재조합, 그리고 배 형성 동안의 발달적 영향과 유전물질의 상호관계가 포함된다. ② 개인의 전체 유전적 구조, 조상으로부터 유전된 특성의 총합과 자손으로 전해지는 특성의 잠재력.

유전가열 誘電加熱 dielectric heating 전극 사이에 유전체를 놓고 고주파 전압을 가하면 유전체 분자의 내부에서 유전체손이 발생하게 되는데, 이 유전체손으로 피열물을 가열하는 것을 유전가열이라 한다. 전기와 열의 불량도체를 가열할 때 적합하며 유전체의 종류에 따라 1~100MHz고주파전압이 나타난다.

유전공학 遺傳工學 genetic engineering DNA 분자를 조작하는 과정. 효소는 DNA를 조각으로 나누고 다른 유기체로부터 얻은 유전자를 또 다른 종의 염색체에 삽입한다. 유전공학을 통해서 박테리아로부터 성장 호르몬, 인슐린, 인터페론과 같은 인간의 단백질을 얻는다.

유전부호 遺傳符號 genetic code 눈의 색이나 머리카락 색 등 자손의 신체적 특징을 결정하는 DNA 분자에 의해 전달되는 정보. 그 부호는 세포에 있어서 신체 조직의 단백질을 만드는 아미노산 형태로 결정된다. 코드의 변화로 단백질의 아미노산 배열이 달라지면 출생 결함이 생긴다.

유전성 遺傳性 hereditary 부모로부터 자손에게 전달되는 특성이나 상태. → 선천성의(acquired, congenital, familial).

유전손실 誘電損失 dielectric loss 유전체에 시간에 따라 변화하는 전기장을 줄 때 유전체 내부에서 전기에너지가 열로 변환되는 시간율. 유전체의 단위 체적당 발생열량은, $W=5/9\,\varepsilon\,\mathrm{f}V^2 \times 10(\text{마이너스}12\text{승})[\mathrm{W/cm^3}]$로 주어진다. 여기서, V:실효값 전기의 세기 [V/cm], f:주파수 [Hz], ε:손실계수.

유전암호해독 遺傳暗號解讀 genetic translation mRNA의 코돈서열에 따른 특정 아미노산 서열을 가진 단백질이 생성되는 과정.

유전자 遺傳子 gene 부모로부터 자녀에게 신체적 특징을 전달하는 단위. 유전자는 DNA분자 구조 내에 있는 핵산이며, 신체의 세포와 조직의 발육을 조절한다.

유전자접합 遺傳子接合 gene splicing DNA의 어떤 분절이 다른 곳에서 온 DNA가닥에 붙거나 삽입되는 과정.

유전자형 遺傳子型 genotype 염색체의 특수한 유전자의 결합과 염색체 위치를 결정하는 것으로, 유기체 혹은 그룹의 염색체의 완전한 세트. = 유전형.

유전재조합 遺傳再組合 genetic recombination 상동염색체의 유전자교환(crossing over)에 의한 새로운 결합체의 형성.

유전전사 遺傳轉寫 genetic transcription DNA의 부위에 상보성인 염기서열을 가진 RNA가 생성되는 과정.

유전질환 遺傳疾患 herited disorder 유전적으로 결정되는 질환이나 상태. 여기에는 단일유전자 변위 다인성 유전이거나 염색체 이상이 포함된다. = genetic disorder, hereditary disorder.

유전체 誘電體 dielectric 도체와 같이 자유로운 전하의 이동을 허용하지 않으며 자유전자를 가지고 있지 않지만 전기장을 유지할 수는 있는 물질 또는 매체. 전기장을 가하면 유전분극이 발생하며 전계의 세기가 0일 때에도 분극(자기분극)하고, 그 분극의 방향이 외부 전장에 따라 반전하는 것을 강유전체라고 한다. 유전분극의 메카니즘은 전자분극·이온분극·배향분극으로 이루어지고, 교류 전기장을 가하면 주파수의 증가에 따라 전자분극·이온분극·배향분극 순의 전기장 변화에 따를 수 없어서 전기장에 대해 위상이 δ만큼 지연된다.

유전체 遺傳體 genome 특정 생물체의 각 세포가 지니고 있는 염색체의 유전자들의 완전한 세트. 최근 인간 유전체 전부를 밝히는 노력의 결과로 완전히 밝혀졌다.

유정가솔린 油井~ casinghead gasoline 천연가스에서 추출한 휘발성 액체.

유제 油製 emulsion 기름을 미립자의 형태로 물에 분산시킨 조제 약물.

유조선 油槽船 tanker 용기에 넣지 않은 액체 화물을 대량으로 수송하는 선박. 원래 유조선은 석유류를 운반하는 선박을 가리키지만 당밀, 주정, 화공약품, 액화가스 등을 운반하는 선박도 포함한다.

유조차 油槽車 oil car 가솔린, 석유, 경유 등 유류를 운반하는 탱크를 갖춘 차량. → 탱크로리.

유주세포 遊走細胞 amebocyte 동물의 체액, 혈구 또는 다른 조직에 나타나는 아메바양 세포. = 변형세포(變形細胞).

유주신 遊走腎 floating kidney 출생 시 결합이나 손

상으로 인하여 신장이 안정되게 고정되지 않는 상태.

유주심방조율기 遊走心房調律機 wandering atrial pacemaker : WAP 동방결절에서 심방의 심박조율기(방실접합부)로 심박조율 장소가 옮겨졌다가 다시 돌아오는 심부정맥. 이 변화는 일반적으로 p파의 변화나 존재 이상의 형식을 따르지 않는다.

유중가스분석 油中~分析 gas-in-oil analysis 변압기 오일의 가연성 용해가스를 분석하기 위한 시험. 용해가스분석(DGA)이라고도 한다.

유즙분비촉진제 乳汁分泌促進劑 lactogen 우유의 생성과 분비를 촉진시키는 약이나 기타 물질. = 젖촉진제.

유즙의 乳汁~ lacteal 우유에 관한.

유지[1] 油脂 fats and fatty oils 생물체를 구성하는 주요 성분의 하나. 기름과 지방을 모두 포함한다. → 지방, 기름.

유지[2] 維持 maintenance 어떤 상태나 상황을 그대로 보존하거나 변함없이 계속하여 지탱함.

유지방성생괴사 乳脂肪性生壞死 necrobiosis lipoidica 하지와 전완에 얇고 반짝거리며 노란빛에서 붉은 빛이 도는 피부질환. 플라그는 가피와 궤양을 형성하기도 하고 주로 당뇨병과 관계가 있고 여성에서 자주 나타난다.

유지보수 維持保守 maintenance ① 시스템을 항상 최상의 운전 상태로 유지하기 위해 실시하는 각 장치의 시험, 조정, 수리, 복구 등을 일컬음. 이들 처리는 프로그램에 의해 자동적으로 구성되는 경우와 유지 보수자의 수조작으로 구성되는 경우가 있다. ② 프로그램이나 파일의 내용을 변경하는 것.

유지성연고 油脂性軟膏 oil and fat ointments 지방, 지방유, 라놀린, 바셀린, 파라핀, 납, 수지 등의 광물성 또는 동식물성의 재료를 이용한 연고. 물에 혼합, 용해되지 않고 오랫동안 피부에 보호 작용을 나타낸다. 피부를 유연하게 하고 가피를 형성하며 육아조직을 형성하는 이점이 있으나, 산패나 빛에 의한 변질이 쉬운 단점이 있다. 팅크유, 붕산연고, 붕산아연화연고 등이 많이 사용된다.

유착 癒着 adhesion 서로 떨어져 있는 두 개의 해부

표면을 결합시키는 반흔 조직대. 대부분 복구수술이나 염증, 상해 후 복부에서 발생한다. = 부착, 붙음.

유착성복막염 癒着性腹膜炎 adhesive peritonitis 근접한 장막면 사이가 유착을 일으킨 복막염.

유착태반 癒着胎盤 placenta accreta 자궁 근육에 침입하여 근육과 분리하기 어려운 태반의 자궁근침범.

유채유 油菜油 rape oil 유채 종자에서 추출한 식물성 기름. 인화점 162.8℃, 발화온도 446.7℃로 자연 발화성이 있다. = 평지기름.

유체 流體 fluid 액체와 기체의 총칭. 액체와 기체는 공통적으로 변형하기 쉬워 운동하는 방법도 비슷하며, 이 때문에 그들을 총칭하여 유체라고 한다. 정지 유체에서는 그 안에 임의의 면을 사이에 두고 양쪽 부분에 미칠 수 있는 힘(변형력)은 그 면에 직각이며, 또한 서로 미는 방향을 갖는다. 즉, 압력만이 작용하며 면에 평행인 접선 변형력은 작용하지 않는다. 그러나 유체가 운동하는 경우에는 일반적으로 점성 때문에 접선 변형력이 나타난다. 유체역학에서는 이론적인 취급을 간단히 하기 위해 운동 중에서도 접선 변형력이 나타나지 않도록 가상적인 유체를 편의적으로 생각하였는데, 이와 같은 점성이 없는 유체를 완전 유체라 한다. 또 유체의 밀도 변화를 무시할 수 있는 경우에는 비압축성 유체, 무시할 수 없는 경우에는 압축성 유체라 하여 구별한다. 일반적으로 액체는 비압축성 유체, 기체는 압축성 유체로 본다.

유체단열 流體斷熱 fluid insulation 화재에 노출된 물체의 표면에 거품을 방사하여 거품층을 형성시켜 불꽃이나 열로부터 보호하는 것.

유체동력학 流體動力學 hydrodynamics 기체와 액체 등 유체의 운동을 다루는 물리학의 한 분야로서 움직이는 유체를 취급하는 학문. ↔ 유체정력학.

유체마찰 流體摩擦 fluid friction 유체가 운동할 때 발생하는 저항을 일컫는 말. 유체의 속도 손실 또는 수두의 손실을 가져온다.

유체압력 流體壓力 fluid pressure 용기 속에 들어 있는 유체가 정지 또는 운동(유동)상태에 있을 때 유체 각 부분이 서로 밀어붙이는 힘, 또는 용기 벽에 미치는 힘을 단위 면적에 대하여 나타낸 크기. 단위

는 kg/m^2, kg/cm^2

유체역학 流體力學 fluid mechanics 흐름의 문제를 역학적으로 다루는 학문. 정지하고 있는 유체를 취급하는 것을 유체정학, 움직이는 유체를 다루는 것을 유체동역학이라 한다. 유체의 종류로 공기를 대상으로 하는 것을 공기역학, 물을 대상으로 하는 것을 수역학이라고 한다.

유체윤활 流體潤滑 fluid lubrication 베어링과 같이 두 개의 고체가 접촉하면서 서로 미끄러질 때 두 면 사이에 윤활제를 넣어서 마찰이나 마모를 줄이는 경우, 두 면 사이에 있는 기름의 막이 두껍고 이상적이어서 두 면이 직접 접촉하지 않는 상태. 마찰력도 아주 작고 마모도 적다.

유체저항 流體抵抗 drag 유체 내에서 물체가 운동하거나 정지하면서 받는 저항력.

유체전달 流體傳達 hydraulic power transmission 내연기관과 차축 사이에 액체 변속기를 설치한 동력 전달장치. 최근의 디젤자동차는 거의 이 방식을 채택하고 있다.

유체정력학 流體靜力學 hydrostatics 기체와 액체 등 유체의 운동을 다루는 물리학의 한 분야로, 정지하고 있는 유체를 취급하는 학문. ↔ 유체동력학.

유체클러치 流體~ fluid clutch 오일을 매개로 하여 엔진의 동력을 오일의 운동에너지로 바꾸고 이 에너지를 다시 회전력으로 변환시켜 변속기에 동력을 전달하는 클러치.

유출흔 流出痕 exit mark 전류가 나간 부위에 형성된 피부조직의 손상. 발바닥에 잘 생기며 형태가 다양하지만 유입흔과 비슷한 점이 많다. 대개 회백색으로 유입흔보다 더 많은 조직의 파괴를 보이며, 함몰 대신 연결된 또는 단속적인 피부의 파열을 흔히 볼 수 있다. ↔ 유입흔.

유치 乳齒 milk tooth 20개이며 소아기 치아. 유아기에 나타나고 6세에서 21세 사이에 빠지게 된다. = 탈락치(脫落齒). ↔ 영구치(永久齒).

유치증 幼稚症 infantilism ① 성인까지 지속되는 아동기의 다양한 해부학, 생리학, 정신적인 특징. 정신지체와 미발달한 생식기관으로 보통 작은 키가 특징

이다. ② 큰 아동이나 성인에서 특이하게 나타나며 매우 어린 아동과 같은 말과 음성의 형태가 특징인, 기질적 원인보다는 심리적인 상태.

유치카테터 留置~ indwelling catheter 일정 기간 동안 한 곳에 남겨놓기 위해 삽입 유치시킨 카테터. 주로 방광 유치카테터를 삽입하며, 요도를 통해 카테터를 삽입해 방광내에 유지하도록 한다.

유틸리티가스 utility gas 천연가스, 제조가스, 액화석유가스-공기 혼합기, 또는 이 세 가지 모두가 혼합된 혼합기.

유틸리티파이어 utility fire ① 인간에게 이로운 불. ② 전기나 가스설비 등에서 발생한 화재.

유파 ~波 U wave 심전도상의 파의 하나로 T파 후에 T파와 동방향으로 흔들리는 낮은 작은 파. 흉부 유도, 특히 V_2, V_3에서 가장 나타나기 쉽다. 사지유도에서는 극히 적게 있고, 저칼륨 혈증에서는 현저하게 높아진다. U파의 역전(음성 U파)이 나타나는 경우에는 관상동맥 경화증이 의심된다.

유피낭종 類皮囊腫 dermoid cyst 섬유벽을 가진 종양. 상피세포로 덮인 섬유성 벽의 공동에 지방물질, 털, 치아, 뼈 조각 및 연골 등으로 되어있다. 난소에 있는 종양의 10% 이상이 유피낭종이고 대부분 비종양성이다.

유해가스 有害~ white damp 광산이나 하수구 같은 지하에서 발견되는 일산화탄소 가스. = damp.

유해광산가스 有害鑛山~ blackdamp 석탄의 얇은 광맥층이 유용한 산소를 흡수하거나 연소, 폭발에 의해 이산화탄소가 산소를 대치함으로써 발생하는 잠재적으로 치명적인 공기. 이러한 환경에서는 부적절한 산소 농도 때문에 보호 호흡 기구를 사용해야 한다.

유해성 有害性 health hazard 일반 대중이나 적합한 방호복 및 방호장치를 착용하지 않은 비상대응요원이 전형적인 비상상황에 노출됨으로써 그들의 건강에 유해한 영향을 미칠 수 있는 물질이나 혼합물의 독성.

유해한 有害~ noxious 유해한 또는 자극을 주는.

유해화학물질 有害化學物質 사람이나 가축에 대한

독작용이 비교적 높아 극소량으로도 치명적인 위해를 가져오는 화학물질. 쥐약, 농약, 시약 및 각종 화학물질 등으로, 우리 주위에서 널리 사용되고 있으며 그 종류와 양은 날로 증가하고 있다. 유해화학물질은 유독물, 특정 유독물로 분류되고 있으며 소실험 동물(개, 고양이 쥐 등)에 대한 반수 치사량(LD_{50}), 반수 치사농도(LC_{50})에 따라 지정된다.

유행성 流行性 epidemic 주어진 지리적 구역이나 군사 기지, 또는 이와 비슷한 인구 단위에 있는 모든 사람들 또는 한 지역의 어린이나 여성 같이 특정 연령이나 성별이라는 인구 집단의 인구학적 분절을 통해 빠르게 퍼져 나가는 질병.

유행성간염 流行性肝炎 epidemic hepatitis A형 및 B형 간염 virus인 병원체. A형은 분변오염에 의한 전염성 간염이며 B형보다 전염성이 강하지만 회복이 빠르다. B형은 수혈이나 오염 주사기 및 모체로부터 수직감염이 잘되어 혈청성 감염이라고도 하며 만성화되는 경우가 많다.

유행성뇌척수막염 流行性腦脊髓膜炎 epidemic cerebrospinal meningitis 뇌막과 척수막의 장액화 농성 염증을 일으키는 급성감염성 질환. 수막구균(*Neisseria meningitidis*)의 감염에 의한 이 질환은 보통 유행성이며, 증상은 급성 뇌척수막염 때와 같으나 그 외에 일반적으로 홍반(紅斑), 헤르피스(herpes)성 또는 출혈성 피부반점을 나타내고 전격성, 악성형은 Waterhouse-Friderichsen syndrome으로 알려져 있다.

유행성독감 流行性毒感 influenza 인플루엔자 바이러스에 의한 상기도 감염 후 1~4일에 고열, 상기도염, 사지통을 수반하는 질환. 주로 상·하기도의 점막장애를 가져오며, 구균의 혼합감염을 합병하는 수가 있고 순수한 인플루엔자폐렴은 드물다. 수일~1주일 정도 지나면 쉽게 낫고 예후는 양호하나, 노인·유아·병약자의 경우 중증이 되는 수가 있다. 겨울철의 건조기에 유행한다. 백신에 대해서는 효과적일 수도 있다.

유행성이하선염 流行性耳下腺炎 epidemic parotitis 바이러스의 감염으로 고열이 나고 이하선이 부어오르는 병으로 '볼거리'라고 하며 유치원에서 초등학교에 다니는 어린이들이 걸리기 쉬운 전염병. 겨울에서 이른봄에 많이 발생하고 잠복기는 2~3주일이며 처음에는 열이 나고 두통이 나면서 한쪽 또는 양쪽의 이하선 부위가 붓기 시작한다. 한쪽만 부어도 2~3일 지나면 반대쪽의 이하선도 붓기 시작하는 수가 많고 이 무렵 열은 40℃ 전후로 올라가고 부은 부분은 탄력이 있어 누르거나 입을 움직이면 몹시 아프지만, 그 부분에 열이 있거나 피부색이 변하지는 않는다. 특효약은 없으나 안정을 취하고 냉찜질을 하고 부드러운 식사를 주며, 수시로 양치질을 하여 입 안을 청결하게 하면 1주일쯤 지나서 열과 부기가 내리면서 아픔도 가시고 낫는다. 드물게는 바이러스가 머리로 이행하여 뇌염이나 수막염을 일으켜 두통, 구토, 의식혼탁, 경련 등의 증세를 나타내므로, 이때는 의사의 지시를 받는다. 성인이 걸렸을 때는 고환염이나 난소염을 일으키는 수가 있어 불임의 원인이 된다. 발열 초기부터 해열 후의 1주일까지는 전염의 위험이 있으므로 유치원이나 학교를 쉬게 해야 하고 만 1세가 지나면 예방주사를 접종한다. 한 번 걸리면 평생 면역이 된다. = 멈프스(mumps).

유행성출혈열 流行性出血熱 epidemic hemorrhagic fever 고열에 이어 단백뇨나 전신성의 출혈 경향 등을 보이는 바이러스성 전염병. 한국에서 매년 발생하고 있는 무서운 제2군 법정 전염병으로, 사망률이 7%에 이르며 현재 국제학회에서는 신증후군출혈열이라 부르지만 유행성출혈열이라는 이름으로 알려져 있다. 6.25전쟁 직후에는 한국과 미국학자들이 한국형출혈열이라고 부른 때도 있었고, 환자는 남북한을 비롯하여 중국(40만 명), 러시아(1~2만명), 동남아 및 유럽에서 수십 년 전부터 발생하였으며, 세계적으로 매년 약 50만 명의 환자가 발생하며 약 4~7%가 사망한다. 한국에서 처음 환자가 발견된 것은 6.25전쟁 중인 1951년이며 그 후 매년 수백 명의 환자가 주로 휴전선 근처에서 발생하였고, 최근에는 약 2,000명 이상의 환자가 전국에서 발생하고 있다. 1993년 여름에는 미국에서도 처음으로 출혈열 환자가 남서부지역에서 집단 발생하여 큰 소동이 벌어졌는데, 사망률이 70%나 되어 공포의 대상이 되고 있으며, 최근 캐나다에서도 환자가 발생 사망하고 있다. 이 병은 한탄바이러스 속에 속하는 한탄바이러스, 서울바이러스, 푸우말라바이러스 및 무에르토밸리바이러스들의 호흡기 감염으로 시작된다. 한탄바이러스는 1976년 이호왕(李鎬汪) 박사가 세계 최초로 동두천 지역에서 잡은 등줄쥐에서 발견하여 한탄강의 이름을 땄으며, 서울바이러스 역시 이호왕 박사가 1980년 서울 서대문구에서 잡은 집쥐에서 제2의 병원체를 발견하여 명명한 것으로 한국에서 최초로 발견된 미생물이다. 유럽에서 유행하는 출혈열의 병원체는 푸우말라바이러스이며 미국의 병은 무에르토밸리라는 바이러스에 의하여 생긴다. 초기증세는 독감과 비슷하여 전신쇠약과 식욕부진을 동반하면서 고열(40℃)과 심한 두통 및 복통 등의 증세가 나타나고, 3~4일 후에는 눈, 코, 구강, 얼굴 및 가슴 등에 출혈반점이 생기며, 복통과 심한 요통이 있으며 간혹 위장출혈로 맹장염으로 오진되는 수도 있다. 일주일 후에는 신장염을 동반하여 심한 단백뇨와 감뇨기가 오고 혼수상태에 빠지는 경우도 있으며 이뇨기를 거쳐 회복까지 약 1~2개월이 걸린다. 1년 내내 전국에서 환자가 발생되며 농촌에서는 봄과 가을 농번기와 건조한 계절에 많이 유행한다. 이 병의 보균동물은 전국에 있는 등줄쥐와 집쥐인데 시골에서는 등줄쥐의 약 15%가 한탄바이러스를 갖고 있으며, 또 도시에 있는 집쥐의 약 12%가 서울바이러스에 감염되어 있다. 이런 쥐의 소변과 타액 중에는 다량의 바이러스가 함유되어 있는데 배설물에 오염된 먼지가 사람의 호흡기를 통해 들어오면 전염된다. 특효약이 없으므로 발병 초기에 빨리 병원에 가야 하며 출혈이 각종 장기에 일어나기 때문에 절대안정이 필요하다. 환자 이송시 특별히 이 점을 유의해야 한다. 예방은 들쥐나 집쥐와의 접촉을 절대 금해야 하며 또 쥐의 서식처를 멀리해야 한다. 특히, 농민·군인·토목공사 종사자가 위험군이며, 또 야외에서의 캠핑·낚시·사냥·골퍼들도 조심하여야 한다. 집쥐를 정기적으로 잡는 것도 한

가지 예방법이다. 들쥐는 잡아 없앨 수가 없으므로 가장 효과적인 예방법은 예방주사를 맞는 것인데, 한국에는 세계 최초로 개발된 '한타박스'가 있다. 한 달 간격으로 백신을 두 번 피하에 접종하면 약 1년간 면역효과가 있으며 1년 후에 재접종하면 한탄바이러스와 서울바이러스에 대한 면역이 유지된다.

유화 乳化 emulsify 교원성 현탁액을 만들기 위해 한 액체를 다른 액체 속으로 분산시키는 것. 비누나 청정제는 지방의 작은 덩어리 주위를 둘러싸서 침전하는 것을 방지하면서 유화시킨다. 유탁액(emulsion)은 두 액체의 혼합으로 오일과 물처럼 섞일 수 없는 액체로 구성된 하나의 체계로 그 중 하나가 다른 하나의 작은 방울 형태로 분산되는 것이다.

유화수소 硫化水素 stink damp [H₂S] 황화수소의 일본식 표현. = 황화수소.

유화유 乳化油 emulsified oil 광유에 비눗물 등을 첨가하여 만든 절삭유. 일반적인 절삭작업에 널리 사용되고 있다.

유화유담금질 乳化油~ emulsified oil quenching 철강재료를 광유와 물로 유화한 기름으로 급랭하여 경화하는 조작. 이 담금질은 기름 담금질보다 냉각속도가 느리므로 뜨임처리를 하지 않아도 소르바이트 조직(미세펄라이트)이 얻어진다. 코일 스프링의 담금질 등 폭넓게 응용되고 있다.

유화제 乳化劑 emulsifier 서로 혼합되지 않는 두 종의 액체를 안정한 에멀션(유탁액)으로 만드는 제3의 물질. 일반적으로 한 분자 속에 친수성(親水性) 원자단과 친유성(親油性) 원자단의 양쪽을 가진 것이 많다. 예를 들면, 물과 기름의 경우에 물에 비누 또는 합성세제를 약간 녹여 두면 에멀션화가 잘 되며, 또 생성된 에멀션도 안정하여 장시간 유지된다. 이 경우의 비누, 합성세제 등이 유화제이다. = 에멀션화제.

유화효과 乳化效果 emulsion effect = 에멀션 효과.

유황 硫黃 sulfur [S] 매우 연소하기 쉬운 가연성 고체. 연소시 다량의 유독성 가스를 발생한다. 강산화성 물질과 혼합하고 가열, 충격, 마찰을 가하면 발화 폭발한다. 미세한 분발상태로 공기 중 부유하면 분

진폭발을 일으킨다. 황색의 결정 또는 미황색의 분말이며 물이나 산에 녹지 않지만 CS_2에 잘 녹는다. 황화합물의 제조, 불꽃류, 성냥, 화약, 다이너마이트, 고무가황 등에 사용된다.

유효도달범위 有效到達範圍 coverage 신뢰할 수 있는 무선통신의 가능한 지리적 범위. 일반적으로 90/90 표준에 기초하는데, 90% 회수에 90% 정도의 신뢰도를 나타낸다. 유효 도달 범위는 보통 통신 장비로부터 몇 km 안의 반경으로 표시한다.

유효마력 有效馬力 brake horsepower : BHP 기관에서 나오는 실마력. 주로, 브레이크 동력계를 이용해서 계측한다. 단위를 마력으로 한정하지 않을 때에는 유효동력이라 한다. = 실마력(實馬力).

유효방수거리 有效放水距離 reach 호스 주수가 다다를 수 있는 거리.

유효방수량 有效放水量 available fire flow 일정한 지역에 설치된 소화전의 실제 방수량. 단위 lpm. 권장 또는 요구 방수량과 대비되며, 실제 방수시험을 거쳐 결정된다.

유효복사 有效輻射 effective radiation 일반적으로 어떤 면에서 방출하는 복사와 그에 대면한 다른 한 면(또는 여러 면)과의 상호간에 주고받는 복사열을 차인(差人)해서 남는 복사. 즉, 실질적인 복사를 말한다.

유효불응기 有效不應期 effective refractory period 세포가 자극에 반응하지만 반응을 전파하지 않는 흥분파 발생 후의 기간.

유효수행시간 有效遂行時間 effective performance time 부적절한 산소의 화재환경에서 유용한 업무를 수행할 수 있는 개인의 시간 양.

유효압력 有效壓力 effective pressure 피스톤 양측의 압력차처럼 모든 관련 압력을 고려하여 계산된 실제로 유효한 힘으로 일하는 압력.

유효율 有效率 effective rate 전체의 면적에 대해 유효하게 사용·수익되는 부분의 비율.

유효자원 有效資源 available resources 부과된 사건과 사정을 위해 가능한 자원.

유효저장높이 有效貯藏~ available height for storage 구조재에서 적절한 이격거리를 유지하고 스프링클러헤드 아래쪽으로 필요한 이격거리를 유지하면서 바닥 위로 물건을 적재할 수 있는 최고의 높이.

유효접지된 有效接地~ effectively grounded 지락전류로 인하여 사람에게 위험한 전압으로 상승할 수 없도록 충분한 전류 용량과 저임피던스로 대지에 접속된.

유효탄성계수 有效彈性係數 effective modulus of elasticity 콘크리트에 있어서 크리프(creep) 현상을 고려하여 정하는 탄성계수.

유효탑재량 有效搭載量 payload 안전하게 지지될 수 있고 공중장치로 이동 가능한 무게. 제조자가 명시한다.

유효펌프압력 有效~壓力 net pump pressure 흡입구에서 펌핑시 토출압력과 흡입양정의 총합 또는 정압상태에서 소화전이나 기타 수원으로부터 펌핑시 토출압력과 흡입압력 간의 차이.

유효흡입양정 有效吸入量定 net positive suction head : NPSH 액체가 흡입관이나 호스를 통해 펌프 임펠러의 중심부로 이동할 수 있는 원동력으로 작용하는 압력. 지하 수조로부터 물을 빨아올리는 펌프의 경우, 유효흡입양정은 대기압에서 수두, 흡입배관의 마찰손실, 액체의 증기압을 뺀 것과 같다. 고가수조로부터 가압상태로 물을 공급받는 펌프의 경우, 유효흡입양정 대기압에다 급수원까지의 거리를 더한 값에서 흡입관의 마찰손실과 액체의 증기압을 뺀 것과 같다.

유흡착제 油吸着劑 oil absorbent 누출된 기름을 흡착하여 오염 확산을 방지하는데 사용하는 물품. 물은 흡수되지 않기 때문에 물에 뜬 기름도 효과적으로 제거할 수 있다.

6면체 六面體 hemiblock (구급) 사지유도선(Ⅰ, Ⅱ, Ⅲ, aVR, aVL, aVF)에 의해 생기는 관상면을 설명하기 위해 개발한 체계.

6인조들것수송 六人組~輸送 six-man stretcher pass 거친 지형에서 부상자가 발생했을 때 여섯 명이 2열로 늘어서서 열 사이로 부상자가 누워 있는 들것을 연속적으로 통과시키는 방식. 들것이 통과할 때마다 열의 끝에 서 있던 두 사람이 열의 맨 앞으로 교대하는 방식이다.

6볼트핸드라이트 six volt hand lights 육상 랜턴과 같이 6볼트 건전지를 사용하며 모양과 밝기가 다양하고 대개 물에 뜨는 양성부력을 갖고 있는 조명 기구.

육상국 陸上局 land station 기지국, 휴대 기지국, 항공국, 해안국 등 이동 업무를 수행하는 육상에 있는 이동하지 않는 무선국의 총칭.

육상이동국 陸上移動局 land mobile station 육상(하천 및 호수, 그 밖에 육지 내의 수역 포함)을 이동하거나 특정되지 않은 지점에서 정지 중에 운용하는 무선국. 아마추어무선국 및 간이무선국은 포함하지 않고 자동차, 열차, 유람선 등과 같이 동력에 의한 것뿐만 아니라 자전거, 그 밖에 휴대하고 이동하는 것도 포함된다.

육상이동통신 陸上移動通信 land mobile communication service 단파대에서 초단파대에 이르기까지 비교적 광범위하게 이용되는 이동통신. 150MHz대와 450MHz대가 대표적이며 특히 초단파대나 극초단파대를 이용한 이동 전화 등의 수요가 급증하고 있다.

육아조직 肉芽組織 granulation tissue 상처 치유 과정에서 형성되는 핑크색이며 모세혈관이 풍부하며 신경종말부가 분포하지 않는 결합조직. 괴사조직을 분리 제거하거나 상처로 인한 결손부를 메우거나 이물질을 없앤다. 그 기본적 성분은 섬유아세포이며 상처 치유 과정에 필요한 많은 모세혈관과 여러 유주세포도 포함되어 있고 이 육아조직이 마침내 반흔이 되어 상처가 낫는다. 만성 염증인 경우에는 육아조직이 결절을 이루어 육아종이 되는 일도 있는데 결핵, 나병, 매독 등의 육아종을 형성하는 염증이 대표이다.

육아종 肉芽腫 granuloma 감염과 관련된 결절조직으로 육아조직이 결절을 이룬 것. 염증성 병변을 말한다. 병리학적으로 염증은 순환장애, 특히 염증이 있을 때 혈관 밖으로 액체가 나와 병소에 모인 삼출성 염증과 국소의 세포 중 세망내피계 세포의 증식

을 특징으로 하는 육아종성 염증으로 분류된다. 육아종의 형태는 병원체에 의하여 특징을 볼 수 있고 결핵증의 결핵결절, 매독의 고무종, 류머티스열의 아쇼프 결절 등이 있다.

육안 肉眼 naked eye 눈으로 보는 표면적인 안식(眼識).

육종 肉腫 sarcoma 보통 무통성 종창으로 나타나는 연조직의 악성 신생물. 육종의 40%는 다리와 발에, 20%는 손과 팔에, 20%는 몸통에, 나머지는 머리 또는 목에 발생하며 침범속도가 매우 빠르다.

육체적탐색 肉體的探索 physiological search 전문가나 첨단의 탐색장비가 필요 없으며 오직 감각과 몇 가지 확립된 절차만이 필요한 것으로 기술적 자원 또는 탐색견을 갖지 못한 지역 구조대가 활용하는 최초의 탐색방법. 사고 직후 지역주민이나 기초교육을 받은 자원봉사자에 의해 실시되는 경우도 있으나 대부분 초보적인 탐색방법에 의존한다.

윤 輪 areola 소포 주변부의 색조 변화처럼 중심을 둘러싼 다른 색조의 원형. = 유륜, 젖꽃판.

윤곽조명 輪廓照明 outline lighting 건물 모양이나 유리창의 장식 등과 같은 어떤 설치물에 주의를 끌거나 윤곽을 나타내기 위한 백열등이나 방전등의 배열.

윤상 輪狀 cricoid 후두에 있는 고리모양의 연골. 제6경추의 높이에서 갑상연골과 연결되어 있으며 목소리의 고저에 따라 움직인다.

윤상갑상근 輪狀甲狀筋 cricothyroid muscle 후두의 윤상연골과 갑상연골 사이에 있는 근육. 정중에 있는 윤상갑상인대의 양측에 위치하는 이 근육들은 근의 주행에 의해 전방의 직부와 후방의 사부로 나뉘는데, 이 근의 수축에 의해 갑상연골을 전하방으로 끌어내리기 때문에 성대를 신장시킨다. 또한 후두근은 9종류로 구별되나, 이 근만이 상후두신경지배이며, 그 외는 모든 하후두신경지배이다. = 반지방패근.

윤상갑상막절개세트 輪狀甲狀膜切開~ cricothyrotomy device 다른 방법으로는 해결되지 않는 상기도 폐쇄의 응급상황에서 윤상갑상막을 절개하여 고농도의 산소를 공급하는 기구.

윤상갑상막절개술 輪狀甲狀膜切開術 cricothyrotomy 질식 환자의 기도를 확보하기 위한 인후의 응급절개술. 윤상연골 상부와 Adam's apple의 하부 사이를 세로로 절개한 뒤 윤상갑상연골막을 따라 가로로 더 절개한다. 그 후 칼 손잡이나 다른 확장기로 절개부위를 넓게 벌린 다음 공기가 통할 수 있는 관 또는 카테터를 삽입한다.

윤상갑상연골막 輪狀甲狀軟骨膜 cricothyroid membrane 윤상연골과 갑상연골을 연결하는 윤상갑상선 인대를 포함하는 섬유탄성막. 윤상갑상막 천자술시 천자하는 지점이다.

윤상연골 輪狀軟骨 cricoid cartilage 갑상연골 밑에 가락지 모양으로 뒤는 넓적한 판 형태를 이루고 앞은 폭이 작은 궁 형태를 이루는 결합조직. = 반지연골.

윤상연골누르기 輪狀軟骨~ cricoid pressure 전신 마취 도입 시점에서 성대 안을 보거나 구토를 억제하기 위하여 윤상연골을 눌러 위 내용물 흡인의 위험을 감소시키기 위한 기술. 수동적인 역류를 예방하기 위해 식도에 압력을 가하면서 제6경추 측에서 윤상연골을 밀어낸다. 그러나 이 기술로는 급성 구토를 멈추게 할 수는 없고 윤상연골압박법은 마취제를 주사한 직후 기관내 삽관 전에 적용한다. = Sellick's maneuver, 반지연골누르기.

윤상연골절개술 輪狀軟骨切開術 cricoidectomy 윤상연골을 제거하는 외과적 시술.

윤상인두 輪狀咽頭 cricopharyngeal 윤상연골과 인두.= 반지인두.

윤상피열 輪狀披裂 cricoarytenoid 윤상연골 및 피열연골과 관계된 혹은 양자 사이에 뻗어 있는 것.

윤상피열관절강직증 輪狀披裂關節强直症 cricoarytenoid joint ankylosis 염증 때문에 후두의 윤상피열관절이 완전히 고착된 증세. 쉰 목소리, 기침, 객출곤란(喀出困難) 등이 특징이다.

윤생분지 輪生分枝 whorl 나선형의 돌기로 지문을 형성하는 융선들 중의 하나.

윤충병 輪蟲病 helminthiasis 피부, 내장, 장 등에 대한 기생충의 신체 감염. 회충증, 주혈흡충병, 디스토마증, 십이지장충병, 선모충병이 흔하다. = 기생충병(寄生蟲病).

윤활 潤骨 lubrication 마찰면에 기름이나 그 밖의 것을 도포하여 마찰 또는 타서 달라붙는 것을 방지하여 저항을 줄이는 일. 이상적인 액체 윤활은 마찰면이 두꺼운 윤활제의 막으로 격리된 윤활 상태이다. 막이 몇 분자 층 정도로 얇아지면, 경계윤활 상태로 들어간다. 이 경우에는 액체 윤활 상태에 비하여 마찰계수가 증대하고 마모도 커지며, 또 타서 달라붙는 위험이 생긴다. 실제 윤활면에서는 보통 부분적으로 경계윤활 상태가 혼재하고 있다. 액체인 기름이나 그리스류 이외에 성층격자를 갖는 석묵, 휘수, 연광류의 분말이나 또 인듐, 납구리 등의 얇은 막도 윤활제로서 이용되는 수가 있다. 이들은 마찰면이 고온이 될 경우에 특히 유효하다.

윤활낭 潤滑囊 bursa 근육, 건, 인대, 뼈 사이의 연결하는 조직에 있는 폐쇄 낭. 활액을 분비하는 활막과 나란히 있으며, 건이 수축하거나 이완할 때 뼈 위에서 작은 쿠션 역할을 한다. bursa of Achilles는 아킬레스건과 발 뒤꿈치를 분리한다.

윤활낭염 潤滑囊炎 bursitis 관절을 둘러싸고 있는 결합 조직성 구조물인 점액낭의 염증. 관절염, 감염, 상해, 과다활동 등에 의해 나타나며 주 증상은 침범 관절의 심한 통증이며 특히 움직일 때 더 심하다.

윤활수 潤骨水 slippery water 폴리에틸렌 산화물 등의 점성을 완화시켜 주는 첨가물이 함유된 물.

윤활유 潤骨油 lubricating oil 기계의 마찰면에 생기는 마찰력을 줄이거나 마찰면에서 발생하는 마찰열을 분산시킬 목적으로 사용하는 유상물질(油狀物質). 광물성 석유 제품의 스핀들유, 다이너모유, 머신유, 실린더유 등이 가장 널리 사용된다. 지방성 제품으로는 평지유, 경유 등이 있고, 반고체 제품으로는 그리스, 지방, 와스 등이 있다.

융기 隆起 tuber 세포의 작은 집단이나 뼈에서 보이는 결절.

융모 絨毛 villus 소장의 내면에 있으면서 액체와 영양소를 흡수하고 운반하는 육안으로 보이지 않는 많은 작은 돌기.

융모성성선자극호르몬 絨毛性性腺刺戟~ human chorionic gonadotropin : HCG 임신 중에 특징적

으로 생산되며 뇌하수체의 황체형성호르몬과 유사한 생리작용을 가진 당단백 호르몬. 표적세포의 황체형성호르몬 수용체를 통해 작용하며 혈장 내의 반감기는 황체형성호르몬의 반감기보다 훨씬 길다. 대부분 태반에서 생산되나 태아 조직 및 정상 남성 또는 비임신부의 뇌하수체에서도 매우 소량 생산되며 특히 융모성상피종양 환자에서는 많은 양이 생산된다. 임신 중 이 호르몬의 농도는 세포 영양막의 수가 가장 많은 시기인 8~10주에 최고치에 달하고, 임신이 진행됨에 따라 세포 영양막의 수가 감소하며 모체혈액 농도도 감소한다. 최초 8~10일에 모체 측에서 측정되며 점차 증가하여 8~10주에 가장 높고 10~12주초부터 감소하기 시작하여 20주에 최저농도가 되며 임신후기에는 낮은 농도이기는 하나 지속적으로 검출된다. 요중 농도는 혈중농도와 평행하여 최종 월경 후 6주에 1 IU/㎖이며 60~80일에는 100 IU/㎖로 증가한다. 절박유산 예후 불량례에서 낮은 수치를 보이고, 포상기태, 다태임신, 모체동종면역에 의한 태아적아구증, 융모성상피암 등에서는 정상보다 높은 수치를 보인다. 생물학적 기능에는 1) 임신 초기에 황체기능을 보존시키고 2) 태아고환에서 테스토스테론의 합성 및 분비를 촉진시켜 태아의 성분화를 돕는다. 3) 모체 갑상선에 대한 자극 4) 무배란성에 의한 불임증 치료 5) 자궁혈관이완과 자궁근육 이완에 관여 6) 황체에서 릴렉신 분비 촉진 7) 스테로이드 호르몬합성에 관여 8) 모체로부터 태아 거부반응을 억제하는 면역 억제 작용 등이 있다. = 융모생식샘자극호르몬.

융모성성장자극호르몬 絨毛性成長刺戟~ human chorionic somatomammotropin 임신 중 합포체 영양세포에서 생산하는 호르몬. 모체의 단백질과 탄수화물 대사에 관여하여 태아에게 에너지를 공급할 포도당과 성장을 위한 단백질을 운반하도록 한다. 또한 모체에서 당뇨병 발생효과가 있으므로 혈당치를 올릴 수 있다.

융점 融點 melting point 고체의 융해가 무한히 완만하게 행해질 때의 온도. 즉, 일정 압력 밑에서 고상인 물질이 액상과 평형을 유지할 때의 온도. 융점

은 고체와 액체가 공존하는 온도로서 물질의 종류에 따라 다르며, 보통 1atm 하에서의 융해 온도를 그 물질의 융점이라 한다. 다만 물질에 불순물이 함유되어 있거나 압력이 변하면 융점도 그에 따라 변한다. 유리, 플라스틱 등 비결정질(非結晶質) 고체에는 녹는점이 뚜렷하지 않다. = 용융점, 융해점, 녹는점.

융접 融接 fusion welding 접합대상 물체의 접합부를 가열, 용융시키고 여기에 용가재를 첨가시켜 접합하는 방법.

융제 融劑 flux 분석 조작에서 물 또는 산 등의 수용액에 녹지 않는 물질을 가용성 염으로 바꾸기 위해 어떤 물질과 혼합하여 융해할 때 혼합하는 물질. 염기성의 금속 산화물에는 융제로서 황산수소칼륨 등의 산성 융제가 사용되며, 산성인 규산염 등을 분해하는 데에는 탄산나트륨이나 수산화 칼륨 등의 염기성 융제가 사용된다. 야금(冶金)에서는 용련할 때 목적에 알맞은 슬랙을 생성시키기 위해 가하는 물질을 말한다. 이를테면 고로(高爐)에서는 석회석을 가한다. 금속이나 합금의 융해, 용접 등에도 산화를 방지(산화물 첨가에 의한 융해 금속의 유동성 저하 방지)하거나 분리성이 좋은 슬랙을 생성시키기 위해 첨가된다. 요업(窯業)에서는 고체 원료를 가열할 때 그 융해성 또는 소결성을 좋게 하는 물질을 말한다. 도자기, 법랑(琺瑯), 유리에 채색하기 위한 안료를 융착시키는 것, 유리질의 융해를 돕는 것, 결정화를 촉진시키기 위한 액상의 형성을 용이하게 하는 것 등이다. = 플럭스.

융합 融合 fusion 함께 결합하는 과정. 시신경 융합에서처럼 두 눈으로 동일 대상을 보고 생긴 두 개의 상을 하나로 융합 하는 것.

융합박동 融合搏動 fusion beat 심전도에서 동일한 심방이나 심실에서 두 자극에 의한 심방, 심실의 동시 활성화 기전에 의해 나타나는 P파나 Q파 콤플렉스 현상. 그 결과로 하나의 자극이 있을 때 보다 더 작은 파가 형성된다. 왜냐하면 두 개의 다른 방향으로 발생되는 탈분극 에너지는 심전도에서 보여지는 많은 정상적인 전기적 신호를 지우기 때문이다.

융해 融解 melting 고체 상태인 물질이 가열되어 액

상으로 되는 변화. 물질의 상변화(相變化)의 하나로 분자의 운동에너지가 그 결합에너지를 넘어 현상적으로 일정 부피를 유지하고 있는 고체로부터 유동성을 가지는 액체로 변하는 현상. = 융융, 녹음.

융해열 融解熱 heat of melting 온도를 바꾸지 않은 상태에서 1g의 고체를 융해하여 액체로 바꾸는 데 소요되는 열에너지. 바꾸어 말하면 융해하고 있는 고체가 1g당 외부로부터 빼앗는 열에 해당하며, 액체가 고체로 응고할 때는 이것과 같은 양의 열에너지가 외부로 방출된다. 물질마다 정해진 고유값으로서 상수 중 하나이다.

융해점 融解點 melting point = 융점(融點).

은 銀 silver [Ag] 원자번호 47, 원자량 107.88, 비중 20.5, 융점 960℃, 굳기 2.5~3인 청백색의 아름다운 광택을 지닌 금속. 전성(展性), 연성(延性)은 금에 이어 크며 두께 0.0015mm의 은박을 만들 수 있고, 1g의 은으로 1,800m의 선을 만들 수 있다. 융해하면 공기 중에서 다량의 산소를 흡장(吸藏)하며 응고할 때는 이를 격렬하게 방출한다. 열, 전기의 전도성은 금속 중 최대이다. 열전도율 1.006cal/cm·sec·deg(18℃), 비저항 1.62×10⁻⁶Ω·cm(18℃)이다. 제법은 은함유 광석으로부터 제련하는 방법에는 금의 경우와 마찬가지로 혼홍법(混汞法), 시안화법, 건식법이 있는데 혼홍법은 현재 거의 사용되지 않는다. 전기, 열의 양도체이고 가공성, 기계적 성질이 좋은 점을 이용해서 금속재료로 폭 넓게 사용된다. 현재 세계 총생산량의 70% 이상이 공업용으로 사용되며 나머지는 화폐용으로 사용하고 있다. 또한 장식품, 공예품, 은그릇 등에도 사용되고 사진 공업용으로도 많이 사용된다.

은염화물중독 銀鹽化物中毒 silver salts poisoning 질산은 섭취에 의한 중독으로 증상은 구강의 변색, 구토, 복통, 현기증, 발작을 포함한다.

은폐 隱蔽 concealment 자신을 보호할 수 있는 물체 뒤에 몸을 숨기는 것.

은폐공간 隱蔽空間 concealed space 벽이나 구획실 사이의 공간, 또는 천장과 그 위층 바닥 사이의 공간. 화재확산의 통로로 작용할 수 있다.

은폐된 隱蔽~ concealed 건물의 마감재나 구조물에 의해 접근할 수 없는. 은폐된 전선관 내의 전선은 끌어냄으로써 접근할 수 있어도 은폐된 것이다.

은폐형스프링클러헤드 隱蔽形~ concealed type sprinkler head 미관상, 본체를 덮개판으로 은폐한 스프링클러헤드. 헤드가 작동하면 덮개판이 떨어지고 물이 쏟아진다. 사용 장소는 사무실 등의 경급 위험용도로 제한된다.

을종방화문 乙種防火門 철재로 철판두께 0.8~1.5 mm 이하인 문. 철재 및 망이 들어있는 유리된 문.

음경 陰莖 penis 남성의 외부 생식기. 세개의 관 모양의 해면체조직 덩어리로 이루어지고 겉은 피부로 둘러싸여 있다. 해면체조직 덩어리 두 개(해면체, corpora cavernosa)가 나머지 한 개(요도 해면체, corpus spongiosum)를 반쯤 에워싸고 있고 요도해면체 속으로 요도가 지나간다.

음경염 陰莖炎 priapitis 음경의 염증.

음낭 陰囊 scrotum 정소(고환)를 담고있는 피부의 주머니.

음락살인 淫樂殺人 phonomania sexualis 성적인 쾌감을 느끼는 가학증의 극한 형태로 성적 만족을 얻기 위해 강간 후 살해하는 것. 성기와 유방을 도려내거나 성기내에 이물을 삽입하는 경우가 있다.

음문 陰門 vulva 여성의 외부성기로 음순과 질 입구 등 여러 선이 포함 된다.

음문절개술 陰門切開術 episiotomy 분만시 질 개구부를 넓히기 위해 여성의 회음을 절개하는 시술. 태아만출시 회음근이나 결합 조직의 열상을 방지하기 위해 시행된다. 절개는 질쪽을 향하며 회음 조직은 흡수되는 실로 봉합하고 깊게 절개했을 경우 2층 이상을 봉합해야한다. 절개시 발생하는 합병증으로는 출혈과 질구를 따라 또는 항문괄약근이나 직장쪽으로 절개가 진행되는 경우이고 추후 합병증은 혈종과 농양이다. 분만후 회음 부종을 최소화하기 위해 수 시간동안 냉찜질을 하며 이후에는 불편감을 완화하기 위해 냉·온을 교대로 적용하고, 따뜻한 좌욕을 1회 10분간 한다.

음문절제술 陰門切除術 vulvectomy 외음 조직의

부분 또는 전부의 외과적 절제.

음문질염 陰門膣炎 vulvovaginitis 외음부와 질이나 다른 선의 염증.

음부 陰部 mons pubis 여성의 골반 앞쪽 위에 놓인 두꺼운 피부와 지방조직.

음부대퇴신경 陰部大腿神經 genitofemoral nerve 남성은 정소거근을 따라 음낭내에 이르고 여성은 자궁원삭을 따라 음순에 이르는 음부지와 대퇴상면에 분포하는 대퇴지로 갈라지는 신경. 특히 남성에서는 대퇴 상 내측부의 피부를 문지르면 그쪽의 고환이 거상 되는 반사궁이 있는데 이 반사궁의 구심성 섬유가 음부대퇴신경의 음부지로 고환 거근 반사에 이용된다. = 음부넙다리신경.

음부신경 陰部神經 pudendal nerve 음부신경총 최대의 가지로 좌골 공을 나오지만 다시 소 좌골 공을 통하여 골반 강 외측인 좌골 직장와 내에 들어가 항문부, 회음 외음부에 신경지를 분배하는 신경. 이 신경의 마비는 항문 괄약근의 폐쇄부전으로 대변의 실금이 일어난다. 분지는 하 직장신경(inferior rectal nerve), 회음 신경(perineal nerve), 음배신경(dor- sal nerve of penis), 음핵 배 신경(dorsal nerve of clitoris)등이 있다.

음부포진 陰部疱疹 herpes genitalis 주로 성관계에 의해 옮겨지는 단순포진 바이러스 2형에 의한 만성감염증. 남녀 생식기의 피부와 점막에 통증이 있는 소포발진을 일으킨다. 임신 기간 중 감염되었을 때는 분만시 감염된 조직에 직접 접촉함으로써 태아, 신생아에게 전염되며 경부암의 원인이 되기도 한다. = 성기헤르페스.

음성되먹임 陰性~ negative feedback 자극에 대한 반응에서 신체기능의 감소로, 예를 들면 어떤 호르몬의 분비가 어느 정도에 도달할 때 다른 호르몬에 의해 천천히 분비되도록 주어지는 신호.

음성명료기 音聲明瞭器 speech clarifier 단측파대(SSB) 통신 방식에서 송신 측과 수신 측의 주파수가 일치하지 않으면 복조했을 때 일그러짐이 생기며, 무선 전화의 경우에 주파수 차이가 수십 Hz 이상이 되면 명료도가 아주 나빠져 수신 불능 상태가

되므로, 수신 측의 국부 발진기에 병렬로 연결하여 발진 주파수를 약간 변경시켜 음성의 명료도를 향상시키도록 조절하는 소용량의 가변 콘덴서.

음성부력 陰性浮力 negative buoyancy 몸이 물에서 가라앉는 상태. 인체의 무게가 해당되는 물의 무게보다 더 무겁다면 이 경우 음성부력을 가지며 가라앉는 경향을 가지게 된다. ↔ 양성부력.

음성부호기 音聲符號機 vocoder 이동국-일반 전화망, 일반 전화망-이동국 및 이동국-이동국 호(call)의 이동 통신 경로를 제공하고 역방향의 음성 부호기 프레임을 정렬시키며, 정렬된 음성 부호기 프레임의 하나를 선정함으로써 소프트 통화 채널 전환(soft hand-off)을 처리하는 부호분할 다중 접속(CDM) 시스템의 일부분. = 실렉터채널카드(selec- tor channel card).

음성소견 陰性所見 pertinent negative 신체적으로 정상범위에 속하지만 그 환자에게는 주 증상에 해당하는 소견. 환자 상태의 정확한 평가를 위해서는 다른 의료진들과의 토의가 필요하다.

음성전파표지 音聲電波標識 talking beacon 마이크로파를 이용한 전파로서 전파 빔은 회전하고, 그 각 방위에 대응한 정보를 음성으로 표현하게 되므로 마이크로파를 직접 검파하는 간편한 수신기로 수신하면 방위를 알 수 있게 되는 시스템.

음성채널 音聲~ voice channel 음성 대화가 이루어지는 채널. 기지국에서 단말기로 또는 단말기에서 기지국으로 간략한 디지털 메시지를 보낼 수 있는 채널로 단말기에서 통화 접속 요구시 기지국과 단말기 간에 음성 통화로를 구성해 주는 채널. 기지국에서 단말기 쪽으로 송출되는 순방향 음성 채널(for- ward voice channel : FVC)과 단말기에서 기지국 쪽으로 송출되는 역방향 음성 채널(RVC)이 있다. 단말기와 기지국 간의 실제 통화로를 제공하는 채널이고 아날로그 셀룰러 시스템에서의 음성 통신용 채널을 말한다.

음세포작용 飮細胞作用 pinocytosis 어떤 물질(용액)이 세포막에 접근해서 흡착되면 세포막의 국소부위가 내부로 들어가면서 흡착된 입자를 세포내로 도

입하는 현상. 이 과정에서 세포막을 경유한 능동적 운반이 이루어지는 것으로 생각된다. 태아시기에는 단백질 및 호르몬 등의 큰 분자를 가진 물질이 모체로부터 이동될 때 음세포작용이 일어난다. = 포음세포.

음속 音速 sound velocity 소리가 전파되는 속도. 단위 시간(s)당 전파거리(m)로 표시한다. 음속은 매질(媒質)에 따라 달라지는데, 15℃ 대기 중에서는 340m/s, 0℃ 물속에서는 1,500m/s, 실온의 철이나 유리 속에서는 약 5,000m/s이다. → 속도.

음압 陰壓 negative pressure 진공상태나 해수면 이상의 고도에서처럼 표준 대기압보다 낮은 상태.

음영률 陰影率 shadow factor 전파가 구면상을 전파할 때 생기는 전계 강도와 이것과 같은 전기 상수의 전파가 평면상을 전파할 때 생기는 전계 강도와의 비. 보통 데시벨(dB)로 표시하며 초단파 이상의 전계 강도를 산출하기 위한 기초식에 쓰인다.

음영손 陰影損 shadow loss 산악이나 건물 등 장애물의 배후에서 회절파의 전계 강도와 이것과 같은 통신 거리의 평면상을 전파할 때 생긴 전계 강도와의 비. 음영손은 회절 효과, 송수신 안테나 높이 및 주파수 등으로 결정된다.

음와 陰窩 crypt 눈 홍채의 가장자리에 있는 작은 함몰로써 표면에 잘 보이지 않는 구멍이나 관. 종류에는 항문음와, 치음와, 활액음와가 있다. = 소낭선, 옴, 막힌틈.

음와염 陰窩炎 cryptitis 음와에 있는 염증. 항문 음와에 가장 흔하며 통증, 소양감과 괄약근의 경련 등의 증상이 나타난다. = 옴염, 막힌틈염.

음이온 陰~ anion Cl^-, PO_4^{-3}처럼 음전하를 띤 이온.

음주가섬망 飮酒家譫妄 delirium tremens 진전(震顫)과 강한 흥분을 수반한 섬망이 특징인 급성 정신장애. 불안, 정신적 고통, 발한(發汗), 위장의 징후, 전율부동이 발생한다. 알코올 정신병의 한 유형으로써 보통 대량 알코올 섭취의 중지에서 나타나며 계속적으로 음주하여도 나타나는 수가 있고 아편흡연자에도 나타난다.

음질 音質 tone 신호나 진폭 또는 주파수를 조절하

는 반송파를 사용하여 수신기의 신호를 선택적으로 조절하고 통제하거나 무선호출기를 활성화시키는 것과 같이 장치를 통제·조절함에 따라 나타나는 음의 성질.

음차 音叉 tuning fork 청력과 진동감각의 선별검사에 사용하는 기구. 음차가 작동하면 특별한 주파수의 음파를 내는 진동이 생성된다.

음파 音波 sound wave 소리로써 느껴지는 파동. 매질(媒質) 속을 전파하는 탄성파(彈性波)로 보통 가청주파수(可聽周波數: 수십~2만 Hz)의 것을 가리킨다. 가청주파수 이상의 음파를 초음파(ultrasonics), 가청주파수 이하의 것을 인프라소닉스(infrasonics)라 하며, 이것들도 넓은 뜻으로는 음파라 한다. 음파는 각각의 매질에 특유한 전파 속도가 있으며, 반사·간섭·회절 등 파동으로서의 모든 성질을 지니고 있다.

음향성외상 音響性外傷 acoustic trauma 지속적인 큰소리 등에 의한 청력상실. 갑작스런 청력상실은 폭발, 머리 부상 혹은 다른 사고에 의해 발생한다. 청력상실은 영구적이거나 일시적일 수 있으며 부분적이거나 전체적일 수 있다.

음향정지스위치 音響停止~ silencing switch 경보음을 멈추고자 할 때 사용하는 스위치.

음향측심기 音響測深機 echo-sounder 초음파를 바다 밑으로 쏘아 보낸 뒤 그것이 반사되어 오기까지의 시간으로 바다의 깊이를 재는 기계. 물의 깊이를 재거나 물고기 떼의 위치를 파악할 때, 또는 바다 밑 지형을 측량할 때 쓴다. 바다 밑에 초음파를 발사하면 약 1,500m/s의 속도로 바다 밑에 이른 뒤 다시 반사되어 같은 경로로 되돌아온다. 이 과정에 걸리는 시간을 잰 뒤 이 수치를 이용하여 물의 깊이를 구한다. 초음파의 전달속도는 바닷물의 온도와 염분, 수압 등에 따라 달라지므로 이 조건에 따라 수심에 대한 측정값을 수정해야 한다. = 수심측정기(水深測程器).

음회 音膾 word salad 단어나 구의 뒤범벅으로 논리적 연계성이 없는 의미 없는 말. 심한 착란환자나 정신분열증에서 볼 수 있다.

응결 凝結 coagulation 액체 또는 기체 속에 분산되어 있는 미립자가 모여 큰 입자를 만들고, 또 그것에 의하여 침전하는 현상. 여과, 침전농축, 중력침강, 원심분리나 집진(集塵) 등의 분리조작에 응용된다.

응고 凝固 freezing 액체 또는 기체가 고체로 변하는 것. 액체 또는 기체를 일정 압력 하에서 냉각하면 일정 온도에서 부분적으로 고체로 변하고, 더욱 진행하면 전부가 고체로 변하는 과정을 밟는다. 물을 제외한 대부분의 물질은 응고에 의하여 부피가 작아진다.

응고괴사 凝固壞死 coagulative necrosis 혈액공급이 차단되거나 세포내 단백의 응고로 기관이나 조직 일부가 괴사되는 것. 심장, 신장, 부신 등의 기관에 빈혈성 경색이 일어나는 경우에 잘 관찰되며 심근경색이 좋은 예이다.

응고구역 凝固區域 zone of coagulation 가장 강력한 열 접촉을 가진 화상의 중앙지역. 이 지역 안에 있는 세포는 응고 괴사하고 생존할 수 없게 된다. = 응착대.

응고점 凝固點 freezing point 액체인 물질이 일정 압력에서 냉각되어 응고가 시작될 때부터 끝날 때까지 일정하게 유지되는 온도. 응고점은 녹는점과 일치하며, 각 물질마다 특정 값을 가지고 있다. = 빙점.

응급 應急 emergency 1인이나 수명의 생명과 안녕을 갑자기 위협하는 기대하지 않은 상황. 자연재해나 의학적 위기시 개인이나 집단의 안녕과 생명이 갑자기 위험할 때 생기는 위급 상황.

응급구조 應急救助 emergency rescue 응급상황으로부터 사람을 구출하는 행위.

응급구조사 應急救助士 emergency medical technician : EMT 병원 전 응급상황에서 응급의료를 제공하는 응급의료서비스 팀의 일원. 국내의 경우 응급구조사 1급과 2급으로 나누어지며, 1급은 3년 이상의 대학 교과과정을 이수한 후, 국가고시에 합격한 자만이 응급구조사로 활동할 수 있다. 미국의 경우는 일반, 중급, 고급수준의 응급구조사와 최초반응자, 응급의료통신자들이 있다. 응급구조사들은 보

건관리 전문인으로 충분한 의학적 응급처치를 제공할 뿐만 아니라 환자와 그들의 가족 구성원들을 위한 정신적 지지도 제공할 수 있는 훈련을 받으며, 특히 전문적인 환자평가, 외상관리, 약리학, 심장학, 응급분만과 신생아관리, 노인 응급의료상황을 해결하도록 기초의학과 전문응급구조학 등의 교육과 훈련을 받는다.

응급바늘기관절개술 應急〜氣管切開術 emergency needle tracheostomy 주사기를 윤상갑상막에 삽입하여 다른 어떤 방법으로도 해결할 수 없는 상기도 폐쇄, 즉, 후두부종, 상후두부 손상, 이물질에 의한 기도폐쇄 시 기도를 확보하는 방법. = 응급바늘기관조루술.

응급부서 應急部署 emergency department 내과 혹은 외과의 응급상황시의 처치를 위한 병원의 한 부서. 의사, 간호사, 그리고 다른 의료직원으로 구성되어 있으며, 이 부서의 핵심 초점은 응급처치이지만, 타 병원의 의사를 소개해 주는 것만이 아니라 병원 입원을 위한 출구이자 때때로 전문처치 센터의 입원이 가능한 역할을 제공한다.

응급분만 應急分娩 emergency childbirth 표준이 되는 분만 준비나 처치가 안 되는 병원 전에서 사고로 또는 황급히 발생하는 분만. 임산부의 저혈량과 태아의 저체온증이 중요하게 고려되어야 하고 감염 위험이 증가한다. 임박한 분만의 증상과 징후로는 분만전 출혈의 증가, 잦은 강한 수축, 아래로 강하게 힘을 주고 싶은 모체의 욕구나 변을 보고 싶은 것처럼 느끼거나, 막 파수와 질 입구에 아두가 나타나는 것 등이다.

응급상승 應急上昇 blowing up 잠수에서 빠른 속도로 표면으로 부상하는 것. 응급상승은 옷의 과팽창으로, 감시자에 의해 너무 빨리 너무 강하게 당겨지거나 또는 조류에 끌려 바닥에 잡고 있거나, 하강선을 놓쳐서 표면으로 쏠려 올라와서 생긴다. 응급상승은 7피트 이상의 깊이에서 일어나면 공기색전증이, 36피트 이상의 깊이에서 일어나면 압축공기질병이 일어나기 쉬우므로 위험하다.

응급수술 應急手術 imperative operation 즉각적으

로 행해야하는 수술. → 긴급수술.

응급스트레스반응 應急~反應 acute stress reaction 예상하지 못한 극심한 스트레스 상황에 의해 현장에서 행동과 사고과정에 나타나는 변화. 보통 부정적 스트레스를 포함한다.

응급실 應急室 emergency room : ER 응급상황에 응급처치하는 병원 내 구역. 사고로 인한 출혈, 중독상태, 골절, 심장마비와 호흡부전으로 인해 고통받는 환자들을 1차적으로 치료하도록 특별히 준비한 병원내 영역. → emergency department.

응급실기록지 應急室記錄紙 emergency room record 환자가 응급실에 도착했을 때 환자의 인적사항, 내원방법, 도착시간 및 환자를 데리고 온 사람, 병력 또는 상해의 경위, 신체상태 및 검사소견, 진단명 및 치료사항, 응급구조사의 예측진단, 환자의 입원, 귀가, 외래진료, 타 병원으로의 이송 등의 처리, 응급실 퇴실 시 환자의 상태, 주의사항 및 앞으로의 치료지시, 의사의 서명 등을 기록한 것.

응급심장치료체계 應急心臟治療體系 emergency cardiac care system 응급의료요원에 의해 제공되어지는 응급심장처치를 포함한 응급심장처치의 모든 면. 광의의 응급심장처치는 목격자에 의한 심폐소생술, 신속한 응급의료서비스체계, 응급실, 중환자실, 심장재활, 심장병예방프로그램, 기본인명구조술, 전문인명구조술 훈련프로그램, 일반인들에 의한 제세동기 사용법을 포함한다.

응급용들것 應急用~ emergency stretcher 환자운반용 들것. 좁은 공간에도 보관이 용이하도록 접이식으로 되어 있고 바퀴가 장착되어 혼자서 이송이 자유롭다.

응급의 應急~ emergent 급성의 갑자기, 예기치 않은. = 우발의.

응급의료 應急醫療 emergency medicine 응급환자의 발생으로부터 생명의 위험을 회복하기까지의 과정에서 응급환자를 위하여 행하여지는 상담, 구조, 이송 및 진료 등의 처치(응급의료에 관한 법률). 즉 응급환자를 포괄적이고 효과적으로 치료, 관리하는 의학의 한 부분으로, 질병이나 손상의 궁극적인 치료보다는 응급환자 발생시부터 치료를 시작하여 해당 전문과에서 치료를 할 때까지 환자의 상태를 최대로 안정시키는 학문 분야를 말한다.

응급의료서비스 應急醫療~ emergency medical service : EMS 응급상황 동안 의료처치를 제공하는 개념으로 현장출동과 이송에 대한 응급처치뿐만 아니라 119요청, 구급상황지령자 요청, 대중교육, 차량출동 유지 및 의료시설 이송문의 건, 혹은 내·외과 응급상황시 처치를 제공하기 위한 조직적인 제도.

응급의료서비스체계 應急醫療~體系 emergency medical service system : EMSS 불의의 사고나 질병 시 신속한 응급처치 및 병원진료를 통해 응급환자의 신체나 생명에 대한 중대한 위협을 예방 또는 감소시킬 수 있도록 응급환자의 병원 전 처치체계, 신속한 이송체계, 병원진료체계와 각 체계를 연결시키는 통신체계의 유기적인 연결체계. 상호간의 유기적 연관성이 가장 큰 특징이며 사고예방에서부터 재활까지를 포함한다고 할 수 있다. 문헌상의 기록은 없으나, 나폴레옹 시대에 의무참모였던 Larry 와 Parcy등이 의료행위를 할 수 있는 인력과 마차를 전쟁터에 투입함으로써 많은 효과가 있었는데, 이를 현대적인 의미의 응급의료체계(Emergency medical service system)의 시작이라 할 수 있다. 1982년 초반에 내무부 소방국 산하의 119구급대가 결성되어 공공개념의 응급의료 후송체계가 운영되게 되었다. 1986년 아시안 게임, 1988년 서울올림픽 등 국제경기의 유치로 별도의 대회를 위한 응급의료망이 구성되었고, 이를 토대로 1989년 후반부터 우리나라에도 응급의료체계의 구성이 구체화되기 시작하였다. 1990년 7월 전국민 의료보험 실시, 1991년 7월에는 전국을 11개의 진료권으로 나누고, 응급의료 통신망의 구성 및 129응급환자 정보센터(현재는 1339 응급환자 정보센터로 개칭), 응급진료센터 88개소, 응급의료 지정병원 158개소 등을 지정하여 진행하였으나 초기단계의 경험 축적 부족, 인력 및 자원 확보 미비 등으로 인하여 기대할 만한 효과는 나타내지 못하였다. 1991년 이후 몇 차례의 대형 참사로 정부에서는 1994년 1월 응급의료법을 특별법으로 제정하고 응급구조사 양성과 응급의료 기금을 법제화함으로써 우리나라도 이제 본격적인 응급의료체계의 구축단계에 돌입하였다. 응급의료체계는 병원 전 처치단계, 이송단계, 병원진료단계, 통신체계단계 등의 4가지 요소를 갖는다.

응급의료센터 應急醫療~ emergency medical center 응급상황 또는 긴급상황 발생 시에 그 상황을 접수받고 그에 적절한 구급장비나 구급인원의 출동의 총괄하는 곳.

응급의료전화상담 應急醫療電話相談 emergency medical dispatch 응급의료에 대한 응급통신센터 지령실을 설명하는 용어. 경보의 본거지라고도 불린다.

응급의료전화상담원 應急醫療電話相談員 emergency medical dispatcher : EMD 응급의료체계에서의 통신관리자. 유·무선을 통해 의학적 치료지침을 응급환자나 구급 요청자에게 말해준다. 그러므로 이들은 원격통신 도구의 사용법과 조작을 위한 훈련을 받아야 한다. 미국의 경우 EMD학생은 APCO(America public of communication organization)에서 EMD의 자격을 받기 위해 적어도 40시간 동안 기본적인 원격통신에 대한 훈련을 받아야 한다. EMD는 지역 내에서 공인된 의학 강령에 의한 응급의학 보조를 제공한다. 눈으로 보고 진료할 수 있는 곳까지, 환자가 도착할 때까지 환자에게 응급처치를 하기 위해 지시사항을 전화 요청자에게 전달해야만 하는 경우도 있다. 즉 EMD는 처치자에게 정보를 전달하는 것이다. 또 다른 임무는 환자에 대한 정보의 전달과 아울러 치료센터에 환자의 상태를 전달하는 것이다. 이는 보통 환자의 국소적인 부분과 현 상태에 대한 정보를 포함한다. EMD는 EMD card system에 의거한 지시사항을 전화신고자에게 전달함으로써 구조자가 도착할 때까지 준비할 수 있게 하고 현장상황에 의거하여 다른 공공의료서비스 기관과 상호작용을 수행해야 한다. EMD는 응급의료 파견에 대한 기술, 철학, 지식을 숙달하는 사람으로, 성공적인 임무 수행을 위해서는 효과적인 응급의료 파견에 요구되는 기술을 알고 숙달해야 하며 이러한 기술은 EMD 과정과 지속되는 파견 교육을 통해 가르친다.

= 응급의료출동지시원.

응급의료종사자 應急醫療從事者 emergency personnel 응급상황 발생에 대해 반응하는 사람. 응급의료통신 관리자와 응급의료서비스 반응자로 구분된다. 응급의료통신 관리자는 응급상황에 대한 내용을 접수해야 하는 책임이 있고 전문 요원이 도착할 때까지 현장에 있는 목격자에게 전화로서 응급처치에 관한 사항을 제공해야 한다. 응급의료종사자는 구급차를 타고 현장에 가서 응급상황을 처리하는 사람을 말한다. 이들은 기본 인명구조술 또는 전문 인명구조술에 대한 훈련이 이루어진 사람들로 이들 모두에게는 제세동기에 대한 사용훈련교육이 이루어져야 한다. 응급구조사 2급 이하는 기본 인명구조술 훈련요원을 말하고 응급구조사 1급은 전문 인명구조요원을 의미하기도 한다.

응급의료지휘자 應急醫療指揮者 emergency medical command 응급의료현장의 선임 응급의료대원.

응급의료팀 應急醫療~ emergency medical team 응급현장에서 이송된 환자를 전담하여 처치하는 응급의료센터의 의료진. 응급의학의사나 응급구조사 그리고 응급간호사 등을 말한다.

응급의료훈련 應急醫療訓練 emergency medical training 생명 위급 상황이나 재난 발생시 필요한 지식과 행동요령을 배우는 교육. 일반 시민교육에서부터 최초 반응자(first responder), 일반응급구조사(EMT-Basic), 중급응급구조사(EMT-Intermediate), 전문응급구조사(EMT-Paramedic), 의료인까지 포함되며 수준별로 각기 포함되는 내용이 다르다. 최초 반응자는 구급대원, 경찰, 공원 경비원, 혹은 시민 지원자 등이 포함되며, 안전과 심폐소생술 등 기본 응급처치를 수행할 수 있도록 교육된다. 일반응급구조사는 생명을 위협하는 병원 전 응급 상황을 즉시 처치할 수 있는 인력으로 심폐소생술, 자동제세동기(Automated External Defibrillator)의 사용, 안전 구출, 고정, 응급환자의 이송 등의 과정을 이수해야 한다. 또한 환자들 자신이 갖고 있는 니트로글리세린, 에피네프린 및 흡입기를 환자들이 사용하는 데 도와 주도록 교육받는다. 중급응급구조사

훈련에서는 일반응급구조사과정에 정맥주사, 쇼크방지용 하의 착용 및 전문 기도 처치가 추가되고, 전문응급구조사 훈련에서는 병원 전 단계의 약물 치료, 심전도 판독, 동조성 심조율 전환, 수동 제세동이 추가 포함된다.

응급의학 應急醫學 emergency medicine 급성질환자나 응급상황의 부상환자를 즉각적으로 처치하는 의학.

응급전화 應急電話 call box 응급처치서비스의 요청시 사용될 수 있는 공공장소에 위치한 전화기. 도로나, 공공건물, 인적이 드문 고속도로의 긴 영역 사이에 위치하고 있고 비용이 없는 비상직통전화이며, 응급처치 서비스나 소방, 경찰서비스 이용목적시 사용된다.

응급전화번호 應急電話番號 emergency telephone number 119.

응급주택 應急住宅 emergency house 재해나 천재의 이재민을 임시거주하게 하기 위한 주택.

응급질환표시 應急疾患表示 emergency medical identification tag 기왕증이 있는 환자가 응급상황에 대비하여 자신의 질병을 표시하여 지닌 기구나 팔찌, 또는 목걸이.

응급차량 應急車輛 ambulance 응급의료를 제공하기 위해 고안된 자동차.

응급처치 應急處置 first aid 정규적인 외과적, 내과적 치료를 받기 전에 사고, 외상, 질병 등에 취해지는 긴급구호 및 처치. 다친 사람이나 급성질환자에게 사고 현장에서 즉시 조치를 취하는 것으로 병원치료를 받을 때까지 일시적으로 도와주는 것일 뿐아니라, 적절한 조치로 회복 상태에 이르도록 하는 것을 포함한다.

응급처치세트 應急處置~ emergency care set 간단한 응급처치 및 임산부 분만시 사용하기 위한 세트.

응급처치차량 應急處置車輛 rescue unit 사고현장에서 응급처치를 제공할 수 있는 장비를 구비한 차량.

응급치료가필요한사상자 應急治療~必要~死傷者 emergency medical service casualty 화재 이외의 원인에 의한 사상자. 익사자, 교통사고 사상자 등.

응급환자 應急患者 emergent patient 질병, 분만, 각종 사고 및 재해로 인한 부상이나 기타 위급 상태에서 즉시 필요한 응급처치를 받지 아니하면 생명을 보존할 수 없거나 심신상의 중대한 재해가 초래될 것으로 판단되는 환자.

응급환자기록 應急患者記錄 emergency patient record 환자의 손상 및 응급질병에 관계되는 모든 환자의 사항과 병원 전 응급처치팀 및 병원내 응급의료팀이 환자에게 제공해 준 검사, 치료 및 결과에 관한 사항을 기록한 문서.

응답기 應答器 responder 질문기로부터의 호출 펄스를 수신하여 이것으로 응답 펄스를 재발사하는 장치. 질문과 응답 장치로 거리 측정, 방위 측정 등에 사용되는 전파 표지.

응답전파표지 應答電波標識 transponder beacon 정당한 질문을 수신하였을 때 자동적으로 응답 신호를 송신하는 기능이 있는 송수신 장치. 레이더 및 우주기에 이용된다.

응력 應力 stress 물체에 외력(하중)이 가해졌을 때 그 물체 속에 생기는 저항력. 응력은 작용하는 하중의 종류에 따라 전단응력(剪斷應力), 인장응력(장력이라고도 함), 압축응력으로 나눈다. 전단응력은 단면에 평행인 응력(접선 성분)으로 접선응력이라 하고, 인장응력과 압축응력은 단면에 수직인 응력(법선 성분)으로 수직응력 또는 법선응력이라고도 한다. 응력의 세기로는 단위면적당의 힘으로 나타내는 것이 일반적이다. 외력을 p, 단면적을 A, 응력을 σ라 하면 $\sigma = p/A$이며, 그 단위는 kg/cm^2이다. 일반적으로 물체 내의 동일점에서의 응력이라도 면의 방향에 따라 그 종류나 세기가 다르다.

응력도 應力度 intensity of stress 단위 면적당의 응력. 어떤 경우에는 단순히 응력이라고도 한다. 단위는 kg/cm^2, kg/mm^2 등으로 표시한다.

응력부식균열 應力腐蝕龜裂 stress corrosion cracking 인장응력과 부식성 매질이 공존할 때 금속에 균열이 발생하는 현상.

응상폭발 凝想爆發 cohesive state explosion 기상(氣相)이 아닌 응상(액체나 고체)에 의한 폭발. 대

표적인 응상폭발은 수증기폭발이며, 화약류에 의한 폭발이나 물질의 혼합에 의한 폭발도 이에 속한다.

응원 應援 aid(소방) 계통을 달리하는 소방조직 간에(군대 ↔ 소방서, 기업체 ↔ 소방서, 광역시 소방서 ↔ 도 소방서, 기업체 ↔ 기업체) 상호협정에 따라 유사시 지원하는 일.

응유효소 凝乳酵素 rennin 유아의 위액에 분비되는 소화효소. 유즙단백질 카세인(casein)의 소화를 자극하여 유즙이 응고되게 한다. = 유즙응고효소.

응집 凝集 agglutination 표면항원과 항체 사이의 특이한 화학적 상호작용 결과로 나타나는 세포들의 덩어리 형성 과정.

응집력 凝集力 cohesion 응집 상태. 액체 또는 고체에서 분자, 원자 또는 이온상 위에 작용하는 인력. 분자간의 반데르발스의 힘, 이온 간의 정전기인력(쿨롬의 힘), 쌍극자 또는 다극자 인력, 수소결합력(水素結合力), 전하이동력(電荷移動力) 등이 응집력의 원인이다.

응집소 凝集素 agglutinin 응집에 의한 항원과 상호작용하는 항체.

응착 凝着 cohesion 매끈한 면을 가진 고체끼리 어떤 하중 하에 접촉시켰을 때 마치 납땜을 한 것처럼 양자와 일체가 되는 현상 또는 이와 유사한 현상.

응축 凝縮 condensation 기체가 액체로 변화하는 현상. 일정 압력에서 냉각시켜 어떤 온도 이하로 낮추거나, 일정 온도에서 압력을 가하여 그 물질의 포화증기압을 넘을 때 나타난다. 응축은 흔히 공간에 부유하는 미소한 먼지, 또는 공기 중의 이온 등을 핵으로 하여 응적(凝寂)이 생기면서 시작된다. 이들 핵으로 될만한 것이 없을 경우에는 과포화의 상태로 될 때가 많다.

응축단열 凝縮斷熱 wet adiabatic 일정량의 공기가 응축 온도를 통과해서 상승할 때 증기의 응축에 의해 열이 방출되는 것.

응축률 凝縮率 condensation rate 단위시간당 cm^2의 표면에 응축된 분자의 수.

응축액 凝縮液 condensate 온도가 내려감에 따라 가스로부터 분리된 액체. 발전소에서는 복수(復水)

라고도 한다.

응축증기 凝縮蒸氣 condensing steam 응축된 수증기를 함유하고 있는 백색 구름. 진화작업시 쏟아부은 물로 인해 생성된 증기가 열을 빼앗겨 100℃ 이하로 냉각된 것이다.

응축폭발 凝縮爆發 condensed phase explosion 물질이 액체 혹은 고체 형태로 존재할 때 발생하는 폭발.

의구증 疑懼症 folie du doute 끊임없는 의심, 마음, 생각 등의 동요. 특정 행위 또는 행동이 반복하며 매우 사소한 일도 결정을 못 내리는 우유부단함을 말함.

의료감시 醫療監視 medical oversight 모든 병원전 처치에 대한 의사의 감독권. 모든 병원전 처치자는 의사의 지시와 통제하에 활동한다는 것을 기본전제로 하고 있다.

의료과실 醫療過失 medical malpractice 의료인이 의료 행위를 수행함에 있어서 당시의 의학지식 또는 의료기술의 원칙에 준하는 업무상 필요로 하는 주의의무(注意義務)를 게을리하여 환자에게 적절치 못한 결과를 초래한 것. 넓은 뜻으로는 1) 의료계약상의 모든 의무위반행위 2) 전단적 의료행위(專斷的 醫療行爲)와 의학원칙의 위반행위를 뜻하고, 좁은 뜻으로는 의학원칙의 위반행위만을 특정한다. 의료과오는 의료인에게 법적 책임을 지울 수 있는 의료행위상의 잘못을 모두 포함하는 반면에 의료과실(醫療過失)은 의료 행위상의 잘못에 대하여 법적으로 비난할 수 있는 특정요소로써, 사법상으로는 '일정한 사실을 인식할 수 있었음에도 불구하고 부주의로 인식하지 못한 것'을 의미하고, 형법상으로는 '정상의 주의를 태만함으로 인하여 죄의 성립요소인 사실을 인식하지 못한 것(형법 14조)'을 뜻한다. 일반적으로 의료과실은 의료과오가 있었다는 것이 객관적으로 입증되었을 때 적용되는 용어로 '의료과오의 객관적 평가'라는 견해이다. 의료행위로 인해 야기된 의료과오에서 과실이 있었던 것이 객관적으로 인정되면 의료인에게는 민사, 형사 및 행정적 책임이 부과될 수 있으며, 그 과실의 판정에 중심이 되는 요소는 의료행위 당시 의료인에게 요구되는 주의의무이다. 한편, 의료사고(醫療事故)란 '환자가 의료인으로부터 의료혜택을 제공받음에 있어서 예상외로 발생한 악결과(惡結果)를 뜻하는 것으로 누구의 잘못이라는 평가가 내포되어 있지 않다. 의료행위로 인해 나타난 결과가 환자측이 바라는 기대효과에 미치지 못하는 경우 의사에게 의료과오가 있다고 환자측이 주장함으로써 의료분쟁으로 발전하게 되며 의사의 잘못이 전혀 없어도 의료분쟁은 있을 수 있다. 그러나 일단 환자측이 의료인의 의료행위에 대해 의료과오를 주장할 경우 당시의 의료행위에서 과실의 유무, 즉 주의 의무 위반이 의료 분쟁에 있어서 핵심이 되는 요소가 된다. 따라서 의료과오라는 추상적인 개념이 의료사고를 통하여 사회 현상으로 구체화되어 나타나는 것이 의료분쟁이라 할 수 있다.

의료관계인 醫療關係人 medical follower 의료에 종사하는 각종 전문가. 면허를 받는 의사, 치과의사, 한의사. 간호사, 약사, 조산사, 의료기사 등, 영양사와 자격인정을 받는 간호조무사, 사회복지사 그리고 응급구조사 등이 있다.

의료기관 醫療機關 medical institution 의료인이 공중 또는 특정다수인을 위하여 의료 조산의 업을 행하는 곳.

의료기사 醫療技士 medical technician 의사나 치과의사를 도와 진료 또는 의화학적 검사의 보조업무에 종사하는 사람. 임상병리사, 방사선사, 물리치료사, 작업치료사, 치과기공사 및 치과위생사 등이 있다.

의료물리학 醫療物理學 health physics 방사선의 바람직하지 않은 효과로부터 사람을 보호하는 방법과 이온화 방사능이 인체에 미치는 영향에 대해 연구하는 학문. = medical physics.

의료보장 醫療保障 medical security 사회보장제도 중에서 의료에 관한 보장 체계. 사회보장제도에서 노령보장(老齡保障)과 더불어 중요한 부문을 차지하는데, 일반적으로는 국가가 국민이 필요로 하는 의료를 무료로 제공하는 것으로 여겨지고 있다.

의료보험 醫療保險 health insurance 언제, 어느 때 닥칠지 모르는 질병이나 부상에 대비하여 서로가 평소에 조금씩 보험료를 납부하여 공동으로 모아 두었다가 자신이나 이웃 또는 가족들에게 질병이 발생하였을 때 사용함으로써 의료비 문제를 해결하고, 국민의 건강과 가계를 보호하며, 나아가 개인의 책임이 아닌 사회공동 연대책임을 통하여 소득재분배와 위험분산의 효과를 거둘 뿐만 아니라 사회적 연대를 강화하여 국민통합을 이루는 사회보장제도.

의료보호 醫療保護 medical care 국민의 보건복지 증진을 위하여 상병자(傷病者)를 보호하는 제도. 일반적인 사회보장이나 의료보험과 관련시켜 의료보장(medical security)이란 용어가 사용되고 있으나, 영국·미국 등의 문헌에서는 의료보호(medicare)라는 표현이 자주 사용되고 있다. 의료보호란 표현은 의료보장이란 표현과 거의 같은 의미를 포함하는 동의어로 사용되고 있다.

의료사고 醫療事故 medical accident 좁은 의미로는 소비자가 의료기관으로부터 의료 서비스를 제공받는 과정에서 당초 의학적인 기대와 달리 유해한 결과가 발생하는 것. 넓은 의미로는 의료인에 의한 의료과오 이외에 의료기관의 시설하자, 원인 불명 등에 의하여 환자의 증상이 악화되거나 사상에 이른 경우, 기타 환자에게 손해가 발생하는 것.

의료영상저장전송시스템 醫療映像貯藏電送~ picture archiving & communication system : PACS MRI, CT, X-ray 등의 의료영상을 digital 형태로 획득하여 초고속 통신망(network)을 통해서 image를 저장 및 전송하는 시스템. 의료영상 특히 방사선과 진단영상들을 디지털 상태로 획득한 후 고속의 전산망을 이용하여 전송하고 디지털 데이터로 의료영상을 저장하며 의료진들이 기존의 필름과 뷰박스 대신에 컴퓨터를 이용하여 의료영상을 조회, 검색하는 것으로 영상을 이용하여 환자를 진료하는 포괄적인 디지털 영상관리 및 전송 시스템. 즉 PACS는 방사선 진단에 관계된 각종 영상진단 장치들과 컴퓨터 통신망, 영상저장치, 영상표시용 workstation 및 database등을 포함한 의료 영상 total system이다. 그간의 OCS, 의료영상처리기술 등의 의료전산화의 know-how를 바탕으로 개발하고 있는 PACS가 있으며, 이 시스템은 촬영 당시부터 필름이 발생하지 않는(filmless) CR(computer radiology)장비를 이용한 PACS와 기존에 촬영한 필름을 film 전용 스캐너를 이용하여 디지털화하는 포괄적인 시스템으로 개발되었다. PACS의 구성요소는 영상 획득부, 영상 저장 및 database, 영상 조회 등이다.

의료용텔레메터 醫療用~ clinical telemeter 병원, 진료소 등의 의료 기관 또는 연구 기관에서 환자의 심전도 파형, 뇌파 파형 등의 생체 신호를 전송하는 무선시스템. 환자를 배선 코드로 구속하지 않고 측정할 수 있고, 수술 등의 의료행위 시 의사 등이 움직이기 쉬우며, 다수의 환자를 한 곳에서 집중 감시하는 등 많은 이점이 있다.

의료용화상파일시스템 醫療用畵像~ medical image filing system : MIFS 의료화상을 광자기디스크 등의 고밀도 기록매체에 보존하는 것. 방대한 양의 병원 화상 데이터에 대한 보관 공간(장소)을 절약하기 위해 개발되었다. 의료화상의 보관에 대해서는 보건복지부 의료법 시행규칙에서 검사소견기록, X-선필름 등의 진료에 관한 기록에 대해 5년간 보존하도록 규정되어 있다.

의료원 醫療院 medical center ① 건강과 관련된 시설. ② 병원, 특히 많은 환자와 현대 기술을 도입하여 많은 수의 질환을 치료할 수 있는 인력을 갖춘 병원.

의료이송기 醫療移送機 air ambulance 환자를 이송하고 이송 중 치료하기 위해 특수 제작된 항공기.

의료인 醫療人 physician 의료법에서 정한 보건복지부장관의 면허를 받은 의사, 치과의사, 한의사, 조산사 및 간호사를 말함. 의료인은 각 종별에 따라 임무를 수행함으로써 국민보건의 향상을 도모하고 국민의 건강한 생활 확보에 기여함을 사명으로 한다. 의사는 의료와 보건지도에 종사함을 임무로 한다. 치과의사는 치과의료 및 구강보건지도에 종사함을 임무로 한다. 한의사는 한방 의료와 한방보건지도에 종사함을 임무로 한다. 조산사는 조산과 임부, 해산부, 산욕부 및 신생아에 대한 보건과 양호지도에 종사함을 임무로 한다. 간호사는 상병자 또는 해산부의 요양상의 간호 또는 진료보조 및 대통령령이 정하는 보건활동에 종사함을 임무로 한다.

의료자격 醫療資格 medical qualification 의료행위를 할 수 있는 법적 자격. 의료행위는 국민보건과 밀접한 관계가 있기 때문에 의료법과 의료기사 등에 관한 법률에 의한 국가시험에 합격하고, 보건복지부장관의 면허를 얻은 자만이 의료자격을 가진다. 한국의 의료자격을 필요로 하는 자에는 의사, 치과의사, 한의사, 조산사, 간호사, 의료기사로서 임상병리사, 방사선사, 물리치료사, 작업치료사, 치과기공사, 치과위생사가 있다.

의료제도 醫療制度 medical institution 국가가 국민보건을 위하여 마련하고 있는 의료에 관한 제도.

의료지도 醫療指導 medical direction 응급상황시 응급이송차량이나 현장에서 전화나 무전을 통해서 응급의료진(응급의사)에게 환자의 상태를 보고하고 그에 따른 처치를 지받는 것.

의료통보 醫療通報 medical call 항행 중인 선박에서 부상자나 환자가 발생한 경우, 다른 선박이나 육상의 의사에게 치료에 관한 지시를 구하기 위해 교환하는 통신. 의료 통보는 모든 무선국이 목적 외 통신으로 취급할 수 있으며 긴급 통신으로 취급할 수 있다.

의료통제 醫療統制 medical control 의료감시의 구성요소. 직접의료통제와 간접의료통제로 나뉜다. 직접의료통제(direct medical control)는 의사에 의해 전화나 라디오를 직접 병원전 처치자에게 주어지는 지시를 말하고, 간접의료통제(indirect medical control)는 직접의료통제에 포함되지 않는 의료감시의 모든 면을 포함한 프로토콜개발, 교육 및 자질향상 등을 말한다.

의료폐기물 醫療廢棄物 medical waste 병원 등 의료관계 기관에서 발생한 폐기물. 병·의원, 보건소, 의료관계 연구소와 교육기관 등에서 배출하는 폐기물. 산업계 일반폐기물을 포함한 각종 폐기물을 말한다. 탈지면, 가제, 붕대, 기저귀, 인체 적출물, 주사기, 주사바늘, 체온계, 시험관 등의 검사기구, 분석장치, X-선필름 폐현상액, 유기용제 등이 이에 속하며, 의료관계 폐기물 또는 병원 폐기물이라고도 한다. 의료폐기물은 진료실, 처치실, 수술실, 검사실,

조제실, 세척실 등 발생 장소의 특성상 병원균(病原菌)이나 중금속, 독극물 등 병원체(病原體) 및 유해물질의 오염에 의한 위험성과 주사바늘, 깨진 유리 등에 의한 부상의 위험성이 큰 것들이 주종을 이룬다. 총 발생량의 약 1/4이 혈액, 체액, 분뇨 등에 오염된 폐기물로, 이를 통해 감염될 위험성이 높고, 검사실과 조제실에서 발생하는 각종 폐약품과 독극물 및 수은 등 유해중금속에 오염될 위험이 있으며 주사바늘, 유리병 등은 폐기물 청소원이나 처리업자에게 부상과 감염의 위험을 안겨준다. 또 욕실의 폐수, 먹다 남은 음식 등도 병원균 감염의 위험이 있기 때문에 의료시설 내의 생활폐기물도 일반폐기물과 함께 처리되지 않도록 해야 한다. 지금까지는 의료폐기물의 처리를 의료기관 자체나 외부 처리업체에서 소각을 기본으로 삼았다. 감염성 폐기물은 수집 즉시 소독하거나 소각해야 하지만 체온계 등 중금속을 함유한 폐기물을 소각 할 경우 유해성분이 공중으로 방출되어 환경오염을 유발하는 폐해가 발생한다. 또한 항생물질을 매립하거나 하수도에 흘려보내면 토양과 수질을 오염시키게 되며 폐기된 항암제는 자연 생태계에 영향을 미치게 된다. 따라서 의료폐기물은 배출과 수거 단계에서 감염성 및 손상성, 가연성 및 불연성 등으로 적정하게 분리하고, 처리과정에서 전문지식을 갖춘 관리감독자의 지휘 아래 안전하게 처리함으로써 환경이나 인체에 대한 유해성분의 발생을 최소화해야 한다.

의료표식 醫療標識 medic alert 응급구조사나 다른 건강전문관리자들에게 환자가 특수한 의학적 상태에 있다는 것을 알려주기 위해 목걸이, 팔찌나 카드의 형태로 착용되는 표식. 환자가 무의식 상태로 발견되었을 경우 의료표식은 심장상태, 알레르기, 당뇨, 간질 등 중요한 의료 정보를 제공한다.

의무기록 醫務記錄 medical report 응급구조사가 응급현장 또는 이송 중에 전문적으로 처치한 내용을 문서화하는 것. 임시기록지와 운행기록지가 있다.

의무병 醫務兵 medic ① (미국의 육군과 공군에서) 군대에서의 야전 의료인. ② 군대에서의 전투 의료인, 구조대원, 또는 다른 야전 의료인을 일컫는 일반적인 용어. = 위생병·군의관.

의무선박국 義務船舶局 compulsory ship station 항행 선박의 안전 확보를 위해 규정된 무선설비를 구비할 의무가 있는 선박의 무선국. 선박안전법 제4조에 따라 무선전신 또는 무선전화의 시설을 의무적으로 설치해야 한다. 이 법률 및 기타 규정에 의해 그 선박이 항행하는 수역에 따라서 전파법의 규정에 의거, 무선전신 또는 무선전화를 시설하는 것이 의무화되어 있고, 이 규정은 해상 인명 안전 조약(SOLAS)의 요구를 만족해야 하며 대상 선박 이외의 선박에도 무선설비의 비치가 의무화되어 있다. 의무 선박국의 무선설비로는 그 선박의 종류, 총 톤수, 국제 항해에 종사하는지의 여부 및 항해 구역에 따라서 송수신 설비, 조난 자동 통보설비, 내비텍스 수신기 등 항해 안전에 관한 정보를 수신하기 위한 기기 등이 있다.

의무소방원 義務消防員 conscript fireman 의무소방대설치법[제정 2001. 8. 14 법률 제6505호]에 따라 소방조직의 구성원이 되어 일정기간 소방업무를 보조함으로서 병역의무를 마치게 되는 인력.

의무항공기국 義務航空機局 compulsory aircraft station 항공기의 안전 항행을 확보하기 위해서 항공법의 규정에 따라 의무적으로 무선설비를 설치한 항공기의 무선국. 의무 항공기국의 무선설비는 일반 항공기국보다 엄격한 조건이 부과되어 있으며, 허가 유효기간은 무기한으로 되어 있다. 항공법에서 의무적으로 항공 무선 설비를 설치해야 하는 항공기는 항공 교통관제구역 또는 항공 교통관제권을 운행하는 항공기와 항공 운송 사업용 항공기이다.

의복견인법 衣服牽引法 clothes drag 환자의 의복을 잡고 끌어당기는 이동법.

의복절단용칼 衣服切斷用~ harness—cutting knife 안전 벨트, 낙하산의 끈이나 옷을 자르는 V자 날의 칼. 끝부분은 무디고 휘어져서 요구조자의 안전을 대비한다.

의사¹ 縊死 hanging 끈의 양쪽 끝 또는 한쪽 끝을 현수점(懸垂點 point of suspension)에 고정시키고 끈을 목에 감아 스스로의 체중에 의해 목이 압박되어 사망에 이르는 것. 경부혈관의 폐쇄가 가장 중요한 사인이다. → 의사체(縊死體), 완전의사(完全縊死), 불완전의사(不完全縊死), 전형적의사(典型的縊死), 비전형적의사(非典型的縊死). = 목맴, 목매달기, 의경.

의사² 醫師 physician ① 인가 받은 의과대학에서 학업과정을 마치고 의학박사(Doctor of Medicine, MD) 학위를 받은 사람. 의료 활동을 하려면 면허증이 있어야 한다. ② 인가 받은 정골의학(osteopathy) 학교에서 학업 과정을 마치고 정골의학박사(Doctor of Osteopathy, DO)학위를 받은 사람. 정골의학의사와 일반 의사는 거의 같은 수련 과정을 거친다. 정골의학은 질병의 원인으로 조직의 물리적 결함에 초점을 둔다.

의사대리인 醫師代理人 designated agent 약물을 투여하고 응급처치를 하기 위해서 지도의사로부터 권한을 위임받은 응급구조사나 다른 사람.

의사보조원 醫師補助員 physician's assistant : PA 의사를 보조할 수 있도록 훈련 받은 사람으로 의사는 의사보조원을 지도 감독한다.

의사소통 意思疏通 communication 두 명 혹은 그 이상의 사람들 사이에서 정보가 교환되는 과정.

의사지시기록지 醫師指示記錄紙 doctor's orders record 환자의 진단과 치료에 필요한 검사, 처치, 투약 등 필요한 사항들을 주치의사가 전공의사나 응급구조사에게 지시할 때 이용하는 기록. 모든 지시는 날짜와 지시자 서명이 있어야 한다.

의사체 縊死體 dead body due to hanging 의경(縊頸)의 기전에 의해 사망한 시체. → 의수체(縊首體).

의사표시 意思表示 declaration of intention 법률행위의 요소. 당사자의 의사표시는 그 내용에 따라 일정한 법률효과를 발생한다. 예를 들어 '취소한다' 나'판다', '산다' 하는 것은 모두 일정한 법률효과의 발생을 목적으로 하는 의사표시이다.

의산 蟻酸 formic acid [HCOOH] 분자량 46.03, 비중 1.2178, 융점 8.3℃, 비점 100.8℃, 인화점 68.9 ℃, 발화점 601.1℃인 자극성 냄새를 가지며 신맛이 나는 무색 투명의 가연성 액체. 물, 에틸알코올, 에테르와 잘 혼합하며 고농도의 것은 휘발하여 연소하기 쉽다. 연소할 때에는 자극성·유독성가스를 발생한다. Pt, Rh 등의 촉매에 의해 가연성의 수소를 발생한다. 진한 황산에 의해 탈수되어 맹독성의 일산화탄소를 발생한다. 칼륨 및 나트륨 등 알칼리 금속류와 반응하여 수소를 발생한다. 알칼리, 산화성 물질, 과산화물, 크롬산과 반응한다. 공기 중 서서히 분해하고 화염에서는 격렬하게 분해한다. 용기는 차고 건조하며 통풍 환기가 잘되는 곳에 저장한다. 산화성 물질, 알칼리, 칼륨, 나트륨, 질산 등 강산류, 과산화물과 격리한다. 증기의 누설 및 액체의 누출 방지를 위해 용기를 밀봉한다. 화재시 물분무, 알코올형 포 또는 다량의 물로 희석소화 한다. 바람을 등지고 소화작업하며, 안전장구를 착용한다. 맹독성 물질로 피부에 닿으면 수포를 발생하고 눈에 들어가면 심각한 장애를 입힌다. 제법은 의산나트륨과 황산을 저온에서 반응시키는 방법을 사용한다. 피혁다듬질, 유기약품, 합성원료, 염색 조제, 에폭시가소용, 의약품, 의산염류, 의산에스테르 제조, 고무의 응고제, 도금, 살균제, 향료, 용제 등에 사용된다. = 개미산.

의산메틸 蟻酸~ methyl formate [HCOOCH₃] 분자량 60.1, 증기비중 2.07, 증기압 476mmHg(20℃), 융점 -99℃, 비점 32℃, 비중 0.98, 인화점 -19℃, 발화점 456℃, 연소범위 5~23%인 달콤한 냄새가 나는 무색의 액체. 물에 잘 녹으며 인화점과 비점이 낮아 인화 위험이 매우 높다. 증기는 공기보다 무겁고 낮은 곳에 체류하며 작은 점화원에 의해서도 인화·폭발한다. 습기, 알칼리, 산화성 물질과의 접촉을 방지하여야 한다. 증기의 누설 및 액체의 누출 방지를 위해 용기를 완전히 밀봉하여야 한다. 취급장소의 전기설비는 방폭설비로 하여야 한다. 건조분말, 알코올형 포, 이산화탄소가 소화에 유효하다. 직접 주수하는 것은 효과가 없다. 인화 위험이 높으므로 화재 진압시 충분히 안전거리를 유지하고 공기호흡기 등의 안전장구를 착용하여야 한다. 체내에 침투되면 치명적이다. 과다 노출시 코와 결막을 자극하고 구토, 메스꺼움, 가슴압박, 호흡 곤란, 중추신경계통 마비, 기관 기능 정지로 사망에 이른다. 제법은 메틸알코올과 의산을 황산존재 하에 반응시키는 방법을 사용한다. 용제, 향료, 유기합성 등에 사용된다.

의산에틸 蟻酸~ ethyl formate [HCOOC₂H₅] 분자량 74.08, 증기 비중 2.6, 융점 -80℃, 비점 54℃, 비중 0.9, 인화점 -20℃, 발화점 455℃, 연소범위 2.8~16.0%인 럼주와 유사한 향기를 가진 무색 액체. 물, 글리세린, 유기용제에 잘 녹는다. 증기는 공기와 혼합하여 인화·폭발의 위험이 있다. 낮은 곳에 체류하여 점화원에 의해 인화 폭발하며 연소시 역화의 위험이 있다. 인화 위험이 매우 높고 휘발유와 비슷한 연소상태를 보이며, 연소시 유독가스를 발생한다. 산화성 물질과의 혼촉에 의해 발열, 발화의 위험이 있다. 저장·취급시 화기엄금·가열금지·직사광선을 차단 하여야 하며, 용기는 차고 건조하며 환기가 잘되는 안전한 곳에 저장하여야 한다. 산화성 물질 및 강산류와의 접촉을 방지한다. 증기의 누설 및 액체의 누출 방지를 위하여 용기를 완전히 밀폐한다. 정전기의 발생 및 축적을 방지하고 취급소 내 전기설비는 방폭구조로 하여야 한다. 초기 화재는 물, 이산화탄소, 분말, 할론이 효과적이며, 대형화재의 경우에는 다량의 물로 일시에 소화한다. 포는 소화 효과가 없으며, 광범위하게 화재가 확대된 경우는 주위 상황을 고려하여 액을 증발시킬 수도 있다. 공기호흡기 등의 안전장구를 착용해야 하며, 눈 및 피부에 접촉하면 자극하고 증기를 흡입하면 호흡기계통을 자극하고 기침, 호흡곤란 등을 초래한다. 에틸알코올과 의산을 진한 황산 하에서 가열하여 만든다. 각종 과실 및 음료용 향료의 원료, 유기합성의 원료, 훈증제 등에 사용된다.

의산이소프로필 蟻酸~ isopropyl formate [HCO₂CH(CH₃)₂] 분자량 88.1, 증기비중 0.03, 증기압 100mmHg(18℃), 비점 68℃, 비중 0.87, 인화점 -6℃, 발화점 434℃인 과일 냄새가 나는 무색의 액체. 알코올, 에테르 케톤류에 자유롭게 녹지만 물에는 잘 녹지 않는다. 증기를 쉽게 발생하여 인화 위험이 높다. 증기는 공기보다 무겁고, 낮은 곳에 체류하며, 점화원에 의해 인화 폭발한다. 연소시 역화의 위험이 있고, 유독성·자극성의 가스를 발생한다. 물과 접촉하면 의산과 이소프로필 알코올로 분해하며, 산화성 물질과 반응하고 접촉 물질에 따라 혼촉 발화의 위험이 있다. 취급시 화기와 가열을 금하고, 점화원을 배제하며, 직사광선을 차단한다. 용기는 차고 건조하며, 환기가 잘되는 안전한 곳에 저장한다. 강산류, 알칼리, 산화성 물질과 철저히 격리하여야 한다. 증기의 누설 및 액체의 누출방지를 위해서 용기를 완전히 밀봉하고 저장·취급장소의 전기설비는 방폭설비로 하여야 한다. 화재진압시 건조분말, 알코올형 포, 이산화탄소가 소화에 유효하며, 직접 방수하는 것은 효과가 없다. 화재용기의 외벽을 물분무로 냉각시킨다. 위험한 증기 또는 유독성 연소생성물을 피하고 화점에 접근할 때는 바람을 등지고 접근하여야 한다. 충분히 안전거리를 확보하고 공기호흡기 등의 안전장구를 착용하여야 한다. 과다 노출되면 현기증, 질식작용이 있고 피부와 점막을 자극한다. 제법은 이소프로필알코올과 의산을 황산촉매 하에서 작용시켜 만든다. 도료 용제, 인쇄잉크 용제, 의약용 추출제 등에 사용된다.

의수체 縊首體 hanged body 의사(縊死)라고 진단하기 전까지의 목이 매어진 채 발견된 시체.

의식 意識 consciousness 사고, 느낌, 행동을 지각하는 이성적 체계의 한부분으로 사고, 생각, 감정 등 모든 면에서 명료한 상태.

의식상태 意識狀態 mental status 의식상태의 정도를 나타내는 용어. 주로 반응의 정도로 평가한다.

의식수준 意識水準 level of consciousness 사람이 기능할 때 존재하는 의식의 정도. 적절한 행동을 가지고 명료한/지남력이 있는 경우, 각성되어 있으나 지남력이 없는 경우, 불유쾌한 자극에만 반응하는 무의식 상태, 불유쾌한 반응에 적절히 반응하지 않는 무의식 상태, 무의식 상태 등으로 분류할 수 있다.

의식장애 意識障碍 disturbance of consciousness 뇌기능의 전반적인 저하에 의해 의식이 장애를 받는 상태. 뇌혈관 장애, 뇌염, 수막염, 뇌종양 등에 의한 기질적 장애와 저혈당, 당뇨병성 혼수, 고삼투압 증후군, 요독증 등과 같은 대사성 장애가 있다.

의신 醫神 Aesculapius 고대 그리스의학의 신. 현대의학에서 뱀이 감겨있는 막대기로 상징되며 staff of Aesculapius로 알려져 있다.

의안 義眼 hypoblepharon 만들어 박은 사람의 눈. = artificial eye.

의업법 醫業法 Medical Practices Act 의료를 행하기 위하여 면허를 받거나 의료행위의 범위를 정하는 법.

의욕 意慾 coaction 욕구, 충동, 자발적 행동, 노력과 같은 마음의 과정.

의용소방대 義勇消防隊 volunteer fire department 소방서장(소방본부장)의 업무를 보조하는 민간소방대. → 의용소방대원.

의용소방대원 義勇消防隊員 volunteer fire fighter 의용소방대의 구성원. 무보수·비상근으로 일하며 출동수당이나 피복 등을 제공받을 수 있다. → 의용소방대.

의원 醫院 private hospital 의사, 치과의사 또는 한의사가 각각 의료를 행하는 곳. 진료에 지장이 없는 시설을 갖추고 주로 외래환자에 대하여 의료를 행할 목적으로 개설하는 의료기관.

의인 醫因 iatrogenic 치료나 진단적 시술로 인해 유발되는 것. 의인성 질환은 의료요원이나 시술 또는 건강 기관의 환경에 노출됨으로써 생기며, 여기에는 의사가 환자를 검사하기 위해 질문하거나 말을 할 때 환자가 느끼게 되는 공포도 포함된다.

의존성 依存性 dependency 어떤 사람이나 어떤 것에 도움·지지나 다른 요구를 의지하는 상태.

의존성인격장애 依存性人格障碍 dependent personality disorder 혼자 있거나 친밀했던 관계가 끊어졌을 때 심한 무기력감에 빠지는 인격장애. 늘 버림받을 경우에 대한 공포에 골몰해 있다. 기타의 특징으로는 남의 실질적인 조언이나 재확인 없이 결정내리는 것이 어렵다거나, 얕은 자기평가 그리고 비판이나 반대의견에 대한 예민성 등이 있다.

의존적성격 依存的性格 dependent personality 안전 및 자아 존중감을 유지하기 위하여 다른 사람으로부터 주의·수용·승인에 대한 과잉된 또는 강박적인 요구를 특징으로 하는 행동.

의지 意志 will ① 행동 과정에서 인간이 의식적으로 선택 혹은 결정을 할 수 있게 하는 정신적인 능력. ② 결정 혹은 목적 의욕. ③ 사후에 효력을 갖는 재산의 사용에 대한 개인의 소망을 법적 문서 안에 표현이나 선언하는 것.

의치 義齒 denture 영구적으로 고정되거나 이식되지 않는 인공치 또는 인공치의 치열 전체.

의학적무선보고 醫學的無線報告 medical radio report 구급차에 있는 무전기나 전화를 이용하여 현장 또는 이송 중에 응급환자의 의학적 상태를 의료진에게 알리고 지시받는 응급구조사의 행위.

의학적병력 醫學的病歷 medical history 아프기 이전의 건강상태, 환자의 질병이나 손상에 대한 기록.

의학전자공학 醫學電子工學 medical electronics : ME 의학을 위한 전자 공학. 생리학 등의 기초 의학을 위한 것과 진단 또는 치료에 관한 임상의학의 것 등 그 활용범위가 넓다. 뇌파계나 심전계를 비롯하여 환자 감시장치, X-선, 텔레비전, 의학, 생물학용 컴퓨터 등의 기기개발과 생체기능의 해석 등이 있다.

2대중계방수 二臺中繼放水 tandem ① 후면에 두개의 차축이 달려 있는 소방차. ② 하나의 소화전에 직렬로 배치된 두 대의 펌프차가 동시에 주수할 때 펌프차가 필요로 하는 압력을 증가시키는 방법.

2도화상 二度火傷 second degree burn 진피 이하까지 입는 화상. 피부층 일부분이 손상되어 물집이 생기며 상처가 습하며, 범위가 넓으면 심각할 수 있다. 화상이 체표면적의 50%를 넘으면 생명이 위험하다. 피부가 빨갛고 경미한 부종과 함께 통증이 있는 것은 표피화상과 같다. 수포(blister)가 형성되며 수포 주위에는 홍반이 나타난다. 상처는 2, 3주일에 걸쳐 치유되지만 세균감염에 의한 염증이 발생할 경우 3도 화상으로 이행되어 피부이식술이 필요할 수도 있다. 열탕화상의 대부분이 이에 해당된다.

2방향피난 二方向避難 alternative means of escape 화재 등의 비상사태시 이용할 수 있는 안전피난통로나 피난방향을 서로 다른 두 곳으로 설치하는 것.

2본동시배치 二本同時配置 parallel lay 한대의 소방펌프차량에서 두선의 호스를 동시에 연장하여 배치하는 것. = 동시2선연장(同時二線延長).

2점진화 二點鎭火 two-position attack 화재시 두 곳의 공격지점을 선정하여 진화작업을 하는 진화전술. = 복수공격.

2중경보설비 二重警報設備 dual alarm system 특정지역에서 경보가 발해지는 것과 동시에 경보설비가 정상적인 상태로 복구될 때까지 모든 지점에서 경보신호가 계속해서 발신되는 경보설비. = 복합경보체제.

2중안전장치 二重安全裝置 fail safe 각종 재해상황에 대처할 수 있도록 적절한 대책을 사전에 마련하는 것. 기기 등이 고장 났을 때 안전을 이중으로 보장하는 장치.

2중유체미분무수소화설비 二重流體微噴霧水消火設備 twin fluid water mist system 물과 미분화 매체가 별도로 공급되어 미분무수노즐에서 혼합되는 미분무수설비.

2차감시대 二次監視臺 secondary lookout 화재발생 위험도가 매우 높거나 시계가 좋지 않을 때 사용하는 화재감시대.

2차량출동대 二車輛出動隊 two-piece company 펌프차 두대, 또는 한대의 펌프차 등 두대의 소방차와 소방호스차, 또는 사다리차와 조명차 등이 한 단위로 출동하여 진화작업을 수행하는 소방대.

2차마크 2次~ second marks 심전도 밑에 시간간격을 나타내는 작은 표식. 대개 분류법에 따라 각각 3초나 6초로 표시되어 있다. 25mm 표준에서는 5개의 큰 상자가 1초를 나타낸다.

2차연소공기 二次燃燒空氣 secondary combustion air 화염 연소지점에 외부로부터 공급된 공기.

2차예방 二次豫防 secondary prevention 조기발견과 조기치료 단계로 숙주의 병적 변화가 있는 시기. 질병의 조기발견, 조기치료 등의 의학적 예방활동이 필요한 때이다.

2차전달자 二次傳達者 second messenger 호르몬이나 신경전달물질인 조절분자의 작용에 의해 표적세포의 세포질내의 농도가 증가하여 조절분자의 세포내 효과를 매개함으로써 그 표적세포의 대사를 자극하는 분자나 이온들.

2차전지 二次電池 secondary battery 충전과 방전을 반복할 수 있는 전지. 보통 납 축전지와 알칼리축전지가 있다. = 축전지(蓄電池).

2차폭발물 二次爆發物 secondary explosive 1차 폭발물에 의해 점화되어야만 폭발하는 폭발물.

2차화재 二次火災 secondary fire 비화(飛火)로 인해 발생한 화재.

2차효과 二次效果 secondary effect 일차적인 약리작용과는 무관하고 또 모든 환자에게서 나타나는 것도 아닌 약의 유해작용.

II형방출구 ~型放出口 II-type discharge outlet 액체 표면에 서서히 포를 운송하지 않으나 포의 침몰 또는 표면의 교반을 줄이도록 설계된 승인된 방출구.

이 蝨 louse Anoplura목에 속하는 곤충. 포유류에 기생하는 진성(眞性) 이, 인체에 기생하는 *pediculosis humanis var capitis*는 두피, *p. humanis var. corporis*는 옷, *phthirus pubis*는 치모에 기생한다. 인체의 혈액을 빨아먹고 알은 털이나 옷에 붙어있다. 머리 이는 두피, 목, 어깨의 소양증을 유발하고 대개 목선주위에 흔하다. 만성감염시 vega-bonds disease를 초래한다. 사면발이증은 심한 치모, 액와, 눈주위 소양을 일으킨다. 처치는 1% permethrin cream을 도포하여 이와 알을 죽일 수 있고 가는 빗을 사용하여 알을 제거하기도 한다. 예방법으로 옷과 침구를 깨끗이 한다.

E급화재 ~級火災 E-class fire 가연성 가스를 저장·사용하는 시설에서 가스가 연소하는 화재. 화염에 의해서 가열되는 부분을 냉각하면서 가스를 차단하여야 탱크 파열 및 파이어볼(fireball) 형성 그리고 미연소 누출 가스의 폭발을 방지할 수 있다. → 파이어볼. = 가스화재.

E층 ~層 E layer E 영역 내의 100km 부근에서 주간에 규칙적으로 생기는 전리층. E층의 최대 전자밀도의 변화는 태양 고도와 매우 밀접한 관계가 있

는데 극지대를 제외한 지역에서의 밀도는 정오쯤에 거의 최대가 된다. E층은 F층에서 반사된 단파에 대하여 감쇠층으로서 작용하지만 최저 사용 주파수를 결정하는데 중요한 역할을 한다.

2,3–디포스포글리세르산 二,三–〜酸 2,3–diphosphoglyceric acid : 2,3–DPG 헤모글로빈의 단백질 성분과 결합하고 산소를 해리하고 방출하는 옥시헤모글로빈의 능력을 증가시키는 물질.

이갈이증 〜症 bruxism 지속적으로 무의식 중에 이를 가는 것. 특히 수면 중이나 극도의 스트레스를 받을 때 긴장을 완화시키기 위한 기전으로써 이루어진다. = 알치증(軋齒症).

이개[1] 耳介 auricle ① 외이공(external acoustic foramen)을 싸고 있는 기복이 심한 조개껍질 모양의 부분. 안에는 탄력연골이 들어 있고 외부는 얇은 피부로 덮여있으나, 하단(귓볼)에는 지방조직이 많고 연골은 없다. ② 좌우 심방으로 귀 모양과 같아 붙여진 이름. = 귓바퀴.

이개[2] 離開 diastasis 정상적으로 연결되어 있는 두 부분을 강제로 분리시키는 것. 활막관절이 없는 두 개의 뼈를 골단부에서 분리시키거나 복부근을 두 개의 근육으로 분리시키는 것.

이개근 耳介筋 musculi auricularis 모상건막에서 이개로 향하며 퇴화적인 근육. 사람에 따라서는 움직일 수 있다. = 귓바퀴근육.

이격거리 離隔距離 clearance ① 건물과 건물 사이의 거리, 스프링클러헤드와 그 아래 적재된 물품 사이의 거리 등을 일컬음. ② 배관과 노즐을 포함한 청정소화약제 소화설비와 노출되거나 비절연된 충전부 사이의 거리.

이격된 離隔〜 segregated 저장된 물질이 다른 물질로부터 공간, 벽 또는 칸막이에 의해 물리적으로 이격된 상태.

이격저장 離隔貯藏 segregated storage 혼재 불가능 물질로부터 일정한 거리를 이격하고 동일한 실 또는 옥내에 저장하는 것.

이경 耳鏡 otoscope 외이도와 고막을 검사하는 기구. 이경의 머리부분은 검안경과 같은 형태로 손잡이 위에 얹혀있고 검안경과 같은 방법으로 돌려진다. 비경이 없을 때 비경으로도 사용이 가능하다.

이경검사 耳鏡檢査 otoscopy 외이관이나 고막을 이경을 통해 직접 눈으로 관찰하는 검사.

이고 泥膏 paste 연고와 비슷한 제제이나 분말을 액체 혹은 연고 등과 반죽한 약제로 좀 더 진하고 점도가 높아 연고보다 피부 투과력이 약한 국소형 반고형 혼합물.

이관 耳管 eustachian tube 비인두와 중이의 강을 연결하는 점막으로 된 약 4 cm의 관. 중이내의 공기압이 외부의 압력과 같아지도록 한다. = auditory tube.

이교상 〜咬傷 louse bite 작고 날개가 없는 이에 의하여 생성되는 작은 상처. 장티푸스나 재귀열 같은 질환이 이에 의하여 전염될 수 있다. 목과 신체의 이가 가장 흔한 기생충이고 가끔 학동기 아이들에게서 발견된다. 심한 가려움증을 야기한다.

이글루 igloo 돔 모양의 가건물. 강력 폭발물 저장소로 사용한다.

이글루스페이스 igloo space 콘크리트나 강철 벙커의 탄약과 폭발물을 취급하는 저장고.

이글캠 eaglecam 건물이나 구조물의 붕괴시 협소 부위에 카메라를 삽입하여 매몰자나 부상자 등의 상태를 확인하고 음성을 청취하여 구조를 하기 위한 장비. 상품명.

이급후증 裏急後症 tenesmus 장이나 방광을 비우려고 할 때 수반되는 지속적이고 비효과적인 경련 상태. 직장벽이 신전되지 않아도 배변반사가 일어나 빈발하게 변의를 느끼고 화장실에 자주 가고 싶어지는 느낌으로 염증성 장질환과 신경성 장증후군에서 나타난다.

이끼토탄 〜土炭 peat moss 물이끼 등이 퇴적되어 아주 미세하게 부서진 토탄.

이내 以內 within 어떤 일정한 범위 안.

이너젠 inergen 할론 대체 물질의 일종. 불활성 가스(inert gas) + 질소(nitrogen)의 합성어. 대기중에 존재하는 질소 52%, 이산화탄소 8%로 조성 된 소화약제로 인체 및 환경에 무해하다.

이뇨 利尿 diuresis 소변의 형성과 배뇨가 증가되는 것. 임상적으로는 소변중의 나트륨과 수분을 증가시키는 것이다. 이뇨는 당뇨병, 요붕증과 급성 신장장애에서 일어나며 분만 첫 48시간 동안의 이뇨는 정상적이고 커피, 차, 이뇨제, 불안과 공포상태, 일부 스테로이드 약물이 이뇨를 일으킨다.

이뇨기 利尿期 stage of diuresis 다량의 체액이 소변으로 배설되는 시기.

이뇨제 利尿劑 diuretics 소변의 형성과 배설을 촉진시키는 약물. 소변량을 증가시켜 부종을 제거한다. 약 50종 이상의 약물이 있으며 주로 고혈압, 울혈성 심부전, 부종과 병변에서 세포외액의 양을 감소시키기 위해 처방하며 대개 기대하는 약물의 효과와 환자의 신체적 상태에 따라 약물을 처방한다. 설폰아마이드에 대한 과민성이 있는 경우는 설폰아마이드 계열의 이뇨제를 제한해야 하고 당뇨병의 경우는 타이아자이드 투약에 의해 악화되므로 신체적 상태에 따라 특정 약물의 투약을 금해야 한다. 모든 이뇨제는 저혈량증, 전해질 불균형과 같은 부작용이 따르며 만니톨과 같은 삼투성 이뇨제는 항고혈압제나 심혈관계 질환에서보다는 뇌부종과 같은 응급상황의 치료에 우선적으로 이용된다.

이니언 inion 외 후두융기 정점.

이단맥 二段脈 bigeminy 정상 맥박이 명백하게 이중의 이소성 맥박에 뒤이어 반복적으로 나타나는 심부정맥. 이러한 이소성 맥박은 심방이나 심실에서 기원되며 심장자극의 신호이다.

이당류 二糖類 disaccharide 두분자의 단순당 또는 단당류가 결합한 당. 가수분해시 두 개의 간단한 단당류로 전환된다.

이대상포진 耳帶狀疱疹 herpes zoster oticus 외이의 심한 통증을 일으키고 안면신경을 따라 통증이나 마비, 청력상실이나 어지럼증을 일으키며 외이도와 귓바퀴를 따라 소포성 발진이 나타나는 대상포진 감염.

이도이형방실차단 二度二形房室遮斷 type Ⅱ second degree AV block 주로 방실결절의 기능장애로 발생하여 방실흥분이 갑자기 전도되지 않는 것이 특징인 부분적 방실차단. 3도 방실차단으로 진행한 경우가 많아 예후가 불량하다. 심전도상 가끔 하강하는 QRS군이 나타나고 PR간격이 정상적이거나 길어지는 특징을 가진 심장 리듬으로 심장흥분전도비율이 대개 3 : 1, 4 : 1, 5 : 1로 다양하며, 하강하는 심박동의 수에 따라 낮은 심박출량의 징후들을 보이기도 한다. = mobitz type Ⅱ.

이도일형방실차단 二度一形房室遮斷 type Ⅰ second degree AV block (Woldemar Mobitz, 독일 의사, 1889~?) 부교감 신경 항진 약물, 하벽 심근경색에 의한 방실결절의 허혈 또는 Bezold-Jerish 반사에 의해 발생하며 대부분 일시적이며 예후도 좋다. 심전도상 QRS군이 하강할 때까지 PR간격이 점진적으로 길어지며 QRS파가 P파보다 항상 한 개가 적고 완전차단부분에서는 QRS파가 소실되므로 간격이 길어진다. = wenckebach heart block, mobitz type Ⅰ.

이동 移動 moving 환자를 어떤 장소에서 다른 장소로 옮기는 것.

이동국 移動局 mobile radios 이동 중 또는 특정하지 아니하는 지점에서 정지 중에 이동업무를 행하는 무선국. 선박국, 항공기국, 육상이동국, 휴대국 및 선상통신국에 해당되지 아니하는 무선국이 여기에 해당된다. 보통 차량에 적재되고 기지국보다 훨씬 적은 출력(20~25W)으로 운용하는데 repeater 없이 10~15mile(16.7~25Km 정도)까지 사용이 가능하다. 중간에 평지나 호수 등이 있으면 그 범위는 증가되지만 산속 또는 무성한 숲을 지나거나 고층건물이 많은 도시지역에서는 범위가 줄게 된다. 채널은 하나 또는 여러 개 일수도 있고 원격측정법(telemetry)를 포함할 수도 있다.

이동국식별번호 移動局識別番號 mobile identification number : MIN 이동국(이동 전화 단말기)에 할당된 10자리 전화번호를 디지털로 표시하는 34비트의 숫자. 단말기의 지정번호(일명 전화번호)로서 MIN 1과 MIN 2가 있다. MIN 1은 단말기에 할당된 7개 디짓의 전화번호로 24개 비트로 구성되며, MIN 2는 3개 디짓의 지역 번호로 10개의 비트로 구성된다. 011-YYY-XXXX에서 MIN 1은 YYY-

XXXX이고 MIN 2는 011이다.

이동국에의한통화중채널전환 移動局~依~通話中~轉換 mobile-assisted hand-off : MAHO 디지털 셀룰러시스템에서, 이동국인 자동차/휴대 전화가 한 셀(cell)에서 다른 셀로 이동해 갈 때 그것을 이동국 측에서 검출하여 통화 중인 채널을 다른 셀의 채널로 전환해 줌으로써 통화가 계속되게 하는 기능. 이동국은 통신 중에도 복수의 주변 셀로부터의 신호의 수신 레벨을 동시에 측정할 수 있기 때문에 이동국의 셀 간 이동을 이동국 측에서 검출하는 것이 가능하다. 아날로그 셀룰러 시스템에서는 통신 중인 채널의 수신레벨이 열화되었을 때 또는 일정 주기로 기지국 측에서 수신 레벨의 측정, 정보전송, 비교를 행함으로써 이동국의 셀 이동을 검출하였기 때문에 셀 이동의 판정이 지연되거나 기지국에 레벨 측정용의 수신기 설비가 필요하게 되는 문제가 있었다. 디지털 시스템에서는 이동국에 의한 통화 중 채널전환(MAHO) 기능에 의해 이동국 측에서 상시 레벨 비교를 함으로써 정확한 셀 이동의 검출이 가능하므로 극소 셀(micro cell)화되어 무선구역 구성이 복잡하게 된 환경에도 대응할 수 있는 것이 특징이다.

이동대기관리요원 移動待機管理要員 staging officer 대량재해사고에서 구급차와 구급요원을 감독하는 책임이 있는 사람.

이동데이터통신 移動~通信 mobile data communications 무선 패킷망, 무선 데이터망, 무선 LAN 내지는 무선 호출망을 통한 단방향 메시지 전송과 위성 통신에 이르기까지 광범위한 기술 영역.

이동동작 移動動作 transfer activity 침상↔휠체어, 휠체어↔화장실, 휠체어↔바닥 등의 이동동작. 재활의 기본이 되는 과정이다. 한쪽 마비의 경우 이동동작 중에 똑바로 서거나 반정도 구부린 자세를 취하는데 방향 전환이 필요한 경우는 환측회전을 원칙으로 이동하려고 하는 목적물을 환자의 건강한 쪽에 오도록 하여 건강한 쪽을 사용하는 것이 용이하고 체간의 회전 각도가 적도록 한다. 전신마비의 경우는 기본적으로 두 상지로 몸을 밀어서 이동을 하는데 이동용 보드 등의 물적 도움이 필요하기도 하다.

이동명령 移動命令 proceed to 소방대 또는 소방장비를 특정 지점이나 위치로 이동시키라는 명령.

이동무선 移動無線 mobile radio 열차나 자동차 등의 이동체에 무선 송수신기를 장치하고, 이동체와 이동체 사이 또는 이동체와 고정지점 사이에 통신을 하는 것.

이동반복기 移動反復機 mobile repeater 어떠한 전파신호도 자동 재전송이 가능한 이동전파 단위. 부적절한 전송파워의 전파범위에도 효력이 미친다. = extender, repeater, vehicular repeater.

이동송신기 移動送信機 mobile transmitter 정지해 있거나 또는 이동 중인 차량에서 통신 목적으로 제작된 무선송신기.

이동식겸용펌프 移動式兼用~ portable combination pump 옥외 소화, 용수공급, 탱크충수를 위해 사용되고 펌프의 정격압력이 $10.5kg/cm^2$와 $1.8kg/cm^2$ 이상의 성능을 갖는 펌프. 옥내 소화용으로는 사용하지 않는다.

이동식급수소방차 移動式給水消防車 mobile water supply apparatus 화재현장에서 주로 급수용으로 설계된 차량. 다른 소방차나 소방펌프차가 그 물을 사용한다.

이동식급수펌프 移動式給水~ portable supply pump 펌프의 정격압력이 $3.5kg/cm^2$ 이상인 펌프. 개방된 수원으로부터 소화설비용 물탱크를 채우거나 근거리에서 화재지역까지 물을 공급하기 위한 용도로 사용한다.

이동식모니터 移動式~ portable monitor 소방차에서 분리하여 고정식 대량주수장치가 접근할 수 없는 곳으로 이동시켜 사용할 수 있는 이동식 대량주수장치.

이동식발전기 移動式發電機 portable generator 소방차에 싣고 다니는 소형발전기. 전기기기 및 조명기기 등에 필요한 전기를 공급한다.

이동식방수대 移動式放水臺 portable director 보조장치를 쓰지 않고도 방수가 가능하도록 해주는 노즐 고정장치.

이동식방수총 移動式放水銃 foam cannon 포소화

약제를 대량으로 방출할 수 있는 이동식 포방출기.

이동식선적탱크 移動式船積~ portable shipping tank 특별한 취급장치 없이도 이동이 용이하며 이송 차량에 영구 부착되지 않는 탱크. 용량 230 ℓ 초과 2,500 ℓ 이하.

이동식소화장치 移動式消火裝置 booster unit 트럭 또는 트레일러에 장착된 이동식 물탱크, 호스 릴, 펌프 등. 소규모 화재 및 임야화재 진화용으로 사용한다.

이동식소화전 移動式消火栓 portable hydrant 대구경 소방호스를 통해 필요한 물을 공급받은 다음, 다시 화재현장의 소형 호스로 물을 공급하는 소화전.

이동식소화펌프 移動式消火~ portable attack pump 연소확대방지용, 일반진화용 및 옥외용으로 초기에 사용되고 펌프의 정격압력이 10.5kg/cm^2 이상의 성능을 갖는 펌프.

이동식용기 移動式容器 portable container 저장시 설용 용기와 구분하여 쉽게 운반할 수 있도록 제작된 용기.

이동식인공호흡기 移動式人工呼吸器 automatic transport ventilator 이송시 호흡보조가 필요한 환자를 위한 휴대용 호흡환기 장치. 환기를 위한 적당한 압력과 시간변수 조작이 최소화 되어있다.

이동식펌프 移動式~ portable pump 소방차에서 분리하여 펌프차가 접근할 수 없는 급수원으로 이동시켜 사용할 수 있는 소형 소방펌프.

이동식포탑 移動式砲塔 portable foam tower 기름탱크 화재시 현장에서 조립·설치하여 연소 중인 탱크의 표면에 포소화약제를 방사할 수 있는 장치.

이동식X-선 移動式~線 mobile X-ray 조립식 이동용 바퀴를 영구적으로 부착한 X-선 기기.

이동전선 移動電線 moveable wire 고정된 전원과 이동식 또는 가반식 전기기기를 연결하는 전선으로 조영재에 고정하지 않는 전선.

이동주택 移動住宅 mobile home 너비 2.4m 이상, 길이 9.7m 이상인 하나 이상의 트레일러를 차량의 차대에 장착하여 주거용으로 사용할 수 있도록 고안한 구조.

이동주택차 移動住宅車 motor home 레크레이션이나 캠핑, 여행 등을 목적으로 개발된 차량. 간이 주거시설을 갖추고 있다.

이동중계 移動中繼 mobile relay 특별한 긴급사태시 사용하도록 UHF 전용으로 허용된 두 개의 주파수를 사용하는 통신. 중계소로 전송된 첫 번째 주파수는 중계소에서 자동적으로 두 번째 주파수, 즉 모든 수신자들이 채널을 맞추고 있는 주파수로 변환되어 재전송된다.

이동중계국 移動中繼局 mobile relay station 기지국, 육상 이동국, 육상국 또는 이동국 상호간 및 이들 상호간의 통신을 중계하기 위하여 육상에 개설하고 이동하지 않는 무선국.

이동진료 移動診療 ambulatory care 치료 후 병원 등의 건강시설에 방문한 외래환자에게 제공하는 건강 서비스.

이동통로 移動通路 pass-through 화학물질, 생산재료, 장비 및 부속품이 벽의 한 쪽에서 다른 쪽으로 이동하도록 양측에 문이 달린 벽 내부의 방호구역.

이동통신 移動通信 mobile communication 선박, 항공기, 자동차 등의 이동체와 고정국과의 상호 무선통신. 무선국이 이동하는 장소에 따라 육상 이동 무선, 해상 이동 무선, 항공 이동 무선 등으로 분류된다. 원거리통신인 경우는 장파, 중파, 단파가 사용된다. 통신범위가 좁은 경우는 초단파(VHF)대나 극초단파(UHF)대가 사용되며, 60MHz, 150MHz, 400MHz, 800MHz대가 주로 이용된다.

이동통신소 移動通信所 mobile station 고정기지에 배치된 무전기와 비교하여 이동차량에 배치된 소방서 무전기.

이동통신중계소 移動通信中繼所 mobile repeater station 각종 신호를 이동하면서 중계하는 지상의 이동통신 중계장치를 휴대하거나, 고정된 통신장치로부터 발생하는 각종 신호를 자동적으로 재송신을 하기 위해서 만들어진 장치.

이동트랩 移動~ ramp ① 항공기의 이동식 계단, 진입로. ② 항공기용의 포장된 적재, 주차장. ③ 지상에서 항공기까지의 계단.

이두증[1] **二頭症 dicephalism** 두 개의 머리를 갖는 기형.

이두증[2] **耳頭症 synotia** 귀가 하악밑에 수평위로 나와있는 발달기형. = 합이증(合耳症), 귀융합증.

이드 id 본능적인 에너지 충동과 추진력의 원천인 무의식에 존재하는 정신기능 중 일부. 이것은 쾌락의 원리에 기반을 두고 있으며 자기 보존성을 향한 강한 경향을 가지고 있다.

이란성쌍둥이 二卵性雙~ dizygotic twins 난소에서 동시에 배란된 두 개의 난자가 두 개의 정자와 수정되어 발생한 두 명의 태아. 성은 같거나 다르다. 이들은 신체적, 유전적으로 서로 다르며 태반도 분리되어있다.

이란성의 二卵性~ dizygotic 두 개의 수정란으로 형성된 쌍둥이. ↔ 일란성(monozygotic).

이란—콘트라사건 ~事件 Iran—Contra Affair(테러) 1986년 11월 미국 R. 레이건 행정부의 외교정책에서 드러난 스캔들. 국가안전보장회의(National Security Council : NSC)가 레바논에 억류되어 있는 미국인 인질을 석방시킬 목적으로 비밀리에 이란에 무기를 판매하고 그 대금의 일부를 니카라과의 콘트라 반군에 지원한 사건. 이란에 대한 무기 판매는 전쟁 중인 이란에 지원하지 않고 테러리스트와 홍정하지 않는다는 미행정부의 공식입장에 위배되는 것이며, 콘트라 반군에 대한 지원은 콘트라 반군에 대한 일체의 직접적·간접적 지원을 금지한 의회의 볼런드수정법을 위반한 것이다. 자금지원은 NSC의 참모인 O.노스 중령이 NSC의 의장인 J.포인덱스터 해군 소장의 승인을 받아 이루어진 것으로 알려졌다. 대통령 레이건이 연루되었는가에 대한 의혹도 강하게 제기되었다. 이 사건의 조사를 위하여 L.E.월시가 특별검사로 임명되었으며, 타워위원회가 설치되고, 양원특별위원회의 청문회가 열렸다. 청문회의 결과 NSC가 이란과 니카라과에 대한 정책을 비밀리에 수행하고 의회에 위증한 것이 밝혀졌으며, CIA의 국장 W.J.케이시 등이 연루되어 있는 것으로 밝혀졌다. 또한 월시의 조사로 포인덱스터의 전임자인 R.맥팔레인이 의회에 대한 위증혐의로 기소되었으며, 포인덱스터·노스 등 6명도 함께 기소되었다. 그러나 1992년 대통령 부시가 관련자 모두를 사면하였는데, 그러한 결정은 부시 자신의 관련 여부에 대한 의문을 불러일으켰다. 월시는 1994년 1월 최종보고서에서 대통령 레이건이 위법행위를 한 것은 아니며 부통령 부시도 잘못을 한 증거는 없지만, 의회의 청문회 결과와는 달리 레이건 행정부 전체가 비밀외교 정책에 대하여 알고 있었으며 NSC의 인물들은 희생양에 불과하였다고 주장하였다.

이로운불 friendly fire 불을 피우려고 의도했던 장소를 벗어나지 않는 통제된 불 또는 연소. 난롯불 등.

이론역학 理論疫學 theoritical epidemiology 전염병의 발생모델과 유행현상을 수리적으로 분석하여 이론적으로 유행법칙이나 현상을 수식화하는 3단계 역학.

이론연소가스량 理論燃燒~量 theoretical amount of combustion 연료의 조성에 의해 계산되는 완전연소에 있어서의 최소 연소가스량.

이론연소온도 理論燃燒溫度 theoretical combustion temperature 연소 전후의 에너지 밸런스에 의해서 이론적으로 산출되는 연소생성가스 온도.

이론열효율 理論熱效率 theoretical thermal efficiency 열기관이 하는 유효한 일과 이것에 공급한 열량 또는 연료의 발열량과의 비.

이론혼합비 理論混合比 theoretic mixture ratio 혼합기의 공기와 연료와의 이론상 혼합비율(중량비).

이루 耳漏 otorrhea 외이에서의 분비물. 혈액, 농이나 뇌 척수액을 포함한다. = 귓물.

이리듐 iridum [Ir] 원소기호 Ir, 원자번호 77, 원자량 192.2, 융점 2,447℃, 비등점 4,527℃인 백색의 귀금속. 전형적인 귀금속으로 산·알칼리에 녹지 않고, 왕수(王水)에도 녹지 않으나, 과염소산나트륨 존재하에 가열하면 진한 염산에 녹는다. 공기 중에서 가열하면 800℃부터 산화가 시작되는데, 고온에서 산화물이 분해하므로, 1,140℃ 이상에서는 산화되지 않는다. 황, 인 등과는 가열에 의해 반응하고, 염소와는 적열(赤熱)하면 비교적 쉽게 반응한다. 화합물의 원자가는 l, 2, 3, 4, 6가(價) 등인데, 3가의 화합물이 가장 흔하다. 보통 백금광석에서 얻을 때는 왕수로 처리한 불용잔사(不溶殘渣)를 할로겐 착염으로 분리시킨다. 하지만, 생산량은 니켈이나 구리를 전기분해시켜 정련할 때의 부산물로서 백금 등과 함께 생기는 것이 많다. 미터 원기(原器 : 백금 90%, 이리듐 10%)나 만년필의 촉(이리도스민) 등에 사용된다. 이 밖에 고융점 유리압출용 다이스, 고온반응용 도가니 등과 전기장치, 치과 재료 등에도 사용된다.

이마 sinciput 머리의 가장 높은 지점. = 전두.

이명 耳鳴 tinnitus 한쪽 또는 양측 귀에서 외부의 음원이 없는데 청각이 생기는 상태. 이경화증, 노인성 난청, 귀지의 축적, 외이도의 폐쇄시 나타나는 청각의 손상일 수 있다. 가끔은 명백한 이유없이 이명이 들리기도 한다.

이물 異物 foreign body 면역학에서 '자기(自己)'로 인지하지 못하여 면역반응을 유발시킬 수 있는 물질에 관한 것.

이물폐색 異物閉塞 foreign body obstruction 음식물과 같은 그런 이물질 때문에 신체의 구멍, 통로, 장기에 유발되는 기능장애.

이물흡인 異物吸引 foreign body aspiration 이물을 잘못해서 기관 내에 흡인하는 경우. 정상적인 경우는 이물이 기관 내에 들어가면 내보내려는 반사가 있고 좀처럼 이물이 기관 내로 들어가지 못하도록 되어 있는데 마취를 하거나 의식이 없는 것과 같은 경우에는 방어반사가 억제되고 위 내용물이 역류되거나 구토가 일어나 기관내에 쉽게 들어가게 되어 폐렴이 되는 경우가 있다.

이미프라민 imipramine 신경말단에 작용하여 norepinephrine과 serotonin의 재흡수를 차단하고 신경세포에서 norepinephrine과 serotonin의 활동을 증가시키는 약물. 정신과 영역의 우울증, 우울상태, 주야간의 유뇨증(遺尿症= 夜尿症)에 이용한다. 성인은 초기 1일 25~75mg, 200mg까지 점증 투여하고 최고 1일 300mg, 유뇨증 아이는 25~30mg을 1회 투여하고 소아는 1일 25~50mg을 1~2회 분할

투여한다. 현기증, 기면상태, 불안, 진전, 구강건조, 구내염, 경련, 구토, 급성신부전, 담마진, 소양증, 빈맥, 백혈구 감소증 등이 나타날 수 있으므로 심한 우울증환자나 안압이 증가된 환자, 심장 질환자, 갑상선 기능항진증 환자는 주의하고, tricyclic계의 항우울제에 과민한 환자나 심경색증의 회복기에 있는 환자는 금기이다.

이배체 二倍體 diploid 각 염색체를 두 개 보유하거나 정자 또는 난자 속의 염색체의 두 배를 갖는 세포.

이복근 二腹筋 digastricus 하악 근육중 하나. 이 근육은 턱을 열어주고 혀아래의 뼈(설골, hyoid)를 움직이는 역할을 한다. = 두힘살근.

이분열 二分裂 binary fission 세포나 핵이 똑같은 형태의 두 부분으로 나뉘어지는 것. 박테리아, 원생동물, 다른 원시 동물의 무성생식의 일반적인 형태.

이브프로펜 ibupropen 류마티스성 관절염과 골관절염, 근육통, 월경 경련통을 치료할 때 사용하는 비스테로이드성 항염제. 시상하부의 체온조절중추를 자극하여 말초혈관을 확장, 발한, 해열작용을 하며, 부작용으로는 위장장애, 위나 십이지장궤양, 현기증, 피부발진, 이명 등이 있다. 신장기능이상, 이 약에 대한 과민성, 아스피린제제의 사용 시 사용을 금한다. = brufen.

이비인후과전문의 耳鼻咽喉科專門醫 otolaryngologist 귀, 코, 목 질환을 진단하고 치료하는 전문의사.

이산화탄소 二酸化炭素 carbon dioxide [CO_2] 비중은 공기 1에 대하여 1.529, 승화점 $-78.50°C$인 무색, 무취(無臭)의 기체. 탄소나 그 화합물이 완전연소하거나, 생물이 호흡 또는 발효(醱酵)할 때 생기는 기체이다. 고온에서는 다른 물질과 반응하는데, 예를 들면 알칼리 금속이나 알칼리 토금속에 의해 포름산이나 일산화탄소로 변한다. 또, 철 등과도 고온에서 반응하여 일산화탄소로 변하는 경우가 많다. 물에 잘 녹으며, 물 1ℓ에 대하여 $0°C$에서 1.71ℓ, $20°C$에서 0.88ℓ, $40°C$에서 0.53ℓ 녹는다. 물에 녹은 것을 탄산이라고 한다. 물 속에서는 일부 해리하여 산성을 띤다. 석회수[$Ca(OH)_2$]에 이산화탄소

를 통하면 탄산칼슘($CaCO_3$)을 생성하고 백색으로 탁해진다. 제법은 실험실에서는 석회암($CaCO_3$)에 염산(HCl)이나 황산을 작용시키는 방법이 쓰인다. 공업적으로는 생석회 제조시의 석회암의 가열분해에 의한 부산물로서 얻거나, 유기물의 연소시에 발생하는 기체로부터 회수하거나, 알코올 발효시의 부산물로서 얻는다. 물에 녹여 만든 액화탄산은 청량음료로 사용되고, 조연성(助燃性)이 없는 것은 소화제로 이용된다. 이산화탄소를 단열팽창하여 얻는 고체를 드라이아이스라고 하고 냉동제로 사용한다.

이산화탄소소화기 二酸化炭素消火器 carbon dioxide extinguisher 이산화탄소(CO_2)를 소화약제로 사용하는 소화기. 질식 및 냉각효과가 뛰어나기 때문에 전기·유류화재의 초기진압에 적합하다.

이산화탄소소화설비 二酸化炭素消火設備 carbon dioxide extinguishing system 이산화탄소(CO_2)를 소화약제로 사용하는 소화설비. 불연성가스인 탄산가스는 화재의 소화뿐만 아니라 화재시 인화·폭발의 예방에도 적당한 것으로서 연소의 3요소 중 하나인 산소의 공급을 차단하는 질식 효과는 물론, 냉각에 의한 소화 효과도 있다. 보통 대기 중에는 산소가 21% 차지하고 있으므로 이를 약 15~16% 이하로 감소시키면 연소가 계속적으로 진행하지 못하고 소화되는 원리를 이용한 것이다. 소화약제로서의 탄산가스는 오손, 부식, 손상의 우려가 없고 소화 후에도 전혀 흔적이 남지 않으며 기체이기 때문에 어떠한 장소에도 침투 확산되어 소화가 가능하며, 비전도성의 불연성 가스로서 전류가 통하고 있는 장소에도 사용이 가능하고 자체의 압력으로 배관을 통하여 어느 곳이든 방출할 수 있어 니트로셀룰로스나 활성금속을 제외하고 거의 모든 가연성물질의 소화에 사용할 수 있다. 설비의 종류에는 전역방출방식, 국소방출방식, 호스릴방식, 이동공급방식 등이 있다.

이산화탄소소화약제 二酸化炭素消火藥劑 carbon dioxide extinguishing agent 탄소의 최종 산화물로 더 이상 연소반응을 일으키지 않는 이산화탄소의 성질로 인해 질소, 수증기, 아르곤, 할론 등의 불활성 기체와 함께 널리 사용되고 있는 가스계 소화약제. 이산화탄소는 유기물의 연소에 의해 생기는 가스로 공기보다 1.5배 정도 무거운 기체로 방출시에는 배관 내를 액상으로 흐르지만 분사헤드에서는 기화되어 분사된다. 가장 큰 소화효과는 질식효과이며 약간의 냉각효과도 있다. 이산화탄소는 사용 후에 오염의 영향이 전혀 없다는 큰 장점이 있다. 보통 유류화재(B급화재), 전기화재(C급화재)에 주로 사용되며 밀폐 상태에서 방출되는 경우는 일반화재(A급화재)에도 사용이 가능하다. 또한 액체 이산화탄소는 자체 증기압이 매우 높기 때문에 다른 가압원의 도움없이 자체 압력으로도 방사가 가능하다. → 연소반응, 질소, 할론, 냉각효과, 질식효과, 유류화재, B급화재, 전기화재, C급화재.

이산화탄소중독 二酸化炭素中毒 carbon dioxide poisoning 과량의 이산화탄소를 흡입하였을 때 나타나는 독성 상태. 이산화탄소는 호흡 자극제이나 또한 질식제이기도 하다. 농도가 10% 이상이면 무의식, 환기부전으로 사망할 수도 있다.

이산화탄소측정법 二酸化炭素測定法 capnometry 비침습적인 이산화탄소 농도의 측정. 주로 관 삽입 환자의 올바른 기관내관의 위치와 환기상태의 지표를 측정하는데 쓰인다. analog/digital capnometers는 아날로그나 디지털 숫자를 이용하며, 환자의 기관내관 혹은 구강인두의 관을 통해 측정한다. color capnometers는 이산화탄소 감지 필터종이를 이용하여 색의 변화로 이산화탄소의 유무를 확인할 수 있게 한다.

이산화황 二酸化黃 sulfur dioxide [SO_2] 분자량 64.06, 융점 −75.5℃, 비점 −100℃, 액체의 비중 1.46, 공기를 1로 한 기체의 비중 2.3, 증기압 1.53 atm(0℃), 임계온도 157.2℃, 임계압 77atm인 자극적인 냄새가 나는 무색 기체. 물에 잘 녹으며, 수용액은 아황산을 생성하며 산성을 띤다. 또 수분이 있으면 환원성이 된다. 액화하기 쉬우며, 액체도 무색이다. 천연으로는 화산, 온천 등에 존재하며, 황화수소와 반응하여 황을 생성한다. 공업적으로는 황화물(황철석, 황동석 등) 또는 황을 공기 중에서 태워서 만든다. 실험실에서는 구리에 진한 황산을 가하여 가열하면 생긴다. 농업용 훈증제, 살충제, 보존제 (과일, 야채의 방부제), 살균(식품가공, 기구의 소독 등)·표백제, 펄프공업, 광유의 정제, 냉동기의 냉매, 환원제, 화학약품의 제조, 야금(冶金) 등에 사용된 다. = 아황산가스, 아황산무수물.

이상[1] **以上 above** 일정한 범위나 표준으로부터의 위.

이상[2] **異常 anomaly** 정상으로 여기는 것으로부터 의 이탈.

이상고열증 異常高熱症 hyperpyrexia 급성전염병 질환시 때때로 발생하는 41.1℃ 이상의 과도하게 상 승된 체온. 특히 아동에게 많이 발생된다. → 열 (fever).

이상근 梨狀筋 musculus piriformis 천골 전면에서 일어나기 시작하여 대좌골공을 나와 소둔근의 하방 을 나란히 달려 대전자에 정지하며 대퇴의 외회전 작용을 하는 근육. = 궁둥구멍근.

이상기체 理想氣體 ideal gas 분자간의 상호작용이 전혀 없고, 그 상태를 나타내는 양 사이에 보일-샤 를의 법칙이 완전하게 적용될 수 있다고 가정한 기 체. 기본적인 가정은 다음과 같다. 1) 기체는 분자라 는 입자들로 구성되어 있다. 2) 분자는 무작위적인 운동을 하며, 뉴턴의 운동법칙을 따른다. 3) 분자의 총수는 크다. 4) 분자 자체만의 총부피는 기체 전체 가 차지하는 부피 중에서 무시할 수 있을 만큼 작은 부분이다. 5) 충돌하는 시간을 제외하면, 분자에 작 용하는 힘은 무시해도 좋다. 6) 충돌은 탄성충돌이 며, 충돌중 시간은 무시할 수 있다. 이런 가정을 설정 하면 상태의 변화를 기술하는 것이 간단하게 되므로 열역학에서는 이러한 가상기체를 대상으로 이상적인 고찰을 하는 경우가 많다. 현실적으로 존재하는 기체 는 다소나마 분자 사이에서 상호작용을 하므로 이 조 건에 해당하지 않지만 고온·저압상태에서는 이상기 체에 가깝다고 간주할 수 있다. = 완전기체.

이상단백혈증 異常蛋白血症 dysproteinemia 혈액 중 단백질 및 일반적으로 면역글로블린 함량의 이상.

이상반사 異常反射 dysreflexia 신경이나 근육상태 의 비정상적인 반사로 생명을 위협할 정도로 억제되 지 않는 교감신경 반응.

이상발육 異常發育 dysgenesis ① 주로 태생기에 발생하는 장기 또는 신체 부분의 비정상적인 형성 또는 결손. ② 생식능력의 결손 또는 상실.

이상성숙 異常成熟 dysmaturity ① 유기체가 발달 하고 성숙하지 못하는 상황 또는 기관이나 기능이 성숙하지 못하는 것. ② 태아나 신생아가 재태(임 신) 기간보다 지나치게 작거나 큰 상황.

이상시 異常視 ametropia 빛이 눈에 투과될 때 굴 절되는 방법 때문에 상이 부정확하게 맺히는 것.

이상심리학 異常心理學 abnormal psychology 정 신, 감정 기능장애 등 정상에서 벗어난 행위를 연구하 는 학문. 꿈이나 다른 의식상태 등과 같이 정상으로 간주되나 완전히 설명할 수 없는 것들도 포함한다.

이상연소 異常燃燒 abnormal combustion 내연기 관에서 비정상적인 압축·과열 등으로 인해서 나타 나는 과압발생·조기점화 등과 같은 이상현상.

이상위험도분석기법 異狀危險度分析技法 failure Modes, Effects, and Criticality Analysis : FMECA 중요한 고장모드의 결과를 정량적으로 예측하는 FMEA의 변형된 기법.

이상유체 理想流體 ideal fluid 점성이 전혀 없다고 가정한 가상적인 유체. 점성이 작은 실제 유체의 이 론적 취급을 간단히 하기 위해 생각한 가상적인 유 체이며 완전유체라고도 한다. 점성이 없으므로 운동 중에도 접선변형력은 항상 0이다. 흐름의 방향으로 힘이 작용하지 않으므로 어떤 물체이든 흐름에 밀려 내려가는 경우가 없다. 이와 같이 실제와 어긋나는 것은 점성을 무시했기 때문이며, 완전유체란 생각의 편의를 위한 가상적 유체이다. = 완전유체.

이상증식성골절 異常增殖性骨折 neoplastic fracture 신생물에 의해 약해진 뼈 조직으로 인한 골절. = 종양성골절.

이상폭발 異常爆發 detonation 강력한 폭발현상. = 폭굉.

이상행동 異常行動 abnormal behavior 비정상적 행동, 정상 기준에서 벗어난 행동. 기괴하고 파괴적 인 스트레스에 대응하는 간단한 행동, 또는 일상생 활의 현실에서 벗어난 행위. → 행동장애(behavior disorder).

이상후각 異常嗅覺 parosmia 후각 기능에 이상이
생기는 것.

이설골근 頤舌骨筋 geniohyoideus 설골과 혀를 앞
으로 끌어내는 근육의 하나. = 턱끝목뿔근.

이설근 頤舌筋 musculus genioglossus 설하신경
의 지배를 받고 혀를 내밀고 뒤로 끌며 밑으로 내리
는 작용을 도와주는 혀의 근육. = 턱끝혀근.

이성 異性 heterosexuality 반대 성의 사람에 대해
성적 소망이나 선호를 갖는 것이나 반대성을 갖는
사람.

이성적인 理性的~ rational ① 질병을 치료하는데
있어 사용된 약물 혹은 방법의 가능한 효과와 특정한
질병의 원인과 과정의 이해에 바탕을 둔 치료에 근거
한. ② 정상적으로 논리와 행동이 가능한 상태의.

이성체 異性體 isomers 화학적인 현상에 관한 것으
로 구성 요소와 분자량이 같은 비율로 구성되어 있
는 두 가지 복합체가 화학적·물리적 특성에서 차이
가 있는 것. 이 차이는 각각 분자의 원자 배열에 의
한 결과인데, 삼차원 공간에서 원자들 사이의 연결
이나 배열이 다르기 때문에 발생한다.

이소골 耳小骨 auditory ossicles 중이 내의 작은뼈
(침골, 추골, 등골)로 관절로 서로 이어져 있다. 고
실막이 진동하게 되면 청각소골을 통해 와우까지 음
파가 전달된다. = 귓속뼈.

이소류신 isoleucine 대부분의 식이 단백질 내에 존
재하는 아미노산으로 유아의 적절한 성장과 성인의
질소대사균형에 필요하다.

이소부탄 isobutane [(CH₃)₃CH] 비등점 −10℃, 발
화온도 460℃, 연소범위 1.8~8.4%인 약간의 냄새
가 나는 무색의 액화석유 가스. 파라핀족 탄화수소
에 속하며, 천연에는 석유 속에 함유되어 있다. 인화
성이 강하고, 쉽게 액화한다. 프로필렌과 화합시켜
고(高)옥탄가의 가솔린을 얻는데 사용하며 이소부
틸렌을 합성하는 원료로도 사용된다.

이소성박동 異所性搏動 ectopic beats 심장의 정상
적 심박조율기로서가 아닌 심장의 세포들의 탈분극
으로 발생하는 심장의 탈분극 상태.

**이소성심상빈맥 異所性心上頻脈 ectopic atrial ta-
chycardia** 이소성 심방 박동 때문에 생겨나는 분당
100~180회의 빈맥율동이다. 빈맥이 생겨나면 통상
적으로 이완기가 유지되지 않는다.

이소에타린 isoetharine 기관지경련성 질환, 기관지
천식, 만성 기관지염에 이용되는 분무제(bronko-
sol) 용액 또는 메틸설포닐염으로 일정량 가압된 흡
입제. epinephrine과 화학구조면에서 비슷하며 다
소 선택적인 β_2 수용체 작용을 나타내므로 심장독
성에 대한 작용을 감소시킨다. 계량 흡입제는 2회
흡입시키고, 간헐적 양압 호흡과 산소 에어로졸은
0.5 ㎖를 식염수로 1 : 3 희석시켜 이용한다. 심계항
진, 불안, 두통, 현기증, 신경쇠약, 진전, 부정맥 등의
부작용이 우려되므로 노인, 심혈관계 질환, 고혈압
환자에게는 주의하여 투여하고 투여 전 후에 폐음을
청진해야 한다.

이소프렌 isoprene [CH₂=C(CH₃)CH=CH₂] 분자량
68.1, 증기비중 2.4, 증기압 40mmHg(15℃), 융점
−146℃, 비점 34℃, 비중 0.7, 인화점 −54℃, 발화
점 220℃, 연소범위 2~9%인 순한 맛이 있는 무색
의 묽은 용액. 휘발성, 가연성이 있고 물에서는 녹지
않지만, 알코올·에테르에 녹고 중합하기 쉽다. 분자
속에 짝이중결합을 가지고 있으므로 적당한 촉매를
써서 그 자신을 중합시키거나, 다른 불포화합물과
혼성중합시켜 여러 가지 특성을 지닌 합성고무를 얻
을 수 있다. 직사광선, 높은 온도, 산화성 물질 및 과
산화물에 의해 폭발적으로 중합한다. 인화점이 매우
낮고, 증기는 공기와 혼합하여 인화 폭발의 위험성
이 매우 높다. 밀폐용기가 가열되면 심하게 파열한
다. 물에 녹지 않고 물보다 가볍기 때문에 액체는 물
위에 떠서 퍼지며 화재가 발생하면 화재 면적을 확
대시킨다. 유체마찰에 의해 정전기가 발생하고 축적
되기 쉽다. 저장·취급시 화기를 엄금하고, 직사광선
을 차단한다. 차고 어두운 곳에 저장하고 통풍이 잘
되도록 유지해야 한다. 강산화제, 강산류, 할로겐화
합물과 철저히 격리해야 한다. 누설시는 모든 점화
원을 제거하고 증기는 완전히 배출 희석시키며, 누
설액체는 불연성 물질로 흡수 제거해야한다. 초기

화재는 분말, 포, 이산화탄소가 유효하며 기타의 경우는 다량의 포로 질식소화한다. 화염에 직접 주수하는 것은 효과가 없고 열을 흡수하기 위해 분무주수한다. 불이 난 용기는 집중적으로 분무주수하여 냉각시켜야 한다. 연소 확대시는 폭발의 위험에 대비하여 엄폐물을 이용하고 가능한 짧은 시간에 진압하도록 해야 한다. 신체노출을 완전히 막고 방호복과 공기 호흡기를 착용하여야 한다. 독성, 자극성이 있으며, 눈에 들어가면 점막을 자극하고, 피부 접촉시 점막과 피부를 부식시킨다. 과다 노출의 결과로 현기증, 혼수 상태, 마취 작용, 질식 또는 사망에 이른다. 천연고무 또는 테레빈유를 열분해시키면 얻을 수 있으며, 공업적으로는 석유분해물인 이소펜탄을 수소이탈시키거나, 에틸렌과 프로필렌의 반응에 의해 얻은 2-메틸-1-부텐을 수소이탈시켜 얻는다. 합성수지원료, 천연고무의 합성 및 이소부틸렌과 혼성중합시켜 부틸고무를 합성하는 데 쓰인다. = 2-메틸-1,3-부타디엔.

이소프로테레놀염화수소 ~鹽化水素 isoproterenol hydrochloride 순수한 베타 카테콜라민. 맥박이 촉지되나 심장전도가 차단된 경우, 아트로핀에 불응성인 증상이 있는 서맥, 경피적 인공심박조율기를 사용할 수 없는 torsades de pointes시 사용된다. 이것은 심박수와 전기적 전도를 증가시키고, 기관지 및 혈관을 확장시키나 심근의 산소 요구량 또한 증가시킨다. 부작용으로는 심실 부정맥, 저혈압 및 구토를 들 수 있다.

이소프로필아민 isopropylamine [(CH₃)₂CHNH₂] 분자량 59.1, 증기비중 2.04, 증기압 478mmHg(20℃), 융점 -101℃, 비점 34℃, 비중 0.69, 인화점 -32℃, 발화점 402℃, 연소범위 2.0~10.4%인 강한 암모니아 냄새가 나는 무색의 액체. 증기는 공기보다 무겁고 낮은 곳에 체류하며, 점화원에 의해 쉽게 인화·폭발한다. 연소시 역화의 위험이 있다. 강산류, 알데히드류, 케톤류, 에폭시, 산화제와 반응하며, 경우에 따라 혼촉·발화한다. 저장·취급시 화기와 가열을 금하고, 직사광선을 차단한다. 용기는 차고 건조하며, 환기가 잘되는 안전한 곳에 저장해야

한다. 강산류, 강산화제, 알데히드류, 케톤류, 에폭시와의 접촉을 방지한다. 증기의 누설 및 액체의 누출 방지를 위해 용기를 완전히 밀봉한다. 저장·취급시설 내의 전기 설비는 방폭설비로 한다. 화재시 건조분말, 알코올형 포, 이산화탄소, 물분무가 유효하지만 직접 주수하는 것은 효과가 없고 물분무로 용기 외벽을 냉각시킨다. 화점에 접근할 때는 유증기, 분해가스 연소생성물을 피하여 바람을 등지고 접근한다. 충분히 안전거리를 유지하고 가급적 짧은 시간에 진압한다. 독성·부식성물질로서 흡입하면 눈, 코, 목, 피부에 자극을 주며 심하면 폐를 자극하고 폐부종을 일으킨다. 제법은 이소프로필알코올과 암모니아를 반응시키는 방법을 사용하고 염료 중간체, 농약, 계면활성제 등의 용도로 사용된다.

이소프로필알코올 isopropyl alcohol 투명하고 무색의 쓴 냄새를 풍기는 액체로서 물, 에테르, 클로로포름, 에틸 알코올과 혼합될 수 있다. 70% isopropyl alcohol 수용액은 마찰방법으로 이용된다.

이송 移送 transportation 환자를 사고 현장에서 구급차로 옮기는 행위 또는 구급차에서 응급실로 환자를 옮기는 행위.

이송거리 移送距離 transfer distance 응급현장에서 응급의료센터까지의 걸리는 시간이나 거리.

이송결정 移送決定 transport decision 환자에게 정확한 치료를 제공할 수 없고 병원에서만 가능한 치료를 요하는 상태인 경우의 결정.

이송관리자 移送管理者 transportation officer 대량재해사고에서 환자를 병원으로의 이송을 관리하는 부서관리자와 병원과 통신하는 책임을 맡는 사람.

이송구역 移送區域 transportation sector 다수(대량) 사상자 발생사고 동안 모든 환자 수송과 도착의 조정을 담당하는 사고 지휘체계의 분야.

이송기록지 移送記錄紙 transfer record 환자를 다른 치료기관으로 이송할 때 새로 치료를 담당할 의사가 참고하여 연계성 있는 치료를 제공하기 위해 작성한 서류. 병력 및 이학적 소견, 주요검사소견, 진단명, 치료내용, 수술명 및 소견, 앞으로 필요한 치료 등의 내용을 포함한다.

이송단계 移送段階 transfer phase 응급환자를 현장으로부터 병원까지 이송하기 위한 단계. 지상이송, 수상이송, 항공이송 등이 있다.

이송용자동호흡보조기 移送用自動呼吸補助機 automatic transport ventilator 구급차에서 이송하는 동안 호흡의 보조가 필요한 환자를 위한 이송용 호흡환기기구. 이송 도중 호흡을 보조하기 위해 적절한 압력과 시간의 조건이 필요하며 이를 통한 산소 공급량의 최소한의 조절이 필요하다.

이송작업 移送作業 transfer operations 위험물의 주입 작업과 관련된 모든 활동. 탱크의 과충전을 방지하기 위해 탱크의 과충전 가능성과 위험물의 흐름을 차단시키거나 우회 이송작업과 관련된 통지사항(구두통지, 전자장치 이용, 기타 방법)을 포함한다.

이송준비 移送準備 packaging 척추고정처럼, 현장에서 구급차로 환자를 적절히 운반하기 위해 수행되는 응급처치 절차.

이송중평가 移送中評價 ongoing assessment 환자의 상태변화를 찾기 위해 병원으로 이송 중 구급차 내에서 실시하는 환자평가. 1,2차 평가 및 활력징후의 반복적인 측정과 기록, 병력과 신체검진에 초점을 둔 반복, 중재의 확인 등을 포함한다.

이송펌프 移送~ transfer pump 유효펌프압력 3.5 kg/cm^{2}에서 정격용량 945 lpm 이상 2,840 lpm 미만으로 소방차에 설치된 펌프전용 엔진 또는 PTO로 구동시키는 원심펌프.

이수체 異數體 heteroploid ① 한 종의 체세포 특성을 나타내는 염색체 수의 변이가 발생하는 개체나 균주, 세포에 관한 변이에서 추가나 감소. ② 염색체 수 이상을 보이는 개체 또는 세포.

이스라엘응급의료체계 ~應急醫療體系 Magen David Adom : MDA 이스라엘의 대표적 응급의료체계.

이슬 show 분만 개시의 중요한 징후 가운데 하나로 경관의 거상과 개대가 시작될 때 경관을 막고 있던 점액이 선진부가 하강하면서 자궁경관의 미세 혈관들을 압박하여 파열된 약간의 혈액과 함께 섞여 나오는 것. 분만시작 며칠 전 혹은 몇 시간 전에 나올 수 있다.

이슬점 ~點 dew point 공기 중에서 물체를 서서히 냉각시키면 그 둘레의 공기의 온도도 내려가서, 어떤 온도에 달하면 공기 중의 수증기가 응결하여 물체의 표면에 이슬이 생기게 되는데 이때의 온도를 말함. 이슬점은 건습구(乾濕球) 온도계를 사용해서 구할 수 있으나, 직접 이슬점습도계에 의해서 측정하는 경우도 있다. 이슬점은 공기 속에 함유된 수증기의 양을 나타내는 기준이 된다. = 노점(露點).

이식 移植 graft 인체의 한 부위 또는 한 사람의 조직이나 기관을 인체의 다른 부분이나 다른 사람에게 옮겨 붙이는 일. 피부, 뼈, 연골, 혈관, 신경, 근육, 각막, 신장이나 심장과 같은 기관 등이 이식되며 일시적인 것과 영구적인 것이 있다. 이식 거부반응으로 발열, 이식 부위의 통증이 나타난다. 이식 후 4~5일 동안의 기능상실 등은 이식 거부를 암시하며 중요한 합병증이다. 항체 생성과 이식 거부를 억압하기 위해 많은 양의 면역 억제 약물을 투여한다. 초기 이식거부반응을 예방했다 해도 거부반응은 1년 또는 그 후에도 나타날 수 있다.

이식거부반응 移植拒否反應 transplant rejection 수용자(recipient)의 세포가 공여자(donor)의 조직을 비자기성분으로 인식하게 되어 수용자의 면역기전이 작동되어 공여자의 조직을 파괴하는 반응.

이식조직 移植組織 transplant ① 한 사람에서 다른 사람에게 또는 신체의 한 부분에서 다른 부분으로 병든 부분을 치환하거나 기능을 회복시키거나 외형 변화를 목적으로 기관이나 조직을 이식하는 것. ② 이식되는 조직이나 기관 또는 제공된 조직이나 기관을 받는 환자. → 각막이식, 피부이식.

이식증 異食症 pica 음식물이 아닌 것(흙, 점토, 분필, 아교, 얼음, 녹말가루, 머리털 등)을 먹고 싶어 하는 증상. 음식이 아주 빈약하거나, 임신했을 때, 혹은 정신질환이 있을 때 생길 수 있다.

24시간생활심전도검사 二十四時間生活心電圖檢査 holter monitor 수 분간 기록한 심전도로 부정맥을 발견할 수 없을 때 환자에게 부착하여 일상생활 동안 심전도를 기록하는 소형의 이동 가능한 심전도 기록 검사. 개개인의 24시간 심전도를 기록하는 기록장치와 심전도 기계로 구성된다.

25%환원시간 ～還元時間 quarter drainage time (소방) 포가 방출된 후 발포 이전의 포수용액 25% 용량으로 환원되는 데 걸리는 시간.

이압성골괴사 異壓性骨壞死 dysbaric osteonecrosis 이상 기압에 노출된 사람에게 발생하는 만성적 장애로 일종의 무균성 골괴사. 가스기포가 혈관을 직접 막거나 지방성 혈전이 순환장애를 일으킬 때 나타나는 것으로 추정된다. 대개 30m 이상의 깊은 수심에서 상당 기간 동안 직업적으로 잠수하는 사람에게서 호발하는데 단 한번의 고압노출 이후에도 발생할 수 있다. 가장 많은 장애를 받는 뼈는 상완골·대퇴골·경골이며, 견관절·고관절·슬관절 부근에서도 많은 장애를 받는다. 잠수자 보다는 잠함자에게, 작업시 수심이 깊을수록, 잠수횟수가 많을수록 빈발한다. 관절면에 생긴 병소는 관절의 함몰, 근육 및 관절경직, 운동 장애 등이 나타나고 골관절염으로 발전하기도 한다.

이연성건물 易燃性建物 quick burner 수직개구부가 방호되지 않은 채 방치되어 있고 그 내용물도 가연성 물질이어서 화재에 취약한 구조물.

이염 耳炎 otitis 귀의 염증과 감염. 외이도염은 외이도의 감염이고 중이염은 소아기에 흔한 중이의 감염이다. 중이염의 증상은 귀가 가득 찬 느낌이며 청력 감소, 동통과 발열이다.

이염화에탄 二塩化～ 1,2-dichloroethane 유기염소계 용제. 흡입시 중추신경계 기능이 저하되며 혼수와 의식 불명상태가 된다. 급성 독 작용으로 두통, 현기증, 구토, 혈액 및 담즙의 생산저하, 동공확대, 심장의 통증을 수반하는 압박감, 설사, 의식불명 등이 나타난다.

이염화에틸렌 二塩化～ ethylene dichloride [$C_2H_4Cl_2$] 분자량 99.0, 증기비중 3.4, 증기압 100mmHg (29℃), 융점 -35℃, 비점 84℃, 비중 1.26, 인화점 13℃, 발화점 413℃, 연소범위 6.2~15.9%인 클로로포름과 비슷한 냄새가 나며 달콤한 맛을 가진 무색 액체. 물에는 잘 녹지 않으나, 에탄올, 에테르 등과는 임의의 비율로 혼합된다. 500℃에서 열분해

하거나 150℃에서 알칼리를 작용시키면 염화수소와 염화비닐을 얻는다. 상온에서의 인화위험이 높고 증기는 공기보다 무거우며 낮은 곳에 체류하고 점화원에 의해 쉽게 인화폭발하며, 연소시 역화의 위험이 있다. 연소시 유독성의 염화수소와 포스겐 가스를 방출하고 농후한 매연을 발생한다. 산화성 물질, 알루미늄, 마그네슘 등의 금속 및 암모니아와 반응한다. 저장·취급시 화기와 가열을 금하고, 직사광선을 차단한다. 용기는 차고 건조하며 환기가 잘되는 곳에 저장한다. 산화성 물질, 금속분, 암모니아와의 접촉을 방지한다. 증기누설 및 액체의 누출방지를 위해 용기를 완전히 밀봉하여야 한다. 화재시 물분무, 건조분말, 포, 이산화탄소가 소화에 유효하지만 직접 주수하는 것은 효과가 없으며, 물분무로 용기의 외벽을 냉각시킨다. 소화작업시 충분히 안전거리를 확보하고 공기 호흡기 등의 안전장구를 착용해야 한다. 증기는 눈과 호흡기 계통을 자극하고 과다 노출시 현기증, 혼수상태, 복부경련, 중추신경 기능 저하를 일으킨다. 제법은 에틸렌과 염소를 염화제이철($FeCl_2$) 촉매 하에서 반응시키거나 아세틸렌에 염화수소를 첨가시켜 얻는다. 유지추출 및 의류세척, 여러 유기화합물(특히 염화비닐)의 합성원료로서 사용되는 등 용도가 매우 크다. = 1,2-디클로로에탄.

이염화프로필렌 二塩化～ propylene dichloride [$CH_3CHClCH_2Cl$] 분자량 113.0, 증기비중 3.9, 증기압 40 mmHg(20℃), 융점 -100℃, 비점 96℃, 비중 1.16, 인화점 16℃, 발화점 557℃, 연소범위 3.4~14.5%인 클로로포름과 같은 냄새가 나는 무색의 액체. 물에 잘 녹지 않는다. 증기는 공기보다 무겁고 낮은 곳에 체류하며, 점화원에 의해 인화·폭발의 가능성이 있다. 연소시 역화의 위험이 있으며, 염화수소를 포함한 자극성·유독성 가스를 발생한다. 산화성 물질, 활성이 강한 금속과 반응한다. 화재시 물분무, 건조분말, 이산화탄소, 포가 유효하며 물분무로 용기 외벽을 냉각시킨다. 증기는 눈, 피부, 호흡기 계통을 자극하므로 소화작업시 충분히 안전거리를 유지하고 공기호흡기 등의 안전장구를 착용해야 한다. 합성수지 원료, 유기용제 등에 사용된다.

이영양증 異營養症 dystrophy 영양 파괴를 초래하는 모든 비정상적인 근육질환. 퇴행성 지방침착 같이 신경은 침범하지 않고 근육의 발달만을 변화시킨다. → muscular dystrophy.

이온 ion 하전(荷電)된 원자 또는 원자단. 중성의 원자 또는 원자단이 한 개 또는 여러 개의 전자를 잃거나 혹은 과잉으로 전자를 얻음으로써 생기는 것이며, 이와 같은 과정에서 이온이 되는 것을 이온화 또는 전리(電離)라 한다. 영국의 패러데이가 전기분해를 했을 때, 용액 속에 전기장 안에서 전극을 향하여 이동하는 것이 있음을 발견하고, 그리스어의 '간다'는 뜻의 'ionai'를 따서 명명하였다. 이 중에서 음극으로 향하는 것을 양이온(cation), 양극으로 향하는 것을 음이온(anion)이라고 하였다. 이들은 각각 양 및 음의 전하를 가지는 원자 또는 원자단이다. 전기분해에 한정하지 않고 기체분자가 전자를 잃거나 얻는 경우에도 이온이라고 한다. 이온이 가지는 전기량은 전기소량(電氣素量)의 정수배와 같으며, 이 정수배를 이온값이라고 한다. 이온을 나타내는 데는 원소기호의 오른쪽 위에 양이온이면 +, 음이온이면 −를 이온값만큼 붙인다. 예를 들면 H^+, Ca^{2+}, Cl^-, SO_4^{2-} 등이다.

이온교환수지 ～交換樹脂 ion exchange resin 이온 교환 능력이 있는 해리기를 갖는 불용성 다공질의 합성수지의 총칭. 양이온교환수지, 음이온교환수지가 있으며 그밖에 양쪽성수지, 전자교환수지, 킬레이트수지 등이 있다. 색깔은 백색, 황색, 오렌지색, 갈색, 흑색 등이며(이 밖에 염색한 것도 있다), 일반적으로 반투명 또는 투명한 물을 흡수한 작은 알갱이 또는 부정형(분쇄한 것)이다. 크기는 입자의 지름이 0.4~0.6mm이고, 비중은 겉보기로 0.6~0.9, 물을 흡수하면 1.2~1.4이다. 일반적으로 고분자인 다가(多價)의 산 또는 염기로 간주할 수 있는데, 이들이 치환하는 기(基)의 성질에 따라 강한 산, 강한 염기 등의 성질을 보인다. 용도는 경수의 연화, 해수의 순수화, 아미노산과 의약품의 정제분석, 금속이온의 분리 추출, 고분자 촉매 등 다방면에 이용되고 있다.

이온방사 ～放射 ionizing radiation 체세포로 바꿀 수 있는 능력을 지닌 핵복사. α, β, γ의 세 가지 유형이 있다.

이온실 ～室 ionization chamber ① 방사능 측정장치의 일종. ② 이온화식 연기 감지기에서 이온 전류를 흐르게 하기 위해 사용된다.

이온화 ～化 ionization 중성의 원자 또는 분자가 전자를 잃고 양이온이 되거나, 전자를 얻어서 음이온이 되는 현상. 전리(電離)라고도 한다. 특히 전리에 의해 이온이 생기는 현상 및 방사선에 의한 이온화는 전리라 부르는 것이 일반적이다. 음이온이 되는 데 필요한 에너지를 이온화 에너지, 음이온이 될 때에 방출되는 에너지를 전자친화력이라 한다. = 전리.

이온화방사선 ～化放射線 ionizing radiation 직접적 혹은 2차적인 과정을 거쳐 이온을 생성할 수 있는 전자기적 방사선(X-선과 감마선 광자) 혹은 입자 방사선(알파입자, 베타입자, 전자, 양성자, 수소이온, 중성자, 그리고 중(重)입자).

이온화식연기감지기 ～化式煙氣感知器 ionization type smoke detector 공기를 이온화시키는 방사선 물질에서 방출되는 α-선과 연기와 결합하는 성질이 있는 이온화된 공기를 감지기에 이용한 것. 이온화식연기감지기는 충전전극사이에 방사선물질을 삽입시켜 이온화된 공기가 전자를 운반하여 전류가 흐르도록 회로가 구성되어 있다. 화재가 발생하면 연기가 충전전극사이로 들어와 이온화된 공기와 결합하여 평상시에 흐르던 전류보다 적은 전류가 흐르게 되는데 이러한 전류의 변화량에 의해 릴레이가 작동하여 수신기에 신호를 보내도록 구성되어 있다. → α선, 이온화, 릴레이.

이완 弛緩 relaxation 근육이 수축사이에 이완하는 것처럼 긴장을 늦추는 상태.

이완기 弛緩期 diastole 전신순환과 폐로부터 이완된 심장으로 혈액이 들어오는 동안 심방 또는 심실 수축 사이에 나타나는 기간. 심실성 이완기는 제2심음과 함께 시작하여 제1심음의 시작과 함께 끝난다. = 확장기(擴張期).

이완기혈압 弛緩期血壓 diastolic blood pressure 심장의 수축기와 다음 수축기 사이에 측정할 수 있는 최저 수준의 혈압. 이완기 혈압은 나이, 성별, 체중, 정서적 상태와 그 외 다른 요인에 따라 달라질 수 있다.

이완불능증 弛緩不能症 achalasia 근육이 이완되지 못하는 것으로 특히 벽내신경절세포의 변성에 의해 연하에 수반되는 식도-위괄약근의 이완이 되지 않는 것.

이완성마비 弛緩性痲痺 flaccid paralysis 근육수축이 불가능하여 근육긴장이 결여된 상태. 하위 운동 뉴런의 손상이나 신경근육 전도를 차단하는 인자에 기인한다.

이완성의 弛緩性~ flaccid 이완되고 늘어지거나 근육의 긴장이 없는 상태.

이완열 弛緩熱 relaxation heat 등장성 수축을 한 근육이 이전의 길이로 회복될 때 회복열 이외에 여분으로 발생되는 열.

이완요법 弛緩療法 relaxation therapy 정신적인 긴장이 가져오는 근육의 긴장을 일정한 훈련에 의해 이완시킴으로써 정신적 긴장을 풀려는 정신요법. 호흡이나 이완운동 때나 즐거웠던 순간에 집중하도록 교육하며 스트레스 해소, 통증 경감, 정신 통일 등에 활용되고 있다. 주로 요가 운동, 최면 요법, 출산시의 라마즈호흡법, 점진적 이완요법 등이 있다.

이완운동 弛緩運動 relaxation exercise 정신이나 신경, 근의 긴장이 과도한 상태에 있는 것을 이완하고자 하는 훈련. 주위의 환경을 조용하게 유지하고 호흡시키면서 전신의 힘을 쭉 빼도록 하여 실시한다. 길항근에 약한 자동수축을 하게 하고 근이완을 획득시키는 방법도 있으며 자동적으로 근이완과 근긴장의 감각을 기억하게 하는 것이 중요하다.

이완제 弛緩劑 relaxants 근육의 긴장 완화와 이완을 유도하기 위해 사용하는 제제.

이유 離乳 wean ① 영아의 수유를 끝내고 다른 식습관으로 바꾸는 것. ② 기계적 환기로부터 환자를 점차적으로 제거하는 것.

2인1조방식 二人一組方式 buddy system (구조) 위험한 전략을 맡을 때 두 사람을 팀으로 만들어주는 것. 두 번째 사람은 통신, 장비, 상해나 예상치 못한 상황에 부딪혔을 때 자원을 제공한다.

이인증장애 離人症障碍 depersonalization disorder 꿈과 같은 분위기가 의식에 가득 차 있으면서 이인증의 느낌을 특징으로 하는 정서 장애. 신체가 자기의 것이라는 느낌을 상실하며 중요한 사건들을 분리하여 바라보게 된다. 이는 여러 형태의 정신분열증과 심한 우울증에서 일반적으로 볼 수 있다.

이자관 = 췌관.

이전정 耳前庭 vestibule of the ear 중이의 가운데 부분. 위치와 운동의 지각력과 관련되어 있다.

이종소화약제동시방사장치 異種消火藥劑同時放射裝置 combined agent unit 하나의 공통 호스에 장착된 두 개의 노즐을 통해 서로 다른 두 가지 소화약제를 공급할 수 있는 설비. 보통, AFFF와 중탄산수소칼륨($KHCO_3$) 분말을 사용하지만, 다른 소화약제도 사용할 수 있다.

이종의 異種~ xenogenic 다른 종과 다른 유전자에서부터 나온 개인 혹은 세포 형태.

이중급전 二重給電 duplex feeding 하나의 안테나에 주파수가 다른 두 개의 전파를 동시에 급전하여, 한 안테나로 두 개의 전파를 동시에 송신하는 것.

이중다단원심펌프 二重多段遠心~ duplex-multistage centrifugal pump 소방펌프의 일종. 크기가 다른 두개의 단일 흡입 임펠러를 맞대어 결합한 것을 임펠러 샤프트에 여러개 장착하여 사용하는 펌프.

이중라인 二重~ double lay 화재 현장에서 둘 이상의 호스를 배치하는 작업. 호스는 호스 적재실로부터 끌어오거나 또는 화재 현장과 급수원 사이 어느 곳에서든 끌어올 수 있다.

이중맹검사 二重盲檢査 double-blind test 약물의 효과를 검증하기 위한 실험설계. 약리작용 이외의 심리적인자를 통한 약의 효과 즉, 약의 비특이작용은 투약하는 의사와 투약을 받는 환자 쌍방에 작용한다. 약물을 투여받은 환자와 검사를 실시하는 검사자들 모두 어떤 환자가 새로운 약물을 투여받고 또 어떤 환자들이 위약을 투여받는지 모른다. 즉, 투약해야할 약제와 위약을 준비해서 환자와 검사자 모두에게 알리지 않는다. 환자뿐만 아니라 검사자쪽에서도 심리적인 작용이 있다는 점을 고려한 것이 특색이다.

이중무선통신 二重無線通信 duplex ① 주파수가 두 개인 무선통신. 한 개의 주파수는 이동 지휘차량에서 지휘본부로 송신할 때 사용하고, 다른 하나는 역으로 지휘본부에서 이동 지휘차량으로 송신할 때 사용한다. ② 양쪽 방향으로 데이터를 전송하는 것.

이중변조 二重變調 double modulation(통신) 저주파 신호로 고주파 반송파를 변조하여 이 신호로 더 높은 고주파 반송파를 변조하는 방식. 단측파대 통신에서 다수의 통화로를 전송 주파수대에 배치할 경우 변조기용 대역 필터의 설계가 용이하게 되며 기종이 감소하는 등의 이점이 있다.

이중볼류트펌프 二重~ double volute pump 토출점이 각각 분리되어 있는 두개의 볼류트가 장착된 원심펌프.

이중셀 二重~ dual cell 대도시와 같이 통화량이 밀집된 지역에서 혼신을 해소하고 통화 채널을 증설하는 효과를 얻기 위한 주파수 재사용 기법 중의 하나. 셀의 서비스 지역을 안쪽(inner cell)과 바깥쪽(outer cell) 두 개로 구분하여 서비스를 제공하는 방식. 이때 안쪽 셀과 바깥쪽 셀 간의 출력은 8dB의 차이로 송출하며, 셋업은 동일한 주파수를 사용한다. 만약 안쪽 셀 내의 채널이 모두 통화 중으로 가용 채널이 없을 때 교환기는 바깥쪽의 비어있는 채널에 통화를 연결(hand-off)해 주며 바깥쪽 셀에서 가용 채널이 없으면 인접 셀로 통화 채널을 전환해준다. 기지국은 한 개인데 인접채널 또는 동일채널의 혼신 가능성이 있는 경우 셀을 이중화하여 혼신 가능성을 제거한다.

이중셀기지국 二重~基地局 dual cell site(통신) 구별되는 두 개의 셀(소무선 구역)을 서비스하기 위하여 두 개의 서버그룹을 이용하는 하나의 기지국. 큰 셀 위에 중첩되는 작은 셀을 오버레이드 셀(overlaid cell)이라 하고, 대용량 시스템에서 간섭을 방지하는 것이 목적이다. 이중 셀 기지국은 전방향 및 지향성 안테나의 조합으로 가능하다.

이중수나사커플링 二重~ double male 수나사가 두 개인 커플링.

이중안전장치 二重安全裝置 fail safe 기기고장에 따른 사고를 방지하기 위해서 확실하게 이중으로 만든 안전장치.

이중암나사커플링 二重~ double female 암나사가 두 개인 커플링.

이중외피호스 二重外皮~ double jacketed hose 호스 내부의 고무 라이닝 주위에 면이나 합성섬유로 만든 외피가 있거나 또는 외피가 두 겹으로 된 호스.

이중유리 二重琉璃 pair glass 두 장의 판유리를 그 두께의 두 배 정도로 사이를 떼어서 맞붙인 창 유리. 그 사이의 공기를 빼면 보온성과 흡음성(吸音性)이 증가한다. 맞붙이는 데는 플라스틱이나 금속을 사용하는 방법도 있으나, 유리 자체를 녹여 붙이는 방법도 있다.

이중전송로 二重傳送路 duplex channel ① 양방향 동시에 어느 쪽에서든지 개별적으로도 전송할 수 있도록 설치된 회선. ② 이중 무선 통신 회로. 두 개의 무선 주파수 채널을 이용하는 방법으로 각 방향에 각각 다른 주파수를 할당한다. 이 방법에서는 양방향 동시 정보 전송을 할 수 있다.

이중제어 二重制御 dual control 하나의 통신채널을 제어하기 위해 별도의 경로에 또는 다른 방법으로 두 개의 중계시설을 이용하는 것.

이중체크밸브 二重~ double check valve assembly : DCVA 견고하게 밀폐된 탄성 시트 차단 밸브와 탄성 시트 시험코크가 설치된 관부속품 사이의 유닛. 스프링으로 압축되거나 내부에 추를 걸어 놓은 두 개의 체크밸브로 구성된 장치.

이중탄화물 二重炭化物 double carbide 탄화물과 탄화물의 화합물.

이중흡입임펠러 二重吸入~ double suction impeller 원심펌프의 일종. 임펠러 각 부분으로 물을 동시에 공급할 수 있다.

이지스윔 easy swim 가볍게 쉬면서 하는 수영. 보통 강도 높은 수영연습 사이에 행함.

이지시피알 Ezy CPR 응급현장에서 심폐소생술을 시행할 때 정확한 심폐소생술과 인공호흡을 할 수 있도록 보조하는 기구. 응급현장 또는 구급대원 및 일반인을 대상으로 한 교육 시에 사용하는 장비로 응급현장에서 환자에게 정확한 심폐소생술을 할 수 있도록 되어 있다. 구급대원 및 일반인을 대상으로 한 교육시 인체모형대용으로 사용할 수 있다. 심폐소생술시 누르는 압력이 쉽게 구분되도록 5단계 디지털(소아 : 40~23 kg, 작은 성인 : 55~32 kg, 중간 성인 : 75~41 kg, 표준 성인 : 90~50 kg, 큰 성인 : 105~54 kg)로 표시되어 있고, 휴대가 간편하도록 크기는 55mm×180mm×50mm, 무게는 260 g 이하이다. 시끄러운 장소에서도 작동상태를 확인할 수 있는 부저음이 60데시벨 이상이며 쉽게 교환할 수 있는 9 Volt Alkaline 또는 Lithium 건전지를 사용할 수 있다. 제품을 보관 휴대할 수 있는 케이스가 있으며 평균 심박동(분당 60~100회)을 알리는 부저음이 울리고 외부기온 −20~60℃에서 작동할 수 있다.

이지증 二指症 bidactyly 두 번째, 세 번째, 네 번째 손가락이 없는 것.

이질 痢疾 dysentery 화학적 자극물이나 세균, 원생동물, 기생충 등에 의해 장에 염증이 나타나는 경우. 복부경련, 구토, 설사, 오한, 고열을 일으키며 주감염경로는 소화기이다. 잠복기는 1~7일 정도이다.

이질아메바증 痢疾~症 amoebiasis *Entamoeba histolytica*의 감염에 의한 질환. 분변으로 배출된 포낭형(cyst)은 음식물, 경구침입, 회장, 대장, 분변 순으로 전파된다. 심한 감염시 급성복통, 설사, 황달, 식욕부진이 있다.

이질염색질 異質染色質 heterochromatin 염색질의 응축 및 불활성 형태.

이차감염 二次感染 secondary infection 일차감염의 원인이 되는 병원체가 혈관, 림프관, 기관, 소화관, 요관 등을 따라 같은 기관의 다른 부위나 다른 기관으로 운반되어 다시 감염을 일으킨 상태.

이차기관지 二次氣管枝 secondary bronchus 폐의 각 엽에 도달하는 기관으로 일차 기관지의 가지.

이차성고혈압 二次性高血壓 secondary hypertension 신장성(腎臟性) 등의 특정질환에 의한 고혈압. 고혈압 중 10% 정도가 이차성 고혈압에 해당하며 원인에 따라 치료가 달라진다. = 증후성고혈압, 속발성고혈압.

이차성소낭 二次性小囊 secondary follicle 이차성 난모세포와 과립세포에 둘러 싸인 낭.

이차성징 二次性徵 secondary sex characteristic 사람이 나이가 들어감에 따라 성적 성숙을 보이는 외부 신체의 특징. 털의 성인적 분포와 음경 또는 유방의 발달을 포함.

이차손상 二次損傷 secondary injury 폭발로부터 나온 산화제 같은 물질에 의해 지속적으로 손상을 입는 것.

이차에너지 二次~ secondary energy 일차에너지를 가공한 에너지. 전기·도시가스 등이 해당된다. → 일차에너지.

이차의견 二次意見 second opinion 첫 번째 의사의 치료나 진단을 확신하지 못해 두 번째 의사에게 판단과 재평가를 받는 것. 이 상황은 환자를 진찰하거나 검사나 진단에 대해 질문을 받을 때 흔히 발생.

이차익사 二次溺死 secondary drowning 물에 빠져 사경에서 회복된 후 수 분 내지 수 시간이 지나서 사망하는 경우.

이차적 二次的 secondary 중요성에 있어 두 번째 것. = 속발성.

이차출동 二次出動 secondary mobilization 일차로 출동한 소방력이 부족하여 추가로 출동하거나, 재난 현장에서 다른 재난 현장으로 출동하는 일.

이차평가 二次評價 secondary survey 일차평가(또는 긴급, 처음의, 신속한)에 따라 완벽하게 신체검사를 하는 것. 일반적으로 이 검사는 활력 징후, 의료 병력, 그리고 환자의 머리에서 발끝까지 상태를 검사하는 것이 포함된다. 이는 현장에서 안정된 환자에게 할 수 있으며 불안정한 환자에게는 병원이송 중에 할 수 있다.

이첨판 二尖瓣 bicuspid valve 혈액의 역류를 막기 위한 좌심방과 좌심실 사이의 판막. = 승모판(僧帽瓣), mitral valve.

이코나졸 econazole 항진균제. 각질층을 잘 통과하여 피부의 중간층에도 유효 농도로 존재하나 혈액으로 흡수되는 것은 1% 이하이다. 3% 정도에서 국소적인 홍반, 작열감, 가려움을 나타낸다. 곰팡이 세포막에 작용하여 투과도를 증가시켜서 세포의 영양분이 외부로 나오게 한다. 외음부 질염이나 칸디다증, 두부백선, 안부백선, 완선, 어루러기 등 감수성에 의한 피부감염증에 유효하다. 50mg 질정을 1일 1회 14일간 취침 전에 질내 깊숙이 삽입하거나 1일 150mg씩 3일간 삽입한다. 발진, 두드러기, 자상 등이 나타날 수 있으므로 임부나 수유부는 주의하고 과민성환자는 금기이다.

이코노미클래스증후군 ~症候群 economy class syndrome = 일반석증후군(一般席症候群), 심정맥혈전증.

이타이이타이병 ~病 itai~itai disease 카드뮴에 의해 발생되는 공해병의 일종. 일본에서 일어났던 이 병은 수질오염의 대표적인 사례이다. '이타이'란 아프다는 뜻을 나타내는 일본말인데, 이 병에 걸린 환자들이 너무나 고통이 심해 '이타이, 이타이!'라고 소리쳤다고 하여 이타이이타이병이라 명명하였다. 이 병은 1950년대 말 도야마현이라는 지방의 광산촌에 사는 사람에게서 처음 나타났는데 온몸이 심한 통증을 일으키고 다리가 굽어져 걸을 수 없게 되거나 전신이 마비되는 증상을 보인다. 이 병에 걸린 환자 2백 60명이 사망하였다. 이 병의 원인은 광업소에서 배출된 카드뮴이라는 중금속이다. 광업소에서 나온 카드뮴이 빗물에 씻겨 하천으로 흘러 들어가 하천의 물을 오염시켰으며 이 하천의 물을 대어다 쓴 논의 흙에 카드뮴이 쌓였고 오랫동안 이 논에서 생산된 쌀을 먹은 사람들의 몸에까지 쌓이게 된 것이다.

이탄 泥炭 peat 암갈색의 광택이 없고 수분이 많은 해면상(海綿狀), 섬유상 또는 토괴상(土塊狀)의 발열량이 적은 석탄. 이끼류, 갈대, 사초 등의 화본과 식물이나 소나무, 자작나무 등의 수목질의 유체(遺體)가 분지에 두껍게 퇴적하여 물의 존재 하에서 균류 등의 생물화학적인 변화를 받아 분해·변질되어 생성된다. 비료 또는 연탄의 원료로 쓰이며 황해도 지방에서 많이 산출된다. = 토탄(土炭).

이탈 離脫 aberrancy 심장을 통한 전기자극의 비정상적전도 상태. 이런 이탈 전도는 정상통로로 거쳐 간 것과 형태가 다른 넓은 QRS군이 생성된다.

이탈각 離脫角 departure angle 자동차의 후부(後部) 하단으로부터 후륜 타이어 바깥둘레의 접평면이 지면과 이루는 최소각도.

이탈리듬 離脫~ escape rhythms 동방결절 흥분율이 억압되었을 때 발생하는 전기적 리듬. 동방결절이 영향을 받으면 접합부 리듬이나 심실 리듬이 나타난다.

이탈박동 離脫搏動 escape beat 정상주기보다 긴 간격 후에 나타나는 심장의 자동박동. 정상 심장복합체가 나타난 뒤에 QRS군이 나타나는 것을 심전도에서 볼 수 있다. 이탈 박동은 동방블럭, 방실블럭, 동성서맥이 원인이 되어 발생하며 심방, 방실접합부, 심실에서부터 발생한다. = 보충박동.

이판의 二瓣~ bicuspid ① 소구치. ② 뾰족한 끝이 두 개 있는. ③ 이첨(二尖)의.

이페리트 yperite 염화황과 에틸렌으로부터 만들어지는 액체. 미란성 독가스. 황화디클로로디에틸[(C$_2$H$_4$Cl)$_2$S]을 말하며, 불순물의 혼재로 인하여 갈색을 띠며, 겨자(머스터드) 냄새가 나므로 머스터드가스라는 별명이 붙었다. 이페리트의 강력한 독성은 지효성(遲效性)·지속성이며, 극미량이 부착해도 피부·내장이 헌다. 제1차 세계대전 중에 독일군이 벨기에 이프르(Ypern) 부근의 전선에서 처음으로 독가스로 사용했기 때문에 이 이름이 붙었다. = 머스터드가스.

이프라트로피움 ipratropium 화학적으로 atropine과 유사하며 호흡기 응급치료에 쓰이는 부교감신경 차단제. 기관지 이완, 빈맥, 타액분비 억제와 호흡기관 분비를 억제하며 콜린성 수용체를 차단함으로써 부교감신경의 흥분을 억제한다. 치료 면에서 중요한 것은 기관지상피에서 섬모기능에 효과를 나타내지 않는다는 것이며 용액으로 흡입해도 입과 기관지에만 작용한다. 권장량의 수 배를 투여해도 심장 박동수, 혈압, 방광기능, 안압, 동공의 크기에는 변화가 없다. 기관지천식, 만성기관지염과 기종과 연관된 가역성 기관지 경축에 투여한다. 보통 β효능제와 함께 투여하며 전형적으로 500μg을 소형 분무기

(nebulizer)에 가한다. 심계항진, 불안, 현기증, 두통, 신경쇠약, 발적, 오심 및 구토 등의 부작용이 우려되므로 노인이나 심혈관계 질환, 고혈압이 있는 환자는 주의하고 치료 전후에 폐음을 청진해야 한다. 빠른 반응이 필요한 급성기관지 경축의 치료에는 적용할 수 없다.

이하 以下 less than 일정한 범위나 한도의 아래.

이하선 耳下腺 parotid gland 외이의 전방 아래에 위치하고 하악지의 후연으로 넓게 위치하는 타액선. = 귀밑샘.

이하선염 耳下腺炎 parotitis 멈프스 바이러스(*mumps virus*)나 콕사키바이러스(*coxsackievirus*)와 같은 바이러스, 또는 황색 포도상구균 등의 세균에 의하여 귀밑에 일어나는 염증.

이해관계인 利害關係人 stakeholder 특정한 사실에 관하여 법률상의 이해가 있는 자로 그 사실의 여하에 따라 이미 보유하고 있는 자기의 권리행사에 직접 영향을 받는 자.

이행상피 移行上皮 transitional epithelium 중층편평상피와 원주상피 사이의 이행형을 보이는 상피로 장기내용물의 용적에 따라 수축과 이완이 가능하다. 방광, 요도의 내면 등에서 볼 수 있다. → 상피조직(上皮組織).

이행상피세포암종 移行上皮細胞癌腫 transitional epithelium cell carcinoma 신우나 방광 등의 비뇨기 계통 상피에서 발생하는 악성종양. 종양이 내강 방향으로 돌출하는 유두상 발육을 나타내는 경우가 많다.

이형성 異形成 dysplasia 세포가 증식하면서 크기, 형태, 배열 등이 비정상적으로 되는 것.

이형접합 異形接合 heterogamy ① 보통 크기와 구조가 다른 생식자의 융합에 의한 유성생식. 이 용어는 하등식물이나 동물과는 다른 고등식물의 생식과정을 나타내는데에 사용된다. ② 유성과 무성생식을 교대로 하는 생식.

이형협심증 異形狹心症 variant form of pectoris 휴식시에 발생하며 야간이나 이른 아침에 많으며 흡연이나 코카인의 음용에 의해 유발될 수 있는 증상. 통증시 심전도상 ST분절이 상승되며 통증이 소실되면서 심전도상의 변화가 사라진다. 이는 정상적인 혈관이나 동맥경화가 있는 혈관을 갖고 있는 환자에서 관상동맥의 수축에 의해 일어나고 대개 니트로글리세린 투여 후 통증이 소실되지만 급성심근경색증으로 진행할 수도 있다.

이혼화증 異混和症 dyscrasia 혈액이나 골수에 이상이 있을 때 나타나는 특이한 쇠약 상태. 백혈병, 재생불량성 빈혈 등에 나타난다.

이화작용 異化作用 catabolism 고분자 물질을 생체가 이용할 수 있는 저분자물질로 전환하는 물리화학적 반응. 발열반응이 일어나며, 이화작용을 통해 얻어진 에너지는 인산이나 복합탄수화물 형태로 저장된다. ↔ 동화작용.

이환률 罹患率 morbidity rate 일정 기간 특정인구에 대한 질병이나 비정상적 상태에 이환된 수의 비율.

이황화몰리브덴 二黃化~ molybdenum bisulfide [MoS2] 고체 윤활제. 금속의 표면에 잘 흡착하고 분자끼리 접촉하는 면은 유황의 결합이므로 층상의 미끄럼 현상이 생기는 것이 특징이다. 사용할 때는 분말 그대로 도포하여도 좋고 또는 그리스, 기름 등에 섞어서 사용해도 좋다.

이황화탄소 二黃化炭素 carbon bisulfide [CS2] 분자량 76.14, 증기 비중 2.6, 증기압 300mmHg(20℃), 비중 1.3, 융점 −111.6℃, 비점 46℃, 인화점 −30℃, 발화점 90℃, 연소 범위 1.3~50%인 클로로포름과 같은 약한 향기가 있는 무색 투명한 액체. 통상 불순물과 함께 존재해 황색을 띠며 불유쾌한 냄새가 난다. 물에는 조금밖에 녹지 않으나, 알코올, 에테르, 벤젠 등과는 임의의 비율로 섞인다. 공기 중에서 청색 불꽃을 내며 타서 이산화황을 생성한다. 인화점, 비점이 낮고 연소 범위가 넓어 휘발이 용이하고 인화하기 쉽다. 발화점이 매우 낮아 백열등, 수증기 파이프, 난방기구, 고온 물체 등의 열에 의해 발화할 수 있다. 점화하면 청색을 내며 연소하는데 연소생성물 중 이산화황(SO_2)은 유독성 가스이다. 강산화제와 접촉에 의해 격렬히 반응하고 혼촉 발화 또는 폭발의 위험이 있다. 직사광선을 피하고 불꽃,

정전기를 멀리하며, 특히 발화점이 낮기 때문에 고온 물체와의 접촉을 피하여야 한다. 물보다 무겁고 물에 녹기 어렵기 때문에 용기 또는 탱크에 저장실 공간 용적을 불활성 가스로 봉입하거나 물을 채운 수조탱크 중에 저장하면 안전하다. 화재의 확대 위험이 없거나 고정된 탱크나 밀폐용기에서 화재가 발생할 경우는 표면에 조심스럽게 주수하여 물로 채워 피복하여 소화할 수 있다. 단, 강하게 주수하면 이황화탄소가 섞이게 되어 효과가 없다. 그 외의 경우에는 초기 소화시 분말, CO_2, 할론이 유효하며 대형 화재시 다량의 포방사에 의한 질식 소화가 적당하다. 소화작업시 충분히 안전거리를 확보하고 안전장구를 착용한 후 엄폐물을 이용하여 소화해야 한다. 증기를 흡입하면 독성이 강하여 중추신경계통이 마비되며 뇌와 신경에 장애를 주며, 현기증·두통·메스꺼움·혼란·마취·사망에 이르기도 한다. 피부 접촉시 탈지작용이 있고 피부염을 유발하며, 눈에 들어가면 결막염을 일으키기도 한다. 수분 및 휘발분을 제거한 탄소와 황을 900℃ 전후로 가열하면 생기는데, 반응용기의 가열방식에 따라 외열식(外熱式)과 내열식(內熱式)으로 나뉜다. 용도는 비스코레이온 원료, 유지, 고무 등의 용제, 셀로판, 사염화탄소 합성 등에 사용된다. = carbon disulfide.

이후과학 耳喉科學 otolaryngology 귀, 코, 목구멍, 머리와 목 주변 구조의 질환과 이상을 다루는 의학의 한 분야.

익사 溺死 drowning 물과 같은 액체 속에서 인간의 호흡기관이 물에 잠기게 되어 치명적인 호흡장애로 사망에 이르게 되는 것. 물속에 가라앉아 질식·사망한 것뿐만 아니라 심장마비, 뇌출혈 등이 직접적인 원인이 되어 사망한 경우도 포함한다.

익사반 溺死斑 paltauf's patch 익수시 수성 폐기종으로 인해 창백하게 보이지만 군데군데 경계가 불분명하고 담적색을 띠는 용혈반.

익사자 溺死者 drowned person 사인(死因)에 관계없이 물속에서 끌어올린 모든 시체. 발생 원인은 기도(氣道)에 물이 흡인되어 일어나는 질식으로 좁은 뜻의 익사이다. 그 밖에 갑자기 찬물이 피부에 작

용한다든지, 또는 들이마신 물이 상부 기도의 점막에서 상후두신경을 자극하여 일어나는 심장의 반사성 정지에 의한 죽음이 있다.

익상인대 翼狀靭帶 alar ligament 후두골의 축을 연결해 주고 두개골의 회전을 제한하는 한 쌍의 인대. = 날개인대.

익수 溺水 near drowning 침수 24시간 이내에 사망이 일어나지 않는 것으로 환자가 물속에 빠져 심정지나 호흡정지가 되어 일시적이라도 돌아오는 경우. 신체의 화학성분, 심장기능, 중심체온과 의식수준의 변화가 수반된다.

익스텐드 extend ① 노즐 팁에 호스를 부착하거나 또는 노즐을 제거하고 호스를 부착하는 것. ② 화재 등이 확산되다. ③ 사다리를 길게 뻗치다.

익스팬더 expander 관의 연결부분 내부에 사용하여 액체나 기체의 누설을 방지하는 장치. 소방호스를 커플링에 단단히 부착시켜 주는 기능을 한다.

인 燐 phosphorus [P] 원자번호 15, 원자량 30.9738, 녹는점 44.1(황린), 끓는점 280.5(황린)인 물질. 황린(黃燐)은 담황색의 투명한 납 모양의 고체이나, 순수한 것은 무색의 결정이며, 백린(白燐)은 동소체이다. 동소체로는 백린 외에 자린(紫燐), 흑린(黑燐)이 있다. 백린의 표면에 소량의 자린이 생긴 것이 황린이고, 백린과 자린의 고용체(固溶體)로 된 것이 적린(赤燐)이다. 백린은 납 또는 비스무트로 가열, 용해하여 냉각시킨 다음, 납, 비스무트 등을 제거하면 보라색 결정으로서 자린을 얻을 수 있다. 또, 백린을 $1,200kg/km^2$의 압력 하에서 200℃로 가열하든지, 또한 35,000기압으로 가압하면 금속적인 흑린이 된다. 백린은 습한 공기 중에서 인광(燐光)을 발하나, 다른 인은 빛을 발하지 않는다. 제법은 황린의 경우, 인광석[$Ca_3(PO_4)_2$], 코크스(C), 규석(SiO_2)을 분쇄 혼합하여, 전기로 속에서 강열하여 생기는 증기를 물속에서 응축시켜서 만들고 적린은 황린을 쇠로 만든 전화(轉化) 킬른(가마) 속에서 공기를 단절하고 약 200℃로 가열하여 만든다. 용도는 황린은 인산, 적린 등의 제조원료나 살서제(殺鼠劑)로서 사용되고, 적린은 성냥 제조, 인청동(燐靑銅) 등의 제조, 인을 함유

하는 각종 농약의 합성 등에 사용된다.

인가자 認可者 authorized person 특수 임무를 수행하거나 또는 작업상 특수 장소에 근무하도록 지명된 사람.

인가전압 認可電壓 applied voltage 전기회로의 단자와 단자 사이에 공급되는 직류 및 교류전압.

인가폭발물 認可爆發物 permissible explosives 미국광산국에 의해 가스 또는 분진 분위기에서의 사용이 허가된 폭발물. 가스와 공기 혼합기를 발화시키지 않는 폭발물로, 충격에 대한 민감성도 매우 낮다.

인간공학 人間工學 ergonomics 인간과 인간의 노동에 대한 과학. 인간의 능률과 건강을 강화하게 한다.

인간사슬 人間~ human chain 많은 사람들이 있다거나 물 깊이가 가슴을 넘지 않을 때 구조 대상자를 도울 수 있는 방법. 고정의 기준이 되는 첫 번째 사람은 안전지대에 한 손으로 확실하고 다른 손으로 두 번째 구조자를 잡는다. 이때 첫 번째 사람과 두 번째 사람이 보는 방향은 서로 반대이며 짝수 번째 구조자들과 홀수 번째 구조자들은 반대 방향을 보게 된다. 서로를 잡을 때는 서로의 손목 위를 잡음으로써 구조자에 의해 사슬이 끊기지 않도록 한다. 물의 깊이가 낮더라도 급류이거나 물의 깊이가 가슴 이상일 때는 인간사슬 만들기를 금한다. 인간사슬의 이동이 필요한 경우에는 물속에 서 있는 구조자들은 걷는 동작보다는 발을 바닥에 부착시킨 채 이동하도록 한다. 가벼운 사람일수록 사슬의 끝부분에 위치하며 사슬의 마지막 구조자가 구조장비를 가지고 가도록 한다. 사슬을 구성하는 모든 구성원들은 몸의 중심을 안전지대 쪽으로 기울이도록 한다.

인격 人格 personality 한 사람이 생각하고 느끼고 행동하는 특징들을 말하며 비교적 안정되고 예측할 만한 그 사람의 사고나 행동을 지칭. 의식적인 태도, 가치관(價値觀) 및 양식과 무의식적인 갈등 및 방어기전(防禦機轉)을 포함.

인격특성 人格特性 personal traits 그 표현 방식이 병적이라고 생각되지 않는 사람이 행동하고 느끼고 생각하는 주된 성향.

인공기관 人工器官 artificial limb → prosthesis.

인공물 人工物 artifact 자연적으로 존재하지 않고 외부에서 혼입되었거나 인공적으로 조작된 산물.

인공삽입물 人工挿入物 prosthesis ① 인공사지로 몸의 잃어버린 부분에 끼우도록 제작된 장치. ② 보청기나 의치처럼 신체의 어느 부분의 작동을 더 좋게 하도록 만든 장치.

인공승객 人工乘客 artificial passenger : AP 자동차 졸음운전을 방지하기 위해 자동차에 설치하는 장치. 운전자 경고용으로 반응할 수 있도록 대화, 농담, 질문 등을 한다. 마이크, 대화 생성기, 자동차 스피커를 사용하여 운전자와 대화를 나누며, 카메라는 얼굴 표정을 보고, 음성 분석기로는 목소리의 상태를 분석한다. 운전자가 피곤한 기색이 있으면 자동으로 창문을 열거나 부자를 울리거나 배경 음악 볼륨을 높이거나 차가운 물을 분사한다.

인공심박조율기 人工心博調律器 artificial cardiac pacemaker 체외에서 발생된 전기 자극을 심장과 접촉하고 있는 전극도자를 통하여 심장으로 전달하여 심박조율을 유발하는 장치.

인공심박조율술 人工心博調律術 artificial cardiac pacemaker therapy 임상증상을 유발하는 서맥성 부정맥의 치료 방법. 응급상황이나 일시적인 서맥을 치료하기 위한 일시적 심박조율술과 비가역적으로 발생한 서맥을 치료하기 위한 영구적 인공심박조율술이 있다.

인공유산 人工流産 artificial abortion 모체 밖에서 태아의 생명을 유지할 수 없는 시기에 태아와 그 부속물을 인공적으로 모체 밖으로 배출시키는 것. 모체의 건강을 보호하기 위해서 합법적인 유산을 치료적 유산이라고 하고 모성건강, 태아의 질병 등의 사유가 아니면서 산모가 요청하여 시행하는 비합법적 유산을 선택적 인공유산이라 한다.

인공임신중절수술 人工姙娠中絶手術 artificial termination of pregnancy 모체 밖에서 태아의 생명을 유지할 수 없는 시기에 태아와 부속물을 인공적으로 모체 밖으로 배출시키는 수술.

인공잡음 人工雜音 manmade noise 인간이 사용하는 기계 기구에 의해 발생하는 일체의 잡음. 자동차의 스파크 플러그, 형광등이나 고주파 가열 장치, 초고압 송전선에서 나오는 코로나 등이 있다. 이러한 잡음의 전계 강도는 인구 밀집 지역이나 공업 지대에서 매우 크다.

인공항 人工港 artificial harbor 주로 방파제 등 인공적인 시설물로 파도를 막도록 만들어진 항구.

인공혈관 人工血管 artificial blood vessel 인공적으로 제작된 혈관. 재질은 고분자 합성섬유 인공혈관의 조건으로 1) 인체에 무해할 것 2) 뒤틀리거나 비비꼬이거나 문들어지지 않을 것 3) 수십년의 내구성이 있을 것 4) 혈액이 삼출할 정도로 유공성이 미세할 것 등이다. 주로 폴리에스테르(다크론), 폴리에틸렌(테프론) 제제이다.

인공혈장액 人工血漿液 plasma expanders 삼투압을 이용하여 혈장량을 증가시키는 수액의 종류.

인공호흡 人工呼吸 abdominal breathing 어떤 원인으로 심장은 뛰고 있으나 숨이 끊어져 있는 사람의 입에 공기를 불어 넣어 다시 정상적인 호흡을 할 수 있게 하는 일.

인공호흡용쉴드 人工呼吸用~ patient face shield 인공호흡을 시행하는 구조사의 감염을 방지하기 위해 필터가 부착된 1회용 장비.

인공환기 人工換氣 artificial respiration 손이나 기계적인 방법으로 호흡을 지속하는 것. 수동적인 방법으로는 인공호흡과 흉곽압박법이 있으며, 기계적인 방법으로는 소생기나 환기장치 등이 있다.

인대 靭帶 ligament 하얗고, 윤이 나며, 유연성이 있는 섬유조직 띠. 관절을 연결하거나 다양한 뼈와 연골을 연결한다. 관절막의 일부인 경우 주위 조직과 혼합되어 있는 조직으로 덮여있다. 황색 탄력 인대는 이웃하고 있는 척추를 연결할 수 있다. 이들은 신체를 직립할 수 있는 데 도움이 된다.

인대파열 靭帶破裂 ligamental tear 관절 주위의 뼈를 연결하면서 둘러싸고 있는 인대의 파열. 갑자기 비트는 동작 등의 관절 손상이 인대의 파열을 야기할 수 있다. 어느 관절에서나 발생할 수 있지만 무릎 관절에 가장 흔하고 흔히 스포츠 손상과 관련된다.

인덕션시스템 induction system 공기와 가솔린이 적절한 비율로 엔진에 공급되도록 하는 혼합 시스템.

인두 咽頭 pharynx 호흡기계와 소화기계 모두의 통로가 되는 목에 있는 관 모양의 구조물. 근육으로 형성되어 있으며 점막이 덮고 있다. 유스타키오관(eustachian tubes), 후비공(posterior nares), 후두(larynx) 및 식도(esophagus)의 입구와 편도가 포함되어 있다. 세 부분으로 나뉘어지는데, 비인두(nasopharynx)는 비강 뒤쪽의 후비공부터 목젖까지의 부분이며, 구강인두(oropharynx)는 구강 뒤쪽의 연구개(soft palate)부터 설골(hyoid bone)까지의 부분이고, 인후두(laryngopharynx)는 설골부터 식도까지의 부분이다. → 후두(larynx).

인두반사 咽頭反射 pharyngeal reflex → 구역질반사(gag reflex).

인두염 咽頭炎 pharyngitis 인두의 염증 혹은 감염증. 인두통을 일으킨다. → 연쇄상구균성 인두염(strep throat).

인두주위농양 咽頭周圍膿瘍 parapharyngeal abscess 인두 주변 조직의 감염증. 대개 편도선염의 합병증으로 발생한다.

인두편도 咽頭扁桃 pharyngeal tonsil 후비공 뒤의 비인두 후벽에 있는 림프조직의 덩어리. 유아기 때 자주 부어 비강에서 인두까지의 통로를 막히게 한다.

인디안펌프 Indian pump 등에 메고 작업하는 19ℓ 용량의 펌프 소화기. 초지나 덤불 등의 소규모 화재 진화작업에 주로 사용한다.

인-라인식프레셔프로포셔너 in-line balanced pressure proportioner 펌프로 끌어올린 포원액의 압력이 미리 조절되는 것을 제외하고 표준 프레셔프로포셔너와 유사한 프로포셔너. 물과 원액의 균형은 입상관이나 복합 소화설비의 단면에 위치한 별도의 프로포셔너에서 이루어진다.

인-라인이덕터 in-line eductor 발포기의 급수배관에 설치되어 벤츄리작용을 통해 혼합되는 혼합장치. 배관내 압력에 의해 원액이 자동적으로 필요한 비율로 물과 혼합되고, 혼합농도를 조절할 수 있다.

인랙스프링클러헤드 in-rack sprinkler head 랙 저장창고에서 천장형 스프링클러헤드와 더불어 랙 내에 부착하는 스프링클러헤드. 헤드 자체는 보통의 스프링클러헤드와 동일하지만, 상향향과 측벽형 스프링클러헤드의 살수에 의해 헤드가 냉각되지 않도록 헤드 상부에 차수판을 부착한다. 원칙적으로 천장형 스프링클러헤드의 배관 계통과는 별도의 계통으로 시설하여 독자적인 스프링클러 밸브를 설치한다.

인렘라이트 in rem rights 국가나 주에 법적 권리를 요구할 수 있는 청구권.

인력부족 人力不足 shorthanded 업무수행에 필요한 만큼의 인력을 확보하지 못한 것.

인명구조술 人命救助術 life support 생명을 유지하기 위한 치료적인 기술 또는 기구의 사용. 난이도에 따라 기본인명구조술(BLS : basic life support)과 전문인명구조술(ALS : advanced life support)로 나눈다. 미국심장협회에서 인명구조술의 기준이 되는 표준지침을 제정하였으며, 3~6년마다 개정하여 발표하고 있다. 전문인명구조술은 심장병, 외상, 소아 등의 전문분야에 따라서 분류할 수 있고, 이를 분야별로 전문적으로 교육하고 있다. 인명구조술의 분류는 다음과 같다.

기본인명구조술(BLS)	기본 심장구조술(BCLS) 기본 외상처치술(BTLS)
전문인명구조술(ALS)	전문 심장구조술(ACLS) 전문 외상처치술(ATLS) 전문 소아처치술(APLS)

인명안전 人命安全 life safety 화염, 열, 연기 등으로부터 인명을 보존 및 보호하는 것.

인명안전코드 人命安全~ Life Safety Code NFPA 101 코드. 화재 발생시 건물 내의 인명을 보호할 수 있도록 건물설계단계에서 건물안전기준을 규정한 코드로 안전한 피난 설비 등에 관한 기준을 명시하고 있다. 의료용 건물에 대해서는 방호에 필요한 건물설계기준을 포함하기도 한다.

인명피해 人命被害 casualties 재난·사고로 인해서 부상 또는 사망하거나 정신장애를 가지게 된 사람의 수나 그 정도.

인사이트 in site ① 자연 장소 및 일반 장소. ② 인근 조직에 확산되거나 침입하지 않은 암의 묘사.

인산분해효소 燐酸分解酵素 phosphatase 인의 화학적 반응을 촉진하는 효소. → 촉매(catalyst), 효소(enzyme), 인(phosphorus).

인산암모늄 燐酸~ ammonium phosphate 불연성, 저독성의 백색 결정 화합물. 인산일암모늄[(NH₄)H₂PO₄], 인산이암모늄[(NH₄)₂HPO₄], 인산삼암모늄[(NH₄)₃PO₄]의 세 종류가 있다. 인에 암모늄을 반응시켜 제조하며 나무, 종이 및 직물의 방염처리, ABC소화기의 소화약제 및 산림화재의 연소방지를 위해 식물에 살포하는 데 사용된다. = diammonium phosphate : DAP.

인산염 燐酸塩 phosphate 에너지를 저장하고 사용하기 위해 세포 내에서 이용되는 물질. 유전정보를 전달하는 데에도 이용된다.

인산화 燐酸化 phosphorylation 유기분자에 무기인산기를 첨가하는 것. ADP에 인산기 하나가 첨가되어 ATP가 생성되거나 특이 단백질들에 인산기가 첨가되어 단백질효소들로 작용하게 된다.

인상 印象 impression ① 문제 및 질환 상태와 관련한 검진자에 대한 평가나 진단. ② 마음·정신·느낌에 영향을 주는 강한 감각.

인상배열 鱗狀配列 imbricate 물질의 층들을 겹쳐서 표면을 만드는 것. 외과의사들은 신체 부위의 상이나 다른 개방 부위를 봉합할 때 조직의 층들을 겹쳐서 표면을 만들 수 있다.

인상봉합 鱗狀縫合 squamous suture 두정골과 측두골 인부(鱗部) 사이에 형성된 두개의 봉합. = 비늘봉합.

인설 鱗屑 dander 동물의 피부나 머리 또는 새의 깃털로부터 떨어지는 건조한 비늘. 어떤 사람에게는 알레르기의 원인이 되기도 한다.

인수시험 引受試驗 acceptance test 계약서와 사양서의 준수여부를 판정하기 위해 인도시 구매자를 대신하여 수행하는 시험. 인도 전 또는 인도 후 10일 이내에 실시한다.

인수전염병 人獸傳染病 zoonosis 인간에게 전염되는 동물의 질병. 동물원성 감염의 유형으로는 말뇌염(馬腦炎, equine encephalitis), 렙토스피라병(leptospirosis), 광견병(rabies), 황열(yellow fe-ver)

등이 있다.

인슐린 insulin 췌장의 랑게르한스섬 β세포에서 분비되는 호르몬. 혈당을 낮추게 하며, 인슐린 요법을 필요로 하는 당뇨병 환자에게 투여한다. 주사용 인슐린은 속효성인 Regular insulin, 중간 단계의 Lente 또는 NPH(Neutral solution, Protamine zinc insulin, Hagedorn's laboratory) insulin, 지속성인 Ultralente 등 세 계열로 분류할 수 있다. 투여되면 체내에 분포되어 세포막에 존재하는 인슐린 수용체와 결합한다. 이것은 세포 내로 포도당 유입을 촉진하고 혈중 포도당 농도를 낮추어준다. 주로 당뇨성 케톤산증이나 고혈당증시 투여한다. 초기 1회 4~20단위를 매 식전 30분 이내에 피하주사한다. 유지량은 1일 4~100 unit이다. 당뇨성 혼수에는 Regular insulin 5~10 unit를 정맥주사한 후 0.1 unit/kg/h로 주입한다. 응급상황에서는 인슐린은 정맥, 근육 또는 피하주사해야 한다. 고혈당증이나 케톤산증이 확실한 경우에만 투여해야 한다. 두통, 기면상태, 망상, 흐린 시야, 오심, 저혈당 등의 부작용이 우려되며, 심한 감염증 환자, 심한 허약 상태의 환자, 뇌하수체 또는 부신기능 부전 환자에게는 투여하지 않는다. 응급실에서 투여하여야 하며 병원전 단계에서는 투여할 수 없다. NPH insulin은 사용전에 vial을 흔들지 말고 거꾸로 들어서 손바닥 안에서 여러 번 굴려 균일하게 한 후 사용한다.

인슐린내성검사 ~耐性檢查 insulin tolerance test 인슐린 투여 후 일정한 간격으로 혈당을 측정하여 인체가 인슐린을 이용하는 능력을 확인하는 검사. 보통은 인슐린 투여 30분 후에 혈당이 떨어지나 공복시 혈당수치의 1/2보다는 떨어지지 않고 90분 후에 정상으로 되돌아온다.

인슐린반응 ~反應 insulin reaction 인슐린이 혈액 내에 너무 많이 분비되어 발생하는 인체에 불리한 결과.

인슐린비의존당뇨병 ~非依存糖尿病 insulin-independent diabetes mellitus 인슐린에 의존적이지 않으며 일반적으로 40세 이상에서 발생하는 당뇨병. = 비인슐린의존성당뇨병(non-insulin-dependent diabetes mellitus : NIDDM).

인슐린쇼크 insulin shock 저혈당 쇼크 상태로 인슐린 과다 용량, 소량의 음식 섭취, 과도한 운동으로 발생한다. 땀, 떨림, 오한, 신경과민증, 안절부절, 배고픔, 환청, 무감각, 혼수 등이 나타나며 사망에 이를 수 있다. 치료로는 구강이나 주사기로 즉시 포도당을 주며 이 질환이 있다는 표시로 환자에게 팔찌를 끼운다. → 당뇨성혼수(diabetic coma).

인슐린의존당뇨병 ~依存糖尿病 insulin-dependent diabetes mellitus : IDDM 제 I 형 당뇨병. 급작스런 증상의 발현, 혈액내 인슐린의 감소, 생명을 유지하는데 외부로부터의 인슐린 의존 및 케톤산혈증(ketoacidosis)이 잘 일어나는 것이 특징이다. 발병이 절정인 연령은 12세이나, 어느 연령에서도 발병할 수 있다. 이 질환은 췌소도(膵小島) β세포에서 인슐린 생산 결핍에 의하며, β세포의 손상은 바이러스성 감염 또는 자가면역반응에 동반되고 유전적 요인도 관련있다. 진단된 거의 대다수의 예에서 췌소도 세포(pancreatic islet cells)에 대한 자가항체가 검출된다. 진단이 안 된 환자나 적절하게 조절이 안 된 환자의 경우 인슐린의 결핍으로 혈당증가, 단백소모 및 지방산 대사의 항진으로 인하여 케톤체(ketone body)를 생성하게 된다. 혈당의 증가는 당뇨와 삼투적 이뇨를 유발하여 삼투압증가와 탈수증을 초래하게 되며, 당뇨병성 케톤산혈증, 고삼투압성 혼수 또는 두 가지 현상이 다같이 일어난다. 수반되는 증상으로는 당뇨증, 다음다갈증(多飮多渴症), 대식증, 체중감소, 권태, 지각이상, 시력장애, 불안정성 등이 있으며, 당뇨병성 케톤산혈증은 치료를 하지 않으면 구역질, 구토, 혼미, 혼수로 진행되어 사망에 이르게 한다. 옛 명칭은 juvenile onset diabetes, brittle diabetes 등이다.

인슐린저항성 ~抵抗性 insulin resistance 다량의 인슐린 주사에 의해서도 혈당강하가 일어나지 않는 상태. 원인으로는 인슐린항체의 존재나 인슐린수용기항체의 존재를 고려하고 있다. 하루 100~200 unit 이상의 인슐린주사가 필요한 당뇨병을 인슐린저항성 당뇨병이라고 한다.

인슐린종 ~腫 insulinoma 췌장의 인슐린분비 종양.

일반적으로 양성으로, 인슐린 분비가 만성적으로 증가하여 저혈당증의 가장 중요한 원인이 된다.

인슐린주사 ～注射 insulin injection 인슐린 의존형 당뇨병의 치료시 치료의 목적에 따라 주로 정맥내, 피하 주사로 이용되는 당뇨병 혼수의 응급시에 행하는 정맥내 주사. 이미 진단받은 당뇨병에는 하루 1~3회로 나누어 피하주사를 하고 있다. 환자의 상태에 따라 인슐린의 용량이나 주사방법이 다르며 1 ㎖ 주사기를 이용한다.

인슐린주사부위 ～注射部位 insulin injection sites 인슐린을 투여하는 인체의 각 주사 부위. 주사 부위는 흡수율과 적정 작용 시기에 영향을 미친다. 같은 부위의 반복적인 주사는 국소적으로 조직에 손상을 유발할 수 있으며 인슐린의 불완전한 흡수와 인슐린 저항 등의 잘못된 진단을 초래하기도 한다. 주사부위는 시계방향으로 돌면서 팔이나 복부, 대퇴부, 견갑부 등으로 회전시키면서 주사한다. 환자는 매일 주사 맞은 부위를 표시하면 기억하기도 쉽고 반복해서 주사를 놓지 않게 되는 장점이 있다.

인슐린키나아제 insulin kinase 간에 존재하는 인슐린을 활성화하는 효소.

인슐린펌프 insulin pump 복부벽을 통해 인슐린을 측정한 후 필요한 양을 투여해 주는 기구.

인슐린필요량 ～必要量 insulin requirement 당뇨병의 대사상태를 정상에 가깝게 유지하는데 필요한 인슐린주사의 하루용량. 보통 하루에 필요한 인슐린 양은 30~60 unit로, 이것은 사람의 췌장을 완전히 적출한 경우에서 고혈당 정상화를 위해 필요한 인슐린 양이다. 당뇨병 치료에 하루에 60 unit 이상의 인슐린이 필요하다면 인슐린에 저항성이 있는 것으로 생각할 수 있다.

인양 引揚 recovery 물체나 시체 따위를 물속이나 절벽 아래나 구덩이 속 등에서 끌어올려 옮기는 것.

인어체기형 人魚體畸形 sirenomelia 두 다리가 자라면서 합쳐지고 발이 없는 태생기 기형.

인위재난 人爲災難 man-made disaster 사람의 잘못(기술적 결함, 기기 고장, 사용상 실수, 반사회적 행위 등)으로 일어나는 재난. 기술적 재난(tech-nological disaster)이라고도 한다. 화재, 폭발, 붕괴, 교통사고, 전쟁 등이 그 예이다. = 기술적 재난(technological disaster). ↔ 자연재해.

인입선 引入線 service wire(소방) 옥외에 있는 전주의 주상변압기로부터 각 가정으로 직접 연결되어 있는 인입선의 취부점까지를 일컬음. 인입선 끝은 인입구 배선을 거쳐 옥내 배선으로 된다. 인입선 취부점에는 한 눈에 알아볼 수 있도록 황색 또는 적색 튜브가 감겨져 있다. 이곳이 수용가와 전력회사 전기설비의 간의 경계가 된다.

인입장치 引入裝置 service conductor 전기공급설비로부터 배선설비를 통해 전력이 공급되는 구내로 전력을 운반하는 전선 및 장비의 총칭.

인입전선로 引入電線路 service raceway 인입선을 수납한 전선로.

인입케이블 引入～ service cable 케이블 형태의 인입 전선.

인자봉합 人字縫合 lambdoid suture 두정골과 후두골 사이에 그리스 문자인 lambda(λ)모양의 인접부. = 시옷봉합.

인장강도 引張强度 tensile strength 인장시험에서 시험편이 견딜 수 있는 최대 하중으로 인장하중 P_{max}[kg]을 평행부의 원 단면적 A_0[mm²]로 나눈 값. 재료의 기계적 성질 중 가장 중요하다.

인장력 引張力 tensile force 물체를 잡아당기는 작용에 드는 힘.

인장응력 引張應力 tensile stress 재료가 외력을 받아 인장되려고 할 때 재료 내에 일어나는 응력.

인장파괴 引張破壞 tensile failure 수직장력에 의하여 잘리는 파괴. 재질이 여린 것이 파괴될 때 파단면이 가루모양이 되는 것은 인장파괴로 인한 것이 많다. 하중방향과 45°의 방향으로 끊어지는 경우를 미끄럼파괴라고 한다.

인장하중 引張荷重 tensile load 축선 방향으로 잡아당기듯이 작용하는 하중.

인장형스프링클러헤드 引張形～ pull type sprinkler head 자동 또는 수동에 의한 인장력으로 작동될 수 있도록 인장기구를 부착한 스프링클러헤드.

덕트의 내부 등 특수한 부분에 설치한다.

인재 人災 man-made disaster 인위재난의 준말. = 인위재난.

인적위험 人的危險 human risk 손해의 형태에 의한 분류 방법. 사람의 건강, 불구, 사망, 질병, 실업, 상태, 노령 등 인체와 관련된 위험을 말한다. ↔ 경제적 위험.

인접경보기 隣接警報器 vicinity box 화재가 발생하여 이미 경보가 발령된 경보기 근처에 위치한 경보기.

인접국 隣接局 neighbor set 통화채널전환(hand-off) 가능성이 있는 CDMA 채널에 들어 있는 파일럿 신호 세트. 일반적으로 인접국은 이동국 근처의 지역을 커버하는 CDMA 채널과 관련된 파일롯들로 구성된다.

인접발신기 隣接發信機 adjacent box 화재경보가 송신된 발신기 근처에 위치한 또 다른 화재발신기.

인접작업 隣接作業 working near 전기안전작업조건에 포함되지 않는 노출, 통전 중인 전선 또는 회로의 접근 제한범위 내에서 이루어지는 작업.

인정사망 認定死亡 수해, 화재 그 밖의 사변으로 인하여 사망한 것이 확실한 경우 그 조사를 집행한 관공서에 의해 사망이라고 인정되는 것. 시체가 없어 사망진단이 불가능하고 사망신고가 곤란한 때에 실종선고에 의하지 않고 사망으로 취급하는 점에 실익이 있다. 이때 사망을 조사한 관공서는 지체없이 사망지의 시·읍·면의 장에게 사망보고를 하여야 한다.

인조석유 人造石油 coal oil 석탄을 저온건류, 열분해와 동시에 수소를 첨가하여 액화하는 직접 액화법, 한번 가스화하고 일산화탄소와 수소로부터 코발트 촉매 등을 사용하여 합성하는 합성법 등에 의해서 얻어지는 석유.

인종 人種 race 유전적으로 관련이 있는 사람들의 그룹.

인중독 燐中毒 phosphorus poisoning 쥐약, 비료, 꽃불 등에 함유된 백색 혹은 황색 인을 섭취함으로써 야기되는 중독증. 증상은 구역, 구토, 인후통, 복통, 설사 등이며, 내쉰 숨에서 마늘 냄새가 난다.

인증 認證 attestation 문서작성 등과 같은 어떤 행위의 절차와 내용이 정당함을 공공기관이 증명하는 일.

인증국 認證局 authentication center : AC 개인 가입자와의 연관된 암호 키를 관리할 수 있는 실체. 인증국(AC)은 홈 위치 레지스터(HLR) 또는 이동전화 교환국 내에 위치할 수도 있고 위치하지 않을 수도 있으며, HLR과 이동 전화 교환국과는 분간할 수 없다.

인증내화벽 認證耐火壁 fire-rated wall 표준시험법에 의한 시험을 통해 최소 30분의 내화성능을 갖는 것으로 인증된 벽체.

인증취득 認證取得 labeled 정부가 인정하는 시험소 또는 인증기관으로부터 그 승인을 득하여 인증라벨이나 상징, 또는 기타 인증 확인표지를 부착한 장비나 자재.

인증품 認證品 listed 국가적으로 인정받는 시험연구소의 시험을 거쳐 인증을 득한 장치나 제품.

인지불능증 認知不能症 agnosia 기질적 뇌손상으로 감각적인 자극을 통해 친근한 물체나 사람을 인지할 수 있는 능력이 전체적 또는 부분적으로 소실된 상태. 감각에 영향을 줄 수도 있으며 청각성·시각성·후각성·미각성·촉각성 인지불능증으로 구별된다.

인지질 燐脂質 phospholipid 인산기를 포함하는 지질. 한쪽 끝은 극성이고 다른 쪽 끝은 비극성이다. 세포막의 대부분을 구성하며 폐포에서 계면활성제 (surfactant)로 작용한다.

인질납치 人質拉致 hostage seizures(테러) 인질을 볼모로 하여 자신이 원하는 바를 얻고자 하는 범죄행위. 인질납치는 위험부담이 적으면서 정치적 선전효과는 상대적으로 높아 1960년대 후반부터 1980년대에 급증하였으나 1990년대에는 이슬람 원리주의 단체가 인질납치를 선호하지 않아 대폭 감소하고 있다. 인질납치는 남미의 혁명분자들이 1960년대초에 주로 사용했던 방법으로 현재는 테러리스트들이 항공기 납치만큼 즐겨쓰는 방법이다. 작전에 참여했다가 체포되어 수감되어 있는 동료 테러리스트의 석방을 위한 방편으로 사용하거나 혹은 인질을 볼모로 하여 정치적 혹은 물질적인 양보, 그리고 정치적 선전 등과 같은 목적을 달성하기 위해 사용하는 전술이다. 지금까지 발생한 가장 극적이며 전형적인 인질납치 사건은 독일의 실업가 한스 마틴 슐라이어 납치사건이었다. 1977년 9월 5일 바더-마인호프라는 단체 소속의 무장 테러리스트들은 무장 경호원과 운전수를 살해하고 당시 서독 경영자협회 회장과 서독 공업연맹의 회장을 겸하고 있는 슐라이어를 납치하고, 독일 정부와 슈미트 수상에게 11명의 좌익 테러리스트들의 석방을 요구하였다. 서독 정부는 테러리스트의 요구에 전면적인 굴복을 거부하고 끈기를 가지고 협상에 들어갔다. 먼저 인질의 상태를 확인할 수 있는 증거를 요구하고, 테러리스트 측에 희망을 주는 제스처도 게을리 하지 않았다. 그러나 테러리스트 측은 서독 정부의 대응책을 역습으로 바꾸어 또 다른 납치를 시도했다. 그것은 팔레스타인 해방전선 소속의 테러리스트들을 이용하여 승객 대부분이 독일인 관광객인 루푸트 한자 항공기를 소말리아의 모가뒤슈로 납치한 것이었다. 서독정부는 테러리스트들과 협상을 계속하면서 엔테베식 구출작전을 성공적으로 감행했고, 테러리스트들은 이에 대한 보복으로 슐라이어를 살해했다. 인질납치는 위험부담이 아주 적으면서 정치적 선전효과는 상대적으로 높아 1960년대 후반부터 급증해 1980년대에 이르러서는 전세계적으로 커다란 문제가 되었다. 1976년부터 1986년 사이에 전세계적으로 약 2,500여 차례의 인질납치 사건이 발생했으며, 이중 정치적 목적달성을 위한 목적으로 저질러진 사건은 10퍼센트 정도인 230여차례 발생했다. 1986년 1월에는 주 레바논 대사관에 근무하던 도재승 서기관이 베이루트 시내에 있는 공관앞에서 정체불명의 복면 무장괴한들에게 납치되기도 했으며, 1996년 12월 17일에 발생한 페루 주재 일본대사관 점거사건에는 이원형 대사가 인질로 억류되어 있다가 석방되기도 했다. 이들 사건은 대한민국 역시 인질납치의 위협으로부터 안전하지 않다는 것을 보여 주는 것이었다.

인척 姻戚 relation by marriage 배우자의 혈족이나 자기 혈족의 배우자, 배우자 혈족의 배우자. 예컨대 처의 부모 및 백숙부모 및 자기의 백숙부모의 배우자와 같다. 한 배우자의 혈족과 다른 배우자의 혈족은 서로 인척이 아니다(예 : 남편의 아버지와 아내의 아버지). 인척관계는 이혼에 의하여 또는 부부의 일방이 사망한 후에 생존 배우자가 재혼할 때에 소멸한다.

인체 人體 body 모든 기관을 포함한 사람의 전체 구조.

인체계측법 人體計測法 anthropometry 몸무게 및 다른 인체의 구조들을 측정하고 구성요소의 크기를 측정하는 과학.

인체면역결핍바이러스 人體免疫缺乏~ human immunodeficiency virus : HIV 후천성면역결핍증의 원인 균주가 되는 레트로바이러스. 숙주세포의 DNA에 바이러스성 게놈을 전사하는 역전사효소를 생산한다. 혈액, 정액, 모유, 질 분비물, 뇌척수액 또는 관절액의 접촉을 통해 전염된다. HIV는 면역체계의 T-helper cell을 감염시켜 평균 10년 이상 잠복기를 가진다. 면역체계가 붕괴할 때 Kaposi성 육종, 뉴모시스티스폐렴, 칸디다증, 결핵과 같은 감염이 발생하고, 신체 전신 장기를 침범한다. 초기에는 ELISA와 Western blot 분석 등 항체검사에 의해 HIV감염을 진단하지만 감염수준을 감시하는 가장 중요한 검사는 CD4림프구검사로 CD4양성인 T림프구의 퍼센트를 결정하는 것이다. CD4수가 500/mm^3이상이면 α-인테페론과 zidovudine 치료에 반응한다. CD4수가 감소하면 항레트로바이러스치료가 가능하다는 신호이다. 이미 HIV에 감염된 사람의 면역체계를 되살리기 위해서는 120~160gp의 HIV를 싼 당단백을 기저로 한 백신이 시도되고 있다.

인치 inch 영국식 도량형의 길이 단위. 기호는 in. 25.4 mm에 해당한다. 본래는 엄지손가락의 폭에서 발상되었으나, 명칭은 피트(feet)의 1/12을 의미하는 라틴어 uncia에서 유래하였다.

인터록 interlock 한 부분의 작동 또는 그 메카니즘이 다른 부분을 자동으로 작동시키거나 그 작동을 멈추게 하는 장치.

인터페론 interferon 자연적인 세포성 단백질인 비감염 세포에 면역억제 단백질의 생산을 유도. 숙주

내부에서 바이러스의 증식을 억제하는 소량 단백질로 작용하고 항종양 성질도 있다.

인터페이스 interface ① 두 가지 형태의 물질이 경계를 이루고 있는 층(면). ② 기능이 서로 다른 두 장치 사이의 공간이 상호 접속되어 있는 영역.

인턴 intern ① 수련병원에서 의료실습을 하는 대학 졸업 후 1년째인 의사. ② 졸업 후 임상에서 직접훈련을 받는 사람.

인트론 intron DNA에서 부호화하지 않는 뉴클레오티드 서열. mRNA를 위한 부호화 부위를 갈라놓는다.

인플레이터호스 inflator hose 잠수장비 중 부력 조절기 좌측 상단에 위치한 호스. 직경이 2cm로 주름져 있어 부력 조절기 내로 공기를 넣고 빼는 공기의 통로 역할을 한다.

인플루엔자 influenza 기도를 침범하는 바이러스 감염증. 지역유행성, 유행성 또는 범발성(汎發性)으로 발생한다. 범발성의 경우는 여러 대륙(大陸)을 동시에 또는 연속적으로 침범한다. 비점막, 인두, 결막의 염증, 두통, 때때로 전신성의 심한 근육통이 특징이다. 심근과 중추신경계가 침해되는 일은 적다. 괴사성 기관지염과 간질성 폐렴이 중증 인플루엔자의 주된 증상이다. 환자는 *Streptococcus pneumoniae, Haemophilus influenzae, Staphylococcus aureus*에 의한 속발성 세균성 폐렴에 걸리기 쉽다. 잠복기는 1~3일, 질병 기간은 통상 3~10일이다. 인플루엔자는 A(많은 아군(亞群)이 있다), B, C로 이름지어진 여러 가지의 혈청학적으로 다른 바이러스주(株)에 의해 발생한다. → 인플루엔자 A형, B형, C형.

인플루엔자A형 ~型 influenza A 인플루엔자 바이러스 A형주(株)에 기인하는 가장 일반적인 인플루엔자. 2~3년 간격으로 유행한다. 원인 주(株)는 여러 가지의 항원형(抗原型)이 있다. 인플루엔자 A의 유행은 그 항원형에 따라 Asian influenza, Spanish influenza, Russian influenza 등으로 불린다.

인플루엔자B형 ~型 influenza B 인플루엔자 B형주(型株) 바이러스에 기인하며, 4~5년마다 유행하는 인플루엔자.

인플루엔자C형 ~型 influenza C 인플루엔자 C형

주(型株) 바이러스에 의하여 발생하는 인플루엔자.

인함유물질 燐含有物質 phosphoric materials 인을 함유하고 독립적으로는 폭발물로 분류되지 않지만 혼합 또는 조합했을 때 폭발물로 분류되고, 폭발이 목적인 산화제, 인화성 액체나 고체 또는 유사 물질을 포함한 화학 물질. 단 상업적으로 제조 및 예비 포장된 두 개 이상의 물질이 혼합되지 않아야 한다. DOT의 위험물질 규정에 의하면 이들의 폭발 용이성 때문에 class A 및 class B로 분류한다.

인형눈반사 人形~反射 doll's eyes reflex 머리를 좌우로 움직이면 눈이 따라 움직이지 않고 그 방향을 유지하거나 한 방향에 고정되는 현상. 무의식환자의 눈에도 정상적 반사가 있는데 이 반사가 나타나지 않으면 중추신경계의 손상을 고려한다.

인화 引火 ignition 점화 에너지원에 의해 착화되는 현상. ↔ (자연)발화.

인화갈륨 燐化~ gallium phosphide [GaP] 분자량 100.7, 융점 1,465℃인 무색 또는 황갈색의 결정. 물에 녹지 않으며 습기 중에서 물고기 썩은 냄새가 난다. 물 또는 산과의 접촉에 의해서 포스핀을 발생한다. 포스핀은 가연성, 유독성 가스로 연소시에는 자극성이며, 독성의 가스를 발생한다. 융점이 높고 성분 중 인이 증발하기 쉽기 때문에 단결정을 얻기 어려웠지만 고압용융추출법의 개발에 의해 비화갈륨 단결정과 거의 같은 정도의 결정이 얻어지게 되었다.

인화물질 引火物質 inflammables 통상적인 조건에서 특별한 조작이 없어도 쉽게 인화·연소되는 물질. → 인화.

인화방지망 引火防止網 flame arrester 가연성 증기가 발생되는 공간에 화염이나 불티가 침투하는 것을 방지하기 위해서 설치하는 촘촘한 금속망.

인화석회 燐化石灰 calcium phosphide [Ca₃P₂] 분자량 182.3, 비중 2.5, 융점 1,600℃인 적갈색의 고체. 알코올 에테르에 녹지 않는다. 물 또는 산과 심하게 반응하여 포스핀(phosphine)을 발생한다. 에테르, 벤젠, 이황화탄소와 습기 하에서 접촉하면 발화한다. 취급·저장시에는 물기와 화기를 엄금하고, 건조하고 환기가 좋은 곳에 저장한다. 용기는 밀

전하고 파손에 주의하여야 한다. 화재시 물을 사용하지 않으며, 마른 모래, 건조 흙, 건조소석회 등으로 질식소화한다. 발생가스는 유독하므로 필히 소화작업시 특수 방호복 및 공기 호흡기 등을 착용하여야 한다. 물과 반응하여 발생한 포스핀을 흡입하면 두통, 현기증, 호흡기 계통 장애, 동공확대, 신경계통 장애가 일어나며 중증일 때 사망에 이른다. 용도는 신호연화에 사용된다. = 인화칼슘.

인화성 引火性 inflammability 비교적 낮은 온도에서 쉽게 인화 또는 착화하는 성질.

인화성가스 引火性~ flammable gas ① 대기 중 또는 산소 농도가 보통인 경우에도 발화할 수 있는 가스. ② 공기, 산소 또는 아산화질소와 일정 비율로 혼합될 경우 발화할 수 있는 가스.

인화성가스감지장치 引火性~感知裝置 flammable gas detection equipment 인화성 가스나 증기를 자동적으로 감지할 수 있는 기기.

인화성가스폭발 引火性~爆發 flammable gas explosions 가스와 공기 또는 산소의 가연성 혼합기가 발화함에 따라 열에너지의 급격한 방출로 부피가 급속히 증가하게 되는 현상. 이때 부피가 증가하는 것은 열반응에 의한 가스 체적의 팽창 또는 공기의 가열 및 팽창 때문인 것으로 알려져 있다.

인화성고체 引火性固體 flammable solid 어떤 고체를 발화하였을 때 그 중심축을 따라 2.54mm/sec 이상의 속도로 화염을 지속하며 연소하는 것들.

인화성공기-증기혼합기 引火性空氣-蒸氣混合氣 flammable air-vapor mixtures 매우 급속하게 연소하는 인화성 증기와 공기가 일정 비율로 혼합되어 있어 점화원이 존재할 경우 인화의 위험이 있는 혼합기체.

인화성물질 引火性物質 flammable material 쉽게 발화하여 신속하게 연소할 우려가 있는 고체, 액체, 증기 또는 가스 등의 총칭.

인화성물질저장소 引火性物質貯藏所 flammable storage space 인화성 물질의 저장을 위해 특별히 고안된 구조물.

인화성시험 引火性試驗 flammability test 어떤 물품의 발화 용이성과 그 물품에서 확산될 수 있는 화염의 속도에 대한 시험.

인화성압축가스 引火性壓縮~ flammable compressed gas 증기압이 2.8 kgf/cm²를 초과하는, 수송을 위해 압축 및 액화된 인화성 가스.

인화성액체 引火性液體 flammable liquid 인화점이 37.8℃ 미만이고, 37.8℃에서의 증기압이 2.8kgf/cm²를 초과하지 않는 액체. 클래스 IA 인화성 액체는 인화점이 22.8℃ 미만이고 비점이 37.8℃ 미만인 액체. 클래스 IB는 인화점이 22.8℃ 미만이고 비점이 37.8℃ 이상인 액체. 클래스 IC는 인화점 22.8℃ 이상 37.8℃ 미만인 액체

인화성증기 引火性蒸氣 flammable vapor 공기 중 인화성 성분의 농도가 연소 하한계의 10%를 초과하는 증기.

인화성지수 引火性指數 flammability index 증기의 연소 하한농도에 대한 증기-공기 혼합기의 농도의 비율을 표시한 것.

인화아연 燐化亞鉛 zinc phosphide [Zn₃P₂] 분자량 258.1, 비중 4.55, 융점 420℃, 비점 1,100℃인 암회색의 결정 또는 무딘 분말 상태. 알코올, 물에는 녹지 않지만 벤젠, 이황화탄소에 녹는다. 가연성 고체물질로 연소하면 자극성, 독성 가스와 아연산화물을 발생한다. 산, 알칼리와 접촉하면 유독성, 가연성 가스인 인화수소를 발생한다. 물, 산, 산화제로부터 격리하고 차고 건조하며, 환기가 좋은 곳에 저장한다. 누출시 점화원을 제거하며, 분진이 발생하지 않도록 한다. 화재시 물, 이산화탄소, 할로겐화합물, 소화약제의 사용을 금하고 마른 모래, 마른 흙, 건조석회, 건조 규조토 등으로 화재표면을 덮어 질식소화하거나 D급 화재 소화약제를 사용한다. 눈에 들어가면 점막을 자극하고 피부접촉시 약상을 입으므로 소화작업시 특수방호복 및 공기 호흡기 등 안전장구를 착용한다. 살충제, 살서제 등에 사용된다.

인화알루미늄 燐化~ aluminum phosphide [AlP] 분자량 58.0, 비중 2.40 ~2.85, 융점 1,000℃ 이하인 암회색 또는 황색의 결정 또는 분말. 습기 찬 공기 중에서 탁한 색으로 변한다. 건조상태에서는 안

정적이나 습기가 있으면 격렬하게 가수반응(加水反應)을 일으켜 포스핀(PH₃)을 생성하여 강한 독성물질로 변한다. 따라서 일단 개봉하면 보관이 불가능하므로 전부 사용하여야 한다. 또한 이 약제는 고독성 농약이므로 사용 및 보관에 특히 주의하여야 한다. 저장시에는 물기를 엄금해야 하며, 스프링클러 소화설비를 설치해서는 안된다. 밀폐된 용기에 저장하고 건조상태를 유지시킨다. 누출시는 모든 점화원을 제거하고 마른 모래나 건조 흙으로 흡수·회수한다. 강산 등 분해약품과 철저히 격리시켜야 한다. 화재시에는 주수엄금, 마른 모래나 건조한 흙으로 덮어 질식소화하거나, D급 소화약제를 사용한다. 눈에 들어가면 점막을 자극하고, 흡입하면 두통, 구토, 오한, 현기증을 일으키며 대량의 경우는 호흡곤란, 폐수종을 일으킨다. 곡물, 사료, 엽연초의 해충 구제용 훈증제, 살충제, 살서제 등에 사용된다.

인화점 引火點 flash point 가연성 증기를 발생하는 액체 또는 고체와 공기와의 계에 있어서 기상부에 다른 불꽃이 닿았을 때 연소가 일어나는 데 필요한 최저의 액체 또는 고체의 온도. 인화점에서는 점화용의 불꽃을 제거하면 연소는 곧 멈추므로 연소가 계속되게 하려면 인화점보다 약간 높은 연소점(fire point) 이상으로 가열하지 않으면 안된다. 인화점은 가솔린 −45℃, 아세톤 −18.7℃, 벤젠 −11.1℃, 톨루엔 4.4℃, 등유 약 50℃, 나프탈렌 80℃ 이다. 인화점을 측정하는 장치에는 밀폐식과 개방식의 두 종이 있는데, 같은 시료에 대해서 측정한 결과는 개방식이 밀폐식보다 인화점이 약간 높다. 또, 개방식은 인화점이 높은 시료에 많이 사용되고, 밀폐식은 인화점이 비교적 낮은 시료에 사용된다. → 연소점.

인화점측정기 引火點測程器 flash point tester 액체연료, 인화성 물질의 인화점을 측정하는 장치. 액체연료의 인화점측정기는 시료 용기에 일정량의 시료를 붓고 시료를 가열하면서 일정 온도마다 작은 불꽃을 접근시켜 인화가 되는지 어떤지를 알아보는 형식의 것으로서 밀폐식과 개방식이 있다. → 인화점.

인화칼슘 燐化~ calcium phosphide [Ca₃P₂] = 인화석회(燐化石灰).

인히빈 inhibin 뇌하수체 전엽에서 분비되는 FSH에 대한 음성 피드백 조절을 특별히 발휘하는 정소의 정세관에서 분비되는 수용성 호르몬.

1도방실차단 一度房室遮斷 first degree AV block 심방에서의 전도가 방실결절에서 지연되어 PR 간격이 0.20초 이상 연장되어 있는 상태. 1도 방실 차단에서는 심방과 심실 사이의 전도가 완전히 차단되는 경우가 없다. 따라서 심전도상 PR 간격이 연장되지만 일정하며 P파와 QRS파의 수는 같다.

1도화상 一度火傷 first degree burn 피부의 겉층인 표피와 진피의 상층부만 화상을 입은 상태. 피부가 붉어지고 경미한 부종과 함께 통증이 있다. 모세혈관의 충혈로 인해 종창과 더불어 홍반만 나타나기 때문에 홍반성 화상(combustio erythematosa)이라고도 한다. 가볍게 볕에 탄 경우나 뜨거운 커피에 덴 정도의 화상이다. 수포는 형성되지 않으나 표피가 벗겨질 수 있으며 대부분 1주일 정도면 후유증 없이 치유가 된다.

1시간지연가연물 一時間遲延可燃物 one-hour time lag fuel 죽은 초본식물과, 직경 6.35mm(1/4 inch) 미만의 나뭇가지 등으로 연소가 활성화되는데 1시간 정도 소요되는 가연물.

1염화1취화메탄 一鹽化一臭化~ chlorobromomethane [CH2BrCl] : CBM 할론1011 소화약제. 인화성 액체와 전기화재용 소화약제로 자주 사용되는 증발성 액체 화합물.

1인끌기 一人~ one rescuer drags 구조자가 1인의 부상자를 움직이기 위해 사용하는 방법. 옷 끌기, 경사 끌기, 어깨 끌기, 소방관 끌기, 담요 끌기가 있다.

1차공기 一次空氣 primary air 버너로 유입되어 연소되기 이전에 연료와 혼합된 공기.

1차예방 一次豫防 primary prevention 질병 발생의 억제 단계. 병인, 숙주, 환경 등에 대한 질병 발생의 자극이 있는 시기로 인간의 생활 환경 개선, 안전관리 및 예방접종 등의 예방활동이 필요한 때이다.

1차응급처치 一次應急處置 first aid 의학적 치료를 받기 전에 환자에게 우선적으로 시행하는 응급처치와 보호.

1차전지 一次電池 primary battery 주기적으로 교체해야 하는 충전 불가능한 전지. 일반적으로 이산화망간·수은·염화은 전지 등이 있다. = 건전지(乾電池 dry cell).

1차주수 一次注水 first water 화재 현장에 가장 먼저 도착한 소방대가 최초로 방수하는 것. = 최초방수.

1차진화작업 一次鎭火作業 first attack 어떤 화재에 대해 최초로 실시된 진화작업. = 최초공격.

1차진화작업시간 一次鎭火作業時間 first attack time 어떤 화재에 대해 최초로 진화작업을 실시한 시간. = 최초공격시간.

1차처치 一次處置 primary treatment 생명을 위협하는 의료 문제 즉, 호흡·출혈·순환의 세 가지 문제들을 해결하기 위해 수행되는 응급처치.

1차출동화재 一次出動火災 all hand 1차 출동으로 지정되어 있는 모든 대원들이 진압활동을 하고 있는 화재. 규모가 더 확대되면 응원요청 및 긴급배치단계를 설정한다.

1차폭발물 一次爆發物 primary explosive 약간의 마찰, 충격, 열기 등에서도 민감한 반응으로 폭발하는 폭약. = 기폭약(起爆藥).

Ⅰ형방출구 ～型放出口 Ⅰ-type discharge outlet 포의 침몰 또는 표면의 교반 없이 액체 표면에 서서히 포를 운송하고 운반하는 방출구.

일과성허혈발작 一過性虛血發作 transient ischemic attack : TIA 죽상동맥에 섬유성 플라크 형성으로 인해 나타나는 부적합한 뇌혈관 문제. 동맥혈관의 폐색과 관련 증상은 부위와 폐색의 정도에 따라 다양하다. 한쪽 또는 양쪽 눈에 시력장애, 어지러움, 쇠약, 연하곤란, 무감각, 무의식 증상이 나타나며 발작은 일반적으로 짧게 나타나 2~3분간 지속된다. 드물게 증상이 몇 시간동안 계속되기도 한다.

일과성흑내장 一過性黑內障 amaurosis fugax 망막으로 흐르는 혈액의 감소로 인해 발생하는 단기간의 일측성 실명. 흑내장은 동맥경련, 녹내장, 고혈압 혹은 외상에 의해 일어난다.

일광두드러기 日光～ solar urticaria 일광 노출 동안이나 직후에 노출 부위에 두드러기가 발생하여 가려움증과 작열감을 느끼는 질환. 작용파장과 기전에 따라 6가지 형으로 분류한다. 일광 노출 동안이나 직후 수분 내에 소양감과 홍반을 동반한 두드러기가 노출 부위에 발생하고 광항원이 생기며, 광항원-항체 반응에 의하여 비만세포의 탈과립이 일어나 히스타민을 위시한 매개물질들이 유출되어 Type Ⅰ 면역 반응이 일어나는 것으로 그 주위로 홍반성 발적이 퍼져 나간다. 두드러기는 수시간 내에 자연적으로 소실되며 일단 광두드러기가 생기고 나면 12~24시간 동안은 광선을 조사하여도 새로운 두드러기가 잘 생기지 않는다. 피부주위에 따라 광반응 정도가 달라서 항상 광선에 노출되어 있는 얼굴, 손 등은 팔, 다리, 가슴 등의 비노출 부위보다 덜 예민하다. 응급처치시 광치료에 대한 내성 유도가 어느 정도 치료효과가 있는데, 두드러기를 일으키는 작용 파장을 미리 조사한 후 이 파장의 광량을 한쪽 팔의 일정 부위에만 1시간 간격으로 두드러기가 더 이상 생기지 않을 때까지 조사하면 효과가 있다.

일광화상반응 日光火傷反應 sunburn reaction 일광 속의 UVB에 의해 발생되는 증상. 자외선 홍반과 동일하고 심하면 부종과 수종, 동통을 나타낸다. 가끔 따끔거리거나 화끈거리는 증상이 나타나며 두통, 오한, 발열, 오심과 쇼크가 나타날 수 있다.

일기 日氣 weather 특정 시간, 특정 장소의 온도, 날씨, 습도 등과 관련한 일반적인 대기상태.

일란성쌍둥이 一卵性雙～ monozygotic twins 한개의 난자가 수정되어 두명의 태아를 분만하는 것으로 신체적 외모가 비슷하고 같은 성(性)이다.

일란성의 一卵性～ uniovular 일란성 쌍둥이로, 단 하나의 난자로부터 발육된 것.

일류성요실금 逸流性尿失禁 overflow incontinence 만성적인 요폐(urinary retention)나 무반사성 방광에서 과도한 방광 팽만이 발생하여 소변이 넘쳐 흘러 발생하는 요실금.

일률 ～率 power 단위시간 동안 이루어지는 일의 양. 단위는 와트(W)와 마력(PS)을 사용한다. → 와트, 마력.

일릭서 elixir 약물 경구섭취를 위한 것으로 물, 알코올, 감미료나 향미료 같은 맑은 액체.

일반가연물 一般可燃物 ordinary combustibles 화재시 물을 사용하여 진화할 수 있는 가연물. 나무나 의류, 종이 등을 말한다.

일반개원의 一般開院醫 general practitioner 연령, 성별에 관계없이 가족을 대상으로 신체 전 기관의 내·외과적인 질환을 진단하고 치료하는 전문의사.

일반건조물방화 一般建造物放火 arson of common construction 현주건조물이나 공용건조물이 아닌 건조물(빈집, 창고, 방화범이 혼자 거주하는 곳, 사람들이 피신한 건물 등)에 대한 방화. → 현주건조물방화, 공용건조물방화, 방화.

일반구급차 一般救急車 ambulance for BLS 승합차 또는 화물자동차 차대를 이용한 박스 형태로 환자실 바닥에서 천장까지 높이가 1,200mm 이상이 되게 한 후 응급구조사 등이 탑승하여 사용할 수 있는 응급처치기구 등 장비를 적재·설치한 구급차. → 특수구급차(ambulance for ALS).

일반구조 一般構造 ordinary construction 외부 내력벽과 비 내력벽이 불연성 또는 준불연성 재료로 되어있고, 내력벽의 경우 최소한의 내화성능과 안정성을 갖추고 있는 건물. 지붕, 바닥, 그리고 건물의 골격 등에 사용된 목재가 전체적으로 또는 부분적으로 중목구조에 사용되는 것보다 작은 치수의 목재로 되어 있는 건물.

일반기체의법칙 一般氣體~法則 general gas law 어떤 기체의 온도와 부피와 압력은 이들 요소의 변화에 상호 밀접하며, 다른 하나 또는 둘의 일치 변화에 의해 비교된다는 보일과 샤를의 혼합법칙.

일반명 一般名 generic name 약에 붙여진 공식적 비상표명.

일반물건방화 一般物件放火 arson of common thing 건조물로 볼 수 없으며 공공목적에 제공되거나 사람이 현존하지 않는 대상에 대한 방화. → 방화, 건조물.

일반방독면 一般防毒面 common gas mask 일반인이 전쟁용 독가스 오염지역으로부터 대피하는데 이용할 수 있도록 제작된 방독면. 보호두건(頭巾)에

정화통이 부착된 형태로 되어있다.

일반방사성물질 一般放射性物質 normal-form radioactive materials 액체, 분말, 기체 또는 다른 물리적 형태의 방사성 핵종. 컨테이너에서 방출되면 확산의 우려가 있다.

일반석증증후군 一般席症候群 economy class syndrome 비좁은 비행기 좌석에서 움직이지 않고 오랫동안 앉아 있을 경우 다리 정맥에 혈전이 생겨 이 혈전이 다리나 폐에서 혈구의 흐름을 막아 호흡곤란 등이 일어나는 현상. 이코노미클래스증후군, 또는 심정맥혈전증(DVT : deep venous thrombosis)이라고도 하며, 심하면 사망할 수도 있다. 정맥의 피는 항상 순환해야 하지만, 오랫동안 다리를 구부린 채 움직이지 않으면 중력으로 인해 순환하지 못하고 괴어있게 된다. 따라서 혈전이 생길 위험도 그만큼 높아진다. 2000년 말 영국항공기에 탑승한 여성이 장시간 여행한 후 급사한 사건이 언론에 보도되면서 널리 알려지기 시작했는데, 이후 홍콩, 싱가포르, 캐나다, 일본 등에서도 이러한 증상이 잇따라 발견됨으로써 항공기 이용자들에게 경각심을 불러일으켰다. 이러한 장거리 항공 여행과 혈전 발생의 연관 관계를 조사하기 위해 세계보건기구(WHO)는 국제민간항공기구(IACO), 국제항공운송협회(IATA)와 16개 세계 주요 항공사 대표들로 조사팀을 구성하여 좁은 기내좌석, 기압, 알코올 섭취, 기내운동, 아스피린 섭취 등과 혈전과의 연관 관계를 규명하는 한편, 혈전방지에 도움을 주는 요소들을 밝혀내기로 합의하였다. 이 일반석증증후군은 비행기뿐 아니라 버스, 기차 등 장거리 여행을 통해서도 발생할 수 있으며, 특히 심부정맥 혈전증, 혈액 응고인자 이상증, 비만, 여성호르몬 복용자 등에게 위험하다. = 심부정맥혈전증, DVT, 이코노미클래스증후군.

일반순응증후군 一般順應症候群 general adaptation syndrome : GAS 오랜 스트레스나 손상에 대한 신체 또는 정신적 방어기전. 초기에는 쇼크, 경고와 함께 시작되고 저항과 적응이 따라온다. 그리고 조정과 치유 혹은 소진과 와해로 끝난다. → stress reaction. = adaptation syndrome.

일반외과전문의 一般外科專門醫 surgeon 손과 수

술 방법을 이용해 기형, 손상, 질환을 치료하는 전문의사.

일반응급구조사 一般應急救助士 emergency medi - cal technician—basic : EMT-B 미국 교통부의 일반응급구조사. 국가표준훈련과정(EMT-B Basic National Standard Training Program)이나 그에 상응한 과정을 이수하고, 주의 응급의료업무 프로그램이나 기타 공인기관의 승인을 받아야 한다. 환자나 부상자에 대한 평가와 처치를 다룬다. 심폐소생술, 기도 유지, 출혈 조절, 골절 고정, 응급 분만, 기본 구출, 통신, 그리고 쇼크방지용 바지 착용에 대한 능력이 있어야 한다.

일반작용 一般作用 general function 약물이 특정 기관에 국한되지 않고 전신의 많은 조직과 기관에 광범위하게 작용하는 것. = 비선택작용.

일반잔해제거 一般殘骸除去 general rubble removal 아직 실종 중인 사람이 존재하거나 다른 모든 방법을 이용하고 난 후 실시되는, 조직적으로 해당 영역을 들어내는 작업. 이 작업은 극도로 주의하여 신속하게 해야 한다. 만일 사전 경고가 이루어지지 않았다면 희생자는 더 상처를 입거나 사망할 수도 있다. 구조대원은 모든 형태의 전동 또는 수동장비를 사용할 때 주의해야 한다. 스킵로더, 불도저, 크레인, 트럭과 같은 중장비가 다른 회사나 기관, 관련 부서에서 동원될 수도 있다. 일반적인 잔해제거는 소거작업으로서 해당 영역을 검사하기 위한 잔해의 제거와 혼동되어서는 안된다. 일반적인 잔해제거는 구조작업에서 중요한 부분이다.

일반적인상파악 一般的印象把握 general impression 처치와 이송의 운선 순위를 결정하기 위해 환자의 전신상태와 환자 상태의 심각성을 파악하는 것. 환경, 주호소, 즉각적인 평가에 기초를 둔다.

일반취급소 一般取扱所 general handling place 제조외의 목적으로 위험물을 취급하기 위한 장소 중 주유취급소, 판매취급소, 이송취급소를 제외한 장소. 보통 위험물을 소량으로 나누어 저장 및 취급하는 장소이다.

일반화재 一般火災 ordinary combustibles fire 주변의 일반적인 가연물(목재, 종이, 옷감 등)이 연소하는 화재. 연소 후에 재가 남으며 물로 진화할 수 있다. = 에이(A)급화재.

일반화재기 一般火災期 normal fire season 화재 위험 및 발생건수, 화재분포 등이 연중 평균치를 나타내는 기간.

일방향무전기 一方向無電機 one—way radio 소방본부 지령실에서 이동차량이나 각 소방대로 신호를 송신하는 무전기. 이동차량에서 소방본부 지령실로는 송신할 수 없다.

일방향제세동기 一方向除細動器 monophasic defi - brillator 제세동기의 파형중 monophasic damped sine wave(MDS)로 파형이 한 개의 극성만을 가지고 있으므로 제세동 전류의 흐름도 한 방향으로 진행되는 제세동기. 일방향 제세동기는 심실세동일 때 제세동 에너지를 200J, 200~300J, 360J로 증가시켜 사용한다.

일방향통신 一方向通信 simplex 무선통신의 일종. 한 번에 한 방향으로만 메시지를 송신하거나 수신할 수 있으며, 동시 송·수신은 불가능하다.

일본뇌염 日本腦炎 Japanese encephalitis 일본뇌염 바이러스에 의한 유행성 뇌염. 법정전염병(제2군)이다. 임상적으로는 다른 바이러스에 의한 뇌염과 구별하기 어려우나, 유행성 뇌염 중에서는 치명률도 높고 감염도 많은 편이다. 일본에서는 옛날에는 노인층에 많았고, 1935년 이후에는 유소아에게서 많이 볼 수 있었으나, 근년에는 예방접종을 하지 않은 소아나 청장년, 또는 노인 등 연령에 관계없이 발생한다고 하는데, 우리나라의 경우에도 거의 같은 현상을 보인다. 7~10월에 유행하며 다른 계절에 볼 수 없는 이유는 감염이 모기를 매개로 하기 때문이다.

일산화질소 一酸化窒素 nitric monoxide [NO] 질소와 산소를 고온에서 직접 작용시키거나 암모니아 또는 백금촉매의 존재하에 산소 기류 속에서 가열하거나 또는 구리에 비중 1.2인 질산을 작용시켜서 얻어지는 무색의 기체. 산화질소라고도 하는데 액체화되기 어렵고 공기보다 약간 무겁다. 녹는점은 -163.7 ℃, 끓는점은 -151.8℃, 밀도는 1.3402 g/ℓ (0℃, 1atm), 비중은 1,269이다. 공기 또는 산소와 접촉하면 곧 적갈색인 NO_2로 변한다. 폐에 강한 자극을 주며 농도에 따라 사망하거나 후유증을 일으킨다. 인체에 대한 허용농도는 10~25ppm이다. → 산소, 질소, 녹는점, 끓는점, = 산화질소.

일산화탄소 一酸化炭素 carbon monoxide [CO] 무색, 무취, 무미의 환원성을 가진 가연성 기체. 비중은 0.97로 공기보다 가벼우며(분자량 28.0), 금속과 반응하여 금속카보닐을 만든다. 가연성 가스로서 폭발범위는 12.5~74%. 녹는점 −205℃, 끓는점 −191.5℃, 발화온도 608.9℃. 물에는 녹기 어렵고 활성탄에 쉽게 흡착된다. 공기 속에서 점화하면 청색 불꽃을 내면서 타서 CO_2로 된다. 생리적으로는 맹독이 있어서 혈액 속의 혈적소와 결합하여 카르보닐 혈적소로 되므로 혈적소의 기능을 마비시킨다(혈액 중의 헤모글로빈과 결합해서 세포의 산소운반 기능을 저해하여 질식사에 이른다). 치사에 이를 때에 혈중 COHb의 포화도는 약 70~80%이고 인체에 대한 허용농도는 50ppm이다. 200ppm에서 2~3시간 사이에 두통을 느끼고, 800ppm에서 45분간 흡입하면 두통(빈혈증)·구토가 발생하고, 1,000ppm이 되면 2~3시간 흡입시 사망하게 된다. 일산화탄소는 가장 유독한 연소가스는 아니지만 양에 있어서는 가장 큰 독성가스 성분이다. → 환원, 폭발범위, 발화, 헤모글로빈.

일산화탄소감지기 一酸化炭素感知器 carbon monoxide detector 일산화탄소(CO)에 반응하는 센서를 통해 감시회로와 접속하는 감지기. → 일산화탄소(CO).

일산화탄소경보장치 一酸化炭素警報裝置 carbon monoxide alarm 일산화탄소(CO)에 응답하는 단독 또는 다중 경보장치. → 일산화탄소(CO).

일산화탄소중독 一酸化炭素中毒 carbon monoxide poisoning 일산화탄소의 헤모글로빈에 대한 친화성이 산소보다도 240배나 강력하기 때문에 혈액의 산소운반이 저하되어 생기는 산소 결핍증. 일산화탄소헤모글로빈(COHb)은 적색을 나타내고 중독환자의 피부나 점막, 손톱은 핑크색을 나타낸다. 혈액중의 COHb가 20~30%가 되면 중독 증상을 나타내고

50%에서는 의식 상실, 60%에 달하면 죽음에 이른다. 중독은 도시가스나 자동차배기 가스중독, 탄광재해, 화재 시에 생긴다. 두통, 이명, 현기증, 오심, 구토, 의식장애가 온다. 맥박은 빈맥으로 미약해지고 불규칙하게 된다. 호흡은 촉박하고 혼수, 경련을 일으킨다. 뇌와 심근이 가장 장애를 일으키기 쉽다.

일산화탄소헤모글로빈 一酸化炭素~ carboxyhemoglobin 적혈구와 일산화탄소가 결합될 때 생성되는 혼합물. 산소공급 세포 통로를 폐쇄하여 산소 운반 능력을 저하시킨다. 혈중 산소 농도 감소로 질식, 사망 등이 나타난다. 일산화탄소 중독의 후기 증상으로는 체리 빛의 피부색이며, 좁고 막힌 공간에서는 몇 분 이내에 사망할 수도 있다.

일산화황 一酸化黃 sulfur monoxide [SO] 강한 자극성 냄새를 가진 기체. 폐, 성문의 수종 작용을 하며 농도가 짙은 가스는 생명까지 잃게 한다. 일산화이황(S_2O)을 만들 때 반응의 중간체로서 대단히 반응이 센 자유라디칼 SO의 존재가 알려져 있을 뿐이다.

1339응급의료정보센터 一三三九應急醫療情報~ 1339 Emergency Medical Services Control Center : 1339 EMSCC 전국 18개 권역에 개설된 '권역응급의료센터'. 실시간 병원 정보 수집 및 제공, 119와 이송 및 후송·안내 및 상호 협조, 병원안내, 질병상담, 약국안내, 응급처치안내, 의료정보관리 제공업무를 담당하고 있다. 통신망체계는 유선망, 무선망, 전산망으로 구분되는데, 무선통신망은 전국적으로 55개의 중계소를 통한 지역적 통신망으로 구성되어 소방서와 응급의료지정기관(병원), 각종 구급차와 교신이 가능하며 전국 2,000여 개 무선국과 교신이 가능하다. 전산정보통신망은 인터넷을 통한 실시간 정보수집과 제공을 위한 시스템을 구축하여 DB서버에 모든자료를 저장하고 각 의료기관에서 제공하는 병원정보를 웹서버를 통해 일반 시민들에게 제공하고 있으며, 이 정보를 이용하여 신속하게 후송 가능한 병원으로 환자를 119소방서가 직접 후송할 수 있는 시스템으로 이용되고 있다.

일상재해 日常災害 daily disaster 일상 생활 중에서 특별한 외력이 작용하지 않고 생기는 전락, 타박

등의 건축물에 관련한 재해.

일상점검 日常點檢 in-service inspection 소방대가 실시하는 일상적인 점검업무. 일상점검 중에도 소방대는 화재 경보에 즉각 출동할 수 있다.

일수죄 溢水罪 inundating 수해(水害)를 일으켜 공공의 안전을 해하는 범죄. 수해는 화재와 같이 공중(公衆)의 생명·신체·재산 등에 뜻밖의 위험을 발생시키는 공공위험이다. 따라서 그 보호법익은 사회공공의 안전이다. 수리방해죄(水利妨害罪)와 함께 형법 제14장 '일수와 수리에 관한 죄'로 규정되어 있다. 그 유형과 처벌은 다음과 같다. 1) 현주(現住)건물 등의 일수죄(177조) : 물을 넘겨 사람이 주거(住居)에 사용하거나 사람이 현존(現存)하는 건물, 기차, 전차, 자동차, 선박, 항공기, 광갱(鑛坑) 등을 침해(浸害)함으로써 성립한다. 무기 또는 3년 이상의 징역에 처하며, 사람을 상해(傷害)에 이르게 한 때에는 무기 또는 5년 이상의 징역, 사망에 이르게 한 때에는 무기 또는 7년 이상의 징역에 처한다. '물을 넘겨'라 함은 억제되어 있는 물의 자연력을 해방시켜 계역(界域) 밖에 범람시키는 것이며, 그 물은 유수·저수를 불문하고 해방의 수단·방법에도 제한이 없다. '침해'는 물의 자연력에 의하여 물건 효용의 중요 부분을 상실·감소시키는 것이며, 그 효용의 상실·감소는 영구적이건 일시적이건 불문한다. 따라서 물건이 반드시 유실됨을 필요로 하지 않는다. 2) 공용건조물 등 일수죄(178조) : 물을 넘겨 공용 또는 공익에 공(供)하는 건조물, 기차, 전차, 자동차, 선박, 항공기, 광갱을 침해함으로써 성립한다. 무기 또는 2년 이상의 징역에 처한다. 3) 일반건조물등 일수죄(179조) : 객체의 성질에 따라 두 개의 유형으로 나뉜다. 첫째, 물을 넘겨 1) 및 2)의 죄에 기재된 이외의 건조물, 기차, 전차, 자동차, 선박, 항공기, 광갱, 기타 타인의 재산을 침해함으로써 성립한다(179조 1항). 1년 이상 10년 이하의 징역에 처한다. 둘째, 자기의 소유에 속하는 전자(前者)의 물건을 침해하여 공공의 위험을 발생하게 함으로써 성립한다. 다른 일수죄가 추상적 공공위험범인 데 대하여 본죄는 구체적 공공위험범이다. 3년 이하의 징역

또는 700만 원 이하의 벌금에 처한다. 다만 이 죄의 객체가 자기 소유물이라도 압류 기타 강제처분을 받거나, 타인의 권리 또는 보험의 목적이 된 때에는 타인의 물건으로 본다(179조 3항·176조). 4) 과실일수죄(181조) : 과실로 1) 및 2)에 기재한 물건을 침해하거나(추상적 공공위험), 3)에 기재한 물건을 침해하여 공공의 위험을 발생시킴으로써 성립한다(구체적 공공위험범). 1,000만원 이하의 벌금에 처한다. 3)의 첫째와 4)의 죄 이외의 일수죄는 미수범도 처벌하며(182조), 예비·음모한 자는 3년 이하의 징역에 처한다(183조).

일시적방출 一時的放出 episodic release 보통 사고와 관련하여 제한된 시간동안에만 방출하는 것.

일시적외과센터 一時的外科~ ambulatory surgery center 야간 입원가료가 필요하지 않은 상대적으로 경미한 증상에 대해 최소한의 외과처치를 실시하는 보건의료처치센터.

일시적지혈법 一時的止血法 temporal hemostasis 출혈시 구급대원에 의해 일시적으로 시행되는 압박붕대법, 동맥지압법, 충전법, 압박법 등의 지혈법. ↔ 영구지혈법.

일시적출동불능 一時的出動不能 tied up 이미 화재현장에 출동하였으나, 작업 중이어서 일시적으로 관할구역에 출동할 수 없는 소방대.

일염화유황 一鹽化硫黃 sulfur monochloride [S_2Cl_2] 분자량 135.0, 증기비중 4.65, 융점 -77℃, 비점 138℃, 비중 1.67, 인화점 118℃, 발화점 234℃인 자극성 냄새가 나는 황적색 또는 동황색의 발연성 액체. 이황화탄소, 에테르, 벤젠에 잘 녹는다. 습한 곳에서는 서서히 황, 이산화황, 염화수소 등으로 가수분해되어 발연(發煙)한다. 가연성의 액체로서 상온에서 안전하나 가열한 것은 연소 위험성이 증가한다. 연소시 자극성, 유독성의 가스를 발생한다. 물과 접촉하면 부식성이 매우 강한 물질이 된다. 알코올, 산화성 물질과 접촉하면 심하게 반응한다. 저장·취급시 가열을 금지하고, 화기를 엄금하며, 용기는 차고 건조하며 환기가 잘되는 곳에 저장한다. 물, 알코올, 산화성 물질과 접촉을 방지한다. 건조분말, 포,

이산화탄소가 화재시 유효하며, 물분무로 용기 외벽을 냉각시킨다. 증기에는 부식성이 있어 사람의 눈, 코, 목을 강하게 자극하며, 최루성이 있고, 흡입하면 호흡곤란을 일으킨다. 제조시 가열하여 녹인 황에 건조한 염소기체를 통과시킨 후 재증류하여 이염화황을 제거하고 순수물을 얻는다. 용도는 유황의 용제, 이황화탄소(CS_2), 사염화탄소제조, 고무가황제, 살충제, 분석시약, 염료 등에 사용된다.

일염화일취화메탄 一鹽化一臭化~ chlorobromomethane [CH_2BrCl] 할론1011 소화약제. 주로 가연성 액체 및 전기 화재에 사용되어지는 휘발성 액체 화합물의 소화약제. → 할론소화약제.

1인승평저선 一人乘平底船 johnboat 밑이 평평한 소형 직사각형의 보트. 호수와 같은 곳에서 많이 이용하며 낚시용으로 사용된다. 가끔 얼음 밑에 빠진 사람을 구조하는데 사용되기도 한다.

119요청에서응급의료통신관리시간 ――九要請~應急醫療通信管理時間 119 call-to-dispatch interval 응급환자가 응급의료체계에 도움을 요청한 시각부터 구급차가 출동하는데까지 걸리는 시간.

일정용량흡입기 一定容量吸入器 metered dose inhaler 연무질로 된 약물을 포함한 장비. 트리거를 누르면 매번 특정한 용량이 분포되는 흡입장비를 말하며, 보통 기관확장제 등의 약물을 사용한다.

일제살수식스프링클러설비 一齊撒水式~設備 deluge sprinkler system 스프링클러설비의 일종. 일제살수식의 경우 배관 말단에는 개방형 스프링클러헤드가 설치되어 있기 때문에 유수검지장치인 델류지밸브는 그 역할이 준비작동식밸브와 유사하여 주로 준비작동밸브를 사용하게 된다. 소방법상 감지기에 의해 작동되도록 되어 있으므로 전기식, 기계식, 뉴메틱식 어느 것이라도 감지기와 연동되면 설비가 가능하다. 따라서 준비작동식 스프링클러설비를 준용하게 되는데 유수검지장치의 2차측은 단지 무압상태의 공기로 되어 있고, 헤드는 폐쇄형이 아닌 개방형헤드를 설치하는 것에 약간의 차이가 있다. 설비 구조원리상 물분무설비, 포소화설비, 드렌쳐설비도 헤드의 종류만 다를 뿐 개방형 스프링클러설비인 일

제살수식과 동일하다. 작동원리는 감지기에 의해서 화재를 감지하면 유수검지장치인 델류지밸브 또는 준비작동밸브, 일제개방밸브 등이 개방되어 헤드가 설치되어 있는 방호구역의 개방형헤드에서 동시에 살수가 이루어지게 된다.

일제지령 一齊指令 all call paging 내선 전화기로부터 다이얼조작 등으로 모든 전화기의 내장 스피커를 통해 음성으로 호출할 수 있는 기능. 페이징(paging)의 일종이다.

일주기 日週期 circadian rhythm 약 24시간의 주기로 반복하는 생리적 변화로 명암주기 같은 외부환경의 변화에 대해 동시에 일어나는 현상.

일지 日誌 journal 매일(每日)의 근무자, 활동내용, 방문자 등에 대한 지속적 기록. 근무일지, 구조일지 등이 예이다.

일직선의중립자세 一直線~中立姿勢 neutral in-line position 몸체와 머리와 목이 일직선이 되도록 앙와위 자세로 반듯이 누운 상태. 보통 머리 뒤에는 패드가 고여지기도 하며 이런 자세는 골절 고정 술기나 척추고정술기에서 많이 요구되어진다.

일차 一次 primary 시간, 장소, 발생 혹은 중요성의 순서에서 첫 번째.

일차감염 一次感染 primary infection 병원체가 인체에 침입하여 특정한 기관이나 조직에서 병원체가 증식하여 그 곳에 특유의 병변을 일으키는 것.

일차기관지 一次氣管枝 primary bronchus 기관의 끝 아래에서 갈라지는 두 개의 통로 중 하나. 이 일차 기관지는 폐로 유도되어 더욱 세분되어 갈라진다.

일차반응자 一次反應者 first responder 사고현장에 가장 먼저 도착하는 응급요원. 이 요원은 미국 교통부가 설정한 기준을 준수하도록 훈련되어있다. 최초 반응자의 역할은 일반응급구조사나 전문응급구조사가 도착할 때까지 환자를 안정시키는 것으로 최초 반응자는 심폐소생술, 기본적인 기도유지, 그리고 다른 기본적인 기술들을 훈련받는다. = 최초반응자.

일차성쇼크 一次性~ primary shock 정맥천자로 인해 발생하는 가벼운 통증 또는 공포 등으로 인해 발생할 수 있는 신체적 허탈 상태. 보통은 가볍고 자

기 제한적이며 짧은 기간 동안 발생한다. 심한 손상은 일차성 쇼크가 길어지고 2차성 쇼크를 동반하기도 한다.

일차성알도스테론증 一次性～症 primary aldosteronism 부신피질의 알도스테론 과잉분비를 의미. 1차적으로 신우의 나트륨 보유와 칼륨의 배설을 유발하고 한선, 타액선, 위장관에서도 동일한 현상이 나타난다. 두통, 피곤, 야뇨증과 증가된 배뇨가 특징이다. = Conn's syndrome.

일차손상 一次損傷 primary injury 일차 폭발성 공기폭풍으로 인한 손상. 청각과 위장계, 호흡계 등 공기로 가득찬 장기에서 손상이 가장 많이 발생한다. → 폭풍성 손상(blast injury), 제2의 손상(secondary injury), 제3의 손상(tertiary injury).

일차에너지 一次～ primary energy 가공되지 않은 상태로 공급·사용되는 에너지. 원유, 석탄, 수력, 지열, 장작 등이 그 예이다.

일차의료 一次醫療 primary care 의료가 필요하거나 필요하다고 생각하는 사람이 맨 처음 의료 인력과 접촉할 때 제공되는 기본적이고 일반적인 의료. 이것은 포괄적이고 지속적인 의료를 제공하는 것이 근본 철학이다. 일반적으로 첫 접촉은 흔한 질환이 그 대상이 된다.

일차적욕구 一次的欲求 primary need 생명을 유지시키거나 종족을 보존하기 위해 신체적, 생리적으로 필요한 욕구를 추구하려는 것. 음식이나 물, 공기 등의 살아가고자 하는 신체의 항상성을 유지하려는 욕구이며 기본적 욕구이기도 하다.

일차평가 一次評價 primary survey 생명을 위협하는 증상 및 징후가 있는지 평가하기 위해 환자나 상황에 대해 빠르게 검사하는 초기의 평가. 환자 평가에서 초기의 활동영역으로 생명을 위협하는 어떤 문제가 있는지 살펴보기 위한 목적이 있는 단계로 의식 수준, 기도, 호흡, 순환을 평가하고 환자 처치와 병원 이송의 우선 순위를 정하기 위함이다.

일체조립형설비 一體組立型設備 pre-engineered system 특별한 배관치수, 최대 또는 최소 배관길이, 가요성 호스사양, 배관부속의 수, 노즐의 수와 타입, 유량, 노즐압력, 소화약제량 등이 미리 결정되어 설치 작업이 용이한 설비. 패키지식 설비라 할 수 있다.

일체형경추보호대 一體型頸椎保護袋 c-collar 목 상태 관찰 및 경동맥 확인을 할 수 있고 착용 상태로 X-ray, CT, MRI 투과가 가능한 기구. 유아에서 성인까지 6종 크기로 구성되어 있고, 크기를 쉽게 구분하도록 색상이 다르게 표시되어 있다.

일취화메탄 一臭化～ bromomethane [CH₃Br] 무색무취의 투명한 액체. 비중 1.73, 비등점 4.5℃, 상온에서 가스상으로 된다. 공기에 대한 가스의 비중은 3.28이고 낮은 끓는점을 가지므로 동계훈증제로 적당하다. 또 인화성이 없고 침투력이 강하며 온도, 습도 등에 대하여 안정하고 물에는 1.1% 정도밖에 녹지 않는다. 알코올, 에테르, 클로로포름, 이산화탄소 등에는 가용성이다. 강한 독성을 보이므로 공기 중 농도가 $10{\sim}20mg/\ell$가 되면 사람에게 치사량이 되므로 취급에 주의하여야 한다. 창고 등의 저곡해충(貯穀害蟲) 방제제로 사용되며, 묘목, 청과물, 종자 등의 해충 및 토양해충 방제제로도 사용된다. 창고 훈증에는 m^2당 32g의 비율로 16~24시간 훈증한다. = 메틸브로마이드, 브롬화메탄.

일취화삼불화메탄 一臭化三弗化～ bromotrifluoromethane [CF₃Br] = 할론1301 소화약제.

일취화일염화메탄 一臭化一鹽化～ BCM [CH₂ClBr] = 할론1101 소화약제.

일취화일염화이불화메탄 一臭化一鹽化二弗化～ [CF₂ClBr] = 할론1211 소화약제.

일혈점 溢血點 petechia 모세혈관이 파탄되어 일어나는 침두(針頭) 크기의 소출혈. 조직학적으로는 신선한 간질출혈(間質出血 interstitial hemorrhage)에 속한다. 사인(死因)에 따라 다르나 외부적으로는 안검결막 및 안구결막 등에서 가장 뚜렷하게 나타난다. → 점출혈.

일화 逸話 anecdotal 관찰 결과에 기초하며 연구로 입증되지 않은 지식.

일회박출량 一回搏出量 stroke volume 일회 심수축시 심장에 의해서 박출되는 혈액량.

일회처방 一回處方 single order 특정한 시간에 한

번 투여되는 처방.

일회호흡용적 一回呼吸容積 tidal volume : TV 안
정시 정상호흡에서 들이시고 내쉬는 공기의 양. 성
인은 500㎖정도이고 흡식 예비용적, 일 호흡용적,
호식예비용적을 합치면 폐활량이 된다.

임계 臨界 criticality 원자로에서 유효증배율(有效增
倍率)이 1인 상태. 즉, 핵분열 연쇄반응이 일정한 비
율로 유지되는 상태. 발생하는 중성자수가 없어지는
중성자수에 모자라서 연쇄반응이 일어나지 못하는
상태, 즉 유효증배율이 1보다 작은 상태를 임계미만
또는 미임계(subcritical)라 한다. 반대로 중성자수
가 너무 많이 남아돌아 연쇄반응이 지나치게 격화된
상태, 즉 유효증배율이 1보다 큰 상태를 임계초과
또는 초과임계(supercritical)라고 한다. 임계에 달
하려면 연료의 질, 양과 배치(配置)나 반사체(反射
體), 감속재 등의 배합도 중요하지만, 원자로가 어느
크기 이상이어야 한다.

임계냉각속도 臨界冷却速度 critical cooling rate
담금질 경화를 하는데 필요한 최소의 냉각속도.
100%의 마텐자이트(martensite) 조직으로 만드는
데 요구되는 최소의 냉각속도를 상부임계 냉각속도,
처음으로 마텐자이트 조직이 나타나기 시작하는 냉
각속도를 하부임계 냉각속도라고 한다.

임계미셀농도 臨界~濃度 critical micelle con-
centration 계면활성제 수용액 등의 물리화학적 성
질의 농도 변화를 조사할 때 생기는 비전기 전도율,
삼투압, 끓는점, 표면장력, 당량전기전도율 등의 모
든 성질에 대한 일정 농도 영역에 있어서의 현저한
변화 농도.

임계상수 臨界常數 critical constant 임계 온도, 압
력 또는 물질의 밀도.

임계상태 臨界狀態 critical state 밀봉체계에서 용
액과 가스의 밀도가 같아지고 두 물질을 눈으로 구
별할 수 없는 온도와 압력 상태.

임계수준 臨界水準 critical level 상태변화, 화학반
응, 파괴 등이 일어날 수 있는 물리적 한계. 예로서
임계온도, 임계압력, 임계질량 등이 있다.

임계압력 臨界壓力 critical pressure 액체와 기체

두 상태를 서로 분간할 수 없는 임계상태일 때의 증
기압. 증기를 등온상태에서 압축하면 압력이 점차적
으로 증가하다가 포화 증기압에 도달하면 일반적으
로 액화가 시작하는데 이때의 압력을 나타낸다.

임계온도 臨界溫度 critical temperature 기체가 액
화하는 최고의 온도. 이 온도에서 액체와 증기의 농
도가 같게 된다. 일반적으로 이상기체를 등온적으로
압축하면 압력(p)−부피(v) 곡선은 어느 온도에서
나 쌍곡선을 그리지만, 실제로 기체는 일정한 온도
이하가 되면 이 곡선 상에 v축으로 평행인 부분이
나타난다. 이것은 어느 한계점 이하의 온도에서는
기체를 압축에 의해서 액화할 수 있음을 나타내는
것으로, 이 한계점에 해당하는 온도를 기체의 임계
온도라고 한다.

임계용해온도 臨界溶解溫度 critical solution tem-
perature 완전히 서로 녹지 않은 두 종류의 액체가
두 층으로 분리된 공액용액(共軛溶液)에서, 온도를
올리거나 내리면 상호용해도가 증가하여 두 액상의
조성이 점차로 가까워져 어떤 온도 이상 또는 이하
에서 무제한으로 서로 용해하게 될 때의 온도. 흔히
물과 페놀을 혼합할 때처럼 온도가 상승할 때에 임
계 상태가 나타나지만, 때로는 트리에틸아민−물처
럼 저온도 쪽에 임계 용해온도가 있을 때도 있다. 또
니코틴−물처럼 고온도와 저온도의 양쪽에 두 개의
임계 용해온도가 있는 경우도 있다.

임계주파수 臨界周波數 critical frequency 지구 표
면에서 수직으로 발사된 전파의 주파수 중에서 전리
층으로 인하여 반사되는 상한의 주파수. 이 주파수
이상의 전파는 전리층을 뚫고 나간다. 전리층파를 이
용하는 경우, 사용 주파수를 결정하는 요소가 된다.

임계질량 臨界質量 critical mass ① 어떤 물체를
폭발점에 도달하게 하는 축적 포인트. ② 핵무기의
폭발을 가능케 하는 플루토늄의 축적 포인트. ③ 유
한한 크기의 노심(爐心)을 가진 원자로가 연쇄 반응
을 유지하는데 필요한 최소한의 질량으로, 연료의
치수, 형상, 분열성 물질의 농도, 순도 및 노심 구성
재료의 종류에 따라 결정된다.

임산부 姙産婦 gravida 임신 중에 있거나 분만 후

6개월 미만의 여자.

임상법의학 臨床法醫學 clinicomedical jurisprudence 의료 사고시의 질병 또는 손상과 사인과의 관계, 의료행위와 사인과의 관계 및 의료행위의 과실유무 등을 판단하는 법의학.

임상병리검사보고서 臨床病理檢査報告書 laboratory report 주치의가 지시한 임상병리검사를 병리전문의사의 감독하에 실시하고 동시에 자신이 시행한 검사의 보고서를 작성하고 서명하는 것.

임상병리사 臨床病理士 medical technologist 병리검사업무에 종사하는 사람. 검체 또는 생체를 대상으로 병리적, 생리적 상태의 예방, 진단과 예후 관찰, 치료에 기여하고, 신뢰성을 보장하기 위해 신속하고 정확한 검사 결과를 제공하는 전문 의과학 기술인을 말한다. 또 검사 결과의 연관성을 해석하고, 현재 사용 중인 검사법의 평가와 개선을 꾀하여 새로운 검사법을 평가하는 역할도 담당한다. 자격을 얻으려면 의료기사(醫療技士) 등에 관한 법률에 따라 임상병리사 국가시험에 합격한 뒤 보건복지부장관의 면허를 받아야 하는데, 응시자격은 3년제 이상 대학의 임상병리과를 졸업해야 한다. 주요업무는 병리학, 미생물학, 생화학, 기생충학, 혈액학, 혈청학, 법의학을 비롯해 요화학, 세포병리학, 방사성동위원소를 사용한 가검물 등의 분야에서 임상병리검사 업무에 필요한 기계, 기구, 시약 등의 보관, 관리, 가검물 등의 채취, 검사, 검사용 시약의 조제, 혈액 채혈, 제조, 조작, 보존, 공급, 기타 임상병리검사와 관련된 업무 등이다. 주로 근무하는 곳은 의료기관의 임상병리과, 해부·조직병리과, 특수검사실, 건강관리과, 응급검사실, 전자현미경실, 특수건강진단기관 등이며, 그밖에 보건기관의 임상병리검사실, 방역과, 의약과를 비롯해 대학의 각종 연구소, 임상병리 시약·기기 업체 등이다. = 의료기사.

임상병리학 臨床病理學 clinical pathology 환자로부터 채취한 검사물에 의해 생물학적, 화학적 방법으로 질병을 연구하는 학문.

임상시험 臨床試驗 clinical trial 약물의 유익성과 위험성 즉, 효과와 독성을 사람을 대상으로 실시되는 시험.

임상적검사 臨床的檢査 clinical procedures 의사가 정확하게 진단을 내리는 데에 보조할 수 있는 검사.

임상적사망 臨床的死亡 clinical death 호흡, 순환 및 두뇌기능이 정지된 상태이지만, 혈액순환이 회복되면 심정지 이전의 중추신경기능을 회복할 수 있는 상태.

임상적판단 臨床的判斷 clinical judgment 환자를 진단하고 처치를 계획하는 데에 경험과 지식을 사용하는 과정.

임상징후 臨床徵候 clinical sign 응급구조사나 의사에 의해 관찰되는 객관적 신체 소견.

임시구덩이 臨時~ hasty pit 눈 덮인 곳의 층을 검사하여 위험 여부를 조사하기 위한 눈 속의 구덩이. 지면위의 눈이 깔려있는 곳까지 파여 있어야 한다.

임시박동조율기 臨時搏動調律器 temporary pacemaker 심박조율기장치 적용 결정을 위한 검사나 심박조율기장치의 시술 때까지 심박수를 유지하고 환자의 소생을 위한 응급적인 목적으로 사용하는 것. 서혜부나 경우에 따라서는 경부에 삽입하고 필요에 따라 1~2주 동안 사용되며 전원은 전극도관이 삽입된 후에 체외에 두게 된다. = 체외형심박조율기.

임시배선 臨時配線 temporary wiring 건축, 재축, 유지관리, 수리 또는 철거 기간에 동력 및 조명, 장식용 조명, 축제용 동력 및 조명, 이와 유사한 목적으로 사용할 수 있도록 승인된 배선.

임시수색 臨時搜索 hasty search 임시팀의 수색유형으로 실종자의 위치 및 정보를 파악하는 방법.

임시저지선 臨時沮止線 scratch line 임야화재의 확산을 저지하기 위해 임시로 엉성하게 구축한 연소저지선.

임시팀 臨時~ hasty team 숙련된 구조요원으로 신속히 구성된 그룹. 다수의 상황은 시간을 다투는 경우가 많기 때문에 한 팀에는 최소의 구조요원(3명 정도)으로 구성되며 간단한 복장으로 신속히 이동한다.

임시헬리콥터착륙장 臨時~着陸場 hasty helispot 도로와 접해있지 않는 헬리콥터의 착륙가능 지역.

임신 姙娠 pregnancy 여성의 생식기관에서 태아가 발달하고 성장하는 과정. 출산을 통한 임신기간. 난자가 정자에 의해 수정되는 날로부터 약 266일(38주)간 임신이 지속된다. 그러나 마지막 월경기간의 첫 번째 날로부터 280일(40주, 음력 10개월, 양력으로 9⅓개월) 지속될 수도 있다. 사정된 수백만의 정자세포가 난자와 만나지만 보통 하나의 정자와만 결합하여 수정란이 된다. 수정란이 세포분열을 하면서 자궁벽에 착상하며 태반을 통하여 모체와 태아가 영양분과 배설물을 교환하게 된다. 임신으로 모체의 외형이 변하며 피부나 기관에서 다양한 변화가 나타난다.

임신구토 姙娠嘔吐 emesis gravidarum 임신과 관련된 구토.

임신기초유 姙娠期初乳 colostrum gravidarum 출산 전이나 분만 후 수유시작 전에 모체의 유방에서 분비되는 것. 면역력이 강한 물질이 들어 있다.

임신나이 姙娠~ gestational age 임신부의 마지막 생리주기 첫날부터 출산까지의 기간. = 임신주수.

임신반응검사 姙娠反應檢査 pregnancy test 임신 유무를 확인하기 위해 소변이나 혈액에서, 태반에서 분비되는 인체 융모성 성선자극 호르몬(HCG)의 유무를 검사하는 것.

임신선 姙娠線 striae gravidarum 임부의 복벽이나 유방의 피부에 생기는 적색인 다수의 가느다란 선. 복부의 팽윤이나 유방의 팽창으로 인하여 피부가 과도하게 신장되어 피하조직이 단열됨으로써 생긴다. 일반적으로 비만형의 임부에 생기기 쉽다. 분만 후에는 백색의 반흔(瘢痕)이 되어 남는다.

임신성고혈압 姙娠性高血壓 hypertensive of pregnancy 고혈압이 있거나 또는 임신중, 산욕 초기의 합병증으로 일어나는 혈관장애로, 임부의 사망율과 주산기의 사망율을 증가시키며 임신으로 악화된 고혈압. 임부는 단백뇨, 전신성 부종을 동반하며 고혈압을 치료하지 않으면 경련이 일어날수 있다. 임신성 고혈압은 1) 고혈압만 있는 경우 2) 자간전증 3) 자간증으로 분류되고 자간 전증은 고혈압, 단백뇨, 전신부종이 함께 있거나 또는 고혈압과 단백뇨 혹은 전신성부종이 있을 때 진단내려진다. 자간증은 임신성 고혈압 또는 임신에 의하여 악화된 고혈압에 경련이 동반될 때 진단이 내려진다.

임신성당뇨병 姙娠性糖尿病 gestational diabetes mellitus : GDM 임신 동안에 발생하며 치료를 위해 인슐린을 사용하거나 사용하지 않을 수 있고 분만 후에는 정상으로 돌아가거나 지속될 수 있는 당뇨병. class A로부터 R까지 분류할 수 있다. 임산부의 2~7% 정도에서 발생하며 발생 요인은 과거 4kg 이상의 아이를 출산한 경험이 있는 경우, 당뇨병의 가족력이 있는 경우, 체중 80kg 이상의 비만, 임신중 2회 이상의 당뇨가 검출된 경우, 선천성 기형아를 출산한 경험이 있는 경우, 양수 과다증, 유산이나 사산, 조산 등의 산과력이 있는 경우 등이다.

임신성빈혈 姙娠性貧血 anemia of pregnancy 임신 중 혈중 헤모글로빈이 감소되는 상태. 생리적 빈혈은 혈장이 적혈구보다 많아지기 때문에 발생. 병리적 빈혈은 적혈구 생산장애, 손상이나 출혈로 인한 적혈구의 과다손실, 철, 엽산, 비타민 B_{12}의 부족으로 인한다.

임신성오심구토 姙娠性惡心嘔吐 morning sickness 임신 초기에 흔한 증상. 특히 아침에 반복적이고 지속적인 메스꺼움이 심하며 구토를 유발할 수 있다. 체중감소, 식욕부진, 전신쇠약 등이 나타나고 원인은 알려지지 않았다. 마지막 월경 후 6주전에는 발생하지 않으며 12~14주에 없어진다. = 아침입덧.

임신시키다 姙娠~ impregnate ① 인공 수정하기 위해 그리고 임신하기 위해, 수정하기 위해. ② 포화시키다. 다른 물질을 포함시키거나 혼합하다.

임신입덧 妊娠~ hyperemesis gravidarum 지속되는 구토로 체중감소, 수분과 전해질 불균형이 나타나는 임신의 비정상 상태. 이 상태가 심하고 교정되지 않으면 뇌손상, 간과 신장부전 죽음을 초래한다. 원인은 알려지지 않았다. 융모성 선호르몬과 다른 호르몬치의 상승, 임신으로 인한 생산물에 의한 면역학적 감수성이나 임신 전에 있었던 정서적인 갈등 악화 등이 원인인 것으로 추정하나 인과관계는 증명되지 않았다. 임산부 1,000명당 3명에게 일어나고 발생률은 최근에 감소하였다. 치료는 구토를 멈추게 하며 수액공급, 영양공급, 정서적 안정이다. 정신과적 상담과 치료가 유효하다.

임신전 姙娠前 pregravid 임신하기 이 전의 상태.

임신중독증 姙娠中毒症 toxemia of pregnancy 자간(子癎)을 동반한 임부에서 일어나는 병적 상태로 임신 후반기, 특히 8개월 이후에 많이 발생하며 임산부사망의 최대 원인이다. 3대 증상은 부종, 단백뇨, 고혈압이다.

임야 林野 wildland 휴경지나 경작된 토지 이외의 대지로서 그 가연물 구성이 나무, 덤불, 잡초 등 개간되지 않은 자연상태의 식물군으로 이루어진 것.

임야화재 林野火災 forests and fields fire 삼림, 들판의 수목, 경작물 등이 소손되는 화재.

임야화재소방차 林野火災消防車 brush truck 임야화재 진화용 장비를 갖춘 경소방차.

임의적수술 任意的手術 optional operation 성형수술과 같이 환자의 동의를 얻은 후 계획을 세워 시행하는 수술. → 선택적수술.

임의조작방지형밸브 任意操作防止形~ tamperproof valve 경보 등의 보안장치를 작동시키지 않고는 열거나 닫을 수 없는 밸브.

임종 臨終 dying 죽음의 직전에서 죽음의 순간까지. 때로는 사망선고에 사용되기도 한다. = 죽을 때, 말기(末期).

임종간호 臨終看護 dying care 인생의 마지막 단계에서 즉, 죽어가는 환자에게 신체적인 안위와 심리적인 평화를 추구하기 위해 모든 사람들이 노력하는 일련의 행위.

임종에 臨終~ in extremis 매우 위험한 상태, 또는 죽음의 시점.

임종호흡 臨終呼吸 agonal respiration 호흡정지로 이어지는 가쁜 호흡. 얇고, 헐떡이고 비효율적인 호흡은 심정지 직후에 나타난다. = 빈사호흡, 사전기호흡

임종후성 臨終喉聲 death rattle 폐부종 말기에 들리는 호흡기 소리. 기침반사가 없어진 뒤의 임종환자의 인후에 축적된 점액을 통해 공기가 움직임으로써 생기는 소리. 종종 죽음 직전의 호흡에서 수반. → 호흡음.

임질 淋疾 gonorrhea 임균(*Neisseria gonorr-*

hoeae)에 감염된 성병. 병원소는 환자로 생식기 감염은 요도로 감염되며, 결막염은 체외에서 직접 결막으로 감염되고, 직장감염은 회음부를 지나서 항문으로 감염된다. 생식기를 널리 침범하여 불임이 될 수 있으며 실명, 관절염, 결막염, 직장감염 등의 원인이 되기도 한다.

임질균 淋菌菌 gonococcus 임질의 원인이 되는 임균(*Neisseria gonorrhoeae*)의 세포내 그람음성쌍구균속으로 비운동성 호기성 구균. 점막에 기생한다.

임펄스 impulse 폭발에 대한 과압과 시간과의 관계곡선에서 곡선 아래 부분의 면적. 이 면적은 폭풍파의 부압과 양압으로 계산될 수 있다.

임펠러아이 impeller eye 원심펌프 임펠러 중앙에 위치한 흡입구.

임포텐스 impotence 발기부전. 성인 남자의 발기부전이나 예외적으로 발기후의 사정. 여러 가지 형태로 인식된다. = 발기불능(勃起不能).

입구 入口 entrance 건물 안으로 들어갈 수 있는 개구부, 출입구. → 개구부.

입꼬리내림근 = 구각하체근.

입꼬리당김근 = 소근.

입도분석 粒度分析 grading analysis 분말 형태의 시료를 체질하여 각각의 미립자가 차지하는 비율을 분석하는 것.

입-마스크인공호흡 ~人工呼吸 mouth to mask ventilation 마스크를 입에 대고 행하는 인공호흡. = 구강대마스크인공호흡.

입면 立眠 hypnagogue 수면에 빠지기 전에 나타나는 어렴풋한 졸음이 오는 느낌 또는 수면을 유발하게 하는 물질. = 반면(半眠), 수면제.

입방골 立方骨 cuboid bone 발 외측의 족근골(tarsal bone)로 근골(calcaneus)옆에 있다. = 입방뼈.

입방상피 立方上皮 cuboidal epithelium 세포의 상피조직 모양이 입방형으로 갑상선, 신장의 뇨세관, 난소표면 등에서 볼 수 있는 조직. → 상피조직(上皮組織).

입상관 立狀管 riser 소방설비에서 수직으로 설치된 급수관.

입수 入水 entry 물속에 뛰어들거나 몸을 담그는 것. 잠수방법에는 서서 입수, 안전 입수, 뒤로 입수 등이 있다. 입수시에는 항상 마스크를 꼭 잡아서 수면에 떨어질 때 마스크가 벗겨지지 않게 한다.

입안염 = 구내염.

입원환자 入院患者 inpatient ① 병원에 입원한 적이 있거나 적어도 밤을 세워 다른 건강관리 시설에 머무른 환자. ② 환자가 24시간 관리하는 곳에 입원하는 건강관리 시설이나 환자의 치료와 관계가 되는.

입의 oral 입과 관련된.

입-입인공호흡 ～人工呼吸 mouth to mouth ventilation 구조자의 흡기된 산소를 환자의 입을 통해 불어넣는 호흡법. = 구강대구강인공호흡.

입자가속기 粒子加速器 particle accelerator 전자(e)나 양성자(p) 같은 하전입자(荷電粒子)를 1회 내지 몇 회 고전압 장으로 통과시킴으로써 가속시켜 고운동 에너지를 얻는 장치. 베타트론, 리니어액셀러레이터, 사이클로트론, 싱크로트론 및 싱크로사이클로트론 등의 종류가 있다. 원자핵이나 소립자(素粒子)에 관한 물질의 심층 구조를 탐구하는 물리 실험에 사용되며, 암 치료에 응용하는 방법도 연구되고 있다. = 원자핵파괴장치, 이온가속기, 입자가속기.

입자간균열 粒子間龜裂 intercrystalline crack 금속 및 합금에서 결정 입자의 계면을 따라 발생하는 균열. 재결정이나 시효 등에 의한 내부 응력에 의해 발생하거나 분위기와 입자간의 반응에 의해 발생한다.

입자상물질 粒子狀物質 particulates 작은 고체 입자로 액체 액적 상태를 이룬 것. 연무질은 가스 내에 고체나 액체가 분산된 것이며 연무, 연기, 훈연, 먼지는 분진인 입자상 물질로 표현된다. 연무는 액체 방울이 공기 중에 부유하는 것이며 연기는 보통 연소에 의해 생성되는 미세한 검댕이 입자이다. 훈연은 금속이나 유기물질의 증기가 응축된 것이며 박테리아나 곰팡이 등도 입자상 물질로 공기중에 부유한다.

입-창인공호흡 ～人工呼吸 mouth to stoma ventilation 후두가 제거되어 기관기문을 가진 환자에게 행하는 인공호흡. = 구강대기문인공호흡.

입천장 = 구개.

입천장뼈 = 구개골.

입체감각실인 立體感覺失認 astereognosis 구상대뇌반구(representational hemisphere)에 광범위한 병변이 발생할 때 느낌으로써 촉각을 통한 물체를 인식할 수 있는 능력 사라지는 증상. = 입체감각소실.

입-코인공호흡 ～人工呼吸 mouth to nose ventilation 구조자의 입술로 환자의 코 주위를 덮은 후 환자의 코로 숨을 내뿜는 인공호흡. = 구강대비강인공호흡.

입코-입인공호흡 ～人工呼吸 mouth-nose and mouth ventilation 구조자의 입을 소아의 입과 코에 동시에 막은 후에 실시하는 인공호흡. = 구강비강대구강인공호흡.

입퇴원기록지 入退院記錄紙 admission and discharge record 기록지의 맨 앞에 철하며 'face sheet' 또는 'summary'라고도 명명하는 기록지. 기록되는 내용은 환자의 인적사항과 진료내용 요약의 두 가지로 크게 나눈다. 위 서식에 포함되는 환자의 인적사항은 입원 수속 당시에 원무과에서 기재되는데 환자를 확인하기에 충분한 사항들이 기재되어야 하며 환자의 이름, 진찰등록번호, 성별, 연령, 주민등록번호, 주소, 전화번호, 직업, 결혼상태 등과 연고자의 인적사항(이름, 주소, 환자와의 관계, 전화번호), 입퇴원 일시, 입원과, 병실호수, 환자구분(의보, 산재, 보험, 일반 등)을 기록한다. 아래 서식에는 환자가 퇴원할 무렵 주치의사나 담당 전공의사가 기록하는 것으로 최종진단명, 수술, 처치, 검사명, 치료결과와 퇴원형태, 부검시행여부, 추후진료계획, 퇴원과명, 주치의사 및 담당 전공의사의 서명 등을 기록한다.

잇몸 gingiva 치아를 둘러싼 섬유조직을 지지하는 잇몸 조직의 점막.

자가감염 自家感染 autoinfection 자신이 가지고 있는 병원균에 의해 자기 자신이 다시 감염되는 경우.

자가골수이식 自家骨髓移植 autologous bone marrow transplantation 증상이 재발될 때를 대비하여 자신의 골수를 보존해 두고 치료 후에 되돌리는 방법.

자가도뇨법 自家導尿法 self urethral catetherization 환자자신이 시행하는 도뇨. 척수손상 환자 등의 배뇨 자립을 목적으로 하며 환자 자신이 언제, 어디서나 도뇨할 수 있도록 휴대용 자기도뇨세트를 관리한다.

자가독소 自家毒素 autotoxin 자신의 신체 내에서 생성된 독소.

자가면역 自家免疫 autoimmunity 생체 자신의 조직성분에 대한 특이적인 체액성, 조직매개성 면역반응을 특징으로 하는 상태로 그 결과 과민반응이 일어나든지 중증인 경우에 일어나는 질환. 면역계는 자기와 비자기를 구별하는 능력이 있으며 B 및 T세포의 일부는 자신의 자가항원에 대한 항체와 수용체를 형성한다.

자가면역성용혈성빈혈 自家免疫性溶血性貧血 auto - immune hemolytic anemia 적혈구항원에 대한 항체를 침습하는 빈혈의 큰 군(群)을 총칭하는 일 반용어.

자가면역질환 自家免疫疾患 autoimmune disease 자가세포에 저항하는 항체가 생산되어 발생하는, 신체면역체계의 기능 변화를 특징으로 하는 질병의 총칭. 보통 면역체계는 감염에 대해 방어하지만 이러한 방어가 때로는 자신을 공격할 수 있다.

자가발전설비 自家發電設備 emergency generating unit 외부에서 공급되는 상용(常用) 전력이 차단되었을 경우에도 건물 내에 중요 시스템을 계속 작동시키기 위해서 전기를 자체적으로 생산·공급하는 설비. 내연기관을 이용하여 발전기를 돌리도록

되어있다.

자가배수체 自家倍數體 autodiploid 유전적으로 동일한 염색체를 가지는 인간, 기관, 세포.

자가성애 自家性愛 autoeroticism 자기 자신의 자극으로부터 얻어지는 자신의 관능적, 성적 만족.

자가성형수기 自家成形手技 autoplastic maneuver 내적 적응이 이루어지는 과정의 일부분을 의미하는 심리학 용어.

자가수혈 自家輸血 autologous transfusion 수술 전에 미리 환자 자신의 혈액을 채혈해 두었다가 수술 도중 수혈이 필요하면 이 혈액을 다시 자신에게 수혈하는 방법.

자가암시 自家暗示 autosuggestion 자신의 행동을 조절하기 위한 수단으로, 자신에게 암시하는 생각, 사고, 태도, 신념.

자가융해 自家融解 autolysis 인체 세포가 생활력을 상실하여 미생물의 관여없이 세포 중의 자기효소에 의해 혐기적인 분해가 일어나 세포 구성성분이 분해 변성되고 세포결합의 붕괴로 조직이 연화되는 현상.

자가적혈구감작 自家赤血球感作 autoerythrocyte sensitization 팔과 다리의 전면에 동통성 출혈성 반점이 자발적으로 출현하는, 환자 자신의 적혈구에 대한 민감성.

자가접착붕대 自家接着繃帶 self-adhering bandage 붕대에 접착기능을 더하여 만들어진 제품.

자가조절 自家調節 autoregulation 자체 혈류나 대사 활동을 조절하는 조직의 내인성 능력. 혈류 조절은 혈관의 수축과 확대에 작용하는 평활근의 자체 흥분성 수축 과정에 의해 이루어진다.

자가항체 自家抗體 autoantibody 자가 조직에 저항하는 면역글로블린. 자신 신체의 일부 구성분자와 반응하여 형성되는 항체.

자가혈당관리 自家血糖管理 self-monitoring of blood glucose : SMBG 스스로 혈당의 측정과 모

니터링을 하는 것. 식사요법만 하는 경우는 1~2일/주, 인슐린을 사용하는 경우는 매 식전과 취침 전 등 3회 이상을 실시한다.

자간증 子癎症 eclampsia 부종, 단백뇨, 고혈압과 함께 핍뇨가 나타나는 자간전증의 상태가 진행되어 경련 즉 자간 발작이 일어나는 것. 혈압은 수축기 혈압이 180~200mmHg이며 단백뇨가 심하고 핍뇨가 있고 부종이 있다. 경련이 일어나는 시기는 임신 말기에 50%, 분만 중에 25%, 출산 후 48시간 내에 25%로 알려졌다. 경련 전에 전조증상으로 심한 두통, 심와부 통증, 가슴이 조이는 듯한 느낌이 있을 수 있으며, 경련의 단계는 1) 침습기(stage of invasion) ; 입주위에서 안면경련의 형태로 시작되며 눈동자는 한곳을 응시한 채 고정된다(2~3초간 지속). 2) 수축기(stage of contraction) ; 전신근육의 수축에 의한 경직이 나타나 얼굴은 뒤틀리고 안구가 돌출되며 충혈된다(15~20초간). 3) 경련기(stage of convulsion) ; 턱이 갑자기 열렸다 닫혔다 하며 안검도 같은 현상을 보인다. 이때 근육의 운동이 격렬하여 침대에서 떨어지기도 하고 턱 운동으로 보호해주지 않으면 혀를 깨물어 피가 섞인 거품을 입에서 볼 수 있다(1분정도 지속). 4) 혼수기(stage of comma) ; 근육의 운동이 약해지면서 경련이 멈추게 된다. 발작동안에 횡격막이 고정되어 호흡이 몇 초 동안 정지되어 사망한 듯이 보이나 곧이어 코고는 소리를 내며 호흡이 회복된다(2~3분에서 길면 몇 시간 지속).

자격 資格 qualified 일의 수행 표준을 설정하는 기구나 단체가 인정하는 전문적이며 숙련된 것을 일컫는 용어.

자격상실 資格喪失 disqualification 수형자의 일정한 자격을 상실시키는 형벌. 형의 선고가 있으면 그 형의 효력으로서 당연히 일정한 자격이 상실된다. 이 점에서 보통의 형벌과 그 성질을 달리한다. 형법상 자격상실은 사형, 무기징역 또는 무기금고의 판결을 받은 경우에 적용된다.

자격정지 資格停止 quiescence of qualification 수형자의 일정한 자격을 일정기간 동안 정지시키는 형벌.

자궁 子宮 uterus 수정란을 발육시키는 여성 내부 생식기의 하나. 골반 내에 방광의 뒤, 직장 앞쪽에 있고 몇 개의 인대로 고정되어있다. 임신 경험이 없는 여성은 서양배 모양이며 길이는 약 7cm, 넓이는 약 3.5~4cm, 두께는 2.5cm 정도이고 세 부분으로 나뉜다. 자궁상부의 둥근 모양으로 난관과 연결된 자궁저, 자궁저부에서 경부에 이르는 점차 가늘어지는 부분을 자궁체부, 자궁의 좁아진 하측부로서 원위부에는 질의 근위부쪽으로 돌출되어 싸고 있는 부분을 자궁경부라 한다. 항문거근과 함께 여러 쌍의 인대로 지지되며 자궁 탈출을 방지해 준다. 자궁벽은 점막, 근층, 장막의 세 층으로 이루어지고 수정란을 받아들여 배아 및 태아의 발달을 위해 보호하며 영양을 공급하는 기관이다. 임신 가능성에 대비하여 자궁내막은 난소호르몬의 양에 따라 주기적인 변화를 한다.

자궁경 子宮頸 cervix of uterus 자궁협부로부터 외자궁까지 이어진 2.5~3cm 정도의 원주상의 부분. 경부의 내관은 경관이라 하는데 점막은 두껍고 상피는 주로 섬모가 없는 단층원주상피로 점액성 분비물이 함유되어 있다. 점막에는 선이 발달되어 있고 여기에서 분비하는 점액은 알칼리성이며 월경 주기에 따라 성상을 달리한다. 질부의 외면은 질과 마찬가지로 각화하지 않은 중층편평상피로 덮이고 경관내면의 원주상피와 이 중층평편상피는 외자궁구 근처 또는 경관 내에서 조금 들어간 곳에서 이행한다. 자궁의 아래쪽 부분으로 질과 연결되며 산도의 입구가 된다. = 자궁목.

자궁경관무력증 子宮頸管無力症 incompetent cervix 경관이 기능적으로 이완되거나 기질적으로 확장되어 임신중기에 이르면 경관이 무통성으로 개대되고 파수되어 유산에 이르는 것. 습관성 유산의 원인이 된다.

자궁경관염 子宮頸管炎 cervicitis 질 트리코모나스나 칸디다 등의 감염에 의한 경부의 염증. 조직학적으로 호중성구의 반응이 주체로 간질의 부종이나 상피의 짓무름 등을 형성한다. 만성염증은 사람 유두종(乳頭腫 papilloma) 바이러스(HPV)나 Ⅱ형 단순 헤르페스 바이러스 감염이 절대적이다. 증상은 항상 나타나지는 않으나 악취, 골반압력, 통증, 성교시 출혈, 직열감, 소양증 등이 나타난다.

자궁경내막 子宮頸內膜 endocervix 자궁경관 통로의 내부를 둘러싼 막.

자궁경부암 子宮頸部癌 uterine cervical cancer 자궁경부에 나타나는 악성종양. 40~50대의 경산부에 많다. 최근 세포진단에 의한 자궁암 검진의 보급에 의해 조기발견이 늘지만 성기의 부정출혈이나 접촉출혈 등의 증상이 나타난다. 상피내암이나 조직학적으로 깊이 3mm 이내의 미소침윤암은 조기암이고 5년 생존율도 거의 100%로 예후가 좋다. 3mm 이상의 침윤을 보이는 진행성 암이나 림프관, 혈관 침윤이 보이는 암은 재발과 전이의 경향이 있으므로 방사선 치료가 필요하다.

자궁근층 子宮筋層 myometrium 자궁의 대부분을 형성하는 자궁벽의 평활근층. = 자궁근육층.

자궁근층염 子宮筋層炎 myometritis 자궁근층의 염증.

자궁난관조영술 子宮卵管造影術 hysterosalpingography 자궁 내 병변을 확인하거나 난관 개통 여부 및 불임의 원인을 확인하기 위해 수행하는 조영술. 조영제 투여 후 자궁과 난관의 영상을 X-선으로 촬영한다.

자궁내골절 子宮內骨折 intrauterine fracture 태생기에 발생하는 골절.

자궁내막 子宮內膜 endometrium 자궁의 내측점막. 막의 두께와 구조가 월경주기에 따라 변한다. 치밀층과 해면층을 합쳐서 기능층이라고도 하며 월경 때마다 탈락되며, 기능층은 임신 시에 태반의 바탕이 된다.

자궁내막염 子宮內膜炎 endometritis 자궁내막의 염증 상태. 증상은 발열, 복통, 악취가 나는 분비물 등이 포함되며 출산이나 유산후에 흔히 나타나며 자궁내 피임장치 사용과 관련이 있다. 자궁내막염은 나팔관의 통로를 막을 수 있는 흉터가 남으면 불임의 원인이 되기도 한다.

자궁내막의 子宮內膜~ endometrial 자궁내막과 자궁강과 관련된.

자궁내막증 子宮內膜症 endometriosis 자궁내막 조직의 이소성 증식과 기능이 특징인 비정상적인 부인과적 상태. 자궁내막증의 특징적인 증상은 동통, 특히 심각한 월경성 경련과 장운동 등이다. 원인은 알려져 있지 않으며 골반절개자의 15%에서 발견되며 평균연령도 37세. 조각들은 자궁벽, 표면 위, 난관, 난소, 직장 S자 결장, 골반복막에서 보이며 자궁내막증이 중요한 부위를 침범하면 중증의 기능장애를 일으키거나 죽을 수도 있다. 흔한 합병증은 장폐색이다.

자궁내번증 子宮內飜症 inversion of uterus 자궁이 뒤집혀 질 입구 바깥쪽으로 탈출되는 현상. 자궁 저부 쪽에 착상되어있는 태반을 분리시키기 위해 제대를 세게 잡아 당겼을 경우 발생하는 산과적 증상.

자궁내장치 子宮內裝置 intrauterine device : IUD 피임기구. 둥근 방사선 불투과성 프라스틱 조각으로 작용 기전은 알려지지 않았다. 자궁경부가 약간 열린 월경 직후에 삽입한다. 자궁내 장치의 꼬리실은 자궁경부에서 2~3cm 튀어나와 있으므로 월경주기마다 자신의 손가락으로 끈을 감지함으로써 이 장치가 제자리에 있음을 확인한다. 또한 이 끈은 자궁내 장치를 제거할 때도 잡아 당겨사용한다. 피임에 대한 이 장치의 실패율은 1~5% 정도. 가장 심한 합병증은 골반감염증. 만약 임신되었다고 생각하면 이장치를 제거한다. 그 외 합병증으로 경부염, 자궁천공, 불임을 유발시키는 나팔관염증, 자궁외 임신, 유산, 자궁벽 안으로 기구의 박힘, 자궁내막염, 출혈, 통증, 자궁경련, 발견되지 않은 탈출, 음경의 자극 등이 있다.

자궁선근종증 子宮腺筋腫症 adenomyosis 자궁근 조직내에 자궁내막이 안쪽으로 성장하는 것을 특징으로 하는 양성의 질환. 때로는 자궁근조직의 과도 성장을 수반하기도 한다. 병변부가 국한된 종류상(腫瘤狀)의 결절을 형성하는 경우에 adenomyoma 라고 부른다.

자궁수축제 子宮收縮劑 oxytocic 자궁의 평활근을 수축시키는 많은 약물. 산후 출혈을 조절하고 출산 후 자궁근육강도를 교정하기 위해 사용된다. 옥시토신, 프로스타글란딘, 에르고 알칼로이드 등이 있다.

부작용은 지속성 경련성 자궁수축이며 태아의 저산소증이나 자궁파열을 초래한다. = 분만촉진제.

자궁염 子宮炎 metritis 자궁벽의 염증. 자궁염의 종류에는 자궁 내막염(endometritis)과 자궁 결합조직염(parametritis)이 있다.

자궁외 子宮外 extrauterine 자궁 밖에서 일어나는 또는 자궁밖에 위치하는.

자궁외임신 子宮外姙娠 ectopic pregnancy 수정란의 착상부위 이상. 자궁강 외의 복강, 난관, 난소 등에 비정상적으로 착상한 경우. 한쪽 하복통과 출혈을 호소하며 병력조사 시 임신 징후들이 나타난다.

자궁잡음 子宮雜音 uterine souffle 임신복부에서 청진되는 조용한 울리는 소리. 커진 자궁의 혈관 때문에 생기며 모체의 심박동수와 일치.

자궁절제술 子宮切除術 hysterectomy 자궁의 외과적인 제거. 섬유성 종양, 만성골반내 염증, 심한 자궁내막증, 자궁암 때 실시. 유형은 자궁과 경부를 모두 제거하는 완전자궁절제술과 자궁, 경부, 난소, 난관, 림프절 모두가 제거되는 근치자궁절제술이 있다. = 자궁적출술.

자궁주위조직염 子宮周圍組織炎 parametritis 자궁 주변 조직의 염증. → 골반염증질환(pelvic inflammatory disease).

자궁천골인대 子宮薦骨靭帶 uterosacral ligament 자궁을 제 위치에 고정하는 인대.

자궁출혈 子宮出血 metrorrhagia 생리 이외의 부정 자궁출혈. 자궁종양이나 경부암에 의해 일어날 수 있다.

자궁통 子宮痛 metralgia 자궁의 압통 또는 동통.

자궁파열 子宮破裂 uterine rupture 자궁벽의 파열.

자극 刺戟 stimulus 행동이나 반응을 일으키는 지각계로의 어떠한 요소나 투입.

자극과민성 刺戟過敏性 irritability 약간의 자극에도 비정상적으로 반응하는 성질. 자극에 과민한 또는 반응하는 성질.

자극성구토 刺戟性嘔吐 irritation emesis 뇌종양, 약물, 신염 혹은 요독증에 의하여 유발되는 구토.

자극성물질 刺戟性物質 irritating material 공기나 불과 접촉했을 때 위험스럽거나 매우 자극적인 증기를 발생시키는 액체나 고체 물질. A급 독성 물질은 포함하지 않는다.

자극전도계 刺戟傳導系 impulse conducting system 조직학적 구조로 볼때 심근 섬유는 심근과 특수심근으로 나뉘는데, 고유심근은 심방벽·심실벽의 대부분을 이루는 근섬유로 혈액을 내보내는 펌프작용을 하며 특수심근은 동방결절과 방실자극전도계(방실결절, 히스속, 좌우각, 푸르키니에 섬유)로 나뉘어져, 동방결절에서 발생한 흥분을 좌우 심실근에 전달하는 구실을 하는데 이러한 것을 자극 전도계라 일컬음.

자극제 刺戟劑 stimulants 즐거움이나 안도감을 느끼게 하고 정신을 흥분시키는 약물.

자급식 自給式 self-sustenance type 전기, 소화약제 등을 공급하지 않아도 일정 시간 동안 소기의 기능(소화, 경보 등)을 발휘하는 형식. = 단독형.

자급식호흡기구 自給式呼吸器具 self-contained breathing apparatus : SCBA 위험한 환경에서도 원활한 호흡작용을 지속하기 위해 소방대원들이 착용하는 공기호흡기. 안면보호판, 조절기 또는 제어장치, 공기 또는 산소 공급원, 기타 장치 등으로 구성되어 있다. = 공기호흡기.

자기 磁氣 magnetism 자석의 특유한 물리적 성질. 쇳조각을 끌어당기거나 전류에 작용을 미치는 성질을 말한다.

자기가속분해온도 自己加速分解溫度 self-accelerating decomposition temperature 운반용기 속에 저장된 과산화물이 분해되기 시작하여 분해가 가속되는 최저온도.

자기계 磁氣計 magnetometer 자기장의 일탈을 탐지하는 기구. 금속이나 암석을 찾기 위하여 쓰임.

자기공명영상 磁氣共鳴影像 magnetic resonance imaging : MRI 비방사선 진단 검사. 강력한 자장으로 둘러싸인 곳에서 수소 원자핵만을 공명시키는 고주파를 순간적으로 발사했다가 중단하면 수소 원자핵에서 신호가 나오고 이 신호를 받아 전신 또는 신체 일부의 상태를 컴퓨터 영상으로 나타내는 비침습적인 검사. 혈액의 흐름, 종양, 감염, 뼈 조직에서 체액이 있는 연조직까지 어느 병변이나 영상을 얻을 수 있다.

자기과대평가 自己過大評價 egotism 허영, 자만 또는 자신의 중요성에 대해 과대평가함.

자기반응성물질 自己反應性物質 self-reacting ma-terials 산소와 같은 조연성 물질 없이도 연소반응이 일어나는 물질. 아세틸퍼옥사이드, 니트로셀룰로오스, 질산에틸, 트리니트로 톨루엔, 피크린산, 피리딘, 섬유소, 아조벤젠, 질산메틸 등은 분자자체에 산소를 가지고 있는 가연성 물질로서 일단 분해가 일어난 후 니트로기(−NO₂) 등 분자 내에 포함된 산소를 유리하여 산화, 발화하기 쉬우므로 이런 물질을 자기 반응성 물질 또는 자기 연소성 물질이라고 부른다. 소방법에서는 이들을 제5류 위험물로 분류하고 있다. → 제5류 위험물. = 자기연소성물질.

자기발열 自己發熱 self-heating 물질 스스로의 발열반응에 의해 발생한 열. = 자기가열.

자기발열온도 自己發熱溫度 self-heating temperature 어떤 물질이 발열반응을 개시하기 위해 필요로 하는 최저온도. = 자기가열온도.

자기방전 自己放電 self discharge 방치된 배터리에서 발생하는 방전현상. 배터리를 전혀 사용하지 않고 방치하여 두면 축적된 전기 에너지가 시간이 경과함에 따라 서서히 자연적으로 감소한다. 이는 배터리 내에 불순물이 포함되었거나 두 극판의 단락 등의 원인에 의하여 극판에서 느린 화학반응(방전반응) 현상이 일어나기 때문이며 이러한 방전을 자기방전이라 한다. 자기방전은 전해액의 비중과 온도가 높을수록 커진다.

자기분석 磁氣分析 magnetic analysis 강(鋼) 속의 탄소 함유량과 그 강의 투자율 사이에서 발생하는 일정한 관계를 이용하여 탄소함유량을 구하는 것.

자기색정사 自己色情死 autoerotic death 기구나 장치를 이용하여 스스로 성적 쾌락을 즐기다가 일어나는 사고사. 대부분 기계적 질식, 특히 의사(縊死)의 기전을 취하나 때때로 교사나 비닐 주머니를 뒤집어 쓴 채 발견되기도 한다. 시체 주변에 도색사진

이 있거나 벌거벗은 채 발견되기도 한다.

자기애 自己愛 narcissism 비정상적인 자신에 대한 관심으로 특히 자신의 신체와 성적특성에 심취하는 자기애. 자기과대평가(egotism)와 비교. → 자기중심주의(egotism). = 나르시즘.

자기애성인격 自己愛性人格 narcissistic personality 자아에 대한 비정상적인 사랑을 나타내는 행동이나 태도를 보이는 인성. 자기중심적이고 자기 흡수적이며 능력과 목표에 비현실적인 관심을 보이며 일반적으로 다른 사람과의 합리적인 관계보다 더 많은 권리를 요구한다.

자기연소 自己燃燒 autoignition 점화에너지원 없이 발생하는 연소현상.

자기연소성물질 自己燃燒性物質 self-combustion materials = 자기반응성 물질.

자기우월광 自己優越狂 egomania 자기에게 병적으로 몰입하는 것과 자기 자신의 중요성에 대해 과장된 감정.

자기윤활성재료 自己潤滑性材料 self-lubricative material 윤활제를 공급하지 않더라도 마찰 저항이 작은 재료. 4불화에틸렌이나 흑연 등이 예이다.

자기잉크 磁氣~ magnetic ink 산화철(酸化鐵)을 함유하여 자성을 띤 잉크. 이 잉크로 인쇄한 것을 판독기에 넣으면 자기를 감지하게 되어 정리가 자동적으로 이루어진다. 당좌수표, 승차권, 캐시카드(뱅크카드나 크레디트카드) 등에 이용되고 있다. = 자성잉크.

자기제어성 自己制御性 self-limited (질병이나 상태에서) 자신의 특정 방식에 의해 기간이 제한되는 경향.

자기중심 自己中心 egocentric 중심, 목적과 모든 경험의 기준을 자신으로 여기고 다른 사람의 태도와 요구, 관심, 생각에 거의 관심이 없는 것.

자기체상실인증 自己體像失認症 body-image agnosia 자신의 신체 각 부분을 알아보지 못하는 것.

자기탐상검사 磁氣探傷檢査 magnetic particle ins-pection 자성 재료에 결함이 있을 때 발생하는 자기적 변형을 이용하여 자성재료 내부의 결함 유무를

조사하는 검사. 소방분야에서는 위험물 탱크 안전성
능시험 중 비파괴 검사방법의 일종이다.

자기태만 自己怠慢 self-neglect 자신의 개인적 필
요성으로 자신에게 스스로 손해를 주는 처치의 실
패. 전형적으로 환자의 신체적, 정신적 능력의 감소
와 함께 동반된다.

자기편차 磁氣偏差 magnetic deviation 자북(磁
北)을 기준으로 한 방위에 대한 자기 나침반의 자침
이 지시하는 방위. 편차는 자기나침반 주변의 자성
체나 전류로 인해 발생한다.

자기폐쇄식문 自己閉鎖式門 self-closing door 개
방되었다가 다시 자동적으로 폐쇄될 수 있는 문으로
화재가 감지되면 자동적으로 닫히도록 설계된 문.

자기폐쇄장치 自己閉鎖裝置 self-closing device
문 등의 장치가 개방된 후 다시 자동적으로 폐쇄되
도록 해주는 기계장치. = 자동폐쇄장치.

자기폭풍 磁氣暴風 magnetic storm 태양 폭발로
대전(帶電) 미립자가 비정상적으로 증가하여 지구
상공에 도달한 다음 지구 자계에 영향을 미치며,
그 결과 지자기의 3요소(편각, 복각, 수평 분력)
중 적어도 한 요소가 보통의 일변화(日變化)보다
크게 교란되고 그 상태가 1일 내지 수일 간 계속되
는 현상.

자기학 磁氣學 magnetics 자석의 성질, 자장 및 지
자기의 이론 등을 연구하는 학문.

자기항원 自己抗原 autoantigen 자가면역 반응을
일으키는 내인성 신체 구성 성분.

자기항체 自己抗體 autoantibody 환자 자신의 신체
를 공격하는 항체. 자기항체 생산을 유도하는 몇 가
지 기전이 있는데 예를 들면 연쇄상구균성 항원에
의한 감염으로 생산된 항체는 심근조직에 교차반응
하여 류머티스성 심장질환을 일으킨다.

자기확보 自己確保 self belay 구조자 또는 구조작
업의 파트너를 확보하거나 추락 방지를 위해서 로프
로 자기 몸을 지점이나 지물에 묶어 매는 것. 일반적
으로 자기 확보의 지점은 두 군데 이상을 마련하는
것을 원칙으로 한다.

자나파 janapa 굵은 삼베자루를 만들 때 사용하는

동인도 삼.

**자동감지장치 自動感知裝置 automatic detection
equipment** 연기, 화염, 연소생성물, 인화성 가스,
화재나 폭발의 발생가능상태 등을 감지하고 경보장
치와 소방시설을 작동시키는 장치.

**자동개방밸브 自動開放~ automatic water control
valve** 일제살수식 스프링클러설비나 준비작동식 스
프링클러설비 등에 사용되는 밸브로 화재발생 신호
에 의해 자동적으로 개방된다.

**자동경보조작장치 自動警報操作裝置 automatic ra
-diotelegraph alarm signal keying device** 모스
부호에 의한 무선전신. 경보 신호 또는 조난 신호를
송신하기 위한 자동전건장치. 일반적으로 오토 키
또는 경보 자동전건장치라고도 한다.

자동공기브레이크 自動空氣~ automatic air brake
압축공기를 이용하여 차량에 제동력을 부여하는 방
식. 각종 브레이크 중에서도 가장 신뢰도가 높고 보
수 점검에 편리하기 때문에 널리 보급되고 있다.

**자동교통탐지기 自動交通探知機 automatic vehicle
locator : AVL** 주기적으로 자동차의 위치를 추적하
여 중앙센터에 정보를 전달하는 라디오 서브시스템.
항공, 지상 혹은 수상에서도 유용하게 쓰인다.

자동기록장 自動記錄帳 logger 전화 및 무선호출의
내용과 수신 시간 등을 자동적으로 기록하는 장치.

자동노즐 自動~ automatic nozzle 내장된 감지·
작동장치에 의해서 독립적으로 작동되는 노즐. = 정
압관창(定壓管槍 constant pressure nozzle).

자동능 自動能 automatism 신경을 절단하거나 체
외로 적출해도 적당한 환경만 주어지면 한동안은 일
정한 리듬을 유지하면서 계속되는 심장의 박동.

**자동도로시스템 自動道路~ automated highway
system : AHS** 자동차가 달릴 때 위험경고나 운전
보조를 하여 안전주행을 지원하는 시스템. 예를 들
면, 선행차와 후행차 간의 거리를 도로상에 설치된
감지기(sensor)나 소형레이더로 감시해서 안전거리
를 유지하도록 자동제어한다. 만일 주행차선을 벗어
나거나 커브(또는 교차로) 진입속도가 너무 빠르면
경보를 울려 사고를 사전에 예방하게 된다.

자동동시송출기능 自動同時送出機能 auto simul-casting 각 무선 호출 송신기의 주파수 송출이 서비스 중첩 지역 내에서 일정 수신 범위를 초과하지 않도록 자동적으로 제어하는 기능. 무선 호출 교환기와 송신기 사이에 위치하여 무선 주파수(RF) 채널별 분배 증폭 기능과 선로상의 신호지연에 대한 측정과 보상, 기지국별 송신기의 이상 유무 점검과 상태 제어 기능을 수행한다.

자동맥 = 척골동맥.

자동문 自動門 automatic door 인력을 사용하지 않고 전동력에 의해 개폐되는 문. 사람이 문 앞에 서면 조작 스위치가 작용하는 감응기구. 가장 많이 사용되는 방식은 고무메트 속에 스위치부를 조립해 넣고 메트위에 사람이 서면 그 압력으로 스위치가 닫히는 고무메트식이다.

자동방화문 自動防火門 automatic fire door 화재시 퓨즈가 녹거나 연기감지기가 작동하여 자동적으로 폐쇄되는 문.

자동방화설비 自動防火設備 automatic fire protec-tion device 사람이 직접 조작하지 않더라도 스스로 작동될 수 있는 모든 방화 장치. 자동 스프링클러설비, 자동화재설비 등.

자동배수장치 自動排水裝置 auto drip 연결송수관이나 옥외소화전설비에서 배관계통의 가장 낮은 부분에 설치하여 설비 사용 후 배관 내에 고인 물을 자동적으로 배수해 주는 장치. 배관의 부식이나 동파를 방지하기 위해 사용한다.

자동복구식감지기 自動復舊式感知器 self-restoring detector 센서를 구성하고 있는 요소가 자동적으로 원상 복구될 수 있도록 고안된 감지기.

자동산소소생기 自動酸素蘇生器 oxygen resus-citator 무호흡 및 호흡곤란 환자에게 현장에서 산소를 공급하기 위한 이동식 산소공급 장비.

자동선국장치 自動選局裝置 radio-telephone swit-ch station 여러 초단파 중에서 선명한 전파를 자동으로 선택해주는 장치.

자동선박운행감시체제 自動船泊運行監視體制 Auto-mated Merchant Vessel Report : AMVR 응급 비행기나 선박 내에 쓰이는 미국 해안경비의 장소 추적 서비스. 재난 신호가 오면 응급 상황에서 가장 가까이 있는 비행기나 선박이 출동하도록 되어 있다.

자동성 自動性 automaticity 심장자체에 수축능력이 있어서 지배신경의 완전절단이나 심장의 체외배출 후에도 심장의 수축이 계속되는 것. 자동성의 심박동기의 위치는 동방결절, 방실결절, His속, 각 Purkinje 섬유 등 자극전도계에 존재한다. 정상일 때 동방결절의 심박동기의 자동성에 의해서 수축을 일으킨다.

자동소방펌프 自動消防~ automatic fire pump 스프링클러헤드가 개방되고 물이 쏟아질 때 변하는 배관의 압력변화에 자동으로 작동하는 소방펌프. 펌프의 작동은 자동적으로 이루어지지만, 펌프를 정지시킬 때는 사람이 확인 후 수동으로 정지시킨다.

자동소화기 自動消火器 automatic extinguisher 소화기 자체가 화재에 반응하여 소화약제를 자동으로 방출하는 소화기. 자동확산소화기, 캐비닛형자동소화기 등이 있다.

자동소화설비 自動消火設備 automatic fire extin-guishing system 자동으로 화재를 감지하여 소화약제를 방출하는 설비.

자동소화설비감시장치 自動消火設備監視裝置 auto-matic fire extinguishing system supervision 자동식 스프링클러설비나 기타 소화설비의 작동에 영향을 미칠 수 있는 비정상적인 상태에 응답하는 장치.

자동소화설비작동감지기 自動消火設備作動感知器 automatic fire extinguishing system operation detector 자동식 소화설비의 작동을 감지하는 장치.

자동송신체계 自動送信體系 auto transmission system 자동으로 상황을 전달해 보낼 수 있는 방식.

자동스탠드파이프설비 自動~設備 automatic stan-dpipe system 필요유량과 압력을 항상 공급할 수 있는 급수장치에 연결되어 있는 스탠드파이프설비.

자동스프링클러설비 自動~設備 automatic sprin-kler system 화재를 자동으로 감지하여 자동적으로 스프링클러헤드가 작동됨에 따라 즉각 물을 살수할 수 있는 설비.

자동식인공호흡기 自動式人工呼吸器 oxygen auto-matic resuscitator 순간적으로 호흡이 정지된 환자나 호흡부전, 호흡곤란 환자에게 자동 및 수동으로 적정량의 산소를 안전하고 효과적으로 공급하는 의료장비.

자동식거거용소화장치 自動式住居用消火裝置 auto-matic residential fire extinguisher unit 자동으로 작동되며 특정 형태의 위험, 즉 주거용도에 사용하기 위한 고정식 소화장치.

자동식지붕배연구 自動式~排煙口 automatic roof vent 화재시 발생하는 열과 연기를 자동적으로 배출할 수 있는 구조를 갖춘 지붕.

자동연소물 自動燃燒物 hypergolic materials 연소체 없이 다른 물질과의 접촉에 의해 자연적으로 연소되는 물질.

자동연소위험 自動燃燒危險 auto exposure 건물 내·외부 연소위험의 결합 즉, 건물 저층에서 창으로 빠져나온 화염이 고층의 창으로 확산될 우려가 있는 위험.

자동온도조절장치 自動溫度調節裝置 thermostat 장시간 온도를 일정하게 유지하기 위해서 자동으로 회로를 개폐하는 장치. 주로 바이메탈을 이용한다. 자동온도조절장치가 고장 나면 과열되어 화재가 발생할 수 있다. → 바이메탈, 과열.

자동위치정보시스템 自動位置情報~ automatic lo-cationing system : ALS 차량, 선박, 항공기 등의 이동체가 자동적으로 자기의 위치 정보를 얻을 수 있는 시스템의 총칭. 차량 위치 자동 표시 시스템(AVM), 미 해군 위성 측위 시스템(NNSS), 위성 위치 확인 시스템(GPS) 등이 자동 위치 정보 시스템(ALS)의 일종이다.

자동응원출동 自動應援出動 automatic aid 사전협의를 거쳐 유사시 자동적으로 출동하게 되어 있는 경계부근 지역의 상호지원소방대. = 자동지원.

자동이득제어 自動利得制御 automatic gain con-trol 무선 수신기나 증폭기 입력 신호의 진폭 변동을 검출하여 출력신호의 진폭이 항상 일정하게 유지되도록 이득을 자동적으로 조절하는 것.

자동작동 自動作動 automatic operation 사람이 조작하지 않고 작동되는 것. 열, 온도 상승률, 연기 또는 압력 변화 등에 의해 작동한다.

자동전환스위치 自動轉換~ automatic transfer switch 부하가 접속되었던 전원이 고장날 경우 부하를 자동적으로 다른 전원으로 이동시키고, 최초의 전원이 복구될 경우 부하를 최초의 전원으로 복구시키는 스위치.

자동정보저장설비 自動情報貯藏設備 automated information storage system : AISS 저장장치와 컴퓨터시스템 사이에서 기록된 정보를 자동적으로 기억 또는 이동시키는 정보저장과 출력시스템.

자동제동하강기 自動制動下降器 stop descender 도르래기능을 겸비한 하강기로 다른 안전장비에서 빼지 않고도 로프에 탈착 또는 결착이 가능한 장거리용 하강 장비. 동굴 탐험, 고공 작업, 구조용에 많이 사용된다. 사용 로프의 직경은 9~12mm 정도이며 하강시 손잡이를 놓으면 멈추고, 손잡이를 접으면 자동 해제되며 공간이 협소한 지역에서는 반드시 손잡이에 있는 구멍에 카라비너(안전장치)를 장치해서 자동제동이 걸치지 않도록 주의하여야 한다.

자동제세동기 自動除細動器 automatic external defibrillator : AED 심전도 자동분석 프로그램이 내장되어 있어 제세동해야 할 시기를 시술자에게 알려주거나 제세동기가 스스로 제세동을 하는 장치.

자동조절 自動調節 autoregulation 소동맥과 세동맥의 이완과 협착을 변조시켜 혈류속도를 조절하는 기관의 본래 능력. 혈류나 대사 작용을 조절하는 조직의 능력.

자동조절밸브 自動調節~ autocontrol valve 일제살수식 및 준비작동식 스프링클러설비, 물분무설비, 포소화설비에 사용하는 자동 및 수동 개방밸브. 자동조절밸브는 화재감지기 및 감지용 스프링클러헤드에 의해 작동하며, 수동조절밸브에는 전기식과 배수식이 있다.

자동종속감시 自動從屬監視 automatic dependent surveillance 항공기의 비행 위치를 감시하는 방법의 하나. 항공기에 탑재되어 있는 관성기준장치

ㅈ

(IRS), 관성항법장치(INS) 등의 항법장치로부터 얻은 항공기의 위치정보나 비행고도정보를 데이터통신회선에 의해서 일정 주기마다 자동적으로 지상의 항공교통관제기관(센터)에 보내서 항공기의 비행위치를 감시하는 방법. 위성회선에 의한 ADS가 완성되면 해상의 항공기이동을 레이더와 같이 시각적으로 감시할 수 있으므로 항공기의 안전과 운항효율을 높일 수 있다. → 항공교통관제 업무.

자동주사기 自動注射器 auto-injector 약이 미리 장전된 주사기로 스프링이 장착되어 주사기 끝에 압박을 가하면 바늘이 피부를 통과하여 주사하게 되어 있는 주사기.

자동중계장치 自動中繼裝置 mobile repeater station 휴대용 무전기나 다른 이동국 또는 다른 고정통신국에서 발신된 전파교신을 자동적으로 중계하는 전파이동국.

자동폐쇄 自動閉鎖 self-closing 개방되었다가 화재시 자동적으로 폐쇄될 수 있는 것.

자동폐쇄문 自動閉鎖門 automatic closing door 평상시에는 열려있고 자동폐쇄장치 작동시는 닫히거나 열린 후 자동적으로 닫히는 문으로 방화구획의 벽에 설치되는 각종 방화문 등이 이에 해당된다.

자동폐쇄문장치 自動閉鎖門裝置 automatic closing device 화재시 문을 자동으로 폐쇄시키기 위한 장치로 각종 방화문에 부착하게 된다.

자동폐쇄방호구역 自動閉鎖防護區域 automatic ventilation-limited 정상상태에서 모든 문, 해치, 및 출입구가 닫혀 있는 방호구역. 미분무수설비가 작동되면 방호구역에 공기를 공급하거나 방호구역으로부터 공기를 배기시키는 환기장치가 자동적으로 작동 정지되는 방호구역.

자동폐쇄형스프링클러헤드 自動閉鎖形~ automatic closed sprinkler head 감열부분이 헤드를 막고 있는 것으로 일정한 온도가 되면 감열부분이 이탈되면서 헤드를 개방시켜 물이 살수되도록 설계된 스프링클러 헤드로 글래스벌브형 헤드, 메탈피스형 헤드, 케미컬솔더형 헤드, 퓨저블 링크형 헤드 등이 있다.

자동화재감지기 自動火災感知器 automatic fire de-

-tector 비정상적으로 높은 온도, 온도 상승률, 입자, 적외선이나 가시광선 또는 화재로 발생된 가스 등을 감지하는 장치.

자동화재경보기 自動火災警報器 automatic fire alarm 화재발생과 장소를 자동적으로 소방서나 수위실로 통보해 주는 것으로 감지기와 수신기로 구성되어 있다.

자동화재속보설비 自動火災速報設備 automatic fire notification system 자동화재탐지설비와 연동하여 화재발생 장소·대상을 자동으로 소방관서에 통보해 주는 설비. → 연동.

자동화재탐지설비 自動火災探知設備 automatic fire detection system 화재발생을 조기에 통보하고 화재발생위치를 알려주는 설비. 건물에 화재가 발생하면 이를 얼마나 빨리 감지하여 사람들에게 알리느냐하는 것은 인명과 재산피해를 최소화하는 데 매우 중요한 요소이다. 화재가 초기에 통보되면 건물 내 사람들에게는 피난을 할 수 있는 시간을 제공할 수 있으며, 또한 건물관계자는 화재초기에 대응할 수 있어 화재진압이 용이하게 된다. 그리고 화재발생 위치까지 알려준다면 사람들의 피난을 안전하게 유도할 수 있으며 신속한 화재 진압이 가능하게 할 것이다. 자동 화재탐지설비는 이러한 필요성에 따라 화재발생을 조기에 통보하고 화재발생 위치를 알려주는 설비이다.

자동흡식펌프 自動吸式~ self-priming pump 진공상태가 되어있지 않고 공기가 차오르는 경우에도 외부의 작용없이 급수를 재개할 수 있는 원심펌프.

자력발진기 自力發振器 self-oscillator 커패시터 및 코일로 구성되는 진동성 회로의 각 소자의 수치에 따라 발진 주파수가 결정되는 부궤환 발진기. 하틀리 발진기, 콜피츠 발진기 등이 있다.

자력선 磁力線 magnetic line of force 자계의 강도나 방향을 나타내는 선. 자력선의 밀도로 강도를, 그리고 자력선의 배열로 방향을 알 수 있다.

자립안테나 自立~ self-supporting antenna 선박에 사용하는 중파, 중단파, 단파 송신용 안테나로서 돛대 사이에 맨 선으로 된 안테나에 대하여 동등한 성능을 지닌 지선이 필요 없고 선체에 고정된 수직형의 것. 형식은 정부(頂部)부하형, 케이지(cage)형, 정관부착(頂冠附着)케이지형 등이 있다.

자립연소 自立燃燒 self-sustained burning 외부에서 더 이상 열을 공급하지 않아도 지속되는 연소현상.

자립형방화벽 自立形防火壁 free standing fire wall 구조적으로 건물의 본체와는 독립된 방화벽. 화재의 열기에 의해 건물이 변형, 붕괴되더라도 독립성을 유지할 수 있는 벽.

자문기관 諮問機關 advisory organ 행정관청의 자문에 응하거나 또는 의견을 진술하는 기관.

자뼈 = 척골.

자살 自殺 sucide 스스로의 의지로 단시간 내에 자기를 죽음에 이르게 하는 것. 자살의 동기로서는 질병으로 인한 고통이 가장 많고 그 다음이 가정, 직장문제 순. 위험 요소로서는 이전의 시도(자살에 성공한 80%가 이전에 시도 경험이 있었다), 우울증, 알코올이나 약물 남용, 이혼자나 과부, 소중하게 다루던 물건을 버림, 독신이나 증가된 고독감, 우울증을 동반한 정신병의 존재, 동성 연애, 주요 신체적 스트레스(수술, 출산, 수면박탈), 독립심의 상실(불치병), 미래에 대한 목표와 계획 상실, 자살실행에 대한 계획의 표현, 이용 가능한 자살기구(총, 약, 밧줄) 소유 등이 있다.

자살관여죄 自殺關與罪 crime of aiding self-destruction 타인을 교사 또는 방조하여 자살하게 한 범죄. '함께 자살하자'고 하여 자살의 의사가 없는 자에게 그러한 동기를 유발하면 자살교사죄가 성립하고, 자살하려고 하는 자에게 그 자살행위를 용이하게 하기 위하여 총검을 대여해 주거나 독약을 조제해 주는 경우는 자살방조죄가 성립한다.

자상 刺傷 sting 식물이나 동물의 독액이 개체에 도입되거나 접촉에 의해서 일어나는 손상. 그 도입에 관여된 기관에 의해서 일어나는 기계적 외상을 수반한다. = 찔림, 쏘임.

자색반병 紫色斑病 purpura 피부 혹은 점막내의 미세 출혈. 반상 출혈, 점상출혈을 유발하는 출혈성 장애.

자석분리기 磁石分離器 magnetic separator 자석

을 이용하여 불티의 원인이 될 수 있는 금속을 모아 제거하는 기기. 분진폭발위험이 있는 곡물 저장고나 착화하기 쉬운 섬유 부스러기가 쌓여 있는 곳 등에서 방화대책의 하나로 사용된다.

자세 姿勢 posture 신체의 두부, 체간, 사지의 상대적 위치와 중력에서 전체적인 역학적 관계의 체위. 입위, 와위, 좌위 등의 정적인 자세와 동적인 자세가 있고, 좋은 자세는 근육에 가해지는 부담이 적고 안정되어 있으며, 내장의 기관들이 기능을 방해받지 않고 외관상으로도 올바르게 보인다.

자세포 刺細胞 nematocyst 해파리, 말미잘이나 산호와 같이 외부 표면의 바늘과 같은 찌르는 세포. 이런 독이 들어 있는 세포는 방어와 먹이를 마비시키기 위해 사용된다. = 극사포.

자소성 自消性 self-extinguishing 불꽃 속에 넣으면 연소하고, 불꽃을 제거하면 저절로 불이 꺼지는 성질.

자소성감염 自所性感染 autochthonous infection 병실과 같은 환경내에 존재하는 미생물에 의한 감염.

자손 子孫 progeny ① 후손, 짝짓기로 생긴 개개인. ② 알고 있는 혹은 공통 조상의 후손.

자신경 = 척골신경.

자아 自我 ego ① 의식하는 작용의 주체로 개인의 지각, 사고, 감정, 행위 등 정신기관을 관장. ② 사회적, 신체적 요구에 대한 초자아의 욕구와 본능의 원초적 충동간의 갈등을 조정하고 현실과 의식적 접촉을 유지, 경험하는 심리 부분으로서의 지각과 기억을 말하며, 그런 정신과정을 정착시키고 불안에 대한 방어기전을 발전시킨다.

자아강도 自我强度 ego strength 바람직한 정신 건강에 기여하는 특성군에 의해 자아를 유지하는 능력.

자아경계 自我境界 ego boundary 현실과 비현실간에 구분이 있다는 지각이나 자각. 어떤 정신질환의 경우 개인은 자아 경계가 없어서 자신에 대한 개인적 지각과 느낌을 다른 사람들의 것과 구분할 수 없다.

자아상실 自我喪失 mine drift 자기 자신에 관한 각 개인의 의식 또는 관념을 잃어버리는 것으로 수평적인 마음의 경로.

자아이상 自我理想 ego-ideal 자기의 행위를 판단하고 자신이 이루고자 하는 것에 대해 개인이 의식적, 불수의적으로 열망하는 자아의 이미지. 흔히 초기 아동기에 중요하고 영향력 있게 그려지는 긍정적인 정체화에 근거함.

자연기흉 自然氣胸 spontaneous pneumothorax 선천적으로 폐 조직에 기낭(bulla)이 있거나 폐 표면에 약한 부분이 존재하는데 때때로 이러한 부위가 자연적으로 터져서 흉막 강으로 공기가 유출되는 것과 같이 특별한 손상이 없으면서 정상 호흡 중에 발생되는 현상. 환자는 갑작스런 흉통과 호흡곤란을 호소한다. 흉강에 축적된 공기의 양은 경미한 정도에서 심한 호흡곤란을 유발하는 대량까지 다양하다.

자연발열 自然發熱 spontaneous heating 가연성 물질 내부의 화학적 또는 생물학적 반응에 의한 열의 발생. 자연발화의 원인이 된다.

자연발화 自然發火 spontaneous ignition 산화하기 쉬운 물질이 공기 중에서 산화하여 축적된 열에 의해 자연적으로 발화하는 현상. 즉, 가연성 물질 또는 혼합물이 외부에서의 가열 없이 내부의 반응열의 축적만으로도 발화점에 도달하여 연소를 일으키는 현상으로서 자연연소 또는 자발적 연소라고도 한다. 외부의 가열이 있을 때라도 발화점에 이르는 과정이 주로 자체의 반응열에 의한 것으로 볼 수 있을 때는 보통 자연발화 쪽에 포함시킨다. 황린은 고온(34℃ 이상)의 공기 속에서 즉각 자연발화한다. 유지류, 질산섬유소, 석탄 등도 저장조건에 따라 자연발화를 일으키는 경우가 있다. 자연발화를 막으려면 통풍이 잘되게 하고 저장실의 온도를 낮게 하며 습도를 낮게 하여야 한다.

자연발화성금속 自然發火性金屬 pyrophoric metal 문지르거나 긁었을 때 공기 중에서 자연 발화하는 금속. = 발화합금.

자연발화성물질 自然發火性物質 pyrophoric material 2염화티타늄, 인 등의 고체 및 3부틸알루미늄 등과 같이 54.4℃ 미만의 대기에서도 매우 쉽고 빠르게 발화하는 물질.

자연발화성연료 自然發火性燃料 hypergolic fuel 접촉시 자연 발화하는 산화제와 가연물의 화합물. 액체 로켓 연료 또는 추진제로 사용된다.

자연발화성작용 自然發火性作用 pyrophoric action 고체가 자연발화 형태로 귀결될 수 있는 자연발화성 탄소를 생성하는 작용. 증기배관과 같은 고온의 배관이 나무 등의 가연성 칸막이를 통과할 때 칸막이와 배관 사이에 충분한 이격거리가 확보되지 않을 경우, 배관의 열이 주변 가연물의 인화점을 낮추어, 심한 경우 가연물을 숯과 같은 자연발화성 물질로 변화시킨다.

자연발화온도 自然發火溫度 autoignition temperature 인화성 가스, 또는 증기와 물의 혼합물이 불꽃이나 화염에 의하지 아니하고도 발화할 수 있는 최저온도.

자연방사선 自然放射線 background radiation 우주선, 방사성 원소로부터 발생된 방사선, 사람이나 동물의 신체에서 발생하는 방사선 등의 자연적으로 생성되는 방사선.

자연배뇨 自然排尿 spontaneous micturition 방광루나 유치도뇨, 도관을 이용하지 않은 의식적으로 요도를 통해 배뇨하는 것.

자연배연 自然排煙 spontaneous smoke exhaust 개구부에서 연기를 직접 옥외로 배출하는 것. 예비전원, 배연용기기 등이 불필요하며 외부로 개구를 크게 취할 수 있는 건물에 적합한 방식이다. 그러나 외부와의 온도차나 풍향·풍속 등에 의해 배연량이 크게 변동하므로 강제적으로 일정량을 배연하는 기계배연방식에 비해 확실성이 부족하고 배연구의 개구부 때문에 도리어 화재를 조장시키거나 상층부로의 연소위험성도 있으므로 이 방식의 채용에 있어서는 이러한 점을 충분히 검토해야 한다. ↔ 기계배연.

자연분만 自然分娩 spontaneous labor 인공적인 보조 수단 없이 자연히 이루어지는 분만.

자연붕괴 自然崩壞 radioactive decay 물질의 자연적인 붕괴에 의해 시간이 지남에 따라 나타나는 방사성 물질 활동의 감소.

자연살해세포 自然殺害細胞 natural killer cell 변이세포를 상해하는 자연적으로 마련된 세포 살해성 림프구. 생체내에 발생하는 악성 종양이나 바이러스 감염 등에 대한 반응에 중요한 역할을 한다.

자연소화 自然消火 self-extinguishing 진행되던 화재가 가연물이나 공기 또는 열이 부족하여 스스로 연소가 중지되는 것.

자연수리 自然水利 natural utilization of water 소방용수를 취수할 수 있는 지형지물. 저수지, 하천, 바다, 연못, 우물 등이 있다.

자연유산 自然流産 spontaneous abortion 태아가 생존이 가능한 시기 이전에 임신이 종결되는 것. 임신 주수를 기준으로 할 때 최종 월경 개시일 후 임신 20주 이전에 임신이 종결된 경우를 일컫는다. 자연유산은 80% 이상이 임신 12주 이내에 발생하는데 50% 정도가 염색체 이상이 원인이다. 전 임신의 약 10%의 빈도로 생기고 임신 2~4개월 시기에 많다. 성기출혈과 하복통을 주 증상으로 하고 증상 및 태아의 상태에 따라 절박유산, 불가피 유산, 불완전유산, 계류유산, 습관성 유산 등으로 분류된다. 원인으로 태아측 요인과 모체측 요인이 각기 많은 것으로 알려져 있는데 빈도가 높은 3개월 전후의 유산의 원인으로서 수정란 및 배아 자체의 이상이 높은 수치를 차지하고 있는 것으로 나타나있다.

자연인 自然人 natural person 법인에 대하여 개인을 가리키는 데 쓰이는 말.

자연재해 自然災害 natural disaster 기상(氣象), 지각(地殼), 생물 등에서 급격하고도 파괴적으로 나타나는 현상으로 인한 재난. → 재난. = 천재지변(天災之變). ↔ 인위재해.

자연적위험 自然的危險 natural hazard 폭풍, 지진, 가뭄과 같이 사상(死傷)을 초래할 잠재성을 지닌 자연적 사건.

자연출산 自然出産 natural childbirth 전혀 또는 거의 약물 등 의학적 중재없이 진통과 분만을 하는 것.

자연통풍 自然通風 natural draft 굴뚝 내부 연소가스의 무게와 그에 상응하는 굴뚝 외부 공기의 무게 차이로 인해 발생하는 기류.

자연통풍버너 自然通風~ natural draft burner 굴뚝이나 환기설비에서 발생하는 자연통풍을 이용하여 버너에 연소용 공기를 끌어들이는 연소장치.

자연통풍탑 自然通風塔 natural draft tower 굴뚝 내부와 외부의 온도차를 이용하여 공기를 통풍시키는 탑.

자연환기 自然換氣 gravity ventilation 건축구조물에서 기계적인 힘에 의하지 않고 창문, 출입문, 환기통 등을 통한 환기방식. → 환기.

자외선 紫外線 ultraviolet radiation 태양광의 스펙트럼을 사진으로 찍었을 때, 가시광선의 단파장보다 바깥쪽에 나타나는 눈에 보이지 않는 빛. 가시광선의 단파장 4,000~3,800Å를 상한으로 하고 하한은 10Å정도로 하지만 하한은 그다지 명확하지 않고 일부는 X-선과 겹친다. 많은 물질은 자외선에 대하여 불투명하지만 그 정도는 물질의 종류나, 자외선의 파장에 따라 여러 가지 값을 가진다. 보통의 유리는 매우 파장이 긴 자외선만을 통과시키지만(크라운 유리에서는 350nm), 수정이나 형석(螢石), 암염 등은 대략 190nm까지의 비교적 단파장의 자외선을 잘 통과시키므로 이들 물질이 자외선분광기 등에 이용된다. 자외선은 화학 작용, 생리 작용이 크며, 사진건판을 강하게 감광시킨다. 표백작용이 강하므로 안료, 염료 등은 햇빛에 포함되어 있는 자외선에 의해 색이 바랜다. 또, 피부가 햇볕에 그을리게 되는 것도 자외선의 화학작용에 의한 것으로서, 파장 325~290nm의 범위에 있는 자외선은 홍반작용을 뚜렷하게 나타낸다. 자외선에는 살균작용이 있으며, 특히 250nm 부근의 파장을 가진 것은 큰 살균력을 가지고 있어서 $1cm^2$ 당 $100\mu W$의 강도를 가진 자외선을 1분간 쪼이면 대장균, 디프테리아균, 이질균 등은 99%가 죽는다. 그런데 물은 비교적 자외선을 잘 투과시키므로, 예를 들면 우물물의 살균, 소독에는 자외선 조사가 효과가 있지만, 자외선에 불투명한 식기, 의류 등에서는 표면살균만 된다.

자외선불꽃감지기 紫外線~感知器 ultraviolet flame detector 연소시 발생하는 자외선 영역의 빛으로 화재를 감지하는 감지기. → 자외선. = 자외선화염감지기, 자외선식불꽃감지기.

자외선살균소독기 紫外線殺菌消毒器 ultraviolet rays sterilization unit 금속제기구, 유리제품, 면제

품, 플라스틱, 고무 제품 등의 소독, 구급 기자재 등의 살균 및 소독에 이용하는 기기.

자외선적외선겸용화염감지기 紫外線赤外線兼用火焰感知器 ultraviolet infrared flame detector 자외선 또는 적외선에 의한 수광소자의 수광량 변화에 의하여 화재신호를 발신하는 감지기. 불꽃에서 방사되는 불꽃의 변화가 일정량 이상이 되었을 때 작동된다. → 자외선, 적외선. = 자외선적외선화염감지기, 자외선적외선겸용불꽃감지기.

자웅동체 雌雄同體 hermaphrodite 정소와 난소조직을 모두 갖고 있는 생물체. = 반음양자(半陰陽者).

자위 自慰 masturbation 음경이나 치핵을 성교이외의 방법으로 자극하는 성적 활동. = 수음(手淫).

자위소방훈련 自衛消防訓練 self-guard fire drill 화재 발생에 의한 피해로부터 스스로를 보호하기 위하여 행하는 훈련. 자체 소방 조직을 이용한 소화 활동 등의 훈련을 포함한다. 통상적으로 실시되는 훈련을 통한 대원 상호간의 유대 강화와 완벽한 초기 소화 요령의 숙지는 물론 만일의 경우 화재 발생시 자기의 생명과 재산을 스스로 보호하는데 그 취지를 두고 있다.

자유에너지 自由~ free energy 물질의 열역학적 성질을 규정하는 함수로서 어떤 화학반응이 계속 진행할 때 유효한 일을 하는 에너지. 헬름홀츠의 자유에너지(A)와 깁스의 자유에너지(G) 등 두 종류가 있고 A = U − TS, G = H − TS로 정의된다(U는 내부에너지, H는 엔탈피, S는 엔트로피, T는 절대온도). 발열반응을 진행했을 때 그 계가 갖는 자유에너지는 감소하고, 반대로 흡열반응을 추진했을 때 계 안의 자유에너지는 증가한다. 일반적으로 계의 변화는 자유에너지가 감소하는 방향으로 진행하며, 열평형 상태는 이것이 극소가 될 때 실현된다. 열역학 제2법칙에 의하면 모든 계는 에너지 수준이 높은 쪽에서 낮은 쪽으로 옮겨간다. 따라서 엔트로피가 증대하면 자유에너지는 감소하고, 화학변화는 자유에너지가 감소하거나 엔트로피가 증가하는 방향으로 일어난다.

자유엔탈피 自由~ free enthalpy 엔탈피 H, 엔트로피 S, 체적 V에 의하여 G = H − TS = F + PV로

정의되는 G를 일컫는 용어. 내부에너지는 절대값을 얻기 힘든 양이므로 보통 엔탈피도 열적 변화에 따르는 증감만을 문제삼는다. 부피를 일정하게 유지한 채 물질계가 주고받은 열량은 그대로 내부에너지의 증감으로 되는 데 반해, 압력을 일정하게 유지한 채 물질계에 드나든 열량은 물질계의 엔탈피의 증감과 같다. 또한 일정한 온도와 압력에서 일어나는 자발적 변화는 계에서 자유엔탈피가 줄어드는 현상이 나타난다. 그러므로 계에서 자유엔탈피 변화를 통해 계가 자발적인 변화를 일으킬 수 있는지의 여부를 알 수 있다. 따라서 자유엔탈피는 일정한 온도와 압력 조건에 있는 화학평형조건을 구하는 데 유용하다. = 깁스의 자유에너지.

자유와류 自由渦流 free vortex 와류 운동에서 선회류의 주속도가 반원형 흐름의 바깥쪽으로 감에 따라 작아지고 그 크기 v_θ는 유선의 곡률 반지름 r에 반비례하는 듯한 회전운동. 식은 $v_\theta r = K$(const)이다.

자유잠수 自由潛水 free diving = 호흡정지잠수.

자유형 自由型 crawl 영법의 일종. 팔다리를 죽 뻗어 전신을 똑바르게 하고, 수면에 엎드려 뜬 상태로 팔은 좌우 교대로 물을 긁고 다리는 무릎을 가볍게 뻗어 좌우 교대로 상하로 움직여 발로 물장구를 치듯이 물을 때리는 수영기법이다.

자율신경계 自律神經系 autonomic nervous system : ANS 중추 및 말초신경계에 분포하고 있는 신경계. 교감신경(sympathetic nerve)과 부교감신경(parasympathetic nerve)으로 구분된다. 교감신경은 심박동을 증가시키고 혈관수축, 혈압을 상승시키며 제1흉수~제2요수 사이의 측각에서 나오기 때문에 흉·요수부(thoracolumbar division), 부교감신경은 심박동감소, 분비샘활동 및 장의 연동운동증가에 관여하며 동안신경, 안면신경, 설인신경 및 미주신경의 뇌신경과 제2~4천골신경과 섞여서 나오므로 뇌·천수부(craniosacral division)신경이라고 한다. 체성 신경계는 골격근의 수의적인 운동과 피부 및 감각기의 감각을 지배하지만 자율신경계는 내장, 혈관 및 선 등에 분포하여 이들 기관들의 기능을 일상 생활에 필요한 정도로 무의식 혹은 반사적으로

조절해 주고 있어 식물신경계라고도 한다. 기능 면에서 중추신경의 의식적인 지배를 별로 의존하지 않고 거의 자율적으로 활동하고 있는 것처럼 보이나 실제로는 대뇌 피질의 의식적인 지배를 받고 있다.

자율신경계약물 自律神經系藥物 autonomic drug 자율신경계의 기능에 관여하는 약물의 총칭.

자율신경반사 自律神經反射 autonomic reflex 혈압, 심박동, 장운동과 배뇨 같은 자율신경계의 기능을 조절하는 정상적인 반사의 총칭.

자율신경절 自律神經節 autonomic ganglion 자율신경 뉴런의 세포체가 모여있는 구조. 신경절이 부교감신경계에서는 표적기관에 가까이 있고, 교감신경계에서는 표적기관에서 좀더 멀리 떨어져 있다.

자일확보 ~確保 belay ① 안정된 것에 줄을 단단히 매어 보호하는 것. 줄은 안전요원으로서의 역할을 담당하는 등산가에게 연결되어 다른 등산가의 추락을 예방한다. ② 안전한 상태를 예상하고 다른 등산가를 특정한 추락으로부터 보호하는 행동.

자장식산소호흡기 自藏式酸素呼吸器 self-contained breathing apparatus 오염된 지역이나 공기가 없는 곳에서 공기를 공급하여 호흡을 가능케 하는 장치로 마스크, 조절기, 공기 주입기 등이 포함된 호흡기구.

자재문 自在門 free hinge door 안과 밖에서 모두 열고 닫을 수 있는 여닫이문의 일종.

자정작용 自淨作用 self purification 하천에 오염물질이 유입되면 물이 흐르는 동안에 확산, 희석, 화합, 침전, 산화, 응집 및 미생물에 의해서 스스로 정화되는 현상. 보통 생물학적 산소요구량(BOD) 4~5mg/ℓ 이하가 되어야 자정작용이 이루어진다. 유기성 오염물질이 한꺼번에 다량 유입되거나 지속적으로 유입되어 그 이상이 되면 자정능력을 잃게 되어 수질오염이 가중된다. → 생물학적산소요구량.

자쪽손목폄근 = 척측수근신근.

자쪽피부정맥 = 척측피정맥.

자주로봇 自主~ autonomy-acting robot 소방과 경찰에서 폭발물 제거나 구조대원의 진입이 어려운 붕괴 위험지역, 방사능 오염, 유해물질 누출 장소에 사용하는 로봇. 모든 기후와 지형에 적응성이 있어 건물 안이나 밖의 환경에 상관없이 유용하게 사용될 수 있는 것이 특징이며, 유해화학물질 누출 지역 등 위험한 환경에서의 인명 구조작업이나 위험한 작업을 원격 조정하여 안전하고 효과적으로 수행이 가능하다.

자주식동력소방펌프자동차 自主式動力消防~自動車 self-propelled fire engine truck 진입이 곤란한 지역과 장거리 방수가 필요한 지역 등에서 자체 동력으로 소방호스 또는 고압호스릴을 적재하여 화재를 진압하는 소방자동차.

자줏빛케이분말 ~粉末 Purple-K-Powder : PKP 중탄산칼륨이 주성분인 자주색의 분말소화제.

자중 自重 self-weight 외력에 영향을 받지 않은, 물체 그 자체의 무게.

자창 刺創 punctures 칼이나 얇은 금속조각, 나무, 유리 등이 피부를 관통했을 때 생긴 상처. 눈, 폐 또는 내장기관이 찔렸을 경우에는 의료기관에 이송될 때까지 박힌 물건을 빼내지 않는다. 가벼운 자창은 철저한 청결만으로 치료할 수 있다. 만약 심부의 상처가 치유되기 전에 피부를 봉합하면 곪을 수도 있다. 일반적으로 파상풍에 대한 예방이 필요하다. = 천자상(穿刺傷).

자체소방대 自體消防隊 private fire brigade 화재 위험성이 높은 대규모 공장시설 등에 설치하는 소방대. 대부분 해당 시설의 화재예방업무를 병행한다.

자체소방대원 自體消防隊員 fire guard 소방훈련을 이수한 일반인 또는 사업체 고용인들로 구성된 자위소방대. = 화재경계자(火災警戒者).

자통 刺痛 tingling 감각신경의 자극에 대한 민감성의 감소를 동반한 피부 또는 신체일부의 따끔거리는 감각.

자폐장애 自閉障碍 autistic disorder 영아기에 발생하는 심한 정신장애로 사회적 상호반응의 질적 결손. 예를 들어 다른 사람에게도 느낌이 있다는 사실을 깨닫지 못하고 고통받을 때도 위로를 찾지 못하며 남 흉내조차도 내지 못하는 것, 언어적 또는 비언어적인 의사교통의 질적 결손, 일상 활동과 흥미의 재고부적 등이 특징이다. 이것은 아동기정신분열증과는 조기발생이라는 점과 망상, 환각, 단속, 연상이완(聯想弛緩) 등이 없다는 점에서 감별된다. 정신발육지체와는 지능과 얼굴 표현 반응이 있다는 점과 자폐아(自閉兒)의 모든 증후가 정신발육지체만으로 생기지 않았다는 점에서 다르다.

자폐증 自閉症 autism 현실을 무시하며 비정상적인 환상 세계에 몰입하는 것이 특징인 정신장애.

자학증 自虐症 auto masochism 자기가 자기를 학대함으로써 성적인 쾌감을 느끼는 것.

자활연소 自活燃燒 internal combustion = 내부연소.

작동 作動 operation 특별한 일련의 행동들의 실행과 관련된 단순한 사건.

작동시험 作動試驗 service test 소방장비의 작동상태가 양호함을 확인하기 위한 시험. = 예비시험.

작살 harpoon 물속의 물고기 등을 찔러서 잡는 데에 사용하는, 장대 끝에 미늘이 있는 포크 모양의 쇠날을 끼워 만든 물건.

작약 炸藥 burster 포탄, 폭탄, 어뢰, 기뢰, 폭뢰, 수류탄, 지뢰 등의 속에 충전되어 그것을 파열시키는 데 사용하는 화약. 신관이나 기타의 기폭장치에 의해서 표적에 명중하거나 일정한 시간이 지날 때 점화·폭발하여 탄체가 비산(飛散)함으로써 살상·파괴효과를 내게 된다. 따라서 작약은 폭발 위력이 커야 하고, 장기간 보관할 수 있고, 외부의 충격에도 폭발하지 않는 안전성이 있으며, 기술적으로나 자원면에서 대량생산이 가능한 것이라야 한다. 처음에는 일반적으로 흑색화약이 사용되었으나 제1차 세계대전 때부터는 주로 트리니트로톨루엔(trinitrotoluene : TNT)이 사용되었고, 제2차 세계대전 이후에는 폭발력이 매우 강한 니트라민(N−NO$_2$ 화합물)계의 폭약과 같은 새로운 혼합화약이 쓰이고 있다.

작업대 作業臺 platform 인원이나 장비를 운반하기 위한 기중기나 공중사다리의 선단에 부착되어 구조작업을 할 수 있는 발판으로 된 구조물. 작업대는 지지 구조물, 바닥 및 난간으로 구성되고, 공중장치를 제어하기 위한 제어실이 위치한다.

작업대난간 作業臺欄干 parapet of working 작업대 내의 사람이나 장비를 보호하기위해 설치된 구조물.

작업점 作業點 work point 기계가 일을 하는 부분. 가공 기계에서는 가공하고 있는 부분과 그 주변이 이것에 해당한다. 작업점은 작업자의 신체가 접근하므로 재해를 일으킬 위험성이 높다. 기계에 따라서는 이 작업점의 영역이 큰 것이나 변화하는 것이 있으며 위험성도 그만큼 높다고 할 수 있다. 작업점의 방호방법에는 많은 종류가 있으며 기계가 작업의 종류에 의해 적당한 것을 선택하는 것이 중요하다. 또 종류가 다른 복수의 방호방법을 병용하는 것도 대단히 유효하다. = 일점.

작업환경측정 作業環境測定 workplace environment measurement 산업안전 보건법 제2조에 의거 작업환경의 실태를 파악하기 위하여 해당 근로자 또는 작업장에 대하여 사업주가 측정계획을 수립하여 시료의 채취 및 그 분석·평가를 하는 것.

작열 灼熱 calor 염증 혹은 정상적인 신체 대사 과정에서 생기는 열. fever보다는 정도가 약하다.

작열감 灼熱感 pyrosis → 가슴쓰림(heartburn).

작열통 灼熱痛 burning pain 열화상의 결과로 발생하는 통증. 때로는 가슴앓이나 심근통을 나타내는 말로 쓰인다.

작용기 作用期 duration of action 약물효과가 시작되어서부터 끝날 때까지의 시간.

작용시작 作用始作 onset of action 약물의 효과가 나타나기 시작하기까지 걸리는 시간.

작용제 作用劑 agonist 수용체와 결합하여 약리작용을 개시시키는 약물이나 물질. = 효능제.

작은골반 = 소골반.

작은그물막 = 소망.

작은마름근 = 소능형근.

작은마름뼈 = 소능형골.

작은볼기근 = 소둔근.

작은허리근 = 소요근.

작전구역 作戰區域 operations section 사고의 작전에 관한 모든 업무를 담당하는 사고지휘시스템의 일부.

작전기간 作戰期間 operational period 주어진 작전을 수행하는데 계획된 기간.

작전상행동반경 作戰上行動半徑 operating radius(소방) 기관 및 조직이 작전을 수행할 수 있는 주위의 거리.

잔기량 殘氣量 residual volume(구급) 최대 호식 후에도 폐 내에 남아 있는 공기량. 약 1,200㎖ 정도이다. = 잔기용적.

잔뇨 殘尿 residual urine 배뇨후 방광에 남는 소변. 전립선비대증, 요도협착, 방광경부경화증, 신경인성 방광 등의 경우 배뇨장애가 생겨 잔뇨가 증가하며 요도감염이나 방광결석의 원인이 된다.

잔류가스 殘溜~ after damp 가스폭발 또는 화재 후에 통로에 남아 있는 가스.

잔류전류검지기 殘留電流檢知器 residual current detector 차량이 전신주, 변압기, 건물, 신호등에 충돌이나 또는 다른 구조물의 붕괴나 파괴시 화재로 인한 전류가 흐를 가능성이 있는 장소에 접근할 때 감전 등 사고에 대비하여 교류 전류를 검지할 수 있는 전원 탐색용 장비.

잔류질소시간 殘留窒素時間 residual nitrogen time 다이빙을 한 후에 계속 잠수사의 체내에 남아 있는 정상 상태보다 높게 축적된 잔류질소의 양을 시간의 형태로 표현한 것. 이 시간은 이전의 잠수로 인해 잠수사의 체내에 남아 있는 질소를 제거하기 위해 반복잠수시 해저체류시간에 포함해야 한다. = 잔여질소시간.

잔류측파대 殘留側波帶 vestigial sideband : VSB 측파대 전송 방식의 하나. 음성 또는 기타 신호파를 진폭 변조하면 진폭 변조된 주파수 스펙트럼은 반송 파 주파수를 중심으로 하여 원 신호파의 스펙트럼이 상하 양측의 측파대로 보존된다. 이것을 그대로 전송하는 방식이 양측파대(DSB) 전송이고, 상측파대 또는 하측파대의 어느 한쪽만을 전송하는 것이 단측 파대(SSB) 전송이며, 어느 한 측파대의 대부분을 제거하고 잔류하는 부분과 다른 쪽의 완전한 측파대를 전송하는 것이 잔류 측파대(VSB) 전송 방식이다. 잔류 측파대 전송을 비대칭 측파대 전송이라고도 한다.

잔류측파대필터 殘留側波帶~ vestigial sideband filter : VSB filter 잔류 측파대 전송 방식에서 텔레비전 방송의 영상 신호를 전송하기 위한 고역(高域) 통과 필터. 반송파 fc를 영상 신호 0~4MHz로 진폭 변조하면 fc를 중심으로 8MHz의 대역폭을 점유하지만, 상측파대와 하측파대 신호의 내용이 같기 때문에 대역폭을 절약하기 위해 하측파대의 1.25MHz

폭을 잔류시키고 불필요한 대역을 제거하는 특성을 지닌 필터이다.

잔뼈연골 = 소각연골.

잔압 殘壓 residual pressure 가압(加壓)된 기기를 사용하고 난 후에 기기 내에 남아 있는 압력.

잔존물 殘存物 survival 화력(火力)에 의해서 파괴·연소되지 않은 부분이나 물품.

잔틴 xanthine 잔틴 핵단백의 대사 과정에서 생기는 질소산화물인 부산물. 정상적으로 근육, 간, 비장, 췌장과 소변에서 검출된다.

잔해처리 殘骸處理 debris handling 일반적으로 붕괴 구조 작업 상황이 종료된 이후 시행되어지는 일련의 과정으로 붕괴된 구조물 잔해를 처리하는 작업. 시설 복구와 사체 및 인명 구조 확인이 요구되는 단계. 사상자의 위치가 정확하게 알려져 있을 때는 쇼벨, 끌, 그 밖의 다른 수동 장비만이 잔해 제거 작업에서 사용되어야 한다. 잔해 속에서 신체 일부분이 있는 것을 발견하기는 어렵지 않기 때문에 도구로 희생자에게 상처를 주지 않도록 조심하면서 사용해야 한다. 피해자 주위에 있는 잔해는 손으로 제거해야 하고 잔해를 처리하는 구조대원들은 작은 부상을 입지 않기 위해 장갑을 끼어야 한다. 잔해는 바구니나 양동이에 담아 떨어진 장소로 옮겨야 한다. 제거되는 파편이나 건물 속에 다른 사상자가 없다고 확신할 수 있을 때에는 크레인, 파워쇼벨, 불도저 등을 잔해 제거 작업에 이용하여 부상자들의 위치에 빠르게 접근하고 작업을 방해할 수 있는 건물의 추가 붕괴를 막는다. 그와 같은 중장비는 구조대원의 지시에 따라 사용해야 한다. 구조대원은 경찰의 도움을 받아 조직되지 않고 감독받지 않는 일단의 사람들이 함부로 이 지역을 파고 들어가지 않도록 지속적인 경계를 해야 한다. 필요하지 않다면 대원들이 잔해 더미위로 올라가서는 안된다. 이러한 일은 추가붕괴를 유발하거나 부상자의 생명을 위협하게 할 수도 있다. 잔해가 제거됨에 따라 구조대원은 잔해가 위험하게 움직이거나 추가의 붕괴가 일어나지 않도록 잔해 더미를 치운다.

잔해터널뚫기 殘骸~ debris tunneling 위치가 알려진 피해자를 구조하기 위하여 피해자에게 도달하는 방법의 일종. 속도가 더디고 위험한 작업이며 가능한 모든 방법이 이용된 후에 취해져야 한다. 이는 기본적으로 현재 있는 빈공간을 연결하기 위해 사용된다. 터널뚫기는 가능한 가장 낮은 수준으로부터 이루어져야 하며, 일반적인 수색작업을 위해서 사용되어서는 안되며, 특히 목표 없이 사용해서도 안된다. 그러나 때때로 터널뚫기는 수색작업이 이루어질 바닥 아래 빈 공간과 같은 지점에 도달하기 위해 사용된다. 터널은 구조대원이 피해자를 끌어내기에 충분한 크기로 뚫어져야 한다. 터널은 갑자기 방향 전환을 하게끔 만들어지는 것은 바람직하지 않다. 폭이 75cm 정도이고 높이가 90cm 정도인 터널이 구조작업을 위해서 적당한 것으로 판명되어왔다. 가능하다면 언제나 터널을 벽을 따라서 혹은 벽과 콘크리트 사이에 만들어져 필요한 프레임을 단순화시키는 것이 좋다. 수직 샤프트를 만드는 것도 수직방향 또는 사선방향으로 접근하기 위한 터널뚫기의 한 형태이다.

진화 殘火 ember 화재시 타다 남은 작은 불씨. 재발화 위험이 있으며 바람을 타고 먼 곳까지 불을 옮길 수도 있다.

진화정리 殘火整理 overhaul 다시 발화되는 것을 방지하기 위해서 벽체·천정의 안쪽이나 타다 남은 가연물 속에 남아 있는 불씨까지 완전히 제거하는 작업. 많은 시간과 노력을 필요로 하며 건물 붕괴 등의 위험성도 남아있다.

진화진압 殘火鎭壓 clearing up 재발화 연소를 방지하기 위해 남은 불씨까지 완전히 제거하는 일.

잘록창자 = 결장.

잘쓰는손 handedness 왼손이나 오른손 중 의도적으로나 불수의적으로 선호하여 잘 사용하는 손. 선택은 우세한 대뇌반구와 관련이 있다. 왼손잡이는 우 뇌가 오른손잡이는 좌 뇌가 우세하다. = chirality, laterality.

잠꼬대 somniloquilism 수면중에 무의식적으로 나오는 말. 의식적, 무의식적으로 심적인 갈등이 있을 때 일어나며 병적인 것은 아니다.

잠복감염 潛伏感染 cryptogenic infection 선행하는 살모넬라(salmonella)감염이 없는데도 살모넬라성 동맥염을 나타내는 것과 같이 병인(病因)이 불분명하거나 불확실한 감염.

잠복고환 潛伏睾丸 cryptorchi(di)sm 고환이 음낭대로 하강하지 않은 채 체강 속에 남아있는 발육부전. → 정류고환(停留睾丸).

잠복기 潛伏期 incubation period ① 병원성 유기물에 대한 노출과 질병 증상 발현 사이의 시간. ② 난자에서 배아의 발달을 일으키기 위해 또는 조직세포의 복재와 발달을 일으키기 위해 또는 미생물이 배지나 다른 특정 실험환경에서 성장하기 위해 요구되는 시간. ③ 화학적 반응이나 결과로의 진행을 위해 허락한 시간.

잠복기보균자 潛伏期保菌者 incubatory carrier 어떤 질환에 감염된 후 임상적인 증상이 나타나기전에 균이 배출되는 보균자 즉, 잠복기간 중에 병원체를 배출하는 감염자.

잠복화재 潛伏火災 sleeper fire 외견상 완전 진화된 것으로 보였던 불씨가 재발하여 발생한 화재. = 재발화재.

잠수 潛水 diving 몸 전체가 잠기도록 물속에 들어가는 것. 호흡기를 사용하지 않고 자신의 폐의 공기만으로 잠수하는 방법은 훈련된 사람이라도 1회 잠수시간이 1~3분, 깊이 10~20m이므로 수중에서의 활동은 극도로 제한된다. 이러한 잠수방법은 옛날부터 해온 가장 기본적인 것으로, 지금도 직업적으로 어패류·해조 등의 해산물을 채취하는 해녀가 이용하며, 스포츠(스킨다이빙)로서도 많은 사람들이 애용한다.

잠수계획 潛水計劃 diving plan 구조를 위한 임무수행이나 훈련 등을 위하여 잠수하고자 할 때 잠수허가 결정권자에게 승인을 받기 위한 잠수 전 과정에 대한 계획.

잠수기록장 潛水記錄帳 log book = 로그북.

잠수반사 潛水反射 mammalian diving reflex 포유동물이 잠수할 때 신체적인 능력의 효율성을 기하기 위하여 맥박이 느려지고 중요하지 않은 근육과 기관에는 혈액의 공급이 중단되는 것으로서 혈액이 뇌와 심장근육에만 전달되어 물속에서의 생존시간을 연장시켜주는 신체현상. → 잠수.

잠수병 潛水病 decompression sickness 잠수에서 급작스럽게 수면으로 부상할 때 혈액에 발생하는 질소기포가 혈관을 막아서 혈액순환을 방해하는 증상. 2~3기압 이상의 차이가 있는 깊이에서 급히 부상할 때 발생할 수 있다. 발생원인은 기압의 급격한 감소로 체내조직 속에 녹아 있던 공기 중의 질소가 유리되어 기포화하고 조직, 혈관, 중추신경, 체강, 뼈, 관절 내에 기포가 발생하기 때문이다. 증세는 근육통 및 사지의 관절통, 피부가 가려워지는 외에 발진, 오심, 구토, 심와부 동통, 호흡곤란, 쇼크 등이 있고, 때로는 척수성 마비나 시력장애 등이 생긴다. 이러한 현상은 수심이 깊을수록, 그 장소에서의 체류시간이 길수록, 감압시간이 짧을수록 강하게 나타난다. 예방책은 천천히 단계적으로 감압하고 끝날 무렵에 산소흡입을 하는 외에 적성검사를 실시하여 비만자나 호흡순환계의 장애가 있는 사람은 잠수를 자제해야 한다. 또 감압 직후에 증세가 없어도 몇 시간은 주의하고 발병의 징후가 있으면 고압실에 넣어 다시 가압하고 그 후에 서서히 감압한다. = 감압병, 잠함병, 잠수부병.

잠수복 潛水服 diving suit 잠수시 착용하는 복장. 물속에서는 체온의 손실이 빠르게 진행되므로 잠수복을 착용하여 체온손실을 최대한 방지해야 하며, 바위 지역의 패류, 수중생물의 가시나 촉수 등에 상처를 입을 수 있으므로 이를 방지하기 위해서는 반드시 착용해야 한다. 또한 잠수복은 신체와 슈트 사이에 들어온 물이 순환되지 않게 하여 열손실을 줄여주며 부력의 확보 및 수중에서 자신의 몸을 보호할 수 있다. 잠수복은 일반적으로 네오프렌이라는 재질로 만들어지며 원피스 형과 어깨끈이 있는 파머존 투피스 그리고 어깨끈이 없는 스탠다드 형 투피스 등의 형태가 있다. 재질의 두께에 따라 3mm, 5mm, 7mm 등으로 구분되는데 국내에서는 5mm 투피스 파머존과 원피스 형태의 잠수복이 널리 쓰인다. 종류는 습식과 건식 두 가지가 있는데 습식잠수복(wet suit)은 잠수복을 착용하여도 물이 스며들지만 그 양이 적고 유동이 거의 없으므로 체온을 유지할 수 있다. 건식잠수복(dry suit)은 물이 전혀 스며들지 않고 보온력이 뛰어나지만 값이 비싸고 부력 조절이 어렵다.

잠수사 潛水士 diver = 다이버.

잠수시간 潛水時間 bottom time 수면에서 하강을 시작한 순간부터 바닥에서 상승을 하는 때까지의 경과 시간을 분 단위로 나타낸 것. 그러나 잠수컴퓨터(다이브컴퓨터)에 나타나는 잠수 시간의 개념은 이것과 다르다.

잠수시계 潛水時計 dive watch 잠수시 사용할 수 있는 시계. 야광에 부식에 강한 재질로 만들어지면 아날로그식과 디지털식으로 나눌 수 있다.

잠수심도 潛水深度 diving depth 잠수하는 깊이. 인간이 잠수함과 같은 대기압 환경 하에서의 잠수가 아닌 특별한 기구의 도움없이 할 수 있는 잠수의 경우 헬륨가스를 이용한 혼합기체를 사용하면 수백 미터까지도 잠수가 가능하다. 물 속 압력은 10m마다 1기압씩 증가함에 따라 깊은 물속은 압력이 매우 높아지므로 사람이 내려가기가 어렵다. 일반적으로 호흡장치 없이 인간이 내려갈 수 있는 깊이는 약 10m 이내이며 잠수시간도 2분 이내가 보통이다. 잠수복을 입고 압축공기를 사용하는 경우 수심 60m 정도가 한계이며 더 이상은 질소 마취, 산소 중독 같은 잠수병 때문에 위험하다. 헬륨가스(He)를 이용한 혼합기체를 사용하면 수백 미터(330m 정도)까지도 잠수가 가능하며 첨단기술로 제작된 잠수정을 이용하는 경우에는 지구상 가장 깊은 바다 속까지 잠수가 가능하다. 군사용 잠수함의 경우 잠수심도는 대략 1,000m 정도이고 관광용은 100m이고 해저조사용 또는 자원개발 형은 300~6,000m로 다양하다.

잠수용수중호흡장치 潛水用水中呼吸裝置 self-con-tained underwater breathing apparatus 수중에서의 호흡을 위한 생명보호장비로 개방형 회전형식이고 고압공기 탱크와 조정기로 구성되어있다.

잠수용칼 潛水用~ diving knife 잠수시 사용하는 칼. 안전 장비로서 수중에서 간단한 작업을 하거나 수초, 밧줄, 그물 등에 엉켰을 때 절단하는 등 다이버의 수중공구 역할을 한다. 녹슬지 않는 스테인리스 스틸로 만들어지며, 줄 등을 절단하기 위해 톱니가 있고, 칼집과 고리가 있어서 수중에서도 쉽게 착용하고 고정시킬 수 있다. 또 수중에서 작은 물체를 부술 것을 대비하여 손잡이 끝 부분에 해머 기능이 있는 것도 있다.

잠수용혼합기체 潛水用混合氣體 mixed diving gas 스쿠버다이빙용 혼합호흡기체(압축공기 제외). 일반적으로 헬륨, 산소, 질소의 혼합물이거나 압축 공기와 질소의 혼합물로 구성된다.

잠수장갑 潛水掌匣 diving globes 잠수시 착용하는 장갑으로 다이버가 수중에 들어갈 때 착용하여 베이거나 찔림, 또는 보이지 않는 상처를 막아준다. 너무 작은 장갑을 끼면 손이 저리고 빨리 시려지므로 꼭 끼지 않는 장갑을 착용하는 것이 좋다.

잠수장비세트 潛水裝備~ 수중에 잠수하여 구조활동 또는 탐색활동을 하기 위한 장비.

잠수정 潛水艇 midget submarine 일반적으로 40t 내외의 크기에 1~5명이 탑승하는 소형 잠수장치. 적국의 항만 내에 은밀히 잠입해서 정박중에 있는 함선을 기습 공격할 목적으로 개발된 것이며, 해중 또는 해저의 환경 및 자원을 직접 관찰·계측·촬영하거나 시료를 채취하기에 적합하다.

잠수종 潛水鐘 diving bell 해중의 관찰이나 조사, 잠수작업자의 이동 등에 사용되는 둥근 공 모양의 잠수장치로 추진장치가 없고 모선에서 줄을 매달아 내리는 형태로 운영된다. 지름은 보통 1.5~1.8m 정도이고 여러 가지 방식으로 갑판에 위치하는 감압챔버와 연결할 수 있다. 선박에 장치할 때에는 선박의 후미에 장착한다. 전형적인 잠수는 잠수사가 벨에 들어가 대기압의 상태로 해저에 내려가서 작업 준비가 되면 보통 헬륨과 산소의 혼합이 있기 전의 상태의 압력으로 가압을 시작하여 해저수심과 동일한 압력으로 가압한다. 그리고 해치를 열고 밖으로 나가 작업을 하고 같이 들어간 두 명의 잠수보조요원은 안에서 대기한다. 대부분의 잠수종은 단지 관찰 목적으로 사용하기도 하고, 무인으로 작동하며 단순히 작업을 하거나 작업광경을 관찰하는 것으로 사용하기도 한다.

잠수컴퓨터 潛水~ dive computer 잠수에 사용하는 소형 컴퓨터를 이용한 전자장비. 탱크의 잔압, 현

재수심 및 최대수심, 잠수시간, 수면휴식시간, 감압필요여부, 감압해야 할 수심과 시간 등을 자동으로 알려 준다.

잠수함 潛水艦 submarine 자체추진력이 있으며 사람이 탈 수 있는 해중잠수장치. 수 백 톤급 이상의 군사용 잠수함, 해중 조사 및 작업용 잠수선 등이 있다. 우리나라 해군은 독일 하데베(HDW)사의 모델인 209형 8척을 보유하고 있다. 1996년부터 단계적으로 실전 배치된 한국형 구축함(KDX)의 경우 1~3호의 이름이 각각 광개토함, 을지문덕함, 양만춘함이다. 이들 함정은 3천 8백톤급으로 해군이 보유한 함정 중에서도 핵심 전력이다. 독일 하데베사의 기술을 전수받아 대우조선공업(주)에서 제작된 국산잠수함 역시 1991년에 첫 취역한 1호 장보고함을 시작으로 1999년까지 이천함, 최무선함, 박위함, 이종무함, 정운함, 이순신함, 나대용함 등 맹장의 이름이 붙어 있다.

잠열 潛熱 latent heat 물질이 고체에서 액체로, 또는 액체에서 기체로 변할 때는 온도의 변화 없이 상(相)의 변화를 위하여 열을 흡수하고, 반면 액체에서 고체로 또는 기체에서 액체로 변할 때는 열이 방출되는데, 이와 같이 물질의 상이 변화하기 위해서 필요한 열의 출입 중 고상 및 액상, 액상 및 기상 간에 흡열이 동반되는 상변화가 일어날 때 흡수되는 열을 그 물질의 잠열이라고 일컬음. 보다 구체적으로 고체가 녹아서 액체가 될 때 흡수되는 열을 융해열, 융해잠열 또는 용융열, 용융잠열이라 하고, 액체가 기체로 변할 때 흡수되는 열을 기화열, 증발열 또는 증발잠열이라고 한다. → 융해열, 융해잠열, 용융열, 용융잠열, 기화열, 증발열, 증발잠열.

잠재된 潛在~ latent 비활동성이나 잠재적 문제점으로 존재하고 있는 상태. 결핵의 경우 오랜 기간 잠재하고 있다가 어떤 특이환경 하에서 활동성이 된다.

잠재발열량 潛在發熱量 potential heat value 물질이 연소할 때 단위 무게당의 평균 발열량.

잠재성골절 潛在性骨折 occult fracture 초기의 방사선 사진으로 발견되지 않지만 나중에 방사선 사진에 나타나는 골절.

잠재성알레르기 潛在性~ latent allergy 징후로서는 분명하지 않으나, 검사에 의하여 발견되는 알레르기. = 잠복성알레르기(潛伏性~).

잠함병 潛函病 bends '케이슨 병'이라고도 일컫는 잠수병의 일종. 잠수중의 고압 하에서는 혈액이나 조직 속에 용해되어있던 질소가 급격한 부상에 의한 감압을 받으면 가스 기포가 되어 혈관을 막거나 조직을 파괴한다. 경련, 신경계통의 마비, 관절, 근육의 통증 등의 증상이 일어난다. 압착된 질소를 잠수의 길이와 깊이에 적합한 저압 하에서 체내로부터 서서히 내보내면 방지할 수 있다. → 감압병(decompression sickness). = caisson disease.

잠혈 潛血 occult blood 육안으로는 인지할 수 없으나 현미경이나 화학적 검사로 검출할 수 있는 정도로 소량 함유되어있는 혈액.

잡낭 雜囊 catchall 잔해 등을 담거나 임시로 물을 담아 진화작업에 사용하기 위해 만든 구조용 포대.

잡아매기 고정매듭의 일종으로 구조자 자신의 안전확보나 원만한 경사에서 현수하강, 조난자구출, 낙하같은 상황에서 안전확보를 위해 행하는 매기법.

잡음 雜音 bruit 청진시 들리는 혈관 내의 동요로 생기는 비정상적인 소리.

잡초제거 雜草除去 weed control 잡초 및 초지를 제거하거나 또는 그 범위를 축소시켜 화재위험을 감소시키는 작업.

장 腸 intestine 위 유문에서 항문까지 이어지는 관.

장간막 腸間膜 mesentery 체벽으로부터 소장이나 대장 등의 소화관을 연결하는 지지구조물. 혈관과 신경이 있다.

장간반사 腸間反射 intestino-intestinal reflex 장한부분의 과팽창이 장 나머지 부분의 이완을 일으키는 반사.

장간순환 腸間循環 enterohepatic circulation 간과 소장 사이의 물질 재순환. 물질이 간에 의해 소장으로 분비된 담즙 속에 존재하며 간문정맥을 통해 재흡수되고 간으로 되돌아온다.

장감돈 腸嵌頓 intestinal strangulation 장 혈류의 감소로 장의 고리에 괴저, 부종, 청색증이 생기는 것. 원인으로는 헤르니아, 장중첩증, 꼬임 등이고, 초기증상은 장폐색과 비슷하나 복막염 복부의 민감한 응어리는 감별 진단하는데 중요하며, 처치는 수분과 전해질의 불균형을 교정하고 수술요법을 시행해야 한다.

장감염 腸感染 enteric infection 어떤 감염으로 인한 장의 질병. 증상은 설사, 위통, 오심, 구토와 식욕부진이 증상이다. 구토와 설사로 수액의 많은 손실을 가져올 수 있다.

장결석증 腸結石症 enterolithiasis 장내의 장결석이 있는 상태.

장결핵 腸結核 intestinal tuberculosis 결핵균(*mycobacterium tuberculosis*)이 장에 침범된 경우. 전신증상 외에 복통, 설사, 헛배부름 등이 나타난다.

장경로징후 長經路徵候 long tract signs 반복적인 불수의적 근육 수축 혹은 방광기능 상실 등의 신경계 이상의 징후. 이것은 척수 상부부위 혹은 뇌의 이상을 의미하고 이러한 이상 신경자극은 긴 신경을 따라 전달된다.

장골[1] 腸骨 ilium 관골구(acetabulum)의 위쪽에 위치하며 부채모양으로 하복부의 장기를 보호하는 뼈. 장골등(iliac crest), 상·하·전 장골극(superior, inferior, anterior iliac spin), 장골와(iliac fossa), 이상면(auricular surface), 대 좌골 절흔(greater sciatic notch) 등이 있다. = 엉덩뼈.

장골[2] 長骨 long bone 긴축을 가지고 있는 뼈. 내면에 골수강(medullary cavity)을 형성하고 있으므로 관상골이라고 한다. 전형적인 장골은 양쪽의 골단(epiphysis)과 양쪽의 골간으로 구분할 수 있는데, 이 두 부분의 경계를 골단판이라고 하며 골화가 완성된 뼈에서는 골단선(epiphyseal line)으로 나타난다. 대퇴골, 요골, 척골, 비골 등이 여기에 속한다.

장골골절 長骨骨折 fracture of long bone 사지에서 긴 형태를 갖는 뼈가 부러진 경우. 그 주위 신경과 혈관에 손상을 주어 심한 출혈과 신경손상을 초래할 수 있다.

장골극 腸骨棘 iliac spine 장골능 양쪽 끝에 있는 4개의 돌기. 서혜인대와 여러 대퇴근육이 부착되는 상전장골극은 해부학적으로 중요한 의미를 가지는 곳이다.

장골능 腸骨陵 iliac crest 장골 윗부분의 융기된 가장자리로, 허리 바로 아래에서 촉지되어 해부학적지표로 이용된다. = 엉덩뼈능선.

장관감기 腸管感氣 intestinal flu 장관 바이러스 감염에 의해 일어나는 위장염. 복부 경련·설사·오심·구토 증상이 있으며, 발병은 산발적이거나 유행병일 수 있으나 심하지 않으면 일정하게 한정된 경과를 거치는 자기 한정성 특징이 있다. 증상 완화 요법을 실시하는데, 설사 조절은 지사제와 수분을 제한한 식이를 처방한다.

장교사 掌絞死 palmar strangulation 손바닥을 이용하여 경부에 힘을 가해 사망하게 하는 것.

장구균 腸球菌 streptococcus 사람과 동물의 장관내 상재균. 연쇄상구균속의 D군(Enterococcus group)으로 분류되며 *Streptococcus faecalis*가 식중독을 일으킨다. 이 균은 10~45℃에서 발육하며 소금농도 6.5%의 배지나 pH 9.6에서 발육할 수 있고, 60℃가열에서도 30분간 견디는 열 저항성을 갖는다. 잠복기는 1~36시간이며 평균 5~10시간이다. 메스꺼움, 구토, 설사, 복통을 주 증상으로 하는 급성위장염증상을 나타내며 대개 1~2일이면 완전히 치유된다. 장구균에 의한 설사는 수양성이지만 농이나 혈액은 볼 수 없고 복통은 경련성 동통인 경우가 많으며 발열은 거의 없다. D군의 장구균은 penicillin G에 대한 감성이 좋지 않으므로 ampicillin을 사용하고, ampicillin은 500~1,000mg씩 4~6시간 간격으로 경구투여하고 1일 10g까지 근육이나 정맥주사를 한다.

장구균식중독 腸球菌食中毒 streptococcus food poisoning 연쇄상구균의 D군에 의한 감염증. 원인식품은 쇠고기, 고로케, 치즈, 분유, 두부 등이다. 잠복기는 1~36시간(평균 5~10시간)이며, 급성위장염으로 설사·복통·구토 증상이 있고 발열은 거의 없다.

장기 臟器 viscus 내장의 여러기관. 복강내에 있는 커다란 내장기관.

장기기증자 臟器寄贈者 contributor 사망했을 경우 장기나 조직을 기증하겠다고 법적 서류에 서명한 사람.

장기부전 臟器不全 organic failure 외상, 저산소증, 쇼크 등으로 인해 장기의 기능을 수행하는 것이 불가능한 상태.

장기상승작용 長期相乘作用 long-term potentiation 몇 주 또는 몇 달 이상 연속하여 시냅스후 뉴런을 자극하기 위해 고도로 자극된 시냅스전 뉴런의 향상능력. 이것은 신경학습 기전을 나타내는 것일 수도 있다.

장기이식 臟器移植 organ transplantation 외상이나 어떤 질환에 의하여 장기가 제기능을 못할 경우 다른 곳으로부터 똑같은 생체 장기를 이식하여 기능의 회복을 도모하는 방법. 자기이식, 동종이식, 이종이식으로 구분되며 내분비조직, 피부, 골수, 폐, 간, 비장, 심장, 신장 등의 이식이 시행되고 있으며 그중 신장이식이 가장 널리 행해지고 있다. 그러나 이식으로 인한 면역문제들이 많이 발생되고 있다.

장기적출 臟器摘出 evisceration ① 내장적출술, 장기적출술 등으로 복강내에서 장기를 제거하는 것. ② 내장탈로 장기가 상처나 외과적 절개선, 특히 복벽에서 돌출하는 것.

장내균과 腸內菌科 enterobacteriaceae 살모넬라(*salmonella*)를 포함하여 병원성 장내 미생물을 포함하는 박테리아과의 하나.

장내전근 長內轉筋 musculus adductor longus 치골결합면과 치골하지에서 일어나기 시작하여 대퇴골 후측에 정지하며 대퇴의 내전, 굴곡, 외회전에 관여하는 대퇴의 내측면부 근육(Muscles of medial compartment of thigh). = 긴모음근.

장뇌 樟腦 camphor [$C_{10}H_{16}O$] 인화점 65.6℃, 발화온도 466.1℃, 연소범위 0.6~3.5%로 물에 잘 녹지 않는 무색의 고체. 상온에서 서서히 피어오르는 특이한 냄새를 발하고 연소시 심한 검은 연기를 발생한다.

장도리발가락 hammer toe 중지절골관절의 영구적 굴곡으로 갈고리 모양이 된 발가락. 한 개 이상의 발가락에서 기형이 나타날 수 있으나 두 번째 발가락에서 가장 흔하게 나타난다.

장독소생성대장균 腸毒素生成大腸菌 enterotoxi-genic Escherichia coli 흔히 여행자에게 설사를 일으키는 대장균의 일종.

장딴지 calf 무릎 아래에 있는 다리 뒤쪽의 살 덩어리.

장땅지근 = 비복근.

장루조설술 腸瘻造設術 enterostomy 복벽을 절개하여 소장에 누 또는 인공항문을 만들어 주는 외과적 시술법.

장막 腸膜 mesentery proper 넓고 부채 모양의 복막주름. 회장과 공장을 후복벽과 연결하며, 소장과 복부의 많은 혈관과 신경을 가지고 있다.

장막 漿膜 serous membrane 심장을 둘러싸고 있는 낭과 같이 선을 따라 신체의 내부를 경계짓는 조직의 많은 얇은 막 중 하나. 여러 장기를 덮고 있는 장막의 내층과 바깥층 사이에 장액으로 축축해진 공간이 있다.

장막림프절 腸膜~節 mesenteric node 장에 분포한 세 가지 림프선 그룹 중 하나. 소장 및 대장, 충수돌기에서 림프액을 받아들인다.

장무지굴근[1] 長拇趾屈筋 musculus flexor hallucis longus 비골하부 2/3와 근간격막에서 일어나기 시작하여 무지의 원위지절골에 정지하며 무지말절골 굴곡과 발의 장측굴곡에 관여하는 하퇴의 후면부 근육(muscle of posterior compartment of leg). = 긴엄지굽힘근.

장무지굴근[2] 長拇指屈筋 musculus flexor pollicis longus 요골전면과 골간막에서 일어나기 시작하여 무지의 말절골저에 정지하며 무지의 기절과 말절을 굴곡시키며 정중신경의 지배를 받는 전완의 근육(muscle of forearm). = 긴엄지굽힘근.

장무지신근[1] 長拇趾伸筋 musculus extensor hallu-cis longus 하퇴골간막, 비골전면 중앙부에서 일어나기 시작하여 무지의 말절골에 정지하며 발과 무지의 신전에 관여하는 하퇴의 전면부 근육(anterior compartment). = 긴엄지폄근.

장무지신근[2] 長拇指伸筋 musculus extensor polli-cis longus 척골 후면의 약간 상부에서 일어나기 시작하여 무지의 말절골저에 정지하며 무지를 신전과 외전시키고 요골신경의 지배를 받는 전완의 근육(muscle of forearm). = 긴엄지폄근.

장무지외전근 長拇指外轉筋 musculus abductor pollicis longus 척골과 요골의 후면 및 골간막에서 일어나기 시작하여 제1중수골저에 정지하며 무지를 외전시키고 요골신경의 지배를 받는 전완의 근육(muscle of forearm). = 긴엄지벌림근.

장미색비강진 薔薇色枇糠疹 pityriasis rosea 몸의 예상치 못한 부위에 비늘과 붉은 발진이 퍼지는 피부질환. 자극받은 넓은 부위에 부스러기가 떨어져 나가고 여러날 동안 붉은 발진이 나타남. 발진은 피부의 정상적인 주름선을 따라 발생하는 경향이 있다.

장바이러스 腸~ enterovirus 장관 내에서 1차적으로 증식하는 바이러스의 하나. 장바이러스에는 *cox-sackievirus, echovirus, poliovirus* 등이 있다.

장벽 障壁 barrier 물질의 통과를 저지하거나 차단하는 벽. 콘돔이나 다이아프램과 같은 피임법은 정자가 자궁으로 유입되는 것을 막아준다. 신체조직의 막은 스크린과 같은 장벽으로서 특정 물질이나 물의 움직임은 허용하나 다른 물질의 유입을 막는다. = 간벽, 울타리.

장비골근 長腓骨筋 musculi peroneus longus 경골외측과 비골두와 비골의 상부 2/3점에서 일어나기 시작하여 내측설상골과 제1중족골에 정지하며 발의 외번과 장측굴곡에 관여하는 하퇴의 외면부 근육(lateral compartment). = 긴종아리근.

장상지석고붕대 長上肢石膏繃帶 long arm cast 주관절을 포함한 상완에서 손 관절까지의 석고붕대.

장세척 腸洗滌 bowel irrigation 하부 위장관내로 물질을 점적하여 장을 깨끗이 씻어내는 것.

장수장근 長手掌筋 palmaris longus 손이 구부러지게 하는 전완의 길고 가는 근육.

장시간화재 長時間火災 extra period fire 화재 발견 후 만 하루가 지난 그 다음날 까지도 불길이 잡히지 않은 화재.

장애 障碍 impairment 정상적인 활동을 방해하는 해부학적, 생리학적, 정신적 비정상의 결과로 인한 구조나 기능의 장애.

장애신호 障碍信號 trouble signal 소방시설에서 고장이 자동으로 진단되어 표시되는 신호.

장애인등록제 障碍人登錄制 정부가 장애인의 수 및 장애인의 복지욕구 등에 대한 정확한 실태를 파악하여 장애인 복지정책 입안의 기초 자료로 활용하는 한편, 장애인 복지서비스를 제공하는 대상을 구체화하기 위해 1988년에 수립한 제도. 등록 대상은 지체장애, 시각장애, 청각장애, 언어장애, 정신지체장애로서 장애인복지법령에 규정된 정도의 장애를 가진 자이며 의사의 진단에 의한다.

장애인보호시설 障碍人保護施設 limited care facility 정신박약, 발육부진, 정신질환, 화학약품 흡입으로 인한 정신적인 통제능력, 사고나 질병으로 인한 육체적인 통제능력, 연령으로 인한 자기 보존 능력이 없어 집단으로 수용되어 치료를 받는 시설.

장애자용전화기 障碍者用電話機 telephone set for the handicapped 신체 장애인을 위한 전화기. 난청자를 위하여 수화 증폭기를 삽입한 것, 특수한 수화기를 사용하여 골(骨) 전도에 따라 직접 내이(內耳)에 소리를 전달하는 것, 맹인을 위하여 다이얼판을 가공한 것, 팔 장애인을 위하여 훅(hook) 보조장치나 송수기유지장치 등을 장착한 것 등 특별히 고안된 것들이다.

장액 腸液 intestinal juice 소장의 점막에 있는 리베르퀸소와(~小窩 Lieberkuhn's crypt)라고 불리는 특히 함몰된 단순 관상선의 구조를 가진 소화액선에서 분비되는 액. 하루에 3,000㎖ 정도 분비된다. → 리베르퀸소와(~小窩 Lieberkuhn's crypt).

장액 漿液 serous fluid 묽고 물 같은 액체.

장액성염증 漿液性炎症 serous inflammation 급성염증의 초기단계와 경미한 손상시에 나타나고 단백농도가 낮으며 주로 점성이 낮은 액상성분을 삼출하는 염증. 조직내에서는 조직간격에 장액이 삼출되어 염증성 부종을 일으킨다. 체강면에 이러한 염증이 나타나면 흉강, 심막강, 복강, 관절강 등에 다량의 장액이 저류한다.

장약 裝藥 charge 포신 내에서 포탄을 추진하는 화약. → 화약.

장열 腸熱 entericoid fever 장의 염증과 기능장애가 나타나는 장티푸스와 비슷한 열성질환.

장염 腸炎 enteritis 세균성, 바이러스성, 기능적, 염증성 등 다양한 원인에 의해 초래하는 소장 점막층 염증.

장염비브리오식중독 腸炎~食中毒 parahaemolytic vibrio infection 장염비브리오균에 감염된 식중독. 잠복기는 8~20시간 전후(평균 12시간)이고 37.5~38.5℃로 고열은 없으며 전형적인 급성 위장염을 일으키는데 복통, 설사, 구토가 주 증상이고 경우에 따라서는 혈변이 나오는 수도 있다. 원인 식품은 어패류가 주이며 5~11월(주로 7~9월) 사이에 많이 발생한다.

장염전 腸捻轉 volvulus 장이 꼬여 장 폐색을 초래하는 것. 흔히 탈출 장간막에 의해 발생하며 병변의 부위, 염전도에 따라 증상이 다르다. S상 결장부위에서 가장 많이 발생하고 회장, 맹장 부위도 흔하다. 심한 복통, 구토, 장음의 부재, 긴장성 복부 팽만이 나타나고 변비, 설사가 교대로 나타나기도 한다. 교정하지 않으면 폐쇄된 장은 괴사되고 복막염과 장과열 등으로 사망하기도 한다. = 창자꼬임.

장요측수근신근 長橈側手根伸筋 musculus extensor carpi radialis longus 완요골근(腕橈骨筋 brachioradial muscle)에 덮혀서 상완골의 외측연과 외측상과에서 일어나기 시작하여 제2중수 골저부에 정지하며 손목의 신전과 외전에 관여하는 전완의 근육(muscle of forearm). 요골신경의 지배를 받는다. = 긴노쪽손목폄근.

장용피 腸溶皮 enteric coating 특정 약물을 파괴하거나 상호작용하는 위액에서 약물을 보호하기 위해 경구 약물에 하나의 층을 덧붙이는 것.

장장근 長掌筋 musculus palmaris longus 상완골 내측 상과에서 일어나기 시작하여 긴 종건은 수근부 중앙부에서 손바닥으로 향하고, 피하에서 수장건막으로써 부채꼴로 퍼져 정지하는 근육. 손목을 굽히는 동시에 손바닥 피부를 긴장시키는데 작용하고 정중신경의 지배를 받는 전완의 근육(muscle of forearm). = 긴손바닥근.

장중첩 腸重疊 intussusception 장의 일부가 탈출되

어 다른 장으로 들어가 장폐쇄를 일으키는 것. 흔히 3~12개월의 영아에서 발생한다. 대장의 일부에서 일어나는 colic과 소장에서 일어나는 enteric, 회장판이 맹장에 중첩되는 ileocecal, 회장이 회장판을 통하여 결장내로 중첩되는 ileocolic 등의 4가지 유형이 있다. 증상은 급성 간헐적 복통, 복부팽만, 구토 등을 일으키고 처음의 대변은 정상이나 다음 변은 혈액과 점액이 섞여 혈성점액성 젤리(red cur-rant jelly)처럼 보인다. 건강해 보인 영아가 갑자기 아주 심하게 울기 시작하고 종종 잠에서 깨어나기도 한다. = 장중적증.

장지굴근 長趾屈筋 musculus flexor digitorum longus 경골 후면에서 일어나기 시작하여 제2~5지의 말절 골절에 정지하며 제2~5지의 말절골을 굴곡시키고 발의 척굴보조에 관여하는 하퇴의 후면부 근육(muscles of posterior compartment of leg). = 긴발가락굽힘근.

장지신근 長趾伸筋 musculus extensor digitorum longus 비골, 경골에서 일어나기 시작하여 제2~5지 지배건막, 중절골, 말절골에 정지하며 제2~5지의 신전과 발등 굽힘 등에 관여하는 하퇴의 전면부 근육(anterior compartment). = 긴발가락폄근.

장축 長軸 long axis 물체나 신체의 긴 축 방향. 환자 이동시나 견인시 이 방향으로 시행해야한다.

장축의 長軸~ longitudinal 장기, 대상물 및 개체의 장축 방향으로 길이를 재는 것. 머리에서 발톱까지의 상상의 선.

장측 掌側 palmar 손바닥 방향의. = 손바닥쪽.

장측골간근 掌側骨間筋 musculi interossei palmares 세 개가 있으며 제2중수골의 내측과 제4, 5중수골의 외측에서 일어나기 시작하여 제2, 4 및 5지의 기절골의 저부의 제3지를 향한 쪽에 정지하고 제3지의 중수지절 관절쪽으로 내전하는 작용을 하는 근육. = 바닥쪽뼈사이근.

장측심막 漿側心膜 serous pericardium 심장을 둘러싸고 있고 부착되어진 심낭 안쪽의 층.

장측심외막 臟側心外膜 visceral pericardium 심장의 표면을 덮어 유착되어 있는 장액성 조직. = epicardium.

장치 裝置 apparatus 모여서 특별한 기능을 하도록 만들어진 부속품.

장치신뢰도 裝置信賴度 equipment reliability 공정 장치가 어떤 환경조건에서 운전될 때 일정한 위험기간 동안 그 장치의 기능을 수행할 수 있는 확률.

장크롬친화성유사세포 腸~親和性類似細胞 enterochromaffin-like cell : ECL 히스타민을 분비하는 위 상피세포. ECL 세포는 호르몬 가스트린과 미주신경에 의해 촉진된다. ECL 세포로부터 유래한 히스타민은 부세포(또는 벽세포)로부터 위산 분비를 촉진한다.

장티푸스 腸~ typhoid fever 장티푸스균을 병원체로 하는 법정전염병. 특별한 증세가 없는 데도 고열이 4주간 정도 계속되고, 전신이 쇠약해지는 질환이다. 연령적으로는 청장년의 사람에게 걸리기 쉽다. 1~2주간의 잠복기 후에 몸이 나른하고 식욕이 없어지며, 두통, 요통, 관절통 등이 일어나고, 오한과 함께 발열한다. 열은 하루하루 높아져서 5, 6일이면 40℃ 전후가 된다. 소장에 병변이 생기나 설사가 나는 일은 적고, 오히려 변비가 되는 경우가 많다. 발병 제2주에는 40℃ 전후 고열이 계속되고 지라나 간이 부어서 다소 커진다. 가슴, 배, 등의 피부에 '장미진'이라고 하는 지름 2~4mm의 담홍색의 발진이 5~30개가 드문드문 나타난다. 혀는 황색 또는 갈색의 두꺼운 설태(舌苔)에 덮이고 식욕이 없어진다. 합병증으로서는 기관지염에서 시작하여 폐렴을 일으키는 수가 있고, 중증일 때에는 귀가 멀고 의식이 혼탁해지는 수도 있다. 발병 제3주에는 열이 높고 아침 저녁의 차가 차츰 커진다. 식욕이 나고 병이 회복되는 징후가 보이기 시작하지만, 위험한 합병증인 장출혈을 일으키기 쉽다. 발병 제4주가 되면 열은 아침 저녁으로 크게 오르내리면서 차츰 내리기 시작하고 1주간 정도이면 평열이 되어 완쾌된다. 조기에는 혈액에서, 그 후는 분변이나 오줌에서도 균이 배양검출된다. 발병 제2주 이후는 비다르반응(혈청 반응의 하나로서, 항체의 산생의 유무가 응집반응에 의하여 판명된다)이 진단에 참고가 된다. 클로람페니콜(클로로마이세틴)을 투여하며 복약 개시 후 5,

6일이면 평열이 되지만, 재발하는 일이 종종 있으므로, 보통 해열 후에도 2, 3주간은 투약을 계속한다. 강심제를 위시하여 수분이나 영양보급의 주사 등도 행하여진다. 제3주경부터는 장출혈의 예방을 위하여 절대안정을 취하는 것이 매우 중요하다. 예후는 클로람페니콜요법이 발견된 이래로 합병증도 감소되어 사망하는 일은 거의 없어졌다. 그러나 조기진단이 어렵기 때문에 때로는 시기를 놓쳐서 장출혈 등의 위험을 초래하는 수도 있다. 보균자의 치료에는 아미노벤질페니실린이 유효하다. 장티푸스균은 환자나 보균자의 분변 속에 배출되어 음식물이나 음료수에 혼입되거나 손가락에 묻어서 경구전염을 한다. 예방에는 환자나 보균자를 강제적으로 격리병원에 입원시키고, 환자가 있었던 곳이나 화장실, 사용한 의류, 식기, 물건 등을 소각하거나 철저하게 소독한다. 또 병이 유행하기 전에 예방주사를 맞는다.

장파 長波 low frequency : LF 30KHz 초과 300 KHz까지의 무선통신 파장. 주파수가 낮으므로 주로 지표파에 의해서 전파되며, 파장이 클수록 지표면에서의 감쇠가 적어 주야, 계절 등의 변화가 없기 때문에 원거리 통신에 적합하다. 그러나 원거리에 전파가 도달할 경우에는 전리층의 E층과 지표와의 사이를 반사하는 상공파에 의한 것이므로 이때는 대지와 전리층에서의 흡수작용이 나타나 일반적으로 야간에는 주간보다 멀리 도달되며 여름보다는 겨울에 강력하게 수신된다. 주로 선박, 항공기 항행용 표지통신 등 원거리 통신에 이용된다.

장폐쇄 腸閉鎖 enterocleisis 위장관 내용물의 정상적인 흐름이 부분적이거나 완전히 방해 받는 경우. 물리적인 원인으로 발생하는 기계적 장폐쇄와 물리적인 원인 없이 장운동이 저하되어 발생하는 마비성 장폐쇄, 혈액공급의 차단에 의한 혈관성 장폐쇄 등이 있다.

장폐쇄증 腸閉鎖症 intestinal obstruction 폐색 유착, 매복, 분변, 장내 종양, 헤르니아, 장중적증, 장꼬임, 염증성 장질환 등으로 인한 장의 협착. → 헤르니아(hernia), 장중적증(腸重積症, intussusception).

장하지무릎경첩석고붕대 長下肢~石膏繃帶 long leg knee hinge cast 장하지석고붕대에서 무릎 관절부위의 석고붕대를 제거한 후 가느다란 철근 등을 이용하여 경첩을 단 후 슬관절의 굴신운동이 가능하게 하는 석고붕대. 대퇴부와 경골의 골절은 있지만 슬관절에는 장애가 없을 때 석고붕대로 인한 슬관절의 연축(攣縮)을 예방할 수 있다. → 장하지석고붕대.

장하지석고붕대 長下肢石膏繃帶 long leg cast 대퇴에서 발가락까지의 석고붕대.

재[1] ash 동·식물성 물질이 연소한 후 남은 비휘발성 무기질 가루. 탄산칼륨, 탄산나트륨 등과 같은 수용성 알칼리 성분이 많이 포함되어 있다.

재[2] cinder 전부 또는 일부가 소실되었지만 완전히 재로 변하지는 않은 상태의 석탄이나 나무. = 타다 남은 찌꺼기.

재가압 再加壓 recompression 잠수부가 빠르게 상승하여 갑자기 감압되어 발생하는 감압병을 치료할 때 정상 대기압 보다 높은 압력을 가하는 것.

재가압실 再加壓室 recompression chamber 재가압으로 치료할 수 있도록 되어있는 장치. → 재가압, = 재압챔버(chamber).

재가온법 再加溫法 rewarming methods 저체온증 환자에게 체온을 상승시키는데 사용하는 방법. 수동적 외부 재가온법, 능동적 몸통 재가온법, 능동적 외부 재가온법이 있다.

재관류부정맥 再灌流不整脈 reperfusion dysrhythmias 스트렙토키나제와 같은 특히, 혈전용해제의 투여에 따른 심근순환의 회복 후에 발생하는 심장리듬의 장애.

재관류손상 再灌流損傷 reperfusion injury 관상동맥 혈류의 회복 후에 심근의 손상장애.

재귀열 再歸熱 relapsing fever 회귀열로 나타나는 많은 감염 중 하나. 보렐리아(Borrelia) 박테리아에 의해 생기며 이 질병은 이와 진드기에 의해 옮겨진다. 미국의 서부지역에서 발생해왔으나 일반적으로 남아메리카, 아시아, 아프리카에서 발견되었다. 초기 증상은 갑작스럽게 발생된 열, 오한, 두통, 근육통, 오심과 발진을 포함하며 황달은 대개 다음 단계가 진행되는 동안 나타난다. 환자들은 종종 7~10일 동안의 정상 체온 후에 재발한다.

재난 災難 calamity 인·물적 피해 정도나 발생 규모가 비교적 크고 돌발적이어서 그 피해가 발생한 지역의 사회·경제활동이 정상적으로 영위되지 못할 정도의 사태. 인위(人爲)재난은 물론 자연재난과 전쟁까지도 포괄한다. → 인위재난, 자연재난. = 재앙.

재난관리 災難管理 disaster management 재난의 예방, 대비, 대응 및 복구를 위하여 행하는 모든 활동.

재난구호차 災難救護車 disaster unit 재난 발생 지역에서 필요로 하는 장비들을 구비하고 있는 구조용 차량.

재난반응 災難反應 catastrophe reaction 갑작스럽게 닥친 위협적인 상태에서 보이는 혼란스러운 반응. 사고나 재앙에서 희생자들에게 일어날 수 있다.

재능 才能 faculty 인지능력, 감각자극을 구별하는 능력과 같이 살아있는 유기체의 능력 혹은 정상적인 기능.

재단법인 財團法人 foundation 일정한 목적을 위하여 바쳐진 재산으로 권리 능력을 가지는 것으로 사단법인과는 달라서 사원이나 사원총회는 없으며 정관에 따라 이사가 의사 결정이나 업무 집행 및 대외적으로 대표하는 일을 행한다. 재단법인은 종교, 자선, 학술, 기예 그 밖의 영리 아닌 사업을 목적으로 하는 것에 한하여 인정되며 사립학교, 의료법인 등에 그 예가 많다.

재밍 jamming 바위의 갈라진 틈 사이에 몸의 일부를 끼워 넣어서 홀드로 이용하는 것을 잼(jam)이라고 하며 홀드를 지지할 때까지의 동작을 재밍(혹은 째밍)이라고 한다.

재발 再發 relapse 뚜렷한 회복 후에 질병의 증상이 다시 나타나는 것.

재발성다발성연골염 再發性多發性軟骨炎 relapsing polychondritis 연골의 파괴와 감염으로 나타나는 자가면역성 희귀질병. 가장 일반적으로 귀와 코에 영향을 미치며 이 질병은 후두와 기관에 기도손상을 일으키고 청력상실을 가져온다.

재발화 再發火 burnback 진화작업 종료 후에 남은 불씨에 의해서 가연물이 다시 연소되는 것. = 재연 (再燃).

재분극 再分極 repolarization 세포가 휴식하기 위해 되돌아가는 과정. 재분극 과정은 활동이 가능한 0기 이후 시작되면 3기말에 완성된다. phase 0은 활동전위의 초기 상승기(upstroke)이다. phase 1은 활동전위의 초기 빠른 재분극기로 심실, 히스푸르키니에 활동전위에서 볼 수 있다. phase 2는 재분극 되는 동안 일어나는 활동전위의 높고 편평한 부분(plateau)이다. phase 3은 활동전위의 최종적인 빠른 재분극이다. phase 4는 전기적 이완기로 4기의 그래프는 동방결절 세포와 같은 심박 향도잡이세포(pacemaker cells)에서는 서서히 상승되나 향도잡이전위(pacemaker potential)에서는 편평하다.

재산피해 財産被害 property damage 연소(燃燒), 붕괴, 매몰, 유실(流失), 파손 등으로 그 본래의 가치를 상실한 유형물의 수(數) 또는 가치상실의 정도. 동산과 부동산으로 구분하여 금액으로 환산·표시한다. → 직접피해, 간접피해.

재생 再生 regeneration 손상된 조직이 동일한 세포에 의해 대치되는 것. 이 때는 손상된 흔적이 없이 정상기능을 회복하게 된다. 인체의 세포들은 재생능력에 따라 불안정세포, 안정세포, 영구세포로 구분된다.

재생불량성빈혈 再生不良性貧血 aplastic anemia 특이적인 항빈혈요법(抗貧血療法)에 대하여 일반적으로 반응이 없는 빈혈의 일형. 가끔 과립구 감소증(顆粒球減少症)과 혈소판감소증(血小板減少症)을 수반한다. 이 빈혈의 경우 골수가 반드시 무세포 내지 형성부전성인 것은 아니지만 말초혈액요소를 적당량 생산하지 못한다.

재생산율 再生産率 reproduction rate 여자가 일생동안 낳은 여자아이의 평균수. 어머니의 사망율을 무시하는 것을 총 재생산율이라고 하며 사망을 고려하는 경우를 순 재생산율 이라고 한다. 생산율이 1.0인 경우는 인구의 증감이 없는 것이고 1.0 이하는 인구의 감소를, 1.0 이상은 인구의 증가를 나타낸다.

재생식호흡기 再生式呼吸器 regenerating-type mask 호흡기 착용자의 호흡에 사용된 공기 중에서 이산화탄소를 제거한 후에 산소통에서 공급된 신선한 공기로 호흡기를 재충전하는 자급식 호흡기구.

재생중계국 再生中繼局 repeater 차폐된 공간이나 소규모 블록화된 음영 지역(지하 상가, 터널, 지하 주차장 등)에 기지국을 신설하거나 중계 차량을 운용하기 부적합한 지역에서 주로 사용되는 장비. 차폐 공간이나 음영 지역에 상존하는 신호 중에서 중계하고자 하는 미약한 신호를 추출, 저잡음으로 증폭한 후 재중폭(250mw/ch) 안테나를 통해 재방사하는 방식을 사용하여 불감 지역에서 이동 전화 및 무선 호출 수신을 가능하게 한다. 간이 중계기, 무선 호출 중계기라고도 한다.

재수화 再水和 rehydration 신체 기관속으로 수액을 되돌리거나 대치시키는 제공행위.

재앙 災殃 disaster 갑작스런 환경학적 이상으로 발생되어 시민의 삶과 재산에 심각한 영향을 주는 응급상황. = 재난, 재해.

재연소 再燃燒 reburn 화재가 진압되었으나 남아 있던 인화성 가연물이 재발화하여 또 다시 화재가 진행되는 것.

재잠수 再潛水 repetitive dive 잠수 후 12시간이 경과하지 않은 상태에서 다시 진행하는 잠수. 최근에는 18시간 이내를 재잠수로 보는 경우도 있다.

재조달가액 再調達價額 procurement cost 화재피해 자산을 신품으로 재취득하는데 필요한 비용. 화재당시를 기준으로 하며 재시공에 필요한 설계·감리 비용도 포함한다. = 재조달가격.

재채기 sneeze 먼지나 꽃가루가 인후(= 목구멍)의 점막에 자극을 주어, 갑자기 강력하게 부지불식간에 코나 입으로 공기가 내뿜어지는 현상.

재채기자세 ～姿勢 sniffing position 환자가 머리(위치 C1-2)를 내미는 동안의 목(위치 C5-6)의 굴곡하는 자세. 삽관시에 최적의 기도를 확보하기 위해 사용된다. = 냄새맡는자세.

재충전소화기 再充塡消火器 rechargeable fire extinguisher 소화 약제를 충약(充藥)하고 가압해서 재사용할 수 있는 소화기. '사용 후 즉시 충약 하시오'라는 문구가 표시되어 있다.

재해 災害 disaster 지역사회가 정상적으로 기능할 수 있는 능력을 능가한 인간 생태계의 붕괴. 태풍, 회오리, 바람, 홍수, 폭우 급류, 조류, 지진, 가뭄, 눈보라, 유행성질병, 기근, 화재, 폭발, 건물붕괴, 수송기의 난파 등이 원인이 된다. = 재앙, 재난.

재해관리체계 災害管理體系 incident management system : IMS 대량 환자 사고 관리를 위해 사용되는 체계.

재해대책 災害對策 disaster plan 지역사회의 다양한 응급 대응요원들이 특정한 응급상황에서 해야 할 일을 미리 정한 일련의 지시사항들.

재해보상 災害補償 accident compensation 넓은 의미로 재해로 인한 손실을 보전함을 말하는 것. 특수작업에 대한 재해보상, 근로자, 공무원의 업무상 부상, 질병, 사망, 신체장해 등에 대한 보상제도가 있으나 좁은 의미로는 근로자(공무원포함)에 대한 재해보상을 뜻한다.

재해예지 災害豫知 calamity foreknowledge 장래에 일어날 수 있는 재해를 미리 아는 것. 재해를 방지하고, 예방하기 위해서는 그 발생요인, 확대요인까지도 알 필요가 있다.

재해의료대책 災害醫療對策 disaster emergency service 대량사고나 재해에 의하여 많은 환자가 발생하였을 때 대량 환자를 신속하고 효율적으로 처치하기 위한 대책.

재해조사 災害調査 calamity survey 재해에 관한 조사로서 재해 발생 후에 재해발생원인, 피해상황, 피해규모 등을 파악하여 재해방지에 도움이 되는 자료로 활용됨.

재해지휘자 災害指揮者 incident commander 대규모 사고의 전체 지휘를 맡는 사람.

재해지휘체계 災害指揮體系 incident command system 사고현장을 신속히 처리하고 인명피해 및 재산피해를 최소화하기 위한 목적을 효과적으로 수행하기 위해 할당된 자원의 관리 책임을 갖는 사고현장 조직구성 내의 장비, 자원, 인원, 절차. 의사전달체계 등의 체계.

재해코스트 災害～ disaster cost 재해에 의해 경영자가 입는 경제적 손실. 피해자에게 직접 지불된 보상금액을 직접코스트로 하고, 이것 이외의 생산정지

손실이나 재산손실 등을 간접코스트라 하는데 산업재해에 의해 기업이 입는 손실 중에서 간접코스트는 직접코스트의 4배가 된다고 한다.

재해확대요인 災害擴大要因 factor of disaster enlargement 재해위험에너지의 분류 중 재해 발생의 위험성이 높고 폭발 등에 의해 재해가속의 위험성이 높은 요인.

재호흡마스크 再呼吸~ rebreathing mask 환자에게 산소를 효과적으로 공급하기 위한 마스크. 환자의 안면부에 착용시키고 환자의 상태를 확인할 수 있도록 투명한 재질로 되어있다.

재활 再活 rehabilitation 질병이나 부상 등으로 신체에 장애가 생겼거나 기능이 쇠퇴되었을 경우에 기능을 다시 회복시키기 위해 하는 훈련.

재흡수 再吸收 reabsorption 세뇨관으로 분비된 물질이 다시 선택적으로 흡수되어 혈액쪽으로 되돌아가는 현상. 재흡수와 분비가 가장 활발히 이루어지는 곳은 근위세뇨관이며 포도당, 아미노산, 단백질 및 요산 등이 근위 세뇨관에서 재흡수된다. Na$^+$, Cl$^-$, K$^+$ 등의 이온과 물은 70~80%가 재흡수 된다. 헨리(Henle)고리의 하행각에서 물의 재흡수가 이루어지고 상행각에서는 Na$^+$, Cl$^-$, K$^+$ 등의 재흡수가 이루어진다. 원위세뇨관과 집합관에서는 사구체 여액의 12~15%가 재흡수된다. 사구체 여과액 180 ℓ/day 중 99%는 재흡수 되고 1%만이 소변으로 배설(1.5~1.8 ℓ/day)된다. 알도스테론(Aldosterone)은 부신에서 분비되고 세뇨관에 작용하여 Na$^+$의 재흡수를 촉진하고 K$^+$의 재흡수를 억제하는 호르몬이다.

잭 jack 눌린 상태의 구조나 무거운 물체를 들어올릴 때 사용하는 이동식 장치로 레버, 스크류, 유압 프레스 등으로 힘을 가한다.

잭나이프체위 ~體位 Jackknife position 남성의 요도검진이나 요도 소식자를 용이하게 하는 자세. 등을 댄 반좌위에서 어깨를 올리고 허벅지를 배 쪽으로 90도 당긴 해부학적인 자세.

잭스테이탐색 ~ 探索 Jackstay search 수중탐색의 방법 중 비교적 넓은 범위의 구역을 탐색하는 방법. 탐색구역의 외곽에 평행한 기준선을 두 줄로 설정하고, 기준선과 기준선에 수직방향의 줄을 팽팽하게 설치한 후 이 줄의 양쪽 끝에서 두 명의 다이버가 각각의 끝을 가지고 펴서 양끝을 수중 바닥에 고정하고 로프를 따라서 반대쪽의 끝으로 수색하는 방법이다. 이때 신호에 의해 서로를 향해 출발하면서 탐색한다.

잭슨간질 ~癎疾 Jacksonian seizure 뇌의 국소화된 부위, 특히 대뇌 중심구에 인접한 운동이나 감각영역에서 비정상적인 신경세포의 흥분발사의 결과로 생기는 운동, 감각, 자율기능에서의 일과성장애. 경련성 동작이 손, 얼굴, 발에서 시작하여 점점 몸 전체로 퍼져 전신경련으로 끝날 수 있다. = 병소적 발작, 국소성발작.

잭슨법칙 ~法則 Jackson's rule 간질 발작 후 단순하고 자동적인 기능이 복잡한 기능보다 영향을 덜 받고 빨리 회복된다는 것.

잭슨진행 ~進行 Jacksonian progression (John Hughlings Jackson, 영국의 의사, 1835~1911) 국소 근육에서 시작되어 추가 근육부위(전체 신체로 확대되는 것은 아님)로 확대되는 간질 활동.

잭형들것 ~形~ Jack's litter 고정형 알루미늄, 플라스틱 운송기구로 Stokes 운송기구와 형태가 비슷하다. 세 부분으로 분리되어 저장하기 쉽고 환자에게 가져가기도 쉽다. 수중 구출작전에 사용되기 좋게 부양성도 있으며 빙판, 바위, 눈 위에서 미끄러지게 좋게 디자인되어 있다. 투명한 플라스틱 띠를 가진 천 덮개가 있어서 험악한 날씨나 헬리콥터를 이용한 운송에 이용될 수 있다.

잴루지창 ~窓 jalousie window → 미늘살창.

저강도분쟁 低强度紛爭 low intensity conflict : LIC (테러) 국제테러, 반란, 폭동과 같은 간접적 또는 애매한 형태의 침략행위로 국제정세의 안정에 커다란 위협을 주는 분쟁. 핵무기의 존재 때문에 규모가 큰 전쟁은 어느 쪽도 시작할 수 없으므로, LIC에 의하여 간접적으로 자기 진영에게 유리한 국제정세를 조정하려는 국제세력이 있다. LIC의 전술에는 평화와 도덕이라는 미명(美名), 거짓 타협, 민주·자유 등의 말이 자주 쓰인다. 현재 가장 주목되는 것은 국제테러이며, 국가가 기획한 테러는 야심적 침략의 새로운 수단으로 이용되고 있다. → 저강도 전쟁(低强度 戰爭).

저관류 低貫流 hypoperfusion 혈액순환이 감소하여 세포에 산소와 영양분을 공급하는 능력이 저하되는 상태. 저관류 상태가 오랫동안 지속되면 세포의 영구적 장애가 온다.

저구연산뇨증 低枸櫞酸尿症 hypocitricaciduria 요석환자의 15~63%에서 볼 수 있는 질환으로 여성환자에서 빈도가 높다. 주원인으로는 산증(acidosis)이 가장 중요하고 염증성 질환이나 만성 설사환자에서 대변으로 알칼리가 빠져나가므로 대사산증이 유발되고 신장에서 구연산의 흡수가 증가되어 일어난다.

저기압성감압병 低氣壓性減壓病 hypobaric decompression sickness 고도 6,000m 이상에서 발생할 수 있으나 고지대 등반에서는 급격한 압력차이를 초래하지 않기 때문에 항공분야에서만 제한적으로 나타나는 질환.

저나트륨혈증 低~血症 hyponatremia 혈중 나트륨량이 정상보다 낮은 경우(135mEq/ℓ 이하). 순환되는 혈액내의 부적절한 수분 배설이나 과도한 수분에 의해 일어나며 복부경련, 혈압하강, 요량감소, 전신권태, 식욕부진, 오심, 구토, 근육경련 등의 증상이 나타나며 심하면 혼동, 기면, 근육의 흥분성 증가, 경련과 혼수상태가 되기도 한다. 수분을 제한하거나 수분과 전해질 균형을 맞춘 용액을 정맥내로 투여한다.

저단백혈증 低蛋白血症 hypoproteinemia 혈중 단백질량이 비정상적으로 낮은 경우. 장기간의 기아상태나 간에서의 단백질 합성이 감소되는 간질환이 있거나 스프루우(sprue)같은 장관 질환으로 인해 흡수장애증후군(malabsorption syndrome)이 발생.

저린감 ~感 numbness 감각 신경 섬유에의 자극전달을 방해하는 어떤 인자에 의한 신체부위의 부분적 또는 전체적 감각 결핍. 저림은 종종 따끔거리는 증세를 동반하기도 한다. = 무감각.

저림 tingling 감각신경의 자극에 대한 민감성의 감소를 동반한 피부 또는 신체 일부의 따끔거리는 감각.

저마그네슘혈증 低~血症 hypomagnesemia 혈장 마그네슘 비율이 비정상적으로 낮은 것. 오심, 구토, 근육쇠약, 경련, 테타니, 기면, 빈맥, 부정맥이 나타날 수도 있다. 경증의 저 마그네슘혈증은 장기간의 비경구적 영양이나 수유 기간 동안에도 나타날 수 있으나 보통의 신장이나 장관의 부적절한 마그네슘 흡수로 일어난다. 좀더 심한 경우는 흡수부전증후군, 단백질영양결핍증, 부갑상선질환과 관련이 있다. 결핍을 교정하기 위해 마그네슘을 구강이나 정맥으로 투여한다.

저밀도지단백 低密度脂蛋白 hypodensity lipoprotein 단백질보다 비교적 많은 콜레스테롤과 트리글리세라이드가 포함되어있는 혈청단백질. = 저비중지단백질.

저배수성 低倍數性 hypoploidy 전체 염색체 쌍보다 염색체수가 감소한 것. 터너증후군과 같이 종의 특징인 정상 단배수의 수보다 적은 염색체를 가진다. ↔ 고배수성(hyperploidy).

저산소연소 低酸素燃燒 combustion on low-oxygen 공기 과잉 계수를 1에 가까운 연소 상태로 하고, 과잉 공기의 사용을 방지하며, 연소 배기 가스 중에 포함된 산소의 양을 되도록 적게 하는 것. 특히 대형 보일러에서는 저산소 연소가 필요한데, 금속면의 부식 방지, 애시드 스멋, 질소 산화물 등의 발생 방지, 열효율 향상 등의 효과를 기대할 수 있다.

저산소증 低酸素症 hypoxia 조직 수준에서의 산소 결핍. 저산소성, 빈혈성, 울혈 또는 허혈성, 조직독성 등 4가지 유형이 있다. 저산소성 저산소증(hypoxic hypoxia)은 동맥혈의 PO_2가 감소되어 발생하며 빈혈성 저산소증(anemic hypoxia)은 동맥혈의 PO_2는 정상이나 산소를 운반하는 헤모글로빈이 부족하여 발생한다. 울혈성 또는 허혈성 저산소증(stagnant or ischemic hypoxia)은 정상적인 PO_2와 헤모글로빈의 농도에도 불구하고 조직을 흐르는 혈류의 감소로 산소운반이 줄어들어 생기며 조직독성 저산소증(histotoxic hypoxia)은 조직에 운반되는 산소량은 정상이나 독성물질의 작용때문에 조직의 세포가 공급된 산소를 이용할 수 없어 발생한다. 저산소중 발생시 뇌가 가장 큰 영향을 받으며 판단장애, 졸리움, 두통, 통증감각의 무디어짐, 흥분, 지남력 상실, 시간감각의 소실 등이 나타난다.

저산소혈증 低酸素血症 hypoxemia 동맥혈 내 산소의 비정상적인 부족상태. 급성 저산소혈증의 증상은 청색증, 안절부절, 혼미, 혼수, Cheyne-Stokes 호흡, 무호흡, 혈압의 상승, 빈맥 등이 있다. 초기에는 심박출량이 증가하고 나중에는 떨어져 저혈압이 나타나는 증상, 심실세동 또는 심장의 부전수축(asystole) 등이다. 만성 저산소혈증은 골수에서 적혈구 생산을 촉진시켜 이차적인 다혈구혈증을 유발한다. 감소된 폐포의 산소 장력 또는 저환기로 생긴 저산소혈증은 산소 요법으로 완화된다. 폐에서의 가스 교환 없이 우심장에서 좌심장으로 혈액션트(shunting of blood)에 의한 저산소혈증은 기관지 청결과 호기말 양압호흡(PEEP)으로 치료된다. → 저산소증(hypoxia).

저산증 低酸症 hypoacidity 산의 부족 현상.

저색소성빈혈 低色素性貧血 hypochromic anemia 적혈구에서 헤모글로빈의 농축 정도가 감소된 것이 특징인 빈혈.

저속 低速 low velocity ① 낮은 차량 속도, 일반적으로 시간당 25마일 이하(약 40km/h). ② 분출 속도가 초당 2,000 이하인 기기.

저수위경보장치 低水位警報裝置 low level alert system 소방시설에서 물올림 탱크 내의 물이 1/2 이상 감수하였을 때 플로트스위치 또는 전극봉에 의하여 신호를 발신하여 감시제어반 등에 표시등 및 부저등으로 음향경보하는 장치.

저수조 貯水槽 water tank 소방용수를 저장하는 물탱크. 주로 지하에 설치된다. 저수조는 상수도의 단수(斷水) 지역이나 소화전이 없는 지역에서의 화재에 대비하기 위해서 설치된다.

저심박출증 低心博出症 low cardiac output syndrome 심박출량이 낮은 병증. 심기능을 나타내는 심박출량은 맥박수×1회 구축량(stroke volume)으로 결정된다. 1회 구축량을 결정하는 인자는 전부하(preload), 후부하(afterload), 심근수축력(contractility)으로 비유될 수 있다. 심박출량이 충분하

려면 심장에 피가 충분히 차 있고(전부하) 심장에서 나가는데 힘이 많이 들지 않아야 하며(후부하) 심장 자체가 잘 수축해야 한다. 심장에서는 빈맥과 함께 좌심실 확장기말 용적이 증가하여 프랑크-스탈링(Frank-Starling's law)법칙에 따라 동일한 심근수축으로 심박출량 증가를 가져오며 신장에서는 레닌-안지오텐신-알도스테론(Renin-Angiotensin-Aldosterone)계의 작용으로 Na^+이 물과 함께 재흡수되어 혈관내 용적 즉, 전부하를 증가시킨다. 말초혈관은 교감신경계에서 분비된 에피네프린과 레닌으로 활성화된 안지오텐신(angiotensin II)의 작용으로 뇌, 심근을 제외한 신장, 위장관, 근육, 피부, 지방조직 등으로 가는 혈류를 상대적으로 감소시킨다. 이에 따라 저심박출증인 환자는 소변량의 감소, 식욕부진이 있으며 장기화되면 지방층 및 피부가 얇아져 표피정맥이 뚜렷해지고 조금만 움직여도 쉽게 피로를 느끼며, 청색증이 나타난다. 치료는 디곡신 등 강심제, 몸에 저류된 물을 빼내는 이뇨제, 그리고 혈관저항을 줄여주는 혈관확장제 등을 병용하는 것이 일반적이나 증세에 따라 조절할 수 있다. 약물로 최대한 치료를 한 뒤에도 호전이 없거나 수술적으로 치료가 가능한 병변이 심장 내에 있을 경우 수술적으로 치료를 시도한다. 심한 승모판막협착이거나 대동맥판막폐쇄부전 등 판막질환일 경우가 이에 해당되며 또 만약 일반 개심술로 치료가 되지 않는 심근병증 등일 경우 심실 보조술, 심근 성형술, 좌심실 축소 성형술, 또는 심장이식을 해주는 방법이 있다.

저압력구출장치 低壓力救出裝置 air cushion 얇은 외관의 운송수단을 들어올리기 위한 구출장치. 에어백보다 얇은 물질로 만들어졌고 손상을 받기 쉽지만 저압력은 항공기 혹은 트레일러의 외판을 손상하지 않는다.

저압미분무수소화설비 低壓微噴霧水消火設備 low pressure water mist system 배관의 사용압력이 $12.3kg/cm^2$ 미만인 미분무수소화설비.

저압수도본관 低壓水道本管 low service main 고압으로 송수하지 않아도 되는 지역에 송수하는 상수

도. 급수량은 많지만 수압이 낮아 효율적인 주수를 위해 충분한 압력을 필요로 하는 소방펌프차용으로는 적합하지 않다.

저압실린더 低壓~ low pressure cylinder 21℃에서 35kg/cm² 이하의 압력으로 질소, 압축공기, 기타 압축가스를 수용하고 있는 실린더.

저압탱크 低壓~ low pressure tank 0.053~1.05 kg/cm²의 압력을 견딜 수 있도록 설계된 저장 탱크.

저압호스 低壓~ low pressure hose 잠수장비에서 공기통의 공기를 부력 조절기 내로 연결하는 역할을 하는 호스. 레귤레이터의 저압 단자에 연결하여 사용한다.

저연소이론 低燃燒理論 low-burning theory 연소가 진행되다 장애물을 만나면 상층부로부터 하층부로 새로운 돌파구를 찾아 연소된다는 이론.

저염산증 低鹽酸症 hypochlorhydria 위액중의 염산의 결핍.

저영양 低營養 hypoalimentation 부족하거나 부적절한 영양상태.

저온소작법 低溫燒灼法 cryocautery 이산화탄소처럼 조직을 냉동시키는 어떤 물질을 적용시키는 것. = 동결부식기.

저온착화 低溫着火 low-temperature ignition 목재가 발화온도에 미치지 못하는 열에 의해서 장시간 가열되면 탄화되어 불이 붙는 현상. 스팀(steam) 배관이나 난로연통 등이 접하는 부분의 목재에서 일어날 수 있다. 저온착화를 방지하기 위해서는 발열부와 목재사이를 단열(斷熱)해야 한다.

저위겸자분만 低位鉗子分娩 low forceps delivery 태아의 머리가 산도(産道)의 하부까지 하강되어 음순(陰脣)이 열리지 않아도 음열간(陰裂間)에서 볼 수 있는 시점에서 겸자로 태아의 머리를 잡아 견인하여 꺼내는 것. 이때 태아의 머리는 골반상(骨盤床)에까지 도달되며, 시상봉합(矢狀縫合)은 골반의 전후경에 일치되어 있다.

저작 咀嚼 mastication 음식을 이빨로서 씹거나, 끊거나, 갈아서 침과 섞는 것.

저작계 咀嚼系 masticator system 저작에 사용되는 장기, 신경들의 집합. 턱, 치아, 지지조직, 측두하악관절, 혀, 입술, 뺨을 포함한다.

저작근 咀嚼筋 mastication muscle 연하와 음식물을 씹는데 작용하는 근육. 교근(masseter), 측두근(temporal muscle), 내측익돌근(internal ptery-goid), 외측익돌근(external pterygoid) 등으로 구성되어있다. → 교근, 측두근, 내측익돌근, 외측익돌근.

저장 低張 hypotonic 농도가 등장성보다 낮은 식염용액.

저장백마스크 貯藏~ reservoir mask 안면마스크와 연결하여 산소를 공급하는 부드러운 플라스틱백. 저장백은 흡기 사이 긴 기간동안 지속적으로 공급한다. 환자의 흡기 시간에 의해서 산소의 효과적인 양은 외부공기가 섞여 희석되는 일이 없이 저장백에 축적하게 된다.

저장실 貯藏室 storage room 인화성 및 가연성 액체를 저장하기 위한 방. 다른 구역으로부터 완전 차단되어 있으며, 위험물의 성상에 맞게 별도의 환기장치를 갖추고 있다.

저장액 低張液 hypotonic solution 다른 용액보다 용질의 농도가 낮은 용액. 세포내액 또는 세포외액보다 염이 적은 저장성 식염 용액처럼 다른 용액보다 삼투압이 낮다. 세포는 저장성 용액에서 팽창한다. = 낮은삼투압용액.

저장품차단벽 貯藏品遮斷壁 storage cutoff 섞여 있을 경우 위험할 수 있는 물품을 동일 건물 내에 저장할 때 사용하는 격벽이나 고정식 탱크.

저장혈액 貯藏血液 bank blood 공여자로부터 수집하여 항응고 처리한 후 사용하기 위해 500㎖ 단위로 냉장 보존한 혈액. 수혈자의 혈액과 교차반응을 한 후에 수혈한다.

저적열 低赤熱 low red heat 287.8~371.1℃ 사이의 온도.

저전력무선송신기 低電力無線送信機 low power radio transmitter 여러 종류의 저전력 무선신호에 의해 제어 수신 장치와 통신하는 장치.

저전압식감지기 低電壓式感知器 low voltage type

detector 60V 이하의 전압을 전원으로 사용하는 감지기.

저전압회로 低電壓回路 low voltage circuit 조명, 사이렌, 무선기기와 기타 차량 부속품에 전원을 공급하기 위한 DC 12V 또는 24V용 전기설비.

저조 低潮 low water 조석으로 인하여 해면이 가장 낮아진 상태. 자세히 말하면, 낙조(ebb tide)에서 해면이 가장 낮아진 상태이다. 저조는 주기적인 조석력(tidal force) 때문에 생기지만, 기상 및 해양상태도 영향을 미친다. 우리나라에서는 저조에서 다음 저조까지의 시간 간격이 평균 12시간 25분으로서, 매일 약 50분씩 늦어진다. 간조라고도 한다.

저주파발진기 低周波發振器 low-frequency oscillator 발진 주파수가 저주파인 발진기. 현재는 거의 CR 발진기가 사용되고 있다.

저주파VHF 低周波～ VHF low band 32~50MHz 파장의 저주파. 이런 파장의 무선주파수는 지구의 곡선을 따라 굴곡을 할 수 있는 특성을 가지고 있어 먼 지역까지의 통신이 가능하다. 그러나 기상악화, 전기적 시설물, 빌딩과 거대한 고정물 등을 통과하지 못하는 단점이 있어 거대도시 또는 거친 산악지형에서의 저주파 VHF의 사용을 제한해야 한다. 특정 기상상태에서는 혼돈된 간섭 현상으로 예측하지 못한 먼 거리로의 전달도 가능하며, 이러한 경우 수신 및 그 지역의 지역무선통신의 혼돈을 초래하기도 한다. 저주파 VHF는 단일 모드로 시행되어 같은 주파수로 송·수신을 하기 때문에 같은 시간에 송신과 수신을 동시에 할 수는 없고, 상대방이 송신하는 동안 수신하고, 수신이 끝난 뒤에야 송신할 수 있으며, 음성과 문자(paging)로 전달되어진다. 따라서 무선의 질서를 지키는 보다 확실한 관례가 필요하며, 이러한 관례가 지켜지지 않을 경우 전송의 메시지 에러의 결과를 초래하게 된다. ↔ 고주파 VHF.

저지조리개 沮止～ rejection iris 도파관의 전송로에 포함되는 특정의 불필요한 모드를 저지하기 위한 모드 필터나 조리개 모양의 도체창(導體窓).

저체온사 低體溫死 death due to hypothermia 생체가 냉온에 노출되어 적응기, 실조기, 마비기, 허탈

기를 거쳐 결국 심실세동으로 사망하는 것. 적응기 때는 생체가 냉온에 노출되면 체온조절반사에 의해 전율(shivering), 호흡 및 순환의 촉진이 일어나므로 마치 흥분상태에 있는 것처럼 보인다. 그러나 이러한 증상은 체온을 유지하기 위한 생리적 반응으로 이때 체온이 떨어지지는 않는다. 실조기때는 체열의 생산이 방산을 따라가지 못하여 체온이 떨어지기 시작한 시기로 이때는 중추신경 기능이 저하되어 정신활동이 둔해지며 졸음, 어지러움증, 권태감 등이 나타나고 근육운동도 저하되고 감각도 저하된다. 마비기가 되면 심부 체온이 33~34℃가 되어 체온 조절 중추의 흥분성이 저하되고 체온이 급격히 떨어지기 시작한다. 전율은 현저하게 약해지고 환각과 착각이 나타나며 의식도 거의 소실된다. 32℃ 이하가 되면 전율이 중지되고 이 시기에는 오히려 심장의 기능이 항진되어 혈압은 정상치를 유지한다. 마지막 허탈기 때는 심부 체온이 30℃가 되면서 체온 조절기능이 완전히 정지한다. 호흡수가 떨어지고 약해지며 심장의 기능도 약해지고 맥박수도 감소한다. 혈관 중추도 마비되어 혈압은 급속히 저하되며 허탈상태가 된다. 의식은 소실되고 전신 경련이 일어나며 결국 심실세동으로 사망한다. 사망시에는 옷을 벗으며 때로는 나체가 되어 여자인 경우에는 강간당한 것으로 오인할 수가 있다. 이러한 이상 탈의 현상은 호흡조절 기능의 마비로 종말성 환각(terminal hallucination) 또는 열감 때문인 것으로 보인다.

저체온증 低體溫症 hypothermia 신체가 저온에 장시간 노출되어 방어기전이 억제되면서 체온을 유지하지 못하고 체온이 35℃ 이하로 된 경우. 저체온증이 잘 발생하는 대상으로는 노약자, 영아, 중추신경계장애가 있는 환자, 약물중독 및 음주상태에서 추위에 노출된 경우이며 증상으로는 32~35℃ 일때 오한, 말초혈관 수축, 빈맥, 과호흡. 28~32℃의 경우 호흡수 감소, 오한 소실, 의식장애, 서맥, 부정맥. 28℃ 이하인 경우 서맥, 저혈압, 무수축, 심실세동 등과 같이 나타난다. 과정을 단계별로 나누어보면 1) 적응기: 생체가 냉온에 노출되면 체온을 유지하기 위해 전율, 호흡 및 순환의 촉진이 일어나므로 마

치 흥분상태에 있는 것처럼 보인다. 2) 실조기: 체열의 생산이 방산을 따라가지 못하므로 체온이 떨어지는 시기로 중추신경기능이 저하되어 졸음, 어지러움, 권태감, 근육운동 및 감각저하. 3) 마비기 : 심부 체온이 33~34℃가 되면 체온조절중추의 흥분성이 저하되고 체온이 급격히 저하, 전율은 없어지고 환각과 착각, 의식저하. 4) 허탈기 : 심부체온이 30℃가 되면 체온조절기능이 완전 정지, 호흡수 떨어지고, 맥박수 감소, 혈압저하, 결국 심실세동으로 사망.

저체중출생아 低體重出生兒 low birth weight infant 출생시 체중이 2,500g 이하의 영아.

저칼륨혈증 低~血症 hypokalemia 순환하는 혈액 중에 주요한 세포 내 양이온인 칼륨의 양이 부적절한 상태. 비정상적인 심전도 소견, 쇠약, 혼란, 정신기능저하 이완성 마비를 나타낸다. 원인은 기아 당뇨병성 산독증의 치료, 부신의 종양이나 이뇨제 치료일 수 있다, 경중의 저칼륨혈증은 근본적인 질환이 치료되면 저절로 해결될 수 있다. 심한 저칼륨혈증은 경구 또는 비경구적으로 칼륨제재를 투여해야하고 고칼륨 식이를 섭취해야한다. hypokalaemia kaliopenia 라고도 한다.

저칼슘혈증 低~血症 hypocalcemia 혈장내 칼슘의 부족 상태. 부갑상선기능저하증, 비타민 D 결핍증, 신부전, 급성 췌장염 또는 혈장 마그네슘과 단백질의 부족으로 인해 발생할 수 있다. 가벼운 저칼슘혈증은 증상이 없다. 심한 저칼슘혈증시에는 부정맥과 손, 발, 입술, 혀의 과다 이상 감각을 나타내는 테타니가 생긴다. 근본적인 질병을 진단하고 치료하며 칼슘을 구강이나 정맥으로 투여한다. 저칼슘혈증은 성숙이상인 신생아, 당뇨병이 있는 산모의 신생아, 또는 길고 스트레스가 많은 산통 후에 낳은 정상 산모의 정상 아기에서도 볼 수 있다. 구토, 사지의 꼬임, 근육 긴장도 저하, 고음의 울음, 호흡곤란의 징후로 나타날 수 있다.

저탄산가스증 低炭酸~症 hypocapnia 동맥내 이산화탄소의 비정상적인 감소증. 과대 환기 결과 발생하며 만성적인 영향은 만성적으로 과대호흡을 하는 신경증환자에서 관찰된다. 대뇌혈관에 대한 저탄산가스증의 직접적인 혈관 수축 때문에 뇌혈류량이 30% 이상 감소하고 대뇌 허혈은 가벼운 두통, 어지러움증과 감각이상을 야기한다. ↔ 과탄산가스증 (hypercapnia).

저탄소강 低炭素鋼 low carbon steel 탄소의 양이 적고 비교적 연한 탄소강. 탄소의 양이 많아질수록 철과 탄소의 화합물인 단단한 시멘타이트가 강철의 지질(地質) 속에 많아지기 때문에 탄소강의 경도는 탄소의 양에 따라 변한다. 저탄소강은 탄소가 0.2% 전후의 것이다. = 연강.

저특이성활성물질 低特異性活性物質 low-specific activity material 일률적으로 분배된 방사능 물질을 적은 농도로 포함하고 있는 물질. 이러한 물질은 방사선에 의한 피해를 주지 않는다.

저팽창합금 低膨脹合金 low expansion alloy 온도 변화에 의한 신축이 적은 합금의 총칭. 인바, 플래티나이트, 초불변강, 로엑스(Lo-Ex) 등이 있다. 줄자, 표준자, 바이메탈, 시계의 진자, 계측 기기 등에 사용되고 있다.

저폭발 低爆發 lower order explosion 가연성 가스의 혼합비가 폭발 상한보다 높거나 폭발 하한보다 낮을 때 일어나는 현상. 발화하기가 어렵거나 발화하더라도 지속 시간이 극히 짧은 폭발.

저폭발물 低爆發物 low explosive 폭발보다는 급격히 연소하는 현상에 가까운 폭발물. 흑색 화약 등이 있다.

저폭발성물질 低爆發性物質 low explosive materials 폭연, 느린 반응속도 및 저압발생으로 특징되는 폭발성 물질.

저프로트롬빈혈증 低~血症 hypoprothrombinemia 혈중 프로트롬빈 양의 비정상적인 감소 상태. 응고부전, 지연된 출혈 시간, 출혈가능성이 특징이다. 이런 상태는 일반적으로 간에서 프로트롬빈의 부적절한 합성, 심한 간질환시, 비타민K 부족의 결과, 다이쿠마롤 약물과 같은 항응고 치료시 또는 신생아에게서 발생한다. = hypoprothrombinaemia.

저피브리노겐혈증 低~血症 hypofibrinogenemia 혈중에 지혈인자인 피브리노겐이 부족한 상태. 이

상태는 태반조기박리의 합병증으로 생길 수 있다.

저항 低抗 resistance 유체 속을 운동하는 물체가 운동의 반대방향으로 받는 힘. 항공역학에서는 '항력'이라고 한다. 물체가 유체 내에서 운동하면 저항력을 받는데, 반대로 흐르는 유체 내에 물체가 정지해 있어도 저항력을 받는다. 나무판을 흐르는 유체 속에 유체의 흐름 방향에 대해서 경사지게 놓았을 때 나무판에는 두 힘이 작용하게 된다. 하나는 유체의 흐름 방향에 흘려보내려는 힘과 또 하나는 흐름 방향에 수직으로 작용하는 힘[揚力]이다. 항력은 흐름 방향으로 작용하는 힘이다. 항력의 크기는 흐름의 속도를 v, 유체의 밀도를 ρ, 나무판의 단면적을 S라 하면 $c\rho Sv^2/2$이 된다. 여기서 c는 나무판의 단면의 형태와 나무판이 흐름 방향에 대한 기울기에 의해서 결정되는 상수로 보통 이것을 항력계수(drag coefficient)라 한다. = 항력.

저항가열 抵抗加熱 resistance heating 피가열물에 직접 전류를 흘려주거나 저항체(발열체)에 전류를 흘려 발생된 열을 방사(放射) 또는 전도(傳導)시켜 피가열물을 가열하는 것. 저항가열은 효율적으로 고온을 얻을 수 있으며 온도제어도 용이하다.

저항률 抵抗率 specific resistance 도체의 전기 저항 R은 길이 L에 비례하고, 단면적 A에 반비례한다. 즉 R=ρL/A 여기서 비례정수 ρ를 저항률이라고 한다. 저항률은 전기전도율의 역수이며 MKSA 단위는 Ωm 이다. = 비저항, 고유저항.

저항브리지식연기감지기 抵抗～式煙氣感知器 resistance bridge smoke detector 전기 브리지 그리드로 떨어져 내린 연소생성물에 함유되어 있는 습기나 연기입자를 감지하여 작동하는 경보기.

저항성전류 抵抗性電流 resistive current 전압과 전류의 위상이 동상인 전류.

저혈당발작 低血糖發作 hypoglycemic seizure 혈액 내 글루코스 수준이 위험스럽게 낮게 떨어질 때 일어날 수 있는 발작.

저혈당제 低血糖劑 hypoglycemic agent 순환하는 혈액 내에서 포도당의 양을 감소시키기 위해 처방되는 여러 가지 약. 저혈당제는 인슐린 sulfonylureas,

biguanides를 포함한다. 다양한 형태의 인슐린이 비경구적으로 투여되어 탄수화물의 이용과 지방, 단백질의 대사작용을 촉진시킨다. 톨부타마이드, 톨라자마이드, 클로르프로파이드, 아세토헥사마이드를 포함한 sulfonylureas는 췌장에서 인슐린의 방출을 촉진시키는 역할을 한다.

저혈당증 低血糖症 hypoglycemia 혈중 포도당의 양이 정상보다 낮은 상태. 대개 과량의 인슐린 투여, 췌장의 섬세포에서 인슐린이 과잉 분비되거나 식품 섭취부족으로 인해 생긴다. 이런 상태는 허약, 두통, 배고픔, 시야이상, 운동실조, 불안, 인격의 변화를 초래할 수 있으며, 치료하지 않으면 섬망, 혼수, 죽음을 초래할 수 있다. 치료는 환자가 의식이 있으면 구강으로 오렌지 주스나 포도당을 투여하고, 의식이 없으면 정맥으로 포도당을 투여 한다. 저혈당증의 증상과 징후는 교감신경계작용에 의해 창백, 발한, 기모, 빈맥, 심계항진, 신경과민, 자극과민(흥분), 허약, 떨림병, 공복감 등이 나타나고 중추신경계작용에 의해 두통, 흐릿한 시야, 복시, 경련, 혼수, 피로, 입술·혀의 무감각, 정신적 혼란, 감정변화, 횡설수설함을 보인다.

저혈당혼수 低血糖昏睡 hypoglycemic coma 비정상적으로 낮은 혈당으로 인해 의식이 소실된 상태. 환자에게 정맥주사를 통해 포도당을 투여해야 한다.

저혈량성쇼크 低血量性～ hypovolemic shock 과도한 혈액 손실, 순환 기능이상, 부적절한 조직 관류로 인한 신체적인 허탈 상태. 총 혈액량의 5분의 1 가량이 소실되면 저혈량성 쇼크 상태가 일어날 수 있다. 증상은 저혈압, 약한 맥박, 차고 축축한 피부, 빈맥, 빠른 호흡, 소변량의 감소 등이다. 관련된 혈액 소실은 위장관계 출혈, 내출혈, 외출혈 또는 혈관 내 혈장과 체액의 과도한 소실로부터 생길 수 있다. 저혈량성 쇼크를 유발할 수 있는 문제들은 과도한 발한으로 인한 탈수, 심한 설사, 오래 지속된 구토, 장폐색, 복막염, 급성 췌장염과 체액의 고갈을 초래하는 심한 화상이다. 관련된 결과는 젖산의 축적으로 인한 대사성 산독증, 비가역적인 뇌와 신장의 손상, 범혈관의 즉각적인 보충, 출혈 부위의 확인, 지혈에 초점을 둔다. 빠르고 적극적인 치료가 이루어지지 않으면 사망을 초래할 수 있는 심한 상태의 허탈이 일어난다.

저혈압 低血壓 hypotension 정상적인 관류와 조직의 산소화에 혈압이 충분하지 않은 비정상적인 상태. 확장된 혈관내 공간, 감소된 혈액량 또는 심박출량 감소가 원인이 될 수 있다.

저호흡 低呼吸 hypopnea 비정상적으로 얕고 느린 호흡. 잘 단련된 운동 선수들에게 느린 맥박처럼 나타날 수 있다. 그밖에도 늑막 통증으로 호흡 운동이 제한되거나 연수에 손상을 입었을 때 나타난다. 빠르고 약한 맥박이 동반되면 심각한 증상이다.

저환기 低換氣 hypoventilation 과소환기청색증, 다혈구혈증, 동맥혈중 이산화탄소 분압의 증가, 전반적인 호흡기능의 저하가 특징인 호흡기계의 비정상적인 상태. 이것은 폐포에 유입되어 가스교환이 이루어지는 공기의 양이 신체의 대사요구비에 충분하지 않을 때 생긴다.

적개심 敵愾心 hostility 다른 사람에게 대하여 해를 입히기를 바라는 적대감. 적개심은 수동적이나 능동적으로 될 수 있다.

적린 赤燐 red phosphorus [P] 분자량 123.90, 융점 596℃, 비중 2.2, 승화온도 400℃, 발화점 260℃인 암적색의 분말. 황린의 동소체이지만 황린과 달리 자연발화성이 없어 공기 중에서 안전하고 독성이 약하며 어두운 곳에서 인광을 발생하지 않는다. 황린에 비하여 화학적으로 활성이 적고 공기 중에 대단히 안정하다. 연소하면 황린과 같이 유독성이 심한 백색 연기의 오산화인을 발생하며 염소산염류 및 과염소산염류 등 강산화제와 혼합하면 불안정한 폭발물과 같이 되어 약간의 가열, 충격, 마찰에 의해 폭발한다. 저장·취급시에는 제1류 위험물, 산화제와 절대로 혼합되지 않도록 하고, 화약류, 폭발성 물질, 가연성 물질과 격리하며, 직사광선을 피하여 냉암소에 보관한다. 화기 엄금, 가열, 충격, 타격, 마찰이 가해지지 않도록 한다. 화재시에는 다량의 물로 냉각 소화한다. 소량인 경우에는 모래나 이산화탄소도 효과가 있다. 연소시 발생하는 오산화인의 흡입방지를 위하여 공기 호흡기 등의 보호장비를 착용하고 연소할 때 폭발 위험이 있으므로 충분한 안전거리를 확보하고, 소화 후 재발화의 위험이 있으므로 젖은 모래로 덮어둔다. 제법은 인산칼슘을 코크스, 모래 등과 섞어 전기로 속에서 가열하여 먼저 황린(黃燐)을 얻고, 다시 공기를 차단하여 약 260℃로 가열하여 적린으로 만든다. 성냥의 마찰약, 화약 제조, 폭약, 폭죽, 인합금 공업, 위약, 농약, 구리의 탈산, 유기합성, 경금속의 탈산제, 폭음제 등에 사용된다.

적백혈병 赤白血病 erythroleukemia 골수 내 적혈구의 과잉생산으로 인한 악성 혈액질환. = DiGuglielmo's disease.

적법한 연기 適法~ 煙氣 legitimate smoke 공장이나 소각 등으로 화재사고가 아닌 보통의 연소로 인해 발생하는 연기.

적색경계표지 赤色警戒標識 red tag alert system 사고예방에 대한 주의를 환기시키기 위한 붉은 색의 표지.

적색경색증 赤色梗塞症 red infarction 정맥의 폐쇄로 생기며, 소성조직(loose tissue)에 발생되며, 혈액이 이중으로 공급되는 장기에 호발하고, 경색 전에 울혈되어 있는 조직에 생기는 것. 잘 생기는 장소는 대장이며, 가끔 소장에서도 발생한다.

적색골수 赤色骨髓 medulla ossium rubra 골내강(骨內腔)에 차있는 활성이 왕성한 연한 유기질. → 골수(骨髓).

적색안료 赤色顔料 red oxide 산화 제2철을 주성분으로 한 값싼 황적색 안료. 벵갈라(bengala)는 인도의 뱅골에서 나기 때문에 붙여진 이름. 보통은 황토를 구워서 만든다.

적성후두경련 笛聲喉頭痙攣 crowing 호흡곤란의 고도 호흡음으로 협착음(stridor)이 나타나고 이물이나 후두염으로 인한 상기도의 부분 폐쇄 시 나는 소리. 이는 심각한 기류폐쇄의 신호이며 청진기 없이 쉽게 들을 수 있다.

적십자 赤十字 Red Cross 특히 전쟁 기간 동안 아프거나 상처받은 사람들을 간호하는 기관과 개인들을 의미. 사용하는 국제적 상징기구로 흰색바탕에 붉은색 적십자 모양이며 또한 미국적십자(Americal Red Cross)의 상징이기도 하다.

적열 赤熱 red heat 물체를 가열했을 때 빨갛게 달아오르는 것.

적외선 赤外線 infrared 가시광선의 장파장 끝의 0.75~0.8μm를 하한계로 하여 상한계는 1mm 정도까지의 파장범위의 전자파. 상한계는 그다지 명확하지 않고 일부는 마이크로파인 서브밀리파와 겹친다. 1800년 헉슬리(F. W. Herschel)가 가시스펙트럼의 끝보다 장파장 쪽에 열효과가 큰 부분이 있는 것을 발견했다. 파장 0.75~3μm의 적외선을 근적외선, 3~25μm의 것을 단순히 적외선이라 하며, 25μm 이상의 것을 원적외선이라 한다. 가시광선이나 자외선에 비해 강한 열작용을 가지고 있는 것이 특징이며, 이 때문에 열선(熱線)이라고도 한다. 적외선 검출에는 사진건판, 광전지, 광전관 및 광전도검출기 등이 쓰이나, 광전도검출기를 제외하고는 대부분 근적외선의 검출 한계를 가진다. 용도는 매우 다양하다. 대기 중에서의 투과성을 이용해 항공사진측량(0.8μm), 원거리사진, 야간촬영, 거리측정, 적외선감시장치 등에 쓰이고 적외선이 가시광선과 다른 반사율을 가지고 있다는 광학적 특성을 이용하여 화폐, 증권, 문서 등의 위조검사나 감정에 적외선사진을 활용한다. 또 열효과 특성을 이용한 각종 재료, 공산품, 농수산품의 적외선 건조와 가열은 산업과 실생활에서 널리 쓰인다. 그밖에 자동경보기, 문의 자동개폐기 등에 적외선과 검출기를 조합하여 쓰기도 한다.

적외선가열 赤外線加熱 infrared heating 일반적으로 필라멘트 전구를 저온에서 점등했을 때 얻을 수 있는 적외선 방사를 통해 열을 가하는 것.

적외선가열기 赤外線加熱器 infrared heater 에너지를 적외선 에너지의 형태로 만들어 가열될 지역으로 보내는 가열기. 이러한 기구는 배기형과 비(非)배기형 중의 하나이다.

적외선감지기 赤外線感知機 infrared detector 적외선을 검지(檢知), 검출하거나 판별, 계측하는 기능을 갖춘 소자(素子).

적외선버너 赤外線~ infrared rays burner 연료가스가 완전히 연소할 수 있도록 공기를 충분히 혼합하여 분출·연소시킴으로써 적외선을 풍부하게 만들어내는 버너.

적외선식불꽃감지기 赤外線式~感知機 infrared flame detector 불꽃에서 방사되는 적외선의 변화가 일정량 이상으로 되었을 경우 동작하는 감지기. 적외선에 의해 수광소자의 수광량 변화를 감지하여 작동하는 감지기이다.

적외선카메라 赤外線~ infrared camera 적외선에 대한 충분한 감도를 갖는 전하 결합 소자(CCD) 카메라. 야간에 야생 동물을 촬영할 경우 집광성이 강한 조명에 적외선 필터를 부착하여 사용하면 자연 생태계를 파손하지 않게 되므로 매우 효과적이다.

적용 適用 application 어떤 상황에 맞추어 쓰는 것.

적응 適應 accommodation 하나의 것이나 어떤 일련의 것들에 대해 적응하거나 순응하는 상태. 특히 눈의 수정체 굴절상태를 반사적으로 조절하여 물체의 상이 망막상에 맺히도록 하는 작용. = 순응, 조절.

적응반응 適應反應 adjustment reaction 정신적인 질병이 없는 사람이 극심한 스트레스에서 보이는 즉석 반응. 어느 연령에서든 일어나며 경하거나 심할 수 있다. 증상으로는 금단증상, 우울, 울고 그치기의 반복, 식욕상실 등이 있다.

적응장애 適應障碍 adjustment disorder 이혼(離婚), 실직(失職), 신병(身病) 또는 천재(天災) 등 확실하게 충격적인 생활사건에 대한 비적응성 반응. 이 진단은 그 스트레스가 제거되거나 환자가 그 상황에 적응됐을 때 증상의 상태가 회복된다는 뜻을 품고 있다.

적응증 適應症 indication 질병의 원인에 맞는 치료의 적응. 원인, 병리, 치료 또는 질환발작의 전조를 지적 혹은 지시하는 징후로서 지침 혹은 경고가 된다.

적재물 積載物 cargo 자동차, 배, 항공기 등에 실린 물품. 경우에 따라서는 창고에 쌓아둔 물품을 가리키기도 한다.

적정 適正 piety 알맞고 바른 상태.

적조 赤潮 red tide 동물성 플랑크톤의 지나친 번식으로 인하여 바닷물이 적갈색으로 변하는 현상. 적조를 일으키는 플랑크톤의 대부분이 광합성 색소인 클로로필을 지니고 있어, 이 색소는 빛을 받으면 붉은 형광을 나타내므로 바닷물이 붉게 물든 것같이 보이게 된다. 대량으로 발생한 플랑크톤이 일시에 죽을 때 바닷물의 산소를 고갈시키기도 하고, 플랑크톤 자체의 독성이나 점액물질 때문에 어패류가 떼죽음하는 등의 피해가 발생한다.

적출 摘出 avulsion 구조의 한 부분이 찢어짐으로써 이루어지는 부분적 혹은 완전한 분리.

적합 適合 conformity 꼭 합당하고 적당하게 맞는 것.

적혈구 赤血球 erythrocyte 혈액의 유형 성분 중 가장 많은 성분으로 무핵, 원반모양이고 평균 직경이 6~8.5 μm이다. 중심부는 양측에서 약간 함몰되어 있으며 혈색소(hemoglobin : Hb)를 함유하며 귤색(orange color)이다. 혈액 1mm^{3}에 대하여 성인남자는 평균 450만~600만개, 성인여자는 평균 480만개(400만~550만)정도이며 신생아에게는 많고 아동기에서는 적다. 조혈과정은 붉은 골수에 있는 세망세포(reticulum cell) → 혈구아세포(hemocytoblast) → 적아세포(basophil erythroblast) → 다염성 적아세포(poly chromatophil erythroblast) → 상아세포(normo blast) → 세망적혈구(reticulocyte) → 적혈구(erythrocytes)로 되며, 적혈구의 생성자극 hormone은 erythropoietin이다. 수명은 약 3~4개월(120일)이며 간, 지라(비장)등에서 파괴되고 20세 까지는 골수, 20세 이후에는 적골수(편평골, 장골의 골단선)에서 생성된다. 적혈구의 생성 조혈 자극 호르몬은 erythropoietin(kidney에서 분비되는 hormone)이며 순환 혈 중에 적혈구가 너무 많으면 생성은 억제되고 적혈구가 너무 적으면 생성은 촉진된다. 적혈구가 감소되는 경우는 혜모글로빈 함량의 이상, 뇨독증, 각종 내분비 장애, 엽산, 피리독신이나 Fe의 결핍 때이고 심한 근육작업, 신경흥분의 산소 결핍에 의하여 생리적으로 증가한다. 급속히 일어나는 적혈구 증가는 비장(지라)이나 기타 혈액 저장소에서 공급된 것이며 지속적인 산소결핍(고산지

거주)때의 증가는 골수기능 항진에 의한 것이다.

적혈구생성 赤血球生成 erythropoiesis 유핵 전구체가 헤모글로빈으로 가득찬 무핵 적혈구로 성숙되는 적혈구 생성과정. 이러한 과정은 신장에서 생성되는 호르몬인 erythropoietin에 의해 조절된다.

적혈구수검사 赤血球數檢査 red blood cell count 질환여부를 검사하기위해 적혈구수를 산출하는 것. 비정상적으로 낮은 경우는 빈혈을 의심하고 과잉인 경우는 적혈구증가증 등을 의심할 수 있다.

적혈구용적율 赤血球容積率 hematocrit 적혈구 용적을 측정하는 것. 전체 혈액량에 대한 백분율로 나타낸다. 정상 수치는 남자에서 43~49%, 여자는 37~43%이다.

적혈구조혈인자 赤血球造血因子 erythropoietin 산소결핍시 혈액 내로 유리되어 적혈구 생성을 조절하고 혈액 내에 산소운반능력을 증가시키는 신장에서 생성되는 호르몬. → erythropoiesis.

적혈구증가증 赤血球增加症 polycythemia 생리적으로나 악성과다증으로 체내의 총적혈구량이 증가하는 것. 생리적 과다증(physiological polycythemia)은 평지생활을 하다 4,500m정도의 고산지대 생활을 할 때 600~800만/1mm^{3}로 증가하거나 탈수 때 나타나며, 악성 적혈구과다증(polycythemic vera)은 1,100만/1mm^{3}로 증가하여 hematocrit가 80%로 증가하며 적혈구 수가 비정상적으로 두 배 이상 증가하고 산소는 상대적으로 감소하여 청색증이 나타난다.

적혈구침강속도 赤血球沈降速度 erythrocyte sedimentation rate : ESR 시험관에서 적혈구가 바닥으로 가라앉는 데 걸리는 시간. 침강속도가 느릴수록 염증성 질환, 암, 임신을 의심할 수 있으며 빠른 경우 간질환을 의심할 수 있다.

적화식버너 赤火式~ red flame burner 노즐을 통해서 연료가스만을 대기 속으로 분출시켜 연소시키는 버너. 연소에 필요한 공기는 모두 불꽃 주위에서 취한다. 오늘날에는 거의 쓰이지 않는 이 버너는 붉은 불꽃으로 온도는 분젠식에 비해 낮으나 역화되지 않는다.

전·후고정경추보호대 前·後固定頸椎保護袋 후방을 견고하게 지지하는 경부보호대. 두꺼운 특수 패드가 부착되어 있고 언제든지 교환할 수 있으며 전면부가 개방되어 목상태 관찰이 가능하며 착용상태로 X-ray, CT, MRI 투과가 된다.

전·후륜구동소방펌프자동차 前·後輪驅動消防~自動車 주행장치의 주행방식이 엔진의 구동력에 의해 변속기를 거쳐 필요시 중간변속기에 의해 앞차축과 뒷차축에 구동력을 전달하여 바퀴를 모두 구동하는 방식으로 중간 변속기와 앞차축, 구동추진축 등의 장치와 소방펌프가 차대에 고정되어 화재진압을 주 용도로 하는 차량. 수요자의 요구에 의해 400ℓ 미만의 포소화약제 탱크 및 부수장치를 겸비한 물 또는 포소화약제를 분사할 수 있는 부수품 등을 구비하고 있다.

전갈 scorpion 거미강(綱 arachnida)의 7개 목(目order) 중 하나. 길이는 7cm 정도이고 황갈색을 띤다. 1,000개체 이상의 전갈이 알려져 있으나 해를 미치는 것은 약 30여 종이다. 매년 세계적으로 5,000명 이상의 사람이 희생당하며 미국에서는 bark scorpion이 위험하다. 물렸을 때는 다만 가벼운 종창만 있으나 통증, 마비, 손상부위를 건드릴 때 과민성이 나타난다. 뇌신경의 이상과 골격근의 과다 긴장이 진행되며 환자는 안절부절 못하고 시력감소, 부적절한 안구운동, 심한 타액분비, 눈물, 콧물, 발한, 오심, 구토, 빈맥, 부정맥, 고혈압, 대사성 산증의 합병증이 나타난다. 이러한 증상은 5시간내에 최고조에 달하며 1~2일 내에 사라진다. 응급처치는 아이스 팩을 대거나 진통제, 항히스타민제를 투여하고 뇌신경이나 신경근육이상 등의 심한 증상이 있을 때는 안티베놈의 사용으로 사망률을 감소시킨다.

전갈자상 ~刺傷 scorpion sting 전갈에 물려 발생한 동통이 있는 상처. 몇몇 종류의 전갈은 특히 소아에게 치명적인 상해를 입히며 통증은 몇 시간 내에 저린감, 메스꺼움, 근육경련, 호흡곤란, 발작을 동반한다.

전개 展開 extension 소방호스나 사다리를 목표지점까지 길게 늘이는 일.

전거근 前鋸筋 musculus serratus anterior 제1~8늑골에서 톱니상으로 일어나기 시작하여 측흉부를 지나 후상방으로 주행하여 견갑골의 내측연 전역에 정지하며 견갑골을 흉막쪽으로 당기는데 관여하는 근육. = 앞톱니근.

전격성간염 電擊性肝炎 fulminant hepatitis 간염의 경과 중 8주 이내에 광범위한 간세포 괴사로 간성뇌증 2도 이상의 의식장애가 출현해서 간기능 장애의 지표로서의 프로트롬빈 시간이 40% 이하를 나타내는 것.

전경골근 前脛骨筋 musculus tibialis anterior 경골 외측과와 일부는 하퇴골간막에서 일어나기 시작하여 내측 제1설상골과 제1중족골저에 정지하며 발의 배굴, 특히 내측연을 위로 올리는데 관여하는 하퇴의 전면에 있는 방추형의 긴 근육(anterior compartment). = 앞정강근.

전경골동맥 前脛骨動脈 anterior tibial artery 슬와동맥의 두 개 분지 중 하나. 무릎 뒤쪽에서 시작하여 6개의 가지로 나뉘며, 다리와 발의 여러 근육에 혈액을 공급한다. = 앞정강동맥.

전경골열 前脛骨熱 pretibial fever 아래 다리에 홍반, 두통, 열과 근육통을 동반하는 염증. = Fort bragg fever.

전골수구성백혈병 前骨髓球性白血病 promyelocytic leukemia 급성과립구성 백혈병의 아형(亞型)으로 혈소판감소증, 저섬유소원혈증, 제5인자의 감소 등에 2차적으로 일어나는 이상출혈을 수반하는 질환.

전과기록지 轉科記錄紙 transfer note 환자가 치료받던 과에서 다른 과로 전과될 때 환자를 보내는 과에서는 전출기록을, 환자를 새로 받은 과에서는 전입기록을 서술하는 것.

전광신호 電光信號 electric sign 정보를 전달하거나 광고효과를 위하여 단어나 기호를 이용하는 전기 조명장치. 고정식, 이동식 또는 정지식 등이 있다.

전교통동맥 前交通動脈 anterior communicating artery 전뇌동맥과 윌리스환(Willis circle)을 연결하는 동맥. = 앞교통동맥.

전구기 前驅期 prodromal stage 자궁경부의 확장

을 시작하기 위한 충분하고도 강하며 빈번한 자궁수
축이 있기 전의 초기 진통단계.

전구약물 前驅藥物 prodrug 생투여 후에 생체 내에
서 목적으로 하는 화합물로 변화되는 것으로 정의된
다. 체내에서의 대사과정에 의해 변화되어 비로소
활성 약물이 되는 비활성화되거나 부분적으로 활성
화된 약물군. 유용한 약물임에도 불구하고 부작용,
안정성, 용해성, 흡수성, 작용 시간 등에서 적합지
않은 성질을 가지고 있는 것에 화학적 수식을 가해
서 임상사용을 가능하게 한 것이다.

전구증 前驅症 prodrome 전체 질병 혹은 건강장애
의 초기 증상.

전극 電極 electrode 전류를 유입하거나 유출시키
는 부분으로 음극과 양극이 있다. 전지의 전극, 진공
관의 전극, 콘덴서 등의 전극 등 여러 가지가 있다.

전극의위치 電極~位置 lead placement 심전도 전
극의 정확한 위치.

전기 電氣 electricity 발열(發熱)·자기(磁氣)·화학
(化學) 작용을 할 수 있는 에너지의 한 형태. 물질
내의 전자가 이동하는 것. 전기는 다양한 용도로 많
은 양이 사용되고 있으며 건축물이나 시설의 곳곳에
전기가 흐르고 있고 쉽게 열에너지로 전환될 수 있
기 때문에 전기는 화재의 주요한 원인이 되고 있다.

전기 前期 prophase 종세포(마이오시스 : meiosis)
와 조직 세포(미토시스 : mitosis)의 세포분열의 첫
번째 단계. → 후기(anaphase), 중기(metaphase),
종기(telophase).

전기개폐기 電氣開閉器 electric switch 전기회로의
접속을 연결, 차단, 변환시키는 장치.

전기경보기 電氣警報器 electric siren 홈이 파인 디
스크가 있는 전동기를 사용하여 소리를 내는 음향경
보장치. 한 가지의 경보음만 낼 수 있지만, 음량이나
소리간격은 전동기의 속도에 따라 다양하다. = 전기
사이렌.

전기공장갑 電氣工掌匣 lineman's gloves 고압 전
기기기 작업 시 착용하는 절연 장갑. 맨 안쪽 내피
는 면, 중간층은 고무, 그리고 외피는 가죽으로 되
어 있다.

전기기계해리 電氣機械解離 electromechanical
dissociation : EMD 심장의 전기적 활동은 있는데
심장의 기계적 활동 즉 혈류는 생산하지 못하는 현
상. 심전도상 리듬은 보이지만 맥박이 촉지되지 않
는 상태이다. 이는 심정지 상태 동안 많은 원인 즉
저혈량, 외상과 심근의 저산소증 등으로 인하여 발
생한다. = 무맥성 전기활동(pulseless electrical
activity).

전기뇌관 電氣雷管 electric blasting caps 전기를
사용하여 연소 또는 폭파시킬 수 있는 특수 뇌관. 보
통의 퓨즈발파뇌관과 비슷하게 제조되며 여러 개의
폭발물을 동시에 또는 일정한 간격을 두고 폭파시킬
수 있다.

전기분해 電氣分解 electrolysis 수용액 속에서 전
류에 의해 물과 기타 무기화합물이 분해되는 현상.
분해의 정도는 수용액에 가해진 전기의 양에 비례한
다. 분해 과정에서 생성된 음이온과 양이온은 각각
양극과 음극으로 이동하여 축적되거나 방출된다. 이
때 전극에 있던 금속이온은 코팅제로 작용하게 된다.

전기불꽃 電氣~ electric spark 전기 스파크라고도
하며 개폐기로 전기회로를 개폐할 때 또는 퓨즈가
용단될 때, 특히 회로를 끊을 때 심하게 발생하는 불
꽃. 직류인 경우는 더욱 심하며 또 아아크가 연속되
기 쉽다. 이때 주위에 가연성 물질 또는 인화성 가스
가 있으면 착화·인화된다. 예를 들면, 제면공장에서
모터의 스위치를 끊을 때 발생한 스파크가 부근에
부착된 티끌에 착화하는 경우와 휘발유 증기가 있는
장소에서 스위치에 인한 스파크로 인화되는 경우가
있다.

전기설비 電氣設備 electrical equipment 발전설비,
변전설비, 배전설비, 부하장치 및 제어, 보호, 감시장
치, 건축물 내의 전등, 전화 등의 부대설비를 포함하
는 전기시설의 총칭.

전기소독기 電氣消毒器 electrical sterilizer 산소 공
급 마스크, 가위, 가아제 등 환자와 직접적인 접촉이
있는 구급장비의 소독을 통해 세균 및 바이러스의
감염을 막기 위한 장비. 전기에서 발생하는 열로 세
균을 죽임.

전기쇼크 電氣~ electric shock 전류가 인체 내를 통과하여 신경이나 근육이 마비되고 생리기능이 저하되어 발생하는 쇼크.

전기스탠드 電氣~ desk lamp 국부 조명용 전기 조명기구. = 스탠드.

전기시설예방관리 電氣施設豫防管理 electrical pre-ventive maintenance 발생가능성이 있는 문제를 감지, 감소, 제거할 수 있도록 전기기기를 일상적으로 점검, 시험, 수리하는 절차.

전기안전 電氣安全 electrical safety 전기에너지의 사용에 관련된 제반 위험을 인지하고 위험으로 인한 사고, 상해 또는 사망이 발생하지 않도록 대책을 수립하는 것.

전기영동 電氣泳動 electrophoresis 전하를 띤 분자들이 전기장내에서 이동하는 속도에 의해 분리되고 동정될 수 있는 생화학적 기술.

전기장 電氣場 electric field 대전체(帶電體)가 전기적인 힘을 미치는 범위. → 대전.

전기저항 電氣抵抗 electric resistance 물체에 전류가 통과하기 어려운 정도를 수치로 나타낸 것. 단위는 옴(ohm)이고 기호는 Ω이다. 저항은 도선(導線)의 종류에 따라 달라지며 도선의 길이에 비례하고 단면적에 반비례한다. 일반적으로 온도상승에 따라 전기저항이 증가하지만 반도체나 절연체에서는 오히려 작아진다. 전압(V)·전류(I)·저항(R)의 관계는 V/I=R인데, 저항이 증가할수록 더 많은 전기에너지가 열에너지로 전환된다.

전기적보호 電氣的保護 electrical protection 방폭 전기설비에 이상상태가 발생한 경우 방폭전기설비가 점화원이 되지 않도록 보호하는 조치.

전기적안전작업조건 電氣的安全作業條件 electrically safe work condition 작업하는 전선 및 회로가 통전부분에서 단로되고 회로전압을 시험하며 필요한 경우 접지된 상태.

전기적위험 電氣的危險 electrical danger 전기에너지로 인한 위험. 전기에너지의 위험은 전격(감전)과 발열, 발화에 의한 위험이 가장 일반적이다. 전기설비의 충전부분이나 누전개소에 인체가 접촉함으로써 전격과 아크용접 등에 보이는 눈 장해, 과열이나 누전에 의한 화재, 폭발 분위기 속에서의 전기 불꽃, 정전기 방전에 의한 화재, 폭발 등이 있다.

전기적제세동 電氣的制細動 cardioversion defibrillation 전기적 충격에 의하여 심장세동 등의 부정박동으로부터 정상 심장 박동을 회복시키는 것.

전기전도계 電氣傳導系 electrical conduction system 심장의 전기적 활동을 조정하는 특수세포. 전기적 수축을 시작(심박조율)하고 전기 전도하는데 관여함. 심방과 심실수축 과정을 조정해서 혈액을 효율적으로 뿜어낸다.

전기축 電氣軸 electrical axis 활동기동안 모든 각 심실근에 대한 개별 벡터를 총괄한 것.

전기충격 電氣衝擊 electric shock 신체에 전류가 통과하여 발생되는 사고로 인한 신체상태. = 감전.

전기혈역학 電氣血力學 electrohemodynamics 신체의 혈압 효율성을 측정하는 방법. 동맥압, 전기회로저항, 혈류와 혈류 저항을 포함하는 혈관계의 기계적 적합성과 혈역학적 특성을 비침습적으로 측정하는 기술.

전기화상 電氣火傷 electric burn 인체에 전압 차이가 발생하여 전자가 흐르게 되면서 열에너지에 의해 화상을 입는 경우. 접촉 시간이 길수록 손상정도도 커진다. 전류에 의한 열화상은 에너지의 유입부와 유출부 사이에서는 에너지가 퍼지면서 흐르기 때문에 그 사이의 손상은 비교적 적으나 저항이 적은 혈관이나 신경을 따라 사지 속 깊은 부위에 손상이 발생한다. 전기에 의한 손상은 1,000volt 이상의 고압인 경우 압궤손상에 가깝고 1,000volt 이하의 경우 전류에 대한 조직의 저항으로 발생한 열에너지로 인한 막대한 열교환으로 말미암아 열화상이 나타난다. 전류량이 많으면 열을 발생하여 열화상을 동반하는 경우가 있다. 인체조직에서 뼈가 전기저항이 가장 크며 연골, 건, 폐, 피부, 근육, 혈액 순으로 작아져 신경이 가장 약하다. 뼈의 저항이 가장 크기 때문에 열을 가장 많이 내지만 구조적으로 열손상을 잘 견디므로 주변의 근육이 많은 손상을 받게된다. 신경과 혈관은 전류가 잘 흐르기 때문에 열손상이 극히 적다. 전기화상에 의한 주 사인은 호흡마비와 심실세동이므로 즉각적인 심폐소생술이 필요하다.

전기화재 電氣火災 electrical fire 전기회로 중에 발열, 방전을 수반하는 장소에 가연물 또는 가연성 가스가 존재하여 발생한 화재. 따라서 전기화재는 전기가 유인되어 발화한다는 의미가 아니고 전기기기가 설치되어 있는 장소에서의 화재를 말한다. 발생요인으로서는 줄(Joule)열과 불꽃방전을 들 수 있다. 그러므로 전기화재란 전기에 의한 발열체가 발화원이 되는 화재의 총칭이다. → 줄열, 불꽃방전, 가연물, 가연성가스, C급화재.

전기회로 電氣回路 electrical network 저항·코일·콘덴서·IC·전원(電源) 등과 이들을 연결하는 도체(導體)로 구성되는 전기 유통 경로.

전뇌 前腦 prosencephalon 시상과 시상하부가 있는 뇌의 부분. 신체의 중요기능을 조절하고 생각, 식욕, 감성에 영향을 미친다. = 전뇌(forebrain).

전단력 剪斷力 shearing force 어떤 물체에 대해서 직각의 양방향에서 작용하여 물체를 절단하는 힘.

전달 傳達 conveyance 물건 또는 사람을 옮겨 나름.

전도 傳導 conduction 통상적으로 고체 물질 속을 경유하여 열에너지의 흐름이 일어나는 현상. 유체(기체 및 액체)의 경우에도 전도에 의해 열이 전달되는 경우도 있다. 물질의 전도에 의해 전달되는 열에너지의 양 즉 전도열은 그 구간의 온도차, 그 구간에 있어서의 열전달 경로의 단면적 및 경로의 길이, 열전달 시간, 그리고 그 경로가 갖는 고유적인 열전달 시간, 그리고 그 경로가 갖는 고유적인 열전달 능력, 즉 열전도율과 함수관계가 있다.

전도대 傳導帶 conducting zone 가스교환이 일어나는 폐의 호흡대(respiratory zone). 들이쉰 공기를 전달하는 기도(airway)로 기관, 기관지, 세기관지 등이 있다.

전도로 傳導路 pathway 중추신경계의 여러 중추 사이를 연락하거나 중추신경계와 각 말초 기관을 연락하는 모든 신경 섬유. 특히 대뇌피질과 하위의 뇌, 척수 및 전신의 말초기관을 연결하는 섬유를 투사

섬유라 한다. 투사섬유 중 말초에서 발생한 흥분을 척수와 뇌간을 거쳐 대뇌피질에 전달하는 것을 상행전도로, 반대로 중추에서 말초로 향하는 것을 하행성 전도로라고 하는데 이들의 대부분은 시상과 렌즈핵 및 미상핵 사이의 백질부위며 뇌출혈의 호발 부위인 내낭(internal capsule)을 통과하고 있다. 또한 촉수의 백질인 전삭, 측삭 및 후삭은 전도로의 모임이다.

전도성 傳導性 conductivity 전자기의 에너지 또는 빛, 열, 소리 전달을 위한 전기나 다른 체계의 성질. 심장세포는 매우 빠른 속도로 주변에 있는 심장세포로 전기자극을 전도하는데, 이는 한번에 심장 전 부위가 탈분극 되도록 하기 위함이다. 전기자극 전달 속도는 심장조직에 따라 다르다. 방실결절은 200 mm/초, 심실근육은 400mm/초, 심방근육은 1,000 mm/초, 푸르키니에 섬유는 4,000mm/초이다.

전도성바닥 傳導性~ conductive floor 정전기를 방지하기위해 전도성 소재로 시공된 바닥.

전도성실어증 傳導性失語症 conduction aphasia 말로 표현하는 것은 어느 정도 가능하며 청각을 통해 들어온 정보에 대한 이해도 가능하지만 단어를 생각해 내는 능력이 없어지는 실어(失語) 증상. 청각피질 주위에 병변이 생긴 경우에 나타난다.

전도손상 轉倒損傷 turnover injury 자동차에 의한 제1차 또는 제2차 충격 후 쓰러지거나 공중에 떴다가 떨어지면서 지면이나 지상구조물에 부딪혀 발생하는 손상. 특히 두부손상이 많다. = 제3차 충격손상(tertiary impact injury)

전도영향성촉진약물 傳導影響性促進藥物 positive dromotropic agents 심장수축력을 증가시키는 약물. = 양성변전도성약물(陽性變傳導性藥物).

전도율 傳導率 conductivity 열의 전달 정도를 나타내는 물질에 관한 상수를 열전도율, 물질 내에서 전류가 잘 흐르는 정도를 나타내는 양을 전기전도율이라고 한다.

전동기 電動機 electric motor 코일(coil)과 도체(導體)에 전기를 흘려 발생하는 자기장간의 반발력을 이용하여 전기에너지를 기계적 에너지로 바꾸는

기계. 전동기는 코일의 합선이나 축의 마찰에 의해
서 화재를 일으키기도 한다.

전동식호흡보호구 電動式呼吸保護具 powered air
purifying respirator 유해분진 및 흄, 유해냄새가 발생
하는 작업장에서 배터리를 이용하여 오염된 외부공기
와 악취 등을 정화시켜 맑은 공기를 공급해주는 기구.

전두개와 前頭蓋窩 anterior cranial fossa 내두개
저(internal surface)의 가장 전방부에 위치하며 대
뇌의 전두엽(frontal lobe)을 수용하는 오목한 부분.
= 앞머리뼈우묵.

전두골 前頭骨 frontal bone 전두부에 있는 조개 껍
데기 모양의 뼈. 대부분을 차지하고 있는 전두린과
아래 중앙의 비부와 비부 양측에 있는 안와의 상벽
을 이루고 있는 안와부로 구분된다. = 이마뼈.

전두동 前頭洞 frontal sinus 눈 바로 위 전두골에
위치하고 한 쌍이며 중비도에 개구하는 동. = 이마굴.

전두면 前頭面 frontal plane 시상면에 직각이 되며
신체나 기관을 전·후 방향, 즉 이마에 평행이 되게
나누는 면. 관상면이라고도 한다. → 시상면.

전두엽증후군 前頭葉症候群 frontal lobe
syndrome 대뇌의 전두부 손상이나 종양으로 인하
여 관찰되는 성격과 행동의 변화. 환자는 과장하거
나 격분하고, 불안정하게 된다. 또 다른 환자의 경우
는 우울해하거나 외모에 소홀히 지기도 한다.

전력 電力 electric power 전기가 단위 시간에 하는
일의 양. 엄밀하게는 단위 시간에 변환 또는 전송되
는 에너지로 정의되며, 이에 대한 MKS 단위로는 와
트(watt : W)가 쓰인다. 1W는 매초 변환되는 에너
지가 1J일때의 전력을 말하며 변환되는 에너지
W[J]가 시간적으로 일정할 때의 전력 P는 P=W/t
[W]가 된다. 전력의 실용단위로는 킬로와트(kW)와
마력(HP)이 많이 쓰이며, 1 kW = 1,000watt, 1HP
= 746의 관계가 있다. 또한 전력량의 단위로서는
와트아워(Wh) 또는 킬로와트아워(kWh)가 자주 사
용되며 1 Wh = 3,600[J], 1 kWh = 1,000[Wh]의
관계가 있다.

전령RNA 傳令~ messenger RNA DNA와 상보성
의 염기서열을 가진 RNA의 한 종류. 특정 단백질의

합성을 위한 유전정보를 가지고 있다.

전류 電流 electric current 전하(電荷)가 연속적으
로 이동하는 현상. 그 세기는 단위 시간에 이동하는
전하량(電荷量)에 의해 측정되는데, 단위는 암페어
(ampere)이고 기호는 A이다. 도선(導線)내에서는
자유전하(自由電荷)가 전류와 반대방향으로 이동하
는데, 1A는 1초마다 약 $6.25 \times 1,018$개의 자유전자
가 이동하는 것이다. 전류는 전기회로(電氣回路)를
유통하면서 발열·자기·화학작용을 한다. → 전기회
로, 전하, 전류.

전류계 電流計 ammeter 전류를 측정하는 지시계
기. 단위는 암페어(A), 밀리암페어(mA), 마이크로
암페어(μA) 등을 사용한다.

전류밀도 電流密度 current density 도체에 흐르는
전류(I)를 그 유선에 대해 직각방향에 있는 단면적
(S)으로 나눈 값.

전류차 電流差 current differential 근처의 다른 곳
으로 두 전류가 흐름으로써 같은 체액내 전류의 흐
름 차이.

전류흔 電流痕 electric mark 전류가 출입한 부위에
생긴 피부를 비롯한 조직의 손상. 인지할 수 없을 정
도로 미세하거나 생기지 않을 수도 있다. 도체와 접
촉면이 좁을수록 잘 생기며 접촉면이 넓거나 습기가
많을수록 잘 생기지 않는다. 모양은 일반적으로 원
형 또는 계란형의 피부함몰로서 높이 약 1~3mm의
주름에 의하여 부분적으로나 전체적으로 둘러싸인
형태이다. 중심부 피부는 회백색이나 백색으로 창백
하고 편평화되어 있다. 열이 발생하면 담갈색 내지
갈색을 띠며 시간이 지나면 탄화되어 흑색이나 흑갈
색을 띤다.

전리권 電離圈 ionosphere 지구상의 상층 대기를
구성하는 분자나 원자는 태양으로부터의 자외선, X
-선에 의해 전리되는데, 이 분자와 원자 그리고 이
온과 전자가 혼재하는 영역. 전리권은 생성되는 층의
구조에 따라 D층(70~90km), E층(90~130km), F
층(130~수백 km)의 전리층(ionospheric layer)으
로 분류된다. 전리층의 전자 밀도는 태양 활동도, 계
절, 시각, 위도, 경도 등에 따라 변화한다. 지구 자계

의 영향을 받아 극지방과 적도 지방에서는 차이가 많이 난다. 또한 고위도의 전리층은 강하하는 입자에 따른 전리 작용도 더해져 더욱 복잡하게 변화한다. 여름 주간의 F층은 F1층과 F2층으로 나누어진다. 이 밖에 E층의 높이에서 전리도가 높고 출현이 불규칙한 스포래딕 E층이 발생하여 초단파의 이상전파(異狀傳播) 현상을 일으키는 일이 있다. 장·중파대의 전파(電波) 전파(傳播)는 주로 D층과 E층의 영향을 받으며, 단파대는 E층과 F층에 지배된다.

전리층 電離層 ionospheric layer 전리권(ionosphere)을 전자 밀도에 따라서 몇 개의 층상 구조로 분류한 것. 즉 D층(70~90km), E1층(90~130km), F층(130~수백 km)이 있다. → 전리권.

전리층오차 電離層誤差 ionospheric error 무선 항법에서 전리층으로부터 반사된 항법 신호를 수신함으로써 생기는 오차. 전파(傳播) 경로의 변동, 전리층 높이의 불균일 및 전리층 내의 불균일한 전파에 의해 생긴다.

전리층파 電離層波 ionospheric propagation 전리층을 매개로 해서 주로 단파대의 전파가 원거리까지 전파되는 것. 전자파는 전리층의 물리적 작용으로 원거리까지 도달되는 등 통신 분야에서 활용도가 매우 높다.

전립선 前立腺 prostate 방광과 요도의 목 주위에 있는 남성 샘. 알카리성 포스페타아제(phosphatase), 구연산과 다양한 효소로 구성된 물질을 분비하며, 정액을 액화한다. = 전립샘.

전립선결절성증식 前立腺結節性增殖 nodular hyperplasia 50세 이상의 남성에 흔히 발생하는, 전립선의 요도 주위영역에 큰 결절을 형성하는 질환. 결절들이 커지면 요도를 압박하여 부분적 혹은 완전한 요도 폐쇄를 일으킬 수 있다. 통계상 40~59세까지의 남성의 약 50~60%, 70세 이상에서는 약 95%에서 관찰된다. 임상적으로는 요도압박에 의한 배뇨곤란과 방광내 요의 잔류에 의한 방광의 확장과 비후, 방광염 및 신장염 등의 증상을 보일 수 있다.

전립선비대증 前立腺肥大症 prostatomegaly 남성이 나이가 들면서 전립선 세포의 증식과 세포 사망

사이에 비정상적인 불균형으로 전립선 세포가 과증식되어 방광경 주위를 막을 정도로 커져서 배뇨 곤란을 일으키는 증상. 흔히 40대 후반에 발병하기 시작하며 임상증상이 나타나는 것은 50대 후반부터이다. 원인은 불분명하지만 질환 자체가 내분비 기능이 저하되는 고령자에게 많이 발생하며 소변줄기가 약하고 배뇨가 지연되며 소변이 나오다가 끊길 수도 있으며 배뇨 시 복부에 힘을 주어야 배변할 수 있다.

전립선암 前立腺癌 prostatic cancer 전립선에 나타나는 악성종양. 60~70대에 많이 발생하고 배뇨장애를 주로 호소하지만 진단은 직장으로부터의 침생검과 전립선의 산성 포스페타아제(phosphatase)가 양성으로 나온다. 조직상은 대부분 선암이며 뼈로 전이되기 쉽다.

전립선염 前立腺炎 prostatitis 전립선 샘의 염증. 환자가 배뇨를 자주 느끼고 배뇨시 타는 듯한 작열감각이 특징이다.

전립선의 前立腺~ prostatic 전립선과 관련된.

전립선절제술 前立腺切除術 prostatectomy 전립선의 부분 또는 전부를 수술적으로 제거하는 것.

전만경련 前彎痙攣 emprosthotonos 손목이 전방으로 오며 몸이 뻣뻣해지는 것. 이는 장기근육경련으로 대부분 테타니성 감염이나 스트리키닌(strychnine)체위에서 보인다. = 전궁긴장.

전매약품 轉買藥品 proprietary medicine 약이 만들어지는 방법 혹은 재료가 되는 화학물이 상표와 복제권의 보호를 받아 경쟁으로부터 보호되는 약품. = 독점약품(獨占藥品).

전면중격 前面中隔 anteroseptal 해부학적으로 심장내부 전면벽과 심실사이의 격벽.

전모세혈관괄약근 前毛細血管括約筋 precapillary sphincter 모세혈관 내로 혈류를 흐르도록 조절하는 평활근육 괄약근.

전문가시스템 專門家~ expert system 의료 진단 등과 같은 특정 분야의 전문가가 수행하는 고도의 업무를 지원하기 위한 컴퓨터 응용 프로그램. 인간의 지적 활동과 경험을 통해서 축적된 전문가의 지식과 전문가에 의해 정의된 추론 규칙을 활용하여

결정을 내리거나 문제 해결을 한다. 인간 전문가가 사실에 근거한 지식과 추론 능력을 활용하여 문제를 해결하는 것과 같이, 전문가 시스템에는 이 두 가지 필수 요소가 지식 베이스(knowledge base)라는 데이터베이스와 지식 베이스에 기초하여 추론을 실행하는 추론 기구(inference engine)의 두 개의 구성 요소에 포함되어 있다. 지식 베이스는 제목에 관한 구체적 사실과 규칙을 제공하며 추론 기구는 전문가 시스템이 결론을 도출할 수 있도록 하는 추론 능력을 제공한다. 전문가 시스템은 또 사용자 인터페이스와 설명 기능(explanation facility)이라는 형태의 툴(tool)을 제공한다. 사용자 인터페이스는 다른 응용 프로그램에서와 마찬가지로 사용자가 질의와 정보를 입력하는 등 시스템과 상호 작용할 수 있게 한다. 전문가 시스템 특징의 하나인 설명 기능은 시스템으로 하여금 시스템 자신이 도출한 결론에 대해 설명하거나 정당화할 수 있게 하며, 개발자로 하여금 시스템의 작동을 검사할 수 있게 한다. 전문가 시스템은 화학, 지질 조사, 의료 진단, 금융 투자, 보험 등 특정 분야에 사용되며, 모든 문제에 대응하는 범용 전문가 시스템은 아직 존재하지 않는다.

전문기도유지술 專門氣道維持術 advanced airway management 전문적인 삽관기술. 기구삽입시 특별한 훈련을 필요로 하며 기관 내 삽관이 가장 많이 사용되며 그 외에 EOA, EGTA 등이 이용된다.

전문소생술 專門蘇生術 advanced life support : ALS 각종 의료장비와 약물을 이용하여 전문의료인이 환자의 생명을 구하는 응급처치.

전문심장구조술 專門心臟救助術 advanced cardiac life support : ACLS 심폐소생의 기초적 생명지지 노력이 정맥내 주사, 가능한 제세동, 약물 투약, 심부 정맥의 조절, 전문기도유지장비와 환기 장비의 사용에 의해 증강되는 응급의료 절차. 일반적으로 의사의 직접적이거나 간접적인 감독을 필요로 한다.

전문응급구조사 專門應急救助士 paramedic 주로 병원 전 단계에서 응급의료를 행하는 준보건의료 요원. 심전도 판독, 기관내 삽관, 약물요법 및 정맥내 수액요법, 신체 상태의 평가 등의 기술이 필요하다.

대학에서 응급구조학을 전공했거나 2급응급구조사가 3년 경력 후 국가자격시험에 응시하여 1급을 취득할 수 있다. 응급의학과 의사는 1급 응급구조사에게 처방을 내리고 그 책임을 감수하며 치료지침을 무선이나 전화로, 혹은 기록된 치료지침서를 이용해서 전달할 수 있다.

전문인 專門人 professional 특정분야나 직업에 종사하는 종사자로 특정지을 수 있는 행위나 질을 갖춘 사람.

전문인명소생요원 專門人命蘇生要員 advanced life support unit 현장에서 전문 소생술 수준의 응급처치를 시행할 수 있도록 교육과 훈련되어 있는 요원. 기본 심폐소생술 등의 기본소생술을 포함하여 제세동, 약물투여 등이 가능하다.

전박 前膊 forearm 앞 쪽, 상지의 팔꿈치와 손목 사이의 부분.

전반마비 全般痲痺 general paresis 만성 매독감염에 의한 수막 뇌염과 피질뉴런의 퇴행성변화로, 점진적 치매, 손떨림, 언어장애, 근육위축이 특징적으로 나타나는 마비.

전반사 全反射 total reflection 광섬유의 코어 내에서 빛이 반사되는 현상. 코어와 클래드의 경계면에서 빛이 클래드로 빠져나가지 못하고 100% 코어 내로 반사되는 입사 광선의 반사 현상.

전반송파 全搬送波 full carrier 단측파대의 경우에 양측파대용의 수신기에서도 수신할 수 있도록 반송파를 일정한 레벨로 송출하는 전파. 일반적으로는 단측파에 전반송파를 첨가하는 경우가 많고, 양측파대 중에서 한 측대파를 제거한 것이라고도 할 수 있다.

전반적격리 全般的隔離 universal precaution 혈액이나 체액으로 전파되는 질환을 가진 환자에게 적용하던 '혈액과 체액의 격리'를 확대 적용하여 '모든 사람에게서 나오는 혈액과 체액은 일단 감염성이 있다고 간주하고 조심하라'는 격리 지침. HIV와 같이 오랜 잠복기 후에 증상과 징후가 나타나는 경우 이미 타인에게 전염이 되므로 기존의 격리 지침으로는 병원체의 전파를 막기 힘들기 때문에 제시된 격리지침이다. = 보편적격리.

전반적실어증 全般的失語症 global aphasia 언어를 받아들이고 표현하는 두 가지 면이 모두 손상을 받는 실어증. 말하는 것이 유창하지 못할 뿐 아니라 내용이 없다.

전방 前方 anterior 신체나 장기의 앞쪽.

전방산란 前方散亂 forward scattering 전파(電波)가 전파(傳播)될 때 입사파와 산란파의 전파 방향이 기준 방향(보통 수평)에서 본 경우, 같은 방향이 되는 산란.

전방심부전 前方心不全 forward heart failure 신체의 필요에 비하여 심박출량이 부족한 것을 강조하는 의미로 사용되는 심부전. 부종은 주로 나트륨과 물의 신성저류(腎性貯留)에 의해 생기며 정맥확장은 이차적 성질로 생각된다.

전방지휘소 前方指揮所 front command post 화재진화시 현장 지휘자가 점유하는 위치. 소방대가 화재현장에 도착해서 최초로 점유한 지점 가운데 하나이다.

전방척수증후군 前方脊髓症候群 anterior cord syndrome 디스크 파열이나 척추골절에 의해 전수에 가해진 압력으로 인한 척수의 손상. 이러한 손상은 흔히 척수의 굴곡손상으로 나타난다. = 앞척수증후군.

전방축농 前方蓄膿 hypopyon 눈의 전방에 고름이 축적되어 각막과 홍채사이에 회색의 수액이 차있는 것처럼 보이는 것. 결막염이나 각막궤양의 합병증으로 생길 수 있다.

전방출혈 前方出血 hyphema 주로 타박상이나 외상에 의해 발생하는 안구의 전방 내로의 출혈. 안과의사가 혈액의 흡입과 산동제 또는 축동제의 투여, 탄산탈수효소 억제제 사용의 필요성을 판단하여 치료한다. 출혈의 재발로 녹내장이 생길 수 있다.

전방충돌 前方衝突 head-on collision 차가 앞쪽으로 부딪히는 것. 흉부손상이나 무릎 고관절 부상을 입게 된다.

전방탈구 前方脫臼 anterior dislocation 정상관절로부터 뼈가 전방 쪽으로 이탈되는 것. 견관절 탈구시는 주로 전방탈구가 발생하는데 증상은 어깨부위의 심한 통증을 호소하며 상지의 외전과 외회전이

나타나고 액와부 신경이 압박 받을 수 있다.

전방탑재펌프 前方搭載~ front mounted pump 소방차 앞부분에 탑재된 펌프.

전방통제지역 前方統制地域 warm zone 대원과 장비의 제염과 열지역 지원활동이 있는 지역. 접근통로를 위한 통제지역을 포함하고 있어서 오염의 확산을 줄이는데 도움을 준다.

전복 顚覆 rollover collision 충돌로 인해 뒤집혀 엎어진 상태. 가장 심각한 부상을 입을 수 있으므로 외상센터에 바로 이송한다.

전부하 前負荷 preload 심장이 수축되기 전에 심장 근육이 견딜 수 있는 무게. 심장에서 혈류의 양이 많을수록 심장 근육의 섬유는 더 늘어난다. 이것은 다음 수축속도를 증가시킬 수 있다. → 스탈링 법칙 (starling's law).

전사 轉寫 transcription DNA 주형에서 mRNA가 합성되는 과정. 이렇게 하여 DNA 분자의 유전정보가 mRNA로 전달된다.

전사각근 前斜角筋 anterior scalene muscle 제1 늑골을 위로 당기거나 경부의 외측굴곡에 관여하는 근육.

전산화단층촬영술 電算化斷層撮影術 computed tomography : CT scan 조직구조의 세부적인 단면이 나타나는 필름을 산출하는 방사선 사진기술. 통증이 없으며 비침습적인 방법이며 기존의 방사선 촬영보다 민감하다. 환자주위를 지속적으로 360° 회전하면서 탐지기가 신체를 통과한 X-선을 기록한다. 종양, 균열골절, 뼈의 이탈과 체액의 축적을 감별한다.

전색 栓塞 plug 조직 세포, 점액 혹은 경추근처럼 신체의 정상적인 개구와 이동을 막는 기타 물질.

전선 電線 electric wire 전력이나 전기신호를 보내는 금속선(金屬線). 주로 구리(Cu)로 만들어진다.

전선관 電線管 conduit 전선이나 케이블을 수용하고 있는 통 또는 배관.

전선로 電線路 raceway 전선, 케이블, 모선 등을 보호하기위한 경로.

전선성역전 前線性逆轉 front inversion 대기 중에서는 보통 상공으로 올라가면서 기온이 낮아지지만

더운 공기가 찬 공기의 위를 타고 상승하는 전선면 부근에서는 그 전이층에서 기온의 역전현상이 발생하는데 이를 전선성 역전이라 한다. 즉 한냉전선이나 온난전선이 통과할 때 생기는 역전.

전소 全燒 burnout 문자적인 의미로는 불로 인하여 연소가 가능한 물질이 모두 타버린 상태. 건축물, 구조물 및 그에 따른 내용물, 산림 및 덤불 등이 화재로 인하여 완전 소실되었거나 또는 그 불의 고열과 화염으로 용융, 변형, 이와, 균열, 파손 등이 지극히 심하여 효용 가치가 소멸되고 보수를 하여도 재사용이 불가한 상태에 있는 것.

전송기 傳送器 transmitter 검출기 등으로부터 발신된 신호를 수신기에 송신해 주는 기기.

전송채널 傳送~ transmission channel 신호를 송신하는 감시실이나 보조 감시실에서 송신기와 접속시키는 경로.

전술 戰術 tactics 진화작업을 성공적으로 수행하기 위한 전략으로 채택하는 각종 수단 및 조치.

전술소방대 戰術消防隊 tactical squad 대규모 복합화재 현장에서 필요한 특수임무를 수행하기 위해 조직된 소방대.

전신고정장비 全身固定裝備 long backboard 척추손상이 의심되는 환자에게 이송 중이나 처치 중에 전신을 고정하여 척수손상을 악화시키거나 유발하는 것을 최소화 하는 장비.

전신마취 全身痲醉 general anesthesia 흡기나 수액 주입으로 여러 가지 마취제를 사용하여 감각과 의식을 없애는 것. 마취의 요소는 진통, 건망증, 근육 이완, 활력징후 통제, 무의식이 있다. 환자의 신체적 상태에 따라 마취제의 종류, 용량, 경로를 선택한다. 마취의 깊이는 환자가 고통을 경험하지 않고 수술 과정이 기억되지 않도록 계획한다. 기관내 삽관과 호흡지지가 필요하다.

전신방사선조사 全身放射線照射 whole body irradiation 전신에 영향을 주는 이온화된 방사선의 노출.

전신부종 全身浮腫 anasarca 주로 심장이나 신장의 기능저하 및 단백결핍성 영양실조로 전신의 세포외액이 비정상적으로 다량 축적되는 상태.

전신상태 全身狀態 systemic status 어떤증상이나 상태가 신체의 전부위에서 발생하는 것.

전신성색전증 全身性塞栓症 systemic embolism 좌심방, 좌심실, 대동맥, 중동맥 등에서 형성되는 어떤 물질에 의해 전신에 발생할 수 있는 색전증. 심장 내의 혈전의 원인은 주로 심근경색이나 류마티스성 심내막염에 의해 형성된다. 주로 하지, 뇌, 복부 내의 각종 장기, 상지 등에서 발생한다.

전신성저체온증 全身性低體溫症 systemic hypothermia 보호 의복이나 체온 조절기능으로 체온을 적절히 유지하지 못하여 발생하는 한냉손상 가운데 가장 심한 형태. 중심 체온이 32~35℃ 이하로 떨어질 때 생리적 이상이 노출 시간과 체온 저하 정도에 비례하여 더욱 심해진다. 일반적인 원인은 뇌하수체기능저하증(hypopituitarism), 갑상선기능저하증(hypothyroidism), 저아드레날린증(hypoadrenalism), 저혈당(hypoglycemia)등의 내분비계 이상, 환경요인, 뇌종양, 뇌졸중 등의 중추신경계 병변, 알코올(alcohol)이나 바비튜레이트(barbiturate)등의 약물, 패혈증, 화상 등이며 다량의 체액이동으로 혈액농축화(hemoconcentration), 부신피질 및 뇌하수체의 기능저하, 모세혈관의 적혈구 응집, 전혈점도(whole blood viscosity)증가, 중추신경계의 변화, 뇌척수액압 이상 등의 생리적인 변화가 일어난다.

전신성홍반성루푸스 全身性紅斑性~ systemic lupus erythematosus : SLE 혈관염이 전신장기에 영향을 주고 재발 또는 완화되는 것을 되풀이하는 것이 특징인 교원병(collagen disease)의 한 질환. 20~30대 여성에 많으며 남녀 비는 1 : 9 정도이다.

전신순환 全身循環 systemic circulation 심장의 좌심실에서 산소를 포함한 혈액이 방출되어 신체를 순환하고 다시 심장으로 돌아오는 경로.

전신작용 全身作用 systemic action 약물이 국소나 경구투여로 간에 흡수되어 순환계를 통하여 전신에서 작용하는 것. 예를 들면 국소마취제인 리도카인(lidocaine)은 정맥내에 투여하여 항부정맥 약으로 우수한 전신작용을 나타낸다. = 흡수작용.

전신진공부목 全身眞空副木 vacuum mattress 펌 프를 사용하여 전신부목을 진공상태로 만들어 전신을 고정하고 추가 손상을 방지하는 부목.

전실 前室 vestibule 현관문과 내실문 사이의 공간.

전안구염 全眼球炎 panophthalmitis 안구 전체의 염증으로서, 주로 세균이 원인이다. 증상은 동통, 발열, 두통, 부종이며, 홍채가 혼탁해지고 회색을 띨 수 있다.

전압 電壓 voltage 전류가 흐르는 힘. 저 전압은 600볼트 미만이고 고전압은 600볼트 이상이다.

전역방출방식 全域放出方式 total flooding system 불연성 가스 소화설비 즉, 이산화탄소 소화설비, 할로겐화합물 소화설비, 분말소화설비 및 포소화설비의 방출방식들을 방호구역으로 설정하여 설비상의 구획 내에서는 설비가 작동되면 당해 구역의 모든 헤드에서 동시에 소화약제가 방출되어 화재를 소화하는 방출방식. ↔ 국소방출방식.

전역방출방식미분무수소화설비 全域放出方式微噴霧水消火設備 total compartment application water mist system 하나의 방호구역 내에 있는 모든 위험을 방호하기 위해 미분무수를 분사하는 소화설비.

전열 傳熱 heat transfer 열전도, 대류, 열복사를 통해서 열이 이동하는 것. → 전도, 대류, 복사.

전열기 電熱器 electric heating instrument 저항이 큰 도체를 전류가 통과하면 발열하는 성질을 응용한 전기기구. 온도조절장치가 고장 나거나 전열기에 가연물이 닿으면 화재가 발생할 수 있다. 예를 들어 전기밥솥, 전기난로, 전기다리미 등이 있다. → 전기저항, 저항가열, 항온기.

전열선 電熱線 electric heating wire 전기저항이 커서 전기를 통하면 열이 발생하는 도선.

전염 傳染 infection 병원성 미생물이 공기, 매개체, 매개동물 등을 통해 인체로 침입하는 것.

전염병 傳染病 infectious disease 직접 또는 간접 접촉으로 인체에서 다른 인체로 전파되는 질병.

전염성단핵세포증 傳染性單核細胞症 infectious mononucleosis 전염성 단핵구증.

전염성홍반 傳染性紅斑 erythema infection 주로 어린아이에게 발생하는 급성 염증. 증상은 초기에는 뺨에서 발적과 열이 발생하고 나중에는 팔, 허벅지, 엉덩이, 몸통에서 나타난다. 태양빛이 발진을 악화시키며 10일 정도 지속된다.

전완부 前腕部 forearm 상지의 팔꿈치와 손목간의 구간. 요골, 척골을 포함한다. = 아래팔부위.

전용보조경보설비 專用補助警報設備 direct circuit auxiliary alarm system 전용 회로를 이용하여 발신장치와 수동 화재경보 수신반을 서로 연결시켜 주는 보조경보설비.

전용선 專用線 dedicated line 잦은 전화 의사 소통을 요구하는 특수 지점에 연결한 전화 회로. 수신자가 손에 들고 의사소통할 수 있도록 되어있으며 전문응급구조사의 본거지나 중독관리처럼 특수 목적으로 사용하는 전화. = direct line, hot line, straight line.

전용전파통신 專用電波通信 exclusive channel traffic 특정의 기관 또는 단체 등이 자신의 사무나 일을 수행하기 위해 전용의 주파수를 지정받아 통신하는 공공성, 공익성이 높은 전파 통신.

전용제연설비 專用除煙設備 dedicated smoke control system 연기를 제어하기 위한 전용설비로 건물의 정상적인 사용조건에서는 작동하지 않고 연기를 제어할 때만 작동되며, 공기조화설비와는 별개의 설비이다.

전원 電源 electric power source 부하(負荷)에 전력(電力)을 지속적으로 공급해 주는 것. 발전기, 배전반, 콘센트 등이 해당된다. → 부하.

전위[1] 轉位 displacement 정상 위치 또는 장소로부터의 이탈로 탈구나 골절시 나타나는 증상.

전위[2] 轉位 transposition ① 자궁내 성장 동안 정상적으로 신체의 좌측에서 발견되는 부분이 우측에서 발생되거나 그 반대인 비정상. ② 복제과정의 어떤 점에서 한 염색체에서 다른 염색체로 유전물질의 이동, 간혹 선천성 결함이 나타난다.

전위[3] 電位 electrical potential 세포벽 내외에 부하되는 전기력의 차. 심근의 휴지기 때 전위는 대개 $-70 \sim -90mV$ 정도이다.

전위골절 轉位骨折 displaced fracture 골절된 뼈의 양 끝 부분이 분리되는 변위성 골절. 개방성골절에서는 대개 파손된 뼈의 양쪽 끝 부분이 주변의 피부 밖으로 뚫고 나오지만 폐쇄골절에서는 피부 내에 위치하기도 한다.

전위성의 轉位性~ ectopic ① 비정상적 체위, 자궁 밖에서 생긴 자궁외 임신처럼 정상위치에서 벗어나 다른 곳에 위치한 기관이나 물체. ② 동방결절이외에 다른 어떤 곳에서 뛰기시작한 심장박동으로 본래보다 빨리 또는 느리게 박동하기도 한다. → 이소성박동(ectopic beat).

전위역치 電位閾値 threshold potential 활동전위를 일으키는 전기 값.

전위차 電位差 potential difference 전기장 또는 도체 내 두 점 사이의 전기적인 위치에너지 차. 전하(電荷) 분포에 의해 정해지는 것인데, 전위차가 있는 두 점 사이를 도선으로 연결하면 마치 물이 높은 곳에서 낮은 곳으로 흘러 낙차를 없애듯이 전위차가 없어지는 방향으로 전하가 이동한다. 회로 내에서 전류가 계속 흐르는 것도 이것에 의하지만, 이 경우 끊임없이 회로 내의 두 점 사이에 전위차를 주어 전류를 흐르게 하는 직접적인 원인이 되는 작용을 기전력이라고 한다. 실용단위는 볼트(V)이며, 1쿨롱(C)의 전하가 전위차가 있는 두 점 사이에서 이동하였을 때에 하는 일이 1줄(J), 그 두 점 사이의 전위차 즉 전압을 1V로 한다. = 전압.

전율 戰慄 shivering 체온이 급격히 상승하면서 피부 혈관은 수축하고 체온의 발산이 방해를 받아 도리어 한기를 느껴 더 심해지면서 사지가 떨리고 치아가 불수의적으로 운동하는 것. 주로 급성의 열성질환, 패혈증 등에서 볼 수 있고 말라리아에서는 주기적으로 나타난다.

전이 轉移 metastasis 악성 종양세포가 종양으로부터 분리되어 다른 장소로 이동하고 새로운 종양을 생성하기 위해 분할되는 과정.

전이부 轉移部 transition zone 전흉부 유도에서 등전위점이 주로 음성에서 양성으로 나아가는 QRS군으로 나타나는 부분.

전이비행고도 轉移飛行高度 transition level 전이고도 위로 사용 가능한 가장 낮은 비행고도.

전이성폐종양 轉移性肺腫瘍 metastatic lung tumor 폐에서 전이를 일으킨 악성종양. 폐내에서 전이의 결절이 생기는 경우가 많다.

전이층 轉移層 transition layer 전이고도와 전이비행고도사이의 공역.

전인건강간호 全人健康看護 holistic health care 인간의 신체, 심리, 사회, 경제, 영적인 요구를 고려한 포괄적, 전체적인 환자간호체계. 환자의 질병에 대한 반응, 그리고 질병상태에서 자가간호요구에 직면하는 능력의 효과.

전입기록 轉入記錄 transfer in note 새로운 진료과의 의사가 환자와 응급환자 기록을 검토하여 그 환자에 대하여 파악한 간단한 내용, 앞으로의 치료계획을 서술하는 것.

전자[1] 電子 electron 음전하를 가지는 질량이 아주 작은 입자. 정지질량은 9.107×10^{-28}g이고, 전하는 -1.602×10^{-19}C$=-4.8023 \times 10^{-10}$esu를 보이며, 1/2의 스핀 양자수(量子數)를 가진다. 최초는 음극선입자로서 발견되었으나, 후에 모든 물질의 구성요소인 것이 인정되었다. 일반적으로 원자에는 원자번호와 같은 수의 전자가 일정한 규칙에 따라 원자핵 주위에 분포하며, 이것이 그 원자의 화학성을 결정짓는 근본이 된다. 그러나 금속 등에서는 모든 전자가 개개의 원자핵에 속박되어 있는 것은 아니며, 대부분은 금속 내를 자유로이 돌아다니고 있다. 이것을 자유전자라 하는데, 금속의 전기나 열에 대한 양도성(良導性) 등은 자유전자의 존재에 의해 설명할 수 있다. 전자는 음전하 $-e$를 가지는데, 이 e는 모든 전하의 최소단위량을 부여하는 기본 전하량으로서 가장 중요한 보편상수의 하나이다.

전자[2] 轉子 trochanter 매우 크고 둔한 돌기로 대퇴골경 하방의 두 돌기.

전자간증 前子癇症 preeclampsia 부종, 단백뇨, 체중증가, 혈압상승 등이 두드러지게 나타나며 지속적인 구토, 복통이 심하고 지속적인 두통, 희미하거나 흔들리는 시야, 소변량 감소, 태아성장 지연 등이 나타나는 증상. 심한 자간 전증은 6시간 간격으로 두 번 혈압을 측정했을 때 수축기압과 이완기압이 160/110mmHg 이상일 때를 말하며 단백뇨는 24시간 수집된 뇨 중에 300mg/㎗이상 검출되었거나 6시간 간격으로 두 번의 소변검사결과 100mg/㎗ 이상일 때를 말한다. 고령의 임신, 다산모, 포상기태, 양수과다증인 경우 발생빈도가 높다.

전자경보기 **電子警報器** electronic siren 전자적 충격을 증폭시켜 스피커를 통해 소리를 내는 경보기. 각종 자동소화설비 경보에 사용한다. = 전자사이렌.

전자기파통신 **電磁氣波通信** electromagnetic communication 도체를 공간으로 하는 전자기파에 의한 통신. 통신용 전자기파의 주파수는 EHF 주파수대 이상의 광통신(레이저)과 EHF 주파수대 이하의 비광통신대로 나누어진다. 비광통신을 이용하는 장치는 라디오, 텔레비전, VLF와 EHF 사이의 주파수 스펙트럼을 이용하는 레이더 장비 등이 있다. 전기 통신에는 훨씬 복잡한 변환기가 필요하다.

전자내시경탐지기 **電子內視鏡探知機** electronic endoscope detector 손에 닿지 않는 좁은 틈, 뒷면, 내측면 등 빛은 닿을 수 있지만 볼 수 없는 장소를 선명하게 볼 수 있는 것이 가능하며, 이러한 특성을 이용하여 재난현장에서 각종 구조물 등을 해체, 분해, 절단하지 않고 내부를 외부에서 직접 관찰하도록 하여 구조작업시 수반되는 시간 및 인력을 절약할 수 있는 효과적인 탐색장비.

전자문서교환방식 **電子文書交換方式** electronic data interchange : EDI 의료보험(의료급여)업무로 인하여 요양기관과 진료비심사지급기관(건강보험심사평가원) 간에 발생되는 요양급여비용청구 및 지급내역 등 각종문서를 전자문서교환방식으로 송·수신하는 정보통신 서비스 시스템.

전자방해기술 **電子妨害技術** electronic countermeasures : ECM 전자전에서의 대표적인 방법으로, 적의 레이더를 방해하거나 속여서 아군과 관계되는 정확한 정보를 얻을 수 없도록 하는 것. 구체적인 수단으로는 1) 방해 전파를 적의 레이더에 보내어 탐지 기능을 교란시키고, 2) 차프(레이더 전파

반사체)의 산포와 풍선, 무인 원격 조정기(RPV) 등의 유혹 장치를 혼란시킴으로써 기계적으로 적 레이더의 탐지 능력을 저하시키며, 3) 적 레이더 전파의 특성을 분석하여 반향 신호를 보내 거리와 방위, 수치 등을 속이는 방법이 있다.

전자식도어홀더 **電子式~** electromagnetic door holder 평소에는 방화문을 개방상태로 고정하고 있다가 화재 발생시 자동으로 방화문을 폐쇄하는 장치.

전자위치추적장치 **電子位置追跡裝置** electronic position indicator 전자파의 반사시간을 측정하여 선박과 해안선과의 거리를 측정하는 장치.

전자의무기록 **電子醫務記錄** electronic medical record : EMR 환자의 처방자료를 포함하는 모든 진료 기록을 컴퓨터를 통해서 필요시 언제 어디서나 조회해 볼 수 있는 시스템.

전자태아심박동기록기 **電子胎兒心搏動記錄器** electronic fetal monitor 태아심박동과 모체의 자궁수축을 관찰하는 기구. 외부 심박동을 관찰하는 복부에 놓인 초음파 발신기가 탐지하며 내부 관찰은 태아의 두피에 전극을 고정시켜 탐지한다.

전자파방사선 **電磁波放射線** electromagnetic radiation 전기와 자기력의 조합으로 생성되는 방사. 에너지의 계속적인 스펙트럼으로 간주한다. 이것은 극단파장이 있는 것, 즉 X-선에서부터 극장파장이 있는 것. 즉 라디오파나 레이더탐지기에 이르기까지의 에너지 범위를 포함한다.

전자파인체흡수율 **電磁波人體吸收率** specific absorption rate : SAR 사람의 생체 조직에 흡수되는 생체의 단위 질량 당 전자파의 양을 에너지로 표시한 것. 이동 전화 단말기에서 방출되는 전자파를 인체가 얼마나 흡수하는지를 보여주는 수치로서, 단말기의 전자파 인체 보호 기준은 생체 실험을 통해 인체에 해롭지 않은 전자파의 양(한국, 미국, 호주, 캐나다는 1.6W/kg[1g 평균], 일본은 2.0W/kg[10g 평균])을 기준으로 삼고 있다.

전자파투과성 **電磁波透過性** radio-translucent 전자파나 X-선을 투과시킬 수 있는 능력.

전자현미경 **電子顯微鏡** electron microscope 전자

빔을 사용하여 미소한 물체를 확대시켜 보는 광학 기계. 빛 대신 전자빔을 사용하므로 일반 렌즈형 현미경보다 훨씬 큰 배율을 얻을 수 있는데, 최대 사용 가능한 배율은 300,000 이상이다. 대표적인 것으로 전자 거울형과 방사형 전자현미경 등이 있는데 전자 거울형은 시료(試料)의 전위가 전자총의 음극 전위와 거의 같은 조건에서 시료에 조사된 전자빔이 시료 표면에서 반사되면 반사된 전자를 다시 가속시켜 전자 렌즈로 확대·관찰하며 방사형은 시료 표면에서 방사하는 전자를 가속하고 전자 렌즈로 확대하여 관찰하는데, 시료 표면에서 전자를 방사시키려면 표면에 빛이나 열, 전자, 이온 또는 분자 등을 조사해야 한다. 분해능은 시료 표면에서 방사하는 전자의 에너지와 거기에 가해지는 전계의 비로 결정된다.

전장골척추 前腸骨脊椎 anterior superior iliac spine 장골능을 이루는 두 골질 단편 중 하나.

전정 前庭 vestibule 귀의 전정과 같이, 통로의 입구 역할을 하는 공간.

전정감각 前庭感覺 vestibular sense = 평형감각.

전정계감압병 前庭階減壓病 vestibular decompression sickness : VDS 감압 중 전정계의 이상으로 300피트 이상의 비교적 깊은 수심으로부터 발생하는 이상증상. 모든 중추신경계 중에서도 내이는 심해 잠수 후 감압 중 가장 손상받기 쉬운 부분으로 가능한 신속히 치료를 시작하여야 한다. 치료는 재가압 및 호흡기체를 교환하는 것과 약물 요법으로 바륨(valium)과 콤파진(compazine)을 사용한다.

전정선 前庭腺 vestibular gland 질 입구 한편에 두 개씩 있는 네 개의 작은 선.

전정의 前庭~ vestibular 뺨과 치아 사이에 있는 구강의 전정부처럼, 전정과 관련이 있다.

전정주름 前庭~ vestibular fold 성문폐쇄를 돕는 후두강내 두 개의 점막주름의 하나. = 가성대(假聲帶, false vocal cord).

전조 前兆 aura 편두통 또는 간질 발작에 선행하는 빛의 감각이나 온감.

전조현상 前兆現象 precursor 지진이 일어나기 전에 그와 관련하여 일어나는 현상. 지각 변동, 지진

활동의 이상, 각종 물리 파라미터의 변화 등을 말함.

전종인대 前縱靭帶 anterior longitudinal ligament 척추 체부의 복면 표면에 붙어 있는 넓고 강한 인대. 제 1경추의 두개골과 전면 관에서부터 천골까지 걸쳐있다. = 앞세로인대.

전주와 前肘窩 antecubital fossa 팔꿈치 앞의 함몰 부위.

전주정맥 前肘靜脈 antecubital veins 팔 오금에 위치한 피정맥과 두정맥으로 정맥천자시 자주 사용되는 부위. = 앞팔굽정맥.

전지 電池 electric cell 화학·물리적 방법으로 전기 에너지를 저장하였다가 사용할 수 있는 직류 전원. 재충전할 수 없는 전지를 1차전지라고 하고 재충전할 수 있는 전지를 2차전지라고 한다.

전진배치 前進配置 advance disposition 화재 취약지점, 대규모 행사장, 다중운집장소 등에 소방력을 미리 배치하여 긴급상황에 대비하는 일.

전차량출동 全車輛出動 all hands 대형·긴급 재난 상황이 발생하여 일정 지역(소방관서)의 전 소방력이 출동하는 것. 출동에 따른 공백은 인근 지역의 소방력을 이동배치하여 보전(補塡)해야 한다.

전체호스배치 全體~配置 layout 화재현장에서 소방대가 보유한 모든 호스를 배치하는 것.

전추골근 前椎骨筋 prevertebral muscle 두부의 굴곡과 회전에 관여하는 경장근, 두장근, 전두직근과 두부의 외측굴곡에 관여하는 외측두직근.

전출기록 轉出記錄 transfer out note 그동안의 환자의 질병과 치료 내용을 요약하여 다른 진료과로 전출시키는 이유를 서술하는 것.

전측두천문 前側頭泉門 sphenoid fontanelle 양측에 있는 사각형의 천문. 전두골, 두정골, 측두골 및 접형골 사이에 있다. 두정골의 전하각에 형성되어 생후 3개월에 폐쇄된다. = 앞가쪽숫구멍.

전층경색증 全層梗塞症 transmural infarction 심외막, 심내막과 심근막을 관통하는 심근경색. = subendocardial infarction.

전층화상 全層火傷 full-thickness burn 피부 전층이 손상되는 화상. 일부 전층 화상의 경우 부분층 화

ㅈ

상과 구별하기가 어려울 수 있다. 그렇지만 대개 숯처럼 검거나 밤색으로 변한 부위, 또는 건조되고 하얀 부위가 있다. 환자는 심한 통증을 호소하기도 하고, 만약 신경이 손상되었다면 전혀 통증을 느끼지 못할 것이다(화상 주위에 통증을 일으킬 수 있는 부분 층 화상에 근접한 부위는 제외한다). 이런 화상은 피부 이식을 요하며, 화상이 치유되면서 심한 흉터가 형성된다. 화상은 피부 전 층뿐 아니라 피하 조직, 근육, 뼈와 그 밑에 있는 장기까지 손상되기도 하며 3도 화상이라고도 한다.

전치태반 前置胎盤 placenta previa 태반이 자궁경부의 내구(internal os)에 매우 근접해있거나 덮고 있는 것. 심한 정도는 4등급으로 나눌 수 있다. 1) 전 전치태반(total placenta previa) : 자궁경부내구가 태반에 의해 완전히 덮여져 있는 경우. 2) 부분전치태반(partial placenta previa) : 경부내구가 태반에 의해 부분적으로 덮여져 있는 경우. 3) 변연 전치태반(marginal placenta previa) : 태반의 끝 부분이 경구내구의 변연에 위치하는 경우. 4) 하위태반(low-lying placenta) : 태반이 자궁 하절부에 착상되었으며 태반의 끝이 실제로 경구내구에 닿지 않고 매우 근접해있는 경우. 분만 시 전치태반의 빈도는 0.3~0.5%이며 원인은 다임부, 고령, 제왕절개분만 기왕력, 인공유산, 흡연 등으로 전치태반의 가능성을 증가시킨다. 임신 7개월부터 통증을 수반하지 않는 대량의 자궁출혈을 볼 수 있고, 태반조기박리에서는 응고장애가 발생하나 전치태반에서는 드물다. 태반의 위치를 알 수 있는 진단법으로는 복벽을 통한 초음파검사기법의 정확도가 가장 높고 초기에 발견된 전치태반의 경우 태반이동에 의해 해결된다. 분만 시 전치태반이 인지되면 즉각 제왕절개분만을 시행해야 한다.

전파 電波 radio wave 3,000GHz 이하 주파수의 전자파. 전파의 사용 범위는 대체로 $0.3 \times 10^4 \sim 3 \times 10^{12}$Hz, 즉 3kHz~3THz의 주파수를 갖는 전자파이다. 모든 전자파와 마찬가지로 전파는 광속도(C)인 3×10^8m/s의 정속도로 자유 공간에 전파된다. 전파는 연결 도선이나 도파관(waveguide) 없이 전기적

임펄스 또는 신호를 공간을 통해 송신하고 수신하는 데 사용된다. 무선 통신, 라디오 방송, TV 방송, 무선 항행, 레이더 등은 모두 전파를 이용하는 것이다. 전파가 점유하는 주파수 범위는 매우 넓고 주파수에 따라 파장이나 전파되는 특성이 다르다. 현재 국제 전기 통신 협약과 전파법에 의해 관리·이용되고 있는 것은 일부분에 불과하다.

전파감시 電波監視 radio monitoring 한정된 전파 자원의 능률적인 이용을 확보하기 위하여 전파 감시 기관이 전파를 감시하는 것. 전파는 넓은 공간에 확산되는 반면 수요가 많으므로 질서 유지와 통제를 근본으로 하지 않으면 혼신 때문에 이용이 불가능하게 된다. 그러므로 전파 이용에 대해 국제적으로는 조약으로, 국내적으로는 전파법 및 동 시행령으로 상세한 규정을 마련해서 시행하고 있다. 우리나라도 전국 여러 곳에 전파 감시 기관을 배치하여 발사되고 있는 다수 전파를 주야로 감시, 위반 전파를 포착해서 무선국의 전파 이용 질서를 유지하고 있다.

전파거리측정기 電波距離測定器 radio range finder 전파를 이용하여 거리를 측정하는 장치.

전파고도계 電波高度計 radio altimeter 비행 중의 항공기에서 지표면으로부터의 고도(절대 고도)를 알기 위해 쓰이는 고도계의 하나. 비행기의 동체 밑에 있는 송신 안테나에서 지상을 향해 전파를 발사하고 지표면에서 반사하여 되돌아오기까지의 시간에 의해 절대 고도를 측정한다. 주파수 변조된 연속파를 발사하는 주파수 변조(FM)형 고도계와 펄스를 발사하는 펄스형 고도계가 있다. 전자는 저고도용, 후자는 고고도용이며 주파수는 1,600~1,660MHz 또는 4,200~4,400MHz가 쓰인다.

전파규칙 電波規則 radio regulations : RR 국제 전기 통신 협약에 부속되어 있는 업무 규칙의 하나. 주로 전파 통신의 용어와 정의, 9KHz~275GHz의 주파수를 업무별로 분배하는 것, 주파수의 조정, 통고 및 등록, 우주 전파 통신 업무의 국의 특성, 혼신, 조난 통신 및 안전 통신 등에 관한 규정과 기준이 정해져 있다.

전파마이크 電波~ radio microphone 유선식 마이크로폰 대신 사용되는 무선전화 송신 장치. 보통 마

이크로폰과 무선 송신기가 일체가 되고, 마이크로폰 코드에 해당하는 부분이 짧은 안테나가 된다. 극장, 강당 같은 곳에서 사용하는 일이 많은데, 법령으로 정해져 있는 특정의 주파수나 출력을 사용하는 것은 무선국의 허가를 받지 않아도 된다. 시판품으로는 무선 마이크로폰이라고 하는 것이 많다.

전파망원경 電波望遠鏡 radio telescope 우주의 항성으로부터 복사(輻射)되는 전파를 관측하기 위해, 매우 큰 고이득의 지향성 안테나와 저잡음 고이득의 수신기를 조합한 것.

전파저장물 電波貯藏物 radio cache 다량의 이식 가능한 전파로 이루어진 저장물, 기지국.

전파주파수간섭 電波周波數干涉 radio-frequency interference : RFI 고주파 에너지가 다른 기기에 방해를 주는 것. 고주파 잡음 방해(RFI)라고도 한다. 스위칭 기구에 의한 사이리스터나 기타 반도체를 사용한 기기에서 전류의 급격한 변화에 따른 자계, 전압 변화에 의한 전계는 수백 Hz~수십 MHz에 걸쳐서 공간에 발사된다. 무선에서의 방사 잡음 장해(radiation RFI)와 유선에서의 전도 잡음 방해(conducted RFI)가 있는데, 이들을 방지하기 위한 대책으로는 소자에 병렬로 CR 필터를 접속하거나 인덕턴스를 회로에 삽입하는 등의 방법이 있다.

전파중계 電波中繼 radio relay 전파 통신로가 매우 긴 경우나 도중에 장애물이 있어서 정상적인 전파 통신이 유지될 수 없는 전파 통신로인 경우, 적당한 장소에 설치한 전파 설비. 일단 수신한 다음 재송신하여 전파 통신을 유지해 가는 것.

전파중계시스템 電波中繼~ radio-relay system 대류권 전파를 이용하며, 일반적으로 하나 이상의 중간국을 포함하는 약 30MHz 이상의 주파수에서 운용하는 특정 고정 지점들 간의 전파 통신 시스템.

전파텔렉스통신 電波~通信 radiotelex call 전파 통신로를 포함하는 회선을 통해 전송되어, 이동국 또는 이동 지구국에 발착하는 텔렉스의 통신.

전파통신 電波通信 radio communication 전파에 의한 통신. 지상 전파 통신, 우주 전파 통신 및 전파 천문으로 분류된다. 1) 지상(terrestrial) 전파 통신 : 우주 전파 통신과 전파 천문을 제외한 것. 단, 일반적으로 전파 통신이라 할 때는 지상 전파 통신을 지칭한다. 2) 우주 전파 통신 : 우주국과 수동(受動) 위성, 기타 우주에 있는 물체를 사용하는 전파 통신. 월면(月面) 반사를 포함한다. 3) 전파 천문 : 우주로부터 발사되는 전파의 수신을 주로 하는 천문학.

전폐용량 全肺容量 total lung capacity : TLC 1회의 최대 호흡시 출입할 수 있는 공기의 양. 폐활량과 잔기용적의 합과 같다.

전폐형전동기 全閉型電動機 totally enclosed motor 케이스 안과 밖 사이에 공기의 자유로운 유동을 막을 수 있도록 밀폐된 것이지만 공기누출을 막을 수 있을 만큼 충분히 밀폐되지 않은 전동기.

전피신경 前皮神經 anterior cutaneous nerve 경부신경총의 한쌍의 피부 가지 중 하나. 두 번째와 세 번째 경부신경으로부터 나오고, 상행과 하행 가지로 나뉜다. 상행가지는 경부의 두측, 복측, 측면부위로 배분되고, 하행가지는 경부의 측면, 전면피부에 배분되며 흉골까지 이어진다.

전하 電荷 electric charge 모든 전기 현상의 근원이 되는 실체. 전하의 크기를 전기량이라고 하는데, 항상 기본전하량 e, 즉 1.6021×10^{-19}C(쿨롱)의 정수배가 된다. 전하는 음양(陰陽)의 구별이 있으며, 그 분포에 따라 여러 가지 전기 현상이 일어난다. 분포 상태가 변하지 않을 때가 정전하(靜電荷)이며, 전하가 이동하는 현상이 전류이다. 전하의 양, 즉 전기량은 정전하 사이에 작용하는 힘(인력 또는 반발력)의 크기로 측정할 수 있다. 또 전류가 되어 1초 동안에 이동하는 양으로서도 측정된다. 그러나 어떤 경우라도 그 값은 전자가 가지는 전기량(기본전하량)의 정수배가 된다. 이것은 전하라는 것이 전자 또는 그 정수배의 전기량을 지닌 하전입자(이온)에 의해서만 존재하기 때문이다. 따라서 물질이 존재하는 한, 전하의 총량은 변하지 않는다. 이것을 '전하보존법칙(電荷保存法則)'이라 하는데, 모든 상호작용에서 성립한다.

전하중 全荷重 total load 물체에 작용하는 하중을 모두 합한 것.

ㅈ

전해 電解 electrolysis 전해질 용액이나 융해전해질 등의 이온 전도체에 전류를 통해서 화학 변화를 일으키는 것. 전기적 에너지를 가함으로써 보통 화학반응에서는 일어날 수 없는 자유에너지가 증가하는 반응까지도 일으킬 수 있는 특징이 있다. 이온 전도체 중에 한 쌍의 전극을 삽입하고 그 양단을 적당한 전원에 잇는다. 전원이 직류인 경우를 직류전해, 교류인 경우를 교류전해라 한다. 이온 전도체상의 내부에서는 전류는 이온의 이동에 따라 운반되나, 전극과 용액과의 계면에서는 전극 반응의 진행에 따라 전하가 이동한다. 일반적으로 금속은 양이온으로, 음이온은 원자 또는 분자로 변화하므로 산화반응이다. 따라서 양극에서는 산화반응이 이루어진다. 이에 대하여 전위가 낮은 쪽 전극(음극) 표면에서는 양이온의 방전이 일어나거나, 금속이 석출한다. 이렇게 해서 음극 표면에서는 양이온으로부터 원자 또는 분자가 되거나 금속으로 석출하는 환원반응이 일어난다. 전기분해 때의 전기량과 생성되는 물질 양과의 관계에 대해서는 패러데이의 법칙이 성립한다. 전기분해의 응용으로서는 전해 야금이나 염소, 수산화나트륨 등의 제조, 전기분석, 전기도금, 전주(電鑄), 전해연마 등이 있다. = 전기분해.

전해질 電解質 electrolyte 물 등의 용매에 용해되고 그 용액이 전기 전도성을 띠게 되어 전류를 흐르게 하는 물질. 전해질이 물에 녹으면 양전하를 띤 입자와 음전하를 띤 입자로 나누어지는데, 전해질 수용액에 전류를 통하게 하면 양전하를 띤 입자는 음극으로, 음전하를 띤 입자는 양극으로 이동하여 전류가 흐른다. 전해질 수용액의 농도가 진할수록 전류의 세기는 증가하지만 어느 한도 이상의 농도가 되면 더 이상 그 세기는 증가하지 않는다. 이온으로 해리하는 전리도가 높은 것일수록 전기가 잘 통하는데, 이것을 강전해질이라 하고, 그 반대의 것을 약전해질이라고 한다. 용액 속에서 이온화한 결과, 두 개의 이온을 생성하는 것을 2원 전해질(예를 들면 NaCl), 세 개의 이온을 생성하는 것을 3원 전해질(예를 들면 K_2SO_4)이라고 한다. 또, 용액 속에서 산성 및 알칼리 등 양쪽 성질을 갖는 경우(예를 들면

$Al(OH)_3$을 물속에 넣은 경우)를 양쪽성 전해질이라 하고, 단백질이나 폴리메타크릴산 등과 같이 전해질 용액이 되는 고분자를 고분자 전해질이라고 한다.

전해질용액 電解質溶液 electrolyte solution 세포내 이온 평형유지를 위해 필수적인 이온을 대치 또는 보충하는 전해질을 함유한 용액. 경구, 비경구, 직장 투여 등으로 주사한다.

전향풍 轉向風 veering wind 기압변화나 열로 인해 풍향이 바뀐 바람.

전혈 全血 whole blood 혈액의 세포성분과 액체성분의 전성분이 함유되어 있는 변형되지 않은 혈액. 수혈에 사용. 전혈에서 다양한 요소와 인자로 분리될 수 있다.

전혈응고시간 全血凝固時間 coagulation time 항응고제를 가하지 않고 자연적으로 혈액이 굳을 때까지의 시간. 대부분 정상은 8~12분 정도이다. 전혈의 응고 시간은 내인성 응고 이상일 경우 연장되는데 제VIII, 제IX, 제XII 인자의 결핍과 혈우병이나 피브리노겐 결핍증의 경우에 연장된다. = clotting time.

전혈장량 全血漿量 circulating plasma volume 체내를 순환하는 혈액 중 혈장의 전량. 순환혈장량과 같은 의미로 쓰이며 혈관내에 있는 혈장액은 총 수분의 약 5% 정도이다.

전형적열사병 典型的熱射病 classic heat stroke 노인이나 어린이 등의 양극단의 연령에서 주로 볼 수 있으며 만성질환을 앓고 있는 사람, 심한 심장질환이 있는 사람, 알코올 중독자, 비만자 등에서 볼 수 있는 열사병. → 열사병.

전형적의사 典型的縊死 typical hanging 현수점이나 매듭이 후경부 또는 후두부 정중선의 연장선상에 위치하여 의사(縊死 hanging)된 경우. 끈이 일반적으로 좌우 대칭을 이루며 전경부에서는 갑상연골과 설골의 사이에, 측경부에서는 사상방(斜上方)으로의 귀 후방을 우회한다.

전형적익사 典型的溺死 typical drowning 익수(溺水)시 물의 흡입에 의해 기도가 막혀 질식의 기전으로 사망하는 것. = 水吸性溺死(wet drowning).

전호 電弧 arc 아크 방전시 생기는 호상(弧狀)의 발

광 부분으로 아크 방전을 줄여서 말하기도 한다.

전호르몬 前~ prehormone 내분비선에서 분비된 호르몬의 불활성형. 표적세포에서 활성형으로 전환된다.

전화접속 電話接續 phone patch 무전기와 전화통신회로를 상호 연결하여 전화선과 무선설비 사이에 직접적인 음성교신을 가능케 한 설비.

전화밸브 轉換~ transfer valve 다단원심펌프의 운전 방식을 용적운전에서 압력운전으로 또는 그 역으로 전환해 주는 밸브.

전환장애 轉換障碍 conversion disorder 육체의 질환을 암시하는 신체 기능의 손실이나 변화. 주로 발작, 마비, 운동장애, 무감각, 눈 안보이는 것 또는 실성(失聲) 따위의 전환증상(轉換症狀)들이 특징적이다. 이 증상들은 증명할 만한 생리적 근거가 없고, 오히려 1) 심리적 스트레스가 있을 때 증상들이 악화된다든지, 2) 증상들로 해서 긴장이나 심적갈등이 해소되고 일차적이득(一次的利得), 3) 증상으로 인해서 주위의 관심이나 지지를 받는다든지 불쾌한 책임을 피한다는 등의 이차적이득(二次的利得)이 있는 것 등으로 심리적 근거를 시사하는 일종의 정신장애이다. 증상으로 말미암아 생긴 장애에 관심이 없고, 히스테리성 인격의 특성들이 흔하다. 신체증상을 동반하는 허위장애(虛僞障碍)나 꾀병과 같이 수의조정할 수 있는 증상을 가진 환자, 신체화장애(身體化障碍)의 증상을 가진 환자, 그리고 심인성 통증장애처럼 통증을 주로 호소하는 환자는 이 진단에서 제외된다.

전후비 前後比 front-to-back ratio 안테나에서 지향성의 전방 최대 방향의 값과 후방의 값 간의 비. 단위 기호는 데시벨(dB)이다. 마이크로웨이브 안테나를 무선 중계하는 경우에는 안테나 후방에서 방사가 있으면 혼신을 일으키므로 되도록 전후비가 큰 안테나를 사용하는 것이 좋다.

전흉곽 前胸廓 anterior thorax 흉부의 앞쪽.

전흉부가격 前胸部加擊 precordial thump 흉곽위 약 30cm 정도에서 주먹을 쥔 채로 흉골의 중앙을 치는 방법. 약 4~5J 정도의 에너지가 심장에 전달될

수 있다. 심실빈맥 환자의 11~25%에서는 전흉부가격으로 심실빈맥이 동조율로 전환될 수 있으나 때로는 심실세동이나 무수축이 유발될 수도 있다. 따라서 제세동기나 인공심박조율기가 바로 준비될 수 있는 상황이 아니면, 심실빈맥 환자에게 전흉부 가격을 시행하여서는 안된다. 심실세동 환자에게 전흉부 가격은 효과가 없는 것으로 알려졌다. 특히 제세동기가 있는 상황에서는 전흉부 가격을 하려고 제세동을 지연시켜서는 안 된다.

전흉부운동 前胸部運動 precordial movement 심장위의 가슴앞쪽벽의 어떤 움직임.

전흉부유도 前胸部誘導 precordial lead 하나의 유도는 흉부, 다른 하나의 유도는 사지에 있는 유도로 6개의 흉부유도는 심장의 전기적 활동을 수평면에서 기록한 단극유도이다. V_1 : 제4늑간의 흉골의 우측연, V_2 : 제4늑간의 흉골의 좌측연, V_3 : V_2와 V_4의 중간, V_4 : 제5늑간과 좌측 쇄골 중안선이 만나는 부위, V_5 : V_4의 수평연장선과 좌측 전액와선이 만나는 부위, V_6 : V_4의 수평연장선과 좌측 중앙 액와선과 만나는 부위. = 심장앞유도.

전흉부의 前胸部~ precordial 전흉부와 관련된 것으로 심장의 앞쪽가슴부분.

절개 切開 incision ① 신체의 기관이나 공간에 개구를 만드는 날카로운 도구에 의한 외과적인 절단과정. ② 절개를 하는 행위.

절골술 折骨術 osteotomy 뼈를 자르거나 톱질하는 것. 종류로는 뼈의 일부를 절제하는 블록형 절골술(block osteotomy), 골설을 제거하는 설상 절골술(cuneiform osteotomy), 체중부하가 걸리는 부위를 바꾸기 위해 다시 뼈를 외과적으로 재설계하는 전위 절골술(displacement osteotomy)이 있다. = 골절단술.

절단¹ 切斷 amputation (구급) 손가락, 발가락, 손, 발, 또는 사지, 몸통의 일부가 완전히 잘려지는 것. 들쑥날쑥한 피부나 때로 뼈가 관찰되기도 하고 심한 출혈이 있다.

절단² 切斷 cutting (구조) 끊어서 자르는 것.

절단기 切斷機 ball mill 다수의 육중한 구체와 함께

드럼통에 분쇄되도록 물질을 포함하고 있는 절단기. 드럼통이 회전하면 구체는 물질을 부수며 특히 광석을 분리할 때 쓰인다.

절단환자 切斷患者 amputee 한 팔이나 다리 혹은 그 이상의 절단부위를 가진 환자.

절대불응기 絕對不應期 absolute refractory period 어떠한 자극에 대해서도 세포는 반응을 보이지 않는 시기. 심장세포가 탈분극되면 첫 번째 탈분극이 완전히 끝나기 전까지는 제2의 자극을 주어도 탈분극이 이루어질 수 없는 시기를 말한다. 이는 R파 이후부터 T파의 정점까지를 말한다.

절대습도 絕對濕度 absolute humidity 대기 중에 포함된 수증기의 양을 표시하는 방법. 공기 $1m^3$ 중에 포함된 수증기의 양을 g으로 나타낸다. 절대습도는 기온에 따라 수증기가 공기에 포함될 수 있는 최대값이 정해져 있으며, 그 값은 기온이 높으면 커지고 낮으면 작아진다. 일반적으로 기온이 높은 여름철에는 절대습도가 높고, 기온이 낮은 겨울철에는 낮다. = 수증기밀도, 수증기농도. ↔ 상대습도(relative humidity).

절대압력 絕對壓力 absolute pressure 완전 진공(절대진공)을 기준으로 측정한 압력. 대기압력+가스압력. 제로(0)압력에 관련된 설비의 전(全)압력. 잠수에서 다이버가 수중에서 머무를 때 영향 받는 압력은 절대압이다. 즉 수중의 다이버는 수압뿐만 아니라 대기압의 영향도 받고 있는 것이다. 예를 들어 수심 30m에 있는 다이버는 대기압 1기압과 수압 3기압을 합한 절대압 4기압의 영향을 받게 된다.

절대온도 絕對溫度 absolute temperature 물질의 특이성에 의지하지 않고 온도 눈금을 정의한 것. -273.15℃를 0도로 하는 온도로 로드 켈빈(Lord Kelven)에 의하여 처음으로 도입되었기 때문에 (1848) 켈빈온도라 불리며 수치 뒤에 K를 붙여서 표시한다. 온도 눈금의 간격을 정할 때, 예전에는 물의 녹는점과 끓는점을 기준으로 해서 100등분한 것을 1도의 온도차로 정한 2정점법을 채택했지만, 1954년 국제도량형총회에서 물의 삼중점(기체상, 액체상, 고체상의 평형점)을 273.16K로 정하고, 이를 기준으로 하여 열역학적 온도의 수치를 정하는 1정점법을 채택하였다. 이에 따라 측정한 물의 녹는점은 273.15K, 끓는점은 373.15K이다. 또 절대영도는 열역학적으로 생각할 수 있는 최저온도로서 분자의 열운동이 이 온도에서는 완전히 정지한다. 통계역학적으로 엔트로피를 알면 절대온도 T를 구할 수 있다. = 켈빈온도, 열역학적 온도.

절대이득 絕對利得 absolute gain 기준 안테나가 공간에 고립된 등방성 안테나일 경우, 일정한 방향에서의 안테나 이득. 즉 모든 방향에 일정한 전력을 방사하는 무손실, 무지향성의 가상적인 안테나를 기준 안테나로 해서 어떤 안테나에서 어느 방향으로 방사되는 전력 밀도와 같은 전력을 공급하고 있는 기준 안테나의 방사 전력 밀도의 비를 절대 이득이라 한다. 방사 전력 밀도 대신에 전계 강도 실효치의 제곱을 사용해도 된다.

절대팽창 絕對膨脹 absolute expansion 사용된 용기와는 상관없이 액체가 팽창하는 것.

절망 絕望 hopelessness 한사람의 인생환경을 바꾸기 위한 노력에도 불구하고 이것이 불가능하다고 느껴지는 심리상태.

절박성요실금 切迫性尿失禁 urge incontinence 강한 급뇨 증상과 함께 동반되는 불수의적 방광수축으로 갑작스럽게 많은 량의 소변이 유출되는 것. 불안정성 방광, 소아 및 노인에서 방광신경의 발달지연이나 쇠퇴 등으로 나타난다.

절박유산 切迫流産 threatened abortion 경관이 약간 개대되어 있으나 자궁 내에 태아가 남아있고 아직 생존한 상태의 유산. 대부분의 증상은 출혈로 시작하게 되는데, 몇 시간 또는 며칠 후 복통이 뒤따르며 출혈과 동반되는 통증은 예후가 좋지 않고 자궁의 크기는 임신 월령에 일치한다. 안정과 약물요법 등으로 임신을 지속시킬 수 있으나 임신산물이 사망하였을 경우 자궁 내로부터 제거하여야 하는데 많은 양이 자궁 내에 남아있을 경우 소파술이 필요하며 잔류여부의 진단에는 질 및 복부 초음파가 유용하다. 절박 유산의 감별진단에서 가장 중요한 것은 자궁 외 임신이다.

절삭유 切削油 cutting oil 절삭가공 때 공구의 날끝과 피가공물 사이에 부어 넣어 발열 등에 의한 장애를 방지하고, 가공능률이나 정밀도를 좋게 하며, 공구의 수명을 연장시키기 위해 사용하는 기름. 전 성분이 기름인 것과 물 속에 기름을 유화시킨 것이 있다. 기름으로서는 광물유, 채유 등이 흔히 사용되며 유화유는 로트유 등의 유화제를 써서 지방유 또는 광유계 기름을 물에 대해 10% 정도 유화시킨 것이 사용된다.

절석위 切石位 lithotomy position 침상에 등을 대고 바로 누운 상태에서 고관절과 무릎을 90° 각도로 굴곡시키고 양 다리가 약간 벌어지도록 대퇴를 바깥으로 외전시킨 자세. = 쇄석위(碎石位), 돌제거술자세, 결석제거술자세.

절시공포증 竊視恐怖症 scopophobia 타인에게 보여지는 것에 대한 공포, 주로 정신 분열증에서 나타난다.

절시증 竊視症 scopophilia 다른 사람의 성기, 나체 또는 성행위를 숨어서 봄으로써 성적 만족을 느끼는 행위. = 관음증, 시음증(視淫症 voyeurism).

절연 絕緣 insulation 전기나 열이 통하지 않도록 하는 것. 공기, 석면, 유리섬유, 기름, 비닐, 면, 고무 등이 절연목적으로 사용된다.

절연강도 絕緣强度 dielectric strength 절연체가 견딜 수 있는 최대 전기장. kV/cm으로 표시한다. 절연 파괴시 전류의 통로를 따라 약간의 분해된 물질을 동반한 상당한 양의 전류가 아크 형태로 방전된다.

절연봉 絕緣棒 hotstick 전기가 흐르고 있는 부분에 대한 조치를 할 때 사용하는 도구. 전기가 통하지 않는 재료로 접을 수 있게 만들어져서 길게 연장할 수 있으며 끝에 갈고리가 달려있다.

절연불량 絕緣不良 bad insulation 배선의 절연이 불량한 상태. 옥내배선 및 배선기구의 절연체는 대부분이 유기물질로 되어 있는데 일반적으로 유기물질은 시간이 많이 경과하게 되면 그 절연성이 점차 떨어지게 된다. 이러한 전선의 탄화 현상을 처음에는 일부분에서 시작되는데 탄화에 의하여 이 부분의 절연저항이 소멸되면 미소전류가 흘러 국부 가열 현상이 일어나게 된다. 전선에서 발생되는 열의 양이 주위로의 방산열보다 많게 되면 점차적으로 촉진되어 탄화하는 부분이 다른 곳으로 확대된다. 또한 미소(미량) 전류가 증가함에 따라 스파크에 의한 고온 가열이 함께 발생하게 되며, 단계적으로 전선에서의 절연 파괴현상이 일어나 마침내는 절연체의 연소 또는 전선의 단락 현상에 다다른다. 이러한 탄화 현상은 단락, 혼촉, 접속부의 과열, 스파크 등의 현상이 발생하는 과정에서 함께 일어나기도 한다. 전선의 절연 불량에 의해서 화재가 일어났을 경우 화재의 출화부는 보통 밀폐되거나 공기의 유통이 불량한 장소가 대부분인데 부하를 사용하고 있지 아니하는 경우라도 전압이 공급되어 있으면 발화에 이르는 경우가 있다. 전선이 현저하게 굽혀진 지점이나 스위치 등의 개폐에 의해 발생하는 스파크의 영향을 받는 지점 등이 절연 불량이 되어 전기화재를 일으킨다. → 유기물질, 스파크, 연소, 단락, 출화.

절연유 絕緣油 insulating oil 변압기나 차단기 내의 절연 및 방열(放熱)을 위해서 사용되는 기름. 전기 화재시 절연유에 의한 연소확산 위험이 있다. → 변압기, 차단기.

절연저항 絕緣抵抗 insulation resistance 절연체에 전압을 가했을 때 절연체가 나타내는 전기 저항. 보통 절연된 송전선, 전기 기계의 권선 등에 대해 이것과 지표 사이에 존재하는 전기 저항을 말한다.

절연저항시험 絕緣抵抗試驗 insulation resistance test : IRT 절연체에 전압을 가했을 때 절연체가 나타내는 저항시험. 시험의 원리는 전압이 일단 절연체에 인가되면 세 가지 유형의 전류 손실이 발생한다는 것이다. 이 가운데 두 가지 유형의 손실은 시간이 경과함에 따라 감소하지만, 다른 하나의 손실은 본질적으로 변하지 않는다. 시험결과는 메가옴(MΩ)으로 측정되며, 그 값과 추세 모두를 분석한다.

절연전선 絕緣電線 insulated wire 고무, 에나멜, 비닐, 면(綿) 등으로 피복된 전선. 전기사고(감전, 누전, 합선 등)의 위험이 있는 곳에 사용된다. 절연이 열화(劣化)되거나 파괴되면 전기사고가 발생될 수 있다. → 전선.

절연체 絕緣體 insulator 전류나 열의 전도율이 극히 작은 물체. 운모, 도자기, 고무, 에보나이트, 합성수지, 파라핀, 황 등을 말한다.

절연파괴 絕緣破壞 breakdown 절연성능의 열화(劣化), 기계적 절연파손, 강력한 방전현상 등으로 전류가 흐르게 되는 것. → 절연.

절전신경 節前神經 preganglionic neuron 신경절에서 다른 신경세포와 그 축삭돌기가 시냅스 접촉을 하고 있는 뉴런. 세포체는 척수의 내장 원심성 중간외측 회백주(intermediolateral gray column)내 또는 뇌신경의 운동핵내에 위치하고 축삭은 대부분 느린 전도속도의 B형 유수신경으로 중추신경계 밖에 존재하는 절후신경 세포체에 접합한다. ↔ 절후신경(節後神經).

절정시간 絕頂時間 peak time 약물이 최고의 효과를 나타내는 시간.

절제하다 切除~ excise 구개편도의 외과적 절개처럼 완전히 제거하는 것.

절지동물 節肢動物 arthropod 절지동물문에 속하며 게, 바닷가재, 진드기, 거미, 곤충 등을 포함한다. 절지동물은 일반적으로 딱딱한 외피(외골격)와 한쌍의 다리에 의해 구분한다.

절지소각 切枝燒却 progressive burning 산림내의 공지나 숲 바닥에 떨어진 잔솔가지, 고사목, 나뭇잎 등을 한 곳에 모아 소각시킴으로 연소확대의 매개물을 사전에 제거하는 것.

절후신경 節後神經 postganglionic neuron 신경세포가 신경절의 원위부나 먼부위에 떨어져 있는 뉴런. 축삭은 대부분 C형 무수신경이며 내장 효과기에 종지한다. ↔ 절전신경(節前神經).

절흔 切痕 notch 뼈나 다른 장기에서 오목하게 들어가거나 틈이 생긴 것.

점검 點檢 inspection 화재가 발생하기 쉬운 소방대상물을 확인하고 화재 위험을 제거하기 위해, 또는 소방 관련 법규의 준수 여부를 확인하기 위해 실시하는 안전점검.

점검구 點檢口 access door 환기구나 갱도처럼 밀폐공간으로 들어가기 위한 보통의 문보다 작은 문.

점검구역 點檢區域 inspection district 소방대상물의 일상 안전점검 수행시 각 소방대에 분담된 점검지역.

점결성 粘結性 caking → 고형화.

점도 粘度 viscosity 용액이 쉽게 흐를 수 있는 능력. 고점도의 용액은 비교적 걸쭉하며 주위의 분자결합 효과 때문에 천천히 흐른다.

점두 點頭 nutation 머리를 끄덕이는 것.

점등 點燈 lighting 등에 불을 켜는 것.

점막 粘膜 mucous membrane 점액을 분비하는 막. 관강성 기관의 내표면을 덮고 있으며 소화관에서는 구강점막, 식도점막, 위점막, 장점막 등이 있고 기도에서는 비강점막, 기관지점막, 요로에는 요관점막, 방광점막, 요도점막, 생식기계에는 난관점막, 자궁점막, 질점막 등이 있다.

점멸등 點滅燈 beacon 정지할 것인가 혹은 주의해서 진행할 것인가를 나타내는 적색 혹은 황색의 점등과 소등이 반복되는 등.

점멸식유도등 點滅式誘導燈 flushing emergency exit luminaries 평소에는 소등상태로 있다가 화재발생시 자동화재탐지설비와 연동하여 점멸함으로써 눈에 잘 띄도록 만든 유도등.

점상출혈성출혈 點狀出血性出血 petechial hemorrhage 작고 비연속적인 피부밑에 생기는 출혈.

점성 粘性 viscosity 유체의 움직임에 대한 저항. 정지하고 있는 액체 중 임의의 평면을 생각할 때 그 면을 통하여 양쪽의 유체 부분에 미치는 힘은 항상 면에 직각이며 층밀리기 변형력은 존재하지 않는다. 그러나 운동하고 있는 유체에서는 속도 기울기가 있는 경우, 속도를 고르게 하여 일정하게 하도록 한 방향의 접선 변형력이 나타난다. 이 성질을 '유체의 점성'이라 한다. 분자적인 스케일에서 보면 빠른 부분에 있는 유체 분자가 열운동에 의하여 느린 부분에 뛰어들 때 운동량이 옮겨져 그 부분이 가속되고 반대로 느린 부분에서 빠른 부분으로 뛰어든 분자는 그 곳의 속도를 줄게 한다. 이것이 기체 점성의 원인이다. 기름 등 액체는 일반적으로 기체보다 점성이 크다. 또 액체의 점성은 온도가 높아지면 줄지만 반대로 기체는 증가한다. 점성의 크기는 점성계수로 나타내며 μ를 사용한다. 단위는 푸아즈(Poise:기호 P). 점성계수 μ를 밀도 ρ로 나눈 것을 υ로 나타내며 이것을 운동 점성계수라고 한다. $\upsilon = \mu/\rho$ (m^2/s).

점성계수 粘性係數 coefficient of viscosity 유체 점성의 크기를 나타내는 물질 고유의 상수. 흐름방향 x축에 직각인 y축 방향에서 유속 υ에 변화가 있을 때 x축에 평행인 면 안에 유체의 속도기울기에 비례하는 변형력 $X = \eta \, \partial \upsilon / \partial y$가 작용한다. 이때 비례상수 η가 점성계수이다. 일반적인 단위는 kg/m·s 또는 Pa·s로 표시한다. 그 외에도 CGS 단위 계로는 g/cm·s를 사용하는데 1g/m·s를 1poise(푸아즈)라고 하며, 1P로 표시한다. = 점성률, 점도.

점성류 粘性流 viscous flow 점성을 가지는 유체의 흐름. 포 소화설비의 배관 내에서 포 소화원액과 물이 혼합된 수용액이 흐르는 것도 점성류에 해당한다.

점성률 粘性率 coefficient of viscosity = 점성계수 (粘性係數).

점성마찰 粘性摩擦 viscous friction 유체의 점성에 의한 마찰. 예를 들어 윤활유로 완전히 윤활된 미끄럼 베어링 등에서 유막의 전단력에 의해 발생하는 저항을 말한다.

점성액 粘性液 viscous water 표면 유출을 줄이기 위해서 카르복시메틸셀룰로오스 나트륨 등의 농후한 약제를 포함시켜 점성을 높인 수용액. 연소물의 표면에 점착도를 높여 소화 효과를 높이며 산림 화재의 소화약제에 주로 활용된다. = 점성수용액.

점성유체 粘性流體 viscous fluid 유동에 있어서 점성저항이 작용한 유체. 이것은 반드시 점도 μ가 큰 유체를 뜻하는 것은 아니며, 흐름의 장(場)의 크기를 L, 속도를 V, 유체의 밀도를 ρ라고 하면, 흐름의 장의 레이놀즈 수 $Re = VL\rho/\mu$의 수치에 의하여 점성 유체인지, 아닌지를 판단하면 된다. 저(低) 레이놀즈 수의 흐름은 점성이 없는 완전 유체의 흐름에 가깝다.

점액 粘液 mucous 동식물의 상피조직에 있는 점액선에서 분비되는 점조성이 풍부한 액체.

점액농성의 粘液膿性~ mucopurulent 점액과 고름을 함유한 특성을 나타내는.

점액부종 粘液浮腫 myxedema 피부는 건조하고 진피에 당단백, hyaluronic acid가 저류해서 안면, 발등, 손등 피부에 생기는 특유한 부종. 30~60대 여자에 많고 성인에 있어서 고도의 갑상선 호르몬 결핍에 기인하여 일어난다. 원인의 대부분은 만성 갑상선염의 말기증상으로 일어나고 갑상선 적출, X-선 조사, 종양 등 시상하부 갑상선자극호르몬유리호르몬 분비부전, 뇌하수체 기능저하증 등에 의한 것도 있다. = 성인성 갑상선기능 저하증.

점액성염증 粘液性炎症 catarrhal inflammation 점막에 염증이 생겨 많은 점액을 분비하게 되는 경우. 점막의 염증에는 삼출물속에 점액이나 탈락상피가 섞이게 된다. 예를 들어 알레르기성 비염, 감기 등이 있다. = 카타르성염증.

점액용해제 粘液溶解劑 mucolytic 점액을 용해하거나 묽게 하거나 분해하는 모든 제제.

점액전 粘液栓 mucous plug 대개 자궁 경부나 호흡기 통로에서 모아지는 진한 점액덩어리. 마르고 딱딱하거나 혈액과 함께 축축하고 줄무늬가 있을 수 있다.

점액종 粘液腫 myxoma 원시적인 결합조직세포와 간엽과 유사한 간질로 이루어진 결합조직의 종양.

점액질 粘液質 phlegm 호흡기관의 안쪽을 싸고 있는 조직에서 분비되는 진한 점액.

점액피부 粘液皮膚 mucocutaneous 점막이나 피부와 관련하는.

점액피부림프절증후군 粘液皮膚~節症候群 mucocutaneous lymph node syndrome 주로 어린아이의 급성열성질환. 충혈된 구강점막, '딸기 혀', 경부 림프절의 부종, 팔과 다리의 다형 발진 증상이 나타난다. 부종, 홍반, 사지 피부 박리가 특징이다. 관절통, 설사, 폐렴, 심장리듬의 변화가 발생할 수도 있다. 원인은 밝혀지지 않았고 Kawasaki 증후군이라고도 한다.

점적 點滴 drip (비전문용어) 액체 또는 습기가 방울방울 떨어지는 과정. 액체를 신체내부, 위 또는 정

ㅈ

맥 같은 곳에 천천히 그러나 계속해서 주입하는 것. = 적주.

점적주사 點滴注射 instillation 다량의 약액 주입을 목적으로 한 주사법. 보통 세트로 된 기구가 쓰이며 경구적으로 음식물 섭취가 불충분하거나 불가능할 때, 구토, 설사, 이상발한 등으로 대량의 수분, 영양분(당질, 단백질), 전해질, 비타민류 등의 필요한 것을 보급 또는 주입하는 주사방법.

점적주입신우조영술 點滴注入腎盂造影術 drip infu - sion pyelography : DIP 다량의 조영제를 정맥을 통해 점적 주입시켜서 통과된 신장조직 실질을 방사선으로 관찰하는 검사. 신장, 요관, 방광의 요석, 종양, 감염 등을 관찰하고자 할 때 시행한다.

점진적근이완법 漸進的筋弛緩法 progressive mus - cle relaxation E. Jacobson에 의해 고안된 이완방법으로 생리적 이완과 심리적 이완에 효과가 있으며 환자에게 안정감을 준다. 방법으로는 앙와위로 신체 부위의 근을 수축 긴장시켜 1~2분간 유지하고 그 후 안정위를 3~4분간 취하고 3회 시행을 반복하여 30분간 휴식한다. 이것을 각 부위마다 반복하는 것으로 장시간이 필요하며 지속적으로 연습하기가 어려운 단점을 가지고 있어 현재는 간편화된 방법으로 이용되는 일이 많다.

점진적인 漸進的~ progressive 질병이 악화됨에 따라 더 분명하고 심각하게 되는 질병과정 상태.

점진호스배치 漸進~配置 progressive hose lay 임야화재 현장에서 주로 사용하는 호스배치법. 주호스에 Y자 모양의 게이트가 달린 호스를 연결, 여러 개의 측면호스를 통해 측면의 화재를 진화하면서 동시에 주호스는 계속 화재의 중심부로 뻗어 나아갈 수 있도록 하는 것.

점착력 漸着力 tenacity 포 소화약제에 의하여 형성된 거품으로 이루어진 포의 소멸을 방지하는 힘.

점출혈 點出血 petechiae 피부 아래의 국소적인 출혈 때문에 피부에 나타나는 적색 또는 보라색의 작은 반점. → 일혈점. ↔ 반상출혈(ecchymosis).

점토 粘土 clay 장석질(長石質)의 암석이 풍화하여 생성된 흙. 지름이 0.004mm 이하인 미세한 흙입자

이다. 모래나 실트에 비해서 단위 무게당 표면적이 훨씬 넓으므로 토양 중에서는 부식(腐植)과 함께 가장 활동적인 부분이며 수분 및 양분의 보유력이 강하다.

점핑 jumping ① 볼트를 박기 위하여 구멍을 내는 작업을 말하며 그 기구를 점핑세트라고 한다. ② 직 암벽에서 구조자 자기 확보 또는 조난자 구조를 위해 인공적으로 확보 지점을 만드는 작업.

점화 點火 ignition 외부 열원에 의한 발화인 인화의 뜻으로 쓰이는 말이나 넓게는 발화를 뜻하는 용어로 쓰이기도 한다. = 인화.

점화에너지 點火~ ignition energy 연소범위 내의 혼합기체를 연소시키는데 필요한 에너지. 스파크방전으로 측정하며 압력이 낮을수록 많은 에너지를 필요로 한다.

점화온도 點火溫度 kindling temperature 점화되어 연소가 지속될 수 있는 최저의 온도. 압력이 높아질수록 낮아진다. = 연소점.

점화원 點火源 origin of kindling 물질조건이 충족된 계에 연소현상이 발생하도록 하는 에너지원. 발화원과 비슷한 의미이나 발화원은 자발성을, 점화원은 조작성을 내포하고 있다. → 발화원.

점화장치 點火裝置 ignition system 연소실 내의 압축된 혼합기에 전기적 불꽃을 발생시켜 연소를 일으키는 장치. 배터리를 고전압 발생의 에너지원으로 사용하는 배터리 점화 방식과 고전압 자석발전기의 유도기전력을 에너지원으로 사용하는 고전압 자석 방식이 있다. 배터리 점화 방식은 엔진의 회전 속도에 상관없이 에너지를 공급할 수 있어 엔진의 시동성이 우수하며 점화 시기의 범위를 넓게 사용할 수 있다. 반면에 고전압 자석 방식은 배터리 방전과 같은 상황은 일어나지 않으나 엔진의 저속 회전시에 충분한 기전력을 얻을 수 가 없기 때문에 시동성 측면에서 불리하다. 현재의 자동차에는 엔진의 저속에서 시동성이 우수한 배터리 점화방식이 대부분 사용되며 고전압 자석방식은 소형 2륜차의 일부에 사용된다. → 유도기전력.

점화코일 點火~ ignition coil 혼합기를 점화시키기

위한 코일. 압축된 혼합기에 점화하여 연소시키기 위해서는 전원 전압으로 사용하는 배터리의 12V 전압을 불꽃 발생한 필요한 고전압으로 증폭시킬 필요가 있고 이러한 저압 증폭 현상은 점화 코일에서 발생한다. 따라서 점화코일은 스파크 플러그에 불꽃방전을 일으키는데 필요한 25,000V 이상의 전압을 발생시키는 승압용 변압기라 할 수 있다.

점화플러그 點火~ ignition plug 내연기관에서 혼합기체를 점화하여 폭발시키기 위해 점화에너지를 공급하는 플러그.

접근 接近 approach (사건이 벌어진 현장을) 가까이 하거나 바싹 다가가 붙음.

접근가능 接近可能 accessible 구조시 건물 구조나 마감재의 손상 없이 접근할 수 있는 상태.

접근각 接近角 angle of approach 장비를 갖춘 차량이 수평노면에서 접근할 수 있는 가장 급격한 각도의 경사로를 측정하기 위해 사용하는 수평노면과 차량 앞바퀴의 정중앙이 접하는 점에서 차량 최전방 하단의 돌출부까지 선을 그어 측정한 각도.

접근로 接近路 route 재난현장으로 소방력을 투입할 수 있는 경로.

접근용이 接近容易 readily accessible 구조시 특수한 도구를 사용하지 않고도 쉽게 접근할 수 있는 것.

접기 fold 구조용 덮개를 접는 방법 가운데 하나. 덮개를 펼칠 때 한 사람만으로도 펼칠 수 있도록 접는 방법이다.

접는사다리 collapsible ladder 양 세로대가 맞닿을 때까지 가로대를 접을 수 있는 단일 사다리.

접목 接木 inter-tie 두 개의 수직 막대 사이에 삽입되어 두 막대를 연결시켜 주는 기능을 하는 작은 나무토막.

접사 接射 contact shot 총구가 피부에 밀착된 상태에서 발사된 것. 폭풍이 피하조직에 작용하여 창구는 파열되어 불규칙한 성상을 보이고 탄환의 직경보다 커진다. 특히 두부에서는 파열상이 매우 크다.

접속 接續 patch 무선통신을 전화선으로 송신이 가능하도록 연결하는 것과 같이 다른 통신장치간의 특별한 연결.

접속부과열 接續部過熱 superheating of connecting point 전선과 전선, 전선과 단자 또는 접촉면 등의 도체에서 접촉 상태가 불완전하며, 특별한 접촉저항을 나타내어 발생하는 과열현상. 이 발열은 처음에는 국부적이지만 그 부분에 산화, 열팽창, 수축 등의 현상이 겹쳐서 접촉면이 거칠어지면 접촉저항이 점차 증대되어 마침내는 적열상태가 되어 발화의 원인이 된다. 접속부의 과열에 의한 발화는 접속부가 전기가 흐르고 있는 상태에서 과열되어 부근에 있는 착화물을 점화시키는 것인데 정상적인 부하 전류에서도 발생하지만 가능성은 더욱 증대된다. 접속부 과열에 의해 화재를 일으키는 유형으로는 코드를 도중에 접촉하였을 때 그 접촉상태가 불량하여 발열하므로 코드에서 발화하는 경우, 유기질 전기 접속기의 접속부 등에서 조임이 풀려 접촉 저항의 증가로 과열되므로 유기질의 절연물이 발화되는 경우, 전선과 철선(철면)과의 접속부분이 과열되므로 발화하는 경우 등이 있다. → 산화, 저항, 발화, 착화, 전류.

접속소켓 接續~ connector receptacle 플러그를 끼워 접속할 수 있도록 배전반이나 벽에 고정 또는 반고정하는 장치. 접속 소켓은 일반적으로 플러그와 연결 접속한다.

접속점감시 接續點監視 node monitoring 접속점의 고장 여부를 검사하고 어느 접속점에서 고장이 발생하면 각 접속점에 고장을 알리는 것.

접속종료 接續終了 log-off 단말기와 통신 회선의 데이터 송수신이 종료되어 단말기가 개방 상태로 있게 되는 것. = 로그아웃(log-out).

접속채널 接續~ access channel 단말기의 시스템 접속에서 사용되는 무선 제어 채널. 즉, 시스템 접속을 위한 제어 채널을 말한다. 기지국과 통신하기 위해 이동국(단말기)이 사용하는 역방향 CDMA 채널을 말한다. 접속 채널은 호 발생, 페이징에의 응답과 등록 등과 같은 짧은 신호 메시지 교환에 사용된다. 접속 채널은 슬롯 구조의 임의 접속 채널이다.

접염연소 接炎燃燒 flame contact combustion 불꽃이 물체와 접촉함으로써 착화되어 연소되는 현상. 불꽃의 온도가 높을수록 타기 쉽다. 이 경우 불꽃이 직접 닿은 곳에는 전도, 불꽃이 가까운 곳에는 복사에 의하여, 멀어질수록 대류에 의하여 주로 발생한다. 그러나 불꽃은 끊임없이 동요하므로 결국은 전도·복사·대류가 다 같이 작용하는 것이라고 보아야 할 것이다. → 전도, 복사, 대류.

접이수관 ~水管 accordion pack 신속한 방수(放水)를 위해서 소방호스를 지그재그로 접어서 적재한 것.

접이식들것 ~式~ breakdown 보관을 위해 중간에서 접히는 캔버스 혹은 나일론 들것. 최소접이식들것(minor breakdown)은 땅으로부터 들것을 올리기 위해 사용되는 접을 수 있는 고정장치이고 최대접이식들것(major breakdown)은 한쪽에서 바퀴를 접고 다른 쪽에서 고정시켜서 짧은 거리에서 환자를 이송할 때 한 사람이 이송할 수 있도록 되어있다. → rigid transport vehicle. = emergency stretcher, folding stretcher.

접이식의자형들것 ~式椅子形~ folding stair chairs 환자를 이송하기 위한 접이식 의자형 들것.

접이식척추고정용들것 ~式脊椎固定用~ 보관 및 운반이 용이한 접이식으로 되어 있고 플라스틱 재질로 가볍고 견고하여 탐색, 수색 및 구조시에 소지 및 환자 운반이 용이하며 환자 운반 중에는 접히지 않는 구조로 되어 있는 들것.

접점복합체 接點複合體 junctional complexes 인접한 상피세포들이 모여 서로 결합한 구조로 폐쇄소대(zonula occludens), 결합소대(zonula adherens) 및 결합반(macula adherens)등이 있다.

접종 接種 inoculation 질병에 대한 면역을 증강하거나 유발하기 위해 백신바이러스 같은 병원균이나 독소를 건강한 사람에게 주사하는 것.

접종물 接種物 inoculum 특별한 질환에 대해 면역 증강목적으로 인체에 투여하는 물질. 약독균, 사균, 면역혈청 등이 있다. = inoculant.

접지 接地 earth 지락이라고도 하며 전기 장치의 입부 정전위를 지구의 전위와 같이 유지하고 또 전류 회로의 일부로서 지구를 쓰며, 과대 전류가 장치에 들어가는 것을 피하는 목적으로 이것을 지구에 접속

시키는 것. 접속이 잘되게 하기 위하여 어스봉, 어스판 등을 쓴다. 직접 지구에 접속시키는 대신 기준 전위에 있는 도체, 또는 용량이 큰 도체에 접속하는 것도 어스라고 하는 경우가 있다. 또 지구 이외의 천체에 대해서도 같은 개념이 성립한다.

접지단자 接地端子 ground terminal 피뢰도선과 대지를 전기적으로 접속하기 위해 지중에 매설한 접지봉, 접지판, 접지도체와 같은 피뢰설비의 일부분.

접지선 接地線 ground conductor 접지전극이나 전극에 기기나 배선계통의 접지측 회로를 접속하기 위한 전선.

접지안테나 接地~ earthed antenna 송신기의 출력단 또는 수신기의 입력단의 한쪽을 접지하고 반대쪽에 접속한 안테나 소자를 연장한 형태의 안테나. 단파 이하에서는 보통 1/4 파장 정도의 안테나 소자를 이용한다. 모양으로는 수직형이 기본이므로 실효 높이를 높일 목적으로 T형, 역 L형 등이 이용된다. 초단파 이상의 경우에는 접지로서 차체(車體) 등을 이용하며, 길이로는 1/4 파장 또는 그 홀수 배의 것을 사용한다.

접지전극용전선 接地電極用電線 grounding electrode conductor 접지전극과 기기 접지선 또는 인입장치, 별도 유도전원회로의 접지측 전선에 접속하기 위한 전선.

접지측전선 接地側電線 grounded conductor 의도적으로 접지한 설비 또는 회로의 전선.

접착식롤붕대 接着式~繃帶 self-adhering roller bandage → 자가 접착 붕대.

접착제 接着劑 adhesive 같은 종류나 서로 다른 두 종류의 물체를 접착시키기 위해서 사용되는 물질. 접착제는 자체의 응집력이나 접착면에의 분자간 힘이 강한 것이 요구되는데 따라서 분자 내에 극성기를 가지며 또 분산력의 원인이 되는 공위 2중결합을 이루고 있는 것이 양호하다. 유극성 물질을 접착할 때는 유극성의 접착제를, 무극성 물질을 접착할 때는 무극성 접착제를 사용하는 것이 좋다. 종이를 풀로 바르는 것은 전자, 고무를 고무풀로 바르는 것은 후자의 예이다.

접촉 接觸 contact 맞붙어 닿음, 두 물체 또는 사람의 상호 접촉.

접촉기 接觸器 contactor 회로차단기의 개폐동작으로 전기회로를 바꾸는 전동스위치.

접촉알레르기 接觸~ contact allergy 표피와 알러젠과의 접촉에 의한 습진성(濕疹性) 반응이 심한 과민증.

접촉열상 接觸熱傷 contact burn 전류(電流)와 접촉하여 생기는 전류열상.

접촉전압 接觸電壓 touch voltage 충전부와 대지간에서 인간이 전격을 받은 경우에 몸에 가해지는 전압(인체를 흐르는 전류와 인체 저항과의 곱). 이 접촉전압이 낮을수록 인체의 위험도가 작아진다.

접촉전위 接觸電位 touch potential 신체를 통해 손에서 손으로 또는 손에서 발로 전류가 흐를 수 있는 대지전위차.

접촉전파 接觸傳播 contact transmission 감염된 사람과의 직접적 접촉이나 간접적 접촉에서 오는 질병전파 형태.

접촉제 接觸劑 contact poison 약제를 해충의 피부에 접촉 흡수시켜 죽게 하는 약제. 해충의 몸에 약제를 직접 뿌렸을 때에만 살충력이 기대되는 직접접촉제와 해충의 몸에 약제를 직접 뿌렸을 때는 물론이고 약제가 뿌려진 곳에 접촉되면 얼마 동안 계속 살충력을 나타내는 잔효성 접촉제로 분류된다.

접합부성리듬 接合部性~ junctional rhythm 근위부 심박조율기가 작동이 안 되어, 방실결절에서 나타나는 이탈율동으로 40~60회 사이로 박동함.

접합부성빈맥 接合部性頻脈 junctional tachycardia 100회 이상의 큰 접합부성 리듬.

접합부성이탈율동 接合部性離脫律動 junctional escape beat 방실결절에서 시작하는 일탈율동.

접합부성조기수축 接合部性早期收縮 junctional premature contraction : JPC 방실결절에서 조기에 생겨나는 율동. 방실결절의 원위부에 정상 전도계를 따라 심실의 탈분극이 일어나므로 QRS군이 좁고 정상으로 보인다.

접합체 接合體 zygote 정자 전핵과 난자 전핵의 융합에 의해 수정된 이후로부터 발육중인 난자. 포배로서 자궁 안에 착상된다. = 접합자.

접형골 蝶形骨 sphenoid bone 두개저의 가운데에 있는 한개의 뼈로 입체적인 나비모양이다. 중심에는 접형골체가 있고 쌍으로 된 대익 및 소익이 접형골체로부터 외측으로 뻗어있고 한쌍의 익상돌기는 접형골체 하방으로 뻗어있다. 접형골체 상면에는 터어키안(Turkish saddle)이라는 함몰부가 있는데 이곳에 뇌하수체가 수용된다. = 나비뼈.

접형골동 蝶形骨洞 sphenoidal sinus 접형골 체내에 위치하고 상비도에 개구하는 동. = 나비굴.

접형발진 蝶形發疹 butterfly rash 코를 가로지르는 작은 띠의 발진. 양 볼의 홍반성 발진과 연결된다. 홍반성 루프스, 주사비, 지루성 피부염에서 볼 수 있다.

접힌다이폴안테나 folded dipole antenna 반파장 길이의 다이폴을 수십분의 1파장 이하의 간격으로 두개를 평행하게 배열하고, 각 소자의 바깥쪽 끝을 서로 접속함과 동시에 하나의 다이폴의 급전점을 단락하여 다른 쪽 다이폴의 중심에서 급전하도록 된 안테나. 광대역의 주파수 특성이 있다. 입력 임피던스는 하나의 반파장 다이폴의 경우보다 증가하므로 각 다이폴의 선의 굵기를 변화시켜 임의의 입력 임피던스를 얻는다. 급전점을 단락한 다이폴을 두 개 이상 사용한 것을 여러 단으로 접힌 다이폴 안테나라고 한다.

정 頂 vertex ① 머리 꼭대기. 두관. ② 구조물의 가장 높은 부분.

정강뼈 = 경골.

정강신경총 = 경골신경총.

정격 定格 rating 기기(機器)를 정상적으로 사용할 수 있는 조건과 성능의 한계.

정격산소 定格酸素 rated oxygen 잠수에서 심도에 관계없이 정상적 산소 분압이 0.21atm으로 잠수사가 호흡할 수 있는 혼합기체.

정격용량 定格容量 rated capacity 공중사다리의 최외곽 가로대 또는 완전히 펼친 공중작업대가 지탱할 수 있는 인명 보호 장비와 사람의 무게.

정격파열압력 定格破裂壓力 rated bursting pressure 손상되기 쉬운 디스크나 유리구의 압력이 일정치에 도달하게 되면 자동적으로 파열하도록 설정

ㅈ

된 최대압력.

정관 精管 vas deferens 고환으로부터 음낭을 지나 정낭과 연결되는 관. = deferent duct, spermatic duct, testiculat duct.

정관절제술 精管切除術 vasectomy 불임을 유도하기 위해 정관의 일부를 외과적으로 제거하는 것.

정규간호사 正規看護師 registered nurse : RN 전문대학이나 대학교에서 간호학을 전공한 후 국가시험을 통과한 전문간호사.

정규직 正規職 whole-time 정규직 유급 소방대원.

정규처방 定規處方 standing order 지도의사가 특정상황에서 응급구조사나 다른 사람들이 특정기술을 수행할 수 있는 권한을 주는 정책 혹은 지침. 지도의사가 응급구조사나 다른 대원이 어떤 상황에서 특별한 기술을 수행할 수 있도록 규정하는 지침이나 정책.

정낭 精囊 seminal vesicle 남성의 방광 뒤쪽의 쌍으로 된 낭(sac)모양의 샘 구조. 생식기계의 부분으로서 기능을 한다. 정낭은 정액의 부분을 형성하는 액체를 생산한다.

정낭염 精囊炎 vesiculitis 어떤 소포 특히 정낭의 염증, 전립선염과 연관되어 있다.

정당방위 正當防衛 legitimate self-defense 자기 또는 타인의 법익에 대한 현재의 부당한 침해를 방위하기 위한 행위. 누구라도 부정한 침해를 감수하여야 할 의무는 없으므로 타인으로부터 위법한 침해를 당했을 때는 침해하는 상대방을 살해하거나 상해를 가하였더라도 살인죄 및 상해는 성립하지 않는다.

정동성정신병 情動性精神病 affective psychosis 감정장애를 주로 하는 내인성 정신병의 일종. 우울하고 불안한 상태와 상쾌하고 흥분된 상태가 주기적으로 번갈아 나타난다. 자아의 기능이 손상된 상태.

정동장애 情動障碍 affective disorder 기분의 불안정을 특징으로 하는 일종의 정신병.

정량검사 定量檢査 quantitative test 단위부피 혹은 단위 무게당 물질의 양을 결정하는 검사. 이것은 보통 객관적인 조건에서 설명될 수 있다.

정량분석 定量分析 quantitative analysis 물질을 구성하는 양적 관계를 명확하게 하는 분석법의 총

칭. 이를 위해서는 성분 물질의 종류를 알 필요가 있으므로, 일반적으로 정성분석을 먼저 한다. 정량 방법으로서는 중량분석, 용량분석, 비색분석(比色分析), 전해분석, 폴라로그래프 분석, 원소 분석 등이 오래 전부터 이용되었으며 여러 종류의 전기적, 광학적, 자기적, 열적, 방사능적 분석법들이 개척되었다. 현재는 측정기기의 발전에 따라 조작이 간단하면서도 정밀도가 높고, 개인차가 적은 기기 분석이 많이 사용되고 있다.

정량적위험분석 定量的危險分析 quantitative risk analysis 공학적 평가법과 수학적 기법에 기초하여 설비 또는 운전과 관련된 사고위험의 예상빈도 및 심도를 모두 고려하여 위험도를 평가하는 방법.

정류 精溜 rectification 정류탑을 이용하여 기체와 액체의 향류접촉을 반복시켜 휘발성 성분의 혼합물을 정밀 분리하는 증류법.

정류고환 停留睾丸 retained testis 음낭내로 하강하지 못하고 복강이나 서혜관(鼠蹊管)내에 정류하고 있는 고환. 남자 신생아의 약 10%에서 나타난다. 치료는 성선자극호르몬이나 수술요법이 있는데 보통 자연적으로 음낭내로 내려오고 1세까지 내려오지 않는 경우는 약 2%, 사춘기까지 내려오지 않는 경우는 약 0.3%정도이다. = 잠복고환(潛伏睾丸 cryptorchid, cryptorchism, cryptorchidism, undescended testis).

정류관 整流管 stream straightener 노즐이나 팁에 물이 도달하기 이전에 거센 흐름을 완화시켜 주기위해 노즐에 부착하는 속이 매끄러운 배관장치.

정류기 整流器 rectifier 교류전류를 직류전류나 일방향 전류로 변환시키는 장치.

정류자 整流子 commutator 직류기 또는 교류 정류자에서 정류를 하기 위하여 사용되는 부분.

정맥 靜脈 vein 폐 및 신체각부에서 혈액을 모아 심장으로 보내는 혈관. 대부분의 정맥은 폐를 제외하고 전신으로부터 우심방으로 혈액을 운반한다. 정맥은 심장의 각 층과 상동 기관인 서로 다른 세 개의 층으로 이루어져 있다. 정맥의 외막은 심외막과 상동 기관으로, 정맥의 중막은 심근과 정맥의 내막은

심내막과 상동 기관이다. 정맥은 얇은 막을 가지며 동맥보다 탄력성이 떨어진다. 정맥은 또한 판막을 가져 심장으로부터의 혈액 역류를 막는다.

정맥결찰과압착술 靜脈結紮~壓搾術 vein ligation and stripping 하지의 복제정맥을 제거하는 수술. 정맥염의 치료나 관상혈관 측로수술에서처럼 다른 부위로 혈관이식에 이용된다.

정맥관 靜脈管 ductus venosus 태생기의 혈액순환에 중요한 역할을 하는 혈관. 태반에서 제정맥(臍靜脈)에 의해, 제대(臍帶), 제륜(臍輪)을 지나 태아의 체내로 들어간 동맥혈은 간장의 하면에서 일부는 간정맥을 거치고 대부분은 정맥관을 지나서 직접 하대정맥으로 들어간다. 출생후에는 폐쇄되고 위축되어 결합조직성의 정맥관색(靜脈管索)이 된다.

정맥내다량투여 靜脈內多量投與 intravenous push : IP 상대적으로 다량의 약물이 1~30초의 짧은 시간 내에 정맥으로 신속히 투여되는 것. 정맥내 다량투여는 약물이 빠르게 투여되어야 할 때 흔히 적용되며 응급시 여러 종류의 항암제와 같이 희석될 수 없는 약물을 투여할 때와 치료의 목적으로 환자의 혈중 약물농도를 최고로 높여야 할 때 활용된다. 특히 반감기가 빠른 응급약물 투여시 활용된다. = 직직접정맥신우조영술(direct IVP), direct IV push.

정맥내섭식 靜脈內攝食 intravenous feeding : IF 정맥을 통해 영양소를 투여하는 방법. 경구섭취가 불가능하거나 외상, 그외 원인으로 인해 에너지 상실이 심한 경우, 경구로 섭취한 음식물이 병소를 자극해서 치유과정을 방해하는 경우에 시행한다. 소화기 질환이나 악성종양에 따른 저영양, 연하곤란, 신경성 식욕부진, 의식장애가 있는 환자들에게 시행한다.

정맥내주입 靜脈內注入 intravenous infusion ① 정맥주입액. 주입액이 들어 있는 플라스틱 백이나 유리병을 환자의 정맥에 삽입된 바늘이나 카테터에 연결하는 줄로 구성된 주입세트를 통해 투여되는 용액. ② 용액을 정맥내로 투여하는 과정. 삽입부위의 사지나 말초부위의 부종은 카테터나 바늘 끝이 정맥이 아니라 피하조직에 위치한다는 것을 나타낸다.

이때는 카테터나 바늘을 제거한 후 삽입부위 사지를 올려주어야 한다. 발적, 부종, 열감, 그리고 동통이 삽입 부위 정맥이나 먼 부위에 있을 경우에는 혈전성 정맥염(thrombophlebitis)이 발생한 것일 수도 있으므로 이 경우에는 정맥주입을 중단하고 염증을 치료해야 하며, 주입은 다른 부위로 바꾸어서 시행한다.

정맥내주입로 靜脈內注入路 intravenous line 정맥에 직접 수액을 투여할 때 쓰이는 합성수지관.

정맥동 靜脈洞 venous sinus 뇌경막으로부터 모인 혈액이 내경정맥으로 가는 도중에 있는 정맥동 중의 하나. = 정맥굴.

정맥류 靜脈瘤 varix 정맥벽이 부분적으로 확장된 상태로 하지정맥류나 식도정맥류, 치핵 등을 말한다. 하지정맥류에서는 피부궤양, 미용, 정맥염 등의 이유로 수술을 한다. 문맥압항진증의 식도정맥류가 파열시에는 출혈로 치명적인 결과를 초래하기도 한다.

정맥류성정맥 靜脈瘤性靜脈 varicose vein 판(valve)의 문제로 정맥이 꼬이고 확장된 상태. 선천성 판막결손이 가장 흔한 원인이며 혈전성 정맥염, 임신, 비만 등도 원인이 되며 주로 여자들에게 많이 나타나고 다리의 복재정맥에 가장 많이 생긴다. 부작용이 없는 경우 탄력 스타킹을 착용하면 치료에 효과적이며 수술적 결찰이나 압착은 증상이 심한 경우에 실시하며 때로는 경화용액 주사를 이용하기도 한다.

정맥성모세혈관 靜脈性毛細血管 venous capillary 세정맥과 가장 가까운 모세혈관.

정맥순환부족 靜脈循環不足 venous insufficiency 정맥염, 정맥혈전, 정맥류 등은 하지정맥에 주로 발생하며 이로 인해 하지 정맥의 혈행에 장애를 받으면 정맥이 노장(努張), 부종, 색소침착이 생기고 습진, 궤양을 일으키기 쉽게 되는데 이 상태를 말한다.

정맥신우조영술 靜脈腎盂造影術 intravenous pyelography : IVP 신결석, 신우, 요관 및 방광을 영상으로 관찰하기위해 정해진 간격으로 조영제를 정맥주사한 후 X-선 촬영을 하는 기술. 조영제가 사구체에서 여과된 후 신세뇨관을 통과한 후 배출될 때까지 연속적으로 촬영한다.

정맥압 靜脈壓 venous pressure 정맥의 내압. 정맥압은 심장에서 멀수록 높고 흉강 내에서는 음압이 된다. 말초정맥압은 대응하는 동맥압에 따라서 변화하는데 발끝의 정맥압, 모세혈관압은 정맥판의 기능 및 혈관 수축신경의 동맥혈압조정 때문에 중력에 의한 압력에 비해서 그다지 높아지지 않는다. 앙와위에서의 주정맥 혈압의 정상치는 70~90mmH$_2$O이며 120~150mmH$_2$O 이상이면 정맥울혈이 있는 것으로 생각한다.

정맥연동펌프 靜脈蠕動~ intravenous peristaltic pump 수액 투약시 수액 자체보다는 수액을 주는 튜브에 압력을 가해 수액의 양을 조절하는 몇몇 기구 중의 하나. 대부분의 연동 운동을 이용한 펌프는 일반적으로 쓰는 수액 튜브에 작용하여 수액을 시간당 입방 센티미터로 투약한다. 이 기구는 주입방울 센서, 속도 조절기, 전원스위치, 주입액 측정 장치와 경보 장치로 이루어져 있다. 이 경보장치는 수액의 처방된 속도로 들어가지 않을 때 경보음이 울리게 되어 있다.

정맥염 靜脈炎 phlebitis 정맥에 생긴 염증. 혈관벽의 손상, 혈액의 과응고성, 감염, 화학적 자극, 수술 후 정맥혈 정체, 계속된 체위(부동자세), 정맥 내관의 오랜 삽입으로 인해 생긴다. 정맥은 붉은 색으로 확장되어 있고 단단하며 압통과 말초부위의 부종, 열감, 통증이 발생한다. = 혈전성정맥염(thrombophlebitis).

정맥요법 靜脈療法 intravenous therapy 정맥 내 수액이나 투약을 감시하고 관리하는 것. = 정맥주입(intravenous infusion).

정맥절개술 靜脈切開術 phlebotomy 과량의 적혈구(예, 진성 적혈구증다증 polycythemia vera)를 제거하기 위하여 정맥혈을 뽑아 버리는 시술. = 사혈.

정맥조영술 靜脈造影術 phlebography 조영제를 정맥에 주사한 후 X-선으로 촬영하는 것. 조영제가 정맥에 꽉 차있지 않은 상태는 정맥 폐색을 의미한다.

정맥주사 靜脈注射 intravenous injection 정맥 속에 주사바늘을 찔러 넣어 약액을 직접 혈관 속에 주입하는 방법. 약액이 1~2분 내에 심장을 거쳐 신체의 필요한 조직에 도달하므로 약효가 빨리 나타나고, 또 그만큼 반응도 확실하게 나타난다. 경구적으로 수분을 충분히 투여할 수 없는 경우에 수분이나 염분, 그 밖에 필요한 전해질을 보급하기 위하여, 또는 출혈 후의 혈액보급을 비롯하여 해독제 등의 약제를 혈액 속에 주입하거나 빠른 약효를 기대할 경우에 쓰인다. 주사부위로는 성인의 경우 척측피정맥, 요측피정맥, 복재정맥, 중수골정맥 등이 흔히 쓰이며 소아의 경우는 두정맥이 이용된다.

정맥주사실습모형 靜脈注射實習模型 intravenous injection trainer manikin 실제 피부와 흡사한 감촉이 느껴지는 재질로 되어 있는 정맥주사 실습을 할 수 있는 모형. 주사용 팔 피부 및 인조혈관 교체가 가능하다.

정맥주사펌프 靜脈注射~ intravenous syringe pump 조절된 속도로 주사기의 피스톤을 자동으로 압력하는 장치 중의 하나. 이런 기구들은 정맥, 동맥 피하를 통한 영양분 공급이나 투약과 혈액을 운반할 수 있는 주사기와 함께 사용한다. 정맥주사펌프는 1시간당 0.01㎖의 적은 양을 일정 속도로 주입할 수 있다. 간혹 소아의 치료에 사용되고 특히 움직일 수 있는 환자의 간호에 유용하게 사용된다. 또 동맥 혈관을 유지하는데 이상적인 기구이며 일반적으로 건전지로 작동하므로 손으로 운반해 휴대할 수 있다.

정맥주입조절기 靜脈注入調節器 intravenous controller 정해진 속도로 정맥주사용액이 자동적으로 주입되도록 조절하는 여러 가지 장치.

정맥지혈대 靜脈止血帶 venous tourniquet 정맥 흐름을 차단하기 위해 신체 일부를 결찰하는 탄력성 있는 기구.

정맥채혈 靜脈採血 blood collection by venipuncture 일회용 플라스틱 주사기나 진공채혈기 등을 이용해 주로 상완팔꿈치정맥을 사용하여 정맥혈액을 얻는 것.

정맥천자 靜脈穿刺 venipuncture 주사기 바늘이나 유연한 플라스틱 관에 부착된 금속바늘로 피부를 천자하여 정맥을 직접 찌르는 것. 정맥혈의 채취, 약물 투여, 정맥 내 수액 공급, 방사선 검사를 위한 방사성 물질을 주사하기 위해 천자한다.

정맥출혈 靜脈出血 venous bleeding 정맥에서 발생하는 출혈. 정맥은 세포에 산소를 제공하고 이산화탄소와 노폐물을 받았기 때문에 대개 암적색의 혈액이 흘러나오는 것으로 정맥은 압력이 낮은 상태에서 혈액을 심장으로 다시 보내기 때문에 지혈하기가 쉽다.

정맥피스톤펌프 靜脈~ intravenous piston pump 피스톤 작용으로 수액주입을 하는 기구. → 정맥주입조절기(intravenous controller), 정맥주사펌프(intravenous syringe pump).

정맥혈 靜脈血 venous blood 정맥속을 흐르고 있는 혈액. 일반적으로 혈액은 폐에서 가스 교환을 마치고 좌심실로 보내져 체순환에 들어가 각기 조직에 산소나 영양을 주고 탄산가스 및 그외 대사산물을 모아 '정맥혈'로서 심장으로 되돌아 가며 정맥혈은 산소함량은 적고 탄산가스함량은 많다.

정맥혈울체 靜脈血鬱滯 venostasis 한 부위의 정맥혈류의 감소나 저하.

정맥혈전증 靜脈血栓症 venous thrombosis 정맥에 혈전이 생기는 형태. 하지의 심부정맥, 장간막정맥, 문맥 등에 생기기 쉬우며 원인으로서는 수술, 분만, 장기외상 등에 따른 울혈, 전시적인 혈액응고성 항진 등이 중요하고 혈전으로 인해 정맥이 폐색되면 국소의 부종, 울혈증상이 생기고 혈전이 유리되어 폐경색을 일으키는 경우도 있으며 이때는 치명적이다. 항응고요법이나 혈전제거술이 치료의 방법이 된다.

정모세포 精母細胞 spermatocyte 세정관에서 두개의 배수 염색체를 가진 세포. 감수분열에 의해 정자세포가 된다.

정밀검사 精密檢查 work up 병력, 이학적 소견, 병리검사나 다른 진단술기 등의 환자의 초기평가 수행과정. 진단과 치료계획을 수립하기 위한 목적으로 실시한다.

정밀신체검진 精密身體檢診 detailed physical exam 손상의 증상과 징후를 발견하기 위하여 두부, 목, 가슴, 복부, 골반, 사지 그리고 신체 후방을 평가하는 것. 두부의 검진은 얼굴, 귀, 눈, 코, 입에 대한 정밀 검진을 포함한다. 초기 현장 평가와 조치를 마친 후 병원으로 이송하는 도중 실시할 수 있다.

정밀진입레이더 精密進入~ precision approach radar : PAR 진입로에 대한 항공기의 위치(좌우, 상하, 거리)를 관측하고 항공기를 유도하기 위해 비행장에 설치한 레이더. 정밀 진입 레이더 관제관은 이 레이더의 관측 결과로 착륙 동작의 저고도 진입단계부터 통상의 공지(空地) 무선 통신 회선을 통해 조종사에게 소요 사항을 지시하여 항공기를 유도한다. 보통 사용되고 있는 진입 레이더의 파장은 약 3cm, 빔 주사 속도는 매 초 1회, 방위각 20°, 고저 −1~+7°의 범위이고 유효 거리는 10해리 정도이다. 즉 착륙 지점에서 약 15km 이내의 진입로 부근의 항공기의 거리, 방위 등을 EPI 표시 방식의 브라운관에 정밀하게 표시하는 시스템이다.

정배수체 正倍數體 euploid 단배체가 정배수로 증가하는 염색체수를 가진 세포나 유기체. 사람과 관련된다. 2배수는 염색체 두 쌍, 3배수는 세 쌍, 4배수는 네 쌍을 말한다.

정보 情報 information 사정이나 정황에 관한 소식이나 자료.

정복 整復 reposition 전위(轉位)된 기관이 정상위치로 되돌아오는 것. 예를 들면 대립되었던 엄지와 소지가 제자리로 돌아오는 것.

정복하다 整復~ reduce 원래 상태로 신체의 일부분을 복원시키는 것.

정비 整備 maintenance 기계설비 등의 유지관리, 재충전, 보전 등을 포함하는 작업.

정사진지도 正寫眞地圖 orthophoto maps 프린트로 직접 출력할 수 있는 그래픽 측정과 같은 측량용 대기 사진. 그래프 상 주요한 지리학적 특성을 포함하며 수중세계 및 주요 설비를 함께 파악할 수 있다.

정삭정맥류 精索靜脈瘤 varicocele 음낭에 부드럽고 아픈 종창이 있는 정삭의 질환. 15~25세 사이의 남자에서 흔하다.

정상4분원 正常四分圓 normal quadrant 0~90까지 나타내는 6면의 4분원.

정상동리듬 正常洞~ normal sinus rhythm : NSR 건강한 사람에서 우세한 심장리듬. 정상적인 리듬과 P파, P-R간격(0.12~0.20초), QRS군(0.12초 이내), T파, Q-T간격(대개 0.4초 이내), 일정한 R-R간격과 분당 60~100회로 구성된다. = sinus rhythm.

정상류 定常流 steady flow 액체 또는 기체의 흐름을 고려할 때 각 점에서의 흐름의 방향이 그 점에서의 접선 방향과 일치하도록 선을 그으면 흐름의 모양을 파악할 수 있게 된다. 이 선을 유선(流線)이라 하며, 시간적으로 유선이 변하지 않는 흐름을 정상류(定常流)라 한다.

정상상태 定常狀態 steady state 운동 상태가 시간의 흐름과 더불어 변화하지 않는 상태에 있는 것. 유체나 열전도 등의 경우에는 이것을 정상류라고 한다. 기계나 장치의 성능 시험은 일반적으로 정상 상태에서 행해져야 한다.

정상색소성의 正常色素性~ normochromic 적정량의 헤모글로빈을 가지고 있어 정상적인 색을 띠는 적혈구와 관련된.

정상심장리듬 正常心臟~ normal sinus rhythm 건강한 상태에서 박동하는 규칙적이고 강한 심장박동.

정상압수두증 正常壓水頭症 normal-pressure hydrocephalus : NPH 지주막하 출혈 후에 일어나기 쉬운 합병증으로 뇌실은 확대되나 두개내압은 정상이다. 지주막하 공간으로 흘러나간 혈액이 뇌척수액의 흐름을 막기 때문에 발생하며, 걸음걸이 장애와 기억과 인지 문제, 소변실금 등의 증상과 징후를 나타냄.

정상온도 正常溫度 normothermic 정상적인 온도 상태로 특히 정상 체온 36.5℃ 또는 체세포의 활동에 자극이나 억제를 하지 않는 정상 환경 온도.

정상의 正常~ normal ① 물체나 가치에 대한 보통의, 불변의, 전형적인 예. ② 질병이 없는 집단의 인간.

정상인간혈청알부민 正常人間血淸~ normal human serum albumin 저 혈량증, 특히 화상이나 외상에 의한 경우 순환 혈액량을 증가시키기 위해 사용하는 교질 용액 확장제. = 플라즈마네이트(plasmanate).

정상충전높이 正常充塡~ normal fill level 위험물이 안전충전높이에 도달하기 전에 설정된 시간 동안 탱크가 최대 허용량으로 위험물을 이송 받는 높이.

정서 情緖 emotion 생각에 따라 일어나는 감정의 실마리. → 정서적 반응.

정서적건망증 情緖的健忘症 emotional amnesia 원래는 정서를 기원으로 하는 건망증으로, 참기 어려운 정서스트레스에 이어서 일어나는 어떤 종류의 히스테리 상태와 해리상태 등에서 나타남.

정서적남용 情緖的濫用 emotional abuse 자기 자신을 가치없고 부적절하며 사랑받지 못한다고 지각하게 하는 저하된 감정 또는 감정의 저하.

정서적반응 情緖的反應 emotional response 급격하게 생기는 일과성의 희노애락 등의 강한 감정반응. 표정, 몸짓, 목소리의 변화나 호흡, 맥박 등의 자율신경계 반응 등 신체적 및 생리적 증상을 수반한다.

정서적요구 情緖的要求 emotional need 사랑, 공포, 슬픔, 불안, 좌절, 우울 등과 같은 기본 감정들에 근거한 심리적 또는 정신적 요구. 모든 사람에게 있지만 특히 극도의 스트레스, 신체적, 정신적 질환이 있거나 유아기, 아동전기와 노년기 같은 인생의 특수한 단계에서 증가하며, 이러한 욕구를 적절하고 사회적으로 용인되는 방법으로 충족되지 않는다면 정신병리적 상태를 더욱 악화시킨다.

정서적지지 情緖的支持 emotional support 환자 자신의 질병을 수용하고 다루도록 환자를 돕는 민감하고 이해적인 접근. 그들의 불안과 공포에 대해 의사소통을 한다거나, 편안한 마음을 갖도록 돌봄으로써 스스로를 돌볼 수 있는 능력을 증진.

정성분석 定性分析 qualitative analysis 시료 속의 미지 성분 물질의 종류를 알기 위한 화학 분석. 정량분석에서와 같이 건식분석법(乾式分析法)과 습식분석법(濕式分析法)으로 크게 나눌 수 있다. 건식분석법은 용액을 사용하지 않고 고체 시약만을 사용하는 분석 방법이며, 이와 반대로 습식분석법은 시료 및 시약을 수용액으로 만들어 분석하는 방법이다. 보통 분자, 원자(원자단, 이온, 동위체를 포함)에는 각각 특유한 물리적 성질이나 화학반응이 알려져 있으므로, 그 특성을 이용하여 검출 확인한다. 검출을 방해하는 물질이 공존할 때에는 미리 분리조작을 시행한다.

정소 精巢 testis 정자와 남성호르몬을 생성하는 남성성선. 발생초기에는 복강 중에 생기나 태아인 사이에 점차로 하방으로 이동하여 음낭내에 자리잡는다. = 고환.

정소결정인자 精巢決定因子 testis—determining factor Y 염색체의 단완에 위치한 유전자 산물로 배아의 생식소가 정소로 발달한다.

정수[1] 靜水 static water 흐름이 정지된 물.

정수[2] 淨水 water purification 물의 자정작용과 대지의 정화작용 등을 써서 물을 깨끗이 하는 것.

정수검사 靜水檢査 hydrostatic test 압축 기체를 안전히 보관하는가를 판단하기 위한 압축 기체실린더의 정기 검사. 검사는 일반적으로 5년에 한 번씩 요구된다.

정수리점 ~點 bregma 두개골 꼭대기의 관상봉합과 시상봉합의 접합점.

정수압 靜水壓 hydrostatic pressure 정지 상태에 있는 물속의 압력. 물속의 임의의 면에 대해 항상 수직으로 작용하고, 임의의 점에 있어서의 크기는 방향에 무관하게 일정하다. 모세혈관에서 수분의 혈관 내로의 이동은 혈장단백의 교질침투압과 혈관의 정수압에 의하여 결정된다.

정시 正視 emmetropia 근시나 원시와는 반대로 사물의 상이 망막에 맺히는 정상 시각 상태. 안구의 굴절 체계와 그 축 길이 간의 적절한 관계(20/20)가 특징인 정상 시각의 상태.

정신 精神 mind 내외환경에 대해 알고 이해하고 기억하며 생각하고 느끼고 반응하고 적응하는 정신활동에서의 뇌의 한 부분. = 정신력.

정신건강 精神健康 mental health 건강한 성인이 삶의 스트레스에 적응할 수 있는 정신의 상태.

정신박약 精神薄弱 mental retardation 평균 지능보다 낮은 지능을 보이는 경우로, 배우고 사회적 행동을 행하는데 능력이 부족하거나 손상된 일반적인 기능이 평균이하인 장애.

정신병 精神病 psychosis 기질적, 정서적 요인에서 비롯된 주요 정신장애의 일반적인 용어. 전반적인 현실감의 붕괴를 특징으로 하는데 퇴행적 행동양상, 부적절한 기분과 정동상태가 나타나기도 하고, 충동조절 능력을 상실하기도 하며 망상과 환각을 동반. 기능적 정신병으로 인격변화와 현실에서 기능상실이 생길 수 있다. → 양극장애(bipolar disorder), 기질적 정신적 장애(organic mental disorder), 편집증(paranoia), 정신분열증(schizophrenia).

정신병적 精神病的 psychotic ① 정신증과 관련된. ② 정신병 증상을 보이는 환자.

정신병질자 精神病疾子 psychopath 반사회적인 행동을 하는 인격장애자. 사회병질자로도 알려짐.

정신분열병환자 精神分裂病患者 schizoid ① 정신분열증의 특성을 가진 환자. ② 분열병질자, 분열병 성격의 특성을 나타내지만 반드시 정신 분열적이지는 않은 사람.

정신분열증 精神分裂症 schizophrenia 1911년 E. Bleuler에 의하여 명명된 내인성 정신병. 청년기에 발병하는 일이 많고 때때로 진행성, 추진성의 경과를 밟아 후에 인격의 결함 또는 황폐화가 초래된다. 증상은 환청, 관계, 피해망상, 의욕 장애 등 다양하나 브로일러는 연상의 해이, 감정장애, 양가성(兩家性), 자폐성을 주요 4증상이라 하였다.

정신상태검사 精神狀態檢査 mental status exam 환자의 정신 상태를 외모나 행동, 말, 기분 상태, 사고 내용, 지남력, 감지 능력 등의 기준을 가지고 평가하는 것. 두 개나 그 이상의 기준에서 부적절한 반응을 보이는 경우 문제가 있는 것으로 평가.

정신생리학적장애 精神生理學的障碍 psychophysiologic disorder 자율 신경계로 조절되는 장기 혹은 장기 시스템을 포함하는 정신질환. 예를 들어 소화성 궤양이 스트레스에 의해 야기되거나 악화되는 것. 정신신체 질병, 정신신체 반응으로도 알려짐.

정신생물학 精神生物學 psychobiology 정신의 구조, 생리, 병리를 포함한 개념. A. Meyer가 1915년에 주장하였으며, 유전-역동적 개념으로 퍼스낼리티의 발달을 생물학적 성장과 환경의 상호작용으로 파악하는 것.

정신성쇼크 精神性~ psychogenic shock 뇌에 일시적으로 혈류가 감소됨으로써 발생하는 쇼크. 실신을 일으킨다.

정신성욕의 精神性慾~ psychosexual 성욕의 정신적, 감정적 측면과 관련된 용어. → 정신성욕 발달(psychosexual development), 정신성욕 장애(psychosexual disorder).

정신약리학 精神藥理學 psychopharmacology 행동과 정신기능에서 약물이나 그 작용을 연구하는 학문.

정신운동발작 精神運動發作 psychomotor seizure 정신과적 증상, 판단력 상실, 자동적인 행동, 비정상적 행동 등을 특징으로 하는 일시적인 의식의 상실. 측두엽 질환과 관련된 경우가 흔하며, 경련 자체는 명확하지 않지만 의식 상실이 있을 수도 있고 환자는 발작에 대해 기억하지 못한다. 난폭한 행동, 반사회적 행동 및 범죄를 저지를 수도 있지만 주변 환경에 따라서 자동적으로 운전, 식사, 타이핑과 같은 정상행동을 계속할 수도 있다. 환시나 환청, 비현실감, 기시현상 등의 정신과적 증상을 보이기도 하고, 때때로 홍통, 일시적인 호흡곤란, 빈맥, 위장의 불편감, 냄새와 맛의 환각을 동반한다.

정신운동성 精神運動性 psychomotor 신경계와 연결된 스스로 조절되는 근육 움직임.

정신의학 精神醫學 psychiatry 정신장애나 행동 이상을 주로 대상으로 한 학문. 그 원인, 진단, 치료 및 예방 등을 연구하는 의학의 한 분야. 정신의학이라는 용어는 정신적 작용에 의한 치료법을 의미하며 라일(J. C. Reil)에 의하여 현재는 그 대상이나 영역에 따라 아동 정신의학, 사법 정신의학, 사회 정신의학, 병원 정신의학, 지역사회 정신의학 등 학파에 따라 기술 정신의학, 역동 정신의학 등 다양하게 분류된다.

정신의학적인 精神醫學的~ psychiatric 정신적, 감정적 그리고 행동적 장애의 예방과 치료, 원인을 다루는 의학의 한 분야.

정신적외상 精神的外傷 psychic trauma 잠재의식에 계속적으로 영향을 미치는 정신적 손상. 정신적 외상은 소아학대, 강간, 사랑하는 사람을 잃음으로써 확대된다.

정신지체 精神遲滯 mental aberration 지능에 결함이 있는 것.

정신지체아 精神遲滯兒 mentally retarded children 선천적 또는 생후 비교적 조기에 중추신경계에 장애를 받아 지능 발달이 항구적으로 저지되어 있는 아동. 전에는 정신박약이라고 하였으나 이 호칭이 부적당하다고 하여 최근에 와서 정신지체아라는 호칭으로 바뀌었다. 정신지체인을 지능지수(IQ)의 점수에 따라서 분류하는 방식과 정신연령의 정도에 따라서 분류하는 방식이 있다. 즉, IQ 20 이하를 극심도(極深度), IQ 20~34를 심도, IQ 35~49를 중등도, IQ 50~70을 경도로 구분한다. 정신지체 분류의 백치·치우(痴愚)·경우(輕愚)·노둔(魯鈍)에 각각 해당한다.

정신질환 精神疾患 mental illness 감정적 균형의 질환으로 비정상적인 행동이나 정신적 문제. 유전적, 육체적, 화학적, 생물학적 혹은 사회·문화적 요인으로 인하여 발생.

정신착란 精神錯亂 abalienation 육체적 퇴화상태. = 정신쇠약.

정압 靜壓 static pressure 움직이지 않는 유체(流體)에 의해서 물체가 받는 압력 또는 움직이는 유체와 같은 속도로 운동하는 물체가 유체로부터 받는 압력. → 압력.

정압관창 定壓管槍 constant pressure nozzle 방출량에 관계없이 항상 일정한 압력. 물을 방수할 수 있도록 설계된 관창. = 자동노즐.

정압비열 定壓比熱 specific heat at constant pressure 정지 상태에 있는 기체가 일정한 압력 하에서 열량을 취할 때는 그 일부는 기체가 팽창하는 일에 사용된다. 이때의 비열을 정압비열이라고 하며, 단위는 kcal/kg℃로 나타낸다.

정압성의 正壓性~ normotensive 정상 혈압과 관련된.

정압수두 靜壓水頭 static head 정지된 물기둥에 의해서 가해지는 압력. 물기둥의 높이와 비례한다.

정압자동식스프레이관창 定壓自動式~管槍 constant pressure automatic spray nozzle 광범위한 방수량에서 일정한 압력을 방출하는 관창. 압력에 의해 작동되는 자기조절식의 오리피스 조절판을 이용하여 다양한 방수량에서 효과적인 흐름을 위한 속도, 즉 정압을 유지한다.

정압작동장치 定壓作動裝置 release and delay cabinet 약제탱크의 주 밸브를 일정 시간이 경과한 후에 개방시켜 분말 약제를 송출시키는 장치.

정액 精液 semen 사정할 때 요도로부터 나오는 남성의 생식기관에서 분비되는 진하고 희끄무레한 분비물. 영양이 풍부한 플라즈마 내에 있는 정자와 전립선, 정낭, 여러 다른 선의 분비물을 함유한 다양한 성분을 포함.

정액주입 精液注入 semination 정액이 여성의 생식기관으로 주입되는 것.

정온식감지기 定溫式感知器 fixed temperature type detector 일정온도로 화재를 감지하는 화재감지기의 일종. 정온식 감지기는 그 주위의 온도가 일정하게 정해 둔 온도에 도달되었을 때에 작동하도록 되어 있으며 그 작동온도는 60~150℃의 범위이다. 주의해야 할 것은 실온에 따라 변동하기 때문에 감지능력은 여름에는 민감하고 겨울에는 둔감하다는 것이다.

정온식감지선형감지기 定溫式感知線形感知器 line type fixed temperature detector 열감지의 일종으로 일국소의 주위온도가 일정한 온도 이상이 되는 경우에 작동하는 것으로서 외관이 전선으로 되어있는 것. 감지소자는 가용절연물로 절연된 두 개의 전선을 이용한다. 화재가 발생하면 열에 의해 절연성이 저하되어 두선간에 전류가 흐르게 된다. → 절연.

정온식감지설비 定溫式感知設備 fixed temperature detection system 주변의 온도가 미리 설정해 놓은 온도를 초과할 때 작동하도록 되어 있는 감지설비 또는 소화설비.

정온식국소형감지기 定溫式局所形感知器 spot-type

fixed temperature detector 특정 국소지역의 주위 온도가 일정한 온도 이상이 되는 경우에 작동하는 감지기.

정온식열감지기 定溫式熱感知器 fixed temperature detector 일정한 온도 이상에서 작동하는 감지기.

정온제 靜穩劑 tranquilizer 주로 정신 긴장, 불안신경증일 때 안정을 얻기 위해 사용되는 신약의 총칭. 소정온제는 경미한 신경안정작용을 가지고 있는 약물로 주로 불안이나 긴장 또는 정신신경작용을 완화시킬 목적으로 쓰이고 대정온제는 강력한 신경 안정작용을 일으키며 주로 정신병 치료에 쓰인다. = 신경안정제.

정용비열 定容比熱 specific heat at constant volume 기체를 일정한 용적 하에서 상태변화시킬 때의 비열. 단위는 kcal/kg℃로 나타낸다.

정유량관창 定流量管槍 constant flow nozzle 분무방식과는 상관없이 정해진 방출압력에서 항상 일정한 분무량을 보이는 물 분무관창.

정유량스프레이관창 定流量~管槍 constant gallonage spray nozzle 정격압력에서 넓은 분무방식의 봉상주수로 일정한 방수량을 토출하는 관창.

정유중독 精油中毒 petroleum distillate poisoning 휘발유, 등유, 연료용 기름, 모형비행기 접합제, 솔벤트 등의 석유 제품을 삼키거나 흡입함으로써 야기되는 중독증. 구역, 구토, 흉통, 어지러움, 의식장애 등이 증상으로 나타난다.

정자 精子 sperm 수컷 동물의 성숙한 배아세포. 정세관(seminiferous tubulus)에서 형성되어 부고환으로 이동된 후 18시간~10일 정도 성숙기를 거친 후 성숙된 정자가 된다. 정세포는 원시생식세포인 정조세포로 되고 이어서 제1정모세포, 제2정모세포, 정자세포로 성숙한 후 정자의 순으로 발생된다. 정자의 길이는 0.05mm 정도이고 두부(head)에는 23개 염색체, 몸통(body)에는 많은 미토콘드리아(mitochondria)를 함유하며 꼬리(tail or flagellum)는 편모운동을 한다. 성숙정자는 정관, 정관 팽대부, 부고환 등에 저장되고 1회 사정되는 정액량은 2.5~3.5㎖로 정액 1㎖당 정자의 수는 약 3천 5백만~2억(평균 1억 2천 만)정도 되며 1㎖당 정자의 수가 2천만 이하이면 남성불임의 원인이 된다. 정액의 산성도는 pH 7.5 정도이며 정자의 운동에 최적 산성도는 pH 6.0~6.5 정도이다.

정자분석 精子分析 semen analysis 정자의 수, 운동성, 양, 형태를 분석하는 검사. 정관절제술 후 불임이 가능한지 적절성을 알기 위한 검사로 정관절제술 후 6주 후에 정자가 검출되면 재수술을 한다.

정자세포 精子細胞 spermatid 세정관에서 감수분열에 의해 생성된 4개의 반수염색체를 가진 세포. 분열이 더 진행되지 않고 성숙하여 정자가 된다.

정자형성 精子形成 spermatogenesis 세정관에서 감수분열과 성숙과정을 거쳐 정자가 형성되는 것.

정장제 整腸劑 intestinal drug 장기능을 조절하는 약물. 설사나 변비 등에 사용하며 장내살균제, 유산균제제, 소화제, 하제, 지사제 등이 있다.

정적아구 正赤芽球 normoblast 여전히 핵을 가지고 있는 미성숙한 적혈구. 핵이 빠져나간 후에 어린 적혈구가 망상적혈구가 된다. = 정상아세포.

정전기 靜電氣 static electricity 전하의 분포가 시간적으로 변하지 않을 때의 전기 현상. 이때 전하 사이에 작용하는 힘은 쿨롱력이다. 전하가 완전히 정지하는 것이 아니고 공간 각 점의 전하밀도 평균치가 각각 시간적으로 일정하며 전류밀도의 평균치가 0인 경우에도 정전기 현상으로서 취급된다. 도체의 내부전기장이 0이라 할 때는 이상의 평균저하 분포에서 쿨롬의 법칙에 의하여 결정되는 전기장이 0인 것을 뜻한다. 실제로는 이 외에 극히 불규칙하고 심하게 변화하는 전기장이 가해진다.

정전기방전 靜電氣放電 electrostatic discharge 충전된 정전기가 방전되는 현상. 정전기가 방전될 때 발생하는 불꽃이 가연성 가스나 증기에 인화될 수 있다.

정전스파크 靜電~ static spark 서로 분리된 두 점 사이로 전기가 방출되는 순간적인 방전현상.

정전유동층 靜電流動層 electrostatic fluidized bed 피도장물의 전하와 반대 전하를 띤 물질을 공기로 팽창시켜 분체운을 형성시키는 용기. 피도장물은 도장하기 위해 이 용기 내에서 전하를 띠며 아래로부터 부유되는 분체 바로 위로 통과하면서 도포된다.

정전차폐 靜電遮蔽 electrostatic shielding 도전성 울타리로 외부 정전기장으로부터 일부 또는 전부를 차폐하는 것.

정제¹ 錠劑 pill 비료 알갱이처럼 어떤 물질을 가공하여 구슬 모양의 작은 알처럼 만든 것.

정제² 錠劑 tablet 분말을 압축하여 단단하고 작은 원반형으로 만든 약제로 어떤 것은 약 표면에 새겨진 자국을 따라 쉽게 쪼갤 수 있도록 만들기도 한다.

정제투베르쿨린단백유도체검사 精製~蛋白誘導體檢査(Siebert) purified protein derivative(of tuberculin) : PPD 결핵노출 여부를 확인하는 검사방법으로 가장 흔한 선별 검사법. PPD 검사는 결핵균에서 채취한 소량의 단백 성분을 피부에 주입 한 후, 72시간이 지난 후 피부의 직경 크기를 통해 판별한다. 주사 부위를 관찰하여 부어 오른 부위가 직경 10mm가 넘으면 결핵균에 노출된 적이 있다는 뜻이다. PPD피부반응이 양성으로 판명되었다고 하여, 결핵에 걸렸다는 것을 의미하지는 않는다.

정조 停潮 stand of tide(=platform tide) 고조(high water) 또는 저조(low water)의 전후에서 해면의 승강이 매우 느려서 마치 정지하고 있는 것과 같이 보이는 상태. 대개 정조의 지속시간(duration)은 조차(range of tide)에 따라서 다른데, 작은 조차가 큰 조차에서보다 길다. 쌍조(double tide)가 우세한 곳에서 정조는 큰 조차에서도 몇 시간동안 지속된다. 조류(tidal current)에서 사용하는 게조(slack tide)라는 용어와 비슷한 의미로 사용된다.

정좌불능 靜坐不能 akathisia 신경쇠약환자나 히스테리환자에서 볼 수 있는 침착하지 못한 상태. 내면적 동요를 느낄 정도에서 가만히 앉아있거나 눕거나 수면을 취할 수 없는 정도.

정중면 正中面 mesion 신체를 좌우대칭으로 정확히 반으로 나누는 면.

정중선 正中線 median line 두경부와 체간의 전·후면의 중앙을 지나는 체표의 수직 방향선. 전정중선과 후정중선이 있다.

정중성항공중이염 正中性航空中耳炎 barotitis media 주변의 대기압과 중이의 공기압 간의 차이 때문에 생기는 복합징후. → 항공성중이염(航空性中耳炎 aerotitis media).

정중신경 正中神經 median nerve 상완동맥과 같이 상완 내측부를 따라 하행하여 주와에 이르며 전완의 천지굴근 밑을 지나 팔목까지 내려가서 손바닥으로 나오는 신경. 감각신경인 피지는 손바닥 피부의 외측1/2을 지배하고 근지는 전완굴근들과 회내근, 그리고 손바닥외측인 엄지손가락을 지배한다.

정지 停止 arrest 어떤 질환의 경과를 방해, 저지, 중단시키는 것. 발달정지(developmental arrest)는 태아의 성장이 멈추는 것을 말한다.

정질액 晶質液 crystalloid solution 링거액(Lactated Ringer's 용액)처럼 반투과성 막을 통과하여 확산되는 용액 속의 물질. = 결정질. ↔ colloid.

정찰대원 偵察隊員 scout 화재의 위치와 특성에 관한 정보를 수집 및 보고하는 소방대원.

정체공간 停滯空間 dead air space 건축물 내에 환기구가 없어 공기가 유동하지 않는 공간.

정하중 靜荷重 static load 기계나 구조물 등에 부하된 외력이 시간적으로나 장소적으로나 정지하여 움직이지 않을 때 정하중 또는 사하중(死荷重)이라고 한다. 그러나 재료 시험에 있어서의 하중과 같이 극히 변화가 서서히 이루어지는 경우도 이를 정하중이라고 한다.

정향반사 正向反射 body-righting reflex 몸의 잘못된 위치에서 올바른 위치로 회복하려는 신경근육계 반사 중 하나. 바로잡기 반사는 복잡한 기전을 포함하며 내이의 구조, 근육과 건, 안구와 관련되어 반응한다. 바로잡기 반사와 관련된 신경 신호는 평형성을 방해하여 오심과 구토를 유발할 수 있다. = 몸바로잡기 반사.

정형외과전문의 整形外科專門醫 orthopedist 근골격계 질환의 예방 및 교정(특히 뼈, 관절, 근육, 건, 근막, 연골, 인대와 같은 지지 조직)을 전문으로 하는 의사.

정형외과학 整形外科學 orthopedics 골격, 근육, 관절과 같은 신체구조의 운동장애를 예방하고 교정하는 의학적 과학. = orthopaedics.

정화 淨化 decontamination 오염 물질에 노출되었던 사람이나 장비로부터 오염된 물질을 제거하는 것.

정화통 淨化桶 canister 흡입되는 오염된 외부공기를 물리·화학적으로 정화하는 방독면의 부품. 여과재(흡착제)가 들어 있으며 정화통별로 정화할 수 있는 가스종류와 사용시간이 정해져 있다. → 여과재, 흡착제.

정화통방독면 淨化桶防毒面 canister mask 외부대기로부터 유입되는 독성 분진을 여과하기 위해 여과장치통을 사용하는 호흡기. 산소가 부족한 곳이나 고온의 대기에서는 사용할 수 없으므로 진화작업용으로 사용하기에는 부적합하다.

정확도 正確度 accuracy 측정값과 참값의 차이, 즉 오차가 작은 정도.

젖당 ~糖 lactose 포도당과 갈락토오즈가 결합한 이당류. = 젖당, 락토오즈.

젖당불내증 ~糖不耐症 lactose intolerance 락타제 결핍으로 인해 유당을 분해할 수 없게 되는 질환. 증상은 오심, 설사와 산통을 들 수 있다.

젖산 ~酸 lactic acid 근육과 혈액 내에 정상적으로 존재하는 유기산 중 하나. 육체적 활동 중 포도당과 글리코겐이 에너지로 바뀌면서 발생한다.

젖산균 ~酸菌 lactobacillus 탄수화물에서 락토산을 형성하는 간형세균군. = 젖산균.

젖산역치 ~酸閾値 lactate threshold 운동의 강도 측정으로 혈액 젖산 값의 증가가 일어날 때 사람의 최대산소섭취량에 대한 백분율. 운동시의 젖산역치는 평균적으로 최대 산소섭취량(호기성용량)의 50~70% 수준.

젖산염링거액 ~酸鹽~液 lactated ringer's solution 저혈액성 쇼크의 처치에 가장 흔히 사용하는 정맥주사용 용액. 등장성 결정질 용액이고 Sodium 130mEq/ℓ + Potassium 4mEq/ℓ + Calcium 3mEq/ℓ + Chloride 109mEq/ℓ + 완충제로써 젖산 28mEq 등으로 구성되어 체내에 수분과 전해질을 보충

하는데 이용된다. 1 ℓ의 혈액을 보충하는데 보통 3
~4 ℓ의 링거액을 투여하며 250, 500, 1,000㎖ 용
량으로 정주한다. 심각한 저혈액성 쇼크일 때는 14
또는 16게이지 I.V캐뉼라를 통해 투여하고 순환 과
부하를 예방하기 위해 계속 모니터 해야 한다.

제 臍 umbilicus 복부 중앙의 함몰부로 태아에 탯줄
이 부착된 부위의 흉터.

제10인자 第十因子 factor X 정상 혈장 내 존재하
지만 혈액 응고의 유전적 결함이 있는 사람에게는
결핍된 혈액응고인자. 제10인자는 비타민 K가 있어
야 간에서 합성된다. = thrombokinase.

제11인자 第十一因子 factor XI 정상 혈장내에 존재
하는 혈액응고인자. 결핍되면 C형 혈우병에 걸린다.
= plasma thromboplastin antecedent.

제12인자 第十二因子 factor XII 정상 혈장 내에 존
재하는 혈액응고인자. = activation factor.

제13인자 第十三因子 factor XIII 섬유소 혈병을 생성
하기 위해 칼슘과 함께 작용하는 정상 혈장 내에 존
재하는 혈액응고인자. = fibrinase, fibrin stabi-
lizing factor.

제1경보 第一警報 first alarm 제1화재경보에 대한
출동을 필요로 하는 화재경보신호. = 1차출동.

**제1경보소방대 第一警報消防隊 first alarm com-
pany** 화재신고 접수 후 가장 먼저 현장에 출동하도
록 지정된 소방대. = 1차출동대.

**제1경보출동지정소방대 第一警報出動指定消防隊
first due** 특정 경보기에서 화재경보가 발령되었을
때 제일 먼저 출동하도록 지정된 장비 및 인원으로
현장에서 가장 가까운 소방대나 가장 빨리 도착할
수 있는 소방대.

**제1류위험물 第1類危險物 hazardous material ca-
tegory 1** 위험물안전관리법상 제 1류 위험물은 염
소산염류, 무기과산화물등과 같은 산화성 고체를 말
하는 것으로 자신은 불연성이나 분자 내에 산소를
포함하고 있는 강산화제들이다. 이들 산화성 고체는
반응성이 풍부하고 열, 타격, 충격, 마찰 및 다른 약
품과의 접촉 등에 의하여 산소를 방출한다.

제1선소방대 第一線消防隊 first line 제1경보에 대

응하여 출동한 소방대 및 장비. = 1차출동차량.

제1인자 第一因子 factor I → fibrinogen.

제1작업일 第一作業日 initial shift 화재를 발견한 시
간부터 그 다음 날 오전 10시까지의 시간. = 진화작
업첫날.

**제1종분말소화약제 第一種粉末消火藥劑 dry pow-
der category 1** 중탄산나트륨을 주성분으로 하여
표면처리용으로 금속의 스테아린산염이나 실리콘을
첨가제로 사용한 소화 약제. 이 약제는 B급, C급 화
재에 적합하며 A급화재에는 부적합하다. 또 가연성
액체 중에서도 식용유나 지방질유의 화재시 약제 스
스로가 이들 가연물과 직접 반응하여 비누화현상을
일으켜 포를 형성하게 되어 소화는 물론 재발화까지
방지시켜주는 효과도 있다. → 중탄산나트륨, A급화
재, B급화재, C급화재, 비누화현상.

**제1형당뇨병 第一型糖尿病 insulin dependent dia-
betes mellitus : IDDM** 자가면역기전에 의한 이자
의 β세포 손상에 기인한 당뇨병. 대부분 30세 이전
에 발병하며 혈중 인슐린이 거의 없고 글루카곤이
상승되어 이화작용 장애로 이자의 β세포가 인슐린
분비자극에 반응하지 않으므로 반드시 인슐린을 공
급해 주어야 함. 심한 체중 감소와 다뇨, 다음(多飮)
등의 증상이 급격하게 발생하고 유전적, 면역학적
및 바이러스에 의하며 케톤산증으로 혼수가 발생하
기 쉽다.

**제2류위험물 第二類危險物 hazardous material ca-
tegory 2** 위험물안전관리법상 제 2류 위험물은 황
린, 유황, 금속분류 등과 같은 가연성 고체를 말하는
데 주요 성상으로는 비교적 낮은 온도에서 착화하기
쉽고, 매우 빠른 연소속도를 나타내므로 산화제의
접촉이나 혼합, 불티, 불꽃, 고온체에서의 접근 또는
과열을 피해야 한다.

제2인자 第二因子 factor II → prothrombin.

**제2종분말소화약제 第二種粉末消火藥劑 dry pow-
der category 2** 제1종 분말 소화 약제 중에서 주성
분인 탄산수소나트륨을 탄산수소 칼륨으로 바꾸어
놓은 것. 이 약제도 B급, C급화재에 제 1종 분말보
다 167배의 소화효과가 높은 것으로 되어있다. 그러

나 식용유 및 지방질유 화재에 대하여는 비누화현상을 일으키지 않는다. → 제1종분말소화약제, 탄산수소나트륨, A급화재, B급화재, C급화재, 비누화현상.

제2피난통로 第二避難通路 secondary exit 통상적인 피난통로를 활용할 수 없을 때 대체 피난통로로 이용할 수 있는 통로. = 보조비상구.

제2형당뇨병 第二型糖尿病 non insulin dependent diabetes mellitus : NIDDM 절대 인슐린 부족보다는 인슐린의 부적절한 효능에 의해 발생하고 비만과 체중 감소가 있으며 케톤산증은 잘 유발되지 않으나 상태에 따라 인슐린 치료를 필요로 하는 당뇨병. 초기단계에서는 인슐린 저항성이 나타난다. 당뇨병의 90% 이상을 차지하고 주로 40세 이후에 발생한다.

제3류위험물 第三類危險物 hazardous material category 3 위험물안전관리법상 제 3류 위험물은 칼륨, 나트륨, 알칼리금속, 금속수소화합물류와 같은 자연발화성물질 및 금수성물질을 말한다. 주요 성상으로는 물과 반응하여 발열반응을 일으키며 또 수소가스를 발생시키는 물과 접촉했을 때 매우 위험성이 커지는 물질들이다.

제3비골근 第三腓骨筋 musculi peroneus tertius 경골과 비골체 하부 1/4 및 골간막에서 일어나기 시작하여 제5중족골에 정지하며 발의 배굴과 외번에 관여하는 하퇴의 전면부 근육(anterior compartment).

제3인자 第三因子 factor Ⅲ → thromboplastin.

제4류위험물 第四類危險物 hazardous material category 4 위험물안전관리법상 제4류 위험물은 특수인화물, 제1석유류, 제2석유류, 알코올류 등과 같은 대단히 인화성이 강한 액체들이다.

제4인자 第四因子 factor Ⅳ 혈액응고과정에 관여하는 칼슘을 지칭.

제5경보 第五警報 fifth alarm 재해의 규모에 따라 1차 출동에서부터 출동횟수가 증가하여 5차까지 진행되는 출동. = 5차출동.

제5류위험물 第五類危險物 hazardous material category 5 위험물안전관리법상 유기과산화물류, 질산에스테르류, 셀룰로이드류와 같은 자기반응성 물질. → 자기반응성 물질.

제5인자 第五因子 factor Ⅴ 프로트롬빈을 트롬빈으로 전환시키는데 필요한 불안정한 응혈원. 혈액응고 과정동안 제5인자는 비활성 형태에서 활성 형태인 프로트롬빈 촉진제로 변화. = proaccelerin.

제6류위험물 第六類危險物 hazardous material category 6 위험물안전관리법상 과염소산, 황산, 질산 등과 같은 산화성 액체를 말한다. 주요 성상으로는 물보다 무겁고 물에 잘 녹으며, 부식성 및 유독성이 강한 액체이다. 또 물과 만나면 심하게 발열하며 산소를 많이 포함하고 있어 다른 가연물의 연소를 돕는다.

제7인자 第七因子 factor Ⅶ 혈장에 있는 혈액응고인자로 비타민 K가 있는 상태에서 간에서 합성되는 혈액응고 인자. = proconvertin.

제8인자 第八因子 factor Ⅷ 정상적으로 혈장 내에 존재하는 응고인자이지만 A형 혈우병 환자에게 결핍된 응고인자 = antihemophilic globulin.

제9인자 第九因子 factor Ⅸ 정상 혈장에 존재하지만 B형 혈우병환자의 혈액에서 결핍된 응고인자. → christmas factor.

제거 除去 elimination 제거나 방출의 동작, 특히 생체로부터 제거하는 동작. 질환, 변성, 외과적 처치, 방사선 조사 등에 의한 완전제거.

제거소화법 除去消火法 reduction of fuel 가연성 물질을 연소부분으로부터 제거함으로써 불의 확산을 저지하는 소화방법. 협의적인 방법과 광의적인 방법이 있다. 협의적인 제거 소화방법은 가스 화재시 주밸브를 차단시켜 가스 공급을 중단함으로써 연소를 멈추게 하거나, 수용성 가연액체(알코올, 아세톤) 화재시 물을 다량 살포함으로써 연소를 그치게 하는 등이 있고, 광의적인 제거 소화 방법은 연소중인 가연물체를 안전한 곳으로 이동시키거나 연소 직전의 인근건물 등을 파괴한 후 방어선을 구하여 화재 확대 방지나 인명구출 수단으로 필요시에 활용하게 된다. 파괴소화라고도 불린다. → 파괴소화, 알코올, 아세톤, 가연성물질.

제공자 提供者 donor 수혈을 위한 혈액이나 이식을 위한 신장 같이 살아있는 조직을 다른 신체가 이용할 수 있도록 제공하는 인간이나 다른 유기체. → blood donor, transplant. = 공여(공혈)자.

제네바선언 ～宣言 Declaration of Geneva 1948년 제네바의 세계의사회 총회에서 채택된 선언으로 의사로서 명심해야 할 것을 서약의 형식으로 표현한 것. 내용으로는 자신의 생애를 인류에 봉사할 것을 맹세하고 양심과 존엄으로 의업에 종사, 무엇보다도 환자의 건강을 고려하고 환자의 비밀을 지키며 진료를 함에 있어 종교, 국적, 인종, 정당, 사회적 지위로 환자를 차별하지 않는다. 인명을 최대한으로 존중하고 인도주의적 법칙에 의해 의학적 지식을 행한다는 것이다. → Hippocratic oath, Prayer of Maimonides.

제뇌 除腦 decerebrate 팔과 다리가 모두 과도하게 신전되고 경직되며 손바닥은 후굴된 자세. 환자는 대개 혼수상태이고 상부뇌간이하에 병변을 가지고 있으며 사망을 초래한다.

제누공 臍屢孔 umbilical fistula 배꼽에서 장 혹은 다른 내부 구조와 연결된 비정상적인 통로.

제대 臍帶 umbilical cord 태아와 태반을 연결해주는 생명선. 태생 초기 배자(태아)와 영양막(태반)은 부착경(付着莖)이라고 하는 배외 중배엽(胚外 中胚葉)으로 결합되었다. 얼마 안가 부착 경속에 혈관이 생기고 이것에 태아의 혈관과 영양막의 혈관이 연결되어 제 혈관이 된다. 제대는 세 개의 혈관으로 두 개의 동맥과 한 개의 정맥을 지니고 있다. 두 개의 동맥은 태아에게서 태반으로 혈액이 이동하며, 한 개의 정맥은 태아에게서 다시 되돌아온다. 제대의 1%에서 단지 두 개의 혈관인 한 개의 정맥과 한 개의 동맥을 지니고 있다. 제대의 길이는 급속히 늘어나 임신말기에는 30~90cm(평균 55cm)이며 직경은 2cm이며 Wharton's jelly라는 결합조직이 혈관의 압착을 방지한다. 제대는 1분에 400mℓ의 혈액을 통과한다.

제대탈출 臍帶脫出 prolapse of umbilical cord 양막 파수 후 태아보다 제대 쪽이 먼저 산도에 나타난 상태. 아두와 질벽 사이에 제대가 끼이게 되고 이때 태아 순환은 차단된다. 보통 비정상적인 선진부, 다

태아, 조산아 분만, 양막조기 파수 시 발생한다. 심각한 응급상태로 즉각적인 처치를 하지 않으면 태아가 사망한다. 이때 처치로는 제대가 질에서 보이면 장갑을 끼고 두 개의 손가락을 삽입하여 제대와 선진부 사이에 넣어 제대가 눌리지 않게 하고 산모의 체위를 슬흉위 자세로 취하고, 산소를 투여한다. 제대를 안으로 밀어 넣지 않고, 소독된 젖은 타월로 제대를 덮는다. 즉각적인 산과적 처치가 필요하며 제왕절개술의 적응증이 된다.

제대헤르니아 臍帶～ omphalocele 제대에서 복벽의 구멍을 통한 내장의 헤르니아. 이런 구멍은 대개 출생 후 외과적으로 교정된다. = 제류.

제동거리 制動距離 braking distance 자동차가 완전히 정지하기까지 필요로 하는 거리. 이 거리는 각 자동차마다 다르며 기계, 지형, 날씨에 따라 달라진다.

제동맥 臍動脈 umbilical artery 태아 체내에 영양을 준 후의 정맥성 혈액을 태반으로 환류시키기 위한 두 개의 혈관. ↔ 제정맥(臍靜脈 umbilical vein).

제로세포 ～細胞 null cell 골수에서 성장하는 백혈구. 항체의 존재에 의해 자극을 받으며 특정세포를 직접 공격할 수 있고 'killer세포' 나 K세포로 알려져 있다.

제반응 除反應 abreaction 과거의 고통스러운 경험을 정화하여 감정적으로 해소하는 것. = 해제반응(解除反應).

제부 臍部 umbilicus 태아 제대의 부착부 절흔으로 복부의 중간에 작게 함몰되어있는 부위. = 배꼽.

제산제 制酸劑 gastric antacids 위산을 중화하거나 흡착하는 약물. 물에 녹는 탄산수소나트륨, 불용성으로 겔상으로 사용하는 탄산칼슘, 산화마그네슘, 합성규산알루미늄, 규산알루미늄, 규산마그네슘, 수산화알루미늄 등.

제산통 臍疝痛 umbilical colic 초등학생 아동에게 배꼽부위에 한정된 발작성 산통이 반복적으로 일어나는 것. 복통의 지속시간은 수분~수시간이며 원인으로는 신경질적인 어린이의 미주신경의 자극성흥분이 높아지는 것이 이유로 기질적 병변은 없다.

제세동 除細動 defibrillation 환자의 전흉부에 전기적인 쇼크가 전달되면서 심실세동(자신의 의지와는 상관없이 움직이는 반복 수축)을 제거하는 것. 제세동기의 패들은 전도성 접착제로 덮여 있거나 특수한 패드로 되어있다. 패들 하나는 쇄골 아래 상부 흉골의 오른쪽에 두며, 다른 하나는 왼쪽 하부 늑간의 중앙 액와선의 위치에 놓는다. 만약 쇼크로 심박동의 회복이 안되면 심폐소생술을 실시하면 반복된 쇼크는 세동 제거가 성공적일 때까지 주기적으로 시도한다. 전기적 역충격에 의한 성공적인 세동 제거는 특별히 생명에 위협적인 심부정맥과 심실세동의 치료방법이다.

제세동기 除細動器 defibrillator 흉벽을 통하여 심근에 조정된 전압으로, 전기적 충격을 전달하는 장치. 심박동이 정지되었거나 심실세동이 있을 때 정상 심박동으로 회복하기 위하여 사용된다. 심전도 자동분석유무에 따라 전자동, 반자동, 수동제세동기로 분류되며 전류방향에 따라 일 방향과 양 방향 제세동기로 분류된다.

제세동기패치 除細動器~ defibrillator electrode 접착력이 우수하여 경흉 저항을 최소화하므로 피부화상을 방지할 수 있고 특수 젤리가 부착되어 보관 시에도 흘러내리지 않으며 두 개가 한조로 소독된 알루미늄포장지에 들어 있는 제세동기. 제세동기의 모델별로 케이블이 부착된 패치가 있고 reusable cable에 연결하여 사용하는 패치가 있으며 케이블이 부착된 패치는 부착되는 부위가 제품에 표기되어 있다.

제세동실습용마네킹 除細動實習用~ defibrillation trainer manikin 실제 심정지 환자가 발생한 상황을 구현하여, 제세동기를 인체모형 흉부에 직접 연결하여 실습할 수 있는 인체모형. 제세동을 실시할 수 있는 인체모형 본체가 있으며, 인체모형 흉부에는 실제 환자에게 제세동 할 때와 동일한 위치에 충격 전달이 가능한 접속장치가 부착되어 있어 자동식과 수동식 심실제세동기 모두 자유로이 사용할 수 있도록 되어 있다. 실제 제세동기 패드와 유사한 규격의 연습용 패드가 있어 실제와 같은 상황을 구현할 수 있다. 심장 리듬을 가상적으로 발생시킬 수 있는 심전도 시뮬레이터가 있어 제세동 실습이 가능한 5가지 이상의 심전도 구현이 가능하여야 한다. 그리고 일련의 행동들의 등록이나 저장이 가능하여(예: '구조요청', '호흡확인' 등) 하나의 시뮬레이션이 가능하도록 되어 있다. 인체모형을 통해 제세동 실습뿐 아니라 기본 심폐소생술(인공호흡, 흉부압박, 맥박촉지 등) 실습도 가능하고, 그 평가 내용들을 모니터나 프린터기능을 통하여 확인할 수 있다.

제약의 制藥~ pharmaceutic 약학이나 의료약물에 관한.

제어대 制御臺 control console 통신장치를 작동하기 위한 기계적, 전기적 제어가 가능한 장비.

제어배관 制御配管 control piping 공기, 가스 등의 연결통로인 배관, 밸브, 관 부속, 또는 유압 작동식 제어장치나 계기용 발신기 및 수신기.

제어밸브 制御~ control valve 소화약제의 흐름이나 급기 또는 급수설비에서 공기나 물의 양을 제어하는 자동식 또는 수동식 밸브.

제어장치 制御裝置 controls 가스, 공기, 물, 또는 전기의 공급량 등을 수동 또는 (반)자동으로 조절하기 위한 장치.

제연설비 除煙設備 fire exhaust system 소화활동설비의 하나로서 화재시 발생된 연기 및 유독가스를 효과적으로 배출시켜 소화활동에 장애가 되는 연기를 제거하는 설비. 제연설비는 크게 자연제연방식과 기계제연방식으로 구분할 수 있는데 제연설비의 구성은 배출기, 방화댐퍼, 제연댐퍼, 제연풍도, 배출구, 공기유입구 등으로 구성되어 있으며 기계제연방식의 동작은 수동기동장치 또는 화재로 인하여 발생하는 연기나 열에 의한 감지에 의해 기동하는 자동기동장치에 의해 이루어지며 이때 송풍기 등이 작동하여 연기를 배출하게 된다. 건축법에서는 복도와 계단실의 피난을 위한 배연설비를 규정하고 있는데 이는 제연설비와는 개념이 다른 것으로 제연설비는 소화활동을 보조하는 역할이 주가 되고 배연설비는 피난을 위주로 한 것으로서 그 역할상 차이점이 있다.

제염¹ 除染 decontamination (구조) 위험한 화학물질과 다른 위험하거나 감염가능성 있는 물질들의 제거 혹은 세척.

제염² 臍炎 omphalitis(구급) 제대부위의 염증으로 발적, 부종, 화농성 삼출액이 특징이다.

제왕절개술 帝王切開術 cesarean section 복벽과 자궁벽을 절개하여 태아를 분만하는 것. 분만이 지연되거나 태아나 임신부 또는 양쪽에 심각한 손상을 주거나 질식분만이 안전하게 진행되지 않을 때 시행. 제왕절개술에 대한 가장 빈도 있는 4가지 적응증으로는 반복 제왕절개술, 난산으로 인한 분만진행의 실패, 둔위, 태아 곤란증이다.

제외진단 除外診斷 diagnosis by exclusion 질병 징후의 가능성이 있는 다른 가능성을 감소시켜 내리는 진단.

J점 ～點 J point QRS군과 ST절 사이 전이점.

제이크리터 jake's litter(구조) stokes's litter와 비슷한 모양의 단단한 알루미늄이나 플라스틱의 운송 장비. 환자에게 쉽게 다가가기 위해 세조각으로 분리된다. 부양성이 강해 수면 위의 구조작업이 원활하며 설원이나 얼음 위에서도 작업이 용이하다.

제이파 ～波 J wave QRS파와 ST분절이 만나는 지점의 이상 편위. 원인은 알 수 없으나 이러한 현상은 저체온증, 국소적 심근 허혈, 패혈증 및 소아 환아에서 볼 수 있다. 30℃ 이하의 저체온증에서 전형적으로 볼 수 있고, 유도전극 II와 V₆에서 가장 흔히 나타난다. 체온이 떨어질수록 파의 크기는 증가한다. = hypothermic hump, J point, Osborn wave.

제인도유아규칙 ～幼兒規則 Baby Jane Doe regulations 미국 보건복지부가 1984년에 제정한 법으로 주 정부가 장애 아동의 치료에서 부모의 결정권에 대한 불평을 조사하도록 요구한 규칙. 이 규칙으로 연방 정부는 어린이들의 의료 기록을 볼 수 있게 되었고, 병원들로 하여금 의사와 간호사들에게 어린이들에 대한 적절한 의학적 치료의 거부가 의심되는 경우에 보고를 권유하는 경고를 붙이도록 요구하게 되었다. = Baby Doe rules.

제인웨이환부 ～患部 Janeway lesion (Edward G. Janeway, 미국의 의사, 1841~1911) 손바닥이나 발바닥에서 발견되는 조그마한 붉은 병변. 아급성 세균성 심내막염의 징후이다.

제전복 除電服 antistatic garments 가연성가스나 분진과 같은 가연성 혼합기의 발생 우려가 있는 작업장에서 의복의 대전에 의한 착화를 방지하도록 제작된 의복. 도전성 섬유의 지름은 통상 수십에서 수 μm까지이고 이 지름에 대한 펄스방전 전하량은 10^{-11}~10^{-12}(C)의 극히 작은 양이다. 따라서 제전복에 대하여 사용하는 경우 제전과정의 방전에는 착화될 위험이 없고 제전후의 전위도 약 100[V] 이하로 몹시 작기 때문에 안전성은 높다. → 가연성가스, 분진, 가연성혼합기, 착화, 전하량.

제정맥 臍靜脈 umbilical vein 태반의 동맥성 혈액을 태아의 심장을 향해 운반하는 혈관으로 하나밖에 없다. ↔ 제동맥(臍動脈 umbilical artery).

제조물책임 製造物責任 product liability：PL 제품의 안전성 결여로 소비자가 피해를 입을 경우, 과실의 유무에 상관없이 제조업자에게 책임을 묻는 제도. 1960년대 미국에서 이 제도가 확립되어 입법화되었으며 유럽 여러 나라에서도 제도화되었다. 일본에서는 제조물 책임법(PLL)이 1995년 7월 1일에 시행되었다. 우리나라도 2000년 1월 12일 제조물 책임법(製造物責任法)이 제정되었으며, 2002년 7월 1일부터 시행되었다.

제초제 除草劑 herbicide 농림작물의 생육을 방해하는 잡초의 방제에 쓰이는 약제. 식물의 종류에 관계없이 모든 식물에 해를 나타내는 비선택성제초제(예 Bialaphos, Paraquat, Glyphosate)와 식물의 종류에 따라 해를 주지 않는 선택성제초제(예 2,4-D, 2,4,5-T, MCP, Propanil, Sethoxydim)로 분류한다.

제탈장 臍脫腸 umbilical hernia 배꼽 주위 복벽의 약해진 틈을 따라 장과 장간막이 밀려 나오는 현상. → 탈장(hernia).

제트 jet 증기, 액체, 기체 등이 좁은 구멍에서 고속으로 분출되는 상태. 분출하는 증기나 액체는 속도가 빠르므로 이것을 날개차에 닿게 하여 회전운동을 일으켜, 증기터빈, 수력터빈 등 원동기에 응용한다. 이 원리를 이용하여 연소가스를 고속으로 분출시켜서 그 반동으로 추진하는 제트엔진이나 로켓 등을 제작한다. = 분류(噴流).

Z선 ~線 Z line 골격근절의 양쪽 끝부분에서 발견되는 막 형태의 구조. 어둡게 염색된다.

Z준비법 ~準備法 Z-RIG 180°까지 로프의 방향을 변화시킬 수 있는 도르래를 이용한 로프 올리기 방법. 이 방법을 통해 3 : 1, 9 : 1 혹은 그 이상의 도르래의 배치를 조절하여 요구조자를 가볍게 들 수 있는 기계적 이점을 이용할 수 있으며 무게가 많이 나가더라도 최소한의 구조자가 안전하게 들어 올릴 수 있는 방법.

제트기류 ~氣流 jet stream 주로 성층권의 하부나 대류권의 상부에 발생하는 아주 강하고 폭이 넓은 편서풍. 50~110knots의 빠른 속력으로 수평축을 따라 분다. 따라서 이 기류의 방향에 따라 비행속력은 영향을 받게 된다.

제트스키 jet ski 동력을 이용하여 수면 위를 맹렬히 질주하는 모터사이클. 수상오토바이로 불리며 모터보트와는 달리 고속엔진의 출력으로 외부의 물을 제트스키 내부로 끌어들여 안에 장착된 임펠러(impeller)의 회전으로 물을 뒤로 밀어내어 앞으로 나가게 되며 시속 80~90km까지의 빠른 스피드를 낼 수 있다.

제트-액스 Jet-axe(구조) 문, 벽, 지붕 등을 파괴하여 진입로를 확보할 때 사용하는 강제 진입용 도구의 상품명.

제트-엑스 Jet-X(소방) 고발포용 포 소화약제의 일종인 상품명.

제트자형근육주사법 ~字形筋肉注射法 Z-technique(tract) method 피부나 피하조직에 심한 손상을 주는 약물을 근육주사할 때 사용하는 방법. 피부와 피하조직을 약 2.5~3.5cm 정도 잡아 당긴후 근육주사하고 약물을 천천히 주입한후 피부를 잡아 당긴채 약 10초간 그대로 있다가 주사바늘을 뺀 후 잡아당겼던 피부를 놓아 제 위치로 가도록해 주사부위의 근육은 다른 피하조직이 덮게 되어 누출을 막아주는 방법이다.

제트화재 ~火災 jet fire 가스 또는 액체의 과압방출로 인한 화재.

제퍼슨형골절 ~形骨折 Jefferson fracture 제 2경추체의 방출형 골절.

제한구역 制限區域 restricted area 외과적 무균술이 시행되는 수술실과 소독기가 있는 무균실 구역으로 수술복과 마스크의 착용이 필수적인 구역. ↔ 비제한구역.

제한량 制限量 limited quantity 방사선 재해의 가능성이 거의 없어서 특별한 포장, 표시 없이 사용할 수 있는 방사능 물질의 양. 소량이며 특별히 제조된 품목을 포함한다.

제한출동 制限出動 reduced assignment 여러 지역에서 동시에 경보가 들어오거나 허위신고 등이 접수되는 경우와 같이 비정상적인 상황일 때 소방대의 일부만 출동하는 것. = 축소출동.

젠타마이신 gentamicin *aminoglycoside*에 속하는 항생물질. 박테리아에 단백합성을 억제하여 신속한 살균효과가 있으며 특히 호기성 그람음성 간균에서 가장 우수하다. 주로 요로감염, 균혈증, 뇌막염, 뇌실염, 화상 감염부위, 골수염, 폐렴, 복막염, 이염(otitis)등에 효과적으로 이용한다. 경구적으로 잘 흡수되지 않으므로 주로 근육주사 한다. 미숙아는 1일 5~6mg/kg을 2회 분할하여 근주하고 유아, 신생아는 1일 7.5mg/kg을 3회 분할하여 근주, 소아는 1일 6~7.5mg/kg을 3회 분할하여 근주, 성인은 1일 3~5mg/kg을 3회 분할하여 근육주사한다. 신독성과 비가역적 이독성이 부작용으로 나타날 수 있으며, 수막강내 또는 뇌실질내 투여하면 국소염증, 척수신경근염, 기타 합병증을 유발할 수 있다.

젤가드 Gelgard 물을 젤라틴화하여 임야화재 진화용으로 사용하는 합성 중합물질인 상품명.

젤라틴 gelatin 동물의 뼈와 피부에 있는 단백질인 콜라겐을 뜨거운 물로 처리하면 얻어지는 유도 단백질의 일종. 젤라틴은 딱딱하고 맛과 냄새가 없다. 액체에 담그면 수분을 흡수해 부풀어 오르고, 액체가 가열되면 부푼 부분이 녹아 교질성(膠質性)의 졸(sol) 상태가 되어 점성이 증가하지만 냉각하면 굳어져 젤을 형성한다. 쉽게 소화되기 때문에 환자와 어린이에게 특히 유용하지만 몇 가지 아미노산이 결핍된 불완전 단백질이다. 사진감광막, 접착제, 지혈

제(止血劑), 가공식품, 약용 캡슐, 미생물의 배양기(培養基) 등에 주로 사용된다. → 졸(sol)

젤라틴폭약 ～爆藥 gelatin dynamite 니트로글리세린 이외에 약 1%의 질소를 포함한 젤라틴 상태의 강력한 폭약. 다이너마이트보다 충격과 마찰에 의한 폭발 위험이 적다.

져스열쇠 zuss key 항공기의 잠금장치를 개방할 때 사용하는 특수렌치.

조 爪 nail 손가락과 발가락 끝의 각질표면을 가진 구조. 뿌리, 체부, 끝 부분으로 되어 있고 뿌리는 피부에 박혀 있다. = 손톱, 발톱.

조갑구만증 爪甲鉤彎症 onychogryphosis 두꺼워지고 만곡되고 매 발톱처럼 되는 손(발)톱의 과도 성장.

조갑주위염 爪甲周圍炎 paronychia 손발톱 주위의 피부주름에 생긴 염증.

조골세포 造骨細胞 osteoblast 골수의 기질세포 전구체에서 유래하는 골형성세포. 다량의 1형 콜라겐을 분비하고 다른 골기질 단백과 알카리성 인산분해효소를 분비한다.

조균증 藻菌症 phycomycosis 진균 감염증의 일종. 치료하지 않거나 조절되지 않는 당뇨병의 말기에 호흡기 감염증으로 오기 쉽다.

조기분만 早期分娩 premature labor 정상보다 빨리, 즉 태아의 체중이 2,000~2,500g에 도달하기 이전이나 임신 37주 이전에 발생하는 분만. 조산은 신생아사망률의 75%를 차지한다.

조기심방수축 早期心房收縮 premature atrial contraction : PAC 심방의 불안정한 흥분장소로부터 유발된 심방의 기외성 수축 박동.

조기심실수축 早期心室收縮 premature ventricular contraction : PVC 심실의 불안정한 흥분장소에서 유발되는 기외성 수축(박동). 심전도상에 P파와 관련 없이 조기에 넓은 QRS군이 특징적으로 나타난다. 심실 기외성(ventricular ectopic)으로도 알려짐.

조기양막파수 早期羊膜破水 premature rupture of membranes 분만 개시 후에 자궁구(子宮口)가 전개대하기전에 양막이 파수되는 경우. 만삭 전 조기

양막 파수는 조산으로 인하여 태아 및 신생아의 사망이 증가함은 물론 융모양막염은 주요한 모성합병증이다. 임신말기에 파수 될 경우에는 파수된 후 24시간이내에 80~90%가 분만을 시작하게 되고, 임신 말기 이전에는 조기 파수된 며칠 혹은 몇 주간 이후에 분만이 시작된다. 파수 시에는 양수누출과 함께 제대탈출이 일어날 수 있으므로 주의한다. 감염과 흡연, 다태 임신, 태반조기박리, 기왕의 조기 양막파수, 기왕의 자궁경관수술 등이 조기 양막 파수와 관련이 있다. = 조기양막파열(早期羊膜破裂).

조기위암 早期胃癌 early gastric cancer : EGC 림프절 전이에 관계없이 점막층 및 점막하층에 국한된 암. 전혀 증상이 없는 경우도 있으며 5년 생존율은 95%정도로 매우 양호하다.

조기이상 早期離床 early ambulation 수술 후 환자의 호흡이나 순환기능을 촉진하여 체력의 회복을 빨리 하기위해 수술 직후부터 조금씩 체위 변화를 시행하여 심호흡을 시키고 가능한 한 빨리 환자 혼자서 기상이나 보행을 할 수 있도록 하는 것.

조기접근 早期接近 early access 심정지를 일으킨 환자나 무의식 환자를 발견한 사람이 응급상황에 대해 응급의료체계를 빨리 가동하도록 응급의료통신 관리자에게 신고하는 것을 의미.

조기접합부수축 早期接合部收縮 premature junctional contraction : PJC 방실결절안의 불안정한 흥분장소에서 발생되는 기외성 수축(박동).

조기진화즉동형스프링클러헤드 早期鎭火卽動形～ early suppression-fast response sprinkler head 화재 발생 초기에 스프링클러헤드를 신속하게 작동시켜 대량으로 주수함으로써 화재를 조기에 진압할 수 있는 스프링클러헤드.

조기흥분 早期興奮 preexcitation 심장의 전도계에서 방실결절을 통해 정상적인 심실 탈분극이 이루어지기도 전에 미리 심실의 탈분극이 나타나는 현상. 부전도로는 방실결절보다 심방에서 심실로의 흥분을 좀 더 빠르게 전달한다. 이 부전도로는 전도시간을 짧게하여 분당 200회 이상의 빈맥을 일으킨다. → 가속성 방실 전도, 델타파(delta wave), Lown-

Ganong—Levine syndrome, WPW증상(Wolff—Parkinson—White syndrome).

조깅자의발꿈치 ~者~ jogger's heel 조깅을 하는 사람과 장거리 육상선수에서 흔한 발의 통증. 증상은 발꿈치가 지면과 반복적이고 강하게 접촉함으로써 야기되는 멍과 점액낭염 등이 있다.

조끼식부력조절기 ~式浮力調節機 buoyancy compensator : BC 조끼 모양으로서 공기주머니가 잠수자의 몸 앞까지 이어져 수면에 있는 잠수자가 똑바로 서거나 누운 채 균형을 잡을 수도 있고, 부풀려서 압축공기통과 함께 수면에 떠워 잠수지점까지 쉽고 편하게 밀고 갈 수도 있고, 물에 잠긴 채 압축공기통을 맬 수도 있도록 된 부력조절기. 부피가 커서 간편하게 보관할 수가 없으며 위급시 공기통을 벗어버린다면 부력조절기를 함께 포기해야 한다는 문제점도 있다.

조끼형고정시스템 ~型固定~ Morrison Medical Best Strap 양쪽어깨를 고정시켜 환자의 목에 압박을 주지 않고 빠르고 단단하게 전신을 고정할 수 있는 조끼형 기구.

조끼형구조장비 ~型救助裝備 jacket rescue equipment 경추 손상 가능성이 있는 환자를 고정시키는데 사용되는 것으로 유연성이 있는 장비. 이 장비는 환자가 앞으로 굽혀지는 좌석이나 소형자동차 좌석, 등받이가 약간 둥글게 된 좌석, 제한된 공간 등에서 발견된 경우 사용할 수 있다. 또한 차가 폐쇄되어 짧은 척추고정판을 집어넣을 수 없을 때에도 유용하게 사용한다.

조난단계 遭難段階 distress phase 항공기와 탑승자가 심각한 위험에 직면하였거나 즉각적인 도움이 필요하다고 인정되는 상태.

조난신호 遭難信號 distress signal 조난 사실을 알리는 무선전신 통신의 약부호 및 무선전화 통신의 약어. 협대역 직접 인쇄 전신(NBDP) 또는 인마샛 인공위성국의 중계에 의한 경우는 MAYDAY, 무선전신의 경우는 SOS, 무선 전화의 경우는 메이데이 또는 조난이다. 조난 신호는 선박 또는 항공기가 중대하고 급박한 위험에 처하여 즉시 구조를 요청하는 사실을 알리기 위한 것인데, 조난당한 선박 또는 항공기의 수색 및 구조에 관한 통신을 할 때도 송신한다.

조난자동발신국 遭難自動發信局 automatic distress station 조난 자동 통보 설비만을 사용해서 무선 통신 업무를 행하는 무선국. 선박이 조난을 당했을 때 생존자의 위치 결정을 용이하게 하기 위한 신호를 자동적으로 송신하는 설비를 갖춘 무선국을 말한다. 구명정(救命艇)이나 구명 뗏목 또는 해면에서 사용할 수 있고, 간단한 조작에 의해서 자동 작동하도록 되어있다.

조난주파수 遭難周波數 distress frequency 조난 통신에 사용하는 주파수. 국제 조난 주파수의 경우, 무선전신에 대해서는 500kHz, 무선 전화에서는 2,182kHz 및 156.8MHz가 사용된다. 이들의 국제 조난 주파수 외에도 2,091kHz, 8,364kHz, 27,821 kHz, 121.5MHz 및 243MHz가 조난 주파수로 국제적 또는 국내적 조건에 사용되고 있다.

조난통신 遭難通信 distress message 선박 또는 항공기가 중대하고 긴박한 위험에 처하여 즉시 구조를 요청하기 위해 조난 신호를 먼저 송신하는 방법과 기타 전파 시행 규칙에서 규정하는 방법에 따라 행하는 무선 통신. 무선전신 또는 무선전화로 조난 통보를 송신하는 경우에는 조난 주파수로 조난 신호를 3회 반복 송신하고, 조난 호출을 한 후에 조난 통보를 송신한다. 이 밖의 조난 통신 방법으로는 디지털 선택 호출 장치를 사용하는 조난 경보, 비상 위치 지시용 무선 표지국(EPIRBS)과 항공기용 구명 무선기(emergency transmitter) 등에 의한 통보 송신이 있다. 조난 통신은 다른 어떤 통신보다 우선하므로 조난 통보를 수신한 모든 무선국은 즉시 응답하고 조난당한 선박 또는 항공기의 구조에 필요한 최선의 조치를 취해야 한다.

조동파 粗動波 flutter waves 심방 조동에서 보여지는 P파가 너무 빨라서 QRS군 사이에 톱니같은 모양이 발생하는 파. 이 파는 분당 250에서 350회 박동하며 재분극에 이어서 비정상적인 심방 탈분극이 발생된다. → atrial flutter. = F wave.

조력발전 潮力發電 tidal power generation 조석이 발생하는 하구나 만을 방조제로 막아 해수를 가두고, 수차발전기를 설치하여 외해와 조지 내의 수위차를 이용하여 발전하는 방식.

조령 潮齡 age of tide 조차(range of tide)나 조류의 유속(speed of tidal current)에 대한 삭(new moon) 또는 망(full moon)의 위상(phase)효과가 최대가 될 때까지의 시간. 즉 삭 또는 망으로부터 조차가 가장 클 때까지의 시간. 우리나라와 일본 연안 부근에서는 보통 1~2일이다. = 위상부등령.

조례 條例 ordinance 지방자치단체가 법령의 범위 안에서 그 권한에 속하는 사무에 관하여 지방의회의 의결로써 제정하는 법.

조로성치매 早老性癡呆 presenile dementia → 알츠하이머 병(Alzheimer's disease).

조로증 早老症 progeria 조기에 노화되는 질병과정. 흰머리, 주름진 피부, 왜소한 체구, 수염과 치모의 결손 등 유년기의 외모, 조기 노화가 특징인 선천성 이상. 대체로 20세전에 사망한다.

조류 潮流 tidal current(구조) 조석파(潮汐波)에 의하여 일어나는 물입자의 수평운동. 파장은 만이나 대륙붕에서는 작지만 외양에서는 수천 km나 되고, 그 파고는 수 m밖에 되지 않으므로, 물입자의 수평운동은 연직운동에 비해 훨씬 크다. 이 수평운동이 조류이다. 해류와 달리 방향·속도가 시간에 따라 변하고, 일정한 시간이 지나면 원래 상태가 된다. 조류가 거의 정지한 상태를 게류, 조류가 방향을 바꾸는 현상을 전류라고 한다. 전류는 약 6시간 12분마다 하루에 4회 발생하는데, 장소에 따라서는 2회만 발생하기도 한다. 일반적으로 해양에서 실시되는 측류(測流)의 결과는 해류와 조류가 중복되어 있기 때문에, 여러 방법으로 이것을 분리해야 한다. 조석(潮汐)이 오르내릴 때 바닷물이 수평으로 이동하여 조류를 발생하는데 일반적으로 좁은 만이나 해협에서는 왕복성 조류가 흐르는데, 들어오는 것을 밀물, 나가는 것을 썰물이라고 한다. 조류는 조차가 클수록 빨리 흐르며, 좁은 해협이나 수로를 통과할 때는 유속이 매우 빨라진다. 조류에 의해 생기는 해수면의 차를 이용한 조력발전이 프랑스에서는 실용화되었다. → 조석(潮汐)

조류독감 鳥類毒感 avian influenza : AI 닭, 오리 등의 가금류에서 발생하는 바이러스성 질환. 감염된 조류의 호흡기 분비물이나 대변 등에 접촉한 조류들이 다시 감염되는 형태로 전파되며 특히 철새들에 의해 전파된다. 병원성에 따라 고병원성, 약병원성, 비병원성으로 구별되며 고병원성 조류인플루엔자는 우리나라에서 법정 1종 가축전염병으로 구분한다. 조류인플루엔자 바이러스는 75℃ 이상에서 5분 이상 가열하면 사멸하므로 익혀먹으면 감염되지 않는다. 감염시에는 고열과 기침, 인후통, 호흡곤란 등의 증상이 나타난다.

조면 粗面 tuberosity 특히 뼈에서 융기된 장소. 경골 결절처럼 경골근위부의 크고 길다란 융기로 슬개골의 인대가 부착된다.

조명가스 照明~ illuminating gas 조명에 사용하는 혼합기체.

조명기구 照明器具 lighting apparatus 빛을 만들고 이를 반사·굴절·투과시키면서 대상을 비추도록 고안된 기구. 대개 전기를 이용한 것이다. 조명기구에 공급되는 전기에너지의 많은 부분이 열에너지로 전환되기 때문에 방열(放熱)이 적절히 이루어지지 못할 경우 주변 가연물을 발화시킬 수 있다.

조명도 照明度 illuminance 어떤 면이 광원(光源)으로 받는 빛의 세기. 단위는 럭스(lux)이고 기호는 lx이다. 어떤 면의 조명도는 광원과의 거리의 제곱에 반비례하고 면의 기울기에 비례한다. → 럭스. = 조도.

조명등점등용계전기 照明燈點燈用繼電器 relay interlinked to general lighting switch 화재와 같은 사고로 인해 소등된 조명등을 자동화재탐지설비의 수신기로부터 발신된 신호를 통해 다시 점등 시키는 장치. = 조명기구연동장치(照明器具連動裝置).

조명차 照明車 light unit 화재 등 재난현장을 밝히고 필요한 전력을 공급하는 소방차. 엔진으로 가동되는 발전기를 장착하고 있다.

조사 調査 investigation 정보의 분석과 결론 도출을 포함하며, 원인을 도출하여 안전 권장 사항의 작성, 사고예방의 목적을 위해 수행되는 과정.

조사관 調査官 investigator 화재조사업무를 수행하는 소방공무원을 지칭하지만, 좁은 의미로는 화재조사업무를 수행하는 간부급 소방공무원을 말한다.

조산 早産 premature birth 임신 제29주에서 38주 사이까지의 분만. 적절한 간호에 의하여 신생아의 생육이 가능한 것으로 자연조산과 인공조산으로 나뉜다. 1) 자연조산 : 태아 쪽의 원인에는 쌍태(雙胎 ; 다태임신), 골반위(骨盤位), 기형, 매독 등을 들 수 있으며, 그 밖에 태반이나 탯줄[臍帶]의 이상을 들 수 있다. 모체 쪽의 원인에는 자궁의 기형, 급성·만성의 전염병을 비롯하여 임신중독증, 심장병, 만성신장염, 충수염. 자궁경관무력증 외에 약품이나 가스중독, 외상, 수술, 과격한 운동 또는 온열이나 X-선 등의 기계적 자극, 황체호르몬·갑상선호르몬·비타민 K·비타민 E 등의 부족도 원인이 된다. 치료는 안정을 취하고, 황체호르몬, 진통제, 자궁근육이완제를 사용한다. 저지되지 않을 때는 보통의 분만과 같은 상태로 출산이 시작된다. 2) 인공조산 : 인공적으로 태아를 분만 예정 전에 만출시키는 방법이다. 적응증으로는 임신중독증, 전치태반, 태반조기박리 및 양수과다증을 비롯하여 적아구증(赤芽球症), 폐결핵, 심장병, 신장염, 당뇨병, 허약체질 등을 들 수 있다. 보통 임신 30주 이후에 하는 것이 바람직하다. 에스트로겐 등에 의하여 고무부지나 겸자(鉗子) 등의 기계적인 방법을 사용하여 진통을 일으키고, 뇌하수체후엽호르몬의 주사나 예비적인 처치를 한 다음, 경우에 따라서는 질식(膣式) 또는 복식의 제왕절개를 하는 경우도 있다. 조산을 한 후는 정상분만과 마찬가지로 모체의 체력이 쇠약해지므로 목욕, 성생활, 장기 여행 등을 피하고, 섭생을 지킬 뿐만 아니라, 외음부를 청결하게 하여 세균의 감염을 일으키지 않도록 주의해야 한다. 예방으로는 과로를 피하고, 원인 질환이 있으면 조기에 치료를 받도록 한다. 또한 조산으로 태어난 태아는 생활력이 약한 경우가 많으므로 포육(哺育) 및 환경위생에 특별한 주의를 기울여야 한다. 따라서 시설이 좋은 병원에서 처치를 받는 것이 바람직하다.

조산사 助産士 midwife 분만을 돕는 사람.

조산원 助産院 maternity clinic 조산사가 조산과 임부, 해산부 및 신생아에 대한 보건과 양호지도를 행하는 곳. 조산에 지장이 없는 시설을 갖춘 의료기관을 말한다.

조석 潮汐 tide 천체력에 의해서 일어나는 해수면의 승강. 조석은 일반적으로 바다에만 존재하는 것으로 알려져 있으나 많은 경우에 바다의 영향을 받는 하구 및 내륙의 큰 호수 등에서도 발견되며 대기는 물론 지구자체도 매우 작은 양이기는 하지만, 천체 운동의 한 결과로 해양조석과 같은 형태의 조석 현상을 보이고 있다. 해수면은 잠시도 일정한 수준에 멈추지 않고 시시각각으로 끊임없이 변하고 있다. 조석이라는 말은 원래 해안에서 보이는 규칙적이고 반복적인 그리고 완만한 해수면의 승강현상(昇降現象)에 대하여 사용된 것으로, 근대에 들어오면서 이러한 규칙적인 해수면 승강의 원인력이 달과 태양의 인력에 기인한다는 것이 밝혀짐에 따라 일반적인 의미의 조석이라는 말은 천문조석(天文潮汐, astronomical tides) 즉, 천체력에 의해서 일어나는 해수면의 승강을 일컫는 말이 되었다. → 조류(潮流)

조석표 潮汐表 tidal table 매일의 고조와 저조의 시간과 높이에 대한 예보 값을 나타낸 표. 예보되는 곳 이외의 지역에 대해서는 조석차를 이용 계산하여 예보 값을 구할 수 있다. 우리나라는 국립해양조사원에서 한국 연안과 태평양 및 인도양의 조석표를 간행하고 있다. 조류가 가장 약할 때이며 음력 8일과 23일을 기준으로 한다. 즉 상현과 하현일 때이다. 조류가 가장 셀 때이며 음력 1일과 15일을 기준으로 한다. 즉 그믐달과 보름달일 때이다.

조셉슨징후 ~徵候 Josephson's sign 심실빈맥에서 보이는 S파의 아래 점 가까운 곳의 작은 톱니 모양선.

조속기 調速機 governor 엔진, 엘리베이터 등의 작동속도를 제어하는 장치.

조심해서들어가기 操心~ easy in entry 수난구조의 입수법 중 하나. 구조대상자가 척추의 이상으로 추측되거나 물깊이가 1.5m 이하일 경우, 또는 물속 상황을 알 수 없을 때 이 입수법 기술을 사용한다. 척추부 상자를 발견하고 입수할 때에는 수면의 움직임을 최소화하기 위해 조심스럽게 천천히 물속으로 들어간다. 이때 물속에 미끄러지듯 입수하는 동시에 계속적으로 시선확인을 유지한다.

조연성가스 助燃性~ gas of supporting combustion 다른 가연성물질과 혼합되어 그 물질을 연소시킬 수 있도록 산화제의 역할을 하는 가스. 산소(O_2), 염소(Cl_2) 등이 그 예이다.

조연소방자동차 照煙消防自動車 light unit 고발포 송풍장치와 발전기, 조명장치가 차대에 고정되어 화재진압, 인명구조, 구급, 재난, 재해 등과 그 밖의 위급한 상황에서 연기배출, 조명, 각종 소방장비에 대한 전원공급, 현장 조명 등의 기능을 수행할 수 있도록 설계 제작된 소방자동차.

조율 調律 pacing 심장, 정상적인 동방결절에 전기적 자극을 가하는 행위. 심장 리듬에 인공적으로 가하는 전기적 자극.

조음 調音 modulation 음파의 진동수나 진폭을 간헐적으로 변화시킴.

조인자 助因子 cofactor Ca^{2+}와 Mg^{2+}처럼 효소의 촉매작용에 필요한 무기이온.

조임근 = 괄약근.

조작반 操作盤 console 기계, 설비를 조작하는 각종 단추, 계기, 스위치 등을 모아놓은 패널(panel).

조적벽 組積壁 masonry wall 벽돌, 블록, 돌 등 개개의 재료에 석회, 시멘트 등의 교착제를 사용하여 시공한 벽체.

조절 調節 regulation 조정하는 작용. 특정의 규준으로 조절하는 상태. 생물학에서 조건의 변화에 대하여 생물이 취하는 형이나 행동의 적응. 배포기의 그 일부에서 완전한 배를 형성하는 능력.

조절기 調節器 regulator 높은 압력원으로부터 압력을 조절하거나 감소시키는 장치.

조절용경추보호대 調節用頸椎保護袋 adjustable extrication collar 크기를 4단계로 조절하여 사용할 수 있고 착용후 목 상태관찰 및 경동맥 확인을 할 수 있으며 착용상태로 X-ray, CT, MRI 투과가 된다.

조정 調停 arbitrate 분쟁의 중간에 서서 화해시키는 행위. 알선과 별로 차이가 없다. 조정과 알선의 차이는 조정이 원칙적으로 당사자간에 분쟁이 있는 것이 전제인데 대하여 알선은 반드시 분쟁이 있는 것을 전제로 하지 않는다는 것이다.

조제 調劑 prescription 여러 가지 약을 적절히 조합하여 한가지 약재를 만드는 것.

조종사음성기록장치 操縱士音聲記錄裝置 cockpit voice recorder : CVR 항공기의 음성 기록 장치. 조종사와 관제사 간의 무선 전화에 의한 교신 내용이나, 조종사와 다른 탑승원 간의 대화 내용을 기록하는 녹음기로서 엔드리스 테이프(endless tape)를 사용해 30분 동안의 음성을 기록하도록 되어 있다. 30분을 초과하면 소거 헤드로 지워서 새로운 내용을 녹음하게 되는데, 4채널의 내용을 동시에 기록할 수 있도록 되어 있다. 사고가 발생할 경우 녹음 내용이 조사될 수 있도록 주요 부분은 고열과 강한 충격에도 견딜 수 있을 만큼 견고한 강철제 케이스에 설치되어 있다. 이러한 장치는 국제 민간 항공 기구(ICAO)에서 규정한 안전 규정과 부합되도록 제작한 것이므로 항공기 사고 시에는 조사단이 가장 먼저 이 조종사 음성 기록 장치(CVR)를 확보한 후 사고 조사에 임하게 된다. = 블랙 박스(black box).

조종장치 操縱裝置 steering gear 굴절탑의 신장, 수축, 상승, 하강, 회전 등을 원활하게 수행할 수 있는 조작대.

조증 躁症 mania 흥분, 고양, 과잉행동, 불안과 빠른 사고 등을 특징으로 하는 기분장애 질환. 가끔 폭력적이고 자기 파괴적인 행동을 보임. 일시적 조증은 1시간에서 며칠 정도의 짧은 기간 지속되는 과잉 반응이 갑자기 나타나며, 히스테리적 조증은 히스테리와 조증의 증상을 다 나타내며 산욕기 조증은 출산 후 여성에게서 가끔씩 나타나는 질환이다.

조직 組織 tissue ① 짜서 이룸, 얽어서 만듦. ② 거의 모양과 크기가 같고 작용도 비슷한 세포의 집단. 단체 또는 사회를 구성하는 각 요소가 결합하여 유기적인 움직임을 갖는 통일체로 되는 일로 특수한 기능을 수행하도록 모인 유사하게 특수화한 세포들 집합.

조직검사보고서 組織檢查報告書 tissue report 수술시에 적출된 조직, 진단을 위하여 시행한 생검, 그리고 체외로 배출된 조직을 검사하기 위하여 정확한 인적사항과 임상적 진단명과 함께 조직병리실로 보내고 조직병리 전문의사는 조직을 육안적으로 검사한 후 현미경 검사를 하여 조직검사 내용을 보고서로 작성하고 서명하는 것.

조직독소 組織毒素 histotoxin 인체조직에 독이 되는 물질. 외부에서 들어온다기 보다는 대개 인체 내부에서 생긴다. 예로서 *Clostridium per fringens*와 같은 세균에 의해 만들어져 조직을 파괴하는 효소가 있다.

조직병리검사보고서 組織病理檢査報告書 pathology reports 조직병리 전문의사가 생검, 부검 그리고 수술시에 제거한 조직을 검사한 후 보고서를 작성하고 서명하는 것.

조직이식 組織移植 interpolation 생체의 일부 조직을 다른 생체나 부위에 옮겨 붙이는 것. 이식된 조직에 대한 거부반응은 T세포가 관여한다. 같은 종에서도 피부나 신장조직의 이식은 일시적으로 작용을 하는 듯 하다가 수혜자가 이식된 조직에 대하여 면역반응이 유발되어 결국 이식된 조직은 괴사되고 거부된다. 거부반응을 전혀 일으키지 않는 조직이식은 일란성 쌍생아 경우뿐이다.

조직적합성항원 組織適合性抗原 histocompatibility antigen 성숙 적혈구를 제외한 신체의 모든 세포표면에 존재하는 세포표면 항원 집단. T림프구의 기능을 위해 중요하며 변화가 크면 클수록 이식 거부도 커진다.

조직층 組織層 panniculus 신체 구조물을 덮고 있는 여러 겹의 막으로 이루어진 층.

조직학 組織學 histology ① 세포와 조직의 현미경적 구조를 다루는 학문. ② 세포성분과 여러 신체조직으로의 조직화를 포함하는 장기조직의 구조.

조직호흡 組織呼吸 tissue respiration 조직과 혈액 사이에서 이루어지는 산소와 탄산가스의 교환작용.

조차 潮差 tidal range 조수간만의 차. 고조와 저조 사이의 수면높이의 변화량으로 달의 변화주기를 따라 변화하며 변화량이 가장 큰 때를 대조(high tide), 반대의 경우를 소조(low tide)라 한다. 우리 나라 인천항의 경우 최대조차가 13.2m에 이른다.

조해 潮解 deliquescence 고체가 대기 중에 방치되어 있을 때 대기 중의 수증기를 잡아 스스로 수용액을 만드는 현상. 이 고체의 포화 수용액의 수증기압이 그것과 접촉하는 대기의 수증기 분압보다도 작을 경우에 일어난다. 이를테면 염화칼슘의 포화수용액의 수증기압은 20℃로서 7.5mmHg이며 보통 대기의 수증기 분압보다 훨씬 작으므로 이 물질은 쉽게 용해한다.

조혈 造血 hematopoiesis 골수에서 이루어지는 혈구의 정상적 생성과 발달. 심한 빈혈이나 혈액이상일 경우 골수이외의 기관에서 혈구가 생성되기도 하는데, 이를 골수외조혈(extramedullary hematopoiesis)이라고 한다.

조화운동불능 調和運動不能 ataxia 뇌 혹은 척수의 병변으로 인한 운동 협조 능력의 손상. = 운동실조, 조화운동못함증.

조효소 助酵素 coenzyme 수용성 비타민에서 유래한 유기분자. 특정 효소와 결합하고 활성화시키는 역할을 한다.

족궁 足弓 foot arch 체중을 받쳐주고 보행에 편리하도록 발에 일정한 만곡을 유지하고 있는 것으로 한 개의 횡궁(transvers arch)과 두 개의 종궁(longitudinal arch)으로 구분한다. 일반적으로 편평족(flat foot)이란 족궁이 없는 발을 말하는데 선천적인 편평족 이외도 잘못된 보행습관에 의해 형성되는 후천적인 편평족이 있다.

족근간관절 足根間關節 intertasal joint 족근골 사이의 관절로 약간의 운동성이 있다.

족근골 足根骨 tarsal bone 수근골과 마찬가지로 근위열(거골, 종골, 주상골)과 원위열(내측, 중간, 외측설상골, 입방골)의 2열로 배열되어 있는 7개의 뼈. 거골은 경골, 비골 하단과 관절하여 발목관절(ankle joint)를 만든다. 발뒤꿈치는 종골에 의해 형성되며 종골은 족근골 중에서 가장 크고 그 후단은 종골 융기가 돌출해 있으며 여기에 종골건이 부착한다. 거골, 주상골, 설상골은 종궁(longitudinal arch) 형성에 관여한다. = 발목뼈.

족배동맥 足背動脈 dorsalis pedis artery 발에 영양과 산소를 공급하는 동맥. 앞정강이(전경골)동맥의 연장으로 발목 관절에서 시작하여 5개의 분지로 나뉘어 발과 발가락을 구성하는 근육들에 혈액을 공급한다. 등쪽발(족배)동맥의 분지는 가쪽발목(외측족근)동맥, 안쪽발목(내측족근)동맥, 활꼴(궁)동맥, 제1등중족근동맥(first dorsal metatarsal)과 깊은 발바닥(심부족저)동맥들이다. = 발등동맥.

족부부종 足部浮腫 ankle edema 발이나 발목에 체액이 축적된 상태.

족부수하 足部垂下 foot drop 총 비골 신경의 손상에 의해 발의 배굴 또는 외번을 할 수 없는 하지와 발의 비정상적인 신경근 상태. 외상으로 인한 고관절 후방 탈구 시 자주 올 수 있다. = 족하수증(足下垂症).

족의 足~ podalic 발과 관련된.

족저 足底 plantar 발바닥. 볼라(volar)로도 알려짐. = 족장.

족저근반사 足底筋反射 plantar reflex 발바닥 표면을 발꿈치에서 발가락까지 쓰다듬으면 발가락이 굴곡되는 정상적인 반사. → 바빈스키 반사(Babinski's reflex).

족질병진료 足疾病診療 podiatry 발에 관한 질병과 질환의 진단과 치료.

족척근 足蹠筋 musculi plantaris 조선의 하부 슬와 인대에서 일어나기 시작하여 종골건의 내측면에 정지하며 하지의 굴곡과 발의 장측굴곡에 관여하는 하퇴의 후면간 근육(Muscles of posterior compartment of leg). = 장딴지빗근.

족척방형근 足蹠方形筋 musculi quadratus plantae 종골융기에서 일어나기 시작하여 장지굴근의 배측에 정지하며 외측 네 개 발가락의 굴곡보조에 관여하는 근육. = 발바닥네모근.

존보트 John boat 뱃전의 바닥이 낮고 편평한 형태로 된 알루미늄 보트.

존속 尊屬 ancestor 자기의 선조 및 그들과 같은 항렬에 있는 혈족. 자기의 자손 및 그들과 같은 항렬에 있는 혈족을 비속이라 한다. 자기의 배우자나 자기와 같은 항렬에 있는 형제, 자매 등은 존속도 비속도 아니다. 인척에 관해서도 이 같은 구별이 있다. 이에 반하는 견해도 있지만 대체로 이에 따른다. 다만 직계존속·직계비속이라고 말할 때 직계 또는 방계라는 개념과 연결하여 사용할 때에는 인척은 포함되지 않음을 주의해야 한다. 존속은 양자가 될 수 없고 형법상 존속 살해에 대해서는 형을 가중하고 있다.

존속살해죄 尊屬殺害罪 parricide 자기 또는 배우자의 직계존속을 살해 하는 죄. 직계존속은 부모·조부모 증조부모 등 직계상의 친족을 말한다.

존엄사 尊嚴死 death with dignity 말기 환자의 경우 혼수상태와 기계적지지 체계에 의해 무의미하게 삶이 연장되고 있는데 이보다는 자연사를 허락하여 인격의 존엄을 중요하게 여기고 유지하면서 인간이 생을 마감할 수 있도록 하는 것. '자기 생의 끝을 자기자신이 선택하여 결정한다.'는 의미를 가지고 있으며 인간의 생명은 단순한 생물학적 생명이 아닌 정신적, 인격적인 것이라는 인간관에 기초한다.

졸 sol $10^3 \sim 10^9$개 정도의 원자를 포함한 직경 $100 \sim 1,000 Å$ 정도의 고체 입자가 액체 내에 분산되어 있는 상태. 즉 액체 중에 콜로이드 입자가 분산하고 유동성을 가지고 있는 상태. → 젤라틴(gelatin).

졸도 卒倒 fainting spell 기절로 인한 의식 상실.

졸린거-엘리슨증후군 ~症候群 Zollinger–Ellison syndrome 초기 아동기와 20~50대에서 흔히 나타나는 식도염, 위의 심한 궤양, 지나친 위액의 방출, 그리고 췌장과 십이지장의 종양을 특징으로 하는 상태.

졸중 卒中 stroke 뇌의 동맥이 막히거나 파열되었을 때 산소가 풍부한 혈액의 공급이 중단되거나 또는 뇌 내 출혈로 야기되는 뇌 기능의 변한 상태. = 뇌졸중(CVA).

좁은통로 ~通路 catwalk 안전 사슬이나 철로의 밧줄이 달린 좁고 높은 통로.

좁은틈전개구조기구 ~展開救助器具 hurst tool 교통사고 등으로 찌그러진 차량에 갇혀 있는 사람들을 구조할 때 주로 사용하는 유압 작동식 구조장비. = 허스트도구.

종격기종 縱隔氣腫 mediastinal emphysema 공기가 장측 늑막을 통해 종격동과 심외막 주머니로 흘러 들어간 것. 증상과 징후들은 흉골하 흉통, 불규칙한 맥박, 목소리의 변화 등이다. 청색증은 나타날 수도 있고 없을 수도 있으며 응급처치는 비재호흡 안면마스크로 고농도의 산소를 투여하고 의사의 지시에 따라 링거 용액이나 생리식염수로 정맥로를 확보한다. 환자의 폐 과압 징후를 24시간 동안 관찰한다. = 세로칸기종.

종격동 縱隔洞 mediastinum 양측의 흉막 사이에 있는 흉강 중앙막. 전면의 흉골과 후면의 척추사이에 있으며 상부는 인두에서부터 하부는 횡격막까지 이른다. 심장, 기관, 식도, 대혈관, 신경, 임파절, 흉선 등을 포함한다.

종격동기흉 縱隔洞氣胸 pneumomediastinum 심장과 큰 혈관이 있는 폐 중앙부의 흉강에 공기 혹은 가스가 존재한 상태. = 기종격(氣縱隔).

종격동충돌음 縱隔洞衝突音 mediastinal crunch 종격동에서 심장박동에 따라 규칙적으로 들리는 잡음. 좌측와위에서 더 잘 들린다.

종골 踵骨 calcaneus 발뒤꿈치 뼈. 발굽골. 족근골 중 가장 크다. 근위부는 거골과 연결되며, 원위부는 입방골과 이어진다. = 발꿈치뼈.

종골돌기 踵骨突起 calcaneal spur 발뒤꿈치의 만성적인 외부 압박으로 인하여 종골 아래에 비정상적인 통증을 수반하는 뼈의 생성물. = 종골극.

종근 縱筋 musculi longitudinalis 설하신경의 지배를 받고 혀를 짧게 하는 운동을 도와주는 혀의 근육.

종기[1] 腫氣 furuncle 피부, 선 혹은 모발 소낭의 피하층의 급성 국소 염증. 급성 포도상구균 감염에 의해 국소적으로 발생하며 초기에는 모낭주위에 작은 궤양으로 시작하여 주변의 진피와 피하 지방층으로 파급된다. 초기 결절은 홍반과 부종에 싸인 농포이며 피부는 적색으로 변하고 열이 나고 통증이 있다.

종기[2] 終期 telophase 유사분열과 2차 감수분열의 최종 단계.

종뇌 終腦 telencephalon 대뇌종열이라는 깊은 골에 의해 좌우 대뇌반구로 갈라지고 교련섬유에 의해 서로 연결되는, 뇌 중에서 가장 뚜렷한 부분. 깊은 골을 열, 좀 얕은 골을 구라 하며 뇌열과 뇌구는 각 반구를 엽으로 나누는 경계선으로 삼으며 종뇌가 접하고 있는 두개골에 따라 전두엽, 두정엽, 측두엽 및 후두엽으로 나눈다. = 끝뇌.

종단속도 終端速度 terminal velocity 물체에 작용하는 힘과 유체에 의한 저항력이 평형을 이루어 등속도 운동을 할 때의 속도.

종단저항 終端抵抗 end of device 자동 화재탐지 설비의 감지기 회로 끝 부분에 설치하는 저항. 감지회로의 도통 시험을 위해 설치하는 것.

종두상수포증 種痘狀水泡症 hydroa vacciniforme 광선 노출 후 구진, 수포 등이 발생하며 소아기에 처음으로 시작하여 성년기가 되면 자연 소실되는 광과민증. 광선 노출 후 주로 노출부인 얼굴과 손 등에 구진수포성 병변이 나타나고 소양증을 동반한다. 수포는 수일 내에 가피를 남기고 호전되어 가는데 종두상 수포증에서는 치유속도가 하계 수포증 보다 느리며 반흔을 남긴다. 특이한 치료법은 없으나 수포나 홍반 등의 염증성 병변에는 스테로이드 외용제 도포 등 대증요법을 시행하고 전신투여제로는 항말라리아제와 베타카로틴을 사용하기도 한다. 베타카로틴은 1일 60mg을 시작으로 1일 180mg씩 투여하면 호전될 수 있다.

종말소독 終末消毒 sterilization 더 이상 격리법이 필요하지 않은 사람이 검사실이나 방을 떠난 후에 병원체를 파괴시키는 소독 방법. 1회용 기구나 물품 처리시 벽과 마루를 소독제로 닦는 것이 포함된다.

종말이산화탄소측정기 終末二酸化炭素測程器 end-tidal CO_2 detector 호기에 이산화탄소의 존재를 검사하기위하여 기관내삽관 튜브에 센서를 부착한 것. 환기가 적절하고 기관내 삽관 튜브가 고유한 위치에 있으면 일반적으로 이 측정에 의해 결정할 수 있으나 고유한 위치를 단독적으로 결정하지는 못한다.

종말일호흡이산화탄소기록술 終末一呼吸二酸化炭素記錄術 end-tidal capnography 호식기 안의 이산화탄소 비율과 축적정도를 지속적으로 기록하는 과정. 호흡의 종말에서 이산화탄소 비율을 측정할 수 있고,

폐포의 이산화탄소 축적의 근사치를 제공한다. 이과
정은 적외선 분광기를 사용해야 한다. 이는 폐기능 측
정시와 위독한 환자를 지속적으로 관찰할 때 사용한
다. 측정 자료는 일련의 도표에 자동적으로 기록된다.

종부 踵部 heel 가장 큰 족근골인 종골에 의해 형성
된 발의 뒷부분. = 발뒤꿈치.

종아리뼈 = 비골.

종아리신경 = 비골신경.

종양 腫瘍 tumor 신생물, 양성종양, 지방종, 혈관종
처럼 융기되어 하나씩 떨어져 있는 병변. 경계 부위
가 명확하거나 명확하지 않을 수 있다. 진피층보다
더 깊이 있으며 직경은 보통 2cm 이상이다.

종양괴사인자 腫瘍壞死因子 tumor necrosis factor
: TNF 면역세포와 비만세포에서 분비되는 사이토카
인. 종양을 파괴하고 세균감염 부위로 백혈구가 이
동하게 한다. 지방세포에서도 분비되는데 인슐린 민
감성 조절에 관여하는 것 같다.

종양유전자 腫瘍遺傳子 oncogene 암을 일으키는 유
전자로 정상 세포조절에 관여하는 유전자의 비정상형.

종양학 腫瘍學 oncology 종양에 관한 학문.

종양학전문의 腫瘍學專門醫 oncologist 종양을 진
단하고 치료하는 전문의사.

종양형성 腫瘍形成 tumorigenesis 종양 성장의 시
작과 진행과정.

**종이봉지증후군 ～封紙症候群 paper bag synd-
rome** (비공식적) 흉곽이 확장되고 성문이 닫힌 상
태에서 가슴에 외상이 가해졌을 때 기흉이 발생하는
현상. 흉곽과 폐포 내의 압력이 크게 증가하면 늑골
골절이 없이도 폐포가 파열되게 된다. → 기흉(pne-
umothorax), 폐 과압력 증후군(pulmonary over-
pressurization syndrome).

종자골 種子骨 sesamoid 건이나 관절낭에 포함되
어 있는 작은 결절상의 뼈. 건과 골의 마찰을 줄이는
데 유용하다. 가장 큰 종자골은 슬개골이며, 무릎의
대퇴사두근의 건 속에 파묻혀 있다. = 종자뼈.

종자층 種子層 germinative layer 각질화되어 떨어
져 나가는 표층의 세포들을 보충해 주는 표피의 내
면층. 상층의 극세포층과 하층의 기저층으로 구성되

어 있다. 기저층은 단층의 원주상피로 되어 있으며
기저면에 짧고 가는 돌기를 내어 표피를 진피에 고
정시키는 역할을 하는 층이다. 특히 기저층 세포 내
에는 세포 분열상이 관찰되고 멜라닌 색소과립도 다
량 함유되어 있어 진피 내의 색소 세포와 더불어 피
부색을 결정하는 요소가 된다.

종축방향 縱軸方向 longitudinal direction 신체의
장축과 평행한 수직방향.

종축방향끌기 縱軸方向～ longitudinal slide 환자
이동시 신체의 장축과 평행한 수직방향으로 미끌어
지듯이 옮기는 것. 이런 환자 이동으로 척추손상을
줄일 수 있다.

**종축터빈펌프 縱軸～ vertical line shaft turbine
pump** 펌프와 전동기의 동력전달 연결축이 수직으
로 설치된 터빈펌프.

종판전위 終板電位 end-plate potential 신경근 접
합부에서 아세틸콜린에 의해 형성되는 탈분극. 뉴런
-뉴런 시냅스에서 형성된 흥분성 시냅스후 전위와
같다.

종합병원 綜合病院 general hospital 의사 및 치과
의사가 의료를 행하는 곳. 의료법이 정하는 요건을
갖추고 입원환자에 대하여 의료를 행할 목적으로 개
설하는 의료기관을 말한다. 요건들은 다음과 같다.
1) 입원환자 100인 이상을 수용할 수 있는 시설, 2)
내과, 외과, 소아과, 산부인과, 진단방사선과, 마취통
증의학과, 진단검사의학과, 또는 병리과, 정신과 및
치과를 포함한 9개 이상의 진료 과목을 갖춘 곳. 다
만 300병상 이하인 경우에는 내과 외과 소아과 산
부인과 중 3개의 진료과목, 진단방사선과, 마취통증
의학과와 진단검사의학부 또는 병리과를 포함한 7
개 이상의 진료과목을 갖춘 의료기관을 말한다.

**종합식잔압계 綜合式殘壓計 composite pressure
gauge** 얕은 수심과 깊은 수심을 함께 측정할 수 있
는 계기. 모세관식과 보드관식을 종합한 것이다. 즉,
모세관식은 10m 이상의 수심에서 정확도가 떨어지
기 때문에 보드관식을 병행하여 사용하고 있다. 역
으로, 보드관식의 수심계는 읽기 쉽고 비록 깊은 물
의 수심을 정확히 측정한다고는 하지만 얕은 수심에

서는 사실 불가능하다. 따라서 얕은 수심과 깊은 수심을 함께 측정할 수 있는 종합식 계기가 나오게 되었다.

좌각 左脚 left bundle branch : LBB 좌심실에 자극을 일으키는 전기전도체계의 일부. 히스속에서 시작해서 좌 전면과 좌 후면 가지로 갈라진다.

좌각차단 左脚遮斷 left bundle branch block : LBBB 좌각의 생리적 차단으로 QRS군이 0.12초 이상으로 심전도 유형을 바꾸는 원인이 되며 V_1유도에서 단형 S파와, 유도 I 과 V_6에서 단형 R파가 나온다.

좌골 坐骨 ischium 골반의 하, 우방의 부분. 둔부를 구성하는 세 개의 뼈 가운데 하나로, 골반을 형성하는 장골, 치골과 접해 있다. 좌골은 고관절의 위를 이루고 있고, 골반구의 후하방부 2/5를 형성하는 좌골 체부와 치골의 아래쪽 가지(ramus)와 접하고 있는 가지로 구분한다. 좌골극에는 상쌍자근(上雙子筋), 미골근, 항문거근과 같은 근육이 부착되어 있다. 좌골극 위의 대좌골절흔(大坐骨切痕)에는 둔신경과 좌골신경 같은 신경조직과 상하둔혈관이 지나간다. 좌골극 아래의 절흔으로는 다른 부위의 다양한 인대, 혈관과 신경이 자나간다. 좌골 조면(坐骨粗面)의 뒷부분으로는 장내전근(長內轉筋), 반막양근, 대퇴이두근, 반건양근(半腱樣筋)과 같은 근육이 부착되어 있다. = 궁둥뼈.

좌골돌기 坐骨突起 ischial tuberosities 엉덩이 가운데에 만져지는 골격의 돌출부.

좌골신경총 坐骨神經叢 sciatic nerve 직경이 새끼 손가락 정도이고 길이는 약 1m나 되는 전신에서 가장 큰 말초 신경. L4–S2의 후 근으로 구성된 총 비골신경이 합쳐져서 이룬 섬유속. 골반 후벽의 대 좌골궁을 지나 대퇴 후방으로 나와서 대퇴굴근에 일부 가지를 보내고 계속 하행하여 슬와 상방에 이르러 내측의 경골신경과 외측의 총 비골신경으로 갈라진다.

좌골신경통 坐骨神經痛 sciatica 대퇴와 다리를 지나는 신경로를 따라서 나타나는 통증이 특징적인 좌골 신경의 염증. 영향을 받은 쪽의 쇠약을 초래한다.

좌골요절골절 坐骨腰絶骨折 buckle fracture 골절 부위에 돌출이나 상승으로 특징지어지는 소아에서 나타나는 골절.

좌골의 坐骨~ sciatic 좌골신경이나 좌골정맥 같이 좌골 주변에 관한 것.

좌관상동맥 左冠狀動脈 left coronary artery 상행 대동맥에서 분지하여 심첨으로 내려가는 전실간 동맥. 심장의 흉늑면에 분포한다. = 왼심장동맥.

좌굴 挫屈 buckling 가는 기둥이나 얇은 판 등을 압축할 경우 어떤 하중에 이르러 갑자기 가는 방향으로 휘어지며, 이후 그 휨이 급격히 증대하는 현상.

좌상 挫傷 contusion bruise 충돌, 압좌 등 둔한 힘에 의해 피부의 열상 없이 변색, 통증, 부종이 나타나는 손상. ICE요법 즉 얼음, 압박, 거상 등이 증상 완화에 도움이 된다.

좌상증후군 挫傷症候群 crush syndrome 장기간의 압력이나 부동자세로 근육조직의 변형이나 파괴를 초래하여 생명을 위협하는 합병증. 넓은 범위의 으스러진 외상으로 생명을 위협할 수 있는 상태. 근골격 조직의 파괴, 출혈, 체액 손실로 저혈량성 쇼크, 혈뇨, 신부전, 혼수를 초래한다. 체액, 전해질, 항생제, 진통제, 산소공급 등의 많은 지지 치료와 모든 활력증상을 주의깊게 감시하는 집중 치료가 절대적으로 필요하다. → 횡문근융해(rhabdomyolysis).

좌심방 左心房 left atrium 심장의 좌후상부에 있는 내강 4실 중 하나. 양측 폐에서 각각 두개의 폐정맥, 모두 네개의 폐정맥이 좌심방으로 들어오고 있다. 전하방에는 좌우방실구가 있어 좌심실로 통하며, 이곳에는 좌방실판(승모판 또는 이첨판)이 있다. 우전측방에는 심방중격이 있어 우심방과 인접해 있다. 좌전측방에는 좌심방 강의 이음이 좌심으로 돌출해 있어서 폐동맥의 시발부를 싸고 있다. = 왼심방.

좌심방비대 左心房肥大 left atrial enlargement : LAE 어떤 내재과정에 의해 발생하는 좌심방벽 비대.

좌심부전 左心不全 left heart failure 전신에 혈액을 보내는 좌심계의 기능부전. 허혈성 심질환과 고혈압성 심질환 등 대부분의 성인 심질환에서 병이 진행되면 우선 좌심부전을 일으킨다.

좌심실 左心室 left ventricle 심장의 좌측하부에 위치하는 4방 중 하나. 심실중격에 의해서 우측의 우

ㅈ

심실과 접해있다. 좌심실벽은 두꺼워 우심실의 약세 배가 된다. 후상방은 좌방실구에 의해 좌심방과 연결되며 우상방은 대동맥으로 이어지는 대동맥구가 있다. 심첨부는 좌심실벽 부분에 있다. = 왼심실.

좌심실보조기구 左心室補助器具 left ventricular assist device : LVAD 심장 좌심실의 구출을 도와주는데 쓰이는 기구.

좌심실비대 左心室肥大 left ventricular hypertrophy : LVH 어떤 내재과정에 의해 발생하는 좌심실벽의 비대.

좌약 坐藥 suppository 젤라틴과 같은 단단한 약제와 한 가지 이상의 약물이 혼합된 고형 약제. 직장, 질, 요도 등에 삽입한다. 직장에 넣는 것은 방추형이나 원불형이고 질에 넣는 것은 원형이나 달걀모양이며 요도에 넣는 것은 연필모양으로 체강에 삽입하기 쉽게 되어 있다. 체온에 의해 녹거나 연화하거나 또는 분비액에서 서서히 녹아 약효가 나타난다.

좌우단락 左右短絡 left-to-right shunt 팔로씨 징후(Fallot's tetralogy)나 다른 질병 상태에 의해 비산화정맥혈이 폐를 우회하여 직접 동맥계로 연결된 동정맥이 교통하는 상태.

좌우운동 左右運動 swaying 부유체에 발생하는 평행이동운동의 일종이며 선체가 평행으로 상하로 동요되는 것을 말한다.

좌위 坐位 sitting position 상반신을 90도 혹은 그에 가까운 상태로 일으킨 자세. 식사, 휴식시 보통 이런 자세를 취한다. 선 자세보다 에너지소비가 10%적으며 순환 혈액량이나 혈압 수치는 선 자세나 누운 자세의 중간치를 표시한다. 호흡기계 환자는 좌위를 통해 호흡곤란 정도를 완화시킬 수 있다.

좌위호흡 坐位呼吸 orthopnea 누운 자세로는 호흡이 불가능하기 때문에 앉거나 서 있는 자세로 호흡하는 상태. 천식, 폐부종, 폐기종, 폐렴, 협심증과 같은 심장과 호흡기계의 질환에서 발생한다. = 앉아숨쉬기.

좌전각반차단 左前脚半遮斷 left anterior hemiblock : LAH 좌전각섬유속차단. 좌축편위의 원인이 된다.

좌전각섬유속 左前脚纖維束 left anterior fascicle : LAF 전기전도계의 일부이며 좌심실 전면과 상부를 자극. 푸르키니에 세포에서 끝나는 한 가닥의 코드.

좌절 挫折 frustration 어떤 목표를 향한 행동이 심리적 갈등이나 능력 부족 또는 외부로부터의 장애 및 방해로 저지당하여 욕구의 만족을 얻지 못한 답보상태. 또는 그와 같은 상태에 놓인 사람의 혼란·당황·짜증스런 감정 상태. 욕구불만·요구저지(要求沮止)라고 번역된다.

좌창 挫創 contused wound 피부의 열상없이 신체부위가 상처받는 것. 소혈관에 손상을 줄 수 있는 무딘 외력에 의한 손상으로 간질성 출혈이 발생하며 조직단절은 없다.

좌창상약물발진 痤瘡狀藥物發疹 acneform drug eruption 여드름과 유사한 구진과 농포가 특징인 약에 대한 다양한 반응.

좌축편위 左軸偏位 left axis deviation : LAD 심실의 전기축을 좌측의 비정상 사분원($-30°\sim-90°$)으로 이동하는 것이다.

좌측심부전 左側心不全 left-sided heart failure 확장 기압 및 확장종기 용적량의 증대에도 불구하고 좌심실의 심박출량이 부족한 것. 호흡곤란, 좌위호흡(座位呼吸) 등이 생긴다.

좌회본능 左回本能 turning left instinct 일반적으로 오른손잡이인 사람이 많기 때문에 오른손, 오른발이 발달해 어둠속에서 보행하면서 자연히 왼쪽으로 돌게 되는 인간의 본능.

좌후각반차단 左後脚半遮斷 left posterior hemiblock 좌 후각 섬유속의 차단으로 우축편위의 원인이 된다.

좌후각섬유속 左後脚纖維束 left posterior fascicle : LPF 전기전도 체계의 한 부분. 좌심실 후면과 하면 부분을 자극시킨다. 넓게 분포해서 푸르키니에 세포에서 끝나는 팬 같은 구조를 하고 있다.

죠스어브라이프 Jaws of life 교통사고 현장에서 차량에 끼인 사람을 구조할 때 사용하는 유압작동식 구조도구의 상품명.

주간근무배치 晝間勤務配置 day manning 소방서

의 본서 주간 근무자를 주간 화재시 출동 배치하는 것.

주간변동 晝間變動 diurnal variation 검사 분석을 위해 24시간에 걸친 검사물을 수집하여 검사할 때 특정물질의 배출이나 분비물이 달라지는 범위.

주간시 晝間視 photopic vision 밝은 곳에서의 시각. 반대로 어두운 곳에서의 시각을 야간시(scotopic vision)라고 한다. 주간시에서는 물체가 뚜렷하게 보이고 색깔도 잘 구별 되지만 야간시에서는 물체가 뚜렷하지 않으며 색깔의 구별도 잘 되지 않는다.

주거단위 住居單位 dwelling unit 1인 이상이 사용하도록 1~2개의 실로 구성되어 있으며, 단독주택과 같이 대개 부엌, 거실, 화장실, 침실을 갖추고 있는 공간.

주거침입죄 住居侵入罪 crime of burglary 사람의 주거에 침입하거나 퇴거의 요구를 받고도 이에 응하지 않는 죄.

주경보전송장치 主警報傳送裝置 master box 보조경보기, 원격 경보기, 화재감지장비, 자동스프링클러설비 등으로부터 전송된 경보를 중앙화재경보통제실로 전송해 주는 전송장치.

주관적위험 主觀的危險 subjective risk 개인이 알거나 인지한 것으로서 사건의 불확실성이라고 정의할 수 있다. 이러한 주관적 위험은 관계자의 위험에 대한 태도에 따라 종류와 크기를 달리하는 관계로 통계를 이용한 측정이 불가능하다. ↔ 객관적위험.

주관절 肘關節 elbow joint 완척관절(humeroulnar joint)과 완요관절(humeroradial joint)부분으로 굴곡, 신전운동을 한다. = 팔꿈관절.

주관절탈구 肘關節脫臼 elbow joint dislocation 상완골의 원위부와 관절을 이루는 요골과 척골이 후방으로 탈구되어서 척골의 두부가 현저히 돌출된 양상을 나타내는 것. 주관절을 움직이려면 환자는 심한 통증을 호소하고 상과골절과 함께 부종이 동반되며 심각한 신경 손상과 혈관손상을 유발한다.

주근깨 freckle 햇볕에 노출이 원인이 되는 피부에 생기는 갈색 반점. 주근깨는 유전되는 성향이 있으며 붉은 머리를 가진 사람에게서 빈번하게 나타난다. 주근깨는 해롭지는 않지만 주근깨를 가진 사람은 좀더 심각한 화학선 피부 변화가 진행되는 경향이 있기 때문에 지나친 햇빛의 노출을 피하고 피부를 보호하는 자외선 차단 로션을 사용해야 한다.

주기 週期 period ① 시간 간격. ② 병의 단계 중 하나. ③ 월경주기.

주기관지 主氣管枝 main bronchus 좌와 우로 연결되는 두개의 기관지.

주기성음주광 週期性飮酒狂 dipsomania 알코올성 음료로 탐닉하거나 가끔 주기적으로 조절할 수 없을 정도로 갈망하는 것. alcoholism이라고도 한다. = 음주벽.

주기적 週期的 periodic 규칙적으로 반복되는.

주기적증상 週期的症狀 periodic symptoms 일정한 간격을 두고 재발하는 증상.

주두 肘頭 olecranon 팔꿈치를 형성하는 척골돌기. 전완을 신전했을 때 상완골의 주두와 안으로 꼭 맞춰진다.

주둔지 駐屯地 camp 재해 현장에 위치한 막사. 식량, 물 등의 보급품을 공급하고 구조구급대원들이 휴식을 취하거나 응급치료를 받을 수 있는 곳.

주름 plica 신체 조직의 포개짐. 소장의 순환주름 같은 것.

주마 Jumar 고정된 로프를 오를 때 쓰이는 것으로 종래의 프루지크 매듭(Prusik knot)으로 오른 것에 대응되는 기구. 등강기가 쓰이는 주된 목적은 직암벽에서 조난자를 구조할때 등반 속도를 높이고 고정로프에 이 등강기를 장착하여 안전을 확보하는 데 있다.

주마링 jumaring(구조) 주마를 사용하여 고정 로프를 오르는 것.

주맹증 晝盲症 hemeralopia 밝은 빛이 시각을 흐리게 하는 비정상적인 상태. 소발작 간질이 있는 아동의 치료에 처방되는 트라이메타다이온 등 항경련제 부작용. = day blindness, night sight.

주반사 肘反射 elbow jerk 이두근 또는 삼두근의 건(建)을 두드릴 때 일어나는 팔꿈치의 불수의(不隨意) 굴곡.

주발진기 主發振器 master oscillator 송신기에서 송신 주파수의 기본이 되는 발진부. 이 발진기를 기초로 하여 소요되는 고주파 전력을 얻도록 되어 있으므로 발진 주파수가 안정되어야 한다.

주방화관리자 州防火管理者 State Fire Marshal 소속 주정부의 화재예방 관련 법률을 시행하고 방화조사업무를 지휘 감독하는 미국 주정부의 관리.

주배관라인 主配管~ main pipeline 시설과 시설 사이 또는 정유공장에서 터미널 및 다른 시설까지 위험물을 이송하는 배관라인.

주배수관 主排水管 main drain 구조물이나 장비 등의 배관으로부터 쏟아지는 모든 하수를 처리하는 배관. 배수 배관 중 가장 직경이 크고 설비에서 가장 끝에 위치한다.

주밸브 主~ gate valve 호스, 펌프 토출구, 또는 대구경 노즐의 제어밸브.

주변소각 周邊燒却 edge firing 특정 지역의 가장자리를 따라 화재를 일으킨 후 그 지역의 중심부로 번져가도록 화재를 통제하는 소각 방법. = 가장자리소각.

주변시 周邊視 peripheral vision 시야의 가장자리로 보는 시각. 시야 내로 움직여 들어오는 물체는 처음에 시야 주변부에서 감지된다. 이런 물체를 잘 보려면 한 물체에 시선을 집중하지 말고 그 분야를 전체적으로 보아야 한다. 정상인에서는 거의 180도가 된다. → 광순응 시력(photopic vision), 푸르키니에 이동(purkinje shift), 암순응 시력(scotopic vision).

주변시야계 周邊視野計 perimeter ① 도형의 주변 길이. ② 시각영역을 측정하는 기계.

주변온도 周邊溫度 ambient temperature 소화설비의 온도감지장치 등이 감지할 수 있는 환경의 온도.

주사 注射 injection ① 주사기로 몸 안에 액체를 주입하는 행위. 주사는 혈관, 피내, 근육, 피하 주사로 분류. ② 주사제. ③ 충혈 염증이나 감염과정에 따라 2차적으로 혈관의 확장으로 일어난 발적과 팽윤. = 주입(注入).

주사기 注射器 syringe 약액을 생체의 조직 내에 주입하는 기구. 주사통(注射筒)과 주사침(注射針)으로 이루어져 있으며 그 용량도 다양해 1㎖, 3㎖, 5㎖, 10㎖, 20㎖, 30㎖, 50㎖ 등이 있으며 최근에는 혈청감염의 예방등을 위해 1회용 플라스틱 주사기가 사용되고 있다.

주사된독 注射~毒 injected poisons 바늘, 뱀 이빨이나 곤충의 침 등으로 피부를 뚫고 삽입되는 독.

주사바늘폐기물보관통 注射~廢棄物保管桶 sharps disposal container 사용한 바늘의 적절한 폐기를 위한 보관통.

주사법 注射法 injection method 주사기와 침을 통하여 신체의 일부에 약을 넣어주는 방법. 근육주사, 피내주사, 피하주사, 정맥주사 등이 있으며 모든 주사는 멸균상태에서 시행되며 약물의 효과는 경구투여보다 빨리 나타난다.

주사비 酒皶鼻 rosacea 코, 앞 이마, 볼 부분, 얼굴의 중앙부를 침범하는 만성 염증성 피부질환. 모세혈관 확장, 홍반, 구진, 농포를 나타낸다. 피부가 하얀 사람에게 잘 나타나고 여드름과 비슷하게 보이지만 면포는 나타나지 않는다. acne rosacea라고도 함. = 빨간코.

주사식수중음파탐지기 走査式水中音波探知器 scanning sonar 전방향으로 음파를 방사한 후, 극히 좁은 지향성을 지니게 하여 전자적으로 선회시켜 순간적으로 전방향의 물체의 반사파를 탐지하는 방식의 수중 음파 탐지기.

주산기 周産期 perinatal 출산을 전후한 시기.

주산기사망 周産期死亡 perinatal death 임신 만 28주 이후의 사산과 출생직후, 즉 생후 1주 미만의 신생아사망을 합한 것.

주산기사망률 周産期死亡率 perinatal mortality rate 제1주산기 사망률은 연간 출생 수 1,000명에 대한 임신기간 28주 이상 된 태아의 자궁 내 사망 수와 분만 후 7일 이내의 신생아 사망 수를 합한 것을 나타낸 것이다. 제 2주산기 사망률은 연간출생 수 1,000명에 대한 임신 기간 20주 이상 된 태아의 자궁 내 사망 수와 생후 28일 이내의 신생아 사망 수를 합한 것을 말한다.

주산기학 周産期學 perinatology 임신, 출산 및 출생 후 28일까지 산모와 아기의 생리와 병리를 연구하는 의학의 한 분야.

주상골 舟狀骨 navicular bone 발의 내측에 있고 거골(距骨)의 전단과 관절하는 뼈. = 발배뼈.

주상두 舟狀頭 scaphocephaly 출생 시 두개골의 결합으로 형성된 비정상적으로 좁고 긴 외모. = 뱃머리.

주상의 舟狀~ scaphoid 오목한, 배 모양의, 주상골(배모양의) 또는 복벽이 가라앉은 복부에서 볼 수 있는 형태.

주석 stannum [Sn] 원자번호 50, 원자량 118.69, 융점 232℃, 비점 2,270℃, 비중 7.31인 은백색의 청색 광택을 가진 금속. 천연으로는 산화주석(SnO_2)으로 산출된다. 공기나 물 속에서 안정하고 습기가 있는 공기에서도 녹이 슬기가 어렵다. 덩어리는 자연 발화의 위험이 없으나 미세한 분말 또는 미세한 조각이 대량으로 쌓여 있는 경우는 자연 발화의 위험이 생긴다. 제법은 광석을 코크스, 규석, 형석 등과 혼합하고, 용광로, 반사로 속에서 용련(溶鍊)하여 분리시킨다. 이때 생기는 것은 주석을 35~40% 함유하는 합금인데, 이것을 다시 코크스, 규사와 섞어 전기로 속에서 가열하면 조주석(粗朱錫)이 생긴다. 이 조주석은 건식법(乾式法) 또는 전해제련법으로 제련한다. 용도는 청동합금, 땜납, 양철 도금, 수은 제조, 환원제, 주석박, 튜브용, 도금, 주석염류제조, 통조림통, 양철, 담배 및 과자의 포장지로 사용된다.

주석박 朱錫箔 leaf tin 주석으로 된 박지.

주수 注水 fire stream 관창을 개방하여 압력이 있는 물을 연소면에 뿌리는 일. → 방수.

주수비말 注水飛沫 broken stream 고압으로 직사 방수된 물이 끝부분에서 비말형태로 날려 흩어지는 현상. = 주수확산(注水擴散).

주염 走炎 running fire 강풍에 의해서 빠르게 번져 나가는 불.

주요구조부 主要構造部 principal part of structure 건축물의 각 부분을 나누어 구분할 때 구조상으로 중요한 부분. 내력벽, 기둥, 바닥, 보, 지붕틀, 주계단을 말한다. 다만, 사이기둥, 최하층 바닥, 작은보, 차양, 옥외계단 기타 이와 유사한 것으로 건축물의 구조상 중요하지 아니한 부분은 제외된다.

주요손상 主要損傷 primary injury 일차 폭발성 공기 폭풍으로 인한 손상. 가장 자주 일어나는 손상은 청각과 위장계, 호흡계의 공기로 가득 찬 장기 손상이다. → 폭풍성 손상(blast injury), 제2의 손상(secondary injury), 제3의 손상(tertiary injury).

주요연소구역 主要燃燒區域 area of major involvement 건물 내에서 화재가 가장 대규모로 발생되어 연소되는 구역. = 주요화재구역.

주요운동원 主要運動員 prime mover 운동을 일으키고 직접적인 활동을 하는 근육 혹은 힘. 대부분의 신체 운동은 여러 가지 근육의 복합 활동이 필요하다.

주요응시자세 主要凝視姿勢 cardinal position of gaze 정상적인 눈이 취할 수 있는 자세로 각 자세는 특정 안근과 신경섬유에 따라 다르다. 좌측, 우측, 위, 위와 우측, 위와 좌측, 아래, 아래와 우측, 아래와 좌측과 같은 자세들이 있다.

주요의료보험 主要醫療保險 major medical insurance 장기적이고 주요한 질환과 부상의 비용을 충당하기 위하여 개발된 보험.

주요의료재해 主要醫療災害 major medical incident Ⅱ급 정도의 많은 사상자를 내어서 통상적으로 이용되는 지역 의료 이상의 보조가 필요한 경우.

주요재해 主要災害 major disaster 대통령령에 의한 재해 구조령에 의하여 보조를 결정할 만큼 심하게 피해를 입힌 허리케인이나 홍수, 해일, 가뭄, 화재, 진흙사태 등의 모든 재앙.

주요회전날개 主要回轉~ main rotor 이륙, 이동, 착륙 등의 힘을 제공하는 헬리콥터의 일차적 수평회전자.

주울 Joule : J 에너지 및 일의 MKS단위. 기호 J. $1J=1N·m=10^7$ erg이다. 1J은 1N의 힘으로 물체를 1m 움직이는 동안에 하는 일 및 그 일로 환산할 수 있는 양에 해당하며, 1W의 전력을 1초간에 소비하는 일의 양과 같다. 영국의 물리학자 주울(J. P. Joule)의 이름을 땄다.

주울열 ~熱 Joule heat 도체에 전류가 흐름으로써 발생하는 열에너지. 도선에 전류가 흐르면 열에너지가 발생한다. 램프에서 빛이 나오는 것은 저항이 큰 램프내의 필라멘트가 전류를 열로 변환시켜 발산시키는 백열상태로 되기 때문이다. 이와 같이 도체에 전류가 흐름으로써 발생하는 열에너지를 주울열이라 하며 그 크기의 표시는 전력량과 동일하다. '도체에 전류를 흘렸을 때에 발생하는 열량은 전류의 2승과 도체의 저항의 곱에 비례한다' 이것을 주울의 법칙이라 하며 이때 발생하는 열이 주울열이다. 따라서 저항 R[Ω]의 도체에 I [A]의 전류가 t초간 흐르면 도체 중에 발생하는 열량 H는 다음식으로 나타낸다. $H = I_2 R \cdot t[J] = 0.24\ I_2 R \cdot t[cal]$ 여기서 H;열량, I;전류, R;도체의 저항, t;시간 저항 R은 도체의 길이에 비례하고 단면적에 반비례하므로 동종의 도체라 하더라도 길이가 길고 단면적이 작으면 저항이 커져 발열량은 증가한다.

주울의 법칙 ~法則 Joule's law ① (기체 역학) 동일한 온도하에서는 기체의 내부 에너지는 기체의 부피와 상관없이 일정하다는 법칙. 이상기체의 법칙으로도 알려져 있다. ② (전기 물리학) 조직이 전류에 대항 저항이 크면 클수록 전기 에너지가 열에너지로 바뀌는 것이 크다(전류의 세기^2 × 조직의 저항 × 전류가 흐른 기간)는 법칙.

주울–톰슨효과 ~效果 Joule–Thomson effect 일을 수반하지 않는 비가역적인 단열팽창 과정에서의 온도 변화의 효과. 톰슨[W. Thomson(Kelvin)]이 주울(J. P. Joule)과 같이 1847년 행한 세공전(細孔栓)의 실험에서 발견하였다. 압축한 기체를 단열된 좁은 통로를 통해서 빠져나가게 하면 빠져나가기 전후의 기체의 엔탈피는 같게 된다. 이 과정에서 온도 변화는 생기지 않지만, 실제 기체의 경우는 분자간 상호작용이 있기 때문에 온도변화가 생긴다. 이때 기체의 온도가 높을 때와 낮을 때의 압력변화에 따른 온도변화의 방향이 달라진다. 이 효과는 헬륨 등 기체 냉각이나 액화, 에어컨이나 냉장고 등 냉매의 냉각에 널리 사용되고 있다. 최근에는 소형 주울–톰슨 냉각장치들이 개발되어 고압 실린더의 기체를 직접 사용하고, 유리판에 구멍을 내거나 가는 관을 통해 공기 중으로 기체(주로 질소)를 배출시키는 방법으로 80K 정도의 저온을 쉽게 얻고 있다.

주의 注意 attention 마음에 새겨 두고 조심함. 어떤 곳이나 일에 관심을 집중하여 기울임. 경고나 훈계의 뜻으로 일깨움. 정신 기능을 높이기 위한 준비자세. 유기체가 어떤 순간에 환경 내의 다른 것들을 배제하고 특정한 측면에만 집중할 수 있도록 하는 지각의 선택적 측면을 일반적으로 이르는 말.

주의력결핍과잉행동장애 注意力缺乏過剩行動障碍 attention–deficit hyperactivity disorder 7세 이전에 발생하는 논쟁이 많은 어린이 정신장애. 조바심을 내거나 머뭇거리며 가만히 앉아있지 못하고 주의력이 산만하며, 자기차례 오는 것을 기다리기 어렵고, 질문을 하면 미처 질문이 끝나기도 전에 대답이 튀어나오는 것을 억제하지 못하고, 지시를 하면 이를 따르지 못하며, 말이 많은 것과 기타 파괴적 행동들이 그 특징이다. 경미뇌기능장애(輕微腦機能障碍)라고도 칭한다. 이는 뇌의 손상이 이같은 징후나 신경학적 이상의 원인이 될 것이라는, 막연하고 증명되지 않은 추측에 근거를 두고 있다. 과잉행동반응, 운동기능항진반응 및 징후, 운동기능항진아동징후(運動機能亢進兒童徵候)라고도 한다.

주의력결핍장애 注意力缺乏障碍 attention deficit disorder 어린이, 청소년, 드물게 성인에게 나타나는 학습과 행동장애. 유전적인 요인이나 화학 불균형 혹은 부상이나 질환에 의해 나타난다.

주의신호 注意信號 attention signal 27.524MHz의 전파를 사용하는 해상 이동 업무 무선 전화에서 조난 통신, 긴급 통신, 안전 통신, 해상 보안 업무에 관한 긴급을 요하는 통신. 선박의 안전 항해에 관하여 긴급 통신을 할 경우 수신 측을 호출하기 전에 주의를 환기할 목적으로 내보내는 신호. 이 신호는 일본 국내용으로 결정되어 있으며 2,100Hz의 가청 주파수의 음을 5초간 한 번씩 보내도록 되어 있다.

주의신호발생장치 注意信號發生裝置 device for generating the attention signal H3 전파 27.524 MHz로 조난 통신 등 중요한 통신을 하기 전에 주의

를 환기시키기 위해 송신하는 신호의 발생 장치. 신호는 2,100Hz의 가청 주파수 음을 5초 간에 한 번씩 보낸다. 일본 국내용으로 사용되는 장치이다.

주임 主任 head 한 부서의 구성원 가운데 주장이 되는 사람으로, 부서장을 보좌하며 대리할 수도 있다.

주입 注入 infusion ① 수액 전해질 영양분 또는 약물과 같은 물질을 직접 정맥이나 중력의 흐름에 의한 방법에 의해 간질성으로 주입하는 것. ② 액체를 부어 넣음, 혈액이외의 식염수와 같은 액체를 치료 목적으로 정맥내에 넣는 것. 주입도중 주사부위의 부종이나 심장과 호흡기계에 문제가 없는지 확인해야 한다. ③ 허브와 같은 물질을 이것의 의학적 산물을 추출하기 위해 적시는 것. ④ 적시는 과정에서 얻은 추출물.

주입펌프 注入~ infusion pump 오랜 시간에 걸쳐 정맥주사로 정맥용액이나 약물의 제시량을 공급하기 위해 만든 장치.

주저손상 躊躇損傷 hesitating injury 자기가 자기를 가해할 때 제 아무리 의지가 강한 사람이라도 한 번에 치명상을 가할 수는 없고 자기로서는 강대한 힘을 주어 가해하였지만 실제로는 조그마한 손상이 나타나는 것. 타살 때는 나타나지 않는다.

주정제 酒精劑 spirits ① 정(精), 주정(酒精), 에틸알코올, 휘발성 액체 또는 증류수. ② 알코올 중의 휘발성 물질. 휘발성 의약품을 에탄올 또는 적당 농도의 희석 에탄올로 용해한 용제를 말한다. 휘발성 정유의 에탄올용액은 정유자체보다도 미묘한 방향을 발산하는 것이 많고 또 방향수제에 비해서 방향제로 유용하다. 암모니아·회향정은 용해성 거담제로서, 살리실산정·고추 등은 신경통 등에 외용해서 피부자극제로서 사용된다.

주증상 主症狀 presenting symptom 병이나 상처 때문에 나타나는 주요한 현상이나 상태. 통증, 불편감, 기능장애 등 환자가 도움을 청하게 된 직접적인 원인.

주철 鑄鐵 cast iron 주물용 선철을 원료로 하여 용융 정제된 규소를 내포한 고탄소철. 1.7% 이상의 탄소를 함유하는 철은 약 1,150℃에서 녹으므로 주물

을 만드는데 사용할 수 있으나, 이 중에서 3.0~3.6%의 탄소량에 해당하는 것을 일반적으로 주철이라고 한다. 주철을 녹이기 위해서 큐폴라라고 하는 용해로가 사용되며, 고로(高爐∶용광로)에서 얻은 선철을 여기에 넣고, 코크스를 연료로 하여 녹인다. 인장 강도는 $10{\sim}15kg/mm^2$로 약하지만 압축에는 강하다. 용도는 내마모성, 내식성이 좋고 염가이므로 수도본관, 피스톤 링, 크랭크 샤프트, 실린더 라이너, 브레이크 드럼에 사용된다.

주체성위기 主體性危機 indentity crisis 개인이 사회에서의 자신의 감정과 역할에 대한 혼란을 느끼는 기간. 대부분 삶의 한 단계로에서 다음 단계로 진화할 때 생긴다. 이것은 종종 고독감, 부정주의, 극단주의 반항으로 나타난다.

주치의 主治醫 attending physician 특정한 환자를 돌보는 의사. = 담당의.

주택용스프링클러설비 住宅用~設備 residential sprinkler system 일반적인 스프링클러설비보다 빠르게 작동할 수 있도록 감열부(感熱部)를 장착한 일반가정용 스프링클러설비.

주택용화재경보설비 住宅用火災警報設備 household fire alarm system 거주자에게 화재발생을 알려 신속히 피난토록 하기 위해 주택 내에 설치하는 경보장치.

주택화재 住宅火災 residential fire 주거용 건축물에서 발생한 화재.

주파수 周波數 frequency 일정한 크기의 전류나 전압 또는 전계와 자계의 진동(oscillation)과 같은 주기적 현상이 단위 시간(1초)에 반복되는 횟수. 예를 들어 100Hz는 진동이나 주기적 현상이 1초 간에 100회 반복되는 것을 의미한다. 기호는 V 또는 f, 단위는 헤르츠(hertz∶Hz)이다. 전기의 경우 우리나라나 미국 등의 상용(교류) 전기의 주파수는 60Hz이고, 영국 등 유럽은 50Hz이다. 전자파(電磁波)의 주파수(V)와 파장(l)과 속도(C)는 V=C/l의 관계를 갖는다. 즉 전자파가 자유 공간에 전파되는 정속도인 광속도 초당 $3{\times}10^8m$(3억m/s)를 파장(파동이 1회 진동하는 사이에 진행하는 길이)으로 나눈 값이

전자파의 주파수이다. 전자파 중에서 전파의 주파수가 가장 낮고 적외선, 가시광선, 자외선, X-선, 감마선의 순으로 주파수가 높다. 전파가 점유하는 주파수를 무선 주파수라고 하는데, 단지 주파수라고 하면 흔히 무선 주파수를 가리킨다. 무선 주파수의 범위는 $0.3 \times 10^3 \sim 3 \times 10^{12}$Hz, 즉 3kHz~3THz이다. 일반적으로 1,000Hz를 1kHz, 1,000kHz를 1MHz, 1,000MHz를 1GHz, 1,000GHz를 1THz의 단위로 나타낸다. 무선 주파수보다 높은 적외선, X-선, 감마선 등의 주파수, 즉 3×10^{12}Hz 또는 3THz 이상의 주파수를 나타내는 단위는 없으며, 단지 10^{13}Hz, 10^{20}Hz 등과 같이 나타낸다. 무선 주파수는 주파수 범위에 따라 9개의 주파수대로 구분되며, 주파수대 번호와 약어로 호칭된다. → 무선 주파수.

주파수감시장치 周波數監視裝置 frequency monitor 발진 주파수가 허용 범위 내에 있는지의 여부를 감시하기 위한 것. 예컨대 표준전파, 표준 발진기를 이용하여 주파수 편차에 따른 극성과 크기를 지시하게 한다.

주파수계수기 周波數計數器 frequency counter 특정 무선기에서 송신하는 주파수가 어떻게 되는지 입력 신호의 주파수를 세기 위해 사용되는 장치. 주로 전자 장치를 시험하는 데 사용되며, 계수된 주파수를 LED나 LCD 등의 표시 장치에 숫자로 나타낸다. 측정 방법으로는 무전기의 안테나연결 커넥터와 주파수 카운터의 수신부 커넥터에 상호 연결한 후 무전기 송신키를 누르면 카운터 장비에 숫자로 디스플레이가 된다. 상호 연결하지 않고 안테나 부근에 주파수 카운터 수신안테나를 가까이 가져가도 송신주파수가 디스플레이에 나타난다. = 주파수카운터기.

주파수공용통신시스템 周波數共用通信~ trunked radio system : TRS 다수의 이용자가 복수의 무선 채널을 일정한 제어하에 공동 이용하는 이동 통신 시스템. 주파수 자원과 통신 범위가 넓은 하나의 제어국(중계국)을 공동 이용하는 통신망이라는 의미에서 자원 공유망(resource sharing network)이라고도 하고 무선 간선이라는 의미에서 트렁크(trunk)라고도 부른다. 주파수 공용 통신 시스템(TRS)은 본래 음성용이지만 데이터 전송이나 팩스 통신도 가능하다.

주폐포자충 住肺胞子蟲 pneumocystis carinii 소아에 있어서 전염성이 강한 간질성 형질세포성 폐렴을 일으키는 병원체.

주혈흡충증 住血吸蟲症 schistosomiasis 주혈흡충 속의 흡충류에 의한 기생충 감염. 오염된 민물과의 접촉으로 전염되며 감염된 신체의 일부에서 증상과 징후가 나타난다. 주혈흡충은 방광, 직장, 간, 폐, 비장, 장, 그리고 문맥계에서 발견되고 침범된 장기의 통증과 빈혈이 일어난다. 주혈흡충증은 열대 지방과 아시아에서 특히 유행한다.

주형 鑄型 molding (구급) 신생아의 머리가 산도를 통과하기 위하여 신생아 만출 때 가늘어지는 자연적 과정으로, 머리가 약간 길어진다. 두개골의 뼈는 손상되지 않고 약간 겹쳐질 수 있다. 주형에 의한 대부분의 변화는 출생 후 첫 몇 시간 내에 정상으로 되돌아간다.

주호소 主呼訴 chief complaint 환자가 호소하는 가장 주된 증상. 응급의학에서는 일반적으로 응급의료체계(119)를 요청한 이유로 환자의 말에서 알 수 있다.

주화성 走化性 chemotaxis 화학적 자극을 피하거나 향하기 위해 백혈구 같은 세포나 개체가 이동하는 것.

죽상경화증 粥狀硬化症 atherosclerosis 콜레스테롤, 지방 및 대동맥벽과 중 정도의 동맥벽의 내층에서 탈락된 세포의 노란색 플라크를 특징으로 하는 흔한 동맥질환. 지방층으로 시작하여 점차적으로 섬유성 플라크나 죽종성 병변을 형성한 것. 혈관벽은 비후하고 섬유화하며 석회화하고 관강이 좁아져 정상적으로 동맥에 의해 기관에 공급하는 혈류가 감소한다. 결국 플라크는 혈전증 발생위험을 초래하고 관상동맥질환, 협심증, 심근경색증과 그 밖의 심장질환의 주된 원인이 된다. 또 이 질환은 동맥 내층의 상해, 혈관벽의 평활근증식, 고지질혈증시 지방축적을 가져온다. 보통 질환은 노화로 인한 것이며, 또한 흡연, 비만, 고혈압, 저밀도 지단백 콜레스테롤치 상승, 당뇨병과 관런이 있다. 죽상경화성 병변으로 인한 일부 동맥폐쇄나 심한 손상은 첩포이식(patch graft)이나 우회 형성(관상동맥우회술)으로 대처하거나, 혈관내막절제술을 통해 혈관으로부터 병변을 제거한다. 플라크 파열은 갑자기 잠에서 깬 경우나, 심한 신체적 운동 또는 분노와 같은 교감신경계 활동으로 유발된다. 항지혈증제는 죽상경화증을 치료하지 못한다. 그러나 저콜레스테롤, 저칼로리, 저포화지방 식사와 함께 흡연, 스트레스, 좌식생활 양식을 피하는 것은 질환을 예방하는데 도움을 준다. = 죽경화증.

죽상척추 竹狀脊椎 bamboo spine 진전된 유착성 척추염에서 나타나는 특징적인 경직성 척추.

죽종 弗腫 atheroma 피지낭과 같은 비정상적인 지방 덩어리.

준불연재 準不燃材 semi-noncombustible material 불연재에 준(準)하는 내화성능을 가진 자재. 석고보드, 목면시멘트판 등이 그 예이다.

준비 準備 preparation 미리 필요한 것을 마련하여 갖춤.

준비시간 準備時間 setup time 소방차가 화재 현장에 도착하여 실제 진화작업을 시작한 시점까지 경과한 시간.

준비작동식스프링클러설비 準備作動式~設備 pre-action sprinkler system 습식스프링클러설비의 장점을 살리고, 건식스프링클러설비의 결점을 보완한 설비. 1920년대에 개발되어 1950년대에 발달된 설비로 동절기 배관내에 물이 차있으면 동결로 인하여 설비의 작동이 이루어질 수 없는 것에 대응하기 위해 개발된 설비로서 습식스프링클러설비의 장점을 살리고, 건식스프링클러설비의 결점을 보완한 설비이다. 즉 준비작동식밸브를 설치하고 밸브의 1차측에는 가압송수장치로부터 가압수를, 2차측에는 저압 또는 무압상태의 공기를 채운다. 화재가 발생되면 감지기에 의해서 준비작동밸브가 개방되고 물이 각 헤드 부근까지 송수되어 있다가 계속 화재가 성장하여 열이 가해지면 헤드가 개방되면서 살수가 이루어져 소화를 하도록 되어있다.

준비작동식일제살수설비 準備作動式一齊撒水設備

pre-action deluge 배관 충수 및 살수용 자동장치와 개방형 헤드가 달려 있는 건식 스프링클러설비.

준비호스 準備~ ready line 현장에서 신속히 방수를 하기위해 소방펌프차의 방수구에 미리 연결시켜 사용 준비가 완료된 호스라인. = 사전결합호스.

준설기 浚渫機 dredge 하천이나 해안의 바닥에 쌓인 흙이나 암석 따위를 파헤쳐 퍼내는 기계.

준자연발화 準自然發火 semi auto ignition 발화하기까지의 시간이 일반적인 자연발화보다 더 소요되나 본질적으로는 자연발화와 동일한 것으로 간주되는 현상.

준트레일러식유조차 準~式油槽車 tank semitrailer 보조동력의 사용 여부와 관계없이, 화물용 탱크를 장착하고 있는 모든 차량. 인화성 및 가연성 액체, 아스팔트 등을 수송할 수 있는 차량으로서 차량의 중량과 하중의 일부분을 견인하는 차량에 의존하도록 설계되어 있다.

줄기세포 ~細胞 stem cells 비교적 분화가 되지 않아 분열하고 여러 종류의 특수 세포를 만들어낼 수 있는 세포.

줄사다리 rope ladder 로프 두줄에 나무 또는 철재 발판을 일정한 간격으로 맨 것, 또는 발이 들어갈 수 있도록 일정 간격으로 매듭을 지은 것. 고층건물의 비상탈출용으로 사용하기 위해서 창문 옆에 접어서 비치하였다가 화재 등 유사시에는 밑으로 늘어뜨려 활용한다.

줄사다리매듭 rope ladder knot 로프에 수 개의 엄지매듭을 일정한 간격으로 만들어 로프를 타고 오르거나 내릴 때에 지지점으로 이용할 수 있도록 하는 매듭. 긴급한 경우 이외에는 실제 잘 활용되지는 않는다.

중간광근 中間廣筋 musculus vastus intermedius 대퇴체간의 상반부에서 일어나기 시작하여 슬개인대를 통해 슬개 저부 및 경골조면에 정지하며 하퇴의 신전에 관여하는 근육. = 중간넓은근.

중간뇨 中間尿 mid-stream urine 외요도구의 상주균이나 여성의 질분비물의 백혈구, 세균의 잠입을 피하기 위하여 행하는 채뇨법. 약 50㎖ 정도는 배뇨

시킨후 중간뇨로 채취하고 최후에 배뇨한 것도 채취
하지 않는다.

중간뉴런 中間~ inter neuron 뇌와 척수에만 존재
하는 뉴런으로 감각뉴런의 자극을 운동뉴런으로 전
달해 주는 뉴런.

중간보고 中間報告 interim report 인명구조, 화재진
압, 피해상황, 추가소요 소방력 등에 관한 사항을 상
황실, 상급기관, 지휘관 등에게 수시로 보고하는 일.

중간사건 中間事件 intermediate event 연속된 사
건 중에서 초기사건을 완화하거나 확대하는 사건.

**중간설상골 中間楔狀骨 intermediate cuneiform
bone** 발의 세 개의 설상골 중 가장 작은 것으로 안
쪽과 외측설상골 사이에 있다.

중간유효량 中間有效量 median effective dose 투여
된 환자의 반에서 효과를 나타낼 수 있는 약물의 양.

중간층 中間層 media 동맥의 중간 혹은 근육층.

중간통 中間痛 mittelschmerz 배란 시 나타나는 복
부 동통. 배란 지점에서의 출혈에 의해 복막이 자극
되어 나타난다. = 배란통.

중간평가 中間評價 on going assessment 환자
상태의 변화를 관찰하기 위한 과정. 초기 평가 반
복, 활력징후를 반복측정 및 기록, 핵심적 병력과
신체검진 반복, 개입 치료의 확인 등 4단계를 포함
한다.

중간화상 中間火傷 moderate burns 신체 표면적
의 2~10%정도의 3도 화상, 25~50%정도의 2도
화상, 50~70%정도의 1도 화상으로 치명적 화상보
다는 덜 심각한 화상.

중감염 重感染 polyinfection 감염되어 있는 상태에
서 동일 병원균이 다시 침입한 경우.

중격 中隔 septum 분리시키는 구조를 나타내는 일
반적인 용어. 이 용어는 때로 단독으로 사용되어
septum area 혹은 투명중격을 나타낸다.

중격결손 中隔缺損 septal defect 태어날 때 심장의
두 개 방을 나누는 중격에 결함이 있는 상태. 심방중
격 결손은 심방을 분리하는 중격에 있는 비정상적인
개구. 심실중격 결손은 심실을 분리하는 중격에 있는
비정상적인 개구로 좌심실에서 우심실로 혈류가 흐

르게 하여 폐동맥과 폐를 통한 재순환을 허용한다.

**중격심근경색증 中隔心筋梗塞症 septal myocardial
infarction** 심실중격에 국한된 경색으로, 심전도상
V_1과 V_2의 Q파(波)에 이상이 있다.

중격Q파 中隔~波 septal Q waves 심실내 중격이
작동되기 때문에 유도 Ⅰ과 aVL에서 나타나는 작고
의미 없는 Q파.

중계 中繼 trunking 대개 컴퓨터에 의해 자동 경로
선정에 따라 무선 전송을 발송하는 체계. 받은 순서
에 의해 다음 이용가능한 주파수로의 전송을 말한다.

중계급수 中繼給水 relay pumping 두 대 이상의
소방차를 이용하여 원거리 송수(送水)하는 것. 한
소방차에서 송수된 물(호스)을 다른 소방차의 흡수
구에 연결하여 다시 가압·송수하는 것.

중계기[1] 中繼器 relay 접점신호를 통신신호로, 통신
신호를 접점신호로 변환시켜 주는 신호 변환장치.
중계기를 통하는 신호는 입력신호와 출력신호로 구
분할 수 있는데, 이 입력신호와 출력신호의 수에 따
라 분산형 중계기와 집합형 중계기로 분류된다. 입
력신호는 자동화재탐지설비의 감지기와 발신기의
작동신호, 소화전펌프의 작동확인, 압력스위치의 작
동, 저수위신호, 스프링클러의 습식 및 준비작동식
밸브 개방확인, 방화셔터의 작동신호 등과 같이 수
신기에 전달되어야 할 신호가 되며, 출력신호는 경
보장치의 기동, 소화전펌프의 작동, 스프링클러의 습
식 및 준비작동식 밸브의 개방 등과 같이 수신기에
의해 작동되는 신호이다. → 자동화재탐지설비, 감지
기, 발신기, 수신기.

중계기[2] 中繼機 repeater 차폐된 공간이나 소규모
블록화된 음영 지역(지하 상가, 터널, 지하 주차장
등)에 기지국을 신설하거나 중계 차량을 운용하기
부적합한 지역에서 주로 사용되는 장비. 차폐 공간
이나 음영 지역에 상존하는 신호 중에서 중계하고자
하는 미약한 신호를 추출, 저잡음으로 증폭한 후 재
증폭(250 mw/ch) 안테나를 통해 재방사하는 방식
을 사용하여 불감 지역에서 이동 전화 및 무선 호출
수신을 가능하게 한다. 간이 중계기, 무선 호출 중계
기라고도 한다.

중계기실 中繼機室 repeater station 신호의 중계에 필요한 장치들이 있는 장소.

중계송수 中繼送水 relay pumping 두 대 이상의 펌프차를 직렬로 배치하여 멀리 떨어진 곳으로 물을 송수하는 방법. 물은 하나의 펌프차로부터 호스를 통해 다음 펌프차의 흡입구로 보내진다.

중계차 中繼車 outdoor broadcasting van : OB van 스포츠, 실황 중계 등 스튜디오 외부에서의 프로그램 제작에 이용되는 차. 중계차에는 카메라 3~4대, 영상 혼합기(VMU), 음성 혼합기(AMU), 연락용 무선 기기, FPU 송신기, 영상·음성 모니터, 비디오 테이프 녹화기(VTR), 케이블, 발전기 등이 탑재되어 있다.

중계호스 中繼~ relay supply hose 차량간에 중계 송수를 할 때 사용하는 호스.

중계회선체계 中繼回線體系 trunking system 동시 대화가 가능하도록 다른 채널을 기지국에 연결하는 무선연결 체계.

중공벽 中空壁 cavity wall 중간에 공간을 두고 이중으로 만든 벽.

중금속 重金屬 heavy metals 비중이 약 4 이상인 금속 원소의 총칭. 생체에 유해하므로 미량일지라도 주의해야 한다. 비소, 안티몬, 납, 수은, 카드뮴, 크롬, 주석, 아연, 바륨, 비스무드, 니켈, 코발트, 망간, 바나듐, 셀렌 등이 있다.

중급응급구조사 中級應急救助士 EMT-intermediate 기본 인명구조술을 포함하여 정맥주사, 제세동 등을 수행할 수 있는 응급구조사.

중기 中期 metaphase 핵막과 핵소체가 사라지고 적도면에 염색체가 배열하는 유사분열의 단계. 전기 후와 후기 전에 발생한다.

중노동 重勞動 hard work 기초대사량의 4~8배, 즉 1~2ℓ/min의 산소소모량을 보이는 농업, 공업, 건축 및 광산 등에서의 노동. 예를 들어 몸무게가 60kg인 사람이 1.58ℓ/min의 산소를 소모하여 5.6 Cal/min의 에너지 소비량을 나타내는 작업을 8시간 동안 계속한다면 에너지 소비량은 3,650Cal에 달하며 8시간 수면 중에 500Cal, 나머지 8시간 중에 1,400Cal를 소모한다면 하루에 5,500Cal가 필요하게 된다. 이런 노동은 매일 계속하여 수행할 수 없다.

중뇌 中腦 midbrain 대뇌 바로 아래에서 대뇌반구와 함께 뇌교 및 소뇌와 연결된 뇌간의 한 부분. 뇌교 바로 위에 있는 뇌간의 세 부분 중의 하나로 중뇌수도 주변의 회색질과 더불어 주로 백질로 되어 있다. 중뇌 내의 심부는 제 3, 4번뇌신경의 핵과 제 5번 뇌신경의 전방, 앞부분이다. 또한 청각, 시각 반사핵을 포함한다. → mesencephalon.

중뇌수도 中腦水道 cerebral aqueduct 뇌척수액이 지나가는 중뇌의 제 3, 4뇌실 사이의 좁은 관. = 중간뇌수도관.

중대재해 重大災害 serious disaster 산업안전보건법 제2조에서 정하는 바와 같이, 산업재해 중 사망 등 재해의 정도가 심한 것으로서 노동부령이 정하는 재해를 말한다.

중독 中毒 intoxication 생물체의 기능에 해로운 영향을 주는 화학 물질에 생물체가 노출될 경우 발생되는 문제로 독성물질은 직업적, 환경적, 오락적 혹은 의학적으로 노출될 수 있으며 흡입, 분무, 섭취, 피부나 점막에 노출, 주사 등의 통로를 통해 중독이 발생되는데 섭취에 의한 경우가 흔하다. 독성물질은 여러 가지 방법으로 인체에 영향을 미치게 되는데 정상적인 세포의 기능이나 장기의 기능을 변화시키거나 생물체 내로의 물질들의 정상적인 이동을 변화시킬 수 있고 또한 생물체에 의해 충분히 이용될 수 있는 환경 내의 중요한 기질을 차단하기도 한다.

중독량 中毒量 toxic dose 중독증상을 일으키는 최소량.

중두개와 中頭蓋窩 middle cranial fossa 내두개저(internal surface)에서 나비모양의 오목한 중간부로 뇌의 측두엽과 뇌하수체 등을 담고 있다. = 중간머리뼈우묵.

중둔근 中臀筋 musculi gluteus medius 장골 중간에서 일어나기 시작하여 대퇴의 대전자에 정지하며 앞부분은 대퇴의 내회전, 뒷부분은 대퇴의 외회전에 관여하고 대부분 근육주사(intramuscular injection)를 하는 부위. = 중간볼기근.

중등화상 中等火傷 moderate burn 치료기준에 따

른 화상의 분류로 입원시켜 경과를 관찰 할 정도의
화상. 2도 화상이 15~30%(소아는 10~20%)이거
나 3도 화상이 10% 미만(소아는 5%)인 경우.

중량 重量 weight 물체에 가해진 중력으로 인해 발
생한 힘.

중량몰농도 重量~濃度 molarity 용매 1kg에 녹아
있는 용질의 몰(mol)수로 나타낸 농도. 1kg의 용매에
1몰의 용질을 함유한 용액을 1중량몰 농도라 한다. 단
위는 M. 중량몰 농도는 물질의 분자량과 정비례한다.

중량분배 重量分配 weight distribution 소방차의
전체 중량을 앞 차축과 뒷 차축에 분배하는 것. =
중량배분.

중력 重力 gravity 지구상의 물체에 지구가 작용하
는 힘. 대부분은 지구와 물체 사이에 작용하는 만유
인력인데, 정확하게는 그것에 지구 자전에 따르는
원심력이 더해져 두 힘이 합쳐 작용한다. 중력의 크
기는 물체의 질량에 비례하며, 질량 1g의 물체에는
대체로 980dyne의 중력이, Xg의 물체에는 980
dyne의 X배의 중력이 미친다. 보통 물체의 무게라
고 하는 것은 이 힘을 가리킨다.

중력가속도 重力加速度 gravitational acceleration
지구상의 물체가 중력에 의해 낙하할 때 갖는 가속
도. 기호는 g, 단위는 m/s^2 또는 gal이고 그 값은 약
9.8m/s^{2}이다. g의 값은 지구 자전에 따른 원심력이
위도에 따라 조금씩 다르며, 지구가 완전한 구체가
아니라 약간 편평한 타원체이고, 지구 내부의 지질
구조가 균일하지 않다는 것 등의 여러 원인 때문에
장소에 따라 다소 달라진다.

중력단위 重力單位 gravitational system of units
기본 단위를 길이, 시간, 무게에서 잡은 역학량의 단
위계. CGS 중력 단위계에서는 길이의 단위를 cm,
시간의 단위를 s, 힘의 단위를 질량 1g의 물체의 무
게(중량그램, gw)로 한다. 그밖에 각 나라의 관용상
의 도량형 단위를 쓸 때도 있다. 무게는 동일한 물체
에서도 장소에 따라 달라지므로, 표준 중력가속도의
어느 점에서의 값으로 정하나, 실용상은 각지에서의
실측치를 그대로 쓸 때가 많다.

중력벨트 重力~ weight belt 잠수자와 장비의 부력

을 상쇄시키기에 적당한 양의 무게를 제공하기 위해
수중자가 호흡기구 잠수에서 사용하는 장비. 미리
측정한 무게에서 잠수자, 장비, 물의 변화에 따라 더
하거나 뺀다. 목표는 중성부력에 도달하는 것이다.
모든 벨트는 긴급 사건시 신속한 제거를 위해 재빨
리 풀 수 있는 장비로 구성되어야 한다.

중력윤활 重力潤滑 gravity lubrication 베어링의 위
쪽에 설치한 윤활유 통으로부터 중력을 이용하여 관
을 거쳐 베어링 면에 급유하는 방법. 중력 주유라고
도 한다.

중력파 重力波 gravity wave 대기권의 F층에 대한
전자 밀도(電子密度)에 강한 변동을 일으키는 진행
파. 표면파와 내부파가 있다.

중력환기 重力換氣 gravity ventilation 실내와 실외
의 온도차이(밀도차이)를 이용한 환기. → 환기.

중립고정유지 中立固定維持 neutral in-line immo-
bilization 척추손상 시 신체와 척추를 중립적 정렬
상태로 놓고 고정하는 것. 두경부 중립을 위해 경추
보호대를 사용하지만 척추 고정대에 고정될 때까지
머리를 고정한 손을 떼어서는 안된다.

중립자세 中立姿勢 neutral position 관절가동범위
의 측정에 있어서 중립이 되는 위치로 반듯하게 선
자세. 다리는 어깨넓이로 벌리고 전완은 손바닥이
앞을 보도록하고 주먹을 살짝 쥔 자세를 취한다.

중립적정렬상태 中立的整列狀態 neutral in-line
position 두개골의 중앙에서부터 양발목사이의 점까
지 곧은 직선의 중앙선에 신체가 놓여진 상태.

중립체온환경 中立體溫環境 neutral thermal en-
vironment 체온을 정상으로 유지하기 위한 인위적
인 환경.

중막 中膜 tunica media 혈관이나 다른 관구조물의
중간층.

중배엽 中胚葉 mesoderm 동물의 배(胚) 발생 중
에 생기는 배엽의 하나로 외배엽과 내배엽 사이에
있는 층상(層狀)의 세포집단. 편형동물 이상에서 볼
수 있다. 체제가 단순한 동물에서는 층을 이룰 만큼
밀접되어 있지 않으므로 중배엽세포라고 하는 경우
도 있다. 중배엽은 장차 몸을 지탱할 뼈, 연골, 결합

조직 등의 조직과 몸의 내부 환경을 유지하는 심장을 포함한 혈관계(系), 림프계, 배설기관, 내분비기관 중의 어떤 것 및 근조직 등으로 분화된다. 또 동물의 체강벽도 중배엽에서 기원한다.

중복감염 重複感染 polymicrobial infection 동시에 두 종 또는 그 이상의 세균이 감염되는 것.

중사각근 中斜角筋 middle scalene muscle 제1, 2늑골을 위로 당기거나 경부의 외측굴곡에 관여하는 근육. = 중간목갈비근.

중상문 中傷文 libel 악의를 품거나 무모한 경시를 가지고 틀렸다고 알려져 진술서를 발표하는 것.

중상자 重傷者 seriously wounded person 심히 다침. 심한 부상자.

중선출혈 重線出血 parallel linear hemorrhage 지팡이, 회초리, 혁띠, 대나무자, 채찍 등과 같이 가벼우면서 폭이 있는 물체로 가격했을 때 외력이 가해진 양측으로 나타나는 출혈. 표재성 모세혈관만 파열되고 성상물체의 압력에 의해 출혈이 측방으로 밀리기 때문에 일어난다.

중성 中性 intersexuality 한 개체에 해부학적으로 다양하게 여성과 남성의 특징이 있거나 생식기 외형이 모호한 상태.

중성대 中性帶 neutral pressure plane 건물의 내부와 외부의 압력이 같은 지점. 중성대에서는 유입이나 유출이 일어나지 않으며, 중성대 아래에서는 유입이 위에는 유출이 일어난다. 중성대는 화재가 진행되면서 바다 쪽으로 내려온다. = neutral zone.

중성의 中性~ neutral 산성도 알카리성도 아닌 것처럼 두 개의 상반된 가치, 질 또는 특성에서 정확히 가운데인 상태. = 중립(中立)의.

중성자 中性子 neutron 원자핵 구성 요소의 하나이며, 정지 질량은 양성자(陽性子)보다 약간 크고 전자(電子)의 약 1,838배이다. 보통 n 또는 N으로 나타낸다. 전하 0, 질량 939.55MeV, 스핀 1/2의 페르미입자이다. 이상자기 모멘트를 나타내고 그 값은 핵자자(核子磁)의 −1.9131배이다. 중성자는 대체로 같은 수의 양성자와 함께 원자핵을 구성하며, 중성자와 양성자는 핵력(核力)에 의해서 굳게 결합되어 있다. 원자핵 내의 양성자수는 원자의 원자번호와 같으므로 원자의 질량수에서 원자번호를 뺀 것이 그 원자핵 내에 있는 중성자의 수가 된다. 중성자는 정지질량이 양성자보다 약간 크므로 1.01×10^3s의 수명으로 양성자와 전자 및 반중성미자(反中性微子)로 붕괴한다. = 뉴트론.

중성자속 中性子速 neutron flux 속도 v의 중성자군이 일정 방향으로 운동하고 있고, 그 밀도가 n(개/cm^3)일 때 그 적(積) nv(n/cm^2sec)를 지칭하는 말. 기호 ϕ로 나타낸다.

중성자폭탄 中性子爆彈 neutron bomb 원자폭탄, 수소폭탄처럼 폭풍이나 열복사선에 의하지 않고 주로 중성자의 방사에 의해서 사람을 살상하는 핵폭탄. 1 kt의 보통 핵폭탄을 900m의 상공에서 폭발시키면 반지름 900m 이내 지역 안의 모든 건물을 파괴하고, 그 피해가 1,500m까지 미치나 건물·탱크 속에 있는 사람에게는 제한 살상 효과를 준다. 그러나 중성자폭탄을 사용하면 반지름 420m 이내의 건물 등을 완전히 파괴하되, 750m 이상 거리에 있는 건물에는 전혀 파괴 효과를 미치지 않는 대신 1,200m 거리에 있는 사람이 탱크 속에 있어도 중성자가 그 속에까지 투과되어 승무원을 살상하는 효과가 있다. 이 폭탄의 원리는 수소폭탄과 비슷하나, 수소폭탄이 핵융합반응을 얻기 위해 원자폭탄을 기폭장치(起爆裝置)로 사용하는 것에 비해, 중성자폭탄은 질량이 무겁고 폭발작용을 일으키지 않는 플루토늄과 같은 원소 또는 기타의 화약 약품을 사용해서 융합반응에 필요한 고열을 얻는다. = 중성자탄.

중성점접지방식 中性點接地方式 neutral ground method 회로의 중성점 또는 중성도체를 의도적으로 접지하는 것. 목적에 따라 직접 접지방식, 저항 접지방식, 리액터 접지방식 등이 있다.

중성제 中性劑 neutralizing agents 부식성물질의 효과를 중성화시키는데 사용되는 물질.

중성지방 中性脂肪 triglyceride 지방산과 글리세롤로 구성된 복합물. 대부분의 동물성, 식물성 지방을 구성하고 혈액에서는 단백질과 결합하여 고밀도나 저밀도 지단백을 형성한다.

중성프로타민하제돈인슐린 中性~ neutral protamine hagedon insulin 프로타민, 아연의 결정제품을 완충액에 현탁액으로 만든 것. 인슐린용법을 필요로 하는 당뇨병에 사용하는데 6~12시간에 최고효과를 나타내며 24시간 지속된다. 40, 80단위/㎖ 제제가 있다. 초기 1회 4~20단위를 아침식사 30분 전에 피하주사하고 유지량은 1일 4~100단위이다. 사용하기 전에 vial은 흔들지 말고 거꾸로 들어서 손바닥 안에서 여러번 굴려 균일하게 한 후 사용한다.

중성화 中性化 neutralization 산과 염기사이의 상호작용으로 산도 염기도 아닌 액체를 생산하는 것. 중성화 생성물은 소금과 물이다.

중성화하다 中性化~ neutralize 산성이나 알카리성을 없애거나 해롭지 않게 되는 것.

중쇠관절 = 차축관절.

중수 重水 heavy water 보통의 물보다 분자량이 큰 물. 수소에는 ^{1}H(프로튬 H), ^{2}H(중수소 D), ^{3}H(삼중수소 T)의 세 종류의 안정한 동위원소가 있고, 산소에는 ^{16}O, ^{17}O, ^{18}O의 세 종류의 안정동위원소가 있다. ^{1}H와 ^{16}O로 이루어진 물을 경수(輕水)라 하고, 이 밖의 H와 O와의 조합으로 이루어져 있는 물을 중수라고 한다. 중수는 무색, 무취의 액체이며, 화학적으로 정성적(定性的)인 성질은 보통의 물과 거의 다르지 않다. 그러나 정량적(定量的)으로는 상당한 차이를 볼 수 있는데, 일반적으로 반응성이 적고, 염류의 용해도도 보통의 물보다 작다. 생물에 대해서는 중수의 농도가 적을 때는 생체에 대한 저해작용(沮害作用)을 볼 수 없으나, 농도가 커지면 정상적인 호흡작용이나 탄산동화작용을 할 수 없게 된다. D_2O는 중성자를 흡수하므로 원자로의 중성자 감속재나 냉각재로 사용된다.

중수골 中手骨 metacarpal bone 손의 중간부분을 구성하는 지골의 기절골과 수근골 사이에 있는 다섯 개의 뼈. 무지 측으로부터 제 1~5 중수골이라 각각 이름을 짓는다. = metacarpus, 손허리뼈.

중수근 中手筋 intermediate muscles 장측 중앙에 위치하는 근육. 충양근(lumbricales), 장측골간근(interossei palmares), 배측골간근(interossei dorsales)등이 있다.

중수로 重水爐 heavy water reactor 중수를 감속재와 냉각재로 사용하는 원자로. 캐나다를 중심으로 하여 개발된 원자로로서 연료로는 천연 우라늄이나 저농축 우라늄을 사용한다. 천연 우라늄을 사용하는 경우에는 감속재, 냉각재 어느 것이나 중수(D_2O)가 아니면 원자로가 가동되지 않는다. 중수로는 경수로에 비하여 노심이 커지나 플루토늄의 생성량이 많으므로 핵연료 자원을 유효하게 이용할 수 있는 특징이 있지만 중수를 만드는 데 많은 비용이 드는 단점이 있다. 한국의 원자력발전사업은 경수로와 중수로를 함께 운영하는 특성을 지니고 있는데, 한국원자력연구소는 이러한 특성을 살려서 경수로에서 사용필한 연료(사용을 그친 핵연료)를 중수로에 다시 쓸 수 있도록 하는 연구를 적극 추진하고 있다.

중심립 中心粒 centriole 핵 근처에 위치한 짧은 cylinder형태로 중심체라고도 한다. 길이 약 30nm, 직경 약 150nm의 원통상을 이루고 그 벽은 9개의 미세소관으로 구성되어 있다. 두 개의 소체로 유사분열시 방추사(mitotic spindle)를 형성하여 염색체의 이동에 관여하고 동물세포 분열시 맨 먼저 갈라진다.

중심맥박 中心脈搏 central pulse 경동맥 맥박과 대퇴의 맥박으로 신체의 중심부위에서 느낄 수 있는 맥박.

중심성비만 中心性肥滿 truncal obesity 사지에 비해 신체 몸통에 영향을 미치는 비만.

중심와 中心窩 fovea centralis 가늘고 긴 원뿔세포를 포함하고 있는 망막 황반내의 작은 함몰부위. 중심와는 최고의 시력(해상력)을 제공한다.

중심정맥도관 中心靜脈導管 central venous catheter 주로 대복재, 쇄골하, 경정맥으로부터 우심방이나 그 부근까지 넣는 폴리에틸렌제의 긴 도관. 중심정맥압을 측정하거나, 수액이나 수혈을 주입하거나 중심정맥영양을 공급하기 위해서 시행한다. 신체를 움직여도 영향을 받지 않으며 장기간 지속할 수 있고 말초에서 정맥염이나 혈전을 일으키기 쉬운 물질도 주입이 가능한 것이 장점이다. 그러나 세균감염을 일으키고 패혈증을 일으킬 수 있는 단점이 있다.

중심정맥삽관인체모형 中心靜脈揷管人體模型 중심정맥천자 및 삽관을 실습할 수 있도록 뼈와 근육모형을 분리하여 사람에 가깝게 실습할 수 있도록 만들어진 인체모형.

중심정맥압 中心靜脈壓 central venous pressure 심도관을 대정맥내 즉 상대정맥이나 쇄골하정맥으로 넣어 우심방에 카테터가 위치하도록 하여 얻어지는 정맥압. 중심정맥압이 '0'에 가까우면 혈량감소로 인한 쇼크를 의심하며 '15' 이상이면 혈량과다증이나 심장의 수축력 감소를 의심할 수 있다. 중심정맥압의 정상범위는 5~15cmH₂O이다.

중심체온 中心體溫 core temperature 심장, 폐, 뇌, 간 등 심부 깊숙이 있는 주요 장기의 온도. 즉 신체 중심의 온도.

중압아세틸렌 中壓~ medium pressure acetylene 압력이 1psig(게이지 압력 6.9kPa)초과, 15psig(게이지 압력 10³kPa) 이하인 아세틸렌.

중앙 中央 median 정중면의 가까운 쪽.

중앙감시 中央監視 central station service 방호대상물에 설치되어 있는 설비의 회로 및 장치의 작동상태를 중앙 감시실에서 수신, 기록 및 관리하는 것.

중앙감시화재경보설비 中央監視火災警報設備 central station fire alarm system 화재경보설비의 회로 및 장치의 작동상태를 중앙 감시실에서 자동적으로 수신, 기록, 관리할 수 있는 설비. 신호의 수신시 필요한 조치를 취할 수 있는 숙련된 상근자가 있어야 한다.

중앙면 中央面 median plane 몸체를 오른쪽과 왼쪽으로 나누는 체간과 머리를 통해 그어진 상상의 선을 표시하는 해부학적 용어.

중앙분리대 中央分離帶 median strip 도로상에서 진행 방향과 반대 방향에서 오는 교통의 통행로를 분리시키는 도로의 일부분. 횡단형, 억제형, 방호책형이 있다.

중앙설상골 中央舌狀骨 medial cuneiform bone 주상골과 제1중족골 사이, 족수골의 중앙면에 위치하는 발의 가장 큰 설상골.

중앙의 中央~ medial 신체의 중간에 위치한.

중앙제어실 中央制御室 central safety station 선박 전체에 설치된 모든 소방시설을 감시하는 제어실. 사람이 상주하고 있다. 선교에 위치하지 않는 경우 선교와의 직접 교신은 선박용 전화가 아닌 다른 설비를 사용해야 한다.

중앙통제실 中央統制室 central station 화재경보신호를 수신, 분석하여 적절한 관할소방대를 출동하도록 지시하는 중앙지휘소.

중엽증후군 中葉症候群 middle lobe syndrome 만성감염, 기침, 천명음, 또는 염증과 관련된 우폐 중엽의 허탈로, 기관지 폐쇄가 발생하기도 하는 증후군.

중요지역 重要地域 high value district 고가의 건물들이나 지역 내의 자산 및 건물에 수용된 내용물의 가치가 대단히 높게 평가되는 지역.

중요지역소방서 重要地域消防署 high value company 미국 화재보험산정국의 '도시조사보고서'에서 중요지역으로 지정된 지역을 관할하는 소방대.

중요화재 重要火災 important fire 관공서, 학교, 지하상가, 백화점, 대형위험물시설, 화재경계지구 등과 같이 사회적으로 중요시되는 장소에서 발생한 화재.

중유 重油 heavy oil 비중<1, 비점 220~330℃, 인화점 60~150℃, 발화점 254~263℃인 석유 냄새가 나는 갈색 또는 암갈색의 끈적끈적한 액체. 연료유의 하나이며 영국 세법에서 처음으로 경유(light oil)에 비해 비중이 큰 것을 중유(heavy oil)라 불렀다. 현재는 원유로부터 LPG, 가솔린, 등유, 경유 등을 증류한 잔유로서 주로 디젤기관, 보일러 가열용, 화력발전용으로 사용되는 연료용 중유(heavy fuel oil)를 가리킨다. 상온에서의 인화 위험성은 없으나 가열하면 제1석유류와 같은 위험성이 생기고 가연성 증기를 발생하여 인화의 위험이 크다. 가열에 의하여 용기가 폭발하면 연소할 때는 일산화탄소 등의 유독성 가스와 다량의 흑연을 발생한다. 천, 포, 종이 등의 다공성 가연물에 스며들어 장기간 방치될 경우 자연 발화의 위험이 생긴다. 저장시 가열과 화기를 금하고, 저장 용기나 탱크 밖으로 누출을 방지한다. 중유가 들어 있는 용기나 탱크에 직접 용접하면 공간의 저비점의 유증기를 폭발시킬 수 있으므로

용접 행위를 절대 금한다. 강산화제 및 강산류와의 혼촉을 방지하고 액체의 누출로 인해 다공성 가연물질에 스며들지 않게 하여야 한다. 소규모 화재시에는 마른 모래, 물분무 소화도 유효하다. 눈에 들어가면 결막염을 일으키고 증기를 흡입하면 기침, 두통, 구토 증상을 일으킨다. 원유 정제시 얻어지며, 연료 이외에도 여러 가지 용도로 사용되는데, 윤활유의 원료, 도시가스 원료(오일가스용), 카본블랙(carbon black)의 원료 및 석유 코크스의 원료 등으로 사용된다. 또한 화학공업에서는 암모니아, 수소 제조용 원료로 쓰이고 있다.

중이 中耳 middle ear → 귀(ear).

중이압축증 中耳壓縮症 middle ear squeeze 외부 수압에 의하여 고막이 중이 쪽으로 밀려 들어가면서 통증이 유발되는 압력손상. 압력차이가 100mmHg 이상이 되면 고막파열이 일어나면서 현기증이 발생한다.

중재 仲裁 intervention 환자의 문제를 고치기 위해 취하는 행동. 질환이나 장애에 대처할 목적으로 한 환자의 정신적, 감정적, 신체적 기능을 증진하기 위해 수행하는 행위.

중재관리시설 仲裁管理施設 intermediate care facility 중재관리를 제공해주는 건강관리시설. 만성질환자 및 장애인을 위한 의료를 제공하며, 병원이나 전문 간호 기관에서 요구하는 단계보다는 관리 단계가 낮은 편이다.

중재잠수 仲裁潛水 intervention dive = 바운스 잠수.

중점연소방지 中點燃燒防止 hot spotting 연소의 확산이 다른 곳에서보다 신속하고 특별한 위험이 예상되는 지점의 화재를 집중적으로 공격하여 화세를 약화시키는 것.

중족골 中足骨 metatarsal bones 발바닥을 형성하는 5개의 작은 장골. 제1~제5중족골이라고 한다. 이중 제1중족골이 제일 굵고 강하며 체중 유지에 중요하며 길이는 제2중족골이 가장 길다. 저부는 원위 근족골과 관절하고 체부는 발바닥을 향하여 약간 굽어 있으며 두부는 지골과 관절 한다. = 발허리뼈.

중증근무력증 重症筋無力症 myasthenia gravis 만성적 근육 허약. 특히 얼굴과 목 근육의 허약이 특징이다. 신경섬유에서 근육으로의 신경전달결핍에서 발생한다. 젊은 여성과 60세 이상의 남성에서 주로 나타나고 호흡곤란, 근 허약, 연하곤란과 발열증상이 나타난다.

중증급성호흡기증후군 重症急性呼吸氣症候群 severe acute respiratory syndrome : SARS 2003년 3월 동남아시아에서 발생해 아시아, 유럽, 북아메리카 등으로 확산된 호흡기 계통의 질환. 약칭은 영문 머리글자를 따서 사스(SARS)로 부르며, 급성호흡기증후군이라고도 한다. 2003년 3월 중순 홍콩의 미국인 사업가가 사망하면서 처음으로 보고되었고, 그를 치료한 중국·베트남·홍콩의 병원 의료진도 차례로 감염되었다. 그러나 질병의 진원지는 같은 해 2월 호흡기 질환이 발생해 5명이 사망한 중국의 광동성(廣東省)으로 추정하고 있다. 이후 빠르게 세계 전역으로 확산되었는데 주요 특성은 다음과 같다. 첫째 16일 정도의 잠복기를 거쳐 갑자기 38℃ 이상의 고열이 나면서 기침과 호흡곤란 증세를 보인다. 둘째 감염자의 90%는 1주일 안에 쉽게 회복되지만, 노인이나 만성질환자와 같은 허약자의 경우에는 중증으로 진전되어 약 3.5%가 사망한다. 셋째 조기에 치료할 경우 완치가 가능하다. 실제로 동남아시아를 여행한 미국·유럽 등의 여행객 중 이 질환에 감염되어 조기 발견한 경우에는 2차 전파도 없었고, 사망자도 발생하지 않았다. 감염 경로는 아직 정확하게 밝혀지지는 않았지만, 각국의 전문가들은 코로나 바이러스(*corona virus*)가 병원균일 가능성이 높은 것으로 보고 있다. 전파는 이 질병에 감염된 사람의 치료나 간호 또는 함께 생활하는 사람 등 환자와 밀접한 접촉을 하는 사람들에게 주로 일어나며, 호흡기 분비물이나 체액의 직접적인 접촉을 통해 전파되는 것으로 알려져 있다. 중국에서는 초기 임상 결과를 통해 사스 감염자 대부분이 자연적으로 치유되었고, 인공호흡이 필요한 환자는 전체의 7%에 지나지 않는다고 발표하였다. 또 홍콩 위생국에서는 건강을 회복한 사람들도 최장 6개월간 바이러스를 전염시킬 수 있다고 밝혔는데, 아직까지는 알 수 없다. 예방법은 1) 가급적 사스가 발생한 지역에는 여행하지 않는다. 2) 일상 생활에서는 쉽게 전염되지 않고 환자의 분비물과 직접 접촉하거나 호흡기를 통해 감염되기 때문에 밀접한 접촉을 피해야 한다. 3) 양치질·손씻기 등 개인 위생을 철저히 해야 하며, 특히 눈·코·입 등에 손을 대거나 공동 타월을 쓰지 않는 것이 좋다. 4) 밀폐된 장소를 피하고, 실내를 자주 환기시켜 주어야 한다. 5) 위험지역 여행자 가운데 의심 증상을 보이는 사람은 즉시 보건소에 신고하고 의료기관의 치료를 받아야 한다. 환자 발생 현황은 2003년 4월 11일 현재 벨기에를 제외한 유럽 각국과 미국·캐나다 등 북아메리카, 그리고 한국·일본을 제외한 아시아 각국 등 세계 18개국에서 3,000여 명이 감염되었다. 이 중 111명이 사망하였고, 갈수록 감염자와 사망자 수도 늘어나고 있다. 세계보건기구(WHO)가 감염 위험 지역으로 선포한 지역은 중국의 광둥성, 홍콩의 상하이, 타이완의 싱가포르, 베트남의 하노이, 캐나다의 토론토 등이다.

중증도분류 重症度分類 triage 환자의 건강상태가 긴급한지 양호한지에 따라 아프거나 다친 희생자를 빠른 시간에 분류하여 적절한 고정, 이송 그리고 치료가 이루어지는 응급의료서비스를 받을 수 있게 하는 일련의 과정.

중증화상 重症火傷 major burn 반드시 입원해야 하는 치료 기준에 따른 화상의 분류. 2도 화상이 30% 이상(소아는 20%)이거나 3도 화상이 10%이상(소아는 5%), 흡입화상이나 주요 골 및 연부조직 손상이 있는 경우, 전기화상, 3도 이상이 얼굴, 손, 발에 있는 경우. = 위독화상(critical burn).

중지 中止 abort 작동자의 실수나 오동작으로 인한 설비의 복구불능 상태에서 작동을 중단시키는 것.

중질유 重質油 heavy oil 비중이 높고 탄소의 수가 많은 중유, 벙커유 등의 유류. ↔ 경질유.

중첩증 重疊症 intussusception 장의 일부가 인접한 부분으로 탈출하여 중첩감돈 하는 것. 다음의 4형이 있다. 1) colic : 대장의 일부에서 일어나는 것. 2) enteric : 소장만이 관여하는 것. 3) ileocecal : 회장판이 맹장에 중첩하는 것으로, 회장이 동시에 끌려 들어가는 것. 4) ileocolic : 회장이 회장판을 통하여 결장내에 중첩하는 것. 생리학에서는 물질, 예컨대 음식물 같은 것을 생물체내에 취하여 새로운 원형질로 전환시키는 것.

중추성구토 中樞性嘔吐 central vomiting 뇌압상승, 뇌순환 장애 등에 의한 기계적 자극이나 대사이상과 중독 등에 의한 화학적 자극, 시각 및 후각의 이상이나 불쾌한 냄새 등의 직접적 자극으로 인해 나타나는 구토. ↔ 반사성 구토.

중추신경계통 中樞神經系統 central nervous system : CNS 두 개로 분류되는 주요 신경계 중 하나로, 뇌와 척수로 구성. 말초신경계로부터 정보를 받고 다시 보내는 일을 하며, 전신을 조정·통제하는 주 신경망이다. 뇌는 수면, 성 활동, 근육 운동, 배고픔, 갈증, 기억, 감정 따위의 많은 기능과 감각을 조절한다. 척수는 뇌로부터 나오는 여러 형태의 신경섬유와 연결되어 있으며 말초신경계를 위해 정보를 이동시켜 주는 곳으로 활동한다. 12쌍의 뇌신경은 뇌로부터 직접 분지한다. 말초신경계에 있는 운동신경과 감각신경은 척추사이의 척수에서 분지되어 나오며, 31쌍의 척수신경으로 운동신경섬유와 감각신경섬유를 포함한다. 100억개 이상의 신경세포가 뇌세포의 10분의 1을 구성하고 있고, 그 이외에는 신경교(神經膠) 세포로 구성되어 있다.

중추신경성과환기 中樞神經性過換氣 central neurogenic hyperventilation 중증 수막염, 뇌저동맥 혈전증, 교통혈, 뇌염 등으로 의식장애에 빠져 있는 환자에서 볼 수 있는 분당 20~23회 정도의 연속적이고 빠르고 규칙적인 과호흡. 규칙적으로 증가하는 것은 호흡수의 증가보다 호흡수의 깊이가 증가하기 때문에 진단적 증상으로서 중요하다.

중추신경억제제 中樞神經抑制劑 central nervous system depressant 알코올, 신경안정제, 바르비투르산, 최면제 같은 중추신경계 기능을 감소시키는 약물로 내성, 신체의존성을 일으키며 강박적으로 약을 사용하게 한다. 이 물질은 신경세포막을 안정시켜 신경흥분파로 유리되는 전달 물질 양을 감소시키

ㅈ

고 일반적으로 시냅스 후 신경의 반응성과 이온 이동을 억제하며 중추신경계의 흥분성 조직을 억제한다. 중추신경계는 간질 역치반응에서 증가를 보이고 단기간에 신체의존성이 생긴다. 이 약들은 암거래 시장에서 빨간약(secobarbital), 노란약(pentobarbital) 같은 은어로 부른다. 갑자기 많은 양을 사용하면 개인에 따라 치명적일 수 있다.

중추신경흥분제 中樞神經興奮劑 central nervous system stimulant 신경세포의 흥분도를 증가시키거나 억제성 신경 전달 물질을 차단함으로써 중추신경계의 활동을 빠르게 하는 물질. 천연물질과 합성물질이 있으나 치료제로 사용하는 것은 단지 소수에 불과하다.

중층 中層 mezzanine(소방) 건물의 층과 층 사이에 있는 작은 층.

중층상피 中層上皮 stratified epithelium 여러 층으로 되어있는 상피. 주로 신체의 외피를 이루고 층에 따라 세포의 모양이 다르며 각질화 되어 염색도 되지 않고 계속 떨어져 나간다.

중층원주상피 中層圓柱上皮 stratified columnar epithelium 표층의 세포는 원주형을 이루고 심층의 세포는 표면이 얇은 상피. 후두개, 후두, 남성요도, 타액선 같은 큰 관에서 볼 수 있다.

중층편평상피 中層扁平上皮 stratified squamous epithelium 편평한 세포는 표층에만 존재하며 중층에서부터 심층에 걸쳐 입방형 또는 원주형의 세포가 분포된 상피. 표피, 구강, 식도, 항문 등의 점막상피에서 볼 수 있다.

중크롬산나트륨 重~酸~ sodium dichromate [$Na_2Cr_2O_7$] 분자량 298.0, 융점 356℃, 비중 2.52인 무취의 등황색 또는 등적생의 결정. 물에 잘 녹고 알코올에는 녹지 않으며 흡습성과 조해성이 있다. 84.6℃에서 결정수를 잃고 400℃에서 분해하여 산소를 방출한다. 강력한 산화제로 단독으로는 안정하지만 유기물, 가연물과 혼합된 것은 가열, 충격, 마찰에 의해 발화 또는 폭발의 위험이 있다. 가열된 경우 분해되어 산소를 방출, 근처에 있는 가연물을 연소시킬 수 있다. 황산, 히드록실아민, [에탄올+황산], [TNT+황산]과 혼촉되면 발화, 폭발의 위험이 있다. 저장·취급시 화기엄금, 가열, 충격, 마찰을 피한다. 산, 유황, 화합물, 유지 등의 이물질과의 혼합을 금지하며, 유기물, 가연물, 폭약류 등과 격리하여 냉암소에 저장한다. 초기 소화는 물, 포 소화약제가 유효하며, 기타의 경우는 다량의 물로 냉각 소화한다. 분진은 눈, 코, 목을 자극하고 장시간 피부에 접촉되면 피부 염증이 생긴다. 흡입하면 호흡곤란, 중독 증상이 나타난다. 먹었을 경우는 구토, 메스꺼움 증상이 나타나고 눈에 들어가면 결막염을 일으킨다. 제법은 크롬철강에 황산을 가하는 방법을 사용한다. 크롬산나트륨 수용액에 황산을 가하거나 이산화탄소를 가압 하에서 통과시키면 얻는다. 공업적으로는 크롬광(鑛)과 탄산나트륨을 공기를 통과시키면서 배소(焙燒)하여 크롬산나트륨을 만들어 이것에 황산을 가하여 농축하여 만든다. 황연(黃鉛 : chrome yellow)의 원료로 쓰며, 방수제, 염료, 피혁무두질, 사진, 유지의 표백, 목재의 방부, 의약, 도금 등 용도가 다양하다. = 이크롬산나트륨.

중크롬산염류 重~酸鹽類 [$M_2Cr_2O_7$, $M'(Cr_2O_7)_2$] 중크롬산의 수소가 금속 또는 양이온으로 치환된 화합물을 총칭하고, 대부분 황적색 또는 적색 계통의 결정이고 거의가 물에 녹는다. 가연물과 혼합한 것은 가열에 의해 폭발한다. 히드록실아민염류와 히드라진이 접촉하면 발화 폭발한다.

중크롬산칼륨 重~酸~ potassium dichromate [$K_2Cr_2O_7$] 분자량 294.2, 융점 39.8℃, 비점 500℃, 비중 2.69, 용해도 8.89g/100g물(15℃)인 쓴맛과 금속성 맛이 있는 등적색의 결정 또는 결정성 분말. 500℃ 이상으로 가열하면 산소를 방출하면서 분해한다. 알코올에는 녹지 않지만 물에는 잘 녹고 수용액을 알칼리성으로 하면 크롬산칼륨으로 변한다. 가연물과 혼합된 것은 발열 또는 발화하거나 가열, 충격, 마찰에 의해 폭발의 위험이 있다. 적열하면 산화크롬과 크롬산칼륨이 된다. 저장·취급시 화기엄금, 가열, 충격, 마찰을 피한다. 산, 유황, 화합물, 유지 등의 이물질과의 혼합을 금지하며 유기물, 가연물, 폭약류 등과 격리하여 냉암소에 저장한다. 초기 소화는 물, 포 소화약제가 유효하며, 기타의 경우는 다량의 물로 냉각 소화한다. 소화 작업시 가연물과 충분히 안전거리를 확보하고 방열복, 장갑, 공기 호흡기 등을 착용한다. 분진은 기관지를 자극하며, 상처와 접촉하면 염증을 일으키고 흡입시 중독증상이 나타난다. 중크롬산나트륨 수용액에 염화칼륨을 가하고 용액을 농축하면 얻는데, 재결정을 되풀이하여 정제한다. 공업적으로는 크롬석(石)을 배소(焙燒)하여 분쇄하고 산화칼슘과 탄산칼륨을 가하여 강열하고 다시 공기를 통과시켜 산화시킨 다음 추출 처리한 뒤에 황산을 가하여 결정화시킨다. 크롬산염, 중크롬산염, 크롬산 혼합액 등의 제조, 강력한 산화제로서 중크롬산 적정 등의 분석시약으로 쓰이며, 매염제, 폭발물, 안전성냥 등의 제조나 유기합성, 크롬도금, 사진인쇄 등 용도가 매우 넓다. ＝ 이크롬산칼륨.

중탄산나트륨 重炭酸~ sodium bicarbonate [NaHCO$_3$] 분자량 84.02인 백색 분말 또는 결정성 괴상. 건조공기 중에서는 변화하지 않으나 습한 공기 중에서는 서서히 변화한다. 용도는 의약, 가루비누, 포말 소화약제, 농업용, 공업용으로 사용된다. 제산제로 NaHCO$_3$ + HCl → NaCl + H$_2$O + CO$_2$의 반응으로 위산을 중화하며 이산화탄소를 발생한다. 유문부의 pH를 신속히 상승시키기 때문에 gastrin의 분비를 촉진하고 이산화탄소가 위점막을 자극해서 2차적으로 위산분비를 촉진하는 경우도 있다. 탄산수소나트륨 8.4% 주사제는 과산증, 담마진, 습진, 체액 산성화 방지, 비뇨기질환의 소염, 이뇨, 임신구토의 완화, 저나트륨혈증 등에 투여하고 정제는 위산과다, 속쓰림, 대사성 과산증, 설파제에 의한 산성요증 등에 투여한다. 제산제로 0.5~1g씩 1일 3~4회 식후 복용하거나 1회 1~5g씩 피하주사나 정주한다. 이산화탄소 가스는 위장을 확장시키므로 천공될 우려가 있는 위궤양에는 사용하지 않는다. 신장병, 방광결석, 전해질 불균형 등에는 금기이다. ＝ 중탄산소다.

중탄산소다 重炭酸~ sodium acid carbonate ＝ 중탄산나트륨(sodium bicarbonate).

중탄산염완충계 重炭酸塩緩衝系 bicarbonate buffer system pH를 정상범위로 유지하기 위해 중탄산염, 탄산가스, 탄산을 사용하는 신체의 세 가지 보상 기전 중 하나. 신장과 폐에 함께 작용하여 정상 신체대사에 산과 기초 사이의 균형을 유지하게 한다.

중탄산칼륨 重炭酸~ potassium bicarbonate [KHCO$_3$] 산알칼리 소화기의 수용액 및 분말소화약제로 사용되는 백색의 분말. 물에는 녹기 쉬우나 알코올에는 녹지 않는다. 제법은 탄산칼륨수용액에 이산화탄소를 반응시켜 결정화하는 방법을 사용한다.

중탄소강 中炭素鋼 medium carbon steel C 0.2~0.45%를 함유한 탄소강. 조선, 교량, 보일러, 축 등에 사용된다.

중파 中波 medium frequency : MF 300KHz 초과 3,000KHz까지의 무선통신 파장. 전달 방식에 있어 지표파는 장파대보다 흡수에 의한 감쇠가 심하여 수 100km정도까지 퍼지고, 그 이상에서는 전파가 약해진다. 특히 해변이나 수면상에서는 잘 전파되지만 사막 등에서는 흡수가 더욱 심하다. 따라서 지표파에 의한 중거리 통신으로서 국내 근거리 중파방송이나 중거리 구조구급대원간의 통신에 이용된다.

중팽창포 中膨脹泡 medium expansion foam 팽창비가 20~200인 포소화약제. → 포소화약제.

중피 中皮 mesothelium 태아의 체강을 덮고 있는 세포층. 이것은 출생한 흉부의 흉막, 심장의 심막 등의 체표면의 덮개가 될 수 있다.

중합반응 重合反應 polymerization 두 개 이상의 단량체(單量體)의 결합에 의해 중합체가 생성되는 화학 반응. 중합에 의하여 생성된 화합물을 중합체 또는 폴리머라고 한다. 중합체는 중합도에 따라 이합체(二合體), 삼합체, 다합체라고 불린다. ＝ 중합.

중합체 重合體 polymer 분자 크기가 작은 소단위(또는 단량체)들이 결합하여 형성된 거대 분자.

중화 中和 neutralization 산과 염기(鹽基)가 당량(當量)씩 반응하여 산 및 염기로써의 성질을 잃는 현상. 일반적으로 중화란 중성으로 향하는 과정을 나타내고 있으며, 강한 산과 강한 염기에 의한 반응인 경우는 중성을 나타내는데, 그 밖의 경우에는 반드시 중성이 되는 것은 아니다. 그리고 수용액이 중성이 아닐 때 산 또는 염기를 가해서 중성으로 만드는 조작이나, 음양의 전기의 평균적 위치가 겹쳐지며, 외부에 전하의 영향이 나타나지 않을 때도 중화라는 말을 사용한다.

중환자간호병동 重患者看護病棟 intensive care unit:ICU 세밀한 감시와 집중 관리가 필요한 환자를 관리하는 병실 단위. ICU는 고도의 기술적이고 복잡한 감시 기구가 있으며, 직원들은 위기 관리를 잘 할 수 있도록 교육받은 사람이다. 3차 관리 시설은 성인, 영아, 아동, 신생아 및 특수한 치료가 필요한 환자들의 집중관리를 하도록 특별한 기구를 장치한 분리된 병동 단위이다.

쥐불 prescribed fire 토지 관리를 목적으로 한 초목지역의 고의 점화. 서식 환경의 개선, 화재 위험의 감소, 곤충의 억제 등의 효과가 있다. = controlled burn.

즉소 卽消 immediate extinguishment 인명피해나 큰 재산피해 없이 바로 소화됨.

즉시시행처방 卽時施行處方 stat order 처방이 내려진 즉시 투여하되 단 일회에 한해서만 투여되는 처방.

즉시형과민성 卽時型過敏性 immediate hypersensitivity IgE의 항체에 의해 매개되는 과민성. 조직 세포로부터 히스타민과 관련 화합물의 방출을 일으킨다.

즉시형알레르기 卽時型~ immediate allergy 알러젠의 투여 또는 흡입 후 단시간 내에, 즉 수분에서 1시간 내에 출현되는 알레르기성 반응.

증강 增强 increment ① 증가나 증대. ② 성장. ③ 임신동안의 자궁수축.

증거인멸죄 證據湮滅罪 crime of proof destruction 타인의 형사사건 또는 징계사건에 관한 증거를 인멸, 은닉 등 소멸시키거나 위조, 변조 등 증거로서 가치를 감소시키는 범죄. 살인에 사용한 칼(도)의 지문을 없애버리거나, 협박에 사용한 권총을 은닉하거나, 공금을 횡령한 사건의 장부를 다시 작성하는 경우가 이에 해당한다.

증기 蒸氣 vapor 기체와 같은 뜻의 말이지만 보통은 비등점이 그다지 높지 않고 비교적 쉽게 액화할 수 있는 물질. 엄밀하게는 압축해서 액체 또는 고체로 바꿀 수 있는 기체, 즉 임계온도보다 낮은 온도에 있는 기체를 말한다. 증기를 이용한 증기기관의 발명으로 산업혁명의 기틀이 마련되었으며, 그 외에도 멸균, 선박, 터빈 등 다양한 분야에서 이용되고 있다.

증기-공기밀도 蒸氣-空氣密度 vapor-air density:VAD 같은 조건하에서 동일 체적의 공기의 중량과 비교하여, 평형온도 및 평형압력 조건하에서 인화성 액체가 증발된 결과 나타나는 증기-공기 혼합기의 중량.

증기밀도 蒸氣密度 vapor density 같은 양의 건조 공기와 비교한 일정량의 증기 밀도. 증기 밀도를 측정하는 방법은 기체의 분자량을 M, 질량을 m으로 하고 온도를 T(절대온도), 압력 p에 있어서 체적 V를 갖는다고 하면 $pV=(m/M)RT$(R은 기체상수)가 성립하고 따라서 T, m, p, V를 알면 M을 알 수 있다. 이러한 원리로 증기 밀도를 측정하는 방법으로서는 게이·뤼삭-호프만의 증기밀도 측정법, 빅터·마이어법, 듀마의 기체 밀도 측정법 등이 있다. 이 외에 분젠(R. W. Bunsen)의 기체 유출 속도 관측에 의해 밀도를 정하는 방법, 정적 및 정압비열의 비의 값 및 음파의 속도를 알고 밀도를 결정하는 방법 등이 있다.

증기밀봉 蒸氣密封 vapor seal 탱크 또는 컨테이너 등으로부터 인화성 증기가 새어나오지 못하도록 방지해 주는 장비 또는 자재.

증기압력 蒸氣壓力 vapor pressure 일정한 온도에 있어서 액상(液狀) 또는 고상(固相)과 평형한 증기상의 압력. 액체 표면에서는 끊임없이 기체가 증발하는데, 밀폐된 용기의 경우 어느 한도에 이르면 증발이 일어나지 않고, 안에 있는 용액은 그 이상 줄어들지 않는다. 그 이유는 같은 시간 동안 증발하는 분자의 수와 액체 속으로 들어오는 기체분자의 수가 같아져서 증발도 액화도 일어나지 않는 평형상태가 되기 때문이다. 이 상태에 있을 때 기체를 그 액체의 포화증기, 그 압력을 증기압(포화증기압)이라 한다. 개방된 용기 속에 있는 액체가 증발을 계속하는 것은 액체와 접하는 물질이 포화증기압에 이르지 못하기 때문이다. 이것은 고체도 마찬가지인데, 나프탈렌 등과 같은 물질은 상온에서도 이 현상이 뚜렷하게 나타난다. 증기압은 같은 물질이라도 온도가 높아짐에 따라 더욱 커진다.

증기운폭발 蒸氣雲爆發 vapor cloud explosion : VCE 대기 중에 대량의 가연성가스가 유출하거나 대량의 가연성 액체가 유출하여 그것으로부터 발생하는 증기가 공기와 혼합해서 가연성 혼합기체를 형성하고 발화원에 의하여 발생하는 폭발. 개방된 대기 중에서 발생하기 때문에 자유공간 중의 증기운폭발이라고도 부른다. = unconfined vapor cloud explosion : UVCE.

증기펌프 蒸氣~ vapor pump 증기압을 펌핑 수단으로 하는 모든 펌프.

증기폭발 蒸氣爆發 vapor explosion 물이 고온체에 갑자기 뿌려지거나 고압으로 가열되어 있던 물의 압력이 갑자기 개방될 때, 물이 일거에 폭발적으로 기화되면서 폭발력이 발생되는 것.

증기화제 蒸氣化劑 vaporizing agents 탄화수소화재 소화에 사용되는 액체 유기화합물. 이 제재는 액체로 적용하여도 열에 노출되면 증기화하여 가스(BCF, halon, tribromo)로 화재를 완화시킨다. 항공기, 선박, 건물의 화재위험이 높은 고립된 지역에 탑재된 자가 포함 소화체계에 보통 사용 된다.

증류 蒸溜 distillation 액체를 끓는점까지 가열하고, 증발한 물질을 냉각하여 다시 액체로 만드는 일. 액체를 정제할 때, 또는 액체가 혼합물인 경우 이것을 각 성분으로 분리시킬 목적으로 행하는 일이 많다. 분리의 정도는 포함되는 성분의 성질과 증류장치의 배치에 따라 정해진다. 증류는 조작 압력에 의해 고압증류(수 atm 이하), 저압증류(1atm 이하), 진공증류(수 mmHg 이하), 분자증류(10^{-3}mmHg 이하)가 있으며, 목적에 의해 단(單)증류, 평형증류, 수증기증류, 공비증류, 압출증류로 분류되며, 조작 방식에 의해 연속증류, 회분(回分)증류 등으로 나눌 수 있다. 증류에 의해서 얻는 액체를 유출액 또는 유분(溜分)이라 하고, 남은 액체를 잔류물이라고 한다.

증류수 蒸溜水 distilled water 물을 가열했을 때 발생하는 수증기를 냉각시켜 탈염(脫鹽) 정제한 물.

증류장치 蒸溜裝置 distillation equipment 증기압이 서로 다른 액체 혼합물에서 비등점 차이를 이용하여 가열, 기화, 냉각하여 특정 성분을 분리하는 장치.

증명서 證明書 certification 전문기관이나 협회에서 자격증을 지닌 사람이 직업적인 특정한 행위를 위해 어떤 훈련이나 시험을 치른 후에 어떤 특권과 능력을 인정하는 형식화된 서류.

증발 蒸發 evaporation 끓는 점 이하인 액체 또는 고체가 그 표면에서 증기를 발생하는 현상. 특히 고체인 경우에는 승화라고 한다. 증발은 증기의 압력이 온도에 의하여 정해지는 포화증기압으로 될 때까지 진행되며, 포화증기압에 있어서 기상과 액상은 서로 균형을 이룬다. = vaporization.

증발성소화액 蒸發性消火液 vaporizing liquid 인화성 액체화재 또는 전기화재 진화시 사용하는 사염화탄소 또는 클로로브로모메탄 등의 액체 소화약제.

증발연소 蒸發燃燒 evaporation combustion 증발에 의해 발생한 증기가 공기와 섞이면서 연소하는 현상. 황이나 파라핀 등과 같은 고체위험물을 가열하면 열분해를 일으키지 않고 증발하여 그 증기가 연소하거나 혹은 열에 의한 상태변화를 일으켜 액체로 변한 후 어떤 일정한 온도에서 발생된 가연성증기가 연소하게 되는데 이런 현상을 고체의 증발연소라 한다. 이러한 증발연소는 가솔린, 경유, 등유 등과 같이 증발하기 쉬운 가연성 액체에서도 잘 일어나고 있다. → 황, 파라핀.

증발열 蒸發熱 heat of vaporization 일정한 온도에서 액체와 그 물질의 증기가 평형하게 유지될 경우에 액체가 기체로 변하기 위해 필요한 열량. 잠열의 일종이며 그 크기는 기체가 액체로 변할 때 방출되는 응축열과 같다. 보통은 물질 1g, 1kg, 또는 1mol에 대한 열량을 가지고 나타낸다. 엄밀하게는 액체 자신의 증기만이 액체면 위에 존재하는 경우의 값을 취해야 되지만 일정한 대기압 하에서 측정해도 큰 차이는 없다. = 기화열, 증발잠열.

증발잠열 蒸發潛熱 evaporation latent heat = 잠열.

증상 症狀 symptom 환자 상태의 주관적인 증거. 즉, 다른 사람에 의해 관찰될 수 없고 환자의 신체적 또는 정신적인 변화를 환자가 느끼고 호소하는 것.

증속펌프 增速~ booster pump 압력을 유지하거나 증가하는데 쓰는 펌프.

증식 增殖 hyperplasia 구성세포의 수가 증가하여 조직이나 장기의 부피가 증대되는 것.

증식기 增殖期 proliferative phase 28일 월경 주기 중 월경의 끝과 배란 사이의 기간. 뇌하수체에서 분비되는 난포자극 호르몬의 영향으로 난소의 에스트로젠 생성을 증가시켜 자궁선의 밀도와 혈관을 풍부하게 발달시킨다. 이 단계는 성숙 난자의 파열로 인한 배란으로 이어진다.

증식성종용 增殖性茸腫 hyperplastic polyp 위(胃) 폴립 중 가장 많은 것으로 대부분 전정부에서 발생하지만 위체부에도 많다. 소형은 무경성(無莖性)이지만 대형은 유경성으로 된 적색을 띤다. 조직학적으로는 위소와의 과형성과 연장, 위선의 증식과 확장, 염증세포 침윤, 부종, 모세혈관의 신생을 동반하는 섬세한 간질로부터 이루어진다.

증압탱크 增壓~ booster tank 소방차용 물탱크. 부스터 호스와 펌프를 연결시켜 준다.

증점액 增粘液 viscosity water 물의 점성도를 높이기 위해 카르복시메틸셀룰로스나트륨(sodium carboxymethyl cellulose) 등의 증점제를 첨가한 물.

증점제 增粘劑 water thickening agent 가연물에 뿌린 물이 오래 잔류할 수 있도록 물의 점도를 높여 주는 물질. 예로서 카르복시메틸셀룰로스나트륨(sodium carboxymethyl cellulose) 등이 있다.

증폭사지유도 增幅四肢誘導 augmented limb leads 단극유도(unipolar leads)로, aVR, aVL, aVF 세 개의 사지유도중 한 개 유도는 양극이고 나머지 두개 유도의 전극은 음극으로 구성되며, 양극으로 정해진 유도부위에서의 심장의 전위를 기록한다.

증후군 症候群 syndrome 어떤 일정한 질환에 나타나는 증상군에 대해 주어진 명칭. 일반적인 원인이나 발현의 결과로 나타나는 징후와 증상의 복합체.

G-1분말 ~粉末 G-1 powder 흑연(graphite)이 함유된 가연성 금속 소화약제의 상품명. 열전도체인 흑연이 화재로부터 열기를 흡수하여 금속의 온도를 발화점 아래로 떨어뜨리는 역할을 한다.

지각 知覺 perception 감각기관에서 오는 신경신호를 받아서 해석하는 것. 사물과의 거리나 깊이를 판단하는 능력을 깊이 지각(depth perception)이라고 하는데, 양쪽 눈의 시각이 필수적이다. 안면지각(facial perception)은 안면 피부에 닿는 사물의 느낌을 통해서 거리와 방향을 판단하는 지각인데 시각장애인들이 특히 발달하였다. 입체지각(stereognostic perception)은 촉각을 이용해서 사물을 인식하는 능력이다.

지각감퇴증 知覺感退症 hypesthesia 지각신경이나 지각신경이 지배하는 부위 또는 장기에서 자극에 대한 반응의 감지가 감소된 것.

지각결손 知覺缺損 perceptual defect 신경신호의 인식이 약화되는 신경계의 질환.

지골 指骨 phalanx 손가락과 발가락을 구성하는 14개의 뼈. 원위부부터 말절골, 중절골, 기절골이 되어 중수골과 관절을 이루는데 엄지와 엄지발가락에는 중절골이 없고 나머지는 각각 4개씩이다. 발의 지골은 손의 지골보다 작고 유연성이 작다.

지광본능 指光本能 화재시 검은 연기가 유동하고 혹은 정전되는 경우에 사람들은 밝은 곳을 찾아 외주로 달아나는 성질. 이 때문에 연기화재에 대하여 발코니와 옥외계단과 같은 외주 피난로가 유리하게 된다. 더욱이 지하 또는 무창층에서는 지상의 통로와 계단 개구부를 찾아 탈출을 도모하기 때문에 피난경로를 집중적으로 밝게 하고 이것과 혼동하기 쉬운 일반 장식 등은 제한하기도 하며 필요에 따라 소등하는 것이 바람직하다.

지구감시설비 地區監視設備 local supervisory system 화재로부터 인명 및 재산을 보호하기 위해 스프링클러설비, 기타 소화설비의 작동상태를 감시하거나 순찰하기 위한 목적으로 각 구역에 설치하는 감시설비.

지구경보 地區警報 local alarm ① 소규모 화재(낙엽에서 발생한 화재나 자동차 화재 등) 발생지에서 가장 가까운 소방서의 소방차, 소방대에만 통보된 경보. ② 화재경보기 발령 이전에 그곳으로의 출동이 지정된 제1소방대의 출동을 알리는 경보. 그러나 타종을 통해 발령되거나 통보되는 경보라는 점에서 아무런 소리도 나지 않는 무음경보와는 다르다.

지구발신설비 地區發信設備 local system 방호구역 내에서 신호를 발생하는 장치.

지구온난화지수 地球溫暖化指數 global warming potential : GWP 각각의 기체들을 기준이 되는 기체와 비교했을 때 대기하층에서 성층권까지의 상대적 가열정도의 척도로서 나타내어진 것. 다시 말해서 이산화탄소 1kg과 비교하였을 때 어떤 온실기체가 대기 중에 방출된 후 특정기간 동안 그 기체 1kg의 가열효과가 어느 정도인가를 평가하는 척도임. 100년을 기준으로 CO_2를 1로 볼 때 메탄이 21, 아산화질소 310, 수소불화탄소 1,300, 과불화탄소 7,000, 육불화황 23,900임.

지구화재경보 地區火災警報 local fire alarm 소방서에는 전달되지 않고, 화재 발생 건물의 거주자들에게만 전달되는 화재경보. = 건물내화재경보설비.

지구화재경보설비 地區火災警報設備 local fire alarm system 스프링클러설비의 유수, 이산화탄소의 방사, 화재감지기의 작동 또는 발신기가 작동할 경우 방호구역 내에 즉시 경보를 발하는 화재경보설비.

지구회로 地區回路 local circuit 발신기나 속보회로를 통하지 않고 경보를 수신하는 회로. = 지선(枝線).

지나친퍼짐 = 과신전.

지남력 指南力 orientation 현재 본인이 놓여 있는 상황을 올바르게 인식하는 능력. 주로 시간, 장소, 다른 사람에 대한 지남력으로 구분된다. 올바른 지남력을 갖기 위해서는 의식, 사고력, 판단력, 기억력, 주의력등이 유지되어야 하며 지남력에 장애를 받게 되는 것을 지남력 상실이라고 하며 의식장애, 기질성 뇌질환, 코르샤코프 증후군 등에서 대부분 지남력 상실을 보인다.

지남력상실 指南力喪失 disorientation 장소, 시간, 사람에 대한 인식이 정신적으로 혼돈된 상태.

지네 centipede 각 체절에 한 쌍씩의 다리를 갖는 지네과의 가느다란 절지동물. 제1체절의 변형각인 독발톱으로 곤충이나 작은 동물을 마비시켜 죽이는 데 사람이 물릴 경우 심한 통증과 함께 발적, 종창, 때로는 국소 림프선염을 동반한다. 횡문근 융해증과 급성신부전도 발생할 수 있다. 통증은 수시간 내에 사라지지만 그동안은 경구 또는 정주 진통제가 필요하다. 상처는 2차 감염증을 예방하기 위해 비누와 물로 깨끗이 씻어낸다.

지능 知能 intellect ① 지성, 느낌, 의지와는 대조적으로 아는 것과 이해에 대한 마음의 능력. ② 지식인은 사고 지식에 대해 능력을 갖춘 사람.

지능형교통체계 知能型交通體系 intelligent transport system : ITS ① 전기, 전자, 정보, 통신, 자동차 기술을 교통에 적용하여 교통 체증과 비경제 등 심각한 교통 문제에 효과적으로 대응하기 위해 선진 각국에서 추진하고 있는 종합 교통 정보의 수집·가공·전파 시스템. 전국의 도로, 차량, 운전자 및 여행객들을 대상으로 교통 관련 정보와 기상 정보, 도로 상태 정보 등을 수집, 처리, 가공하여 이를 유·무선 통신 수단을 이용해서 도로변 교통 단말기, 차내 단말기, 교통 방송, PC 통신, 전화 등으로 차량 운전자 및 여행객들에게 전달함으로써 통행의 편의와 교통량의 원활한 소통을 이루기 위한 시스템이다. 이 시스템의 구성 요소로는 첨단 교통량 관리 시스템(ATMS), 첨단 교통 정보 시스템(ATIS), 첨단 대중 교통 정보 시스템(APTS), 첨단 물류 관리 시스템(CVO), 첨단 자동차 및 도로 정보 시스템(AVHS) 등이 있다. ② 지능형 교통 시스템에 관한 기술 정보 교환과 발전을 모색하기 위한 국제 기구. 이 기구는 매년 1회 지능형 교통 시스템 세계 총회(ITS World Congress)를 개최하고 있다.

지능형빌딩체계 知能型~體系 intelligent building system : IBS 빌딩의 단순한 공간 활용의 개념에서 탈피하여 첨단 정보 통신 서비스의 지원, 최적의 빌딩 관리, 쾌적한 사무 환경을 구축함으로써 입주자에게는 최상의 근무 환경을 제공하고, 건축주에게는 빌딩의 효율적인 관리를 통한 경비 절감 및 빌딩 그리고 미래의 기술 변동에 유연하게 대처할 수 있는 기반 구조를 제공하는 빌딩 시스템.

지능형차량도로체계 知能型車輛道路體系 intelligent vehicle highway system : IVHS 도로의 차량 정체와 그에 따른 환경 문제, 운전자의 불편, 수송 효율의 저하에 따른 경제적 손실 문제 등을 해결하기 위하여 미국에서 제안된 구상. 도로·자동차·운전자 상호 간의 통신과 상호 작용을 밀접하게 하여 자동차의 낭비적 이동과 비효율을 최소화하려는 구상이다. 위성, 도로 곳곳에 설치된 무선 비컨, 광(光) 비컨, FM 다중 방송 등을 조합하여 차량에 탑재되어 있는 항행 시스템(navigation)에 대하여 차량의 위치 정보와 각 도로의 교통량 정보를 발신하여 운전자가 자기의 위치를 확인하고 소통이 원활한 우회 도로를 선택하면서 목적지까지 도달하게 하기 위한 시스템이다. 일본에서는 이와 유사한 차량 교통 정보 시스템(VICS)을 추진하고 있으며, 유럽 연합에서는 차량 안전화 도로 기반 계획(DRIVE : Dedicated Road Infrastructure for Vehicle Safety)과 유럽 교통 효율화·안전화 계획(PROMETHEUS : Program for European Traffic with Highest Efficiency and Unprecedented Safety)을 추진하고 있다.

지단백 脂蛋白 lipoprotein 지방이 분자의 일부분을 이루고 있는 단백질. 실제적으로 인체내 모든 지방은 지단백질의 형태로 존재한다. 지단백질은 그들의 비중이나 크기에 의하여 분류된다.

G-단백질 ~蛋白質 G-protein 구아노신 뉴클레오티드(GDP 및 GTP)에 의해 조절되는 3종류의 막관련 단백질 소단위체. 즉 알파, 베타, 감마 막관련 단백질 소단위체의 결합체.

지대근이영양증 肢帶筋異營養症 limb-girdle muscular dystrophy 근육이영양증의 하나. 어깨와 골반에서 시작되는 근쇠약과 위축은 어디에서 시작되었는지와 상관없이 점차적으로 다른 신체부위로 퍼져나간다.

지도모양혀 地圖模樣舌 geographic tongue 혀에 자라난 희고 노란 반점으로 염증성 장애. 혀가 두꺼운 하얀 경계로 둘러 싸여 있어 표피는 박리되어 빨갛고 바깥은 지도 모양이다. 그런 상태는 몇 달 혹은 몇 년 지속된다.

지도의사 指導醫師 medical director 응급의료체계에서 임상과 환자 처치분야들을 다루며 의료 감시 역할을 수행하는 경험이 많거나 훈련을 받은 개개의 의사. 의료 지도의사의 임무는 의료 통제 가이드라인 개발과 수행, 교육, 품질보증, 장비와 의약품 검토 및 능력평가이고 역할은 현장 반응, 대형 재난사고시 현장에서 부상자 구분을 포함하도록 확대되었고 자신의 감독하에 있는 현장 처치자의 활동에 책임이 있으며 모든 의료감독과 관련된 권한을 갖는다.

지락 地落 ground fault 전기회로의 일부가 이상 상태로 대지에 전기적으로 접지되는 것. 전기 화재를 일으키는 원인 중 지락은 전류가 대지를 통하는 점이 단락과 다르다. 이 경우 전류가 대지를 통하기 때문에 지락사고시의 전류크기는 지락지점의 저항 값에 의해서 결정되며, 이러한 접지 저항 값은 전선의 저항값에 비하여 대단히 크므로 단락에서와 같은 큰 전류는 거의 흐르지 않는다. 지락으로 인해 화재가 발생하는 유형으로는 지락 전류가 금속체 등을 타고 흘러 발열, 발화하거나, 지락지점에서 발생한 스파크가 발화원이 되어 주위의 물질을 발화하는 경우 또는 지락 전류가 과전류 또는 접속부 과열 등의 사고를 유발시키는 경우 등이 있다. → 전류, 전기화재, 저항, 단락, 발화, 스파크, 과전류.

지렛대 lever 굵고 큰 못을 뽑을 때 쓰는 연장. 쇠로 만든 지레의 한 끝이 노루발장도리의 끝같이 되어 있음. 배척에 대한 일본말로 보이며 신문이나 거래계에서 많이 사용되나 바람직한 말은 아니다. = 빠루.

지령실 指令室 communication center 화재경보신호를 접수하고 해당 소방서에 출동신호를 송신하며 화재현장에 필요한 각종 정보를 제공 지원하는 유·무선통신본부. = 상황실.

지령실장 指令室長 communication officer 긴급사태 발생시 이용 가능한 통신 형태에 관해 조언하고 긴급사태 대응에 필요한 통신의 설치, 운용, 유지관리를 책임지는 지령실의 간부. = 상황실장.

지루성안검염 脂漏性眼瞼炎 seborrheic blepharitis 눈꺼풀이 홍반성이 되고 가장자리가 과립성의 딱지로 덮인 형태.

지루성피부염 脂漏性皮膚炎 seborrheic dermatitis 마르거나 습기 있는 노란색 딱지로 나타나는 만성 염증성 피부질환. 두피, 눈꺼풀, 얼굴, 귀, 가슴, 그리고 사타구니에 흔히 발생한다.

지루이상 脂漏異常 dyssebacea 코, 눈꺼풀, 음낭, 입술 등에 붉고 벗겨지는 지루성 반점이 생기는 피부상태. 이 질환은 비타민 B_2 부족으로 발생하며 대부분 알코올 중독, 간질환, 만성 설사. 단백질 영양 실조와 관련이 있다. = Shark skin.

지르코늄분 ~紛 zirconium powder [Zr] 원자량 91.22, 융점 1,850℃, 비점 4,400℃, 비중 6.5인 겉모양이 스테인리스와 유사한 은백색의 금속. 무정형(無定形)인 것은 흑색 분말이며, 분말은 발화점이 낮아 산화제와 섞으면 폭발하기 쉽다. 상온에서는 산화되기 쉬우나, 고온에서는 산화지르코늄이 되기 쉽다. 산 및 알칼리에는 잘 녹지 않으며, 왕수(王水) 및 플루오르화수소산에만 녹는다. 성질은 티탄과 비슷하며, 특히 화학적 성질이 하프늄과 흡사하기 때문에 하프늄과의 분리가 어렵다. 녹는점은 티탄보다 높으나, 내열성은 티탄보다 약해 400℃ 이상에서 항장력(抗張力)이 작아진다. 강도가 매우 크고 내부식성이 있어 유용한 금속 재료로 사용된다. 불화수소산과 반응하여 수소를 발생한다. 가열된 지르코늄은 수소를 흡수하여 금속성 물질인 수소화지르코늄이 된다. 이산화탄소 중에서도 연소한다. 화재시 물, 포, 이산화탄소, 건조 분말, 산, 알칼리, 할로겐화합물 소화약제는 적합하지 않으므로 사용을 금하고 소규모 화재 또는 초기 소화시 마른 모래나 마른 소석회 등으로 질식소화한다. 제법은 요오드화지르코늄의 열분해, 염화지르코늄의 융해염 전기분해 등에 의해서 만든다. 용도로는 원자로 재료, 진공관의 게터, 사진용 섬광전구 등에 사용되고, 철강업에서는 탈산, 탈황 등에, 또 합금으로서 내산재료 등에 사용된다. 산화물은 백색안료(白色顔料), 내화재료 등으로 사용된다.

지르코늄아크 zirconium arc 아르곤 가스를 넣은 작은 관구(bulb) 내에서 금속 링(ring)과 그 중심 부근의 작은 지르코늄 전극 사이에 형성되는 아크. 가열된 지르코늄(금속 원소, 기호 Zr, 번호 40)은 광을 발생시키는데, 연구실 등에서 점광원으로 편리하게 이용한다.

지름길반응 ~反應 shortcut reaction 통행할 길이 있음에도 불구하고 가능한 한 가까운 길을 걸어 빨리 목적 장소에 도달하려고 하는 인간의 반응. 정규의 통로를 걸으면 대단히 헛수고를 하는 기분이 되기 때문일 것이다. 공장 내의 통로에 흰 선 표시를 하고 있어도 무시하여 기계의 옆을 빠져 나가거나 놓아둔 재료의 위를 걸어서 재해를 일으키는 예도 있다.

지름─지수안전체계 ~指數安全體系 diameter-index safety system : DISS 의학적 가스의 실린더와 유량계 또는 압력 조절기 사이의 표준화된 연결 시스템. 각 가스는 연결고리가 열리는 사고를 예방하기 위해 특정 크기의 연결장치를 가지고 있으며, 고유 DISS 번호가 주어진다. 예를들어 아산화 질소는 1040번, 산소는 1240번이다. → 핀─색인안전시스템(Pin-Index Safety System).

지리멸렬의 支離滅裂~ incoherent ① 혼란된, 논리적인, 관련없이. ② 심리적 압박으로 인하여 이해할 수 있는 방법 의도에 따라 사람의 생각이나 사고를 표현하지 못하는.

지리정보체계 地理情報體系 geographical information system : GIS 지도에 관한 속성 정보를 컴퓨터를 이용해서 해석하는 시스템. 취급하는 정보는 인구 밀도나 토지 이용 등의 인위적 요소, 기상 조건이나 지질 등의 자연적 환경 요소 등 다양하다. 속성 정보를 가공하여 특정 목적을 위해 해석하고 계획 수립을 지원하는 것을 목적으로 하며, 시설 관리(FM) 시스템과는 구별하는 경우도 있다. 지리 정보 시스템은 도시 계획, 토지 관리, 기업의 판매 전략 계획 등 여러 가지 용도에 활용된다. = 지도정보시스템.

지링 z ring 180도까지 로프의 방향을 바꿀 수 있는 도르래를 이용하여 로프를 들어올리는 방식. 3 : 1 대 9 : 1로 혹은 더 크게 배치된 도르래로 부터 얻는 기계적 이점을 이용한다. 더 큰 짐은 몇몇의 구조자에 의해 안전하게 운반될 수 있다.

ㅈ

지멘 G-men(테러) 미국연방수사국(FBI)의 수사관. 거번먼트멘(government men)의 약칭으로 원래는 미국연방정부 공무원을 가리키는 말이었으나 1924년 FBI의 전신이 설치된 이후 그 직원을 가리키는 속칭으로 쓰이기 시작하였다. 1933년 테네시 주(州) 멤피스에서 '기관총 켈리'라고 불렸던 흉악범 조지 켈리가 무장한 특별수사관과 경찰관에게 포위되자, '제발 쏘지 마시오. 지멘!' 하고 애원한 것이 신문·라디오·잡지 등에 크게 보도되었고, 또한 영화에서도 이 용어가 쓰이게 되자 유행되어 일반화되었다고 한다. 지멘은 국가보안에 관한 범죄수사와 정보수집을 비롯하여 대(對)간첩활동에도 활약하고 있다. 엄격한 선발시험에 합격하여야 하며, 23~40세로 주(州)의 인가를 받은 법률학교나 회계학을 전공한 대학출신자에게 자격이 부여된다. 채용시험에 합격하면 14주의 특별훈련을 받고 무기의 조작·수사·체포·입증(立證) 등의 전문적인 기술을 습득한다. 전 세계에서 경찰관으로서는 최고의 급료를 받는 것으로 알려져 있다.

지면화재 地面火災 ground fire 지면에 쌓인 낙엽이나 잔가지 아래의 풀 등을 연소시키는 임야 화재.

지명약어 地名略語 location indicator ICAO에 의해 규정된 4자리 부호로서 항공고정국의 지명을 나타낸다.

지문 指紋 fingerprint 손가락 마지막 마디의 표피융선(epidermal ridges)을 형성하는 문리(紋理). 궁상문(弓狀紋), 제상문(蹄狀紋), 와상문(渦狀紋)으로 대별하고 이러한 세 가지의 어느 것에도 속하지 않는 형태를 변체문(變體紋)이라고 한다. 지문을 학술적으로 정립하고 지문법의 기초를 확립한 사람은 Francis Galton(1822~1916)이며 그 후 Edward Richard Henry경(1850~1931)이 Galton식을 개량하여 Henry식 분류법을 창시하여 오늘날 이용하고 있다.

지발분만 遲發分娩 postmature labor 분만예정일보다 2주간 이상 늦어서 일어나는 분만.

지방 脂肪 fat ① 기름부터 수지까지 다양한 형태와 점도를 보이는 지질이나 지방산으로 이루어진 물질. ② 축적된 지방을 포함한 세포로 이루어진 체 조직의 한 형태. 축적 지방은 커다란 세포의 소포에서 발견되는 백색지방이나 혹은 지질 알맹이로 이루어진 갈색 지방으로 인식된다. 축적지방은 설탕 1g당 생성 에너지보다 두 배 이상을 보유하고 있어 체 에너지원으로 빠르게 이용될 수 있다. → 지방산, 지질.

지방간 脂肪肝 fatty liver 간 내에 지방이 침착된 상태. 알코올성 간경화, 혈관 내 약물 투여, 사염화탄소와 황린과 같은 독성물질에 노출 등이 원인이다. 지방간은 또한 콰시오르코르에서 볼 수 있으며 임신 후반기에 드물게 문제로 나타난다. 식욕감퇴, 간 비대, 복부 불편감 등의 증상이 있다. → 간경변증.

지방괴사 脂肪壞死 adiponecrosis 지방분해 효소의 작용에 의한 체내 지방조직의 괴사.

지방대사 脂肪代謝 fat metabolism 지방이 분해 되어 인체의 체세포에 의해 이용되는 화학적 과정. 지방은 반응이 일어나기 전에 지방산과 글리세롤로 변화된다. 체내에서는 포화지방산을 합성하고 인슐린이나 당류코티코이드와 같은 호르몬은 지방 대사를 조절한다.

지방변 脂肪便 steatorrhea 췌장을 적출한 환자나 췌장의 외분비부가 파괴되는 질환을 가진 환자가 보는 변. 지방의 소화 흡수장애로 지방이 풍부한 점토빛을 띤다. 지방변은 대부분 리파제의 결핍이나 원위 회장으로부터 담즙산염의 재흡수 결여 때문이다. 지방변은 대변에 거품이 있고 악취가 난다.

지방변화 脂肪變化 fatty metamorphosis 지방성분이 없는 세포내에 지방소적이 축적되는 것. 지방대사의 장애로 인해 형성되며 흔히 세포종창이 선행되기도 한다. 지방변화는 간, 신장, 심장 등에서 흔히 관찰된다.

지방산 脂肪酸 fatty acid 지방에서 생성되는 몇 가지의 유기산 종류. 필수지방산은 체내에서 생성될 수 없으나 적절한 성장과 기능을 위해 필요하므로 음식물에서 섭취해야 한다. 필수지방산은 식물성 기름, 배아, 종자, 생선 기름, 식용사육 조류 기름 등이다. 포화지방산과 불포화지방산의 차이는 그들이 얼마나 점성도가 있느냐에 따라 다르다. 포화지방산이 많으면 많을수록 더 응고가 잘된다. 다 불포화지방산은 액체상태의 식물성 기름에 풍부하다. 불포화지방산은 일반적으로 식물성에서 얻어지고 포화지방산은 주로 동물성에서 얻어진다. 포화지방산이 많은 식이는 혈중 콜레스테롤치를 높일 수 있고 일부 환자들은 심장질환과 관련이 있다.

지방색전증 脂肪塞栓症 fat embolism 황색골수로 된 골의 골절이나 지방조직의 심한 외상 후에 지방이 순환혈액 중에 들어가 발생하는 색전증. 점진적인 폐부전증, 정신력 저하와 함께 신부전증 등을 초래한다.

지방육종 脂肪肉腫 liposarcoma 지방아세포에서 발생한 악성종양. 중년에 많고 두부, 하지, 후복막에 많다. 잘 분화되어 지방종과 구별하기 힘든 지방형 지방육종, 예후가 비교적 양호한 점액형 지방육종, 이형성이 강한 큰 세포들이 나타나고 악성도가 높은 다형형 지방육종 등이 있다.

지방이상증 脂肪異狀症 lipodystrophy 신체에서 지방을 이용하는데 이상이 있는 경우, 특별히 피부 밑에 저장된 지방이 영향을 받는 질환.

지방점액종 脂肪粘液腫 lipomatous myxoma 결체조직에서 시작된 지방조직을 가지고 있는 종양.

지방제거술 脂肪除去術 lipectomy 지방을 수술적으로 제거하는 것. 복부지방제거술 등이 있다.

지방조직 脂肪組織 adipose tissue 체내의 여러 곳에 존재하며 세포내에는 공포가 있어 공포안에는 지방질이 채워져 있는 조직. 지방은 남자에서 체중의 18%, 여자에서는 체중의 28%를 차지하고 에너지 발생원, 완충작용, 열 절연작용을 한다.

지방족알코올 脂肪族~ aliphatic alcohol 긴 직선의 탄소사슬을 지닌 1차 알코올. 살균작용을 하며 그 효력은 대체로 지방 용해도에 비례함.

지방종 脂肪腫 lipoma 지방 세포로 구성된 종양. 수지상지방종(lipoma arborescens)은 지방세포가 나무같이 분포되어 있는 관절의 지방종이며, 낭상지방종(lipoma capsulare)은 장기의 캡슐내의 종양으로 신장을 덮고 있는 캡슐 같은 곳에 발생하는 종양이며, 섬유성지방종(lipoma fibrosum)은 섬유조직 덩어리를 가지고 있는 종양이다.

지방종증 脂肪腫症 lipomatosis 신체 조직에 종양처럼 비정상적으로 지방이 축적된 것.

지방증 脂肪症 lipidosis 신체의 특정지방이 비정상적으로 증가될 수 있는 질환. 고셔병, 크랩병, 니만-픽 병, 테이-색 병 등을 들 수 있다.

지방헤르니아 脂肪~ adipocele 지방이나 지방조직을 함유한 헤르니아.

지붕 roof 건축물의 최상부를 덮으면서 눈, 비, 일광, 침입자, 먼지 등을 차단하는 주요구조부. 가연재로 되어 있는 경우 비화화재 위험성이 있다. → 비화, 주요구조부.

지붕덮개 roof cover 재료로 인한 지붕의 소실부위를 통해 빗물 등이 스며들지 않도록 덧씌우는 구조용 덮개.

지붕사다리 roof ladder 끝부분을 돌출부에 걸 수 있도록 상단부에 갈고리가 있는 구조용 사다리. = 갈퀴사다리.

지붕절단기 ~切斷機 roof cutter (구조) 매몰자 구조나 환기 등의 목적으로 지붕에 구멍을 만들 때 사용하는 절단 도구.

지붕창 ~窓 louver 공기는 통과시키지만 빗물은 차단해 주는 여러 개의 경사진 나무조각 또는 금속판으로 살을 댄 창문. 흔히 다락방의 창문으로 사용된다.

지붕침투소방대원 ~浸透消防隊員 roof man 연소 중인 건물의 지붕을 통해 침투하는 소방대원. 경우에 따라서 환기구를 확보하기도 한다. = 배기대원(排氣隊員).

지붕판 ~板 pontoon 석유탱크 같은 위험물 옥외탱크 저장소의 부판식 지붕.

지브 jib (구조) 한쪽 끝이 지면에 단단히 고정된 막대로, 기중기 구성요소 가운데 하나이다.

지사제 止瀉劑 antidiarrheals 설사를 유발하는 과도한 물 흡수를 억제, 장운동을 감소시켜(대변의 이동을 느리게 함) 설사를 억제하는 제제. 물의 흡수를 지연시키는 제제.

지상돌기 指狀突起 digitate 손가락 또는 손가락과 유사한 것을 가지고 있는.

지상식소화전 地上式消火栓 surface type fire hydrant 방수구가 지상으로 돌출되어 있는 옥외소화전. → 옥외소화전, 방수구.

지상식옥외소화전 地上式屋外消火栓 post hydrant 벽소화전, 매립소화전 등과 구별하여 소화전 몸체와 방수구가 지상으로 돌출되어 있는 일반소화전.

지상유출 地上流出 ground spill 위험물 운반차량 사고나 저장시설의 파괴로 인화성 물질이 지상으로 유출되는 것.

지상저장탱크 地上貯藏~ aboveground storage tank 지표면 위 또는 아래에 되 메우기 없이 고정식으로 설치한 저장용 탱크.

지속발기증 持續勃起症 priapism 음경이 지속적으로 발기하는 비정상적인 상태. 보통 성욕과는 무관하고 동통과 압통을 동반한다. 요로결석이나 음경이나 척추 손상에 의한 중추신경계 병변에 의해 발생한다. 가끔 급성 백혈병을 가진 남성에게서도 발생한다.

지속성건망증 持續性健忘症 continuous amnesia 일정 시기 이후 현재까지 연속적으로 일어난 모든 일에 대한 기억의 상실.

지속성흡식중추 持續性吸息中樞 apneustic center 호흡의 주기적 조절에 관여하는 뇌간 속의 뉴런 집합체.

지속성흡식호흡 持續性吸息呼吸 apneustic breathing 과다 흡기를 한 후 호기를 할 수 없는 것. 지속성 흡식호흡은 보통 1분에 2 싸이클이 일어난다.

지속적기도내압양압호흡 持續的氣道內壓陽壓呼吸 continuous positive airway pressure breathing : CPAP 자연호흡이 있는 경우에 FRC(기능적잔기량)의 감소를 막고 PaO$_2$를 늘리는데 사용되는 호흡법. non-breathing valve를 이용하는 것과 T-piece 법이 있다. 전자의 경우 환자의 분시환기량보다 1분당 1~2ℓ 많은 가스를 흘려보내고 T-piece법에서는 적어도 환자의 분시환기량의 3배의 가스가 필요하다. 이 방법은 인공호흡기를 사용한 호흡보다 CO 의 변화는 적고 신생아의 호흡곤란 증후군 등에 널리 사용된다.

지수 指數 index numbers 상태 변화를 수량의 상대적 증감으로 표시하는 지표. 기준 시점을 '100'으로 하여 변화량을 백분비로 표시한다.

지시없음 指示~ no-code 소생술을 실시하는 것은 부적절하게 될 것이라 생각하여 임종단계로부터 고통을 받고 있는 환자에게 내릴 수 있는 의료적 지시.

지시표지 指示標識 indicatory sign 도로의 통행방법, 통행구분 등 도로교통의 안전을 위하여 필요한 지시를 하는 경우에 도로 이용자가 따르도록 알리는 표지. 도로교통법의 시행규칙에 규정되어 있다.

지식화 知識化 intellectualization ① 무의식의 갈등과 이에 수반되는 정서적인 스트레스를 지성으로 다루는 방어 기전. ② 고통스런 감정을 최소화하거나 조절하기 위한 일반화 또는 추상적인 사고의 남용.

지압법 指壓法 pointillage 신체 특정부위를 손가락 끝으로 누르거나 마사지를 행하는 것.

지역비상관리기관 地域非常管理機關 Local Emergency Management Agency : LEMA 재난 당사국에 설치되어 비상관리의 다양한 형태에 대응하는 기관. 현장구조작전조정본부(OSOCC)의 지원을 받으며 연료, 가스, 중장비, 기타 구조구급대원 지원문제 등의 협의를 통해 체계적인 비상관리를 한다.

지역소방대 地域消防隊 fire district 본대에 소속되어 일정구역을 담당하는 의용소방대. → 의용소방대.

지역유행성인플루엔자 地域流行性~ endemic influenza 국지성(局地性)으로 발생하는 인플루엔자.

지역응급 地域應急 local emergency 공중 건강이 위협받는 즉각적인 위험이 존재하는 것을 발견한 다음의 상황으로 지진, 폭동, 기후 재앙 등 도시나 시골, 마을에 영향을 미칠 수 있는 상황이 지역응급상황으로 간주될 수 있다. 이러한 지역 응급상황은 그 지역을 포함한 지방 혹은 국가 비상사태에 의하여 대처될 수 있다.

지연 遲延 retardation 더디게 끌거나 끌리어 나감.

지연분만 遲延分娩 prolonged labor 보통 18시간의 한도를 넘어서 오래 걸리는 분만.

지연산화 遲延酸化 slow oxidation 철의 산화와 같이 빛을 발생하지 않고 행하여지는 물질의 산화.

지연성가연물 遲延性可燃物 coarse fuel 통나무와 같이 매우 서서히 연소하며, 부피가 큰 가연물. = 중가연물(重可燃物).

지연성독성 遲延性毒性 delayed toxicity 약물투여 후 상당시간이 지난 후에 독성에 대한 반응이 나타나는 것. 예를 들면 크로람페니콜(chloramphenicol)은 투약중단 후 수 주일만에 재생 불량성 빈혈이 나타난다.

지연성방출 遲延性放出 prolonged release 오랜 기간이 걸리는 약의 특성이나 특질. 대부분 장에서 각각 다른 비율로 녹는 약의 작은 환약모양의 부드러운 캡슐형태로 되어 있다.

지연성배뇨 遲延性排尿 retarded urination 배뇨가 시작될때까지 보통이상으로 시간이 오래 걸리는 배뇨곤란의 일종. 주로 전립선비대증 등의 하부요로 통과장애의 특징적 증상.

지연연소 遲延燃燒 slow combustion 착화되어 불꽃을 내면서 연소하기까지가 오래 걸리는 연소.

지연자동이득제어 遲延自動利得制御 delayed automatic gain control : DAGC 신호 강도가 미리 설정한 값을 넘었을 때 출력이 거의 일정하게 되도록 이득을 자동적으로 제어하는 것.

지연형과민반응 遲延型過敏反應 delayed hypersensitivity : DH 항원에 노출된 후 약 2~3일이 될 때까지 면역반응이 나타나지 않고 T 세포에 의해 일어나는 반응으로 세포-매개성 면역의 한 종류.

지연형알레르기 遲延型~ delayed allergy 알러젠의 투여 또는 흡입 후 며칠이 경과한 뒤에 나타나는 알레르기성 반응.

지오트리쿰증 ~症 geotrichosis 지오트리쿰 칸디다 곰팡이와 관련된 것으로 구강, 목, 장 질환의 원인이 된다. 폐렴은 끈끈하고 혈액이 섞인 기침을 뱉어낸다. 지오트리쿰증은 면역력이 떨어지고 당뇨병이 있는 사람에게서 발생한다.

지원 支援 assist 직접적인 책임지역이 아닌 곳에 소방력을 출동시키는 일. 지원되는 소방력은 지원받는 측의 지휘를 받아 활동하는 것을 원칙으로 한다.

지원관 支援官 logistics officer 대량의 환자가 동시에 발생했을 때 요구되는 특정 인원, 장비 및 서비스를 포함하는 부서의 책임을 맡고 있는 재해 명령 시스템 구성에서 스탭의 한 사람.

지원배치 支援配置 relocate 출동으로 생긴 공백을 인접 소방관서의 소방력을 이동·배치하여 메우는 일.

지원부서 支援部署 logistics section 대량의 환자가 동시에 발생했을 때 요구되는 특정 인원, 장비 및 서비스를 포함하는 재해 명령 시스템에서의 한 부서. 이 부서는 지원부서(시설, 물품, 장비)와 서비스 부서(통신, 음식, 의료담당)로 나눌 수 있다. 일단 이러한 것들이 갖추어지면 기획과 운영의 책임은 이러한 부서에 의해 운영된다.

지원지역 支援地域 cool zone 진입제한지역의 바깥지역으로 현장지휘소가 위치할 수 있는 지역. 또한 출입금지지역에 투입될 예비대원이 대기하는 지역이며, 제한된 의료진이나 보도진이 위치할 수 있는 지역이다.

지자기 地磁氣 earth magnetism 지구가 지니고 있는 자기. 지구는 하나의 천연 자석으로 그 자석의 양극(兩極)은 각각 지리적 양극 부근에 있다. 자침이 남북을 가리키는 것도 그 때문이다. 지자기는 불변의 것이 아니고 주기적 또는 불규칙적으로 변화하며 영구 자계와 변화 자계로 나뉜다. 어떤 지점의 지구 자계를 결정하기 위해서는 3개의 독립된 성분이 필요한데 보통 수평 분력과 방위각 및 복각을 사용한다. 이것들을 지자기의 3요소라 한다. 또 태양면의 활동도에 따라서도 지자계의 세기와 방향이 변화한다. 전리층 내를 통과할 때의 전파의 굴절률은 전파 통로와 지자계의 방향 및 세기에 따라 달라지므로 지자기가 있을 때의 전리층은 부등방 매질(不等方媒質)로 되어 전리층 굴절파의 전파에는 지자계를 고려해야 한다.

지절골 指節骨 phalanges of foot 발가락을 이루는 지골. 무지에만 두 개가 있고 나머지는 모두 세 개씩 있다. 기절골(proximal phalanx), 중절골(middle phalanx) 및 말절골(distal phalanx)로 구분하며 말절골 말단에는 조면이 있어 발톱이 부착한다. = 발가락뼈.

지점대지역간통신 地點對地域間通信 point to area communication 특정 고정 지점에 위치한 중계국과 고정 지점에 위치한 유효 영역 내의 비특정 지점에 위치한 모든 중계국 간의 전파 링크에 의한 통신.

지정 指定 appointment 어떠한 일의 방법을 가르쳐 정하는 것.

지정자원 指定資源 assigned resources 사건에 배정된 과업과 필요한 자원.

지정전화 指定電話 dedicated line 특별한 전화(통신)회로로써 두 지점간의 통신에 사용되는데, 통신장치의 원격조정이나 응급구조사 비상대기의 호출 시에 쓰인다.

지정주파수대 指定周波數帶 assigned frequency band 주파수대의 중심 주파수가 할당 주파수와 일치하고, 그 주파수 대역폭이 점유 주파수 대역폭의 허용값과 주파수 허용 편차의 절대값의 두 배의 합과 같은 주파수대.

지주¹ 支柱 pillar ① 수직 내력기둥. ② (英) 도로 화재경보기.

지주² 支柱 stay 전주나 안테나 등이 넘어지지 않도록 고정시키는 버팀줄.

지주막 蜘蛛膜 arachnoid 일명 거미막이라 하며 신경의 분포가 미약하고 고유혈관이 없는 경막 바로 내측의 얇은 막. 지주막과 경막 사이에는 좁은 경막하강을 이루고 연막과의 사이에는 넓은 지주막 하강을 형성하여 뇌 척수액(CSF)을 수용하고 있다. 지주막 하강은 일정부위에서 넓어져 지주막 하조(subarachnoid cistern)를 형성하는데 소뇌와 연수사이의 소뇌 연수 조(cerebellar medullary cistern)는 일명 대조(cisterna magna)라 하며 임상에서 조 천자(cisterna puncture)부위로 이용된다. 척수 지주막은 뇌 지주막처럼 조(cistern)를 형성하지 않으나 연막과의 사이에 형성되는 지주막 하강은 요추천자 부위로 이용되는데 천자부위로는 제3~4요추간에서 행해지며 좌, 우 장골능 최고점의 연결선상인 Jacobs line이 선택된다. = 거미막.

지주막하출혈 蜘蛛膜下出血 subarachnoid hemorrhage 뇌의 표면인 지주막과 연막사이에 생긴 출혈.

외상이나 뇌동맥류 파열, 뇌동맥이나 뇌정맥의 기형이 유발요인이 될 수 있다. 증상으로는 갑작스런 두통, 구역질, 구토 등의 두개내압 상승 증상과 경부 강직, 혐광증 등의 수막 자극 증상과 발작, 의식소실 등 여러 가지 신경증상이 다양하게 나타난다. 파열된 혈관에서의 압력이 심해지면 뇌까지 출혈이 확대되어 악화될 것이다.

지중음향탐지기 地中音響探知機 subterranean sound detector 매몰 고립된 사람의 고함이나 신음, 벽 두드림 등의 신호를 보낼 수 있는 생존자를 찾아내기 위하여 개발된 장비. 두드리거나 긁는 신호는 진동센서를 통해 감지되고 소리에 의한 청음센서에 의해 탐색된다.

지중해빈혈 地中海貧血 thalassemia 유전적으로 혜모글로빈의 α사슬이나 β사슬을 생산하지 못하여 발생하는 용혈성 빈혈의 한 형태. 주로 지중해 사람에게 나타난다.

지지 支持 upholding 추락, 전도, 이탈할 수 있는 것(로프, 사람, 장비 등)을 단단히 붙잡거나 고정하는 일.

지지봉 支持棒 tie rod 사다리의 가로대 밑에서 양세로 빔을 당겨주는 금속 봉. = 결착재(結着材).

지지요법 支持療法 supportive psychotherapy 환자의 적응 능력을 지지하는 정신 요법의 일종. 성실한 태도로 환자의 호소를 잘 듣고 기분을 받아들여 이해하고 환자를 위로하고 기운을 북돋아서 자신을 되찾을 수 있도록 도와주는 행위이다. 의료진은 환자에게 지지적이며 수용적인 태도로 접하면서 알기 쉽게 설명하는 등 적절한 조언, 지도, 격려를 한다.

지진 地震 earthquake 지구 내부의 판운동(版運動)이나 화산활동으로 지각이 돌발적으로 요동하는 현상. 구조물붕괴, 해일, 화재 등을 일으킨다. → 해일.

지진파 地震波 seismic wave 판운동, 화산활동 등으로 인해서 지각이 변형력을 받다가 깨어지면서 축적된 탄성(彈性) 에너지가 파동에너지로 바뀐 것. 지진파가 지표에 도달할 때 지진이 발생된다. → 지진.

지질 脂質 lipid 식물이나 동물조직의 지방이나 지방 유사물질. 지방은 물에는 녹지 않지만 알코올이나 다른 유기용매에 녹을 수 있다. 신체에 저장되어 있다가 에너지원으로 쓰여질 수 있지만 동맥경화증에서는 증가될 수 있다. 지방의 종류로는 콜레스테롤, 지방산, 인지질, 중성지방 등이 있다.

지질분해 脂質分解 lipolysis 유리지방산과 글리세롤로 트리글리세리드의 분해. ↔ 지질합성.

지질성 脂質性 lipoid 지방을 닮은 모든 물질들.

지질합성 脂質合成 lipogenesis 지방 또는 트리글리세리드의 형성. ↔ 지질분해.

지치 智齒 wisdom tooth 제3대구치로 사랑니라고도 한다. → 대구치(大臼齒).

지침 指針 protocols 다른 다양한 상황에서 행해지는 평가와 처치 같은 단계를 나열한 것. 지침(protocols)은 응급의료체계의 지도의사에 의해 개발됨. 응급의료체계의 모든 구성요소를 위한 정책과 절차들. = 프로토콜.

지표 指標 indicator 사물의 가늠이 되는 안표.

지표파 地表波 surface wave 도전성(導電性)의 지표면을 따라서 퍼져 나가는 전달방식으로 지표에서 흡수되는 전력 손실은 파장이 길수록 적으므로 멀리까지 전파된다. 지면의 종류에 따라서 흡수량이 변하여 해면이나 수면상에서 가장 잘 전달되고, 평지가 그 다음이며 산악, 시가지, 사막일수록 흡수가 많아진다. 주파수가 낮을수록 유리하며 장중파대에 이용된다. 지표파의 통달(通達)거리는 주파수의 고저 외에 대지의 유전률에 의한 영향이 크다.

지표화재 地表火災 ground fire 땅의 표면 또는 땅속에 깔려있는 모든 가연성 유기물질을 포함한 지면 연료가 타는 화재. 지면연료가 될 수 있는 주요 물질은 부분적으로 썩은 식물, 나무뿌리, 낙엽, 죽은 가지, 쓰러진 통나무, 그루터기, 큰 나무가지, 덤불 등이다.

GP형수신기 ～型受信機 Gas P-type control panel 가스누설 탐지 및 경보 기능을 가지고 있는 P형 수신기. → P형수신기.

지하공간용관창 地下空間用管槍 cellar nozzle 지하실, 배 밑창 등의 바닥, 또는 갑판 밑 공간에서의 화재시 사용하는 특수한 분무 관창.

지하드 Jihad(테러) 이슬람교를 전파하기 위해 이슬람교도에게 부과된 종교적 의무. '성전(聖戰)'이라고 번역한다. 이 싸움은 '오른손에는 검, 왼손에는 코란'이라고도 표현되듯이, 옛날부터 비이슬람교도에 대한 약탈전쟁으로 간주되어 왔으나, 최근에는 반드시 공격적 성격만을 띠는 것은 아니고 평화를 갈망하는 이슬람교도가 위기에 처하여 부득이 싸움을 하지 않으면 안 되는 방위적 성격의 것으로 보고 있다. '지하드'는 반드시 무력에만 의존하지 않고, 마음에 의한, 펜(논설)에 의한, 지배에 의한, 그리고 또 검에 의한 4종의 지하드로 나뉜다. 오늘날에는 무력에 의한 지하드는 현실적으로 불가능하며 '펜에 의한' 평화적 전투가 강조되고 있다. 그러나 성년이 된 모든 남자 이슬람교도는 지하드에 참가할 의무가 있다고 이슬람교법에 규정되어 있는데, 참가자에게는 전리품의 분배가, 순교자에게는 천국이 약속된다고 말하고 있다. 한편, 지하드의 기치를 내걸고 많은 이슬람교 단체들이 이란·팔레스타인·레바논·아프가니스탄 등지에서 이스라엘 등 서방 국가 등에 대하여 게릴라전을 수행하며, 일부는 테러 행위를 자행하기도 하였다. 그들 중 일부는 자신을 이슬람 지하드라고 하지만 그 실체는 정확하게 알려지지 않고 있다. 이에 대해서는 이슬람 아말이나 헤즈볼라 등 시아파 과격단체의 위장이라는 설도 있고, 여러 단체가 독자적으로 테러 행위를 수행한 후 이슬람 지하드의 이름으로 성명을 낸다는 견해도 있다. 1983년 베이루트 주재 미국대사관에 대한 폭탄트럭 공격으로 알려지게 되었다.

지하수 地下水 ground water 지표면 아래층에서 끌어올린 물 또는 우물에서 끌어올린 물.

지하식소화전 地下式消火栓 flush hydrant 방수구가 지표 아래(맨홀내)에 있는 옥외소화전. → 옥외소화전.

지하용관창 地下用管槍 basement nozzle 지하층이나 선박의 화물칸에서 화재가 발생했을 때 사용하는 관창.

지하철 地下鐵 subway 전용의 궤도를 주행하며 고용량의 차량 및 열차편성으로 교통 서비스를 제공하는 교통수단. 우리나라에서는 시영철도를 지하철이라 하고 국영철도는 전철이라 하여 분류하고 있으나 실제 지하철과 전철의 물리적 특성에는 커다란 차이가 없다. 용량 운영방식 측면에서 경전철 신교통수단 등과 비교된다.

지하층 地下層 basement 층고의 50% 이상이 지면 아래로 들어간 층. 화재 시에는 탈출이나 소방대원의 진화·인명구조 활동이 어렵다.

지하통로 地下通路 underpass 도로가 도로나 철도 또는 구조물과 교차할 때 지하 또는 구조물 하부를 통과하는 도로 부분. 다른 시설물과의 교차 여부와는 무관한 터널이나 지하도로는 구분된다.

지향성 指向性 directivity 방향에 따른 감응 또는 감도의 변화. 어떤 특정 방향에 대하여 감응 또는 감도가 클수록 지향성이 좋다고 한다. 일반적으로 지향성은 지향성도를 사용해서 나타낸다.

지향성도 指向性圖 directivity diagram 어떤 특정한 방향에 대하여 강한 전파를 방사하고, 도래 전파의 에너지를 강하게 받는 것을 표시하는 안테나의 특성을 극좌표나 직각 좌표상에 곡선으로 표시한 도형.

지향성안테나 指向性~ directional/sectorized antenna 지향성이 있도록 설계된 안테나. 등방성 안테나(isotropic antenna)를 제외한 모든 안테나를 가리키며 특정 방위각으로만 빔이 형성되도록 한 무선 안테나를 말한다. 지향성 안테나는 등방성 안테나의 뒷면에 반사판(reflector)을 부착하여 전파가 일정 방향으로만 전파되도록 설계된 안테나이며, 보통 반파장 다이폴을 수직으로 다단 배열한 콜리니어(collinear) 안테나를 사용한다.

지혈 止血 hemostasis 기계적이거나 화학적인 방법 또는 혈관 수축, 혈소판 응집, 트롬빈과 피브린의 합성 등 신체의 복합적인 응고 과정을 통해 출혈을 막는 것.

지혈대 止血帶 tourniquet 어떤 방법으로도 지혈되지 않는 출혈을 효과적으로 멈추게 할 수 있는 방법. 사지의 부분적 혹은 완전한 절단에 의한 대량출혈 환자나 직접 압박으로도 지혈되지 않는 출혈에서는 유용하게 사용한다. 합병증을 초래할 수 있으므로 주의해야 하며 마지막 수단으로 사용해야 한다. 사용방법 : 1) 삼각건을 말아서 폭이 7~10cm이 되는 띠가 되도록 한다. 혈압을 측정하는데 사용하는 커프는 효과적인 지혈대로 사용할 수 있다. 2) 말은 삼각건이나 커프를 출혈부위의 근위부 위에 위치시키고 감는다. 3) 말은 삼각건을 한번 매듭지어 묶고 매듭위에 나무 막대 등을 위치시킨 후 나무막대를 다시 묶는다. 4) 나무막대를 손잡이로 사용하여 출혈이 멈출 때까지 지혈대를 단단히 조인다. 일단 출혈이 멈추면 나무막대를 더 이상 조이지 말고, 그 위치에서 고정하도록 한다. 5) 커프를 이용한 경우에는 공기 주입구를 이용하여 커프로 공기를 주입하여 출혈이 멈출 때 공기 주입구의 밸브를 닫는다.

지혈법 止血法 controlling of bleeding 출혈시 가장 먼저 직접압박을 시행 후 출혈이 멈추지 않으면 거상, 압박드레싱과 압박점을 누르는 순서로 시행하고 그래도 출혈이 멈추지 않으면 지혈대를 착용하는 방법.

지혈성 止血性~ hemostatic 혈액의 흐름을 막는 절차나 장치, 물질에 속하는 직접 압력, 지혈대 외과적 겸자는 기계적 지혈방법이다. 자궁출혈을 정지시키기 위해 복부에 얼음 주머니를 대거나 위출혈을 검사하기 위해 얼음 용액으로 위세척을 하는 등의 냉각 요법도 포함된다. 젤라틴 시펀지 트롬빈, 미세 섬유의 콜라겐은 혈소판을 모으고 혈괴를 형성하는데 외과적 시술에서 출혈을 억제하기 위해 사용한다. 아미노카프론산은 전신적 과다 섬유소용해에 의한 과도한 출혈의 치료에 이용하며 경구적으로나 정맥을 통해 주입한다. phytonadione은 항응고제나 그 밖의 약물에 의해 유발된 프로트롬빈 결핍의 치료와 신생아 출혈성 질환의 예방과 치료에 사용된다. = 지혈의, 지혈제.

지혈제 止血劑 hemostatics 혈행을 정지시키는 제제.

지형성역전 地形性逆轉 topographic inversion 무거운 찬 공기가 계곡이나 분지의 사면을 따라서 완만하게 저지로 흘러내릴 때 상층에 더운 대기층이 형성되면서 발생하는 것.

지휘관 指揮官 commanding officer 하위 지휘자나 참모를 두고 전체 재난현장을 종합적으로 지휘하는 고위 소방간부 또는 기관장. 소방서장, 소방본부장, 소방방재청장 등이 있다. → 지휘자.

지휘범위 指揮範圍 span of control 지휘의 효율성을 유지하면서 1인이 통제할 수 있는 최대의 인원. 진화작업시에는 보통 3~8명이 적절한 지휘범위이다.

지휘병원 指揮病院 base hospital 준의료인 팀에게 출동명령을 할당해 주고 사고현장과 병원간의 지도 의사에 의해 의료지시를 받을 수 있게 통신연결이 되어있는 응급부서로서 준의료인 팀이 상주해 있는 병원을 의미.

지휘소 指揮所 commando post 사고 지휘자가 위치한 고정된 자리. 구조 활동을 조정하고 지지하는 역할을 하는 몇몇의 다른 부서 대표자들로 구성되어 무전통신을 하는 차량이 된다.

지휘소방자동차 指揮消防自動車 command post 화재, 구급, 구조 등 각종 재난과 재해현장에서 소방 활동의 지원, 지휘, 통제와 화재원인조사, 감식 등의 용도로 사용되어지는 차량. 도로의 운행에 적합한 절차를 거친 자동차에 수요자의 요구에 의해 화재조사 및 감식장비를 적재한 소방자동차.

지휘자 指揮者 commander 지휘관의 지휘를 받아 소방대원을 직접 지휘하는 소방 간부. 소방파출소장, 119구조대장, 진압대장 등이 그 예이다. → 지휘관.

지휘차 指揮車 lead car 지휘부가 탑승하여 출동대를 선도하고 화재진압·인명구조활동 등을 지휘하는데 이용하는 소방차량. 지휘차에는 무선통신, 방송, 정보처리장비 등이 탑재된다.

지휘항공기 指揮航空機 lead plane 공중진화 지휘관이 탑승하는 항공기.

직격뢰 直擊雷 direct stroke 선로 또는 전기설비가 있는 임의의 장소에 직접 가해지는 뇌격.

직결합 直結合 direct coupling 증폭 회로 등에서 커패시터를 통하여 유도 부하의 출력을 다음 단의 입력 회로에 가하는 단간 접속 방법. 초크 결합 또는 LC 결합이라고도 한다.

직경로 直經路 direct path 가시거리 내의 전파(傳播)에서 송신 및 수신안테나 사이의 최소 전파 시간의 경로. 근사적으로는 송수신점을 맺는 직선이라고 생각되지만, 엄밀하게는 대기 굴절률의 분포와 관련하여 약간 변화한다.

직근 直筋 rectus muscle 비교적 곧은 형태의 신체 근육의 하나. 복직근(rectus abdominis)은 복부의 한 쌍으로 된 근육중 하나이다. 척주를 굴곡시키고 위와 장의 내용물을 담고 있도록 돕고 대퇴직근(rectus femoris)은 대퇴부의 근육이며 대퇴사두근육의 구성요소중 하나로 다리를 굴곡시킨다.

직렬운전 直列運轉 pressure operation 여러 개의 임펠러를 직렬로 연결시켜 물이 각각의 임펠러를 연속적으로 통과하도록 함으로써 적은 양의 물로도 높은 압력을 발생시킬 수 있도록 고안된 다단원심펌프를 운전하는 것. 펌프의 용량을 늘리기보다는 압력을 증가시키기 위한 것으로, 임펠러와 임펠러 사이를 통과하는 물의 힘에 의해 압력이 증가하게 된다.

직류 直流 direct current : DC 항상 일정한 방향으로만 흐르는 전류. 대개는 회로 안의 전류에 대해서 사용된다. 일반적인 파형을 갖는 전류를 시간적으로 변하지 않는 부분과 여러 가지 주파수를 갖는 정현파 전류와의 합으로 나타낼 때, 전자를 직류 성분이라고 한다. 직류 성분만 갖는 전류는 정상 전류이므로 맥류 등과 구별하여 이 경우에만 직류라고 하는 경우도 있다. ↔ 교류.

직류전기 直流電氣 galvanism 화학반응에 의해 생성된 전류나 전기.

직립성저혈압 直立性低血壓 orthostatic hypotension 갑자기 일어설 때 혈압이 떨어지고 어지러우며 시력이 흐려지고 심하면 실신까지 이르는 것. 교감신경 차단성 약물을 복용한 환자에게서 흔히 볼 수 있다. 교감신경계에 손상을 입은 당뇨병이나 매독 같은 질환에서도 일어난다.

직무대리 職務代理 acting 부재(不在)하는 지휘책임자의 역할을 대행하는 것. 대개 차하(次下) 계급(직책)이 맡는다.

직무범위 職務範圍 duty to act 한 사람 또는 여러 사람과 개인이나 사적으로 공공조직간에 법적인 관계에서의 업무범위. 관리의 정도와 지식과 기술을 수행하거나 이에 따른 책임을 합리적이고 유사한 상황하에서 잦은 실제행동을 경험하면서 세워지게 되고, 지식과 유용한 자원을 이용해 성립하게 된다.

직사관창 直射管槍 constant flow nozzle 봉상(棒狀)으로 방수하는 관창. 강한 물줄기를 이용한 파괴나 대량 또는 원거리 주수(注水)를 목적으로 사용된다. → 봉상주수.

직선가속력 直線加速力 linear acceleratory force 수직 혹은 수평 비행시 경험하는 압력. 이러한 압력은 우주비행과 곡예비행을 포함한 비행시 주요 고려사항이지만, 심폐기능이 제한된 환자의 탑승의 위험 또한 높일 수 있다.

직선검파기 直線檢波器 linear detector 출력 전압이 입력 피변조파의 진폭에 비례하는 검파기. 비선형 소자를 선형의 다이오드 특성으로 볼 수 있는 동작 범위에서 사용하는 진폭 변조파의 복조기이다.

직선상강직 直線狀强直 orthotonos 파상풍 감염이나 스트리크닌(strychnine) 중독이나 파상풍감염 후에 나타나는 근육경련에 의해 곧고 경직된 자세.

직선수색 直線搜索 straight search 직선으로 진행하면서 수색하는 것. 참여대원이 많고 시야가 좋을 때 사용하는 수색방법.

직선형블레이드 直線形~ Miller blade 후두경에 연결하는 직선형 날. 주로 소아 환자에 사용한다.

직업건강 職業健康 occupational health 근면하여 충분히 잘 일할 수 있고 질병으로 인해 결석하지 않고 장애로 인한 소송이 없고 근속기간동안 일할 수 있는 노동자의 상태.

직업병 職業病 occupational disease 특정한 직업을 수행함으로 인해 발생하는 질병. 대개 반복적으로 어떤 행동을 수행하거나 유해물질과 접촉하였기 때문에 발생하는 질환.

직업불능 職業不能 occupational disability 노동자가 직업성 질환이나 산재로 인해 적절히 직업적 역할을 수행할 수 없는 상태. = 직업장애.

직업사고 職業事故 occupational accident 사업장에서 고용자에게 사고에 의해 발생된 손상.

직장 直腸 rectum 약 15cm 정도로 골반강 안에 있는 소화기관. 배상세포(goblet cell)가 많이 있으며 많은 점액을 분비하여 점막내면을 윤활하게 하여 배변에 도움을 준다. 장내 세균이 부패시키고 남은 것을 배설하며 주로 수분을 흡수한다. = 곧창자.

직장검진 直腸檢診 rectal examination 직장을 통해 렌즈가 부착된 길고 유연한 관을 삽입하여 점막 상태를 검진하거나 대변에 혈액성분이 섞여 나오는지를 검사하는 것.

직장수지검사 直腸手指檢査 digital examination of rectum 손가락을 항문에 삽입하여 직장하부까지 이르고, 이 부의 병변을 촉지하는 항문 및 직장의 검진법. 직장의 전벽에는 남자에서는 전립선, 여자에서는 자궁질부를 만질 수가 있다. 이 검사로 직장주위의 병변, 예를 들면 농양, 암종을 만질 수 있고, 또한 한 쪽의 손가락으로 하복부를 눌러서 촉진하면 더욱 범위는 넓어진다. 이 검사에 의한 직장병변의 검진에서는 종류, 그의 크기, 표면의 성상, 딱딱함, 이동성, 출혈, 통증, 협착 등을 느낄 수가 있다. 간단하게 할 수 있는 검진법으로 이용가치가 높고, 상세하게는 내시경, 방사선검사를 행한다.

직장염 直腸炎 proctitis 직장과 항문의 염증. 경미한 통증과 실제로는 할 수 없는데도 긴박하게 배변하고 싶은 증상이 있다. 직장염(rectitis)으로도 알려짐.

직장의 直腸~ rectal 직장과 관련된 것.

직장투여 直腸投與 rectal medication 소아나 구토 환자, 의식이 없는 환자에게 직장으로 약물을 투여하는 방법. 응급구조사가 사용하는 대표적인 것으로는 소아의 해열제 좌약이 있다. 직장점막으로 흡수된 약물의 일부는 간장을 지나가지만 일부는 문맥으로 들어가지 않고 직접 대정맥에서 대순환으로 들어간다. 또한 위점막 장애의 부작용이 적으므로 비스테로이드계 소화염 진통제나 해열제 등을 좌약으로 많이 사용한다.

직장항문학 直腸肛門學 proctology 결장, 장, 항문의 질병을 치료하는 의학 분야.

직장S상결장 直腸~狀結腸 rectosigmoid S상 결장과 직장의 상부 끝부분.

직장S상결장경검사 直腸~狀結腸鏡檢査 proctosig-moidoscopy 직장과 S상 결장을 내시경을 통해 직접 눈으로 관찰하는 검사. 폴립과 같은 작은 병소를 절제하거나 큰 병소의 조직생검, 종양, 암, 게실주위염을 확인하기 위해 수행한다.

직접광선 直接光線 direct ray 반사나 굴절 없이 한 지점에서 다른 지점으로 진행하는 광선.

직접분사식연소 直接噴射式燃燒 direct injection : DI 연소실을 헤드에 설치하고 거의 중앙에 다공 노즐을 배치하여 연료를 분무하면서 연소시키는 방식. 이 방식에서는 연료의 분무와 공기의 혼합 여하가 연소의 좋고 나쁨을 좌우하므로 분사밸브의 기능과 연소실 내의 유동이 가장 중요한 역할을 한다. 공기의 유동으로서는 흡기포트에 의해 주어지는 적당한 와류(스월)와 압축상사점 부근에서 주어지는 압입와류가 이동된다. 직접분사식의 가장 일반적인 것은 리엔트런트형이다. → 압축상사점.

직접소화 直接消火 direct attack 불을 두드리거나 흙으로 덮는 것과 같이, 연소되고 있는 부분에 대해서 직접적으로 행해지는 산림화재 진화방법. ↔ 간접소화.

직접압박 直接壓迫 direct compressure 외출혈의 지혈을 위한 가장 보편적이고 효율적인 방법으로 상처부위를 직접 압박하는 것. 출혈이 멈출 때까지 상처에 압박을 가한다.

직접연소식기화기 直接燃燒式氣化器 direct-fired vaporizer 액체 LP가스와 접촉하는 전열부에 불꽃의 열을 직접 가하는 기화기.

직접운반 直接運搬 direct carry 환자를 침대에서 들것으로 옮기기 위한 방법이며, 두 사람 또는 그 이상의 구조요원이 그들의 가슴 쪽으로 말아 올린 다음, 일어서서 그 반대로 행하여 환자를 들것으로 내려놓는다.

직접의료지도 直接醫療指導 on-line medical direction 병원 전 의료를 제공하는 사람들이 의료 지도 혹은 자원 병원(resourse hospital)의 의사에게 직접 통신을 하여 지시를 받는 것. 의사소통방법으로는 전화, 무선기를 이용하여 가능하며, 응급구조사가 환자를 처치할 때 의학적 권고가 필요하다고 생각할 경우에도 요청할 수 있음. 처치지침, 통신방법과 절차들과 같은 특별한 훈련 프로그램을 마치고, 그 분야에서 숙련되고, 공식적인 자격 과정을 통과한 경우 직접 의료지도를 받을 수 있다.

직접의료지시 直接醫療指示 on-line medical control → 직접적인의료지시(direct medical control), 직접의료지도.

직접적인의료지시 直接的~醫療指示 direct medical control 현장인력과 의료지시의사 사이에 실제적인 의사소통. 많은 체계에서 여러 전문인명구조과정에 적용하기 위하여 이러한 유형의 조절을 필요로 한다. 직접의료지시(on-line medical control)라고 한다. ↔ 간접적인의료지시.

직접전파 直接傳播 direct transmission 병원체가 숙주에서 숙주로의 직접적인 전달로 신체접촉, 키스, 성교, 재채기, 기침 등으로 전파되는 것.

직접접촉 直接接觸 direct contact 감염된 혈액이나 다른 체액을 직접 접촉함으로써 다른 사람에게 감염 질환을 전파할 수 있는 경로.

직접지면에서올리기 直接地面~ direct ground lift 바닥에서 들것으로 환자를 운반하고 이동하는 방법. 두 명 이상의 구조자가 무릎을 꿇고 그들의 가슴에 환자를 구부리고, 일어서서 들것에 환자를 내리기 위해 역으로 하는 과정.

직접진화 直接鎭火 direct attack 물 또는 다른 소화제를 연소부위에 직접 방사하는 것.

직접피해 直接被害 direct injury 재난·사고로 인해서 단기적이고 유형적으로 발생한 재산·인명피해. 소손(燒損), 수손(水損), 붕괴, 그을음 피해, 부상자, 사망자 등이 이에 해당한다. → 재산피해, 인명피해, 간접피해.

직접화재신고 直接火災申告 front door still 화재를 발견한 사람이 전화나 다른 수단으로 신고하지 않고 소방서로 직접 찾아가서 화재신고를 하는 것.

진공 眞空 vacuum 물질이 존재하지 않는 공허한 공간. 실제로는 완전한 진공을 만들기가 매우 어렵기 때문에 보통 1/1,000mmHg 정도 이하의 저압을 진공이라 한다. 일반적으로 힘의 장(場)의 양자론에 의해 대응하는 소립자의 존재를 생각할 수 있다. 이 관점에서 진공은 최소 에너지의 상태, 즉 장(場)의 해밀터니언의 고유치가 최소인 상태로 정의된다. 실험 기술 또는 공학상에서 단순히 진공이라 할 때는 정도가 높은 감압 상태(수 Torr 이하)를 의미하며 물질 분자가 하나도 없는 상태를 완전 진공, 절대 진공, 이상 진공 등이라 한다.

진공계 眞空計 vacuum gauge 대기압(1.03kgf/cm²)보다 낮은 압력을 측정하는 압력계. → 압력계.

진공도 眞空度 degree of vacuum 진공의 정도. 보통 잔류기체가 가리키는 압력으로 표시되며, 압력의 단위로는 mmHg, μHg, 바(bar), 토르(torr) 등이 사용된다. 진공용기 내에 들어 있는 고체 또는 액체의 표면에서의 현상(흡착, 흡수, 열교환, 산화, 비등점, 융점의 강하 등)에 대해서는 잔류기체밀도의 절대치, 즉 진공도가 중요하나, 용기 내를 비행하는 다른 입자와의 충돌 회수가 문제일 때(방전, 증유, 분자선 등) 필요한 진공도는 입자가 비행하는 거리에 의해서 결정되는 것으로, 말하자면 상대적인 진공도가 중요하게 된다. 현재, 진공펌프나 게터를 써서 도달할 수 있는 최고의 진공은 1×10^{-12}mmHg 정도이며, 이때 1cm³ 속에는 아직도 3만여의 분자가 잔류하나 분자간의 평균자유행로는 25℃의 공기에서 5×10^9cm 정도로서 많은 목적에 대해서 사실상 완전진공과 같다.

진공부목 眞空副木 vacuum splint 환자의 골절부위를 보호하여 2차 부상을 예방하는 장비. 진공펌프로 부목내부의 공기를 제거하여 부상 부위에 꼭 맞도록 주물형태로 만들어줌으로써 골절부위를 효과적으로 고정시킬 수 있다.

진공손실 眞空損失 vacuum loss 펌핑(pumping)시 수원의 액면에만 작용해야 하는 대기압이 펌프 흡입 측의 구멍을 통해서 들어와 펌프의 흡입작용을 방해하는 현상.

진공시험 眞空試驗 vacuum test 일정한 시험기준을 정해서 펌프의 진공손실이나 흡입력을 확인하는 일. → 진송손실.

진공전신부목 眞空全身副木 vacuum body splint 전신 보호용 부목. 골절시 각 부위별로 부목으로 사용하며 산악 구조시 들것으로도 사용 가능함.

진공채혈기 眞空採血器 evacuated collection tube 손잡이가 달린 정맥천자용 일회용 바늘과 진공의 멸균시험관으로 구성된 채혈기구. 정맥을 천자한 후 바늘의 반대쪽에서 이 시험관을 누르면 음압에 의해 자연적으로 일정량의 혈액을 채취할 수 있는 구조로 되어있다. 멸균채혈과 일정량의 채혈이 가능하고 진공시험관의 접속부분만 바꿔주면 여러개의 채혈을 할 수 있다는 점이 장점으로 널리 사용되고 있다.

진공펌프 眞空~ vacuum pump 펌프를 작동시키기 전에 펌프 안으로 물이 유입될 수 있도록 흡입 측의 공기를 제거하는 펌프.

진공흡수기 眞空吸水器 water vacuum 진화작업이나 홍수로 인해 바닥, 카페트 등에 고인 물을 흡수할 때 사용하는 이동식 흡수기.

진균 眞菌 fungus 클로로필이 부족한 기생식물. 하나의 진균은 발아에 의해 번식하며 다세포 진균은 포자형성을 통하여 번식한다. 10만 종의 진균류가 확인되었으며 10여종은 인간의 질병의 원인이 된다.

진균성뇌막염 眞菌性腦膜炎 fungal meningitis 인체에 감염병을 일으키는 크립토콕쿠스 네오포르만스(Cryptococcus neoformans)나 작은 달걀모양의 효모상 세포인 히스토플라스마 캅슐라툼(Histoplasma capsulatum)등의 곰팡이에 의해 감염된 뇌막염. 면역이 약화된 환자에게서 흔히 발생한다.

진균증 眞菌症 mycosis 진균에 기인한 질환으로, 종류에는 족부백선(Tinea pedis)과 칸디다증(Candi-diasis)이 있다. = 사상균증.

진균혈증 眞菌血症 fungemia 혈액 중에 곰팡이가 존재하는 것.

진늑골 眞肋骨 true rib 상부흉부을 형성하며 늑골의 앞쪽은 늑연골로 되어 흉늑관절에 의해 흉골과 직접 연결되어 있고 뒤쪽은 늑추관절을 형성하여 추골과 연결되어 이런 관절의 운동 시 흉곽의 용적이 커지게 되는 제 1늑골에서 제 7늑골까지. = 참갈비뼈.

진단(법) 診斷(法) diagnosis 환자의 상태나 질환의

원인과 본질을 세우기 위한 과학이나 기술을 사용하는 방법. 체계적으로 하여야 하며 평가는 환자의 증상과 징후를 조사하고 이전 건강력, 건강검진과 결론을 내리는데 필요한 검사를 시행한다. 이 정보는 환자의 치료를 위해 이론적인 기초를 제공한다.

진단요인색인기록지 診斷要因引記錄紙 diagnostic summary index 입원순서대로 내용을 요약하며 기록의 맨 앞에 첨부하는 서식. 매 입원마다 입퇴원일과 진단명, 수술명을 기재하며 특히 여러번 입원한 환자의 경우에는 이 서식을 이용하면 편리하며 약에 대한 과민반응, 알레르기, 특이체질 등 앞으로 치료에 참고할 사항 등을 함께 기록하기도 한다.

진단의사 診斷醫師 diagnostician 진단을 내릴 수 있도록 훈련된 기술을 가진 사람.

진동 振動 vibration 어떤 물체가 외력에 의하여 평형 상태에 있는 위치에서 전후, 좌우 또는 상하로 흔들리는 것. 단위는 진폭의 경우 mm, 진동의 속도는 cm/sec, 가속도는 cm/sec^2로 표시되며 소리에서와 같이 dB을 쓰기도 한다. 인체에 유의한 생리적 영향이 시작되는 것은 90dB 이상이며 70dB을 초과하면 건물에 손상이 미친다. 진동 자극의 수용체는 피하, 골막, 내장에 분포된 파치니(pacini)소체이며 촉압각과는 다른 종류의 기계적 감각이다. 트럭이나 트랙터를 오랫동안 운전하면 요천부의 동통이 오기도 하고 신장에 경미한 손상을 입어 혈변을 보기도 한다. 불쾌감과 혈압상승, 심박수 증가, 체온상승, 안압상승, 내이위축, 수면장애, 위장장애, 생리불순, 척추이상 등의 증상이 나타난다.

진동두드러기 振動~ vibration urticaria 상염색체 우성 유전에 의해서 발병되는 드문 질환으로 피부가 진동에 의해 자극된 후 두드러기가 돋아나는 질환. 영아기에 발병되며 성인에서도 계속되나 나이가 들면 점점 약화된다. 수동 피부 감작은 일어나지 않는다. 진단방법은 전기 믹서기나 전기 안마기를 작동시킨 후 환자의 팔을 약 4분 정도 대고 있게 하는데 속발형으로 반응이 즉시 나타난다.

진동수 振動數 frequency 전파, 음파 등에 있어서 반복되는 파동수. = 주파수.

진동장해 振動障害 vibration hazard 진동에 의해 야기되는 장해. 예를 들면 강성이 낮은 바닥에서 보행하는 사람이나 옥외의 교통기관 등에 의해 유기되는 불쾌한 반응.

진동증후군 振動症候群 vibration syndrome 도수용 진동기구 사용 후에 손가락이 저리고 따끔거리는 증후로 진동에 노출되지 않아도 지속될 수 있다.

진동촉감 震動觸感 tactile fremitus 숨쉬는 동안에 손으로 만져지는 흉벽의 진동. 폐의 염증, 감염, 울혈, 석화 작용을 암시할 수 있다.

진드기 acarus 거미강(綱 arachnida)의 7개 목(目 order)중 하나. 야토병, Q열, 보렐리아증, 라임병 등 심각한 질환의 매개체이기는 하지만 이들에 의한 자상의 경우 2차 세균 감염증만 없다면 소양감을 동반한 구진이 수일 내로 소실되는 등 국소 반응만을 일으킨다. 그러나 진드기를 불완전하게 제거하여 구부가 남게되면 소양감을 동반한 결절이 국소적으로 형성된다. 진드기는 대개 두피에 붙어 있기 때문에 머리카락에 가려져 잘 보이지 않지만 귀, 겨드랑이, 사타구니, 외음부, 슬와부 등 신체의 다른 부위에서도 관찰된다. 환자는 진성 운동신경 증상이 나타나기 24시간 전부터 흥분하거나 불안정한 모습을 보인다. 무력감은 하체의 원위부에서 먼저 나타나고 그 후 24~48시간에 걸쳐 체간, 상지, 경부, 혀, 인두, 연수중추 등까지 침범하는 이완성 마비로 진행된다.

진드기증 ~症 acariasis 진드기에 의해 유발되는 질병으로 여러 유형이 있다. → 양충(恙蟲, chigger), 옴(scabies).

진로감도저하 進路感度低下 course softening 진로선에서의 거리에 대하여 지시기가 움직이는 비율이 일정하도록 비행 원조 시설에 근접시킴으로써 진로 감도를 의도적으로 낮추는 것.

진성당뇨병 眞性糖尿病 diabetes mullitus : DM 탄수화물을 산화하는 기능이 여러 가지 정도로 장애된 대사성 질환. 보통 췌장, 특히 Langerhans섬의 활성저하와 그 결과 발생하는 인슐린기구의 장애로 인하여 발생한다. 이것은 과혈당증을 야기함으로써, 당뇨, 갈증 등을 수반하는 다뇨(多尿), 공복, 수척, 쇠약 등의 현상이 일어난다. 또한 지방의 불완전 연소를 야기시켜, acidosis가 생기고 때때로 호흡곤란, 지방혈증(脂肪血症), 키톤뇨가 생기며 최후에는 혼수에 이른다. 소양증이나 화농성 감염에 대하여 저항력 감퇴도 생긴다.

진성어지러움 眞性~ vertigo 전정계 이상으로 오는 현기증, 혼훈, 어지러움증. 회전감(spinning), 비틀거림(unsteadness)등의 증상이 있고 주기적이며 머리를 움직이거나 자세변화를 주면 더욱 악화된다. → 가성어지러움.

진성응급 眞性應急 true emergency 개인의 사망이나 심각한 손상의 가능성이 크거나 재산의 심각한 손실이 예상되나 응급조치의 작용에 의해 감소시킬 수 있는 어떤 상황.

진압곤란 鎭壓困難 resistance to control 화재의 세기 및 특성 등으로 인해 임야화재 연소 저지선을 구축, 유지하기가 곤란한 것.

진압요원 鎭壓要員 fire fighter 화재진압을 주임무로 하는 소방대원.

진압용호스 鎭壓用~ attack hose 화재의 진화를 위한 소방 호스로 분배노즐, 대량방수장치, 이동식 소화전, 다기관, 연결송수관, 스프링클러설비 등에 물을 송수한다. 압력 5.6~17.5kg/cm²의 2중 외피 호스가 보통이다.

진앙 震央 seismic epicenter 지하 진원(震源)의 바로 위 지점으로, 가장 큰 지진피해가 발생하는 지점이며 진앙이 해저(海底)일 경우 해일(海溢)이 일어나기도 한다. → 진원, 지진.

진애 塵埃 dust 바람에 날려서 공중에 떠있는 토사나 먼지. 진애는 폐포에 침착하거나 몸에 흡수되는 한편 병원균을 몸 안으로 운반한다.

진원 震源 seismic center 지진의 원인현상이 최초로 발생된 지하 지점. → 지진, 진앙.

진입 進入 penetration 화재진압과 인명구조를 위해서 소방대원이 화재건물 안으로 들어가는 일. 고도의 위험이 따르기 때문에 신중해야 하며 특별한 안전대책이 강구되어야 한다.

진입구 進入口 breach 호스의 진입통로로 사용하거나 연소중인 건물로부터 물건을 반출할 때, 또는 사람이 대피할 때 이용하는 벽에 설치된 개구부.

진입등 進入燈 approach lighting system : ALS 착륙하는 항공기에 그 진입로를 표시하기 위하여 진입구역에 설치되는 등화시설. 야간에는 물론 기상이 좋지 않은 주간에도 밝은 불빛(섬광등은 1시간에 약 6.6km를 이동하는 것처럼 반짝거림)으로 항공기의 진입을 활주로까지 안전하고 확실하게 유도해주는 등화장치.

진입로 進入路 approach way 화재 대상물로 소방력을 투입할 수 있는 길.

진입제한지역 進入制限地域 warm zone 출입금지지역의 바깥지역으로 출입금지지역 내에서 작업에 임하는 대원을 보호해주는 지역. 유압장비를 조작하거나 조명의 설치 혹은 소방호스를 배치하는 등의 보조역할을 하는 지역이다.

진저브레드 gingerbread 원래는 생강이 든 빵, 허울 좋은 장식의 뜻이지만 소방에서는 건물 내의 쓸모없는 장식용 공간으로 화재의 은밀한 확산 통로를 의미한다.

진전 震顫 tremor 골격에 부착된 수의근의 조절되지 않는 수축과 이완에 의해 목적 없이 반복적으로 일어나는 떨림 운동. 이 질환은 노인에서, 신경계 장애가 있는 환자와 그 가족에게서 나타난다.

진전마비 震顫麻痺 paralysis agitans 보통 노년기에 발생하는 원인불명의 Parkinsonism의 한 형태. 서서히 진행하면서 정지근의 특징적 진전, 완서한 수의 운동, 빠른 보행, 특이한 자세 및 근육의 쇠약 등이 특징적으로 나타난다.

진전섬망 震顫譫妄 delirium tremens : DT 장기간 알코올의 과도한 섭취가 단절되면서 발생하는, 급성이면서 때때로 치명적인 정신 반작용. 초기 증상은 식욕부진, 불면증, 흥분, 지남력 장애, 정신 혼돈에 따른 전반적인 불안정을 보인다. 생생하고 자주 놀라는 환각증, 불안, 환상 그리고 망각, 손발·다리의 거친 진전, 발열, 심장박동 증가, 극심한 발한과 위장장애와 흉부 동통이 나타난다. 이 증상은 일반적으로 응급상황이며, 3~6일 동안 지속되며 깊은 수면이 뒤따른다. 치료는 조용하고 자극이 없는 환경에서 환자를 세밀하게 관찰한다. 섬망 시기뿐만 아니라 보다 더 중요한 것은 회복기에 자해로부터 환자를 보호하는 것이다. 우울과 자책시에 자살을 시도할 수도 있다. 극심한 피로, 폐렴, 호흡기계 감염 그리고 심부전은 심한 탈수와 영양부족으로 인한 일반적인 합병증이며 보충식이가 종종 주어진다. 위관 영양과 정맥내 용액 주입이 필요하다.

진전성의 震顫性~ tremulous 진전(tremor)이나 조절되지 않는 근육수축.

진정 鎭靜 sedation 약물 유도로 조용한, 고요한, 또는 잠자는 상태.

진정제 鎭靜劑 sedatives 바비투르산염 같이 환자를 조용하거나 느리게 만드는 약물. 중추신경기능이 항진된 것을 낮추어 기능적 활성을 줄이고 민감성을 감소시키며 흥분을 가라앉히며 모든 기관에 전체적인 영향을 주는 진정제가 있으며 기본적으로 심장, 위, 내장, 신경관, 호흡기계나 혈관운동계에 영향을 준다. 불안, 불면, 고심, 통증, 경련, 흥분상태 등을 치료하는데 이용된다.

진정-최면제 鎭靜-催眠劑 sedative—hypnotic 다이아제팜과 같이 중추신경계의 기능을 억압하는 약. 주로 현장에서 발작을 가라앉히고 진정시키기 위해 사용된다.

진창 slush 발로 밟았을 때 물이 튀는 상태. 비중은 0.5에서 0.8임. 특히 비, 진눈개비 및 눈이 내릴 때 얼음, 눈 또는 고여 있는 물과 섞여 있을 경우 비중이 0.8을 초과하는 물질로 될 수 있음. 이 물질들은 물/얼음 함유량이 많기 때문에 탁하기보다는 투명하고 비중이 높아 진창과 쉽게 구분된다.

진탕유아증후군 震盪幼兒症候群 shaken baby syndrome 어린이를 폭력적으로 흔들었을 때 일어나는 지속된 상해. 아동 학대의 형태로 아이들은 천문이 부풀고 성장지연, 혼수상태, 호흡곤란, 또는 발작을 일으킬 수 있다. 상해는 진탕, 목의 상해, 망막출혈, 척추혈종을 포함한다. = 흔들린아이증후군.

진탕음 震盪音 fremitus 신체검진을 하는 동안 촉진되는 흉벽의 진탕성 진동. 종류에는 기관지 진탕음,

마찰 진탕음, 심낭 진탕음, 흉막 진탕음, 촉각 진탕음이 있다.

진토제 鎭吐劑 antiemetic 오심과 구토를 예방하거나 완화시키는 물질.

진통 陣痛 labor pain 분만을 할 때 자궁의 수축에 의하여 일어나는 동통. 강도와 횟수가 점차로 증강되는 율동적 동통.

진통및분만기록지 陣痛~分娩記錄紙 labor and delivery record 진통과 분만의 과정중에 있었던 모든 내용을 기록하는 용지. 진통기록지에는 진통 시작 시간, 양수막 파열방법, 체온, 맥박, 호흡, 태아의 심음, 자궁수축 및 자궁경의 확장, 1,2,3기에 소요된 시간, 태위, 분만방법, 겸자 사용여부, 신생아의 성별, 체중, 상태 및 아프가(Apgar) 점수, 태반과 제대의 상태, 회음외측 절개 또는 파열, 파열방향과 정도, 파열부위의 봉합, 진통제, 마취제, 자궁수축제등의 사용, 출혈량, 또 다른 합병증이나 기형 등을 기록한다.

진통제 鎭痛劑 analgesic 의식의 소실을 일으키지 않고 동통을 경감시키는 약제로 마취제와 비마취제가 있다.

진폐증 塵肺症 pneumoconiosis 석탄진과 여러 불활성, 무기성, 규폐진, 모든 에어로졸(aerosol)의 흡입으로 발생되는 만성 섬유화성 폐질환. 불활성 먼지의 흡입으로 생긴 진폐증은 흉부 방사선상 광범위한 결절성 침윤을 보이지만 보통 증상은 없다. 임상적으로 중요한 진폐증은 광부 진폐증, 규폐증과 석면증 등이 있다.

진폭 振幅 amplitude 파동이나 신호의 긍정적 혹은 부정적 가치의 최대치. 높이와 깊이, 혹은 파동형 크기, 심전도상의 복잡함 등은 진폭에 대한 반사이다.

진폭변조 振幅變調 amplitude modulation 신호력의 다양성에 따라 종종 일어나는 진폭의 조정. 118과 136mHz 사이에서 방송되는 브로드캐스팅 시스템으로 진폭 조정을 이용한다.

진폭변형률 振幅變形率 amplitude distortion factor 진폭 변형이 생기는 장치 또는 회로에서 입력으로 정현파를 주었을 때 출력류 내에 포함되는 고조파분(高調波分)의 비율.

진폭억압비 振幅抑壓比 amplitude suppression ratio 주파수 변조에서 수신기에 주어진 신호가 주파수 변조와 함께 진폭 변조를 받고 있는 경우, 수신기에 따라 생기는 원하지 않는 출력과 원하는 출력의 비.

진피 眞皮 dermis 피부의 하부 층, 즉 표피 밑에 위치하고 배상 층에 의해서 표피와 분리되어 있으며 진피층 안에는 많은 피부의 특수 구조물(땀샘, 피지선, 모낭, 혈관, 신경말단) 등이 위치하고 있다.

진해 震害 earthquake damage 지진에 의한 피해. 산사태 등을 포함하는 지반의 붕괴, 건축물이나 토목 구조물의 파손, 도시시설의 파괴 등이 좋은 예이다.

진해제 鎭咳劑 antitussives 기침을 진정시키기 위한 약물.

진핵 眞核 eukaryon 핵막이 있는 핵. 박테리아, 바이러스, 남조류 등을 제외한 유기체에서 볼 수 있다.

진행성백내장 進行性白內障 progressive cataract 혼탁이 점차 진행되는 백내장.

진행성위암 進行性胃癌 progressive gastric cancer 근층 이하에 이른 암으로 육안으로 융기형, 침윤형, 확산형, 미만형 등 네 가지 형태로 분류할 수 있다. 위병변으로 위장관 출혈 및 협착 증상을 보이며 흑색변을 보는 경우도 있다.

진행성침하 進行性沈下 progressive settlement 순간적으로 침하하지 않고 시간의 경과에 따라서 서서히 침하하는 현상 또는 시간이 경과해도 침하현상이 멈추지 않는 현상.

진행유산 進行流産 abortion in progress 자궁출혈이 많고 진통 비슷한 복통이 있는 것이 특징이며, 자궁경부의 연화와 확장을 수반하며 임란(姙卵)이 머지않아 만출하게 되는 것.

진화[1] 進化 evolution 순서 있게 지속적으로 점진적인 변화를 하고 단순한 것에서 복잡한 상태로 발달하는 과정.

진화[2] 鎭火 putting out a fire 강렬한 연소를 종식시키는 것 또는 인명과 재산 피해가 더 이상 확대되지 않을 정도로 화세(火勢)를 제압하는 것. 진화 후에는 완전한 소화와 재발 방지를 위해서 잔화(殘火) 정리가 필요하다.

진화개시시각 鎭火開始時刻 attack time 실제 진화 작업이 시작된 시각.

진화력 鎭火力 strength of attack 화재 등의 재해의 규모를 압도할 수 있는 장비 및 인력의 능력.

진화방해 鎭火妨害 disturbance of fire fighting 화재의 원인에 관계없이 공공의 위험이 발생할 정도의 화재에 대한 진화활동을 방해하는 것. 진화방해 행위는 공공의 안전을 해치는 행위로 형법상 처벌대상이 된다. 진화용 시설이나 장비의 은익(隱匿) 또는 손괴(損壞), 소방차량 통행방해, 소방공무원 협박 등이 해당된다.

진화배트 鎭火~ fire bat 수풀화재를 두드려 끌 때 사용하는 도리깨 모양의 수공구. = 불털이개.

진화소요시간 鎭火所要時間 control time 최초의 진화작업을 시작한 시점 또는 화재 주위를 연소저지선으로 에워싸기 시작한 시점부터 연소저지선을 완벽하게 구축할 때까지 소요된 시간.

진화완료 鎭火完了 strike out 화재를 진화했음을 알리는 통신신호.

진화용갈고리 鎭火用~ council rake 도랑을 파거나 초목을 자르는데 사용하는 V자 모양의 쐐기 날이 달린 절단용 갈고리.

진화용호스 鎭火用~ attack line 화재를 직접 진화할 때 사용하는 호스로 소방펌프차에 물을 공급하는 공급호스와는 다르다.

진화작업개시층 鎭火作業開始層 operations floor 고층건물 화재에서 진화작업을 시작한 층으로 보통, 화재가 발생한 바로 아래층이 된다.

진화작업지원펌프 鎭火作業支援~ fire fighting support pump 직접 진화작업에 이용되는 소방호스나 주수장치에 수압을 제공함으로써 화재현장에서 소방차의 펌프 용량을 보충하는 펌프.

진화전략 鎭火戰略 strategy 인력과 장비의 효율을 극대화할 수 있도록 화재특성, 시설물의 특징, 주변 환경조건 등의 요소들을 고려한 화재 진압계획.

질 膣 vagina 외부 입구부터 자궁경관까지 관을 형성하고 있는 여성생식기의 부분. 방광 뒤, 직장 앞에 있다. 조직과 근육층을 싸는 점막으로 덮여있다.

질경 膣鏡 vaginal speculum 두 개의 날과 손잡이로 된 질입구와 자궁경부를 보기 위한 기구. 1회용 플라스틱 기구와 재사용용 금속기구가 있다.

질경검사 膣鏡檢査 colposcopy 질경을 통해 질이나 자궁 경부 조직을 직접 관찰하는 내시경 검사.

질경련 膣痙攣 vaginismus 질의 국소적 감각 과민 결과 발생하는 골반이나 질 근육의 강한 조임.

질량 質量 mass 물체의 역학적인 성질을 결정하는 물체 특유의 기본적인 양(量). 정의 방법에는 몇 가지의 다른 방법이 있다. 정지 물체에 작용하는 중량은 중력 가속도가 일정한 장소에서 측정하는 한 일정하다는 원칙 아래, 표준물체[킬로그램 원기(原器)]와 중력을 비교함으로써 정의되는 것을 중력 질량이라 하여, 일반적으로 이것이 사용된다. 뉴턴 역학이 성립하는 범위에서는 두 개의 물체가 서로 힘을 미쳐서 운동할 때의 가속도의 역수비는 질량의 비와 같다. 이 원칙에 입각하여 정의되는 것을 관성질량이라 하며, 개개의 미시적인 입자에서는 관성질량이 측정된다. 관성 질량과 중력 질량 사이에 비례관계가 성립(비례상수가 1이 되도록 단위를 정하면 값이 같아진다)하는 것은 에트뵈스의 실험으로 확인되고, 일반 상대론의 출발점이 되었다.

질량단위 質量單位 mass unit 질량을 에너지의 단위로 나타낸 것. 기호는 MU. 상대성이론에 의하면 질량 m인 물체는 정지하고 있어도 mc^2(c는 진공중의 광속도)의 에너지를 가지므로 질량을 단위로 하여 에너지를 측정할 수 있다. 이것을 J 또는 eV로 나타내면 Mc를 12C의 질량으로 하여 1MU= c^2MC/12=1.492×10^{-10}J = 931.478MeV이다.

질량분석계 質量分析計 mass spectrometer 자기장을 사용하지 않고 MHz 단위의 전파에 의하여 특정한 속도를 가진 이온만을 선택적으로 가속하고, 다른 이온은 되쫓기 전압에 의하여 발산시키는 방식의 질량분석계. 이온량을 정밀하게 측정하는 데 적합한 장치이며, 원자의 동위체 존재량, 이온의 출현 전압 등의 측정, 또는 화학분석 등에 사용된다.

질량분석기 質量分析器 mass spectrograph 이온을 가속시켜 전기장이나 자기장을 지나게 함으로써 그 진행방향을 변화시켜 질량스펙트럼을 그리게 하는 장치. 원자질량의 정밀 측정, 화학 분석 또는 유기화합물 이온의 원자조성의 측정 등에 사용된다. 이 장치는 측정 또는 분석할 시료를 이온화시켜 그것을 가속화시키는 부분인 이온원(ion 源) 부분과 그 이온을 질량에 따라 분리·분석하는 분석부분과 분리된 이온을 검출 측정하는 검출부분의 세 부분으로 되어 있다. 이온원 부분에서 시료를 이온화시킬 때는 저압기체 방전, 전자충격 표면이온화, 고주파불꽃 방법 등이 쓰이며 분석부분에서는 전기장, 자기장이 쓰이게 된다. 검출부분에서는 결상면(結像面) 위에 사진건판을 놓고 스펙트럼을 촬영하는 경우도 있으며, 결상되는 점에 마이크로 전류계를 써서 직접 이온전류를 받아 증폭 측정하는 경우도 있다. 검출부분에 사진건판을 사용한 장치를 질량분석 사진기라 하며, 마이크로 전류계를 쓴 장치를 질량분석계라 한다. 분석장치에 쓰이는 전기장은 주로 이온의 에너지에 따라 분산하게 하며 자기장은 운동량에 따라 분산시키도록 되어 있다.

질량수 質量數 mass number 원자핵을 구성하는 양성자와 중성자 수의 합. 즉 핵자의 총수로 나타내며, 원자, 동위체, 핵종 등을 나타내는 데 사용된다. 가령 원자번호 Z인 원소라면 그 원자핵은 Z개의 양성자와 N개의 중성자로 이루어지고, 그 합 A=Z+N이 질량수이다. 질량수 A는 동위원소 식별표시로서 원소기호의 왼편 위쪽에 ^{16}O, ^{17}O 등으로 표기한다.

질량스펙트럼 質量~ mass spectrum 질량이 서로 다른 이온을 전계(電界) 또는 자계(磁界)의 어느 한쪽을 고정하고 다른 쪽을 연속적으로 변화시켜 컬렉터로 불리는 전극에 모아 증폭 기록하여 얻어지는 스펙트럼. 이온이 지니는 m/e(m은 질량, e는 전하)의 차에 따라 이웃한 낱낱의 선으로 관측되며, 선과 선의 간격은 질량차를, 선의 세기는 혼합량을 측정하는 기준이 된다. = 매스스펙트럼.

질레드라투렛증후군 ~症候群 Gilles de la Tourette syndrome 얼굴 찡그림, 경련, 의도하지 않는 팔과 어깨의 움직임을 특징으로 하는 증후군. 불수의적으로 불평하고 고함을 지른다.

질병 疾病 disease 신체의 온갖 기능의 장애. 건강하지 않은 이상 상태. 신체의 부분, 조직, 장기의 정상적 기능, 구조의 장애로 일어나는 일련의 특징적 증상을 가진 일정한 병적과정. → 질환.

질병관리및예방센터 疾病管理~豫防~ Centers for Disease Control and Prevention 질병발생을 감시, 조사, 예방, 조절하는 미국 주 정부의 기관. 특히 환경오염과 관련된 건강문제, 흡연, 기아, 중독, 산업장에서의 건강문제에 많은 신경을 쓴다.

질병예방 疾病豫防 prophylaxis 질병에 대항하여 보호 또는 예방하는 것.

질병특유 疾病特有 pathognomonic 어느 질병의 특징적인 증상이나 징후.

질분비물 膣分泌物 vaginal discharge 질의 내경부 샘 등에서 분비되는 분비물. 투명하거나 진줏빛은 정상이며 질이나 경부염증으로 인한 분비물은 량이 많으며 악취나 회음부의 소양감을 초래한다.

질산 窒酸 nitric acid [HNO_3] 분자량 63.02, 융점 -43.3℃, 비중 1.5, 비점 86℃인 무색의 무거운 액체. 3대 강산 중의 하나로 흡습성이 강하여 습한 공기 중에서 발연(發煙)하는 성질이 있다. 물에 임의의 비율로 섞이므로 농도의 질산을 만들 수 있다. 시판되는 진한 질산은 질산의 함량이 63, 67, 72%의 3종류이지만 비중은 각각 1.38, 1.40, 1.42이다. 금, 백금, 로듐, 이리듐 등의 귀금속 이외의 금속과 격렬히 반응하고 이들을 녹이지만, 철, 크롬, 알루미늄, 칼슘 등은 부동상태를 만들므로 침식되지 않는다. 자극성, 부식성이 강하고 비휘발성이지만 강한 산화력을 갖고 있다. 가연성 물질과 접촉시 발화위험이 있으며 셀렌과 혼합하면 폭발성 응고물을 형성한다. 암모니아와 접촉시 격렬하게 반응하여 폭발비산의 위험이 있으며 염화바륨과 혼촉에 의해 발열, 발화한다. 화재시 열에 의해 유독성의 질소산화물을 발생하고 여러 금속과 반응하여 가스를 방출한다. 저장시에는 화기를 엄금하고, 직사광선을 차단하며, 물기와의 접촉을 금지한다. 통풍이 잘되는 차고 어두운 곳에 저장한다. 소량의 화재시는 다량의 물로 희석하며, 다량의 경우는 안전거리를 확보하여 가연

성 물질과 혼합하여 연소하고 있을 때에는 가연물과 격리하고 포, 이산화탄소, 물, 마른모래 등으로 소화한다. 눈에 들어가면 실명할 우려가 있으며, 피부와 접촉하면 심하게 부식되고 화상을 입는다. 흡입하면 호흡기 계통을 자극하고 폐수종을 일으킨다. 제법은 질산알칼리를 황산과 작용시켜 100~120℃에서 가열하여 증류하는 방법을 사용한다. 공업적으로는 그리스하임법, 전호식(電弧式) 질산제조법, 암모니아산화법 등이 사용된다. 질산염류, 질산에스테르, 니트로화합물의 합성, 초안비료, 폭약의 원료, 약류 제조, 로켓 추진약 제조, 셀룰로이드 제조, 염료, 의약품, 각종 시약, 왕수 등에 사용된다.

질산구리 窒酸~ copper nitrate [$Cu(NO_3)_2 \cdot 3H_2O$] 분자량 241.6, 융점 114.5℃, 비중 2.04, 비점 170℃, 용해도 60g/100g물(0℃)인 심청색의 결정. 조해성이 있으며 물, 알코올에 녹는다. 170℃ 이상으로 가열시 분해하며 페리시안화칼륨($K_3[Fe(CN)_6]$) 및 페로시안화칼륨($K_4[Fe(CN)_6]$)과 혼합한 경우 220℃ 정도로 가열하면 폭발한다. 유기물과의 접촉을 피하고 밀폐용기에 넣어 건조한 곳에 저장한다. 직사광선을 차단하며, 화기를 엄금하고, 가열, 충격, 마찰을 피한다. 목탄분, 유황, 가연성 분말, 인화성 액체류, 강산류와는 같은 장소에 저장하지 않도록 철저히 격리한다. 가연성 물질과 함께 연소할 때는 폭발 위험이 있으므로 충분히 안전거리를 확보한다. 화재 초기에는 다량의 물로 냉각소화하며 대형 화재인 경우 용해하여 비산할 위험이 있으므로 주의하여야 한다. 화재시 유독성 가스를 발생하므로 소화작업에는 보안경, 방독면, 공기 호흡기 등의 안전장구를 착용하여야 한다. 산화구리 또는 탄산구리를 묽은 질산용액에서 결정시키면 수화물의 형태로 얻을 수 있다.

질산나트륨 窒酸~ sodium nitrate [$NaNO_3$] 분자량 85.0, 융점 308℃, 비중 2.27인 무색무취의 결정 또는 백색 분말. 380℃에서 산소를 방출하여 아질산이 되고, 다시 강열하면 분해한다. 흡습성이 있고 물에 잘 녹으며, 20℃에서 100g의 물에 91.8g 녹는다. 강력한 산화제로서 유기물, 가연물과 혼합하면

가열, 충격, 마찰에 의해 발화하여 격렬히 연소한다. 저장·취급시 화기를 엄금하고 물과 접촉을 피한다. 알루미늄, 나트륨, 시안화칼륨, 유기과산화물, 강산류, 가연물과 혼합, 혼입되지 않도록 한다. 조해성이 있으므로 저장용기를 밀폐하고 저장, 취급운반시 비에 젖지 않도록 한다. 화재시 다량의 물을 주수 소화하며, 폭발의 위험성이 있으므로 충분히 안전거리를 확보하고 소화작업을 한다. 유독성 가스가 발생하므로 방독면, 보안경, 공기 호흡기를 착용한다. 눈과 피부에 접촉하면 약상을 입으며 증기는 호흡기 계통을 자극한다. 적은 양을 먹으면 설사, 복통이 있고 많은 양을 먹으면 현기증, 경련, 혈변이 있다. 제법은 탄산나트륨 또는 수산화나트륨을 질산에서 중화시키는 방법을 사용한다. 질산제조, 비료, 유리(발포제), 황산·염산제조, 초석의 제조원료, 의약품, 화학약품, 페니실린의 배양 등에 사용된다. = 질산소다.

질산납 窒酸~ lead nitrate [$Pb(NO_3)_2$] 분자량 331.23, 융점 470℃, 비중 4.53, 용해도 38.9g/100g물(0℃), 56.5g/100g물(20℃), 분해온도 470℃인 무색, 무취의 결정. 물, 알코올에 녹지만 진한 질산에는 녹기 어렵고 수용액에 진한 질산을 가하면 침전이 생긴다. 적열하면 이산화질소를 발생하고, 동시에 산소도 발생하므로 산화제가 된다. 목탄분, 금속분, 유황, 설탕 등의 가연성 분말과 혼합하면 가열 또는 충격에 의해 발화, 폭발의 위험이 있다. 유기물과 접촉을 피하고 밀폐용기에 넣어 건조한 곳에 저장한다. 직사광선을 차단하며, 화기를 엄금하고 가열, 충격, 마찰을 피한다. 저장·취급·운반시에 수분과 접촉하지 않도록 한다. 화재 초기에는 다량의 물로 냉각 소화한다. 대형화재인 경우에는 용해하여 비산할 위험이 있으므로 주의하며, 화재시 유독성 가스를 발생하므로 소화 작업시에는 보안경, 방독면, 공기 호흡기를 착용하여야 한다. 소화시 바람을 등지고 소화하며, 연소생성물이나 증기를 호흡하지 않도록 하여야 한다. 다량 흡수시 급성으로 중독되어 식은땀, 구토, 복통, 설사가 나타난다. 제조법은 산화납(Ⅱ)[PbO]나 탄산수산화납(Ⅱ)[$Pb(OH)_2 \cdot 2PbCO_3$] 또는 금속납을 질산에 녹이는 방법을 사용한다. 성냥,

폭약, 방부제, 산화제, 피혁, 코팅, 의약, 페인트 안료, 납화합물 제조, 시약 착색제, 매염제 등에 이용된다.

질산리튬 窒酸~ lithium nitrate [$LiNO_3$] 분자량 78.9, 융점 261℃, 비중 2.37, 비점 600℃인 무색 또는 백색의 결정. 물, 알코올에 녹기 쉬우며, 조해성이 있다. 유황, 금속분 등의 가연물과 혼합하면 가열에 의해 폭발할 위험이 있다. 황린, 나트륨, 디에틸에테르 등 인화성 액체류와 혼합시 혼촉 발화의 위험이 있다. 저장 및 취급시 유기물과 접촉을 피하고 밀폐용기에 넣어 건조한 곳에 저장한다. 직사광선을 차단하며, 화기를 엄금하고 가열, 충격, 마찰을 피한다. 가연성 물질과 함께 연소할 때는 폭발위험이 있으므로 충분히 안전거리를 확보한다. 화재 초기에는 다량의 물로 냉각소화하고 대형 화재인 경우 융해하여 비산할 위험이 있으므로 주의하여야 한다. 연소 생성물이나 증기를 호흡하지 않도록 소화시 바람을 등지고 안전장구를 착용한 후 소화한다. 분석시약, 산화제 등에 사용된다.

질산마그네슘 窒酸~ magnesium nitrate [$Mg(NO_3)_2 \cdot 6H_2O$] 분자량 256.34, 융점 95℃, 비중 1.46, 비점 320℃인 무색 또는 백색의 결정, 400℃ 이상으로 가열하면 분해하여 산화마그네슘이 된다. 물에 녹으며 조해성이 있다. 황린, 나트륨, 인화성 액체류와 혼합시 혼촉발화의 위험이 있고 유황, 알루미늄분, 마그네슘분, 철분 등의 가연물과 혼합한 것은 가열, 충격, 마찰로 발화 폭발의 위험이 있다. 저장 및 취급시 조해성이 있으므로 밀봉하여 보관하고 가연성 물질, 화약류, 인화성 액체, 강산류와 격리한다. 직사광선을 피하고 운송시 비에 젖지 않도록 한다. 화재시 다량의 물로 주수 소화하며, 폭발의 위험성이 있으므로 충분한 안전거리를 확보한다. 연소시 유독성의 가스가 발생하므로 방독면, 보안경, 공기 호흡기 등의 안전장구를 착용하여야 한다. 피부와 눈에 접촉하면 염증을 일으키고 다량 먹으면 사망할 수 있다.

질산바륨 窒酸~ barium nitrate [$Ba(NO_3)_2$] 분자량 261.35, 융점 575~592℃, 비중 3.24, 용해도 8.7

g/100g물(20℃), 34.2g/100g물(100℃)인 무색의 결정 또는 광택이 있는 백색 결정. 물에 녹으며 알코올과 진한 질산에는 녹지 않지만 진한 황산에는 잘 녹는다. 습기가 많은 곳에서 분해하고 불꽃 반응에서는 자주색을 나타낸다. 강한 산화제로 고온으로 가열하면 폭발적으로 산화바륨, 질소, 산소로 분해하며 과산화물과는 격렬하게 반응한다. 알루미늄과 마그네슘의 합금과 혼합하면 쉽게 발화하고, 마찰, 충격에 매우 민감하다. 저장 및 취급시에는 유기물과의 접촉을 피하고 밀폐용기에 넣어 건조한 곳에 저장한다. 직사광선을 차단하며, 화기를 엄금하고 가열, 충격, 마찰을 피한다. 초기 화재는 다량의 물로 냉각소화하고 대형 화재인 경우 융해하여 비산할 위험이 있으므로 주의하여야 한다. 눈에 닿으면 약상을 입으며, 맹독성으로 직접 중추신경을 자극하여 경련을 일으키고 중독시 불쾌감, 구토, 설사, 혈압상승, 호흡곤란을 일으킨다. 제법은 탄산바륨 용액에 직접 질산을 작용시키는 방법을 사용한다. 꽃불류 제조, 화약 제조, 신호탄, 폭약, 분석시약, 의약품, 고무, 신호등 진공관, 광학유리, 번개탄 등에 사용한다.

질산비스무드 窒酸~ bismuth nitrate [Bi(NO$_3$)$_3$·5H$_2$O] 분자량 485.1, 비중 2.82인 질산 냄새가 나는 무색 결정. 묽은 질산, 염소산나트륨 수용액에 잘 녹지만 알코올, 초산에틸에스테르에는 잘 녹지 않는다. 저장 및 취급 방법과 소화방법은 질산칼륨(potassium nitrate)에 준한다. 피부에 접촉시 피부염을 일으킨다. 용도는 알칼로이드 검출, 각종 촉매원료로 사용된다.

질산스트론튬 窒酸~ strontium nitrate [Sr(NO$_3$)$_2$] 분자량 211.63, 융점 645℃, 비중 2.98인 무색의 결정 또는 분말. 물에는 녹지만 알코올에 녹지 않는다. 저장 및 취급시 유기물과의 접촉을 피하고 밀폐용기에 넣어 건조한 곳에 저장한다. 직사광선을 차단하며, 화기를 엄금하고 가열, 충격, 마찰을 피한다. 목탄분, 유황, 가연성 분말, 인화성 액체류, 강산류와는 같은 장소에 저장하지 않도록 철저히 격리하여야 하며 화재시 밖으로 반출이 용이한 곳에 저장하는 것이 좋다. 가연성 물질과 함께 연소할 때는 폭발위험이 있으므로 충분히 안전거리를 확보한다. 화재 초기에는 다량의 물로 냉각소화하고 대형 화재인 경우 융해하여 비산할 위험이 있으므로 주의하여야 한다. 유독성 가스를 발생하므로 소화시 바람을 등지고 소화하며, 연소생성물이나 증기를 호흡하지 않도록 하여야 한다. 용도는 형광체, 광학유리, 꽃불류제조, 신호등, 시약, 발연통 등에 사용된다.

질산아밀 窒酸~ amyl nitrate [C$_5$H$_{11}$NO$_3$] 분자량 133.15, 증기비중 4.6, 비점 153~157℃, 비중 1.0, 인화점 48℃인 에테르와 비슷한 냄새가 나는 무색의 액체. 가연성 액체로서 강한 산화성 물질이며, 연소시 질소산화물을 포함한 유독가스를 발생한다. 저장시 차고 건조하며 통풍이 잘되는 곳에 저장하여야 한다. 화기를 엄금하고 가연성 물질과 충분히 격리시켜야 한다. 화재시 물분무, 건조분말, CO$_2$가 유효하며 용기외벽을 물분무로 냉각시키면 효과가 있다. 소화작업 중에는 공기 호흡기 등의 안전장구를 착용하고 진화작업을 하여야 한다. 아밀알코올과 질산 또는 염화니트로실과의 반응에 의해서 얻고 용도는 혈관 확장작용을 가지므로 고혈압이나 협심증(狹心症) 치료에 사용되지만, 극약이므로 주의해야 한다.

질산아연 窒酸亞鉛 zinc nitrate [Zn(NO$_3$)$_2$·6H$_2$O] 분자량 297.38, 융점 36.4℃, 비중 2.06, 비점 131℃인 무색의 괴상 또는 결정. 물, 알코올에 녹고 조해성이 있으며 수용액은 약한 부식성이 있다. 물질 자체는 불연성이지만 화재를 더욱 격렬하게 하며 가연물과 혼합되면 용이하게 발화하고 심하게 연소한다. 저장·취급시 화기를 엄금하고, 직사광선을 피하고 조해성이 있으므로 밀봉하여 냉암소에 보관한다. 화재시 다량의 물로 냉각소화하고 폭발의 위험을 고려하여 안전거리를 확보한다. 또한 유독성 가스를 배출하므로 방독면, 보안경, 공기 호흡기를 착용하고 오염지역에 다량의 물을 뿌린다. 분진은 눈, 코, 목 등을 자극하고 흡입시 기침, 호흡곤란을 일으키며, 고체는 피부와 눈에 자극적이며 먹었을 경우 지각신경 마비, 급성 위경련, 혈변 배설, 두통, 메스꺼움, 현기증, 동공 확대, 신경마비를 일으킨다. 수용액 상태에서도 유독하며 가열시 유독성 가스를 발생한다.

용도는 의약, 매염제, 수지가공촉매, 금속표면처리제, 분석시약 등으로 사용된다.

질산암모늄 窒酸~ ammonium nitrate [NH₄NO₃] 분자량 80.25, 융점 169.5℃, 비중 1.75, 분해온도 220℃, 용해도 118.3g/100g물(0℃)인 무취, 백색·무색 또는 연회색의 결정. 조해성과 흡습성이 강하기 때문에 수분을 흡수하면 스스로 융해하여 액체로 변한다. 따라서 질산암모늄이 원료로 된 폭약은 수분이 흡수되지 않도록 포장하며, 비료용인 경우는 우기에 사용하지 않는 것이 좋다. 단독으로도 급격한 가열, 충격으로 분해하여 폭발의 위험이 있다. 저장 및 취급시에는 화기를 엄금하고 저장, 취급, 운반시 충격 마찰을 피해야 하며 가연물, 유기물, 금속분 또는 산화하기 쉬운 물질이 혼합·혼입되지 않도록 하여야 한다. 저장소는 직사광선을 피하고 통풍환기가 잘되는 곳으로 해야 한다. 화재시 다량의 물로 주수 소화하며 폭발의 위험성이 있으므로 충분한 안전거리를 확보하고 소화작업을 한다. 또한 유독성 가스가 발생하므로 방독면, 보안경, 공기 호흡기 등의 안전장구를 착용한다. 분진은 눈, 코, 목을 자극하고 흡입시 기침, 호흡 곤란을 일으킨다. 다량을 먹으면 헤모글로빈 결핍증을 일으키며, 위점막의 자극으로 위염을 일으킨다. 피부와 눈에 닿으면 약상을 입는다. 질산용액을 암모니아가스로 중화하면 얻는데, 실험실에서도 질산에 암모니아수를 가하고 농축하여 얻는다. 비료, 폭약, 냉각제 등에 쓰이며, 효모 배양의 양분, 인쇄 등에도 사용된다.

질산암모늄폭약 窒酸~爆藥 ammonium nitrate explosive 질산암모늄을 기재(基材)로 하는 폭약. 제조법상으로 다음 4종류로 분류한다. 니트로화합물을 예감제(銳感劑)로 하는 것, 과염소산암모늄을 함유하는 칼라이트계(系)의 것, 니트로글리세린을 예감제로 하는 것, 예감제를 사용하지 않는 질산암모늄유제폭약(안포폭약). 용도상으로는 탄광용(좁은 뜻의 질산암모늄폭약)과 광공업용 폭약(안전폭약·안포폭약)으로 나누어진다. 좁은 뜻의 질산암모늄폭약에는 니트로 화합물을 예감제로 하는 것과 니트로글리세린(6%이하)을 예감제로 하는 것이 있고, 어

느 것이나 감열소염제(減熱消炎劑)를 함유하고 탄광 내의 메탄·탄진(炭塵)이 있는 곳에서 사용할 수 있는 검정폭약이다. 광공업용 폭약은 감열소염제를 함유하지 않는다.

질산에스테르 窒酸~ nitric ester 일반식 RONO₂로 표시되는 화합물. 질산에스테르는 분해하여 산화질소를 생성하므로 폭발하기 쉽다. 즉, 질산과 1가알코올의 에스테르인 질산메틸(CH₃ONO₂)은 끓는점 65℃의 액체, 질산에틸(C₂H₅ONO₂)은 끓는점 87.5℃의 액체인데 모두 폭발성이 크고 폭약이나 로켓용 액체연료로 사용된다. 질산과 알코올의 탈수를 수반하는 축합(縮合)으로 얻는다. 또 질산과 다가(多價) 알코올의 에스테르로서는 니트로글리세린이나 니트로셀룰로오스가 잘 알려져 있고, 모두 폭약으로 사용되고 있다. 따라서 저장할 때에는 열이나 충격을 피해야 한다.

질산염 窒酸鹽 nitrate 금속 또는 양성인 염기성기와 질산기로 이루어진 염. 일반식은 M(NO₃)n(M은 n가의 양이온)로 표시된다. 일반적으로 금속 그대로, 또는 금속의 산화물, 수산화물, 탄산염 등을 질산에 녹이면 생긴다. 항갑상선약(antithyroid drugs)으로 갑상선의 요오드취득과 농축능력을 차단하며, 유기 질산염은 협심증치료에 사용된다.

질산은 窒酸銀 silver nitrate 분자량 169.9, 융점 212℃, 비중 4.35, 용해도 122g/100g물(0℃), 215g/100g물(20℃), 952g/100g물(100℃)인 무색, 무취의 투명한 결정. 알코올무수물, 벤젠, 아세톤 등에는 잘 녹지 않지만, 에테르, 메탄올 등에는 약간 녹는다. 또, 물에는 잘 녹으며 수용액은 중성이다. 이 사실은 수용액 속에 생기는 AgOH가 강한 산기임을 나타낸다. 순수한 질산은은 빛에 의해 변화하지 않으나, 타르타르산, 수크로오스, 알데히드 등에 의해서 환원되어 은을 유리시키므로 은거울반응으로서 이용된다. 염소이온을 갖는 액체와 혼합하면 염화은의 백색 침전이 생긴다. 단백질 응고작용이 있어 피부 등을 부식시킨다. 과잉의 암모니아수를 가하면 [Ag(NH₃)₂]NO₃라는 착염(錯鹽)이 생긴다. 은을 산에 녹여서 증발시키면 무수물이 석출된다. 가연물과

접촉한 것은 가열하면 발화, 폭발한다. 요오드에틸시 안은과 혼합시 폭발성 물질을 생성한다. 갈색병에 저장하며 유기물과 접촉을 피하고 밀폐용기에 넣어 건조한 곳에 저장한다. 직사광선을 차단하며, 화기를 엄금하고, 가열, 충격, 마찰을 피한다. 화재시 밖으로 반출이 용이한 곳에 저장하는 것이 좋다. 화재시 다량의 물로 주수하며, 폭발의 위험성을 고려하여 충분히 안전거리를 확보한 후 소화작업을 하여야 한다. 대형 화재시는 융해된 상태의 질산은에 주수하면 비산할 위험이 있으므로 주의하여야 한다. 피부점막을 부식하고 눈에 들어가면 심한 염증을 일으킨다. 흡입하였을 경우 위통, 두통 등을 일으킨다. 수용액 상태에서도 유독하고 화재시 유독성 가스를 발생한다. 제법은 은을 묽은 질산에 녹여 얻는다. 분석시약, 염분측정, 은거울, 은도금, 의약, 살균제, KBr 제조, 사진감광제, 촉매, 유리 착색제, 염화물 검출 등에 사용된다.

질산제이수은 窒酸第二水銀 mercury(Ⅱ) nitrate [$Hg(NO_3)_2 \cdot H_2O$] 분자량 324.6, 융점 79℃, 비중 4.3인 백색의 결정 또는 분말. 조해성이 있다. 가열에 의해 분해하고 분해시 발생되는 산소에 의한 폭발과 수은에 의한 독성에 유의하여야 한다. 저장, 취급, 소화 방법은 질산제일수은에 준한다. 독성은 질산제일수은보다 강하며 증상 및 처치방법은 질산제일수은과 같다. 촉매, 산화제, 단백질 검출시약 등에 사용된다.

질산제일수은 窒酸第一水銀 mercury(1) nitrate [$HgNO_3 \cdot H_2O$] 분자량 290.6, 비중 4.78, 용해도 30g/100물(25℃)인 무색의 결정. 소량의 물에 녹고 다량의 물을 가하면 황색의 침전물을 만든다. 70 ℃에서 분해 폭발한다. 저장시 유기물과의 접촉을 피하고 밀폐용기에 넣어 건조한 곳에 저장한다. 직사광선을 차단하며 화기를 엄금하고 가열, 충격, 마찰을 피한다. 화재시 밖으로 반출이 용이한 곳에 저장하는 것이 좋다. 가연성 물질과 함께 연소할 때는 폭발위험이 있으므로 충분히 안전거리를 확보한다. 화재 초기에는 다량의 물로 냉각소화한다. 대형 화재인 경우 융해하여 비산할 위험이 있으므로 주의하

여야 한다. 화재시 유독성 가스를 발생하므로 보안경, 방독면, 공기 호흡기 등 안전장구를 착용하여야 한다. 소화시 바람을 등지고 소화하며, 연소생성물이나 증기를 호흡하지 않도록 하여야 한다. 눈, 피부, 호흡기 계통의 점막을 자극하고 염증을 일으킨다. 중독시 수은중독과 같은 손 떨림, 입, 잇몸이 붓고 이가 빠지며 얼굴이 창백해진다. 용도는 단백질 분석, 시약, 방부제, 의약품 등에 사용된다.

질산제일탈륨 窒酸第一~ thallium nitrate [$TlNO_3$] 분자량 266.4, 융점 206.5℃, 용해도 9.75g/100g 물(18℃)인 백색 또는 무색의 결정. 물에 잘 녹고 에탄올에 거의 녹지 않는다. 260℃ 이상에서 분해되어 아질산탈륨과 산화탈륨이 된다. 환원성 물질과 혼합시 발화한다. 유기물과의 접촉을 피하고 밀폐 용기에 넣어 건조한 곳에 저장한다. 직사광선을 차단하며 화기를 엄금하고 가열, 충격, 마찰을 피한다. 목탄분, 유황, 가연성 분말, 인화성 액체류, 강산류와는 같은 장소에 저장하지 않도록 철저히 격리한다. 화재시 밖으로 반출이 용이한 곳에 저장하고 저장·취급·운반시에 비에 젖지 않도록 한다. 다량의 물로 주수 소화하며 폭발의 위험을 고려하여 충분한 안전거리를 확보하고 공기 호흡기를 착용하여야 한다. 체내에 흡수되면 유독하며, 눈에 들어가면 점막을 자극한다. 용도는 특수 분석시약, 살서제 등에 사용된다.

질산카드뮴 窒酸~ cadmium nitrate [$Cd(NO_3)_2 \cdot 4H_2O$] 분자량 308.4, 융점 59.5℃, 비점 132℃, 비중 2.45인 무취, 무색 또는 백색의 결정. 물, 알코올, 아세톤에 잘 녹고 진한 질산에 녹지 않는다. 흡습성이 있으며 상당히 낮은 온도에서 녹고, 끓으므로 취급상 주의하여야 한다. 저장·취급시에는 유기물과 접촉을 피하고 밀폐용기에 넣어 건조한 곳에 저장한다. 직사광선을 차단하며, 화기를 엄금하고 가열, 충격, 마찰을 피한다. 화재 초기에는 다량의 물로 냉각소화하며 대형 화재인 경우 융해하여 비산할 위험이 있으므로 주의하여야 한다. 화재시 유독성 가스를 발생하므로 소화작업을 할 때에는 보안경, 방독면, 공기 호흡기 등을 착용하여야 한다. 소화시 바람을 등지고 소화하여, 연소생성물이나 증기를 호흡하지

않도록 하여야 한다. 분진 흡입시 두통, 기침, 호흡 곤란을 일으키며, 중독되면 간장, 신장, 위장에 유해하며, 고체는 피부와 눈을 자극하고 먹었을 경우 구토, 메스꺼운 증상이 나타난다. 용도는 도자기 착색제, 전지, 사진원료 등에 사용된다.

질산칼륨 窒酸~ potassium nitrate [KNO_3] 분자량 101.11, 융점 333℃, 비중 2.1, 분해온도 400℃인 자극성의 짠맛이 있는 무색의 결정 또는 백색 분말. 에탄올에는 약간 녹지만 물에는 쉽게 녹는다. 질산나트륨과는 달리 흡습성이 없으며 가연성 물질과 공존하면 폭발한다. 강력한 산화제이므로 가연성 분말, 유기물, 환원성 물질과 혼합시에는 가열 충격에 의해 폭발한다. 저장시에는 유기물과의 접촉을 피하고 밀폐용기에 넣어 건조한 곳에 저장한다. 직사광선을 차단하고 화기를 엄금하며 가열, 충격, 마찰을 피한다. 목탄분, 유황, 가연성 분말, 인화성 액체류, 강산류와는 같은 장소에 저장하지 않도록 격리한다. 화재 초기에는 다량의 물로 냉각소화하며 대형 화재인 경우 용해하여 비산할 위험이 있으므로 주의하여야 한다. 화재시 유독성 가스를 발생하므로 소화 작업 시에는 보안경, 방독면, 공기 호흡기를 착용하고 연소생성물질이나 증기를 호흡하지 않도록 한다. 피부와 눈에 닿으면 약상을 입히며 흡입시는 호흡기 계통을 자극하며, 복용시 염증을 일으킨다. 제법은 열탕에 용해한 염화칼륨에 질산나트륨을 첨가한 후 복분해하여 얻는다. 산화제, 폭약, 흑색화약, 화약류의 산소공급제, 의학용, 금속 열 처리제 등으로 사용된다. = niter, nitre saltpeter.

질산칼슘 窒酸~ calcium nitrate [$Ca(NO_3)_2 \cdot 4H_2O$] 분자량 236.16, 융점 561℃, 비중 2.36, 용해도 129g/100g물(20℃)인 무색의 결정 또는 결정성 분말. 42.7℃에서 결정수에 녹고 100℃ 이상에서는 무수물이 된다. 무수물은 무색의 등축정계(等軸晶系)의 분말이며, 모두 조해성을 나타낸다. 물이나 에탄올에 녹기 쉽고 강한 열을 받으면 산화칼슘, 산화질소와 산소를 분해한다. 적린, 알루미늄, 마그네슘분, 나트륨, 인화성 액체류와 혼합하면 혼촉 발화의 위험이 있다. 저장·취급시 화기를 엄금하고, 직사광

선을 피하며 흡습성이 있으므로 물에 젖지 않도록 하고 밀폐용기에 저장해야 한다. 화재시 다량의 물로 냉각소화한다. 많은 양을 먹으면 위험하고 사망할 우려가 있다. 비료, 질산염이나 연화(煙火)의 제조, 염색가공제, 냉매용제, 산화제, 꽃불류 제조 등에 사용된다.

질산토륨 窒酸~ thorium nitrate [$Th(NO_3)_4 \cdot 4H_2O$] 백색의 결정성 분말. 물, 알코올에 잘 녹으며 조해성이 있다. 뜨겁게 하면 분해하여 산화토륨이 된다. 다른 토륨염과 같이 1가 혹은 2가의 금속의 질산염과 복염을 만드는 성질이 있다. 가연물과 혼합한 것은 연소시 폭발할 수 있다. 저장시 화기를 엄금하고 물과의 접촉을 피하며 알루미늄, 나트륨, 시안화칼륨, 유기과산화물, 강산류, 가연물과 혼합, 혼입되지 않도록 한다. 저장·취급·운반시 비에 젖지 않도록 한다. 화재시 다량의 물로 주수소화하며, 폭발의 위험성이 있으므로 충분한 안전거리를 확보하고 소화작업을 하여야 한다. 연소시 유독성 가스가 발생하므로 방독면, 보안경, 공기 호흡기 등을 착용하여야 한다. 피부에 장시간 접촉되면 염증을 일으킨다. 수산화토륨을 질산에 녹여 증발하면 얻어지는데 실험조건에 따라 여러 가지 분량의 물을 결합한 수화물이 얻어진다. 용도는 옥외조명용 텅스텐필라멘트 제조, 촉매, 토륨화합물 원료, 가스맨틀 등에 사용된다.

질산프로필 窒酸~ propyl nitrate [$CH_3(CH_3)_2ONO_2$] 분자량 105.1, 증기비중 3.62, 증기압 18mmHg (20℃), 융점 −101℃, 비점 110℃, 비중 1.05, 인화점 20℃, 발화점 175℃, 연소범위 2~100%인 약한 클로로포름과 같은 냄새가 나는 무색의 액체. 가연성 액체로 가열하면 폭발하고 밀폐공간에서 가열되면 심하게 파열한다. 증기는 공기보다 무겁고 낮은 곳에 체류하여 점화원에 의해 인화, 폭발의 위험이 있다. 연소시 역화의 위험이 있으며 질소 산화물을 포함해서 자극성 유독성의 가스를 발생한다. 저장·취급시 화기와 가열을 금하고, 직사광선을 차단한다. 용기는 차고 건조하며 환기가 잘되는 안전한 곳에 저장한다. 화재시 건조분말, 이산화탄소가 소화에 유효하며 직접주수하는 것은 효과가 없고 물분무로

용기의 외벽을 냉각시킨다. 폭발의 위험이 있으므로 화재 진압시 충분히 안전거리를 유지하고 공기 호흡기 등의 안전 장구를 착용하여야 한다. 독성 물질로 피부 및 흡입을 통해 체내에 침투하면 치명적이다. 제법은 프로판을 고온에서 예열하고 여기(餘氣) 질산을 작용시켜 만든다. 로켓 연료, 유기화합물 용제(수지, 유지, 왁스, 합성 고무) 등에 사용된다.

질소 窒素 nitrogen [N] 원자번호 7, 원자량 14.0067, 융점 -209.86℃, 비등점 -195.82℃, 3중점 -210.1℃(94mmHg)인 무색, 무미, 무취의 기체. 액체는 무색 투명하고 유동성이 크다. 기체의 분자식은 N_2, 공기의 성분으로서는 가장 많아 체적에서 약 78%를 차지한다. 상온에서는 화학적으로 비활성이며, 연소를 돕지 않고 호흡을 조장하지 않지만 유독하지는 않다. 고온에서는 다른 원소와 직접 반응하여 암모니아, 산화질소 등 많은 질소화합물을 만든다. 또 대부분의 금속과도 질화물을 만든다. 제조법은 공업적으로 공기를 액화시킨 액체공기로부터 분류(分溜)에 의해서 얻는 방법이 널리 이용되고 있다. 실험실에서는 아질산암모늄의 진한 용액, 또는 염화암모늄과 아질산나트륨의 혼합물을 약 70℃로 가열하여 얻는다. 용도는 수소와 반응시켜 암모니아를 만드는 암모니아합성에 가장 많이 사용되며, 암모니아로부터 질산, 비료, 염료 등 많은 질소화합물이 제조된다. 또한 상온에서 화학적으로 비활성인 특성을 이용하여 산소와 습기를 제거하는 블랭킷, 희석제로 사용된다. 한편 액체질소는 냉각제로 사용된다.

질소마취 窒素痲醉 nitrogen narcosis 30m보다 깊게 잠수할 때 나타나는 마취현상. 30~60m수심에서는 황홀감, 60~90m에서는 판단력 감퇴, 반사기능 감퇴, 자만감 등이 나타나고 90~120m에서는 환청, 환시, 조울증, 기억력 감퇴 등이 나타나며 120m 이상에서는 의식을 상실한다. 질소 마취에 의한 현상을 심해의 황홀감이라고도 표현하며 수심이 깊어짐에 따라 증상이 심해진다. 질소마취는 대기압 조건으로 복귀시 아무런 후유증 없이 회복되는 가역적 현상이다. 환자발생시 즉시 대기압 조건으로 이동시키며 마취현상이 적은 헬륨과 같은 불활성 기체를 산소와 혼합하여 호흡기체로 사용하면 예방할 수 있다. = 질소혼수, 질소취증.

질소산화물 窒素酸化物 nitrogen oxides [NOx] 질소와 산소의 화합물. NO, NO_2, N_2O_3, N_2O_5, NO_3 등이 존재할 수 있으므로 NO_x라 표시된다. 대기오염에서 중요한 것은 주로 일산화질소(NO), 이산화질소(NO_2)이다. 연소에 의해서 발생하는 것은 주로 일산화질소인데, 이것이 대기 중에 방출되면서 산화되어 이산화질소가 된다. 이산화질소는 인체에 유해하며, 고농도에서는 폐기종·기관지염 등 호흡기질환의 원인이 된다. 인체에 영향이 문제가 되는 것은 많은 질소산화물 중 NO_2와 NO이고 양자를 총칭하여 NO_x(녹스)라 부르고 있다. 특히 NO_2는 대단히 위험도가 높아서 수분이 있으면 질산을 생성하여 강철도 부식시킬 정도이며 고농도의 경우 눈, 코, 목을 강하게 자극하여 기침, 인두통을 일으키고 현기증, 두통, 오심 등의 증상을 나타내며, 흡입량이 많으면 5~10시간 후 입술이 파랗게 되는 청색증과 폐수종을 초래한다. 중상의 경우 의식불명, 사망에 이른다.

질식 窒息 asphyxia 생체에서 이산화탄소와 산소의 가스 교환이 되지 못하는 상태. 외계와 폐의 교통이 두절되어 폐의 호흡 작용이 장애되는 것(외질식)과 가스나 약제에 의해 생체내 조직의 가스교환이 방해를 받는 것(내질식)이 있다. 일반적으로 외질식을 가리키는 경우가 많다. 원인으로서는 코나 입 등 호흡 입구의 폐색, 음식물이나 이물에 의한 기도폐색, 경부(頸部)의 교액(絞扼), 익수(溺水) 때의 물 또는 토물(吐物)·분비물 등의 기도의 오음(誤飮), 약물 또는 파상풍에 의한 호흡근마비, 매몰(埋沒) 등 외력에 의한 호흡운동의 저지, 공기 중의 산소 부족 및 유독가스의 흡입 등을 들 수 있다. 일반적 증세는 4기로 나눈다. 1) 제1기: 무증세의 시기로 20~30초 동안, 사람에 따라서는 1~2분간인 경우도 있다. 2) 제2기: 호흡곤란시기에 들어가면 먼저 흡기성, 이어서 호기성의 호흡곤란을 보이며 흡기성에서 호기성으로 변할 때 의식을 잃고 전신경련이 일어나며, 안색은 치아노제가 되고 동공이 산대(散大) 된다. 3)

제3기: 가사기(假死期)로 호흡 및 순환이 일시 정지된다. 4) 제4기: 종말호흡기로 깊은 경련성 흡기를 하며 이어서 정지한다. 이상의 전과정은 4~5분 동안이다. 질식사인 경우에는 혈액이 유동성으로 응고되고 암혈색이 되는 점, 장기에 혈액이 울체된 점, 안결막(眼結膜)·피부·점막 등에 좁쌀크기의 일혈점(溢血點)이 나타나는 것 등이 3대 특징이다. 치료는 발견 즉시 원인을 제거하고 산소흡입, 인공호흡, 심장마사지 등을 실시한다. 또한 호흡중추자극제, 강심제(비타캠퍼)의 주사를 실시한다.

질식가스 窒息~ choke damp 질식을 일으키는 가스. = black damp.

질식성물질 窒息性物質 suffocating substance 흡입함으로써 호흡이 곤란해지고, 결국은 질식하게 하는 물질. 두종류로 대별되는데, 농도의 증가에 의해 산소가 상대적으로 희박해지는 기체로서 이산화탄소, 메탄, 에탄, 헬륨, 수소, 질소 등이 있고, 흡수에 의해 생체에 중독 증상을 일으키는 기체로서 일산화탄소, 시안화수소, 황화수소, 시안 등이 있다.

질식소화 窒息消火 smother 연소계로부터 산소를 제거하여 소화하는 방법. 연소에는 산소를 필요로 하며 이 산소는 공기로부터 받아들이는 때가 많으므로 밖으로부터 공급되는 산소를 차단하면 당연히 연소는 계속되지 못하고 소화된다. 질식소화법에는 탄산가스나 하론가스 등의 무거운 불연성 기체로 연소물을 덮는 방법, 화학포나 기계포(공기포) 소화약제 등으로 불연성 거품을 만들어 연소물을 덮는 방법, 모래, 흙, 옷, 이불 등으로 연소물을 덮는 방법 등이 있다.

질식제 窒息劑 asphyxiant 산소대체에 의해 사망을 일으키는 가스.

질식징후 窒息徵候 universal choking signal 목의 협착, 기관폐쇄, 후두부종에 의해 호흡기도가 막혀 나타나는 증상. → 하임리히 징후(Heimlich sign).

질염 膣炎 vaginitis 질 조직의 염증으로, 동통과 고름 배출물을 특징으로 한다.

질적검사 質的檢查 qualitative test 한 물질의 부족 또는 그 존재를 보여주는 검사로서 특이하게 주관적인 용어로 묘사된다.

질전정 膣前庭 vestibule of the vagina 질, 요도, 전정선의 입구를 포함하는 오목한 공간, 소음순 뒤에 있다.

질좌약 膣坐藥 vaginal supository 편리한 모양을 한 고정제로 질의 체강에 삽입하여 연화융해 또는 붕해시키는 외용약.

질출혈 膣出血 vaginal bleeding 비정상 임신, 분비선의 문제, 난소나 난관의 비정상으로 생길 수 있는 생리 이외의 질 출혈. 질 출혈의 양을 추정하는 데 다음 용어가 사용된다. 1) heavy(심한) : 가장 심한 정상 생리량보다 많다. 2) moderate(중간의) : 가장 심한 정상 생리량과 비슷하다. 3) light(약한) : 가장 심한 정상 생리량보다 적다. 4) staining : 위생 수건이나 탐폰이 필요치 않을 정도의 아주 적은 양의 출혈. 5) spotting : 몇 방울 피의 배출. 6) bloody show : 출산 초기, 출산 시, 특히 출산의 첫 단계 말에 종종 발생하는 경미한 우발적 질 출혈. 7) breakthrough bleeding : 월경기간 사이에 우발적인 자궁출혈로 피임약 사용으로 인해 가끔 발생하는 부작용이다.

질트리코모나스 膣~ trichomonas vaginalis 병원체는 *Trichomonas vaginalis*이며 성교, 욕조, 변기 등을 통해 전파되는 질환.

질폐쇄증 膣閉鎖症 phimosis vaginalis 질의 입구가 선천적으로 좁아져 있는 상태.

질향상 質向上 quality improvement : QI 향상이 필요한 체계의 측면을 확인하고 교정하는 목적의 지속적인 자기평가 과정.

질화 窒化 nitriding 질소를 강에 침투시켜 그 표면을 경화시키는 조작. 공작물을 정밀하게 다듬질한 다음 암모니아가스 속에 500℃ 정도로 18~19시간 가열하여 자연스럽게 냉각시킨다. 침탄(浸炭)에 의한 경화보다 표면의 경도가 더욱 크고 변형이 생기지 않는다.

질화규소세라믹 窒化硅素~ silicon nitride ceramics 질화규소(Si_3N_4)에 산화알루미늄(Al_2O_3), 산화규소(SiO_2)를 첨가한 것. 여기에 다시 탄화규소

(SiC), 산화마그네슘(MgO) 등을 첨가한 것은 고온에서의 고강도 재료로서 주목을 받고 있다.

질화면플라스틱 窒化綿~ pyroxylin plastic 가연성 면을 함유한 니트로셀룰로오스(cellulose nitrate)필름 또는 이름이 무엇이든 간에 기본 물질로서 유사한 니트로셀룰로오스를 함유한 조각, 판재, 튜브, 조립품과 같은 형태의 플라스틱 물질, 원료, 합성품의 총칭.

질환 疾患 disease ① 한 상황과 다른 것을 구별하는 증상과 징후가 신체에 나타나는 불건강한 상태. ② 증상과 징후의 특징적인 특수한 상황. → 질병.

집게폄근 = 시지신근.

집락감염 集落感染 colonization infection 세균이 조직 또는 조직내에 부착되고 이어서 계속 성장 증식하는 감염상태.

집수구 集水溝 catch pit 펌프 흡수관으로 물이 잘 흡입되고 불순물이 유입되지 않도록 하기 위해서 파는 구덩이.

집유조 集油槽 sediment pocket 유분리(油分離)장치에서 빗물, 용수 등과 혼합된 기름이 모이는 곳. → 유분리장치.

집중관리 集中管理 intensive care 복합적 외상, 심한 화상, 심근경색 수술 후 등 다양하게 급성으로 생명을 위협하는 조건에서 제공하는 지속적이고 복합적인 건강관리. = critical care.

집중된병력과신체검진 集中~病歷~身體檢診 focu-sed history and physical examination 주호소에 집중된 병력과 신체검진 초기평가 다음의 환자평가 단계.

집진기 集塵機 dust collector 공기 중에 부유하는 먼지나 분진을 채집하여 분리하는 장치. 원심력을 이용하는 사이클론식, 여과기를 통한 백필터식, 전기적으로 분리하는 전기집진기 등이 있다.

집착 執着 fetish 비이성적이거나 과도한 관심 혹은 어떤 물체나 관념.

집착강박성인격 執着强迫性人格 obsessive-compulsive personality 올바른 질서에 대한 과도한 집착과 엄격한 양심표준에 대한 고집을 특징으로 하는 인격장애. 과도한 억제, 지나친 양심적 강박, 과도한 성실성, 결단주저 및 완벽성을 나타내게 되어 긴장을 잘 풀지 못한다. 이러한 인격은 집착성 강박성 신경증을 유발할 수 있다.

집행권자 執行權者 enforcing authority 법적인 강제 집행 권한을 부여받은 사람이나 기관.

집행기관 執行機關 enforcing agency 법령에 의거 소방법 등을 강제 집행할 수 있는 기관.

징후 徵候 sign 객관적이거나 다른 사람에 의해 관찰될 수 있는 환자 상태의 표시. 응급구조사나 다른 사람에 의해 보거나 듣거나 냄새 맡거나 느낄 수 있는 오감으로 파악할 수 있는 것. 검사하는 의사에게 알려주는 질환의 객관적 소견 또는 증거로서, 환자의 주관적 감각인 증상과는 대조적이다. 어떤 상태의 식별이나, 진단에 도움이 되는 정신적 또는 육체적 표적 또는 특색.

짙은 turbid 연기 또는 미스트 등이 자욱한.

짝짓기제도 ~制度 buddy system(구조) 단체의 모든 수상 활동자에게 짝을 짓게 하고 자기 짝의 안전을 서로 돌보게 하는 것. 물속에서는 여러 가지 불의의 사고를 만날 수가 있으며 혼자만의 능력으로는 해결하기 곤란한 경우가 많으므로 짝을 짜서 행동하는 것이 필수적이다.

짝호흡 ~呼吸 buddy breathing 한 개의 레귤레이터로 두 명 혹은 그 이상이 호흡하는 것으로 한 명의 공기가 없어졌을 때나, 불의의 사고가 일어났을 때 도움이 된다.

짧은전선 ~電線 pigtail 짧은 호스선 또는 전기선.

짧은척추고정장치 ~脊椎固定裝置 kendrick extrication device : KED 경추 손상 가능성이 있는 환자를 고정시키는데 사용되는 것으로 척추와 머리를 고정하여 중추신경계를 보호하는 장비. 이 장비는 환자가 앞으로 굽혀지는 좌석이나 소형 자동차 좌석, 등받이가 약간 둥글게 된 좌석, 제한된 공간 등에서 발견된 경우 사용할 수 있는 조끼형태로 되어 있다. 또한 차가 폐쇄되어 짧은 척추고정판을 집어 넣을 수 없을 때에도 유용하게 사용된다.

ㅉㅉ가무시병 ~病 Rickettsia tsutsugamushi 병원체는 *Rickettsia tsutsugamushi*이며 0.5~2㎛의 작

은 미생물. 세포외에서는 증식하지 못하며 다른 *ric-kettsia*와 공통된 성상을 가지고 있다. 그러나 다른 *rickettsia*와는 달리 *R. tsutsugamushi*는 strain사이에 항원성의 차이가 있으며 Karp형, Gilliam형, Kato형은 대표적인 strain으로 거의 모든 *R. tsutsugamushi*는 이 세 strain의 하나와는 반응을 한다.

찌르는듯한 lancinating 찔리거나 찢어지는 듯한 감각, 통증으로 느껴지는 감각.

찔끔증 = 새기증, 실금.

찜질 compress 신체의 일부에 온열 자극이나 한냉 자극을 주어 병변의 치료과정을 촉진시키기 위한 방법. 통증의 완화, 국소적 안정 및 환자의 기분전환에 효과적이다. 찜질의 종류는 온찜질과 냉찜질이 있는데 온찜질에는 습성온찜질과 건성온찜질이 있으며 냉찜질에는 찬물찜질과 얼음찜질이 있다. 찜질시에는 강한 자극에 의해 국소적 피부에 화상이나 동상이 생기지 않도록 주의한다.

ㅈ

차고 車庫 garage(소방) 일반적으로 차를 주차하는 공간의 용어이지만 소방의 경우 휘발성의 인화성 액체를 연료용 또는 전력 생산용으로 운반하는 동력 차량이 그 사용, 판매, 저장, 대여, 수리, 또는 전시를 위해 보관되어 있는 건물.

차단¹ 遮斷 blockade 신경근육의 차단과 같은 화학적 중재 혹은 외상으로 인한 신체 시스템의 부적절한 기능 수행 능력. 신경계의 흥분파 전달 차단. 예를 들어 척추마취는 신체의 신경 신호를 차단한다.

차단² 遮斷 confinement(소방) 화재가 발생하지 않은 다른 구역 또는 다른 구조물로 화염이 확산되는 것을 방지하기 위한 대책.

차단기 遮斷器 nofuse switch 정상상태에서 전류를 안전하게 전송하고 차단시킬 수 있는 개폐장치.

차단스위치 遮斷~ interrupter switch 특정 전류의 흐름을 개폐할 수 있는 스위치.

차단장치 遮斷裝置 cutoff 문, 방화벽 등과 같이 화재의 확산을 지연시키도록 설계된 방호물.

차단판 遮斷瓣 shut-off valve 액체의 흐름을 개폐하는 판막.

차동식감지기 差動式感知器 rate of race type detector 외계와의 변화가 일정치를 넘었을 때 즉 그 주위의 온도가 정해진 비율 이상으로 크게 되었을 때 작동하는 감지기. 따라서 4계절을 통하여 일정한 감도를 유지하는 이점은 있으나 온도상승이 완만한 훈소화재에는 효과가 적다. 차동식 감지기는 실온이 너무 높지 않으며 그 변화가 크지 않는 보통의 건물용에 널리 사용되고 있다.

차동식분포형감지기 差動式分布形感知器 line type rate-of-rise heat detector 주위 온도가 일정상승율 이상이 되는 경우에 작동하는 감지기. 넓은 범위에서의 열효과의 누적에 의하여 작동되는 것을 말한다. 분포형감지기도 감지소자에 따라 공기식, 열전대식, 열반도체식이 있으나 우리나라에서는 공기식분

포형감지기가 일반적으로 사용되고 있다.

차동식스포트형감지기 差動式~形感知器 spot-type pneumatic rate-of-rise detector 주위 온도가 일정 상승률 이상이 되는 경우에 작동하는 감지기.

차동식열감지기 差動式熱感知器 rate-of-rise detector 온도 상승률이 일정 이상이 되어야 작동하는 감지기.

차동식펌프 差動式~ differential plunge pump 1 왕복 사이에 1회의 흡입과 2회의 토출을 하며, 서로 지름이 다른 플런저에 의해 구성된 왕복 펌프.

차동식화재감지기 差動式火災感知器 heat-actuated device : HAD 일정 지역의 온도상승속도를 감시하고 있다가 상승속도가 지나치게 빠를 경우 경보를 발하는 감지기.

차량순찰대원 車輛巡察隊員 lookout patrolman 임야화재를 감시하기 위해 관할지역을 차량으로 순찰하는 화재감시원. 화재감시와 진화작업 뿐만 아니라 화재예방활동을 수행하기도 한다.

차량아래노즐 車輛~ undertruck nozzle 차량 아래에 위치한 소방장비. 이 노즐은 작업 동안에 차량 아래의 화염이나 연료 상승으로부터 차량의 승무원을 보호하기 위해 고안되었다.

차량용무전기 車輛用無電機 mobile radio 차량에 장착하여 사용하는 무전기로서 동시에 말할 수 없고 상대방 전달이 끝날 때까지 기다려야 한다. 차량 전원을 사용하기 때문에 휴대용보다는 고출력으로 송신할 수 있다.

차량정지목 車輛停止木 wheel blocks 차량의 바퀴가 굴러가지 않도록 바퀴 밑에 괴는 모래주머니나 쐐기목.

차량탑재형방수총 車輛搭載形放水銃 monitor nozzle 다량의 가연성 물질, 항공기, 탱크집합지역 및 다량의 물을 이용하여야 하는 특수위험장소를 방호하고 물이 먼 거리까지 도달할 수 있도록 특별히 설

계된 장치. 대개 구경 38mm, 45mm 및 51mm의 세 개가 한데 묶인 팁이 설치되어 있다.

차량화재 車輛火災 car fire 차량이나 피견인차 또는 그 적재물이 소손된 화재.

차륜식소화기 車輪式消火器 wheeled fire extinguisher 화재시 사람이 운반할 수 있도록 운반대와 바퀴가 장치된 소화기. 일반적으로 대형 소화기에 사용된다.

차별화된현장진단　差別化~現場診斷　differential field diagnosis 환자의 징후에 따른 있을 수 있는 원인을 밝힌 목록.

차선 車線 lane 차마다 한 줄로 도로의 정해진 부분을 통행하도록 안전표지에 의하여 구분되는 차도의 부분.

차아염소산나트륨 次亞鹽素酸~ sodium hypochlorite [NaClO] 분자량 74.44, 비중 1.097인 무색 또는 백색의 결정, 분말. 냉수에 용해되며 열탕에 분해한다. 공기, 열, 광선에 방치하면 서서히 유효 염소를 분해한다. 무수물은 대단히 불안정하며 폭발적으로 분해하기 쉽다. 수용액은 유리된 산소를 발생하며, 산화, 표백, 살균작용을 나타낸다. 메탄올, 수산과 혼촉하면 조건에 따라 폭발의 가능성이 있다. 냉암소에 저장하고 장기간 보관하지 않도록 한다. 금속류의 혼입을 피하고 가연성의 유기물과의 접촉을 피하며 차광된 유리 용기에 넣어 저장한다. 초기 소화에는 포, 소화약제도 유효하지만, 다량의 물로 냉각 소화한다. 폭발위험이 있으므로 안전거리를 확보하고 연소 생성 가스가 유독하므로 공기 호흡기를 착용하여야 한다. 제조시 수산화나트륨 용액에 35~40%에 염소를 집어넣어 22~25℃에서 반응시켜서 만든다. 산화제, 종이, 펄프, 섬유의 표백, 살균, 소독제, 분석시약, 염색, 히드라진 제조, 탈색제, 탈취제, 식품(음료수, 전분)첨가제, 주류의 양조 등에 사용된다.

차아염소산칼슘 次亞鹽素酸~ calcium hypochlorite [Ca(ClO)₂] 분자량 142.99, 융점 100℃, 비중 2.35, 햇빛, 산, 열에 의해 폭발의 위험이 있다. 코발트, 니켈, 망간, 철 등의 혼촉에 의해 자연 폭발한다.

100℃에서 분해되고 150℃ 이상 가열하면 즉시 산소를 방출하면서 폭발한다. 물에 의해서도 분해되며, 강한 산화력과 자극성을 가지고 있다. 에탄올, 메탄올, 니트로벤젠, 페놀, 글리세린, 산화제이철, 목탄분과 혼촉하면 발화 또는 폭발의 위험이 있다. 살균제, 표백제, 탈취제 등에 사용된다.

차양 遮陽 awning 햇볕과 비를 가리기 위해서 창문 위나 건물 사이에 설치하는 것. 소방통로의 장애물이 되거나 가연성 재질로 된 것은 연소확대 요인이 되기도 한다. → 연소확대.

차연 遮煙 smoke resisting 화재시 피난로로 연기가 유입되는 것을 막는 일. 댐퍼설치, 연기흡인(吸引), 공기가압(加壓) 등이 그 방법이다.

차염성 遮炎性 fire integrity 화재시 발생하는 화염을 차단하고 열이 가해져도 원래의 형태나 성질이 변하지 않는 것. = 내화(耐火).

차축거리 車軸距離 wheelbase 차량의 앞 차축 중심과 뒤 차축 중심 사이의 거리. = 축거(軸距).

차축고정장치 車軸固定裝置 axle locks 고가사다리를 세우기 전에 스프링의 진동을 방지하고, 사다리를 세울 때 차축의 움직임을 방지하기 위한 고가사다리 소방차의 차축잠금장치.

차축관절 車軸關節 trochoid joint 상·하요척관절처럼 관절두가 완전히 원형이며 관절와내를 차륜처럼 1축성으로 회전운동을 하는 관절. = 중쇠관절.

차축하중 車軸荷重 axle load 차량에 걸리는 정하중.

차폐검사 遮蔽檢査 cover test 눈의 위치가 빗나간 것의 정성적 검사. 양쪽 눈으로 고정 목표를 주시하도록 하고 한쪽 눈을 가리고 다른 눈의 움직임을 본다. 한쪽 눈을 가려서 다른 쪽 눈이 움직이면 움직인 쪽 눈이 사시이며 어느 쪽을 가려도 다른 눈이 움직일 경우에는 사시이다.

착란 錯亂 confusion 시간, 장소, 사람 또는 상황과 관련하여 방향감각을 상실한 혼미한 정신상태. 몽환상태, 섬망, 몽롱상태 등 의식 변화를 총괄하는 명칭으로 쓰이거나 혼란한 사고체계를 가리키기도 한다. 간질, 정신병, 중독성 정신병, 조증, 정신분열증 등에서 나타난다.

ㅊ

착륙장치 着陸裝置 landing gear 항공기의 무게를 지탱하고 쿠션역할을 하는 하부구조. 이착륙을 가능하게 한다. 바퀴나 활주부의 지지를 받는 구조로 되어있다.

착륙지점 着陸地點 landing zone 헬리콥터의 착륙지점으로 표시된 지역이나 구역.

착상 着床 implantation 포배의 내세포괴(inner cell mass)가 자궁 내막에 정착되는 것.

착상박리 着床剝離 denedation 월경주기에서 자궁점막의 변성과 박탈.

착색료 着色料 coloring matters 식품의 착색을 위해 첨가되는 것. 타르색소가 8종, 타르색소의 알루미늄 레이크 7종, 비타르색소가 7종으로 총 22종이 허용되어 있다.

착시 錯視 optical illusion 외계 사물의 객관적인 성질(크기, 형태, 빛깔 등의 성질)과 눈으로 본 성질 사이에 차이가 있는 경우의 시각. 이와 같은 차이는 항상 존재하므로 보통은 양자의 차이가 특히 큰 경우를 착시라고 한다. 착시로는 기하학적 착시, 원근의 착시, 가현운동, 밝기나 빛깔의 대비, 요구나 태도에 입각하는 착시 등이 있다. 영화처럼 조금씩 다른 정지한 영상을 잇달아 제시하면 연속적인 운동으로 보이는 가현운동, 주위의 밝기나 빛깔에 따라 중앙부분의 밝기나 빛깔이 반대 방향으로 치우쳐서 느껴지는 밝기와 빛깔의 대비, 공복 시에는 다른 것을 그린 그림을 음식물의 그림으로 잘못 보는, 이른바 요구에 입각하는 시각의 변화 등도 일종의 착시라고 할 수 있다.

착암기 鑿巖機 rock drill 압축공기를 이용하여 드릴에 회전 및 상하 충격을 가하여 아스팔트, 콘크리트, 바위 등에 구멍을 뚫거나 파괴작업을 행할 수 있는 장비. 소형엔진을 부착하여 직접 컴프레셔를 구동하는 엔진식과 모터가 부착된 전기식이 있다.

착어증 錯語症 paraphasia 듣고 이해한 단어를 정확하게 말할 수 없는 상태. 일관성 없고 부적절한 언어로 대치되며 이해할 수 없는 새로운 문장을 만들기도 한다.

착오 錯誤 mistake 표의자가 진의와 일치하지 않는 것을 알지 못하고 행한 의사표시.

착용 着用 putting on 의복, 모자, 신발 따위를 입거나 쓰거나, 신거나 하는 것.

착좌불능 着坐不能 acathisia 가만히 앉아 있는 것이 불안감을 유발하므로 가만히 있지 못하는 것으로 다급하고 초조함이 불안과 동반된다. = 정좌불능(akathisia, akatizia).

착화 着火 firing 발화원이나 점화원에 의한 가연물의 최초 발화. → 점화원, 발화원.

착화점 着火點 ignition point 가연물을 가열할 때 점화원 없이 가열된 열만 가지고 스스로 연소가 시작되는 최저 온도. 보편적으로 인화점보다 높은 온도이다. 착화점의 중요성은 화재 진압 후 가열된 건축물을 냉각시키기 위해 계속적으로 물을 뿌리는 것을 볼 수 있는데 이것이 착화점 이상으로 가열된 건축물이 열로 인하여 다시 연소되는 것을 방지하기 위한 것으로 착화점은 소화작업시 매우 중요하며 위험물 취급에 있어서도 위험물을 가열할 때는 착화점 이상으로 가열되지 않도록 주의해야 한다. → 인화점. = 착화 온도, 발화 온도, 발화점.

찬불꽃 cool flame 어두운 곳에서나 겨우 식별될 수 있는 저온(200~420℃)의 불꽃.

참사 慘事 mass casualty incident 지역 병원의 능력을 초과하는 환자나 부상자가 많이 발생하는 상태. 이러한 많은 숫자는 의료의 질과 형태를 결정할 수 있다. 위기에 대응하기 위하여 지역 사회는 외부에 도움을 요청할 수 있으며 군대에서 쓰여지는 기구를 설치할 수 있으며 치료를 간략화할 수 있고, 우선치료대상자 선정으로 치료를 배분할 수도 있다. 간호사, 구급대원, 의사들은 비슷한 책임을 가지며 더 많은 희생자를 치료하기 위하여 자신들의 일반적인 영역을 뛰어 넘는 일을 하도록 요구될 수도 있다. = 대형사고.

참여기관목록 參與機關目錄 resource inventory 특정 사고 처리에 참여한 기관과 인원, 장비 등의 목록.

참진드기속 ~屬 Ixodes 진드기목, 참진드기과의 한 속으로 록키산열(山熱)과 관련이 있다. Ixodes

dentatus는 로키산열의 병원체를 매개하는 진드기이고, Ixodes loricatus는 로키산열을 전파하는 진드기이다.

참호 塹壕 trench 지표면의 일시적인 구덩이. 바닥의 길이가 바닥의 폭보다 길다. 일반적으로 6 m 보다 깊지 않고 바닥이 4.5 m 보다 넓지 않다.

참호상자 塹壕~ trench box 참호붕괴를 방지하기 위해 참호 안에 두는 구조물. 이 상자는 알루미늄, 유리섬유, 금속으로 만들어 졌고 작업의 진행에 따라 이동 된다.

참호열 塹壕熱 trench fever 이의 매개에 의해 옮겨지는 리케차 로칼리메아퀸타나(*Rochalimaea quintana*)에 의한 감염증. 열, 하지통, 두드러기와 쇠약 등의 증상이 나타난다.

참호족 塹壕足 trench foot 젖은 발을 1.6~10℃의 저온 상태에 수시간에서 수일간 노출하였을 때 조직의 동결 없이 생기는 한냉손상. 주로 군인이나 어부들에게 나타난다. 비록 피부가 검게 될 수 있으나 심층 조직의 손상은 없는 경우가 많다. 혈액순환장애를 받은 조직은 초기에는 적색을 띠나 결국 창백해지며 합병증으로 감염이나 조직 결손이 생길 수 있다. = 침수족(浸水足 immersion foot).

창 窓 fenestra(구급) 압력을 감소시키거나 정기적인 피부간호를 위해 석고붕대나 붕대의 일부를 잘라내고 만든 구멍.

창고화재 倉庫火災 warehouse fire 제품이나 원자재가 대량으로 저장되어 있는 창고의 화재. 가연물의 양과 밀도가 커서 진화가 어려우며 재산피해도 크다.

창냄술 創~術 fenestration 기관이나 뼈 안에 공간을 얻기 위해 구멍을 만드는 외과적 시술. = 개창술.

창문 窓門 window 채광·환기 등을 목적으로 건물의 외벽이나 지붕에 설치하는 문. 창문은 사람이 출입하지 않는 개구부이지만 화재 등 유사시에는 탈출 또는 진입에 이용될 수 있으며 창문을 통해서 인접건물로 화재가 확산될 수도 있다.

창백 蒼白 pallor 피부가 핏기가 없이 창백함.

창상 創傷 wound 사고 등의 외부 압력에 의해 조직의 연속성이 파괴되는 상태. 창상에는 크게 개방창과 폐쇄창으로 나누고 개방창에는 찰과상, 열상, 결출상, 천자상, 관통상, 절단 등이 있다. 폐쇄창에는 타박상, 피하출혈, 혈종 등이 있고 개방창에는 출혈과 감염이 가장 큰 합병증이 될 수 있고 폐쇄창은 손상 정도에 따라 내부출혈로 인한 합병증을 초래할 수 있다.

창상치유 創傷治癒 wound repair 부상 특히 피부의 부상 후에 정상적인 구조로 회복하는 과정.

채광지붕 採光~ lantern roof 지붕의 용마루 부분에 돌출시켜 환기나 빛을 받아들이는 지붕.

채광창 採光窓 skylight 반투명창 또는 투명창이 설치되어 있어 실내로 햇빛이 들어올 수 있도록 해주는 건물 지붕에 설치된 개구부.

채널 channel 음성이나 기타의 정보전달을 위해 임의로 지정된 주파수.

채니기 採泥器 bottom sampler 물 밑의 진흙·모래 등과 같은 침전물을 채집하는 기구. 강철로 된 갈퀴가 달린 드레저를 해저에서 끌어당겨 채집하는 예항형 채니기(曳航型 採泥器 : dredger)와 두 개 이상의 버킷이 강력한 스프링 작용을 하여 밑바닥에 닿는 동시에 맞물려서 시료를 채취하는 맞물림식 채니기(snaper) 및 어떤 한 지점의 퇴적물을 퇴적된 상태로 채집하는 주상 채니기(柱狀採泥器 : core sampler)가 있다.

채수기 採水器 water sampler 해수의 온도, 염분, 화학성분을 측정하기 위해서 해수를 퍼 올리는 데 쓰이는 해양관측기구. 표면해수의 채수는 범포(帆布)나 고무로 만든 물통이 사용된다.

채종유 菜種油 rape oil 쓴맛이 있는 담황색의 유류. 비중 0.9132~0.9168, 응고점 -2~-10℃, 융점 17~22℃, 발화점 162.7℃, 인화점 446.6℃. 자연발화할 수 있다. 공기로 산화되면 착색되고 점도가 증가된다. 식용, 등용, 고무용, 경화유, 감마용으로 사용된다. = rape speed oil, colza oil, 종자유.

책임 責任 liability 직접적 혹은 간접적 법적 책임. = 의무.

처녀막 處女膜 hymen 질 입구에 있는 점액막, 섬유조직, 피부주름. 없거나 작고 얇은 주름으로 나타나며, 드물게는 질기거나 단단하여 입구가 완전히 막히기도 한다. 처녀막이 파열된 후에는 작고 둥근 모양의 조직이 남아 있다.

처녀생식 處女生殖 parthenogenesis 수정되지 않은 난자에서 개체가 발생하는 생식 형태.

처마 eaves 목조건물에서 도리 밖으로 내민 지붕부분. → 도리.

처방 處方 formula 병의 증세에 따라 약재를 배합하는 방법.

처방약 處方藥 prescription drug 의사의 진단서로만 분배될 수 있는 약.

처방전 處方箋 prescription 의사가 치료를 위해 필요한 의약품에 대해서 기록한 문서. 환자의 이름, 주소, 날짜, 투약 처방, 약사나 다른 조제사에 대한 지시, 환자에 대한 지시, 처방자의 서명 등이 포함된다. 투약, 치료, 처치를 위한 처방은 적합한 자격이 있는 사람이 행한다.

처방전달체계 處方傳達體系 order communication system : OCS 의사가 환자를 진료하여 여기에서 발생하는 진료 내용을 컴퓨터를 이용하여 저장하고 이 데이터가 병원의 Network 망을 통하여 환자가 도착하기 전에 수납계산이 자동 처리되는 체계. 이 자료가 약제부로 전달되어 약사가 확인을 하면 약은 약 자동조제기기(ATC)를 통하여 조제하며 임상병리과에서 실시하는 각종 검사는 컴퓨터와 연결된 임상기기를 통하여 자동 분석하고 방사선과로 전달된 촬영자료는 의료기사의 확인으로 처리되며 이러한 일련의 과정들이 병원의 신경망(Network) 이라는 회선을 통하여 전달되는 시스템.

처방집 處方集 formulary 약물의 목록집. 병원들은 그들의 약국에서 흔히 늘여 놓는 모든 약의 명단을 갖고 있다.

처방하다 處方~ prescribe ① 약, 치료 혹은 과정에 대한 명령을 적음. ② 질병에 대한 어떤 환자 치료 방법을 제시함.

처치 處置 treatment ① 넓은 의미에서는 보청기(補聽器)와 같이 어떤 기능을 개선하거나 증강시키는 장치. ② 손에 의해 숙련된, 또는 기민한 조작, 물리요법에서는 능동적인 운동한계를 넘어선 강제적인 관절의 수동운동. ③ 질환이나 장애에 대처할 목적으로 한 환자의 처치와 보호.

처치단계 處置段階 echelons of care 여러 분야와 위치의 군사적 의료자원의 분포. 대부분의 군사적 의료관리는 네 조직으로 제공된다. 첫 단계는 의료인이나 군인에 의해 제공되는 필수응급의료이며, 둘째 단계는 청정지역이나 병기보조지역에서 환자들을 중증도 분류하고 지속적인 응급처치를 한다. 셋째 단계에는 초기외상처치와 소생을 수행하며 넷째 단계에는 일반병원에서 시행하는 일정한 처치를 제공한다.

처핑 chirping 광원의 파장이 급격히 변화하는 현상. 펄스 동작 광원에서 자주 관찰된다.

척골 尺骨 ulnar 전완 내측에 있는 긴뼈. 요골과는 반대로 아래 끝보다 위 끝이 더 비대하고 복잡하다. 근위단에는 상완골 활차에 대한 관절면, 즉 활차절흔과 요골에 대한 관절면이 형성되어있고 활차 절흔 뒤쪽의 주두(olecranon)는 체표로부터 쉽게 만져진다. 원위단은 요골과 함께 관절을 만들며 또 새끼손가락 쪽에 경상돌기가 나와 있다. 주관절은 상완골, 요골, 척골로 구성된다. 상·하 요척 관절은 모두 차축 관절이며 전완의 회내·회외 운동의 기초가 된다. = 자뼈.

척골동맥 尺骨動脈 ulnar artery 상지의 주요 동맥 중 하나로 다섯째 손가락 기저부로 주행하며 손목 안쪽부위에서 맥박이 촉진되는 동맥. = 자동맥.

척골신경 尺骨神經 ulnar nerve 상완의 내 측부를 상완 동맥 및 정중 신경과 함께 하행하여 상완 하단에 이르면 내측 상과의 후측에 있는 척골 신경구를 지나지만 다시 전완 전면의 척측을 하행하여 손과 손가락에 이르는 신경. 감각신경인 피지는 손바닥과 손등의 척측 1/2에 분포하고 운동신경인 근지는 전완 굴근과 손바닥 내측부의 근육들을 지배한다. 척골신경 마비는 손가락 말절이 굴곡위가 되고 손가락의 내전과 외전이 불가능하게 되어 독수리 손(claw hand)이 된다. = 자신경.

척수 脊髓 spinal cord 척주관내에 있으며 위로는 연수와 직접 연결되어 있는 긴 원주상의 신경조직. 제1경추신경부터 제2요추 높이 까지 계속되며 직경 1~1.3cm, 길이 41~46cm, 무게 30g 정도이다. 굵기는 전체가 같지 않고 상하에 팽대부가 있으며 경팽대부는 상지에 분포하는 신경이 출입하는 부분이고 요 팽대부는 하지에 분포하는 신경이 출입하는 부분이다. 척수는 3층으로 중앙부에 H자형의 회백질부와 둘레에 백질부(white matter)로 되어 있으며 중심관은 뇌실로 이어지는 관(뇌척수액으로 채워진다)이 있다. 회백질부(신경섬유)의 전각은 운동신경세포가 분포되어 있고 후각은 지각신경세포가 분포(감각신경)되어 있으며 측각은 전각과 후각사이로 자율신경 세포가 분포되어있다. 수질은 신경세포가 많은 회백질이고 피질은 유수신경섬유가 많은 백질로 되어있으며 8개의 경신경, 12개의 흉신경, 5개의 요신경, 5개의 천골신경, 1개의 미골신경 등 31개의 척수신경이 기시한다. 척수의 회백질(gray matter)은 중앙부 회색으로 보이는 H자 모양으로 신경세포의 집단으로 구성되어 있으며 척수로 들어오는 감각신경의 흥분과 척수에서 나가는 운동신경 흥분을 통합하는 곳이고 백질(white matter)은 회백질을 둘러싸고 있는 회색으로 보이는 곳으로 뇌로 출입하는 신경흥분의 전도로이다.

척수강조영상 脊髓腔照影像 myelogram 조영제를 주입 후 촬영한 척수의 X-선 사진. 척수나 척추 신경근이나 주위 공간의 염좌를 보여준다.

척수관 脊髓管 spinal canal 추체의 추공이 상하로 모여 척수가 들어 있는 공간. 척수를 보호하는 기능을 가지고 있다.

척수낭류 脊髓囊瘤 myelocele 척주관의 결함으로 인한 척수의 주머니같은 돌출증. = 척수탈출증.

척수마취 脊髓麻醉 spinal anesthesia 국소마취제를 요추공간을 통해 지주막하강에 주입하여 척수신경절과 배부 기저신경절의 자극 전달을 차단하여 그 이하의 통증과 기타 감각을 마비시키는 것.

척수성의 脊髓性~ myeloid 척수와 관련한.

척수수막류 脊髓髓膜瘤 myelomeningocele 중추신경계의 헤르니아로 척주관의 약한 부위를 통해 척수, 뇌막과 뇌척수액을 포함한 주머니가 튀어나온다. 이 헤르니아는 척추를 따라 어느 부위에서도 있을 수 있지만 주로 등 하부에서 발생한다. → neural tube defect, 이분척추(spina bifida).

척수신경 脊髓神經 spinal nerve 척수분절에 대응해서 척수 양측을 출입하는 31쌍의 말초신경. 이들은 추간 공을 통해서 척주관을 나오는데 경신경 8쌍(C_1~C_8), 흉신경 12쌍(T_1~T_{12}), 천골신경 5쌍(S_1~S_5), 미골신경 1쌍(C_0)으로 구분한다. 각각의 척수신경은 운동성인 전근과 감각성인 후근으로 구성되는데 후근은 추간공 속에서 감각세포들이 집단을 이루어 타원형으로 팽대한 척수신경절을 형성하고 이어서 전근과 만나 공동신경간을 이룬다.

척수신경삭염 脊髓神經索炎 funiculitis 척수 또는 정삭과 같은 신체의 삭 모양 구조의 염증상태.

척수염 脊髓炎 myelitis 운동이나 감각신경결손이 있는 척수의 염증.

척수조영술 脊髓造影術 myelography 지주막하에 조영제를 주입해서 X-선 촬영을 하고 척추나 척수의 질병이 변하는 부위를 확인하고 압박이나 협착 상태를 진단하는 방법.

척수증 脊髓症 myelopathy 척수질환, 척수장애, 척수기능장애.

척주 脊柱 vertebral column 척추동물의 등마루를 이루는 뼈. 성인의 경우 71~75cm 정도 크기이며 추골(vertebrae)과 추간원판(intervertebral disc)으로 구성된다. 태아(fetus)때 흉부와 천부의 1차 만곡(primary curve)이 있고 체중을 지탱하면서부터 즉, 생후 3개월이 지나면서 부터 2차 만곡(secondary curve)인 경부만곡이 일어나고 생후 18개월 이후에는 요부만곡이 일어난다. → 경부만곡, 요부만곡, 흉부만곡.

척주강 脊柱腔 spinal cavity 척주에 길이로 둘러 있으며 척수가 들어 있는 공간.

척주기립근 脊柱起立筋 musculus erector spinae 척주 양측을 따라 길게 종주하는 장늑근(musculus iliocostalis), 최장근(musculus longissimus), 극근(musculi spinalis)을 총칭한 것 = 척주세움근.

ᄎ

척주후만증 脊柱後彎症 kyphosis 척주의 비정상적 상태로 측면에서 볼 때 흉추의 후만곡이 비정상적으로 증가한 상태. 정상적으로 요추와 경추는 전만되어 흉추부위의 후만에 균형을 이룬다. 후만증은 이러한 정상 형태를 이르는 것이기도 하지만 척주의 비정상적 상태를 일컫기도 한다. 이는 구루병(ric-kets)이나 척추결핵으로 초래되기도 한다. 청소년의 후만증은 자가 제한적이며 진단되지 않는 경우가 많다. 하지만 만곡이 진행하면 중 정도의 요통이 있을 수 있다. 척추신전 운동과 베개 없이 매트리스 아래에 판을 깔고 자는 보존적 치료가 시행된다.

척추 脊椎 vertebra 척추의 33개 뼈 중의 하나. 경추(cervical vetebrae)는 척추의 첫 일곱 마디이다. 흉추나 요추보다 작고 첫 번째 경추(환추 : atlas)는 머리를 받친다. 두 번째는 축추(axis)이다. 환추는 축추 위에서 회전하여 머리를 돌리고 전후 방향으로 굽힐 수 있도록 한다. 일곱 번째 경추는 쇄골 위에 있고, 거의 수평으로 길은 뼈돌기가 나와 있어 손가락으로 만져진다. 등 위쪽의 12개의 뼈마디가 흉추(T)이다. T_1에서 T_{12}까지 이름이 붙여져 있고, T_1은 일곱 번째 경추(C_7)의 바로 아래에 있다. T_1에서 T_{12}로 내려갈수록 척추는 두껍고 무거워지며 추간판에 의해 분리되어 있다. 척주의 가동성 부분 중에서 가장 큰 다섯 개의 구분이 요추이다. 체중을 지탱하므로 척주의 윗부분 척추보다 커지고 무거워진다. 각 요추의 몸체는 편평하거나 약간 오목하다. 천추는 척주의 다섯 부분이지만 성인에서는 합쳐져서, 골반 위쪽의 크고 삼각형 뼈인 천골로 된다. 천골은 여자에서 남자보다 좁고 넓다. 미추는 네 개의 척추인데, 합쳐져서 성인의 미골을 형성하여 척추의 끝이다. 성인에서 미골은 천골과 합쳐진다.

척추고정판 脊椎固定板 spine board 척추 손상 또는 척추 손상이 의심되는 환자를 척추에 무리가 가지 않도록 고정하기 위하여 이용되는 판. = backboard.

척추관 脊椎管 vertebral canal 추골의 결합으로 추공이 연결된 기관. 척수(cerebral fluid)를 수용하고 있다.

척추궁 脊椎弓 vertebral arch 추궁근과 추궁판으로 구성된 척추체 등쪽의 골궁.

척추내출혈 脊椎內出血 hematomyelia 척추액내 혈액출혈.

척추동맥 = 추골동맥.

척추방선 脊椎傍線 paravertebral line 척주를 구성하는 추골의 횡돌기를 연결하는 종선. 좌우 두 선이 있다.

척추뼈 =추골.

척추뼈고리 = 추궁.

척추뼈몸통 = 추체.

척추탈구 脊椎脫臼 dislocation of spine 외적인 자극 등에 의해 척추가 제위치를 벗어난 상태. 탈구골절의 형을 취하며 골절을 수반하지 않는 것은 경추에 많다. 단순 탈구나 탈구골절이라도 척수의 기능장애가 발생할 수 있다. 탈구는 경추에 많고 심한 증상이 나타난다. 현장에서 척추탈구환자의 취급은 척수손상을 초래할 수 있으므로 척추고정판과 머리 고정 등 계속적인 경추 및 척추고정이 필요하다.

척추후궁절제술 脊椎後弓切除術 laminectomy 척수의 압박을 제거하기 위하여 척추체의 추궁판(lamina)을 제거하는 수술.

척측수근신근 尺側手根伸筋 musculus extensor carpi ulnaris 상완골 외측 상과와 척골 후면에서 일어나기 시작하여 제5중수골저에 정지하며 손목의 신전과 내전에 관여하고 요골신경의 지배를 받는 전완의 근육(muscle of forearm). = 자쪽손목폄근.

척측피정맥 尺側皮靜脈 basilic vein 척골쪽 피부정맥으로 팔면에 있는 4개의 정맥 중 하나. 전완 척골쪽의 후면 근위부로 뻗어있다. = 자쪽피부정맥.

천골 薦骨 sacrum 5개로 구성되어 있고 척추의 아래 끝 부분에 있는 이등변삼각형 모양의 뼈. 미골과 함께 골반의 뒷벽을 이룬다. 5개의 천추(sacral vertebrae)가 청년기까지 연골결합을 하고 있으나 성인이 되어 하나로 융합한다. 후면에는 극돌기가 유합한 정중천골능, 관절돌기가 유합한 중간천골능, 횡돌기가 유합한 외측천골능 이라는 3종 5선의 세로 융기가 있으며 내부에는 추공이 연결된 천골관(sac-ral canal)이 있고 관의 전면과 후면에 각각 4쌍의 전천골공(anterior sacral foramen)과 후천골공(posterior sacral foramen)이 밖으로 개구하고 있어 천수신경(nervi sacrales)의 전지와 후지가 나오게 된다. = 엉치등뼈, 천추.

천골가시근 薦骨∼筋 sacrospinalis 척추와 머리를 곧게하고 지탱하며 늑골을 오므리게(구부리게)하는 뒤쪽의 큰 근육.

천골갑 薦骨岬 sacral promontory 천골 저부에서 골반의 융기부분. = 천골곶.

천골공 薦骨孔 sacral foramen 천골신경이 지나가는 골반과 천추 사이의 몇 개의 구멍 중 하나.

천골신경총 薦骨神經叢 sacral plexus 척수신경의 제4 요신경에서 제4 천골신경까지의 전(前) 1차지로 구성되고 둔부, 회음부, 외음부, 대퇴후부 및 발의 근육과 피부를 지배하는 신경. 중요한 신경으로 좌골신경, 경골신경, 총 비골신경, 상·하둔신경, 음부신경 등이 있다. = 엉치신경얼기.

천골전방부종 薦骨前方浮腫 presacral edema 누워있는 환자의 천추부에 액체가 고인 것. 대개 울혈성 심부전증과 관련됨.

천공 穿孔 perforation 어떤 부분을 뚫거나 뚫리는 것. 십이지장궤양 등에서 흔히 나타난다.

천공성위궤양 穿孔性胃潰瘍 perforated peptic ulcer 자극적인 음식섭취나 스트레스 등으로 인한 소화기관의 소화성 궤양으로, 두꺼운 벽이나 막을 관통하는 궤양.

천공창 穿孔槍 piercing pole(구조) 끝에 금속 꼬챙이가 달려있어 구조작업시 천장 등을 찔러 배수시키는 데 사용하는 나무 또는 유리섬유로 만든 창.

천명 喘鳴 wheezing 고음이나 저음이 특징인 건성수포음의 형태. 천명음이라고도 하며 좁은 기도를 공기가 고속으로 지날 때 유발되며 흡식기와 호식기에 모두 들을 수 있다. 이것은 기관지경련, 염증, 이물질이나 종양에 의한 기도폐쇄로 나타날 수 있어 천식, 만성기관지성 암, 이물질, 염증병변에서 들린다. 천식에서 흡식기와 호식기에 천명음이 모두 들리나 호기성 천명음이 더 현저하다.

천명성호흡음 喘鳴性呼吸音 asthmatic breath sound 천식 등 기도 폐색이 있을 때 쉽게 들을 수 있는 호흡음. 정상에 비해 흡기가 단축되고 호기호흡음은 크고 아주 길게 높은 음고를 띠며 천명음 등의 부잡음이 동반되는 경우가 많다.

천명음 喘鳴音 wheeze 대·소 기도의 협착 때문에 생기는 음악성의 휘파람 소리로 좁은 기도를 공기가 고속으로 지날 때 유발되는 건성수포음. 흉부 청진시 정상적으로도 들릴 수 있지만, 심하면 외부에서도 들린다. 천명음은 천식, 만성 기관지염과 관련이 있다. 천식시 천명음은 흡기시와 호기시에 모두 들리나 호기시 더 현저하다. = 천식음.

천문 泉門 fontanelles 출생시 아직 골화가 되지 않아 뼈가 없는 두개골간 부분. 질긴 막으로 덮인 공간이다. 유아의 건강상태를 검사하는데 이용하며 삼각형 모양의 후천문은 생후 2개월경에, 다이아몬드 모양의 대천문은 생후 14개월경에 닫힌다. 심한 설사 등으로 탈수(dehydration)가 되면 천문이 내려앉게 되며 수분이 체내에 많거나 두강내의 병변으로 두개강내 압력이 올라가면 천문이 부풀게 된다. 대개 생후 2년 내에 완전히 뼈로 덮이게 된다. = 숫구멍.

천수보존 薦髓保存 sacral sparing 척추손상 후 항문, 엉덩이, 회음부, 그 외에 음낭의 신경기능을 부분적 또는 완전하게 보호하는 것.

천식 喘息 asthma 발작성 호흡곤란을 되풀이하는 것. 기관지의 경련성 수축에 의한 천명음을 수반한다. 영유아 천식과 감별해야할 중요한 질환들은 세기관지염, 천식성기관지염, 만성기관지염, 보통의 감기, 기도내 이물, 후두 또는 기관연화증 등으로 이중 천식성기관지염은 천식 또는 천식의 전단계로 보며 만성기관지염과 보통의 감기는 자세히 관찰하면 쉽게 감별이 되는 질환들이다. 급성 천식의 처치는 산소요법, 기관지확장제 연무치료와 전신성 스테로이드제 등의 사용을 위해 일반적으로 입원을 요한다. 경구 스테로이드제의 장기투여는 부작용의 위험이 있으므로 피해야 한다. 흡입제를 투여하기 위해서 다양한 기구가 있으며 연무기(nebulizer)를 이용한 흡입치료는 중증처치에서 유용하고 세 가지 형태의 주요 흡입기는 압력화 정량식 흡입기, 보조용기를 부착한 압력화 정량식 흡입기 및 건조분말 흡입기 등이다.

천식성기관지염 喘息性氣管枝炎 infectious asthmatic bronchitis 천식환자의 호흡기계 감염에 의한

기관지 경련증상을 특징으로 하는 증후군, 또는 세균기인성의 천식.

천식지속상태 喘息持續狀態 status asthmaticus 급성이고 매우 중하며, 연속된 천식 발작으로 기관지 경련, 부종과 점액으로 기도의 직경이 급속도로 막히는 것이 원인이 되어 발생하는 천식상태. 저산소증, 청색증 및 무의식 상태가 초래되어 매우 치명적이며, 산소공급은 저산소증을 교정하기 위해 필요하다. 치료로는 정맥으로 기관지 확장제를 투여하거나 분무식 흡입, 스테로이드제제 투여, 조절된 양압환기, 절대 안정, 잦은 치료와 감정적인 지지가 필요하다.

천연가솔린 天然~ casinghead gasoline 원유 중에서 가솔린분을 많이 함유하여 매우 경질인 것. 비중은 0.65~0.80이며, 보통 천연가스에서 얻는 가솔린을 말한다. 유전의 유정(油井) 등에서 산출되는 습성가스를 가솔린 플랜트로 유도하여 압축·냉각하거나, 정제유에 흡수시키는 등 공업적으로 가솔린분을 채취할 수 있다. 그 속에서 프로판, 부탄 등 기화하기 쉬운 성분을 분리·제거하여 천연가솔린을 안정시키고, 자동차 연료용, 공업용 등에 일반 가솔린과 같이 사용한다. = 천연휘발유.

천연가스 天然~ natural gas 넓게는 천연으로 지중에서 산출하는 가스를 말하지만, 보통 탄화수소를 주성분으로 하는 가연성 가스를 가리킨다. 산출상황으로부터 유전가스, 가스전(田)가스, 탄전가스로 분류된다. 메탄이 주성분인 외에 에탄, 프로판, 부탄 등을 함유하며, 상온·상압에서 액상이 되어 분리되는 고급탄화수소를 함유한 것도 있다. 이런 가스는 정제할 때 액상성분(condensate)을 꺼내어 천연가솔린, 그 밖의 석유유분(溜分)으로 만들어 이용하는 외에 프로판·부탄 등을 분리하여 LP가스로 제조한다. 에탄을 분리하여 에틸렌의 원료로 하는 일도 있다. 용도는 메틸알코올, 암모니아 등의 화학 공업원료, 공장연료, 도시가스 등이다.

천연두 天然痘 smallpox 두창바이러스에 의해 일어나는 급성 감염질환. 19C 이전 동남아, 아프리카 등지에서 만연하였으며 소말리아를 마지막으로 지구상에서 소멸되었음을 1980년에 세계보건기구는 선언하였다. 그러나 아직도 실험실에서는 배양이 되고 있다고 알려져 있다. 초기에는 감기증상과 두통이 있고 오한, 고열, 발진, 요통, 수포를 형성하며 주 감염경로는 호흡기이다. 잠복기는 2~5일이며 감염후 1주일 쯤에 발병하고 치료제는 없다. = 마마, 두창(痘瘡).

천연방사능 天然放射能 natural radioactivity 우라늄이나 라듐 등 천연적으로 존재하는 방사성 원소의 방사능.

천연수지 天然樹脂 natural resin 침엽수 등의 수액의 휘발성분이 휘발하여 나머지분이 고화한 수지. 합성수지에 대응되는 말이다. 식물의 껍질에 상처를 내어 분비시켜 모으는 등의 방법을 사용한다. 성분으로서는 수지산 등의 일부가 판명되어 있을 뿐, 식물의 종류에 따라 큰 차이가 있다. 용도는 알코올에 녹여 도료, 종이 사이징제, 전기절연체, 비누혼화제, 의약품 등에 사용된다.

천연시멘트 天然~ natural cement 규산(珪酸), 알루미나, 산화철 등의 염기성분(鹽基成分)이 많은 점토를 20~30% 함유한 석회석을 소성(燒成)하여 만든 시멘트. 염기성분이 많은 것을 천연포틀랜드시멘트, 염기성분이 적은 것은 로만시멘트로 구별하고 있다.

천연아스팔트 天然~ natural asphalt 역청분을 포함한 물질이 지주에서 천연적으로 산출된 아스팔트. 석유가 지상에 흐르거나 암석 사이에 침투되어 휘발성분이 증발하고, 일광, 공기의 산화, 중합작용에 의해 고화하여 생성된다.

천연연료가스 天然燃料~ natural fuel gas 주로 메탄과 에탄 가스의 혼합물로서, 가스정(井)으로부터 얻어지며 프로판, 부탄과 같은 휘발성 탄화수소가 제거된 것.

천음 喘音 stridor 협착된 상기도를 통해 공기의 와류가 호흡 중 생겨나는 시끄러운 소리. 흡기시 천음은 흉곽외 가변성 기도폐쇄를 의미하며 호기시 천음은 흉곽내 가변성 기도폐쇄를 시사한다. 흡기시와 호기시의 천음은 고착된 상기도 폐쇄를 의미한다. = 협착음, 그렁거림.

천이온도 遷移溫度 transition temperature 연성에서 취성(또는 그 반대)으로 옮아갈 때의 온도. 강재의 충격 테스트를 온도를 낮추면서 반복하면 어느 온도를 경계로 하여 갑자기 작은 에너지로 파단하게 된다. 이 온도를 천이 온도라고 한다.

천일염 天日鹽 sun-dried salt 염전에서, 바닷물을 대어 햇볕과 바람으로 수분을 증발시켜 만든 소금.

천자 穿刺 paracetnesis 체내의 공동 또는 강(cavity)에서 체액을 뽑아내는 것. 피부를 절개한 후 절개 부위에 카테터를 삽입한 후 체액을 채취하는 것을 말하며 복수천자, 방광천자 등이 있다.

천자창 穿刺創 penetrating wound 칼, 얼음 조각, 가시나 다른 날카로운 물체에 찔리거나 총상에서와 같이 빠르게 충격을 가하는 탄환에 의해 발생하는 상처. 유입된 부위의 상처가 작더라도 상처를 입히는 물체가 심부의 조직이나 장기를 심하게 손상시킬 수 있으며 상처가 흉부나 복부에 생긴다면 폐, 심장, 간, 위장관 등을 손상시켜서 짧은 시간에 대량의 출혈을 나타내는 치명적인 손상을 야기 시킬 수 있다. → 관통창.

천장 天障 ceiling 미관·방음·보온을 위해서 실내의 최상부[슬래브(slab)나 보꾹의 아래]에 설치하는 것으로, 판자·종이·석고보드 등으로 만들어진다. 천장은 화재시 쉽게 붕괴되며 천장 안쪽으로 불씨가 남아있기 쉽다. → 보꾹, 슬래브.

천장갈고리 天障~ ceiling hook 천장을 뜯고 연소 물질을 끌어내리기 위한 도구로 막대기 끝에 쇠뭉치가 달려 있고 쇠뭉치 오른쪽에 쇠 발톱이 달려 있는 목재 또는 유리섬유로 만든 긴 갈고리.

천장골의 薦腸骨~ sacroiliac 골반의 천골과 장골을 포함하는 골격계의 부분과 관계되는 것.

천장관절 薦腸關節 articulatio sacroiliaca 천골과 장골의 이상면(auricular surface)이 만드는 반관절. 이상면의 표면은 섬유연골로 덮여있고 전·후천장인대, 장요인대, 천결절인대, 천극인대, 골간천장인대 등으로 보강되어 있다.

천장사다리 天障~ ceiling stick 건물 내의 좁은 곳에서 천장에 오를 때 사용하는, 소방용 사다리와 유사한 모양의 짧은 외쪽 갈고리 사다리.

천장열기층 天障熱氣層 ceiling layer 어떤 방 또는 밀폐된 구획실에서 고온 가스와 연기가 최상부까지 상승하여 형성한 공기의 유동층.

천장형스프링클러 天障形~ ceiling sprinkler 천장 아래에 헤드를 설치하는 스프링클러.

천재 天災 calamity 파괴적인 자연현상으로 일어나는 재난. = 자연재해. → 재난.

천지굴근 淺指屈筋 musculus flexor digitorum superficialis 상완골의 내측상과 및 척골과 요골상단부 전면에서 일어나기 시작하여 중절골에 정지하며 수근을 굴곡시키는 동시에 제2~5지의 중절을 굴곡시키는 작용을 하는 전완의 근육. = 얕은손가락굽힘근.

천창 天窓 skylight 채광을 목적으로 건물의 지붕에 설치된 창.

천추 薦椎 sacral vertebra 성인에서 융합하여 천골을 형성하는 5개의 척추분절 중 하나. 제1 천추의 복측경계는 골반으로 돌출되어 있고 나머지 천추체는 제1 천추체보다 더 작고 납작하여 복부 쪽으로 구부러져 있다. 천추단의 미단부에 있는 천골 열공은 마지막 두 개의 천추 궁돌기가 완전히 성장하지 않을 때 발생된다. 그 결과 확장된 개구는 마취의들이 천골마취를 할 때 바늘을 삽입하는 부위로 이용된다. → 천골.

천파창 穿破創 piercing wound 외부에서 가해진 외력이 아니라 골절시 절단 부위가 피부를 찢고 나와 형성된 손상.

천포창 天疱瘡 pemphigus 수포군이 연속적으로 발생하는 질환. 이완성 대수포가 전신에 발생하고 수포가 터져 미란을 형성하며 점점 가피로 덮히게 된다. 가피와 인설이 많이 나타나고 처음에는 구강 점막에 생기고 점점 확산한다. 스테로이드 크림을 도포하고 수액제를 투여하여 처치한다.

철 鐵 iron [Fe] 원자번호 26, 원자량 55.847, 융점 1,535℃, 비등점 2,730℃인 백색의 광택을 가진 금속. 전성(展性), 연성(延性)이 풍부하고, 굳기는 4.5, α, γ, δ의 동소체가 존재한다. α철은 상온에서 안정하며, 강자성(强磁性)이지만 769℃ 이상에서는 상자성이 되는데 예부터 이것을 β철이라 부르고 있다. 또한 906℃에서 전이점이 있고 이 온도부터 1,401℃까지를 γ철, 1,401℃의 전이점 이상을 δ철이라 한다. 상온에서는 공기 중에서 변화하지 않지만 습기가 있으면 녹이 슨다. 산소 중에서 가열하면 타며, 뜨거울 때에 수증기와 반응해서 모두 산화철(Fe_3O_4)로 된다. 염소, 황, 인 등과 격렬히 작용하지만 질소와는 직접 반응하지 않는다. 탄소 및 규소와는 화합하며, 탄소는 강철의 성질을 좌우하기 때문에 매우 중요하다. 묽은 무기산에는 수소를 발생하면서 녹지만, 진한 질산에는 부동태(不動態)를 만들며 녹지 않는다. 제조는 보통 적철석, 자철석, 갈철석, 능철석 등을 원료로 사용하여, 이들을 일단 배소(焙燒)시켜 산화철로 만들고 융제로 석회석, 환원제로 코크스를 가하여 고로(高爐) 중에서 열풍을 보내고, 코크스를 연소시킴과 동시에 광석을 환원시켜 철로 만들고 용융시켜 선철(銑鐵)을 제조한다.

철결핍성빈혈 鐵缺乏性貧血 iron deficiency anemia 체내에서 철분의 필요량과 공급량의 불균형으로 철분이 부족한 상태. 헤모글로빈을 합성하는데 필요한 철의 부적절한 공급으로 인해 저색소성 소구성 빈혈이 발생하며 창백, 피로와 허약감 등이 특징이다. → 영양결핍성빈혈.

철근절단기 鐵筋切斷機 wire cutter 전선, 철조망, 자물통 등을 절단하는 공구. 감전을 방지하기 위해서 손잡이에 절연피복을 한다.

철근콘크리트구조 鐵筋〜溝造 reinforced concrete structure 콘크리트의 약점(낮은 인장응력)을 철근으로 보완한 구조. 철근과 콘크리트는 잘 결합되고 열팽창계수가 거의 일치하기 때문에 철근콘크리트구조는 내화(耐火) 성능을 가지고 있다. → 응력.

철대사 鐵代謝 iron metabolism 철분의 흡수, 운반, 저장, 헤모글로빈 형성, 배설 등의 철분의 대사과정.

철도화재 鐵道火災 railroad fire 기차 제동자나 축받이 상자의 과열, 또는 디젤엔진에서 발생한 스파크 등으로 철도차량에서 발생한 화재.

철도화재신호 鐵道火災信號 railroad fire signal 주행 중인 열차에 화재가 발생되거나 운전자가 철로에

서 화재를 발견했을 때 울리는 기적이나 혼 따위의 신호음.

철망 鐵網 wire 철사 등으로 길게 이어 만든 벨트형태의 그물망.

철망형부목 鐵網形副木 wire ladder splint 골절이 의심되는 환자의 사지를 고정하고 추가 손상을 방지하는 철망형식의 부목.

철사부목 〜副木 wire splint 팔이나 다리골절환자의 골절부위를 보호하기위한 부목. 쉽게 구부러질 수 있는 플라스틱 코팅의 철사로 되어있다.

철선절단기 鐵線切斷機 wire cutter 전선, 철조망, 자물통 등을 절단하는 공구. 감전을 방지하기 위해서 손잡이에 절연피복을 한다.

철수 撤收 pick-up 진화작업에 사용된 호스 및 기타 장비들을 정리하여 본대로 귀환 시키는 것.

철수준비 撤收準備 make up 진화작업 완료 후 각종 도구나 장비들을 챙겨서 소방서로 복귀하기위한 준비.

철시멘트 鐵〜 iron cement 보통 시멘트에 철분을 첨가하여 내해수성을 갖게 한 시멘트. 강도는 보통 시멘트보다 약하다.

철중독 鐵中毒 iron intoxication 철 섭취로 인한 중독. 직접적으로 위장을 자극하고 상당한 양의 섭취시 구토, 설사, 복통의 원인이 되며 점막궤양, 출혈, 장 천공 등이 생길 수 있다. 위 장관 손상으로 인한 혈액 량 감소시에 저혈압, 조직 저관류, 대사성 산증을 유발할 수 있으며 점막표면의 손상이 생기면서 철이 혈액 내로 손상되지 않고 통과한다. 트랜스페린이 철과 결합하는 능력을 넘어설 때는 자유 철이 이용되며 자유 철은 사립체로 들어가고 산화적 인산화를 방해함으로서 대사성 산증을 유발한다. 철 중독의 다른 전신 독성에는 혈장 단백질 분해효소 억제를 통한 응고장애, 심근기능 부전, 뇌 병증 등이 있다.

철침착증 鐵沈着症 siderosis ① 폐병의 원인으로 철가루나 미립자의 흡입에 의해 침착되는 것. ② 혈액안에 철의 증가가 있는 상태이다.

첨가효과 添加效果 additive effect 비슷한 효과를

가진 두 가지 약물의 혼합 효과. 단독으로 사용되었을 때보다 큰 효력을 나타낸다.

첨규콘딜로마 尖圭~ condyloma acuminata 표면이 습하고 분홍색 혹은 적색의 유두상 돌출. 성기 또는 항문 주위의 피부나 점막에 발생한다. 보통 다발성으로 발생하나 때로 서로 밀집해서 하나의 조양을 이루며 이러한 경우는 거대 첨규콘딜로마라 한다.

첨단농양 尖端膿瘍 apical abscess 기관의 첨단에 위치한 농양.

첨두 尖頭 cusp 전구체로부터 솟아오른 두 개의 피라미드형 첨두처럼 치아 저작면의 일부분이 둥글게 융기되거나 날카로운 돌출구조.

첨부 尖部 apex apices 구조물의 정상부.

첨부감염 尖部感染 apical infection 치근첨단(齒根尖端)의 감염.

첨부주위 尖部周圍 periapical 이 뿌리(치근) 주변의 조직으로 잇몸과 치골을 포함함.

첨부주위농양 尖部周圍膿瘍 periapical abscess 이 뿌리(치근) 주변의 감염증.

첨예공포증 尖銳恐怖症 belonephobia 바늘 및 핀과 같이 날카로운 물체에 대한 병적인 공포.

청각성실어증 聽覺性失語症 auditory aphasia 뇌의 청각중추 질환에 의한 실어증.

청각외상 聽覺外傷 acoustic trauma 오랜 시간 동안 시끄러운 소음에 노출됨으로서 야기되는 청력의 소실. 갑작스런 청력의 소실이 일시적, 영구적 혹은 부분적이 되거나 전체적으로 진행될 수가 있음.

청결관장 淸潔灌腸 cleansing enema 장벽을 자극하여 연동운동을 일으켜서 배변을 촉진시켜 결장과 직장을 깨끗하게 하는 관장방법으로 보통 2% 비눗물, 2% 식염수, 물 등을 500~1,000㎖ 정도 넣거나 두 배로 희석한 글리세린 80~100㎖를 넣어 관장한다. 관장통의 높이는 50cm 정도로 하고 관장액의 온도는 약 41℃ 정도, 체위는 심스체위로 항문에 튜브를 삽입해 배꼽을 향해 10cm 정도 삽입한후 10~15분 정도 보유하고 있다가 변을 보도록 한다.

청년기 靑年期 adolescence 제2차 성징의 시작과 신체의 성장이 정지하는 사이. 보통 11세와 19세 사이에 일어나며 유방의 발달, 수염, 치모발달 등이 있으며 이 시기에 육체적, 정신적, 감성적 변화와 개인성의 변화를 경험한다.

청력 聽力 hearing 소리를 지각할 수 있는 감각으로 귀의 주된 기능이다. 소리를 지각할 수 있는 능력의 감소는 청력 상실을 가져오며 가벼운 손상에서부터 심한 경우 귀머거리가 되기도 한다. → 귀머거리 (deafness). = 청각(聽覺).

청력검사 聽力檢査 audiometry 청력계를 이용하여 다양한 주파수의 음파를 들을 수 있는지 청력을 측정하는 검사.

청력계 聽力計 audiometer 청력검사에 사용하는 전기장치. 뼈와 공기를 통한 전도를 측정한다. 결과는 차트에 기록된다.

청력보호구 聽力保護具 hearing protection product 소음으로부터 청력을 보호하기 위해 사용하는 귀마개.

청문 聽聞 audience 행정청이 결정을 하기에 앞서 그 결정의 당사자 또는 이해관계인으로 하여금 자기에게 유리한 증거를 제출하고 의견을 진술하게 함으로써 사실조사를 하는 절차.

청산 靑酸 hydrocyanic acid [HCN] = 시안화수소.

청색모반 靑色母斑 blue nevus 뚜렷한 경계가 있고, 보통 양성인 지름 2~7mm의 강철 빛의 푸른 피부 소결절. 안면 혹은 팔에서 생기며 매우 천천히 자라고 일생 동안 지속된다. 둔부에서 발견되는 청색 모반은 흔히 악성이 된다.

청색반 靑色斑 blue spot 액와나 서혜부 근처에 나타나는 작은 회청색 반점. 흑청색의 둥근 반점은 일시적으로 둔부에 생긴다.

청색아 靑色兒 blue baby 선천성 심질환이나 폐의 불완전한 확장으로 인하여 나타나는 신생아의 청색증.

청색증 靑色症 cyanosis 인체의 산소부족으로 인해 푸른색이나 창백한 피부색을 나타내는 것. 피부와 점막이 푸른 빛깔이며, 환원 혈색소 또는 혈색소 유도체들의 양의 증가로 발생한다.

청소년불안장애 靑少年不安障碍 anxiety disorder's of adolescence 청소년에게서 나타나는 정신장애

의 한 집단. 주증상이 불안인데, 이 불안은 이별불안장애(離別不安障碍)나 청소년의 회피행동과 같은 특수한 상황에 초점을 두기도 하고, 또는 과잉불안장애(過剩不安障碍)와 같이 일반적일 수도 있다.

청소년의 靑少年~ juvenile ① 어린 사람, 어린이. ② 젊은 사람을 언급하거나 젊은 사람에 적합한, 젊은. ③ 생리적으로 미성숙한.

청신경 聽神經 acoustic nerve 교뇌와 연수의 경계선 부근의 안면신경 바로 외측에서 뇌로부터 나와 안면신경과 함께 내이공을 통해 내이도로 들어가는 신경. 내이도 저부에서 청각에 관여하는 와우신경(청신경)과 평형감각을 관장하는 전정신경(평형신경)으로 구분된다. = 내이신경, 제Ⅷ뇌신경.

청장년급사증후군 靑壯年急死症候群 sudden manhood death syndrome : SMDS 청장년에서 보는 사인이 될만한 내인이나 외인을 입증할 수 없는 원인불명의 죽음.

청정기술 淸淨技術 clean technology 저오염 및 저공해 공정기술(low pollution technology)로 통칭되며, 사후처리기술(end of pipe technology)의 상대적 개념으로 사용된다. 발생된 오염물질을 처리하는 기존의 사후처리기술로서는 오염물질 배출을 더 이상 저감할 수 없다는 측면에서 원천적으로 공정을 개선하여 제조과정에서 오염물질 발생 자체를 줄인다든가 발생된 오염물질을 처리한 후 다시 사용하는 등의 기술을 말한다.

청정소화약제 淸淨消火藥劑 clean agent 전기적 비전도성, 휘발성인 가스계 소화약제. 오존층파괴지수가 매우 낮으며, 증발 후 잔류물이 남지 않는 약제.

청진 聽診 auscultation 대개 청진기를 사용하여 신체 내부기관에 생기는 소리를 듣는 것. 심장, 혈관, 폐, 흉막, 장 또는 그 밖의 장기의 상태에 대한 평가와 태아 심음 감시를 위해 신체 내의 음을 듣는 것. 보조장치 없이 귀로 직접 들을 수 있으나, 대부분 청진기를 사용해 음의 빈도·강도·주기·질을 결정한다. 영아나 유아는 보통 앙와위나 복위 자세에서 검진하거나 어른의 무릎 위나 어깨 위에 올려놓고 시행한다.

청진기 聽診器 stethoscope 소리의 청진을 위해 사용하는 기구. 음향식, 자석식, 전자식 등이 있는데 음향식은 소리원으로부터 귀까지 음파를 전달하는 폐쇄형 원통이며 자석식은 떨림판만을 가지고 있고 전자식은 체표면으로 전달되는 음의 진동을 잡아내어 전기자극으로 전환시킨다.

청취의무 聽取義務 compulsory watch on distress frequencies(구조) 국내 전파 법규 및 전파 규칙(RR)에서 부과하고 있는 조난 통신, 긴급 통신 및 안전 통신의 효과적인 실시를 확보하기 위하여, 해상 이동 업무 및 항공 이동 업무의 무선국에 대하여 조난 주파수 등 특정 주파수를 청취할 의무. 예를 들면, 규정에 의하여 500kHz 및 2,182kHz를 지정받은 선박국은 그 주파수로 항상 청취하여야 하고, 디지털 선택 호출(DSC) 장치를 설치한 선박국과 해안국은 그 장치를 위한 주파수로 항상 청취하여야 한다. 또한 항공국, 항공 지구국 및 의무 항공기국 등은 각각 지정된 주파수로써 운용 의무 시간 중 청취해야 한다.

체간석고붕대 體幹石膏繃帶 body cast 요추나 흉추 하부의 고정이 필요할 때 골반에서부터 어깨까지 감는 석고붕대. = 몸통석고붕대.

체감온도 體感溫度 somesthetic temperature 온도의 감각은 온도, 습도, 기류의 세 인자가 종합된 작용으로 이루어지는데 이 세 인자에 의해 이루어지는 체감을 기초로 하여 Houghton, Yaglou, Miller 등에 의해 고안된 도표를 통하여 얻어진 온도 감각. 기준은 무풍이고, 습도가 100%일 때이다. 무풍 상태에서 습도가 100%, 건구온도가 20℃일 때 체감온도는 20℃이다. = 온도감각, 실효온도.

체강 體腔 cavity 체벽엽(體壁葉)과 내장엽(內臟葉) 사이에 위치하는 배(胚)의 체강. 배내체강과 배외체강도 포함한다. 동(胴)의 일차 체강은 배내성(胚內性)부분으로부터 생긴다.

체내삽입형자동심장전환제세동기 體內挿入形自動心臟轉換除細動器 automatic implanted cardiac defibrillator : AICD 생명이 위험한 부정맥시 사용할 수 있도록 삽입된 제세동기.

체내삽입형제세동기 體內挿入形除細動器 implantable cardioverter defibrillator 제세동을 위하여 전기적 장치를 외과적으로 삽입한 것. 심장이 빠르고 불규칙하게 뛰기 시작하며 소량의 충격을 심장에 제공하여 정상적인 리듬으로 회복하게 하여 치명적인 심실의 부정맥을 자동적으로 멈추게 한다. = 삽입형잔떨림제거기.

체성감각 體性感覺 somesthetic sensibility 피부, 근육, 건 관절수용기 등에서 일어나는 감각. 이들 감각은 대뇌 피질의 중심후회로 투사된다.

체성신경 體性神經 somatic nerve 운동기능을 의지대로 하여 수의신경이라고도 하며, 접촉, 압력, 통증, 온도 및 체위감각을 중추로 전달하는 체성감각신경과 중추로부터 골격근으로 자극을 전달하는 체성운동신경이 있다.

체성신경계 體性神經系 somatic nervous system : SNS 인체와 주위 환경사이의 관계를 조절하는 신경계. 외계로부터 자극을 받아들이는 수용작용과 수용한 작용의 결과에 따른 적절한 반응을 신체의 여러 기관에서 일으키게 한다.

체성운동뉴런 體性運動~ somatic motor neuron 골격근을 자극하는 척수의 운동뉴런.

체순환 體循環 systemic circulation 좌심실에서 시작하여 대동맥 → 동맥 → 세동맥 → 모세혈관 → 전신 → 세정맥 → 정맥 → 대정맥 → 우심방 순으로 순환하는 혈액순환 경로. = 대순환.

체액 體液 body fluid 신체내부에 있는 세포내액과 세포외액. 체중의 약 60%를 차지하며 세포외액은 간질액과 혈장액으로 구분되며 이 세 가지의 체액이 세포의 안과 밖에서 신체를 보호한다.

체액성면역 體液性免疫 humoral immunity 형질세포가 생성한 항체가 체액 내에서 면역 반응을 일으키는 것. 이미 형성된 항체가 세균 독소와 같은 항원과 결합하여 중화시키며, 세균 표면에 있는 항원과 결합하여 대식세포로 하여금 탐식을 용이하게 하거나 항원항체 결합에 의해 보체가 활성화되어 용해시키기도 한다.

체액차단 體液遮斷 body substance isolation 감염 가능성이 있는 환자의 모든 신체분비물로부터 보호하기 위해 개인보호장비를 착용하는 것. 개인보호장비는 장갑, 마스크, 보호안경, 가운 등과 일회용 소생장비 등이다.

체온 體溫 body temperature 신체 대사 과정에 의해 생성되고 유지되는 열의 수준. 체온의 변화는 질병 등 비정상적인 상태의 주된 지표가 된다. 건강인이 안정 상태에 있을 때의 구강온도는 직장온도보다 0.6℃ 낮고, 겨드랑이온도는 구강온도보다 0.2℃ 낮다. 인간의 정상 체온은 겨드랑이온도로 36.9℃라고 하며, 이 온도는 동양인이나 서양인이나 거의 차이가 없다. 소아는 성인보다 약간 높고, 노인은 낮은 경향이 있다. 그러나 남녀간에는 차이가 별로 없다. 하루 사이에는 변동이 있는데, 새벽 4~6시에 가장 낮고 저녁 6~8시에 가장 높으며, 그 차이는 1.0℃ 이내이다. 이 주기적 변동의 원인은 아직 밝혀지지 않고 있으나, 낮에는 활동하고 밤에는 잠자기 때문에, 체내의 열생산이 낮에는 많고 밤에는 적은 것도 한 원인이 될 것으로 생각된다. 여성의 경우는 월경 주기에 따라 체온이 변한다. 정상이든 비정상이든 성인의 체온은 상대적으로 변동 범위가 좁은 반면, 어린이의 체온은 질병, 주위 환경의 온도 변화, 신체 활동 정도에 따라 좀더 빠르게 변화한다.

체온유지구조들것 體溫維持救助~ thermo rescue stretcher 환자의 체온을 유지하면서 산악이나 수난, 험한 지형에서 사용하는 들것. 최대 39℃를 유지할 수 있는 체온유지장치가 부착되어있다.

체외심박조율 體外心博調律 external pacing 흉부와 등에 전극을 붙여 전기적 심장 자극을 제공하기 위해 인공 페이스메이커를 사용하는 것. 무수축, 심각한 부정맥, 방실 분리, 자동 심박동기 불능 등의 경우에 사용될 수 있다. = transcutaneous pacing.

체외자동제세동기 體外自動除細動器 automated external defibrillator : AED 현장에서 사용될 수 있도록 고안되어 부정맥과 치명적인 리듬을 자동으로 분석하고 흉벽을 통하여 심근에 전기적 충격을 전달하는 장치. = 자동잔떨림제거기.

체외충격파쇄석술 體外衝擊波碎石術 extracorporeal shock-wave lithotripsy : ESWL 신장이나 뇨

관내의 결석을 분쇄하여 소변과 함께 자연 배출되게 하는 비침습적인 치료방법. 형광투시방사선과 초음파를 이용하여 결석의 위치를 확인한 후 쇄석기 충격파 발생장치(shock-wave generator)에서 고에너지의 충격파를 발생시키면 반사기에서 충격파에 너지를 집중시켜 결석을 파쇄하게 된다.

체위 體位 position 건강하고 발육이 양호한 사람이 취하는 자세. 앙와위, 좌위, 반좌위, 배횡와위, 복위, 측위, 반복위, 수정된 쇼크체위 등의 여러 가지 자세가 있다.

체위배액 體位排液 postural drainage 객담이 많은 질환의 경우 기관지와 폐에서 중력을 이용하여 객담의 배출을 촉진하기 위한 방법. 병소가 있는 폐부위에서 배액을 촉진하는 자세를 취하며 객담을 배출할 수 없는 경우는 인공적으로 흡인을 실시하며 배출을 잘 할 수 있는 체위를 취하므로써 폐내 감염의 진행을 막고 폐기능을 정상적으로 유지할 수 있다. 대부분 기관을 병소보다 낮게 유지하며 기침을 하거나 흉부를 아래에서 위로 가볍게 두들기는 타진법이나 진동법을 이용해 객담이 잘 배출되도록 하며 효과적인 자세를 유지하는 것은 분비물을 액화하고 섬모운동과 효과적인 호흡으로 자연 배출이 가능하게 한다.

체위변경 體位變更 changing position 이전의 체위와는 다른 체위로 변화시키는 것. 같은 체위로 장기간 있으면 긴장이 높아지고 피로가 생기며 욕창을 유발하기 쉬우며 운동부족으로 내장기관의 기능저하가 발생하므로 이런 장해를 예방하고 완화시키기 위해 체위변경을 함.

체위성실신 體位性失神 postural syncope 서 있을 때 몸을 지탱하는 부위에 혈류가 정체되어 일어나는 실신.

체위성저혈압 體位性低血壓 postural hypotention 서 있는 자세에서 혈압조절기구의 장애로 발생하는 비정상적으로 낮은 혈압과 어지러워지고 실신하게 되는 상태. 원인은 약제, 척추손상 등의 신경질환, 당뇨병성 신경증 등이다.

체위성현기증 體位性眩氣症 postural vertigo 머리를 어떤 위치로 움직일 때 유발되는 어지럼증. 많은 원인이 있지만 귀의 감염이나 내이의 손상이 포함된다.

체위적질식 體位的窒息 positional asphyxia 장기간 호흡이 억제되는 신체자세 때문에 사망하는 것.

체유선발육호르몬 滯乳腺發育~ somatomammotropic hormone 뇌하수체의 성장호르몬과 프로락틴과 비슷한 작용을 하는 태반에서 분비되는 호르몬. = 융모막성 체유선발육호르몬(chorionic somatomammotropin).

체인 chain 금속제인 고리를 차례로 연결한 것. = 쇠사슬.

체인-스토크스호흡 ~呼吸 Cheyne-Stokes respiration 비정상적 호흡 양상으로, 무호흡과 빠른 호흡을 교대로 반복하며 느리고 얕은 호흡으로 시작하여 차츰 비정상적으로 깊이와 속도가 증가하다가 다시 차츰 진폭을 줄여 호흡이 느려지고 얕아져 10~20초간 무호흡으로 이어지는 호흡. 이 주기가 반복되는데 주기의 지속시간은 45초~3분 정도이다. 이 호흡의 직접적인 원인은 간뇌이상, 또는 양측성 대뇌반구 병변에 의해 발생하는 뇌의 호흡중추 기능의 복합적 변화에 의한 것이다. 노인에서 기관지 폐렴이나 그 외의 호흡기계 질환은 체인-스토크스 호흡을 유발할 수 있고 건강한 성인에서도 과도환기가 있거나 높은 곳에 올라갔을 때 나타날 수 있고 마취제나 최면제 과다사용이나 수면 시 더 자주 발생한다. = 교대성무호흡.

체인톱 chain saw 동력에 의해 구동되는 톱날. 엔진식과 전동식이 있으나 구조장비로는 엔진식이 많이 보급되어 있다. 체인톱은 작동 중은 물론이고 일상점검 중에도 안전사고의 위험성이 높으므로 각별한 주의가 필요하다.

체인통즈 chain tongs 한쪽 끝에 날카로운 이가 나 있는 배관을 돌리는 도구. 배관을 휘감고 바에 연결되어 있는 체인을 당기면 바의 이가 배관을 단단히 물고 돌리게 된다.

체적변형률 體積變形率 bulk strain 물체의 응력으로 말미암아 생기는 체적의 변화량과 원래의 체적과의 비율.

체적탄성률 體積彈性率 bulk modulus 물체의 전표

면에 압력이 가해질 때 물체가 보이는 탄성의 정도. 등방성탄성체(等方性彈性體)에 일양(一樣)한 압력 P를 가하면 비례한계 내에서는 단위체적마다 P/χ 의 비율로 압축된다. χ를 체적 탄성율이라 하며 물질 특유의 상수이다. 라메의 상수로 표시하면 $\chi = \lambda + 2\mu/3$이다. 압축률의 역수이다. = 부피탄성률.

체적팽창 體積膨脹 volume flow 유체의 유량을 단위 시간에 흐르는 체적으로 나타낼 때의 양으로서 m^3/s의 단위를 가진다.

체적팽창계수 體積膨脹係數 cubical expansion coefficient 온도가 1℃올라갔을 때의 물체의 늘어난 부피와 원래부피와의 비율. 일반적으로 물체는 온도의 변화에 따라서 그 체적이 변화한다. 0℃에 있어서의 체적 V_0, t℃에 있어서의 체적을 V_t라고 하면 체적팽창계수 β는 다음과 같다. $\beta = 1/V_0 \cdot dV_t/dt$

체절 滯切 shut-off 소방시설에서 방수구, 스프링클러헤드 등과 같은 토출구가 모두 폐쇄된 것.

체절압력 滯切壓力 closed off pressure 펌프 토출구의 밸브를 닫은 상태에서 펌프로 높일 수 있는 최대압력.

체절양정 滯切量定 shut-off pressure 체절운전시의 펌프가 발생하는 상한 압력. 펌프의 토출측 밸브를 잠그고, 펌프를 기동시키는 무부하 운전상태를 체절운전이라고 하며 이 경우에는 수온이 상승하고 펌프가 공회전하게 된다.

체절운전 滯切運轉 shut-off running 체절 상태에서의 펌프 운전. → 체절.

체중이상성무월경 體重異常性無月經 dysponderal amenorrhea 비만 또는 극도의 쇠약 등의 체중이상을 수반하는 무월경.

체질 體質 diathesis 어떤 질환이나 상태에 걸리기 쉬운 선천적 신체적 신체상태.

체취 體臭 body odor 후텁지근한 땀 냄새와 관련된 냄새. 새롭게 분비된 땀은 냄새가 없지만, 공기 중에 노출되어 피부 표면에서 세균이 활동하게 되면 화학적 변화가 일어나 냄새가 생기게 된다. 종양, 진균, 치질, 백혈병, 궤양과 같은 상태 때문에 체취가 생길 수도 있다.

체카 Cheka(테러) 1917년 10월혁명 성공 후 국내외 상황을 타개하기 위해 창설한 소련 비밀정보기관. 1917년 취약한 국내외 상황을 타개하기 위해 레닌의 뜻에 따라 제르진스키가 창설한 비밀 첩보기관으로, 소련 비밀경찰 KGB의 전신이다. 이름은 '반혁명과 파괴행위를 다루는 전 러시아 비상위원회'의 머리글자를 따서 붙였다. 러시아혁명, 즉 볼셰비키혁명에 반대하는 국내외 집단 세력에 대한 테러와 사보타주, 해외첩보 활동 등을 담당했는데 1918년 9월 페트로그라드의 책임 아래 행한 500명 이상의 처단으로 악명을 날리기 시작했다. 소련 내에서 무소불위의 권한을 행사해 군대 안에 체카 특별부대를 비롯해 국경 경비 및 운송전담 체카를 구성, 내전이 끝날 때까지 20만 명에 달하는 인명을 살해했다. 산하에 해외첩보기구인 INO를 두고 폴란드·터키·영국 등에 비밀요원을 파견하는 한편, 정치·과학·군사 첩보 전담기구를 설치 운영, 총 1,000명이 넘는 해외 첩보요원이 활약하였다. 1922년, 악명이 극에 달하면서 명칭을 국가정치보안부, 즉 게페우(GPU)로 바꾼 뒤 내무인민부, 통일국가정치보안부를 거쳐 1954년 KGB로 굳어졌다.

체크밸브 check valve 역류에 의한 재해 발생 및 제품의 오염 등과 같은 사고를 방지하기 위해 유체를 한 방향으로만 수송할 때 사용하는 것으로, 유체의 흐름이 역류하면 자동적으로 밸브가 닫히도록 되어 있는 것. 현재 많이 사용되고 있는 것은 스모렌스키 체크밸브(Smolensky check valve)와 스윙체크밸브(swing check valve)가 있다.

초 鞘 sheath 다양한 신경섬유를 둘러싸고 있는 신경껍질(Schwann) 또는 복부 직근의 근막처럼 신체의 어떤 부위나 기관을 둘러싸는 관상구조.

초경 初經 menarche 여성에서 월경이 처음시작되는 시기를 의미하며 주로 9세에서 17세 사이에 이루어진다.

초경합금 超硬合金 cemented carbides 탄화텅스텐, 탄화티탄 등의 경도가 매우 높은 화합물의 분말과 코발트 등의 금속 분말을 결합제로 사용하여 고압으로 압축하고 금속이 용해되지 않을 정도의 고온으로 가열하여 소결(燒結), 형성시킨 초고경도(超高硬度)의 합금. 이런 조직의 합금은 대단히 굳고 내마모성(耐磨耗性)이 우수하므로 금속제품을 자르거나 깎는 커터(절단기), 다이스 등에 사용되고, 그밖에 광산이나 토목용에서 바위에 구멍을 뚫는 착암용 공구의 선단 등에도 사용된다.

초고령 超高齡 old-old 75세 이상의 노인.

초고령사회 超高齡社會 super-aged society UN이 정한 고령인구 비중이 20% 이상인 사회.

초고속형물분무설비 超高速型~噴霧設備 ultrahigh speed water spray system 화염이 감지되면 극히 짧은 시간 내에 물을 분무할 수 있는 설비. 급속한 연소확대 위험이 있는 민감한 화학공정이나 산소농도가 높은 곳 등에 설치한다.

초과금지속도 超過禁止速度 velocity never exceed : VNE 안전하게 비행할 수 있는 항공기의 최대속도. 항공기의 비행 특성의 외부제한으로 이 속도의 초과는 안전하지 않고 항공기 파손이 생긴다. = 제한속력.

초과압력배출밸브 超過壓力排出~ excessive pressure discharge valve 배출밸브 부력조절기가 상승속도를 조절하지 못하거나 주입밸브의 고장으로 공기가 차단되지 않고 계속 주입되는 위험한 상황에서 유체를 빠르게 배출시키는 밸브.

초급성경색 初急性梗塞 hyperacute infarct 대개 처음 15분에 아주 갑자기 발생하는 급성 심근경색 시 나타나는 심전도 유형. 관련유도에서 매우 크고 뾰족한 T파가 특성이다.

초기사건 初期事件 initiating event 계속되는 사건에서 첫 번째 사건.

초기상황 初期狀況 incipient 소규모 화재 또는 발생 초기단계의 화재.

초기열 初期熱 initial heat 근육이 수축하는 동안 안정열 이상으로 생산되는 열.

초기의 初期~ incipient 실제로의 도래, 최초의 단계, 질환이나 증상과 같은 모습의 시작.

초기진화 初期鎭火 initial attack 화재 현장에서 행해진 최초의 진화작업. 화재의 확산을 방지하고 지

원대가 도착하여 진화대열을 정비하는 동안 인명을 보호하기 위해 취하는 조치.

초기진화용소방차 初期鎭火用消防車 initial attack apparatus 구조물, 차량 또는 초목화재를 초기진화하고 소방대 작업을 지원하는 것이 주목적이며 소방펌프, 물탱크, 호스 등이 영구적으로 장착되어 있는 소방차.

초기진화작업 初期鎭火作業 local attack 제1소방대가 화재현장에 도착한 시간부터 현장 총괄 지휘자가 사고를 통제하기 시작한 시간까지 행해진 국소적인 진화작업. = 국부공격(局部攻擊).

초기평가 初期平價 initial assessment 환자 평가의 첫 번째 요소로 생명을 위협하는 문제들을 밝혀내고 치료하기 위해 시행하는 단계. 전신 상태확인, 의식 상태 평가, 기도확인, 호흡확인, 순환확인 순이며, 우선적인 환자처치와 병원 이송으로의 결정이 포함된다. = 최초평가, 1차평가.

초단파 超短波 very high frequency : VHF 무선주파수 스펙트럼 중에서 단파(HF)보다 높은 주파수대의 명칭. 주파수대 번호는 8, 주파수 범위는 $0.3 \times 10^8 \sim 3 \times 10^8$Hz, 즉 30~300MHz, 파장은 1~10 m이다. 파장에 의한 구분은 미터파(metric wave)이다. 흔히 초단파라고도 불리지만 공식 명칭은 아니다. VHF대의 전파는 일반적으로 그 전파(propagation)의 특성 때문에 가시거리 통신에 사용되는 것이 보통이며, 도중에 산악이나 고층 건물 등 차폐물이 있으면 크게 감쇄한다. VHF는 육상이나 해상, 항공 단거리 통신, 텔레비전 방송(채널2~13), 라디오 방송(FM 방송), 해상 및 항공 무선 항행 업무 및 레이더 등에 사용된다.

초단파전방향무선표지시설 超短波前方向無線標識施設 VHF omni-directional radio range : VOR 항행하는 항공기에게 VHF 대역(108~118MHz)의 전파에 의한 방위각 정보를 제공하는 지상시설. VOR은 흔히 DME 또는 TACAN과 병치되어 자북을 기준으로 한 지상 VOR국으로부터의 항공기의 위치(즉, 방위각과 거리) 정보를 제공하여 항공기가 정해진 항공로를 따라 비행할 수 있도록 한다. 항공로

상에 설치되어 항공로를 구성할 때에는 Enroute VOR이라 하고, 공항에 설치하여 비정밀 계기 착륙 보조시설로 사용되는 경우 이를 TVOR이라 한다. 한편 지상 VOR장비의 신호발생 방식에 따라 전통적인 8자형 측대파 신호를 사용하는 CVOR와 도플러 방식의 측대파 신호를 사용하는 DVOR로 구분된다.

초단파통신 超短波通信 very high frequency com-munication 주파수 30~300MHz인 초단파대의 전파를 이용하는 무선통신.

초로치매 初老癡呆 dementia praesenilis 중년부터 시작하는 원인불명의 치매. 피질위축과 이차성 뇌실 확장(腦室擴張)을 특징으로 하고 있다.

초목성가연물 草木性可燃物 herbaceous fuel 연소될 수 있는 살아 있거나 말라있는 초본성 식물.

초산 醋酸 acetic acid [CH_3COOH] 분자량 60.1, 증기비중 2.1, 증기압 11mmHg(20℃), 융점 16.7℃, 비점 118℃, 비중 1.0, 인화점 39℃, 발화점 463℃, 연소범위 4.0~19.9%인 강한 자극성의 냄새와 신맛을 가진 무색 투명한 액체. 약한 산이며, 1mol 수용액에서는 0.4% 정도 해리하여 초산이온과 수소이온이 된다. 어는점 내림의 값(39)이 크므로, 순수한 초산의 녹는점은 소량의 물이 섞이면 급격히 떨어진다. 또한, 냉각하면 결정화되기 쉬우므로 겨울철에는 결정상태가 되는데 이것을 빙초산(氷醋酸)이라고 한다. 물 외에 에탄올, 에테르 등 유기용매와도 임의의 비율로 섞이나, 이황화탄소나 석유 등 무극성용매에는 잘 녹지 않는다. 안정된 화합물이며, 과망간산염이나 중크롬산염 등 산화제에 의해서 산화되지 않는다. 연소시 푸르스름한 불꽃을 내면서 이산화탄소와 물이 된다. 그리고 많은 금속과 염을 만들고, 알코올이나 페놀과 에스테르를 생성한다. 고농도의 것은 증기와 공기가 쉽게 혼합하여 폭발성의 가스를 만들며 증기는 공기보다 무겁고 낮은 곳에 체류하여 점화원에 의해 인화, 폭발의 위험이 있다. 빙초산 상태에서도 증기가 발생하여 인화점에 도달하면 위험하다. 저장 및 취급시에는 가열금지, 화기엄금, 직사광선을 차단하고 용기는 차고 건조하며 환기가 잘되는 안전한 곳에 보관하여야 한다. 초

기 화재시는 물, CO_2, 분말, 알코올형 포가 유효하지만, 대형 화재인 경우는 다량의 물로 분무주수하거나 알코올형 포로 일시에 소화하여야 한다. 유출사고에 소다회(soda ash) 등으로 중화작업을 할 때는 발열이 일어나 액이 비산의 위험이 있으므로 주의하고 중화 후 다량의 물로 세척하여야 한다. 소화 작업시에는 공기 호흡기, 고무장갑, 방호의 등 안전장구를 착용하여야 한다. 눈에 들어가면 실명의 위험이 있고 피부에 접촉하면 피부 조직을 파괴시켜 화상을 입는다. 초산의 제조는 초산발효에 의한 방법, 목재의 건류(乾溜)에 의해 생기는 목초(木醋)에서 얻는 방법이 옛날부터 사용되어 왔으나, 현재는 주로 아세틸렌을 원료로 하는 합성법이 이용된다. 용도는 아세트산비닐의 제조를 비롯하여 염색, 합성초, 아스피린 등의 의약품, 사진의 정착액 외에, 용제, 아세틸화제, 또는 아세트산에스테르, 아세트산무수물, 아세톤 등 공업상 매우 중요한 물질로 대량 사용된다. = 아세트산.

초산부 初産婦 primipara 분만할 때 신생아의 생사에 관계없이 또한 신생아의 단수나 복수에 관계없이 생존 가능한 신생아의 분만을 1회 경험한 부인. para 1 이라고 기록한다. → 미산부, 경산부.

초산비닐 醋酸~ vinyl acetate [$CH_3COOCH=CH_2$] 분자량 86.1, 증기비중 2.97, 증기압 88mmHg(20℃), 융점 -93℃, 비점 73℃, 비중 0.93, 인화점 -6℃, 발화점 402℃, 연소범위 2.6~13.4%인 과일냄새가 나는 무색 또는 묽은 액체. 과산화물, 빛 등에 의해 중합하여 폴리아세트산비닐이 된다. 또 묽은 산 또는 알칼리에 의하여 가수분해시키면 초산과 아세트알데히드를 생성한다. 증기는 공기보다 무겁고 낮은 곳에 체류하며 점화원에 의해 인화, 폭발한다. 연소시 역화의 위험이 있으며, 자극성, 유독성의 가스를 발생한다. 밀폐용기를 가열하면 심하게 파열한다. 물에 녹지 않고 물보다 가볍기 때문에 화재 중 직사 주수하면 화재 면적을 확대시킨다. 저장·취급시 가열과 화기를 금하고, 직사광선을 차단한다. 용기는 차고 건조하며, 환기가 잘되는 곳에 저장한다. 산화제, 과산화물, 강산류와의 접촉을 방지하고 용기

를 완전 밀폐한다. 화재시 물분무, 건조분말, 알코올형포, 이산화탄소가 소화에 유효하다. 증기 및 연소생성물은 눈, 피부, 목을 자극한다. 공업적으로는 아세트산과 아세틸렌의 반응에 의하여 합성되는데, 그 방법에는 액상법(液相法), 고정촉매에 의한 기상법(氣相法), 유동촉매에 의한 기상법 등이 있다. 단위체를 그대로 이용하는 일은 없고 에멀션화 중합 등에 의하여 아세트산비닐 수지로서 도료, 접착제나 제지용(製紙用) 사이즈제, 추잉검의 베이스 등에 사용된다. = 아세트산비닐.

초산비닐수지 醋酸~樹脂 polyvinyl acetate 무색 투명한 합성수지. 비중은 1.2보다 작다. 초산비닐의 에멀션중합으로 얻어지고 연화점은 낮아 40℃ 정도이며 이 성질을 이용하여 추잉검의 베이스로 쓴다. 초산비닐을 중합시킬 때 에멀션화중합법을 쓰면 폴리초산비닐(초산비닐수지의 화학명)의 에멀션화액(수지입자가 물속에서 분산된 것)을 얻게 되며, 이것은 에멀션페인트 및 접착제로서 대량으로 사용된다. 또한 부직포(不織布)의 원료, 또는 직물의 가공에도 쓰인다. 가장 큰 용도는 메탄올에 의한 분해로 얻는 폴리비닐알코올의 원료이다. 이것은 비닐론 합성섬유가 되고 또 비닐포르말, 비닐부티랄 등 플라스틱을 만들기도 한다. = 아세트산비닐수지.

초산셀룰로오스 醋酸~ cellulose acetate [CH$_5$(CO$_2$H$_3$)$_5$] 셀룰로오스[C$_6$H$_7$O$_2$(OH$_3$)]n의 히드록시기를 아세틸화한 것. 성질은 아세틸화의 정도, 즉 아세틸화도(化度)에 따라 변한다. 특히, 수분의 함유량은 아세틸화도 50%에서 최고 15%이나, 아세틸화도 60%에서는 1%로 감소한다. 용해성은 아세틸화도 외에 중합도(重合度)와도 관계가 있다. 아세테이트에 이용하고 사진 및 X-선용 필름, 불연성 셀룰로이드, 사출 및 압출과 플라스틱 원료, 안전 유리, 항공기용 도료 등에 사용된다. = 아세트산셀룰로오스, 아세틸셀룰로오스, 초산섬유소, safety film.

초산아밀 醋酸~ amyl acetate [CH$_3$COOC$_5$H$_{11}$] 인화점 24.5~27℃, 발화점 378.9~399℃, 연소범위 1.0~7.45%인 무색 가연성의 액체. 아밀알코올에 8종의 이성질체가 있으므로 초산아밀도 같은 수의 이

성질체가 있다. 시판의 공업용 아세트산아밀은 아세트산이소아밀, 아세트산 n-아밀 및 아세트산제2아밀의 혼합물로서 아밀알코올 또는 푸젤유(油)에 과잉의 아세트산과 미량의 황산을 가하여 제조한다. 식품용 향료로 사용되며, 니트로셀룰로오스, 래커 등의 용제, 셀룰로이드, 접착제의 제조, 식물의 염료 등에도 쓰인다. = banana oil, pear oil.

초산에틸 醋酸~ ethyl acetate [CH$_3$COOC$_2$H$_5$] 분자량 88.1, 비점 77℃, 융점 -82.4℃, 비중 0.9, 인화점 -4℃, 발화점 426℃, 연소범위 2.0~11.5%인 과일냄새를 가진 무색투명한 인화성 액체. 물에 녹으며 다양한 유기물, 수지, 니트로셀룰로오스, 초산섬유소를 잘 녹인다. 증기는 공기보다 무거워 낮은 곳으로 흐르며 공기와 혼합하여 인화폭발의 위험이 있다. 가열에 의해 용기가 심하게 폭발하고, 연소시 유독성 가스를 발생하며 강산화제와 혼촉에 의해 발열·발화한다. 저장·취급시 가열과 화기를 금하고, 직사광선을 차단하고 용기는 차고 건조하며 환기가 잘되는 안전한 곳에 저장해야 한다. 강산화제, 강산류와의 접촉을 방지하고 증기의 누설 및 액체의 누출 방지를 위해 용기를 완전히 밀폐하며 정전기 등의 작은 점화원도 완전히 제거해야 한다. 초기 화재는 이산화탄소, 분말, 알코올형 포가 유효하며 대형 화재인 경우는 알코올형 포로 일시에 소화해야 한다. 소규모 화재는 다량의 물로 분무주수하여도 효과가 있다. 증기 및 연소생성물은 유독하므로 반드시 공기 호흡기 등 안전장구를 착용하여야 한다. 눈에 들어가면 결막염을 일으키고 피부 접촉시 악상을 입는다. 증기는 환각성 물질이며 흡입하면 기침, 질식을 일으키고 장시간 흡입하면 급성 폐부종을 일으킨다. 제법은 소량의 황산을 가해서 초산과 에탄올을 가열 증류하는 방법을 사용한다. 도료 또는 잉크 용제, 비닐수지, 구마론수지, 스티롤수지, 베크라이트A, 후타루산 수지, 망마루, 니트로셀룰로오스의 가소제, 풀, 향료, 의약, 유기합성, 후레바, 과실 에센스, 아세트초산에틸의 원료, 포스겐 가스의 용제, 무연화약, 인조 브러시, 마피, 인조피혁 등에 사용한다.

초산연령 初産年齡 primiparous age 첫 아이를 분

만할 수 있는 적절한 나이. 20~30세가 가장 바람직한 초산연령이며 초산은 20대 초반, 마지막 출산은 30세 이전에 하는 것이 바람직하다.

초산화나트륨 醋酸化~ sodium superoxide [NaO₂] 황색의 결정. 매우 강력한 산화제로 열에 불안정하여 스스로 분해한다. 물과는 격렬히 반응하여 다량의 산소를 방출하고 발연한다. 산과 반응하여 과산화수소와 산소를 방출한다. 저장 및 취급시 직사광선 차단, 화기와의 접촉을 피하고 충격, 마찰 등 분해요인을 제거한다. 물과의 접촉을 피하며 저장용기는 밀봉 밀전하여 수분의 침투를 막는다. 화재시 타고 있는 가연물과 격리 회수하여 연소 확대 방지에 노력하여야 한다. 화재시 다량의 마른 모래, 소금분말, 건조석회 등으로 피복하여 질식 소화하고 주수는 엄금한다. 눈이나 피부에 닿지 않도록 방화복을 착용하고 분진을 흡입하지 않도록 주의하여야 한다. 폐기할 때 습기가 있는 포장지나 용기에 넣어 버리지 않도록 한다. 피부와 점막을 강하게 침투하고 피부에는 심한 염증을 일으킨다. 제법은 500기압의 산소 중에서 과산화나트륨을 500℃로 가열하는 방법을 사용한다. 용도는 산화제로 사용된다.

초성포도산염 焦性葡萄酸鹽 pyruvate 당분해의 마지막 생성물.

초심리학 超心理學 parapsychology 천리안, 초자연적인 지각능력, 텔레파시 등의 정신 현상을 연구하는 심리학의 한 분야.

초우라늄원소 超~元素 transuranic elements 원자 번호가 우라늄(원자번호 92)보다 큰 원소. 모두 인공의 방사성 핵종이며 현재 넵투늄(93), 플루토늄(94), 아메리슘(95), 퀴륨(96), 버클륨(97), 칼리포르늄(98), 아인시타이늄(99), 페르뮴(100), 멘델레븀(101), 노벨륨(102), 로렌슘(103)이 만들어져 있다. 이들 중 98번 칼리포르늄까지는 상당히 많은 양이 만들어지고 있지만, 그 이상은 아직 생산량이 적다. 93번에서 103번까지의 화학적 성질은 일반적으로 희토류원소와 비슷하다.

초원화재 草原火災 grass fire 초지, 갈대, 덤불 등이 연소하는 화재.

초유 初乳 colostrum 출산 전후 수일간 분비되는 엷은 황색의 젖 같은 액체. 20% 이하의 단백질이 포함되어 있고 면역글로블린이 많이 함유되어 있다. 이것은 모체의 혈액 항체를 대표하는 것이다. 또한 우유와 비교하여 광물이 많고 지방 및 탄수화물이 적다. 많은 초유소체(初乳小體)를 포함하여 끓이면 응고한다. 이것은 락트알부민(lactalbumin)이 다량으로 포함되어 있기 때문이다.

초음파 超音波 ultrasonic wave 사람의 귀로는 소리를 느낄 수 없는 약 2만Hz 이상의 음파. 초음파는 본질적으로는 가청범위의 음파와 성질이 같으나, 주파수가 높고 파장이 짧기 때문에 상당히 강한 진동이 생기므로 보통의 소리에서는 볼 수 없는 성질도 나타낸다. 예를 들어 그 진로가 방향성을 가지면서 짧은 펄스(pulse)가 나오게 되는 것 등인데, 박쥐가 어두운 밤에 가느다란 물체까지 식별하는 것은 몸에서 초음파를 나오게 하여 장애물에 비추어 그 반사파를 감지하는 기능을 가졌기 때문이다. 수심을 측정하는 소나(SONAR : sound navigation and ranging), 어군탐지기도 원리는 이와 같으며, 물질에 의한 흡수도나 물질 중에서의 전파속도의 차이를 측정하여 구조물 내의 손상을 찾아내는 초음파탐상기(超音波探傷器)나 초음파진단기 등도 초음파의 특징을 이용한 것이다. 또 주파수가 특히 높은 극초음파(極超音波)는 매질분자의 진동의 주파수와 같은 크기의 주파수를 가진 것이므로, 물체 속에서 초음파의 전파속도나 흡수되는 방향을 조사함으로써 분자의 회전이나 진동의 주파수 등, 물질구조를 해명하는 방법으로 사용될 수 있다. 이 외에도 초음파에 의한 산화환원 작용은 반응을 촉진시키므로 화학에서도 응용된다. 또, 의학분야에서는 신체 내부구조의 영상을 얻는 데 X-선 대신 저출력 초음파를 사용한다.

초음파레이더 超音波~ ultrasonic radar 초음파를 발사시켜 금속 등 특정 물질로부터의 반사파를 잡아서 특정 물질의 존재 위치를 탐지하는 장치.

초음파반향검사 超音波反響檢査 ultrasonic echoes 밀도가 다른 조직에서 서로 다른 진동을 기록하는 검사.

초음파심장조영술 超音波心臟造影術 echocardio- graphy 심장의 구조와 운동을 검사하기 위하여 초음파를 사용하여 진단하는 방법. 초음파는 한조직에서 다른 조직으로 통과할 때 즉 심근에있는 혈관처럼 뒤에 있는 구조물까지를 반영하여 볼수 있다. 음파는 발신기에 의해 전파되고 받아져서 선으로 된 차트에 기록된다. ultrasonic cardiography라고도 한다.

초음파영상화 超音波映像化 ultrasound imaging 태아, 담석, 심장의 결함, 종양과 같은 체내의 구조를 파악하기 위해 고주파음을 사용하여 영상화하는 것. X-선 영상화와는 방사선 개입이 없다는 것이 다르다.

초음파주파수 超音波周波數 ultrasonic frequency 가청 주파수보다 높은 주파수. 초음파의 이용은 수십 kHz에서 시작되는데 현재는 수 MHz의 영역에 이른다.

초음파촬영술 超音波撮影術 ultrasonography 기관이나 조직을 초음파를 이용하여 영상을 얻는 진단법.

초임부 初姙婦 primigravida 처음 임신을 하였거나 한번 임신을 경험한 여성.

초자막 硝子膜 hyaline membrane 미숙아나 저체중아 출산 때 보는 것으로 폐의 표면활성물질 부족 때문에 선상피세포가 섬유소로 덮힌 것. 초자막병과 특발성 호흡곤란증후군, 제왕절개 출산, 모성 당뇨병, 모성 출혈, 출산 질식을 동반한다. = 유리질막.

초자막질환 硝子膜疾患 hyaline membrane disease 폐 표면활성제가 결핍된 미숙아에 영향을 미치는 질환. 폐포 허탈과 폐부종이 특징적으로 나타나 호흡곤란증후군(respiratory distress synd-rome)이라고도 한다. = 유리질막병.

초자연골 硝子軟骨 hyaline cartilage 기질은 주로 미세한 교원섬유로 되어있고 가장 일반적이며 널리 분포된 연골이다. 늑연골, 관절연골, 기관지연골, 갑상연골 등이 있다.

초저밀도지단백질 超低密度脂蛋白質 very-low-density lipoprotein : VLDL 주로 소량의 콜레스테롤, 인지질, 단백질의 트리글리세라이드(triglyce-rides)로 이루어진 혈장단백질.

초저온가스 超低溫~ cryogenic gas −126℃ 이하의 온도로 유지되는 가스. = 극저온(極低溫)가스.

초저온재료 超低溫材料 super low temperature alloy 초저온을 응용한 기기의 초저온에 노출되는 부분에 사용되는 재료. 일반적으로 액체 질소의 비등점(−196℃)보다 낮은 온도를 말함.

초저주파수 超低周波數 ultra low frequency : ULF 주파수대 구분의 하나로 특별한 규정은 없으나 관용적으로 3kHz 이하, 수 Hz 이상의 주파수대를 의미한다.

초전도 超傳導 superconductivity 어떤 종류의 금속이나 합금의 전기 저항이 절대영도(°K, −273℃) 가까운 저온에서 제로가 되는 현상. 네덜란드의 오네스(Onnes, H.K)가 1911년 4.2K 이하의 수은에서 발견했다. 액체헬륨의 초유동(超流動)과 마찬가지로 극저온에서 양자효과(量子效果)가 나타난 것으로, 처음에는 금속 내에 있는 전도전자의 초유동에 의해서 일어나는 것이라고 생각되었으나, 그 후 초전도상태의 금속은 강한 반자성(反磁性)을 가지며, 자기장이 그 속에 들어가지 못하므로, 이 이론은 성립되지 않는다는 것이 판명되었다. 현재는 금속이온의 격자진동이 매체가 되어 두 개의 전도 전자가 쌍을 이루어, 전체로서 격자에 의한 저항을 받지 않는 특수한 상태로 변하기 때문에 이 현상이 일어나는 것으로 생각된다. 초전도 현상의 응용으로, 비교적 일찍부터 컴퓨터의 소자인 클라이오트론이 개발되었으며, 또 핵물리학의 분야에서 기포상자의 전자석이나 가속장치의 이온류집속용 전자석 등에 쓰이는 초전도자석이 있다. 초전도체는 전기저항이 없어 저항에 의한 발열, 열손실을 막을 수 있고, 세기가 큰 전류를 흘려서 강한 자기장을 만들 수 있기 때문에 초전도체를 이용한 전자석의 실용화가 연구되고 있다.

초점 焦點 focus 렌즈나 구면 거울 등에서 입사 평행 광선이 한 곳으로 모이는 점.

초중합금 超重合金 super weight alloy 밀도 19.3의 텅스텐을 주성분으로 하고 Cu 3~4%, Ni 3~6%

를 배합한 비교적 값이 싼 소결합금(燒結合金)을 일컫는 말. 밀도 17.0~18.5, 경도 Hv 300 이상. 용도는 자이로컴퍼스의 고속 회전 로터, 자동 시계나 플라이 휠의 추, 고속회전용 스핀들 등 좁은 공간에서 큰 회전 모멘트나 무게를 필요로 하는 재료에 사용된다.

초크[1] chalk (구조) 바위를 오를 때 손이나 등반화의 앞부분 가장자리에 바르는 슬립 방지용 분가루.

초크[2] choke (화재) 면적을 감소시킨 통로에서 그 길이가 단면 크기에 비해 비교적 긴 경우 화염 및 폭발의 전파를 방지하기 위하여 설치하는 시설.

초크밸브 choke valve 냉각되어 있는 가솔린기관이 쉽게 시동(始動)되도록 하기 위해서 기화기(氣化器)로 유입되는 공기를 저지하여 혼합가스의 연료비를 높게 하는 밸브.

초합금 超合金 superalloy 650℃ 이상의 고온에서도 장시간 그 형상이 바뀌지 않는 내열성이 높은 합금. 니켈이나 코발트를 주성분으로 하며 고온, 강도 외에 치수의 시간 경과에 따른 변화나 산화, 유화 등 부식에 대한 내구성이 요구되므로 많은 합금원소를 첨가하여 성질의 최적화를 꾀한다. 제트 엔진의 터빈 날개 등에서 사용된다.

촉 燭 candle 광도(光度)의 단위로, 1.0067cd에 해당한다. → 칸델라.

촉각 觸覺 tactus 온도나 아픔 등을 느끼는 피부감각. 수용기는 마이스너 소체(meissner corpuscles)이다. 피부에 불균등한 압력이 가해지면 피부에 변형이 일어나 촉각을 느끼게 된다. 촉각 수용기의 분포와 밀도는 신체 부위에 따라 다르며 사지말단, 입술, 손가락 끝, 유두, 외부생식기 등에 조밀하다.

촉매 觸媒 catalyst 다른 물질의 중개가 되어서 화학 반응 속도를 빠르게 하거나 늦춰서 반응을 돕고, 그 자신은 화학적 변화를 받지 않고 그대로 남아 있는 물질. 반응 속도를 증가시키는 것을 +촉매, 감소시키는 것을 -촉매라고 한다. 촉매가 존재하는 화학 반응을 촉매 반응, 반응에 미치는 작용을 촉매 작용이라고 한다. 촉매 산화법의 백금, 암모니아 합성 철, 염산 제조의 활성탄 등은 그 일례로, 생체 내에서 만들어진 효소도 생체를 영위하는 화학 반응을 촉매한다.

촉매변환기 觸媒變換機 catalytic converter 차량 배기장치에 부착된 금속의 오염 억제 장치. 변환기 내부는 백금으로 코팅된 유리 요소로 이루어짐. 차량의 배기가스는 이곳을 통과할 때 이산화탄소와 수증기로 변한다. 변환기의 온도는 일반적으로 1,200℉ 정도이지만, 차량이 정지 상태에서 엔진이 가동 중일 시에는 2,000℉까지 도달할 수 있다.

촉매연소설비 觸媒燃燒設備 catalytic combustion system 노(爐)에서 연소결과로서 일어나는 열을 방출하기 위해, 연료-공기 혼합기의 산화 또는 연소를 가속시키는데 촉매를 사용하는 구조의 가열로.

촉지화재감지 觸知火災感知 cold trailing 화재 진화 후 잔화를 확인하기 위해 손으로 열기를 점검해 보는 것.

촉진 觸診 palpation 손과 손가락의 촉각을 이용하여 환자의 상태를 파악하는 것. 손가락의 바닥쪽과 손끝의 두툼한 부분은 위치, 질감, 크기, 밀도, 액체, 염발음, 종괴의 형태와 구조 등을 촉지하고 손과 손가락의 척골 측면은 진동을 구분하는데 가장 예민하다.

촉진적확산 促進的擴散 facilitated diffusion 단백질 촉매에 의하여 높은 농도에서 낮은 농도로 반투막을 통과하여 물질이 선택적으로 이동하는 생화학적 과정.

촉진제 促進劑 accelerant 종종 발화하는 액체이며 점화나 화재의 확산을 촉진 또는 가속화시키는 약제(물질). 즉 휘발유, 등유 등과 같은 인화성 액체를 촉진제라 한다.

촉탄 燭炭 cannel coal 난로 등에서 밝게 타는 역청탄(soft coal)의 일종.

총비골신경 總腓骨神經 common peroneal nerve 하퇴의 상 외측부에서 비골두를 돌아서 앞쪽으로 나가 천 및 심 비골신경으로 갈라지는 신경. 천 비골신경은 하퇴 외측의 비골근에 근지를 내보내고, 피지는 하퇴 하부의 피부에 분지하여 내측 및 중간 족배신경이 된다. 심 비골신경은 하퇴 심부를 하행하여 하퇴와 발등의 심근을 지배한다. = 온종아리신경.

ㅊ

총상 銃傷 gunshot wound 총기에 의한 창상. 입구와 출구에 있는 총상의 특징과 정도는 사용한 총의 종류, 총알의 크기, 탄약의 종류, 신체로부터의 총기와의 거리, 손상 부위, 탄도, 총알의 회전 안정성 등과 관련이 있다.

총수분량 總水分量 total body water 세포내 수분(intracellular water)과 세포외 체액(extracellular body fluid)을 합한 것. 성인 남자의 경우 체중의 약 60% 정도이고 성인 여자는 51%, 신생아는 70% 이상이다. 세포내 수분의 주요성분은 K^+, Mg^{++}, Phosphate, Na^+, Cl^-, HCO_3^-, SO_4^- 등이다.

총정격수두 總定格水頭 total rated head 펌프가 정격 유량을 토출할 때 발생하는 총 수두. 수면으로부터 펌프가 물을 방출하는 곳까지의 실제 높이에다 배관이나 밸브 등에 의한 손실압을 더한 것이다. = 전양정(全揚程).

총지신근 總指伸筋 musculus extensor digitorum communis 상완골 외측 상과에서 일어나기 시작하여 4개의 건으로 나뉘어 제2~5지의 배측을 길게 달려서 건막이 되어 말절골에 정지하며 제2~5지를 신전시키고 손목의 신전에 관여하며 요골신경의 지배를 받는 전완의 근육(muscle of forearm).

총출동경보 總出動警報 general alarm 모든 소방대가 출동하여 더 이상 배정할 소방대가 없는 경우에 발령하는 경보. 경보 체계상 가장 상위의 경보이다.

총톤수 總~數 gross tonnage : GT 용적톤(capacity tonnage)으로서 선각(船殼)으로 둘러싸여진 선체 총 용적으로부터 상갑판 상부에 있는 추진, 항해, 안전, 위생에 관계되는 공간 등의 지정된 면제공간을 차감한 전 용적. 이들 전 용적을 $100ft^3$ 으로 나눈 값에 ton을 붙인 것이다. 즉, 1GT는 $100ft^3$ 혹은 $2.83m^3$이다.

총폐용량 總肺容量 total lung capacity : TLC 최대의 흡식으로 폐내에 수용할 수 있는 공기량. 폐활량과 잔기용적의 합으로 약 6,000㎖정도이다.

총화재손실 總火災損失 net fire effect 하나의 화재 사고로 인한 총 손실액.

총흡연량 總吸煙量 pack years 1년에 걸친 하루평균 담배를 피우는 양의 합.

최고 催告 notification 돈을 지급하라든가 가옥을 명도 하라든가 무능력자의 행위를 인정하라는 등 어떤 행위를 할 것을 상대방에게 요구하는 통지.

최고혈중농도 最高血中濃度 peak plasma level 약물, 가스, 독소 등의 혈액농도의 최고치. 최고 농도(peak level)라고도 함.

최대방수높이 最大放水~ vertical reach 소방호스의 주수가 그 효력을 유지하면서 수직상승하여 살수될 수 있는 최대높이.

최대산소섭취량 最大酸素攝取量 maximal oxygen uptake 과격한 운동시 단위 시간당 신체에 의한 최대산소소비율로 VO2max로 표시하며 호기성 용량(aerobic capacity)이라고도 한다.

최대수심 最大水深 maximum depth 한번 다이빙에서 가장 깊이 도달한 수심. 다이브 테이블에 적용시키는 수심은 이 값이다.

최대심박점 最大心搏點 point of maximum impulse 심장의 활동을 가장 확연히 촉진하여 볼 수 있는 왼쪽흉곽부위. 대개 5번째 갈비뼈 사이 공간에서 중간 쇄골선의 왼쪽에서 찾을 수 있다. 이런 기준이 기흉 혹은 심장 확장으로 인한 심장 위치 변화를 알아내는 데 사용된다.

최대안전틈새 最大安全~ joint clearance to arrest flame 폭발성 혼합기 표준용기의 접합면 틈새를 통하여 폭발화염이 내부에서 외부로 전파되는 것을 방지할 수 있는 틈새의 최대 간격. 폭발성 가스의 종류에 따라 다르다. = 화염일주한계.

최대압력 最大壓力 maximum pressure 폭발 공간에서 최적 혼합물로 발생할 수 있는 최대압력.

최대작업 最大作業 maximal work 산소 소모량이 기초상태 때의 10배 이상이 되는 경우. 이런 작업은 5~6분 계속하면 극도의 피로기(exhaustion stage)에 이른다.

최대전개범위 最大展開範圍 maximum extended position 확장사다리를 펼쳐 가장 안전하게 사용할 수 있는 최대 길이.

최대탑승자수 最大搭乘者數 maximum certificated

occupant capacity 특정한 운송수단으로 운송할 수 있는 최대 인원수.

최대허용농도 最大許容濃度 maximum allowable concentration ppm(100만분의 1)으로 나타낸 독성물질의 양. 이것을 초과하면 세포가 파괴되거나 생명의 위협을 받게 되는 농도.

최대호기속도 最大呼氣速度 maximal expiratory flow rate : MEF 유속과 폐활량으로 속도·량곡선이 그려지는데 그의 임의의 폐활량에 있어 피검자의 흉강내압을 증가시켜, 어느점 이상이되면 피검자가 아무리 노력해서 흉강의 내압을 올리게 해도 속도는 어느 일정치를 취하고 그 이상 증가하지 않는 최대치. V_{max}의 임상적 의의는 조기폐색성장해의 검출에 유용하며, 폐탄성압(肺彈性壓)이 저하한 폐기종(肺氣腫)에서는 기도저항이 정상이라도 V_{max}는 감소하며, 반대로 폐탄성압이 증가한 폐섬유증(肺纖維症)에서는 V_{max}는 증가한다.

최대호흡량 最大呼吸量 maximal breathing capacity : MBC 최대한의 횟수와 심호흡으로 1분 동안 교환될 수 있는 산소와 이산화탄소의 양.

최대확장길이 最大擴張~ maximum extended position 확장사다리나 고가사다리 등을 펼쳐 안전하게 사용할 수 있는 최대 길이.

최루가스 催淚~ tear gas 눈물샘(淚腺)을 자극하여 최루작용을 하는 독가스. 클로로피크린 (CCl_3NO_2), 클로로아세토페논(C_8H_7OCl) 등으로 구성되어 있다. 클로로피크린은 반지구성(半持久性)을 가지며, 고농도에서는 질식작용이 있다. 클로로아세토페논은 일시성으로 뒤에 장애를 남기지 않기 때문에 폭도·시위 진압용 등 경찰용으로 사용된다.

최면법 催眠法 hypnosis 정상수면 기간에 지각과 기억력의 명확한 것과 유사한 수동적이고 몽롱한 상태. 이 기간에는 암시에 대한 반응이 증가한다. 이러한 상태는 보통 대상자가 완전히 이완되는 동안 언어나 행동의 단조로운 반복에 의해 유발된다.

최면요법 催眠療法 hypnotherapy 다른 사람 또는 자신에 의한 일정한 암시 조작에 의해서 유도할 수 있는 특수한 의식의 출현과 피암시성의 이상한 고조(高調)를 특징으로 하는 심리 상태를 이용하여 정상 수면 기간에 지각과 기억력이 명확한 것과 유사한 수동적이고 몽롱한 상태를 유발해 피최면자의 의식은 좁아지고 시술자의 지시나 명령만을 받아들이며 그의 의지에 따라 움직이게 하는 요법. 통증의 경감을 목적으로 하여 그 사이에 의학적 처치(수술, 발치, 분만)를 할 수 있기 때문에 신경증 영역(신경증, 히스테리, 심신증 등) 등의 치료를 위하여 실시하다.

최면제 催眠劑 hypnotic 수면을 유도하는 제제.

최상늑간정맥 最上肋間靜脈 highest intercostal vein 상부 2~3번째 늑간 혈액을 받는 정맥쌍. 오른쪽 정맥은 하부로 내려가서 기정맥으로 연결되고 왼쪽정맥은 대동맥궁을 가로질러 좌측 완두정맥으로 연결된다.

최소감지전류 最少感知電流 perception current 인체 통과시 찌릿찌릿한 감을 느낄 수 있는 최소한의 전류량.

최소독성농도 最少毒性濃度 lowest observable adverse effect level : LOAEL 사람이 가스에 노출되었을 때 독성 또는 생리적 변화가 관찰되는 최소 농도.

최소발화에너지 最少發火~ minimum combustion energy 인화성혼합기를 발화하는데 필요한 최소에너지.

최소연소점 最少燃燒點 lower explosive limit : LEL 화학물이 타기 위한 최소한의 증기의 양. 이 지점 이하에서는 화학연소가 일어날 수 없다.

최소유효량 最少有效量 minimal effective concentration 원하는 반응을 얻기 위해 필요한 약물의 최소농도. = 치료의 역치(therapeutic threshold).

최소점화전류 最少點火電流 minimum ignition current 폭발성 혼합기가 전기불꽃에 의하여 폭발을 일으킬 수 있는 최소의 전류로 폭발성가스의 종류에 따라 다르다.

최소피난시간 最少避難時間 optimum evacuation time 최적의 조건하에서 한 건물로부터 전체 인원이 탈출하는 데 필요한 최소의 시간.

최소홍반량 最少紅斑量 minimal erytherma dose : MED 자외선 조사부위에 경계가 명확한 홍반을 일으키는 최소의 자외선 량으로 J/cm², mJ/cm² 또는 ergs/cm² 등의 단위를 표시한다.

최저농도 最低濃度 peak value 화재를 진화하거나 화염의 확산을 방지하기 위해 필요한 소화약제 증기의 최소농도.

최저연료 最低燃料 minimum fuel 항공기의 연료가 거의 없거나 더 이상의 지연을 받아들일 수 없는 연료공급상태를 나타내기 위하여 사용하는 용어. 이 상태는 비상상태가 아니라 단지 더 이상의 지연이 발생하면 비상상태가 발생할 수 있는 상태를 말한다.

최적각도 最適角度 best angle 소화용수의 주수가 최장거리에 미칠 수 있는 최대 수평각. 약 32° 정도의 각.

최적혼합비 最適混合比 optimum mixture 가장 강력한 폭발을 일으키는 공기와 가연성 물질과의 혼합 비율.

최종경과기록지 最終經過記錄紙 final progress note 퇴원당시 환자의 상태를 요약한 기록지. 퇴원 시 상태와 함께 퇴원 후의 주의사항, 식사, 운동, 투약, 상처치료, 앞으로의 계획 등을 기록하는 기록지.

최종보고 最終報告 final report 재난의 발생원인, 피해내용, 인명구조 등 활동실적, 향후 대책 등을 상황실, 지휘관, 상급기관 등에 종합적으로 보고하는 일.

최종산물억제 最終産物抑制 end-product inhibition 회로의 최종생성물에 의해 대사회로의 효소활성이 억제받는 것.

최초보고 最初報告 first report 화재 등 재난현장에 최초로 도착한 지휘자나 대원이 현장상황을 개략적으로 상황실이나 지휘관에게 보고하는 일.

최초출동경보 最初出動警報 primary alarm 중앙통신본부로부터 각 소방서로 전달된 최초의 화재나 재해경보.

최초화재신고 最初火災申告 initial alarm 화재나 재해 등의 긴급사태 발생과 관련, 소방서에 접수된 최초의 신고.

최환각적인 催幻覺的~ psychedelic 사람이 환각을 일으킬 때 변하는 감각 상태.

추가경보 追加警報 additional alarm 두 번째 이상의 화재경보. 보통, 고위급 소방간부에게 연결되며, 이미 출동한 소방대의 공백을 메우기 위해 다른 구역의 소방대가 파견되어 온다.

추가경보출동소방대 追加警報出動消防隊 additional alarm company 두 번째 이상의 화재경보 시 출동하도록 지정되어 있는 소방대.

추가예방접종 追加豫防接種 booster injection 보통 1차예방접종 때보다 적은 양의 백신이나 톡소이드 같은 항원을 투여하는 것. 면역 반응을 적절한 수준으로 유지하기 위해 시행한다.

추가출동요청 追加出動要請 strike 화재현장에서 인원이나 장비가 부족할 경우 총책임자가 장비 등을 추가로 투입하기 위해 경보작동자에게 특정 경보를 발신하도록 명령하는 것.

추간공 椎間孔 intervertebral foramen 추골궁 근부 사이에 있는 29쌍의 구멍. 척추 신경의 통로이다.

추간관절 椎間關節 intervertebral joint 추골의 상·하관절돌기가 갖는 평활한 관절면 사이. 흉부에서는 운동이 현저히 제한되지만 경부와 요부에서는 가동성이 비교적 크다.

추간원판 椎間圓板 intervertebral disk 각 추체 사이에 있는 판상구조. 섬유결합을 하며 굴곡, 신전, 과신전, 회전운동을 한다.

추간의 推間~ intervertebral 섬유성 연골판과 같이 두 척추 사이.

추간판 推間板 intervertebral disk 척추사이에서 볼 수 있는 섬유성 판. 이 디스크는 등 부위에 따라 크기, 모양, 두께, 수 등이 다양하다. = 척추원반.

추간판염 椎間板炎 diskitis 원판의 염증, 특히 관절간원판(關節間圓板)의 염증.

추간판조영술 椎間板造影術 discography 추간판의 수핵 내에 가느다란 바늘을 삽입해서 조영제를 주입하고 조영상에 따라 추간판의 편성이나 수핵 탈출 등의 질병 변화를 진단하는 방법.

추간판헤르니아 椎間板~ herniated disk 척추의 상하에서 쿠션역할을 하는 추간원판을 싸고 있는 섬유연골이 파열되어 수핵이 빠져나온 것. 척수신경근에 주는 압력은 심한 통증을 일으키고 신경에 손상을 주며 허리부위에서 자주 일어난다.

추골[1] 槌骨 malleus 중이에 있는 3개의 뼈 중 한 개. 망치를 닮았다. 이것은 고막에 붙어 있고 침골로 소리의 진동을 전달한다. = **망치뼈**.

추골[2] 椎骨 vertebra 경추(頸椎 cervical) 7개, 흉추(胸椎 thoracic) 12개, 요추(腰椎 lumbar) 5개, 천추(薦椎 sacral) 5개, 미추(尾椎 coccygeal) 3~5개로 이루어져 있는 척주(脊柱)의 33개 뼈. 추체(vertebral body)와 추궁(vertebral arch)이 있으며 그 사이에 추공(vertebral foramen)이 있다. 척추뼈 → 척추(脊椎).

추골동맥 推骨動脈 vertebral artery 목, 척추와 뇌로 혈액을 운반하는 두개의 혈관 중 하나. = **척추동맥**.

추공 椎孔 vertebral foramen 추궁으로 에워싸인 부분. 상하가 나란히 줄지어 척추관이 되어 척수가 통과하는 부위로 척수를 보호하는 기능을 하고 있다. = **척추뼈구멍**.

추궁 椎弓 vertebral arch 추체 후면에서 윤상으로 척수를 둘러싼 척추 뼈 등 쪽에 형성된 고리. 추궁에는 두개의 추궁근과 두개의 추궁판이 있다. = **척추뼈고리**.

추녀 protruding corners of eaves 목조건물에서 모퉁이 기둥 위에 들린 큰 서까래 또는 그 부분의 처마. → 처마, 서까래.

추락분만 墜落分娩 crash labor 일정 높이에서 분만하여 신생아가 손상되는 것. 대부분 경산부에서 진통을 단순한 변의(便意)나 복통으로 착각하여 변기내에 분만하는 경우에 발생한다.

추월금지구간 追越禁止區間 no passing zone 이 차선 도로에서 운전자가 도로 전방을 살펴볼 수 있는 거리가 불량하여 교통안전을 위하여 추월을 금지시킨 구간.

추월차선 追越車線 passing lane 해당도로의 원활한 교통소통과 통과 용량의 효율화를 위하여 고속주행차량이 저속주행차량의 방해를 받지 않고 안전하게 주행이 가능하도록 설치된 차선.

추위손상 ~損傷 cold injury 추운 온도에 노출됨으로써 야기된 비정상적인 상태. = **한냉손상**.

추정승낙 推定承諾 presumed consent 내포된 승낙. → 승낙(consent).

추종본능 追從本能 instinct of following 비상시에 한 사람의 리더에 많은 군집이 추종하는 경향을 보이는 본능. 따라서 최초 행동이 올바른 방향인지 아닌지가 많은 사람의 생명을 지배하는 경우가 있을 수 있다. 그러므로 불특정 다수의 사람들이 모이는 시설에서는 피난 유도를 적절하게 행하는 지도자의 육성 및 훈련이 중요하다.

추진제 推進劑 propellant 로켓의 연료와 산화제를 통틀어서 추진제라고 하며 고체 또는 액체 연료가 사용된다. 화학추진제를 사용할 경우 고체 또는 액체 상태였던 것을 연소실 내에서 연소시키면 발생하는 열에 가열되어 가스 상태가 되고, 팽창하여 운동에너지를 가진다. 연소실이 밀폐상태이면 팽창한 가스에 의해서 내부는 고압이 되지만, 연소실 뒷부분에는 압력이 낮은 노즐부가 있으므로 가스는 노즐을 향해 흐르게 되고, 압력은 흐름의 속도로 변한다.

추진제폭약 推進劑爆藥 propellant composition 회수 가능한 항공모형을 추진시키는 추진력을 발생시키는데 사용되며, 폭발 없이 연소하는 화학적 혼합물.

추체[1] 錐體 cone 색각(色覺, color vision)과 시력(視力)을 제공하는 눈의 망막 속 광수용체.

추체[2] 椎體 vertebral body 신체의 체중을 지탱하는 척추 중앙부의 단단한 부분. = **척추뼈몸통**.

추체교차 錐體交叉 pyramidal decussation 추체로 하단에 좌우섬유가 서로 교차하는 것. = **피라밋교차**.

추체로 錐體路 pyramidal tract 대뇌피질의 운동영역인 4영역의 추체 세포와 Betz 세포에서 일어나기 시작하여 내 낭을 지나고 중뇌의 대뇌각 중앙부를 하향하여 연수의 추체에 이르는 경로. 중뇌의 동안 신경핵과 활차신경핵, 교의 삼차신경핵, 외전 신경핵, 청각신경핵, 연수의 설인 신경핵, 미주 신경핵, 부신경핵, 설하신경핵에 짧은 섬유를 내보내어 두경부의 수의근 운동을 지배하는데 이를 피질 섬유핵이라 한다. 이후 연수에서 추체교차를 이룬 다음 하행하여 척수전각에 이르는 긴 섬유, 두경부 이외의 모든 수의근의 운동을 지배하는 전도로를 피질척수로(corticospinal tract)라고 한다. 피질척수로는 연수하단에서 대부분 교차하여 척수 측삭에 있는 외측피질척수로(lateral corticospinal tract)를 형성하고, 일부 비교차성 섬유는 전삭의 전피질척수로(anterior corticospinal tract)를 이루어 척수 전각에 이어진다. 따라서 추체로는 대뇌피질 운동영역에서 시작하여 도중에서 중계됨이 없이 하나의 신경 핵으로 뇌신경의 운동 핵이나 척수전각의 운동세포에 연접되고 여기서 나오는 뇌신경이나 척수신경이 해당 골격근에 분포하여 운동을 지배하게 된다.

추체외로계 錐體外路系 extrapyramidal tract 추체로의 교차섬유를 제외하고, 운동을 조절하고 협력하는 뇌에서부터 척수까지의 신경통로. 뇌를 포함한 추체외로계에서는 대뇌피질의 운동영역과 기저핵, 시상, 소뇌, 뇌간 사이에 운동신경들의 다양한 연결이 이루어진다. 추체외로계는 오히려 해부학적인 단위에서보다 기능적인 단위로 자세와 지지, 운동 기전 등의 협동과 조절을 담당하고 근육군의 동시적, 연속적인 수축을 유발시킨다.

추체외로계반응 錐體外路系反應 extrapyramidal reaction 갑작스런 근 긴장도 약화, 경직과 관련된 주요 증상 혹은 두부와 안면부, 목부위의 근육조직의 뒤틀림 등이 나타나는 신경이완제 복용에 대한 부작용. 비록 통증은 있지만 생명을 위협할만한 기능 상실은 없다. = acute dystonia, acute dystonic reaction, phenothiazine reaction.

추체외로계질환 錐體外路系疾患 extrapyramidal disease 추체외로에 영향을 주는 다양한 상태로 불수의적인 움직임, 근 긴장도의 변화, 비정상적인 자세 등이 특징적으로 나타난다. 그 예로 지연성 운동 이상증, 아테토시스, 무도병, 파킨슨증 등을 들 수 있다.

추체외로증후군 錐體外路症候群 extrapyramidal symptoms 추체외로를 구성하는 대뇌기저핵의 기능장애에 의한 증상. 임상적으로 보아 근긴장장애와 운동장애가 있다. 근긴장장애에는 근긴장의 항진과 감퇴, 운동장애에는 무동, 근긴장이상 등을 중심으로 한 수의운동장애와 무도운동, 진전, 무정위운동 등을

중심으로 하는 불수의운동이 있다. 그 위에 자세반사장애도 추체외로증상의 하나로 생각되고 있다. 이 증후군은 근긴장항진운동감소증후군(筋緊張亢進運動減少症候群)과 근긴장퇴운동항진증후군(筋緊張減退運動亢進症候群)으로 나누어져 전자는 파키슨병이 후자는 무도병이 각각의 대표질환이다.

추축관절 樞軸關節 trochoid joint 움직임(운동)이 회전에 한정되어 있는 활액막관절(synovial joint). 이 관절은 피봇양돌기에 의하여 형성되는데, 이 돌기의 일부는 뼈와 인대로 구성되어 있는 링(환) 내에서 돌 수 있다. 근위부 요척골 관절이 추축관절인데, 여기서는 요골 두부(head of radius)가 척골의 요골홈과 환상 인대에 의하여 형성된 링 내에서 회전한다. = 중쇠관절(pivot joint).

추출 抽出 extraction 용매를 써서 고체 또는 액체 시료 중에서 성분 물질의 일종(때로는 2종 이상)을 용해시켜 분리하는 것. 혼합물 속에서 산, 알칼리에 의한 반응 또는 킬레이트생성과 같은 화학반응에 의해서 추출하거나 용매만 이용하여 추출한다. 고체에서 추출하는 경우를 고-액추출(固-液抽出), 액체에서 추출하는 경우를 액-액추출(液-液抽出)이라 하며, 고-액추출을 침출(浸出)이라 할 때도 있다. 액체에서는 분액누두(分液漏斗)를 써서 서로가 혼합하지 않는 용매에 의해서 추출한다. 또 고체에서 추출할 경우에는 속슬레 추출기(Soxhelt's extractor)를 사용하는 것이 편리하다. 사용하는 용매로 물, 알코올, 에테르, 석유에테르, 벤젠, 아세트산에틸, 클로로포름 등 비등점이 별로 높지 않은 것을 주로 한다. 추출은 공업적으로도 분리, 정제의 중요한 수단이며 페놀, 니트로벤젠, 프로판과 같은 용제추출(溶劑抽出)에 의한 윤활유의 정제, 적당한 유기용제를 사용한 콩으로부터의 콩기름의 추출 등에 이용되고 있다.

추측항법 推測航法 dead reckoning 천문학적 관찰이나 다른 기술의 도움 없이 위치를 파악하는 방법. 지상에서는 지세 및 주위 지형에 따라 좌우된다. 항해에서는 시간과 속도가 위치 및 방향에 관한 정보를 제공한다.

추행 醜行 misconduct 객관적으로 일반인으로 하여금 성적 수치와 혐오를 일으키게 하여 사회의 건전한 도덕 감정을 해치는 행위. 추행은 성적 수치심을 현저히 침해하는 죄이어야 하며 결과를 요하지 않는다. 형법에서의 추행을 한다 함은 상대에 대하여 폭행 또는 협박을 가하여 그 항거를 곤란하게 한 뒤에 추행 행위를 하는 경우를 말하는 것이 아니고, 폭행 행위 자체가 추행 행위라고 인정되는 경우도 포함되는 것이다.

축 軸 axis ① 신체의 중앙 또는 일부를 지나는 선. ② 심전도의 평균 QRS벡터의 방향. ③ 두번째 경추골. 두번째 경추는 환추골 회전과 관계되어 머리 부분이 돌아가고 신전과 굴곡이 이루어지게 한다.

축농(증) 蓄膿(症) empyema 부비동에 염증으로 농즙이 생기는 것. 특히 상악동에 빈발한다.

축동 縮瞳 miosis 동공이 축소된 상태. 부교감신경의 지배하에 있는 동공괄약근이 수축하거나 교감신경 지배하의 동공산대근이 이완함에 따라서 일어난다. 일반적으로 반사성 동공반응으로 볼 수 있으며, 빛의 조사(照射)에 의하여 두 눈이 동시에 축동한다. 녹내장의 치료에 쓰이는 필로카르핀, 에제린 등을 점안할 때 일어나며, 이들 약을 축동제라고 한다. 어린이나 노인은 생리적으로 축동해 있는 일이 많다.

축동제 縮瞳劑 miotic pilocarpine 처럼 동공을 좁게 만드는 약물이나 물질. 그런 약물들은 녹내장 치료에 사용된다.

축부하 軸負荷 axial loading 척추뼈의 축 방향으로 힘이 전달되는 것. 교통사고나 다이빙 사고 시 종종 척추의 압박골절을 유발한다.

축삭 軸索 axon 신경흥분파의 자가전파나 활동전위의 전도가 가능한 가늘고 긴 뉴런의 연장. 세포체로부터 흥분충동을 원심적으로 내 보내며 신경원마다 한 개의 긴 축삭을 갖는데 그 끝은 종말단추 또는 종구(end bulb)라는 마디를 가진 종말지인 측부지를 내며 이를 통해 또 다른 신경원, 선세포 및 근섬유와 접촉을 이룬다.

축삭운반 軸索運搬 axonal transport 활동전압을 전달하며 세포체에서 합성된 단백질들을 신경말단으로 이동시키는 것. virus나 세균독은 신경말단에서 세포체 쪽으로 운반한다. 축삭운반의 3기전은 능동적 대사 에너지에 의존하는 것과 microtubules에 의한 운반, transport-filament가설 등이 있다.

축삭흥분 軸索興奮 axon flare 신경손상으로 인한 부상 부위를 둘러싸는 혈관확장, 홍반, 피부 민감성 증가.

축압식소화기 蓄壓式消火器 compression type extinguisher 분말소화약제와 함께 불연성 가스를 고압으로 충전하여 가스와 소화약제가 같이 분사되도록 하는 소화기. → 소화기, 분말소화약제.

축열 蓄熱 heat storage 열을 일시 저장하는 것. 부하가 극히 적을 때에 열을 저장하여 최대 부하시에 이동시켜 사용한다. 축열재로는 물을 사용하지만 소형 난방기의 축열기에는 자갈 등도 사용한다.

축적 蓄積 cumulative 최종량이 기대치를 초과할 수 있는 누적.

축적물 蓄積物 depot ① 약물이나 다른 물질이 지방처럼 저장되는 신체의 부분. ② 신체에 주사된 약물이 혈액내로 서서히 흡수되는 것. ③ 저장소.

축적작용 蓄積作用 cumulative action 작용강도의 점진적 증강. 약물을 수회 반복 투여할 때 체내에 약물이 점점 축적됨으로써 일어나는 생물학적 효과의 증강현상(增強現像).

축적효과 蓄積效果 cumulative effect 약물을 계속 투여할 때 약물의 흡수에 비해 배설 또는 해독이 늦어지는 경우에 이전의 약물이 혈중 또는 조직에 축적되어 시간이 지날수록 효과가 강하게 나타나게 되어 증강반응을 초래하는 것.

축전기 蓄電器 capacitor 전기에너지를 저장하는 장치이며 비전도성 물질로 구성된 층으로 나누어져 있는 전도성 판. 전기충전은 나누어져 각각 다른 양의 잠재력을 만든다.

축전지 蓄電池 storage battery 충전(전기에너지 → 화학에너지)과 방전(화학에너지 → 전기에너지)을 반복할 수 있는 전지. 1859년 프랑스의 R.L.G.플랑테가 발명한 납축전지가 가장 널리 사용되고 있으며 엔진시동전원, 예비전원 등으로 쓰인다. → 전지.

축전지설비 蓄電池設備 storage battery system
평상시에는 상용전원으로부터 전기를 공급받아 축전
하고 있다가 상용전원이 차단되면 자동으로 전원이
공급될 수 있도록 한 설비. 자동화재탐지설비의 수신
기, 감시제어반, 유도등과 같이 소용량에 사용된다.

축추동맥 軸推動脈 axis artery 쇄골하동맥의 연장
된 동맥쌍 중 하나. 상지에 혈액을 공급하며 전완으
로 계속 연결되어 장측골간동맥이 된다.

출동 出動 mobilization 소방력이 대기장소를 출발
하여 재난현장에 도착하기까지 그리고 재난현장에서
활동 중인 소방력이 다른 재난현장으로 다시 출발하
는 것. 안전하고 신속한 출동을 위해서 도로교통법에
서는 출동 중인 소방차량에 대해서 여러 특례와 우선
권을 인정하고 있으며 의무도 부여하고 있다.

출동경로 出動經路 route 소방대가 출동할 경우를
대비하여 사전에 계획해 놓은 화재현장까지의 진로.
출동거리, 출동속도, 교통안전, 다른 긴급차량의 통
행로, 그리고 화재현장으로의 효율적인 접근로 등을
고려하여 선택한다.

출동경로카드 出動經路~ route card 소방대 파견
자가 사용하거나 출동 중인 소방차에 비치되어 출동
목적지까지의 방향안내와 진화작업에 필요한 정보
등을 제공해 주는 카드.

출동다발소방서 出動多發消防署 hot station 진화작
업을 위해 출동하는 횟수가 유난히 잦은 소방서.

출동대기차량 出動待機車輛 standby equipment
화재나 재해 등의 긴급사태가 발생할 것으로 예상되
는 위험지역을 방호하기 위해 긴급출동을 대기하고
있는 소방차량.

출동부대 出動部隊 response group 화재현장으로
출동하여 진화작업을 수행하는 소방대.

출동불능 出動不能 fill-in ① 특정 경보에 출동하도
록 지정된 소방대가 이미 임무 수행 중에 있어 다른
출동을 하지 못함을 통보하는 것. ② 다른 소방서 담
당 구역으로 출동하여 그 소방서의 임무를 대리 수
행하는 것. = 응원출동(應援出動).

출동서비스 出動~ runner service 방호구역 내에
출동하는 서비스. 화재경보를 송신하는 모든 장비의

복구, 경보정지 또는 구외 감시를 포함한다.

출동소요시간 出動所要時間 response time 소방대
가 화재현장으로 출동하여 진화작업을 개시할 때까
지 경과된 시간. 출동통보시간, 출동준비시간, 이동
시간, 진화작업 준비시간 등이 포함된다.

출동시간 出動時間 mobilization time 중환자의 신
속한 처치효과를 측정하기 위한 시간적 척도로 환자
의 발생 신고로부터 전문 치료팀이 출동을 시작할
때까지 소요되는 시간. 외국의 경우는 반응시간과
합해서 도시지역에서는 5분 이내, 시외지역에서는
10분 이내로 응급의료체계를 구성하고 있다.

출동신호종 出動信號鐘 house gong 과거에 화재
가 발생했을 때 두드려 소방대가 출동하도록 하던
접시 모양의 종으로 오늘날의 벨과 같다.

출동자 出動者 runner 중앙감시실, 감시실 또는 운
전자와 같은 필요 인원 이외의 자로서 방호구역에
신속히 출동할 수 있는 자.

출동준비소요시간 出動準備所要時間 turnout time
화재경보를 접수한 시점부터 소방대가 출동준비를 완
료하고 소방서를 출발할 때까지 걸리는 시간. = 차고
지출발소요시간(車庫地出發所要時間), 출동시간.

출동준비태세 出動準備態勢 all out 재해를 복구한
후 소방서로 돌아가서 다시 출동 준비태세로 되돌아
간 상태. = 출동대기.

출동지역 出動地域 turnout area 출동한 소방대가
방호하는 지역.

출동카드 出動~ running card 화재경보기별 또는
경보기 위치별로 제1경보에서 다중경보까지 해당
출동소방대를 기록해 놓은 카드.

출력 出力 output 계(系)나 장치에서 밖으로 공급되
는 신호나 에너지. 발전기, 발진기(發振器), 변압기 등
의 전기기기나 기관 등과 같이 에너지를 발생하거나
변환하는 기기에서 꺼낼 수 있는 에너지의 양, 또는 그
기계의 최대 일률을 출력이라고 한다. 통기기기의 경
우는 일반적으로 전력을 받아들이는 쪽을 입력측, 내
보내는 쪽을 출력측이라고 한다. 예를 들면, 변압기에
서는 전력이 1차코일에서 들어와 2차코일로 나가므
로, 2차코일쪽이 출력측이고 그 전력이 출력이다.

출발각 出發角 angle of departure 수평노면과 차량 뒷바퀴의 정중앙이 접하는 점에서 차량 최후방 하단의 돌출부까지 선을 그어 측정한 각도. 장비를 갖춘 차량이 출발할 수 있는 가장 급격한 각도의 경사로를 측정하기 위해 사용한다.

출산 出産 childbirth 어린아이를 탄생시키는 행위나 그 과정. = 분만.

출산력 出産歷 parity 여자가 아이를 얼마나 임신하고 낳아서 키우고 있는가를 기록하는 체계. 임신 횟수(gravida), 출산 횟수(para), 유산 횟수(abortion 유산, 낙태, 사산의 횟수), 생존한 아이(living)의 네 부분으로 구성되는 G-P-A-L 체계를 사용한다. 예를 들어 세 번의 임신에 두 번 출산하고 한 번 유산을 한 여자는 gravida 3, para 2, abortion 1로 기록된다.

출산손상 出産損傷 birth injury 분만 중 신생아가 입는 손상. 뇌손상, 사지골절, 호흡중추마비, 신생아 질식사 등이 포함된다. = 분만 외상.

출생 出生 birth 모체에서 세상으로 신생아가 태어나는 것.

출생기록 出生記錄 record of live birth 정확한 출생시간을 적은 아이의 출생기록.

출생률 出生率 birth rate 출생의 빈도를 나타내는 통계비례수. 보통 1년간 전체의 출생수를 인구 1,000명에 대한 비율로 나타내며 수식은 (B ÷ P) × 1,000(B는 출생수, P는 전체인구)이다.

출생성비 出生性比 birth ratio 출생시의 남자 수와 여자 수의 비율. 보통 여자 수를 100으로 했을때의 남자 수로 표시하며 부모의 연령, 계절, 지역, 직업, 인종 등 여러 가지 조건에 따라서 큰 변동이 있다.

출생시체중 出生時體重 birth weight 재태주수에 관계없이 출생시 아기의 체중. 보통 3,000~3,500g이다. 재태주수는 정상이나 2,500g 미만 체중아는 저체중아(= 경량체중아)라고 하며, 출생시 4,500g 이상 체중아는 거대아(= 중량체중아)라고 하는데 당뇨병 환자가 낳은 아기일 수 있다.

출입금지지역 出入禁止地域 hot zone 구조작업이 실제 전개되는 지역. 구조장비를 다루거나 요구조자를 직접 구조하는 지역을 말하며, 일반인 출입이 완전히 금지되는 지역을 말한다. 일반적으로 출입금지지역의 설정범위는 사고의 규모와 문제의 심각성에 따라 달라진다.

출혈 出血 bleeding 모든 혈액 성분이 심장 혈관계 밖으로 나오는 경우. 혈관이 파괴되어 나오는 경우는 파괴성 출혈, 혈관벽이 파괴되지 않고 누출하는 경우를 누출성 출혈이라고 한다. 또 출혈하는 혈관에 따라서 동맥성 출혈, 정맥성 출혈, 모세혈관성 출혈로 구분하며, 또 몸밖으로 유출하는 외출혈과 체강 또는 조직 내로 유출하는 내출혈을 구별하고 출혈의 크기에 따라서 점상출혈, 반상출혈, 혈종 등으로 구별한다. 또 부위나 장기에 따라서 토혈, 객혈, 혈뇨, 성기출혈, 혈흉 등으로 구별해서 부른다.

출혈성쇼크 出血性~ hemorrhagic shock 대량출혈에 의하여 발생하는 쇼크. 외상 후에 발생하는 쇼크의 가장 많은 원인이며 쇼크의 중증도는 실혈량과 동시에 실혈속도가 중요하고 급속한 실혈로 순환혈액량의 15~20%를 잃으면 쇼크증상이 나타나는데 완만한 실혈에는 50%를 잃어도 쇼크 증상이 일어나지 않는 수가 있다. 말초순환 부전이 주원인이고, 장기 세포의 저산소증 대사 이상에 따른 혈중 유산치의 상승, 혈압 저하, 사지 냉감, 핍뇨 등을 볼 수 있다.

출혈성염증 出血性炎症 hemorrhagic inflammation 혈관이 심한 손상으로 파열되어 발생하는 염증. 대부분 섬유소성 염증과 화농성 염증이 함께 일어난다.

출혈소질자 出血素質者 bleeder 출혈을 잘 일으키거나 혈우병 등과 같은 출혈소질이 있는 사람.

출혈시간 出血時間 bleeding time 소천자 부위, 작은 상처에서 흐르는 출혈이 멈추는 데 필요한 시간. 혈소판의 기능과 혈관 수축 기능을 측정하는데 유용하며 혈소판 감소로 인한 혈관 내벽 이상 환자나 fibrinogen 감소환자는 출혈 시간이 연장된다.

출화 出火 outbreak of fire 화염이 발화지점 밖에서도 인지되는 상태.

출화건물 出火建物 building of origin 화재가 최초로 발생하여 확산된 건물.

출화장소 出火場所 area of origin 화재가 발생한 장소.

충격 衝擊 impulse ① 갑작스럽게 불안정하고 자주 흥분하는 경향으로 급함, 열망 또는 특정 느낌이나 정신적 상태로 인한 조절할 수 없는 행위. ② 신경전파에서 포함되는 전기 화학적 전달 과정.

충격강도 衝擊强度 impact strength 보통 충격적인 굽힘 하중에 의하여 재료가 파단되는데 필요한 에너지를 그 재료의 단면적으로 나눈 값. $kg \cdot cm/cm^2$로 나타낸다. 이 값이 작을수록 재질이 약한 재료이다.

충격계수 衝擊係數 impact coefficient 구조물 설계에서 충격에 의한 영향을 생각할 때 활하중에 곱하는 계수. 충격하중은 동적이지만 정역학으로 다루는 편의적인 수단으로 물체의 중량에 곱하여 충격하중을 표시하는 계수이다.

충격렌치 衝擊~ impact wrench 압력 공기를 이용해 소켓을 돌리는 구조 장비. 소켓은 구조시 볼트 부분을 풀 때 사용된다.

충격력 衝擊力 impact force 강력한 힘의 충돌에 의해 발생하는 힘. 강력한 힘의 변화는 외상(충격)에 기인함.

충격시험 衝擊試驗 impact test 소정의 시험기를 사용하여 시험편을 단 1회 충격으로 파괴하고, 이때 시험편이 흡수하는 에너지의 대소에 의해 재료의 인성, 취성을 판정하기 위한 충격치를 측정하는 시험. 이 시험에 사용하는 기계를 충격 시험기라 하고, 아이조드 충격시험기와 샤르피 시험기가 있다. 아이조드법 (Isod method)에서는 시험판의 흡수에너지 자신(ft ·lb)을 아이조드 충격치로 하고 샤르피법(Charpy method)에서는 시험판의 흡수에너지를 시험판의 벤 자국이 있는 부분의 단면적으로 나눈 값을 kgm/ cm^2의 단위로 나타내어 샤르피 충격치로 한다.

충격압력 衝擊壓力 impact pressure 압력수가 물체에 닿는 충격에 의한 압력.

충격압축합성 衝擊壓縮合成 shock synthesis 폭약의 폭발로 인하여 생기는 고온의 충격 압력을 이용하여 순간적으로 다이아몬드나 고밀도상의 질화붕소의

합성이 이루어지는 것. 합성된 분체는 연마제, 또는 소결체(燒結體) 절삭 공구의 원료로서 주목되고 있다.

충격에너지 衝擊~ striking energy 충격 하중에 의하여 이루어진 일.

충격완충구역 衝擊緩衝區域 bumper strike zone 손상된 차, 특히 화재가 일어났을 때 앞부분과 뒷부분으로, 압축된 범퍼와 에너지 흡수 피스톤에 의한 사고의 가장 심한 손상을 보여주는 부분. 압축된 범퍼와 피스톤은 빼내어서 300피트 높이까지 쏘아 올릴 수 있다. 불에 타고 있거나 파손된 차에 접근할 때 이러한 부위를 아는 것이 안전에 도움이 된다.

충격응력 衝擊應力 impact stress 충격하중에 의하여 물체 내에 일어나는 순간적인 최대 응력.

충격침식 衝擊侵蝕 impingement attack 액체의 기포나 충격류에 의해 발생하는 국소적인 침식.

충격파 衝擊波 impulse wave 공기 등과 같은 기체 속을 음속보다도 빨리 전달되는 강력한 압력파. 예를 들면 화약이 폭발하여 극히 짧은 시간에 공기가 압축된다든지, 항공기나 탄환 등에 의해서 발생한다. 충격파의 전달속도는 압력증가가 클수록 빠르고 언제나 음속보다 빠르다.

충격흡수범퍼 衝擊吸收~ loaded bumper 압축 에너지 흡수 범퍼. 사고 후 존재하는 압력을 흡수하는 피스톤. 그 앞에 사람이 서 있을 경우 부상, 심하면 사망까지 이르게 하는 위험이 존재한다.

충격흡수장치 衝擊吸收藏置 impact absorption device 산업, 구조용 충격력 흡수 장비. 안전벨트와 랜야드 사이에 설치하며 추락 발생시 박음질이 파열되면서 충격력 흡수 및 로프와 앵커 사이에 설치해서 이중 안전체제를 확보하는 것.

충수[1] 蟲垂 appendix (구급) 대장으로부터 이어진 가느다란 맹관. 맹장 끝으로부터 시작되어 약 9cm 정도로 맹장뒤나 골반연위에 놓여있으며 충수벽에는 많은 림프소절이 있다. 충수의 구조는 맹장과 같으나 맹장에 비해 고립림프소절이 잘 발달되어 있다. = 막창자꼬리.

충수[2] 充水 charge (소방) 탱크·배관 등에 물을 채우는 일.

충수염 蟲垂炎 appendicitis 충수의 염증. 대변, 이

물질, 기생충, 장벽의 유착 등이 원인이며 처음에는 복부 중앙의 간헐적 통증을 호소하다가 우하복부의 McBurney's point의 지속적인 통증을 호소하고 복근의 긴장을 완화하여 통증을 완화하기 위해 무릎을 구부린 자세를 취하게 된다. 반동성 동통, 구토, 미열, 백혈구 증가, 복부강직, 장음의 감소나 부재 등이 나타난다. 증상시작 후 24~48시간 내에 충수절제술을 시행하여야하고 즉시 진단되지 않으면 천공되어 복막염이 되어 급격히 열이 상승한다. 충수 돌기염은 젊은 사람에게 많이 발생하고 남자에게 더 흔하다.

충수절제술 蟲垂切除術 appendectomy 우하복부의 충수돌기가 있는 부위를 절개하여 외과적으로 제거하는 것으로 충수돌기가 파열되기 전에 시행한다.

충수주위농양 蟲垂周圍膿瘍 periappendiceal abs-cess 충수돌기 주변에 생긴 화농성 조직의 낭(sac). = 막창자꼬리주위 고름집.

충압펌프 充壓~ booster pump 연결송수관 또는 스프링클러설비의 수압을 높여주는 고정식 소방펌프.

충약 充藥 charge 분말소화기에 분말소화약제를 채우는 일. → 분말소화기.

충양근 蟲樣筋 musculi lumbricales 네 개가 있으며 심지굴근의 건에서 일어나기 시작하여 제2지~5지 기절골의 저부에 정지하고 중수지절관절을 굴곡시키고 지절간 관절의 신전운동에 관여하는 근육. = 벌레근.

충전[1] 充電 electric charging 물리·화학적인 방법으로 축전지, 건전지, 축전기 등에 전기에너지를 저장하는 일. → 축전지, 건전지, 축전기.

충전[2] 充塡 filling 빈 용기에 공기와 같은 물질을 채우는 일.

충전세포 充塡細胞 packed cells 혈장에서 분리한 혈액세포. 과도한 수분 축척에 의한 심혈관계의 과부담없이 헤모글로빈이나 적혈구를 적정 수준으로 유지하기 위해 심한 빈혈과 저 혈량증에서 투여된다.

충전식흡인기 充塡式吸引器 portable suction 환자의 기도 내에 발생한 토사물 등 이물질을 제거하는데 사용하는 장비. 흡인 팁을 연결하여 원하는 흡인력을 선택한 후 흡인한다. 증류수를 이용하여 흡인이 원활하게 이루어지도록 중간 세척을 하면서 (2000 Guide Line에서 권장하는 사항) 흡인하고, 충전식 배터리 사용이 가능하여 응급현장 및 이동시 사용이 용이하고, 손잡이가 크고 본체가 쉽게 넘어지지 않아 응급 상황에서 사용이 용이하다. 환자의 연령이나 상태에 따라 흡인 압력을 5단계로 조절할 수 있고, 최대 흡인인력이 500mmHg(2000 Guide Line에서 300mmHg 이상의 음압을 형성할 수 있어야 한다고 권장하는 사항) 이상이다. 흡인용 투명용기는 플라스틱 소재로 내구성이 강하여 깨지지 않고, (2000 Guide Line에서 권장하는 사항) 용량은 최대 1,000㎖ 이상이다. 역류방지용 구슬 및 감염방지용 필터가 있다. 생활 방수 기능이 있어 우천시 외부에서도 사용이 가능하다. 일반전원 및 차량용 시가 잭으로 충전뿐만 아니라 작동도 가능하다.

충전장치 充電裝置 charging system 자동차의 전기장치를 구동하기 위한 전기를 공급하고 방전으로 인하여 전기적 에너지를 소모한 배터리를 충전시키는 장치. 교류발전기와 교류발전기로부터 생성된 교류전압을 일정하게 조절하는 조정기 등으로 구성되어 있다. → 교류발전기, 방전, 배터리, 충전.

충전제 充塡劑 filler 다른 물질에 첨가되어 그 물질의 강도, 내구성, 작업성 등의 특성을 보완해 주는 불활성 물질.

충치 蟲齒 dental caries 음식물이 세균에 의해 분해되어 생긴 유산에 의해 치아가 손상된 것. 특히 전분 및 당분과 치아플라그를 형성하는 세균과의 복잡한 상호작용에 의해 발생한다. = 치아우식증.

충혈 充血 hyperemia 조직이나 장기로 유입되는 국소혈관이 확대되어 그 부위에 혈액량이 증가되는 상태. 세동맥이나 모세혈관의 확대가 주된 변화이다. 충혈을 일으키는 부위는 선홍색이며 온도가 상승되어 맥박을 인식할 수 있다.

충혈구역 充血區域 zone of hyperemia 부상에 반응하는 염증 때문에 혈액이 증가하는 부분.

충혈제거제 充血除去劑 decongestant 충혈이나 부종을 경감시키는 약물로 특히 비점막의 혈관 수축을 일으키는 약물.

췌관 膵管 pancreatic duct 췌장의 주 분비관. 부췌관(accessory pancreatic duct)은 십이지장의 첫째 마디로 연결되는 보조적인 분비관이다. = 이자관.

췌도종양 膵道腫瘍 islet cell tumor 기능성 선종이 많은데 소마토스타틴, ACTH, 항이뇨호르몬 등 체내 호르몬을 생산하는 세포에서 많이 발생하는 종양. 인슐린 생산종양, 글루카곤 생산종양, 가스트린 생산종양, 수양설사, 저위산증, 저칼륨혈증, 알칼리증 증후군[WDHA 증후군(watery diarrhea with hypokalemia and achlorhydria syndrome)] 등이 있다.

췌석 膵石 pancreatolith 췌장 내에 칼슘이 축적되어 형성된 결석.

췌장 膵臟 pancreas 제 1~2요추 높이, 위의 뒤, 하대정맥, 대동맥과 왼쪽 신장 앞에 있으며 전체길이 약 12~15cm, 폭 약 5cm, 두께 약 2cm, 무게 약 70g인 연노랑의 소엽선. 췌두(head), 췌경(neck), 췌체(body), 췌미(tail) 등 네 부분으로 나뉘어져 있는 소화기관이다. 두 개의 배출관으로 이자액을 배출하고 대췌관은 췌미에서 췌경까지 길게 뻗쳐있고 췌경까지 나와 간췌관팽대에서 총담관(common bile duct)과 합친다. 팽대부는 십이지장 벽을 뚫고 십이지장 하행부 안으로 개구한다. 췌장액의 pH는 약 8.5이며 Na^+, K^+, Mg^{2+}, H^+ 등의 양이온과 Cl^-, HPO_4^{2-}, SO_4^{2-}, HCO_4^{2-} 등의 음이온, 소화성 효소, 기타 단백질성분으로 구성되어있다. 랑거한스섬(islands of Langerhans)에는 α, β, δ 세포가 있는데 α-cell은 약 20%를 차지하며 glucagon을 분비하고 β-cell은 약 70%를 차지하며 insulin을 분비, δ-cell은 약 5%를 차지하며 성장억제호르몬인 소마토스타틴(somatostatin)을 분비한다. 췌장은 교감신경총으로부터 교감신경섬유와 복강신경총으로 따라 나온 미주신경으로부터 부교감신경섬유의 지배를 받는다. = 이자.

췌장기능부전 膵臟機能不全 pancreatic insufficiency 췌장 호르몬이나 효소가 불충분하게 분비되는 상태. 식욕부진, 지방흡수장애, 심한 체중감소가 나타남. 알코올성 췌장염이 가장 흔한 원인임.

췌장도나제 膵臟~ pancreatic dornase 소의 췌장에서 추출한 효소. 상기도 감염이나 낭포성 섬유종의 정액용해제 등의 폐질환 치료에 쓰임.

췌장암 膵臟癌 carcinoma of pancreas 췌장의 악성신생물인 외분비선 부분에서 발생되는 선암종. 대개 외견상 특별한 증상의 유발없이 성장하므로 진단시에는 이미 치유가 불가능하다. 여자보다는 남자에게 3~4배정도 많이 발생하고 당뇨병 환자가 비당뇨병 환자보다 발생 빈도가 높으며 흡연, 고지방 식품, 커피 등과 관련이 있다. 췌장의 두부에서 가장 흔히 발생하고 육안적으로 단단한 침윤성의 종괴상을 보이며 췌관을 폐쇄시켜 췌장염을 유발하거나 담관을 폐쇄시켜 황달을 야기시킬 수 있으며 주증상으로 식욕부진, 쇠약감, 극심한 체중감소, 상복부나 등의 통증, 황달, 소양증, 복부의 촉진성 덩어리 등이 있다.

췌장액 膵臟液 pancreatic juice 췌장에서 분비되는 액체. 음식이 십이지장에 도달하면 분비됨. 물, 단백질, 염분, 여러 가지 효소[중탄산염, 트립신, 리파아제, 아밀라아제(타액, 침)]들을 함유하며, 단백질을 아미노산으로, 지방을 지방산으로, 전분을 간단한 당류로 분해하는데 필요하다.

췌장염 膵臟炎 pancreatitis 췌장의 급성 또는 만성 염증. 급성 췌장염은 알코올, 외상 염증질환 또는 약물에 의한 담도계의 손상 등으로 췌액분비의 폐쇄를 초래하여 췌액의 소화효소가 활성화되어 췌장실질이 자가 소화되는 병리적 소견을 가지며 심한 방사성 상 복부 동통과 고열, 식욕부진, 오심, 구토가 특징적 증상이고 총 담관이 폐쇄되는 경우 황달이 나타나기도 한다. 만성 췌장염의 원인은 급성 췌장염과 비슷하고 알코올이 원인인 경우 작은 췌관에서 석회화와 반흔을 남길 수 있다. 췌장의 인슐린생산이 감소되면 당뇨로 발전될 수도 있으며, 췌장염의 급성, 만성 여부는 병력, 신체검진, 방사선 조사, 내시경, 혈액 내 췌장 효소분석법 등으로 진단한다.

췌장절제술 膵臟切除術 pancreatectomy 췌장의 전부 혹은 일부를 절제하는 수술.

췌장호르몬 膵臟~ pancreatic hormone 췌장에서 분비되어 세포대사 조절에 관여하는 여러 가지 호르몬. 인슐린과 글루카곤, 소마토스타틴, 췌장성폴리펩티드 등이 있다.

췌장효소 膵臟酵素 pancreatic enzyme 췌장에서 분비되는 여러 가지 소화효소. 트립신, 키모트립신, 스테압신, 아밀로프신 등이 있다.

취급소 取扱所 handling place 위험물안전관리법에서 위험물을 저장·판매·주유하는 곳. 안전 기준에 맞는 시설을 갖추고 자격자가 관리하도록 규제하는 대상. → 위험물.

취사실 炊事室 galley 저장, 냉장, 가열, 음식과 음료수의 공급 등을 위해 사용하는 항공기내 구역.

취성 脆性 brittleness 특정조건에서 성능이나 구조가 유지되기 곤란한 성질. 깨어지기 쉬운. 부서지기 쉬운.

취성파괴 脆性破壞 brittle fracture 구조용 강재 또는 용접 부위가 저온 충격하중 또는 노치의 응력 집중 때문에 파괴되는 현상. 저온일수록 일어나기 쉽고 파면(波面)은 보통 연성파면과 다른 결정 모양의 벽 파단면을 나타내며 파괴의 영향은 거의 철판면에 대하여 수직이고 산맥 모양으로 나타난다. 파괴가 발생하는 것은 구조상의 불연속부, 용접 균열, 용입 부족, 슬래그 혼입, 언더컷 등의 용접 결함, 가스 절단의 언저리 아크 스트라이크에 의한 경화부 등의 야금학적(metallurgy) 결함 등이 원인이 되어 발생하는 경우가 많다. 항복점 이하의 낮은 응력에서도 신속하게 불안전 상태로 전파된다.

취소 臭素 bromine [Br] 비중 3.14, 융점 7.3℃, 비점 58.7℃의 암적갈색 액체. 알코올, 에테르, 이황화탄소용액에 용해되는 할로겐 화합물로 피부에 닿으면 부식한다. = 브롬.

취소산나트륨 臭素酸~ sodium bromate [NaBrO$_3$] = 브롬산나트륨.

취소산납 臭素酸~ lead bromate [Pb(BrO$_3$)$_2$·H$_2$O] = 브롬산납.

취소산마그네슘 臭素酸~ magnesium bromate [Mg(BrO$_3$)$_2$·6H$_2$O] = 브롬산마그네슘.

취소산바륨 臭素酸~ barium bromate [Ba(BrO$_3$)$_2$·H$_2$O] = 브롬산바륨.

취소산아연 臭素酸亞鉛 zinc bromate [Zn(BrO$_3$)$_2$·

6H$_2$O] = 브롬산아연.

취소산은 臭素酸銀 silver bromate [AgBrO$_3$] = 브롬산은.

취소산칼륨 臭素酸~ potassium bromate [KBrO$_3$] = 브롬산칼륨.

취한증 臭汗症 bromhidrosis 피부에 있는 박테리아가 땀을 분해시켜 발생하는 불쾌한 악취를 내는 땀샘의 비정상적인 상태.

취화팬쿠로늄 臭化~ pancuronium bromide 콜린성 수용체 부위에 결합하여 신경자극전달을 억제하며 아세틸콜린에 대해 길항작용을 하는 제제. 뇌신경외과, 일반외과, 소아외과, 산부인과 등에서 수술 시 근이완제로 사용하며 기관내 삽관을 용이하게 하기 위해 근이완을 일으키기 위해 투여한다. 효력은 tubocurarine 보다 5배 정도 강력하며 히스타민 유리작용이나 신경절 차단 작용은 없다. 최초 0.08mg/kg을 정주하고 필요시 0.02~0.04mg을 추가한다. 신생아는 비탈분극성 근신경 차단제에 예민하므로 0.02 mg/kg의 시험용량을 투여한 후 반응결과를 보고 사용한다. 서맥, 빈맥, 호흡억압, 청색증, 골격근이완, 발진, 소양증 등이 나타날 수 있으므로 주의하고 신장이나 간 장애 환자, 중증 근무력증 환자는 금기이다.

측각도계 測角度計 goniometer 관절의 굴곡과 신전의 정도를 측정하는 기구. 두 개의 곧은 팔(arm) 부분으로 구성되고 각도가 표시되어 있는 각도기 주위로 굽혀지고 회전될 수 있다.

측두골 側頭骨 temporal bone 두개관의 양 외측과 두개저를 형성하는 불규칙한 한쌍의 뼈. 외측면 약간 아래에 외이도가 있으며 그 위에 인부, 후방에 암양부가 있고 그 내측에는 추체로 되어 있다. = 관자뼈.

측두근 側頭筋 temporal muscle 하악신경의 지배를 받고 하악골을 상후방으로 당기는 근육. = 관자근.

측두동맥 側頭動脈 temporal artery 측두하악골 관절에서 귀의 바로 앞부분으로 주행하는 동맥으로 두피에 혈액을 공급 한다.

측두하악골절 側頭下顎骨節 temporomandibular joint 귀의 바로 앞에서 두개골과 하악골에 의해 이루어진 관절.

측량선 測量船 surveying ship 해상에서 측량에 사용하는 배. 해도 등을 제작하기 위하여 바다의 깊이, 해저의 모양·저질(底質), 암초 및 해저 장애물의 위치와 상태, 해안의 모양과 부근 육지의 지형, 항해상 필요한 육상물표, 섬 및 항로표지 등의 위치와 높이 ·모양 등 필요한 자료를 조사한다.

측만증 側彎症 scoliosis 척추가 옆으로 만곡된 것. 고관절부나 양쪽어깨의 높이가 일치하지 않으며 그 결과 척추의 모양이 S자로 되는 것이다.

측면굴곡 側面屈曲 lateral bending 정상 운동범위 내에서 측면으로 굴곡시키는 운동.

측면의 側面~ lateral ① 옆의. ② 신체나 신체 일부분의 중앙에서 떨어진.

측면진화작업 側面鎭火作業 flanking 임야화재 진화 시 화재의 진행 방향에서 정면으로 공격하는 대신 화재의 측면을 공격하는 진화.

측반궁 側反弓 pleurothotonos 신체의 어느 한쪽의 근육이 심하게 만성적으로 수축됨. 주로 강직 혹은 스트리그나인 독소와 관계됨.

측방익돌근 側方翼突筋 pterygoideus lateralis 음식을 씹는 저작근중 하나.

측벽 側壁 lateral wall 심장 외측벽으로 왼쪽면이 속함.

측벽형스프링클러헤드 側壁型~ sidewall sprinkler head 최고 180° 범위까지 물을 살수할 수 있는 반사판이 부착된 스프링클러헤드로 벽을 따라 설치된다. 원래는 미관상 천장에 헤드를 설치를 꺼릴 때 실내를 방호하기 위해 개발된 것이며 철골기둥의 내화피복을 대신하는 것으로 사용되기도 한다.

측분비조절물질 側分泌調節物質 paracrine regulator 한 조직에서 분비되어 같은 기관의 다른 조직에 작용하는 조절분자. 예를 들면, 혈관의 내피는 혈관의 평활근 층에 작용하는 많은 분비 조절 물질을 분비하여 혈관수축과 혈관확장을 일으킨다.

측와위 側臥位 lateral recumbent position 환자가 좌측으로 눕고 오른쪽 허벅지와 무릎은 약간 올린 상태의 체위. = 옆누움자세.

측위 側位 lateral position 환자가 옆으로 누운 채 양 팔을 앞으로 하고 무릎과 고관절을 굴곡시킨 자세. 휴식과 수면에 이용되며, 위쪽의 다리를 아래쪽 다리보다 더 많이 굴곡시켜서 두 다리가 포개지지 않도록 하는 것이 아래쪽 다리에 가해지는 압력을 줄일 수 있다.

측정 測定 measurement 헤아려 정함. 어떤 양의 크기를 기계나 장치를 써서 어떤 단위를 기준으로 하여 잼.

측정과대증 測定過大症 hypermetria 근육운동의 범위를 조절하는 힘의 이상이 특징인 운동조정 곤란의 한 형태. 환자에게서는 근 운동이 목표지점을 넘는다. ↔ 측정과소증(hypometria).

측정과소증 測定過少症 hypometria 근육운동의 범위를 조절하기 위한 근력의 기능 이상. 측정 이상의 한 형태인 비정상적인 상태로 이런 문제를 가진 사람은 목표로 하는 지점보다 가까운 곳에서 움직임이 끝나버린다. ↔ 측정과대증(hypermetria).

측정상자 測定箱子 calibration box 심전도가 표준 형태에 일치하도록 확인하기 위해 사용되는 심전도 기저선에 들어있는 상자 혹은 단계적 변위상태. 표준 측정상자는 높이 10mm, 넓이 0.20초 간격이다. 측정상자는 25mm 이상 높이나 너비에 대해 50mm 표준을 평가할 때 절반기준이나 이중 표준에도 둘 수 있다.

층¹ 層 story (구조) 수직 방향으로 포개져 있는 여러 건물, 물건, 물질 등의 같은 높이 부분.

층² 層 tunica (구급) 덮는 막이나 둘러싸는 층.

층고 層高 height of a story 복층(複層) 건물에서 한개 층의 높이. → 복층.

층류 層流 laminar flow 유체가 규칙성을 유지하면서 흐르는 것.

층층쌓기 層層~ tier 소방차 호스 적재함에 호스를 층층이 쌓아올려 적재하는 것.

층판 層板 lamella ① 뼈로 구성된 얇은 판. ② 원반 모양의 약물.

층화 層化 stratification 연기가 밀도(무게)에 따라서 구분되어 층을 이루는 현상. → 층.

치골 恥骨 pubis 좌골, 장골과 함께 관골을 형성하고 치골결합에서 대칭적으로 결합하는 한 쌍의 치골 중 하나. 비구의 약 1/5을 형성하고 체부, 치골상지, 치골하지로 구분된다. 치골의 외면에서 장내전근, 외폐쇄근, 단내전근, 박근 근위부가 시작된다. 치골의 내면은 골반의 앞 벽을 구성하고 항문 거근, 내폐쇄근의 기시부로 작용한다. 복직근, 추체근은 치골 능선에 붙어 있다. 치골 상지의 외측 부분은 위, 아래, 뒷면을 보인다. 박근, 외폐쇄근의 일부, 단내전근, 대내전근, 내폐쇄근, 요고압축근이 치골 하지에서 시작된다. = 두덩뼈.

치골결합 恥骨結合 symphysis pubis 약간의 운동성을 가진 치골 사이의 결합. 섬유연골 판을 사이에 둔 두 개의 치골과 이를 연결하는 두 개의 인대로 구성된다. 골반전면의 정중선에서 좌우의 관골이 결합하는 곳이다. 이 결합의 상연에는 상 치골인대, 하연에는 치골궁인대가 있다.

치골근 恥骨筋 musculus pectineus 치골상지에서 일어나기 시작하여 대퇴골 소전자 후하방에 정지하며 대퇴의 내전, 굴곡, 외회전에 관여하는 대퇴의 내측면부 근육(muscles of medial compartment of thigh). = 두덩근.

치과교정용전체도 齒科矯正用全體圖 orthopantogram 하나의 필름에 치아, 턱과 주위의 구조를 보여주는 X-선 필름.

치과교정장치 齒科矯正裝置 appliance 치과 교정 등 특수한 목적을 위해 고안된 기구.

치과학 齒科學 dentistry 구강 내의 치아 및 잇몸 질환과 이상을 예방하고 치료하는 실무과학.

치근막염 齒根膜炎 periodontitis 치아와 잇몸을 결합시키는 조직의 염증. = 치주염.

치근막의 齒根膜~ periodontal 치아를 둘러싸고 있는 조직과 공간. = 치주의.

치근막인대 齒根膜靭帶 periodontal ligament 섬유성 결합조직막. 치조공 벽으로부터 치아의 시멘트질까지 걸쳐 있고 치조공 안에 치아를 고정시킨다.

치료 治療 treatment 환자가 건강을 회복하기 위해 필요한 치료와 보조. 질병이나 손상의 억제, 감소, 예방 방법, 회복을 위한 치료(active or curative treatment), 질환의 원인에 초점을 맞춘 치료(causal treatment), 과감한 방법이나 과정을 피하는 치료(conservative treatment), 질병의 특수한 치료법으로서 일반적으로 인정되는 치료(definitive treatment), 경험에 의한 성과를 사용하는 치료(empiric treatment), 질환 자체의 원인에 대한 치료보다는 당뇨병 환자의 괴사된 하지 절제처럼 질병의 경과 중에 나타나는 증상을 제거하는 치료(expectant treatment), 치료보다는 불편이나 통증을 완화시키는 치료(palliative treatment), 질병의 발생이나 악화를 막는 치료(preventive treatment), 질병이나 불편을 예방하는 치료(prophylactic treatment), 질병경과나 사용된 처치 작용에 대한 지식에 근거한 치료(rational treatment) 등이 있다.

치료거부권 治療拒否權 the veto right of treatment 치료를 거부할 수 있는 권리. 비록 사망이나 영구적인 불구가 잔존할 수 있더라도, 정상인은 응급의료를 거절할 권리를 갖는다. 치료의 거부가 종교적인 신념, 두려움, 또는 의료에 대한 이해의 결여 등이 원인일지도 모른다. 응급의료종사자는 이러한 사건들에 민감하여야 하며, 응급처치를 주의 깊게 설명하고, 환자가 묻는 어떤 질문에도 가능한 대답해야 한다. 가족 구성원, 현장에 있는 동료들은 환자가 치료와 이송을 받아들일 수 있도록 설득하는데 도울 수 있다. 치료거절에 관계된 사건들은 응급의료종사자에 대한 소송의 중요한 원인이 될 수 있어서, 응급의료종사자는 철저하게 기록을 해야 한다.

치료관리자 治療管理者 treatment officer 대량의 사상자 발생시 부상자의 분류와 응급처치를 받은 환자의 처치를 감독하는 책임을 갖는 사람.

치료역치 治療易置 therapeutic threshold 원하는 반응을 얻기 위해 필요한 약물의 최소농도. = 최소유효량 (minimal effective concentration).

치료적유산 治療的流産 therapeutic abortion 임산부의 생명 또는 건강(신체적 또는 정신적)을 구하기 위하여 행하는 유산. 때로는 강간 혹은 근친상간(近親相姦) 후에 행하기도 한다.

치료적지표 治療的指標 therapeutic index 약물의

최소 치료적 농도와 최소 독성 농도 사이의 차이. = 치료 지수.

치료적항쇼크용바지 治療的抗~用~ medical anti-shock trousers : MAST 신체 낮은 부위를 압박함으로써 다리나 복부의 혈액 저류를 예방하도록 한 의류. 이 바지는 쇼크를 방지하고 골절안정, 지혈촉진, 말초혈관 저항을 증가시켜 소량의 출혈시 자동수혈의 효과가 있다. → military antishock trousers : MAST, pneumatic antishock garment : PASG.

치료적효과 治療的效果 therapeutic effect 약물로부터 기대되는 1차적 효과 또는 그 약물이 처방되는 이유.

치료지수 治療指數 therapeutic index 유효량과 중독량의 차이. 임상적으로 가장 많이 쓰는 강심배당체인 다이곡신(digoxin)의 경우는 유효량과 중독량의 차이가 거의 없지만, 날록손(naloxone)같은 마약성 길항제 약물은 유효량과 중독량의 차이가 대단히 크다. 전자를 낮은 치료지수를 가졌다고 하며 후자의 경우를 높은 치료지수를 가졌다고 한다.

치료지역 治療地域 treatment sector 다중 재난사고 동안 중앙치료 영역에서 환자의 수집과 처치를 담당하는 사고 지휘체계의 지역.

치료지침 治療指針 treatment protocols 의사의 위임하에 실시하고, 처치 방법과 치료 범위를 정의한 응급의료 처치자를 위한 지침.

치매 癡呆 dementia 성장기에는 정상적인 지적 수준을 유지하다가 후천적으로 사회생활이나 직장생활에 심한 장애를 초래하는 정도로 인지기능의 손상 및 인격의 변화가 일어나는 기질적 정신장애. 진행성인 경우 또는 정지상태에 있는 경우도 있고 가역적 또는 비가역적일 수도 있다. 어떤 경우든지 비교적 광범위한 영역에 걸친 뇌 손상이나 기능장애에 의해 일어난다. 나이가 증가할수록 그 비율은 점점 높아지며 80세 이상의 고령자들은 70대 노인들보다 치매빈도가 5배나 높다. 치매 또한 섬망과 같이 상당한 많은 원인에 의해 광범위한 뇌 병소의 행동적 표현으로써 비교적 광범위한 뇌의 손상이나 기능장애가 있어야만 한다. 심리사회적 요소, 병적 성격, 지능, 교육정도 및 현재 감정상태가 치매의 심한 정도 또는 경과에 영향을 준다. 이러한 요소들은 뇌의 병소가 비교적 가볍고 병변의 부위가 환자의 인격과 심리적 동기에 영향을 주지 않는 부위에 있을 때 현저히 작용한다. 기억력 장애는 가장 두드러진 양상의 하나로 전형적으로 초기에 나타나고 전반적인 건망증이나 선행성 건망증이 나타난다. 새로운 일은 보유할 수 없으며, 과거 기억을 더 잘 간직하기 때문에 현재의 일은 과거에 두고 과거의 일은 현재에 둔다. 질환이 진행되면서 종종 실어증, 실행증, 그리고 실인증이 나타나게 된다. 실어증은 적당한 단어를 찾아내는데 어려움이 있는 것이고, 실행증은 친숙한 기술적인 활동을 수행하는데 어려움이 있는 것이다. 실인증은 사람들을 포함하여 잘 알고 있던 물건들을 잘 알아보지 못하게 되는 것이다. 또한 판단력 손상과 충동과 감정조절 능력의 결함 및 병적 인격이 과장되거나 변화하는 양상의 인격변화가 수반된다. 외모나 위생적 개념이 무시되고 전통적 사회규범을 무시하는 도덕적, 미학적으로 좋지 않은 행동을 하게 되며 이로 인해 다른 사람과의 인간관계에도 영향을 받게 된다.

치모발생 恥毛發生 pubrachea 사춘기의 시작. 성인의 성적특성의 첫 번째 증상으로 봄.

치밀결합조직 緻密結合組織 dense connective tissue 교원섬유가 매우 치밀하게 배열되어 질기고 튼튼한 조직으로 힘줄, 인대, 골막, 진피 등의 조직. 치밀불규칙 결합조직(dense irregular connective tissue)은 본질적으로 소성결합조직과 매우 같은 요소들을 함유하고 있지만 세포수가 적고 교원섬유가 더 많은데, 치밀규칙 결합조직(dense regular connective tissue)은 평행으로 빽빽한 교원섬유 다발을 이루고 있다.

치밀골 緻密骨 compact bone 장골의 골간 주위의 단단하고 두꺼운 골질. 구성단위는 하버스계 또는 골원으로 되어 있으며 골원은 혈관과 신경을 가지는 하버스관 주위에 형성되어 있다. 층판은 동심성으로 배열되어 하버스관을 싸고 있으며 골소관의 방사상

조직은 골원에서 골세포를 서로 연결시키고, 또한 골세포와 하버스관을 연결시키는데 이 골세포는 하버스관으로부터 산소와 영양분을 공급받는 것으로 알려져 있다. 각각의 골원사이 공간은 간질층판으로 채워져 있는데 이 간질층판은 뼈의 재생과정에서 골원의 부분적 파괴가 이루어진 부산물이다. 이 치밀골은 골단에도 계속되고 있으나 얇게 되고 이것을 피질이라고 한다.

치사 致死 lethal 죽음에 이르게 함.

치사농도 致死濃度 lethal concentration 일정한 시간 동안 흡입하면 사망하는데 필요한 물질의 양.

치사량 致死量 lethal dose 물질의 독성을 나타내는 수치로, 그 물질에 일정시간 노출된 시험동물 수의 50%를 사망시키는 양.

치사량50% 致死量~ lethal dose 50% : LD50 연구 대상의 50%를 죽일 수 있는 섭취물질이나 감염물질의 양. 경구 혹은 피부 접촉은 킬로그램 당 밀리그램으로 표시되며 수치가 낮을수록 더욱 독한 물질이다.

치사율50% 致死率~ lethal concentration 50% : LC50 연구 대상 집단의 50%를 죽일 수 있는 물질의 농도. 표시는 ppm, 리터당 밀리그램, 세제곱미터당 밀리그램 등으로 할 수 있으며 수치가 낮을수록 더욱 독한 물질이다.

치상골절 齒狀骨折 dentate fracture 뼈의 말단이 톱니 모양으로 서로 맞물린 골절.

치상돌기 齒狀突起 odontoid process 두 번째 경추(축추) 상부의 돌기. 그 주위를 환추가 회전하여 머리를 돌릴 수 있게 한다. → 치돌기(dens).

치상인대 齒狀靭帶 apical odontoid ligament 축추골과 후두골을 연결하는 인대.

치수 齒髓 dental pulp 치아를 유지하는 석회조직. 상아질 속에 있는 치수강 내에 있으며 소성결합조직으로 구성되어 있다. 신경섬유와 혈관이 분포되어 있으며 영양공급으로 살아있는 치아를 유지한다.

치수염 齒髓炎 pulpitis 치아 펄프의 염증. 주로 세균감염에 의해서 생신다.

치아 齒牙 tooth 음식물을 씹는데 쓰이는 상·하악

골내에 있는 작고 딱딱한 구조. 문치(앞니 incisor), 견치(송곳니 canine), 소구치(작은어금니 premolar), 대구치(큰 어금니 molar)로 구성되어있다. 7살 때 치아갈이를 하며 충치와 치주질환, 잇몸자체질환은 대표적인 치아질환이다.

치아관 齒牙冠 crown 법랑질로 덮인 인간 치아의 일부. = 두정(頭頂).

치아돌기 齒牙突起 dens 치아 또는 치아 같은 구조나 돌기, 견치 또는 대구치와 같은 특정 치아를 가리킬 때 사용하는 용어.

치아안면기형 齒牙顔面畸形 dentofacial anomaly 치아와 턱의 구조가 정상적인 형태나 기능 또는 위치에서 이탈된 것.

치아절개술 齒牙切開術 odontectomy 치아를 뽑는 것. = 발치.

치아치은접합부 齒牙齒齦接合部 dentogingival junction 치은이 비각질화된 상피 또는 치아 표면과 부착되는 접합부.

치열궁 齒列弓 dental arch 상악과 하악 내에 위치하는 정상 치아의 배열 상태에 의해 형성되는 활 모양의 형태.

치열부정 齒列不正 malalignment 치아가 치열에 잘 맞지 않은 경우.

치유 治癒 healing 병들거나 기능부전 또는 손상된 신체조직, 기관, 계의 정상적인 구조와 기능이 복구되어 가는 과정.

치유양식 治癒樣式 intention 치유 과정을 나타내는 양식. 1차 치유는 상처 가장자리가 처음으로 결합되며 과립 형성없이 완전하게 치유되어 진정되고, 2차 치유는 가장자리의 분리된 곳에서 상처가 붙고 과립조직이 틈새를 채우기 위해 성장하며 상피세포가 생기고 상처가 남는다. 3차 치유는 2차 치유 과정에서 치유되는 결과보다 더 큰 상처를 만들며 느린 속도로 과립조직 위에 상피조직이 틈새를 메운다.

치은 齒齦 gums 점막으로 구성되어 있고 치조돌기를 덮고 있는 잇몸. 구강 안에서 점막질환이 잘 일어나는 곳이므로 구강위생에 중요한 부위이다. = 잇몸.

치은구내염 齒齦口內炎 gingivostomatitis 헤르페스

바이러스 감염으로 인한 잇몸과 구강점막의 통증이 있는 염증. → herpes simplex.

치은염 齒齦炎 gingivitis 진행성이며 통증이 심한 치은의 감염증. 아급성, 재발형으로 일어나기도 하며, 치간유두(齒間乳頭)에 가막성 괴사조직으로 덮이고 선상 홍반으로 둘러싸인 분화구성병소(噴火口性病巢)가 특징이다. 부패성 구취, 침흘림, 자연적 치은출혈 등도 나타난다. 원인은 불명확하나, 방추상간균 및 스피로키타가 다른 세균과 함께 이 병소에 존재한다. 많은 학자들은 영양결핍 및 기존 치은질환과 같은 소인(素因)이 세균감염과 합쳐서 이 질환을 일으킨다고 믿고 있다. 이 질환은 유행성으로 나타나나 전염성은 아니다. = 잇몸염.

치조돌기절제술 齒槽突起切除術 alveolectomy 이를 뽑은 다음 치조 외형을 정상적으로 조정하거나 의치를 하기 위해 구강을 마련할 목적으로 치조돌기 일부를 절제하는 수술.

치주질환 齒周疾患 periodontal disease 치아 주변 조직의 질환.

치질 痔疾 hemorrhoid 치질성 정맥총 내의 울혈, 확장으로 인하여 생기는 정맥류. 내치질은 항문의 내괄약 근위에서 시작되고 작은 내치질은 항문의 괄약근 밖으로 보인다. 보통은 아프지 않지만 배변시나 복압이 상승했을 때 항문 밖으로 돌출하여 항문 괄약근으로 조여져서 순환장애 때문에 심한 통증을 가져온다. 자극으로 인해 치질성 정맥이 터지거나 혈전증으로 출혈이 나타나는 경우도 많으며, 환부를 청결히 하고 변비가 되는 것을 피하고 음주, 자극식품을 섭취하지 않고 임산부나 간경화 환자에게 변비를 예방하도록 충고한다. → 외치핵(外痔核), 내치핵(內痔核). = 치핵.

치핵절제술 痔核切除術 hemorrhoidectomy 치질의 절개를 위한 외과적 수술.

치환 置換 displacement ① 원자, 분자 또는 유리기가 결합상태에서 제거되거나 다른 것으로 바뀌는 반응, ② 정신의학에서 정서, 사고 및 소망들을 한 대상으로부터 불안감을 덜 유발하는 대체물로 이동시킴으로써 정서적 갈등과 불안을 피하려는 불수의

적 방어기전.

친수성 親水性 hydrophilicity 물분자를 쉽게 흡수하는 물질의 성질. ↔ 소수성(疏水性 hydrophobic).

친족 親族 kindred 친족관계에 있는 사람. 혼인과 혈연을 기초로 한 사람과 사람의 관계를 친족관계라 한다. 자연적인 뜻으로는 이 관계는 무제한으로 확대되지만 현행 민법은 특히 8촌 이내의 혈족, 4촌 이내의 인척, 배우자만을 친족이라고 부른다. 입법례로서는 독일 민법, 프랑스 민법과 같이 친족 자체의 범위를 일반적으로 한정하지 않고, 근친혼, 부양의 무, 상속 등의 구체적 법률관계에 대하여 친족관계의 범위를 정하는 경우도 있다.

친화성 親和性 affinity 항원-항체 반응의 강도가 결합될 때의 힘. 예를 들어 바이러스는 여러 가지 동물의 생세포내에서만 발육증식하는데 이 바이러스와 특정세포와의 관계가 성립한 경우에는 친화성이 있다고 한다.

70%에타놀 70% ethanol 알코올 70%를 함유한 무색투명한 유동성, 휘발성 액체. 피부가 건조하지 않은 경우에 도포하면 2분 이내에 약 90%의 피부 표면에 있는 박테리아를 살균시킨다. = 70% 알코올.

침강반응 沈降反應 precipitation reaction 항원항체반응의 일종으로 항원과 그것에 대응하는 항체가 용액이나 겔 등에서 반응하여 혼탁, 침전하는 현상. 1897년 클라우스가 콜레라균의 배양액과 토끼의 항혈청 사이에 이 반응을 관찰한 것이 최초이다. 이 반응에 관여하는 항원을 침강원, 항체를 침강소(沈降素)라 하며, 침전은 침강물 또는 항원항체 복합물이라고도 한다.

침강성역전 沈降性逆轉 subsidence inversion 고기압하에서 대기오염물질이 보다 상부의 차가운 공기층으로 상승하지 못하게 하여 공기가 침강되어 형성되는 것.

침골 砧骨 incus 중이에 있는 세 개의 이소골 가운데 하나. 모루뼈 → 귀(ear).

침니 沈泥 silt 물 속에서 흙과 유기물이 썩어 생기는 냄새나는 찌꺼기. = 해감.

침대높이들기 寢臺~ bed-level lift 누워서 잘 수

있도록 만든 평상 또는 신체의 지지구조에 아래에서
위까지의 길이를 길게 들어올리는 방법.

침대사 寢臺死 crib death → 신생아 급사증후군
(sudden infant death syndrom).

침묵성심근경색증 沈默性心筋梗塞症 silent myo-
cardial infarction 심장마비의 증상이나 징후 없이
관상동맥 내로 흐르는 혈액이 차단되는 증세. 주로
당뇨병과 관련이 있다.

침묵시간 沈默時間 silence period 해상에서의 인
명, 재산의 보전에 관한 통신(조난통신, 긴급통신, 안
전통신 등)을 원활히 실시하기 위하여 전파 발사의 제
한과 청취 의무가 주어진 시간. 해안국과 선박국은 국
제 표준시에 의한 매시 15분과 45분에서부터 3분간을
제1 침묵시간(485~515kHz에 대하여), 0분과 30분에
서부터 3분간을 제2 침묵시간(2,089.5~2,092.5kHz
및 2,173.5~2,190.5kHz 또는 156.7625~156.8375
MHz의 보호 주파수대에 대하여)이라고 한다.

침범 侵犯 invasion 악성세포가 기저막을 통해 이동
하여 혈관과 림프관으로 침투하는 과정. = 침습, 발
병(發病).

침범금지구역 侵犯禁止區域 no transgression
zone : NTZ 독립평행접근의 경우에, 진입하는 항공
기에 인접 접근로 상으로 진입하는 다른 항공기가 방
해되지 않도록 관제사의 조정을 필요로 하는 회랑공
역. 두 개의 활주로 중심 연장선 사이의 중앙에 위치
한다.

침상배뇨연습 寢床排尿練習 practice of bed uri-
nation 침상안정을 하고 있는 환자나 수술을 받은
환자들이 침대 위에서 누운 채로 배뇨하는데 익숙해
지도록 미리 의도적으로 연습하는 것.

침상안정 寢床安靜 bed rest 치료를 목적으로 일정
기간 환자의 활동을 침대만으로 제한하여 안정을 취
하는 것. 화장실 보행은 가능하다.

침상운동 寢床運動 bed exercise 장기간 침상에
누워있는 환자나 편마비, 사지마비 등의 환자에게
근력증강, 운동력이나 평형능력을 증진시키기 위해
뒤집기 훈련, 신체를 일으키는 훈련, 일으킨 위치에
서 균형을 취하는 훈련, 앉는 훈련, 앉은 상태에서

상지나 하지의 근육을 강화시키는 운동.

침수¹ 浸水 drown 물을 대량으로 주수하여 화재를
소화하는 것.

침수² 沈水 immersion 신체나 물건을 물 또는 다른
액체 속에 놓아두어 완전히 액체에 덮인 상태.

침수성발 浸水性~ immersion foot 축축한 곳에 장
기간 노출되었거나, 찬물에 오랫동안 담그고 있어
혈관, 피부, 신경, 근육이 손상된 발의 비정상적인
상태. → 참호족. = trench foot.

침식 浸蝕 erosion 유체의 마멸작용에 의한 열화.
액체 중에 고체 입자가 부유하고 있을 경우 마멸은
가속된다. 부식과 함께 열화가 진행될 때에는 침식
부식이라고 한다.

침연현상 浸軟現像 maceration 물속에서 일정 시
간 경과했을 때 팔다리의 표피 특히 손발을 비롯하
여 무릎과 팔굽의 각질층이 물에 부풀어 희어지고
주름이 잡히는 현상. 그 모양이 손을 물에 오래 담그
고 빨래하는 여자의 손과 같다해서 표모피(washer-
woman's skin)이라고도 한다. 손가락 끝이 맨 먼저
하얗게되고 손바닥, 손가락, 손 등의 순으로 퍼져나
가며 여름철에는 5~8시간, 겨울철에는 3~5일이 걸
린다.

침윤 浸潤 infiltration 정맥 내 수액 요법을 시행하는
경우 정맥의 내부가 아닌 주위 조직으로 수액이 들
어가는 현상.

침윤마취 浸潤痲醉 infiltration anesthesia 피부나
결합조직, 근 등에 국소마취약을 침윤시켜서 감각신
경의 흥분이나 전도를 차단하는 국소적인 마취방법.

침윤성 浸潤性 infiltration 국소적 마취제를 투여하
는 것이나 정맥주입시 침투하는 것과 같이 수액이
조직으로 들어가는 과정이나 성질. 국소적인 종창과
통증을 유발한다.

침윤성방광암 浸潤性膀胱癌 infiltrative bladder
cancer 방광 상피를 뚫고 근육침범과 주변 장기 및
원격전이까지 된 방광암.

침윤성심근증 浸潤性心筋症 infiltrative cardio-
myopathy 심장조직에 병적 물질이 침착하여 일어
나는 심근질환. 유전분증(amyloidosis) 및 혈색소

중(hemochromatosis) 등에서 일어나는 것과 같다.

침입성의 侵入性~ invasive 어떤 병원균이 생체조직 내로 침입하여 친화성 장기에 정착증식하여 병을 일으키는 능력의. 전이, 침윤, 침입하는 경향을 나타낸다.

침전 沈澱 precipitation 시약을 가하거나 가열, 냉각 등에 의하여 일어나는 화학변화의 생성물이 용액 속에 나타나는 현상, 또는 용질이 포화에 도달하여 용액 속에 나오는 것. 이때 생긴 고체를 침전물 또는 침전이라고 한다. 침전생성법은 물질의 분리, 정제 또는 분석에 흔히 사용되며 화학실험에서 중요한 조작이다.

침전물 沈澱物 precipitate 용해되지 않은 액체로부터 분리되어 가라앉는 물질을 일으키는 현상.

침전제 沈澱劑 precipitant 부유하는 물질을 침전시키는 약제.

침탄 浸炭 cementation 강철의 탄소함유량을 증가시키기 위하여 탄소를 강철에 도입하는 방법. 탄소함유량이 적은 강을 탄소분이 많은 침탄제로 감싸서 침탄용 가스 속에 넣고 밀폐·가열하여 강 표면에 침투시킨다.

침탄강 浸炭鋼 cemented steel 침탄에 의해 표면만 경화된 강. 내부는 유연하고 점성이 있기 때문에 마모에 견디고 충격이나 진동을 받는 부분에 사용된다.

침투 浸透 permeation 분자상태 화학물질의 이동을 나타내는 화학작용. 개인구조장비 오염의 중요한 과정이다.

침투시간 浸透時間 soaking time(화재) 할론을 방사한 시간의 길이. 할론 소화약제는 부촉매 효과에 의한 연쇄반응을 억제하는 소화약제로서 심부화재에는 적응성이 없는데, 심부화재의 경우에도 할론을 고농도로 장시간 방사한다면 화재의 심부에 침투하여 소화가 가능하다.

침투제 浸透劑 penetrant 물의 표면장력을 감소시켜 침투성을 증가시키기 위해서 물에 혼합하는 약제. = wet agent.

침투제수용액 浸透劑水溶液 wet water 물의 표면장력을 감소시키고 침투력을 높이기 위해 침투제를 희석한 소화용수.

카나마이신 kanamycin 스트렙토마이신(strepto-mycin)군에 속하는 약품. 다른 아미노글리코사이드(aminoglycosides)에 비해서 작용범위가 제한되기 때문에 그 사용이 상당히 감소되었다. 비경구적으로 사용할 적응증은 거의 없고 다른 유효한 약들과 함께 결핵치료에 쓰여왔으며, 간성혼수 환자의 보조치료 목적으로 경구투여하기도 한다. 특히 요로감염증에 유효하며 장관수술시 장내세균을 억제할 목적으로 수술 전에 투여하기도 하고, 임균성요도염, 각종 결핵증, 농가진, 폐렴, 창상, 각종 염증 등에 이용한다. 수술 전에 장내세균을 억제할 목적으로 투여할 때는 하루 1g씩 경구투여 하거나 0.5g씩 1일 4회 근육주사 한다. 성인은 1회 1바이알씩 1일 1회 또는 2회 근주하고, 결핵에는 통상 1회 1바이알, 1일 2회씩 주 2일 혹은 1일 1g씩 주 3회 근주한다. 안연고의 경우는 결막염시 이용하고 1일 2~3회 도포한다. 아미노글리코사이드(aminoglycoside) 및 바시트라신(bacitracin) 과민증환자에게 사용해서는 안 된다.

카누 canoe 통나무, 가죽, 갈대 등으로 만들어 패들로 젓는 좁고 긴 원시적인 작은 배.

카두세우스 caduceus 두 마리의 뱀과 두 개의 날개가 솟아 있는 직장을 포함하는 의학적 훈장. U.S. Army Medical Corps의 공식 상징이지만 제한된 의학적 의미를 갖는다. 의료직의 공식 상징은 의학의 신인 에스쿨라피우스(Aesculapius)의 지팡이이다.

카드뮴 cadmium [Cd] 원자량 112.41, 융점 320.9℃, 비점 765℃, 비중 8.65인 금속 광택이 나는 청색을 띤 은백색의 부드러운 금속. 융점과 비점이 다른 금속에 비해 상당히 낮다. 실온의 공기에서는 표면이 산화되고 고온에서는 적색 불꽃을 내며 산화카드뮴이 된다. 수소, 질소, 탄소와 반응이 없지만, 고온에서 할로겐과 반응하여 할로겐화물을 만든다. 묽은 질산에는 쉽게 녹고, 뜨거운 염산에는 서서히 녹는다. 차가울 때는 황산에 침식되지 않지만 가열하면 녹는다. 아연과 달리 알칼리 용액에 녹지 않는다. 화재 초기에 마른 모래 또는 건조분말로 질식소화한다. 물, 포에 의한 냉각소화는 적당하지 않으며 진화작업 중 분진 폭발에 주의하고 공기 호흡기 등 안전장구를 착용해야 한다. 눈과 피부에 접촉시 염증을 유발하며 분진 흡입시 기관지염, 호흡곤란 등을 일으킨다. 급성중독시는 위장장애를 일으키며, 만성중독시는 혈액장애, 폐 및 골육 등에 장애, 대소변의 흑변, 장염, 사망 등을 유발시킬 수 있다. 카드뮴의 제조에는 아연 제련시의 연진(煙塵), 습식법에 의한 침출(浸出), 아연용액의 청정공정(淸淨工程)에서 생기는 잔류물 등이 원료가 되는데, 카드뮴 함유량은 수%~수십%이다. 이들을 황산으로 추출하며 아연으로 치환 석출시켜 해면상(海綿狀)으로 만들고, 이것을 다시 녹여서 전해액(電解液)으로 하여 전기분해한다. 용도는 다듬질면이 아름답고 내식성이 있기 때문에, 통신기 재료, 도금에 사용된다. 비스무트와 가융합금(可融合金), 은, 니켈, 구리와 혼합하여 베어링합금을 만드는데 사용되고, 땜납, 납, 치과용 아말감 등으로도 사용된다. 황화물은 인광체(燐光體)로 사용되며, 안료로서도 사용된다.

카드뮴오염 ~汚染 contamination of cadmium 공장이나 광산폐수 중의 카드뮴이 하천, 호수, 늪 등으로 흘러 들어가 흙 속에 축적되거나 물에 흡수되어 그곳에서 생식하는 식용동물 및 식용식물의 내부에 농축되고, 따라서 다시 그것을 식용으로 한 인간과 동물에 해를 입히는 현상.

카드뮴중독 ~中毒 cadmium poisoning 채굴이나 제련과정, 배터리나 세라믹, 전기도금 등의 제조과정에서 카드뮴에 노출되어 나타나는 만성중독. 이따이이따이병을 유발한다. 흡수된 카드뮴의 50%가 간이나 신장으로 모이며 적혈구와 연조직에서 메탈로티오네인(metallothionein)과 결합하여 사구체에서 걸러져 근위세뇨관에서 재흡수된다. 임상증상으로 구토와 복통, 설사 등을 일으키며 급성 흡인의 경우는 호흡곤란, 쇠약, 흉통, 빈호흡과 기침을 유발하고 만성중독의 경우에는 폐기종, 신장애를 일으키며, 신세뇨관 손상으로 단백뇨가 배출된다.

카라비너 carabiner 여닫는 곳이 있는 쇠고리로서 밖에서 안으로는 열리지만 안에서 밖으로는 열리지 않게 만들어져 확보, 로프 연결, 줄 매듭, 장비들을 서로 안전하고 빠르게 연결할 수 있는 장비. 각종 기구와 로프, 또는 기구와 기구를 연결할 때 빼놓을 수 없는 장비로서 간단히 비나 또는 스냅링(snap ring)으로도 불리운다. D형과 O형의 두 가지 형태가 있으며, 재질은 알루미늄 합금이나 스테인리스 스틸이다. 강도는 제품별로 몸체에 표시되며 일반적으로 종방향으로 25kN~30kN, 횡방향으로는 8kN~10kN 정도이다. 사용 전에 점검하여 심한 마모, 변형, 또는 균열이 있거나 큰 충격을 받은 것은 절대 사용하지 않도록 한다. 사용시에는 횡방향으로 충격이 걸리지 않도록 주의하고 추락시에도 로프가 벗겨지지 않도록 설치한다.

카르복실헤모글로빈 carboxylhemoglobin 일산화탄소를 흡입했을 때 이것이 혈액 안의 헤모글로빈과 혼합해서 만드는 화합물.

카르스트 karst 침식에 의한 구멍, 지하수, 다양한 층을 이룬 석회암의 특징을 지니는 지리학적 지형. 가장 흔한 형태인 용해 동굴을 만든다.

카멜레온섬유 ~纖維 chameleon fiber 빛, 수분, 온도 등의 환경 조건의 변화에 따라 가역적(可逆的)으로 색이 변화하는 섬유.

카바마제핀 carbamazepine 1974년 미국에서 인정받은 삼환계 화합물로 조울증환자, 특히 Li$^+$염에 의해 잘 치료되지 않는 환자의 조울증을 치료하고 정서를 안정시켜주며 3차 신경통치료제로 쓰이는 약. 페니토인(phenytoin)의 대사를 항진시키며 반대로 페니토인에 의해서 카바마제핀의 농도가 감소된다. 현재는 소발작을 제외한 모든 형태의 간질치료, 부분발작과 강직-간대성 발작의 1차적인 약물로 이용된다. 또한 운동피질에 있는 세포막으로의 소디움(sodium)이온의 유입을 막아 신경충동을 억제한다. 성인은 최초 1일 200~400mg을 1~2회 분복하고, 최고 1일 1,200mg, 소아는 1일 100~600mg을 분복 시킨다. 졸림, 현기증, 혼동, 마비, 오심, 변비, 빈뇨, 발진 등의 부작용이 우려되므로 항우울제에 대한 과민증 환자에게는 주의하여 투여한다. 특히 고령자, 간 장애환자, 신 장애환자, 심근경색 환자에게는 주의한다.

카바메이트 carbamate 콜린에스테라아제(아세틸콜린을 초산과 콜린으로 분해하는 효소)를 가역적으로 억제하는 항콜린에스테라아제 효소군 중 하나. 약품 또는 살충제로 사용한다. 몇몇 카르밤산염 독성이 있어 섭취하거나 피부접촉 시 발작을 일으키고 죽음까지 초래한다. 해독제로 아트로핀을 추천한다.

카바사이클린 carbacyclin 혈소판의 응집을 막고 허혈성 손상을 감소시키는 약. 심한 관상동맥 질환자에게 사용할 경우, 허혈 부위와 관계없는 다른 부위에 과도한 혈관확장을 초래하여 오히려 심한 통증을 유발할 수 있다.

카바이드 carbide 탄소와 그보다 양성의 원소와의 화합물. 탄화수소 외에는 모두 고체이다. 일반적으로 양성이 두드러진 원소와의 화합물은 이온성 탄화물, 즉 염과 유사한 탄화물을 만들고, 양성이 약한 원소 중 원자반지름이 작은 것과는 공유결합성 탄화물, 원자반지름이 큰 것과는 침입형 탄화물을 만든다.

카보나 carbona 60%의 사염화탄소와 40%의 가솔린으로 이루어진 불연성, 비폭발성, 유독성의 세척 용제 및 그리스(윤활유)의 용제.

카보젠 carbogen 흡입기에 사용된 산소와 탄산가스의 혼합 기체.

카본블랙 carbon black 흑색 또는 재회색의 미세한 탄소 분말. 이른바 그을음에 상당하는 것으로 흑연과 비슷하다. 중국에서는 아주 오래 전부터 소나무의 그을음 또는 유연(油煙)에서 만들어 먹으로 사용하였다. 공업적으로는 천연가스, 타르 등을 불완전연소시켜 생긴 그을음을 모으거나, 그것들을 열분해하여 제조하고 있다. 각종 고무 보강제, 인쇄 잉크, 도료, 전선, 건전지, 종이 펄프, 연필, 레코드, 안료, 카본지, 크레용 등의 제조에 사용된다. = gas black.

카세제 ~劑 cachet 웨이퍼 모양의 납작한 캡슐로 쓴맛이 나는 일정한 투여량의 약이 들어 있는 캡슐제. 삼킬 수 있다.

카약 kayak 에스키모가 사용하는 가죽 배. 대개 1인승으로 여름에 바다 수렵에 쓰이는데, 가벼워서 속도가 빠르고 중심이 낮아 높은 파도에도 잘 견딘다.

카운터파이어링 counter firing 대항화재라고도 하며 주로 삼림이나 초원의 화재에서 화재중심부와 백파이어 사이의 화재 또는 삼림 등 가연물 지대에 적어도 한 줄 이상의 불을 질러서 소각하고자 하는 가연물 지대가 모두 연소되도록 하는 화재. 이는 주로 맞불을 지를 때 사용하는 방법으로 연소저지선을 구축해서 거기까지는 불이 붙지 않도록 방어하여야 한다. → 백파이어.

카코딜 kakodyl 융점 -6℃, 비등점 170℃인 매우 불쾌한 냄새가 나는 무색의 맹독성 액체. 1가인 기 $(CH_3)_2As-$를 a라하며 이 기를 가지고 있는 혼합물이 카코딜 화합물이다. $(CH_3)_2As-As(CH_3)_2$를 디카코딜이라고도 하며 테트라메틸비아르신에 해당한다. 제법은 염화카코딜에 아연을 작용시키는 방법을 사용한다. 연소하면 이산화탄소, 물, 3산화비소 등을 생성한다.

카타르성염증 ~性炎症 catarrhal inflammation 주로 점막표면을 침범하여 대량의 점액배출과 표피붕괴를 특색으로 하는 염증의 한 형태.

카타르성위염 ~性胃炎 catarrhal gastritis 위염의 일종. 위점막의 염증, 점막의 비대, 점액분비의 과다, 위액의 변질 등이 있으며 식욕상실, 동통, 오심, 구토, 위 팽만 등이 특징적 증상이다.

카테콜아민 catecholamine 하나의 카테콜분자와 아민의 지방성 부분으로 구성된 교감신경계에서 분비되는 화학적으로 유사한 몇몇 약물에 대해 사용하는 이름. 에피네프린, 노르에피네프린, 도파민, 이소프로테레놀, 도부타민 등이 여기에 속한다.

카페관상동맥 ~冠狀動脈 cafe coronary artery 식사 중 음식 덩어리로 인해 성문이 폐쇄됨으로써 질식되어 허탈에 빠진 상태. 증상이 심장마비와 비슷하여 관상동맥 폐쇄로 오진할 수 있다.

카페인 caffeine [$C_8H_{10}O_2N_4$] 무취, 쓴맛의 백색분말로 니코틴, 알코올과 함께 전 세계적으로 사용되는 중추신경흥분제. 차, 코코아, 콜라 음료 등에 카페인이 함유되어 있다. 커피는 보통 한 컵당 50~200mg의 카페인을 함유하며 소량에서 90~200mg/d정도의 중등도 용량에서는 수행능력을 증진시키는 각성효과가 있으나, 500mg/d 이상을 복용했을 때는 불안, 격정, 초조감, 불면, 심장과 위장관의 신체적 증상을 보이게 된다. 카페인의 구조는 테오필린(theophylline)과 밀접한 트리메틸크산틴(trimethylxanthine)인데 이것은 일차적으로 아데노신(adenosine)수용체를 억제하여 작용을 나타내며 내인성 카테콜아민을 유리시켜 β_1, β_2수용체를 자극한다. 경구 치사량은 10g(150~200mg/kg)인데 소아의 경우는 35mg/kg섭취로 중등도의 독성을 유발할 수 있다. 급성 카페인 중독시 가장 초기에 나타나는 증상은 식욕결핍, 안절부절, 진전이고, 이어서 오심, 구토, 빈맥, 착란이 나타난다. 심각한 중독에서는 섬망, 경련, 심실상성 및 심실성빈맥, 저칼륨혈증, 고혈당 등이 나타날 수 있다. 다량의 카페인을 만성적으로 섭취했을 때는 신경과민, 흥분성 증가, 불안, 진전, 근연축, 불면, 심계항진, 반사항진 등의 증상을 보이는 카페인 중독(caffeinism)을 초래할 수 있다. 응급처치는 활성탄과 하제를 투여하고 대량 섭취시는 위세척을 고려하며, 중증의 중독환자는 혈액관류가 필요할 때도 있다. 빈맥과 저혈압이 있을 때는 프로프라놀롤(propranolol) 0.01~0.02mg /kg을 정주하거나 에스모롤(esmolol) 25~100μg/kg/min을 적은 용량에서 시작하여 효과가 나타날 때까지 증량한다. 섭취 후 적어도 6시간 동안은 심전도와 활력징후에 대하여 감시하고 경련이나 저혈압 발생을 주목한다.

카페인중독 ~中毒 caffeine poisoning 음료나 다른 물질에 들어있는 만성적인 과다 카페인 복용으로 일어나는 독성상태. 불안함, 들뜸, 우울, 빠른 심장박동, 진전, 오심, 이뇨, 수면부족 등의 증상들이 나타난다.

카포시육종 ~肉腫 kaposi's sarcoma 악성, 다발성

의 세망 내피세포의 신생물. 처음에는 주로 사지(특히 다리)에 자주 발생해 발의 연한 갈색이나 보라색 구진으로 시작해 서서히 번져 나가며, 림프절과 장기로도 퍼진다. 주로 남자에게 생기며 당뇨병, 악성 림프종, 후천성면역결핍증 등의 질환과 관련된다.

카프노그라피 capnography CO_2 측정기. 마취나 중환자 간호, 호흡기 치료에 사용하는 장치. 호식때 이산화탄소 농도를 나타내는 카프노그램(capnogram)을 그린다. 이 장치는 호흡 종기 이산화탄소(End-tidal carbon dioxide, $ETCO_2$) 탐지기라고도 하며, 기관튜브의 바른 위치를 조사하기 위해 일반적으로 사용된다. 배출되는 공기에 이산화탄소가 부족한 것은 튜브가 식도에 위치하고 있음을 나타내고, 이산화탄소의 존재는 튜브가 제대로 위치했음을 나타낸다. 이 장치는 기관 튜브와 환기 장치 사이에 부착되어 있다. 적절한 튜브 위치는 비색계의 색깔 변화나 전자 모니터의 빛에 의하여 확인된다.

칸델라 candela 광도의 국제단위계(SI) 단위. 백금의 응고점 온도에서 흑체 $1cm^2$당 방출하는 정상 광도의 1/60로 정의한다. 1칸델라의 점 광원은 1스테라디안(steradian: 입체각의 단위)의 입체각에 1루멘(lumen)의 광을 방사한다.

칸디다알비칸스 candida albicans 입, 위장, 질 및 건강한 사람의 피부의 점액성 막에 정상적으로 나타나는 효모같이 극히 작은 간균. 칸디다증, 폐 칸디다증, 전신 아구창, 설염, 외음부염과 질염 등을 일으킨다.

칸디다증 ~症 candidiasis 칸디다(*Candida*)종에 의한 감염증세. 기저귀발진, 아구창, 질염, 피부염 등과 같은 흔한 질환들이 칸디다 감염에 의해 일어난다. 칸디다는 정상적으로 구강에 상존하고 있다가 기회가 주어지면 감염증상을 일으키는 대표적인 기회감염성 질환으로 특히 만성소모성 질환이나 면역억제제 투여 및 악성종양시 화학요법을 받은 경우에 흔히 나타난다. 임상적으로는 구강점막에 우유빛의 백태를 형성하는데 벗기려 하면 출혈이 일어난다.

칸막이 partition 건물 내부의 공간을 구획해 주는 격벽.

칼 knife 자르거나 찌를 때 사용하는 날카로운 날을 가진 기구. 한쪽 날만 있는 칼은 구급용으로 사용될 수도 있으며 일면 혹은 양면을 가진 칼은 기술을 요하는 수술에 이용될 수 있다.

칼돌기 = 검상돌기.

칼로리 calorie 열량의 단위로 기호는 cal. 1cal는 1기압 하에서 14.5℃의 순수한 물 1g을 1℃ 올리는데 필요한 열량이다. Cal(대칼로리) 또는 kcal(킬로칼로리)는 cal의 1,000배로 영양학에서 사용되기도 한다. → 열량, 기압.

칼륨 potassium [K] 원자 번호 19, 원자량 39.102, 융점 63.6℃, 비점 774℃, 비중 0.86인 은백색의 광택이 있는 경금속. 칼로 자르기 쉬우며 융점이 낮다. 구조는 체심입방격자(體心立方格子)이며, 불꽃반응은 옅은 보라색이다. 화학적 성질은 나트륨과 비슷하나 한층 활발하고, 공기 중에서는 곧 산화되므로 석유 속에 보존한다. 상온에서 물과 격렬하게 반응하여 수소를 발생한다. 수은과는 아말감을 잘 만든다. 양성(陽性)이 극히 강한 금속으로, 화합물은 모두 +1가이고, 대부분 물에 잘 녹는다. 화재시 주수는 절대 엄금하며 포, 건조분말, 이산화탄소, 할로소화약제를 사용하지 말아야 한다. 다량의 칼륨이 연소할 때는 적당한 소화수단이 없으므로 이것의 확대 방지에 노력해야 한다. 마른 흙, 잘 건조된 소금분말과 탄산칼슘 분말혼합물을 다량으로 피복하여 질식소화시킨다. 소화작업시에는 안전장구를 착용하고 충분한 안전거리를 확보해야 한다. 피부에 닿으면 화상 또는 염증을 일으키며 눈에 들어가면 점막을 심하게 해치고 화상 또는 실명한다. 제법은 수산화칼륨 또는 염화칼륨과 탄산칼륨의 융해염을 전기분해하면 생긴다. 칼륨-나트륨 합금, 알콕시드의 제조, 탈수제, 유기합성원료, 고온 온도계 재료, 환원제, 칼륨화합물의 원료, 합성화학, 칼륨아말감(환원제), 황산칼륨(비료)의 제조 등에 사용된다.

칼륨뇨증 ~尿症 kaliuresis 소변으로 칼륨이 배설되는 증상.

칼륨보유약물 ~保有藥物 potassium-sparing agent 나트륨과 물의 소비 증가시 신체의 칼륨을 보유하게 하는 약물그룹.

칼륨보유이뇨제 ~保有利尿劑 potassium-sparing diuretics 알도스테론(aldosterone)의 작용을 봉쇄함으로써 Na^+ 및 Cl^-의 배설을 증가시키며 다량의 수분배설로 이뇨작용을 하는 알도스테론 길항제.

칼륨혈증 ~血症 kalemia 혈액 내에 칼륨이 과다하게 존재하는 상태.

칼릿 carlit 과염소산염을 기제로 한 과염소산 폭약의 상품명. 스웨덴의 O.B. 카를손이 발명하였다. 용도에 따라 흑색·자색·녹색 등의 색별이 있는데, 흑칼릿은 과염소산암모늄 75%, 규소철(규소 90% 이상) 16%, 목분(木粉) 6%, 조제(粗製) 바셀린(페트롤라텀·미네랄젤리) 또는 중유 3%로 만든다. 토목·갱내 작업에 사용된다.

칼만증후군 ~症候群 Kallmann's syndrome 후각이 상실되고 생식선이 잘 발달되지 않은 증후군.

칼메트-게랭간균 ~桿菌 bacille Calmette-Guerin : BCG 결핵에 대항하는 백신. 여러나라에서 쓰이는 감약된 결핵 균주.

칼모듈린 calmodulin 표적세포의 세포질 내에 위치한 Ca^{2+} 수용체 단백질. 여러 키나아제 효소를 활성화시킨다.

칼슘 calcium [Ca] 원자번호 20, 원자량 40.08, 융점 851℃, 비등점 1,240℃, 비중 1.55(20℃)인 은백색의 부드러운 금속. 고온에서 수소 또는 질소와 반응하여 수소화물과 질화물을 만든다. 납보다는 약간 더 단단하며, 전성, 연성이 풍부하여 얇은 판이나 막대 등으로 가공하기 쉽다. 불꽃반응은 등적색이며 공기 중에 방치하면 표면에 산화물의 피막을 생성한다. 그러나 오래 두면 습기를 흡수하여 서서히 수산화물에서 탄산염으로 된다. 산소, 질소, 수소와 300℃ 이상에서 반응하여 각각의 화합물을 만든다. 플루오르와는 상온에서, 다른 할로겐이나 인, 황, 셀렌 등과는 고온에서 반응하고, 탄소, 규소, 붕소 등과도 반응한다. 물과는 상온에서 반응하여 수소를 발생하지만 가열하면 격렬히 반응한다. 산에는 상온에서도 격렬히 반응하여 녹지만, 암모니아와는 상온에서 반응하지 않는다. 수은과는 아말감을 만들며, 많은 유기화합물을 환원시킨다. 저장·취급시에는 물, 알코올, 할로겐, 강산류와의 접촉을 피하고 화기엄금, 차고 건조하며 통기가 잘되는 곳에 저장한다. 화재시 주수엄금, 이산화탄소, 할로겐화합물 소화약제 사용을 금한다. 마른 모래와 흙으로 덮어서 질식 소화한다. 제법은 칼슘화합물을 환원시켜 소규모로 얻기도 하고 산화칼슘 분말과 알루미늄 분말을 혼합하여 고압으로 압축시켜 얻는다. 용도는 구리, 알루미늄, 니켈, 크롬 등 많은 금속 및 합금의 탈산제, 탈황제로 사용된다. 또 금속제련에서는 강한 친화력을 이용하여 우라늄, 바나듐, 티탄 등 난환원성(難還元性) 금속의 산화물, 할로겐화합물 등의 환원제로 사용된다.

칼슘검사 ~檢查 calcium test 뼈와 부갑상선 호르몬의 기능을 측정하는 검사. 고칼슘혈증은 뼈내의 칼슘 소실, 부갑상선 질환, 암을 의심할 수 있는 지표가 되며 저칼슘혈증은 부갑상선기능저하증, 중추신경계 질환과 관련이 있으며 테타니(tetany)와 근육경축 등의 증상을 보인다.

칼슘카바이드 calcium carbide [CaC_2] 분자량 64.1 비중 2.2, 융점 2,300℃인 무색투명한 고체. 보통은 불순물과 함께 흑회색을 띠는 덩어리 상태로 존재한다. 물을 작용시키면 아세틸렌(C_2H_2)을 발생하며, 이때 발열한다. 단, 공업용 카바이드는 황, 인, 질소, 규소 등이 불순물로 함유되어 있으므로, 동시에 황화수소, 인화수소, 암모니아 등을 발생하여 아세틸렌을 불순하게 만든다. 또, 건조한 공기 중에서는 상온에서 안정되나, 350℃ 이상으로 가열하면 산화되고, 질소(N_2)와는 600℃ 이상에서 반응하여 시안아미드화칼슘($CaCN_2$)을 생성한다. 밀폐된 저장용기 중에 저장하며 물, 또는 습기, 눈, 얼음 등이 침투되지 않도록 한다. 산화성 물질과의 접촉을 방지하며 화기엄금, 주위에 가연성 물질을 방치하지 말아야 한다. 대량저장시 불연성 가스를 봉입시킨다. 용기를 밀전하고 용기의 파손에 주의하며 차고 건조하고, 환기가 잘되는 곳에 저장한다. 화재시 절대 주수엄금, 포소화엄금, 이산화탄소나 할론소화약제 사용금지, 다량의 마른 모래나 흙 또는 건조 분말로 소화하여야 한다. 눈을 자극하고 피부에 접촉하면 약상을 입으며 흡입한 경우 기관지를 자극한다. 제법은 생석회와 코크스를 전기로에서 3,000℃로 가열하여 용융한 후 덩어리를 분쇄하여 얻는다. 용도는 아세틸렌의 제조, 비료용 석회질소의 제조, 탄산화제, 야금, 금속산화물의 환원제, 용접 및 용단용, 구리의 탈황, 아세트알데히드, 초산 및 초산비닐의 합성용으로 사용된다. = 카바이드, 탄화칼슘.

칼슘통로 차단제 ～通路 遮斷劑 calcium channel blocker 칼슘의 흡수를 방해하여 동맥혈관 확장과 심근세포가 전도자극에 반응하는 속도를 감소시키는 약물. 안정형 협심증과 빠른 심박동수를 가지고 있는 환자들에게 처방된다.

칼슘혈증 ～血症 calcemia 혈액 내에 칼슘이 과다하게 존재하는 상태.

칼시토닌 calcitonin 갑상선의 부여포세포에서 생산되는 호르몬. 혈중 칼슘농도를 조절하고 뼈의 무기질 침착을 촉진한다. 합성호르몬 제제는 뼈 질환 치료에 사용되며 부갑상선호르몬은 혈중 칼슘농도와 뼈의 흡수를 증가시키는 반면, 칼시토닌은 혈중 칼슘농도를 감소시키고 뼈의 흡수를 감소시킨다.

칼시페롤 calciferol 에르고스테롤의 자외선 방사에 의해 생성되는 지용성의 투명한 불포화성 알코올. 결핍 시 구루병, 골연화증, 저칼슘혈증 등을 일으키며 우유와 생선의 간에 다량 함유되어 있다. = vitamin D₂.

캐노피 canopy ① 주유기, 조상(彫像) 등을 햇빛과 비로부터 보호하기 위해서 설치하는 지붕모양의 구조물. ② 비행기조종석의 투명한 덮개.

캐노피방기 ～放棄 canopy jettison 항공 응급상황에서 폭발이나 기계적인 활동에 의해 조종석 덮개가 날아가는 것. 상공 혹은 지면에서 일어날 수 있다. 지면에서는 화재가 일어났거나 덮개가 정상적, 수동적으로 열리지 않을 때에만 일어난다.

캐드 computer-aided dispatch : CAD 응급전화를 컴퓨터 단말기에 곧바로 입력시킬 수 있는 체계.

캐론유 ～油 carron oil 아마인유와 석회수를 같은 양으로 혼합한 액체로서 화상 치료에 사용되는 기름.

캐리어가스 carrier gas 가스크로마토그래피에서 시료기체와 함께 이동상을 이루는 것. 분리관 내 충전물에 대하여 비활성인 기체인 수소, 헬륨, 질소, 아르곤 등이 사용된다. = 전개가스.

캐밍 camming 캠의 작용을 가능하게 하는 기술. 크랙 등의 바위 틈바퀴에 손이나 발끝을 넣어서 홀드를 할 때, 팔이나 다리가 비틀어 돌아감으로서 캠의 작용이 일어나 크랙 안에 넣은 손이나 발끝에 강한 지지력이 생긴다. 그리고 손발 혹은 몸을 크랙에 넣어서 지지하는 것을 잼(jam)이라고 하며, 잼을 만드는 동작을 재밍(jamming)이라고 부른다. → 재밍(jamming).

캐스터오일 castor oil *Ricinus communis*에서 추출한 기름. 약한 점활작용이 있으며 소장내에서 췌장리파제(lipase)에 의해 글리세롤(glycerol)과 리시놀레인산(ricinoleic acid)으로 분해된다. 리시놀레인산은 다른 음이온 계면활성제와 마찬가지로 장의 수분 및 전해질의 흡수를 감소시키고 장관의 연동을 촉진한다. 그리고 소장에서 수분축적과 내용물 배출을 신속하고 완전히 이루기 때문에 장의 방사선 검사시 이용한다. 변비에 15㎖를 경구투여하고 수술 및 검사전 처치 목적으로 15~60㎖를 투여한다. 작용발현은 복용 후 2~3시간 후에 나타난다. 피마자기름(castor oil)으로 야기된 장 투과성의 변화는 모든 장점막에 심한 형태학적 손상을 나타내므로 주의하여 투여하고 임산부는 자궁수축을 유발하므로 사용을 금한다. → 피마자기름.

캐치 catch 수영에서 물을 당기기 직전 손으로 물을 잡는 동작.

캐치포인트 catch point 물을 당기기 위해 시작되는 시점.

캔드릭구출장비 ～救出裝備 Kendrick's Extrication Device : KED 경추나 척추 손상 가능성이 있는 환자를 고정시키는데 사용되는 장비. 앞으로 굽혀지는 좌석이나 소형 자동차 좌석, 등받이가 약간 둥글게 된 좌석, 제한된 공간 등에서 환자가 발견된 경우 사용할 수 있다. 또한 차가 폐쇄되어 짧은 척추고정판을 집어넣을 수 없을 때에도 유용하게 사용된다.

캔서스들것 kansas board 자동차경주 운전자 구출시 신속히 적용하도록 고안된 들것. 머리 고정과 들것에 미리 부착된 고정끈이 있는 반 들것.

캔틸레버형붕괴 ~形崩壞 cantilever collapse 한쪽 벽판이나 지붕조립 부분이 무너져 내리고 다른 한 쪽은 원형을 그대로 유지하고 있는 상태의 붕괴. 어떤 충격에 의하여 한 쪽 벽판의 갑작스러운 탈락이 원인이며, 요구조자가 생존할 수 있는 빈 공간은 각 층마다 골조나 튼튼한 가구류 부근에 형성된다.

캘리퍼 calipers 심전도, 건축, 항해 시 거리를 측정하기 위한 뾰족한 두 개의 끝마디가 달린 도구.

캠 cam 고정된 로프에서 상승하고자할 때 활용하는 장비. 캠이 한 방향으로 미끄러져 올라가면 반대 방향에 있는 내부의 쐐기가 미끄러지면서 제동을 형성한다.

캠프 camp 장비, 음식, 화장실, 물 등이 갖춰져 있으며 사고 명령 작전에 쓰이는 지리적인 장소.

캠프파이어 campfire 야영지에서 피운 모닥불. → 모닥불.

캠필로박터 Campylobacter 그람(Gram)음성의 간균. 특징적인 콤마상의 형태를 가지며, 균체의 한쪽 끝 또는 양쪽 끝에 균체의 2~3배나 긴 편모가 있어서 특유의 스크류(screw)상 운동을 한다. 발육 온도범위는 31~46℃이고 25℃에서는 발육할 수 없다. 잠복기는 2~11일이나 보통 2~4일로 추정되며, 임상증상은 복통, 구토, 설사, 발열을 주증으로 하며 설사는 하루 수회에서 10수회이고, 점액이나 농 또는 혈액이 섞이는 수도 있다. 발열은 보통 38~40℃이지만 없는 경우도 있고, 복통은 배꼽주위나 하복부에서 일어난다. 복통이나 그 밖의 증상은 보통 3~4일이면 회복되지만 설사는 1주일 이상 계속되는 수가 있다. 감염시 에리트로마이신(erythromycin) 250~500mg을 하루 4회 5~7일간 투여하거나 사이프로프록사신(ciprofloxacin) 500mg을 5~7일간 투여한다. 테트라사이클린(tetracycline)은 성인의 경우 1일 1g을 4회 분복하고, 소아는 1일 25~50mg/kg을 4회 분복시킨다. 발열과 증상이 소실되어도 24~48시간 동안 더 투여한다.

캡 cap 스프링클러 배관, 소화전 방수구 등의 끝을 막아두는 부속.

캡사이신수용체 ~受容體 capsaicin receptor 피부 감각 수상돌기내 이온채널과 캡사이신(칠레 고춧가루 속의 분자)수용체. 이 수용체는 극심한 고열이나 칠레 고춧가루의 캡사이신에 반응하여 열과 통증을 인식한다.

캡슐 capsule 젤라틴으로 만든 작고 녹기 쉬운 용기. 한번에 삼킬 수 있을 만큼의 약물을 담는데 사용된다. 액체 약물은 누출을 막기 위해 캡슐에 싸기도 하며, 가루 약물은 좀 더 딱딱한 캡슐을 쓸 수 있다. 캡슐은 약물이 위가 아닌 소장에서 흡수되도록 코팅되어 있다.

캡스턴 capstan 윈치와 유사한 장치로 로프를 감아 올리거나 정박시 사용하는 수직 배럴(Barrel).

캡토프릴 captopril 불활성인 안지오텐신(angiotensin) Ⅰ이 안지오텐신 Ⅱ로 전환되는 것을 막으므로 그 결과 동맥과 정맥혈관을 이완시키는 약물. 인체에 소량투여시 안지오텐신 Ⅱ의 승압작용을 두 시간 이상 억제하며 50% 회복되는 데는 약 네 시간이 소요된다. 각종 고혈압에 있어서 전신소동맥 저항 및 평균이완기 그리고 수축기 혈압을 낮추며 원발성 알도스테론증(aldosteronism)을 제외한 대부분의 고혈압에서 혈압을 낮추는 작용을 한다. 전신소동맥을 확장하는 외에도 큰 동맥들의 이완도 증가시켜 전신혈압 강하에 기여한다. 이 약물은 부작용이 적어 사용에 불편함이 없고, 경구투여시 신속히 흡수되며 생체 이용도는 평균 65%이다. 식전 한 시간에 투여하고 초기 1일 1회 50mg 또는 25mg을 2회 투여하며, 신기능이 저하되어있는 환자는 배설이 느리므로 감량하여 투여한다. 이뇨제를 투여중인 고혈압 환자는 급격한 혈압강하가 나타날 수 있으며, 고열, 오한, 발기부전, 혈관부종, 다뇨, 핍뇨, 과칼륨혈증 등의 부작용이 나타날 수 있다.

캣라인 catline 캣헤드(cathead)에 의해 힘을 전달하는 권상 또는 당김 로프. 리그에서 장비를 들어올리기 위해 사용됨. → 캣헤드(cathead).

캣헤드 cathead 권상이나 당김용 로프를 감은 윈치에 부착되는 실패 형상의 부착물.

커버 cover 어떤 구조대상물 위로 덮개를 펼치는 것.

커버렛 coverlet 접착식 압박밴드. 큰 것, 정사각형, 직사각형 등 다양한 모양으로 되어 있다. = 일회용 반창고.

커씨징후 ~氏徵候 Kehr's sign 횡격막이 자극됨으로 인하여 왼쪽 목이나 어깨 쪽에서 발생되는 방사통. 일반적으로 늦게 발견되며, 이러한 자극은 비장의 손상에 의하여 흔히 야기된다. 환자를 트렌델렌버그(Trendelenburg) 자세로 유지하면 자극이 더욱 증가한다.

커터 cutter 유압구조장비의 일종으로서 무엇을 절단하는데 쓰임.

커튼추락식벽붕괴 ~墮落式壁崩壞 curtain-fall wall collapse 적조식 벽돌붕괴의 세 가지 형태 중의 하나로 마치 끈이 풀린 커튼이 허물어져 내리듯이 외부의 적조식 벽돌이 무너져 내리는 현상.

커팅사인 cutting sign (비공식적으로)동물 또는 사람을 추적하는 행위.

커팅토치 cutting torch 가스(주로 아세틸렌)를 이용한 절단 및 용접 기구로 강렬한 빛을 이용한다. 1950년대와 60년대에 주로 사용되었던 구조 장비. 구조자를 잔해로부터 구조하는 데 사용되었다.

커플링 coupling 소방호스의 양끝에 달려있는 금속구(金屬具). 호스와 호스를 연결하거나 호스와 방수구·급수구·관창을 결착하는 데 쓰인다. → 소방호스.

커플링스패너 pin lug coupling 스패너로 커플링을 조이거나 풀 때 사용하는 핀 모양의 자루 또는 돌기가 있는 호스커플링.

컨덕턴스 conductance 전기회로에서 회로저항의 역수(逆數). 어드미턴스 $Y = G - jB$의 실수부 G를 말한다. 여기서 B는 서셉턴스, j는 허수단위이다. 단위는 모(mho). 회로가 순저항(純抵抗)으로 되는 경우, 즉 저항이 $R\Omega$의 값을 표시하는 직류회로일 때의 컨덕턴스는 $1/R$ Ω가 된다.

컨맨틀 kernmantle 로프 제작의 한 유형. 외피와 내피(강도의 85~90% 차지)로 이루어진다. 나일론 섬유로 제작된 것은 약 5%의 탄력을 지니며 스태틱 컨맨틀(static kernmantle)을 이룬다. 정기적 무게의 부하 시 최소한의 늘어남을 가지며 구조작업, 레펠, 동굴탐험, 환자 운반 시 사용된다. 다이나믹 컨맨틀(dynamic kernmantle)은 짜여진 나일론 섬유를 사용해 부하시 최고 15%의 탄력을 지닌다.

컨테이너기지국 ~基地局 container base station 이동 통신과 무선호출 서비스를 제공하기 위한 산악지형 등에 컨테이너를 설치하여 기지국을 운영하는 것.

컴비네이션 combination 손, 발 등의 부분적 연습에 대해 전체의 조화를 잡아 가면서 헤엄치는 것.

컴퓨터단층촬영 ~斷層撮影 computed tomography : CT Scans 가는 X-선으로 피사체를 주사하고 이것을 1도씩 36회 반복해서 얻어진 360개의 농담도 곡선을 컴퓨터로 처리하고, 축 방향에 대해서 직각면내의 상을 작성하는 단층촬영장치. 일반 단층촬영장치에서는 연부조직 간의 흑화도의 해상력이 약한데 이것을 사용하면 연부조직 간의 구별이 가능하고 종양덩어리, 균열골절, 뼈의 이탈과 체액의 축적을 감별하기도 하여 기존의 방사선 촬영법보다 100배 이상 민감하다.

컴퓨터지원출동지시 ~支援出動指示 computer-aided-dispatch 응급장비와 자원을 선택하고 노선을 결정하는데 컴퓨터로 입력된 자료들이 응급통신관리자를 돕도록 이용되는 향상된 응급통신체계. = 컴퓨터지원상담.

컴퓨터축단층조영술 ~軸斷層造影術 computerized axial tomography scan 일반 X-선보다 좀더 민감한 방사선 촬영 검사법. 스캐너와 감지기가 환자 신체를 돌면서 영상을 전문가가 볼 수 있는 컴퓨터 모니터로 전송하며 뇌, 복부, 흉부질환 감별에 유용하게 쓰인다. = 컴퓨터단층촬영술(computerized tomography scan).

컴프레서 compressor 봄베에 공기를 채우기 위해 사용하는 장치. 엔진으로 가동시킨다. 일산화탄소나 탄산가스가 혼입되지 않도록 공기 청정기가 부착되어 있어 깨끗한 공기가 충전된다.

컵시험 ~試驗 cup test 인화성 액체의 인화점 확인 시험방법의 일종.

컵팩 cub pack 사용시간이 매우 짧은 자급식 호흡기구의 일종.

컷시트 cut sheet 빌딩 배수구역에서 파이프가 놓이는 깊이와 정도를 나타내는 계획.

케네디대통령암살사건 ~大統領暗殺事件(테러) 1963년 11월 22일 미국 대통령 J.F.케네디가 유세지인 텍사스주(州) 댈러스에서 자동차 퍼레이드 중 저격범의 총탄을 맞고 사망한 사건. 사건발생 약 두 시간 후 현장 부근에서 L.H.오즈월드가 용의자로서 체포되었다. 이틀 후 오즈월드를 구치소로 수감하기 위하여 댈러스 경찰서의 지하실에서 나오는 순간 나이트클럽의 경영자이자 연방수사국(FBI)의 정보원인 J.루비에게 그도 사살되었다. 사건의 진상을 규명하기 위하여 대법원장 E.워렌을 위원장으로 하는 조사위원회가 구성되고, 10개월 후 보고서가 발표되었는데, 그 내용은, 첫째 오즈월드의 단독범행이며 배후에 국내외의 어느 기관도 관련된 사실이 없다는 것과 둘째, 세 발의 탄환이 발사되었는데, 그 중에서 두 발이 대통령에게 명중되었으며, 한 발은 대통령의 등 윗부분에서 목을 관통하였고, 한 발은 텍사스 주지사 J.B.코널리의 허리에서 오른쪽 손목을 뚫고 대통령의 왼쪽 대퇴부에 도달하였다고 적고 있다. 이 보고서에서는 범행동기를 밝히고 있지 않아 오즈월드가 소련에서 돌아온 전해병대원으로 쿠바의 총리 카스트로의 신봉자였다는 사실에서, 복수범인설(複數犯人說)·쿠바의 보복설·미국 중앙정보부(CIA)의 음모설, FBI의 관련설 등 유언비어가 난무하였다. 그 때문에 1976년 하원에 암살조사특별위원회가 설치되어 워렌보고서의 재검토가 행해진 결과, 다음과 같은 점들이 의혹으로 남았다. 사건당일 오즈월드 부인의 차고에서 두 장의 사진이 발견되었다. 두 장 모두에서 오즈월드가 권총을 들고, 왼손에는 사회주의 기관지(機關紙)를 가지고 있었다. 대통령이 피격되는 순간 몸을 뒤로 젖혔는가 앞으로 굽혔는가가 단독범인지 복수범인지를 결정하는 중요한 단서가 되는데, 그 순간을 찍은 8mm 필름의 일련번호가 거꾸로 되어 단독범인 것처럼 조작되어 있었다. 사건 직후 오즈월드가 저격장소로 사용하였다는 교과서 창고 뒤뜰에서 세 명의 남자가 체포되었는데, 이에 관한 기록은 일체 남아 있지 않다는 등의 내용이었다. 이 밖에도 의문점이 많이 남아 있어서 사건의 진상은 아직까지도 의혹에 싸여 있다.

케리트 kerite 고무 대용으로 쓰이는 가황 처리된 절연체. 타르와 기름 화합물이며 화재 시에는 짙은 연기를 발생한다.

케목스호흡기 ~呼吸器 chemox mask 재생형 호흡기.

케미컬 chemical 물 이외의 소화약제 또는 화학반응이 가능한 물질.

케미컬라이트 chemical lights 막대형태의 플라스틱 용기 안에 두 종류의 화합물이 유리 앰플로 분리되어 들어 있는데, 이 막대를 구부리면 내부의 유리 앰플이 부서지면서 두 화합물이 화합하여 빛을 발산하게 하는 장비.

K급화재 ~級火災 K-class fire 식용유가 연소하는 화재.

K밸브 K-valve 압축공기통으로부터 고압의 공기흐름을 단순히 개폐 작용만 하는 밸브. 요구형 호흡조절기가 부착되는 부분이기도 한다. 압축공기통에 호흡조절기를 부착시키고 사용 전에 밸브는 완전히 연 뒤 다시 1/4 바퀴정도 되돌려 놓고 잠수를 한다.

케이블 cable ① 밧줄·강철제 로프·전선 등을 총칭. ② 구조가 복잡하거나 특수한 용도에 사용되는 고급 절연전선.

케이블구조 ~構造 cable construction 재료가 갖고 있는 인장력만을 이용하여 구조물을 축조한 형태. = 현수구조.

케이블구조킷 ~救助~ cable rescue kit 빌딩과 빌딩 사이 또는 순환식 공중케이블과 스키장 등에서 안전사고 발생시나 각종 재해현장에서 인명구조 활동시 이동줄 또는 케이블에서 이동하는데 적합한 구조장비. 도르래를 두 개 사용하여 케이블 구조작업 시 이탈방지 효과가 있다.

케이블어셈블리 cable assembly 광섬유의 한쪽 또는 양쪽 끝에 접속기를 붙인 케이블. 다중모드 광섬유용과 단일모드 광섬유용이 있으며, 시스템과 시스템의 접속, 시스템과 배선장치의 연결, 케이블과 시스템, 그리고 케이블과 배선장치의 연결에 사용된다. 접속기가 케이블의 한쪽 끝에만 붙은 것은 모양이 돼지 꼬리와 유사하여 피그테일(pigtail)이라 하고, 양쪽 끝에 붙은 것은 점퍼 코드(jumper cord)라고 부른다.

케이슨 caisson 수중 토목공사에서 물 속 바닥에 건조한 작업공간을 확보하기 위하여 사용되고 있는 잠함장치. 불어로 큰 상자라는 뜻이다. 케이슨의 작동원리는, 잠수종과 같이 아래쪽이 막혀 있지 않은 큰 철제 구조물을 작업할 물 속 바닥에 가라앉힌 후, 이 속에 공기를 공급하면 공기압에 의하여 케이슨 속의 물이 통 밖으로 밀려나가게 되고 최종적으로는 통속에 물이 없는 건조한 작업환경을 만드는 것인데, 이때 케이슨 내부의 압력은 케이슨의 제일 아래쪽 수심의 수압과 같아져 고압이 된다.

케이슨병 ~病 caisson disease 고압환경에서 보통 기압으로 되돌아올 때 일어나는 여러 가지 장애.

케이지 cage 피뢰를 목적으로 피 보호물 전체를 덮는 연속적인 그물 모양의 고체.

케이케이케이기준 ~基準 KKK specifications 수용할 만한 구급차의 디자인에 관한 연방교통부의 기준. 이러한 기준에 맞는 구급차를 가지는 것은 응급의료서비스 운영과 연구를 위한 입찰, 보조금, 대부 등을 위한 최소한의 조건이다.

케토로락 ketorolac 비스테로이드 소염제. 소염, 진통, 해열 작용을 지니며, 마약과 달리 케토로락은 말초적으로 작용하는 진통제라 마약의 진정작용을 갖지 않는다. 부작용 없이 모르핀 및 메페리딘과 동시에 사용되고 있다. 과민성이나 아스피린, 비스테로이드성 소염제에 알레르기가 있는 사람에게는 금기이며, 다른 비스테로이드성항염증약(nonsteroidal anti inflammatory drug : NSAID) 등과 함께 투여하면 이 계열의 약물 부작용을 악화시킬 수 있다. 부작용으로는 부종, 고혈압, 발적, 가려움, 오심, 가슴쓰림, 변비, 설사, 졸음 및 현기증을 일으킬 수 있다.

케톤 ketones R-CO-R'의 일반식으로 표시되는 화합물의 총칭(R, R'는 탄화수소기). 사슬 모양의

탄화수소기만이 카르보닐기에 결합하고 있는 것을 지방족케톤, 탄화수소기에 방향족고리가 있는 것을 방향족케톤이라고 하며, 시클로헥사논과 같이 카르보닐기의 탄소가 고리인 것을 고리모양케톤이라고 한다. 카르보닐기를 가지고 있으므로 알데히드와 비슷한 성질을 나타내며, 히드록시아민과 반응하여 옥심, 히드라진류와 반응하여 히드라존을 생성하지만 환원성은 나타내지 않는다. 2차알코올의 산화, 카르복시칼슘염의 건류(乾溜) 등으로 얻는다.

케톤산뇨증 ~酸尿症 ketoaciduria 소변 내에 케톤체가 과도하게 존재하는 증세. 조절되지 않은 당뇨병, 기아, 탄수화물 대신 지방이 체내 에너지로 이용될 때 발생한다. = ketonuria.

케톤산증 ~酸症 ketoacidosis 혈액 내 케톤이 증가되어 혈액 내의 산의 농도가 높은 상태. 케톤은 정상적으로 간에서 지방으로부터 생성된다. 주로 당뇨병의 합병증으로 발생하는데, 증상은 호흡시 과일 냄새가 나고, 의식 상태 변화, 오심, 구토 및 탈수 등이 나타난다. 알코올 중독자에게는 알코올성 케톤산증이 발생한다.

케톤증 ~症 ketosis 생체조직과 체액에 케톤체가 고농도로 존재한 상태. 아세틸조효소 A(acetyl-CoA)가 당대사 산물이 적어 구연산회로(citric acid cycle)로 이행이 적거나 acetyl-CoA가 많이 형성되는 경우에는 혈중에 acetyl-CoA가 축적되어 아세토아세테이트(acetoacetate)가 많아진다. 조직에서 이러한 아세토아세테이트를 산화시킬 능력보다 많이 형성될 경우 혈중농도가 증가된다.

케톤체 ~體 ketone body 간에서 아세틸 CoA를 경유하여 지방산에서 유도된 물질. 이에는 아세톤(aceton), 아세토아세트산(acetoacetate), β-히드록시부티르산(β-hydroxybutyric acid)이 있다. 케톤체는 에너지 생성을 위해 골격근에서 산화된다.

케톤체생성 ~體生成 ketogenesis 아세톤, 아세토아세트산, β-히드록시부티르산과 같은 케톤체의 생성.

켄드릭스견인부목 ~牽引副木 kendrick traction device : KTD 견인부목의 한 종류. 하나의 금속막

대를 하지 외측을 따라 길게 놓아 고정한 뒤 견인하는 단극식 부목.

켄트속 ~束 bundle of Kent 심방근육을 심실근육과 연결시키는 섬유. 방실결절(AV node)을 우회하는 부가적인 통로를 만들게 된다. 이 섬유는 자극이 일어나기 전 급속한 전도맥박과 심전도 변화를 나타낼 수 있다. = Kent fibers.

켈리도구 ~道具 kelly tool 구조시 강제 진입용 도구의 일종. 클로우 도구와 유사하지만, 한쪽 끝에 도끼 모양의 머리 또는 날이 달려 있고, 다른 쪽에는 두 갈래로 갈라진 날이 달려 있다.

켈리동맥겸자 ~動脈鉗子 Kelly clamp 부인과 처치에서 혈관조직을 잡을 때 쓰이는 것. 끝이 휘고 톱니가 없는 겸자. 간혹 이물질을 제거하는 보조기구로도 사용한다.

켈리퍼스 calipers 두 개의 경첩과 조정이 가능한 휜 다리가 있는 도구. 골반의 길이나 신체의 지름, 두께를 측정하는데 쓰인다.

켈빈 kelvin (William Thomson, Largs의 최초의 Kelvin 남작, 영국의 물리학자, 1824~1907) 0도가 −273.15℃인 온도 시스템에서 온도의 단위. 절대 셀시우스(Celsius)로도 알려져 있다.

코 nose 공기를 폐로 전달하는 통로로 두개골 앞쪽 구조. 공기를 여과하며 따뜻하게 데우고, 습기를 주며, 냄새를 맡는 기관이며 발성을 도와준다. 얼굴에서 튀어나온 외부는 입천장 위의 내부보다 훨씬 작으며, 내부의 빈 공간은 중격에 의해 오른쪽과 왼쪽으로 나뉘고, 각 비강은 비갑개의 돌출에 의해 상·중·하비갑개로 나뉜다. 코 외부는 두 개의 콧구멍으로 나뉘고 내부는 두 개의 후부 비공으로 나뉜다. 코를 통한 동은 네 쌍을 이루며 섬모가 있는 점막이 코의 내막을 이루고 있다.

코곁 paranasal 코 주위의.

코골기 snoring 상부기도가 부분적으로 폐쇄되거나 혀에 의하여 폐쇄되었을 때 나는 소리. 목젖과 연구개의 진동에 의해 나타나는 수면 동안의 거칠고 시끄러운 호흡.

코기관내삽관 ~氣管內挿管 nasotracheal intuba- tion 기관내 튜브를 코를 통해 기관으로 삽입하는 절차. 의식이 있고 자연적인 호흡을 하는 환자에게만 사용이 가능하다.

코너시험 ~試驗 corner test 시험 대상 재료로 만들어진 방의 구석에 화재를 일으켜 그 연기와 화염을 시험하는 것.

코데인 codeine 연수의 해소중추에 억제적으로 작용하여 진해작용을 하며, 진통, 후두염, 기관지염, 호흡기 질환 등에 이용되는 약물. 모르핀(morphine)에 비해 1/10 정도의 약한 진통작용이 있다. 소아의 경우 진통제로는 1일 0.5mg/kg씩 4~6회 투여하고, 진해제로는 1일 0.175~0.25mg/kg씩 4~6회 투여한다. 성인은 진통제로 1일 15~60mg씩 4회 투여하고, 진해제로는 1일 5~10mg씩 4~6회 투여한다. 호흡부전이 있는 환자는 주의한다.

코돈 codon 폴리펩티드내 아미노산을 지정하고 그 위치를 결정짓는 mRNA의 세 개 뉴클레오티드 염기서열. tRNA의 안티코돈과 상보적인 염기쌍 결합을 한다.

코드¹ code 특정 주제와 관련된 규칙, 기준, 또는 적절한 절차나 행위 등을 기술하고 있는 규칙, 기준. = 무성음어(無聲陰語).

코드² cord 로프보다는 가는 보조로프를 이르는 말. 프루지크(Prusik) 매듭을 비롯한 여러 용도에 쓰이는 가는 로프.

코드식중계기 ~中繼器 code-transmitter 감지기나 발신기로부터 송신된 화재신호를 수신하여 고유신호로 변환한 후 수신기로 발신하는 중계기.

코로나방전 ~放電 corona discharge 전극 표면의 기체입자가 이온화함에 따라서 생기는 진동 현상. 최근에는 부분방전이라고도 한다. 이러한 방전은 사용 전압이 높을수록 발생하기 쉬우나 원리적으로는 도체 표면이 거칠어서 전위분포가 평탄하지 않은 곳이 있으면 그리 높은 전압이 아니라도 생기기 쉽다. 코로나 방전은 전자파를 발생하여 전파방해를 일으킨다.

코로트코프음 ~音 Korotkoff sounds (Nikolai S. Korotkoff, 러시아 의사, 1874~1920) 혈압을 청진할 때 들리는 혈류의 소리. 이 소리의 시작과 끝이 혈압을 결정하는 중요한 기준이 된다.

코르사코프정신증 ~精神症 Korsakoff psychosis 러시아인 코르사코프(Korsakoff)가 처음으로 기술한 것으로 진전섬망 및 베르니케 증후의 잔재로 오는 만성적 장애. 원인은 티아민과 나이아신 부족으로 인한 대뇌와 말초신경의 퇴행성 변화로 발생된다고 하지만, 일부학자들은 알코올 남용이 이 질환과 관련된다고 주장하기도 한다. 증상으로는 심한 단기 기억장애가 있고 이를 메우기 위해 작화증(confa-bulation)이 있는데, 이는 무의식적 과정이고 심한 불안에 대한 방어이다. 또한 판단장애로 인한 고통, 전반적인 지적 황폐, 말초신경 장애로 인한 다양한 감각, 운동결여 등을 나타낸다. 증상은 보통 6~8주정도 지속되며, 기억의 완전회복은 어렵고 때에 따라서는 영구적인 지적, 정서적 심미감의 결여 등을 나타낼 수 있다. 또한 사지의 말초신경염, 특히 하지에 다발성 신경염이 현저하여 발, 다리에 동통이 심해 저리고 만지면 아프다. 발 앞부분을 들수 없고 발가락을 땅에 닿지 않게 하려고 발뒤꿈치로 걷는 것을 볼 수 있으며, 치료는 술을 완전히 끊은 뒤에 시작해야 한다.

코르티기관 ~器官 organ of Corti 기저막에 위치하고 청각 수용기인 4열로 배열된 유모세포를 함유하고 있는 청각기관. 3열의 외유모세포(outer hair cell)는 코르티의 막대에 의해 형성된 터널의 외측에, 1열의 내유모세포(inner hair cell)는 터널의 안쪽에 배열되어 있다. 청신경의 대부분 원심성 신경은 외유모세포를 지배한다.

코르티솔 cortisol 부신피질 스테로이드 호르몬. 항염증성 질환에 사용된다.

코르티코스테로이드 corticosteroid 부신피질에서 생성되는 스테로이드. 함수탄소(carbohydrate)와 단백질대사, 혈청당유지, 전해질과 수분균형, 심혈관계기능, 근골격계 신장과 다른 기관기능에 관여한다. 부신피질 호르몬인 코르티코스테로이드(corticosteroids)에는 하이드로코르티손(hydrocortisone), 덱사메타손(dexamethasone), 프레드니소론(prednisolone), 트리암시노론(triamcinolone) 등이 있는데, 이들은 과민반응 결과 나오는 히스타민의 유리를 감소시키며 염증반응을 감소시키는 작용이 있다.

코르틱도구 ~道具 kortick tool 구조용 괭이와 갈퀴를 겸한 도구. 맥리드(McLeod) 도구와 유사하지만 더 가볍다.

코발트 cobalt 특정 미네랄에서 채취되는 금속원소. 비타민 B_{12} 구성물이며 대부분의 음식에 포함되어 있다. 위와 장에 쉽게 흡수되며 체내 필요량은 밝혀지지 않았다. 방사성의 형태인 코발트 60은 암을 치료하는데 종종 쓰이는 요소이다.

코보개 = 비경.

코뼈 = 비골.

코선반 = 비갑개.

코스라인 course line 수영장 바닥에 그어진 선. 영자의 역영 행로와 턴을 할 때 도움을 줌.

코스로프 course rope 코스를 구분하기 위해 수면상에 떠 있는 로프. 색깔로 일정한 거리를 주어 역영에 도움이 되도록 표시함.

코아드릴 coadril 사고현장에서 맨홀, 콘크리트 구조물의 바닥 또는 벽의 구멍을 원형으로 천공하여 공기환풍 또는 배출시 사용되는 장비.

코안 = 비강.

코위관 ~胃管 nasogastric tube 코와 비인두 식도를 통과하여 위까지 삽입할 수 있게 만들어진 관. 유아나 어린 환자의 위팽만을 이완하는데 사용한다.

코위관영양 ~胃管營養 nasogastric feeding 비강에서 식도, 위, 십이지장과 공장상부까지 가느다란 카테터를 삽입하여 유동식으로 된 영양물질을 위로 직접 공급하는 방법.

코위관흡입 ~胃管吸入 nasogastric suction 비강을 통해 위나 장으로 삽입한 튜브로 위장관의 고체, 액체, 기체를 없애는 방법.

코위삽관 ~胃插管 nasogastric intubation 비위관 튜브를 코를 통해 위에 삽입하는 것. 가스, 위액, 음식물 제거로 위의 팽만을 완화하거나 약물, 음식, 수액을 공급하고, 임상검사 분석을 위해 검사물을 얻을 때 사용한다. 적당한 길이는 코끝에서 귀끝, 귀끝에서 검상돌기까지의 길이를 재서 그 길이만큼 삽입한다. 위속으로 잘 들어갔는지 확인하기 위해 형광투시경검사, 위내용물 흡인, 공기를 주입하면서 위 속으로 공기가 들어가는지 청진해본다.

코인두기도기 ~咽頭氣道器 nasopharyngeal air-way 코를 통해 혀 뒤의 뒤쪽 인두로 삽입되는 기본 기도유지기. 근위부 끝은 깔대기 모양으로 되어 있고 원위부 끝은 비스듬한 관으로 되어 있으며, 비강인두의 자연 만곡에 삽입되어 비공에서부터 혀의 기저부 아래인 인후부까지 삽입되어 기도를 유지한다. 의식 있는 환자에서 혀가 기도를 막는 것을 방지하기 위해 사용이 가능하나, 두개기저부 골절시는 골절 부위를 통해 튜브가 뇌로 삽입될 수 있으므로 사용할 수 없다. 고정된 플랜지인 Robertazzi와 조정 가능한 플랜지인 Rüsch의 두 종류가 있다. = nasal airway, nasal trumpet.

코일 coil 감겨 있는 가는 전선. = 권선.

코입술반사 = 비구순반사.

코점막 = 비점막.

코중격 = 비중격.

코출혈 = 비출혈.

코카나무 coca 볼리비아와 페루가 원산지인 남미의 관목(灌木)의 일종. 인도네시아에서도 자란다. 코카인의 천연원료이다.

코카인 cocaine 코카(coca)식물의 산물로 강력한 정맥수축제 성질을 가지는 부분적인 마취제. 마약이 아니라 정신자극제이다. 코를 통하여 흡입되거나 흡연, 정주될 수 있다. 가끔 헤로인과 혼합되어 투여되기도 하고 대체용 흥분제인 카페인, 에페드린을 함유하고 있을 수도 있다. 모든 경로를 통해 잘 흡수되며 국소마취제로써 점막에 도포한 후에도 독성이 있다. 흡연과 정주는 1~2분 내에 최대 효과를 나타내는데 비해 경구 및 점막을 통한 흡수시에는 20~30분까지 지연된다. 일단 흡수된 코카인은 대사와 가수분해에 의해 제거되며 반감기는 약 60분이다. 에탄올의 존재하에 코카인은 코카에틸렌(cocaethy-lene)으로 에스테르화되는데, 이것은 코카인과 동일한 약리학적 작용을 하며 반감기는 더 길다. 독성의 중추신경계 증상은 흡연 또는 정주 후에는 수분내에, 흡입이나 점막도포, 복용 후에는 30~60분 후에 나타날 수 있다. 초기의 도취감 후에는 불안, 초조, 섬망, 정신증, 진전, 근육경직, 경련이 뒤따를 수 있는데, 경련은 보통 짧고 자기한정적이다. 고용량은 호흡정지가 일어나며 발작 후 상태나 이상고열증,

코카인 유발성 고혈압에 의한 뇌내출혈로 혼수가 초래될 수도 있다. 만성적인 코카인 사용시에는 불면, 체중감소, 망상형 정신병 등이 나타난다. 심혈관계 독성은 흡연이나 정주 후 갑자기 나타날 수 있으며, 교감신경 기능항진에 의하여 매개된다. 치명적인 심실빈맥이나 심실세동이 나타나고 중증의 고혈압은 뇌출혈이나 대동맥류 파열을 초래할 수 있다. 사망은 대개 갑작스런 부정맥, 간질대발작증, 뇌출혈, 이상고열증에 의해 초래된다. 젊은 사람이 심근허혈이나 경색의 심전도 소견을 보이며 흉통을 호소하면 코카인 중독을 의심해 볼 수 있다. 응급처치는 환자의 기도를 유지하고 필요시에는 호흡을 보조하며 혼수와 발작을 치료한다. 다이아제팜(diazepam) 같은 벤조다이아제핀(benzodiazepine)을 5~10mg 정주하거나 미다졸람(midazolam)을 0.1~0.2mg/kg 근육주사하여 초조와 정신병을 치료한다. 활성탄과 하제를 투여하기도 하고 경련의 위험이 있으므로 구토는 시키지 않는다. 코카인을 봉지째 삼킨 경우에는 활성탄을 반복해서 사용하고 전위장관 세척을 고려한다. 협심증에는 나이트레이트(nitrates)나 니페디핀(ni-fedipine)을 투여하는데, 니페디핀은 통상 1일 15~30mg, 심한 경우에는 1일 60mg까지 증량하여 투여하고, 관상동맥성 경련이 있는 경우에는 1일 80~120mg까지 증량 투여한다. 재발의 우려가 있는 경우에는 니페디핀이나 딜티아젬(diltiazem)같은 경구 칼슘길항제나 나이트레이트 제제를 퇴원 후 2~4주까지 계속 사용하는데, 협심통이 오는 경우는 딜티아젬을 1회 1정으로 1일 3회 투여하고, 빈맥성 부정맥이 나타나면 1회 10mg을 3분간에 걸쳐 서서히 정주한다.

코크스 cokes 금속성 광택이 나는 흑회색의 다공질의 고체. 고정탄소가 주성분이며, 회분(灰分), 휘발분을 약간 함유한다. 공업분석 값은 보통 고정탄소 80~94%, 회분 6~18%, 휘발분 1~6%이며, 원소분석 값은 탄소 80~92%, 수소 1~1.5%, 질소 0.5~0.9%, 산소 0.4~0.7%, 황 0.5~1%, 회분 6~18%이다. 발열량은 1kg당 6,000~7,500kcal, 착화온도는 400~600℃이다. 제조법은 분쇄한 석탄을 코크스로(爐) 안에 장입(裝入)하고, 노벽(爐壁)에서 1,200℃의 온도로 가열하면, 노벽에 가까운 부분부

터 용해하기 시작해서 분해하여 휘발분을 발생한다. 이 용융상태에 있는 층의 온도가 더욱 상승해서 고화(固化)하여 코크스가 된다. 코크스의 용도는 제철용, 주물용, 가스화용(도시가스 및 화학공업용) 기타로 대별된다. 반 이상은 제철용으로 사용되며, 가정용 연료로는 값이 비싸고 불이 잘 붙지 않으며 잘 타지 않기 때문에 거의 사용하지 않는다.

코크스선철 ~銑鐵 coke pig iron 코크스를 연료로 하여 용광로에서 철광석을 환원하여 얻는 선철. 현재 사용되고 있는 선철은 거의 대부분이 코크스 선철이다.

코퍼댐 coffer dam 선박 등 부유체에 설치된 유체 탱크는 선박의 동요에 따른 유동이 심한데, 이로 인한 충격이나 급격한 쏠림을 방지하기 위해 내부에서 일정한 높이로 설치된 칸막이.

코퍼헤드 copper head 미세한 크랙이나 바위 구멍, 틈 사이 등에 해머로 때려 박아 지지력을 얻는 기구.

코플릭반점 ~斑點 Koplik's spots (Henry Koplik, 미국 의사, 1858~1927) 홍역환자의 구내(혀나 입천장의 점막)에서 나타나는 푸르스름한 흰 중심부를 가지는 붉고 작은 반점. 홍역 발진은 이것이 나타난 후 하루 혹은 이틀 후에 나타난다.

코피 epistaxis 비점막(鼻粘膜)의 출혈. 국소 원인은 코의 외상, 이물질, 염증, 양성 또는 악성종양, 부비강이나 상인두의 수술 후 출혈 등이 있으며, 전신성 원인은 고혈압, 동맥경화증, 만성신염, 임신, 흥분 등에 의한 동맥압의 상승, 정맥압의 상승, 심장질환, 백일해, 폐질환, 백혈병, 혈우병, 빈혈, 비타민C나 K의 결핍, 중증 간질환, 내분비질환, 대상성월경 등이 있다. 그러나 원인이 분명한 증후성비출혈 이외에 원인이 분명치 않은 특발성비출혈이 약 80%를 차지한다. 출혈부위는 원인에 따라 다르지만 비출혈의 90%는 비중격의 아래 앞쪽으로 모세혈관이 많은 키셀바흐(kisselbach) 부위에서 일어난다. 그러나 고혈압이나 동맥경화증의 부분적인 현상으로 비출혈이 일어나면 그 출혈 부위는 비강 뒤쪽의 큰 동맥으로, 출혈량이 많아서 병원에 입원하여 지혈을 해야 하는 경우가 많다. 특발성인 것은 소아에게 많고, 전신적

인 것이나 악성종양에 의한 것은 노인에게 많다.

콕 cock 플러그를 돌려서 유체의 흐름을 조절하는 밸브. 유체를 직선상으로 흐르게 하고 콕을 회전시키면 완전히 통로가 열리므로 개폐가 빠르다. 주철과 청동제가 많으며 작은 지름의 저압용은 드레인용으로 많이 사용된다.

콘솔형게이지 ~形~ console type gauge 다이브 컴퓨터, 잔압계, 나침반 등이 연결된 게이지.

콘스탄탄 constantan 니켈에 구리 46%를 첨가한 구리-니켈 합금. 전기저항, 열기전력이 온도에 의해서 아주 조금만 변하므로, 표준 전기저항선, 온도측정용 열전쌍(熱電雙)에 사용된다.

콘증후군 ~症候群 Conn's syndrome 알도스테론의 과다분비가 전해질의 불균형을 초래하는 원발성 알도스테론증. 두통, 피곤, 야뇨증, 배뇨증가를 보이며, 고혈압, 저칼륨 알칼로시스 칼륨상실과 체액과잉을 경험할 수 있다.

콘크리트 concrete 시멘트와 물이 혼합된 시멘트 풀로서 여러 가지 크기의 골재, 즉 잔골재, 굵은 골재를 풀칠하여 결속시킨 다음 압석과 같은 고체를 만드는 것. 사용되는 골재의 종류, 사용 부분, 혼화제(混和劑)의 유무, 콘크리트의 성질에 따라 보통 콘크리트, 경량 콘크리트, 특수 콘크리트로 분류된다.

콜드댐프 cold damp 이산화탄소로 이루어진 가스로서 주로 광산에서 발견되는 호흡이 곤란한 가스. 폭발이나 연소가 아니라 자연현상에 의해 생성되는 가스이다.

콜드사이트 cold site 재해 발생을 대비하여 평상시 주기적으로 주요 데이터를 백업해 보관하거나 소산해 두고, 재해 발생시에 시스템 운용을 재개할 수 있도록 별도의 물리적인 공간과 전원 및 배전 설비, 통신 설비 등을 이용하는 복구 방식. 이 방식은 비용이 저렴한 반면에 기술적으로 지나치게 초보적이고, 시스템 복구 시간이 길며, 백업 시점 차에 따른 복구 대책이 없다는 단점이 있으며, 시스템 자원이 고가이던 시기에 적용하던 방식이다. 흔히 업무복구 서비스(business recovery service)라고 하며 아웃소싱 형태로 운영된다.

콜드팩 cold pack 냉 주머니. 별도 용기에 보관하지 않으므로 휴대가 용이하고, 포장을 터트리면 즉시 반응하므로 응급현장에서 신속히 사용할 수 있다. 포장을 터트린 후 냉증효과가 약 30분 동안 지속되며, 외상환자의 부기완화, 지혈 등의 목적으로 사용한다. 즉시 혈관수축으로 지혈을 감소시켜 지혈작용, 신경전도율 감소와 신경자극전달 차단, 감각둔화를 통한 진통감소 효과, 국소마취 효과로 통증완화, 혈관수축과 모세혈관 투과성 감소, 세포대사 억제로 염증감소, 모세혈관벽의 투과성을 감소시켜 부종을 감소시킨다.

콜라겐 collagen 인간과 동물의 몸을 구성하는 단백질. 인대, 건 및 뼈와 같은 결합조직의 형태를 유지시켜 주고 단단하게 해 준다. 피부와 혈관이 단단하고 탄력성을 갖게 해 주며 끓는 물에서 젤라틴으로 변한다. 신체에는 여러 종류의 콜라겐이 있는데 그것들은 세포에 의해 만들어지고 세포간질로 분비된다. 콜라겐 분자는 함께 모여 더 큰 구조를 형성하는데 이는 조직 형성에 있어 중요한 과정이다. 콜라겐은 베인 상처나 골절과 같은 외상에 의해 손상받으며, 상처가 치유되는 과정의 주요 부분은 손상된 콜라겐을 제거하고 새로운 콜라겐을 형성하며 조직이 새로운 콜라겐에 적응하는 것이다. 관절염의 문제점은 연골과 뼈의 콜라겐 손상의 결과이다. 어떤 유전성 질환에서는 콜라겐이 비정상적인데, 이러한 질병을 가지고 있는 환자는 골절이 잘 되며, 피부는 고무와 같고 관절은 매우 느슨하다. 콜라겐에 문제가 있는 다른 질환에서는 경한 외상에서 골절이 쉽게 이루어지거나 피부에 수포가 잘 생긴다. 의학적으로는 인공심장판막을 만들고 반흔과 주름을 복구하는데 사용된다. = 교원질.

콜라이트 semi-coke 석탄의 저온 건류로 얻어지는 코크스. 고온건류 코크스에 비해 석탄에 대한 수량(收量)이 70~75%로 높고, 휘발분이 많으며(5~15%), 착화온도가 420℃로 점화하기 좋은 것이 특징이다. 반응성이 높고, 연소에 연기가 나지 않으므로 가정용 연료, 가스화 연료 등으로 사용된다. 분말형상인 반성 코크스는 발전용 연료에 사용된다. = 반성코크스.

콜레라 cholera *Vibrio cholerae*라는 병원체에 의해 생기는 급성전염병. 병원소 및 전염원은 환자와 보균자이다. 대변 및 토사물에 의한 오염수, 오염 음식물 및 오염 식기 등을 통해 전염된다. 잠복기는 12~48시간이지만 최장 5일 경우도 있다. 심한 설사(쌀 뜨물 같은)를 하며 구토 등으로 탈수상태에 빠질 수 있고, 심하면 산독증과 순환성 허탈증에 빠지는 급성장관질환이다.

콜레스테롤 cholesterol [$C_{27}H_{46}O$] 융점 149℃인 가장 대표적인 스테린의 일종. 물, 알칼리, 산에 녹지 않는다. 유기 용제에 녹지만, 석유 에테르, 냉 아세톤, 냉 알코올에는 녹기가 어렵다. 함수 알코올에서는 1수화물인 판상으로 결정한다. 보통 유리상태와 고급지방산과의 에스테르의 형태로 존재하는데, 그 비(比)는 각각의 조직마다 매우 일정하다. 18세기 말 사람의 담석에서 발견되었는데, 식물에서는 발견되지 않으며 동물에만 볼 수 있다. 특히 뇌나 신경조직에 많이 함유되어 있다. 콜레스테롤은 인지질과 함께 세포의 막계(膜系)를 구성하는 주요 성분이며, 막 구조나 기능에 큰 역할을 한다고 생각되지만 상세한 메커니즘은 거의 알려져 있지 않다. 고혈압은 혈중의 콜레스테롤이 혈관에 침착하여 동맥경화증을 일으켜 혈관의 기능을 약화시킨 결과 생긴다는 설도 있다. 혈청내 성인의 정상 수치는 150~200 mg/dℓ이다. = 콜레스테린.

콜레시스토키닌 cholecystokinin 담낭의 수축을 자극하고 췌장액의 분비를 촉진하는 호르몬. 십이지장에서 분비된다.

콜레씨골절 ~氏骨折 Colle's fracture 요골의 원위부 골절. 노령자나 골다공증에서 흔히 발생한다. 손을 뻗은 채로 넘어지거나 추락하였을 때 자주 일어나며, 손목 1 inch 위에서 발생하고 손상된 손목이 포크 모양과 유사하므로 '은포크 변형'이라는 특징적인 형태를 취한다.

콜레칼시페롤 cholecalciferol 칼슘과 인의 대사에 필요한 비타민. 대부분의 생선간유, 버터, 뇌, 난황에 다량 함유되어 있으며, 햇빛이나 자외선에 노출된 동물이나 새의 피부, 털, 깃털에서 형성된다. = vitamin D₃, activated 7-dehydrocholesterol.

콜로디온 collodion 인화점 -18℃인 끈기 있는 미황색의 액체. 질소의 양, 용해량, 용제, 혼합율에 따라 다소 성질이 달라진다. 다른 물질의 표면에 도포하면 용제가 증발되어 물에 녹지 않는 가연성의 도막을 형성한다. 도막의 균열을 방지하는 데는 소량의 피마자기름(3%)을 가하거나, 또는 다시 캠퍼(camper : 장뇌)(2%)를 가하여 탄성(彈性)콜로디온으로 한다. 또 같은 목적으로 셀룰로이드를 아세톤에 녹인 것도 있다. 에탄올과 에테르 용제는 휘발성이 매우 크고 가연성 증기를 쉽게 발생하기 때문에 콜로디온은 인화가 용이하다. 연소시 질소산화물을 비롯하여 자극성 유독성 가스를 발생한다. 저장시 화기를 엄금하고, 가열을 금지하며, 직사광선을 피하고 외부 요인에 의한 용제와 증발을 막는다. 화재시 직접 주수하는 것은 효과가 없으므로 물분무로 용기의 외벽을 냉각시키는 데 주력하여야 한다. 대규모 화재인 경우 다량의 알코올형 포로 질식소화한다. 화점과 충분히 안전거리를 유지하고 공기 호흡기 등의 안전장구를 착용한다. 제법은 질화도가 낮은 질화면에 용제인 에탄올과 에테르(비율 3 : 1)를 녹여 만든다. 용도는 필름제조, 셀룰로이드, 질화면 도료 제조, 사진용 감광막 제조, 접착제 제조 등에 사용된다. = solution of nitrated cellulosein ether -alcohol.

콜로이드 colloid 미립자가 응집·침전하지 않고 분산된 상태. 물질이 분자 또는 이온상태로 액체 중에 고르게 분산해 있는 것을 용액이라고 하며, 보통의 분자나 이온보다 크고 지름이 1nm 정도의 미립자가 기체 또는 액체 중에 응집하거나 침전하지 않고 분산된 상태를 콜로이드 상태라고 한다. 콜로이드 용액에 강한 빛을 쬐어 측면에서 보면 빛의 통로가 밝게 나타난다. 이것을 틴들현상이라고 하며, 콜로이드 용액의 특유한 성질이다. 또한 콜로이드 입자가 용매분자나 다른 분자와 충돌하여 불규칙적으로 돌아다니는 운동을 브라운 운동이라고 하며, 이 운동은 입자가 작을수록 격렬하게 된다. 콜로이드 용액에 전극(電極)을 넣어 직류를 통하게 하면 양전기를 띤 콜로이드 입자는 음극으로, 음전기를 띤 콜로이드 입자는 양극을 향해서 이동한다. 이 현상을 전기이동이라고 한다. 이와 같이 콜로이드 입자의 전하를 중화할 수 있는 반대부호를 갖는 이온을 함유하는 전해질을 가하면, 그 이온은 콜로이드 입자에 흡착되어 전기를 중화하게 되고 입자

가 크게 되어 침전한다. 이와 같은 현상을 응석(凝析)이라고 한다. 보통의 콜로이드 용액은 졸이라고 한다. 하지만, 졸은 진짜 용액에 비해 불안정하며, 열, 약품 등에 의해 굳어져 고체 또는 반고체로 변한다. 이와 같은 현상을 졸의 응고(凝固)라고 하며 응고한 고체를 겔이라 한다. = 교질(膠質).

콜로이드삼투압 ~滲透壓 colloid osmotic pressure 콜로이드 부유물로 존재하는 혈장단백질에 의해 생기는 삼투압.

콜린 choline 비타민 B복합체의 하나. 여러 동물이나 식물조직에서 얻어지며, 독성은 약하나 무스카린(muscarine)과 비슷한 작용을 나타낸다.

콜린성 ~性 cholinergic 부교감신경 말단에서 보는 것처럼 자극을 받았을 때 신경전달물질로 아세틸콜린을 방출하는 신경종말.

콜린에스터라제 cholinesterase 아세틸콜린을 콜린과 초산염으로 가수분해시키는 효소. 아세틸콜린에 대한 친화력이 매우 크며 다른 콜린에스터도 가수분해한다.

콜린효능약 ~效能藥 cholinergic agent 콜린의 활성과 억제에 사용하는 약. 아세틸콜린 수용체 흥분제와 콜린에스터라제(cholinesterase) 억제제가 있다. 콜린수용체 흥분제는 무스카린양 수용체와 니코틴양 수용체 중 어느 수용체를 활성화시키느냐에 따라 나누어진다. 이 약물은 부교감신경을 흥분시키는 것과 같은 효과를 나타내 동공수축, 심장박동 저하, 혈관확장, 기관지수축, 위장분비 등의 작용을 한다.

콜밴테이프 colban tape 3인치 정도의 넓은 테이프. 머리 등을 고정시 고정끈 대신 사용할 수 있는 접착식 롤붕대의 한 종류인 상품명.

콜타르 coal tar 석탄을 고온으로 건류(乾溜)할 때 부산(副産)되는 유상(油狀)의 검은 액체. 방부도료(防腐塗料), 도로포장재, 연료, 방수제, 의약품, 합성수지, 염료 등으로 이용된다.

콜타르피치 coal tar pitch 흑색의 무정형 덩어리. 연화점 70~85℃, 인화점 206℃, 비중 1.2~1.4, 연소열량 9,500cal/g 이상. 연질 피치, 중질 피치, 경질 피

치가 있으며 성분이 복잡하다. 유동성이 있는 용융 상태의 피치가 피부에 닿으면 화상을 입을 수 있다. 저장시에는 화기를 엄금해야 하며, 저장 취급 장소에는 환기를 철저히 하고 인화점 이상으로 가열되지 않도록 하여야 한다. 화재시에는 포, 이산화탄소, 알코올형 포로 소화한다. 다량이 연소하고 있을 때 함부로 물을 방수하면 비산할 우려가 있으므로 주의하여야 한다. 소화 작업시에는 공기 호흡기 등의 보호장구를 착용하여야 한다. 취급시 눈이 충혈되거나 피부에 손상을 입으며, 특히 용융 피치가 피부에 닿으면 화상을 입는다. 콜타르 증류 후 남은 잔류물에서 얻을 수 있다. 도료, 연탄 점결제, 방수지, 피치 코크스, 전극, 절연 충전물, 도로 포장, 인조 흑연, 요업, 유리 용해용 연료, 제철, 주물, 방부제, 염료중간체, 카본블랙 원료, 크레오소트유, 방청제, 방수제, 방식제 등으로 사용된다.

콜픽 coal pick 매몰된 사람들을 구조하기 위해 콘크리트를 해체 또는 파괴하기 위한 압축공기를 동력으로 한 착암기.

콜히친 colchicine 통풍성 관절염에 사용하는 약물. 다른 종류의 통통에는 효과가 없으며 통풍성 관절염에만 효과가 있다. 생체내에서 세포분열을 정지시킬 수 있으며, 유사분열은 중기에 방추 형성이 안되어 멈추게 되므로 박쥐 등의 포유류 염색체 관찰을 할 때 복강내에 주사하기도 한다. 또한 백혈구내의 마이크로튜블(microtubule)형성을 억제하므로 식작용이 감소하고 관절내 염증이 감소한다. 성인 1일 3~4mg을 6~8회 복용하거나 예방목적일 때는 성인의 경우 1일 0.5~1mg, 발작 예감시에는 1회 0.5mg을 투여한다. 오심, 구토, 오한, 소양증, 신장손상, 자반증, 홍반, 위궤양, 근이상, 원형 탈모증 등이 나타날 수 있으므로 심한 신장질환자, 혈액 이상자, 임부, 노인, 수유부, 어린이 등은 주의하고 과민성환자나 심장장애자에게 사용해서는 안 된다.

콤비튜브 combitube 후두경을 사용하지 않으며 눈으로 기도를 보지 않고 삽입하여 기도를 유지하는 기구. 식도삽입 또는 기관삽입을 할 수 있는 이중튜브로 되어 있으며, 커프의 직경이 37Fr : 28mm, 31mm등이 있고 식도 삽입시 커프와 기관삽입 시의

커프를 구분할 수 있도록 튜브가 색깔로 구분되어 있다. 식도나 기관을 막는 커프와 후두를 막는 커프가 이중으로 구성되어 있고, 성인용 37Fr 사이즈와 41Fr 사이즈로 구성되어 있다.

콤파스 compass 목적지의 방위각을 알고 싶을 때 그 방위를 나타내 주는 나침반, 콩팥잔 = 신배.

콩팥 = 신장.

콩팥깔때기 = 신우.

콩팥동맥 = 신동맥.

콩팥속질 = 신수질.

콩팥유두 = 신유두.

콩팥잔 = 신배.

콩팥피라밋 = 신추체.

콧구멍확대 ~擴大 flaring 공기기아나 호흡곤란의 신호로 호흡하는 동안 콧구멍이 커지는 현상.

쾌감선 快感線 comfort line 쾌감점을 연결한 선. 일반적으로 성인이 안정시 적당한 착의 상태에서 쾌감을 느낄 수 있는 온도는 17~18℃이고, 습도는 60~65%인 때이지만, 기온, 기습, 기류의 종합적인 작용에 의하여 쾌감과 불쾌감을 느끼게 된다. 온도와 습도의 관계에서 가장 쾌감을 느낄 수 있는 점을 쾌감점이라고 하며, 이 점의 연결을 쾌감선이라고 한다.

쾌삭강 快削鋼 free-cutting steel 강도를 너무 떨어뜨리지 않고 절삭하기 쉽도록 개량한 강(鋼). 유황 쾌삭강, 연 쾌삭강 및 칼슘 쾌삭강이 그 주된 종류이다. 일반적으로 재료는 강할수록 단단해지므로 절삭하기 어려워진다. 이 때문에 강한 재료일수록 절단·절삭하여 목적에 맞는 형상으로 다듬질하기가 곤란하며, 절삭에 사용하는 바이트 등은 빨리 마멸된다. 이러한 결점을 보완하기 위해서 성분 속의 황, 인의 양을 일부러 늘려서 절삭성을 개량한 강을 쾌삭강이라고 한다. 그러나 쾌삭은 되지만 황, 인은 강의 다른 성질에는 유해하므로 이 점을 방지하기 위해서 탄소, 망간 등 다른 원소로 조절한다. 이들 쾌삭강의 공구 수명은 베이스강의 거의 2배이다. 또한 초쾌삭강의 공구 수명은 10배, 초초쾌삭강으로 불리는 것은 30배에 달하고 있다.

쾌삭성 快削性 fred-cutting ability 절삭작업에서

절삭한 칩이 미세하고 절삭하기 쉬운 기계적 성질. 이러한 성질을 가진 재료는 다듬질 면이 깨끗하고 공구의 절삭도가 떨어지지 않는 장점이 있다.

쾌삭황동 快削黃銅 free-cutting brass 쾌삭성을 가진 황동. 황동에 납 0.5~3%를 첨가한 것으로서 시계의 톱니바퀴 등에 사용된다.

쿠스마울맥박 ~脈搏 Kussmaul's pulse (Adolph Kussmaul, 독일 의사, 1822~1902) 흡기 동안 맥박이 감소하거나 사라지는 현상. 심장압전, 심외막저류, 종격동 종양시 볼 수 있다.

쿠스마울징후 ~徵候 Kussmaul's sign ① 숨을 내쉬면 맥박이 증가하고 숨을 들이쉬면 맥박이 감소하는 현상. ② 독소를 섭취하고 난 다음 발생하는 위장 관질환과 동반되는 경련과 혼수.

쿠스마울호흡 ~呼吸 Kussmaul's respiration 당뇨성 혼수나 요독증성 혼수 등 산증과 깊은 호흡 또는 과도호흡을 특징으로 지속되는 깊고 빠른 호흡. 당뇨성 혼수시 아세톤 냄새를 수반하며 이때동맥혈 pH는 대사성 산증이 되고, 이로 인해 호기중추를 자극해서 쿠스마울 호흡패턴을 나타낸다. 결국 이와 같은 과환기가 혈액 내 탄산가스 농도를 낮춘다.

쿠싱3요소 ~三要素 Cushing triad 두개강 내압의 증가로 인하여 맥박과 호흡수가 감소하며 혈압이 증가하고 넓은 맥압을 나타내는 것.

쿠싱반사 ~反射 Cushing reflex 뇌에 영양을 공급하고 보호하기 위한 보상기전. 두개내압 상승시 혈압은 올라가고 맥박은 느려지며 호흡이 불규칙해지는 현상.

쿠싱병 ~病 Cushing's disease (Harvey Cushing, 미국 외과의사, 1869~1939) 뇌하수체선종과 같은 뇌하수체 부신피질자극호르몬(ACTH)의 증가로 부신피질 호르몬의 분비가 비정상적으로 많아지는 대사장애. 증상은 가슴, 등의 상부, 얼굴에 지방이 축적되고, 부종, 고혈당, 포도당 생산증가, 근허약, 피부의 붉은 줄무늬, 감염에 대한 면역성 저하, 골절되기 쉬운 골다공증, 여드름, 여성의 경우 얼굴의 털이 많아진다. → 쿠싱증후군. = hyperadrenalism.

쿠싱증후군 ~症候群 Cushing's syndrome 부신피질 호르몬이 과다 분비되는 증세. 원인으로는 뇌하수체 ACTH 과분비, 부신결절성 증식, 부신종양, 당질코르티코이드의 장기간 사용 등이다. 말초지지조직 동원으로 인해 근무력, 피로감, 골다공증, 복부의 자주색 선조 등이 나타나고, 간의 글루코스 신합성과 인슐린 저항성의 증가로 인해 장애가 일어난다. 20% 이하의 환자는 진성당뇨로 진행되기도 하며 고코르티졸 혈증에서는 특징적인 부위에 지방조직의 축적이 일어나는데, 특히 안면상부에 월상안(moon face), 견갑골사이에 물소 혹(buffalo hump), 장간막에 중심성 비만 등이 나타난다. 얼굴은 적혈구 증가 없이도 다혈성으로 보이고 고혈압이 흔하며 과민성, 정서적 불안정에서부터 심한 우울증, 정신착란 또는 심지어 뚜렷한 정신병까지 정서변화의 증상을 자주 동반한다. 여성에서는 부신의 안드로젠 분비증가로 인해 여드름, 다모증, 무월경 등이 있다.

쿠싱현상 ~現象 Cushing's phenomenon 뇌강내압이 갑자기 증가할 때 혈압의 보상적인 증가가 일어나며, 일반적으로 수축기혈압이 50% 이상 증가하는 현상. = Cushing's effect, Cushing's response.

쿠퍼세포 ~細胞 Kupffer's cell 혈액에서 세균과 기타 외부 단백질을 걸러내는 간세포.

쿨렌징후 ~徵候 Cullen's sign 배꼽주위 피부에 희미하면서 불규칙적으로 나타나는 출혈성 반점. 탈색된 피부는 대개 흑청색이며 차차 푸른빛이 도는 갈색이나 황색으로 변한다. 식욕부진이나 급성 췌장염의 특징인 심한 국소 복통후 1~2일째에 나타나며, 또 다량의 상부 위장관 출혈과 파열된 자궁외 임신에서도 나타난다.

쿨롱 coulomb 전기량의 MIKSA 단위. 쿨롱(C. Coulomb)이 발견한 데서 연유한다. 1A의 불변전류가 1초 동안에 운반하는 전기량. 국제단위로는 1가(價)의 은(銀)이온 0.00111807g이 가지고 있는 전기량이라 정의된다. 기호는 C. 1C = 1A·s.

쿨롱마찰 ~摩擦 coulomb friction 두 고체 표면간에 생기는 마찰력이 외견 접촉 면적과 무관하고, 수직하중에 비례하며, 마찰속도와 무관하다는 세 가지 조건을 만족시키는 경우의 마찰.

쿨롱법칙 ~法則 Coulomb's law 1785년 프랑스의 물리학자인 C.A.쿨롱이 비틀림저울을 사용해서 실험에 의해 발견한 기본법칙. 1) 전기에 관한 쿨롱의 법칙: 균일한 매질(媒質) 속에 떨어져 정지하고 있는 두 개의 점전하(點電荷) 사이에 작용하는 힘은 그것들을 잇는 직선에 따라 작용하고, 그 힘의 크기는 전하의 곱에 비례하며, 전하 사이의 거리의 제곱에 반비례한다는 것. 2) 자기에 관한 쿨롱의 법칙: 전기에 관한 법칙에서의 전하를 자하(磁荷)로 바꾸면 얻어진다.

쿨롱장벽 ~障壁 coulomb barrier 부호가 같은 전하를 갖는 입자간의 쿨롱 척력이 원인이 되어 만들어지는 퍼텐셜 장벽(potential barrier).

퀘켄스테트 테스트 Queckenstedt's test 양측 경정맥을 밖에서 압박했을 때 뇌척수압이 상승되는지를 검사하는 방법. 뇌실-척수부 지주막하강 사이에 협착이나 폐색이 있으면 경정맥을 압박하더라도 뇌척수압은 상승되지 않거나 완만하게 상승된다.

퀴나크라인 quinacrine 항 말라리아 작용을 하는 약물. 간세포에 고농도로 축적된다.

퀴니딘 quinidine 심방조동, 심방세동, 조기심실수축, 빈맥 등의 치료에 처방되는 항 부정맥제. 심한 부작용은 심장부정맥, 고혈압, 키니네중독증이며 아나필라시스나 혈소판 감소증과 같은 잠재적으로 치명적인 과민반응이 드물게 나타날 수 있고 설사, 구토, 오심은 흔한 부작용이다.

퀴니딘설페이트 quinidine sulfate 항 부정맥제. 아트로핀(atropine)과 유사한 미주신경의 봉쇄작용, 소디움(sodium)통로 봉쇄작용이 있으며 아드레날린성 α-수용체 봉쇄작용으로 혈관확장을 일으킨다. 일부에서는 방실결절의 전도가 빨라질 수도 있으며, 완전방실 분리를 제외한 발작성 심실빈맥증의 예방과 치료에 이용된다. 심근에 직접 작용하여 불응기의 연장, 자동흥분성의 저하를 일으키며, 말초혈관에 직접 작용하여 확장을 일으키고 혈압을 하강시킨다. 1일 200~400mg씩 3~4회 경구투여하고 다량이나 장기투여는 입원할 경우에 실시하며, 처음 200mg을 내복하여 독작용이 나타나지 않음을 확인한 후에 투여하는 것이 좋다. 디지탈리스(digitalis)중독자나 완전 방실분리 환자에게 사용해서는 안 된다.

퀴리 curie 방사능의 단위. 1퀴리는 방사성 물질 중의 방사성 핵종의 매초의 괴변수(壞變數)가 정확히 3.7×10^{10}일 때의 방사능을 말한다. 기호는 Ci. 1910년 브뤼셀 방사선회의에서 처음으로 채택되었는데, 당시에는 라듐 1g과 평형하는 방사성 물질의 양을 1Ci로 정의하였다. 그 뒤 많은 인공원소가 만들어지고 이 정의로는 불편하게 되어 1953년 코펜하겐에서 개최된 국제방사선 단위위원회에서 새롭게 정의되었다. 명칭은 라듐의 발견자인 퀴리 부부의 이름에서 따온 것이다.

퀴리점 ~點 curie point ① 일반적으로 이상 비열을 수반하는 2차 전이의 온도. ② 강자성체 또는 페리자성체의 상자성 상태로의 자기전이의 온도 또는 강유전체 또는 반유전체의 상유전상(常誘電相)으로 전이온도. 퀴리-바이스의 법칙에 나타나는 점근(漸近) 퀴리 온도의 뜻으로 사용하는 수도 있다. 단열소자법으로 얻는 극저온 영역에서 사용되는 일종의 실용온도 눈금으로 상자성(常磁性) 물질의 자화율 x와 온도 T사이에 퀴리의 법칙이 성립된다고 보고, x를 측정함으로써 결정된 T이며 °Curie의 기호로 나타낸다. 일반적으로 캘빈온도와 일치하지 않을 때가 많고 그 차이는 물질에 따라 다르다. = 퀴리온도.

퀵드르 quick draw 카라비너와 카라비너를 연결하는 연결줄. 고정된 확보물과 로프를 쉽고 빠르게 연결하는데 용이하기 때문에 가장 보편적으로 쓰이는 연결줄이다. 여닫는 곳이 있는 이 쇠고리는 밖에서 안으로는 열리지만 안에서 밖으로는 열 수 없도록 되어 있어, 구조자의 자기확보 및 로프등 연결 줄, 매듭, 장비들을 안전하고 편리하게 연결할 수 있다.

퀵룩패들 Quick-look paddles 신속한 관찰을 하는데 사용하는 감시 장비. 패들을 이용하여 감시를 효과적으로 수행할 수 있으나 간단한 것만은 아니다. 즉, 환자가 움직이는 구급차에 있다거나, 환자의 가슴에 패들들을 확실하게 유지할 수 없다면, 패들의 진동 등의 외부적인 영향에 의해 심장의 전기적인 양상을 다르게 하거나 왜곡되게 하여 해석을 잘못하게

ㅋ

할 수 있다. 이러한 이유로 퀵룩패들 감시는 단지 환자가 움직이지 않는 경우 즉, 구급차로 이송하는 경우보다는 움직이지 않는 고정된 장소에서 측정하라고 권고하고 있다.

퀸케맥박 ~脈搏 Quincke's pulse 손톱의 앞쪽 끝을 누르거나 손톱 밑바닥의 혈액이 줄어들었다가 다시 채워지는 것으로 피부의 비정상적인 창백함과 붉게 변하는 상태가 번갈아 나타나는 상태. 주로 대동맥 부전과 다른 건강한 사람에게서도 나타난다. = 모세혈관 맥박(capillary pulse).

Q법칙 ~法則 Q law 온도가 내려감에 따라 화학 활동도 감소하는 현상.

Q열 ~熱 Q fever 리케치아(*Rickettsia burnetii*)에 감염되어 호흡계를 침범해서 갑자기 발병되는 질병. 감염된 동물에 접촉해서 퍼진다. 특히 동물가죽에서 나온 리케치아를 호흡하거나 감염된 우유를 마심으로써 감염된다. 증상은 두통과 열이 3주 이상 지속적으로 나타나며, 이 질병 이름은 원인을 잘 모른다는 것에서 파생되었다.(Q-query : 의문) nine-mile fever, quardrilateral fever로도 알려져 있다.

Q파경색 ~波梗塞 Q wave infarct 급성이나 만성 경색에 나타나는 의미 있는 Q파. 이는 큰 전면에 나타나는 경색조직을 의미한다.

Q파없는경색 ~波~梗塞 non-Q wave infarct ST파 하강이나 특별한 변화 없이 급성으로 나타나는 작은 심근경색. 진단은 혈액검사 나오는 효소의 상승에 의해 진단된다.

큐라레 curare 동부 아마존 유역에서 서식하는 스트리키노스속(*Strychnos*)식물의 주성분으로 4급 신경근차단 알칼로이드. 원주민들이 화살독으로 사용해 왔던 물질이다. 임상적으로는 파상풍 환자와 경련성 질환자에게 사용하며, 전신마취에서 근육이완을 촉진하는데 처음 사용되었다. 극소량으로 신경근 접합부에 작용하면 골격근을 이완시킨다. 근이완은 인후두, 수지 등의 작고 운동이 큰 근육에서 시작하여 사지, 경근육의 순서로 마비가 진행되며, 마지막에 횡격막근에 이르러 호흡마비에 의해 사망한다. 수술시 근육이완을 목적으로 전 처치하는데 이용하

고, 소화관에서의 흡수가 나쁘고 간장에서 파괴되기 때문에 경구적으로 투여하면 거의 작용하지 않는다. 전신마취시 최초 6~15mg을 정맥주사하되 필요에 따라 수분 후 3~6mg을 추가 투여하고, 국소마취제의 중독이나 파상풍 등을 수반하는 경련에는 초회 0.1~0.2mg/kg을 정주하며, 필요시 0.05~0.1mg/kg을 경련이 억제될 때까지 주사한다. 중증 신부전, 중증 간장애, 전해질 이상, 산·염기균형의 이상환자는 주의하고, 호흡억제를 일으킬 수 있으므로 인공호흡기를 준비한다.

큐멘 cumene [(CH₃)₂CHC₆H₅] 분자량 120.2, 증기비중 4.14, 증기압 8mmHg(20℃), 융점 -96℃, 비점 152℃, 비중 0.86, 인화점 36℃, 발화점 425℃, 연소범위 0.9~6.5%인 방향성 냄새가 나는 무색의 액체. 물에 녹지 않으며 알코올, 에테르, 벤젠 등에 녹는다. 연소시 자극성, 유독성의 가스를 발생한다. 산화성 물질과 반응하며, 질산, 황산과 반응하여 열을 방출한다. 공기 중에 노출되면 유기과산화물(큐맨하이드로퍼옥사이드)을 생성한다. 저장시 화기를 엄금하고, 가열을 금지하며, 공기와의 접촉을 방지해야 한다. 용기는 차고 건조하며 환기가 잘되는 곳에 저장한다. 산화성 물질, 질산, 황산 등의 강산류와의 접촉을 방지하며, 용기는 완전히 밀폐 저장하고 예상되는 점화원과 철저히 격리한다. 화재시 물분무, 포, 건조분말, CO₂가 유효하고 용기의 외벽을 물분무로 냉각한다. 공기 호흡기 등의 안전장구를 착용한다. 눈, 피부, 기관지계통을 자극하고 심하면 혼수상태에 이른다. 벤젠과 프로필렌의 알킬화 반응에 의해서 제조한다. 용도는 유기합성, 산화촉진제 제조, 과산화물 제조 등에 사용된다.

큐비클 cubicle 칸막이가 된 작은 방을 뜻하며 전기기기, 변전 설비 등을 외부인의 손에 닿지 않도록 칸막이로 둘러싼 구조물. 이 속에 주로 수용되는 것은 차단기 또는 유입개폐기(油入開閉器)이며, 그밖에 차단기의 조작기구, 외부로부터 인입(引入)되는 케이블이나 모선 등의 단자(端子), 이들을 지지하는 애자(碍子) 등도 수용된다. 회로의 전압은 저압에서부터 수만V 급까지 있고, 빌딩이나 공장의 수전변전

소(受電變電所)에서는 3,000V 또는 6,000V의 큐비클이 널리 사용되고 있다. 이 경우는 감시용의 계기, 기구 등도 같은 큐비클 내에 포함시킨다. = 메탈클래드(metal clad), 폐쇄형 배전반.

Q파 ~波 Q wave 심전도에서의 파의 하나. P파의 뒤에서 R파의 앞에 생기는 음성(하향)의 극을 말하고 심실의 흥분을 나타내는 QRS군의 첫 하향의 극을 말한다. 이상 Q파는 관벽성 심근경색의 소견인 경우가 많다. Myers 등의 기준에 의하면 단극유도에서 Q의 깊이가 그것에 이어지는 R파 높이의 25% 이상, Q의 처음에서부터 첨단까지의 시간이 0.03초 이상일 때 이상 Q파로 간주하고 있다.

QR파 ~波 QR wave V_1에서 좌각차단과 전중격 경색에서 나타나는 QRS군. 경색 때문에 R파가 없어지고 Q파로 대체된다.

QRS간격 ~間隔 QRS interval QRS군에 의해 생겨나는 시간간격.

QRS절흔 ~切痕 QRS notching QRS군 끝에 보이는 작은 혹 모양이나 V자 모양. 양성원인에 의해 나타난다.

QRS파 ~波 QRS complex 심실근의 탈분극 과정에 의해 생긴 심전도의 파형. P파에 이어지는 최초의 하향파를 Q파, 최초의 상향파를 R파, R파에 이어지는 하향파를 S파라고 하며, S파의 뒤에 상향파가 있는 경우에는 R'파, 다시 그 뒤에 하향파가 있는 경우에는 S'파로 한다. 정상에서는 QRS파의 폭은 0.04 ~0.12초 사이이며, 0.12초 이상인 경우에는 각 차단 등 심실내 전도장애를 시사한다.

QS파 ~波 QS wave R파가 없는 음성으로 이루어진 V_1에서 볼 수 있는 심전도파.

QT간격 ~間隔 QT interval 심전도상 QRS군의 시작부터 T파 마지막 부분까지의 시간. 이 시기는 QRS와 T파의 기간에 따라 변화한다.

QT증후군 ~症候群 QT syndrome 심실 재분극 기간의 연장 현상. 심장의 불안정성 때문에 환자의 부정맥에 대한 감수성을 증가시킨다. 이 부정맥은 일반적으로 심실의 빈맥(부분적으로 염전성 심실빈맥)과 심실세동 형태로 나타나며, 이 증후군은 휴지기-의존형과 아드레날린-의존형으로 나눌 수 있다. 이 증상은 후천적 또는 선천적으로 나타날 수 있지만 약물치료에 의해서 가장 많이 야기된다. 심전도상 비정상인 것 이외에도 환자들이 나타내는 가장 많은 증상은 실신이다.

크라뱃 cravat 몇 번 접어 좁은 밴드로 만든 삼각건. 일반적으로 사지를 억제할 때나 견인부목에서 길이로 좁게 접혀진 삼각붕대. 출혈을 조절하거나 부목을 묶기 위해 원형이나 8자 모양, 나선형의 붕대로 사용될 수 있다.

크라뱃밴드 cravat band → 크라뱃.

크라운유리 ~琉璃 crown glass 규사, 석회석, 무수 탄산나트륨을 주원료로 만든 유리. 반면에 조성 중에 산화납을 함유한 유리를 플린트유리(납유리)라고 한다. 다만, 보통 유리를 크라운유리와 플린트유리로 분류하는 것은 과거에 사용된 방법이며, 현재 광학유리 외에는 이 분류법을 별로 사용하지 않는다. 광학유리에서는 유리를 광학상수(光學常數)에 따라서 분류하고, 빛의 분산에 관한 광학상수인 아베수(數)가 55 이상인 유리를 크라운유리라고 하며, 아베수 50 이하의 플린트유리와 구별한다. 굴절률이 비교적 작고 분산율이 낮은 것이 특색이며, 용도는 전구, 형광등관, 진공관 등에 쓰인다. = 소다석회유리, 칼륨석회유리.

크래킹 cracking 비등점이 높은 중질 석유를 분해해서 비등점이 낮은 경질 석유(주로 분해 가솔린)를 제조하는 석유분해법. 촉매를 사용한 접촉분해와 촉매를 사용하지 않고 고온, 고압에서 행하는 열분해, 그리고 고온, 고압의 수소기류 속에서 특수한 촉매로 수소첨가와 수소화분해를 하는 방법 등이 있다. 이 중 수소화분해법은 다른 분해법에 비해서 부생(副生)가스의 발생이 적기 때문에 값싼 수소를 얻을 수 있어 석유산업에서 활발히 채택되고 있다.

크랙 crack 바위의 갈라진 틈새.

크램스점수 ~點數 CRAMS score 외상평가척도인 순환(circulation), 호흡(respiration), 복부/흉부(abdomen/chest), 운동과 언어(motor/speech)의 약자. 환자의 생존여부를 알기 위해 이용되며 6점 이하는 심각한 손상을 의미한다.

ㅋ

크램폰 crampons 아이젠.

크러치필드집게 Crutchfield tongs (William G. Crutchfield, 미국의 신경외과 의사, 1900~?) 경추 골절 환자의 머리와 목을 과신전시키기 위해 두개골에 삽입하는 기구. = 크러치필드 겸자.

크레바스 crevasse ① (특히 빙하의) 깊이 파인 균열. ② 강독의 균열.

크레아티닌청소율검사 ~淸掃率檢査 creatinine clearance test : CCT 전반적인 신기능을 측정하기 위해 혈청내에 남아있는 크레아티닌의 양과 24시간 소변 검사물에 여과된 크레아티닌의 양을 비교해 보는 검사. 정상치는 남자의 경우 107~141㎖/min, 여자의 경우 87~132㎖/min이다.

크레아틴인산 ~燐酸 creatine phosphate 근육세포 내에 존재하는 유기인산 분자. ATP 생산을 위한 고에너지 인산으로 쓰인다.

크레오소트유 ~油 creosote oil 비중 1.05, 비점 194~400℃, 인화점 74℃, 발화점 336℃인 자극성의 타르 냄새가 나는 황갈색의 액체. 빛에 강하게 굴절하고 연기 냄새가 나며, 에테르, 클로로포름, 식물유에 녹고 물에는 잘 녹지 않는다. 상온에서의 인화 위험성은 없으나 가열하면 제1석유류와 같은 위험성이 생기며, 가연성 증기를 발생하여 인화의 위험이 크다. 가열에 의해 용기가 폭발하며, 연소할 때는 CO 등의 유독성 가스와 다량의 검은 연기를 발생한다. 천, 포, 종이 등의 다공성 가연물에 스며들어 장기간 방치되면 자연발화의 위험이 생긴다. 강산화제와 혼합하면 발화의 위험이 있다. 저장 및 취급시 가열금지, 화기엄금, 저장용기나 탱크 밖으로 누출을 방지해야 한다. 크레오소트유가 들어있는 용기나 탱크를 직접 용접하면 공간의 저비점의 유증기를 폭발시킬 수 있으므로 용접행위를 절대 금지시킨다. 강산화제 및 강산류와 혼촉을 방지하며 액체의 누출로 인해 다공성의 가연성 물질에 스며들지 않도록 한다. 초기 화재 또는 소규모 화재시는 분무주수로 표면을 피복하여 소화하며, 기타의 경우는 다량의 포로 질식 소화한다. 콜타르를 230~300℃에서 증류할 때 혼합물로 얻어지며 주성분으로 나프탈렌과 안트라센을 포함하고 있는 혼합물이다. 용도는 목재의 방부제, 어망염료, 방부도료, 연료, 카본블랙 제조 등에 사용된다.

크레인 crane 하물을 동력 또는 인력에 의하여 달아올리고, 상하 전후 및 좌우로 운반하는 기계.

크레졸 cresol [CH₃C₆H₄OH] 분자량 108인 페놀 냄새가 나는 무색의 결정. 각 이성질체의 융점과 비등점은 오르토가 각각 30.9℃와 191℃, 메타가 11.5℃와 202.2℃, 파라가 34.8℃와 201.9℃이다. 약리작용은 페놀과 같고 소독력은 페놀보다 강하며 독성은 다소 약하다. 1~3% 용액을 소독용으로 사용한다. 용량 이상 사용하면 국소를 강하게 자극하므로 광범위하게 외용해서는 안 된다. 가열에 의해 유독성, 가연성 증기를 발생한다. 삼산화크롬, 아염소산염류, 염소산염류, 과산화수소, 질산, 황산, 과망간산 칼륨 등 산화제와의 혼촉에 의해 격렬하게 반응하여 발화한다. 저장시 직사광선 차단, 화기엄금, 통풍이 잘되는 찬 곳에 저장한다. 소규모 화재 또는 초기 화재에는 이산화탄소, 분말, 할로겐화합물 소화약제가 유효하며 통상의 경우는 알코올형 포를 사용한다. 소화 후에는 다량의 물로 세척하여 냄새가 남아 있지 않도록 한다. 눈, 피부 등을 자극하며 흡입시 전신권태, 소화기장애, 구토, 불면증 등을 일으킨다. 제조시엔 석탄 타르에서 얻는데 톨루엔으로부터도 합성할 수 있다. 용도는 소독제, 합성수지, 가소제, 바니시, 선광제, 방부제, 살균제, 가소제 원료, 쿠마린, 윤활유 정제용, 염료 등에 사용된다. = 트리크레졸, 메틸페놀, 옥시톨루엔.

크레틴병 ~病 cretinism 선천성으로 갑상선호르몬 결핍을 가져올 경우에 나타나는 질환. 갑상선 발육부진이나 결손일 때 요오드 섭취장애나 효소결핍에 의한 갑상선호르몬 합성장애에 의한 경우, 시상하부와 뇌하수체로부터의 갑상선자극호르몬유리호르몬(甲狀腺刺戟~遊離~ TRH), 갑상선자극호르몬(甲狀腺刺戟~ TSH) 분비장애에 의한 경우 등 여러 원인에 의해 나타나며 난쟁이증, 지능 저하, 근조화 불능 등의 징후를 동반한다. = 선천성 갑상선기능저하증.

크렙구연산회로 ~枸櫞酸回路 Krebs' citric acid

cycle 신체가 탄수화물, 단백질, 지방을 사용하여 이산화탄소, 물과 에너지를 생성하는 일련의 효소를 이용한 반응.

크로다이아젭옥사이드 chlordiazepoxide 흔히 불안치료제로 쓰이나 진정 및 수면유도 목적으로도 이용되며 내장신경증 또는 정신신체 증후군의 불안과 긴장의 기질적 질환에 이용되는 약물. 성인은 1일 1~2정씩 1일 3~4회 식사시와 취침 전에 복용하고 노령자나 허약자는 1일 1~2정을 복용한다. 현기증, 졸림, 두통, 불안, 가려움증, 피부염, 이명 등이 유발될 수 있으므로 노인이나 간 질환 및 신 질환자는 주의하고, 과민성환자나 협우각성 녹내장, 정신증, 임부, 18세 이하에게 사용해서는 안 된다.

크로라제페이트 clorazepate 불안치료에 주로 쓰이는 9종의 벤조디아제핀(Benzodiazepine)계 약물 중 하나. 위액 내에서 빠르게 탈탄산화되어 N-desmethyl-diazepam상태로 완전히 흡수가 된다. 이 약물은 진정, 항경련 및 수면유도 목적으로도 이용되며, 미국에서는 간질의 장기치료에 사용이 허가된 약물이다. 용량은 1일 30mg을 경구 투여한다.

크로람페니콜 chloramphenicol 페니토인(phenytoin)의 대사를 억제하는 약물. 상당히 광범위한 항균작용을 하며 진핵세포에서 단백질 합성을 억제한다. 이 약물은 세균의 세포벽으로 쉽게 침투하여 주로 50S 리보솜에 가역적으로 결합함으로써 작용하며, 펩티드 전이효소(peptidyl transferase)와 아미노산의 상호작용을 억제하여 펩티드 결합형성을 방해한다. 포유동물의 적혈구 조혈세포는 이 약물에 특히 민감하다. 과립성 결막염, 결막염, 맥립종, 안검염, 각막궤양, 누낭염 등에 투여했을 때 과감작이 일어나 반점상이나 수포상의 피부발진이 일어날 수 있다. 임상적으로 장티프스, 세균성 뇌막염, 혐기성균에 의한 감염, 리케치아(Rickettsia)성 질환, 브루셀라증 등의 치료에 효과적인데 간 질환이나 신 부전 환자에게 투여하면 적혈구 생성의 저하를 초래하며, 경구 투여한 후 오심, 구토, 불쾌한 미각, 설사, 회음부의 자극 증상 등이 생길 수 있다. 특히 신생아의 글루쿠로나이드(glucuronide)포합을 방해하고 재생불능성 빈혈을 일으킨다. 1일 1~수회 점안 또는 경구투여가 가능하며, 실온에서 빛이 차단된 곳에 보관하고, 항생제 과민성 환자나 임부에게 투여시 주의한다.

크로로포름 chloroform 19세기 때부터 남용된 흡입 마취제. 중추신경계를 억제한다. 마취작용은 흡입마취제 중 가장 강력하고 에테르(ether)의 3배나 되며, 기도자극 작용은 에테르보다 적고 마취의 도입도 신속하다. 호흡억제와 심근억제가 강하고 가끔 간 장애를 일으키기 때문에 거의 사용하지 않는다.

크로마토그래피 chromatography 각종 고체 또는 액체를 고정상으로 하고 그 한 끝에 놓은 시료 혼합물을 적당한 전개체로 이동시켜 각 성분의 흡착성이나 배분계수의 차이에 기인하는 이동속도의 차를 이용하여 상호 분리하는 기술의 총칭. 1906년 러시아의 식물학자 M.S.츠베트가 클로로필 등 식물색소를 분리하기 위해 처음으로 사용하였다. 현재는 아미노산, 당, 펩티드, 항생물질, 무기이온 등 거의 모든 물질의 분리, 검출, 정량 등에 사용되고 있다. 또 그 방법도 여과지 등 종이에 의한 침투성의 차를 이용하는 페이퍼 크로마토그래피를 비롯하여 많은 방법이 고안되었다. 이동하는 혼합물에 따라 액체 크로마토그래피, 기체 크로마토그래피로, 고정상(固定相)에 따라 컬럼 크로마토그래피, 페이퍼 크로마토그래피, 박층(薄層) 크로마토그래피로 분류된다. = 색층분석(色層分析).

크로모림소디움 cromolym sodium 비만세포로부터 히스타민 등의 과립 내용물의 분비나 류코트라이인(leukotriene)의 생성을 현저히 감소시키며, 기관지 및 기타 평활근에 대해서도 이완작용이 없기 때문에 주로 예방목적으로 많이 사용되는 약물. 기관지천식의 예방적 치료로 쓰이는데 전신으로의 흡수가 잘 안되므로 일반적으로 내약성이 좋고 부작용이 경미하다. 항원에 대한 노출이나 운동에 의한 급성 및 만성천식 반응을 1일 수회의 흡입으로 억제시킬 수 있다. 경구로 거의 흡수되지 않으므로 용액이나 분말 형태로 흡입 투여시키며, 흡입투여시 β아드레날린성 기관지확장제를 같이 사용할 수 있다. 1일 수회

ㅋ

투여할 수 있고 2~3개월 이상의 규칙적인 투여로 기관지의 과민성이 감소한다. 기관지 경련, 기침, 인후부부종, 관절부종 및 통증이 올 수 있다.

크로미프라민 clomipramine 작용기전은 알려져 있지 않으나 세로토닌(serotonin) 흡수를 억제하거나 도파민(dopamine) 대사를 증가시키는 약물. 진정이 요구되는 우울증상, 강박관념, 공포상태, 수면발작과 관련된 급발작시 투여한다. 성인은 초기에 1일 10mg을 투여하고 점점 1일 30~150mg까지 점증하여 분복한다. 현기증, 진전, 조증, 공격적, 변비, 발한, 저혈압, 심정지, 저나트륨혈증 등이 유발될 수 있으므로 임부나 과민성환자, 노인, 간질환자, 전립선비대의 기왕력자는 주의하고 심근경색, 심부전, 심한 간 질환, 협각녹내장, 뇨저류환자는 금기이다.

크로스샷 cross shot 넓은 지역에 대해서 화재를 감시하는 방법. 두 지점에서 동일지역을 교차하여 감시하는 것이다.

크로스오버킥 crossover kick 수상구조나 수영에서 발차기를 할 때 양쪽 다리를 엇갈리게 차는 동작.

크로스체스트 cross chest 뒤에서 겨드랑이 밑으로 구조대원의 손을 넣어 요구조자의 가슴에서 손을 교차하여 잡아 구조하는 방법.

크로톤산 ~酸 crotonic acid [CH$_3$CH=CHCOOH] 융점 72℃, 비점 180℃, 비중 0.96, 인화점 87℃, 발화점 396℃, 증기비중 3.6인 무색의 침상 결정. 트랜스형의 크로톤산과 시스형의 이소크로톤산이 있다. 가열시 가연성의 증기를 쉽게 발생하며, 강산화제와 반응하여 발화 위험성이 커진다. 저장 및 취급시 직사광선을 차단하고, 가열을 금지하며, 밀폐된 내부식성의 용기에 수납하고 화기를 엄금한다. 강산화제 연소위험성 물질, 알칼리금속, 강산류와 격리하고 가연성 증기의 발생을 억제시킨다. 화재시에는 알코올형 포가 유효하다. 피부에 자극성이 있다. 제조시 염기의 존재 하에서 아세트알데히드라 마론산을 축합하거나, 크로톤알데히드를 산화하면 얻어진다. 합성수지 중합제, 의약, 향료, 농약, 가소제 등으로 사용된다. = β-메틸아크릴산.

크로톤알데히드 croton aldehyde [CH$_3$CH=CHCHO]

분자량 70.1, 증기비중 2.42, 증기압 30mmHg(20℃), 융점 -75℃, 비점 102℃, 비중 0.85, 인화점 13℃, 발화점 232℃, 연소범위 2.1~15.5%인 자극성 냄새가 나는 무색 또는 미황색의 액체. 물에 약간 녹으며 알코올, 에테르 벤젠, 톨루엔 등과 잘 혼합한다. 공기 또는 햇빛에 의해 담황색으로 변하고 공기 중에서 폭발성의 고산화물을 형성한다. 인화의 위험이 높고 증기는 공기보다 무거우며, 점화원에 의해 인화, 폭발의 위험이 있고 연소시 역화의 위험이 있다. 밀폐된 용기가 가열되면 심하게 폭발하며 연소시 자극성, 유독성의 가스를 발생하고 고온, 알칼리에 의해 위험한 중합반응을 일으킨다. 저장 및 취급시 화기를 엄금하고, 가열을 금지하며, 용기는 차고 건조하며 환기가 잘되는 곳에 저장한다. 용기는 완전히 밀폐하고 증기의 누설 및 액체의 누출을 방지하며 공기와의 접촉을 방지하여야 한다. 화재시 물분무, 건조분말, 알코올형 포, 이산화탄소가 유효하며 물분무로 용기 외벽을 냉각시킨다. 증기는 눈, 피부, 호흡기 계통을 자극하고 액체를 접하면 눈과 피부에 심한 화상을 입는다. 제법은 아세트알데히드를 축합시키는 방법을 사용한다. 용도는 합성수지의 용체, 유기합성, 살충제 등에 사용한다.

크로프로마진염산 ~鹽酸 chlorpromazine Hcl(Thorazine) 딸꾹질 치료에 사용하는 약물. 항 구토, 항 오심, 항 히스타민 효과와 다른 진통제, 진정제, 전신마취제의 작용을 상승시키는 성질도 있으며 정맥주사한다. 시냅스에서 도파민을 생성하므로써 신경전달을 차단하여 과격한 활동을 조절하며 대뇌피질, 시상하부, 변연계를 억압하는 작용을 한다. 또한 급만성 정신분열증, 정신병, 정신질환의 증상으로 나타나는 흥분상태 때 투여한다. 성인은 1일 30~100mg을 최고 1g까지 투여하고, 정신과 영역에서는 1일 50~450mg을 분복시킨다. 주사는 근육이나 정맥을 통하는데 1회 10~50mg, 1일 최고 400mg을 투여한다. 후두경련, 호흡억압, 경련, 두통, 흐린 시야, 무월경, 발기부전, 빈맥, 심장마비, 백혈구 감소증, 피부염, 구강건조 등이 발생할 수 있으므로 심혈관 장애환자, 빈맥, 심부전, 간기능 장애자, 황달

기왕력자 등은 주의하여 투여하고 혼수, 중추신경계 억제제의 강한 영향하에 있는 환자나 골수기능 억제 환자에게 사용해서는 안 된다.

크로프로파마이드 chlorpropamide 저혈당 작용을 일으키는 제1세대 설포닐우레아(sulfonylurea)제제. 위장관에서 빠르게 흡수되고, 작용 지속시간은 다른 설포닐우레아(sulfonylurea)제제인 아세토헥사마이드(acetohexamide)나 톨라자마이드(tolazamide)보다 길다. 섬조직을 자극하여 인슐린을 분비하게 하므로 췌장이 완전히 적출된 인슐린의존성 당뇨병 환자에게는 효과가 없으며, 췌장기능이 남아있는 인슐린비의존성 당뇨병 환자에게 효과가 있다. 성인 1일 100~125mg을 아침 식사전이나 후에 복용하거나 조석으로 분복하는데 1일 500mg을 초과해서는 안 된다. 두통, 현기증, 설사, 가슴앓이, 재생불량성 빈혈, 용혈성 빈혈, 발진, 두드러기, 담마진, 습진, 저혈당증 등을 일으킬 수 있으므로 간이나 신기능 장애자, 부신기능 장애자, 영양 불량자, 기아상태 환자, 근육운동이 심한 자 등은 주의한다. 또한 발열, 감염, 괴저를 합병증으로 하는 당뇨병 환자, 설사나 구토 등 심한 위장장애 환자, 임부, 가임부, 중증 산독증이 있는자, 유년성 당뇨병 환자, 당뇨성 혼수자 등에게 사용해서는 안 된다.

크론병 ～病 Crohn's disease 구강으로부터 항문까지 위장관의 어느 부분이라도 침범할 수 있는 특발성의 만성 염증성 질환. 1/3의 경우에서는 오직 소장만을 침범하며 이때 회장부 말단을 가장 흔히 침범한다. 식욕부진, 오심, 구토 뿐 아니라 발열, 복부 동통, 설사가 흔히 나타나며, 수분 및 전해질 불균형과 영양장애, 흡수불량, 지방변 등이 나타난다. = 국한성 회장염.

크롤¹ crawl(수상 구조) 자유형.

크롤² croll(구조) 산악사고나 각종 사고시 로프를 이용한 작업용이나 구조용 승강기. 안전벨트와 가슴벨트 사이에 편평한 면을 몸쪽으로 부착하여 사용하기도 하며, 자기확보와 고공에서의 장시간 작업에 이용한다.

크롤러크레인 crawler crane 크레인의 하부에 무한

궤도식 바퀴가 부착되어 있어 자유로이 이동하면서 물체를 들어 올리는 작업을 수행하도록 되어 있는 크레인. 수십 톤에서부터 수백 톤까지의 인양능력이 있다.

크롬 chromium [Cr] 단단하면서 부서지기 쉬운 회색 금속. 주로 2가(chromous), 3가(chromic), 6가(chromate)가 중요한데 2가 크롬은 매우 불안정하고, 3가 크롬은 매우 안정된 상태로 존재하며, 6가 크롬은 비용해성으로 대부분 산소와 결합하고 있어 강력한 산화제, 색소로서 널리 사용하고 있다. 주요 발생원은 도금, 피혁제조, 염색, 강철합금, 시멘트 제조공장 등이며, 화학적 안정성과 내열성, 내부식성, 전기저항성 등이 강하고 매우 불용성이다. 미량원소로 체내에서 당 및 지방대사에 관여하고 인슐린의 기능에도 필요하다. 동물의 경우 크롬이 부족하면 당뇨병과 비슷한 증상이 나타나며, 인체에서 결핍시에는 동맥경화증이나 고농도의 혈중 콜레스테롤치와 관련이 있는 등 동식물의 필수 영양소로 인정되고 있다. 일반적으로 금속 크롬과 3가 크롬은 비교적 안정하고 인체에 무해하나, 수용성의 6가 크롬화합물은 매우 자극성이 강하고 부식성이 있으며, 인체 조직에 대해 독성을 나타낸다. 비수용성의 크롬화합물은 장기간 폐에 머물 경우 폐암을 유발하기도 한다. 급성 중독시에는 피부 접촉시 화상을 입으며 피부괴사가 국부적으로 일어나고, 흡입시에는 기침, 호흡곤란, 구토, 복통이 발생한다. 전신작용으로는 심한 출혈성 신장장애와 혈뇨증이 나타나며, 더욱 심하면 무뇨증과 요독증으로 수일내에 사망하게 된다. 만성중독시에는 비점막염증과 비중격 궤양이 나타나며 더욱 심한 경우 비중격 연골천공이 온다. 장기간 크롬먼지를 흡입하게 되면 기관지 만성염증과 기관지 폐렴이 같이 나타나고, 폐의 섬유화를 초래하여 크롬폐를 일으키게 된다. 중독시 더 이상 노출되지 않게 작업전환 등의 조치를 취한다. 피부 궤양이 발생하면 5% sodium thiosulfate 용액이나 5~10% sodium citrate용액 또는 10% Ca-EDTA연고가 효과적이다. 필요시 기관지 확장제를 투여하고 급성 신부전이 의심되면 수분 전해질 균형을 해 주어야 한다.

크롬산 ~酸 chromic acid [CrO₃] 크롬산염을 생성하는 산. 산화크롬(Ⅳ)의 수용액. 실제로 단리할 수는 없고, 수용액 속에 항상 존재한다고 할 수도 없다. 농도가 낮으면 황색, 높으면 적색 또는 적흑색이다. 독성이 강하고 피부에 닿으면 상해를 일으키는 환원제로서 유기물과 접촉하면 폭발하는 경우가 있다. = chromic anhydride, chromium trioxide.

크롬중독 ~中毒 chromium poisoning 크롬의 체내 축적으로 나타나는 중독증. 금속 크롬은 무해하나 산화물 및 그 염이 유해하다. 발생가능 산업은 크롬 도금작업, 크롬산염을 촉매로 하는 작업 등이며 비염, 인두염, 기관지염, 특히 비중격 천공 등의 자각증상이 나타난다.

크롬친화세포종 ~親和細胞腫 pheochromocytoma 주로 부신수질 종양에 의해 카테콜아민(catecholamine)이 병적으로 과잉 생산되는 신생물 질환. 고혈압이 주된 특징. 전체 고혈압 환자의 0.1% 이하에서 발견된다. 부신의 일측 및 양측 또는 교감신경 줄기를 따라 위치한 종양에서 기인하며, 드물게 흉곽, 방광, 뇌 등의 종양에서 기인한 발작적이고 지속적인 고혈압이 특징이다. = 갈색세포종.

크룹 croup 가막성 후두염. 호흡기의 급성 바이러스 감염. 영아와 3개월~3세 유아에게 1차적 상기도 감염 후에 발생한다. 쉰 소리, 안절부절, 발열, 심하고 거친 기침, 흡식시의 지속적인 천명, 후두 협착으로 초래된 호흡곤란, 빈 호흡이 특징이며, 심한 경우 청색증이나 창백함이 나타난다. 감염원은 공기 중 환자나 감염자의 분비물이다. 다형 핵세포의 증가로 처음에는 백혈구증가증(leukocytosis)이 나타나고 백혈구감소증과 림프구증가증이 뒤따라 나타나며, 목의 측면 X-선 촬영에서 좁아진 후두개 하부와 정상 크기의 후두개를 보여 주는데 이는 급성 후두개염과 감별된다. 급성 크룹은 밤에 시작하여 급속히 진행되고, 찬 공기 노출이 원인이 될 수도 있다. 아동의 경우 아침에는 호전되고 밤에는 심해지는 경향이 있다. → 가막성후두염.

크룹성기관지염 ~性氣管枝炎 croupous bronchitis 격렬한 기침과 호흡곤란, 발작을 특징으로 하는 기관지염. Charcot-Leyden결정체, 호산구 및 기관지 캐스트(cast) 등이 객출된다. = exudative(fibri-nous membranous, plastic pseudo-membra-nous) bronchitis.

크룹성후두염 ~性喉頭炎 croupous laryngitis 영아(嬰兒) 또는 소아에 많은 질환. 울려 퍼지는 짖는 소리 같은 기침, 쉰 목소리, 천명(喘鳴)을 특징으로 한다. 감염, 알레르기, 이물(異物) 또는 종양이 그 원인이 되며, 후두디프테리아가 원인이 되는 경우가 자주 있었으나 현재는 비교적 드물다.

크리빙 cribbing 차량이나 건축물의 일부를 들어올리기 위한 나무로 만든 쐐기 모양의 물건. 장비의 등반 과정이 잘못되더라도 물건 등반시의 추락을 방지해 준다.

크리프 creep 빙하 상부에서 생기는 현상으로 눈이 산쪽에서 오게 되면, 내린 눈이 산 밑으로 천천히 흘러내려가서 나무나 바위 밑에 만들어진 틈새.

크림 cream 피부에 사용되는 끈적거리지 않는 반고형의 약제.

크립 crib 안전하게 사람을 구출하기 위한 목적으로 불안정한 물체를 지탱하는 기법.

크산틴 xanthine 이뇨효과를 갖는 진통제. 신장의 혈류역학과 재흡수 기전에 영향을 주어 이뇨효과를 나타내는 작용은 있으나 다른 이뇨제에 비해서 효력, 효능이 작아 다른 이뇨제의 보조 역할을 하며 주작용은 진통작용이다.

크산틴뇨증 ~尿症 xanthinuria 퓨린 대사 이상으로 크산틴 대사에 필수적인 효소인 크산틴옥시다제(xanthine oxidase)의 결핍으로 소변 안에 크산틴의 양이 과도하게 존재하는 것.

크세논램프 xenon arc lamp 고압 크세논 가스 속의 방전에 의하여 발광시킨 램프. 각종의 광원(光源) 중에서 자연광에 가장 가까운 빛을 낸다. 석영관(石英管) 속에 한 쌍의 전극을 넣고 이 전극 사이에 방전이 일어나게 한다. 전극간격이 수 mm이고, 관이 공 또는 달걀 모양의 것을 단(短)아크 크세논 램프라고 한다. 이 램프에서는 점등 중의 가스압은 20 atm 이상이다. 수 kW에 이르는 대형램프도 있으며,

발광효율은 1W당 20~40 lm에 달하여 백열전구의 효율 1W당 10~20 lm에 비해 훨씬 높다.

크실렌 xylene [$C_6H_4(CH_3)_2$] 분자량 106.17, 증기 비중 3.66, 비중 0.8인 방향성을 가지는 무색투명한 액체. 벤젠고리에 메틸기 두 개가 결합하고 있는 구조로, o-크실렌, m-크실렌, p-크실렌의 세 종의 이성질체(異性質體)가 있다. 녹는점, 끓는점, 비중 등은 이성질체에 따라 다르다. 어느 이성질체도 물에 녹지 않지만 에테르, 벤젠 등의 유기용매와 잘 섞인다. 경유 속에 1% 정도 함유되어 있으며, 나프타의 접촉개질(改質)에 의해 대규모로 생산된다. 가연성 액체로서 증기는 공기보다 무거워 체류하며 점화원에 의해 인화되어 일시에 번진다. 난용성이고 물보다 가볍기 때문에 물 위에 누출되거나 화재시 봉상 주수하면 멀리 화재가 확대되어 위험하다. 질산 등의 강산류 또는 염소산염류, 질산염류 등의 강산화제와 반응하여 혼촉 폭발의 위험이 높다. 유동에 의해 정전기의 발생과 축적을 초래한다. 과열에 의해 용기가 폭발하고 연소시 자극성 유독가스를 발생한다. 저장 및 취급시 직사광선 차단, 화기엄금, 용기는 차고 어두운 곳에 저장하고 통풍 환기가 잘되는 안전한 곳에 저장한다. 산화성 물질과 철저히 격리하며 누출시 증기 발생을 줄이기 위해 물분무하고 불연성 물질로 흡수 제거한다. 화재시에는 건조분말, 포, 이산화탄소, 물분무를 사용하여 질식 소화하고 직접 화점에 물을 뿌리면 효과가 없다. 연소 생성물은 자극성, 독성의 가스류이기 때문에 화재 진압시 특수한 방호의와 공기 호흡기를 착용해야 한다. 눈에 들어가면 약상을 입고, 피부에 접촉하면 피부염을 일으킨다. 증기는 눈, 코, 목을 자극하고 고농도 증기 흡입시 혼수 상태, 두통, 흥분, 마취상태가 되며 사망에 이르기도 한다. 제법은 혼합크실렌을 증류하여 오르토크실렌과 에틸벤젠을 분류하고 다시 메타크실렌을 분류하면 파라크실렌이 남는다. 일반적인 용도로는 도료, 용제, 시너, 합성 섬유 및 플라스틱 등 합성 고분자용 모노머의 제조 원료, 의약품, 향료 등에 사용된다. = 크실롤, 디메틸벤젠, 자일린.

큰종기 ~腫氣 carbuncle 피하 조직에 화농성 물질을 함유하는 넓은 포도상구균 감염 부위. 호발 부위는 목 뒤와 둔부이다. = 옹종(擁腫).

큰종기증 ~腫氣症 carbunculosis 여러 개의 큰종기가 생기는 증상. 모낭을 통해 감염 박테리아가 피부를 침습한다.

클라미디아속 ~屬 Chlamydia *Chlamydiaceae*과의 1속. 사람과 동물에 광범위한 질환을 일으키며 활물기생을 한다. 트라코마 클라미디아, 미야가와소체, 앵무새병 클라미디아 병원체 등이 있다.

클라이네-레빈증후군 ~症候群 Kleine-Levine syn-drome 발작적 수면, 비정상적인 배고픔, 과잉 행동 등의 정신 이상 상태와 연관되는 질환. 주로 청년기의 남성에게 발병하며, 발작적 수면은 수시간에서 수일정도 지속되기도 하고 깨어나면 혼돈상태가 된다.

클라인펠터증후군 ~症候群 Klinefelter's synd-rome 성염색체를 침범하는 유전성 질환 중 가장 흔하며 모든 염색체 이상증후군중 Down증후군 다음으로 많은 유전성질환. 대부분의 핵형이 47-XXY(93%)이며 48-XXXY, 48-XXYY, 49-XXXXY도 있을 수 있다. 발생빈도는 생존 남아 850명당 1명으로 비교적 흔히 볼 수 있고 중증도의 지능발육 지연을 동반한다. 키가 크고, 특히 사지가 길며, 전신의 근육 및 골격이 환관양이며 부인형 유방과 고환 발육부전 및 원발성 불임증을 수반하며 남성의 2차 성징이 없다.

클락의 법칙 ~ 法則 Clark's rule 성인의 평균체중(68kg)과 비교하여 소아의 체중을 이용해 약물의 소아 용량을 계산하는 방법. 체표면적을 이용한 방법보다는 그다지 정확하지 못하다.

$$소아용량 = \frac{소아의\ 체중(Lb)}{150Lb} \times 성인용량$$

클래식후두마스크 ~喉頭~ LMA-Classic 후두경을 사용하지 않고 응급환자에게 비침습적으로 기도를 확보하는 기구. 소아 5kg 이하부터 성인 95kg 이상 사용할 수 있으며, 고압증기 멸균소독(steam auto-clave)에서 녹지 않고 변형없이 재 사용할 수 있는 의료용 실리콘 재질로 되어 있다.

클래퍼판 ~瓣 clapper valve 물의 흐름이 한쪽 방향으로만 향하도록 고정된 밸브.

클레프트 cleft 바위가 넓게 갈라진 틈새.

클렘하이스트매듭 klemheist knot 감아매기매듭이나 바흐만매듭과 같은 용도로 쓰이는 것으로 마찰 때문에 주 로프가 손상되는 단점이 있다.

클로니딘 clonidine 화학적으로는 이미다조린(imidazoline)계에 속하며 중추신경계 교감신경활성을 차단하는 매우 효과적인 항고혈압제. α_2-아드레날린성 효능제의 특성을 가지고 있다. 클로니딘을 비경구적으로 투여하면 곧 바로 혈압이 오르는 것이 관찰되고 이후 지속적인 혈압 하강작용으로 바뀌어가며 심박출량은 감소한다. 경구적으로 투여하면 흡수가 잘되고 생체 이용률은 100%이다. 또한 마취 및 진통제의 필요량을 낮추는 효과가 있다. 0.75mg을 1일 3회 경구투여하고 중증인 경우는 0.9mg씩 1일 3회 투여한다. 부작용으로 구갈이 많이 일어나고 장기투여 후 갑자기 중단하면 빈맥을 수반하는 고혈압증의 반동(rebound)을 일으키므로 주의한다.

클로로벤젠 chlorobenzene [C₆H₅Cl] 분자량 112.6, 증기비중 3.9, 증기압 12mmHg(25℃), 융점 -45.2 ℃, 비점 132℃, 비중 1.11, 인화점 29℃, 발화점 638℃, 연소범위 1.3~7.1%인 석유냄새가 나는 무색의 액체. 물에는 녹지 않지만 많은 유기용매와 임의의 비율로 섞인다. 클로로벤젠을 더 염소화하면 o-디클로로벤젠 또는 p-디클로로벤젠이 되는데, 이것들은 구리를 촉매로 하여 고온 고압에서 암모니아와 반응시키면 아닐린을 생성하고, 수산화나트륨을 작용시키면 페놀을 만든다. 증기는 공기보다 무겁고 공기와 혼합하여 낮은 곳에 체류하며, 점화원에 의해 인화 폭발의 위험이 있고, 연소시 역화의 위험이 있다. 가열에 의해 용기의 폭발 위험이 있으며, 연소시 포스겐, 염화수소를 포함한 유독성 가스를 발생한다. 강산화성 물질과 혼촉에 의해 격렬히 반응하고 경우에 따라 발화의 위험이 생긴다. 저장 및 취급시 가열금지, 화기 엄금, 직사광선 차단을 필요로 한다. 용기는 차고 건조하며 환기가 잘되는 곳에 저장한다. 화재시 포, 이산화탄소, 분말소화약제로 일시에 소화한다. 눈 및 피부를 자극하고 증기 흡입시 마취작용, 두통, 기침 등을 일으키며 심하면 사망에 이를 수도 있다. 제법은 벤젠을 철 촉매 하에서 염소와 반응시켜 만든다. 용도는 용제, 유기합성의 원료 및 제조, 향료, 의약품, 페놀 제조, 아닐린 제조 등에 사용된다. = 클로로벤졸.

클로로프렌 chloroprene 분자량 88.54, 비등점 59.4℃, 비중 0.958인 무색의 휘발성 액체. 유기용매에 녹지만 물에는 녹지 않는다. 불안정하고 빛, 열, 산소에 의하여 쉽게 중합하여 여러 가지 중합체를 만든다. 제조시 염화구리과 염화암모늄의 착염(錯鹽) 수용액에 아세틸렌을 통하여 얻는 비닐아세틸렌에 염화수소를 첨가하면 그 생성물이 이성질화하여 클로로프렌이 된다. 네오프렌의 상품명으로 내유(耐油), 내한성이 풍부한 합성고무로 시판되고 있다. = 네오프렌(Neoprene), 2-클로로-1,3-부타디엔.

클로르데인 chlordane 살충제로 사용되는 염소화 탄화수소군의 유독물질. 인체 내로 유입될 경우 치명적이다.

클로르프로마진 chlorpromazine 정신억제제 중 진성의 정신병에 사용되는 신경 억제약의 하나. 페노티아진 정온제, 항구토제. 정신질환, 심한 메스꺼움, 구토, 멈추지 않는 딸꾹질의 치료에 처방한다. 파킨슨병, 중추신경계 억제제의 동시 투여, 간·신장 기능장애, 심한 저혈압 또는 이 약 및 다른 페노티아진 약물에 과민성이 있는 경우에는 사용을 금한다. 심한 부작용은 저혈압, 간독성, 다양한 추체외로 반응, 혈액질환, 과민성 등을 들 수 있다.

클론 clone 유사 세포분열에 의해 단일 세포에서 유래하여 유전학적으로 동일한 세포군이나 형질군. 무성생식이기 때문에 부모세포의 자손들은 유전적으로 동일하다.

클론선택설 ～選擇說 clonal selection theory 자동면역이 특정 항원에 대해 반응할 수 있는 림프구 클론의 발생에 의해 형성된다는 학설. 미리 계획되고 예정된 림프구성 세포의 클론은 숙주가 접촉할 제한된 몇 가지 항원 결정자와 반응할 수 있도록 태아 때 만들어진다고 주장하며, 신체는 다양한 항체를 합성하도록 각각 유전학적으로 계획된 세포의 여러 다양한 클론을 함유하는데, 신체에 들어가는 모든 항원은 그 항원에 대한 항체를 합성하도록 계획된 특이 클론을 선택해 항체를 증식, 생산하도록 한다. = 항체 특이성 이론(antibody specific theory).

클리브시엘라 Klebsiella 둥근 양단이 있는 굵고 짧은 간균으로 단독으로 존재하며 호흡기 질환을 일으키는 세균.

클리어런스 clearance 신장을 통해 혈액에서 물질이 제거되는 것. 신장 기능은 주어진 기간 동안 특정 물질이 소변으로 분비되는 양을 측정해 검사한다.

클리퍼 clipper 철선 절단용의 큰 가위. 인명구조시 철선이나 전선을 자르는데 사용하며 가는 철근을 절단할 수 있는 것도 있다.

클리프 cliff 낭떠러지. 벼랑이나 절벽을 기어오르는 클라이머를 클립스맨(cliffsman)이라고 하며, 록 클라이머를 영국에서는 클립스맨으로 부르기도 한다.

키나제 kinase 유기분자에 인산기를 전이하는 효소군. 특정한 단백질 키나제의 활성은 호르몬 및 기타 조절분자에 의해 촉진된다. 이 효소들은 다른 효소들을 인산화하여 그들의 활성을 조절한다.

키놀 kynol 방염가공 원단의 일종. 상품명이다.

키니네 quinine 키나(cinchona)나무 껍질에서 분리된 희고 쓴 투명한 알칼로이드(alkaloid). 300년 이상 말라리아 치료제로 이용되어 왔다. 골격근에 직접 작용하여 큐라레(curare)와 유사한 근신경 접속부 차단작용이 있으며, 항온동물의 장관 및 자궁을 수축하고 심근을 억제한다. 백혈구에 대단히 예민하여 0.005%액에서도 마비를 일으켜 아메바성 운동을 정지시키며, 각종 효소작용의 억제와 체온조절 중추를 진정시키고, 물질대사를 억제하여 체온을 하강시킨다. 말라리아(Malaria)의 억제 및 치료제로도 쓰이며 선천성 근긴장증, 노인성 야간경련, 신경통에도 이용된다. 성인은 1일 3회 0.6~1g씩 경구투여하고 반복투여시 기나중독(cinchonism)이라는 전형적인 증후군이 나타나며, 경한 경우에는 이명, 두통, 시력장애 등이 나타나고 과량 투여시 소화기장애 등도 나타난다. 과량 투여시 신장이 손상되면 무뇨증, 요독증이 올 수도 있으므로 주의한다.

키멜스틸-윌슨증후군 ~症候群 Kimmelstiel-Wil- son syndrome 당뇨병과 관련되어 있고, 신사구체의 변성으로 나타나는 비정상적 상태. 알부민뇨증, 신염성부종, 고혈압, 신부전증 등이 나타난다. = 모세관간사구체 경화증(intercapillary glomerulosclerosis).

키퍼하이드롤릭 keeper hydraulic 표면 아래 물체의 통과 후 나타나는 물의 정기적인 역 재순환.

킥 kick 수영 시 다리차기 동작. 각 종목에 따라 다양한 방법이 있다.

킥백 kick back 체인톱, 동력절단기 등 회전하는 절단장비에서 발생하며, 절단 불가능한 물체에 날이 닿거나 가이드 바 등이 단단한 물체에 부딪히는 경우 장비가 작업자 방향으로 튀어 오르는 현상.

킥보드 kickboard 수영할 때 쓰이는 사각형의 부판. 다리 동작을 연습할 때, 팔로 킥보드를 잡고 균형을 유지한다.

킥싸이클 kick cycles 수중에서 거리를 측정하는 방법. 발로 차고 전진할 때 발차기를 한 횟수를 세어 거리를 추정한다.

킬로- kilo- k- 1,000을 의미하는 접두어.

킬로그램 kilogram : kg 미터법에서 질량을 재는 단위. 1 킬로그램은 1,000그램과 동일하고 상형에서의 2.2046 파운드와 동일하다.

킬로그램칼로리 kilogram-calory 1kg의 물을 1℃만큼 높이는데 소요되는 열량.

킬로리터 kiloliter : kl 1,000리터.

킬로미터 kilometer : km 1,000미터.

킬로볼트 kilovolt : kV 1,000볼트.

킬로볼트암페어 kilovolt ampere : kVA 1,000볼트암페어. 교류 발전기, 변압기 등의 용량의 나타내는 단위.

킬로사이클 kilocycle : kc 1,000사이클.

킬로와트 kilowatt : kW 1,000와트. 전력의 실용 단위.

킬로와트시 kilowatt hour : kWh 1,000와트시. 약 1.34마력으로서 1시간 동안 작용하는 킬로와트와 동일한 일 또는 에너지 단위.

킬로칼로리 kilocalorie : Kcal 1,000cal와 동등한

ㅋ

열 단위(1kcal는 1kg의 물을 1℃ 올리는데 요구되는 열량). calorie의 첫 자 c를 대문자로 표기한 'Calorie'로 나타내기도 한다.

킬로헤르츠 kilo hertz : kHz 주파수의 단위로 1,000헤르츠.

킬른 kiln 요업용인 가열장치. 가열에는 석탄, 중유, 가스 등의 연소열이나 전열이 사용된다. 고온실은 여러 가지 내화물로 만들며 외측을 단열 벽돌 등의 단열재로 덮는다. 요로의 형식으로는 단독요, 터널요, 기동요, 로터리 킬른 등이 있다.

타격시험 打擊試驗 jarring test 기기를 떨어뜨리거나 타격하여 이상 유무를 확인하는 시험.

타르 tar 석탄, 목재 등을 건류하여 얻어지는 갈색 또는 흑색의 기름과 같은 물질. 넓은 의미로는 석탄, 석유, 목재, 유모혈암(油母頁岩) 기타의 유기물을 건조·열분해했을 때에 생성되는 갈색 또는 흑색의 점조성 유상역청물질(粘稠性 油狀瀝靑物質)을 말한다. 보통 타르의 조성과 성상은 원료의 차이에 따라 다르며, 소량의 산소, 황, 회분 등을 함유한다. 용도는 방향족계 화학원료 이외에도 도로포장용, 도료, 방부제, 의약품 등에 사용된다.

타르피치 tar pitch 타르를 건류하여 남은 흑색 물질.

타목시펜 tamoxifen 항여성 호르몬제로 유방암의 경우 체내에서의 에스트로겐 생성을 억제함으로써 에스트로겐이 암세포와 결합하는 것을 억제하는 에스트로겐 제제.

타박상 打撲傷 contusion 둔기나 주먹 따위로 맞거나 충돌, 추락 등으로 부딪혀서 난 상처. 피부의 열상 없이 변색, 통증, 부종이 나타나며 냉 요법으로 진행을 막을 수 있다. = 좌상(挫傷).

타분 tabun 테러현장에서 살포될 수 있는 콜린에스테라제 억제물질인 독가스의 일종. 흡기시 1~10분 사이에 무력감을 느끼고 10~15분이 되면 의식을 잃고 마비증상이 나타나며 생명이 위험하다.

타살 他殺 homicide 고의나 과실에 관계없이 타인의 행위에 의한 모든 죽음.

타석 唾石 sialolith 타액선이나 관안의 작은 돌의 형태를 띤 것.

타성 惰性 inertia 물체가 정지 또는 운동상태를 지속하려는 성질. = 관성.

타액 唾液 saliva 구강 내의 선에서 분비되는 맑은 점성액. 수분, 뮤신(mucin), 유기염, 소화효소인 프티알린을 함유하고 있다. 구강의 습기를 유지하고 녹말의 소화를 시작하며, 음식을 씹고 삼키는 것을 돕는다.

타액관 唾液管 salivary duct 타액이 통과하는 관들 중의 하나. = 침샘관.

타액루 唾液瘻 salivary fistula 타액선 또는 타액관에서 구강이나 얼굴 또는 목의 피부에 있는 구멍.

타액분비 唾液分泌 salivation 타액선에 의해 타액이 분비되는 것.

타액분비과잉증 唾液分泌過剩症 sialorrhea 타액분비 과다 증세. 급성 구강의 염증, 수은중독, 임신, 알코올중독, 영양실조, 콜린성 과잉투여와 같은 건강상태의 지수를 생각할 수 있다.

타액분비부전 唾液分泌不全 hypoptyalism 타액의 분비가 감소된 상태. 탈수, 타액선 부위의 방사선 치료, 불안, 아트로핀이나 항히스타민제와 같은 약물 사용시 비타민 결핍 등의 다양한 증후군과 관련이 있다.

타액분비촉진제 唾液分泌促進劑 sialogogue 침의 방출이 촉진되도록 한 제제.

타액선 唾液腺 salivary gland 타액을 분비하는 구강의 선(腺)으로 이하선, 설하선, 악하선이 있으며 장액선과 점액선이 합쳐진 구조선. 타액의 1일 분비량은 약 1.5ℓ, pH는 7.0이며 성분은 프티알린(ptyalin) 효소와 뮤신(mucin) 외에 Na, K, Ca 등의 무기질이 소량 용해되어 있고 99%의 H_2O로 구성되어 있다. 타액 효소가 분해하는 것은 탄수화물이다. = 침샘.

타액아밀라아제 唾液~ salivary amylase 신진대사 동안 탄수화물의 화학적 변화가 시작되는 구강에서 분비되는 효소.

타워등 ~燈 tower lighting 고층건물이나 철탑의 최상부에 설치하여 항공기 등이 충돌하지 않도록 하는 점멸등.

타워크레인 tower crane 높은 탑형의 구조물 상부에 상하운동을 하는 지브(jib, 팔뚝 모양의 회전부)

를 설치하거나, 길게 뻗은 외팔보에 주행식 승강기 (trolly)를 설치하여 구조물을 권양, 주행, 선회, 지 브의 상하운동, 윈치(winch)의 각종 운동 등을 행하 는 것. 작은 구조물의 탑재용으로 많이 쓰이고 있다. 형태로는 주행식과 레일 위를 이동하는 고정식이 있 다. = 탑형 크레인.

타이아자이드 thiazide 다뇨증에서 요량을 감소시키 는 약물. 뇌하수체성 요붕증의 치료에는 항이뇨호르 몬보다 효과가 적으나, 항이뇨호르몬 투여후에 부작 용이 심한 환자나 신원성 요붕증 환자에게 사용한 다. 원위세뇨관 처음 부분에서 Na^+/Cl^-재흡수가 억 제되어 이뇨작용이 나타나는데, K^+, Cl^-, Mg^{2+}은 배 설도가 증가되나 Ca^{2+}, 요산 등의 배설은 감소된다. chlorothiazide(diuril)는 1일 2~3회 0.5~1.0g씩 경구투여하고 hydrochlorothiazide(esidrix)는 50 ~100mg씩 1일 1~2회 경구 투여한다. 가장 흔히 나타나는 부작용은 포타슘 고갈이며 신장애 환자에 게는 금기이다.

타이오리다진 thioridazine 신경이완제의 일종. 활동 성 및 공격성을 조절하는 대뇌피질, 시상하부, 변연 계를 억제하므로 우울성 신경증, 격앙상태, 불안, 침 체상태, 긴장 등에 이용되며, 수면장애, 노인성 치매, 순한 알코올 금단증상의 치료, 정신적 장애의 치료 등에도 이용한다. 소아는 1일 0.5~3mg/kg, 보통 장 애증상에는 1일 2~3회 10mg씩 투여하고, 성인은 정신병 치료시 초회량은 1일 50~100mg을 3회 투 여한다. 최대 800mg이며 유지량은 1일 10~200 mg이다. 우울증이나 치매의 경우는 초회량 1일 3 회 25mg씩 총량 1일 20~200mg을 투여한다. 후 두경련, 호흡억압, 백혈구감소증, 경련, 두통, 피부 염, 황달, 무월경, 체위성 저혈압, 고혈압 등의 많은 부작용이 나타나므로 임부, 수유부, 경련환자, 고혈 압, 간질환 환자 등은 주의하고 혼수상태나 심한 우 울상태의 환자는 금기이다. 특히 발기에는 영향을 미치지 않으나 사정을 억제하므로 남자 환자들에게 주의한다.

타이오잔틴 thioxanthene 신경마비제의 일종. 정신 분열증 치료에 쓰이고 여기에 속하는 유도체들은 페

노티아자인(phenothiazine) 유도체와 구조 및 작용 이 유사하다. 타이오틱신(thiothixene)과 함께 급만 성 정신분열증 및 조울증 치료에 쓰이는 쿨로펜틱졸 (clopenthixol), 불안감과 교란증이 심한 정신질환 에 이용하는 클로르프로틱신(chlorprothixene) 등 이 있다. 클로르프로틱신은 10, 25, 50, 100mg의 경구용 정제가 있고 주사제로는 12.5mg/ml가 있다.

타이오틱신 thiothixene 정신분열증 치료제의 일종. 만성 정신분열증 및 기타 정신병, 조울병의 조증기, 노인성 치매 등에 사용한다. 급성 정신분열증 및 급 성 정신병에 보통 1일 10~50mg을 투여하고, 만성 정신분열증 및 만성 정신병에는 1일 20~40mg을 유지한다. 노인의 정서불안 및 착란시는 1일 2~ 6mg을 오후에 투여하고, 필요시 1일 10~20mg까 지 증량한다. 추체외로 효과, 구갈, 뇨저류, 변비 등 의 부작용이 나타날 수 있다.

타이오펜탈나트륨 thiopental sodium 뇌간의 망상 구조에 우선적으로 작용하여 용량에 따라 진정, 최 면 효과를 나타내는 중추신경계 억제 약물. 초단시 간형의 바비튜레이트(barbiturate)로서 마취작용을 나타낸다. 전신마취, 전신마취의 도입, 전기충격 치 료시 마취, 국소마취나 흡입마취약과 병용, 파상풍, 자간, 국소마취약 중독 등에 의한 경련에 이용한다. 지질용해도가 높아 수초내에 뇌의 전기능을 억압하 여 전신마취 유도제로 많이 이용된다. 이 약물은 약 물의 길항작용을 이용해 스트리치닌(strychinine) 중독의 해독제로도 이용된다. 전신마취시 50~100 mg을 정주하고, 단시간 마취시는 50~75mg을 10~ 15초의 속도로 정주한다. 경련치료시는 50~200mg 을 경련이 멈출 때까지 주입하고, 전기충격 치료시 에는 2.5% 용액 300mg을 25~35초로 주입한다. 직장내 주입은 20~40mg/kg 기준으로 직장내 주입 15분 후에 마취가 시작되어 약 1시간 지속되고, 근 육주사는 2~2.5%용액 20mg/kg으로 투여한다. 합 병증이나 부작용은 그리 대수롭지 않으나 두개내압 증가, 인두부 감염, 불안정한 동맥류 혹은 천식이 있 는 환자에 있어서는 기침, 후두부 경련, 인두경련이 심하게 올 수 있다.

타이오황산염 ~黃酸塩 thiosulfate 시안화물의 해독작용을 돕기 위해서 20% 수용액 50㎖를 정맥내 주사하는 해독제.

타인공포증 他人恐怖症 xenophobia 낯선 사람이 있거나 새로운 환경에 대해 불편해하거나 두려워하는 불안장애.

타임레이스 time race 수영경기에서 등위 선정을 착순에 의하지 않고 영자의 수행기록에 근거하여 정하는 경기 방식. 보통 예선경기에 많이 이용한다.

타진 打診 percussion 신체의 어느 부분을 두드려서 진동을 일으킨 후 그 진동음을 통하여 귀에 이르는 소리로 내부장기의 크기, 경계, 밀도와 신체강에 있는 총 체액을 평가하는 검사 방법. 손가락 또는 타진추로 직접 체표를 두들기거나 체표와의 사이에 다른 것을 놓고 간접적으로 두들기는 방법에 따라 직접법과 간접법으로 구별된다. 가장 널리 행하여지는 것은 지지 타진법으로 좌수중지의 중절을 체표에 밀착시켜 놓고 그 손가락의 배면을 구상으로 구부린 우수중지의 지두로 두들기는 방법이다.

탁도 濁度 turbidity 물의 흐린 정도를 나타내는 단위.

탄·소성변형 彈·塑性變形 elastic-plastic deformation 역학에서 부재의 탄성변형과 소성변형을 유기적으로 일괄하여 취급하는 변형.

탄도성헬멧 彈道性~ ballistic helmet 금속과 직물로 짜여져 여러 겹으로 이루어진 보호헬멧으로 탄환이나 유산탄의 충격을 흡수하고 넓게 퍼트리는 것. 군사작전에서 두부손상을 줄이기 위해 사용되었다.

탄도학 彈道學 ballistics 탄알 및 로켓과 같은 투사물의 충격, 탄도, 운동성에 관한 연구.

탄력붕대 彈力繃帶 elastic bandage 운동이 가능하도록 지지를 제공하는 탄력적인 섬유로 된 붕대. 적용부위에 지속적인 압력을 제공한다. 무릎이나 팔목, 정맥류처럼 부종이 있는 사지와 늑골골절시 적용한다. = Ace, Ace wrap, Ace bandage.

탄력성 彈力性 elasticity 조직이 신장하거나 쭈그러지거나 다른 모습으로 변화한 후에 원래의 크기와 모양으로 되돌아가는 물리적인 고유성.

탄력소 彈力素 elastin 노란 탄력조직 섬유의 주요 물질을 형성하는 단백질.

탄분증 炭粉症 anthracosis 폐에 석탄 먼지가 침전되고 세기관지에 검은색 결절이 형성되어 국소적인 폐기종을 일으키는 만성 폐질환. 대기오염, 흡연과 관계된다.

탄산가스 炭酸~ carbon dioxide [CO2] = 이산화탄소, 무수탄산.

탄산수소나트륨 炭酸水素~ sodium bicarbonate [NaHCO3] 분자량 84.02인 백색분말 또는 결정성 괴상(怪狀). 건조공기 중에서는 변화하지 않으나 습한 공기 중에서는 서서히 변화한다. 수용액은 가수분해에 의해서 약한 알칼리성을 보이는데, 이것은 메칠오렌지에 대해서는 변색되지만 페놀프탈레인에 대해서는 중성을 보일 정도이다. 수용액을 가열하면 65℃ 이상에서 탄산가스를 방출하며 탄산나트륨 용액으로 변한다. 염산, 황산 등의 산과 작용시켜도 이산화탄소가 발생한다. 제조시 순수한 것은 탄산나트륨 용액에 이산화탄소를 통하면 생기는 침전을 여과하여, 이산화탄소의 기류 속에서 건조시킨다. 공업적으로는 탄산나트륨을 제조할 때 사용되는 암모니아 –소다법의 중간물질로서 생성되며, 탄산나트륨 수화물에 이산화탄소를 통해도 생긴다. 제산제(制酸劑) 등 의약품으로 사용되고, 나트륨염의 제조원료, 베이킹파우더, 가루비누의 배합제, 양털 등의 세척제, 거품소화제(消火劑), 청량음료의 탄산가스 발생제 등 용도가 매우 다양하다. = 산성탄산나트륨, 중탄산나트륨, 중탄산소다.

탄산탈수효소 炭酸脫水酵素 carbonic anhydrase 탄산의 형성이나 분해를 촉매하는 효소. CO2 농도가 낮을 때 탄산의 CO2와 H2O로의 분해가 촉매된다. 이 반응은 CO2를 조직으로부터 폐포기(肺胞氣)에 수송하는 것을 도와준다.

탄성[1] 彈性 compliance 압력하에서 폐가 팽창하는 능력을 측정 또는 압력변화의 함수로 용량 변화를 측정하는 것.

탄성[2] 彈性 elasticity 외부 힘에 의하여 변형을 일으킨 물체가 힘이 제거되었을 때 원상태로 되돌아가려

E

는 성질. 크게 부피 변화에 대해 일어나는 체적탄성(體積彈性)과 모양 변화에 대해 일어나는 형상탄성(形狀彈性)으로 나눌 수 있다.

탄성계수 彈性係數 elastic modulus 탄성체가 탄성한계 내에서 가지는 응력과 변형의 비. 응력과 변형이 비례하는 혹의 법칙에 있어서의 비례정수. 재료(탄성체)에 외력이 작용할 때 비례한도 내에서 재료의 단면적 A에 P라는 수직 응력이 작용하여 처음길이 l이 e만큼 길이 변화를 일으켰다고 할 때, 혹의법칙에 의해 단위 응력 σ와 단위 변형도 ε와의 비(E)를 말한다. 즉 E= σ/ε =P/A*l/e=pl/Ae. 식에서 보면 탄성계수는 단위변형도를 일으키는 수직응력도의 크기이다. 단위는 kg/cm². = 탄성률.

탄성변형 彈性變形 elastic deformation 물체에 탄성한도 이상의 하중이 가해졌을 때 생기는 변형으로원래의 형태로 되돌아가지 못한 변화된 상태.

탄성섬유 彈性纖維 elastic fiber 결합조직을 구성하는 탄력성이 좋은 섬유. 주로 엘라스틴(elastin)이라는 단백질로 이루어지며, 잡아당기면 약 2~2.5배늘어나고 놓으면 원래대로 돌아간다. 탄성섬유는 특히 소 등과 같이 머리가 무거운 사지동물 경추의 극돌기, 후두골을 잇는 항인대, 척추의 추궁 끼리를 잇는 황색 인대에 잘 발달한다. 그 밖에 두꺼운 동맥의벽, 폐포벽에 다량으로 존재하며, 특히 동맥의 내탄성판이나 외탄성판에 많으며 탄력성이 큰 기관이다.노화하면 탄력성이 줄고, 섬유의 단열이나 칼슘의침착이 보이는데, 이것을 다량으로 함유하는 혈관은약해지고 딱딱해진다. = 탄력섬유.

탄성에너지 彈性~ elastic energy 탄성변형에 의해서 물체 내에 저장되는 에너지. 탄성물체는 외력을 받으면 변형을 일으키고 외력은 일을 한 것이 되는데, 이 일한 양은 전부가 물체 내에 축적되며 이것을 탄성에너지 또는 변형에너지라 한다. 예를 들어용수철을 길이 x만큼 늘이면 용수철에는 늘어나지않은 본래의 상태로 돌아가려는 힘(복원력)이 생기는데, 이 힘 F는 용수철의 늘어난 길이에 비례하며F=−kx로 표시된다. 여기서 비례상수 k는 탄성계수이고, 부호 −는 힘의 방향이 용수철의 늘어나는 방

향과 반대임을 나타낸다.

탄성연골 彈性軟骨 elastic cartilage 유동성 섬유기질 내에 탄성섬유가 많은 연골. 이개연골, 후두개연골에서 볼 수 있다.

탄성정수 彈性定數 elastic constant 등방성 탄성체에서 일정한 관계를 나타내는 탄성계수, 체적탄성계수의 양을 총칭한 표현.

탄성중량법 彈性重量法 elastic weight method 탄성곡선의 처짐과 처짐각을 구하는데 M/EI도(圖)를가상 하중으로 간주하고 풀이하는 역학해법(M은 모멘트, E는 영계수, I는 단면 2차모멘트).

탄성체 彈性體 elastic body 탄성을 가진 물체. 완전탄성체는 소성을 전혀 나타내지 않으며, 따라서외력을 제거하면 완전히 원래 상태로 되돌아가는 이상적인 물질을 말한다.

탄성한계 彈性限界 elastic limit 변형력의 크기가 한계를 넘는 것. 고체에 힘을 가해서 변형시킬 경우에변형력이 작으면 힘을 제거함과 동시에 물체의 본래모양으로 환원하지만, 변형력의 크기가 어떤 한계를넘으면 외력을 제거해도 변형은 없어지지 않는다.물체의 탄성한계점을 정하기 위해서는 외부의 힘을조금씩 크게 하면서 더했다가 없애는 작업을 되풀이하여 물체에 처음으로 영구변형이 생기는 점을 찾아야 한다. = 탄성한도, 완전 탄성의 한계.

탄소 炭素 carbon [C] 원자번호 6번, 원자질량12.0111인 비금속원소. 원자가는 보통 4이지만 카벤과 같은 2가의 원소들도 있다. 두 개의 안정적인동위원소와 네 개의 방사성 동위원소를 가지고 있다.

탄소강 炭素鋼 carbon steel 규소, 망간, 인, 황을함유하지만, 철과 탄소의 합금 중에서 열처리가 가능한 0.1~1.5%의 탄소를 함유한 단순한 강.

탄수화물 炭水化物 carbohydrate 일반적으로 탄소,수소, 산소의 세 원소로 이루어지는 화합물. 넓은 뜻으로는 당류(糖類), 당질(糖質)과 같은 뜻으로 쓰인다. 일반식 Cn(H₂O)m, 마치 탄소와 물분자로 이루어져 있는 것처럼 보이기 때문에 이런 이름이 붙었다. 동식물계에 널리 분포하여 생물체의 구성성분및 활동의 에너지원으로 사용된다.

탄약고 彈藥庫 magazine 폭발물 제조시설 이외의 건물 또는 구조물로써 폭발물을 저장할 수 있도록 승인된 시설. = 화약고(火藥庫).

탄저균 炭疽菌 bacteria of anthrax 바실루스 안트라시스(*Bacillus anthracis*)가 원인균인 그램(gram) 양성의 포자 생성균. 주로 양, 염소, 소와 같은 초식동물에서 발생하며, 풀을 뜯을 때 오염된 토양에 존재하는 포자를 흡입하는 것이 원인이다. 사람의 경우 감염된 동물이나 동물제품과의 피부접촉, 감염동물의 섭식, 포자흡입에 의해 감염된다. 탄저의 병원체 바실루스 안트라시스는 탄저병을 일으키는 탄저병균과는 다르다. 병원균 중에서 최대이며, 길이 4~8 μm, 너비 1~1.5 μm의 간균(桿菌)이다. 양단은 직단된 모양이며 가끔 연쇄상으로 연결된다. 편모가 없고 운동도 하지 않는다. 그람 염색은 양성이다. 조건이 나쁘면 아포(芽胞)를 만들고 건조상태라도 10년 이상 생존하며, 가열·일광·소독제 등에도 강한 저항성을 나타내므로, 오염된 것은 모두 소각하든가 철저하게 소독을 해야 한다. 역사적으로도 탄저는 근대 세균학 및 면역학 발전의 단서가 된 질환으로도 유명하다. 1850년 병에 걸린 양의 혈액 속에서 탄저균이 발견되고, 1863년에는 병든 양의 혈액을 사용한 감염실험이 실시되어 성공을 거두었는데, 특히 그 후에 이루어진 R.코흐와 L.파스퇴르의 업적은 오늘날의 세균학과 면역학의 기초가 된 것으로 알려져 있다. 코흐는 1876년에 탄저균의 순수배양(純粹培養)을 하여 실험동물에 대한 감염성립을 관찰하고, 또한 감염동물로부터 동일균의 증명을 실시하여 탄저의 원인균임을 입증하였다. 또 파스퇴르는 1881년에 감독생균(減毒生菌) 백신을 만들어 가축에 접종하여 면역이 되는 것을 발견하였다.

탄저병 炭疽病 anthrax 탄저균에 의해 발생하는 병. '석탄'을 뜻하는 그리스어 '안트라시스(anthracis)'가 어원으로 피부를 통해 탄저균이 침입하면 부스럼이 생기면서 피부가 석탄처럼 까맣게 된다는 데서 유래되었다. 국내에서는 석탄 '탄(炭)' 자에 종기나 악창을 뜻하는 '저(疽)'를 덧붙여 탄저라고 하였다. 원인균은 *Bacillus anthracis*로 포자를 형성하며

100℃에서나 저온에도 견디는 아주 강한 내열성, 내한성 세균이다. 탄저균은 토양 속에 자연적으로 존재하며 국내에도 전국 토양에 존재가능성이 있는데, 특히 전남과 인근 섬 토양에 존재하는 것으로 보고되어있다. 탄저균은 단단한 껍데기 속에 싸여있으며 땅 속에서 수십년씩 생존한다. 풀을 뜯어먹는 소, 염소, 양 등 초식동물에게 주로 발생하며, 동물의 생가죽, 털, 뼈 등을 다루는 농부, 도살업자 및 수의사에게 많이 발병한다. 인체에 감염될 때는 감염경로에 따라 피부탄저, 소화기탄저, 호흡기탄저로 나뉘며 탄저환자를 통한 인체간 전염은 일어나지 않는다. 자연상태에서는 공기보다 무겁기 때문에 농부가 논밭을 가는 과정에서 흙먼지를 흡입하는 정도나 인위적으로 균을 가공하여 공기 중에 살포하지 않는 한 호흡기 감염은 거의 없다. 우리나라의 경우 1950년 6·25때 매우 많이 발생하였으며, 1994년에 경주에서 28명의 환자가 발생하여 3명이 사망하였고 1995년에 2명, 2000년에 5명의 환자가 발생했던 기록이 있다. 피부탄저가 가장 일반적이지만 국내에서는 거의 없고 피부의 상처를 통해 감염된다. 감염된 피부는 소양감이 있고 부풀어 오르면서 물집이 생기고 검게 변한다. 소포상태는 통증없이 궤양으로 발전하며 피부병변은 주로 손, 팔, 머리, 목과 같이 노출된 부위에 단일병변으로 나타난다. 소화기탄저는 탄저균에 오염된 고기를 먹었을 때 발생하며, 6·25이후 국내에서 발생한 탄저는 대부분 소화기탄저이다. 보통 1~7일 정도의 잠복기를 거쳐 복통, 메스꺼움, 구토, 고열, 혈변 등의 증상이 나타난다. 균이 혈액에 침투해 패혈증이 나타나면 치명적이다. 호흡기탄저의 경우 호흡기를 통해 폐탄저병에 걸리려면 1~5 μm 크기의 탄저균 포자 8,000~10,000개를 들어마셔야 한다. 사망률이 95%에 이를 정도로 치명적이며, 호흡기를 통해 균이 침투하면 즉각 독감과 유사한 증상이 나타나는데 이때 바로 치료해야 한다. 보통 2~7일 정도의 잠복기를 거쳐 급격한 호흡곤란과 폐에 물이 차고 부풀어 오르는 등 호흡기 증상이 나타난다. 처치시 1차 선택 약제는 벤질페니실린(ben-zylpenicillin)이며 페니실린(penicillin)계에 알레르

기가 있는 경우에는 에리스로마이신(erythromy-cin)을 사용할 수 있다. 백신은 92.5%정도의 효과가 있으며 치료제로 시프로플락신(ciproflaxin)을 투여한다.

탄진폭발 炭塵爆發 coal dust explosion 탄광의 갱내에서 부유하는 석탄 미립자(지름 30 μm 이하)가 폭발하는 분진폭발의 일종. 우리나라의 석탄은 휘발분이 적은 무연탄이어서 쉽게 폭발하지 않는다. → 분진폭발.

탄탈륨 tantalum [Ta] 강(steel)과 비슷한 광택이 나는 금속. 희유원소의 일종으로 비중 16.6, 산, 알칼리에 침식되지 않는다. 전구의 코일선, 도가니, 전극, 내열강의 첨가물 등에 사용된다.

탄화 炭化 carbonization 유기화합물이 열분해 또는 다른 화학적 변화에 의하여 탄소로 되는 작용. 다시 말하면 탄소 함유물이 가열 분해되어 탄소 이외의 물질이 없어지고 탄소만 남은 상태에서 까맣게 변화되는 현상을 말한다. 목재 등의 탄화된 심도, 면적, 길이, 균열흔 등은 화재의 진행방향(경로) 등을 추적하여 '화재로 인한 원인과 피해를 조사'하는데 결정적인 도움을 준다.

탄화길이 炭火~ char length(화재) 방염성능을 시험하기 위해서 버너로 태운 재료에 남아 있는 연소흔적. → 방염.

탄화램프 炭化~ carbide lamp 지하에서 빛 생성을 위한 아세틸렌을 일으키는 장치. 탄화칼슘 결정체에 물을 떨어뜨려 아세틸렌 가스를 생성한다. 점화된 가스는 버너 팁을 통해 나와서 금속 반사경을 통해 초점이 맞춰져서 빛을 만든다.

탄화면적 炭火面積 char area(화재) 방염 성능시험에서 버너로 물품을 착화시킨 후 물품의 연소상태가 정지될 때까지 불에 탄 면적.

탄화물 炭化物 carbide 탄소와 그보다 양성인 원소와의 화합물. 일반적으로 양성이 강한 원소와는 염형탄화물을 만들고 양성이 약하고 원자반경이 작은 것과는 공유성 탄화물, 큰 것과는 침입형 탄화물을 만든다.

탄화수소 炭化水素 hydrocarbon 탄소와 수소만으로 되어 있는 혼합물의 총칭. 유기화합물의 모체로 되어 있다. 그 구조에 따라 몇 가지 종류로 분류할 수 있는데, 보통 분자구조에 따라 고리모양 탄화수소와 사슬모양 탄화수소로 대별되고, 다시 각각이 단일결합만으로 구성되어 있는지 이중결합이나 삼중결합을 함유하고 있는지에 따라 세분된다. 또 고리모양 화합물의 특수한 것으로서 방향족 탄화수소가 있다. 석유원유를 증류·정제하여 얻는, 여러 끓는점을 지닌 탄화수소 혼합물은 그대로 또는 접촉개질(接觸改質)의 처리를 하여 가솔린, 제트연료, 용제, 윤활유 등 광범한 용도에 사용되며, 이밖에 석유화학의 원료로 쓰인다. 천연가스 등에 함유되어 있는 저급 탄화수소는 연료가스나 화학공업의 원료로 쓰이고, 석탄의 건류에 의해서 얻는 각종 방향족 탄화수소도 의약품, 염료 등 화학제품의 원료로서 중요하다. 또 생고무, 폴리에틸렌, 폴리스티렌 등은 고분자인 탄화수소로서 용도가 매우 다양하다.

탄화심도 炭化深度 carbonization depth 목재 등의 표면이 타 들어가 귀갑상(龜甲象)을 이루면서 탄화된 부분의 총 깊이. 이는 발화부에 가까울수록 깊어지고 심하게 연소한 부분일수록 더 깊어진다. 탄화심도는 원래의 표면에서 탄화된 부분을 지나 연소되지 않고 남아있는 부분까지의 깊이로 측정한다. 발화지점을 판단하는 단서가 된다. = 탄화깊이.

탄화칼슘 炭化~ calcium carbide [CaC₂] 물에서 분해되어 아세틸렌과 수산화칼슘을 생성하고 열을 발산하는 회흑색 고체. = 칼슘카바이드.

탄환전도 彈丸轉倒 bullet tumble 중간을 중심으로 한 탄환의 전진회전.

탄환진동 彈丸振動 bullet yaw 축을 중심으로 한 수평과 수직의 탄환진동. 수직축으로부터 벗어나면 탄환의 표면영역을 증가시켜 조직의 손상을 높인다.

탈감작 脫感作 desensitize 알레르기의 원인인 여러 항원에 대한 개인의 반응(감수성)을 줄이는 것.

탈구 脫臼 dislocation 정상적인 관절에서 뼈의 말단부분이 해부학적 구조에서 완전히 이탈한 것. 관절부위의 변형이 뚜렷하고 심한 손상을 동반하며 주위의 혈관과 신경을 손상시킬 수도 있다.

탈락 脫落 falling off 빠져서 떨어져 나감.

탈루성건망증 脫漏性健忘症 lacunar amnesia 어떤 단일 사건에 대한 기억소실.

탈륨 thallium [Tl] 원자번호 81, 질량수 201인 희금속원소. 살충제로 사용되며 불꽃의 촉매제이고, 모조보석과 안경렌즈를 만드는데 사용된다. 산업에서는 합금, 심장관류 검사에도 사용된다. 유행성 중독은 탈륨이 함유된 곡식을 섭취함으로서 발생할 수 있고, 의도적이거나 사고로 섭취를 할 수 있다. 피부를 통하여 흡입되거나 경구로 흡수되어 신장, 췌장, 비장, 간, 폐, 근육과 뇌에 분포한다. 가장 주된 배설경로는 소변이며, 하루에 용량의 3%를 제거하나 체내 총 제거율이 75㎖/min을 보인다. 탈륨은 생리적 pH에서 용해성이 높고 ATP 분해효소를 억제하여 인산화를 방해한다. 중증의 중독은 1g 이상 또는 체중당 8mg/kg을 섭취했을 때 일어나며, 15mg/kg을 섭취하면 사망한다. 즉시 나타나는 증상과 징후는 오심, 구토, 복통, 설사, 토혈, 혈변이다. 말초신경계는 운동과 감각신경을 모두 침범하여 지각이상, 근육통, 쇠약, 진전과 운동실조를 보인다. 안과적 이상으로는 신경염, 안근마비, 안검하수, 사시, 뇌 신경마비가 있을 수 있다. 응급처치는 위장관 세척, 소변배설의 강화와 투석, 활성탄을 투여하고 만니톨이나 마그네슘 사이트레이트는 완하제로 작용하여 위장관 제거를 촉진시킨다. 염소산칼륨은 탈륨 대신 칼륨으로 바뀌어 소변배설을 촉진시킨다.

탈리도마이드 thalidomide 아미드속의 수면제. 독일에서 설파제의 연구중에 발견되어 임상적용 되었으며 부작용이 적은 지속성 있는 수면제로 사용되었으나, 임산부가 복용하면 사지가 짧은 아이를 출산하는 심각한 선천성 기형을 유발할 수 있어 제조중지 되었다.

탈모증 脫毛症 alopecia 노화, 호르몬 결핍, 약물 알레르기, 항암치료 혹은 피부질환에 의해 부분적 혹은 전체적으로 모발이 부족한 것. = 독두병(禿頭病).

탈분극 脫分極 depolarization 세포막 내외의 전압차(전위차)가 없어지는 상태. 세포내외의 전위차를 보면 흥분하고 있지 않은 막의 내측은 외측에 비하여 전기적으로 음극이며, 외측은 전기적으로 양극으로 분극하고 있다. 이 전위차를 정지전위 또는 막전위라고 한다. 그래서 세포막을 가로질러 전류를 외향으로 흘리면 정지전위의 크기는 감소한다. 정지전위의 감소는 막에 있는 전위차의 감소로서, 막의 분극이 소실하여 가는 과정으로, 이 현상을 탈분극이라고 한다. 일반적으로는 어떠한 원인이건 정지전위가 감소하는 것을 탈분극이라고 하며, 활동전위도 넓은 의미의 탈분극이다.

탈수 脫水 dehydration 체내의 수분이 어떤 원인으로 상실되어 체수분의 부족을 초래한 상태. 수분의 과도한 소모 탈수는 특히 나트륨, 칼륨, 염화물의 필수 전해질 불균형을 동반하며, 지속적인 열, 설사, 구토, 산증 그리고 체액의 급속한 감소 상태가 나타난다. 특히 영아나 유아, 어린이들은 전해질 불균형이 정상적으로 불안정하기 때문에 염려가 되며, 징후는 피부 긴장도의 저하, 붉고 건조한 피부, 덮인 혀, 건조한 점막, 핍뇨 그리고 혼돈이며, 치료의 일차적인 목표는 정상적인 체액의 양과 균형 있는 전해질의 농도이다.

탈수소반응 脫水素反應 dehydrogenation 화학적 방법을 사용하여 수소를 갖고 있는 화합물로부터 수소를 제거하는 과정. 1차 알코올에서 수소를 제거하면 '알데히드' 라는 화합물이 생성된다. 각각 전자를 함유하고 있는 두 개의 수소원자가 제거됨으로써, 탈수소는 산화의 일종으로 간주된다.

탈수알코올 脫水~ dehydrated alcohol 적어도 99.5%의 에틸알코올을 함유하고 있으며 투명하고 무색이며 타는 듯한 맛과 높은 흡수성의 액체.

탈신경과민증 脫神經過敏症 denervation hypersensitivity 평활근의 신경지배(innervation)가 잠시 동안 차단되거나 제거된 후 신경자극에 대한 평활근의 민감도가 감소하는 현상.

탈장 脫腸 hernia 선천적이거나 수술, 질병 등으로 장기의 한 부분이 복부의 수술부위나 서혜부 사이로 돌출된 상태. = 헤르니아.

탈지기 脫脂器 degreaser 뜨거운 용매를 이용하여 금속부품에 묻어 있는 이물질이나 기름을 제거하는 자동 금속세척기.

E

탈진 脫盡 exhaustion 기운이 다 빠져 없어짐. 대기상에서 작업을 할 때보다 고압 하에서 작업할 때 더 쉽게 발생한다. 헬멧 안에 이산화탄소(CO_2)와 수증기가 증가하여 환기가 잘 안 되는 경우나 잠수부가 탈출하려고 애쓰는 상황같이 무의미하거나 비효과적으로 근육을 사용하면 잘 생긴다.

탈출 脫出 prolapse 신체의 정상적인 위치와 장소에서 장기가 떨어져나가거나 빠지거나 미끄러져 이동된 상태.

탈출구 脫出口 escape hatch 비상사태시 신속하게 대피할 수 있도록 건물의 배란다 등에 설치하는 비상구. 보통 피난 사다리나 피난 밧줄이 부착되어 있다.

탈취 脫臭 deodorization 기체 속에 포함된 악취가 심한 휘발성분을 탄소 등의 탈취제가 들어 있는 장치 속으로 통과시켜 악취를 제거하는 것.

탈탄 脫炭 decarburization 강(steel)을 공기 속에서 고온도로 가열할 때 강속의 탄소가 산화하여 그 양이 감소되는 현상. 탄소가 탈리되는 것은 표면에 접촉한 가스와 반응하여 탄소가 기체인 화합물을 만들어 제거되는 경우와 액체나트륨 등과 접촉하여 탄소가 이 속으로 녹아 나가서 줄어드는 경우 등이 있다.

탈탄산탑 脫炭酸塔 decarbonater 양이온 교환을 한 처리수 속에 공기를 불어넣어 탄산가스를 대기 속으로 방출하는 장치.

탈황 脫黃 desulfurization ① 중유에서 유황분을 제거하는 것. = 중유탈황. ② 공장의 배기가스에서 유황산화물을 제거한 것. = 배연탈황. 배연탈황에는 건식과 습식이 있다. 탈황의 목적은 중유탈황의 경우, 중유에서 함유된 유황분을 미리 제거시키는 것으로서 중유연소가스 중에 유황산화물을 함유시키지 않는데 있으며, 배연탈황의 경우에는 석탄가스, 코크스, 중유 등의 연소가스 중에 함유된 유황산화물을 제거시키고 대기오염을 방지하는 것이다.

탈황장치 脫黃裝置 SOx removal apparatus 배기가스 속의 아황산가스(SO_2) 등 황 함유 기체 또는 연료유 속에 함유된 유황분을 제거하는 장치.

탈회 脫灰 decalcification 뼈나 치아의 칼슘염을 상실한 상태. 영양장애, 흡수장애나 다른 요인에 의해 생기며 특히 노인에서는 적정 칼슘 식이의 부족으로 나타난다. 부동환자는 뼈의 파골세포 활동이 골세포의 활동보다 활발해지며 탈회가 발생하여 칼슘을 상실한다.

탐닉 耽溺 addiction 정신이나 기분을 전환시키는 물질을 강박적으로 사용하여 감정적, 정신적, 생리적 반응을 유발할 정도로 정상적인 생활을 유지하지 못하는 상태. 알코올, 약물, 도박, 섹스 등에 탐닉되는 예가 많다. = 중독.

탐색구조팀 探索救助~ search rescue team 특수훈련을 받은 6명으로 구성되어 대장 한 명과 구조요원 5명으로 짜여 있는 인명구조팀의 형태로 구성된 조직. 일단 두 개의 부속팀으로 탐색팀과 후원팀으로 나뉘어 탐색팀은 대장, 매몰공간 진입요원, 그리고 버팀대를 만드는 요원으로 구성된다. 후원팀은 매몰공간 확장요원, 보조요원, 장비와 기계 요원으로 구성되어 있다. 모든 대원에게 있어 현장투입 전 대장으로부터 안전에 대한 사전 주의점이 전달되고 필요한 버팀대가 세워지고 나면 매몰공간 탐색팀을 구성해서 작업에 착수한다. 붕괴현장 작업이 대규모일 경우는 한 팀 이상이 필요할 수도 있다. 매몰공간 탐색팀의 일차적 임무는 잔해에 구멍을 파고 터널을 만드는 것과 같이 복잡하고 시간이 많이 소요되는 작업을 시작하는 것이 아니라, 이미 현존하는 매몰공간(붕괴에 의해서 생성된 매몰공간)의 탐색에 있다. 이들 매몰공간은 가장 신속하고도 쉽게 탐색할 수 있을 뿐만 아니라, 대부분의 생존자들은 이 공간에 갇혀 있을 것이기 때문이다.

탐지 探知 detection 실종자 및 그의 위치를 파악하기 위한 적극적 활동의 수색 및 구조 절차. 이 과정은 세 가지의 실제 수색유형이 있다. 첫 번째 유형은 훈련된 구조자에 의한 주체의 수색으로, 건축물, 도로, 철로 등을 신속하게 수사하는 것이다. 두 번째 유형은 체계적인 절차로 구조자의 반응을 기대할 수 있거나 실마리가 존재하는 경우 훈련된 팀을 구성하여 활동하는 것이다. 세 번째 유형은 고도의 체계적인 수사법으로 수색지역을 정밀 조사하는 것을 말한다. = detection mode.

탐침¹ 探針 probe 손잡이 내부에 부품이나 회로뿐 아니라 탐침까지 삽입한 측정용 도구.

탐침² 探針 stylet 도관이나 삽관을 보강하거나, 또는 잔설(殘雪)을 그 내강(內腔)에서 제거하기 위해서 도관이나 삽관을 통해서 넣은 철사. 가느다란 소식자라고도 한다. = 탐색자, 소침.

태그 tag 꼬리표.

태동 胎動 fetal movement 태아가 자궁내에서 움직이는 운동. 느끼는 시기는 대략 5개월째 부터이다.

태만 怠慢 negligence 행동 의무가 있는 상황에서 적절한 조치를 취하지 않는 것. 응급구조 수준에서 할 수 있는 필요한 조치를 하지 않고 그 결과 환자에게 피해를 주었을 때를 일컫는 말. → 과실.

태반 胎盤 placenta 태아를 육성하는 원반상 구조. 자궁벽에 부착되어있고, 제대(umbilical cord)로 태아의 제대와 연결되어 있다. 융모막 유모부(絨毛膜有毛部)로 이루어진 태아부와, 기저탈락막으로 이루어진 자궁부로부터 이루어져 있고, 그사이 강소(융모간강 絨毛間腔)는 모체혈로 충만되고 무수한 융모가 그 속에 떠 있다. 태반은 임신 12주에 완성되며, 임신말기에 태반의 모양은 원반형으로 직경 15~20cm, 두께 2.5~3cm, 무게 400~600g으로 신생아 몸무게의 1/6이 된다. 태반의 기능은 호흡을 위한 기체교환, 모체로부터 태아에게 영양물질 이동, 태아의 노폐물을 모체로 운반하는 배설기능을 하며, 면역 및 보호기능, 인간융모막성고나도트로핀(HCG), 인간태반성유즙분비촉진인자(HPL), 프로게스테론, 에스트로겐 등의 호르몬 생산기능이 있다.

태반기능부전 胎盤機能不全 placental insufficiency 태아와 자궁의 느린 성장으로 인한 임신의 비정상적 상태. = 태반 기능장애.

태반만출 胎盤娩出 afterbirth 출산 후 자궁으로부터 배출되는 태반과 막류. → 후산.

태반베틀레도르 胎盤~ placenta battledore 태반의 중앙부가 아닌 가장자리에 탯줄이 있는 상태.

태반장벽 胎盤障壁 placenta barrier 태반의 장벽. 고체장벽은 아니지만 약물이 태아에 도달하지 않도록 막아준다. 태아는 임산부가 섭취하는 거의 모든 약물에 노출되나, 모든 약물은 모체의 혈류를 통과하여 태반을 순환하는 모세혈관 막을 통과해야 하기 때문에 약물이 태아에 전달되려면 지용성의 비이온화된 비결합 약물이어야 한다. 이것은 일부 약물의 태반 전달을 감소시키는 역할을 한다.

태반조기박리 胎盤早期剝離 premature separation of placenta 태아분만 전에 착상부위로부터 태반이 분리되는 것. 빈도는 0.7%이며 태반조기박리에 의한 사산은 전체 사산의 15%를 차지한다. 원인은 나이가 많은 임부, 모성고혈압, 짧은 제대에서 많고, 그 외에도 외상, 흡연, 마약복용, 자궁근종 등에서 빈도가 높다. 태반조기박리시 출혈은 양막과 자궁 사이에 흘러들며, 그 일부는 경관으로 배출되어 외출혈을 유발한다. 드물게는 혈액이 외부로 배출되지 않고 박리된 태반과 자궁사이에 고여있게 되는데 이를 은폐성 출혈이라 한다. 징후와 증상으로는 질출혈, 자궁통증 또는 요통, 태아절박가사, 잦은 자궁수축, 자궁긴장항진, 원인불명 조기진통 등이 있으며 태아심음은 불규칙적이고 중증일 경우는 태내에서 사망한다. 합병증으로는 출혈성쇼크, 혈액응고기전장애(DIC)가 있다. 병원전 처치는 고농도의 산소투여, 정맥로를 확보하여 링거액이나 생리식염수 투여, 쇼크방지용 하의를 입히고, 신속하게 병원으로 이송한다.

태변 胎便 meconium 태아가 자궁 내에서 연하한 양수와 장관분비물의 혼합물. 정상임신의 분만경과 중에서는 출생 직후부터 1~3일간 관찰된다. 태아가 자궁 내에서 어떤 스트레스를 받아 특히 저산소 상태에 빠지면 항문괄약근의 이완과 함께 양수 중으로 배설되어 양수혼탁을 초래하므로 양수혼탁은 태아가사의 징후라고 할 수 있다. 이것을 호흡기계에 흡인하면 기도협착, 폐색이나 신생아 폐렴을 초래하므로 신생아의 기도흡인은 중요한 조치이다.

태변오염 胎便汚染 meconium staining 태아의 배변으로 인해 양수가 맑지 않고 푸르스름하거나 노란 갈색을 띠는 것. 주로 분만시 태아질식의 원인이 될 수 있다.

태변흡인증후군 胎便吸引症候群 meconium aspiration syndrome 태반조기 박리, 제대사고, 태반순

환장애, 산모의 저혈압 등으로 태아에 저산소증이 초래되어 태아의 장 허혈로 장운동이 항진되고 항문 근육이 이완되어 양수 속으로 배설해 버린 태변을 태내 또는 분만 중에 흡인하는 것.

태변흡입기 胎便吸入器 meconium aspirator 분만된 신생아의 기도 내 태변을 흡인하기 위한 장비.

태생기발달 胎生期發達 embryologic development 재태 8주가 되기 전까지의 난자수정기에서 수태산물의 분화와 성장을 포함한 자궁내 단계와 과정. 이 단계는 두 시기로 구분되는데 첫 시기는 배형성기 (embryogenesis)로 수정후 10일부터 2주까지 이루어지며 이 배아는 자궁벽에 착상한다. 둘째 시기는 기관형성기(organogenesis)로 조직과 조직체계가 성장하며 2주말에서부터 8주째까지 발생한다.

태선화 苔癬化 lichenification 지나치게 오랫동안 피부를 긁거나 문지른 만성피부염 등에서 2차적으로 생기는 거칠고 두꺼운 표피.

태아 胎兒 fetus 태생동물의 출생전 새끼로 특히 인간에 있어 8주 말 이후부터 분만까지 외관상 인간의 모습을 가진 뱃속의 아이. 태아의 체중은 임신 전반기(1~5개월)때는 '임신월수의 3제곱 × 2' 정도이며, 임신 후반기(6~10개월) 때는 '임신월수의 3제곱 × 3' 정도이다. 태아의 신장은 임신 전반기(1~5개월)때는 '임신월수의 제곱' 정도이며 임신 후반기(6~10개월)때는 '임신월수 × 5' 정도이다.

태아경 胎兒鏡 fetoscope 모체의 복부를 통해 태아의 심박음을 조사하는 청진기. 태아경은 한쪽 끝에 불빛이 있어 모체 복부의 절개부위를 통해 태아를 관찰할 수 있다.

태아단백 胎兒蛋白 alpha-fetoprotein : AFP 알파-글로블린(alpha-globulin) 단백질의 양을 측정하는 혈액검사. 이분척추, 무뇌아와 같은 태아의 신경결손을 조기에 진단하는데 이용된다. 어떤 종류의 암에서는 상승될 수 있기 때문에 암치료의 효과측정 지표로도 사용한다.

태아독성 胎兒毒性 fetotoxic 태아에게 유독한 모든 것

태아사망률 胎兒死亡率 fetal death rate 임신 20주 이상의 태아가 출산 전에 자궁내에서 사망하는 것.

사산 또는 태아사망률은 연간 출생수 1,000명에 대한 연간 사산수를 나타낸 것이다.

태아성무기폐 胎兒性無氣肺 fetal atelectasis 태아의 폐는 태생후기에 활발하게 발육하는데, 폐포가 아직 허탈 되어 있고 폐포벽도 접혀져 있어 전혀 공기를 함유하지 못하는 상태.

태아순환 胎兒循環 fetal circulation 태아의 순환경로. 간으로 가기 위해 제대를 통해 태반에서 온 산화된 혈액이 심장으로 가서 우심방과 좌심방사이 구멍을 통해 흐르고, 산화된 혈액은 좌심실을 통해 상지와 두부로 순환을 한다. 두부와 상지에서 돌아온 혈액은 우심실로 들어가고, 폐동맥을 통해 나가서 신체의 하부를 순환하기 위해 대동맥으로 들어간 후 제대동맥을 통해 태반으로 돌아온다.

태아심음 胎兒心音 fetal heart sound 태아의 심박동에 의해서 생기는 음. 태아흉벽-양수-자궁벽-모체흉벽으로 전해지고 청진기에 의해 포착된다. 임신 제5~6개월에 들을 수 있으며 박동수는 120~160회/분 정도이다.

태아연령 胎兒年齡 fetal age 수정된 시간으로부터 태아의 나이. → fertilization age, gestational age.

태아자세 胎兒姿勢 fetal position 모체골반의 사분할에 대해 골반내에서 태아가 나타나는 관계. 좌(L, left), 우(R, right), 전(A, anterior), 후(P, posterior)의 약자로 표시한다. 나타나는 부분은 후두(O, occiput), 턱(M, mentum)과 천골(S, sacrum)로 확인되며, 태아가 모체 우측면 뒤쪽으로 향하고 있다면 태아의 위치는 우측 후두면(ROP)이다.

태아잡음 胎兒雜音 fetal souffle 제대정맥을 통해 흐르는 혈액의 움직임 때문에 태아심박동 청진시 들리는 잡음. 심박동과 동시에 발생한다.

태아적아구증 胎兒赤芽球症 erythroblastosis fetalis 태아의 혈액이 Rh(+), 어머니 혈액이 Rh(-)의 경우에 발생하는 신생아의 용혈성 빈혈. 이는 항원-항체 반응의 일종으로 태아의 혈액에 대해 모체에 생성된 항체가 태반을 통과함으로써 발생한다. Rh 부적합의 경우는 모체의 혈액이 Rh(-)이고 태아의 혈액이 Rh(+)인 경우에만 발생하며, 첫 번째 임신

보다는 두 번째 이후 임신시 위험이 증가한다. 모체가 Rh(+)를 유산했거나 분만후 항 Rh감마글로블린을 주사하면 감작되어 예방이 가능하나, 강한 태반장벽으로 태아의 혈액이 모체쪽으로 들어오지 못하는 경우에는 특별한 감작방법이 없다. 임상 증상으로는 심한 빈혈, 황달, 간과 비장 비대가 있으며 치료하지 않으면 저산소증, 심부전증, 전신부종, 호흡곤란, 사망을 초래한다. 치료는 빌리루빈 수치가 심하게 높을 경우 자궁내 수혈이나 분만 직후 교차수혈을 한다.

태아절박가사 胎兒切迫假死 fetal distress 초기에 지속적인 빈맥(태아의 심박수가 분당 160회 이상이거나 정상심박수보다 20~30회 이상 많을 때)에 의해서 저산소 상태가 되고, 저산소 상태가 중증이 되므로 서맥(심박수가 100회 이하)에 의해서 나타나는 태아의 저산소상태. 태아가사의 원인은 탄소산화물 축적, 저산소증, 대사성산증 등이다.

태아후궁반장 胎兒後弓反張 fetalis opisthotonos 분만 중 태아의 반쯤 굴곡된 자세가 과장된 것. 신생아기에 계속되나 점차 정상적으로 변한다.

태양방사선 太陽放射線 solar radiation 태양에서 방출되는 복사에너지.

태양열에너지 太陽熱~ solar heat energy 전자기 복사 형태 내에서 태양으로부터 전달된 에너지. 전형적으로 태양에너지는 지구의 표면에 공평, 균등하게 분산되며 그 자체는 사실 화재를 일으킬 수 없다. 그러나 태양에너지는 렌즈의 사용을 통하여 특별한 지점에 집중시킬 때 가연물질을 점화시킬 수 있다. → 복사, 가연물질.

태양폭발 太陽爆發 solar flare 활발한 흑점군 부근의 태양채층의 일부가 갑자기 밝아지다가 수십 분 후에 원래의 상태로 되돌아가는 현상. 백색광으로 보이는 일도 있지만 보통 수소의 H선으로 관측된다. 수반된 전파, X-선의 버스트, 하전 입자의 방출이 행해져 SID 극관흡수 현상(PCA), 지자기 폭풍, F층 폭풍 등 일련의 지구 폭풍이 일어나게 한다.

태양흑점 太陽黑點 sunspot 태양표면에 보이는, 기체의 다수 소용돌이로 생각되는 검은 점 모양의 부분. 이것은 태양의 활동도와 밀접한 관계가 있어서 활동이 활발할 경우에는 많이 보인다. 흑점이 많을 때는 전리층의 전자밀도가 증가하지만, 특히 F_2층에는 그 정도가 심하여 임계주파수는 최쇠기(最衰期)의 두 배가 된다. 태양활동의 최성기(最盛期)에는 자기폭풍(磁氣暴風)이 많아 지자기와도 관계가 깊다. 또 태양폭발이 있으면 강력한 X-선이 도래하여 델린저현상을 일으킨다고 한다.

태위 胎位 fetal presentation 진골반에 가장 가까이 눕거나 들어간 태아의 부분. 태위는 두정, 앞이마, 얼굴 그리고 턱이다. 둔위는 옆구리 둔위, 완전한 둔위, 불완전 둔위와 단일 또는 이중의 구별 없는 둔위를 포함하며, 견위는 드물고 제왕절개술 또는 질분만하기 전에 자세변화가 필요하다. 복합위는 진골반 속으로 한 부분 이상, 대개는 머리에 뒤따라 손이 들어가는 것을 포함한다.

태지 胎脂 vernix caseosa 태아나 신생아의 피부를 덮은 회백색 물질. 자궁 안의 태아를 보호하고 온기를 유지하도록 돕는다.

태퍼 tapper 경보발신기의 신호를 접수하자마자 경보음을 발하는 벨.

태풍 颱風 typhoon 북태평양 남서부에서 발생하여 아시아 북동부로 이동하는 중심최대풍속 17m/s 이상의 열대성저기압. 강풍, 폭우, 번개 등으로 많은 피해를 발생시킨다. → 열대성저기압.

태풍경보 颱風警報 typhoon warning 태풍의 내습이 임박하였으며 재난이 발생할 수 있음을 경고하는 기상예보. → 태풍, 태풍주의보.

태풍권 颱風圈 typhoon area 태풍으로 인해서 강풍(약 15m/s 이상)이 부는 권역. → 태풍.

태풍의눈 颱風~ typhonic center 바람이 약하고 구름이 적은 태풍의 중심부. 수십 km에 달하며 그 주변의 바람이 가장 세다. → 태풍.

태풍주의보 颱風注意報 typhoon alert 머지않아 태풍이 내습할 수 있음을 알리고 주의를 환기시키는 기상예보. → 태풍, 태풍경보.

탱크 tank 일정한 양의 유체를 수용할 수 있도록 고안된 용기.

E

탱크게이지 tank gauge 탱크 안에 수용된 액체의 양을 표시하는 게이지.

탱크라인 tank line 펌프차의 물탱크로부터 물을 공급받는 소구경 호스, 또는 물탱크의 물을 펌프로 송수하는 배관.

탱크라인밸브 tank line valve 펌프차의 탱크로부터 펌프로 연결되는 호스라인에 설치된 차단밸브.

탱크로리 tank lorry 액체(유지류, 액화가스, 우유, 물 등)를 운반하는 화물차동차.

탱크밸브 tank valve 탱크와 호흡기(regulator)를 연결시켜 주며 필요할 때만 개방하여 사용할 수 있도록 하여 공기통의 공기흐름을 개시하거나 차단하는 장치.

탱크보온장치 ~保溫裝置 tank heating equipment 한냉지에서 옥외 소화용 수조의 동결을 방지하기 위해 설치하는 보온장치.

탱크차 ~車 tanker 화재현장으로 물을 수송하여 펌프차나 사다리차 등에 공급하는 소방차량. 수조(水槽)의 용량은 대개 10,000 ℓ 이상이며, 소방펌프도 장착되어 있어서 필요한 경우 흡·방수가 가능하다. 소화전이 충분히 설치되면서 물탱크차의 필요성은 점차 떨어지고 있다.

탱크트럭 tank truck 인화성 및 가연성 액체, 아스팔트 등을 수송하는 차량.

탱크화재 ~火災 tank fire 인화성 액체(위험물)를 저장하고 있는 탱크에서 발생한 화재. 복사열, 보일오버, 위험물 유출 등과 같은 많은 위험요소를 안고 있다. → 보일오버.

터너증후군 ~症候群 Turner's syndrome 45-X핵형으로 나타나는 여성의 성선발육장애. 일반적으로 3%만이 생존 가능하며 또한 출생 후 신생아 사망률이 높다. 사춘기에 2차성징 발현이 결여되고 외부생식기는 영아의 것과 같다. 유방발육이 부진하며 치모는 거의 없다. 지능발육은 일반적으로 정상이나 소수에서 지능저하를 보인다. 임신 중 기형은 주로 수정 후 100일 이내에 형성된다.

터널시 ~視 tunnel vision 주변시야의 큰 손실이 있어 빈 관이나 터널을 통해서 보는 것 같은 시야의 결손. 진행된 만성녹내장에서 나타난다.

터널효과 ~效果 tunnel effect 양자역학적인 측면에서 볼 때 입자는 파(波)의 성질을 가지고 있으므로 고전적인 뉴턴역학에서는 에너지면에서 넘을 수 없는 장벽을 마치 터널을 통과하는 것같이 투과할 수 있는 것.

터벅매듭 tar buck knot 로프를 팽팽하게 당겨 맬 때 쓰는 매듭. 로프의 길이를 자유롭게 조절할 수 있어 천막의 버팀줄이나 빨래 줄을 팽팽하게 당길 때 많이 사용한다.

터보샤프트 turboshaft 헬리콥터 날개에 동력공급을 전하는데 사용되는 터빈엔진.

터보제트 turbojet 엔진에 공기를 공급하는 터빈. 운전압축기를 가진 제트엔진. 터빈은 배출가스로 작동된다.

터보프롭엔진 turboprop engine 터빈운전 프로펠러를 가진 제트엔진.

터빈 turbine 유체(流體)가 가지는 운동에너지를 기계적 일로 변환시키는 기계. 이용하는 유체의 종류에 따라서 수력·가스·가스·공기터빈 등으로 나눈다.

터빈펌프 turbine pump 안내날개가 있어 임펠러 회전운동시 물을 일정하게 유도하여 속도에너지를 효과적으로 압력에너지로 변환시킬 수 있는 펌프. 안내날개로 인하여 난류가 생기는 것을 감소시키므로 물의 압력이 증가한다. 따라서 터빈펌프는 저유량 고양정펌프의 특성을 가진다. 고층건물에 많이 사용한다.

터어키안 ~鞍 sella turcica 접형골체의 배면에 있는 안장모양의 홈. = 안장.

터짐방지밸브 ~防止~ burst proof valve 부력조절기의 터짐을 방지하는 밸브. 자동주입 단추에 의하여 압축공기가 부력 조절기 안으로 무한정 공급이 될 경우 부력조절기는 그 압력을 이기지 못하여 터져 버리는데, 이 밸브는 자체 용수철로 이상의 압력이 될 때 자동배기를 하여 터짐을 방지한다.

턱관절오목 = 하악와.

턱뼈각 = 하악각.

턴 turn 수영을 하여 수영장 끝에서 되돌아오는 것. 각 종목에 따라 다양한 턴 방법이 있다.

턴테이블 turntable 고가 사다리차의 사다리를 조작하기 위해 사다리의 바닥 부분에 있는 회전테이블 또는 작업대.

텅스텐 tungsten [W] 원자번호 74, 원자량 183.85, 융점 3,382℃인 백색 또는 회색색의 백금 비슷한 금속. α형과 β형의 두 가지가 있는데, 모두 등축정계(等軸晶系)에 속한다. α형은 공기 중에서 안정하지만, β형은 불안정하여 자연발화한다. 습한 공기 중에서는 산화된다. 상온의 물과는 반응하지 않지만, 고온에서는 산화물이 된다. 묽은 황산이나 묽은 염산과 가온(加溫)하면 약간 침식당한다. 진한 질산과는 뜨거울 때 잘 녹고, 왕수와는 반응한다. 알칼리용해로도 잘 녹는다. 제법은 산화텅스텐수화물을 원료로 하여 수소기류 속에서 700℃ 이상, 또는 탄소와 1,100℃ 이상으로 가열하거나, 규소, 나트륨, 마그네슘 등의 금속과 함께 가열하면 분말로서 얻는다. 용도는 전구나 진공관의 필라멘트, 용접용 전극, 전기접점 등에 사용된다. 또, 합금으로서는 고속도강에 약 18%, 영구자석강에 5~6%, 스테라이트 계통의 내열·내식(耐蝕) 합금에 5~22% 첨가된다. 또한 탄화물은 대단히 단단하여 소결탄화물합금으로서 공구에 사용된다.

테라스 terrace 암벽이나 암릉상의 선반처럼 튀어나온 비교적 넓은 곳.

테러리즘 terrorism(테러) 어떤 정치적 목적을 달성하기 위하여 직접적인 공포수단을 이용하는 주의나 정책. 폭력적인 공포정치 또는 암흑정치를 말하며 일반적으로 테러(terror)라면 테러리즘을 뜻한다. 테러는 위협, 폭력, 살상 등의 끔찍한 수단을 수반하므로, 테러, 테러리즘, 테러리스트라는 말들은 사람들에게 공포와 전율을 느끼게 한다. 테러리즘에 대한 개념과 정의에는 시각과 관점에 따라 약간의 차이와 이견이 있어 왔다. 같은 사건을 보면서도 관점에 따라서는 테러리즘으로 규정하기도 하고, 또 어떤 경우에는 일반범죄로 취급하기도 하며, 다른 시각, 즉 특정집단에서는 애중적(愛衆的)·애국적인 행동으로 평가되기도 한다. 따라서 테러리즘에 대한 견해는 합의적 정의를 기대하기 힘든 것으로, 테러리즘을 연구하는 사람들의 주장이나 이론에 따라 설명하고 있는 실정이다. 1937년 국제연맹(League of Nation)이 개최한 '테러리즘 방지와 처벌에 관한 회의'는 국제적 차원에서 테러리즘의 개념을 정의하고자 모인 첫 번째 시도였다. 그러나 참가국의 이해(利害)가 엇갈려 안건은 채택되지 못하였다. 다만, 이때 열린 회의에서 테러리즘을 '한 국가에 대하여 직접적인 범죄행위를 가하거나, 일반인이나 군중들의 마음속에 공포심을 일으키는 것'이라고 규정하고, 국가원수의 배우자에 대한 살상, 공공시설 파괴 등을 테러리즘에 포함시켰다. 테러리즘은 '정치적 목적이나 동기가 있으며, 폭력의 사용이나 위협이 따르고, 심리적 충격과 공포심을 일으키며, 소기의 목표나 요구를 관철시킨다'는 4가지 공통점을 지니고 있다. 역사적으로 보면 인류의 기원까지 거슬러 올라간다. 구약성서《창세기》제4장을 보면, 인류의 시조 아담이 나온다. 그는 두 아들을 두었는데, 큰아들은 카인, 작은아들은 아벨이다. 카인은 동생 아벨을 시기한 나머지 동생을 쳐죽였다. 이것이 인류사상 첫 번째 살인으로 기록되었으며, 학자에 따라서는 카인을 최초의 살인자이며 테러리스트로 보는 견해도 있다. 이후 인류가 집단사회를 이루면서부터 테러리즘은 강한 자의 통솔도구, 공포정치의 수단으로 악용되어 왔다. 테러리즘이란 용어는 1789년 프랑스혁명 당시 혁명정부의 주역이었던 J.마라, G.J.당통, 로베스피에르 등이 공화파 집권정부의 혁명과업 수행을 위하여 왕권복귀를 꾀하던 왕당파(王黨派)를 무자비하게 암살·고문·처형하는 등 공포정치를 자행하였던 사실(史實)에서 유래한다. 즉, 단순한 개인적인 암살이라든지 사적 단체에 의한 파괴 등이 아니고, 권력 자체에 의한 철저한 강력지배, 혹은 혁명단체에 의한 대규모의 반혁명에 대한 금압 등을 일컫는다. 프랑스에서는 자코뱅의 공포정치에 대한 1794년 이후의 테르미도르 반동, 1815년 혁명 후의 루이 왕조에 의한 보나파르트파에 대한 탄압, 1971년 파리 코뮌의 패배 후, 이들에게 가해진 베르사유파에 의한 대량학살 등은 백색 테러리즘의 예이다. 이에 대하여 앞서 예를 든 자코뱅의 강압지배는 적색 테러리즘이라 불리는데, 혁명을 추진하기 위한 강권정치, 반동파에 대한 탄압 등은 1917년의 러시아혁명에서도 자행되었다. 그리고 히틀러와 무솔리니의 지배확립의 과정, 독재정권 수립 후의 공산주의자 또는 유대인 등에 가해진 잔인한 박해도 테러리즘의 예이다. 이와 같이 테러리즘은 혁명·반혁명의 과정에서 발생하는 정치현상이다. 오늘날 테러공격 형태의 특성으로는 크게 세 가지로 나누어 볼 수 있다. 가장 고전적인 테러전술의 하나인 폭탄공격(bombing)이 있고, 항공기 납치가 주대상인 하이재킹(hijacking), 그리고 인질납치(hostage seizures) 등으로 구별할 수 있다.

테레핀유 ~油 turpentine oil 증기비중 4.6, 유점 −182℃, 비점 149℃, 비중 0.9, 인화점 35℃, 발화점 253℃, 연소범위 0.8% 이상인 강한 침엽수 수지냄새가 나는 무색 또는 담황색의 액체. 물에 녹지 않지만 알코올, 에테르에 녹으며 유황, 인, 고무, 유지 등을 잘 녹인다. 주성분은 α 및 β 피넨이고, 또한 캄펜, 디펜텐, 리모넨, 테르피놀렌, 포름산, 아세트산, 수지 등도 함유한다. 증기는 공기와 혼합하고 연소 범위가 낮아 인화폭발의 위험이 있다. 가열에 의해 용기가 폭발하면 연소시 유독성의 CO를 발생한다. 테레핀유가 묻은 종이 또는 엷은 천을 염소가스와 접촉시키면 폭발한다. 염소산나트륨(NaClO₃), 과염소산나트륨(NaClO₄), 과산화수소(H₂O₂), 과산화나트륨(Na₂O₂), 질산(HNO₃) 등과 혼촉하면 발화의 위험이 있다. 화학적으로 유지는 아니지만 건성유와 유사한 산화성이 있기 때문에 공기 중에 산화한다. 이때 발열에 의해서 다공성의 가연성 물질에 스며들면 축열되기 쉬운 분위기 중에서는 고온으로 되어 자연발화의 위험이 있다. 산화성 물질과 혼합한 것은 충격, 마찰을 받으면 발열, 발화의 위험이 있다. 요오드와 혼합한 것은 가열하면 폭발한다. 저장시에는 가열을 금지하고, 화기를 엄금하며, 직사광선을 차단하고, 용기는 차고 건조하며 환기가 잘 되는 곳에 저장한다. 화재시 소화방법은 분말, 이산화탄소, 할로겐화합물 소화약제가 유효하며, 주수는 주위의 연소확대 방지 및 냉각에 사용한다. 소화작업

시 공기호흡기 등의 안전장구를 착용하며, 눈에 들어가면 자극이 있고 피부에 접촉하면 피부염, 약상을 입는다. 소나무 줄기에 상처를 내어 침출하는 생송진을 수증기로 증류해서 얻는다. 유도자극제 등의 의약품, 페인트, 니스, 래커 등의 도료제조원료, 유화의 용제, 구두약, 합성장뇌(合成樟腦), 보르네올, 테르피네올의 원료로 사용된다.

테르밋 thermit 분말 금속산화물과 분말 알루미늄의 혼합물. 점화시 3,000℃ 정도의 고온 열을 발생하며, 용접용으로 이용하는데 폭발의 위험도 있다.

테르밋반응 ~反應 thermit reaction 알루미늄이나 마그네슘의 분말을 중금속 산화물과 혼합하여 점화했을 때 고열을 발생하면서 중금속을 환원시키는 반응.

테르부탈린 terbutaline β_2수용체에 선택성이 크며 메타프로테레놀(metaproterenol)과 유사한 작용을 하는 교감신경효능제. 기관지천식, 기관지확장증에 기인한 기관지 경련완화, 만성기관지염 등에 이용된다. 자궁의 β_2아드레날린성 수용체에 대한 자극은 자궁이완작용을 일으켜 분만을 억제한다. 투여시 초회는 0.25mg을 피하주사하고 필요시 30분~1시간 후에 반복투여한다. 분만진행을 억제할 때는 500㎖의 락테이트 링거액이나 식염액에 5mg의 터뷰탈린(terbutaline)을 가하여 제조하며 30㎖/h 속도로 점적한다. 에어로졸제제 투약시는 1분 간격으로 2회 흡입시키고 1회 분무량은 약 0.2mg이다. 과민성환자는 주의하고 교감신경성 효능작용이 있으므로 환자의 생명징후를 검사해야 한다. 과량 투여시 심계항진, 불안, 현기증, 신경쇠약, 진전, 부정맥 등의 부작용이 우려된다.

테베지우스정맥 ~靜脈 Thebesian vein 심실로부터 직접나오는 작은혈관.

테스토스테론 testosterone 고환에서 분비되는 주요 남성호르몬. 남성생식기의 분화와 성장, 그리고 생식관계의 발생에 관여하며, 정자발생에도 필수적이다. 남성 생식기관과 선, 음경의 형태와 기능은 테스토스테론에 의해 좌우된다. 남성에서 2차성징을 발현시켜 남성과 여성의 차이를 뚜렷하게 한다. 예를 들어 수염, 액와모, 음모를 자라게 하며 피지선의 분비

율 증가, 후두의 확대와 굵고 남성다운 목소리로 변화, 골격과 근육의 성장을 촉진한다. 사춘기 이후 테스토스테론은 성인 남성생식기의 구조, 생식과 그리고 2차성징을 유지하게 하고 남성 성욕을 유지하는 데도 중요하다.

테오필린 theophylline 진경제. Phosphodiesterase를 차단하여 호흡기계의 평활근을 이완시킨다. 기관지천식, 천식성 기관지염, 울혈성 심부전, 관상혈관장애 등에 이용한다. 중추신경의 흥분작용이 카페인(caffeine)보다 더 강력하여 혈중농도가 최대허용 치료적 농도보다 50% 정도 초과할 때 항경련제에 듣지 않는 발작이 가끔 생길 수 있다. austyn capsule은 성인 1회 200mg을 1일 2회 12시간 간격으로 투여하고, theolan capsule은 초기 보통 성인 1일 1회 400mg, 유지량은 1일 1회 400~600mg이다. 불안, 동성빈맥, 심계항진, 오심, 구토, 설사, 담마진 등의 부작용이 나타나므로 주의하고 빈맥환자에게 사용해서는 안 된다.

테클루버너 teclu burner 분젠버너를 개량한 버너. → 분젠버너.

테트라민 tetramine 한류성 심해에 서식하는 보라골뱅이, 조각매물고동 등의 육식성 권패에 존재하는 식중독 독성분. 원인식품을 섭취하면 잠복기 약 30분이 지난 후 현기증, 두통, 배멀미감, 다리의 휘청거림, 안저통, 눈의 깜박거림, 메스꺼움 등이 나타나고 두드러기가 나는 수도 있다. 보통 2~3시간이면 회복되고 중독은 비교적 가벼워 사망하는 경우는 없다.

테트라사이클린 tetracycline 광범위 항생제. 세균의 단백합성과 인산화 과정을 억제하여 그람양성 및 음성세균에 대해 광범위하게 항균작용을 한다. 발진티푸스, 발진열, 진드기열, 성병성 임파육아종, 재귀열, 연성하감, 콜레라 등 테트라사이클린 감수성균에 의한 여러 감염균에 유효하다. Chloroquine에 내성이 생긴 열대열 말라리아, 이질아메바증 치료제로도 이용된다. 장기간 사용하면 다른 세균이 내성을 갖게 되고, 대부분의 흡수는 위나 상부소장에서 일어나며 공복상태에서 더 잘 흡수된다. 우유제품, 칼슘 및 마그네슘염, 철제제, 건조 수산화알루미늄겔 등과 함께 투여하면 2가와 3가 양이온의 킬레이트(chelation)화 때문에 흡수가 저해된다. 성인은 1일 1g을 4회 분복하고 소아는 1일 25~50m/kg을 4회 복용하는데 증상과 발열이 소실되어도 24~48시간 계속 투여한다. 고열, 두통, 백혈구 증가증, 용혈성 빈혈, 설염, 다뇨, 다갈, 신부전, 구내염, 연하곤란 등의 다양한 부작용이 나타나므로 주의하고 과민성환자나 8세 이하, 임부, 수유부는 가능한 사용하지 않아야 한다.

테트라케인 tetracaine 국소마취제이며 파라-아미노벤조인산(para-aminobenzoic acid) 유도체. 정맥내 주사하면 작용과 독성이 프로카인(procaine)보다 10배나 강하다. 프로카인은 테트라카인(tetracaine)에 알레르기가 있는 사람에게 알레르기를 유발할 가능성이 크다. 감각신경으로부터 신경충동을 억제하여 마취를 유도하는데 표면마취, 침윤마취, 전도마취, 척수마취 등에 이용한다. 척수마취시에는 고비중 또는 저비중 용액으로 6~15mg, 경막외마취시에는 0.15~0.25%액으로 30~60mg, 전달마취시는 0.2%액으로 10~75mg, 1회 최고 100mg을 투여한다. 침윤마취는 0.1%액으로 20~30mg 투여한다. 발진, 자극 등의 부작용이 있으므로 6세 이하나 패혈증 환자, 임부는 주의하고 과민성 환자와 1세 이하 유아에게 사용해서는 안 된다.

테트로도톡신 tetrodotoxin [$C_{11}H_{17}N_3O_8$] 비펩타이드성의 신경독. 복어독소이며 마우스에서의 반수 치사량(LD50)은 $8.7\mu g/kg$이다. 이들은 흥분막의 Na채널에 부착되어 Na이 세포막내로 유입되는 것을 방해하여 흥분의 전달을 차단한다. 1개의 분자가 1개의 Na채널에 결합하고 Na채널만을 차단하는 것이 이들 독소의 특징이다. 흡입시 응급처치는 복어독의 해독제가 없으므로 중독 초기에는 구토, 설사를 시키거나 위세척을 하여 위장내 독소제거에 노력하고 호흡마비가 일어나면 강력하게 인공호흡을 실시한다. 운동장해시에는 스트리치닌(strychnine), 혈행장해에는 아드레날린(adrenalin), 혈압 저하에 대해서는 도파민, 호흡장해에는 로베린(lobeline) 등을 투여하지만 증상의 진행이 급속하므로 응급처치 할 여유가 없다. 도파민은 분당 1~5$\mu g/kg$을 점

E

적 정주하고 필요에 따라 20μg/kg까지 증량한다. 사인이 호흡마비이고 진행이 빠르며 회복 후에는 후유증을 남기지 않으므로, 인공호흡 등의 호흡관리를 조기에 적절히 시행하면 구명이 가능하다. 근마비에 대해서는 항콜린에스테라제가 효과적인데 투여 전에 서맥치료를 위해 아트로핀 0.5mg 정도를 정주하는 것이 좋다.

테퍼링 tapering 컨디션을 유지할 수 있도록 연습량을 줄여 가면서 연습의 질에 중점을 두는 방법.

테헤란선언 ~宣言 Teheran declaration(테러) 1997년 12월 이란의 수도 테헤란에서 개최된 OIC (Organization of the Islamic Conference : 이슬람제국회의기구) 제8차 정상회담에서 이스라엘 규탄 및 이슬람권의 단결 등을 주요내용으로 채택한 선언. 1997년 12월 11일 전세계 이슬람국가 및 PLO (Palestine Liberation Organization : 팔레스타인 해방기구)가 참가하는 이슬람제국회의기구 제8차 정상회담이 이란의 수도 테헤란에서 열렸는데, 이 회의에서 채택한 선언을 말한다. 총 142개 항의 결의안을 담고 있는 이 선언의 골자는, 첫째 이스라엘의 팽창정책 규탄, 둘째 이스라엘의 국가 테러리즘 즉각 중단, 셋째 예루살렘이 팔레스타인의 수도임을 확인하는 것, 넷째 핵무기 등 대량 살상무기가 없는 중동지역 건설, 다섯째 이슬람권의 단결 등이다. 나아가 이란과 리비아에 대한 경제제재를 목표로 미국의회가 1996년 제정한 '다마토법'의 무효화를 촉구함으로써, 양국에 대한 미국의 경제제재 조치를 비난, 이란의 외교적 위상을 증대시킨 선언으로 평가받는다. 그 밖에 이슬람 여성들의 권익 보호와 사회적 역할증대 촉구를 통해 이슬람권의 근대적인 모습을 보여주는 한편, UN(United Nations : 국제연합)이 이슬람 국가에 안전보장이사회 상임이사국 자리를 보장할 것 등을 요구하는 등 이슬람 국가들의 국제적 위상을 높이는 데도 무게를 두었다. 그러나 이라크에 대한 경제제재 문제에 대해서는 어떠한 내용도 담고 있지 않아 이슬람 국가 간의 이해문제가 여전히 상충하고 있음을 보여주었다는 평가를 받았다.

텐더라인 tender line = 신호줄.

텐션 tension 암벽등반 또는 구조작업중 로프에 몸을 맡기고 지점에 하중을 거는 것.

토근 吐根 ipecac 약의 과잉복용이나 독성이 있는 약을 복용했을 때 구토를 유발하기 위해 사용하는 최토제. 무의식이나 석유 유출액, 강산이나 강알카리 중독시 금기이고 구토를 유발하지 못하면 위세척을 하여 최토제를 활성화시킨다.

토근시럽 吐根~ Ipecac syrup 리오, 브라질토근, 또는 니카라구아 및 파나마토근의 근경이나 뿌리를 건조하여 이질 치료제로 쓰였으나 현재는 독물을 경구섭취했을 때 구토를 유발시키고, 위장자극의 반사작용으로 호흡기계의 분비세포를 흥분시켜 거담작용을 하는 약물. 의식이 있는 환자는 위세척이 고통스럽기 때문에 6개월 이상의 환자로써 의식이 있고 구토반사(gag reflex)가 있으면 이것을 사용한다. 이송 중에도 금기증만 없으면 사용할 수 있고, 독물 섭취 후 시간이 경과하였다 하더라도 사용이 가능하다. 복용 후 20분 이내에 80%의 소아가, 30분 이내에 95%의 소아가 토한다. 30분이 지나도 구토가 없으면 재차 투여한다. 일반적으로 시럽 15mℓ를 복용한 후 물 150~200mℓ나 쥬스를 마시고, 30분이 지나도 구토가 없으면 한번 더 시행하고 안되면 위세척을 한다. 6~12개월 영아는 10mℓ, 1~5세는 15mℓ, 5세 이후 성인은 30mℓ를 복용한다. 의식이 혼미하거나 혼수상태일 때, 부식성 물질을 섭취한 경우, 석유산물을 섭취한 경우, 경련환자, 임산부 등은 구토를 금하고 복용시킨 환자는 토물흡인을 예방하기 위해 앉힌다.

토끼귀 rabbit ears 우각차단이 V$_1$에서 전통적으로 볼 수 있는 RSR' 모양에 대한 속어.

토끼눈증 ~症 lagophthalmos 신경계나 근육의 이상으로 눈을 완전히 감을 수 없는 상태.

토륨 thorium [Th] 원자번호 90, 원자량 232.0381, 비중 11.5, 융점 1,815℃, 비등점 3,000℃ 이상인 은백색의 매우 무른 금속. 액티노이드의 하나로 1차 천연방사성 핵종으로서 천연적으로는 질량수 232 (반감기 1.4×10^{10}년, α붕괴)의 핵종이 있고 그 가운데 미량의 토륨핵종 ^{238}Th를 함유한다. 플루오르화수소산 이외의 묽은 산에는 잘 녹지 않으나 발연염산, 왕수에는 녹는다. 알칼리에 대해서는 안정하며 화학적 성질은 희토류원소와 비슷하다. 산소, 질소와 쉽게 결합하여 산화물, 질화물이 되며 500℃에서 할로겐, 황과 반응한다. 제법은 분쇄한 원석을 진한 황산에 녹여서 인산염, 옥살산염, 질산염 등을 거쳐 분별정제하고, 마지막으로 할로겐화물을 만들어, 용해염 전해 또는 금속나트륨으로 환원시켜 금속을 얻는다. 용도는 가열하면 열전자(熱電子)를 방출하기 쉬우므로, 가스방전관식 램프 등에 사용된다. 또, 진공관의 열음극(熱陰極)의 텅스텐에 산화토륨으로서 소량 혼합한다.

토르 Torr 압력의 단위. 1토르는 1℃에서 수은주 높이 1mm와 동일하다.

토마스부목 ~副木 thomas splint ① 금속막대로 된 딱딱한 부목. 손상 받은 팔다리를 고정하기 위하여 굽어 있다. 석고붕대나 딱딱한 붕대를 이용하기도 하며 만성관절 질환에 사용한다. ② 둔부에서 발까지 뻗어 나가는 딱딱한 금속부목. 다리골절 치료, 여러 가지 견인장치와 연결시킬 때, 수술 전 또는 후에 대퇴골절 환자의 다리를 고정시킬 때 사용된다.

토메인 ptomaine 단백질 부패시 발견되는 질소구성물 집단.

토변 吐便 melena 타르와 같이 묽고 짙은 검은색 대변. = 흑색변.

토브라마이신 tobramycin 아미노글리코사이드(aminoglycoside)계 항균제. 항균작용과 약리학적 성질은 겐타마이신(gentamicin)과 매우 유사하며 신독성과 이독성을 일으킨다. 박테리아의 단백질 합성을 저해하므로 슈도모나스(*Pseudomonas*)에 의한 세균혈증, 골수염 및 폐렴치료, 그람음성균 감염의 조기치료, 원인균을 모르는 중감염증, 패혈증, 중추신경계 감염증, 중증 하기도 감염증 등의 치료에 이용된다. 1일 3mg/kg씩 8시간마다 근주 또는 정주하고 심한 경우에는 1일 5mg/kg씩 3~4회 투여하며 신경근차단 등의 부작용이 나타나므로 주의한다.

토세포작용 吐細胞作用 emeiocytosis 음세포작용 과정과는 반대 방향으로 거대분자 물질을 이동시키는 작용. 세포내에 큰 액포가 생기고 이것이 점점 세포막 쪽으로 이동하여 세포막에 도달하면 그 부위 세포막의 일부가 밖으로 밀려나면서 터지고 그 액포 속에 있던 물질이 세포막 밖으로 밀려나가는 현상. 내분비선 세포내에서 형성된 호르몬과 같은 큰 분자의 분비과정에서 볼 수 있다.

토양오염물질 土壤汚染物質 soil contaminating substances 토양 중에서 분해되지 않고 오랫동안 잔류하는 물질. 농작물의 생육을 저해하고 사람의 건강에 악영향을 미치는 중금속(Cd, Cu, Hg, Pb 등), 석유류, 농약, 발암물질(PCB), 기타 독성물질 (CN, Phenol 등) 등 11개 항목을 토양오염 물질로 지정하여 관리하고 있다.

토착의 土着~ indigenous 인간의 소화기관에 있는 특정 박테리아 종류와 같이 특정영역이나 환경에서 타고난 또는 자연적으로 일어난.

토출 吐出 discharge 펌핑(pumping)·가압된 물이 노즐이나 방수구의 선단을 이탈하여 나오는 것.

토치 torch 압축공기(산소)로 연료(유류, 가스)를 뿜어내면서 연소시키는 소형 버너. 고온을 비교적 쉽게 얻을 수 있다.

토탄 土炭 peat 땅속에 매몰된 연대가 오래되지 않고 탄화작용이 충분히 일어나지 않은 석탄의 한 가지. 이끼 및 화분과 식물이 습지에 퇴적하여 분해·변화한 것으로 암갈색의 광택이 없고 수분이 많은 해면상, 섬유상 또는 토괴상의 발열량이 적은 석탄이다. 비료 또는 연탄의 원료로 쓰이며 황해도 지방에서 많이 산출된다. = 이탄.

토플리스성냥 topless match 불을 붙인 후 일정 시간이 경과하면 스스로 꺼지는 성냥.

토혈 吐血 hematemesis 급성 상부 위장관출혈로 인한 선홍색 혈액의 구토. 식도정맥류나 소화성궤양과 관련되며 위속의 혈액은 비위관흡인으로 제거한다. 위내시경을 통해 출혈의 원인과 양을 확인한다.

톤 ton : t 질량의 단위. 미터법에서는 1,000kg의 질량을 가리킨다. 야드-파운드법에서는 2,000 lb (파운드)의 쇼트톤(short ton: s.t.)과 2,240 lb의 롱톤(long ton: l.t.)이 있으며, 쇼트톤은 미국에서,

E

롱톤은 영국에서 사용되는데 이것을 각각 미톤, 영톤이라 부르기도 한다.

톤실팁 tonsil tip 구강과 몸통의 흡입을 위해 사용하는 카테터. 크고 딱딱한 끝부분이 큰 도관. 구강인두를 따라 삽입하거나 후두경 사용시에 이용하며, 비교적 크기 때문에 체액과 음식물 조각도를 재빨리 흡인할 수 있다.

톤킬로미터 ton-kilometer 철도에서 수송한 화물톤수에 그 화물의 수송거리(킬로미터)를 곱한 것. 화물의 수송량을 나타내는 통계상의 복합 단위. 기호는 t·km. 영국이나 미국에서는 톤마일을 사용하고 있다.

톨라자마이드 tolazamide 저혈당 작용을 일으키는 제1세대 약물. 경구용 혈당강하제로 췌장의 β세포에서 인슐린 분비를 촉진시켜 혈당량을 강하시킨다. 췌장의 β세포에서 인슐린을 분비시킬 수 없는 연소성(年少性) 당뇨병(juvenile diabetes)에는 효과가 없고, 성인형 당뇨병에서 인슐린이 췌장에 존재하는 당뇨병 치료에 유효하다.

톨루엔 toluene [$C_6H_5CH_3$] 분자량 92.14, 비중 0.8716(15℃), 증기 밀도 3.14, 증기압 22mmHg(20℃), 비점 110.6℃, 융점 -95℃, 인화점 4℃, 발화점 480℃, 폭발 범위 1.27~7.0%인 특이한 냄새가 나는 무색 액체. 벤젠보다 휘발하기 어렵고 물에는 녹지 않으며 알코올, 에테르에는 잘 녹는다. 굴절률이 큰 가연성 액체로 벤젠과 같은 방향(芳香)이 있다. 처음에 톨루삼을 건류해서 얻었기 때문에 이 이름이 붙었다. 휘발성이 강하여 인화가 용이하며 연소할 때는 자극성, 유독성 가스를 발생한다. 공기와의 혼합 증기는 폭발성이며 증기는 공기보다 무거워서 낮은 곳에 체류하고, 점화원에 의해 인화, 폭발한다. 제1류 위험물 또는 산화성 물질, 사염화 탄소 등과 격렬히 반응하여 혼촉발화의 위험이 있다. 저장시 직사광선을 차단하고 화기엄금, 가열금지, 용기는 차고 어두운 곳에 저장하고 통풍 환기가 잘되는 안전한 곳에 저장한다. 외부와 멀리 떨어지도록 하고 산화성 물질과 철저히 격리한다. 누출시 증기 발생을 줄이기 위해 물분무하고 불연성 물질로 흡수

제거한다. 화재시에는 분말, 이산화탄소, 포에 의해 일시에 소화한다. 소규모 화재인 경우는 물 분무도 가능하나 기타의 경우 주수는 용기 냉각과 화재 확대방지에 주력한다. 제법은 석탄을 건류하여 얻은 경유를 황산으로 씻은 다음 정류하여 만드는 방법이 있고, 이 방법 외에 메틸시클로헥산을 수소이탈하여 얻는 방법도 사용된다. 용도는 염료, 향료, 화약, 유기안료, 감미료, 표백제, 합성수지, 가소제 등의 합성 원료, 석유정제, 의약, 도료 용제 등에 사용된다. = 메틸벤젠.

톨리렌디이소시아네이트 tolylene diisocyanate [$CH_3C_6H_3(N=CO)_2$] 분자량 174.2, 증기비중 6.0, 증기압 1mmHg(20℃), 융점 20~22℃, 비점 251℃, 비중 1.22, 인화점 132℃, 발화점 148℃, 연소범위 0.9~9.5%인 자극성 냄새가 나는 무색의 액체. 물과 반응하면 분해하여 이산화탄소를 발생한다. 연소시 질소산화물, 시안화수소를 포함하여 유독성 가스를 발생한다. 가열, 충격, 마찰에 의해 발열, 발화하며 물, 염기, 아민류, 유기산, 알코올류, 유기금속 화합물과 심하게 반응한다. 저장시 가열을 금지하고, 화기를 엄금하며, 물기를 피하고, 직사광선을 차단해야 한다. 용기는 차고 건조하며 환기가 잘되는 곳에 저장한다. 초기화재는 물, 분말 이산화탄소, 포가 유효하며, 대량연소시 물분무 또는 포로 일시에 소화한다. 눈에 들어가면 염증, 시력장애를 일으키고 피부에 접촉하면 적색수포를 발생한다. 증기를 흡입하면 호흡기 장애, 폐수종, 식도 및 위의 점막을 해친다. 제법은 톨루엔에 황산, 질산의 혼산을 반응시켜 디니트로톨루엔을 만들고 이것을 환원하여 톨리렌디아민을 만들며, 다시 포스겐화하여 합성하는 방법을 사용한다. 용도는 폴리우레탄의 원료, 도료의 원료, 접착제의 원료, 섬유처리제의 원료, 우레탄 고무, 전선용 에나멜, 폴리비닐 필름, 천연고무의 표면 가공용, 직물 가공용, 우레탄계 로켓 연료 등에 사용된다. = 2,4-tolylent diisocyanate, 2,4-diisocyanatoluene.

톨부타마이드 tolbutamide 톨라자마이드(tolazamide)와 같은 작용으로 저혈당 작용을 일으키는 제

1세대 약물. 경구용 혈당강하제로 췌장의 β세포에서 인슐린 분비를 촉진시켜 혈당량을 강하시킨다. 1일 1~2정을 경구투여하고 열, 외상, 감염 및 외과적 수술 같은 스트레스가 많은 시기에는 인슐린(insulin)으로 대치해야 한다. 오심, 가슴앓이, 위부팽배감, 소양증, 담마진 등의 부작용이 나타난다.

톱 saw 가장자리에 이가 있는 절단기구.

톱로프 top rope 상부의 지점에서 로프를 매달아 내려서 라스트와 같이 언제나 위에서 확보를 받는 상태. 등반하는 것을 톱 로프로 오른다고 한다.

통각 痛覺 algesia 통증을 느끼는 감각. 수용기는 자유신경종말(free nerve ending). 특수한 모양이 없이 신경말단이 여러 개의 가지로 나뉘어서 조직세포들 사이에 뻗어있다. 통각의 구심신경에는 무수신경섬유가 많으나 일부는 유수신경섬유도 있다. 거의 모든 질병에서 통각을 느끼므로 질병의 중요 자각증상이다.

통각망각증 痛覺忘却症 amnalgesia 모든 통증과 극심한 통증이 수반되는 처치(處置)에 대한 기억을 없어지게 하는 기술. 약물을 사용하거나 보조수단으로 최면술을 이용하기도 한다.

통각수용기 痛覺受容器 nociceptor 조직손상에 의해 자극되는 통증 수용기.

통각수용체 痛覺受容體 pain receptor 충격, 나쁜 자극, 과도한 온도나 압력 등을 감지하는 감각신경의 말단부. 피부에 있는 수용체는 직접 자극을 받으며 작은 변화에도 민감하고, 신체 내부(뼈, 근육, 장기)에 있는 수용체는 덜 민감하여 더 큰 자극을 필요로 한다. 전이성 통증은 표재성 수용체가 아닌 깊은 부위의 수용체가 활성화될 때 나타난다.

통나무굴리기법 ~法 log roll method 환자를 이동시키기 위한 기술의 한 가지. 환자를 측면으로 굴려 세우고 들것을 삽입하거나 고정장비로 그 밑에 넣는다. 그리고 측면으로 기울인 환자의 등을 다시 도구 위에 내리는 방법이며, 이와 같은 절차를 할 경우 최소한 세 명이 있어야 효율적으로 실시할 수 있다.

통로 通路 alleyway 시설관리·통행·연소 확대방지 등을 목적으로 확보된 공간.

통로유도등 通路誘導燈 emergency exit sign 피난구로 유도하기 위한 통로표시를 하는 유도 등. 크기에 따라 대형, 중형, 소형으로 분류된다. 설치장소나 사용목적 등에 의해 복도통로유도등, 계단통로유도등, 거실통로유도등으로 분류한다.

통신 通信 communication 인간의 의사, 지식, 감정 또는 각종 자료를 포함한 정보를 격지(공간적) 사이에서 주고받는 작용, 작위(作爲) 또는 현상. 넓은 뜻으로는 교통의 일부로서 인체와 재화(財貨)의 위치적 이동을 의미하는 운수(transportation)에 대응해서 서신을 대상으로 하는 우편, 전기에너지(전류, 전파)를 매체로 하는 전기통신, 공간과 수중을 통한 음향통신, 빛, 연기, 수기(手旗) 등을 통한 시각통신 등으로 대별할 수가 있으나, 좁은 뜻으로는 우편과 전기통신만을 지칭한다. 우편은 통보문을 기록한 편지와 엽서 또는 한정된 인쇄물을 운수기관(육해공)을 통하여 주고받는 제도이며, 전기통신은 통신선로에 흐르는 전류를 매개로 하는 유선통신과 공간을 전파(傳播)하는 전파(電波)를 매체로 하는 무선통신으로 분류된다. 어느 것이나 통신이 형성되기 위해서는 그 대상 또는 객체인 통신내용(통보 또는 정보)과 그것을 탑재하는 전류, 전파 등 매체 및 수수(송수) 작용을 행하는 주관(의도)적 주체가 필수적 요소이다. 국가가 영역, 국민 및 주권에 의하여 형성되고, 일정한 영역에서 국민이 원하는 주권에 의하여 통합되는 것과 같이 통신도 수요자(주체)의 의도에 의하여 필요한 정보가 주어진 매체를 통하여 수수되는 작용 또는 현상이다. 결국 통신은 요소의 공존과 유기적 결합으로서 상호보완적 복합이 되어야 하며, 이것이 통신형성의 선행조건이 된다. 한편, 전기통신은 그 역무(役務) 형태로서 전신, 전화, 데이터통신, 화상통신(畵像通信) 또는 방송으로 구분할 수 있다.

통신근무대원 通信勤務隊員 house watch 소방서 지령실에서 통신근무를 맡은 소방대원.

통신대 通信臺 patrol desk 통신장비 및 기록부, 지령전화, 화재경보기 등이 있는 소방서 내의 상황실 책상.

통신분대 通信分隊 on the air 소방서를 벗어나 있는 동안 본부와의 무선통신을 담당하는 소방대원 또는 담당 소방대.

통신센터 通信~ communication center 송신기와 수신기를 갖춘 고정된 무선장치를 이용하여 각종 정보를 전달하고 수신하는 기구.

통신장애상황 通信障碍狀況 adverse condition 감시실에서 상태변화 신호의 송신 및 해석을 방해하는 형태로 통신채널 또는 전송채널에서 발생하는 상황.

통신채널 通信~ communication channel 신호를 송신기에서 수신기까지 전송하는 데 사용되는 매체.

통신체계 通信體系 communication system 구급차 출동지시나 이송 중 응급처치, 이송대상 병원에 대한 정보제공을 위해 필요한 병원, 정보센터, 구급차간을 연계하는 통신체계. 현재 119와 129를 주로 이용하고 있으나 상호 연계보완이 미흡한 실정이며, 효율적인 통신체계 구축미비 등의 문제점이 있는 것으로 지적되고 있다. 그러나 정부는 화재, 가스사고, 다리붕괴. 교통사고 등 인위적인 재난은 물론 산사태, 홍수 등 자연재해까지 각종 재난신고 전화를 119로 신고, 접수, 처리를 단일화했다.

통제 統制 control 전체적인 목적을 달성하기 위하여 여러 부분을 한 원리로 제약하는 일. 어느 목적이나 사건에 관한 통제 또는 제한하는 것을 일컫는다.

통제본부 統制本部 fire alarm headquarters 화재경보를 접수한 후, 접수된 경보를 각 소방대에 발신하여 소방대를 출동시키고 소방대의 이동과 배치를 통제하는 통신본부.

통제실 統制室 control station 이동 중계시스템을 통제, 지휘, 조정하는 무선방송실.

통증 痛症 pain 말초부위의 감각신경에 유해한 자극으로 불쾌한 감각이나 주관적 느낌에 대한 개별적 반응. 국소적 통증은 주로 피부, 피하조직의 장해로 발생하며 신경성 통증은 통각전도로의 장해로 인해 일어난다.

통증내성 痛症耐性 pain tolerance 개인이 참을 수 있는 최대한의 통증의 양과 기간. 개인마다 다양하며 심리적, 사회문화적 요소들에 의해 영향을 받는다.

통증반응 痛症反應 painful response 고통스런 자극에 대한 반응.

통증역치 痛症閾値 pain threshold 압력 또는 온도와 관련있는 자극이 통증수용체를 활성화하고 통증감각을 생성하는 지점으로 사람이 통증을 느끼는데 필요한 최소한의 통증자극의 양. 사람마다 다양하게 나타나며 통증역치가 낮은 사람은 통증역치가 높은 사람보다 더 빠르게 통증에 반응한다.

통찰력 通察力 insight ① 근원적인 사실을 간파하거나 상황의 실제적인 특성을 이해하는 능력. ② 1차적으로 직관적인 이해를 통해 근원적인 사실을 이해하거나 간파하는 경우. ③ 정신과에서 환자가 자신의 병을 알고 있는 지적인 것과, 불수의적인 본성과 자신의 태도, 느낌, 행동에 대한 기전, 감정적인 것 등을 철저히 인식하고 있는 것.

통풍 痛風 gout 요산대사의 선천적 이상에 의한 질병. 요산분비를 방해하거나, 생산을 증가시켜 혈액에 요산(尿酸)이 과다하게 존재하거나, 또는 단일 말단의 관절에서 급성관절염의 반복발작성 발병에 이어서 완전한 관해기(寬解期)가 존재하는 등의 특징이 있는 유전성 관절염을 일으킨다. 발작은 관절 속과 주위에 요산나트륨결정이 침착됨으로써 일어나며, 요산의 퓨린(purine) 전구물질의 합성속도가 증가되거나, 신장의 요산배출이 감소됨으로써, 또는 둘 다에 의해 과요산혈증이 발생한다. 주로 남자에게 나타나며, 다유전자성유전(多遺傳子性遺傳)에 의해 전해진다고 생각된다.

통풍성관절염 痛風性關節炎 gouty arthritis 인체내의 요산이 과잉생산되거나, 신장으로부터의 배설장애로 요산이 축적되고 과포화상태가 되어, 조직에 요산나트륨의 결정체가 만들어지는 염증. 엄지발가락을 중심으로 통증, 발적, 종창이 나타나며, 족관절, 손가락, 수관절 등의 관절을 침범하고, 반복되면 관절이 파괴되기도 한다.

통합명령 統合命令 unified command 사법적인 책임을 가진 개인 혹은 모든 기관. 어떤 경우에는 재난시 기능적 책임을 가진 자를 위한 방법. 사건의 전체적인 목적을 결정하고 그 목적을 달성하기 위해 전락을 선택하는데 기여한다.

통합설비 統合設備 integrated system 컴퓨터를 이용하는 화재경보장치용 제어설비. 화재 이외의 감시요소에 대한 감시와 그 기능을 제어할 수 있다.

통합운동장애 統合運動障碍 dyspraxia 운동의 조정이나 운동을 수행하는 능력의 부분적인 소실. → 실행증(apraxia).

통합작전센터 統合作戰~ operations coordination center : OCC MACS(Multi Agency Coordination System)의 주요 기본시설. 기능에 필요한 스태프와 장비를 보유한다.

통합재난관리 統合災難管理 integrated emergency management 정부 및 개인이 재난에 대응하기 위한 합동 계획을 장려하는 미국의 연방관리시스템.

통합정밀직격병기 統合精密直擊兵器 Joint Direct Attack Munition : JDAM 미국이 개발한 폭탄유도장치. 1996년 미국 보잉사에 의하여 처음 제조되었다. 재래식 비유도(非誘導) 자유낙하 폭탄을 정밀유도병기로 변환해 주는 장치로서 부품은 허니웰, 로크웰콜린스, 록히드마틴, 모듈러 디바이시스 등의 제조사들이 나누어 제작한다. 관성항법장치(INS)와 위성항법장치(GPS)가 내장되어 있으며, 날개 부분에 방향조정용 플랩이 붙어 있다. 기존의 450kg급 또는 900kg급 폭탄의 후미에 장착되어 재래식 공중투하 폭탄을 정밀유도하는데, 표적에서 최대 24km 떨어진 지점에 투하되어도 GPS 위성의 정보를 받아 표적까지 정확하게 유도한다. 만일 위성항법장치의 정보를 받을 수 없으면 관성항법장치를 사용하여 유도한다.

퇴원 退院 discharge 환자를 병원에서 내보내는 것.

퇴원요약지 退院要約紙 discharge summary 입원 기간 동안 환자 질병의 경과, 검사, 치료 및 결과에 대한 것을 한눈에 볼 수 있게 요약해 놓은 기록. 주치의사나 담당전공의사가 환자 퇴원 직후에 기록하여야하며, 내용은 환자의 주호소 및 질병상태, 임상검사, 방사선검사, 특수검사, 신체검진의 결과, 최종진단명, 치료내용 및 그 효과, 앞으로의 치료계획 및 퇴원약 처방, 기록자의 성명, 입·퇴원일 등을 기록

한 것이다.

퇴적물제거 堆積物除去 rough reduction 화재 위험요인인 풀, 잔가지, 나뭇잎 등의 퇴적물이 쌓인 것을 사전에 제거하는 조치.

퇴직금 退職金 retirement allowance 고용관계가 소멸될 때에 사용자가 근로자에게 지급하는 수당. 퇴직수당, 퇴직위로금, 퇴직공로보상금 등으로 불리고 있다. 지급사유나 금액 등은 단체협약, 취업규칙 등의 퇴직금규정에 의하여 정하도록 하고 있으나, 근로기준법은 사용자가 근로자의 계속근로연수 1년에 대하여 30일분 이상의 평균임금을 퇴직금으로서 퇴직하는 근로자에게 지급하도록 최저기준을 정하고 있다.

퇴축 退縮 retraction 뒤 또는 안으로 빨려오는 모습으로 급성기도폐쇄나 호흡곤란 시 늑간근과 흉골절흔이 안쪽으로 빨려 들어가는 모습.

퇴피본능 退避本能 turnout instinct 반사적으로 이상 상태나 기점을 피하고자 하는 본능. 이상하다고 눈치 챈 사람들은 우선 실태를 확인하려고 하며 그 근방에 접근하려고 하지만, 사태의 급함을 안 경우 반사적으로 그 지점에서 멀어지려고 하는데 이를 퇴피본능이라 한다. 건물의 중심부에서 연기와 불꽃이 상승하면 외주방향으로, 외주방향에서 상승하면 중앙방향으로 퇴피하려고 한다.

퇴행 退行 regression 사람이 어떤 장애를 만나 욕구불만에 빠짐으로써 현재 도달하고 있는 정신발달 수준 이전의 미발달 단계로 되돌아가 더 원시적이 되어 미숙한 행동을 취하는 일. 정신분석에서는 리비도의 발달단계설에 입각하여 초기단계로 되돌아가는 점을 강조하지만, 게슈탈트 심리학의 레빈 등은 미발달 단계에의 역행(逆行)보다는 행동이 단순하고 미분화되는 점을 강조한다. 원래 연령에 상응한 발육·성장을 하던 아이가 동생들의 출생으로 어머니를 비롯한 가족의 애정이나 관심을 종래와 같이 충분히 받지 못하게 되면 어린애 모양 서투른 말을 쓰거나, 손가락을 빨거나, 오줌을 싸는 따위, 저보다 어린 아이들의 행동을 취하는 경우 등이 이에 해당한다. 성인 중에도 욕구불만이나 최면상태, 신경증

E

등의 경우에는 퇴행반응을 나타내는 사람이 있다.

퇴행성관절염 退行性關節炎 degenerative arthritis 염증에 의해 관절이 쇠퇴하는 것.

퇴행성질환 退行性疾患 degeneration disease 조직의 구조와 기능이 퇴화될 때 발생하는 질환.

퇴화 退化 involution 한번 완전하게 발육한 조직 또는 장기가 기능할 필요가 없게 되어 생리적으로 위축되는 것. 사춘기 이후의 가슴샘의 위축을 들 수 있다. → 생리적 위축.

투과 透過 transmission 광선 등이 물질의 내부를 통과하는 것. 빛은 물을 통과할 때 선택적으로 투과된다. 즉, 붉은 색은 잘 투과 되지 않고, 파란색은 잘 투과된다. 바다 속이 푸르게 보이는 것은 파란색의 빛이 깊은 수심까지 잘 투과되기 때문이다.

투과성 透過性 permeable 액체나 다른 물질이 통과할 수 있는. → 삼투현상(osmosis).

투과율 透過率 transmittance 빛, 입자선, 전자파, 음파 등의 입사량에 대한 투과량의 비. 광학에서는 보통 광밀도나 백분율로 표시되고, 통신 분야에서는 데시벨(dB)로 표시된다.

투관침 套管針 trocar 관의 내면에 맞는 날카롭고 뾰족한 막대. 피부나 체강, 관의 벽을 뚫어 도관의 삽입을 유도하기 위해 사용한다. = 뚫개, 트로카.

투광조명 投光照明 floodlight 이동식 발전기를 이용하여 화재현장에 확산조명을 제공하는 크고 강력한 조명기구.

투명대 透明帶 zona pellucida 난세포를 감싸고 있는 뚜껍고 투명한 막. 착상시기에 접근할 때까지 유지된다.

투명층 透明層 clear layer 각질층 아래의 광택이 나는 층. 손바닥과 발바닥에서만 볼 수 있으며, 세포질 안에 에레딘이라는 반유동성 물질이 차있다.

투베르쿨린검사 ~檢査 tuberculin test 결핵검사의 일종. 투베르쿨린이라고 부르는 결핵균의 정제된 단백질 유도체를 피부를 긁는 방법을 사용하거나 천자 또는 피내주사하여 주입한다. 그 검사부위가 48~72시간이 지난 뒤에 부풀어 오르고 붉게 변하며 딱딱해지면 양성으로 판독하고, 음성반응이라도 이전에

앓은 결핵 또는 활동성결핵의 진단을 배제할 수 없다. 더 확실한 진단을 하려면 객담검사와 X-선검사 등이 필요하다.

투사법칙 投射法則 law of projection 감각의 궁극적 과정은 뇌 속에 있는 감각중추에서 일어나지만 경험에 의해 감각을 일으키는 자극이 가해진 곳, 또는 그 자극원에 투사되어 느껴진다는 법칙. 예를 들면 종소리는 종에서 오는 것으로 느끼고, 불빛은 광원, 통각은 몸 속에서 오는 것처럼 느낀다는 것이다.

투사섬유 投射纖維 projection fiber 대뇌피질과 척수 또는 뇌간에 있는 다른 경추들 사이를 연결하는 섬유.

투석 透析 dialysis 반투막을 통과한 확산 속도차에 의해 용액중의 결정질과 교질을 분리하는 방법. 수분 전해질 불균형이 같이 있거나 간부전 또는 신부전이 같이 있는 환자의 경우에 투석이 도움이 되는데 복막투석보다 혈액투석이 더 효과적이다. 살리실산염(salicylate), 메틸알코올(methanol), 에틸렌글리콜(ethylene glycol) 등의 중독성 약물에 혈액투석 효과가 있다.

투석물 透析物 dialysate ① 신장투석 동안 사용하는 투석액으로 혈액내에 정상적으로 존재하는 칼슘, 칼륨, 나트륨과 다른 필수전해질의 농축액. ② 혈액과 접촉하여 존재하는 투석액. 크레아티닌과 요산처럼 노폐물을 포함한다. = 투석액.

투석불균형증후군 透析不均衡症候群 dialysis dise-quilibrium syndrome 투석 동안 세포외액의 구성이 빠르게 변화함으로써 생기는 장애. 신경과적 장애, 심부정맥 및 폐부종 등의 증상이 나타날 수 있다.

투시검사기 透視檢査器 fluoroscope 방사선 자료로 구성된 장치와 내부구조를 검사하기 위해 사용되는 장비. 비록 보여진 영상이 X-ray와 비슷할지라도 행해지며 움직이는 모든 절차를 볼 수 있다.

투약 投藥 medication 건강증진, 질병의 예방과 회복을 목적으로 약물을 이용하는 방법. 도포, 흡입, 삼킴 등이 있으며 전신을 순환해서 작용시키는 방법으로는 내복, 주사, 도포 등이 있다.

투여량 投與量 dose 투약, 방사선의 한 번 투여하

는 양. = 용량.

투쟁반응 鬪爭反應 fight or flight reaction 신체기관이 위험한 상황에서 최대의 에너지를 갖는 응급상황에 대비할 수 있는 기전을 갖게 되는 것. 스트레스에 대한 신체의 반응으로 교감신경계와 부신수질은 심박출량을 증가시키고, 동공을 확장시키며, 심박동률을 증가시킨다. 그리고 피부에 있는 혈관을 수축시키고 순환하는 혈액속에 있는 포도당과 지방산 농도를 높이며 기민하고 각성된 정신상태를 갖도록 한다.

투척무기 投擲武器 throw weapon 근접전투에서 주로 던지는 방법으로 사용하도록 된 폭발물 또는 그 폭발물을 투척하기 위한 발사장치. 수류탄이나 총유탄 및 총유탄의 발사장치인 유탄발사기 등을 말한다. 적군과 아군이 서로 접근하여 참호와 같은 차폐물에 숨어서 전투할 때 소총, 기관총 등의 평사탄도 화기로는 효과를 기대할 수 없으므로 투척무기가 가장 유효한 수단으로 사용된다. 투척무기는 차폐물을 넘어서 적군의 머리 위로 낙하하게 되며, 크기에 비해서 비교적 큰 파괴력을 낼 수 있다. 최초의 투척무기는 고대 그리스, 로마, 중국, 중세 유럽에서 돌 또는 불이 붙은 나무 등을 투척하는 데 사용되었던 투석기라고 할 수 있다. 수류탄은 화약이 발명된 뒤 불을 붙인 화약을 던진 것이 시초이다. 수류탄을 사람의 힘으로 던질 때 도달거리는 불과 50~60m밖에 안 되지만, 사거리를 증가시키기 위해서 소총 끝에 꽂아서 발사하게 만든 총유탄과 그 발사기가 개발되어, 이것으로 150~300m까지 고폭탄, 대전차탄(對戰車彈), 연막탄 등을 투척할 수 있다.

투하물자 投下物資 paracargo 항공기에서 투하하는 구급용 도구나 구호용 보급품, 화물 등.

튜바하강기 ~下降器 tuba-descender 로프의 매듭이 통과할 수 있는 튜브형 하강기. 튜브에 로프를 감은 회수를 늘릴수록 마찰이 증가한다.

튜브형하강기 ~型下降器 tub-tip descender 하강기의 일종. 구조자의 하강 및 확보가 용이하다. 등반자의 추락시에도 빠른 제동이 가능하여, 하강기 겸 확보장치로 널리 사용되고 있다. 로프직경 8.5~9mm(더블로프), 10~11mm(싱글로프)까지 사용이 가능하다.

트라이캠 너트의 일종. 다른 너트류와는 달리 얼음이 있는 크랙이나, 작은 구멍, 나팔크랙, 십자로, 찢어진 크랙등 어느 곳에서든 사용이 가능하다. 그러나 항상 캠 레일과 지주점이 모두 바위 모서리에 닿도록 사용해야 한다.

트라이헥시페니딜 trihexyphenidyl 대표적인 중추성 항콜린성 제제. 약리작용과 부작용면에서 벨라도나 알칼로이드(belladonna alkaloid)와 유사하며, 대개 파킨슨병 증세 중 진전(tremor)에 가장 효과가 있다. 경직(rigidity)이나 운동지연(bradykinesia)에 대해서는 효과가 적고 파킨슨병의 2차적인 증상들 중 과다 타액분비에 대해서 호전을 가져온다. 항정신병약 투약을 목적으로 할 때는 1일 2~10mg을 3~4회 분할 투여하고, 일반적으로 사용할 때는 초일 1mg, 2일째 2mg 투여 후 1일 2mg씩 증량하여 1일 6~10mg을 3~4회 복용한다. 산증, 구갈, 변비증, 환각 등의 부작용이 있어 임부, 소아, 전립선비대 환자, 요로폐쇄성질환 환자, 고령자는 주의하고, 녹내장 환자, 중증 근무력증 환자는 금기이다.

트래버스 traverse 가로 지르거나 횡단한다는 의미.

트래킹[1] tracking 절연물 표면에 형성된 도전성 통로. 전압이 인가된 이극도체간의 고체절연물 표면에 수분을 많이 함유한 먼지 등 전해질의 미소물질, 전해질을 함유하는 액체의 증기 또는 금속가루 등의 도체가 부착하면 절연물 표면의 부착물간에 소규모 방전이 발생한다. 이것이 반복되면 절연물 표면에 점차로 도전성의 통로가 형성되는데 이 현상을 트래킹이라고 한다. 무기절연물은 이 경우에 도전성물질 생성이 적기 때문에 트래킹에 대해서는 문제가 적지만, 유기절연물은 탄화하여 도전성물질(흑연)이 생기기 쉽기 때문에 문제가 된다.

트래킹[2] trekking 소달구지로 멀고도 험난한 길을 여행한다는 뜻에서 나온 말인데, 산록 일대의 등산로를 따라 여행하는 일. 전문적인 기술이나 지식이 없어도 여행할 수 있는 정도의 경우가 많다.

트랙터 tractor 트레일러, 농업·건설장비, 구조장비 등을 견인하는 차량. → 트레일러.

트랙터견인사다리차 ~車 senior aerial 트랙터를 이용하여 사다리 운반용 트레일러를 견인하는 고가 사다리차.

트랜스듀신 transducin 시각에 관련된 G-단백질. 빛에 의해 로돕신이 광분해되면 G-단백질의 α소단위가 옵신에서 분리되어 광수용기의 암전류를 간접적으로 감소시킨다.

트랜스페린 transferrin 장으로부터 혈액으로 철을 운반하는데 필수적인 혈액 속에 있는 미량의 단백질. 운반된 철은 골수에서 정상아세포가 이용할 수 있도록 해주며 감염방어의 기능도 있는 것으로 생각된다.

트러스구조 ~構造 truss construction 두 개 이상의 직선부재의 양단을 마찰이 없는 힌지로 연결해서 삼각형의 단위공간으로 만든 구조물. 체육관, 공장 등에서 사용된다.

트러젠영법 ~泳法 trudgen stroke 구조대상자에게 빠르고 정확하게 접근할 때 사용하는 수영법. 얼굴을 물 밖으로 내놓아 시선을 구조대상자에게 고정시킨다. 팔 동작은 자유형과 같으며 발차기는 평형 킥과 크롤 킥(자유형 발차기) 두 가지가 있다.

트러젠크롤 trudgen crawl 트러젠(Trudgen)이란 선수에 의해 개발된 현대 크롤영법의 시초가 된 수영법.

트럭 truck 사다리, 조명, 환기장비를 갖춘 소방분야 차량. 일부 차량은 제한적인 출수능력이 있으나 대부분은 없다. 보통 유압구조장비, 들것, 로프 같은 다량의 구조장비를 구비하고 있다.

트럼펫 trumpet 과거 화재현장에서 명령을 전달할 때 트럼펫을 사용하던 것에서 유래한 미국의 소방서 계급장.

트레일러 trailer 트럭 또는 트랙터에 의해서 견인되는 차량. 트레일러 단독으로 적하중량(積荷重量)을 지탱하는 풀트레일러와 적하중량의 일부를 트랙터가 분담하는 세미트레일러로 구분된다. → 트랙터.

트레일러펌프 trailer pump 전동차량에 의해 견인될 수 있는 이륜 트레일러에 장착된 펌프. 공장 등의 산업시설용 방화장비로 사용된다.

트레포네마증 ~症 treponematosis 트레포네마 (*treponema*)과(科)의 스파이로키타(*spirochetes*)속(屬)에 의해 야기된 질환으로 페니실린 치료가 가능하다.

트렉션 traxion 자동 제동기능을 갖춘 도르래로 수평, 수직의 운반체제에 활용할 수 있는 장비.

트렌델렌버그체위 ~體位 Trendelenburg's position 등을 대고 바로 누운 상태에서 다리 부분을 45° 정도 높여서 다리 쪽을 어깨보다 높게 한 자세. 상복부 검사나 쇼크 치료에 사용된다.

트랜스폰더 transponder 항공기나 위성에서, 지정신호를 받은 후 확인 정보를 발송하는 신호기.

트로포닌 troponin 골격근 근절의 얇은 필라멘트들에 존재하는 단백질. 트로포닌의 한 소단위가 칼슘이온과 결합하면 트로포미오신의 얇은 필라멘트에서의 위치가 변하게 된다.

트로포미오신 tropomyosin 얇은 필라멘트에서 액틴에 결합해 있는 섬유상 단백질. 트로포닌 단백질과 함께 미오신 가교가 액틴에 결합하는 것을 억제하여 조절한다.

트롬보포이에틴 thrombopoietin 혈소판 형성소. 골수에서 거핵세포로부터 혈소판의 생성을 자극하는 사이토카인.

트롬빈 thrombin 혈액응고 과정에서 혈장에 생성되어 가용성 단백질 섬유소원을 불용성 단백질 섬유소로 전환시키는 단백질.

트리니트로톨루엔 trinitro toluene : TNT [$C_6H_2CH_3$ $(NO_2)_3$] 톨루엔의 수소 세 개를 니트로기(基)로 치환한 화합물. 순수한 것은 무색 결정이지만 통상 담황색의 결정이며 햇빛에 의해 다갈색으로 변하지만 성분 자체는 변하지 않는다. 융점 80.07℃, 비점 240℃, 발화점 약 30℃, 비중 1.7. 물에는 거의 녹지 않으나, 뜨거운 에탄올에는 100g에 약 1.6g 녹으며, 재결정을 할 수가 있다. 벤젠에는 쉽게 녹고, 에테르에도 상당히 녹는다. 흡습성은 없으며 공기 중 자연분해하지 않는다. 강력한 폭약으로 폭발 속도나 폭발력은 다른 니트로 화합물보다 높고 크다. 점화하면 쉽게 연소하여 다량의 흑색연기를 발생한다. 화학적으로는 벤젠고리에 붙은 니트로기($-NO_2$)가 TNT의 급속한 폭발에 대한 신속한 산소 공급원으로 작용한다. 알칼리와 혼합하고 있는 것은 발화점이 낮아져서 160℃ 이하에서도 폭발한다. 유황, 요소, 글리세린, 유기물 등을 혼합하면 충격, 마찰 등에 의해 폭발할 위험성이 크다. 저장시에는 저온의 격리된 지정장소에 엄격히 관리하고 화기엄금, 충격, 타격, 마찰금지, 직사광선 차단, 알칼리, 강산류, 강한 산화제와의 접촉을 피하여야 한다. 화재시에는 다량의 물로 냉각소화한다. 소량의 경우에도 폭발하여 다량의 유독성 가스를 발생하므로 특히 지하실, 갱내 등 밀폐된 공간에서의 주의가 요구된다. 눈과 피부를 자극하고 흡입시 구토, 식욕 부진, 위장 및 간에 장애를 준다. 제법은 톨루엔에 질산, 황산을 반응시켜 모노니트로톨루엔을 만든 후 니트로화하여 만든다. 폭발력은 다른 이성질체에 비해서 아주 우수하다고는 할 수 없으나, 안정되고 독성(毒性)이 적다. 금속에는 작용하지 않으므로 산업용 도화선, 도폭선의 심약, 질산암모늄 폭약의 예감제, 흑색화약, 전폭약, 군용폭약 및 장약, 다이너마이트 등에 사용된다.

트리니트로페놀 trinitro phenol [$C_6H_2(OH)(NO_2)_3$] 휘황색을 띠는 침전 결정으로 순수한 것은 무색이며 강한 쓴맛이 난다. 융점 122℃, 비점 255℃, 발화점 약 300℃, 인화점 150℃, 비중 1.76, 물에 전리하여 강한 산이 되며 이때 선명한 황색이 된다. 점화하면 서서히 다량의 유독성 흑연을 내면서 연소하고 뇌관을 넣어 폭발시키면 폭굉하여 81,000m/s의 폭발속도를 나타내며 폭발열은 약 1,000kcal/kg이다. 금속과 반응하여 수소를 발생하고 철, 납, 구리, 알루미늄 등의 금속분과 화합하여 예민한 금속염을 만든다. 본래의 피크르산보다 폭발 감도가 예민하여 건조한 것은 폭발 위험이 있다. 단독으로는 타격, 충격, 마찰에 둔감하고 안정하지만 산화철 및 에탄올과 혼합한 것은 급격한 타격에 의해 격렬히 폭발한다. 300℃ 이상으로 급격히 가열하면 폭발하고 건조상태에 있는 것은 위험성이 증대한다. 저장·취급시 화기를 엄금하고, 가열을 금지하며, 직사광선 차단이

필요하다. 차고 통풍이 잘되는 장소에 보관한다. 산화되기 쉬운 물질, 또는 강산화성 물질 및 강산과의 접촉을 피한다. 운반시 10~20% 물로 젖게 하면 안전하다. 초기소화는 포 소화약제도 효과가 있지만 보통 다량의 물로 소화한다. 눈 및 피부를 자극하고 흡입하면 기침, 두통, 경련, 위장 장애 등을 일으킨다. 제법은 페놀을 진한 황산에 녹이고 이것을 질산에 작용시켜 만들거나 클로로벤젠에 수산화나트륨, 황산, 질산을 차례로 반응시키는 방법을 사용한다. 황색염료, 농약, 산업용 도폭선의 심약, 뇌관은 첨장약, 디아조니트로페놀의 제조원료, 군폭파약, 합성화학원료, 피혁공업 등에 사용된다. = 2,4,6-trinitrophenol, picronitric acid, carbazitic acid, nitroxanthic acid, picric acid.

트리메탈 tri-metal 3층으로 된 평 베어링. 바탕은 강철, 2층은 크롬, 최상층인 3층은 구리를 도금한 것인데, 제판공정에서 화선부를 구리, 비화선부를 크롬으로 담당시킨다.

트리메토벤자마이드 trimethobenzamide 다른 진토제와는 달리 진정작용이 없는 진토제. 작용기전은 연수(medulla oblongata)의 화학수용체 자극부위(chemoreceptor trigger zone)에 작용하는 것으로 생각되며 심한 오심 및 구토에 투약되고 주사형 제제는 소아에게 사용해서는 안된다. 시야몽롱, 설사, 현기증, 두통, 근육통, 근육경축 및 알레르기 증상을 일으킬 수 있으며, 과민성이 있는 환자에게 투여해서는 안된다.

트리메톡시브록신 trimethoxyboroxine [$(CH_3O)_3B_3O_3$] : TMB 금속화재의 소화약제로 사용되는 무색의 액체화합물.

트리메틸알루미늄 trimethyl aluminum [$(CH_3)_3Al$] 분자량 72.03, 융점 15℃, 비점 126℃, 증기비중 2.5, 인화점 8℃, 발화점 190℃인 무색의 액체. 공기 중에 노출되면 자연발화한다. 물과 접촉시 심하게 반응하고 폭발한다. 강산화제와 혼합시 심하게 반응하여 발열, 발화의 위험성이 있다. 저장·취급시 화기를 엄금해야 한다. 저장용기는 밀전하고 차고 어두운 곳에 저장하며, 항상 건조되고 통풍환기가

E

양호한 곳에 저장한다. 수분 또는 공기와 접촉을 방지하며, 잔량은 완전 폐기한다. 화재시 건조분말이 효과가 있다. 물, 포, 이산화탄소, 할로겐화합물 소화약제는 유효하지 않으므로 직접 소화사용을 금한다. 인체에 대해 부식성, 독성이 강하고, 눈의 점막을 자극하며 피부, 호흡기 계통에 화상을 입힌다. 디메틸수은과 알루미늄과의 반응 혹은 디메틸알루미늄모노클로라이드와 불화나트륨의 반응으로 합성된다. 용도는 유기화합물의 중합 촉매에 사용된다.

트리스방법론 ~方法論 TRISS methodology 환자의 생존가능성을 결정하는 추적 외상채점법. 외상환자의 치료능력에 대한 적정 진료평가를 시행할 수 있다. 환자의 나이(54세 이상이거나 미만), 외상지수(trauma score), 손상 심각지수(injury severity score)를 함께 묶은 체계이다.

예상생존율(Ps)의 값에 따른 예후	
Ps>0.5	사망할 가능성이 없음
0.25≤Ps≤0.5	사망할 가능성이 있음
Ps<0.25	생존가능성이 희박함

트리아졸람 triazolam 최면제의 일종. 불면증의 단기치료에 처방하며 부작용으로 선행성 건망증, 빈맥, 우울, 혼돈, 기억상실증, 시력장애 등이 있다.

트리암시노론 triamcinolone 백색 결정성 분말의 글루코코르티코이드(glucocorticoid). 소염제로 쓰여 구내염이나 피부병의 치료에 사용한다. 부작용으로 전해질 불균형과 고칼륨혈증, 위장애 등이 있다.

트리에틸아민 triethylamine [(C₂H₅)₃N] 분자량 59.1, 증기비중 3.5, 융점 -114.7℃, 비점 89℃, 비중 0.7, 인화점 -7℃, 발화점 249℃, 연소범위 1.2~8.0%인 암모니아 냄새가 나는 무색의 액체. 물에 녹지 않는다. 인화점 및 비점이 낮아서 휘발하기 쉽다. 증기는 공기보다 무거워서 낮은 곳에 체류하며, 점화원에 의해 폭발한다. 저장·취급시 화기를 엄금해야 한다. 가열금지, 직사광선 차단, 용기는 차고 건조하며 환기가 잘되는 곳에 저장한다. 취급소 내 전기설비는 방폭 조치하고 정전기의 생성과 축적을 막는다. 초기화재는 이산화탄소, 분말, 알코올형 포가 유효하며, 기타의 경우는 알코올형 포로 일시

에 소화한다. 눈에 들어가면 염증, 화상, 각막장애를 일으키고 피부에 침입하면 화상, 중추신경계 장애를 일으킨다. 에틸알코올과 암모니아를 계속 반응시키면 얻을 수 있다. 용도는 의약품, 염료 중간체, 고무약품, 농약, 계면활성제, 도료, 유화제 등에 사용된다.

트리에틸알루미늄 triethyl aluminum [((C₂H₅)₃Al] 분자량 114.2, 융점 -46℃, 증기비중 3.9, 비중 0.83, 비점 185℃인 무색투명한 액체. 외관은 등유와 비슷하다. C₁~C₄는 자연발화성이다. 물속에 넣으면 곧 분해하고, 공기와 접촉하면 발화한다. 에틸렌과 100~120℃에서 반응하여 긴 노르말사슬탄화수소를 생성하며, 중합체인 폴리에틸렌도 합성할 수가 있다. 인화점은 정확한 측정치는 없지만 융점 이하이기 때문에 매우 위험하다. 일반적으로 고온에서 불안정하며, 200℃ 이상으로 가열하면 폭발적으로 분해하여 가연성 가스를 발생한다. 저장·취급시 화기를 엄금해야 한다. 저장용기는 밀봉하여 차고 어두운 곳에 저장하며, 항상 건조하고 통풍환기가 잘되는 곳에 보관해야 한다. 화재시 주수를 금하며 소규모 화재시 건조분말을 이용하여 소화한다. 연소 생성가스는 매우 질식성이 강하므로 공기호흡기를 착용하고 피부 등에 닿지 않도록 주의한다. 인체에 대해 부식성, 독성이 강하여 피부, 눈, 호흡기 등을 자극한다. 제법은 알루미늄과 에틸수은을 반응시키거나 수소화알루미늄과 에틸렌을 반응시켜 대량으로 제조한다. 용도는 중합용 촉매, 폴리에틸렌 및 폴리프로필렌 합성촉매, 알루미늄 도금원료, 알칼화 시약, 전이금속 착물의 환원 등에 사용된다. = aluminum triethyl.

트리이소부틸알루미늄 triisobutyl aluminum 분자량 198.3, 융점 11℃, 증기비중 6.8, 비중 0.79, 비점 212℃인 가연성 액체. 공기 중에 노출되면 자연발화한다. 공기 또는 물과 격렬하게 반응하며 산화제, 강산, 알코올류와 반응한다. 저장용기를 가열하면 용기가 심하게 파열한다. 저장·취급시 화기를 엄금해야 한다. 저장용기는 밀전하고 차고 어두운 곳에 저장하며 항상 건조하고 통풍환기가 양호한 곳에 보관한다. 수분 또는 공기와의 접촉을 방지하며, 잔량은 완

전 폐기한다. 화재시 주수를 금하고, 짧은 시간에 가능한 안전거리에서 흑연분말, 소다회, 건조한 소금분말로 일시에 소화한다. 유독성, 부식성이 강하며 피부, 눈, 호흡기 계통에 화상을 일으킨다. 연소시 발생한 독성가스는 산화알루미늄 분말을 포함한 자극성 물질이 생성되어 흡입시 기관지 및 폐에 손상을 준다. 용도는 유기화합물의 합성에 사용된다. = triisobutyl alane, tris(2-methyl propyl).

트리처콜린스증후군 ~症候群 Treacher collins' syndrome 머리와 얼굴의 불완전 결손을 나타내는 유전적 질환. 하악안면골 형성부전이 특징이다.

트리코모나스증 ~症 trichomoniasis 원충 *Trichomonas vaginalis*의 질 감염. 가렵고 작열감, 거품이 있고 녹황색을 띠는 질 분비물이 특징이다.

트리크로로에틸렌 trichloroethylene [CHClCCl$_2$] 분자량 131.4, 비중 1.4556(25℃), 융점 −86.4℃, 비점 86.9℃, 증기밀도 4.53인 크롤로포름과 같은 취기가 있는 무색의 가동성 액체. 물에는 녹지 않지만 알코올, 에탄과 그 밖의 유기용제와 혼합한다. 독성이 있으며 공기중의 허용 농도는 100ppm이다. 용도로는 금속기계 부품 등의 탈유지 세정, 용제, 냉매, 프레온가스의 제조, 살충제, 드라이크리닝, 양모의 탈지세정, 피혁, 교착제 세제, 섬유공업, 향료추출제, 섬유소 에텔의 혼합 등에 사용된다.

트리클렌 triclene 비중 1.7인 무색 불연성의 탈지용 세정제. 유지, 수지, 타르 등의 세정, 탈지, 용해력이 뛰어나 휘발유보다 수배의 능력을 가지고 있다. 아세틸렌과 염소를 합성하면 얻을 수 있다.

트리클로로실란 trichloro silane [HSiCl$_3$] 분자량 135.5, 증기비중 4.67, 증기압 500mmHg(20℃), 융점 −127℃, 비점 32℃, 비중 1.34, 인화점 −28℃, 발화점 182℃, 연소범위 7.0~83%(40℃)인 가연성의 무색 액체. 제4류 위험물 중 보기 드문 무기화합물이다. 물보다 무거우며 물과 접촉시 분해되어 공기 중에 쉽게 증발한다. 벤젠, 에테르, 클로로포름, 사염화탄소에 녹는다. 연소범위가 넓고 인화점이 매우 낮으며, 작은 점화원에 의해서도 인화의 위험이 높다. 증기는 공기와 혼합하여 광범위하게 폭발성 혼합기를 형성한다. 증기는 공기보다 무겁고 점화원에 의해 순식간에 번지며, 심한 백색 연기를 발생한다. 정전기의 발생이 용이하여 점화원이 되는 경우가 있다. 물과 심하게 반응하여 부식성, 자극성의 염산을 생성하고, 공기 중 수분과 반응하여 맹독성의 염화수소 가스를 발생한다. 저장 및 취급시 직사광선을 피하고 화기엄금, 용기는 차고 건조한 통풍이 잘되는 곳에 저장해야 한다. 물, 알코올, 강산화제, 유기화합물, 아민과 철저히 격리시키고, 누설시에는 모든 점화원을 제거하며, 누출액은 특히 물과 접촉하지 않도록 하여야 한다. 소화작업시 물은 용기외벽을 냉각시키는 데만 사용하며, 6% 중팽창포를 제외하고 건조분말, 이산화탄소 및 할로겐소화약제는 효과가 없으므로 사용하지 않도록 한다. 밀폐 소구역에서는 분말, 이산화탄소가 유효하다. 증기는 유독하므로 공기호흡기 등의 안전장구를 착용하고 바람을 등진채 작업해야 한다. 눈이나 피부 접촉시 강한 자극성 염증과 화상을 입게되며, 연소생성물은 액체 자체의 독성보다 더욱 자극성이 있고 유독하다. 용도는 반도체 공업, 광통신 화이버재료 등으로 사용된다.

트리파노소마속 ~屬 trypanosoma 몸 안에 사는 단세포 기생충의 한 속. 여러 종이 인간에게 심각한 질병을 일으킨다. *Trypanosome* 생물체는 생애의 일부는 곤충 안에서 살고 곤충교상에 의해 인간에게 들어간다.

트리파노소마증 ~症 trypanosomiasis 트리파노소마속(屬)의 원충에 감염된 상태. 감비아형 아프리카 트리파노소마증, 로데시아형 아프리카트리파노소마증 및 Chagas병 등이 있다. → African sleeping sickness.

트리할로메탄 trihalomethane : THM 염소 소독을 하는 수돗물에서 가끔 검출되는 발암성물질. 생성기전은 불명확하지만 물 속에 존재하는 유기물질의 양에 비례하고, 수온과 pH가 높거나 염소 주입농도가 높을수록 생성량은 증가한다. 그러므로 수돗물 중의 트리할로메탄의 농도는 수온이 상승하는 여름철에 높고 수온이 낮은 겨울철에는 상대적으로 낮다. 중

E

추신경계의 작용을 억제하고 간장과 신장에도 나쁜 영향을 미치며, 중독되면 의식을 잃거나 혼수상태에 빠지며 심하면 사망한다. 만성중독시에는 암이 유발되기도 한다.

트림 eructation 위에서 입으로 공기가 배출될 때 나는 소리. = belching.

트립신 trypsin 소장으로 분비되는 췌장액의 단백질 가수분해 효소의 일종.

트립토판 tryptophan 유아의 정상성장과 성인의 질소균형에 필요한 아미노산. 세로토닌과 나이아신 같은 물질의 기초가 되며, 몸에서 요구되는 트립토판의 대부분은 음식 특히 콩류, 곡물, 종자 음식 속의 단백질에서 얻는다.

트위들러증후군 ~症候群 twiddler's syndrome 심장의 심박조율기 전선이 기능적 위치에서 벗어난 상태. 전선의 운동이 심박조율기의 동요를 일으키는 환자의 경우 때문에 명명되었고, 증상은 전선의 새 위치와 환자의 심기능에 따라 다르다.

특공대 特攻隊 commando 특수임무나 구조임무 등 기습공격을 하기위해 특별히 훈련된 부대.

특급위험 特級危險 extra hazard 어떤 상황에 놓여 있는 가연물 또는 인화성 액체의 양이 엄청나 화재가 발생할 경우 거대한 규모의 화재가 될 것으로 예상되는 조건.

특발성유산 特發性流産 idiopathic abortion 기질적인 원인이 없이 나타나는 유산.

특발성질환 特發性疾患 idiopathic disease 명백한 증상과 징후의 형태를 보고 치료할 수는 있지만 분명한 원인 없이 발생하는 질병.

특발성혈소판감소성자반증 特發性血小板減少性紫斑症 idiopathic thrombocytopenic purpura : ITP 피부와 다른 기관에 출혈을 초래하는 혈소판부족 현상. 혈소판에 대한 항체가 이 환자에서 발견된다. 급성의 경우 바이러스 감염 이후에 나타나 몇주~몇달 지속될 수 있으며 보통 후유증이 없는 아동의 질병이다. 만성의 경우 청소년기와 성인에게 잘 생기고, 잠행적(insidously)이며 오래 지속된다.

특발증 特發症 idiopathy 분명한 원인 없이 일어나는 원발성의 질병.

특별임무 特別任務 detail 1인 이상의 소방대원에게 그들의 일상업무 이외에 부여된 임시업무.

특별재난지역 特別災難地域 special disaster zone 복구작업을 위해 재난으로 피해를 본 지역을 선포하는 제도. 대형사고나 재난을 당해 정부차원의 사고수습이 필요한 지역에 선포한다. 한국은 1995년 7월 삼풍백화점 붕괴사고시 해당 지역을 특별재해지역으로 선포한 후, 처음으로 동해안의 고성, 삼척, 강릉, 동해, 울진 등 산불피해지역을 특별재난지역으로 선포하였다.

특별피난계단 特別避難階段 smokeproof stairway 건물 각 층으로 통하는 문은 방화문으로 되어있고, 내화 구조의 벽체나 연소 우려가 없는 창문으로 구획된 피난용 계단. → 방화문, 내화구조.

특성변화 特性變化 behavior 시간, 온도, 조도, 습도, 기타 환경요인들에 의해 어떤 물질의 특성이 변하는 현상.

특수결합조직 特殊結合組織 special connective tissue 연골(cartilage), 골(bone), 액성 결합조직 (혈액 등).

특수공작차 特殊工作車 special engineered rescue car 재난사고시 출동을 목적으로 하여 산악, 수상 등 각종 인명구조 활동 요구시 필요한 장비를 탑재하여 모든 상황에 적용할 수 있는 전천후 인명구조차량.

특수구급차 特殊救急車 ambulance for ALS 승합차 또는 화물자동차 차대를 이용한 박스형태로 환자실 바닥에서 천장까지의 높이가 1,500mm 이상이며, 응급구조사 등이 탑승하여 사용할 수 있는 응급처치 기구 등 장비를 적재, 설치한 구급차. → 일반구급차(ambulance for BLS).

특수소방펌프차 特殊消防~車 special fire pumper 소방펌프 이외에 사다리장치, 화학장치, 물탱크 등이 구비되어 있는 소방차.

특수소화설비 特殊消火設備 special fire protection facility 할론, 이산화탄소, 분말 소화기, 포 소화장치 등 특수위험물용 소화설비.

특수용사다리 特殊用~ special purpose ladder 특별한 용도로 사용하기에 알맞도록 설계와 구조를 변경한 사다리.

특수용산업시설 特殊用産業施設 special purpose industrial occupancies 중급 이하의 위험작업 공정이 이루어지는 시설. 특별한 작업공정에 적합하도록 설계된 시설. 종업원의 수가 비교적 적고 기계 및 장비의 점유공간이 상대적으로 넓은 시설을 의미한다.

특수위험 特殊危險 special hazard 보통위험과 구분하여 공장 등에서 열, 빛, 동력 등을 사람이 사용할 수 있도록 조정할 때 발생하는 부수적인 위험.

특수위험물 特殊危險物 special hazards 가연성 가스나 액체, 가연성 분진 등의 위험물, 그룹 케이블, 컴퓨터실 등 특수위험 전체.

특수적위험 特殊的危險 special risk 컬프(Kulp)에 의한 위험의 분류방법으로 위험을 야기시키는 원인과 결과가 개인에 속하는 위험. 특수적위험은 주로 개인에게 영향을 주고 부수적으로 타인에게도 영향을 주는 위험과, 주로 타인에게 영향을 주고 부수적으로 개인에게 영향을 주는 위험으로 구분된다. 특수적위험의 예에는 상해, 화재, 도난, 재산의 손실, 배상책임 등이 있다. ↔ 기본적 위험.

특수트렁크 特殊~ special trunk 일반통화에서는 사용하지 않는 특수한 트렁크. 경비, 소방회선용(FPT), 재해수신용 등이 있다.

특수폭행죄 特殊暴行罪 offence of special assault 단체 또는 다중(多衆)의 위력을 보이거나, 위험한 물건을 휴대하고 사람의 신체에 대하여 폭행을 가함으로써 성립하는 죄(형법 261조). 집단적 위력을 이용하거나 생명·신체에 위험성이 있는 물건을 사용하는 폭행행위의 형을 가중하려는 것이다. '단체'라 함은 공동목적을 위한 다수인의 결합체이며, 공동목적은 적법이든 불법이든 불문한다. '다중'이라 함은 일정한 공동목적을 위한 다수인의 결합체가 아닌 다수인의 현실적인 집합체이며, 인원수에는 제한이 없고 위력을 보일 수 있는 정도면 족하다. '위력'은 사람의 의사를 제압할 만한 세력이며, 유형적인 것이든 무형적인 것이든 상관없다. '위력을 보인다'함은

그 세력을 자기 이외의 자에게 인식시키는 일체의 행위를 뜻한다. '위험한 물건'이라 함은 총·칼 등 무기는 물론, 방망이·망치 등 사람을 살상할 수 있는 일체의 기구를 가리킨다. '휴대한다'함은 몸에 지닌다는 뜻이며, 그 휴대를 상대방에게 인식시킬 필요는 없다. 처벌은 5년 이하의 징역 또는 1000만원 이하의 벌금에 처하며(261조), 10년 이하의 자격정지를 병과(倂科)할 수 있다(265조). 이 죄를 상습으로 범한 때에는 상습폭행죄로서 형의 1/2까지 가중된다(264조). 또 폭력행위 등 처벌에 관한 법률은 집단적·상습적으로 폭행죄를 범한 경우의 가중처벌에 관하여 별도로 규정하고 있다(동법 2조 이하).

특수화재 特殊火災 special fire 화재의 장소·원인·경과·피해 등이 특이하여 사회적 이목이 집중될 수 있는 화재.

특이작용 特異作用 specific action 어떤 특정 병원체에 미치는 약물의 효과.

특이적감염방어기구 特異的感染防禦機構 specific defense mechanism 병원체나 그 독소가 항원으로서 면역이 성립되어 발휘되는 방어기구. 항원으로 된 것에 대해서만 특이적으로 작용한다. 항체와 보체의 작용에서 이루어지고 있는 체액성 면역과 T세포, 림프카인, 활성화 대식세포 등에 의한 세포성 면역의 작용이 발휘된다.

특이체질 特異體質 idiosyncrasy 감수성을 지닌 환자에서 투여량과 관계없이 약리작용과는 다른 이상반응을 나타내는 현상. 임상적으로 볼 때는 알레르기와 비슷하나 면역기전이 관여하지 않는 점이 서로 다르다.

특정지역소각 特定地域燒却 prescribed burning 조림, 야생동물 관리, 방목, 화재위험 감소 등의 목적을 위해 일정지역 내의 자연적인 가연물을 계획적으로 소각하는 것.

틈새 fissure 폐엽과 같이 종종 장기를 해부학적으로 구분하는 장기표면에 나있는 자연스런 틈.

티눈 clavus 편평하거나 약간 융기된 통증을 수반한 둥근 병변. 매끄럽고 단단한 표면으로 되어 있다.

티로글로블린 thyroglobulin 갑상선여포의 교질에

존재하는 요오드 함유 단백질. 갑상선호르몬의 전구물질로 쓰인다.

티로신키나아제 tyrosine kinase 단백질에 존재하는 아미노산 티로신에 인산기를 첨가하는 효소. 인슐린의 막수용체가 한 예이다. 티로신키나아제는 인슐린에 결합하면 활성화되어 인슐린의 작용을 매개하는 다단계 폭포반응의 효과들이 나타나게 한다.

티록신 thyroxin 갑상선에 의해 분비되는 결정성요오드함유 호르몬. 뇌하수체 전엽의 갑상선 자극호르몬(TSH) 분비에 의존한다. 물질대사 조절, 신체의 모든 세포에 신진대사 촉진, 발육성장에 관여, 양서류의 변태촉진 등에 관여하고, 갑상선에서 분비되어 조직세포까지 도달하는데 약 3일이 소요된다. 작용기간은 6~8주 정도이다. 기능 저하시에는 정신적으로 둔감, 무감동, 심장박동이 느리고 피부 온도가 낮고 건조하며 전신적으로는 부어 있는 증상 즉, 점액수종(myxedema)이 나타난다. 어린이는 성장발육 저하, 난장이, 중추신경계의 발육저하로 백치가 될 수 있다. 기능이 항진되면 피부온도가 높고 축축하며, 정신적으로 예민하고 심장박동이 빠르며, 식욕왕성 등 기능저하와 반대현상이 나타난다.

티몰롤 timolol 비선택적 β-아드레날린성 차단제. 국소마취 작용이 없으며, 프로프라노롤(propranolol)보다 5~10배나 더 강력하다. 고혈압치료와 심근경색의 재발과 심근경색으로 인한 사망을 줄이는데 효과적이며, 협심증 치료에도 유용하다.

티세포 ～細胞 T-cell 세포매개면역을 제공하는 림프구의 한 형태. 세포독성 T세포, 조력 T세포, 억제 T세포의 세 개의 아집단이 있다.

티아민 thiamine 수용성 비타민의 일종. pyruvic acid를 acetyl coenzyme A로 변환시키는 데 필요하다. 비타민 B_1 결핍증의 예방과 치료, 각기, 비타민 B_1 결핍이나 대사장애로 유발된다고 추정되는 근육통, 관절통, 말초신경통 등에 투여한다. 탄수화물 대사에 작용하고 심한 결핍은 각기병(beriberi)을 초래한다. 결핍은 주로 신경계와 심혈관계에서 나타나며, 특히 뇌는 티아민결핍에 민감하다. 만성 알코올 섭취는 티아민흡수와 이용을 저하시키므로 알코올 중독자는 결핍증을 가지고 있고, 효모, 맥아, 돼지고기, 동물의 간 등에 많다. 성인의 1일 최소 필요량은 약 1mg인데 이 정도의 용량은 거의 배설되지 않는다. 1~10mg씩 1일 1~3회 복용하며 응급시는 100 mg을 정주 또는 근주한다. 불안정, 출혈, 허탈, 저혈압, 청색증 등의 부작용이 우려되므로 임부는 주의한다. = vitamin B_1.

티아민결핍증 ～缺乏症 athiaminosis 식이에 티아민(비타민 B_1)이 결핍된 상태.

티오펜탈 thiopental 백색의 결정성 분말로 초 단시간 작용성 바비튜르산 유도체. 극히 단시간의 전신마취를 일으키기 위하여 정맥내 주사한다. 다른 전신마취제 투여전에 마취유도의 목적으로, 또는 보조약물로서 사용하며 정신병에서 마취와 정신분석에도 사용한다. 지용성이 높으며 투여후 3시간이면 70%까지 지방조직에 축적된다.

티타늄 titanium [Ti] 원자량 47.90, 융점 1,660℃, 비점 3,300℃, 비중 4.50인 딱딱하고 내식성이 큰 은회색의 금속. 부식성이 강한 약품에도 보호피막을 형성하기 때문에 부식 당하지 않지만 알칼리성에는 강하게 부식한다. 순수한 것은 전성, 연성이 있고, 가열에 의해서 단련할 수 있다. 가열된 티타늄은 수소를 흡수하여 금수성 물질인 수소화티탄을 생성한다. 이산화탄소 속에서도 연소한다. 화재시 물, 포, 이산화탄소, 건조분말, 할로겐화합물 소화약제는 효과가 없으므로 특수한 금속화재용 소화약제로 질식소화한다. 공업적으로는 크롤법으로 제조한다. 원료는 보통 산화티탄(TiO$_2$)이 94% 정도 함유되어 있는 루틸, 또는 60% 정도 함유되어 있는 티탄철석 등이다. 용도로는 합금(로켓, 항공기, 소방용 사다리), 수소저장합금, 형상기억합금, 화학공업용 기기 및 장치, 전기 부품, 공해 관련 시설의 공업용 재료, 터빈, 엔진, 해양 장비, 과산화티타늄 제조, 초전도 재료, 내화물 등에 사용된다. = 티탄.

티파 ～波 T wave 심전도상 QRS군에 잇따르는 완만한 작은 파. 심실의 재분극에 의하여 생기며 정상인에서는 P파나 QRS군과 T파는 같은 방향으로 향하며, QRS군보다 낮은 것이 보통이다. T파의 이상은 ST부분의 변화를 동반하는 경우가 많고, T파의 모양은 심근허혈이나 비대에서는 T파의 역전을 초래한다. 특히 심근경색에서는 T파의 하강각과 상승각의 대칭적인 소위 관성 T를 나타낸다. 또 전해질 이상에서는 고칼륨혈증에서 높고 예리한 T파, 소위 텐트상 T파를 나타내고, 역으로 저칼륨혈증에서는 T파의 평저화 또는 역전을 나타낸다. 그외의 약물 (키니딘, 프로카인아마이드 등)의 영향, 중추신경, 내분비질환이나 자율신경의 관여에 의해서도 T파의 이상을 초래한다.

TP분절 ～分節 TP segment T파 끝과 다음 P파 시작 사이 기저선부. QRS군 사이 한 개 TP 분절에서 다음 TP 분절까지 이어지는 선이 바로 심전도의 기저선이 된다.

Tp파 ～波 Tp wave 심방이 재분극으로 나타나는 파동. 대개, 매우 빠른 빈맥상태에서 PR선 하강이나 ST 분절 하강상태로 나타난다.

틸라묵산림대화재 ～山林大火災 Tillamook burn 1933년 미국 오리건주 북부지역에서 발생했던 대규모 임야화재.

팁 tip 구경(口徑)을 달리해서 교환할 수 있는 직사관창의 끝 부분. → 직사관창.

팅크제 ～劑 tinctures 알코올을 함유한 용액. 일반적으로 희석알코올을 함유하고 있다.

E

파 波 wave 기저선으로 부터의 양성·음성 방향으로 나타나는 파동. 이는 심장주기의 전기적 사건으로 표현된다.

파고 波高 wave height 파에서 마루(crest)와 골(trough) 사이의 수직거리.

파고계 波高計 wave recorder = 파랑계.

파골세포 破骨細胞 osteoclast 뼈의 흡수와 제거에 관여하는 다핵세포. 부갑상선호르몬의 존재하에 크게 활성화되어 골흡수 및 세포외액으로의 골염기 방출을 증가시킨다.

파괴방전 破壞放電 disruptive discharge 과대한 전압 스트레스에 의해 절연물이 파괴되고 내부를 통해 큰 전류가 흐름과 동시에 전압 스트레스가 급속히 저하되는 것.

파괴소방 破壞消防 fire defence by destruction 소방전술의 하나로서 연소 중인 것 혹은 연소될 염려가 있는 것을 파괴하여 더 연소가 확대하는 것을 저지하는 것.

파괴소화 破壞消火 fire extinguishment by destruction = 제거소화법.

파괴응력 破壞應力 breaking stress 물체에 가해진 외력 때문에 물체의 분자간 응력이 점차 증가하여 마지막에는 파괴하게 되는 최대응력. 파괴점에 상당하는 응력으로 물체가 견뎌낼 수 있는 극한의 응력으로 보통 파괴강도와 같은 뜻으로 쓰일 때가 많다.

파괴적행동 破壞的行動 disruptive behavior 환자가 타인에게 위협을 주는 행동이나 처치를 지연시키는 행위.

파괴핀 破壞~ breaking pin 파괴핀 장치에서 하중을 받는 부품.

파괴하중 破壞荷重 breaking load 인장시험, 압축시험 등에서 시험 대상물이 파괴되었을 때의 최대하중.

파괴행위 破壞行爲 vandalism 사유재산 또는 공공시설에 의도적, 악의적으로 위해(危害)를 가하는 행위.

파동 波動 fluctuation 물결의 움직임. 물질의 한 쪽을 진동시킬 때 그 울림이 물질의 각 부분에 퍼지는 현상. = wave.

파라가드구조들것 ~救助~ paraguard rescue stretcher 건물붕괴 현장, 동굴, 광산, 채석장, 하수구 등의 구조 환경이 열악한 좁은 공간에서 사용하는 들것.

파라믹소바이러스 paramyxovirus 볼거리 바이러스를 포함하는 바이러스 과의 이름.

파라아미노마뇨산 ~馬尿酸 para-aminohippuric acid : PAHA 신장 청소율이 신장 총혈장 유통량과 같기 때문에 신장 총혈장 유통량을 측정하는데 사용하는 물질. 신장의 네프론에서 여과와 분비는 되지만 재흡수되지는 않는다.

파라아미노살리실산 para-aminosalicylic acid : PAS 결핵 치료제. 무취 백색의 소침상 결정 또는 분말로 고미가 있고 물에 잘 녹는다. 결핵치료에 효과가 있어 투여하나 많은 용량이 필요하고 계속 투여해야하는 단점이 있다. 위장관에서 쉽게 흡수되고 사람에서는 aminosalicylic acid만 투여하는 경우 효과가 적으며 rifampin, isoniazid, ethambutol등의 새로운 제제들이 개발되어 2차 제제로 많이 쓰인다. 1회 3g, 1일 4회 정도로 streptomycin, isonicotinic acid hydrazid와 병용하여 투여하되 신기능장애시는 배설이 현저히 늦어지므로 사용하지 않는 것이 좋다. 10~30% 정도로 위장관장애인 식욕부진, 오심, 구토, 상복부통, 설사 등이 흔히 나타나므로 위궤양 환자에서는 거의 사용할 수 없다.

파라알데히드 paraldehyde [(CH₃CHO)₃] 분자량 132.2, 증기비중 4.56, 융점 13℃, 비점 124℃, 비중 0.99, 인화점 36℃, 발화점 238℃, 연소범위 1.3%~ 인 독특한 방향성 냄새를 가진 무색의 액체.

물에 잘 녹고, 에탄올, 에테르 등의 유기용매에도 임의의 비율로 혼합된다. 비교적 융점은 높으나 인화점은 그에 비해 낮은 편이다. 증기는 공기보다 무겁고 낮은 곳에 체류하며 점화원에 의해 쉽게 인화, 폭발한다. 연소시 역화의 위험이 있으며 자극성, 유독성의 가스를 발생한다. 강산류, 알칼리, 산화성 물질 등 여러 물질과 광범위하게 반응한다. 저장·취급시 화기를 엄금하고, 가열을 금지하며, 직사광선 차단이 필요하다. 용기는 차고 건조하며, 환기가 잘되는 안전한 곳에 저장한다. 증기의 누설 및 액체의 누출 방지를 위해 용기를 완전히 밀봉하고, 취급장소내의 전기설비는 방폭설비로 해야 한다. 소화작업시 물분무, 건조분말, 이산화탄소, 알코올형 포가 소화에 유효하고 직접 주수하는 것은 효과가 없다. 물분무로 용기의 외벽을 냉각시키며, 화점에 접근할 때에는 바람을 등지고 접근한다. 눈 및 피부를 자극하고 과다노출시 두통, 최면, 중추신경계통 마비, 폐부종, 기관지염, 혼수 상태에 이르며 심하면 사망한다. 제법은 아세트알데히드를 황산 촉매 하에서 중합시키는 방법을 사용한다. 용도는 아세트알데히드의 저장, 유기합성 원료, 의약 외에 수지, 고무류, 유지 등의 용제에도 사용된다. = 파라아세트알데히드.

파라인플루엔자바이러스 parainfluenza virus 영아와 소아에서, 그리고 가끔 어른에서 호흡기 감염증을 일으키는 바이러스. 네 가지 형이 있는데, 1형과 2형은 기관지염이나 후두염을 일으키고, 3형은 소아에서 후두염, 기관지염, 기관지폐렴을 일으킨다. 1, 3, 4형은 인두염과 감기와 관련이 있다. → 인플루엔자 바이러스(influenza virus), 라이노 바이러스(rhino virus).

파라콕시디오이드진균감염증 ~眞菌感染症 paraco-ccidioidomycosis 때때로 치명적인 만성 진균감염증. 구강, 후두, 코에 궤양을 일으키며 멕시코와 남미에서 주로 발생한다.

파라쿼트 paraquat 제초제로 사용하는 독성이 있는 dipyridilium화합물. 국소괴사를 일으키고 시판되는 상품이 24.5% 정도의 고농도이기 때문에 자살목적으로 오용되는 경우가 많다. 수용액에서 강력한 양

이온 상태로 존재하며, 20~24%의 고농도제제가 섭취되거나 피부에 접촉되면 부식성 손상을 유발할 수 있다. 체내에 흡수되면 폐포의 상피세포에 농축되고 지질과산화로 인해 세포괴사 및 섬유조직 증식을 일으켜 폐섬유화가 초래된다. 2~4g 혹은 20% 용액 10~20㎖ 정도의 양만 섭취하여도 사망할 수 있으며, 농축액을 섭취하면 구강과 인후부에 작열통이 발생하고 부종과 궤양이 생긴다. 토제(emetics)가 함유되어 있기 때문에 섭취 후 수분이 지나면 구토가 유발된다. 신부전이 3~5일에 걸쳐 일어날 수 있으며, 진행성 폐섬유화 및 비가역적 폐섬유화로 인한 사망은 10~15일에 발생되는 것이 보통이다. 농축용액을 60㎖ 이상 섭취하면 중증의 위장관염, 부식성 식도손상, 폐부종, 심장성 쇼크 등이 발생될 수 있다. 복용시 응급처치는 위세척을 실시하고 활성탄과 하제를 투여한다. 산소투여는 폐포에서 지질과산화를 악화시킬 수 있으므로 피해야 하며, 현저한 저산소증에서는 동맥혈 산소분압을 60mmHg으로 유지하기에 필요한 최소한의 농도만을 사용한다. 조직으로부터 폐로 이송되는 것을 차단하기 위해 반복적이고 지속적인 혈액관류를 매일 8시간 정도 시행한다.

파라토르몬 parathormone 부갑상선호르몬. Ca농도 조절작용을 하며, 과다 분비시는 고칼슘혈증이 나타난다. 파라토르몬이 감소하면 혈중의 칼슘농도가 감소하여 정상치의 1/2 정도가 되었을 때 근육에 경련이 일어난다. 이것을 부갑상선성 테타니(tetany)라고 한다.

파라톨루이딘 para toluidine [$C_6H_4(CH_3)NH_2$] 융점 43.5℃, 비점 200℃, 비중 0.97, 인화점 86.4℃, 발화점 482℃, 증기비중 3.9인 백색 판상 결정. 물에 잘 녹지 않지만 알코올, 에테르 등에 잘 녹는다. 가연성 물질로 가열에 의해 유독성의 가연성 증기를 발생한다. 강산화제와의 혼촉에 의해 발열, 발화한다. 직사광선을 차단하고, 화기를 엄금하며, 통풍이 잘 되는 찬 곳에 저장한다. 소화시 물분무, 포, 이산화탄소가 소화에 유효하다. 발생 증기 및 연소가스는 유독하므로 보호안경, 방호복, 공기호흡기 등의 안전장구를 착용하여야 한다. 접촉시 피부염, 증기

흡입시 두통, 현기증, 의식불명, 호흡곤란을 일으킨다. 염료, 유기합성원료 등으로 사용된다.

파라티푸스 paratyphoid fever 살모넬라균에 의한 감염증. 증상이 장티푸스와 비슷한 증상을 나타내나 장티푸스보다는 경증이며 열대 또는 아열대에 많다. 오한을 동반하는 고열과 급성위장염이 나타난다.

파라핀 paraffin [CnH$_{2n+2}$] 비중 0.9, 융점 47~65℃, 비등점 370℃, 인화점 198℃, 발화점 245℃, 연소열량 8,000cal/g 이상인 백색의 반투명한 결정성 고체. 파라핀계 탄화수소 또는 고급 포화탄화수소로 이루어진 파라핀납이나 유동파라핀을 가리킨다. 물에 녹지 않고 더운 알코올, 벤젠, 이황화탄소, 클로로포름, 테레핀유, 에테르 등에 녹는다. 융점이 낮고 연소열량도 크기 때문에 용융한 상태에서 발화하면, 석유류 화재와 같이 위험성이 크다. 염소기체 속에서 그을음을 내며 연소한다. 화기를 엄금하고, 강산화제와 격리하며, 환기가 잘되는 찬 곳에 저장해야 한다. 소화시 물분무, 포, 이산화탄소, 건조분말 등이 소화에 유효하다. 중유유분(重油溜分)에 함유되어 있으며 냉각되어 석출된 것에 압력을 가하여 여과해서 얻는다. 파라핀지 원료, 크레용 원료, 전기절연재료, 화약의 방습·방수제, 양초, 성냥, 화장품, 비료포대 포장용 등의 제조에 사용된다.

파라핀유 ～油 paraffin oil 파라핀의 건류로 만들어지는 비휘발성의 가연성유. 영국에서는 등유를 말한다.

파랑 波浪 wave 직접 바람에 의하여 발생한 모든 파도를 총칭하는 말.

파랑계 波浪計 wave recorder 파도의 높이나 주기를 측정하는 계기. 표면파의 고저를 해저(海底)에 설치한 수압부(受壓部)에서 압력변화로 기록하는 수압식 파랑계, 해중이나 공중에서 초음파를 발신하여 그 반사해 오는 시간차로부터 파고(波高)를 구하는 초음파식 파랑계, 전극(電極)이 들어 있는 막대를 수면에 세워 파도의 오르내림이 전극을 적시는 것으로 전압변화가 파형으로 나타나는 계단저항식 파랑계 등이 있다.

파레고릭 paregoric 지사제의 일종. 설사가 있을 때 원인치료를 하고 4%의 아편팅크(opium tincture)제로 4㎖ 정도씩 사용한다. 원인규명이 안된 때는 사용을 삼가며, 소화기계 장애나 변비가 나타날 수 있다.

파렉 Falek 덴마크의 대표적 응급의료체계.

파력발전 波力發電 wave power generation 파도 때문에 수면은 주기적으로 상하운동을 하며, 물 입자는 전후로 움직이는데, 이 운동을 에너지 변환장치를 통하여 기계적인 회전운동 또는 축방향 운동으로 변환시킨 후, 전기에너지로 변화시키는 것.

파루텔 Farlutal 기능성 자궁출혈, 2차적 무월경시 또는 항암 약물치료로 사용되는 프로게스테론 제제. 과량 투여시 부종, 황달, 우울, 무월경, 혈관염, 체중증가 등의 부작용이 발생할 수 있다.

파린 phaline 알광대버섯, 독우산광대버섯 등에 함유되어 있는 일종의 맹독성 배당체. 강한 용혈작용이 있고 콜레라(cholera)상 증상을 나타내며 가열하면 파괴된다.

파산선고 破産宣告 adjudication of bankruptcy 채권자 또는 채무자의 신청이나 법원의 직권으로 파산의 개시를 명하는 절차. 파산의 개시는 파산원인의 존재를 전제로 채무자에게 파산능력이 있고, 파산장애가 없고, 적법한 파산신청이 있어야 한다. 파산은 파산선고를 한 때로부터 효력이 발생하고, 파산자는 파산선고 후 파산재단 소유의 재산에 대한 관리 및 처분의 권리를 상실한다. 통상 법원은 파산선고와 동시에 파산관재인을 선임하여 파산관재인이 채무자의 모든 재산을 조사·관리하고 이를 금전으로 환가하여 채권자가 전원에게 배당하게 된다.

파상열 波狀熱 undulant fever 소, 돼지 등과의 접촉으로 브루셀라속(屬)의 *B. melitensis, B. abortus, B. suis* 등이 인체의 세망내피계를 침범하여 권태감, 발열, 두통 등을 일으키는 전신성 감염증. 경피감염 또는 경구감염에 의해 체내로 들어가고 림프절을 통해 혈중으로 들어간다. → brucellosis.

파상풍 破傷風 tetanus 상처로 들어간 파상풍균이 증식하고 그 독소로 인하여 말초신경계 및 척수전각 세포(脊髓前角細胞)가 침범되어 전신의 근육에 강직성 경련이 일어나는 질병. 신고전염병의 하나로 사망률이 높다. 연령적으로는 4살 이하에 발생률이 높고 남녀비는 약 3대 1, 계절적으로는 4월에서 9월에 걸쳐서 많고, 지역적으로는 온난한 지방에 많은 경향을 볼 수 있다. 병원체인 파상풍균은 흙 속, 사람이나 동물의 분변 속에 있으며, 가시나 낡은 못에 찔리거나, 화상, 발치(拔齒), 인공유산 등에 의한 상처로 침입한다. 잠복기는 3일에서 몇 주일에 이르는데, 대개는 10일에서 2주일이다. 전신이 노곤하거나 잠을 잘 수 없는 등의 위화감(違和感) 뒤에 입이 굳어져서 벌리기 어렵게 되고 이어 얼굴, 목, 등, 배 등의 근육이 경련을 일으키게 되며, 이 발작은 하찮은 접촉이나 소리, 빛 그 밖의 자극으로 유발되어 몸을 뒤틀면서 손발을 뻗는 전신의 경련이 가끔 일어나게 된다. 의식은 침해되지 않지만 긴장성의 경련에 의하여 호흡근(呼吸筋)이나 후두의 과긴장이 일어나면 호흡을 할 수 없게 되고, 또는 빈발하는 경련에 의하여 심장쇠약을 일으켜 사망한다. 치료법은 다음과 같다. 1) 가급적 조기에 파상풍 혈청(血淸)을 주사하여 독소를 중화시키는 것이 첫째인데, 혈청병을 일으키지 않도록 알레르기성 환자나 이미 혈청주사를 맞은 사람은 의사에게 신고할 필요가 있다. 또 이 주사는 1회에 2~3주일에 걸쳐 충분한 혈중항독소(血中抗毒素)가 유지되는데, 이 주사 후에 경련이 계속되는 경우는 이미 신경세포에 독소가 들어간 것이므로 혈청주사의 효력이 미치지 못한다. 2) 상처에 이물(異物)이 잔존하는 경우는 제거하고 괴사(壞死) 조직은 완전히 절제한다. 3) 파상풍균에 대해서는 페니실린이나 그 밖의 항생물질을 1~2주일 사용한다. 4) 성문(聲門) 경련에 의하여 호흡곤란이 일어나면 기관절개(氣管切開)를 하게 되고, 전신의 격심한 경련에는 강한 진정제를 사용한다. 상황에 따라서는 마취를 실시하여 전신의 근육과 더불어 호흡근도 마비시켜 인공호흡기에 의하여 1주일에서 2주일 동안 환자의 호흡을 타동적(他動的)으로 유지하는 것도 시행된다. 균이 침입한 상처가 치유되거나, 입을 벌리기 어렵게 되고 나서 처음으로 알아차리는 경우가 많아 치료의 시기를 놓쳐버린다. 치명률은 30~50%로 매우 높으며, 발병 초기에는 경증으로 보이다가 충분히 치료하여도 갑자기 악화하는 예도 많다. 또 예전에는 잠복기간이 짧을수록 치명률도 높다고 간주되었으나, 근년의 조사결과는 반드시 그렇지는 않고 오히려 개구장애(開口障碍)의 발현에서부터 경련발작의 출현까지의 기간이 짧을수록 예후가 나쁘다는 것이 판명되었다. 상처를 입었을 때에는 충분히 소독하고, 더러움이 심한 상처는 외과의의 처치를 받는다. 외상(外傷)을 입기 쉬운 어린이는 예방주사(파상풍톡소이드)를 맞는 것이 바람직하다. 처음에 0.5㎖ 피하주사, 3~4주일 후에 0.5㎖, 다시 1년 후에 0.5㎖를 피하주사하며, 그 후는 3~5년마다 0.5㎖를 피하주사하면 된다. 파상풍은 이환해도 면역이 생기지 않고 재발이나 재감염이 2~3%에 달한다.

파상풍균 破傷風菌 clostridium tetani 파상풍의 병원균. 1884년 A.니콜라이에르가 발견하였고, 1889년 기타자토(北里柴三郞)가 순수배양에 성공하였다. 너비 $0.4{\sim}0.8\,\mu m$, 길이 $4{\sim}8\,\mu m$의 간균(桿菌)으로 균체의 한쪽 끝에 구형의 포자를 만든다. 주위에 다수의 편모를 가지며, 배양기간이 2일 이내이면 그람양성으로 염색되고, 그 이상 경과한 것은 그람음성으로 염색되는 경우가 많다. 절대혐기성세균으로 인체에서 조직의 손상부위에 침입하여 증식하며 균체외 독소를 생성한다. 이 독소는 사람과 말에게는 강한 치사작용을 나타내는 신경독인데, 고양이나 개에는 감수성이 낮고, 냉혈동물(冷血動物)에는 감수성이 없다.

파손호스 破損~ collapsed hose 재킷의 라이닝이 떨어져 나가고 내피와 외피가 손상된 소방호스.

파쇄 破碎 fragmentation 여러 개의 골편을 만들고 단편으로 분할되는 것.

파스칼 pascal 주로 진공기술에서 쓰이는 압력의 단위. 기호는 Pa. $1Pa = 10\,\mu bar = 1N/m^2$, $133Pa = 1Torr = 1mmHg$.

파스칼의원리 ~原理 Pascal's principle 액체를 용기 속에 밀폐하고 그 일부에 압력을 가했을 때 액체를 점성이나 압축성을 무시한 완전 액체라고 가정하면, 압력은 모든 부분에 그대로 전달된다는 원리. 1653년 B.파스칼에 의해 발견되었다. = 파스칼의 법칙.

파스퇴렐라 Pasteurella 사람에게 병을 일으키는 종을 포함하는 일군의 세균들. 그람음성의 난원형 또는 아포를 형성하지 않는 비운동성의 통상혐기성간균. 동물의 교상에 의해서도 전염될 수 있다.

파스퇴르효과 ~效果 Pasteur effect 조직이나 개체가 산소에 노출됨으로써 포도당 이용률과 젖산 생성률이 감소하는 것.

파악반사 把握反射 grasp reflex 손바닥 또는 발바닥을 긁으면 손가락 또는 발가락이 굴곡되어 꽉 쥐는 동작이 나타나는 병리적인 반사. 이 반사는 뇌 조직에 질환이 있을 때 나타난다. 신생아에서 나타나는 파악반사는 정상적이며 검사자가 신생아의 손바닥을 긁으면 신생아는 검사자의 손가락을 꽉 잡아 공중으로 들어올린다. = 움켜잡기반사.

파열 破裂 implosion ① 안쪽으로 균열이 생김. ② 정신과적 치료로 공포나 불안 등의 장애가 있어 현실이나 상상 속에 반복된 심한 노출로 인해 불안해하는 자극이 더 이상 압박하지 않을 때까지 감작되기 위한 것.

파열골절 破裂骨折 bursting fracture 여러 뼈 조각으로 부서지는 골절. 보통 뼈의 말단부위에서 일어난다.

파열사고 破裂事故 burst incident 용기나 배관이 압력을 견디지 못하고 파열되는 현상. 사고발생 빈도는 높지 않지만 사고발생의 경우 인명 및 재산피해가 크므로 주의가 요구된다. 파열에 이르는 경우는 과충전, 재질결함, 용접불량, 노후, 취급불량 등에서 나타날 수 있다.

파열압력 破裂壓力 bursting pressure 압력으로 발생된 응력에 의해 수력 구성품이 파열하게 될 때의 압력(kg/cm², kPa).

파열판 破裂板 rupture disc 배관이나 기기 안에서 과도한 압력이 작용할 경우, 파열되면서 압력을 개방시키는 판.

파우벨스골절 ~骨折 Pauwel's fracture 대퇴골 경부의 관절에 가까운 부위가 다양한 각도로 골절된 것.

파운드 pound 영국의 중량 단위. 1lb ≒ 453.6g.

파울러자세 ~姿勢 Fowler's position 앙와위에서 머리가 45° 이상으로 올려진 자세로 호흡곤란 환자에게 가장 바람직한 이송 중의 자세.

파워그립 power grip 가능한 한 손바닥의 넓은 면이 들어올릴 물체에 접촉하도록 잡는 것. 모든 손가락은 같은 각도로 구부려야 하고 양손은 10인치 이상 떨어져야 한다.

파워리프트 power lift 쪼그리고 들어올리는 자세. 들어올릴 물체를 몸에 가까이하여, 쪼그리고 앉은 자세로부터 들어올린다. 이때 양 발은 벌리고 바닥에 편평하게 놓으며, 허리는 고정시키고 엉덩이보다 상체를 먼저 일으켜 세운다.

파워인플레이터버튼 power inflater button = 자동주입 단추.

파이루빈산염 ~酸鹽 pyruvate 당분해의 마지막 생성물.

파이어댐프 fire damp (탄갱 안의) 폭발성 메탄가스

파이어볼 fire ball (화재) 대량으로 증발된 가연성 증기가 갑자기 연소했을 때 발생하는 커다란 구형의 불꽃. 가연성 액화가스가 누출되어 지면 등으로부터 흡수된 열에 의해 급속히 기화하면 개방공간에서 증기운을 형성한다. 이 증기운이 착화되면 파이어볼을 형성한다. 현실적으로 대형 탱크화재의 경우 화재의 열에 의해 유증기를 순간적으로 다량 방출하여 예측하지 못한 상태에서 폭발과 동시에 파이어볼을 형성할 때가 많다. → 액화가스, 유증기.

파이프덕트 pipe duct 위생, 냉난방 등 급배기 등을 하기 위한 도관.

파이프라인 pipeline 석유와 같은 유체(流體)를 원거리 이송하기 위한 도관(導管). = 송유관.

파이현상 ~現象 phi phenomenon 특정 속도로 깜박이는 불빛에 의해서 움직임이 느껴지는 현상. = 스트로보스코프 착시(stroboscopic illusion).

파제트병 ~病 Paget's disease (James Paget, 영

국의 외과의사, 1814~1899) 파제트에 의해 발견된 병명. 1) 원인불명의 비대사성 뼈 질환으로 과도한 뼈의 파괴와 비구조적인 뼈의 회복 등이 특징이며 흔히 중년이나 노인에서 호발한다. 증상은 무증상이거나 경미하나 뼈의 통증이 나타나고, 뼈가 비정상적으로 연화하면서 경골이 휘고 척추후만증과 빈번하게 골절이 나타나며, 머리가 커지고 두통, 열감 등이 있다. 합병증으로는 부동상태에서 골절과 신결석, 뼈의 과성장과 골육종에서 기인한 압박으로 심부전, 시력상실과 청력상실이 올 수 있다. 2) 유방 파제트병(mammary Paget's disease)과 유방외 파제트병(extramammary Paget's disease) 등이 있는데, 유방 파제트병은 표피내에 악성종양세포인 Paget세포가 증식하는 병변으로 대개 50세 이상 여성의 유방에 편측으로 발생하며 인설, 진물, 가피, 궤양을 형성한다. 유방외 파제트병은 유방 파제트병보다 고령자에 많고 주로 외음부, 항문주위 등 정상적으로 아포그라인 한선이 많은 부위에서 발생한다.

파종 播種 dissemination 종양세포가 복강, 흉강에 씨를 뿌린 것 같이 떨어져서 복막, 흉막에 전이병소를 형성하는 것. 복강에 파종한 상태를 상성복막염, 흉막에 파종한 상태를 암성흉막염이라 한다.

파종성혈관내응고증후군 播種性血管內凝固症候群 disseminated intravascular coagulation syndrome : DICS 전신의 혈관내 혈전이 다발하고 혈전 중에 혈소판, 섬유소원 등이 흡수되거나 활성화된 응혈인자가 활력을 상실함으로서 소비성 응고장애를 초래한 상태. 질환이나 손상에 대한 반응으로 나타나는 혈액응고 과정의 지나친 증가로 나타나며 대표적 질환은 전이성 악성종양, 급성백혈병, 중증감염 및 지속성 쇼크이며, 증상은 출혈과 혈전에 의한 핍뇨, 무뇨, 쇼크, 혼수, 급성신부전, 경련 등이 있다.

파치니소체 ~小體 pacinian corpuscle 압력자극에 민감한 피부감각수용기. 가운데의 수상돌기를 결합조직 세포들이 양파모양의 층으로 둘러싸고 있다.

파크랜드방법 ~方法 Parkland method 화상환자에게 행하는 수액투여방법. 2, 3도의 화상면적에 체중을 곱하여 다시 4를 곱한 량을 24시간 내에 투여

한다. 투여할 수액량의 1/2은 초기 8시간에 주입하고 나머지 1/2은 남은 16시간 동안 주입하는데, 24시간내에 투여할 수액량은 수액처치를 시작한 시간으로부터 산출한 량이 아니라, 화상을 입은 시간으로부터 24시간 이내에 투여되어야 하는 수액량이다. 예를 들면 60kg인 성인이 1도 화상 10%, 2도 화상 20%, 3도 화상 30%를 입었다면, (20% + 30%) × 60kg × 4 = 12,000mℓ이다. 산출된 량을 처음 8시간에 6,000mℓ를 투여하고 다음 16시간에 걸쳐 6,000mℓ를 투여한다.

파킨슨증 ~症 Parkinsonism 파킨슨병의 증상이 나타나는 현상. 일상생활의 장애, 마비, 느리고 질질끄는 걸음걸이, 씹기, 삼키기 및 말하기가 어려움, 떨림이 전형적인 증상이다. 유발인자로는 일산화탄소 중독, 급성뇌염, 말라리아, 소아마비, 정신안정제의 사용 등이 있다.

파킨슨증후군 ~症候群 Parkinsonian syndrome 운동항진과 운동저하의 두 가지 특징을 갖는 증후군. James Parkinson에 의해 처음으로 명명되었다. 운동항진의 징후는 경직(rigidity) 및 진전(tremor)이며, 운동저하의 징후는 운동불능 및 운동완만이다. 발생원인은 망간, 이황화탄소 같은 특정 독성물질에 노출된 경우와 일산화탄소 중독인 경우, 1-methyl-4-phenyl-1.2.5.6-tetrahydropyridine(MPTP)를 복용한 사람에게서 전형적으로 나타난다. 이 물질은 체내에서 신경독으로 전환되어 흑질의 도파민 생성 신경원을 선택적으로 파괴한다. 대개 50~60대에 발병하고 진전, 경직, 운동완서, 자세 불안정 등이 주요 임상소견으로 나타나고 경미한 인지손상이 나타나기도 한다. 경직 때문에 대다수의 환자들이 구부정한 자세를 취하지만, 가장 불편한 증세는 수의운동이 느려지고 보행시 양팔을 흔드는 것과 같은 자동화된 움직임이 적어지는 운동완서이다. 내과적인 치료로 증상이 경미하고 장애가 없는 경우에는 amantadine을 투여하고, 진전과 경직을 완화시키기 위해서는 항콜린성 약물, 이외에 levodopa, dopamine agonist, selegiline 등을 투여한다. → 진전마비(paralysis agitans).

파킨슨체위 ~體位 Parkinson position 환자를 진찰대에 반듯이 눕히고 베개를 어깨 밑에 고여주어 머리를 뒤쪽으로 젖힌 다음 머리를 한쪽으로 돌리는 체위. 상악골동과 전두동의 병변을 치료하고자 할 때 비강으로 약을 점적하는 자세이다.

파파니콜로시험 ~試驗 Papanicolaou test : Pap test 탈락성 세포를 검사하는 간단한 도말 표본검사. 자궁경부암이나 골반검진시 많이 이용한다. 자궁경부암의 조기진단으로 사망률이 저하되었다.

파파베린 papaverine 아편(opium)의 알카로이드 (alkaloid)나 벤질이소퀴놀린(benzylisoquinoline) 구조를 갖고 있는 성분. 마약이 아니고 의존성도 안 생긴다. 주 약리작용은 평활근의 이완작용이며, 약간의 퀴니딘 같은 심근 억제작용이 있고 관상동맥 확장작용도 있다. 동맥경색이나 폐혈전, 뇌혈관혈전 등에 의한 혈관연축에 널리 사용된다. 경구투여나 주사가 가능하며 용량은 100mg이다. 경구투여시 성인은 1일 3~5회 100~200mg씩 사용하고, 근주나 정주시는 성인 1일 3~5회 30~120mg씩 사용한다. 정맥내 주사시 심장억제 작용으로 급사할 수 있으므로 주의한다. 녹내장 환자는 주의하고 복통, 변비, 설사, 두통, 어지러움, 발한, 심장억제작용 등의 부작용이 우려된다.

파핑 popping 귀와 부비동의 압력평형을 시키는 방법. 코를 잡고 코를 풀듯이 '흥' 하고 공기를 코로 유도하는 것. 파핑은 통증이 오기 전에 실시해야 한다.

판¹ 板 blade(구조) 오리발 중 넓은 판 모양의 부분. 대개 열가소성 플라스틱 탄소섬유로 만들어진다.

판² 板 plaque(구급) 건선처럼 융기되고 딱딱하며 편평한 표면을 가진 병변. 직경이 보통 1cm 이상이다.

판³ 板 plate 편평한 구조물 혹은 층, 예를 들면 얇은 뼈 등.

판간층 板間層 diploe 두개골의 두층 사이의 적색골수로 채워진 성긴 조직.

판개 辦蓋 operculum 덮개. = 난개.

판단 判斷 scene size—up 사고현장에서 최고의 책임자 혹은 구조대장이 논리적 사고와 경험을 통해 실행되는 과정. 사고의 상황판단은 구조상황을 분석할 때 사실들을 취합하는 방법론적 과정이다. 이는 모든 작업이 완료될 때까지 전체 구조작업이 진행되는 동안 완전하고 정확하며 신속하고 지속적으로 이루어진다. 상황판단이 조직적이고 논리적인 방법에 의하여 이루어진다면, 갇혀 있는 사람들의 위치를 파악하고 구조하기 위해 많은 일을 할 수 있다. 판단은 필요한 구조대원과 장비에 관한 기본적인 결정을 제공하고 구조방법 및 테크닉을 결정하게 해준다. 상황판단은 부적절한 조치를 제거하고 안전을 증진한다. 피해자, 구경꾼이나 구조대원에게 추가의 부상 또는 사망이 발생하지 않도록 사고의 계속적인 관찰이 현장에서 이루어져야 한다. 구조문제를 판단할 때 하루 중 시간대가 고려되어야 한다. 수업시간 중에 학교에서 일어난 사고는 저녁에 학교에서 일어난 사고와 다르게 취급될 것이다. 호텔이나 아파트에서의 사고는 주간보다 야간에 더 복잡하다.

판막 瓣膜 valve 한 방향으로 액체가 흐르도록 열리고, 다른 방향으로는 흐름을 막기 위해 닫히는 자연적이거나 인공적인 구조. 정맥의 판막은 막의 주름으로 혈액의 역류를 막는다.

판막성심내막염 瓣膜性心內膜炎 valvular endocarditis 심장판막의 표면에만 이환(罹患)되어 있는 심내막염. 벽내심내막염(murale)과 구별되어 있다.

판막염 瓣膜炎 valvulitis 심장판막의 염증. 류마티스열이 주된 원인이며 간혹 박테리아성 심내막염이나 매독에 의해서도 발생된다. 감염된 판막은 퇴화되고 단단하며 석회화되어 혈류폐색과 협착을 유발한다.

판상근 板狀筋 musculi splenius 척추의 극돌기 양쪽에 있는 골을 가득채우는 근군. 제7경추와 제1~3흉추의 극돌기에서 일어나기 시작하여 목덜미의 중층을 비스듬히 상방으로 주행하고 유양돌기와 후두골에 걸쳐서 정지하는 근판과 상위 경추에 정지하는 근판으로 구분된다. 한 쪽이 수축하면 두경부는 그 쪽으로 돌게 되고, 이 작용은 반대쪽의 흉쇄유돌근과 협력하여 일어난다.

판쵸 poncho 중남미 민속의상의 외투. 등산에서는 우비로 사용되며 모양은 장방형으로 나일론, 비닐, 고무 등으로 만들어져 있다.

판코니증후군 ~症候群 Fanconi's syndrome 신세뇨관 기능 이상, 당뇨, 인사산염뇨, 중탄산염 등의 이상 증상. 신장질환을 포함한 약화된 뼈, 산증, 저칼륨혈증에 의해 나타난다. 특발성 판코니증후군중 한 가지 형태는 유전되며 중년 연령층에서 보통 나타난다. 또 다른 형태는 후천적이며 테트라싸이클린 복용이나 어떤 물질의 독성결과이다.

판코스트증후군 ~症候群 Pancoast's syndrome ① 폐암의 한 형태로 폐첨부에 발생하며 늑골상부, 경추를 침범하는 형태로 팔의 통증과 팔과 손의 근력 약화가 나타나는 현상. 종양이 상완신경총을 손상시킴으로써 초래된다. ② 갈비뼈와 척추뼈의 파괴.

판토텐산 ~酸 pantothenic acid 비타민 B군의 한 가지. 식품의 중요한 요소이며 지방과 당질의 대사에 필수적인 역할을 한다. 결핍되면 사지의 작열감, 발바닥의 마비, 보행장애, 시력장애, 설염구각염, 피부염, 털의 색소침착 감소, 백모증, 부신피질장애, 말초신경장애, 저항력 감소, 항체형성 등의 장애를 가져온다.

판형슬링 板型~ tape sling 자동차의 좌석벨트에서 사용하는 것과 비슷한 끈. 빳빳하고 매듭 묶기가 어렵다. 안전벨트나 허리띠를 위한 구조작업에 주로 사용한다.

8자붕대 八字繃帶 eight-bandage 다수의 관절운동을 가능하게 하기 위해 관절을 중심으로 8자로 붕대를 매는 방법.

8자하강기 八字下降器 figure 8-descender 구조대원이 로프를 이용해 하강할 때 사용하는 장비. 등반 또는 작업용 하강기로 8자 형태를 띠어 '8자하강기'라고 불리우는 하강장비. 하강은 물론 확보용으로도 사용되는 장비로 직경 8~13mm 로프를 더블, 싱글로 사용할 수 있고, 직경 8~9mm 로프를 쓸 경우에는 작은 원형 구멍을 이용해서 확보 또는 하강을 하면 편리하다. 1) 변형 8자 하강기 1 : 기존의 8자하강기는 단점인 하강시 로프의 꼬임 방지를 위하여 형태를 변형시켜 로프꼬임으로 인한 로프 하단의 매듭 발생을 미연에 방지할 수 있는 기능을 갖고 있다. 2) 변형 8자 하강기 2 : 로프 하단의 꼬임방지

기능과 화상방지용 열차단 손잡이가 있다. 3) 변형 8자 하강기 3 : 기존의 8자 하강기보다 추가제동을 줄 수 있는 도출부와 하강기에 카라비너의 위치를 고정할 수 있는 기능을 갖고 있다.

8피트터널시험 八~試驗 eight-feet tunnel test 일정규격으로 통풍이 되는 터널 안에서 8ft.(2.5m) 크기의 시험샘플을 연소시켜 그 표면의 화염 확산속도, 연기 및 열 발생량, 온도변화 정도 등을 측정하는 연소시험의 일종.

팔 arm 어깨와 팔꿈치 사이의 부위. 팔의 뼈는 상완골이고 상완근육은 coracobrachialis, biceps brachii, brachialis, triceps brachii로 구성되어 있다.

팔걸이석고붕대 ~石膏繃帶 hanging arm cast 주관절을 90°로 굴절시켜서 상완에서 전완까지 고정해 주는 석고붕대.

팔꿈치 elbow 상완골, 요골과 척골의 경첩관절. 주관절 전완의 굴곡, 신전과 회전이 가능하다. 팔꿈치는 손상의 일반적인 부위이며 특히 스포츠 손상의 흔한 부위이다.

팔다리부목 ~副木 Grafco fracture kit 벨크로타입의 팔과 다리의 고정용 부목. 적용이 신속하고, 착용한 채로 X-ray나 MRI 촬영이 가능하며, 재사용이 가능하다. 상품명.

팔라듐 palladium [Pd] 원자번호 46, 원자량 106.7, 융점 1,555℃, 비중 21.5인 은백색 금속. 연성은 백금보다 약간 떨어지고, 전성과 굳기는 백금보다 약간 크다. 끓는점은 백금족소 중에서 가장 낮다. 염기성은 백금족원소 중에서 가장 강하며, 은처럼 질산, 진한 황산에 녹고, 또 공기가 있으면 진한 염산에도 녹아 각각의 염이 된다. 산소 속에서 약하게 가열하면 산화물을 만들지만, 상온에서는 습한 공기나 오존 속에서도 변화하지 않는다. 플루오르, 염소와는 약하게, 황, 셀렌, 인, 비소 등과는 강하게 가열하면 화합한다. 금속은 다량의 기체, 특히 수소를 흡수하는 성질을 지니는데, 상온, 상압에서 약 850배의 수소를 흡수하며, 이때 뚜렷하게 팽창한다. 또, 이 수소를 진공 속에 방출시키면 발생기(發生機) 수소와 마찬가지로 활성이 강하다. 용도는 백금보다 값이 싸고 가벼워 팔라듐 촉

ㅍ

매로 쓰며, 이밖에 합금의 형태로 전기접점, 치과재료, 장식품 등으로 사용된다.

팔부목 ~副木 arm splint 팔 고정을 목적으로 사용하는 나무 모양의 고정판.

팔이음뼈 = 상지대.

8자매듭 八字~ eight-shaped knot 간편하고 튼튼하기 때문에 로프에 고리를 만드는 경우 가장 많이 활용되는 매듭. 로프에 고리를 만들어 카라비나에 걸거나 나무, 기둥 등에 확보하고자 하는 경우 등에 폭넓게 활용한다. 로프를 두 겹으로 겹쳐 만드는 방법과 한 겹으로 되감기 하는 방식이 있다.

8자연결매듭 八字連結~ eight-shaped coupling knot 두 개의 로프를 묶을 때 사용하는 매듭. 많은 힘을 받을 수 있고 힘이 가해진 경우에도 풀기가 쉬워 같은 굵기의 로프조작시 자주 사용된다.

팜유 ~油 palm oil 향기와 단맛이 나는 적색 고형물. 융점 30~43℃, 비중 0.92~0.99, 요오드가 44~56, 인화점 200℃ 이상, 연소열량 8,000cal/g 이상, 물에 녹지 않지만 알코올, 에테르, 클로로포름, 이황화탄소에 녹는다. 팜 과실의 과육을 발효하여 만든다. 용도는 라면 튀김유, 버터, 비누, 양초, 완화제 등에 사용된다.

패널 panel ① 임상검사의 한 집합. ② 참호벽을 지지하는 여러 겹의 나무판.

패닉 panic 화재, 폭발, 지진 등과 같은 사고를 당했거나, 사고발발 위험이 목전에 닥쳤거나, 과거에 어떤 위험을 경험한 사람들이 상상 속에서 표출하는 급작스럽고도 그 이유를 설명할 수 없는 극도의 공포감. 사고현장에서 이러한 패닉현상에 사로잡힌 사람들을 상황의 정도에 따라 적절히 통제하지 못한다면 이로 인하여 또 다른 사고를 유발시킬 수 있다. = 공황.

패닉방지문 ~防止門 panic-proof doors 회전문의 날개에 강한 압력이 가해지면 안전을 위해 문이 무너져 내리도록 되어 있는 케이블형 회전문.

패드 pad 충격을 완화하고 낡은 것을 예방하며, 습기를 흡수하기 위해 사용하는 부드러운 물질. 예를 들면 복부수술에서 복부패드는 복부상처에서 분비물을 흡수하고 복부수술중 수술이 이루어지지 않는 복강내 장기를 분리시켜 수술이 더 원활하도록 도와준다.

패딩 pading 골절환자에게 부목을 시행할 때 비어 있는 공간이나 뼈가 돌출되어 마찰되는 부위에 탈지면, 부드러운 천 등을 대어 주는 것.

패롯징후 ~徵候 Parrot's sign (줄리 마리 패롯, 프랑스 의사, 1839~1883), 뇌수막염에서 목의 피부를 꼬집으면 동공이 확대되는 현상.

패류독 貝類毒 shellfish poisoning 대합조개, 굴, 홍합과 같은 부패된 적조 기생동물에서 생성되는 독소. 증상으로는 오심, 가벼운 두통, 구토, 입주위의 마비와 변색, 사지마비를 가져오며 심하면 호흡정지를 야기한다.

패취검사 ~檢査 patch test 검사할 음식, 오염물, 동물 털 등의 시료의 미량을 작은 거즈나 여과지에 붙인 후 전박피부에 도포하여 일정 시간이 경과 후 피부에서 제거하고 피부반응을 확인하는 피부검사의 일종. 무반응인 경우는 음성이고 피부가 팽대되고 발적 되면 양성판정을 한다. 특히 접촉성 피부알레르기를 검사하는 피부반응검사이다.

패혈성쇼크 敗血性~ septic shock 내독소 또는 외독소가 혈류 속에 있는 어떤 박테리아로부터 유리될 때 유발되는 패혈증으로 일어나는 쇼크의 한 형태. 이런 독소들은 혈관의 저항감소를 야기시키며, 결과적으로 급속한 혈압의 저하를 초래한다. 열, 빈맥, 호흡증가, 혼동 또는 혼수가 일어날 수도 있으며, 패혈성 쇼크는 보통 비뇨생식기 또는 위장기관의 심한 감염의 징후가 선행되어 나타난다. 원인이 되는 유기체는 대개 그람음성균이며 항생제, 혈압상승제, 정맥내 수액과 정맥내 혈액량확장제가 투여된다. 어떤 경우에는 단세포성 항체치료(monoclonal antibody)가 고려된다.

패혈증 敗血症 sepsis 신체의 어느 부분에서 감염되어 퍼져 나온 병원균이 순환하며 혈류 속에 존재하는 전신성 감염증. 혈액배양으로 진단하고, 강한 항생제로 치료한다. 발열, 오한, 쇠약, 통증, 두통, 메스꺼움, 또는 설사를 일으킨다. = septicemia.

패혈증성유산 敗血症性流産 septic abortion 자궁의 심한 감염으로 전신감염이 되어 종종 모체의 사망을 일으킬 수 있는 자연적 또는 유도되는 임신의 종결. 즉시 집중치료, 대량의 항생제 치료, 필요시 응급 자궁절제술을 시행하기도 한다.

팬 peroxyacetyl nitrate : PAN 광화학 산화제를 형성하는 성분의 하나. 배기가스 중에 함유된 여러 탄화수소나 질소산화물이 태양광선의 조사(照射)를 받아 화학적으로 합성되며, 눈이나 목 등의 인체에 자극적으로 유해하다.

팬케이크형붕괴 ~形崩壊 pancake collapse 몇 개의 바다 슬래브가 완전히 떨어져 내려 겹겹이 쌓인 상태로서 내력벽이나 기둥이 모두 붕괴되었을 때 나타나는 붕괴. 지진이나 부실공사 등이 원인이고 요구조자가 생존 가능한 빈 공간은 기둥부분, 대형시설물의 부근 등에 작게 형성됨.

팽대부 膨大部 ampulla 눈물샘, 난관 혹은 직장과 같이 도관, 관, 튜브의 주머니 모양으로 된 둥근 개구부.

팽만 膨滿 distention 당겨지고, 확장되거나, 정상보다 커진 상태.

팽진 膨疹 wheal 곤충교상이나 두드러기, 알레르기 반응처럼 직경이 다양하고 융기된 불규칙한 모양을 나타내는 부종성 병변. 하나씩 떨어져있거나 여러 개가 모여있다.

팽창 膨脹 inflation 부풀어 팽팽하게 됨. 물질이 온도의 상승과 더불어 그 길이나 부피가 늘어나는 현상.

팽창계수 膨脹計數 coefficient of expansion 포소화약제 수용액과 이것을 발포시킨 폼(foam)과의 체적비.

팽창률 膨脹率 expansion coefficient 일정한 압력 아래서 물체가 열팽창을 할 때, 그 팽창의 온도변화에 대한 비율을 나타내는 양. 일반적으로 온도와 압력에 따라 변화한다. 보통은 체적변화에 관한 체적팽창률을 뜻하나, 고체에서는 길이의 변화에 관한 선팽창률을 쓸 때도 있다.

팽창비 膨脹比 expansion ratio 액체가 가열 등에 의해 기체로 변할 때의 용적비. 액체산소와 기체산소의 팽창비는 1:860, 액체 프로판과 기체 프로판은 1:270이다.

퍼센트 percent 전체의 수량을 100으로 하여, 생각하는 수량이 그 중 몇이 되는가를 수(%)로 나타내는 방법. 오래 전부터 실용계산의 기준으로 널리 사용되고 있다. = 백분율, 백분비.

퍼지 purge 미연소 가스가 노 안에 또는 기타 장소에 차 있으면 점화를 했을 때 폭발할 우려가 있으므로 점화 전에 이것을 노 밖으로 배출하기 위하여 환기하는 것. 점화전에 하는 것을 프리퍼지(pre-purge). 연소 정지 후에 하는 것을 포스트퍼지(post-purge)라고 한다.

퍼지가스 purge gas 일정한 공간을 불연상태로 하기 위해서 사용되는 가스.

퍼지시스템 fuzzy system 모호성을 포함하는 시스템. 다목적, 대규모, 측정 불능, 인간의 주관 등 모호한 표현을 한 것으로서, 수량적인 해석은 퍼지집합을 이용하여 행하는 것이 하나의 방법이다.

퍼텐셜 potential 자연계에 있는 힘의 장 속에서 현재의 위치에서 어느 기준점까지 이동할 때 소모되는 힘의 크기와 대응하는 위치의 함수로 나타낸 스칼라량. 즉 힘의 장 속에서의 위치 변화율이 힘의 크기를 나타낸다. 퍼텐셜은 위치만으로 결정되고 기준점에 대하여 특정 위치로의 행해진 일은 그에 상응하는 위치 에너지를 갖는다. 퍼텐셜이 감소하는 방향으로의 변화율은 그 위치에서 입자에 작용하는 힘과 같다.

퍼티 putty 유리창에 유리를 고정시키거나, 판의 이음매, 요철 등을 편평하게 할 때 채우거나 바르는 석고를 아마인유와 같은 건성유로 반죽한 점토상의 접합제.

펄프 pulp 목재나 그 밖의 섬유 식물에서 얻는 셀룰로오스 섬유의 집합체. 일반적으로 펄프라고 하면 대부분 목재펄프를 말하는 것이다. 펄프의 제조에 사용되는 목재는 수지의 함량이 작으면서 섬유의 길이가 길고 밀도가 낮은 가문비나무속, 일본젓나무속의 침엽수를 사용하나 제2차 세계대전 후부터 목재 부족으로 인하여 적송, 흑송 등도 이용하게 되었으며, 1956년경부터 각종 활엽수의 사용기술이 개발되었다. 1970년대에 들어서는 펄프의 증산을 위하여 목재 가공공장의 폐재와 임지의 잔재까지 칩으로 가공하여 사용하기에 이르렀다.

펄프공간 ～空間 pulp cavity 치아 펄프를 포함하는 치아내 공간.

펌프 pump 흡입 혹은 압력으로 액체 혹은 가스를 이동시키는데 사용하는 기구.

펌프구조차 ～救助車 pump escape 소화펌프와 간단한 인명구조기구를 탑재한 소방차량.

펌프동력전달장치 ～動力傳達裝置 pump drive 펌프작동에 필요한 기계적 에너지를 전달해 주는 동력전달장치.

펌프손실 ～損失 pump slippage 용적식 펌프의 토출부와 흡입부 사이의 누수량. 이론적으로 가능한 토출량과 실제로 측정된 토출량의 차이를 %로 표시한다.

펌프시험용저수조 ～試驗用貯水槽 pumper pit 펌프의 흡입시험, 펌프차 운전자의 훈련 및 펌프 성능 시험 시 사용하는 물탱크.

펌프압력 ～壓力 pump pressure 소방 펌프차의 펌프에서 방출되는 토출압력.

펌프인증 ～認證 pump certification Underwriters Laboratories Inc.에서 소방차 탑재용 소방펌프를 시험하여 NFPA 1901 기준에 합격한 것임을 인증하는 것.

펌프차 ～車 pumper 펌핑(pumping)을 주목적으로 하는 대표적인 소방차량. 소방펌프, 수조(水曹), 소방호스, 사다리, 조명기구, 공기호흡기, 도끼 등이 탑재되며 소방대원이 탑승하고 출동할 수 있는 경방석이 있다.

펌프효율 ～效率 efficiency of pump 규격방수에서 수 마력에 대한 펌프의 축 출력의 백분율. η=WPS/BPS × 100으로 계산할 수 있다. η는 펌프의 최고 효율, WPS는 규격방수 성능에 관한 수 마력(단위 : HP), BPS는 규격방수 성능에 대한 펌프의 축 출력(단위 : HP)이다.

펌핑아웃 pumping out 등반시 팔의 힘을 모두 사용하여 힘을 쓸 수 없는 상태를 표현하는 용어.

페넬진 phenelzine 우울증 치료제의 일종. 과량투여시 중추신경 흥분작용과 기분전환, 식욕항진, 현기증 등이 나타나며 이명, 경련, 심하면 간장애와 정신병이 유발되기도 하고, 정신과에서 우울증 치료에 이용된다.

페노디아진 phenothiazine 노랑색에서 초록색의 결정성 복합물. 신경안정제 분류의 일차적 요소로서 염료, 살충제, 가축의 항기생충제를 만들 때 사용되기도 하며 인체사용시 독성이 매우 강하다.

페노바비탈 phenobarbital 항간질제, 진정최면제의 일종. 선택적인 항경련작용이 있으며, 비교적 독성이 적고 값이 싸고 효과가 좋아 항간질제로 널리 쓰인다. 대발작과 피질 국소발작에 유용하나 소발작이나 유아경련 등에는 효과가 없다. 불면과 불안치료에 쓰이며 운동성 발작이나 전간 중적상태, 급성 불안상태일 때 이용된다. 소아의 처음 용량은 3~6mg/kg으로 두번에 나누어 투여하고, 전간 중적상태일 때는 100~250mg을 서서히 정주하며 진정제로 이용할 때는 30~120mg을 1일 2~3회, 수면제로는 100~320mg, 항경련제로는 1일 2~3회 50~100mg을 경구투여한다. 진정이 가장 흔한 부작용이나 장기 투여시는 이에 대한 내성이 생긴다. 안구진탕과 운동실조도 나타나며 아이들에게서는 흥분성, 과운동성 등이 나타나고, 노인에게서는 초조와 혼동을 일으킬 수 있으므로 주의한다.

페노치아진 phenothiazines 항정신병제의 일종. 진정제, 항부정맥, 항히스타민 및 진토제, 체온하강 작용, 내분비에 대한 작용을 가지며, 투여 초기에는 진정작용이 현저하나 곧 내성이 나타난다.

페놀 phenol [C_6H_5OH] 특유한 냄새가 있는 무색결정의 발암성 물질. 페놀수지와 나일론 등 섬유제조에 원료로 이용되며, 페놀류의 일종인 크레졸은 페놀에 비해 살균력이 좋아 소독용으로도 이용된다. 페놀류 중 염소와 반응하여 만들어지는 염화페놀류는 독성이 매우 강해 살충제나 농약, 염료, 목재 방부제, 제초제 등으로 사용되고 삼염화페놀은 발암성 물질이다. 주로 증기상태로 호흡기를 통해 체내로 흡수되며 액체상태가 피부에 묻어 흡수되기도 한다. 염화페놀류를 다량 섭취하면 점막부식성이 강해 복통과 구토를 수반하는 소화기계에 염증을 일으키고 혈압강하, 경련, 간장 및 신장장애 등의 급성중독 증상이 나타난다. 섭취량의 대부분은 유리된 형태나 결합된 형태로 소변을 통해 서서히 배설된다. 급성중독 증상은 불안, 빠른 호흡, 둔한 동작, 떨림, 간헐성 경련, 호흡곤란, 혼수 등이며 병리조직학적 소견은 요세관내 출혈을 수반한 신장장애, 간장의 지방변성과 소장의 출혈이 나타난다. 삼염화페놀은 체온상승과 경련을 일으키며 종양 발생율을 증가시킨다. 또한 혈액의 백혈구 감소와 골수의 이상증상이 나타나며 발암성이 있는 것으로 추정된다. 오염화페놀은 피부를 통해 흡수되고 전신중독을 일으키며, 강한 자극작용이 있어 10% 용액을 단시간 접촉시 국소자극이, 1% 용액을 장시간 접촉시 호흡항진, 혈압강하, 구토, 체온상승이 나타나고 전신에서 많은 땀을 흘린다. 흡입시에는 노출된 곳으로부터 환자를 옮기고 산소를 투여하며, 오염된 옷은 제거하고 피부는 비눗물이나 미네랄 오일(mineral oil), 올리브 오일(olive oil), petroleum jelly 등으로 씻어준다. 눈은 충분한 물이나 식염수로 씻고 경련을 유발할 수 있으므로 구토는 시키지 않으며 활성탄과 하제를 투여한다. 산화력이 강한 이산화염소(ClO_2)로 처리하면 수중의 페놀은 산화분해되어 냄새와 독성이 제거된다.

페놀수지 ~樹脂 phenol resin 페놀류와 포름알데히드류의 축합에 의해서 생기는 열경화성(熱硬化性) 수지. 갈색의 고체로서 견고하며 내산·내유·내후·내수·내열·전기절연성이 있다. 열에 대해서는 60℃ 이상이 되면 강도가 낮아지고 충격에 부서지기 쉬우므로 섬유물질을 혼합하여 보강한다. 용제에 녹지 않는 것을 베이클라이트라고 하고, 열경화성 수지의 대표적인 것으로서 전기 기구, 절연재료, 기어 용기 등에 사용된다. 건축용으로는 경질판으로 합판대용이 되며, 내수합판의 접착제, 내알칼리성도장제 등으로 이용된다. = 석탄산수지.

페놀수지도료 ~樹脂塗料 phenol resin paint 페놀수지를 이용하여 만든 칠감재료. 상온에서 알코올,

아세톤, 에테르 등에 녹여서 가열하면 테레핀유, 에테르, 벤젠, 벤졸, 식물성 기름 등에 용해되므로 여러 가지 칠감으로 이용한다. 그 도막은 광택이 나며 내열·내구성이 있다.

페놀수지에나멜 ~樹脂~ phenol resin enamel 페놀수지를 보일유 등에 녹인 왁스를 사용한 에나멜. 내수, 내약품, 전기 절연, 건조경화성 등이 뛰어나다.

페놀중독 ~中毒 phenol poisoning 페놀이 함유된 물질(석탄산, 크레오소트, 나프톨)을 삼킴으로써 나타나는 중독. 입이 타고 달라붙으며 신장에 치명적인 손상을 유발한다.

페놀포름알데히드수지경화판 ~樹脂硬化板 phenol formaldehyde resin hard board 종이에 페놀수지를 침투시켜 가열·가압한 베이클라이트(bakelite)판. 목재 박판을 페놀수지액에 담갔다가 수 매씩 겹쳐 가열·가압한다. 합판의 대용품으로 사용된다.

페니실린 penicillin penicillium notatum에서 생산되는 항생물질. 화학적으로 여러 종류가 있으며 각각 그 흡수 배설에 있어서 다른점이 있으나, 대체적으로 미생물의 세포벽 합성에 억제작용을 나타내 살균작용을 한다. 수 종의 세균에 대해 항균작용을 하는데 그중 가장 예민하게 작용하는 것이 그람 양성균이다. 수용액은 정주나 근주시 신속히 흡수되어 주사 후 15분이면 혈중농도가 최고가 되며 배설도 1시간 후에 대부분 이루어진다. 직접독성은 거의 없고 부작용도 드물지만 과민반응으로 알레르기성 발열, 두통, 복통, 담마진, 습진, 피부염 등을 볼 수 있다. 천연 페니실린은 측쇄의 구조에 따라 penicillin F, penicillin G, penicillin X, penicillin K, penicillin V로 분류할 수 있으며, 이들의 적응증과 사용량은 다소 차이가 있다. 투여량은 penicillin G의 경우 소아는 1일 kg당 25,000~90,000unit를 3~6회 분할 경구투여하고, 성인은 1일 600,000~1,600,000 unit를 투여한다. 류마티스열 예방에는 200,000uint씩 1일 2회 투여한다. penicillin V의 경우는 125~250mg씩 1일 3회 경구투여 한다. 가장 중증의 부작용으로 아나필락시스(anaphylaxis)가 일어나게 되는데 5~10분내에 오심, 현훈, 두통, 호흡곤란, 청색증(cya-

페

nosis) 등이 오고 혈압이 떨어져 생명이 위독하는데 이때는 아드레날린(adrenaline), 항히스타민제, 강심제 등을 주사해야 한다.

페니실린분해효소 ~分解酵素 penicillinase 포도상구균 등의 세균에서 만들어지는 효소. 페니실린을 분해하여 작용을 못하게 함으로써 항생제 내성의 원인이 된다. = 베타-락탐분해효소(beta-lactamase).

페니토인 phenytoin 자발적 심실탈분극을 억제하는 항경련제. 대발작이나 정신병 환자가 전기경련 요법을 받을 때 생기는 발작치료에 필수적이다. 이 약은 중추신경계의 전반적인 기능저하를 초래하지 않으면서 항간질효과를 가지고 있으며, 항경련제로 쓰이기도 하지만 강심배당체에 의해 발생하는 부정맥에 우수한 치료효과를 나타낸다. 투여량은 정맥주사 100mg을 매 5분마다 부정맥이 정지될 때까지 주사하며, 1g을 초과하지 않고 매분 50mg을 총량 700mg 투여한다. 경구투여는 첫날 15mg/kg, 유지량 4~6mg/kg을 1~2회 내복한다. 현훈, 구토, 심박출량 감소, 혈압하강 등의 부작용이 우려되므로 주의하고, 서맥과 고도의 심장 블록이 있는 경우에는 금기이다. 발작에 대하여 만성적으로 약을 복용하고 있는 환자에게는 혈중농도를 측정하기 전에 투여해서는 안된다.

페닐부타존 phenylbutazone 비스테로이드성 소염제. 효과적인 항염제이지만 강한 독성 때문에 장기간 치료에는 사용하지 않는다. 류마티스성 관절염 및 이에 관련된 질환에는 효과가 있으나, 독성 때문에 해열제나 진통제로 사용해서는 안된다. 1일 600mg의 용량으로 가벼운 요산 배설효과가 있으며 만성 통풍치료에 유용하다. 용량은 1일 300~600mg을 3~4회 분할 경구투여 한다. 10~45%의 환자에서 부작용이 나타나며, 10~15%에서는 투여를 중단해야 한다. 오심, 구토, 상복부 불쾌감, 피부발진 등이 가장 흔한 부작용이고 고혈압, 심장·신장·간장의 기능장애, 소화성 궤양의 병력이 있는 환자에게 사용해서는 안 된다.

페닐알라닌 phenylalanine 영아와 소아의 정상적인 성장에 필요한 아미노산의 일종. 일생동안 단백질의 정상적인 이용을 위해서도 필요하다. 우유, 달걀 등에 많이 들어 있다. → 아미노산(amino acid), 페닐케톤뇨증(phenylketonuria), 단백질(protein).

페닐에피린 phenylephrine 비카테콜라민(catecholamine)의 아드레날린(adrenaline)작동제. α_1 수용체 흥분제이며 심장의 β 수용체에 대한 작용은 약한 약물이다. 주 작용은 말초동맥에 대한 작용으로 급성저혈압의 치료, 코의 충혈제거, 국소마취제와의 병용, 산동제, 녹내장 치료 등 안과 영역에서 광범위하게 응용된다. 정맥내 투여시는 20분, 피하주사시에는 50분 정도 반응이 지속된다. 3시간마다 50mg을 경구투여하고, 2~5mg을 피하주사 하며, 비충혈시는 0.25% 용액, 점안제로는 10% 용액을 사용한다. 교감신경 작용약과 거의 같은 두통, 흥분, 고혈압, 서맥 등의 부작용을 일으킨다.

페닐키톤뇨증 ~尿症 phenylketonuria 선천적으로 페닐알라닌 수산화효소(phenylalanine hydroxylase)가 적거나 없어서 페닐알라닌(phenylalanine)을 타이로신(thyrosine)으로 전환시키지 못해서 나타나는 선천성 대사장애. 체액 중에 다량의 페닐알라닌과 케톤산 파생물이 혈액과 조직, 뇨 등에 축적되고 페닐알라닌 함량이 적은 식이 치료를 하지 않으면 간질, 운동과잉증, 소두증(小頭症) 등 심한 정신적 결함 등이 나타난다. 이는 유전자 내의 다양한 돌연변이에 의해 나타나는 것으로 추정되며, 페닐알라닌 수산화효소를 만드는 유전자는 12번 염색체의 긴 팔에 위치한다.

페로얼로이 ferroalloy 탄소 이외의 원소를 다량 함유한 철합금의 총칭. 페로망간, 페로크롬 등이 있다.

페르뮴 fermium [Fm] 원자번호 100, 원자량 257의 초우라늄 원소. 1952년 태평양에서 실시된 열핵폭발실험에 의해서 생긴 재 속에서 아인시타이늄과 함께 발견되었다. 1953년에 이온교환수지에 의해서 100번 원소임이 확인되고, 질량수 255임이 밝혀져서 이탈리아의 물리학자 페르미의 이름을 따서 명명되었다.

페리틴 ferritin 장, 간, 비장에서 형성되는 철(Fe^{++})-아포페리틴 복합물. 철분을 20% 이상 함유하고 있고, 적혈구 생성에 필수적이다.

페릴라르틴 perillartine 설탕의 2,000배 정도의 감미가 있는 유해성 감미료. 체내에 흡수되면 신장을 자극하여 염증을 일으킨다. 담배, 간장, 치약 등의 단맛을 내는데 사용한다.

페어잠수 ~潛水 pair diving 2인 1조로 하는 잠수. 잠수할 때는 어떤 경우에도 2인 1조가 되어 행동하지 않으면 안 된다. 잠수에 익숙해지면 혼자서 잠수하기도 하지만 위험하다.

페요테 peyote 선인장의 일종으로 환각물질인 메스칼린(mescaline)이 얻어진다.

페이스 pace 역영거리에 대해 속도를 안배하는 것을 의미하는 용어.

페이스쉴드소생기 ~蘇生器 face shield resuscitator 구강대 마스크법으로 환자에게 인공호흡을 시키기 위한 장비. 1회용이며 휴대가 간편하고 별도의 조립이 필요 없다.

페이즈ㅣ반응 ~ㅣ反應 phaseⅠ reaction 산화, 환원, 가수분해에 의해 약물을 극성물질로 변화시키는 반응.

페이즈Ⅱ반응 ~Ⅱ反應 phaseⅡ reaction 약물이나 그 대사물을 아세트산(acetic acid)이나 아미노산 같은 내인성 물질과 결합시키는 반응. = 포합반응.

페인트 paint ① 액체를 피부에 바르기. ② 피부에 바르는 액체약물. 소독제(antiseptic), 살균제(germicide), 포자박멸제(sporicide drugs) 등이 있다.

페인트흡입 ~吸入 paint sniffing 쾌감을 얻기 위하여 스프레이 페인트의 증기(톨루엔)를 흡입하는 행위. 만성흡입은 뇌조직을 상하게 하며, 금속성 스프레이 페인트(특히 금색과 은색)는 가장 많은 톨루엔을 함유하므로 가장 강하게 작용을 한다. = 허핑(huffing).

페타우스증후군 ~症候群 Patau's syndrome D군에서 선천적으로 염색체가 하나 더 나타나는 상태. 토순과 구개파열, 다지증, 눈의 기형, 정신지체 등이 나타나며, 1/15,000 정도의 빈도로 나타나 조기 사망한다. = 상염색체성 13증후군(Trisomy 13).

펙틴 pectin 과일과 야채에 들어 있는 젤라틴 성분의 탄수화물제제. 음식물에 부피를 제공한다. → 식이 섬유(dietary fiber).

펜라이터 pen lighter 환자의 동공 크기를 측정하여 의식수준을 확인하는 기구.

펜사이클리딘정신병 ~精神病 phencyclidine psychosis 불법약물인 펜사이클리딘에 의해 야기되는 정신과적인 응급상황. 무반응 상태부터 난폭한 행동까지의 다양한 증상이 나타나는데, 수일 내지 수주간 지속될 수도 있다.

펜스키―마르텐스밀폐식인화점시험기 ~密閉式引火點試驗器 Pensky―Martens closed tester 위험물의 인화점을 측정하는 시험기기. 시료를 밀폐된 시료컵 속에서 교반하면서 규정속도로 서서히 가열하여 규정온도 간격마다 교반을 중지하고 시험불꽃을 시료컵 속으로 접근시켜서 시료의 증기에 인화하는 최저의 온도를 측정하는 것으로 인화점이 50℃ 이상인 시료에 적용한다. 원유, 경유, 중유, 항공 터빈연료유, 절삭유제, 방청유 등의 인화점 측정에 사용한다.

펜타조신 pentazocine 벤조몰핀유도체. 중추신경계 효과는 morphine-유사성 opioid와 비슷하여 진통, 진정과 호흡억제 등의 효과가 있다. 중추신경계의 상행성 통증전달 경로를 억제하며, 진통작용은 morphine의 1/3 정도로 약하고 의존성도 약하기 때문에 마약에서 제외되나, 심혈관계에서는 높은 용량에서 혈압과 심박동수가 상승한다. 비경구적으로 20mg을 투여하면 대략 10mg의 morphine과 같은 정도의 호흡억제와 진통효과를 나타낸다. 경구투여시 성인 초회량은 50mg씩 3~4시간마다 투여하고 1일 최대 600mg을 투여한다. 정주나 근주시는 30mg/amp를 투여한다. 진정, 발한과 현훈 또는 현기증이 흔한 부작용으로 나타나므로 주의하고, 오심도 나타나나 구토는 드물며 과량 투여시 혈압상승과 빈맥이 동반되는 호흡억제를 초래하므로 주의한다.

펜탄 pentane [C_5H_{12}] 인화점 -49.4℃, 발화온도 260℃, 폭발범위 1.5~7.8Vol.%인 좋은 냄새가 나는 무색의 액체. 유기용제, 물, 알코올, 에테르 등에 용해되고 증기 흡입 시 눈과 코에 자극이 있으며 졸린다.

펜토라민 phentolamine α-수용체 차단제, 이미다졸린(imidazoline) 유도체. 아드레날린성 차단작용, 교감신경 모방작용, 항고혈압작용, 항히스타민작용, 히스타민 유사작용, 콜린 모방작용 등 매우 광범위한 약리작용을 나타낸다. 갈색세포증(pheochromocytoma)의 진단목적으로도 사용되는데 5mg을 근육이나 정맥내에 주사하여 2분 내에 혈압이 25 mmHg 이상 하강하면 이 병을 의심한다.

펜토바비탈소디움 pentobarbital sodium 진정, 최면제로 뇌간의 망상활성계에서 일차적으로 뇌세포 활동성을 저하시키는 약물. 선택적으로 시상하부의 후방부, 변연계의 뉴런을 억제한다. 불면증, 마취전 투약, 경련상태의 억제, 불안과 긴장의 진정, 전신마취의 도입에 이용된다. 용량은 초회 100mg 정주하고 효과가 불충분하면 50mg을 추가 투여한다. 소아 및 허약자는 50mg을 투여하고 근육주사 시는 1회 250mg 이내를 투여하며 졸림, 현기증, 설사, 변비, 오심, 저혈압, 서맥, 혈소판감소증 등의 부작용이 우려되므로 주의하고, 과민성환자나 호흡기 억압환자, 심한 신장질환 환자에게 사용하면 안 된다.

펜트라이트 penthrite 펜타에리트리톨 테트라니트레이트(pentaerythritol tetranitrate : PETN)의 관용명. 용도가 다양한 고성능폭약의 일종. 뇌관의 기폭성능을 향상시키는 첨장약(添裝藥), 도폭선(導爆線)의 심약(芯藥), 전폭약(傳爆藥) 등에 쓰인다. 또한, 다른 폭약이나 불활성물질과 섞어서 갖가지 군용탄약으로도 쓰인다. 충격기폭감도(衝擊起爆感度)가 높고 위력이 크며 전폭성이 좋다. 무색의 프리즘 모양의 결정이며, 결정비중은 1.778이고 녹는점은 140.8℃, 가열하면 185~190℃에서 폭발한다. 폭발속도는 비중 1.67에서 7,975m/s이다. 펜타에리트리톨(pentaerythritol)을 진한 질산에 넣어 잘 섞어 버무려 만든다. 분리된 조(粗) 펜트라이트는 물로 씻고 100℃의 열수(熱水)로 평압(平壓)상태에서 쪄서 씻으면 안정화·정제(精製)된다. 아세톤으로 재결정하여 정제할 수도 있다.

펠라그라 pellagra 나이아신(niacin)결핍 증후군. 설사(diarrhea), 치매(dementia), 피부염(dermati-tis)이 나타나므로 첫 글자를 따서 3D라고도 한다. 피부염은 입 주위, 항문 주위, 음낭이나 외음부 주위에 생기며 손, 목, 얼굴 등에 경계가 명확한 홍반이 대칭적으로 나타난다. 가렵고 작열감이 있으며, 진행되면서 피부는 두터워지며 건조하고 거칠어진다. 인설과 가피로 덮히고 색소침착이 오며 특히 목의 하부와 가슴상부의 V-area에 피부염이 뚜렷이 나타나는데 이를 Casal's necklace라고 한다. 처치는 nicotinamide를 투여하며 영양실조를 교정해 준다.

펠티증후군 ~症候群 Felty's syndrome 성인의 류마티스 관절염에서 발생하는 비장 비대. → hypersplenism.

펩시노겐 pepsinogen 위점막세포에서 분비되는 펩신효소의 원형물질.

펩신 pepsin 단백질 분해를 돕는 위에서 분비되는 효소. → 효소(enzyme).

펩타이드 peptide 두 개 이상의 아미노산이 연결된 것. → 아미노산(amino acid), 폴리펩타이드(polypeptide), 단백질(protein).

펩타이드결합 ～ 結合 peptide bond 아미노산 사이의 화학적 결합.

편각 偏角 drift angle 도로의 커브와 관계있는 타이어의 각도. 커브를 지날 때에는 차량 타이어의 각도가 커브의 각도보다 커야 필요한 회전력이 발생한다.

편도선 扁桃腺 tonsils 인두에 존재하는 림프양 조직의 작고 둥근 덩어리. 주로 구개편도를 가리킨다.

편도선염 扁桃腺炎 tonsillitis 편도선에 발생하는 감염증. 흔히 연쇄구균에 의해 발생하며 인후통, 귀의 연관통, 발열, 연하곤란, 호식 때 악취와 권태감이 있으며 편도는 발적되어 있고 부종을 나타낸다.

편도체 扁桃體 amygdaloid body 해마구의 내부렌즈 핵 바로 밑에서 측뇌실 측두부 전단의 덮개부에 있는 핵군으로 변연계의 일부. 후각영역 및 변연피질과 연락되고 중격, 시상하부에 투사섬유를 내보낸다.

편두통 偏頭痛 migraine 심한 통증, 빛에 눈부심과 다른 장애를 동반하고 떨림이 있는 편측 두통. 수 시간에서 며칠을 지속하기도 하며 남성보다 여성에 흔하고 이 질환에 대한 정확한 원인은 알려지지 않았다.

편두통성뇌신경통 偏頭痛性腦神經痛 migrainous cranial neuralgia cluster headache라고 불리는 편두통의 일종. 고통스럽고 떨림이 있는 편측 두통이 특징적인 증상이다. 대개 수 일이나 수 주 이내에 연달아 재발한다.

편류 偏流 drift 외부의 힘에 의해서 수색목표물이 이동하는 것.

편류보상 偏流補償 drift compensation 수색이 진행되는 동안 이동되는 목표물에 대한 보정된 계산.

편마비 偏痲痺 hemiparesis 신체의 한 쪽에서 수의 운동의 장애나 근 허약이 있는 것. 반대편 뇌 세포에서의 장애에 따른 것으로 뇌성 편마비의 대다수는 뇌혈관장애로 인해 급성으로 시작되고, 척수의 반쪽 장애로도 반대쪽의 표면적 지각장애가 나타나고 같은 쪽의 편마비를 일으킨다. = 반부전마비, 반불완전마비.

편모 鞭毛 flagellum 생물체에 운동성을 제공하는 채찍 모양의 꼬리 구조.

편모충 鞭毛蟲 flagellate 트리파노소마, 레슈마니아, 트리코모나스, 편모충처럼 신체의 뒷부분에 채찍처럼 움직이는 세사나 섬모를 움직여 앞으로 가는 미생물.

편무감각증 偏無感覺症 hemianesthesia 신체 한 쪽 면의 감각 소실. = 편측감각소실, 편측지각마비.

편심률 偏心率 eccentricity 비록 이례적이어서 특별한 문화나 지역사회에서 볼 때 기이하고 독특한 것으로 간주되는 행위. 병적이라고 볼 수는 없다. = 이심률, 편심성.

편위 偏位 deviate 정상표준으로부터 벗어난 사람 또는 사건.

편집반응 偏執反應 paranoid reaction 편집증적 정신분열증. 노화와 관계 있는 행동변화로서 망상(주로 피해망상)이 서서히 나타나며 종종 환각이 동반되기도 한다. 기억소실이나 혼동과 같은 노화의 징후는 대개 동반되지 않으며, 시간, 장소, 자기자신에 대한 인식은 온전하다.

편집성(환자) 偏執性(患者) paranoid ① 편집병이 있는 사람. ② (비공식) 과도하게 의심이 많거나 피해의식을 가지고 있는 사람.

편집성인격 偏執性人格 paranoid personality 과민, 강직, 불필요한 의심, 질투, 시기 및 자기위주이고 남을 비방하며 책임을 전가시키는 것을 특징으로 하는 인격 장애.

편집성정신분열증 偏執性精神分裂症 paranoid schizophrenia 정신분열증의 한 형태. 이치에 맞지 않는 가변적인 망상(대개 피해망상이나 질투망상)에 사로잡히고 환각도 동반한다. 증상은 극도의 불안감, 과도한 의심, 분노, 난폭성 등이다. 중년기에 주로 발병한다. → 정신분열증(schizophrenia).

편집장애 偏執障碍 paranoid disorder 현실인식의 장애와 지속적인 망상을 보이는 정신질환군. 급성 편집병(acute paranoid disorder)은 갑작스럽게 발병하고 대개 6개월 이내에 호전된다. 이민, 피난, 투옥, 군대 징집과 같이 환경에 큰 변화를 겪은 사람에서 주로 발병한다. 공유 편집병(shared paranoid disorder)은 두 명의 친하거나 친척 관계인 환자가 똑같은 증상을 나타내는 경우이다. → 편집증(paranoia).

편집증 偏執症 paranoia 복잡한 사고체계를 보이는 정신질환. 주로 피해망상이나 과대망상이 직장 상황이나 배우자의 부정 같은 특정 주제에 집중되며 증상은 원한이나 적개심, 심한 분노, 타인에 대한 비현실적인 요구 등이다. 급성 환각성 편집증(acute hallucinatory paranoia)은 없는 것을 보거나 듣고, 사실이 아닌 것을 믿는 정신질환이다.

편충감염증 鞭蟲感染症 whipworm infection 편충(*trichuris trichiura*)이 장관에 감염된 상태. 심한 기생은 구역, 복통, 설사와 빈혈을 야기할 수 있으며 열악한 위생의 열대 지방에서 흔하다. 적절한 분뇨 처리와 철저한 개인위생이 예방책이다. = 편충증(trichuriasis).

편충증 鞭蟲症 trichuriasis 트리큐리스(*Trichuris*) 속의 선충에 의한 감염증.

편측결지증 偏側缺肢症 hemiectromelia 몸의 한 쪽 손발이 불완전하게 발달한 선천성 기형.

편측성비대 偏側性肥大 hemihypertrophy 신체의

반 또는 신체의 한 부분의 반이 비정상적으로 비대하거나 과도하게 성장한 상태.

편측성형성부전 偏側性形成不全 hemihypoplasia 신체의 한쪽과 기관의 전부 또는 부분이나 특정 기관의 반이 불완전하게 발달하는 것.

편측약시 偏側弱視 hemianopia 정상시야의 반쪽 정도만 나타나는 약시.

편측충돌 偏側衝突 lateral collision 차량의 옆 부분에 충격이 가해진 경우. = T-bone accident.

편타손상 鞭打損傷 whiplash injury 가죽채찍으로 때릴 때 채찍이 흔들리는 것과 같은 모양으로 경부가 흔들려 생기는 손상. 인체가 갑자기 가속이나 감속될 때 관성의 법칙에 의해 두부가 과도하게 전후로 움직이며 이에 따라 경부도 전후로 과신전 및 과굴곡되어 일어난다. 주로 제6번과 7번 높이의 경추가 손상을 받으며 심하면 경수가 단절될 수 있다. = 채찍질손상.

편타증 鞭打症 whiplash 머리와 목을 갑자기 과격하게 전후로 흔들었을 때 경추 혹은 경추의 지지인대, 근육 등에 손상을 입은 상태. 아프고 강직된다. = 경추염좌(cervical sprain).

편평골 扁平骨 flat bone 뼈를 장골, 단골, 편평골, 함기골 등으로 나누는데 그 중의 편평한 형태를 가진 것. 견갑골, 관골, 두정골, 후두골 등이 여기에 포함된다. = 납작뼈.

편평동물 扁平動物 platyhelminthes 촌충, 흡충을 포함하는 기생편충 집단.

편평상피 扁平上皮 squamous epithelium 세포모양이 납작하고 둘레는 매우 얇으며 윤활액이 분비되는 편평한 상피. 체강상피, 폐포, 심장, 혈관, 임파관벽, 흉막, 복막 등은 단층상피이고 피부, 식도, 항문, 비전정, 각막, 질 등은 중층상피이다. → 상피조직(上皮組織).

편평세포암종 扁平細胞癌腫 squamous cell carcinoma 편평상피로 덮여진 조직에서 유래하는 악성종양. 주로 피부, 구강, 식도 및 자궁외 경부나 질부에서 발생하지만 편평상피 화생(squamous metaplasia)이 일어난 폐, 기관, 담낭, 상악동, 방광, 자궁

내 경부 등에서도 흔히 발생한다.

편평족 扁平足 pes planus 족궁이 편평화한 것. 종과 횡의 아치 중 종의 아치(내측종궁융)의 저하가 중요하며 선천성, 외상성, 마비성이 있으며 족부의 통증, 압통이 있으며 기립, 하중에 의해 증강된다. = 평발.

편평태선 扁平苔癬 lichen planus 주로 요추부, 성기부, 발목이나 손목 등에 발생하여 가려움증이 심하며 작고 다각형으로 표면이 편평하고 매끄러우며 자주색을 띠는 구진. 스테로이드 크림을 도포하고 국소주사를 시행하거나 항히스타민제나 정온제를 전신 투여하여 처치한다.

편평호흡 扁平呼吸 platypnea 단지 똑바로 선 자세에서 일으키는 호흡곤란. 주로 심한 복부근육 약화, 전위장애 폐질환, 몇몇 선천성 심장 질환상태에서 볼 수 있다.

폄근육 = 신근.

평가 評價 size-up 장소 결정의 용도를 위한 평가와 자원 요구. 이 절차는 일반적으로 도착전, 초기, 그리고 지속적인 평가로 나누어진다.

평가기준 評價基準 criteria 어떤 것을 평가할 때, 예를 들어 건강상태 또는 진단을 내리기 위한 기준 또는 법칙으로 건강실무에서처럼 측정되는 것에 대한 규칙, 또는 원칙들.

평가용심폐소생술인체모형 評價用心肺蘇生術人體模型 CPR Manikin 기본 심폐소생술을 실습할 수 있는 평가형 인체모형. 성인 기본 심폐소생술에서 요구하는 기도유지, 인공호흡, 흉부압박, 맥박촉지 등의 실습훈련이 가능한 인체모형. 인체모형에 연결된 평가용 인체모형에는 −(인공호흡 실시 여부/호흡량, 인공호흡시 위 팽창 감시기능, 맥박촉지 실시여부, 흉부압박 실시여부/압박 깊이 정도표시, 흉부압박 위치 불량여부, 흉부압박시 손 위치 불량 해당 표시)−등이 표시되며, 모니터에 연결된 프린터를 통해서는 −(인공호흡 평균 공기유입량(㎖), 인공호흡 총 실시 횟수, 인공호흡 분당 실시횟수, 인공호흡 정확도(%), 인공호흡 실패에 대한 분석기록, 심폐소생술 총 실시시간, 흉부압박 평균 압박 깊이(mm), 흉부압박 총 실시횟수, 흉부압박 분당 실시횟수, 흉부압박 정확도(회%), 흉부압박 실패에 대한 분석

기록, 압박위치 불량에 대한 자세한 분석) - 등 평가 내용이 우리말로 출력되어 쉽게 평가할 수 있도록 구성되어 있다.

평균동맥압 平均動脈壓 mean arterial pressure 동맥내압의 평균치. 심장의 수축기에서 이완기에 이르기까지 동맥내압은 변화하지만 보통 혈압측정치에서 간접적으로 구하는 방법은 이완기압에 맥압의 1/3을 가한 값을 말한다.

평균수색밀도계수 平均搜索密度係數 average factor mean 전체 수색밀도 계수의 평균치. 누적 발견 가능률을 얻는데 사용된다.

평균주행속도 平均走行速度 average running speed 일정 도로구간을 주행한 차량들의 주행거리의 합을 주행시간의 합으로 나눈 값. 공간 평균 속도를 의미한다. 주행속도는 교통류 내외부 마찰에 의한 지체와 가감속지체에 의해 영향을 받는 속도이며 통행시간에 정지지체만 제외한 시간에 의한 속도이다.

평균치사율 平均致死率 average rate of death 모든 사고에서 단위시간당 예상되는 평균 사망자수.

평균혈압 平均血壓 mean blood pressure 1회 심박동 기간 동안의 모든 순간 혈압을 평균한 것. 수축기는 이완기보다 짧기 때문에 평균압력은 수축기압과 이완기압의 반값보다 약간 낮다. 임상적으로는 평균혈압 = 맥압/3 + 최소혈압의 공식으로 구해지며 성인 남자의 정상치는 90~110mmHg이고 여자의 경우는 80~110mmHg이다.

평면관절 平面關節 plane joint 수근간관절이나 추간관절처럼 관절면이 평면에 가까운 상태로 약간 미끄럼 운동으로 움직이는 관절.

평저선 平底船 johnboat 편평한 바닥을 가진 조그마한 직사각형 모양의 배. 주로 내류의 조그마한 저수지에서 낚시에 이용되거나 얼음구덩이로 빠진 익수자를 구조할 때 이용되기도 한다.

평적재 平積載 flat load 호스 적재대에 호스를 적재할 때 모로 세워 적재하지 않고 옆으로 눕혀 적재하는 방법. 호스를 쉽게 뽑아 쓸 수 있다는 장점이 있지만 호스의 손상을 방지하기 위해 위치를 자주 바꾸어 주어야 한다.

평지붕 平~ flat roof 보행이 가능한 경사도가 20° 이하인 지붕.

평형 平衡 equilibrium 서로 반대되는 작용과 작용, 반작용과 반작용, 또는 역으로 진행되는 과정에서 속도와 속도 사이의 역동적인 균형상태.

평형감각 平衡感覺 sense of equilibrium 직진운동이나 회전운동의 가속도에 평형을 유지하는 감각. 전정감각(前庭感覺)이라고도 한다. 이 감각에 의하여 중력장에서도 몸의 역학적 평형이 유지된다. 평형감각의 수용기는 반고리관 및 전정기관이며 청각수용기와 함께 내이(內耳)에 존재한다.

평형감각계 平衡感覺系 vestibular sensation system 자신의 자세변동 및 신체의 이동상태를 감지하는 감각계의 정보를 운동계로 피이드백(feedback)시켜 자세유지, 운동, 보행의 조절기능을 하는 감각계.

평형전위 平衡電位 equilibrium potential 단 하나의 이온만이 막을 통해 확산하고 안정된 평형상태를 이룰 때 생기는 막전위. 이 상태에서 이온의 농도는 막의 안팎에서 일정하고 막전위는 특정치와 동일하다.

평형함수량 平衡含水量 equilibrium moisture content 일정한 온도와 습도에 불확정 시간 동안 노출되었을 때 가연물 입자에 함유되어 있는 수분의 양.

평활근 平滑筋 smooth muscle 가로무늬가 없으며 액틴과 미오신이 있고 이들이 서로 미끄러져 수축을 일으키는 근육. 트로포미오신은 있으나 트로포닌은 없고 근소포체가 있으나 잘 발달되어 있지 않다. 미토콘드리아의 수가 적으며 대사는 해당에 크게 의존한다. 내장평활근(visceral smooth muscle)과 다단위 평활근(multiunit smooth muscle)으로 나뉘는데 내장평활근은 주로 내장벽에서 관찰되고 다단위 평활근은 눈의 홍채같은 정교한 구조에서 관찰된다. = 민무늬근.

평활근육종 平滑筋肉腫 leiomyosarcoma 후복막과 장간막에서 많이 발생하는 평활근의 악성종양. 50세 이상의 여성에게 많이 발생한다. 괴사나 출혈이 생기기 쉬우며 핵분열상도 많고 침윤성 발육과 간이나 폐로 전이되기도 한다.

폐 肺 lung 흉부에 있는 가볍고 스펀지 같은 한 쌍의 장기. 폐는 들이마신 공기 중에서 산소를 취하고 이산화탄소를 내보내는 기전을 제공한다. 폐동맥은 폐로 혈액을 운반하여 산소로 대체하고 기관지 동맥은 폐에 산소를 공급하며 대부분의 혈액은 폐정맥을 통하여 심장으로 돌아간다. 폐첨부는 1번 늑골위로 목의 기저부위까지 뻗어있으며 기저부는 횡격막 위에 놓여있고 이와 함께 움직인다. 폐는 부드럽고 표면이 빛나는 몇 개의 엽으로 구성되어 있어 우측폐는 세 개의 엽을 포함하고 있고 좌측폐는 두 개의 엽을 포함하고 있다. 각각의 폐는 얇고 축축한 막으로 덮여있고 내부 섬유막은 일차 소엽으로 나누어지는 2차 엽을 포함하고 있는데 각각은 혈관, 임파선, 신경 및 폐포를 연결하는 관을 포함하고 있다. = 허파.

폐가스 廢~ effluent gas 위험물질의 저장시설이나 제조공정에서 유리되어 나오는 가스. 대부분 가연성이기 때문에 안전하게 포집·처리하여야 한다.

폐결핵 肺結核 pulmonary tuberculosis *Mycobac-terium tuberculosis*의 감염에 의한 폐감염증. 재활성 형태의 폐결핵은 상엽의 첨후분절(apical poste-rior segment)과 하엽의 상분절(superior seg-ment)이 호발 부위이다. 질환의 정도는 증상을 일으키지 않고 흉부 방사선 검사상 잘 보이지 않는 미세한 침윤으로부터 심한 전신 증상과 호흡기 증상을 보이며 광범위한 공동과 함께 막대한 침범을 나타내는 경우까지 매우 다양하다. 폐공동은 완치되었을 때도 지속될 수 있으며 지속적인 활동성 병변이 없을 경우 각혈의 근원이 된다.

폐경기 閉經期 menopause 월경이 폐지되는 시기. 40~55세 정도가 많다. 이 시기는 성숙기에서 노년기로의 이행기에 해당되며 내분비기능, 특히 난소기능의 변화가 일어나며 월경주기가 불규칙하게 되어 결국에는 폐경에 이른다. 이에 따라서 전신의 노화현상이 일어나며 갱년기 장애라고 불리우는 각종 증상이 나타나는 경우가 많다. 또는 질병 등으로 자궁 양쪽 난소를 외과적으로 제거한 경우 수술적 폐경기라고 한다.

폐경기전무월경 閉經期前無月經 premenopausal amenorrhea 폐경기가 되기 전에 일어나는 월경의 생리적 감소.

폐경색증 肺梗塞症 pulmonary infarction : PI 폐색전에 의해 폐색된 부분의 폐혈류가 멈추어 폐의 일부에 출혈성 괴사소가 생긴 상태. 하지만 골반정맥에서 만들어진 혈전이 폐동맥 분지를 막는다. 흉통, 혈당, 발열, 백혈구수 증가, 쇼크상태가 나타나기도 한다. 혈전이 정맥순환계에 유입된 후에는 혈류를 따라 한쪽 폐에 도달하여 폐순환계에 의해 여과된다. → 폐동맥 색전증(pulmonary embolism).

폐경전의 閉經前~ premenopausal 폐경전 삶의 기간과 관련된.

폐경후의 閉經後~ postmenopausal 폐경후 삶의 기간과 관련된.

폐계면활성제 肺界面活性劑 lung surfactant 폐포 속으로 II형 폐포 세포에 의해 분비되는 인지질을 함유한 지단백질의 혼합물. 표면장력을 낮춰 폐의 허탈을 방지한다. 계면활성제가 결핍된 초자막 질환에서는 폐의 허탈이 일어난다.

폐고혈압 肺高血壓 pulmonary hypertension 폐순환의 비정상적인 증가로 폐동맥압이 항진하는 질환. 원발성 폐고혈압증은 젊은 여성에게서 나타나며 동맥 중막의 증식 비후가 원인이라고 보고 2차성 폐고혈압증은 폐에 출혈을 초래하는 심장질환, 좌우단락을 동반하는 선천성 심질환과 폐질환, 폐동맥 색전증에 의해 발생한다.

폐과압증후군 肺過壓症候群 pulmonary overpressurization syndrome 폐에 막힌 공기의 과팽창. 이 증상이 폐포를 파괴하여 다른 폐조직에 공기가 들어가게 한다. → 혈흉(hemothorax), 기흉(pneumothorax), 폐색전증(pulmonary embolism). = 종이봉지증후군(paper bag syndrome).

폐기능검사 肺機能檢査 pulmonary function tests : PFTs 산소와 이산화탄소를 효율적으로 교환하는 폐기능을 결정하기 위한 일련의 검사. 폐활량계를 이용하여 검사하며 환기기능검사, 폐포기능검사, 폐순환기능검사가 있다.

폐기물 廢棄物 wastes 쓰레기, 연소재, 오니, 폐유, 폐알카리, 폐산, 동물의 사체 등으로서 사람의 생활이나 사업 활동에 필요하지 않게 된 물질. 폐기물은 생활폐기물과 사업장폐기물로 나누어지며, 사업장폐기물은 일반폐기물과 지정폐기물로 나누어진다. 사업장폐기물이라 함은 대기환경보전법·수질환경보전법 또는 소음·진동규제법의 규정에 의하여 배출시설을 설치·운영하는 사업장, 기타 대통령령이 정하는 사업장에서 발생되는 폐기물을 말한다.

폐기종 肺氣腫 pulmonary emphysema 폐포벽의 극단적인 팽창과 파괴적인 변화를 특징으로 하는 폐조직의 비정상적 상태. 종말 세기관지보다 원위부(遠位部)에 나타난다. 폐포의 확장에 의한 경우와 폐포벽 파괴에 의한 경우가 있으며 가장 심한 만성 폐쇄성 폐질환이며 기능을 장애하는 기전은 공기가 폐의 공간을 차지하는 상태이다. 말단 세기도 이하의 폐포들이 확장되고 폐포벽이 파열되며 영구적인 손상이 초래되어 폐포들의 숫자를 감소시키며 영구적인 폐의 과팽창 상태가 일어나게 된다. 폐포내 공기가 호기시에 제대로 배출되지 않아 포획되고, 가스 교환의 심한 장애가 일어난다. 만성 기관지염이 흔한 원인이며 노화, 흡연, α_1-antitrypsin 결핍에 따른 폐 탄력성의 소실이 일어나는 무의식적인 변화들이 원인들이다. 과팽창된 폐는 타진시 과공명음이 들리며 흡입시에 폐의 팽창에 제한이 일어나며 호기시간이 길어져 4~5초 이상 걸리게 된다. 심지어 안정시에도 호흡곤란이 일어나고 기침은 객담 배출이 많지 않으면 흔하지 않다. 환자는 대개 마르고 술통형 흉곽을 보이며 '분홍빛 숨찬사람(pink puffer)' 이라 부르고 청진 시 현저히 감소된 호흡음을 듣게 되며, 심한 경우에는 전혀 호흡음을 들을 수 없을 수도 있다. 세기관지의 분비물 축적이 심해지고 가스 교환이 감소되면서 점액에 의한 소기관지의 폐쇄를 가져와 무기폐(atelectasis)를 초래한다.

폐기종성천식 肺氣腫性喘息 emphysematous asthma 폐기종으로서 천식 비슷한 발작을 수반하는 것.

폐내강 肺內腔 intrapulmonary space 폐의 공기낭과 기도내의 공간.

폐농양 肺膿瘍 lung abscess 폐조직의 국소적인 괴사를 특징으로 하는 화농성 병변. 병리적인 현상은 국소적 괴사, 이물질 흡입이나 폐암의 2차적 감염, 기침, 고열, 흉통, 체중감소 등이 나타나며 심한 악취가 나는 농성 또는 혈성 객담을 다량 배출한다. 과거에는 편도절제술 같은 구강-인두의 외과적 처치 후 주로 발생하였으나 현재는 이물질의 흡입이나 폐암의 2차적인 감염에 속발되어 출현하는 경향이 많다. 대부분의 항생제 치료로 후유증없이 치료되며 호발 부위는 우측 폐하엽, 우측 폐상엽, 좌측 폐하엽 순이다. 특히 오랫동안 침대에 누워있는 환자들의 경우는 하엽의 상분절에서 잘 나타난다.

폐동맥 肺動脈 pulmonary artery 탈산소 혈액을 오른쪽 심실에서 폐로 전달하는 두 개의 혈관중 하나. = 허파동맥.

폐동맥판 肺動脈瓣 pulmonary valve 우심실과 폐동맥을 경계로 하는 폐동맥구에 있는 판막. 좌, 우, 좌반원판의 세 개의 반월상의 판막으로 되어 있어 우심실에서 폐동맥내로 밀어낸 혈액의 역류를 방지한다. → 심장 판막(heart valve).

폐동맥판협착증 肺動脈瓣狹窄症 pulmonary stenosis 우심실비대와 이완기 용적 증가의 경미한 특징을 보이는 심장의 기형. 수축기동안 우심방과 폐동맥 사이에 압력차를 일으키며 대부분 선천적이지만 후천적으로 발생할 수도 있으며 협착의 정도가 심하면 심부전이나 사망에 이를 수도 있다. → 협착증 (stenosis).

폐디스토마감염증 肺~感染症 paragonimiasis 폐디스토마(*Paragonimus kellicotti*)에 의한 만성감염증. 주로 아시아지역에서 발생하며 북미의 밍크에서 종종 발견된다. 감염된 민물 게나 가재 내의 디스토마 포낭의 중간매개 숙주를 섭취해 생기며 증상은 객혈, 기관지염이며 경우에 따라 복부 덩어리, 통증, 설사, 뇌침범과 관련된 마비, 병리적 상태, 경련 등이 있다.

폐렴 肺炎 pneumonia 주로 박테리아(쌍구균 폐렴)에 의한 폐의 급성 염증. 증상으로는 40.5℃에 이르는 열, 두통, 기침, 가슴 통증 동반. 적혈구가 폐포로 누출되어 녹색깔의 객담을 일으킨다. 흡인성 폐렴은 폐의 이물질과 구토로 생기며 환자가 막히지 않은 기도를 가지고 있어 이물이 폐로 역류할 때 발생한다. 침강성 폐렴은 오랜기간 같은 자세를 취해온 약한 사람이나 노인에게 발생하며 대엽성 폐렴은 폐의 하나 이상의 엽이 박테리아에 감염된 것은 말한다. 마이코플라스마 폐렴은 걸어다니는 폐렴으로 알려져 있는데 어린이와 젊은이의 감염질환이며 증상은 마른기침, 열을 동반한다. 흉부 X-선에 의해 진단되는 상기도감염에 이어서 일어나는 경우가 많기 때문에 상기도감염의 예방, 조기발견, 치료가 중요하며 안정, 보온, 영양, 특히 수분의 보급 등 일반요법 외에 원인균을 확인해서 항생물질요법, 산소흡입이 행하여진다.

폐렴구균 肺炎球菌 pneumococcus 그람 양성의 쌍구균으로 박테리아성 폐렴균의 가장 흔한 원인균. 85개 이상의 하위종이 있으며 35가지 항원형에 예방백신이 있다. 65세 이상의 노인, 만성적인 폐 질환 환자 및 면역결핍성바이러스에 감염된 사람은 접종을 권장한다.

폐모세혈관 肺毛細血管 pulmonary capillaries 산소와 이산화탄소의 가스교환이 이루어지는 폐포에 있는 모세혈관.

폐부종 肺浮腫 pulmonary edema 스탈링(Starling)힘의 불균형이나 림프계 부전, 성인 호흡곤란증후군, 투과성 증가, 마약의 과용 등 여러 가지 선행기전으로 인해 폐의 공기층이나 조직에 액체가 비정상적으로 축적된 것. 울혈성 심부전이 원인이다. 장액이 폐모세혈관을 통해서 폐포로 들어가고 세기관지와 기관지로 유입된다. 급성폐부종은 노인에게서 급속히 진행될 수 있으며 급성 심근경색증과 함께 오는 것이 가장 흔하고 울혈과 함께 심한 호흡곤란을 초래한다.

폐산소독성 肺酸素毒性 pulmonary oxygen toxicity 비교적 저농도인 0.5 절대기압(atmosphere absolute : ata) 이상 산소분압 조건에서 장기간 노출되었을 때 발생하는 산소중독의 한 유형. 기관지염의 제증상과 호흡곤란, 비충혈, 지각이상, 현기증 등을 호소하고 폐활량이 감소하며 폐조직의 탄성과 기체 확산능력이 저하한다.

폐색 閉塞 occlusion 관, 혈관, 신체 부분의 통과와 이동을 막는 상태. 주로 지방덩어리에 의해 동맥이 막힌다.

폐색성무기폐 閉塞性無氣肺 obstructive atelectasis 기관지 내강이 폐색되어 폐포강내에 함유되어 있던 공기가 서서히 흡수되어 폐포가 허탈되는 상태.

폐색성혈전혈관염 閉塞性血栓血管炎 thromboangitis obliterans 사지 특히 하지혈관의 염증성 폐색성 질환. 동맥에 1차적으로 염증이 일어나며 2차적으로 혈전을 동반하고 그 때문에 동맥폐색이 초래된다. 주로 젊은 남자에게 생기고 많이 발생하는 부위는 하퇴의 동맥으로 간헐성 파행증(일정거리를 걸으면 환측다리에 통증이 나타나고 다리를 질질 끄는 형상, 휴식으로 쾌유됨)이나 특발성 탈저, 조직의 허혈과 괴저에 이른다. = Buerger's disease.

폐색전증 肺塞栓症 pulmonary embolism : PE 폐동맥이 이물질에 의해서 패쇄되는 것. 색전에는 지방, 공기, 종양조직, 말초정맥에서 비롯되는 혈전 등이 있다. 응고성의 증가를 수반한 혈액 성분의 변화, 혈관벽 손상, 정체, 부동, 울혈성 심부전, 진성다혈구증, 수술 등이 유발 요인으로 작용하며 폐동맥색전증은 심근경색 및 폐렴과의 감별이 어려운데 호흡곤란, 갑작스런 시간 이내에 일어난다. 흉막삼출, 객혈, 백혈구증가증, 발열, 빈맥, 심방부정맥, 경정맥의 현저한 확장을 동반하기도 한다. 혈액가스분석검사에서는 동맥혈의 저산소증, 이산화탄소압 저하 소견을 보이며 흉부방사선촬영, 폐혈관조영술, 폐부위의 방사선 스캐닝 등을 통해 진단할 수 있다. 대량의 폐색전을 가진 환자는 약 2/3가 2시간 이내에 사망한다. 초기 처치법으로는 심장마사지, 산소공급, 승압제투여, 색전 절제술 및 산혈증을 교정해야 한다. 색전이 더 이상 발생하지 않도록 항응고제를 투여하고, 경우에 따라서 스트렙토키나아제나 유로키나아제를 투여하기도 한다. 보행 및 종아리 근육의 전기적 자극을 주도록 한다.

폐섬유증 肺纖維症 pulmonary fibrosis 결핵, 기관지폐렴, 진폐증 등에 의해 생긴 염증이나 자극의 후유증으로 폐의 결합조직 내에 흉터조직이 형성되고 폐의 탄력섬유가 단단해지는 질환. = 폐섬유화.

폐성청색증 肺性青色症 pulmonary cyanosis 폐 혈액의 산소포화도 결핍에 의한 중추성 청색증.

폐성P파 肺性～波 P pulmonale 사지유도 Ⅰ, Ⅱ, Ⅲ에서 볼 수 있는 2.5mm 이상 높은 큰 P파. 우심 방비대를 나타낸다.

폐세동맥 肺細動脈 pulmonary arterioles 폐에 있는 작은 동맥가지.

폐세정맥 肺細靜脈 pulmonary venule 폐에 있는 작은 정맥가지.

폐쇄(증) 閉鎖(症) atresia 정상적인 입구, 관 또는 통로가 없는 것.

폐쇄공포증 閉鎖恐怖症 claustrophobia 밀폐된 공간이나 좁은 공간에서 갇히게 될까봐 느끼는 공포유형. 라틴어 claustrum은 좁은 곳 또는 밀폐된 곳을 의미하고, 그리스어 phobos는 공포증을 의미하는데, 이것을 합친 개념이다. 이 증상을 가진 사람은 좁은 엘리베이터, 좁은 방 등에 들어가면 견디지 못하고 비명을 지르는 수도 있으며 무의식적으로 도피하려는 현상이 생기며 안절부절 못하기도 하고 심기가 항진하며 때로는 공황에 빠지기도 한다. 공포의 대상은 좁은 곳 이외에도 광장, 붉은색, 높은 곳, 고양이 등 다양한 대상에 대하여 공포증을 호소하기도 한다. 정신분석학적으로 보면 환자의 심층심리에는 권위체, 또는 성적인 상처 등이 있어서 이것이 무의식에 억압되어 있다가 나중에 변형되어 특정 상황이나 대상을 두려워하는 형태로 나타나게 된다. = 밀폐공포증.

폐쇄기 閉鎖機 obsturator 통로나 관을 막거나 공간을 채우는 데 쓰는 기구.

폐쇄부전 閉鎖不全 asyntaxia 태아의 발달기간 동안 정상적인 과정을 방해해 한 가지 이상의 선천적 이상을 초래하는 것. = 융합부전.

폐쇄성계제 閉鎖性係蹄 closed noose 끈의 한 쪽은 현수점(懸垂點 point of suspension)에 묶어 고정시키고 다른 쪽은 매듭을 지어 올가미를 만든 상태.

폐쇄성골절 閉鎖性骨折 closed fracture 피부파손을 동반하지 않은 뼈의 골절. 감염의 위험성은 개방

성보다는 덜해 예후가 좋다.

폐쇄성드레싱 閉鎖性～ occlusive dressing 상처나 병소에 공기가 접촉하는 것을 막고, 습기나 열, 체액, 약물을 유지하는 붕대법. 투명한 테이프에 부착된 얇은 플라스틱 막으로 만든 것들이 있고, 개방성 기흉이나 절단 시 절단부위 처치법으로 사용한다. = 밀봉드레싱, 밀봉붕대.

폐쇄성복부손상 閉鎖性腹部損傷 closed abdominal injury 복벽은 개방되지 않고 복강내 장기만 손상된 경우. ↔ 개방성복부손상.

폐쇄성상처 閉鎖性傷處 closed wound 피부표면에는 손상이 없이 피부 심부조직만 손상된 상처. ↔ 개방창.

폐쇄성쇼크 閉鎖性～ obstructive shock 심장이나 큰 혈관이 기계적 폐쇄로 눌려서 우심장으로 가는 정맥 환류가 저해되거나 효율적인 펌프로서의 기능이 제한되어 심박출량이 감소하고 혈압이 떨어져 조직관류의 저하로 일어나는 쇼크.

폐쇄성요로질환 閉鎖性尿路疾患 obstructive uropathy 소변 배출을 차단하는 병리적 상태. 신장질환을 만들고 요로감염의 위험성을 증가시킨다.

폐쇄성폐질환 閉鎖性肺疾患 obstructive lung disease 기관지가 좁아짐에 따라 공기의 움직임에 대한 저항이 증가되어 생긴 호흡기 질환의 유형. 저항은 대개 계속된 자극이나 질병 과정의 결과로서 형성된다. → 만성폐쇄성폐질환(chronic obstructive pulmonary disease).

폐쇄성흉부손상 閉鎖性胸部損傷 closed chest injury 흉벽은 개방되지 않고 내부 장기만 손상된 경우. ↔ 개방성흉부손상.

폐쇄형질문 閉鎖型質問 closed-ended questions '예, 아니오' 등의 한 두 단어로 된 대답을 이끌어 내는 질문.

폐쇄형포-워터스프링클러설비 閉鎖形泡-～設備 closed head foam-water sprinkler system 폐쇄형 스프링클러헤드와 연결배관을 조합한 설비. 공기, 물 또는 포수용액을 스프링클러헤드로 보내고 헤드가 개방되면 불길에 직접 포나 물을 방사하게 된다.

폐수종 肺水腫 pulmonary edema 폐간질과 폐포강에 혈관 외액의 과잉 축적으로 인해 초래되는 폐조직의 비정상적 상태. 폐의 가스교환을 변화시키고 저산소증, 불안, 빈호흡 등을 보인다.

폐순환 肺循環 pulmonary circulation 우심실에서 시작하여 폐동맥 → 폐 → 폐정맥 → 좌심방 순으로 순환하는 혈액순환 경로. = 소순환.

폐심장증 肺心臟症 cor pulmonale 1차적인 폐질환에 의해 발생된 심장 내 우심실의 비대. 경우에 따라 우심실부전증이 발생한다. 이런 상태와 관련된 폐고혈압은 폐조직의 이상 발달이나 좌폐동맥과 폐정맥, 좌심방 사이에서 기원하는 폐정맥계의 질환을 가져오며 만성 심폐질환은 보통 좌심실과 같이 쉽게 압력 증강을 수용할 수 없는 우심실의 크기를 증가시킨다. 몇 몇 환자의 경우에는 좌심실이 커지기도 한다. = 허파심장증, 폐성심.

폐암 肺癌 lung cancer 일반적으로 기관지 상피로부터 기원된 악성기관지 암. 흡연, 석면, 전리방사선, 기타 흡인 화학물질과 발암 물질들이 원인이다. 발암에 대한 폐의 감수성이 가장 높은 부위는 기관지수(樹)의 상부부위이다. 일본의 히로시마나 나가사키 원자폭탄의 피폭생존자에 대한 추적조사에 의하면 폐암의 발생률은 $10{\sim}25{\times}10^{-6}\mathrm{rad}^{-1}$이다. 원자폭탄의 피폭생존자에서 폐암의 잠복기는 연령 의존상을 나타내며 35세 혹은 그 이상의 연령에서 방사선 피폭자의 잠복기는 20년에 이른다.

폐압력 肺壓力 pulmonic pressure 심장내의 오른쪽 압력.

폐압착증 肺壓搾症 lung squeeze 호흡정지 잠수시 외부수압이 높아짐에 따라 폐내부가 주위압력으로 인해 강압되어 폐조직의 밀도가 높아진 상태. 깊은 수심까지 호흡정지 잠수를 시도할 때 발생하며 외부수압이 높아짐에 따라 폐는 잔류 폐용적까지 큰 무리 없이 압축된다. 그러나 보다 깊게 잠수하면 폐 내부에서는 주위 압력에 대한 상대적 음압상태를 보상하기 위해 폐혈관의 확장, 삼출액의 분비 등이 초래되고 압력 차이가 더 커지면 늑골과 흉곽이 파괴된다.

폐용량 肺容量 pulmonary capacity 폐가 가진 가스량. 전폐용량은 호기예비군, 1회 환기량, 호기예비량, 잔기량을 합친 것이다.

폐유 廢油 oil waste 생활과 산업 및 기계류에 이용된 후 버려지는 각종 기름. 폐기물관리법에 따르면 기름성분이 5% 이상 함유된 것을 말하며 윤활유계, 윤활유 이외의 광물류(연료유, 세정유), 동식물계류 및 타르, 피치(pitch)류 등으로 분류한다.

폐절제술 肺切除術 pneumonectomy 폐의 전체 혹은 부분 제거 수술.

폐정맥 肺靜脈 pulmonary veins 폐순환계의 일부를 분담하는 정맥. 동맥혈을 좌우의 폐로부터 좌심방으로 운반하는 혈관. 우폐정맥은 하행흉부대동맥의 앞쪽을 지난다.

폐좌상 肺挫傷 pulmonary contusion 폐포에 충격이 가해져서 작은 혈관들이 파열되는 것. 폐 조직은 매우 연약하여 충격에 쉽게 손상을 받으며 폐포의 모세혈관이 손상되면 혈액이 폐포 내로 유입되고 또한 폐포로 여러 물질이 축적된다. 그러므로 흡입된 공기가 폐포로 유입되지 않으며 또한 폐포와 모세혈관사이에서 산소와 이산화탄소가 교환되지 않아 통증보다는 심한 호흡곤란을 호소한다.

폐주요동맥 肺主要動脈 pulmonary trunk 오른쪽 심실과 가지로부터 오른쪽과 왼쪽 폐 동맥으로 혈액을 운반하는 큰 동맥.

폐포 肺胞 alveola 산소와 이산화탄소가 교환되는 폐의 포도상 공동형태. 호흡기계에는 약 3억 개의 빈 공간이 있다. 그 표면적은 산소와 이산화탄소가 효율적이고 효과적인 교환이 일어나도록 되어 있다. 폐포는 폐로 하여금 스폰지 형태의 순응도와 일정한 부피를 유지하게 하고 탄력성이 있고 유연성이 있으며 호흡할 때마다 흉부운동을 조절하기 위해 직경과 체적의 변화를 일으키며 정상적인 상황에서 공기는 기도를 통해 흡기시 폐포로 들어간다. = 허파꽈리.

폐포성호흡음 肺胞性呼吸音 vesicular breath sound 특징적으로 숨을 내쉬는 동안 급속히 수축하고, 들이마시는 동안 더 높게 고정되어 있는 폐 말초부위에 청진기를 통해 들리는 바스락거리고 획획거리는 호흡음. 특징적으로 흡기 흡식시 고음이 되고 호식시 급속히 패딩(fading : 전파의 강도가 시간적으로 변동하는 모양)된다.

폐포염 肺胞炎 alveolitis 폐 내의 작은 공기낭의 염증.

폐포환기 肺胞換氣 alveolar ventilation 폐포와 폐 모세혈관 사이에서 일어나는 산소와 이산화탄소 혹은 다른 노폐물과의 교환.

폐호흡 肺呼吸 external respiration 폐에서 산소를 흡입하고 탄산가스를 배출하는 작용. 환기, 확산, 폐순환으로 이루어진다.

폐환기 肺換氣 pulmonary ventilation 폐로 들어가고 나가는 공기 움직임. 이산화탄소를 산소로 교환한다.

폐활량 肺活量 vital capacity : VC 1회의 흡기 및 호기에 의해 폐에 출입하는 약 4,800㎖ 정도의 최대의 공기량. 폐활량의 대소에는 흉곽의 크기와 호흡근(呼吸筋)의 세기가 관계한다. 폐활량은 신체의 발육에 따라서 증가하며 신체의 크기와의 관계가 밀접하므로 폐활량의 비교에는 성(性)·연령·신체의 크기가 영향을 미친다.

폐흡충증 肺吸蟲症 paragonimiasis *Paragonimus westermani*의 감염증. 병원체는 객담, 분변을 거쳐 수중(水中)에서 2~3주 후에 부화하여 미라시디움(miracidium)으로 된 후 제1 중간 숙주인 다슬기에서 스포로시스트(sporocyst), 레디아(redia), 세르카리아(cercaria)과정을 거친다. 이어서 제2 중간 숙주인 가재, 게에서 메타세르카리아(metacercaria)과정을 거치는데 제2 중간숙주를 생식(生食)하면 경구 감염되어 소장, 복강으로 감염된다. 폐부 폐디스토마증, 복부 폐디스토마증, 뇌부 폐디스토마증, 안와 폐디스토마증 등의 감염증이 나타난다.

포 泡 foam 특수 노즐이나 혼합장치를 통해 호스에서 방출되는 물과 혼합된 가스. 가득 찬 무겁고 뿌연 기포를 형성하여 화재, 특히 인화성 액체 관련 화재를 질식 소화할 수 있는 혼합물로 팽창비에 따라 팽창비 20 이하인 저팽창포, 20~200인 중팽창포, 200~1,000인 고팽창포로 분류한다.

포간막이 泡~ foam screen 포 수용액을 통과시켜 거품을 생산할 때 사용하는 철망으로 된 스크린.

포관창 泡管槍 air foam nozzle 포(泡, foam)원액이 섞인 물에 공기가 잘 혼합되도록 만들어져 있어 많은 거품을 만들 수 있는 관창.

포관창혼합기 泡管槍混合器 foam nozzle mixer 관창 부분의 방출압력에 의해 포 소화 약제를 흡입하여 포 수용액을 만드는 장치. = 픽업노즐(pick-up nozzle).

포내구성 泡耐久性 foam compatibility 포 소화약제가 거품을 형성하여 다른 물질과 접촉했을 때 거품을 상실하지 않고 유지될 수 있는 포의 물리적인 성질과 상태.

포도당 葡萄糖 glucose 음식 특히 과일에서 발견되는 단당류. 인간과 동물의 중요한 에너지 원천 중의 하나이다. 이당류나 전분이 가수분해되어 산출되는 포도당은 단백질 운반체를 통해 소장의 혈액으로 흡수되며 혈액에 포도당이 많으면 글리코겐으로 간이나 근육에 저장되고, 필요하면 다시 혈액으로 유리된다. 포도당의 혈중 농도는 당뇨나 다른 질병의 진단에 중요한 근거가 된다. 성인의 정상적인 혈중 포도당 농도는 70~115mg/㎗이고 일반적으로 50대 이후는 혈중 농도치가 높게 나온다.

포도당수송체 葡萄糖輸送體 glucose transporters : GLUT 포도당을 수송하는 물질. GLUT 단백질은 세포 속으로 포도당의 촉진확산을 촉진한다. GLUT의 이성체인 GLUT4는 인슐린 자극과 운동에 반응하여 근육 및 지방세포의 세포막 속으로 삽입된다.

포도막 葡萄膜 uvea 홍채, 모양체, 맥락막 등을 포함하는 눈의 혈관성 중막. → 포도막염.

포도막염 葡萄膜炎 uveitis 눈의 포도막(uvea) 염증. 불규칙한 동공 모양, 각막의 자극, 통증과 눈물 등의 증상을 보이며 원인은 알레르기, 감염, 외상, 당뇨병과 피부병 등이며 주된 합병증은 녹내장이다. → 포도막(uvea).

포도상 葡萄狀 racemose 폐포와 같은 다발의 끝에 많은 가지가 있는 형태의 구조. 포도모양을 하고 있다.

포도상구균 葡萄狀球菌 staphylococcus Gram 양성의 구균. 직경은 0.7~1.2㎛ 정도이다. 포도송이처

럼 뭉쳐있지만 임상검체에서는 이러한 경향이 적고 연쇄구균처럼 보이기도 하지만 구균의 연결이 4~5개를 넘는 일은 없다. 생화학적 성상에 따라 황색 포도상구균(*staphylococcus aureus*), 표피 포도상구균(*staphylococcus epidermidis*) 및 부생성 포도상구균(*staphylococcus saprophyticus*)으로 분류되지만 대부분의 감염증은 황색 포도상구균이며 용혈성 독소, 괴사성 독소 등의 균체외 독소와 식중독을 일으키는 독소로서 장독소(*enterotoxin*)을 생산한다. staphylococcus 는 건조에 대한 저항력이 강하며 건조된 물질에서도 수개월 간이나 살아있으며 단백질, 탄수화물, 지방 등을 모두 영양분으로 이용할 수 있어 신체의 어느 부위에서도 살 수 있다. = 포도알균.

포도상구균식중독 葡萄狀球菌食中毒 staphylococcal food poisoning 황색포도상구균(*staphylococcus aureus*)이 생성하는 장독소(enterotoxin)에 의한 중독증. 잠복기는 1~6시간(평균 3시간) 정도이며 38℃ 이하로 고열은 없고 타액분비, 복통, 설사, 구토 등의 증상이 있다. 이 균에 오염된 우유, 크림, 버터, 치즈 등의 유제품에서 감염되고 김밥, 도시락에서 감염되는 경우도 흔하다.

포도알균 = 포도상구균.

포르피린 porphyrin 원형질 내에 많이 존재하고 철이나 마그네슘을 함유하지 않은 네 개의 환상 피롤 유도체. 동물과 식물의 호흡색소의 기본이 된다.

포르피린증 ~症 porphyria 체내에 포르피린이나 포르피린 전구물질의 축적에 의해 피부의 광선과민증과 신경계의 증상을 초래하는 질환. heme생산의 조절이상으로 발생한다. 이러한 조절 이상은 효소의 결핍에 의하며 과도한 포르피린이나 포르피린 전구물질이 만들어지는 장소에 따라 적혈구 조혈성 포르피린증과 간성 포르피린증으로 나눌 수 있다. 급성의 경우는 홍반, 수포, 부종 등의 급성증상이 동통, 소양증, 작열감을 동반하여 나타나고 소수포는 드물다. 만성의 경우는 서서히 나타나는데 피부가 쉽게 파괴되어 소수포, 수포, 미란 등을 형성하고 동통은 나타나지 않는다. 또한 눈 주위에 다모증을 보이며 과색소 침착과 저색소 침착, 반흔과 경피증양 변화가 안면에 나타난다.

포름산 ~酸 formic acid [HCOOH] 분자량 46.03, 비중 1.2178, 융점 8.3℃, 비점 100.8℃, 인화점 68.9℃, 발화점 601.1℃인 무색 투명의 가연성 액체. 물, 에틸알코올, 에테르와 잘 혼합한다. 고농도의 것은 휘발하여 연소하기 쉽다. 1670년 S.피셔에 의하여 개미를 증류하여 처음으로 얻었으므로 라틴어의 formica(개미)에서 따서 이름을 붙였다. Pt, Rh 등의 촉매에 의해 가연성의 수소를 발생한다. 진한 황산에 의해 탈수되어 맹독성의 일산화탄소를 발생한다. 아세트산보다 산성이 훨씬 강하고, 알데히드기를 가지고 있으므로 환원성이 있고, 은거울반응을 나타낸다. 공기 중 서서히 분해하고 화염에서는 격렬하게 분해한다. 용기는 차고 건조하며 통풍 환기가 잘되는 곳에 저장한다. 소화작업시 물분무, 알코올형 포 또는 다량의 물로 희석소화한다. 바람을 등지고 작업하며 안전장구를 착용한다. 제법은 고압하에서 분말 수산화나트륨(가성소다)과 일산화탄소를 반응시켜 얻는 포름산나트륨을 묽은 산으로 합성하는 방법을 사용한다. 용도는 피혁다듬질, 유기약품, 합성원료, 염색 조제, 에폭시가소용, 의약품, 의산염류, 의사에스테르 제조, 고무의 응고제, 도금, 살균제, 향료, 용제 등에 사용된다. = 개미산.

포름알데히드 formaldehyde [HCHO] 자극성 냄새가 있는 무색기체. 독성이 강하여 점막 자극과 중추신경계의 마취작용을 하며 단백질을 침전시켜 생활조직에 염증을 일으키기도 한다. 포름알데히드는 인화성은 없으나 가열시 메탄올 증기 등이 발생하여 연소하게 된다. 모든 유기물의 연소시에 발생 가능성이 높으며 유기물의 분자구조에 따라 그 발생량이 다르다. 포름알데히드의 비중은 1.0, 순수한 포름알데히드가스의 인화점은 85℃, 발화점은 430℃, 녹는점은 -118℃, 끓는점은 -19.2℃로서 물에 잘 녹고 살균, 방부제로서도 사용된다. 40% 수용액을 포르말린이라고 한다.

포막 泡幕 foam blanket 소화 또는 연소(延燒)방지를 위해서 가연물 표면에 형성시킨 거품 층.

포만중추 飽滿中樞 satiety center 시상하부에 있는 식욕조절 중추. 자극을 주면 섭식을 중단하고 손상을 입을 경우에는 다식(多食, hyperphagia)을 일으켜 음식 공급이 충분할 경우 시상하부성 비만(hypothalamic obesity)을 초래한다. 또한 포만중추가 손상된 동물의 섭식중추를 파괴하면 식욕부진을 일으키므로 포만중추의 기능은 섭식중추를 억제함으로써 나타남을 알 수 있다. ↔ 섭식중추.

포말 泡沫 froth 모여 있는 많은 기포(氣泡). → 거품, 기포.

포모니터방사 泡~放射 foam monitor stream 적절한 장치로 지지되고 대원 한 명으로도 통제할 수 있는 노즐을 통해 방출되는 대용량 포 방출.

포발포율 泡發泡率 foam application rate 단위 시간당 화재에 방출되는 포의 양.

포방출구 泡放出口 foam discharge outlet 포 방출용 개구부의 총칭.

포방출장치 泡放出裝置 foam discharge device 포 수용액이 공급될 때 공기를 혼합시켜 포를 발생시키는 장치. 스프링클러헤드, 물 분무 노즐 등은 공기를 흡입하지 않을 수도 있고 폼－워터 스프링클러헤드, 지향성 폼－워터 노즐, 폼 노즐 등은 공기를 흡입할 수도 있다.

포배 胞胚 blastula 수정란이 배아로 발달하는 초기 단계에서 볼 수 있는 액체가 들어 있는 강을 둘러싼 단층의 세포로 된 구형의 구조물. 상실배 단계에서 발달하며 배아가 자궁벽에 착상할 때까지의 형태.

포병용분말소화약제 泡竝用粉末消火藥劑 compatible dry chemical 분말의 신속한 소화효과와 포의 재연 방지 효과를 동시에 얻을 수 있는 소화약제. 포를 파괴하지 않으므로 유류화재 진화에 효과적이고, 포 한 가지만을 사용할 때보다 훨씬 적은 양으로도 탁월한 소화효과를 얻을 수 있다.

포분무관창 泡噴霧管槍 fog foam nozzle 분무형태나 분산된 형태로 포를 방출하는 노즐.

포분무헤드 泡噴霧~ foam spray head 주로 차고나 주차장 등에 설치된 헤드 방사면에 그물망이 씌워진 구형(球形) 포(泡) 헤드.

포비돈요오드 povidon–iodine polyvinyl pyrrolidone과 iodine의 수용성 복합체. 지노베타딘은 칸디다성 질염, 트리코모나스성 질염 및 기타 질감염증, 분만 및 산부인과 수술전후 좌욕, 살균소독 등에 주로 이용하며 povidone-iodide는 열상, 화상, 창상의 살균소독, 궤양, 농양, 감염피부면의 살균소독, 복강내 관주 소독, 주사 및 카테타 부위 소독에 쓰인다. 세정액은 15~30 ㎖를 온수 약 1 ℓ 에 희석하여 질내외를 수회 세정하고 좌제는 1일 1회 1좌제를 질내 깊숙이 삽입한다. 포비돈 요오드액은 1일 수회 적량 도포하며 살정작용이 있으므로 수태하고자 할 경우에는 사용을 중지해야 하며 요오드 과민증환자는 금기이다.

포상기태 胞狀奇胎 hydatidiform mole 융모막 융모가 어떤 원인으로 수포성 병변을 일으켜 작은 낭포를 형성하는 일종의 종양. 크기는 수 mm에서 1cm 이상 되는 포도송이 모양의 수포를 형성하며 임신이 진행되면서 부분기태와 완전기태로 나눌 수 있고, 부분기태는 정상융모가 수포를 가진 융모와 태아물질, 양막과 같이 혼합되어 있는 것이 특징이며 이것은 보통 모계의 하나의 반수체와 부계의 두 개의 반수체를 갖고 있으므로 결과적으로 삼배체 핵형이 된다. 완전기태는 태아나 난막이 없이 부종이 있고, 수 mm에서 수 cm이상에 이르는 커진 융모가 자궁을 가득 채우게 되는 고전적 기태이다. 발병위험인자로는 15세 미만에서 높고 40세 이상에서 발병률이 높아지며 또한 다산부, 다태임신, 반복성, 포상기태, 유전인자, 식사습관, 즉 단백질과 엽산이 부족한 식이와 관련되어 나타난다. 임신전반기 정상 임신과 구별이 어려우나 기태 임신 4주 정도 되면 간헐적 또는 지속적으로 암자색의 출혈이 시작되어 혈괴와 함께 기태성 수포가 배출된다. 자궁크기가 임신 개월수에 비하여 크며 태아심음의 감지가 안되고 임신오조증과 같은 오심, 구토가 있으며 이는 다태임신, 당뇨, 뇌종양 등과 감별해야 한다.

포소멸 泡消滅 foam breakdown 포 소화설비에 의해 형성된 거품이 열기, 시간의 경과, 또는 응집력의 약화 등으로 인해 파괴되는 현상.

포소멸시간 泡消滅時間 foam drain time 포 시료에 포함되어 있던 액체 중 25%가 포에서 소멸되는 시간을 분으로 표시한 것. = 포환원시간.

포소방차 泡消防車 foam vehicle 모든 종류의 연료 연소형 화재를 진화할 수 있는 포소화설비가 탑재된 소방차량.

포소화설비 泡消火設備 foam system 연소중인 물질에 거품을 쏟아 진화하는 설비. 포소화설비에는 화학포소화설비와 공기포소화설비의 두 가지 종류가 있으나 현행 소방법상 규정하고 있는 것은 공기포소화설비에 대한 것이다. 포소화설비의 종류는 홈워터스프링클러설비, 홈헤드설비, 고정포방출설비, 호스릴포설비, 포소화전설비 등으로 구분하기도 하고 고정식과 반고정식 그리고 이동식으로 구분하기도 하는 등 여러 가지가 있으며 공기포소화설비의 주 원리는 가압수에 포소화원액을 혼합시켜 수용액 상태로 송수시킨 후 방출구에서 공기가 혼합되면서 거품이 형성되도록 되어있다.

포소화약제 泡消火藥劑 foam concentrate 연소 중인 물질을 발포시킨 포말. 피복시켜 질식 소화효과를 얻는 것으로 유류화재 등의 소화에 많이 사용되고 있다. 이러한 소화약제로는 화학포와 공기포(기계포)가 있고 공기포에는 단백포, 계면활성제포, 내알코올소화포 등이 있다. 또한 포소화약제는 포가 발생하는 배율에 따라서 저팽창형(발포배율 20배 이하), 중팽창형(발포배율 400배 이하), 고팽창형(발포배율 1,000배 미만)으로도 분류하고 있다. → 유류화재, 화학포, 공기포, 기계포, 단백포, 계면활성제포, 내알코올소화포.

포소화약제분류 泡消火藥劑分類 foam classification 소화약제로 사용되는 포(泡)를 분류하는 방식. 단백포, 합성포, 표면막형성포, 화학포 등 네 가지로 분류하고, 또 각각의 포는 그 형태에 따라 일반형, 내알코올형, 불화탄소형으로 분류하며, 그 팽창 형태에 따라 고 팽창포, 중 팽창포, 저 팽창포로 분류한다.

포소화약제펌프 泡消火藥劑~ foam pump 포 제조용 수용액과 공기를 혼합하여 포 완제품을 생산하는데 사용하지만, 포 소화 약제를 품는 데는 사용되지 않는 펌프.

포소화약제혼합기 泡消火藥劑混合器 foam inductor 계량된 양의 포 소화 약제를 호스의 물줄기로 주입하여 혼합하는 포 혼합장치의 일종.

포소화약제혼합설비 泡消火藥劑混合設備 foam concentrate proportioning system 포 수용액을 만들기 위해 소화약제를 물과 혼합하는데 사용하는 장치.

포소화약제혼합장치 泡消火藥劑混合裝置 foam proportioner 공기포를 발생시키기 위해 포 소화약제와 물을 혼합하는 장치. 라인(line)소화약제 혼합장치, 펌프(pump)소화약제 혼합장치, 압력(pressure)소화약제 혼합장치, 측압력(pressure side)소화약제 혼합장치 등이 있다.

포소화원액 泡消火原液 foam liquid 물과 혼합하여 사용하는 소화약제의 원액. 3%형과 6%형의 두 가지 종류가 있다.

포수용액 泡水溶液 foam solution 포를 형성하기 위해 공기를 유입시키기 이전의 포 약제와 물을 적정비율로 섞어놓은 상태.

포스겐 phosgene [COCI2] 융점 $-128℃$, 비등점 $7.5℃$, 비중 1.435, 임계압 56atm, 임계 온도 182℃인 무색이고 자극성이 있으며 유독한 냄새가 나는 질식성 기체. 벤젠이나 톨루엔에 잘 녹고 물에 조금 녹아 가수분해한다. 또 탈염산제의 존재 하에 페놀과 반응시키면 클로로개미산 알릴에스테르가 생긴다. 암모니아 또는 아민과 반응하여 염화카르바모일을 거쳐 요소 또는 그 유도체가 생긴다. 제조시 일산화탄소와 염소가스를 활성탄 위에서 가열하면 얻어진다. 용도는 염료 및 중간체의 제조, 폴리탄산에스테르의 합성에 사용되며 독가스로 사용되기도 한다. = 염화탄산, 염화카르보닐, 이염화탄산.

포스-첵 Phos-Chek 5산화인(P_2O_5)을 함유한 임야화재 진화용 공중투하 소화약제의 상품명.

포스파티딜콜린 phosphatidylcholine 레시틴(lecithin) 분자의 화학적 이름.

포스포디에스터라아제 phosphodiesterase cAMP를 불활성 산물로 분해함으로써 cAMP의 2차 전달자로서의 작용을 저해하는 효소.

포아세이유법칙 ~法則 Poiseuille's law 혈관을 통한 혈류의 비율은 혈관 양끝간의 압력 차이에 비례하고 혈관의 길이, 혈액의 점도, 혈관 직경의 4제곱에 반비례한다는 법칙.

포안정도 泡安定度 foam stability 열이나 물리 화학적 작용과 같은 외적 요인에 의해 포가 갑자기 분해되거나 붕괴되는 것에 저항할 수 있는 정도.

포안정제 泡安定劑 foam stabilizing agent 위험물의 연소 면에 포가 도포되었을 때 열기나 산화 등에 의해 포소화약제가 부패, 열화 및 분리되는 것을 방지하기 위해 첨가하는 약제.

포압사 抱壓死 overlying 어른이 어린이와 가까이 자면서 어린이를 감싸거나 압박하여 사망하는 것.

포위 包圍 siege 조난자를 구조하거나 어떤 일의 둘레를 에워싸는 것.

포유 哺乳 feeding 음식물을 주거나 먹는 과정 혹은 행위. 강제영양은 강제로 음식물을 주는 행위로 음식을 먹을 수 없는 사람에게 비 위관으로 음식물을 공급하는 행위. = 영양, 급식.

포장면 包裝棉 baled cotton 원면을 수송에 편리하도록 포장하여 묶은 것. 포장재에는 삼베, 폴리에틸렌, 폴리프로필렌을 사용하며, 철사, 강철밴드, 합성수지밴드로 묶는다.

포장치운반차 泡裝置運搬車 foam tender 발포장치 운반용 소방차.

포제거제 泡除去劑 antifoaming agent 화재 진압 후 남아있는 포 거품을 신속하게 제거할 수 있는 약제. = 포소멸제.

포진상의 疱疹狀~ herpetiform 피부발진의 형태로 소수포, 소농포가 있는 상태의 헤르페스바이러스감염의 피부병변과 비슷한.

포체임버 泡~ foam chamber 포(泡) 장비가 수용되어 있는 인화성 액체 저장탱크의 모서리에 부착된 밀폐실.

포충 胞蟲 hydatid 원엽류의 어느 종의 한 발육기 명칭. 일반적으로 낭포나 낭포 같은 구조물. 특히 견조충, 단방조충의 변형된 두부 주위에 이루어진 낭포는 액체로 가득차 있다. = 포상체의(胞狀體~).

포충낭 胞蟲囊 hydatid cyst 간에 나타나며 단방조충의 유충을 포함하는 낭포. 알은 문맥순환을 통하여 소장과 대장에서 간까지 전달된다. 일반적으로 간비대나 오른쪽 1/4 상복부에 나타나는 무딘 통증을 제외하고 환자는 징후를 나타내지 않는다.

포충증 胞蟲症 hydatidosis 포충의 인체기생에 의한 단방조충의 체내감염. 사람은 주로 개와의 접촉에 의해 충란을 연하해서 감염된다. → 포충낭(hydatid cyte).

포켓 pocket (화재) 임야화재 시 여러 갈래로 뻗어나가는 화재 진행방향 사이사이에 연소되지 않은 채 남아 있는 공간들.

포켓마스크 pocket mask 구강 내 상처 및 감염이 예상되는 환자에게 인공호흡을 실시하기 위해 사용하는 개인용 장비. 마스크와 밸브를 부착한 후 마스크 부분을 환자의 코와 입에 덮고 밸브를 통하여 인공호흡을 실시한다. 마스크를 효과적으로 적용시키는 방법은, 1) 환자의 머리 쪽에서 구조자의 양손으로 엄지와 손바닥으로 마스크 부분을 밀착시키고 나머지 손가락은 귀 밑 턱 선에 고정시켜 인공호흡을 실시한다. 2) 환자의 머리 쪽에서 구조자의 양손으로 엄지와 검지는 'C' 자형으로 잡고, 나머지 세 손가락은 'E' 자형으로 하악골을 따라 잡고 고정시켜 인공호흡을 실시한다. 3) 두부후굴/하악거상법(head tilt/chin lift)을 이용하여 양 손가락 사이에 마스크를 고정시켜 인공호흡을 실시한다. 4) 한 구조자는 양손으로 엄지와 검지는 'C' 자형으로 잡고, 나머지 세 손가락은 'E' 자형으로 하악골을 따라 잡고 고정시키고, 다른 한 구조자가 수동식 인공호흡기를 연결하여 천천히 부드럽게 공기를 짜준다. 제품은 투명한 PVC 및 실리콘 재질로 되어 있어 환자 관찰이 용이하며, 일방향 밸브(one-way valve)가 부착되어 환자가 내뱉는 호흡이 역류되지 않게 되어 있다. 성인용 같은 경우는 머리고정 밴드가 부착되어 있어 고정이 용이하며, BVM을 이용한 산소 공급 및 산소 연결용 밸브가 부착되어 필요시 산소 공급이 가능하다.

포켓벨 pocket bell 일반적인 이용에 제공되는 페이징용 수신기의 총칭. 한 대의 수신기로 한 사람의 호출만을 받게 되는 것과 서로 다른 벨음으로 구별하여 두 사람으로부터의 호출을 받을 수 있는 것의 두 종류가 있다. 후자를 듀얼 콜(dual call)이라 한다.

포켓선량계 ~線量計 pocket dosimeter 전리함(이온화함) 내의 전기로 대전(帶電)된 크로스헤어(cross hair)를 이용한 휴대용 방사능 탐지기. 전하(電荷) 소비량은 함 내에 수동적으로 기록된다. 노출된 총 축적 감마선이 기록된다. = pencil dosi-meter, pocket chamber.

포켓안면마스크 ~顏面~ pocket face mask 보통 일 방향 밸브가 있는 장비로 인공호흡을 돕기 위한 것. 구조는 환자의 얼굴에 마스크를 씌우고 밸브로 인공호흡을 한다. 또한 환자의 호흡이나 체액과 접촉하지 않도록 하는 격리물로도 작용하며 산소투입구로 보충 산소를 투입할 수 있다.

포타레지 portaledge 거대한 벽을 등반하기 위해 개발한 이동용 간이 침대.

포탑¹ 砲塔 turret 회전받침에 탑재한 소방노즐. 고정된 위치에서 물이나 포말을 적용시 사용한다. = 터릿.

포탑² 泡塔 foam tower 연료저장탱크 상부까지 연장되어 포 소화 약제를 방사할 수 있게 해주는 포 방출구의 일종.

포터 porter 짐을 운반하는 사람.

포테이토롤 potato roll 풀어헤쳐진 호스를 실타래에 실을 감듯 신속하게 감아올리는 방법.

포트 port ① 액체나 약물을 주입하는 통로. ② 예상 되어지는 왼쪽의 보트나 재. ③ 배가 화물을 싣고 내리는 곳.

포팽창률 泡膨脹率 foam expansion 형성된 포의 부피와 포의 형성에 소비된 액체량의 비율.

포피 包皮 foreskin 음경 또는 음핵을 덮고 있는 피부의 느슨한 주머니. 포경 수술시 제거된다.

포합반응 抱合反應 conjugation 약물이나 그 대사물을 아세트산(acetic acid)이나 아미노산같은 내인성 물질과 결합시키는 반응. 간의 마이크로솜(microsome)에 있는 효소에 의해 이루어진다. = 페이즈Ⅱ반응.

포형성 泡形成 foam pattern 포 발생기에서 포를 방출하는 동안 포가 분포되는 표면적.

포호스얼레 泡~ foam hand line reel 소량의 포를 방출할 수 있는 노즐이 있고, 경질의 호스가 릴에 감겨 있는 호스 릴 방식의 포소화전.

포화공기 飽和空氣 saturated air 수증기가 포화 압력 상태로 포함되어 있는 공기. 포화 공기의 온도를 낮추면 물방울이 응결한다.

포화도 飽和度 degree of saturation 임의의 온도에서 포화공기의 절대습도에 대한 그 온도의 공기의 절대습도와의 비율. $\psi_s = x/x_s \times 100(\%)$. ($\psi_s$=포화도, x=그 온도의 공기의 절대습도, x_s=포화공기의 절대습도).

포화된 飽和~ saturated 용질이 그 용액에 더 이상 용해될 수 없는 것처럼, 주어진 물질의 최대량을 흡수하거나 용해한 것.

포화잠수 飽和潛水 saturation diving 물속에 한번 들어가 가장 오랫동안 체류할 수 있고 다시 물속에 들어가기 위한 감압시간과 수면휴식시간이 수중체류시간에 비해 상대적으로 최소인 잠수방식. 가압과정을 거치고, 압축공기가 아닌 헬륨이나 수소와 산소의 혼합가스를 이용한다. 헬륨은 체온을 낮추는 작용을 하므로 따뜻한 공기와 물을 같이 공급한다. 심해에서 고압을 받으면 관절(물렁뼈)이 축소되어 움직일 때 고통을 느끼며 폐가 찌그러지기도 하고, 갑자기 부상하여 고압이 너무 빨리 낮아지면 혈관속의 기포가 커지면서 혈관을 막아 피의 흐름을 막아 모세혈관이 파열되는 위험이 있다. 잠수사들이 챔버에 들어가 수심 150m의 가압에 적응하는데 24시간이 소요되며, 반대로 감압을 하는데는 5일 정도가 소요된다. = long-duration diving, mixed gas diving.

포화증기 飽和蒸氣 saturated vapor 증발하는 물이 있는 동안은 물과 발생 증기온도는 일정한데 이때발생하는 증기.

포화지방산 飽和脂肪酸 saturated fatty acid 모든 원자가 단일결합으로 연결된 유기산의 글리세릴에 스테르. 이중 결합을 가지지 않은 지방산. 무색의 액체이거나 고체이며 탄소수가 많아짐에 따라서 융점이 높아지는 경향이 있다. → 지방산(fatty acid).

포화토양 飽和土壤 saturated soil 토양이 많은 물을 포함하고 있는 것.

포획 捕獲 capture ① 다른 곳에서 발생하는 전기적 흥분 또는 핵입자(전자 등)의 획득과 보유. ② (심장학에서) 전위성 박동(정규 장소를 벗어남) 또는 심장의 방실 차단에 의해 발생한 독립적 박동 후 심방이나 심실의 탈분극 획득.

포획박동 捕獲搏動 capture beat 심방-심실의 해리가 사라진 뒤 심실 수축 전 심방 수축의 회복.

폭격 爆擊 bombing 항공기로부터 폭탄을 투하하는 방법에 의한 적의 표적에 대한 공격. 로켓이나 미사일에 의한 공격까지 폭격의 개념에 포함시키는 경우도 있다.

폭굉 爆轟 detonation 폭발 중에서 반응이 일어나는 면(화재면)이 정지 매질(medium)에 대해 음속보다 빠른 속도로 이동하는 것. 음속보다 느린 경우에는 폭굉에 대해 '폭연(爆煙)'이라 한다. 화재면의 이동을 파로 생각하여 '폭굉파'라 하며 그 파면에는 불연속적인 압력 융기 즉, 충격파가 수반한다. 폭굉파의 속도를 폭속(爆速)이라 하는데 고체 폭약에서는 8km/s까지 이르는 경우가 있으며 기체인 경우에는 1~3km/s 정도이다. 반응 직후에는 기체가 폭굉파에 이어 고속으로 흐르므로 압력이나 온도가 모두 높아지며, 파면압력(波面壓力)은 고체에서는 수만 기압에서 수십만 기압까지 이르고 기체인 경우에는 최초 압력의 13~55배가 된다. ↔ 폭연.

폭굉파 爆轟波 detonation wave 폭굉에서 화재면이 정지 매질에 대해 이동하는 불연속적인 압력 융기인 충격파. → 폭굉.

폭기 曝氣 aeration 액체를 공기 또는 이와 유사한 일부 가스와 결합 또는 혼합시키는 것. 액체 속으로 공기를 주입하거나 액체를 공기 중에 분사함으로써 이루어진다.

폭동 暴動 riot 조직되지 않은 인간집단(폭도)이 자연발생적으로 폭력에 의해 소동을 일으키는 일. 프랑스혁명의 발단이 된 바스티유 감옥을 습격한 폭동, 미국혁명과 러시아혁명의 발단이 되었던 폭동,

고대의 노예반란이나 중세농민들의 반란, 영국의 러다이트 기계파괴폭동(1811) 등이 유명하다.

폭력 暴力 violence 신체적인 공격행위 등, 불법한 방법으로 행사되는 물리적 강제력.

폭력침입 暴力侵入 brute force cracking 비밀 번호나 데이터 암호 표준(DES) 키를 풀기 위해 소모적인 방법으로 프로그램에 의해 사용되는 시행착오식의 침입 방법. 이것은 프로그램을 사용하여 모든 가능한 문자의 조합을 시행하고 틀리면 다른 문자를 적용해 보는 반복에 의해 시도되는 침입 방법이다. 어떤 경우에는 네트워크 보안을 점검하기 위해 사용되기도 한다.

폭발 爆發 explosion 급속히 진행되는 화학반응에 있어서, 반응에 관여하는 물체가 급격히 또한 현저하게 그 용적을 증가하는 반응. 폭발은 대부분 산소와의 반응이므로 보통은 기체의 발생에 수반되는 연소반응의 속도가 가연성 물질이 있는 한 증대하는 현상을 가리키는 경우가 많다. 폭발은 연소를 거쳐 진행되므로, 폭발이 일어나는 조건은 연소가 일어나는 조건을 갖추고 있어야 한다. 즉, 폭발물질은 산소와 화합하는 가연성 물질이어야 할 것, 또는 물질 자신이 산소원자를 함유하고 있든가 산소화합물이 혼합되어 있어야 할 것이 필요하다.

폭발경감 爆發輕減 explosion relief 건물 앞면이 유리로 되어 있는 좁고 긴 건물의 후면에서 폭발이 발생할 경우, 폭발압력과 동일한 힘의 마찰저항 때문에 건물 앞면의 약한 유리가 폭발 압을 과적으로 방출하지 못하고 부서지게 하는 것.

폭발기동장치 爆發起動裝置 explosive actuated device 폭발물에 의해 작동하는 도구 또는 기계화된 특수 장치로 폭약에 의해 구동되는 주 구동장치 (main-driving tool) 등.

폭발등급 爆發等級 explosion class 폭발성 가스의 폭발시험시 표준용기의 틈새를 일정하게(25mm) 유지하고, 표준용기의 틈새를 0mm부터 서서히 크게 하여 틈새가 몇 mm가 되었을 때 표준용기 내부의 화염이 외부로 전파되는 화염일주가 일어나는가를 조사하고, 그 때 틈새의 크기에 따라 A, B, C의

ㅍ

3등급으로 분류한 것. 이때표준용기의 틈새는 25mm를 기준으로 한다.

폭발물 爆發物 explosive 폭발을 목적으로 하는 화학물질이나 장치. 저폭발성인 폭연과 고폭발성인 폭굉으로 분류한다.

폭발배기구 爆發排氣口 explosion vents 폭발이 일어났을 때 강제로 개방되어 과도한 압력을 배출하도록 설치된 배기구.

폭발범위 爆發範圍 explosive range 연소폭발이 일어나는 범위. 혼합기체의 조성이 어느 농도 범위로 되면 여기에 착화되어 화염은 일순간에 혼합기체 속으로 전파하여 연소·폭발한다. 이러한 일정한 혼합범위는 가연성의 가스 또는 석유류 등의 위험성을 판정하는데 중요하며 일반적으로 부피백분율 vol%로 나타낸다. 가연성기체의 용량비를 낮춘 경우 연소가 계속될 수 있는 최저 용량비를 연소범위의 하한 또는 폭발범위의 하한이라 하고 공기에 대한 가연성 기체의 용량비가 너무 커도 연소가 일어나지 않는다. 그러므로 가연성 기체의 용량비가 올라갈 경우에 연소가 계속될 수 있는 최대의 용량비를 연소범위의 상한 또는 폭발범위의 상한이라 한다. → 연소, 폭발.

폭발상한계 爆發上限界 upper explosive limit : UEL 공기 중에 함유된 증기나 가스 농도로서 그 이상의 증기 또는 가스 농도에서는 화염의 확산이 이루어지지 않는 최고 농도. ↔ 폭발하한계.

폭발성가스 爆發性~ explosive gas 가연성 가스 및 가연성 액체의 증기.

폭발성기체측정기 爆發性氣體測程器 explosimeter 대기 중의 폭발성 기체 또는 증기의 존재여부를 측정하는 장치.

폭발성메탄가스 爆發性~ fire damp 탄광에서 생성되는 메탄가스를 주성분으로 하는 가연성 가스.

폭발성물질 爆發性物質 explosive material 폭발물이라고도 하며 외부로부터의 경미한 화기나 충격에 의해 폭발하는 성질을 가진 물질. 소방법에서는 제5류의 위험물로서 규정되어 있으며 공업적으로 이용되는 화약류의 총칭으로서 질산에스테르류(니트로셀룰로오스, 질산 에틸), 셀룰로이드류, 니트로 화합물(피크린산 트리니트로톨루올) 외에도 많은 종류가 있다.

폭발성반응 爆發性反應 explosive reaction 반응에 관여하는 물체가 급격히 또한 현저하게 그 용적을 증가하거나 주변 압력의 급격한 상승을 유발하는 반응. 폭연과 폭굉을 포함한다.

폭발성분위기 爆發性雰圍氣 explosive atmosphere 폭발범위 내에 있는 농도의 증기 또는 가스 혼합기를 함유하고 있는 공기 상태.

폭발성분해 爆發性分解 explosive decomposition 에너지가 크고, 거의 일시적인 방출을 초래하는 급격한 분해반응. 폭연과 폭굉을 포함한다.

폭발성안티몬 爆發性~ explosive antimony 안티몬염화물을 함유하는 무정형 안티몬. 안티몬과 염화안티몬(Ⅱ)의 겔상구조라 생각되고 있다. 200℃ 이상의 가열이나 자극에 의해 폭발적으로 금속안티몬으로 변한다. 이때약 2.4kcal/g의 열을 방출한다. 저온에서는 서서히 금속안티몬으로 변한다. 염화안티몬(Ⅲ) 염산용액을 안티몬 양극, 백금음극을 써서 큰 전류밀도로 전해하면 얻는다.

폭발성인격 爆發性人格 explosive personality 분노나 말 또는 육체적 공격성의 폭발을 특징으로 하는 인격장애. 환자의 보통 행동과는 전혀 다르며, 그러한 행동을 하고 난 다음에는 곧 후회하고 유감으로 생각한다.

폭발성호흡 爆發性呼吸 explosive breathing 숨을 내쉴 때 폭발적으로 강력하게 짧게 하는 호흡방법.

폭발성혼합기 爆發性混合氣 explosive mixture 폭발성 가스와 공기가 혼합된 폭발한계 내에 있는 혼합기체.

폭발성화합물 爆發性化合物 explosive compound 폭발성 물질 중 단일화합물인 채로 폭발성을 지닌 것. 불안정한 결합으로 분해되기 쉽고 분해하였을 때 유리하는 에너지가 커서 다른 부분에도 신속히 연쇄적인 분해를 일으킨다. 공업적으로 화약류로서 이용되고 있는 것은 질산에서도 도입되는 것이 많고 질산에스테르, 니트로화합물, 니트로아민 등의 경우는 특히 'primary plosophore' 라고 한다.

폭발진압설비 爆發鎭壓設備 explosion suppression system 폭발을 조기에 검지하여 불활성 가스를 방출함으로써 불연성 분위기를 조성, 폭발을 진압하는 설비.

폭발하한계 爆發下限界 lower explosive limit : LEL 공기 중의 가연성 가스나 증기가 발화할 수 있는 최저 농도. ↔ 폭발상한계.

폭발한계 爆發限界 explosive limit 폭발(폭연 포함)이 일어나는 데 필요한 농도, 압력 등의 한계. 공기 등 지연성 기체 중 가연성 기체의 농도에 대해서는 연소하는 데 필요한 하한과 상한을 각각 폭발 하한계, 폭발 상한계라 하고 보통 1기압 상온에서의 측정치로 나타낸다. 하한계와 상한계 사이를 폭발범위 또는 연소범위라고 한다. 폭굉범위는 폭발범위보다 안쪽에 있으나 상한계는 그다지 차이가 없다. 폭발 범위 내인 경우에도 폭발을 일으키기 위해서는 보통 점화 에너지를 필요로 한다.

폭발효과 爆發效果 blast effect 폭발로 인한 충격파에 의해 발생한 손실.

폭발흔적 爆發痕迹 explosion indicator 압력이 과도하게 축적된 폭발물이나 포탄이 격렬하게 방출된 흔적.

폭스바이러스군 ~群 poxvirus 동물바이러스 중 최대크기(100nm×240nm×300nm)의 벽돌상의 바이러스. 비교적 대형으로 형태학적으로 비슷하며 면역학적으로 근연 관계가 있는 DNA virus의 1군에 속하며 백시니아 바이러스, 두창 바이러스, 하등동물에 두진(痘疹)질환을 일으키는 바이러스가 있다. 두창 바이러스는 피부발진을 일으키며 전염성 연속종 바이러스는 피부 사마귀를 일으킨다.

폭스자물쇠 fox lock 문틀 또는 벽에 고정된 철제 빗장으로 문을 잠그는 안전 자물쇠.

폭압 爆壓 explosive pressure 폭발현상에 동반되는 높은 압력. 생성물질 부피의 급격한 증가와 고열에 의한 물질의 급격한 팽창으로 발생되며 파괴를 일으키는 힘이 된다. → 폭발.

폭약 爆藥 explosives 화약류 중에서 폭발반응이 신속하고 폭굉(爆轟), 즉 충격파를 수반하여 폭발을 일으키는 물질. 화약은 폭발적으로 연소하며 충격파를 발생하지 않으므로 구별된다. 기폭약, 화합화약류, 혼합화약류, 액체 폭약, 다이너마이트류로 크게 나뉜다. 기폭약에는 풀먼산수은[雷汞], 아지드화납 등이 있다. 또 화합화약류에는 니트로글리세린·니트로셀룰로오스 등의 질산에스테르, 트리니트로톨루엔·피크르산 등과 같이 니트로기(基)를 세 개 이상 가지는 폴리니트로 화합물, 질산요소·니트로구아니딘·트리메틸렌트리니트라민(헥소겐) 등의 니트라민 및 아민질산염 등이 있다. 혼합화약류에는 질산암모늄을 주성분으로 하는 질소암모늄 폭약, 염소산칼륨을 주성분으로 하는 염소산칼륨 폭약, 과염소산암모늄을 주성분으로 하는 칼릿(과염소산 폭약) 등이 속한다. 또 액체폭약은 혼합화약류의 일종이며 액체산소와 질산 등의 액체산화제를 주성분으로 한다. 다이너마이트류에는 화합화약류만으로 된 것 외에 화합화약류와 혼합화약류의 두 가지 혼합물을 주성분으로 하는 것이 있다.

폭연 爆燃 deflagration 폭발 중에 반응이 일어나는 면이 정지 매질(媒質)에 대해 음속보다 더 느린 속도로 이동하는 것. 음속보다 빠른 속도로 이동하는 것을 폭굉이라 하여 구분한다. ↔ 폭굉.

폭연압력억제 爆燃壓力抑制 deflagration pressure containment 용기 내부에서 일어난 폭연으로 발생하는 압력을 억누르는 것.

폭열 爆裂 spalling 화재 열에 노출된 콘크리트가 수분증발과 팽창으로 터져 나가는 현상.

폭주 暴走 run-away 중성자의 밀도가 시간의 경과와 더불어 급증하여 인위적으로 제어할 수 없게 되는 상태. 이렇게 되면 원자로의 노심이 파괴되어 중대한 사고를 일으키게 된다.

폭주반응 暴走反應 run-away reaction 반응 속도가 지수 함수적으로 증대되어 반응용기 내부의 온도 및 압력이 비정상적으로 상승하는 등 반응이 과격하게 진행되는 현상.

폭죽폭약 爆竹爆藥 salute powder 점화시 큰 폭음을 발생하고 단독으로 폭죽의 꽃불 폭약을 구성하는 폭발성 물질.

폭파 爆破 blasting 의도적으로 폭발을 일으켜서 어떠한 대상을 파괴하는 일. → 폭발.

폭풍 爆風 detonation blast 폭발물이 터질 때 발생하는 강풍.

폭행 暴行 outrage 한 사람을 직접적인 신체의 손상에 대한 두려움으로 몰아넣는 행위.

폰빌레브란트병 ～病 Von Willebrand's disease 응고인자VIII(factor VIII)을 구성하는 요소의 결핍으로 혈액응고가 지연되는 유전질환. 자연적비출혈, 잇몸출혈이 특징이다. = hemophilia voting.

폰툰 pontoon 부력을 제공하여 가라앉은 물체를 인양하는데 사용하는 장비.

폴딩방식 ～方式 folding 문의 열림이 문의 중간 부위가 접히면서 열리는 방식.

폴리닌산 ～酸 folinic acid 엽산의 유도체. 비타민 B_{12} 결핍이 원인이 아닌 거대아구성 빈혈의 치료에 사용되며 methrotrexate와 같은 항 신생물성 엽산 길항제의 독성효과에 대해 중화작용을 한다.

폴리부타디엔고무 polybutadiene rubber 부타디엔의 중합체로서 천연고무와 유사한 성질을 가진 합성고무. 천연 고무에 비하여 내한성·내마모성이 뛰어나고, 고탄성체이며, 기계적 성질도 좋다. 석유 유분인 나프타를 분해하면 얻을 수 있다. 극한 지방에서 사용하는 개스킷 재료로서 사용되며 자동차의 타이어 재료로도 중요하게 사용되고 있다.

폴리스티렌 polystyrene 스티렌을 단독으로 중합하거나 또는 이것을 주성분으로 하여 다른 단량체와 함께 중합한 수지 및 이들 수지에 합성고무 등을 혼합한 폴리블렌드(polyblened).

폴리스티렌수지타일 ～樹脂～ polystyrene resin tile 폴리스티렌수지에 진충제와 안료를 섞어 열압 성형한 타일. 두께는 3mm 정도이고 크기는 7.5cm, 11cm 등의 모자이크 타일형이 많고 색채가 아름답다.

폴리아미드 polyamide 아미노산과 아미노산 유도체 또는 2염기산과 지아민과의 중복합으로 얻어지는 쇄상(鎖狀)중합체. 섬유, 성형품 등에 사용된다. = 나일론.

폴리아세탈수지 ～樹脂 polyacetal resin 포름알데히드 또는 트리옥산의 중합으로 얻어지는 열가소성 수지. 주사슬에 아세탈결합(-O-CR₂-O-)을 가진다. 높은 피로 강도와 치수 정도가 요구되는 플라스틱 부품, 또는 매우 습한 환경에 노출되어 사용되는 부품에 적합하다. 엔지니어링 플라스틱으로서 회전 날개, 베어링, 각종 스프링 등으로 널리 사용된다. = 아세탈수지.

폴리에스터 polyester 에스테르기가 연결기로 된 고분자의 총칭. 폴리에스테르계 합성섬유는 에틸렌글리콜과 테레프탈산으로 구성되며 도료, 전기절연 재료 등에 쓰인다. 불포화 폴리에스테르는 주요 부분이 말레산과 에틸렌글리콜로 되어 있다. 이 이중결합이 스티렌과 중합하여 복잡한 구조가 되는데, 그 수지를 유리섬유나 합성섬유와 합하여 매우 강력한 복잡재로 만들 수 있다. 용도는 스키, 장대높이뛰기용 폴, 목욕조, 보트, 소형 선박, 송유관(送油管) 등에 쓰인다.

폴리에스터수지 ～樹脂 polyester resin 열경화성 플라스틱에 속하는 고분자화합물. 중합성이 있는 이중결합을 가진 분자량 1,000~3,000 정도의 제1차 수지를 만들어, 이것을 스티렌과 같은 비닐단위체를 사용하여 경화시켜서 성형물(成形物)을 만든다.

폴리에틸렌 polyethylene 에틸렌의 중합으로 생기는 사슬 모양의 고분자 물질. 비중이 1보다 작은 것이 특징이다. 일반적으로 중합체는 산, 알칼리, 용제에 견디지만 고온의 탄화수소, 할로겐화 탄화수소에는 용해된다. 석유의 원유를 분류하여 나프타 부분(약 100~200℃ 유출부분)을 분리시키고, 이것을 분해시켜 약 25% 에틸렌을 분취(分取)한 후 이 에틸렌을 중합시켜 폴리에틸렌을 만든다. 고압법에 의한 것은 필름, 파이프 등에 저압법에 의한 것은 버킷, 바구니, 컵, 병 등에 사용되고 전기적 성질도 뛰어나므로 전선의 피복, 기타 화학 약품의 용기, 비커, 또는 화학 장치의 라이닝 등에도 사용된다.

폴리에틸렌수지 ～樹脂 polyethylene resin 에틸렌가스를 중합하여 얻어지는 열가소성 수지. 상온에서도 유연성이 있고 취화온도는 -60℃ 이하이며 비중이 0.92~0.96으로 물보다 가볍다. 내충격성, 전기절연성, 내수성, 내한성이 우수하고 압출, 사출, 흡입, 진공성형 등의 가공성형도 극히 용이하므로 대표적인 열가소성수지로서 각종 용기, 전선피복, 파이프, 섬유포장재료 등에 널리 이용되고 있다.

폴리에틸렌옥시드 polyethylene oxide [(−CH₂CH₂O−)ₙ] 에틸렌 옥시드의 중합체. 분자량 200~400의 액체, 600 정도의 반고체, 1,000 정도의 연질 왁스 및 3,000 이상의 경질 왁스가 있다. 저분자량인 것은 흡습성 및 친수성이 크고 수용성이며 고분자량인 것도 수용성이다. 가열하면 알칼리촉매에 의해 쉽사리 중합하고, 분자량 4,400 정도까지의 중합체를 만든다. 소방에서는 소방 펌프나 호스의 마찰 손실을 감소시키고 방사거리를 연장하기 위하여 소화수에 혼입하는 산화에틸렌의 중합체로서 일반적으로 골수(滑水)라고 부른다. = 폴리옥시에틸렌, 폴리에틸렌글리콜.

폴리염화비닐 ~鹽化~ polyvinyl chloride [(−CH₂CHCl−)ₙ] : PVC 염화비닐의 단독중합체 및 염화비닐을 50% 이상 함유한 혼성중합체(混成重合體). 단독중합체의 가공온도는 150~170℃, 유리전이온도 79℃, 비중 1.406, 시클로헥산논, 테트라히드로푸란, 니트로벤젠에 녹고, 열·빛의 존재 하에서 탈염산하고 착색한다. 단독중합체라도 분자량에 따라 성질이 달라지며 가소제의 혼입도에 의해 연질, 경질의 차이를 갖는다. 주로 현탁중합으로 만들지만 저온용액중합에 의하여 열 안정성이 좋은 것을 얻을 수 있다. 용도는 각종 조제를 배합하여 열가공하여 관, 전선피복, 필름시트, 모조가죽, 용기, 전기·기계제품, 페이스트 등에 사용된다. = 염화비닐수지.

폴리오 polio poliomyelitis의 약식표현. → 소아마비, 회백질 척수염.

폴리오바이러스 poliovirus 회백수염(소아마비)의 원인이 되는 매우 작은 RNA 바이러스.

폴리옥스 polyox 폴리에틸렌 옥사이드의 상품명. = polyethylene oxide.

폴리우레탄 polyurethane 주쇄중(主鎖中)에 우레탄결합(−NHCOO−)을 갖는 합성 고분자물질의 총

칭. 제2차 세계대전 중에 합성섬유 페를론 U로서 처음 독일에서 만들어졌다. 가장 널리 행하여지고 있는 제법은 디소시안산에스테르와 글리콜의 중부가반응이다. 용도는 합성섬유로서 스판텍스 외에 폴리우레탄폼, 우레탄 고무, 우레탄 도료 등이 실용화되고 있다.

폴리우레탄발포체 ~發泡體 polyurethane foam 폴리올과 디이소시아나트로 만들어지는 스폰지상의 다공질 물질. 연질 및 경질의 두 가지 종류가 있다. 연질의 것은 매트리스와 같은 쿠션재, 경질의 것은 주로 단열재로 사용된다.

폴리카보네이트 polycarbonates 분자 주쇄중(主鎖中)에 탄산에스테르 결합(−O−R−O−CO−)을 되풀이하여 가진 고분자의 총칭. 투명하고 뛰어난 기계적 성질(특히 내충격성), 내열성, 내한성, 전기적 성질을 균형 있게 갖추고, 무독하고 자기소화성(自己消火性)도 있는 엔지니어링 플라스틱이다. 비스페놀 A와 포스겐의 계면 중축합 반응에 의한 용제법, 비스페놀 A와 디페닐카보네이트의 에스테르 교환반응에 의한 용융법의 두 가지 제조법이 공업적으로 이용된다. 연속적으로 힘이 작용하는 부품에는 부적합하고 단속적으로 강한 충격을 받는 부품에는 적합하므로 안전 헬멧, 포터블 툴하우징, 스포츠용품 등에 사용된다. = 폴리탄산에스테르.

폴리콘크리트 poly-concrete 폴리에스테르와 골재가 혼합된 고급 콘크리트.

폴리펩티드 polypeptide 펩티드결합으로 연결된 아미노산들의 사슬. 분자의 크기가 매우 크면 단백질이라고 한다.

폴리프로필렌 polypropylene 프로필렌의 중합체. 녹는점은 165℃이고, 하중 하에서 연속사용은 110℃ 이하에서 가능하다. 밀도는 0.9~0.91이며, 결정도는 크지만 성형한 후에는 70% 이하로 저하된다. 성형시의 유동성, 치수 안정성이 좋고 광택이 나고 외관도 아름답다. 내약품성도 좋고 내굴곡성, 피로성이 뛰어나며, 밀도 및 내열성도 값싼 일반 플라스틱 중에서는 최고이다. 전기적 성질은 탄소와 수소만으로 이루어져 있기 때문에 우수하며, 폴리에틸렌에

버금간다. 용도는 포장용 필름, 연신(延伸) 테이프, 섬유, 파이프, 일용잡화, 완구, 공업용 부품, 컨테이너 등이다.

폴트-와인스테인 port-wine stain → 혈관종(hemangioma).

폼 foam 포소화약제 수용액에 공기를 혼입하여 발포(發泡)시킨 거품 또는 화학반응으로 만든 거품. 폼이 화면(火面)에 뿌려지면 질식효과와 냉각효과가 나타나 소화된다. → 포소화약제, 거품.

폼관창 ~管槍 air foam nozzle 폼(foam)을 방사하는 관창. = 포관창.

폼약제 ~藥劑 foaming agents 액체에 흩어진 가스기포의 혼합물질로 구성된 소화 작용을 하는 액체. 이들 약제는 화재를 일으키는 발화의 원천이 되는 것을 예방하기 위해 산소가 포함되지 않는 담요로 타기 쉬운 물질 위에 덮기 위해 사용된다.

폼-워터스프레이설비 ~設備 foam-water spray system 포 소화약제 탱크와 수원을 배관으로 연결하고, 방호대상지역에 소화약제의 방출과 공급을 위한 폼 워터스프레이노즐이 설치되어 있는 특수한 설비.

폼-워터스프링클러설비 ~設備 foam-water sprinkler system 포 소화약제 탱크와 급수원이 배관으로 연결되어 있고 방호지역에 소화약제의 방출 및 공급을 위한 방출장치가 설치되어 있는 특수한 설비. 배관은 스프링클러헤드와 동일지역에 설치되어 있는 자동감지장치에 의해서 작동되는 제어밸브를 통하여 급수와 연결되어 있다. 제어밸브가 개방되면 물이 배관으로 흘러 들어가고 포소화약제가 물 속으로 주입되며 방출장치를 통해 방출되는 포수용액이 포를 생성, 포소화약제 공급이 끝나면 수동으로 차단될 때까지 물이 방출된다.

폼-워터스프링클러헤드 foam-water sprinkler head 포 또는 물의 분포를 형성하기 위해 말단의 디플렉터와 연결된 개방형 발포기로 구성된 개방형 공기 흡입헤드.

폼페병 ~病 Pompe's disease 선천적인 효소부족으로 근육에 글리코겐이 저장되는 질병의 한 형태. 영아에서 심부전 혹은 호흡부전이 일어나 치명적이

다. 아동에서는 정신지체와 긴장저하가 보이고 대체로 20세를 넘기지 못한다. → 글리코겐 축적 질환 (glycogen storage disease).

폼펜스 foam fence 거품과 같은 물에 뜨는 오물이 확산되는 것을 방지하기 위해서 수면에 설치하는 긴 띠.

표류연기 漂流煙氣 drift smoke 최초 발생지로부터 이동하면서 초기의 형태를 거의 상실한 채 떠도는 연기.

표면간격 表面間隔 surface interval 잠수 후 해면에 도착하여 잠수사가 쉬는 시간. 잠수사가 해면에 도착하자마자 시작되어 다시 해면을 출발할 때 끝난다.

표면감압 表面減壓 surface decompression 잠수시 산소사용 감압표 또는 공기사용 표면감압표를 이용해 전부 혹은 일부의 감압을 수중에서보다는 재압 챔버에서 편안히 수행하기 위한 방법.

표면경화 表面硬化 induction gardening 철강의 표면만 경화시키는 처리 방법. 표면을 침탄법(浸炭法)에 의해 탄소를 스며들게 하여 표피부(表皮部)의 탄소농도를 올린 후, 담금질과 같은 열처리를 함으로써 표면을 경화한다.

표면공급잠수 表面供給潛水 surface-supplied diving 호흡하는 공기를 압축기나 실린더를 통해 표면에서 공급하면서 잠수하는 방식. 공기호스에 의해서 공기가 공급되므로 잠수사의 수중 움직임에 제한을 많이 받는다. 공기호스와 함께 통신장비도 함께 있으며 호흡하는 공기는 혼합기체를 사용한다. 특히 심해잠수는 이 표면공급잠수 기법을 사용한다.

표면덮기 表面~ blanketing 컨테이너나 용기의 증기 공간 내부를 포 소화약제의 거품을 방사하여 공기와의 접촉을 방지하여 소화하는 것. = 질식소화법 (窒息消火法).

표면마취 表面痲醉 topical anesthesia → 국소마취.

표면비등 表面沸騰 surface boiling 유체의 평균 온도가 포화 온도 이하라도 가열면의 온도가 높은 경우에 가열면 바로 위 표면에서 부분적으로 일어나는 비등 현상. = 국부비등(local boiling).

표면연소 表面燃燒 surface combustion 열분해에

의하여 가연성 가스를 발생치 않고 그 자체가 연소하는 형태. 즉, 가연성 고체가 열분해하여 증발하지 않고 그 고체의 표면에서 산소와 반응하여 연소되는 현상으로 직접연소라고도 한다. 예를 들면 목탄, 코크스, 금속분 등의 연소형태가 여기에 속한다. → 열분해, 증발, 금속분, 목탄, 코크스.

표면오염 表面汚染 surface contamination 방사능 물질에 의한 물체 표면의 오염.

표면장력 表面張力 surface tension 액체의 표면을 작게 하려고 할 때 분자간의 인력 때문에 생기는 액체 표면의 장력. 액체는 모두 그 표면을 될 수 있는 대로 작게 하려는 경향이 있으며 외력의 작용이 거의 무시될 때에는 거의 구형이 된다. 이 현상은 액체 분자간의 인력에 기인하며 그 종합 작용은 액체 표면을 따르는 일종의 장력이 된다. 이것을 표면장력이라 하며 액체의 표면에 평행하게 액면상의 단위 길이의 선에 직각으로 작용하는 변형력으로서 표시된다. 그 크기는 보통 선의 방향과 관계가 없으므로 표면 장력이라 할 때에는 크기만을 생각할 때가 많다. 표면장력이 생기는 것은 액체의 분자간 인력의 균형이 액면 부근에서 깨지고, 액면 부근의 분자가 액체 속의 분자보다 위치에너지가 크고, 이 때문에 액체가 전체로서 표면적에 비례한 에너지(표면 에너지)를 가지기 때문이며, 이것을 될 수 있는 대로 작게 하려고 하는 작용이 표면장력으로 나타난다. 따라서 표면장력은 단순히 액체의 자유표면뿐만 아니라 섞이지 않는 액체의 경계면, 고체와 기체, 고체와 고체의 접촉면 등, 대체로 표면의 변화에 대한 에너지가 존재할 때 생기는 현상이다. 이 때문에 표면장력 대신 계면장력(界面張力)이라고도 한다.

표면적비 表面積比 surface ratio 입자 부피에 대한 표면적의 비.

표면하주입 表面下注入 base injection 화재시 포를 하부에서 주입하여 진압하기 위해 가연성 및 인화성 액체탱크의 하부에 포방출구를 설치하는 방식으로 표면 하 주입방식과 반 표면 하 주입방식이 있다. =하부주입방식.

표면하포주입방식 表面下泡注入方式 subsurface

foam injection system 표면 아래 포를 주입하는 방식. 가연성 및 인화성 액체 탱크의 화재는 주로 지붕과 액면 사이의 증기가 폭발하면서 발생한다. 이때 탱크 상부 측벽의 포 체임버가 간혹 파괴되는 경우가 있는데, 이러한 결점을 보완하기 위해 포를 탱크의 하부에서 주입하는 방식. 탱크 하부로 주입된 포는 위험물 탱크의 표면으로 솟아올라 연료를 냉각시키고 표면의 증기를 뒤덮어 질식시킴으로써 소화하게 된다.

표면화재 表面火災 flash fire 인화성 물질 또는 가연성 액체나 가스의 표면을 타고 순간적으로 확산되는 분출성 화재. = 섬광연소(閃光燃燒).

표면활성제 表面活性劑 surfactant 용액 표면에 있어서 높은 표면 활성을 나타내며 또 용액 내부에서 임계 미셀농도 이상으로 미셀콜로이드를 형성하는 물질. 그 친수성과 더불어 친유성, 소수성, 즉 양친매성의 밸런스에 의해 2상계면에 잘 흡착되며 계면의 자유에너지(혹은 표면장력)를 뚜렷하게 저하시키는 작용을 나타낸다. 이 흡착 능력은 구조 속에 분자의 전기 쌍극자 모멘트에 큰 영향을 미치게 하는 극성기와 거의 영향을 미치지 않는 비극성기가 적어도 한 개씩 포함되고 있어 전자가 친수기로 작용하고 한편 후자는 구조의 일부를 이루는 장쇄알킬기와 함께 친유성(소수기)로서 작용하기 때문에 활성제의 분자 또는 이온이 계면에서 방향 배치를 잡아 흡착층을 형성하고 열역학적으로 안정한 평형 상태를 실현하는 것이라고 생각된다. 대부분 합성 물질이나 젤라틴 등 천연물질도 있고 또 고분자의 표면 활성제로서 폴리소프 등이 있다. 용도는 세제로 널리 쓰이는 외에 유화성, 분산성, 가용화성, 기포성 등의 성질을 이용해 여러 분야에서 중요하게 쓰이고 있다. 소방에서는 포소화약제에 사용되어 발포된 거품이 위험물의 표면에 오래 부유하는 기능을 하게 된다. = 계면활성제.

표모피 漂母皮 washerwoman's skin 물속에 오랫동안 있을 때 팔다리의 표피, 특히 손발을 비롯하여 무릎과 팔굽의 각질층이 부풀어 희어지고 주름이 잡히는 침연현상(maceration).

표

표백분 漂白粉 chlorinated lime 소석회 분말에 염소를 반응시켜 만든 백색 분말. 자극적인 강한 냄새와 표백작용을 지니며, 표백의 세기는 유효염소량으로 나타낸다. 제품이 완전히 순수한 $CaCl_2 \cdot Ca(ClO)_2 \cdot 2H_2O$일 때의 이론 유효염소는 48.96%이지만, 일반적으로 시판품에서는 33~38%이다. 대기 속에 방치하면 염화칼슘($CaCl_2$)이 물을 흡수하고 염화칼슘은 점차로 염소를 방출하여 효력이 감퇴되므로 장기 보존에는 적당치 않다. 제조법에는 회분식과 연속식이 있는데 회분식은 벽돌 또는 철판으로 만든 방의 바닥에 소석회를 놓거나, 또는 위에서 흩뿌리면서 염소를 통한다. 반면에 연속식은 나사선 모양의 이송장치(移送裝置)를 갖춘 철관이나 긴 원통을 기울이고, 그 속에 소석회를 위에서 아래로 이동시키고 밑에서 염소를 통하는 방법을 사용한다. 용도는 값싼 표백제로서 무명, 펄프, 제지(製紙) 등의 섬유공업 등에서 사용되는데, 특히 제지업에서 사용량이 많다. 또 의약품으로 살균제, 소독제로도 사용된다. = 칼크, 클로르칼크, 클로르석회.

표시등 表示燈 pilot lamp 전류가 흐르는지 여부를 나타내거나 기계의 작동 상태 등을 나타내는 전등. 방의 위치, 기기류의 기능, 동작의 상태를 표시하는 전등. 화장실, 암실, 수술실 등 각 실의 사용표시등, 비상계단, 피난구, 소방설비 등 위치를 표시하는 위치 표시등. 각 기기의 운전상태, 고장 등을 표시하는 기능 표시등이 있다.

표시절단 表示切斷 sign cutting(구조) 일정지역의 동물이나 사람의 최초 통행 흔적을 수색하는 과정. = cutting sign.

표재성위염 表在性胃炎 superficialis gastritis 점막 1/3의 고유층에 현저한 림프구와 형질세포의 침윤이 있는 만성위염. 위선의 위축은 없고 다른 만성 위염과 공존하는 경우가 많다.

표저 瘭疽 felon 손가락 말지골의 골수를 침범하는 화농성 감염 또는 농양. = 생인손(whitlow).

표저포진 瘭疽疱疹 herpetic whitlow 손가락이나 발가락에 발생하는 포진바이러스.

표적기관 標的器官 target organ 호르몬이나 다른 조절과정의 작용에 의해 특이적으로 영향을 받는 대상 기관.

표적장기 標的臟器 critical organs 생식선, 림프 기관, 소장 같은 방사선에 가장 민감한 조직들. 피부, 각막, 구강, 식도, 질, 자궁경부 그리고 안구는 방사선에 두 번째로 민감한 기관이다. = 위해장기, 한계장기.

표적적혈구증 標的赤血球症 leptocytosis 비정상적인 적혈구가 혈액 내에 존재하는 상태.

표준상태 標準狀態 standard state 온도 20℃, 절대압력 760mmHg, 상대습도 65%의 공기 상태.

표준소방펌프자동차 標準消防~自動車 five-hundred(500) gallon pumper 방수압력 $11kg/cm^2$, 방수량 2,000 lpm(500 gpm)인 소방서용 표준 소방펌프자동차.

표준시간-온도곡선 標準時間-溫度曲線 standard time-temperature curve 벽돌 또는 목조건축물과 그 내용물을 전소시킬 수 있는 화재의 최대 심도를 나타내는 시간 대 온도곡선. 표준시간-온도곡선은 다음과 같이 진행된다. 화재발생 후 5분 경과시 537.8℃(1,000°F), 10분 경과시 704.4℃(1,300°F), 30분 경과시 843.3℃(1,550°F), 1시간 경과시 926.7℃(1,700°F), 2시간 경과시 1,010℃(1,850°F), 4시간 경과시 1,093.3℃(2,000°F), 8시간 경과시 1,260℃(2,300°F).

표준안테나 標準~ standard antenna 각종 안테나의 이득을 측정하는 경우에 표준으로 삼는 안테나. 비교의 기준이 되는 표준 안테나로 장·중파대에서는 1/4파장 수직 안테나, 단파·초단파대에서는 반파장 다이폴 안테나, 마이크로파대에서는 등방성 안테나를 주로 사용하며, 각 안테나의 특성 관계에서 상호 변환이 가능하다. 표준 안테나로서 이상적인 완전 반파장 다이폴 안테나를 사용하는 경우에는 상대 이득, 완전 무지향성 안테나를 사용한 경우에는 절대 이득이 된다.

표준온도 標準溫度 standard temperature 공학이나 물리학에서 표준으로 삼는 온도. 물리학상으로는 표준 온도를 0℃로 정하고 있다. 공학상으로는 보통,

상온(15~20℃)을 표준 온도로 정하고 있으며, 지역에 따라 일정하지 않다.

표준유도 標準誘導 standard leads 양극유도(bipolar leads). 사지에 도자를 두고 오른쪽발의 도자를 접지로 하여 왼손-오른손(제Ⅰ유도), 왼발-오른손(제Ⅱ유도), 왼발-왼손(제Ⅲ유도) 사이의 전위차를 기록한다.

표준피스톤식 標準~式 standard piston type 공기통의 밸브를 열게 되어 들어오는 공기의 압력이 스프링 힘과 외부압력의 합보다 높아지면 피스톤을 눌러 공기구멍을 막게 하고, 스프링 힘과 외부압력의 합보다 낮아지면 피스톤이 밀려나와 마개가 열리고 공기가 나오게 하여 중간압이 항상 일정하게 유지되게 하는 시스템.

표준형스프링클러헤드 標準型~ standard type sp-rinkler head 현재 가장 널리 사용되고 있는 스프링클러헤드. 반원 모양의 균일한 살수 형태를 보이므로 분무형 스프링클러헤드라고도 한다.

표지 標紙 label ① 어떠한 장기나 조직 세포에 대하여 친화성을 가지고 있고 그곳에 침착하거나 고정될 수 있는 물질. ② 물질이 기관, 조직, 세포, 미생물에 침착, 고정하는 과정. ③ 신체의 생리학적 활동 중 합성물을 추적하기 위해 방사성 동위 원소를 합성물에 붙이는 절차.

표지게시 標識揭示 placard 위험물을 확인하거나 화재경보기 등의 작동을 안내하는 것.

표층화상 表層火傷 superficial burn 1도 화상이라고 하며 표피부위에만 침범한 화상. 약간의 부종과 홍반이 나타나며 예로는 일광화상이 있으며 환자는 대개 화상부위의 통증을 호소하지만 흉터 없이 치유된다.

표피 表皮 epidermis 피부의 가장 외층을 이루는 중층 편평상피 층. 손과 발바닥은 두께가 0.8~1.4mm 정도가 되나 다른 신체 부위는 0.07~0.12mm 정도로 비교적 얇다. 또한 손·발바닥과 같은 두꺼운 부분에서는 바깥으로 각질층, 투명층, 과립층, 종자층의 4층으로 구분되지만 다른 부분에서는 과립층이 나타나지 않는다. 표피세포는 각질화한 비늘로 박리될 때까지 변화하고 이동하면서 점차 표피표면이 바깥으로 움직인다.

표피진드기속 表皮~屬 dermatophagoides farinae 집먼지 진드기 종류. 민감한 개인에게 알레르기 반응을 일으킨다. 이 진드기는 피부, 머리카락, 애완동물의 먹이, 카펫, 침대, 집먼지 등에서 서식한다.

표피효과 表皮效果 skin effect 도선에 흐르는 전류가 주파수가 높아짐에 따라 단면 전체를 고루 흐르지 않고 표면 가까이에 모여 흐르는 현상. 이러한 현상이 일어나는 것은 주파수가 높아질수록 자속의 변화가 커지므로 도체 단면의 중심부는 자속 밀도가 크고 유도성으로 되어, 자속 밀도가 작은 용량성의 표면 근처로 전류가 모이게 되기 때문이다.

표현대리 表現代理 상대방이 무권대리인을 유권대리인이라고 오신 하였지만 그에 상당한 사정이 있어 그 무권대리행위에 대하여 책임을 지고, 무효를 주장하는 대리. 이것이 표현대리이며, 외형을 신뢰한 자를 보호한다는 점에서 선의취득과 동일한 원리에 입각한 제도이다.

표현된동의 表現~同意 expressed consent 치료를 받고자 원하는 환자가 구두나 몸짓 혹은 문서로써 의사소통해서 얻어지는 동의.

표현형 表現型 phenotype ① 겉으로 드러나는 형질. 유전과 환경의 상호작용에 의해 결정된다. ② 서로 닮아 보이는 개체들의 집단. → 유전형(genotype).

표현형모사 表現型模寫 phenocopy 원래는 유전인자가 없는데도 마치 그 인자가 있는 것처럼 증상이 나타나는 현상. 귀머거리, 정신지체, 백내장 등은 유전될 수 있는 질병이지만, 다른 원인으로 올 수도 있다.

푸로세마이드 furosemide 백색이나 담황색의 무취 결정성 분말의 이뇨제. 강력한 단 시간성 이뇨제로 헨레계제(Henle's loop)의 비후 상행각에 작용하여 염소와 나트륨의 배설을 증가시킨다. 신장, 심장, 간 부종, 임신중독증, 임신부종, 급성폐부종, 복수, 고혈압환자에게 이용한다. 특히 폐부종을 동반한 울혈성 심질환에 사용된다. 정제는 성인의 경우 1일 1회 1/2~2정을 연일 또는 격일 투여하고 소아는 2mg/

kg, 주사는 성인의 경우 1일 1회 1~2앰플, 소아는 1mg/kg을 천천히 정주 또는 근주한다. 임산부, 저체액성 쇼크환자, 저칼륨증 환자에게는 투여시 주의하여야 하나 울혈성 심부전증환자는 특별한 문제가 없다.

푸르키니에섬유 ~纖維 Purkinje fibers 심장전도계의 마지막 부분을 형성하는 조직. 속 가지에서 심실세포까지 전기적 흥분자극을 전달한다. = 푸르키니에계통(Purkinje system).

푸르키니에이동 ~移動 Purkinje shift 낮동안 어두운 색깔이 쉽게 보이도록 하는 시력 현상. 그러나 밤에는 식별하는 능력이 없으며 색깔감지 망막추상체에서 회색감지 간상체로 시야의 이동변화를 일으킨다.

푸른불꽃 green flame 찬불꽃에서 보통의 불꽃으로 이행되는 과정에서 나타나는 불꽃. 발생온도는 490~640℃이다. → 찬불꽃.

푸른빛숨찬사람 blue bloater 만성기관지염으로, 기도 내 점액 마개에 의해 폐포 환기가 줄어 청색증을 띠며 호흡곤란을 호소하는 사람.

푸시 push 수영이나 수상구조시 팔 동작의 마지막 단계에서 손으로 물을 밀어내는 동작.

푸트밸브 foot valve(소방) 물을 사용하는 가압 송수장치로 원심펌프를 사용할 때 펌프의 흡입측에서 수원으로부터 물을 흡입하는 배관의 말단에 설치하는 밸브. 일단 흡입된 물이 다시 빠져나가지 못하도록 체크밸브 형태로 되어 있기 때문에 펌프에서 푸트밸브 사이의 흡입관에 물을 가두어 두는 기능을 한다.

풀 pull 수영이나 수상구조시 팔 젓기 동작 중, 물을 잡아당기는 동작.

풀리 pulley 직암벽에서 조난자나 인양물을 실어 올리는 작업에 쓰는 도르레.

풀파이어 pool fire 가연성 액체가 고여 있는 웅덩이나 상부가 개방된 탱크에서 발생한 화재.

풍냉 風冷 windchill 일정한 온도, 습도, 속도의 바람에 노출되었을 때 신체에서의 열손실.

풍력환기 風力換氣 wind force ventilation 바람이 불어오는 쪽의 창문을 통해서 들어온 외기가 반대쪽 창문으로 빠져나가면서 환기가 이루어지는 방식. → 환기.

풍로 風爐 portable cooking furnace 아래쪽에 바람구멍이 있는 작은 화로 또는 가정에서 조리에 사용하는 여러 가지 소형 연소기구. 가스풍로, 전기풍로 등이 있다.

풍상 風上 windward 구조물이 바람을 받는 쪽. ↔ 풍하.

풍선폭탄 風船爆彈 balloon type bomb 제2차 세계대전 말기 일본군이 미국 본토 폭격을 목적으로 만든 기구에 의한 폭격무기. 재래식 일본 종이를 곤약즙으로 가공하여 기밀상태(氣密狀態)로 만든 후, 수소가스를 충전, 지름 약 10m의 대형 풍선을 만들고, 여기에 시한투하장치가 달린 폭탄·소이탄을 매달아 제트기류에 실어 날려 보냈다. 육군에서 만든 것을 저압식 A형, 해군에서 만든 것을 고압식 B형이라 하였다. 1944년 11월~45년 4월 후쿠시마(福島)의 나코소(勿來), 이바라키현(茨城縣)의 오쓰(大津), 지바현(千葉縣)의 이치노미야(一宮) 세 곳에서 A형 약 9,000개, B형 세 개를 띄웠다. 미국 근처에는 약 10%가 도달했는데 확인된 것은 285개로, 사망 6명, 소규모 산불 2건, 정전 1건이 일어났을 뿐 거의 효과는 없었다.

풍속 風速 wind speed 단위 시간당 바람이 이동하는 거리. m/sec를 기본단위로 사용하며 높이 10m 이상에서 10분 동안 측정한 값을 평균하여 구한다.

풍속계 風速計 anemometer 풍속을 측정하는 계기.

풍속냉각인자 風速冷却因子 windchill factor 특정한 풍속과 기온에 노출된 벌거벗은 비활동적 신체의 시간당 체표면 m^2당 냉각비율을 kg-kcal로 표시하는 것.

풍속냉각지수 風速冷却指數 windchill index 체표면적 m^2당 한 시간에 소실되는 kcal량을 표시하는 것.

풍진 風疹 german measles 담홍색의 과립 또는 융합된 반상의 발진이 특징인 가벼운 바이러스 감염증. 14~21일의 잠복기 후에 귀 뒤, 목 뒤 등의 림프절 종창이 담홍색의 반상발진에 선행한다. 발진은 우선 얼굴에 생기며, 빠르게 몸통으로 퍼지며 뒤이어 사지에도 번지며 감염환자로서 발진이 생기지 않는 환자는 40% 이내이다. 콧물, 인두염, 때로는 안검결막염이 발진에 선행 또는 동시에 나타나지만 3~4일에 소실되고 관절통이 잘 일어나며 20%의 가까운 환자에게서 단발성의 관절염이 생기며, 소아보다 성인에게서 많이 볼 수 있다. 임신 3개월 이내의 태아의 태반경유감염에서는 심장, 눈, 뇌, 뼈, 귀의 발육이상이 생기며, 임신중절이 되지 않으면 40%에 달한다. = rubella.

풍하 風下 leeward 구조물이 바람을 받는 반대쪽. ↔ 풍상.

풍해 風害 wind damage 바람에 의한 재난피해. 예를 들어 풍식(風蝕), 염풍해(鹽風害), 선풍(旋風)피해, 구조물 붕괴 등이 있다.

풍향 風向 direction of the wind 바람이 불어오는 방향.

풍향확률 風向確率 directional probability 일정한 풍향으로 바람이 부는 확률.

퓨젤유 ~油 fusel oil 끓는점 범위 100~145℃, 비중 0.811~0.815, 인화점 42℃인 황색~갈색의 유상 액체. 물에 녹기 어렵고, 원료와 효모의 종류나 발효조건에 따라 다르나 이소아밀알코올, 활성아밀알코올, 이소부탄올이 주성분이다. 주요 용도는 아세트산에스테르로 만들어 도료의 용제로 쓰며, 증류하여 각 유분(溜分)으로 나누어 향료의 원료 등에 사용한다. = potato oil.

퓨즈 fuse 전기회로 중에 삽입하여 정격 이상의 전류가 흘렀을 때 자동으로 녹아 끊어져 전류를 차단시켜 전기회로의 안전을 보전하는데 사용되는 도선. 납·주석의 합금, 알루미늄 조각 등으로 만들어져 있다. 저압퓨즈는 정격전류의 1.25배에 견디고, 1.45배의 전류에 5분간 견디며, 2배의 전류에서 1분 이내에 용단하는 것으로 규정하고 있다. 종류로는 판퓨즈, 실퓨즈, 갈고리형 퓨즈 등이 있다.

프라제팜 prazepam 벤조다이아제팜계통의 항불안제. 불안장애에 대한 치료 및 불안증상의 단기적 경감을 위해 처방하며 부작용으로 혼미, 진전, 심계항진, 발한 등이 있다.

프라조신 prazosin 아드레날린성 α수용체 차단제. 혈관벽 평활근의 아드레날린성 α수용체의 선택적 봉쇄작용과 경미한 α2수용체 봉쇄작용으로 말초혈관 확장과 혈압하강작용을 나타냄으로 고혈압치료에 응용된다. 또한 저항혈관과 용량혈관 모두 혈관긴장도를 감소시키므로 정맥 환류(venous return)와 심박출량이 감소하며 투여시에는 최초 투약현상을 감소시키기 위해 최초 1mg 이하의 용량을 1일 3회 분복하되 취침시에 투여한다. 주된 부작용으로 초회 현상(first-dose phenomenon)이라는 것이 나타나 최초의 투약에서 체위성 저혈압, 실신, 졸음, 피로감, 심계항진 등의 부작용이 우려되므로 주의한다.

프랑슘 francium [Fr] 원자량 223, 융점 27℃, 비점 677℃인 은백색의 금속. 프랑스의 여류과학자 M.페레이가 정제한 악티늄으로부터 α붕괴에 의해 생성된다는 것을 밝혔다. 이름은 그녀의 조국인 프랑스에 연유한다. 동위원소는 모두 방사성이며 219, 220, 221, 223이 있다. 융점이 매우 낮기 때문에 경우에 따라 실온에서 쉽게 액체로 되며 화학적 성질은 세슘(Cs)과 유사하다.

프랑스응급의료체계 ~應急醫療體系 Services d'Aide Medical Urgente : SAMU 프랑스의 대표적 응급의료체계. 마취과나 응급의학을 하는 의사를 주축으로 한다. 1960년대 후반부터 전국에 응급의료체계의 통신 및 의료활동의 중심이 되는 104개의 SAMU를 구축하였으며, 이외에도 소방서, 적십사, 민방위, 군경 등이 참여하고 있고, 소방계통에도 별도의 의료조직을 구성하여 활용하고 있다. SAMU의 하부조직으로는 중환자처치를 위한 전문의료팀인 SMUR(Services Mobiles d'Urgente et de Reanimation)이 전국에 280여 개가 운영되고 있으며, 응급처치만을 전문으로 하는 개업의인 SOS doctor등을 운용하고 있다. 또한 지역적인 특성에 따라 해상이나 산악구조를 위한 특수한 SAMU도 조직하고 있다.

프랑크-스탈링법칙 ~法則 Frank-Starling law 심장의 확장말기용적과 1회 박출량 사이의 관계를 기술한 법칙. 수축 전에 심실의 혈액량이 크면 클수록 심근의 장력이 더 커져서 더 큰 수축력이 발생한다는 것.

프러식 prusik ① 기계장비를 이용하지 않고 로프 등반할 때 사용하는 매듭. 매듭은 무게가 실리면 안전하게 지탱해 주며 무게가 사라지면 쉽게 움직일 수 있다. 레펠을 하거나 로프를 올리거나 내릴 때에는 안전장비로도 사용된다. ② 로프에 붕대를 감을 때 사용되는 prusik 매듭형 등반장비 또는 안전장비. ③ prusik을 이용한 등반활동.

프레더-윌리증후군 ~症候群 Prader-Willi syndrome 근육긴장도의 선천적 결함, 과도한 식욕, 체중 과다, 정신지체를 나타내는 대사장애. 이러한 증후군과 진성 당뇨병이 합병될 때 그 증상을 로이어의 증후군(Royer's syndrome)이라 한다.

프레드니소론 prednisolone 피부와 결막 각막의 염증과 면역억제제. 위장관계, 내분비계, 신경계, 수분과 전해질 불균형시 심각한 부작용이 나타날 수 있다.

프레온 freon 클로로포름, 사염화탄소, 육염화에탄 등을 원료로 하고 촉매를 사용해서 플루오르화수소와의 반응으로 만들어지는 무색, 무취의 기체. 탄화수소의 플루오르화 유도체인 플루오로클로르 치환체류에 대한 듀폰사의 상품명. 주로 냉매로 사용되는데, 화학적으로 안정하고 폭발성이 없으며, 불연성, 무독성이므로 냉장고 냉동기, 에어콘 및 각종 냉동기의 냉각재로 사용된다. 이 밖에 플루오르화수지의 원료, 에어로졸 분사제(噴射劑), 소화기 등에도 사용된다.

프렌드 friends 캠의 원리를 응용하여 크랙 등의 바위가 갈라진 틈에 집어 넣어서 지점으로 하는 측의 일종.

프렌젤법 ~法 frenzel maneuver 코를 잡고 입을 다문 상태에서 닫혀진 성문을 향해 침을 삼키는 동작. 이 술기는 심해로 내려가는 동안 고막의 파열이나 귀의 압착을 예방하기 위한 방법이며 중이와 외이의 압력을 같게 하기 위한 시도이다. → Valsalva's maneuver.

프로게스테론 progesteron 동물체내에서 발견되고 있는 유일한 황체호르몬. 난소의 황체에서 분비되며 그 분비는 뇌하수체의 황체자극 호르몬의 지배 하에 있다. 정상적인 월경 주기 중에서 황체호르몬이 가장 많이 분비될 때는 주기의 20~21일째(배란 후 7~8일)이고, 월경 전 2일간은 완전히 저하된다. 황체호르몬의 작용으로는, 1) 수정란의 착상과 임신유지 2) 프로게스테론의 영향 하에 자궁내막에 글리코겐은 축적하여 수정란의 착상을 위한 적당한 영양상태 유지하여 임신지속상태 유지 3) 자궁의 운동성과 옥시토신(oxytocin)분비를 억제하여 자궁 수축저하 4) 유방의 포상조직(alveolar tissue)발달과 모체의 신진대사를 촉진한다. 5) 임신 중 자궁의 발육성장을 지배하며 배란 후에 황체에서 프로게스테론이 분비되기 때문에 배란에는 영향을 미치지 않는다.

프로게스토겐 progestogen 자연적 혹은 합성된 여성 호르몬.

프로그레시브셋 progressive set 거리는 변화를 주지 않고 반복할 때마다 점점 속도를 증진시켜 나가는 훈련방법.

프로락틴 prolactin 뇌하수체 전엽에서 분비되는 호르몬. 다른 호르몬과 함께 작용하여 산후 여성의 젖 분비를 자극한다. 일부 포유류에서는 성선자극호르몬과 함께 생식소의 기능도 조절한다.

프로릭신 prolixin 정신병 치료제. 1일 3회 0.25~1.5mg씩 경구투여 한다.

프로마진 promazine chlorpromazine보다는 작용이 약한 지방족 측쇄류 항정신병 약. 1일 3회 1회 50~100mg씩 경구투여한다.

프로메타진 promethazine 항히스타민제, 진토제. 진정효과가 있으며 히스타민에 대항하여 혈관, 소화기계, 호흡기계에 작용한다. 즉 히스타민의 약리적 효과를 차단함으로써 알레르기반응을 감소시키며 벌레 물린데, 가벼운 화상, 피부가려움증, 오심, 구토, 멀미, X-선에 의한 피부자극시 이용한다. 진토 작용도 나타내는데 가끔 진통제의 효과를 증진시키기 위해 마약과 함께 투여하기도 한다. 성인은 1회 25~50mg, 진토제로 이용할 경우에는 25mg씩 필요시 복용하고 연고제인 경우에는 1일 3~4회 환부에 엷게 도포한다. 감염성이나 염증성 피부질환, 습진, 삼출성 병소에는 사용하지 않으며 혼수상태에 있는 환자나 많은 양의 우울제를 복용한 환자에게 사용해서는 안된다.

프로베네시드 probenecid 신세뇨관에 직접 작용하여 요산의 배설속도를 증가시키며 만성통풍에 있어 요산 동원의 목적으로 사용하는 요산 배설제. 항통풍제로 요산배설작용은 아스피린 투여에 의해 감소시킬 수 있다. 신장에서 특정 화합물의 요중 농도를 낮추고 혈장내의 농도를 높인다. 성인은 처음 1주간 250mg씩 1일 2회 투여하고 필요에 따라 1일 2g까지 증량하여 2~4회 분할 경구 투여하고 소아는 초회량 25mg/kg, 유지량은 40mg/kg을 4회 분할 투여한다. 졸림, 서맥, 식욕부진, 발열, 과산증의 부작용이 있으므로 수유부, 2세 이하, 심한 호흡기질환 환자는 주의하고 심한 간질환, 혈액이상 환자에게 사용해서는 안 된다.

프로브아이 Probe-eye 온도차를 감지하여 연기가 가득 차 앞을 볼 수 없는 곳에서 부상자의 위치를 탐지하거나, 표면으로 드러나지 않은 화재 등을 찾아낼 때 사용하는 적외선 탐지장치로 상품명.

프로비타민 provitamin 신체내에서 비타민으로 전환되는 어떤 음식물들에서 발견되는 물질. = previtamin.

프로빗 probit 여러 가지 사고영향모델에서 확률을 평가하는 단위.

프로빙 probing 눈사태 속에 파묻힌 희생자에 대한 수동 수색 방식.

프로스오버 froth over 점성을 가진 뜨거운 유체의 아래 부분에서 물이 비등할 경우 비등하는 물이 저장탱크 내의 유류를 외부로 넘쳐흐르게 하는 현상. 뜨겁게 가열된 점성이 큰 아스팔트유를 물이 들어있는 탱크에 넣었을 때 가열된 아스팔트유와 열교환한 내부의 물이 비등하면서 탱크 내의 아스팔트유를 탱크외부로 넘쳐흐르게 하는 현상이 대표적인 예이다.

프로스타글란딘 prostaglandin 자궁수축과 위액분비의 자극, 염증촉진 등 많은 자가분비 조절기능을 가진 지방산 계열.

프로스타사이클린 prostacyclin 신체의 혈관벽에서 주로 형성되는 강력한 혈관 확장제. 혈소판 응집을 느리게 한다.

프로실후두마스크 ~喉頭~ LMA-Pro Seal 후두경을 사용하지 않고 응급환자에게 비침습적으로 기도를 확보할 수 있으며 위장관 튜브를 통하여 위 내용물을 쉽게 제거할 수 있는 기구. 위장관 튜브가 부착된 일체형으로 환자가 구토시 또는 위장 내 가스 배출시에 위장관 튜브를 통하여 외부로 배출된다. 가압증기 멸균소독(steam autoclave)에서 녹지 않고 변형 없이 재 사용할 수 있는 의료용 실리콘 재질로 소아 10kg부터 성인 95kg 이상에서 사용할 수 있다. 실리콘 튜브내에 와이어가 내장되어 180° 이상 구부려도 접히지 않으며 후두의 압력을 최소화 하도록 공기주입량이 10㎖ 이하, 14㎖ 이하, 20㎖ 이하, 30㎖ 이하, 40㎖ 이하로 제품에 표기되어 있다. 환자가 깨물어도 치아손상이 없는 실리콘 바이트 블락이 제품에 부착되어 있다.

프로게스틴 progestin ① 프로게스테론(progesterone). ② 자연적 혹은 합성의 호르몬 집단으로 자궁에서 유사 프로게스테론 효과와 함께 황체, 태반 혹은 부신 피질에서 방출된다.

프로카인 procaine 한때 많이 사용된 국소마취제. 현재는 lidocaine 등으로 대치되었다. 체내에서 가수분해되어 para-aminobenzoic acid가 생성되는데 이것이 sulfonamide의 작용을 방해한다.

프로카인아마이드 procainamide procaine과는 달리 ester결합(-CO·O-)이 amide결합(-CO·NH-)으로 바뀐 항 부정맥제. 심장작용은 quinidine과 매우 비슷하며 불응기의 연장, 흥분성의 저하, 흥분전도속도의 저하가 나타난다. 심실 이소성을 억제하는데 효과적이며 lidocaine이 심실성 부정맥을 억제하지 못하는 경우에 효과적이며 또한 심장내 다양한 심박조율 위치의 자동성을 감소시키며 lidocaine보다 심실내 전도를 훨씬 큰 정도로 느리게 한다. 심근경색 발생 직후인 심실성 부정맥에 대해서도 특효적으로 작용하며 소화관에서의 흡수가 양호하여 주로 내복으로 사용하지만 주사로 투여하는 경우도 있다. 경구투여시 초회량은 1g, 필요에 따라 0.5~1g을

4~6시간 간격으로 투여하고 근주시는 0.5~1g을 경구치료가 가능할 때까지 6시간마다 반복 투여한다. 정주시는 100mg을 5분 동안 직접 정맥내로 투여하고 50mg/min을 초과해서는 안된다. 심한 저혈압에 주의한다.

프로클로르페라진 prochlorperazine 페노티아진계 항정신제, 진토제. 정신장애의 치료와 메스꺼움, 구토를 조절하기 위해 처방된다. 파킨슨, 중추신경계 억제제와 동시 투여, 간 또는 신기능장애, 심각한 저혈압 또는 페노티아진계에 대하여 과민반응이 있는 경우에는 금한다. 저혈압, 간독성, 추체외로 반응, 혈액질환 및 과민 반응이 나타난다.

프로타민설페이트 protamine sulfate 동량의 헤파린과 결합하여 산성 헤파린의 항응고작용을 신속히 반전시키는 저분자량의 강염기성 단백질. 물고기의 정자에서 분리된다. 헤파린 과량투여시 중화, 혈액투석, 인공심폐, 선택적 뇌관류 냉각법 등 혈액제의 순환 후 헤파린 작용을 중화하는데 사용한다. 헤파린 1,000단위에 본제 1~1.5㎖(10~15mg)를 투여하고, 1회에 5㎖(50mg)를 넘지 않는 양을 생리식염수 또는 5% 포도당 주사액 100~200㎖에 희석시켜 10분 이상에 걸쳐 서서히 정주한다. 서맥, 오심, 구토, 담마진, 권태 등의 부작용이 우려되므로 주의하고 피부발진, 피부염 등을 확인한다.

프로테우스균 ~菌 proteus Gram음성의 간균으로 운동성이 있는 호기성 또는 통성혐기성균. 부패균으로 식중독 원인균으로 보고된 것은 *P. vulgaris, P. mirabilis, P. morganii*이 있다. 잠복기는 4~35시간인데 평균 12~16시간의 잠복기를 거쳐 구토, 설사, 복통, 발열 등의 급성위장염증상을 일으키고 두통이 따르는 경우도 있다. 7일 이내에 거의 회복되고 사망하는 일은 없다. 하계 아동설사증의 원인균이기도 하다. 감염시 응급처치는 카나마이신(kanamycin), 겐타마이신(gentamicin), 아미카신(amikacin) 등의 아미노글리코사이드(aminoglycoside)가 가장 효과적이지만 내성균이 나타나고 있다. kanamycin은 성인의 경우 1회 1바이알씩 1일 1회 또는 2회 근주하고 고령자는 1회 용량을 0.5~0.75g으로 투여한다.

gentamicin은 체중 1kg당 0.8~1.6mg/day씩 근육주사하고, amikacin은 성인 및 유·소아는 1일 15mg/kg을 2~3회 분할 근주 또는 점적 정주하고 신생아의 경우는 초회량 10mg/kg, 이후 7.5mg/kg을 매 12시간마다 투여한다. 엠피실린(ampicillin), 카베니실린(carbenicillin), 세파로스폴린(cephalo- sporin)제제도 효과가 있고 퀴노론(quinolone)계열의 항균제나 코-트리목사졸(co-trimoxazole)도 유효하다. ampicillin은 성인의 경우 250~500mg 캡슐을 1일 4~6회 투여하고 주사는 1회 250~1,000 mg씩 1일 2~4회 정주 또는 근주한다.

프로텍션 protection 암벽에서 등반자가 추락했을 때 등반자 자신의 몸을 지키기 위하여 마련하는 러닝 빌레이의 중간 지점 및 셀프 빌레이의 지점.

프로토콜 protocol 컴퓨터 상호 간에 접속되어 오류를 최소화함으로써 정보를 원활하게 교환할 수 있게 하기 위해 필요한 규칙의 집합. 통신 규약은 상호 간에 이해할 수 있는 의미 내용을 표현하는 형식, 즉 정보 교환 형식과 정보의 송수신 방법 등을 규정하는 규칙으로 구성된다. 같은 통신 규약을 사용하면 기종과 모델이 달라도 컴퓨터 상호 간에 통신할 수 있게 되고, 각각의 컴퓨터상에서 다른 프로그램을 사용하고 있더라도 컴퓨터 사이에서 데이터의 의미를 일치시켜 프로그램을 동작시킬 수 있게 된다.

프로토포르피리아 protoporphyria 혈액과 변에서 프로토포르피린의 수치가 증가된 상태를 일컫는 용어.

프로토포르피린 protoporphyrin 헤모글로빈과 미오글로빈처럼 많은 중요 신체 화합물로 만든, 단백질과 철이 혼합된 색소. → 햄(heme).

프로트롬빈 prothrombin 혈액 응고에 관여하는 효소. 혈액 속에 있는 혈장단백질의 하나로 간에서 비타민 K의 작용으로 생성되어 혈소판과 칼슘이온 등의 작용으로 트롬빈이 되어 이것이 다시 피브리노겐에 작용하여 피브린을 만들어 혈액 응고가 일어난다. 집토끼의 뇌에서 얻은 트롬보플라스틴을 사용하여 응고시간을 측정하여 프로트롬빈의 양을 구한다. 정상에서는 20mg/㎗의 비율로 사람의 혈장 속에 함유되는데, 이것이 20% 이하가 되면 장애가 일어난다. 비타민 K 부족, 간의 장애 등에 의하여 이 같은 감소가 일어난다. = 트롬보겐.

프로판 propane [C₃H₈] 분자량 44.1, 녹는점 −187.69 ℃, 끓는점 −47.07℃, 공기를 1로 할 때의 비중 1.547인 약한 자극적 냄새가 나는 무색의 액체. 에탄보다도 더 강한 광휘(光輝)를 가지는 불꽃을 내면서 연소한다. 화학반응성은 낮으나, 수소가 이탈함으로써 프로필렌으로 변하고, 공기산화에 의해서 포름알데히드 등을 생성할 수 있다. 제조시 천연가스, 석유의 크래킹(분해증류)으로부터 얻어지는 가스로부터 기름 흡수, 활성탄 흡착, 압축, 냉각에 의한 액화 등에 의해서 농축하여 저온분류(低溫分溜) 등의 방법으로 분리시킨다. 용도는 프로판가스로서 가정용 연료로 사용되며 액화석유가스(LPG)의 형태로도 사용된다. 이 밖에 여러 물질의 합성원료, 윤활유 정제의 용제, 냉매(冷媒) 등으로도 사용된다.

프로펠러 propeller 비행기, 배 등에 부착되어 아주 빠르게 돌아감으로써 추진력을 일으키는, 둘 또는 그 이상의 날개로 이루어진 장치.

프로포셔너 proportioner 소방펌프와 방출구 사이에서 물에 포소화약제를 혼합하는 장치. → 포소화약제.

프로프라놀롤 propranolol 항 고혈압제, 항 협심제. 심장에 대해서 두 가지 기전으로 작용하는데, 그 하나는 아드레날린 신경섬유에서 유리된 카테콜라민(catecholamine)의 작용을 차단하는 것이고, 다른 하나는 심근에 대한 직접작용으로 확장기 탈분극 속도를 감소시키고 전도속도와 불응기를 감소시키며 심근의 변력작용(inotropic action)을 감퇴시키는 것이다. 부정적인 변력성, 변시성, 변전성의 비율을 가진 비선택적 β−아드레날린성 차단제로 기외수축, 발작성 빈박의 예방, 빈박성 심방세동, 갈색세포종, 동성빈박, 협심증, 고혈압, 국소마취작용, 심근수축력 억제작용 등에 효과적으로 이용된다. 이는 내인성 교감신경의 유사작용이 없으며 세포막 안정효

과가 크고 지방 용해도가 큰 β수용체 봉쇄제이다. 편두통 예방제로 좋으며 심장에 대한 아드레날린성 흥분작용을 봉쇄하여 부정맥 치료효과를 나타낸다. 심박동수의 증가를 억제하고 digitalis에 의해 심박조율기 능력이 항진되었을 때 그 억제 작용이 더욱 현저하다. 또한 항갑상선 약제나 방사성 요오드에 대한 반응을 기다리는 동안 확실하고 신속하게 증상을 완화하는데 효과가 있으며 치명적 합병증인 갑상선위기(thyroid storm)에 대해 대단히 유효하다. 경구투여시 6시간마다 20~40mg이지만 환자의 반응에 따라 조절한다. 고혈압에는 초회량 1일 80mg을 투여하며 협심증에는 10~20mg을 1일 3~4회 투여한다. 장기간 치료를 위할 때는 1일 40~80mg씩 경구투여 한다. 위장장애, 두통, 서맥, 심부전 등을 동반할 수 있으므로 특히 심근경색인 경우에는 주의하고 기관지천식을 악화시킬 수 있으므로 주의하여 투여한다.

프로피오니박테륨속 propionibacterium 인간의 피부, 인간과 동물의 내장기관내 그리고 배설물에서 발견되는 박테리아의 한 형태. 한 종류는 (*P. acn*) 여드름 물집에 흔하다.

프로피오니카키데미아 propionicacidemia 신체가 어떤 아미노산(트레오닌 : threonine, 이소류신 : isoleucine, 메티오닌 : methionine)을 사용할 수 없는 선천적 결함. 정신적, 신체적 지체를 일으킨다.

프로피온산 propionic acid [CH₃CH₂COOH] 분자량 74.1, 증기비중 2.55, 증기압 2mmHg(20℃), 융점 −21℃, 비점 141℃, 비중 1.0, 인화점 52℃, 발화점 513℃, 연소범위 2.9~12.1%인 자극성의 불쾌한 냄새가 나는 무색의 기름상의 액체. 물과 잘 섞이지만, 포름산이나 아세트산과 달리 염석(鹽析)하면 기름 모양으로 석출한다. 가연성 액체로서 증기는 공기보다 무겁고 낮은 곳에 체류하며, 점화원에 의해 인화·폭발한다. 연소시 자극성의 증기뿐만 아니라 일산화탄소, 이산화탄소를 방출한다. 저장·취급시 가열을 금지하고, 화기를 엄금하며, 직사광선 차단이 요구된다. 용기는 차고 건조하며, 환기가 잘 되는 안전한 곳에 저장한다. 산화성 물질, 강산류와

접촉을 방지한다. 화재시 건조분말, 이산화탄소, 알코올형 포가 유효하며 용기의 외벽을 물분무로 냉각하는 것이 효과적이다. 액체는 눈과 피부에 약상을 입히고 증기는 눈과 호흡기 계통에 자극을 준다. 프로피오니트릴을 가수분해하거나, 프로필알코올을 산화시키면 얻을 수 있다. 용도는 향료, 농약, 의약, 식품첨가제, 합성수지제조 등에 사용되며 염류는 음식물에 대하여 살균력과 보존력을 지니므로 그 방면에서 많이 이용된다. 또 아연염은 백선(白癬) 등 피부병 치료에 사용된다. = propanoic acid, methyl-acetic acid.

프로피온알데히드 propionaldehyde [CH₃CH₂CHO] 분자량 58.1, 증기 비중 2.0, 증기압 300mmHg(20℃), 융점 −81℃, 비점 49℃, 비중 0.81, 인화점 −9℃, 발화점 207℃, 연소범위 2.9~17.0%인 질식성의 과일 냄새가 나는 무색의 액체. 물에 약간 녹는다. 증기는 공기보다 무겁고 낮은 곳에 체류하며, 점화원에 의해 인화, 폭발한다. 연소시 역화의 위험이 있으며, 자극성, 유독성의 가스를 발생한다. 저장·취급시 가열이 금지되고, 직사광선 차단이 되며, 화기엄금이 요구된다. 용기는 차고 건조하며 환기가 잘되는 안전한 곳에 저장한다. 산화성 물질, 아민류, 강알칼리, 강산, 다른 반응성 물질과의 접촉을 피한다. 증기의 누설 및 액체의 누출 방지를 위해 용기를 완전히 밀봉하며 취급 장소 내의 전기설비는 방폭구조로 해야 한다. 화재시 물분무, 건조분말, 알코올형 포, 이산화탄소가 유효하며, 직접 주수하는 것은 효과가 없다. 눈, 코 목을 자극하며 고농도의 증기에 과다 노출되면 혼수상태, 메스꺼움, 의식 상실 등의 현상이 나타나므로 화재 진압시에는 공기 호흡기 등의 안전장구를 꼭 착용한다. 용도는 유기합성의 중간체, 살균제, 방부제 등에 사용된다.

프로필아민 propyl amine [C₃H₇NH₂] 분자량 59.1, 증기비중 2.0, 증기압 248mmHg(20℃), 융점 −83℃, 비점 49℃, 비중 0.7, 인화점 −37℃, 발화점 318℃, 연소범위 2.0~10.4%인 암모니아 냄새가 나는 휘발성이 강한 가연성의 액체. 물에 잘 녹으며 아미노기를 가지고 있어 암모니아와 같은 약한 염기성

을 띤다. 증기는 공기보다 무겁고 낮은 곳에 체류하며, 점화원에 의해 쉽게 인화·발화하고 일시에 번진다. 강산류, 산화성 물질, 유기과산화물, 차아염소산염, 염소, 할로겐화합물과 심하게 반응하며, 경우에 따라 혼촉 발화의 위험이 있다. 저장·취급시 화기를 엄금하고, 직사광선 차단이 요구된다. 저장시 차고 건조하며 통풍이 잘 되도록 한다. 증기 누설시 모든 점화원을 제거하고 저장용기는 물분무로 냉각시키며, 누출액체는 불연성 물질로 희석 회수한다. 화재시에는 물분무, 분말, 알코올형 포, 이산화탄소 등으로 질식 소화한다. 직사주수는 화재 면적을 확대시키므로 효과가 없고 화염에 노출된 용기는 물분무로 집중 냉각시킨다. 연소생성물은 질소산화물 등을 포함하고 있어서 원래 물질보다 독성이 강해진다. 피부를 자극하고 눈에 들어가면 화상을 입히며 증기 흡입시 메스꺼움, 폐부종, 기침, 눈물흘림, 결막염, 호흡기 자극을 일으킨다. 암모니아의 수소원자를 알킬기 등으로 치환하여 얻는다. 용도는 염료, 의약품, 계면활성제, 가황촉진제, 섬유처리제, 나일론 및 폴리우레탄의 중간체 등에 사용된다. = 1-amino propane, 1-propanamine.

프로필트리클로로실란 propyl trichloro silane [C₃H₇SiCl₃] 분자량 177.5, 증기비중 6.12, 비중 1.19, 비점 122℃, 인화점 38℃인 독특한 냄새가 나는 무색의 액체. 물에 녹지 않는다. 염기와 접촉하면 수소를 발생하고 발화의 위험이 있다. 가연성 액체로서 증기는 공기보다 무겁고 낮은 곳에 체류하며 점화원에 의해 인화, 폭발한다. 연소시 역화의 위험이 있으며, 포스겐, 염화수소를 포함한 자극성, 유독성의 가스를 발생한다. 물과 반응하여 유독성의 염화수소를 방출한다. 강산류, 강산화제, 알칼리와 심하게 반응하고 때로 혼촉발화한다. 저장·취급시 가열금지, 화기엄금, 직사광선 차단, 물 또는 습기와 접촉 방지에 유의해야 한다. 용기는 차고 건조하며 환기가 잘되는 곳에 저장한다. 화재시 건조분말, 이산화탄소, 포가 유효하다. 직접 주수하는 것은 효과가 없고 물분무로 용기의 외벽을 냉각시킨다. 화점 접근시 연소가스 및 분해가스를 피하고 바람을 등지

며 공기 호흡기를 착용해야 한다. 독성 및 부식성 물질로서 눈과 피부에 약상을 입히고 눈, 코, 피부, 점막을 자극하므로 충분히 안전거리를 유지하고 가급적 짧은 시간에 소화해야 한다. 용도는 수지제조 중간체로 사용된다.

프로호르몬 prohormone 폴리펩티드 호르몬의 전구물질. 호르몬보다 분자크기가 더 크고 활성은 적다. 내분비선 세포내에서 만들어져 분자 크기가 작고 활성인 호르몬으로 전환된 후 분비된다.

프록킥 frog kick 수영의 평영에서 다리동작의 한 방법으로 개구리 다리차기와 같이 휘돌려 차는 방법.

프롤린 proline 신체의 많은 단백질에서 발견되는 중요 아미노산. 특히 콜라겐. → 아미노산(amino acid), 단백질(protein).

프뢰츠체위 ~體位 Proetz position 환자를 진찰대에 반듯이 눕히고 베개를 어깨 밑에 고여주어 머리를 뒤쪽으로 젖혀 턱과 외이도가 직각의 위치를 갖도록 하는 체위. 접형골동과 사골동의 병변을 치료하고자 할 때 비강으로 약을 점적하는 자세이다.

프루라제팜 flurazepam 벤조다이아제핀 신경안정제. 불면증에 효과가 있으며 부작용으로 잠재적인 신체적, 정신적 의존성이 있으며 어지럼증과 약물숙취가 일어날 수도 있다.

프리마퀸 primaquine 독성이 적은 항 말라리아제제. 임상적으로 3일열 말라리아에 대해 근본적인 치료를 할 수 있다. 열대말라리아의 외적혈구형태(exoery-throcytic form)에도 강력한 효과를 나타낸다. 1일 15mg씩 투여하고 생식형에는 1주 1회 45mg을 경구투여 하며 균주들에 대해 감수성이 다양하게 나타나므로 약물의 남용을 금한다. 오심, 구토, 소화장애 등의 부작용이 가끔 나타나며 대량 투여시 청색증을 볼 수 있다.

프리멈넌노케르 primum non nocere 라틴어로서 '첫째 해롭지 않게 하라.' 의료의 기본 원칙. 모든 환자를 위한 치료적 고려.

프리스타일 free style 수영에서 말 그대로 자유형, 크롤 영법으로 대표되지만 어떤 영법에 제한을 두지 않는 다는 뜻.

프리킬리열 ~熱 prickly heat 고온다습한 곳에 장기간 노출되었을 때 한선이 폐쇄되어 홍반주위에 보이는 구진이나 작은 소포. → 열 발진(fever rash). = miliaria(속립진, 땀띠).

프리프라임설비 ~設備 preprimed system 포수용액이 충전되어 있는 습식설비.

프린즈메탈협심증 ~狹心症 Prinzmetal's angina 관상동맥 경련으로 인한 협심증의 형태로 활동시보다 휴식시에 생긴다. 증상이 있는 동안 심전도에서 ST상승을 볼 수 있으며 통증이 완화되면 ST상승도 사라진다. → 협심증(angina).

프티알린 ptyalin 녹말을 당으로 전환시키는 효소로 타액에 함유되어 있는 아밀라아제. 이자액 속에 함유되어 있는 아밀롭신과 마찬가지로 α-아밀라아제이다. 작용은 구강 내에서는 충분히 진행할 시간이 없고, 보통 위액에서 강한 산성이 될 때까지 15~20분간 위 안에서 소화가 계속된다. 염소이온 등 무기이온에 의하여 활성화되고 식염이 있는 상태에서의 최적 pH는 6.9이다.

플라보단백질 ~蛋白質 flavoprotein 미토콘드리아내에서 전자수송에 포함된 플라빈 색소를 포함하고 있는 복합단백질.

플라빈아데닌디뉴클레오티드 flavin adenine dinucleotide : FAD 미토콘드리아내에서 전자수송에 관여하는 리보플라빈으로부터 유도된 조효소.

플라스마 plasma ① (구조) 기체를 수 천도의 높은 온도로 가열하면 그 속의 가스 원자가 원자핵과 전자로 유리되어 플러스마이너스 이온 상태가 되는 것. 원거리작용을 하는 쿨롱힘이 전하 사이에 작용하므로 근거리의 국부상태(局部狀態)보다는 먼 곳의 상태의 영향을 받아서 전체가 함께 움직이는 집단동을 하는 특성을 지니고 있다. 1928년 미국의 I. 랭뮤어가 전기방전시 생긴 이온화된 기체에 플라스마라는 개념을 쓴 것이 최초이다. ② (구급) 혈액의 혈구성분을 제외한 액성 부분으로 혈청과 구분하여 사용한다.

플라스틱 plastic 열, 압력 또는 이 양자에 의해 소성변형시켜 형성할 수 있는 고분자 물질의 총칭. 그 성형품 하나하나를 가리킬 때도 있다. 이와 같은 고분자 물질에는 천연수지와 합성수지가 있으나 플라스틱이라 하면 후자를 가리키는 것이 보통이며, 열가소성수지와 열경화성수지로 대별된다. 플라스틱을 가소성물질이라고도 하는데 가소성이란 그 탄성 한계를 넘어서 외력을 가한 경우에는 그 물질에 가해진 외력의 방향으로 그 물질에 변형이 생기고 외력을 제거해도 변형이 그대로 잔존하는 것을 말한다. 플라스틱이라는 인조재료는 대부분이 석유이고, 다음이 천연가스, 그리고 일부는 석탄을 원료로 사용한다. 이것들로부터 분자량이 작은 원료(이것을 단위체라고 하는 경우가 많다)를 먼저 합성하고, 이것을 고분자화하여 플라스틱 재료로 한다. = 가소성물질.

플라스틱내화물 ~耐火物 plastic refractory 내화재료의 일종. 샤모테(schamotte)질, 고알루미나질, 크롬질 등의 내화재료를 골재로 하여 점토 등의 바인더와 혼합한 것으로서 해머 등으로 박아 넣어 시공한다.

플라스틱스펀지 plastic sponge 각종 합성수지를 써서 해면상으로 만든 재료.

플래스터갈고리 plaster hook 나무 또는 유리섬유 자루에 가시 돋친 갈고리를 부착하여 천장이나 벽 등을 끌어내려 구조용으로 사용하는 도구.

플래시 flash 아날로그 음성 채널이나 CDMA 통화 채널을 통하여 보내는 지시. 사용자가 이동국에 특별한 처리를 수행하도록 지시한 것을 나타낸다.

플래시라이트 flash lights 손잡이가 없는 봉과 같은 형태의 수중 전등.

플래시백 flash back 가연성 액체 화재에서 화재가 한번 소화되고 난 후 다시 점화하는 현상.

플래시오버 flash over 화재 성장의 한 단계로서 화재에 의해 발생된 열이 건축물 내에 축적되어 그 주변의 모든 표면과 물체들이 착화온도까지 계속적으로 맹렬히 가열됨으로써 동시에 연소되기 쉬운 상태에 이르렀을 때 순간적으로 강한 화염을 분출하면서 내부전체가 한꺼번에 타오르기 시작하는 현상. 즉, 실내화재에서 발화된 화염이 확산되어 천장면에 도달하면 짧은 시간 내에 천장 전체에 화염이 확산되는데 이 천장면의 화염에서 발산되는 복사열에 의해 실내의 모든 가연물이 인화점 이상으로 가온되면서 동시에 발화되는 현상이다. 플래시오버 후의 실내온도는 900~1,100℃로 급상승한다.

플래시파이어 flash fire 인화성액체나 기체 등 가연성 물질의 표면을 통하여 순간적으로 확산되는 일종의 분출성 화재. 섬광화재 혹은 표면화재라고도 한다. 숲 바닥에 쌓인 작은 가지나 나뭇잎, 키 작은 식물 등을 태우며 진행되는 전형적인 산화도 대부분이 화재에 속한다. → 인화성 액체, 섬광화재, 표면화재.

플랙시블후두마스크 ~喉頭~ LMA-flexible 후두경을 사용하지 않고 응급환자에게 비침습적으로 기도를 확보하는 기구. 튜브내에 와이어가 내장되어 360° 구부려도 튜브가 접히지 않으며 가압증기 멸균소독(steam autoclave)에서 녹지 않고 변형 없이 재사용할 수 있는 의료용 실리콘 재질로 되어있다.

플랜트 plant 기계, 설비, 원자재, 인력 등의 유기적 종합체. 화재 등 재난·사고의 위험성이 높기 때문에 고도의 안전관리를 필요로 한다.

플랩방식 ~方式 flap 문의 열림이 경첩의 윗쪽으로 90° 이상 열리는 것.

플랫폼 platform 비탈진 암벽에 수평으로 단락을 이루고 있는 대지.

플러그 plug 전기기기, 교환기 등의 회선(회로)을 연결하는 기구. 기기에 고정된 잭(jack)과 조합된다. 그 외에도 가정용 전기기기를 콘센트에 접속하는 것과 원자로의 생체차폐(生體遮蔽) 콘크리트 속에 설치된 실험구멍의 마개 그리고 가솔린기관의 점화장치도 플러그라고 한다.

플런저펌프 plunger pump 그 자신이 패킹을 갖는 피스톤과 달리 실린더에 고정된 패킹 위를 운동하는 펌프. 고압에서 주로 운전된다. 모터가 강력하면 양정에 관계없이 유량이 거의 일정하게 유지되며, 운전 중에 유량을 조절할 수 있다.

플레보토무스열 ~熱 phlebotomus fever 감염된 모래파리(누에놀이)(sandfly)에 물려서 바이러스가 전염되어 생기는 가벼운 감염 질환. 증상은 발열, 두통, 안구의 동통과 염증, 근육통, 피부발진 등이다.

플레이크 flake 느슨하게 감은 소방호스.

플레이파이프 playpipe 호스와 노즐을 이어 주는 핸들이 달려 있는 원통형 관. 관의 끝으로 갈수록 가늘어지는 형태를 하고 있다.

플렉시블들것 flexible stretcher 좁은 공간이나 가파른 경사의 계단을 내려올 때 또는 난폭한 환자를 이송할 때 이용하는 들것. 6개의 운반 손잡이가 있으며 말아서 보관이 가능하다.

플루라제팜 flurazepam 단시간형 benzodiazepines계 수면제. 불면증에 사용하는데 바비튜레이트(barbiturate)보다 탐닉성도 약하고 REM수면에 영향을 미치지 않는다. 수면장애, 수면 및 휴식을 필요로 하는 급·만성 병적상태, 신경성 불면증, 신체적 요인에 의한 수면장애시 이용한다. 성인은 1일 1회 15~30mg, 노인은 15mg을 취침전에 복용한다. 어지러움, 졸리움, 심계항진, 시야몽롱 등의 부작용이 있으므로 임신부는 주의하고 중증 근무력증 환자에게 사용해서는 안 된다.

플루사이토신 flucytosine 효모나 진균에 의한 감염증 치료제. *Cryp. neoformans*, *Candida*종, *Torulopsis*, *glabrata*와 색소진균증의 원인균에 임상적인 효과를 보인다. flucytosine을 단독으로 크립토코코시스(*cryptococcosis*)와 칸디다이시스(*candidiasis*)의 치료에 사용할 때 치료도중 발생하는 내성은 중요한 치료실패의 요인이다. 약물은 위장관에서 신속히 흡수되어 체내에 광범위하게 퍼진다. 250mg, 500mg의 capsule이 있으며 약의 배설이 신장으로 제한되어 있기 때문에 신기능이 약한 환자는 용량을 줄이고 신부전환자는 혈장의 약물농도를 주기적으로 측정하는 것이 좋다. 다량 투여시 골수기능을 억제하여 빈혈, 백혈구 감소증, 혈소판 감소증 등을 일으킬 수 있다.

플루옥세틴 fluoxetine 우울증 치료제. 중추신경계에서 serotonin의 흡수를 억제하며 norepinephrine흡수는 억제하지 않는다. 초기치료 시에는 1일 20 mg을 투여하는데 1일 권장량은 20~60mg, 1일 최고 권장량은 80mg이며 경구로 1일 1회 투여 또는 1일 20mg 초과 시에는 아침과 정오로 1일 2회 투여한다. 부작용으로 두통, 불안, 진전, 식욕부진, 변비, 경련, 월경불순, 발진 두드러기, 이명 등이 나타날 수 있으므로 임부나 수유부, 어린이, 노인은 주의하고 과민성환자에게 사용해서는 안 된다.

플루토늄 plutonium [Pu] 원자번호 94, 원자량 244, α형밀도 19.8g/cm^3, 융점 639.5℃, 비등점 3,235℃인 은백색 금속. 공기 중에서 고온이 되면 상당히 빨리 산화가 진행된다. 할로겐과는 직접 반응하여 할로겐화물을 만든다. 염산, 85%의 인산, 진한 트리클로로아세트산 등에는 녹지만, 진한 황산의 작용은 받지 않는다. 또 알칼리 용액에도 작용하지 않는다. 원자가는 +3, +4, +5, +6가인데, 이 중에서 +3가가 가장 안정하다. 초우라늄의 일종으로 ^{239}Pu(반감기 24360년, α붕괴)는 원자로에 의해 ^{238}Pu23에서 다량으로 만들어지며 핵연료로서 이용되고 있다. 금속은 3플루오르화물을 칼슘, 바륨으로 환원(1,200℃)하여 만든다. ^{239}Pu는 핵분열 생성물로서 중요한 원자에너지원(源)이며, 또 원자폭탄이나 수소폭탄의 주재료로도 사용된다. 이 밖에 중성자원(中性子源)이나 중성자계수기 등에도 사용된다.

플루페나진 fluphenazine 대뇌피질, 시상하부, 변연계를 억압해서 활동과 공격적인 성격을 통제하는 약물. 시냅스에서 도파민에 의해 생산되는 신경전달물질을 차단한다. 정신분열증 및 편집증성 정신병환자의 치료와 유지요법에 이용한다. 1일 3회 0.25~1.5mg씩 경구투여하거나 0.5~4mℓ를 2~5주 간격으로 주사한다. 백혈구 감소증, 요정체, 빈뇨, 발기부전, 여성형 유방 등의 부작용이 있으므로 경련성 질환 환자나 고혈압, 간 질환 환자 등은 주의하고 순환허탈, 간손상, 관상동맥질환, 심한 고혈압, 혈액장애 환자에게는 사용하지 않는다.

플르마제닐 flumazenil 벤조디아제핀계 길항제. 벤조디아제핀의 진정효과 특히 호흡을 회복시키는데 사용되며 플루마제닐은 벤조디아제핀 약물에 과민성인 환자에게는 금기이다. 간질지속상태(status epilepticus)와 같은 생명을 위협하는 상황을 조절하기 위하여 벤조디아제핀을 투여받고 있는 환자에게는 투여해서는 안되며 삼환계 항우울제 과용에도

ㅍ

사용해서는 안된다. 의존적인 환자에게는 주의하여야 하며 금단이 생길 수 있고(빈맥, 고혈압, 불안, 혼돈, 발작) 플루마제닐의 효과가 사라지고 진정의 회귀가 일어날 수 있다. 투여 후 환자의 재진정과 호흡억제를 모니터해야 하며 부작용으로는 피로, 두통, 신경쇠약, 흥분, 현기증, 발적, 혼란, 경련, 부정맥, 오심 및 구토 등을 들 수 있다.

플리넘 plenum 하나 또는 그 이상의 덕트가 연결되고 공급 또는 회수 설비의 부분을 이루고 있는 공기의 구획이나 챔버.

피·시·비 PCB polychlorobiphenyl의 약칭으로 $C_{12}Cl_xH_{10-x}$의 화학식으로 표시되는 물질의 총칭. 열에 안정하고 전기절연성이 우수하여 화재가 발생하기 쉬운 전기관련 제품에 사용되어 왔으며 특히 변압기의 절연제로 많이 사용된다. 농약은 아니지만 구조상으로나 여러 가지 효과가 DDT와 유사하고 산이나 염기 및 산화에 저항력이 있고 물에는 서서히 용해된다. 피시비는 염소의 결합숫자에 따라 성상이 달라지는데 염소수가 적은 화합물은 액상이며 염소수가 증가함에 따라 물엿 같은 상태에서 수지상(樹脂狀)으로 된다. 인체에 섭취되었을 경우 분해가 잘되지 않기 때문에 체외로 배설되지 않고 축적되므로 여러 가지 질병을 일으킨다. 만성 중독의 경우 간장애, 성장지연, 성욕감퇴, 내분비장애, 말초신경장애를 일으키며 얼굴, 가슴, 등, 관절부위에 여드름과 같은 피부병이 발생되고 피부점막의 색소침착이 일어난다. 신생아의 경우 전신 피부가 까맣게 변하기도 한다. 전신증상으로는 식욕부진, 신경통, 빈혈, 백혈구 증가, 황달 및 체중감소 현상이 일어난다.

P파 ~波 P wave 심전도상 정상 심장 주기의 첫 편향을 보이는 것으로 심방의 탈분극을 나타냄.

P형수신기 ~形受信機 P-type receiver 화재신호를 접점신호인 공통신호로 수신하기 때문에 각 경계구역마다 별도의 실선배선(hard wire)으로 연결하는 수신기. 그러므로 경계구역수가 증가할수록 회선수가 증가하게 된다. 대형건물은 많은 회선이 필요하므로 설치, 유지, 보수에 문제가 되므로 소규모건물에 설치된다. → 경계구역.

피각 皮角 cutaneous horn 딱딱한 피부 빛의 표피 돌출. 주로 머리나 얼굴에 생긴다. 이는 암의 전조이고 보통 제거한다.

피개막 被蓋膜 membrana tectoria 넓고 강한 인대. 척추를 두개골에 부착시키는 역할을 한다.

피그 pig ① 납으로 만든 방사능 물질 보관용 용기. ② 수압을 이용하여 배관 속을 지나가며 청소하는 장치.

피그미 pygmy 인체 부위의 비율은 맞는 정상 신체모양을 갖고 있는 매우 작은 사람. 덜 발달된 난쟁이. = 난쟁이.

피기백 piggyback ① 기존에 설치되어 있는 정맥주사줄에 두 번째 수액병을 달아 주로 약물을 천천히 주입하는 장치. ② 한 물건에 덧붙여지는 다른 물건.

피난 避難 evacuation 위험지역에서 벗어나기 위해서 비교적 장시간이 소요되는 멀리 있는 안전한 곳으로 피하는 것.

피난거리 避難距離 travel distant 건축물 내부의 일정지점에서 외부 지상까지 이르는 거리.

피난계단 避難階段 enclosed stairway 계단의 용도에 따른 명칭으로 화재시 건물 내에서 거주인원들의 피난을 위한 계단. 그 구조에 관한 기준은 건축법시행규칙에서 상세하게 규정하고 있다.

피난계획 避難計劃 evacuation planning 건물 내 또는 작업장 등의 화재나 긴급사고시 각 구성원들이 안전하게 대피하기 위해서 취하여야 할 행동에 대한 제반 행동 요령 및 지침을 마련한 대비계획.

피난공지 避難空地 vacant area 화재 등 재난이 발생할 경우에 대피할 수 있는 장소. 연소되거나 전도될 수 있는 물체와 충분히 이격(離隔)된 곳이어야 한다.

피난교 避難橋 fire escape bridge 인접 건물과 연결되어 화재시에 대피하는데 이용할 수 있는 다리.

피난구유도등 避難口誘導燈 luminaries for emergency exit sign 피난시에 사용하는 출입구에 설치되어 피난구인 것을 표시하고, 동시에 그 부근의 밝기를 확보하기 위한 유도등. 표시면의 크기에 따라 대형, 중형, 소형으로 분류된다.

피난구폭단위 避難口幅單位 unit of exit width 비상사태시 사람들이 한 줄로 늘어서서 질서정연하게 이동하는 데 불편하지 않은 통로나 피난로 등의 표준 너비를 정하는 단위. 일반적으로 56cm 정도가 된다.

피난기구 避難器具 fire escape instruments 연기와 화염을 피해서 안전한 곳으로 대피하는데 이용할 수 있는 기구. 평상시에 사용법을 익혀두어야 급박한 상황에서 이용할 수 있다. 예로서 피난로프, 피난교(避難橋), 피난사다리, 피난트랩, 미끄럼막대, 미끄럼대, 완강기(緩降機), 구조대(救助袋) 등이 있다.

피난로 避難路 evacuation route 대지진이나 화재시에 피난자가 안전하게 피난지에 도달할 수 있게 하기 위한 경로. 건축물 내, 부지 내, 시가지 내 등 각종 레벨이 있다.

피난로경유실 避難路經由室 room access 두 방향 피난로를 확보하기 위해 인접한 방을 피난경로로 채택하는 것.

피난로프 避難~ fire escape rope 호텔 객실 등에 비치하였다가 화재시에 창문을 통해서 탈출하는데 이용할 수 있도록 하는 로프. 지상까지 안전하게 내려갈 수 있도록 충분히 길고 굵으며 인장력이 강해야 한다.

피난문 避難門 fire exit 피난구라고도 하며 화재시에 안전하게 건물 내로부터 안전한 옥외나 기타 장소로 대피할 수 있는 문.

피난사다리 避難~ refuge ladder 화재시에 긴급 대피하거나 구조활동을 하는데 이용하는 사다리. 설치상태에 따라 고정식·올림식·내림식사다리로 구분할 수 있는데, 올림식사다리는 바닥에서 위쪽 피난자들에게 올려서 받쳐주는 것이고 내림식사다리는 건물 복도 끝에 평상시에는 접어둔 상태로 두었다가 화재가 발생하면 창틀 등에 걸어 내린 후 피난층으로 대피하는 것이다.

피난설비 避難設備 fire escape apparatus 건물에서 화재 등이 발생하였을 때 사람들이 안전하게 대피하는데 활용할 수 있도록 한 설비. 완강기 등 피난기구, 유도등, 유도표지, 비상조명등, 공기호흡기 등 구조장비, 방열복, 산소소생기 등이 있다.

피난시간 避難時間 evacuation time 재해시 안전한 장소까지 피난하는데 걸리는 시간. 피난계획에서 위험한 상태로까지의 시간과 비교하여 안전성을 검토하여야 한다.

피난시설 避難施設 evacuation facilities 도시재해에 대한 피난시 필요로 하는 시설. 피난로, 구호시설 등이 있다.

피난용량 避難容量 discharge volume 일정한 시간 내에 안전하게 피난할 수 있는 인원 수.

피난장소 避難場所 area of refuge 건물 내에서 화재로부터 대피할 수 있는 비교적 안전한 장소.

피난장애 避難障碍 refuge barrier 재해시 피난을 할 때 피난로 등의 구조상 또는 노상의 공작물, 자동차 등에 의해 원활한 피난이 방해되어 위험이 발생하는 것.

피난체계 避難體系 evacuation system 안전하고 효과적으로 피난하기 위해 피난시설의 배치나 정보 수집전달, 피난방식, 피난유도등을 체계화한 것.

피난층 避難層 fire escaping floor 건물 내에서 대피할 때 화재로부터 가장 안전한 층으로 일반적으로 옥외와 접하고 있는 층.

피난통로 避難通路 evacuation passage 피난을 위해 부지 내에서 설치하는 통로. 건물의 옥외출구나 피난계단의 출구에서 도로 또는 공원 기타의 빈 터로 통하는 것.

피난트랩 避難~ fire escape trap 건물 상층부에서 지상까지 내려올 수 있도록 설치된 간이 계단.

피낭 被囊 encapsulated 동맥, 근육, 신경, 기관과 다른 신체부분을 섬유성 또는 막성 건초로 덮어준 주머니.

피네스트라 fenestra 자급식 호흡기구 안면부에서 안경 기능을 하는 부분.

피-니트로아닐린 p–nitroaniline 무미, 무취의 황색 결정성 분말. 불용성이며 혈액 및 신경독이다. 과량 섭취시 10~30분 후에 안면홍조, 구토, 두통, 심계항진, 청색증, 황색뇨 배출 등을 보인다.

피-니트로-오-톨루이딘 p–nitro–o–toluidine 화약, 염료 등의 원료로 쓰이고 설탕의 200배 정도 단맛

ㅍ

이 있어 물엿제조에 많이 쓰이는 유해성 감미료. 섭취 후 2~3일 만에 위통, 식욕부진, 메스꺼움, 권태, 미열 및 황달증상을 일으키고 심하면 혼수상태에 빠져 사망하기도 한다.

피라밋교차 = 추체교차.

피라졸론유도체 ~誘導體 pyrazolone derivative 항염증작용, 진통작용 및 해열작용을 하는 파라졸의 케톤 유도체.

피라지나마이드 pyrazinamide 결핵 치료제로서 nicotinamide의 합성 pyrazine유도체. 시험관 내에서는 다소 산성 pH에서만 멸균효과를 나타내며 단핵세포내 결핵균을 12.5$\mu g/m\ell$ 농도에서 멸균한다. 6개월 정도의 단기간 복합치료 방법의 중요한 제제이며 지질, 핵산의 생합성을 방해하여 살균한다. 1일 20~35mg/kg을 1회 또는 분할투여하는데 최대량은 하루 3g이다. 비전형적 결핵치료에는 이소니아지드 (isoniazid)와 에탐부톨의 혼합요법이 효과적이며 과량 투여시 간손상이 흔히 나타나며 하루 3g을 경구 투여할 경우 환자의 15% 정도에서 간질환 증상이 나타나고 2~3%에서 황달증상이 나타나 간괴사에 의해 사망할 수도 있다. 투여전에 간기능검사를 해야하며 가계에 통풍발작의 기왕력이 있는 경우는 주의한다.

피로 疲勞 fatigue ① 강한 신체적 운동 후에 나타나는 지구력의 소실이나 탈진상태. ② 정상적으로는 근수축이나 다른 행동을 유발하는 자극에 대해 조직이 반응을 보이는 능력을 소실한 상태. ③ 근수축은 일반적으로 수축후에 회복기가 필요하며 이때에너지를 축적하고 폐기물을 배설한다. ④ 전쟁이나 전투 피로와 같이 정신적 압박감에 극단적으로 노출된 상황과 관련된 정서적 상태.

피로강도 疲勞强度 fatigue strength 구조물에 반복하중이 걸리면 이 반복 하중에 의한 응력이 재료의 항복점 이하에서 장기간 반복됨으로써 파괴되는 현상이 얼어나는데 이러한 무한한 반복에 견딜 수 있는 응력의 극한값. 일반적으로 kg/mm^{2}로 표시한다.

피로열 疲勞熱 fatigue fever 과로 후에 나타나는 고열과 근육통. 근수축시 대사성 노폐물의 축적으로 나타나며 며칠간 지속된다.

피로파괴 疲勞破壞 fatigue fracture 반복하중에 따라 구조물이 소성변형을 일으켜 파괴되는 현상.

피뢰기 避雷器 lightning arrester 전력계통에 발생하는 이상전압 즉, 번개나 전기회로의 개폐 등에 의해 발생하는 충격 과전압의 파고치(波高値)를 제한하는 장치.

피뢰기용단로기 避雷器用斷路器 arrester disconnector 고장이 예상되거나 발생한 후 피뢰기를 단로시켜 회로의 영구적인 고장을 방지하고 고장난 피뢰기를 쉽게 보수하기 위해 설치하는 장치.

피뢰도선 避雷導線 lightning wire 피뢰침과 접지전극을 잇는 짧은 도선.

피뢰설비 避雷設備 lightning equipment 낙뢰전류에 의해 자산에 피해를 주지 않도록 땅속으로 유도하는 시설. 이는 뇌방전 출현을 방지할 수 있는 것이 아니고, 단지 낙뢰가 피보호물에 뇌격을 가하기 전에 뇌방전을 가로채어 뇌전류를 안전하게 대지로 방전하는 것이다. 피뢰방식에 따라 돌침방식, 수평도체방식, 케이질 방식 등이 있다.

피뢰침 避雷針 lightning rod 피뢰설비에서 낙뢰를 받아들이는 침. 건축물보다 높이 설치하는 피뢰침이 보호하는 범위는 그 끝으로부터 60°(위험물시설의 경우 45°) 아래 안쪽이다.

피리독신 pyridoxine 비타민 B복합체 그룹의 부분이 되는 비타민. 아미노산을 만들고 파괴하는 것을 돕는다. = 비타민 B$_6$.

피리딘 pyridine [C$_5$H$_5$N] 분자량 79.1, 증기비중 2.7, 증기압 18mmHg(20℃), 융점 -42℃, 비점 115℃, 비중 0.98, 인화점 20℃, 발화점 482℃, 연소범위 1.8~12.4%인 불쾌한 악취가 나며 불순물 때문에 황색 또는 갈색으로 착색되어 있는 화합물. 고리 안에 질소원자 한 개를 함유하는 헤테로고리화합물로 약한 염기성을 가지고 있으므로 산에는 염을 만들며 녹는다. 물, 에탄올, 에테르와 섞이고 콜타르를 묽은 황산으로 처리하면 수용액이 되어 분리된다. 증기는 공기와 혼합하여 인화, 폭발의 위험이 있다. 상온에서 인화하기 쉽고 수용액 상태에서도 인화성이 있다. 강산류, 산화제와 혼합한 것은 가열,

충격 마찰에 의해 발열·발화한다. 저장·취급시 화기엄금, 가열금지, 직사광선 차단이 요구된다. 용기는 차고 건조하며 환기가 잘되는 곳에 저장한다. 증기의 누설 및 액체의 누출 방지를 위해 용기를 완전히 밀봉한다. 전기 설비에는 방폭조치를 하고 정전기로 인한 점화원 형성을 배제해야 한다. 초기 화재는 이산화탄소, 할론, 분말이 유효하며 대형 화재인 경우는 알코올형 포로 일시에 소화한다. 눈에 들어가면 결막염을 일으키고, 피부에 접촉하면 약상을 입는다. 증기는 흡입시 마취, 식욕감퇴, 두통, 기침 등을 일으킨다. 제법은 아세트알데히드, 포름알데히드와 암모니아를 반응시켜 만든다. 용도는 의약품, 용제, 에틸알코올의 변성제, 계면활성제의 원료, 유기합성의 원료, 도료, 상품제, 분석시약 등에 사용된다.

피마자 蓖麻子 ricinus communis 대극과(大戟科)에 속하는 1년생 식물. 피마자유는 ricinoleic acid를 많이 함유하며 설사약으로 이용되는데 그 원료인 종자에는 alkaloid인 ricinine과 유독 단백체인 ricin과 그밖에 알레르기(allergy)증세를 일으킬 수 있는 알레르기항원(allergen)이 함유되어 있어 이로부터 얻은 피마자유나 유박에 의해서 중독을 일으키는 수가 있다. 복통, 구토, 설사와 allergy상 증상을 나낸다.

피마자유 蓖麻子油 castor oil 비중 0.959, 점도 680cps(25℃), 유동점 −20℃인 황갈색의 점조성(粘稠性)이 있는 액상의 불건성유. 아주까리 씨앗에서 얻을 수 있으며 주성분은 글리세린의 리시놀산에 스테르이다. 씨앗에는 독성이 있는데, 압착하여 얻은 기름에는 없으며, 독성은 짜고 남은 찌꺼기에 남는다. 용도는 의약품 외에도 윤활유, 로드유 제조용, 포마드, 전기절연용, 인조피혁, 타이프라이터잉크, 브레이크 오일의 제조, 카본지(紙), 구두약 등의 원료나 특수한 도료의 원료유로 사용된다. = 아주까리 기름.

피복호스 被覆~ covered hose 표면을 합성고무나 플라스틱으로 피복한 호스.

피봇관절 ~關節 pivot joint 움직임이 한 수평면으로 제한되는 관절. 팔꿈치가 피봇관절로 되어 있다.

→ 활액낭관절(synovial joint).

피부 皮膚 skin 신체의 전체 표면을 덮고 있는 다층의 얇은 막. 신체의 기관중 가장 크며 5개의 세포층으로 되어 있다. 가장 깊은 층은 basale 층이며 아래 층의 조직과 손상된 세포를 대신하는 새로운 세포를 공급한다. 기본층 위에 spinosum 층이 덮힌다. 이 층의 세포는 그들의 표면 위에 작은 척주를 가지며 세포는 다음층인 granulosum 층으로 움직이며 그것은 평평하게 되며 피부의 표면과 평행하게 눕는다. 이 층이 완성되면 이 조직세포의 무리는 lucidum 층으로 불린다. 가장 바깥쪽의 층인 corneum 층은 케라딘을 포함한 죽은세포로 만들어진다. 이 층은 신체의 마찰로 인해 손의 바닥처럼 점점 두꺼워지며 다른 보호받는 층은 점점 얇아진다. 이 피부의 색은 표피에 있는 멜라닌의 양으로 다양하게 만들어진다. 멜라닌의 양은 유전적인 차이로 결정된다. 피부는 열이 방사할 때 땀의 증발을 위해 혈관을 팽창시켜 표면에 흐르게 하여 온도가 올라갈 때 신체를 차갑게 하는 것을 돕는다. 온도가 떨어지면 혈관을 수축시켜 땀의 분비를 감소하게 한다. 피부막(cutaneous membrane), 외피(integument)로 알려져 있다.

피부계통 皮膚系統 integumentary system 피부, 모발, 손톱, 땀샘 및 지방선 등의 피부를 구성하는 기본적인 구조물의 총칭.

피부과학 皮膚科學 dermatology 피부의 연구분야로써 피부를 전공한 의사인, 피부과전문의(dermatologist)에 의해 피부 장애의 진단과 치료를 포함한 의학의 전문분야.

피부과학전문의 皮膚科學專門醫 dermatologist 피부질환을 진단하고 치료하는 전문의사.

피부묘기증 皮膚描記症 dermographism 피부가 어떤 물체에 긁히거나 꽉 조이는 옷을 입었을 때 그 자극된 자리에 두드러기가 나타나는 현상. 물리적인 알레르기 가운데 가장 흔하지만 실제 치료를 받을 만큼 심각하지는 않다. 만성 두드러기 환자에서 잘 나타나고 원인 불명의 후천성 피부묘기증은 어느 나이에서나 나타날 수 있는데 대개 1~2년 뒤에는 증상이 호전되지만 어린 나이에 발병하는 경우에는 일생 동안 지속될 수도 있다. 진단방법은 끝이 뭉툭한 물건으로 피부를 두드리거나 손톱, 나무막대로 힘을 약간 주어 긁는다. 긁은 자리는 반사성 혈관 수축으로 흰색을 띤 후 수분후에 두드러기가 돋아난다. 10분 후에 가장 강한 반응이 나타났다가 20분 후에는 자연히 소실된다. = 피부묘화증.

피부반응검사 皮膚反應檢査 skin test 피부 또는 피내 주사를 통해 적용한 물질에 신체의 반응이 어떠한지를 알아보는 검사. 항원 확인, 면역성 확인 및 질환 진단을 위해 시행한다. 피부 반응 검사의 종류로 첩포, 소파, 디프테리아 독소를 사용하여 피험자의 디프테리아 감수성을 검출하는 Schick test, 결핵 반응 검사 등이 있다.

피부병 皮膚病 dermatosis 염증이 없는 피부의 이상상태. 안면, 목, 뺨에 다발성으로 비증양성의 과도한 색소침착의 작은 양성 구진이 있는 피부상태인 흑색구진성 피부병.

피부사상균피진 皮膚絲狀菌皮疹 dermatophytid 작은 수포를 특징으로 하는 알레르기 피부반응. 피부사상균병과 관련되어 있으며 피부 어느 부위에든 곰팡이를 포함하지 않는 곳에서도 감염에 대한 감작기전으로 유발된다.

피부섬유종 皮膚纖維腫 dermatofibroma 피부위의 구진(papule). 통증이 없으며 둥글고, 단단하고, 회색 또는 적색의 융기된 피부결절. 이는 주로 사지에서 발견된다.

피부십이지장충 皮膚十二指腸蟲 ground itch 유충이 피부를 침투함으로써 나타나는 속발성 병소. 화농성 구진과 화농성 수포를 형성한다. 열대지방과 아열대 지방에서 유행하며 신발을 신고 대변관리를 위생적으로 처리함으로써 예방할 수 있다.

피부염 皮膚炎 dermatitis 피부의 감염. 발적, 동통, 가려움을 유발하며 특정 알레르겐, 질병 또는 감염에서 단독으로 일어날 수 있으며 만성 또는 급성으로 일어난다.

피부예감 皮膚銳感 acmesthesia 피부를 핀으로 찌르는 듯한 느낌.

피부유두종 皮膚乳頭腫 cutaneous papilloma 노인의 목에 잘 나타나는 작은 갈색 또는 살색의 피부 생성물.

피부이식 皮膚移植 skin graft 화상이나 상해 등으로 인해 손실된 피부에 피부의 일부를 이식하는 것. 영구한 이식편의 거부반응을 없애기 위해 이식편은 환자의 신체나 아주 비슷한 쌍둥이로부터 떼어낸다. 다른 사람이나 동물로부터 떼어낸 피부는 체액소실을 감소시켜 큰 화상자리를 위해 임시적으로 사용할 수 있다.

피부탄성 皮膚彈性 hypertonic 근육이 정상 이상으로 긴장해 있거나 불완전하게 이완되어 있는 상태.

피부함몰 皮膚陷沒 skin absorption 피부에 상처를 입어 패인 상태. 화학물질이나 독성물이 피부를 통해 신체에 침투하며 함몰은 찰과, 잘림, 발열, 습기에 의해 향상된다.

피셔맨매듭 fisherman knot 두 줄을 이을 때 많이 사용하는 매듭. 신속하고 간편하게 묶을 수 있으며 매듭의 크기도 작다. 힘을 받은 후에는 풀기가 매우 어려워 장시간 고정시켜 두는 경우에 주로 사용한다. 이중으로 매듭을 하면 매듭이 단단하고 쉽사리 느슨해지지 않는다. = 장구매듭, 데그스매듭.

피소스티그민 physostigmine 콩과식물의 종자인 칼라바르콩(calabar bean)에서 얻는 알카로이드. 주로 녹내장에 축동제로 사용하며 중증 근무력증, curare제제의 해독이나 지연성 월경에도 이용된다. atropine류의 약물과 삼환계 항우울제의 과용에 의한 중독 치료의 강력한 해독제이다. 경구투여시는 15~30mg이 필요하며 근주시는 0.5~1mg을 사용하며 정주시는 1mg/min 이상을 투여해서는 안되며 서서히 주입하고 해독제로 atropine sulfate를 준비해야 하며 점안액일 경우는 physostigmine salicurate 0.1~1%를 이용한다. 구토, 위장장애, 호흡곤란 등의 부작용이 수반되므로 주의하며 천식, 괴저, 당뇨병, 협각녹내장, 심혈관계 질환이 있는 경우는 사용하지 않는다.

피스톤 piston 왕복기관 또는 펌프의 실린더 속을 왕복 운동하는 원통.

피스톤펌프 piston pump 둘레에 패킹(packing)을

가지고 있는 피스톤의 왕복운동에 의해 기능을 하는 펌프. 실린더 안으로 끌어들인 유체를 체크밸브를 통해 외부로 배출하여 수송하며, 보통 증기기관에 직결하여 사용한다. 압력, 속도, 유량의 조절이 용이하고 넓은 유량범위에 걸쳐 효율이 좋은 것이 특징이며, 보일러의 급수, 기름의 수송 등에 널리 사용된다.

피시방증후군 ~房症候群 personal computer room syndrome 컴퓨터게임 등 인터넷의 장기사용으로 인해 하지 등의 혈액순환장애를 일으키는 증후군.

PR간격 ~間隔 PR interval 심전도에서 P파에 이어서 일정 간격을 두고 QRS가 있는데 P파의 시작부터 Q파의 시작까지의 간격. 이 간격은 심방의 탈분극과 방실전도까지의 전도시간이다. 성인의 정상 PR간격은 0.12~0.20초이다. PR 간격이 이 범위 내에 있으면 정상의 방실 전도가 유지되며, PR간격이 길 때는 방실 전도시간의 연장을 고려한다. 짧을 때는 이소성의 자극발생이나 부전도로의 존재로 고려된다.

PR분절 ~分節 PR segment P파 끝과 QRS극파군이 시작되는 사이 공간을 채우는 분절.

피에르로빈증후군 ~症候群 Pierre Robin syndrome 작은 턱이 특징인 선천성 질환. 작은 턱 때문에 혀가 뒤쪽으로 밀려서 기도 폐색을 일으킬 수 있다. 영아는 기도의 유지를 위해서 구인두기도기 또는 비인두기도기나 기관내 삽관이 필요할 수도 있다.

피에스엠 process safety management : PSM 제조공정의 위험요인을 제거하고 유사시 피해를 최소화하기 위한 관리체제. = 공정안전관리.

피에조미터고리 Piezometer ring 정확한 수압을 측정하기 위해 배관에 삽입하는 관. 부속으로 압력계가 달려 있고 내부에는 여러 개의 구멍이 나 있다.

피열 披裂 dehiscence 외과적 절개, 폐쇄 상처의 파열, 전형적인 복부절개.

피열연골 披裂軟骨 arytenoid cartilage 후두를 구성하는 7개 연골중의 하나. 삼각형으로 좌우에 있고 윤상연골 위에 좌우 한쌍 있으며 가동성이 있으며 성대인대의 긴장과 이완, 성문의 개폐에 관여한다.

피임수술 避姙手術 contraception 불임수술과 인체 안에 피임약제 또는 피임기구를 넣어 일정 기간 이상 피임하도록 하는 시술행위.

피임용구 避姙用具 contraceptives 임신을 예방하는 용구.

피임제 避姙劑 anticonceptive 인위적으로 임신하지 않도록 조치하는 약제. = 피임약.

피지 皮脂 sebum 피부 피지선의 기름기 있는 분비물. 케라틴, 지방, 그리고 세포의 부스러기로 구성되며 땀과 혼합된 분비물은 약한 박테리아와 진균으로 피부가 건조해지는 것을 예방하는 습기 있는 지방성 산성 필름을 형성한다.

피지낭종 皮脂囊腫 sebaceous cyst 피지선으로부터 분비된 물질이 차서 낭(sac)이 폐쇄된 것. 피지선이 자주 막히는데 크게 커질 수도 있다.

피지루 皮脂漏 seborrhea 피지 생성이 증가되어 초래되는 여러 가지 피부상태.

피지선 皮脂腺 sebaceous gland 전피에 있는 많은 작은 소낭기관 중의 하나. 표면의 표피세포를 서로 결합시키는 유지물인 피지를 분비하는 것으로 모낭 옆에 위치하며 모낭을 따라서 피부표면으로 피지를 분비한다. 피지는 피부의 단단한 보호막을 형성하는 역할이외도 피부가 마르지 않고 부드럽게 하는 작용도 한다.

피지의 皮脂~ sebaceous 지방의. 기름기 있는 또는 기름진. 피부의 피지선과 관련된 또는 그곳에서 분비되는 물질.

피질 皮質 cortex 신장이나 부신에서처럼 신체구조나 내부 기관의 외층. 대뇌반구의 표면을 덮는 회백질의 굴곡층. = 겉질.

피치 pitch ① 항공기나 배의 움직임과 관련된 3차원적 운동. ② 가파른 정도. ③ 음의 고저를 분류시키는 진동 주파수. ④ 어두운 색의 끈적거리는 합성섬유로 열을 받으면 액체, 식으면 고체 상태로 존재. ⑤ 기본적으로는 같은 동작을 일정 시간 내에 되풀이하는 횟수 또는 그 빠르기를 말한다. 산의 종주 등에서는 일정 시간을 1피치로 정하고 목적지까지 몇 피치로 도착되었는지를 산출하는 것이며, 보통 40분에서 50분을 1피치로 정하고 10분 정도의 휴식을 취하는 것이 일반화되어 있다. 난이도에 따라 거리가 달라지지만 대개 로프의 길이를 기준으로 하여

ㅍ

40m 이내가 보통이다.

피카룬 pickaroon 머리 모양은 도끼와 비슷하지만 손잡이 끝부분에는 꼬챙이가 달려 있어 나무 다발을 들어 올려 적재할 때 사용하는 도구.

피켈 pickel 눈, 얼음 위에서 사용하는 괭이, 도끼, 지팡이의 세 가지 기능을 갖춘 장비.

피큐알에스티 PQRST 호흡곤란, 현기증, 통증, 약화 등의 주관적인 정보를 얻을 수 있는 환자 평가 체제. 준비된 순서에 의해 특별한 의학적 상태에 대해 답하도록 하는 질문으로 되어 있다. P(provoking factor)-무엇이 그 상태를 유발시켰나?, 무엇이 상태를 더 나아지게 했나?(완화시켰는가?), Q(quality) - 증상의 질적 상태(쑤시는 가슴의 통증, 주위의 공기를 흡입하기 힘든 호흡곤란 등), R(relieving factor or radiation)-재발부위, 방사부위, S (severity on a scale of 1 to 10)-심한 정도(대개 주관적으로 1~10단위로 환자에 의해 결정하거나 검사자가 객관적으로 +1~+4단위 즉, +1-질문할 때만 증상을 호소하는 상태, 통증의 징후가 밖으로 나타나지 않음; +2-통증이 심해 자연적으로 증상을 호소함, 통증의 신체적 징후는 없음; +3-나쁜 정도가 눈으로 보임(얼굴 찡그림, 복벽긴장, 창백, 고정, 빈맥); +4-변화된 의식수준, 울음, 몸을 뒤틈, T(time)-증상이 시작된 후부터의 시간.

피크로톡신 picrotoxin 동남아시아에서 자라는 식물(Anamirta cocculus)의 종자에서 얻어지는 중추신경 자극물질.

피크린산 ~酸 picric acid = 트리니트로페놀.

피크병 ~病 Pick's disease 대뇌피질의 진행성 국한성 위축. 진행성 치매 및 실어증이 특징이며 중년기에 생기는 정신질환의 한 가지이다. 뇌의 앞부분이 침범되어 신경증적인 행동과 함께 성격, 감정, 이성, 판단이 서서히 변한다. → 치매(dementia).

피크위크증후군 ~症候群 Pickwickian syndrome (찰스 디킨스의 작품에 나오는 병적으로 뚱뚱한 인물의 이름을 따옴) 원발성 심폐질환을 갖지 않는 심한 비만으로 인해서 저환기(hypoventilation), 폐기능의 저하, 졸림, 무기력증이 초래되는 상태. 폐성심

(cor pulmonale), 고탄산가스혈증, 폐고혈압증 등이 올 수 있다.

피토관 ~管 pitot tube 측면과 끝 정면에 구멍이 뚫린 관. 유속(流速)을 측정하는 계기. 피토관을 유체 속에 넣으면 정면 구멍에는 총압(정압+동압)이 걸리고 측면 구멍에는 정압이 걸리는데, 이 압력차를 이용하여 유속을 구하는 것이다. 피토관은 항공기·선박의 속도계나 유량계 등으로 활용된다. → 정압, 동압.

피톤 piton 로프의 안전을 위해 고정점으로 사용되는 금속 스파이크. 로프를 고정시키고 추락을 지연시키거나 정지시켜 등반시의 추락을 방지하게 한다. 암벽 틈에 박혀서 매우 강한 힘을 지탱하며 설치가 신속히 이루어진다.

피트맨지라프 Pitman Giraffe 시카고 소방서에서 개발한 최초의 굴절소방차인 상품명.

피티오 power take off : PTO 소방차량 엔진의 동력을 인출하여 펌프 등에 동력을 전달하는 장치. = 동력인출장치.

피팅 fitting 건물, 기계, 설비 등에 부속된 장비.

피페라진 piperazine 회충과 요충에 대한 구충작용이 강한 구충약제. 회충의 근육에 작용하여 이완성 마비를 일으킨다. 마비된 기생충은 살아있는 채로 장관 연동운동에 의해 체외로 배출되므로 설사제를 함께 투여할 필요가 없다. 경구투여시 장관에서 잘 흡수되고 2~4시간 내에 혈중 최고농도에 달한다. 회충의 경우는 75mg/kg을 하루 한 번씩 2일간 투여하고, 요충의 경우는 65mg/kg을 1일 1회 1주간 투여한다. 부작용은 비교적 경미하나 드물게 오심, 구토, 설사, 복통 등이 나타날 수 있고 어린이에게 장기투여시 신경독성을 일으킬 수 있다.

피포 被胞 encyst 낭포나 캡슐을 형성하는 것. → cyst.

피포제 被包劑 protectives 유해한 영향으로부터 피부를 보호하는 제제. 피부에 적용하면 잘 침투하지 않고 피부막에 오랫동안 존재한다.

PP간격 ~間隔 PP interval 두 개 연속적인 QRS군 시작 전과 P파 사이의 간격.

피피엠 part per million : ppm 중량의 비를 나타내는 단위. 용매 1kg에 녹아 있는 용질의 mg수. 환경오염도를 나타내는 단위로 이용된다.

피피훅 fifi hook 갈고리 같은 코바늘 모양을 한 인공 등반용 용구. 레더에 걸어서 카라비너 대용으로 회수 작업을 용이하게 하거나, 짧은 로프로 안전벨트와 연결하여 하켄 등의 지점에 걸어서 휴식을 취하는데 이용하기도 한다.

피하 皮下 hypodermis 피부의 진피 아래에 있는 지방층.

피하경기관카테터환기법 皮下經氣管~換氣法 percutaneous transtracheal catheter ventilation 바늘 카테터를 윤상갑상막에 삽입하는 환기법으로 간헐적으로 제트 환기를 시키는 것.

피하기종 皮下氣腫 subcutaneous emphysema 피하조직에 공기와 가스가 존재하는 상태. 이 공기와 가스는 기도나 폐포가 터져서 생긴 것이다. 늑막강에서 흉격동과 목 쪽으로 이동되어 얼굴, 목, 가슴은 부어 있는 것으로 나타나기도 한다. 피부조직은 아플 수도 있고 피부 아래에서 공기가 움직여서 '탱글탱글한 기포 움직임 소리'가 만들어지기도 한다. 환자에게 공기의 결핍이 심하다면 호흡곤란이나 청색증이 나타나기도 한다. 치료는 갇혀 있는 공기를 내보내기 위한 절개가 요구된다.

피하조직 皮下組織 subcutaneous tissue 느슨한 결합조직으로 망상을 이루고 있는 층. 진피와는 단단하게 결합하고 있으나 골막, 근막, 건막 등과는 느슨한 결합을 하고 있다. 이 층에는 특히 풍부한 지방조직이 있는데 신체 부위에 따라 차이가 많고 남성보다는 여성에서 더 발달되어 있다. 일반적으로 남녀 모두의 복부나 둔부에서는 잘 발달되어 있지만 안검, 음경, 음낭, 이개 등에는 피하지방이 없다.

피하주사 皮下注射 subcutaneous injection 피하조직 속으로 약물을 투여하는 방법. 흡수속도가 느려 작용이 오래 가도록 하며 경구투여가 불가능한 환자나 금식환자, 무의식 환자, 구강투여보다 신속한 약물의 흡수와 작용이 필요한 경우 소화에 의해서 파괴되는 약물을 투여하기 위해 사용된다. 주사부위

로는 상완의 외측면, 대퇴의 전면, 하복부, 견갑골 부위, 복둔근과 배둔근의 위쪽 옆구리 부분 등이다.

피하주사바늘 皮下注射~ hypodermic needle 피하조직으로 약물을 주입하거나 검사 시에 사용하는 주사기에 부착된 짧고 가는 속이 빈 바늘.

피하주액 皮下注液 hypodermoclysis 계속적으로 많은 양의 수분 전해질 영양물을 공급하기 위하여 피하조직으로 등장성 또는 저장성의 용액을 주입하는 것. 이 시술은 질병이나 수술, 쇼크나 출혈 후에 수분과 나트륨의 손실 또는 부적절한 섭취를 교정하기 위해 수행된다. 환자가 정맥, 구강 또는 직장으로 수분을 섭취할 수 없을 때만 시행된다. 흔히 사용되는 부위는 대퇴 전면, 장골능을 따라서 복벽, 여성일 경우 유방 아래이며 아동에게는 견갑골 바로 위에 투여한다. 여러 번 주입 시에는 부위를 바꾸도록 하며 시술에 긴 시간이 걸리므로 환자에게 편안한 자세로 있게 한다. 주사 놓는 사람은 순환계 허탈 증상, 호흡곤란, 주사 부위의 부종 등의 증상들을 관찰해야 한다. = hypodermatoclysis, interstitial infusion, subcutaneous infusion.

피하층 皮下層 subcutaneous layers 진피층 밑에 있는 지방과 연부 조직으로 구성된 층. 피하와 근육 같은 몸의 특별한 구조의 심부 외피 막 사이의 몸 전체를 싸고 있는 결합조직의 연속적인 층으로 피하근막은 외측으로 정상적인 지방층과 안쪽의 얇은 탄력성의 층을 포함한다. 두 층 사이에는 표면의 혈관, 신경림프관, 유선, 얼굴근육의 대부분과 넓은 목근이 놓여 있다.

피학대아증후군 被虐待兒症候群 battered child syndrome 자기 자식이나 자기 보호하에 있는 어린이를 적극적 또는 소극적 방법으로 학대한 결과 어린이에게서 나타나는 모든 증상. 사망에 이를 수도 있다.

피학대여성증후군 被虐待女性症候群 battered woman syndrome 여성이 남성으로부터 적극적 또는 소극적 방법으로 정신 육체적인 폭행을 당해 발생하는 증후군. 이러한 폭력 사건은 보통 집안일, 돈 혹은 양육문제와 같은 거의 모든 일에 관한 언어폭력

피

의 패턴을 따른다. 종종 폭력사건은 빈번해지며 시간이 갈수록 심해지며 연구결과에서는 이런 관계가 오래 지속될수록 심각한 상해를 받기가 더 쉬워진다는 것을 말해준다.

피학대음란증 被虐待淫亂症 masochism 이성으로부터 육체적 또는 정신적으로 학대를 받고 고통을 받음으로써 성적 만족을 느끼는 병적인 심리상태. 새디즘(sadism)에 대응하는 뜻을 지녔다. 오스트리아의 작가 L.R.von 자허마조흐가 이와 같은 변태적 성격의 소유자로서 이런 경향의 테마로 작품을 쓴 데서 유래한다. 흔히 남녀간의 성적 행위에서 서로가 가벼운 고통을 주고받거나 함으로써 성적 흥분을 높이는 일이 적지 않으나 마조히즘이나 새디즘의 경우는 정도가 심한 상태를 말한다. 따라서 변태성욕을 가리키는 말이다. 대체로 성행위에서 남성이 새디즘의 경향을 나타내고, 여성이 마조히즘의 경향을 보이는 경우가 많으며, 심한 경우는 매질 또는 흉기나 부젓가락에 의한 폭행·상해를 주고받거나, 그 밖에도 상대방에게 노예적으로 굴종(屈從)함으로써 성적 쾌감을 느끼게 된다.

피해망상 被害妄想 delusion of persecution 편집증 및 망상형 분열병에서와 같이 환자 자신이 숨어 있는 적(敵)에 의하여 학대, 중상, 해를 받고 있다고 병적으로 확신하는 상태. 대인관계에서 인식이나 판단의 실수가 근저에 있다고 본다.

피해원인 被害原因 peril 손해의 직접적인 원인이 되는 사건이나 사고. 어떤 사고의 결과 소유의 상실, 기대수익의 상실, 금전의 지출, 책임부담 등의 형태로 손해를 발생케 하는 것.

피해자 被害者 victim 결과적으로 손상을 받는 부정적 상황에 처한 사람.

픽스로프 fixed rope 고정 로프.

픽업튜브 pickup tube 포 혼합기의 한 부분으로서 포 용액을 흡입하는 튜브.

핀¹ fin = 오리발.

핀² pin ① 작은 금속제 못이나 막대. ② 부러진 뼈를 금속 막대나 나사못을 이용해서 수술적으로 결합시키다. ③ (비공식) 사고의 피해자가 물체에 의해

서 움직이지 못하게 붙잡힌 상황.

핀도롤 pindolol 비선택성 β-아드레날린성 길항제이며 항 고혈압제. 내인성 교감신경 유사활성 때문에 안정상태에서 심박출량과 심박동수 감소가 적어 심한 서맥에 쉽게 빠질 수 있는 사람에게 좋다. 혈관 평활근내에서 β-adrenergic 수용기의 자극을 차단하며 방실결절의 전도를 느리게 하고 심박동수를 감소시키며 심근층에서의 산소 소모량을 감소시킨다. 동맥성 고혈압, 협심증, 부정맥, 과아드레날린 작동성 심장기능장애에 효과적이다. 통상 1일 2~6정 투여하는데 동맥성 고혈압의 경우는 1일 1회 2~3정 또는 4~6정을 2~3회 분할 투여하고 협심증이나 부정맥의 경우는 1일 2~6정을 3회 분할 투여한다. 과아드레날린 작동성 심장기능 장애시는 1일 2~4정을 투여한다. 저혈압, 서맥, 허혈성 장염, 복시, 발기부전 등의 부작용이 우려되므로 임부, 수유부, 당뇨환자, 갑상선 질환자 등은 주의하고 폐색증, 칼슘 길항제를 투여중인 환자에게는 사용하지 않는다.

핀―색인안전시스템 ~索引安全~ pin-index safety system 가는 출구보다 분출 밸브 출구가 있는 의학적 기계의 작은 실린더 연결 부위를 확인하기 위한 시스템. 확인한 코드는 밸브 표면의 두 개의 구멍이 특정 부위로 되어 있으며, 밸브는 선열(alignment)에 꼭 맞는 특정 기체의 종류를 파악하기 위한 핀과 연결된다. 예를 들어 산소 실린더의 기준 구멍위치는 2~5, 산화질소는 3~5 등이다. → 지름―지수 안전 시스템(diameter-index safety system).

핀자국감염 ~感染 pin track infection 견인 핀이 몸의 어떤 부위에 삽입되어 그 부분이 감염된 상태. 감염으로 인하여 발적, 화농성 배농, 통증이 동반됨.

핀찌르기검사 ~檢査 pinprick test 피부의 통각을 감지하고 압력자극과 구분하는 능력을 검사하는 것. 환자가 볼 수 없는 곳의 피부를 바늘이나 핀으로 살짝 찔러 검사한다. 핀은 끝이 둔한 것으로 바꿔 쓰며 날카로운 핀을 쓸 경우 반드시 소독하고 사용 후 폐기한다.

핀치바 pinch bar 구조대원들이 좁은 틈이나 공간에 삽입하여 강제진입용이나 분해검사용으로 사용

하는 도구.

핀킥 fin kick 오리발차기. 이 때는 팔을 앞으로 뻗거나 가지런히 하여 유선형이 되게 하여 저항을 적게 하는 것이 중요하다. 수면에 엎드린 자세로 고개를 들어 전진방향을 쳐다보며 하는 앞으로 차기(flutter kick), 이 자세에서 몸을 반쯤 기울인 옆으로 차기(side kick), 누운 자세로 뒤쪽 방향으로 전진하는 뒤로 차기(back kick)가 있다.

필기근육경련 筆記筋肉痙攣 writer's cramp 장시간 필기를 할 때 주로 발생하는 손 근육의 고통스러운 불수의적인 수축.

필기불능증 筆記不能症 dysgraphia 뇌의 병소로 인한 쓰는 능력이 손상된 상태.

필라멘트활주설 ～滑走說 sliding filament theory 근육이 수축하는 동안 근원섬유의 얇은 필라멘트와 굵은 필라멘트가 서로 미끄러져 지나간다는 이론. 필라멘트들은 원래의 길이를 유지하면서 근절의 길이는 짧아진다.

필로우 pillow 물이 바위나 장애물 위로 흐를 때 생기는 현상.

필로카핀 pilocarpine 운향과식물(*pilocarpus jaborandi*)의 잎에서 얻는 알칼로이드. 니코틴작용이 없는 아세틸콜린 작용을 나타내는데 이 작용은 아트로핀에 의해 차단된다. 무스카린성 수용체에 주로 작용하며 한선, 타액선등의 선분비를 촉진시키며 눈에 점안했을 때 동공축소, 원근 조절기능의 경축성 마비와 안압의 일시적 상승에 이어 지속적인 저하작용을 나타내는 약물이다. 가끔 구갈증에도 사용하나 주로 개방각(open angle) 녹내장 치료에 이용되는데 안압의 감소는 수 분 안에 일어나고 4~8시간 지속된다. 녹내장 치료시 0.5~4% 수용액을 투여한다. 1회 1~2방울을 1일 3~5회 결막낭내에 떨군다. 구갈 방지를 위한 타액분비 촉진목적으로 사용할 경우는 5mg을 경구투여 한다. 10~15mg을 피하주사하면 현저한 발한을 일으키며 딸꾹질, 타액분비, 오심, 구토, 무기력, 허탈 등의 부작용이 동반되므로 주의하고 특히 홍채염 환자나 녹내장 치료시 망막이 박리될 위험이 있을 때는 주의한다.

필름배지 film badge X-선이나 다른 방사선 원천에서 작업하는 사람들의 노출정도를 측정하는데 사용되는 것. 이온화된 방사선에 민감한 사진 필름 다발.

필수아미노산 必須～酸 essential amino acid 인체에서 합성되지 않으므로 외부에서 섭취해야 하는 아미노산. arginine, histidine, isoleucine, leucine, lysine, methionine, phenylalanine, threonine, tryptophan, valin 등이 있다.

필수지방산 必須脂肪酸 essential fatty acid 이중결합이 있는 불포화지방산. 체내에서 합성이 안되므로 음식물을 통해서 섭취해야 하며, 성장기 소아들에게 필수적이며 linolenic, linoleic, arachidonic acid 등 세 가지가 있다.

필요시처방 必要時處方 when needed order 실무자가 판단하여 필요시 투약할 수 있는 처방. 상황에 따라 의사가 실무자에게 위임한 처방으로 병원 전 처치 현장에서는 프로토콜에 따라 응급구조사의 판단하에 투약될 수 있다.

필즈톡신 pilztoxin 광대버섯, 마귀광대버섯 등에 함유된 유독성분. 비교적 불안정하고 열이나 건조에 약하다. 반사항진, 평형장해, 경련 등의 중독증상을 일으킨다.

필테스트 pill test 담뱃불이나 불씨 등을 이용하여 카페트의 발화도나 표면 연소도를 측정하는 시험.

핍뇨 乏尿 oliguria 하루에 요배설량이 500㎖(1pint) 미만으로 대사과정의 노폐물을 효과적으로 배출할 수 없는 상태. → 무뇨증(anuria).

핍뇨기 乏尿期 stage of oliguria 수분섭취량에 비해 요배설량이 감소하는 시기.

핍지증 乏指症 oliogodactyly 손(발)가락이 한 개 이상 없는 것이 특징인 선천적 기형.

핑거포켓 finger pockets = 노즈포켓.

핑크빛숨찬사람 pink puffer 폐기종이 진행되면서 폐포벽 파괴로 호흡곤란은 심해져 있음에도 불구하고, 동맥 내 산소분압이 저하되어 다혈구증 상태가 되어 핑크빛 피부색을 띠며 숨찬 호흡을 하는 사람.

하감 下疳 cancrum 아동에게 흔히 발생하는 비염과 동반된 괴저성 궤양상태.

하갑상선정맥 下甲狀腺靜脈 inferior thyroid vein 갑상선에 있는 정맥총에서 유래하는 몇몇 정맥 가운데 하나. 기관의 복측에 있는 정맥총을 형성하고 있고 흉골 갑상선 근육 밑에 있다. = 아래갑상샘정맥.

하강¹ 下降 degradation 탈아미노화처럼 보통 원자의 하위 집단 또는 하나나 그 이상의 집단이 분열되는 복합 합성물의 화학적 합성물이 감소하는 것.

하강² 下降 descend 높은 곳에서 낮은 곳으로 옮겨가는 것. 다이빙에 있어서는 주로 줄을 이용하여 하강하는 것이 필수적이며 아주 잔잔하고 시야가 좋은 곳에서는 자유하강을 할 수도 있다. 다이버가 수중으로 하강하기 시작하면 압력이 증가하고 다이버의 체내에서 폐쇄된 공기 공간이 수축되는 '압착' 현상이 나타난다.

하강감 下降感 lightening 태아가 골반에 하강하여 안착함으로서 분만 2~3주 전에 느껴지는 감각. = 경감감(輕減感).

하강계수 下降係數 fall factor 인명구조시 하강한 거리를 하강 억제에 사용하는 로프의 길이로 나누어 산출한 하강심도.

하강기 下降機 descender 하강할 때 쓰이는 장비. 여러 종류가 있지만 보편적으로 사용되는 하강기는 8자형으로 로프걸이의 역할을 담당하고 이를 이용해서 하강할 수 있다.

하강손상 下降損傷 descent injury 잠수시 잠수부의 신체에 가해지는 수압으로 인한 신체적 손상.

하구 河口 embouchure ① 강의 골짜기가 평지로 바뀌는 지점. ② 강어귀.

하네스 harness 안전 벨트.

하늬바람 west wind 서풍(西風)에 해당하는 고유어. 가을에 부는 바람이어서 '갈바람' 이라고도 하며, 등산용어로도 사용된다.

하대정맥 下大靜脈 venae cava inferior 상대정맥 횡격막 이하로부터 심장으로 혈액을 보내는 정맥. = 아래대정맥.

하드웨어 hard ware 피톤, 카라비너 등의 금속제 등반 용구를 이르는 말.

하마스 Hamas(테러) 반(反) 이스라엘 팔레스타인 무장저항단체. 설립목적은 팔레스타인의 해방에 두고 있다. 이슬람 저항운동단체인 하마스는 아마드 야신(Ahmad Yasin)이 1987년 말에 창설하였다. 이 조직은 이스라엘이 요르단강 서안(西岸)과 가자지구를 계속 통치하는데 저항한 '인티파다(Intifa-da)' 라는 팔레스타인 민중봉기 시기에 PLO(Pales-tine Liberation Organization: 팔레스타인해방기구)를 대신할 만한 이슬람 단체로 두각을 나타내기 시작하였다. 하마스는 '용기' 라는 의미로, 이슬람 수니파(派)의 원리주의를 내세우는 조직체이다. 이들은 팔레스타인의 해방 및 이슬람 교리를 원리원칙대로 받드는 국가를 건설하는 것이 목표이다. 기본적으로 이스라엘과 팔레스타인 자치 정부 간의 평화협상을 반대하고, 이를 위한 테러활동을 벌인다. 이들의 조직은 정치·군사로 이원화되어 있다. 정치조직은 세계의 위원회로 된 중앙지도부 아래 활동분야별로 네개의 하위조직이 있다. 웨스트뱅크 지역에 세명의 지역책임자를 두고 있으며, 가자지구에 한명의 책임자를 두고 있다. 또 각 지역마다 지역 책임자 아래 세분화된 세포조직체제를 갖추고 있다. 군사조직으로는 '에즈 에딘 알 카삼(Ezz Eddin al-Qas-sam)' 을 구심점으로 모든 테러활동을 계획하고 자행한다. 해외에 망명한 팔레스타인인(人), 이란을 비롯한 여러 아랍국가의 후원자 등으로부터 자금을 지원받고 있으며, 영국, 독일, 벨기에, 네덜란드 등 외국에도 자금조달망을 갖추고 있다.

하마종 蝦蟇腫 ranula 대부분 침샘선의 관이 막힘으로 인해 생기는 혓바닥(설하)이 부어오른 상태의 점액류종이나 누낭종.

하방 下方 inferior 두부로부터 멀리 떨어진 부위를 가리키는 것. 보통 두부와 근접한 다른 구조와 비교할 때 사용한다(입술은 코보다 하방에 있다).

하버스계~系 Haversian system 매우 조밀하고 딱딱한 부분으로 중심관인 하버스관(Haversian canal)을 축으로 이를 둘러싸고 있는 동심원상의 층판 구조인 하버스층 판. 하버스계 사이의 공간에는 간질층판이 끼워져 있다. 이렇게 장축을 따라 길게 배열된 하버스관과 골막으로부터 하버스관을 횡으로 연결하는 볼크만(Volkmann's canal)은 혈관과 신경의 통로가 된다.

하버스관 ~管 Haversian canal 뼈의 중심관. 골조직에 있는 많고 작은 세로관 중의 하나로, 지름은 약 0.05mm이다. 각 관은 혈관, 결합조직, 신경세사 또는 림프관을 가지고 있으며 관은 서로 연결되어 얽힌 망의 부분으로 되어 있다.

하버스층판 ~層板 Haversian lamella 하버스관(H관) 주위의 10~15겹으로 된 층판.

하부구조물 下部構造物 substructure 데크를 포함한 데크 아래 부분의 구조물.

하비갑개 下鼻甲介 inferior nasal conchae 사골미로 바로 아래에 붙어있는 두개의 뼈로 비강측벽에서 조개껍질 모양으로 돌출되어 비강 내측을 향하고 있는 뼈. = 아래코선반.

하비도 下鼻道 nasal meatus inferior 비루관(nasolacrimal duct)이 있어 안와와 연결되는 부분. = 아래콧길.

하사근 下斜筋 inferior oblique 동안신경이 지배하고 안구를 위로 당기거나 내측 및 외측회전을 담당하는 근육. =아래빗근.

하수증 下垂症 ptosis 장기나 일부조직의 탈출이나 처짐증. = 처짐.

하수체 下垂體 pituitary body 시신경교차의 후면, 뇌저 부위에 부착된 콩알 크기만한 기관. 터키안 내에 매몰되어 있고 시상하부 밑에 직접 연결되어 있다. 기원과 기능이 다른 하수체 전엽과 후엽으로 나누며 전엽에는 갑상선 자극 호르몬, 최유 호르몬, 부신피질 호르몬, 성선자극 호르몬, 성장 호르몬, 멜라닌 자극 호르몬이 분비되고 후엽에서는 옥시토신과

항이뇨 호르몬이 분비된다.= 뇌하수체.

하수체원인성중증무력증 下垂體原因性重症無力症 asthenia gravis hypophyseogenea 뇌하수체의 기능장애에 의해 수척, 야윔, 식욕부진, 변비, 무월경, 저체온, 저혈압 및 저혈당증을 특징으로 하는 무력증.

하시모토갑상선염 ～甲狀腺炎 Hashimoto thyroiditis 갑상선이 종대하여 미만성으로 굳어지는 자가면역성 갑상선 질환. 거의 40~60대 여성에서 나타나며 갑상선 종대에 의한 피로 기관 압박증상이나 연하곤란을 일으킨다. 갑상선은 육안적으로 좌우대칭성으로 종대하여 미만성으로 굳어지고 정상의 수배까지 종대한다.

하시모토병 ～病 Hashimoto's disease 과민반응 Ⅱ형에 속하는 만성 갑상선염의 일종. 단단한 미만성 갑상선종이 나타난다.

하시상정맥동 下矢狀靜脈洞 inferior sagittal sinus 후경수막의 6정맥통로 가운데 하나. 뇌에서 내경정맥으로 혈액을 보낸다. 이것은 대뇌겸의 몇 가지 정맥 및 대뇌반구의 정맥에서 탈산소화된 혈액을 받는다. = 아래시상정맥굴.

하쌍자근 下雙子筋 musculi gemellus inferior 좌골결절에서 일어나기 시작하여 대퇴의 대전자에 정지하며 대퇴의 외전과 외회전 작용을 하는 근육. = 아래쌍동이근.

하악 下顎 jaw 척추동물의 두부에 있는 두 개의 골성 구조물로 치아를 받치고 있다. = 턱.

하악각 下顎角 angulus mandibulae 하악지와 하악체가 만나는 곳. 아래턱의 둥글게 튀어나온 부분. 하악 견인시 이 부분을 전 상방 수직으로 밀어 주어 경추손상환자의 기도유지를 시행한다. = 턱뼈각.

하악견인법 下顎牽引法 jaw-thrust maneuver 머리나 목을 기울이지 않고 턱을 앞으로 움직여서 기도의 막힌 부분을 교정하는 방법. 머리, 목, 척추 손상이 의심되는 환자에게 경추손상을 야기하지 않고 기도를 개방하기 위해서 가장 흔히 사용된다. 1858년에 처음으로 기술되었고, J. F. Esmarch에 의하여 수정되었으며 처음에는 삼중턱거상법으로 알려졌다(head tilting법을 포함하였음). 수정된 하악거상법(modified jaw thrust),

삼중턱거상법(triple jaw thrust)으로 알려졌으며 환자의 머리 쪽에서 두 손을 이용하여 환자의 하악골 각을 받쳐주어 하악골이 앞쪽으로 밀려나도록 하는 방법으로 엄지손가락으로 귀 뒤의 유양돌기를 지지하고 상악을 검지로 잡아 두부가 후굴되지 않도록 한다. = 턱밀어올리기법.

하악골 下顎骨 mandible 아래 턱을 구성하는 뼈. 안면골 중 유일하게 움직이며 U자 모양으로 생겨 수평으로 형성된 하악체와 두 개의 수직 하악지로 구성되고 하악지와 하악체가 만나는 곳은 아래턱의 둥글게 튀어나온 부분으로 하악각이라 한다. 하악체 상면의 치조돌기에는 아랫니를 수용하고 하악체 전방으로 돌출된 부분은 턱이라 한다. 하악지 상면에는 근돌기와 관절돌기가 있으며 전방의 근돌기는 뾰쪽하게 돌출되어 저작근의 부착부위가 되고 후방의 관절돌기는 측두골의 하악와와 관절하여 측두하악관절을 이룬다. = 아래턱뼈.

하악반사 下顎反射 jaw reflex 입을 반 정도 벌리고, 턱의 근육이 이완된 상태에서 고무망치로 턱을 두드리면 하악의 위쪽으로 운동하는 반사.

하악신경 下顎神經 mandibular nerve 삼차신경의 세 주요부 중의 하나. 운동, 저작신경, 난원공을 빠져 나와 측두하와(側頭下窩)로 간다. = 아래턱신경.

하악와 下顎窩 mandibular fossa 관절돌기 저부에서 측두골 인부(鱗部)의 하면에 있는 함요. 하악과가 놓인다. = 턱관절오목.

하요척관절 下橈尺關節 distal radioulnar articulation 수근부에서 척골두의 관절환상면과 요골의 척골절흔 사이에서 이루어지는 차축관절(trochoid joint). 상요척관절과 함께 전완의 회내·외운동에 관여한다. = 먼쪽노자관절.

하위운동뉴런 下位運動~ lower motor neuron 척수의 회백질에 세포체를 갖고 있으며 그것의 축삭이 말초신경을 이루는 운동뉴런. 근육과 선을 지배한다.

하이단토인 hydantoins 화학적으로나 약리학적으로 바비튜레이트와 비슷한 항경련제 일종. 발작을 제한하고 발작의 시작점에서 비정상적인 전기적 흥분의 확산을 줄이는 역할을 한다. 간질을 처방하는

데 1차적 하이단토인은 예전에는 diphenylhydantoin으로 알려진 페니토인이다. 하이단토인의 혈중 농도를 자주 조사하는 것이 필요하다.

하이드랄라진 hydralazine 소동맥 평활근의 직접적인 이완을 일으키며 소동맥을 과분극시키고 칼슘의 이동을 억제하는 약물. 작용은 대부분 고혈압 치료로 심혈관계에 국한되는데 말초혈관의 저항을 낮춤으로써 수축기 혈압보다 확장기 혈압을 더 낮추고 보상작용으로 심박동수, 심박출량 등이 증가된다. 경구투여시 소아는 1일 0.75mg/kg을 분할 투여하고 7.5mg까지 증량할 수 있다. 성인은 처음 2~4일은 1일 4회 10mg씩 투여하고 1주는 1일 4회 25mg씩, 그 다음은 1일 4회 50mg씩 투여한다. 정주나 근주시는 소아는 1일 1.7~3.5mg/kg을 4~6회 분할 투여하고 성인은 1일 20~40mg을 필요하면 반복 투여한다. 약리작용과 관련된 부작용으로 혈관확장에 의한 부작용과 보상작용에 의한 심기능항진 및 sodium과 물의 체내축적이 있고, 다른 부작용으로는 면역반응이 있다. 또한 루푸스 증후군(lupus syndrome), 혈청병, 용혈성 빈혈, 혈관염, 사구체신염 등의 자가면역 반응이 생기기도 하므로 고령환자나 심장질환자에게는 주의한다.

하이드로사이클론 hydrocyclone 고체현탁액, 에멀션 등을 대상으로 하여 분급(分級), 농축, 비중 선별 분액(分液) 등을 하는 것을 목적으로 하는 사이클론(선회식 집진기).

하이드로코르티손 hydrocortisone 소염작용이 있는 강력한 부신피질 스테로이드. 혈장 반감기가 90분인 단시간 작용형 스테로이드로 다른 부신스테로이드와 달리 이것은 심한 아나필락시스 치료의 보조제로 쓰인다. 적응증은 심한 아나필락시스, 천식, 만성폐쇄성폐질환이다. 병원전 단계에서 가능한 것은 스테로이드의 일회요법이다. 장기적 스테로이드 요법은 위장관 출혈, 상처회복의 지연과 부신피질 호르몬의 억제를 일으킨다. 부작용으로는 체액저류, 울혈성 심부전, 고혈압, 복부팽만, 현기증, 두통, 불쾌감, 딸꾹질을 유발할 수 있다.

하이드로코르티손초산염 ~醋酸塩 hydrocortisone

acetate 0.5~2.5%의 국소용 또는 안과용 제제.

하이드로클로로타이아자이드 hydrochlorothiazide 원위 세뇨관에서 물, 염소, 나트륨, 칼륨 등의 배설을 증가시키는 약물. 본태성 및 신성고혈압, 심장성 부종, 신성 부종, 간성 부종, 월경전 긴장증, 임신 부종, 약물에 의한 부종 등과 악성고혈압에 이용한다. 1회 1~4정을 1일 1~2회 투여하며 졸림, 지각이상, 피로, 흐린시야, 발진, 부정맥, 저염기증 등의 부작용이 나타날 수 있으므로 저칼륨혈증, 신기능장애, 임부, 간염환자, 통풍, 호흡곤란, 전신성 홍반성난창, 당뇨환자는 주의하고 무뇨증, 신기능저하, 저마그네슘혈증 환자에게는 사용해서는 안된다.

하이드로플레인 hydroplane 노면에 수막이 형성되어 타이어의 회전시 도로와 타이어와의 접촉이 감소하는 현상.

하이드록시진염산 ~鹽酸 hydroxyzine hydrochloride 경증 신경안정제나 항히스타민제. 불안, 신경성 긴장, 과운동증, 가려움증, 운동장애를 완화하기 위해 처방한다. 이 약에 대해 과민반응이 있는 경우에는 사용을 금하나 특이한 부작용은 없으며 가끔씩 의식이 감퇴한다.

하이-로바이어스시험 ~試驗 high-low bias test 초기의 장치상 결함을 찾아내기 위해서 정상적인 동작 상태로부터 동작 조건을 여러 가지로 바꾸면서 불량 부품을 찾아내는 예방 유지 과정. 예로 인가 전압 또는 주파수의 변화를 들 수 있다. 한계값 시험과 유사어로서 점검과도 관련이 있다.

하이엘보 high elbow 수영에서 풀 동작을 할 때 팔꿈치를 손보다 높게 하여 추진력을 높게 발생시키고 리커버리 때는 팔이 휴식을 취하고 회전거리를 작게 해줌으로써 비효율적인 에너지 낭비를 막기 위한 것.

하이킹 hiking 산야를 가벼운 장비와 복장으로 걸어다니며 자연을 즐기는 것. 산에 그치지 않고 고원이나 구릉, 나아가서 평야나 해안까지도 걸어 다니는 경우를 넓은 의미에서 하이킹이라고 한다.

하이포식트레이닝 hyposic training 수영 중 스트로크 수에 맞추어 호흡수를 제한하는 연습 방법.

하임리히법 ~法 Heimlich maneuver 질식을 막기 위해 기관에 있는 음식물이나 그 밖의 덩어리를 제거하는 응급처치법. 구조원이 질식자 뒤에서 엄지손가락을 안쪽으로 하여 주먹을 쥔 한 손을 질식자의 흉골 바로 아래에 붙이고 다른 한 손은 주먹 위를 단단히 잡고 갑자기 상위쪽 위로 당겨 기관의 폐쇄물을 밀어 올린다. 반복적으로 시도를 해도 호흡 기도가 열리지 않으면 응급 기관절개술이 필요하다. → 기도폐쇄(airway obstruction). = 기도이물배출법.

하임리히징후 ~徵候 Heimlich sign 사람이 숨이 막혀 말을 할 수 없는 보편적인 고통 신호. 급격히 기도가 폐쇄된 환자는 목을 쥐고 기침을 하며, 근처 사람들의 주의를 끌게 된다. 소아나 노인에서 급격히 청색증과 무호흡이 발생하는 경우 이물에 의한 기도폐쇄를 의심하여야 한다. = 질식징후(universal choking signal).

하장간막정맥 下腸間膜靜脈 inferior mesenteric vein 직장, S자상결장, 하행결장 그리고 횡행결장의 일부분에서 혈액이 되돌아가는 신체 하부에 있는 정맥. 이것은 S자상 결장, 장골결장에서 S자상 정맥을 그리고 하행결장과 좌측결장굴곡에서 좌결장정맥을 받고 있다. = 아래창자간막정맥 → 상장간막정맥(superior mesenteric vein).

하중 荷重 load 기기나 구조물이 외부로부터 받는 힘. 물체 위에 정치(靜置)된 추와 같이 움직이지 않는 하중을 정하중(static load) 또는 사하중(dead load)이라 하고, 정적인 힘 이외의 동적인 힘을 동하중(dynamic load) 또는 활하중(live load)이라고 한다.

하중한계지시기 荷重限界指示機 load limit indicator 사다리가 상승 및 확장하는 동안에 권장되는 안전하중을 운전자의 작업 위치에서 볼 수 있는 계기판.

하지석고붕대 下肢石膏繃帶 lower extremity cast 하지의 정형외과적인 장애를 교정하기 위해 하지에 석고붕대를 해서 고정한 상태. → 하퇴 석고붕대, 장하지 석고붕대, 슬개건 지지 석고붕대, 장하지 무릎경첩 석고붕대.

하직근 下直筋 inferior rectus 동안신경이 지배하고

ㅎ

안구를 밑으로 당기거나 내측 및 외측회전을 담당하는 근육. = 아래곧은근.

하척골측부동맥 下尺骨側部動脈 inferior ulnar collateral artery 심부상완동맥의 한 쌍 가운데 하나. 팔꿈치 5cm 위에서 발생하고 심부상완정맥과 함께 궁의 형태를 가지며 전박의 근육에 혈액을 공급한다. = 아래자쪽곁동맥.

하치조신경 下齒槽神經 inferior alveolar nerve 하악신경에서 일어나기 시작하여 악설골근(顎舌骨筋) 신경, 하치지(下齒枝), 턱신경, 하치은지(下齒齦枝) 등의 가지를 갖는 신경. = 아래이틀신경.

하퇴삼두근반사 下腿三頭筋反射 triceps surae jerk 두 개의 비복근과 한 개의 가자미로 또는 아킬레스건을 예리하게 때려서 일어나게 한, 비장근의 연축 같은 수축.

하퇴삼두근절뚝거림 下腿三頭筋~ triceps surae limp 하퇴삼두근의 약화와 연관된 비정상 보행. 하퇴삼두근의 약화는 보행시 골반을 들어 앞으로 옮기지 못하게 한다. 결과적으로 골반은 정상수준 아래로 쳐져 보행운동에서 지연된다.

하퇴석고붕대 下腿石膏繃帶 short leg cast 무릎 아래에서 발가락까지의 석고붕대.

하트만용액 ~溶液 Hartmann's solution 전해질 결핍과 세포외액의 양을 보충하기 위해서 사용하는 링거유산염용액. 소디움과 용액과부하로 폐와 말초의 부종을 일으킬 수 있다.

하프늄 hafnium [Hf] 원자번호 72, 원자량 178.49, 융점 2,207℃인 지르코늄과 유사한 성질을 갖는 회색의 금속. 비점 3,200℃ 이상으로 육방정계 지르코늄 광석에 있으며 1923년에 발견되었다. 제법은 플루오르 착염(錯鹽)에 의한 분별결정, 이온교환법 등이 많이 사용되었으나, 현재는 아세틸아세톤 유도체의 킬레이트 생성에 의한 분별이 실시되고 있다. 분리된 하프늄은 염화물(HfCl₄)로 하고, 이것을 금속 마그네슘으로 환원하여 금속을 얻는다. 값이 비싸므로 용도는 넓지 않지만, X선 관구의 음극, 고압방전관의 전극, 특수합금, 특수유리의 제조에 사용된다.

하행결장 下行結腸 descending colon 좌하늑부의 복부와 요부를 따라 하행하는 30cm 정도의 소화관.

좌장골와에서 중앙으로 돌아 골반연에서 S상 결장과 연결된다. = 내림창자 → 결장.

하향식측벽형스프링클러헤드 下向式側壁形~ horizontal sidewall sprinkler head 복도나 실의 너비가 크지 않은 실내의 측벽에 설치하는 측벽형 스프링클러헤드. 벽쪽에서 실내쪽으로 향하여 방사된다.

하향형건식스프링클러헤드 下向形乾式~ dry pendant sprinkler head 표준형 스프링클러헤드에 짧은 배관도막을 부착한 동결방지용 특수 헤드.

하향형스프링클러 下向形~ pendant sprinkler 물이 아래쪽으로 살수되어 디플렉터에 부딪히도록 설계된 스프링클러.

하횡격동맥 下橫隔動脈 inferior phrenic artery 복강동맥의 작은 내장가지. 동맥 자체에서 발생하며 신동맥 또는 복강동맥에서 발생한다. 이는 내측 및 외측가지로 나뉘며 횡격막으로 뻗는다. 하대정맥의 몇몇 혈관은 오른쪽 횡격막 동맥의 옆가지에서 유래된다. 좌측 횡격막 동맥의 몇몇 가지는 식도로 뻗는다. = 아래가로막동맥.

학대죄 虐待罪 crime of mistreatment 자기의 보호 또는 감독을 받는 자를 학대함으로써 성립하는 범죄. 존속을 학대한 경우에는 형을 가중한다.

학령기 學齡期 school age 6~12세의 취학 연령기. 소아기에서 성장이 가장 느린 시기이며 체형이 전형적으로 날씬해진다. 유치가 빠지고, 영구치가 나오며 림프계는 6세까지 신체 크기에 비해 최대 치수에 도달한다.

학령전기 學齡前期 preschool age 취학 이전의 성장 발달기. 3~6세로 이 시기에는 성장 속도가 현저히 느려지고 아이들은 마른 체형을 갖게 된다. 언어 표현이 향상되며 통증에 대한 공포가 크다.

한계산소농도 限界酸素濃度 limit oxygen index : LOI 물질이 연소를 유지할 수 있는 혼합기체의 최저 산소농도(%). = 한계산소지수.

한계에너지 限界~ threshold energy 어떤 물질이 화학반응을 일으킬 수 있는 최소량의 에너지. 산소농도가 일정할 경우, 한계에너지는 대기압의 제곱에 반비례한다.

한계주파수 限界周波數 threshold frequency 어떤

현상이 하나의 주파수를 경계로 하여 한쪽의 주파수 대역에서 발생하고 반대쪽에서는 발생하지 않는 경우의 경계 주파수.

한국형간이정신검사 韓國形簡易精神檢査 Korean version of Mini-Mental Examination 노인의 가벼운 건망증에서 중증까지 인지기능을 평가하기 위한 한국형 도구표. 시간과 장소에 대한 지남력(10점), 기억등록(3점), 주의집중 및 계산(5점), 기억회상(3점), 언어와 시·공간구성(9점) 등을 총 30점으로 평가할 수 있다.

한랭두드러기 寒冷~ cold urticaria 찬 공기나 찬 물에 자극된 피부가 과민반응을 일으켜 두드러기가 나타나는 현상. 극단적으로 예민한 환자는 찬물에서 수영을 했을 경우 전신성 두드러기, 저혈압 및 천식 증상이 나타날 수도 있다. 가족성인 것과 후천성인 것이 있는데 전자는 드물고 상염색체성 우성 유전에 의해 발병되고 두드러기는 지발형으로 나타나는데 발열, 관절통, 오한, 두통 및 백혈구 증다증 등이 동반된다. 후천성 한랭 두드러기는 흔히 성인에서 발생하며 두드러기는 한랭에 자극된 후 수 분뒤에 국소적 또는 전신적으로 나타나는데 냉각되었던 피부가 다시 더워질 때 나타난다. 수동 피부 감작을 일으키며 IgE 등이 관여하는 면역반응에 의해서 발병된다. 이 질환은 2~5년간에 걸쳐서 호전되나 일생동안 가끔 증상이 재발될 수 있다. 진단방법은 얼음을 넣은 고무주머니 또는 작은 얼음 조각을 팔의 내측에 5~10분 동안 접촉시키는데 5~10분 이내에 팽진이 나타난다.

한랭발생제 寒冷發生製 cryogen 이산화탄소와 같은 냉동용 화합물. 근처의 조직에 손상을 주지 않고 질병조직을 파괴하고자 할 때 사용하곤 한다. MRI 검사시 발생되는 전기장을 식혀주어 에너지가 발산될 수 있도록 하는 화학품.

한랭알레르기 寒冷~ cold allergy 국소적 및 전신적인 반응을 나타내는 상태. 한랭노출로 인해 비만세포(肥滿細胞)와 염기호성세포(塩基好性細胞)에서 유리되는 히스타민(histamine)에 의하여 매개된다.

한류퓨즈 限流~ current limiting fuse 일정치 이상의 전류가 흐를 경우 자동적으로 차단되는 퓨즈.

한선 汗腺 sweat gland 1일 약 700~900g의 땀을 분비하여 체온조절과 배설작용을 하는 코일 모양의 단순 관상선. 전신에 분포하는 에크린선(eccrine gland)과 액와, 유륜, 외이도, 음부, 항문 주위 등에서 볼 수 있는 아포크린선(apocrine gland)으로 구분하는데, 아포크린선은 선체가 크고 분비물이 걸쭉하며 특유의 냄새를 함유하여 체취의 주 요소가 된다. 특히 액와선의 고약한 냄새를 암내(osmidrosis)라고 한다. = 땀샘.

한선염 汗腺炎 hydradenitis 한선의 감염이나 염증. = hidradenitis.

한센병 Hansen disease → 나병(leprosy).

한숨 sigh 깊은 들숨 뒤에 오는 느린 날숨.

한정치산자 限定治産者 quasi-incompetent 가정법원으로부터 한정치산선고를 받은 자. 미성년자, 금치산자와 함께 한국 민법이 규정하는 세 가지 무능력자 중의 하나이다. 한정치산선고의 요건은 실질적 요건으로서 심신(心神)이 박약하거나, 재산의 낭비로 자기나 가족의 생활을 궁박하게 할 염려가 있어야 하고, 형식적 요건으로서 본인, 배우자, 4촌 이내의 친족, 후견인 또는 검사의 청구가 있어야 한다(민법 9조). 한정치산선고의 절차는 가정법원에서 심판사건으로서 가사소송법에 의하여 처리된다. 한정치산자의 행위능력은 미성년자의 그것과 동일하여, 법률행위를 하려면 원칙적으로 법정대리인(후견인)의 동의를 얻어야 하며, 동의 없이 한 경우에는 그 행위를 취소할 수 있다. 미성년자가 법정대리인의 동의를 필요로 하지 않는 세 가지 경우는 한정치산자에서도 동일하지만, 근로계약과 임금 청구에 관하여 설정한 근로기준법의 규정들이 한정치산자에게는 적용되지 않는다.

한천 寒天 agar 우뭇가사리 등의 홍조류의 점질물을 비등수로 유출하고, 이것을 냉각해서 얻은 겔을 동결과 융해를 되풀이해 수분을 제거하고 햇볕에 말려 건조한 것. 한천 1~2% 함유한 열수용액을 냉각하면 젤리 상태로 응고한다. 식용 외에 세균의 배양제로 사용되고 있다.

한초점의 ~焦點~ unifocal 한 장소 혹은 초점으로부터 발생.

한타바이러스 Hanta virus 한탄혈청형 바이러스, 서울 바이러스, Puumala 바이러스, Muerto Canyon 바이러스 등 몇 종의 혈청형을 가지는 쥐 매개성 RNA virus. 쥐 숙주, 분포지역, 인체에 대한 병인성 등에 있어 차이가 있다. 이 중 한탄혈청형 바이러스는 신증후성 출혈열로써 주로 한국, 중국, 동부 러시아에 분포하고 서울 바이러스는 경한 임상증상을 나타내며 주로 한국과 중국에서 발견된다. 감염시 열, 근육통, 두통, 기침을 동반하고 급속히 호흡기 부전과 비심장성 폐부종으로 진행된다.

할당계기 割當計器 dispatcher's meter 특정의 가연물이 일정한 시간 동안 연소한다고 가정할 때, 그러한 임야화재를 통제하기 위해 필요할 것으로 예상되는 진화인원과 장비를 계산하는 장치. = 출동대수지시계(出動隊數指示計).

할라제팜 halazepam 정온제 및 신경안정제인 불안치료제로 추천되는 9종의 항 불안제 중 하나. 진정 및 수면유도 목적으로도 이용된다. 1일 60~160mg을 경구투여한다.

할로겐 halogen 주기율표의 17족 원소. 플루오르(F), 염소(Cl), 브롬(Br), 요오드(I), 아스타틴(At)의 총칭. 1가의 음이온으로 되기 쉽고, 금속원소와 전형적인 염을 만들기 때문에 예전에는 조염원소(造鹽元素)라고 불렀다. 지구상에서는 염소의 존재량이 가장 많고, 이어 플루오르, 브롬, 요오드의 순이다. 플루오르·염소는 기체, 요오드는 고체인데, 브롬은 상온에서 액체인 유일한 비금속 홑원소물질이다. 일반적으로 전기음성이 강하고, 비금속을 나타내며, 이 경향은 원자번호가 클수록 감소하여 아스타틴에서는 상당히 금속화되어 있다. = 할로겐족원소.

할로겐소화설비 ~消火設備 halogenated extinguishing system 할로겐화합물 소화약제를 방출하는 고정식 소화설비.

할로겐화탄소화합물약제 ~化炭素化合物藥劑 halocarbon agent 불소, 염소, 브롬 또는 요오드 등의 원소를 포함하고 한 가지 이상의 유기화합물을 주성분으로 하는 청정소화약제. 예를 들어 하이드로플루오로카본류(HFCS), 하이드로클로로플루오로카본류(HCFCS), 퍼플루오로카본류(PFCS) 등이 있다.

할로겐화합물소화설비 ~化合物消火設備 halogenated agent system 할로겐화합물소화약제를 분사하여 소화 목적을 달성하도록 고안된 설비. 설비는 소화약제 저장용기, 가압용 가스용기, 기동장치, 분사헤드, 화재감지장치, 음향경보장치, 배관, 전자개방장치 등으로 구성되어 있다.

할로겐화합물소화약제 ~化合物消火藥劑 halogenated agent 탄화수소의 할로겐화합물을 소화약제로 사용하는 것. 흔히 할론이라 불린다. 할론104, 할론1011, 할론2402, 할론1301 등이 있다. 화학적으로 안정되고 우수한 성능을 가지고 있다. 할론이 최초에 개발된 것은 항공기의 소화설비용이었으나 그 우수성에 따라 지상의 주요대상에 대한 소화용으로도 사용되었다. 할론은 중량 및 용적이 적어도 단위 용적당의 소화력이 우수하고 또한 액체연료 화재시 소화시간이 짧다. 또한 내금속부식성, 안정성, 휘발성 등이 크며 방사 후에는 오염과 소화흔적이 전혀 없다는 것이 장점이다. 고가의 소화약제이므로 항공기, 컴퓨터실, 전기실 등에 주로 사용되고 있으며, 통상 액화된 상태로 저장되어 가스로 방사된다. 최근에는 오존층파괴로 인한 규제가 국제적인 규약에 의해 이루어지고 있다. = 할론.

할로경추보호대 ~頸椎保護袋 halo cervical collar 기존의 경추보호대를 착용한 후 적용하여 보다 더 견고한 경추보호를 돕도록 두부를 고정시켜주는 보호대.

할로테인 halothane 동통자극에 대한 반응을 없애주면서 마취에 이르게 하며 의식을 부드러우면서도 신속하게 소실시켜주는 특성을 가진 강력한 마취제. 투여가 용이하고 오심, 구토증이 잘 생기지 않으며 폭발성이 없는 장점이 있다. 실제에 있어서는 마취 유도를 하기 위해 thiopental을 정맥주사하여 신속하게 유도한 후에 halothane을 투여하여 외과수술 동안 마취상태를 유지한다. 15% 정도가 체내에서 대사되며 동맥압의 극심한 저하를 나타내는 순환부전이 쉽게 나타날 수 있다. 투여용량에 비례하여 동맥압이 저하되며 심박수가 감소되고 에테르보다는 강하고 클로로포름보다는 약하므로 1~3% 농도로 사용한다. 마취를 위해 과량 투여시 때때로 저산소혈증, 저혈압과 일시적 부정맥, 간조직 괴사 등이 발생할 수 있다.

할로페리돌 haloperidol 대뇌피질, 시상하부, 변연계를 억압해서 활동과 공격적인 성격을 통제하며 시냅스에서 도파민에 의해 생산되는 신경전달 물질을 차단하는 약물. α-adrenergic과 anticholinergic에 대해 강력한 차단작용을 하나 항정신효과 기전은 불분명하다. 정신분열증 및 정신병 질환의 증상, 조증, 구토 및 정신질환의 증상으로 나타나는 불안 및 긴장시 투여한다. 성인 및 14세 이상 소아는 초회량 1일 1~15mg을 2~3회 분복하고 유지량은 1일 2~8mg이다. 중증의 정신분열증 및 정신질환, 조증시는 초회량 1일 10~60mg을 투여하며, 주사인 경우는 1일 6~15mg을 분할 근주한다. 기면, 운동장애, 빈혈, 빈뇨, 발기부전, 무월경, 녹내장, 흐린시야 등의 부작용이 우려되므로 임부나 발작환자, 고혈압, 간질환 환자, 심질환 환자는 주의하고 혈액질환, 혼수, 3세 이하, 알코올이나 항정신성 약물 투여자에게는 사용하지 않는다.

할론 halon 여러 가지 할로겐화탄화수소 화합물. 브롬트리플루오로메탄(CF$_3$Br)과 브롬클로로디플루오로메탄(CF$_2$ClBr) 등이 있고, 소화약제로 사용된다. 거의 모든 화학물질에 대해 불활성이며, 고온과 저온에서 내성이 있다.

할론1001 Halon 1001 = 브롬화메탄(bromochloro methane).

할론101 Halon 101 = 염화메틸(methyl chloride).

할론104 halon 104 [CCl$_4$] 할로겐화탄화수소계열의 소화약제. 사염화탄소라고 하며 무색, 투명하고 특이한 냄새가 나는 불연성 액체이다. 알코올, 에테르에는 녹으나 물에는 거의 녹지 않는다. 비중 1.595, 비점 76.6℃, 융점 −229℃로 기화되기 쉽다. 기화열은 46.5kcal/kg, 증기밀도(공기=1)는 5.3으로 무겁다. 증기는 연소면을 피복하고 억제 효과를 나타낸다. 전기절연성이 높으므로 고압전기에 대해서도 안전하다. 또 금속을 부식시키는 성질이 있으므로 용기에 대해서는 특별한 배려가 있어야 하며 수분이 포함되어 있으면 그 경향이 더욱 강해진다. 높은 온도에서는 분해되어 독성이 있는 포스겐(COCl$_2$), 염소(Cl$_2$) 및 염화수소(HCl) 가스가 발생하므로 밀폐된 실내에서는 사용이 금지되어 있다. 또 사염화탄소는 증기 그 자체에도 두통, 구토를 일으키는 생리적 중독증상을 일으키는 독성이 있으므로 주의를 요한다. 현재 국제적으로 사용이 금지된 소화약제이다. → 포스겐, 염소, 염화수소.

할론1211 halon 1211 [CF$_2$ClBr] 할로겐화탄화수소계열의 소화약제. 무색, 비전기 전도성, 약간의 달콤한 냄새를 가지고 상온, 상압에서 기체로 존재하며 공기보다 5.7배 무겁다. 상온에서 2kg/㎠의 압력을 가하면 쉽게 액화된다. 액체상태로 방사되므로 소화기의 경우는 방사거리가 4~7m로 할론1301보다 길다. 자체의 증기압이 낮아 소화시 원활한 방출을 위하여 질소가스로 가압하여 사용한다. → 할론1301, 액화, 질소.

할론1301 halon 1301 [CF$_3$Br] 할로겐화탄화수소계열의 소화약제. 상온상압 하에서 기체로 존재하며 무색, 무취의 비전기전도성의 기체로 공기보다 약 5.1배 무겁다. 상온에서 약 15kg/cm^{2}의 압력을 가하면 쉽게 액화되며, 이를 고압용기 내에 액체상태로 보관, 사용한다. 방사 후 바로 가스상태로 변하기 때문에 소화기의 경우는 방사거리가 1~3m로 짧아 2m 이내에서 사용하는 것이 좋다. 할론1211과 성질은 비슷하다.

할론2402 halon 2402 [CF$_2$BrCF$_2$Br] 할로겐화탄화수소계열의 소화약제. 투명한 무색액체이며 특유한 냄새가 난다. 비중 2.18, 비점 47.5℃, 융점 −110.5℃, 기화열 25kcal/kg, 증기밀도 7.3이다. 이 소화제의 특징은 종래의 증발성 액체소화제에 비하면 불소를 포함하고 있는 점이다. 소화원리는 억제작용을 이용하는 것이고 이 소화제의 소화성능은 기화성이 강하고 증기밀도가 크므로 사염화탄소 등에 비해 매우 우수하다. 또 독성, 부식성도 비교적 적고 내전성도 좋다. → 사염화탄소.

할론소화기 ~消火器 halon extinguisher 약제로서 할론을 사용하는 소화기. 목재, 섬유 등의 일반화재 및 유류, 화학약품 화재와 전기·가스화재 전반에 걸쳐 다양하게 사용된다.

할시온 halcion 중추신경계의 변연계, 시상, 시상하부 수준에서 중추신경계를 억제하는 약물. 신경전달매개물질 γ-aminobutyric acid(GABA)에 의해 조절되며 진정, 최면, 골격근 이완, 항진경작용이 있다. 잠들기 어렵거나 야간에 자주 깰 때 불면증 치료에 이용된다. 개시용량 0.125mg으로 성인은 0.25~0.5mg, 노인은 0.125~0.25mg을 취침전에 복용한다. 졸리움, 현기증, 현훈, 빈맥, 오심, 구토, 설사, 지각이상 등의 부작용이 있으므로 주의하고 임부나 수유부에게는 사용하지 않는다.

할창 割創 chop wound 도끼, 낫, 대검 등 비교적 무겁고 날의 폭이 넓으며 대개 자루가 달린 인기(刃器 sharp-edged object)로 내려쳤을 때 받는 손상. 절창과 좌열창 특징을 혼합한 양상을 보인다.

함기골 含氣骨 pneumatic bone 상악골, 전두골, 사골, 접형골처럼 골체 내에 공기가 차있는 공동을 가진 뼈. = 공기뼈.

함만스징후 ~徵候 Hamman's sign (John, Hamman, 미국의 외과의사, 1877~1954) 종격동 내 공기가 차 있는 심장부를 청진했을 때 자박자박 걷는 소리가 들리는 현상. 식도와 기관이 천공되는 동안 왼쪽에 기흉과 기종격동의 원인이 되는 조건하에서 나타난다. = Hamman's crunch.

함몰골절 陷沒骨折 depressed fracture 두개골의 골절에서 파편이 정상 표면 아래로 함몰된 골절.

함요 陷凹 indentation 톱니모양, 구멍, 또는 피부나 혀 위의 치아자국과 같은 물체 표면의 꺼짐. = 절흔 (切痕), 압흔(壓痕).

함요부종 陷凹浮腫 pitting edema 수액이 쌓인 피부 위를 손가락으로 눌렀을 때 일시적으로 함몰하는 것. 정상피부나 피하조직은 압력이 없어지면 다시 솟아오른다. = 요흔성 부종.

함축범퍼 含蓄~ loaded bumper 압축되어 있는 에너지 흡수용 범퍼. 사고로 발생한 에너지를 흡수하는 피스톤이 사고 뒤에도 압축되어 있다. 사람이 앞에 서 있을 때 그것이 튀어나와 부상이나 죽음을 초래할 위험성도 있다.

함침제 含浸劑 impregnant 유동성이 뛰어나 재료의 틈이나 가는 구멍에 침투하여 그 틈이나 구멍을 완벽하게 메워 주는 물질.

합금 合金 alloy 두 종 이상의 금속을 각각 융점 이상의 온도에서 혼합한 것을 냉각하여 응고시킨 것. 금속 외에 탄소, 규소 등의 비금속을 약간 함유하는 것도 있다. 합금을 만드는 목적은 크게 두 가지로 구별할 수 있는데, 하나는 베이스인 금속 특색을 살리고 이것을 개량하기 위한 것이며, 다른 하나는 베이스인 금속 결정을 보완하여 그것을 개량하고자 하는 것이다. 구리의 뛰어난 전기전도도와 내식성을 살리고 강도를 향상시킨 고력고전도합금(高力高電導合金)인 저베릴륨구리, 알루미늄의 가벼운 장점을 살리고 강도를 크게 향상시켜 항공기체 재료로 적합하게 한 두랄루민은 전자(前者)의 예이고, 철에 크롬, 니켈을 가하여 철의 부식하기 쉬운 결점을 제거하고 강도를 향상시켜 염가(廉價)라는 특색을 살린 스테인리스강은 후자의 예이다.

합리화 合理化 rationalization 자기의 진정한 동기를 숨기고 자신의 행위나 태도, 사고, 감정 등에 이유를 붙여 정당화하는 것. 행동을 설명하기위해 만들어내는 믿을만한 이유이다.

합병증 合倂症 complications 어떤 질병에 다른 질병이 합하여 나타나는 증세. 두 가지 이상의 질환이 동시에 또는 서로 전후에 생기고, 상호직접적인 인과관계를 생각할 수 없는 경우 하나의 질환에서 보아 다른 질환을 합병증이라 한다.

합선 合線 short 절연이 안 되는 두 개 이상의 전선이 합해지는 것. 과전류를 흐르게 하여 화재를 일으킬 수 있다. = 단락.

합성 合成 synthesis 화학 원소로 화합물을 만들거나, 간단한 화합물에서 복잡한 화합물을 만드는 일.

합성가스 合成~ synthesis gas 수소와 일산화탄소가 2:1로 이루어지는 원료 가스. 제조법은 코크스 또는 석탄과 같은 고체연료를 산소(또는 공기)를 써서 백열상태로 가열하고, 이것에 수증기를 동시에 또는 간헐적으로 불어넣는 수성(水性)가스화법과, 저급 탄화수소가스(메탄, 에탄, 프로판, 부탄 등), 나프타, 중유 등의 유체연료를 고온에서 수증기와 반응시키는 수증기개질법으로 크게 구별된다. 암모니아 합성, 메탄올 합성, 피셔 합성, 수소 첨가 등에 사용된다.

합성계면활성제포소화약제 合成界面活性劑泡消火藥劑 synthetic surface active foam concentrate 탄화수소계 계면활성제를 주로로 만든 포소화약제. 유동성이 좋아 소화속도가 빠르고 유출유화재에 적합하다. 내화성과 내유성은 약하여 대형유류 탱크화재에서는 유류에 의한 포의 파괴현상이 나타날 수 있다.

합성고무 合成~ synthetic rubber 천연고무와 같은 고탄성과 강인성을 나타내는 합성 고분자 물질. 1926년 독일의 I.G 회사에서 부타디엔 중합으로 부나(Buna 상품명, 부타디엔-나트륨중합체에서 유래한다)가 합성된 이래, 천연 고무에 부족한 내유성, 내열성, 내오존성 등을 강화한 각종 합성고무가 제조되고 있다. 일반적으로 구조에 2중 결합을 갖는 것은 가황(加黃)할 수 있으나 2중 결합이 없는 것은 과산화물, 아민금속산화물 등으로 가교(架橋)를 한다. 부타디엔-스티렌 고무, 부틸 고무, 니트릴 고무, 클로로프렌 고무, 우레탄 고무, 실리콘 고무, 플루오르 고무 등, 또는 입체 규칙성을 부인한 스테레오고무(소위 합성천연고무) 등이 있다.

합성문 合成門 composite door 철강, 합판 등을 합성하여 만든 방화문의 일종.

합성물 合成物 hybrid ① 다른종이나 품종 또는 다른 유전인자형의 배우자 사이에서 생산되는 식물이나 동물의 자손. ② 그러한 식물이나 동물에 속한 것.

합성섬유 合成纖維 synthetic fiber 인조섬유 중 석유, 석탄, 공기, 물 등을 출발원료로 하여 섬유를 형성하는 일련의 긴 분자를 화학적으로 합성하여 섬유로 만든 고분자물질. 듀퐁사(1938)가 6,6 나일론을 융해방사하여 섬유로 한 것이 합성섬유의 시초이며,

잇따라 독일, 일본, 우리나라에서도 제품이 생산되었다. 방사법에서는 융해방사, 습식 방사, 건식 방사 등이 있고 이들 명칭은 고분자 물질이 실제로 실이 될 때의 상태 또는 환경에 유래되고 있다. 그 외 이멀션 방사, 콘주게이트 스피닝 등의 방법도 있다. 합성섬유는 천연섬유와 비교하면 강도, 내마모성, 내수성, 내약품성, 방미성은 우수하나 반면 의료로서 흡수성이 작고 대전성(帶電性)이 크며 내열성이 나쁜 점 등의 결점이 있다. 이러한 점을 개질하고 또 혼방 등으로 보충하여 의료와 공업용으로 널리 사용되고 있다.

합성세제 合成洗劑 synthetic detergent 비누 이외의 인공적으로 합성된 세정제. 대부분이 중성이므로 중성제라고도 한다. 많은 종류가 있는데, 그 중 알킬벤젠술폰산나트륨이 대부분을 차지하며, 합성세제라고 하면 이것을 가리키는 일이 많다. = surface-active agent.

합성수지 合成樹脂 synthetic resin 고분자 물질 가운데 섬유나 고무로서 이용되는 이외의 것의 총칭. 처음에 천연수지와 물리적 성질이 유사하므로 이 같은 명칭이 붙게 되었다. 셀룰로이드, 아세틸셀룰로오스 등과 같이 천연 고분자 화학적 처리를 하여 얻게 되는 것을 반합성수지라고 한다. 합성수지는 소성이 있는 물질이고 가공적 관점에서 열가소성수지, 열경화성수지, 산소경화성 수지로 대별된다. = 플라스틱.

합성약물 合成藥物 cimetidine 히스타민 H_2 수용체의 길항제. 십이지장 궤양, 췌장염, 위산과다 분비 상태의 치료시에 사용되며 위산 생산과 분비를 억제한다. 심각한 부작용은 설사, 현기증, 발진, 혼돈(보통 많은 용량을 투여 받은 노인), 여성형 유방 등의 부작용이 있다.

합성천연가스 合成天然~ synthetic natural gas 석탄이나 석유 등을 원료로 하여 만들어진 대체 천연가스.

합성포소화약제 合成泡消火藥劑 synthetic foam concentrate 탄화수소 또는 염화계면활성제를 기초로 합성한 포소화약제.

합입 陷入 invagination ① 장의 연동 운동처럼 어

떤 구조의 한 부분이 다른 부분으로 끼여 들어가는 상태. 만약 함입하는 부분이 광범위하거나 종양 또는 폴립이 있을 경우에는 장폐쇄를 유발하여 수술이 필요할 수 있다. ② 복강내의 헤르니아낭의 내용물을 대치함으로써 탈장을 교정하는 수술로 전신마취나 척추마취가 필요하다. → 헤르니아(hernia), 장폐색(intestinal obstruction).

합제 合劑 mixture 화학적으로 혼합되지 않은 성분의 구성물질.

합텐 hapten 스스로는 항원성이 없으나 단백질과 결합하면 항원성을 갖는 소분자로 특정 항체의 생산을 자극하는 것.

합토글로빈 haptoglobin 혈장 단백질. 합토글로빈 양은 염증성 질환시 증가하고 빈혈과 같은 종류에서는 감소한다.

합포체 合胞體 syncytium 조직에서 세포들이 하나의 기능적 단위로 합체하는 것. 심장의 심방과 심실은 구성하는 세포들간에 간격연접이 있어서 각 심근층은 합포체로 행동한다.

핫라인 hot line 특정 문제의 원조를 위한 특수 요원의 접촉(통신)수단. 하루 24시간 연결이 가능하다. 화재통보, 지원요청 등 비상용도로 사용되는 직통전화도 포함되며, 중요 소방대상물과 소방관서 간에 또는 소방관서와 유관기관 간에 설치된다.

핫사이트 hot site 주요 데이터 및 시스템과 애플리케이션 환경을 실시간으로 원격지에 복제하여 재해 발생시 최단 시간 내에 데이터 유실 없이 복구할 수 있도록 이중화하는 방식의 시스템 재해 복구 방안. 시스템 환경이 이중화되어 있으므로 상시 시스템 검증이 가능한 이상적인 방식이나, 이중화 설비 투자 및 전용선 유지비용이 많이 든다.

핫스틱 hot stick 전기선 위를 안전하게 다니기 위한 부전도성의 도구. = clamp stick.

핫팩 hot pack 외상환자의 체온유지 등의 목적으로 사용하는 온열주머니. 별도 용기에 보관하지 않으므로 휴대가 용이하고 포장을 터트리면 즉시 반응하므로 응급현장에서 신속히 사용할 수 있고 포장을 터트린 후 온열 효과가 약 30분 동안 지속된다.

항감염제 抗感染劑 anti-infective 세균 또는 진균 감염 치료제로 전신적 또는 국소적으로 투여한다.

항경련제 抗痙攣劑 anticonvulsant 심한 간질이나 경련성발작을 예방하고 감소시키는 약물. 하이단토인 유도체인 페니토인은 세포막을 안정시키고 세포내 나트륨을 감소시킴으로 명백한 항경련 효과가 있다. 이런 약물들은 임신부에게 사용 시 태아 기형의 위험이 있다.

항고혈압제 抗高血壓劑 antihypertensive drug 경동맥과 심장에 있는 압수용체를 자극함으로써 말초부위의 조직에 축적되어 있는 카테콜라민을 감소시켜 항고혈압 효과를 나타내거나, 혈관을 수축시키는 자율신경자극을 차단하거나, 억제성 중추신경 α-아드레날린성 수용체를 자극하거나, 직접적인 혈관 이완으로 혈압을 떨어뜨리는 약물. = 고혈압약.

항공(성)중이염 航空(性)中耳炎 aerotitis media 갑작스런 고도의 변화나 스쿠버 다이빙시 또는 고압실에서 발생하는 중이의 공기압과 대기압간의 차이에 의해 생기는 중이의 염증. 출혈로 동통, 이명, 청각감퇴, 현기증 등의 증상을 보인다. → 정중성항공중이염(正中性航空中耳炎 barotitis media).

항공교통관제권 航空交通管制圈 air traffic control zone 항공 교통의 안전을 위하여 건설 교통부 장관이 고시·지정하는 비행장 및 그 부근 상공의 공역. 항공 교통 관제권 내에서는 이·착륙하는 항공기에 대하여 주로 비행장 관제를 하여 항공기의 안전 확보를 꾀한다.

항공교통관제기관 航空交通管制機關 air traffic control unit 지역관제소, 접근관제소 또는 비행장관제탑 등 여러 가지 의미를 가지는 일반적인 용어.

항공교통관제업무 航空交通管制業務 air traffic control service 항공기간 및 기동지역 내의 항공기와 장애물간 충돌방지, 항공교통의 촉진 및 질서유지 등의 목적을 위해 제공되는 업무.

항공교통관제지시 航空交通管制指示 air traffic control instruction 조종사에게 특정행동을 하도록 요구하기 위하여 항공교통관제기관이 발부하는 지시.

항공교통관제통신 航空交通管制通信 air traffic communication : ATC 공항의 관제탑과 항공로 관제 센터 등 항공 교통 관제 기관이 항공기에 대해서 비행 간격 설정, 이착륙 순서, 시기, 방법 또는 비행 방법에 관한 관제 지시 및 관제 허가를 부여하기 위하여 하는 통신. 세계의 어느 공항이나 항공로 상에서도 통신이 필요하기 때문에 국제적으로 통일된 주파수가 사용된다. 통상 영공 내의 근거리에서는 통일된 주파수가 사용되며, 보통 영공 내의 근거리에서는 VHF 무선 전화, 해양 상공 등에서는 HF 무선 전화가 사용된다. 앞으로는 데이터 통신과 항공 위성 통신을 이용하기 위한 연구와 실험이 국제적으로 진행될 예정이다.

항공구조 航空救助 air rescue 각종 구조현장에서 승무원(조종사, 정비사, 항공구조대원)이 첨단 인명 구조장비인 항공기와 구조현장 상황에 적합한 항공 구조장비를 이용하여 지상은 물론 3차원의 넓은 공간을 이용하여 조난자를 신속·정확하게 인명을 구조하는 방법.

항공구조와 복구서비스 航空救助~復舊~ Aerospace Rescue and Recovery Service : ARRS Air Force Rescue Coordination Center와 미국공군의 구조자원을 수행하는 미국공군의 구조기관. Rescue와 Recovery Service는 장거리 구조자원으로 전세계에서 쓰인다. 이러한 자원들은 고정 혹은 회전날개 항공기로 수송된 응급구조 훈련을 받은 요원, 낙하산병, 스키, 생존자 그리고 해병대를 포함한다. → Air Force Rescue Coordination Center.

항공국 航空局 aeronautical station 항공기국과 통신을 하기 위해 육상에 개설되어 이동 운용을 목적으로 하지 않는 무선국. 육상이나 연안 수역 등에 고정된 것뿐만 아니라 선박에 개설된 것 또는 특정 장소로 운반할 수 있는 것도 포함된다. 국제 전기 통신 협약 부속 전파 규칙(RR)에는 이동 중의 사용을 목적으로 하지 않는 항공 이동 업무의 무선국으로 되어 있으며, 경우에 따라서 선박, 해상 플랫폼 등에 설치할 수 있다고 정의되어 있다. 개설하는 목적에 따라 항공 교통 관제 업무용, 항공 사업용, 해상 보안용, 방위용, 기타 공공 업무용, 신문 사업용 등이 있다.

항공기국 航空機局 aircraft station 항공기에 개설하여 항공 이동 업무를 행하는 무선국. 항공기의 무선 설비로는 VHF 무선 전화 및 데이터 장치, HF 무선 전화 장치, 항공기 구명 무선기(ELT), 항공기용 휴대 송수신기, 항공기 충돌 방지 장치(ACAS), 거리 측정 장치(DME), 항공기용 기상 레이더, ATC 트랜스폰더, 전파 고도계 등이 있다. 항공법의 규정에 따라 무선 설비를 설치해야 하는 항공기국을 의무 항공기국이라고 한다.

항공기불법탈취 航空機不法奪取 hijacking(테러) 운항 중인 항공기를 불법으로 납치하는 행위. 보통 하이재킹이라 한다. 어원은 미국의 금주법(禁酒法) 시대에 밀매자의 위법 주류운반차를 숨어서 기다렸다가 이를 탈취하면서 '하이잭(Hi, Jack.)'이라고 소리치는 약탈자들이 있었던 데서 유래한다. 하이재킹 가운데 항공기 납치(skyjacking) 사건이 압도적으로 많아 하이재킹이라고 하면 스카이재킹을 연상하게 되지만, 열차, 선박, 버스 등 운송수단에 뛰어들어 납치하는 것도 포함된다. 1968~1973년에 절정을 이룬 스카이재킹은 1969년 한 해만도 82건이 발생하였으며, 1968~1982년에는 총 684건의 스카이재킹이 자행되어 평균 8일에 한 건씩 일어났다고 미국 국무부가 발표한 바 있다. 한국에도 일본의 적군파(赤軍派)에 의하여 대한항공(KAL)여객기가 북한으로 납치된 사건이 있었고, 1983년 5월 중국 민용항공총국(中國民用航空總局) 소속 여객기가 공중 납치되어 한국에 착륙하기도 하였다. 하이재킹은 전 세계적으로 빈번히 발생하고 있으며, 특히 정치적인 동기에 의한 것이 많은데, 그 동기가 무엇이건 세계적으로 문제화되고 있다. 이에 대한 대책으로는 1963년 도쿄[東京]에서 체결된 '항공기 내에서 행해진 범죄 기타 어떤 종류의 행위에 관한 조약'이 있고, 1971년 12월 네덜란드의 헤이그에서 체결된 '항공기 불법탈취 방지에 관한 조약'이 있다. 특히, 항공기 불법탈취에 관한 국제협약에는 각 체약국이 항공기 탈취범에 대하여 중벌에 처할 것을 의무화하고

ㅎ

있다. 재판권에 관해서는 항공기의 등록국, 항공기가 임대된 임대인의 본국, 항공기가 용의자를 태운 채 착륙한 나라를 지정하기로 되어 있고 용의자가 영역 내에 체재하고 있는 체약국에서는 이들 3국에 용의자를 인도하거나 자국에서 소추(訴追)하는 조치를 취하되, 하이재킹의 중대성에 비추어 용의자의 주관적인 의도에 관계없이 사적(私的) 목적이든 정치적 목적이든 간에 어떠한 예외도 없이 기소 또는 인도를 이행하도록 규정하고 있다. 이 밖에도 각국의 국내법에서 특별법을 제정하여 이를 엄하게 처벌하는 나라들도 있다. 또한 우리나라의 항공기운항안전법(1974.12.26. 법률 2742호)에도 항공기 납치를 폭력 또는 협박 기타의 방법으로 운항 중인 항공기를 강탈하거나 또는 그 운항을 강제하는 일이라 정의하고(2조), 항공기 납치범에 대해서는 무기 또는 7년 이상의 징역에 처하며, 미수범도 처벌하도록 규정하고 있다(8조). 항공기 납치와 관련하여 사람을 치사상(致死傷)하게 한 자는 사형 또는 무기징역에 처하며(9조), 항공기 납치를 위한 예비·음모 등도 처벌된다.

항공기용구명무선기 航空機用救命無線機 emergency locator transmitter : ELT 항공기의 무선 설비로서 항공기의 조난시에 A3X 전파 121.5MHz 및 243MHz를 사용하여 조난자의 표류 지점을 수색기(또는 선박)가 탐지할 수 있도록 신호를 자동적으로 송신하는 장치. 항공기에 대한 설비 의무와 기술적 조건은 국제 민간 항공 협약 부속서의 규정에 따라 국제적으로 통일되어 있다.

항공기용소화기 航空機用消火器 aircraft hand fire extinguisher 항공기 내에서 발생한 화재를 사람이 초기 진압하는데 사용할 수 있는 소화기.

항공기전용들것 航空機全用~ aeromedical litter 헬기나 항공기를 이용한 환자이송 때 전용으로 사용하는 들것. 등받이가 여러 각도로 조절된다.

항공기접근 航空機接近 aircraft proximity 조종사 또는 항공교통업무종사자가 항공기간의 거리와 상대적인 위치 및 속도를 고려하여 관련 항공기의 안전이 저해되었다고 판단하는 상황. 항공기근접은 1) 충돌

위험(risk of collision : 항공기간 심각한 충돌위험이 있었을 경우), 2) 안전 미확보(safety not assured : 항공기의 안전에 지장이 있었을 경우), 3) 충돌위험 없음(no risk of collision : 충돌위험이 없었을 경우), 4) 위험미결정(risk not determined : 위험정도결정에 필요한 자료가 불충분하거나 상반되는 증거로 인하여 결정이 불가능한 경우)로 분류된다.

항공기충돌방지시스템 航空機衝突防止~ airborne collision avoidance system : ACAS SSR의 Mode -S 트랜스폰더를 이용하는 항공기 탑재장치. 비행 중에 인근 공역을 비행 중인 항공기의 위치 및 고도 정보를 탐지하여 충돌회피 정보를 제공한다. 즉, 각 항공기에 장착된 ACAS가 매초 1회씩 질문신호를 발신하면 인근에 있는 모든 항공기는 이를 수신하여 응답신호를 보냄으로써, ACAS가 탑재된 항공기들은 서로 쌍방의 항공기 위치를 계속 추적하여 자기와 상대방 항공기가 충돌 위험성이 있는지 즉시 판단하여 회피정보를 제공한다. ACAS는 ICAO에 의해 명명된 것이며, 미국의 경우는 일반적으로 TCAS라는 명칭을 사용하고 있다.

항공기화재 航空機火災 aircraft fire 항공기 또는 그 적재물이 연소되는 화재. 여객기의 경우에는 다수의 승객이 있고 대부분 대량의 연료유(燃料油)가 적재되어 있어서 특별한 소방전술과 신속한 조치가 필요하다.

항공무선 航空無線 aeronautical radio 항공기와 통신하기 위하여 육상이나 선박에 개설한 무선국과 항공기 사이, 또는 항공기 상호 간에 하는 무선 통신 및 고정 지점 사이에서 하는 항공과 그 준비, 안전에 관한 정보의 무선 통신을 비롯하여 항공기를 위한 무선 항행에 필요한 무선 통신의 총칭.

항공발염방사장치 航空發炎放射裝置 aerial torch 화재 혹은 맞불을 조달하기 위해 점화된 연료를 땅에 공급하는 헬리콥터의 점화장치.

항공보급 航空普及 air lift 항공기를 이용한 장비, 인력, 보급품 등의 수송.

항공성부비강염 航空性副鼻腔炎 aerosinusitis 공동

내에서 공기의 팽창으로 발생하는 전두동의 염증 혹은 출혈. 기압이 감소할 때 발생한다. = 기압성부비동염(氣壓性副鼻洞炎).

항공성중이염 航空性中耳炎 aerotitis 항공 상태와 같이 높은 곳에서, 기압차이로 인해 중이(中耳)에 심각한 통증, 출혈 등이 오는 상태. 기압 차이로 인해 고막과 중이에서 유스타키오관(Eustachian tube)의 막힘으로 발생하는데 귀의 심한 통증, 고막의 충혈과 부종, 중이와 고막의 출혈 등이 나타난다. 고막의 파열은 고막 외부의 출혈과 장시간 지속되는 미지근한 통증을 일으킨다. 수중에서의 경우는 수면 부상 시 귀의 압력을 적절히 조절하면 예방할 수 있는데 고막이 파열되면 파열된 고막을 통해 중이와 외이로 물이 들어간다. 물이 차게되면 균형을 잡기 어려우며 현기증을 일으키고 균형감각을 완전히 상실하게 된다.

항공소화 航空消火 aerial attack 항공기를 이용하여 임야 화재나 건물화재를 진압하는 것.

항공술 航空術 area navigation 비행 위치를 지정하기 위해 라디오 시그널을 사용하는 항공 컴퓨터 시스템.

항공운항관리통신 航空運航管理通信 aeronautical operational communications : AOC 항공 회사가 독자적으로 자기 회사 항공기의 안전 운항, 정시 운항 및 효율성을 확보하기 위하여 하는 통신. 항공 운항 관리 통신 시스템에는 VHF/HF 무선 전화 시스템과 공대지 데이터 링크 시스템(air to ground data link)의 두 종이 있다. VHF 무선 전화 시스템은 공항 내에서의 출발 준비(연료 보급, 보수 점검, 기내 정비, 탑승 인원 확인 등)를 위한 업무 연락에 사용되는 터미널용 시스템과 항공기의 비행 중에 항공로상의 기상 정보나 비행 계획의 변경 통보 등 업무 연락에 사용되는 항공로용 시스템이 있다. VHF 시스템의 통신 범위(약 370km) 밖에서는 전파의 도달 거리가 긴 단파대의 주파수를 사용하며 HF OPE-COM이라는 시스템을 미국의 ARINC사, 홍콩의 Hong Kong Telecom 등 통신 사업자가 운용하는데, 각 항공사는 이들 사업자와 계약을 체결하여 전

용선을 통해서 지상과 항공기 간의 음성 통신을 한다. 공대지 데이터 링크 시스템은 국제 항공 통신 공동체(SITA)가 운용하는 AIRCOM과 미국 ARINC사가 운용하는 ACARS(ARINC Communications Addressing and Reporting System) 같은 세계적인 시스템과 이들 시스템과 호환성이 있는 개별 항공사의 시스템이 있다.

항공이동위성업무 航空移動衛星業務 aeronautical mobile-satellite service : AMSS 항공기에 설치된 항공기 지구국과 지상에 설치된 항공 지구국 간 또는 항공기 지구국 상호 간에 위성을 중계로 하는 통신 업무. 국제 전기 통신 협약 부속 전파 규칙(RR)에서는 구명 이동국(survival craft station) 및 비상 위치 지시용 무선 표지국(EPIRB)이 위성을 중계로 하는 업무도 이에 포함시키고 있다.

항공지상등화 航空地上燈火 aeronautical ground light 항공기 자체등화를 제외한, 항공항행지원을 위한 모든 등화시설.

항공테러리즘 航空~ aviation terrorism 항공기에 대한 테러리즘. 크게 항공기 납치, 공중폭파 그리고 공항시설과 항공기 이용객에 대한 공격의 세 가지 형태로 자행되고 있다.

항구토제 抗嘔吐劑 antinauseants 오심과 구토 억제제. 대뇌로 전달되는 신경성 전달을 차단하고 동요병과 내이 감염과 관련된 어지럼 치료제.

항균물질 抗菌物質 antibacterial 세균을 죽이거나 세균의 성장을 억제하는 물질.

항독소 抗毒素 antitoxin 몸에 들어온 세균성 독이나 독소의 독성을 중화시킬 수 있는 체내에서 만들어지는 물질. 많은 항독소는 말과 토끼와 같은 동물에서 만들며 혈액에 고농도로 항독소가 축적될 때까지 소량의 독소를 반복 투여하여 항독소가 고농도로 농축된 항혈청을 만든다. 항독소를 품은 혈청은 항독소혈청 또는 면역혈청이라고 한다. 대부분 동물 항독소는 인간 항독소에 비해 싸고 쉽게 얻을 수 있으나 덜 효과적이며 부작용을 일으키기도 한다. 주사된 항독소는 일반적으로 영구면역을 만들지는 않는다. 인체가 특별한 독소에 노출되었을 때 생산하

는 항독소가 가장 효과적이다. 게다가 신체 조직은 재발에 대한 면역성을 제공한다. 오늘날 항독소는 보툴리누스 중독증, 디프테리아, 이질, 가스괴저, 파상풍 치료에 사용된다. 만일 독소가 뱀독인 경우 형성된 항독소나 이를 함유한 항혈청을 항사독소나 사독혈청이라 한다.

항로 航路 sea route 선박이 한 항구(港口)에서 다른 항구로 항해할 때 통과하는 경로. 항로는 선박의 항해에 안전해야 하므로 깊이가 충분하고 암초 등의 장애물이 없고 조류, 기상이 적절해야 한다.

항로표지 航路標識 beacon 등광, 형상, 색채, 음향, 전파 등의 수단에 의하여 항, 만, 해협, 기타 수역을 항행하는 선박의 안전하고 경제적인 항로를 표시하기 위한 등대, 등표, 입표, 부표, 무선방위호소, 기타의 시설.

항말라리아약제 抗~藥劑 antimalarial 말라리아 원충을 파괴하거나 발달을 억제시키는 약물.

항문 肛門 anus 항문관의 말단 개구부.

항문관 肛門管 anal canal 대장의 짧은 종말부분. 약 4cm 정도이며 복막으로 덮여 있지 않고 항문거근으로 지지되며 내외괄약근으로 둘러싸여 있는 부분. 내괄약근은 마지막 장벽의 두꺼운 평활근이며 불수의적으로 조절되고 외괄약근은 항문을 둘러싸는 골격근으로 수의적으로 조절된다.

항문루 肛門瘻 anal fistula 항문 옆 피부 표면의 비정상적인 개구부. 주로 항문음와의 감염에 의해 일어난다.

항문음와 肛門陰窩 anal crypt 항문루 사이의 정맥의 망상 조직을 둘러싸고 있는 부분. 정맥은 비대해질 수 있다.

항문직장농양 肛門直腸膿瘍 anorectal abscess 항문 주위의 소성(疎性) 결합조직 및 지방조직에 발생한 농양.

항미생물성 抗微生物性 antimicrobial 박테리아와 같은 미생물을 멸하거나 성장을 멈추게 하는 물질.

항복강도 降伏强度 yield strength 영구적인 변형 또는 비틀림을 나타내는 재료의 응력. = 내력강도(耐力强度).

항복점 降伏點 yield point 탄성한도 이상으로 변형시켰을 때 변형력의 증가가 거의 없이 영구 일그러짐이 증가하는 점.

항부정맥제 抗不整脈劑 antiarrhythmics ① 비정상적인 심장리듬을 예방, 완화, 교정하기 위한 절차나 물질에 관한. ② 심부정맥증을 치료하기 위해 사용하는 약물. 전흉부에 전기적 충격을 주는 심장제세동기(defibrillator)는 빠르고 불규칙한 심방이나 심실 수축을 정상리듬으로 회복시키는데 사용한다. ③ 인공 심박조율기는 심박동률이 아주 느린 환자나 그 밖의 부정맥증 환자에게 이식할 수 있다. 체외 심박조율기의 전극 카테터는 심실성 정지나 완전 심장 차단이 있을 때 정맥을 통해 심장으로 삽입한다. 두 가지의 주요 항부정맥약은 이완기 동안 심실에서 전기적 자극의 역치를 증가시킬 수 있는 lidocaine과, 심근의 흥분성을 감소시키고 무반응 기간을 연장시킬 수 있는 disopyramide, procainamide, quinidine의 종합제이다. β-아드레날린성 차단제인 propranolol도 부정맥증을 치료하는데 사용한다. isoproterenol은 완전 심장 차단(block)과 심장 수축력의 증가가 필요한 심실부정맥 치료에 처방하며 atropine은 서맥 치료, 빈맥시 안정, 심방세동 치료를 위해 사용한다. verapamil과 그 밖의 칼슘 차단제는 심근의 세포막을 지나는 칼슘 이온의 흐름을 억제시켜 부정맥을 조절한다. 따라서 방실전도를 느리게 하고 방실결절의 무반응기를 효과적으로 연장시킨다.

항비타민 抗~ antivitamin 비타민을 무력화시키는 제제.

항산화제 抗酸化劑 antioxidant 자유라디칼(free radical)을 제거하여 산화 스트레스를 완화시키는 분자.

항상성 恒常性 homeostasis 신체의 내환경에 관한 항상성. 건강한 생존을 유지하기 위한 적응적 반응으로 다양한 감각과 피드백조절 기전에 의해 유지된다. 주요 조절기전은 뇌간의 망상체와 내분비선이며 항상성 기전에 의해 조절되는 기능은 심박동, 조혈 기능, 혈압, 체온, 전해질 균형, 호흡 그리고 선분비 등이다.

항생제 抗生劑 antibiotic 살아있는 유기체의 성장을 파괴하거나 방해하는 물질. 각 항체는 특정한 외부 물질에 대해 반응하는데 이러한 능력을 가진 치료물질을 항생제, 항균제, 혹은 항미생물제라고 한다.

항소양약 抗搔痒藥 antipruritic 소양증을 경감시키거나 예방하는 약물.

항아드레날린성 抗~性 antiadrenergic α-아드레날린성 수용체와 결합한 노르에피네프린에 대한 반응을 차단시키는 약물. 말초혈액 순환을 증가시키고 혈압을 감소시키는 작용을 한다. β-아드레날린성 수용체를 차단하는 약물은 다른 효과들 중에서 심장을 수축하는 속도와 힘을 감소시킨다.

항연무화학제 抗煙霧化學劑 antifogging chemical 렌즈의 내부를 구성하는 압축을 유지시키는 화학물질.

항염제 抗炎劑 anti-inflammatory 통증 완화 및 해열을 위한 비마약성 진통제로 항염증 작용도 함께 있어 관절염과 통풍 치료에 사용하는 제제. = 비스테로이드성 항염제(NSAIDs).

항온기 恒溫器 thermostat 설정한 온도를 유지하기 위해 바이메탈 스위치와 히터를 결합한 간단한 자동 온도조절장치. = 서머스탯.

항우울제 抗憂鬱劑 antidepressant 정신적 우울 예방, 치료, 증상 경감제.

항원 抗原 antigen 보통 단백질이며 항체를 형성하고 특별히 그 항체에 반응하는 물질. 몇몇 사람에게는 알레르기 반응을 일으킨다.

항원결정부위 抗原決定部位 antigenic determinant site 특정항체와 특이적으로 반응하는 항원 분자 부분.

항원성위치 抗原性位置 antigenic site 항체에 반응하고 결합할 수 있는 부위.

항원-항체반응 抗原-抗體反應 antigen-antibody reaction 특정한 세포가 항체를 만듦으로써 항원에 반응하는 면역계의 과정. 항원은 이러한 항체에 반응할 때 유해하다.

항율동부정제 抗律動不整劑 antidysrhythmic 비정상적인 심장리듬을 예방하거나 교정하는 약물이나 치료.

항응고제 抗凝固劑 anticoagulant 응고 과정을 지연시키거나 방해하는 제제.

항이뇨제 抗利尿劑 antidiuretic 요의 형성을 억제하는 약물이나 물질.

항이뇨호르몬 抗利尿~ antidiuretic hormone: ADH 뇌하수체 후엽에서 분비되어 소혈관의 평활근을 수축시켜 혈압을 상승시키고 신장의 원위곡세뇨관(distal tubule)에서 수분흡수를 촉진시키는 호르몬. → 바소프레신(vasopressin).

항적 航跡 wake 움직이는 선박에 의해 수면에 남겨진 자국.

항정신병약 抗精神病藥 antipsychotic 심각한 정신병의 증후를 경감시키는 약물. 흔한 부작용은 구갈, 시력저하와 항파킨슨 제제의 투여를 필요로 하는 추체외로 증상 등이다.

항정신병약물악성증후군 抗精神病藥物惡性症候群 neuroleptic malignant syndrome haloperidol처럼 정신안정제에 의해 유발되는 장애. 근육 경직, 고체온증, 호흡곤란과 발한 등의 특성이 나타난다.

항지질성 抗脂質性 antilipidemic 혈액내 지방을 감소시키는 식이(食餌)나 약물.

항진균 抗眞菌 antifungal 진균을 억제하거나 멸하는 물질.

항진균제 抗眞菌劑 antifungal drug 진균의 기생부위에 사용되는 항진균성 화학요법약으로 표재성과 심재성진균증으로 나뉜다.

항진제 亢進劑 agonist 수용체와 결합하여 생화학적 반응이 일어나 약효를 나타내게 되는 약물. = 효능제.

항체 抗體 antibody 혈액이나 림프 안에서 순환하면서 이물질인 항원과 특이하게 반응하여 항원항체 반응을 나타내는 방어물질. 세균을 파괴하거나 약화시키고 세균이 분비한 독을 중화시킨다. 항원항체반응의 종류에 따라 침강소, 응집소, 용혈소, 항독소, 아나필락시스 항체 등이라 한다.

항콜린성의 抗~性~ anticholinergic ① 부교감신경의 자극전달을 억제하는 것으로 아세틸콜린 수용체를 차단하는. ② 시냅스 연접부에 있는 수용체 자리에 신경전달물질인 아세틸콜린과 경쟁함으로써 작용하는 항콜린성 약물. = 항콜린약.

항콜린에스테라아제 抗~ anticholinesterase 아세틸콜린에스테라아제 작용을 억제시키거나 불활성화시키는 약물. 아세틸콜린에스테라아제 약물은 근무력증의 치료에 사용된다.

항콜린제 抗~劑 anticholinergics ① 부교감신경의 자극 전달을 억제하는 것으로 아세틸콜린 수용체를 차단하는. ② 시냅스 연접부에 있는 수용체 자리에 신경전달물질인 아세틸콜린과 경쟁함으로서 작용하는 항콜린성 약물. 항콜린성 약물은 위장관 경련성 질환을 치료하고, 수술 전 침과 기관분비물을 감소시키기 위해 동공을 확장시킬 때 사용된다. 많은 항콜린성 약물은 파킨슨 증상을 감소시킨다. 또한 많은 양의 아트로핀은 중추신경계를 자극하고, 소량은 중추신경 억제제로 작용한다. 콜린성 차단 약물에는 anisotropine methylbromide, atropine, belladonna, glycopyrrolate, hyoscyamine sulfate, methixene hydrochloride, trihexyphenidyl, scopolamine 등이 있다.

항통풍제 抗痛風劑 drugs for gaut 요산배설 촉진 작용(세뇨관으로부터 요산재흡수를 억제)을 지닌 약물제제.

항파킨슨병약 抗~病藥 antiparkinsonian 신경계 결함(파킨슨병)을 치료할 때 쓰이는 약물. 이러한 신경장애에 대한 약은 두 종류가 있다. 한 가지는 뇌의 도파민 부족을 보상하는 것과 다른 것은 뇌의 아세틸콜린의 활성을 억제하는 약물이다.

항항체 抗抗體 antiantibody 면역항원 작용을 하는 항체의 투여로 형성된 면역글로블린. 항체와 상호작용을 한다.

항해경보신호발생장치 航海警報信號發生裝置 device for generating the navigational warning signal 해안국에서 긴급한 항행 경보를 송신할 때 청취자의 주의를 환기하거나 자동 장치를 동작시키기 위하여 A3E 전파 2,182kHz에 의한 안전 호출 전에 송신하는 신호의 발생 장치. 신호는 2,200Hz

의 가청 주파수 단속음이고, 각 음의 길이 및 간격은 250ms, 신호는 15초 간 송신한다.

항행경보 航行警報 navigational warning 선박 교통의 안전에 필요한 수로 경보 중에서 긴급을 요하는 사항, 선박이나 항공기의 조난 또는 행방불명에 관하여 필요한 사항을 내용으로 하는 경보.

항행구역경보 航行區域警報 NAVAREA warning 국제해상기구(IMO) 및 IHO(international hydrogra-phic organization)가 설립한 세계 항행 경보 시스템에서 내리는 항행 경보의 일종. 즉 세계를 16개 구역으로 나누어 각 구역에 조정 기관을 설치하고, 구조 조정 기관이 해당 구역을 대상으로 발신하는 원거리 항행 경보. 당해 구역 전역 및 그 인접 구역을 커버하는 한 해안국 또는 여러 해안국으로부터 송신한다.

항혈청 抗血淸 antiserum 하나 또는 그 이상의 항원에 대해 특이적인 항체를 포함하는 항체.

항협심증제 抗狹心症劑 antianginal agents 협심증 증상을 예방하기 위해 심근의 산소 소비를 감소시키거나 심근에 산소 공급을 증가시키기 위한 약.

항히스타민제 抗~劑 antihistamine 히스타민 수용체를 차단하는 약물. 히스타민(histamine) 수용체에서 히스타민의 작용을 상경적으로 억제하며 H_1과 H_2수용체 길항약으로 분류하고 보통 항히스타민이라고 하는 것은 H_1수용체 길항약을 말하며 기관지와 위장관 평활근에 대한 히스타민의 작용을 차단한다. H_1수용체 차단제는 히스타민에 의해 혈관투과성 항진, 혈관평활근의 이완, 기관지 평활근 및 소화관 평활근의 수축을 억제한다. 그러나 위산의 분비는 H_2수용체가 관여하고 있기 때문에 억제하지 않는다. 히스타민은 병태생리학적으로 염증에 깊이 관여하고 있기 때문에 H_1수용체 차단제는 담마진 등과 같은 알레르기성 질환인 경우에 혈관투과성 항진에 의해 일어나므로 담마진 등의 알레르기 치료에 이용된다. 감기로 인한 콧물분비의 항진과 기도분비의 항진에도 사용되지만 객담의 정도를 높게하여 그 객출을 곤란하게 하므로 환자의 증상을 보고 투여하는게 좋다. 또한 H_1수용체 차단제는 진정작용이 있으므로 배멀미 등의 예방에도 이용된다. H_2수용체와 관련이 있는 히스타민의 작용에는 위액분비와 심장기능의 항진 등이 있다. H_2수용체 차단제는 히스타민에 의한 위산 및 펩신분비의 증가를 억제할 뿐만 아니라 이들의 기초분비까지 저하시킨다. 중독시의 증상은 산동, 안면홍조, 구갈, 비인두의 건조, 요저류, 발열, 빈맥, 고혈압, 혼미, 혼수 등을 보이며 특히 소아의 경우는 흥분, 진전, 환각, 경련 등의 중추신경계 자극증상을 보이는 반면 성인은 중추억제, 긴장성 혼미가 흔히 나타난다. 항히스타민제의 약제가 다양하므로 용법과 용량이 다르나 6~12세의 소아에게는 성인의 1/2량을 투여하고 6세 이하의 어린이는 주의한다. 디펜하이드라민(diphenhydramine)의 경구 치사량은 20~40mg/kg 정도되므로 투여시 주의하고 어린이는 성인에 비해 항히스타민제의 독성작용에 민감하므로 투여시 주의한다.

해구 海溝 trench 경사가 급하고 대륙 가장자리에서 평행하면서 비교적 좁고 길다란 심해저의 움푹 꺼진 지형. 주위의 해저보다 약 2km 정도 더 깊고, 수천 km까지 뻗어 있다.

해난 海難 maritime distress 해상 고유의 자연적 위험이나 선원을 비롯한 모든 인간의 인위적 위험이 원인이 되어 발생하는 사고. 사고의 형태는 표류, 침몰, 침수, 좌초, 충돌, 화재, 선원의 사상 등 여러 종류가 있다. 즉, 해난은 태풍, 폭풍, 유빙(流氷), 결빙, 낙뢰 등 불가항력에 의한 것 외에도 선원의 부주의, 과실, 태만, 설비와 정비의 불량으로 일어나는 예도 많다.

해난구조대 海難救助隊 Safety of Life at Sea 해상의 단속을 위해 설립된 유엔의 지원을 받는 국제기구. 국제 해사 기구에서는 67개국이 정기적으로 화물수송, 화재 예방, 구조, 항해, 조선과 측량에 대해 회의를 한다.

해난구조선 海難救助船 salvage boat 충돌, 좌초, 화재, 침몰 등의 해난사고를 당한 배를 구조하는 것을 목적으로 하는 배. 비바람이 심한 날씨에도 해난 현장으로 급행하여 해난선을 구조하기 때문에, 선체는 내파성(耐波性)이 풍부하고, 강력한 기관과 예인

설비를 갖추고, 배수·소화·응급수리 등의 구난작업을 할 수 있는 성능과 특수설비를 장치하고 있다. = 구난선(救難船).

해당 解糖 glycolysis 포도당이 피루브산으로 전환되는 대사경로. 최종 산물로 두 분자의 피루브산과 두 분자의 NADH 및 두 분자의 ATP가 생성된다. 혐기성 호흡에서 NADH는 피루브산이 젖산으로 환원됨으로써 산화된다. 호기성 호흡에서 피루브산이 미토콘드리아의 크렙스 회로(Kreb's cycle)로 들어가고 NADH는 최종적으로 산소에 의해 산화되어 물을 생성한다.

해독 解毒 detoxication 분자의 독성을 감소시키는 것. 분자의 화학적 변환을 통해 일어난다.

해령 海嶺 oceanic ridge 심해저에 있는 길고 좁은 융기대(隆起帶). 경사가 가파르며, 해팽(海膨)에 비해서 지형이 불규칙하다. 대서양·인도양·북극해에는 그 중앙부에 길게 뻗친 해령이 있으며, 특히 대서양의 중앙부를 남북으로 잇는 대서양중앙 해령이 유명하지만, 인도양에도 동인도해 해령·인도양중앙 해령의 두 큰 해령이 있다. = 해저산맥(海底山脈).

해로 海路 sea route = 수로.

해류 海流 current 한 지점에서 다른 지점으로 일정한 방향과 속도로 흐르는 바닷물의 흐름. 해류의 종류 및 유향, 유속 등을 나타낸 도면을 해류도(current chart)라 한다. 해류도에 표현된 데이터는 선박의 홀수(draft)를 감안하여 수면 하 5m 지점의 값이 사용된다.

해류발전 海流發電 current power generation 육상에서 바람을 이용하여 거대한 풍차를 돌리는 것처럼 바다 속에 큰 프로펠러식 터빈을 설치, 해류를 이용하여 이를 돌려 전기를 일으키게 하는 것.

해류병 海流瓶 drift bottle 해류의 속도와 방향을 알기 위하여 바다에 띄우는 병. 그 지점의 경도 및 위도와 날짜를 적은 종잇조각을 넣고 밀봉한 병을 여러 개 띄워 보낸 후, 그것을 발견한 사람들이 보내온 병 속의 종이에 적힌 위치와 시간을 이용하여 계산하면 그동안의 해류와 방향 및 속도의 대략을 알 수 있다.

ㅎ

해류역류 海流逆流 inverse current 파도가 해안가에서 바닥을 통해 바다 쪽으로 거꾸로 흐르는 물.

해리¹ 解離 loosening 관념의 연관성이 모호해지고 초점이 없는 정신과적 질환상태. 이러한 상태는 정신분열증의 한 증상이다.

해리² 海里 nautical mile 바다에서의 거리 단위. 1,852m에 해당하며 육상에서의 1마일인 1,609m보다 멀다.

해리성장애 解離性障碍 dissociative disorder 히스테리성 신경증의 유형. 정서적 혼란이 성격상의 해리가 나타나 이를 부정한다. 이는 정체감의 혼란이 원인이다. 증상은 건망증, 몽유증, 배회증, 꿈꾸는 상태나 다상성 성격 등이 있다. 이 장애는 심각한 스트레스나 혼란을 극복하는데 실패한 것이 원인이다.

해마 海馬 hippocampus 측뇌실 하각의 바닥에서 볼 수 있는 만곡 상승부. 백섬유층인 백판에 의하여 덮여 있는 회백질로 구성되어 있고 변연계와 기억 처리 과정의 중요 요소로서 기능하고 있다. 해마의 원심성 투사섬유는 뇌궁을 형성하고 있다. = Ammon's horn hippocampus major.

해머 hammer 하켄이나 볼트를 박는데 사용하는 쇠망치. 암벽 등반용을 록 해머라고 하며, 빙설용의 아이스 해머와 구별하고 있다. 해머는 타격면과 피크를 갖는 두부와 샤프트로 나눠진다. 피크 부분은 촉의 회수, 바위의 크랙의 오물이나 크랙에 끼어 있는 작은 돌멩이를 제거하는 데 쓰이며, 가끔 비상시에 하켄과 함께 이용하여 통조림통을 자르는 역할도 한다.

해먹 hammook 나일론제의 가느다란 끈을 망상으로 엮어 놓은 것으로 양쪽 끝을 달아매서 쓰는 그물 침상.

해면골 海綿骨 spongy bone 장골 골단, 골소주(trabecula)들이 얽히어 망상을 이루고 그 안에 골수가 들어 있는 뼈. = 해면뼈.

해변 海邊 beach 해안선을 따라서 해파(sea wave)와 연안류(long shore current)가 모래나 자갈을 쌓아 올려서 만들어 놓은 퇴적지대. 특히 해파의 작용을 크게 받고 있다. 대부분의 해변은 모래로 구성되어 있다. 모래로 구성된 해변에서 가장 풍부한 광물

은 석영이다. 저위도에서는 조개껍데기($CaCO_3$)로 된 모래가 많고, 화산지대에서는 현무암 또는 감람석이 풍부한 모래가 많고, 점판암이나 셰일의 기반암 부근에서는 자갈 해변이 많다. 해변 퇴적물은 분급이 양호하고, 원마도는 아주 둥근 상태이다. 해빈의 퇴적구조는 대부분 층리 구조이며 연흔(ripple mark), 파흔(swash mark), 소류(rill mark) 등의 특이한 구조를 볼 수 있다.

해부병리학 解剖病理學 anatomic pathology 부검, 생검, 수술재료, 탈락세포 등에 대한 형태의 변화에 대해 연구하는 학문.

해부학 解剖學 anatomy 신체의 구조와 기관에 관해 연구하는 학문.

해부학적만곡 解剖學的彎曲 anatomic curve 척추의 다른 분절의 만곡. 등의 측면 윤곽에서 경추만곡과 요추만곡은 오목하게 보이고 흉추만곡과 천추만곡은 볼록하게 보인다.

해부학적사강 解剖學的死腔 anatomic dead space 외부환경에서부터 폐포까지 공기를 전달하는 기도. 사강이라는 용어는 혈액의 산화가 이 기도 부분에서는 일어날 수 없으며 폐포에서만 일어날 수 있다는 것을 뜻한다.

해부학적자세 解剖學的姿勢 anatomical position 해부학에 있어 인체의 표준참고 자세. 이 자세에서 관찰자를 정면으로 보고 바르게 서서, 얼굴은 앞을 향하고, 발을 약간 벌린 상태로 앞을 향하며 팔은 아래로 향하고, 손바닥이 전방으로 향하게 한다. 다양한 신체부위의 위치나 동작을 기술하는데 기준이 되는 중립적인 자세이다.

해분 海盆 basin 대양저에 분포해 있는 분지 모양의 해저지형. 면적이 광대한 오목한 땅이며, 평면형은 원형 또는 타원형이다. = 해저분지.

해비타트 habitat 포화잠수기술을 이용하여 잠수작업자가 해중에서 장시간 거주하면서 작업 및 실험을 수행하도록 지원하는 해중잠수기지. 보통 대기압으로 유지되고 있으며 장채 내부의 공기압은 바닷물의 유입을 방지하고 잠수사가 바다로 들어갈 수 있게 해주는 출구가 바닥에 위치한다. = 수중거주장치.

해빙[1] 解氷 ice out(구조) 해수면의 눈이 녹는 과정.

해빙[2] 解氷 thaw(구급) 동상으로 인한 손상부위 주위의 세포간에 형성된 얼음 결정체를 녹여주는 동시에 전해질의 농축을 막고 혈관의 이완을 도와주어 조직의 관류(perfusion)를 호전시켜 줌으로써 조직의 손상을 줄여줄 수 있는 동상치료의 기본적인 방법. 급속해빙이 점진적 해빙보다 훨씬 더 효과적이다. 즉 직장 체온이 정상 범위에 있고 동결된 사지가 딱딱하고 움직이지 않으면 동결부위를 40~42℃로 데워져 있는 물에 담가 급속해빙(rapid thawing)을 한다. 녹이는 중에 동통이 심하므로 비경구 진통제를 투여하고 동결손상의 말단부까지 피부가 빨갛도록 물에 담가서 녹인다. 피부가 부드럽게 만져질 때까지 담그며 동결된 피부를 절대로 문질러서는 안된다. 일단 재가온이 되면 손상부위를 높인 채 병상으로 옮기고 모든 비동결 한냉손상은 정상체온까지 재가온 시킨다.

해상구명조끼 海上救命~ Mae West 커다란 저수지 위를 비행할 때 조정사나 승무원들이 입는 팽창될 수 있는 개인 부상 장비.

해상노출부 海上露出部 atmospheric zone 대기조건에 노출된 외부지역.

해상안전정보 海上安全情報 maritime safety information : MSI 선박에 방송되는 항행 및 기상 경보, 기상 예보 및 긴급 안전 관련의 통보.

해상안전통신 海上安全通信 maritime safety communication : MSC 해난에 관한 통신, 항행 경보, 지방 해상 예보, 지방 해상 경보, 안전 통보의 송신, 입출항, 검역 등에 관한 통신, 대선박과의 항로 통보 등에 관한 통신, 선박 자동 상호 구조 시스템(AMVER) 통신 등 해상 보안에 관하여 수행하는 통신.

해상이동업무 海上移動業務 maritime mobile service 선박국과 해안국 사이, 선박국 상호 간, 선박국과 선상 통신국 사이, 선상 통신국 상호 간, 또는 조난 자동 통보국과 선박 또는 해안국 사이의 무선 통신 업무.

해상인명안전조약 海上人命安全條約 international convention for the safety of life at sea 1914년 영국 런던에서 개최된 해상 인명 안전에 관한 국제회의에서 최초로 체결된 국제 조약. 그 후 기술의 발전과 시대적 요청에 따라 4회에 걸쳐 새로운 조약이 채택되었는데 1974년의 조약(SOLAS)이 최신의 것이다. 이 조약은 1981년, 1983년과 1988년에 일부 개정되었다. 1988년의 개정에서 새로운 세계 해상 조난 및 안전 제도(GMDSS)의 실시 방법이 결정되었다. 이 조약의 부속서에 선박은 항해하는 해역에 따라 소정의 무선 설비를 구비해야 하고, 선박이 해상에 있는 동안 디지털 선택 호출(DSC) 및 그 밖의 조난 안전 주파수를 청수하도록 규정되어 있다. 이 규정은 국제 항행에 종사하는 여객선 및 300t 이상의 화물선에 적용된다.

해수 海水 seawater 바닷물. 지구 표면의 70%를 차지하는 해수는 염소, 브롬, 황산염, 나트륨, 칼륨, 마그네슘, 칼륨 등과 같은 다른 용존 이온들을 함유하고 있기 때문에 염(saline)이라 한다. 함유량은 강 및 강수에 따른 담수의 유입이나 증발과 해수의 결빙에 다른 담수의 방출에 따라서 변한다. 해양의 해수는 보통 일정한 염의 구성비를 가지며, 그 구성비는 염분의 증감에 따라 비례적으로 변할 뿐이다. 해수는 55.1%의 Cl^-, 30.6%의 Na^+, 7.7%의 SO_4^{2-}, 3.7%의 Mg^{2+}, 1.2%의 Ca^{2+}, 1.1%의 K^+, 0.4%의 HCO_3^-, 0.2%의 Br^-, 0.02%의 Sr^{2-}으로 구성되어 있다. 해수의 구성비는 지난 4억년 이상 일정하다고 생각되며, 염의 함유량을 염분(salinity)이라 한다.

해수익사 海水溺死 sea water drowning 3.0% 이상의 염도가 있는 바닷물 등에 빠져 목숨을 잃는 일. 혈액으로부터 체액이 빠져나와 심한 폐수종을 일으킨다. 혈액이 다소 농축되고 전해질이 불균형하게되며 폐로 들어온 염분이 삼투압의 균형을 유지하기 위해 혈류내로 이동한다. 담수익사보다 경과시간이 비교적 더 길기 때문에 소생술에 더 잘 반응한다.

해안국 海岸局 coast station 선박국과 통신하기 위하여 육상에 개설하고 이동하지 아니하는 무선국.

해양 海洋 ocean = 대양.

해양마이크로파 통신방식 海洋~波 通信方式 ocean microwave communication system 대륙붕의 끝

ㅎ

(수심 200m 정도)에 설치한 해양 중계소(반침수 부력형 원통 케이스)에 해저 동축 케이블을 끌어 올려 그것과 육지 사이를 마이크로파로 접속하는 방식. 해저 동축 케이블을 육지로 끌어 올릴 때 생기는 문제, 예를 들면 트롤 어업에 의한 피해를 피하기 위해 채택한다.

해양생활부류 海洋生活浮類 anthozoa 말미잘, 산호, 등을 포함하는 해양 생활 부류. 이러한 생물들은 보통 고정된 장소에서 생활하며 탁월한 아름다움을 자랑하지만 수영하는 사람들과 스쿠버 다이버들에게는 세포를 찔러 독을 퍼트리므로 매우 위험하다. 덧붙여서, 산호는 딱딱한 구조를 가지고 있어 깊게 베일 수 있다.

해양심층수 海洋深層水 deep water 태양광선이 도달하지 않는 무광층(無光層)의 수온약층(水溫躍層, thermocline : 해수온도가 급격히 변화하는 수층)보다 더 깊은 곳에 존재하고 있으며 연간수온 10℃ 이하를 유지하고 있는 해수. 지역적으로, 계절적으로 다소의 차이는 있지만 일반적으로 수심이 2백 미터 이상의 깊은 곳에 있는 해수를 말하며 심층수의 특수성분이나 심해류의 이동 등을 기준으로 구분할 때에는 수온을 4~5℃ 이하의 1,000m 이하의 심해수로 한정되기도 한다. 이곳의 해수는 수온이 낮고 해양생산력의 기본인 질산염과 인산염 등 영양염류가 풍부하며 병원균이나 화학물질에 의한 오염도가 현저히 낮은 관계로 저온 안정성, 청정성, 미네랄과 부영양(富營養) 성분 함유 등의 특성을 가지고 있다. = 저층수(bottom water).

해양유류유출사고 海洋油類流出事故 oil spill at sea 해양에서의 기름유출사고. 기름이 가진 독성뿐만이 아니라 수면 위에 불투과층을 형성하여 가스의 교환을 차단하고 광합성에 필요한 빛의 통과를 방해하여 생물에 막대한 영향을 끼치게 된다. 또한 기름이 에멀전 상태로 하강하게 되면 해양생물의 아가미를 덮어 호흡률을 떨어뜨리므로 저서생물까지도 피해를 주게 된다.

해연 海淵 the deep 해구 중에서 그 지형이 밝혀진 깊은 곳. 흔히 측심한 관측선의 이름을 붙여서 비티

아즈해연(마리아나 해구, 11,034m), 챌린저해연(마리아나 해구, 10,863m), 비티아즈해연(통가 해구, 10,882m) 등으로 부른다. 국제적 해저지형 용어에 관한 협정에서는 해연이라는 용어를 쓰지 않는다. 지금까지 인류가 찾아낸 해양의 최대 수심은 태평양 마리아나 해구(Mariana Trench)의 챌린저 해연(Challenger Deep)으로서, 그 깊이가 무려 11,034m에 달한다.

해열제 解熱劑 antipyretic drug 열을 감소시키는 물질이나 제제.

해열제의 解熱劑~ antipyretic 열을 감소시키거나 완화시키는 약물이나 치료. 가장 널리 쓰이는 약물로는 아세트아미노펜, 아스피린 그리고 다른 살리신산염 등이 있으며 혈관 확장과 발한을 통해 시상하부 체온조절 중추의 열 감지 세트 포인트를 낮춘다.

해열진통제 解熱鎭痛劑 antipyretic analgesics 열을 내리거나 진통을 완화하는 약. 말초성 및 중추성의 기전에 의한 진통작용 및 발열시에 체온중추에 작용해서 해열진통작용을 나타낸다.

해외재난 海外災難 overseas disaster 해외에서 우리나라 국민의 생명, 신체 및 재산에 피해를 주거나 줄 수 있는 정부 차원의 대처가 필요한 재난.

해저분지 海底盆地 basin 바다 밑의 분지. = 해분.

해저지형도 海底地形圖 submarine topographical map 해저에 있는 지형의 기복을 등심선(等深線)에 의해서 나타낸 지도. 육상의 지형도와 원리적으로 동일하다. 지형의 표현법으로서는 등심선식과 모우식(毛羽式)이 있다. 해도(海圖)에는 수심이 숫자로 기입되어 있기 때문에 해저지형의 대체적인 모양은 알 수 있지만, 세밀한 등심선의 기입이 없기 때문에 해저지형을 알기 위해서는 세밀한 등심선이 들어 있는 해저지형도가 필요하다. 음향측심의 정밀도 향상으로 측심점(測深點)의 수가 증가했으며, 그 분포가 해양심부에도 조밀하게 되어 있어서 정밀한 해저지형도가 가능하게 되었다. 특히 최근의 것은 심도별로 색 구분 및 사실적인 음영을 표시해서, 해저지형의 대부분이 일목요연하게 보이도록 고안하고 있다. 지금까지 해저지형도는 음향 측정기(echo sounder)에 의해 얻어진 수심자료로부터 편집되었지만, 이제는 해저지형도 작성을 목적으로 멀티빔(multi-beam)에 의한 해저지형측량으로 정밀하게 작성된다. 해저지형도는 유엔해양법에서 규정한 관할해역 및 인접국간의 경계선을 획선 하고, 새로운 어장개발, 해양자원 개발, 해저전선 부설, 침몰선 인양, 해양오염 방지, 군 작전 및 해양의 과학적 이용과 환경보전 등에 중요한 자료가 된다.

해저체류시간 海底滯留時間 bottom time 잠수사가 해면을 출발한 시간부터 해저 출발까지 경과된 시간. 최대의 압력에서 지체하는 시간을 말하며, 분으로 표시한다.

해좁 HAZOP hazard and operability study의 약자로 공정의 이탈상태를 연구하기 위해 여러 가지 지시어(less, more, no, reverse, other than, part of, as well as)를 이용하여 공정위험이나 잠재적인 운전상 문제점을 찾아내고, 이에 따른 결과와 안전대책을 분석 및 수집하는 방법.

해치 hatch 사람이 출입하거나 화물을 싣고 내리는 구멍(문).

해파리 Jellyfish 종모양의 침이 있는 촉수를 가진 강장동물의 일종. 주로 멕시코만 또는 그 근처에서 발견되는 다양한 색깔의 전기해파리, Jellyfish 등이 독소가 있다. 특히 여름철 바다에서 몸전체가 푸른 색을 띠고 독성이 강한 작은부레관해파기에 쏘이는 환자가 많이 발생한다. 해변에 죽어있는 해파리도 독주머니는 여전히 활동을 하므로 절대 만지지 않아야 한다. 촉수와 접촉되면 극심한 국소 동통과 부종이 발생하며 쇠약감, 오심, 구토, 호흡곤란, 빈맥, 저혈압과 쇼크 증상이 나타난다. 자상에 의해 사망하는 경우도 있으며 비치명적일 경우에는 수 시간 후에 소실된다. 응급처치는 바닷물로 상처를 잘 씻어내고 자상 부위를 문지르지 않도록 하며 환자를 진정시키고 기도를 유지한다. 자세포가 독소를 방출하지 못하도록 불활성화 시키기 위해 소량의 중탄산나트륨을 상처에 부어 해파리의 독침과 용해물을 형성하도록 하든지 해파리 독침에 식초를 첨가하여 부벼낸다. 상처 부위와 심장 사이를 림프선이 흐를 정도

의 세기로 묶으며 상처 부위에 열을 가하거나 43~45℃ 정도의 고온으로 온점질을 한다. 모래로 문지르는 행위는 촉수에서 독소가 더 방출되도록 할 수 있으므로 권장되지 않는다. 내마토싸이트의 불활성화를 위해 즉시 40~70% isopropanol, 5% 아세틱산을 투여한다. 근육 경련시에는 10% calcium gluconate, diazepam을 정주한다. 항생제는 상처감염이 있거나 면역력이 약화된 경우에 사용하며 주로 포도상구균이나 연쇄상구균에 주안점을 둔다. 감염이 지속적이면 비브리오의 가능성을 염두에 둔다.

해파리교상 ~咬傷 jellyfish sting 종모양의 침이 있는 촉수를 가진 해양생물인 해파리와 피부접촉을 하였을 때 발생하는 상처.

해파리뜨기 수중에서 다리가 바닥에서 뜨고 등의 일부가 둥글게 물 위에 나온 채 발꿈치에서 손을 떼고 다리의 힘을 푼 채 자연스럽게 떠 있는 자세. 해파리뜨기는 물의 부력을 느껴 보는데 매우 효과적일 뿐 아니라 엎드려 뜨기에 많은 도움을 줄 수 있다. 가슴 깊이의 물속에 서서 상체를 앞으로 굽혀 손을 허벅다리에 가볍게 올려놓고 숨을 들여 마신 다음 상체를 더욱 앞으로 굽혀 얼굴이 물속에 잠기고 손이 발꿈치까지 내려가게 한다. 이 모든 동작을 천천히 그리고 손과 발의 힘을 풀고 행한다면 다리가 바닥에서 뜨고 등의 일부가 둥글게 물위에 나온 채 몸이 뜨게 된다. 이렇게 하는 방법에 익숙해지면 다음에는 발꿈치에서 손을 떼고 다리의 힘을 푼 채 자연스럽게 떠 있게 된다. 선 자세가 되려면 천천히 얼굴을 들면서 상체를 수면위로 올리고 밑바닥을 딛고 선다. 천천히 발이 바닥에 닿아 신체의 균형을 잡을 수 있을 때까지 일어나려고 서두르지 말아야 한다. 해파리뜨기에서 엎드려뜨기로 자세를 바꾸려면 천천히 팔을 앞으로 올리면서 다리를 뒤로 뻗는다.

해팽 海膨 ~rise 길고 폭넓게 융기한 해저의 지형. 측면의 경사는 해령보다 완만하다. 북태평양에는 머커스-네커 해팽이 있는데, 세 개의 돔 모양의 돌출부를 가지고 있으며, 수심은 대체로 2,000~4,000m이고, 6,000m의 심해저도 있는데 현무암질로 되어 있다. 태평양 남동부에는 동태평양 해팽이 있다.

해협 海峽 strait 육지 사이에 끼여 있는 좁고 긴 바다. 수도(水道), 목(項), 도(濤:渡), 샛바다라고도 한다. 양쪽 두 개의 해역 사이를 통하는 수로로, 만과 외해와 연결되는 좁은 해협에서는 특히 조류가 빠르다. 유향(流向)·유속이 변하기 쉬우며, 와류(渦流)가 생기는 경우가 많다.

해황 海況 sea situation 바닷물의 물리적 특성이나 형편. 바닷물의 흐름, 해면상태, 물결, 온도, 비중, 염분 따위를 말한다.

핵 核 nucleus 살아있는 세포 안의 중심 조절체. 대개 막으로 둘러싸여 있고 유기체의 생명체계를 유지하며 성장과 번식에 대한 명령을 나타내는 유전코드를 포함한다.

핵막 核膜 nuclear membrane 핵과 세포질을 구분하는 경계. 세포질과 핵사이의 물질을 연락하는 핵공이 있고 핵막은 소포체와 연결된다.

핵무기 核武器 nuclear weapon 원자핵의 분열반응·융합반응에 의해서 일어나는 방대한 에너지를 살상 및 파괴효과에 이용하는 무기의 총칭. 원자무기라고도 한다. 현대물리학의 진보에 따라 1930년대에 핵분열의 원리가 발견되어 그 에너지의 이용가능성을 예견할 수 있게 되었고, 제2차 세계대전이 일어나자 주요 교전국에서는 핵에너지의 이용에 관한 연구에 박차를 가하였다. 미국에서도 A.아인슈타인 박사 등의 건의를 받아들여 맨해튼계획(Manhattan 計畵)이라는 암호명 아래 약 20억 달러를 투입해서 원자폭탄의 개발에 착수하게 되었다. 원자폭탄의 핵분열물질로서는 우라늄235(^{235}U)와 플루토늄239(^{239}Pu)가 사용된다. 우라늄235(^{235}U)는 천연산의 우라늄광석을 정제해서 얻어낸 금속우라늄 속에 0.7%밖에 포함되어 있지 않고, 나머지 99.3%는 비분열물질인 우라늄238(^{238}U)이므로 우라늄238(^{238}U)로부터 우라늄235(^{235}U)를 대량으로 분리시키고, 또한 그것을 원자폭탄에 사용할 수 있게, 순도 90% 이상으로 농축하는 작업이 가장 어려운 문제인데, 이 같은 농축우라늄을 제조하기 위해서는 방대한 공장시설과 막대한 전력이 필요하게 된다. 플루토늄239(^{239}Pu)는 원자로 속에서 분열반응을 끝낸 폐기물로부터 정제 추출된다. 우라늄

235(^{235}U)가 분열반응을 일으킬 때에 발생하는 중성자가 비분열물질인 우라늄238(^{238}U)에 작용하여 핵분열물질인 플루토늄239(^{239}Pu)로 변하게 되는 것이다. 미국은 1942년 테네시주(州) 오크리지에 우라늄 분리공장을 건설하고 1943년부터 우라늄235(^{235}U)의 분리·농축작업에 착수, 원자폭탄 제조에 필요한 만큼의 양을 얻게 되었고, 1942년 12월에 오크리지에 건설한 1,000 kW의 대규모 원자로로부터 플루토늄239(^{239}Pu)를 얻어내는 데 성공, 1943년부터 조업을 시작하여 1944년부터는 본격적인 생산에 들어가게 되었다. 원자폭탄의 제조를 위해서 1943년 7월 뉴멕시코주(州)의 로스앨러모스(Los Alamos)에 연구소가 설치되었고, 1945년 7월 16일 인류 최초의 원자폭탄 실험에 성공하였으며, 같은 해 8월 6일 우라늄235(^{235}U)를 사용한 원자폭탄을 일본의 히로시마(廣島)에, 8월 9일 플루토늄239(^{239}Pu)를 사용한 원자폭탄을 나가사키(長崎)에 투하하여 두 도시에 엄청난 피해를 주었다. 핵분열 반응을 일으키기 위해서는 일정량의 핵분열물질(5~20kg)이 필요하므로, 예전에는 폭발력을 크게 하거나 작게 할 수 없는 것으로 생각되었으나, 근래에는 폭발효율을 낮춤으로써 소형 원자폭탄을 만들 수 있고, 초임계량을 사용해서 효율을 높임으로써 대형 원자폭탄을 만들 수 있게 되었다. 이 같은 대소형의 원자폭탄의 출현으로 온갖 무기체계에 원자폭탄을 이용할 수 있게 되었다.

핵반응 核反應 nuclear reaction 원자핵과 다른 입자(핵자 그 외의 소립자 또는 다른 원자핵)와의 충돌로 일어나는 현상의 총칭. 핵분열도 넓은 의미로 핵반응으로 볼 수가 있고, 핵반응에 의해 인공적으로 방사성 핵종을 제조하거나, 원자력을 얻을 수가 있다. = 원자핵 반응.

핵방사능 核放射能 nuclear radiation 핵반응 등에서 인공적으로 만들어진 물질의 방사능. 일반적으로 α, β, γ 선을 방출하는데 방사능의 양은 보통 단위 시간에 붕괴하는 입자의 수로 표시되며 퀴리 단위 Ci를 사용한다. = 인공방사능.

핵분열 核分裂 nuclear fission 무거운 원자핵이 두

개 또는 그 이상의 원자핵으로 나뉘는 현상. ^{235}U, ^{233}U, ^{239}Pu 등은 열중성자 혹은 고속중성자에 의해 핵분열을 하고 ^{232}Th, ^{238}U 등은 고속중성자에 의해 핵분열을 한다.

핵분열생성물 核分裂生成物 fission product 핵분열 반응에 의하여 무거운 원자핵이 깨어져 생긴 파편. 대개는 방사성 원자핵 및 그 붕괴 생성물이다. U^{235}의 분열에 의한 생성물은 약 200종류에 이르나 그 대부분은 질량수 85~104의 가벼운 것과 질량수 130~149의 무거운 것과의 비대상적 조합으로 이루어져 있다.

핵사찰 核査察 atomic energy investigation 핵무기개발 의혹이 있는 핵확산금지조약(NPT)가입국의 관련시설에 대해 국제원자력기구(IAEA)가 국제법적 의무에 따라 벌이는 사찰활동. 임시사찰, 통상사찰(일반사찰), 특별사찰의 세 가지가 있다. 임시사찰은 NPT 가입국이 IAEA에 신고한 핵시설과 핵물질 미보유현황이 실제와 맞는지를 확인하기 위해 실시하는 사찰이다. 가입국이 최초로 신고한 플루토늄, 우라늄 등 핵물질과 원자로 가공공장, 재처리공장 등을 시찰하고 계량기록과 작업기록 등을 점검하며 주요 핵시설에는 감시카메라에 봉인 등을 설치한다. 통상사찰은 핵물질과 핵시설의 변동상황을 점검하기 위해 정기적으로 실시하는 사찰로 일반사찰이라고도 한다. 사찰내용은 핵물질 재고 파악, 봉인 및 감시장비 작동 점검 등 임시사찰과 거의 비슷하며 1년에 3, 4차례 실시한다. 특별사찰은 IAEA가 일방적으로 실시할 수 있는 사찰제도이다. 임시사찰 결과 신고한 내용과 실제내용에 차이가 있는 것으로 확인됐으나 NPT 가입국이 의심되는 시설에 대해 신고하지 않은 경우, 또는 통상사찰을 통해 의심할 만한 증거를 포착한 경우 실시한다.

핵산 核酸 nucleic acid 1869년 F. Miescher에 의해 발견된 유전과 관련된 화합물. 구성단위는 nucleotide(인산 + 당 + 염기)이다. RNA(Ribonucleic acid)와 DNA(Deoxyribonucleic acid)가 있으며 염기는 purine염기와 pyrimidine염기가 있다. DNA는 RNA를 만들 수 있는 능력이 있으며 유전정보를 mRNA에게 넘겨준다. DNA를 구성하는 염기는 아데닌(adenine), 구아닌(guanine), 사이토신(cytosine), 티민(thymine)이며 RNA를 구성하는 염기는 아데닌(adenine), 구아닌(guanine), 사이토신(cytosine), 우라실(uracil)이다.

핵소체 核小體 nucleolus 대부분 RNA로 구성되며 세포질에 위치하는 작고 밀도가 높은 구조물의 하나. 세포 단백질을 만드는데 필요하다.

핵수용체 核受容體 nuclear receptor 호르몬과 같은 조절 연결물질 및 DNA와 결합하는 수용체. 그들의 연결물질에 의해 활성화될 때 유전발현(RNA 합성)을 조절한다.

핵에너지 核~ nuclear energy 원자의 분열 또는 융합을 통해 발생하는 에너지.

핵연료 核燃料 nuclear fuel 핵분열 반응을 일으켜 그 원자핵 속에 보유하고 있는 에너지를 방출할 수 있는 물질. 보통은 ^{235}U, ^{233}U, ^{239}Pu를 가리킨다. ^{235}U의 농도를 인공적으로 증가시킨 핵연료를 '농축 우라늄'이라고 한다. 또 ^{235}U, ^{239}Pu는 각각 원자로 속에서 ^{232}Th, ^{238}U을 변환시켜 만든 것이다. = 원자연료.

핵융합 核融合 nuclear fusion 원자핵이 융합하는 반응. 가벼운 원소인 수소나 중수소의 원자핵은 역으로 핵융합을 일으켜 헬륨과 같은 무거운 원자핵이 되면서 동시에 강력한 에너지를 방출한다. 이때 막대한 열이 발생하는데, 이것은 아인슈타인의 질량과 에너지의 등가성(等價性)의 원리에 의해 정확히 계산된다. 이 핵연료는 무한하며, 방사성 낙진도 생기지 않고 유해한 방사능도 적다. 이와 같은 핵융합에는 1억℃ 이상의 높은 온도가 필요한데, 태양과 같은 별은 그 빛에너지가 핵융합에서 생긴다. 이 과정을 이용하여 수소폭탄이 만들어졌다.

핵융합로 核融合爐 fusion reactor 중수소의 핵융합 반응에 따른 에너지를 이용하는 원자로. 인공 태양이라고 할 수 있으며, 장래의 에너지원으로 기대되고 있다.

핵의학 核醫學 nuclear medicine 질병의 진단과 치료할 때 방사성 동위원소를 이용하는 의학 분야.

핵의학검사 核醫學檢査 nuclear scan studies 방사성 약품, 영상을 받을 수 있는 방사선 감지기, 신체 기관을 볼 수 있는 컴퓨터를 이용한 진단 검사. 정상 조직과 병리 조직을 구별할 수 있는 역동적인 과정을 검사하는 것. 방사성 핵종을 주사 또는 경구 복용한 후 방출되는 방사선을 측정하여 카메라가 2차원적인 영상을 얻도록 전환시키는 검사법. = 방사성스캔검사.

핵자 核子 nucleon 핵 안의 양성자와 중성자를 합쳐서 가리키는 용어.

핵종 核種 nuclide 화학원소의 핵 종류와 관련된 일반적인 용어. 약 270개의 안정적인 핵종과 약 1,250개의 방사성 핵 종이 있다.

핵주사 核走査 nuclear scanning 의학적 진단 방법으로, 방사성 동위원소를 사용하여 신체의 여러 부위의 크기, 모양, 위치와 기능을 알 수 있고, 신체 내에 있는 방사능을 알아내는 주사장치. = 방사성핵종기관영상(radionuclide organ imaging).

핵질 核質 nucleoplasm 핵의 원형질.

핵체 核體 nucleosome DNA의 불활성형으로 여겨지는 DNA와 히스톤 단백질의 복합체. 전자현미경으로 보면 히스톤은 염색질의 줄 위에 실타래 같이 보인다.

핵폭발 核爆發 nuclear explosion 원자핵의 분열·융합반응에 의해서 일어나는 방대한 에너지에 의한 폭발 현상.

핵폭발물 核爆發物 nuclear explosions 핵폭발에 관여하는 물질. 화학적 폭발물과 여러 가지 면에서 유사하지만, 연쇄반응에 의해 폭발하는 물질이라는 점에서 화학적 폭발물과 구분된다. 핵폭발물의 팽창은 각 단계 이전 단계의 폭발에 의존하며, 팽창력은 끊임없이 증폭된다.

핵형 核型 karyotype ① 개체 혹은 그 종의 세포 내에 있는 염색체를 미세렌즈로 사진을 찍은 전체적인 초상화. ② 개체 혹은 그 종의 세포 내에 있는 염색체를 쌍으로 크기가 큰 것부터 작은 것 순으로 나열한 도식도.

핵형질 核形質 nucleoplasm 핵의 바깥쪽 세포의 원형질과 대조되는 핵의 원형질. → 세포질(cytoplasm). = 핵질.

핵확산금지조약 核擴散禁止條約 nuclear nonproliferation treaty 비핵보유국이 새로 핵무기를 보유하는 것과 보유국이 비보유국에 대하여 핵무기를 양여하는 것을 동시에 금지하는 조약. 1966년 후반부터 미·소의 타협이 진전되어 1967년 초에는 미·소 간에 기본적인 합의가 이루어졌다. 미·소 초안의 심의를 맡았던 제네바 군축위원회에서는 비핵보유국이 특히 비판적이었다. 그들은 문제점으로 핵의 평화적 이용도 금지된다는 것, 핵보유국의 핵군축의무가 명기되어 있지 않다는 것, 비핵보유국의 핵활동에 대한 사찰이 자주권을 해칠 우려가 있다는 것, 비핵보유국의 안전보장에 문제가 있다는 것, 기한 25년이 너무 길다는 것 등을 지적하였다. 그래서 미·소 양국은 이들 비핵보유국과 교섭을 벌였으며 어느 정도 원안을 수정하였다. 그 결과 1969년 6월 12일 국제연합 총회는 95 : 4, 기권 13으로 이 조약의 지지결의를 채택하였다. 핵무기보유국인 서명국 전부와 나머지 40개국의 비준을 필요로 하는 이 조약의 발효는 미·소의 비준서 기탁이 끝난 1970년 3월 5일 이루어졌다. 2000년 현재 가맹국은 185개국이며 프랑스와 중국은 미·소 위주의 성격에 반발하여 가맹하지 않았다. 한국은 1975년 4월 23일 정식 비준국이 되었으며, 북한은 1985년 12월 12일 가입했으나 1993년 3월 12일 탈퇴하였다.

핵황달 核黃疸 kernicterus 과빌리루빈혈증으로 중추 신경계에 비정상적으로 독성의 빌리루빈 축적이 일어나는 것. 중증 생리적 황달, 용혈성질환, 빌리루빈대사 이상 등으로 신생아기에 간접빌리루빈 농도가 상승하면 대뇌기저핵의 신경세포에 빌리루빈이 침착하고 근긴장저하, 기면, 흡철반사 감약 등의 증상이 나타나며 심할 경우 사망하는 예도 있다. 혈중 빌리루빈농도의 상승이 예측되면 교환수혈이나 광선요법으로 예방한다.

핸드카운터 hand counter 소방 펌프차의 엔진과 펌프의 회전수를 측정하는 기기.

핸드폰 cellular phones 전선이 아닌 공중을 통하여 전송하는 전화. 최근에는 조난자의 구조신호용으로 효과적으로 이용되기도 한다. = 손전화, 모바일.

핸디-토키 Handie-Talkie 휴대용 송수신 무전기의 하나. = 휴대용무전기.

햄 ham 아마추어 무선가(無線家) 또는 그 국에 대한 총칭. 햄이라 불리우는 아마추어무선의 정의는 1943년에 제정된 전파법규에 명시하고 있는 「국제전기통신조약부속무선통신규칙」에서 '아마추어무선업무' 란 금전상의 이익을 위하지 아니하고, 개인적인 무선기술의 흥미를 위해 행하는 자기훈련통신과 기술적 연구의 업무라고 규정되어 있다. 즉 아마추어 무선이란 무선통신에 흥미를 느낀 사람이 정부로부터 정당한 허가를 받아 무선설비를 갖추어 전 세계에 산재해 있는 같은 취미를 가진 사람들과 대화를 나누며 전파를 통한 개인적인 실험을 하고 기술을 연마하는 취미를 의미한다.

햄스트링건 ~腱 Hamstring tendon 대퇴부 후면의 햄스트링 근육으로부터 일어나기 시작하는 세 개의 건으로 외측에 한 개의 건, 내측에 두 개의 건이 햄스트링 건을 슬관절에 연결한다.

햄스트링근육 Hamstring muscle 슬와부 근육군, 대퇴부 후면의 세 근육중 하나로 내측의 반막양근과 반건양근, 외측의 대퇴 이두근.

행거 hanger 천장에서 스프링클러·반자 등을 고정하는 것. 화재열에 의해서 지지력을 잃을 수 있다.

행군발 行軍~ march foot 긴 행군 같은 지나치게 사용함으로 야기된 발의 상태. 발이 붓고 아프며 하나 혹은 그 이상의 뼈가 골절되었을 수도 있다.

행동 行動 behavior 인간 및 동물을 외부에서 관찰할 수 있는 총체적인 반응이며 인간의 활동에서 나타나는 양상.

행동식 行動食 behavioral meal 등산의 행동 중에 먹는 식량.

행동위기 行動危機 behavioral crisis 기능적인 사람에게서 갑자기 발생하는 부적당한 태도.

행동응급 行動應急 behavioral emergency 한 환자의 행동이 전형적으로 그 상황에 맞지 않는 경우나, 한 환자의 행동이 다른 환자나 그의 가족 그리고 공동체에게 참을 수 없거나 받아들여질 수 없는 행동을 야기하는 정신내적, 환경적, 상황적 또는 기질성 변화. 혹은 환자가 그 자신이나 다른 사람에게 해를 끼치는 경우가 된다.

행동의무 行動義務 duty to act 환자에게 응급처치를 제공해야 하는 의무.

행동장애 行動障碍 behavior disorder 아동기와 청소년기에 주로 나타나는 반사회적인 행동 양상의 총칭. 행동장애는 지나친 공격성, 과장행동, 파괴성, 잔인함, 꾀부림, 거짓말, 불복종, 괴팍한 성행동, 범죄, 알코올중독 및 약물중독으로 나타난다. 가장 흔한 원인은 적개심 때문이다. 아동과 부모의 부적절한 관계, 불안정한 가정 상황, 때때로는 뇌조직의 기능장애로 일어난다.

행위능력 行爲能力 legal capacity 단독으로 유효한 법률행위를 할 수 있는 지위 또는 자격.

행정검시 行政檢屍 administrative postmortem investigation 죽음의 원인이 범죄와는 관계없는 변사체에 대하여 사인규명, 신원확인, 전염병예방, 시체처리 등의 행정목적을 위해 시행되는 검시.

항정신성약물 向精神性藥物 psychotropic drug 중추신경계에 작용하여 정신 상태나 정신기능에 영향을 주는 약물의 총칭. 계속 사용하면 대사기능이 생기고 약효가 차츰 줄어서 용량을 늘려야 하며, 중독되기 쉽고 습관성이 있으며 인간의 정신기능에 영향을 미치는 의약품이다. 임상적 입장에서 약물이 정신기능에 미치는 영향을 특징별로 나눈 분류가 있다. 그 분류에 의하면 향정신성 의약품은 정신치료제와 정신이상발현제(精神異常發現劑)의 두 가지로 크게 나뉜다. 정신치료제는 정신억제제와 정신부활제(精神復活劑)로 나뉘며, 정신억제제에는 수면제, 항정신병약(抗精神病藥), 정온제(靜穩劑 ; 항불안제)등 세 가지가 있고, 정신부활제에는 감정억제제와 감정흥분제 및 정신자극제가 있다. 정신이상발현제에는 코카인, 모르핀과 같은 다행화제(多幸化劑)와 LSD-25, 메스칼린, 프실로시빈과 같은 환각발현제가 있다. 향정신성 의약품의 주류를 차지하는 항정신병약에는 클로로프로마진을 비롯한 페노티아

진계, 라우볼피아 알칼로이드인레세르핀, 부티로페
논계, 티오틱센유도체, 벤조퀴놀린유도체, 탄산리튬
등이 있다. 항불안제로는 히드록시진 등의 디페닐메
탄유도체, 클로로디아제폭시드, 디아제팜을 비롯한
벤조디아제핀유도체가 있다. 감정억제제에는 아미프
라민, 아미트리프틸린 등 삼환계(三環系) 항울제(抗
鬱劑)라는 것이 있고, 감정흥분제에는 모노아민산화
효소저해제(酸化酵素沮害劑)가 있으며, 정신자극제
로는 각성제(覺醒劑)인 암페타민, 메탄페타민, 피프
라드롤 등이 있다.

허가 許可 permission 학문상 법령에 의하여 일반
적으로 금지되어 있는 행위를 해제하여 적법하게 그
행위를 할 수 있도록 하는 행정처분.

허가주의 許可主義 principle of permission 행정
관청의 허가(또는 인가)에 의하여 법인을 설립할 수
있는 입법주의로 특허주의와 준칙의 중간에 위치하
는 것. 우리나라에는 비영리법인에 대해 일반적으로
허가주의를 취하고 있다.

허들 huddle 서로 마주보며 원형밀착상태로 그룹을
만들어 체온을 유지하며 수중에서 살아남는 기법.

허를러증후군 ～症候群 Hurler's syndrome 출생
후 몇 달 만에 간과 비장의 비대, 심혈관 이상, 낮은
이마와 큰 머리, 현저한 척추후만증, 짧고 굵은 손과
손가락, 굴곡경축과 심한 정신지체를 유발하며, 심부
전이나 폐부전이 나타나는 것으로 소아기 때 대부분
사망한다. = mucopolysaccharidosis I -H.

허벤 herben 일반적으로 혈관을 확장시키는 작용이
있어 관상혈관의 굵은 부분을 확장시켜 허혈부위의
혈류를 개선하는 약물. 장기 선택성이 낮기 때문에
심근억제, 심박수 감소작용도 나타난다. 1일 3회
10mg을 경구투여 한다. 두통, 현훈, 방실 블록, 심
근억제 등의 부작용이 나타나므로 주의한다.

허스트미니절단기 ～切斷機 Hurst mini cutter 절단
기 중의 한 가지로 Hurst라는 회사에서 만든 절단기
공구. 편하고 다루기가 쉬워 언제 어디서나 적용할 수
있는 전천후 절단기라 생각해도 무방하다. 상품명.

허약인격 虛弱人格 asthenic personality 피로하기
쉽고, 기운이 부족하며, 정열이 결핍되고 즐길 줄 모르

며, 육체적 또는 감동적 스트레스에 과민한 인격장애.

허용농도 許容濃度 concentration allowable 공기
중에 또는 식·용수에 포함된 유독물질에 인체가 일
정조건으로 노출될 경우, 해를 입지 않는 한계 농도.

허용선량 許容線量 permissible dose 인체에 해가
되지 않는 피폭 한계 방사선량(放射線量). 허용선량
은 통계적 추정치로 절대적인 것은 아니다.

**허용소실면적 許容燒失面積 allowable burned
area** 화재 지역에서 일정면적에 대해 예상 가능한
소실면적. = 예상소실면적.

허용온도 許容溫度 allowable temperature 기계
및 기계부품, 기타 일반부품을 사용할 때, 사용 가능
한 것으로 인정되는 온도.

허용응력 許容應力 allowable stress 기계나 구조
물이 외력(外力)에 의해서 변형되거나 파괴되지 않
을 만큼의 응력. → 응력.

허용전류 許容電流 allowable current 전선에 열이
발생되지 않고 안전하게 흐를 수 있을 정도의 전류.
허용전류는 전선의 단면적에 비례하며 피복선(被服
線)은 나선(裸線)보다 허용전류가 낮다. 전선의 방
열(放熱)조건과 주위 온도가 달라지면 허용전류도
달라질 수 있음으로 유의해야 한다. → 전류, 나선,
절연전선.

허용하중 許容荷重 allowable load 기계나 구조물
의 안전에 지장이 없을 정도의 하중. → 하중.

허용한계값 許容限界～ threshold limit value : TLV
작업실 대기 중에 떠다니는 부유 물질의 허용농도에
관한 기준. 근로자가 매일 반복해서 노출되더라도
아무런 해가 없는 것으로 판단되는 작업실 조건에
기초한 시간 가중 평균값.

허용효과 許容效果 permissive effect 한 호르몬이
존재해야 다른 호르몬의 효과가 완전히 발휘되는 현
상. 2차 호르몬의 활성형의 합성이 촉진되거나 2차
호르몬의 효과에 대한 표적조직의 감수성이 증가하
기 때문에 일어난다.

허위신고 虛僞申告 false report 악의적으로 또는
장난으로 없는 사실을 신고하는 행위. 처벌의 대상
이 된다.

허탈 虛脫 prostration 열이나 스트레스로부터 신체적으로 다 써버리고 더이상 힘을 쓸 수가 없는 상태.

허파 = 폐.

허파동맥 = 폐동맥.

허혈 虛血 ischemia 신체기관이나 국소부위로 산화된 혈액의 공급이 감소된 상태. 이런 상태는 종종 허혈성 심질환 같은 통증과 기능 이상을 유발한다. 동맥색전증, 죽상경화증, 혈전증, 혈관 수축에 의한 허혈이 생길 수 있다. → 경색(infarction). = ischaemia.

허혈성뇌졸증 虛血性腦卒中 ischemic stroke 일반적으로 색전증, 혈전증, 또는 감소된 혈압의 결과로 뇌 부분의 혈류 결손에 의한 뇌혈관 장애. = 허혈성 뇌중풍.

허혈성대장염 虛血性大腸炎 ischemic colitis 대장을 관류하는 혈관의 혈류장애에 의해서 생기는 허혈성 질환. 증상은 식후의 복통, 설사, 혈변이고 광범위하게 허혈성 변화를 일으켜 세로로 달리는 궤양을 형성한다. 장관괴사에 빠지면 복막염이나 쇼크를 보일 수 있다.

허혈성심질환 虛血性心疾患 ischemic heart disease 심근의 산소공급과 수요의 불균형으로 인하여 오는 심장질환. 관상동맥 경화증, 혈관 경련, 혈전증 등에 의한 관상동맥 혈류의 감소, 빈맥이나 심근비대시 혈액공급을 초과하는 심근 수요의 증가, 심한 빈혈, 폐질환, 선천성 심질환, 일산화탄소 중독, 흡연 등에 의한 산소이동의 감소에 의해 초래된다.

헉스지렛대 ~臺 hux bar 작은 쇠지렛대나 못뽑이 모양의 강제 진입용 도구. 한쪽 끝은 휘어진 모양이고, 다른 쪽 끝에는 못뽑이가 달려 있다.

헌터증후군 ~症候群 Hunter's syndrome 남성에서만 나타나며 점액 다당류 대사의 유전적 결함. 이 특성을 가진 여성에서 태어난 남성은 장애를 가질 확률이 50%로 유아기에 초발하며 간비종, 지능장애, 왜소증, 척추후만증, 지방연골이영양증, 정신박약 등이 나타난다. = mucopolysaccharidosis Ⅱ.

헌혈자 獻血者 blood donor 자기의 혈액을 혈액관리업무를 행하는 기관에게 무상으로 제공하는 자.

헌혈환부예치금 獻血還付預置金 헌혈자 등에 의하여 혈액을 환부하거나 헌혈사업에 사용할 목적으로 혈액원이 보건복지부장관에게 납부하는 금액.

헤그슬레드 hegg sled 얼음이나 눈으로 덮인 환경에서 바위틈에 갇힌 구조자를 구출하기 위하여 상업적으로 만들어진 물건. 이 금속 장비는 어깨에 짊어지거나 스키를 타고 운반한다.

헤니퀸 henequen 단단하고 질긴 붉은색의 가연성 섬유. 사이잘삼과 비슷하지만 결이 더 거칠고 빳빳하며, 삼끈으로 사용된다.

헤드램프 head lamp 머리나 헬멧에 착용하는 휴대용 조명 용구.

헤로인 heroin [$C_{21}H_{23}NO_5$] 모르핀의 아세틸화합물. 쓴맛이 나는 무색결정이다. 염산염은 백색 분말이고 물이나 알코올에 녹는다. 분자량 369.4, 녹는점 173℃. 마취제, 진통제, 진해제이며, 호흡기능을 강하게 마비시킨다. 그 작용은 급격하고 독성이 강하며 급성중독일 때는 호흡마비를 일으켜 사망한다. 다른 마약 알칼로이드와 같이 진통효과, 호흡억제, 위장관경련, 신체적 의존이 일어날 수 있는 의료적 목적으로 잘 쓰이지 않는 모르핀과 같은 약이다. 중추신경계와 장에 중요한 영향을 미치고 내분비와 자율신경계를 변화시킨다. 구강으로 섭취할 때 진통효과가 크게 감소하는 헤로인은 모르핀보다 더욱 강하고 빠르게 작용한다. 이 약을 반복해서 사용하면 급성 마약성 효과의 대부분에 대해 내성이 생긴다. 신체적 의존성은 내성과 함께 생긴다. 비교적 적은 횟수에 노출되었어도 중단하면 급성 금단증후군을 일으킨다. 금단 증상은 보통 다음에 계획된 투여 시기 전에 짧게 나타나며 주로 불안, 안절부절, 불안정, 약물 투여에 대한 갈망 등이다. 마지막으로 투여한 지 8~15시간 후에 나타나는 그 밖의 금단 증상으로는 눈물흘림, 발한, 하품, 불안정한 수면 등이다. 이런 마비에서 깨어났을 때 심하게 헤로인에 중독된 사람은 구토, 뼈의 통증, 설사, 경련, 심혈관허탈과 같은 금단 증상을 경험한다. 금단증상은 36~48시간에 최고를 이룬다. 그 다음 10일 동안에 점차 가라앉는다. methadone은 주로 헤로인 중독의 치료에 대체 약물로 사용된다.

헤로인중독 ~中毒 heroin poisoning 헤로인의 다

량투여시 호흡곤란과 극심한 폐부종, 심부정맥이나 심장마비를 유발하는 증상. 상습복용자는 신경성합병증(수막염, 뇌감염), 바늘자국(흉터, 농양), 폐병소, 전파된 괴사성 맥관염, 신장의 병적 변화, 간과 담즙관의 병적 변화, 말초신경질환, 감염성 심내막염 등을 일으킨다.

헤르니아 hernia 둘러싸인 공간의 근육벽에 생긴 비정상적인 공간을 통하여 장기가 돌출되는 것. 선천적이거나 출생 후 닫혀야 할 구조가 닫치지 않아서 생길 수도 있고 비만, 약한 근육, 수술, 질병으로 인해 후천적으로 생길 수도 있다. 종류에는 abdominal, diaphragmatic, inguinal, umbilical, femoral, hiatus 등이 있다.

헤르니아봉합술 ~縫合術 herniorrhaphy 헤르니아의 외과적 복구.

헤르니아형성 ~形成 herniation 막, 근육 또는 그 밖의 조직에 생긴 구멍을 통해 신체기관이나 기관의 일부가 돌출한 것. = 헤르니아탈출.

헤르츠 hertz [Hz] 진동수, 주파수의 국제단위계 단위. 독일의 물리학자 헤르츠(H, Hertz, 1857~1894)가 1885년 전기 진동에서 일어나는 전자파를 확인하고 이것이 반사, 굴절, 편이 등에서 완전히 광파와 동일한 성질을 가졌음을 실증한데서 유래되었다. 단위는 Hz, 1초간 n회의 진동을 nHz의 진동이라 한다. 즉, 사이클/초(c/s)와 같다. 주로 전기공학이나 통신공학, 음향공학 등에서 사용된다.

헤르페스바이러스 herpes virus 피부나 점막의 수포, 성기 헤르페스 등을 일으키는 단순 헤르페스 바이러스.

헤링-브로이어반사 ~反射 Hering-Breuer reflex 흡기시 폐포가 공기에 의해서 부풀어지면 폐포벽에 존재하는 장력수용기가 흥분해서 미주 신경을 매개로 자극이 호흡중추로 보내져 흡기를 정지시키는 반사. 호흡의 리듬을 유지하고 폐포의 과다 팽창을 예방하는 반사 신호는 기관지와 세기관지들의 신전 수용기에서 시작되며 미주신경의 감각신경섬유를 통해 연수의 호흡중추로 들어가고 가슴의 호흡근에 운동신경섬유로 전달된다. 이 반사는 출생시 잘 발달

되어 있다. 기도 팽창, 증가된 기도내압, 폐팽창으로 자극된다. 팽창반사는 흡식호흡을 막고 호식호흡을 자극하며 수축반사는 호식호흡을 방해하고 흡식호흡을 가져온다. 이들 반사는 환기부전증에서 활성이 강화된다.

헤마토크리트 hematocrit : Hct 혈액을 3,000rpm에서 15분 동안 원심분리하여 침전된 적혈구의 전체 혈액에 대한 백분율. 정상치는 약 45%이다. 20% 이하이면 빈혈을 의심할 수 있으며 65% 이상이면 혈구과다증을 의심할 수 있다.

헤베르덴결절 ~結節 Heberden's node 손가락의 원위지골간 관절에 나타나는 비정상적인 연골이나 골의 비대. 일반적으로 퇴행성 관절질환에 나타난다.

헤스법칙 ~法則 law of Hess 하나의 화학 반응의 반응열 또는 일련의 화학반응 반응열의 총계는 그 반응의 개시 상태와 종료 상태만으로 정해지고 그 도중 단계에 좌우되지 않는다는 법칙. 1840년 헤스(G. H. Hess, 1802~1850)에 의해서 발표되었다. 예를 들면 기체 상태의 수소와 산소가 반응하여 수증기가 될 때 내놓는 에너지는 57.8kcal이지만, 물이 될 때 내놓는 에너지는 68.3kcal이다. 이렇게 10.5kcal만큼 차이가 나는 것은 물이 수증기로 기화할 때 필요한 열인 기화열 또는 증발열 때문이며, 전체 반응에서 수소와 산소가 어떤 경로를 거치든 반응에 따르는 총 열량은 변함이 없다. 이 법칙은 나중에 에너지보존법칙의 한 형태인 것이 알려져 총열량보존법칙이라고도 한다. 이 법칙을 이용하면 실제 일어나지 않는 반응에 대해서도 관여하는 에너지가 얼마인지를 계산할 수 있다. 또한 반응열을 직접 측정하는 것이 곤란한 경우라도 다른 화학반응식의 조합을 이용하여 그 반응열을 산출할 수 있다.

헤즈볼라 Hizbollah (테러) 레바논의 이슬람교 시아파(派) 무장세력. 이란 정보기관의 배후 조종을 받는 약 3,000명의 대원을 보유한 중동 최대의 테러 단체이다. 신(神)의 당(黨), 이슬람 지하드라고도 부른다. 호메이니의 이슬람 원리주의에 영향을 받아 1983년 이슬라믹 아말(Islamic Amal)과 레바논 지구당인 다와 파티(Dawa Patty)가 합쳐 창설되었고,

활동 본부는 레바논 동부쪽 비카에 위치한다. 이슬람 공동체로서 전 중동을 통일하기 위해 시아파 이슬람교 이데올로기와 상반되는 개인, 국가, 민족 등을 대상으로 테러 활동을 한다. 주로 미국인과 미국 자산을 대상으로 테러를 자행, 1983년 10월 23일 베이루트 소재 미 해병대 사령부 건물 정면으로 헤즈볼라 자살 특공대가 약 1만 2,000파운드의 폭약을 실은 벤츠 트럭을 몰고 돌진하여 미군 241명을 살상하였다. 1992년 3월 17일에는 유사한 방법으로 아르헨티나 부에노스아이레스 소재 이스라엘 대사관을 침범하여 29명이 죽고 242명이 부상당하였다. 1983년 이후부터는 중동 지역에서 상징적인 테러 활동만 하고 있다.

헤타스타치 hetastarch 혈장증량제. 쇼크나 백혈구영동법(leukophoresis)에서 보강제로서 처방된다. 심한 출혈, 핍뇨, 무뇨를 동반하는 심장 또는 신장기능의 이상, 그리고 이 약물에 대해 과민반응이 있을 때 사용을 금한다. 감기와 비슷한 증상이나 근육통, 부종, 아나필락시스 과민증 등의 부작용이 있다.

헤파린 heparin D-glucosamine으로 구성된 산성 뮤코다당류. 생체내에서는 히스타민과 결합하여 비만세포중에 존재하는데 생체내에서나 시험관내에서 혈액응고 저지작용을 나타낸다. 응고시간을 연장하나 출혈시간에는 영향을 주지 않는다. prothrombin에서 thrombin으로의 전환을 억제하여 혈액응고 각 단계에서 작용을 하며 혈중 지질 분해작용도 있으며 간장에서 파괴되기 때문에 경구투여는 효과가 없다. 주로 신속한 항응고작용이 필요할 때나 혈전색전 질환의 응급시 투여한다. 정맥주사 초회량은 1,000 unit, 1일 4~6회 5,000~10,000unit를 투여한다. 출혈 촉진작용 이외에는 거의 없고 출혈시는 투약을 중단하면 된다. 출혈환자나 혈우병, 뇌일혈, 위궤양, 유산, 혈소판 감소증 환자에게는 사용하지 않는다.

헥사메토늄 hexamethonium 대표적인 신경절 봉쇄약물. 교감신경절을 차단하여 혈관을 확장시킨다. 관상혈관의 혈류는 현저히 감소하고 심근의 산소소비량은 특별한 변동이 없어서 심장효율은 감소된다. 과량 투여시 타액분비가 현저히 억제되고 구강건조 등이 나타나며 장의 긴장도가 저하되고 장운동이 현저히 억제된다.

헥산 hexane [C_6H_{14}] 분자량 86.2, 증기비중 3.0, 융점 -95.3℃, 비중 0.7, 인화점 -22℃, 발화점 225℃, 연소범위 1.1~7.5%인 특이한 냄새가 나는 휘발성이 강하고 무색 투명한 액체. 5종의 이성질체가 있다. 물에 잘 녹지 않지만 알코올, 에테르 등에 잘 녹는다. 화학반응성은 약하지만 상압(常壓)에서는 650~700℃에서, 또 가압하면 510℃에서 열분해되어 수소, 메탄, 에틸렌, 프로필렌 등이 생성된다. 휘발성이 강하여 인화폭발의 위험이 크고 증기는 낮은 곳, 바람의 아래쪽에 광범위하게 확산된다. 가열에 의해 용기가 폭발하고 연소시 유독가스를 발생한다. 염소산나트륨 등의 산화제와의 혼촉에 의해 발열·발화한다. 빈 용기에 증기가 잔존하면 인화폭발의 위험이 있다. 저장·취급시 화기엄금, 불꽃·불티 접촉방지, 가열금지를 해야 한다. 직사광선을 차단해야 한다. 증기의 누설 및 액체의 누출을 방지하고 용기는 차고 건조하며, 통풍이 잘되는 곳에 저장한다. 정전기의 발생 및 축적을 방지하며 취급소 내 전기설비는 방폭설비를 해야한다. 초기화재는 마른 모래, 포, 이산화탄소, 할론, 분말이 유효하며, 대형 화재는 포 소화제로 일시에 질식 소화한다. 주수는 화재 확대방지용 용기 냉각에 사용한다. 눈에 들어가면 약상을 입고 피부에 접촉하면 점막을 자극하며 증기 흡입시 기침, 질식, 마취작용이 있다. n-헥산은 천연 가솔린 또는 직류 가솔린 속에 소량 함유되는데, 여기에서 정밀증류에 의해 나누고, 벤젠 등의 혼합성분을 제거하여 정제한다. 용도는 추출용제, 일반용제, 정밀기계 세척제, 인조피혁 등에 사용된다.

헥센트릭 hexentric 산악인명구조 등에서 촉, 크랙 등의 바위 틈바귀에 끼워넣는 인공의 촉스톤. 너트(nut)라고도 한다.

헨더슨-하셀바하식 ~式 Henderson-Hasselbalch equation 주어진 중탄산염과 이산화탄소 농도 비율에 의해 생산되는 혈액 pH를 구하는 식.

헨레계제 ~係蹄 Henle's loop 세뇨관이 신소체를 나와서 근위우곡부를 거쳐서 수방선에서 수길로 향하고 신추체내에서 구부려져 다시 원래의 쪽으로 직행하는 U자 모양의 부분. = 헨레고리.

헨리법칙 ~法則 Henry's law 기체의 액체에 대한 용해도, 즉 액체에 녹아들어가는 기체의 양은 압력에 비례한다는 법칙. 1803년 영국의 W.헨리에 의해 실험적으로 발견되었는데, 이상기체(理想氣體)의 법칙을 전제하면 열역학적으로 유도할 수 있을 뿐만 아니라, 기체의 압력 및 용해도가 크지 않을 때는 근사적으로 성립한다. 이 법칙을 보일의 법칙과 결합시키면 평형상태에 있는 기체상과 액체상 사이의 기체의 농도는 일정하다는 법칙을 유도할 수가 있다. 이것을 분배의 법칙 또는 분배율(分配律)이라고 한다. 헨리의 법칙은 일정온도에서 일정 용매에 용해된 기체의 양은 평형상태에 있는 기체의 압력에 비례한다는 것이다. 따라서 스쿠버 잠수의 하잠시 압력이 증가함에 따라 점점 더 많은 질소가 몸속에 용해된다. 상승시 체내에 용해되었던 이들 질소가 다시 유리되며 어떤 일정한 상황에서 감압병이 초래될 수 있다.

헬기강하대원 ~機降下隊員 helijumper 헬리콥터가 착륙할 수 없는 지역의 인명구조나 화재를 진압하기 위해 헬기로부터 로프를 타고 내려오거나 뛰어내릴 수 있도록 훈련 및 필요 장비를 갖춘 소방대원.

헬기레펠 ~機~ helicopter rappelling 헬기가 공중에 정지한 상태에서의 로프 하강. 이 기술은 착륙 지점이 부적절할 때나 속도를 요구할 때 사용된다.

헬기본부 ~機本部 helibase 헬리콥터의 주차, 연료 공급, 유지 및 보관 장소.

헬기본부승무원 ~機本部乘務員 helibase crew 헬리콥터 작동에 관한 업무를 담당하는 3인 또는 그 이상의 정비인.

헬기정비소 ~機整備所 helicopter tender 헬리콥터의 정비 및 연료를 공급할 수 있는 지상 차량 정비소.

헬기진화 ~機鎭火 helitack 임야화재 진화에 필요한 인원 및 장비 수송을 위해 헬리콥터를 사용하는 것.

헬기탱크 ~機~ helitanker 소방용수 및 화재 지연재를 운반하는 역할을 하는 헬리콥터의 고정 탱크 또는 컨테이너.

헬드라인 held line 임야화재가 진화된 뒤 연소된 구역이 나타나는 경계선.

헬리콥터발착소 ~發着所 helipad 헬리콥터 이착륙 지역으로 만든 지역. 연료 주입 등의 기능이 가능하다. 헬리포트(heliport)라고도 한다.

헬리택 helitack 헬리콥터와 훈련된 공수부대를 이용한 화재진압으로 야생 환경을 보호함.

헬멧 helmet 충격으로부터 머리를 보호하기 위하여 쓰는 투구형의 모자.

헬멧식잠수기 ~式潛水機 helmet style diving apparatus 머리 부분 전체를 씌우는 금속으로 만든 헬멧을 쓰고, 그 헬멧에 선상(배 위) 또는 육상에서 공기를 공급하여 호흡할 수 있게 되어 있는 잠수기.

헬멧형잠수 ~型潛水 helmet style diving 수면 위에 떠있는 잠수선에서 호흡용 공기를 잠수자에게 호스를 통하여 공급하는 잠수 방법. 수상지원선으로부터 호흡기체를 공급받는 헬멧형 잠수장치(일명 머구리)가 개발된 것은 1837년 영국인 시브(Siebe)에 의해서였는데, 이 장치는 단단한 헬멧 부위와 탄력성 있는 방수천으로 온몸을 완전히 감싸는 잠수복으로 구성되었다. 이 잠수복에는 외부로 공기를 배출하는 배출구가 있어, 이것을 조작하여 잠수복내의 공기량을 조절함으로써 스스로 떠오르거나 가라앉는 등의 부력 조절이 가능하고 체온보호도 양호하다.

헴 heme 헤모글로빈 분자에서 착색되고 철을 함유하는 비단백 부분. 헤모글로빈 분자에는 네 개의 헴이 있는데, 각각에는 네 개의 피롤 잔기의 환구조로 구성된 트로포포르피린이라는 부분이 있고 중앙에는 철원자가 있다. 헴은 적혈구에서 산소와 결합하여 운반되고 많은 양의 이산화탄소를 방출하는 조직에서 산소를 해리한다. → 헤모글로빈(hemoglobin). = 헴(haeme).

헵탄 heptane [$CH_3(CH_2)_5CH_3$] 분자량 100.20, 융점 $-90.6℃$, 인화점 $-3.9℃$, 비점 $98.4℃$, 발화점 $215℃$, 비중 0.70인 향기로운 냄새가 나며 무색 투명으로 휘발성인 액체. 9종의 이성질체가 실제로 존재한다. 깡통이나 잘 밀폐된 병과 같은 용기에 저장하고 화기에 주의해야 한다. 단시간 다량 노출되면 눈, 코, 목을 자극하여 무의식 상태와 현기증, 식욕 저하, 메스꺼움 등을 나타내며 고농도에 접촉시 마취, 현기증, 식욕감퇴, 메스꺼움, 황홀감 등을 느낀다. 취급시에 보안경, 보호장갑, 유기 가스용 방독마스크를 착용한다. 용도는 가솔린의 앤티노크성을 판정하는 표준(옥탄값 0)으로 사용한다.

혀 tongue 동물의 입안 아랫쪽에 있는 소화기관. 사람의 것은 점막으로 싸인 긴 타원형 횡문근으로 운동이 자유롭고 맛을 느끼는 미뢰가 있어 단맛, 신맛, 쓴맛, 짠맛 등의 미각을 느끼며 저작, 연하, 발성을 돕고 혀의 운동과 관계가 깊은 뇌신경은 설하신경이다. 혀 위에 모여진 음식 덩어리는 연하(swallowing)에 의해 위(stomach)로 이동된다. 단맛에 예민한 미뢰는 혀의 끝부위에 많이 있고 신맛에 예민한 미뢰는 혀의 가장자리 부위에 많이 있다. 쓴맛에 예민한 미뢰는 혀의 뒷부분에 많이 있고 짠맛에 예민한 미뢰는 혀의 끝과 가장자리에 많이 분포되어 있다. = 설.

혀동맥 ～動脈 lingual artery 혀와 주변의 근육에 혈액을 공급할 수 있는 목과 머리 사이의 한 쌍의 동맥. = 설(舌)동맥.

혀주름띠 lingual frenum 입의 바닥에서 혀의 아랫부분사이에 뻗어 있는 조직띠.

혀-턱들기 tongue-jaw lift 기도유지의 한 방법으로 한 손으로 수지교차법을 시행한 후 한 손으로 혀와 턱을 함께 거상시키는 방법. 기도기 삽입이나 기관내 삽관시 삽입이 용이하다.

현가장치 懸枷裝置 suspension system 차축(axle shaft)과 프레임 또는 보디를 연결하고 주행 중 노면으로부터의 충격이나 진동을 직접 프레임에 전달되는 것을 방지하여 승차감과 자동차의 안정성을 향상시키는 장치. 현가장치는 타이어를 최대한 노면에 접지시켜 주행시 최대한의 구동력(또는 제동시 제동력)을 얻도록 하여 이를 차체에 전달하고 선회시 원심력을 이겨 차체의 균형을 이루는 역할을 한다. 일반적으로 현가장치는 좌우 차륜이 하나의 차축에 의해 연결되어 있는 일체차축식 현가장치와 좌우 차륜이 독립해서 작동하는 독립식 현가장치로 크게 분류할 수 있다. → 차축.

현기증 眩氣症 vertigo 내이의 반규관 또는 뇌간의 전정세포의 장애로 인해 발생하는 불안정, 현기증, 균형감 상실 등의 느낌. 자신의 몸이 공간 속을 돌고 있다는 느낌을 자각적 현기증이라 하는 반면, 자신을 둘러싸고 있는 사물들이 돌아가고 있다고 느끼는 것은 타각적 현기증이라 한다. = 현훈.

현미경적인 顯微鏡的～ microscopic 아주 작은, 현미경으로 확대 조명해야 볼 수 있는.

현병력 現病歷 present history 현재의 병력이 어떻게 시작되었고 어떤 경과를 거쳐 현재에 이르렀는지의 기록. 주호소를 살펴 파악한다. 병원 전 환자평가시에는 OPQRST, 즉 Onset(발병상황), Provocation(유발요인), Quality(통증의 질), Radiation(방사), Severity(심한 정도), Time(시간)을 통해 자료 수집을 한다.

현상 現象 phenomenon 종종 특별한 질병이나 상태와 관련되어 나타나는 징후. 진단에 있어서 중요하다.

현성감염 顯性感染 apparent infection 병원미생물이 생체에 침입해서 정착, 증식하고 질병의 임상적인 증세가 확실히 있는 감염 형태.

현수점 懸垂點 point of suspension 끈을 고정시킨 점.

현수하강 懸垂下降 rappel 말뚝에 로프를 고정시켜 매듭지어져 있는 동안에 내려가는 것. 이런 하강은 헬기, 산의 절벽, 건물인명구조시에 사용된다.

현시성자살 顯示性自殺 exhibitional suicide 죽을 의사는 없었으나 타인의 관심을 끌기 위한 자기의 행위에 의하여 죽음에 이르는 경우. 예를 들어 부모나 애인의 관심을 끌기 위해 수면제를 복용했는데 과량으로 사망하는 경우.

현열 顯熱 sensible heat 물체의 온도를 높이기 위하여 가해지는 열량. 이에 대하여 융해열이나 증발열은 온도 상승을 수반하지 않고 가해지는 열량이므로 잠열이라고 한다.

현열비 顯熱比 sensible heat ratio 엔탈피의 변화

량에 대한 현열의 변화량의 비. 습한 공기의 온도와 습도가 동시에 변화할 때 그 공기는 현열과 잠열의 변화를 수반한다.

현장감도조정 現場感度調整 field sensitivity adjustment 설치장소의 환경에 따라 감지기 등의 감도를 조정하는 것.

현장관리소 現場管理所 staging office 사고가 난 곳에서 현장을 관리하는 곳. 많은 사상자가 발생한 사건에서 구급차와 구급대원의 진로를 유지하고 감독한다.

현장구조작전조정본부 現場救助作戰調停本部 On-Scene Operation and Coordination Center : OSOCC 현장구조를 위한 작전을 수립하고 조정하는 본부. 재난지역에 수색구조팀을 신속히 배치하고 정예구조대원들을 확보하기 위해 UN에 의해 발전되었으며 재난 당사국의 지역비상관리기관(Local Emergency Management Agency : LEMA)을 지원하고 국제수색구조팀들에게는 조정업무를 제공함으로서 비상관리가 효과적으로 이루어지도록하며 재난 당사국에 도착하는 구호물품이 적절하게 분배 및 적용될 수 있도록 하는 것이 임무이다. OSOCC의 세 가지 주요기능은 지휘기능, 구조계획, 조달이며 수색구조팀이 활동하거나 잠재적으로 수색구조팀의 활동이 요구되는 곳에서 항상 설치 운영된다.

현장단계 現場段階 scene stage 환자가 발생한 현장에서부터 응급처치를 시행하는 단계. 응급의료 전산정보망과 응급차량, 응급구조사, 응급장비 등을 지원할 수 있는 통신체계가 마련되어야 하고 응급구조사는 현장에서 응급처치를 시행하여 환자상태를 안정시켜야 한다.

현장도착보고 現場到着報告 arrival report 제일 먼저 도착한 소방대의 지휘관이 지령실 및 출동한 각 대가 현장에 도착한 사실과 현장의 개요를 보고하는 무선연락.

현장도착소요시간 現場到着所要時間 travel time 소방서를 출발하여 구조현장이나 화재현장에 도착할 때까지 경과된 시간. = 출동소요시간(出動所要時間).

현장도착소요시간지도 現場到着所要時間地圖 travel

-time map 소방대가 소방서를 출발하여 관할구역내 각 지점에 도착할 때까지 소요되는 예상시간을 표시해 놓은 지도. = 출동용시간지도(出動用時間地圖).

현장도착시진화 現場到着時鎮火 out on arrival 소방대가 화재현장에 도착한 시간에 진화된 화재. = 즉소화재(卽消火災).

현장상황판단 現場狀況判斷 scene size-up 응급현장에 접근하였을 때 구급 대원이 취하는 단계. 즉 현장의 안정성을 검사하고 신체분비물 격리조치를 취하고 환자의 질병양상이나 손상기전을 주의하고 환자의 수를 결정하고 어떠한 추가적 자원을 요청할지를 결정한다.

현장안내인 現場案內人 pilot 화재현장에 도착한 소방대의 안내임무를 맡은 사람.

현장안전관리 現場安全管理 scene safety 현장에서 위험을 평가하고 그것들로부터 보호하는 것. 응급처치자, 주변의 구경꾼, 그리고 희생자들을 포함한다. 흔히 자동차사고시 현장안전이 필요하며 비록 위험이 없거나 최소화되어 있더라도 모든 상황에서 동시에 적용되는 것이다.

현장용주파수 現場用周波數 tactical channel 사고현장에 파견된 구조대간에 이루어지는 무선통신의 주파수.

현장지휘 現場指揮 field command 재난현장에서 소방활동의 목적을 달성하기 위해서 지휘관이 목표 제시, 동기부여, 동원된 자원의 효율적 활용, 안전사고 방지조치, 동기부여 등을 하는 것. → 현장지휘자, 소방활동.

현장지휘본부 現場指揮本部 field headquarters 확대되고 종합적인 현장지휘소. → 현장지휘소.

현장지휘소 現場指揮所 field command post 지휘관(통제단장), 참모, 연락관 등이 소재하면서 화재진압·인명구조 등 재난대응활동을 지휘하는 곳.

현장지휘자 現場指揮者 field commander 화재 등 재난 현장에서 지휘관의 지휘를 받아 단위부대를 지휘하는 소방간부. → 지휘관.

현장지휘차 現場指揮車 control unit 큰 불이 났을 때 소방지휘관이 출동대를 지휘하는데 사용하는 차량. 각종 제어 장비들이 구비되어 있다.

현장진단 現場診斷 field diagnosis 환자의 상태와 그 원인에 대한 병원전 평가.

현장처치시간 現場處置時間 stabilization time 현장에서 환자를 이동시킬 수 있도록 안정시키는데 소요되는 시간.

현장활동 現場活動 field action 사무실 밖에서 이루어지는 활동 중에서도 화재진압, 인명구조, 응급환자 이송 등과 같이 재난·사고가 발생한 이후 그 현장에서 이루어지는 대응활동. = 소방활동.

현재병력 現在病歷 present illness 현재 환자가 가장 아프다고 느낀 통증 또는 고통.

현주건조물방화 現住建造物放火 arson of actual resident construction 방화범 이외의 자(방화범의 가족을 포함한 타인)가 기거침식(起居寢食)하는 건조물(계속하여 주거에 이용되지 않는 건조물과 일부만이 주거로 이용되는 건조물도 포함)에 불을 지르는 것. 방화 당시에 건조물 내에 사람의 실제여부나 그 인식여부는 현주건조물방화죄 성립과 관계없다. → 방화.

현측 舷側 ship's side 동력선 또는 무동력선의 양쪽 측면.

현탁액 懸濁液 suspension 한 가지 이상의 약물이 물과 같은 액체에 용해되지 않고 미세하게 혼합되어 있는 것. 고형의 의약품에 현탁화제와 정제수 또는 기름을 더해 현탁한 액제이며 흔들어서 사용하는 것이 좋다.

현훈 眩暈 vertigo 정신이 어찔어찔 어지러운 상태. 이상 환경에 있어서의 불쾌한 감각을 표현한 현기증(dizziness)과 동의어로 사용되기도 한다. 이는 외부 세계가 도는 느낌의 객관적 증상과 자신이 도는 느낌을 가지는 주관적 증상을 포함한다. 현훈의 정도는 그 범위가 다양하여서 가벼운 현기증 정도로부터 모든 기능이 완전히 무능해지기도 한다. = 현기증.

혈관 血管 blood vessel 혈액이 통과 하는 관. 동맥, 정맥, 모세혈관이 있으며 심박동에 의해 유출된 혈액이 전신을 흐르게 하는 통로로서 혈류의 속도 및 분배 조절의 기능을 한다.

혈관경련 血管痙攣 angiospasm 돌발적인 혈관의 수축. = vasospasm.

혈관미주신경계실신 血管迷走神經系失神 vasovagal syncope 대뇌허혈로 인한 갑작스런 의식소실. 이차적으로 심박출량 감소, 말초혈관확장, 서맥, 미주신경의 활동성 증진, 통증, 놀람, 외상이 원인이 되며 메스꺼움, 창백, 발한의 증상이 동반된다.

혈관미주신경반사 血管迷走神經反射 vasovagal reflex 미주신경의 반사적 자극에 의한 현훈이나 머리의 어찔함. 전형적으로 강한 감정자극에 노출된 사람에게서 나타난다. = vasodepressor syncope.

혈관성형술 血管成形術 angioplasty 손상된 혈관의 외과적인 복구.

혈관수축 血管收縮 vasoconstriction 피부나 복부 내장의 혈액 저장소, 동맥과 정맥 등 혈관벽의 평활근이 수축함으로써 혈관의 내강이 좁아진 상태.

혈관수축제 血管收縮劑 vasoconstrictor 혈관의 수축을 야기하는 과정, 조건 또는 물질과 관련된 호르몬. 에피네프린과 노르에피네프린은 신체의 혈관을 수축시키며 추위, 공포, 스트레스, 니코틴이 일반적으로 혈관을 수축시킨다.

혈관신경계 血管神經系 vasomotor system 혈관의 협착이나 확장을 조절하는 신경계의 구성 요소.

혈관신생 血管新生 vascularization 신체조직에서 작은 혈관, 특히 모세혈관이 발생하는 과정. 자연적, 또는 외과적 기술에 의해 이루어진다.

혈관염 血管炎 vasculitis 혈관의 염증. 전신성 질환에 의한 특성이나 알레르기 반응에 의한 특성.

혈관외유출 血管外流出 diapedesis 백혈구가 모세혈관의 내피벽을 통해 주변 결합조직으로 유출하는 현상.

혈관운동 血管運動 vasomotor 혈관의 수축이나 이완을 조절하는 신경과 근육에 관련된 운동.

혈관육종 血管肉腫 hemangiosarcoma 혈관의 통로를 둘러싸는 내피조직과 섬유아조직의 증식에 의해 형성되는 악성종양. 유선, 간, 두부 피하, 대퇴부, 후복막 등에 많다.

혈관이완제 血管弛緩劑 vasodilators 혈관을 확장

ㅎ

시키는 약물. 신경. 혈관계의 평활근을 이완시키며 협심증과 고혈압 치료 등에 사용한다. = 혈관확장제. ↔ 혈관수축제.

혈관절개 血管切開 cutdown 정맥주입을 위해 정맥을 절개하고 카테터를 삽입하는 것. 비경구 종합 영양을 위한 정맥천자가 불가능할 때 이용되며, 피부를 깨끗이 한 후 수행하고, 절개부위는 봉합 후 멸균 드레싱으로 마무리해야 한다. 저혈량성 쇼크환자로써 혈관이 위축된 환자에서 사용하며 이 방법은 혈액과 수액공급을 위해 구경이 큰 카테터를 사용한다. → 정맥혈관절개(veneous cutdown).

혈관조영술 血管造影術 angiography 방사성 물질을 주사한 후 X-선 촬영을 통해 혈관의 영상을 얻는 검사법. 종양, 혈관 폐색, 동맥류와 같은 혈관 이상을 확인하는 검사법. 심혈관 조영술, 뇌혈관 조영술, 말초혈관 조영술, 폐혈관 조영술 등이 있다.

혈관종 血管腫 hemangioma 혈관의 덩어리로 구성된 양성종양.

혈관확장 血管擴張 vasodilatation 혈관의 이완 또는 확장. 혈관벽의 평활근을 이완시키는 신경자극이나 보통 약물에 의해 혈관의 지름이 증가한다.

혈관확장제 血管擴張劑 vasodilator 혈관벽의 확장이나 이완을 일으키는 신경 또는 제제. = 혈관이완제.

혈구 血球 blood corpuscle 적혈구, 백혈구, 혈소판을 포함한 혈액의 구성성분. 총 혈액량의 약 50%를 차지한다.

혈구검사 血球檢査 blood count 혈액내의 혈구수를 측정하는 검사. 전혈구검사(complete blood count : CBC)는 혈액 ㎣당 적혈구, 백혈구의 수를 측정하는 검사로 가장 유용한 집단검진과 진단적 기술의 한 방법이다. 슬라이드 위의 혈액도말 표본을 염색하거나 현미경 아래에서 다른 형태의 세포를 셀수 있다. 적혈구검사(red blood cell count : RBCC)는 전혈구의 표본으로 측정하며 백혈구감별계수(diffe-rential white blood cell count)는 혈액 표본에서 다른 유형의 백혈구 수를 세어 비율을 표시한다. 적혈구용적률(hematocrit)은 혈액내 적혈구 용적을 측정하는 것으로 전체 혈액량에 대한 비율로 나타내고 정상 범위는 남자의 경우 43~49%, 여자의 경우 37~43%이다.

혈뇨 血尿 hematuria 소변에 피가 섞여 나오는 현상. 배뇨 초기만의 혈뇨는 요도로부터 출혈이고 배뇨 종말시의 혈뇨는 방광경부, 방광 삼각부로부터 출혈이다. 원인이 되는 질환은 사구체 신염, 혈액질환, 요로의 종양, 결석, 외상, 염증 등이 있는데 전혀 원인을 알 수 없는 것도 있다.

혈당 血糖 blood glucose 혈액에 함유되어 있는 포도당. 혈장 중에는 약 80 mg/dl가 있으며 정상인은 식후 당질이 흡수되어도 혈당값은 150mg/dl를 넘는 수가 없고 혈당값이 증가하면 간장이 이것을 글리코겐으로 저장하여 과도한 증가를 막는다. 일단 조직에서 혈당을 소비하면 간에 저장된 글리코겐은 분해되어 혈중에 방출되고 대략 일정한 혈당수준을 유지한다. 혈당조정 기능은 간에서 이루어진다. 질식하면 저장된 간의 당질은 수 일 내에 거의 소비되고 그 후는 주로 간에 있는 단백질에서 포도당의 생성이 이루어진다. 이 경우에 정상보다 낮은 혈당수준이 유지되고(저혈당), 반대로 혈당값이 180mg/dl을 넘으면 고혈당이 되고 소변에 당분이 나온다. → 당뇨.

혈당측정기 血糖測定器 blood sugar tester 혈당을 측정하는 장치. 이동하기 쉽고 사용하기가 간편하며 혈당 측정을 어디에서나 간편하게 할 수 있다.

혈량저하증 血量低下症 hypovolemia 순환하는 혈액의 량이 비정상적으로 적은 것.

혈변 血便 bloody stool 선홍색의 피가 대변과 함께 배설되는 현상. 혈변이 나오는 질환으로 대장출혈, 치열, 치질 등이 있다. = 멜레나(melena).

혈병 血餠 blood clot 혈액의 응고과정 결과로 생긴 반고체의 젤라틴형 덩어리. 적혈구, 백혈구, 혈소판은 불용성의 혈병 섬유소망을 형성한다. = 혈괴, 피떡.

혈복강 血腹腔 hemoperitoneum 외과적 시술이나 괴사성 종양, 누, 복강경 시술 등에 의해 일어나는 복강내 혈액 유출.

혈색소 血色素 hemoglobin : Hb 폐에서 세포로 O_2를 운반하고, 세포에서 폐로 CO_2를 운반하여 제거하는 혈액내의 단백질-철 복합체. 각 적혈구는 200~300개 분자의 헤모글로빈을 함유하며, 헤모글로빈은 여러분자의 헴(heme)을 가지고, 헴분자 한 개는 산소분자 한 개를 운반할 수 있다. 하나의 헤모글로빈은 네 개의 글로빈 폴리펩티드 사슬을 함유하며 성인에게는 α, β, γ, δ사슬로 표시된다. 각 폴리펩티드 사슬은 수 백 개의 아미노산으로 구성되며 단지 하나의 아미노산만 없거나 대체 또는 추가되어도 헤모글로빈의 특성이 바뀌고 또 특정 폴리펩티드 사슬의 조합으로 서로 다른 종류의 헤모글로빈이 된다. 혈액 내 헤모글로빈의 정상농도는 여자는 12~16g/dl, 남자는 13.5~18g/dl이다. 폐와 같은 고농도의 산소환경에서 헤모글로빈은 산소와 결합하여 산소화 헤모글로빈을 만들고 말초조직과 같은 저산소 환경에서는 산소가 탄산가스로 대치되어 일산화탄소헤모글로빈(carboxyhemoglobin)이 된다. 헤모글로빈은 폐에서 일산화탄소헤모글로빈을 방출하고, 세포로의 운반을 위해 더 많은 산소를 취한다.

혈색소뇨증 血色素尿症 hemoglobinuria 혈 중에서 대량의 적혈구의 붕괴가 일어나 유리된 혈색소가 간, 비장 중에서 모두 처리될 수 없어 적혈구에 붙지 않은 유리 헤모글로빈이 소변에 나타나는 비정상적 상태. 여러 자가 면역 질환이나 일시적인 용혈성 장애로 발생할 수 있다. 유리 헤모글로빈에 민감한 계량봉 시약을 사용하여 진단할 수 있다. 종류는 cold hemoglobinuria, march hemoglobinuria, nocturnal hemoglobinuria 등이 있다. 혈색소가 요중에 배설되는 것은 혈장혈색소농도가 약 100 mg/dl 이상일 때이다.

혈색소증 血色素症 hemochromatosis 몸 전체에 나타나는 철의 과잉 침전 등과 같은 철 대사 질병. 간비대, 피부착색, 당뇨병, 심부전이 일어날 수도 있으며 이 질병의 대부분은 종종 겸상 세포 빈혈같은 용혈성 빈혈의 합병증으로 발전하며 치료를 위해 다량의 수혈이 필요하다.

혈색소증가증 血色素增加症 hyperchromia 적혈구 내의 혈색소 농도가 비정상적으로 높은 상태. = 고크로마틴증.

혈소판 血小板 platelet 혈액에서 가장 작은 세포. 골수에서 형성되어 일부는 비장내에 저장된다. 골수에 있는 거핵구(megakaryocyte)에서 유래한 작은 파편으로 2~4μ 정도이며 핵이 없고 헤모글로빈을 함유하지 않으며 혈액응고에 필수적 요소이다. 수는 20만~30만개/㎣ 정도이며 혈소판의 수가 감소하면 혈병퇴축(clot retraction)이 결손되며 파열된 혈관의 수축이 지연된다. 그 결과 쉽게 타박상이 생기며 다발성 피하출혈을 특징으로 하는 혈소판 감소형 자반증(thrombocytopenic purpura)이 초래되기도 한다. 혈소판의 수가 증가되면 혈전증(thrombosis)이 생기기 쉬우며, 혈소판은 모세관 투과성의 억제작용, 집합작용, 응집작용, thrombocyte의 점착작용 등을 한다.

혈소판분리반출법 血小板分離搬出法 plateletpheresis 혈액에서 혈소판을 제거하고 남은 세포를 환자에게 재주입하는 방법. → 백혈구 분리 반출법, 혈장 분리 반출법.

혈심낭 血心囊 hemopericardium 심장주변 심막강내 혈액의 축적.

혈압 血壓 blood pressure : BP 혈액이 혈관벽에 가하는 힘에 의해서 생기는 압력. 일반적으로 동맥압(동맥내의 압력)이 측정되며 신체의 항상성 기전에 의해 유지되며 혈액량, 동맥과 세동맥의 구경, 심장수축력 등에 의해 조절된다. 건강한 젊은 성인의 경우, 대동맥과 큰 동맥의 수축기 동맥압(최고혈압)은 120mmHg이고 이완기 동맥압(최저혈압)은 80mmHg이며 맥압(수축기압력과 이완기압력의 차)은 약 40mmHg이다.

혈압계 血壓計 sphygmomanometer 혈압을 재는 기계. 혈압을 측정하기 위해 사용하는 커프와 계기. 혈압계를 이용하여 혈압을 측정하기 위해서는 혈압계와 청진기가 필요하다. 혈압계는 혈압을 읽는 계기, 커프, 커프를 부풀리는 밸브로 구성되어 있다.

혈압측정 血壓測程 blood pressure measurement 생체징후를 점검하기 위해 혈압을 측정하는 것. 혈압의 측정은 상박을 이용하고 상완동맥을 청진하여 측정하는 것이 가장 일반적이다. 대퇴부는 양 팔을 이용하기 부적합할 때 이용할 수 있다. 측정방법으로는 환자의 팔에 커프를 지나치게 조이지 말고 적절히 고정하며 동맥 부위에 청진기를 대고 커프를 부풀린다. 상박을 이용할 때는 상완동맥을 청진하고 대퇴로 혈압을 잴 때는 슬와동맥을 청진한다. 커프 내의 압력은 대상자의 수축기압을 초과해야 하며 검진자는 동맥의 맥박이 없어진 후 20~30mmHg의 압력을 더 상승시킨다. 검진자는 압력계의 수치를 관찰하면서 커프의 압력을 매초당 3~4mmHg씩 빼면서 청진한다. 청진상 혈압측정이 쉽지 않은 경우 불가피하게 촉진으로 평가할 수도 있다. 더불어 팔이 다치거나 상처가 있는 경우 혹은 팔의 측정치와 비교하기 위하여 하지에서 혈압을 측정하기도 한다. 대퇴나 발목에 커프를 감고 슬와동맥과 족배동맥에서 청진하는데, 이때 수축기압이 팔보다 10~40mmHg 정도 높은 것으로 알려져 있다. 맥박은 동맥의 탄력성에 대한 심박출 효과를 반영해 준다. 어느 정도까지는 맥압이 벌어지면 순환기계 기능이 좋다는 의미이다. 맥압이 좁아지는 것은 심낭압전 긴장성기흉이나 쇼크의 초기 징후로 간주된다.

혈액 血液 blood 폐쇄된 순환기계통 내에 유동하는 액체의 결합조직. 전신을 순환함으로써 각 조직, 기관의 조직액을 연락 교류시켜 과잉물질을 외부에서 보충하여 전신의 체액성분을 균등하게 하는 작용을 한다. 혈액량은 체중의 약 8~8.5%(1/12~1/13)를 차지하고 성인 남자의 혈액량은 약 5ℓ/60kg 정도이고 구성성분은 혈장(액체성분, plasma)과 혈구(고형성분, cell)이며 pH는 7.4(7.2~7.4), 비중은 1.055(1.056~1.066) 정도이다. 혈액의 기능은 O_2와 CO_2 운반 및 교환, 영양물질의 운반, 노폐물의 운반, 항체에 의한 면역작용, 생체의 수분조절 작용, 체온조절, hormone 운반, 교질과 삼투압 조절, 산과 염기의 평형조절, 혈압조절 작용 등이다.

혈액가스 血液~ blood gas 산-염기 상태와 혈액 표본(보통 동맥)의 산소와 이산화탄소의 부분적인 압력을 사정하여 산소화와 환기를 측정하는 진단적 검사.

혈액간성황달 血液肝性黃疸 hematohepatogenous jaundice 일부는 혈액에서, 일부는 간성 황달에서 유래되는 황달. 중독성 황달과 말라리아, 황열, 장티푸스, 발진티푸스, 황색간위축 등에서 보는 황달을 포함한다.

혈액관류 血液灌流 hemoperfusion 환자의 혈액을 정맥 카세트를 통해 독물 흡착이 가능한 컬럼을 통과하게 한 후 다시 환자의 몸으로 되돌려 보내는 것. 투석 치료보다 효과적이다. 활성탄 혈액관류가 도움이 되는 약물로는 심한 테오필린(theophylline)중독, 바르비투르산염(barbiturate)중독, 살리실산염(salicylate)중독 등이 있다. 주로 나타나는 합병증은 감염과 혈소판 감소증이다.

혈액관리업무 血液管理業務 blood management 수혈 또는 혈액제제의 제조에 필요한 혈액을 채혈, 조작, 보존 또는 공급하는 업무.

혈액내산소농도 血液內酸素濃度 oxygen concentration in blood 산소와 결합한 헤모글로빈과 물리적으로 혈액에 용해된 산소 모두를 포함한 혈액내 산소의 농도.

혈액농축 血液濃縮 hemoconcentration 혈액내에 적혈구가 증가하는 현상. 이는 혈장량의 감소나 적혈구 생산의 증가로 유발된다.

혈액-뇌장벽 血液-腦障壁 blood-brain barrier : BBB 중추신경계의 모세혈관벽과 주변의 성상세포의 신경교막으로 구성된 뇌의 해부적, 생리적 구조. 중추신경계의 실질 조직을 혈액과 분리시켜 혈액에서 중추신경계로 약물이나 그밖의 화학물질, 방사능 이온, 질병을 일으키는 미생물 등이 통과하지 못한다. 그러나 뇌조직에 이상이 있으면 혈액뇌관문이 파괴되어 쉽게 통과한다. 뇌에 어떤 장애가 생기면 뇌부종이 생기게 되는데, 이것은 혈액뇌관문에 이상이 생겼기 때문에 혈액중에 물, 단백, 염류 등이 뇌 안으로 이행하는데 따른 것이다. = 혈액-뇌관문(血液-腦關門).

혈액뇨질소 血液尿窒素 blood urea nitrogen 소변 형태의 혈액 내 질소의 양. 정상 신체기능의 노폐물로 신장기능을 알 수 있다. 신기능장애, 쇼크, 출혈, 당뇨, 몇몇 종양에서 수치가 높게 나타나며 간 질환,

불충분한 식이, 정상 임신에서는 낮아진다.

혈액대치제 血液代置劑 blood substitute 순환혈량을 대치 또는 확장시키기 위하여 사용하는 혈장, 혈청 알부민, 백혈구 등의 제제.

혈액독 血液毒 blood poison 혈색소에 변화를 초래하는 독물. 일산화탄소 등이 있다. = 혈색소독(hemoglobin poison).

혈액산소결합용량 血液酸素結合用量 oxygen capacity of blood 물리적으로 용해된 산소는 제외하고 일정 단위의 혈액내 헤모글로빈과 화학적으로 결합할 수 있는 산소의 최대 양. 비록 1g의 헤모글로빈이 이론적으로 최대 1.34㎖의 산소와 결합할 수 있다 하더라도 실제로는 이산화탄소, 헤모글로빈의 생성과 메트헤모글로빈 또는 불활성 헤모글로빈의 존재와 같은 요인 때문에 결코 이루어지지 않는다.

혈액성의 血液性~ sanguineous 혈액과 관련되는 것. = 혈액원의.

혈액순환 血液循環 blood circulation 체내에서의 혈액의 순환. 폐순환(우심실-폐동맥-폐의 모세혈관-폐정맥-좌심방)과 전신순환(좌심실-대동맥-동맥-소동맥-모세혈관-소정맥-정맥-대정맥-우심방)으로 분류된다.

혈액순환부족 血液循環不足 vascular insufficiency 부적절한 혈액순환. 증상은 다양한 피부색, 따끔거림, 근육통과 맥박의 감소 또는 소실이며 원인은 동맥류, 죽상경화증, 색전과 누공 등이다.

혈액악액질 血液惡液質 blood dyscrasia 백혈병이나 혈우병에서와 같이 혈액의 구성 요소 중 어떤 것이 비정상적인 상태.

혈액은행 血液銀行 blood bank 수혈이나 그 밖의 목적으로 혈액을 모아 처리하고 저장하는 장소.

혈액응고 血液凝固 blood coagulation 액체에서 반 고형 상태로 전환한 것. 보통 조직 손상이나 공기에의 노출이 있을 때 시작된다. 혈관벽이 손상을 받은 후 혈소판이 손상부위에 뭉치게 되며 응고 요인(프로트롬빈, 트롬빈, 피브리노겐)의 사슬반응은 섬유소라는 물질을 생성하고. 섬유소는 상처 부위에 그물망을 형성하며, 응고는 혈관내의 비정상적인 상태에서 일어나 색전(embolus) 혹은 혈전(thrombus)을 만든다.

혈액작용물 血液作用物 blood agent 화학전(化學戰)에 사용되어 효소의 생산과 혈액의 산소운반 용량을 방해하는 화학적 혼합물. cyanogen chloride와 hydrocyanic acid는 가장 흔한 작용물이다. 이러한 시안화 가스는 즉각적으로 작용하지만 공기 내에서 아주 짧은 시간 동안만 작용한다.

혈액제제 血液製劑 혈액을 원료로 하여 제조한 약사법 제2조의 규정에 의한 의약품. 전혈, 농축적혈구, 농축혈소판, 기타 보건복지부령이 정하는 혈액관리의약품 등을 말한다.

혈액투석 血液透析 hemodialysis : HD 인공신장(artificial kidney) 내의 반투막을 활용한 투석법. 투석기를 이용하여 환자의 요독성 혈액을 투석한 후 다시 환자에게 넣어주는 방법이다. 혈액이 투석기의 반투과성막 안을 통과하는 동안 투석액은 투석기의 반투과성막 바깥 부분을 통과하게 되어 혈액과 투석액 사이의 반투과성막을 사이에 두고 물질이 이동하므로 혈중의 질소성 노폐물과 과다한 전해질 및 과다한 체액이 제거된다.

혈액학 血液學 hematology 혈액과 조혈조직 분야에 대한 학문.

혈액학전문의 血液學專門醫 hematologist 혈액과 조혈기관의 질환을 진단하고 치료하는 전문의사.

혈액형 血液型 blood group 적혈구 표면에 있는 항원의 존재에 따른 혈액의 분류. ABO식 혈액형(ABO blood groups)은 적혈구의 특성에 기초하여 분류한 시스템이며 A, B, AB, O의 네 가지 유형이 있다. = blood type.

혈액형판정 血液型判定 blood typing 혈액형을 확인하기 위하여 적혈구 표면에 있는 유전적으로 타고난 응집원을 조사하는 것. 보통 혈액은행에서 하는 혈액형 검사는 수혈 준비의 첫 번째 단계이며, 그 다음에 교차 시험을 수행하여 부적합수혈을 방지하고 신생아 용혈성 황달의 진단과 예방에 활용하며 보통 ABO형과 Rh형을 판정한다.

혈우병 血友病 hemophilia 혈액 응고에 필요한 요인중 하나가 결핍된 일련의 유전적 출혈장애. 가장 흔한 형태 두 가지는 A형 혈우병과 B형 혈우병이다. A형 혈우병은 항혈우병 제8인자가 결핍된 결과이고, B형 혈우병은 혈장트롬보플라스틴 요소의 결핍으로 인한다. 장애의 임상적인 심각성은 결핍의 정도에 따라 다르며 치과 시술, 코피, 혈종, 출혈성 관절 중에서 보통보다 많은 출혈을 보인다.

혈장 血漿 plasma 혈액 속의 유형성분(적혈구, 백혈구, 혈소판)을 제외한 액체성분으로 투명한 담황색인 중성의 액체. 혈액에 응고방지제를 넣어 원심침강시키거나 저온(약 0℃)에 방치해 두면 위쪽에는 혈장이, 아래쪽에는 유형성분으로 나누어진다. 이 경우 혈장이 차지하는 비율은 남녀에 따라 약간의 차이가 있으나 약 55%이다. 혈장의 조성은 물이 약 90%, 혈장단백질이 7~8%이고, 그 밖에 지질, 당류, 무기염류와 비단백질성 질소화합물로서 요소, 아미노산, 요산 등이 함유되어 있다. 혈장단백질은 그 대부분이 간에서 만들어지는데, 주로 알부민과 글로블린이지만, 그 밖에 혈액응고에 관계하는 피브리노겐도 함유되어 있다. 지질은 콜레스테롤·레시틴 등이며 무기염류는 나트륨, 염소, 칼륨, 칼슘, 마그네슘 등이고, 그 조성은 해수와 비슷하고 체내의 삼투압을 정상으로 유지하는 중요한 역할을 한다. 또 혈장의 총량과 조성은 질병에 따라 현저하게 변화하므로, 병의 진단이나 병의 상태를 아는 데 이용된다.

혈장단백분획물 血漿蛋白分劃物 plasma protein fraction 식염액에 현탁되어 있는 단백질을 함유한 교질. 혈장단백분획의 주요 단백질은 혈청알부민으로 다른 단백질은 글로블린과 γ-globulin이다. 혈장단백분획은 다량의 인체 혈장으로부터 제조되어 값이 비싸고 보존기간이 매우 짧다. 병원전 단계의 응급처치에서는 거의 사용되고 있지 않지만 일부 응급치료 전문가들은 저혈액성 상태, 특히 화상 쇼크 치료에 혈장단백분획을 선호한다. 혈장단백분획은 순환 혈류 내에 머무르기 때문에 적절한 혈액용적과 혈압을 유지시키는데 효과적이며, 교질삼투압작용에 의해서 다른 체액 컴파트먼트로부터 수분을 끌어들여서 혈액용적을 증가시킨다. 환자의 반응을 일정하게 모니터하여서 주입속도를 조절하는 것이 중요하며 혈압 상승과 폐부종에 대해 모니터해야 한다. 부작용으로는 오한, 열, 담마진(urticardia, hives), 오심 및 구토가 있다.

혈장단백질 血漿蛋白質 plasma protein 혈장에 함유되어 있는 단백질. 알부민과 글로블린이 대부분을 차지한다. 혈장 $100\mu m$ 속에 약 7g이 들어 있으며, 그중 알부민이 50~70%, 글로블린 중 α-글로블린이 2~12%, β-글로블린이 5~18%, γ-글로블린이 13~20%, 피브리노겐이 4~10%를 차지한다. 알부민은 간에서 만들어져 몸의 단백질 보급원이 되며, 또 혈액이 콜로이드의 성질을 갖게 한다. 글로블린도 간에서 만들어지는데, 이 중 α-글로블린은 비타민이나 호르몬을 운반한다. γ-글로블린은 면역체를 품고 있어 생체의 면역반응에 관여하며, 피브리노겐은 혈액응고에 관계한다. 혈장 속의 알부민과 글로블린의 비를 A/G비라고 하며, 병이 발병하면 이 값에 변화가 나타나는 수가 있다. 혈청단백질은 체액의 균형을 유지하고 혈액의 점도를 증가시키며 혈압유지를 돕는다.

혈장단백질결합 血漿蛋白質結合 plasma protein binding 약물이 혈액속의 단백질에 침투하여 약물-단백질 결합을 형성하는 과정. 가장 잘 결합하는 단백질은 알부민으로 분자가 너무 커서 혈관막을 통해 확산되지 못한다. 이것은 결합되어 있는 동안 혈류 속에 붙은 약물을 묶어 둔다.

혈장분리반출법 血漿分離搬出法 plasmapheresis 채혈한 혈액에서 혈장을 분리하고 등장액에서 세포 구성성분을 재구성하여 남은 세포들을 환자에게 재주입하는 방법. → 백혈구 분리 반출법(leukapheresis), 혈소판 분리 반출법(plateletpharesis).

혈장삼투압 血漿滲透壓 blood colloid osmotic pressure 혈장 단백질의 존재로 인하여 생기는 삼투압. 이 단백질은 대부분 알부민으로 형성되어 있으며 크기 때문에 모세혈관을 통과하지 못하므로 혈액 순환에 남아있게 된다. = 종창압(腫脹壓 oncotic pressure).

혈장세포 血漿細胞 plasma cell 골수, 연결조직과

뼈에서 발견되는 림프구나 림프구 유사세포. 면역기전에 관여하며 다발성 골수종에서 다량 형성된다.

혈전 血栓 thrombus 동맥의 내벽에 달라붙은 혈소판과 혈액이 응고하여 형성된 덩어리. 혈관이 상처를 입게 되면 상처부위에 혈소판이 모이게 되며, 이것을 피브린이라는 섬유소가 포위하여 응고하면서 출혈을 감소시킨다. 이 혈액응고제가 제 임무를 마친 후에는 다시 용해되어야 하는데 미처 용해되지 못하고 혈액속에 남게 되어 혈관속을 떠돌아다니게 되어 뇌와 심장의 관상동맥에 혈전이 들어가 뇌졸중(중풍), 성인병, 각종 순환기 질환을 일으킨다.

혈전성미세혈관증 血栓性微細血管症 thrombotic microangiopathy 세동맥과 모세혈관에 혈전이 형성되는 소혈관의 질환.

혈전성정맥염 血栓性靜脈炎 thrombophlebitis 정맥의 염증. 가끔 응혈괴를 동반하기도 하며 혈관벽의 손상, 혈액의 과응고성, 감염, 화학적 자극, 수술 후 정맥혈 정체, 계속된 체위, 정맥내관의 오랜 삽입이 주원인이며 정맥은 단단하고 가늘며 압통이 있고 주위가 충혈되어 있으며 열감이 있고 침범받은 사지는 창백하고 차갑고 부종이 있다.

혈전용해요법 血栓溶解療法 thrombolytic therapy : TT 급성심근경색증 환자에서 관상동맥의 폐쇄와 같은 응혈괴를 용해시키기 위하여 streptokinase, urokinase, tissue plasminogen activator와 같은 혈전 용해 약물을 처방하는 것.

혈전용해제 血栓溶解劑 thrombolytics 혈전을 용해하는 약물.

혈전증 血栓症 thrombosis 심장이나 혈관내에 혈액이 응고되어 덩어리(응혈괴)를 형성하는 것. 혈전 형성에 영향을 미치는 소인은 혈관내피의 손상, 혈류의 변화, 혈액응고 인자의 변화 등이 있으며, 혈전의 형태는 백색혈전, 적색혈전, 혼합혈전 등이 있다. 호발부위는 심방, 심실, 동맥, 정맥, 모세혈관 등 심혈관계의 어느 곳이나 생길 수 있고 혈전의 운명은 점진적으로 커져서 결국 중요한 혈관을 폐쇄하거나(propagation), 일부가 떨어져서 색전을 형성하여 발생부위로부터 멀리 떨어져 나가거나(thromboem-

bolism), 섬유소 용해 작용에 의해 제거되거나(resolution), 기질화(organization)되고 혈전 내부에 다시 구멍이 뚫려 혈액소통이 가능하거나 네 가지 과정 중 한 과정을 거친다.

혈족 血族 kinship 자기와 핏줄이 이어져 있는 자. 생물학적인 혈족과 민법에서 말하는 혈족과는 같지 않다. 민법상으로 혈족이면서도 생물학적으로는 전혀 혈연이 없는 경우가 있는가 하면, 친자라고 인정할 만한 자연의 혈연이 없음에도 불구하고 친자관계의 혈연이 인정되는 때가 있다. 즉 입양을 하게 되면 양자와 양부모간에는 혈족이 되며, 아우의 아들을 양자로 삼으면 삼등친이라는 혈연이 있기는 하지만 새로이 친자관계라는 혈연이 법적으로 의제된다. 이와 같은 관계를 법정혈연이라 하여 생물학적인 자연혈족과 구별하고 있다. 그러므로 민법상 혈족에는 실제 핏줄이 이어져 있는 자연혈족과 위에 설명한 법정혈족이 포함된다.

혈종 血腫 hematoma 외상 또는 수술 후 불완전한 지혈로 인해 피부조직이나 기관으로 혈액이 유출되어 고인 것. 처음에는 공간 내로 출혈이 있게 되나, 공간이 제한되면 압력이 혈류를 느리게 하다가 정지시킨다. 혈액이 응고되고 혈청이 모이며 혈병은 경화되어 덩어리가 촉진되고 환자는 가끔 통증을 느낀다. 초기에는 배액하기도 하며, 압력을 주어 지혈시키거나 필요하면 출혈 혈관의 외과적 결찰을 한다. 다량의 혈액이 손실될 수도 있으며, 감염이 심각한 합병증이다.

혈중산소농도측정기 血中酸素濃度測定器 pulse oximeter 구급환자의 맥박 산소 포화도를 측정하는 장비. 초소형, 초정밀, 초경량의 장비로 사용과 보관이 간편하며 손가락에 기구를 꽂으면 맥박수와 산소 포화도를 볼 수 있다.

혈중요소질소 血中尿素窒素 blood urea nitrogen : BUN 혈액속에 가장 많이 있는 비단백성 질소화합물. 요소는 간에서 단백질 대사의 최종산물로 혈액속에서 순환하다가 신장을 통해 소변으로 배출되는데 신기능을 예측하기 위한 지표로 신기능이 저하되면 상승된다. 정상은 성인의 경우 $10{\sim}20\,\text{mg}/d\ell$이다.

혈철증 血鐵症 hemosiderosis 보통 조직의 손상없이 혈철소의 형태로 다양한 조직에 철의 축적이 증가한 상태. = 헤모시데린 침착증.

혈청 血淸 serum ① 혈액에서 유형성분을 제거한, 혈장에서 피브리노겐을 제거한 것. ② 응고후 남은 혈액의 약간 묽고, 맑은 액체. ③ 수포의 삼출액 같이 좀더 고형성분으로부터 분리된 깨끗한 액체. ④ 질병을 앓거나 같은 질환으로부터 보호된 환자의 혈청으로 만든 백신.

혈청병 血淸病 serum sickness 이종단백에 대한 과민반응. 항혈청 투여 후 2~3주 후에 생기며 제공자의 혈청속에 있는 항원에 대한 항체 반응으로 생성되고 증상으로는 발열, 비장의 증대, 림프절의 종창, 피부발진, 관절통증을 포함한다.

혈청빌리루빈 血淸~ serum bilirubin 혈청 속의 빌리루빈으로 유리형과 글루코나이드와 포합한 형이 있으며 혈색소 파괴 형태로 간에서 담도를 통해 소장으로 배출된다.

혈청성간염 血淸性肝炎 serum hepatitis B형 간염 바이러스에 의해 발생하는 간염으로 수혈이나 주사 등으로 감염된다.

혈청알부민 血淸~ serum albumin 혈액 내의 단백 물질. 혈청중 총단백질의 약 60%를 차지한다. 필요시에 삼투압을 유지해 혈압을 제어하는데 도움을 준다.

혈청크레아티닌수치 血淸~數値 serum creatinine figure 인산크레아틴(phosphocreatine) 분해결과 유리된 골격근의 대사노폐물인 크레아티닌을 배설하는 신장의 능력을 사정하는 척도. 정상치는 0.6~1.5mg/dℓ이지만 성별과 개인적인 근육의 특성에 따라 다소 차이가 있다.

혈흉 血胸 hemothorax 흉강 내로 혈액이 유입되어 축적된 것. 개방성 또는 폐쇄성 흉부 손상에서 모두 나타날 수 있다. 출혈은 흉벽의 혈관 손상, 흉강 내의 대 혈관 손상이나 폐 손상이 원인이며 흉강 내 출혈이 심하면 허혈성 쇼크에 빠질 수 있다. 혈흉은 흉강 내로 혈액이 유입되어 축적되는 것이므로 흉강 내에 축적된 혈액이 많으면 폐가 눌리거나 허탈 되면서 호흡기능이 저하된다. 혈흉의 징후와 증상은 기흉과 매우 유사하지만 다만 혈액의 손실로 인하여 혈압이 저하될 수 있다는 것이 다르다.

혐기성감염 嫌氣性感染 anaerobic infection 혐기균에 의해 유발되는 감염. 보통 깊게 찔린 상처 혹은 부상에 의한 산소공급 부족, 세포탈락 혹은 박테리아의 과도 성장시 감소된 산소로 인해 일어난다.

혐기성균 嫌氣性菌 anaerobic bacteria 공기가 없는 곳에서 자라는 균. 일반적으로 혐기성균이란 편성혐기성균을 의미하며 공기가 있는 경우에는 발육할 수 없는 균을 의미한다. 공기가 발육을 저해하는 이유는 혐기성세균은 산화환원전위가 낮은 경우에만 대사를 영위할 수 있기 때문이다. 따라서, 인위적으로 산화환원전위를 낮추어주면 산소가 있는 곳에서도 발육할 수가 있다. 주요한 것은 유아포균인 *Clostridium*, 무아포균으로서 그람양성 구균인 *Peptococcus*, *Peptostreptococcus*, 그람음성구균인 *Veillonella*, 그람양성간균 *Propionibacterium*, *Eubacterium Bijidobacterium*, *Actinomyces*, 그람음성간균인 *Bacteroides*, *Fusobacterium* 등이다. 혐기성균에 의한 질환으로서는 클로스트리듐속균에 의한 파상풍, 가스괴저, 보툴리누스식중독, 악티노마이세스에 의한 방선균증이 종래부터 알려져 있으나 각종 감염증 가운데 무아포혐기성균에 의한 것이 90%를 차지하고 있다고 한다.

혐기성역치 嫌氣性閾値 anaerobic threshold 다량의 젖산이 혐기성 호흡을 통해 운동중의 골격근에 의해 생성되기 전 얻을 수 있는 산소 소모의 최대 속도.

혐기성호흡 嫌氣性呼吸 anaerobic respiration 산소분자의 개입 없이 포도당으로부터 젖산으로 전환되는 호흡. 근육에 의한 유산의 생성이나 효모에 의한 알코올발효 등이 그 예이다. = 무산소호흡.

협골 頰骨 zygomatic bone 두 개의 입방형으로 뺨을 형성하는 뼈. 협골궁은 광대뼈라 불리우며 안면 외측에서 피부를 통해 촉지된다. → 협골궁(頰骨弓). = 관골.

협골궁 頰骨弓 zygomatic arch 측두돌기가 측두골의 협골돌기와 관절하여 이루는 부분. → 협골.

협골돌기 頰骨突起 zygomatic process 볼의 돌출부와 눈의 아래쪽 안와를 형성하는 두 뼈 중의 하나. = 관골돌기.

협근 頰筋 musculus buccinator 상악골과 하악골의 치조돌기에서 일어나기 시작하여 구륜근에 정지하며 안면근의 심근으로써 볼의 근육을 이루고 있고 입안의 공기를 내 뿜을 때나 음식을 씹을 때 볼 사이에 음식물이 유지되도록 하는 근육. = 볼근.

협동불능증 協同不能症 asynergy ① 정상적으로 조화롭게 작용하는 기관들이나 근육군 간에 협동이 안되는 상태. ② 소뇌질환에서 나타나는 근육 길항작용 상태.

협박 脅迫 assault 공포나 두려움을 조성하는 것. 특히 외상에 대한 공포나 두려움.

협심증 狹心症 angina pectoris 흉골 배부에 생기는 통증 발작을 주 증상으로 하는 증후군. 심근의 산소 공급이 불균형에 빠졌을 때 생긴다. 관상동맥질환, 갑상선 기능항진증, 빈혈, 대동맥판막증 등이 원인이 되며 증상은 누르거나, 짜는 듯한, 또는 꽉 조이는 것과 같은 불쾌감으로 표현되며 종종 소화불량으로 오진된다. 협심증 환자의 1/3만 흉부에서 통증을 느끼고 나머지는 어깨, 팔, 목, 턱 또는 등으로 방사되는 통증을 가진다. 니트로글리세린에 효과를 보이고 니트로글리세린 복용 후에도 통증이 지속되면 심근경색증이 있다고 추정한다. 협심증에는 증상에 따라 안정협심증, 이형협심증, 불안정협심증으로 나눌 수 있다.

협의진료기록지 協議診療記錄紙 consultation record 주치의사가 자기 전문영역 밖의 문제가 환자에게 발생되었거나 의심이 갈 때, 보다 정확한 진단과 치료를 위하여 다른 과 전문의사에게 협의진단을 의뢰하는 기록지. 주치의사는 치료상에 문제가 되는 점, 즉 협의 진단의사의 의견을 필요로 하는 점을 명확히 명시하여야 하고 의뢰를 받은 의사는 우선 환자의 기록을 검토하고 환자를 진찰하며 주치의사와 상의한 후에 자신의 의견과 추측되는 진단명, 그리고 필요한 검사나 치료를 하도록 권하는 내용이나 약처방 등을 기록하고 서명한다.

협인두의 頰咽頭~ buccopharyngeal 구협, 인두와 관련된.

형광 螢光 fluorescence 물질이 빛의 자극에 의해서 발광하는 현상. 여기(勵起)를 차단한 후에 잔광이 없는 것을 형광이라 하여 잔광이 있는 인광(燐光)과 구별한다. 인광은 흔히 고체에서 볼 수 있으나 형광은 액체나 기체에서 많이 나타난다. 인광은 일반적으로 온도가 낮아지면 밝기가 감소하나 형광은 밝기가 변하지 않고 오히려 증가하는 특징이 있다. 물질의 반사색이나 투과색과는 다른 색조를 띠고 일반적으로 조사광(照射光)보다 파장이 길다. 용도는 형광방전등이나 여러 가지 목적에 사용되는 형광도료로서 그 활용범위가 넓다.

형광등 螢光燈 fluorescent lamp 형광물질을 칠하고 소량의 수은(Hg)과 아르곤(Ar)가스를 봉입(封入)한 유리관 양쪽에서 전자를 방사하여 빛을 얻는 조명기구. 자동점등을 위한 점등관(點燈管-glow lamp)과 전류를 제한하기 위한 안정기가 필요하다. 형광등은 경제적이고 조도(照度)가 높아 백열등과 함께 가장 많이 쓰이는 조명기구이다.

형광분석 螢光分析 fluorescence analysis 물질 자체나 그 유도체의 특유한 형광을 이용하거나 혹은 어떤 형광 물질에 대한 소광(消光)을 이용해서 정성 또는 정량분석을 하는 방법. 형광을 여기(勵起)시키기 위해 보통 자외선을 쓰고, 형광 분광 광도계 등이 사용된다. 응용 예로서는 비타민, 퀴니네 등 유기물의 분석, 우라늄, 알루미늄 등 무기물의 분석이 있다.

형광투시법 螢光透視法 fluoroscopy X-선을 이용하여 신체 내부 기관을 직접 투시하여 보는 검사. 카테타 삽입시 신체 기관의 움직임을 볼 수 있고 카테터가 들어가는 길을 보는데 유용한다.

형법 刑法 criminal law 어떠한 행위를 범죄로 규정하며, 그것에 어느 정도의 형벌을 과할 것이냐 하는 것을 정한 법률. '형법'이란 이름은 형벌을 정한 법률이란 의미로 붙여진 것임에 틀림없다. 우리나라에서 '형법'이라고 불리는 것도 독일에 있어서와 마찬가지 의미이다. 그러나 불란서나 영국 또는 미국에서는 형벌법이라는 의미로 사용되고 있으나, 보통 범죄법이란 의미로 사용되고 있다. 전자는 주로 형식적인 법규란 이름으로 후자는 주로 실질적인 '형사법'과 같은 의미로 사용되는 것 같다.

형별검사 型別檢査 typing 혈액, 조직, 다른 물체 검사물의 분류를 결정하는 과정. → blood typing, tissue typing.

형식검정 形式檢定 type approval testing 기기의 구조, 성능 등을 시험하여 법령으로 정해져 있는 조건에 적합한지를 기기의 형식마다 일정 수량을 임의 추출법으로 판정하는 것.

형식승인 形式承認 model approval 소방자동차가 소방의 기능과 차량의 기능을 완전히 수행하고 도로 주행에 적법하게 운행하기 위해 소방법과 자동차 관련법에 적합하게 제작되도록 설계되어 규격을 정하고 그 형식을 행정자치부장관 및 건설교통부장관의 승인을 얻는 것.

형식적기술기법 形式的記述技法 formal description technique : FDT 통신 규약(protocol) 등의 규격을 기술적으로 표현하는 기술. 규약 엔티티의 동작을 기술적으로 표현하여 모호한 정의나 불완전한 점을 제거하려는 데 목적이 있다.

형질세포 形質細胞 plasma cell 골수, 결합조직 및 혈액에서 발견되는 림프구나 림프구 유사세포. 항체를 만들어 대량으로 분비해 체액성 면역을 담당한다.

호각 號角 whistle → 호루라기.

호기 呼氣 expiration 숨을 내쉬는 것. 흉곽의 크기가 작아져 폐내 압력이 증가하므로 폐내 공기가 밖으로 나간다. 안정상태에서 호식 시 폐내 압력은 대기압보다 약 1mmHg 정도 증가한다. 흡식시 수축되었던 횡격막과 외늑간근의 이완으로 탄성 반동에 의해 늑골과 횡격막이 원위치로 되돌아오므로 흉곽의 크기는 줄고 폐내 압력이 증가된다. = 날숨.

호기말양압 呼氣末陽壓 positive end expiratory pressure : PEEP 호기말에 폐 내의 잔류 가스의 양을 증가시키도록 압을 유지하기 위한 인공호흡의 한 방법. 폐를 통한 혈류의 단락을 적게 하고 가스교환을 증진시키고 급성 호흡부전시에 흡입한 산소농도를 낮추게 하는 데 이용된다. = 날숨끝양압.

호기말이산화탄소분압측정 呼氣末二酸化炭素分壓測定 end-tidal CO_2 measurement 현장에서 혈역학적으로 불안정한 환자에게 이용되며 호기말 이산화탄소 계측은 기관내 삽관후 정확한 삽관유무를 평가하는 방법과 색깔의 변화로 측정하는 휴대 일회용 방법이 널리 쓰인다. 기관내 이산화탄소를 측정하는 것은 세포내 산화나 대사의 수준을 양적으로 수량화하여 지표를 알려주는 것이다. 기도개방 수준, 적절한 환기, 폐포의 산화수준을 알아내는 지표가 된다. 적절한 호기말 이산화탄소 계측이 양성이 나오면 기도개방과 세포대사가 잘 이루어졌다고 보는 것이다. 또한 모세혈관과 세포내 가스교환이 잘 이루어져 화학적 불균형이 없다는 것을 의미한다. 만일 적절하지 않다면 이산화탄소가 많이 축적되어 호기시 호기말 이산화탄소 계측에서 이산화탄소의 수치가 높게 나타난다. 높은 이산화탄소 수치가 나왔다고 기관내 삽관이 잘못 들어가 식도삽관되었다고 보기는 어렵지만 의심은 해볼 수 있다. 기관내 이산화탄소 수치가 부족한 경우는 삽관이 잘못 된 경우도 있고, 삽관이 적당하다고 해도 순환상태가 나쁜 경우도 있고 부적당한 헤모글로빈, 또는 화학적인 장애가 있다는 것을 의미할 수도 있다.

호기성균 好氣性菌 aerobe 산소가 존재하지 않는 곳에서는 증식할 수 없고 산소에 의해 자라는 미생물. ↔ 혐기성균(anaerobe).

호기성용량 好氣性容量 aerobic capacity 에너지 요구량을 충당하기 위해 산소를 이용하고 호기성 호흡을 하는 기관의 능력.

호너증후군 ~症候群 Horner's syndrome 축동, 안검하수, 얼굴의 무발한증이 특징인 신경학적 상태. 경추신경의 손상을 동반한 척수병변에서 초래된다. 외상으로 인한 상처의 경우에는 사람이 복위나 앙와위에서 움직일 수 없다.

호루라기 whistle 호각(號角)이라고도 하며 불어서 소리를 내는 위기 신호 및 의사전달의 도구.

호르몬 hormone 일정한 기관의 활동에 대하여 특이적인 조절작용을 가진 조직이나 세포에 의하여 체내에서 생산된 화학물질로 발육과 성장의 조절, 생식기와 골격 등의 발달 조절, 내부환경 유지 조절, 소량으로써 생체작용을 조절하는 것. 내분비선으로 분비되어 저장되며 자극에 의하여 혈관내로 직접 분비되고 혈액을 통하여 운반된다. 호르몬이 표적세포(target cell)에 작용하려면 먼저 수용체와 결합되어야 한다. 대사반응의 직접적인 기질은 아니지만 촉매작용에 의해 반응을 촉진 또는 억제하므로 대사를 조절한다. = 내분비물.

호르몬반응요소 ~反應要所 hormone response element 특정한 핵호르몬 수용체와 결합하는 DNA의 특정부위로 그 수용체는 호르몬과의 결합에 의해 활성화된다.

호만징후 ~徵候 Homan's sign 발을 쭉 펼 때 나타나는 장딴지(비복근) 통증. 하지의 혈전성정맥염이나 혈전증일 때 나타난다.

호버크래프트 hovercraft 공기의 쿠션으로 수면 위를 움직이는 탈 것. 대부분의 호버크래프트는 실제로 수면과 접촉하지 않으며 지상에서도 짧은 거리를 이동할 수 있다. ACV(air cushion vehicle), GEM (ground effect machine), skim이라고도 한다.

호산구 好酸球 eosinophil 피부 및 상기도에 알레르기성 염증과 기생충 감염, 자궁, 나팔관, 장관 등에 만성 염증이 있을 때 증가하는 과립백혈구. 색소 에오신에 물들어 빨갛게 되는 과립을 지니고 있고 전체 백혈구의 약 3%이며 호중구나 호염기구에 비해 약간 크다.

호산구증다증 好酸球增多症 eosinophilia 염증성 상황에서 호산구 수가 증가하는 것. 호산구의 증가는 알레르기성 반응과 감염으로 간주된다.

호산성 好酸性 eosinophilic ① 세포나 조직 또는 미생물이 에오신 염료에 잘 염색되는 경향. ② 호산구와 관련된 백혈구의 일종으로 신체의 백혈구의 1~3%를 만들며 호산구는 알레르기와 감염시에 증가된다. ↔ basophil, neutrophil.

호산성백혈병 好酸性白血病 eosinophilic leukemia 호산구가 우세하게 되는 혈구생성조직의 악성 종양. 만성 골수성 백혈병과 비슷하지만 말초혈액에서 아세포를 전혀 볼 수 없을 정도로 급성일 수 있다. →

백혈병(leukemia).

호산성세포선종 好酸性細胞腫 acidophilic adenoma 보통 뇌하수체전엽에서 나타나는 종양. 세포가 산성색소에 붉게 염색되며 비정상적인 성장을 유발하는 성장호르몬의 과다 생성을 촉진하고 거인증과 선단비대증이 생길 수 있다.

호수 湖水 lake 육지의 내부에 위치하여, 못이나 늪보다도 넓고 깊게 물이 괴어 있는 곳. 호수에서의 잠수는 해양에서와 잠수와 중요한 차이가 있는데, 호수가 해수면보다 위에 있는 고도가 있기 때문에 대기압이 변한다는 점이다. 따라서 산에 위치한 호수에서 잠수를 할 때에는 스포츠잠수든 상업잠수든 감압계획을 잡을 때 낮아진 대기압을 고려해서 적용해야 한다. 즉, 같은 수심과 바닥에서 체류하는 시간이 같더라도 감압을 하는 시간을 길게 해야 한다는 뜻이다.

호스 hose 가압상태의 물이 흘러가는 유연한 통로. 소화 작업용은 보통 40mm와 65mm 구경이 많이 사용된다.

호스강도시험 ~强度試驗 packed hose test 호스의 상태와 내구성을 확인하기 위해 실시하는 가압송수시험.

호스건조기 ~乾燥機 hose dryer 젖은 소방호스를 전기가열로 말리는 캐비닛형 기구.

호스건조대 ~乾燥臺 hose rack 젖은 호스에서 물을 빼고 말리는 기구.

호스건조탑 ~乾燥塔 hose tower 젖은 호스를 수직으로 매달아 건조 및 보관하는 건조대.

호스걸이 hose rack 화재시에 소방호스를 쉽게 연장하기 위해서 소방호스를 지그재그로 걸어서 정리하는 기구. 소화전 안에 설치된다.

호스격납구획 ~格納區劃 hose compartment 소방호스 운반용 적재함의 각 구획부분.

호스격납실 ~格納室 mattydales 소방차 중간부분에 길게 측면으로 위치하고 있는 격납 공간. 펌프차에 연결하여 사용하는 호스를 적재한다.

호스격납용선반 ~格納用懸盤 hose rack 소방호스의 건조 또는 저장용 선반.

등

호스격납함 ~格納函 hose cabinet 벽소화전 또는 소방차의 연결호스를 수납하고 있는 함.

호스결합구보호마개 ~結合口保護~ hose cap 호스라인 또는 펌프토출구의 마개로 사용하는 나사 보호용 마개.

호스결합구패킹 ~結合口~ hose gasket 호스 연결부의 누수를 방지하기 위해 암 커플링에 삽입하는 고무 또는 플라스틱장치.

호스겹쳐접기 short one 호스를 꺼내어 사용할 때 호스 커플링을 돌리지 않고 사용할 수 있도록 짧은 다발로 만들어 호스함에 적재하는 방법.

호스고리 hose strap 호스를 고정시키거나 운반할 때 사용하는 손잡이가 달린 가죽 끈.

호스고정대 ~固定臺 hose controller 보조 인력의 도움 없이도 호스노즐의 위치를 고정시킬 수 있는 휴대용 틀. 높낮이 조절과 좌우 이동이 가능하다.

호스고정로프 ~固定 rope hose tool 한 쪽 끝에는 고리가, 다른 쪽 끝에는 갈고리가 달려 있는 짧은 길이의 로프. 사다리 상단부나 높은 창문 등의 개구부를 통해 호스를 연장할 때 호스를 고정시키는 용도로 사용한다.

호스다림줄 hose becket 호스를 고정시킬 때 또는 호스를 운반할 때 사용하는 가죽 끈. 손잡이가 달려 있으며, 호스의 유동을 방지하기 위해 사용한다.

호스덮개 hose cover 소방차에 적재된 호스를 이상 기후로부터 보호하기 위해 덧씌우는 천 또는 고무 덮개.

호스롤러 hose roller 창틀이나 난간 등으로 호스가 지나야 할 때 호스가 겹치지 않고 지나도록 함으로써 호스의 손상을 방지해 주는 장치.

호스릴 fire hose reel 초기 소화용 이동식 소화전. 호스가 릴에 감겨져 있고, 소방대원이 호스 끝을 잡고 당기면 호스가 풀어진다.

호스릴설비 ~設備 hand hose line system 분사헤드가 배관에 고정되어 있지 않고 소화약제 저장용기에 호스를 연결하여 수동으로 화재 부위에 약제를 분사하는 이동식 소화설비.

호스마스크 hose mask 호스 또는 배관을 통해 공기를 공급받는 마스크.

호스밧줄 hose rope 한 쪽 끝에는 매듭이, 다른 쪽 끝에는 갈고리가 달려 호스를 사다리에 고정시키는 짧은 밧줄.

호스밸브 hose valve 호스 접결구에 부착되어 있는 밸브.

호스보관장치 ~保管裝置 hose storage devices 호스를 저장하기 위한 장치. 재래식 핀걸이(conventional pin rack)는 호스가 수직으로 걸려지고 핀 위에 부착되며 수평걸이(horizontal rack)는 호스가 밸브에 연결되어 있고 호스 파일은 걸이 위에 수평으로 겹쳐 놓는다. 호스릴(hose reel)은 호스를 저장하는 원형 회전 장치이다.

호스보호대 ~保護臺 hose ramp 송수중인 소방호스 위로 차량 등이 지나가더라도 호스가 손상되지 않도록 해주는 쐐기 모양의 금속이나 나무 또는 고무로 만든 보호덮개.

호스분리 ~分離 break a line 관창이나 관 부속을 부착하기 위해 호스의 커플링을 분리시키는 것.

호스선 ~線 hose line 사용을 위해 연결 중이거나 준비 중인, 또는 사용 중인 호스상태.

호스세척기 ~洗滌器 hose washer 화재현장에서 더럽혀진 호스를 세척하는 장치 또는 기기.

호스연장 ~延長 hose lay 화재 현장에서 호스를 길게 늘려서 배치하는 방법.

호스용도구 ~用道具 hose tool 호스 스트랩, 호스 슬링, 호스 로프 등과 같은 호스를 다루는데 사용되는 도구의 총칭.

호스운반법 ~運搬法 hose carry 호스를 운반할 때 사용하는 접기의 다양한 방법.

호스운반상자 ~運搬箱子 hose tray 호스를 담아 소방차의 적재대에 넣을 수 있는 나무상자.

호스운반용기중기 ~運搬用起重機 hose hoist 호스를 저장하거나 진화작업을 할 때 건물내 상층부 또는 지붕 위로 호스를 오르내릴 때 사용하는 기계식 또는 수동식 도르레장치.

호스운반차 ~運搬車 hose tender 호스를 적재해 놓고 화재현장에서 호스를 공급해 주는 차량. = 호스왜건(hose wagon).

호스재킷 hose jacket 소방호스의 터진 부분을 임시로 막는 기구.

호스적재 ~積載 hose load 소방차에 호스를 접어 평평하게 쌓거나 말발굽 형태로 적재하는 방법.

호스적재함 ~積載函 hose cabinet 호스를 유효하게 적재하고 쉽게 전개할 수 있도록 제작된 함.

호스접결구 ~接結口 hose connection 나사형 방수구가 부착된 호스밸브를 설치하는 옥내·외소화전 설비에 호스를 접속하기 위한 장치.

호스진동 ~振動 hose pulsation 수압의 변화로 인해 발생하는 호스라인의 떨림. = 맥동(脈動).

호스칼라 horse collar 말굽모양의 구조장비. 끌어 올리는 장치에 부착되어 의식이 있는 환자를 헬리콥터에 수직으로 운반할 때 사용된다. 상체에 외상이 있거나 의식이 희미한 자에게는 사용하지 못하며 요구조자의 안전교육이 필요하다.

호스플러그 hose plug 동일 구경의 나사식 개구부를 폐쇄할 때 사용하는 수나사 마개.

호스피스 hospice 죽음에 임박한 말기 환자를 편안하게 해주고 죽음의 단계에서 만족한 삶을 유지하도록 도와주기 위해 고안한 가족 중심의 간호 체계. 호스피스 간호는 여러 영역의 전문가가 행하며 가정 방문, 부르면 응할 수 있는 전문적 건강 간호, 가족 교육과 정서적지지, 환자의 신체 간호를 포함한다. 어떤 호스피스 프로그램은 가정에서와 같이 센터에서도 간호를 제공한다.

호스피스간호 ~看護 hospice nursing 질병보다는 환자에게 초점을 맞추며 질병 그 자체를 치료하거나 생명을 연장시키기보다는 고통스런 증상을 조절하고 환자와 그 가족이 필요로 하는 정서적 지지나 영적 지지를 제공하여 환자에게는 죽음을 준비할 수 있도록 돕고 가족에게는 사별에 대처할 수 있도록 돕는 간호.

호식예비용적 呼息豫備容積 expiratory reserve volume : ERV 안정 상태에서 호식한 후 더 호식할 수 있는 공기의 최대량. 정상 호식 후에 폐는 아직 많은 양의 공기를 함유하고 있는데 이중 호식 근육

들의 적극적인 수축으로 최대로 내쉴 수 있는 공기량은 1,200 ㎖이다. = 호기성예비용적.

호염기구 好鹽基球 basophil 표준 염색과정에서 염기성 염료에 의해 과립이 청색으로 염색되는 과립백혈구의 일종.

호염기성반점 好鹽基性斑點 basophilic stippling 적혈구에서 볼 수 있는 담청색의 작은 반점세포. 납중독의 특징이며 중금속중독이나 재생불량성 빈혈의 일부에서도 보인다.

호염기성백혈병 好鹽基性白血病 basophilic leukemia 수많은 미성숙 호염기성 과립세포가 말초혈관과 조직에 나타나며 혈액 생성 조직의 급·만성 악성 신생물.

호염기성선종 好鹽基性腺腫 basophilic adenoma 염기성 염료의 착색 가능한 세포로 이루어진 뇌하수체의 종양.

호우 豪雨 heavy rain 비교적 좁은 지역에 짧은 시간 동안 집중적으로 내리는 많은 비. 해당 지역의 연평균 강수량의 10% 이상이 한꺼번에 내리는 것이다.

호우경보 豪雨警報 heavy rain warning 24시간 동안 150mm 이상의 많은 비가 내릴 것으로 예상됨에 따라 재난이 발생할 수 있음을 경고하는 기상예보.

호우주의보 豪雨注意報 heavy rain advisory 24시간 동안 80mm 이상의 비가 내릴 것으로 예상될 때에 비 피해에 대한 주의를 환기시키는 기상예보.

호이스트 hoist 전동기나 유압을 동력으로 사용하여 줄을 감아 물체나 사람을 당겨 올리는 기계.

호저 hawser 일반적으로 강철로 만든 케이블로, 선박을 당기거나 정박시킬 때 사용하는 줄.

호중구 好中球 neutrophil 중성색소로 쉽게 염색되는 다형핵성의(파란색) 과립성 백혈구. 혈액 내 세균, 세포파편, 고형입자를 제거하고 파괴하는 식작용과 단백분해 작용에 필수적인 순환백혈구이다.

호중구감소증 好中球減少症 neutropenia 혈액 내 백혈구(호중구)의 감소. 백혈병, 감염, 류마티스성 관절염, 비타민 B_{12} 결핍과 비장 비대증과 관련되어 있다. = 과립구감소증(granulocytopenia).

호즈킨병 ~病 Hodgkin's disease 처음에는 경부

림프선에서 시작하여 림프선이 점진적으로 커지는 무통성 악성 림프종의 일종. 림프절 종창과 부종을 주증상으로 하며 비장종대, Reed-Sternberg 세포 출현, 무정형이며 핵이 많은 대형 대식세포의 출현이 있게 된다. 증상으로는 체중감소, 전신소양감, 미열, 야간발열, 빈혈, 백혈구증다증 등이 있으며 미국에서는 연간 7,100명이 이 질환으로 진단을 받고 연간 1,700명 가량이 사망하며 여자에 비해 남자에게 두 배 정도 많고 대개 15~35세에 이환되나 70세 이상에서도 발생한다.

호출기 呼出器 paging 소형 수신기에 음색 무선신호나 음성신호를 보냄으로써 호출하는 장치.

호출설비 呼出設備 paging system 1인 이상을 호출하기 위한 확성기나 코드화된 음향신호, 시각신호 또는 램프 신호기.

호키지압점 ~指壓點 Hoky acupressure point 삼차신경통, 복부통증, 월경통, 두통, 치통, 요통과 같이 통증과 관련이 있는 지압점.

호흡 呼吸 respiration 보통 호흡은 흉곽의 운동과 공기가 폐를 출입하는 것을 말하는데, 생리학(生理學)에서 말하는 호흡에는 다음과 같은 내용이 포함된다. 1) 폐 속으로 공기가 이동한다. 2) 폐에서 혈액으로 산소를 건네준다. 3) 혈액에 의하여 온몸의 세포로 산소를 운반한다. 4) 세포에 의한 산소의 이용과 이산화탄소를 생산한다. 5) 혈액에 의하여 이산화탄소를 폐로 운반한다. 6) 혈액으로부터 폐로 이산화탄소를 건네준다. 7) 폐에서 외계(外界)로 공기를 내보내는 일 등이다. 이 중 세포에 의한 산소의 섭취와 이산화탄소의 배출과정을 내호흡(內呼吸)이라 하고, 폐와 혈액 사이의 산소와 이산화탄소의 교환을 외호흡(外呼吸)이라고 한다.

호흡감지기 呼吸感知器 Easy Cap II(CO2 Detector) 이산화탄소의 농도를 감지하여 환자의 호흡 및 기도 확보 유무를 확인할 때 사용하는 기구. 상품명. 소아용은 1~15kg, 성인용은 15kg 이상에서 사용할 수 있으며 인공호흡용 마스크와 튜브에 연결하여 사용할 수 있고 육안으로 쉽게 구분할 수 있도록 칼라범위가 A에서 C까지 수치로 표시되어 있다. 감지범위와 측정범위가 A표시는 이산화탄소 0.03~0.5%, 4mmHg 이하, B표시는 이산화탄소 0.5~2%, 4~15mmHg 이하, C표시는 이산화탄소 2~5%, 15~38mmHg 이하이며 내부불륨은 성인용 25㎖, 소아용 3㎖, 무게는 성인용 20g 이하, 소아용 5g 이하로 되어있다. 이물질을 걸러주는 필터가 내장되어 있으며 쉽게 꺼낼 수 있도록 성인용 6개, 소아용 6개로 구성된 박스에 들어 있다.

호흡곤란 呼吸困難 dyspnea 환자가 숨을 쉬는데 어려움이나 불편감을 느끼는 주관적인 감각. 호흡곤란은 한 가지 병태 생리학적 기전의 결과로 발생하는 것이 아니라 여러 가지 장애에 의한 복합적 결과이다. 호흡곤란을 겪게되는 경우 산소 농도가 감소됨에 따라 사람은 점차 불안하고 안절 부절해지며 호흡하는 것이 더 힘들게 된다. 호흡곤란인 대상자는 보통 숨이 짧고, 호흡 하려는 노력, 호흡 부속근의 사용여부, 비강의 벌어짐, 호흡수와 깊이의 증가와 같은 임상적 증상을 나타낸다. 호흡곤란의 명확한 진행 과정이 병력이나 이학적 검사, 단순한 보조적 검사 등에 의해 판명되지 않는 경우에는, 심부하 검사, 심장 초음파, 정확한 폐기능 검사, 흉부 전산화 단층촬영, 심폐 운동 검사와 같은 특수한 검사를 시행해야 한다.

호흡공기 呼吸空氣 breathing air 독성의 환경에서 호흡에 유용한 오염물질을 포함하지 않는 압축공기.

호흡기 呼吸器 regulator 조절기라고도 하며 공기통 속에 들어 있는 고압의 공기를 다이버가 숨 쉴 수 있게 외부의 압력과 같은 압력으로 자동 조절하여 입으로 보내주는 장비.

호흡기계 呼吸器系 respiratory system 코, 입, 인후도, 폐, 근육으로 이루어져 공기와 폐를 통한 혈액 순환 사이에 이산화탄소와 산소의 교환, 신체의 폐 환기를 행하는 복합적인 기관 및 구조. 성대 주름과 후두에 공급된 공기에 의해 말하는 기능을 돕는다. 또한 몸속으로 들어가는 공기를 따뜻하게 해주며, 분당 12~18회 호흡하며, 평균 성인의 호흡기도를 통해 지나는 공기는 24시간마다 약 500㎥이다. 호흡기도는 상기도와 하기도로 나뉜다.

호흡기전문의 呼吸器專門醫 pulmonologist 폐 질환을 진단하고 치료하는 전문의사.

호흡대 呼吸帶 respiratory zone 흡식 공기와 폐 혈액간 가스교환이 일어나는 폐의 부위. 개별 폐포들이 존재하는 호흡기관세지와 말단 폐포들이 해당된다.

호흡률 呼吸率 respiratory rate 분당 호흡수. 휴식 시 호흡의 정상 비율은 분당 12~20회이다. 뇌척수액에서 수소이온 농도는 호흡률을 조절한다. 호흡률은 긴장 상태와 갑상선중독증, 좌심실기능부전, 가스괴저, 미만성 폐섬유증, 급성 폐감염, 열병에서 보다 더 빨라지며 느린 호흡률은 마취제 과량 투여 또는 혼수, 머리 상처에 의한 결과 등이다.

호흡리듬 呼吸~ respiratory rhythm 규칙적 또는 불규칙적 호흡 간격. 호식과 흡식의 규칙적인 리듬 주기는 뇌의 호흡중추에서 흉부의 흡식근으로 전도된 신경 흥분파에 의해 조절된다. 정상호흡 양상은 심장기능부전 또는 상승한 두개내압이 있는 환자의 Cheyne–Stokes 호흡에 의해 또는 폐기종과 만성 기관지염, 천식과 같은 기도의 폐쇄 질환에서 호식기가 길어질 경우에 변화할 수 있다.

호흡마비 呼吸痲痺 respiratory paralysis 호흡이 정지된 상태. 주요 호흡기능이 마비되더라도 심장과 폐는 몇 분간은 혈액을 통해 산소공급을 받을 수 있는데 산소는 뇌와 주요장기로 공급되어진다. 이러한 경우 보통 맥박은 촉지된다. 호흡마비는 여러 가지 원인에 의해 발생 되는데 익수, 뇌졸중, 이물질에 의한 기도폐쇄, 연기흡입, 약물중독, 전기 감전, 손상, 심근경색, 번개, 무의식상태 등이 원인이 된다. 만약 호흡이 부진하거나 없을 경우 그러나 맥박은 있는 경우 기도확보자세와 인공호흡만으로 많은 생명을 구할 수 있다. 더군다나 호흡장애나 호흡마비시 조기의 응급처치는 심장마비의 가능성을 예방할 수 있다. → 호흡정지.

호흡부전 呼吸不全 respiratory failure 산소 섭취가 생명유지에 불충분한 지점까지 호흡이 감소하여 생체가 정상적인 기능을 유지할 수 없게 된 상태.

호흡성부정맥 呼吸性不整脈 respiratory arrythmia 흡기시에 교감신경계가 항진되어 심박수가 증가하고, 호기시에는 역으로 부교감 신경계가 자극되어 심박수가 저하되는 상태. 호흡성 부정맥이라고 하는데, 가벼운 호흡에서도 유발되면 양성으로 판정한다. 일반적으로는 부교감신경 긴장상태의 지표가 된다.

호흡성산증 呼吸性酸症 respiratory acidosis 증가된 혈장수소 이온농축과 과다탄산, 증가된 동맥 PCO_2에 의해 나타나는 비정상적 상태. 폐포 환기의 감소로 인해 체내에 CO_2가 과잉으로 축적됨으로써 발생하는 산증으로 보유된 CO_2는 H_2CO_3와 평형을 이루고 이것은 다시 HCO_3^-와 평형을 이룬다. 증상은 혈관확장, 고혈압 빈맥, 진전(떨림), 호흡곤란, 두통 등이다.

호흡성알칼리증 呼吸性~症 respiratory alkalosis 혈내 낮은 이산화탄소와 다량의 알칼리에 의해 발생하는 알칼리증. 천식, 폐렴, 아스피린 중독, 불안, 발열 그리고 간기능장애에 의해 나타나며 현기증, 손과 발저림, 근위축, 빈호흡 등의 증상을 동반한다.

호흡수 呼吸數 respiratory rate 일정한 시간 내의 호흡의 횟수. 1분간에 일어나는 흉부의 운동 수를 센다. 호흡수는 정상 호흡, 빠른 호흡, 느린 호흡으로 분류된다. 안정 시 성인의 정상 호흡수는 분당 12~20회 정도이지만 나이, 성별, 키, 신체상태, 정서상태가 호흡수에 영향을 미칠 수 있다. 성인의 경우 안정 시 분당 호흡수는 12~20회가 되며, 20~24회 이상인 경우 빈호흡이라 할 수 있고, 빈호흡은 1회 환기량은 정상이지만 분당 환기량이 증가되는 상태로서 공포상태, 흥분 시 나타날 수 있다. 반면 분당 호흡수가 10회 이하인 경우는 서호흡이라 한다.

호흡완서 呼吸緩徐 bradypnea 분당 12회 미만의 지속적인 호흡. = 느린호흡.

호흡음 呼吸音 breath sound 호흡기 내 청진할 수 있는 공기의 움직임. 기관음(tracheal sounds)은 정상 기관이나 기관지를 통해 들을 수 있는 소리로 기관음의 부재는 완전 기도폐색을 의미한다. 폐음의 부재(absent lung sound)는 양쪽 폐의 기흉, 이물질에 의한 완전 기도폐색, 천식과 같은 폐색 상태 등을 의미할 수 있다. 호흡음 감소(diminished breath sounds)는 부분적인 기도 폐색이나 기종과 같은 만

ㅎ

성 호흡기 질환에 의해 나타난다. 한 쪽의 호흡음 감소는 기흉의 지표이다. 천명음(wheezing)은 천식 혹은 아나필락시스 반응에서와 같이 평활근이 수축할 때 나타난다. 호흡시 비음과 같은 소리는 작은 기도의 액체로 인하여 나타난다. 악설음(crackles, rales)이라고도 하는 그러한 소리는 초기 폐부종을 의미한다. 건성수포음은 큰 기도의 액체의 존재를 뜻한다. 기관지를 채우는 진행된 폐부종은 이러한 소리를 만든다. 소포성 호흡음(vesicular)은 호흡시 들리는 정상적인 바스락거리고 휙휙거리는 소리이다.

호흡의질 呼吸～質 respiratory quality 환자가 숨을 쉴 때의 특성. 호흡을 평가할 때는 가슴과 복부를 같이 관찰하며, 안정을 취하고 있는 대부분의 사람은 가슴 근육보다 횡격막(가슴과 복부사이의 근육)으로 호흡하는 경우가 많다. 호흡의 질은 크게 정상, 얕은, 힘든, 시끄러운 호흡 네가지로 분류될 수 있다. 정상 호흡은 호흡할 때마다 가슴이나 복부가 평균적 깊이로 움직이고 숨을 쉬기 위해 환자가 어깨, 목, 복부근육 등과 같은 보조 근육을 이용하지 않는 호흡을 말한다. 얕은 호흡은 가슴과 복부에 움직임이 경미한 것을 말한다. 특히 무의식 환자에게서 심각한 문제가 된다.

호흡저하 呼吸低下 hypopnea 비정상적으로 얕고 느린 호흡. 이것은 잘 단련된 운동선수들에게 느린 맥박처럼 나타날 수 있으며 늑막 통증으로 호흡 운동이 제한되거나 연수에 손상을 입었을 때 나타나기도 한다. 빠르고 약한 맥박이 동반되면 심각한 증상이다.

호흡정지 呼吸停止 respiratory arrest 숨쉬는 것을 완전히 멈추는 것. → 호흡마비.

호흡정지잠수 呼吸停止潛水 breath-hold diving 특별한 호흡기구 없이 단순히 호흡을 정지한 상태로 물밑에 있는 것. 대부분 수경과 마스크를 착용하고 잠수를 하는데, 세계적인 기록으로는 1969년 미해군의 Bob Croft가 75m까지 잠수한 기록이 있다. 호흡정지 잠수의 가장 큰 이점은 잠수사가 완전하게 자유롭다는 것이고 아울러 공기색전증이나 감압병의 위험이 실제적으로 적다는 것이다. 단, 수표면에서 자기의 폐안에 공기를 채우고 내려가야 하므로 시간이 제한되어 있다는 단점이 있다. = 자유잠수(自由潛水, free diving).

호흡중추 呼吸中樞 respiratory center 호흡률을 증가 또는 감소시키며 호흡을 조절하는 뇌교와 연수에 있는 신경세포그룹.

호흡통기구 呼吸通氣口 pressure vacuum vent 포원액의 팽창과 수축을 가능하게 하고, 원액을 방출하거나 충약시키는 동안 탱크 호흡이 가능하도록 포원액 저장용기에 설치된 통기장치.

호흡항진 呼吸亢進 hyperpnea 지나치게 깊고 빠르거나 힘이 많이 드는 호흡. 운동시에 총 분당호흡량(total minute volume)이 증가하는 것과 산소공급이 부적절한 상태에서 발생한다. = 과호흡.

혹독한지역적폭풍 酷毒～地域的暴風 severe local storm 계절현상의 범주로서 헤일스톤(우박을 동반한 폭풍), 선더스톰(천둥을 수반한 일시적 폭풍우), 토네이도를 포함한다.

혼돈 混沌 confusion 시간, 장소, 사람 또는 상황에 대해 방향감각을 상실한 혼미한 정신상태. 어리둥절함, 혼란, 질서정연한 생각의 부족으로 일어나며 행동을 결정하거나 선택할 능력이 없는 상태에서 일상의 활동을 수행하기도 한다. 기질적 정신장애의 증상이나 심한 정서적 스트레스와 다양한 정신적 장애를 동반하기도 한다.

혼수 昏睡 coma 깊은 무의식 상태. 자발적인 눈뜸이나 통증이 강한 자극에 반응이 결여된 특징이 있으며, 혼수상태의 사람은 깰 수 없다. 혼수는 외상, 공간을 점유하는 뇌종양, 혈종, 독성 대사상태, 뇌염과 같은 급성감염질환, 맥관질환 또는 뇌허혈의 결과로 유발될 수 있다.

혼재가능물질 混載可能物質 compatible material 산화제와 접촉할 때 산화제와 반응하지 않거나 분해를 개시 또는 촉진하지 않는 물질. ↔ 혼재불가능물질.

혼재불가능물질 混載不可能物質 incompatible material 산화제와 접촉할 때 위험한 반응을 할 수 있거나 또는 산화제를 분해 시킬 수 있는 물질. ↔ 혼재가능물질.

혼합 混合 proportioning 포소화약제를 물 흐름에 연속적으로 주입하여 포수용액이 권장 비율로 형성되도록 하는 것.

혼합가스폭발 混合~爆發 explosion of mixed gas 혼합가스가 발화원에 의해 착화되어 일으키는 폭발. 가연성가스와 지연성가스가 일정하게 배합된 혼합가스는 발화원에 의해 착화되면 가스폭발을 일으키는데 이를 혼합가스폭발이라 하고, 폭발성 혼합가스를 형성하는 농도범위의 한계를 폭발범위라고 한다. 가연성 가스는 수소, 천연가스, 아세틸렌, LP가스 등과 휘발유, 벤젠, 톨루엔, 알코올, 에테르 등의 가연성액체에서 나오는 증기가 해당된다. 지연성가스는 공기, 산소 등이고 NO, NO$_2$, NO$_3$, Cl, F 등도 해당된다. → 가연성가스, 지연성가스.

혼합감염 混合感染 mixed infection 두 종 이상의 병원균이 함께 침입되어 있는 경우.

혼합기 混合器 proportioner 펌프차 방출구와 호스라인 사이에 설치되어 펌프차에서 호스로 이동하는 물줄기에 포 소화약제나 웨팅 에이전트를 혼합시켜 주는 장치.

혼합기체잠수 混合氣體潛水 mixed-gas diving 호흡매개체로서 산소와 불활성기체의 혼합기체를 사용하는 잠수. 이러한 혼합기체로는 질소-산소, 헬륨-산소 등이다. 한편 산소에 혼합하는 기체의 희석비율은 산소의 분압을 유지하기 위해서나 또는 정상적인 대기압 치와 비슷하게 하기 위하여 변화시킬 수 있다.

혼합물 混合物 mixture 기계적 조작(여과, 원심분리 또는 상태 변화, 증발, 증류 등)에 의해 두 종 또는 그 이상의 물질(단체 또는 화합물)로 분리할 수 있는 물질. 화합물(化合物)에 대응되는 말이다. 혼합물을 만드는 각각의 물질을 성분이라고 하는데, 성분이 균일하게 섞이는 경우 용체(溶體)라고 하며 보통의 용액도 용체이다.

혼합성결합조직질환 混合性結合組織疾患 mixed connective tissue disease 활액막염, 피부경화증, 전신성 홍반성 낭창과 같은 교원성 조직에 손상을 주는 질환이 두 개 이상 혼합되어 나타나는 증상을 가진 질환. 관절통, 근육의 염증, 관절염, 호흡곤란이 나타날 수 있다.

혼합연소 混合燃燒 mixed firing 두 종 이상의 물질이 상호 혼합 또는 접촉하여 발열·발화하는 것. 혼합위험에는 폭발성 화합물을 생성하는 것, 즉시 또는 일정시간이 경과되어 분해·발화 또는 폭발하는 것, 폭발성 혼합물을 생성하는 것, 가연성 가스를 생성하는 것 등이 있다.

혼합윤활 混合潤滑 oil in gasoline lubrication 크랭크실 소기 2사이클 가솔린 기관에 사용되는 윤활방법의 한 형식. 가솔린 속에 윤활유를 소량(보통 4~5%)혼합함으로써 흡기가 크랭크실을 통과할 때 각 베어링, 실린더 등 윤활을 필요로 하는 부분에 윤활유가 묻어 윤활작용을 할 수 있게 한 것. 소방 분야에는 구조 장비 중 동력 절단기, 엔진 톱, 해머 드릴 등 소형 기관에 널리 사용되고 있다.

혼합탱크 混合~ mix tank 임시 장소에서 중간제품 또는 완제품을 제조, 조절 및 보유하기 위한 이동식이나 고정식 교반용기.

혼합형경추보호대 混合型頸椎保護帶 adjustable cervical collar 경추에 골절 등 손상이 의심되는 환자의 경추를 보호하기 위한 장비. 성인 환자의 경추 길이에 따라 제품의 크기를 4단계(Tall, Regular, Short, No-Neck)로 변경이 가능하고, 착용 시 크기의 식별이 용이하도록 선택한 크기가 옆면부에 표시되어 있다. 변형이 용이한 잠금 장치가 있어 선택한 크기에 맞추어 고정이 가능하며 조절이 쉽고, 견고한 재질로 착용 시 목 부위의 움직임이 없고 불편감이 적다. 부목의 전면부가 개방되어 있어 환자의 목 상태 관찰과 경동맥 확인이 가능하고, 착용 후에도 목 뒷면의 출혈 등을 관찰할 수 있도록 개방되어 있다. 고정된 채로 X-선, MRI 및 CT 촬영이 가능하다. 환자의 목 길이 측정 방법은 환자가 바른 자세로 있을 시 하악 끝 선을 수평으로 첫 번째 기준점을 잡은 다음 어깨선 승모근(어깨근육)을 수평으로 두 번째 기준점을 잡고 두 기준점의 길이를 손가락 수를 이용하여 측정한다. 마찬가지로 경추보호대의 옆면부에 길이 측정 기준치가 표시되어 있는데 이 부분을 자신이 측정한 손가락 수로 길이를 확인하여 맞는 사이즈를 선택하여 환자에게 적용시킨다.

홀링 hauling 등반 또는 필요한 인양물을 도르래와 등강기를 이용하여 인양하는 것.

홈통 ~通 chase 건물 내에서 배관의 통로가 되는 은폐 공간. 화재 확산의 통로로 작용하기도 한다.

홉칼리트 hopcalite 구리, 코발트, 마그네슘, 은이 산화된 혼합물. 방독면의 촉매로 사용되어 일산화탄소를 이산화탄소로 바꾸어 주는 작용을 한다.

홍반 紅斑 erythema 피부와 점막의 발적. 피부표면의 모세혈관 확장과 충혈 결과로 생기는 것. 압력을 가하면 퇴색하며 신경 홍반과 일광 홍반이 있다.

홍반루프스 紅斑~ lupus erythematosus 신체 여러 기관에 영향을 주는 만성 염증성 질환. 피부, 관절, 신장 등 여러기관을 침범하는 교원병의 일종. 혈관계의 변화를 초래하여 발진, 열, 심장, 폐, 신장 기능의 저하를 초래하는 만성적이고 치명적인 질환. 강한 관절통증이 흔한 증상이다. = lupus.

홍반반응 紅斑反應 erythema reaction 자외선에 의해 나타나는 가장 두드러진 피부반응. 진피 혈관 확장으로 혈류량이 증가됨으로써 생긴다. 인체는 거의 지연 홍반반응이 일어나며 홍반의 정도는 자외선의 조사량에 따라 달라지게 되므로 일정 반응을 일으키는 자외선량을 기준치로 언급하게 되는데 이때 사용되는 용어는 최소홍반량(minimal erythema dose, MED)이다. → 최소홍반량(minimal erythema dose : MED).

홍보소방자동차 弘報消防自動車 public information fire engine 차대에 전광판이 설치되어 영상 및 음향을 발하여 각종 상황 전파와 홍보활동에 사용되는 소방자동차.

홍색백선균 紅色白癬菌 trichophyton rubrum 피부의 완선, 한포상백선, 조백선을 일으키는 균류.

홍색음선 紅色陰癬 erythrasma 겨드랑이와 서혜부 등과 같이 피부의 주요 주름에 생기는 만성 세균감염. 불규칙한 붉고 푸른 반점이 특징이며 당뇨환자에게서 더 흔하게 발생한다.

홍역 紅疫 measles rubeola 홍역 바이러스에 의해 생기는 매우 전염성이 강한 바이러스 질환. 주로 호흡기를 통하여 전파된다. 잠복기는 8~13일 정도로 초기에 열이 나고 홍반이 얼굴에 생겼다가 체부로 퍼져나가는 특징이 있다. 특징적으로 열, 결막염, 콧물, 기관지염의 전구 증상이 있은 후 누르면 하얗게 변하는 붉은 반점이 생긴다. 구강 점막에 Koplik's 반점이 생기며 얼굴과 체간에 반점이 발생한다. 병변은 반상구진으로 24~48시간 안에 체간(몸통)과 사지에 불규칙한 융합성(confluent)반으로 퍼진다. 전염력은 열나기 며칠 전부터 발진이 생긴 후 4일까지이다. 증상은 경하거나 심할 수 있으며 합병증으로 호흡기계나 중추신경계 감염이 생길 수 있다.

홍조 紅潮 flush ① 피부가 갑자기 붉어짐. ② 신체 일부의 세척 혹은 많은 양의 물이 있는 체강. ③ 영아와 소아에서 체크된 혈압의 형태로 사지의 말초부위에서 수축기 혈압을 얻기 위해 혈압계 커프를 감는 부위에서 모세혈관 재 충혈 검사를 하는데 사용된다.

홍채 虹彩 iris 원 모양의 동공을 둘러싸고 있는 수정체와 각막사이의 안방수내에 떠 있는 윤상 모양의 수축성 원판 모양. 홍채의 평활근섬유는 동공으로 들어오는 빛의 양에 따라 수축 또는 이완된다. 홍채의 말초부위는 모양체와 연속적으로 이어져 있으며, 즐인대에 의해 각막에 연결되어 있다. 홍채는 각막과 수정체 사이의 공간을 안쪽공간과 뒤쪽 공간으로 나누며 홍채의 불수의 근육은 윤상섬유와 방사섬유로 구성되어 있다. 홍채의 반투명조직 아래 부분에 있는 어두운 색소세포는 사람에 따라 달라서 다양한 색깔을 가지게 한다.

홍채염 虹彩炎 iritis 홍채의 염증상태. 증상은 통증, 눈물, 빛에 예민해지고 심한 경우 시력이 감소한다. 진찰상 눈은 흐리고, 홍채는 튀어나오고, 동공은 축소되어 있다.

홍채절제 虹彩切除 iridectomy 눈의 홍채 일부를 수술적으로 제거하는 것. 녹내장에서의 방수유출을 정상화하거나 이물질이나 종양을 제거하기 위하여 실시한다.

홍콩인플루엔자 Hong Kong influenza 1968년 홍

콩에서 시작되었다고 생각되는 대유행성 인플루엔자.

화구 火球 fireball 주로 LPG, LNG와 같은 액화가스 용기 등에서 대량으로 기화된 인화성 액화가스가 갑자기 폭발적으로 연소될 때 발생되는 블레브 (BLEVE : boiling liquid expanding vapor explosion) 현상에서 볼 수 있는 공 또는 송이버섯 모양의 치솟는 고열화염. → 블레브현상.

화기[1] 火器 fire container 난방 등의 목적으로 화염을 발생시키는 기기. 화재예방 상 주의해서 다루어져야 한다.

화기[2] 火氣 heat of fire 불의 열이 복사 또는 대류됨에 따라 그 주변에서 화세가 느껴지는 것. 화기는 화재나 화상을 유발할 수 있는 위해(危害)요소라는 의미를 내포하고 있다.

화기작업 火氣作業 hot work 나화(裸火)를 사용하거나 불티를 발생시키는 용접작업, 그라인더작업 등으로 화기작업을 할 때 화재에 대비하여 소화기비치, 가연물제거 등의 안전조치를 하는 일.

화농성 化膿性 pyogenic 고름이 형성된.

화농성골수염 化膿性骨髓炎 suppurative osteomyelitis 단순히 골수염이라 하면 화농성을 의미한다. 발병양식에 따라 혈행성으로 균이 운반되거나 인접한 화농소에서 파급되거나 외상으로 직접 뼈가 오염되는 것으로 나눈다. 염증을 일으키는 균은 거의 포도상구균이며 골수 내에 염증을 퍼지게 한 뒤 농은 골막 밑에 축적되고 피하, 피부를 뚫고 누공을 만들어 일부의 뼈는 괴사에 빠져 부골이 된다.

화농성염증 化膿性炎症 suppurative inflammation 많은 농이나 화농성 삼출물이 생성되는 염증. 급성 충수돌기염은 충수돌기 벽에 국소적 다형핵 백혈구가 집단적으로 침윤한다.

화농의 化膿~ purulent 고름을 포함하는.

화두 火頭 head of a fire 번져나가는 불길의 앞부분 화염.

화력발전 火力發電 thermal power generation 화석 연료를 태워서 얻는 고온의 열로 증기를 만들어 터빈을 돌려 발전하는 방법. 화력발전에서는 증기를 다시 물로 되돌리기 위해 바닷물을 냉각수로 사용하여 온폐수를 배출한다. 또한 연소 때 발생하는 매연에는 질소산화물 및 황산화물, 낙진 등이 포함되어 있으며, 최근 탈황 장치가 설치되어 배출 농도가 줄어들었다고는 하지만 여전히 환경오염원으로 지목되어 있다. → 탈황장치, 질소산화물, 황산화물.

화로 火爐 fire pot 숯불을 담아 놓는 그릇. 화로가 엎어지거나 가연물이 닿으면 화재가 일어날 수 있다.

화물선안전 무선전신증서 貨物船安全 無線電信證書 cargo ship safety radiotelegraph certificate 국제 항해에 종사하는 총 톤수 300t 이상의 비여객선 가운데 선박 안전법 제4조에 따라 무선 전신 시설을 하고 있는 선박에 교부하는 증서. 이 증서는 안전을 위한 국제 조약에 근거하여 발행된다.

화물선안전 무선전화증서 貨物船安全 無線電話證書 cargo ship safety radiotelephony certificate 국제 항해에 종사하는 총 톤수 1,600t 미만의 비여객선 가운데 선박 안전법 제4조 제2항에 따라 무선전화의 시설을 하고 있는 선박에 교부하는 증서. 이 증서는 해상에서 인명의 안전을 위한 국제 조약에 근거하여 발행된다.

화물용고리 貨物用~ cargo hook 항공기의 동체 하부에 장착되어 항공기 외부에 화물을 매달고 갈 수 있도록 되어있는 고리.

화물용항공기 貨物用航空機 cargo aircraft 승무원을 제외한 일반 승객이 탑승할 수 없는 화물만을 운송하는 항공기.

화물칸 貨物~ cargo 항공기 동체 내에 구획된 지역으로 승객 및 승무원 지역과 분리해서 화물이나 수하물을 운반하도록 설계된 여객기의 일부분.

화산 火山 volcano 지하의 마그마(magma)가 지각의 틈을 통하여 지표로 분출되면서 휘발성분(가스)은 날아가고 나머지(용암, 화산재)가 쌓여 산이 된 것. 화산활동에 동반되기도 하는 지진과 고열, 대량 유독 분출물에 의해서 큰 피해가 발생할 수 있다.

화산분출물 火山噴出物 ejecta 화산의 폭발에 의해 분출되는 물질.

화산섬 火山~ volcanic island 해저화산(海底火山)의 분출에 따라 해면 위에 생긴 섬. 세계의 화산

ㅎ

섬에는 티라섬이나 크라카타우섬과 같이 대륙붕(大陸棚) 위에 분출한 화산섬과 하와이제도나 세인트헬레나섬 등과 같이 대륙과 별도로 심해저(深海底)에서 분출한 섬이 있다. 한국에는 화산이나 화산섬이 적으나 제주도와 울릉도 같은 화산섬이 있다. 세계의 화산섬은 대체로 환태평양화산대, 히말라야·알프스화산대에 따라 분출한 것이 많고, 남극대륙 부근에도 화산섬이 있다.

화상 火傷 burn 열, 전기, 화학물질, 방사선, 가스 등에 의해 발생한 조직의 상해. 상해 정도는 원인에 대한 세포의 노출 정도와 상해 원인의 성질에 의해 결정된다. 화상은 상해의 정도에 따라 분류된다. 1도 화상(first-degree)은 신체표면의 상해로 표피의 가장 바깥 막의 손상을 말한다(피부발적). 2도 화상(second-degree)은 진피조직에 손상을 입었지만 심하지 않아서 표피의 재생이 일어날 수 있는 상태이다(수포가 생기는 상태). 3도 화상(third-degree)은 진피와 표피 모두를 파괴하고 진피층아래까지 손상을 입히는 상태이다(피부가 탄 상태). 4도 화상(fourth-degree)은 근조직의 파괴도 일어나며, 5도 화상(fifth-degree)은 골조직 파괴, 6도 화상(sixth-degree)은 신체의 부분들을 기화시킨다.

화상용붕대 火傷用繃帶 burn bandage 화상으로 인한 외부 세균의 침입과 열을 식혀주는 젤이 발라져 있는 거즈. 환자의 화상부위에 알맞은 크기의 것을 감아주고 나서 붕대 등을 이용하여 감아준다.

화상용시트 火傷用~ burn sheet 화상환자의 신체를 덮어 상처부위를 보호하기 위한 무균화상 시트. 쉽게 찢어지지 않으며, 소독 처리하여 비닐 포장에 넣어져 있고 화상처치용 드레싱으로도 사용가능하다.

화상처치세트 火傷處置~ burn kit 화상환자의 화상부위 진행 및 감염을 방지하고 통증을 감소시키기 위한 화상처치 장비.

화상치료센터 火傷治療~ burn center 화상 치료를 전문으로 하는 병원 또는 병원의 일부.

화상팩 火傷~ burn pack 화상처치를 할 때 사용되는 멸균 소독한 팩.

화상폐증후군 火傷肺症候群 burn-lung syndrome 화상 후 서서히 나타나기 때문에 2~5일 후까지 나타나지 않을 수 있는데 첫 증상으로 호흡수의 증가만이 있다가 점점 호흡곤란이 나타나는 증후군. 흉부방사선 소견에는 이상이 없고 혈액가스와 산도에서 산소분압의 감소를 보일 수 있다. 흉부방사선 소견상 점점 반점상 침윤(patchy infiltration)이 나타나고 호흡이 곤란해지며 동맥산소가 탈포화 된다. 이런 경과가 24~72시간에 걸쳐 급속히 진행될 수도 있다. 예방적 항생제(prophylactic broad-spectrum antibiotics), 고압산소, steroid, 기관지 확장제(bronchodilator and aminophylline) 등을 투여하며 필요한 경우 기관절개(tracheotomy), 기계적 보조환기(mechanical ventilatory assistance)를 한다.

화생 化生 metaplasia 분화를 완료한 조직이 형태적, 기능적으로 다른 조직으로 변하는 현상. 한 형태의 성숙한 세포에서 다른 형태의 성숙한 세포로 치환되는 것으로 세포에 자극이 계속될 때 세포는 자극에 더 잘 견디어 내는 다른 종류의 세포로 적응하는 대치를 의미한다. 만성자극에 반응하는 기관지 상피, 자궁내 경부 상피 등에서 생기는 편평화생에서 가장 잘 볼 수 있다. 흡연자의 경우 기도가 담배 연기에 만성적으로 자극되면 기관지는 정상 원주상 피에서 편평상피세포로 대치된다. 간엽계 조직에서 나타나는 화생으로는 섬유모세포에서 골세포와 지방세포로 바뀌는 현상이 있다. 상피세포의 화생 중 가장 보편적으로 볼 수 있는 것은 섬모상피와 원주상피가 중층편평상피에 치환되는 편평상피 화생이다.

화생방무기 化生放武器 CBR weapons 화학·생물학·방사선을 이용하는 무기. 핵무기가 발명된 후 독가스·세균·방사능 등을 이용한 무기들이 화력에 의한 물리적인 파괴력에 의하지 않고 대량살상효과를 얻을 수 있다는 데서, 이같은 세 가지 무기를 함께 묶은 새로운 분류방법이 생겨났다. R은 Radioactive(방사능)의 뜻으로 사용되기도 하며, 종전에는 Atomic(원자)무기와 합쳐서 ABC 무기라고도 하였다. → 화생방전.

화생방전 化生放戰 CBR warfare 독가스 등의 화학

무기, 세균 등의 생물학무기, 방사선·방사능 등의 핵무기를 사용하는 전쟁. 화학적(chemical), 생물학적(biological), 방사선학적(radiological) 또는 방사능적(radioactive)의 머리글자를 따서 CBR 전쟁, CBR 무기 등으로 약칭하기도 한다. 모두가 대량·무차별살상무기이기 때문에 통상의 무기와 구별된다. CBR 무기를 적지로 운반·살포함으로써 시설이나 건물을 파괴함이 없이 인원이나 동물을 발병·상해·착란·치사케 하며, 식물을 고사(枯死)·낙엽·변성(變性)시켜 죽음의 세계로 일변시킬 수도 있는 화생방전은 비인도적인 무차별 학살을 뜻한다. 유사한 용어로 ABC 무기가 있는데, 이때의 A는 atomic(원자의)을 뜻하는 것으로 방사선의 살상효과만이 아닌 원자무기의 살상·파괴 효과의 모든 것을 기하려는 무기를 뜻한다.

화석연료 化石燃料 fossil fuel 인류 탄생 이전 오랜 세월에 걸쳐 동식물의 유해가 축적되어 생성된 연료. 석유, 석탄, 천연 가스 등 현재 사용되는 에너지의 대부분이 이에 해당한다. 오랫동안 자연계가 비축해 온 것을 수백 년 사이에 소모하면서 배출된 이산화탄소에 의한 온난화와 질소산화물, 황산화물에 의한 산성비 등 지구 규모의 환경문제가 발생하고 있다. → 산성비.

화씨 華氏 Fahrenheit 1기압의 대기에서 물의 어는점(0℃)을 32°F, 끓는점(100℃)을 212°F로 정하고, 이를 180 등분한 온도 눈금. 기호는 °F, 독일의 물리학자 패런하이트(G. Fahrenheit)가 1724년에 시작한 것이며 중국에서 화륜해(華倫海)란 문자를 썼기 때문에 화씨라고 불린다. 영국, 미국에서는 섭씨온도 눈금과 같이 관용되고 있다. 현재 사용하는 화씨온도 F는 섭씨온도 C와 F=(9/5)C+32인 관계에 있다.

화약 火藥 gunpowder 고체 또는 액체 폭발성 물질로서 일부분에 충격 또는 열을 가하면 순간적으로 전체가 기체물질로 변하고 동시에 다량의 열을 발생하면서 기체의 팽창력에 의해서 유효한 일을 하는 물질. 폭발성 물질이라도 폭발시에 발생하는 에너지를 공업용 등으로 유효하게 이용할 수 없는 것은 화

약류라고 할 수 없다. 또 좁은 뜻으로는 추진제(推進劑)를 가리키기도 한다. 화약류의 폭발은 주로 산화반응, 즉 연소에 의해서 일어나는데 연소속도가 빠르고 높은 온도가 되며 급격한 가스팽창에 의해서 음향과 파괴력이 발생하는 현상을 폭발이라고 한다. 그리고 폭발의 전파속도(傳播速度)가 매질 내의 음속보다 커서 강한 충격파를 발생하는 경우를 폭굉(爆轟)이라고 한다. 일반적으로 폭발이라는 말은 압력의 급격한 해방을 가리키지만, 화약류의 경우는 폭발로 간주되는 경우라도 폭발속도(정확히 말하면 화염전파속도)가 음속보다 작을 때는 연소라고 한다. 그리고 폭발은 폭굉의 뜻으로 사용되는 일이 많다. 그러나 연소와 폭굉을 합한 것을 폭발이라고 하는 일도 있다. 화약학에서 엄밀히 정의하면, 뒤에 언급하는 흑색화약(黑色火藥)의 폭발은 연소이고 화포(火砲) 내에서의 추진제의 연소는 일반적으로 폭발적이므로 폭연(爆燃)이라고 하는 일이 있으나 폭굉은 아니다. 화약학에서는 연소인 경우의 화염의 전파속도를 연속(燃速), 폭굉의 경우의 전파속도를 폭속(爆速)이라고 한다. 화약류는 법규적으로 화약·폭약·화공품(火工品)으로 분류된다. 연소에 의해서 탄환 등의 물체를 추진시키는 것을 단순히 화약, 파괴적 폭발의 용도를 가진 것을 폭약이라고 한다. 또 다른 분류법으로는 화약류를 파괴약·추진제·화공품으로 분류하고 있다. 파괴약에는 암석의 폭파(發破)에 사용되는 파괴약과 폭탄 등을 작열시키는 작약(炸藥)이 있다. 추진제는 앞에서 말한 바와 같이 포탄 또는 로켓의 발사에 사용된다. 화공품은 파괴약이나 추진제에 폭발을 일으키거나(點火·點爆) 전달하는 구실을 한다.

화염 火焰 flame 가스나 증기의 연소로 생성되는 빛과 열을 발산하는 기상체.

화염방사기 火焰放射器 flame thrower 액체연료를 압축공기·압축가스를 사용해서 분사시켜, 그것을 점화하여 화염을 내뿜게 하는 무기. 압축공기·질소가스가 들어 있는 용기와 연료 탱크로 구성되며, 연료 탱크에 연결된 호스의 끝에 붙은 노즐로 연료를 분사시킨다. 연료는 가솔린과 피치의 혼합물, 가솔린·

석유·중유의 혼합물, 네이팜 등이 사용된다. 개인휴대용과 차량탑재용이 있으며, 화염의 도달거리는 휴대용이 약 50m, 차량탑재용이 약 70m 정도이다. 화염의 온도는 1,000~2,000℃에 달하며, 적의 토치카·건물·엄폐호·진지 등에 대한 공격, 밀림 속에서의 유격전 등에 유효하게 사용된다. 화염전은 고대부터 있어 왔고, 액체연료를 사용하는 원리는 아시리아 시대에 이미 알려져 있었다. 근대적인 화염방사기는 1898년에 독일의 기사 R.피들러에 의해서 발명되었고, 제1차 세계대전 중인 1915년 7월 독일군에 의해 최초로 사용되었다. 그러나 대규모로 사용되고, 효과를 발휘하게 된 것은 제2차 세계대전 때부터이며, 미국군은 태평양 방면의 여러 섬에서, 동굴진지 속에 숨어 있는 일본군을 소탕하는 데 약 4,800대의 화염방사기를 사용한 것으로 알려지고 있다. 이 무기는 전투폭격기 등이 네이팜탄·로켓을 사용해서 진지를 공격할 때보다 근거리에서는 살상효과가 크므로 근거리 전투무기로 사용된다.

화염병 火焰瓶 frangible grenade 유리병에 가솔린·시너(thinner) 등과 같은 액체연료를 담고 솜이나 천으로 막은 방화(放火)용 무기. 마개에 불을 붙이거나 진한 황산·염소산칼륨 등을 칠하여 던져서 유리병이 깨지면서 발화하게 한다. 화염병을 제조·보관·운반·소지 또는 사용한 자는 '화염병 사용 등의 처벌에 관한 법률'에 의해 처벌된다.

화염속도 火焰速度 flame speed 고정지점에 대한 화염 전면의 전파속도. 난류, 장치형태, 기본 연소속도에 따라 다르다.

화염신호 火焰信號 flame signal 갑자기 정지하게 된 열차와 후행열차가 추돌하지 않도록 피우는 빨간 불꽃 신호.

화염의 불안정화에 의한 소화 火焰~不安定化~消火 extinguishment by flame unstability 분출되는 혼합기체의 유속을 증가시키면 연소속도는 일정하므로 화염의 길이가 점차 길어지다가 결국 불이 꺼지는 원리를 이용한 소화방법. 성냥불을 불어서 꺼지게 하는 것도 이 원리에 바탕을 두고 있으며, 실제로 유정의 화염을 폭발의 후폭풍으로 소화하는 것도 여기에 해당한다.

화염전파 火焰傳播 flame spread 기체내 발화원으로부터 번져 나가는 화염의 전파, 또는 액체나 고체의 표면을 타고 진행되는 화염의 확산.

화염전파속도 火焰傳播速度 flame propagation rate 가연성 액체·고체의 표면 또는 혼합기체 속에서 발화원으로부터 다른 지점으로 연소가 확산되어 가는 속도. 단위 시간당 화염이 이동하는 거리로 표시한다.

화염징후없음 火焰徵候~ nothing showing 화재 등의 긴급사태 현장에 제일 먼저 도착한 소방대 등이 본부에 전하는 상황보고. 연기나 화재, 기타 긴급 상황의 징후를 찾아볼 수 없다는 보고. = 연기징후 없음.

화염차단장치 火焰遮斷裝置 draft stop 통풍구에 설치하여 통풍구를 통해 화염이 건물내 다른 부분으로 이동하는 것을 차단하는 장치. → 제연경계벽(制煙境界壁).

화염확산 火焰擴散 propagation of flame 가연성 혼합물 또는 가연성 물질에 불이 인화되어 확산되는 것.

화염확산등급 火焰擴散等級 flame spread rating '건축자재 표면연소 특성의 표준시험방법'에 의해 결정된 표면 위로 화염이 확산되는 상대속도. 재료의 난연 성능을 평가하는 척도이다.

화이트그래파이트 white graphite 질화붕소의 별명. 극히 내열·내전기절연성이 뛰어나고 고온·진공 하에서의 고체 윤활제로서 주목을 끌고 있다.

화이트댐프 white damp 지하 광산에서 발견되는 일산화탄소 가스.

화이트메탈 white metal 납(Pb), 주석(Sn), 아연(Zn), 카드뮴(Cd) 등을 주성분으로 하는 저융점의 백색 합금의 총칭. 주석에 안티몬 3~15%, 구리 3~10%를 첨가한 배빗메탈(Babbit metal)과 이것보다 값을 싸게 하기 위해 납을 주체로 하여 알칼리토 금속을 첨가한 번메탈 등이 있다. 200℃ 정도로 예열한 철바탕에 원심주조법으로 붙여서 사용한다. 베어링 합금, 활자 합금, 경랍(硬鑞) 합금, 다이캐스트용 합금 등에 사용된다.

화이트아웃 white out 주로 동기의 악천후에서 일어 나는 현상인데, 가스나 강설로 말미암아 시계(視界) 가 하얀 색깔로 일색이 되고 원근감이 없어지는 상 태. 화이트 아웃의 상태가 되면 설면과 공간과의 경 계를 판별하기 어렵게 되고 행동의 장애를 받게 된 다. 일명 시야 상실 또는 백시라고도 한다.

화재 火災 fire 선량한 일반인의 의도에 반한 연소 (燃燒)로 인해서 인명, 재산, 환경 등에 피해가 발생 함에 따라 소방력으로 진화, 인명구조 등 대응조치 를 해야 하는 재난. 화재는 대부분 인위적인 원인으 로 발생하기 때문에 예방활동을 필요로 하며 화재가 개인의 생명, 재산뿐만 아니라 사회법익을 침해하기 때문에 화재에 책임이 있는 자에게 민사·형사·행정 상 책임을 묻는다.

화재4요소 火災四要素 fire tetrahedron 화재가 연 소를 지속하기 위해 필요로 하는 가연물, 산소, 열, 연쇄반응 등의 네 가지 요소. = 불의 4요소, 불의 4 면체.

화재가스 火災~ fire gas = 연소가스.

화재감시 火災監視 fire watch 대규모 집회 장소에 서 곳곳에 소방대원을 배치하여 화재의 예방과 경계 를 하는 것.

화재감식 火災鑑識 fire identification 화재원인의 판정을 위하여 전문적인 지식, 기술 및 경험을 활용 하여 주로 시각에 의한 종합적인 판단으로, 구체적 인 사실관계를 명확하게 규명하는 것. 즉 소실물 탄 화부분의 탐색 및 최초 발화부분의 발견 등 주로 시 각적인 판단에 의해 화재원인을 규명하는 것으로서, 과학적인 지식과 기술 및 화재조사 경험의 활용과 응용 그리고 증빙자료의 수집과 분석 등으로 화재원 인을 밝혀내는 것을 말한다. = 화재감정.

화재감지기 火災感知器 fire detector 화재의 발생 에 따라 나타나는 화재의 효과를 감지하는 기기.

화재감지기연동건식스프링클러설비 火災感知器連動 乾式~設備 combined dry pipe—preaction sprin- kler system 압축공기가 들어 있는 배관계통에 폐 쇄형 스프링클러헤드를 설치하고, 화재감지설비를 건식밸브의 개방에 사용하는 건식 및 준비작동식 겸 용 스프링클러설비. 스프링클러헤드가 설치된 지역 에 보조감지장치가 설치되어 있으며, 하나의 감지설 비가 작동하면 기동장치가 즉시 설비내 공기압의 손 실 없이 건식밸브를 개방하고 다른 하나의 감지설비 가 작동하면 급수본관의 말단에 설치된 공기배출밸 브가 개방된 다음 스프링클러헤드가 개방된다.

화재감지설비 火災感知設備 fire detection system 열, 연기, 화염, 기타 화재현상과 같은 연소와 직접 적으로 관련된 하나 이상의 요소를 자동적으로 감지 할 수 있는 장치. = 자동화재탐지설비(自動火災探 知設備).

화재강도 火災强度 fire intensity 화재로부터 발생 되는 열이나 발열량의 크기를 상대적으로 나타낸 것. 화염의 온도가 높을수록 화재의 강도도 크게 나 타난다.

화재건수 火災件數 number of fire 발화점, 발화자, 발화시간 등을 기준으로 산정하는 화재의 발생횟수. 동일 대상물에서의 화재라도 발화자가 다른 경우 별 건의 화재가 되며 발화점이 다수일지라도 그것이 동 일한 원인에 의한 것일 경우는 한 건의 화재가 된다.

화재경계지구 火災警戒地區 fire precaution dis- trict 소방법에 의하여 시·도지사가 지정하는 화재발 생의 우려가 많거나 화재가 발생하면 그로 인하여 피해가 많을 것으로 예상되는 시장지역, 창고, 공장 등이 밀집한 지역, 목조건물이 밀집한 지역, 소방수 리, 소방시설 또는 소방통로가 미흡한 지역, 위험물 저장 및 처리시설이 밀집한 지역, 석유화학제품을 생산하는 공장이 있는 지역 등의 일정한 구역.

화재경보 火災警報 fire alarm 화재발생 사실을 알 려주는 음향이나 광선. 사람들이 충분히 인지할 수 있을 만큼의 강도를 가져야 한다.

화재경보설비 火災警報設備 fire alarm system 화 재경보상태를 감시하고 통보하는 구성부품 및 회로 로 구성된 설비나 설비의 일부.

화재경보수신기 火災警報受信機 fire alarm recei- ver 소방서 상황실 내에 설치되어 있는 화재신고를 수신하는 소형 경보수신기. → joker.

화재경보신호 火災警報信號 fire alarm signal 화재 또는 화재발생 가능성을 통보하는 신호. 수동발신기, 자동화재감지기, 유수감지장치, 화재경보 기동장치에 의해 전송된다.

화재경보제어부 火災警報制御部 fire alarm control unit 자동 및 수동 발신 장치로부터 신호를 전송 받아 감지장치 또는 구외 송신기로 전원을 공급할 수 있는 설비.

화재곡선 火災曲線 fire curve 시간과 온도에 따라 변하는 화재성상의 변화를 그래프로 나타낸 곡선.

화재과학 火災科學 fire science 소방행정이나 화재의 특성, 영향 및 화재 제어와 관련된 분야를 연구하는 학문.

화재관련구역 火災關聯區域 fire involved 실제 화재에 관련되었거나 관련될 위험에 처한 건물, 구조물, 특정 지역 등.

화재기록 火災記錄 incident record 화재조사 담당자가 화재 후에 시간, 소방활동, 화재 전반에 관한 상술, 피해, 사상자 등에 관한 제반 사항을 작성하는 공식 기록문서.

화재기상관측소 火災氣象觀測所 fire weather station 산림화재 진압활동에 중대한 영향을 미칠 수 있는 기상조건들을 측정하기 위해 설립한 관측소.

화재노출공간 火災露出空間 fire—exposed envelope 재산피해를 초래할 정도로 강하고 장시간 연소할 수 있는 인화성 또는 가연성 액체가 방출될 수 있는 3차원 공간.

화재다발기 火災多發期 fire season 기후 및 생활조건이 화기 취급이 많아지고 화재발생이 쉬운 시기.

화재물증 火災物證 fire language 화재의 원인, 발화과정, 연소특성 등을 파악할 수 있는 화재 소멸 후 남겨진 물리적 잔해.

화재발견경과시간 火災發見經過時間 discovery time 화재가 발생한 시점으로부터 발견될 때까지의 시간.

화재발신기 火災發信機 fire alarm box 우리나라에는 없으나 미국의 경우 일반인이 소방대를 호출할 수 있도록 도로의 교차로에 설치하는 발신 장치. 발신기의 통보 번호로 위치 확인이 가능하다. → 화재

발신기경보(box alarm). = 화재경보발신기.

화재발신기경보 火災發信機警報 box alarm 화재발신기로부터 소방서로 신고 된 화재통보.

화재발신기회로 火災發信機回路 box circuit 화재발신기와 화재감지장치를 소방 지령실로 연결시켜 주는 전기회선.

화재방어검토회의 火災防禦檢討會議 meeting of review of fire suppression 대형화재의 출동, 진화, 인명구조, 지휘 등에 관한 문제점과 잘한 점 등을 도출하기 위해서 개최하는 회의. 소방활동에 참여했던 대원들과 지휘관 그리고 감독기관의 관계자 등이 참여하며 회의 결과는 향후 훈련, 현장활동, 상벌(賞罰)에 반영된다.

화재보험 火災保險 fire insurance 화재위험을 안고 있는 다수의 사람들이 일정액을 출자하여, 그중 누군가에게 우발적으로 발생하는 화재에 의한 피해를 구제하는 사회보장제도의 하나. 인명, 건물, 동산, 나무 등을 보험대상으로 하며 특별한 약정이 없는 한 화재에 의한 직접적 피해뿐 아니라 소화·피난 과정에서 발생한 피해에 대해서도 보상된다. 보험금은 화재의 원인에 관계없이 피해를 보전(補塡)하는 범위 내에서 지급되나 피보험자의 고의·중과실에 의한 화재나 법률 및 특약에 정한 화재(전쟁, 지진 등에 의한 화재)에 대해서는 보험금이 지급되지 않는다.

화재보험등급제도 火災保險等級制度 insurance grading schedule 미국의 보험요율산정국(Insurance Services Office : ISO)에서 발간한 도시방화등급(Grading Schedule for Municipal Fire Protection). ISO 등급심사원들이 각 도시의 방화설비 및 물리적인 화재위험조건들에 기초하여 보험등급을 산정할 때 기준 척도로 활용한다. 이 등급을 기준으로 산정된 보험등급은 미국의 전지역에서 화재보험 기준요율로 사용되며 캐나다 보험심의회(Insurers Advisory Organization : IAO)에서도 이와 비슷한 등급표를 정하여 활용하고 있다.

화재분류 火災分類 classification of fires 나무, 옷, 종이, 고무, 또는 일부 플라스틱 등의 일반 가연물화재는 A급, 인화성 액체, 가스 등의 유류화재는 B

급, 통전중인 전기기기 등에서 발생한 전기화재는 C급, 마그네슘, 티타늄, 지르코늄, 나트륨, 칼륨 등의 가연성 금속 화재는 D급 등으로 분류하는 것.

화재사 火災死 death due to fire 화재로 인한 일련의 기전에 의해 사망한 경우.

화재사상자 火災死傷者 fire casualty 화재경보 발령을 전후해서 그 화재의 직접적인 결과로 인해 사망 또는 부상한 자. = 화재희생자(火災犧牲者).

화재상처 火災傷處 fire wound 산림 화재로 인해 남은 나무의 손상흔적이나 건축물의 화재흔적. = 화재흔적.

화재상해 火災傷害 fire injury 화재현장에서 화재로 인해 발생한 신체의 부상.

화재생태학 火災生態學 fire ecology 화재가 생물이나 그 주변의 환경생태에 미치는 영향을 조사하고 평가하는 학문.

화재손상물판매 火災損傷物販賣 fire sale 화재 및 재해로 인해 손상되었으나 사용이 가능한 물건을 할인가로 판매하는 것.

화재손실 火災損失 fire loss 화재로 인한 인명과 재산의 피해. 건축물의 손실액은 [건물의 m^2당 표준단가 × {100% − (경년감가율 × 경과년수)}} × 소실면적(m^2) × 소실정도]로 산출한다. 소실정도는 실내 마감재만 소실되었으면 0.4, 옥내외의 마감재와 콘크리트 균열 및 간벽이 소실되었으면 0.7, 재사용이 불가능한 주요 구조부의 소실은 1을 곱한다.

화재수신기 火災受信機 fire alarm control station 화재감지기나 발신기로부터 전달된 신호를 직접 또는 중계기를 통하여 수신하여 소방대상물의 관계자에게 경보해주는 것. P, R, M, GP, GR형 등이 있다. P형과 R형 수신기는 화재감지기 또는 발신기(M형 발신기는 제외)로부터 발하여지는 신호를 직접 또는 중계기를 통하여 공통신호로서 수신하여 화재의 발생을 경보하고, M형 수신기는 M형 발신기로부터 발하여지는 신호를 수신하여 화재의 발생을 소방관서에 통보하는 기능을 한다. GP형 수신기는 P형 수신기의 기능과 가스누설경보기의 수신부 기능을 겸하고 GR형 수신기는 R형 수신기의 기능과 가스누설경보기의 수신부의 기능을 겸한다.

화재시험 火災試驗 fire test 건축자재, 생산품, 설비 등이 화재에 노출되었을 때 드러내는 특성과 상태를 알아보기 위한 시험.

화재신고소요시간 火災申告所要時間 report time 화재가 발견된 시점부터 그 존재와 위치를 통보 받은 시점까지 경과된 시간.

화재신고출동수보기 火災申告出動受報機 punch register 화재발신기나 중앙경보실로부터 송신된 신호를 테이프에 담아 수신 기록하는 전보발신기 모양의 수보장치.

화재심도 火災深度 fire severity 화재의 양적 개념과 질적 개념을 아우르는 화재피해의 정도. 화재시 연소의 지속시간이 길다는 것은 화재하중인 가연물의 양이 많기 때문이라는 양적 개념이고 연소의 최고온도는 화재 최성기의 온도로서 질적 개념을 의미하는데, 화재의 최고온도와 그 최고온도에서의 지속시간을 곱한 것(화재최고온도×그 온도에서의 화재지속시간)을 화재심도라 한다. 화재심도는 화재 강도의 척도로서 주수율을 결정하는 인자로 사용된다.

화재안전 火災安全 firesafety 화재 및 그 영향에 대비한 총체적인 안전사항.

화재안전기능 火災安全機能 fire safety function 거주자의 안전을 도모하거나 화재의 확산을 제어하기 위한 건물의 기능.

화재안전담당자 火災安全擔當者 fire safety officer 화재나 재해현장에서 사고 및 사고로 인한 신체적인 위험 등을 예방하고 현장책임자 등에게 그러한 위험으로부터의 손실을 최소화할 수 있는 방안을 조언하는 안전관리 담당자.

화재연구 火災研究 fire research 화재와 관련된 새로운 내용의 개발을 위한 조사 연구 및 실험.

화재영향기후 火災影響氣候 fire climate 화재성상에 영향을 미치게 되는 특정 지역의 기후 조건.

화재예방 火災豫防 prevention of fires 발화(發火) 자체를 방지하는 것은 물론, 발화 후에 확산과 더 큰 피해를 방지하는 것. 발화는 인간행동을 규율하거나 공학적 기술을 이용하여 방지하며 발화 후에 확산과

ㅎ

더 큰 피해는 방염(防炎) 처리, 자동 화재 탐지, 소화설비 설치, 공지(空地) 확보, 피난설비 설치 등으로 방지한다.

화재예방국 火災豫防局 fire prevention bureau 진화작업보다는 화재예방에 관련된 업무를 주로 관장하는 부서.

화재예방주간 火災豫防週間 Fire Prevention Week : FPW 화재예방활동을 집중적으로 홍보하는 주간. 1871년 10월 9일의 시카고 대화재 기념일을 포함한 1주간을 지정한다.

화재예방캠페인 火災豫防~ fire prevention campaign 화재에 대한 주의를 환기시키고 화재 예방·대처방법을 대중에게 알리는 일. = 불조심캠페인.

화재원인 火災原因 cause of a fire 발화시킨 에너지, 발화가 시작된 기구, 발화된 물질, 발화를 일으킨 인간의 행위 등을 유형별로 분류한 것. 화재 원인은 화재조사를 통해서 규명되며 화재예방 정책·기술연구의 기초자료로 활용된다.

화재위험 火災危險 fire danger 기후, 가연물, 구조, 발화원 등의 조건이 변화하여 증대되는 화재의 발생 및 확산 가능성.

화재위험건물 火災危險建物 fire trap 발화위험이 높고 피난설비나 피난구, 소방시설이 미비하여 화재가 발생할 경우 매우 신속하게 연소할 가능성이 있으며 대피할 안전지대가 없는 건물.

화재위험계수 火災危險係數 danger index 연소상태나 그 외의 상황으로 결정되는 산림화재의 상대적 화재위험도를 나타내는 계수. = 연소지표(burning index).

화재위험도유사지역 火災危險度類似地域 fire danger rating area 기후 및 가연물의 분포, 지형 등이 서로 비슷하여 화재위험도가 동일하게 평가되는 지역.

화재위험도표지판 火災危險度標識板 fire danger board 소방대상물의 화재위험도 및 위험성을 결정짓는 변수들의 수치를 표시해 놓은 판.

화재위험변수 火災危險變數 variable danger 수시로 변화되는 화재위험요인으로 유효습도, 풍속이나 풍향 등이 있다. → 화재위험요인.

화재위험성 火災危險性 fire dangerousness 불이 붙을 수 있는 상대적 위험도. 주로 가연성물질의 발화점, 인화점, 연소범위, 연기생성량 등에 따른 연소 특성을 말한다. → 가연성물질, 발화점, 인화점, 연소범위.

화재위험요인 火災危險要因 fire hazard 화재위험을 증대시킬 수 있는 물질이나 물건 또는 행위. → 화재위험.

화재위험제거 火災危險除去 hazard reduction 통제된 연소와 같이 발화의 가능성을 감소시킴으로써 화재위험을 제거하는 것.

화재위험지수 火災危險指數 fire severity index 일정지역의 습도, 경제활동, 기온, 위험물량 등을 고려하여 산출되는 화재발생의 상대적 위험도.

화재위험측정기 火災危險測定器 fire danger meter 임야화재의 위험도를 측정하는 기구.

화재인지 火災認知 discovery 화재 발생을 발견하는 것.

화재전선 火災前線 fire edge 화재가 진행중인 가장자리 경계선.

화재제어 火災制御 fire control 물을 분무하여 열방출률을 감소시키고 인접 가연물에 미리 살수함으로써 화재의 크기를 제한하며, 구조물이 붕괴되지 않도록 천장의 가스온도를 제어하는 것.

화재조사 火災調査 fire investigation 화재원인 규명, 화재피해 산출, 소방관계법령 위반적발, 소방활동의 적정성 확인 등을 위해서 현장발굴, 관계자나 목격자에 대한 질문, 감식, 감정 등을 하는 일. → 감식, 감정.

화재중심지 火災中心地 body of fire 짙은 연기를 동반하는 격렬한 화염의 중심부. = 주연소구역(主燃燒區域).

화재진압 火災鎭壓 extinction of fire 강렬한 화세가 제압된 상태 또는 그러한 상태로 만드는 일.

화재진압계획 火災鎭壓計劃 fire control planning 화재로 인한 재산 피해를 예방하기 위해 소방조직, 소방설비, 진화작업 절차 등을 체계적으로 조직하는 것.

화재진압능력 火災鎭壓能力 strength of attact 화

재를 진압할 수 있는 장비나 인력 등의 규모와 능력.

화재진압대 火災鎭壓隊 suppression crew 평상시 또는 비상시에 화재발생 요충지에 주둔하면서 화재 진압만을 주 임무로 하는 소방대. 보통 2인 이상의 인원으로 구성되어 있다.

화재진압대책 火災鎭壓對策 presuppression 소방 대상물의 화재 발생시 효과적으로 임무를 수행하고 피해를 최소화하기 위한 사전 진압계획. 모의 진압 훈련 등이 있다.

화재진압도 火災鎭壓圖 fire progress map 산림화 재가 발생했을 때 화재의 위치, 출동 인원 및 장비, 시간대별 진화작업의 진도 등을 표시하는 지도.

화재차단 火災遮斷 firestopping 구조물내 은폐된 공간을 폐쇄하여 벽이나 천장을 통한 화재의 확산을 원천적으로 봉쇄하는 것.

화재차단재 火災遮斷材 fire barrier 방화벽의 틈새 를 메울 때 사용하는 록크울이나 코팅제 등의 물질.

화재측면 火災側面 flank of a fire 화재의 주 확산 방향과 거의 수평을 이루는 화재의 경계선을 이루는 부분. 구조물의 화재에서 건물 양쪽에 있는 연소 위 험 건물 등이다.

화재층 火災層 fire floor 화재가 일어난 건물에서 직 접적으로 연소가 진행되고 있는 층.

화재통계 火災統計 fire statistics 화재의 집단적 현 상을 이해하기 위해서 화재의 원인, 피해, 장소, 시 간대 등을 통계학적으로 정리·분석한 것. 화재통계 는 화재조사 자료를 기초로 이루어지며 화재예방정 책 결정이나 화재진압전술 연구의 바탕이 된다.

화재통보기 火災通報器 call box 화재 경보 신호 기함.

화재통제구역 火災統制區域 fire control zone 화재 가 주위의 환경에 미칠 위험한 영향을 막기 위하여 안전과 위험 정도에 따라 화재구역을 포위 설정한 지역.

화재특성 火災特性 fire behavior 가연물의 연소, 화 염의 전개, 화재의 확산 등이 진행되는 특징적 형태.

화재특징 火災特徵 fire signature 어떤 화재로 인 해 생성된 연소생성물질. 그 생성물을 이용하여 화

재를 감지 및 확인할 수 있다.

화재포위 火災包圍 corral a fire 화재 발생지역 주 위를 연소저지선으로 둘러싸는 것.

화재폭풍 火災暴風 fire whirl 산림이나 들판에서 화 재에 따른 강한 대류현상으로 발생하는 회오리바람.

화재풍 火災風 fire wind 기압이 낮아진 화재지점으 로 불어오는 바람.

화재피난용방독면 火災避難用防毒面 fire gas mask 화재건물에서 탈출할 때 사용하는 방독면. 두 건(頭巾)은 난연성 재질로 되어 있고 정화통은 짧은 시간(약 5분) 동안 화재연기를 정화할 수 있으나 산 소가 부족한 공간에서는 인명을 보호할 수 없다.

화재피해 火災被害 fire damage 화재로 인해서 발 생된 총체적인 피해. 인명피해·소실피해·수손(水 損) 등과 같은 직접적인 피해뿐 아니라 교통체증·생 산중단·신용하락·진화비용 등과 같은 간접적인 피 해도 포함한다. → 수손.

화재하중 火災荷重 fire load 건축물이나 구조물 등 의 화재에서 화재층의 단위 면적당 가연물질의 질 량, 즉 건축물에 수용된 내용물 또는 건축물의 구성 요소의 질량. 여기서 가연물은 여러 종류가 있고, 연 소시의 발열량도 각각 다르기 때문에 실제로 존재하 는 가연물의 양은 동일한 발열량을 가진 목재로 환 산한 값(등가목재중량)을 사용하며, 화재하중의 단 위는 kg/m²로 표기한다. 화재하중은 화재의 규모를 판단하는 척도로서 주수시간을 결정하거나 설비를 디자인하는데 인자로 사용한다.

화재현장 火災現場 fire ground 화재가 발생하여 진화·구조작업이 진행되고 있는 구역. 일반인의 출 입이 통제되기도 한다.

화재현장복원 火災現場復元 fire scene reconstruction 화재현장을 분석하는 동안에 잔해를 이동 (제거)하거나 내용물 혹은 구조적 요소를 그들의 화 재 전의 위치에 두는 작업을 거쳐 물리적 현장을 재 현 또는 재창조시키는 일련의 절차와 과정. 화재현 장 복원이 화재의 최초 발화부와 발화원, 화재의 진 행경로, 연소확대요인, 화재피해물품 등을 역학적으 로 정밀추적·조사 분석하여 '화재의 원인과 화재로

인한 피해의 조사'에 큰 도움을 주는 것은 사실이지만 복원시키는 데는 시간과 비용이 많이 들고 형체조차 없이 소실되어버린 경우가 있어 현실적으로 어려움이 따르고 있다.

화재현장활동 火災現場活動 fire duty 소방의 업무 중 화재 현장에서의 화재 진압활동.

화재확산경로 火災擴散經路 avenues of fire spread 최초의 발화점으로부터 화염 및 열기가 확산되어 가는 경로.

화재흔적 火災痕迹 catface 화재로 인해 나무의 표면에 생긴 상처나 자국.

화톳불 bonfire 야외에서 크게 피운 모닥불. → 모닥불.

화학 化學 chemistry 물질, 특히 화학물질의 성질, 조성, 구조 및 물질 상호간 화학반응을 연구하는 자연과학의 한 부문. 연구방법, 대상물질 등의 상위에 따라 물리화학, 무기화학, 유기화학, 분석화학, 생물화학, 응용화학 등으로 구별한다.

화학결합 化學結合 chemical bond 원자 또는 이온을 연결시켜 분자 또는 결정을 형성시키는 원자 간의 결합. 결합의 기구에 따라 공유결합, 이온결합, 금속결합, 배위결합으로 분류하는 것이 보통이지만, 실제의 화학결합은 이것들의 결합방식의 혼합으로 간주할 경우가 많다.

화학공정정량위험분석 化學工程定量危險分析 chemical process quantitative risk analysis 사고결과와 사고빈도에 대한 계량적인 평가. 화학공장에 적용할 때 이들을 결합하여 총체적인 위험의 크기를 분석하는 위험확인과정이다.

화학공학 化學工學 chemical engineering 협의로는 화학공업에 있어서 물리적인 단위조작(유체수송, 교반, 가열, 분해 등)을 대상으로 하는 공학의 일 부문. 광의로는 화학공업기술의 학문을 말하고 단위조작 외에 화학적인 단위반응(산화, 배소, 할로겐화, 전해 등)을 더해 다시 그것들의 응용으로서 단위조작 장치, 단위반응 장치의 개발, 설계 운전 등이 포함된다.

화학구조소방자동차 化學救助消防自動車 chemical

rescue apparatus 각종 유해 화학물질 누출사고, 테러 등 화학오염사고로 인한 재난 현장에 출동하여 유해 화학물질을 분석, 제독하고 대원의 보호, 인명구조, 피해규모의 예측 등을 위해 설계된 특수차량. 유해 화학물질에 대한 내구성은 물론 탑재되어 있는 모든 장비와 기기들이 어떠한 악조건 하에서도 정상적으로 기능을 발휘할 수 있도록 설계된 소방자동차.

화학당량 化學當量 chemical equivalent 화학반응에 대한 성질에 기인하여 정해진 원소 또는 화합물의 일정량. 간단히 당량이라고도 하며 원소의 당량, 산·염기의 당량, 산화·환원의 당량의 세 가지 경우가 있다. 원소의 당량은 산소의 $1/2$g원자(8.000g)와 화합하는 다른 원소의 양을 xg이라 할 때, x를 그 원소의 당량이라고 한다. 산·염기의 경우 산으로 작용하는 1당량의 수소를 함유하는 산의 양을 그 산의 당량이라고 하며, 이에 대하여 그것을 중화(中和)하는 염기의 양을 염기의 당량이라 한다. 산화·환원의 당량은 환원작용에 관여하는 수소의 1당량을 함유하는 환원제(還元劑)의 양 및 이것에 상당하는 산화제(酸化劑)의 양을 말한다.

화학도금 化學鍍金 chemical plating 화학반응에 의해 전기 도금과 같은 금속도막(金屬塗膜)을 입힐 수 있는 방법. 금속염 수용액 중의 금속이온을 환원제의 힘에 의해 자기 촉매적으로 환원시켜 피처리물의 표면 위에 금속을 석출시키는 방법을 사용한다. 가장 상용화된 도금제는 구리, 니켈-인·니켈-보론 합금이 있다. 전기도금에 비해서 도금층이 치밀하고 대략 $25\,\mu m$ 정도의 균일한 두께를 가지며, 도체뿐만 아니라 플라스틱이나 유기체 같은 다양한 기판에 대해서 적용할 수 있는 장점이 있다.

화학량론적공기량 化學量論的空氣量 stoichiometric air 일정한 양의 특정 가연물이 완전히 연소하는 데 필요한 공기의 화학적 정량.

화학량론적혼합 化學量論的混合 stoichiometric mixture 가연물을 연소시켰을 때 연소가 끝난 후 가연물이나 산화제 중 어느 것도 남지 않는 균형 있는 혼합.

화학레이저 化學~ chemical laser 광 펄스를 발생

시키는 데 필요한 펌핑 작용에 전기 에너지 대신 화학적 활동을 이용한 레이저. 화학 레이저는 화학 반응의 생성물이 여기 상태인 것을 이용한 것으로, 방전이나 광분해로 생기는 반응이 강한 원자나 분자 또는 유리기(遊離基)의 화학 반응을 이용하는 경우가 많다. 그러나 여러 종류의 기체를 단지 혼합하기만 하면 일어나는 반응이 레이저 발진을 하는 순수한 화학 레이저도 있으며, 보통은 진동 준위로 여기된 분자가 생성되고 적외선 역에서 발진선이 많이 얻어진다. 특히 수소와 불소를 기상(氣相)으로 혼합하여 발진시키는 불화 수소 화학 레이저는 고출력 레이저로서 중요한 위치에 있다.

화학로켓 化學~ chemical rocket 연료와 산화제의 화학반응에 의해 발생한 고압 연소 가스를 노즐에서 급격히 팽창시켜 고속으로 분출함으로써 추진력을 얻는 로켓. 추진제의 물리적 상태에 따라서 액체 로켓, 고체 로켓, 기체 로켓, 혼성 로켓으로 크게 구별된다.

화학명 化學名 chemical name 승인된 규칙 체제에 의해 결정한 약물의 화학적 구조가 정확히 명시된 것.

화학무기 化學武器 chemical weapon 유독성 화학 작용제 또는 그것을 충전한 무기. 화학약품을 사용하여 인원을 살상하거나 초목을 말려 죽이고, 또는 소이효과(燒夷效果)나 발연효과(發煙效果)를 내게 되어 있는 모든 무기. 넓은 의미로는 화염방사제, 연막, 소이제, 독가스, 발광발색제(發光發色劑), 조명용 약품 등 화학반응을 직접 전투에 이용하는 모든 군용기재를 포함하나, 좁은 의미로는 애덤자이트, 이페리트, 포스겐 등과 같은 독가스만을 가리킨다. 유독화학제에는 신경제, 교란제, 혈액제, 질식제 등이 있다. 제1차 세계대전 때부터 사용되기 시작하였으며, 제2차 세계대전 때는 보다 강력한 가스의 연구가 각국에서 실시되었다. 그러나 화학무기는 대량살상의 염려가 높아서 사용이 억제되었다. 그 후 이란-이라크 전쟁, 아프가니스탄 분쟁 등에서 소규모로 사용되었다. 화학무기 사용을 금지하는 제네바 조약이 1925년 체결되어 아직도 유효하지만, 국지적으로 사용되고 있다.

화학물리학 化學物理學 chemical physics 화학 분야의 연구에 물리학적 방법을 사용하는 학문. 물질의 분자적인 구조나 화학반응의 기구 등 이전에는 주로 화학으로서 취급된 문제도 오늘날에는 이론적으로나 실험적으로나 근대물리학의 모든 방법을 사용하여 연구되고 있다. 이 분야를 화학물리학이라고 한다. 물리화학이라는 말에 비하면 물리학적인 면이 한층 강하다. 이론적으로는 양자역학 및 통계역학이 그 기초가 되고, 실험적으로는 화학적 방법 외에 분광학, X-선회절, 중성자회절, 원자빔, 분자빔, 전자기적성질, 광학활성(光學活性) 등 물리적 방법을 사용한다. 연구과제로는 원자와 분자의 구조, 결정구조, 기체론, 액체론, 상전이(相轉移), 확산과 점성 등 수송현상, 반도체, 계면현상, 화학반응 및 초전도 등의 저온물리학(低溫物理學)을 포함한다.

화학물질 化學物質 chemical substance 물질이라고 하는 일반용어 중에서 특히 화학의 연구대상이 되는 것. 대개 순수물(純粹物)과 같은 의미의 것으로 풀이해도 좋다.

화학물질수송응급센터 化學物質輸送應急~ Chemical Transportation Emergency Center : CHEMTREC 화학물질 등의 위험물 수송시 발생할 수 있는 사고에 대비하여 미국화공약품제조업자협회(Manufacturing Chemists' Association)에서 운영하는 정보센터. 800-424-9300의 무료 전화로 정보를 얻을 수 있다.

화학물질안전데이터시트 化學物質安全~ material safety data sheet : MSDS 화학제품의 공급 사업자로부터 취급 사업자에게까지 제품마다에 배포하는 안전성에 관련되는 데이터 시트. 화학물질과 관련된 사고를 미연에 방지하는 것을 목적으로 한다. ＝ 제품안전데이터시트.

화학반응 化學反應 chemical reaction 물질 그 자체 또는 다른 물질과의 상호작용에 의하여 다른 물질로 변하는 현상. 화학변화와 같은 의미이나, 특히 과정에 중점을 둘 때 화학반응이라고 말할 때가 많다. 서로 반응하는 물질을 반응물, 반응에 의해 생성

하

하는 것을 생성물이라고 한다. 또 반응물 전체를 반응계, 생성물 전체를 생성계라고 부르며, 이들을 아울러 화학계라고 한다. 화학계에 가까운 뜻으로 반응계라고 하는 말을 사용할 때도 있다. 화학반응의 내용은 화학반응식에 의하여 표시된다.

화학방정식 化學方程式 chemical equation 화학반응의 내용을 표시하는 식. 반응물의 화학식을 왼편에, 생성물의 화학식을 오른편에 써서, 오른쪽 방향의 화살표 또는 등호를 연결한 것. 질량보존의 법칙, 기체반응의 법칙 등에 의한 물질간의 양적 관계도 나타낸다. 예를 들면 수소와 산소로부터 물을 생성하는 반응의 방정식은 $2H_2 + O_2 \rightarrow 2H_2O$라고 나타내고, 좌변, 우변 모두 H는 4개, O는 2개가 되며 각각의 원자수는 변하지 않는다. 왼편과 오른편을 교환하든지 ⇔로 역반응임을 표시할 때도 있다. 또 반응열의 출입까지 표시하는 열 화학방정식이나, 반응 중의 원자나 전자의 행동을 표시한 특수형식의 것도 있다. = 화학반응식.

화학보호복 化學保護服 chemical-protective suit 화생방사고 및 유독가스, 유해화학물질 취급장소, 탱크수송용 트레일러의 파열이나 전복 등으로 인한 유해화학물질 및 유독가스, 독성가스가 누출되었을 때 응급조치 및 오염지역에서의 제독활동과 구조·구급 활동시에 착용하는 보호용 피복. 재질은 외부에는 부틸고무 및 바이톤 코팅, 중간에는 폴리아미드 화이버나이론섬유, 내부에는 클로로프렌 고무 등으로 마감 처리되어 있다. 공기호흡기와 산소호흡기를 의복의 내부에 착용하는 형태와 외부에 착용하는 형태가 있다.

화학분석 化學分析 chemical analysis 물질을 이루고 있는 원자, 분자, 이온 및 라디칼 등을 검출하고 확인하거나 물질 중에 존재하는 특정 화합물의 상대적인 양을 결정하는 화학의 한 분야. 그 물질의 구성성분으로 되어 있는 화학종(분자, 원자, 동위체 등)의 종류를 아는 것을 목적으로 하는 것을 정성분석, 성분 화학종의 양적인 관계를 아는 것을 목적으로 하는 것을 정량분석이라고 한다. 또, 그를 위한 수단으로서 물질의 화학반응(이를테면 그 물질을 다른

시약과 반응시킬 때의 정색이나, 용액 중에서의 침전생성 등의 화학반응)을 이용하는 경우를 좁은 의미의 화학분석이라고 부르며, 그 물질의 순물리적 내지 물리화학적인 성질을 이용하는 경우를 물리분석(physical analysis)이라 하여 구별하기도 한다.

화학삼투압설 化學滲透壓說 chemiosmotic theory 미토콘드리아내 산화인산화반응이 미토콘드리아 기질로부터 내막을 거쳐 형성되는 H^+ 구배에 의해 일어난다는 학설.

화학성위염 化學性胃炎 chemical gastritis 부식성(腐蝕性) 물질의 섭취에 의한 염증. 치명적인 경우에는 점막이 완전히 파괴된다.

화학소방펌프자동차 化學消防~自動車 chemical fire engine 소방펌프가 차대에 고정되어 소방용으로 사용되는 차량. 도로의 운행에 적법한 절차를 거친 자동차에 수요자의 요구에 의해 분말, 이산화탄소, 할로겐화합물소화장치, 포소화약제 소화장치 등이 각각 복합적으로 설치되어 물이나 분말소화약제 등을 분사할 수 있는 부수품과 장치를 구비하고 있는 자동차.

화학소화 化學消火 chemical flame inhibition 소화약제를 투여하여 연소반응을 차단시키는 소화 방법.

화학수용기 化學受容器 chemoreceptor 혈액과 다른 체액의 화학적 변화에 민감한 중성 수용기.

화학식 化學式 chemical formula 화합물을 표시하기 위해서 사용하는 여러 종류의 식. 목적에 따라 성분원소의 종류와 그들의 상대비를 나타내는 실험식(實驗式), 화합물 속에서 기(基)가 어떻게 결합하고 있는지를 나타내는 시성식(示性式), 화합물이 분자로 이루어질 때 그 분자의 원자조성을 나타내는 분자식(分子式), 분자나 기가 어떤 배열인지를 나타내는 구조식(構造式) 등으로 분류된다.

화학양론적공기량 化學量論的空氣量 stoichiometric air 일정량의 특정 연료가 완전하게 연소하기 위해서 필요한 화학적으로 정확한 공기의 양. = theoretical air.

화학양론적혼합 化學量論的混合 stoichiometric mixture 연소 후에 가연물과 산화제 어느 것도 남지

않는 균형 있는 혼합.

화학에너지 化學~ chemical energy 화학결합에 의하여 물질 내에 보존되어 있는 에너지. 즉, 물질이 가지고 있는 에너지 중에서 화학변화에 의해 다른 에너지로 전환시킬 수 있는 에너지를 말한다. 물질에 화학변화가 생기면 그것과 함께 보존되고 있던 화학에너지도 변화하여 방출 또는 흡수된다.

화학작용 化學作用 chemical action 자연 원소와 합성물의 반응에 의해 발생하는 화학적 변화 또는 상이한 합성물의 생성 과정.

화학적동등물 化學的同等物 chemical equivalent 동질의 비슷한 양이 함유된 원료의 또 다른 성분.

화학적산소요구량 化學的酸素要求量 chemical oxygen demand : COD 오염된 물속의 유기물질을 과망간산칼륨($KMnO_4$), 중크롬산칼륨($K_2Cr_2O_7$) 등의 산화제로 산화시키는데 소비된 산화제의 양에 상당하는 산소의 양을 mg/ℓ 또는 ppm으로 나타낸 것. 생물학적산소요구량(BOD)과 함께 오염된 물의 수질을 나타내는 객관적인 지표(指標)로 쓰인다. → 생물학적산소요구량.

화학적원자로제어 化學的原子爐制御 chemical shim control of nuclear reactor 가연성 포이즌을 이용하여 원자로의 반응도를 평균화하고, 제어 기구를 간단화하는 방법. 핵반응을 일으켜 중성자 흡수 단열면적이 작은 물질로 변할 수 있는 포이즌을 가연성포이즌이라고 한다.

화학적위험경고문 化學的危險警告文 chemical hazard statement 필요한 경우에 제품의 옆면에 표기되는 경고문. 인화성, 폭발성, 화학적 위험성 등이 표시된다.

화학적폐렴 化學的肺炎 chemical pneumonia 유독성 물질의 흡입이나 폐로 위내용물이 유입되어 발생하는 폐렴.

화학적폭발 化學的爆發 chemical explosions 불안정한 화합물의 치환 또는 반응으로 인해 발생하는 에너지의 급격한 방출현상. 주로 고체나 반고체상태로 존재하는 화합물의 안정성에 열, 압력, 충격 등의 미세한 장애요인이 발생하면 화합물이 유지하고 있던 균형상태가 와해되면서 격렬한 반응이 일어난다. 화학적 폭발 결과 물질은 고체상태에서 기체상태로 급격히 변화하며 부피도 순간 폭발적으로 증가하여 강력한 압력파를 발생시킨다.

화학증착법 化學蒸着法 chemical vapor deposition technique : CVDT 기판의 표면에 서로 다른 성질을 갖는 기체-고체, 기체-액체의 화학 반응을 이용하여 층을 생성하는 공정. 기체 상태의 물질을 반응시켜 산화물 유리를 만들어 광도파로의 원형을 제작하는 데 사용된다.

화학차 化學車 chemical tender 유류화재, 화학물질화재 등과 같은 특수한 화재를 진압하는 소방차. 분말, 폼(foam), 이산화탄소소화약제 등이 탑재되어 있다.

화학펄프 化學~ chemical pulp 목재, 기타 식물성 섬유를 화학적 방법으로 제조한 펄프의 총칭. 아황산펄프, 크라프트펄프, 소다펄프 등이 있다.

화학평형 化學平衡 chemical equilibrium 가역반응에서 정반응의 속도와 역반응의 속도가 평형인 상태. 반응물이 100% 생성물로 전환되지 않고 생성물과 반응물이 일정한 비율로 존재하는 상태의 경우, 외부에서 관찰했을 때 반응이 정지된 것처럼 보인다. 이러한 경우 화학반응이 평형에 도달하였다고 한다. 이러한 현상이 나타나는 이유는 반응물이 생성물로 전환되는 속도와 생성물이 반응물로 전환되는 속도가 같기 때문이다. 따라서 평형 상태는 정지된 것이 아니고 정반응과 역반응이 계속 진행되는 상태이지만 두 반응의 속도가 같은 상태이다.

화학포 化學泡 chemical foam 소화기용으로 사용되는 화학적인 포말. 주로 소화기용으로 사용되고 있으며 그 사용방법에 따라 전도식, 개저식, 저식 등으로 분류된다. 알칼리성의 A제(중조, 탄산소다, 붕사 또는 아니노벤졸, 단백질, 기타 유기물)와 산성의 B제(황산알루미늄)를 수용액 가운데서 혼합시키면 일종의 화학반응 현상으로 탄산가스를 발생시킴과 동시에 수산화알루미늄 및 황산소다를 포함한 콜로이드상의 수용액을 만들고 다시 탄산가스와의 수용액은 혼합되어 포말이 형성된다. 이 포말은 팽창하

능

면서 노즐로부터 5~10kg/cm² 정도의 압력으로 분출된다. 이 소화약제를 이용한 소화기는 유류의 연소면적이 1㎡ 이상이 되면 소화가 곤란한 것으로 알려지고 있고, 목재, 섬유류 등 A급화재에는 침투력이 약하며 또한 수시 약제를 교환하여야 하는 등의 유지관리상 여러 문제점이 있다. → 알칼리성, 산성, 탄산가스, 소화기.

화학포텐셜 化學~ chemical potential 혼합물에 있어서 물질의 깁스(자유)에너지의 부분. $\mu_i = (\partial G/\partial N_i)_{T.P.N_j}$ (G는 깁스에너지, Ni, Nj는 각각 i, j 물질의 몰수, T는 절대온도, P는 압력).

화학포호스 化學泡~ chemical line 19mm(3/4 inch) 또는 25mm(1inch) 구경의 화학포 소화약제 송출 호스.

화학합성 化學合成 chemical synthesis 생물체 내에서 효소합성이나 광합성 등 화학적으로 일어나는 합성.

화학화상 化學火傷 chemical burn 주로 강산이나 강알카리에 의해 피부조직에 손상을 주는 화상. 열화상처럼 내부조직까지 침범하지는 않는다. 세포막의 성상을 변성시켜서 세포를 파괴하며 깊은 장기의 손상이 있기 전에 위 조직이 먼저 변성되며 유발물질이 매우 다양하다. 화학물질이 피부에서 제거될 때까지 계속 조직을 파괴하며 열화상과 같이 화학물질이 묻어있는 시간, 피부의 두께, 화학약품의 농도에 따라 조직의 손상정도가 달라진다.

화학화재 化學火災 chemical fire 화재의 원인 또는 연소 확대 등에서 화학적 물품이 기인된 화재.

화학흡착 化學吸着 chemisorption 고체 표면의 흡착 현상 중에서 그 원인이 화학적인 결합력에 의한 것. 흡착열은 20~100Kcal/mol 정도로 물리흡착의 경우와 비교해서 대단히 크고 동등한 흡착량을 주는 평형압의 온도변화에서 흡착열을 구할 수 있다. 흡착할 때 활성화 에너지를 필요로 하는 것을 활성화흡착이라고 하는데, 화학흡착은 불균일한 촉매의 작용과 밀접한 관계가 있다. 단순히 단분자층의 형성에 그치고, 흡착된 분자가 고체표면에서 분리되는 경우도 있다.

화합물반도체 化合物半導體 compound semiconductor 게르마늄이나 실리콘 같은 단일 소자가 아니라 두 종 이상의 원소가 비교적 간단한 정수비로 결합된 소자로 작용하는 반도체. 화합물 반도체는 일정한 조성(組成)으로 완전한 균일성을 갖고 있으며 그 성질은 원래의 구성 원소 어느 것과도 다르다. 화합물 반도체의 대다수는 직접 천이(遷移)형으로서 천이 확률이 크기 때문에 발광 효율이 큰 것이 많다. 갈륨비소(GaAs)는 그 대표적인 재료이며 주입형 레이저는 위의 특성을 잘 이용하고 있다. 또 발광 다이오드에 사용되는 인화갈륨(GaP)이나 탄화규소(SiC)는 간접 천이형이며, $CuGaSe_2$는 3원 화합물의 예이다.

화합탄소 化合炭素 combined carbon 주철 속에 함유되어 있는 탄소가 시멘타이트로 존재하는 것. 주철 속에 유리하여 흑연으로서 존재하면 유리탄소(遊離炭素)라고 한다. 화합탄소가 많으면 주철의 경도가 커지고, 유리탄소가 많으면 재질이 여리게 된다.

화해 和解 reconciliation 당사자가 서로 양보하여 당사자 사이의 분쟁을 종지할 것을 약정함으로써 성립하는 계약.

화흔 火痕 fire scar 화재로 인해 남은 손상의 흔적.

확대치료중재시설 擴大治療仲裁施設 extended care facility 장기간 개인에게 의료, 간호, 보호를 위한 중계를 제공할 수 있는 기관. = convalescent home, nursing home.

확률론적 위험평가 確率論的 危險評價 probabilistic risk assessment 주로 원자력 분야에서 확률이론을 이용하여 정량적 위험을 평가하는 것.

확보 確保 belay (구조) 로프를 연결한 한 쪽 사람이 만일 추락하였을 때 그 피해를 최소한으로 막기 위한 로프의 조작 기술. 확보는 그 형태에 따라서 자기 확보와 선등자, 후등자에 대한 확보로 나눈다. 자기 확보는 영어로 셀프 빌레이(self belay)하고 한다. 상대방의 추락을 막지 못했을 때나 낙석을 맞아 굴러 떨어지는 것을 막기 위한 수단으로, 등반용 지점과는 별도로 확보자의 지점을 마련하는 것이 원칙이다.

확산 擴散 diffusion 물질의 분자가 고농도에서 저농도로 경사에 따라서 이동하는 현상. 확산에서 가장 중요한 요소는 물질에 대한 세포막의 투과성이며 세포막에 대한 어떤 물질의 투과도는 지방에 대한 용해도, 분자의 크기 및 전해질의 경우에는 해리된 정도에 따라 달라진다. 확산의 방향은 농도 경사의 방향에 따른다. 그러나 대전된 분자는 확산에 의한 통과가 일정치 않고 농도 경사와 전기적 경사에 따른다. 확산속도의 결정요인은 농도경사(concentration gradient), 전기적경사(electrical gradient), 물질분자의 크기 등이다.

확산연소 擴散燃燒 diffusion combustion 가연성 기체의 대표적인 연소과정. 연소면에 대하여 연료인 가스와 산소의 공급이 확산에 의하여 이루어지는 형태를 취하며 기체의 증발연소 및 분해연소의 대부분이 여기에 속한다. 즉 연료가스와 공기가 혼합하면서 연소하는 현상을 말하는데, 난류확산이나 기체분자의 분자확산에 의하여 연료가스와 공기 중의 산소가 혼합하여 가연혼합기로 된 장소에 화염이 형성된다. 또한 일반적으로 확산과정은 화학반응이나 화염의 전파과정보다 늦은 것이므로 이것은 확산에 의한 혼합의 속도(확산속도)로서 연소의 속도가 지배된다.

확인검사 確認檢査 confirmatory inspection 건설교통부장관에게 형식 승인을 득한 소방자동차의 제원 및 규격이 형식에 적합하도록 제작되었는지를 최초의 제작차량에 대해 검사를 하는 것.

확장 擴張 distention ① 범위, 규범, 세력 등을 늘려 넓힘. ② 팽창, 확장되거나 종창되어 있는 것.

확장관창 擴張管槍 extension tip 호스를 연장하여 지하실이나 고층건물, 천장 등에 직접 주수할 수 있도록 해주는 금속 노즐 파이프.

확장기 擴張期 diastole(구급) 심장이 혈액으로 가득 차 있는 이완기. 낮은 혈압측정치의 위치와 형태를 뜻하는 접미사.

확장기말용량 擴張期末容量 end-diastolic volume 심실이 수축기에서 수축하기 바로 전 확장말기에서의 각 심실내 혈액량.

확장기혈압 擴張期血壓 diastolic blood pressure 심장확장기 중 생기는 동맥의 최소 압력. 혈액 측정

시 코로트코프음의 마지막 소리로 나타난다.

확장벽 擴張壁 extension wall(소방) 비 내화구조의 건축물에 설치하는 방화벽.

확장사다리 擴張~ extension ladder 둘 이상의 사다리 섹션이 있어 다양한 높이로 연장이나 축소를 할 수 있는 사다리. = 연장식사다리.

확장성동맥류 擴張性動脈瘤 ectatic aneurysm 혈관벽의 파열 없이 동맥의 어떤 구역의 확장에 의하여 형성된 동맥류.

확장작용 擴張作用 dilatation 인체 개구부, 혈관이나 관의 크기가 정상적(생리적)으로 넓어져 가는 과정. 예를들어 어두운 곳에 들어간 경우 동공이 넓어지는 것.

확정적증거 確定的證據 direct evidence 어떤 사건의 결정적인 증거. 목격자의 증언과 동일한 효력을 갖는다.

환각 幻覺 hallucination 외부의 감각자극이 없는데도 지각되는 이상체험. 외계에 실제감을 지닌 대상으로서 지각되는 진정 환각, 표상에 가까운 감각적인 직관상으로서 지각되는 위 환각과 구별하고 있다. 환각에는 환청, 환시, 환취, 환미, 환촉, 체감환각, 운동환각 등이 있고 기능적 정신병, 기질적 정신병, 중독성 정신병, 정신분열병, 간질 등에서 나타난다.

환각적인 幻覺的~ psychedelic 사람이 환각을 일으킬 때 변하는 감각 상태를 표현하는 용어.

환각제 幻覺劑 hallucinogens 중추신경계의 흥분을 일으키는 물질. 환각, 기분변화, 불안, 감각이상, 망상, 이인증, 맥박과 체온 및 혈압의 증가, 동공의 확장 등이 나타난다. 환각제를 섭취하면 정신의존성이 나타나며 우울이나 자살적인 정신 상태가 초래된다.

환각증 幻覺症 hallucinosis 주로 의식이 환각으로 이루어진 정신적인 상태. 알코올을 줄이거나 중단한 후에 알코올중독에 의해 원인 되는 질환으로 종류에는 alcoholic hallucinosis가 있다.

환경독성 環境毒性 environmental toxicity 환경에 영향을 끼치는 독성. 많은 수의 화학물질들은 일정한 농도 이상이 되면 인간이나 동물, 식물 등의 생명체에 영향을 끼치기 시작한다. 새로 생성된 화합물

은 상업적인 목적으로 사용하기에 앞서 다양한 방법을 통하여 미래에 인간을 포함한 생명체와 자연환경에 미칠 수 있는 영향을 사전에 평가받게 된다. 이때 주로 물벼룩, 어류 또는 녹조류 등을 사용해 급성중독, 만성중독 등을 측정하고 이들 수치에 따라 화합물을 다양한 등급으로 분류하게 된다. → 급성중독, 만성중독.

환경발암물질 環境發癌物質 environmental carcinogen 화학물질, 특정 호르몬이나 바이러스, 비소, 석면, 우라늄, 염화비닐, 방사선, 자외선, X-선, 콜타르 추출물 등과 같이 암을 유발할 수 있는 물질.

환경보건 環境保健 environmental health 인간의 건강에 영향하는 지역사회 내와 주변 상황의 모든 것.

환경성질환 環境性疾患 environmental disease 공장의 근로자 등 특수환경과 접촉한 사람이 아닌 일반주민이 환경오염물질에 노출되어 이것이 인체의 외부를 자극하거나 인체에 흡수·축적되어 발생하는 질병. 오염물질의 종류에 따라 다수인에게 호흡기계, 순환기계, 신경계, 감각기 등에 급성 또는 만성질환을 유발하는 경우를 말한다. → 흡수, 오염, 호흡기계, 순환기계, 신경계, 감각기, 만성질환.

환경압력 環境壓力 ambient pressure 환경이나 주변 지역의 압력, 또는 대기 압력.

환경압잠수 環境壓潛水 environmental pressure diving 잠수자가 수중의 압력에 직접 노출되는 잠수 방법. 일반적인 잠수방법이다.

환경영향평가제도 環境影響評價制度 environmental impact assessment system 환경에 영향을 주는 요인을 평가하는 환경오염 사전예방제도. 각종 사업계획을 수립·시행함에 있어서 당해 사업의 경제성, 기술성뿐만 아니라 환경적 요인도 종합적으로 비교·검토하여 최적의 사업계획안을 모색하는 과정으로서 환경적으로 건전하고 지속가능한 개발이 되도록 함으로써 쾌적한 환경을 유지·조성함을 목적으로 한다.

환경용량 環境容量 environmental volume 자연환경이 스스로 정화하여 생활환경의 질적 수준을 일정하게 유지하고 자원을 재생산할 수 있는 능력. 생태계의 자정능력에는 한계가 있고 이 한계를 넘어설 정도로 공해가 발생하면 생태계가 파괴된다.

환경위생 環境衛生 environmental sanitation 인간의 신체발달, 건강생존에 악영향을 끼치거나 또는 끼칠 두려움이 있는 모든 것의 육체적 환경요인을 조정하고, 쾌적한 생활 확충을 예측하는 것. 그 활동분야는 상하수도, 공기조화, 주거위생, 공중위생, 노동위생, 방사능방어 등 광범위한 영역에 걸쳐 있다.

환경위해 環境危害 environmental hazard 공기, 식물, 토양, 수질과 야생생활의 불합리한 위험을 초래하는 상태.

환경정보 環境情報 environmental information 발생하는 환경이나 야생생활의 위해와 생산물의 저장과 일회용에 대한 정보를 제공하는 유해물질의 라벨.

환경친화기업 環境親和企業 environment-friendly business 지정제도 기업의 환경규제치 준수에 그치는 기존의 환경대응방식을 탈피하여 자율적으로 사업활동의 전과정에 걸친 환경영향을 평가하고 구체적인 환경목표를 설정하여 지속적으로 환경개선을 도모하는 적극적 경영방식. 기업은 자체적으로 제품설계부터 원료조달, 생산공정, 사후관리까지 사업활동 전반에 걸친 총체적인 환경영향을 평가하여야 하며, 여기에는 투입되는 원료, 용수, 연료, 에너지 사용량과 배출되는 오염물질의 종류 및 양, 방지시설 운영현황 등이 포함된다. 또한 환경영향평가를 토대로 기업은 오염물질 삭감계획·방법 등이 명시된 구체적인 환경개선계획을 마련하고 이행하여야 하며, 개선방법으로는 공정개선, 관리개선, 현장 재이용 및 방지시설 운영최적화 등이 포함된다. → 환경영향평가.

환경파괴무기 環境破壞武器 environmental disruption weapon 군사적 목적으로 환경을 파괴하는 무기. 군사적 목적에 이용하기 위하여 고의로 자연의 과정을 조작(操作), 환경에 변화를 일으키게 하는 것으로 인공강우(降雨) 기술로 폭풍우를 일으키게 하거나, 지진·해일의 발생을 자극하거나, 해류를 바꾸거나 할 수 있다면, 이것을 전술적·전략적 무기로서 사용할 수 있다. 좀 더 넓은 뜻에서는 전쟁

자체가 환경을 파괴하지만, 특히 전쟁수단의 파괴효과가 넓은 범위에 미치게 되면 생태계에 대한 영향이 심각해진다. 예컨대 베트남전쟁에서의 광범위한 고엽제(枯葉劑)의 사용, 삼림의 소진(燒盡)계획 등은 환경에 중대한 영향을 미쳐서 비참한 결과를 초래하였다. 이러한 환경파괴 무기의 사용은 인류의 미래에 심각한 악영향을 미칠 것으로 예상되어 1974년부터 미·소간의 협의가 시작되었다. 77년 환경변경기술의 군사적·적대 사용을 금지하는 조약이 체결되어 78년부터 발효되었다.

환기 換氣 ventilation 실내 공기를 배출하고 외부의 맑은 공기를 유입시키는 것. 소방상으로는 화재로 생성된 연기를 배출하는 것을 가리킨다. 사람을 기준으로 하는 환기량은 1인 1시간에 약 $35m^3$이며 실내공간을 기준으로 하는 환기량은 $1m^3$당 1일에 약 $10m^3$(흡연실은 $20m^3$)이다.

환기기 換氣器 ventilator ① 환자의 환기를 담당하는 사람(들). ② 폐의 인공호흡을 공급하는 기계장치, 특히 병원 내에서 장기간 환기가 필요한 환자에게 사용되는 장비.

환기변수 換氣變數 ventilation parameter 화재시 연소 확대 등에 직접적인 요인으로 작용하는 개구부 면적과 높이, 위치, 강제 환기설비 등의 가변적인 조건.

환기지배형화재 換氣支配形火災 ventilation controlled fire 일정공간에 가연물은 충분하지만 환기(공기공급)가 원활하지 못하여 화재의 성장 또는 소멸이 환기에 지배받는 화재. = 환기제어형화재. ↔ 연료지배형화재.

환기체 喚起體 evocator 배아조직에 의해 방출하는 특정 화학물질이나 호르몬. 이 물질은 배아가 성장하고 변화하는데 자극한다.

환상 幻想 fantasy 바람직하지 않은 소원이나 욕구 또는 욕망을 충족시키기 위해 백일몽과 같이 바람직하지 않은 경험을 표현하기 위한 사고의 연속 또는 상상하고 있는 사건으로 변형되는 정신적 과정.

환상지증후군 幻想肢症候群 phantom limb syndrome 발이나 다리를 절단한 후에도 감각이 있는 것처럼 느껴져 통증이 있다고 하는 증후군. 절단지의 신경 말단부에 순환장애나 유착반흔이 있으면 생기기 쉽다.

환상지통 幻想肢痛 phantom limb pain 절단하여 없어진 사지(四肢)가 아직 있는 것처럼 느끼고 그곳에 통증이 일어난다고 생각하는 것.

환시 幻視 visual hallucination 시각영역에 나타나는 환각의 일종으로 외계에 실제하지 않는데 물체, 도형, 경치, 동물, 사람의 얼굴이나 모습 등이 보이는 것. 다소라도 의식장애를 수반하고 있을 때 나타나는 경우가 많으며 정신병, 간질, 알코올 중독의 경우 진전 섬망시에 동물 환시, 인물 환시, 난쟁이 환시 등이 자주 나타난다.

환원 還元 reduction 어떤 화합물 또는 주변의 분위기로부터 산소가 제거되는 화학반응.

환원시간 還元時間 drainage time 방출된 포가 깨져 수용액으로 환원되는데 걸리는 시간. 보통, 발포된 포체적의 25%가 수용액이 될 때까지 소요되는 시간으로 측정한다. 수용액으로 환원되는 시간이 길수록 포약제는 오래 유지되고 또 소화성능도 우수한 것으로 평가된다.

환원헤모글로빈 還元~ reduced hemoglobin 환원된 제1철 상태의 철을 가진 헤모글로빈으로 산소와 결합할 수 있다. = 디옥시헤모글로빈(deoxyhemoglobin).

환자 患者 patient 건강에 대한 집중적인 처치와 관리가 필요한 자, 또는 아프고 다치거나 보건적 치료를 받고 있는 자.

환자거부 患者拒否 patient refusal 응급환자가 응급구조사로부터 치료 및 이송을 거부한 상태. 이때 책임문제를 유발하지 않도록 환자가 거부한 사실을 문서화하여야 한다.

환자거부확인서 患者拒否確認書 refusal information sheet 환자가 처치나 이송을 거부할 때 양식에 맞게 서술하여 보관하는 문서로, 차후에 생길 수 있는 법적인 문제를 해결할 수 있다.

환자고정장비 患者固定裝備 patient immobilization devices 다쳐서 치료를 받아야 할 사람의 움직임을

최소화 하기 위해 붙어 있거나 또는 박혀 있게 갖추어 차림. 또는 그 장치와 설비. 환자를 그 위치에 세워두는 것, 또는 기구. 보존 또는 지지하는 것.

환자권리헌장 患者權利憲章 Patient's Bill of Rights 의료의 현상을 왜곡시키고 있는 정치적, 사회적, 경제적 제약을 극복하고 환자와 의료인이 서로 손을 맞잡고 모든 사람에게 최선의 의료를 제공할 권리를 지킬 것을 주창한 선언. 미국병원협회에서 제정한 환자의 권리에 대한 목록. 병원에 입원해 있는 동안 환자와 가족의 대우에 대한 지침을 제공한다.

환자기록 患者記錄 patient record 환자의 진단과 치료에 관한 기록. 병원 도착 이전에서는 환자의 병력, 진찰소견, 치료 정보가 기록되며, 병원에서는 임상 검사, X-선 검사, 기타 진단 정보와 함께 진찰소견과 치료 정보가 기록된다. = 차트(chart).

환자넘기기 患者~ ping-ponging 환자가 한 의사에서 다른 의사에게로 전가됨으로써 의료보험의 불필요한 검사의 비용을 부담하게 되는 불법적인 행위.

환자보호 患者保護 protecting your patient 얼마나 빨리 환자를 이동시키고 환자를 이동시키기 전에 진단을 완전히 해야 하는지, 척추보호와 다른 안전조치에 어느 정도의 시간을 소비하여야 하는지를 생각해보는 것. 긴급, 응급, 비긴급이동이 있다.

환자분류 患者分類 triage 대량재해사고에서 환자들을 빠르게 평가하고, 받아야 할 치료에 따라 우선순위를 정하는 과정.

환자분류소 患者分類所 triage area 재난장소 가까이 위치하여 상해자가 이동되어, 우선순위를 정하고, 치료지역이나 또는 수송지역으로 이동전에 안정화하는 지역.

환자억제대 患者抑制袋 restraint strap 들것에 실린 환자가 움직이는 것을 방지하기 위해 손목, 발목, 허벅지 등을 고정하는 끈.

환자체온유지담요 患者體溫維持~ High protection blanket 저체온증을 예방하기 위해 환자를 덮어주는 담요. 덮은 상태에서 X-선 촬영이 가능하다. 상품명.

환자평가 患者評價 assessment 환자의 상태를 평가하는 것. 현장사정은 일차평가(ABCs)와, 이차평가(의사소견, 현재의 질병, 과거병력, 신체사정, 진단, 그 밖의 진단)로 이루어진다. 환자평가는 상황에 따라 다양하나 올바른 평가가 정확한 진단과 치료에 필요하다.

환적 換積 switch loading 예전에 저인화점 물질을 담았던 용기(탱크)에 고인화점 물질을 적재하는 것.

환제 丸劑 pill 한 가지 이상의 약물을 응집물질과 함께 혼합하여 삼키기 용이하게 만든 타원형 또는 원형의 조제 약제. = 알약.

환청 幻聽 auditory hallucination 청각영역의 환각의 일종. 실제로는 아무것도 들리지 않는데 '소리가 들린다', '욕설이나 소문을 퍼뜨리고 있는 것이 들린다' 등으로 호소를 한다.

환촉 幻觸 tactile hallucination 촉각자극이 없을 때 느끼는 주관적인 감각. 대개 진전섬망이나 알코올성 환각증에서 볼 수 있고 실제로는 지각하지 않는데 성기를 접촉 당하거나 전기에 감전되어 짜릿하다는 등 호소하는 내용의 것을 말한다. 주로 노년층에서 보게 되는 피부성 기생충 망상증은 피부에 벌레가 기어 다닌다고 심하게 호소한다.

환추 環椎 atlas 제 1경추. 추체와 극돌기가 없고 고리모양으로 생겨 환추라 이름이 있고 상면은 오목한 관관절돌기를 가진다. 이 돌기는 두개골의 후두과와 관절하여 머리를 끄덕이게 하는 운동을 한다. 제 2경추인 축추의 치돌기와 환추의 치돌기와가 차축 관절을 이루어 환추의 회전운동을 하게 한다. = 고리뼈.

환추십자인대 環椎十字靭帶 cruciate ligament of the atlas 위로는 후두골의 기저부와 아래로는 축추골체의 후면과 환추골이 연결되도록 하는 십자형의 인대. = 고리십자인대.

환추후두관절 環椎後頭關節 atlantooccipital joint 두개골 중 후두골과 척추의 환추 연결로 형성된 1쌍의 과상 관절. 굴곡, 신전운동을 한다.= 고리뒤통수관절.

환축관절 環軸關節 atlantoaxial 환추(環椎)와 축추(軸椎)의 차축관절. 회전운동을 한다.

활경근 闊頸筋 platysma 전경부로부터 측경부에 걸쳐 피하로 달리는 얇고 넓은 한 쌍의 근육. 표정근에 속하고 안면신경에 지배된다. 하악골 하연에서 일어나기 시작하여 일부는 상방의 안면피부로 나머지 대부분은 하방의 쇄골부까지 덮는다. = 광경근.

활동가능시간 活動可能時間 operational time 작업환경이 아주 열악한 화재현장에서 소방대원이 효과적인 수색활동을 수행할 수 있을 것으로 예상되는 시간. = 작전가능시간.

활동심전도기록 活動心電圖記錄 Holter's monitoring 통상 24시간 동안 환자에게 심전도를 장착해서 부정맥과 일치되는 증상을 보이는 환자들에게 치료가 필요한지의 여부를 결정하기 위해 기록된 심전도를 해석하는 것.

활동저하 活動抵下 hypoactivity 심박출량 감소, 갑상선 분비 저하, 연동운동의 저하와 같이 신체나 기관의 비정상적인 활동 저하. ↔ 활동항진(hyperactivity).

활동전위 活動電位 action potential 조직이 흥분을 일으킬 때 -70mV에서 +30mV로 막전위가 변했다가 다시 빠르게 원래의 안정막전위 수준으로 돌아가는데 이러한 탈분극과 재분극이 일어나는 일련의 막전압의 변화과정.

활동항진 活動亢進 hyperactivity 활동이 비정상적으로 항진된 상태. 소아 발육기의 활동항진 상태는 항상적인 운동(탐색, 실험을 좋아하는)을 특징으로 하며 주의산만이나 욕구 불만에 대한 내성의 저하를 수반하고 보통 청년기에 이르면 경감 내지 소실된다. 활동항진은 뇌장애나 정신병으로부터도 생기는 일이 있다. ↔ 활동저하(hypoactivity).

활력징후 活力徵候 vital sign 신체 내부에서 진행되고 있는 것에 대한 외적 징후. 신체의 생리학적 상태와 체온조절, 국소적 혈압유지, 세포의 산소공급을 조절하는 능력상태를 나타내 준다. 활력징후의 네 영역은 혈압, 맥박, 호흡, 체온측정이며 병원 전 관리에서 체온측정은 자주 사용되지 않는다. 맥박은 순환기계 기능상태를 반영하며, 산소 및 이산화탄소 변화는 호흡에 영향을 미치는 중대 변수이다. 체온은 피부와 호흡기계를 통해 열 생산과 열 소실을 조절한다.

활력징후기록지 活力徵候記錄紙 vital sign record 체온, 맥박, 호흡, 혈압, 의식상태 등을 측정하여 비교적 쉽게 볼 수 있도록 기록하며 특히 출혈, 고혈압 및 두부손상 등 환자의 상태가 심할 때는 자주 관찰을 요하며 이것을 그래프에 그려 변화 양상을 쉽게 파악할 수 있도록 기록한 서식.

활로징후 ~徵候 tetralogy of Fallot : TOF (Etienne-Louis A. Fallot, 프랑스의 의사, 1850~1911) 선천성 심장질환의 네 가지 복합징후. 즉 폐동맥 협착, 심실중격결손, 대동맥의 우방전위, 우심실 비대로 이루어져 있다. 따라서 대동맥 우방전위로 대동맥은 심실중격을 뒤얹고, 정맥혈과 동맥혈의 양쪽을 받게 된다. 영아의 초기징후는 창백, 저산소증, 수유가 힘들고, 체중 증가가 없으며 발달지연을 들 수 있다. 좀 더 나이 든 아동은 전형적으로 쭈그리고 앉는 자세를 취하고 곤봉형 손가락을 보이며 수축기 잡음이 항상 들리고, 제2심음이 약하거나 없다. 진단은 과거력에 기초하여 신체검진, 심도자술로 내려진다. 치료는 아이가 전체 교정수술을 견딜 수 있는 나이가 될 때까지 조직 저산소증을 감소시키고 합병증을 예방하기 위하여 전신순환을 폐순환에 연결하는 지지적이고 고식적 외과 중재를 택한다. 수술 적령기는 대략 1세이다. = Fallot's syndrome(심장성 심기형 4징후).

활막 滑膜 synovial membrane 활액을 분비하는 막. 관절낭 내면에 있으며 관절운동이나 근·건의 운동을 원활히 해준다.

활막성관절 滑膜性關節 synovial joint 관절연골(articular cartilage), 관절낭(articular capsule), 활막(synovial membrane) 그리고 활액(synovial fluid) 등으로 구성된 관절. 인체의 대부분 관절이 이에 속하고 자유롭게 움직일 수 있다.

활석 滑石 talc 백색, 은백색, 담녹색, 암녹색, 갈색의 단사정계(單斜晶系)에 속하는 광물. 굳기 1, 비중 2.7~2.8, 조흔색 백색. 화학성분은 $Mg_3(OH)_2Si_4O_{10}$이며 때로는 인상(鱗狀), 엽편상(葉片狀)을 이루는데, 대부분 치밀질의 집합체이다. 엽편은 휘기 쉽지만 탄성은 없다. 가열하면 각섬석구조(700~900℃), 휘석구조(1,000~1,200℃)가 되며, 더 높은 온도(1,250~1,350℃)에서는 크리스토발라이트와 단사완화휘석으로 분해된다. 결정편암 속에 함유되고, 사문암과 같은 염기성인 심성암(深成岩) 속에 큰 덩어리로 산출되며, 마그네슘을 함유하는 광물의 변질에 의하여 생성된다. 용도는 활석 중 불순물로서의 철을 거의 함유하지 않는 양질의 것은 아트지(紙)를 가공할 때의 재료가 되고, 그밖에 화장품, 활마용(滑摩用), 보온용, 내화재 등에 사용된다.

활선작업 活線作業 barehand work 노출, 통전 중인 전선이나 회로부품에서 작업을 수행하는 것.

활성금속 活性金屬 reactive metal 화학적으로 활성도가 높은 금속. 고온도에서 산소, 수소, 질소에 대하여 강력한 친화성을 나타내는 등 강력한 환원성을 지닌다. 티타늄, 지르코늄, 바나듐, 탄탈, 몰리브덴, 텅스텐, 우라늄, 레듐 등의 금속이 이에 속한다. 순물질을 얻기 위해서는 특수가공시설이 필요하므로 지금가격(地金價格), 성형가공비가 올라가 용도가 제한되어 있다.

활성도 活性度 activity 한정된 조건에서 단위시간당 일정량의 기질이 생성물로 변환되는 효소의 활동. 특정한 물질이 쇠퇴하는 단계로 방사능의 경우는 초당 핵분열의 평균수에 의해 표현된다. 이 숫자가 일반적으로 크기 때문에 퀴리 혹은 그에 의한 비율의 단위로 표시된다.

활성오니법 活性汚泥法 activated sludge process 살수여과법보다 경제적이고 처리면적이 적어도 가능하지만 고도의 숙련된 기술을 필요로 하는 방법으로 도시 하수처리법이 많이 이용된다.

활성제 活性劑 activator 다른 물질이나 구조, 특히 효소를 활성화하는 물질에서 활동을 자극하는 물질이나 힘 또는 장치.

활성탄 活性炭 activated charcoal 나무나 유기물을 구어서 만든 강력한 흡착제. 대부분의 유기, 무기 물질에 효과적이며 용량은 체중 1kg당 1gm으로 4배의 물을 가하여 잘 흔든 후 먹이거나 위세척 튜브를 통해 투여한다. 설사 촉진제인 황산마그네슘(magnesium sulfate)이나 황산나트륨(sodium sulfate)과는 혼합액으로 사용하여도 좋으나 Ipecac시럽과 같이 사용하면 시럽의 구토작용이 방해를 받기 때문에 같이 사용하지 않는다. 투여한 혼합액을 환자가 토하면 재차 투여한다.

활성화에너지 活性化~ activation energy 화학반응이 일어나는 데 필요한 최소한의 에너지. 예를 들면, 상온에서 수소와 산소를 혼합했을 때는 반응이 진행하지 않지만, 여기에 불을 붙이면 반응하여 열을 방출하고 수증기를 생성한다. 이것은 반응이 일어나려면 반응 물질의 분자 사이에 충돌이 일어나야 하고, 충돌을 일으킨 분자는 반응하는 데 충분한 에너지를 가지고 있어야 한다는 사실을 의미한다. 따라서 반응 물질로부터 변화할 때에 에너지를 받아야만 반응이 진행한다. 이러한 에너지가 활성화에너지이다. 활성화에너지가 크면 반응 속도가 느리기 때문에 반응하기가 어렵다. 따라서 좀더 반응을 쉽게, 반응 속도를 빠르게 하려면 활성화에너지를 낮추는 정촉매가 필요하다. 반대로 활성화에너지를 크게 하여 반응 속도를 느리게 해야 하는 경우도 있는데 이때 필요한 것은 부촉매이다.

활성화열 活性化熱 activation heat 근육이 수축할 때마다 생산되는 열.

활액 滑液 synovia 활막에서 관절강내로 분비되어 관절운동을 원활히 해주는 난백과 비슷한 투명하고 알칼리성인 점조액. → 활막성관절.

활액막 滑液膜 synovial membrane 자유롭게 움직일 수 있는 관절을 둘러싸고 있는 관절낭 안쪽 조직의 얇은 두 층. 외층은 강인한 교원섬유의 섬유막이고 내층은 활막이라고도 하며 소성결합조직으로 이루어진다. 활막은 외부 섬유낭에 느슨하게 부착되어 있으며, 관절내로 짙은 액체를 분비하여 관절에 윤활제로 사용된다. 관절이 손상을 받으면 동통을 유발하는 정도가 증가하기도 한다. = 원활막.

활액막염 滑液膜炎 synovitis 운동시 특히 관절에 통증을 느끼며 활액낭 내의 삼출액에 의한 파동성 종창을 특징으로 하는 활막의 염증. 섬유소성, 임질성, 자궁내막염성, 산욕성, 류마티스성, 요도성 활액막염이 있다. = 활막염.

활주 滑走 gliding 활막성 관절에서 일어날 수 있는 가장 간단하고 보편적인 형태의 운동. 관절 면에서 서로 앞뒤로 미끄러지는 운동으로 관절면은 편평하거나 약간 굽은 상태이다. 주로 늑골 두와 추체 사이의 관절, 늑골골절과 추골의 횡돌기 사이의 관절 및 추체와 추간원판 사이에서 일어난다.

활주관절 滑走關節 gliding joint 손목이나 발목과 같은 접촉하는 뼈마디가 미끄러지는 동작만이 허용되는 활막관절. 각각 미끄러지는 관절주위의 인대와 다른 조직은 운동을 제한한다.

활주로 滑走路 runway 항공기의 착륙 및 이륙을 위하여 육상비행장에 설치된 일정한 장방형 구역.

활주로가시거리 滑走路可視距離 runway visual range : RVR 활주로의 중심선에 있는 항공기의 조종사가 활주로의 윤곽을 나타내거나 또는 활주로의 중심선을 표시하는 활주로 표면표시 또는 등화를 볼 수 있는 거리.

활주설 滑走說 sliding theory A. F. Huxley(영)의 근육수축과 이완에 관한 학설. 근수축시에는 가느다란 액틴 필라멘트가 굵은 미오신 필라멘트 사이로 미끄러져 들어가서 인접한 액틴 필라멘트의 길이가 단축되어 중복되고 따라서 근육이 이완될 때는 액틴 필라멘트가 미끄러져 나오고 수축할 때는 반대 방향으로 미끄러져 들어간 다음 서로 떨어진다는 학설. 이러한 작용에 필요한 중요한 에너지원은 ATP이다. 가느다란 액틴 필라멘트와 굵은 미오신 필라멘트를 연결하는 돌기를 교차교량체(cross bridge)라고 하는데 이 교차교량체는 미오신 분자의 일부이며 미오신 필라멘트 쪽에 붙어있는 부분은 고정되어 있다. 가느다란 액틴 필라멘트는 트로포닌(troponin), 트로포미오신(tropomyosin)이라는 조절 단백질로 구성되는데 이들 단백질은 미오신의 교차교량체와 액틴 필라멘트가 결합하는 것을 억제한다. 즉, 이 두 개의 조절단백질 때문에 근수축이 억제된다. 트로포닌에는 Ca^{++} 결합부위가 있는데 여기에 Ca^{++}이 결합하게 되면 트로포닌(troponin)-트로포미오신(tropomyosin)의 억제작용이 소실되게 된다. 따라서 미오신의 교차교량체와 액틴 필라멘트가 결합하게 되어 근수축이 일어난다.

활차 滑車 trochlea 급히 방향을 바꿀 때 건을 그 자리에 고정시키고 그 속에서 운동하기 쉽게 하는 섬유성 조직. = 도르래.

활차신경 滑車神經 trochlear nerve 뇌신경 중 가장 작고 유일하게 뇌간의 배 측에서 나오는 신경. 동안신경 핵 바로 뒤쪽 중뇌 하구(inferior colliculus)에서 일어나기 시작하며 중뇌수도 주위를 돌아 상수범(superior medullary velum)에서 교차한다. 교차된 신경섬유는 상안와열을 지나 안와로 들어와 상사근에 분포한다. = 도르래 신경.

활차장치 滑車裝置 block and tackle 감아올리기와 끌어당기기의 기계적 작동을 보다 용이하게 하기 위해 로프와 도르래를 결합한 것.

황 黃 sulfur [S] 원자번호 16, 원자량 32.064, 비점 444.6℃, 융점 120℃, 비중 1.9556(연질), 2.046(경질), 인화점 207℃, 발화점 207℃인 무미, 무취의 담황색 미세한 무정형 또는 결정성의 분말 또는 괴상. 황의 결정에는 8면체인 사방황 Sα와 바늘모양의 단사황 Sβ가 있으며 비결정성의 고무상황이 있다. 95.5℃ 이하에서는 Sα가 가장 안정하며, 자연황이나 승화황이 이에 속한다. 물에 녹지 않고 이황화탄소에는 잘 녹으며, 알코올, 벤젠, 에테르에도 다소 녹는다. 모든 황은 방치해두면 Sα가 된다. 95.5℃ 이상에서는 Sβ가 안정하며, 보통 황을 용융시킨 후 고화시키면 석출되는 담황색의 결정이 Sβ이다. 이황화탄소, 알코올, 벤젠 등에 녹는다. 연소하기 매우 쉬운 가연성 고체로 연소시 푸른 불꽃을 보이며 유독한 이산화황을 발생한다. 연소할 때는 연소열에 의해 액화되고 여기서 증발한 증기가 연소하며 연소 그 자체는 격렬하지 않다. 연소생성물인 이산화황이 자극성이 강하고 매우 유독하므로 소화 종사자에게 치명적인 영향을 주기 때문에 소화가 곤란하다. 저장시에는 화기를 엄금하고, 가열, 충격, 마찰을 피한다. 용기는 차고 건조하며 환기가 잘되는 곳에 저장한다. 증기 또는 분말의 비산(飛散), 부유(浮游)를 방지하여 정전기의 발생 분위기를 제거하고 정전기의 축적을 방지한다. 화재시엔 모래로 질식소화하는 것이 효과적이며 직사 주수시 비산의 위험이 있으므로 다량의 물을 분무주수한다. 유독성 가스의 흡입 방지를 위해 공기 호흡기 등의 보호장구를 착용한다. 피부 및 눈을 자극하고 흡입하면 기관지염, 폐렴, 위염, 혈담 등의 증상이 나타난다. 제법은 천연유황 또는 지하유황을 소취법(燒取法)이라고 부르는 건류법과 증기제련법을 통해 얻는다. 이 중에서도 소취법이 특히 많아 약 90%를 차지한다. 용도는 황화합물의 제조, 꽃불류 제조, 성냥, 화약의 원료, 흑색 화약, 염소산염폭약, 다이너마이트, 표백제, 고무가황, 의약, 농약, 살균제, 살충제, 소독, 에보나이트, 펄프제조, 염료, 유리착색제(노란색), 티오황산나트륨 제조 등에 사용된다.

황골수 黃骨髓 yellow bone marrow 골수조직에 지방세포가 점점 증가되어 황색으로 보이는 골수. 조혈기능이 상실되고 대부분 지방조직으로 대치되어있다. 빈혈시에는 황골수가 적골수로 전환하여 조혈을 시도한다. → 골수.

황금시간 黃金時間 golden hour 미국 메릴랜드주의 응급의료체계에서 사용하여 널리 알려진 용어로 중증손상 후 1시간 동안. 이 시간 내에 수술을 받은 경우 더 생존율이 높은 것으로 나타나 병원 전 응급의료를 10분 이내로 하는 빠른 현장처치와 빠른 이송을 강조하고 있다.

황달 黃疸 jaundice 혈액 내 빌리루빈 수치가 정상보다 높음으로써 점막, 공막, 피부가 노랗게 변색되는 현상. 검은 피부인 경우 입안의 경구개가 진단에 적절한 부위이고 오심, 구토, 복통 등이 동반되고 검은 색 소변과 진흙색 대변을 보는 경우이다. 황달은 간 질환, 담도폐쇄, 용혈성 빈혈 등에 의해 동반되며 생리적 황달은 신생아에게 정상적으로 나타난 뒤 수일 후 사라진다.

황달의 黃疸~ icteric 황달과 관련되거나 유사한 것.

황동 黃銅 brass 구리와 아연의 합금. 고체의 구리 속에 아연이 녹아들어가는 범위(약 35%까지)의 것을 α황동이라고 하는데, 전연성(展延性)이 크므로 두들기거나 늘려서 판, 봉, 선, 관 등으로 가공해서 사용한다. 아연의 양이 많아짐에 따라 경도와 강도가 증가하고, 합금의 색도 구리의 붉은기가 도는 색에서 황색에 접근해 간다. 고체의 구리에 고용(固溶)되는 양 이상으로 아연이 들어가면 여분의 아연은 구리와 β라는 별개의 고체를 만들기 때문에 합금은 α와 β의 두 가지 고체의 혼합물이 되고, 색은 다시 붉은 기가 더해지게 된다. 이러한 2상(相)의 합금 중 대표적인 것은 40% 아연의 이른바 사륙황동으로, 건재(建材)의 쇠붙이 장식, 문의 손잡이 등 놋쇠장식은 대부분 이것이며, α황동보다 견고하고 마모되지 않는다. 또 Sn, Fe, Mn, Al, Si, Pb 등의 원소를 첨가하여 기계적 성질이나 내식성을 개선한 특수 황동이라 불리는 합금군(合金群)이 있다. = 놋쇠.

황린 黃燐 yellow phosphorus [P₄] 백색 또는 담황색 왁스상의 가연성 고체. 물에 녹지 않고 벤젠, 이황화탄소에 녹는다. 발화점이 매우 낮아 공기 중에 노출되면 자연발화를 일으킨다. 공기 중 격렬하게 연소하여 유독성가스인 오산화인(P_2O_5)의 백연을 낸다. 강산화제와 접촉하면 발화위험이 있으며, 충격·마찰에 의해서도 발화한다. 성냥, 농약, 소이탄, 연막탄, 비료 등의 원료로 사용된다. → 벤젠, 이황화탄소, 발화점, 자연발화.

황마섬유 黃麻纖維 jute fiber 갈색, 또는 녹색의 광택이 있는 섬유. 삼의 한 가지로 인도가 원산지이며 우리나라에서는 경상북도 안동 등지에서 많이 생산된다. 표백이 곤란하기 때문에 의복을 만드는 섬유로 쓰지 못하지만 목화 다음으로 많이 사용되는 식물섬유이다. 마대, 로프 및 전선 피복용 섬유 등 용도가 다양하다.

황반 黃斑 macula lutea 가장 선명한 시각부위인 중심와를 포함하는 눈의 망막에 있는 황색의 함몰 부위.

황변증 黃變症 xanthosis 피부가 노란색으로 변색된 증세. 다량의 카로틴색소를 포함하는 황색이나 오렌지색 잎의 식물섭취나 때때로 암과 관련된 질병에서 볼 수 있다.

황산 黃酸 sulfuric acid [H₂SO₄] 분자량 98.07, 비중 1.84(15℃), 융점 10.5℃, 비점 319℃인 무색 투명한 유상액체. 물보다 무거우며 불연성 물질이다. 순황산(100% 황산) 및 진한 황산은 물과의 친화력

(親和力)이 강하여 혼합하면 강하게 발열한다. 또 물과 강하게 결합할 뿐만 아니라 강력한 탈수작용이 있어, 다른 여러 가지 화합물로부터 산소와 수소를 빼앗기 때문에 각종 건조제, 탈수제로 사용되며, 설탕이나 섬유 등에 황산을 작용시키면 탈수되어 탄소가 유리된다. 진한 황산에 삼산화황을 녹인 발연황산은 탈수작용이나 산화작용이 훨씬 강하다. 비교적 휘발성이 작은 편이며 물에 녹으면 강한 산성 반응을 나타내고 부식성이 강하다. 자신은 불연성이지만 강산화성 물질로서 진한 황산은 산화력이 강하며 290℃ 이상 가열하면 산소를 발생하고 다른 가연물과 접촉할 때는 발열하여 강하게 발화시킨다. 묽은 황산은 수소보다 이온화경향이 큰 금속과 반응하면 수소를 발생한다. 진한 황산은 물과 희석될 때 심하게 발열한다. 강염기와 작용하여 염을 만들며 이때 발열한다. 이 경우 가연성 물질과 혼재하면 발화할 수 있다. 저장시 용기의 재질은 강제로 하며 용기는 직사광선을 피하고 건조하며 찬곳에 저장한다. 염소산염류 등의 강산화성 고체(제1류 위험물), 화학약품, 화약류, 알칼리, 염, 카바이드, 질산염류, 금속분, 뇌산염, 유기과산화물 및 가연성 물질과 격리해야 한다. 누출시에는 톱밥, 종이, 나무부스러기 등 가연물질에 섞여서 폐기되지 않도록 하며 중화제로 서서히 중화시킨 후 많은 물로 희석한다. 소량의 가연물과 혼합하여 소규모 화재일 때는 건조분말로 질식소화하거나 다량의 물로 희석할 수 있으나, 기타의 경우는 주수를 금하고 마른 모래나 회로 덮어 질식시킨다. 소화 작업 중 다량의 황산 용기에 주수하면 심하게 비산하므로 절대로 주수를 엄금한다. 화재시 유독가스가 발생하므로 공기호흡기를 착용하고 강한 부식성 물질이므로 피부노출을 방지한다. 눈에 들어가면 실명하고 3.8g 이상 먹으면 사망한다. 진한 증기를 다량 흡입하면 의식불명, 폐조직의 손상을 받는다. 제조시 황 또는 황화석(黃化石), 보통 황화철을 배소(焙燒)하여 이산화황을 만들고, 이것을 산화시키고 물에 흡수시켜서 제조한다. 용도는 화학비료, 염료, 면화약, 폭약, 의약품 제조, 촉매, 석유정제, 철강, 방직, 제지, 원유정제, 각종 시약으로 사용

된다. = battery acid, hydrogen sulfate, oil of vitriol, chamber acid.

황산구리 黃酸~ blue vitriol [$CuSO_4$] 구리의 황산염. 1가의 황산구리(Ⅰ) 및 2가의 황산구리(Ⅱ)가 알려져 있다. 1) 황산구리(Ⅰ)(황산제일구리) : 화학식 Cu_2SO_4. 무색 또는 회색의 분말로, 물속에 넣거나 습한 공기 중에 방치하면 황산구리(Ⅱ)가 된다. 구리를 200℃로 가열한 진한 황산에 녹여, 알코올로 처리하면 얻을 수 있다. 2) 황산구리(Ⅱ)(황산제이구리) : 화학식 $CuSO_4$. 청색의 투명한 결정으로 비중 2.286이다. 건조한 공기 중에서 서서히 풍해(風解)한다. 가열하면 45℃에서 2분자의 물, 110℃에서 4분자의 물, 다시 250℃에서 모든 물분자를 잃고 무색의 무수물이 된다. 100g의 물에 0℃에서 24.3g, 100℃에서 205g 녹는다. 글리세롤, 메탄올 등에도 녹는다. 제법은 황동석(黃銅石)에 공기를 통과시키면서 가열하고 생성되는 황산구리를 물에 녹인 액을 증발, 농축시키는 방법이나, 구리제련의 전해폐액(電解廢液)을 이용하는 방법이 있다. 용도는 전해액이 되는 외에 다른 구리염의 원료, 안료나 보르도액의 원료, 매염제(媒染劑), 분석시약 등 용도가 매우 많다. 또 무수물은 유기화합물의 건조제로도 사용된다.

황산마그네슘 黃酸~ magnesium sulfate 운동신경에서 아세틸콜린을 저하시키므로 자간증과 관련된 경련의 치료에 있어서 중추신경 억제제로 작용하며 임신과 관련된 경련의 초기치료에 유효하다. 경련이 멈춘 후에 다른 항 경련제를 투여하여야 한다. 담낭 중에 들어있는 담즙을 십이지장으로 배출 촉진하는 작용도 있어 배담제(cholagogics)라고도 한다. 배담제로 이용할 때는 20~25% 용액을 20~50㎖ 경구 투여하거나 직접 십이지장에 주입한다. 자간증과 관련된 경련의 치료에는 2~4g을 정주하고 정주가 어려울 때는 근육주사로 투여하며 이때는 약물의 용적이 5~10㎖로 많으므로 반으로 나누어 각각 다른 부위에 근육주사 한다. 발한, 반사기능 저하, 졸림, 마비, 심장기능 저하, 저혈압 등의 부작용이 우려되므로 임부는 주의하고 과민성환자나 심근경색환자, 신

장 질환자에게는 사용하지 않는다. 가장 위급한 상황은 호흡억제인데 호흡억제가 일어날 경우에는 염화칼슘을 해독제로 이용한다.

황산메타프로테레놀 黃酸~ metaproterenol sulfate 천식치료에 사용되는 기관지 확장제. 교감신경의 β_2 수용체에 더 선택적이고 β_1 수용체에는 덜 효과적이고 위장관에서 잘 흡수된다. 부작용은 빈맥과 고혈압을 포함하고 심부정맥 병력이 있는 환자에게는 주의해서 사용한다. = alupent, metaprel.

황산모르핀 黃酸~ morphine sulfate 인공적으로 합성이 쉽지 않으므로 아직까지는 주로 아편이나 양귀비속 식물에서 얻어지는 중추신경계 억제제. 통각만을 선택적으로 차단하는 강력한 진통제이다. 응급의학에서 유용하는 혈역학적 특징을 가지고 있으며 가장 강력한 진통제라고 볼 수 있다. 심근경색으로 인한 흉통시 투여하는데 용량을 초과하면 심한 호흡억제와 기립성 저혈압을 볼 수 있으며 심한 중독증 상태는 동공수축이 심하여 바늘 끝만큼 해진다. 혈압강하, 심박출량 감소, 호흡억제를 일으키는 단점이 있으나 언어장애나 운동장애는 나타나지 않는다. 진통작용 시간은 보통 12~14시간으로 수술 후 통증의 조절이나 말기암환자의 통증치료에도 많이 사용한다. 또한 가슴 통증이 없는 폐부종의 징후와 증상을 가진 환자에게 자주 투여하며 해소중추를 억제하므로 진해작용을 나타내기도 한다. 소화관 평활근에 대해서는 긴장을 높이고 연축을 일으킴으로서 장의 연동운동이 억제되어 변비가 생기기도 한다. morphine의 급성중독에 사용되는 길항제는 nalorphine 이다. 2~10mg의 정주량이 표준인데 2분마다 2mg의 추가량을 투여할 수 있고 통증이 경감되거나 호흡억제의 징후가 나타날 때까지 계속될 수 있다. 환자 체중에 따라 통상 5~15mg을 근주할 수 있으나 응급상황 일때는 promethazine과 같은 진토제와 함께 보통 정주를 실시한다. 소아는 0.1~0.2mg/kg을 피하주사하고 1회 15mg을 초과하지 않는다. 천식환자에 있어서는 천명이 일어날 수 있으며 오심, 구토도 가끔 일어난다. 혈 역학적 효과 때문에 체액이 소실되었거나 심한 저혈압이 있는 환자, 두부손상이나 복

부 통증이 있는 환자, 18세 이하에게는 투여해서는 안된다. 약물 투여시는 마약 길항제인 naloxone (narcan)을 즉시 사용할 수 있도록 준비해 놓는다.

황산아트로핀 黃酸~ atropine sulfate 수축부전, 불안정한 서맥, 맥박소실과 유기인산염 중독의 치료에 쓰이는 항콜린제. 현장사용에 금기사항은 없지만 급성심근경색과 녹내장이 있을 경우 주의해야 한다.

황산암모늄 黃酸~ ammonium sulfate [(NH₄)₂SO₄] 비중 1.76, 가압 하에서 융점 513℃인 무색 투명 사방정계 결정 또는 입상 결정. 제조법에 의하여 큰 결정인 것과 미세한 분말의 것이 있고, 제품은 백색의 결정 모양 분말이다. 이론적으로는 21.24%의 질소를 함유하는데, 공업적으로 제조된 것은 약간의 수분이나 유리된 황산을 함유하기 때문에 보통 20~21%의 질소를 함유한다. 비료 중 요소(尿素)와 더불어 생산량이 가장 많고, 그 원료로 하는 암모니아의 제조 방법에 따라 합성황산암모늄, 부생(副生)황산암모늄, 변성(變成)황산암모늄의 세 종으로 크게 나뉘며, 최근에는 대부분이 합성황산암모늄이 차지하고 있다. 용도는 비료, 산림 화재의 소화약제로 쓰이며 암모늄염의 합성원료로도 중요하다. = 황안(黃安), ammonium sulphate.

황산테르부탈린 黃酸~ terbutaline sulfate β_2아드레날린성 수용체에 직접 작용하여 기관지 평활근을 이완시키는 항 천식제. 기관지천식, 만성 기관지염, 천식성 기관지염, 기관지 확장으로 인한 폐기종 등에 유효하다. 1일 3회 1회에 성인 1~2정, 소아는 1정을 투여한다. 진전, 불안, 불면증, 심장마비, 심계항진 등의 부작용이 우려되므로 주의하고 협우각 녹내장환자나 빈맥환자에게는 사용해서는 안된다.

황색시증 黃色視症 xanthopsia 모든 것이 노란색으로 나타나는 시각 상태. = 황시증.

황열 黃熱 yellow fever 아프리카 서부나 남아메리카에서 볼 수 있는 악성 전염병. 병원체는 황열바이러스 환자 및 병원체를 보유하는 원숭이나 주머니쥐의 피를 빨아먹는 모기가 매개하여 전염된다. 예전에 유럽이나 북아메리카에도 가끔 침입하였으므로 검역전염병으로 각 국에서 침입방지에 노력하고 있

다. 잠복기는 3~6일로 오한, 떨림과 더불어 고열을 내고 두통, 요통, 사지통이 일어나고 이어 혈액이 섞인 흑색의 구토(흑토병의 유래)를 비롯하여 코피, 피부점막의 출혈, 황달 등이 나타나고, 발병하고 나서 5~10일 후쯤에 사망하는 일이 많다. 특효약은 없고, 치명률은 유행에 따라 다르지만, 성인에서는 15~80%이고, 치유되면 일생 면역이 된다. 예방으로는 병원성을 잃은 생백신의 주사가 유효하며, 유행지로부터 오는 항공기의 소독, 환자의 격리, 모기의 구제 등도 필요하다. = 흑토병.

황체의 黃體~ luteal 여성 난소의 황체와 관련되어 있거나 그 기능과 효과와 관련된.

황체호르몬 黃體~ luteinizing hormone : LH 뇌하수체 전엽에서 분비되는 성선 자극 호르몬의 하나. 정소의 간질세포를 자극하기 때문에 남성에서는 간질세포자극호르몬(ICSH)이라 하고, 간질세포(leydig cell)를 자극하여 테스토스테론의 분비를 항진시킨다. 역시 뇌하수체 전엽에서 분비되는 난포 자극호르몬(FSH)과 협력해서 작용하고 세포를 성숙시켜서 난포 호르몬의 분비를 촉진하고 배란으로 이끈다. 배란 후 여포의 황체형성을 유발하며 형성된 황체에서 에스트로겐 및 프로게스테론의 분비를 촉진한다.

황혼 黃昏 twilight ① 희미한 빛, 보통 해진 후에 생기는. ② 실신이나 불분명한 정신인식을 언급하는.

황혼혼미 黃昏昏迷 twilight narcosis 거의 어두워질 때 피곤과 빈약한 조명 때문에 주의가 감소하는 것. = 여명혼미.

황화 黃化 sulfation 산화칼슘이 산소 및 이산화황과 결합하여 황화칼슘을 형성할 때 발생하는 화학적 발열반응.

황화린 黃化燐 phosphorous sulfide 황색의 결정성 덩어리. 삼황화린(P_4S_3), 오황화린(P_2S_5), 칠황화린(P_4S_7)의 세 가지가 있다. 가연성 고체물질로서 약간의 열에 의해서도 연소하기 쉽고 때에 따라 폭발한다. 삼황화린은 공기 중 약 100℃에서 발화하고 마찰에 의해서도 쉽게 연소하며 자연발화 가능성도 있다. 물과 접촉하여 가수분해하거나 습한 공기 중 분해하여 황화수소를 발생하며, 발생된 황화수소는 가연성·유독성기체로 공기와 혼합시 인화폭발성 혼합기를 형성하므로 위험하다. 알칼리, 알코올류, 아민류, 유기산, 강산과 접촉하면 심하게 반응한다. 저장·취급시 가열을 금지하고, 직사광선을 차단하며, 화기를 엄금하고 충격, 마찰을 피한다. 삼황화린은 자연발화성이 있으므로 습기, 가열방지 및 산화제와의 접촉을 피하여야 한다. 화재 진압시 물에 의한 냉각소화는 적절하지 않으며(유독성, 가연성의 황화수소 발생) 이산화탄소, 건조소금분말, 건조분말, 마른 모래 등으로 질식소화한다. 연소시 유독성의 증기가 발생하므로 공기 호흡기, 방호복, 보호안경, 보호장갑 등을 착용하여야 한다. 눈에 들어가면 눈을 자극하고 피부에 접촉하면 피부염, 탈색을 일으킨다. 제법은 가열 용융시킨 유황과 황린을 서서히 반응시킨 후 증류, 냉각하여 얻는다. 용도는 삼황화린은 유기합성, 탈색, 성냥으로, 오황화린은 선광제, 의약품 제조, 농약제조, 윤활유 첨가제, 칠황화린은 유기합성 등에 사용된다.

황화수소 黃化水素 hydrogen sulfide [H_2S] 무색기체로 달걀 썩는 냄새가 나는 유독성 악취가스. 공기보다 약간 무거우며 석유정제 과정이나 염료, 피혁, 고무공장, 축사 등에서 발생하며 산소가 부족한 상태에서 하수가 부패되거나 화장실내에서 분뇨가스로 발생된다. 황화수소가스가 발생하면서 환기가 되지 않은 곳에서 작업을 할 때 급사의 원인이 되며 구조를 위해 들어간 구조자도 연이어 희생될 우려가 있는 유독가스이다. 단백질 등 유기물질이 미생물에 의해 분해되어 천연적으로 발생하는 황화가스는 대기중에서 산화되어 아황산가스나 황산염으로 변화한다. 0.025~0.1ppm 정도의 낮은 농도에서도 냄새를 느낄 수 있으며 저농도에서는 생리적인 영향이 크지 않으나 악취로 인해 식욕부진, 메스꺼움, 구토를 일으키며 위장이나 폐에서 쉽게 흡수되므로 고농도에서는 치명적인 급성 중독증상을 일으켜 각막이상, 점막자극, 기침, 두통, 현기증, 치아이상, 세포내 호흡정지 등을 일으킨다. 황화수소에 중독된 시체의 시반은 녹갈색을 띠며 기관, 폐, 근육 등에서 특유한 냄새가 난다. 응급처치는 환자를 노출된 환경에서 즉시 대피시키고 가능한 가장 높은 농도(100%)의 산소를 투여한다. 눈에 자극을 받았을 때는 찬 수건을 대고 즉시 병원으로 이송한다.

황화수소중독 黃化水素中毒 hydrogen sulfide poisoning 황화수소에 의한 중독증. 자극성 냄새가 강하기 때문에 접촉하거나 흡입함으로써 후각이 마비되고, 점막이나 호흡기에 장애를 일으킨다. 한계량을 넘으면 강한 급성 중독을 나타내고 허탈, 혼수, 호흡마비를 일으킨다. 만성중독에서는 눈이나 기도의 자극증상을 나타내며, 흉통이나 폐렴을 일으킨다. 급성인 경우에는 신선한 공기를 흡입시키고 인공호흡을 실시한다.

횃불 torchlight 갈대·싸리나무 묶음, 기름을 적신 솜뭉치 등을 손에 들 수 있도록 만들어서 태우는 것. 조명, 신호, 방화 등의 용도로 사용한다.

횃불효과 ~效果 torch effect 가압상태의 인화성 액체를 수용하고 있던 용기나 배관의 일부분이 파손될 경우, 그 부분으로 내부의 인화성 액체가 분출하게 되는데, 이때 그곳에 발화원이 존재한다면 분출된 액체가 발화되어 토치램프의 화염과 같은 고온의 화염으로 발전, 특정 방향으로 급격히 전개되어 나가는 현상.

회 回 gyrus 대뇌피질의 주름 때문에 발생하는 것으로 뇌 표면의 꾸불꾸불한 회선. 구로 나뉘어져 있다.

회결장판 回結腸瓣 ileocolic valve 소장과 대장의 연결부위에 있는 판막. 결장의 내용물이 소장으로 역류하지 않도록 한다.

회내 廻內 pronation 전완을 돌려 손바닥이 아래와 뒤를 직면하게 하는 것.

회내근 廻內筋 pronator muscle 손바닥이 뒤쪽으로 향하고 엄지가 안쪽으로 오는 것과 같은 운동을 회내라고 하는데 이때작용하는 근. 정중신경이 지배하고 원회내근과 방형회내근이 있다.

회내운동 廻內運動 pronation 복와위를 취하는 것으로 예를 들어 손바닥을 뒤쪽으로 향하거나 아래쪽으로 향하는 것. ↔ 회외운동(廻外運動).

회람판보고서 回覽板報告書 electronic clipboard 전자식으로 된 보드에 직접 펜으로 입력하여 인식하도록 하는 최신의 기록 방식. 보통 일차평가에서의 활력징후와 차후에 관찰된 징후가 상이하다면 그 원인을 알아낸다.

회로 回路 circuit 전도성 물체로 이루어진 전기적 통로.

회로차단기 回路遮斷器 circuit breaker 정격범위를 초과하는 과전류 회로를 자동으로 개방하거나 수동으로 회로를 개폐하는 장치.

회맹판 回盲瓣 ileocecal valve 세 그룹의 상부 장간막 림프선 중의 하나에 있는 결절. 회결장동맥 주위로 거의 15개의 결절이 고리 모양으로 형성되어 있다. 이것은 두 주요 그룹을 형성하는 경향이 있는데 한 그룹은 십이지장 가까이에 다른 한 그룹은 회결장동맥 아래 부분에 존재한다. 고리는 동맥이 마지막 가지로 나누어지는 부분에서 몇 개의 그룹으로 분리된다. 회결장결절은 공장, 회장, 맹장, 충수돌기, 상행결장, 횡행결장으로부터 물질을 받는다. 회결장결절의 원심성 림프관은 전대동맥결절을 지나간다. = 돌막창자판막.

회백뇌염 灰白腦炎 polioencephalitis 바이러스에 의해 뇌 회백질에 생긴 염증. 회백수막염은 척수에 생기는 것이다.

회백질 灰白質 gray matter 척수의 중심부를 구성하고 있는 회색조직. 섬유 다발에 의해 연결된 커다란 덩어리가 양측에 서로 병행하여 정열되어 있다. 회백질이 분포되어있는 각 부위는 척수의 각을 형성하고 척수의 각은 세포체로 이루어졌다. 척수의 회백질에 있어 핵은 모든 척수의 반사중추로서 기능을 한다.

회백질척수염 灰白質脊髓炎 poliomyelitis 세 개의 폴리오바이러스 중 하나가 일으키는 감염성질환. 무증상, 경증, 마비형태로 일어난다. 남자아이가 더 심하게 영향을 받고 스트레스는 민감도를 증가시키고 임산부가 더 마비되기 쉽고 감염의 심각도는 연령에 따라 다르다. 대변 오염이나 구강분비물을 통해 전파되며 무 증상적 감염은 임상증상은 없으나 면역성이 생기고 부전성 회백질 척수염은 2~3시간 지속되며 발열, 권태감, 두통, 오심, 구토 및 경미한 복부 불편감을 동반한다. 비마비성 회백질 척수염은 더 오래 지속되고 부전성 회백질 척수염의 모든 증상과 수막 자극으로 인해 배부의 통증과 강직이 특징이다. 마비성 회백질 척수염은 부전성 회백질 척수염의 시작과 같았다가 호전된다. 며칠 후 권태감, 발열, 두통이 재발하고 통증, 허약함, 마비가 진행된다.

회복실 回復室 recovery room 국소 마취 환자와 중환자실로 이동하는 환자를 제외한 모든 환자들의 회복장소.

회복실기록지 回復室記錄紙 recovery room record 수술 후 환자가 회복실로 옮겨져 도착 당시의 상태, 회복실 내에서 환자의 상태, 치료내용, 회복실로부터 병동으로 옮겨질 때의 상태 등을 기록하는 것. 수술실을 출발하여 병실에 도착할 때까지의 환자상태가 모두 기록되어야 한다.

회복열 回復熱 recovery heat 근육을 수축 이전상태로 회복시키는 대사과정에서 발생하는 열.

회복자세 回復姿勢 recovery position 엎드려 누운 자세에서 고개는 옆으로 돌려 이물질이 기도로 흡인되는 것을 예방하는 자세. = 측와위.

회오리바람 dust devil 지표부근 대기의 불안정으로 봄과 초여름에 주로 발생하는 강력한 공기의 소용돌이. 수직축을 중심으로 선회하면서 지표 구조물을 파괴하거나 날려버린다.

회외근 廻外筋 musculus supinator 상완골 외측상과와 척골 외회근능에서 일어나기 시작하여 요골 후면을 돌아 요골 상단 외측면에 정지하며 전완의 회외운동에 관여하는 전완의 근육(muscle of forearm). = 손뒤침근.

회외운동 廻外運動 supination 앙와위를 취하는 것으로 예를 들어 전완을 외측 회전하여 손바닥을 앞쪽으로 돌려 요골과 척골이 나란히 되도록 하는 운동. ↔ 회내운동(廻內運動).

회위반사 回胃反射 ileogastric reflex 회장의 팽창이 위 운동성을 감소시키는 반사.

회음부 會陰部 perineum 양쪽 허벅지 사이의 골반 저부를 형성하는 부분. 음경, 질, 직장, 기타 지지조직이 위치한다. = 샅.

회장 回腸 ileum 공장에서 맹장 사이에 걸쳐 있는 소장의 말단부. 내부에 몇 개의 작은 윤상주름들과 수많은 림프조직들의 집합체를 가지고 있다. 이것은 우장골와 부위에서 끝나고 대장의 내측부위로 개구부가 나있다. = 돌창자 → 회맹판(ileocecal valve).

회장루조성술 回腸瘻造成術 ileostomy 대변 물질을 비우기 위해 복벽 표면으로 회장의 개구부를 외과적으로 만드는 수술. 이 시술은 진전되거나 반복적인 궤양성 대장염, 크론병, 대장암일 때 시행된다. 전잔류식이가 회장루형성술 수술전에 주어지고 장 내의 잔여물을 줄이기 위해 수술 24시간 동안 수분공급이 감소된다. 박테리아의 수를 줄이기 위해 장항생제가 제공되는데 비위관이나 장내 튜브가 삽입되며 대장의 이완부위는 영원한 회장루로 대치된다. 경우에 따라 장의 말단부나 근위부가 궤양이 치유된 후 재연결되기도 하며 근위부 회장 고리가 복벽 밖으로 들어올려져 봉합을 하게 되면 개구부가 생긴다. 주머니가 말단부 회장 부위에 만들어지고, 주머니의 끝은 밸브를 만들기 위해 복직근을 통해 봉합해 복벽을 개구하게 된다. 수술 후 환자는 반유동 형태의 대변 물질들을 모으기 위한 일회용 벽을 착용해야 하고 일단 연동 운동이 회복되고 비위관이 제거되면 배액되기 시작한다. → 결장루(colostomy).

회전 回轉 rotation 중심축 주위를 도는 뼈의 운동. 중심축이 다른 뼈에 있는 제 1경추가 축추의 추돌기를 중심축으로 하여 회전운동을 하거나, 상완골과 같은 뼈는 그것의 장축 주위를 돌고 손의 내전과 외전 운동에서 척골 상에서 요골이 움직이기도 한다.

회전계단 回轉階段 geometric stair 하나의 축을 중심으로 축의 주위를 회전하면서 오르도록 되어 있는 계단. 즉, 계단의 단이 한 쪽은 넓고 한 쪽은 좁게 되어 원형으로 돌면서 오르내리게 된 계단.

회전관창 回轉管槍 revolving cellar nozzle 밀실이나 지하실 화재시 사용하는 선단이 회전하면서 방수되는 관창.

회전성 回轉性 nutation ① (탄도학에서) 로제트 패턴의 전면 회전을 일으키는 추진력에 의한 공기역학적 힘. ② 끄덕임.

회전속도계 回轉速度計 tachometer 엔진, 펌프 등

의 회전속도를 측정하는 계기.

회전식유량계 回轉式流量計 rotameter 전신마취를 실시할 때 가스량을 측정하는 계량기. 한 쪽 끝이 가느다란 관 속에 회전하는 부칭을 갖추고 있어, 동정맥의 평균 유량도 측정할 수 있다. → 유량계 (flowmeter).

회전운동 回轉運動 rotation exercise 중심축을 두고 뼈를 돌리는 운동. 목을 좌, 우, 앞, 뒤로 돌리는 운동이나 손목을 돌리는 것과 같은 운동.

회전축측정자 回轉軸測定~ axis wheel 심장의 전기 축을 재는데 쓰는 도구.

회전충돌 回轉衝突 rotational impact collision 차가 부딪혀서 회전하는 것. 복합적 부상 유형의 원인이 된다.

회전흡입기 回轉吸入器 spinhaler 계량흡입기를 사용하기 곤란한 환자를 위하여 만들어진 기기. 용기 내에 특별한 캡슐이 장착되어 있어서 흡입할 때 캡슐이 의약품을 방출한다.

회절 回折 diffraction ① 파면이 물체의 가장자리나 개구(開口)를 지날 때, 기하 광학에 의해 예측되는 경로로부터 파면이 벗어나는 현상. ② 장애물에 의한 반사 또는 매질의 불균일성에 의한 굴절로 파면(波面)이 변화하는 현상. 회절로 인하여 발생한 파를 회절파라고 한다.

회절격자 回折格子 diffraction grating 빛을 반사 또는 투과시키는, 평행하게 같은 간격으로 놓인 얇은 선의 열. 선의 간격과 빛의 파장에 따라 결정되는 2, 3의 방향으로 회절 효과가 상호 간에 세게 되도록 작용하여 회절광을 집중시킨다.

회절영역 回折領域 diffraction region 직접파의 도달 거리보다 먼 지역에서 회절파의 전계 강도가 산란파의 전계 강도보다 강한 지역.

회절효과 回折效果 diffraction effect 전파나 음파 등이 장애물의 배후로 감돌아 가는 현상(회절)으로 인해 발생하는 영향. 일반적으로 파장이 길수록 회절 효과가 크다.

회충 蛔蟲 ascaris 장기에 기생하는 원충속의 기생충. 분변, 오염된 야채를 통해 경구침입 한 후, 위(胃)에서 부화한다. 심장, 폐포, 기관지, 식도 등을 거쳐 소장에 정착하여 감염 75일이면 성충이 되어 산란한다. 권태, 미열, 소화장애, 식욕이상, 이미증, 구토, 변비, 복통, 빈뇨, 두드러기증, 충양돌기염, 췌장염, 유충성폐렴 등의 감염증이 나타난다.

회충병(증) 蛔蟲病(症) ascariasis *Ascaris lumbricoides*에 의한 감염. 사람의 대변으로 충란이 빠져나와 손, 물, 음식을 통해 다른 사람의 입으로 전파된다.

회피성 인격장애 回避性 人格障碍 avoidant personality 남 앞에서 불편해하고 남의 비판에 예민하며, 뜻있는 대인접촉이 요구되는 일을 싫어하고 피하는 것이 특징인 인격장애. 불안해지기 쉽고, 어려움이 있으면 이를 과장하고, 조심하며, 남에게서 거절당하는 것이 두려워 사랑과 인정을 받고 싶어하는 욕망이 있다. 예전의 공식 분류에서는 분열성인격장애(分裂性人格障碍) 또는 부적합인격장애(不適合人格障碍)등의 진단명으로 쓰였다.

획득면역 獲得免疫 acquired immunity 예방접종에 의한 결과나 감염인자에 대한 노출, 또는 이미 면역된 공여자로부터 항체나 면역림프계 세포의 피동적인 이입결과로 생긴 항체, 항체생산세포, 세포성 면역에 관여하는 림프계세포 및 식세포의 반응성이 높아져 있기 때문에 생긴 특이면역.

횡 橫 transverse 물체의 긴 부분과 직각인 부분. 몸의 긴 부분을 상·하부로 나누는 것.

횡격막 橫隔膜 diaphragm 복강과 흉강을 가로막는 막상근성의 막. 안정된 흡식 동안 흉곽내 용적변화의 75%를 차지한다. 횡격막이 움직이는 거리는 1.5 cm로부터 깊은 흡식시 7cm까지 이동한다. 늑골부위는 흉강의 기저부 주위 늑골에 부착되어 있는 근섬유로 구성되었으며, 각 부위는 척추주위에 있는 인대에 부착되어 있는 섬유로 구성되어 있고, 중앙건은 늑골섬유와 각 섬유가 부착하는 부위이다. 대동맥 열공, 대정맥공, 식도열공 등의 세 군데 구멍이 있으며 대동맥 열공으로는 하행대동맥, 기정맥, 흉관, 교감신경 등이 통과하고 대정맥공으로는 하대정맥과 우횡격신경 가지가 지나간다. 식도열공으로는 식도와 좌우 미주신경이 지나간다. = 가로막.

횡격막신경 橫隔膜神經 phrenic nerve 제 4경추신경의 분지로서 횡격막의 운동신경. 보조 횡격막 신경(accessory phrenic nerve)은 목의 아랫부분이나 흉곽 내에서 횡격막 신경과 결합한다. = 가로막신경.

횡격막펌프 橫隔膜~ diaphragm pump 특수한 물질로 되어 물을 효과적으로 움직이는 양압을 유지하는 기구로 피스톤 대신 횡격막을 사용하는 펌프.

횡격막호흡 橫隔膜呼吸 diaphramatic respiration 호흡운동은 흉곽이 확장하는 것과 횡격막이 수축하는 것에 의하여 움직이는데 그 중에서도 횡격막 운동이 주인 호흡의 형태. 일반적으로 여자는 흉식호흡, 남자는 복식호흡을 하며 척수손상 시 복식호흡 증상이 나타나기도 한다. = 복식호흡.

횡근 橫筋 musculi transversus 설하신경의 지배를 받고 혀를 늘리고 좁히는 운동을 도와주는 혀의 근육.

횡단면 橫斷面 transverse plane 장축을 횡단하여 자르는 면, 즉 가로로 잘라서 분할하는 면. 횡두는 제3~5종골두와 주변의 인대에서 일어나기 시작하고 사두는 중족골저에서 일어나기 시작하여 제1중족골의 외측에 정지하며 무지의 내전과 굴곡에 관여한다.

횡단보도 橫斷步道 crosswalk 보행자의 차도횡단을 위해 노면표시로 구분한 차도 횡단구역.

횡돌기 橫突起 transverse process 척주의 각 척추로부터 가로로 뻗은 뼈 부분. = 가로돌기.

횡면 橫面 transverse plane 몸을 상부와 하부로 나누는 해부학적 부분. 몸 구조의 하부나 상부면을 볼 수 있다. = 수평면(horizontal plane).

횡문근 橫紋筋 skeletal muscle 운동신경으로 지배되며 대부분이 골격에 붙어 의지에 따라 신체를 움직일 수 있는 가로무늬를 나타내는 근. = 가로무늬근육.

횡문근육종 橫紋筋肉腫 rhabdomyosarcoma 원시 횡문근세포에서 비롯되는 고도의 악성 종양. 대부분 머리와 목에서 빈번히 일어나며 연부 악성종양의 약 20%를 차지하고 골격근과 비뇨기 등에서도 보이며 조직형으로 볼 때 태아형, 포소형, 다형형의 세 가지로 구분된다.

횡봉 橫棒 horizontal shaft 사다리에 사람이 오르거나 내려올 수 있도록 가로로 설치된 사다리 구조물. 미끄럼방지 처리가 되어 있다.

횡선 橫線 abscissa 보통 그래프에서 나타나는 두 축 중의 하나. 이 좌표는 수직선 혹은 y축에 직각으로 위치한다. x축으로도 알려져 있다. = 가로좌표, 가로축.

횡열 橫裂 transverse fissure 뇌의 두 표면을 나누는 홈으로 간뇌의 배측면과 뇌반구 구측면을 분리하는 열.

횡영 橫永 side stroke 한편 쪽의 몸통을 밑으로 하여 옆으로 눕고 위쪽의 팔은 물을 저은 후 수면 위로 빼어 올려 앞으로 옮기는 수영기법. 인명을 구조하거나 운반할 때 주로 쓰인다.

횡와위 橫臥位 recumbent 눕거나 혹은 뒤로 기대는 것.

횡와위호흡 橫臥位呼吸 trepopnea 일정한 위치로 횡와위를 취하면 호흡이 편해지는 것. 숨가쁨을 줄이기 위한 자세 취하기.

횡축펌프 橫軸~ horizontal pump 축이 통상 수평 위치에 있는 펌프.

횡태위 橫胎位 transverse presentation 태아의 선진부가 산도와 비스듬하게 횡으로 직각을 이룬 상태. → shoulder presentation.

횡평면 橫平面 transverse plane 몸을 상부와 하부로 나누는 해부학적 관점. 몸구조의 하나나 상부면을 볼 수 있다. = horizontal plane.

횡행결장 橫行結腸 transverse colon 약 50cm로 간의 하면으로부터 복강을 가로질러 좌하늑부, 비장의 아래까지 아치를 이루는 결장. 복막으로 완전히 덮혀 있고 장간막, 즉 횡행결장막에 의해 연결되어 있으며 췌장의 하연에 연결된다. 가로(잘록)창자→ 결장.

횡행결장간막 橫行結腸間膜 transverse mesocolon 대장(횡행결장)을 복벽과 연결시키는 장의 넓은 주름.

횡행돌기 橫行突起 transverse process 척주의 각 척추로부터 가로로 뻗은 뼈 부분.

횡행의 橫行~ transverse 물체의 긴 부분과 직각의. 몸의 긴 부분을 상·하부로 나누는 면의.

효과기 效果器 effector organ 운동뉴런에 의해 활성화되는 근육과 선(腺).

효능 效能 efficacy 치료에 사용되는 약물의 효과. 임상시험의 목적은 효능을 결정하는 것으로 절대적인 측정법은 어렵다. 용량에 관계없이 어떤 약물이나 치료가 결과를 일으키는 최대 능력을 나타내는 것을 의미하며, 마약류는 거의 이상적인 효능이 있으나 나타나는 효과에 따른 다양한 용량을 요구한다.

효능제 效能劑 agonist 수용체와 결합하여 생화학적 반응이 일어나 약효를 나타내게 되는 약물. = 작용제.

효력 效力 potency 약물이 원하는 효과를 일으키는 강도 또는 힘. 효력 표준은 투여되는 약물의 측정 가능한 효과를 결정하기 위하여 실험동물을 시험함으로써 마련된다.

효모 酵母 yeast 발육을 촉진하는 진균류.

효모균속 酵母菌屬 saccharomyces 술과 빵의 이스트(효모) 뿐만 아니라 기관지염, 칸디다증, 인두염과 같은 질병을 일으키는 해로운 균류를 포함하는 효모균의 종류.

효모균증 酵母菌症 cryptococcosis *Cryptococcus neoformans*에 의한 진균 감염증의 일종. 폐에서 뇌, 중추신경계, 피부, 골격계, 요관으로 퍼진다. 전세계에 산재해 있으며, 특히 북아메리카 지역의 HIV를 앓는 사람과 남동미 지역의 중년 남자들에게 잘 이환된다. 호흡곤란, 두통, 흐린 시야와 언어장애 등의 신경계 증상이 나타난다. = 크립토콕쿠스병.

효소 酵素 enzyme 유기체가 화학적 반응을 할 때 촉매 작용을 하는 살아있는 세포에서 생성되는 복합물.

효소독 酵素毒 ferment poison 특정한 효소계에 특이적으로 작용하는 독물. 유기인제류, 황화수소 등이 있다.

효소원 酵素原 zymogen 구조의 일부가 다른 효소나 다른 수단으로 제거되었을 때 활성화되는 불활성 효소.

효율 效率 efficiency 기계에 외부로부터 입력되는 에너지와 기계가 실제로 외부로 출력하는 에너지와의 비율. 효율 = (출력/입력)×100(%).

후가스 後~ after damp 메탄의 폭발 이후 탄광 내에 남아있는 독가스. → 탄화수소가스.

후각 嗅覺 olfactory sensation 화학적 성질을 감지하는 감각기. 가장 빨리 피곤해지는 감각기관. 남성보다는 여성에서 예민한데 특히 배란기때 가장 예민하다.

후각과민 嗅覺過敏 hyperosmia 비정상적으로 냄새에 민감성이 증가된 것. ↔ 무후각증(anosmia).

후각신경 嗅覺神經 olfactory nerve 후각과 관련된 한 쌍의 신경. 비강의 점막 내에 퍼져 있으며 두개골을 지난 신경섬유는 뇌와 코 사이의 교체 중심부인 후구에서 세포섬유와 연결을 이루고 있다. = 제 1뇌신경(cranial nerve I).

후각중추 嗅覺中樞 olfactory center 냄새 감지를 담당하는 뇌 부위로 전두엽 하면의 후뇌 부위.

후견갑골신경 後肩胛骨神經 dorsal scapular nerve 쇄골위에 신경분지 한 쌍 중 하나. 어깨근육(대능형근과 소능형근)과 목의 거근으로 연결된다.

후경골근 後脛骨筋 musculi tibialis posterior 하퇴삼두근에 덮여서 그 심부에 있으며 골간막, 경골과 비골의 인접골간에서 일어나기 시작하여 주상골, 입방골 등에 정지하며 족척을 내측으로 향하게 하는 하퇴의 후면부 근육(muscles of posterior compartment of leg). = 뒤정강근.

후경골동맥 後脛骨動脈 posterior tibial artery 발에 산소와 영양소를 공급하는 족관절 내측 뒤의 슬와부 동맥의 한 혈관. = 뒤정강동맥.

후광징후 後光徵候 halo sign 두개부기저골 골절로 인해 출혈이 있을 때 흡수지에 피를 떨어뜨리면 번져 나가면서 짙은 붉은색의 중심원을 둘러싼 더 밝은 색의 원이 나타나는 현상. = 훈륜징후(暈輪徵候).

후광효과검사 後光效果檢査 double ring test 두부손상환자에서 뇌척수액이 코나 귀로 유출되는 기저골 골절을 확인하기 위해 거즈위에 유출물을 떨어뜨리면 번져 나가면서 짙은 붉은 색의 중심원을 둘러싼 더 밝은 색의 원이 나타나는 현상을 검사하는 방법.

후교통동맥 後交通動脈 posterior communication artery 내경동맥에서 갈라져 나와 후뇌동맥에 연결되는 동맥. = 뒤교통동맥.

후구 嗅球 bulbus olfactorius 뇌에서 돌출되어 좌우 후삭의 앞쪽 끝에 있는 고피질. 여기서 후각신경은 2차 뉴런이 되어 승모세포, 방사세포의 수상돌기와 시냅스를 이루는데 이 승모세포 및 방사세포의 축삭은 중간 후삭 및 외측후삭을 거쳐 후피질에서 끝난다.

후기 後期 anaphase 분리되는 각 두 부분에서 염색체의 복제를 포함하는 유사분열 단계.

후뇌동맥 後腦動脈 posterior cerebral artery 뇌의 뒷부분에 공급되는 동맥. = 뒤대뇌동맥.

후늑골횡돌기인대 後肋骨橫突起靭帶 posterior costotransverse ligament 척추에서 각각의 관절을 연결하는 다섯개의 인대 중 하나.

후두 喉頭 larynx 소리상자. 인두를 기관에 연결시키는 공기 통로의 한 부분으로 성대 기관임. 후두에는 Adam's apple이라고 하는 큰 융기가 목에 있는데, 사춘기까지는 남녀 모두 그 크기가 같다가 성인이 되면 남자가 여자보다 커진다. 후두는 인두 전벽의 꼬리측을 이루고 그 점막은 인두와 기관까지 이어진다. 후두는 수직으로 4, 5, 6번째 경추까지 계속되며 아동기에는 여자에서 다소 높이 위치하며 세 개의 단일 연골과 세 개의 쌍으로 된 연골로 이루어져 있다. 연골 각각의 이름은 방패(갑상), 반지(윤상), 후두덮개(후두개)연골과 성대주름에 의해 지지되는 두 개의 잔뿔(소각)연골, 두 개의 쐐기(설상)연골이다.

후두강직 喉頭强直 laryngospasm 기도를 폐쇄하는 성대의 경련으로 이물질이 기도로 흡입되는 것을 막는 방어기전. = 성대문연축.

후두개 喉頭蓋 epiglottis 인두의 아래쪽에서 설골로부터 위의 뒤쪽으로 뻗는 편평한 돌출물. 그 기초를 이루는 것이 두개연골이다. 그 상단은 설골 후두개 인대에 의해 설골과 아래쪽은 갑상후두개 인대에 의해 갑상연골과 연결하고 있는 외에 외측은 피열후두개 주름으로 피열연골에 이어지고 있다. 그 후내면은 후두구 아래쪽의 후두전정을 만들며 연하시 음식물이 후두에 들어가지 않는 것은 후두전체가 위쪽으로 들어올려지고 그 결과 후두개가 후두구를 막기 때문이다. = 후두덮개.

후두개곡 喉頭蓋谷 epiglottis vallecula 설골과 후두개 사이에 있는 좌우 한 쌍의 패인 곳. 정중에는 정중 설후두개 주름이라는 점막이 돌출해 있고 양외측에는 똑같은 점막의 외측설 후두점막이 있으며 이 사이에 얇고 편평하게 패인 곳이다. = 후두덮개계곡.

후두개연골 喉頭蓋軟骨 epiglottic cartilage 후두입구를 개폐하는 탄력연골. 테니스라켓 모양으로 연하작용을 할 때 후두개는 후두구를 막아 음식물이 기도로 들어가지 않게 한다.

후두개염 喉頭蓋炎 epiglottitis 후두개의 급성 감염과 염증. 생명의 위험성이 높다. 음식을 삼킬 때 크룹과 달리 세균의 감염으로 일어나는데 헤모필루스 인플루엔자가 원인균으로 4세 이상의 소아에서 발생하고 후두개가 붓고 딸기처럼 붉은 것이 특징이며 증상은 극적으로 진행되며 연하통, 인후통, 고열, 얕은호흡, 호흡곤란, 흡기시 협착음, 침을 흘리는 등의 증상이 나타난다.

후두개와 後頭蓋窩 posterior cranial fossa 내두개저(internal surface)에서 소뇌를 받치고 있으며 후두골을 수용하는 부분. = 뒤머리뼈우묵.

후두경 喉頭鏡 laryngoscope 후두를 시진하는 기구. 금속성 자루 끝에 원형 또는 정방형, 타원형의 거울이 달려 있고 자루의 축과 거울은 120°의 각도를 이루고 있다. 원형의 거울이 널리 사용되고 있다. 거울에는 번호가 붙어있고 번호가 클수록 거울의 지름이 커진다. 일반적으로 No.2(지름 21mm)보다 No.6(지름 30mm)이 사용된다.

후두경검사 喉頭鏡檢查 laryngoscopy 후두를 직접 또는 간접적으로 관찰하는 내시경 검사. 직접 검사법은 후두경을 직접 삽입하여 관찰하는 검사이고 간접 검사법은 후두를 시술자의 머리거울에 비추어 거울에 비친 후두를 관찰하는 것이다. 또한 생검, 객담 수집, 종양의 특성을 확인하기 위해 또는 비정상적인 목소리 변화 원인을 확인하기 위해서도 시행하는 검사이다.

후두경기관삽관장치 喉頭鏡氣管揷管裝置 endotracheal tube set 기관으로 삽입하여 환자의 기도에 있는 이물질을 제거 및 산소투여시 사용하는 장치.

후

후두경련 喉頭痙攣 laryngismus 염증이나 외적자극에 의한 후두의 경련. 갑작스런 경련과 함께 흡기 시에 천명음이 들리고 청색증이 나타날 수 있다. 후두에 염증이 있을 때 주로 발생하고 상대적으로 후두가 작은 영아나 어린이는 감염이나 자극이 있을 때 경련이나 협착이 더 자주 발생하며, 부분적으로 또는 완전하게 폐색이 일어나기도 쉽다.

후두골 後頭骨 occipital bone 머리 뒤쪽의 두개골을 이루는 컵 모양의 큰 뼈. 한 개의 사다리꼴 모양이며 인부와 기저부를 이룬다. 인부는 두개관 후면을 형성하고 기저부는 두개바닥을 이룬다. 척수관과 연결되는 후두공인 대공(foramen magnum)이라는 큰 구멍이 있는데 이곳으로 척수가 지나간다. = 뒤통수뼈.

후두과 後頭顆 occipital condyle 대후두공 양측에 하방으로 돌출된 장경 2cm 정도의 장타원상의 융기. = 뒤통수뼈관절융기.

후두근 喉頭筋 muscle of larynx 후두연골을 움직여서 발성에 관여하는 근육. 미주신경의 지배를 받는다. = 후두근육.

후두기관기관지염 喉頭氣管氣管枝炎 laryngotracheobronchitis 인두, 후두, 기관지의 염증. 증상은 쉰 목소리, 마른기침, 숨참 등이 있다.

후두낭종 喉頭囊腫 laryngocele 편평상피나 호흡상피로 내벽이 구성되어 있고 점액 또는 공기를 함유하고 있는 종양. 선천성 또는 후천성으로 발생하며 후두류는 후두미부가 확장되어 낭성 변화를 일으킨 것인데 내부는 주로 공기로 차 있으며 임상적 증상으로는 애성(쉰 목소리), 호흡곤란이나 반사적인 기침 등을 한다. = 뒤통수동맥.

후두동맥 後頭動脈 occipital artery 머리와 두피 부분에 혈액을 공급하는 외경동맥에서 나온 한 쌍의 동맥 가지 중 하나.

후두연축 喉頭攣縮 laryngospasm 기도를 폐쇄하는 후두의 경련. = 후두강직(後頭强直).

후두염 喉頭炎 laryngitis 후두를 덮고 있는 점막의 염증. 성대가 붓고 목이 쉬거나 목소리가 잘 안 나올 수 있다.

후두엽 後頭葉 occipital lobe 각 대뇌반구 다섯개의 엽 중 하나. 대뇌피질의 뒷부분에 위치하고 소뇌의 위쪽에 위치하며 시각을 담당하는 영역으로, 후두엽의 손상 시 명암, 색, 모양에 대한 시각기능이 상실된다. = 뒤통수엽 → 뇌(brain).

후두음 喉頭音 grunting 심한 흉통이 있을 때 호식에 동반되는 비정상적인 짧고 깊은 소리. 폐 및 주위 구조의 움직임이 정지되면서 성문에 공기의 흐름이 짧게 멈추면서 생긴다. = 그렁거림.

후두인두 喉頭咽頭 laryngopharynx 인두의 아랫부분. 호흡과 소화기계에 작용하며 후두 뒤에 놓여 설골 높이에서 윤상연골 높이까지이며 식도로 이어진다.

후두인후염 喉頭咽喉炎 laryngopharyngitis 후두와 인두의 염증. → 후두염, 인두염.

후두전두근 後頭前頭筋 musculus occipitofrontalis 두개관을 싸는 두개표근(musculi epicranius) 중에서 가장 크며 비교적 얇은 근육. 후두골에서 일어나기 시작하여 중앙부는 두정부에서 건막상이 되고 다시 근육이 되어 전두골에 정지한다. 이 근육이 수축하면 눈썹이 올라가 이마에 주름살이 생긴다. = 뒤통수이마근.

후두절제술 喉頭切除術 laryngectomy 후두의 외상, 반흔성 협착, 양성종양 특히 후두암 치료를 위해 후두를 외과적으로 절제하는 것. 갑상연골을 정중에서 세로로 절개하고 성대만을 제거한다. 악성종양이 심하게 퍼진 경우는 갑상연골과 후두개를 같이 제거한다. 수술 후 환자는 냄새 맡는 것, 코를 훌쩍이거나 코를 푸는 것 모두 불가능하고 의사소통에 대해 중재가 필요하다.

후두폐쇄 喉頭閉鎖 laryngeal obstruction 화상, 알레르기 반응, 이물질, 감염 등으로 인해 후두부종이나 후두 경련이 발생하여 후두가 부분 또는 완전폐쇄된 상태.

후드 hood ① 방호물질로 제작된 옷의 일종으로 화재진압시 머리, 귀, 목을 보호하는 장비. ② 잠수복에 달린 쓰개. 체온손실이 빠른 머리 부분을 보호한다. 모자는 목과 머리에 잘 맞는 것이 좋으며 너무 꽉 끼지 않아야 한다. 목이 꽉 조이면 뇌의 혈액공급이 방해를 받으므로 위험하다. 모자는 대개 신축성을 좋게 하기 위해 약간 얇은 원단을 사용하는 경우가 많다.

후미판 後尾板 tailboard 짐마차, 펌프차 등의 후미에 설치된 판. 소방대원들이 후미판 위에 올라서서 화재현장으로 출동할 경우도 간혹 있다. 소방서로 귀환할 때에는 젖은 호스 등을 적재한다. 평상시에는 호스더미, 노즐, 관부속, 소화기 등의 장비를 적재하는 곳이다.

후방 後方 posterior 신체나 장기의 뒤쪽.

후방심근경색증 後方心筋梗塞症 posterior myocar - dial infarction 심장벽의 후하방(後下方) 기저부 1/3에 국한된 경색. 심전도의 V_1 또는 V_2의 R파 (波)에 이상이 있는 것이 특징이다.

후방압력 後方壓力 back pressure 체액이 축적됨으로써 혈관이나 강 안에 생성되는 압력. 체액을 배출 또는 통과시키는 정상적인 기전이 회복되지 않으면 후방압력이 증가하고 후방으로 확장된다.

후방충돌 後方衝突 rear-end collision 차가 뒤쪽에서 부딪히는 것. 목 부상의 일반적인 원인이 된다.

후방탈구 後方脫臼 posterior dislocation 정상 관절로부터 뼈가 후방 쪽으로 이탈되는 것. 견관절 탈구 시는 주로 전방탈구가 발생하는데 비해 고관절 탈구 시에는 후방탈구가 주로 발생하며 증상은 고관절이 굴곡되고 슬관절은 몸통을 향해 구부려져 올린 형태로 대퇴는 내측으로 회전을 하고 있다. 고관절 후방탈구 시 좌골신경이 손상되어 족부수하가 발생한다.

후벽 後壁 posterior wall : PW 해부학적으로 심장 내, 흉곽 혹은 흉부 뒷면에 제일 가까운 곳에 있는 수직 벽.

후복강 後腹腔 retroperitoneum 복막 뒤의 공간. 복막의 보호막이 없으며 신장, 비장과 췌장의 일부분이 속한다.

후부하 後負荷 afterload 좌심실 수축 중 혈액을 분출해야 하는 부하 또는 저항으로 혈관계 내의 기존 혈액 양과 혈관 벽의 긴장도에 의해 발생하는 부하.

후비보호 後備保護 backup protection (소방) 주보호계전기의 작동이 실패했을 때, 후비보호계전기가 작동하여 계통을 보호하는 방식.

후사각근 後斜角筋 posterior scalene muscle 제2늑골을 위로 당기거나 경부의 외측굴곡에 관여하는 근육.

후산 後産 afterbirth 신생아 출산 후 자궁내막으로부터 제대의 일부와 양막낭 등의 막류의 분만. → 태반 만출.

후상방장골극 後上方腸骨棘 posterior superior iliac spine 장골능을 이루는 두 개의 뼈부분 중 하나.

후생가스 後生~ after gas 주로 탄광의 갱내에서 메탄가스나 탄진(炭塵)이 폭발·연소하였을 때 발생하는 가스. 공업폭약의 주성분은 니트로화합물로서, 폭발하면 산화질소·과산화질소 등의 심한 유독가스나 다량의 일산화탄소가 발생한다. 이 때문에 광산의 갱내 및 터널 내부와 같이 한정된 공간에서 폭파 작업을 할 때에는 폭파 후 신선한 공기를 들여보내서 가스를 희석한 후 다음 작업에 들어가지 않으면 가스에 의한 중독을 일으킬 경우가 있다. 갱내에서 메탄가스나 탄진의 폭발에 있어서도 일산화탄소가 발생하여 일산화탄소 중독을 일으키거나 다량의 이산화탄소에 의한 질식의 위험도 있다.

후세로인대 後~靭帶 posterior longitudinal liga- ment 등의 각각의 측부에 부착되어 두개골 밑에서 꼬리뼈까지 연결된 인대.

후신경 嗅神經 olfactory nerve 냄새를 전달하는 감각신경. 비강상부의 점막상피 조직에 있는 후각세포에서 일어나기 시작한 20여 개의 작은 신경속이 사골의 사판에 뚫려 있는 소공을 지나 후신경이 되어 사판 위에 있는 후 구로 들어간다. 이어서 후삭을 이루고 후 삼각을 거쳐 대뇌 측두엽의 후각중추에 정지한다. = 후각신경.

후안방 後眼房 posterior chamber of the eye 홍채와 렌즈 사이의 공간. = 뒤방.

후위 後位 rear 화재의 후면 또는 반대면. 임야화재에서는 가장 느리게 확산되는 화재부위.

후위탑재 後位搭載 rear mounted 소방차의 뒷부분에서 작동하도록 되어 있거나 또는 뒷차축에 적재하도록 되어 있는 장비. = 후부장치.

후유재해 後有災害 after damage 대규모 재해에서

후

그 재해가 끝난 다음에 일어나는 도시의 기능 장해나 경제적인 장해 혹은 대규모 재해에서 재해현상이 끝난 다음에도 도시적 기능이 회복되지 않기 때문에 전염병이 발생하거나 경제적 타격이 심화되어 가는 등의 현상.

후진경보기 後進警報器 back-up alarm 차량 후진 시 뒤에 있는 사람에게 음으로 차량의 후진을 알리는 장치.

후진통 後陣痛 afterpains 출산 하루 후 종종 발생하는 경련성복통. 자궁의 수축으로 발생한다.

후착대 後着隊 later arrival fire company 선착대에 뒤이어 재난현장에 도착하는 소방력. 후착대는 시간적 의미 외에도 선착대를 지원하는 소방력이라는 의미가 있다. → 선착대.

후처리 後處理 after treatment 완성된 물품에 방염성능(防炎性能) 등 특별한 성능을 부여하기 위한 처리.

후천성면역결핍증후군 後天性免疫缺乏症候群 acquired immune deficiency syndrome : AIDS HIV 감염에 의해 면역결핍증을 일으키는 질환. 가공할 만한 속도로 전세계로 퍼져나가고 있으며 우리나라에서도 점차 환자가 늘어나고 있다. HIV는 환자의 림프조직, 정액, 질 분비물, 타액, 젖, 눈물, 소변, 혈청, 뇌척수액 등에서 분리되며 성적 접촉, 혈관내 주사 및 산모로부터 태아로의 수직전파를 통해 감염된다. 잘 걸릴 가능성이 있는 집단은 동성연애자 또는 양성연애자의 경우 71.4%, 마약 등을 혈관내로 주입하는 자의 경우 18.4%, 혈우병 환자로서 지속적으로 항혈우병 인자를 주사 받는 자의 경우 1%, 혈우병 환자는 아니지만 혈액수혈을 받은 자의 경우 2.5%, 이성 연애자이거나 상기의 고위험 집단과 성 접촉을 하는 자의 경우 3.9% 정도이다. AIDS의 전형적인 증상은 발열, 체중감소, 전신 림프절 종대에 더불어 *Pneumocystis carinii*의 감염에 의한 폐렴, 각종 바이러스 및 진균감염, 결핵 및 세균감염이 나타날 수 있다. AIDS 환자의 25%에서는 다발성 카포시육종이라는 혈관육종이 발생되며 악성림프종도 호발한다. AIDS 환자의 75~90%에서 신경계를 침범한다. 잠복기는 일반적으로 1~6주이고 감염 후 2~3개월이면 항체양성 반응이 나타난다.

후천성의 後天性~ acquired 발달된 요인이나 유전에 의한 원인이 아니라 유기체의 외부 환경에 영향을 받아 발생하는 것.

후추골근 後椎骨筋 postvertebral muscle 경추후면에 위치하는근육. 몇 몇 근육은 경부의 근에 연결되어 있고, 다른 근육은 심배근 상부에 연결되어 있다. 상두사근과 소후두직근은 두부의 신전에 관여하고 하두사근과 대후두직근은 두부의 신전과 회전에 관여한다. 두판상근은 두부와 경부의 신전과 회전에 관여하고 경판상근은 두부의 신전과 외측굴곡에 관여한다.

후측두천문 後側頭泉門 mastoid fontanelle 두정골, 후두골, 측두골 사이에 있는 질긴 막으로 덮인 공간. 두정골의 후하각, 생후 수개월에 폐쇄되나 완전히 골화되는 데는 1~1.5년이 걸린다. = 뒤가쪽숫구멍.

후카식잠수 ~式潛水 hookah diving 헬멧 대신 마스크를 착용하고 수면의 컴프레서와 연결된 호흡기를 이용하는 잠수.

혹 hook 어떠한 장비도 설치가 안 되는 벽이나 조그마한 턱으로 이어진 바위를 오를 때 바위에 구멍을 뚫어 전진하거나 걸고 전진할 때 아주 요긴한 장비로 꼭 휴대해야 할 장비. 다양한 혹 장비의 선택은 신중해야 하며 등반시 항상 종류별로 한조 또는 그 이상 휴대 해야한다. 혹 장비의 사용 시 슬링을 안쪽과 바깥쪽 중 어느 방향으로 처리 할 것인가를 벽의 모양에 따라 선택한다. 1) 스카이 혹 : 표준형(standard type)이며 조그만 바위턱에 쓰여 진다. 바위턱의 형태에 따라 호수를 선택하여 사용한다. 2) 포인트 혹 : 보통 드릴(6~6.5mm)로 구멍을 뚫어 그 구멍에 뾰족한 끝 부분을 걸어 체중을 지지한다. 볼트의 소요를 줄이기 위해 사용하는 장비로 볼트를 많이 설치해야 하는 곳에서 포인트 혹을 사용하면 시간을 단축할 수 있다. 3) 탈론 : 스카이 혹, 로건 혹, 포인트 혹 등 세 가지 형태의 혹을 하나로 만들어 알맞은 곳에 골라 쓸 수 있는 장비 4) IBIS/피쉬 혹 : 넓은 바위 턱이나 좁은 크랙에서 손 힘을 아끼고 등반할 때 쓰인다. 5) 로간 훅 : 수직의 좁은 크랙에 걸어 캠밍 작용을 이용해 체중을 지탱해 줄 때 사용한다. 6) 캠 훅 : 세로 틈새에 걸고 일어나면 캠밍 작용으로 지지력을 얻는 장비로 특히 언더 크랙에서의 사용이 가능하다.

훈련탑 訓練塔 training tower 화재진화·인명구조 훈련에 필요한 구조와 시설을 갖춘 높은 건물.

훈소 燻燒 smoldering 산소나 축열량(蓄熱量) 부족으로 열분해 결과 발생한 가연성 증기가 연소되지 않고 계 밖으로 확산됨으로써 화염이 생성되지 않는 상태로 진행되는 연소. 액체미립자가 많은 연기가 다량 생성된다. 훈소가 진행되다가 산소공급이나 열축적이 이루어지면 화염을 동반한 연소로 전환된다.

훈소흔 燻燒痕 smoldering trace 연기에 그을려 탄화된 흔적(균열 없음). 발열체가 목재면에 밀착되었을 경우 발열체 표면 또는 이면에 생긴다. 5~6시간 경과시 직경 15cm, 깊이 10cm 정도이다.

훈증소독 燻蒸消毒 fumigation 특히 인체에 위험한 항구 세균과 같이 살아있는 유기물을 파괴하기 위해 살균제의 연기나 가스의 독을 사용하여 소독하는 것.

훼이스 face ① 넓은 의미로는 등반의 대상이 되는 면으로서의 암벽 전체. ② 좁은 의미로는 암벽에서의 널찍한 급사면의 부분.

휘도 輝度 luminance level 일정한 넓이를 가진 광원 또는 빛의 반사체 표면의 밝기를 나타내는 양. 관측자가 본 그 물체의 겉보기의 단위 면적당 광도(光度)로 나타내고 이것을 나타내는데는 스틸브(stilb 기호는 sb) 또는 니트(nit 기호는 nt)라는 단위를 쓴다.

휘도온도 輝度溫度 luminance temperature 물체의 열방사 휘도와 같은 휘도로 열방사를 하는 흑체온도. 가시 영역의 하나인 파장역에 대해서 말하는 것이 보통이다. 임의의 파장 λ에 대해서 물체의 열방사 휘도를 L, 동온도에서의 흑체의 열방사 휘도를 L_0라 하고, 방사율 L/L_0를 ε, 휘도 온도(캘빈온도)를 T_0, 실제 온도를 T라 하면 항상 $T_0 < T$이고 플랑크의 방사 법칙에 의하여 T_0에서 T를 구할 수 있다. $\varepsilon /[\exp(C_2/\lambda T)^{-1}] = 1[\exp(C_2/\lambda T_0)^{-1}]$.

휘발물 揮發物 volatile matter 상온에서의 증기압이 높고 증발하기 쉬운 물질.

휘발분 揮發分 volatile powder 석탄 성분 중 건류(乾溜) 가스가 되는 휘발성 성분. 공업 분석에서는 건조한 석탄을 공기를 차단하고 950℃로 7분간 가열한 다음 그 감량으로부터 수분을 뺀 나머지를 휘발분으로 간주한다. 석탄으로부터 고온 건류에 어느 정도의 코울타르와 석탄가스, 가스액이 얻어지는가를 알고자 할 때 필요하다.

휘발성 揮發性 volatility 보통 온도에서 증발하는 액체나 고체물질의 성질. 액체의 휘발성은 우선적으로 비점에 의해 결정된다. 하지만, 모든 가연성 액체는 실제로 비점보다 낮은 온도에서 인화성 증기를 발생한다.

휘발성물질 揮發性物質 volatiles 대기 중에서 신속하게 기화하거나 증발하는 물질.

휘발성인화성액체 揮發性引火性液體 volatile flammable liquid 인화점이 38℃ 미만이거나 액체온도가 인화점을 초과하는 인화성 액체.

휘발성화학물질 揮發性化學物質 volatile chemicals 세척액과 같이 남용하는 사람이 호흡을 통하여 들이마셔서 '흥분'을 일으키는 증발성 화학물질.

휘발유 揮發油 gasoline [C_5H_{12}~C_9H_{20}] 비점 30~225℃, 비중 0.65~0.76, 증기비중 3~4, 발열량 12,000kcal/kg, 인화점 -20~-43℃, 발화점 300℃, 연소범위 1.4 ~7.6%인 무색투명한 액상의 유분. 휘발유 특유의 냄새가 난다. 가솔린이라고도 한다. 원유의 성질과 상태나 처리방법에 따라 파라핀계, 올레핀계, 나프텐계, 방향족계 등 각종 탄화수소의 혼합비율이 다르다. 용도에 따라 공업가솔린, 자동차가솔린, 항공가솔린 등으로 나눌 수 있고, 제조법에 따라 분류하면 직류(直溜)가솔린, 분해가솔린, 중합가솔린, 천연가솔린, 인조가솔린, 개질가솔린 등으로 나뉜다. 주성분은 알칸(alkane) 또는 알켄(alkene)이다. 물에 녹지 않고 유지 등을 잘 녹이며 유기용제와 잘 혼합한다. 비전도성으로 정전기를 발생 축적시키므로 대전을 일으키기 쉽다. 저장·취급시 화기를 엄금하고, 불꽃·불티와의 접촉을 방지하

ㅎ

며, 가열을 금지하고, 직사광선을 차단하며 증기의
누설 및 액체의 누출을 방지한다. 용기는 차고 건조
하며 통풍이 잘되는 곳에 저장하고 강산화제, 강산
류와 접촉을 피하여 저장·취급 중 정전기의 발생 및
축적을 방지하고 취급장소 내의 전기 설비는 방폭
조치를 하여야 한다. 화재시 초기 화재 또는 소규모
화재의 경우 포, 이산화탄소, 분말, 할론 소화약제에
의해서 질식소화하며 대량인 경우 포에 의한 질식소
화가 적절하다. 대형 화재인 경우 유증기의 폭발이
우려되므로 화점과 충분한 거리를 유지하고 공기 호
흡기 등의 안전장구를 착용한다. 직류가솔린은 단순
히 원유의 증류만으로 얻을 수 있는 가솔린이고, 분
해가솔린은 끓는점이 높은 석유유분(石油溜分)을
열분해 또는 접촉분해에 의해 끓는점이 낮은 석유로
변화시켜 얻는다. 중합가솔린은 분해가스(특히 이소
부텐)의 중합이나 이소올레핀과 이소파라핀의 축합
에 의해 제조되며, 화학구조적으로 볼 때 앤티노크
(antiknock)성이 좋은 고급가솔린이다. 천연가솔린
은 유전에서 나온 습성 천연가스에 함유되어 있는
비교적 끓는점이 낮은 가솔린으로, 흔히 케이싱 헤
드 가솔린(casing head gasoline)이라고도 한다.
인조가솔린은 석탄액화 또는 수소와 일산화탄소로
합성한 것이다. 개질가솔린은 직류가솔린을 개질하
여 만든다. 용도로는 자동차 및 항공기의 연료, 공업
용 용제, 세척제, 희석제, 추출제, 도료 등으로 사용
된다. KS M 2661에 의하여 다섯종류로 구분하는데
1호(벤진)는 세척용, 2호(고무휘발유)는 고무용, 도
료용, 3호(솔벤트나프타)는 추출용, 4호(미네랄스피
릿)는 도료용, 5호(클리닝 솔벤트)는 드라이클리닝
용, 도료용이다. = 가솔린.
휘슬팁카테터 whistle tip catheter 길고 유연해서
하부기도까지 들어가 흡인이 가능한 도관. 많은 양
의 분비물을 빠른 시간 내에 제거할 수는 없다.
휘어진S파 ~波 slurred S wave 유도 I 과 V_6에서
우각차단을 나타내는 S파의 느린 상승. 여러 가지
형태가 있을 수 있다.
휘염 輝炎 luminous flame 석탄과 중유가 연소할
때 생기는 주황색 또는 노랑색의 빛이 나는 염. 탄소

의 미세한 입자가 염(炎)속에 부유하면서 작열하여
빛을 발하고, 그 온도에 상당하는 강한 방사 에너지
를 내며, 피 가열물로의 방사 전열량이 대단히 크나
산소의 공급이 불충분하면, 탄소 미립자의 일부는
연소하지 않고 그을음이 된다. ↔ 불휘염.
휘장 徽章 insignia 특정신분의 명예와 자신의 직무
를 나타내는, 복장에 부착하는 표장. 소방공무원의
경우 가슴표장, 깃표장, 서장지휘관표장, 모자표장
등이 있다.
휘플병 ~病 whipple's disease 영양소 흡수 능력
의 심각한 저하, 빈혈, 체중저하, 관절통이 있는 희
귀한 소장 질환. = 흡수장애증후군(malabsorption
syndrome).
휴대국 携帶局 portable radios 이송에 휴대가 가
능한 쌍방향무전기. 출력은 1~5Watt이며 구급차에
서 멀리 떨어져 있는 경우에 다른 응급요원들과 통
신하게 해준다.
휴대매기 携帶~ 현장 이동이 많거나 산악구조에서
양손을 활용해야할 때 이동시 장애를 줄이기 위해
등에 맬 수 있도록 정리하는 방법.
휴대용간이인공호흡기 携帶用簡易人工呼吸器 por-
table back valve mask 산소탱크나 호흡기로 이동
할 수 없는 곳에 간이 인공호흡기를 사용하여 산소
또는 공기를 공급하는 장비.
휴대용근접무전기 携帶用近接無電機 portable ra-
dio 자체 통신망에 의해 근접 거리에 사용하는 무전
기. 경찰청, 한전, 포철 등 대규모 사업장 또는 무전기
가 많이 쓰이는 곳에서 이용되며 혼선이 없고 자체 통
신망으로 통신망을 원하는 데로 할 수 있다. 최소 300
국 이상의 무선국에 적용된다. 초기 비용과 유지비가
많이 든다. 원하는 지역권에 적용 요구할 수 있음.
휴대용다목적구조용들것 携帶用多目的救助用~
portable multiple rescue stretcher 환자를 안전하
게 들어 올리거나 내릴 때 유용하게 사용할 수 있도
록 고안된 들것. 10개의 견고한 운반 손잡이는 구조
시 환자를 더 견고하고 안전하게 하여 모든 구조 동
작을 가능하게 해주고 X-선 촬영 시에도 환자를 움
직이지 않고 촬영할 수 있으며 환자의 신체를 고정

하기 위해 팔, 다리를 고정하는 끈이 부착되어 있고 헬기등을 이용하여 수직 및 수평상태의 운반이 가능하다. 휴대 및 보관이 용이하고 긴급한 구조활동에 유용하게 쓰이며 맨홀구조용 및 헬기구조용 등 쓰임새가 다양하다.

휴대용들것 携帶用~ portable stretcher 천, 알루미늄 또는 두꺼운 플라스틱으로 만들어져서 쉽게 접을 수 있는 재해 사고(환자가 많은 사건)에서 유용하게 쓰이는 들것. = 접는들것.

휴대용무선기 携帶用無線機 transceiver 무선 송신 및 수신 장비를 결합시킨 근거리 통신용 무선기.

휴대용비상조명등 携帶用非常照明燈 portable emergency flashlight 화재가 발생하여 조명이 꺼진 건물에서 탈출하는 사람이 이용하는 전등. 다중이용업소와 숙박업소에 비치한다.

휴대용수신기 携帶用受信機 portable receiver 휴대가 가능하도록 제작된 무선신호 수신 장치. 휴대용 무전기와 비슷하지만 송신은 불가능하고 수신만 가능한 장비.

휴대용콤비툴 携帶用~ portable combi-tool 구조 목적으로 특수 고안된 장치. 이 장치는 여하한 별도의 파워팩 없이 작동될 수 있기 때문에 구조대, 경찰 및 민방위의 최초 간섭 차량에 적합하다. 이 장치의 목적은 교통사고 후에 도어힌지, 도어스트럿 및 루프스트럿을 절단하여 열어서 부상당한 사람을 끄집어내거나 자동차 도어를 펼치는데 사용될 수도 있다.

휴대용탐조등 携帶用探照燈 portable searchlight 각종 재난사고에서 화재진압대원이나 구조대원이 활동시 광범위하고 강력한 빛을 비추는 휴대용 탐조장비.

휴대용확성기 携帶用擴聲器 portable bullhorn 배터리 작동식 휴대용 확성기. = 핸드마이크.

휴대이동업무 携帶移動業務 portable mobile service 휴대 기지국과 휴대국 사이 또는 휴대국 상호 간에 무선 통신을 하는 업무.

휴대전화시스템 携帶電話~ celluar telephone system 지역 또는 셀로 나뉘어 지는 전화시스템. 무선국의 지원을 받는다.

휴대할수있는 携帶~ portable 쉽게 이동할 수 있게 설계된.

휴대형소형무선호출기 携帶型小型無線呼出機 pager 메시지를 수신하기 위해 음성을 활용하는 휴대용 장비.

휴지전위 休止電位 resting potential 심근세포들의 정상적 전기적 상태.

흄 fume 광물질 용해나 화학반응 때 발생한 증기가 공기나 가스 속에 부유하여 응결된 입자. 0.001~1 ㎛ 정도이다.

흉강 胸腔 thoracic cavity 흉곽으로 둘러싸여 있으며 심장, 식도, 기관, 폐, 큰 혈관 등이 들어 있는 공간. = 가슴안.

흉강삽관튜브 胸腔揷管~ thoracostomy tube 혈흉, 기흉이나 긴장성 기흉을 해소하기 위해 흉강에 삽입하는 도관. 손상 받은 흉부의 4, 5번째 늑간을 절개하여 흉관을 삽입하고 허탈된 폐의 재확장을 위해 수밀배액을 부착한다.

흉강천자 胸腔穿刺 paracentesis thoracis 늑막강에 주사 바늘을 삽입하여 공기나 액체를 흡인해 제거하는 시술.

흉골 胸骨 sternum 가슴뼈. 흉골병과 흉골체로 구성되며 흉체의 아래쪽 끝에 검상 돌기가 붙어있고 흉골병은 쇄골과 제1늑골이 붙어 있다. 흉골병과 흉골체의 결합부는 약간 솟아올라서 흉골각을 이루고 그 양쪽에 바로 제2늑골이 부착되어 있다. 흉골각은 체표면에서 만져지므로 생체에서 늑골의 순서를 알아낼 때는 이것을 기준으로 한다. 흉골은 흉골체가 표재성이고 치밀질이 얇으며 골수의 조혈기능이 왕성하기 때문에 흉골 천자 부위(제 3~4늑골)로서 임상적으로 이용된다. = 복장뼈.

흉골갑상근 胸骨甲狀筋 musculus sternothy-roideus 흉골설골근에 덮혀서 흉골병 후면에서 일어나기 시작하여 갑상연골에 걸쳐 있는 근육. = 복장방패근.

흉골골절 胸骨骨折 sternal fracture 흉곽의 정중면에 있는 단단한 뼈의 골절. 잘 골절되지 않는 부위지만 심폐소생술 시행시 흔히 발생되며 특히 자동 흉부 압박기를 사용시 흉골골절의 발생률이 더 높다.

흉

흉골방선 胸骨傍線 parasternal line 흉골선과 유두선의 중간을 지나는 체표의 수직 방향선. 좌우 두 선이 있다.

흉골병 胸骨柄 manubrium 흉골의 세 뼈 중 가장 전면에 있으며, 흉골의 상측 끝에 위치한 관절. 좁은 꼬리 모양의 넓은 사각형으로 되어있다. 대흉근과 흉쇄유돌근이 병에 부착되어 있다. = 흉골자루, 복장뼈자루.

흉골선 胸骨線 sternal line 흉골의 양쪽 가장자리를 따라가는 체표의 수직 방향선. 좌우 두 선이 있다. = 복장선.

흉골설골근 胸骨舌骨筋 musculi sternohyoideus 설골하근의 하나. 흉골병 및 쇄골의 흉골단에서 일어나기 시작하여 설골체에 정지한다. = 복장목뿔근.

흉곽변형 胸廓變形 pectus deformity 정상적인 흉곽이 모양에서 벗어난 변형된 흉곽벽.

흉곽저항 胸廓抵抗 transthoracic resistance 경흉(經胸)의 내성 뼈와 피부의 저항 때문에 발생하는 흉부를 통한 전류의 자연적 장애. 제세동 동안 이 저항은 심장에 전달되는 전류의 양을 감소시킨다.

흉곽천자 胸廓穿刺 thoracentesis 흉수를 채취하기 위해 흉곽에 주사침을 삽입해 액체나 공기를 제거하는 것.

흉관 胸管 chest tube 늑막강에 음압을 회복하고 공기 또는 액체를 제거하기 위해 흉곽의 늑골 사이를 통해 흉강 안으로 삽입한 관. 밀폐 흉곽 배액 기구와 연결할 수 있으며 일반적으로 흉부 수술 후와 기흉환자 처치 시 사용된다. = 가슴림프관.

흉늑관절 胸肋關節 sternocostal articulation 상위 7쌍의 늑연골과 흉골의 늑골절흔이 만드는 평면관절. = 복장갈비관절.

흉막 胸膜 pleura 폐를 둘러싼 두 개층의 막. 내부 흉막은 폐의 표면에 부착되어 있으며 두정부 흉막은 가슴벽과 연결되어 있다. 두 개의 흉막이 장액에 의해 각각 분리되어 있다. = 가슴막.

흉막강 胸膜腔 intrapleural space 폐를 덮고 있는 장측 흉막과 흉벽에 놓여있는 벽측 흉막사이의 실질적 또는 잠재적인 공간. = 가슴막안.

흉막공간 胸膜空間 pleural space 폐의 표면과 가슴 벽 내부사이에 존재하는 잠재적 공간.

흉막삼출 胸膜滲出 pleural effusion 두정부와 내장부 흉막 사이의 흡수되지 않은 채 남아있는 액체. 증상으로는 가슴 통증, 호흡곤란, 마른기침, 열 등이 나타난다.

흉막염 胸膜炎 pleurisy 폐의 벽측늑막의 염증. 초기에는 감기증상과 비슷하며 약간의 미열과 헛기침이 나고 식욕부진, 두통 등이 있으며 점차 호흡곤란, 찌르는 듯한 통증, 늑막마찰음을 청취할 수 있다. 삼출액 여부에 따라 건성과 늑막삼출액이 있는 습성늑막염으로 나눌 수 있고 주요원인은 기관지 악성종양, 폐암, 흉벽농양, 폐렴, 폐경색, 폐결핵 등이다. = 늑막염, 가슴막염.

흉막의 胸膜~ pleural 폐를 덮고 흉막 강을 연결하는 막과 관계된.

흉막통 胸膜痛 pleurodynia 늑골 근육의 염증으로 인한 날카로운 가슴 통증.

흉막폐렴 胸膜肺炎 pleuropneumonia 늑막염과 폐렴이 함께 동반된 염증.

흉부감압술인체모형 胸部減壓術人體模型 pectus decompression manikin 긴장성 기흉시 감압술 시행과 기도폐쇄시 복부밀치기를 연습할 수 있는 인체모형.

흉부기이성운동 胸部奇異性運動 paradoxical movement of chest 다발성 늑골손상인 연가양 골절로 호흡 시 근육보다는 흉곽 내 압력에 의해 골절부위가 함몰되고, 숨을 내쉬는 호기시에는 흉벽보다 부풀어 오르는 비정상적인 호흡양상.

흉부만곡 胸部彎曲 thoracic curvature 신생아 때의 1차 만곡이 그대로 남아있어 뒤로 흉부만곡이 나타난 상태. 이것이 심하면 후만증(後彎症 hunchback)이라 하고 옆으로 구부러지면 측만증(側彎症 scoliosis)이라 하며 앉는 자세가 나쁠 때 일어난다.

흉부외과전문의 胸部外科專門醫 thoracic surgeon 흉곽과 그 안의 조직을 수술하는 전문의사.

흉부치기 胸部~ chest thump 심장정지 후 정상의 심장박동을 회복하기 위해 전흉부 부위에 강하게 타격을 주는 것.

흉부X-선촬영 胸部~線撮影 chest radiography 흉부, 심장, 폐, 늑골을 평가하기 위한 일련의 X-선 촬영 검사.

흉선 胸腺 thymus 전종격의 상부에 위치한 림프기관. T림프구를 처리하고 면역계를 조절하는 호르몬을 분비한다. = 가슴샘.

흉쇄관절 胸鎖關節 sternoclavicular joint 흉골(sternum)과 쇄골(clavicle)부분으로 경첩관절. 상승, 하강, 전진, 후퇴, 회전 등의 운동을 한다. = 복장빗장관절.

흉쇄유돌근 胸鎖乳突筋 sternocleidomastoid muscle 한측면으로는 두부의 굴곡과 회전, 양측면으로는 두부의 굴곡에 관여하는 근육. = 목빗근.

흉수증 胸水症 hydrothorax 울혈성 심부전이나 고도의 저단백혈증 환자에서 흉강내에 과잉으로 수분이 저류된 상태.

흉식호흡 胸式呼吸 costal respiration 주로 복근과 횡격막 운동에 의한 호흡인 복식호흡에 대응하는 것. 흉식호흡은 늑간근에 의해 이루어진다.

흉신경 胸神經 thoracic nerve 12쌍으로 구성되는데 전1차지는 늑골사이에 존재하기 때문에 늑간 신경이라 하고 12흉신경은 제12늑골 아래에 있기 때문에 늑하 신경이라 하며 늑간 신경 및 늑하 신경은 흉강과 복강의 피부와 근육에 분포한다. 후1차지는 등의 피부와 심근에 분포한다.

흉추 胸椎 thoracic vertebra 12개의 추골로 이루어지는 것으로 위쪽으로는 7개의 경추, 아래쪽으로는 5개의 요추와 연결되어 있다. 추체, 횡돌기, 극돌기, 축궁, 상·하 관절돌기 등 전형적인 추골을 형성하고 있으며 유일하게 늑골과 관절을 이루기 위한 작은 늑골 결절와를 가지고 있다. = 등뼈.

흉터종 ~腫 keloid 피부 상처 부위의 흉터 조직이 과도하게 증식하는 것. 새로운 조직은 융기되고, 둥글며, 단단하고 불규칙하고 발톱 같은 가장자리를 가지며 젊은 여성과 흑인에서 잘 발생한다. keloidosis는 켈로이드가 습관적으로 생기거나 많이 생기는 경우이다. = 켈로이드.

흉통 胸痛 pectoralgia 가슴이 아프거나 결리는 질환. 흉부에 통증이 생기는 일종의 자각증세. 주로 심장과 폐, 식도 및 흉격 전체 부위에 생기며 흉곽을 이루는 근육이나 뼈, 목, 어깨, 상복부기관 등에도 생길 수 있다. 종류는 심장성과 비심장성으로 나뉘는데, 심장성은 주로 관상동맥이상으로 인한 협심증, 급성 심근경색증이나 판막이상으로 인한 대동맥판협착 또는 폐색부전, 승모판협착 또는 승모판탈출증, 폐동맥판협착증, 심장확장, 심장비대, 비후성 박리성 대동맥류 등의 질환이 있는 경우에 나타난다. 비심장성은 흉격 질환, 호흡기계 질환, 척수 질환, 식도와 위장 질환, 간·쓸개·이자 질환 등이 있는 경우에 발생한다. 최근에는 스트레스로 인한 흉통을 호소하는 사람들이 증가하고 있으며, 심장성은 드물고 심리적이거나 근골격계 이상으로 인한 경우가 50% 이상을 차지한다. 원인에 따라서는 통증이 자주 재발하는 흉통과 통증이 지속되는 흉통의 두 가지로 나눌 수 있다. 통증이 자주 재발하는 흉통은 협심증이나 근골격으로 인한 통증, 식도성 흉통, 신경성 흉통 등에 의한 것이고, 통증이 지속되는 흉통은 심근경색증, 대동맥박리, 폐색전, 심낭염, 기흉 등의 질환이 있을 때 나타난다. 증세는 협심증의 경우에는 통증의 장소가 불분명하고 무거운 것이 누르는 듯하거나 칼로 찌르는 듯한 통증이 따르며, 증세가 지속되는 시간은 2~10분 정도로 짧다. 목, 어깨, 흉곽을 이루는 근골격계로 인한 흉통은 호흡과 관련이 있거나 체위 변경에 따라서 통증의 정도가 변한다. 스트레스나 과도한 긴장으로 인한 신경성 흉통은 통증이 칼로 찌르는 듯하고 대부분 왼쪽 앞가슴에서 명확한 경계를 가지고 있으며, 통증이 매우 짧거나 수시간에서 수일간 지속되고, 호흡곤란, 현기증, 두근거림 등의 증세를 동반한다. 치료방법은 우선 원인이 되는 질환을 치료한다. 심장질환과 관련이 없는 흉통이 생길 경우에는 호흡법과 근육이완법 등을 시행하고 심할 경우에는 원인에 따라서 약물치료를 시행한다. = chest pain.

흑내장 黑內障 amaurosis 눈 자체의 손상으로 발생하기보다는 시신경이나 뇌의 질환, 당뇨, 신장질환, 급성 위염 후나 술과 담배의 과다 사용으로 인한 실명.

흑사병 黑死病 plague 페스트 균(*Yersinia pestis*)

흑

에 감염된 설치류의 벼룩에 물림으로써 전파되는 감염 질환. 주로 쥐나 기타 설치류의 감염이 원인이며 숙주인 쥐가 페스트 유행으로 있을때만 인간에게 기생한다. 따라서 쥐페스트가 유행 한 후에 사람에게 유행한다. 림프절 페스트가 가장 흔한 형태이며 흑사병은 유럽에서 2천 5백만 명 이상을 죽게 한 것으로 14세기의 림프절 페스트의 전염으로 인한 것이다. 증상으로는 목, 액와 그리고 사타구니의 림프절 통증이 있는 부종, 고열, 탈진, 빈맥, 저혈압, 점상출혈, 오락가락한 의식 상태 등이 나타난다. → 림프절 종창(bubo).

흑색도화선 黑色導火線 black match 흑색 화약으로 충전한 끈을 이용한 신관. 불꽃제조장치 점화용으로 사용된다.

흑색변 黑色便 melena 검거나 암흑색의 대변을 배설하는 현상. 위출혈, 십이지장 출혈, 소장 출혈시 발생한다. 출혈한 혈액의 소화 작용으로 흑색 타르와 같은 변이 나타나는 것. 보통 공장 상부까지의 출혈은 흑색조의 타르와 같은 변이 되고 또 하부 장관으로부터의 출혈에서는 대장 내에 오래 정체할 경우에는 암적색에서 흑갈색을 나타내는데 하부에서는 선홍색으로 나타난다. 혈변의 원인이 되는 질환은 상부 소화관으로부터의 출혈이 대부분이고 그밖에 대장 폴립, 대장 게실, 대장암, 궤양성 대장염 등이 혈변을 수반하는 경우가 있다.

흑색점 黑色點 lentigo 중년이나 노년의 사람이 태양빛에 노출됨으로써 피부에 발생하는 황갈색 혹은 갈색의 반점. 또 하나의 변형인 유년기 흑색점(juvenile lentigo)은 햇빛 노출과 무관하게 2~5세 사이의 어린이에서 발생한다. → 주근깨.

흑색종 黑色腫 melanoma 피부종양을 일컫는 용어. 멜라닌 형성세포로 구성되어 있으며 대부분의 흑색종은 몇 달 혹은 몇 년에 걸쳐 편평한 검은 피부반을 형성한다.

흑색화약 黑色火藥 black powder 질산칼륨·황·목탄의 혼합에 의하여 만들어지는 화약. 화약류 중 가장 오래 전에 발명되어 19세기 말경까지는 유일한 화약으로 사용되었다. 목탄을 섞었으므로 흑색을 띠

며 불이 잘 붙고 연소화염이 길다. 급격한 연소를 하지만 폭굉(爆轟)을 일으키지 않는다. 표준조성은 질산칼륨 75%, 황 15%, 목탄 10%인데, 각각 40~80%, 3~30%, 10~40%의 범위로 배합하면 정상적인 연소가 일어난다. 각 성분을 따로따로 건조·분쇄하고, 먼저 황과 목탄을 새의 깃털 등을 사용하여 마찰이 일어나지 않도록 섞고 이어 질산칼륨을 섞는다. 도화선(導火線)의 심약(心藥)에는 이대로 사용하고, 폭파약용에는 이것을 물로 적셔 나무로 만든 통 속에서 회전·진동을 주어 입자상태로 만든 것을 사용한다. 추진제(推進劑) 점화용, 도화선의 심약, 광산채석용 폭파약, 수렵용 발사약 등에 사용된다.

흑선 黑線 linea nigra 임산부에서 임신 후기에 복부에 나타나는 선. 보통 치골부위에서 배꼽까지 뻗어 있다.

흑설증 黑舌症 glossophytia 혀에 생긴 검은색 반점. 보통 지나친 흡연이나 광범위 항생제 사용으로 유발됨.

흑연 黑鉛 graphite 화학성분 C, 굳기 1 이하, 비중 1.9~2.3인 흑색으로 불투명하고 금속광택을 가지는 고체. 색깔 흑색, 조흔색. 탄소 동소체의 하나이다. 천연적으로 산출되는 것은 6방정계의 6각판상 편평한 결정이다. 보통은 변성암 즉 결정질 석회암, 결정편암, 편마암 및 변성한 단층 가운데서 생산되며 화성암 중에서도 소량으로 생산된다. 공업적으로는 무연탄, 피치 등을 아크로(爐)로 고온·가열하여 제조한다. 전기의 양도체(良導體)이며, 연필심, 도가니, 전기로, 아크 등의 전극 등에 사용되며 활마재(滑磨材)로도 사용된다. = black lead, plumbago.

흑연주철 黑鉛鑄鐵 graphitization 마그네슘의 첨가를 다소 적게 하여 흑연을 완전히 구상화하지 않고 서서히 석출시킨 것. 회주철과 구상흑연주철의 우수한 특성을 함께 갖춘 주철이다. 인장강도 30~35kg/mm². 주조성도 좋다. 신재료로서 자동차의 부품에 사용된다.

흑연페인트 黑鉛~ graphite paint 흑연을 안료로 사용한 유성 도료. 방식성, 내구성이 풍부하다.

흑연형원자로 黑鉛形原子爐 graphite reactor 흑연

을 감속재로 사용하는 원자로.

흑연화현상 黑煙化現象 graphite phenomenon 유기절연체가 탄화함으로써 전류가 통하게 되어 발열·발화하는 현상. 유기절연체가 전기불꽃(누전회로 중에서 발생하는 스파크, 전기회로의 스위치, 릴레이 등의 접점 개폐시에 발생하는 불꽃 등)에 장시간 노출되면 절연체 표면에 적은 탄화도전로가 생성되어 그 부분을 통해서 전류가 흘러 줄열을 발생하여 고온이 되고 인접부분을 열고 새롭게 흑연화시켜 전류를 통과시키게 된다. 이것이 다음에서 다음으로 이어져 서서히 입체적으로 확대하여 전류가 증가하여 결국은 넓은 범위로 발열·발화하는 현상을 말한다. 목재가 보통 화염을 받아 탄화한 경우는 무정형 탄소로 되어 전기를 통과시키지 않지만 스파크 등에 의해 고열을 받은 경우 또는 화염만으로 산소결핍을 받은 경우에 무정형탄소는 점차로 흑연화되어 도전성을 가지게 된다. 이와 같은 현상이 목재 이외의 고무 등의 유기절연물에도 생긴다.

흑청색화 黑靑色化 lividity 피부가 푸르게 변화하는 것. 사후 흑청색화(postmortem lividity)는 심장 정지 후 한시간 반에서 두시간 사이에 혈액에 작용하는 중력작용에 의하여 아랫부분에 나타나는 신체의 변색이다.

흑체 黑體 black body 모든 복사광선을 흡수하는 물체. 흑체는 복사선을 방출하며 흑체의 온도와 복사선은 일정한 관계를 가진다.

흔적부 痕迹部 vestige 충수돌기처럼, 생명의 단순 형태나 초기에는 중요했지만 성장함에 따라 용도가 희박해진 장기나 다른 구조.

흡광도 吸光度 extinction 일정한 세기를 가진 어떤 파장의 빛이 용액층을 통과한 후, 광도가 그 일정세기로 될 때의 양. = 사진밀도.

흡기 吸氣 inhalation 폐로 공기를 들이 마시는 것.

흡기산소분율 吸氣酸素分率 fraction of inspired oxygen : FiO$_2$ 환자가 들이쉰 산소의 백분율. 보통 비율로 표시된다.

흡기수포음 吸氣水泡音 inspiratory rales 작은 기도 안에 있는 액체와 관련된 미세하고 물기가 있는 바스락거리는 거품소리. 흡식 때 흉부청진으로 들을 수 있는 폐음.

흡수^1 吸收 absorption 빨아들임. 소화된 음식물이 소화관벽을 통하여 혈관 또는 임파선 속으로 들어가는 현상.

흡수^2 吸水 water suction 소방차(펌프)보다 낮은 수원(水源)으로부터 물을 퍼 올리는 것으로, 흡수 한계 높이는 약 6.4m이다. → 소방펌프.

흡수관 吸水管 suction pipe 수원에 고정된 소방펌프까지의 관로. = 흡입관.

흡수기 吸水機 water vacuum 바닥, 카펫 등에 고인 물을 제거하는 장비.

흡수된독 吸收~毒 absorbed poisons 피부를 손상시키지 않고 인체 속으로 들어가는 독.

흡수선량 吸收線量 absorbed dose 복사에너지를 이온화시키는 에너지. 단위는 래드(rad)이다.

흡수손 吸收損 absorbed loss 광섬유 내에서 불순물 이온 등에 의해 광에너지가 흡수되면서 생기는 손실. 천이 금속 이온에 의한 흡수손, OH가 이온에 의한 흡수손, 자외선 및 적외선 흡수손으로 분류된다.

흡수장애 吸收障碍 malabsorption 소장이 영양분을 잘 흡수하지 못하는 경우. 이것은 선천성 결함이나, 영양실조 혹은 소화기의 비정상적인 상태에 의해서 야기되고 신체가 필요로 하는 영양분을 흡수하는 것을 방해한다.

흡수장애증후군 吸收障碍症候群 malabsorption syndrome 장이 음식으로부터 영양분을 흡수하는 능력의 이상으로 인하여 야기되는 증상군. 식욕부진, 체중감소, 관절통과 근육통이 있다.

흡수제 吸收劑 absorbent 입자, 음파, 방사선, 진동 등이 물질 속을 통과할 때, 그 에너지나 입자수의 일부 또는 전부를 흡수하는 모든 물질.

흡수호스 吸水~ suction hose 수원과 펌프를 연결하는 호스. = 흡입호스.

흡식 吸息 inspiration 공기를 폐속으로 흡입하는 능동적인 운동. 횡격막(diaphragm) 수축과 외늑간근(external intercostal muscles)의 수축, 복부근육의 이완 등에 의해 일어난다. 호흡기도의 상피세포

ㅎ

에서 분비되는 지질단백질의 일종인 표면활성제 (surfactant)의 역할에 의해 일어난다. = 흡기(吸氣), 들숨.

흡식성협착음 吸息性狹窄音 inspiratory stridor 거칠고 높은 음조의 호흡음이 흡기시에 들리고 크룹처럼 상부기도가 폐쇄되었을 때 나는 소리.

흡식예비용적 吸息豫備容積 inspiratory reserve volume : IRV 안정 상태의 1회 흡식 후 최대로 더 흡입할 수 있는 공기량. 약 2,500~3,000㎖ 정도이다.

흡식용량 吸息容量 inspiratory capacity : IC 일호흡 용적과 흡식 예비용적의 합. 정상 호식상태에서 최대로 흡식할 수 있는 공기량으로 약 3,600㎖ 정도이다. = 흡기용량(吸氣容量).

흡연구역 吸煙區域 smoking area 흡연이 허용된 구역.

흡열반응 吸熱反應 endothermic reaction 열의 흡수를 수반하는 화학반응. 발열 반응의 반대이다. 에너지 흡수를 수반하는 핵 반응계의 에너지 감소에 대응하여 정지 질량은 증가한다. ↔ 발열반응.

흡인 吸引 suction 기계적 방법으로 표면의 공기압을 낮춤으로 상기도의 분비물, 소화관 내, 체강 내의 혈액, 삼출액, 가스 등을 체외로 배출하는 방법. 흡인시 시작 전과 사이 사이에 100% 산소를 환기시키고 흡인 시 15초 이내로 제한하여야 한다. 흡인용 카테타는 톤실팁(tonsil tip)과 휘슬팁(whistle tip) 카테타가 있다.

흡인가슴창 吸引~創 sucking chest wound 흡기 시에 대기 중의 공기가 창상부위를 통하여 흉강내로 빨려 들어가는 것. 흉벽에 개방창이 있으면 정상 호흡 시에 코와 입을 통하여 공기가 폐로 유입되는 것과 마찬가지로 외부공기가 흉부 창상을 통하여 흉강 내로 유입된다. 창상을 통하여 흉강 내로 유입된 공기는 기흉을 유발하고 기흉에 의한 호흡기능장애가 나타난다.

흡인기 吸引器 aspirator 구강주사기, 피스톤 펌프, 피하주사기와 같이 흡인을 통해 체강으로부터 물질을 제거하는 기구.

흡인물 吸引物 aspirant 흡인 방법에 의해 신체에서

제거된 가스, 액체, 고형물질 등.

흡인−생검−세포학적검사 吸引−生檢−細胞學的檢查 aspiration−biopsy−cytology : ABC 미세한 바늘로 피부 표면이나 심부 조직을 흡인하여 진단을 위해 세포학적 검사를 시행하는 것. 암조직에서 볼 수 있는 세포학적(핵, 세포질) 변성을 확인할 수 있다.

흡인식발포노즐 吸引式發泡~ nozzle aspiring system 노즐의 일부로 흡입된 포소화약제와 물을 혼합하여 포수용액을 만드는 것과 동시에 포를 방사할 수 있는 노즐.

흡인폐렴 吸引肺炎 aspiration pneumonia 마취로부터의 회복나 알코올중독성 발작 중 구토시 이물질이나 산성의 위 내용물이 포함된 토물을 흡입하여 생긴 폐, 기관지의 염증 상태. 신속하게 흡인을 실시하고 100% 산소를 투여해야 한다.

흡입감염 吸入感染 airborne infection 기침이나 재채기를 할 때 공기를 통해 전파되는 감염. 결핵, 뇌막염, 볼거리, 홍역, 풍진과 수두 등이 이에 속한다. = 공기감염.

흡입경감판 吸入輕減瓣 intake relief valve 펌프의 흡입배관에 설치하는 압력 경감 판으로 물의 과도한 압력을 감소시키기 위한 장치.

흡입관 吸入管 suction pipe 수원에 고정적으로 설치된 흡수. 펌프와 연결되어 있거나 펌프차 흡입구와의 연결부가 있다.

흡입관공칭구경 吸入管公稱口徑 nominal suction hose size 펌프에 사용되는 흡입관의 표준화된 구경.

흡입구 吸入口 inlet 소방펌프차의 물탱크 흡입부로 흡입호스나 공급호스가 부착되는 곳.

흡입구압력계 吸入口壓力計 inlet gauge 펌프 흡입부 측의 압력을 대기압 이상 또는 이하로 구분하여 지시해 주는 연성계.

흡입구여과망 吸入口濾過網 intake screen 펌프의 흡입부에 장치하여 펌프 내로 이물질이 유입되는 것을 차단해 주는 필터. 등나무 엮음이나 철망으로 되어있다. = 취수여과망.

흡입된독 吸入~毒 inhaled poisons 호흡으로 들이마시는 독.

흡입마취 吸入痲醉 inhalation anesthesia 휘발성
가스나 액체 마취제를 기체로 만들어서 마스크와 기
관내관을 통해 폐로 주입하는 방법.

흡입밸브 吸入~ inhalation valve 호흡기 면체 내
로 외부의 공기가 들어갈 수는 있지만 사용된 공기
가 흡기구를 통해 면체 밖으로 빠져나가는 것은 차
단하는 장치.

흡입법 吸入法 inhalation therapy 호흡기계를 통해
물질을 투입하는 것. 기관지 확장, 만성폐쇄성폐질환
환자의 점액의 액화 등을 목적으로 여러 약물이 흡
입된다.

흡입보조기 吸入補助器 suction booster 물탱크차
로부터 물을 공급받는 제트사이펀(jet siphon) 부스
터의 일종. 대기압에만 의존하여 펌핑하는 흡입펌프
로 흡입할 때보다 더 높은 곳으로 물을 끌어올려야
할 때 사용한다.

흡입부 吸入部 pump intake 소방펌프 안으로 물을
빨아들이는 부분. = 흡수구.

흡입상해 吸入傷害 inhalation injuries 매우 뜨거운
공기, 독성가스 석면 또는 플라스틱을 만들 때 생기
는 화학물질의 흡입에 의해 일어난 폐실질 손상.

흡입수두 吸入水頭 suction head 소방펌프의 흡입
플랜지(flange)에서 측정한 대기압을 초과하는 압력.

흡입수원 吸入水源 suction supply 펌프를 사용하
여 흡입하거나 가압 송수하는 자연적인 압력(높이차
에 따른 압력)이 존재하지 않는 수원. 강, 연못, 흡입
수조, 지하저수조 등이 있다.

흡입약물투여 吸入藥物投與 inhalational admini-
stration of medication 증기 흡입을 통한 약물 투
여. Amyl nitrate와 암모니아는 이 방법으로 빠르게
작용하며 자주 이용된다. 약물은 비강 통로의 점막
을 통하여 순환으로 흡수된다. 기화한 약물은 흡입
에 의해서도 이루어진다.

흡입양정 吸入揚程 suction lift 소방펌프의 흡입 플
랜지(flange)에서 측정한 대기압 미만의 압력.

흡입제 吸入劑 inhalant 흡입으로 인해 물질이 신체
로 들어가는 것. 호흡기계의 치료에 투여되는 aero-
sol과 같은 약물일 수도 있고, 톨루엔 같은 휘발성

화학물질이기도 하다. = 흡입항원(吸入抗原).

흡입총양정 吸入總揚程 operation suction lift 펌프
의 중심선으로부터 수원까지의 수직거리에 흡입호
스, 스트레이너, 관부속의 마찰손실을 더한 것. = 흡
입총수두.

흡입하다 吸入~ inhale 숨을 들이마시다.

흡입호스 吸入~ suction hose 수원과 펌프를 연결
하는 호스로, 흡입시에 진공(대기압)에 의해서 찌그
러지지 않도록 보강된 호스.

흡입화상 吸入火傷 inhalation burn 한정된 공간에
서 가스, 뜨거운 공기, 화염, 증기, 연소 생성물 등을
흡입하여 일어나는 화상. 화재현장에서 발생하는 합
성수지나 플라스틱 제품이 연소될 때 배출되는 독성
물질을 흡입하면 폐조직과 작용하여 내부 화학화상
이나 전신 중독증을 유발하며 이런 손상과 징후는
흡입 후 1~2시간 후에 나타난다. 고온의 증기를 흡
입했을 때는 기도의 열화상을 입을 수 있으며 기도
폐쇄나 심한 호흡곤란증, 호흡정지 등의 위험을 초
래할 수도 있으므로 흡입의 세 가지 결과, 즉 조직
산화장애, 고온에 의한 상기도 손상, 폐에 대한 화학
적 손상 등에 유의해야 한다. 조직 산화장애는 일산
화탄소나 시안화합물 흡입에 의하고 상기도 점막에
생긴 열성 손상은 뜨거운 연기를 흡입한 후 발생한
다. 구강 분비물 청소력의 손상으로 기도폐쇄가 온
다거나 흡기성 천명음이 발생하는 합병증은 18~24
시간 후에 확실해지고 고탄산혈증과 저산소혈증을
동반하는 호흡부전이 발생하기도 한다. 알데하이드
(aldehyde)와 유기산을 포함한 독성 연기와 연소
생성물을 흡입하면 폐의 화학적 손상이 크고 폐손상
의 위치와 정도는 흡입 연기의 용해도, 노출시간 그
리고 말초 혈관까지 독성 가스를 전달하는 흡입입자
의 크기에 따라 달라진다. 흡입화상의 경우 안면화
상이 있으며 눈썹과 코털이 탄 모습을 볼 수 있고 구
강내 그을음과 급성 염증 반응이 있으며 가래에 그
을음이 섞여 나온다. 노출 초기에는 기관지 분비와
기관지 수축, 호흡곤란, 빈호흡, 빈맥 등이 나타나고
이후 호흡곤란과 청색증이 나타난다. 이 시기의 이
학적 소견은 미만성 천명음과 건성 수포음이 나타난

ㅎ

다. 소기관지 부종과 투과성이 큰 폐부종은 노출 후 1~2일 내에 나타날 수 있으며 소기관지 점막 탈락은 2~3일 내에 생겨 기도폐쇄, 무기폐, 저산소혈증을 악화시킨다. 화상의 초기 처치로 산소공급과 함께 고습도의 안면마스크를 사용하고 구강 분비물을 조심스럽게 배출하도록 흡인하고 구인두 점막의 부종을 줄이기 위해 국소적 에피네프린(epinephrine)을 뿌린다. 헬리움–산소 혼합가스는 호흡곤란을 줄일 수 있으며 동맥혈 가스와 그 후 산소 측정기로 밀착 감시하는 것이 중요하다. 흡입에 의한 폐손상의 치료는 산소공급, 기관지 확장, 점막 찌꺼기 및 점액분비물의 흡인, 흉부의 물리적 치료, 흡입가스의 적절한 습도 유지로 향상시킬 수 있다.

흡착 吸着 adsorption 화학적으로 액체, 고체가 기체를 빨아들여서 용해하는 현상. 물리적으로는 빛의 흡수, 양자화된 상태 사이의 에너지 차이에 해당하는 빛의 흡수, 저 에너지 상태에서 고에너지 상태로 옮김 또는 점막이나 피부를 통하여 가스나 용해 물질들을 체내로 빨아들이는 현상을 말한다. 용질이 두 상의 경계면을 지나 한 개의 상으로부터 다른 상으로 이동하는 흡수(吸收)와는 구별된다. 표면 또는 계면에 흡착이 일어날 때를 양흡착, 그 반대로 계면 쪽이 내부보다 성분농도가 엷어진 때를 음흡착이라 하며, 다량의 양흡착을 일으키는 물질을 흡착제(吸着劑)라 한다.

흡착제 吸着劑 adsorbent 자신의 표면에 다른 물질을 응결시키는 성질이 강하여 오염물질을 제거하는 데 이용되는 물질. 예를 들어 활성탄, 실리카겔, 녹말, 알루미나 등이 있다.

흡출식발포기 吸出式發泡器 aspirator–type foam generator 포 수용액을 굉장히 빠른 속도로 분출하면서 공기를 흡입한 후 공기와 포 수용액을 함께 스크린으로 혼합해 가면서 포를 발생시키는 장치.

흡충 吸蟲 fluke 주혈 흡충증이 원인이 되는 흡충강의 기생성 편충.

흥분 興奮 excitation 감정에 북받쳐 일어남. 자극에 의해 일어나는 생체 생태 변화. 세포 내외의 자극에 의한 반응.

흥분성 興奮性 excitability 자극에 대하여 반응하는 세포의 특성으로 적합 자극에 대하여 신경이나 심근 세포가 반응하는 것.

흥분성시냅스후전위 興奮性～後電位 excitatory postsynaptic potential : EPSP 신경전달물질의 자극에 반응하여 생기는 시냅스후 막의 탈분극. EPSP는 합해질 수 있으나 짧은 거리만 전달될 수 있다. 그리고 탈분극의 역치수준이 형성되었을 때 활동전위의 생산을 자극할 수 있다.

흥분수축연관 興奮收縮聯關 excitation–contraction coupling 근육의 전기적 흥분이 근수축을 일으키는 연관작용. 이 연관의 작용은 Ca^{2+}에 의해 일어나고 전기적 흥분에 반응하여 근세포질로 들어가 수축을 일으킨다.

흥분제 興奮劑 stimulant 중추신경계에 영향을 주어 사용자를 흥분시키는 암페타민과 같은 자극제. 신체 체계의 활동을 증가시킨다.

희가스 稀～ rare gas 주기율표 0족 원소인 헬륨(He), 네온(Ne), 아르곤(Ar), 크립톤(Kr), 크세논(Xe), 라돈(Rn)의 6원소. 희가스는 어느 것이나 무색, 무미, 무취의 기체이며 1원자분자로 이루어지고 비등점, 융점은 낮고, 원자량이 작은 것일수록 낮아진다. 화학적으로 활발하지 못하여 화합물을 잘 만들기 어렵지만, 들뜬상태에서는 산화물, 프루오르화물 등의 화합물을 만들기도 한다. 공기 속에는 미량(약 0.94용량%)이 함유되어 있으며, 대부분은 아르곤이다. 라돈은 천연방사성계열에 속하는 원소로서, 또 헬륨은 α붕괴시의 생성물로서 모두 방사성광물, 광천(鑛泉) 등에 함유되어 있기도 하다. = 귀(貴)가스, 비활성기체.

희금속 稀金屬 rare metal 지구에 존재량이 매우 적은 희소 금속의 총칭. 지르코늄(Zr), 니오브(Nb), 탄탈(Ta), 몰리브덴(Mo), 텅스텐(W), 우라늄(U) 등을 말한다. = 희유금속.

희돌기교세포 稀突起膠細胞 oligodendrocyte 중추신경계의 신경교 일부를 이루는 외배엽성의 비신경세포. 이 세포표면막의 돌출은 퍼져서 많은 신경원의 축삭 주위를 감아 백질에서 수초를 형성한다.

희박합금 稀薄合金 dilute alloy 금속이 극히 미량의 불순물원자를 함유하는 경우. 희박금속에서는 불순물원자는 다른 불순물로부터 대개 고립하여 존재하고, 불순물원자의 퍼텐셜(potential)에 의한 전자분포의 변화는 불순물의 둘레에 국재(局在)하는 것으로 된다. 불순물이 Cr, Mn, Fe 등과 같이 상자성원자일 경우, 불순물원자의 스핀자기 모멘트가 없어질 경우(모체가 Al)와 스핀자기 모멘트가 없어지지 않고 남을 경우(모체가 Cu, Ag, Au)가 있다. 오늘날의 연구대상으로 하는 불순물 원자의 농도는 0.01% 이하의 10ppm 정도까지이다.

희박혼합기 稀薄混合氣 lean mixture 공기에 대한 가스의 비율이 너무 낮기 때문에 폭발하지 않는 폭발한계 이하의 공기와 가스의 혼합 상태.

희생자 犧牲者 victim 어떤 사고로 인하여 피해를 입은 사람 또는 목숨을 빼앗긴 사람.

희석 稀釋 dilution 물 또는 기타의 유체를 혼합하여 그 농도를 묽게 하거나 약화시키는 것.

희석공기 稀釋空氣 dilution air 통풍 후드나 통풍조절기에 들어가서 연도가스와 혼합되는 공기.

희석도 稀釋度 dilution 용액 속의 용질이 희석되는 비율을 나타내는 양. 농도(mol/ℓ)의 역수와 같다. 즉, 용질 1mol당 용액의 부피를 리터로 표시한 수이다.

희석소화 稀釋消火 dilute extinguishing 기체, 고체, 액체에서 나오는 분해가스나 증기의 농도를 작게 하여 연소를 중지시키는 소화방법. 가연성 기체가 연소하려면 그것이 산소와 연소범위에 있는 혼합기를 만들지 않으면 안 된다. 따라서 산소나 가연성 물질의 어느 것의 농도가 희박해지면 연소는 계속되지 못한다. 희석소화법에는 가연성 액체를 다른 불연성의 액체로 희석하여 발생하는 증기량을 줄여서 소화시키는 방법, 강풍에 의해 가연성 증기를 날려서 희석시키는 방법, 실내화재에서 이산화탄소(CO_2) 등의 불연성 기체를 넣어 희석시키는 방법 등이 있다. → 가연성 액체.

희토류원소 稀土類元素 rare-earth element 주기율표 제3A족인 스칸듐·이트륨 및 원자번호 57에서 71인 란탄계열의 15원소를 합친 17원소의 총칭. 원자번호가 홀수인 것은 짝수인 것에 비해 존재량이 적다. 일반적으로 은백색 또는 회색 금속이다. 공기 중에서 서서히 산화하며, 산 및 뜨거운 물에는 녹지만 알칼리에는 녹지 않는다. 화학적 성질은 아주 비슷하며, 보통 모두 +3가의 화합물을 만드는데, 세륨, 테르븀, 프라세오디뮴에서는 +4가, 이테르븀, 유로퓸, 사마륨에서는 +2가도 있다. 알칼리금속, 알칼리토금속에 이어 양성이 현저하고, 따라서 수산화물은 염기이다. 어느 것이나 지구상에 미량밖에 존재하지 않으므로 값이 비싸다.

히드라진 hydrazine [N_2H_4] 분자량 32.05, 비중 1.0, 비점 113.5℃, 인화점 38℃, 증기비중 1.1, 증기압 10mmHg(20℃), 융점 2℃, 발화점 270℃, 연소범위 4.7~100%인 무색 투명한 가연성 액체. 물 및 저급 알코올에 임의의 비율로 녹는다. 많은 유기 및 무기화합물을 녹여서 이온화한다. 밀폐하여 냉암소에 두면 몇 년 동안은 안정하나 180℃ 정도로 가열하면 질소와 암모니아로 분해한다. 또 350℃ 이상으로 가열하거나 자외선을 조사하면 질소와 수소로 분해한다. 공기 속에서는 보라색 불꽃을 내며 탄다. 암모니아 냄새가 나며 강한 알칼리성으로 부식성이 큰 맹독성 물질이다. 흡습성이 있고 수화물인 수화히드라진은 무색 발연성 액체이다. 수용액에 염화바륨 용액을 가하면 백색 침전이 생긴다. 열에 매우 불안정하여 공기 중에서 가열하면 약 180℃에서 암모니아 질소를 발생한다. 환원하기 쉬운 금속산화물인 산화구리(CuO), 산화칼슘(CaO), 산화수은(HgO), 산화바륨(BaO)과 접촉할 때 불꽃이 발생하면서 분해하고 혼촉발화한다. 강산화제, 강산 등과 혼합하여 마찰, 충격에 의해 발화 폭발한다. 증기는 공기와 혼합하면 폭발적으로 연소하고 과산화수소와 혼촉하면 심하게 발열반응을 일으키며 혼촉발화한다. 저장·취급시 화기를 엄금하고, 가열을 금지하며, 직사광선을 차단한다, 용기는 밀폐하고 차고 통풍이 잘되는 안전한 곳에 저장한다. 누출시 다량의 물로 세척하고 차아염소산칼슘[$Ca(OCl)_2$]중화제로 중화시킨다. 수용액 35wt% 이상이면 인화점이 형성되지 않으므로 저장, 취급, 운반시 물을 잘 이용하면 안전을 기할 수 있다. 초기 소화에는 분말, 이산화탄소가 유효하며 포 사용시는 다량 사용하여야 한다. 반드시 공기호흡기를 착용하고 바람을 등지고 화점에 접근해야 한다. 증기를 흡수하면 점막을 손상시키고 적혈구를 용해시키는 성질이 있으며 간장을 손상시킨다. 제법은 과잉의 암모니아를 차아염소산나트륨 용액으로 산화시켜 만든다. 요소를 차아염소산나트륨과 수산화나트륨용액으로 반응시키는 방법을 사용한다. 용도는 로켓, 항공기 연료, 플라스틱 발포제, 탈산소제, 중합촉매, 환원제, 시약, 합성수지, 합성섬유, 의약품, 염료, 농약, 히드라진 유도체, 폭약, 섬유, 용융체, 방식제, 화력발전소 냉각수 등에 사용된다.

히드로날륨 hydronalium Al-Mg 합금의 상품명. 알루미늄에 10%까지의 마그네슘을 첨가한 내식(耐蝕) 알루미늄합금이다. 어느 것이나 비열처리성이고 내식성이 좋으며, 또 알루마이트성도 좋다. 실용합금은 판, 봉, 관 등의 전신재용(展伸材用)과 주조용(鑄造用)으로 크게 나누는데, 전신재용은 5%까지의 마그네슘을 함유하며, 가장 흔하게 사용되는 것은 3.5%까지의 것이다. 이에 대하여 주조용은 4~7%의 것과 10%의 것 두 가지가 있으며, 7~8%의 것은 다이캐스트(diecast : 압력주조된 주물)로서 소형 카메라의 몸체 등에 사용된다.

히드로충류 ~蟲類 hydrozoa 가시세포라 불리는 독침 세포를 지닌 무척추 해양 생물체. 이런 강장동물에는 고깔 해파리, 태평양 청파리, 산호충이 있다.

히드로코르티존 hydrocortisone 부신피질에서 분비되는 주요 코르티코스테로이드 호르몬. 당류 코르티코이드 작용을 한다. = 코르티졸(cortisol).

히드로코르티존-17-낙산염 ~酪酸鹽 hydrocortisone-17-butyrate 접촉성 피부염, 위축성 피부염(유소아의 습진), 신경성 피부염에 도포하고 손의 습진 지루성, 심상성 건선 등에 도포한다. 적당량을 1일 3~4회 피부에 도포하며, 특히 유·소아에게 넓은 부위를 도포하면 전신적 흡수가 일어나 자극감, 가려움, 작열감, 건조, 모낭염 등이 생길 수 있으므로 주의하고 피부결핵이나 단순성포진, 수두, 백선 등에 사용해서는 안 된다.

히브 heaves 인체의 폐기종과 비슷한 말(馬)의 만성폐질환. 활동 후, 호흡곤란, 천명, 기침이 특징이며 원인은 잘 알려지지 않았다.

히빙라인 heaving line(구조) 가벼우며 누구나 쉽게 이용 가능하고 의식 있는 수상 구조대상자를 구조하기 위한 장비. 라인의 한쪽 끝은 물에 잘 뜨는 테니스공과 같은 물체를 넣은 것이다.

히빙저그 heaving jug(구조) 가정에서도 누구나 손쉽게 만들 수 있는 수상 구조장비. 페트병과 같은 가볍고 물에 잘 뜨는 물체를 줄의 끝에 부착시킨 것. 던질 수 있게 페트병 안에 약간의 물을 넣는다.

히스속 ~束 bundle of His 심장의 자극 전도계중 방실계에 속하는 특수심근섬유의 집합. 우심방의 방실결절에서 시작되는 방실속간이 심실의 막성중격을 통해서 근성 중격 부분에서 좌각과 우각으로 나누어지며, 각각 심실중격의 심내막하를 분기하면서 심실벽 전체에 푸르키니에 섬유가 되어서 분포하고 있다. = 방실속(atrioventricular bundle).

히스타민 histamine 아민의 일종. 히스티딘의 탈탄소에 의하여 형성되고 많은 동물이나 식물의 조직, 특히 비만세포와 호염기성 세포의 과립에 존재하는 아민의 일종. 히스타민의 수용체는 H_1, H_2, H_3 수용체 효능제 등 세 종류가 알려져 있는데 H_1수용체 효능제는 2-methylhistamine, 2-pyridylethylamine, 2-hiazolylethylamine, betahistine등으로 Ca^{++}을 동원시키고, H_2수용체 효능제는 4(5)-methylhistamine, betazole, dimaprit, impromidine 등으로 adenylate cyclase를 활성화시킨다. 히스타민에 대해 가장 민감한 H_3수용체 효능제는 (R) α-methylhistamine으로 basal ganglia와 olfactory부위에 제한되어 있고 그 작용 기전에 대해서는 잘 알려져 있지 않다. 히스타민의 임상적 이용은 무산증진단 등의 진단 목적으로만 제한되어 있는데, 약리작용은 미세혈관을 포함한 여러혈관을 현저히 확장하고 전신혈압 하강을 초래하며 모세혈관 투과성을 증대시킨다. 다량의 히스타민을 투여할 경우는 미세혈관의 확장은 볼 수 없고 혈압상승이 나타

난다. 미량으로도 위액분비를 촉진시키며 뇌실내로
투여하면 행동변화, 혈압상승, 심박증가, 체온저하,
항이뇨호르몬 분비증가, 흥분 또는 구토가 일어난다.

히스테리 hysteria 흥분, 자의식, 초조, 상상에 의한
감정조절 약화 등이 일어나는 신경이상 증상.

히스테리구 globus hystericus 감정적 충돌이나 목
에서 덩어리가 있는 것 같은 감각을 느끼는 것. 이는
9번 뇌신경의 장애와 목의 하부 수축근의 경련으로
추측되며 신체검진 결과 바륨 식도 촬영술은 정상으
로 나타난다.

히스테리성 인격 ～性 人格 histrionic personality
지나친 감정과 남의 관심을 이끄는 행동이 현저한
인격장애. 자기 몸매에 대한 관심이 지나치고 성적
(性的)으로 유혹적이며, 욕구만족을 지연시키는 참
을성이 없고 감정의 표현이 빨리 바뀌며 천박한 것
이 특징이다.

히스토플라즈마증 ～症 histoplasmosis *histopla-
sma capsulatum*을 흡입하여 생긴 감염. 원발성 히
스토플라즈마증감염의 초기 증상은 발열, 쇠약, 기
침, 림프선 비대 등이며 자연치유가 잘되며 감염된
폐의 림프선에 칼슘 침착이 생기기도 한다. 진행성
히스토플라즈마증 감염은 때로 치명적이며 구강과
코의 궤양성 병변과 비장, 간 림프절비대, 폐의 심하
고 광범위한 침윤 등이 특징이다.

히스톤 histone 강한 염기성 저분자량의 단백군. 수
용성이며 희석된 암모니아에 불용성이고 핵산과 결
합하여 핵단백을 형성한다. 세포핵 특히 선조직에서
발견되며 chromatin에서 deoxyribonucleic acid와
복합체를 이루고 유전자 활동을 조절하는 기능이다.
혈액 응고를 방해하며 백혈병과 열성 질환 환자의
소변에서 검출된다.

히스티딘 histidine 많은 아미노산에서 발견되는 기
본적인 아미노산. 히스타민의 전구물질. 영아에게는
필수 아미노산이다. → 아미노산(amino acid), 단백
질(protein).

히스-푸르키니에시스템 His-Purkinje system 히스
속에서 푸르키니에 원위부까지 심장조직의 흥분파
전도계.

히터 heater 전기발열, 연료연소 등의 방법으로 복
사열이나 열풍(熱風)을 발생시켜 가열하는 기구. 주
로 난방을 목적으로 한다. 연료를 직접 연소시키는
히터는 화재 위험성이 크다.

히트라이트닝 heat lightening 천둥을 동반하지 않
는 막전(幕電). 황혼이나 야간에 지평선상에서 볼
수 있다.

히포크라테스 Hippocrates 의학의 아버지 에스쿨라
우스를 숭배하는 중심이 된 코스 섬에서 BC 460년
에 태어난 그리스의 외과 의사.

힘 force 움직임을 시작하고 움직임의 방향이나 속
도를 변화하거나 사물의 크기나 형태를 변화시키기
위해 적용되는 에너지.

힘든호흡 ～呼吸 labored breathing 숨을 쉴 때 노
력이 증가되는 것. 환자가 공기를 들이마시고 내쉬
는 작용이 어려워 보조근육을 이용하게 된다. 흡기
시 콧구멍이 넓어진다거나, 늑골 사이나 쇄골 위쪽
이 퇴축(들어감)되는 것과 같은 징후로 알 수 있다.

힘줄 = 건

힘측정계 ～測定計 dynamometer 근육의 수축력을
측정하는 장치. = 역량계, 근력계.

ㅎ

부 록

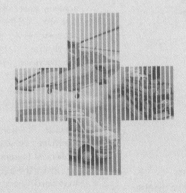

부록 1 英 韓 部

A

abalienation 정신착란
abandonment 유기
abandonment of care 간호단념
abasia 보행실조, 실보증
Abbreviated Injury Scale : AIS 간편손상척도
abbreviation 약어
ABC evaluation 에이비시평가
ABC extinguisher ABC급소화기
ABCDE 에이비씨디이
abdominal aneurysm 복부대동맥류
abdominal breathing 인공호흡
abdominal catastrophe 복부파국
abdominal cavity 복강
abdominal delivery 복식분만
abdominal distention 복부팽만
abdominal evisceration 복부돌출
abdominal pad : ABD pad 에이비디패드
abdominal pain 복통
abdominal quadrant 복부4분
abdominal region 복부
abdominal respiration 복식호흡
abdominal splinting 복부부목화
abdominal thrust 배밀어내기
abducens nerve 외전신경
abduction 외전
abductor 외전근
aberrancy 이탈
aberration 미입
abiotrophy 무생활력
abnormal 비정상
abnormal behavior 이상행동
abnormal combustion 이상연소
abnormal E layer 비정상E층
abnormal psychology 이상심리학
ABO blood type system 에이비오혈액형계
abort 중지
abortifacient 낙태제
abortion 낙태
abortion in progress 진행유산
abortion 돈좌

abortus 낙태아
above 이상
aboveground storage tank 지상저장탱크
abrasives 연마재
abreaction 제반응
abscess 고름집
abscissa 횡선
abseil 압자일렌
absolute expansion 절대팽창
absolute gain 절대이득
absolute humidity 절대습도
absolute pressure 절대압력
absolute refractory period 절대불응기
absolute temperature 절대온도
absorbed dose 흡수선량
absorbed loss 흡수손
absorbed poisons 흡수된독
absorbent 흡수제
absorption 흡수
abuse one's right 권리남용
abuse 남용
abutment 가공의치
academy knot 아카데미매듭
acalculia 계산불능증
acampsia 관절강직증
acanthocyte 가시적혈구
acanthocytosis 가시적혈구증가증
acanthosis 극세포증
acarbia 무탄산증
acariasis 진드기증
acarus 진드기
acathisia 착좌불능
accelerant 연소촉진제, 촉진제
accelerated junctional rhythm 가속방실접합부리듬,
    가속접합부율동
accelerated ventricular rhythm 가속심실율동
acceleration resistance 가속저항
acceleration 가속도
accelerator 가속기, 가속페달
acceleratory forces 가속력
acceptance test 인수시험, 검정시험

access 소방통로
access channel 접속채널
access door 점검구
accessible 접근가능
accessory muscle 보조근
accessory nerve 부신경
accessory pathways 부전도로
accident 사고
accident compensation 재해보상
accident on the ice 빙상사고
accidental abortion 우발유산
accidental alarm 오작동
accidental cause 사고원인
accidental death 사고사
accidental fire 실화
accidental loads 액시덴탈로드
acclimation 순화
accommodation 적응
accommodation barge 숙박선
accordion load 아코디언적재
accordion pack 접이수관
accumulative risk 누적위험
accuracy 정확도
Ace bandage 에이스붕대
acetabulum dislocation 관골구탈구
acetabulum 관골구, 비구
acetaldehyde [CH₃CHO] 아세트알데히드
acetaldehyde syndrome 아세트알데히드증후군
acetaminophen 아세트아미노펜
acethlene [C₂H₂] 아세틸렌
acetic acid [CH₃COOH] 초산
aceto nitrile [CH₃CN] 아세토니트릴
acetoacetic acid 아세토초산
acetohexamide 아세토헥사마이드
acetone [CH₃COCH₃] 아세톤
acetone cyanhydrin [(CH₃)₂C(OH)CN]
    아세톤시안히드린
acetonuria 아세톤뇨증
acetyl chloride [CH₃COCl] 염화아세틸
acetyl CoA 아세틸코에이
acetyl peroxide [(CH₃CO)₂O₂] 과산화아세틸
acetylcholine 아세틸콜린
acetylcholine receptor 아세틸콜린수용기
acetylcholinesterase 아세틸콜린에스테라아제
acetylene torch 아세틸렌토치

acetylsalicylic acid 아세틸살리실산
achalasia 이완불능증
Achilles jerk 아킬레스건반사
Achilles tendon 아킬레스건
achlorhydria 무염산증
acholia 무담즙증
achondroplasia 연골무형성증
achylia 무산증
acid 산
acid dust 산성먼지
acid fog 산성안개
acid phosphatase 산성포스파타제
acid rain 산성비
acid suit 내산방호복
acid value 산가
acid-base balance 산염기균형
acid-base metabolism 산염기대사
acidic oxide 산성산화물
acidity 산성
acidophilic adenoma 호산성세포선종
acidosis 산성혈증, 산증
acinus 선포
acmesthesia 피부예감
acne 여드름
acneform drug eruption 좌창상약물발진
Aconitum chinense 바꽃
acoria 무만복감
acoustic nerve 청신경
acoustic trauma 청각외상, 음향성외상
acoustical tile 방음재
acquired immune deficiency syndrome : AIDS
    후천성면역결핍증후군
acquired immunity 획득면역
acquired 후천성의
acrocyanosis 말단청색증
acrodynia 선단동통증
acrolein [CH₂=CHCHO] 아크로레인
acromegaly 말단비대증
acromio-clavicular joint 견봉쇄골관절, 견쇄관절
acromion process 견봉돌기
acromion 견봉
acrophobia 고소공포증
acrylic acid [CH₂=CHCOOH] 아크릴산
acrylo nitrile [CH₂=CHCN] 아크릴로니트릴
acrylonitrile butadiene rubber 니트릴고무

actin 액틴
acting 직무대리
actinic prurigo 광선양진
actinomyces 방선균
actinomycosis 방선균증
action potential 활동전위
activated charcoal 활성탄
activated sludge process 활성오니법
activation energy 활성화에너지
activation heat 활성화열
activator 활성제
active assistive exercise 능동보조운동
active core rewarming 능동핵심재가온법
active exercise 능동운동
active external rewarming 능동외부재가온법
active immunity 능동면역
active interference 능동간섭
active multiplex system 능동멀티플렉스시스템
active signaling element 능동신호소자
active transport 능동운반
activity 활성도
actor X 제10인자
actual cash value : ACV 실제현금가액
actual consent 실질동의
actuating cylinder 기동용기
actuation 기동
acuity 명료도
acute abdomen 급성복증
acute abscess 급성농양
acute alcoholism 급성알코올중독
acute anemia 급성빈혈
acute apical periodontal abscess
    급성근첨성치조농양
acute appendicitis 급성충수염
acute arthritis 급성관절염
acute bronchitis 급성기관지염
acute care 급성처치, 단기급성의료
acute catarrhal cystitis 급성카타르성방광염
acute cholecystitis 급성담낭염
acute cystitis 급성방광염
acute delirium 급성섬망
acute epiglottitis 급성후두개염
acute exposure 순간노출
acute gastritis 급성위염
acute glaucoma 급성녹내장

acute glomerulonephritis 급성사구체신염
acute gouty arthritis 급성통풍성관절염
acute health hazard 급성건강위협
acute heart failure 급성심부전
acute hemorrhagic pancreatitis 급성출혈성췌장염
acute hepatitis 급성간염
acute inflammation 급성염증
acute laryngotracheal bronchitis 급성후두기관성
    기관지염
acute mountain sickness : AMS 급성고산병
acute myocardial infarction : AMI 급성심근경색증
acute necrotizing ulcerative gingivitis
    급성괴사성궤양성치은염
acute nonlymphocytic leukemia 급성비림프구성
    백혈병
acute pancreatitis 급성췌장염
acute pelvic pain 급성골반통
acute poliomyelitis 급성회백수염
acute pulmonary edema 급성폐부종
acute radiation sickness 급성방사선병
acute renal failure 급성신부전
acute respiratory distress syndrome : ARDS
    급성호흡곤란증후군
acute salivary adenitis 급성타액선염
acute stress reaction 응급스트레스반응,
    급성스트레스반응
acute symptoms 급성증상
acute toxicity matter 급성독성물질
acute urinary retention 급성요축적
acute yellow atrophy 급성황색간위축증
acute 급성, 급성의
Adam's apple 아담의사과
adaptation 순응
adapter 어댑터
adcock antenna 애드콕안테나
addiction 탐닉
Addison's disease 애디슨병
additional alarm company 추가경출동소방대
additional alarm 추가경보
additive action 상가작용
additive effect 첨가효과
adduction 내전
adductor canal 내전근관
adductor 내전근
adenectomy 선적출술

adenitis 선염
adenocarcinoma 선암종
adenohypophysis 선하수체
adenoid 아데노이드
adenoidal speech 아데노이드말투
adenoma 선종
adenomyomatosis 선근종증
adenomyosarcoma 선근육종
adenomyosis 자궁선근종증
adenopathy 선병증
adenosine 아데노신
adenosine diphosphate : ADP 아데노신2인산
adenosine triphosphate : ATP 아데노신3인산
adenosquamous epithelium cell carcinoma
    선편평상피세포암종
adenovirus 아데노바이러스
adenylate cyclase 아데닐산고리화효소
adhesion 유착
adhesive 접착제
adhesive peritonitis 유착성복막염
adiabatic compression 단열압축
adiabatic expansion 단열팽창
Adie's syndrome 아디증후군
adipocele 지방헤르니아
adipocere 시랍
adiponecrosis 지방괴사
adipose tissue 지방조직
adjacent box 인접발신기
adjudication of bankruptcy 파산선고
adjudication of disappearance 실종선고
adjustable cervical collar 혼합형경추보호대
adjustable extrication collar 조절용경추보호대
adjustable spray nozzle 가변분무노즐
adjustment disorder 적응장애
adjustment reaction 적응반응
adjuvant 보조제
ADL score 에이디엘평가표
administration of chronic disease 만성질환관리
administrative postmortem investigation 행정검시
admission and discharge record 입퇴원기록지
adnexa 부속기
adnexitis 부속기염
adolescence 청년기
adponitrile [CN(CH₂)₄CN] 아디포니트릴
adrenal androgen 부신성안드로겐

adrenal cortex 부신피질
adrenal crisis 부신성위기
adrenal gland 부신
adrenal medulla 부신수질
adrenalectomy 부신적출술
adrenaline 아드레날린
adrenergic 아드레날린성
adrenergic receptor 아드레날린수용체
adrenocortical hormone 부신피질호르몬
adrenocorticotropic hormone : ACTH
    부신피질자극호르몬
adsorbent 흡착제
adsorption 흡착
adult cardiopulmonary resuscitation manikin : CPR
    manikin 성인심폐소생술인체모형
adult onset diabetes 성인성당뇨병
adult respiratory distress syndrome : ARDS
    성인호흡곤란증후군
adult T-cell leukemia : ATL 성인T세포백혈병
adulteration 불순물혼화
advance disposition 전진배치
advanced airway management 전문기도유지술
advanced cardiac life support : ACLS
    전문심장구조술
advanced cardiac life support manikin : ACLS
    manikin 성인전문심장구조술인체모형
advanced life support : ALS 전문소생술
advanced life support manikin : ALS manikin
    성인전문인명소생술인체모형
advanced life support unit 전문인명소생요원
Advanced Travel Information System, Advanced
    Traffic Information System : ATIS
    고급교통정보시스템
adverse condition 통신장애상황
adverse drug effect 약물역효과
advisory organ 자문기관
adynamia 무력증
adz(e) 까뀌
aerated solid powders 부유분체
aeration 폭기
aerial attack 항공소화, 공중진화
aerial cable 가공케이블
aerial command 공중지휘
aerial device 공중장치
aerial fuel 공중가연물

aerial ladder platform 공중사다리작업대
aerial ladder 고가사다리차
aerial lead in 가공인입
aerial platform apparatus 공중작업대
aerial reconnaissance 공중정찰
aerial torch 항공발염방사장치
aero fire alarm system 공기식화재경보기
aerobe 호기성균
aerobic capacity 호기성용량
aerobic exercise 유산소운동
aerobic metabolism 유산소대사
aerodontalgia 고공치통
aerodrome control service : ACS 비행장관제업무
aerodrome traffic 비행장교통
aerogel 에어로젤
aeromedical litter 항공기전용들것
Aeromonas 에로모나스균
aeronautical ground light 항공지상등화
aeronautical mobile-satellite service : AMSS
 항공이동위성업무
aeronautical operational communications : AOC
 항공운항관리통신
aeronautical radio 항공무선
aeronautical station 항공국
aerophagia 공기연하
aerosinusitis 항공성부비강염
aerosol 분무제
aerosol fraction 에어로졸분율
aerosol product 에어로졸제품
aerosol type extinguisher appliance
 에어로졸식소화기
aerosol 에어로졸
Aerospace Rescue and Recovery Service : ARRS
 항공구조와복구서비스
aerotitis 항공성중이염
aerotitis media 항공(성)중이염
Aesculapius 의신
afebrile abortion 무열유산
affective disorder 정동장애
affective psychosis 정동성정신병
afferent 구심성
affinity 결합성, 친화성
aflatoxins 아플라톡신
A-frame ladder A자형사다리
after damage 후유재해

after damp 애프터댐프, 잔류가스, 후가스
after gas 후생가스
after shock 여진
after treatment 후처리
afterbirth 후산, 태반만출
afterdrop 구조후저체온
afterload 후부하
afterpains 후진통
agar 한천
agaricic acid 아가린산
age of tide 조령
aged living in solitude 독거노인
aged society 고령사회
agenesis 발육부전
ageniocephaly 두개발육부전
agenitalism 무성기증
agent's authority 대리권
Agent Orange 에이젠트오렌지
agglutination 응집
agglutinin 응집소
aggression 공격성
aging 노화
aging society 고령화사회
agitophasia 속어증
agnosia 실인증, 인지불능증
agonal infection 말기감염
agonal respiration 임종호흡, 빈사호흡
agonal rhythm 빈사율동
agonist 효능제, 작용제, 항진제
agoraphobia 광장공포증
agranulocytosis 무과립구증
agraphia 실서증
agricultural chemicals 농약
aid 보조, 응원
air ambulance 의료이송기
air aspirating discharge devices
 공기흡입식방출장치
air bag 에어백
air bag restraint system 에어백장치
air bound 에어바운드
air break switch 기중개폐기
air cascade 에어캐스케이드
air chamber 공기실, 에어체임버
air chisel 기압식끌, 공기정
air cleaning 공기정화

air compressor 공기압축기
air conditioner 냉방장치, 에어컨디셔너, 공기조화기
air cooling 공냉
air current 기류
air curtain 에어커튼, 공기막
air cushion 저압력구출장치
air cushion vehicle : ACV 공기쿠션부형제,
　　공기부양선
air cushion 공기쿠션
air cylinder 공기실린더
air diving 공기잠수
air embolism 공기색전증
air emergency ambulance 구급수송기
air filter 공기필터
air foam concentrate 공기포소화약재
air foam nozzle 포관창, 공기포노즐, 폼관창
air foam pump 공기포펌프
air foam solution 공기포수용액
air foam 공기포
Air Force Rescue Coordination Center : AFRCC
　　공군구조통합센터
air gap 에어갭
air gas 에어가스, 공기가스
air gun 에어건, 공기총
air handling 공조설비
air horn 에어혼, 기적
air hunger 공기부족
air inlet 급기구
air lift 항공보급
air lift pump 기포펌프
air lift 공기흡입기
air line mask 에어라인마스크
air lock 에어록
air lock method 에어록근육주사법
air mask 에어마스크
air mat 에어매트
air pocket 에어포켓
air pollutant 대기오염물질
air pressure 압축공기
air purifier 공기정화기
air receiver 공기탱크
air rescue 항공구조
air resistance 공기저항
air sampling type detector 공기샘플링형감지기
air saw 공기톱

air splint 공기부목
air supported structure 공기지지구조물
air tanker 에어탱커
air tent 에어텐트
air test 기밀시험
air traffic communication : ATC 항공교통관제통신
air traffic control 대기교통기관
air traffic control instruction 항공교통관제지시
air traffic control service 항공교통관제업무
air traffic control unit 항공교통관제기관
air traffic control zone 항공교통관제권
air unit 에어유닛
air 공기
airboat 에어보트
airborne collision avoidance system : ACAS
　　항공기충돌방지시스템, 공중충돌경고장치
airborne disease 공기전염질환
airborne infection 공기전염, 흡입감염
airborne transmission 공기전파
aircraft fire 항공기화재
aircraft hand fire extinguisher 항공기용소화기
aircraft proximity 항공기접근
aircraft station 항공기국
airdome 에어돔
airdrop 공중투하
airframe 기체
air-ground communication 공대지간통신, 공지통신
air-ground detection 공중-지상화재감지시스템
airport ramp 공항램프
airport terminal building 공항터미널건물
airspeed 대기속도
air-tank 공기통
airwave 공중전파
airway management trainer 기도유지실습용 마네킹
airway management 기도유지
airway obstruction 기도폐색
airway 기도
airworthiness 내공성
akathisia 정좌불능
akinesia 운동불능증
akinetic apraxia 무동성실행증
Akja 아크자
alanine : Ala 알라닌
alanine aminotransferase 알라닌아미노전이효소
alar ligament 익상인대

alarm bell　경종
alarm box　경보발신기
alarm check valve　유수검지장치
alarm circuit　경보전송회로
alarm reaction　경고반응
alarm receiving facility　경보수신시설
alarm service　경보후조치
alarm signal　경보신호
alarm system　경보설비
alarm valve　알람밸브
alarm verification feature　경보확인기능
alarm　경보
albinism　백색증
albumin　알부민
albuminuria　알부민뇨
albuterol　알부테롤
Alcock's canal　알코크관
alcohol hallucination　알코올환각
alcohol resistant foam　내알코올성포
alcohol resistant foam concentrate
　　　내알코올용포소화약제
alcohol resistant foam concentrates
　　　알코올형포수용성물질
alcohol withdrawal syndrome　알코올금단증후군
alcohol　알코올
alcoholic cardiomyopathy　알코올성심근증
Alcoholics Anonymous : AA　금주단체
alcoholism　알코올중독
alcohol-type foam　알코올형포
aldehyde　알데히드
aldolase　알돌라아제
aldosterone　알도스테론
aldosteronism　알도스테론증
aldosteronoma　알도스테론종
alert phase　경보단계
alert tone　경보음
alerting services　경보업무
aleukemic luekemia　무백혈병
aleukia　무백혈구증
alexia　실독
alexia　독서불능증
alford loop antenna　알포드루프안테나
algesia　통각
algorithm　알고리듬
alinasal　비익

aliphatic alcohol　지방족알코올
alkali　알칼리
alkali cleansing　알칼리세정
alkali earth metals　알칼리토금속
alkali process　알칼리법
alkaline battery　알칼리전지
alkaline metals　알칼리금속
alkaline phosphatase : ALP　알칼리인산분해효소
alkaline　알칼리성
alkaline-ash　알카리성회분
alkaloid　알칼로이드
alkalosis　알칼리증
alkaptonuria　알캅톤뇨증
alkyl aluminum [R_nAlX_{3-n}]　알킬알루미늄
alkyl lithium　알킬리튬
alkylate　알킬레이트
alkylating agent　알킬화약물
all call paging　일제지령
all hand　1차출동화재
all hands　전차량출동
all kinds of oil　유류
all or none principle　실무율법칙
all out　출동준비태세
all out　올아웃
all service mask　올서비스마스크
allergen　알레르기항원
allergic asthma　알레르기성천식
allergic cystitis　알레르기성방광염
allergic food poisoning　알레르기성식중독
allergic purpura　알레르기성자반병
allergist　알레르기전문의
allergy reaction　알레르기반응
allergy test　알레르기검사
allergy　알레르기
alleviating fear　공포완화
alley　소로
alleyway　통로
allogeneic　동종
allogeneic bone marrow transplantation
　　　동종골수이식
allopathic physician　대증요법의사
allosteric　알로스테릭
allotropy　동소체
allowable burned area　허용소실면적
allowable current　허용-전류

allowable load 허용하중
allowable stress 허용응력
allowable temperature 허용온도
alloxan 알록산
alloy 합금
all-purpose extinguisher 다목적소화기
all-purpose nozzle 다목적관창
allyamine [CH₂=CHCH₂NH₂] 알릴아민
allyl alcohol [CH₂=CHCH₂OH] 알릴알코올
allyl bromide [CH₂=CHCH₂Br] 브롬화알릴
allyl chloride[ClCH₂CH=CH₂] 염화알릴
almighty axe 만능도끼
aloes 알로에
alopecia 탈모증
alopecia areata 원형탈모증
alpha adrenergic receptor 알파아드레날린수용체
alpha motorneuron 알파운동뉴런
alpha particle 알파입자
alpha receptor 알파수용체
alpha-fetoprotein : AFP 태아단백
alphanumeric 문자숫자식
alphavirus 알파바이러스
alprazolam 알프라조람
Al-Queda 알카에다
alteplase 알테프레이즈
altered state of consciousness 변경된의식상태
alternate air source 비상용호흡기
alternate hemiplegia 교대성편마비
alternate stool abnormality 설사변비교대증
alternating current : AC 교류
alternating personality 교대성인격
alternative means of escape 2방향피난
alternative medicine 대체의학
alternator 교류발전기
alternobaric vertigo 기압변화성현기증, 변압성현훈
altimeter accommodation 고소적응
altimeter 고도계
altitude sickness 고도병
alum 명반
aluminum [Al] 알루미늄
aluminum hydroxide [Al(OH)₃] 수산화알루미늄
aluminum phosphide [AlP] 인화알루미늄
aluminum splint 알루미늄부목
alumite 알루마이트
alveola 폐포
alveolar ventilation 폐포환기

alveolectomy 치조돌기절제술
alveolitis 폐포염
alymphocytosis 무림프구증
Alzheimer's dementia 알츠하이머치매
Alzheimer's disease : AD 알츠하이머병
amalgam 아말감
amanitatoxin 광대버섯독
amantadine 아멘타딘
amateur radio station 아마추어무선국
amateur radio 아마추어무선
amateur service 아마추어무선업무
amaurosis fugax 일과성흑내장
amaurosis 흑내장
ambient pressure 환경압력
ambient temperature 주변온도
ambivalence 양가감정
amblyopia 약시
AMBU Bag 앰부백
ambulance run report 운행보고서
ambulance volantes 경량구급차
ambulance 구급차, 응급차량
ambulatory care 이동진료
ambulatory surgery center 외래외과센터,
    일시적외과센터
ambush 기습
ameba 아메바
amebiasis 아메바증
amebic abscess 아메바성농양
amebic dysentery 아메바이질
amebocyte 유주세포
amelogenesis imperfecta 법랑질형성부전증
amenorrhea 무월경
America with Disability Act : ADA 미국장애인법
American College of Cardiology : ACC 미국심장학회
american crawl 아메리칸크롤
American Heart Association : AHA 미국심장협회
American Medical Association : AMA 미국의학협회
American National Standards Institute : ANSI
    미국표준협회
American Red Cross : ARC 미국적십자사
American Sign Language : Ameslan 미국수화언어
American Table of Distances : ATD
    미국폭발물저장소이격거리표
ametropia 이상시
amiloride 아밀로리드
amino acid 아미노산

amino nitrogen 아미노질소
aminoaciduria 아미노산뇨증
aminophylline (somophyline) 아미노필린
aminotransferase 아미노전이효소
amiodarone 아미오다론
amiodarone hydrochloride 염산아미오다론
amitriptyline hydrochloride 염산아미트립틸린
ammeter 전류계
ammonia [NH_3] 암모니아
ammonia anhydrous 무수암모니아
ammonia suit 암모니아방호복
ammonium chlorate [NH_4ClO_3] 염소산암모늄
ammonium iodate [NH_4IO_3] 요오드산암모늄
ammonium nitrate [NH_4NO_3] 질산암모늄
ammonium nitrate explosive 질산암모늄폭약
ammonium nitrate fuel oil explosive : ANFOE
  안포폭약
ammonium perchlorate [NH_4ClO_4] 과염소산암모늄
ammonium persulfate [$(NH_4)_2S_2O_8$] 과황산암모늄
ammonium phosphate 인산암모늄
ammonium sulfate [$(NH_4)_2SO_4$] 황산암모늄
amnalgesia 통각망각증
amnesia 기억상실
amnesia disorder 건망장애
amnesia 건망증
amnestic aphasia 건망성실어증
amnestic apraxia 건망성실행증
amniocentesis 양수천자
amnion 양막
amnioscopy 양수경검사
amniotic fluid 양수
amniotic fluid embolism 양수색전
amniotic infection 양수감염
amniotic sac 양수낭
amoebiasis 이질아메바증
amoebocyte 변형세포
amoxicillin 아목실린
amperage 암페어수
ampere 암페어
ampere-hour 암페어아우어
amphetamine 암페타민
amphoric breath sound 공호성호흡음
amphoteric 양성의
amphotericin B 암포테리신B
AMPLE history 앰플병력

amplitude 진폭
amplitude distortion factor 진폭변형률
amplitude modulation 진폭변조
amplitude suppression ratio 진폭억압비
ampule 앰플
ampulla 팽대부
ampullar abortion 난관팽대부유산
amputation 절단
amputee 절단환자
amrinone 암리논
amygdalin 아미그다린
amygdaloid body 편도체
amyl acetate [$CH_3COOC_5H_{11}$] 초산아밀
amyl alcohol [$C_5H_{11}OH$] 아밀알코올
amyl mecaptan [$C_5H_{11}SH$] 아밀메캅탄
amyl nitrate [$C_5H_{11}NO_3$] 질산아밀
amyl nitrate 아밀아질산염
amyl nitrite 아밀니트라이트
amylamine [$C_5H_{11}NH_2$] 아밀아민
amylo-, amyl- 아밀
amyosthenia 근무력증
amyotrophic lateral sclerosis : ALS
  근위축성측삭경화증
anabolic steroids 동화스테로이드
anabolism 동화작용
anadipsia 과도구갈
anaerobic bacteria 혐기성균
anaerobic infection 혐기성감염
anaerobic respiration 혐기성호흡
anaerobic threshold 혐기성역치
anal canal 항문관
anal crypt 항문음와
anal fistula 항문루
analgesia 무통법
analgesic 진통제
analog communication 아날로그통신
analog initiating device(sensor)
  아날로그발신장치(센서)
analog signal 아날로그신호
analog transmission 아날로그전송
analogue detector 아날로그식감지기
analogy 동족성
analysis 분석
analysis data base 위험분석용·데이터베이스
analytic epidemiology 분석역학

anamnesis 기왕증
anaphase 후기
anaphylactic shock 아나필락시스쇼크
anaphylaxis 아나필락시스
anaplasia 역형성
anasarca 전신부종
anastomosis 문합술
anatomic curve 해부학적만곡
anatomic dead space 해부학적사강
anatomic pathology 해부병리학
anatomical position 해부학적자세
anatomy 해부학
anaxonic neuron 무축삭뉴런
ancestor 존속
anchor 닻, 앵커
anchor point 고정점, 기점
anchor system 고정시스템
anchor 관창보조
androgen 안드로겐
androsterone 안드로스테론
anecdotal 일화
anemia 빈혈
anemia of pregnancy 임신성빈혈
anemometer 풍속계
anencephaly 무뇌증
anergy 무감작
aneroid barometer 아네로이드기압계
anesthesia 마취
anesthesia premedication 마취예비투여
anesthesia record 마취기록지
anesthesiologist 마취과전문의
anesthesiology 마취과학
anesthetic agent 마취제
anesthetic gun 마취총
aneurysm 동맥류
angiitis 맥관염
angina pectoris 협심증
angio catheter 안지오카테터
angiocardiogram 심혈관조영상
angiography 혈관조영술
angioplasty 혈관성형술
angiospasm 혈관경련
angiotensin I 안지오텐신 I
angiotensin II 안지오텐신 II
angiotensin 안지오텐신

angle 각
angle indicator 각도표시기
angle of approach 접근각
angle of departure 출발각
angle of Louis 루이스각
angle valve 앵글밸브
angular movement 각운동
angulated fracture 각골절
angulus mandibulae 하악각
anhydrous- 무수-
anicteric hepatitis 무황달성간염
aniline [$C_6H_5NH_2$] 아닐린
anility death 노쇠사
anima 영혼
animal oil 동물성기름
anion 음이온
aniseikonia 부등상(시)증
anisocoria 동공부동
anistreplase 아니스트레프레이즈
ankle 발목
ankle edema 족부부종
ankle hitch 발목걸쇠
ankylosing spondylitis 강직성척추염
ankylosis 관절융합
annunciator 시각신호표시기
annunciator panel 시각신호표시반
anode 양극
anomaly 이상
anorectal abscess 항문직장농양
anorexia nervosa 신경성식욕부진
anorexia 식욕부진
anosmia 무후각증
anoxemia 산소결핍증
anoxia 무산소증
antagonism 길항작용
antagonist 길항제
antagonistic effect 길항효과
antecubital fossa 전주와
antecubital veins 전주정맥
antenna 안테나
antepartal care 분만전관리
anterior 앞, 전방
anterior communicating artery 전교통동맥
anterior cord syndrome 전방척수중후군
anterior cranial fossa 전두개와

anterior cutaneous nerve 전피신경
anterior dislocation 전방탈구
anterior displacement of cervical spine
경추전방전위
anterior longitudinal ligament 전종인대
anterior pituitary 뇌하수체전엽
anterior scalene muscle 전사각근
anterior superior iliac spine 전장골척추
anterior superior iliac spines 상전장골극
anterior thorax 전흉곽
anterior tibial artery 전경골동맥
anterograde amnesia 선행성건망증
anterograde pyelography : AGP 선행성신우조영술
anteroseptal 전면중격
anthozoa 해양생활부류
anthracene [$C_{14}H_{10}$] 안트라센
anthracite 무연탄
anthracosis 탄분증
anthrax 비탈저, 탄저병
anthropometry 인체계측법
antiadrenergic 항아드레날린성
antianginal agents 항협심증제
antiantibody 항항체
antiarrhythmics 항부정맥제
antibacterial 항균물질
antibiotic 항생제
antibody 항체
anticholinergic 항콜린성의
anticholinergics 항콜린제
anticholinesterase 항콜린에스테라아제
anticoagulant 항응고제
anticodon 대응유전자부호
anticonceptive 피임제
anticonvulsant 항경련제
antidepressant 항우울제
antidiarrheals 지사제
antidiuretic 항이뇨제
antidiuretic hormone : ADH 항이뇨호르몬
antidysrhythmic 항율동부정제
antiemetic 진토제
anti-fire campaign 불조심캠페인
antifoaming agent 포제거제
antifogging chemical 항연무화학제
antifreeze additive 동결방지첨가제
antifreeze sprinkler system 동결방지스프링클러설비

antifungal 항진균
antifungal drug 항진균제
antigen 항원
antigen-antibody reaction 항원-항체반응
antigenic determinant site 항원결정부위
antigenic site 항원성위치
antihistamine 항히스타민제
antihyperlipidemics 고지질혈증치료제
antihypertensive drug 항고혈압제
anti-infective 항감염제
anti-inflammatory 항염제
anti-inflammatory agent 소염제
antilipidemic 항지질성
anti-lock brake system ABS장치
antimalarial 항말라리아약제
antimetabolites 대사억제제
antimicrobial 항미생물성
antimony 안티모니
antimony powder [Sb] 안티몬분
antinauseants 항구토제
antioxidant 산화방지제, 항산화제
antiparasitic 구충약
antiparkinsonian 항파킨슨병약
antipersonnel bomb 대인폭탄
antiport 상호수송
antipruritic 항소양약
antipsychotic 항정신병약
antipyretic analgesics 해열진통제
antipyretic drug 해열제
antipyretic 해열제의
antipyrine 안티피린
antiseptic 방부제
antiseptic gel 무균젤
antiserum 항혈청
antisocial personality 반사회적 인격
antisocial personality disorder 반사회적 인격장애
antistatic garments 제전복
antitoxin 항독소
antitussives 진해제
anti-vibration table 방진대
antivitamin 항비타민
antrum 실
anuria 무뇨증
anus 항문
anxiety 불안

anxiety attack　불안발작
anxiety disorder's of adolescence　청소년불안장애
anxiety disorder　불안장애
anxiety neurosis　불안노이로제
aorta　대동맥
aortic aneurysm　대동맥류
aortic arch syndrome　대동맥궁 증후군
aortic sinusal aneurysm　대동맥동동맥류
aortic stenosis : AS　대동맥판협착증
aortic valve　대동맥판
aortic valve regurgitation　대동맥판역류
aortitis　대동맥염
aorto-coronary bypass　대동맥-관상동맥우회술
aortopulmonary fenestration　대동맥폐동맥창
apartment　공동주택, 아파트
apathy　무감정, 무관심
aperture　개구
apex apices　첨부
Apgar score　아프가점수
aphagia　연하불능
aphakia　수정체결여증
aphasia　언어상실증
aphonia　발성불능증
apical abscess　첨단농양
apical infection　첨부감염
apical odontoid ligament　치상인대
apical pulse　심첨맥박
aplasia　발육부전증
aplastic anemia　재생불량성빈혈
apnea　무호흡
apneustic breathing　지속성흡식호흡
apneustic center　지속성흡식중추
apomorphine　아포모르핀
apomorphine hydrochloride
　　아포모르핀하이드로크로라이드
aponeurosis　건막
apophysis　골돌기
apoptosis　세포고사
A-post　에이포스트
apothecaries weight　약용식중량
apparatus floor　소방차고
apparatus　장치
apparent death　가사
apparent infection　현성감염
appearing　배림

appendectomy　충수절제술
appendicitis　충수염
appendicular skeleton　사지골격
appendix　충수
appetite　식욕
appliance　기구, 치과교정장치
application　적용
application satellite　실용위성
applied voltage　인가전압
apply retroactively　소급적용
appointment　지정
approach　접근
approach lighting system : ALS　진입등
approach way　진입로
approval　승인
apraxia　실행증
apron　계류장, 에이프런
aprosody　단음색어조증
aptitude　소질
aqualung　아쿠아렁
aquaporin　아쿠아포린
aqueous　수성
aqueous humor　방수, 안방수
aqueous suspension　수성현탁액
aquifer performance analysis　대수층성능분석
aquifer　대수층
arachidonic acid　아라키돈산
arachnoid　지주막
aramid　아라미드
arbitrate　조정
arborescent burns　뇌문
arborization heart block　분지블록
arbovirus　아르보바이러스
arc　전호
arc burn　아크화상
arc discharge　아크방전
arc voltage　아크전압
arc　아크
arch construction　아치구조
archetype　원형
Archimedes' principle　아르키메데스원리
arching　방전
arcing　아킹
area navigation　항공술
area of demand　방호구역

area of major involvement 주요연소구역
area of origin 출화장소
area of refuge 피난장소
area 영역
areflexia 반사소실
areola 윤
arginine [Arg] 아르기닌
argininemia 아르기닌혈증
ariboflavinosis 리보플라빈결핍(증)
arm 팔
arm splint 팔부목
Armstrong modulation 암스트롱변조
aromatic 방향족
aromatic hydrocarbons 방향족탄화수소
arrangement 배치
array antenna 배열안테나
array factor 배열계수
arrest 정지
arrester disconnector 피뢰기용단로기
arrhythmia 부정맥
arrival report 도착보고, 현장도착보고
arsenic 비소
arsenical stomatitis 비소구내염
arson 방화, 방화죄
arson of actual resident construction
　　현주건조물방화
arson of common construction 일반건조물방화
arson of common thing 일반물건방화
arson of construction for public use
　　공용건조물방화
arterial biopsy 동맥생검
arterial bleeding 동맥출혈
arterial blood gas analysis : ABGA 동맥혈가스분석
arterial gas embolism : AGE 동맥공기색전증
arterial pressure 동맥압
arterial pressure point 동맥압점
arterial puncture manikin 동맥천자실습모형
arteriogram 동맥조영도
arteriole 소동맥
arteriosclerosis 동맥경화증
arteriovenous anastomosis 동정맥문합
arteriovenous aneurysm 동정맥류
arteriovenous fistula 동정맥누공
arteriovenous nicking 동정맥결흔
arteritis 동맥염

artery 동맥
artesian well 분수우물
arthralgia 관절통
arthrifluent abscess 관절유주농양
arthritis 관절염
arthrocentesis 관절천자
arthrodesia 관절고정술
arthrography 관절조영술
arthropathy 관절병증
arthroplasty 관절성형술
arthropod 절지동물
arthroscopy 관절경검사
articular capsule 관절피막, 관절낭
articular cartilage 관절연골
articular cavity 관절강
articular disk 관절원판
articulating boom 굴절식붐
articulatio capitis costac 늑골두관절
articulatio radiocarpalis 요골수근관절
articulatio sacroiliaca 천장관절
articulatio talocruralis 거퇴관절
artifact 인공물
artificial abortion 인공유산
artificial barricade 방유제
artificial blood vessel 인공혈관
artificial cardiac pacemaker 인공심박조율기
artificial cardiac pacemaker therapy
　　인공심박조율술
artificial harbor 인공항
artificial limb 인공기관
artificial passenger : AP 인공승객
artificial respiration 인공환기
artificial termination of pregnancy
　　인공임신중절수술
arytenoid cartilage 피열연골
asbestos 석면
asbestos cement board 석면시멘트판
asbestosis 석면증
ascariasis 회충병(증)
ascaris 회충
ascender 등반기, 상승기
ascending colon 상행결장
ascending pharyngeal artery 상행인두동맥
ascension 상승
ascent injuries 상승손상

ascent rate 상승속도
Aschoff body 아쇼프결절
ascites 복수
ascites puncture 복수천자
ascorbemia 아스코르빈산혈증
ascorbic acid 아스코르빈산
ascorburia 아스코르빈산뇨증
aseismatic structure 내진구조
asepsis 무균(법)
aseptic bone necrosis 무균성골괴사
aseptic technique 무균술
ash 재
Asian influenza 아시아인플루엔자
askarel 아스카렐
asparagine : Asn 아스파라긴
aspartame 아스파르탐
aspartate aminotransferase : AST 아스파라진산
    아미노전이효소
aspartic acid : Asp 아스파라긴산
aspergillosis 아스페르길루스증
asphalt 아스팔트
asphyxia 질식
asphyxiant 질식제
aspirant 흡인물
aspiration pneumonia 흡인폐렴
aspiration-biopsy-cytology : ABC
    흡인-생검-세포학적검사
aspirator 흡인기
aspirator-type foam generator 흡출식발포기
aspirin 아스피린
assassination 암살, 요인암살
assault 협박
assessment 환자평가
assigned frequency band 지정주파수대
assigned resources 지정자원
assignment card 소방대지정카드
assignment 소방대지정
assist 지원
assist-control ventilation 보조적조절형환기
assisted circulation 보조순환
assisted ventilation 보조환기
assisting agency 보조기관
association 연합
association fiber 연합섬유
assured crew return vehicle : ACRV
    승무원회항구조선
astereognosis 입체감각실인
asterixis 고정자세불능증
asthenia 무력감
asthenia gravis hypophyseogenea
    하수체원인성중증무력증
asthenic personality 무력한 성격, 허약인격
asthenopia 안정피로
asthma 천식
asthmatic breath sound 천명성호흡음
astigmatism 난시
astringent 수렴제
astroblastoma 성상아세포종
astrocyte 성상교세포
asymmetrical 비대칭성
asymmetry 비대칭
asynchronous multiplex communication system
    비동기다중통신방식
asynclitism 왜축정위
asynergy 협동불능증
asyntaxia 폐쇄부전
asystole 부전수축, 무수축
atavism 격세유전
ataxia 조화운동불능
ataxic breathing 실조성호흡
atelectasis 무기폐
atenolol 아테노놀
athermanous 불투열성
atheroma 죽종
atherosclerosis 죽상경화증
athetosic 무정위운동
athiaminosis 티아민결핍증
athlete's foot 무좀
athletic habitus 운동가체형
atlantoaxial 환축관절
atlantooccipital joint 환추후두관절
atlas 환추
atmos signal 애트머스시그널
atmosphere 대기
atmospheric area 대기구역, 대기유통구역
atmospheric ceiling 대기천장
atmospheric diffusion 대기확산
atmospheric displacement 대기치환
atmospheric diving suit : ADS 대기압잠수복
atmospheric diving 대기압잠수

atmospheric inversion 대기역전
atmospheric pressure 대기압, 기압
atmospheric stability 대기안정도
atmospheric zone 해상노출부
atom 원자
atomic energy 원자에너지, 원자력
atomic energy investigation 핵사찰
atomic maser 원자메이저
atomic mass 원자질량
atomic weight 원자량
atomizing media 미분화매체
atopic dermatitis 아토피성피부염
atopy 아토피
atresia 폐쇄(증)
atrial fibrillation 심방세동
atrial flutter 심방조동
atrial natriuretic factor 심방나트륨이뇨인자
atrial premature contraction : APC 심방조기수축
atrial septum 심방중격
atrial synchronous ventricular pacemaker 동성심실
　　동맥박동조절기
atrial tachycardia 심방빈맥
atrial-ventricular demand pacemaker
　　심방-심실페이스메이커
atriomegaly 심방비대
atrioventricular block 방실차단
atrioventricular bundle 방실속
atrioventricular dissociation : AV dissociation
　　방실해리
atrioventricular node : A-V node 방실결절
atrioventricular septum 방실중격
atrioventricular valve 방실판막
atrium 심방
atrophic gastritis 위축성위염
atrophy 위축(증)
atropine 아트로핀
atropine sulfate 황산아트로핀
attached 부착물
attachment 부가장치
attachment plug 삽입플러그
attack hose 진압용호스
attack line 진화용호스
attack pumper 소방펌프차
attack time 진화개시시각, 공격시간
attack 공격

attacker 공격자
attending physician 주치의
attention 주의
attention deficit disorder 주의력결핍장애
attention signal 주의신호
attention-deficit hyperactivity disorder
　　주의력결핍과잉행동장애
attenuation to environment clutter 도시감쇠
attenuation 감쇠, 마멸
attestation 인증
attic ladder 다락용사다리
attic 다락(방)
attraction 견인
attrition 마모
A-type collapse A형붕괴
atypical drowning 비전형적익사
atypical hanging 비전형적의사
atypical paraphilia 비정형성도착증
atypical verrucous endocarditis 비정형우상심내막염
audience 청문
audio frequency : AF 가청주파수
audiometer 청력계
audiometry 청력검사
auditorium raise 오디토리움레이즈
auditory aphasia 청각성실어증
auditory hallucination 환청
auditory ossicles 이소골
auger 굴착용송곳
augmented limb leads 증폭사지유도
augmented voltage of the left arm : aVL
　　왼손증폭사지유도
augmented voltage of the left foot : aVF
　　왼발증폭사지유도
augmented voltage of the right arm : aVR
　　오른손증폭사지유도
aura 전조
auramine 아우라민
auricle 이개
auriculin 오리큘린
auscultation 청진
authentic interpretation 유권해석
authentication center : AC 인증국
authorized person 인가자
autism 자폐증
autistic disorder 자폐장애

auto drip 자동배수장치
auto exposure 자동연소위험
auto masochism 자학증
auto simulcasting 자동동시송출기능
auto transmission system 자동송신체계
autoantibody 자가항체, 자기항체
autoantigen 자기항원
autochthonous infection 자소성감염
autoclave sterilizer 고압증기멸균기
autocontrol valve 자동조절밸브
autodiploid 자가배수체
autoerotic death 자기색정사
autoeroticism 자가성애
autoerythrocyte sensitization 자가적혈구감작
autoignition 자기연소
autoignition temperature 자연발화온도
autoimmune disease 자가면역질환
autoimmune hemolytic anemia
    자가면역성용혈성빈혈
autoimmunity 자가면역
autoinfection 자가감염
auto-injector 자동주사기
autologous bone marrow transplantation
    자가골수이식
autologous transfusion 자가수혈
autolysis 자가융해
automated external defibrillator : AED
    체외자동제세동기
automated highway system : AHS 자동도로시스템
automated information storage system : AISS
    자동정보저장설비
Automated Merchant Vessel Report : AMVR
    자동선박운행감시체제
automated mutual-assistance vessel rescue system :
    AMVER 선박자동상호구조체계
automatic aid 자동응원출동
automatic air brake 자동공기브레이크
automatic closed sprinkler head
    자동폐쇄형스프링클러헤드
automatic closing device 자동폐쇄문장치
automatic closing door 자동폐쇄문
automatic defibrillator 자동제세동기
automatic dependent surveillance 자동종속감시
automatic descending life line 완강기
automatic detection equipment 자동감지장치

automatic distress station 조난자동발신국
automatic door 자동문
automatic dry sprinkler system
    건식자동스프링클러설비
automatic extinguisher 자동소화기
automatic fire alarm 자동화재경보기
automatic fire detection system 자동화재탐지설비
automatic fire detector 자동화재감지기
automatic fire door 자동방화문
automatic fire extinguishing system operation
    detector 자동소화설비작동감지기
automatic fire extinguishing system supervision
    자동소화설비감시장치
automatic fire extinguishing system 자동소화설비
automatic fire notification system 자동화재속보설비
automatic fire protection device 자동방화설비
automatic fire pump 자동소방펌프
automatic gain control 자동이득제어
automatic implanted cardiac defibrillator : AICD
    체내삽입형자동심장전환제세동기
automatic locationing system : ALS
    자동위치정보시스템
automatic nozzle 자동노즐
automatic operation 자동작동
automatic radiotelegraph alarm signal keying
    device 자동경보조작장치
automatic residential fire extinguisher unit
    자동식주거용소화장치
automatic roof vent 자동식지붕배연구
automatic sprinkler system 자동스프링클러설비
automatic standpipe system 자동스탠드파이프설비
automatic terminal information service : ATIS
    비행정보방송업무
automatic transfer switch 자동전환스위치
automatic transport ventilator 이동식인공호흡기,
    이송용자동호흡보조기
automatic valve for gas appliances
    가스기구용자동밸브
automatic vehicle locator : AVL 자동교통탐지기
automatic ventilation-limited 자동폐쇄방호구역
automatic water control valve 자동개방밸브
automatic wet pipe sprinkler system
    습식자동스프링클러설비
automaticity 자동성
automatism 자동능

autonomic drug 자율신경계약물
autonomic ganglion 자율신경절
autonomic nervous system : ANS 자율신경계
autonomic reflex 자율신경반사
autonomy-acting robot 자주로봇
autoplastic maneuver 자가성형수기
autopsy 부검
autopsy report 부검보고서
autoregulation 자가조절, 자동조절
autosomal dominant disorder
　　　상염색체성우성유전병
autosomal recessive disorder 상염색체성열성유전병
autosome 상염색체
autosuggestion 자가암시
autotoxin 자가독소
autotransformer 단권변압기
auxanology 생장학
auxiliary box 보조발신기
auxiliary cooling valve 보조냉각밸브
auxiliary engine driven pump 보조엔진펌프
auxiliary equipment 보조장비
auxiliary fire fighter 보조소방대원
auxiliary lane 보조차선
AV nodal delay 방실전도지연
available fire flow 유효방수량
available height for storage 유효저장높이
available resources 유효자원
avalanche cord 눈사태끈
avalanche guard 눈사태경고, 눈사태인명구조대원
avalanche path 눈사태발생루트
avalanche search 눈사태탐색
avalanche transceiver 눈사태송수신기
avalanche 눈사태
avascular 무혈관의
avenues of fire spread 연소확대경로, 화재확산경로
average factor mean 평균수색밀도계수
average individual risk 개별평균위험
average rate of death 평균치사율
average running speed 평균주행속도
aviation terrorism 항공테러리즘
avitaminosis 비타민결핍증
Avogadro's law 아보가드로법칙
Avogadro's number 아보가드로수
avoidance behaviour 도피행동
avoidance 기피

avoidant personality 회피성 인격장애
avoirdupois weight 상형법무게
AVPU 에이브이피유
avulsion 적출, 결출상, 박탈창
awning 차양
awning window 연단창
axe 도끼
axe belt 도끼벨트
axial loading 축부하
axilla 액와
axillary artery 액와동맥
axillary line 액와선
axillary lymph node 액와림프절
axillary nerve 액와신경
axillary vein 액와정맥
axis 축
axis artery 축추동맥
axis wheel 회전축측정자
axle load 차축하중
axle locks 차축고정장치
axon 축삭
axon flare 축삭홍분
axonal transport 축삭운반
azimuth 방위
azimuth compass 방위각나침판
azimuth resolution 방위분해능
azimuth stabilized display 방위안정표시
azo compounds 아조화합물류
azobis isobutyronitrile : AIBN
　　　아조비스이소부티로니트릴
azodicarbonamide : ADCA 아조디카르본아미드
azoospermia 무정자중
azotemia 고질소혈증
azygos 기성의
azygous vein 기정맥

B

B cell B세포
B cell lymphocyte 비림프구
B complex vitamins B복합비타민
babcock extinguisher 배브콕소화기
babesiosis 바베시아증

Babinski's reflex 바빈스키반사
Baby Jane Doe regulations 제인도유아규칙
Bachman knot 바크만매듭
Bachmann bundles 바크만속
bacillary dysentery 세균성적리
bacille Calmette-Guerin : BCG 칼메트-게랭간균
Bacillus cereus 세레우스균
bacillus subtilis 고초균
bacitracin ointment 바시트라신연고
back blow 등두드리기법
back burn 맞불
back flow preventer 역류방지장치
back flushing 백플러싱
back pack 백팩
back pack pump tank 등짐펌프, 배낭형소화기
back pain 배통
back pressure 배압, 후방압력
back step 뒷발판
back stroke 백스트로크
back up line 예비호스
back 배부
backdraft 백드래프트
backer 방조범
backfire 역화
background noise 암소음
background radiation 배후방사, 자연방사선
backing 백킹
back-pressure arm-lift 등압박팔들어올리기법
back-up alarm 후진경보기
backup protection 후비보호
bacteremia 균혈증
bacteria 박테리아, 세균
bacteria culture test 세균배양검사
bacteria of anthrax 탄저균
bacteria smear test 세균도말검사
bacterial allergy 세균성알레르기
bacterial arthritis 세균성관절염
bacterial diarrhea 세균성설사
bacterial endocarditis 세균성심내막염
bacterial food poisoning 세균성식중독
bacterial meningitis 세균성뇌막염
bacterial pneumonitis 세균성폐렴
bacteriocides germicides 살균료
bacteriology 세균학
bacteriophage 박테리오파지

bacteriuria 세균뇨증
Bacteroides 박테로이드속
bad trip 불쾌한환각증상
badge of rank 계급장
baffie sprinkler head 랙스프링클러헤드
baffle board 방파판
bag filter 백필터
bagging 배깅
bag-valve mask : BVM 낭-밸브마스크,
    백-밸브마스크, 수동식인공호흡기, 인공호흡기
bag-valve mask resuscitator 백-밸브마스크 소생기
bag-valve mask system 백-밸브마스크체계
bailing hook 갈고리
Bainbridge reflex 베인브리지반사
balaclava 발라클라바
balance 균형
balanced diaphragm type 균형잡힌 고무판막식
balanitis 귀두염
balanoposthitis 귀두포피염
balcony 발코니
balcony linking 발코니피난방식
baled cotton 포장면
ball blanket 볼블랭킷
ball mill 절단기
ball valve 볼밸브
ball-and-socket joint 구와관절
ballistic helmet 탄도성헬멧
ballistics 탄도학
ballistocardiogram 심동도
balloon construction 벌룬구조
balloon type bomb 풍선폭탄
ballooning 벌루닝
ballottement 부구감
ball-socket joint 구상관절
ball-valve action 구상-밸브작용
baluster 난간동자
Bam 밤
bamboo spine 죽상척추
banana oil [$CH_3COOC_5H_{11}$] 바나나오일
band 대, 밴드
bandage 붕대
bandage scissors 붕대용가위
bangor ladder 뱅어사다리
bank blood 저장혈액
Banti's syndrome 반티증후군

bar joist construction 바조이스트구조
barbiturates 바르비투르염
barbiturism 바르비투르중독
Bard's sign 바르드징후
Bard-Pic syndrome 바르드-픽증후군
bare wire 나선
barehand work 활선작업
barge 바지선
bariatrics 비만학
barium perchlorate [Ba(ClO₄)₂] 과염소산바륨
barium [Ba] 바륨
barium bromate [Ba(BrO₃)₂·H₂O] 브롬산바륨,
　　취소산바륨
barium chlorate [Ba(ClO₃)₂] 염소산바륨
barium enema 바륨관장
barium iodate [Ba(IO₃)₂] 옥소산바륨, 요오드산바륨
barium nitrate [Ba(NO₃)₂] 질산바륨
barium peroxide [BaO₂] 과산화바륨
barker 박피기
Barlow's syndrome 바를로증후군
barodontalgio 기압성치통
barometer 기압계
baroreceptor 압력수용체
barosinusitis 기압성부비동염
barotitis media 정중성항공중이염
barotrauma 기압외상, 압력손상
Barr body 바르체
barrel 배럴
barrel chest 술통형가슴, 원통형흉곽
Barrett's syndrome 바렛증후군
barricade 바리케이드, 방폭벽
barrier 방호책, 장벽
barrier reef 보초
barron tool 갈퀴
Bartholin's gland 바르톨린선
Bartholinitis 바르톨린선염
Barton's fracture 바턴골절
basal bone 기저골
basal cell 기저세포
basal cell carcinoma 기저세포상피암종
basal ganglia 기저핵
basal membrane 기저막
basal metabolic rate 기초대사율
basal metabolism 기초대사
basaloid carcinoma 기저세포양암종
base 염기

base fuel model 기준연료모델
base hospital 기지병원, 지휘병원
base injection 표면하주입
base line 기준선
base metal 모재
base observation time 기준관찰시간
base of the heart 심기저부
base rail 베이스레일
base section 기저부
base speed 기저속도
base station : BS 기지국
base tuned oscillator 베이스동조발진기
Basedow's disease 바세도우씨병
baseline fetal heart rate 기초태아심박수
basement nozzle 지하용관창
basement 지하층
basic 베이직
basic danger 기본적위험
basic event 기본사건
basic life support : BLS 기본소생술
Basic Life Support Training Site : BLS TS
　　심폐소생술교육기관
basic life support unit 기본소생술요원
basic needs 기본적요구
basic oxide 염기성산화물
basilar artery 뇌저동맥
basilar artery insufficiency syndrome
　　뇌저동맥부전증후군
basilar bone fracture 기저골골절
basilic vein 척측피정맥
basin 베이신, 해저분지, 해분
basket stretcher 바구니형들것
basket 바스켓
basophil 호염기구
basophilic adenoma 호염기성선종
basophilic leukemia 호염기성백혈병
basophilic stippling 호염기성반점
basosquamous cell carcinoma 기저편형상피암
batch process 배치프로세스
bathesthesia 심부감각
bathycardia 심장하수(증)
Batter's syndrome 바터증후군
batter boards 경사측정대
battered child syndrome 피학대아증후군
battered woman syndrome 피학대여성증후군
battering ram 긴자루망치

battery 구타, 배터리
battery acid 배터리액
Battery bacillus 바테이간균
battery limits 배터리리밑
battery operated type fire detector 건전지식감지기
battle's sign 배틀징후
batwing antenna 배트윙안테나
Baudelocque's method 보델로크법
bay 만
bay window 여닫이창
bayonet nozzle 삽입노즐
BCM [CH$_2$ClBr] 일취화일염화메탄
be non compos mentis 심신상실
beach 해변
beacon 비컨, 점멸등, 항로표지
bead 비드
beam 보
beam antenna 빔안테나
beam axis 빔축
beam feeding system 빔급전방식
beam men 빔맨
beam raise 빔레이즈
beam tilt 빔경사
beam width 빔폭
beam 들보
bearing error 방위오차
bearing error curve 방위오차곡선
bearing sensitivity 방위감도
beasytrans transfer system 비지트렌스
beat 박동, 비트
beating 고해
Beaufort wind scale 뷰포트풍력등급
Beck's triad 백의 세징후
becker's muscular dystrophy 베커근육이영양증
Beckwith's syndrome 베크위트증후군
bed exercise 침상운동
bed rest 침상안정
bedbug 빈대
bedded position 수납위치
bed-level lift 침대높이들기
bedpan 변기
bee 벌
bee sting 벌자상
beef tapeworm symptoms 무구조충증
behavior 특성변화, 행동

behavior disorder 행동장애
behavioral crisis 행동위기
behavioral emergency 행동응급
belay 자일확보, 확보
belayed boat rescue 밧줄걸이 보트구조
belayed boated rescue 안전확보용선박구조
Bell's law 벨법칙
Bell's palsy 얼굴마비
bell increaser 벨인크리져
belladonna 벨라도나
Bellini-Tosi antenna 벨리니-토시안테나
bellows 벨로스
belonephobia 첨예공포증
bench can 벤치캔
bending fracture 굴절골절
bends 잠함병
benign 양성의
benign neoplasm 양성신생물
benign prostatic hypertrophy 양성전립선비대증
bent fracture 요곡골절
bent nozzle 굽은노즐
bent waveguide 굽힘도파관
benzaldehyde [(C$_6$H$_5$)CHO] 벤즈알데히드
benzene [C$_6$H$_6$] 벤젠
benzene poisoning 벤젠중독
benzodiazepine 벤조다이아제핀
benzodiazepine derivative 벤조다이아제핀유도체
benzoyl chloride [(C$_6$H$_5$)COCl] 염화벤조일
benzoyl peroxide [(C$_6$H$_5$CO)$_2$O$_2$] : BPO
    벤조일퍼옥사이드
benztropine methylate 벤즈트로핀메칠레이트
benzyl alcohol 벤질알코올
benzyl benzoate : BB 안식향산벤질
beriberi 각기병
berm 물매턱
Bernoulli's theorem 베르누이정리
berylliosis 베릴륨증
beryllium [Be] 베릴륨
best angle 최적각도
bestiality 수간
beta cells 베타세포
beta particle 베타입자
beta radiation β방사
beta(β) 베타
beta(β)-blocker 베타차단제

beta(β)-receptor 베타수용체
beta-adrenergic blocking agents
　　베타교감신경계차단제
beta-adrenergic receptor 베타아드레날린성수용체
beta-carotene 베타카로틴
betamethasone(celestone) 베타메타손
betatron 베타트론
bicarbonate buffer system 중탄산염완충계
biceps muscle of arm 상완이두근
bicuspid valve 이첨판
bicuspid 이판의
bidactyly 이지증
bifascicular block 양속차단
bifocal 쌍초점
bifurcatio tracheae 기관분기부
bigeminy 이단맥
bight 바이트, 밧줄고리
bilateral antenna 양방향성안테나
bilateral 양측
bile 담즙
bile duct 담관
bile salt 담즙산염
Bilgeri method 빌게리법
biliary atresia 담낭폐쇄
biliary cirrhosis 담즙성간경변증
biliary fistula 담도누공
biliary obstruction 담도폐쇄
biliary tract 담도
biliary tract cancer 담도암
bilirubin 빌리루빈
bilirubin 담즙색소
bilirubinuria 빌리루빈뇨
biliuria 담즙뇨
bimetal 바이메탈
binary fission 이분열
binder 바인더
binocular vision 양안시
bioavailability 생체이용률
biochemistry 생화학
bioclimatology 기후생리학
bioelectricity 생물전기
bioequivalent 생물동가
bioethics 바이오에식스, 생명윤리
biofeedback 생물피드백
bioflavonoid 생체플라보노이드

bioinformatics 생물정보학
biologic agent 생물학적제제
biologic death 생물학적사망
biological half-life 생물학적반감기
biological oxygen demand : BOD
　　생물학적산소요구량
biological weapon 생물학무기
biological weapons convention 생물무기금지협약
biology 생물학
biomarine 바이오마린
biomechanics 생체역학
biomedical engineering 생의학공학
biometrics system 생체인식시스템
bionics 생체공학
biopsy 생검
biorhythm 생체리듬
biosis 생명
biosynthesis 생합성
Biot's respiration 비오호흡
biotechnology 생명공학
biotelemetry 생물원격전송
biotin 바이오틴
biotoxicology 생물독중독학
biotransformation 생체내대사, 생체내변화
biphasic 바이페이식, 양방향
biphasic defibrillator 양방향제세동기
biphenyl [$C_6H_5 \cdot C_6H_5$] 비페닐
bipolar disorder 양극성장애
bipolar neuron 양극성뉴런
birth 출생
birth canal 산도
birth defect 선천성기형
birth injury 분만외상, 출산손상
birth rate 출생률
birth ratio 출생성비
birth weight 출생시체중
bisexuality 양성
bismuth nitrate [$Bi(NO_3)_3 \cdot 5H_2O$] 질산비스무드
bismuth powder [Bi] 비스무드분
bistable 쌍안정
bite block 교합저지기
bite 바이트
bitumens 역청
bituminous coal 역청탄, 유연탄
black body 흑체

black damp 블랙댐프
black match 흑색도화선
black powder 흑색화약
black widow spider 검은과부거미
blackdamp 유해광산가스
blacken down 암화
bladder 블래더
bladder cancer 방광암
bladder capacity 방광용적
bladder cramp 방광경련
bladder injury 방광외상
bladder irrigation 방광세척
bladder retraining 방광재훈련
bladder stone 방광결석
bladder tank proportioner 블래더탱크프로포셔너
bladder training 방광훈련
blade 깃
blade 판
bland 무자극성
blank cap 블랭크캡
blanket drag 담요끌기법
blanketing 표면덮기
blast 아세포
blast effect 폭발효과
blast furnace 용광로
blast injury 광풍손상
blaster 발파공
blastid 블라스티드
blastin 블라스틴
blasting 발파, 블라스팅, 폭파
blasting powder 발파용화약
blastocyte 배아세포
blastogenesis 배자발생
blastomycosis 분아진균증
blastula 포배
blaze 무화
bleachers 무개관람석
bleb 블레브, 수포
bleeder 출혈소질자 出血素質者
bleeding 출혈
bleeding time 출혈시간
blepharitis 안검염
blepharoplegia 상안검마비
blepharospasm 안검경련
blighted ovüm 무배아란

blind 블라인드
blind area 사각지대
blind loop 맹계제
blind loop syndrome 맹관증후군
blind spot 맹점
blind zone 불감지대
blindness 실명
bloat 고장증
block 블록
block and tackle 활차장치
blockade 차단
blood 혈액
blood agent 혈액작용물
blood bank 혈액은행
blood circulation 혈액순환
blood clot 혈병
blood coagulation 혈액응고
blood collection by venipuncture 정맥채혈
blood colloid osmotic pressure 혈장삼투압
blood corpuscle 혈구
blood count 혈구검사
blood donor 헌혈자, 공혈자
blood dyscrasia 혈액악액질
blood gas 혈액가스
blood glucose 혈당
blood group 혈액형
blood poison 혈액독
blood pressure : BP 혈압
blood pressure measurement 혈압측정
blood substitute 혈액대치제
blood sugar tester 혈당측정기
blood transfusion speed 수혈속도
blood typing 혈액형관정
blood urea nitrogen : BUN 혈중요소질소
blood urea nitrogen 혈액뇨질소
blood vessel 혈관
blood-brain barrier : BBB 혈액-뇌장벽
bloody stool 혈변
blow off 블로우오프
blow off valve 분출밸브
blow tank 블로우탱크
blowdown 블로우다운
blowing up 응급상승
blowing 블로잉
blown asphalt 블론아스팔트

blow-out fracture 바깥파열골절
blowup fire 블로우업화재
blowup 블로우업
blue baby 청색아
blue bloater 푸른빛숨찬사람
blue nevus 청색모반
blue spot 청색반
blue vitriol [$CuSO_4$] 황산구리
bluestone 블루스톤
blunt abdominal injury 복부둔상
blunt trauma 둔감외상, 둔상
board and care facility 상주간호시설
board of review 검토위원회
boat 보트
body 인체
body armor 갑옷
body bag 시체운반용자루
body cast 체간석고붕대
body fluid 체액
body image 신체상
body in water 수중시체
body language 신체언어
body mechanics 신체역학
body movement 신체운동
body odor 체취
body of fire 화재중심지
body position 바디포지션
body recovery 신체회복
body substance isolation : BSI 감염차단장비
body substance isolation : BSI 신체분리물격리
body substance isolation 체액차단
body suits 바디슈트
body temperature 체온
Body-image agnosia 자기체상실인증
body-righting reflex 정향반사
Boerhaave's syndrome 부르하폐증후군
Bohr effect 보어효과
boil line 보일라인
boil over 보일오버
boiled oil 보일유
boiler explosion 보일러폭발
boiling 비등
Boiling Liquid Expanding Vapor Explosion : BLEVE
　　비등액체팽창증기폭발, 블레브현상
boiling point 끓는점, 비등점, 비점

boiling water reactor 비등수형원자로
bolo tie 끈넥타이
bolt 볼트
bolt cutter 볼트절단기
bolus 농축괴, 거환
bombe 봄베
bombing 폭격
bond 본드
bond strength 부착력
bond 부착
bonded 본딩된
bonding 결속, 본딩
bone 뼈
bone lacuna 골소강
bone marrow aspiration 골수천자
bone marrow 골수
bone matrix 골기질
bone piece 골절편
bone scan 골스캔
bone tumor 골종양
bone 골
bonfire 모닥불, 화톳불
boom 붐
boom support 붐지지대
booster 부스터
booster hose 부스터호스
booster hose reel 부스터호스릴
booster injection 추가예방접종
booster line 부스터라인
booster pump 증속펌프
booster pump 충압펌프
booster reel 부스터릴
booster tank 증압탱크
booster unit 이동식소화장치
boot 부트
borate solution 붕산염용액
borborygmus 복명
borderline personality 경계성인격장애
boric acid 붕산
borneol [$C_{10}HSO$] 보루네올
boron [B] 붕소
Boston exanthem 보스턴발진
boston hip roof 보스톤식용마루지붕
bottom sampler 채니기
bottom time 잠수시간, 해저체류시간

botulinal antitoxin 보툴리누스항독소
Botulinus 보툴리누스균
botulism food poisoning 보툴리누스균식중독
botulism 보툴리즘
Bouginage 부우지확장술
bounce diving 바운스잠수
bourdon gauge 부르동압력계
Bourdon gauge flowmeter 버든계기유량계,
　　부르동유량계
boutonneuse fever 부톤뉴스열
bowel irrigation 장세척
bowel management 배변관리
bowels training 배변훈련
bowleg 내번슬
bowline knot 올가미매듭, 고정매듭
box alarm 화재발신기경보
box battery 발신기용축전지
box circuit 화재발신기회로
Boyle's law 보일법칙
B-post 비포스트
brace 보조기
brachial artery 상완동맥
brachial plexus 상완신경총, 상완총, 완신경총
brachioradial muscle 완요골근
brachioradialis 상완요골근
brachycephaly 단두증
Bradley method 브래들리법
bradycardia 서맥
bradycardia-tachycardia syndrome 서맥-빈맥증후군
bradycardiac arrhythmia 서맥성부정맥
bradykinesia 운동완만
bradykinin 브라디키닌
bradypnea 호흡완서
braided 겹브레이드
Braille 브라유
brain 뇌
brain death 뇌사
brain fever 뇌열
brain injuries 뇌손상
brain scan 뇌주사
brain stem 뇌간
brain tumor 뇌종양
brain wave 뇌파
brake bar 브레이크바
brake block 브레이크블록

brake horsepower : BHP 유효마력
brakes 브레이크
braking distance 제동거리
branch 분기
branch circuit 분기회로
branch line 가지배관
branchial fistula 새루
brass 브래스
brass 황동
brazing 납땜
breach 진입구
break a line 호스분리
break-away nozzle 분리노즐
breakdown 절연파괴, 접이식들것
break-glass fire alarm 수동화재발신기
breaking 부압식배액법
breaking load 파괴하중
breaking pin 파괴핀
breaking stress 파괴응력
break-in-tool 강제진입공구
breakover 브레이크오버
breakover fire 브레이크오버화재
breakwater 방파제
breast 유방
breast cancer 유방암
breast feeding 모유수유
breast stroke 브레스트스트로크
breath sound 호흡음
breath-hold diving 호흡정지잠수
breathing air 호흡공기
breathing apparatus 공기호흡기
breech birth 둔위출생
breech delivery 둔부분만
breech presentation 둔위
bregma 정수리점
bresnan distributor nozzle 브레스난회전분무노즐
bretylium tosylate(Bretylol) 브레틸리움토실레이트
brick joisted 벽돌보강조
bridge 브리지
bridging point 브리지포인트
BRIM 비알아이엠
British Thermal Unit : BTU 영국열량단위
brittle fracture 취성파괴
brittleness 취성
broad beta disease 광범위베타질환

broadband antenna　광대역안테나
broadcast　동보
broadcast burning　브로드캐스트버닝
Broca's amnesia　브로카건망증
Broca's area　브로카영역
broken stream　무상주수, 주수비말
broken swim　브로큰스윔
bromhexine　브롬헥사인
bromhidrosis　취한증
bromine [Br]　브롬, 취소
bromochlorodifluoromethane : BCF
　브로모클로로디플루오로메탄
bromochloromethane : BCM　브로모클로로메탄
bromomethane [CH₃Br]　일취화메탄
bromotrifluoromethane : BTF
　브로모트리플루오로메탄
bromotrifluoromethane [CF₃Br]　일취화삼불화메탄
bronchial asthma　기관지천식
bronchial hyperreactivity　기관지반응항진
bronchial murmur　기관지잡음
bronchial tree　기관세지
bronchiectasis　기관지확장증
bronchiole　세기관지
bronchiolitis　세기관지염
bronchitis　기관지염
bronchoconstriction　기관지수축
bronchodilator　기관지확장제
bronchogenic carcinoma　기관지암종
bronchography　기관지조영술
bronchopneumonia　기관지폐렴
bronchoscopy　기관지경검사
bronchospasm　기관지경련
bronchostenosis　기관지협착증
bronchovesicular sounds　기관지폐포성음
bronchus　기관지
Brooke formula　브룩공식
Broselow resuscitation tape　브로슬로우소생테이프
brown antenna　브라운안테나
brown coal　갈탄
brown fat　갈색지방
brown spider　갈색거미
brownout　등화관제
Brown-Sequard syndrome　브라운-세카르증후군
brucellosis　브루셀라증
Brudzinski's sign　브루진스키징후

brufen　부루펜
Brugada's sign　브르가다징후
bruit　잡음
Brunner's gland　브루너선
brush　브러시
brush border enzyme　쇄자연효소
brush fire　덤불화재
brush patrol unit　덤불화재순찰대
brush truck　임야화재소방차
brute force cracking　폭력침입
bruxism　이갈이증
bubble type-odor additive　기포형부취제
bubble　기포
bubbling　버블링
bubo　림프절종창
bucca　볼
buccopharyngeal　협인두의
bucket　물통
bucket　버킷
bucket brigade　물통 릴레이진화작업
bucket elevator　버킷엘리베이터
bucket engine　버킷소방차
buckle fracture　좌골요절골절
buckling　좌굴
Budd-Chiari syndrome　버드-키아리증후군
buddy breathing　짝호흡, 버디호흡~
buddy system　단짝시스템, 2인1조방식, 버디시스템,
　짝짓기제도
Buerger's disease　버거스병
buffer　완충(제), 완충기
buffer action　완충작용
buffer amplifier　버퍼증폭기
bufferin　부페린
buffing　버핑
buggy　버기
building fire　건물화재
building inspection　건물안전점검
building inspector　건물안전점검자
building of origin　출화건물
building safety center　방재센터
building　건물
buildup　강화
bulb syringe　망울주입기
bulbar paralysis　연수마비
bulbus olfactorius　후구

bulimia 대식증, 병적과식
bulk modulus 체적탄성률
bulk plant 벌크플랜트
bulk strain 체적변형률
bulk transport 용적수송
bulkhead 격벽
bulla 대수포
bulldozer 불도저
bulldozer company 불도저작업대
bullet tumble 탄환전도
bullet yaw 탄환진동
bullous myringitis 수포성고막염
bumper strike zone 충격완충구역
bumper 범퍼
bundle brach 각
bundle branch block : BBB 각차단
bundle of His 히스속
bundle of Kent 켄트속
bundle-branch heart block 속지심블록
bungalow station 방갈로스테이션, 병갈로스테이션
bunion 건막류
bunk room 대기실
bunker fuel 벙커유
bunker-A : B-A 경질중유
bunsen burner 분젠버너
buoy 부이, 부표
buoyance compensator : BC 부력조절기, 끼식부력조절기
buoyancy 부력
Buoyancy Compensators(horsecollar)
  구명대식부력조절기
bupivacaine 부피바케인
burette 뷰렛
buried suture 매몰봉합
burn 화상
burn bandage 화상용붕대
burn center 화상치료센터
burn kit 화상처치세트
burn pack 화상팩
burn pattern 연소유형
burn patterns 연소패턴, 연소형태
burn sheet 화상용시트
burnback 재발화
burner 버너
burning 분화
burning block 연소구역

burning brand test 불티시험
burning conditions 연소조건
burning index meter 연소지수측정계
burning pain 작열통
burning period 연소확대시간
burning rate 연소율
burning time 연소시간
burn-lung syndrome 화상폐증후군
burnout 소진, 전소
bursa 윤활낭
bursitis 윤활낭염
burst disk 안전장치
burst incident 파열사고
burst proof valve 터짐방지밸브
burster 작약
burst-hose jacket 누수방지재킷
bursting fracture 파열골절
bursting pressure 파열압력
burying detector 매몰자 탐지기
bus duct 버스덕트
bus priority system : BPS 버스우선체계
bus-bar 버스-바
buscopan 부스코판
bushing 부싱
business facilities 업무시설
business interruption : BI 기업휴지
buspirone HCl(Buspar) 부스피론염산
butadien $[C_4H_6]$ 부타디엔
butane $[C_4H_{10}]$ 부탄
butorphanol tartrate 부토파놀타르타르산염
butt 버트
butt weld 맞대기용접
butterfly closures 나비붕대
butterfly knot 나비매듭
butterfly rash 접형발진
butterfly stroke 버터플라이스트로크
butterfly valve 버터플라이밸브
buttock 둔부
buttocks 엉덩이
buttress 부벽
butyl ether $[(C_4H_9)_2O]$ 부틸에테르
butyl lithium $[C_4H_9Li]$ 부틸리튬
butylalcohol $[C_4H_9OH]$ 부틸알코올
butylaldehyde $[CH_3(CH_2)_2CHO]$ 부틸알데히드
butylene oxide $[C_4H_8O]$ 산화부틸렌

butyrophenone 브틸로페논
bypass 부행로
bypass valve 바이패스밸브
bypass 바이패스
Byrd-Dew method 버어드-듀법
byssinosis 면폐증

C

cabin 선실
cabinet panel 분전반
cable 케이블
cable assembly 케이블어셈블리
cable construction 케이블구조
cable rescue kit 케이블구조킷
cachet 카세제
cachexia 악액질
cachinnation 소경
cacodemonomania 악령빙의
cadaver 사체
cadmium [Cd] 카드뮴
cadmium nitrate [Cd(NO₃)₂·4H₂O] 질산카드뮴
cadmium poisoning 카드뮴중독
caduceus 카두세우스
cafe au lait spot 담갈색색소반점
cafe coronary artery 카페관상동맥
caffeine [C₈H₁₀O₂N₄] 카페인
cage 케이지
caisson 케이슨
caisson disease 케이슨병
caking 고형화, 점결성
calamity 재난, 천재
calamity foreknowledge 재해예지
calamity survey 재해조사
calcaneal spur 종골돌기
calcaneus 종골
calcar 거
calcemia 칼슘혈중
calciferol 칼시페롤
calcific aortic disease 석회화대동맥질환
calcification 석회화
calcinosis 석회침착증
calcitonin 칼시토닌
calcium [Ca] 칼슘

calcium carbide [CaC₂] 칼슘카바이드, 탄화칼슘
calcium channel blocker 칼슘통로 차단제
calcium chlorate [Ca(ClO₃)₂] 염소산칼슘
calcium chloride [CaCl₂] 염화칼슘
calcium gluconate 글루콘산칼슘
calcium hydrate [Ca(OH)₂] 수산화칼슘
calcium hydride 수소화칼슘
calcium hypochlorite [Ca(ClO)₂] 차아염소산칼슘
calcium iodate [Ca(IO₃)₂] 옥소산칼슘
calcium iodate [Ca(IO₃)₂] 요오드산칼슘
calcium nitrate [Ca(NO₃)₂·4H₂O] 질산칼슘
calcium oxide [CaO] 산화칼슘
calcium peroxide [CaO₂] 과산화칼슘
calcium phosphide [Ca₃P₂] 인화석회, 인화칼슘
calcium test 칼슘검사
calculus 결석
calefacient 온감제
calf 장딴지
calibration 교정, 보정
calibration box 측정상자
calibration 눈금보정
caligo 반맹목
calipers 켈리퍼스, 캘리퍼
calisthenics 도수체조
call box 응급전화, 화재통보기
callbox 공중전화박스
callout 외부호출
call-to-defibrillation interval 사건접수에서제세동기
callus 변지
calmodulin 칼모둘린
calor 작열
calorie 칼로리
calorigenic action 열생성작용
calorimetry 열량측정법
cam 캠
camel 부함
camming 캐밍
camp 주둔지
camp 캠프
campaign fire 대규모 임야화재
campfire 캠프파이어
camphor [C₁₀H₁₆O] 장뇌
camptomelia 굴지증
Campylobacter 캠필로박터
can man 소화기휴대소방대원

canal 관
canal of Schlemm 슐렘관
cancellous 망상조직
cancer 암
cancer pain 암성통증
cancinoid 유암종
cancrum 하감
candela 칸델라
candida albicans 백색칸디다, 칸디다알비칸스
candidiasis 칸디다증
candle 촉
canine tooth 견치
canister 정화통
canister mask 정화통방독면
canker 옹궤양형성
cannabis 대마
cannel coal 촉탄
cannula 배관
canoe 카누
canopy jettison 캐노피방기
canopy 캐노피
canthus 안각
cantilever collapse 캔틸레버형붕괴
cap 캡
cap 경방석
capacitation 수정능획득
capacitor 축전기
capacity 능력, 용량
capacity of enjoyment of rights 권리능력
capacity operation 유량운전
cape 갑
capillarity 모세관현상
capillary 모세혈관
capillary action 모세관작용
capillary bleeding 모세혈관출혈
capillary bronchiectasis 모세기관지확장증
capillary perfusion 모세혈관관류
capillary refill 모세혈관재충혈
capital punishment 사형
capitate bone 두형골
capitulum 소두
capnography 카프노그라피
capnometry 이산화탄소측정법
capsaicin receptor 캡사이신수용체
capstan 캡스턴

capsule 캡슐, 교갑
captopril 캡토프릴
capture 포획
capture an elevator 엘리베이터통제
capture beat 포획박동
caput 두
car fire 차량화재
carabiner 카라비너
carbacyclin 카바사이클린
carbamate 카바메이트
carbamazepine 카바마제핀
carbide 탄화물
carbide lamp 탄화램프
carbide 카바이드
carbogen 카보젠
carbohydrate 탄수화물
carbon [C] 탄소
carbon bisulfide [CS2] 이황화탄소
carbon black 카본블랙
carbon dioxide [CO2] 이산화탄소, 탄산가스
carbon dioxide extinguisher 이산화탄소소화기
carbon dioxide extinguishing agent
    이산화탄소소화약제
carbon dioxide extinguishing system
    이산화탄소소화설비
carbon dioxide poisoning 이산화탄소중독
carbon monoxide [CO] 일산화탄소
carbon monoxide alarm 일산화탄소경보장치
carbon monoxide detector 일산화탄소감지기
carbon monoxide poisoning 일산화탄소중독
carbon steel 탄소강
carbon tetrachloride 사염화탄소
carbona 카보나
carbonic anhydrase 탄산탈수효소
carbonization depth 탄화심도
carbonization 탄화
carboxyhemoglobin 일산화탄소헤모글로빈
carboxylhemoglobin 카르복실헤모글로빈
carboy 보호병
carbuncle 큰종기
carbunculosis 큰종기증
carburetor 기화기
carcinoembryonic antigen : CEA 암배아성항원
carcinogen 발암물질
carcinolysis 암세포파괴

carcinoma 암종
carcinoma of pancreas 췌장암
carcinosarcoma 암육종
carcinosis 암(종)증
cardia conduction defect 심전도장애
cardiac aneurysm 심장류
cardiac apex 심첨
cardiac arrest 심장정지
cardiac arrhythmia 심부정맥
cardiac asthma 심인성천식
cardiac atrophy 심장위축
cardiac catheterization 심장카테터법
cardiac concussion 심진탕
cardiac contractile force 심수축력
cardiac cycle 심장주기
cardiac edema 심성부종
cardiac enzyme test 심장효소검사
cardiac glycoside 강심배당체
cardiac hypertrophy 심장비대
cardiac index 심장박출계수
cardiac massage 심장마사지
cardiac monitor 심장모니터
cardiac monitoring 심장감시
cardiac muscle 심근
cardiac output 심박출량
cardiac pacemaker 심박조율기
cardiac pain 심장통
cardiac plexus 심장신경총
cardiac reserve 심장예비력
cardiac sphincter 분문괄약근
cardialgia 분문통
cardiectomy 분문절제술
cardinal point 기본방위
cardinal position of gaze 주요응시자세
cardiocele 심장탈출
cardiochalasia 분문이완증
cardioconduction system 심장전도계
cardiogenic pulmonary edema 심인성폐부종
cardiogenic shock 심장성쇼크
cardiologist 순환기계전문의
cardiology 심장병학
cardiolysis 심막박리술
cardiomegaly 심비대
cardiomyopathy 심근병증
cardiopathy 심장병증

cardiopericarditis 심장심낭염
cardioplegia 심장마비
cardiopulmonary bypass 심폐우회술
cardiopulmonary death 심폐사
cardiopulmonary resuscitation : CPR 심폐소생술
cardiospasm 분문연축
cardiotachometer 심장박동측정기
cardiotomy 심장절개
cardiotonics 강심제
cardiotoxic 심장독성
cardiovascular disease 심혈관질환
cardiovascular system 심혈관계
cardioversion 심장율동전환
cardioversion defibrillation 전기적제세동
cardioverter 심장조율전환기
cargo 적재물, 화물칸
cargo aircraft 화물용항공기
cargo hook 화물용고리
cargo ship safety radiotelegraph certificate
　　화물선안전 무선전신증서
cargo ship safety radiotelephony certificate
　　화물선안전 무선전화증서
carina 용골
carlit 칼릿
carminative enema 구풍관장
carotid artery pulse 경동맥맥박
carotid artery 경동맥
carotid canal 경동맥관
carotid sinus massage 경동맥팽대마사지
carotid sinus 경동맥팽대
carpal bone 수근골
carpometacarpal articulation 수근중수관절
carrier 반송파, 보균자
carrier gas 캐리어가스
carrier power 반송파전력
carrier power output 반송파출력
carrier system 반송방식
carrier 매개체
carrier-mediated transport 운반체-매개운반
carron oil 캐론유
carryall 구조용시트
cartilage 연골
cartilaginous joint 연골관절
cartridge operated fire extinguisher
　　약포작동식소화기

cartridge type extinguisher　가압식소화기
cascade　공기충전장치
case history record　병력기록지
caseation　건락화
casement window　쌍여닫이창
caseous necrosis　건락괴사
casinghead gasoline　유정가솔린, 천연가솔린
cask　방사능물질저장용기
cast'　원주
cast iron　주철
castor oil　캐스터오일, 피마자유
casualties　인명피해
casualty　사상자
casualty gas　살상가스
cat's-paw　미풍
cat crying syndrome　고양이울음증후군
catabolism　이화작용
catalyst　촉매
catalytic combustion system　촉매연소설비
catalytic converter　촉매변환기
cataract　백내장
catarrhal gastritis　카타르성위염
catarrhal inflammation　점액성염증, 카타르성염증
catastrophe blocking : CB　비상시호제한
catastrophe reaction　재난반응
catastrophic incident　대재해사고
catch　캐치
catch a hydrant　소화전접근
catch pit　집수구
catch point　캐치포인트
catchall　잡낭
catecholamine　카테콜라민
catface　연소흔, 화재흔적
cathartic　설사제
cathead　캣헤드
catheter tip　도관팁
catheter　도관
cation　양이온
catline　캣라인
cat-scratch disease　묘소병
catwalk　좁은통로
caudate nucleus　미상핵
causal therapy　원인요법
cause of a fire　화재원인
cause of death　사인

caustic　부식물질
cavernous breath sound　공동성호흡음
cavitation　공동화현상
cavity　체강
cavity resonator　공동공진기
cavity wall　중공벽
cavity　강
CBR warfare　화생방전
CBR weapons　화생방무기
C-class fire　C급화재
c-collar　일체형경추보호대
CDMA channel　CDMA채널
cecum　맹장
ceiling　운고, 천장
ceiling hook　천장갈고리
ceiling layer　천장열기층
ceiling sprinkler　천장형스프링클러
ceiling stick　천장사다리
cell　세포
cell mediated immunity response　세포성면역반응
cell membrane　세포막
cell organelle　세포내소기관
cell site　셀사이트
cell swelling　세포종창
cellar nozzle　지하공간용관창
cellophane　셀로판
celluar telephone system　휴대전화시스템
cellugard　셀루가드
cellular death　세포사
cellular infiltration　세포침윤
cellular mobile radio system　셀룰러이동무선시스템
cellular phones　핸드폰
cellular plastic　셀룰러플라스틱
cellular respiration　세포호흡
cellulitis　봉와직염
celluloid　셀룰로이드
cellulose [$C_6H_{10}O_5$]　셀룰로오스
cellulose acetate [$CH_5(CO_2H_3)_5$]　초산셀룰로오스
celsius　섭씨
cementation　시멘테이션, 침탄
cemented carbides　초경합금
cemented steel　침탄강
cementite　시멘타이트
cementum　시멘트질
center firing　센터파이어링

Centers for Disease Control and Prevention
질병관리 및 예방센터
centipede 지네
central core 센트럴코어
central nervous system : CNS 중추신경계통
central nervous system depressant 중추신경억제제
central nervous system stimulant 중추신경흥분제
central neurogenic hyperventilation
중추신경성과환기
central pulse 중심맥박
central safety station 중앙제어실
central station fire alarm system
중앙감시화재경보설비
central station service 중앙감시
central station 중앙통제실
central venous catheter 중심정맥도관
central venous pressure 중심정맥압
central vomiting 중추성구토
centrifugal acceleratory force 원심가속력
centrifugal force 원심력
centrifugal pump 원심펌프
centrifugal separator 원심분리기
centriole 중심립
centromere 동원체
ceramic fiber 세라믹섬유
ceramics 세라믹스
cerebellar artery occlusion 소뇌동맥폐색
cerebellar ataxia 소뇌성운동실조증
cerebellar atrophy 소뇌위축
cerebellar cyst 소뇌낭종
cerebellar disease 소뇌질환
cerebellum 소뇌
cerebral hemorrhage 뇌출혈
cerebral aneurysm 대뇌동맥류, 뇌동맥류
cerebral angiography 뇌혈관조영술, 대뇌혈관조영술
cerebral aqueduct 중뇌수도
cerebral arteriosclerosis 뇌동맥경화증
cerebral artery 대뇌동맥
cerebral concussion 뇌진탕
cerebral contusion 뇌좌상
cerebral cortex 대뇌피질
cerebral edema 뇌부종
cerebral embolism 뇌색전증
cerebral hematoma 뇌혈종
cerebral herniation 뇌탈출

cerebral infarction 뇌경색증
cerebral lateralization 대뇌편측성
cerebral medulla 대뇌수질
cerebral meningitis 뇌수막염
cerebral perfusion pressure 뇌관류압
cerebrospinal fluid : CSF 뇌척수액
cerebrovascular accident : CVA 뇌일혈, 뇌혈관사고
cerebrovascular disease 뇌혈관질환
cerebrum 대뇌
cerium [Ce] 세륨
certification 증명서
certification of contents 내용증명
Certifide-card C카드
certified safety professional 공인안전전문가
cervical abortion 경관유산
cervical alimentation 경관영양법
cervical collar 경추고정대
cervical curvature 경부만곡
cervical dilatation 경부개대
cervical effacement 경부소실
cervical immobilization device 경부고정장비
cervical plexus 경신경총
cervical spine injury 경추손상
cervical vertebrae 경추
cervicitis 자궁경관염
cervix collum 경부
cervix of uterus 자궁경
cesarean section 제왕절개술
cesium [Cs] 세슘
cesium atomic clock 세슘원자시계
cesium peroxide [Cs$_2$O$_2$] 과산화세슘
cesium137 [^{137}Cs] 세슘137
cetane number 세탄가
cffeine poisoning 카페인중독
chafing block 손상방지블록
chain 체인
chain of survival 생존사슬
chain saw 체인톱, 구난용 체인톱
chain tongs 체인통즈
chalk 초크
chalking 백아화
chameleon fiber 카멜레온섬유
chancroid 연성하감
change 변경
changes following death 사체현상

changing position 체위변경
channel 채널
char 숯
char area 탄화면적
char length 탄화길이
charge 장약, 충약
charge number 원자번호
charge 충수
charging system 충전장치
Charle's law 샤를의 법칙
chase 홈통
check valve 체크밸브, 역류방지밸브
cheiloschisis 순열
Cheka 체카
chemical 케미컬
chemical action 화학작용
chemical analysis 화학분석
chemical bond 화학결합
chemical burn 화학화상
chemical energy 화학에너지
chemical engineering 화학공학
chemical equation 화학방정식
chemical equilibrium 화학평형
chemical equivalent 화학당량, 화학적동등물
chemical explosions 화학적폭발
chemical fire 화학화재
chemical flame inhibition 부촉매소화, 화학소화
chemical foam 화학포
chemical formula 화학식
chemical gastritis 화학성위염
chemical hazard statement 화학적위험경고문
chemical laser 화학레이저
chemical lights 케미컬라이트
chemical line 화학포호스
chemical name 화학명
chemical oxygen demand : COD 화학적산소요구량
chemical physics 화학물리학
chemical plating 화학도금
chemical pneumonia 화학적폐렴
chemical potential 화학포텐셜
chemical process quantitative risk analysis
      화학공정정량위험분석
chemical pulp 화학펄프
chemical reaction 화학반응
chemical rocket 화학로켓

chemical shim control of nuclear reactor
      화학적원자로제어
chemical substance 화학물질
chemical synthesis 화학합성
chemical tender 화학차
Chemical Transportation Emergency Center :
      CHEMTREC 화학물질수송응급센터
chemical vapor deposition technique : CVDT
      화학증착법
chemical weapon 화학무기
chemical-protective suit 화학보호복
chemiosmotic theory 화학삼투압설
chemisorption 화학흡착
chemistry 화학
chemoreceptor 화학수용기
chemotaxis 주화성
chemox mask 케목스호흡기
chest pain 가슴통증
chest radiography 흉부X-선촬영
chest thump 흉부치기
chest tube 흉관
Cheyne-Stokes respiration 체인-스토크스호흡
chezy's formula 세이지식
chickenpox 수두
chief complaint 주호소
chigger 양충
chilblain 동창
childbirth 출산
chill 오한
chimney 연돌
chimney effect 굴뚝효과
chimney rods 굴뚝화재용봉
chirping 처핑
Chlamydia 클라미디아속
chloramphenicol 크로람페니콜
chlorate [MClO₃, M'(ClO₃)₂] 염소산염류
chlordane 클로르데인
chlordiazepoxide 크로다이아젭옥사이드
chloride shift 염소이동
chlorinated lime [CaCl(ClO)₄H₂O] 염소화석회,
      표백분
chlorine [Cl] 염소
chlorine emergency plan 염소사고비상계획
chlorine gas poisoning 염소가스중독
chlorobenzene [C₆H₅Cl] 클로로벤젠

chlorobromomethane [CH$_2$BrCl] : CBM
   1염화1취화메탄, 일염화일취화메탄
chlorofluoro carbons [CFCs] 염화불화탄소
chloroform 크로로포름
chloroprene 클로로프렌
chlorpromazine 클로르프로마진
chlorpromazine Hcl(Thorazine) 크로프로마진염산
chlorpropamide 크로프로파마이드
choke damp 질식가스
choke valve 초크밸브
choke 초크
cholangiography 담관조영술
cholangioma 담관암
cholangitis 담관염
cholecalciferol 콜레칼시페롤
cholecystic cancer 담낭암
cholecystitis 담낭염
cholecystography 담낭조영술
cholecystokinin 콜레시스토키닌
cholekinetic 배담제
cholelithiasis 담석증
cholera 콜레라
cholestatic jaundice 담즙울체성황달
cholesterol [C$_{27}$H$_{46}$O] 콜레스테롤
choline 콜린
cholinergic 콜린성
cholinergic agent 콜린효능약
cholinesterase 콜린에스터라제
chondrocyte 연골세포
chondrosarcoma 연골육종
chop wound 할창
chorea 무도병
choroid 맥락막
choroid plexus 맥락총
choroiditis 맥락막염
chromatic dispersion 색분산
chromaticity 색도
chromatid 염색분체
chromatin 염색질
chromatography 크로마토그래피
chromic acid [CrO$_3$] 크롬산
chromic anhydride [CrO$_3$] 무수크롬산, 삼산화크롬
chromium [Cr] 크롬
chromium poisoning 크롬중독
chromosome 염색체

chronic actinic dermatitis 만성광선피부염
chronic alcoholism 만성알코올중독
chronic bronchitis 만성기관지염
chronic care 만성치료
chronic cystitis 만성방광염
chronic fatigue 만성피로
chronic gastritis 만성위염
chronic glaucoma 만성녹내장
chronic glomerulonephritis 만성사구체신염
chronic heart failure 만성심부전
chronic hepatitis 만성간염
chronic inflammation 만성염증
chronic interstitial cystitis 만성간질성방광염
chronic ischemic heart disease 만성허혈성심질환
chronic lymphocytic leukemia : CLL
   만성림프성백혈병
chronic mountain polycythemia 만성고산병
chronic obstructive pulmonary disease : COPD
   만성폐쇄성폐질환
chronic pain 만성통증
chronic pancreatitis 만성췌장염
chronic pyelonephritis 만성신우신염
chronic renal failure 만성신부전
chronic symptoms 만성증상
chronic venous insufficiency 만성정맥부전
chronic 만성
chronotrope 변시성약제
chronotropism 변시성
church raise 로프이용 사다리세우기
churn valve 순환릴리프밸브
chute 슈트
chute raise 슈트레이즈
chylomicron 유미미립
chyme 미즙
cicatricial tissue 반흔조직
Cicuta virosa 독미나리
ciguatera 시구아테라
cilia 섬모
ciliary body 모양체
ciliated epithelium 섬모상피
cimetidine 시메티딘
cimetidine 합성약물
cinder 재
cipher 암어
circadian rhythm 일주기

circle of Willis 윌리스환
circle search 원형탐색
circuit 회로
circuit breaker 회로차단기
circuit training 서킷트레이닝
circular resonator 원형공진기
circular waveguide 원형도파관
circulating blood volume 순환혈액량
circulating closed loop system 순환식폐루프설비
circulating main 순환본관
circulating plasma volume 전혈장량
circulating valve 순환밸브
circulation 순환
circulator 순환장치
circulatory disturbance 순환장애
circulatory failure 순환부전
circulatory overload 순환과다
circulatory system 순환계
circumduction 순환운동, 원회전
circumscribed amnesia 국한성건망증
circumvallate papillae 유곽유두
cirrhosis 경변증, 경변
citizen alarm 시민신고
city gas 도시가스
clapper valve 클래퍼판
Clark's rule 클락의 법칙
class II hazardous location 분진위험장소
class A fire A급화재
class B fire B급화재
class D fire D급화재
classic heat stroke 전형적열사병
classification 분류
classification of fires 화재분류
claustrophobia 폐쇄공포증
clavicle 쇄골
clavicular fracture 쇄골골절
clavus 티눈
claw tool 소형지렛대
clay 점토
clean agent 청정소화약제
clean technology 청정기술
cleansing enema 청결관장
clear channel 빈채널
clear layer 투명층
clearance 보유공지, 유격, 이격거리, 클리어런스

clearing up 잔화진압
cleat 보강재
cleavage 난할
cleft 클레프트
cliff 클리프
climbing angle 상승각
climbing lanes 등판차선
clinical death 임상적사망
clinical judgment 임상적판단
clinical pathology 임상병리학
clinical procedures 임상적검사
clinical sign 임상징후
clinical telemeter 의료용텔레미터
clinical trial 임상시험
clinicomedical jurisprudence 임상법의학
clipper 클리퍼
clivus 사대
clomipramine 크로미프라민
clonal selection theory 클론선택설
clone 클론
clonic 간대성
clonic muscular activity 간대성근육활성
clonidine 크로니딘
clonorchiasis 간흡충증
clonorchiosis 간디스토마증
clorazepate 크로라제페이트
closed abdominal injury 폐쇄성복부손상
closed chest injury 폐쇄성흉부손상
closed construction 밀폐구조
closed container 밀폐형컨테이너
closed fracture 폐쇄성골절
closed head foam-water sprinkler system
　　폐쇄형포-워터스프링클러설비
closed noose 폐쇄성계제
closed off pressure 체절압력
closed wound 폐쇄성상처
closed-ended questions 폐쇄형질문
closed-loop sprinkler system 순환식스프링클러설비
clostridium tetani 파상풍균
Clostridium welchii 웰치균
clothes drag 의복견인법
clove hitch 말뚝매기
cloverleaf pump 3엽로터리펌프
clubbing 곤봉지
coaction 의욕

coadril 코아드릴
coagulation 응결
coagulation time 전혈응고시간
coagulative necrosis 응고괴사
coal 석탄
coal carbonization 석탄건류
coal dust explosion 탄진폭발
coal gas 석탄가스
coal oil 인조석유
coal pick 콜픽
coal tar 콜타르
coal tar pitch 콜타르피치
coarse fuel 지연성가연물
coastal current 연안류
coastal zone 연안지역
cobalt 코발트
coca 코카나무
cocaine 코카인
coccygeal plexus 미골신경총
coccygeal vertebra 미추
coccyx 미골
co-channel interference 동일채널간섭
cochlea 와우
cock 콕
cockloft 고미다락
cockpit voice recorder : CVR 조종사음성기록장치
cockwise rotation 시계방향회전
code 부호, 코드
code address 약호
code division multiple access of cellular mobile radio
    system 부호분할다중접속
code sling 관형슬링
codeine 코데인
code-transmitter 코드식중계기
codeword 부호워드
codon 코돈
coefficient of expansion 팽창계수
coefficient of friction 마찰계수
coefficient of heat transfer 열전달계수
coefficient of restitution 반발계수
coefficient of viscosity 점성계수, 점성률
coenzyme 조효소
cofactor 조인자
coffee pot chuck 소화전용연결배관
coffer dam 코퍼댐

coffin 방사성물질수납용기
cogeneration 열병합발전
cohesion 응집력, 응착
coil 코일
coincident death 동시사망
coke pig iron 코크스선철
cokes 코크스
colban tape 콜밴테이프
colchicine 콜히친
cold abscess 냉농양
cold allergy 한랭알레르기
cold and damp 냉습
cold bath 냉수욕
cold chisel 강철끌
cold damp 콜드댐프
cold expanded pipe 냉팽창파이프
cold injury 추위손상
cold massage 냉수마찰
cold pack 콜드팩
cold site 콜드사이트
cold smoke 냉연
cold trailing 촉지화재감지
cold urticaria 한랭두드러기
cold water survival suit 냉수구명복
cold weather valve 동파방지밸브
cold zone 안전지대
cold-water drowning 냉수욕사
colicky pain 산통
coliform group 대장균군
collagen 교원질, 콜라겐
collapse ratio 도괴율
collapsed hose 파손호스
collapsible ladder 접는사다리
colle's fracture 콜레씨골절
collecting head 쌍구형흡수관
collision diagram 사고현황도
collodion 콜로디온
colloid 콜로이드
colloid osmotic pressure 콜로이드삼투압
colloids 교질
colon cancer 대장암
colon 결장
colonization infection 집락감염
colonoscopy 결장내시경술
color blindness 색맹

colored noise 유색잡음
coloring matters 착색료
colostomy 결장루형성술
colostrum 초유
colostrum gravidarum 임신기초유
colotomy 결장개구술
colposcopy 질경검사
column 기둥
columnar epithelium 원주상피
coma 혼수
combination 다목적소방차, 컴비네이션
combination detector 복합형감지기
combination nozzle 겸용관창
combination receiver 복합형수신기
combination stretcher 다목적형들것
combined agent unit 복합용발포기,
  이종소화약제동시방사장치
combined carbon 화합탄소
combined detector 보상식감지기
combined dry pipe-preaction sprinkler system
  화재감지기연동건식스프링클러설비
combined sprinkler and standpipe system
  스탠드파이프와스프링클러겸용설비
combined type heat detector 보상식열감지기,
  열복합형감지기
combitube 콤비튜브
combustibility 가연성
combustible aluminum dust 가연성알루미늄분진
combustible chemical 가연성화학물질
combustible concentration reduction
  가연성농도감소법
combustible dust 가연성분진
combustible fiber 가연성섬유
combustible gas indicator 가연성가스표시기
combustible gas 연료가스
combustible material 가연성물질
combustible metal 가연성금속
combustible particulate solid 가연성고체미립자
combustible refuse 가연성폐기물
combustible vapor detector 가연성증기감지기
combustion 연소
combustion air 연소공기
combustion apparatus 연소장치
combustion chamber 연소실
combustion efficiency 연소효율

combustion on low-oxygen 저산소연소
combustion test 연소시험
combustor 연소기
comfort line 쾌감선
commander 지휘자
commanding officer 지휘관
commando 특공대
commando post 지휘소
commence search point : CSP 수색시작지점
comminuted fracture 분쇄골절
commissural aphasia 교련성실어증
commodity classification 물품의위험등급
common cause failure 고장의 공통원인
common duct 공통덕트
common gas mask 일반방독면
common hazards 보통위험
common peroneal nerve 총비골신경
communication 의사소통, 통신
communication center 지령실, 통신센터
communication channel 통신채널
communication officer 지령실장
communication system 통신체계
commutator 정류자
compact bone 치밀골
compact jump entry 다리모아 굽혀들어가기
compaction 압밀작용
company 소대
company building inspection 소방서화재안전점검
compartment syndrome 구획증후군
compartment 구획실
compartmentalization 방화구획
compass 콤파스
compass navigation 수중길찾기
compasses 나침반
compatible dry chemical 포병용분말소화약제
compatible material 혼재가능물질
compensate shock 대상성쇼크
compensating-field winding 보상권선
compensatory metabolic acidosis 대상성대사산증
compensatory pause 대상성휴지기
compensatory respiratory acidosis
  대상성호흡성산증
competent fire authorities 관할소방관서
competitive antagonist 상경적길항제
complement 소방대정원

complement system 보체계
complete abortion 완전유산
complete aphasia 완전언어상실증
complete breech 완전둔위
complete combustion trace 완소흔
complete combustion 완전연소
complete hanging 완전의사
complete heart block 완전심차단
complete starvation 완전기아
complex partial seizure 복합부분발작
complexity 복잡도
compliance 탄성
complications 합병증
composite 복합물
composite door 합성문
compound branching skill 복합가지술기
compound fracture 복합골절
compound gage 연성계
compound joint 복관절
compound lever 복식레버
compound modulation, multiple modulation
　다단변조
compound semiconductor 화합물반도체
compound skill 복합술기
compress 찜질
compressed air foam system : CAFS
　압축공기포설비
compressed air system 공기압입식발포장치
compressed gas 압축가스
compressed natural gas : CNG 압축천연가스
compressibility 압축률
compression 압박, 압축
compression dressing 압박창상처치
compression type extinguisher 축압식소화기
compressive atelectasis 압박성무기폐
compressor 컴프레서
compulsory aircraft station 의무항공기국
compulsory operating hours 운용의무시간
compulsory ship station 의무선박국
compulsory watch on distress frequencies
　청취의무
computed tomography : CT scan 전산화단층촬영술
computed tomography : CT Scans 컴퓨터단층촬영
computer-aided dispatch : CAD 캐드
computer-aided-dispatch 컴퓨터지원출동지시

computer-assisted ECG reading 심전도자동진단
computerized axial tomography scan
　컴퓨터축단층조영술
concealed 은폐된
concealed space 은폐공간
concealed type sprinkler head
　은폐형스프링클러헤드
concealment 은폐
concentration allowable 허용농도
concentration 농도
concrete 콘크리트
condensate 응축액
condensation 응축
condensation rate 응축률
condensed phase explosion 응축폭발
condensing steam 응축증기
condition of vegetation 식물분포도
conductance 컨덕턴스
conducting wire 도선
conducting zone 전도대
conduction aphasia 전도성실어증
conduction 전도
conductive floor 전도성바닥
conductivity 전도성, 전도율
conductor 도체
conduit 전선관
conduit line 관로
condyloid joint 과상관절
condyloma acuminata 첨규콘딜로마
cone roof tank 고정지붕탱크
cone 추체
confidentiality 비밀유지
confined explosion 내부폭발
confinement 차단
Confirmatory inspection 확인검사
conflagration 대형화재
conformity 적합
confusion 착란, 혼돈
congenital aberration 선천성이상
congenital defect 선천적결함
congenital dislocation of the hip : CDH
　선천성고관절탈구
congenital heart block 선천성심블록
congenital heart disease 선천성심질환
congenital intestinal atresia 선천성장폐쇄증

congenital lesion 선천적병변
congenital megacolon 선천성거대결장
congenital syphilis 선천성매독
congestion 울혈
congestive cardiomyopathy 울혈성심근증
congestive heart failure 울혈심부전증
conical strainer 원추형스트레이너
conjugation 포합반응
conjunctiva 결막
conjunctivitis 결막염
Conn's syndrome 콘증후군
connecting nerves 연결신경
connection spray system 연결살수설비
connective tissue proper 고유결합조직
connective tissue 결합조직
connector receptacle 접속소켓
conscience 양심
consciousness 의식
conscript fireman 의무소방원
consent 동의
consequence analysis 사고결과분석
console type gauge 콘솔형게이지
console 조작반
constant danger 상존화재위험
constant flow nozzle 정유량관창, 직사관창
constant gallonage spray nozzle
　　정유량스프레이관창
constant pressure automatic spray nozzle
　　정압자동식스프레이관창
constant pressure nozzle 정압관창
constant/select gallonage feature 방수량가변특성
constantan 콘스탄탄
constipation 변비
constriction mark 삭흔
construction safeguards 건설중안전대책
construction 건설, 건조물
constructure construction 골조구조
consultation record 협의진료기록지
contact 단속
contact allergy 접촉알레르기
contact burn 접촉열상
contact poison 접촉제
contact shot 접사
contact transmission 접촉전파
contact 접촉

contactor 접촉기
container 용기
container base station 컨테이너기지국
containment 봉쇄
contamination of cadmium 카드뮴오염
contamination 오염
contempt 모욕죄
continental shelf 대륙붕
continuous amnesia 지속성건망증
continuous duty 연속정부하운전
continuous egress 연속출구
continuous murmur 연속성잡음
continuous positive airway pressure breathing :
　　CPAP 지속적기도내압양압호흡
continuous rating 연속정격
continuous spectrum 연속스펙트럼
continuous suture 연속봉합
contraception 피임수술
contraceptives 피임용구
contraction 수축
contracture 강직, 경축
contraindication 금기증
contralateral hemiplegia 대측성편마비
contrecoup 반충충격
contributor 장기기증자
control 통제
control console 제어대
control line 연소저지선
control of burning 연소제어
control piping 제어배관
control seated entry 안전입수
control station 통제실
control time 진화소요시간
control unit 현장지휘차
control valve 제어밸브
controlled carrier modulation 가변반송파변조
controlling nozzle 가변관창
controlling of bleeding 지혈법
controls 제어장치
contused wound 좌창
contusion 타박상
contusion bruise 좌상
convalescent carrier 병후보균자
convection 대류
convection column 열주

convection heat transfer 대류열전달
convective combustion 대류연소
conversation 대화
conversion disorder 전환장애
conveyance 전달
convulsion 근경련
convulsions 경련
convulsive seizure 경련성발작
cool flame 냉염, 찬불꽃
cool zone 지원지역
cooling 냉각
cooling extinguishment 냉각소화
cooling tower 냉각탑
cooling tower sprinkler head 냉각탑방호용
　　스프링클러헤드
COPE 보험설계의 4요소
copolymers 공중합체
copper [Cu] 동
copper 구리
copper chlorate [Cu(ClO$_3$)$_2$] 염소산구리
copper head 코퍼헤드
copper nitrate [Cu(NO$_3$)$_2 \cdot$3H$_2$O] 질산구리
copper steel 동강
cor pulmonale 폐심장증
coral 산호
cord 코드
core temperature 중심체온
Coriaria japonica 독공목
cornea 각막
corner antenna 각면판안테나
corner test 코너시험
corniculate cartilage 소각연골
corona discharge 코로나방전
coronal suture 관상봉합
coronary arteriosclerosis 관상동맥경화증
coronary artery bypass surgery 관상동맥우회술
coronary artery disease : CAD 관상동맥질환
coronary artery 관상동맥
coronary insufficiency 관상순환부전
coronary occlusion 관상동맥폐색증
coronary thrombosis 관상동맥혈전증
coronary vasodilator 관상혈관확장제
coroner 검시관
corpora quadrigemeina 사구체
corporation 법인

corporation aggregate 사단법인
corpsman 위생병
corpus callosum 뇌량
corpus delicti 방화증거
corpus delicti photographs 방화증거사진
corral a fire 화재포위
corridor 복도
corrosion fatigue 부식피로
corrosion inhibitor 부식억제제
corrosion protection 방식처리
corrosion test 부식시험
corrosion 부식
corrosion-resistance sprinkler head
　　내식형스프링클러헤드
corrosion-resistant material 내식성물질
corrosive material 부식성물질
corrosive poison 부식독
corrosive 부식제
corrugated iron 골철판
cortex 피질
corticosteroid 코르티코스테로이드
corticosteroids 부신피질호르몬제
cortisol 코르티솔
costal arch 늑골궁
costal cartilage 늑연골
costal respiration 흉식호흡
costochondritis 늑연골염
costovertebral angle 늑골척추각
cot 간이침대
cotransport 공동수송
cottage box 경사지붕화재발신기함
cough 기침
cough syncope 기침실신
cough therapy 기침요법
Coulomb's law 쿨롱법칙
coulomb 쿨롱
coulomb barrier 쿨롱장벽
coulomb friction 쿨롱마찰
council rake 진화용갈고리
counter firing 카운터파이어링
counter measure : CM 역탐지
counter shock 맞충격
counter-clockwise rotation 반시계방향회전
countercurrent exchange 역류교환
countercurrent multiple system 역류증폭계

counterfiring 대항화재
counterpressure 역압
counterproliferation 대량살상무기반확산
coupling 커플링
course line 코스라인
course rope 코스로프
course softening 진로감도저하
cover pole 구조시트용장대
cover rack 구조시트선반
cover test 차폐검사
cover 커버
coverage 보상범위, 유효도달범위
covered hose 피복호스
coverlet 커버렛
C-post 씨-포스트
CPR board 심폐소생용보드
CPR Manikin for infant 영아용심폐소생술인체모형
CPR Manikin 단순형심폐소생술마네킹,
         평가용심폐소생술인체모형
crack 균열, 크랙
cracked gasoline 분해가솔린
cracking 크래킹
cracking distillation 분해증류
crampons 크램폰
CRAMS score 크램스점수
crane 크레인
cranial cavity 두개강
cranial nerve 뇌신경
cranium 두개
crash fire rescue(CFR) apparatus 공항소방차
crash labor 추락분만
cravat 크라뱃
cravat band 크라뱃밴드
cravat 삼각건
crawl 자유형
crawl 크롤
crawler crane 크롤러크레인
cream 크림
creatine phosphate 크레아틴인산
creatinine clearance test : CCT 크레아티닌청소율검사
creep 크리프
crenation 둔거치상
creosote oil 크래오소트유
crepitation 염발음
crepitus 골마찰음

cresol [CH₃C₆H₄OH] 크레졸
crest 능, 마루
cretinism 크레틴병
crevasse 크레바스
crib 크립
crib death 돌연사, 침대사
cribbing 크리빙
cribriform plate 사판
cricoarytenoid 윤상피열
cricoarytenoid joint ankylosis 윤상피열관절강직증
cricoid 윤상
cricoid cartilage 윤상연골
cricoid pressure 윤상연골누르기
cricoidectomy 윤상연골절개술
cricopharyngeal 윤상인두
cricothyroid membrane 윤상갑상연골막
cricothyroid muscle 윤상갑상근
cricothyrotomy 윤상갑상막절개술
cricothyrotomy device 윤상갑상막절개세트
crime of aiding self-destruction 자살관여죄
crime of mistreatment 학대죄
crime of traffic obstruction 교통방해죄
crime 범죄
criminal abortion 범죄유산
criminal law 형법
crisis intervention 위기중재
crisis theory 위기이론
crisis 위기
crista galli 계관
crista supraventricularis 실상능
criteria 평가기준
critical constant 임계상수
critical cooling rate 임계냉각속도
critical frequency 임계주파수
critical incident stress : CIS 위기상황스트레스
critical incident stress debriefing : CISD
         위기상황스트레스보고회
critical level 임계수준
critical mass 임계질량
critical micelle concentration 임계미셀농도
critical organs 표적장기
critical pressure 임계압력
critical solution temperature 임계용해온도
critical state 임계상태
critical temperature 임계온도

criticality 임계
Crohn's disease 크론병
croll 크롤
cromolym sodium 크로모림소디움
cross bearing 교차방위법
cross chest 크로스체스트
cross infection 교차감염
cross main 교차배관
cross matching of blood 교차시험법
cross shot 크로스샷
crossed reflex 교차반사
cross-finger technique 수지교차법
crossover kick 크로스오버킥
crossover throw 교차던지기
crosswalk 횡단보도
crotch pole 고정막대
croton aldehyde [CH₃CH=CHCHO] 크로톤알데히드
crotonic acid [CH₃CH=CHCOOH] 크로톤산
croup 가막성후두염, 크룹
croupous bronchitis 크룹성기관지염
croupous laryngitis 크룹성후두염
crowbar 쇠지렛대
crowing 적성후두경련
crown fire 수관화
crown glass 크라운유리
crown out 수관연소
crown 치아관
crowning 발로, 아두배림
cruciate ligament of the atlas 환추십자인대
crucible furnace 도가니로
crucible 도가니
crude oil 원유
cruise speed 순항속도
crush asphyxia 압착성질식사
crush injury 압궤손상
crush syndrome 압좌증후군, 좌상증후군
crushing injury 압좌상
crust 가피
Crutchfield tongs 크러치필드집게
cry 울음
cryocautery 저온소작법
cryogen 한랭발생제
cryogenic fluid 극저온액체
cryogenic gas 극저온가스, 초저온가스
cryonics 냉동법

crypt 음와
cryptitis 음와염
cryptococcosis 효모균증
cryptogenic infection 잠복감염
cryptorchi(di)sm 잠복고환
crystal 결정
crystalline lens 수정체
crystalloid solution 정질액
crystalloids 결정질
Cs-gas 세슘가스
cub pack 컵팩
cubic feet per minute 분당입방피트
cubical expansion coefficient 체적팽창계수
cubicle 큐비클
cuboid bone 입방골
cuboidal epithelium 입방상피
cul-de-sac 맹낭
culdoscopy 골반강경검사
Cullen's sign 쿨렌징후
culture shock 문화쇼크
culture-bound 문화-관련된
cumene [(CH₃)₂CHC₆H₅] 큐멘
cumulative 축적
cumulative action 누적작용, 축적작용
cumulative effect 축적효과
cuneiform 설상의
cuneiform cartilage 설상연골
cup test 컵시험
CUPS system 시유피에스계
curare 큐라레
curettage 소파술
curie 퀴리
curie point 퀴리온도
curing 양생
current 해류
current density 전류밀도
current differential 전류차
current limiting fuse 한류퓨즈
current power generation 해류발전
current transformer : CT 변류기
curriculum 교육과정
curtain board 방연벽
curtain-fall wall collapse 커튼추락식벽붕괴
Cushing's disease 쿠싱병
Cushing's phenomenon 쿠싱현상

Cushing's syndrome 쿠싱증후군
Cushing reflex 쿠싱반사
Cushing triad 쿠싱3요소
cusp 첨두
custodial care 보호관리
custom 관습
cut sheet 컷시트
cutaneous horn 피각
cutaneous papilloma 피부유두종
cutdown 혈관절개
cuticle 각피
cutis anserina 닭살
cutoff 차단장치
cut-off storage 구획저장
cutter 커터
cutting oil 절삭유
cutting sign 커팅사인
cutting torch 커팅토치
cutting 절단
cyanide 시안화물
cyanide poisoning 시안화물중독
cyanosis 청색증
cyber police 사이버경찰
cyclic 사이클릭
cyclic adenosine phosphate 고리형아데노신인산
cyclin 사이클린
cyclohexane [C$_6$H$_{12}$] 시클로헥산
cyclohexylamine [C$_6$H$_{11}$NH$_2$] 시클로헥실아민
cyclone 사이클론
cyclothymic personality 감정순환성인격
cylinder 실린더
cyst 낭종
cystadenoma 낭포선종
cystectomy 방광절제술
cysteine [Cys] 시스테인
cystic cystitis 낭포성방광염
cystic fibrosis 낭성섬유증
cysticercosis 낭(미)충증
cystine 시스틴
cystinosis 시스틴증
cystinuria 시스틴뇨증
cystis 낭포
cystitis emphysematosa 기종성방광염
cystitis follicularis 여포성방광염
cystitis glandularis 선성방광염

cystitis papillomatosa 유두종성방광염
cystitis senilis feminarum 노부방광염
cystitis 방광염
cystocele 방광류
cystogram 방광조영(촬영)도
cystography 방광조영술
cystoscopy 방광경검사
cytochrome 시토크롬
cytochrome p450 enzyme 시토크롬p450효소
cytocide 세포파괴약
cytoctony 세포살해
cytogene 세포질유전자
cytogenesis 세포발생
cytogenetics 세포유전학
cytogenic gland 세포발생선
cytokine 사이토카인
cytokinesis 세포질분열
cytology 세포학
cytolysis 세포용해
cytomegalovirus 거대세포바이러스
cytometry 세포(혈구)계산
cytomorphosis 세포변태
cytopheresis 세포분리반출법
cytoplasm 세포질
cytosine 시토신
cytoskeleton 세포골격
cytotoxic agent 세포독성제제
cytotoxin 세포독소

D

dacron 데이크론
dactyl 수지
daily disaster 일상재해
daily guidance 생활요법
daisy chain 데이지체인
dalmatian 달마시아종개
Dalton's law 달톤법칙
Dalton's law 돌턴법칙
damage 손상
damage by a fire 소훼
damage by fire 소손
damp 습기

damp location 습기있는 장소
damp 광산가스
damper control 댐퍼제어기
damper 댐퍼
damp-proof agent 방습제
dander 인설
dandruff 비듬
danger 위험
danger index 위험지수, 화재위험계수
dangerous cargo 위험화물
danthrolene 덴트롤렌
danzen 단젠
dapsone 답손
Darcy-Weisback formula 다시-바이스바하의식
dark adaptation 암순응
dark current 암전류
darvon 다본
dash 대시
datum 기준위치
datum area 기준구역
datum line 기준선
datum marker buoy : DMB 기준위치 표시부표
Datura alba 가시독말풀
day care facilities 보육시설
day manning 주간근무배치
DCAP-BTLS 디켑-비티엘에스
dead air space 정체공간
dead body due to hanging 의사체
dead end 막다른길
dead front 사면
dead load 고정하중
dead man type 데드맨형
dead reckoning 추측항법
dead space 사강
dead space volume 사강량
dead time 무효시간
deaf-mute 농아자
deafness 귀머거리
death 사망
death certificate 사망진단서
death due to cold 동사
death due to fire 화재사
death due to hypothermia 저체온사
death from lightning 낙뢰사
death from starvation 기아사

death rattle 임종후성
death with dignity 존엄사
debride 변연절제
debridement 변연절제술
debris handling 잔해처리
debris tunneling 잔해터널뚫기
decalcification 탈회
decalescence 금속표면감광
decamethonium 데카메토니움
decapitation 단두술
decarbonater 탈탄산탑
decarburization 탈탄
deceleration brake 감속브레이크
deceleration 감속
decerebrate posture 대뇌제거자세
decerebrate 제뇌
decibel : dB 데시벨
deck decompression chamber : DDC 선상감압실
deck floor 데크프로어
deck gun 방수총
Declaration of Geneva 제네바선언
declaration of intention 의사표시
decompensated shock 비대상성쇼크
decompensation 대상부전
decomposition 분해
decomposition combustion 분해연소
decomposition explosion 분해폭발
decompression chamber 감압실
decompression chart 감압표
decompression dive 감압잠수
decompression meter 감압측정기
decompression sickness : DCS 감압병, 잠수병
decompression stop point 감압정지점
decompression stop 감압정지
decompression 감압
decongestant 비충혈제거제, 충혈제거제
decontamination 오염제거, 정화, 제염
decorticate posture 대뇌피질제거자세
decreaser 디크리저
decreasing distance repeat 디크리싱디스턴스리피트
decrement 감소
decryocystitis 누낭염
dedicated line 전용선, 지정전화
dedicated smoke control system 전용제연설비
deduced reckoning 연역항법

deenergized 비통전
deep algesia 심부통각
deep bag 딥백
deep breathing 심호흡
deep palmar arch 심장동맥궁
deep sea floor 심해저
deep seated fire 심부화재
deep submersible vehicle 심해잠수정
deep vein 심부정맥
deep water 해양심층수
deep well system 딥웰시스템
deep-sea diving 심해잠수
defecation 배변
defence wound 방어손상
defense mechanism 방어기전
defensive fire fighting 방어진화
defibrillation 제세동
defibrillation trainer manikin 제세동실습용마네킹
defibrillator 심실제세동기, 제세동기
defibrillator electrode 제세동기패치
deficiency disease 결핍병
deficiency points 감점
deflagration 폭연
deflagration pressure containment 폭연압력억제
defogging solution 김서림방지액
deformities 변형
degeneration 변성
degeneration disease 퇴행성질환
degenerative arthritis 퇴행성관절염
deglutition syncope 연하실신
degradation 하강, 감성
degrease 기름제거
degreaser 탈지기
degree 도
degree of consolidation 압밀도
degree of saturation 포화도
degree of vacuum 진공도
dehiscence 피열
dehydrated alcohol 탈수알코올
dehydration 탈수
dehydrogenation 탈수소반응
deja vu 기시감
delayed allergy 지연형알레르기
delayed automatic gain control : DAGC
　　지연자동이득제어

delayed hypersensitivity : DH 지연형과민반응
delayed menstruation 만발(후발)월경
delayed toxicity 지연성독성
DeLee trap suction 딜리흡인기
delegation of authority 권한위임
delinquency signal 경계신호
deliquescence 조해
delirium 섬망
delirium schizophrenoides 분열병성섬망
delirium tremens : DT 진전섬망
delirium tremens 음주가섬망
delivery head 급수헤드
delivery room 분만실
dellinger phenomenon 델린저현상
delta 델타
delta cell 델타세포
Delta Force 델타포스
delta wave 델타파
deluge set 살수장치
deluge sprinkler system 일제살수식스프링클러설비
deluge valve 델루지밸브
delusion of persecution 피해망상
delusion of poverty 빈곤망상
delusion 망상
demand type 디맨드형
demand valve 수요밸브, 디맨드밸브
demand valve mask : DVM 수요밸브마스크
demand-type mask 디맨드형호흡기
dementia 치매
dementia praesenilis 초로치매
dementia pugilistica 권투선수치매
demerol 데메롤
demineralization 광물제거
denatured alcohol 변성알코올
dendrite 수상돌기
dendritic cell 수지상세포
denedation 착상박리
denervation hypersensitivity 탈신경과민증
dengue fever 뎅기열
denial 부정
dens 치아돌기
dense connective tissue 치밀결합조직
dense gas 고밀도가스
density 밀도
dental arch 치열궁

dental caries 충치
dental pulp 치수
dentate fracture 치상골절
dentin 상아질
dentistry 치과학
dentofacial anomaly 치아안면기형
dentogingival junction 치아치은접합부
denture 의치
deodorization 탈취
deoxyhemoglobin 디옥시헤모글로빈
Department of Transportation : DOT 미국교통부
departure angle 이탈각
dependency 의존성
dependent personality 의존적성격
dependent personality disorder 의존성인격장애
depersonalization disorder 이인증장애
deployment 부서
depolarization 탈분극
depot 축적물
depreciation 감가상각
deprenyl 데프레닐
depressed fracture 함몰골절
depression 우울증
depressor septi 비중격하체근
deprivation 박탈
depth gauge 수심계
depth hoar 뎁스홀
depth of water 수심
derivation 도출
derivative 유도적
derived channel 유도채널
derived unit 유도단위
dermatitis 버록피부염, 피부염
dermatofibroma 피부섬유종
dermatologist 피부과학전문의
dermatology 피부과학
dermatophagoides farinae 표피진드기속
dermatophytid 피부사상균피진
dermatosis 피부병
dermis 진피
dermographism 피부묘기증
dermoid cyst 유피낭종
descend 하강
descender 하강기
descending colon 하행결장

descent injury 하강손상
descriptive epidemiology 기술역학
desensitize 탈감작
desertion 사막화
desiccant 건조약
design discharge 설계방수량
designated agent 의사대리인
desipramine 데시프라민
desk lamp 스탠드, 전기스탠드
Desmopressin test 데스모프레신검사
desquamation 박리
desulfurization 탈황
detail 특별임무
detailed physical exam 정밀신체검진
detearing 과도장제거
detection 탐지
detector check valve 유수검지체크밸브
detector paper 검출지
detector 감지기
deterioration 열화, 악화
detonation 기폭, 이상폭발, 폭굉
detonation blast 폭풍
detonation cord 도화선
detonation wave 폭굉파
detonator 뇌관
detoxication 해독
development 발달, 발생
development test station 실용화시험국
deviate 편위
device for generating the attention signal
    주의신호발생장치
device for generating the navigational warning
    signal 항해경보신호발생장치
device for generating the radiotelephone alarm
    signal 긴급자동전화장치
dew point 이슬점
dewar flask 두워플라스크
dewing 결로
dexamethasone 덱사메타손
dextran 덱스트란
dextromethorphan hydrochloride
    덱스트로메토르판하이드로크로라이드
dextromethorphan 덱스트로메토르판
dextrose 50% in water 50%포도당용액
dextrose 덱스트로스

dextrose in 0.45% sodium chloride(D5 1/2 NS)
　고장성포도당함유결정질액
dhobie mark itch　완선
diabetes insipidus　요붕증
diabetes mellitus : DM　당뇨병
diabetes mullitus : DM　진성당뇨병
diabetic acidosis　당뇨병성산증
diabetic amyotrophy　당뇨병성근위축증
diabetic coma　당뇨성혼수
diabetic ketoacidosis : DKA　당뇨병케톤산증
diabetic microangiopathy　당뇨성미세혈관증
diabetic nephropathy　당뇨병성신증
diabetic neuropathy　당뇨병성신경병증
diabetic retinopathy　당뇨병성망막증
diagnosis　진단(법)
diagnosis by exclusion　제외진단
diagnostic summary index　진단요인색인기록지
diagnostician　진단의사
dialogist　대화자
dialysate　투석물
dialysis　투석
dialysis disequilibrium syndrome　투석불균형증후군
diameter-index safety system : DISS
　지름-지수안전체계
diamyl amine [(C5H11)2NH]　디아밀아민
diapedesis　혈관외유출, 누출
diaphoresis　발한
diaphragm　횡격막
diaphragm pump　횡격막펌프
diaphramatic respiration　횡격막호흡
diaphysis　골간
diaplacental infection　경태반감염
diarrhea　설사
diarrhea patient diet　설사환자식이요법
diastasic action, diastatic action　당화작용
diastasis　이개
diastatic fracture　봉합이개
diastole　이완기, 확장기
diastolic blood pressure　이완기혈압, 확장기혈압
diathesis　체질
diatomaceous earth　규조토
diazepam　디아제팜
diazo acetonitrile [C2HN3]　디아조아세토니트릴
diazo compounds　디아조화합물류
diazo dinitrophenol [(C6H2ON2(NO2)2]

디아조디니트로페놀
diazoxide　디아족사이드
dibutyl amine [(C4H9)2NH]　디부틸아민
dicephalism　이두증
dichloro ethylene [CICH=CHCI]　디클로로에틸렌
dichlorodiphenyl trichloroethane : DDT　유기염소제
dichloropropene [CICH2CH=CHCI]　디클로로프로펜
diclofenac　디클로페낙
dicumarol　디쿠마롤
dielectric　유전체
dielectric constant　비유전율
dielectric heating　유전가열
dielectric loss　유전손실
dielectric strength　절연강도
diencephalon　간뇌
diesel automobile　디젤자동차
diesel engine　디젤엔진
diesel oil　디젤유
diet　식이
diet therapy　식이요법
dietary allergy　식이성알레르기
dietary amenorrhea　식이성무월경
dietary glycosuria　식이성당뇨
dietetics　식이요법학
diethyl aluminum chloride [(C2H5)2AICI]
　디에틸알루미늄클로라이드
diethyl sulfate [(C2H5)2SO4]　디에틸황산
diethyl telluride [Te(C2H5)2]　디에틸텔르륨
diethyl zinc [Zn(C2H5)2]　디에틸아연
diethylene triamine [(NH2CH2CH2)2NH]
　디에틸렌트리아민
diethylether [C2H5OC2H5] : DEE　디에틸에테르
Dietl's crisis　디이틀발증
difference in condition : DIC　담보하지않는사고
difference indepth of modulation : DDM　변조도의
　차이
differential diagnosis　감별진단
differential field diagnosis　차별화된현장진단
differential plunge pump　차동식펌프
differential settlement　부등침하
differential thermal analysis : DTA　시차열분석
differential white blood cell count　백혈구분화비율
differentiation　분화, 구별
diffraction　회절
diffraction effect　회절효과

diffraction grating 회절격자
diffraction region 회절영역
diffuse 광범성
diffuser 디퓨져
diffuser nozzle 방사관창, 디퓨져노즐
diffusion 산란, 확산
diffusion combustion 확산연소
diffusion vane 디퓨전베인
diffusion vane pump 디퓨전베인펌프
digastricus 이복근
digest 소화물
digestant 소화제
digestion 소화
digestive gland 소화선
digestive system 소화기계
digestive tract 소화도
digital 디지털
digital alarm communicator receiver : DACR
   경보용디지털수신기
digital alarm communicator system : DACS
   경보용디지털통신설비
digital alarm communicator transmitter : DACT
   경보용디지털송신기
digital alarm radio receiver : DARR
   경보용디지털무선수신기
digital alarm radio system : DARS
   경보용디지털무선설비
digital communication 디지털통신
digital examination of rectum 직장수지검사
digital lock 디지털락
digital radio equipment 디지털무선장치
digitalis 디지탈리스
digitate 지상돌기
digitoxin 디지톡신
digoxin 다이곡신
diketene [C₄H₄O₂] 디케텐
diking 방벽
dilantin 디란틴
dilatation 확장작용
dilatation and curettage : D & C
   경관확장자궁소파술
dilatator pupillae 동공산대근
dilaudid 딜로디드
diltiazem 딜티아젬
dilute alloy 희박합금

dilute extinguishing 희석소화
dilution 희석, 희석도
dilution air 희석공기
dimenhydrinate 디멘하이드리네이트
dimercaprol 디메카프롤
dimethyl hydrazine [(CH₃)₂NNH₂] 디메틸히드라진
dimethyl sulfate [(CH₃)₂SO₄] 디메틸황산
dimethyl sulfide : DMS [(CH₃)₂S] 디메틸설파이드
dimming emergency luminaire 감광식유도등,
   감광식비상조명등
dioxin 다이옥신
diphenhydramine hydrochloride
   염산디펜하이드라민
diphenhydramine 디펜하이드라민
diphenoxylate 디펜옥실레이트
diphtheria 디프테리아
diplegia 양측마비
diploe 판간층
diploid 이배체
diplopia 복시
dipole antenna 다이폴안테나
dipsia 구갈(증)
dipsomania 주기성음주광
diptera 쌍시류
direct attack 직접소화, 직접진화
direct carry 직접운반
direct circuit auxiliary alarm system
   전용보조경보설비
direct compressure 직접압박
direct contact 직접접촉
direct coupling 직결합
direct current : DC 직류
direct evidence 확정적증거
direct ground lift 직접지면에서올리기
direct injection : DI 직접분사식연소
direct injury 직접피해
direct medical control 직접적인의료지시
direct path 직경로
direct ray 직접광선
direct stroke 직격뢰
direct transmission 직접전파
direct-fired vaporizer 직접연소식기화기
direction finder 방향탐지기
direction of the wind 풍향
directional probability 풍향확률

directional valve 선택밸브
directional/sectorized antenna 지향성안테나
directissima 수직등반
directivity 지향성
directivity diagram 지향성도
director 도파기
disaccharide 이당류
disaster 재앙
disaster by water 수난
disaster cost 재해코스트
disaster emergency service 재해의료대책
disaster management 재난관리
disaster plan 재해대책
disaster pouch 사체낭
disaster unit 재난구호차
disaster 재해
discharge 토출, 퇴원
discharge coefficient 방출계수
discharge current 방전전류
discharge device 방출장치
discharge manifold 방출다기관
discharge rate 방수량
discharge summary 퇴원요약지
discharge voltage 방전전압
discharge volume 피난용량
discography 추간판조영술
discomfort index : DI 불쾌지수
disconnecting means 단로장치
disconnector 단로기
discontinuous combustion 불연속연소
discontinuous transmission : DT 불연속전송
discordance 불일치
discovery 화재인지
discovery time 화재발견경과시간
disease 질병, 질환
disel oil 경유
disel particle filter trap 매연여과장치
disentanglement 디스인탱글먼트
disequilibrium syndrome 불균형증후군
disinfectant 소독제
disinfection 소독
disinfestation 살충
disintegration 분쇄
diskitis 추간관염
dislocation 탈구

dislocation of hip joint 고관절탈구
dislocation of spine 척추탈구
disopyramide 디스오피라마이드
disorientation 지남력상실
dispatcher's meter 할당계기
disperse system 분산계
dispersion 분산
displaced fracture 전위골절
displacement 변위, 전위, 치환
disqualification 자격상실
disruptive behavior 파괴적행동
disruptive discharge 파괴방전
dissecting aneurysm 박리성동맥류
disseminated intravascular coagulation syndrome :
    DICS 파종성혈관내응고증후군
dissemination 파종
dissociation 분리
dissociative disorder 해리성장애
dissolution 용해
dissolved acetylene 용해아세틸렌
dissolved gas 용해가스, 유용성가스
dissolved oxygen : DO 용존산소
distal circulation 원위부순환
distal muscular dystrophy 원위근이영양증
distal radioulnar articulation 하요척관절
distal sensory deficiency 원위부감각결손
distal tubule 원위세뇨관
distalis 원위부
distance measuring equipment : DME
    거리측정장치
distance regulation 거리조절
distant service 원격감시
distant shot 원사
distention 팽만, 확장
distillation 증류
distillation equipment 증류장치
distilled water 증류수
distinctive signal 다종음향정보
distress frequency 조난주파수
distress message 조난통신
distress phase 조난단계
distress signal 조난신호
distributing board 배전반
distribution 분포
distributive shock 분포성쇼크

distributor 디스트리뷰터
distributor truck 분배중계차
disturbance of consciousness 의식장애
disturbance of fire fighting 진화방해
disturbance of sense 감각장애
disulfiram 디설피람
disuse atrophy 무위위축
ditch & don 수중장비탈착
diuresis 이뇨
diuretics 이뇨제
diurnal variation 주간변동
dive computer 잠수컴퓨터
dive lights 수중전등
dive table 다이브테이블
dive watch 잠수시계
diver 다이버, 잠수사
divergence 발산
diversity factor 부등률
diversity reception 다이버시티수신
diverticulitis 게실염
diverticulosis 게실증
diverticulum 게실
divided bed 분리적재함
divided highway 분리도로
divider 디바이더
diving 잠수
diving bell 잠수종
diving depth 잠수심도
diving globes 잠수장갑
diving knife 잠수용칼
diving plan 잠수계획
diving reflex 다이빙반사
diving shoes 다이빙신발
diving suit 잠수복
diving 다이빙
divinyl benzene [$(C_6H_4(CH=CH_2)_2$] : DVB 디비닐벤젠
division 디비젼, 분할
divisional valve 구역제어밸브
dizygotic 이란성의
dizygotic twins 이란성쌍둥이
dizziness 가성어지러움, 어지러움
DNA 디엔에이
DNAR 디엔에이알
DNR 디엔알
do not resuscitation : DNR 소생포기
dobutamine 도부타민
dobutamine hydrochloride 염산도부타민
dock 선거
doctor's orders record 의사지시기록지
doctor knife 닥터칼
documentation 기록, 문서
doffer 도퍼
dog chain 도그체인
dog robber 도그라버
dog search 구조견탐색
dog-leg stair 도형꺾음계단
doll's eyes reflex 인형눈반사
dolomite 백운석
dolphin kick 돌핀킥
dolphin 계선주
dolus generalis 개괄적고의
dominance 우세
dominant gene 우성유전자
dominant mode 기본모드
Domino effects 도미노효과
Domino theory 도미노이론
donor 제공자
donut roll 도넛형감기
door 문
door check 도어체크
door release 도어릴리즈
door retainer 도어리테이너
dopa 도파
dopamine hydrochloride 염산도파민
dopamine 도파민
dopaminergic pathway 도파민작동성회로
dopaminergic receptor 도파민수용체
dope 마약
doppler 도플러
doppler detector 도플러감지기
doppler ultrasonography 도플러초음파검사
dorsal 배측
dorsal digital vein 등쪽손가락정맥
dorsal interventricular artery 배측심실간동맥
dorsal recumbent position 배횡와위
dorsal scapular nerve 후견갑골신경
dorsal spine 배측극
dorsal 등쪽
dorsalis pedis artery 족배동맥

dorsalis pedis pulse　배측족동맥
dorsiflexion　배측굴곡
dorsiflexor　배굴근
dosage　용량
dose　투여량
dose equivalent : DE　등가용량
dose radiation　방사선폭로량
dose threshold　선량역치
dose-response relationship　용량-반응관계
dosimeter　선량계, 방사선선량계
DOT hazard class　교통부위험단계
double bank　더블뱅크
double bit axe　양날도끼
double bowline knot　두겹고정매듭
double carbide　이중탄화물
double check valve assembly : DCVA
　　이중체크밸브
double donut　더블도넛
double edge snap throw　더블에지스냅드로우
double female　이중암나사커플링
double hydrant　쌍구형소화전
double jacketed hose　이중외피호스
double knot　두겹매듭
double lay　이중라인
double male　이중수나사커플링
double modulation　이중변조
double ring test　후광효과검사
double suction impeller　이중흡입임펠러
double thumb knot　두겹엄지매듭
double volute pump　이중볼류트펌프
double-blind test　이중맹검사
double-hung window　오르내리창
double-ladder　복식사다리
doughnut roll　말은수관
dowmetal　다우메탈
Down syndrome　다운증후군
down time　고장시간
Downey cells　다우니세포
downparka　다운파카
downwind leg　다운윈드레그
downwind　다운윈드
dowtherm　다우썸
doxepin　독세핀
D-post　디-포스트
draeger　드래거

draft　드래프트
draft curtain　방연커튼
draft diving　드래프트다이빙
draft stop　화염차단장치
drag　유체저항
drag saw　드랙톱
dragging　드래깅
drain can　드레인캔
drainage　배액법
drainage time　환원시간
drainage tube　배액관
draining　배수
dram　드램
drancher equipment　드렌처설비
draw-down　드로우다운
dream state　몽롱상태
dream　꿈
dredge　준설기
drencher　드렌처
dressing　드레싱
Dressler's syndrome　드레슬러증후군
drift　변동
drift angle　편각
drift bottle　해류병
drift compensation　편류보상
drift smoke　표류연기
drift　편류
drill bit　드릴비트
drip　점적
drip can　드립캔
drip infusion pyelography : DIP
　　점적주입신우조영술
drip lock　드립록
drip loop　드립루프
drip room　건조실
drip torch　드립토치
dripproof motor　방적형전동기
driver　운전요원
dromotropic　변조작용
drop down　드랍다운
drop test　낙하시험
droperidol　드로페리돌
droplet infection　비말감염
drop-out ceiling　드롭아웃천장
drown　침수

drowned person 익사자
drowning 익사
drowsiness 기면
drug 약
drug abuse 약물남용
drug action 약물작용
drug addiction 약물중독
drug allergy 약물알레르기
drug atomizer 약물분사기
drug dependence 약물의존성
Drug Enforcement Agency : DEA 약품청
drug eruption 약물발진
drug hypersensitivity test 약물과민반응검사
drug interaction 약물상호작용
drug misuse 약물오용
drug receptor 약물수용체
drug tolerance 약물내성
drug toxicity 독작용
drug withdrawal symptoms 약물금단증상
drug-drug interaction 약물간상호작용
drug-protein complex 약물-단백질복합체
drugs for gaut 항통풍제
dry area 드라이에어리어
dry barrel hydrant 건식옥외소화전
dry bronchiectasis 건성기관지확장증
dry cell 건전지
dry chemical closed recovery system
　　밀폐식분말소화약제회수설비
dry chemical extinguisher 분말소화기
dry compound extinguishing agent
　　금속화재용소화약제
dry distillation gas 건류가스
dry distillation 건류
dry gangrene 건성괴저
dry gas 건성가스
dry hydrant 도수장치
dry ice 드라이아이스
dry line 드라이라인
dry location 건조한 장소
dry pendant sprinkler head
　　하향형건식스프링클러헤드
dry pipe valve 건식밸브
dry powder 분말소화약제
dry powder category 1 제1종분말소화약제
dry powder category 2 제2종분말소화약제

dry powder extinguisher 금속화재소화기
dry powder 금속화재용분말약제
dry riser 건식입상관
dry rope 방수로프
dry spray booth 건식도장실
dry sprinkler system 건식스프링클러설비
dry sprinkler 드라이스프링클러헤드
dry standpipe system 건식스탠드파이프설비
dry standpipe 건식연결송수관
dry sterile dressing 건식소독드레싱
dry suit 건식잠수복
dry 건조
drying oil 건성유
d-tubocurarine chloride 디-튜보큐라린클로라이드
dual alarm system 2중경보설비
dual cell 이중셀
dual cell site 이중셀기지국
dual control 이중제어
dual line 겸용라인
dual purpose 겸용
Duckworth's phenomenon 더크워드현상
duct 덕트
duct carcinoma 관암종
duct detector 덕트용연기감지기
duct 관
ductility 연성
ductus arteriosus 동맥관
ductus venosus 정맥관
duff 더프
duff fire 낙엽화재
duff 부엽토
du-gas 듀가스
dulcin 둘신
dumbwaiter 덤웨이터
dump 덤프
dumping syndrome 덤핑증후군
dunchenne's muscular dystrophy
　　가성비대성근육이영양증
duodenal ulcer 십이지장궤양
duodenum 십이지장
duplex 동시송수신방식, 동시통신, 이중무선통신
duplex channel 이중전송로
duplex feeding 이중급전
duplex operation system 복신방식
duplexer 송수전환기

duplex-multistage centrifugal pump
　이중다단원심펌프
dura mater　경막
dural sheath　경막초
duralumin　두랄루민
duration of action　작용기
dust　더스트, 먼지
dust collector　집진기
dust devil　회오리바람
dust explosion　분진폭발
dust ignition proof equipment　분진방폭설비
dust ignition proof equipment and encloser
　분진용방폭전기기기및외함
dust proof　방진, 방진형
dust　진애
dust-ignition-proof motor　방진형전동기
dust-proof glass　방진안경
dutchman　더치맨
duty to act　행동의무, 직무범위
duty to respond　대기구조팀
dwarf　난쟁이
dwarfism　소인증, 왜소증
dwelling unit　주거단위
DX gas　디엑스가스
dye　염료
dying　임종
dying care　임종간호
dynamic pressure　동압
dynamic range　동작범위
dynamic rope　다이나믹로프
dynamic suction lift　동흡입양정
dynamite　다이너마이트
dynamometer　힘측정계
dysadrenia　부신기능부전
dysarthria　구어장애, 눌어증
dysbaric osteonecrosis　이압성골괴사
dyschezia　배변곤란증
dyscholia　담즙이상
dysconjugate gaze　공동응시의이상
dyscrasia　이혼화증
dysentery　이질
dysfunctional labor　기능부전성분만
dysfunctional uterine bleeding　기능부전성자궁출혈
dysfunctional　기능부전의
dysgenesis　이상발육

dysgraphia　필기불능증
dyshidrosis　발한장애
dyskinesia　운동이상증
dysmaturity　이상성숙
dysmelia　사지기형
dysmenorrhea　월경통
dysmorphophobia　기형공포증
dyspareunia　성교통증
dyspepsia　소화불량
dysphagia　연하곤란
dysphasia　언어장애
dysphonia　발성장애
dysplasia　이형성
dyspnea　호흡곤란
dysponderal amenorrhea　체중이상성무월경
dyspraxia　통합운동장애
dysprosium　디스프로슘
dysproteinemia　이상단백혈증
dysreflexia　이상반사
dyssebacea　지루이상
dystocia　난산
dystonic reaction　근긴장이상반응
dystrophia adiposogenitalis
　뇌하수체성지방성이영양증
dystrophin　디스트로핀
dystrophy　이영양증
dysuria　배뇨곤란

E

E layer　E층
each burying void　개별적매몰공간
eaglecam　이글캠
ear　귀
early access　조기접근
early ambulation　조기이상
early gastric cancer : EGC　조기위암
early suppression-fast response sprinkler head
　조기진화즉동형스프링클러헤드
earth　접지
earth conductivity　대지도전율
earth leakage circuit breaker　누전차단기
earth magnetism　지자기

earth moon earth : EME 월면반사통신
earth return circuit 대지귀환회로
earth 어스
earthdam 어스댐
earthed antenna 접지안테나
earthquake 지진
earthquake damage 진해
earthquake resistant design 내진설계
Easy Cap II(CO₂ Detector) 호흡감지기
easy in entry 조심해서들어가기
easy swim 이지스윔
eaves 처마
ebb current 썰물기
ebonite 에보나이트
eccentricity 편심률
ecchymosis 반상출혈
eccrine gland (NOAA) weather station 외분비한선
10% magnesium sulfate 10%마그네슘설페이트
ECG ruler 심전도측정자
echelons of care 처치단계
echo 반향
echocardiogram 심초음파
echocardiography 심장초음파검사,
　　초음파심장조영술
echoencephalography 뇌음향도검사, 뇌초음파검사
echolalia 반향언어증
echo-sounder 음향측심기
eclampsia 자간증
E-class fire E급화재
econazole 이코나졸
economy class syndrome 이코노미클래스증후군,
　　일반석증후군
ecstasy 엑스터시
ectatic aneurysm 확장성동맥류
ecthyma 대농포진
ectoderm 외배엽
ectoparasite 외부기생충
ectopic 전위성의
ectopic atrial tachycardia 이소성심상빈맥
ectopic beats 이소성박동
ectopic pregnancy 자궁외임신
ectropion 안검외번
eczema 습진
eddy 소용돌이
eddy current retarder 와전류리타더

eddy current 와전류
eddy line 역류선
eddy 와류
edema 부종
edema fluid 부종액
edge firing 주변소각
edge roller 가장자리롤러
edge tender 가장자리감시인
edrophonium chloride 염화에드로포니움
Edward's syndrome 에드워드증후군
effacement 소실
effect models 사고영향모델
effect zone 사고영향지역
effective minimum antenna height
　　실효최소안테나높이
effective modulus of elasticity 유효탄성계수
effective performance time 유효수행시간
effective pressure 유효압력
effective radiation 유효복사
effective rate 유효율
effective refractory period 유효불응기
effectively grounded 유효접지된
effector organ 효과기
efferent 원심성
efferent duct 원심성관
efficacy 효능
efficiency 효율
efficiency of pump 펌프효율
effluent gas 폐가스
effort syncope 노작실신
effort syndrome 운동증후군
ego 자아
ego boundary 자아경계
ego strength 자아강도
egocentric 자기중심
ego-ideal 자아이상
egomania 자기우월광
egophony 양명성음
egotism 자기과대평가
eicosanoid 아이코사노이드
eight-bandage 8자붕대
eight-feet tunnel test 8피트터널시험
eight-shaped coupling knot 8자연결매듭
eight-shaped knot 8자매듭
Einthoven's law 아인토벤법칙

Einthoven's triangle 아인토벤삼각형
Eisen 아이젠
ejaculation 사정
ejaculatory duct 사정관
ejecta 화산분출물
ejection fraction 구출분율
ejection seat 사출좌석
ejection 분출
ejector 배출기
El Niño 엘니뇨
elastic bandage 탄력붕대
elastic body 탄성체
elastic cartilage 탄성연골
elastic constant 탄성정수
elastic deformation 탄성변형
elastic energy 탄성에너지
elastic fiber 탄성섬유
elastic limit 탄성한계
elastic modulus 탄성계수
elastic weight method 탄성중량법
elasticity 탄력성, 탄성
elastic-plastic deformation 탄·소성변형
elastin 탄력소
elastomer 엘라스토머
elastoplat 에레스토플랫트
elbow 팔꿈치
elbow jerk 주반사
elbow joint 주관절
elbow joint dislocation 주관절탈구
elbow 엘보
elderly abuse 노인학대
electorcardiographic report 심전도검사보고서
electric blasting caps 전기뇌관
electric burn 전기화상
electric cell 전지
electric charge 전하
electric charging 충전
electric current 전류
electric field 전기장
electric heating instrument 전열기
electric heating wire 전열선
electric home appliances 가전제품
electric leakage 누전
electric mark 전류흔
electric motor 전동기

electric motor driven fire pump 소방용전동펌프
electric power 전력
electric power source 전원
electric resistance 전기저항
electric shock 전기쇼크, 전기충격, 감전
electric sign 전광신호
electric siren 전기경보기
electric spark 전기불꽃
electric switch 전기개폐기
electric wire 전선
electrical arc furance 아크로
electrical axis 전기축
electrical conduction system 전기전도계
electrical danger 전기적위험
electrical equipment 전기설비
electrical fire 전기화재
electrical installations of explosionproof
　　방폭전기설비
electrical network 전기회로
electrical potential 전위
electrical preventive maintenance
　　전기시설예방관리
electrical protection 전기적보호
electrical safety 전기안전
electrical sterilizer 전기소독기
electrically operated single smoke detector
　　단독형연기감지기
electrically safe work condition
　　전기적안전작업조건
electricity 전기
electrification 대전
electrocardiogram : ECG, EKG 심전도
electrocardiogram monitor 심전도모니터기
electrocardiograph 심전도계
electrocardiography : ECG 심전도검사
electrocution 감전사
electrode 전극
electrode for low level electrolyte alarm
　　감수경보전극, 감액경보용전극
electroencephalogram arousal : EEG arousal
　　뇌전도각성
electroencephalographic report 뇌파검사보고서
electroencephalography : EEG 뇌파검사
electrohemodynamics 전기혈역학
electrolysis 전기분해, 전해

electrolyte solution　전해질용액
electrolyte　전해질
electromagnetic communication　전자기파통신
electromagnetic door holder　전자식도어홀더
electromagnetic radiation　전자파방사선
electromechanical dissociation : EMD　전기기계해리
electromotive force　기전력
electromyogram : EMG　근전도
electromyography　근전도검사
electron microscope　전자현미경
electron　전자
electroneuromyography　근전도기록술
electronic clipboard　회람판보고서
electronic countermeasures : ECM　전자방해기술
electronic data interchange : EDI　전자문서교환방식
electronic endoscope detector　전자내시경탐지기
electronic fetal monitor　전자태아심박동기록기
electronic medical record : EMR　전자의무기록
electronic position indicator　전자위치추적장치
electronic siren　전자경보기
electron-probe X-ray microanalyser
　　엑스선마이크로분석기
electrophoresis　전기영동
electrostatic discharge　정전기방전
electrostatic fluidized bed　정전유동층
electrostatic shielding　정전차폐
eleidin　엘레이딘
element　원소, 소자
elementary backstroke　기본배영
elementary particle　소립자
elephantiasis　상피병
elevating nozzle　공중노즐
elevating platform apparatus　공중작업차량
elevation loss　고도손실
elevation　거상
elevator shaft　엘리베이터샤프트
elimination　제거
elinvar alloys　엘린바합금
elixir　엘리시르, 일릭서
elixirs　엘릭시르제
elongation　연신율
elongation　연장
emaciation　쇠약
embarkation　승선
ember　깜부기불, 잔화

embolectomy　색전적출술
embolism　색전증
embolomycotic aneurysm　색전세균성동맥류
embolotherapy　색전형치료
embolus　색전
embouchure　하구
embryo　배아
embryologic development　태생기발달
embryology　발생학
embryonic abortion　배자유산
embryonic layer　배아층
emeiocytosis　토세포작용
emergency　응급
emergency cardiac care system　응급심장치료체계
emergency care set　응급처치세트
emergency childbirth　응급분만
emergency concent　비상콘센트
emergency department　응급부서
emergency disaster　비상재해
emergency escape breathing device
　　비상탈출용호흡구
emergency exit sign　비상구표시등
emergency generating unit　자가발전설비
emergency house　응급주택
emergency lighting　비상조명
emergency locator transmitter : ELT
　　비상위치탐사송신기, 항공기용구명무선기
emergency medical center　응급의료센터
emergency medical command　응급의료지휘자
emergency medical dispatch　응급의료전화상담
emergency medical dispatcher : EMD
　　응급의료전화상담원
emergency medical identification tag　응급질환표시
emergency medical service : EMS　응급의료서비스
emergency medical service casualty
　　응급치료가필요한사상자
emergency medical service system : EMSS
　　응급의료서비스체계
emergency medical team　응급의료팀
emergency medical technician : EMT　응급구조사
emergency medical technician-basic : EMT-B
　　일반응급구조사
emergency medical training　응급의료훈련
emergency medicine　응급의료, 응급의학
emergency needle tracheostomy

응급바늘기관절개술
emergency patient record 응급환자기록
emergency personnel 응급의료종사자
emergency phase 비상단계
emergency position indicating radio beacon :
    EPIRB 비상위치지시용무선표지
emergency position indicating radio beacon station :
    EPIRBS 비상위치지시용무선표지국
emergency position indicating radio beacon station using
    satellite 비상위치지시용위성무선표지국
emergency power source 비상전원
emergency radio station 비상국
emergency rescue 응급구조
emergency rescue organization 긴급구조기관
emergency rescue 긴급구조
emergency room : ER 응급실
emergency room record 응급실기록지
emergency shut-off valve 긴급차단밸브
emergency stop switch 비상정지스위치
emergency stretcher 응급용들것
emergency telecommunication service : ETS
    비상통신업무
emergency telephone number 응급전화번호
emergency traffic 비상통신
emergency vehicle 비상차량
emergency vehicle 긴급자동차
emergent 응급의
emergent patient 응급환자
emesis gravidarum 임신구토
emetics 구토제
emetine 에메틴
emissary veins 도출정맥
emission ratio 복사율
emissive power 방사도
emissivity 방사율
emmel cast iron 에멀주철
emmetropia 정시
emotion 감정, 정서
emotional abuse 정서적남용
emotional amnesia 정서적건망증
emotional need 정서적요구
emotional response 정서적반응
emotional support 정서적지지
empathy 감정이입
empennage 미익

emphysema 기종
emphysematous asthma 폐기종성천식
employer 사용자
emprosthotonos 전만경련
empyema 축농(증)
EMT bag 구조사용가방
EMT-intermediate 중급응급구조사
emulsified oil 유화유
emulsified oil quenching 유화유담금질
emulsifier 유화제
emulsify 유화
emulsion 에멀션, 유액
emulsion effect 에멀션효과
emulsion effect 유화효과
emulsion explosive 에멀션폭약
emulsion lacquer 에멀션래커
emulsion 유제
enamel 사기질, 에나멜
enamel paint 에나멜페인트
enamelum 에나멜질
enanthema 내발진
encapsulated 피낭
encephalitis 뇌염
encephalomyocarditis 뇌심근염
encephalopathy 뇌병증, 뇌질환
enclosed 밀폐된
enclosed platform 구획된연단
enclosed stairway 피난계단
enclosure wall 구획벽
encoder 암호기
encopresis 유분증
encyst 피포
end of device 종단저항
end suction pump 엔드석션펌프
endarterectomy 동맥내막절제술
endarteritis 동맥내막염
end-diastolic volume 확장기말용량
endemic influenza 지역유행성인플루엔자
endocardial fibroelastosis 심내막섬유탄성증
endocarditis 심내막염
endocardium 심내막, 심장내막
endocervix 자궁경내막
endocrine 내분비
endocrine allergy 내분비성알레르기
endocrine glands 내분비선

endocrine system 내분비계
endocrinologist 내분비학전문의
endocrinology 내분비학
endocytosis 세포내유입
endoderm 내배엽
endogenous 내인의
endogenous asthma 내인성천식
endogenous 내인성
endolymph 내림프
endometrial 자궁내막의
endometriosis 자궁내막증
endometritis 자궁내막염
endometrium 자궁내막
endophthalmitis 내안구염
endoplasmic reticulum : ER 내형질세망
endoplasmic reticulum 소포체, 세망소포체
endorphin 엔도르핀
endoscope 내시경
endoscopy 내시경검사법
endothelin : ET 엔도텔린
endothelium 내피
endothermic reaction 흡열반응
endotoxin 내독소
endotracheal administration 기관내투여
endotracheal intubation : ET 기관내삽관
endotracheal suctioning 기관내흡인
endotracheal tube holder 기도삽관튜브고정장치
endotracheal tube set 후두경기관삽관장치
endotracheal tube 기관내관, 기관삽관튜브,
　　기도삽관튜브
endotracheal 기관내적
end-plate potential 종판전위
end-product inhibition 최종산물억제
end-tidal capnography 종말일호흡이산화탄소기록술
end-tidal CO₂ detector 종말이산화탄소측정기
end-tidal CO₂ measurement
　　호기말이산화탄소분압측정
endurance running test 내구성시험
endurance 내구성
endwall 날개벽
enema 관장
energy 에너지
energy conservation 에너지보존
energy density of radiation 복사밀도
energy efficiency 에너지효율

energy release component 에너지방출분력
energy resources 에너지원
enforcing agency 집행기관
enforcing authority 집행권자
engine 엔진
engine brake 엔진브레이크
engine company 소방차분대
engine cutter 동력절단기
engine exhaust capacity 엔진배기량
engine horse power 엔진마력
engine oil 엔진오일
engineer 엔지니어
engineered system 엔지니어드설비
engineering plastics 엔지니어링플라스틱
engulfment 엔걸프먼트
enhanced automaticity 강화된자율성
enkephalin 엔케팔린
enophthalmos 안구함몰
enriched material 농축물
enriched uranium 농축우라늄
entablature 엔태블래처
enteric coating 장용피
enteric infection 장감염
entericoid fever 장열
enteritis 장염
enterobacteriaceae 장내균과
enterobiasis 요충증
enterochromaffin-like cell : ECL
　　장크롬친화성유사세포
enterocleisis 장폐쇄
enterocolitis 소장결장염
enteroglucagon 엔테로글루카곤
enterohepatic circulation 장간순환
enterokinase 엔테로키나아제
enterolithiasis 장결석증
enterostomy 장루조설술
enterotoxigenic Escherichia coli 장독소생성대장균
enterovirus 장바이러스
enterprise insurance 기업보험
enthalpy 엔탈피
entrance 입구
entrance mark 유입흔
entropion 안검내반
entropy 엔트로피
entry 엔트리, 입수

enuresis 유뇨증
envenomation 유독동물외상, 동물성독물중독증
environmental carcinogen 환경발암물질
environmental disease 환경성질환
environmental disruption weapon 환경파괴무기
environmental hazard 환경위해
environmental health 환경보건
environmental impact assessment system
　　환경영향평가제도
environmental information 환경정보
environmental pressure diving 환경압잠수
environmental sanitation 환경위생
environmental toxicity 환경독성
environmental volume 환경용량
environment-friendly business 환경친화기업
enzootic abortion of cattle 우지방병성유산
enzyme 효소
eosinophil 호산구
eosinophilia 호산구증다증
eosinophilic leukemia 호산성백혈병
eosinophilic 호산성
ependymal cells 상의세포
ephapse 에팝스
epicanthus 안내각췌피
epicardium 심외막, 심장외막
epichlorohydrin [C₃H₅OCl] 에피클로로히드린
epicondyle 상과
epicranium 두개정
epicranius 두개표근
epidemic 유행성
epidemic cerebrospinal meningitis
　　유행성뇌척수막염
epidemic hemorrhagic fever 유행성출혈열
epidemic hepatitis 유행성간염
epidemic parotitis 유행성이하선염
epidemiologist 역학자
epidemiology 역학
epidermis 표피
epididymis 부고환
epididymitis 부고환염
epididymoorchitis 고환부고환염
epidural anesthesia 경막외마취
epidural hematoma 경막외혈종
epidural hemorrhage 경막외출혈
epidurography 경막외조영법

epigastric node 상복부결절
epigastric pain 심와부통증
epigastrium 상복부
epiglottic cartilage 후두개연골
epiglottis 후두개
epiglottis vallesula 후두개곡
epiglottitis 후두개염
epilepsy 간질
epinephrine 에피네프린
epinephrine hydrochloride 염산에피네프린
epiphyseal cartilage 골단연골
epiphyseal fracture 골단골절
epiphyseal line 골단선
epiphyseal plate 골단판
epiphysis 골단
episcleritis 상공막염
episiotomy 음문절개술
episode care 에피소드성치료(간호)
episodic release 일시적방출
epistaxis 비출혈, 코피
epitendineum 건초
epithalamus 시상상부
epithelial tissue 상피조직
epithelium 상피
epizootic 동물유행성
epoxy resin 에폭시수지
epoxythene [(CH₂)₂O] 산화에틸렌
epstein-barr virus : EBV 엡스타인-바르바이러스
equation of state 상태방정식
equiangular antenna 등각도안테나
equilibrium 평형
equilibrium moisture content 평형함수량
equilibrium potential 평형전위
equimola 등가질량
equipment grounding conductor 기기용접지선
equipment of ignition 발화장치
equipment reliability 장치신뢰도
equipment under test : EUT 시험대상기기
equivalent length 등가관길이
Ereb's palsy 에르브마비
erectile tissue 발기조직
erection 발기
erg 에르그
ergonomics 인간공학
ergot alkaloid 맥각알칼로이드

ergot alkaloids 에르고트알카로이드
ergotamine 에르고타민
erosion 미란
erosion 침식
error 오차
eructation 트림
eruption 발진
erysipelas 단독
erysipeloid 유사단독
erythema 홍반
erythema infection 전염성홍반
erythema multiforme 다형홍반
erythema nodosum 결절성홍반
erythema reaction 홍반반응
erythrasma 홍색음선
erythroblastosis fetalis 태아적아구증
erythrocyte 적혈구
erythrocyte sedimentation rate : ESR
　　적혈구침강속도
erythroleukemia 적백혈병
erythromycin 에리트로마이신
erythropoiesis 적혈구생성
erythropoietin 적혈구조혈인자
escape 도피
escape beat 이탈박동
escape chute 구조대
escape hatch 탈출구
escape rhythms 이탈리듬
escape route pressured 가압식피난통로
eschar 건조가피
escherichia coli index 대장균지수
Escherichia coli 대장균
eskimo roll 에스키모식회전
esmolol 에스모롤
esophageal cancer 식도암
esophageal intubation detector 기도삽관위치탐지기
esophageal obturator airway 식도폐쇄기도기
esophageal reflux 식도역류
esophageal spasm 식도경축
esophageal varices 식도정맥류
esophagectomy 식도절제술
esophagitis 식도염
esophagogastroduodenoscopy : EGD
　　식도위십이지장경검사
esophagoscopy 식도경검사

esophagus 식도
esophoria 내사위
essential amino acid 필수아미노산
essential asthma 본태성천식
essential fatty acid 필수지방산
essential hypertension 본태성고혈압
establishment 설치
ester 에스테르
ester gum 에스테르고무
estradiol 에스트라디올
estrangement 소외
estrogen 에스트로겐
estrus cycle 발정주기
et floor area 순바닥면적
etaining wall 옹벽
ethacrynic acid 에타크린산
ethambutol hydrochloride
　　에탐부톨하이드로크로라이드
ethane [C_2H_6] 에탄
ethanolamine [$NH_2CH_2CH_2OH$] 에탄올아민
ether [$(C_2H_5)_2O$] 에테르
ethionamide 에티오나마이드
ethmoid bone 사상골
ethmoidal bone 사골
ethmoidal sinus 사골동
ethyl mercaptan [C_2H_5SH] 에틸메캅탄
ethyl acetate [$CH_3COOC_2H_5$] 에틸아세테이트,
　　초산에틸
ethyl alcohol [C_2H_5OH] 에탄올, 에틸알코올
ethyl benzene [$C_6H_5C_2H_5$] 에틸벤젠
ethyl chloride [C_2H_5Cl] 염화에틸
ethyl ether [$(C_2H_5)_2O$] 에틸에테르
ethyl formate [$HCOOC_2H_5$] 의산에틸
ethyl methyl ketone [$CH_3COC_2H_5$] 에틸메틸케톤
ethyl oxalate [$(COOC_2H_5)_2$] 수산에틸
ethyl oxide 산화에틸
ethylene [C_2H_4] 에틸렌
ethylene chlorohydrin [$ClCH_2CH_2OH$]
　　에틸렌클로로히드린
ethylene diamine [$H_2NCH_2CH_2NH_2$] 에틸렌디아민
ethylene dichloride [$C_2H_4Cl_2$] 이염화에틸렌
ethylene glycol [$HOCH_2CH_2OH$] 에탄디올
ethylene glycol 에칠렌글리콜
ethylene oxide [$(CH_2)_2O$] 에틸렌옥시드
ethylene-propylene rubber 에틸렌프로필렌고무

etidocaine hydrochloride 염산에티도케인
etiology 병인학
etodolac 에토도락
eukaryon 진핵
euphoretic 도취약
euphoria 다행감
euploid 정배수체
europium [Eu] 유로퓸
eustachian tube 이관
eutectic mixture 공융혼합물
euthanasia 안락사
evacuated collection tube 진공채혈기
evacuation 피난
evacuation facilities 피난시설
evacuation passage 피난통로
evacuation planning 피난계획
evacuation route 피난로
evacuation signal 대피신호
evacuation system 피난체계
evacuation time 피난시간
Evac-U-Splint, Standard Mattress 성인용전신부목
evans knot 에반스매듭
evaporation 증발
evaporation combustion 증발연소
evaporation latent heat 증발잠열
event 사건
event tree analysis 사건수분석
eversion 외번
eversion exercise 외번운동
evisceration 내장돌출, 내장적출
evisceration 장기적출
evocator 환기체
evolution 진화
examination of movement 운동기능검사
examination of visual acuity test 시력검사
examination 검사
excavation 강와
excavator 굴삭기
excess flow valve 과류방지밸브
excessive pressure discharge valve
　　초과압력배출밸브
excise 절제하다
excitability 흥분성
excitation 여기, 흥분
excitation-contraction coupling 흥분수축연관

excitatory postsynaptic potential : EPSP
　　흥분성시냅스후전위
exclusive channel traffic 전용전파통신
excoriation 박탈
excrete 배출물
excretion 배설
excretory duct 배출관
excursion diving 유람잠수
exempt narcotic 면제진통제
exempts 명예소방대원
exercise muscle 운동근육
exertional heat stroke 노작성열사병
exfoliation 박리
exfoliative cytology 박락성세포검사
exfoliative dermatitis 박락피부염
exhalation valve 공기배출판
exhaust air 배기
exhaust brake 배기브레이크
exhaust button 배기단추
exhaust duct 배기덕트
exhaust gas 배기가스
exhaust gas 배출가스
exhaust primer 배기프라이머
exhaust valve 배기밸브
exhaustion 탈진
exhibitional suicide 현시성자살
exhibitionism 노출증
exit 비상구
exit mark 유출흔
exit marking 유도표지
exit sign 유도등
exit width 비상구너비
exocrine 외분비
exocrine gland 외분비선
exocytosis 세포외유출
exogenous 외인성
exon 엑손
exophoria 외사위
exophthalmus 안구돌출증
exophytic 외장성
exothermic reaction 발열반응
exothermic 발열성
exotropia 외사시
expanded partial plane position indicator : EPI
　　부분확대

expanded plastic packaging material
발포플라스틱포장재
expander 익스팬더
expansion coefficient 팽창률
expansion of liquids 액체팽창
expansion ratio 팽창비
expansion ring 신축링
expected date of confinement : EDC 분만예정일
expectorant 거담제
expectoriation 거담
expellant gas 가압가스
experimental epidemiology 실험역학
expert system 전문가시스템
expertise 감정
expiration 호기
expiratory reserve volume : ERV 호식예비용적
explosimeter 폭발성기체측정기
explosion 폭발
explosion class 폭발등급
explosion indicator 폭발흔적
explosion proof 방폭구조
explosion proof apparatus 방폭기구
explosion proof light 방폭등
explosion proof motor 방폭형전동기
explosion proof telephone set 방폭형전화기
explosion relief 폭발경감
explosion suppression system 폭발진압설비
explosion vents 폭발배기구
explosion-proof chemical tender 내폭화학차
explosive actuated device 폭발기동장치
explosive antimony 폭발성안티몬
explosive atmosphere 폭발성분위기
explosive breathing 폭발성호흡
explosive compound 폭발성화합물
explosive decomposition 폭발성분해
explosive gas 폭발성가스
explosive limit 폭발한계
explosive material 폭발성물질
explosive mixture 폭발성혼합기
explosive personality 폭발성인격
explosive pressure 폭압
explosive range 폭발범위
explosive reaction 폭발성반응
explosive 폭발물
explosives 폭약

expose 노출
exposed 노출된
exposure 연소위험노출
exposure period 노출시간
exposure protection 연소확대위험방지, 연소방지,
　연소확대방지
exposure protection equipment 연소방지설비
exposures hazard 노출위험
expressed consent 명시적 동의, 표현된동의
expressway 고속도로
exsanguination 사혈
extend 익스텐드
extended care facility 확대치료중재시설
extended-coverage sprinkler head 광각형
　스프링클러헤드
extension 신전, 전개
extension ladder 확장사다리
extension reflex 신전반사
extension tip 확장관창
extension wall 확장벽
extension 연장
extensor 신근
extent of damage 소손정도
exterior wall 외벽
external bleeding 외출혈
external cardiac massage : ECM 외부심장마사지
external ear squeeze 외이압축증
external event 외부사건
external hemorrhoid 외치핵
external jugular vein 외경정맥
external maxillary artery 외상악동맥
external noise factor 외부잡음지수
external nose 외비
external occipital protuberance 외후두융기
external pacing 체외심박조율
external respiration 외호흡, 폐호흡
external thread 수나사
externally operable 외부조작
externals 외용제
extinction 흡광도
extinction of fire 화재진압
extinctive prescription 소멸시효
extinguish flail 소화도리깨
extinguishant 소화약제
extinguishment by chemical flame inhibition

억제소화
extinguishment by flame unstability 화염의
  불안정화에 의한 소화
extra hazard 특급위험
extra period fire 장시간화재
extracellular fluid replacement solution
  세포외액보충액
extracellular fluid 세포외액
extracorporeal shock-wave lithotripsy : ESWL
  체외충격파쇄석술
extraction 추출
extrafusal fiber 근방추외섬유
extraocular muscle 안외근
extraocular muscle palsy 외안근마비
extraperitoneal 복막외
extrapyramidal disease 추체외로계질환
extrapyramidal reaction 추체외로계반응
extrapyramidal symptoms 추체외로증후군
extrapyramidal tract 추체외로계
extrasystole 기외수축
extrauterine 자궁외
extreme right quadrant 사지우사분원
extremely flammable 고인화성물질
extremity lift 사지운반
extrication 구출
extrication device 구출고정대, 구출용들것
extrication vest 구출조끼
extrinsic asthma 외인천식
extrinsic factor 외인인자
extroceptor 외수용기
extrusion 압출
exudate 삼출액
exudation 삼출
exudative inflammation 삼출성염증
eye pain 안통
eye shower 안세척기
eye 눈
eyebrow 아이브로우
eye-measurement 목측
eye-splice 아이-스플라이스
Ezy CPR 이지시피알

F

F wave 에프파

F_1 layer F1층
F_2 layer F2층
face piece 면체
face piece washer 면체세척기
face presentation 안면태위
face shield 안면보호구, 안면보호마스크,
  감염방지용쉴드
face shield resuscitator 페이스쉘드소생기
face 훼이스
facia bulbi 안구피막
facial artery 안면동맥
facial fracture 안면골절
facial mask 안면마스크
facial muscle 안면근
facial nerve 안면신경
facial vein 안면정맥
facilitated diffusion 촉진적확산
factor II 제2인자
factor III 제3인자
factor IV 제4인자
factor V 제5인자
factor VII 제7인자
factor VIII 제8인자
factor IX 제9인자
factor XIII 제13인자
factor XI 제11인자
factor XII 제12인자
factor of disaster enlargement 재해확대요인
factor I 제1인자
factory 공장
factory mutual play pipe FM유량계측관창
factory window 들창
faculty 재능
Fahrenheit 화씨
fail safe 2중안전장치, 이중안전장치
failure frequency 고장빈도
failure mode and effects analysis : FMEA 고장모드
  영향분석
failure mode 고장모드
failure Modes, Effects, and Criticality Analysis :
  FMECA 이상위험도분석기법
failure probability 고장확률
failure rate 고장률
failure severity 고장정도
failure to thrive : FTT 성숙지연

fainting spell 졸도
Falek 파렉
fall down 낙상
fall factor 하강계수
fall line 낙선
falldown 낙하연소
fallen dust 강하분진
falling off 탈락
false alarm 오보
false charge 무고죄
false labor 가진통
false movement 가성운동
false negative 위음성
false positive 가양성
false report 허위신고
false rib 가늑골
false smoke 가짜연기
falsification 위조
falx of cerebrum 대뇌겸
familial 가족성
family doctor 가정의
family history 가족력
family living unit 세대용주거시설
fan 배송기
fan antenna 부채꼴안테나
fan marker beacon 부채꼴마커비컨
fan 송풍기
fanaticism 광신주의
Fanconi's syndrome 판코니증후군
fantasy 환상
Farlutal 파루텔
farmer's lung 농부폐
fascia 근막
fascicles 섬유속
fasciculation 섬유속성연축
fasciculations 속상수축
fascioliasis 간질증
fascioscapulohumeral dystrophy
    안면견갑상완근이영양증
fastener 고정장치
fat 지방
fat embolism 지방색전증
fat metabolism 지방대사
fatal accident rate : FAR 사망재해율
fatality 사망자

fatality accident frequency rate : FAFR 사망확률
fatigue 피로
fatigue fever 피로열
fatigue fracture 피로파괴
fatigue strength 피로강도
fats and fatty oils 유지
fatty acid 지방산
fatty liver 지방간
fatty metamorphosis 지방변화
fault current 고장전류
fault tree analysis : FTA 결함수분석
F-class fire F급화재
fear 공포
febrile seizure 열성발작
fecal fistula 분루
fecal impaction 분변매복
fecal incontinence 변실금
fecalith 분석
fecaluria 배변뇨
feces 대변
feces relaxant 대변완화제
feed point impedance 급전점임피던스
feed pump 급수펌프
feeder 급전선
feeding 포유
feeding center 섭식중추
feeling for fire 손을이용한화재확인
feet first dive entry 다리모아 들어가기
feet first surface dive 다리 먼저 다이빙
felon 표저
Felty's syndrome 펠티증후군
female 여성
female coupling 암커플링
female sexual cycle 여성성주기
feminization 여성화
femoral artery 대퇴동맥
femoral condyles 대퇴과
femoral fracture 대퇴골절
femoral head 대퇴골두
femoral neck 대퇴경부
femoral nerve 대퇴신경
femoral shaft 대퇴골체부
femoral vein 대퇴정맥
femur 대퇴골
fenestra 피네스트라, 창

fenestration 창냄술

fentanyl citrate 구연산펜타닐

ferment poison 효소독

fermium [Fm] 페르뮴

ferno flexible stretcher 변형들것

ferritin 페리틴

ferroalloy 페로얼로이

ferromagnetic material 강자성체

fertilization 수정

fertilization age 수정태령

fertilizer grade ammonium nitrate : FGAN
  비료용질산암모늄

fetal age 태아연령

fetal atelectasis 태아성무기폐

fetal circulation 태아순환

fetal death rate 태아사망률

fetal distress 태아절박가사

fetal heart sound 태아심음

fetal maceration 시태침연

fetal movement 태동

fetal position 태아자세

fetal presentation 태위

fetal souffle 태아잡음

fetalis opisthotonos 태아후궁반장

fetish 집착

fetishism 물품음란증

fetoscope 태아경

fetotoxic 태아독성

fetus 태아

fever 열

fiber optic cable 광섬유케이블

fiberglass cast 섬유유리석고붕대

fiberoptic 섬유광학

fibril 원섬유

fibrillation 세동

fibrin 섬유소

fibrinogen 섬유소원

fibrinolysin 섬유소용해소

fibrinolytics 섬유소용해제

fibrinous inflammation 섬유소성염증

fibroblast 섬유아세포

fibroma 섬유종

fibromyositis 섬유근염

fibrosarcoma 섬유육종

fibrosis 섬유증

fibrosis alveolitis 섬유성폐포염

fibrositis 섬유조직염

fibrous capsule 섬유피막

fibrous cartilage 섬유연골

fibrous joint 섬유성관절

fibrous membrane 섬유막

fibula 비골

field action 현장활동

field command 현장지휘

field command post 현장지휘소

field commander 현장지휘자

field diagnosis 현장진단

field headquarters 현장지휘본부

field sensitivity adjustment 현장감도조정

fifi hook 피피훅

fifth alarm 제5경보

fight or flight reaction 투쟁반응

figure 8-descender 8자하강기

filariasis 사상충증

filiform papillae 사상유두

fill hose 급수용호스

filler 충전제

fill-in 출동불능

filling 충전

film badge 필름뻬지

film boiling 막비등

film detonation 박막폭굉

film forming fluoroprotein foam : FFFP
  불화단백수성막포

film forming fluoroprotein foam concentrates
  불화단백포소화약제

film forming foam agents 막형포소화약제

filter media 여과재

filtration 여과

fin 핀

fin kick 핀킥

final progress note 최종경과기록지

final report 최종보고

fineness 분말도

fineness 섬도

finger pockets 핑거포켓

finger probe 수침

finger sweep 손가락 어내기

fingerprint 지문

fingers 곁불

fins   오리발
fire   불, 화재
fire academy   소방학교
fire administration   소방행정
fire administration division   소방과
fire alarm   화재경보
fire alarm box   발신기, 화재발신기
fire alarm control station   화재수신기
fire alarm control unit   화재경보제어부
fire alarm headquarters   통제본부
fire alarm receiver   화재경보수신기
fire alarm signal   화재경보신호
fire alarm system   화재경보설비
fire apparatus operator   기관원, 소방차운전자
fire authorities   소방당국
fire ball   파이어볼
fire barrier   방화장벽, 화재차단재
fire bat   진화배트
fire beater   불털이게
fire behavior   화재특성
fire blanket   방화담요, 소화담요
fire brake extinguishing   공기차단소화
fire break   방화대
fire brick   내화벽돌
fire brigade apparatus   소방자동차
fire bucket   소방용버킷
fire burning index   연소지수
fire camp   소방대기지
fire canopy   방화캐노피
fire casualty   화재사상자
fire chief   소방대장
fire climate   화재영향기후
fire cloth   방화포
fire coat   방화복
fire code   소방준칙
fire college   소방대학
fire commissioner   민간인소방서장, 소방위원회위원
fire company   소방대
fire compartment   방화구획실
fire container   화기
fire control   연소저지, 화재제어
fire control planning   화재진압계획
fire control zone   화재통제구역
fire cooperator   소방협력자
fire curtain   방화커튼

fire curve   화재곡선
fire damage   화재피해
fire damp   파이어댐프, 폭발성메탄가스
fire damper   방화댐퍼
fire danger board   화재위험도표지판
fire danger meter   화재위험측정기
fire danger rating area   화재위험도유사지역
fire danger   화재위험
fire dangerousness   화재위험성
fire defence by destruction   파괴소방
fire defense headquarters   소방본부
fire department connection   송수구
fire detecting area   감지구역
fire detection system   화재감지설비
fire detector   화재감지기
fire district   지역소방대
fire door   방화문
fire door assembly   방화문조립품
fire drill   소방훈련
fire duty   화재현장활동
fire ecology   화재생태학
fire edge   화재전선
fire endurance   내화시간
fire endurance rating   내화성능
fire engine   소방차
fire escape apparatus   피난설비
fire escape bridge   피난교
fire escape instruments   피난기구
fire escape rope   피난로프
fire escape trap   피난트랩
fire escaping floor   피난층
fire exhaust system   제연설비
fire exit   피난문
fire extension   연소확대
fire extinguisher box   소화기함
fire extinguisher   소화기
fire extinguishing   소화
fire extinguishment by destruction   파괴소화
fire fan   소방애호가
fire fatality   소사
fire fatality body   소사체
fire fighter   진압요원, 경방요원, 소방수
fire fighting   소방활동
fire fighting plan   경방계획
fire fighting suit   소방용방화복

fire fighting support pump 진화작업지원펌프
fire flakes 불티
fire floor 화재층
fire force 소방력
fire gas 연소생성가스, 연소가스, 화재가스
fire gas mask 화재피난용방독면
fire grading 내화성능결정
fire ground 화재현장
fire guard 자체소방대원
fire hall 소방파출소
fire hazard 화재위험요인
fire headquarters 소방관서
fire horse 소방차용말
fire hose 소방호스
fire hose reel 호스릴
fire hose station : FHS 옥내호스함
fire hose station 옥내소화전
fire hydrant 소화전
fire identification 화재감식
fire injury 화재상해
fire inspection 소방검사
fire inspector 소방검사반, 소방점검자
fire insurance 화재보험
fire integrity 차염성
fire intensity 화재강도
fire investigation 화재조사
fire involved 화재관련구역
fire jump 소방낙하
fire lane 소방차용주차도로
fire language 화재물증
fire leaders 소방간부
fire line 소방통제선
fire load 화재하중
fire loss 화재손실
fire main 소화용주배관
fire mark 소방표지장, 소방마크
fire marshal 소방국장
fire officer 소방관, 소방공무원
fire organ 소방기관
fire organization 소방조직
fire pack 개인용소방공구
fire partition 내화간막이
fire penetration test 내화시험
fire performance test 내화성능시험
fire person 소방인

fire plow 소화쟁기
fire point 연소점
fire pot 화로
fire precaution district 화재경계지구
fire prevention bureau 화재예방국
fire prevention campaign 화재예방캠페인
fire prevention month 불조심강조의달
fire prevention property 소방대상물
fire prevention wall 방화벽
Fire Prevention Week : FPW 화재예방주간
fire progress map 화재진압도
fire proof wire 내화전선
fire protecting system 소방시설
fire protection engineer 소방설비기사
fire protection facilities 방화설비
fire protection handbook 방화핸드북
fire protection manager 방화관리자
fire protection map 방화지도
fire pump 소방펌프
fire pump controller 소방펌프제어기
fire pump field acceptance test
     소방펌프현장인수시험
fire pump unit 소방펌프단위
fire recognition day 소방의 날
fire research 소방연구
fire resistive 내화성
fire resistive building 내화건물
fire resistive construction 내화구조
fire retardant 방염
fire retardant chemical 방염약제
fire retardant 난연재
fire safety function 화재안전기능
fire safety officer 화재안전담당자
fire safety shut-off valve 내화성차단밸브
fire sale 화재손상물판매
fire scar 화흔
fire scene reconstruction 화재현장복원
fire science 소방과학, 화재과학
fire season 화재다발기
fire security 소방안전
fire service 소방업무, 소방서비스
fire service law 소방법
fire severity 화재심도
fire severity index 화재위험지수
fire shutter 방화셔터

fire signature 화재특징
fire station 소방서
fire statistics 화재통계
fire stop 방화판
fire stream 주수
fire tactics 소방전술
fire test 화재시험
fire tetrahedron 연소4면체, 화재4요소
fire tool cache 소방도구보관함
fire tower 방연계단, 망루
fire train 소방교육
fire trap 화재위험건물
fire trench 방화호
fire triangle 연소3요소
fire venting system 배연설비
fire ward 민간소방감독관
fire warden 소방감독관
fire watch 화재감시
fire weather station 화재기상관측소
fire whirl 소용돌이화염, 화재폭풍
fire wind 화재풍
fire window 방화창
fire wound 화재상처
fireball 화구
fireboat 소방정
firebreak 방화선
fire-exposed envelope 화재노출공간
fire-fighting equipment 소방기구
fire-gas detector 연소가스감지기
fireman's carry 소방대원식운반법
fireman carry 얕은물어깨운반
fireman helmet 소방용헬멧
Firemen's Memorial Sunday 순직소방대원기념일
fire-preventing area 방화지구
fireproof 내화
fireproofing material 내화처리재
fireproofing 내화처리
fire-rated wall 인증내화벽
fire-retardant coating 방염코팅
firesafety 화재안전
firestopping 화재차단
fire-to-hydrant-lay 역호스배치
fireworks display 불꽃놀이
fireworks 꽃불
firing 착화

firmness 견고
first aid 1차응급처치, 응급처치
first aid injury 경상
first aids box 구급상자
first alarm 제1경보
first alarm company 제1경보소방대
first arrival fire company 선착대
first arrival 선착소방대
first attack time 1차진화작업시간
first attack 1차진화작업
first attendance 선착소방차
first degree AV block 1도방실차단
first degree burn 1도화상
first due 제1경보출동지정소방대
first law of motion 운동제1법칙
first line 제1선소방대
first report 최초보고
first responder 일차반응자
first stage of labor 분만1기
first water 1차주수
fish meal 어분
fish oil 물고기기름
fish reef 어초
fish shoal detector 어군탐지기
fishbone antenna 어골형안테나
fisherman knot 피셔맨매듭
fishtail tip 어미형팁
fission 원자핵분열
fission product 핵분열생성물
fissure 균열, 틈새, 열
fistula 누공
fistulography 누공조영법
fitting 피팅, 관부속
five-hundred(500) gallon pumper
      표준소방펌프자동차
fix 위치고정
fixation 고정
fixed fire extinguishing system 고정식소화설비
fixed foam discharge outlet 고정식포방출구
fixed generator(alternator) 고정식교류발전기
fixed monitor(cannon) 고정식모니터
fixed radio 고정용무전기
fixed rope 픽스로프, 고정로프
fixed station 고정국
fixed temperature detection system 정온식감지설비

fixed temperature detector 정온식열감지기
fixed temperature type detector 정온식감지기
fixed type platform 고정식해양구조물
fixed-frequency transmitter 고정주파수송신기
flaccid 이완성의
flaccid paralysis 이완성마비
flagellate 편모충
flagellum 편모
flail 동요
flail chest 동요흉, 연가양흉부
flail segment 연가양분절
flake 플레이크
flame arrester 인화방지망
flame detector 불꽃감지기
flame envelope 연소전면
flame flicker detector 불꽃플리커감지기
flame jet 불꽃방출
flame propagation rate 화염전파속도
flame resistance 방염성
flame safety lamp 산소농도시험램프
flame signal 화염신호
flame speed 화염속도
flame spread 화염전파
flame spread rating 화염확산등급
flame thrower 화염방사기
flame 불꽃, 화염
flameless combustion 무염연소
flammability index 인화성지수
flammability test 인화성시험
flammable air-vapor mixtures
　　　인화성공기-증기혼합기
flammable compressed gas 인화성압축가스
flammable gas 인화성가스
flammable gas detection equipment
　　　인화성가스감지장치, 가연성가스누출측정기
flammable gas explosions 인화성가스폭발
flammable gas 가연성가스
flammable limit 연소한계
flammable liquid 인화성액체
flammable material 인화성물질
flammable range 연소범위
flammable solid 인화성고체, 가연성고체
flammable storage space 인화성물질저장소
flammable vapor 인화성증기, 가연성증기
flank of a fire 화재측면

flanking 측면진화작업
flap 플랩방식
flap valve 나비형밸브
flapping tremor 날개치기진전
flare 발적
flare up 급속연소확산현상
flare-and-wheal reaction 발적팽진반응
flaring 콧구멍확대
flash back 플래시백
flash burn 섬광화상
flash fire 표면화재, 플래시파이어, 섬광화재
flash fuel 급속인화가연물
flash hazard 섬광위험
flash lights 플래시라이트
flash over 플래시오버
flash point 인화점
flash point tester 인화점측정기
flash powder 섬광화약
flash 플래시
flashing 비막이
flashing light 경광등
flat bone 편평골
flat head axe 납작머리도끼
flat load 평적재
flat raise 수평세우기
flat roof 평지붕
flatulence 고장
flavin adenine dinucleotide : FAD
　　　플라빈아데닌디뉴클레오티드
flavoprotein 플라보단백질
F-layer F층
flea 벼룩
flexibility 유연성
flexible pipe coupling 가요성커플링
flexible stretcher 플렉시블들것
flexible stretcher 가변형들것
flexion 굴곡
flexor 굴근
flicker 문화
flight crew member 운항승무원
flight information center 비행정보소
flight information region 비행정보구역
flight information service : FIS 비행정보업무
flight of idea 사고비약
floatation device 부유기구

floater 부표
floating charge 부동충전
floating kidney 유주신
floating matters 부유물질
floating rib 부유늑골
floating roof 부상지붕
floating roof tank 부상지붕탱크
flood tide 밀물
flood 대량주수소화
flooding 범람
floodlight 투광조명
floor area 바닥면적
floor collapse 바닥붕괴
floor load 바닥하중
floor of cranial cavity 두개기저부위
floor runners 구조작업용갈판
floor saw 바닥절단용톱
floor selector switch 구분방송선택스위치
floppy infant syndrome 근긴장저하아증후군
flow 유수
flow alarm 유수경보장치
flow calculation 유량계산
flow coefficient 유량계수
flow meter 유량계
flow rate 유량
flow sheet 검사결과기록지
Flow-Restricted Oxygen-Powered Ventilation
  유량제한산소동력식환기장비
fluctuating stress 변동응력
fluctuation 파동
flucytosine 플루사이토신
flue 연도
flue gas 연도가스
fluid 유체
fluid clutch 유체클러치
fluid extract 수성엑스
fluid friction 유체마찰
fluid insulation 유체단열
fluid lubrication 유체윤활
fluid mechanics 유체역학
fluid pressure 유체압력
fluid therapy 수액요법
fluidized bed 유동층
fluids 수액
fluke 흡충

flumazenil 플르마제닐
fluorescence 형광
fluorescence analysis 형광분석
fluorescent lamp 형광등
fluoride 불화물
fluorine [F] 불소
fluorine compounds 불소화합물
fluoro resin lining 불소수지라이닝
fluorochemical 불화화합물
fluoroprotein foam 불화단백포
fluoroscope 투시검사기
fluoroscopy 형광투시법
fluorosis 불소증
fluoxetine 플루옥세틴
fluphenazine 플루페나진
flurazepam 프루라제팜, 플루라제팜
fluridation 불소첨가법
flush 홍조
flush hydrant 지하식소화전, 매입소화전
flushing 세정
flushing emergency exit luminaries 점멸식유도등
flush-type sprinkler head 반매입형스프링클러헤드
flutter waves 조동파
flux 융제
fluximing lime 생석회
fly 사다리선단
fly ash 미세한재
flying squad 기동소방대
FM pager FM무선호출
foam 포, 폼
foam application rate 발포율, 포발포율
foam blanket 포막
foam breakdown 포소멸
foam cannon 이동식방수총
foam chamber 포체임버
foam classification 포소화약제분류
foam compatibility 포내구성
foam concentrate proportioning system
  포소화약제혼합설비
foam concentrate 포소화약제
foam dam 굽도리판
foam discharge device 포방출장치
foam discharge outlet 포방출구
foam drain time 포소멸시간
foam expansion 포팽창률

foam fence 폼펜스
foam generator, blower-type 송출식발포기
foam generator 고발포용발포기
foam hand line reel 포호스얼레
foam hopper 소화약제공급장치
foam inductor 포소화약제혼합기
foam liquid 포소화원액
foam maker 발포기
foam making 발포
foam monitor stream 포모니터방사
foam nozzle mixer 포관창혼합기
foam pattern 포형성
foam powder 분말포소화약제
foam premix 예혼합포수용액
foam premix tank 예혼합포수용액탱크
foam proportioner 포소화약제혼합장치
foam pump 포소화약제펌프
foam screen 포간막이
foam solution 포수용액
foam spray head 포분무헤드
foam stability 포안정도
foam stabilizing agent 포안정제
foam system 포소화설비
foam tender 포장치운반차
foam tower 포탑
foam vehicle 포소방차
foam weep 비산포
foam 거품
foamed concrete 발포콘크리트
foaminess 발포도
foaming agents 폼약제
foam-water spray nozzle 분무-포겸용관창
foam-water spray system 폼-워터스프레이설비
foam-water sprinkler head 폼-워터스프링클러헤드
foam-water sprinkler system 폼-워터스프링클러설비
focal infection 병소감염
focus 병소, 초점
focused history and physical examination
　　집중된병력과신체검진
foehn 높새바람
fog applicator 분무애플리케이터
fog cone 분무각도
fog foam nozzle 포분무관창
fog gun 분무포
fog machine 발연기

fog nozzle 무상노즐
fog 분무, 안개
fold 접기
foldaway ladder 굴절사다리차
folded dipole antenna 접힌다이폴안테나
folding 폴딩방식
folding stair chairs 접이식의자형들것
foliate papillae 엽상유두
folic acid 엽산
folie du doute 의구증
folinic acid 폴리닌산
follicle 소포
follicle stimulating hormone : FSH 난포자극호르몬,
　　여포자극호르몬
follicular adenoma 여포샘종
folliculitis 모낭염
fontanelles 천문
fonticulus anterior 대천문
food 식품
food and drug administration : FDA
　　미국식품의약안전청
food poisoning 식중독
fool proof 비상대책
foot 발
foot arch 족궁
foot drop 족부수하
foot light 객석유도등
foot pocket 발집
foot valve 푸트밸브
foramen magnum 대공, 대후두공
foramen ovale 난원공
foramen spinosum 극공
foramen 공
force 힘
forced breathing 노력호흡
forced circulation 강제순환
forced expiratory volume 노력성호기유량
forceps delivery 겸자분만
forceps 겸자
forcible entry tool 강제진입용도구
forcible entry 강제진입
forcible or mechanical ventilation 강제환기
fore infrared rays 근적외선
forearm 전박, 전완부
forecast 예보

foreign body 이물
foreign body aspiration 이물흡인
foreign body obstruction 이물폐색
foreman 반장
forensic anatomy 법의해부학
forensic pathology 법의병리학
forensic serology 법의혈청학
foreskin 포피
forest fire 산불
forest fire 삼림화재
forest floor 수풀바닥
forestry hose 삼림화재용호스
forests and fields fire 임야화재
formal description technique : FDT 형식적기술기법
formaldehyde [HCHO] 포름알데히드
formic acid [HCOOH] 의산, 개미산, 포름산
formula 처방, 공식
formulary 처방집
fornication 간통
forward analog voice channel : FAVC
    순방향아날로그음성채널
forward heart failure 전방심부전
forward scattering 전방산란
fossil fuel 화석연료
fouling 엉킴
foundation 재단법인
four company box 4개분대출동경보
four eleven 4-11출동지령
four way gate 4방향밸브
four-hour run-in test 4시간펌프성능시험
fourth degree burn 4도화상
fovea centralis 중심와
Fowler's position 파울러자세
fox lock 폭스자물쇠
fraction of inspired oxygen : FiO2 산소흡입농도,
    흡기산소분율
fractional band width 비대역폭
fracture immobilizer 골절부목
fracture of femur in the body 대퇴부체부골절
fracture of femur in the proximity
    대퇴부근위부골절
fracture of long bone 장골골절
fracture 골절
fracture-dislocation 골절-탈구
fragmentation 파쇄

frame row 뼈대병렬구조
francium [Fr] 프랑슘
frangible disc 봉판
frangible disc-fusible plug 연성디스크-퓨저블플러그
frangible grenade 화염병
frangible-bulb sprinkler head
    글래스-벌브스프링클러헤드
frangible-pellet sprinkler head
    가용합금스프링클러헤드
Frank-Starling law 프랑크-스탈링법칙
freckle 주근깨
fred-cutting ability 쾌삭성
free burning 방임연소
free diving 자유잠수
free drug 유리약물
free energy 자유에너지
free enthalpy 자유엔탈피
free hinge door 자재문
free standing fire wall 자립형방화벽
free style 프리스타일
free style relay 계영
free vortex 자유와류
free-cutting brass 쾌삭황동
free-cutting steel 쾌삭강
free-flowing plastic materials 유동성플라스틱물질
freezing 응고
freezing line 동결선
freezing point 빙점, 어는점, 응고점
fremitus 진탕음
frenotomy 설소대절단술
frenzel maneuver 프렌젤법
freon 프레온
frequency 주파수, 진동수
frequency band for amateur radio
    아마추어주파수대
frequency counter 주파수계수기
frequency monitor 주파수감시장치
frequency ratio 도수율
frequency 빈도
frequent urination 빈뇨
fresh-water drowning 담수익사
freshwater 담수
friction burn 마찰화상
friction excoriation 마찰성표피박탈
friction loss 마찰손실

friction rub 마찰음
friction 마찰
frictional electricity 마찰전기
friendly fire 이로운불
friends 프렌드
frog kick 프록킥
front command post 전방지휘소
front door still 직접화재신고
front inversion 전선성역전
front mounted pump 전방탑재펌프
frontal bone 전두골
frontal lobe syndrome 전두엽증후군
frontal plane 전두면
frontal sinus 전두동
front-to-back ratio 전후비
frost proof hydrant 동결방지용소화전
frost valve 동결방지밸브
frostbite 동상
froth 포말
froth over 프로스오버
frothing 발포현상
frotteurism 마찰도착증
fructose 과당
frustration 좌절
fuel 연료
fuel cell 연료전지
fuel consumption rate 연료소비율
fuel continuity 가연물밀집도
fuel injection valve 연료분사밸브
fuel limited fire 연료지배형화재
fuel load 가연물하중
fuel meter 연료계
fuel oil 연료유
fuel supply 가연물량
fuel tender 연료보급차
fuel type 가연물형태
fuel-burning appliance 연소기구
fuel-moisture content analog 가연물함수량
　　시험장치
fuel-moisture content 가연물함수량
fuel-moisture indicator stick 가연물습도지시기
fugue 배회증
full carrier 전반송파
full protective clothing 완전방호복
full-thickness burn 전층화상

fully enclosed personnel area 승차구역
fully-automated external defibrillator
　　완전자동식심실제세동기
fulminant hepatitis 전격성간염, 격증간염
fumarole 분기공
fume 흄
fume incinerator 연무소각장치
fumigation 훈증소독
function 기능
functional residual capacity : FRC 기능·적잔기용량
fundamental burning velocity 기본연소속도
fundamental unit 기본단위
fundus 기저부
fungal meningitis 진균성뇌막염
fungemia 진균혈증
fungiform papillae 버섯유두
fungus 진균
funiculitis 척수신경삭염
funiculus 삭
funnel 깔대기
furnace 노
furnishing 비치
furosemide 푸로세마이드
furuncle 종기
fuse 퓨즈, 신관
fusel oil 퓨젤유
fuselage 동체
fusible alloy 가용합금
fusion beat 융합박동
fusion reactor 핵융합로
fusion welding 용접
fusion 융합
future public land mobile telecommunication system :
　　FPLMTS 미래공중육상이동통신시스템
fuzed alumina 용융알루미나
fuzzy system 퍼지시스템

G

G-1 powder G-1분말
gable 박공
gag reflex 구역질반사
gait 보행

galactokinase deficiency 갈락토키나제결핍
galea aponeurotica 모상건막
Galen's bandage 갈렌스붕대
gall bladder : GB 담낭
gallamine 갈라민
galley 취사실
gallium phosphide [GaP] 인화갈륨
gallon 갤런
gallop 분마율
gallstone 담석
galvanism 직류전기
gambrel roof 꺾임지붕
gamete 배우자, 생식자
gamma 감마
gamma motor neuron 감마운동뉴런
gamma silumin 감마실루민
gamma-aminobutyric acid : GABA 감마아미노낙산
gamma-efferent fiber 감마원심성섬유
Gamow bag 가모우백
gang 갱
ganglion 신경절
gangrene 괴저
gangrenous necrosis 괴저성괴사
gap junction 간극접합
garage 차고
Gardner-Diamond syndrome
　　가드너-다이아몬드증후군
Gareba 가레바
garment 가멘트
gas alarm 가스경보기
gas analysis 가스분석
gas and vapor respirator 방독마스크
gas appliance 가스기구
gas burner 가스버너
gas chromatography 가스크로마토그래피
gas constant 기체상수
gas cooled reactor 가스냉각형원자로
gas cutter 가스절단기
gas dynamics 기체역학
gas embolism 가스색전증
gas exchange 가스교환
gas explosion 가스폭발
gas fire 가스화재
gas fuel 기체연료
gas gangrene 가스괴저, 가스봉소직염

gas governor 가스정압기
gas lamp 가스등
gas leak alarm 가스누설경보기
gas leak cut-off 가스누출차단장치
gas leak detector 가스누설검지기
gas mask 방독면
gas meter 가스계량기
gas of supporting combustion 조연성가스
gas pipeline 가스파이프라인
gas pollutant 가스상물질
Gas P-type control panel GP형수신기
gas range 가스렌지
gas tight 기밀
gas welding 가스용접
gas 가스, 기체
gas-in-oil analysis 유중가스분석
gasket 개스킷
gasoline [C_5H_{12}~C_9H_{20}] 휘발유
gasoline 가솔린
gasoline engine 가솔린기관
gasoline fire test 가솔린화재시험
gasoline injector 가솔린분사장치
gas-proof clothes 방독복
gastrectomy 위절제술
gastric antacids 제산제
gastric cancer 위암
gastric distension 위팽만
gastric fistula 위장루
gastric hemorrhage 위출혈
gastric intubation 위관삽입
gastric juice 위액
gastric motility 위운동성
gastric node 위결절
gastrin 가스트린
gastritis 위염
gastro anaplasia 위위축
gastrocolic reflex 위결장반사
gastroenteritis 위장염
gastroenterostomy 위소장문합술
gastroileal reflex 위회장반사
gastrointestinal bleeding 위장관출혈
gastrointestinal obstruction 위장관폐쇄
gastrointestine 위장
gastrolavage 위세척
gastroscopy 위경검사

gastrostomy 위조루술
gate 관문
gate valve 게이트밸브, 주밸브
gated blood pool scan : GBP scan
　　게이트심장혈액풀스캔
gated wye Y형호스연결부
gauge 게이지
gauge pressure 게이지압
gauze compress bandage 거즈압박붕대
gauze 거즈
gavage 급식
gay 게이
Gay-Lussac's Law 게이-뤼삭의법칙
gear grease 기어그리스
gear rack 기어랙
gearing 연동
Geiger Müller counter 가이거뮐러계수관
gel 젤, 교화체
gelatin 아교질, 젤라틴
gelatin dynamite 젤라틴폭약
Gelgard 젤가드
gender identity disorder of adolescence
　　소아기정체감장애
gene 유전자
gene splicing 유전자접합
general adaptation syndrome : GAS
　　일반순응증후군
general alarm 총출동경보
general anesthesia 전신마취
general function 일반작용
general gas law 일반기체의법칙
general handling place 일반취급소
general hospital 종합병원
general impression 일반적인상파악
general paresis 전반마비
general practitioner 일반개원의
general rubble removal 일반잔해제거
generalized seizure 대발작
generating- type breathing apparatus
　　산소발생식호흡기
generator 발전기
generator potential 발생기전위
generic equivalent 속명등가품
generic name 속명, 일반명
generic 속성

genetic code 유전부호
genetic engineering 유전공학
genetic recombination 유전재조합
genetic transcription 유전전사
genetic translation 유전암호해독
geniculate neuralgia 슬상신경통
genioglossus 이설근
geniohyoideus 이설골근
genitalia 생식기
genitals 성기
genitofemoral nerve 음부대퇴신경
genitourinary 생식비뇨기성
genitourinary system 비뇨생식계
genome 유전체
genotype 유전자형
gentamicin 젠타마이신
genus 속
geographic tongue 지도모양혀
geographical information system : GIS
　　지리정보체계
geometric stair 회전계단
geotrichosis 지오트리쿰증
geriatric patients 노령질환자
geriatrician 노인학전문의
geriatry 노인병학
germ cell 생식세포
germ plasm 배형질
german measles 풍진
german silver 양은
germanium [Ge] 게르마늄
germicide 살균제
germinal layer 기저층
germinal stage 배아기
germination 발아과정
germinative layer 종자층
gerontology 노인학
gestational age 임신나이
gestational diabetes mellitus : GDM 임신성당뇨병
giant stride entry 서서입수
Gibbs-Donnan equilibrium 깁스-도난평형
gibbus 곱추
gigantism 거인증, 거인양변화
Gilbert's syndrome 길베르증후군
Gilles de la Tourette syndrome 질레드라투렛증후군
gin pole 삼각기중기막대

G-induced loss of consciousness : GLOC 가속도에
　의한 의식상실
gingerbread 진저브레드
gingiva 잇몸
gingivitis 치은염
gingivostomatitis 치은구내염
glabella 미간
gland 글랜드, 선
glandular epithelium 선상피
Glasgow Coma Scale : GCS 글라스고우혼수척도
glass 유리
glass fiber 유리섬유
glass fiber reinforced plastics : GFRP
　유리섬유강화플라스틱
glass wool 유리솜
glaucoma 녹내장
glenoid fossa 관절와
glide 글라이드
gliding 글라이딩방식
gliding joint 활주관절
gliding 활주
glioma 신경교종
glipizide 글리피지드
global aphasia 전반적실어증
global paging 글로벌페이징
global warming potential : GWP 지구온난화지수
globe fish 복어
globe fish poisoning 복어중독
globe valve 글로브밸브
globulin 글로블린
globus hystericus 히스테리구
glomangioma 사구맥관종
glomerular disease 사구체질환
glomerular filtration 사구체여과
glomerular filtration pressure : GFP 사구체여과압
glomerular filtration rate : GFR 사구체여과량
glomerular ultrafiltrate 사구체한외여과액
glomerulonephritis 신사구체염
glomerulus 신사구체
glossalgia 설통
glossitis 설염
glossopharyngeal nerve 설인신경
glossophytia 흑설증
glossopyrosis 설작열감
glottis 성문

glove box 글로브박스
glowing combustion 백열연소
glucagon 글루카곤
glucocorticoid 당류코티코이드, 글루코코티코이드,
　당질코티코이드
gluconeogenesis 당신생
glucose 포도당
glucose tolerance test : GTT 경구당부하검사
glucose transporters : GLUT 포도당수송체
glucosuria 당뇨
glue 아교
glutamate 글루탐산염
glutamic acid 글루탐산
glutamine 글루타민
glutathione 글루타티온
gluteal tuberosity 둔근조면
glycerine [$C_3H_5(OH)_3$] 글리세린
glycerol 글리세롤
glycine 글리신
glycocalix tablet 당의정
glycocholic acid 글리코콜산
glycogen 당원
glycogen 글리코겐
glycogenesis 글리코겐 합성
glycogenolysis 글리코겐 분해
glycol 글리콜
glycolysis 해당
glycoside 글리코시드
glycosuric acid 글리코슈릭산
G-men 지멘
goblet cell 배상세포
go-fer 보조자
goggle 고글
goggles 보호안경
going fire 연소화재
goiter 갑상선종
gold therapy 금치료법
golden hour 황금시간
Golgi apparatus 골기체
Golgi tendon organ 골기건기관
Golgi-Mazzoni corpuscle 골기-마조니소체
gonad 생식선, 성선
gonadotropin 성선자극호르몬
goniometer 측각도계
gonococcus 임질균

gonorrhea 임질
good 양호
good intent false alarm 선의의 오보
good samaritan laws 선한사마리아인법
Goodpasture's syndrome 굿패스처증후군
goofball : GB 사린
gooseneck 구스넥
Gordon's reflex 고든반사
gossypol 고시폴
gout 통풍
gouty arthritis 통풍성관절염
governor 조속기
gowns 가운
G-protein 지-단백질
Graafian follicle 그라프난포, 성숙난포
grab start 그랩스타트
grade 그레이드
gradient wind velocity 경도풍속
grading analysis 입도분석
grading schedule 방화등급
gradual failure 열화고장
Grafco fracture kit 팔다리부목
graft 이식
grain elevator 대형곡물창고
grain 곡물류, 그레인
gram 그램
gram-molecular weight 그램-분자량
Gram-negative bacillus 그람음성간균
Gram-positive bacterium 그람양성균
grand multipara 다분만부
grandstand 대형관람석
granny's knot 옭매듭
granular layer 과립층
granular 과립상
granulation tissue 육아조직
granulocyte 과립백혈구
granulocytopenia 과립백혈구감소증
granulocytosis 과립구증가증
granuloma 육아종
graphic record 그래프기록지
graphite 흑연
graphite paint 흑연페인트
graphite phenomenon 흑연화현상
graphite reactor 흑연형원자로
graphitization 흑연주철

grappling hook 쇠갈고리
grasp reflex 파악반사
grass fire 초원화재
grass line 그래스라인
Graves' disease 그레이브스병
gravida 임산부
gravitational acceleration 중력가속도
gravitational system of units 중력단위
gravity 중력
gravity lubrication 중력윤활
gravity tank 고가수조
gravity ventilation 자연환기, 중력환기
gravity wave 중력파
gray 그레이
gray matter 회백질
grease 그리스
great [long] distance a transmitter-receiver 원거리송수신장치
great auricular nerve 대이개신경
great saphenous vein 대복재정맥
great vessel injury 대혈관손상
great vessels 대혈관
greater trochanter 대전자
green flame 푸른불꽃
green fuels 미건조초목
green tide 녹조
green time 녹색시간
greenhouse effect 온실효과
greenstick fracture 약목골절
Grey Turner' sign 그레이터너징후
grid bar 그리드바
grid 배관망
gridded sprinkler system 격자형스프링클러설비
gridiron 그물식탐색
grief 비탄
GriGri 그리그리
grommet 그롬메트
groove 구
Groshong catheter 그로송가테터
gross tonnage : GT 총톤수
ground conductor 접지선
ground cover fire 관목대화재
ground discharge 낙뢰
ground fault 지락
ground fire 그라운드파이어, 지면화재, 지표화재

ground itch 피부십이지장충
ground jack 그라운드잭
ground kettle 그라운드케틀
ground monitor 그라운드모니터
ground pattern test 분포시험
ground plate 그라운드플레이트
ground return path 대지귀환경로
ground spill 지상유출
ground terminal 접지단자
ground water 지하수
grounded conductor 접지측전선
grounding electrode conductor 접지전극용전선
group fire 그룹화재
group 그룹, 단체
growing pains 성장기골통증
growth 성장
growth hormone 성장호르몬
grunting 후두음
grunting 그렁거림
guaiac test 잠혈검사
guanabenz acetate 구아나벤즈아세테이트
guanethidine 구아네티딘
guanfacine 구안파신
guanine 구아닌
guar gum 구아고무
guard's tour supervision 경비순찰감시
guard signal 방범신호
guard zone 보호구역
guarded motor 보호전동기
guarding 복벽긴장
Guerin's fracture 게랭골절
guerrilla 게릴라
guide wavelength 관내파장
Guillanin-Barre syndrome 길레인바레 증후군
gum 고무
gumma 고무종
gums 치은
gun 방수포
gun cotton 면화약
gunpowder 화약
gunshot wound 총상
Guptil pump 겁틸펌프
gust ducins 미각단백질
gut 소화관
gutta-percha 구타페르카

gutter 가거
gynander 반음양
gynecologist 부인과학전문의
gynecology 부인과
gynecomastia 여성형유방증
gynephobia 여성공포증
gyrus 회

H

habitat 해비타트
habitual abortion 습관성유산
habitual constipation 습관성변비
habitual premature birth 습관성조산
habituation 습관성
hafnium [Hf] 하프늄
hair follicle 모낭
hair 모발
hairy tongue 모설
halazepam 할라제팜
halcion 할시온
half destruction by fire 반소
half life 반감기
half-circle search 반원탐색
halitosis 구취증
halligan tool 귀망치
hallucination 환각
hallucinogens 환각제
hallucinosis 환각증
hallux rigidus 강직무지
hallux valgus 무지외번증
hallux varus 무지내번증
hallux 무지
halo cervical collar 할로경추보호대
halo sign 후광징후
halocarbon agent 할로겐화탄소화합물약제
halogen 할로겐
halogenated agent 할로겐화합물소화약제
halogenated agent system 할로겐화합물소화설비
halogenated extinguishing system 할로겐소화설비
halon 할론
halon extinguisher 할론소화기
Halon 1001 할론1001
Halon 101 할론101
halon 104 [CCl₄] 할론104

halon 1211 [CF$_2$ClBr] 할론1211
halon 1301 [CF$_3$Br] 할론1301
halon 2402 [CF$_2$BrCF$_2$Br] 할론2402
haloperidol 할로페리돌
halothane 할로테인
halyard 사다리용인상줄
ham 햄
Hamas 하마스
hamate bone 유구골
Hamman's sign 함만스징후
hammer 해머
hammer toe 장도리발가락
hammook 해먹
Hamstring muscle 햄스트링근육
hamstring muscles 슬건근
Hamstring tendon 햄스트링건
hamular 구
hand counter 핸드카운터
hand crew 수공구진화대
hand grenade 수류탄
hand hose line system 호스릴설비
hand tub 수작동펌프엔진
hand 손
handedness 잘쓰는손
handicap 불구
Handie-Talkie 핸디-토키
handline 개인용밧줄
handling place 취급소
hand-powered suction unit 수동식흡인기
handset 송수화기
hanged body 의수체
hanger 행거
hanging 의사
hanging arm cast 팔걸이석고붕대
hangnail 상조피
hangover 숙취
Hansen disease 한센병
Hanta virus 한타바이러스
haploid 단배체, 반수체
hapten 합텐
haptoglobin 합토글로빈
hard anodized aluminum 경질알루마이트
hard asphalt 경질아스팔트
hard charcoal 백탄
hard coal lignite 경성탄

hard glass 경질유리
hard hat 안전모
hard palate 경구개
hard rubber 경질고무
hard suction hose 경질흡입관
hard ware 하드웨어
hard work 중노동
hardening 경화
harder 경화제
hardness 경도
harmonics 고조파
harness 하네스
harness-cutting knife 의복절단용칼
harpoon 작살
harsh treatment 가혹행위
Hartmann's solution 하트만용액
Hashimoto's disease 하시모토병
Hashimoto thyroiditis 하시모토갑상선염
hasty helispot 임시헬리콥터착륙장
hasty pit 임시구덩이
hasty search 임시수색
hasty team 임시팀
hatch 해치
hauling 홀링
hauling line 당김줄
Haversian canal 하버스관
Haversian lamella 하버스층판
Haversian system 하버스계
hawser 호저
hay fever 건초열
hay hook 건초용갈퀴
hay 건초
hazard analysis 위험분석
hazard classification 위험분류
hazard degree 위험도
hazard of contents 수용품위험
hazard reduction 화재위험제거
hazard statement 위험경고문
hazardous 위험성
hazardous atmosphere 위험대기
hazardous atmospheres 위험환경
hazardous chemical 위험품
hazardous location 위험장소
hazardous material 위험물질
hazardous material category 1 제1류위험물

hazardous material category 2　제2류위험물
hazardous material category 3　제3류위험물
hazardous material category 4　제4류위험물
hazardous material category 5　제5류위험물
hazardous material category 6　제6류위험물
hazardous material identification number
　　위험물질식별번호
hazardous material incident　위험물질사고
hazardous materials production facility
　　위험물제조소
hazardous materials response team　위험물대응팀
hazardous materials specialists　위험물전문가
hazardous materials technicians　위험물기술자
hazardous source　위험원
hazardous substance fire　위험물화재
hazardous waste　위험폐기물
hazemeter　가시도측정기
HAZOP　해좁
H-beam　에이치형강
head　주임
head fire　순풍화재
head immobilizer　두부고정장비, 머리고정장치
head lamp　헤드램프
head of a fire　화두
head of humerus　상완골두
head tilt-chin lift maneuver　두부후굴-하악거상법
head　두부
headache　두통
header　본관
heading　방향
head-on collision　전방충돌
headquarters　본부
headrest　머리받이
head-tilt maneuver　두부후굴법
healing　치유
health and medical care　보건의료
health and medical center　보건의료기관
Health and Medical Policy Division
　　보건의료정책과
health and medical service　보건의료서비스
health care technician　건강관리자
health carrier　건강보균자
health center　보건소
health check　검진
health hazard　유해성

health insurance　의료보험
health maintenance organization : HMO
　　건강관리단체
health manpower　보건의료인
health physics　의료물리학
health risk　건강위험
health　건강
hearing　청력
hearing aid　보청기
hearing protection product　청력보호구
heart　심장
heart automaticity　심장자동능력
heart beat　심박동
heart block　심장차단
heart failure　심부전
heart murmur　심잡음, 심장잡음
heart rate　심장박동수
heart sound　심음
heart valve　심장판막
heartburn　가슴쓰림
heart-lung machine　심폐기
heat balance　열수지
heat capacity　열용량
heat collapse　열허탈
heat conduction　열전도
heat consumption　열소비량
heat control　열관리
heat convection　열대류
heat cramp　열경련
heat detector　열감지기
heat dissipation　열방산
heat elastic modulus　열탄성계수
heat energy　열에너지
heat exchange　열교환
heat exchanger　열교환기
heat exhaustion　열탈진, 열피로, 열팽창
heat flow　열류
heat flux　열유속
heat insulation　열절연
heat interruption　단열
heat island effect　열섬효과
heat layer　열기층
heat lightening　히트라이트닝
heat load　열부하
heat loss　열손실

heat of combustion 연소열
heat of compression 압축열
heat of fire 불기, 화기
heat of formation 생성열
heat of fusion 용해열
heat of hydration 수화열
heat of liquid 액체열
heat of melting 용융열, 용해열
heat of reaction 반응열
heat of vaporization 증발열, 기화열
heat proximity clothing 소방용방열복
heat radiation 방열, 열복사
heat rash 열발진
heat recovery 열회수
heat resistance 내열성
heat sensitive material 열가용재
heat sensitive paint 시온도료
heat source 열원
heat storage 축열
heat stroke 열사병
heat syncope 열실신
heat transfer 열전달, 전열
heat transfer coefficient 열전달률
heat transfer fluid 열전달유체
heat treatment 열처리
heat unit 열단위
heat urticaria 온열두드러기
heat wave setting ratio 열파침하율, 고온층연소속도
heat 열
heat-actuated device : HAD 차동식화재감지기
heater 히터
heating apparatus 난방설비
heating equipment 가열장치
heating wire 열선
heatproof clothes 방열복
heaves 히브
heaving jug 히빙저그
heaving line 히빙라인
heavy duty apparatus 대형소방차
heavy metals 중금속
heavy oil 중유, 중질유
heavy rain 호우
heavy rain advisory 호우주의보
heavy rain warning 호우경보
heavy rescue 복잡한 구조

heavy snow warning 대설경보
heavy water 중수
heavy water reactor 중수로
Heberden's node 헤베르덴결절
heel 종부, 산림연소후미
heeling a ladder 사다리고정
heeling man 사다리발고정대원
hegg sled 헤그슬레드
height of a story 층고
Heimlich maneuver 하임리히법
Heimlich sign 하임리히징후
held line 헬드라인
helibase crew 헬기본부승무원
helibase 헬기본부
helical wave-guide 나선형도파관
helicopter rappelling 헬기레펠
helicopter tender 헬기정비소
helijumper 헬기강하대원
helipad 헬리콥터발착소
helitack 헬리택, 헬기진화
helitanker 헬기탱크
helix 나선
helmet 헬멧
helmet equipped wireless transceiver
    송수신무선헬멧
helmet shield 방화모기장
helmet style diving 헬멧형잠수
helmet style diving apparatus 헬멧식잠수기
helmet-mounted communication kit 송수신헬멧
helminthiasis 윤충병
helper T cells 보조T세포
hemangioma 혈관종
hemangiosarcoma 혈관육종
hematemesis 토혈
hematocrit : Hct 헤마토크리트
hematocrit 적혈구용적율
hematohepatogenous jaundice 혈액간성황달
hematologist 혈액학전문의
hematology 혈액학
hematoma 혈종
hematomyelia 척추내출혈
hematopoiesis 조혈
hematuria 혈뇨
heme 헴
hemeralopia 주맹증

hemianesthesia 편무감각증
hemianopia 편측약시
hemiblock 6면체, 반차단
hemiectromelia 편측결지증
hemihypertrophy 편측성비대
hemihypoplasia 편측성형성부전
hemikaryon 반수핵
hemiopia 반맹증
hemiparesis 편마비
hemiplegia alternans hypoglossica
　　설하신경교대성편마비
hemiplegia 반신마비
hemiptera 반시류
hemochromatosis 혈색소증
hemoconcentration 혈액농축
hemodialysis : HD 혈액투석
hemoglobin : Hb 혈색소
hemoglobinuria 혈색소뇨증
hemolysin 용혈소
hemolysis 용혈
hemolytic anemia 용혈빈혈
hemolytic jaundice 용혈황달
hemoperfusion 혈액관류
hemopericardium 혈심낭
hemoperitoneum 혈복강
hemophilia 혈우병
hemoptysis 객혈
hemorrhagic inflammation 출혈성염증
hemorrhagic shock 출혈성쇼크
hemorrhoid 치질
hemorrhoidectomy 치핵절제술
hemosiderosis 혈철증
hemostasis 지혈
hemostatic 지혈성의
hemostatics 지혈제
hemothorax 혈흉
hemp 마
Henderson-Hasselbalch equation 헨더슨-하셀바하식
henequen 헤니퀸
Henle's loop 헨레계제
Henry's law 헨리법칙
heparin 헤파린
hepatic 간의
hepatic artery 간동맥
hepatic coma 간성혼수

hepatic encephalopathy 간성뇌증
hepatic failure 간부전
hepatic fistula 간누공
hepatic node 간결절
hepatitis 간염
hepatitis A A형간염
hepatitis B virus : HBV B형간염바이러스
hepatitis B B형간염
hepatitis C C형간염
hepatitis virus 간염바이러스
hepatization 간변
hepatocarcinoma 간암
hepatocyte 간세포
hepatoduodenal ligament 간십이지장인대
hepato-jugular reflux 간경정맥역류
hepatomegaly 간비대, 간종대
hepatotoxic 간독성의
hepatotoxicity 간독성
heptane [$CH_3(CH_2)_5CH_3$] 헵탄
herbaceous fuel 초목성가연물
herben 허벤
herbicide 제초제
hereditary 유전성
heredity 유전
Hering-Breuer reflex 헤링-브로이어반사
herited disorder 유전질환
hermaphrodite 자웅동체
hermaphroditism 반음양증
hernia 탈장, 헤르니아
herniated disk 추간판헤르니아
herniation 헤르니아형성
herniorrhaphy 헤르니아봉합술
heroin [$C_{21}HSNO_5$] 헤로인
heroin poisoning 헤로인중독
herpes genitalis 음부포진
herpes simplex 단순헤르페스
herpes virus 헤르페스바이러스
herpes zoster oticus 이대상포진
herpes zoster 대상포진
herpetic whitlow 표저포진
herpetiform 포진상의
hertz [Hz] 헤르츠
hesitating injury 주저손상
hesitation wound 미수손상
hetastarch 헤타스타치

heterochromatin 이질염색질
heterogamy 이형접합
heterogeneous 불균질의
heterogeneous reactor 비균질형원자로
heteroploid 이수체
heterosexuality 이성
hexamethonium 헥사메토늄
hexane [C_6H_{14}] 헥산
hexentric 헥센트릭
hiatal hernia 열공성헤르니아
hiatus 열공
hiccup 딸꾹질
hiding 엄폐
hierachy of needs 욕구단계설
high altitude frostbite 고도동상
high altitude platform station : HAPS 고공중계국
high altitude pulmonary edema 고산폐부종
high back pressure foam maker 고배압발포기
high capacity pump 고용량펌프
high carbon steel 고탄소강
high ceiling diuretics 고효능이뇨제
high challenge fire hazard 고소화재위험
high damping alloy 방진합금
high density lipoprotein 고밀도지단백질
high elbow 하이엘보
high energy fuel 고에너지연료
high expansion foam 고팽창포
high explosive 고성능폭약, 고폭발물
high Fowler's position 고반좌위
high frequency : HF 단파
high frequency bridge 고주파브리지
high frequency coil 고주파코일
high frequency resister 고주파저항기
high frequency transformer 고주파변성기
high frequency transmission 고주파송신기
high order explosion 고강도폭발
high output heart failure 고박출심부전
high piled storage 고적재저장
high polymer 고분자
high power amplifier : HPA 고출력증폭기
high pressure blow out plug 고압밸브플러그
high pressure cylinder 고압실린더
high pressure gas 고압가스
high pressure nervous syndrome 고압신경증후군
high pressure 고압

High protection blanket 환자체온유지담요
high rise building 고층건물
high sensitive reception method 고감도수신방식
high temperature hydrogen attack 고온수소취성
high temperature sprinklers
         고온도형스프링클러헤드
high tension cable 고압전선
high value company 중요지역소방서
high value district 중요지역
high velocity 고속
high water 고조
high-altitute cerebral edema 고소성뇌부종
higher mode 고차모드
highest intercostal vein 최상늑간정맥
high-low bias test 하이-로바이어스시험
highly forceps delivery 고위겸자분만
highly volatile liquid 고휘발성액체
high-powered air rock drill 고압에어착암기
high-pressure boiler 고압보일러
high-pressure fog 고압분무
high-pressure main 고압급수관
high-pressure pumper 고압소방차
high-pressure water system 고압급수설비
high-pressure waterworks 고압상수도
high-risk infant 고위험성영아
highway operation 도로운영
highway transportation 도로교통
hijacking 항공기불법탈취
hiking 하이킹
hinge joint 경첩관절
hip bone 관골
hip injury 둔부부상
hip joint injury 고관절손상
hip joint posterior dislocation 고관절후방탈구
hip joint 고관절
hip roof 모임지붕
hipbone 엉덩이뼈
hippocampus 해마
Hippocrates 히포크라테스
hirsutism 남성형다모증
His-Purkinje system 히스-푸르키니에시스템
histamine 히스타민
histamine receptor type 1 : H_1 에이치원수용체
histamine receptor type 2 : H_2 에이치투수용체
histidine 히스티딘

histocompatibility antigen 조직적합성항원
histology 조직학
histone 히스톤
histoplasmosis 히스토플라즈마증
historical incident data 사고이력데이터
history 병력
histotoxin 조직독소
histrionic personal disorder 과장적 성격장애
histrionic personality 히스테리성 인격
hitch 걸쇠
hitch 고정묶기
Hizbollah 헤즈볼라
hoarseness 목쉰소리
Hodgkin's disease 호즈킨병
hoist 승강기, 호이스트
hoistway 승강로
Hoky acupressure point 호키지압점
hold 보유
holistic health care 전인건강간호
hollow organs 공동장기
hologynic 완전여성의
Holter's monitoring 활동심전도기록
holter monitor 24시간생활심전도검사
Homan's sign 호만징후
home automation : HA 가정자동화
home care 가정간호
homeodynamics 동력동성
homeopathy 동종요법
homeostasis 항상성
homicide 살인죄, 타살
homing instinct 귀소본능
homogeneous 균질의
homogenesis 순계발생
homolateral 동측성
homolog 상동기관
homologous chromosome 상동염색체, 동종염색체
homoplasty 동종이식술
homosexual 동성애자
homosexuality 동성애
honeycomb sandwich structure 벌집샌드위치구조
Hong Kong influenza 홍콩인플루엔자
honorary member 명예직원
hood 후드
hook 혹
hook belt 갈고리부착안전띠

hook ladder 갈고리사다리, 거는사다리
hook 고리
hookah diving 후카식잠수
hooking up 연결
hookwarm infection 구충감염
hookworm disease 구충증
hopcalite 홉칼리트
hopelessness 절망
hordeolum 다래끼
horizontal beam width 수평빔폭
horizontal channel 수평채널
horizontal directivity pattern 수평지향편파
horizontal exit 수평피난통로
horizontal pump 횡축펌프
horizontal reach 방수거리
horizontal sidewall sprinkler head
　　수평측벽형스프링클러헤드,
　　하향식측벽형스프링클러헤드
hormone 호르몬
hormone response element 호르몬반응요소
horn reflector antenna 나팔형반사안테나
Horner's syndrome 호너증후군
horney layer 각질층
horripilation 소름
horse collar 구조용벨트, 호스칼라
horse power hour 마력시
horse serum 말혈청
horsepower 마력
horseshoe fistula 마제형누공
horseshoe load 말굽형적재
hose 호스
hose bandage 누수방지밴드
hose becket 호스다림줄
hose bed 소방차호스함
hose cabinet 방수기구함, 호스격납함, 호스적재함
hose cap 호스결합구보호마개
hose carry 호스운반법
hose compartment 호스격납구획
hose connection 호스접결구
hose controller 호스고정대
hose cover 호스덮개
hose dryer 호스건조기
hose gasket 호스결합구패킹
hose hoist 호스운반용기중기
hose house 소화전함

hose jacket 호스재킷
hose lay 호스연장
hose line 사설호스라인, 호스선
hose load 호스적재
hose mask 호스마스크
hose plug 호스플러그
hose pulsation 호스진동
hose rack 호스건조대, 호스격납용선반, 호스걸이
hose ramp 호스보호대
hose roller 호스롤러
hose rope 호스밧줄
hose storage devices 호스보관장치
hose strap 호스고리
hose tender 호스운반차
hose tool 호스용도구
hose tower 호스건조탑
hose tray 호스운반상자
hose valve 호스밸브
hose washer 호스세척기
hospice 호스피스
hospice nursing 호스피스간호
hospital 병원
host 숙주
hostage seizures 인질납치
hostility 적개심
hot air explosion 열기폭발
hot blast heater 열풍기, 온풍기
hot channel factor 열수로계수
hot dipping 용융도금
hot flash 열감
hot line 긴급직통전화, 핫라인
hot pack 핫팩
hot site 핫사이트
hot spot 산림화재중심부
hot spotting 중점연소방지
hot station 출동다발소방서
hot stick 핫스틱
hot work 화기작업
hot zone 위험지역, 출입금지지역, 위험가능지역
hotel raise 수직사다리펴기
hotshot crew 삼림특별소방대
hotstick 절연봉
hourglass uterus 모래시계 모양의 자궁
hours of labour 근로시간
house gong 출동신호종

house lights 소방서조명등
house man 내근대원
house man 소내근무자
house watch 통신근무대원
household fire alarm system 주택용화재경보설비
household medicine 상비약
hover jumping 공중점프
hovercraft 호버크래프트
huddle 허들
huffing 마약흡입
human chain 인간사슬
human chorionic gonadotropin : HCG
　　융모성성선자극호르몬
human chorionic somatomammotropin
　　융모성성장자극호르몬
human immunodeficiency virus : HIV
　　인체면역결핍바이러스
human risk 인적위험
humerus 상박골, 상완골
humerus fracture 상완골골절
humid air 습윤공기
humid heat 습비열
humidifier lung 냉방병
humidifier 가습기
humidity 습도
humidity percentage saturation 비교습도
humoral immunity 체액성면역
humus 부식토
hunger contraction 공복수축
hunt group 수선그룹
Hunter's syndrome 헌터증후군
Hurler's syndrome 허를러증후군
Hurst mini cutter 허스트미니절단기
hurst tool 좁은틈전개구조기구
hux bar 헉스지렛대
hyaline cartilage 초자연골
hyaline change 유리질변성
hyaline membrane 초자막
hyaline membrane disease 초자막질환
hybrid 합성물
hybrid mixture 복합혼합물
hybrid nozzle 복합노즐
hydantoins 하이단토인
hydatid cyst 포충낭
hydatid 포충

hydatidiform mole　포상기태
hydatidosis　포충증
hydradenitis　한선염
hydralazine　하이드랄라진
hydramnios　양수과다증
hydrant adapter　소화전어댑터
hydrant key　소화전키
hydrant nipple　소화전니플
hydrant pit　소화전피트
hydrant stem　소화전스템
hydrant valve　소화전밸브
hydrant wrench　소화전렌치
hydration　수화작용
hydraulic circle concrete cutter
　　유압식원형콘크리트절단기
hydraulic combi　유압콤비
hydraulic cutout　유압식컷아웃
hydraulic cutter　유압절단기
hydraulic door opener　유압도어오프너
hydraulic drill　유압착암기
hydraulic engine pump　유압엔진펌프
hydraulic gradient　동수경사선
hydraulic hand pump　유압핸드펌프
hydraulic hoist　유압호이스트
hydraulic hosewhril　유압호스릴
hydraulic jack tool　유압잭장비
hydraulic lime　물경화성석회
hydraulic lime　석회석
hydraulic power transmission　유체전달
hydraulic powered rescue tool　유압력구조장비
hydraulic ram　수압펌프
hydraulic ram　유압램
hydraulic shoring　유압식지주
hydraulic spreader　유압스프레더, 유압전개기
hydraulic testing　수압시험
hydraulically designed sprinkler system
　　수리학적설계방식스프링클러설비
hydraulics　수력학
hydrazine [N_2H_4]　히드라진
hydrazine hydrochloride　염산히드라진
hydride　수소화물
hydroa　수포증
hydroa vacciniforme　종두상수포증
hydrocarbon　탄화수소
hydrocele　수종

hydrocephalus　뇌수종, 수두증
hydrochloric [HCl]　무수염산
hydrochloric acid　염산, 염화수소산
hydrochlorothiazide　하이드로클로로타이아자이드
hydrocortisone　하이드로코르티손, 히드로코르티존
hydrocortisone acetate　하이드로코르티손초산염
hydrocortisone-17-butyrate
　　히드로코르티존-17-낙산염
hydrocracking　수소화분해공정
hydrocyanic acid : HCN　시안화수소, 청산
hydrocyclone　하이드로사이클론
hydrodynamics　유체동력학
hydrofluoric : HF　불화수소
hydrogen [H]　수소
hydrogen blistering　수소블리스터링
hydrogen chloride　염화수소
hydrogen damage　수소에의한손상
hydrogen index　수소지수
hydrogen peroxide [H_2O_2]　과산화수소
hydrogen sulfide [H_2S]　황화수소
hydrogen sulfide poisoning　황화수소중독
hydrogenation　수소첨가
hydrogenion concentration　수소이온농도
hydromechanical hoist　유압및기계식사다리
hydrometer　비중계, 액체비중계
hydromorphone hydrochloride　염산하이드로모르폰
hydronalium　히드로날륨
hydronephrosis　수신증
hydropenia　물결핍증
hydrophilicity　친수성
hydrophobe　소수성
hydrophobia　광견병
hydrophone　수중청음기
hydroplane　하이드로플레인
hydrosalpinx　난관수종
hydrostatic pressure　정수압
hydrostatic test　정수검사
hydrostatics　유체정력학
hydrothorax　흉수증
hydroxyzine hydrochloride　하이드록시진염산
hydrozoa　히드로충류
hymen　처녀막
hyoid bone　설골
hyper potassemia　과칼륨혈증
hyper ventilation　하이퍼벤틸레이션

hyperacidity 과산증
hyperactivity 활동항진
hyperacute infarct 초급성경색
hyperaldosteronism 알도스테론과잉증
hyperalimentation 과영양
hyperammonemia 과암모니아혈증
hyperbaric treatment chamber 고압치료실
hyperbaric chamber 고압실
hyperbaric oxygen 고압산소
hyperbaric oxygenation 고압산소요법
hyperbaric 고압성
hyperbilirubinemia 과빌리루빈혈증
hypercalcemia 고칼슘혈증
hypercalciuria 고칼슘뇨증, 과칼슘뇨
hypercapnia 과탄산가스증
hypercarbia 고탄산혈증
hyperchloremia 과염소혈증
hyperchloremic acidosis 과염소성산증
hyperchlorhydria 과염산증
hypercholesterolemia 고콜레스테롤혈증
hyperchromia 혈색소증가증
hyperdistention 과도확장
hyperdynamic syndrome 과역동성증후군
hyperemesis gravidarum 임신입덧
hyperemesis 과다구토
hyperemia 충혈
hyperergy 알레르기과민증
hyperextension 과도신전, 과신전
hyperflexia 과굴곡
hyperfunction 과다기능
hypergenesis 발육과도성비대
hyperglycemia 과혈당증
hyperglycemic hyperosmolar nonketotic syndrome :
    HHNKS 고혈당성고삼투성비케톤성증후군
hypergolic fuel 자연발화성연료
hypergolic materials 자동연소물
hyperimmune 과면역의
hyperkeratosis 과각화증
hyperlipemia 과지방혈증
hyperlipidemia 고지혈증
hyperlipoproteinemia 고지단백혈증
hypermagnesemia 과마그네슘혈증
hypermenorrhea 월경과다
hypermetria 측정과대증
hypernatremia 고나트륨혈증

hyperopia 원시
hyperosmia 후각과민
hyperosmolar coma 과삼투압성혼수
hyperoxaluria 고수산뇨증
hyperparathyroidism 부갑상선기능항진증
hyperphenylalaninemia 고페닐알라닌혈증
hyperphoria 상사위
hyperpigmentation 색소과다침착
hyperpituitarism 뇌하수체기능항진증
hyperplasia 증식
hyperplastic polyp 증식성용종
hyperpnea 과호흡, 호흡항진
hyperpolarization 과분극
hyperpotassemia 고칼륨혈증
hyperprolactinemia 과프로락틴혈증
hyperpyrexia 이상고열증, 고열증
hyperreflexia 고반사
hyper-resonance 과도공명음
hypersensitive reaction 과민반응
hypersensitivity pneumonitis 과민성폐렴
hypersensitivity 과민증
hypersomnia 수면과다증
hypertelorism 격리증
hypertension 고혈압(증)
hypertensive arteriopathy 고혈압성동맥질환
hypertensive arteriosclerosis 고혈압성동맥경화증
hypertensive crisis 고혈압위기
hypertensive emergency 고혈압성응급
hypertensive encephalopathy 고혈압성뇌병증
hypertensive of pregnancy 임신성고혈압
hyperthermia 고체온
hyperthermia 고열
hyperthyroidism 갑상선기능항진증
hypertonic 피부탄성
hypertonic solution 고장액
hypertonic 고장
hypertonicity 고장성
hypertrophic catarrh 비대성카타르
hypertrophic gastritis 비대성위염
hypertrophy 비후, 비대
hyperuricaciduria 고요산뇨증
hyperventilation 과호흡증, 과환기
hypervolemia 과혈량증
hypesthesia 지각감퇴증
hyphema 전방출혈

hypnagogue 입면
hypnosis 최면법
hypnotherapy 최면요법
hypnotic 최면제
hypoacidity 저산증
hypoactivity 활동저하
hypoadrenocorticism 부신피질기능저하증
hypoalimentation 저영양
hypobaric decompression sickness 저기압성감압병
hypobaropathy 고산병
hypoblepharon 의안
hypocalcemia 저칼슘혈증
hypocapnia 저탄산가스증
hypochlorhydria 저염산증
hypochondriasis 건강염려증
hypochromic anemia 저색소성빈혈
hypocitricaciduria 저구연산뇨증
hypodensity lipoprotein 저밀도지단백
hypodermic needle 피하주사바늘
hypodermis 피하
hypodermoclysis 피하주액
hypofibrinogenemia 저피브리노겐혈증
hypoglossal nerve 설하신경
hypoglycemia 저혈당증
hypoglycemic agent 저혈당제
hypoglycemic coma 저혈당혼수
hypoglycemic seizure 저혈당발작
hypokalemia 저칼륨혈증
hypomagnesemia 저마그네슘혈증
hypomania 경조증
hypomenorrhea 과소월경
hypometria 측정과소증
hypomorph 왜소체형
hyponatremia 저나트륨혈증
hypoparathyroidism 부갑상선기능저하증
hypoperfusion 저관류, 관류저하
hypophyseal cachexia 뇌하수체성악액질
hypophysial fossa 뇌하수체와
hypopituitarism 뇌하수체기능저하증
hypoploidy 저배수성
hypopnea 저호흡, 호흡저하
hypoproteinemia 저단백혈증
hypoprothrombinemia 저프로트롬빈혈증
hypoptyalism 타액분비부전
hypopyon 전방축농

hyposic training 하이포식트레이닝
hypotelorism 간격 이상감소
hypotension 저혈압
hypothalamic amenorrhea 시상하부성무월경
hypothalamic hormone 시상하부호르몬
hypothalamo-hypophyseal portal system
　　시상하부-뇌하수체문맥계
hypothalamus 시상하부
hypothenar muscles 소지구근
hypothermia 저체온증
hypothyroidism 갑상선기능저하증
hypotonic 저장
hypotonic solution 저장액
hypoventilation 저환기
hypovolemia 혈량저하증
hypovolemic shock 저혈량성쇼크
hypoxemia 저산소혈증
hypoxia 저산소증
hysterectomy 자궁절제술
hysteria 히스테리
hysterosalpingography 자궁난관조영술
iatrogenic 의인
ibupropen 이브프로펜

I

ice ax 쇄빙도끼
ice bag 얼음주머니
ice breaker 쇄빙선
ice diving 아이스다이빙
ice field 빙원
ice floe 부빙
ice foot 아이스풋
ice needle 세빙
ice out 해빙
ice piton 빙벽등산쐐기못
ice radar 아이스레이더
ice screw 빙벽등산나사
icecap 만년설
icefall 빙하붕락
ice-up 빙결
ichthyosis 비늘증
ictal 발작성의

icteric 황달의
id 이드
ID number 아이디번호
idea 아이디어
ideal fluid 이상유체
ideal gas 이상기체
identification 동일시
identification beacon 식별표지
identification number 식별번호
identification signal 식별신호
ideophobia 관념공포증
idiopathic abortion 특발성유산
idiopathic disease 특발성질환
idiopathic thrombocytopenic purpura : ITP
　특발성혈소판감소성자반증
idiopathy 특발증
idiosyncrasy 특이체질
idiot savant 백치학자
idioventricular rhythm 심실고유리듬
idle 공전
igloo space 이글루스페이스
igloo 이글루
ignitability 발화성
ignitible mixture 발화성혼합기
ignition 인화
ignition 점화
ignition coil 점화코일
ignition component 발화요소
ignition delay time 발화소요시간
ignition energy 점화에너지
ignition place 발화장소
ignition plug 점화플러그
ignition point 착화점
ignition spot 발화지점
ignition system 점화장치
ignition temperature 발화온도
ignition temperature range 발화도
ignition time 발화시간
ignition 발화
ike-o-hook 아이크오훅
ileocecal valve 회맹판
ileocolic valve 회결장판
ileogastric reflex 회위반사
ileostomy 회장루조성술
ileum 회장

iliac crest 장골능
iliac spine 장골극
ilium 장골
illegal abortion 낙태죄
Illicium anisatum 붓순나무
illuminance 조명도
illuminating gas 조명가스
image antenna 영상안테나
image save and carry : ISAC 영상저장과 이동
imbricate 인상배열
imipramine 이미프라민
immature baby 미숙아
immediate allergy 즉시형알레르기
immediate extinguishment 즉소
immediate hypersensitivity 즉시형과민성
immediate rescue 신속한구조
immediately dangerous to life and health
　생명과건강의긴급위험
immersion 침수
immersion foot 침수성발
immobilization test 부동화검사
immobilization 고정
immobilize board 고정판
immune response 면역반응
immune system 면역체계
immunity 면역
immunity 불활성태
immunoassay 면역측정법
immunodeficiency 면역결핍
immunodeficiency virus 면역결핍성바이러스
immunodeficient 면역결핍의
immunogen 면역원
immunoglobulin 면역글로블린
immunoglobulin E : IgE 면역글로블린E
immunologic tolerance 면역관용
immunology 면역학
immunomodulator 면역조절기
immunosuppression 면역억제
immunosuppressive 면역억제성
immunosurveillance 면역감시
impact coefficient 충격계수
impact force 충격력
impact of water 방수충격
impact pressure 충격압력
impact strength 충격강도

impact stress 충격응력
impact test 충격시험
impact wrench 충격렌치
impacted fracture 매복골절, 감입골절
impaction 매복
impairment 손상, 장애
impaled foreign object 삽입된이물질
impeller eye 임펠러아이
imperative operation 응급수술
imperfect elastic body 불완전탄성체
imperfect lubricated friction 불완전윤활마찰
imperforate 무공의
imperial gallon(英) 영국갤런
impermeable 불침투성의
impervious 불침투성
impetigo 농가진
impingement 분무공격
impingement attack 충격침식
implantable cardioverter defibrillator
　　체내삽입형제세동기
implantation 착상
implementation 수행
implied consent 묵시적동의
implosion 내파, 파열
important fire 중요화재
impotence 발기부전, 임포텐스
impregnant 함침제
impregnate 임신시키다
impression 인상
imprint excoriation 압박성표피박탈
imprisonment 금고
improperly closed valve : ICV 오폐쇄밸브
impulse 임펄스
impulse conducting system 자극전도계
impulse wave 충격파
impulse 충격
impurity 불순물
in extremis 임종에
in loco parentis 부모 대신에
in personal rights 개인권리
in rem rights 인렘라이트
in site 인사이트
inadequate blood 부적격혈액
inadequate personality 부적합인격
inanition 기아성쇠약

inapparent infection 불현성감염
inborn 선천성의
inborn error of metabolism 선천성대사이상
incandescence 백열
incandescent bulb 백열전구
incandescent 백열성
incarcerate 감돈성
incendiary 방화범
incendiary bomb 소이탄
incendiary mania 방화광
incest 근친상간
inch 인치
incidence 발생빈도
incident 사변
incident action plan 사건행동계획
incident base 사건베이스
incident command post : ICP 사건지휘구역
incident command system : ICS 사건지휘체계,
　　사고통합제도, 재해지휘체계
incident commander : IC 사건지휘자, 재해지휘자
incident history 사고사례
incident management system : IMS 재해관리체계
incident record 사고기록, 화재기록
incident report 사고보고서
incineration 소각
incinerator 소각로
incipient 초기상황
incipient 초기의
incision 절개
incisor 문치
inclined-V antenna 경사V형안테나
inclinometer 경사계
incoherent 지리멸렬의
incombustible materials 난연재료
incompatible blood transfusion 부적합수혈
incompatible material 혼재불가능물질
incompetent cervix 자궁경관무력증, 무력경관
incompetent 금치산자
incomplete abortion 불완전유산
incomplete breech 불완전둔위
incomplete combustion 불완전연소
incomplete hanging 불완전의사
incomplete right bundle branch block : IRBBB
　　불완전우각차단
incomplete starvation 불완전기아

incompressibility 비압축성
incompressible fluid 비압축성액체
incontinence 실금
increment 증강
incubation period 잠복기
incubatory carrier 잠복기보균자
incus 모루뼈, 침골
indentation 함요
indentity crisis 주체성위기
independent gage 독립게이지
independent gate valve 독립게이트밸브
independent sideband transmission 독립측파대전송
index numbers 지수
index of suspicion 손상예측지표
Indian pump 인디안펌프
indication 적응증
indicator panel 수신반
indicator post 개폐표시형포스트
indicator 지표
indicatory sign 지시표지
indigenous 토착의
indirect application 간접방수
indirect contact 간접접촉
indirect energy 간접에너지
indirect extinguish 간접소화
indirect frequency modulation 간접주파수변조
indirect heating boiler 간접가열보일러
indirect injection : IDI 간접분사식
indirect injury 간접피해
indirect medical control 간접적의료지도
indirect method 간접법
indirect transmission 간접전파
indirect-fired vaporizer 간접연소식기화기
individual assignment method
　　　개인별책임지역할당법
individual hazard index 개별위험지수
induced abortion 유도유산
induced allergy 유발성알레르기
induced current 유도전류
induced labor 유도분만
induction field 유도자계
induction gardening 표면경화
induction heating 유도가열
induction system 인덕션시스템
inductive disturbance 유도장해

induration 경화
industrial accident 산업재해
industrial chemicals 공업약품
industrial chemistry 공업화학
industrial fire brigade 공장자체소방대
industrial pollution 산업공해
Industrial Risk Insurers : IRI 아이알아이
industrial safety 산업안전
Industrial Scientific and Medical equipment : ISM
　　　ISM설비
industrial waste 산업폐기물
indwelling catheter 유치카테터
inelastic 비탄성
inelastic region 비탄성역
inelasticity 비탄성체
inergen 이너젠
inert 불활성
inert 비활성
inert atmosphere 불활성분위기
inert gas 불연성가스, 불활성가스
inert gas agent 불활성가스소화약제
inertia 타성, 관성
inerting 불활성화
inerting method 불활성화법
inevitable abortion 불가피유산
infancy 유아기
infant death 영아사망
infant mortality rate 영아사망률
infant respiratory distress syndrome : IRDS
　　　신생아호흡곤란증후군
infant 영아
infanticide 영아살해
infantile 유아의
infantile amnesia 소아시기억상실
infantilism 유치증
infarct extension 경색확장
infarct 경색
infarction 경색형성
infarction 경색증
infarctoid cardiopathy 경색성심장병
infected abortion 감염유산
infection 전염
infection control kit 감염방지용키트
infection control 감염관리, 감염통제
infection 감염

infectious agent 감염원
infectious asthmatic bronchitis 천식성기관지염
infectious disease 전염병
infectious endocarditis 감염성심내막염
infectious mononucleosis 전염성단핵세포증
inferior 하방
inferior alveolar nerve 하치조신경
inferior mesenteric vein 하장간막정맥
inferior nasal conchae 하비갑개
inferior oblique 하사근
inferior phrenic artery 하횡격동맥
inferior rectus 하직근
inferior sagittal sinus 하시상정맥동
inferior thyroid vein 하갑상선정맥
inferior ulnar collateral artery 하척골측부동맥
inferior 아래
inferiority 불량
inferiority complex 열등콤플렉스
infertility 불임
infiltration 침윤, 침윤성
infiltration anesthesia 침윤마취
infiltration capacity 삼투능
infiltrative bladder cancer 침윤성방광암
infiltrative cardiomyopathy 침윤성심근증
inflammability 인화성
inflammable articles 연소물
inflammable 가연물
inflammables 인화물질
inflammation 염증
inflammatory focus 염증병소
inflammatory reaction 염증성반응
inflation 팽창
inflator hose 인플레이터호스
influenza 독감
influenza 인플루엔자, 유행성독감
influenza A 인플루엔자A형
influenza B 인플루엔자B형
influenza C 인플루엔자C형
information 정보
information officer 공보관
informed consent 승낙서, 고지된 동의
infrahyoid muscle 설골하근
infrared 적외선
infrared camera 적외선카메라
infrared detector 적외선감지기

infrared flame detector 적외선식불꽃감지기
infrared heater 적외선가열기
infrared heating 적외선가열
infrared rays burner 적외선버너
infundibulum 누두
infusion 주입
infusion pump 주입펌프
ingested poisons 섭취된독
ingestion 섭취
ingredient statement 성분표
inguinal canal 서혜관
inguinal falx 서혜겸
inguinal hernia 서혜부탈장
inguinal ligament 서혜인대
inguinal node 서혜림프절
inguinal region 서혜부
inhalant 흡입제
inhalation anesthesia 흡입마취
inhalation burn 흡입화상
inhalation injuries 흡입상해
inhalation therapy 흡입법
inhalation valve 흡입밸브
inhalation 흡기
inhalational administration of medication
    흡입약물투여
inhale 흡입하다
inhaled poisons 흡입된독
inherent hazards 본질적위험
inherent immunity 선천적면역
inherent rate 고유박동수
inherent 고유의
inhibin 인히빈
inhibition 억제
inhibitor 억제제
inhibitory 억제적인
inhibitory action 억제작용
inhibitory postsynaptic potential : IPSP
    억제성시냅스후전위
inion 이니언
initial alarm 최초화재신고
initial assessment 초기평가
initial attack apparatus 초기진화용소방차
initial attack 초기진화
initial heat 초기열
initial shift 제1작업일

initiating device circuit 발신장치회로
initiating device 기동장치
initiating event 초기사건
initiating explosive 기폭제
initiating fire 예측가능임야화재
injected poisons 주사된독
injection 주사
injection method 주사법
injury 손상
injury control 손상조절
injury severity score : ISS 외상수치
inlet 흡입구
inlet gauge 흡입구압력계
in-line balanced pressure proportioner
　　인-라인식프레셔프로포셔너
in-line eductor 인-라인이덕터
innateness 본질
inner cell mass 내세포괴
inner ear squeeze 내이압착증
inner part of a roof 보꾹
inner perimeter 내부경계선
innervation 신경지배
innocent 무해성의
innominate artery 무명동맥
innominate bone 무명요골
innominate vein 무명정맥
inoculation 접종
inoculum 접종물
inorganic acid 무기산
inorganic chemistry 무기화학
inorganic compound 무기화합물
inorganic fiber 무기섬유
inorganic peroxide 무기과산화물류
inorganic pigment 무기안료
inotropy 변력성
inpatient 입원환자
in-rack sprinkler head 인랙스프링클러헤드
insanity 광기
insect bite 곤충교상
insertion 삽입
in-service 근무중의
in-service inspection 일상점검
inside diameter 내경
inside fire fighting 옥내진화
inside screw yoke gate valve 내부나사식밸브

insight 통찰력
insignia 휘장
insolubility 불용성
insomnia 불면증
inspection 시진, 점검
inspection district 점검구역
inspection for fire prevention 예방검사
inspiration 흡식
inspiratory capacity 흡식용량
inspiratory rales 흡기수포음
inspiratory reserve volume 흡식예비용적
inspiratory stridor 흡식성협착음
instability 불안정
instantaneous automatic gain control : IAGC
　　순시자동이득조절
instigator 교사범
instillation 점적주사
instrument flight rules : IFR 계기비행방식
instrument landing system : ILS 계기착륙시스템
instrument piping 계기용배관
instrument shelter 계기보호용구조물백엽상
instrument 기기
instrumental labor 기계분만
insufficiency 기능부전증
insulated equipment 단열장치
insulated structures 단열구조물
insulated vessel 단열관
insulated wire 절연전선
insulating board 단열판
insulating oil 절연유
insulation resistance test : IRT 절연저항시험
insulation resistance 절연저항
insulation 절연
insulator 절연체
insulin 인슐린
insulin dependent diabetes mellitus : IDDM
　　제1형당뇨병
insulin injection 인슐린주사
insulin injection sites 인슐린주사부위
insulin kinase 인슐린키나아제
insulin pump 인슐린펌프
insulin reaction 인슐린반응
insulin requirement 인슐린필요량
insulin resistance 인슐린저항성
insulin shock 인슐린쇼크

insulin tolerance test 인슐린내성검사
insulin-dependent diabetes mellitus : IDDM
　인슐린의존당뇨병
insulin-independent diabetes mellitus : NIDDM
　인슐린비의존당뇨병
insulinoma 도선종, 인슐린종
insurance grading schedule 화재보험등급제도
intake depression 급기저항
intake relief valve 흡입경감관
intake screen 흡입구여과망
integrated emergency management 통합재난관리
integrated system 통합설비
integument 외피
integumentary system 피부계통
intellect 지능
intellectualization 지식화
intelligent building system : IBS 지능형빌딩체계
intelligent transport system : ITS 지능형교통체계
intelligent vehicle highway system : IVHS
　지능형차량도로체계
intensity of stress 응력도
intensive care 집중관리
intensive care unit : ICU 중환자간호병동
intention 치유양식, 고의
inter neuron 중간뉴런
inter regional crew 광역소방대
interaction 상호작용
intercarpal articulation 수근간관절
interconnecting cables 상호접속용케이블
intercostal muscles 늑간근
intercostal node 늑간결절
intercostal 늑골간
intercrystalline crack 입자간균열
interface 인터페이스
interference filter 간섭필터
interference 간섭
interfering 대장애송신
interferon 인터페론
interim report 중간보고
interior finish 내장재
interior mesenteric artery 내장간막동맥
interior wall 내벽
interlobular duct 간관
interlock 인터록
interlocking stop watch 연동정지스위치

intermediate care facility 중재관리시설
intermediate cuneiform bone 중간설상골
intermediate event 중간사건
intermediate muscles 중수근
intermenstrual 월경간의
intermittent duty rating 단속정격
intermittent flame exposure test 단속화염노출시험
intermittent mandatory ventilation : IMV
　간헐필수환기
intermittent positive-pressure breathing : IPPB
　간헐적양압호흡법
intermittent 간헐성
intermittet cramp 간헐성경련
intern 인턴
internal acoustic meatus 내이공
internal anal sphincter muscle 내항문괄약근,
　외항문괄약근
internal bleeding 내출혈
internal combustion 내부연소, 자활연소
internal combustion engine 내연기관
internal exposure 내부연소위험
internal fixation 내고정
internal floating roof tank 내부부상식탱크
internal hemorrhoid 내치핵
internal jugular vein 내경정맥
internal latent heat 내부잠열
internal medicine 내과학
internal or interior exposures 내부노출부
internal pressure explosion proof 내압방폭구조
internal pterygoid 내측익돌근
internal resistance 내부저항
internal respiration 내호흡
internalization 내면화
International Association of Fire Chiefs : IAFC
　국제소방장협회
international calling frequency 국제호출주파수
international code of signal 국제신호서
international convention for the safety of life at
　sea 해상인명안전조약
International Fire chiefs Association of Asia :
　IFCAA 아시아소방장협회
international radio silence 국제침묵시간
international red cross society 국제적십자회
international river scale 국제강스케일
International Search and Rescue Advisory Group :

INSARAG 국제수색구조자문단
international system of units 국제단위체계
International units : IU 국제단위
internist 내과전문의
internodal pathways 결절내전도로
interoceptor 내부자극수용기
interpersonal communication 상호통신
interphase 간기
interpolated beat 간입성박동
interpolation 조직이식
interrupter switch 차단스위치
intersection 교차로
intersection light 교차등
intersexuality 중성
interstitial cell 간질세포
interstitial pneumonia 간질성폐렴
intertasal joint 족근간관절
inter-tie 접목
intertrigo 간찰진
intervention 중재
intervention dive 중재잠수
interventricular septal defect 심실중격결손
interventricular septum 심실중격
intervertebral disk 추간원판, 추간판
intervertebral foramen 추간공
intervertebral joint 추간관절
intervertebral 추간의
interview 면담
intestinal drug 정장제
intestinal flu 장관감기
intestinal juice 장액
intestinal obstruction 장폐쇄증
intestinal strangulation 장감돈
intestinal tuberculosis 장결핵
intestine 장
intestino-intestinal reflex 장간반사
intimal arteriosclerosis 동맥내경화증
intolerance 불내성
intoxication 중독
intraaortic balloon pump : IABP 대동맥내풍선펌프
intra-arterial medication 동맥내투여
intraatrial conduction delay : ACD 심방내전도지연
intracardiac injection 심장내주사
intracelluar accumulation 세포내축적
intracellular fluid 세포내액

intracerebral hematoma 뇌내혈종
intracranial aneurysm 두개내동맥류
intracranial hypertension 두개내압항진증
intracranial pressure 두개내압
intrafusal fibers 방추내섬유
intramuscular injection : IM 근육주사
intraosseous infusion 골내투여
intraosseous injection 골내주사
intraosseous 골내의
intrapartal care 분만시 간호
intraperitoneal injection 복강내주사
intrapleural space 흉막강
intrapulmonary space 폐내강
intrathecal injection 경막내주사
intrathecal 경막내의
intrauterine device : IUD 자궁내장치
intrauterine fracture 자궁내골절
intravenous controller 정맥주입조절기
intravenous feeding 정맥내섭식
intravenous infusion 정맥내주입
intravenous injection 정맥주사
intravenous line 정맥내주입로
intravenous peristaltic pump 정맥연동펌프
intravenous piston pump 정맥피스톤펌프
intravenous push 정맥내다량투여
intravenous pyelography : IVP 정맥신우조영술
intravenous syringe pump 정맥주사펌프
intravenous therapy 정맥요법
intraventricular 심실내의
intraventricular conduction delay : IVCD
    심실내전도지연
intraventricular heart block 심실내블록
intrinsic factor 내인
intrinsic factor 내인자
intrinsic wavelength 고유파장
intrinsic 내인성의
intrinsically safe 본질안전
intrinsicoid deflection 근접효과
intron 인트론
introspection 내향성
introvert 내향성
intubation 삽관법
intubation kit 기도삽관세트
intumescent paint 방염도료
intussusception 장중첩, 중첩증

inunction 도찰
inundating 일수죄
invagination 합입
invariable 불변강
invasion 침범
invasive 침입성의
inverse current 역류, 해류역류
inverse ratio ventilation 반비환기
inverse square law 역제곱의법칙
inversion exercise 내번운동
inversion layer 기온역전
inversion layers 역전층
inversion layers phenomenon 역전층현상
inversion of uterus 자궁내번증
inversion of water temperature 수온역전
inversion 내번
invert 거꾸로하다
inverted F-type antenna 역F형안테나
inverted L-type antenna 역L형안테나
inverted V-type antenna 역V형안테나
investigation 조사
investigation for fire-fighting 경방조사
investigational new drug 실험신약
investigator 조사관
involuntary consent 비자의적동의
involuntary defecation 불수의적배변
involuntary muscle 불수의근
involuntary 불수의적인
involution 퇴화
inward/outward collapse 내향/외향식붕괴
iodine Basedow's disease 요오드바세도우씨병
iodine tincture 요오드팅크
Iodines 요오드
iodism 요오드중독
iodize 요오드화
iododerma 요오드진
ion 이온
ion exchange resin 이온교환수지
ionization 이온화
ionization chamber 이온실, 이온화방
ionization type smoke detecter 이온화식연기감지기
ionizing radiation 이온방사, 이온화방사선
ionosphere 전리권
ionospheric error 전리층오차
ionospheric layer 전리층

ionospheric propagation 전리층파
Ipecac syrup 토근시럽
ipecac 토근
ipratropium 이프라트로피움
ipsilateral 동측성의
Iran-Contra Affair 이란-콘트라사건
iridectomy 홍채절제
iridum [Ir] 이리듐
iris 홍채
iritis 홍채염
iron [Fe] 철
iron cement 철시멘트
iron deficiency anemia 철결핍성빈혈
iron intoxication 철중독
iron metabolism 철대사
irradiation 방사
irreducible 복원불가능
irregular bone 불규칙골
irregular pulse 불규칙맥박
irreversible shock 비가역성쇼크
irrigational motion 비와류운동
irrigator 관주기
irritability 자극과민성
irritability of the bladder 방광의과민성
irritability of the stomach 위과민성
irritable bowel syndrome 과민성대장증후군
irritating material 자극성물질
irritation emesis 자극성구토
ischemia 허혈
ischemic colitis 허혈성대장염
ischemic heart disease 허혈성심질환
ischemic stroke 허혈성뇌졸중
ischial tuberosities 좌골돌기
ischium 좌골
islet cell tumor 췌도종양
islet cell tumor 섬세포종양
isobaric vertigo 등압성현훈
isobathymetric line 등심선
isobutane [(CH₃)₃CH] 이소부탄
isoelectric lead 등전위유도
isoenzyme 동위효소
isoetharine 이소에타린
isogenesis 동일발육
isoimmunization 동종면역
isolation 분리, 격리

isoleucine 이소류신
isomers 이성체
isometric contraction 등척성수축
isoniazid : INAH 아이소나이아지드
isoprene [CH₂=C(CH₃)CH=CH₂] 이소프렌
isopropyl alcohol 이소프로필알코올,
　　　아이소프로필알코올
isopropyl formate [HCO₂CH(CH₃)₂] 의산이소프로필
isopropylamine [(CH₃)₂CHNH₂] 이소프로필아민
isoproterenol 아이소프로테레놀
isoproterenol hydrochloride
　　　이소프로테레놀염화수소
isoseismal 등진선의
isotherm 등온선
isothermal 등온변화
isotonic 등장
isotonic contraction 등력성수축
isotonic exercise 등장성운동
isotonic solution 등장성용액
isotope 동위원소
isotropic antenna 등방성안테나
isotropy 등방성
itai-itai disease 이타이이타이병
itch mite 개선진드기
itching 소양증
Ivy method 아비방법
Ixodes 참진드기속

J

J point J점
J wave 제이파
Jack's litter 잭형들것
jack 잭
jacket rescue equipment 조끼형구조장비
Jackknife position 잭나이프체위
Jackson's rule 잭슨법칙
Jacksonian progression 잭슨진행
Jacksonian seizure 잭슨간질
Jackstay search 잭스테이탐색
Jacoby's line 야코비선
jake's litter 제이크리터
jalousie window 미늘살창
jalousie window 잴루지창

jamais vu 미시감
jamb 문설주
jamming 재밍, 방해전파
janapa 자나파
Janeway lesion 제인웨이환부
japan 옻칠
Japanese encephalitis 일본뇌염
Jarisch-Herxheimer reaction
　　　야리시헤륵스하이머반응
jarring test 타격시험
jaundice 황달
jaw 하악
jaw reflex 하악반사
Jaws of life 죠스어브라이프
jaw-thrust maneuver 하악견인법
Jefferson fracture 제퍼슨형골절
jejunum 공장
Jellyfish 해파리
jellyfish sting 해파리교상
jerk 건반사
jet fire 제트화재
jet insufflation 분사형팽창
jet lag 시차피로
jet ski 제트스키
jet stream 제트기류
jet 제트
Jet-axe 제트-액스
Jet-X 제트-엑스
jib 지브
Jihad 지하드
jockey pump 보조펌프
jogger's heel 조깅자의발꿈치
John boat 존보트
johnboat 1인승평저선, 평저선
joint chondroma 관절연골증
joint clearance to arrest flame 최대안전틈새
Joint Direct Attack munition : JDAM
　　　통합정밀직격병기
joint 관절
Josephson's sign 조셉슨징후
Joule : J 주울
Joule's law 주울의 법칙
Joule heat 주울열
Joule-Thomson effect 주울-톰슨효과
journal 일지

judicial postmortem investigation 사법검시
jugular foramen 경정맥공
jugular notch 경정맥절흔
jugular vein distention : JVD 경정맥팽대
jugular vein pressure 경정맥압
jugular vein 경정맥
Jumar 주마
jumaring 주마링
jump spot 낙하지점
jumping 점핑
jumpseat 대원탑승대
junctional complexes 접점복합체
junctional escape beat 접합부성이탈율동
junctional premature contraction : JPC
　접합부성조기수축
junctional rhythm 방실접합부율동, 접합부성리듬
junctional tachycardia 방실접합부빈맥,
　접합부성빈맥
jungle penetrator 밀림통찰장비
junior aerial 소형고가사다리
jurisdiction 관할권
jurisdictional agency 관할기관
jute fiber 황마섬유
juvenile 청소년의
juvenile delinquency 비행청소년
juvenile diabetes 소아당뇨병

K

kakodyl 카코딜
kalemia 칼륨혈증
kaliuresis 칼륨뇨증
Kallmann's syndrome 칼만증후군
kanamycin 카나마이신
Kanehara condition 가네하라현상
Kanemi accident 가네미사건
kansas board 캔서스들것
kaposi's sarcoma 카포시육종
karst 카르스트
karyosome 염색질핵소체
karyotype 핵형
Kawasaki disease 가와사키병
Kawasaki syndrome 가와사키증후군
kayak 카약

K-class fire K급화재
keeper hydraulic 키퍼하이드롤릭
Kehr's sign 커씨징후
Kelly clamp 켈리동맥겸자
kelly tool 켈리도구
keloid 흉터종
kelvin 켈빈
Kendrick's Extrication Device : KED
　캔드릭구출장비, 짧은척추고정장치
kendrick traction device : KTD 켄드릭스견인부목
keratectomy 각막절제술
keratin 각질
keratinization 각질화
keratinocyte 각질세포
keratitis 각막염
keratoconjunctivitis 각막결막염
keratoconjunctivitis sicca 건조성각결막염
keratoconus 원추각막
keratolysis 각막박리
keratolytics 각질용해제
keratopathy 각막증
keratosis 각막화
kerite 케리트
kernicterus 핵황달
kernmantle 컨맨틀
kerosene 등유
ketoacidosis 케톤산증
ketoaciduria 케톤산뇨증
ketogenesis 케톤체생성
ketone body 케톤체
ketones 케톤
ketorolac 케토로락
ketosis 케톤증
kevlar 방염로프
kick back 킥백
kick cycles 킥싸이클
kick 킥
kickback 반동
kickboard 킥보드
kidney 신장
kidney dialysis 신장투석
kidney disease 신장질환
kill zone 공격지역
killer cell 살해세포
kiln 킬른

kilo hertz : kHz 킬로헤르츠
kilo- k- 킬로-
kilocalorie : Kcal 킬로칼로리
kilocycle : kc 킬로사이클
kilogram : kg 킬로그램
kilogram-calory 킬로그램칼로리
kiloliter : kl 킬로리터
kilometer : km 킬로미터
kilovolt : kV 킬로볼트
kilovolt ampere : kVA 킬로볼트암페어
kilowatt : kW 킬로와트
kilowatt hour : kWh 킬로와트시
Kimmelstiel-Wilson syndrome 키멜스틸-윌슨증후군
kinase 키나아제
kindling 불쏘시개
kindling temperature 점화온도
kindred 친족
kinematic viscosity 동점도, 동점성률
kinematics 운동학
kinesics 동작학
kinesiology 운동학, 신체운동학
kinetic energy 운동에너지
kink 꼬임
kinship 혈족
KKK specifications 케이케이케이기준
Klebsiella 클리브시엘라
Kleine-Levine syndrome 클라이네-레빈증후군
klemheist knot 클렘하이스트매듭
kleptomania 병적도벽
Klinefelter's syndrome 클라인펠터증후군
knapsack tank 배낭식탱크
knee 무릎
knee dislocation 슬관절탈구
knee joint 슬관절
knee pad 무릎패드
knee-chest position 슬흉위
knee-hip flexion 무릎-둔부굴절
knife blade 나이프블레이드
knife 칼
knock down 녹다운
knocking 노킹
knot 노트, 매듭
knotter 노터
koilonychia 숟가락손톱
Koplik's spots 코플릭반점
Korean Association of Cardiopulmonary

Resuscitation : KACPR 대한심폐소생협회
Korean version of Mini-Mental Examination
한국형간이정신검사
Korotkoff sounds 코로트코프음
Korsakoff psychosis 코르사코프정신증
kortick tool 코르틱도구
Krause's corpuscles 망울소체
Krebs' citric acid cycle 크렙구연산회로
Kupffer's cell 쿠퍼세포
Kussmaul's pulse 쿠스마울맥박
Kussmaul's respiration 쿠스마울호흡
Kussmaul's sign 쿠스마울징후
K-valve K밸브
kynol 키놀
kyphosis 척주후만증

L

label 표지
labeled 인증취득
labetalol 라베타롤
labia 순
labia majora 대음순
labia minora 소음순
labile 불안정한
labile cell 불안정세포
labor 분만
labor accident 노동재해
labor and delivery record 진통 및 분만기록지
labor pain 진통
labor standard Act 근로기준법
laboratory procedures 검사실검사
laboratory report 임상병리검사보고서
laboratory 검사실
labored breathing 힘든 호흡
labourer 근로자
labyrinth sealing ring 래버린스실링링
labyrinthitis 미로염
laced storage 엮음저장
lacerated wound 열창
laceration 열상
lacquer enamel 래커에나멜
lacquer putty 래커퍼티
lacquer thinner 래커시너
lacquer 래커

lacrimal bone　누골
lacrimal fistula　누관
lacrimal gland　눈물샘
lacrimal sac　누낭
lacrimal system　누계
lacrimation　누루
lacrimators　눈물제
lactalbumin　락트알부민
lactase　락타제
lactate threshold　젖산역치
lactated ringer's solution　락테이트링거액,
　젖산염링거액
lactation　수유
lactation amenorrhea　수유성무월경
lacteal　유즙의
lacteal vessel　유미관
lactic acid　젖산
lactobacillus　젖산균
lactogen　유즙분비촉진제
lactogenic hormone　유선자극호르몬
lactose　젖당
lactose intolerance　젖당불내증
lactosuria　유당뇨증
lacunar amnesia　탈루성건망증
ladder　레더
ladder bed lock　사다리받침대잠금쇠
ladder bed　사다리받침대
ladder belt　사다리안전벨트
ladder block　사다리받침목
ladder butt　사다리기저부
ladder carry　사다리운반법
ladder company　사다리반, 사다리소방대
ladder dog chain　사다리고정용체인
ladder hook　사다리훅
ladder lock　사다리록
ladder nesting　사다리적재
ladder nesting gallow　사다리적재받침대
ladder nozzle　사다리노즐
ladder pipe　사다리방수총
ladder pole　사다리지지막대
ladder raise　사다리세우기
ladder rung locks　사다리가로대잠금장치
ladder shoe　래더슈
ladder splint　사다리부목, 사다리형부목
ladder spur　래더스퍼

ladder stop　래더스톱
ladder tie　래더타이
ladder truck　사다리소방차
ladder　사다리
lagging　보온재
lagophthalmos　토끼눈증
lahar　라하르
lake　호수
lake test　누수시험
lallation　요설
Lamaze method　라마즈법
lambdoid suture　인자봉합
lamella　층판
lamina　박판
laminar flow　층류
laminectomy　척추후궁절제술
lamp　램프
lancet　세모날
lancinating　찌르는듯한
land mobile communication service　육상이동통신
land mobile service　도로이동통신
land mobile station　육상이동국
land occupancy fire　개간화재
land station　육상국
landau reflex　란다우반사
landing gear　착륙장치
landing newel　계단기둥
landing zone　착륙지점
landing　계단참
landslide　사태
landslide　산사태
lane　차선
lane lines　레인줄
Langerhans' islands　랑게르한스섬
lanolin　라노린
lantern　연기투시랜턴
lantern roof　채광지붕
lantern skylight　랜턴채광창
lanthanum chromite　란타늄크로마이트
lanugo　배냇솜털
laparoscope　복강경
laparoscopy　복강경검사
laparotomy　개복술
Laplace's law　라플라스법칙
lard oil　돈지

large diameter hose 대구경호스
large drop sprinkler head 라지드롭스프링클러헤드
large intestine 대장
large orifice sprinkler head 대구경스프링클러헤드
large stream device 대량주수장치
large-cell carcinoma 대세포암
laryngeal obstruction 후두폐쇄
laryngectomy 후두절제술
laryngismus 후두경련
laryngitis 후두염
laryngocele 후두낭종
laryngopharyngitis 후두인후염
laryngopharynx 후두인두
laryngoscope 후두경
laryngoscopy 후두경검사
laryngospasm 후두강직
laryngospasm 후두연축
laryngotracheobronchitis 후두기관기관지염
larynx 후두
laser diode : LD 레이저다이오드
laser hazard 레이저장애
laser plasma diagnosis 레이저플라스마진단
laser 레이저
last oral intake 마지막섭취물
latent allergy 잠재성알레르기
latent heat 잠열
latent 잠재된
later arrival fire company 후착대
lateral 외측
lateral bending 측면굴곡
lateral collision 편측충돌
lateral eye movement 외안운동
lateral inhibition 외측억제
lateral pelvic displacement 외측골반탈구
lateral position 측위
lateral rectus 외측직근
lateral recumbent position 측와위
lateral vertebral muscle 외측추골근
lateral wall 측벽
lateral 측면의
latex 라텍스
latex allergy 라텍스알레르기
latissimus dorsi 등배근
lauric acid [$C_{11}H_{23}COOH$] 라우린산
lava cave 용암동굴

law of Hess 헤스법칙
law of projection 투사법칙
law regarding the responsibility of accident fire
    실화책임에관한법률
laxative 완하제
layering 레이어링
layout 배치도, 전체호스배치
LD_{50} 엘디-50
Le Fort fracture 르포골절
le systeme international d'unites 에스아이단위
leaching 리칭
lead 유도
lead bromate [$Pb(BrO_3)_2 \cdot H_2O$] 브롬산납, 취소산납
lead car 지휘차
lead glass 연유리
lead in pipe arrangement 리드인배관
lead nitrate [$Pb(NO_3)_2$] 질산납
lead oxide 산화납
lead placement 전극의위치
lead plane 지휘항공기
lead 납
leader line 리더라인
leading edge 리딩에지
leaf tin 주석박
leak testing 누설검사
leakage air 누기
leakage coaxial cable 누설동축케이블
leakage detector remote control
    누전기리모트콘트롤
leakage rate 누출량
leakage wave guide : LWG 누설도파관
leakage 누출
lean mixture 묽은혼합기체, 희박혼합기
lean to 기울기
lean to over collapse 기댄형붕괴
lean-to collapse 경사붕괴
leather 레더
leather bottle stomach 가죽병위장
Lecher wire 레헤르선
lecithin 레시틴
leeward 풍하
left anterior fascicle : LAF 좌전각섬유속
left anterior hemiblock : LAH 좌전각반차단
left atrial enlargement : LAE 좌심방비대
left atrium 좌심방

left axis deviation : LAD 좌축편위
left bundle branch : LBB 좌각
left bundle branch block : LBBB 좌각차단
left coronary artery 좌관상동맥
left heart failure 좌심부전
left posterior fascicle : LPF 좌후각섬유속
left posterior hemiblock 좌후각반차단
left ventricle 좌심실
left ventricular assist device : LVAD
　　좌심실보조기구
left ventricular hypertrophy : LVH 좌심실비대
left-sided heart failure 좌측심부전
leg facility 분기시설
leg lock 레그록
legal act 법률행위
legal capacity 행위능력
legal death 사망선언
legal epidemic 법정전염병
legal medicine 법의학
legal requisite 법률요건
Legionnaires' disease 레지오넬라병
legitimate self-defense 정당방위
legitimate smoke 적법한 연기
leid rope 레이드로프
leiomyosarcoma 평활근육종
leishmaniasis 리슈만편모충증
Lenegre's disease 레네그레병
length 길이, 본수
lentiform nucleus 렌즈핵
lentigo 흑색점
leprosy 나병
leptin 렙틴
leptocytosis 표적적혈구증
leptospirosis 렙토스피라증
Leriche's syndrome 레리쉬증후군
lesbian 여성동성연애
Lesch-Nyhan syndrome 레쉬니한증후군
lesion 병변
less than 이하
lesser occipital nerve 소후두신경
lethal 치사
lethal concentration 50% : LC$_{50}$ 치사율50%
lethal concentration 치사농도
lethal dose 50 : LD$_{50}$ 반수치사량
lethal dose 50% : LD$_{50}$ 치사량50%

lethal dose 치사량
lethargy 둔감함
Letterman, Jonathan 레터만
leucine 류신
leucocyte 백혈구
leukapharesis 백혈구분리
leukemia 백혈병
leukemia cutis 백혈병피부
leukemoid reaction 백혈병양반응
leukocytosis 백혈구증가증
leukopenia 백혈구감소증
leukoplakia 백반증, 백판증
leukotoxin 백혈구독소
leukotriene 류코트라이인
leukotrienes 류코트리엔
levator palpebrae superioris 상안검거근
levator 거상근
level ceiling 수평천장
level of consciousness 의식수준
lever 지렛대
levitation 부양망상
levodopa 레보도파
levorphanol 레보르파놀
lewisite [$C_2H_2AsCl_3$] 루이사이트
Leydig cells 라이디히세포, 레이디그세포
liability 책임
libel 문서비방, 중상문
libel and slander 명예훼손죄
liberation 유리
libido 성욕
license 면허
licensure 면허교부
lichen nitidus 광택태선
lichen planus 편평태선
lichenification 태선화
lidocaine 리도카인
Lieberkuhn's crypt 리베르퀸소와
life belt 안전벨트
life buoy 구명부표
life cycle 생활주기
life event 생활사건
life extention 생명연장
life gun 구명로프발사총
life island 라이프아일랜드
life jacket 구명동의, 구명조끼

life lines 라이프라인
life net 구명망
life raft 구명뗏목
life safety 인명안전
Life Safety Code 인명안전코드
life slider 라이프슬라이드
life support 인명구조술
lifeboat 구명보트
lifeguard 구조요원
lifeguard stand 감시대
life-style- induced health problem 생활습관으로
　　인한 질환
lift 기중기, 양정
lift bag 리프트백
lift of safety valve 안전밸브리프트
lift pump 리프트펌프
ligament 인대
ligamental tear 인대파열
ligand 연결물질
ligation 결찰
ligature 결찰사
light 빛
light acommodation 빛수용
light adaptation 명순응
light communication 광통신
light crude oil 경질원유
light fuel 경가연물
light hazard 경급화재위험
light metals 경금속
light receiving element 수광소자
light rescue 간단한구조
light seeing through 광투시경
light source 광원
light unit 조명차
light water 수성막포
light water reactor 경수로
light water suppressant 수성막포소화약제
light water 경수, 라이트워터
lightening 하강감
lighting apparatus 조명기구
lighting 점등
lightning 번개
lightning activity level 낙뢰빈도등급
lightning arrester 피뢰기
lightning equipment 피뢰설비

lightning fire 낙뢰화재
lightning in a clear sky 마른번개
lightning rod 피뢰침
lightning surge 낙뢰서지
lightning wire 피뢰도선
lignite 아탄
limb 사지
limb leads 사지유도
limb presentation 사지태위
limb presenting 사지선진
limb-girdle muscular dystrophy 지대근이영양증
limbic system 변연계
lime 석회
lime stone 석회암
limit oxygen index : LOI 한계산소농도
limited care facility 장애인보호시설
limited quantity 제한량
limiting oxidant concentration : LOC
　　산화제한계농도
line 선
line boss 방어선지휘자
line box 경계선화재경보기
line firing 방어선인근소각
line inspector 방어선점검자
line isolation monitor 누전경보기
line locator 방어선설정책임자
line of sight communication 가시거리내통신
line of sight 가시선
line proportioner 라인프로포셔너
line type detector 분포형감지기, 선형감지기
line type fixed temperature detector
　　정온식감지선형감지기
line type rate-of-rise heat detector
　　차동식분포형감지기
line 라인
linea nigra 흑선
lineal vein 비장정맥
linear acceleratory force 직선가속력
linear detector 직선검파기
linear fracture 선상골절
lined hose 소방용내장호스
lineman's gloves 전기공장갑, 보선공장갑
lingual artery 혀동맥
lingual frenum 혀주름띠
lingual nerve 설신경

liniment 도찰제, 도포제
linoleum 리놀륨
linoleum oil 리놀륨유
linseed oil 아마인유
lipase 리파제
lipectomy 지방제거술
lipid 지질
lipidosis 지방증
lipodystrophy 지방이상증
lipogenesis 지질합성
lipoid 지질성
lipolysis 지질분해
lipoma 지방종
lipomatosis 지방종증
lipomatous myxoma 지방점액종
lipoprotein 지단백
liposarcoma 지방육종
lipoxygenase 리폭시지네이스
liquefaction 액화
liquefaction necrosis 액화괴사
liquefaction of coal 석탄액화
liquefied gas 액화가스
liquefied methane gas : LMG 액화메탄가스
liquefied natural gas : LNG 액화천연가스, 엘엔지
liquefied natural gas power station 엘엔지발전소
liquefied petroleum gas : LPG 액화석유가스,
　　엘피지
liquid 액체
liquid ammonia 액체암모니아
liquid breathing 액상호흡
liquid crystal 액정
liquid crystal display : LCD 액정표시장치
liquid drugs 액체약물
liquid explosive 액체폭약
liquid fuel 액체연료
liquid helium 액체헬륨
liquid hydrogen 액체산소
liquid level meter 액면계
liquid metal 액체금속
liquid metal fuel 액체금속연료
liquid tight 액밀
liquidness 유동성
list of alternative frequencies : AF 대체주파수목록
listed 인증품, 검정품
listeriosis 리스테리아증

listlessness 무기력한
lithium [Li] 리튬
lithium aluminum hydride [LiAlH$_4$]
　　수소화알루미늄리튬
lithium hydride [LiH] 수소화리튬
lithium nitrate [LiNO$_3$] 질산리튬
lithotomy position 절석위
lithotomy 결석제거술
Lith-X 리스-엑스
litter 리터
live birth 생존출산
live burning 생나무연소
live coal 불씨
live line 라이브라인
live-aboards 숙식보트
livedo 울혈청반
liver 간
liver cirrhosis 간경화
liver disease 간질환
liver spot 간반점
lividity 흑청색화
living fuel 관목가연물
living will 사망선택유언, 생존유서
living wills 생명의지서
livor 시반
lizard bite 도마뱀교상
LMA-Classic 클래식후두마스크
LMA-Fastrach 삽관용후두마스크
LMA-flexible 플랙시블후두마스크
LMA-Pro Seal 프로실후두마스크
load 부하
load bearing wall 내력벽
load due to accident 사고시하중
load increment 부하율
load limit indicator 하중한계지시기
load 하중
loaded bumper 충격흡수범퍼
loaded bumper 함축범퍼
loaded stream extinguisher 강화액소화기
loaded stream 강화액
loading 분진누적
loading capacity 부하용량
lobar pneumonia 대엽성폐렴
lobby command post 로비지휘본부
lobe 엽

lobectomy 엽절제
lobotomy 뇌엽절제술
local 국소의
local alarm 지구경보, 지구화재경보
local anesthesia 국소마취
local application system 국소방출방식
local area radio station 구내무선국
local attack 초기진화작업
local circuit 지구회로
local effect 국소작용
local emergency 지역응급
Local Emergency Management Agency : LEMA
　지역비상관리기관
local fire alarm system 지구화재경보설비
local infection 국소감염
local loop 가입자회선
local oscillator 국부발진기
local reaction 국소반응
local road 국지도로
local supervisory system 지구감시설비
local system 지구발신설비
local toxicity 국소독성
localized abdominal tenderness 국소복부압통
localized amnesia 부위성건망증
location indicator 지명약어
lochia 산후질분비물
locked-in syndrome 감금증후군
locus 궤적
log 사고기록일지
log book 로그북, 무선업무일지, 잠수기록장
log periodic antenna 대수주기안테나
log roll method 통나무굴리기법
logger 자동기록장
logistics officer 지원관
logistics section 지원부서
log-off 접속종료
lolium temulentum 독보리
London Smog 런던형스모그
long arm cast 장상지석고붕대
long axis 장축
long backboard 전신고정장비, 긴척추 고정대
long bone 장골
long leg cast 장하지석고붕대
long leg knee hinge cast 장하지무릎경첩석고붕대
long line haul 롱라인홀

long tract signs 장경로징후
long-acting thyroid stimulator 갑상선자극물질
longitudinal 장축의
longitudinal direction 종축방향
longitudinal slide 종축방향끌기
longitudinal wave 세로파
long-term potentiation 장기상승작용
lookout house 감시초소
lookout patrolman 차량순찰대원
lookout tower 감시탑
loop 루프
loop conductor 용마루의 도체
loop diuretics 루프이뇨제
looped fire main 루프식소화주배관
looped system 루프형설비
loose connective tissue 소성결합조직
loose 느슨함
loosening 해리
loperamide 로페라마이드
lorazepam 로라제팜
loss 손실
loss assessor 손해사정인
loss by fire 소실
lost arrow 로스트애러우
lost line 연소저지선붕괴
lotion 로션
Lou Gehrig's disease 루게릭병
loudspeaker for respirator 공기호흡기용확성기
louse bite 이교상
louse 이
louver 지붕창, 루버
low birth weight infant 저체중출생아
low carbon steel 저탄소강
low cardiac output syndrome 저심박출증
low electrolyte level alarm device 감액경보장치
low expansion alloy 저팽창합금
low explosive 저폭발물
low explosive materials 저폭발성물질
low forceps delivery 저위겸자분만
low frequency : LF 장파
low intensity conflict : LIC 저강도분쟁
low level alert system 저수위경보장치
low power radio transmitter 저전력무선송신기
low pressure cylinder 저압실린더
low pressure hose 저압호스

low pressure tank 저압탱크
low pressure water mist system
　저압미분무수소화설비
low red heat 저적열
low service main 저압수도본관
low velocity 저속
low voltage circuit 저전압회로
low voltage type detector 저전압식감지기
low water 저조
low-burning theory 저연소이론
lower explosive limit : LEL 폭발하한계, 최소연소점
lower extrimity cast 하지석고붕대
lower motor neuron 하위운동뉴런
lower order explosion 저폭발
lowering 강하
lowest observable adverse effect level : LOAEL
　최소독성농도
low-frequency oscillator 저주파발진기
Lown-Ganong- Levine syndrome : LGL
　로은-가농-레빈증후군
lowry hydrant 로우리소화전
low-specific activity material 저특이성활성물질
low-temperature ignition 저온착화
loxapine 록사핀
lubricating oil 윤활유
lubrication 윤활
lucas tool 루카스도구
lucid 명료한
lucid interval 명료기
Ludwig's angina 구강저봉소직염
lumbago 요통
lumbar curvature 요부만곡
lumbar nerves 요신경
lumbar plexus 요신경총
lumbar puncture 요추천자
lumbar veins 요추정맥
lumbar vertebrae 요추
lumbosacral plexus 요천골신경총
lumen 관강
luminance level 휘도
luminance temperature 휘도온도
luminaries for emergency exit sign 피난구유도등
luminous flame 휘염
luminous paint 발광도료
lump alcohol 고형알코올

lump 분말의고형화
lumpectomy 소괴절제술
lunate bone 월상골
lunatical interval 월조간격
Lund and Browder method 룬드-브로우드법
lunette 반달형채광창
lunette 아치형채광창
lung 폐
lung abscess 폐농양
lung cancer 폐암
lung squeeze 폐압착증
lung surfactant 폐계면활성제
lunula 반달
lupus erythematosus 홍반루프스
lupus vulgaris 심상성루프스
luteal 황체의
luteinizing hormone : LH 황체호르몬
lux 럭스
Lycoris radiata 꽃무릇
Lyme arthritis 라임병
lymph node 림프절
lymph 림프
lymphadenitis 림프절염
lymphadenopathy 림프선증
lymphangioma 림프관종
lymphangitis 림프관염
lymphatic duct 림프관
lymphatic system 림프계
lymphedema 림프부종
lymphocyte 림프구
lymphocytic choriomeningitis 림프구성맥락수막염
lymphocytopenia 림프구감소증
lymphogranuloma venereum 성병림프육아종
lymphokine 림포카인
lymphoma 림프종
lysergic acid diethylamide : LSD 라이서진산
lysine 라이신
lysinemia 라이신혈증
lysosome 라이소좀, 라이소짐

M

macerate 연화
maceration 침연현상

Macintosh blade 곡선형블레이드

macrocephaly 거두증

macrocyte 거대구

macrognathia 대악증

macromolecule 거대분자

macronutrient 다량영양

macrophage 대식세포

macula densa 밀집반

macula lutea 황반

macule 반점

Mae West 해상구명조끼

magazine 탄약고

Magen David Adom : MDA 이스라엘응급의료체계

Magill forceps 마질겸자

magma 마그마

magnalium 마그날륨

magnesia 마그네시아

magnesium [Mg] 마그네슘

magnesium bromate [Mg(BrO$_3$)$_2$ · 6H$_2$O]
    브롬산마그네슘, 취소산마그네슘

magnesium nitrate [Mg(NO$_3$)$_2$ · 6H$_2$O] 질산마그네슘

magnesium peroxide [MgO$_2$] 과산화마그네슘

magnesium powder 마그네슘분말

magnesium sulfate 황산마그네슘

magnetic analysis 자기분석

magnetic deviation 자기편차

magnetic dip 복각

magnetic ink 자기잉크

magnetic line of force 자력선

magnetic particle inspection 자기탐상검사

magnetic resonance imaging : MRI 자기공명영상

magnetic separator 자석분리기

magnetic storm 자기폭풍

magnetics 자기학

magnetism 자기

magnetometer 자기계

main bronchus 주기관지

main drain 주배수관

main pipeline 주배관라인

main rotor 주요회전날개

main stratcher 앰블런스용주들것

maintenance 유지, 유지보수, 정비

major burn 중증화상

major disaster 주요재해

major medical incident 주요의료재해

major medical insurance 주요의료보험

majus omentum 대망

make up 철수준비

malabsorption 흡수장애

malabsorption syndrome 흡수장애증후군

malacia 연화증

malaise 병감, 권태감

malalignment 치열부정

malaria 말라리아

male coupling 수커플링

male urethra 남성요도

male 남성

malformation 기형

malicious false alarm 악의오보

malignant 악성

malignant fibrous histiocytoma 악성섬유성조직구종

malignant hypertension 악성고혈압

malignant lymphoma 악성림프종

malignant rheumatoid arthritis : MRA
    악성류마티스관절염

malignant tumor 악성종양

malingering 꾀병

mall and bar 몰겸용바

malleable 순응성의

malleolus 복사뼈, 가골, 과

malleus 망치뼈, 추골

Mallory-Weiss syndrome 말로리-바이스증후군

malnutrition 영양실조

malocclusion 부정교합

malpractice 과오

Malthusism 맬더스주의

mammalian diving reflex 잠수반사

mammary gland 유선

mammogram 유방촬영

mammography 유방조영술

mandible 하악골

mandibular fossa 하악와

mandibular nerve 하악신경

manganese [Mn] 망간

manganese resinate [Mn(C$_{20}$H$_{29}$)$_2$] 망간수지

manganese steel 망간강

manganin 망가닌

manhole rescue tool 맨홀구조기구

manhole 맨홀

mania 조증

manifold 다기관
manila hemp 마닐라삼
manila rope 마닐라로프
man-made disaster 인위재난, 인재
manmade noise 인공잡음
mannitol 만니톨
Mannkopf's sign 만코프징후
manometer 마노미터, 압력계
mansard roof 맨사드지붕
mantle 맨틀
manual console 수동조작함
manual defibrillator 수동제세동기
manual expression of bladder urine 배뇨훈련
manual fire extinguisher 수동식소화기
manual hydraulic cable cutter
　　　수동식유압케이블절단기
manual hydraulic pump 수동식유압펌프
manual immobilization 도수고정
manual standpipe system 수동식스탠드파이프설비
manual strangulation 액사
manual transfer switch 수동전환스위치
manual(fire alarm) pull station 수동발신기
manubrium 흉골병
MAO inhibitor 마오억제제
maple bark disease 단풍나무껍질질환
maple syrup urine disease 단풍당뇨병
marasmus 소모증
march foot 행군발
Marchiafava-Micheli disease 마르키아파바-미켈리병
Marconi antenna 마르코니안테나
Marey's law 마리법칙
Marfan's syndrome 말판증후군
marginal ulcer 변연성궤양
marijuana 대마초
marine fire signal 선박화재신호
marine service station 선박주유소
marine thermal barrier 선박차열재
maritime distress 해난
maritime mobile service 해상이동업무
maritime mobile telephone system 선박전화체계
maritime safety communication : MSC
　　　해상안전통신
maritime safety information : MSI 해상안전정보
mask and bag system 마스크백산소투입기
mask blow 마스크블로우

mask clearing 마스크물빼기
mask 마스크
masking 감추려는
masochism 피학대음란증
masonite 메이스나이트
masonry construction 벽식구조
masonry wall 조적벽
mass 질량
mass casualty incident 참사
mass fire 대규모 화재
mass number 질량수
mass spectrograph 질량분석기
mass spectrometer 질량분석계
mass spectrum 질량스펙트럼
mass unit 질량단위
masseter 교근
massive amniotic fluid aspiration syndrome
　　　양수대량흡인증후군
massive aspiration syndrome 대량흡인증후군
massive transfusion 대량수혈
mast cell 비만세포, 마스트세포
MAST survey 마스트검사
mastectomy 유방절제술
master box 주경보전송장치
master control unit 마스터제어반
master oscillator 주발진기
master stream 대량주수
mastic 매스틱
mastication muscle 저작근
mastication 저작
masticator system 저작계
mastitis 유방염
mastoid fontanelle 후측두천문
mastoid process 유양돌기
mastoidectomy 유양돌기절제술
mastoiditis 유양돌기염
masturbation 자위
materia medica 약물학
material 물질
material safety data sheet : MSDS
　　　물질안전보건자료, 화학물질안전데이터시트
maternal 모계
maternal death 모성사망
maternal deprivation syndrome 모성박탈증후군
maternity clinic 조산원

matrix 기질
mattock 매턱
mattress chain 매트리스체인
mattydales 호스격납실
mature 성숙한
maturition 성숙
maturity 성숙도
Mauriceau's maneuver 모리소법
maxilla 상악골
maxillary nerve 상악신경
maxillary sinus 상악동
maximal breathing capacity : MBC 최대호흡량
maximal expiratory flow rate : MEF 최대호기속도
maximal oxygen uptake 최대산소섭취량
maximal work 최대작업
maximum allowable concentration 최대허용농도
maximum certificated occupant capacity
    최대탑승자수
maximum depth 최대수심
maximum extended position 최대확장길이,
    최대전개범위
maximum instantaneous wind speed 순간최대풍속
maximum pressure 최대압력
maypole 메이폴
McBurney's point 맥버니점
McLeod tool 맥리드도구
McRobert maneuver 멕로버트법
mean arterial pressure 평균동맥압
mean blood pressure 평균혈압
means of transportation 교통수단
measles rubeola 홍역
measurement 측정
meatal stenosis 외요도구협착
meatus 도
mechanical advantage 기계적유리
mechanical danger 기계적위험
mechanical equivalent of heat 열의 일당량
mechanical foam 기계포
mechanical heat energy 기계열에너지
mechanical siren 기계식사이렌
mechanical stress 기계적압력
mechanical ventilation device 기계식환기장치
mechanical ventilation 기계배연, 기계적환기
mechanism of injury 손상기전
mechanism 기구, 기전

mechanoreceptor 기계적수용기
meconium 태변
meconium aspiration syndrome 태변흡인증후군
meconium aspirator 태변흡입기
meconium staining 태변오염
media 중간층
medial 중앙의, 내측
medial arteriosclerosis 동맥중층경화증
medial cuneiform bone 중앙설상골
medial malleolus 내측과
medial rectus 내측직근
median 중앙
median effective dose 중간유효량
median line 정중선
median nerve 정중신경
median plane 중앙면
median strip 중앙분리대
mediastinal crunch 종격동충돌음
mediastinal emphysema 종격기종
mediastinum 종격동
mediation 알선
medic alert 의료표식
medic 의무병
medical accident 의료사고
medical antishock trousers : MAST
    치료적항쇼크용바지
medical call 의료통보
medical care 의료보호
medical center 의료원
medical control 의료통제
medical direction 의료지도
medical director 지도의사
medical electronics : ME 의학전자공학
medical follower 의료관계인
medical history 의학적병력
medical image filing system : MIFS
    의료용화상파일시스템
medical institution 의료기관, 의료제도
medical malpractice 의료과실
medical oversight 의료감시
Medical Practices Act 의업법
medical qualification 의료자격
medical radio report 의학적무선보고
medical report 의무기록
medical security 의료보장

medical technician 의료기사
medical technologist 임상병리사
medical waste 의료폐기물
medication 투약
medi-rip tape 메디립테이프
medium 매개물, 매질
medium carbon steel 중탄소강
medium expansion foam 중팽창포
medium frequency : MF 중파
medium pressure acetylene 중압아세틸렌
medulla 수질
medulla oblongata 연수
medulla ossium rubra 적색골수
medullary cavity 골수강, 수강
meeting of review of fire suppression
　화재방어검토회의
meeting rail 여밈대
mefloquine 메프로퀸
megacaryocyte 거대핵세포
megacolon 거대결장
megalomania 과대망상
megaphone 메가폰
mehaden oil 미헤이든유
meiosis 감수분열
meker burner 메커버너
melamin resin 멜라민수지
melanchola 멜랑콜리
melanin 멜라닌
melanocyte 멜라닌세포
melanocyte stimulating hormone
　멜라닌세포자극호르몬
melanoma 흑색종
melatonin 멜라토닌
melena 흑색변, 토변
melting 용융, 용해
melting cut 용단
melting point 용점, 녹는점, 용해점, 용융점
melting rate 용융속도
member of the fire brigade 소방대원
membrana tectoria 피개막
membrance 막
membrane potential 막전압
membranous bone 막성골
membranous labyrinth 막미로
memory 기억

menarche 초경
Mendelson's syndrome 멘델슨증후군
Meniere's disease 메니에르병
meninges 뇌막, 수막
meningocele 뇌척수막탈출증, 수막류
meningococcal meningitis 수막구균성수막염
meningococcemia 수막구균혈증
meningoencephalocele 뇌수막류
meniscus 반월상연골
menometrorrhagia 기능성자궁출혈
menopause 폐경기
menorrhagia 과다월경
menostaxis 월경기간연장
menstrual age 월경태령
menstrual cycle 월경주기
menstruation 월경
mental aberration 정신지체
mental health 정신건강
mental illness 정신질환
mental retardation 정신박약
mental status 의식상태
mental status exam 정신상태검사
mentally retarded children 정신지체아
meperidine 메페리딘
meperidine hydrochloride 메페리딘염화수소
mephentermine 메펜테르민
mepivacaine hydrochloride 염산메피바케인
meprobamate 메프로바메이트
Mercalli scale 메르칼리진도계급
mercantile occupancy 상업시설
MERchant Ship Search And Rescue manual :
　MERSAR 선박수색구난편람
mercury 수은
mercury chlorate [$Hg(ClO_3)_2$] 염소산수은
mercury fulminate [$Hg_2(ONC)_2, Hg(ONC)_2$]
　뇌산수은
mercury poisoning 수은중독
mercury(I) nitrate [$HgNO_3 \cdot H_2O$] 질산제일수은
mercury(II) nitrate [$Hg(NO_3)_2 \cdot H_2O$] 질산제이수은
mercy killing 안사술
merox 메록스
mesa 메사
mescaline 메스칼린
mesenteric node 장막림프절
mesentery 장간막

mesentery proper 장막
mesh 메시
mesion 정중면
mesoderm 중배엽
mesothelium 중피
message code word 메시지부호워드
messenger RNA 전령RNA
metabolic acidosis 대사성산증
metabolic alkalosis 대사성알칼리증
metabolic disorder 대사성질환, 대사장애
metabolic encephalopathy 대사성뇌증
metabolic equivalent 대사성당량
metabolic rate 대사율
metabolic shock 대사성쇼크
metabolic 대사의
metabolism 신진대사, 대사
metabolite 대사산물
metacarpal bone 중수골
metal fire 금속화재
metal form 메탈폼
metal hydride 메탈하이드라이드
metal lath 금속라스
metal 금속
metal-clad fire door 금속외장방화문
metal-clad structure 금속외장
metaldehyde 메타알데히드
metal-framed structure 금속구조물
metalgard 메탈가드
metamorphopsia 변시증
metamorphosing breath sound 변화성호흡음
metaphase 중기
metaplasia 화생
metaproterenol 메타프로테레놀
metaproterenol sulfate 황산메타프로테레놀
metaraminol 메타라미놀
metastasis 전이
metastatic lung tumor 전이성폐종양
metatarsal bones 중족골
metathalamus 시상후부
meteorological aids service 기상원조업무
meteorological aids station 기상원조국
meteorological disasters 기상재해
meteorological information 기상정보
meteoro-logical message for vessels 선박기상통보
meteorological messages 기상통보

meteorological office 기상사무소
meteorotropism 기상과민증
meter : m 미터
metered dose inhaler : MDI 계량흡입기
metered dose inhaler 일정용량흡입기
metered proportioning 계량혼합
methacryl resin 메타크릴수지
methacrylic acid 메타아크릴산
methadone 메타돈
methamphetamine 메트암페타민
methane [CH_4] 메탄
methanol [CH_3OH] 메탄올
methemoglobin 메트헤모글로빈
method 방법
methoxyflurane 메톡시플루레인
methyl acrylate [$H_2=CHCO_2CH_3$] 아크릴산메틸
methyl alcohol 메틸알코올
methyl bromide [CH_3Br] 브롬화메틸
methyl chloride [CH_3Cl] 염화메틸
methyl diazoacetate [$C_3H_4N_2O_2$]
　　메틸디아조아세테이드
methyl ethyl ketone [$CH_3COC_2H_5$] : MEK
　　메틸에틸케톤
methyl ethyl ketone peroxide [($CH_3C_2H_5CO_2$)$_2$] :
　　MEKPO 메틸에틸케톤퍼옥사이드
methyl formate [$HCOOCH_3$] 의산메틸
methyl hydrazin [CH_3NHNH_2] 메틸히드라진
methyl isobutyl ketone [$CH_3COCH_2CH(CH_3)_2$]
　　메틸이소부틸케톤
methyl isocyanate [$CH_3N=CO$] 메틸이소시아네이트
methyl mercury 메틸수은
methyl methacrylate [$CH_2=C(CH_3)COOCH_3$]
　　메틸메타크릴레이트
methyldopa 메틸도파
methylprednisolone 메틸프레드니솔론
methylvinyl ketone [$CH_3COCH=CH_2$] 메틸비닐케톤
Met-L-X powder 메트엘엑스파우더
metoclopramide hydrochloride
　　염산메토클로프라마이드
metoprolol 메토프롤롤
metralgia 자궁통
metric equivalent 미터당량
metric system 미터계
metritis 자궁염
metrorrhagia 자궁출혈

mezzanine 중층
mica 운모
micelle 미셀
micro- 마이크로
micro 미크로
micro cellular network : MCN
　　마이크로셀룰러네트워크
micro lens 마이크로렌즈
microangiopathy 미세혈관병증
microcephaly 소두증
microcheiria 소수증
microcurie 마이크로퀴리
microcyte 소적혈구
microcytic anemia 소적혈구성빈혈
microdrip 마이크로드립
microglia 미교세포
micrognathia 소하악증
micromelia 소지증
micromelic dwarf 소지증난쟁이
micron 미크론
micronutrient 미량양분
microorganism 미생물
microphage 소식구세포
micropodia 소족증
micropsia 소시증
microscopic 현미경적인
microtubule 미세관
microvilli 미세융모
microwave circuit 마이크로파회로
microwave communication 마이크로파통신
microwave scatter meter 마이크로파산란계
microwave transmission system
　　마이크로파통신방식
miction pain 배뇨통
micturition syncope 배뇨실신, 요의적실신
mid-axillary line 액와중간선
midazolam hydrochloride
　　미다졸람하이드로클로라이드
midazolam 미다졸람
midbrain 중뇌
mid-clavicular line 쇄골중간선
middle cardiac vein 심장중간정맥
middle cranial fossa 중두개와
middle ear squeeze 중이압축증
middle ear 중이

middle lobe syndrome 중엽증후군
middle scalene muscle 중사각근
midget submarine 잠수정
midship pump 미드쉽펌프
mid-stream urine 중간뇨
midwife 조산사
migraine 편두통
migrainous cranial neuralgia 편두통성뇌신경통
mike 마이크
mild steel shell 연강동체
mild steel 연강
miliaria 속립진
miliary tuberculosis 속립결핵
military anti-shock trousers : MAST 군용항쇼크바지,
　　쇼크방지용바지
milk tooth 유치
mill 밀
Miller blade 직선형블레이드
milliequivalent : mEq 밀리그램등량
milliroentgen : mR 밀리뢴트겐
mill-type construction 공장형구조
minamata disease 미나마타병
mind 정신
mine drift 자아상실
mineral deficiency 무기질결핍증
mineral wool 광물면
mineral 무기질
mineralocorticoid 염류코르티코이드
minerals 무기물
mini traxion 미니트렉션
mini-drip sets 미니점적주입세트
minimal effective concentration 최소유효량
minimal erytherma dose : MED 최소홍반량
minimum combustion energy 최소발화에너지
minimum fire spread resistance distance
　　연소한계거리
minimum fuel 최저연료
minimum ignition current 최소점화전류
minor's consent 미성년자동의
minor's pneumoconioses 광부진폐증
minor burn 경증화상
minor surgery 소수술
minoxidil 미녹시딜
minus omentum 소망
miosis 동공수축, 축동

miotic 축동제
miscellaneous storage 보조저장
misconduct 추행
misfire 불발, 불폭발
misoprostol 미소프로스톨
missed abortion 계류유산
missile fracture 미사일골절
mist 미스트
mist explosion 분무폭발
mist lubrication 유무윤활
mist 연무
mistake 착오
mistaken report 오인신고
mitochondria 미토콘드리아, 사립체
mitosis 유사분열
mitral regurgitation 승모판역류
mitral valve 승모판
mitral valve prolapse 승모판탈출
mitral valve stenosis 승모판협착증
mittelschmerz 중간통
mix tank 혼합탱크
mixed connective tissue disease
    혼합성결합조직질환
mixed diving gas 잠수용혼합기체
mixed firing 혼합연소
mixed infection 혼합감염
mixed-gas diving 혼합기체잠수
mixmaster 믹스마스터, 약제혼합원
mixture 합제, 혼합물
MKSA system of units MKSA단위계
mobile 이동통신소
mobile communication 이동통신
mobile data communications 이동데이터통신
mobile home 이동주택
mobile identification number : MIN 이동국식별번호
mobile intensive care vehicle 긴급중환자 치료차량
mobile radio 이동무선, 차량용무전기
mobile radios 이동국
mobile relay 이동중계
mobile relay station 이동중계국
mobile remote manipulator units for radioactive
    packages 방사성물질처리차
mobile repeater station 자동중계장치,
    이동통신중계소
mobile repeater 이동반복기

mobile transmitter 이동송신기
mobile water supply apparatus 이동식급수소방차
mobile X-ray 이동식X-선
mobile-assisted hand-off : MAHO
    이동국에의한통화중채널전환
mobilization center 동원센터
mobilization time 출동시간
mobilization 출동
Mobitz I second-degree heart block
    모비츠 I 형2도방실차단
Mobitz II second-degree heart block
    모비츠II형2도방실차단
Mobitz heart block 모비츠심블록
Modacom 모다콤
mode 모드
mode interference 모드간섭
mode separation 모드분리
model approval 형식승인
Model Arson Law 방화방지법
modem 모뎀
moderate burn 중등화상
moderate burns 중간화상
moderator 감속재
modified chest lead 변형된흉부유도
modified infant coma scale 수정된유아혼수척도
modified jaw thrust 변형된하악견인
modular 모듈러
modulation 조음, 변조
modulation meter 변조계
modulator 변조기
moist air 습공기
moisture regain 수분회복, 습도회복
molality 모랄농도
molar pregnancy 기태임신
molar 대구치
molarity 몰농도, 중량몰농도
mold 사상균
molding 주형
mole 몰
molecular spectrum 분자스펙트럼
molecular weight 분자량
molecule 분자
molluscum 연속종
molybdenum [Mo] 몰리브덴
molybdenum bisulfide [MoS₂] 이황화몰리브덴

momentum 운동량

monash method 모나쉬방법

mongolian spot 몽고반점

monitor nozzle 모니터관창, 차량탑재형방수총

monitor nozzle hydrant 모니터관창소화전

monitor wagon 모니터장착차량

monitor 감시장치

monitoring station 감시국

monitoring survey 관찰조사

monitoring 감시

monnex 모넥스

monoamine 모노아민

monoamine oxidase : MAO 모노아민산화효소

monoamine oxidase inhibitor : MAO inhibitor
　　모노아민산화억제제

monoblast 단아구

monochromatic light 단색광

monoclonal antibodies 단클론성항체

monocyte 단핵구

monocytic leukemia 단구성백혈병

monocytosis 단구증가증

monomer 단량체

mononeutropathy 단발신경변증

mononuclear leukocyte 단핵백혈구

mononuclear phagocyte system 단핵식세포계

mononucleosis 단핵세포증

monophasic defibrillator 일방향제세동기

monopole antenna 단극안테나

monosaccharide 단당류

monozygotic 단일접합자

monozygotic twins 일란성쌍둥이

mons pubis 음부

Montreal protocol 몬트리올의정서

moon face 월상안

moral dilemma 도덕적딜레마

moral hazards 도덕적위험

morality 도덕

moratorium human 모라토리움인간

morbidity rate 이환률

moribund 가생

morning sickness 임신성오심구토

morphea 반상경피증

morphine sulfate 황산모르핀

Morquio syndrome 모르키오증후군

Morrison Medical Best Strap 조끼형고정시스템

morsus 교상

mortality rate 사망률

mortar 모르타르, 박격포

mortuary care 사후처치

mosquito bite 모기물림

mother ship 모선

motion sickness 멀미

motor 운동성

motor aphasia 운동언어상실증

motor apraxia 운동행위상실증

motor area 운동영역

motor cortex 운동피질

motor home 이동주택차

motor nerve 운동신경

motor neuron 운동신경원

motor neuron paralysis 운동신경마비

motor primer 모터프라이머

motor unit : MU 운동단위

motor-sensation-circulation : MSC 운동-감각-순환

mountain parka 마운틴파카

mouth to mask ventilation 입-마스크인공호흡

mouth to mouth ventilation 입-입인공호흡

mouth to nose ventilation 입-코인공호흡

mouth to stoma ventilation 입-창인공호흡

mouth 구강

mouth-nose and mouth ventilation
　　입코-입인공호흡

mouthpiece 마우스피스

movable joint 유동성관절

moveable wire 이동전선

moving 이동

mucin 뮤신

mucocutaneous 점액피부

mucocutaneous lymph node syndrome
　　점액피부림프절증후군

mucolytic 점액용해제, 객담용해제

mucopolysaccharidosis IV 뮤코다당류침착증IV형

mucopolysaccharidosis 뮤코다당류침착증

mucoprotein 뮤코단백

mucopurulent 점액농성의

mucous 점액

mucous membrane 점막

mucous plug 점액전

muffler 소음기

mugging 완교사

müllerian duct 뮐러관
mulsifier 멀시파이어
multiagency coordination system : MACS
　　다기관통합시스템
multiband antenna 다중대역안테나
multi-beam echo sounder 다중반사음향측심기
multi-channel access : MCA 다채널접속
multichannel access system : MCA system
　　복수채널접속시스템
multifactorial 다인자의
multifactorial disorder 다인자유전병
multifocal atrial tachycardia : MAT 다소성심방빈맥
multifocal 다소성의
multi-frequency radio 다주파무전기
multigravida 경임부
multi-hop transmission 다중반사전파
multimedia 멀티미디어
multipara 경산부
multipath propagation 다경로전파
multiple alarm 부가경보
multiple birth 다산, 다태아분만
multiple casuality incident : MCI 다중사고,
　　대량상해사고
multiple jacket 복식재킷
multiple myeloma 다발성골수종
multiple myositis 다발성근염
multiple personality 다상성인격
multiple pregnancy 다태임신
multiple reflection echo 다중반사반향
multiple sclerosis 다발성경화증
multiple signal 다중신호
multiple station alarm device 다중경보장치
multiple-casualty incident : MCI
　　대량부상자발생사고
multiple-death fire 대량살상화재
multiplex 다중송신방식
multiplex airbag system 다중에어백시스템
multiplex communication 다중통신
multiplexer 다중채널
multiplexing 다중화
multipolar neuron 다극성뉴런
multipurpose dry chemical 다목적분말소화약제
multipurpose fold ladder 다목적접이식사다리
multipurpose piping system 다용도배관설비
multistage pump 다단펌프

multi-step relay 다단중계
multitrauma dressing 다발성손상드레싱
mummy 미이라
mumps 볼거리
Münchausen's syndrome 뮌흐하우젠증후군
munchausen's syndrome by proxy 대리인에 의한
　　뮌흐하우젠 증후군
municipal fire alarm box (street box) 도로발신기
municipal-type control panel M형수신기
mural aneurysm 심장벽동맥류
murine typhus 발진열
murphy's sign 머피징후
muscaridine 무스카리딘
muscarine [C$_8$H$_{19}$O$_3$N] 무스카린
muscarinic receptor 무스카린성수용체
muscarinic 무스카린성
muscle of larynx 후두근
muscle pull 근이완
muscle reeducation 근육훈련
muscle relaxants 근이완제
muscle spindle 근방추
muscle 근육
muscovite 백운모
muscular dystrophy 근육이영양증
muscular system 근육계통
muscular tissue 근육조직
musculi abductor hallucis 무지외전근
musculi abductor pollicis brevis 단무지외전근
musculi adductor brevis 단내전근
musculi adductor hallucis 무지내전근
musculi adductor magnus 대내전근
musculi adductor pollicis 무지내전근
musculi auriculares 이개근
musculi biceps femoris 대퇴이두근
musculi coracobrachialis 오훼완근
musculi deltoideus 삼각근
musculi depressor anguli oris 구각하체근
musculi extensor carpi radialis brevis
　　단요측수근신근
musculi extensor digitorum brevis 단지신근
musculi flexor digiti minimi brevis 단소지굴근
musculi flexor digitorum brevis 단지굴근
musculi flexor digitorum profundus 심지굴근
musculi flexor hallucis brevis 단무지굴근
musculi flexor pollicis brevis 단무지굴근

musculi gastrocnemius 비복근
musculi gemellus inferior 하쌍자근
musculi gemellus superior 상쌍자근
musculi gluteus maximus 대둔근
musculi gluteus medius 중둔근
musculi gluteus minimus 소둔근
musculi hyoglossus 설골설근
musculi infraspinatus 극하근
musculi interossei dorsales 배측골간근
musculi interossei palmares 장측골간근
musculi latissimus dorsi 광배근
musculi levator labii superioris alaeque nasi
　　상순비익거근
musculi levator labii superioris 상순거근
musculi levator scapulae 견갑거근
musculi longitudinalis 종근
musculi lumbricales 충양근
musculi obturator externus 외폐쇄근
musculi obturator internus 내폐쇄근
musculi omohyoideus 견갑설골근
musculi opponens digiti minimi manus 소지대립근
musculi opponens pollicis 무지대립근
musculi orbicularis oris 구륜근
musculi pectoralis major 대흉근
musculi pectoralis minor 소흉근
musculi peroneus brevis 단비골근
musculi peroneus longus 장비골근
musculi peroneus tertius 제3비골근
musculi plantaris 족척근
musculi pronator quadratus 방형회내근
musculi psoas major 대요근
musculi psoas minor 소요근
musculi quadratus femoris 대퇴방형근
musculi quadratus plantae 족척방형근
musculi quadriceps femoris 대퇴사두근
musculi rectus femoris 대퇴직근
musculi rhomboidei 능형근
musculi rhomboideus major 대능형근
musculi rhomboideus minor 소능형근
musculi risorius 소근
musculi sartorius 봉공근
musculi semimembranosus 반막양근
musculi semitendinosus 반건양근
musculi soleus 가자미근
musculi splenius 판상근

musculi sternohyoideus 흉골설골근
musculi styloglossus 경돌설근
musculi subscapularis 견갑하근
musculi supraspinatus 극상근
musculi tensor fasciae latae 대퇴근막장근
musculi teres major 대원근
musculi thyrohyoideus 갑상설골근
musculi tibialis posterior 후경골근
musculi transversus 횡근
musculi transversus abdominis 복횡근
musculi vastus lateralis 외측광근
musculi vastus medialis 내측광근
musculi verticalis 수직근
musculi zygomaticus major 대관골근
musculocutaneous nerve 근피신경
musculoskeletal system 근골격계통
musculoskeletal 근골격
musculotendinous unit 근건단위
musculus abductor pollicis longus 장무지외전근
musculus adductor longus 장내전근
musculus brachialis 상완근
musculus buccinator 협근
musculus digastricus 악이복근
musculus erector spinae 척주기립근
musculus extensor carpi radialis longus
　　장요측수근신근
musculus extensor carpi ulnaris 척측수근신근
musculus extensor digiti minimi 소지신근
musculus extensor digitorum communis 총지신근
musculus extensor digitorum longus 장지신근
musculus extensor hallucis longus 장무지신근
musculus extensor indicis 시지신근
musculus extensor pollicis brevis 단무지신근
musculus extensor pollicis longus 장무지신근
musculus flexor carpi radialis 요측수근굴근
musculus flexor digitorum longus 장지굴근
musculus flexor digitorum superficialis 천지굴근
musculus flexor hallucis longus 장무지굴근
musculus flexor pollicis longus 장무지굴근
musculus gracilis 박근
musculus mylohyoideus 악설골근
musculus obliquus externus abdominis 외복사근
musculus occipitofrontalis 후두전두근
musculus orbicularis oculi 안륜근
musculus palmaris longus 장장근

musculus pectineus 치골근
musculus piriformis 이상근
musculus popliteus 슬와근
musculus pronator teres 원회내근
musculus quadratus lumborum 요방형근
musculus rectus abdominis 복직근
musculus serratus anterior 전거근
musculus sternothyroideus 흉골갑상근
musculus subclavius 쇄골하근
musculus supinator 회외근
musculus teres minor 소원근
musculus tibialis anterior 전경골근
musculus vastus intermedius 중간광근
mushroom poisoning 버섯중독
mushrooming 버섯모양연소
mutagen 돌연변이 유발물질
mutation 돌연변이
mute 벙어리
mutism 무언증
mutual aid 상호지원
mutual aid 공제
mutual fire societies 소방공제조합
myalgia 근육통
myalgic asthenia 근통성무력증
myasthenia gravis 중증근무력증
mycetoma 마두라균증
mycoplasma 마이코프라스마
mycosis 진균증
mydriasis 동공확대
mydriatic 산동제
myelin 미엘린
myelin sheath 수초
myelinolysis 수초용해
myelitis 척수염
myelocele 척수낭류
myeloclast 수초파괴세포
myelocyte 골수구
myelogram 척수강조영상, 골수상
myelography 척수조영술, 골수조영술
myeloid 척수성의, 골수양의
myeloma 골수종
myelomeningocele 척수수막류
myelopathy 척수증
myelopoiesis 골수조혈
myiasis 승저증

myocardial contusion 심근타박상
myocardial infarction : MI 심근경색증
myocardial rupture 심근파열
myocardial scan 심장근육스캔
myocarditis 심근염
myocardium 심장근, 심근층
myoclonic encephalopathy of childhood
　　　　소아간대성근경련성뇌증
myoclonus 간대성근경련
myocytes 심근세포
myocytus 근세포
myofibril 근원섬유
myoglobin 미오글로빈
myoma 근종
myometritis 자궁근층염
myometrium 자궁근층
myoneural 근신경성
myopathy 근증
myopia 근시
myorrhexis 근파열
myosin 미오신
myositis 근육염
myotome 근군, 근절개도
myotonia 근긴장증
myotonic muscular dystrophy 근긴장성근이영양증
myotonic myopathy 근긴장성근증
myringectomy 고막절제술
myringitis 고막염
mysophobia 불결공포증
myxedema 점액부종
myxoma 점액종
myxovirus 믹소바이러스

N

nadolol 나돌롤
nafcillin 나프실린
nail 고정못, 조
naked eye 육안
nalbuphine 날부핀
nalbuphine hydrochloride 염산날부핀
nalmefene 날메펜
nalorphine 날로르핀
naloxone hydrochloride 염산나록손

naloxone 날록손
napalm 네이팜탄
nape 목덜미
naphtha 나프타, 납사
naphthalene [C₁₀H₈] 나프탈렌
naphthalene poisoning 나프탈렌중독
narcissism 자기애
narcissistic personality 자기애성인격
narcolepsy 발작수면
narcoleptic 수면발작의
narcotic 마취약
narcotic addict 마약중독자
narcotic analgesics 마취성진통제
narcotic antagonist 마취길항제
narcotic antagonists 마약길항제
narcotic poisoning 마약중독
narcotics user 마약사용자
nares 외비공
nasal 비강의
nasal airway 비강기도유지기
nasal bone 비골
nasal cannula 비강관, 비강캐뉼라
nasal catheter 비강카테터
nasal cavity 비강
nasal drip 비강점적
nasal flaring 비익확장
nasal meatus inferior 하비도
nasal mucosa 비점막
nasal prongs 비강배관
nasal septum 비중격
nasal speculum 비경
nasogastric feeding 코위관영양
nasogastric intubation 코위삽관
nasogastric suction 코위관흡입
nasogastric tube 코위관
nasolabial reflex 비구순반사
nasolacrimal 비루의
nasooral obstructive asphyxia 비구폐색성질식사
nasopharyngeal airway 코인두기도기, 비인두
  기도유지기
nasopharynx 비인두
nasotracheal intubation 코기관내삽관
National Building Code : NBC 미국빌딩코드
National Electrical Code : NEC 미국전기코드
national emergency management agency : NEMA
  소방방재청
National Fire Codes : NFC 미국화재안전기준
National Focal Point : NFP 본국내연락망
National Geographic Information System : NGIS
  국가지리정보시스템
National Highway Safety Administration : NHSA
  국립고속도로안전청
National Interagency Incident Management System
  국가합동사고관리시스템
National Oceanic and Atmospheric Administration
  국립해양대기권국기상관측소
national SAR plan : NSP 국가수색구조계획
National Search and Rescue Plan 국가수색구조계획
National Security Agency : NSA 미국국가안전보장국
National Standard Thread : NST 미국표준나사
natriuresis 나트륨배설증가
natural asphalt 천연아스팔트
natural cement 천연시멘트
natural childbirth 자연출산
natural death 내인사
natural disaster 자연재해
natural draft 자연통풍
natural draft burner 자연통풍버너
natural draft tower 자연통풍탑
natural fuel gas 천연연료가스
natural gas 천연가스
natural hazard 자연적위험
natural killer cell 자연살해세포
natural person 자연인
natural radioactivity 천연방사능
natural resin 천연수지
natural utilization of water 자연수리
nausea 구역
nautical mile 해리
nautical publications 수로서지
naval stores 도료용제
NAVAREA warning 항행구역경보
navicular bone 주상골
navigation telex 내비텍스수신기
navigational warning 항행경보
NBC weapons NBC무기
near contact shot 근접사
near drowning 익수
near response 근반응
near shot 근사

near-by frequency 근접주파수
neats foot oil 우각유
nebula 각막백탁
nebulization 분무
nebulizer 분무기
necessity 긴급피난
necrobiosis lipoidica 유지방성생괴사
necrophilia 시간
necrosis 괴사
necrotizing enteritis 괴사성장염
necrotizing enterocolitis 괴사성소장결장염
necrotizing 괴사성
needle cricothyrotomy 바늘윤상갑상절개술
needle decompression 바늘감압법, 늑막감압술
needle thoracostomy 바늘흉강개구술
needle valve 니들밸브
needless alarm 비화재보
negative autopsy 무소견부검
negative buoyancy 음성부력
negative catalysis effect 부촉매효과
negative feedback 음성되먹임
negative pressure 부압, 음압
negative split training 네거티브 스피리트 트레이닝
negativism 거부증
negligence 부주의, 태만
negligence fine 과징금
negligence 과실
neighbor set 인접국
neighborhood living facilities 근린생활시설
Neil-Robertson litter 네일-로버슨 들것
Neisel's formula 나이젤식
Nelson's syndrome 넬슨증후군
nematocyst 자세포
nematode 선충
neologism 신어증
Neo-Malthusism 신말더스주의
neon [Ne] 내온
neonatal death 신생아사망
neonatal death rate 신생아사망률
neonatal hyaline membrane disease
    신생아초자양막증
neonatal period 신생아기
neonatal pneumonia 신생아폐렴
neonate 신생아
neonaticide 신생아살

neonatologist 신생아전문의
neoplasm 신생물
neoplastic fracture 이상증식성골절
neoprene 내오프렌, 네오프렌
neostigmine 네오스티그민
nephrectomy 신절제술
nephritis 신장염
nephroangiosclerosis 신혈관경화증
nephrocalcinosis 신석회화증
nephrolithiasis 신석증
nephron 신원
nephropathy 신장병증
nephrotic syndrome 신증후군
nephrotoxic 신장독성의
nephrotoxin 신독소
Nernst equation 네른스트공식
nerve accommodation 신경조절
nerve agent 신경작용제
nerve cell body 신경세포체
nerve compression 신경압박
nerve gas 신경가스
nerve impulse 신경흥분
nerve 신경
nervous diarrhea 신경성설사
nervous emesis 신경성구토
nervous pollakiuria 신경성빈뇨
nervous system 신경계
nervous tissue 신경조직
nervousness 신경과민
nervus trochlearis 도르래신경
nest of ladders 사다리격납실
net fire effect 총화재손실
net heat of combustion 순수연소열
net positive suction head : NPSH 유효흡입양정
net pump pressure 유효펌프압력
net storage 순저장면적
netilmicin 네틸마이신
nettle rash 쐐기풀두드러기
neural atrophy 신경성위축
neural tube 신경관
neural tube defect 신경관결손
neuralgia 신경통
neuralgic amyotrophy 신경통성근위축증
neurasthenia 신경쇠약증
neurilemma 신경섬유초

neurine　뉴린
neurinoma　신경초종
neuritis　신경염
neurocardiogenic syncope　신심인성실신
neurocoele　신경류
neurodermatitis　신경피부염
neurofibril　신경원섬유
neurofibroma　신경섬유종
neurofibromatosis　신경섬유종증
neurogenic bladder　신경인성방광
neurogenic shock　신경성쇼크
neuroglia　신경교
neurohormonal regulation　신경호르몬조절
neurohypophyseal hormone　신경하수체호르몬
neurohypophysis　뇌하수체후엽
neurolepsis　신경마비
neuroleptic drug　신경마비제
neuroleptic malignant syndrome
　　항정신병약물악성증후군
neuroleptics　신경이완제
neurologic assessment　신경학적평가
neurologic examination　신경계검사
neurological deficit　신경결함
neurologist　신경과전문의
neuroma　신경종
neuromuscular　신경근의
neuromuscular blockers　근신경차단제
neuromuscular blocking agent　신경근차단제
neuromyelitis　신경척수염
neuron　뉴런, 신경원
neuronitis　신경원염
neuropathic joint disease　신경병성관절질환
neuropeptide　신경펩티드
neurosis　신경증
neurosurgeon　신경외과전문의
neurosurgery　신경외과
neurotic　신경성의
neurotic disorder　신경장애
neurotoxic　신경독성의
neurotoxin　신경독
neurotransmitter　신경전달물질
neurotrophin　신경영양물질
neurotubule　신경미세소관
neutral　중성의
neutral ground method　중성점접지방식

neutral in-line immobilization　중립고정유지
neutral in-line position　일직선의중립자세,
　　중립적정렬상태
neutral position　중립자세
neutral pressure plane　중성대
neutral protamine hagedon insulin
　　중성프로타민하제돈인슐린
neutral thermal environment　중립체온환경
neutralization　중성화, 중화
neutralize　중성화하다
neutralizing agents　중성제
neutron　중성자
neutron bomb　중성자폭탄
neutron flux　중성자속
neutropenia　호중구감소증
neutrophil　호중구
nevus　모반
newborn　갓난아이
newborn identification note　신생아확인기록지
newborn record　신생아기록지
Newton's laws　뉴턴법칙
Newton　뉴턴
nexus　간극결합
Nezelof's syndrome　네첼로프 증후군
niacin　나이아신, 니코틴산
niacinamide　니아신아미드
nickel [Ni]　니켈
nickel dermatitis　니켈피부염
nickel steel　니켈강
nickel-chrome steel　니켈크롬강
nicotine [$C_{10}H_{14}N_2$]　니코틴
nicotinic　니코틴성
nicotinic receptor　니코틴성수용체
nifedipine　네페디핀, 니페디핀
night blindness　야맹증
night effect　야간효과
night error　야간오차
night hitch　방화피복
night vision　암시력
night watch　야경
nightmare　악몽
nikethamide　니케타마이드
nipple　유두, 니플
nipple line　유두선
Nissl's body　니슬소체

nit 서캐

nitrate 질산염

Nitrazine test 나이트라진검사법

nitric acid [HNO₃] 질산

nitric ester 질산에스테르

nitric monoxide [NO] 일산화질소

nitric oxide 산화질소

nitriding 질화

nitrite 아질산염

nitrobenzene [C₆H₅NO₂] 니트로벤젠

nitrobenzene poisoning 니트로벤젠중독

nitrocarbo-nitrate [NH₄NO₃] 니트로카보질산염

nitrocellulose [C₆H₇O₂(ONO₂)₃]ₙ : NC
　　니트로셀룰로오스

nitroethane [C₂H₅NO₂] 니트로에탄

nitrogen [N] 질소

nitrogen narcosis 질소마취

nitrogen oxides [NOx] 질소산화물

nitroglycerin [C₃H₅(ONO₂)₃] : NG 니트로글리세린

nitroglycerin paste 니트로글리세린연고

nitroglycerin spray 니트로글리세린분무제

nitroglycol [C₂H₄(ONO₂)] 니트로글리콜

nitromethane [CH₃NO₂] : NMT 니트로메탄

nitroprusside 니트로프루사이드

nitroprusside sodium 니트로프루사이드나트륨

nitrotoluene [NO₂(C₆H₄)CH₃] 니트로톨루엔

nitrous oxide [N₂O] 아산화질소

no breathing 노브레싱

no decompression limit 무감압한계

no passing zone 추월금지구간

no transgression zone : NTZ 침범금지구역

noble gas 비활성가스

nociceptor 통각수용기

no-code 지시없음

noctovision 암시장치

nocturia 야뇨증

nocturnal 야간의

nocturnal dyspnea 야간성호흡곤란

nodal rhythm 결절성리듬

node monitoring 접속점감시

no-decompression 비감압

no-decompression dive 비감압잠수

no-decompression table 비감압표

nodes of Ranvier 랑비엘결절

nodular 소결절성의

nodular hyperplasia 전립선결절성증식

nodule 소결절

nofuse switch 차단기

noise 소음

noise induced deafness 소음성난청

noise level 소음레벨

noise pollution 소음공해

noise regulation 소음규제

noma 수암

nomex 노멕스

nominal suction hose size 흡입관공칭구경

nominal voltage 공칭전압

non air aspirated spray nozzle
　　공기비흡입식스프레이노즐

non air aspirating discharge devices
　　공기비흡입식방출장치

non flammable material 비가연재

non insulin dependent diabetes mellitus : NIDDM
　　제2형당뇨병

non rapid eye movement : NREM 비렘수면

nonaccidential trauma : NAT 비사고성외상

nonadjustable circuit breaker 비조정식회로차단기

nonambulatory 보행불능자

nonbearing wall 비내력벽

nonbreather mask 비재호흡마스크

noncardiogenic pulmonary edema 비심인성폐수종

noncombustible material 불연성물질

noncompensatory pause 비대상성휴지기

noncompetitive antagonist 비상경적길항제

noncompliance 불이행

non-condensable gas 비응결가스

nonconductor 부도체

nondedicated smoke control systems 겸용제연설비

nondestructive inspection : NOI 비파괴검사

nondestructive test 비파괴시험

nondirectional beacon : NDB 비지휘표지

nondisplaced fracture 비전위성골절

non-drying oil 불건성유

non-electrolyte 비전해질

nonepithelial tumor 비상피성종양

nonferrous metal 비철금속

nonflammable rubbish 불연성쓰레기

nonflammable 불연성, 비인화성

nonfreezing solution 부동액

nonhazardous location 비위험장소

nonhemolytic jaundice 비용혈성황달
non-Hodgkin's lymphoma : NHL 비호지킨림프종
nonincendive 비발화성
nonintervention 방임행위
noninvasive 비침습적
non-lethal weapon 비치사성무기
non-luminous flame 불휘염
nonmetal 비금속
nonmetallic extension 비금속연장선
nonmetallic-sheathed cable 비금속외장케이블
nonnutritive sweetners 감미료
nonpolar solvent 비이온화용매
non-power boat 무동력선
nonprofit foundation 공익법인
nonprofit-making corporation 비영리법인
nonprotein nitrogen 비단백질질소
non-Q wave infarction Q파없는경색
non-reclosing pressure relief device
  비복구형압력방출장치
nonrestorable detector 비재용형감지기
nonrestorable initiating device 비재용형기동장치
nonshivering thermogenesis 비전율성열생산
nonsignalized intersection 비신호교차로
nonsolder sprinkler head 비용융형스프링클러헤드
nonspecific defense mechanism
  비특이적감염방어기구
nonspecific urethritis 비특이성요도염
nonsteroid anti-inflammatory agent
  비스테로이드성소염제
non-urgent moving 비긴급이동
nonverbal communication 비언어적의사소통
noonan's syndrome 누난증후군
noradrenaline 노르아드레날린
norepinephrine 노르에피네프린
normal 정상의
normal fill level 정상충전높이
normal fire season 일반화재기
normal human serum albumin 정상인간혈청알부민
normal quadrant 정상4분원
normal sinus rhythm : NSR 정상동리듬,
  정상심장리듬
normal turn 노멀턴
normal-form radioactive materials 일반방사성물질
normal-pressure hydrocephalus : NPH
  정상압수두증

normoblast 정적아구
normochromic 정상색소성의
normotensive 정압성의
normothermic 정상온도
noscapine 노스카핀
nose 코
nose cup 노즈컵
nose pockets 노즈포켓
nosocomial infection 병원감염
no-stop diving 비정지잠수
notch 절흔
nothing showing 화염징후없음
notification 최고
notification appliance circuit 경보기구회로
notification appliance 경보기구
Novichok 노비초크
noxious 유해한
noxious gas 유독가스
nozzle aspiring system 흡인식발포노즐
nozzle man 관창수
nozzle mixing burner 노즐혼합버너
nozzle pressure 노즐압력
nozzle reaction 노즐반동
nozzle 관창
nozzleman 방수원
nuchal cord 경부제대
nuclear energy 핵에너지
nuclear explosion 핵폭발
nuclear explosions 핵폭발물
nuclear fission 핵분열
nuclear fuel 핵연료
nuclear fusion 핵융합
nuclear medicine 핵의학
nuclear membrane 핵막
nuclear nonproliferation treaty 핵확산금지조약
nuclear power plant 원자력발전소
nuclear radiation 핵방사능, 원자력방사능
nuclear reaction 핵반응
nuclear reactor 원자로
nuclear receptor 핵수용체
nuclear scan studies 핵의학검사
nuclear scanning 핵주사
nuclear weapon 핵무기
nucleic acid 핵산
nucleocapsid 뉴클레오캡시드

nucleolus 핵소체
nucleon 핵자
nucleoplasm 핵질, 핵형질
nucleosome 핵체
nucleotide 뉴클레오티드
nucleus 원자핵, 핵
nucleus brain 뇌핵
nucleus cell 세포핵
nucleus pulposus 수질핵
nuclide 핵종
null cell 제로세포
nulligravida 미임부
nullipara 미경산부
number of fire 화재건수
numbness 저린감
Numerical Analysis and Production System : NAPS
　　　기상해석과예보시스템
nurse 간호사
nurse aid 간호조무사
nurse tanker 급수차
nurses' record 간호기록지
nursing 간호
nursing home 요양원
nut key 너트키
nut 너트
nutation 회전성, 점두
nutrient 영양소
nutrient artery of the humerus 상완영양동맥
nutrition 영양
nutritional anemia 영양성빈혈
nutritional disorder 영양이상
nyctophobia 어둠공포증
nymphomania 색광녀
nystagmus 안구진탕
Nysten's law 뉘스탕법칙

O

oakum 뱃밥
obesity 비만
object 대상물
objective 객관적, 목적물
oblique fracture 사선골절
obliquus internus abdominis 내복사근

observation 관찰
obsession 강박사고
obsessional personality 강박적성격
obsessive-compulsive personality
　　　강박적-충동적성격, 집착강박성인격
obsessive-compulsive neurosis 강박적-충동적신경증
obstetrical kit 분만세트
obstetrical record 산과기록지
obstetrician 산과전문의
obstetrics 산과학
obstructed construction 살수장애구조물
obstruction of ureters 요도폐쇄
obstruction to distribution 살수장애물
obstructive atelectasis 폐색성무기폐
obstructive lung disease 폐쇄성폐질환
obstructive shock 폐쇄성쇼크
obstructive uropathy 폐쇄성요로질환
obsturator 폐쇄기
obvious death 명백한 사망
occipital artery 후두동맥
occipital bone 후두골
occipital condyle 후두과
occipital lobe 후두엽
occlusal trauma 교합손상
occlusion 교합, 폐색
occlusive dressing 폐쇄성드레싱
occlusive 교합의
occult blood 잠혈
occult fracture 잠재성골절
occupancy 용도
occupancy hazard classification 용도별위험등급
occupant load 수용인원
occupant use hose 거주자용호스
occupational accident 직업사고
occupational disability 직업불능, 직업장애
occupational disease 직업병
occupational health 직업건강
occupational medicine 산업의학
ocean microwave communication system
　　　해양마이크로파 통신방식
ocean 대양, 해양
oceanic ridge 해령
oceanographic vessel 관측선
ochronosis 갈색증
octane [C₈H₁₈] 옥탄

octane number 옥탄가
octopus 옥토퍼스
ocular myopathy 안근증
oculocephalic reflex 눈머리반사
oculomotor nerve 동안신경
odontectomy 치아절개술
odontoid process 치상돌기
odor 냄새, 악취
odor additives 부취제
odynophagia 연하통
Oedipus complex 오디프스콤플렉스
offence of special assault 특수폭행죄
official approval 검정
official name 공식명
off-line medical direction 간접의료지휘
Ohm's Law 옴법칙
ohm 옴
oil 오일
oil absorbent 유흡착제
oil and fat ointments 유지성연고
oil black 오일블랙
oil burner 오일버너
oil burning equipment 오일연소장치
oil car 유조차
oil control valve 오일조절밸브
oil enamel 유성에나멜
oil fence 오일펜스
oil film 유막
oil fire 유류화재
oil gas 오일가스
oil in gasoline lubrication 혼합윤활
oil leakage 누유
oil over 오일오버
oil paint 유성페인트, 유성도료
oil pressure equipment 유압장비
oil pump 오일펌프
oil quenching tanks 기름담금질탱크
oil recovery ship 원유회수선
oil separator 유분리장치
oil spill at sea 해양유류유출사고
oil stove 오일스토브
oil switch 오일스위치
oil varnish 오일바니시, 유성바니시
oil waste 폐유
oil 기름

oil-filled explosion proof 유입방폭구조
oil-filled transformer 유입변압기
ointment 연고
old-old 초고령
old-style sprinkler head 구형스프링클러헤드
olecranon 주두
oleic acid [$C_{17}H_{33}COOH$] 올레인산
oleophobicity 소유성도
olfactory center 후각중추
olfactory nerve 후신경, 후각신경
olfactory sensation 후각
oligodendrocyte 희돌기교세포
oligohydramnion 양수과소중
oliguria 감뇨중, 핍뇨
oliogodactyly 핍지증
olive oil 올리브유
olive 올리브
omentum 망
omphalitis 제염
omphalocele 제대헤르니아
on going assessment 중간평가
on the air 통신분대
on-board communication station 선상통신국
oncogene 종양유전자
oncologist 종양학전문의
oncology 종양학
oncotic pressure 교질삼투압
ondine's curse 온딘저주
one and one 소규모화재
one lick method 연소저지선구축법
one rescuer drags 1인끌기
one-hour time lag fuel 1시간지연가연물
one-hundred-hour time lag fuel 100시간지연가연물
one-line fire 원-라인화재
one-way operation system 단방향통신방식
one-way radio 일방향무전기
ongoing assessment 이송중평가
on-line medical control 직접의료지시
on-line medical direction 직접의료지도
on-off sprinkler head 개폐식스프링클러헤드
On-Scene Operation and Coordination Center :
　　　OSOCC 현장구조작전조정본부
onset 발병상황
onset of action 작용시작
on-side storage 눕힘저장

ontogeny 개체발생
on-tread storage 세움저장
onychogryphosis 조갑구만증
ooblast 난모세포
oocyesis 난소임신
oogenesis 난자발생
oophorectomy 난소절제술
oophoritis 난소염
oophorosalpingectomy 난소난관절제술
oosperm 수정란
opacity 불투명도
opaque 불투명한
open abdominal injuries 개방성복부손상
open burning 옥외연소
open chest injuries 개방성흉부손상
open circuit fault 단선고장
open circuit 개방회로
open cup test 개방식시험
open cup 개방식
open fracture 개방골절
open head sprinkler system
    개방형헤드스프링클러설비
open motor 개방형전동기
open noose 개방성계제
open nozzle 개방형노즐
open plan 개방평면형
open pneumothorax 개방기흉
open port burner 오픈포트버너
open roof 오픈루프
open up 오픈업
open wiring on insulators 애자노출배선
open wound 개방창
open-circuit apparatus 개방-회로기구
opening 개구부
open-joist construction 오픈조이스트구조
open-riser stairs 개방오름계단
operating condition 동작조건
operating gown 수술복
operating radius 작전상행동반경
operating speed 운행속도
operation 수술, 작동
operation permission 수술승낙서
operation suction lift 흡입총양정
operational control 운항통제
operational period 작전기간

operational time 활동가능시간
operations coordination center : OCC 통합작전센터
operations floor 진화작업개시층
operations section 작전구역
operative record 수술기록지
operator 오퍼레이터
operculum 판개
ophthalmia 안염
ophalmalgia 눈통증
ophthalmic nerve 안신경
ophthalmic ointment 안연고
ophthalmologist 안과전문의
ophthalmology 안과학
ophthalmoplegia 안근마비
ophthalmoscope 검안경
ophthalmoscopy 검안경검사
opiate 아편제제
opioid 아편유사제
opisthorchiasis 고양이간흡충증
opisthotonos 반궁긴장
opium 아편
opium alkaloid 아편알칼로이드
opium analgesics 아편성진통제
Oppenheim reflex 오펜하임반사
opportunistic infection 기회감염
OPQRST 오피큐알에스티
opsin 옵신
opsonic action 옵소닌작용
optic atrophy 안위축
optic cana 시신경관
optic disc 시원반
optical illusion 착시
optical pyrometer 광(학)고온계
optics 광학
optimum evacuation time 최소피난시간
optimum mixture 최적혼합비
optional operation 임의적수술
optometry 검안
oral 입의
oral administration 내복
oral airway 구강기도유지기
oral contraceptives 경구피임제
oral glucose 경구혈당
oral hypoglycemic 경구용혈당강하제
oral medication 경구투여
oral 경구

orbits 안와
orchidectomy 고환절제술
orchitis 고환염
order communication system : OCS 처방전달체계
ordinance 조례
ordinary combustibles fire 일반화재
ordinary combustibles 일반가연물
ordinary construction 일반구조
ordinate 세로좌표
oregon spine splint Ⅱ : OSS Ⅱ 오레곤척추부목
oregon vest 오레곤조끼
oreximania 식욕증진광
organ of corti 나선기관, 코르티기관
organ transplantation 장기이식
organ 기관
organic acid 유기산
organic amnesia 기질적건망증
organic coatings 유기도료
organic compound 유기화합물
organic failure 장기부전
organic law of fire services 소방기본법
organic mental disorders 기질성정신장애
organic peroxide formulation 유기과산화물류
organic 기관의, 유기의
organism 유기물, 유기체
organization 기질화
organochlorine pesticide 유기염소계농약
organoid 기관양
organophosphate 유기인산염
organophosphate poisoning 유기인산염중독
organophosphorus pesticide 유기인계농약,
    유기인제
orgasm 극치감
oriel window 내닫이창
orientation 지남력
orifice diameter 오리피스구경
orifice meter 오리피스유량계
orifice 오리피스
origin 기원
origin of kindling 점화원
origin 기시부
O-ring 오링
orinithine 오르니틴
ornithodoros 공주진드기속
oropharyngeal airway 구인두기도기

oropharynx 구인두
orphan drug 고아약물, 방치된약품
orthopantogram 치과교정용전체도
orthopedics 정형외과학
orthopedist 정형외과전문의
orthophoto maps 정사진지도
orthopnea 좌위호흡
orthoptics 사시교정술
orthostatic hypotension 직립성저혈압, 기립저혈압
orthostatic vital signs 기립활력징후
orthostatic 기립성
ortho-toluidine [$CH_3C_6H_4NH_2$] 오르토톨루이딘
orthotonos 직선상강직
ortho-xyline [$(CH_3)_2C_6H_3NH_2$] 오르토크실렌
Osama bin Laden 오사마빈라덴
Osborn wave 오스본파
Oscilloscope 오실로스코프
Osgood-Schlatter disease 오스구드-슈라터병
Osler's nodes 오슬러결절
Osler-Weber-Rendu syndrome
    오슬러-웨버-랑뒤증후군
osmolarity 오스몰농도
osmorality 삼투질농도
osmoreceptor 삼투압수용체
osmosis 삼투
osmotic diuresis 삼투성이뇨
osmotic diuretics 삼투성이뇨제
osmotic pressure 삼투압
osseous labyrinth 골성미로
ossification 골화
ostealgia 골통
osteitis 골염
osteoarthritis 골관절염
osteoblast 조골세포, 골모세포, 골아세포
osteochondrosis 골연골증
osteoclasia 골파괴
osteoclast 파골세포
osteocyte 골세포
osteogenesis imperfecta 골형성부전증
osteogenesis 골형성
osteolysis 골용해, 골흡수
osteomalacia 골연화증
osteomyelitis 골수염
osteonecrosis 골괴사
osteopathy 골병증

osteoporosis 골다공증
osteosarcoma 골육종
osteosclerosis 골경화증
osteotomy 절골술
ostomy 누설치술
other purpose traffic 목적외통신
otitis 이염
otolaryngologist 이비인후과전문의
otolaryngology 이후과학
otorrhea 이루
otoscope 이경
otoscopy 이경검사
ototoxic 내이신경독성의
ounce 온스
out on arrival 현장도착시진화
outbreak of fire 출화
outcome 결과
outdoor broadcasting van : OB van 중계차
outdoor escape stair 옥외피난계단
outdoors 옥외
outer auditory canal 외이도
outer perimeter 외부경계선
outlet 방수구
outline lighting 윤곽조명
out-of-service resources 아웃-오브-서비스리소스
outpatient 외래환자
output 출력
outrage 폭행
outrigger 아웃리거
outrigger jack 아웃리거잭
outside aid 관할구역외지원
outside diameter 외경
outside fire fighting 옥외진화
outside hose system 옥외소화전설비
outside sprinklers 연소방지용스프링클러설비
outside stairs 옥외계단
outside standpipe 옥외스탠드파이프설비
outside steamer connection 대형송수구
outside streamer connection 옥외연결송수구
outwash 아웃워시
ovarial amenorrhea 난소성무월경
ovarian artery 난소동맥
ovarian cyst 난소낭포
ovarian vein 난소정맥
ovary 난소

oven 오븐
over distance training 오버디스턴스트레이닝
over horizon transmission system
　　　가시거리외통신방식
over modulation 과변조
over the counter : OTC 무처방약품
overcome 기력상실
overcompensation 과잉보상
overcurrent 과전류
overcurrent circuit breaker 과전류차단기
overdose : OD 과량투여
overdose care phone service
　　　약물남용치료전화서비스
overdose drug 약물과다
overfill level 과충전높이
overflow incontinence 일류성요실금
overhang 오버행
overhaul 잔화정리
overhead line 가공선
overheating 과열
overload class 과부하등급
overload control : OLC 과부하제어
overload factor 과부하계수
overload test 과부하시험
overload 과부하
overlying 포압사
overseas disaster 해외재난
overspray 과잉분무도료
overweight 과체중
oviduct 난관
ovoflavin 오보플라빈
ovoglobulin 난글로블린
ovular abortion 난자유산
ovulation 배란
ovum 난자
oxalate 수산염
oxazepam 옥사제팜
oxidant concentration reduction 산화제농도감소
oxidation 산화
oxidation film treating 산화피막처리
oxidation-reduction 산화 - 환원
oxidation-reduction potential 산화 - 환원전위
oxidation-reduction reaction 산화 - 환원반응
oxidative phosphorylation 산화적인산화
oxide 산화물

oxidizing 산화제
oxy-acetylene torch 산소아세틸렌토치
oxy-acetylene welding 산소아세틸렌용접
oxygen [O₂] 산소
oxygen automatic resuscitator 자동식인공호흡기
oxygen balance 산소평형
oxygen breathing apparatus 산소호흡기
oxygen capacity of blood 혈액산소결합용량
oxygen concentration in blood 혈액내산소농도
oxygen consumption 산소소모량
oxygen content 산소용량
oxygen cylinder 산소통
oxygen debt 산소부채
oxygen deficiency 산소결핍
oxygen deficient atmosphere 산소결핍분위기
oxygen devices 산소투여장치
oxygen exchange 산소교환
oxygen generator 산소발생기
oxygen index 산소지수
oxygen intoxication 산소중독
oxygen mask 산소마스크
oxygen partial pressure 산소분압
oxygen resuscitator 자동산소소생기
oxygen saturation 산소포화도
oxygen store 산소저장량
oxygen tent 산소텐트
oxygen therapy 산소요법
oxygen toxicity 산소독성
oxygen transport 산소운반
oxygen uptake 산소섭취량
oxygenase 산소효소
oxygenation 산소투여
oxygenator 산소공급기
oxygen-enriched atmosphere : OEA
　산소농축분위기
oxygen-hemoglobin dissociation curve
　산소-헤모글로빈해리곡선
oxyhemoglobin 산화혈색소
oxyhemoglobin saturation 산화헤모글로빈포화도
oxymorphone hydrochloride 염산옥시모르폰
oxyopia 시력예민증
oxytocic 자궁수축제
oxytocin 옥시토신
ozone [O₃] 오존
ozone alarm system 오존경보제

ozone depletion point : ODP 오존파괴지수
ozone shield 오존층

P

P pulmonale 폐성P파
P wave P파
pace 페이스
pacemaker cell 심박조율세포
pacemaker rhythm 심박조율리듬
pacesetter potentials 박동원전위
pachyderma 강피증
pacing 조율
pacinian corpuscle 파치니소체
pack years 총흡연량
packaging 이송준비
packed cells 충전세포
packed hose test 호스강도시험
packing 감싸기
pad 패드
padded dash syndrome 운전대충돌징후
pading 패딩
padlock remover 맹꽁이자물쇠분쇄기
paedophillia 기아증
pager 휴대형소형무선호출기
Paget's disease 파제트병
paging 호출기
paging system 호출설비
pagophagia 빙식증
pain 동통, 통증
pain receptor 통각수용체
pain threshold 통증역치
pain tolerance 통증내성
painful response 통증반응
paint 도료, 페인트
paint loading test 도장시험
paint mixer 도료혼합기
paint sniffing 페인트흡입
paint spray booth 도장부스
pair diving 페어잠수
pair glass 이중유리
palatine bone 구개골
palatine tonsil 구개편도
palatoschisis 구개열

palatum 구개
palladium [Pd] 팔라듐
pallor 창백
palm oil 팜유
palmar 수장, 장측
palmar aponeurosis 수장건막
palmar erythema 수장홍반
palmar reflex 수장반사
palmar strangulation 장교사
palmaris longus 장수장근
palpation 촉진
palpebra 안검
palpebral fissure 안검열
palpitation 심계항진
paltauf's patch 익사반
pancake collapse 팬케이크형붕괴
pancarditis 범심장염
Pancoast's syndrome 판코스트증후군
pancreas 췌장
pancreatectomy 췌장절제술
pancreatic dornase 췌장도나제
pancreatic duct 췌관
pancreatic enzyme 췌장효소
pancreatic hormone 췌장호르몬
pancreatic insufficiency 췌장기능부전
pancreatic juice 췌장액
pancreatitis 췌장염
pancreatolith 췌석
pancuronium bromide 취화팬쿠로늄
pancytopenia 범혈구감소증
pandemic influenza 범발성인플루엔자
pandemic 범유행성
panel heating 복사난방
panel 패널
panencephalitis 범뇌염
panesthesia 범감각
PanEuropean Global System for Mobile communications
    System 범유럽GSM체계
PanEuropean radio messaging system : ERMES
    범유럽무선호출체계
panic disorder 공황장애
panic hardware 비상구자물쇠
panic 공황, 패닉
panic-proof doors 패닉방지문
panniculus 조직층

panophthalmitis 범안구염, 전안구염
panoramic photograph 연속사진
pantothenic acid 판토탠산
Papanicolaou test : Pap test 파파니콜로시험
papaverine 파파베린
paper bag syndrome 종이봉지증후군
papilla 유두
papillary layer 유두층
papillary muscle 유두근육
papilledema 유두부종
papillitis 유두염
papilloma 유두종
papule 구진
para toluidine [C₆H₄(CH₃)NH₂] 파라톨루이딘
para-aminohippuric acid : PAHA 파라아미노마뇨산
para-aminosalicylic acid : PAS 파라아미노살리실산
paracargo 투하물자
paracentesis thoracis 흉강천자
paracetnesis 천자
paracoccidioidomycosis
    파라콕시디오이드진균감염증
paracrine regulator 측분비조절물질
paradoxic agitation 기이성격앙
paradoxic agitation 역설적흥분
paradoxic pulse 기이맥박
paradoxical 역행성
paradoxical motion 기이성운동, 역행운동
paradoxical movement of chest 흉부기이성운동
paradoxical respiration 역행호흡
paraffin [CₙH₂ₙ₊₂] 파라핀
paraffin oil 파라핀유
paragonimiasis 폐디스토마감염증
paragonimiasis 폐흡충증
paraguard rescue stretcher 파라가드구조들것
parahaemolytic vibrio infection 장염비브리오식중독
parainfluenza virus 파라인플루엔자바이러스
paraldehyde [(CH₃CHO)₃] 파라알데히드
parallel lay 2본동시배치
parallel linear hemorrhage 중선출혈
parallel operation 병렬운전
parallel telephone system 병렬통신설비
parallel trench 유사참호
paralysis 마비
paralysis agitans 진전마비
paralysis electric current 불수전류

paralytic ileus 무력장폐쇄증
paramedic 전문응급구조사
parametritis 자궁주위조직염
paramnesia 기억착오
paramyxovirus 파라믹소바이러스
paranasal 코곁
paranasal sinus 부비동
paranoia 편집증
paranoid 편집성(환자)
paranoid disorder 편집장애
paranoid personality 편집성인격
paranoid reaction 편집반응
paranoid schizophrenia 편집성정신분열증
parapertussis 유사백일해
parapet 벽난간
parapharyngeal abscess 인두주위농양
paraphasia 착어증
paraplegia 대마비
parapsychology 초심리학
paraquat 파라쿼트
parasite 기생충
parasitemia 기생충혈증
parasitic antenna 무급전안테나
parasiticides 기생충치료제
parasternal line 흉골방선
parasympathetic nerve 부교감신경
parasympathetic nervous system 부교감신경계
parasympatholytic drug 부교감신경차단제
parasympathomimetics drug 부교감신경흥분제
parasystole 부수축작용
parathormone 파라토르몬
parathyroid gland 부갑상선
parathyroid hormone 부갑상선호르몬
paratyphoid fever 파라티푸스
paravertebral line 척추방선
paregoric 파레고릭
parenchyma 실질
parenchymatous poison 실질독
parenteral 비경구적
parenteral absorption 비경구적흡수
parenteral drugs 비경구적약제
parenteral medication 비경구투약
parenteral nutrition 비경구영양법
paresis 부전마비
paresthesia 감각이상

parietal bone 두정골
parietal lobe 두정엽
parietal pericardium 벽측심막
parietal peritoneum 벽측복막
parietal 두정부
parity 출산력
Parkinson position 파킨슨체위
Parkinsonian syndrome 파킨슨증후군
Parkinsonism 파킨슨증
Parkland method 파크랜드방법
paronychia 조갑주위염
parosmia 이상후각
parotid gland 이하선
parotitis 이하선염
paroxysmal atrial tachycardia : PAT 발작심방빈맥
paroxysmal nocturnal dyspnea : PND
　　발작야간호흡곤란
paroxysmal supraventricular tachycardia : PSVT
　　발작심실상성빈맥
paroxysmal ventricular tachycardia : PVT
　　발작심실빈맥
parricide 존속살해죄
Parrot's sign 패롯징후
part per million : ppm 피피엠
parthenogenesis 단성생식, 처녀생식
partial destruction by fire 부분소
partial directivity 부분지향성
partial pressure 분압, 부분압력
partial pressure of carbon dioxide in arterial blood :
　　$PaCO_2$ 동맥혈이산화탄소분압
partial pressure of oxygen in arterial blood : PaO_2
　　동맥혈산소분압
partial reflexion 부분반사
partial seizure 부분발작
partial-thickness burn 부분층화상
partial-toughened glass 부분강화유리
particle accelerator 입자가속기
particle 미립자
particulate filter respirators 미립자여과식호흡기
particulate matters 미세먼지
particulate respirator 방진마스크
particulates 분진, 입자상물질
partition 칸막이
partner rescue saw 구조용기계톱
part-paid fire fighter 비상근유급소방대원

party wall 공유벽
Pascal's principle 파스칼의원리
pascal 파스칼
passing lane 추월차선
passive-dependent personality 수동적-의존적성격
passive external rewarming 수동적외부재가온법
passive glomerular filtration 수동적사구체여과
passive immunity 수동면역
passive movement 수동운동
passive smoking 간접흡연
passive-aggressive personality 수동적-공격적성격
pass-through 이동통로
password 암호
paste 이고
Pasteur effect 파스퇴르효과
Pasteurella 파스퇴렐라
Patau's syndrome 페타우스증후군
patch 반, 접속
patch test 패취검사
patella 슬개골
patellar ligament 슬개인대
patellar reflex 슬개반사
patellar tendon bearing cast 슬개건지지석고붕대
patent 열린
patent ductus arteriosus : PDA 동맥관 개존증
patent 개방성
path difference 경로차
pathogen 병원체
pathogenesis 병인론
pathogenicity 병원성
pathognomonic 질병특유
pathological anatomy 병리해부학
pathological fracture 병적골절
pathologist 병리학전문의
pathology reports 조직병리검사보고서
pathology 병리학
pathophysiology 병태생리학
pathway 전도로, 경로
Patient's Bill of Rights 환자권리헌장
patient face shield 인공호흡용쉴드
patient immobilization devices 환자고정장비
Patient of persistent coma following severe brain
    damage 식물인간
patient record 환자기록
patient refusal 환자거부

patient 환자
patrilineal 부계
patrol 순찰
patrol desk 통신대
patrol time 경계시간
paulownia oil 오동유
pause in pulse 결손맥
Pauwel's fracture 파우벨스골절
pavement marking 노면표시
pawl 멈춤쇠
payload 유효탑재량
PCB 피·시·비
peak plasma level 최고혈중농도
peak time 절정시간
peak value 최저농도
peat 이탄, 토탄
peat moss 이끼토탄
pectin 펙틴
pectoralgia 흉통
pectus decompression manikin 흉부감압술인체모형
pectus deformity 흉곽변형
pedal edema 발부종
pedestal 사다리조작대
pedestrian speed 보행속도
pedestrian street 보행자도로
pedestrian system 보행자교통체계
pediatric advanced life support manikin : PALS
    manikin 소아전문인명소생술인체모형
pediatric dosage 소아용량
pediatric immobilization devices 소아고정장비
pediatric mattress 소아용전신부목
pediatric trauma score 소아외상점수
pediatrician 소아과전문의
pediatrics 소아과학
pediculosis 슬증
pedophilia 소아기호증
peduncle 경
peeling 박리
peer review 동료검토
Pel-Epstein fever 반복열
pellagra 펠라그라
pelvic axis 골반축
pelvic bone fracture 골반골절
pelvic cavity 골반강
pelvic cellulitis 골반결합조직염

pelvic diameter 골반직경
pelvic floor 골반저
pelvic girdle 골반대
pelvic inflammatory disease : PID 골반염증질환
pelvic outlet 골반출구
pelvic 골반의
pelvifemoral muscular dystrophy
    골반대퇴골근육이영양증
pelvifemoral 골반대퇴부
pelvis major 대골반
pelvis minor 소골반
pelvis 골반
pemphigus 천포창
pen lighter 펜라이터
penal occupancies 교정시설
penalty 벌금, 과료
pendant sprinkler 하향형스프링클러
penetrant 침투제
penetrating abdominal injury 복부관통상
penetrating trauma 관통창
penetrating wound 천자창
penetration 관통, 진입
penicillin 페니실린
penicillinase 페니실린분해효소
peninsula 반도
penis 음경
penniform 우상의
Pensky-Martens closed tester
    펜스키-마르텐스밀폐식인화점시험기
pentane [C_5H_{12}] 펜탄
pentazocine 펜타조신
penthouse 옥탑
penthrite 펜트라이트
pentobarbital sodium 펜토바비탈소디움
pentose 오탄당
pentosuria 오탄당뇨
pepsin 펩신
pepsinogen 펩시노겐
peptic ulcer 소화궤양
peptide bond 펩타이드결합
peptide 펩타이드
peracetic acid [$C_2H_4O_3$] 과초산
percent 퍼센트
percentage 백분율
perception current 최소감지전류

perception 지각
perceptual defect 지각결손
perchloric acid [$HClO_4$] 과염소산
percolating hose 삼투호스
percussion 타진
percutaneous transhepatic cholangiography
    경피적간담관조영술
percutaneous transluminal coronary angioplasty :
    PTCA 경피경관관상동맥성형술
percutaneous transtracheal catheter ventilation
    피하경기관카테터환기법
percutaneous transtracheal ventilation
    경피경기관환기
percutaneous 경피적
perfect fluid 완전유체
perforated peptic ulcer 천공성위궤양
perforating fracture 관통골절
perforation 천공
performance test 성능시험
performance test pipe 성능시험배관
perfusion 관류
periapical abscess 첨부주위농양
periapical 첨부주위
periappendiceal abscess 충수주위농양
periarteritis 동맥주위염
periarteritis nodosa 결절성동맥주위염
pericardial fluid 심장막액
pericardial friction rub 심장막마찰음
pericardial sac 심막낭
pericardial space 심막강
pericardial tamponade 심장눌림증
pericardiocentesis 심장막천자
pericarditis 심낭염, 심장막염
pericardium 심막, 심장막
pericholangitis 담관주위염
peril 피해원인
perillartine 페릴라르틴
perilymph 외림프
perimeter 주변시야계
perimysium 근외막
perinatal 주산기
perinatal death 주산기사망
perinatal mortality rate 주산기사망률
perinatology 주산기학
perineum 회음부

period of communicability 감염주기
period 주기
periodic 주기적
periodic acid [H$_5$IO$_6$] 과요오드산
periodic acid [HIO$_4$, H$_4$IO$_6$] 요오드산
periodic symptoms 주기적증상
periodontal 치근막의
periodontal disease 치주질환
periodontal ligament 치근막인대
periodontitis 치근막염
periosteum 골막
periostitis 골막염
peripheral 말초
peripheral circulation insufficiency 말초순환부전
peripheral cyanosis 말초성청색증
peripheral nerves 말초신경
peripheral nervous system : PNS 말초신경계
peripheral neuropathy 말초신경염
peripheral pulses 말초맥박
peripheral resistance 말초저항
peripheral thermoreceptors 말초온도수용체
peripheral vascular disease 말초혈관질환
peripheral vascular resistance 말초혈관저항
peripheral vision 주변시
peristalsis 연동운동
peritoneal dialysis : PD 복막투석
peritoneal pain syndrome 복막통증증후군
peritoneocentesis 복막천자
peritoneum 복막
peritonitis 복막염
perjure 위증죄
permanent building 영구건물
permanent cell 영구세포
permanent echo 고정반사
permanent hemostasis 영구지혈법
permanent pacemaker 영구적인공심박조율기
permanent teeth 영구치
permeable 투과성
permeation 침투
permissible dose 허용선량
permissible explosives 인가폭발물
permissible working hours 운용허용시간
permission 허가
permissive effect 허용효과
pernicious anemia 악성빈혈

peroneal nerve 비골신경
peroxide 과산화물
peroxyacetyl nitrate : PAN 팬
perpetual 영구기관
persona 가면인격
personal communication network : PCN
　　개인휴대통신망
personal communication service : PCS
　　개인휴대통신
personal digital cellular telecommunication
　　개인디지털셀룰러통신시스템
Personal Emergency Response System : PERS
　　개인긴급응답시스템
personal identification number : PIN 개인식별번호
personal protective equipment : PPE 개인보호장비
personal radio 개인무선
personal safty lamp 개인안전표시등
personal traits 인격특성
personality 인격, 개성
persons concerned etceteras 관계자등
persons concerned 관계자
pertinent negative 음성소견
perversion 도착, 도착증
pes planus 편평족
pesticide 살충제
petechia 일혈점
petechiae 점출혈
petechial hemorrhage 점상출혈성출혈
petit mal seizure 소발작
petrochemicals 석유화학제품
petrochemistry 석유화학
petroleum asphalt 석유아스팔트
petroleum coke 석유코크스
petroleum distillate poisoning 정유중독
petroleum ether 석유에테르
petroleum resin 석유수지
petroleum 석유
peyote 페요테
phagocyte 식세포
phagocytosis 식작용
phakomatosis 모반증
phalanges 수지골
phalanges of foot 지절골
phalanx 지골
phaline 파린

phantom box 가상경보기
phantom limb pain 환상지통
phantom limb syndrome 환상지증후군
pharmaceutic 제약의
pharmacodynamics 약역학
pharmacognosy 생약학
pharmacokinetics 약동학
pharmacologist 약리학자
pharmacology 약리학
pharmacon 약제
pharmacotherapeutics 약물요법학
pharyngeal reflex 인두반사
pharyngeal tonsil 인두편도
pharyngitis 인두염
pharynx 인두
phase detector 위상검파기
phase locked loop communication : PLL
  위상고정통신방식
phase locked loop synthesizer 위상동기루프합성기
phase I reaction 페이즈 I 반응
phase II reaction 페이즈 II 반응
phencyclidine hydrochloride 염산펜사이클리딘
phencyclidine psychosis 펜사이클리딘정신병
phenelzine 페넬진
phenobarbital 페노바비탈
phenocopy 표현형모사
phenol [C₆H₅OH] 석탄산, 페놀
phenol formaldehyde resin hard board
  페놀포름알데히드수지경화판
phenol poisoning 페놀중독
phenol resin 페놀수지
phenol resin enamel 페놀수지에나멜
phenol resin paint 페놀수지도료
phenomenon 현상
phenothiazine 페노디아진
phenothiazines 페노치아진
phenotype 표현형
phentolamine 펜토라민
phenylalanine 페닐알라닌
phenylbutazone 페닐부타존
phenylephrine 페닐에피린
phenylketonuria 페닐키톤뇨증
phenytoin 페니토인
pheochromocytoma 크롬친화세포종, 갈색세포종
phi phenomenon 파이현상

phimosis vaginalis 질폐쇄증
phlebitis 정맥염
phlebography 정맥조영술
phlebotomus fever 플레보토무스열
phlebotomy 정맥절개술
phlegm 점액질
phobia 공포증
phobic disorder 공포장애
phone patch 전화접속
phonocardiogram 심음도
phonocardiography 심음도검사
phonomania sexualis 음락살인
Phos-Chek 포스-첵
phosgene [COCl₂] 포스겐
phosphatase 인산분해효소
phosphate 인산염
phosphatidylcholine 포스파티딜콜린
phosphodiesterase 포스포디에스터라아제
phospholipid 인지질
phosphoric materials 인함유물질
phosphorous sulfide 황화린
phosphorus [P] 인
phosphorus poisoning 인중독
phosphorylation 인산화
photoaging 광노화
photoallergic contact dermatitis
  광알레르기접촉피부염
photoallergic reaction 광알레르기반응
photochemical pollution 광화학적오염
photochemistry smog 광화학스모그
photodermatoses 광선피부증
photoelectric cell 광전지
photoelectric detector 광전식감지기
photoelectric effect 광전효과
photoelectric spot type detector
  광전식스포트형감지기
photoelectron 광전자
photophobia 광공포증
photopic vision 주간시, 광순응시력
photoreceptor 광수용체
photosensitivity 광과민성
photosensitizer 광감작 물질
photosynthesis 광합성
phototherapy 광선요법
phototoxicity 광독성

phrenic nerve 횡격막신경
phycomycosis 조균증
phylogeny 계통발생학
physiatrist 물리치료전문의
physical abuse 신체적학대
physical danger 물리적위험
physical examination 신체검사
physical examination record 신체검진기록지
physical explosion 물리적폭발
physical fitness 신체적합성
physician's assistant : PA 의사보조원
physician 의사
physiologic amenorrhea 생리적무월경
physiologic dead space 생리적사강
physiologic jaundice of newborn 신생아생리적황달
physiologic retraction ring 생리적당김고리
physiological sodium chloride solution
  생리식염수
physiological disorder 생리적장애현상
physiological jaundice 생리적황달
physiological proteinuria 생리적단백뇨
physiological search 육체적탐색
physiology 생리학
physostigmine 피소스티그민
phytotoxicology 식물독성학
phytotoxin 식물독소
pia mater 연막
pica 이식증
Pick's disease 피크병
pick surface dive 수직잠수
pickaroon 피카룬
pickel 피켈
picker trunk sprinkler head 덕트용스프링클러헤드
pick-up 철수
pickup tube 픽업튜브
Pickwickian syndrome 피크위크증후군
picric acid 피크린산
picrotoxin 피크로톡신
picture archiving & communication system : PACS
  의료영상저장전송시스템
piebald 얼룩백반
piece 낱개
pier 부두
piercing pole 천공창
piercing wound 천파창

Pierre Robin syndrome 피에르로빈증후군
piesesthesia 압각
piety 적정
Piezometer ring 피에조미터고리
pig 피그
pigeon breast 새가슴
piggyback 피기백
pigment 색소, 안료
pigtail 짧은전선
pike pole 곡괭이장대
pilaster 붙임기둥
pill 알약, 정제, 환제
pill test 필테스트
pillar 지주
pillow 필로우
pilocarpine 필로카핀
pilomotor reflex 모발반사
pilonidal cyst 모소낭
pilonidal fistula 모소루
pilosebaceous 모지의
pilot ignition 유도발화
pilot lamp 표시등
pilot 현장안내인
pilot-in-command 기장
pilus 모
pilztoxin 필즈톡신
pin 핀
pin lug coupling 커플링스패너
pin track infection 핀자국감염
pinch bar 핀치바
pindolol 핀도롤
pine resin 송진
pineal gland 송과선
pinealoma 송과체종
ping-ponging 환자넘기기
pin-index safety system 핀-색인안전시스템
pink puffer 핑크빛숨찬사람
pinocytosis 세포흡수작용
pinocytosis 음세포작용
pinprick test 핀찌르기검사
pinta 열대백반성피부염
pinworm infection 요충감염
pipe duct 파이프덕트
pipe hanger 배관행거
pipe schedule 배관스케줄

pipe schedule system　배관스케줄 설계방식
pipe　관
pipeline　송유관, 파이프라인
piperazine　피페라진
piping　배관
piston　피스톤
piston pump　피스톤펌프
pitch　피치
Pitman Giraffe　피트맨지라프
piton　피톤
pitot tube　피토관
pitting　두흔
pitting edema　함요부종
pitting　공식
pituitary amenorrhea　뇌하수체성무월경
pituitary body　하수체
pituitary dwafism　뇌하수체성난장이
pituitary gland　뇌하수체
pitutary tumors　뇌하수체종양
pityriasis alba　백색비강진
pityriasis rosea　장미색비강진
pityriasis versicolor　비강진
pivot joint　피봇관절
placard　표지게시
placebo　속임약
placebo effect　속임약효과
placebo　위약
placenta accreta　유착태반
placenta barrier　태반장벽
placenta battledore　태반베틀레도르
placenta previa　전치태반
placenta　태반
placental insufficiency　태반기능부전
plague　흑사병
plan　계획
plane joint　평면관절
plane　면
planning section　계획부문
plant　플랜트
plantar　족저
plantar reflex　족저근반사
plantaris　족저근
plantigrade　발바닥단계
plaque　판
plasma　플라스마

plasma cell　혈장세포, 형질세포
plasma expanders　인공혈장액
plasma protein binding　혈장단백질결합
plasma protein fraction　혈장단백분획물
plasma protein　혈장단백질
plasma　혈장
plasmalemma　원형질막
plasmapheresis　혈장분리반출법
plasmin　섬유소용해효소
plaster cast　석고붕대
plaster hook　플래스터갈고리
plaster　석고
plastic　플라스틱
plastic deformation　소성변형
plastic materials　가소성물질
plastic operation　성형수술
plastic refractory　플라스틱내화물
plastic sponge　플라스틱스펀지
plastic surgery　성형외과
plasticity　가소성, 소성
plasticizer　가소제
plate　판
plateau phase　고조기
plateau　고원
platelet　혈소판
plateletpheresis　혈소판분리반출법
platform　작업대
platform　플랫폼
platform construction　단구조
platinum　백금
platyhelminthes　편평동물
platypnea　편평호흡
platysma　활경근
playpipe　플레이파이프
plenum　플리넘
plenum cable　난연케이블
plethoric　다혈증의
pleura　늑막, 흉막
pleural　흉막의
pleural cavity　늑막강
pleural effusion　흉막삼출, 늑막액
pleural space　흉막공간
pleurisy　흉막염
pleuritic pain　늑막통
pleurodynia　흉막통

pleuropneumonia 흉막폐렴
pleurothotonos 측반궁
plexus of nerves 신경총
plica 주름
plug 플러그, 전색
plumbism 납중독
plume 연기기둥
plunger pump 플런저펌프
plutonium [Pu] 플루토늄
p-mitrale 승모판성P파
pneumatic antishock garment 공기항쇼크의복
pneumatic 뉴매틱
pneumatic bone 함기골
pneumatic caisson 뉴메틱케이슨
pneumatic drill 공기드릴
pneumatic shoring 공기식지주
pneumococcus 폐렴구균
pneumoconiosis 진폐증
pneumocystis carinii 주폐포자충
pneumocystosis 간질성형질세포성폐렴
pneumomediastinum 기종격, 종격동기흉
pneumonectomy 폐절제술
pneumonia 폐렴
pneumothorax 기흉
p-nitroaniline 피-니트로아닐린
p-nitro-o-toluidine 피-니트로-오-톨루이딘
pocket bell 포켓벨
pocket dosimeter 포켓선량계
pocket face mask 포켓안면마스크
pocket mask 포켓마스크
pocket 포켓
pockethrough 도관관통부
podalic 족의
podiatry 족질병진료
poikilothermy 변온성
point of maximum impulse 최대심박점
point of suspension 현수점
point tenderness 국소압통
point to area communication 지점대지역간통신
pointillage 지압법
Poiseuille's law 포아세이유법칙
poison control center 독극물관리센터
poison fish 독물고기
poison gas 독가스
poison ivy 덩굴옻나무독

poison washing 독물세척
poison 독
poisoning of the gas 가스중독
polar body 극체
polar cap absorption phenomenon : PCAP
　　극관흡수현상
polar cap phase anomaly : PCPA 극관위상이상
polar molecule 극성분자
polarity 극성
polarization 분극
polarization index test 분극지수시험
pole 세로대
pole shutoff 살수차단풀
pole stretcher 단순들것
police compulsion 경찰강제
police cordon 경찰통제선
polio 폴리오
polioencephalitis 회백뇌염
poliomyelitis 소아마비, 회백질척수염
poliosis 백모증
poliovirus 폴리오바이러스
poliovirus vaccine 소아마비백신
pollutant 오염물질
polluter pays principle 오염자부담원칙
pollution prevention 오염방지
pollution 공해
polyacetal resin 폴리아세탈수지
polyamide 폴리아미드
polyaromatic hydrocarbons : PAHs
　　다환방향족탄화수소
polyarteritis nodosa 다발성결절성동맥염
polybutadiene rubber 폴리부타디엔고무
polycarbonates 폴리카보네이트
polychlorinated biphenyls 다염화바이페닐
polyclonal 다클론성의
poly-concrete 폴리콘크리트
polycythemia 적혈구증가증
polydactyly 다지증
polydipsia 번갈증, 다음다갈증
polyester 폴리에스터
polyester resin 폴리에스터수지
polyethylene 폴리에틸렌
polyethylene oxide [(-CH$_2$CH$_2$O-)$_n$]
　　폴리에틸렌옥시드
polyethylene resin 폴리에틸렌수지

polygene 다원유전자
polyhidrosis 다한증
polyinfection 중감염
polyleptic 다발증성의
polymer 중합체
polymeric materials 고분자물질
polymerization 중합반응
polymicrobial infection 중복감염
polymorphonuclear leukocyte 다형핵백혈구
polymorphous 다형의
polymorphous light eruption 다형의 빛발진
polymyalgia rheumatica 다발성근육통류마티스
polyopia 다시증
polyox 폴리옥스
polyp 용종
polypeptide 폴리펩티드
polyphagia 다식증
polyposis 용종증
polypropylene 폴리프로필렌
polysaccharide 다당류
polystyrene 스티롤수지
polystyrene resin tile 폴리스티렌수지타일
polystyrene 폴리스티렌
polyurethane foam 폴리우레탄발포체
polyurethane 폴리우레탄
polyuria 다뇨증
polyvinyl acetate 초산비닐수지
polyvinyl chloride [(-CH_2CHCl-)_n] : PVC
　폴리염화비닐
Pompe's disease 폼페병
poncho 판쵸
ponophobia 동통공포증
pons 교, 뇌교
pontaneous heating 자연발열
pontoon 지붕판, 폰툰
pony 소형소화기구
pool fire 풀파이어
poor reception in urban area 도시수신장애
popliteal artery 슬와부동맥
popping 파핑, 개방작동
population 모집단
population at risk 위험모집단
pork tapeworm 유구조충증
porosity 공극비
porphyria 포르피린증

porphyrin 포르피린
port 포트
portable attack pump 이동식소화펌프
portable back valve mask 휴대용간이인공호흡기
portable bullhorn 휴대용확성기
portable combination pump 이동식겸용펌프
portable combi-tool 휴대용콤비툴
portable container 이동식용기
portable cooking furnace 풍로
portable director 이동식방수대
portable emergency flashlight 휴대용비상조명등
portable foam tower 이동식포탑
portable generator 이동식발전기
portable hydrant 이동식소화전
portable mobile service 휴대이동업무
portable monitor 이동식모니터
portable multiple rescue stretcher
　휴대용다목적구조용들것
portable pump 동력펌프, 이동식펌프
portable radio 휴대용근접무전기
portable radio apparatus for survival craft
　구명정용 휴대무선전신
portable radios 휴대국
portable receiver 휴대용수신기
portable searchlight 휴대용탐조등
portable shipping tank 이동식선적탱크
portable stretcher 휴대용들것
portable suction 충전식흡인기
portable supply pump 이동식급수펌프
portable 휴대할수있는
portal circulation 문맥순환
portal hypertension 문맥성고혈압
portal system 문맥계
portal vein 문맥, 문정맥
portaledge 포타레지
porter 포터
port-wine stain 포트-와인스테인
position 체위
position during operation 마취체위
positional asphyxia 체위적질식
positive alarm sequence 경보시퀀스
positive chronotropic agents 심장박동수촉진약물
positive displacement pump 용적식펌프
positive dromotropic agents 전도영향성촉진약물
positive end expiratory pressure : PEEP 호기말양압

positive feedback 양성되먹임
positive inotropic agents 수축력촉진약물
positive inotropic effect 수축력촉진효과
positive pressure 양압
positive pressure-injection method 가압혼합방식
positive pressure type 양압식
positive pressure ventilation 양압환기
positive 양성
positron emission (transaxial) tomography : PET
　　　양전자사출단층촬영술
positron 양전자
post hydrant 지상식옥외소화전
post indicator valve : PIV 개폐표시형밸브
posterior 후방
posterior cerebral artery 후뇌동맥
posterior chamber of the eye 후안방
posterior communication artery 후교통동맥
posterior costotransverse ligament
　　　후늑골횡돌기인대
posterior cranial fossa 후두개와
posterior dislocation 후방탈구
posterior fontanelle 소천문
posterior longitudinal ligament 후세로인대
posterior myocardial infarction 후방심근경색증
posterior scalene muscle 후사각근
posterior superior iliac spine 후상방장골극
posterior tibial artery 후경골동맥
posterior wall : PW 후벽
posterior 뒤쪽
postganglionic neuron 절후신경
postictal 발작후
postictal state 발작후상태
postmature 과숙
postmature delivery 과숙분만
postmature infant 과숙영아
postmature labor 지발분만
postmenopausal 폐경후의
postmortem delivery 사후분만
postmortem examination 사후검사
postmortem graft 사후이식
postmortem inspection 사체검색, 검안
postmortem investigation 검시
postoperative bronchopneumonia
　　　수술후성기관지폐렴
postoperative 수술후

postpartal care 산후간호
postpartum 분만후의, 산후의
postpartum depression 산후우울증
postpartum fever 산후열
postpartum hemorrhage 산후출혈
postpartum period 산욕기
postpartum record 산후기록지
postsynaptic inhibition 시냅스후억제
postsynaptic 시냅스후의
posttraumatic stress disorder 외상후스트레스장애
postural drainage 체위배액
postural hypotention 체위성저혈압
postural syncope 체위성실신
postural vertigo 체위성현기증
posture 자세
postvertebral muscle 후추골근
potable water 상수
potassium [K] 칼륨
potassium bicarbonate [$KHCO_3$] 중탄산칼륨
potassium bromate [$KBrO_3$] 브롬산칼륨, 취소산칼륨
potassium chlorite 아염소산칼륨
potassium dichromate [$K_2Cr_2O_7$] 중크롬산칼륨
potassium hydroxide [KOH] 가성칼리, 수산화칼륨
potassium iodate [KIO_3] 옥소산칼륨, 요오드산칼륨
potassium nitrate [KNO_3] 질산칼륨
potassium nitrite [KNO_2] 아질산칼륨
potassium perchlorate [$KClO_4$] 과염소산칼륨
potassium periodate [$KIO4$] 과요오드산칼륨
potassium permanganate [$KMnO_4$] 과망간산칼륨
potassium peroxide [K_2O_2] 과산화칼륨
potassium persulfate [$K_2S_2O_8$] 과황산칼륨
potassium-sparing agent 칼륨보유약물
potassium-sparing diuretics 칼륨보유이뇨제
potato roll 포테이토롤
potency 효력
potential difference 전위차
potential energy 위치에너지
potential heat value 잠재발열량
potential 퍼텐셜
potentiation 상승작용
poultice 습포
pound 파운드
povidon-iodine 포비돈요오드
powder 가루약
powder process 석영분말법

powdered drugs 분말제
power 일률
power factor test 역률시험
power grip 파워그립
power inflater button 파워인플레이터버튼
power lift 파워리프트
power take off : PTO 피티오, 동력인출장치
power transmission 송전
powered air purifying respirator 전동식호흡보호구
pox 두진
poxvirus 폭스바이러스군
PP interval PP간격
PQRST 피큐알에스티
PR interval PR간격
PR segment PR분절
practice of bed urination 침상배뇨연습
practitioner 개업자
Prader-Willi syndrome 프레더-윌리증후군
prandial 식사의
prayer of maimonides 마이몬니더스의기도
prazepam 프라제팜
prazosin 프라조신
pre-action deluge 준비작동식일제살수설비
pre-action sprinkler system
    준비작동식스프링클러설비
prearrival instructions 도착전지시
precapillary sphincter 전모세혈관괄약근
precession 세차운동
precipitant 침전제
precipitate 침전물
precipitation 침전
precipitation reaction 침강반응
precipitation-scatter propagation 강우산란파
precipitous delivery 급속분만
precision approach radar : PAR 정밀진입레이더
preconnected line 예비연결라인
precordial 전흉부의
precordial lead 전흉부유도
precordial movement 전흉부운동
precordial thump 전흉부가격
precursor 전조현상
prednisolone 프레드니소론
preeclampsia 전자간증
pre-engineered system 일체조립형설비
preexcitation 조기흥분

pre-fire planning 사전진화계획
preganglionic neuron 절전신경
pregnancy 임신
pregnancy test 임신반응검사
pregravid 임신전
preheat fire region 예열화재구역
prehormone 전호르몬
prehospital care report 병원전처치보고서
pre-hospital emergency care 병원전응급처치
prehospital index 병원전지표
preinfarction syndrome 경색전증후군
preload 전부하
premature 미숙의
premature atrial contraction : PAC 조기심방수축
premature birth 조산
premature delivery 미숙분만
premature junctional contraction : PJC
    조기접합부수축
premature labor 조기분만
premature rupture of membranes 조기양막파수
premature separation of placenta 태반조기박리
premature ventricular contraction : PVC
    조기심실수축
premature ventricular contractions : PVCs
    심실조기수축
premenopausal 폐경전의
premenopausal amenorrhea 폐경기전무월경
premises wiring 구내배선
premix flame 앞섞음불꽃
premixed flame 예혼합화염
premixture 예혼합
premolar 소구치
prenatal record 산전기록지
preparation 준비
preprimed system 프리프라임설비
presacral edema 천골전방부종
presbycardia 노인심장병
presbyopia 노안
preschool age 학령전기
prescribe 처방하다
prescribed burning 특정지역소각
prescribed fire 쥐불
prescription 시효, 처방전
prescription drug 처방약
prescription of narcotics 마약처방전

prescription 조제
presenile dementia 조로성치매
present history 현병력
present illness 현재병력
presenting part 선진부
presenting symptom 주증상
preservate 방부제
preservative 보전제
presetting system 사전설정방식
presignal delay 송신지연
pressor agent 승압제
pressure 압력
pressure atrophy 압박위축
pressure bandage 압박붕대
pressure control device 압력조절장치
pressure control valve 압력제어밸브
pressure dressing 압박드레싱
pressure edema 압력부종
pressure explosion proof 압력방폭구조
pressure foam maker 압력식포발생기
pressure head 압력수두
pressure loss 압력손실
pressure maintenance device 압력유지장치
pressure maneuver of arterial point 동맥점압박법
pressure operation 직렬운전
pressure point 압박점
pressure ratio 압력비
pressure reducer 감압장치, 감압기
pressure reducing valve 감압밸브
pressure regulator 압력조절기
pressure relief valve 압력방출밸브
pressure restricting device 압력제한장치
pressure sores 욕창
pressure switch 압력스위치
pressure tank 가압탱크
pressure urticaria 압박두드러기
pressure vacuum vent 호흡통기구
pressure vessel 압력용기
pressure welding 압접
pressure-altitude 기압고도
pressure-compensated flowmeter 압력-보정유량계
pressure-temperature relief valve
　　　온도-압력릴리프밸브
pressurized water reactor : PWR 가압수형원자로
pressurizing apparatus for water supply

가압송수장치
presumed consent 추정승낙
presuppression 사전예방, 화재진압대책
presynaptic 시냅스전의
presynaptic inhibition 시냅스전억제
presynaptic neuron 시냅스전뉴런
presynaptic terminal 시냅스전종말
pretibial fever 전경골열
prevention and extinction of fires 소방
prevention fire fighter 산불예방소방대원
prevention fire program 산불예방프로그램
prevention of fires 화재예방
prevention of pollution 오염예방
prevention 예방
prevertebral muscle 전추골근
priapism 지속발기증
priapitis 음경염
prickly heat 프리킬리열, 땀띠
primaquine 프리마퀸
primary 일차
primary air 1차공기
primary alarm 최초출동경보
primary aldosteronism 일차성알도스테론증
primary amenorrhea 원발성무월경
primary battery 1차전지
primary bronchus 일차기관지
primary care 일차의료
primary cataract 원발성백내장
primary degenerative dementia 원발성퇴행성치매
primary energy 일차에너지
primary epilepsy 원발성간질
primary explosive 1차폭발물
primary explosive 기폭약
primary infection 일차감염
primary injury 일차손상
primary injury 주요손상
primary need 일차적욕구
primary oocyte 원시난모세포
primary prevention 1차예방
primary shock 일차성쇼크
primary survey 일차평가
primary treatment 1차처치
primary tuberculosis 원발성폐결핵
prime 물올림
prime mover 주요운동원

primigravida 초임부
priming tank 물올림장치
priming water 마중물
primipara 초산부
primiparous age 초산연령
primitive 원시적
primordial follicle 원시난포
primum non nocere 프리멈넌노케르
principal part of structure 주요구조부
principle of conservation of energy 에너지보존법칙
Prinzmetal's angina 프린즈메탈협심증
priority dispatching 대응우선순위
priority 우선순위
private box 사설경보기
private building 사유건물
private fire brigade 사설소방대
private fire brigade 자체소방대
private hospital 의원
private hydrant 사설소화전
private radio signaling 사설무선신호장치
probabilistic risk assessment 확률론적 위험평가
probationary period 수습기간
probationer 수습소방대원
probe 탐침
Probe-eye 프로브아이
probenecid 프로베네시드
probing 프로빙
probit 프로빗
procainamide 프로카인아마이드
procaine 프로카인
proceed to 이동명령
procerus 비근근
process 돌기
process analysis 공정분석
process safety management : PSM 피에스엠
process safety management 공정안전관리
process 과정
prochlorperazine 프로클로르페라진
proctitis 직장염
proctology 직장항문학
proctosigmoidoscopy 직장S상결장경검사
procurement cost 재조달가액
prodromal stage 전구기
prodrome 전구증
prodrug 전구약물

producer gas 발생로가스
product liability : PL 제조물책임
product name 상품명
products of combustion 연소생성물
Proetz position 프뢰츠체위
professional 전문인
professional accidental fire 업무상실화
professional engineer 기술사
professional negligence 업무상과실
progeny 자손
progeria 조로증
progesteron 프로게스테론
progestin 프로제스틴
progestogen 프로게스토겐
prognathism 상악전돌증
prognosis 예후
progress note 경과기록지
progress report 상황보고
progressive 점진적인
progressive burning 절지소각
progressive cataract 진행성백내장
progressive gastric cancer 진행성위암
progressive hose lay 점진호스배치
progressive method 연소저지선전진법
progressive muscle relaxation 점진적근이완법
progressive set 프로그레시브셋
progressive settlement 진행성침하
prohormone 프로호르몬
projected beam type detector 광전식분리형감지기
projected beam type smoke detector
      광전식분리형연기감지기
projectile vomiting 분출성구토
projection fiber 투사섬유
projection for overspeed prevention 감속턱
prolactin 프로락틴
prolapse 탈출
prolapse of umbilical cord 제대탈출
proliferative phase 증식기
proline 프롤린
prolixin 프로릭신
prolonged labor 지연분만
prolonged release 지연성방출
promazine 프로마진
promethazine 프로메타진
promyelocytic leukemia 전골수구성백혈병

pronation 회내, 회내운동
pronator muscle 회내근
prone 엎드린
prone position 복와위
propagation of flame 화염확산
propane [C₃H₈] 프로판
propellant composition 추진제폭약
propellant 추진제
propeller 프로펠러
property damage 재산피해
prophase 전기
prophylactic 예방적인
prophylaxis 질병예방
propionaldehyde [CH₃CH₂CHO] 프로피온알데히드
propionibacterium 프로피오니박테륨속
propionic acid [CH₃CH₂COOH] 프로피온산
propionic anhydride [(CH₃CH₂CO)₂O]
　　무수프로피온산
propionicacidemia 프로피오니카키데미아
proportion 비례
proportioner 프로포셔너, 혼합기
proportioning 혼합
propranolol 프로프라놀롤
proprietary medicine 전매약품
proprietary supervising station 사설감시실
proprietary system 사설화재경보설비
proprioception 고유감각
proprioceptor 고유수용기
proptosis 돌출
propyl amine [C₃H₇NH₂] 프로필아민
propyl nitrate [CH₃(CH₃)₂ONO₂] 질산프로필
propyl trichloro silane [C₃H₇SiCl₃]
　　프로필트리클로로실란
propylene dichloride [CH₃CHClCH₂Cl]
　　이염화프로필렌
propylene oxide [C₃H₆O] 산화프로필렌
proscenium curtain 무대앞커튼
prosencephalon 전뇌
prostacyclin 프로스타사이클린
prostaglandin 프로스타글란딘
prostate 전립선
prostatectomy 전립선절제술
prostatic 전립선의
prostatic cancer 전립선암
prostatitis 전립선염

prostatomegaly 전립선비대증
prosthesis 보철
prosthesis 인공삽입물
prostration 허탈
protamine sulfate 프로타민설페이트
protease 단백분해효소
protect dress 방호복장
protected gas 보호가스
protected opening 방호개구부
protecting your patient 환자보호
protection 프로텍션
protection boundary 방화경계선
protection coordination 보호협조
protective 보호의
protective angle 보호각
protective clothing 방호복, 보호피복
protective covering 내화피복
protective epithelium 보호상피
protective glove 보호용장갑
protective institution 양호시설
protective relaying 보호계전
protective system 방호설비
protectives 피포제
protein foam concentrate 단백포소화약제
protein kinase 단백질키나아제
protein metabolism 단백질대사
protein 단백질
proteinuria 단백뇨
proteus 프로테우스균
prothrombin 프로트롬빈
protocol 프로토콜
protocols 지침
proton 양성자, 양자
protoplasm 원형질
protoporphyria 프로토포르피리아
protoporphyrin 프로토포르피린
protozoa 원생동물
protozoal infection 원생동물감염
protraction 안면돌출
protruding corners of eaves 추녀
provitamin 프로비타민
provokes 유발원인
proximal radioulnar articulation 상요척관절
proximal urinary tubules 근위세뇨관
proximal 근위

proximately clothing 근접방열복
proximately fire fighting 근접진화
proxy 대리
prurigo 가려움발진
pruritic rash 소양성피진
prusik 프러식
prussik knot 감아매기
pseudo stratified columnar epithelium
　　위중층원주상피
pseudoaneurysm 가성동맥류
pseudocyst 가성낭종
pseudohemaphrodite 가성반음양자
pseudojaundice 가성황달
pseudomembranous colitis 가막성대장염,
　　위막성결장염
pseudomembranous inflammation 위막성염증
Pseudomonas 슈도모나스속
pseudopod 위족
pseudoseizures 가성발작
pseudotumor 가성종양
psilocybin 실로시빈
psittacosis 앵무병
psoralen 소랄렌
psoriasis 건선
psychedelic 최환각적인, 환각적인
psychiatric 정신의학적인
psychiatrist 신경정신과전문의
psychiatry 정신의학
psychic trauma 정신적외상
psychobiology 정신생물학
psychogenic 심인성
psychogenic diarrhea 심인성설사
psychogenic pain 심인성통증
psychogenic shock 정신성쇼크
psychologic dependence 심리적의존
psychologist 심리학자
psychology 심리학
psychomotor 정신운동성
psychomotor seizure 정신운동발작
psychopath 정신병질자
psychopharmacology 정신약리학
psychophysiologic disorder 정신생리학적장애
psychosexual 정신성욕의
psychosis 정신병
psychosomatic faint 심신미약

psychotic 정신병적
psychotropic drug 향정신성약물
psychrometer 건습구
pterygoideus lateralis 외측익돌근, 측방익돌근
ptomaine 토메인
ptosis 하수증
ptotic kidney 신장하수
ptyalin 프티알린
P-type receiver P형수신기
puberty 사춘기
pubis 치골
public danger 공공위험
public fire service communication center
　　공공방재센터
public health and medical center 공공보건의료기관
public health doctor 공중보건의사
public health 공중보건
public network 공중망
public order 공공질서
public safety officer 공공안전관리자
public switched telephone network
　　공공전화교환망
public water supply 공설수도에의한소화용수공급
public welfare 공공복리
pubrachea 치모발생
pudendal nerve 음부신경
pudendal nerve 외음부신경
pull 풀
pull a vacuum 부분진공
pull down hook 긁기용갈고리
pull type sprinkler head 인장형스프링클러헤드
pulley 도르래, 풀리
pulmonary arterioles 폐세동맥
pulmonary artery 폐동맥
pulmonary capacity 폐용량
pulmonary capillaries 폐모세혈관
pulmonary circulation 폐순환
pulmonary contusion 폐좌상
pulmonary cyanosis 폐성청색증
pulmonary edema 폐부종, 폐수종
pulmonary embolism : PE 폐색전증
pulmonary emphysema 폐기종
pulmonary fibrosis 폐섬유증
pulmonary function tests : PFTs 폐기능검사
pulmonary hypertension 폐고혈압

pulmonary infarction : PI 폐경색증
pulmonary overpressurization syndrome
　　폐과압증후군
pulmonary oxygen toxicity 폐산소독성
pulmonary stenosis 폐동맥판협착증
pulmonary trunk 폐주요동맥
pulmonary tuberculosis 폐결핵
pulmonary valve 폐동맥판
pulmonary veins 폐정맥
pulmonary ventilation 폐환기
pulmonary venule 폐세정맥
pulmonic pressure 폐압력
pulmonologist 호흡기전문의
pulp 수
pulp cavity 펄프공간
pulp 펄프
pulpitis 치수염
pulsatile 박동성의
pulse 맥박
pulse deficit 맥박결손
pulse oximeter 산소포화도측정기,
　　혈중산소농도측정기
pulse oximetry 맥박 산소계측기
pulse point 맥박점
pulse pressure 맥압
pulse quality 맥박질
pulse rate 맥박수
pulseless electrical activity : PEA 무맥성전기활동
pulsus alternans 교대맥
pulverized coal 미분탄
pulverized coal system 미분탄연소장치
pulverulent body 분체
pulverulent explosion 분체폭발
pump 펌프
pump boat 소형소방정
pump certification 펌프인증
pump drive 펌프동력전달장치
pump escape 펌프구조차
pump intake 흡입부
pump pressure 펌프압력
pump slippage 펌프손실
pumper 펌프차
pumper connection 연결송수구
pumper pit 펌프시험용저수조
pumping out 펌핑아웃

punch register 화재신고출동수보기
punctum lacrimale 누점
punctures 자창
pupil 동공
pupillary reflex 동공반사
pure danger 순수위험
pure substance 순물질
purge 퍼지
purge gas 퍼지가스
purge valve 배수밸브
purity 순도
Purkinje fibers 푸르키니에섬유
Purkinje shift 푸르키니에이동
Purple-K-Powder : PKP 자줏빛케이분말
purpura 자색반병
purulent 화농의
pus 고름
push 푸시
pustule 농포
putrefaction 부패작용
putromaine 부패성프로마인
putting on 착용
putting out a fire 진화
putty 퍼티
pycnometer 비중병
pyelography 신우조영술
pyelonephritis 신우신장염
pygmy 피그미
pyloric sphincter 유문괄약근
pyloric stenosis 유문협착증
pylorospasm 유문연축
pylorus 유문
pyoderma 농피증
pyogenic 화농성
pyorrhea 농루
pyramidal decussation 추체교차
pyramidal tract 추체로
pyrazinamide 피라지나마이드
pyrazolone derivative 피라졸론유도체
pyrexia 발열
pyridine [C_5H_5N] 피리딘
pyridoxine 피리독신
pyrogen 발열원
pyrolysis 열분해
pyromania 방화벽

pyrometer 고온계
pyrophoric 발화합금
pyrophoric action 자연발화성작용
pyrophoric material 자연발화성물질
pyrophoric metal 자연발화성금속
pyrosis 작열감
pyroxylin plastic 질화면플라스틱
pyruvate 파이루빈산염, 초성포도산염
pyuria 농뇨

Q

Q fever Q열
Q law Q법칙
Q wave infarct Q파경색
Q wave 큐파
QR'wave QR'파
QRS complex 큐알에스파
QRS interval QRS간격
QRS notching QRS절흔
QS wave QS파
QT interval QT간격
QT syndrome QT증후군
QTc interval 교정QT간격
quadrant 4분원
quadrantal error 4분원오차
quadriceps 사두근
quadriceps jerk 사두근반사
quadriplegia 사지마비
quadruplet 네쌍둥이
qualified 자격
qualified person 유자격자
qualitative analysis 정성분석
qualitative test 질적검사
quality improvement : QI 질향상
quantitative analysis 정량분석
quantitative risk analysis 정량적위험분석
quantitative test 정량검사
quantity of heat 열량
quantity of radiant 복사능
quantum mechanics 양자역학
quarantine 검역
quartan fever 4일열
quarter drainage time 25%환원시간

quartz glass 석영유리
quartzoid bulb detector 유리구감지기
quasi-incompetent 한정치산자
Queckenstedt's test 퀘켄스테트테스트
quench 소염
quenching 담금질
quenching distance 소염거리
quenching oil 담금질유
quick burner 이연성건물
quick connect 빠른연결기구
quick draw 퀵드로
quick hitch 야간출동용피복
quick look 빠르게보기
quick match 순간도화선
quick response early suppression sprinkler head
    속동형조기진압스프링클러헤드
quick response extended coverage sprinkler head
    속동형포용확장스프링클러헤드
quick response sprinkler head
    속동형스프링클러헤드
quick surface dive 빠른수면다이빙
quick-disconnect device : QDD 급속단로장치
Quick-look paddles 퀵룩패들
quick-opening device : QOD 급속개방장치
quinacrine 퀴나크라인
Quincke's pulse 퀸케맥박
quinidine sulfate 퀴니딘설페이트
quinidine 퀴니딘
quinine 키니네
quintan 5일열
quintuplet 오태아중하나

R

R wave R파
rabbit ears 토끼귀
rabies 공수병
raccoon's eyes sign 너구리눈징후
raccoon eyes 양측성전안와반상출혈
race 인종
racemic epinephrine 라세믹에피네프린
racemose 포도상
raceway 전선로
rachitic 구루병의

rachitis 구루병
rack descender 래크하강기
rack storage 래크식창고
rack 래크
rad 라드
radar approach 레이더접근
radar beacon 레이더표지
radar buoy 레이더부이
radar contact 레이더포착
radar control 레이더관제
radar controller 레이더관제사
radar dome 레이더돔
radar identification 레이더식별
radar map 레이더지도
radar monitoring 레이더감시
radar track position 레이더항적위치
radar vectoring 레이더유도
radial artery 요골동맥
radial keratotomy 방사상각막절개술
radial nerve 요골신경
radial nerve palsy 요골신경마비
radial pulse 요골맥박
radial reflex 요골반사
radial tuberosity 요골결절
radiant combustion 복사연소
radiant energy 방사성에너지
radiant energy 복사에너지
radiant heat 복사열
radiant heater 복사난방기
radiant panel test 복사열패널시험
radiant temperature 복사온도
radiate 방사하다
radiate ligament 방선상인대
radiated emission : RE 복사성방출
radiated power 복사전력
radiated susceptibility : RS 복사감응
radiating body 복사체
radiation 방사
radiation 방사선, 복사
radiation absorbed dose 방사능흡수량,
 방사선흡수량
radiation burn 방사선화상, 복사열상
radiation convection temperature 복사대류온도
radiation damage 방사선손상
radiation detector 방사선감지기, 방사능탐지기

radiation efficiency 복사효율
radiation hazard 방사능위험, 방사선상해
radiation impedance 복사임피던스
radiation inversion 방사성역전
radiation machine 방사선장치
radiation meter 방사능측정기
radiation oncology 방사선종양학
radiation pain 방사통
radiation pyrometer 방사고온계
radiation resistance 복사저항
radiation sickness 방사능병, 방사선병
radiation thickness gauge 방사선두께게이지
radiation warning symbol 방사능경고표지, 방사선
 경고표지
radiator cooler 라디에이터냉각기
radiator fill line 라디에이터충수관
radiator loss 복사기손
radical therapy 근치요법
radical 라디칼
radio alarm central station receiver : RACSR
 무선경보용중앙수신기
radio alarm satellite station receiver : RASSR
 무선경보용위성수신기
radio alarm system : RAS 무선경보장치
radio alarm transmitter : RAT 무선경보용송신기
radio altimeter 전파고도계
radio box 무선화재경보기
radio buoy 라디오부이
radio cache 전파저장물
radio call 무선호출
radio channel 무선채널
radio circuit 무선회로
radio communication 전파통신, 무선통신
radio detection and ranging : radar 레이더
radio equipment 무선설비
radio frequency 무선주파수
radio frequency amplifier 고주파증폭기
radio isotope 방사성동위체
radio microphone 전파마이크
radio monitoring 전파감시
radio network 무선망
radio operator 무선종사자
radio patch 유무선접속
radio range finder 전파거리측정기
radio regulations : RR 전파규칙

radio relay 전파중계
radio station 무선국
radio telegraph 무선전신
radio telescope 전파망원경
radio wave 전파
radio 라디오
radioactive decay 방사성붕괴
radioactive decay 자연붕괴
radioactive element 방사능원소
radioactive isotope : RI 방사성동위원소
radioactive nuclide 방사성핵종
radioactive substance 방사성물질
radioactive tracer 방사성트레이서
radioactive waste 방사성폐기물
radioactivity 방사능
radioactivity clock 방사능시계
radiobiology 방사선생물학
radio-frequency interference : RFI 전파주파수간섭
radiograph test 방사선투과검사
radiograph 방사선사진
radiography 방사선검사, 방사선사진술
radiolocation 무선표정
radiologist 방사선과 전문의
radiology 방사선의학
radiopaque 방사선 불투과성의
radio-relay system 전파중계시스템
radioresistance 방사선저항성
radiosensitivity 방사선감수성
radio-telephone switch station 자동선국장치
radiotelex call 전파텔렉스통신
radiotherapy 방사선치료
radio-translucent 전자파투과성
radioulnar joint 요척관절
radioulnar syndesmosis 요골척골인대결합
radium [Ra] 라듐
radius 반경, 요골
radon [Rn] 라돈
raffinal 라피닐
raft 래프트
rafter 서까래
rafting 래프팅
rahmen 라멘
rail ladder 레일사다리
railing 난간
railroad fire 철도화재

railroad fire signal 철도화재신호
rails 레일
rain clutter 우설반사
rain gage 강우량계
raise 레이즈
raised floor 높임바닥
rake 레이크
rale 수포음
rale crackles 나음
ram's horn 램스혼
ram 램
ram jet 램제트
ramp 이동트랩, 경사로
Ramsay Hunt's syndrome 람세헌트증후군
ramus 가지
random failure 우발적고장
range finder 거리측정기
range height indication : RHI 거리고도표시
range of motion : ROM 운동범위
range of motion exercise 관절범위운동
range of sensitivity 감도범위
range 범위
ranger corps 레인저부대
ranitidine 라니티딘
Rankine 랭킨
ranula 하마종
rape oil 유채유, 채종유
rape 강간
raphe 봉선
rapid eye movement : REM sleep 렘수면
rapid eye movement 빠른안구운동
rapid sequence induction 빠른연속기관삽관
rapid trauma assessment 빠른외상평가,
  신속한외상평가
rapid water 마찰감소제, 래피드워터
rappel 레펠, 현수하강
rappel rack 래펠랙
rapport 신뢰감
rare gas 희가스
rare metal 희금속
rare-earth element 희토류원소
rat-bite fever 서교열
rate of pressure rise 압력상승률
rate of race type detector 차동식감지기
rate of spread 연소속도

rated bursting pressure 정격파열압력
rated capacity 정격용량
rated oxygen 정격산소
rate-of-rise detector 차동식열감지기
rating bureau 요율산정국
rating period 보험기간
rating 정격
ratio 비
rational 이성적인
rationalization 합리화
rattlesnake bite 방울뱀교상
Raynaud's disease 레이노병
Raynaud's phenomenon 레이노현상
Raynaud's sign 레이노징후
rayon 레이온
reabsorption 재흡수
reach 유효방수거리
reactance attenuator 리액턴스감쇠기
reaction 반응, 반작용
reaction formation 반동형성
reaction rate 반응속도
reactive hyperemia 반응성충혈
reactive material 반응성물질
reactive metal 활성금속
reactivity 반응성, 반동
reactor 반응기
reactor container 원자로컨테이너
reactor kinetics 원자로동특성
readily accessible 접근용이
ready line 준비호스
reagent 시약
real evidence 물증
realakt 사실행위
re-animatology 리-애니매톨로지
rear 후위
rear mounted 후위탑재
rear-end collision 후방충돌
rebound tenderness 반동압통
rebreather 순환식호흡기
rebreathing mask 재호흡마스크
reburn 재연소
recall 비상소집
receive sensitivity 수신감도
receiver 수신기
receptacle 리셉터클

reception 수신
receptive field 수용야
receptor site 수용체부위
receptor 수용체
recessed sprinkler head 매입형스프링클러헤드
recessive gene 열성유전자
rechargeable fire extinguisher 재충전소화기
recipient 수혈자
reciprocal innervation 상반신경지배
reciprocating pump 왕복펌프
reciprocity 상호교환
reclaimer 리클레이머
recommended fire flow 권장방수량
recompression 재가압
recompression chamber 재가압실
reconciliation 화해
record of live birth 출생기록
recovery 리커버리
recovery heat 회복열
recovery position 회복자세
recovery room 회복실
recovery room record 회복실기록지
recovery 인양
recruit fire officer 시보소방공무원
recruit 신입대원
recruitment 동원
rectal 직장의
rectal examination 직장검진
rectal medication 직장투여
rectangular waveguide 네모꼴도파관
rectification 교정, 정류
rectifier 정류기
rectosigmoid 직장S상결장
rectum 직장
rectus muscle 직근
recumbent 횡와위
recurrent abortion 반복유산
red blood cell count 적혈구수검사
red brigades 붉은여단
Red Cross 적십자
red flame burner 적화식버너
red heat 적열
red hot 상근소방대원
red infarction 적색경색증
red line 레드라인

red network 비상연락망
red oxide 적색안료
red phosphorus [P] 적린
red tag alert system 적색경계표지
red tide 적조
redox 레독스
reduce 정복하다
reduced assignment 제한출동
reduced flow valve 감량밸브
reduced hemoglobin 환원헤모글로빈
reducer 리듀서
reducing 리듀싱
reduction 환원
reduction of fuel 제거소화법
Reed-sternberg cell 리드-스테른베르그세포
reeve 리브
reeves stretcher 리비스들것
reference frequency 기준주파수
reference line 방향선
referred pain 연관통증
refiner 리파이너
reflective tape 반사테이프
reflectorized paint 반사도료
reflex 반사
reflex action 반사작용
reflex arc 반사궁
reflex emesis 반사성오심
reflex vomiting 반사성구토
reflux oesophagitis 역류성식도염
refraction 굴절
refractory 불응의
refractory materials 내화재
refractory paint 내화도료
refractory phase 불응기
refractory shock 불응성쇼크
refrigerant 냉매
refrigerating machine 냉동기
refuge 대피
refuge barrier 피난장애
refuge ladder 피난사다리
refusal information sheet 환자거부확인서
regenerating-type mask 재생식호흡기
regeneration 재생
regimen 섭생법
register 레지스터

registered nurse : RN 정규간호사
registration area service 등록지역서비스
registration area 등록지역
registration number 등록번호
regression 퇴행
regressive set 리그레시브세트
regulation 조절
regulator 호흡기
regulator 조절기
regurgitation 역류
rehabilitation 재활
rehydration 재수화
Reilly's phenomenon 레이현상
reinforced concrete structure 철근콘크리트구조
reinforcement 강화
Reiter's syndrome 라이터증후군
rejection iris 저지조리개
rejection 거부반응, 거절
rekindling fire 리킨들링파이어
relapse 재발
relapsing fever 재귀열
relapsing polychondritis 재발성다발성연골염
relation by marriage 인척
relative biologic effectiveness 상대적생물학적효과
relative humidity 상대습도
relative hypovolemia 상대적저혈량증
relative motion 상대운동
relative refractory period 상대적불응기
relative urgency assessment 상대적긴급평가
relative velocity 상대속도
relaxants 이완제
relaxation 이완
relaxation exercise 이완운동
relaxation heat 이완열
relaxation therapy 이완요법
relaxation time 완화시간
relaxin 릴락신
relay 릴레이
relay interlinked to general lighting switch
    조명등점등용계전기
relay pumping 중계송수, 중계급수
relay supply hose 중계호스
relay 중계기
release 방출
release and delay cabinet 정압작동장치

release pilot lamp 방출표시등
releasing hormone 유리호르몬
reliability 신뢰성
reliable component 신뢰성부품
relief 구호
relief valve 릴리프밸브
relief vent 압력방출구
relieve 릴리브
relocate 지원배치
REM 렘
remission 완화
remittent fever 오르내림열
remote control air ground communication facility
　　원격제어대공통신시설
remote controlled submarine vehicle 원격조정잠수정
remote sensing 원격감지, 원격탐사
remote station fire alarm system
　　원격감시화재경보설비
remote-control circuit 원격제어회로
renal artery 신장동맥
renal calculi 신장결석
renal calyx 신배
renal capsule 신피막
renal cell carcinoma 신세포암
renal cell carcinoma 신장암
renal colic 신장산통
renal corpuscle 신소체
renal cortex 신피질
renal edema 신성부종
renal failure 신부전
renal glycosuria 신성당뇨
renal hypertension 신성고혈압
renal medulla 신수질
renal osteodystrophy : ROD 신성골이영양증
renal papilla 신유두
renal pelvis 신우
renal plasma clearance 신혈장청소율
renal pyramid 신추체
renal tuberculosis 신장결핵
renal tubular acidosis 신세뇨관성산증
renal tubule 세뇨관
renal 신장의
renin 레닌
renin-angiotensin-aldosterone mechanism
　　레닌-안지오텐신-알도스테론기전

rennin 응유효소
renovascular hypertension 신혈관성고혈압증
rentgen room 엑스레이실
repeater 재생중계국, 중계기
repeater station 중계기실
reperfusion dysrhythmias 재관류부정맥
reperfusion injury 재관류손상
repetition training 리피티션트레이닝
repetitive dive 재잠수
repetitive group 반복그룹
replacement 대치
replication 복제
repolarization 재분극
report 보고, 신고
report time 화재신고소요시간
reporter 신고자
reporting location 보고장소
reposition 정복
representation 대표
representative 대리인
repression 억압
reprisal 보복
reproduction rate 재생산율
reproductive process 생식과정
rescue 구조
rescue apparatus 구조소방자동차, 구조공작차
rescue basket 구조용바구니
rescue board 레스큐보드
rescue boat 구명정
rescue bus 구조차
rescue can 구조캔, 수상구조용캔
rescue carry 구조수송
rescue company 구조대
rescue coordination center 구조협조본부
rescue co-ordination centre 구조조정국
rescue descent kit 구조용하강킷
rescue division 구조구급과
rescue dog 구조견
rescue eight 레스큐에잇
rescue hammer 구조용망치
rescue hoist 구조인양기
rescue net 구조용그물
rescue operation 구조활동
rescue organization 구조조직
rescue ring 구조링

rescue seat 구조용의자
rescue sheet 레스큐시트
rescue sling 구조삼각건
rescue station 구조기관
rescue throw bag 구조용투낭
rescue tube 구조튜브, 수상구조용튜브, 레스큐튜브
rescue unit : RU 구조기구, 응급처치차량
rescuebag 구조낭
research reactor 연구용원자로
reserpine 리서핀
reserve apparatus 예비차량
reserve radiotelegraph installation
　　보조무선전신설비
reserve valve 리저브밸브, 예비밸브
reservoir mask 저장백마스크
residential fire 주택화재
residential hose cabinet 가정용호스함
residential sprinkler system 주택용스프링클러설비
residential-custodial care facility 사설요양소
residual air volume 잔기용적
residual current detector 잔류전류검지기
residual nitrogen time 잔류질소시간
residual pressure 잔압
residual urine 잔뇨
residual urine in bladder 방광잔뇨
residual volume 잔기량
resin 수지
resin vanish 수지니스
resistance 저항
resistance bridge smoke detector
　　저항브리지식연기감지기
resistance heating 저항가열
resistance to arc tracking 아크방전내력
resistance to control 진압곤란
resistance to line construction 연소저지선구축곤란
resistive current 저항성전류
resonance probe 공진탐측기
resonance 공진
resonant cavity 공진공동
resource inventory 참여기관목록
respiration 호흡
respiratory acidosis 호흡성산증
respiratory alkalosis 호흡성알칼리증
respiratory arrest 호흡정지
respiratory arrythmia 호흡성부정맥
respiratory center 호흡중추

respiratory failure 호흡부전
respiratory paralysis 호흡마비
respiratory quality 호흡의질
respiratory rate 호흡률, 호흡수
respiratory rhythm 호흡리듬
respiratory system 호흡기계
respiratory zone 호흡대
responder 응답기
response distance 공주거리
response group 출동부대
response plan 대응계획
response time 반응시간
response time 출동소요시간
resting heat 안정열
resting membrane potential 안정막전위
resting potential 안정전위, 휴지전위
restorable detector 복구형감지기
restoration 복원
restrain 억제대
restraint strap 환자억제대
restricted area 제한구역
restricted flow orifice 유량제한오리피스
resuscitation 소생술
Resuscitation Council of Asia : RCA
　　아시아심폐소생술위원회
resuscitator set 산소소생기
retained fire fighter 비상근소방대원
retained station 비상근소방대
retained testis 정류고환
retardant 방염제
retardation 지연
retarded urination 지연성배뇨
retarder 리타더
retarding chamber 리타딩챔버
reticular activating system : RAS 망상활성계
reticular cell 세망세포
reticular fiber 세망섬유
reticular formation 망상체
reticular layer 망상층
reticuloendothelial system 망상내피계, 세망내피계
retina 망막
retinene 레티닌
retinoic acid 레티노산
retinoscopy 검영법
retirement allowance 퇴직금
retraction 퇴축

retroactivity 소급
retrograde anmesia 역행건망증
retrograde conduction 역전도
retrograde pyelography : RP 역행신우요관조영술
retrograde transport 역행운반
retrolental fibroplasia 수정체후면섬유층
retroperitoneum 후복강
return 복귀
return system 리턴시스템
return-type stair 꺾은계단
reverse lay 역배치
reversible change 가역변화
reversible cycle 가역사이클
reversible reaction 가역반응
revolving cellar nozzle 회전관창
rewarming methods 재가온법
Reye's syndrome 라이증후군
Reynolds number : NRe 레이놀즈수
rhabdomyosarcoma 횡문근육종
Rh-blood type Rh식혈액형
rhenium [Re] 레늄
rheostat 가변저항
rheumatic fever 류머티스열
rheumatic heart disease 류머티스심질환
rheumatoid arthritis 류머티스관절염
rheumatologist 류머티스전문의
rhodamin B 로다민B
rhodium [Rh] 로듐
rhonchi 건성수포음
rhus dermatitis 옻피부염
rhythm 리듬
rib 오리발지지대, 늑골
rib fracture 늑골골절
riboflavin 리보플라빈
ribonucleic acid : RNA 리보핵산
ribosome 리보소움
ribozyme 리보자임
ricinoleic acid 리시노레익산
ricinus communis 피마자
rickettsia 리켓치아
Rickettsia tsutsugamushi 쯔쯔가무시병
ridge 용마루
ridge pole 마루대
ridge roll 용마루롤
ridge vent 용마루환기구

rieke diagram 리케선도
rifampin 리팜핀
rifle 소총
right atrial enlargement : RAE 우심방비대
right atrium 우심방
right axis deviation : RAD 우축편위
right bundle branch block : RBBB 우각차단
right coronary artery 우관상동맥
right heart failure 우심부전
right ventricle 우심실
right ventricular hypertrophy : RVH 우심실비대
right 권리
right-sided heart failure 우측심부전
right-to-left shunt 우좌단락, 좌우단락
rigid splint 경성부목
rigid transport vehicle 고정운송차량
rigor mortis 사후강직
rigor 경직
ring antenna 고리형안테나
ring buoy 링부이, 구명환
ring burner 링버너
ring cutter set 링커터셋
ring cutting system 링커터기
ring fire 링파이어
ring main 순환상수도관
Ringer's lactate solution 링거유산염용액
Ringer's solution 링거액
ringer 링어
rinne test 리네검사
riot 폭동
rip 립
ripple 리플
rip-rap 립-랩, 사석
riprap finish 립랩적재
rise 해팽
riser 입상관
risk 리스크
risk assessment 위험평가
risk estimation 위험예측
ritalin 리타린
ritodrine hydrochloride 염산리토드린
river 강
rivet cutter 리벳절단기
roaming function 로밍기능
Robert descender 로버트하강기

Robson stage 롭손분류체계
rock drill 착암기
rocuronium bromide 로큐로니움취화물
rodenticide 살서제
rods cell 막대세포
roentgen : R 뢴트겐
Roger's rope hose tool 로저식호스고정장치
roll coating 롤코팅
roll over 롤오버
rolled steel 압연강
rolling 롤링
rolling mill 압연기
rollover collision 전복
Romberg's sign 롬베르그징후
Romberg's test 롬베르그검사
roof 지붕
roof bolt 루프볼트
roof cover 지붕덮개
roof cutter 지붕절단기
roof deck construction 데크구조지붕
roof ladder 지붕사다리
roof man 지붕침투소방대원
roof manifold 옥상방수구
roof rope 옥상용피난로프
roof space 루프스페이스
roofer 루퍼
roofing paper 루핑지
room access 피난로경유실
rope climbers 로프클라이머
rope guide signal 로프신호
rope hose tool 호스고정로프
rope ladder 줄사다리
rope ladder knot 줄사다리매듭
rope rifle 로프총
rope 로프
rosacea 주사비
roseola infantum 소아장미진
rosin 송지
rotameter 회전식유량계
rotary gear primer 로터리기어프라이머
rotary pump 로터리펌프
rotation 회전
rotation exercise 회전운동
rotational impact collision 회전충돌
rough reduction 퇴적물제거

roulette 롤렛
round 라운드
roundwood 원목
route 출동경로
route card 출동경로카드
route 접근로
row house 연립주택
row rack 래크열
RR interval RR간격
R-type receiver R형수신기
rubber buffer 완충고무
rubber glove work 고무장갑작업
rubber tires 고무타이어
rubberized fire hose 고무내장호스
rubbish 러비시
rubidium [Rb] 루비듐
rudder 방향타
rule based action 규칙행위
rule of nines 9의법칙
rule of palm 손바닥법칙
rumble strips 노면요철
run out zone 런아웃지역
run out 런아웃
run-away reaction 폭주반응
run-away 폭주
rung 가로대
runner 출동자
runner service 출동서비스
running card 출동카드
running fire 주염
running gear 구동장치
running line 러닝라인
running wrong 러닝롱
runoff 유기수
runover injury 역과손상
runway 런웨이
runway 활주로
runway visual range : RVR 활주로가시거리
rupture disc 안전봉판, 파열판
rupture of bladder 방광파열
rural emergency restoration step 고립방지대책
RURP 러프
rushing stream 물머리
Russian influenza 러시아인플루엔자
rust proofing 방청처리

rust resisting paint 방청페인트
rutting 바퀴자국패임
R-wave R파

S

S wave S파
sac 낭
saccharide 당
saccharin 사카린
saccharomyces 효모균속
sacculus 소낭
sacral foramen 천골공
sacral plexus 천골신경총
sacral promontory 천골갑
sacral sparing 천수보존
sacral vertebra 천추
sacroiliac 천장골의
sacrospinalis 천골가시근
sacrum 천골
saddle back carry 등운반
saddle joint 안상관절
sadism 가학증, 새디즘
sadist 가학애자
safe fill level 안전충전높이
safe residual 안전잔량
safe state 안전상태
safeguard 방재설비
safety breaker 안전차단기
safety bung 안전마개
safety can 안전캔
safety control 안전관리, 안전제어장치
safety culture 안전문화
safety education 안전교육
safety engineering 안전공학
safety factor 안전계수
safety flammables storage cabinet 안전캐비닛
safety glass 안전유리
safety goggles 보안경
safety interlock 안전인터록
safety island 안전지대
safety line 안전경계선, 안전줄
safety match 안전성냥
safety message 안전통신
Safety of Life at Sea 해난구조대

safety officer 안전관리요원
safety patrole 안전패트롤
safety range 안전거리
safety relief valve 안전릴리프밸브
safety rod 안전봉
safety shoe 안전화
safety shutoff device 안전차단장치
safety shutoff valve 안전차단밸브
safety signal 안전신호
safety solvent 안전솔벤트
safety specialist 안전전문가
safety stop 안전감압
safety supervision law of high pressure gas
    고압가스안전관리법
safety tool 안전공구
safety trip valve 안전작동밸브
safety valve 안전밸브
safety valve gag 안전밸브개그
safing 안전화의
Sager traction 사거견인부목
sagittal plane 시상면
sagittal suture 시상봉합
Saint Elmo's fire 세인트엘모의불
salicylate 살리실산염
salicylate poisoning 살리실산염중독
salicylates 살리실레이트
saline cathartics 생리식염수하제
saliva 타액
salivary amylase 타액아밀라아제
salivary duct 타액관
salivary fistula 타액루
salivary gland 타액선
salivation 타액분비
salmonella 살모넬라
salmonellosis 살모넬라증
salpingectomy 난관절제
salpingitis 난관염
salt 소금, 염
salt depletion 염류상실
salt water 염수
salt wind 염풍
saltatory conduction 도약전도
salute powder 폭죽폭약
salvage boat 구난선, 해난구조선
salvage cover 구조용덮개

salvage operations 구조작업
samarium 사마륨
sample 시료
SAMPLE history 샘플병력
sampling smoke detector 샘플링식연기감지기
sand dune 사구
sandbags 모래주머니
sandwich construction 샌드위치구조
sanguineous 혈액성의
sanitary landfill 위생매립
sanitary sewer 수도관
saphenous nerve 복재신경
SAR 에스에이알
SAR coordinator : SC 수색구조책임관
SAR mission coordinator : SMC 수색구조임무조정관
SAR stage 수색구조단계
sarcoidosis 사르코이드, 유육종증
sarcolemma 근섬유막, 근초
sarcoma 육종
sarcomere 근절
sarcoplasm 근형질
sarcoplasmic reticulum 근형질세망
SARS 에스에이알에스
SART 에스에이알티
sash 새시
satellite navigation equipment 위성항법장치
satellite receiver 위성수신기
satellite station 원거리소방서
satellite trunk 위성중계회선
satiety center 포만중추
saturated 포화된
saturated air 포화공기
saturated fatty acid 포화지방산
saturated soil 포화토양
saturated vapor 포화증기
saturation diving 포화잠수
satyriasis 남자성욕항진
savanna 사바나
saw 톱
saw boss 벌목대장
saw crew 벌목대원
Sayaret Matkal 사레트매트칼
scabicide 옴약
scabies 옴
scaffold 비계

scald 열탕화상
scalenus 사각근
scaling 등판
scaling ladder 스케일링사다리
scalp 두피
scalp vein needle 두피정맥바늘
scanner 스캐너
scanning sonar 주사식수중음파탐지기
scaphocephaly 주상두
scaphoid 주상의
scapula 견갑골
scapular line 견갑선
scapulohumeral muscular dystrophy 견갑상완근이영양증
scapulohumeral reflex 견갑골상완골반사
scapulohumeral 견갑골상완골의
scar 반흔
scarify 난절하다
scarlet fever 성홍열
scatter 산란파
scene safety 현장안전관리
scene size-up 판단, 현장상황판단
scene stage 현장단계
scent dog 센트도그
Schick test 쉬크시험
schistosomiasis 주혈흡충증
schizoid personality disorder 분열인격장애
schizoid 정신분열병환자
schizomycetes 분열균
schizophasia 분열언어
schizophrenia 정신분열증
school age 학령기
Schwann's cell 쉬반세포
Schwann's sheath 쉬반신경초
sciatic 좌골의
sciatic nerve 좌골신경총
sciatica 좌골신경통
science 과학
scientific method 과학적방법
sclera 공막
scleral icterus 공막황달
sclerosis 경화증
scoliosis 측만증
scombroid poisoning 고등어류식중독
scoop stretcher 분리형들것

scoosher 복합소방차
scooter drill 스쿠터드릴
scope of practice 업무범위
scopolamine 스코폴라민
Scopolia parviflora 미치광이풀
scopophilia 절시증
scopophobia 절시공포증
scorchline 그을음선
scorpion 전갈
scorpion sting 전갈자상
scotopic vision 야간시, 암소시
scout 정찰대원
scram 긴급정지
scramble 스크램블
scrap 스크랩
scratch line 임시저지선
scratch test 소파반응
screen 스크린
screening 선별법
screw 스크류
screw kick 스크루킥
screw thread coupling or adapter 나사커플링
screw tuner 나사꼴동조기
scrotum 음낭
scrubbing 스크러빙
scuba diving 스쿠버다이빙
sculling 스컬링
scupper 배수구
scurvy 괴혈병
scyphozoa 사이포조아
SEa Air Land 미국SEAL
sea anemone 말미잘
sea route 항로, 해로
sea situation 해황
sea urchin 성게
sea urchin sting 성게자상
sea water drowning 해수익사
seal 밀봉
sealable equipment 밀폐형기기
sealed source 밀봉재료
sealing 실링
seals 씰
sear 시어
search and rescue : SAR 수색구조
search and rescue radar transponder : SART
수색구조용레이더트랜스폰더
search and rescue region : SRR 수색구조대구역
search and rescue system 수색구조체계
search and rescue unit : SRU 수색구조기구
search area : SA 수색구역
search area 수색범위
search area determination 수색지역결정
search management 수색관리
search pattern 수색패턴
search radius : SR 수색반경
search rescue team 탐색구조팀
search tactics 수색전술
search TAP 매몰자 영상탐지기, 써치탭
seasonal thermocline 계절수온약층
seat harness 시트하니스, 안전장치
seawater 해수
sebaceous 피지의
sebaceous cyst 피지낭종
sebaceous gland 피지선
seborrhea 피지루
seborrheic blepharitis 지루성안검염
seborrheic dermatitis 지루성피부염
sebum 피지
secobarbital 세코바비탈
second degree burn 2도화상
second law of motion 운동제2법칙
second marks 2차마크
second messenger 2차전달자
second opinion 이차의견
second stage of labor 분만2기
secondary 이차적
secondary amenorrhea 속발성무월경
secondary anemia 속발성빈혈
secondary battery 2차전지
secondary bronchus 이차기관지
secondary combustion air 2차연소공기
secondary drowning 이차익사
secondary effect 2차효과
secondary energy 이차에너지
secondary epilepsy 속발성간질
secondary exit 제2피난통로
secondary explosive 2차폭발물
secondary fire 2차화재
secondary follicle 이차성소낭
secondary hypertension 이차성고혈압

secondary infection 이차감염
secondary injury 이차손상
secondary lookout 2차감시대
secondary mobilization 이차출동
secondary prevention 2차예방
secondary sex characteristic 이차성징
secondary survey 이차평가
second-degree AV block 속발성방실차단
secretin 세크레틴
secretion 분비
secretion renal 세뇨관분비
secretory phase 분비기
section 구역1, 섹션
sectional drain 구역배수구
sector 방어구역
sector boss 구역책임자
sector scan indicator : SSI 부채꼴주사지시기
sector scanning 부채꼴주사
sector 담당구역, 영역
sectoral horn 부채꼴나팔관
security · health diagnosis 안전 · 보건진단
security · health mark 안전 · 보건표지
security 안전
security seal 안전봉인
security service 보안서비스
sedation 진정
sedative-hypnotic 진정-최면제
sedatives 진정제
sediment pocket 집유조
segment synchronization 부분동기
segmentation 분절운동
segregated 이격된
segregated storage 이격저장
seismic center 진원
seismic epicenter 진앙
seismic wave 지진파
seizure 발작
seizure threshold 발작역치
selected debris removal 선택잔해제거
selective abortion 선택유산
selective action 선택작용
selective operation 선택적수술
selective 선택적인
selectively permeable membrane 선택적투과막
selenium [Se] 셀레늄

Seley' stress theory 셀리의 스트레스학설
self belay 자기확보
self discharge 자기방전
self purification 자정작용
self urethral catetherization 자가도뇨법
self-accelerating decomposition temperature
    자기가속분해온도
self-adhering bandage 자가접착붕대
self-adhering roller bandage 접착식롤붕대
self-closing 자동폐쇄
self-closing device 자기폐쇄장치
self-closing door 자기폐쇄식문
self-combustion materials 자기연소성물질
self-contained breathing apparatus : SCBA
    자급식호흡기구
self-contained breathing apparatus
    자장식산소호흡기
self-contained pumping unit 독립펌핑장치
self-contained type fire alarm device
    단독형화재경보기(전지내장식)
self-contained underwater breathing apparatus :
    SCUBA 스쿠버, 잠수용수중호흡장치
self-extinguishing 자소성, 자연소화
self-generating extinguisher 반응식소화기
self-guard fire drill 자위소방훈련
self-heating temperature 자기발열온도
self-heating 자기발열
self-limited 자기제어성
self-lubricative material 자기윤활성재료
self-monitoring of blood glucose : SMBG
    자가혈당관리
self-neglect 자기태만
self-oscillator 자력발진기
self-priming pump 자동흡식펌프
self-reacting materials 자기반응성물질
self-restoring detector 자동복구식감지기
self-support combustion 독립연소
self-supported aerial wire 독립가공지선
self-supported air terminal 독립피뢰침
self-supporting antenna 자립안테나
self-sustained burning 자립연소
self-sustenance type 자급식
self-weight 자중
sella turcica 터어키안
Sellick's maneuver 셀릭법

semen 정액
semen analysis 정자분석
semi auto ignition 준자연발화
semi-automated external defibrillator
　반자동식심실제세동기
semiautomatic standpipe system
　반자동식스탠드파이프설비
semi-batch reactor 반회분식반응기
semicircular canal 반규관
semi-coke 콜라이트
semiconcious 반의식
semiconductive hose 반도전성호스
semiconductor 반도체
semi-drying oil 반건성유
Semi-Fowler's position 반좌위
semilunar valve 반월판
semimetals 반금속
seminal vesicle 정낭
semination 정액주입
seminiferous tubules 세정관
semi-noncombustible material 준불연재
semipermeable 반투과성
semipermeable membrane 반투막
semi-prone position 반복와위
semi-subsurface foam injection system 반표면하
　포주입방식
Sendero Luminoso, Shining Path 빛나는길
senescent 노화의
senile 노인의
senile arteriosclerosis 노인동맥경화증
senile delirium 노인섬망
senile dementia 노인치매
senile involution 노인퇴화
senility period 노년기
senior aerial 트랙터견인사다리차
senopia 시력재생
sensation 감각
sense antenna 감지안테나
sense of equilibrium 평형감각
sensible heat 현열
sensible heat ratio 현열비
sensitivity adjustment 감도조정
sensitivity setting 감도설정
sensitivity 감도, 감수성
sensitization 감작

sensor 센서
sensory deficit 감각결손
sensory layer 감각층
sensory nerve 감각신경
sensory neuron 감각뉴런
sensory retina 감각망막
sensory-perceptual overload 감각-인지과잉
sentinel headache 감시두통
separate fire 독립화재
separate sleeping area 수면지역
separated storage 분리저장
separately derived system 별도유도설비
sepsis 패혈증
septal defect 중격결손
septal myocardial infarction 중격심근경색증
septal Q waves 중격Q파
septate 격막
septic abortion 패혈증성유산
septic shock 패혈성쇼크
septum 중격
sequester 격리하다
sequestrum 부골
serious disaster 중대재해
seriously wounded person 중상자
serotonin 세로토닌
serous fluid 장액
serous inflammation 장액성염증
serous membrane 장막
serous pericardium 장측심막
serpent ulcer 사행성궤양
sertoli cell 세르톨리세포
serum 혈청
serum albumin 혈청알부민
serum bilirubin 혈청빌리루빈
serum creatinine figure 혈청크레아티닌수치
serum hepatitis 혈청성간염
serum sickness 혈청병
service aerial 소형사다리차
service cable 인입케이블
service call 업무출동
service chief 보급담당자
service conductor 인입장치
service drop 가공인입선
service factor 동력전달계수
service life 내용년수

service pressure 사용압력
service quality improve 서비스질개선
service raceway 인입전선로
service station located inside buildings 옥내주유소
service test 작동시험
service truck 서비스트럭
service voltage 사용전압
service wire 인입선
service-entrance conductors 가공계통용인입선
Services d'Aide Medical Urgente : SAMU
　　프랑스응급의료체계
sesamoid 종자골
set 세트
setaflash closed cup tester
　　셋어플래시밀폐식시험장치
setback 안전거리
set-up channel 무선신호채널
setup time 준비시간
severe acute respiratory syndrome : SARS
　　중증급성호흡기증후군
severe local storm 혹독한지역적폭풍
severity 심각성
sex 성
sex chromosome 성염색체
sex ratio 성비
sexual abuse 성적학대
sexual assault 성폭행
sexual harassment 성적괴롭힘
sexual intercourse 성교
sexual masochism 성적피학증
sexual sadism 성적가학증
sexually transmitted disease : STD 성전파질환
shackle 샤클, 유자형고리
shadow area 난청지역
shadow factor 음영률
shadow loss 음영손
shaft 샤프트
shaft enclosure 샤프트구획벽
shaken baby syndrome 진탕유아증후군
shale oil 셰일유
shallow bag 샐로우백
shallow water blackout 시냇물실신
shank 섕크
share 공유
shared lane 공용차선

shared right-of-way 공유통행권
sharp force injury 예기손상
sharps disposal container 주사바늘폐기물보관통
shear wall 내진벽
shearing force 전단력
sheath 초
sheath of rectus abdominis 복직근초
shed 오두막
shed roof 외쪽지붕
sheepshank knot 간동그려매기
sheet 시트
sheet drawing method 시트견인법
sheeting 깔개용시트
sheetrock 시트록
shellfish poisoning 패류독
shelter area 셸터에어리어
shelter 대피소
Shepherd's crook 셰퍼드갈고리
shepherd's hook 셰퍼드훅
shield 보호물
shift 시프트
ship's side 현측
ship fire 선박화재
ship service telephone set 선박용전화기
ship station 선박국
shipping name 수송이름
shipping package warning label 수송소포경고라벨
shivering 전율
shock 쇼크
shock hazard 감전위험
shock synthesis 충격압축합성
shore based direction finder 구난용 방위측정설비
shore 버팀목
short 합선
short arm cast 단상지석고붕대
short bone 단골
short circuit 단락
short leg cast 하퇴석고붕대
short one 호스겹쳐접기
short wave communication 단파통신
short-acting 속효성의
short-circuit reaction 단락반응
shortcut reaction 지름길반응
shortening heat 단축열
short-form medical record 단기간입원기록지

shorthanded 인력부족
shoulder 노견, 어깨
shoulder carry 어깨메어운반
shoulder dislocation 견관절탈구
Shoulder dystocia 견갑난산, 어깨난산
shoulder girdle 상지대, 어깨이음뼈, 견갑대
shoulder hose load 어깨메기용적재
shoulder joint 어깨관절, 견관절
shoulder presentation 견갑위
shouting method 고함법
shovel 삽
show 이슬
shreds 요사
shrinkage stress 수축응력
shunt 션트
shunt modulation heising modulation 병렬변조
shunt 단락
shut-off 체절
shut-off nozzle 개폐노즐
shut-off pressure 체절양정
shut-off running 체절운전
shut-off valve 차단판
shut-valve fire 밸브폐쇄시화재
sialogogue 타액분비촉진제
sialolith 타석
sialorrhea 타액분비과잉증
siames 쌍구
siamese 쌍구형연결금구
siamese line 쌍구형호스라인
sick house syndrome : SHS 새집중후군
sick sinus syndrome : SSS 동기능부전증후군
sickle cell anemia 겸상적혈구빈혈
sickle cell 겸상적혈구
side camp 사이드캠프
side effects 부작용
side raise 사이드레이즈
side rolling ladder 사이드로링사다리
side stroke 횡영
side two 연소건물의후면
sideaway rolling 옆으로굴리기
siderosis 철침착증
sidewalk elevator 옥외화물용엘리베이터
sidewall sprinkler head 측벽형스프링클러헤드
siege 포위
sigh 한숨

SIGMET information 악기상정보
sigmoid colon 에스상결장
sigmoid mesocolon 에스상결장간막
sign 징후
sign cutting 표시절단
signal area 신호구역
signal distributor 신호분배기
signal gain 신호이득
signal line 신호줄
signaling line circuit 신호라인회로
signaling line circuit interface 신호선인터페이스
signaling 교신
signal-to-noise ratio 신호대잡음비
significance 가중치
signs of death 사징
silence period 침묵시간
silencing switch 음향정지스위치
silent alarm 무음경보
silent myocardial infarction 침묵성심근경색증
silica 실리카, 규석
silica cement 실리카시멘트
silica sand 규사
silicic acid 규산
silicon [Si] 규소
silicon cauking 실리콘코킹
silicon nitride ceramics 질화규소세라믹
silicon resin 실리콘수지, 규소수지
silicon rubber 실리콘고무
silicon steel 규소강
silicon valley 실리콘밸리
silicosis 규폐증
silt 침니
silver [Ag] 은
silver ambulance 노인전용구급차
silver bromate [AgBrO₃] 취소산은, 브롬산은
silver chlorate [AgClO₃] 염소산은
silver fork deformity 삼지창변형
silver iodate [AgIO₃] 옥소산은, 요오드산은
silver nitrate 질산은
silver salts poisoning 은염화물중독
silzin bronze 실진청동
Sim's position 반복위
Simonart's bands 시모나르트대
simple airway tool 단순기도기
simple columnar epithelium 단층원주상피

simple cuboidal epithelium 단층입방상피
simple descending life line 간이완강기
simple face mask 단순안면마스크
simple facial oxygen mask 단순안면산소마스크
simple hose lay 단선배치
simple joint 단관절
simple oxygen mask 단순산소마스크
simple partial seizure 단순부분발작
simple radio service 간이무선업무
simple radio station 간이무선국
simple skill 단순술기
simple squamous epithelium 단층편평상피
simplex 단선통신, 일방향통신, 단신방식
Sims' position 씸스체위
simulation 시뮬레이션
simulcast transmission 복국동시전송방식
simultaneous ignition 동시발화, 동시다발화재
sinciput 이마
sine wave 사인파동
singeing machine 소모기
single action piston pump 단동피스톤펌프
single fluid water mist system 단일유체미분무수
　　소화설비
single hose respiratory apparatus 단관호스호흡기
single jacket 단일재킷
single order 일회처방
single sideband amplitude modulated transmitter
　　단측파대송신기
single sideband frequency modulation : SSB-FM
　　단측파대주파수변조
single sideband phase modulation : SSB-PM
　　단측파대위상변조
single station alarm device 단신호식경보장치
single suction impeller 단흡입임펠러
single-phase alternating current 단상교류
single-source system 단일급수원설비
single-wire line 단선
sinoatrial block 동방차단
sinoatrial heart block 동방심블록
sinoatrial node 동방결절
sinus arrest 동성마비
sinus arrhythmia 동성부정맥
sinus bradycardia 동성서맥
sinus node 동결절
sinus pause 동휴지

sinus rhythm 동성리듬
sinus squeeze 부비동압축증
sinus tachycardia 동성빈맥
sinus 동
sinusitis 부비동염
sinusoid 동양혈관
siphon 사이폰
siren 경음기, 사이렌
sirenomelia 인어체기형
sirocco fan 다익형팬
sisal 사이잘삼
sitting back-roll entry 뒤로입수
sitting position 좌위
situation chamber 상황실
situs 위치
six volt hand lights 6볼트핸드라이트
six-man stretcher pass 6인조들것수송
size-up 평가, 상황판단
sizing 사이징
Sjögren's syndrome 쇼그렌증후군
skeletal fixation 골고정
skeletal muscle 횡문근, 골격근
skeletal muscle pump 골격근펌프
skeletal system 골격계
skeleton 골격
Skene's glands 스킨선
skid 스키드
skid hose load 스키드적재호스
skid mount 스키드마운트
skill based action 기능행위
skin 피부
skin absorption 피부함몰
skin diving 스킨다이빙
skin effect 표피효과
skin graft 피부이식
skin opening 스킨개구부
skin test 피부반응검사
Skoraya Meditsinskaya Pomosh : SMP
　　러시아응급의료체계
skull 두개골
skull fracture 두개골골절
skylight 채광창, 천창
sky-wave correction 상공파보정
slab 슬래브
slag wool 슬래그울

slag 슬래그
slaked lime [Ca(OH)] 소석회
slander 구두명예훼손, 비방
slash 벌채잔해물
slash disposal 슬래시제거
slate 슬레이트
sleep apnea syndrome 수면성무호흡증후군
sleep apnea 수면무호흡
sleep deprivation 수면부족
sleep disorder 수면장애
sleep epileptic 수면발작
sleep 수면
sleeper fire 잠복화재
sleeping drug 수면제
sleep-wake schedule disorder 수면각성장애
sleeve 보호관
sleeve antenna 슬리브안테나
slide a ladder 사다리이동
slide pole 미끄럼봉
slide type escape 사강식구조대
sliding filament theory 필라멘트활주설
sliding friction 미끄럼마찰
sliding theory 활주설
sling 슬링
slip-on fire fighting package
　　　　슬립온식패키지소화설비
slip-on tanker 슬립온탱커
slippery water 윤활수
slop over phenomenone 슬롭오버현상
slop over 슬롭오버
slope class 경사도등급
slope 구배
sloping ceiling 경사천장
slot 슬롯
slot antenna 슬롯안테나
slough-in 가피안
sloughing 가피화
slow combustion 지연연소
slow oxidation 느린산화, 지연산화
slow ventricular tachycardia 느린심실빈맥
slow waves 서파
slow-onset disaster 만성재난
sludge 슬러지
sludge gas 슬러지가스
slurred S wave 휘어진S파

slurry 슬러리
slurry explosive 슬러리폭약
slush 진창
small cardiac vein 소심장정맥
small cell splitting 소무선구역분할기법
small cell technique 소무선구역기법
small intestine 소장
small orifice sprinkler head 소구경스프링클러헤드
small room 소구획실
small spine board 소형척추고정판
small-cell carcinoma 소세포암
smallpox virus 두창바이러스
smallpox 두창, 천연두
small-volume nebulizer 소형연무기
smelt 스멜트
smog 스모그
smoke 매연
smoke candle 발연통
smoke compartment 방연구획실
smoke concentration 연기농도
smoke damper 방연댐퍼
smoke density 매연농도
smoke density monitor 연기농도감시기
smoke detector 연기감지기
smoke dust 매진
smoke ejector 연기배출기
smoke exhausting tower 배연탑
smoke explosion 연기폭발
smoke eye 연기감시기
smoke helmet 방수모
smoke indicater 매연농도계
smoke inhalation 연기흡입
smoke pall 스모크폴
smoke partition 방연칸막이
smoke pollution 매연공해, 연해
smoke prevention door 방연문
smoke profile 연기농도상승예상도
smoke resisting 차연
smoke scare 연기오보
smoke shaft 배연샤프트
smoke test chamber 연기시험용챔버
smoke toxicology 연기독성학
smoke vent 배연구
smoke 연기
smokejumper 공중투입대원

smokeless powder 무연화약
smokeless propellants 무연추진제
smokeproof stairway 특별피난계단
smokeproof tower 방연타워
Smokey the Bear 스모키더베어
smoking area 흡연구역
smoking fire 담뱃불화재
smoldering 훈소
smooth ceiling 완만한천장
smooth muscle 평활근
smother 질식소화
snag 고사목
snake bite 뱀교상
snap coupling 스냅커플링
sneeze 재채기
Snellen's chart 스넬렌시력표
sniffing position 재채기자세
snoring 코골기
snorkel 스노클
snorkel clearing 스노클물빼기
snotter becket 소방호스용로프
snow blindness 설맹
soaking time 침투시간
soap suds enema 비눗물관장
social rehabilitation 사회적재활
social security act 사회안전보장법
social support 사회적지지
social support network 사회적지지망
societal risk 사회적위험
socioeconomic strata 사회경제적계층
sociopathic personality 분열병질성인격
soda 소다
soda glass 소다유리
soda lime : SL 소다석회
soda-acid extinguisher 산알칼리소화기
sodium chlorite [NaClO$_2$] 아염소산나트륨
sodium [Na] 나트륨
sodium acid carbonate 중탄산소다
sodium bicarbonate [NaHCO$_3$] 중탄산나트륨,
　　탄산수소나트륨
sodium bromate [NaBrO$_3$] 브롬산나트륨,
　　취소산나트륨
sodium chlorate [NaClO$_3$] 염소산나트륨
sodium chloride [NaCl] 염화나트륨
sodium dichromate [Na$_2$Cr$_2$O$_7$] 중크롬산나트륨

sodium hydride 수소화나트륨
sodium hydroxide [NaOH] 가성소다, 수산화나트륨
sodium hypochlorite [NaClO] 차아염소산나트륨
sodium iodate [NaIO$_3$] 요오드산나트륨,
　　옥소산나트륨
sodium ion 나트륨이온
sodium nitrate [NaNO$_3$] 질산나트륨
sodium perborate [NaBO$_4$·4H$_2$O] 과붕산나트륨
sodium perchlorate [NaClO$_4$] 과염소산나트륨
sodium permanganate [NaMnO$_4$·3H$_2$O]
　　과망간산나트륨
sodium peroxide [Na$_2$O$_2$] 과산화나트륨
sodium persulfate [Na$_2$SO$_8$] 과황산나트륨
10% sodium sulfate 10%소디움설페이트
sodium superoxide [NaO$_2$] 초산화나트륨
sodium-potassium pump (Na$^+$- K$^+$ pump)
　　나트륨-칼륨펌프
soffit 소피트
soft asphalt 연질아스팔트
soft collar 연성칼라
soft fiber board 연질섬유판
soft glass 연질유리
soft palate 연구개
soft rubber 연질고무
soft sleeve 소프트슬리브
soft splint 연성부목
soft suction hose 부드러운흡입호스
softening 연화
soft-tissue injury 연부조직손상
soil contaminating substances 토양오염물질
sol 졸
solanin 솔라닌
solar flare 태양폭발
solar heat energy 태양열에너지
solar radiation 태양방사선, 광방사선
solar urticaria 일광두드러기
solder-type sprinkler head 솔더형스프링클러헤드
solenoid valve 솔레노이드밸브
solid 고체
solid fuel 고체연료
solid joist construction 솔리드장선구조
solid organs 고형장기
solid piled storage 밀집적재저장
solid shelf 솔리드선반
solid smokeless fuel 무연고체연료

solid stream 봉상주수
solubility 용해성
solubility coefficient 용해도계수
solubility 용해도, 용해도적
soluble oil 수용성기름
solute 용매, 용질
solution 용액
solvent 용제, 솔벤트
soman 소만
somatic motor neuron 체성운동뉴런
somatic nerve 체성신경
somatic nervous system : SNS 체성신경계
somatomammotropic hormone 체유선발육호르몬
somatomedin 소마토메딘
somatostatin 소마토스타틴
somatotrophin 소마토트로핀
somesthetic sensibility 체성감각
somesthetic temperature 체감온도
somnambulism 몽유병
somniloquilism 잠꼬대
sonar 소나
sonar equation 소나방정식
soot 그을음, 검댕
Sophrology delivery 소프롤로지분만법
sorbitol 소르비톨
sotalol hydrochloride 염산소타롤
sound navigation and ranging : SONAR
    수중음파탐지기
sound velocity 음속
sound wave 음파
sounding 수심측량
source 봉입방사성물질
source of water supply 수원
sovereign immunity 군주의 면제주의
SOx removal apparatus 탈황장치
space equivalent altitude 우주대등고도
spalling 폭열
span of control 지휘범위
span 스판
spandrel area 스판드렐공간
spanner 스패너
spanner wrench 스패너렌치
spark arrester 스파크방지기
spark extinguishing system 스파크소화설비
spark gap 스파크간격

spark 스파크
sparking discharge 불꽃방전
sparkover 스파크오버
sparkproof 스파크방지형
Sparky 스파키
spastic paralysis 경련마비
speaker 스피커
spear fishing 스피어피싱
spear gun 수중총
Special Air Service : SAS 영국특수공군연대
special attendance 기타재해출동
special connective tissue 특수결합조직
special disaster zone 특별재난지역
special engineered rescue car 특수공작차
special fire 특수화재
special fire protection facility 특수소화설비
special fire pumper 특수소방펌프차
special hazard 특수위험
special hazards 특수위험물
special purpose industrial occupancies
    특수용산업시설
special purpose ladder 특수용사다리
special risk 특수적위험
special trunk 특수트렁크
specific absorption rate : SAR 전자파인체흡수율
specific action 특이작용
specific defense mechanism 특이적감염방어기구
specific gravity 비중
specific heat 비열
specific heat at constant pressure 정압비열
specific heat at constant volume 정용비열
specific resistance 저항률
specific surface 비표면적
specific volume 비용적, 비체적
specific weight 비중량
specification 시방서
spectinomycin 스펙티노마이신
spectrum efficiency 스펙트럼효율
speech clarifier 음성명료기
speech dyspnea 언어성호흡곤란
speed factor 속도계수
speed limit 속도제한
speedometer 속도계
sperm 정자
spermatid 정자세포

spermatocyte 정모세포
spermatogenesis 정자형성
spermatozoicide 살정자제
sphenoid bone 접형골
sphenoid fontanelle 전측두천문
sphenoidal sinus 접형골동
sphincter muscle 괄약근
sphygmomanometer 혈압계
spider 거미
spike 극파
spill 스필
spill fire 스필파이어
spinal anesthesia 척수마취
spinal canal 척수관
spinal cavity 척주강
spinal cord 척수
spinal nerve 척수신경
spindle fibers 방추사
spindle key 스핀들키
spine 극
spine board 척추고정판
spinhaler 회전흡입기
spinning 방적
spiral reinforcement 나선형보강재
spirit of fire 소방정신
spirits 주정제
spironolactone 스파이로놀락톤
splash zone 비말대
spleen 비장
spleen scan 비장스캔
splenoportal hypertension 비문맥고혈압증
splice 스플라이스
splint 부목
split cervical collar 분리형경추보호대
split lay 분리배치
split personality 분리성성격
sponge bone 해면골
spontaneous abortion 자연유산
spontaneous heating 산화열축적
spontaneous ignition 자연발화
spontaneous labor 자연분만
spontaneous micturition 자연배뇨
spontaneous pneumothorax 자연기흉
spontaneous smoke exhaust 자연배연
sporadic E layer 스포라딕E층

spot burning 스포트버닝
spot fire 비화화재
spot type detector 스포트형감지기
spotting 비화
spotting a ladder 사다리배치
spot-type fixed temperature detector
　　　정온식국소형감지기
spot-type heat detector 스포트형열감지기
spot-type pneumatic rate-of-rise detector
　　　차동식스포트형감지기
sprain 염좌
spray 분무주수
spray area 분무도장지역
spray booth 분무도장부스
spray combustion 분무연소
spray nozzle 분무관창, 분무노즐
spray painting application 분무식도장
spray room 분무도장실
spray sprinkler head 분무형스프링클러헤드
spray tip 스프레이팁
spray 스프레이
spread of fire 연소확산
spreader 스프레더
spreader tip 스프레더팁
sprig-up 가지입상관
spring 스프링
spring hoist 스프링호이스트
spring-loaded center punch 스프링식센터펀치
sprinkler 스프링클러
sprinkler alarm 스프링클러경보장치
sprinkler connection 스프링클러설비송수구
sprinkler control (stop) valve 스프링클러제어밸브
sprinkler demand 스프링클러필요방수량
sprinkler head 스프링클러헤드
sprinkler head block 스프링클러헤드마개
sprinkler head guard 스프링클러헤드방호틀
sprinkler head spacing 스프링클러헤드방호면적
sprinkler head temperature rating
　　　스프링클러헤드표시온도
sprinkler head wedge 스프링클러헤드쐐기
sprinkler piping 스프링클러배관
sprinkler piping schedule 스프링클러배관스케쥴
sprinkler riser 스프링클러입상관
sprinkler system 스프링클러설비
sprinkler system water supply

스프링클러설비급수원

sprint 스프린트

sprinter 스프린터

spur 스퍼

spurious response 스퓨리어스반응

sputum specimen 객담검사

sputum 가래, 객담

squad 분대

squamous cell carcinoma 편평세포암종

squamous epithelium 편평상피

squamous suture 인상봉합

square expansion search pattern 사각확장수색방법

squelch 스퀠치

squib 도화폭관

squint 사시각

squirrel-tail section 스쿼럴-테일섹션

srip head fires 스트립헤드파이어

SRU error 수색구조기구오차

ST segment abnormality 에스티분절이상

ST segment 에스티분절

stabilization time 현장처치시간

stabilizer 스테빌라이저

stabilizing 안정화

stable angina pectoris 안정협심증

stable cell 안정세포

stable materials 안정물질

stack effect 연돌효과

stacked antenna 다단안테나

stacker 스태커

stage 스테이지

stage of diuresis 이뇨기

stage of oliguria 핍뇨기

stagger tuning 엇갈림동조

staging office 현장관리소

staging officer 이동대기관리요원

staging sector 대기지역

stainless steel 스테인레스강, 불수강

stainless steel pipe 스테인레스강관

stair 스테어

stair chair 계단이송장치

stair platform 스테어플랫폼

stair pressurization 계단가압

stair shaft 계단샤프트

stairs 계단

stairs stretcher 계단이송용 들것

stalker 스토커

stall 스톨

stand of tide(= platform tide) 정조

stand oil 스탠드유

standard antenna 표준안테나, 기준안테나

standard coupling 미국표준커플링

standard fire stream 기준방수량

standard leads 표준유도

standard piston type 표준피스톤식

standard state 표준상태

standard temperature 표준온도

standard time-temperature curve 표준시간온도곡선

standard type sprinkler head 표준형스프링클러헤드

standard 기준

standby 스탠바이

standby crew 스탠바이소방대

standby equipment 출동대기차량

standby mode 예비모드

standby supply 예비전원

standing by 대기중

standing in 근무교대

standing order 정규처방, 스탠딩오더

standing protocol 내부프로토콜

standpipe 연결송수관

standpipe system 연결송수관설비

standpipe system and mobile supply 가스주입구

standpipe system zone 스탠드파이프설비방호구역

standpipe 스탠드파이프

stannum [Sn] 주석

stapes 등자뼈

staphylococcal food poisoning 포도상구균식중독

Staphylococcus 포도상구균

star of life 생명의 별

stark stromtechnik 강전

Starling force 스타링힘

Starling's law of the heart 스타링의법칙

starting switch 기동스위치

starvation 산소감소

starvation acidosis 기아성산증

stasis ulcer 울혈궤양

stat order 즉시시행처방

state epilepticus 경련중적상태

State Fire Marshal 주방화관리자

state of weather 기상상태

static electricity 정전기

static head 정압수두
static load 정하중
static pressure 정압
static spark 정전스파크
static water 정수
station 스테이션
status asthmaticus 천식지속상태
status epilepticus 간질지속상태
stay 지주
steady state 안정상태
steam 스팀
steam innerting system 스팀소화설비
steam trap 스팀트랩
steamer 스티머
steamer outlet 대형방수구
stearic acid [CH$_3$(CH$_2$)$_{16}$COOH] 스테아린산
steatorrhea 지방변
steel 스틸
steel pipe 강관
steering gear 조종장치
Stefan-Boltzmann's law of radiation
　　슈테판-볼츠만의방사법칙
Steiner tunnel test 스타이너터널시험
Steiner tunnel 스타이너터널
stem cells 줄기세포
step potential 보행전위
step 디딤단
stereo rubber 스테레오고무
sterile meningitis 무균성수막염
sterilization 멸균, 불임수술, 종말소독
sterilizing apparatus 살균장치
sterilizing lamp 살균등
sternal fracture 흉골골절
sternal line 흉골선
sternoclavicular joint 흉쇄관절
sternocleidomastoid muscle 흉쇄유돌근
sternocostal articulation 흉늑관절
sternum 흉골
steroid 스테로이드
sterol 스테롤
stethoscope 청진기
still alarm 스틸알람
stillbirth 사산
still-born infant 사산아
stimulant 흥분제

stimulants 자극제
stimulus 자극
sting 자상
stink damp [H$_2$S] 유화수소
stink damp 스팅크댐프
stirred reactor 교반식반응기
stirrup 보강봉
stirrup pump 소화용수동펌프
stitching 스티칭
stoddard solvent 스토다드용제
stoichiometric air 화학량론적공기량,
　　화학양론적공기량
stoichiometric mixture 화학량론적혼합,
　　화학양론적혼합
Stokes-Adams syndrome 스톡-아담스증후군
stoma 기공
stomach 위
stomach tube 위관
stomatitis 구내염
stool test 변검사
stoop jump entry 다리굽혀 들어가기
stop descender 자동제동하강기
stop pin 스톱핀
stop valve 스톱밸브
stopper 스토퍼, 스톱하강기
stops 스톱장치
storage battery 축전지
storage battery system 축전지설비
storage cutoff 저장품차단벽
storage room 저장실
storm door 내후성덧문
story 층
stove 난로, 스토브
strabismoscope 사시경
strabismus 사시
straddle-slide method 양다리벌려밀어넣기방법
straight asphalt 스트레이트아스팔트
straight knot 바른매듭
straight ladder 단일사다리
straight search 직선수색
strain pattern 긴장성유형
strain 근염좌
strainer 스트레이너
strait 해협
strand 소선

stranded cable 연선
strangulation by a ligature 교사
strap 스트랩
strategy 진화전략
stratification 충화
stratified columnar epithelium 중충원주상피
stratified epithelium 중충상피
stratified squamous epithelium 중충편평상피
stratosphere 성충권
stratospheric radio relay system
　　　　성충권무선중계시스템
stream line 스트림라인
stream straightener 정류관
stream 방수
street drugs 거리의약
street main 공설주수배관
street manual call point 공설수동발신기
strength of attack 진화력
strength of attact 화재진압능력
strength 강도
strep throat 연쇄상구균성인두염
streptococcus 장구균
streptococcus food poisoning 장구균식중독
streptokinase 스트렙토키나제
streptomycin 스트렙토마이신
stress 응력
stress corrosion cracking 응력부식균열
stress fracture 스트레스골절
stress incontinence 복압성요실금, 긴장뇨실금
stress ulcer 스트레스궤양
stretch 스트레치
stretcher 들것
stretching 스트레칭
striae gravidarum 임신선
striated muscle 가로무늬근
stride jump entry 다리벌려 들어가기
stridor 천음
strike out 완전진화, 진화완료
strike team 스트라이크소방대
strike 추가출동요청
striking distance 뇌격거리
striking energy 충격에너지
stringer 스트링어
strip burning 스트립버닝
strip firing 스트립파이어링

stripped 스트립트
stripping 스트립핑
strobe light 손전등
stroke 스트로크, 졸중
stroke volume 일회박출량
stroke 뇌졸중
strong blast 돌풍
strontium [Sr] 스트론튬
strontium chlorate [Sr(ClO₃)₂] 염소산스트론튬
strontium nitrate [Sr(NO₃)₂] 질산스트론튬
strontium90 [⁹⁰Sr] 스트론튬90
structure 구조물, 건축물
structure fire 구조물화재
strut 스트러트
strutting 버팀목대기
Strychnine 스트리크닌
strychnine poisoning 스트리크닌중독
stub 그루터기
stud 스터드
stylet 탐침
styloid process 경상돌기
styrene [C₆H₅CH=CH₂] 스티렌
styrene-butadiene rubber : SBR
　　　　스티렌-부타디엔고무
subacute bronchopneumonia 아급성기관지폐렴
subacute inflammation 아급성염증
subacute sclerosing panencephalitis
　　　　아급성경화성범뇌염
subacute thyroiditis 아급성갑상선염
subaqueous image detector 수중영상탐지기
subarachnoid hemorrhage 지주막하출혈
subcarrier frequency modulation : SCFM
　　　　부반송파주파수변조
subclavicular vein 쇄골하정맥
subconjunctival injection 결막하주사
subcutaneous emphysema 피하기종
subcutaneous injection 피하주사
subcutaneous layers 피하층
subcutaneous tissue 피하조직
subdural hematoma 경막하혈종
subdural hemorrhage 경막하출혈
subjective risk 주관적위험
sublimation 승화
sublingual gland 설하선
sublingual medication 설하투여

subluxation 부분탈구
submandibular gland 악하선
submarine 잠수함
submarine topographical map 해저지형도
submerged scooter 수중스쿠터
submersible decompression chamber : SDC
　수중감압실
subperiosteal injection 골막하주사
subscriber radio system 가입자무선시스템
subsidence inversion 침강성역전
subsidiary station 보조감시실
subsidiary unit 보조단위
substance abuse 물질남용
substation 변전소
substitute energy for petroleum 석유대체에너지
substitute 보결소방대원
substructure 하부구조물
subsurface foam injection system 표면하포주입방식
subterranean sound detector 지중음향탐지기
suburban arterial 교외간선도로
subway 지하철
subzero treatment 심냉처리
succinylcholine 숙시닐콜린
succinylcholine chloride 염화석시닐콜린
sucide 자살
sucking chest wound 흡인가슴창
suction 흡인
suction booster 흡입보조기
suction eye 석션아이
suction head 흡입수두
suction hose 흡수호스, 흡입호스
suction lift 흡입양정
suction pipe 흡수관, 흡입관
suction pressure regulating valve
　부스터펌프용흡입압력조절장치
suction supply 무압수원, 흡입수원
suction wrench 석션렌치
sudden infant death syndrome : SIDS
　유아급사증후군
sudden cardiac death 급성심장사
sudden death 급사
sudden failure 돌발장애
sudden infant death syndrome : SIDS
　영아급사증후군
sudden manhood death syndrome : SMDS

　청장년급사증후군
sudden natural death 내인성급사
sudden-onset disaster 급성재난
suffocating substance 질식성물질
sugar tong cast U형석고붕대
sulfation 황화
sulfite pulp 아황산펄프
sulfite 아황산염
sulfonamide 설폰아마이드
sulfonylurea 설포닐우레아
sulfur [S] 유황, 황
sulfur dioxide [SO_2] 무수아황산, 이산화황,
　아황산가스
sulfur monochloride [S_2Cl_2] 일염화유황
sulfur monoxide [SO] 일산화황
sulfuric acid [H_2SO_4] 황산
summarily abate 개선명령
summation 가중
sump 섬프
sunburn reaction 일광화상반응
sun-dried salt 천일염
sunglasses 선글라스
sunspot 태양흑점
super low temperature alloy 초저온재료
super weight alloy 초중합금
super-aged society 초고령사회
superalloy 초합금
supercomputer 슈퍼컴퓨터
superconductivity 초전도
superficial burn 표층화상
superficialis gastritis 표재성위염
superheterodyne receiver 슈퍼헤테로다인수신기
superheterodyne reception 슈퍼헤테로다인수신방식
superior oblique 상사근
superior orbital fissure 상안와열
superior rectus 상직근
superior vena cava 상대정맥
superior 상부
supersaturation 과포화
supervised automatic fire extinguishing system
　감시장치부착자동식소화설비
supervising station 감시실
supervision 감시
supervisory audio tone : SAT 가청감시톤
supervisory devices 슈퍼비조리장치

supervisory panel 슈퍼비조리판넬
supervisory service 감시업무
supervisory signal 감시신호
supination 회외운동
supine hypotensive syndrome
　　양와위성저혈압증후군
supine posion 앙와위
supplemental agent 보조제
supplementary facility 보조설비
supplied-air suit 공기호흡장치부착방화복
supply boat 서플라이보트
supply line 급수라인
supply officer 보급책임자
supply sector 공급소
supply voltage 공급전압
supportive psychotherapy 지지요법
suppository 좌약
suppressant 반응억제제
suppression crew 화재진압대
suppression firing 맞불지르기
suppression system 소화설비
suppressor T cells 억제T세포
suppurative inflammation 화농성염증
suppurative osteomyelitis 화농성골수염
suprachiasmatic nucleus : SCN 시각교차상핵
supracondylar fracture 상과골절
suprahyoid muscle 설골상근
supra-orbital ridge 안와상부능선
supraventricular 심실상성
supraventricular tachycardia 심실상성빈맥
surf 기파
surface boiling 표면비등
surface combustion 표면연소
surface contamination 표면오염
surface decompression 표면감압
surface interval 수면휴식, 표면간격
surface ratio 표면적비
surface resistance 열전달저항
surface tension 표면장력
surface type fire hydrant 지상식소화전
surface wave 지표파
surface-supplied diving 표면공급잠수
surfactant 계면활성제, 표면활성제
surfeit 과식
surgeon 일반외과전문의

surprising respiration 경악호흡
surveillance radar 감시레이더
survey map 방화계획도
survey meter 방사능검출기, 서베이미터
surveying ship 측량선
survival 잔존물
survival craft station 구명이동국
survival detector 생존자탐지기
suspended ceiling 달반자
suspended dust 부유분진
suspension 현탁액
suspension system 현가장치
suspicious fire 방화추정
sutures 봉합
Swan-Ganz catheter 스완-간즈카테터
swatter 스와터
swaying 좌우운동
sweat 땀
sweat gland 한선
sweetening 스위트닝
swell 너울
swift stream 급류
swimming cap 수영모자
swimming goggles 물안경, 수중안경
swimming style 영법
swing method 스윙방식
switch 스위치
switch loading 환적
switch 개폐기
switchgear 스위치기어
switching device 개폐장치
swivel 결합링, 꼬임방지기, 스위블
symbols for element 원소기호
symmetry 대칭성
sympathetic nerve 교감신경
sympathetic nervous system 교감신경계
sympatholytics drug 교감신경차단제
sympathomimetics 교감신경작용약
sympathy 공감
symphysis pubis 치골결합
symphysis 결합부
symport 동향수송
symptom 증상
symptomatic treatment 대증요법
synapse 시냅스, 연접

synapsin   시냅신
synaptic plasticity   시냅스가소성
synchronized cardioversion   동시적심조율전화
synchronous channel   동기채널
synchronous detection   동기검파
syncope   실신
syncytium   합포체
syndrome   증후군
syndrome of post transfusion   수혈후증후군
synotia   이두증
synovia   활액
synovial joint   활막성관절
synovial membrane   활막, 활액막
synovitis   활액막염
synthesis   합성
synthesis gas   합성가스
synthetic detergent   합성세제
synthetic fiber   합성섬유
synthetic foam concentrate   합성포소화약제
synthetic natural gas   합성천연가스
synthetic resin   합성수지
synthetic rubber   합성고무
synthetic surface active foam concentrate
    합성계면활성제포소화약제
syphilis   매독
syphilitic arteritis   매독성동맥염
syphilitic endocarditis   매독성심내막염
syringe   주사기
syrups   시럽제
system   설비
system identification : SID   시스템식별번호
system riser   설비입상관
systemic action   전신작용
systemic anatomy   계통해부학
systemic circulation   전신순환, 체순환
systemic embolism   전신성색전증
systemic hypothermia   전신성저체온증
systemic lupus erythematosus : SLE
    전신성홍반성루푸스
systemic status   전신상태
systole   수축기
systolic blood pressure   수축기혈압

T

T wave   티파
tablet   정제
tabun   타분
tachometer   회전속도계
tachyarrhythmia   빈맥성부정맥
tachycardia   빈맥
tachypnea   빈호흡
tactical channel   현장용주파수
tactical squad   전술소방대
tactics   전술
tactile fremitus   진동촉감
tactile hallucination   환촉
tactus   촉각
tag   태그
tail board   발판
tailboard   후미판
take a hydrant   소화전확보, 소화전점령
taking medicine by mouth   복용
talc   활석
talking beacon   음성전파표지
tallow   우지
talus   거골
tamoxifen   타목시펜
tamperproof valve   임의조작방지형밸브
tandem   2대중계방수
tank   탱크
tank fire   탱크화재
tank gauge   탱크게이지
tank heating equipment   탱크보온장치
tank line valve   탱크라인밸브
tank line   탱크라인
tank lorry   탱크로리
tank overflow   과잉공급수배출관
tank semitrailer   준트레일러식유조차
tank truck   탱크트럭
tank valve   탱크밸브
tanker   유조선, 탱크차
tanker boss   급수차량지휘자
tanker call   급수차출동
tanker pumper   물탱크펌프차, 급수펌프차
tankfill line   급수탑
tantalum [Ta]   탄탈륨
tape sling   판형슬링

tapering 테퍼링
tapper 태퍼
tar 타르
tar buck knot 터벅매듭
tar pitch 타르피치
target organ 표적기관
tarsal bone 족근골
taste bud 미뢰
tattoo 문신
tatus epilepticus 간질중상태
taxiway 유도로
T-cell 티세포
tear gas 최루가스
technical search 기술적탐색
teclu burner 테클루버너
Teheran declaration 테헤란선언
telecontrol 원격제어
telemedicine 원격의료
telencephalon 종뇌
telephone set for the handicapped 장애자용전화기
telephone transmitter 송화기
telomere 말단소립
telophase 종기
temperature 온도
temperature automatic gain control 온도AGC
temperature conversion 온도환산
temperature failure 고열변형
temperature lapse rate 기온체감률
temperature sense 온도감각
temperature stress 온도응력, 열변형력
tempered glass 강화유리
temporal artery 측두동맥
temporal bone 측두골
temporal hemostasis 일시적지혈법
temporal muscle 측두근
temporary building 가설건축물
temporary dwelling 가설주택
temporary pacemaker 임시박동조율기
temporary wiring 임시배선
temporomandibular joint 악관절, 측두하악골절
tenacity 점착력
tenant 수보대
ten-code system 10부호체계
tender line 텐더라인
tender points 압통점

tenderness 압통
tendon 건
tenesmus 이급후중
ten-hour time lag fuel 10시간지연가연물
tensile failure 인장파괴
tensile force 인장력
tensile load 인장하중
tensile strength 인장강도
tensile stress 인장응력
tension 텐션
tension pneumothorax 긴장기흉
tentorium cerebelli 소뇌천막
terbutaline 테르부탈린
terbutaline sulfate 황산테르부탈린
terminal disease 말기질환
terminal velocity 종단속도
ternary alloy 삼원합금
terra alba 백토
terrace 테라스
terrorism 테러리즘
tertiary air 3차공기, 삼차공기
tertiary injury 삼차손상
tertiary prevention 3차예방
test fire 시험화재
test manifold 시험용소화전
test of amniotic fluid 양수검사법
test pressure 시험압력
test wave 시험전파
test 검사
testicular torsion 고환염전
testis 고환, 정소
testis-determining factor 정소결정인자
testosterone 테스토스테론
tetanus 강축, 파상풍
tetra ethyl lead [$(C_2H_5)_4Pb$] 4에틸연
tetracaine 테트라케인
tetrachloroethylene 사염화에틸렌
tetracycline 테트라사이클린
tetralogy of Fallot : TOF 활로징후
tetramine 테트라민
tetrodotoxin [$C_{11}HSN_3O_8$] 테트로도톡신
thalamencephalon 시상뇌
thalamic syndrome 시상증후군
thalassamia 지중해빈혈
thalidomide 탈리도마이드

thallium [Tl] 탈륨
thallium nitrate [TlNO₃] 질산제일탈륨
thaw 해빙
the deep 해연
the estimated time of arrival 도착예정시간
the origin of ignition 발화원
the task of the health for mother and child 모자보건사업
the staff of the health for mother and child 모자보건요원
the upper(part of the) body 상체
the veto right of treatment 치료거부권
theater detail 극장경계임무
thenar muscles 무지구근
theophylline 테오필린
theoretic mixture ratio 이론혼합비
theoretical amount of combustion 이론연소가스량
theoretical combustion temperature 이론연소온도
theoretical thermal efficiency 이론열효율
theoritical epidemiology 이론역학
therapeutic abortion 치료적유산
therapeutic effect 치료적효과
therapeutic exercise 운동요법
therapeutic index 치료적지표, 치료지수
therapeutic threshold 치료역치
thermal analysis 열분석
thermal burn 열화상
thermal column 열기둥
thermal conductivity 열전도도
thermal dissociation 열해리
thermal efficiency 열효율
thermal electromotive force 열기전력
thermal electron 열전자
thermal equilibrium 열평형
thermal equivalent 열당량
thermal explosion 열폭발
thermal gravity analysis : TGA 열중량분석
thermal insulator 단열재
thermal lag 열지연
thermal neutron 열중성자
thermal power generation 화력발전
thermal protector 과열방지장치
thermal resistance 열저항
thermal shock 열충격
thermal start 발열점
thermal stress 열응력
thermal turbulence 열난기류
thermic rays 열선

thermionic power generation 열전자발전
thermit reaction 테르밋반응
thermit 테르밋
thermo rescue stretcher 체온유지구조들것
thermocline layer 수온약층
thermoelectric couple 열전대, 열전기쌍
thermoelectric effect detector 열전대식감지기
thermogenesis 열발생
thermogenic action 발열작용
thermohardening 열경화
thermometer 온도계
thermoplastic resin 열가소성수지
thermoplasticity 열가소성
thermoresponsive element 감열소자
thermosetting property 열경화성
thermosetting resin 열경화성수지
thermostat 서머스태트, 자동온도조절장치, 항온기
thermoviewer 열화상카메라
thiamine 티아민
thiazide 타이아자이드
thimble 심블
thinner 시너
thiopental sodium 타이오펜탈나트륨
thiopental 티오펜탈
thioridazine 타이오리다진
thiosulfate 타이오황산염
thiothixene 타이오틱신
thioxanthene 타이오잔틴
third degree burn 3도화상
third law of motion 운동제3법칙
third stage of labor 분만3기
third-degree heart block 3도방실차단
thomas splint 토마스부목
thoracentesis 흉곽천자
thoracic cavity 흉강
thoracic curvature 흉부만곡
thoracic empyema 농흉
thoracic nerve 흉신경
thoracic surgeon 흉부외과전문의
thoracic vertebra 흉추
thoracostomy tube 흉강삽관튜브
thorax 가슴
thorium [Th] 토륨
thorium nitrate [Th(NO₃)₄ · 4H₂O] 질산토륨
thread 나사
thread gasket 나사개스킷

thready pulse 사상맥
threat 위협
threatened abortion 절박유산
three- company box 3개분대출동경보기
three point gait 삼점목발보행
three-dimensional radar 3차원레이더
three-inch hose 3인치호스
threshold 역치
threshold energy 한계에너지
threshold frequency 한계주파수
threshold limit value : TLV 허용한계값
threshold potential 전위역치
thrombin 트롬빈
thromboangitis obliterans 폐색성혈전혈관염
thrombolytic therapy : TT 혈전용해요법
thrombolytics 혈전용해제
thrombophlebitis 혈전성정맥염
thrombopoietin 트롬보포이에틴
thrombosis 혈전증
thrombotic microangiopathy 혈전성미세혈관증
thrombus 혈전
throttling mark 액흔
through ladder 스루래더
throw bag 구명줄
throw weapon 투척무기
thumb knot 엄지매듭
thunderbolt 벼락
thunder-storm disaster 뇌해
thymus 흉선
thyroglobulin 티로글로블린
thyroid cancer 갑상선암
thyroid cartilage 갑상연골
thyroid function tests 갑상선기능검사
thyroid gland 갑상선
thyroid scan 갑상선스캔
thyroid stimulating hormone : TSH
         갑상선자극호르몬
thyroid storm 갑상선위기
thyrotoxic storm 갑상선발증, 갑상선중독발작
thyrotoxicosis 갑상샘항진증
thyroxin 티록신
tibia 경골
tibial nerve 경골신경총
tibial tuberosity 경골조면
tibiofibular joint 경비관절

tidal current 조류
tidal power generation 조력발전
tidal range 조차
tidal table 조석표
tidal volume : TV 일회호흡용적
tide 조석
tie in 사다리신체고정
tie rod 지지봉
tied up 일시적활동불능
tier 층층쌓기
Tillamook burn 틸라묵산림대화재
tilt angle 경사각
tilt test 기울기검사
timber 용재
time division multiple access : TDMA
         시분할다원접속
time 시간
time race 타임레이스
time-temperature curve 시간-온도곡선
timolol 티몰롤
tincture of benzoin 벤조인팅크
tinctures 팅크제
tinder 부싯깃
tinea 백선
tingling 자통, 저림
tinnitus 이명
tip 팁
tissue report 조직검사보고서
tissue respiration 조직호흡
tissue 조직
titanium [Ti] 티타늄
To Keep Open : TKO 개방유지
tobramycin 토브라마이신
tolazamide 톨라자마이드
tolbutamide 톨부타마이드
tolerance 관용, 내성
toluene [$C_6H_5CH_3$] 톨루엔
tolylene diisocyanate [$CH_3C_6H_3(N=CO)_2$]
         톨리렌디이소시아네이트
tomography 단층촬영
ton : t 톤
tone only 신호음방식
tone 음질
tongue 설
tongue 혀

tongue depressor 설압자
tongue-jaw lift 혀-턱들기
tonic muscular contractions 경직성근육수축
tonic-clonic seizure 긴장간대발작
ton-kilometer 톤킬로미터
tonometry 안압검사
tonsil tip 톤실팁
tonsillitis 편도선염
tonsils 편도선
tonus 긴장
tooth 치아
toothed wheel 기어
top loaded antenna 상단부하안테나
top pour method 상부주입방식
top rail 상부난간
top rope 톱로프
topical anesthesia 표면마취
topical anesthetics 국소마취제
topical application 국소표면도포법
topical corticosteroids 국소스테로이드제
topless match 토플리스성냥
topographic anatomy 국소적해부
topographic inversion 지형성역전
torch 토치
torch effect 횃불효과
torchlight 횃불
torchman 맞불담당자
tormentor pole 사다리지지봉
Torr 토르
torsade de pointes 염전성심실빈맥
torso 동체
total body water 총수분량
total compartment application water mist system
　전역방출방식미분무수소화설비
total flooding system 전역방출방식
total floor area 연면적
total load 전하중
total lung capacity : TLC 총폐용량, 전폐용량
total rated head 총정격수두
total reflection 전반사
totally enclosed motor 전폐형전동기
touch potential 접촉전위
touch voltage 접촉전압
touch-off 방화추정화재
tourniquet 지혈대

tower crane 타워크레인
tower lighting 타워등
towerman 감시원
toxemia of pregnancy 임신중독증
toxic dose 중독량
toxic gas 독성가스
toxic materials 독극물, 유독물
toxic reaction 독성반응
toxic smog inhalation 독성연기흡인
toxicity 독성
toxicology 독물학
toxin 독소
toxoid 유독소
TP segment TP분절
Tp wave Tp파
trachea 기관
tracheal deviation 기관변위
tracheal tugging 기관견인감
tracheostomy stoma 기관절개술작은구멍
tracheostomy 기관창냄술
tracking 트래킹
traction ring 견인고리
traction splint 당김부목
traction 견인
tractive ability 견인력
tractor 트랙터
traffic actuated signal control system
　교통감응신호제어체계
traffic barricade 교통차단시설
traffic barrier 교통방호책
traffic disaster 교통재해
traffic island 교통섬
traffic signal 교통신호
traffic signal system 교통신호체계
traffic-adjusted signal 교통적응식신호
trailer 트레일러
trailer pump 트레일러펌프
training tower 훈련탑
tranquilizer 정온제
transamination 아미노전이반응
transceiver 송수신기, 휴대용무선기
transcription 전사
transcutaneous pacing : TCP 경피조율
transdermal administration 경피투여
transducin 트랜스듀신

transesophageal echocardiogram : TEE
　경식도초음파
transesophageal pacing　경식도인공심박조율
transfer activity　이동동작
transfer case　동력전달장치
transfer distance　이송거리
transfer in note　전입기록
transfer note　전과기록지
transfer operations　이송작업
transfer out note　전출기록
transfer pump　이송펌프
transfer record　이송기록지
transfer valve　전환밸브
transfer　긴급배치
transferrin　트랜스페린
transformation　변태
transformer　변압기
transformer coupling　변성기결합
transformer oil　변압기유
transformer vault　변전실
transfusion　수혈
transfusion reaction　수혈반응
transfusion record　수혈기록지
transhorizon propagation　비가시거리전파전파
transient ischemic attack : TIA　일과성허혈발작
transit time　발포시간
transition layer　전이층
transition level　전이비행고도
transition temperature　천이온도
transition zone　전이부
transitional epithelium cell carcinoma
　이행상피세포암종
transitional epithelium　이행상피
transmission　송신
transmission channel　전송채널
transmission voltage　송전전압
transmission　투과
transmittance　투과율
transmitter　전송기
transmitting station　송신국
transmural infarction　전층경색증
transmural　심실벽전층의
transom　가로대
transplacental　경태반의
transplant　이식조직

transplant rejection　이식거부반응
transponder beacon　응답전파표지
transponder　트랜스폰더
transport　수송
transport decision　이송결정
transport index　수송지수
transportable X-ray　운반형X-레이
transportation　이송
transportation engineering　운송교통공학
transportation officer　수송관리요원, 이송관리자
transportation planning　교통계획
transportation sector　이송구역
transportation system　교통체계
transposition　전위
transposition of the great vessels　대혈관전위증
transthoracic impedance　경흉저항
transthoracic pacemaker　경흉부심박조율기
transthoracic pacing　경흉인공심박조율
transthoracic resistance　흉곽저항
transudate　누출액
transuranic elements　초우라늄원소
transvenous cardiac pacing　경정맥인공심박조율
transverse　횡행의
transverse colon　횡행결장
transverse fissure　횡열
transverse mesocolon　횡행결장간막
transverse plane　횡단면, 횡면, 횡평면
transverse presentation　횡태위
transverse process　횡돌기, 횡행돌기
transverse　횡
trapezius muscle　승모근
trapezoid bone　소능형골
trauma　외상
trauma center　외상센터
trauma compress bandage　외상용압박붕대
trauma patient　외상환자
trauma score　손상점수, 외상지수
traumatic amenorrhea　외상성무월경
traumatic anesthesia　외상성감각마비
traumatic asphyxia　외상질식
traumatic iridoplegia　외상성홍채마비
traumatic shock　외상쇼크
travel distance　보행거리
travel distant　피난거리
travel time　현장도착소요시간

traveler's diarrhea 여행자설사
travel-time map 현장도착소요시간지도
traverse 트래버스
traxion 트렉션
Treacher collins' syndrome 트리처콜린스증후군
treading water 서서수영하기
treadmill stress test 답차운동부하검사
treadmill test 운동부하심전도
treatment 처치
treatment officer 치료관리자
treatment protocols 치료지침
treatment sector 치료지역
treatment 치료
tree belay 나무밧줄걸이
tree fires 수목화재
trekking 트래킹
tremor 진전
tremulous 진전성의
trench 참호
trench box 참호상자
trench fever 참호열
trench foot 참호족
trench 해구
Trendelenburg's position 트렌델렌버그체위
trending 경향
treponematosis 트레포네마증
trepopnea 횡와위호흡
triage 부상자 분류, 중증도분류, 환자분류
triage area 환자분류소
triage officer 분류관리요원
triage sector 분류지역
triage tag 분류표
triage team 분류팀
triage 구호우선순위
triamcinolone 트리암시노론
triangular bandage 삼각붕대
triangular bone 삼각골
triazolam 트리아졸람
triceps muscle of arm 상완삼두근
triceps reflex 삼두근반사
triceps surae jerk 하퇴삼두근반사
triceps surae limp 하퇴삼두근절뚝거림
trichinosis 선모충증
trichloro silane [HSiCl$_3$] 트리클로로실란
trichloroethylene [CHClCCl$_2$] 트리크롤로에틸렌

trichloroethylene 삼염화에틸렌
trichomonas vaginalis 질트리코모나스
trichomoniasis 트리코모나스증
trichophyton 백선균속
trichophyton rubrum 홍색백선균
trichostrongyliasis 모양선충증
trichuriasis 편충증
tricking filter 살수여과법
trickle charge 세류충전
triclene 트리클렌
tricuspid atresia 삼첨판폐쇄
tricuspid valve 삼첨판
tricyclic 삼환식의
tricyclic antidepressant : TCA 3환계항우울제
triethyl aluminum [(C$_2$H$_5$)$_3$Al] 트리에틸알루미늄
triethylamine [(C$_2$H$_5$)$_3$N] 트리에틸아민
trigeminal nerve 삼차신경
trigeminal neuralgia 삼차신경통
trigeminy 삼단맥
trigger action 방아쇠작용
trigger point 유발점
triglyceride 중성지방
trigone 삼각
trigonitis 삼각부염
trihalomethane : THM 트리할로메탄
trihexyphenidyl 트라이헥시페니딜
trihologia 발모발작
triiodothyronine [T$_3$] 삼요오드타이로닌
triisobutyl aluminum 트리이소부틸알루미늄
trimester 삼기
tri-metal 트리메탈
trimethobenzamide 트리메토벤자마이드
trimethoxyboroxine [(CH$_3$O)$_3$B$_3$O$_3$] : TMB
　　　　트리메톡시브록신
trimethyl aluminum [(CH$_3$)$_3$Al] 트리메틸알루미늄
trinitro phenol [C$_6$H$_2$(OH)(NO$_2$)$_3$] 트리니트로페놀
trinitro toluene : TNT [C$_6$H$_2$CH$_3$(NO$_2$)$_3$]
　　　　트리니트로톨루엔
trip the lights 소방서비상점등
triple airway maneuver 삼중기도조작법
triple bowline knot 세겹고정매듭
triple combination 겸용소방펌프차
triple hydrant 삼구형소화전
triple point 3중점, 삼중점
triple-agent fire engine 3약제병용소방차

tripod position 삼각대자세
trismus 개구장애
trisomy 삼염색체성
TRISS methodology 트리스방법론
tritum 삼중수소
trocar 투관침
trochanter 대퇴돌기, 전자
trochlea 활차
trochlear nerve 활차신경
trochoid joint 차축관절, 추축관절
trophic action 영양작용
trophic ulcer 영양궤양
trophoblast 영양막
tropical cyclone 열대성선풍
tropical cyclone 열대성저기압
tropical medicine 열대의학
tropical sprue 열대성스프루
tropomyosin 트로포미오신
troponin 트로포닌
troposphere 대류권
trouble signal 장애신호
truck 트럭
truckman 사다리차소방대원
trudgen crawl 트러젠크롤
trudgen stroke 트러젠영법
true emergency 진성응급
true rib 진늑골
trumpet 트럼펫
truncal obesity 중심성비만
trunked radio system : TRS 주파수공용통신시스템
trunking 중계
trunking system 중계회선체계
truss construction 트러스구조
trussed ladder 결구형사다리
trypanosoma 트리파노소마속
trypanosomiasis 트리파노소마증
trypsin 트립신
tryptophan 트립토판
Tsunami 쓰나미
tuba-descender 튜바하강기
tubal abortion 난관유산
tubal ligation 난관결찰
tubal pregnancy 난관임신
tube 관
tuber 융기

tubercle 결절, 결핵결절
tubercles of Montgomery 몽고메리결절
tuberculin test 투베르쿨린검사
tuberculoma 결핵종
tuberculosis : TB 결핵
tuberculous endocarditis 결핵성심내막염
tuberculous lymphadenitis 림프선결핵
tuberosity 조면
tub-tip descender 튜브형하강기
tubule 세관
tubuloglomerular feedback 세뇨관사구체피드백
tugging 예인
tularemia 야생토끼병
tumor 종양
tumor necrosis factor : TNF 종양괴사인자
tumorigenesis 종양형성
tune 동조기
tuned oscillator 동조발진기
tungsten [W] 텅스텐
tunica adventitia 외막
tunica intima 내막
tunica media 중막
tunica 층
tuning 동조
tuning fork 음차
tunnel effect 터널효과
tunnel vision 터널시
turbid 짙은
turbidity 탁도
turbinate 비갑개
turbine 터빈
turbine pump 터빈펌프
turbojet 터보제트
turboprop engine 터보프롭엔진
turboshaft 터보샤프트
turbulence 난류
turbulent flame 난류화염
turbulent flame velocity 난류화염속도
turgor 긴장도
turn 턴
turn out 소집
turnaround time 소요시간
Turner's syndrome 터너증후군
turning left instinct 좌회본능
turnout area 출동지역

turnout board 상황판
turnout coat 방화상의
turnout gear 보호장구
turnout pants 방화하의
turnout place 대기소
turnout time 출동준비소요시간
turnover injury 전도손상
turntable 턴테이블
turpentine oil 테레핀유
turret 포탑
twiddler's syndrome 트위들러증후군
twilight 황혼
twilight narcosis 황혼혼미
twin 쌍둥이
twin fluid water mist system
　　2중유체미분무수소화설비
twinning 쌍둥이형성
twist wave-guide 꼬임도파관
twist yarn 연사
twitch 연축
two-hour fire resistance 2시간내화
two-piece company 2차량출동대
two-position attack 2점진화
tying in 신체고정
tympanic cavity 고실
tympanic membrane thermometer 고막체온계
tympanic membrane 고막
tympanic reflex 고막반사
tympanites 고창
type II second degree AV block 이도이형방실차단
Type A packaging 에이형포장
type approval testing 형식검정
type I second degree AV block 이도일형방실차단
typhoid fever 장티푸스
typhonic center 태풍의눈
typhoon 태풍
typhoon alert 태풍주의보
typhoon area 태풍권
typhoon warning 태풍경보
typhus 발진티푸스
typical drowning 전형적익사
typical hanging 전형적의사
typing 형별검사
tyrosine kinase 티로신키나아제

U

U wave 유파
ubidium peroxide [Rb_2O_2] 과산화루비듐
UL(Underwriter's Laboratories Inc.) label 유엘라벨
ulcer 궤양
ulceration 궤양화
ulcerative colitis 궤양결장염
ulna 척골
ulnar artery 척골동맥
ulnar nerve 척골신경
ultimate strength 극한강도
Ultra High Frequency band : UHF band 극초단파
ultra low frequency : ULF 초저주파수
ultrahigh speed water spray system
　　초고속형물분무설비
ultrasonic echoes 초음파반향검사
ultrasonic frequency 초음파주파수
ultrasonic radar 초음파레이더
ultrasonic wave 초음파
ultrasonography 초음파촬영술
ultrasound imaging 초음파영상화
ultraviolet flame detector 자외선불꽃감지기
ultraviolet infrared flame detector
　　자외선적외선겸용화염감지기
ultraviolet radiation 자외선
ultraviolet rays sterilization unit 자외선살균소독기
umbilical artery 제동맥
umbilical catheteriation 배꼽카테터법
umbilical colic 제산통
umbilical cord 제대
umbilical fistula 제누공
umbilical hernia 제탈장
umbilical vein 제정맥
umbilicus 제
umbilicus 제부
umbrella antenna 우산형안테나
UN Disaster Assessment and Coordination : UNDAC
　　유엔재난평가조정단
una mailer 유나메일러
unattended facility 무인시설
unbalanced current 불평형전류
uncertain inference 불확실추론
uncertainty phase 불확실단계
unconditional reaction 무조건반응

unconscious 무의식의
under control 연소제어상태
undercover station 불법무선국
undercut line 방화구
undercut 언더컷
underground fire 갱내화재
underpass 지하통로
undertruck nozzle 차량아래노즐
underwater communication 수중통신
underwater photography 수중사진
underwater pressure gauge 수중잔압계
underwater rescue dog : URD 수중구조견
underwater rocket 수중로켓
underwater telephone : UT 수중전화기
underwriter's play pipe 언더라이터스플레이파이프
underwriter thread 언더라이터나사
undeveloped event 미확대사건
undifferentiated carcinoma 미분화암종
undulant fever 파상열
unexposed surface 비노출면
unexposed surface temperature 비노출면온도
unidirectional antenna 단일지향성안테나
unified command 통합명령
unifocal 한초점의
Uniform Building Code : UBC 유니폼빌딩코드
Uniform Fire Code : UFC 유니폼방화코드
uni-guide 단향도파관
unilateral paralysis 반측마비
uniovular 일란성의
unipolar depressive response 단극성우울반응
unipolar lead 단극유도
unipolar neuron 단극성뉴런
unipole antenna 유니폴안테나
unique random variable 식별랜덤변수
unit 단위, 유닛
unit heater 유닛히터
unit of ability 능력단위
unit of exit width 피난구폭단위
unit operation 단위조작
unit process 단위공정
unit weight 단위중량
United Nations Office for the Coordination
     유엔인도주의업무조정국
     of Humanitarian Affairs : UN OCHA
United Nations Relief and Rehabilitation

     국제연합부흥행정처
     Administration : UNRRA
United States Pharmacopeia : USP 미국약전
universal antidote 만능해독제
universal choking signal 질식징후
universal coupling 유니버설커플링
universal donor 만능공혈자
universal mobile telecommunications systems :
     UMTS 범용이동통신시스템
universal precaution 보편적예방책, 전반적격리
universal recipient 만능수혈자
unlawfulness 위배
unleaded fuel 무연가솔린
unlined fire hose 비내장소방호스
unmaned lifeboat 무인구조정
unmaned submersible 무인잠수선
unmyelinated axon 무수초축삭
unobstructed construction 살수비장애구조물
unpierced wall 비관통벽
unprotected opening 비방화개구부
unprotected steel 비내화철골
unresponsiveness 무반응
unrestricted area 비제한구역
unsafe conduct 불안전한 행동
unsafe state 불안전한 상태
unstable angina 불안정협심증
unstable liquid 불안정액체
unstable material 불안정물질
untoward effect 역효과
unused energy 미이용에너지
unusual death 변사
U-pattern search U자탐색
upholding 지지
upper airway 상기도
upper arm 상완부
upper arm 상박
upper esophageal sphincter 상식도괄약근
upper explosive limit : UEL 폭발상한계
upper extremity 상지
upper extrimity cast 상지석고붕대
upper flammable limit : UFL 연소상한계
upper motor neuron 상위운동뉴런
upright sprinkler head 상향형스프링클러헤드
upwelling 용승류
uranium [U] 우라늄

urate 요산염
urban arterial 도시간선
urban damage 도시재해
urban disaster prevention 도시방재
urban disaster prevention planning 도시방재계획
urban expressway 도시고속도로
urban noise 도시소음
urea 요소
urea hydrogen peroxide [CO(NH$_2$)$_2$·H$_2$O$_2$]
　　과산화요소
urea resin 유리어수지
ureaform aldehyde resin 요소수지
ureaform aldehyde resin paint 요소수지도료
ureaform aldehyde resin paste 요소수지접착제
uremia 요독증
uremic acidosis 요독산증
uremic frost 요독상
ureter 요관
ureteritis 요관염
ureteroscopic stone removal 요관경하쇄석술
urethane foam 우레탄폼
urethane rubber 우레탄고무
urethra 요도
urethral 요도의
urethral catheterization 도뇨법
urethral discharge 요도분비물
urethritis 요도염
urethroscopy 요도경검사
urge incontinence 절박성요실금
urgency message 긴급통신
urgency signal 긴급신호
urgent operation 긴급수술
urgent processing 긴급처리
uric acid 요산
uricaciduria 요산뇨증
uricosurics 요산배설촉진제
urinalysis 뇨분석
urinalysis 요검사
urinary 요의
urinary bladder 방광
urinary calculus 요결석, 요로결석
urinary hesitancy 배뇨주저
urinary incontinence 요실금
urinary output 요량
urinary retention 요정체

urinary tract infection : UTI 요로감염
urinary tract 요로
urination 배뇨
urine 소변, 요
urobilinogen 유로빌리노젠
uroflow rate : UFR 요류측정
urogenital system 요생식기계
urogenital triangle 비뇨생식삼각
urokinase 우로키나제
urolithiasis 요로결석증
urologist 비뇨기과학전문의
urology 비뇨기과학
uropathy 요로병증
urorrhagia test 요붕증검사
urticaria 두드러기
urushiol 우루시올
usage cable 가용케이블
useful load 유용적하
uterine cervical cancer 자궁경부암
uterine rupture 자궁파열
uterine souffle 자궁잡음
uterosacral ligament 자궁천골인대
uterus 자궁
utility fire 유틸리티파이어
utility gas 연료용가스, 유틸리티가스
utilization of water 수리
uvea 포도막
uveitis 포도막염
uvula 구개수
uvulitis 구개수염

V

vacant area 피난공지
vaccination 예방접종
vaccine 백신
vacuole 공포
vacuum 진공
vacuum body splint 진공전신부목
vacuum gauge 진공계
vacuum loss 진공손실
vacuum mattress 전신진공부목
vacuum pump 진공펌프
vacuum splint 진공부목

vacuum test　진공시험
vagina　질
vaginal bleeding　질출혈
vaginal delivery　경질분만
vaginal discharge　질분비물
vaginal speculum　질경
vaginal supository　질좌약
vaginismus　질경련
vaginitis　질염
vagolysis　미주신경박리
vagotomy　미주신경절단술
vagotonus　미주신경긴장
vagus nerve　미주신경
valgus　외반의
valine　발린
vallecula　와, 곡
Valsalva's maneuver　발살바법
Valsalva's test　발살바검사
valve　판막
valve clearance　밸브간극
valve snorkel　밸브스노클
valve watch switch　밸브감시스위치
valve　밸브
valvular disease　심판막증
valvular endocarditis　판막성심내막염
valvulitis　판막염
vamp　뱀프
vanadium [V]　바나듐
vandalism　파괴행위
vanish　바니시
vanishing　배니싱
vapor　증기
vapor cloud explosion : VCE　증기운폭발
vapor density　증기밀도
vapor explosion　증기폭발, 기상폭발
vapor lock phenomenone　베이퍼록현상
vapor plume　베이퍼플럼
vapor pressure　증기압력
vapor pump　증기펌프
vapor seal　증기밀봉
vapor tension　수증기장력
vapor-air density : VAD　증기-공기밀도
vaporization　기화
vaporizing agents　증기화제
vaporizing liquid　증발성소화액

variable danger　화재위험변수
variable flow nozzle　가변유량관창
variable lane road　가변차로
variable one way only　가변일방통행도로
variable pattern spray nozzle　가변노즐
variable winch　가반식윈치
variant form of pectoris　이형협심증
varicella-zoster virus　수두-대상포진바이러스
varicelliform　수두양의
varicocele　정삭정맥류
varicose vein　정맥류성정맥
varioloid　가두
varister　배리스터
varix　정맥류
varnish　니스
varus　내번의
vas deferens　정관
vasa vasora　맥관벽혈관
vascular insufficiency　혈액순환부족
vascularization　혈관신생
vasculitis　혈관염
vasectomy　정관절제술
vaseline　바셀린
vasoconstriction　혈관수축
vasoconstrictor　혈관수축제
vasodilatation　혈관확장
vasodilator　혈관확장제
vasodilators　혈관이완제
vasomotor system　혈관신경계
vasomotor　혈관운동
vasopressin　바소프레신
vasovagal reflex　혈관미주신경반사
vasovagal syncope　혈관미주신경계실신
vector　매개충, 벡터
vector synthetic modulation　벡터합성위상변조
vecuronium bromide　베큐로니움브로마이드
veering wind　전향풍
vegetative state　식물상태
vehicle warning placard　수송차량경고판
vehicle-at-scence-to-patient-access interval
　　구급차출동에서 환자접근
vehicle-dispatch-to-scence interval　구급차출동에서
　　현장도착
vein ligation and stripping　정맥결찰과압착술
vein　정맥

velcro 벨크로
velocity head 속도수두
velocity never exceed : VNE 초과금지속도
velocity per hour 시속
velocity pressure 속도압
velocity 속도, 속력
venae cava inferior 하대정맥
venae cavae 대정맥
venereal disease 성병
venereal wart 뾰족콘딜로마
venerupin 베네루핀
venipuncture 정맥천자
venom extract therapy 독액추출치료
venom 독액
venomous snake 독사
venomous stings 유독성자상
venostasis 정맥혈울체
venous bleeding 정맥출혈
venous blood 정맥혈
venous capillary 정맥성모세혈관
venous insufficiency 정맥순환부족
venous pressure 정맥압
venous sinus 정맥동
venous thrombosis 정맥혈전증
venous tourniquet 정맥지혈대
vent 배기구, 수류구멍
vent man 배연대원
vent stack 벤트스택
vented fire 벤티드파이어
ventilation controlled fire 환기지배형화재
ventilation parameter 환기변수
ventilation 환기
ventilator 환기기
ventral 복측
ventricle 소실, 심실
ventricles of brain 뇌실
ventricular aneurysm 심실류
ventricular arrhythmia 심실성부정맥
ventricular bigeminy 심실성2단연맥
ventricular escape beats 심실이탈율동
ventricular extrasystole 심실성기외수축
ventricular fibrillation : VF 심실세동
ventricular flutter 심실조동
ventricular quadrigeminy 심실4단맥
ventricular standstill 심실정지

ventricular tachycardia : VT 심실빈맥
ventricular trigeminy 심실3단맥
ventriculoatrial shunt : V-A shunt 뇌실심방단락
ventriculoperitoneal shunt : V-P shunt
　　　　뇌실복막강단락
ventrogluteal muscle 배둔근
venturi mask 벤추리마스크
venturi tube 벤추리관
venule 세정맥
veranda 베란다
verapamil 베라파밀
verapamil hydrochloride 염산베라파밀
verbal report 병원에서의구두보고
verbal response 언어반응
vernix caseosa 태지
verruca vulgaris 심상성사마귀
vertebra 척추, 추골
vertebrae cervical splint 경추부목
vertebral arch 척추궁, 추궁
vertebral artery 추골동맥
vertebral body 추체
vertebral canal 척추관
vertebral column 척주
vertebral foramen 추공
vertex presentation 두정위
vertex 정
vertical antenna 수직안테나
vertical beam width 수직빔폭
vertical directivity pattern 수직지향편파
vertical in-line pump 수직인라인펌프
vertical line shaft turbine pump 종축터빈펌프
vertical opening 수직개구부
vertical pattern 수직지향특성
vertical plane 수직면
vertical reach 최대방수높이
vertical spread 수직연소확대
vertical tower 수직타워
vertigo 진성어지러움, 현기증, 현훈
very high frequency : VHF 초단파
very high frequency communication 초단파통신
very low temperature 극저온
very-low-density lipoprotein : VLDL
　　　　초저밀도지단백질
vesicant 발포제, 수포제
vesicants 발포약

vesicle 소수포
vesicle reflex 방광반사
vesicular breath sound 폐포성호흡음
vesicular breath 소포성호흡음
vesiculitis 정낭염
vessel 맥관
vestibular decompression sickness : VDS
　전정계감압병
vestibular fold 전정주름
vestibular gland 전정선
vestibular sensation system 평형감각계
vestibular sense 전정감각
vestibular 전정의
vestibule 전실, 전정
vestibule of the ear 이전정
vestibule of the vagina 질전정
vestibulocochlear nerve 내이신경
vestige 흔적부
vestigial sideband : VSB 잔류측파대
vestigial sideband filter : VSB filter 잔류측파대필터
VHF high band 고주파VHF
VHF low band 저주파VHF
VHF omni-directional radio range : VOR
　초단파전방향무선표지시설
vial 바이알
vibration 진동
vibration hazard 진동장해
vibration syndrome 진동증후군
vibration urticaria 진동두드러기
vibrio 비브리오
vibroisolating meterial 방진재
vibroisolating rubber 방진고무
vicinity box 인접경보기
victim 희생자, 피해자
video relay system 비디오중계방식
Viena Convention for the Protection of the Ozone
　Layer 비엔나협약
viewing & assembly occupancy 관람집회시설
villus 융모
vindictive 보복적
vinyl acetate [CH$_3$COOCH=CH$_2$] 초산비닐
vinyl chloride 염화비닐
vinyl covered steel plate 비닐강판
vinyl ledger 비닐레저
vinyl mortar 비닐모르타르

vinyl pipe 비닐관
vinyl-as-tile 비닐아스타일
vinylester resin 비닐에스테르수지
violence 폭력
viral hepatitis 바이러스성간염
viral meningitis 바이러스성수막염
viral pneumonitis 바이러스성폐렴
viremia 바이러스혈증
virile 남성의
virilism 남성화
virion 비리온
virology 바이러스학
virtual height 겉보기높이
virucide 바이러스살멸제
virulence 발병력, 병독력
virus 바이러스
visbreaking 비스브레이킹
viscera 내장
visceral nervous system 내장신경계
visceral pain 내장성동통
visceral pericardium 장측심외막
visceral peritoneum 내장복막
visceral pleura 내장흉막
visceral smooth muscle 내장평활근
visceral 내장의
visceralgia 내장통
viscosity 점도, 점성
viscosity water 중점액
viscous flow 점성류
viscous fluid 점성유체
viscous friction 점성마찰
viscous water 점성액
viscus 장기
visibility 시정
visible area 가시구역
visible area map 가시구역지도
visible distance 가시거리
visible ray 가시광선
visual accommodation 시각적조절작용
visual alarm 시각경보기
visual field defect 시야결손
visual field 시계
visual flight rules : VFR 시계비행규칙,
　유시계비행방식
visual hallucination 환시

visual pathway 시각로
visual purple 시홍소
visual radio range 가시식전파항로표지
vital capacity : VC 폐활량
vital reaction 생활반응
vital sign 활력징후
vital sign record 활력징후기록지
vital statistics 생체통계
vital statistics 생정통계
vitallium 바이탈륨
vitamin 비타민
vitamin A 비타민 A
vitamin B 비타민 B
vitamin B complex 비타민B복합체
vitamin C 비타민 C
vitamin D 비타민 D
vitamin D₂ 비타민 D₂
vitamin E 비타민 E
vitamin F 비타민 F
vitamin H 비타민 H
vitamin K 비타민 K
vitamin L 비타민 L
vitamin P 비타민 P
vitamin U 비타민 U
vitellin 난황소
vitelline circulation 난황순환
vitellus 난황
vitiligo 백반
vitreous cavity 유리체강
vitreous hemorrhage 유리체출혈
vitreous humor 유리체액
vocal cord 성대
vocal fremitus 목소리진동음
vocoder 음성부호기
voice channel 음성채널
voice operated device anti-singing : VODAS 보다스
voice operated gain adjusting device : VOGAD
　　보가드
voice operated transmitting : VOX 복스
volatile chemicals 휘발성화학물질
volatile flammable liquid 휘발성인화성액체
volatile matter 휘발물
volatile powder 휘발분
volatiles 휘발성물질
volatility 휘발성

volcanic island 화산섬
volcano 화산
Volkmann's canal 볼크만관
Volkmann contracture 볼크만구축
VOLMET 볼멧
volt 볼트
voltage 전압
voltage to ground 대지전압
volume 볼륨, 용적
volume flow 체적팽창
voluntary 수의적인
voluntary muscle 수의근
voluntary nervous system 수의신경계
volunteer fire department 의용소방대
volunteer fire fighter 의용소방대원
volute 볼류트
volute casing 와류실
volvulus 장염전
vomer bone 서골
vomiting 구토
vomiting syndrome 구토증후군
vomitus 구토물
Von Willebrand's disease 폰빌레브란트병
voyeurism 관음증, 시음증
V-pattern 브이패턴
V-type collapse V형붕괴
vulcanization 가황
vulva 음문
vulvectomy 음문절제술
vulvocrural 외음대퇴의
vulvovaginitis 음문질염
VX 브이엑스

W

Waddell's triad 와델삼징후
waders 웨이더
wading suit 보호복, 웨이딩슈트
wagon 왜건
wagon pipe 왜건파이프
wake 항적
walker 보행기
walkie-talkie 워키토키
wall 벽

wall furnace 벽난로
Wall Hauler 월하울러
wall hydrant 벽소화전
wall nozzle 벽체삽입용노즐
wall-mounted oven 벽부형오븐
Walsh symbol 월시심볼
wandering atrial pacemaker : WAP 유주심방조율기
wane 감퇴
warehouse fire 창고화재
warfarin poisoning 와파린중독
warfarin-Na 와파린나트륨
warm blooded 온혈의
warm zone 진입제한지역, 전방통제지역
warming up 워밍업
warp thread 날실
wart 사마귀
wash down 씻어내림
washerwoman's skin 표모피
washing down 워싱다운
washing 세척
wasp 말벌
waste paper 고지
wastes 폐기물
wasting 소모시키는
watch desk 워치데스크
watch detail 경계소방대
watch line 경계호스
watch nozzle 경계관창
watch zone 경계구역
watchman 경비원
water 물
water additive 소화용수첨가제
water area for public 공공수역
water bag 물주머니
water based extinguisher 수계소화기
water bombing 물투하
water capacity 물용량
water chute 워터슈트
water color 수색
water consumption 사용수량, 물소비량
water curtain 수막
water damage 수손피해
water demand 요구수량
water depletion 수분결핍
water distribution system 소화용수급수관설비

water drop 물살포
water extinguisher 물소화기
water flow alarm valve 유수경보밸브
water flow detector(vane type) 유수검지기
water fog 무상분무
water for fire-fighting 소화용수, 소방용수
water gas 수성가스
water gels 워터겔
water gun 물대포
water hammer 수격, 수격작용
water hammer cushion : WHC 수격방지기
water hammering 수격현상
water head 수두
water hole 물웅덩이
water horsepower : whp 수마력
water intoxication 수분중독
water jet 워터제트
water leakage 누수
water level switch 수위감시스위치
water main 급수본관
water mass 수괴
water membrane 수막
water meter 수량계
water mist 미분무수
water mist nozzle 미분부관창
water mist system 미분무수설비
water motor 워터모터
water motor gong 워터모터공
water motor proportioner 워터모터프로포셔너
water paint 수성도료
water pollution 수질오염
water pressure 수압
water pressure flow indicator 수압경보장치
water pump 수중펌프
water purification 정수
water reactive chemicals 금수성물질
water reactive materials 수분반응물질
water relief valve 수압방출밸브
water rescue dog : WRD 수상구조견
water rescue spineboard 수상구조용들것
water sampler 채수기
water sensor 물센서
water soluble solvent 수용성용제
water spillage 물흘림
water spray extinguishing system 물분무소화설비

water spray head　물분무헤드
water suction　흡수
water supply　소화수량, 급수
water supply map　수리지도
water supply officer　급수담당관
water supply point　급수원
water table　물탱크수면
water tank　수조, 저수조
water tender　물탱크차
water thickening agent　증점제
water thief　다분기연결구
water tightness　수밀성
water tower　급수탑차
water vacuum　진공흡수기, 흡수기
water vapor explosion　수중기폭발
water vapor　수증기
waterborne　수상수송의
waterfall booth　습식부스
waterflow test　유수시험
waterproof agent　방수제
waterproof boots　방수화
waterproof cloth　방수포
waterproof clothes　방수복
watershed　유역
watertight　방수, 방수성
waterwash spray booth　수세식도장부스
waterway　수로
watt　와트
wave　파
wave angle　앙각
wave height　파고
wave power generation　파력발전
wave recorder　파고계, 파랑계
wave　파랑
waveguide　도파관
wavy flexibility　불안정적응
wax　왁스
wean　이유
weapons of mass destruction : WMD　대량살상무기
weather　일기
weather resistance　내후성
weather ship　기상관측선
weather tight structure　내후성구조
weatherproof　내후
web　막양구조, 웹

webbing　가죽끈
wedge kick　웨지킥
wedge pressure　쐐기압
wedge resection　쐐기절단
weed control　잡초제거
weft thread　씨실
weight belt　웨이트벨트
weight belt　중력벨트
weight distribution　중량분배
weight　중량
weighted monthly occurrence
　　　　가중평균월간화재건수
weightless state　무중력현상
Wein's law　웨인법칙
Welchii food poisoning　웰치균식중독
welding rod　용접봉
welding　용접
weldment　용접물
welfare　복지
Wenckebach heart block　벤케바흐심장전도차단
Wernicke's encephalopathy　베르니케뇌증
Wernicke-Korsakoff syndrome
　　　　베르니케-코르사코프증후군
Wernicke syndrome　베르니케증후군
wet adiabatic　습윤단열의
wet adiabatic　응축단열
wet bulb temperature　습구온도
wet chemical　웨트케미컬
wet down　웨트다운
wet location　물기있는 장소
wet lung　습성폐
wet pipe sprinkler system　습식스프링클러설비
wet pipe system　습식설비
wet riser　습식입상관
wet standpipe　습식스탠드파이프
wet steam　습증기
wet suit　습식잠수복
wet water　웨트워터, 침투제수용액
wet water foam　웨트워터포
wet-barrel hydrant　습식소화전
wetting agent　웨팅에이전트
wetting property　습성
Wharton's jelly　와턴교양질
wheal　팽진
wheel block　고임목

wheel blocks　차량정지목
wheelbase　차축거리
wheeled fire extinguisher　차륜식소화기
wheeze　천명음
wheezing　천명
when needed order　필요시처방
whip kick　윕킥
whiplash　말채찍손상, 편타증
whiplash injury　편타손상
whipple's disease　휘플병
whipworm infection　편충감염증
whirlwind　선풍, 용오름
whistle　호각, 호루라기
whistle tip catheter　휘슬팁카테타
white blood cell count　백혈구수검사
white cast iron　백주철
white damp　유해가스, 화이트댐프
white graphite　화이트그래파이트
white infarction　백색경색증
white liquor　백액
white matter　백질
white metal　화이트메탈
white out　화이트아웃
white terror　백색테러
white water　백수
whitehead　매립종
whole blood　전혈
whole body irradiation　전신방사선조사
whole-time　정규직
whooping cough　백일해
whorl　윤생분지
wide area pollution　광역오염
wide area telephone service : WATS
　　광역통신서비스
width of the effective overall noise band
　　실효총잡음대역폭
wild line　와일드라인
wildland　임야
wildness　권양기
will　유언, 의지
will to live　삶의 의지
willful negligence　미필적고의
Wilson's disease　윌슨병
winch　윈치
wind damage　풍해

wind force ventilation　풍력환기
wind speed　풍속
windchill factor　풍속냉각인자
windchill index　풍속냉각지수
windchill　풍냉
winder　삼각형디딤단
windfall　윈드폴
window　창문
window indicator　윈도우인디케이터
windward　풍상
winter itch　동계소양
wire　와이어, 철망
wire basket stretcher　와이어바구니들것
wire cutter　와이어커터, 철근절단기, 철선절단기
wire ladder splint　철망형부목
wire rope　와이어로프
wire rope sling　강삭밧줄
wire splint　철사부목
wired glass　망입유리
wireless　무전
wireless communication radio　무선통신장비
wireless radio　무전기
wireless telephone　무선전화
wireless video camera　무선비디오카메라
wireways　배선로
wisdom tooth　지치
withdrawal symptoms　금단증상
withdrawal　금단
withdrawl behavior　위축행위
within　이내
witness　목격자
Wolff-Parkinson-White syndrome : WPW
　　울프-파킨슨-화이트증후군
wood's alloy　우드합금
wood's lamp　우드등
wood crib fire test　A급화재성능시험
wood cylinder　우드실린더
wood excelsior fire test　목모화재시험
wood gas　목가스
wood meal　목분
wood panel fire test　목재패널 화재시험
wood plastic combination　우드플라스틱
wood shingle conflagration　목재지붕널
　　연소확대화재
wood splint　목형부목

wood stove 우드스토브
wood tar 목타르
wooden building fire 목조건물화재
wooden construction 목조
wooly nylon 울리나일론
word salad 음회
work point 작업점
work station 워크스테이션
work up 정밀검사
working fire 워킹파이어
working fluid 동작유체
working near 인접작업
working pressure 동작압력
workmen's accident compensation insurance
　　산재보험
workplace environment measurement
　　작업환경측정
World Health Organization : WHO 세계보건기구
world wide navigational warning system : WWNWS
　　세계항행경보체계
Wormian bone 보름골
worsted yarn 소모사
wound 창상
wound irrigation 상처세척
wound repair 창상치유
wound 상처
wounded person 부상자
woven-jacket fire hose 물재킷소방호스
wraparound fire 광각화재
wrecking bar 레킹바
wrench 렌치
wrist drop 수근하수
wrist weight 손목웨이트
wrist 손목
writer's cramp 필기근육경련
wrongful death status 사망이의신청
wryneck 사경

X

X chromosome X염색체
X unit 엑스단위
xanthine 잔틴, 크산틴
xanthinuria 크산틴뇨증

xanthopsia 황색시증
xanthosis 황변증
xenobiotic 생체이물
xenogenic 이종의
xenon arc lamp 크세논램프
xenophobia 타인공포증
xeromammography 건조유방촬영술
xerophthalmia 안구건조증
xeroradiography 건조X-선조영술
xerostomia 구내건조증
xiphoid process 검상돌기
X-linked recessive disorder 반성열성유전병
X-linked X연관
X-off 엑스오프
X-on 엑스온
X-ray X-선
X-ray film 엑스선필름
X-ray inspection 엑스선투과검사
X-ray microscope 엑스선현미경
X-ray report 방사선기록지
X-ray television 엑스선텔레비전
X-ray topography 엑스선터포그래피
xylene [$C_6H_4(CH_3)_2$] 크실렌
xylene 자일린, 크실렌

Y

Y chromosome Y염색체
Y coupling 와이커플링
Y fracture Y골절
Yagi antenna 야기안테나
Yankauer suction catheter 양카흡인카테터
yankee dryer 양키건조기
yard hydrant 옥외소화전
yard hydrant cabinet 옥외소화전함
yard main 소화주배관
yard storage 옥외저장소
yard tank storage 옥외탱크저장소
yaw 딸기종
yeast 효모
yellow bone marrow 황골수
yellow fever 황열
yellow phosphorus [P_4] 황린
Yersinia arthritis 예르시니아관절염

Yersinia enterocolitica 에르시니아-엔테로콜리티카
yield point 항복점
yield strength 항복강도
Y-linked Y연관
yolk sac 난황낭
yperite 이페리트

Z

Z line Z선
z ring 지링
zero phase pulse 영위상펄스
zinc [Zn] 아연
zinc bromate [$Zn(BrO_3)_2 \cdot 6H_2O$] 브롬산아연,
   취소산아연
zinc chlorate [$Zn(ClO_3)_2$] 염소산아연
zinc chloride [$ZnCl_2$] 염화아연
zinc iodate [$Zn(IO_3)_2$] 옥소산아연
zinc nitrate [$Zn(NO_3)_2 \cdot 6H_2O$] 질산아연
zinc phosphide [Zn_3P_2] 인화아연
zinc powder 아연분
zinc salt poisoning 아연화염중독
zirconium arc 지르코늄아크
zirconium powder [Zr] 지르코늄분
zoanthropy 동물화망상
Zollinger-Ellison syndrome 졸린거-엘리슨증후군
zona pellucida 투명대
zone of coagulation 응고구역
zone of hyperemia 충혈구역
zone of protection 보호범위
zone of stasis 울혈구역
zoned application system 소구역방출방식
zones system 구역스프링클러설비
zonula ciliaris 모양대
zoology 동물학
zoonosis 인수전염병
zooparasite 기생동물
zoophilia 동물기호증
zoophobia 동물공포증
zoopsia 동물환시
zootoxin 동물성독소
Z-RIG Z준비법
Z-technique(tract) method 제트자형근육주사법
zuss key 저스열쇠

zygomatic arch 관골궁, 협골궁
zygomatic bone 협골
zygomatic process 협골돌기
zygomatics minor 소협골근
zygomaticus major 대협골근
zygote 접합체
zymogen 효소원

I-type discharge outlet I형방출구
II-type discharge outlet II형방출구
α-ray 알파선
β(beta)-naphtol [$C_{10}H_8O$] 베타나프톨
β-rays β선
γ-ray 감마선
(Siebert)purified protein derivative(of tuberculin):
   PPD 정제튜버큘린단백유도체검사
[CF_2ClBr] 일취화일염화이불화메탄
[HFCs] 수소불화탄소
[$M_2Cr_2O_7$, $M'(Cr_2O7)_2$] 중크롬산염류
[$MClO_2$] 아염소산염류
1,1,1-trichloroethane 삼염화에탄
1,2-dichloroethane 이염화에탄
10% dextrose in water 10%고장성포도당용액
119 call-to-dispatch interval
   119요청에서응급의료통신관리시간
1339 Emergency Medical Services Control Center: 1339
   EMSCC 1339응급의료정보센터
2,3-diphosphoglyceric acid: 2,3-DPG
   2,3-디포스포글리세르산
25-meter course 단수로 수영장
5% dextrose in 0.9% sodium chloride
   5%포도당식염액
5% dextrose in lactated ringer's: D_5LR
   5%포도당락테이트링거액
70% ethanol 70%에타놀
911 system 911체계
911 terror 911테러사건

1339 EMSCC	1339 Emergency Medical Services Control Center	1339응급의료정보센터
2,3-DPG	2,3-diphosphoglyceric acid	2,3-디포스포글리세르산
AA	Alcoholics Anonymous	금주단체
ABC	aspiration-biopsy-cytology	흡인-생검-세포학적검사
ABD pad	abdominal pad	에이비디패드
ABG	arterial blood gas analysis	동맥혈가스분석
AC	alternating current	교류
AC	authentication center	인증국
ACAS	airborne collision avoidance system	공중충돌경고장치
ACAS	airborne collision avoidance system	항공기충돌방지시스템
ACC	American College of Cardiology	미국심장학회
ACLS manikin	advanced cardiac life support manikin	성인전문심장구조술인체모형
ACLS	advanced cardiac life support	전문심장구조술
ACRV	assured crew return vehicle	승무원회항구조선
ACS	aerodrome control service	비행장관제업무
ACTH	adrenocorticotropic hormone	부신피질자극호르몬
ACV	actual cash value	실제현금가액
ACV	air cushion vehicle	공기쿠션부형제
ADA	America with Disability Act	미국장애인법
ADCA	azodicaronamide	아조디카르본아미드
ADH	antidiuretic hormone	항이뇨호르몬
ADP	adenosine diphosphate	아데노신2인산
ADS	atmospheric diving suit	대기압잠수복
AED	automated external defibrillator	체외자동제세동기
AF	audio frequency	가청주파수
AF	list of alternative frequencies	대체주파수목록
AFP	alpha-fetoprotein	태아단백
AFRCC	Air Force Rescue Coordination Center	공군구조통합센터
AGE	arterial gas embolism	동맥공기색전증
AGP	anterograde pyelography	선행성신우조영술
AHA	American Heart Association	미국심장협회
AHS	automated highway system	자동도로시스템
AIBN	azobis isobutyronitrile	아조비스이소부티로니트릴
AICD	automatic implanted cardiac defibrillator	체내삽입형자동심장전환제세동기
AIDS	acquired immune deficiency syndrome	후천성면역결핍증후군
AIS	Abbreviated Injury Scale	간편손상척도
AISS	automated information storage system	자동정보저장설비
ALP	alkaline phosphatase	알칼리인산분해효소
ALS manikin	advanced life support manikin	성인전문인명소생술인체모형

ALS	advanced life support	전문소생술
ALS	amyotrophic lateral sclerosis	근위축성측삭경화증
ALS	approach lighting system	진입등
ALS	automatic locationing system	자동위치정보시스템
AMA	American Medical Association	미국의학협회
AMI	acute myocardial infarction	급성심근경색증
AMS	acute mountain sickness	급성고산병
AMSS	aeronautical mobile-satellite service	항공이동위성업무
AMVER	automated mutual-assistance vessel rescue system	선박자동상호구조체계
ANFOE	ammonium nitrate fuel oil explosive	안포폭약
ANS	autonomic nervous system	자율신경계
ANSI	American National Standards Institute	미국표준협회
AOC	aeronautical operational communications	항공운항관리통신
AP	artificial passenger	인공승객
ARC	American Red Cross	미국적십자사
ARDS	acute respiratory distress syndrome	급성호흡곤란증후군
ARDS	adult respiratory distress syndrome	성인호흡곤란증후군
ARRS	Aerospace Rescue and Recovery Service	항공구조와복구서비스
AS	aortic stenosis	대동맥판협착증
Asn	asparagine	아스파라긴
Asp	aspartic acid	아스파라긴산
AST	aspartate aminotransferase	아스파테이트아미노트랜스퍼레이스
ATC	air traffic communication	항공교통관제통신
ATIS	Advanced Travel Information System, Advanced Traffic Information System 고급교통정보시스템	
ATIS	automatic terminal information service	비행정보방송업무
ATL	adult T-cell leukemia	성인T세포백혈병
ATP	adenosine triphosphate	아데노신3인산
aVF	augmented voltage of the left foot	왼발증폭사지유도
aVL	augmented voltage of the left arm	왼손증폭사지유도
AVL	automatic vehicle locator	자동교통탐지기
aVR	augmented voltage of the right arm	오른손증폭사지유도
BBB	blood-brain barrier	혈액-뇌장벽
BBB	bundle branch block	각차단
BC	buoyance compensator	부력조절기
BC	buoyancy compensator	조끼식부력조절기
BCF	bromochlorodifluoromethane	브로모클로로디플루오로메탄
BCG	bacille Calmette-Guerin	칼메트-게랭간균
BCM	bromochloromethane	브로모클로로메탄
BHP	brake horsepower	유효마력
BI	business interruption	기업휴지
BLEVE	boiling liquid expanding vapor explosion	블레브현상, 비등액체팽창증기폭발
BLS	basic life support	기본소생술

BLS TS	Basic Life Support Training Site	심폐소생술교육기관
BOD	biological oxygen demand	생물학적산소요구량
BP	blood pressure	혈압
BPO	benzoyl peroxide	벤조일퍼옥사이드
BPS	bus priority system	버스우선체계
BS	base station	기지국
BSI	body substance isolation	감염차단장비
BSI	body substance isolation	신체분리물격리
BTF	bromotrifluoromethane	브로모트리플루오로메탄
BTU	British Thermal Unit	영국열량단위
BUN	blood urea nitrogen	혈중요소질소
BVM	bag-valve mask	낭-밸브마스크, 백-밸브마스크, 수동식인공호흡기, 인공호흡기
CAD	computer-aided dispatch	캐드
CAD	coronary artery disease	관상동맥질환
CAFS	compressed air foam system	압축공기포설비
CB	catastrophe blocking	비상시호제한
CBM	chlorobromomethane	1염화1취화메탄
CCT	creatinine clearance test	크레아티닌청소율검사
CDH	congenital dislocation of the hip	선천성고관절탈구
CEA	carcinoembryonic antigen	암배아성항원
CFR apparatus	crash fire rescue apparatus	공항소방차
CHEMTREC	Chemical Transportation Emergency Center	화학물질수송응급센터
CISD	critical incident stress debriefing	위기상황스트레스보고회
CLL	chronic lymphocytic leukemia	만성림프성백혈병
CM	counter measure	역탐지
CNG	compressed natural gas	압축천연가스
CNS	central nervous system	중추신경계통
COD	chemical oxygen demand	화학적산소요구량
COPD	chronic obstructive pulmonary disease	만성폐쇄성폐질환
CPAP	continuous positive airway pressure breathing	지속적기도내압양압호흡
CPR manikin	adult cardiopulmonary resuscitation manikin	성인심폐소생술인체모형
CPR	cardiopulmonary resuscitation	심폐소생술
CSF	cerebrospinal fluid	뇌척수액
CSP	commence search point	수색시작지점
CT scan	computed tomography	전산화단층촬영술
CT Scans	computed tomography	컴퓨터단층촬영
CT	current transformer	변류기
CVA	cerebrovascular accident	뇌일혈
CVD	chemical vapor deposition technique	화학증착법
CVR	cockpit voice recorder	조종사음성기록장치
D&C	dilatation and curettage	경관확장자궁소파술
D$_5$LR	Dextrose in Lactated Ringer's	5%포도당락테이트링거액
D$_5$NS	Dextrose in 0.9% Sodium chloride	5%포도당식염액

DACR	digital alarm communicator receiver	경보용디지털수신기
DACS	digital alarm communicator system	경보용디지털통신설비
DACT	digital alarm communicator transmitter	경보용디지털송신기
DAGC	delayed automatic gain control	지연자동이득제어
DARR	digital alarm radio receiver	경보용디지털무선수신기
DARS	digital alarm radio system	경보용디지털무선설비
dB	decibel	데시벨
DC	direct current	직류
DCS	decompression sickness	감압병
DCVA	double check valve assembly	이중체크밸브
DDC	deck decompression chamber	선상감압실
DDM	difference indepth of modulation	변조도의차이
DDT	dichlorodiphenyl trichloroethane	유기염소제
DEA	Drug Enforcement Agency	약품청
DE	dose equivalent	등가용량
DEE	diethyl ether	디에틸에테르
DH	delayed hypersensitivity	지연형과민반응
DIC	difference in condition	담보하지않는사고
DICS	disseminated intravascular coagulation syndrome	파종성혈관내응고증후군
DI	direct injection	직접분사식연소
DI	discomfort index	불쾌지수
DIP	drip infusion pyelography	점적주입신우조영술
DISS	diameter-index safety system	지름-지수안전체계
DKA	diabetic ketoadidosis	당뇨병케톤산증
DMB	datum marker buoy	기준위치표시부표
DM	diabetes mellitus	당뇨병, 진성당뇨병
DME	distance measuring equipment	거리측정장치
DMS[(CH₃)₂S]	dimethyl sulfide	디메틸설파이드
DNA	deoxyribonucleic acid	디엔에이
DNAR	do not attempt resuscitation	디엔에이알
DNR	do not resuscitate	디엔알
DNR	do not resuscitation	소생포기
DO	dissolved oxygen	용존산소
DOT	Department of Transportation	미국교통부
DTA	differential thermal analysis	시차열분석
DT	delirium tremens	진전섬망
DT	discontinuous transmission	불연속전송
DVB	divinyl benzene	디비닐벤젠
DVM	demand valve mask	수요밸브마스크
EBV	epstein-barr virus	엡스타인-바르바이러스
ECG, EKG	electrocardiogram	심전도
ECG	electrocardiography	심전도검사
ECL	enterochromaffin-like cell	장크롬친화성유사세포

ECM	electronic countermeasures	전자방해기술
ECM	external cardiac massage	외부심장마사지
EDI	electronic data interchange	전자문서교환방식
EEG arousal	electroencephalogram arousal	뇌전도각성
EEG	electroencephalography	뇌파검사
EGC	early gastric cancer	조기위암
EGD	esophagogastroduodenoscopy	식도위십이지장경검사
ELT	emergency locator transmitter	비상위치탐사송신기
ELT	emergency locator transmitter	항공기용구명무선기
EMD	electromechanical dissociation	전기기계해리
EMD	emergency medical dispatcher	응급의료전화상담원
EME	earth moon earth	월면반사통신
EMG	electromyogram	근전도
EMR	electronic medical record	전자의무기록
EMS	emergency medical service	응급의료서비스
EMSS	emergency medical service system	응급의료서비스체계
EMT-B	emergency medical technician-basic	일반응급구조사
EMT	emergency medical technician	응급구조사, 응급의료진
EOA	esophageal obturator airway	식도폐쇄기도기
EPI	expanded partial plane position indicator	부분확대
EPIRB	emergency position indicating radio beacon	비상위치지시용무선표지
EPO	electronic position indicato	전자위치추적장치
EPSP	excitatory postsynaptic potential	흥분성시냅스후전위
ER	emergency room	응급실
ER	endoplasmic reticulum	내형질세망
ERMES	PanEuropean radio messaging system	범유럽무선호출체계
ERV	expiratory reserve volume	호식예비용적
ESR	erythrocyte sedimentation rate	적혈구침강속도
ESWL	extracorporeal shock-wave lithotripsy	체외충격파쇄석술
ET	endotracheal intubation	기관내삽관
ETS	emergency telecommunication service	비상통신업무
EUT	equipment under test	시험대상기기
FAD	flavin adenine dinucleotide	플라빈아데닌디뉴클레오티드
FAFR	fatality accident frequency rate	사망확률
FAR	fatal accident rate	사망재해율
FDA	food and drug administration	미국식품의약안전청
FDT	formal description technique	형식적기술기법
FFFP	film forming fluoroprotein foam	불화단백수성막포
FGAN	fertilizer grade ammonium nitrate	비료용질산암모늄
FHS	fire hose station	옥내호스함
FiO$_2$	fraction of inspired oxygen	흡기산소분율
FIS	flight information service	비행정보업무
FMEA	failure mode and effects analysis	고장모드및영향분석

FMECA	failure Modes, Effects, and Criticality Analysis 이상위험도분석기법
FPLMTS	future public land mobile telecommunication system 미래공중육상이동통신시스템
FRC	functional residual capacity 기능적잔기용량
FSH	follicle stimulating hormone 난포자극호르몬, 여포자극호르몬
FTA	fault tree analysis 결함수분석
FTT	failure to thrive 성숙지연
FVC	forward analog voice channel 순방향아날로그음성채널
GABA	gamma-aminobutyric acid 감마아미노낙산
GAS	general adaptation syndrome 일반순응증후군
GB	gall bladder 담낭
GB	goofball 사린
GBP scan	gated blood pool scan 게이트심장혈액풀스캔
GCS	Glasgow Coma Scale 글라스고우혼수척도
GDM	gestational diabetes mellitus 임신성당뇨병
GFP	glomerular filtration pressure 사구체여과압
GFR	glomerular filtration rate 사구체여과량
GFRP	glass fiber reinforced plastics 유리섬유강화플라스틱
GIS	geographical information system 지리정보체계
GLOC	G-induced loss of consciousness 가속도에의한의식상실
GLUT	glucose transporters 포도당수송체
GT	gross tonnage 총톤수
GTT	glucose tolerance test 경구당부하검사
GWP	global warming potential 지구온난화지수
HAD	heat-actuated device 차동식화재감지기
HA	home automation 가정자동화
HAPS	high altitude platform station 고공중계국
HAZOP	hazard and operability study 해좁
Hb	hemoglobin 혈색소
HBV	hepatitis B virus B형간염바이러스
HCG	human chorionic gonadotropin 융모성성선자극호르몬
HCN	hydrocyanic acid 시안화수소
Hct	hematocrit 헤마토크리트
HD	hemodialysis 혈액투석
HF	high frequency 단파
HF	hydrofluoric 불화수소
HHNKS	hyperglycemic hyperosmolar nonketotic syndrome 고혈당성고삼투성비케톤성증후군
HIV	human immunodeficiency virus 인체면역결핍바이러스
HMO	health maintenance organization 건강관리단체
HPA	high power amplifier 고출력증폭기
IABP	intraaortic balloon pump 대동맥내풍선펌프
IAGC	instantaneous automatic gain control 순시자동이득조절
IBS	intelligent building system 지능형빌딩체계
IC	incident commander 사건지휘자

ICP	incident command post	사건지휘구역
ICS	incident command system	사건지휘체계
ICU	intensive care unit	중환자간호병동
IDDM	insulin dependent diabetes mellitus	제1형당뇨병, 인슐린의존당뇨병
IDI	indirect injection	간접분사식
IFR	instrument flight rules	계기비행방식
IgE	immunoglobulin E	면역글로블린E
ILS	instrument landing system	계기착륙시스템
IM	intramuscular injection	근육주사
IMS	incident management system	재해관리체계
IMV	intermittent mandatory ventilation	간헐필수환기
INAH	isoniazid	아이소나이아지드
INSARAG	International Search and Rescue Advisory Group	국제수색구조자문단
IPSP	inhibitory postsynaptic potential	억제성시냅스후전위
IRDS	infant respiratory distress syndrome	신생아호흡곤란증후군
IRI	Industrial Risk Insurers	아이알아이
IRT	insulation resistance test	절연저항시험
ISAC	image save and carry	영상저장과이동
ISM	Industrial Scientific and Medical equipment	ISM설비
ISS	injury severity score	외상수치
ITP	idiopathic thrombocytopenic purpura	특발성혈소판감소성자반증
ITS	intelligent transport system	지능형교통체계
IUD	intrauterine device	자궁내장치
IU	International units	국제단위
IVHS	intelligent vehicle highway system	지능형차량도로체계
IVP	intravenous pyelography	정맥신우조영술
JDAM	Joint Direct Attack munition	통합정밀직격병기
JVD	jugular vein distention	경정맥팽대
KACPR	Korean Association of Cardiopulmonary Resuscitation	대한심폐소생협회
Kcal	kilocalorie	킬로칼로리
kc	kilocycle	킬로사이클
KED	Kendrick's Extrication Device	캔드릭구출장비, 짧은척추고정장치
kg	kilogram	킬로그램
kHz	kilo hertz	킬로헤르츠
kl	kiloliter	킬로리터
km	kilometer	킬로미터
KTD	kendrick traction device	켄드릭스견인부목
kVA	kilovolt ampere	킬로볼트암페어
kV	kilovolt	킬로볼트
kWh	kilowatt hour	킬로와트시
kW	kilowatt	킬로와트
LC_{50}	lethal concentration 50%	치사율50%
LCD	liquid crystal display	액정표시장치

LD$_{50}$	lethal dose 50	반수치사량, 치사량50%
LD	laser diode	레이저다이오드
LEL	lower explosive limit	최소연소점, 폭발하한계
LEMA	Local Emergency Management Agency	지역비상관리기관
LF	low frequency	장파
LH	luteinizing hormone	황체호르몬
LIC	low intensity conflict	저강도분쟁
LMG	liquefied methane gas	액화메탄가스
LNG	liquefied natural gas	액화천연가스, 엘엔지
LOAEL	lowest observable adverse effect level	최소독성농도
LOC	limiting oxidant concentration	산화제한계농도
LOI	limit oxygen index	한계산소농도
LPG	liquefied petroleum gas	액화석유가스, 엘피지
LSD	lysergic acid diethylamide	라이서진산
LVAD	left ventricular assist device	좌심실보조기구
LWG	leakage wave guide	누설도파관
MACS	multiagency coordination system	다기관통합시스템
MAHO	mobile-assisted hand-off	이동국에의한통화중채널전환
MAO inhibitor	monoamine oxidase inhibitor	모노아민산화억제제
MAO	monoamine oxidase	모노아민산화효소
MAST	military anti-shock trousers	군용항쇼크바지, 쇼크방지용바지
MCA system	multichannel access system	복수채널접속시스템
MCA	multi-channel access	다채널접속
MCI	multiple casuality incident	다중사고
MCI	multiple casualty incident	대량환자발생사고, 대량부상자발생사고
MCN	micro cellular network	마이크로셀룰러네트워크
MDA	Magen David Adom	이스라엘응급의료체계
MDI	metered dose inhaler	계량흡입기
MED	minimal erytherma dose	최소홍반량
MEF	maximal expiratory flow rate	최대호기속도
MEK	methyl ethyl ketone	메틸에틸케톤
MEKPO	methyl ethyl ketone peroxide	메틸에틸케톤퍼옥사이드
ME	medical electronics	의학전자공학
mEq	milliequivalent	밀리그램등량
MERSAR	MERchant Ship Search And Rescue manual	선박수색구난편람
MF	medium frequency	중파
MIFS	medical image filing system	의료용화상파일시스템
MI	myocardial infarction	심근경색증
MIN	mobile identification number	이동국식별번호
m	meter	미터
mp	melting point	용융점
MRA	malignant rheumatoid arthritis	악성류마티스관절염
MRI	magnetic resonance imaging	자기공명영상

mR	milliroentgen 밀리뢴트겐	
MSC	motor-sensation-circulation 운동-감각-순환	
MSDS	material safety data sheet 물질안전성데이터시트, 화학물질안전데이터시트	
MSI	maritime safety information 해상안전정보	
MU	motor unit 운동단위	
NAPS	Numerical Analysis and Production System 기상해석과예보시스템	
NBC	National Building Code 미국빌딩코드	
NC	nitrocellulose 니트로셀룰로오스	
NDB	nondirectional beacon 비지휘표지	
NEC	National Electrical Code 미국전기코드	
NEMA	national emergency management agency 소방방재청	
NFC	National Fire Codes 미국화재안전기준	
NFPA	National Fire Protection Association 미국방화협회	
NFP	National Focal Point 본국내연락망	
NGIS	National Geographic Information System 국가지리정보시스템	
NG	nitroglycerin 니트로글리세린	
NHL	non-Hodgkin's lymphoma 비호지킨림프종	
NHSA	National Highway Safety Administration 국립고속도로안전청	
NIDDM	insulin-independent diabetes mellitus 인슐린비의존당뇨병	
NIDDM	non insulin dependent diabetes mellitus 제2형당뇨병	
NMT	nitromethane 니트로메탄	
NOAA weather station	National Oceanic and Atmospheric Administration weather station 국립해양대기권국기상관측소	
NOI	nondestructive inspection 비파괴검사	
NPH	normal-pressure hydrocephalus 정상압수두증	
NPSH	net positive suction head 유효흡입양정	
NREM	non rapid eye movement 비렘수면	
NSA	National Security Agency 미국국가안전보장국	
NSP	national SAR plan 국가수색구조계획	
NSR	normal sinus rhythm 정상동리듬	
NTZ	no transgression zone 침범금지구역	
OB van	outdoor broadcasting van 중계차	
OCC	operations coordination center 통합작전센터	
OCS	order communication system 처방전달체계	
OD	overdose 과량투여	
ODP	ozone depletion point 오존파괴지수	
OEA	oxygen-enriched atmosphere 산소농축분위기	
OLC	overload control 과부하제어	
OSOCC	On-Scene Operation and Coordination Center 현장구조작전조정본부	
OSS II	oregon spine splint II 오레곤척추부목	
OTC	over the counter 무처방약품	
PAC	premature atrial contraction 조기심방수축	
PACS	picture archiving & communication system 의료영상저장전송시스템	

PAHA	para-aminohippuric acid	파라아미노마뇨산
PAHs	polyaromatic hydrocarbons	다환방향족탄화수소
PALS manikin	pediatric advanced life support manikin	소아전문인명소생술인체모형
PAN	peroxyacetyl nitrate	팬
Pap test	Papanicolaou test	파파니콜로시험
PA	physician's assistant	의사보조원
PAR	precision approach radar	정밀진입레이더
PAS	para-aminosalicylic acid	파라아미노살리실산
PAT	paroxysmal atrial tachycardia	발작심방빈맥
PCAP	polar cap absorption phenomenon	극관흡수현상
PCBs	polychlorinated biphenyls	피시비
PCN	personal communication network	개인휴대통신망
PCPA	polar cap phase anomaly	극관위상이상
PCR	prehospital care report	병원전처치보고서
PCS	personal communication service	개인휴대통신
PDA	patent ductus arteriosus	동맥관개존증
PD	peritoneal dialysis	복막투석
PEA	pulseless electrical activity	무맥성전기활동
PEEP	positive end expiratory pressure	호기말양압
PE	pulmonary embolism	폐색전증
PET	positron emission (transaxial) tomography	양전자사출단층촬영술
PFTs	pulmonary function tests	폐기능검사
PID	pelvic inflammatory disease	골반염증질환
PIN	personal identification number	개인식별번호
PI	pulmonary infarction	폐경색증
PIV	post indicator valve	개폐표시형밸브
PJC	premature junctional contraction	조기접합부수축
PKP	Purple-K-Powder	자줏빛케이분말
PLL	phase locked loop communication	위상고정통신방식
PL	product liability	제조물책임
PM	preventive maintenance	예방유지보수
PND	paroxysmal nocturnal dyspnea	발작야간호흡곤란
PNS	peripheral nervous system	말초신경계
PPD	purified protein derivative(of tuberculin)	정제튜버큘린단백유도체검사
PPE	personal protective equipment	개인보호장비
ppm	part per million	피피엠
PSM	process safety management	피에스엠
PSVT	paroxysmal supraventricular tachycardia	발작심실상성빈맥
PTCA	percutaneous transluminal coronary angioplasty	경피경관상동맥성형술
PTO	power take off	피티오
PTO	power take-off	동력인출장치
PVC	polyvinyl chloride	폴리비닐염화물
PVC	premature ventricular contraction	조기심실수축

PVCs	premature ventricular contractions 심실조기수축
PVT	paroxysmal ventricular tachycardia 발작심실빈맥
QDD	quick-disconnect device 급속단로장치
QI	quality improvement 질향상
QOD	quick-opening device 급속개방장치
RACSR	radio alarm central station receiver 무선경보용중앙수신기
RAS	radio alarm system 무선경보장치
RAS	reticular activating system 망상활성계
RASSR	radio alarm satellite station receiver 무선경보용위성수신기
RAT	radio alarm transmitter 무선경보용송신기
RCA	Resuscitation Council of Asia RCA 아시아심폐소생술위원회
RCAG	remote control air ground communication facility 원격제어대공통신시설
REM sleep	rapid eye movement 렘수면
RE	radiated emission 복사성방출
RFI	radio-frequency interference 전파주파수간섭
RHI	range height indication 거리고도표시
RI	radioactive isotope 방사성동위원소
RNA	ribonucleic acid 리보핵산
RN	registered nurse 정규간호사
ROD	renal osteodystrophy 신성골이영양증
ROM	range of motion 운동범위
RP	retrograde pyelography 역행신우요관조영술
R	roentgen 뢴트겐
RR	radio regulations 전파규칙
RS	radiated susceptibility 복사감응
RU	rescue unit 구조기구
RURP	Realised Ultimate Reality Piton 러프
RVR	runway visual range 활주로가시거리
SAMU	Services d'Aide Medical Urgente 프랑스응급의료체계
SAR	search and rescue 수색구난업무, 수색구조
SAR	specific absorption rate 전자파인체흡수율
SARS	severe acute respiratory syndrome 중증급성호흡기증후군
SART	search and rescue radar transponder 수색구조용레이더트랜스폰더
SA	search area 수색구역
SAS	Special Air Service 영국특수공군연대
SAT	supervisory audio tone 가청감시톤
SBR	styrene-butadiene rubber 스티렌-부타디엔고무
SCBA	self-contained breathing apparatus 자급식호흡기구
SCFM	subcarrier frequency modulation 부반송파주파수변조
SCN	suprachiasmatic nucleus 시각교차상핵
SC	SAR coordinator 수색구조책임관
SC	subcutaneous injection 피하주사
SCUBA	self-contained underwater breathing apparatus 스쿠버

SDC	submersible decompression chamber	수중감압실
SHS	sick house syndrome	새집증후군
SIDS	sudden infant death syndrome	영아급사증후군, 유아급사증후군
SID	system identification	시스템식별번호
SLE	systemic lupus erythematosus	전신성홍반성루푸스
SL	soda lime	소다석회
SMBG	self-monitoring of blood glucose	자가혈당관리
SMC	SAR mission coordinator	수색구조임무조정관
SMDS	sudden manhood death syndrome	청장년급사증후군
SMP	Skoraya Meditsinskaya Pomosh	러시아응급의료체계
SNP	sodium nitroprusside	니트로푸르시드나트륨
SNS	somatic nervous system	체성신경계
SONAR	sound navigation and ranging	수중음파탐지기
SRR	search and rescue region	수색구조대구역
SR	search radius	수색반경
SRU	search and rescue unit	수색구조기구
SSB-FM	single sideband frequency modulation	단측파대주파수변조
SSB-PM	single sideband phase modulation	단측파대위상변조
SSI	sector scan indicator	부채꼴주사지시기
SSS	sick sinus syndrome	동기능부전증후군
STD	sexually transmitted disease	성전파질환
TB	tuberculosis	결핵
TCA	tricyclic antidepressant	3환계항우울제
TCP	transcutaneous pacing	경피조율
TDMA	Trachea deviation	기관편의
TDMA	time division multiple access	시분할다원접속
TEE	transesophageal echocardiogram	경식도초음파
TGA	thermal gravity analysis	열중량분석
THM	trihalomethane	트리할로메탄
TIA	transient ischemic attack	일과성허혈발작
TKO	To Keep Open	개방유지
TLC	total lung capacity	전폐용량
TLD	thermoluminescent dosimeter	열형광선량계
TLV	threshold limit value	허용한계값
TNF	tumor necrosis factor	종양괴사인자
TNT	trinitro toluene	트리니트로톨루엔
TOF	tetralogy of Fallot	활로징후
TRS	trunked radio system	주파수공용통신시스템
TSH	thyroid stimulating hormone	갑상선자극호르몬
TT	thrombolytic therapy	혈전용해요법
UBC	Uniform Building Code	유니폼빌딩코드
UEL	upper explosive limit	폭발상한계
UFC	Uniform Fire Code	유니폼방화코드

UFL	upper flammable limit 연소상한계
UFR	uroflow rate 요류측정
UHF band	Ultra High Frequency band 극초단파
ULF	ultra low frequency 초저주파수
UMTS	universal mobile telecommunications systems 범용이동통신시스템
UN OCHA	United Nations Office for the Coordination of Humanitarian Affairs 유엔인도주의업무조정국
UNRRA	United Nations Relief and Rehabilitation Administration 국제연합부흥행정처
USP	United States Pharmacopeia 미국약전
UTI	urinary tract infection 요로감염
UT	underwater telephone 수중전화기
V-A shunt	ventriculoatrial shunt 뇌실심방단락
VAD	vapor-air density 증기-공기밀도
VCE	vapor cloud explosion 증기운폭발
VDS	vestibular decompression sickness 전정계감압병
VFR	visual flight rules 시계비행규칙
VFR	visual flight rules 유시계비행방식
VF	ventricular fibrillation 심실세동
VHF	very high frequency 초단파
VLDL	very-low-density lipoprotein 초저밀도지단백질
VLR	visitor location register 방문자위치레지스터
VNE	velocity never exceed 초과금지속도
VODAS	voice operated device anti-singing 보다스
VOGAD	voice operated gain adjusting device 보가드
VOR	VHF omni-directional radio range 초단파전방향무선표지시설
VOX	voice operated transmitting 복스
V-P shunt	ventriculoperitoneal shunt 뇌실복막강단락
VSB filter	vestigial sideband filter 잔류측파대필터
VSB	vestigial sideband 잔류측파대
VT	ventricular tachycardia 심실빈맥
WAP	wandering atrial pacemaker 유주심방조율기
WATS	wide area telephone service 광역통신서비스
WHC	water hammer cushion 수격방지기
WHO	World Health Organization 세계보건기구
whp	water horsepower 수마력
WMD	weapons of mass destruction 대량살상무기
WPW	Wolff-Parkinson-White syndrome 울프-파킨슨-화이트증후군
WWNWS	world wide navigational warning system 세계항행경보체계

1 투약처방에 사용되는 약어

약어	원어 또는 영어	뜻
ac	ante cibum, before meals	식전
ad lib	ad libitum, freely, as desired	자유로
agit	agita, shake, stir	흔들어서, 저어서
am	ante meridiem, before noon	오전
aq	aqua, water	물
aq dest	aqua distillation, distilled water	증류수
bid	bis in die, twice a day	하루에 두번
c	cum, with	같이, 함께
cap	capsule	교갑
comp	compound	혼합물
dil	dissolve, dilute	용해, 희석
elix	elixir	엘릭시르
h	hora, hour	시간
hs	hora somni, at bedtime	취침시간
IM	intramuscular	근육내
IV	intravenous	정맥내
M or m	mix	혼합해서
no	number	번호, 숫자
npo	nor por os, nothing by mouth	금식
non rep	do not repeat	반복하지 말것
OD	oculus dexter, right eye	우측 눈
OS	oculus sinister, left eye	좌측 눈
OU	oculus uterque, both eyes	양쪽 눈
pc	post uterque, after meals	식후
pm	post meridiem, afternoon	오후
po	par os, by mouth	경구로
prn	pro re nata, when needed	필요시마다
q	quaque, every	매, 마다
qh(q1h)	quaque hora, every hour	매 1시간마다
qid	quatre in die, four times a day	하루에 네번
qn	quaque notice, every night	매일 밤마다
qod	every other day	격일로
qs	quantum satis, sufficient quantity	충분한 양
rept	may be repeated	반복해도 됨

Rx	recipe, take	처방
s	sine, without	--없이
sc	subcutaneous	피하
sos	si opus sit, if it is needed	위급시
ss or ss	semissis, one half	반
stat	statim, at once	즉시
sup or supp	suppository	좌약
susp	suspension	현탁액
tid	ter in die, three times a day	하루에 세번
Tr or tinct	tinctura, tincture	팅크제

② 미터법에서의 부피와 무게의 기본 단위

부피		무게

	1,000	Kilogram(kg)
	100	Hectogram
	10	Dekagram
Liter(1)	기본단위	Gram(g)
	1/10	Decigram
	1/100	Centibram
Milliliter(ml)	1/1,000	Millibram(kg)

③ 서로 다른 측정법 간의 부피환산표

미터법	약국 액량법	가정용 액량법
1 ml	= 15minins	= 15drops(gtt)
15 ml	= 4fluid drams	= 1tablespoon(Tbsp)
30 ml	= 1fluid ounce	= 2tablespoon(Tbsp)
500 ml	= 1pint(pt)	= 1pint(pt)
1000 ml	= 1quart(qt)	= 1gquart(gt)
4000 ml	= 1gallon(gal)	= 1gallon(gal)

4 서로 다른 측정법 간의 무게환산표

미터법		약국 액량법
1 mg	=	1/60grain
60 mg	=	1grain
1 g	=	15grains
4 g	=	1dram(dr)
30 g	=	1ounce(Oz)
500 g	=	1.1pound(lb)
1,000g(1Kg)	=	2.2lb

1 Cincinnati Prehospital Stroke Scale

① 안면마비검사

　　검사방법 : 환자에게 치아를 보이게 하거나 웃어보라고 한다.

　　결과해석 : 정상 : 얼굴 양측이 대칭으로 움직이는 경우

　　　　　　　비정상 : 얼굴의 한쪽이 반대쪽에 비하여 움직이지 않는 경우

② 사지마비검사

　　검사방법 : 서 있는 자세에서 환자에게 눈을 감고 양측 팔을 10초간 90° 앞으로 펴서 들고 있게 한다.

　　결과해석 : 정상 : 양측 팔을 똑같이 들고 있을 수 있는 경우

　　　　　　　비정상 : 한쪽 팔이 다른 팔에 비하여 아래로 내려가는 경우

③ 언어장애검사

　　검사방법 : 간단한 문장을 말해보도록 한다.

　　결과해석 : 정상 : 어눌함이 없이 또렷하게 따라하는 경우

　　　　　　　비정상 : 단어를 말할 때 어눌하거나, 다른 단어를 말하는 경우, 말을 할 수 없는 경우

2 Los Angeles Prehospital Stroke Scale

조사항목	예	아니오
1. 나이가 45세 이상이다.		
2. 간질발작의 과거력이 없다.		
3. 신경학적 증상의 시작시간이 24시간 이내이다.		
4. 발병전 일상생활이 가능하였다.		
5. 혈당이 60mg이상이며 400mg이하이다.		
6. 신체검진 : 명백한 비대칭을 확인한다.		

	정상	오른쪽	왼쪽
1) 안면근육	□	□ 처짐	□ 처짐
2) 손의 잡는 힘	□	□ 약함	□ 약함
		□ 없음	□ 없음
3) 팔의 힘	□	□ 천천히 떨어짐	□ 천천히 떨어짐
		□ 빨리 떨어짐	□ 빨리 떨어짐

　　신체검진 결과 환자는 편측 허약감만을 가지고 있다　　예 □　　아니오 □

7. 조사항목 결과가 모두 예이거나 모르겠음이다.　　　　　예 □　　아니오 □

3 Glasgow Coma Scale

1. 눈뜨기	자발적으로	4
	음성자극에 의하여	3
	통증자극에 의하여	2
	반응이 없다.	1
2. 언어적 반응	대화가 가능하다.	5
	대화가 가능하나 지남력이 없다.	4
	부적절한 단어를 사용한다.	3
	알아들을 수 없는 말을 한다.	2
	반응이 없다.	1
3. 운동반응	음성명령에 따라 사지를 움직인다.	6
	통증 자극을 준 곳 사지를 움직인다.	5
	통증 자극을 준 사지를 굽힌다.	4
	통증을 주면 비정상적인 굴전운동이 관찰된다.	3
	통증을 주면 비정상적인 신전운동이 관찰된다.	2
	반응이 없다.	1
계		15

1 외상점수

① 호흡횟수	10~29회/분		4
	> 29회/분		3
	6~9회/분		2
	1~5회/분	1	
	없다		0
② 호흡기 팽창	정상		1
	퇴축		0
③ 수축기압	>89 mmHg 또는 그 이상		4
	76~89 mmHg		3
	50~75 mmHg		2
	0~49 mmHg		1
	무맥박		0
④ 모세혈관 재충혈	정상		2
	지연		1
	없다		0

2 수정된 외상 점수(Revised trauma score)

외상점수			Glascow Coma Scale		
호흡횟수	10~29회/분	4	눈뜨기	자발적으로	4
	> 29회/분	3		음성자극에 의하여	3
	6~9회/분	2		통증자극에 의하여	2
	1~5회/분	1		반응이 없다.	1
	없다	0	언어적 반응	대화가 가능하다.	5
호흡기 팽창	정상	1		대화가 가능하나 지남력이 없다.	4
	퇴축	0		부적절한 단어를 사용한다.	3
수축기압	> 89 mmHg 또는 그 이상	4		알아들을 수 없는 말을 한다.	2
	76~89 mmHg	3		반응이 없다.	1
	50~75 mmHg	2	운동반응	음성명령에 따라 사지를 움직인다.	6
	0~49 mmHg	1		통증자극을 준 곳 사지를 움직인다.	5
	무맥박	0		통증자극을 준 사지를 굽힌다.	4
모세혈관 재충혈	정상	2		통증을 주면 비정상적인 굴절운동이 관찰된다.	3
	지연	1		통증을 주면 비정상적인 신전운동이 관찰된다.	2
	없다	0		반응이 없다.	1

Glascow Coma Scale Total

총Glascow Coma Scale 점수
　13~15 = 5,　9~12=4　　전환=대략 총 점수의 1/3
　6~8=3,　　4~5=1

심폐평가	신경학적 평가

총외상점수 = 심폐평가 + 신경학적 평가

순환 2 : 모세혈관 재충혈이 정상이고 수축기 혈압이 100mmHg 이상일 때
　　 1 : 모세혈관 재충혈이 지연되거나 수축기 혈압이 85-99mmHg 사이일 때
　　 0 : 모세혈관 재충혈이 안되거나 수축기 혈압이 85mmHg 미만일 때
호흡 2 : 정상
　　 1 : 비정상(힘들거나 얕은 호흡 또는 호흡수가 35회/분 이상시)
복부 2 : 복부 및 흉부에 압통이 없다.
　　 1 : 복부 또는 흉부에 압통이 있다.
　　 0 : 복부가 딱딱하고 흉부는 덜렁거리며 또는
　　　　　복부나 흉부에 심부관통상이 있을 때
운동 2 : 정상(명령에 모두 반응)
　　 1 : 통증에만 반응
　　 0 : 무반응
언어 2 : 정상(조리가 있는)
　　 1 : 혼돈 또는 부적당
　　 0 : 비정상이거나 알아들을 수 없는 언어

총 크램스 점수(다섯 항목의 점수를 더함)

주의 : 6점 이하는 심각한 손상이다.

■ 아프가 점수(Apgar score)

항목		아프가 점수	출생1분	출생5분
심장박동수	100회 이상	2		
	100회 미만	1	2	2
	없음	0		
호흡	빠르고 규칙적	2		
	느리고 불규칙	1	2	2
	없음	0		
근육 긴장도	활동적	2		
	약한 사지운동	1	1	2
	없음	0		
반사성 흥분도	강함	2		
	약함	1	2	2
	없음	0		
피부색깔	모두 핑크빛	2		
	일부 핑크빛	1	1	2
	청색/창백	0		
합계			8	10

1 손가락번호

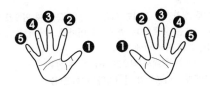

2 숫자

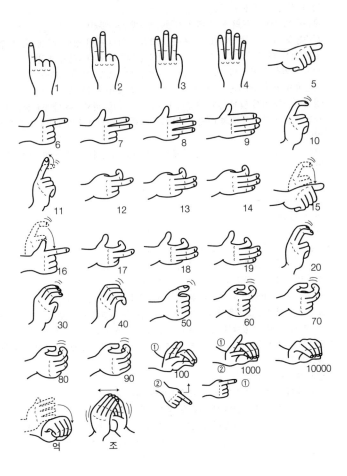

【의료와 관련된 수화】

진찰받다 : 왼손을 펴서 앞에 놓고(손등 정면) 오른손 ②③으로 왼손 손등을 친다.
의사 : 진찰받다 + 선생님
간호사 : (1) 양손 ②로 십자가를 표시한 다음 오른손 ⑤를 펴 앞으로 내민다.
　　　　(2) 병원 + 오른손 ②③을 펴 벌린다음 이마의 좌에서 우로 움직인다.
병 : 오른손 ②③④⑤를 펴 이마에 댄다.
아프다 : 오른손을 구부려 몸 옆에서 좌우로 조금씩 흔든다.
　　　　(아픈부위 말할때 : 아픈부위 가리킨다 + 아프다)
환자 : 병 + 사람, 아프다 + 사람
검사하다 : 오른손 ②③을 구부려 눈 앞에서 시계반대방향으로 돌린다.
진찰하다 : 왼손등을 가슴을 향하게 펴고 오른손 ②③을 구부려 두번 정도 두드린다. + 검사하다
상처 : 양손 ②를 펴(손등 가슴) 손가락으로 양볼을 엇갈리게 반복하여 스친다.
주사 : 왼손 주먹을 쥐어서 앞으로 내밀고 오른손 ①②③으로 팔에 주사놓듯이 ①로 누른다.
수술 : 왼손펴서 앞에 놓고(손등 밑) 오른손 ②로 손끝에서 손목쪽으로 그어준다.
입원 : 병원 + 왼손펴서 앞에 놓고(손등 밑) 오른손 ②③을 펴서 손바닥위에 눕힌다.(눕다)
퇴원 : 병원 + 왼손펴서 앞에 놓고(손등 밑) 오른손 ②③을 펴서 손바닥위에 눕힌 손을 밖으로 내린다.
응급실 : 오른손 ②를 구부려 왼손바닥을 두세번 두드린후(급하다), 양손을 펴 전후좌우로 사각형을 그린다.
심하다 : 오른손 ②③으로 볼을 스치며 앞으로 내민다.
중태 : 병 + 심하다.
완쾌하다 : 병 + 멈추다.
강하다 : 오른손 ①②를 구부려 힘있게 오른어깨 위에서 밑으로 내린다.
약하다 : 양손을 펴서 가슴에 대고 약간 흔들어 내린다.
피곤하다 : 양손을 펴서 가슴에 대고 한 번에 힘없이 밑으로 내린다.
졸립다 : 오른손 주먹쥐고 ②를 펴 눈꺼풀을 쓸어내린다음,
　　　　오른손 ①을 턱에 대고 얼굴을 위로 들어올린다. ('가난'의 수화)
잠자다 : 오른손 주먹쥐고 ②③을 편후, 눈앞에서 손가락을 굽혔다 폈다 한다.
　　　　첫 번째는 왼쪽눈 앞에서, 두 번째는 오른쪽눈 앞에서 한다.
꿈, 꿈꾸다 : 오른손을 펴 손가락 모두 떨어지게 한 후, 손가락을 구부려서 얼굴앞에서 머리위로 올리면서 움직인다.
건강 : 양손 주먹을 쥐고 몸을 웅크린다.
참다 : '화나다'의 수화를 왼손을 펴서 위에서 막아 내린다.
화나다 : 오른손 ①을 펴서 가슴에 대고(손등 정면) 위로 올린다.
앰불런스 : 왼손 차 + 오른손을 구부려 왼손등 위에 대고 오른손목을 돌리며 내민다.
결과 : 왼손을 펴 앞에 놓고(손등 위) 오른손 ①을 펴 왼손등위에 올려 놓는다.
진단서 : 진찰받다 + 양손 ②를 펴 종이 모양을 그린다.

피부	: 왼손을 펴 앞에 놓고(손등 위) 오른손 ①②로 피부를 잡는다.
뼈	: 왼손을 펴 앞에 놓고(손등 위) 오른손을 펴 왼손등을 ①③을 튕기며 두드린다.
피	: 빨간색 + 흐르다.
몸	: 왼손을 펴 가슴에 놓고(손등 정면) 오른손 ②로 가슴을 가리키며 원을 그린다.
털	: 양손을 약간 구부려 손등을 맞댄 후, 엇갈리게 돌린다.
얼굴	: 오른손 주먹을 쥔다음 ②만 펴 손가락 끝으로 얼굴주변을 둥글게 원을 그린다.
뺨	: 볼에 손을 펴서 가볍게 댄다 → 신체부위는 해당부분을 손으로 가리키거나 손으로 댄다.
손	: (1) 양손을 편후, 오른손으로 가볍게 터치한다.
	(2) 왼손을 편후, 오른손 주먹을 쥐고 ②를 편다음 왼손을 가볍게 터치한다.
	(모든 신체부위는 위의 두 가지 방법으로 지시하면 된다)
침	: 오른손 ①②를 동그랗게 하여 입에 댄 후, 앞으로 내민다.
침(한방)	: 왼손등 위에 오른손 ①②로 침을 잡고 놓는 동작을 한다.
맥박	: 오른손 ①②③으로 왼손목을 잡는다.
땀	: 양손 ①②를 동그랗게 하여 관자놀이에 댄 후, 땀 흐르듯이 아래로 천천히 내린다.
위	: 양손을 구부리고 배부위 앞에서 상하로 하여 폈다 구부렸다 한다.
열병	: 뜨겁다 + 병.
감기	: (1) 목감기 : 오른손을 펴고 ①②를 붙여서 목에서 앞으로 ②~③회 앞으로 뺀다.
	(2) 콧물감기 : 오른손 ②③을 펴 코밑에서 콧물이 흐르는 시늉.
고혈압	: 오른손 ②를 펴서 손끝을 목 뒷부분의 밑에서 위로 그어준다.
저혈압	: 오른손 ②를 펴서 손끝을 목 뒷부분의 위에서 아래로 내린다.
당뇨	: 오른손을 펴 입앞에서 돌린후(달다), ①②③을 펴 상하로 약간 흔든다. (소변) + 병
뇌졸중	: 오른손 끝을 이마 중앙에 대고 밑으로 내린 후, 뇌졸중환자 처럼 오른손을 흔든다. + 병
맹장	: 오른손 ②③으로 눈에서 밑으로 내린다음 ②로 맹장부위를 가리킨다.
충격	: 오른손을 펴 가슴 앞으로 당겨 쥔다.
골절	: 양손 ②를 펴 맞댄 후, 오른손을 위로 튕겨 올린다.
삐다	: 양손 ②③를 맞댄 후, 비튼다.
영양	: 오른손을 펴 왼쪽 뺨에 대고 돌린다.
엑스레이	: 오른손 ②로 셔터 누르는 동작을 하고 양손을 가슴앞에 포갠 후, 오른손을 앞으로 모아 당겨 붙인다.
소화불량	: 위 + 오른주먹을 뺨에 대고 앞으로 돌린다. (어렵다)
호흡곤란	: 공기 + 어렵다
난치병	: 양손 ②를 펴 손등이 밖으로 가게 세운 후, 서로 'X' 자가 되게 가슴쪽으로 모은다. + 못하다 + 병
실신	: 왼손바닥 위에 오른손 ②③을 세웠다가 넘어지듯이 눕힌다.
구토	: 오른손을 오므려 턱 밑에 댄 후, 앞으로 내밀며 편다.
꼭	: 양손끝을 꼭~ 잡는다.
규칙적으로	: '꼭'의 수화를 좌에서 우로 이동하면서 두번정도 표현한다.
반드시	: '꼭'의 수화를 강하게 표현한다.

문병	: 병 + 왼손 ①을 세우고 오른손으로 왼손을 어루만지듯 움직인다.
약	: 왼손펴서 앞에 놓고(손등 밑) 오른손 펴서 ③으로 손바닥위를 문지른다.
한약	: 왼손펴서 반 앞으로 나란히 오른손으로 진맥을 짚고 양손 ②③으로 한약을 짜는 시늉을 한다.
약국	: 약 + 집.
솜	: 오른손 ②를 펴 이에 댄후(흰색), 왼손을 오므리고 오른손으로 솜을 뜯듯 잡아 당긴다.
붕대	: 흰색 + 오른손으로 왼팔에 붕대를 감듯이 돌린다.
– 때문에	: 오른손바닥으로 왼손주먹을 친다. (그래서)
필요하다	: 양손펴서(손등 밑) 배를 찌른다.
필요없다	: 필요하다 + 없다
갑자기	: 오른손 주먹을 쥐고(손등 가슴) 위에서 밑으로 내리면서 ②③을 편다.
괴롭다	: 오른손을 엉거주춤하게 쥐고서 가슴에 대고 원을 한바퀴 돌린다.
어지럽다, 빈혈	: (1) 오른손 끝을 모아 이마 앞에서 원을 그리며 돌린다.
	(2) 양손 ②를 펴 머리 양옆에서 원을 그리며 돌린다. (어지러운 표정)
화장실	: 오른손을 펴서 벌린후 ①②로 ‘C’자를 만들어 보인다. (W.C)
대변	: 오른손 ①②③을 위에서 아래로 모은다. (손등이 아래로)
소변	: 오른손 ①②③을 펴서 흔든다.
막다	: 왼손을 펴서 앞에놓고(손등 가슴, 위) 오른손을 펴 왼손 바닥에 댄다.
예방	: ~전 + 막다.
많다, 산수	: 양손을 펴 셈을 하듯이 모아 쥔다.
방, 상자, 박스	: 양손을 펴 전 후, 좌우로 사각형을 그린다.
장애인	: 양손 ①③을 펴고 ②는 반 구부린후(‘ㅋ’자), 손끝을 맞댄다. (손끝 밑) + 사람
전염	: 양손 주먹을 쥐어서 손목끼리 친 후, 손가락을 편다.
현미경	: 왼손펴서 앞에 놓고(손등 밑) 오른손 펴서 원을 만든다음 현미경 보는 동작을 한다.
휴식	: 양손을 펴서 어깨위에 댄다음 앞으로 포물선을 그리며 내린다.

소방방재청 : nema.go.kr
중앙소방학교 : fire.or.kr/
중앙119구조대 : rescue.go.kr
국립방재연구소 : nidp.go.kr/
강원소방본부 : fire.provin.gangwon.kr
경기소방재난본부 : fire.gyeonggi.kr
경남소방본부 : fire.gsnd.net
경북소방본부 : kb119.go.kr
광주소방안전본부 : fire119.gjcity.net
대구소방본부 : 119.daegu.go.kr
대전소방본부 : dj119.go.kr.
부산소방본부 : busan119.or.kr
서울소방방재본부 : fire.seoul.kr
울산소방본부 : fire.ulsan.go.kr
인천소방재난본부 : 119.incheon.kr
전남소방본부 : jnsobang.go.kr
전북소방본부 : sobang.jeonbuk.kr
제주소방방재본부 : jeju119.go.kr
충남소방안전본부 : 119.provin.chungnam.kr
충북소방본부 : provin.chungbuk.kr/cb119

■ 재난안전대책본부
  • 서울종합방재센터 : 119.seoul.go.kr
  • 부산재난안전대책본부 : bangjae.busan.go.kr
  • 대구재난안전대책본부 : eco.daegu.go.kr
  • 인천재난안전대책본부 : incheon.go.kr/frame/frame_bangjae.html
  • 광주재난안전대책본부 : gwangju.go.kr/department/13_disaster/
  • 대전재난안전대책본부 : metro.daejeon.kr/relationagency/anticalamity
  • 경기재난안전대책본부 : bangjae.kg21.net/
  • 충남재난안전대책본부 : bangjae.chungnam.go.kr
  • 전남재난안전대책본부 : provin.jeonnam.kr/pdch
  • 경북재난안전대책본부 : bangjae.gb.go.kr
  • 제주재난안전대책본부 : bangjae.jeju119.go.kr

■ 소방관련단체
- 한국소방안전협회 : kfsa.or.kr
- 한국가스안전공사 : kgs.or.kr
- 한국전기안전공사 : kesco.co.kr
- 한국소방검정공사 : kofeic.or.kr
- 한국화재 보험협회 : kfpa.or.kr
- 국가안전관리정보시스템 : ndms.mogaha.go.kr
- 한국소방방송 : 119fbn.fire.go.kr
- 소방방재신문 : fpn119.co.kr
- 경기소방인터넷방송 : firemovie.net/
- 안전방송 : safetynews.co.kr/

■ 어린이소방방재사이트
- 어린이소방본부(경기소방) : http://kid.gfbn.net
- 어린이 안전넷(한국소비자보호원) : http://www.isafe.go.kr
- (사)세이프 키즈 코리아 : http://www.safekids.or.kr
- 어린이안전학교(한국어린이안전재단) : http://www.isafeschool.com
- 꼬마안전짱(적십자간호대학) : http://ccoma.redcross.ac.kr/
- 어린이안전학교(어린이 교통안전 연구소) : http://www.go119.org/
- 어린이배움터(기상청) : http://www.kma.go.kr/child

응급구조구급

The New Glossary for Rescue and First Aid

신용어사전